정형도수물리치료 총론 -기법에서 근거에 이르기까지-

Orthopaedic Manual Physical Therapy From Art to Evidence

정형도수물리치료 총론

기법에서 근거에 이르기까지

Orthopaedic Manual Physical Therapy

FROM ART TO EVIDENCE

대한종별정형도수물리치료학회 옮김

Christopher H. Wise, PT, DPT, OCS, FAAOMPT, MTC, ATC
Doctor of Physical Therapy Program Director
Associate Professor of Physical Therapy
Alvernia University
Reading, Pennsylvania

Owner and President
WISE Physical Therapy LLC
Kutztown, Pennsylvania

영 문 출 판 사

■ 옮긴이

김명준 (대한종별정형도수물리치료학회, 회장/ 경동대학교 물리치료학과 교수)
김승준 (신경정형물리치료연구회, 회장)
안호정 (메이틀랜드정형도수물리치료학회, 회장/ 동남보건대학교 물리치료과 교수)
이상빈 (메이틀랜드정형도수물리치료학회, 이사/ 남서울대학교 물리치료학과 교수)
전재국 (정형도수물리치료학회, 이사/ 을지대학교 외래교수)
김영민 (정형도수물리치료학회, 부회장/ 한국교통대학교 물리치료학과 교수)
이호종 (정형도수물리치료학회, 정회원/ 조형준정형외과)
이동우 (정형도수물리치료학회, 전 이사/ 호남대학교 물리치료학과 교수)
정상모 (정형도수물리치료학회, 이사/ 경인의료재활센터병원)
정민근 (정형도수물리치료학회, 이사/ 바로서기 운동센터 센터장)
김진영 (정형도수물리치료학회, 이사/ 호원대학교 작업치료학과 교수)
최운호 (정형도수물리치료학회, 이사/ 선린대학교 물리치료과 외래교수)
장현정 (정형도수물리치료학회, 이사)
신영일 (정형도수물리치료학회, 이사/ 한국복지대학교 의료보장구과 교수)
양성화 (정형도수물리치료학회, 이사/ 경인의료재활센터병원)
이재남 (정형도수물리치료학회, 정회원/ 경인의료재활센터병원)
박성두 (정형도수물리치료학회, 이사/ 대전대학교 물리치료학과 외래교수)
정형국 (안산대학교 물리치료과 교수/ 대한물리의학회 부회장)

송홍화(宋洪花)교수
中国残疾人康复协会肢体残疾康复专业委员会委员
료녕성장애인재활병원 료녕성우의병원 정형재활통증센터과장

송철(宋哲)교수
辽宁中医药大学附属医院现代康复中心技术指导
중국료녕중의대학현대재활병원센터 과장

Orthopaedic Manual Physical Therapy FROM ART TO EVIDENCE

by Christopher H. Wise, PT, DPT, OCS, FAAOMPT, MTC, ATC

주의 :
기초연구 및 임상연구가 진보되어 최신의 과학적 데이터의 입수가 가능해짐에 따라 권장 치료법 및 관장 약물치료법은 항상 변화하고 있다. 저자와 출판사는 이 책을 출판하는 시점에서 최신의 정확한 정보를 게재할 수 있도록 최선을 다 하였다. 그러나 저자, 편집자, 출판사는 이 책의 오류나 누락 또는 이 책을 적용한 결과에 대해서 일체 책임을 지지 않는 것으로 한다. 이 책에 기재한 정형도수치료는 어느 것도 각 상황의 개별적 사정을 고려하고 각각의 케어의 전문적인 기준에 맞춰서 적용해야 한다. 약물을 투여하기 전에는 반드시 그 용량과 금기에 관한 최신 정보와 그 변화에 관해서 첨부문서로 확인할 것을 권장한다. 신약 또는 별로 사용되고 있지 않은 약제를 사용할 때에는 특별히 주의가 필요하다.

정형도수물리치료 총론

2018년 3 월 2 일 초판인쇄
2018년 3 월 9 일 초판발행

지은이 : Christopher H. Wise
옮긴이 : **대한종별정형도수물리치료학회**
발행인 : 박 병 조
발행처 : 도서출판 영문출판사
등 록 : 1987년 12월 21일 제2-419호
주 소 : 서울시 강남구 삼성동 69-1
전 화 : (02) 514-5590, 776-5590
팩 스 : (02) 756-8943
E-mail : yeongmunsa@empal.com
홈페이지 : www.ymsbook.net
정 가 : 80,000 원
ISBN 978-89-7224- 427-1 98510

※ 파본은 교환해 드립니다.

이 책의 공헌자

주님과 구세주 예수 그리스도
"그 안에서 우리는 살고 움직이고 우리의 존재를 얻습니다."(사도 행전 17:28)
그리고
그분과 함께 "모든 것이 가능"합니다 (마태 복음 19:26).

당신이 내 행복을 위해 만든 제물과
내 삶에 하나님의 뜻을 추구하는 열정을 내 안에 주셨다.

나의 여동생, 나의 영웅인 Vicki에게,
"독수리와 함께 날수 있도록" 가르쳐 주셨고,
당신의 모범 때문에 내가 오늘 있는 것이다.

힐러리, 조딘, 닉, 요르단, 제시카는,
내 삶에 헤아릴 수없이 많은 기쁨을 가져다 주었고,
나를 웃게 만들고, 영감을 주었다.

조디!,
당신의 인내심과 내 안의 믿음을 위한 내 인생의 사랑,
그리고
당신이 나를 "오늘과 매일" 사랑하는 방법으로.
나를 더 잘 만들어 주었어!
이건 너를 위한 거야!

머리말(Foreword)

정형도수물리치료(OMPT)는 임상 전문 분야의 물리치료 전문 분야에서 최고 영역으로 인정받고 있다. 1930년대에 카이로프랙틱의 등장으로 인해 우리의 선구자들의 계획이 중단되었다. 모든 질병을 예방하고 치료한다는 주장을 하는 카이로프랙틱은 초보 물리치료사가 하는 도수교정 치료를 거의 중단하게 하였다. 그것은 *수동적 운동(passive movement), 관절 운동(articulating) 및 가동술(mobilization)* 같은 용어로 훨씬 덜 강조된 형태로 살아 남았다. 그러나 1960년대에 Maitland, McKenzie 등의 저자와 같은 물리치료사의 출현으로 수동적 운동 치료가 다시 한 번 임상 실습의 중요한 영역이 되었다. 오늘날 수동적 치료법은 미국의 모든 전문 교육 프로그램에서 필요해졌다.

현재 국가 및 국제기구는 임상표준을 확인하고 임상 및 과학 지식 교환을 위한 포럼을 제공하고 있다. 미국 물리치료협회(American Physical Therapy Association)의 정형외과 섹션(Orthopaedic Section)은 도수 및 도수교정 치료에 관심이 있는 사람들에 의해 설립되었으며, 미국물리협회의 정형외과 영역은 IFOMPT 같은 도수적 도수교정 치료에 관심을 가지고 조직되었다. 미국 정형도수물리치료학회(AAOMPT)는 처음엔 회원를 위한 기술 및 교육 표준을 수립 하기 위해 미국물리치료협회(APTA)에서 독립된 그룹으로 있었다. APTA 내에 그러한 기회가 없었고, 표준을 원하는 IFOMPT의 회원이 되었다. 학회는 정형외과 부문 및 APTA와 긴밀하게 협력하여 운영 정의, 실천 표준을 개발하고 도수치료 테스크 포스(Task Force) 팀을 통해 실습을 수행하였다.

질문은 "정형도수물리치료란 무엇인가?"라고 물을 수 있다. OMPT의 시작은 단순히 관절의 가동과 도수치료가 지지되었다. Meadows가 말한 것처럼 OMPT는 "특정 관절 또는 척추 부분을 가동하거나 안정화시키는 일련의 기술뿐만 아니라, 근골격계 기능 장애에 대한 전체적 접근 방식으로 표현한다. "Riddle의 설명에 따르면, OMPT는 도수기술 적용만큼은 더 많이 사용했으며, 근골격계 문제를 가진 환자에서 모아진 데이터를 이용해 도수과정이다"라고 설명하고 있다. 파렐 (Farrell) 등이 말하기를 OMPT가 "수동운동 기술만을 사용하는 기술이 아니라 여러 병리학적 설명 보다는 임상적 기준으로 설명되는 진화하는 전문 분야는 아닙니다"라고 말하면서 "근골격계 장애가 있는 환자의 데이터를 수집하기 위해 수작업 절차가 사용될 수도 있다." 병리학적 설명이 아닌 임상적 기준"이라고 강조했다

OMPT에 대한 많은 접근방식이 혼동을 일으켜서는 안 되기 때문에 많은 차이점이 나타났으나 이전에 있었던 것의 한 측면 또는 다른 측면에 대한 아주 작은 강조이다. 치료사가 특정 관심사, 기술 또는 "발견"을 개발하고 말하려는 경우, 특정 "발견"에 대해 설명하고, 가르치고, 글을 쓸 수 있다. 불행하게도, 이전에 무엇이 사라졌는지를 가장 잘 알고 있지만, 대부분은 그들이 공통된 뿌리의 실기를 공유했었던 공헌은 하나의 공헌으로 인정된다.

현재 근거에 기반하는(evidence-based) 실기와 도수교정 실기를 강조하는 것은 잘 수행되고 있는 것이다. 그러나 이 저자가 느끼는 것은 이 연구의 일부가 우리를 잘못된 길로 인도하고 있으며 중요하게 다뤄져야 할 환자의 희망과 의사와 전문 지식보다는 출판된 문헌에 더 많은 영향을 받고 있다는 것이다–Sackett 설명에서 의자 세 다리 중 한 개. 간행물 출간을 위해 간단한 질문들로 묻는 대답을 종종 요구한다. 도수교정은 근본적인 특정 장애에 상관없이 임상적 예측의 규칙을 찾는 사람들에 의해 위험에 처할 수 있다. 도수치료 연구에서 요구되는 것은 단순한 질문이 아닌 올바른 질문과 이 분야의 마스터의 기술을 입증하는 것이다. 이론하고 실제하고는 다름으로 현재 우리는 이론만 갖고 하는 근거 기반의 치료보다는 치료에 제대로 영향을 미치는 근거이론에 대해 이야기해야 하지만, 이러한 내용은 너무나도 적게 출판되었으며 많은 부분이 철저한 검토와는 부합되지 않았다.

Dr. Wise는 책 제목과 일치하도록 OMPT 기법을 독자에게 맞게끔 책의 내용을 창작하였다. 이 텍스트는 물리치료 학생과 임상의 모두에게 적합한 해부학적 영역에 대한 검사 및 중재 원칙에 대한 자세한 설명을 포함하는 절충적 접근방식을 선택하고 있다. 이것이 독자들을 혼동시켜서는 안 되며 오히려 치료의 다양성과 치료를 구성하는 환자 및 고객은 물론 개인 스타일에 가장 잘 어울리는 방법을 찾을 수 있는 기회를 제공해야 할 것이다.

초빙한 저자들에 대한 선택은 훌륭하며, 그 기여는 책의 내용 깊이와 진실성에서 나타난다. 도수치료는 더 이상 물리치료 실기의 부활을 이끌어 낸 사람들의 손에 달려 있지 않다. 그것은 성숙되고, 다양화 되며, 그런 과정에서 힘을 얻게 된다. 이 책 본문은 본질을 파악하고 물리치료 분야 내에서 전문화 영역을 개발하고 발전시키는 데 관심이 있는 학생, 임상가 및 연구자에게 귀중한 자료가 되리라 생각합니다.

Stanley V. Paris, PT, PhD, FAPTA
FNZSP (Hon), NZMTA (Hon), IFOMT (Hon),
FAAOMPT (Founding Fellow), MCSP (Eng)
Chancellor, University of St. Augustine for
Health Sciences

서문(Preface)

이 책의 목적

Mennell은 "인간의 손은 인간에게 알려진 가장 오래된 치료법이며, 역사적으로 그 시작은 알려지지 않았다"고 주장했다.[1] 그러나 최근 몇 년 사이에 물리 치료 전문직이 공식적으로 정형 외과적 매뉴얼 근골격계 기능장애 관리에 대한 포괄적 접근법으로서의 물리치료(OMPT)가 되었다. 사실, 1990년대 초 이전에는 OMPT의 기법과 과학에 대한 공식교육이 일상적으로 물리치료사의 교육 커리큘럼에 포함되지 않았다. 많은 선의적 물리치료사들은 진실성을 뒷받침하는 문헌이 부족하거나 물리치료 분야와 다른 건강 관련 전문직 간의 거리를 정립하려는 시도를 근거로 임상 실습에서 전략 사용을 도외시 하였다. 결과적으로 상당수의 임상의가 진단 및 중재 장비 내에서 이러한 전략 없이 생활의 일부를 소비했다. 따라서 이 독특하고 중요한 전문 분야의 기법과 과학에 대한 심층적인 설명이 필요하게 되었다. 이 텍스트의 주목적은 물리치료사 학생, 강사, 임상가 및 연구원을 위한 OMPT의 원칙 및 실기에 대한 명확한 자료로 활용하게 되는 것이다.

제목에 관하여

정형도수물리치료 : 기법에서 근거에 이르기까지 광범위한 심의와 토론을 통해 결정되었다. 더 포괄적인 목표를 정한 이 텍스트는 *정형도수물리치료법(Orthopaedic Manual Therapy)*으로 명명되었다. 물리치료의 실기에서 필수적인 도수치료 측면에서 텍스트 중점을 다루고 중요성을 강조한 몇몇 저술가의 조언에 따라 제목은 변경되었다. 이것은 여기에 포함된 모든 내용이 물리치료사에 의해 개발되었거나 독점적으로 사용되었다고 말하는 것은 아니다. 결국 도수치료 원칙은 특정 직업에 국한되지 않으며 대부분의 전략은 수년 동안 무수히 많은 사람들에 의해 조직적으로 독립적이고 공동으로 기여할 수 있는 점진적인 과정을 거쳐 발전해 왔다. 제목의 두 번째 부분인 *Art From Evidence*는 OMPT가 기법에서 근거에 이르기까지 현재의 과학에 바탕을 둔 새로운 개념을 인식, 수용 및 전달한다는 구체적인 의도에 의해 추가되었다. Salter가 말한 것처럼 "환자의 상황에 적합한 치료사의 임상결정을 하기 위한 기법은 과학적 전문지식과 결부된 연구근거를 사용해야 한다."[2] 이 책의 저술은 Stoddard가 서술한 "복잡한 조직 감각"[3] 같이 과학을 기술과 결합시키는 도전을 포함하고 있다.

이 개념을 신중하게 연구하고, 세부적인 것에 엄격한 주의를 기울이고, 가장 중요한 것은 반사적인 ***연습, 연습, 연습***을 통해 독자는 현명하게 적용될 때 우리가 봉사하는 사람들에게 중대한 영향을 미칠 수 있는 수준까지 능숙도에 도달 할 것이다가 희망이다. 이어서 물리치료 전문직에서 이 텍스트를 읽을 때와 원칙을 적용할 때 Sackett의 근거 기반 사례 모델의 3가지 기둥을 고려해 보는 것이 좋을 것이다.[4] 이 텍스트의 제목은 OMPT의 당혹스러운 생각과 때때로 충돌되는 특성에 대하여 다양한 기법의 형식과 개별화 된 표현을 통해 적용시켰다.

이 책의 범위

이 책의 범위는 오늘날 미국에서 OMPT의 실행에 영향을 미친 가장 중요한 사상 학교의 원칙 및 관행에 대한 포괄적인 검토를 제시함으로써 그 목적에 투영되었다. 이 책에 쓰여진 종합적, 절충적, 근거 중심의 방식들은 임상 실습을 유도하는데 사용하기에 쉽다.

비디오, 이론 및 임상 응용 사이의 중요한 균형을 달성하기 위해 시도되었다. 본문 전반에 걸쳐, 비판적 사고의 과정을 통해 이론과 실천을 연결시키는 독자를 돕는 것에 중점을 둔 최선의 가용 근거에 비추어 개념을 고찰하는 것이다. 이 텍스트는 "물리치료사"의 전문가로서 물리 치료사 학생과 임상의 개발을 지원하는 데 중점을 두고 있다. 기술성과에 대한 모든 세부 사항에 주의를 기울였지만, 이 책에 제시된 도수치료 절차는 편집 과정에서 보조적인 것으로 간주하고 독창적인 임상 의사결정 기술을 독자에게 제공하고 있다.

철학적 접근과 교육학적인 특성

이 책은 목적을 달성하기 위해 4가지 기본 주제에 대해 명시적으로 그리고 암묵적으로 쓰여 있다.

1. 이 글은 독자들에게 그릴 수 있는 임상 도구로서 무기를 갖추기 위해 노력하는 *절충주의식* 관점에서 OMPT에 접근한다. 독자들 사이에서 현재의 실천에 적용되는 각 학교의 가치에 대한 감사는 이 주제의 주요 주제이나 포괄적이지 않다. 이 기능은 2부에서 가장 생생하게 소개된다. 18 가지 방식으로 각 특수 사립학교의 창시자 또는 기고자에 의해 전문 서적으로 제공된다.

2. 최근 몇 년 사이 물리치료 전문가들은 *근거 기반 실습 (EBP)*을 지향하는 건강 패러다임 전환을 경험하고 있다. 정형도수물리치료 효능을 뒷받침하는 오랜 역사의 근거를 경험하지 못했다. 이 문헌의 자료를 개발하면서 임상실습에 직접적으로 영향을 미치는 추가 조사를 문헌을 통하여 검토하는 것이 나의 의도였다. 근거에 따라 이러한 기본 접근 방식을 나란히 제시하면 신체 치료 전문분야 내에서 OMPT 통합의 원인과 사례가 발전 할 것이라는 희망이 있다. 이 목표를 뒷받침하기 위해 각 접근법에 대한 설명을 통해 근거를 제공한다. 3장은 OMPT 내에서 EBP의 역할에 집중하고 임상 실습에 대한 근거를 평가 적용하기 위한 도구들이 제공되었다. 이런 종류의 텍스트에서 발표된 문헌의 시기에 민감하고 끊임없이 진화하는 특성은 몇 가지 문제점을 제기하고 있다. 본문 전반에 걸쳐 제시된 문헌은 여기에 포함된 개념과 관행을 기본 지원 한다. 그러나 제시된 많은 문헌은 최신이 아니다. 독자는 가장 최근에 발표된 근거를 다른 출처와 함께 논의 하는 것이 좋겠다.

3. 이 텍스트의 또 다른 근본적인 철학적 중점은 독자가 OMPT와 관련하여 *건전한 비판적 사고* 전략을 개발할 수 있도록 돕는데 있다. 이 목표를 염두에 두고 독자는 효과적인 기술 모음 그 이상을 제공할 뿐 아니라 포괄적인 검사 및 중재 개요에 OMPT를 가장 효과적으로 통합하는 방법에 대한 임상적 결정에 대한 판단을 전체 프레임 워크에 제공하였다. 철학적 구성과 비판적 사고 사이의 연결을 용이하게 하기 위해 파트 II의 각 장에는 *Clinical Pillar* ***글상자***에서 각 접근법에 대한 통합적 긴밀한 기본 개념을 제공하고 있다. *Reflection for Questions* ***글상자***는 독자가 정보가 제시될 때 비판적 사고 과정에 참여할 수 있게 한다. ***주목할 만한 인용*** 글상자는 주요 개념을 요약하고 영감을 주는 데 도움이 되는 각 접근법의 작성자로부터 생각을 반영하는 인용문을 제공하고 있다. 마지막으로, 텍스트 내에 제시된 요점을 검토하는 요약 상자가 독자가 새로운 개념을 반영할 수 있도록 각 장 전체에 배치하였다.

4. 이 책이 개발된 마지막 철학적 기둥은 *실제 적용*에 대한 몰두가 있다. 이론의 토론이 실제적인 적용을 방해하는 "분석의 마비(paralysis of analysis)"를 피하기 위해 임상가, 교육자 및 학생을 염두에 두고 작성되었다. 명확하고 일관된 강조는 이론적 체계, 증명된 임상 효능 및 OMPT에 두었다. 이 책은 임상 적용을 용이하게 하는 방식으로 구성된다. 2장은 OMPT를 준비하기 위한 원칙을 다루고 있다. 이 장에는 OMPT 절차를 효과적이고 안전하게 구현하는 데 도움이 주는 주요 개념이 포함되어 있다. 인지, 정서 및 정신운동의 학습 영역을 목표로 하는 원리를 통해 개인이 실습을 준비하도록 개념이 제시되어 있다. 이 텍스트의 제 3부는 OMPT의 실기에 집중하고 있으며 각 철학적 접근법을 활용하면서 OMPT의 임상 적용을 위한 템플릿을 제공하기 위해 고안되었다. 지역적 접근법을 사용하여 이 절의 각 장은 검사와 중재의 원칙이 따르는 운동학의 검토와 최적의 수행을 위한 자세한 지침을 제공하는 절충적 필수적인 OMPT 관절가동 기술이 시작된다. 이러한 OMPT 기술의 정신 운동 행위(Psychomotor performance)를 향상시키기 위해 명확한 언어 및 시각적 단서가 있는 비디오 데모를 기초 학습 자료로 제공된다. 이 책의 제 2 부와 제 3 부의 각 장의 결론은 이전에 제시된 실기시험과 중재의 원칙을 함께 가져 오기 위해 고안된 ***임상 사례***를 포함하고 있다. 이후에는 비판적 사고가 필요하고 핵심 개념이 달성되었는지 확인하는 데 도움이 되는 구체적인 질문이 포함된다. 이 섹션의 각 부분은 학생과 교수가 학습을 용이하게 하기 위해 실험실에서 사용

할 수 있는 구체적인 활동을 제공하는 실습 섹션으로 마무리되어 있다.

이 책의 구성

이 책은 크게 세 부분으로 나뉩니다:

- **제 1 부 : 정형도수물리치료의 관점과 원리정형도수물리치료**

이 책의 첫 번째 섹션에서는 OMPT 토대를 구성하는 기본 개념을 명확히 설명하고 독자에게 텍스트의 뒷부분에 제시된 개념을 이해하는 데 필요한 정보를 제공하고 있다. ***1장; 정형도수물리치료의 역사적 관점 물리 치료***는 독자에게 OMPT의 기원에 대한 이해를 제공하기 위해 편집되었다. ***2장; 정형도수물리치료의 준비 원리***는 OMPT의 안전하고 효과적인 수행과 관련된 기본 원칙을 다루고 있다. 근거기반 실기의 개념은 OMPT 문헌을 비판적으로 분석하는 능력을 향상시키는 실질적인 도구를 제공하고 강조 설정되어 있다. ***3장; 정형도수물리치료에 적용되는 근거 기반 실습의 원칙***에서 가장 명확하게 다루어 진 부분이다. 책의 나머지 부분에 EBP 내용.

- **제 2 부 : 정형도수물리치료에 대한 철학적 접근**

이 섹션은 18개의 장으로 구성되어 있으며 각 장은 현재 OMPT 방식에 대해 다루고 있다. 각 장은 간략한 ***역사적 관점***에서 시작하여 각 접근법과 밀접한 주요 임상 방법을 강조하는 ***검사 원리*** 및 ***개입 원리***로 진행된다. 각 장은 각 접근법의 고유한 **특징을 식별**하려고 시도하는 차별화된 특성을 갖는 절로 결론을 맺고 있다. 각 접근법은 임상질문과 임상시험 활동에 대한 사례 연구의 발표에서 절정에 이루고 있으며 임상 적용과 통합을 용이하게 하는 방식으로 제시되어 있다.

- **제 3 부 : 정형도수물리치료의 실습**

세 번째 섹션은 9개의 챕터로 구성되며, 각 섹션에는 본질적으로 절충적이며 임상효과와 용이한 수행을 위해 선택되는 필수 가동술기법이 포함되어 있다. 기본 텍스트의 특징은 각 관절의 구조적 상태를 독자에게 안내하고 설계된 해부학 중첩표시를 포함하는 기술이 컬러 사진으로 되어 있다. 힘 벡터 화살표와 명확하게 확인된 안정화 점으로 강화되어 매우 실용적인 사진 기법 성능을 보여줌으로써 다른 책과 차별된다. 독자와 강사가 올바른 기술 수행을 하도록 안내하는 자세한 설명도 제공된다. 첨부된 웹 기반 교육용 OMPT 테크닉 비디오는 각 해부학 영역의 핵심 기술을 강조하여 텍스트를 보완하고 있다.이 비디오의 주요 특징은 순차 부분 작업 실행(SPTP)의 사용을 용이하게 하는 방식으로 각 기술을 표현하는 것이다. 교수 전략 내에서 각 기술은 단계별로 제시되며 실시간으로 완벽한 성능으로 마무리 된다. 독자는 이 기술을 출발점으로 활용할 수 있지만 각 환자의 고유한 요구를 가장 효과적으로 충족시키는 새로운 기술을 일상적으로 수정, 향상, 진행 및 개발하도록 권장하고 있다.

현인이 이르기를 "교육은 사람들에게 그들이 원하는 것을 얻는 방법을 보여주는 수단이 아니다. 교육은 사람들이 가치 있는 것을 원하는 법을 배우는 행동이다. 진정한 교육은 인간의 삶과 노력의 도덕적, 정신적 차원을 배제할 수 없다."

OMPT의 실행과 관련된 초등학교의 이론적 구성과 실용적인 응용 모두를 강조하는 자료를 만드는 어려움은 실질적이지만 보람 있는 과학 담론, 애매한 표현 및 실용적인 응용의 필수적이고 소중한 컬렉션이 되는 것을 목표로 이 책의 성공은 당신의 손과 시간의 흐름을 통해서만 실현될 것이다.

성장과 발전의 지속적인 여행에 나를 초대한다. 이 책을 흔적의 가이드로 삼아 이 리소스가 당신에게도 도전이 되기를 바란다... 하지만 당신을 더 발전시키기 위해 답변을 제공하고 있다... 더 많은 질문을 제기하고 신화를 불식시키고 열정을 불어 넣으며, 모든 면에서 다른 사람들을 위해 탁월한 임상적 우수성을 추구하도록 힘을 쓴다. 그것은 당신 안에 있을 것이다.지금 당신의 손 안에!

Christopher H. Wise
Reading, Pennsylvania
June 2014

참고문헌

1. Mennell J. Back Pain: Diagnosis and Treatment Using Manipulative Techniques. Boston, MA: Little, Brown; 1960.
2. Salter RB. Textbook of Disorders and Injuries of the Musculoskeletal System. 2nd ed. Baltimore, MD: Williams & Wilkins; 1983.
3. Paris SV, Loubert PV. Foundations of Clinical Orthopaedics, Course Notes. St. Augustine, FL: Institute Press; 1990.
4. Sackett DL. Evidence-based medicine. Spine. 1988; 23:1085–1086.

역자 서문

정형도수물리치료(OMPT)는 임상에서 근골격계 영역 전문분야에서 전 세계적으로 인정받고 있는 학문으로 성장하였다. 특히 1960년대 이후, 본격적인 관심을 모으게 된 이론적 근거는 Maitland, McKenzie가 중요한 영역이 되었다.

현재 국제기구는 임상표준을 정하고 과학적 지식을 임상적 근거가 쌓이면서 임상적 테크닉과 교육의 표준을 정하기에 이르렀다. 이 역할은 IFOMPT 역할이 대단히 컸으며, 지금도 많은 나라들을 가입시키고 참여를 위한 지원을 하고 있다. 이에 우리나라 정형도수물리치료도 민간요법식의 경험적 사고에서 벗어나 과학과 의학적 근거로 세계수준에 노력하여야 한다.

그래서 Stoddard는 "환자의 상황에 적합한 치료사의 임상결정을 하기 위한 기법은 과학적 전문지식과 결부된 연구근거를 사용해야 한다"라고 하였듯이 개념에 신중하야 하며 세부적인 접근에서 더욱 엄격하고, 연습에 연습을 더해서 도수치료의 숙련도를 향상시켜야 한다. 그래서 근거 중심이 더욱 자신감을 주며, 임상실습을 도와주고 확신을 주게 되는 근거가 되며, 이 책은 "물리치료사"를 더욱 전문가로 향상시키기 위해 도움이 될 것이다. 또한 DVD를 활용하여 이론과 임상 응용을 균형있게 전달하고 있으며 근거중심의 임상 실습을 유도하기 쉽게 해주고 있어 교과서로서 채택되고 있다. OMPT의 이해와 발전에 영향을 주는 근거들이 제공되어 있다.

또한 교육을 통하여, 교과서는 환자를 치료해야 하는 임상가 및 학생들에게는 판단에 대한 비판적 사고를 갖게 해 줘야 하며, 전략을 개발하기 위한 체계적이면서 포괄적인 검사와 효과적인 기술이 필요하기 때문에 각 장에는 박스에 통합적인 접근법과 기본 개념을 요약으로 제시하고 있고, 이때 제공된 정보에서 비판적 사고에 참여할 수 있게 해주어 새로운 개념을 반영하게 해준다.

최근 정형도수물리치료의 좋은 책들이 매년 쏟아지고 있다. 페이지수는 늘어나고, 근거는 더 추가되고, 체계는 더 확실해지고 있다. Wise는 이 책 편집을 주관하면서 이러한 노력을 많은 교수와 임상가들과 함께 이루어낸 결과이다. 더 반가운 일은 번역을 위해 한국 정형도수물리치료계의 기여도가 높은 종별정형도수물리치료학회의 각 분과 학회의 현역들이 참여하였으며, 중국 정형도수물리치료 발전에 씨앗과 견인차 역할을 하고 있는 중국의과대학의 교수들이 참여하여 OMPT 분야 한 · 중 공동번역 참여의 첫 작품이 되어 매우 기쁘고, 이를 계기로 더욱 활발한 교류가 있었으면 좋겠다.

마지막으로 지금까지 이 책이 발간될 때까지 수고를 아끼지 않으신 영문출판사 박병조 사장님께 다시 한번 감사를 드리며, 번역에 참여하여 주신 많은 교수님, 임상의 권위자분들에게 감사의 말씀을 전한다.

혹한이 연속되는 1월의
연구실에서

대한종별정형도수물리치료학회장 **김 명 준**

공헌자들(Contributing Authors)

Paul F. Beattie, PT, PhD, OCS, FAPTA
Clinical Associate Professor
Program in Physical Therapy
Department of Exercise Science
School of Public Health
University of South Carolina
Columbia, South Carolina

Stephen John Carp, PT, PhD, GCS
Associate Professor
Director of DPT Admissions
Department of Physical Therapy
Temple University
Philadelphia, Pennsylvania

Jan Dommerholt, PT, MPS, DPT, DAAPM
Adjunct Associate Professor
Performing Arts Medicine Program Instructor
Shenandoah Valley University
Winchester, Virginia

Associate Professor
Universidad CEU Cardenal Herrera
Valencia, Spain

President
Myopain Seminars
Bethesda, Maryland

President
Bethesda Physiocare, Inc
Bethesda, Maryland

Timothy Flynn, PT, PhD, OCS, FAAOMPT
Professor
Rocky Mountain University
School of Health Professions, Doctor of Physical Therapy Program
Provo, Utah

Colorado Physical Therapy Specialists
Fort Collins, Colorado

Mary Lou Galantino, PT, PhD, MSCE
Professor of Physical Therapy
The Richard Stockton College of New Jersey

Sharon Giammatteo, PhD, PT, IMT,C
Co-Founder and President
Institute of Integrative Manual Therapy
Co-Founder and President
Connecticut School of Integrative Manual Therapy
Rehabilitation Consultant
Regional Physical Therapy
Bloomfield, Connecticut

Ben Hando, PT, DSc, OCS, FAAOMPT
U.S. Air Force

Gregory S. Johnson, PT, FFCFMT, FAAOMPT
Co-Director & Co-Founder, Institute of Physical Art, Inc.
Vice President, Functional Manual Therapy Foundation
Director, FMT Fellowship Program
Steamboat Springs, Colorado

Vicky Saliba Johnson, PT, FFCFMT, FAAOMPT
President, Institute of Physical Art, Inc.
Director, IPA Orthopedic Residency
Chairman, FMT Foundation
Steamboat Springs, Colorado

Jay B. Kain, PhD, PT, ATC, IMT,C
Director/President
Jay Kain Holistic Healthcare
The Kain Institute–A Center for Body/ Mind Healing
Great Barrington, Massachusetts

Michael L. Kuchera, DO, FAAO
Chair, Osteopathic Manipulative Medicine
Marian University
Indianapolis, Indiana

Johnson McEvoy, PT, BSc, MSc, DPT, MISCP, MCSP
Owner
United Physiotherapy Clinic
Lead Physiotherapist
National Irish Boxing Team

Adjunct Faculty
MSc in Sports Physiotherapy at University College Dublin, BSc (Sports Science) at University of Limerick, BSc (Athletic Therapy) at Dublin City University

Faculty
Myopain Seminars
Bethesda, Maryland

Philip McClure, PT, PhD, FAPTA
Department Chair and Professor
Department of Physical Therapy
Arcadia University
Glenside, Pennsylvania

Jim Meadows, BSc., PT, FCAMPT
Co-Owner, Institute of Manual Physiotherapy and Clinical Training
Colorado Spring, Colorado
Owner, Swodeam Institute
Calgary, AB, Canada

Rachel A. Miller, PT, MS, WCS, CFMT
Owner
Empower Physical Therapy
Exton, Pennsylvania
Associate Faculty, Institute of Physical Art
Steamboat Springs, Colorado

Nancy Parker Neff, PT, DPT, Cert MDT
Formerly Research Associate
Arcadia University
Glenside, Pennsylvania
Formerly Staff Physical Therapist
Aquatic & Physical Therapy Center
Phillipsburg, New Jersey

Stanley V. Paris, PT, PhD, FAPTA, FNZSP (Hon), NZMTA (Hon), IFOMT (Hon), FAAOMPT, MCSP
Chancellor of the University of St. Augustine for Health Sciences
St. Augustine, Florida

Donald K. Reordan, PT, MS, OCS, MCTA
Jacksonville Physical Therapy
Jacksonville, Oregon

Leslie Davis Rudzinski, PT, OCS, CFMT
Faculty
Institute of Physical Art
Steamboat Springs, Colorado

Orthopedic Mentor
USC Orthopedic Residency Program
Los Angeles, California

Senior Staff
Paulseth and Associates Physical Therapy
Los Angeles, California

Physical Therapist
Malibu Rehabilitation Center
Malibu, California

Kay A.R. Scanlon, PT, DPT, OCS, Dip MDT
Kay Scanlon Physical Therapy
Jenkintown, Pennsylvania

Ronald J. Schenk, PT, PhD, OCS, FAAOMPT, Dip MDT
Dean of Health and Human Services and Associate Professor of Physical Therapy
Daemen College
Amherst, New York

Jim Stephens, PhD, PT, CFP
Movement Learning and Rehab
Havertown, Pennsylvania

Angela R. Tate, PT, PhD, Cert MDT
Research Physical Therapist and Associate Faculty Member
Department of Physical Therapy
Arcadia University
Glenside, Pennsylvania

Clinical Director, Center Coordinator of Clinical Education
Willow Grove Physical Therapy
Willow Grove, Pennsylvania

Heather Walkowich, DPT
The New Jersey Center for Physical Therapy
Riverdale, New Jersey

Kristina M. Welsome, MS PT, DPT, OCS, CFMT, MTC
Assistant Professor of Clinical Physical Therapy
New York Medical College
Valhalla, New York

Russell Woodman, PT, MS, DPT, FSOM, OCS, MCTA
Professor of Physical Therapy
Quinnipiac University
Hamden, Connecticut

검토자들(Reviewers)

Jacklyn H. Brechter, PT, PhD
Associate Professor and Department Chair
Department of Physical Therapy
Chapman University
Orange, California

Jason Brumitt, MSPT, SCS, ATC, CSCS
Assistant Professor of Physical Therapy
School of Physical Therapy
Pacific University
Hillsboro, Oregon

Terry B. Chambliss, PT, MHS/PT
Assistant Professor of Physical Therapy
University of Evansville
Programs in Physical Therapy
Evansville, Indiana

Staffan Elgelid, PT, PhD, GCFP
Associate Professor
Department of Physical Therapy
Nazareth College of Rochester
Rochester, New York

Jennifer B. Ellison, PhD, PT
Assistant Professor
University of Texas Medical Branch
Department of Physical Therapy
Houston, Texas

Michael A. Geelhoed, PT, DPT, OCS, MTC
Assistant Professor and Director of Clinical Education
The University of Texas Health Science Center at San Antonio
Department of Physical Therapy
San Antonio, Texas

Christopher Geiser, MS, PT, LAT, ATC
Clinical Assistant Professor, Athletic Training Educational Program Director
Department of Physical Therapy
Marquette University
Milwaukee, Wisconsin

Abigail Gordon, PT, DPT
Clinical Assistant Professor
Department of Physical Therapy
Howard University
Washington, District of Columbia

Cheri Hodges, PT, DPT, MAppSc, OCS, FAAOMPT
Assistant Professor
A.T. Still University
Department of Physical Therapy
Mesa, Arizona

Peter A. Huijbregts, PT, MSc, MHSc, DPT, OCS, MTC, FAAOMPT, FCAMT
Assistant Professor
University of St. Augustine for Health Sciences
Department of Online Education
St. Augustine, Florida

Demetra John, PT, PhD
Director of DPT Admissions and Curriculum
University of Illinois at Chicago
Department of Physical therapy
Chicago, Illinois

Kyle B. Kiesel, PT, PhD, ATC, CSCS
Assistant Professor of Physical Therapy
University of Evansville
Department of Physical Therapy
Evansville, Indiana

Bradley Michael Kruse, PT, DPT, OCS, SCS, ATC, Cert. MDT, CSCS
Assistant Professor of Physical Therapy
Clarke College
Department of Physical Therapy
Dubuque, Iowa

Kenneth E. Learman, PT, PhD, OCS, COMT, FAAOMPT
Assistant Professor
Department of Physical Therapy
Youngstown State University
Youngstown, Ohio

Michael T. Lebec, PT, PhD
Assistant Professor of Physical Therapy
Northern Arizona University
Department of Physical Therapy
Flagstaff, Arizona

Peter M. Leininger, PT, PhD, OCS
Program Director
Department of Physical Therapy
The University of Scranton
Scranton, Pennsylvania

Everett B. Lohman III, DPTSc, PT, OCS
Associate Professor
Loma Linda University
Department of Physical Therapy
Redlands, California

Sara F. Maher, PT, DScPT, OMPT
Assistant Professor
Oakland University
Department of Physical Therapy
Rochester, Michigan

Carol A. Maritz, EdD, PT, GCS
Associate Professor of Physical Therapy
Department of Physical Therapy
University of the Sciences in Philadelphia
Philadelphia, Pennsylvania

Eric S. Mason, PT
President
Physiotherapy Works, LLC
Winter Park, Florida

Janna Michelle McGaugh, PT, ScD, OCS, COMT
Assistant faculty
University of Texas Medical Branch (UTMB)
Department of Physical Therapy
Galveston, Texas

David C Morrisette, PT, PhD, OCS, ATC, FAAOMPT
Associate Professor
Medical University of South Carolina
Department of Rehabilitation Sciences
Charleston, South Carolina

Neil Pearson, MSc(RHBS), BScPT, BA-BPHE, CertMDT, Certified Yoga Therapist
Physiotherapist
University of British Columbia
Vancouver, BC Canada

H. James Phillips, PT, PhD, OCS, ATC, FAAOMPT
Associate Professor
Department of Physical Therapy
Seton Hall University
South Orange, New Jersey

Diane H. Pitts, PT, DPT, BS RN
Instructor
Graduate School of Physical Therapy
University of South Alabama
Mobile, Alabama

Daniel R. Poulsen, II, PT, PhD, OCS, ATP
Assistant Professor, Assistant Director of Clinical Education
Department of Rehabilitation Sciences
Texas Tech University Health Sciences Center
Lubbock, Texas

Becky J. Rodda, PT, DPT, OCS, OMPT
Clinical Associate Professor
Physical Therapy Department
University of Michigan –Flint
Flint, Michigan

초대 검토자들(Proposal Reviewers)

Corrie Ann Mancinelli, PT, PhD
Associate Professor
West Virginia University School of Medicine
Department of Human Performance/PT
Morgantown, West Virginia

Steven Raymond Tippett, PhD, PT, SCS, ATC
Associate Professor
Bradley University
Department of Physical Therapy and Health Sciences
Peoria, Illinois

Michael L Voight, DHSc, PT, OCS, SCS, ATC
Professor
Belmont University
School of Physical Therapy
Nashville, Tennessee

감사의 글(Acknowledgments)

10년! 집필의 창작에 필요한 많은 시간이 소요된 것은 각 참여자의 생각과 비전들이 하나의 응집력 있는 도전이 목표에 맞는 여러 충실한 시도에 의해 OMPT의 최종 결과을 만들어 낸 것이다. 이 책의 개념은 OMPT 선택 과목에서 3학년 물리치료 박사과정 학생을 가르치는 2003년 봄에 시작되었다. 절충적 기술 세트 구현과 관련하여 임상결정을 가능하게 하는 능력을 기르는 학생 교육에 중점을 둔 텍스트가 없다는 것이 확실하다. 치료의 포괄적인 물리치료계획의 교과서 매뉴얼 과정을 보완하기 위해 개발되었으며 서적 제안서 제출과 수년간에 걸쳐 재수정하여 현재 당신의 손에 있는 것이 완성본이다.

OMPT를 발전시키기 위한 오랜 과정과 저자들의 열적과 헌신적인 노력으로 장시간 편집하는데 도움이 되었다. 그리고 당신은 과거와 미래의 학자들 그리고 환자들에게, 내가 생각하는 것보다 실제로 더 필요한 것이 무엇인지에 대한 영감을 주기도 하고, 동기를 부여가 되었으며, 가르쳐 주었다. 이 책은 독자를 염두에 두고 작성되었습니다. 이 책 프로젝트는 인내와 헌신, 탁월함에 대한 헌신을 위한 것만이 아니며 Margaret Biblis, Melissa Duffield은 내가 생각할 수 있는 최고의 개발자를 포함하여 FA Davis 팀의 인내가 없었으면 프로젝트를 완료하지 못했을 것입니다. Jennifer Pine, "출산 과정"에 대한 코칭. "Jodi, Hilary, Jordyn, Nick, Jordan에 대한 본인의 사랑과 지원이 있었기에 특별히 감사하며, 오랫 동안 사진과 비디오가 가능하였고, 영원한 그들의 재능으로 완성하였다! 또한 당신 없이는 아무런 의미가 없다!

목차 요약 (Contents in Brief)

목차 (Table of Contents)

제 5 장

Cyriax 접근법 130

제 6 장

노르딕 어프로치 162

제 7 장

제 8 장

제 9 장

제 12 장

제 13 장

제 14 장

제 30 장

목뼈와 턱관절의 정형도수물리치료 938

단원 I

정형도수물리치료의 전망과 원칙

Perspectives and Principles in Orthopaedic Manual Physical Therapy

CHAPTER 1

정형도수물리치료의 역사적 전망

Historical Perspectives in Orthopaedic Manual Physical Therapy

Stanley V. Paris, PT, PhD, FAPTA, FNZSP (Hon), NZMTA (Hon), IFOMPT (Hon), FAAOMPT, MCSP

역자 : 김명준 / 이동우

1장 목적

이 장의 결론을 통해, 독자는 다음과 같은 것을 할 수 있을 것이다:

- 미국 OMPT 발전에 있어서 사실에 중요한 공헌과 역사를 알아보는 것.
- 현대적 OMPT 실전을 위한 기초를 다진 중요한 인물을 열거하기.
- 전문 OMPT 설립에 결정적 이였던 중요한 사건이 일어난 중요한 날짜를 열거하기.
- OMPT 연구와 임상실습을 지지하고 발전시킨 중요한 조직 확인하기.
- 이 책 전반에 걸쳐 사용된 OMPT의 기초에 기여한 실제적 정의와 중요한 기본 개념 열거하기.
- 미국에서 OMPT 실습을 둘러싼 최근 영향에 관한 현대 경향, 의견 및 정치적 문제를 확인하기.

시작 (THE BEGINNING)

도수교정의 고대 기술

(The Ancient Art of Manipulation)

도수 중재의 기원은 신체 안에 있는 불편함을 감소시키고 운동성을 향상시키는 것이었다. 관절의 휴식, 근육의 스트레칭으로 얻는 통증 완화를 누구나 경험을 했을 것이다. 어깨를 뒤로 당기고, 무릎을 가슴으로 당겨 슬괵근(뒤넙다리근)을 스트레칭하면, 또는 허리 관절의 벌려 쉬게 하는 것은 연부조직(물렁조직)과 관절의 제한을 위해 역사적으로 보았을 때 선천적으로 행하여 왔던 것이다.

앞선 기록의 역사로 보면, 도수교정의 원시적 방법은 사람 허리를 밟고 걷는 것이었다. 북아메리카의 인디안 부족 중에 일반적으로 *뼈교정*에 능숙한 사람들이 있었는데 특히 시오욱, 인네바고 및 크릭 부족들이 이었다. 그러나 관절 도수교정 및 견인은 처음 기록된 그림과 설명은 ***히포크라테스***(460–355 BC) 이었다(그림 1-1). "의학의 아버지"는 나무침대에 엎드려 누운 환자에게 신전(견인)과 압박(도수교정)을 설명하고 있는 *지렛대 관절교정*을 포함하는 뼈와

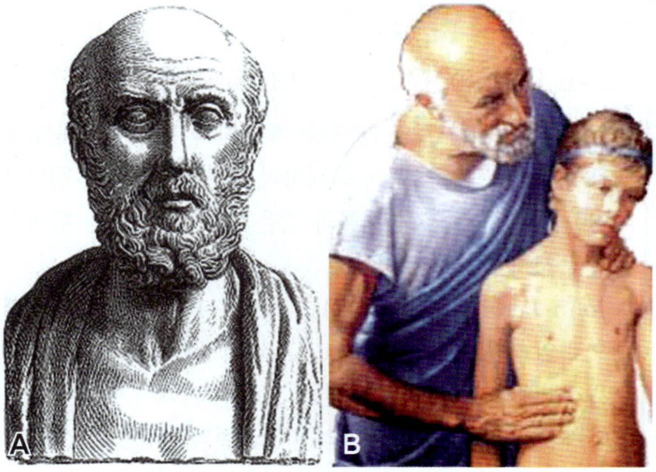

그림 1-1 A. 히포크라테스, **B.** 아이를 치료하는 히포크라테스. (출처: (a) http://www.med.utu.fi/opiskelu/laatuyksikkoha kemus/medical_ethics. html (b) http://blog.bioethics.net/2006/01/.)

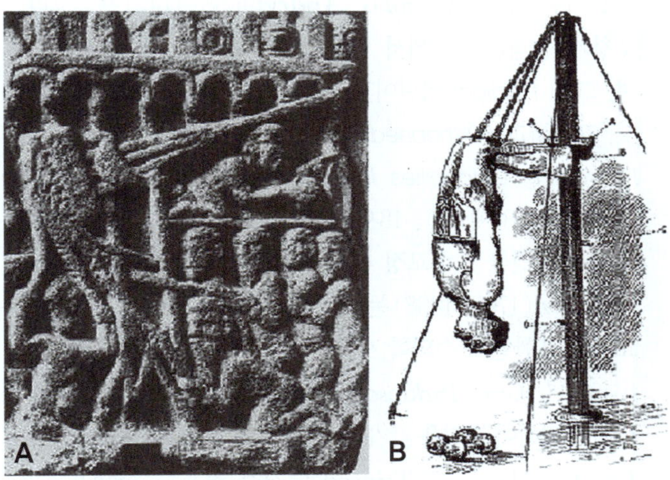

그림 1-2 고대 견인법. **A.** 돌 조각, **B.** 역자세.
(출처: (a) http://www.siege-engine.com/SeussTrebuchet.shtml, (b) tractionhttp://www.energycenter.com/grav_f/inver_clay.html.)

관절에 대한 책을 적어도 3권이나 집필하였다.[1] 히포크라테스는 특히, 어깨 관절 탈구 정복을 포함하는 많은 테크닉에 관하여 집필하였는데 일생동안 씨름하며 의심할 여지가 없는 대중적인 것들이었다. 그는 척추도수교정에 대하여, "견인하는 동안 뒤로 앉거나 조심스럽게 다시 앉는 동안 몸을 흔들어도 아프지 않다."고 기술하였다(그림 1-2). 의학적 실습에 공헌함과 동시에 도수치료 영역에서 그의 많은 지도 결과, 히포크라테스는 "물리치료의 아버지"임을 확실하게 확인시켜 주고 있었다.

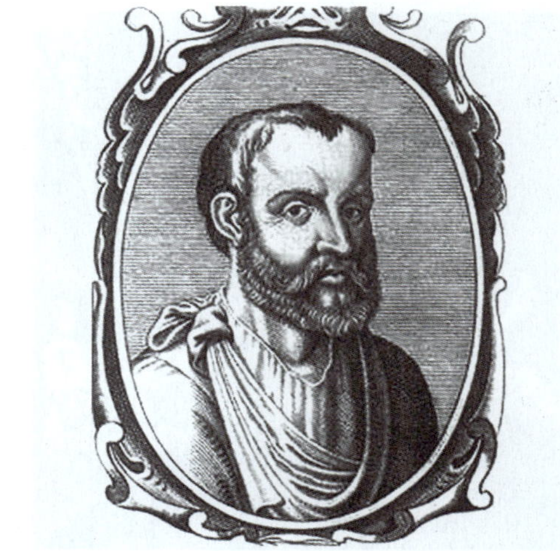

그림 1-3 Claudius Galen. (출처: http://www.casebook.org/dissertations/rip-victorian-autopsy.html.)

중요 인용 (NOTABLE QUOTABLE)

"견인을 하는 동안 앉힐 때 아프지 않았고, 다시 앉으면서 약간 흔들어도 아프지 않았다."

Hippocrates, 460-355 BC

Claudius Galen[2] (131-202 AD)(그림 1-3)은 이탈리아의 유명한 외과의사로 도수치료를 주제로 광범위하게 설명을 하는 집필을 하였다. 남아 있는 97개 논문 중 18개에서 Hippocrates의 수많은 연구를 기술하고 있다. 이 삽화들은 종종 의학 역사와 논문에서 다루어지고 있다.

중세 시대와 르네상스 시대 (The Middle Ages and Renaissance)

중세 시대에서는 서구의학에 대한 지식이 감소했다. 이 시대는 교회가 대부분 치료를 담당하였으며, ***Saint Lawrence*** 경우는 요통의 수호성인으로 지명되었다.

르네상스 시대 의학분야는 ***Andreas Vesalius***(그림 1-4)의 역할로 발전되었다. 그는 1543년 전신 인체해부학을 자세하게 설명하였다. 베잘리우스는 처음에는 추간판 디스크 및 섬유테와 수핵의 차이의 해부학적 개요만 있었다.

1579년, ***Ambroise Paré***(그림 1-5)는 프랑스 국왕을 4번이나 성공한 유명한 외과의사인데, 정형외과적 수술 표준을 향상시키는 일을 하였다. 예를 들어, 그는 병기제조자에 의해 만들어진 금속판을 앞뒤로 데는 시도를 처음으로 했다. 그 역시 히포크라테스의 테크닉을 많이 사용하였으며, 도수

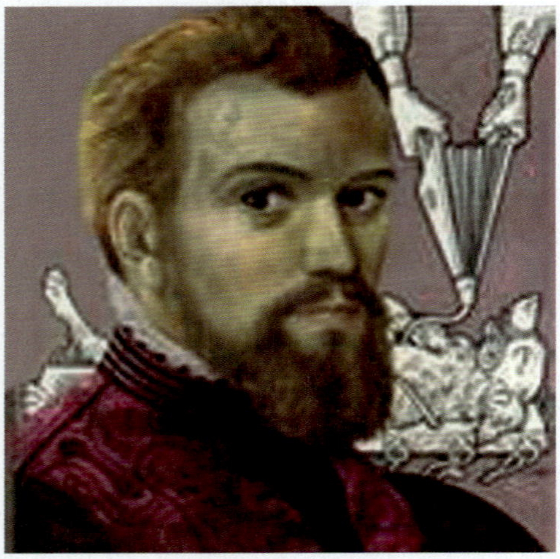

그림 1-4 Andreus Vesalius. (출처: http://clendening.kumc.edu/dc/pc/v.html.)

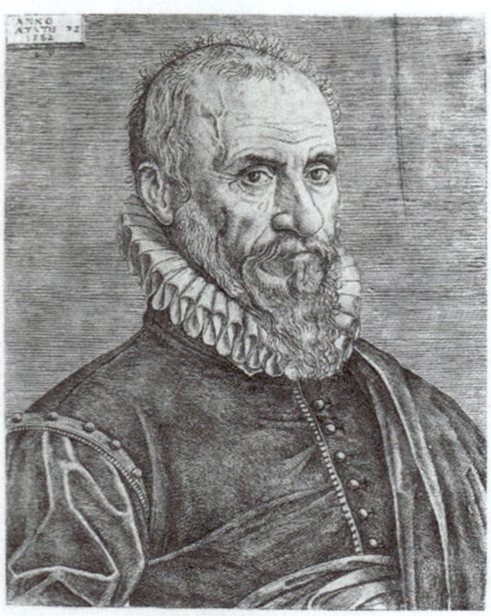

그림 1-5 Ambroise Pare. (출처: http://clendening.kumc.edu/dc/pc/pare03.jpg.)

교정(manipulation)의 힘을 정교하게 조절사용하였다. Pare가 쓴 것은, "척추뼈가 뒤로 튀어나와 탈골되었을 때, 테이블 위에 엎드린 자세를 취하게 하는 것은 매우 좋은 생각이다. 겨드랑이 아래를 끈으로 단단히 묶고, 허리둘레와 허벅지 대퇴를 묶은 다음 위쪽과 아래쪽으로 가능한 한 늘리며, 신장시킨다"라고 썼다.[3]

중요 인용 (NOTABLE QUOTABLE)

"척추뼈가 뒤쪽으로 튀어나와 탈구되었을 때, 테이블 위에 엎드리게 하는 것은 좋은 아이디어이며, 가능한 한 최대로 당기거나 신장시키는 것은 좋다"

Ambroise Paré, 1579

현대 의학의 시초 (THE DAWN OF MODERN MEDICINE)

John Hunter(1728–1793)는 뻣뻣함과 유착을 위해서 부상 후 관절 움직임의 가치에 대하여 잘 알고 있었다. 헌터가 추천한 것은, 염증 최종산물과 같은 것이 남아 있는 유착은 신장을 시켜야 한다는 것이다.

John Percivall Pott(1714–1788)는 Pott's 질환(척추결핵으로 알려진)과 연관을 짓고, 흔히 발목보다 위에 한 개 또는 두 개 뼈가 골절(그는 우연히, 1769년 말에서 떨어져 확인했다)되는 것이 특징으로 알려진 팟골절과 관련을 지었다.

팟은 쓸모없는 도수교정과 신전운동을 불량한 방법으로 보고, 척추관리의 경우 위험하다고 판단했다. 그러나 이러한 의견은 결핵이 유행했던 시기의 상황이였으므로 신중해야 했으며, 간단한 요통과 같은 초기에는 구별이 쉽지 않다.

1741년에는, ***Nicholas Andry***(1658–1742)는 그리스 초창기 *정형*(직접)에서 *정형외과적* 용어를 처음 사용했으며, 그의 *Paidion*(어린이) 관련 책을 집필할 때도 사용하였다. *정형외과* (*Orthopaedia: 또는 The Art of Correcting and Preventing Deformities in Children, 어린이의 기형 교정과 예방 기술*(81세 때). 18세기 후반, ***Hay***는 정상적 자세에서 무릎 반달연골 도수교정 사례를 설명했다. 1784년, ***Edward Harrison***(1766–1838)는, 에든버러 대학교 졸업하고, 도수교정을 포함한 도수의학 사용은 상당히 큰 반향을 불러 왔다.

1817년, ***James Parkinson***은 척수질환의 원인이 가능한 경추 장애에 관하여 관심을 갖기 시작했다. 이 개념은 1956년, ***Lord Brain***과 ***Marcia Wilkinson***은 경추 척추증(spondylosis)을 악화시키는 것은 다발성 경화증(multiple sclerosis)과 같은 것은 척수신경 자극과 척수병증(myelopathy)의 결과로 설명했다.[4] 1990년대 후반에 와서는, 척추융합술로 인하여 골극(osteophytes)을 제거함으로써 척수병증 진행을 멈추게 하는 방법을 알아냈다. 그래서 수술이 이러한 질환의 경우 수술이 현재의 보전적인 치료보다 우세하다고 했다.

1842년, ***John Evans Riadors***(?–1861)는, 도수교정 실습담당 의사, "만일 조직에 불충분한 신경계 에너지와 혈액 공급이 있다고 한다면, 조직의 기능은 저하되며, 곧바로, 나중에는 이 조직들은 위험에 빠지게 된다."[5] 이러한 주장은 정골의사(osteopathy) 설립자에 의해 반영이 되었으며, 더 늦게는 카이로프랙틱 분야에서 받아 드렸다. 1864년, ***Charles Lasègue***(1816–1883)은 좌골신경 장애와 연관되기 시작하는 다리 올리기 동작의 앞 동작에서, 무릎을 똑바로 펴면 요통이 일어나게 되는 자세에 대하여 처음으로 설명하였다. 그의 명명은 나중에 하지거상 검사(straight leg raise test)로 수정되어 추가되었다.

임상적 핵심 (CLINICAL PILLAR)

1842년 Riadore의 발표 이후, 의학 분야에서는 지속적인 건강과 안녕(wellness) 요구에서는 해부학적 조직은 적절한 신경 및 혈액 공급이 필요하다는 사실을 이해하게 되었다.

접골 (Bone Setting)

17세기와 18세기에 걸쳐, *접골 행위*는 영국에서 번성했다. 접골은 *작은 관절*들이 어긋날 수 있다는 믿음이 기초가 되어 주로 가족에서 이루어 졌는데, 아버지가 아들에게 때로는 딸에게 전해졌다. 도수교정에서 나오는 소리(click)는 이런 작은 뼈들이 자기의 적합한 자세로 정복되는 것으로 여겼다. 오스웨스트리의 ***Hugh Owen Thomas***의 아버지이며, 토마스 보조기의 설계자가 바로 접골사이다. ***Sir Robert Jones***의 삼촌과 같은 사람이며, 영국 정형외과의사의 아버지로 알려진 사람이며, ***Mary McMillan***(그림 1–6)의 멘토였으며, 미국의 물리치료 창시자 였다. 접골사들은 이발 외과의(barber surgeons)와 함께 영국의 정형외과의학 및 수술에서 선두주자였다. 18세기와 19세기에 그들의 행위는 무성했으나, 20세기 중반부터 물리치료와 정골의학이 도수 중재에서 주된 역할을 하였을 때 뼈 접골 행위는 줄어들었다.

1867년, ***Sir James Paget***(1814–1899)(그림 1–7)는 "접골사의 치료 사례"를 제목으로 강의를 했는데 나중에는 **영국 의학저널**에서 발표가 되었다. 그가 충고한 말은 "접골 행위를 배워라. 그리고 좋은 것은 모방을 하고, 나쁜 것은 피하라는 것이였으며, 너무 오랜 안정 휴식은, 내가 믿는 관절 부상 이후 지연 회복의 원인들이 훨씬 더 많으며, 휴식을 유지하면 관절 부상뿐만 아니라, 손상관절 근처 조직 때문이다."[6]

1871년, ***Wharton Hood***는 "*접골법 (On Bone-Setting)*,[7] 전통의학개업가로서 처음 출간이었다. 후드는 도수교정을 통하여 딸각하는 소리를 자주 들었는데 이는 유착이 떨어지는 것으로, 뼈가 제자리로 돌아가는 것이 아니라 믿었다. 후드의 아버지도 역시 의사였는데 ***휴톤***으로 불린 유명한 접골사로 효과적인 치료를 하였다. 아들 후드를 앞세워 주제연구를 하였다. 1870년에 들어와 도수교정은 현대의학에 확고한 기여를 하게 되었다. 회의와 논문 제목이 책으로 주제에 헌신했다. 4년에 걸쳐 미국에서 정골의사가 앞장서 의료계 창립을 함으로서 도수교정이 받아진 사실이 중요하며, 카이로프랙틱

중요 인용 (NOTABLE QUOTABLE)

"접골 행위를 배워라. 그리고 좋은 것은 모방을 하고, 나쁜 것은 피하라, 너무 오랜 안정 휴식은, 내가 믿는, 관절 부상 이후 지연 회복의 원인들이 훨씬 더 많으며, 휴식을 유지하면 관절 부상뿐만 아니라, 손상관절 근처 조직 때문이다."

Sir James Paget, 1867

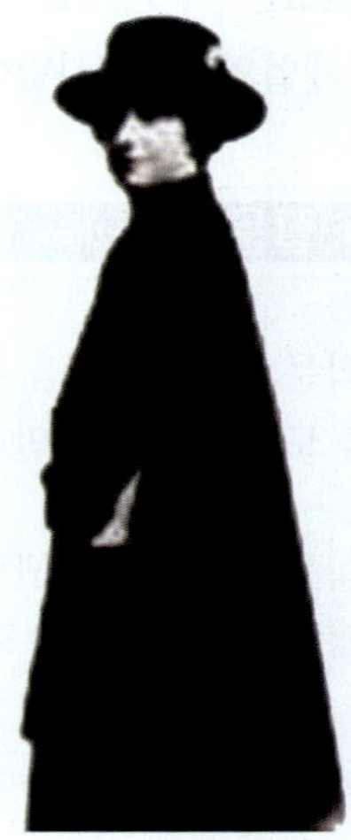

그림 1–6 Mary McMillan. (출처: www.apta.org.)

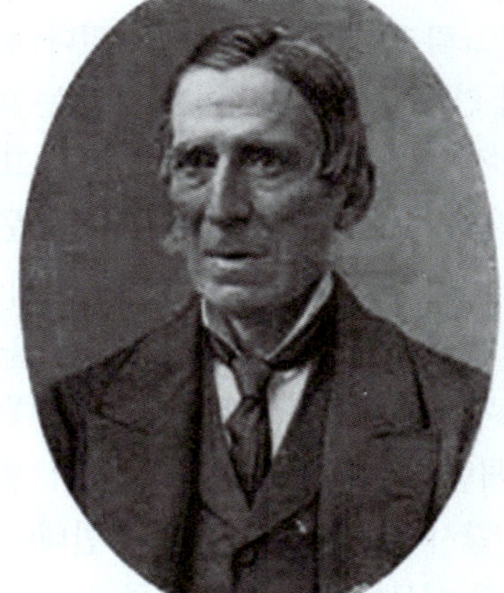

그림 1–7 Sir James Paget. (출처: http://clendening.kumc.edu/dc/pc/paget.jpg.)

은 28년이 걸렸다.

1882년에는 접골은 ***영국의사협회***(British Medical Association's Section)의 외과수술분야 연례회의에서 주요 주제가 되었다. ***H. Marsh***[8]과 ***R. Fox***[9]는 "도수교정(manipulation)"이라는 용어에 신중을 기했는데, 대신 접골(bone setting)이라는 용어를 즐겨 사용하였다. 20세기 초반에는, ***T.M. Marlin***,[10] ***B. Blundell-Bankart***,[11] ***H.F. Burrows***와 ***W.D. Coltart***,[12], ***F.H. Humphris***[13]은 도수교정이라는 주제로 집필한 개업의 중 한 사람이었다.

적용을 위한 질문 (Questions for Reflection)

- 도수교정은 특정 학문으로부터 처음 시도된 것인가?
- 미국에 도수교정을 도입한 신뢰할 만한 사람은 누구인가?
- 도수교정은 특정 학문인가 아니면 관념학 중 하나인가?
- 역사적 관점을 바탕으로 볼 때, 도수교정은 직업 또는 학문 중 어디에 더 전문인가?

정골의학 (Osteopathic Medicine)

정골의학 및 외과의술 분야는 ***Andrew Taylor Still***(1828–1917)(그림 1–8)에 의해 설립되었다(4장 참조).

스틸은 그의 견해와 접해본 적이 거의 없는 의학적 동시대인들 사이에서 상당한 분노를 불러 일으켰다. 그의 아버지 같이 의사가 되려고 스틸은 캔사스 ***외과의학전문학교 의예과***에 다녔다. 스틸의 정식 의학적 훈련은 자기의 혁신적인 마음과 연결되었고, 1874년 7월 22일 정골의학을 설립하고 절정에 달했다. 이러한 새로운 학문의 발견에 대하여 스틸은, "햇살의 폭발처럼 내 마음에 모든 진리가 밝혀졌다"라고 기술하였다.[14] 당시 전통 의학적 철학과 반대이었으며, 스틸은 "기계적 잠김 때문에 움직임이 제한된 관절을 가정하고, 또는 다른 관련 원인들이 정상화되며, 어떤 질환은 나아졌다."라고 했다.

중요 인용 (NOTABLE QUOTABLE)

"햇살의 폭발처럼 내 마음에 모든 진리가 밝혀졌다."

Andrew Taylor Still, July 22, 1874
(정골의학을 창설하면서)

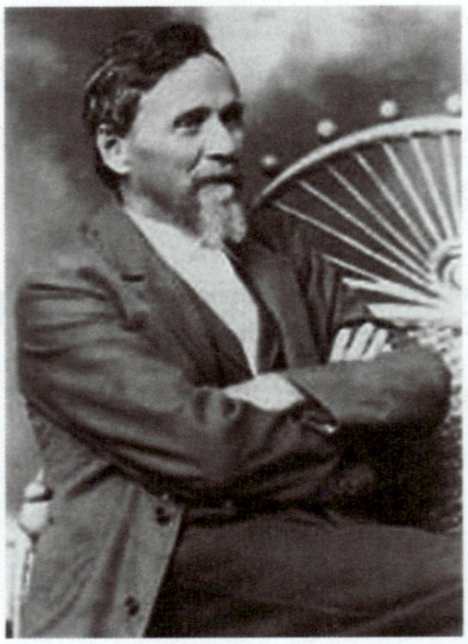

그림 1–8 Andrew Taylor Still.
(출처: http://www.rocky vistauniversity.org/do.asp.)

글상자 1–1 요약 노트! 동맥의 법칙

- 몸은 하나의 단위체이다.
- 구조와 기능은 상호 연계된 관계이다.
- 신체는 자기 조절 메커니즘 및 구조와 기능의 상호관계를 기반으로 하는 합리적 치료가 가능한 자체 규제 메커니즘을 가지고 있다.

*Taylor*는, "동맥의 규칙은 절대적이며 보편적이고 방해받지 말아야 한다. 아니면 질병이 생길 것이다." 이러한 진술은 **동맥의 원칙**처럼 정골의학에서 알려진 것에 대한 기초를 형성하였다(글상자 1–1). 이러한 기본 정골의학의 개념은 다음과 같이 간략하게 언급된다:

(1) 신체는 하나의 단위;
(2) 구조와 기능은 서로 상호 연관 됨;
(3) 신체는 단일성, 자기 조절 메커니즘 및 구조와 기능의 상호 관계에 대한 이해를 바탕으로 합리적인 치료를 위한 자기 규제 메커니즘을 보유하고 있다.

정골의학의 분야가 진화함에 따라, 현재의 전통의학 발전은 여전히 독특한 철학적 토대를 유지하고 있다. 결과적으로 19세기 후반에는, 정골의학은 모든 인간의 질병의 만병통치약이라는 주장을 더 이상 주장하지 않기 때문에 그 호소는 부분적으로 힘을 잃어 갔다. 정골의학은 전통의술에 맞춰 조정되었기 때문에 도수의학 분야에는 틈이 새로 생겨나게 되었다.

1928년까지 미국의 정골의학 의사들은 군대의 병리학 의사들과 동등한 권리를 획득했으며, 1970년까지는 각 주내에서 그러한 권리를 획득하였다. 오늘날의 정골의학 의사들은 필요한 의학지식을 유지하는 일에 종사하고 있었으며, 많은 사람들은 도수치료의 실행에 적극적이지 않았다. 많은 정골의학 병원에서 물리치료사는 도수치료를 시행했으며, 경우에 따라서는 정골의사에게 지시를 하였다.

적용을 위한 질문 (Questions for Reflection)

정규 교육에도 불구하고, 왜 정골의사들은, 일부 예외, 도수교정(practice of manipulation)에 주력합니까?

정골의학 지부는 ***William Garner Sutherland*** (1873–1954) (그림 1-9)에 의해 창설되었다. 1966년 그는 복잡함에 놀라, 뇌봉합(cranial sutures)을 설계하였고, **뇌정골의학**으로 알려진 임상적 기술을 집대성하는데 기초하였다.[15] 현대의 두개천골기법(craniosacral technique) 임상의사들은 자기들이 발견하였다고 주장하고, 부드러운 접촉으로 뇌 리듬(cranial rhythm)을 조절하였다. 불행하게도 그들은 촉진 기술의 신뢰성을 보여주지 못했으며, 출판된 도서에서도 보여줄 만한 결과물에 대한 충분한 문서화가 없었다. 개업의들에 의한 치료효과의 선언에도 불구하고, 근거기반 시대에 두개정골의학(cranial osteopathy)는 많은 회의론을 겪었다.

카이로프랙틱 (Chiropractic)

1895년, ***Daniel David Palmer***(1845–1913) (그림 1-10)는 야채 식료품 잡화상인이였으며, 자석 치료사 연습생으로 카이로프랙틱 의학을 창설하였다. 그리스어로 *cheir*(손), *praxis*(손으로 수행)의 카이로프랙틱 분야는 정골의사들의 남겨진 공허함에서 시작되었다. 일부 카이로프랙틱 지지자들로 팔머(Palmer)에 대한 도수교정법의 발견으로 본다. 그러나 팔머는 자신의 책 *'The Chiropractor's Adjustor'*에서 확실하게 밝혔다. 이것은 사실이 아니며, 그는 실제로는 의사(medical practitioner)들에게 그것을 배웠다. 팔머가 말하길, "아탈구된 척추뼈 위치 재조정 기술은 수천년 동안 행하여 왔으며..... 50년 전에 아이오와주 데븐포트에서 개업하는 의사 ***Jim Atkinson***에게 나의 첫 지인을 보냈는데, 일생 동안 누가 그의 원리를 발표하려 했는지 지금의

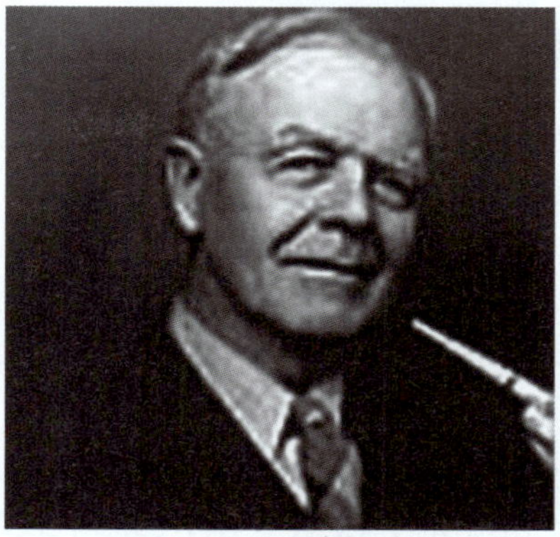

그림 1-9 William Garner Sutherland. (출처: http://www.csontmester.hu/kez_tort.html.)

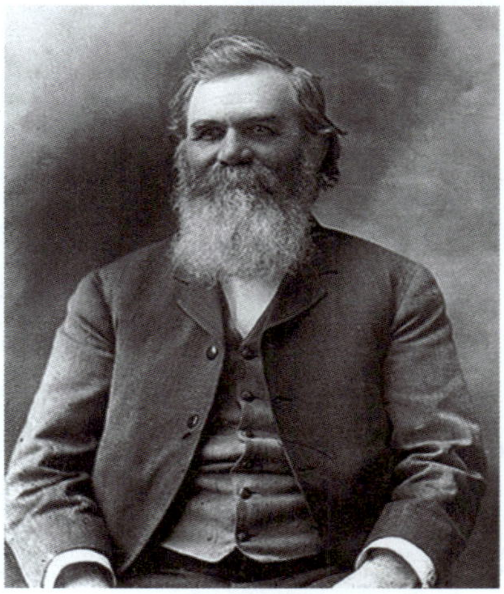

그림 1-10 Daniel David Palmer. (출처: http://www.massagenerd.com/_massage_articles_famous_pictures_H.html.)

'카이로프랙틱'으로 알려져 있다." 또한 그의 책에 덧붙이길, "고대의 헬러 치유 원리의 소생이며 재발견이다"라고 하였다. 팔머는 "그러나 탈구된 척추뼈를 균형조정장치로써의 극돌기(가시돌기) 및 횡돌기(가로돌기)를 재설정한 첫 번째 사람이다. 그리고 이러한 중요한 사실로부터 나는 치료 이론과 원칙의 기술에 대한 대변혁을 결정하는 과학을 발견한 사람"이라고 주장했다.[16] 설립자의 입회의 카이로프랙틱 도수치료의 창설은 의학적 형식에서 나왔다. 흥미롭게도 히포크라테스와 갈렌은 둘다 "탈구된" 척추뼈 최초 교정의 시도는 팔머의 주장에 도전되는 것이었다.

1947년, ***J. Janse, R.H. Houser, B.V. Wells***는 다음과 같이 카이로프랙틱의 이론적 근거를 정의하였다; (1) 척추뼈는 아탈구될 수 있다. (2) 아탈구는 다른 구조(신경, 혈관 및 림프관이 추간공으로 통과함), (3) 끼임현상의 결과, 척수와

글상자 1-2 요약 노트! 신경 법칙

- 척추뼈는 아탈구될 수 있다.
- 아탈구는 다른 조직에 충돌을 일으킨다(신경, 혈관 및 임파선 들이 추간공을 통과 함).
- 결과적으로, 척수 분절과 관련된 기능과 척추신경 및 자율신경과 연결된 기능이 방해를 받고 신경충동 장애를 일으킨다.
- 결과적으로, 신경분포가 비정상적으로 변화되어, 기능적으로나 유기적으로 병을 만드는 구조로 이어진다.
- 아탈구 척추조절은 충돌을 제거하여 정상적인 신경자극전달을 회복하고 기능적 그리고 유기적으로 회복시킨다 .

관련된 분절과 척추와 자율신경하고 관련된 기능은 신경 충돌의 기능이 손상을 받는다. (4) 그래서 결과적으로, 유기체의 특정 부분에 대한 신경분포가 비정상적으로 변하고 이런 부분들은 기능적, 유기적 질환이 생기게 된다. (5) 아탈구 척추뼈의 조절(adjustment)은 추간공을 통과하는 조직의 끼임 증세를 제거하고, 기능적으로 유기적으로 재활되게 한다.[17] 카이로프랙틱에서, 위의 철학은 ***신경 법칙***으로 알려지게 되었다(글상자 1-2).

기존의 카이로프랙틱 이론은, 개업의들에 의해 **직접** 알려진, 최근 몇 년 동안 쇠퇴되었지만, 이런 개념들은 기존 여러 카이로프랙틱 대학에서 강조하는 주요 교육으로 남아 있다. 오늘날 대부분의 카이로프랙틱 의사들은 **믹서**(mixer; 혼합)이라고 말 할 수 있다. 믹서는 전통적 카이로프랙틱 철학과 현대 물리치료 재활기술을 섞은 카이로프랙틱이다. 많은 주에서 카이로프랙터가 물리치료 절차를 수행한다고 주장하지만 카이로프랙터는 합법적으로 물리치료사로 승진할 수 없다. 오랜 기간 동안, 카이로프랙틱 의학은 전통적 척추교정으로 만병통치약이라고 주장했고, 전통의학의 목표로 삼았다.

1975년 워싱턴 D.C.에서 열린 ***신경질환 및 뇌졸중*** 회의의 주제는 ***척추도수교정치료(Spinal Manipulative Therapy)*** 였다.[18] 카이로프랙틱은 알려진 모든 척추의 기능장애를 포함하여 **아탈구(subluxation)**이라는 용어를 채택하였다. 만일 카이로프랙틱이 아탈구 존재와 의학적 병리학을 증명할 수가 있었다면, 그들의 서비스에 대해 의료환급을 받을 수 있었을 것이다.

이 회의에 초대된 참가자는 ***James Cyriax* 박사**(그림 1-11)와 ***John Mennell* 박사** 였다. 미국물리치료협회(APTA)는 초청을 받았지만, 정형 분야의 ***Stanley Paris***(그림 1-12) 회장과 ***Sandy Burkhart*** 부회장은 APTA의 대표로서 인정받지 못했기에 옆방에서 진행을 들었다. ***Scott Haldeman***이 카이로프랙틱을 설명하면서 "이 회의에 물리치료사들이 없다는 것은 확실히 이 분야에 관심이 없다는 것을 보여주고 있다"고 소리 쳤을 때 그들은 매우 분개하였다.

적용을 위한 질문 (Questions for Reflection)

- 동맥의 법칙과 신경의 법칙 사이에 중요한 차이점은 무엇인가?
- 물리치료의 직업은 이러한 철학과 그 일부라도 속하는 것으로 보는가?
- 도수교정요법(manipulation)에 관하여 물리치료, 카이로프랙틱 그리고 정골의학의 주요한 차이점과 유사점은 무엇입니까?

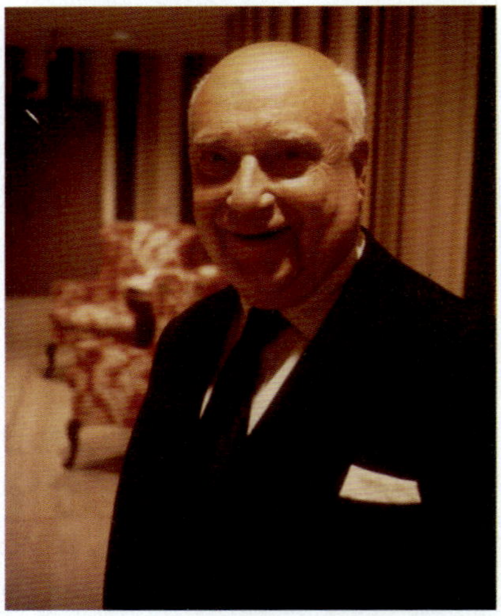

그림 1-11 James Cyriax. (출처: http://www.drgoodley.com/site/history.php?id=photoalbum.)

1981년에, 이 장의 집필자를 조사한 ***미국의학협회(AMA)***와 ***엉터리 의사에 대한 위원회(Committe on Quackery)***는 광신자들을 주목하면서 카이로프랙틱과 기타 관행에 대한 전통적인 대립은 중단되어야 했다. 시카고에서, ***Chester Wilkes***와 다른 이들은 AMA,[19] 가장 현저하게는 ***엉터리 의사에 대한 위원회(Committe on Quackery)***를, 직업 억제

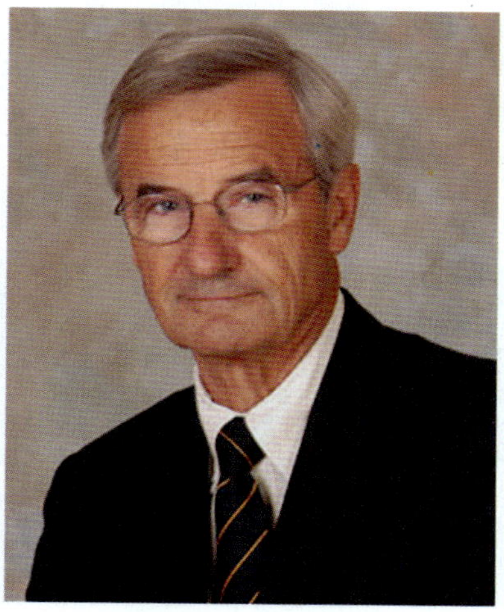

그림 1-12 Stanley Paris. (출처: www.usa.edu.)

글상자 1-3 요약 노트!

물리치료가 태어난 날짜

- **1899:** 물리치료는 영국에서 설립되었다.
- James와 John Mennell 그리고 Edger 및 James Cyriax는 물리치료사에 대한 도수교정 교육과 가장 밀접한 관계에 있다.
- **1921:** 물리치료사는 미국에서 ***미국여성물리치료협회*** 와 같이 설립되었다.

라는 이유로, 제소하는데 성공하였다. 따라서, 요즘 의대 졸업생들도 이전 세대와 마찬가지로 카이로프랙틱의 철학의 인식된 결점을 설명할 수 있는 AMA 인증서를 보지 못했다.

물리치료와 의학적 도수교정법 (Physical Therapy and Medical Manipulation)

의학계에서 도수교정(manipulation) 없이, 물리치료에서 도수교정을 말할 수 없다. 의학적 모델(medical model) 중에, 물리치료는 재활치료를 위한 목적으로 출발하였다. 이와 같이 두 직업의 역사는 밀접한 관계를 가지고 있다.

물리치료의 직업이 실제로 언제 시작되었는지 결정하기 어렵다. 스칸디나비아에서는, 수많은 다른 이름으로 마사지와 치료운동이 시행되었다. 스웨덴에서는, 1800년대 중반에 두 개의 경쟁 그룹이 있었다. 하나는 재활에 또 하나는 의학계에 있었다. 둘 다 직업적이고 남성 중심적 시행이 필요했다. 그러나 장기적인 노력 끝에, 의학그룹이 우세하였으며, 나중에는 자격이 덜 갖춰진 사람을 수용하였다. 여성에 대한 그들의 수용은 물리치료사가 되기 위한 사회적, 정치적 조율의 취득을 도왔다. 결과적으로 물리치료는 곧이어 여성이 지배하는 직업이 되었다.

1899년에 영국에서 물리치료법이 설립되었다(글상자 1-3). 이것은 이미 다른 이름으로 존재하고 있었다: 마사지 및 의학적 체조 또는 마사지 및 운동. 그 당시, 이 두 단체는 물리치료사들의 도수교정 훈련과 관련이 매우 깊었던 것은 아버지와 아들이 있었던 것이다; ***James***와 ***John Mennell*** 그리고 ***Edger*** 및 ***James Cyriax***. 1907년에 James Mennell, MD는 새로 조직된 ***마사지사 협회(Society of Trained Masseuses)***를 스스로 연합시켰는데, 나중에 ***특허 물리치료학회(Chartered Society of Physiotherapy)***로 알려져 있다. 그는 관절과 연부조직(물렁조직) 도수교정기술을 가르쳤으며, 처방전에 따라 그의 동료들에게 "이 숙녀(these ladies)"에게 환자를 보낼 것을 권장하였다. 그 중 한 명인 ***Gwen Hislop***는 제2차 세계대전 당시에 Mennell과 함께 훈련을 마친 후 전쟁이 끝난 후에 뉴질랜드에서 지식을 전했다.[20] John Mennell과 James 역시 수많은 교과서를 편찬하였으며, 주로 광범위하게 물리치료사를 지도하였다.[21]

1921년 ***미국여성물리치료협회***로 미국에서 물리치료는 "효율적으로 숙련된 여성을 의료계에 제공할 수 있도록" 설립되었다.[22] 제 1차 세계대전 중에는 분명히 훈련된 전문가의 필요성이 드러나게 되었다. ***Mary McMillan***은 *마사지와 치료운동(Massage and Theraputic exercise)*의 두 번째 판에서 "근육과 관절의 도수교정, 치료운동, 전기요법 및 수치료"[23]로 언급한 물리치료의 4가지 분야에 관하여 집필하였다.

1923년, ***Robin McKenzie***(그림 1-13)는 미국물리치료협회와의 인터뷰에서 "만일 우리가 물리치료의 도수교정 효과, 마사지 절차, 그리고 재교육의 질문에 대한 생리학적 효과만 연구를 집중한다면, 우리는 일반적인 의학적 업무에 대한 물리치료의 적절한 유사관계와는 거리가 멀어 질 것이며, 우리의 소홀 때문에 번창하게 된 허구에 대한 일방적인 추종이 그대로 드러나 보여질 수 있을 것이다.[24] 그는, 물론, 카이로프랙틱에 대하여 언급하였으며, 그 당시, 또한 정골의학에 대하여서도 언급하였다.

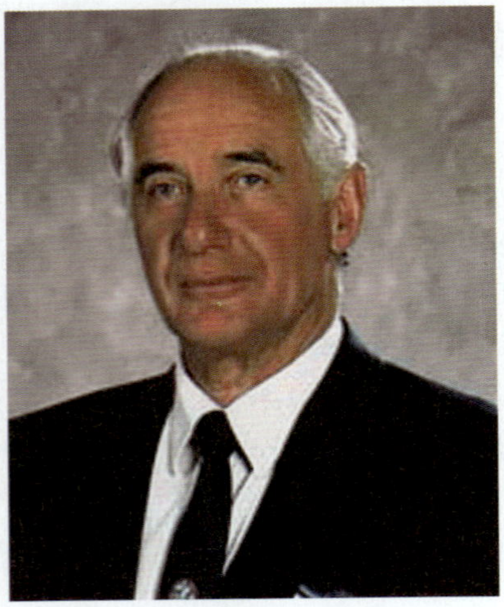

그림 1–13 Robin McKenzie. (출처: http://physiomedicine.com/robinmckenzie.aspx.)

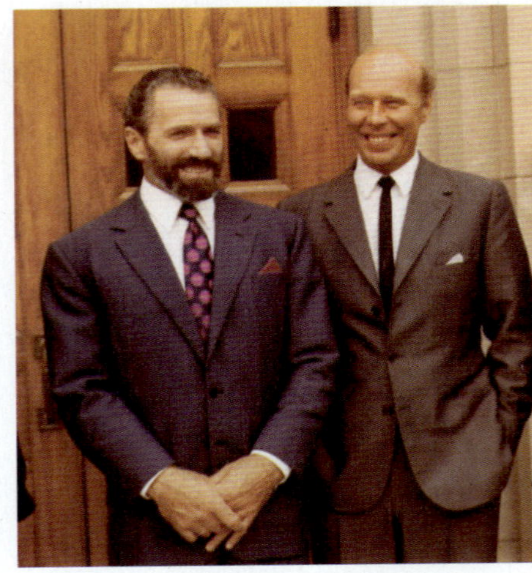

그림 1–14 Olaf Evjenth (왼쪽) 와 Freddy Kaltenborn (오른쪽), 1972. (출처: http://www.drgoodley.com/site/history.php?id=photoalbum.)

1923년에도, *물리치료기술: 응용의학의 도수치료*, ***C.M. Sampson***이 서술한 내용을 보면, "대부분 모든 물리치료사는 마사지, 도수교정, 운동 등등 그리고 전기치료에 주어진 하나 또는 더 많은 관련분야에 상당히 훈련되어 있다"라고 기록했다. 또한 "섬유화된 관절은 아무리 강력한 도수교정을 점진적으로 시행하더라도 도수치료의 효과를 거두기는 희망적이지 않다"라고 기록했다."[25]

1930년대에는 임상적 치료에서 관절운동학 원칙와 평가에 대한 통합이 있었다. 운동은 전통적으로 몸의 축에 대한 사지(또는 몸통)의 공간적 관계로 설명을 해왔다. 그러나 관절운동은 구르기(roll), 미끄러지기(glide), 회선(spin)과 같은 관절 자체 내에서 일어나는 실제로 매우 작은 행동에 의해 내전, 외전, 굴곡, 신전, 회전 등등으로 표시된다. 1927년에, ***T. Walmsley***는 **관절운동학(arthrokinematics)**이라는 새로운 의학용어를 소개했는데, 나중에 *Gray's British Anatomy*에 도입되었다. Walmsley의 기록에 의하면, 관찰사이에서, 관절의 관절면은 하나의 특별한 위치(Walmsley's law)를 제외하고 부적합하다고 하였다.[26]

이러한 특별한 관절 합치(congruency) 자세는 요즘 **잠긴자세**(close packed)로 정의하였다. 몇 년 후, ***Freddy Kaltenborn***은 노르웨이 물리치료사이며, 관절운동학 분야에서 나온 중요한 요소로 보았으며, 이를 관절도수치료에 응용하였다. 그래서 전체 도수교정에 새로운 접근이 되었고 물리치료의 독특한 방식이 되었다. 그는 ***Olaf Evjenth***와 제휴하면서 창설되어 북유럽 OMPT 치료법으로 알려지게 되었다(그림 1–14)(6장 참조).

1930년, ***G.W.*** *물리치료사 요추와 천장골 관절내 기계적 장애 논평에서*(미국) ***Leadbetter***가 발표한 것은: "편측 천장골 염좌의 사례에서 치료가 어려워 도수교정의 필요성을 느꼈다."[27] 1932년, ***Humphris***와 ***Stuart-Webb***는 "능동적 · 수동적 · 기계적 진동의 운동과 함께 하는 마사지와 도수교정의 기계적 물리치료 효과를 정의하였다."[28] ***Ghormley***는 *관절증후군(facet syndrome)*이라 부르는 것을 정의하였다. 그는 관절이나 척추간 구멍(interverteral foramen) 협착 등 관절 변화는 이러한 결과의 원인론(etiology)으로 많은 좌골신경통(sciatica)이 있다고 하였다.[29] 그것은 알고 보니, 관절증후군의 그의 설명은 수술적 해결이 아닌 하나의 방법이였지만, 추간판 탈출이 발견됨으로써 빛을 잃었다.

1933년 9월 30일, ***Joseph S. Barr***과 ***Villiam Jason Mixter***(그림 1–15)는 보스톤에서 열린 ***뉴잉글랜드 외과학회 연례회의***에서 획기적인 보고서를 제출하였다. 그들은 추간판 수핵 탈출이 원인인 연골종(chondroma)을 지적하고, 가장 합리적인 해결방법으로 수술을 제안했다. 1934년 ***뉴잉글랜드 의학저널***에 발표된 이 논문은 외과의사가 바라본 요통,[30] 그리고 디스크 발생의 "통념(dynasty)"을 바꾸어 놓았다.

1936년, ***M.C. Thornhill*** 물리치료 저자, ***미국물리치료연맹***의 연례 회의에서 ***Troedsson***에 의해 발표 보도되었다. 발표제목은 *요천추 통증완화를 위한 요천추 내부장애 도수치료*였다. 출판을 위해 제출되었기 때문에, ***Troedsson***을 인용하면서, "환자가 크거나 근육질이라 하더라도 도수교정법은

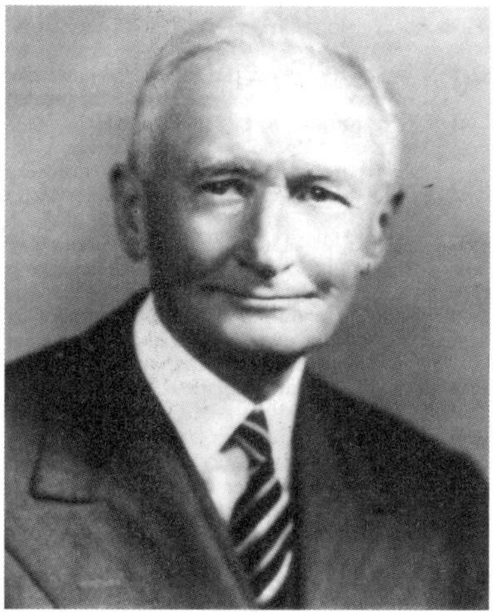

그림 1-15 William Jason Mixter. (출처: http://clendening.kumc.edu/dc/pc/mixter.jpg.)

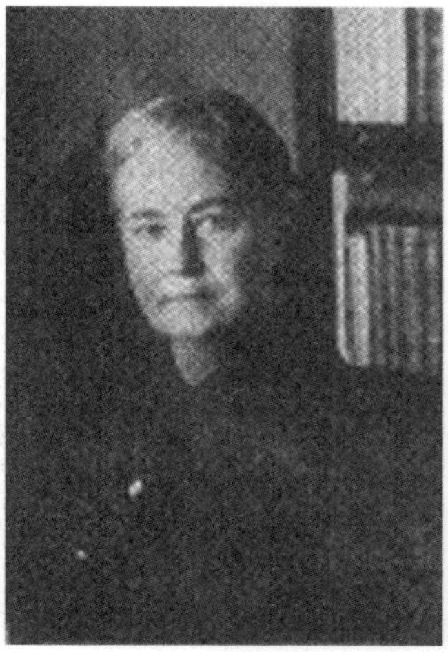

그림 1-16 Elizabeth Dicke. (출처: http://www.massagenerd.com/_massage_articles_famous_pictures_E.html.)

기술자에 의해 수행될 수 있다"고 하였다. 또한, "도수교정을 하면서 근육 경련이 진정될 때까지 또는 척추관절면이 약간 변화가 생길 때까지는 통증이 유지될 수도 있다.[31]

John Mennell의 도움에서 ***Bruce McCaleb***까지의 논문은 향후 30년 동안 *물리치료저널* 중 관절 도수교정법으로는 마지막일 것이다. 1930년도 카이로프랙틱의 폭발적인 성장으로 인하여, 만병통치약과 같은 주장으로, 이러한 절차들은 후에 평판이 나빠져 하락했다. 이 기간 동안, 미국 물리치료 전문직에서는 카이로프랙틱과 관련된 의학용어와 도수교정 시행을 자신들과 거리를 두게 되었다.

1946년, ***Sir Morton Smart***는 부상 후 광범위하게, 관절에서 유착형성과 관련된 것들을 썼는데, 이런 유착의 시작은 작은 관절부상 조차도 흔히 있다고 했다. 외과의사로서, 그는 전체 관절범위에 걸친 관절 움직임 기술을 능숙한 외과수술법을 주장했다. 그는 유착은 인대가 아닌 근경련(muscle spasm)과 같은 "탄력성 느낌(springy feel)"을 가지고 있다고 했는데, 그때 역시 그는 **끝느낌(end feel)**에 대하여 썼다.[32] 1948년에, 네덜란드의 ***Leube***는 ***Elizabeth Dicke***(그림 1-16)와 같이 일하면서 *Massage of the Reflex Zones in the Connective Tissue*라는 제목의 책을 출간하였다.[33] 같은 해에, ***James Cyriax***는 영국의학 학회지에 자신의 임상이론을 출간했고, 1957년 ***Lancet***[34]은 *Textbock of Orthopaedic Medicine* 3판 제2권을 출간하였다.[35] 제1권은 이미 고전이 되었는데, 기능장애를 평가 시 연부조직간 차이의 명확성에 대한 것은 이 시대에 가치 있는 일이였다.

Cyriax는 갑자기 발병한 요통은 다시 제 자리에 교정할 수 있는 수핵의 전위 및 찢어진 이유로 생긴 요통으로 보았다. 반대로, 점진적으로 발생하여 수핵 탈출로 생긴 요통은 견인을 사용하여 되돌릴 수 있다고 하였다. 정상과 비정상 조직 간의 차이를 구별할 때 "끝느낌"이라는 용어로 많은 사람들이 알고 있는데 바로 시리악스에 의한 것이다. 그는 역시 물리치료사를 가르쳤으며 도수교정(manipulation)에서 물리치료사 역할을 지지했다(제 5장 참조).

아이오와 대학의 ***Arthur Steindler***는 1955년 그의 일 중 *일찌기 정상인과 질환자들의 인체의 운동역학(Kinesiology of the Human Body Under Normal and Pathologicla Conditions)*에 관한 연구를 요약했으며, 관절 기능과 기능장애 모두에 관한 관절운동역학 이론을 추가하는데 큰 역할을 하였다.[36] 이런 정보는 관절 기능의 원칙에 대한 도수치료 기술에 대한 노력을 나중에 물리치료사들에 의해 사용되었다. 따라서, 관절운동역학의 새로운 과학은 ***Walmsley***에 의해 시작되었고, 나중에는 ***M.A. MacConaill***이 관절 도수교정 원칙의 미래를 더 많이 설계하였으며, 특별한 접근법은 ***Kaltenborn, Paris, Brian Mulligan***(그림 1-17)에 의해 주장되었다.

1960년에, 뉴질랜드에서, ***영국의학협회 보건위원회***는 다음 성명서를 작성했는데, 카이로프랙틱 청구서와 관련된 것이다: "전문 의료인은 척추 도수교정이 척추정렬을 위해서는 큰 가치가 있다라고 쉽게 인정했으나, 이런 방법은 의학적 책임하에 적절히 훈련된 정형외과의, 전문의사 또는 물리치

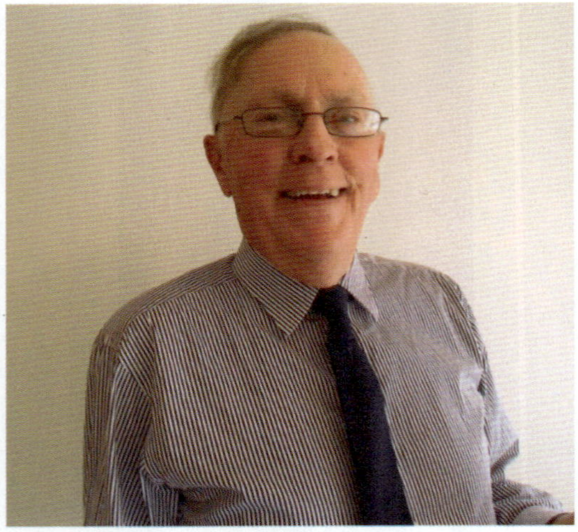

그림 1–17 Brian Mulligan.
(출처: http://mobilidadefuncional. blogspot.com/2009/10/brian–mulligan–personagem–da–nossa.html.)

료사에 의해 수행되어야만 한다." 1961년, ***Fred Kaltenborn***은 생역학적 모델에 기초를 둔 관절가동술(mobilization of joints)을 가르치기 시작했으며 1976년엔 *사지 도수치료* (*Manual Therapy for the Extremity Joints*)를 출간하였다: 여러 개정판과 언어의 *특수기법, 검사 그리고 관절 가동술*. 그의 교과서는 관절운동역학의 새로운 지식에 대한 도수교정법에 관련하여 최초가 되었다.[37] ***Kaltenborn***은 1971년 이후 전 세계 물리치료사를 대상으로 도수교정법을 가르치는 일로 대부분 보냈다(그림 1–18)(제 6장 참조).

1962년에 ***도수의학 회의***는 프랑스 니스 제1차 회의를 개최되었다. 이 회의는 ***국제도수의학연맹***으로 알려지게 되었다. 1963년에 ***영국도수의학협회***가 결성되었다. 1966년에 협회 회의는 ***James Cyriax***가 물리치료사들을 위한 지속적인 교육을 지원하였다. 1963년에 유럽과 북미에서 공부하고 돌아온 후, ***뉴질랜드 물리치료학 대학 학부***에 있을 때의 ***S.V. Paris***는 "*The Theory and Technique of specific spinal Manipulation.*"이란 제목의 논문을 ***뉴질랜드 저널***에 발표를 하였다. 그는 "퇴행성은 움직임을 상실한 어떤 관절에서 시작된다... 위 아래 다른 관절에서 발생된다... 보상이 일어난다....관절이 과운동성이 일어날 것이며, 손상과 퇴행으로 아플 것이다." 그의 교육은 척추부분이였고, 나중에 기능장애(dysfunction)라고 불려졌다. 1965년 그는 *The Spinal lesion*이라는 책에서 이러한 이론을 더 발전시켰다.(제 7장 참조)

1964년, 호주의 ***Geoffrey Maitland***(그림 1–19)는 *척추교정법*(*Vertebral Manipulation*)이란 책을 출간하였는데, 도수교정 진동기술(oscillatory manipulation)과 더 발전시키고, *재발 징후* 치료에 거의 독점적으로 사용했다. 그의 치료 방법은 능동운동이든 수동운동이든 통증을 확인되면, 관절에 진동법을 쓰고 다시 검사를 한다. 만일 통증이 덜하다면, 진동요법을 연이어 시행한다; 만일 변화가 없다면, 다른 차이의 진동법 기술을 시도하면 대부분 성공 가능성이 있음을 알 수 있다.[39] 메이틀랜드는, 통증완화를 위해서 도수교정법을

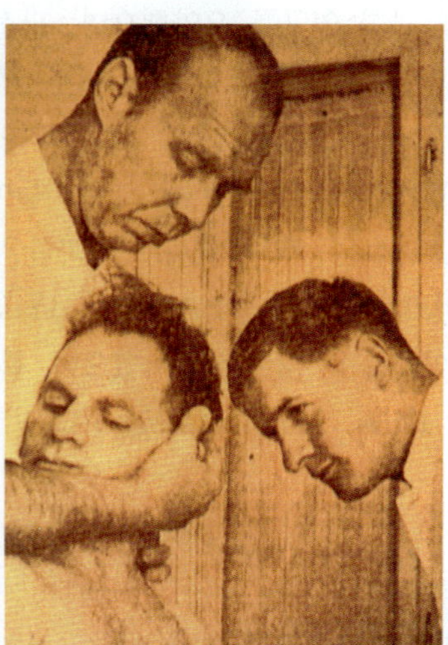

그림 1–18 Stanley Paris가 Freddy Kaltenborn의 목뼈 도수교정을 관찰하고 있다. 1960.

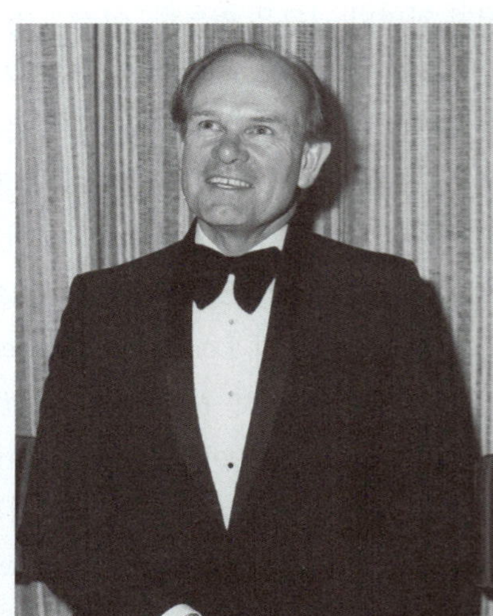

그림 1–19 Geoffrey Maitland. (출처: http://physical–therapy.advanceweb.com/Article/Honoring–Our–Giants.aspx.)

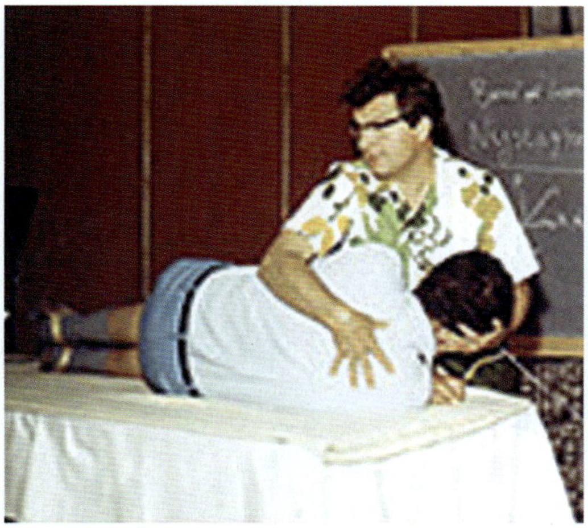

그림 1-20 Robert Maigne, 1971. (출처: http://www.drgoodley.com/site/history.php?id=photoalbum.)

이용하고, 목표달성을 위해서는 반복적인 움직임을 시도하라고 말한 프랑스인 ***Robert Maigne***(그림 1-20)의 영향을 크게 받았다. 반대로, Kaltenborn, Paris, 그리고 Mulligan은 움직임의 복원을 강조하였다. 메이틀랜드의 두 권의 책 *Peripheral Manipulation, Vertebral Manipulation*은 그의 원리, 방법의 모든 설명을 제공해주고 있다.[40] 그는 호주에서 광범위하게 교육을 하였는데 2010, 그가 죽기 전 영국과 스위스에서 살았다(제8장 참조).

1966년, ***Paris & John Mennell***은, "관절 도수교정"이라는 제목으로 Paris가 쓴 논문 결과로 전문신문사의 편집자 ***T.L. Northrup DO.***와 만났다.

1966년 10월 26일에는 물리치료사 메이틀랜드, 그리브, 칼텐본 그리고 패리스는 런던에서 첫 만남을 통하여 교육의 아이디어를 교환하고 국제기구 설립을 의논하면서, 도수 및 도수교정 치료의 표준을 지속해 화제가 되었다(그림 1-21). 다른 치료사들은 힉클링, 마틴존, 다이어, 그리고 윌리엄 등이 참석하였다. 모두 5개국을 대표하였다. 8년 후, 회의 결과 국제정형도수물리치료연맹(IFOMPT)이 결성되었다.

1996년, ***R. Melzack*** 과 ***P.D. Wall***은 통증 **관문조절설**을 제안하였고, 관절과 근육의 큰신경섬유자극이 어떻게 통증 인지와 전달을 차단할 수 있는지 설명을 하였다. 이러한 이론은 어떻게 침, 경피신경전기자극(TENS), 그리고 척추 삽입물 등 다른 통증억제기술과 같은 것이 어떻게 가능한지를 좀 더 이해 가능하게 된 것은 통증완화의 결론이 되었다.[42] 도수교정치료법이 광범위하게 심리적, 역학적 효과를 받아드려지면서, 관문조절설은 신경생리학적 효과에 대한 설명이 가능해졌다. 몇 년에 걸쳐 도수교정치료법이 엔돌핀을 방출함으로써 화학적 효과를 해명하게 된 것은 몇 년이 소요되었다.

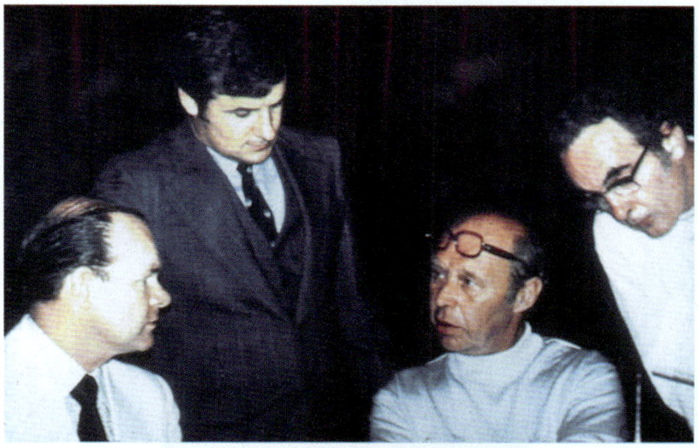

그림 1-21 IFOMP 출범식에서 Maitland, Paris, Kaltenborn, Grieve, 1974.

임상적 핵심 (CLINICAL PILLAR)

1966년 멜작과 월에 의해 제안된 관문조절설은 관절과 근육으로부터 큰 신경섬유 자극은 통증의 전달과 인식을 차단할 수 있다고 했다. 이러한 이론은 도수교정법을 통하여 신경생리학적 효과 유발을 설명하는 데 사용되었다.

1966년, ***세계물리치료연맹(WCPT)***는 런던에서 결성되었다. 4년 뒤, 두 번째로 암스테르담에서 WCPT가 있었으며, 척추와 사지 도수교정 및 또 다른 도수치료법의 관심그룹은 국제기구로써 운영위원회가 설치되었다. Paris가 회장을 맡고, ***Kaltenborn, Maitland, Grieve***가 고문위원을 하였다. 4년 뒤 몬트리올에서 IFOMPT가 결성되었다.

1967년, ***Mennell, Janet Travell***(그림 1-22)은, 후에 통증유발점으로 명성을 날린 그리고 존 F. 케네디 대통령 백악관 주치의로 ***북미도수의학***(North American Academy of Manipulative Medicine)을 설치하였다. Paris가 기술하기를, Travell은 물리치료사들에게 회원 가입 또는 적어도 준회원이라도 가입을 하라고 권유했다고 썼다. Travell은 "도수교정법은 진단이며 치료기술로 임상인은 반드시 배워야 한다고 답했다." Paris는 그 당시 도수교정 분야에 관련이 있었지만, 그때 회장으로부터 들은 정보는 임상적 여러 분야에서 특

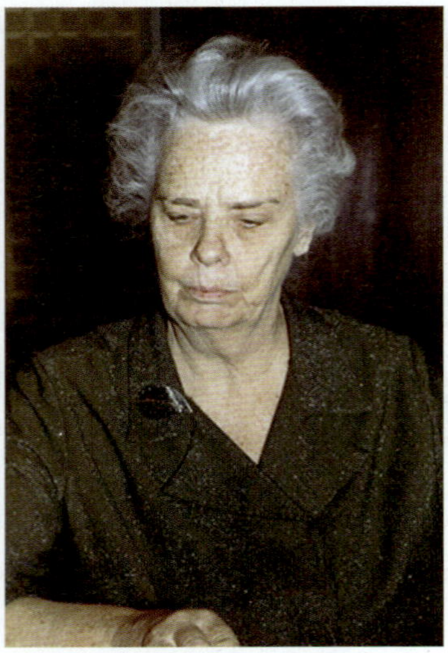

그림 1-22 Janet Travell. (출처: http://www.drgoodley.com/site/history.php?id=photoalbum.)

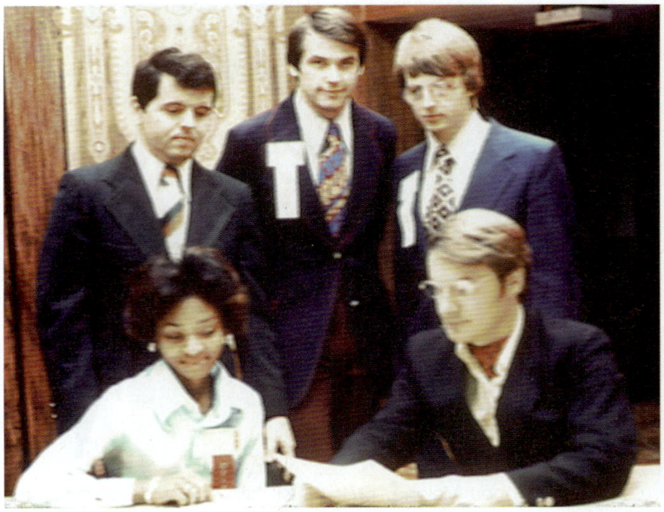

그림 1-23 미국정형물리치료분과 출범식. 서 있는 사람: Burkhart, Personius, Gould; 앉은 사람: Glover, Paris. 1974

정분야에 관련이 없었다고 했다. 그 당시 교육과 개인교습만은 있었다고 했다.

그래서, 1968년 8월에, ***북미도수치료학회***는 메사츄세츠, 보스톤에 근거를 두고 ***Paris***가 회장을 하고 있었다. 이는 케나다와 미국의 물리치료사를 대표하였으며, 그들의 노력은 척추와 사지 관절 도수교정법으로 더 나아가 전문가 재교육으로 그들의 직업으로 인식하게 되었다. 짧은 기간인 6년 내에 정회원이 942명으로 늘어났다.

1969년, 물리치료사 ***McCaleb***은 ***Mennell***에 영향을 받았는데, 물리치료인 *"척추 도수교정법 소개(An Introduction to spinal Manipulation)"*을 출간하여, 그는 관절놀이(joint play)의 개념을 도출하였고 도수교정법은 관절 기능장애에 도움이 된다고 말하였다. 그는 후기에 "관절 잠김으로 불리는 관절운동의 부분 결손 및 완전 결손"으로 설명했다.[43]

1970년에, ***John Mennell***은 "관절 도수교정법의 이론적 근거(Rationale of Joint Manipulation)"을 *물리치료 분야*에서 출간하였다. 그가 철학을 요약하고 주장한 것은, "이제 당신은 말할 수 있다. '그러나 당신이 처방을 한 것을 제외하고는 배운 것 조차도 도수교정 기술을 이용할 수가 없다'라고 말한다면 지난해 APTA 대표자들이 결의한 내용을 무시하는 것이다."[44]

1974년, ***ATPA***는 ***미국정형물리치료분과*** 결성을 공인하였으며, 패리스는 첫 회장으로 명명되었다(그림 1-23). 결과적으로, 북미도수치료학회는 용인되었기 때문에 이러한 전문분과 설립목적으로 달성하였다.

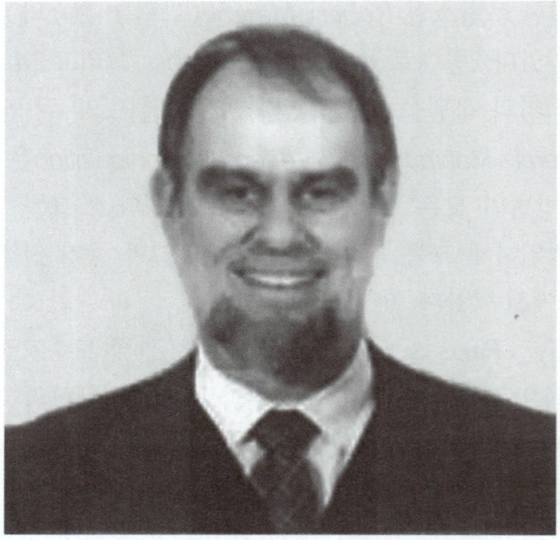

그림 1-24 Richard Erhard.
(출처: http://www.utimes.pitt.edu/?p=9978.)

1974년 역시, ***IFOMPT***도 ***WCPT*** 회의 중에 캐나다 몬트리올에서 파리스 회장 주제 아래 발족을 선언하였다. 13개 국가의 회원들로 발족되었고, 미국 ***Richard Erbard***(그림 1-24)가 회장으로 그리고 역시 미국의 ***Petter Edgelow***가 부회장으로 선출되었다. 1976년, 칠레인인 ***Mariano Rocabado***(그림 1-25)는 뇌턱관절장애 진단과 관리에서 물리치료사의 역할에 관한 주제로 미국물리치료사에게 소개되었다.

1978년, ***IFOMPT***는 최초로 ***WCPT*** 소속 전문분과학회가 되었다. 이런 경우는 물리치료 내에 관절도수교정치료를

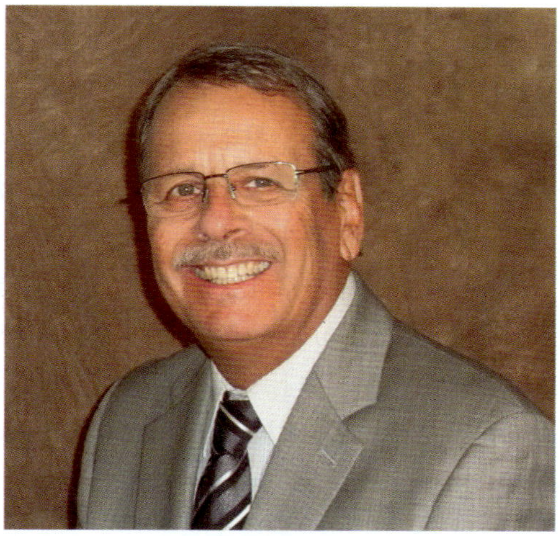

그림 1-25 Mariano Rocabado. (출처: http://www.aacfp.org/pdf_files/AACP_2007_Summer_Symposium_Brochure.pdf.)

위한 분과학회 창설이 증가되면서 회원국가의 도움으로부터 시작되었다.

1970년대 후반에는, ***McKenzie***가 요통 치료를 위한 척추신전에 대한 개념을 공론화시켰다. 그는 반복적인 운동이 종종 디스크 탈출을 감소시킨다는 것이 통증의 중앙화(centalization)라는 것을 알고 있었다. 그의 방법은 광범위하게 받아 들여졌는데, ***William***의 굴곡운동 및 요통교실 지지자들의 치료방법과 결과를 비교하는 연구들이 있었다. ***McKenzie*** 역시 먼저 자기 스스로 관리가 어려운 경우, 도수교정요법을 사용한다라고 지지했다. 1989년, ***McKenzie***가 주의를 준 것은 "나는 우리가 도수교정치료에 대한 효과를 과대평가하고 있으며, 도수치료를 과도하게 복잡하게 만들었으며, 부적당한 차이의 기법을 적용해 왔다라는 믿음"을 주의했다.[45] (제 9장 참조)

1982년, 물리치료사인 ***J.P. Farrell*** 과 ***L.T. Twomey***는 보존치료법을 2가지 접근법으로 비교하고, 가끔 연구 설계가 매우 엄격한 메타분석을 하는 논문을 썼다. 이러한 연구는 초단파 심부열치료기, 등척성 복근운동과 인체공학적 설명을 포함하는 기본적인 물리치료로 치료한 환자를 대상으로 하는 요통의 증상 기간이 현저하게 짧은 사람들에 대한 연구였다; 요통이 짧은 경우 역시 치료 기간도 더 적은 것으로 나타났다.[46]

1983년, *"요통을 위한 보존적 치료"*를 제목으로 하는 논문에서 자주 지지를 받는 관행을 입증하는데 실패한 많은 연구의 질에 대하여 견해를 밝혔다. 그래서, 영국과 다른 부자 나라에서는 의사와 물리치료사들에 의한 척추도수교정법은 더욱 일반화되었으며, 임상적으로 시도를 했다.[48] 명망 있는 ***국제요추연구학회***는 의사, 외과의사, 생역학학자, 물리치료사, 그리고 카이로프랙터를 제한하고, *요추(lumbar spine)*라는 책을 출간하였는데 물리치료사에 의해 쓰여진 부분은 도수교정요법이라는 장에만 있었다.[49]

1990년대 초기에는, 뉴질랜드에서 수련한 물리치료사 ***Mulligan***은 움직임 도수치료 개념을 미국물리치료사들에게 소개하였다(10장 참조). 그의 주장의 전제는 능동적 운동 행위를 시행하는 동안 관절과 연부조직에 도수치료적 압력을 적용한다는 의견은 정상적인 기능으로 대폭 회복된다는 내용이 포함되어 있다.[50] 호주인 ***Robert Elvey***는 신경의 움직임을 탐색 향상시킨다.[51] (제 19장 참조)

1991년, ***미국정형도수물리치료사학회(AAOMPT)*** 결성되었는데 Farrell이 첫 회장이 되었다. 이 학회는 나중에 ***IFOMPT*** 정회원이 되었다. ***AAOMPT***는 미국 내에 도수치료 트레이닝 레지던시 표준을 만들었다. ***APTA*** 회장은 학회에 사무담당자이다.

1993년, APTA 협회 대표자 사무실을 물리치료로 정의하였고, "열거된 항목의 철정한 목록은 불가능이지만 기구 없는 운동, 관절가동술, 도수교정법... 그리고 마사지"를 언급하고 있다.[52]

> **중요 인용 (NOTABLE QUOTABLE)**
>
> *"열거된 항목의 철저한 목록은 불가능이지만 기구 없는 운동, 관절가동술, 도수교정법... 그리고 마사지를 언급하고 있다."*
>
> ***APTA** 사무실, **1993** (물리치료를 정의하면서)*

AAOMPT에 의해서 관절을 과제로 하는 논문쓰기 위원회 창설 후, 정형전문 분야, 그리고 APTA의 도수교정법 관련의 전략적 계획은 새로운 것이었다. 이 과제 위원회는 긍정 효과를 남겼는데 적어도 20~22번의 경쟁에서의 승리는 중요한 것이었다. 이는 지금 분명해졌으며, 실기에서 이러한 기법 사용이 요구되는 능숙하고 효과 있는 임상가와 같이 물리치료사들 스스로 확실히 했다.

관절연구 위원회는 ***도수교정기법교육(manipulation Education Manual; MEM)***의 제목으로 2004년 출간되었고 물리치료사들이 발전시킴에 따라서 이러한 기술을 시용하는데 도움을 주는데 기여했다. 그리고 첫 물리치료사의 전문교육과정으로 비순간밀치기(thrust)를 포함한 도수치료 교육을 도와줄 수 있는 방법으로 설계되었다.[53] 그리고 이러한 교육표준을 만남으로써 이제는 ***물리치료사교육연구위원회(commission on Accreditation in Physical Therapy Education; CAPTE)*** 의해 요구되고 있다.

오늘날의 실행과 태도 (PRESENT DAY PRACTICES AND ATTITUDES)

정형도수물리치료 모델 (The Osteopathic Manipulation Model)

주류 정골의사는, 다양한 환경 때문에, 임상적 치료에서 도수교정치료법 사용이 줄어든 것은 현재 의학이 계속 남아있어야 하는 필요성으로 촉발된 것이다. 계속해서, 이러한 서비스를 위해 많은 정골의사들은, 환자를 카이로프랙터 및 물리치료사들에게 문의하라고 하였다.

물론, 아직도 움직임 제한을 위한 치료와 관련된 전통적 도수교정요법을 쓰고 있는 사람이 있다. 좀 더 주목을 받고 있는 정골의사, *Fred Mitchell* 및 *Phillip Greenman*은 척추뼈가 인지된 자세에 있기를 강조했다. 가장 규모가 큰 정골의학 도수치료 학위과정이 있는 대학은 미시간주립대학인데, 자세결함(positional faults)의 관리치료를 강조했다.[54](제4장 참조) 카이로프랙틱 분야는 자세결함의 개념이 서서히 점점 더 움직임을 기초로 하는 전형으로 움직여 왔다.

의학적 도수교정치료법 모델 (The Medical Manipulation Model)

의학적 학회 내에서, 도수교정치료는, 2개의 정골요법(정골요법의사), 대증요법(의학박사) 회원 북미도수치료의학회가 미국에 기여하였으며, 국제적으로는 ***국제도수의학연맹(Federation of International Manual Medicine)***은 도수교정요법 기술의 사용을 지지했다.

일반적으로, 요즘 미국 의학전문직들은 도수교정 요구를 물리치료사에게 의뢰하고 있으며, 점차 카이로프랙터 및 기타 대체건강요법사들에게도 필요를 구한다.

카이로프랙틱 도수교정법 모델 (The Chiropractic Manipulation Model)

카이로프랙터들은 자기들이 치료해야만 하는 것은 척추뼈 자세가 아니라, 관절의 움직임이라는 사실을 알고 있었다. 그렇지만, 모든 카이로프랙틱 대학에서는 전통적인 이론을 가르치고 또한 두 가지를 다 가르치기도 하는데, 애틀란타와 캘리포니아에 있는 *Life University*에서는 대개 전통적 또는 직접법(straight)이 남아 있다. 1997년 4월, 과거 미국 카이로프랙틱 회장이며, *AMA's Health Care Professional's Advisory Committee (HCPAC)*인 *Craig Little,* DC는 Helene Fearon에게 카이로프랙틱 의학용어를 재정립하였고, APTA 정형외과분과 실행 위원회 실세였다. 그는 "도수교정요법(manipulation)"이란, 과도한 해부학적 제한 없이 생리학적 관절가동범위를 지나 관절의 범위를 지나는 직접밀치기법(thrust)을 포함은 도수치료과정을 재정립 해왔다고 말했다. 게다가, "관절가동술(mobilization)"을 한번 또는 반복적으로 생리학적 운동범위에서 또는 안에서, 관절밀치기(thrust) 또는 충격(impulse) 없이, 운동성 회복 목적을 가지고 적응하는 것이다라고 했다.

1980년대 후반으로 거슬러 올라가면, 대부분의 카이로프랙틱 학교들은 아탈구(subluxation)을 말하고 있으며, 정렬과 같이 아탈구를 위한 치료를 한다고 말하고 있었다. 좀 더 최근에, 카이로프랙터는 "움직임 과학(movement science)" 및 "도수교정법(manipulation)"과 같은 물리치료사 직종과 관련이 있는 전통적인 용어를 사용하기 시작했다.

물리치료 도수교정치료법 모델 (The Physical Therapy Manipulation Model)

시작부터, 물리치료사들은 관절 도수교정치료법 및 관절가동술 절차들에 관한 임상적 실제는 전문적인 물리치료 의료시설 안에 포함되어 있었다. 초창기 마사지, 치료적 운동사처럼, 나중에는 복원 도우미 및 의학적 훈련기사, 그리고 현재는 직접 환자를 평가하는 자율적 전문직종인 물리치료는 항상 움직임의 장애 개선을 위해 중요한 전략으로 훈련된 수동적 움직임 사용을 포함하고 있다. 1950년도부터, 전문직종으로 의학적 과학에 기초로 하여 이룩하였는데, 특히 최신

창안을 위한 관절운동학, 신경 긴장, 좀 더 적절한 치료기술 및 관리 전략에 있다. 처음에 이러한 과정들은 물리치료학문에는 유일했었지만, 최근에는 다른 여러 개업자들에 의해 채택되고 있다. 칼탠본, 메이틀랜드, 그리브, 패리스, 맥켄지, 엘베이, 그리고 멀리건 등 유명한 몇 명은 오늘날 근골격계 분야에서 물리치료와 도수교정치료의 물리치료 과학과 기술로 구성된 지식을 특별히 더했다. 물리치료사들은 그들만의 진단을 만들었는데, 의학적 모델의 질환이 아닌 병리역학적 기능적 제한에 기초로 한 진단을 만들었다.

도수교정치료법은 트러스트 및 비트러스트로 구성되어 있는데 통상적으로 연부조직 중재와 치료적 운동 및 수동적 전기치료 그리고 다른 치료과정에 따른 환자교육을 동반한다. 이러한 임상적 특별한 치료는 "정형도수치료"로서, 좀 더 정확하게 말하면 ***정형도수물리치료(OMPT)***에 점점 더 의뢰되고 있다. 물리치료사에 의한 도수교정치료법은 매우 다방면이 되었다. 대부분의 치료사는 역학적, 등척성, 그리고 진동기술을 써왔다. 이러한 이유로, 이 책은 모든 OMPT 물리치료사의 현재 임상에 심오하게 영향을 준 각 접근법에 대한 다양한 개요를 보여줄 것이다.

이 책을 통하여, 관절 ***도수교정치료법***과 ***관절가동술*** 용어는 같은 뜻으로 쓰일 것이며, "관절에 숙련된 수동적 움직임, 아주 부드러운 진동부터 빠른 속도 트러스트"를 범위에 이르게 하며 견인을 포함한다. 덧붙여, AAOMPT는 다음 정의를 증명하였는데, ***물리치료사의 실기 안내(The Guide to Physical Therapist Practice)***를 사용했으며 그래서 APTA에 의해 채택되었다: "도수교정치료법과 관절가동술은 다양한 속도와 진폭, 진폭은 아주 작은 진폭과 빠른 속도의 치료적 움직임으로 관절과 관련 연부조직에 대한 숙련된 수동적 움직임 운동을 말한다. 도수치료는 손기술을 포함하는 숙련된 이용을 임상적 접근법으로 정의할 수 있는데, 하지만 도수교정치료법/관절가동술이 제한이 없어야 한다: 물리치료사에 의해 진단에 이용되고, 관절구조와 연부조직을 치료하는데 이용되며, 통증을 조절하고, 가동범위를 증가시키고, 연부조직 염증을 감소 및 제거하며, 이완을 유도하고, 수축성 비수축성 조직 회복과 신장성 그리고 안정성을 향상시키고, 움직임을 촉진하며 기능을 증가시키는 목적이다."[55]

임상 실제 적용의 경우, 미국에서 아무리 물리치료사 안에서 특별하다 해도 "관절가동술" 용어는 자주 비트러스트(nonthrust)로 사용되며, "도수교정치료법"이란 단어는 속도가 빠르고, 진폭이 짧은 순간밀치기법이다. 이 차별성은 특히 개인적인 실기 상태에 따라 요구되거나 사용하는 명명법 맥락에 따라서 중요한 것이 된다. 이런 중요한 차이는 미국의학협회가, 돌팔이(quackery) 위원회를 통하여, 카이로프랙틱 시행을 강력히 반대했다. 협회에 의해서, 그들 역시 "도수교정치료법"이라는 단어를 반대하였다. 그래서 도수교정치료법 시행을 원하는 물리치료사들이 "관절(articulation)" 나중에 "관절가동술"이 된 용어를 소개하였다.[56]

아무리 척추에 대한 수동적 운동의 가치를 가지고 있다 해도, 논문에서는 관절가동술이라고 말하지 않지만 관절도수교정요법이라고 말하고 있으며, 이 용어를 피함으로써 우리 스스로 제공할 수 없음이 논증될 수 있었다. 이런 용어를 인지하고 있는 것은 개인한테, 다양한 의미에서, 매우 중요한 일이며, 문헌을 조회할 때 관련이 있는 특별한 기법과 관련하여 해명을 하게 되었다. 이 책을 통하여, 관절가동술과 도수교정치료법은 관절에 대한 숙련된 수동적 움직임을 단계 I–V의 전체 스펙트럼을 설명하는데 상호 사용될 것이다. 필요에 따라 추가적 설명은 특별한 기법을 논의할 때 좀 더 분명하게 설명할 것이다. 독자들이 시행 기술을 논의할 때 정확한 용어, 특히 환자 소통과 문서화 영역에서 이러한 과정을 소개할 때 정확한 용어를 사용하게 될 것이다.

참고 문헌 (REFERENCES)

1. Withington ET. *Hippokrates, With an English Translation*. Vol. 3. London: Heinemann; 1944:279-307.
2. Galenus C. *De Locis Affectis*. Vol. 4, Libre 1. *Venice* ; 1625 :6. Renander A, trans. *Om Sjukdomarnas Lokalisation*. Stockholm: Bokbörsen AB; 1960:152-155.
3. Paré A. *Opera*. Liber XV, Cap XVI, Paris; 1582:440-441.
4. Brain L, Wilkinson M. *Cervical Spondylosis and Myelopathy*. Edinburgh: Livingston; 1956.
5. Magner, G. *Chiropractic: Victim's Perspective*. New York, NY: Prometheus Books; 1995: 9.
6. Paget J. Clinical lecture on cases that bone-setters cure. *Br Med J*. 1867;1(314):1-4.
7. Hood W. On the so-called "bone-setting", its nature and results. *Lancet*. 1871;I:336-338, 372-724, 441-443.
8. Marsh H. On manipulation: or the use of forcible movements as a means of surgical treatments. *St. Bart. Hosp. Rep*. 1878;14:205.
9. Fox R. On bonesetting (so-called). *Lancet*. 1882;II:843.
10. Marlin TM. *Manipulative Treatment for the Medical Practitioner*. London: Edward Arnold and Company; 1934.
11. Bankart B. *Manipulative Surgery*. London: Constable and Company Ltd.; 1932.
12. Burrows HJ, Coltart WD. *Treatment by Manipulation*. 2nd ed. London: Eyre Spottiswoode; 1951.
13. Humphris FH. *Physiotherapy: Its Principles and Practice*. New York, NY: The Macmillan Company; 1932:14.
14. Still AT. *Autobiography of Andrew Taylor Still with a History of the Discovery and Development of the Science of Osteopathy*. Kirksville, MO: A.T. Still; 1897.
15. Magoun HI. *Osteopathy in the Cranial Field*. Kirksville, MO: Journal Printing Co.; 1966.
16. Palmer DD. *The Chiropractors' Adjuster*. Portland, OR : Portland Printing House; 1910.
17. Janse J, Houser RH, Wells BV. *Chiropractic Principles and Technique*. Chicago, IL: National College of Chiropractic; 1947.
18. National Institute of Neurological Disorders and Stroke (NINDS). *Monograph No 15: The Research Status of Spinal Manipulative Therapy*. Washington DC: U.S. Department of Health Education and Welfare; 1975.
19. Magner G. The AMA antitrust suit. In: *Chiropractic: The Victim's Perspective*. New York, NY: Prometheus Books; 1995:137.
20. Mennell J. *Physical Treatment by Movement, Manipulation and Massage*. 1st ed. London: J & A Churchill; 1907.
21. Mennell J. Role of manipulation in therapeutics. *Lancet*. 1932;400.
22. Noble IH, Wells EL. Our aim. *Phys Ther Rev. 1921;1:1.*
23. McMillan M. *Massage and Therapeutic Exercise*. Philadelphia, PA: W.B. Saunders: 1921.
24. Granger. Physiotherapy in stiff & painful shoulders. *Phys Ther Review*. 1921.
25. Sampson CM. *Physiotherapy Technique: A Manual of Applied Physics*. St.Louis, MO: C.V. Mosby Company; 1923.
26. Walmsley T. Articular mechanism of diarthroses. *J Bone J Surg*. 10:40-45.
27. Leadbetter GW. The etiology, diagnosis and treatment of lumbo-sacral and sacro-iliac strains. *The Physiotherapy Review* 1930;10:458-460.
28. Humphris FH, Stuart-Webb RE. *Physiotherapy: Its Principle and Practice*. New York, NY: The Macmillan Company; 1932.

29. Ghormley RK. Low back pain: articular facets, etc. *JAMA*. 1933;101: 1773-1777.
30. Mixter WJ, Barr JS. Rupture of the intervertebral disc with involvement of the spinal canal. *N Engl J Med*. 1934;211:210-215.
31. Thornhill MC. Manipulative treatment for the lumbosacral derangement. *Phys Ther.* 1936.
32. Smart M. Manipulation. *Arch.Phys. Med.* 1946;12:730-734.
33. Luebe. *Massage of the Reflex Zones in the Connective Tissue*. 1948.
34. Cyriax, J. Lumbago. *Lancet*. 1948;II:427.
35. Cyriax J. *Textbook of Orthopaedic Medicine*. Vol I. *Diagnosis of Soft Tissue Lesions*. Baltimore, MD: Williams and Wilkins; 1947, and Vol II. *Treatment by Manipulation and Deep Massage*. London: Cassell & Company, 1950.
36. Steindler A. *Kinesiology of the Human Body Under Normal and Pathological Conditions*. Springfield, IL: Thomas; 1955.
37. Kaltenborn F. *Manual Therapy for the Extremity Joints: Specialized Techniques: Tests and Joint Mobilization*. Svendborg, Denmark: Olaf Norlis Bokhandel; 1976.
38. Paris SV. The spinal lesion. *N Z Med J*. 1963;62:371.
39. Maitland G. *Vertebral Manipulation*. 4th ed. London: Butterworth and Company, Ltd.; 1964.
40. Maitland, G. *Peripheral Manipulation*. 2nd ed. London: Butterworth and Company, Ltd.; 1977.
41. Paris SV. Joint manipulation: how you (osteopaths) can make manipulation succeed. *The Osteopathic Physician*. 1971;July.
42. Melzack R, Wall PD. Pain mechanisms: a new theory. *Science*. 1965; 150:971.
43. McCaleb B. An introduction to spinal manipulation. 1969;49:1369-1374.
44. Mennell J. Rationale of joint manipulation. *Phys Ther.* 1970;50:181-186.
45. McKenzie R. A perspective on manipulative therapy. *Physiotherapy*. 1989;75:440-444.
46. Farrell JP, Twomey LT. Acute low back pain: comparison of two conservative treatment approaches. *Med J Aust*. 1982;20:159-164.
47. Kendall PH, Jenkins JM. Exercise for backache: a double blind controlled trial. *Physiotherapy*. 1968;54:154-157.
48. Deyo, R. Conservative therapy for low back pain: distinguishing useful from useless therapy. *JAMA*. 1983;250(8):1057-1062.
49. Paris SV. Manipulation of the lumbar spine. In: Weinstein JN, Wiesel SW, eds. *The Lumbar Spine* . Philadelphia, PA: WB Saunders; 1990:805–811.
50. Mulligan BR. Update on spinal mobilizations with movement. *The Journal of Manual and Manipulative Therapy*. 1977;5:184-187.
51. Elvey RL, Quintner JL, Thomas AN. A clinical study of RSI. *Aust Fam Physician*. 1986;15:1314-1319.
52. American Physical Therapy Association. Guidelines for Defining Physical Therapy Practice Acts; BOD G03-00-16-38. Alexandria, VA: APTA; 2012.
53. APTA Manipulation Task Force. *Manipulation Education Manual*. Alexandria, VA: APTA; 2004.
54. Mitchell MP. *An Evaluation and Treatment Manual of Osteopathic Muscle Energy Procedures*. Valley Park, MO: Mitchell Moran and Pruzzo Associates;1979.
55. American Physical Therapy Association. *Guide to Physical Therapist Practice, Rev. 2nd ed.* Alexandria, VA: APTA; 2003.
56. Paris SV. An introduction to joint manipulation. *J. Canadian Physiotherapy Assoc*. 1968;3:1-4.

CHAPTER

2

정형도수물리치료를 위한 준비의 원리

Principles of Preparation for Orthopaedic Manual Physical Therapy

Christopher H. Wise, PT, DPT, OCS, FAAOMPT, MTC, ATC

역자 : 김영민

2장 목적

이 장의 학습을 통해, 독자는 다음과 같은 것을 할 수 있을 것이다:

- 정형도수물리치료(OMPT)의 실행과 관련된 중심용어를 조작적으로 정의한다.
- 관절가동술의 잠재적 효과를 식별하고 설명하며, 각각의 가치를 평가하고, 기법 수행을 통하여 어떻게 각 효과가 얻어지는지 이해한다.
- OMPT 수행의 적응증, 주의점, 금기증, 그리고 어떻게 이 개념들이 특정 형태의 OMPT와 관련되는지 설명한다.
- 물리치료 실행의 안내 안에 요약된 바와 같이 OMPT를 치료사가 적용하는 것 같이 환자 스스로 돌볼 수 있는 상세한 방향을 설명한다.

개요 (INTRODUCTION)

1960년에 Mennell[1]은 "모든 의심을 넘어, 인간의 고통 감소의 방법으로 인간의 손의 사용은 사람에게 알려진 가장 오래된 치료법으로 역사적으로 그것의 적용은 연대를 정할 수 없다."고 하였다. 이러한 논쟁에도 불구하고 미국에서 OMPT의 실기는 최근에서야 임상실기의 주류로 진입하였다. OMPT의 사용 증가에도 불구하고 그것의 효과를 지지하는 근거는 불충분한 채로 남아있다. Grieve는 도수치료사의 입장을 다음과 같이 오래도록 표현해왔다. "우리는 우리가 비교적 적게 알고 있을 때 우리가 마치 많이 알고 있는 것처럼 계속해서 소리를 낸다. 그것은 이것을 인정하기에 좋은 것일지도 모른다. 우리는 우리의 특정한 관심사를 가장 잘 제공해줄 문헌의 거대한 산의 이 부분 또는 저 부분을 열성적으로 인용하여 임상과학의 많은 것을 만든다. 우리가 하는 많은 것은 단순히 임상의 장에서 환자가 좋아지는 것으로서 입증되어 온 것이며 우리는 왜 그런지 항상 알지 못한다."[2] 책임 있는 임상가, 연구자, 그리고 학구적인 자들은 OMPT의 실행을 뒷받침하는 기법과 과학 둘 다의 가치를 똑같이 알아야 한다. 그러나 Salter는 "환자를 돌보는 것은 숙련된 기법을 적용해야 한다. 그러나 그 기법은 과학에 근거를 두어야 한다."라고 말하였다.[3] Twomey는 "종종 이러한 과정에 따른 극적인 회복을 설명하기 위한 유용한 생체역학적 모델을 제안하는 더 확실해지고 있는 근거가 있다."고 하였다.[4]

이 장의 일차적 목적은 OMPT를 관리하는 원리와 실행을 소개하기 위한 것이다. 이 장에서 정의하고 기술되는 용어와 개념은 이 교재의 나머지에서 전개될 이론적인 틀을 제공할 것이다.

조작적 정의 (OPERANT DEFINITIONS)

도수교정교육매뉴얼(Manipulation Education Manual; MEM),[5] 이것은 2004년에 미국 물리치료협회의 도수교정 교육위원회에 의해 개발된 것으로서 도수치료의 실기와 교육을 통치하는 규칙에 관한 일차적인 고려점이 *용어*라고 하는 것을 정확히 확인하였다. OMPT의 실행을 정의하는데 사용되는, 물리치료에서 실행 행위와 면허위원회의 규칙과 규정을 기술하는 용어는 상당히 다양하다. 이 교재에서 설명하는 OMPT 전략을 따라가기 전에 독자들은 그들이 실행하는 세부적인 활동에 익숙해져 있기를 원한다.

정형도수물리치료 (Orthopaedic Manual Physical Therapy)

여러 해 동안 임상가, 연구자, 그리고 학자들은 OMPT를 정의하기 위해 시도해왔다. Meadows는 OMPT를 "단지 일련의 기법만은 아닌 근골격계 장애를 위한 전적인 접근법"이라고 정의하였다. 그는 추가적으로 주목하였다. OMPT의 목적은 척추 분절이나 특정 관절을 *가동시키거나 안정화하며*, 다른 기법은 최적의 효과를 보기 위한 것일 수 있다(그림 2-1).[4] OMPT의 이 정의는 OMPT가 실제로 관절을 안정화할 뿐만 아니라, 가동화하는데 가치가 있다는 개념을 강조한다. 도수치료사는 정상 움직임 패턴의 평가와 회복에 훈련된 움직임전문가이다. 그들은 적용되는 생체역학의 숙련자이며 기능적인 과업을 수행하는 동안 작용하는 자세한 *동역학*과 *운동학*을 완전히 이해하고 있다. Farrel 등은 OMPT가 "단지 수동적인 운동 기법만을 특별히 활용하는 것이 아니며, 그것의 적응증은 병리의 서술에서부터라기 보다는 임상적 기준에서부터 발전된 다원적인 것"이라고 하였다.[4] Riddle은 OMPT의 가치를 근골격계 손상이 있는 개개인의 자료를 수집하기 위해 사용될 수 있는 평가도구로 인정한다.[6]

관절가동술/도수교정 (Mobilization/Manipulation)

Maitland는 관절가동술을 환자가 기법의 수행을 중단할 수 있는 방식으로 등급을 두고 *율동적으로* 수행하는 *수동적 움직임*으로 정의한다.[7,8] Grieve는 "환자의 세심한 자세에 이어서 정확하게 국소적이고 단일의 빠른 단호한 작은 진폭의 움직임"으로 도수교정을 정의함으로써 도수교정과 관절가동술을 구별하였다.[2] 그는 도수교정이 *지엽적이고*, 더 *국소적인* 효과를 가질 수 있다는 것에 주목하였다. Paris는 관절가동술과 도수교정이 의미로는 같은 것이어서 혼용해서 사용될 수 있다고 주장한다; 그것들은 관절에 *숙련된 수동적 움직임으로* 서술된다.[9]

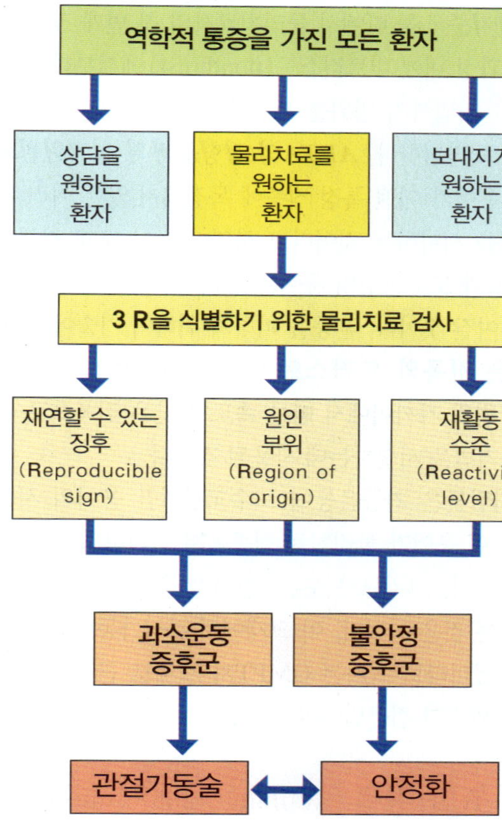

그림 2-1 환자 관리에서 관절가동술이나 안정화를 위한 정형도수물리치료의 수행을 위한 임상적 의사결정 알고리즘. (출처: Wise CH, Gulick DT. Mobilization Notes: A Rehabilitation Specialist's Pocket Guide. Philadelphia, PA: FA Davis Company; 2009.)

소통하는 용어와 OMPT 실행의 범위를 수립하는데 가장 유용했던 문서는 ***물리치료 실행의 지침(Guide to Physical therapist Practice; GPTP)*** 이다. GPTP는 관절가동술/도수교정이 작은 진폭과 빠른 속도의 치료적 운동을 포함하는 다양한 속도와 진폭으로 관절이나 관련된 연부조직에 적용되는 숙련된 수동 운동의 연속체로 이루어지는 도수치료 기법이라고 진술한다.[10] 도수교정교육위원회는 관절가동술과 도수교정의 이 정의를 지지하며, MEM 전체에서 이 개념들을 교체해서 쓸 수 있는 것으로 주장하였다.[5]

물리치료사 전문가교육의 규범모델: 버전 2004,[11] 외에 ***물리치료사의 준비를 위한 교육프로그램의 승인을***

위한 평가기준.[12] 둘 다에서 물리치료사의 첫 번째 전문가 교육의 교육과정 내에 비트러스트(nonthrust)에서부터 트러스트(thrust) 기법까지 범위를 관절가동술/도수교정을 설명하는 것으로 뒷받침한다. ***APTA의 정형분과의 실기위원회***는 도수교정 용어가 어떤 특정 직종에 독점되지 않는 여러 가지 도수 기법을 시사하는 것이라고 하였다.[13] 이 교재 전체에서 관절가동술과 도수교정의 용어는 동의어로 간주되며 따라서 교대로 쓰여질 것이다. 혼동을 피하기 위하여 기술어인 **빠른 속도 낮은 진폭의 트러스트** 또는 **트러스트**는 동작의 끝범위나 끝범위 가까이에서 빠른 속도와 낮은 진폭으로 수행되는 가동기법을 서술하는데 사용될 것이다.

많은 사람들은 가동운동에 도수교정이란 용어의 사용을 지지하며, 이 용어가 물리치료 직종에서 기피하지 않고 사용되기를 원한다. 그러므로 *도수교정*이란 용어는 특별한 실행을 의미하는 것은 아니다. 이 교재에서 관절가동술/도수교정을 강조하였더라도 독자는 OMPT가 실제로 근골격계 장애의 관리에 완전한 접근법이라는 것을 알아야 한다.

관절의 위치 정의 (Defining Joint Position)

열린 위치와 닫힌 위치 (Close-Packed and Open-Packed Positions)

가동운동 전에 관절의 주의 깊은 사전위치는 도수물리치료사들이 더 효과적이고 안전한 유형의 원하는 결과를 성취하도록 한다. **닫힌 위치**는 관절면 사이에 최소의 가동성이 있는 위치로 정의된다. 역으로, **열린 위치**는 또한 느슨한 위치라고도 하며 관절면 간에 가장 큰 정도의 가동성이 가능한 위치로 정의된다. 관절이 닫힌 또는 열린 위치인지를 결정하는 두 가지 경쟁적인 기준이 있다. 첫 번째 기준은 *관절의 적합성*이다.[9] Paris는 1927년에 관절은 닫힌 위치라고 하는 한 가지 특정위치를 제외하고는 일반적으로 불일치한다는 것을 발견한 Walmsley의 말을 인용한다.[9] 마치 직소퍼즐의 골이 패인 조각과 같이 함께 접근하여 맞아 들어감으로써 그들 사이의 움직임의 정도를 제한함으로써, 동일한 관절면을 가진 관절이 움직임을 제한하는 능력을 보이게 된다. 무릎과 팔꿉 같은 경첩관절을 고려할 때, 닫힌 위치는 관절의 최대 적합 위치이며 열린 위치는 최소로 적합한 위치가 된다. 위팔어깨관절과 엉덩관절과 같은 절구공이관절에서 관절이 최대로 적합한 위치는 실제로 열린 위치이다. 열린 위치와 닫힌 위치를 구별하는데 사용되는 두 번째 기준은 관절의 주머니인대복합체(capsuloligamentous comples; CLC) 내의 정상적인 신장성의 정도이다. 일반적으로 CLC의 가장 긴장된 위치는 닫힌 위치이며, 열린 위치는 CLC가 가장 큰 느슨함을 가지는 위치가 된다. 때때로 이 두 기준 간에 불일치가 있을 수 있다. 예를 들어, 엉덩관절에서 굽힘. 벌림, 외측돌림(FABER)된 가장 일치되는 위치는 닫힌 위치라기 보다는 열린 위치가 된다. 왜냐하면 이것이 가장 일치되는 위치가 되지만, CLC는 가장 적게 제한되어 가장 큰 정도의 움직임을 할 여유가 있는 위치이기 때문이다(그림 2–2). Kaltenborn은 닫힌 위치와 열린 위치를 각각 ***비휴식자세***와 ***휴식자세*** 라는 용어를 사용하였다.

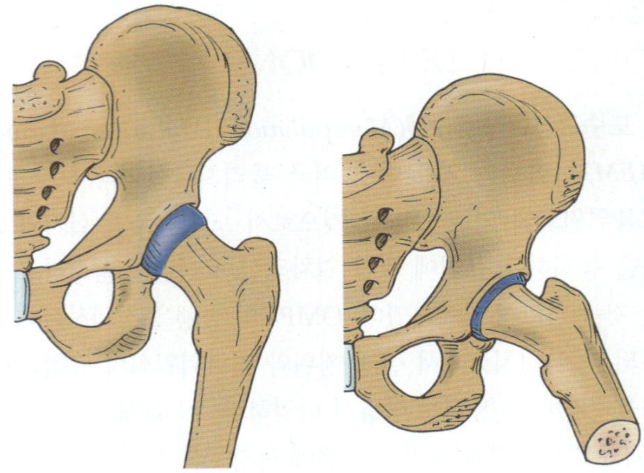

그림 2–2 고관절(엉덩관절)이 굴곡(굽힘), 외전(벌림), 그리고 가쪽회전(외회전)될 때 최대의 관절 일치가 이루어진다.

실제적인 닫힌 또는 열린 위치를 결정하는 과업은 논의 중이며 ***관절놀이*** 검사를 통해 가장 잘 수행된다. Kaltenborn은 관절놀이를 "수의적으로 조절할 수 없는 움직임으로 능동운동의 통증 없는 수행을 위해 필수적인 움직임"이라고 정의하였다.[14] Paris는 관절놀이를 가능한 범위의 끝에서 추가적인 움직임 정도를 포함하는 수의적이 아닌 움직임으로 정의하였다.[9]

관절가동술 전에 관절의 최적의 사전 위치를 취할 때 도수치료사는 관절의 *삼면의 위치*를 고려하여야 한다.

잠금 기법 (Locking Techniques)

특정 움직임의 발생을 제한하기 위한 목적으로 관절의 사전위치를 정할 때가 있다. 예를 들어, 특정 척추 분절들의 잠금은 이 분절들을 통한 움직임을 제한하고 가동운동의 힘을 가하려는 분절로 전달하는 방법을 제공한다. 도수교정 전

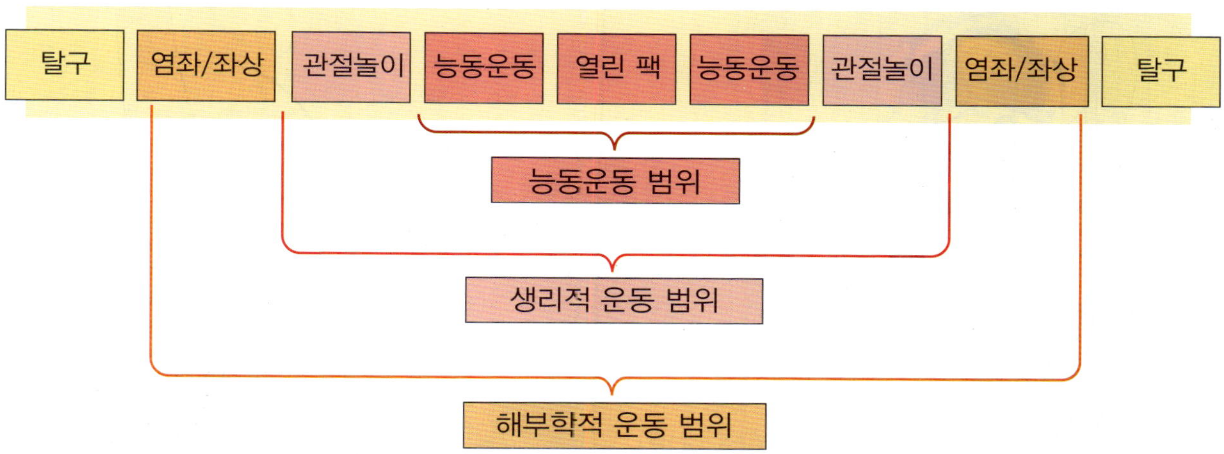

그림 2-3 정상에서부터 병리적인 운동까지 관절운동 범위의 연속체. (출처: Paris, SV, Loubert, PV. Foundations of Clinical Orthopaedics, Course Notes. St. Augustine, FL: Institute Press; 1990.)

잠금 기법은 인접 분절의 움직임을 제거할 뿐만 아니라 원하는 효과를 얻기 위해 요구되는 힘의 양을 줄여주는 두 가지 목적으로 제공된다.

추간관절-반대 잠금 기법은 추간관절면의 위치를 최대로 반대 위치로 두는 것으로 최대 병렬이라고 한다. 중간 경추(목뼈)에서 수행되는 흔한 추간관절-반대 잠금 기법은 정상적인 운동학과 반대로 가쪽굽힘과 반대 방향으로 회전하는 것을 포함한다(30장 참조). 이 위치로 인해 생성되는 받침점(fulcrum)은 회전의 중심이 되어 대측 추간관절의 벌림을 유도한다.[15]

인대-긴장 잠금은 특정 척추 분절을 통해 운동을 제한하는 연부조직(물렁조직) 방법이라고 한다. 이 기법들은 움직임이 척추 분절 내에 받아들일 때 같은 분절에서 모든 다른 방향에서의 운동이 제한되는 개념을 내포한다. 엉덩관절을 굽힘함으로써 하부 요추 분절이 고정되어 원하는 분절에서 움직임이 발생하도록 하는 요추 회전 기법은 인대-긴장 잠금의 한 가지 예가 된다(28장 참조).[15]

가동운동을 위한 최적의 관절위치를 결정하는데, 임상가는 그 기법을 수행하는 목적과 원하는 효과를 먼저 고려하여야 한다. 가동범위를 증가하는 것이 목적일 경우에는 관절의 사전 위치를 조직장벽(tissue barrier)에 두는 것이 적당하다.[16] Maitland는 *전범위*와 *끝범위* 기법의 사용뿐만 아니라 *복합운동*, *압박* 하에 가동운동, 그리고 손상시키는 운동의 사용을 증상이 최초에 발생하는 위치에서 적용하는 것을 제안하였다.[7,8]

Kaltenborn은 휴식자세에서 식별할 수 없는 미세한 관절장애의 관리를 위하여 비-휴식 위치의 사용을 주장하였다. 이 위치들은 연부조직의 신장을 요구한다. 따라서 이 위치에서 수행되는 가동운동은 수행에 상당한 기술이 요구된다.[14] 환자의 반응과 치유 단계가 또한 가동운동의 최적의 위치를 결정하는데 중요한 고려사항이 된다.

관절운동의 정의 (Defining Joint Movement)

어떠한 주어진 관절에서 가능한 관절 운동의 정도는 정상에서부터 병리까지 범위의 연속선상에서 고려하여야 한다(그림 2-3). 완전한 PROM은 외력의 적용을 통하여 촉진되기 때문에 정상인 상태에서 *능동 가동범위(AROM)*는 전형적으로 *수동 관절가동범위(PROM)* 보다 적게 나타난다. 수동적인 관절놀이를 넘어서면 관절과 관절의 특정 구조에 *염좌나 좌상*의 손상이 발생될 수 있다. 추가적인 힘이 적용되면 관절은 그것의 해부학적 제한을 넘어서 신장되어 *아탈구나 탈구*가 발생되기 쉽다.

운동학(kinematics)의 개념은 그 운동을 생성하거나 영향을 미치는 힘을 계산하는 것이 아니라 운동에 대한 연구이다. 반면에 **동역학(kinetics)**은 그것에 작용하는 힘과 관련된 운동의 연구이다.[17,18] 관절 운동을 평가할 때 운동학의 7가지 변수가 고려된다: 운동의 형태(type), 공간에서 발생하는 운동의 위치(location), 운동 방향, 운동의 양, 운동의 속도, 운동시 환자의 증상 반응, 그리고 선호하는 운동 패턴의 질.[18]

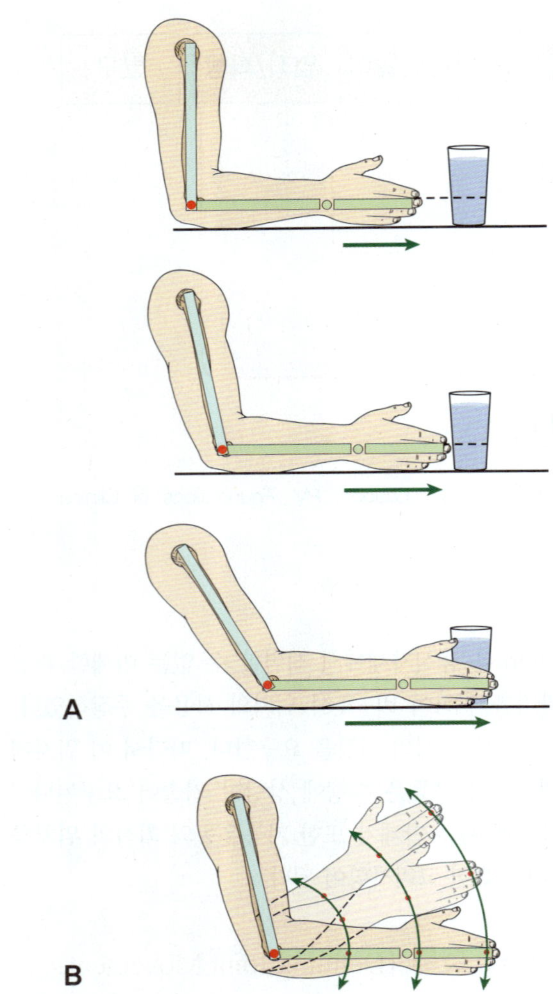

그림 2-4 어떠한 관절에도 두 가지 유용한 운동 형태가 있다. **A.** 병진하는 동안, 한 분절의 각 지점은 나란한 경로로 동시에 같은 거리로 움직인다. **B.** 회전하는 동안, 한 분절의 각 지점은 운동의 축으로부터 같은 거리에서 동시에 같은 각도로 움직인다. (출처: Levangie PK, Norkin CC. Joint Structure and Function: A Comprehensive Analysis. 4th ed. Philadelphia, PA: FA Davis; 2005.)

말초관절의 운동 (*Movement of Peripheral Joints*)

어떠한 주어진 관절에서 가능한 운동의 형태는 병진 또는 회전이 있다(그림 2-4). *병진* 또는 선상 운동은 인체에서 분리하여 드물게 발생하는 신체 분절이 직선의 경로로 움직이는 것을 의미한다. *회전* 또는 각운동은 축에 대한 분절의 움직임이다. 인체에서 이 축은 드물게 고정되며, 운동하는 동안 이 축은 지속적으로 변한다. 분절이 움직이는 축을 때때로 **회전의 순간중심**이라고 한다. 운동이 일어나는 동안 축의 연속적인 변화에 의해 그어지는 경로를 회전의 순간중심의 경로(PICR)라고 한다(그림 2-5).

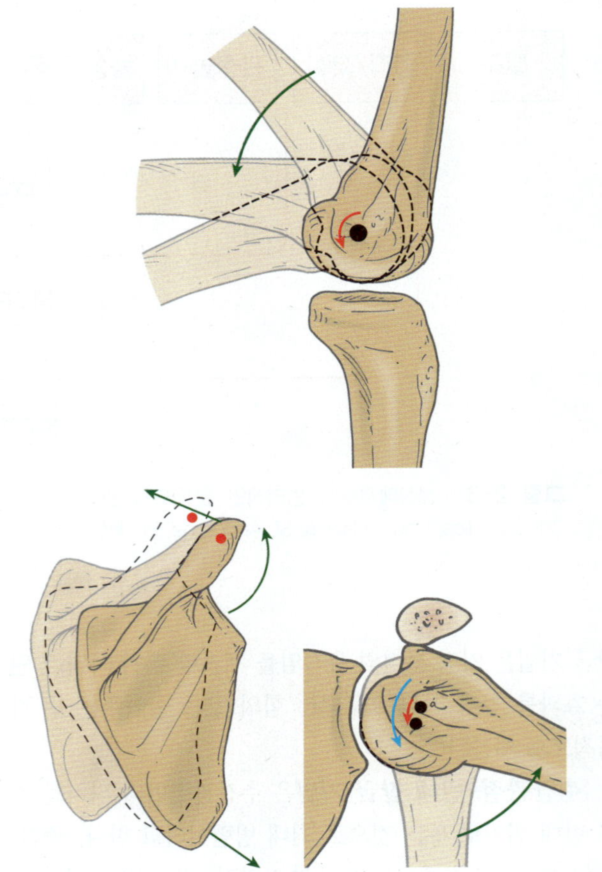

그림 2-5 회전의 순간중심의 경로(PICR)는 운동하는 동안 관절축의 연속적인 이동에 의해 정의되는 경로이다. PICR은 정상운동 시 관절 내에서 일어나는 회전과 병진운동이 병합되어 나타난다.

Kaltenborn[19]은 MacConail[20,21]의 연구를 개작하여 정상 운동 시 관절면 사이에서 일어나는 굴림과 *미끄러짐*의 복합인 굴림-미끄러짐의 개념을 지지하였다(그림 2-6). **굴림(rolling)**은 한 관절면의 새로운 지점과 다른 관절면의 새로운 지점의 접근을 포함하는 각운동으로 정의한다. 굴림의 방향은 항상 뼈가 이동하는 방향이다. 역으로, **미끄러짐(gliding)**은 관절면이 일치할 때 발생하며 한 관절면이 다른 관절면의 새로운 지점과 반복적으로 접촉하는 것으로 정의된다. 이 개념은 Kaltenborn의 **볼록-오목 법칙**[19]으로 알려져 있으며 McConail[20,21]에 의해 처음으로 기술되었다. 볼록면이 상대적으로 고정된 오목면에 대하여 움직일 때 관절의 미끄러짐 방향은 뼈가 이동하는 방향과 반대방향으로 생각된다. 오목 관절면이 고정된 볼록면 위에서 움직일 때에는 관절의 미끄러짐 방향이 뼈의 이동과 같은 방향이 된다(그림 2-7). 움직이는 관절면 간의 이 배열은 외관상 좋은 타당성을 보이지만, 실제적인 관절 운동에서는 볼록-오목 법칙의

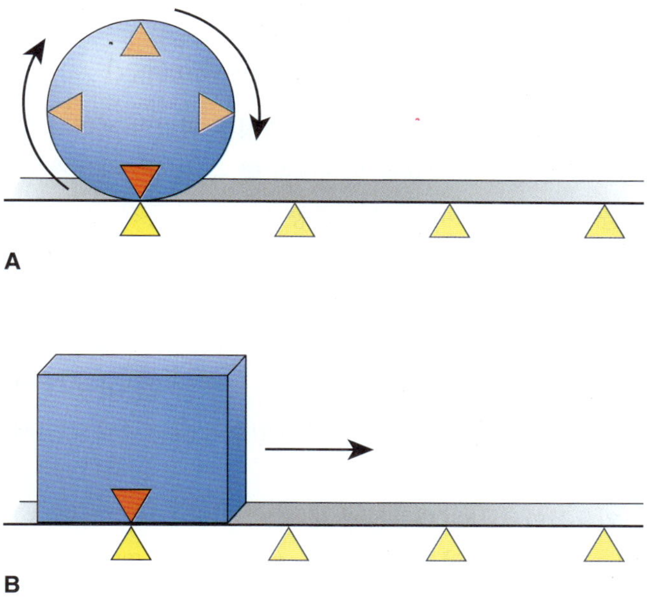

그림 2–6 복합된 구름–미끄러짐은 운동 시 모든 관절 내에서 일어난다. **A.** *구름(rolling)*은 한 관절면 위의 새로운 지점과 다른 관절면 위의 새로운 지점이 접근하는 각운동으로 정의된다. 구름의 방향은 항상 뼈가 옮겨지는 방향이 된다. **B.** *미끄러짐(gliding)*은 관절면이 알맞을 때 일어나며 한 관절면 위의 단일 지점이 다른 관절면 위의 새로운 지점과 반복적으로 접촉하는 것으로 정의된다. 관절운동 시 미끄러짐이 일어나는 방향은 오목면 위에서 볼록면이 움직이는 것인지 또는 그 반대인지에 따른다.

존재에는 많은 예외가 있다.

골운동학(osteokinematics) 용어는 사지나 신체의 부분들이 다른 편에 대해, 그리고 환경적인 기준에 대한 큰 운동으로 정의될 수 있다.[9] 다른 사람들은 이들 운동을 기술하기 위하여 *생리학적*[7,8] 또는 *전통적*[9,22]이라는 개념을 사용해 왔다. 생리학적인 운동은 능동적으로 또는 치료사에 의해 수동적으로 수행될 수 있으며 각도계나 테잎 길이 또는 다른 측정기구를 사용하여 측정할 수 있다. 골운동학적 또는 생리적 운동의 예는 굴곡(굽힘), 신전(폄), 외전(벌림)을 포함한다.

정상 관절운동의 미끄러짐 요소는 전형적으로 **관절운동학적** 운동을 말하며 이것은 한 관절 내의 관절면과 구조 간에 발생하는 상대적인 운동으로 정의된다.[9] 이 동작들은 큰 생리학적인 운동에 동반되며 완전한 동작으로 수행하는데 필요한 것으로서 종종 **부수적**(accessory) 또는 **복합운동**(component movements)이라고 한다.[9,22] 예를 들어, 열린 사슬에서 완전한 생리학적 무릎관절 폄은 넙다리뼈에 대해 정강뼈의 앞쪽 미끄러짐의 부수적 운동이 요구된다. 이 작고 섬세한 동작들은 평가가 시도되고 있으며 부수적 운동의 검사는 임상에서 종종 지나친다.

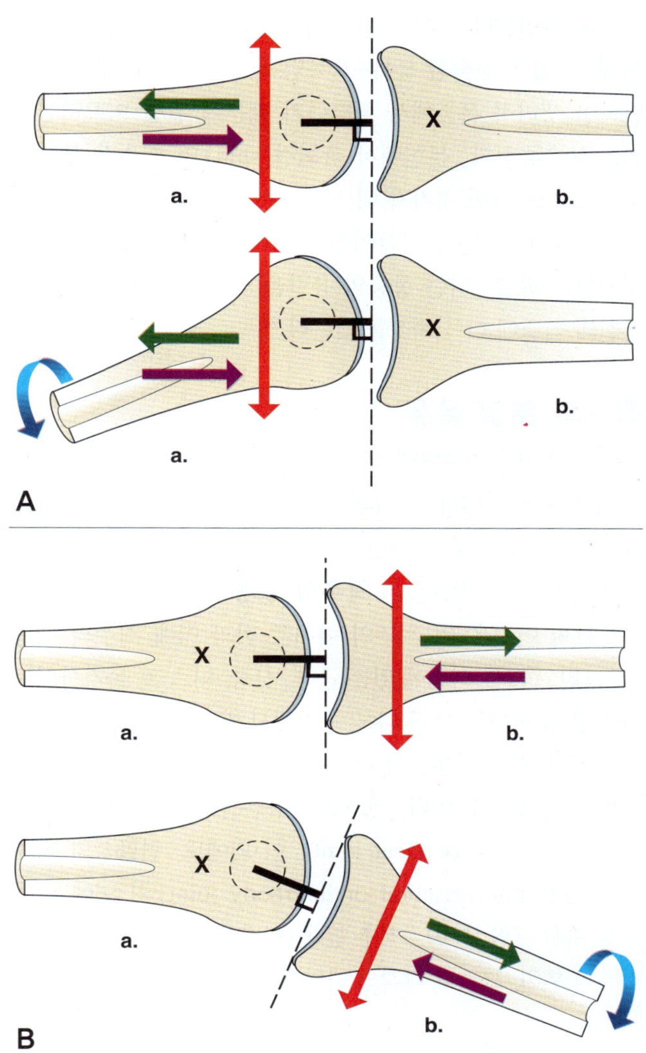

그림 2–7 볼록–오목 법칙은 볼록면이 오목면 위에서 움직일 때 관절의 미끄러짐의 방향이 뼈가 이동하는 방향과 반대인 것을 말한다. 오목면이 고정된 볼록면 위에서 움직일 때 관절 미끄러짐의 방향은 뼈의 이동과 같은 방향이다. **A.** 전형적인 활막관절의 오목면(b)에 대한 볼록면(a)의 가동운동. 관절이 중립위치에서 벗어나 있을 때 가동운동의 힘의 방향은 여전히 그대로이다. **B.** 전형적인 활막관절의 볼록면(a)에 대한 오목면(b)의 가동운동. 관절이 중립위치에서 벗어나 있을 때 가동운동의 힘의 방향이 변한다. **점선:** 관절의 치료면. **빨간 화살표:** 관절 미끄러짐이 관절의 치료면과 평행으로 일어난다. **초록 화살표:** 관절 떼어당김은 치료면으로부터 수직으로 멀어지는 방향으로 일어난다. **자주색 화살표:** 관절압박은 치료면을 향하여 수직으로 일어난다.

부수적 운동 제한의 판단은 일상의 검사에서 직접 또는 간접적으로 시행될 수 있다.[14,19] 관절 미끄러짐의 제한을 판단하는 **직접적인 방법**은 임상적으로 모든 방향으로 병진 미끄러짐을 수행함으로써 이루어진다. 이러한 과정들을 수행하는 동안 치료사는 조직 저항과 통증에 대한 환자의 보고간의 관계뿐만 아니라, 각 방향의 끝 범위에서 저항의 질, 또는 끝느낌을 확인한다.[7,8,14,19] 관절 미끄러짐 제한을 판단하는 **간접적 방법**은 전술한 볼록-오목법칙에 기초한다. 결손은 개별적인 생리적 운동에서 나타나기 때문에 관절 미끄러짐의 결손을 추론한다. 문헌에서 축회전(spin)의 척추간 부수운동의 평가에 대한 평가자 내 신뢰도는 받아들일 수 있으나 평가자 간 신뢰도는 받아들이기 어렵다고 한다.[23] 치료사들은 뻣뻣함의 판별보다는 통증의 유발을 사용할 때 손상된 척추 분절의 식별에 더 신뢰성을 갖는다.[24]

척추의 분절 운동
(Segmental Movement of the Spine)

인접 척추에 대한 한 척추의 운동을 **분절운동**(segmental motion)이라고 하는 반면 척추의 큰 운동은 *다분절의 운동*이 요구된다. 분절운동은 **척추의 운동 분절**에서 발생하는 것으로써 이것은 위 척추의 아래쪽 반과 아래 척추의 위쪽 반, 그리고 그들 사이에 있는 근육, 신경, 디스크, 돌기사이관절 등을 포함하는 모든 다른 구조에서 발생한다(그림 2-8). 각 운동 분절은 선운동과 각운동을 포함하여 12가지 다른 방향으로 움직일 수 있다. 척추의 운동은 활액의 돌기사이관절(zygapophyseal or facet joint) 이 외에도, 연골성의 척추사이 관절(intervertebral or interbody joint)의 면에 의해 결정된다(그림 2-9). 척추 운동을 평가할 때 척추의 위치, 척추의 부위, 그리고 각각의 다양성을 고려하여야 한다.

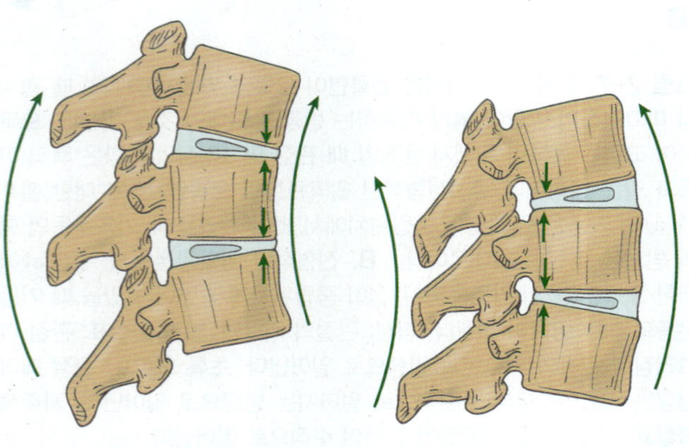

그림 2-8 척추의 운동분절은 위 척추뼈의 아래쪽 반, 아래 척추뼈의 위쪽 반, 그리고 그 사이의 모든 구조를 포함한다. (출처: Levangie PK, Norkin CC. Joint Structure and Function: A Comprehensive Analysis. 4th ed. Philadelphia, PA: FA Davis; 2005.)

관절 가동운동의 정의
(Defining Joint Mobilization Movements)

관절 가동에 사용되는 OMPT 과정은 관절의 생리적 또는 부수적 운동을 목표로 함으로써 할 수 있다.[7] 생리적 운동을 사용하는 도수 기법은 종종 다양한 수동적 가동운동(PROM) 또는 능동 보조 가동운동(AAROM)을 포함한다. 부수적 운동을 사용하는 도수 기법은 전통적으로 관절 가동술과 동일시된다. 관절가동술은 생리적과 부수적 운동의 결합을 또한 포함할 수 있다. 관절 가동성 제한이 있는 경우 정상적인 관절의 구름에 장애가 있으며 보통 손상된 관절 미끄러짐과 관련된다.[19]

가동성의 손상을 다루는데 세 가지 형태의 가동운동이 있다. 이 운동들은 **치료면(treatment plane, TP)**과 그것들의 관계에 기초하여 정의된다. 치료면은 관절의 오목면에 의해 정해지며 오목한 관절면의 중심에서 회전축으로부터 직각으로 그은 선으로 결정된다.[19] TP는 운동하는 동안 정상적으로 관절의 미끄러짐이 일어나는 면으로서 관절의 오목면의 위치를 상상함으로써 추정할 수 있다. 이런 이유로 도수물리치료사는 관절 해부학의 자세한 이해가 있어야 하며 그들의 손아래에 해부학적인 구조를 마음속에 그릴 수 있는 능력을 가지고 있는 것이 중요한다.

떼어당김(distraction)은 TP로부터 *수직으로 멀어지는* 방향으로 힘을 이끌어내는 수동적 부수운동으로 정의되는 가동운동이다. 충분한 힘의 적용으로 순수한 형태의 떼어당김은 관절의 주머니인대복합체의 모든 방향 전체에 똑같은 긴장을 끌어내는 효과를 가진다. 떼어당김은 관절면에 비부하와 압력을 제거하기 위하여, 관절주머니의 역학적수용기를 자극하기 위하여, 관절의 영양을 증진하기 위하여, 또는 CLC에 신장을 위하여 사용될 수 있다. 떼어당김은 관절주머니의 모든 방향에 무차별적으로 신장되는 결과가 될 수 있다. 떼어당김은 다른 기법의 충격을 최적화하기 위한 이완효과를 끌어낼 목적으로 한차례의 가동운동 동안 초기 또는 최종적인 기법으로 흔히 사용된다. 가동운동으로서 **미끄러짐(glide)**은 TP에 *평행으로* 가해지는 수동적 부수운동으로 정의한다. 떼어당김과 달리 미끄러짐 가동운동은 뚜렷한 방향성을 가지고 수행된다. 관절 떼어당김과 관절 미끄러짐 둘 다 힘과 진폭에 따라 빠른 속도 트러스트 또는 비트러스트로 수행될 수 있다.

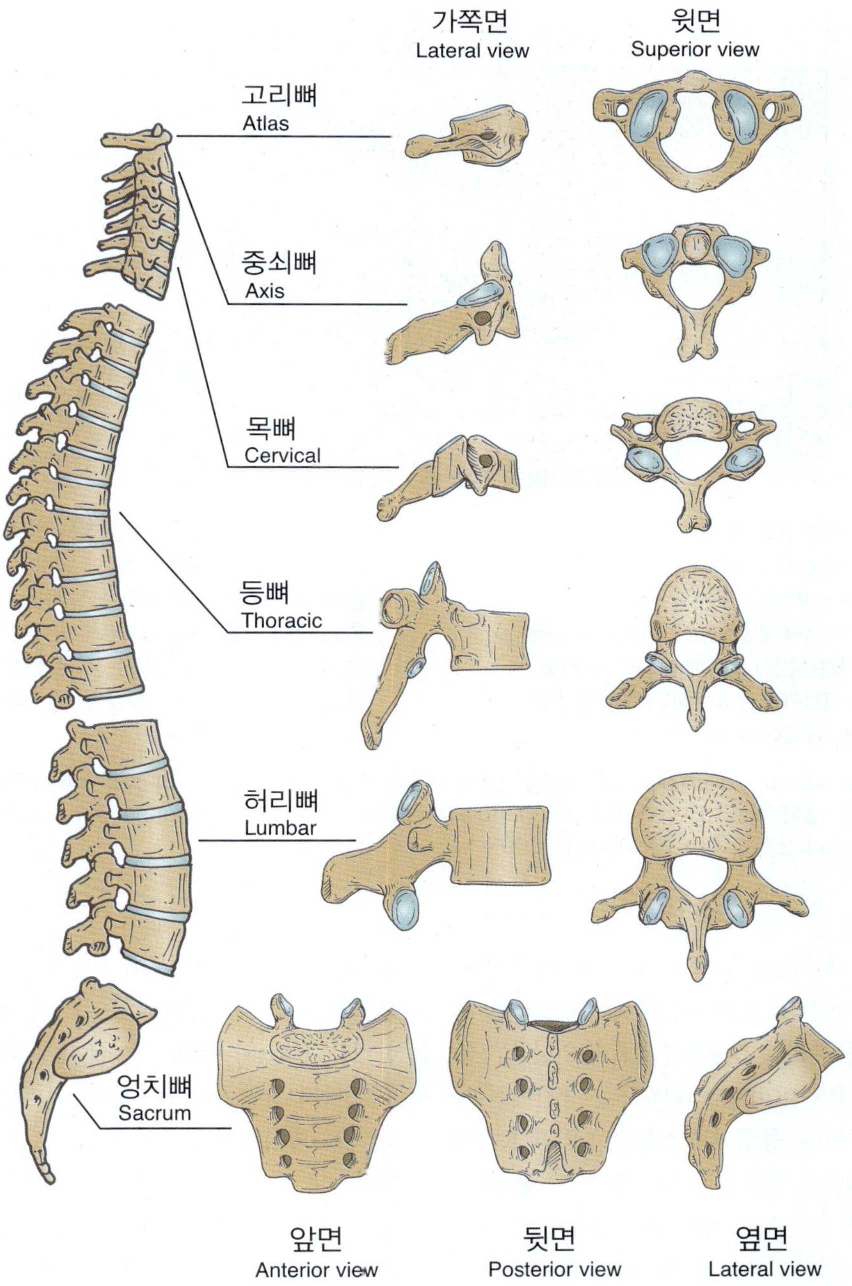

그림 2-9 목뼈, 등뼈, 허리뼈의 돌기사이관절 방향의 다양성. 일반적으로 목뼈 돌기사이관절은 이마면과 가로면 간에 45°에 위치한다. 등뼈는 이마면, 허리뼈는 시상면에 있다.

관절가동술의 등급
(Grades of Joint Mobilization)

가동등급의 서술은 Geffrey Maitland의 연구가 기여해 왔다[7,8](그림 2-10). 이 등급들은 부수운동에서 사용하는 가동운동을 설명하기 위하여 가장 흔히 사용되지만, 생리적 가동술에서 일어나는 방법을 정의하는 데에도 또한 사용된다.

Maitland의 가동등급들은 종종 잘못 해석되거나 전체적으로 설명되지 않는다. 이들 등급 체계를 적용할 때 도수치료사는 운동의 범위에서 운동이 일어나는 첫 번째 장벽(**Resistance 1** or **R1**)과 마지막 장벽(**Resistance 2** or **R2**)의 지점을 평가하는 것이 필수적이다.

가동운동의 등급은 가동운동이 일어나는 *위치*, 요구되는 **힘**, 그리고 사용되는 움직임의 **진폭**을 규정하기 위해

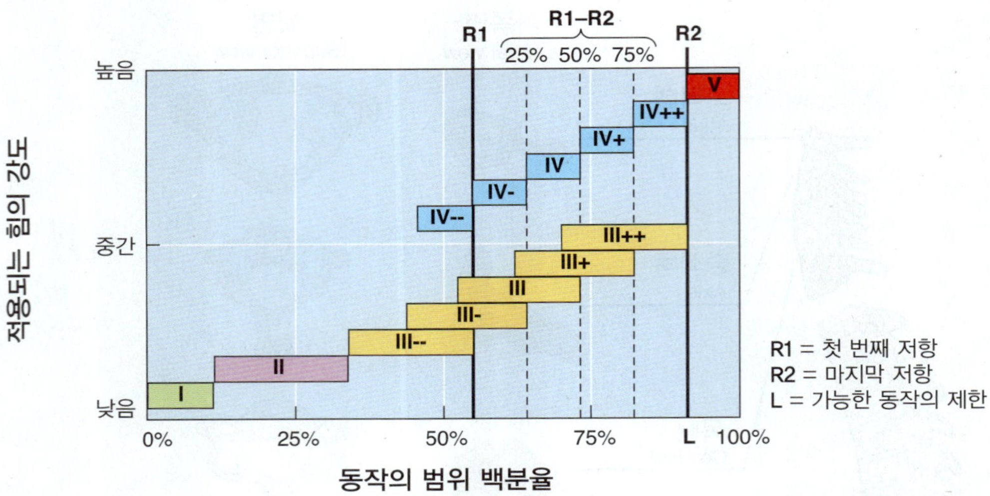

등급 I = 작은 진폭, R1에 모자람
등급 II = 큰 진폭, R1에 모자람
등급 III−− = R1에 달하는 큰 진폭
등급 III− = R1–R2의 25%에 달하는 큰 진폭
등급 III = R1–R2의 50%에 달하는 큰 진폭
등급 III+ = R1–R2의 75%에 달하는 큰 진폭
등급 III++ = R2에 달하는 큰 진폭
등급 IV−− = R1에 달하는 작은 진폭
등급 IV− = R1–R2의 25%에 달하는 작은 진폭
등급 IV = R1–R2의 50%에 달하는 작은 진폭
등급 IV+ = R1–R2의 75%에 달하는 작은 진폭
등급 IV++ = R2에 달하는 작은 진폭
등급 V = 작은 진폭, R2를 넘어선 빠른 속도

그림 2–10 처음(R1)과 마지막(R2) 저항과 관련한 위치에 따른 플러스(+)와 마이너스(−)를 포함한 관절가동술 등급 I–V. (출처: Wise CH, Gulick DT. Mobilization Notes: A Rehabilitation Specialist's Pocket Guide. Philadelphia, PA: FA Davis; 2009.)

사용될 수 있다. **등급** I 가동술은 조직저항(R1)에 못미치는 작은 진폭의 가동운동으로 정의한다. **등급** II는 또한 저항(R1)에 못미치는 큰 진폭의 가동운동으로 정의한다. **등급** III 가동술은 R1과 R2 사이의 약 50% 또는 중간에서 일어나는 큰 진폭의 운동이다. **등급** IV 가동술은 R1과 R2 사이의 약 50%에서 일어나는 작은 진폭의 운동이다. **등급** V 가동술은 빠른 속도의 트러스트 가동술로 알려져 있으며, 운동의 끝범위에서 일어나는 작은 진폭, 빠른 속도의 운동이다. 가동술의 등급을 더 세밀하게 규정하기 위해 플러스(+, ++)와 마이너스(−, −−)를 사용한다. **등급** III−−와 **등급** IV−− 가동술은 R1의 발생지점에서 일어나며, **등급** III−와 **등급** IV−는 R1과 R2 사이 약 25%에서 수행된다. **등급** III+와 **등급** IV+는 R1과 R2 사이의 75%에서, 그리고 **등급** III++와 **등급** IV++는 R2에서 일어난다.

끝느낌 (End-Feel)

James Cyriax[25]는 **끝느낌(end-feel)** 용어를 대중화하였다. 이것을 그는 수동적 운동의 극단에서 검사자의 손으로 전달되는 특별한 감각으로 기술하였다(표 2–1). Cyriax[25]는 도수치료사에 의해 인지되는 3가지 정상적인 끝느낌을 확인하였다. Paris와 Patla[9,22]는 끝 범위에서 저항의 질로 정의하고, 5가지 정상 끝느낌과 10가지 비정상 끝느낌을 확인하였다. 끝느낌이 정상인지의 기준은 검사하는 관절이 정상적인 방향으로 검사되고 검사동작의 끝범위에서 정상적으로 발생할 것으로 기대되는 끝느낌과 일치하는지 아닌지에 따른다. 끝느낌은 도수치료사가 생리적 또는 부수적 운동의 수동적 검사를 하는 동안 식별될 수 있다.

끝느낌 평가는 받아들일 수 있는 신뢰성보다 적게 증명하는 것으로 평가되어왔다. 그러나 병리적 구조 식별의 신뢰성은 운동의 저항 평가보다는 통증이 강조될 때 향상된다.[26] 다른 검사 과정과 같이 다른 검사 소견과 견주어 끝느낌 검사의 결과를 고려하는 것이 추천된다.

관절주머니 패턴 (Capsular Pattern)

관절은 사실상 관절주머니패턴 또는 비관절주머니패턴이라고 하는 운동 상실을 나타낼 수 있다(표 2–2). **관절주

표 2-1 Cyriax와 Paris에 의한 정상적인 관절 끝느낌

관절	운동	CYRIAX[25]	PARIS 등[9,22]
목 (cervical)	앞굽힘/뒤굽힘 (FB/BB) 옆굽힘 (SB) 회전	관절주머니 관절주머니 관절주머니	근육성 근육성 근육성
어깨 (shoulder)	굽힘 벌림 수평벌림 어깨뼈올림 안쪽회전/가쪽회전 (IR/ER)	관절주머니 관절주머니/딱딱함 관절주머니/관절-외 관절주머니/딱딱함 관절주머니	근육성 근육성 연부조직 접근 근육성 관절주머니
팔꿉 (elbow)	굽힘 폄	관절-외 딱딱함	연부조직 접근 연골성
손목 (wrist)	엎침/뒤침 굽힘 폄 노쪽/자쪽 굽힘	관절주머니 관절주머니 관절주머니 딱딱함	근육성 연골성 연골성 인대성
엄지 (thumb)	굽힘/폄/벌림 모음	관절주머니 관절-외	관절주머니 연부조직 접근
허리 (lumbar)	앞굽힘 뒤굽힘 옆굽힘 회전	관절주머니 관절주머니 관절주머니 관절주머니	근육성 근육성 근육성 근육성
엉덩관절 (hip)	굽힘 폄 벌림 안쪽/가쪽회전	관절주머니/관절-외 관절주머니 관절주머니 관절주머니	근육성 (SLR) 관절주머니 관절주머니 관절주머니
무릎 (knee)	굽힘 폄	관절-외 관절주머니	연부조직 접근 인대성
발목 (ankle)	발바닥쪽굽힘 발등굽힘 안쪽번짐 가쪽번짐 엎침/뒤침	관절주머니 관절주머니 관절주머니 딱딱함 관절주머니	관절주머니 근육성 인대성 인대성 관절주머니
손허리손가락(MTP) /손가락사이(IP)	굽힘 폄	관절주머니 관절주머니	근육성 관절주머니

FB/BB, Forward Bending/Backward Bending; SB, Sice Bending; IR/ER, Internal Rotation/External Rotation; SLR, Straight Leg Raise; MTP/IP, Metatarsophalangeal/Interphalangeal.

표 2-2 팔다리의 열린 위치와 닫힌 위치, 오목과 볼록 관절면의 정의, 그리고 관절주머니 패턴

관절	열린 위치	닫힌 위치	오목	볼록	관절주머니패턴
엉덩관절	굽힘-30° 벌림-30° 약간 가쪽회전	최대 폄, 안쪽회전, 벌림	절구	넙다리뼈 머리	안쪽회전 > 폄 > 벌림
노손목	10° 굽힘, 약간 자쪽굽힘	최대 폄	노뼈, 노자디스크	손배뼈, 반달뼈, 세모뼈	모든 방향으로 제한
손목손허리-2-5	–	–	손허리뼈의 바닥	먼쪽손목뼈줄	모든 방향으로 제한

계속

표 2-2 팔다리의 열린 위치와 닫힌 위치, 오목과 볼록 관절면의 정의, 그리고 관절주머니패턴 - 계속

관절	열린 위치	닫힌 위치	오목	볼록	관절주머니패턴
손목손허리 엄지 굽힘/폄 벌림/모음	중간-범위 굽힘/ 폄, 벌림/모음	최대 맞섬	마름뼈 마름뼈	손허리뼈 손허리뼈	벌림>폄
손허리손가락 2-5	약간 굽힘, 약간 자쪽굽힘	최대 굽힘	몸쪽 손가락뼈 바닥	손허리뼈 머리	굽힘>다른 제한
엄지 손허리손가락	약간 굽힘	최대 폄	몸쪽 손가락뼈 바닥	손허리뼈 머리	-
손가락사이; 1-5	약간 굽힘	최대 폄	손가락뼈 바닥	손가락뼈 머리	-
위팔자	70° 굽힘, 10° 뒤침	완전 폄, 완전 뒤침	자뼈 도르래패임	위팔뼈 도르래	굽힘>폄
노위팔	완전 폄, 완전 뒤침	90° 굽힘 5° 뒤침	노뼈 머리 윗면	위팔뼈 작은머리	굽힘>폄
몸쪽 노자	70° 굽힘, 35° 뒤침	5° 뒤침	자뼈 노패임	노뼈 머리	엎침=뒤침
먼쪽 노자	10° 뒤침	5° 뒤침	노뼈 자패임	자뼈 머리	엎침=뒤침
오목위팔	30°-60° 벌림/굽힘 30° 수평벌림	최대벌림 & 가쪽돌림	관절오목	위팔뼈 머리	가쪽회전 (ER) >벌림 >안쪽회전 (IR)
복장빗장	해부학적	최대 올림	복장디스크	빗장-굽힘/폄 디스크-내밈 / 뒤당김	-
봉우리빗장	해부학적	벌림-90° 0° 수평벌림	봉우리	빗장	-
정강넙다리	25° 굽힘	최대 폄 최대 가쪽 회전 정강뼈	정강뼈 편평부	넙다리뼈 관절융기	굽힘>폄 (9:1)
몸쪽 정강종아리	휴식	-	정강뼈 뒤-가쪽 관절면	종아리뼈 머리	-
먼쪽 정강종아리	-	-	정강뼈 관절면	종아리뼈 머리	-
목말종아리	10° 발바닥쪽굽힘	최대 발등굽힘	먼쪽 정강뼈/ 종아리뼈	목말뼈	발바닥쪽굽힘 >발등굽힘
목말밑			뒤관절 변화로 변함	뒤관절 변화로 변함	밖굽이>안굽이
발허리발가락 2-5	약간 굽힘	최대 폄	손가락뼈	손허리뼈	굽힘>폄
발허리발가락 1	5°-10° 폄	최대 폄	손가락뼈	손허리뼈	폄>굽힘

IR, Internal Rotation; ER, External Rotation.

머니 패턴은 관절의 주머니인대복합체가 제한될 때 특별히 그 관절에 특징적인 운동 상실이 나타나나는 것이라고 한다. 전통적인 관절주머니 패턴 양상은 골관절염이 있는 관절에서 나타난다고 믿는다. 관절주머니 패턴의 개념은 논란이 있으며 문헌상의 충분한 지지가 부족하다.[27–29]

만일 검사에서 관절주머니 제한을 시사하는 특징적인 운동 상실이 관찰된다면 관절가동 기법이 적당하다. **비관절주머니패턴(noncapsular pattern)**은 특징적인 패턴에 따르지 않는 운동의 상실을 나타내며 분리된 관절주머니 제한, 근막 조직의 제한, 또는 어떤 다른 원인에 의한 것일 수 있다. 관절주머니 패턴의 관찰은 도수물리치료사에게 운동 제한의 원인에 대한 정보를 제공해줌으로써 그것의 인지된 타당성에 있어서 주의하여야 한다.

관절가동술/도수교정의 목적 (OBJECTIVES OF JOINT MOBILIZATION/MANIPULATION)

트러스트와 비트러스트의 수행에 대한 도수물리치료사의 결정은 매우 명백한 목적으로 이루어져야 한다(글상자 2-1). 공동으로, 각 기법의 특이성이 증가할 때 관절가동술이 수행되는 위치, 속도/리듬, 진폭, 그리고 빈도/기간은 고려할 변수의 단계적 진행을 만들어낸다(그림 2-11). 이 변수들이 수행되는 방법을 결정하는 기준은 다음을 포함한다.

(1) 반응/내성의 수준,
(2) 요구되는 효과,
(3) 치유의 단계,
(4) 환자/치료사의 이전 경험과 환자의 순응의 정도,
(5) 중재의 단계,
(6) 제한의 본질,
(7) 다른 중재의 사용, 그리고
(8) 환자의 연령과 건강 상태.

글상자 2-1 관절가동술의 효과

신경생리학적 효과 (등급 I–V)

1. 관절 역학수용기, 고유수용기 활성화
2. 피부와 근 수용기 활성화
3. 변화된 유해수용기

역학적 효과 (등급 III–V)

1. 관절 제한의 신장
2. 유착의 깨뜨림
3. 위치 관계 변화
4. 정상동작에 대한 장벽을 감소/제거

심리적 효과 (등급 I–V)

1. 향상을 통해 얻어지는 자신감
2. 도수접촉으로부터의 긍정적 효과
3. 관절 소리 반응

(출처: Wise CH, Gulick DT. Mobilization Notes: A Rehabilitation Specialist's Pocket Guide. Philadelphia, PA: FA Davis; 2009.)

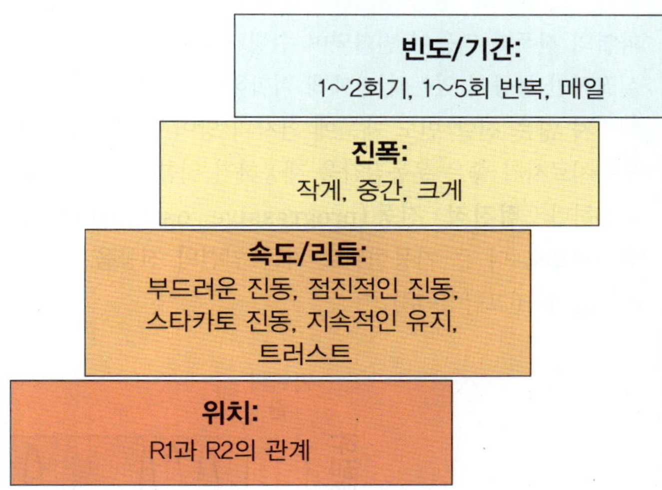

그림 2–11 관절가동술 특이성의 단계. 관절 가동운동의 특이성을 향상하고자 할 때 고려하는 변수를 포함한다. (출처: Wise CH, Gulick DT. Mobilization Notes: A Rehabilitation Specialist's Pocket Guide. Philadelphia, PA: FA Davis; 2009.)

신경생리학적 효과 (Neurophysiological Effects)

최근의 근거는 도수 중재가 중심 조절기전 자극, 주로 원심성 억제 경로에 의해 신경생리학적 효과를 생성한다고 제안한다. 근거에 의하면 트러스트는 알파운동신경 흥분성에 단기 효과를 가질 수 있고,[30–32] 트러스트의 측면에서 뇌기능 특성에 충격을 줄 수 있고,[33] 압력 통증 역치(PPTs)를 변화시킬 수 있다[34]고 제안한다. 이 소견들은 트러스트에 대한 반응으로 경험하는 선호하는 결과가 신경생리학적인 변화를 포함할 수 있다는 기대를 지지해 준다.[35]

역학적 효과 (Mechanical Effects)

관절가동술/도수교정의 *역학적 효과*는 제약이 있는 조직을 통해 스트레스를 주기 위한 반응을 기대하는 것이다. 부수적 운동의 변화는 최종적으로 생리적 운동을 증진할 것이라고 가정한다. 부수적 운동의 관절가동술로부터 얻어낸 효과는 환자의 수용능력을 넘어서며, 외력의 섬세한 조절을 요구한다. 역학적 효과를 성취하기 위해 관절을 제한된 위치(R2)로 사전 위치시키는 것이 가장 좋으며 그 후에 그 구조는 영구적인 변형이 일어나면 스트레스–변형 곡선의 **소성부위**(plastic region)로 이동된다(그림 2–12). 이런 위치에서는 장벽에 역학적으로 영향을 미치기 위해 최소의 힘이 요구된다.

관절가동술의 리듬과 속도는 부드럽게, 스타카토로, 또는 점진적인 진동으로 뿐만 아니라 지속적인 유지와 순간밀기로 수정될 수 있다. 다른 사람들 중에 Maitland[7,8]와 Paris[9]는 가동술 기법의 효과를 증진시키기 위하여 변화될 수 있는 리듬과 속도의 다양성을 기술하였다.

부드러운 진동(smooth oscillations)은 높거나 낮은 빈도로 수행될 수 있는 안정적이고 연속적인 진동의 특징이 있다. **스타카토 진동(staccato oscillations)**은 단절된 파열의 진폭과 리듬이 변화되며 수행된다. 부드러운 리듬은 실질적인 통증이 있는 환자에게 적합하다. 스타카토 리듬은 예기치 않은 전달 빈도 때문에 환자의 방어가 없는 관절에 도수치료사가 좋은 운동감각을 제공하기 위한 검사를 할 때 유용하다. **점진적 진동(progressive oscillations)**은 점진적으로 더 큰 가동범위로 가는 일련의 진동을 포함한 가동술이다(그림 2–13).[7,8]

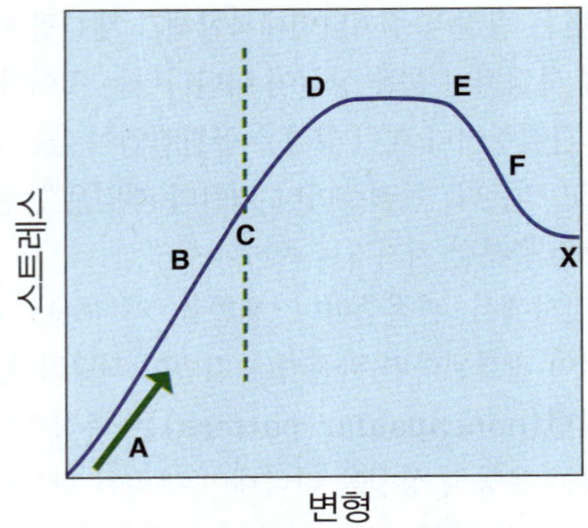

그림 2–12 생체조직에서 일시적이고 영속적인 조직의 변형과 힘의 크기와의 관계를 서술한 스트레스–변형 곡선.

심리적 효과 (Psychological Effects)

모든 도수물리치료사는 개별적 접촉의 힘을 이해할 의무가 있다. OMPT 중재를 제공하는 *심리적 효과*는 상호작용 전에 환자의 정신감정 상태에 주로 의존한다. Cook[36]는 만성 통증을 경험하는 사람들에서 불안, 두려움, 우울, 그리고 노여움을 확인한 Main과 Watson의 연구를 요약하였다. 자가–보고 통증 증가, 통증 자극에 대한 민감성 증가, 운동을 싫어함, 학습된 무력감, 양상에 대한 욕구 감소가 만성 통증을 경험하는 사람에 종종 존재한다.[37,38]

일부는 OMPT 과정이 환자와 치료사 둘 다 긍정적인 효과를 가질 것으로 기대되는 중재를 제공함으로써 환자의 상태가 좋아지는 단기 위약효과 정도를 가진다고 제안한다.[39] OMPT 실행의 본질은 환자와 치료사의 목표를 달성하는데 귀중한 이익이 되거나 유해한 손해를 제공할 수 있다.

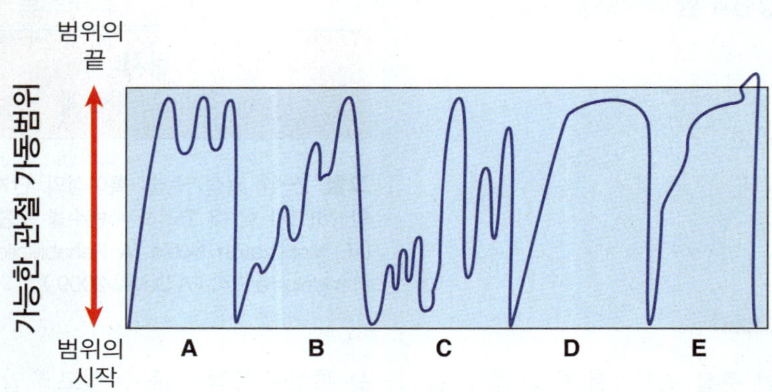

그림 2–13 관절가동술이 수행되는 리듬과 속도는 중재의 목적에 따라 다양하며, a. 부드러운 진동, b. 스타카토 진동, c. 점진적인 진동, d. 지속적인 유지, 그리고 e. 빠른–속도 트러스트(순간밀기)가 있다. (출처: Paris, SV, Loubert, PV. Foundations of Clinical Orthopaedics, Course Notes. St. Augustine, FL: Institute Press; 1990.)

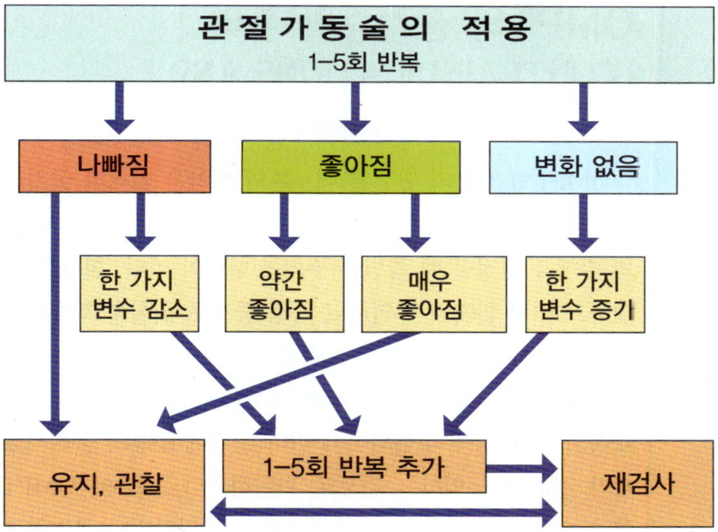

그림 2-14 관절가동술의 적용과 관련한 안내 변수를 위한 임상적 의사결정 알고리즘. (출처: Wise CH, Gulick DT. Mobilization Notes: A Rehabilitation Specialist's Pocket Guide. Philadelphia, PA: FA Davis; 2009.)

OMPT로 구성된 중재는 비도수 과정으로 구성된 중재 보다 더 나은 환자 만족을 산출하는 것을 발견해왔다. 이것은 환자가 향상을 기대하는 더 긍정적인 틀로 재집중하도록 기여할 수 있다.[40-42] 예컨대, 환자 만족은 치료사가 누구인가인 것만큼 치료사가 무엇을 하느냐가 요소가 될 수 있다. 중재에서 도수치료의 숙련도의 학습에 추가하여 도수물리치료사는 환자의 기대를 지지하고 격려하고 교육하는 신뢰 환경을 생성하는 것이 중요하다.[43]

도수물리치료사가 어떤 효과를 이끌어내려고 노력하던지 치료사는 검사-중재-재검사의 과정을 지속적으로 하여야 한다. 그림 2-14는 도수치료사가 환자의 반응에 기초하여 변수를 변화시키는 과정을 나타낸다. 치료사와 환자 간에 지속적인 재평가와 환자와 치료사 간의 협력은 환자의 반응에 의해 중재방법이 인도되도록 한다.

OMPT의 적응증 (INDICATIONS FOR OMPT)

도수물리치료를 구성하는 다양한 과정에 대한 적응증이 다양하지만 모든 형태에서 적용하는 일차적인 적응증은 도수과정을 통해 *운동을 정상화*하는 것이다. 정도를 벗어난 움직임이 있을 때 이러한 상태를 식별하고 해결하기 위한 OMPT 과정의 사용이 고려되어야 한다. 글상자 2-2는 근골격계 문제를 위한 관절가동기법의 사용을 위한 일차적 적응증을 요약하였다.

연부조직 가동술의 적응증 (Indications for Soft Tissue Mobilization)

*연부조직 가동술(soft tissue mobilization, STM)*의 최종 목표는 가동성의 정상화이다. 감소된 관절가동성은 *근막이 제한*될 뿐만 아니라 *수의근의 근방호*의 결과가 된다. STM은 이러한 제한과 운동에 대한 저항과 통증 감소에 역점을 두는 것이다. 더 구체적으로 STM은 **통증유발점(trigger points)**에 역점을 두어 사용되거나 또는 이 기법들은 근육의 근힘줄부위와 힘줄부위에 발생된 염증, 반흔, 또는 유착에 주로 사용될 수 있다. *가로마찰마사지(transverse friction massage, TFM)*는 주로 섬유증과 유착을 제거하는데 사용된다.[25] 이 기법들은 근육의 비정상 *휴식 긴장도*를 향상시키는데 상당히 유용하다. 근막 제한에 역점을 두면 근육이 더 큰 가동범위로 기능할 수 있기 때문에 *근 수행* 향상이 또한 기대된다.[44]

STM은 *포착신경병증*으로 될 수 있는 근막제한을 제거함으로써 근골격계의 정상기능을 회복하는데 중요하다.[44] 마찬가지로 STM은 *역행마사지(retrograde massage)* 기법을 통하여 말초 부종을 감소시키고, 흉추 흉곽 가동성을 향상함으로써 심호흡 기능을 향상시키는데 사용될 수 있다. 이 기법들은 손상에 대한 반응으로 관절 내에 발생한 염증과정을 감소하는데 또한 사용될 수 있다. 림프계 기능은 *도수 림프배액* 기법을 통하여 향상될 수 있다. 다양한 도수 연부조직 접근법과 관련된 원리와 과정은 13-16장을 참조한다.

글상자 2-2 관절가동술의 적응증

- 부수적 또는 생리적 운동 상실의 향상을 위해
- 척추의 닫힘이나 열림 장애 감소를 위해
- 정상적인 관절 관계 회복을 위해
- 증상 경감과 통증조절의 제공을 위해
- 통증 감소와 관절 관계 회복을 통한 운동기능 향상을 위해
- 가동성 향상에 의한 관절 내 구조에 영양 증가를 위해
- 근방호의 감소를 위해
- 질병이나 손상과 관련된 가동성의 점진적 상실을 줄이기 위해
- 개인이 독립적으로 할 수 없을 때 가동성을 유지하고 증가하기 위해
- 손상에 따르는 초기 가동성을 안전하게 독려하기 위해
- 좋은 결과의 전망에 대한 환자의 확신을 발전시키기 위해
- 다른 도수나 비도수 중재를 준비 또는 지지를 제공하기 위해

(출처: Wise CH, Gulick DT. Mobilization Notes: A Rehabilitation Specialist's Pocket Guide. Philadelphia, PA: FA Davis; 2009.)

관절가동술의 적응증 (Indications for Joint Mobilization)

관절가동술은 OMPT를 구성하는 것의 큰 비중을 차지하지만 OMPT와 같은 뜻은 아니다. 이 교재의 대부분은 부수적 운동, 그리고 생리적 운동과 복합된 부수적 운동 기법의 사용을 포함하는 관절가동술에 집중될 것이다. 관절가동기법은 신경생리학적 효과의 촉진을 통해 통증을 *완화*하고 *운동기능*을 증진하는데 사용될 수 있다. 이 기법들은 또한 근원적인 관절기능장애에 대한 반응으로 발생하는 *근방호*의 감소 효과가 있다. *위치이상*의 존재에서 관절가동기법은 정상적인 관절의 관계를 회복하는데 사용될 수 있다(글상자 2-2 참조).

안정화의 적응증 (Indications for Stabilization)

관절 내에 안정성을 증진하기 위한 목적으로 사용되는 중재는 전형적으로 비 도수적 방법을 통하여 제공된다(17장 참조). 동적안정 요법의 혼합에 추가하여 도수물리치료사는 인접한 저가동성 분절에 대한 관절가동기법을 사용할 수 있다. 추가로 OMPT는 안정화 운동 요법의 수행 동안 촉각 신호를 제공하는 형태를 취할 수 있다.

OMPT의 금기증과 주의 (CONTRAINDICATIONS AND PRECAUTIONS FOR OMPT)

OMPT의 사용과 관련된 대부분의 제약은 엄격한 금기증보다는 더 상대적인 주의점이다. 척추와 특히 목뼈에 OMPT의 수행을 결정할 때 특별한 주의를 하여야 한다. 환자를 선별하고 어떤 환자가 유익하고 특정 중재로 위험을 최소화할지를 판단하는 과정은 최고로 중요하다.

Hurley[45]은 모든 유용한 선별 검사가 등급 V의 경추 도수교정의 수행 전에 수행되어야 한다는 것에 88%의 물리치료사가 강하게 동의하는 것으로 판단하였다. 경추에 OMPT를 착수하기 전에 이들 기법의 수행을 단념하거나 금지하도록 하는 어떠한 요소의 존재를 식별하기 위하여 *4단계의 선별과정*이 주장되었다(글상자 2-3). 이들 선별과정의 수행과 관련한 본래의 위험성 때문에 이들의 사용은 이들 구조를 더 관련시키는 경우에만 이것들의 사용이 주장된다. 이 선별과정의 마지막 두 단계는 첫 번째 두 단계가 부정적 소견이 있는 경우에만 추천된다. 이 과정들은 민감도와 특이도가 부족하다는 것에 주목해야 한다. 이들의 사용을 지지하는 불충분한 근거 때문에 다른 사람들은 경추의 빠른 속도의 순간밀기 도수교정 수행과 관련된 합병증의 위험이 있을 것 같은 사람을 식별하기 위한 기준을 정하려고 시도해왔다.

일부는 선별검사로 경추 도수교정이 수행되는 유사한 자세를 취하도록 함으로써 도수교정을 가장한 자세의 사용을 제안하였다. Bowler 등[46]은 14명의 건강한 대상자에게 사전/사후 검사 단일집단 연구를 통하여 도수교정을 가장한 자세에서 혈류를 판단하기 위해 칼라 도플러 영상의 이중초음파를 사용하여 속목동맥과 척추동맥에서 혈류의 속도를 측정하였다. 결과는 회전한 동측 척추동맥에서 먼쪽 혈관저항의 상당한 감소($p<0.05$)가 나타남으로서 저자는 도수교정을 가장한 자세는 이들 동맥을 통한 혈류에 불리하게 영향을 미치지 않는 것으로 결론지었다.[46]

다른 사람들은 중요한 선별도구로서 외상의 병력과 뇌졸중과 관련된 위험 요소의 식별을 포함한 상세한 병력의 사용을 주장하였다. OMPT의 수행을 위한 금기증과 상대적인 주의점은 글상자 2-4에 열거하였다.

글상자 2-3 목뼈를 위한 4단계 재가동술 선별과정

- 1 단계: 병력 면담:
  - 류마토이드관절염, 다운증후군, 엘러스-단로스 증후군, 마르판증후군, 홍반루푸스, 강직척추염, 미만성특발성골격성뼈과다증(DISH), 척추관절병증, 암(>50세, 반응 실패, 설명할 수 없는 체중 상실, 이전 병력), 뼈밀도 관계(뼈엉성증, 스테로이드 사용, 만성콩팥기능상실, 폐경후 여성)
  - 임신 또는 분만 직후, 경구피임제, 항응고제 치료
  - 최근의 외상, 신경뿌리병(무릎 먼쪽), 말총증후군 (+B/B 징후)
  - 정지자세에 과민성(Cook, Paris)
  - 운동으로 급성통증, 외적 지지로 호전됨
  - 폄으로 어지럼증, 구역, 겹보임, 귀울림, 조음장애, 눈떨림이 옴
- 2 단계: 의학적 검사와 진단영상:
  - 실험실 가치는 전신질병을 제안 (1 단계 참조)
  - 단순방사선 촬영은 다음을 포함:
    - ***벌린-입 촬영:*** 치아돌기와 C1-C2가 보이게 함
    - ***가쪽촬영과 가쪽스트레스촬영:*** 평행선 관계와 고리뼈-치아 접점(>3 mm)이 보이게 함
    - ***빗면 촬영:*** 관절간부의 결함이 보이게 함
  - 미세한 병리를 식별하기 위한 자기공명영상(MRI), 컴퓨터촬영(CT), 섬광조영법
  - 척추기저허혈(VBI)의 탐지를 위한 도플러 초음파
- 3 단계: 분절 안정성을 위한 임상적 선별과정:
  - 샵-퍼서 검사
  - 에스핀넬 검사
  - 가로인대 스트레스 검사
  - 날개인대 스트레스 검사
  - 엎드려 허리뼈분절 안정성 검사
  - 앞쪽 허리뼈분절 안정성 검사
  - 뒤쪽 허리뼈분절 안정성 검사
  - 회선 허리뼈분절 안정성 검사
  - 엎드려 무릎 굽힘 검사
  - 축성압박 검사
  - 수동 척추뼈사이 가동성 검사(>등급 V)
  - 가동운동 사전배치
  - 부족한 운동의 질을 나타내는 AROM 평가
  - 지지하지 않고 비대의 띠가 있는 단계를 나타내는 촉진
- 4단계: VBI을 위한 임상적 선별 과정
  - 척추동맥 검사
  - 목 비틀림 검사

(출처: Wise CH, Gulick DT. Mobilization Notes: A Rehabilitation Specialist's Pocket Guide. Philadelphia, PA: FA Davis; 2009.)

글상자 2-4 등급 I-IV의 관절가동술에 대한 금기증과 주의

- 완전한 금기:
  - 관절의 과다운동 또는 불안정성이 의심되는 경우
  - 관절 염증 또는 삼출이 있는 경우
  - 딱딱한 끝느낌이 있는 경우
  - 의학적인 불안정성이 있는 경우
  - 반복 시도로 악화되는 급성 통증이 있는 경우
  - 급성 신경뿌리병증
  - 방사선상 뼈의 질병이나 골절이 발견되는 경우
  - 척추관절병증(강직성척추염, 척추증, 미만성특발성골격성뼈과다증[DISH], 척추관절병증)
  - 중추신경계 병리의 악화
  - 관절-융합 상태
  - 혈액응고 장애
- 상대적 주의:
  - 악성종양(>50세, 반응 실패, 설명할 수 없는 체중감소, 이전 병력)
  - 관절전치환술
  - 방사선으로 찾을 수 없는 뼈의 질병(뼈엉성증, 뼈감소증, 뼈연화증, 뼈화석증, 스테로이드 사용, 만성콩팥기능상실, 폐경후 여성)
  - 전신 결합조직 장애(류마토이드 관절염, 다운증후군, 엘러스-단로스 증후군, 마르판증후군, 홍반루푸스)
  - 임신 또는 분만직후, 경구피임제, 항응고 치료
  - 최근의 외상, 신경뿌리병(무릎이나 팔꿉 먼쪽), 말총증후군(+B/B 징후)
  - 새로 발달한 결합조직의 초기치유기
  - 신뢰할 수 있는 소통이 되지 않거나 중재에 반응하지 않는 사람(노인, 어린이, 인지력 손상, 언어장벽이 있는 사람)
  - 의존적 행태, 증상의 과장, 또는 민감성을 보이는 심인성 환자
  - 콜티코스테로이드의 장기간 사용
  - 치료 부위에 피부발진 또는 개방상처
  - 촉진과 안정화가 맞지 않는 증가된 통증수준

(출처: Wise CH, Gulick DT. Mobilization Notes: A Rehabilitation Specialist's Pocket Guide. Philadelphia, PA: FA Davis; 2009.)

환자 돌봄의 원리 (PRINCIPLES OF PATIENT CARE)

OMPT의 검사와 평가 원리 (Principles of Examination and Evaluation in OMPT)

OMPT 검사 (*The OMPT Examination*)

검사 과정에서 도수물리치료사의 첫 번째 책임은 환자의 상태가 물리치료를 받아들는지 판단하는 것이다.[47–49] 검사는 재활의 전체 과정을 위해 분위기(tone)를 맞춘다. 그렇게 함으로써 도수물리치료사는 열린 대화를 이끌어내는 전문가로서 편안한 환경을 생성할 의무를 수행하게 된다. 치료사는 상호작용하는 청취 접근법을 채택하며, 환자가 자신의 이야기를 진정으로 나눌 수 있도록 모든 시도가 환자에게 편안함을 주는 것이어야 한다.

치료사는 편견이 없는 검사를 수행하고 모든 자료가 얻어진 후에야 객관적 자료와 환자의 상태 간에 연관을 짓기 위해 노력하여야 한다.

대부분의 경우 검사에 최소 30–45분이 할당되어야 한다; 그러나 이것은 치료사의 경험 수준과 환자 상태의 본성에 따라 변할 수 있다. 포괄적인 OMPT 검사는 손의 숙련된 사용을 요구하므로 이 형태의 검사는 다른 접근법 보다는 더 시간집약적이 될 수 있다. 복잡한 양상을 보이는 환자의 경우 치료사는 첫째 날에 완전한 전체 검사 또는 중재의 시작을 강제해서는 안 된다.

검사를 수행하는 깊이를 판단하는 기준은 *첫 번째 회기를 안내 하기에 어떤 자료가 요구되는가?* 하는 질문에 대한 답에 기초한다. 도수치료사는 초기 검사 시에 각 상태의 모든 미묘한 차이를 완전히 이해하기를 기대해서는 안 된다. 더구나 첫날 시작하는 중재는 그 상태에 대하여 완전히 이해하려는 치료사의 능력을 방해하는 혼동 변수가 될 수 있다. 따라서 어떤 경우에는 적용되지 않을 수 있다. 종종 첫날에 얼마나 많은 중재가 제공되는지의 판단은 환자의 인내력의 수준에 따른다.

그러므로, 치료사는 검사의 소견을 환자에게 교육하고 예측되는 돌봄 계획과 예후를 제공하지 않으면 안 된다. 첫날에 환자 독립을 확보하는 첫 번째 단계로서 가정운동 프로그램의 교육이 종종 제공된다. 초기검사와 중재는 증상을 유발하므로 환자에게 검사의 착수를 알려야 한다. **24시간 규칙**이 검사와 이어지는 중재 둘 다에서 적용될 수 있다.

이 규칙은 어떠한 환자라도 발생하는 증상이 발생한지 24시간 이상 지속되지 않아야 하며 본질이 경미해야 한다. 저널에서의 기록조차도 증상 발생 후 수 시간에서 수일 안에 증상의 본질과 크기에 대하여 환자의 엄격한 주의가 요구된다. 환자의 내성과 반응의 수준은 이어지는 돌봄을 결정하는데 필수적이다.

검사/평가 과정의 3 Rs (*The Three Rs of the Examination/Evaluation Process*)

초점을 제공하기 위하여 도수물리치료사는 검사의 **3 Rs**로 알려져 있는 것이 무엇인지, 어떤 것이

(1) 생산할 수 있는 징후,

(2) 원인 부위,

(3) 반응 수준인지 확인하기 위하여 시도할 수 있다.

첫 번째와 최초로 도수물리치료사는 생성할 수 있는 **증상이나 징후**를 확인하기 위하여 찾는다. 생성할 수 있는 징후를 찾는 목적은 역학적 운동 장애의 존재를 확인하고 환자의 주된 불편을 자극하는 특정 자세, 운동, 행동을 식별하기 위한 것이다. 운동검사를 통하여 증상을 이끌어 내면 도수치료사는 환자에게 묻는다. "이것이 당신을 오게 한 그 통증입니까?"

검사평가 과정을 통해 판단해야 하는 다음 R은 **원인부위**이다. 운동 부분의 다관절계를 검사할 때 도수치료사는 병리의 특정 위치를 식별할 필요가 있다. 부위 또는 환자의 생산할 수 있는 징후와 관련된 부위를 식별하는 것은 도수치료사가 더 효율적이고 효과적으로 증상의 원인을 찾아갈 수 있도록 한다.

원인 부위를 식별하기 위하여 도수물리치료사는 환자의 재생되는 징후가 식별될 때까지 환자가 단독으로 그리고 반복적으로 AROM을 수행하도록 함으로써 시작한다. 치료사는 과압력과 반대압의 적용을 통해 주된 불편을 변화하도록 시도한다. **과압력**은 증상이 재현되는 방향으로 적용하며 **반대압**은 증상에 관한 운동을 저지하기 위하여 고안된 힘을 적용하는 것을 포함한다. 특별히 적용된 도수 힘으로부터의 주된 징후/증상의 변경은 병의 원인부위에 대한 값진 정보를 제공한다. 이 과정들을 수행하는 동안 증상의 완화가 나타나면 그 검사는 중재가 될 수 있다.

이 평가과정의 세 번째 R은 운동에 대한 증상의 **반응과 관련성**이다. 평가의 이 요소는 치료사가 재연할 수 있는 증상과 운동 간의 관계와 민감성의 수준을 판단하도록 허용한다. 숫자적 통증 등급 척도(NPRS), 증상이 기준선으로 돌아오는 시간의 정도, 증상을 높이도록 하는 활동의 유형, 증상 기시부로부터의 방사, 또는 운동의 범위와 증상의 발생 간의 관계는 환자의 반응 수준을 기술하기 위해 사용될 수 있다. **낮은 반응**은 1~10 척도에서 3보다 작은 통증 또는 끝범위에 도달할 때 또는 후에 통증의 개시로 이루어진다. **높은 반응**은 조직 저항 전에 발생하는 6 이상의 통증 또는 증상의 기준선으로 돌아오기 전에 충분한 시간이 요구되는 통증이다.[7,8]

재연할 수 있는 징후는 어떤 활동이나 동작이 손상되었는지 치료사가 이해하는 것에서 " 어떤" 이라고 하는 질문에 답이 된다. 원인부위는 치료사가 증상의 기원이 되는 위치를 이해하는 것으로 "어디에" 라고 하는 질문에 대한 답이 된다. 반응의 수준 평가의 중요성은 치료사가 증상의 민감성을 이해하고 얼마나 과감한 중재를 제공할 수 있는지 이해하는 것을 돕고 "얼마나" 라고 하는 질문에 대한 답이 된다.

감별진단의 과정에서 운동에 대한 환자의 증상 반응을 이용한 이 모델은 병리해부의 이해를 요구하지 않기 때문에 유용하다. 이것은 진단영상의 도움 없이 알아내려는 시도이다. 더구나 진단영상은 가-양성 소견 또는 기능과 관련이 없는 진-양성 소견을 보일 수 있다.[50–52] 증상-재연 모델은 각 중재의 효과를 판단하고 시간 경과의 의미 있는 변화를 보여주는 것으로 반복적으로 수행될 수 있는 임상적 과정을 사용함으로써 즉각적인 임상적 관련성을 인정하는 수단으로 제공한다.[47–49,53–56]

OMPT 중재의 원리 (Principles of Intervention in OMPT)

돌봄의 연속체 내에 OMPT의 역할 (The Role of OMPT Within the Continuum of Care)

이 교재를 읽는 것으로 OMPT는 대단한 만병통치로 잘못 해석될 수 있다. OMPT의 특수성은 기능을 증진하기 위한 상당한 희망을 가지지만 그것은 중재 전략의 우리 도구상자 내에 있는 하나의 도구일 뿐이다. 이 교재에서 채택하고 있는 원리와 실행은 임상적으로 나타난 노력의 결과이지 항상 경험적으로 입증되지는 않는다.

OMPT 기법은 다른 중재의 *준비*로 즉, 일차적인 *수정된* 중재로서 또는 일차적인 중재의 *후속조치*에서 지지하는 중재 방법으로서 사용될 수 있다. 수동적 중재와 능동적 중재의 병합은 환자가 그들 자신의 돌봄에 책임을 지도록 하는 것으로 중요하다. 돌봄의 연속체 내에서 OMPT와 같은 수동적 중재의 사용은 종종 재활과정의 초기에 가장 잘 사용되고 능동적 중재는 더 나중에 사용된다. 퇴원 전에 능동적 방법을 통하여 진전을 유지하는데 필요한 도구를 환자에게 제공하는 것은 치료사의 의무이다.

OMPT 중재의 내성 평가 (Assessing Tolerance for OMPT Intervention)

특별히 초기 중재 단계 동안 치료사는 Kaltenborn에 의해 지지되는 시험적 중재 모델을 따라야 한다. *시험적 중재*는 환자의 내성을 평가하기 위하여, 그리고 검사와 평가를 하는 동안 빈틈없는 임상추론 과정을 통하여 확립된 가설을 확정하기 위하여 고안된 낮은 용량의 중재를 말한다. 이들 중재는 환자 상태의 한 가지 측면에만 가해지도록 고안되며 환자가 실제로 요구되는 것보다 약 50%~75% 적은 방법으로 수행된다. 이 기법에 대한 즉각적인 환자의 반응을 확인하며 환자는 치료에 반응할 때가지 증상을 감시한다. 시험적 중재에 대한 환자의 반응으로 중재를 유지하거나, 진전시키거나, 그만둘 것인지를 판단한다.

OMPT 중재의 일반적 추천 (General Recommendations for OMPT Intervention)

OMPT 중재의 일반적 추천은 ***Maitland-Australian Physiotherapy Seminars (MAPS)*** 접근법으로부터 가져온 것이다.[57–59] 이것은 글상자 2-5에 열거되어 있으며 이 교재 내에 논의된 어떤 접근법으로도 적용될 수 있다. 이 추천으로부터 온 공통의 주제는 도수적 중재를 수행할 때 가능한 최소의 힘을 사용하고 가능한 가장 좋은 특정 운동을 시도한다는 것이다. 환자 평가에서 첫 번째 단계로서, 그리고 중재의 가장 중요한 요소로서 강조되는 것이 있다. 개인적으로 가장 유익할 것으로 보이는 특정 중재를 선택하는 과정은 실제적인 중재 그 자체 보다 더 중요하다. 중재를 하는 동안 각 기법과 이전의 기법의 효과가 확정된 후에 만이 가해지는 새로운 기법의 효과를 확인하기 위한 지속적인 평가가 적용된다. 검사, 중재, 재검사의 과정은 각 중재 회기의 과정 전체에 반복적으로 행해진다.

글상자 2-5 OMPT 수행의 일반적 추천[57-59]

- 특정 기법으로 가장 도움이 될 환자를 선택하는 것은 기법 자체보다 더 중요하다.
- 가장 제한된 부위와 방향에서 시작한다.
- 중재 직후부터 24시간 증상을 감시하고 내성을 다음 중재에 기초로 한다.
- 중재에 대한 반응으로 가동성의 실질적인 향상이 있다면 욕심내지 않는다. 더 하기 위하여 다음 방문까지 기다린다.
- 첫 번째 기법의 효과가 결정된 후에만 두 번째 기법이나 중재를 추가한다.
- 원하는 효과를 생성하기 위하여 가능한 한 작은 힘을 사용한다.
- 공격성을 판단하기 위하여 통증과 저항 간의 관계를 이용한다.
- 개인이 자기 자신의 돌봄에 대하여 책임을 지도록 허용한다. 능동적 중재를 가능한 한 빨리 시작한다.
- 도수치료 중독이 되는 것을 피한다. 도수 중재를 과사용하지 않는다.
- 각 기법의 효과를 평가하는 가장 좋은 방법은 검사-중재-재검사 과정을 따름으로서 각 회기 전체에 지속적으로 재검사를 한다.
- 편견을 가진 검사로 들어가지 않는다. 환자의 표현이 당신의 평가와 돌봄 계획을 안내하도록 한다.
- 각 기법은 포기하기 전에 적어도 두 번은 수행한다.
- 첫째 날에 전 검사를 완료하고 중재를 시작할 필요가 있다고 생각하지 않는다. 당신은 교육하고 충고하기 위한 충분한 정보만 필요하다. 첫째 날에 중재에 대한 환자의 반응은 검사로 인한 효과와 혼동된다.
- 인접 구조에 효과를 감소하기 위한 가동술을 할 때 특이성을 사용한다. 가능하다면 잠금 기법 사용을 고려한다.
- 중재를 위한 안내로, 그리고 선택된 중재의 효력을 확인하기 위한 종속변수로서, 검사소견의 임상적 관련성을 확인하기 위하여 운동에 대한 환자의 증상반응을 사용한다.

(출처: Wise CH, Gulick DT. Mobilization Notes: A Rehabilitation Specialist's Pocket Guide. Philadelphia, PA: FA Davis; 2009.)

OMPT 중재의 준비
(Preparation for OMPT Intervention)

치료사의 준비 (Therapist Preparation)

도수물리치료사는 도수치료 수행의 결과로 오는 개인적인 신체적 스트레스를 알고 있어야 하며, 손상을 피하기 위한 모든 측정을 하여야 한다. 이러한 중재는 다양한 신체 형태의 개개인에게 지속적이고 반복적인 힘의 적용을 요구하는 직접적이고 개별적으로 숙련된 돌봄을 요구한다. 선택된 중재로 가장 효과가 있을 것 같은 개인을 선택하는 것은 특정 기법을 결정하는 것보다 우선된다. 수행되는 특정 도수기법 보다는 대상자가 도수적 중재로 효과가 있을 것으로 예상되는 집단에 속한다는 것을 식별해내는 것이 더 중요하다. 도수치료의 비결 국면은 임상적으로 관련된 자료와 환자반응에 기초한 비판적 사고의 전반적인 과정을 통하여 환자 접촉 전에 발생한다. 이 교재의 22-30장에 기술된 기법은 임상적으로 특화된 이 영역을 착수하는 것을 돕도록 고안된 임상적으로 유용한 기법들의 필수적인 기술을 제공한다. 그러나 요구가 발생하면서 새로운 기술 발전에도 치료사는 기본적인 원리를 적용하도록 권유받고 있다. Maitland는 "기법들은 아이디어를 짜서 낸 기발한 재주"이라고 주장하였다.[7,8]

특정 기법의 적용을 착수하기 전에 도수물리치료사는 치료사가 각 기법의 이상적 수행을 상상하는 *정신적 형상*의 과정을 시작해야 한다. 효과를 보장하기 위하여 도수물리치료사가 근면하고 사려 깊은 실행을 시작하는 것은 중요하다.

치료사의 신체 역학 (Therapist Body Mechanics)

연부조직이나 관절의 가동운동 동안 힘은 치료사의 상지로부터가 아니라 발, 다리, 그리고 몸통으로부터 시작되어야 한다. 팔은 주의 깊게 적용되는 힘을 운반하기 위하여 고안된 다연결고리체계에서의 마지막 요소이다. 적절한 치료사의 위치를 촉진하기 위하여 치료사가 기대거나 뻗치는 것을 피하도록 처음에는 환자와 가능한 한 가까이에 위치하여야 한다. 도수물리치료사는 검사와 중재를 하는 동안 모든 그들의 주의가 그들의 손을 통하여 인지하는 것을 향할 있도록 습관적으로 효과적인 자세 정렬을 채택해야 한다. 도수기법을 수행할 때 치료사는 한 발을 앞으로 하고 무릎을 약간 구부린 **한걸음 선 자세**(stride-stance position)나 양발을 일직선상에 어깨 너비로 넓게 벌리고 무릎을 약간 구부린 자세인 **양다리 벌리고 선 자세(straddle-stance position)**로 서는 것이 유리하다. 이 방식에서 환자에 대한 치료사의 수직 방위는 무릎 굽힘 각도로 조절할 수 있고, 횡방향 방위는 뒷발에서부터 앞발로 체중을 이동함으로써 조절할 수 있다. 치료사가 가동운동 될 신체의 접촉지점을 향하도록 몸통을 회전하기 보다는 치료사의 발을 움직일 수 있다. 적용되는 힘의 크기 변화는 체중을 이용하며, 단순히 팔의 힘을 증가시켜 적용하지 않는다. 치료사 자세를 통한 빈도 변화 또한 다관절을 통해 부하를 더 분산하는 것이 추천된다. 한걸음 선 자세와 양다리 벌리고 선 자세를 취하는 동안 치료사는 가로배근 동원에 의한 척추 안정을 위하여 복부로 숨을 들이쉬고 몸통을 세운 자세를 유지해야 한다. 때때로 오랜 기간 동안 이 자세를 사용할 때에는 테이블 쪽으로 기댐으로서 치료사의 거의 모든 체중이 앞다리에 실릴 수 있는데 이것을 **한걸음 앞으로 기댄 자세(stride-forward lean position)**라고 한다(그림 2-28).

선 자세 기법을 사용하던 앉은 자세 기법을 사용하던 치료사는 기법의 마지막 위치를 마음속에 고려하여야 한다. 이것은 치료사가 안전하고 효과적인 방법으로 시작부터 끝까지 기법을 수행하는 것을 허용하는 자세가 되어야 한다는 것을 말한다. 한걸음 선 자세나 양다리 벌리고 선 자세를 유지하는 동안 치료사는 방향 변화를 준비하여야 한다. 이것은 발의 볼을 통한 체중지지에 의해 가장 잘 성취될 수 있다.

치료사 손의 위치 (Therapist Hand Position)

치료사가 채택하는 **손의 위치**는 치료사와 환자 둘 다의 편안함을 위하여 필수적이다. 치료사의 재량에 의한 무수한 기법들은 종종 다양한 다른 손의 위치를 보증한다. 일반적인 규칙으로서 치료사의 아래팔은 적용되는 힘의 방향으로 위치하여야 한다(그림 2-15). 그러므로 아래팔의 방향은 종종 관절의 치료면의 위치를 나타내는 것이다. 연부조직 가동술을 시행할 때 지속적인 압력이 요구되는 큰 부위를 위하여 *주먹*이나 *팔꿉의 압력*을 사용하는 것이 유용할 수 있다(13장 참조). 이 부위들은 접촉 되먹임에 민감하지 않기 때문에 이 접촉을 사용할 때 치료사는 환자의 반응을 감시하는 것이 중요하다. 연부조직 가동술을 하는 동안 종종 MP와 IP 관절을 약간 굽힌 자세를 유지하는 **손가락-굽힘 자세**를 사용하는 것이 가장 좋다. 몇몇 장치들은 연부조직 가동술을 수행하는 동안 손가락과 엄지의 관절을 지지하는 것을 돕는데 유용하다(그림 2-16). 가장 흔히 사용되는 손의 자세 중 하나는 **콩알뼈 접촉자세(pisiform contact position)**이다. 콩알뼈의 바로 먼쪽의 손가락을 펴고 손목을 말단 폄으로 고정하고, 새끼두덩 융기 부위를 가동운동할 부위 위에 위치한다. 이 부위는 환자에게 편안한 접촉을 허용하며 손목 폄을 통해 발생하는 손가락과 손의 관절을 통한 스트레스가 감소되도록

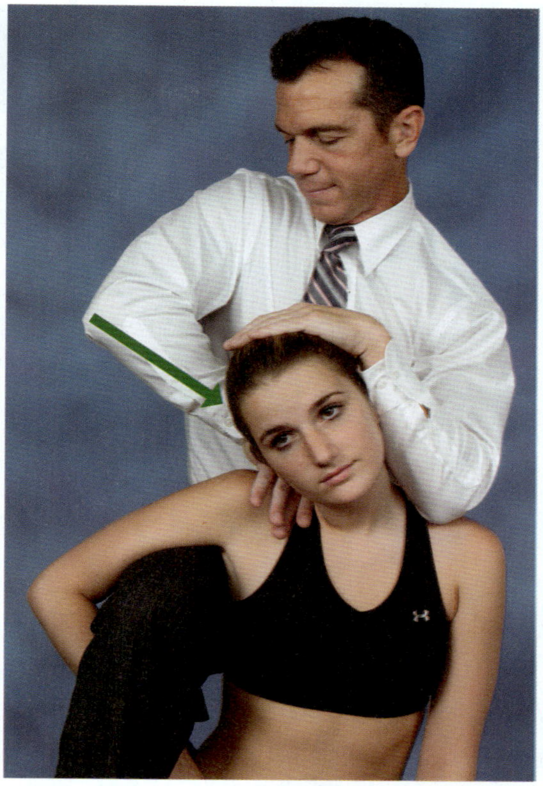

그림 2-15 치료사의 아래팔의 위치는 힘이 적용되는 방향을 지시한다.

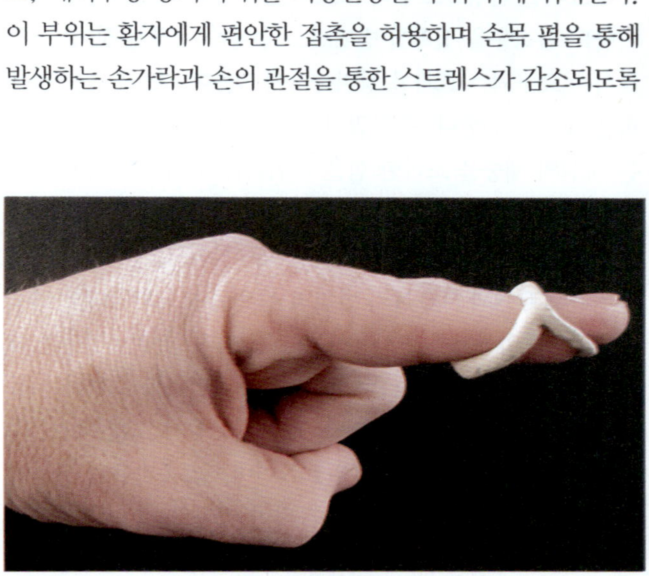

그림 2-16 관절가동술을 위한 손가락 보호대.

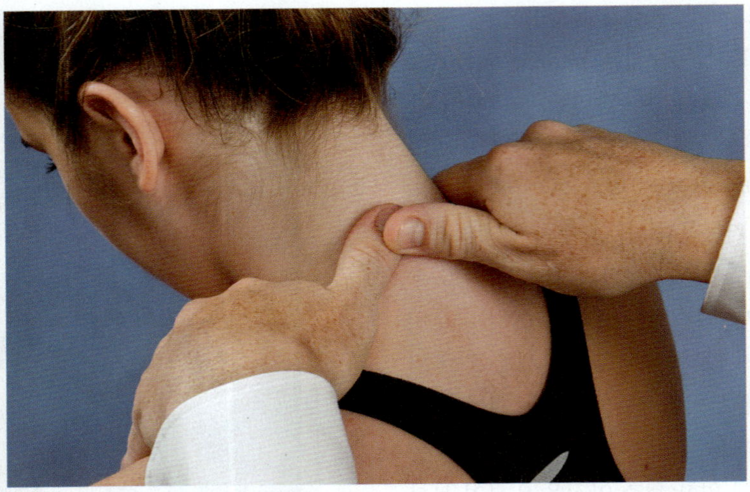

그림 2-17 엄지-위-엄지 위치.

한다. 흔히 사용하는 또 다른 손의 자세는 **엄지-위-엄지 자세(thumb-over-thumb position)**이다(그림 2-17). 이 자세로 *둠비-엄지 (dumby-thumb)*는 가동되는 특정 분절 위에 접촉을 만들며, 힘 적용 엄지는 둠비-엄지를 접촉하고 가동운동의 힘을 적용한다. 이 자세는 갈비복장관절, 목뼈사이관절, 또는 손과 발의 관절 같은 작은 관절을 가동운동할 때 유용하다. 관절을 가동운동할 때 때때로 **피부-잠금 기법(skin-locking techniques)**이 사용된다(28장 참조).

힘의 적용 (Application of Force)

치료사를 손상으로부터 보호하는데 가장 효과적인 방법은 아마도 힘적용을 정확한 방법으로 수행하는 것일 것이다. 치료사는 요구되는 효과를 성취하기에 *가능한 최소의 힘*을 사용하는 것을 추천한다. 순간밀기 도수교정을 하는 동안 치료사는 자신의 체중을 초과한 힘을 발휘하는데 이것은 어떤 특정 방향에서 변형을 생성한다.[60] 목뼈 순간밀기 도수교정을 하는 동안 전달되는 최대 힘은 약 100~150 N이고,[61] 척추의 다른 부위는 400 N과 500 N의 범위의 힘으로 보고되었다.[62] 연구에 의하면, 임상가들이 사용하는 전체 최대 힘에는 상당한 다양성이 있다.[63] Herzog 등[63]은 등뼈 순간밀기를 수행하는 동안 압박 패드를 사용함으로써 평균 최고힘이 238.2 N이고, 목표 부위의 국소부 최대힘은 5 N이며, 힘 증가율의 평균이 1,368 N/sec라고 하였다.[63] 추가적인 결과로 접촉부 증가는 힘 증가로 나타나서, 목표 분절 위에 힘을 국소화하는 능력에 의문을 제기한다.[63]

등뼈에 공동(cavitation)을 달성하기 위하여 상대적으로 잠깐 동안 평균 400 N의 힘이 성취되어야 한다는 것이 보고되어 왔다. Forand 등은 등뼈 순간밀기 도수교정을 하는 동안 남성과 여성 카이로프랙터들 간에 힘을 비교한 결과 제공되는 평균 힘에서 성별에 따른 차이가 없다는 것을 알았다.[64]

Symons 등은 5구의 사체 표본에서 순간밀기를 하는 동안 척추동맥에 부닥치는 힘의 측정을 시도하였다. 그 결과 OA 수준에서 척추동맥에 평균 6.2%의 변형이, C6 수준에서 2.1% 변형을 나타냈다. 트러스트 동안 받는 값은 척추동맥 검사를 포함하는 도수교정 운동전 검사에서 기록되는 것보다 낮았다.[65] 추가적으로, 이 결과들은 트러스트를 하는 동안 사용되는 표준 부하는 역학적 파산의 원인이 될 수 있는 것보다 사실상 덜하다는 것을 제안한다.

요구되는 힘의 양을 감소하는데 가치가 있는 또 다른 개념은 이 장의 초기에 기술된 잠금과 안정화의 사용을 포함한다. 초심자들을 위하여 **1×1×1×1 규칙**을 따르는 것이 중요하다. 이것은 도수물리치료사가 한 시점에 한 방향으로 한 관절을 움직이기 위해 한 손을 사용하는 것을 말한다.

환자 준비 (Patient Preparation)

많은 OMPT가 수동적이기 때문에 환자들은 시작부터 최대기능을 성취하기 위한 책임의 부담이 그들의 손에 있다는 것을 이해하는 것이 중요하다. 검사로부터의 소견과 근거에 의해 알려진 정보로 현실적인 예후를 환자에게 제공하는 것은 거짓 기대를 줄이기 위해 중요하다. 환자는 잠재적으로 사적인 감각을 자극할 수 있는 어떠한 기법도 또한 알아야 하며 적절한 복장에 대하여 알아야 한다. 모든 과정에서 예측되는 이익뿐만 아니라 어떠한 모든 부작용과 위험도 항상 재조사하여야 한다. 그리고 환자들은 보복의 두려움 없이 어떠한 중재도 거절할 기회가 주어져야 한다. 도수 중재의 시작 전에 각 환자와 긍정적이고 열린 관계(rapport)로 발전하는 것은 성공적인 결과를 확보하기 위하여 중요하다.

환자가 돌봄의 계획에 대해 알게 된 후에 환자의 적절한 자세와 모양을 취해야 한다. 중재를 위한 가장 적절한 자세를 판단하는데 사용하는 요소는 중재의 목적, 환자의 편안함, 치료할 부위, 이용할 수 있는 장비, 환자에서 나타나는 상태, 환자의 성별, 그리고 환자의 선호를 포함한다. 환자가 안락하게 자세를 취하는 것은 중재하는 동안 최대 이완을 확보하기 위해 필요하다. 이용할 수 있고 손이 미치는 곳에 필요한 장비를 가지고 있는 것은 각 위치에서 미세조정하기 위해 필수적이다. 베개, 수건, 시트, 받침(bolsters)의 사용이 이상적인 자세를 확보하는데 필수적이다.

바로 누웠을 때 환자의 구부린 무릎 아래 받침이 종종 사용된다. 바로 누운 자세에서 환자의 머리와 목은 별도로 지정하기 않으면 약 30° 굽힌 생리학적인 중립위치로 하는 것이어야 한다. 엎드린 자세에서, 베개는 종종 배 밑에 두는 것이 가장 유용하다. 환자가 엎드린 자세에서 등뼈의 가동운동을 수행할 때 지지를 위해 베개를 등뼈 아래에 세로로 둘 수 있다. 엎드린 자세에서 목뼈는 종종 증가된 부하를 받기 쉽다. OMPT 기법의 수행을 위해 이 자세가 요구될 때 환자의 머리와 목이 중립자세에서 환자가 편안하게 숨을 쉴 수 있는 안면부를 도려낸 테이블을 사용하는 것이 최선이다. 이러한 테이블을 이용할 수 없다면 몇 가지 값싼 다른 방도를 찾아볼 수 있다. http://www.sammonspreston.com/Supply/Product.asp?Leaf_Id=920983#에서 찾은 *엎드린 자세 베개*(Tumble Forms 2) (그림 2-18), 또는 http://www.bannertherapy.com/ProductInfo.aspx?prone-pillow-by-chatt&number = 48 - 100에서 찾은 *엎드림 베개* (Max-Relax)가 어깨와 목뼈를 중립으로 지지해주며 완전하게 휴대용이다.

환자가 등에서 묶여진 치료 가운을 입는 것이 대부분의 OMPT 중재를 수행하는 동안 유용하다; 그러나 도수 중재를 받는 모든 신체 부분이 완전히 노출되는 것을 추천한다. 이것은 특별히 기법의 수행에 피부 접촉이 필수적인 연부조직 기법을 수행할 때 필요하다. 가운은 젖히고 가운의 경계를 따라 접혀진 타월을 그곳에 위치시킴으로서 치료할 부위를 노출한다.

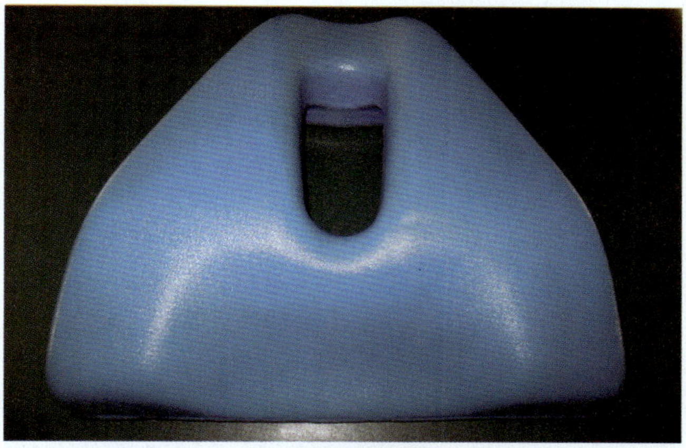

그림 2-18 엎드린 자세 베개.

이 교재에서 우리는 여성 특유의 내부 도수중재와 도수 림프배액 기법과 같은 OMPT의 더 특수화된 형태의 내용은 포함하지 않았다. 이러한 중재는 이 교재의 범위를 넘어선 교육을 필요로 한다.

장비와 보급품 (*Equipment and Supplies*)

도수치료사를 위한 가장 유용한 일부의 장비는 아마도 중간 크기의 테리천 타월이 될 것이다. 타월은 환자의 프라이버시를 위해 신체부분을 적당히 덮어주는데 사용될 수 있다. 예를 들어, 요추와 골반을 치료할 때 환자가 자신의 바지춤을 풀도록 할 수 있다. 환자가 엎드린 후에 환자의 바지 허리선에 타월을 덮어주고 원하는 수준까지 내려서 그 부위를 노출하는데 사용될 수 있다. 타월은 또한 접어서 가동운동을 할 때 환자가 편안하게 패드를 대는데 사용될 수 있다. 타월은 또한 말아서 안정성이나 신체 부분의 지지를 위해 받침으로 사용될 수 있다. 얇은 타월이나 베갯잇은 척추 기법을 하는 동안 치료사의 손가락을 통하여 흔들어짐으로써 손가락의 과다 굽힘을 예방할 수 있다. 마지막으로 타월은 환자/치료사의 프라이버시를 보존하기 위하여 환자와 치료사 간의 보호 장벽으로 사용될 수 있다.

값싸지만 귀중한 또 다른 장비는 3/4~1인치 두께와 5×7인치 크기인 중간 밀도의 폼이다. **가동운동폼**(그림 2-19)은 신체 돌출부나 압통부위에 수행되는 가동운동의 편안함을 향상시키기 위하여 상당히 중요하다. 가동운동폼은 또한 가동운동 되는 구조에 접촉을 향상시키고 미끄러짐을 방지해준다. 이 장치는 위팔어깨관절과 척추 관절, 특히 목을 가동운동할 때 유용하다.

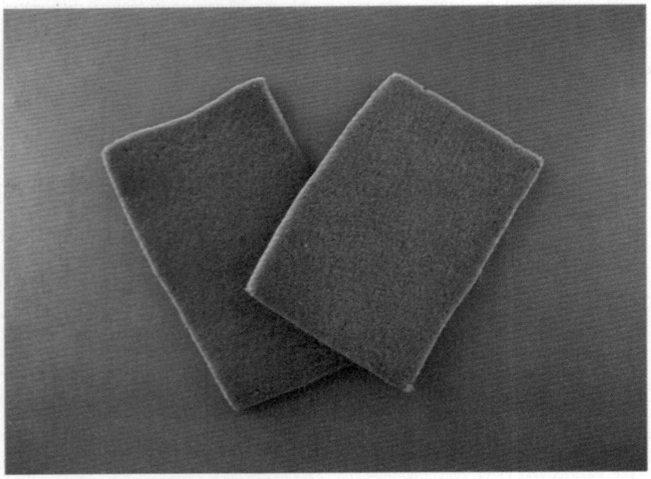

그림 2-19 가동운동폼.

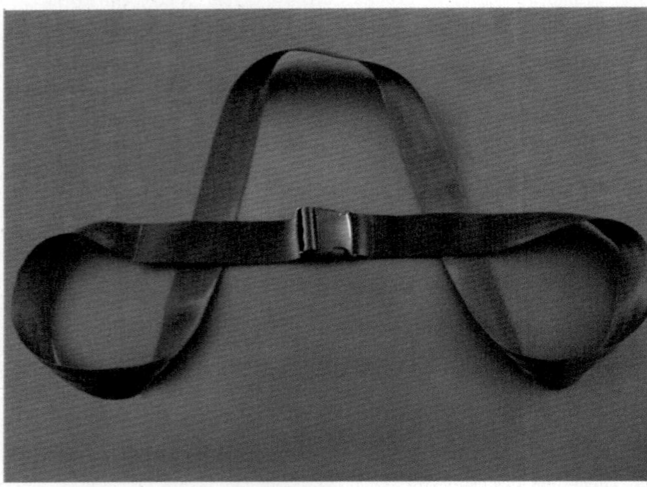

그림 2-20 가동운동벨트(Mobilization belts).

가동운동벨트(그림 2-20)는 또한 상당히 유용한 장치이다. 가동운동벨트는 더 큰 관절을 가동운동 할 때 치료사의 힘-생성 능력을 향상시켜준다. 이 벨트들은 환자에게 편안함을 주고 큰 표면을 확보하기 위하여 적어도 3~6인치 폭과 72인치 길이가 되어야 한다. 벨트를 위치한 후에 종종 작은 조정이 필요하기 때문에 그것들은 또한 쉽게 조정할 수 있어야 한다. 접은 타월이 종종 같은 목적으로 제공되기 때문에 이 벨트들은 잘 사용되지만 필수적이지는 않다. 벨트는 전형적으로 치료사의 몸통, 골반, 또는 다리에 두르고 가동운동되는 가장 몸쪽 분절에 고정한다. 인접부를 안정시키고 치료사가 부드럽게 기대거나 환자로부터 멀리 움직임으로써 벨트를 통해 힘이 전달된다.

종종 고려되지 않고 치료하는 치료사의 시야에 밖에 있는 요소로서 적절한 *치료테이블*의 선택이 있다. 일반적으로, 치료테이블은 안정되고, 닦기 쉽고, 위와 옆에 패드가 고밀도 폼으로 잘 되어 있으며, 크기가 적어도 28×72인치가 되어야 한다. 이상적으로 치료테이블은 높이조절이 되고 환자가 엎드릴 때 최적의 자세를 위하여 안면구멍이나 추가적인 안면보호 부착물을 포함하여야 한다. 적절한 테이블 높이는 환자와 치료사의 크기, 그리고 수행될 기법의 형태에 따라 다양할 수 있다. 일반적으로 테이블의 평균 작업 높이는 치료사가 바로 선 자세에 있을 때 손가락 끝이 닿을 정도가 되어야 하지만, 치료사의 무릎만큼 낮게 조절할 수 있다. 비용이 증가하지만 또한 바람직한 추가적인 형태는 전기로 높이조절을 하고 치료사가 환자의 몸통이나 다리를 시상면이나 이마면으로 움직일 수 있는 다면 분할 조절 테이블이다. *Cardon 가동운동테이블*(그림 2-21)이 표준의 비조절 치료대를 대체하는 것으로 추천된다. 이 테이블의 끝 마디는 수평면에서 25° 올릴 수 있으며 또한 장축에서 양쪽으로 15° 회전할 수 있다. 끝 마디는 장축을 따라 뒤나 앞으로 움직일 수 있다. 각 테이블 위치는 독립적으로 고정할 수 있다. 이 테이블을 사용할 때 운동 능력의 넓은 정렬은 치료사가 손이 자유로우면서 모든 기법을 정확하고 쉽게 수행할 수 있게 된다. 테이블의 조절은 양쪽으로부터 접근하기 쉽고 전기 높낮이는 21인치에서부터 31인치까지 조절된다. 테이블의 명세서는 80×25인치, 115V, 60Hz, 2.2A이다. 표준테이블보다 더 비싸지만 Cardon 가동운동테이블은 환자와 치료사의 개인적인 필요를 충족시키기 위하여 치료사가 쉽게 테이블을 조정하는 능력을 제공하는 OMPT의 실행에서 귀중한 부속품이다.

연부조직을 가동운동할 때 치료사의 치료손과 환자의 피부 사이에서 발생하는 미끄러짐 정도를 조절하기 위해 마사지크림이나 윤활제가 사용될 수 있다. 선택된 윤활제는 저자극성이고, 무취이며, 위생적인 방법으로 제조되어야 한다. 대부분의 연부조직 가동술의 적용에서 사용이 추천되는 두 가지 윤활제는 *Free-Up*(그림 2-22)과 *Fascia Free*이다(Institute of Physical Art Inc., Steamboat Springs, CO). 많은 상표의 윤활제가 있지만, 이 두 상표가 빈번한 재적용이 필요하지 않고 기름기가 없으며, 무취의 성질이 있기 때문이다.

위에서 기술한 바와 같이 안정화는 효과적인 관절가동술의 필수적인 요소이다. 그 목적을 위해, 많은 도수치료사들

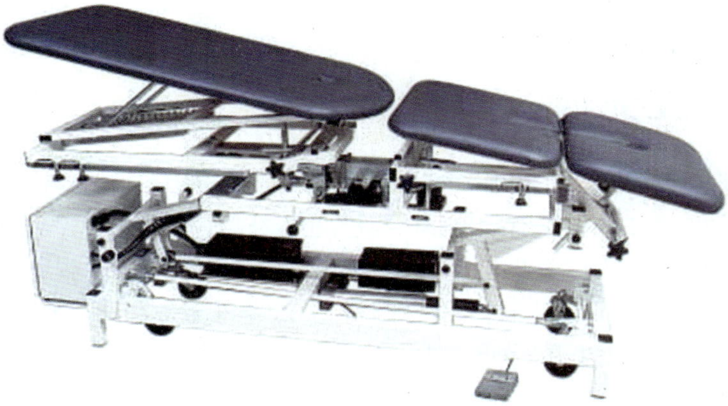

그림 2-21 Cardon 가동운동 테이블. (#R27841, Cardon Rehabilitation Products Inc, Niagara Falls, NY). at: www.cardonrehab.com/Products/Treatment-Tables-Medical-Rehabilitation-Products/Manual-Therapy-Tables/Manual-Mobilization-Rehabilitation-Medical-Treatment-Table.html.

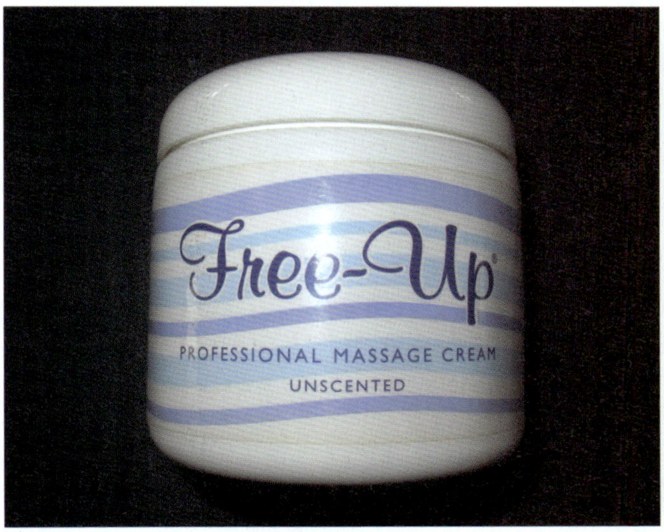

그림 2-22 Free-Up 연부조직 가동운동 윤활제. (출처: PreFak Products Inc, Oceanside, CA).

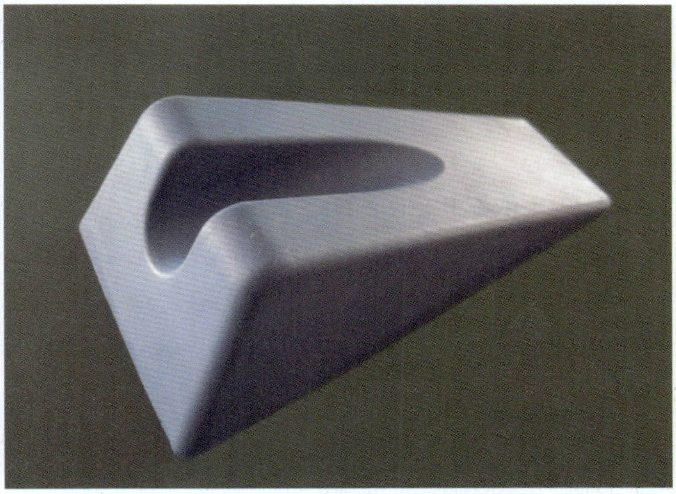

그림 2-23 안정화쐐기(Stabilization wedge).

이 이 기법들을 수행할 때 **안정화쐐기**를 사용한다(그림 2-23). 안정화쐐기의 사용은 원래 Kaltenborn에 의해 추천되었다(6장 참조). 안정화쐐기는 전형적으로 압력을 제거하기 위한 고랑이 있는 견고한 고무로되어 있으며 치료테이블과 가동운동 할 신체부분의 사이에 위치한다. 이 장치는 치료사의 손이 치료의 다른 쪽에 참여하는 것이 더 가능하도록 함으로써 안정화 기법의 수행을 향상시킨다. 쐐기의 사용은 어깨와 척추의 가동운동을 할 때 특히 유용하다.

이 표준 제작물에 추가하여 **자가-가동운동띠**(그림 2-24)와 같은 추가적인 품목이 척추의 손상이 있는 개인을 위해 이들 활동을 돌봄의 계획으로 병행하려 할 때 또한 유용할 수 있다. 이러한 기법은 Mulligan에 의해 채택되었으며 이 교재의 10장에 기술되어 있다.

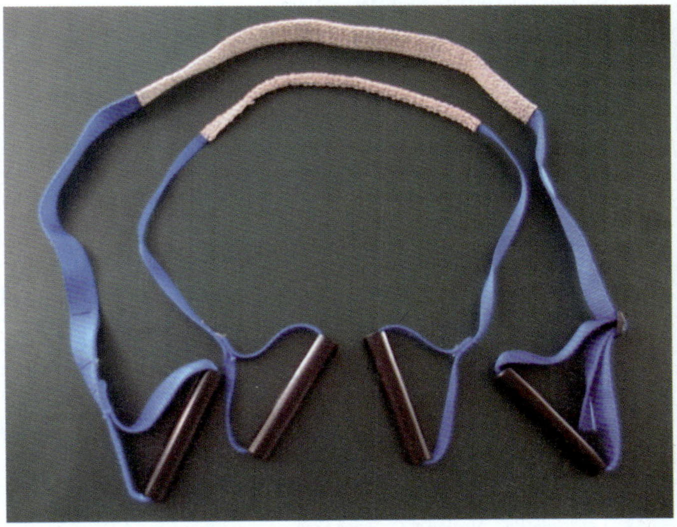

그림 2-24 자가-가동운동띠(Self-mobilization straps).

결론
CONCLUSIONS

이 장의 목적은 정형도수물리치료의 효과적인 수행에 가장 필수적이라고 간주되는 원리를 독자에게 제공하기 위한 것이다. 그 목적을 위해 이 교재 전체에서 사용된 용어는 조작적으로 정의되었고, 기술된 OMPT 실제와 관련된 중심이론적인 토대, 그리고 임상실습과 관련된 원리를 복습하였다. 이 장은 이 책의 나머지 전체에 걸쳐서 뒤따르는 OMPT 접근법들 각각에서 적용되는 중요한 원리를 포함한다. 독자들은 뒤따르는 더 특수한 정보에 착수하기 전에 이 장에 정통하기를 추천한다. 독자들은 도수물리치료 내에서 효과적인 환자 돌봄을 위해 요구되는 기술들을 진정으로 발전시키며, 정신운동능력의 발달이 요구된다는 것을 깨닫게 된다. 주의 깊은 연구, 개념과 원리의 적용, 그리고 안내된 연구활동과 사례연구로 이 교재가 정형도수물리치료의 임상실습과 관련된 인지적, 감정적, 정신운동 기술의 발달을 위한 귀중한 자원이 될 것이라고 예상된다.

참고 문헌 (REFERENCES)

1. Mennell J. *Back Pain: Diagnosis and Treatment Using Manipulative Techniques*. Boston, MA: Little, Brown; 1960.
2. Grieve G. *Modern Manual Therapy of the Vertebral Column*. London, England: Churchill & Livingston; 1986.
3. Salter RB. *Textbook of Disorders and Injuries of the Musculoskeletal System*. 2nd ed. Baltimore, MD: Williams & Wilkins; 1983.
4. Farrell J, Jensen G. Manual therapy: a critical assessment of the role in the profession of physical therapy. *Phys Ther*. 1992;72:843-852.
5. APTA. Manipulation Education Committee. *Manipulation Education Manual*. APTA Manipulation Task Force; 2004.
6. Riddle D. Measurement of accessory motion: critical issues and related concepts. *Phys Ther*. 1992;72:865-887.
7. Maitland GD. *Peripheral Manipulation*. 3rd ed. Woburn, MA: Butterworth-Heinemann; 1991.
8. Maitland GD, Hengeveld E, Banks K, English K. *Maitland's Vertebral Manipulation*. 6th ed. Woburn, MA: Butterworth-Heinemann; 2001.
9. Paris SV, Loubert PV. *Foundations of Clinical Orthopaedics, Course Notes*. St. Augustine, FL: Institute Press; 1990.
10. APTA. *Guide to Physical Therapist Practice*. Rev., 2nd ed. Alexandria, VA: American Physical Therapy Association; 2003.
11. *A Normative Model of Physical Therapist Professional Education: Version 2004*. Alexandria, VA: American Physical Therapy Association; 2004.
12. Commission on Accreditation in Physical Therapy Education. *Evaluative Criteria for the Accreditation of Education Programs for the Preparation of Physical Therapists*. Alexandria, VA: American Physical Therapy Association; 1998.
13. Wainner R. AAOMPT Conference Notes, St Louis, MO: October 19, 2007.
14. Kaltenborn FM. *The Spine: Basic Evaluation and Mobilization Techniques*. 2nd ed. Oslo, Norway: Olaf Norlis Bokhandel; 1993.
15. Paris SV, Irwin M, Yack L. *Advanced Manipulation Including Thrust*. St. Augustine, FL: University of St. Augustine for Health Sciences; 2004.
16. Hsu AT, Hedman T, Chang JH, et al. Changes in abduction and rotation range of motion in response to simulated dorsal and ventral translational mobilization of the glenohumeral joint. *Phys Ther*. 2002;82:544-556.
17. Oatis CA. *Kinesiology: The Mechanics and Pathomechanics of Human Movement*. Philadelphia, PA: Lippincott Williams & Wilkins; 2004.
18. Levangie PK, Norkin CC. *Joint Structure and Function: A Comprehensive Analysis*. 4th ed. Philadelphia, PA: FA Davis Company; 2005.
19. Kaltenborn FM. *Manual Mobilization of the Joints: The Kaltenborn Method of Joint Examination and Treatment, Volume I: The Extremities*. 6th ed. Oslo, Norway: Olaf Norlis Bokhandel; 2002.
20. MacConaill M, Basmajian J. *Muscles and Movement: A Basis for Human Kinesiology*. Baltimore, MD: Williams & Wilkins; 1969.
21. MacConaill M. Joint movement. *Physiotherapy*. 1964;50:363-365.
22. Patla CE, Paris, SV. *E1 Course Notes: Extremity Evaluation and Manipulation*. St. Augustine, FL: Institute of Physical Therapy; 1993.
23. Gonella C, Paris SV. Reliability in evaluating passive intervertebral motion. *Phys Ther*. 1982;62:436-444.
24. Maher C, Adams R. Reliability of pain and stiffness assessments in clinical manual lumbar spine examination. *Phys Ther*. 1994;74:801-811.
25. Cyriax J, Cyriax P. *Cyriax's Illustrated Manual of Orthopaedic Medicine*. Woburn, MA: Butterworth-Heinemann; 1993.
26. Petersen C, Hayes K. Construct validity of Cyriax's selective tension examination: association of end-feels with pain at the knee and shoulder. *J Orthop Sports Phys Ther*. 2000;30:512-521.
27. Hayes K, Petersen C, Falconer J. An examination of Cyriax's passive motion tests with patients having osteoarthritis of the knee. *Phys Ther*. 1994;74:697-707.
28. Bijl D, Dekker J, van Baar M, et al. Validity of Cyriax's concept capsular pattern for the diagnosis of osteoarthritis of hip and/or knee. *Scan J Rheumatol*. 1998;27:347-351.
29. Fritz J, Delitto A, Erhard R, Roman M. An examination of the selective tissue tension scheme, with evidence for the concept of a capsular pattern of the knee. *Phys Ther*. 1998;78:1046-1056.
30. Dishman JD, Bulbulian R. Spinal reflex attenuation associated with spinal manipulation. *Spine*. 2000;25:2519-2524.
31. Dishman JD, Bulbulian R. Comparison of effects of spinal manipulation and massage on motoneuron excitability. *Electromyogr Clin Neurophysiol*. 2001;41:97-106.
32. Dishman JD, Cunningham BM, Burke J. Comparison of tibial nerve H-reflex excitability after cervical and lumbar spine manipulation. *J of Manipulative Physiol Ther*. 2002;25:318-325.
33. Carrick FR. Changes in brain function after manipulation of the cervical spine. *J Manipulative Physiol Ther*. 1998;21:304.
34. Fernandez-De-Las-Penas C, Perez-De-Heredia M, Brea-Rivero M, Miangolarra-Page JC. Immediate effects on pressure pain threshold following a single cervical spine manipulation in healthy subjects. *J Orthop Sports Phys Ther*. 2007;37:325-329.
35. Fernandez-Carnero J, Fernandez-De-Las-Penas C, Cleland JA. Immediate hypoalgesic and motor effects after a single cervical spine manipulation in subjects with lateral epicondylalgia. *J Manipulative Physiol Ther*. 2008; 31:675-681.

36. Cook CE. *Orthopedic Manual Therapy: An Evidence-Based Approach*. Upper Saddle River, NJ: Pearson Education; 2007.
37. Main CJ, Watson PJ. Psychological aspects of pain. *Man Ther*. 1999;4: 203-215.
38. Peters M, Vlaeyen J, Weber W. The joint contribution of physical pathology, pain-related fear and catastrophizing to chronic back pain disability. *Pain*. 2005;115:45-50.
39. Sterling M, Jull G, Wright A. Cervical mobilization: concurrent effects on pain, sympathetic nervous system activity and motor activity. *Man Ther*. 2001;6:72-81.
40. Breen A, Breen R. Back pain and satisfaction with chiropractic treatment: what role does the physical outcome play? *Clin J Pain*. 2003;19:263-268.
41. Curtis P, Carey TS, Evans P, et al. Training in back care to improve outcome and patient satisfaction. Teaching old docs new tricks. *J Fam Pract*. 2000;49:786-792.
42. Goldstein M. Alternative health care: medicine, miracle, or mirage? Philadelphia, PA; Temple University Press: 1999.
43. Cherkin D, Deyo R, Battie M, Street J, Barlow W. A comparison of physical therapy, chiropractic manipulation, and provision of an educational booklet for the treatment of patients with low back pain. *N Engl J Med*. 1998;339:1021-1029.
44. Andrade CK, Clifford P. *Outcome-Based Massage*. Baltimore, MD: Lippincott Williams & Wilkins, 2001.
45. Hurley L, Yardley K, Gross A, Hendry L, McLaughlin L. A survey to examine attitudes and patterns of practice of physiotherapists who perform cervical spine manipulation. *Man Ther*. 2002;7:10-18.
46. Bowler N, Shamley D, Davies R. The effect of a simulated manipulation position on internal carotid and vertebral artery blood flow in healthy individuals. *Man Ther*. 2011;16(1):87-93.
47. Fritz JM, Delitto A, Erhard RE. Comparison of classification-based physical therapy with therapy based on clinical practice guidelines for patients with acute low back pain: a randomized clinical trial. *Spine*. 2003;28: 1363-1371.
48. Delitto A, Cibulka MT, Erhard RE, Tenhula J. Evidence for use of an extension-mobilization category in acute low back syndrome: a prescriptive validation pilot study. *Phys Ther*. 1993;73:216-222.
49. Delitto A, Erhard RE, Bowling RW. A treatment-based classification approach to low back syndrome: identifying and staging patients for conservative treatment. *Phys Ther*. 1995;75:470-489.
50. Frymoyer JW, Newberg A, Pope MH, et al. Spine radiographs in patients with low back pain: an epidemiological study in men. *J Bone Joint Surg Am*. 1984;66:1048-1055.
51. Wiesel S, Tsourmas N, Feffer HL, et al. A study of computer-assisted tomography, I: the incidence of positive CAT scans in an asymptomatic group of patients. *Spine*. 1984;9:549-551.
52. Boden SD, Davis DO, Dina TS, et al. Abnormal magnetic-resonance scans of the lumbar spine in asymptomatic individuals: a prospective investigation. *J Bone Joint Surg Am*. 1990;72:403-408.
53. McClure P. The degenerative cervical spine: pathogenesis and rehabilitation concepts. *J Hand Ther*. 2000;April-June:163-174.
54. Fritz, JM. Use of a classification approach to the treatment of three patients with low back syndrome. *Phys Ther*. 1998;78:766-777.
55. Fritz JM, George S. The use of a classification approach to identify subgroups of patients with acute low back pain: interrater reliability and short-term treatment outcomes. *Spine*. 2000;25:106-114.
56. Delitto A, Shulman AD, Rose SJ, et al. Reliability of a clinical examination to classify patients with low back syndrome. *Phys Ther Prac*. 1992;1:1-9.
57. Maitland Australian Physiotherapy Seminars. *MT-1: Basic Peripheral*. Cutchogue, NY: Cayuga Professional Education; 2005.
58. Maitland Australian Physiotherapy Seminars. *MT-2: Basic Spinal*. Cutchogue, NY: Cayuga Professional Education; 1985.
59. Maitland Australian Physiotherapy Seminars. *MT-3: Intermediate Spinal*. Cutchogue, NY: Cayuga Professional Education; 1999
60. Herzog W. *Clinical Biomechanics of Spinal Manipulation*. New York, NY: Churchill Livingstone; 2000.
61. Kawchuk GN, Herzog W, Hasler EM. Forces generated during spinal manipulative therapy of the cervical spine: a pilot study. *J Manipulative Physiol Ther*. 1992;15:275-278.
62. Conway PJW, Herzog W, Zhang Y, Hasler EM, Ladly K. Forces required to cause cavitation during spinal manipulation in the thoracic spine. *Clin Biomech*. 1993;8:210-214.
63. Herzog W, Kats M, Symons B. The effective forces transmitted by high-speed, low-amplitude thoracic manipulation. *Spine*. 2001;26:2105-2111.
64. Forand D, Drover J, Suleman Z, Symons B, Herzog W. The forces applied by female and male chiropractors during thoracic spinal manipulation. *J Manipulative and Physiol Ther*. 2004;27:49-56.
65. Symons BP, Leonard T, Herzog W. Internal forces sustained by the vertebral artery during spinal manipulative therapy. *J Manipulative Physiol Ther*. 2002;25:504-510.

CHAPTER

3

정형도수물리치료에 적용된 근거중심 물리치료의 원칙

Principles of Evidence-Based Practice Applied to Orthopaedic Manual Physical Therapy

Paul F. Beattie, PT, PhD, OCS, FAPTA and Philip McClure, PT, PhD, FAPTA

역자 : 김명준 / 이동우

3장 목적

이 장의 결론을 통해, 독자는 다음과 같은 것을 할 수 있을 것이다:

- Sackett와 동료가 제안한 근거중심치료(EBP)의 개념을 정의할 수 있다.
- 정형도수 물리치료(OMPT)에 근거중심접근법을 사용하는 것의 중요성을 토론할 수 있다.
- 근거 수준들의 계층(체계)를 설명할 수 있다.
- OMPT에서 사용된 측정 및 중재를 조사하는 연구의 강점과 약점을 평가할 때 해결해야 할 주요 고려사항을 상기한다.

이 장이 왜 중요한가? (WHY IS THIS CHAPTER IMPORTANT?)

당신이 많은 임상가들 중 한 명이라면, 실제 치료 기술들을 증명하는 *임상적으로 관련된* 정보를 알려주는 이 장의 내용은 쉽게 이해할 것이다. 하지만 오늘날의 임상 환경에서는, 당신은 일반적인 문제들에 가능한 기술들과 접근법들의 배열에 의해 빠르게 압도당할 수 있다. 당신이 한두 번 이상 정형도수물리치료 평생 교육 과정에 참석했다면 이미 그런 느낌을 가지고 있을지도 모른다. 이 시점에서, 많은 임상가들은 직관적인 감각으로 접근법을 쉽게 선택하거나, 더 나쁜 경우는 가장 매력적이고 권위 있는 사람이 주장하는 접근법을 선택하게 될 것이다. 모든 양심적인 임상가들이 겪는 이 딜레마에 대한 진정한 해답은 **근거중심치료(EBP)**의 원칙들과 과정을 적용하는 것이다.

근거중심치료란 무엇인가? (WHAT IS EVIDENCE-BASED PRACTICE?)

근거 기반 실습은 임상 의사 결정을 돕기 위해 가능한 최상의 정보를 사용하는 과정으로 생각할 수 있다.[1] 여러 면에서 EBP는 사려 깊고 양심적인 임상가들이 수년간 해왔던 것이다.

글상자 3-1 근거 중심 치료의 다섯 단계[2]

1. 해당하는 임상질문 작성하기
2. 질문에 답할 수 있는 가장 좋은 근거 찾기
3. 비판적으로 근거 평가하기
4. 임상 전문 지식과 환자의 생물학적 특성 및 가치를 근거로 임상 결정 내리기
5. 1 ~ 4 단계를 적용할 때의 효과 평가하기

적용을 위한 질문 (Questions for Reflection)

- OMPT의 전문성이 그 효능을 뒷받침하는 근거의 역사를 즐겁게 보지 못한 이유는 무엇입니까?
- 왜 도수 물리 치료사들은 그들의 임상적 결정을 뒷받침하는 근거가 아닌 권위주의적 방법에 의존했는가?
- 임상가들이 이 상황을 피하기 위해 받아드려야 하는 전략은 무엇입니까?

EBP는 최근에서야 정의되었고, 더 체계적이게 되었다. EBP와 관련된 실제 과정 또는 단계는 글상자 3-1에 요약되어 있으며 이 장의 뒷부분에서 자세히 설명한다. EBP는 종종 모든 행동을 지원하는 연구 조사가 필요한 임상 관행을 위한 레시피로 잘못 생각되어 왔다. 분명히 이것은 실용적이지 않기 때문에 EBP를 개념화하는 보다 유용한 방법은 임상적 판단을 돕는데 사용되는 여러 요소의 조합으로 EBP를 기술 묘사한 Sackett[1,2] 외에 의해 제안되었다. 따라서 EBP의 간단한 정의는 *환자의 고유한 가치와 상황 및 임상 의사 결정을 내리는 임상의 전문 지식과 접목된 가장 유용한 연구 근거를 사용하는 것이라 할 수 있다.* EBP의 근본적이 전제는 연구 결과는 판단을 돕는 것일 뿐 반드시 요구하는 것은 아니라는 것이다. 임상가의 통찰력과 기술은 무시할 수 없다. 이 개념은 의사 결정의 대화식 형태를 갖는 OMPT의 실행에 잘 설명되어 있다. 즉 어떤 절차를 사용할지에 대한 선택은 흔히 이전 절차에 대한 환자의 즉각적인 반응에 달려 있다. 이 현상은 환자 간의 유사성 정도를 설명할 수 있는 재현 가능한 임상 연구를 설계하는 것을 어렵게 만든다.[3] 이것은 EBP가 OMPT와의 관련성이 없다는 것을 의미하지는 않는다. 도수 치료와 관련된 메커니즘 및 결과를 다루는 기본 및 응용 연구의 핵심은 이 분야의 발전에 중요하다.

치료 효과의 진실과 거짓 주장을 구별하고 치료가 도움이 될 환자를 확인하는 요인들을 결정할 필요가 있다. 이러한 목표를 달성하기 위해 OMPT의 실무자는 중요한 방식으로 연구 결과의 사용을 극대화해야 한다.[3,4] 역사적으로, OMPT 분야는 *권위주의적인* 학습 형식에 의존해 왔다. 여러 면에서 좋지만, 그것은 개별적으로 환자를 다루기보다는 평가와 치료에 대한 고정되고, 주로 입증되지 않은 프로토콜 접근 방식을 따르는 사고 방식으로 연결된다. 전문성은 종종 우수한 환자 결과에 대한 기록보다는 교육 프로그램 인증 및 완료를 기준으로 인식된다.

다른 분야들처럼 OMPT를 다루는 연구 근거의 기반도 점진적이지만 꾸준히 성장했다.[4–11] 도수 요법에서 사용되는 많은 측정법의 신뢰성과 타당성이 이제는 알려졌다.[12–14] 분류 시스템 및 임상 예측 규칙의 출현은 예후 및 치료 선택에 대한 이해를 돕고 있으며,[5,6,15–19] 잘 수행된 중재 연구는 많은 OMPT 기술의 효능 및 효과를 뒷받침한다.[7–11] 유망한 데이터가 제시되었지만 여전히 연구와 정제가 필요한 도수 치료 영역이 많이 있다.[9] 이 문제를 해결하려면 연구 방법론의 혁신적인 적용이 필요하다.

현장이 계속 발전함에 따라 유용한 연구 결과도 크게 증가 할 것이다. 임상가가 관련 연구를 비판적으로 검토하여 환자 치료에 대해 현명한 결정을 내리는 것이 중요하다.[20–23] 이 장의 목적은 OMPT 테스트의 진단적 중요성과 OMPT 치료의 유용성과 관련된 연구의 핵심 구성 요소에 대한 기본 틀을 제공하는 데 있다.[39]

이 장은 연구 논문이 아니라 임상 경험 및 환자 가치와 관련 연구 결과를 통합하여 평가 및 치료를 위한 도수 요법의 사용을 최적화하기 위한 전략을 독자에게 제공하는 것이다.

근거가 가장 필요할 때? (WHEN IS EVIDENCE MOST NEEDED?)

환자 치료와 관련된 정보의 급속한 성장을 감안할 때 임상가는 현재의 상태를 유지하고 의사결정에 영향을 줄 수 있는 연구 결과를 알고 있어야 한다. 그러나 환자 치료에 대한 일상적인 요구로 인해 대부분의 임상가들은 문헌을 찾고, 읽고, 평가할 시간이 거의 없다. 이러한 시간 부족을 고려하여 조치 또는 개입의 잠재적 위험 및 이익과 관련하여 가장 불확실성이 있는 환자에 대한 연구 평가를 우선시 해야 한다.[22] 일반적으로 치료 반응에 큰 변화가 있는 사람들

과 마찬가지로, 유해 사례가 적고 치료에 호의적으로 반응하는 환자 그룹은 연구 근거에 대한 요구가 동일하지 않는다.[22] 예를 들어, 대부분의 임상가는 급성, nonradicular low back pain(LBP)이 있는 젊고 건강한 사람에게 요추 조작을 수행하는 것이 환자에게 도움이 될 수 있는 저렴하고 위험성이 적은 절차라는 데 동의한다.[6,16] 그러나 심각한 퇴행성 디스크 질환을 앓고 있는 중년이나 공포 회피 신념 설문지에서 점수가 상승한 만성적이고 직업 관련 요통을 가진 사람에게서는 동일한 결과가 나타나지 않을 수도 있다.[24] 따라서 합리적인 질문은, *어떤 상황에서 요추 조작은 높은 공포 회피 신념과 관련된 만성 직장 관련 LBP 환자에게 도움이 될 수 있습니까?* 라고 할 수 있다. 이 질문에 답하기 위해 가장 유용한 근거를 얻으려고 노력해야 한다.

"최선의 근거"는 무엇입니까? (WHAT IS THE "BEST EVIDENCE"?)

임상적 판단을 내리는 데 사용되는 근거는 개인적인 경험, 직감, 전문가 의견 및 여러 가지 유형의 연구 설계를 비롯한 여러 출처에서 비롯된다. EBP의 목적은 관련 임상 결정을 내리는 데 도움이 되는 최선의 또는 가장 강력한 근거를 확인하는 것이다. 신중한 평가를 거친 출판된 연구 결과는 일반적으로 전문가 의견보다 더 강력한 근거로 간주된다.[1] 그러나 어떤 경우에는 의미 있는 연구가 거의 이루어지지 않는 반면 다른 경우에는 연구의 규모가 너무 방대하여 완전히 검토하기에는 비실용적이다.[24] 또한, 일부 발표된 연구 조사 결과의 의미를 제한하는 심각한 결함이 있다.[25,26] 따라서 최상의 근거를 확인하는 것이 항상 간단한 작업은 아니지만 항상 중요한 것이다.

개념적으로 가장 좋은 근거는 편견의 영향을 덜 받는 것이다.[22] 법적 절차를 한 가지 예로 생각할 수 있다. 법원 소송 절차에서 근거의 강도는 일반적으로 근거의 가능성에 따라 판단된다.

바이어스 또는 오류의 영향을 받는다. *소문 근거*는 목격자의 근거보다 편향의 영향을 받을 가능성이 크다. 여러 목격자의 일관된 증언은 한 목격자의 증언에 비해 편견의 영향을 덜받는다. 인간 조직의 DNA 검사는 현미경 검사보다 오류가 적다. 배심원은 근거를 평가하고 가장 논리적인 결론을 내도록 요청받는다. 유사한 과정이 EBP에서 사용된다. 근거의 강도의 계층 구조는 권위주의적이고 개인적인 경험에서 다양한 유형의 연구 설계로 진행되며 무작위 임상시험(RCT)으로 정점에 이른다(표 3-1). 중요한 정보는 모든 수준에서 파생될 수 있다. 그러나 RCT는 근거를 얻는 데 가장 편향된 방법일 가능성이 높다.[22] 독자는 실험 디자인을 둘러싼 전문 용어가 광범위하다는 것을 미리 주의해야 하며, 중첩된 의미를 지닌 여러 용어와 개요는 종종 연구 설계를 분류하는 데 사용된다.

임상 경험 (Clinical Experience)

의미있는 임상 경험과 이에 동반되는 *형태*는 EBP의 중요한 구성 요소이다. 환자 발표에 영향을 미치는 생물학적 및 심리 사회적 요인[27-32]의 폭넓은 변화는 연구의 본문이 환자 치료를 위한 정확한 공식을 제공하기에 충분할 것 같지 않는다.

표 3-1 근거의 수준[81]

단계	근거 유형
1	일관된 결과를 보여주는 고품질의 체계적인 리뷰, 메타 분석 또는 무작위 임상 시험
2	일관된 결과를 보여주는 코호트 연구[a] 또는 코호트 연구 (저급 무작위 임상 시험 포함)에 대한 체계적인 검토
3	환자 – 대조군 연구[b] 또는 개별 환자 – 대조군 연구의 체계적인 검토
4	사례 시리즈 또는 사례 보고서 (통제 대상 없음)
5	전문가의 견해와 권위 있는 공감대는 종종 기초 연구와 "생물학적 타당성"에 근거한다; 임상 경험

a. Cohort studies involve identifying two groups of patients, one that receives the exposure of interest and one that did not, and following them forward for the outcome of interest.

b. Case–control studies use patients who already have a disease (cases) or other outcome of interest and look back to see if there are characteristics of these patients that differ from those who don't have the disease.

임상적 핵심 (CLINICAL PILLAR)

EBP에서 *임상 경험*의 역할은 다음과 같다:

- 의미 있는 임상 경험과 직감은 EBP의 핵심 요소이다.
- 경험은 환자 간의 미세한 차이를 감지할 수 있다.
- 발표된 근거가 없다면, 경험과 직감은 가장 높은 수준의 지식이다.
- 유용하기 위해서는 경험이 실전을 비판적으로 반영해야 한다.
- 환자에 대한 일관되고 주의 깊은 평가, 개입에 대한 논리적 근거 및 유효한 결과 측정의 사용과 관련된 자기 반성으로 인해 생기는 임상 경험은 매우 중요하다.

숙련된 임상가에 의해 발견될 수 있는 환자 간의 미묘한 차이는 항상 임상 결정에 중요한 영향을 미칩니다. 따라서 임상 경험과 직감이 약한 형태의 지식으로 여겨지더라도 매우 중요하다. 임상적 결정을 뒷받침하는 출판된 연구가 없다면, 경험과 직관이 가장 높은 수준의 지식이다. 의미 있는 임상 경험은 실습의 비판적 반영이어야 한다.[33] 즉, 경험이 얼마나 많은지 보다 경험의 *질*이 중요하다. 우리가 *항상 하는 방식*(일관된 방식)을 기반으로 한 경험은 문제가 될 수 있다. 환자에 대한 일관되고 주의 깊은 평가, 치료에 대한 논리적 근거 및 유효한 결과 측정의 사용과 관련된 자기 반성으로 인해 생기는 경험은 매우 중요하다.[33]

권위자 (Authoritarian)

EBP의 맥락에서, *권위자*는 환자 진료 결정에 관한 조언(또는 명령)을 제공하는 특정 분야의 전문 지식을 가진 사람이 될 수 있다. 이것이 근거의 약점으로 여겨지지만 의료 행위의 상당 부분은 권위주의적 수준의 지식에 바탕을 두고 있다. OMPT의 기원과 성장은 다른 분야와 마찬가지로 Cyriax,[34] Maitland,[35] Mennell[36] 및 기타 분야의 지도자가 제공한 권위주의적 수준의 지식을 토대로 한 것이다. 기존 지식들이 반드시 나쁜 것은 아니다. 대부분의 경우, 교사 또는 컨설턴트로 활동하는 이 권위자가 제공한 전문 지식 수준은 임상 의사결정의 핵심 요소였으며 앞으로도 그럴 것이다. 불행하게도, 권위 주의적 수준의 지식은 문제가 될 수 있고 편향의 영향을 크게 받을 수 있다. 예를 들어, 권위자는 평생 교육 과정에 등록을 늘리거나 서적을 판매하거나 진료소에서 진료를 받는 환자의 수를 늘리기 위해 치료 효과에 대한 주장을 과장할 경우가 있다. 이러한 주장이 더 높은 수준의 지식(방법론적으로 건전한 연구)에 의해 입증될 수 없다면, 환자, 동료 및 잠재적 학생은 비효율인, 아마도 유해한 절차를 사용하는 것으로 오인될 수 있다. 이로 인해 시간과 비용이 낭비되고 환자 진료와 관련하여 부작용이 발생할 수 있다. 그러므로 권위주의적 수준의 지식은 극히 중요하지만,이 정보의 의미를 확인하기 위해서는 관련 연구에 대한 정확한 평가가 필요하다. 이 과정을 이해하려면 다양한 연구 설계의 강점과 약점을 이해하는 것이 중요하다(그림 3-1).

정형도수물리치료 질문에 답하기 위한 연구 설계 (RESEARCH DESIGNS TO ADDRESS ORTHOPAEDIC MANUAL PHYSICAL THERAPY QUESTIONS)

비 실험 또는 준 실험적 연구 설계 (치료의 무작위 배정) (Nonexperimental or Quasiexperimental Research Designs (Nonrandom Assignment of Treatment)

비실험적 연구는 많은 형식을 포함하며 관찰 연구[37]라고도 한다. 치료가 포함되지 않거나 치료가 포함되는 경우, 치료 그룹에 환자를 양도하는 것은 무작위가 아니다. 이러한 설계는 대책의 신뢰성과 타당성, 유병률 및 자연 경과, 또는 유사한 진단을 받았거나 비슷한 치료를 받은 환자의 결과를 결정하는 데 일반적으로 사용된다. 비 실험적 연구는 일반적으로 무작위 설계의 중요한 선구자이다.[41]

여러 임상 결과 사이의 관계를 결정하는 데 도움을 줄 수는 있지만, 인과 관계[20] 즉, 특정 결과가 발생한 이유에 대한 설명에는 사용할 수 없다(글상자 3-2 참조).

비실험적 연구 설계의 근본적인 관심사는 연구가 전향적으로 수행되었는지 또는 후향적으로 수행되었는지 여부이다. **유망한** 디자인은 특정 목적이 확인되고 데이터 수집에 앞서 일관된 데이터 수집 계획이 사용되는 디자인이다. **후향적** 연구는 데이터가 수집된 후 설계되고 수행되며 예상 설계보다 분명히 편향되기 쉽다.

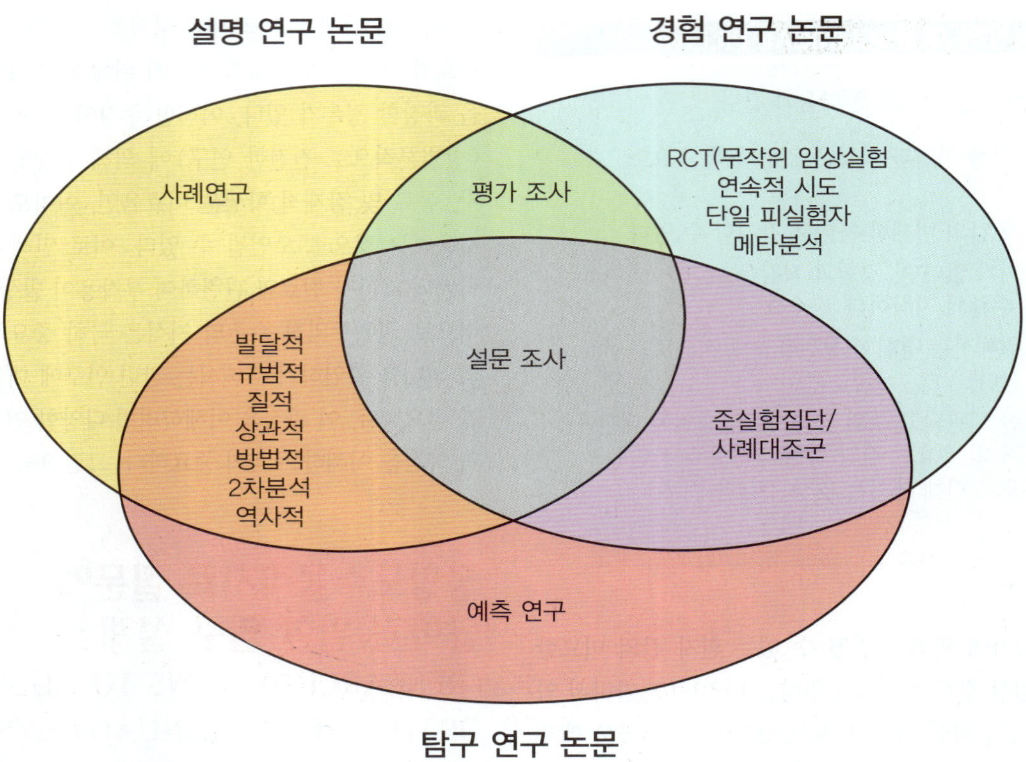

그림 3-1 각 디자인 간의 겹침을 보여주는 연구 디자인의 세 영역. (출처: Portney LG, Watkins MP. Foundations of Clinical Research: Applications to Practice. 2nd ed. Upper Saddle River, NJ: Prentice Hall Health; 2000.)

사례 연구 (Case Studies)

사례 연구는 개개인의 개입에 대한 특성과 반응을 기술한다. 이러한 설계는 가설을 수립하는 데 도움이 되나 가설은 아니며 연구 과정에서 중요한 초기 단계이다. 잘 설명된 사례 연구는 독특한 치료 방법을 설명할 수 있으며 흔하지 않은 진단을 가진 환자를 서술할 때 특히 중요하다.

사례 시리즈 (Case Series)

사례 시리즈는 유사한 특성을 지니거나 유사한 개입을 받는 환자 그룹을 서술한다. 사례 연구 및 사례 시리즈 디자인은 소급 또는 예상될 수 있으며 시간 경과에 따른 환자 상태의 변화를 설명하기 위해 종종 종단 데이터 수집이 가능하다. 이러한 디자인은 외과 및 비외과 수술에서 결과를 설명하는 인기 있는 방법이었다. 그러나 본질적으로 환자 선택, 치료 적용 및 측정과 관련하여 많은 잠재적인 편견을 가지고 있다. 그들은 비교 그룹을 사용하지 않기 때문에, 이러한 연구는 인과 관계를 설명할 수 없다.

글상자 3-2 비실험 연구 설계의 속성

- 측정의 신뢰성과 유효성을 결정할 때 사용
- 조건의 유행 및 자연사를 결정하는 데 사용
- 유사한 진단을 받았거나 유사한 치료를 받은 환자의 결과를 결정할 때 사용
- 무작위 디자인의 선구자로 사용
- 관계를 결정하는데 사용되지만 인과 관계는 결정하지 않는다.

사례 통제 설계 (Case-Control Design)

이러한 디자인은 특정 조건(사례)이 있는 대상 그룹을 조건이 없는 대상 그룹과 소급 비교한다. 이러한 디자인은 역학 연구에서 일반적으로 사용되며 그룹 간 비교를 허용하는 이점이 있다.[37,38] 따라서 사례 연구 및 사례 시리즈 설계보다 더 강력한 근거를 제공한다. 그러나 사례 통제 설계는 무작위 할당을 사용하지 않기 때문에 사례와 통제간에 결과의 차이에 대한 이유를 가설만 지정할 수는 있고 식별할 수는 없다.

실험적 연구 설계(치료의 무작위 배정) 〔Experimental Research Designs〕 (Random Assignment of Treatment〕

*무작위 시험*은 특정 치료 그룹에 대상의 무작위 할당을 사용하며 종종 **무작위 임상 시험**(RCT)이라고 한다. 이러한 설계는 완벽한 것은 아니지만 시험관이 가설을 시험하고 개입 연구에 최소한의 편향된 접근법을 제공할 수 있도록 해준다(글상자 3-3 참조).[22] 피실험자는 특정 치료 (독립 변수)를 받기 위해 무작위로 배정되고, 그 결과(종속 변수)는 치료를 받지 않은 것으로 무작위로 지정된 유사한 피험자(통제군) 또는 관심의 대체 치료를 받는 피험자와 비교된다(실험군). 따라서 잘 수행된 RCT는 임상적 변화에 대한 인과 관계의 근거를 제공할 수 있다.[22] 의미 있는 변화가 치료를 받지 못하도록 무작위로 할당된 다른 집단(통제군)보다 치료 집단에서 시간이 지남에 따라 발생하는 경우, 치료가 결과의 변화를 일으켰다고 추론할 수 있다. RC는 수행하기가 어려울 수 있으며 불행히도 이러한 연구 중 상당수는 결과의 의미를 제한하는 방법론적 결함이 있다. 이를 해결하기 위해 연구원은 주어진 RCT의 강도를 정량화하는 데 사용할 수 있는 등급 척도를 개발했다. 한 가지 ***귀중한 척도***가 Maher 등[26]이 서술했으며 호주 시드니 대학 (University of Sydney, Physiotherapy Evidence Database) 웹 사이트에서 사용되었다(그림 3-2). 이 웹 사이트는 http://www.pedro.fhs.usyd.edu.au에 있으며 관련 RCT의 등급을 확인하고 결정할 수 있는 빠르고 사용하기 쉬운 시스템이다.

임상 실습에 근거를 적용하려면 어떻게 해야 하는가? (HOW DO I USE EVIDENCE IN CLINICAL PRACTICE?)

EBP의 가장 어려운 측면 중 하나는 일상적인 임상 진료에 가장 유용한 근거를 통합하는 과정이다. Sackett 등[1] 은 글상자 3-1에 요약된 5 단계 과정을 제안했다.

다음 절에서는 적절한 진단 테스트를 확인하고 개입의 잠재적인 유용성을 결정하는 것과 관련된 이 과정의 처음 세 단계를 설명한다.

답을 찾을 임상 질문 작성 (Ask an Answerable Clinical Question)

근거를 실습에 병합하는 첫 번째 과제는 문헌 검색을 통해 해결할 수 있는 문제를 개발하는 것이다. 연구 질문을 *개발할 때 정보가 중요할 수 있는지* 질문하는 것이 중요하다. 문제는 개선된 임상 결과, 환자의 위험 감소 또는 치료 비용 절감에 영향을 미칠 수 있는 불확실성의 일부 영역을 다루어야 한다. 이것은 의도한 용도에 맞는 최적의 접근법으로 보여지기 때문에 새로운 방법이나 치료법을 통합할 수 있다. 반대로 이전에 사용된 방법이나 치료를 포기하게 할 수도 있다. 예를 들어, *이 검사의 결과가 실제로 이 환자를 관리하는 방식에 의미 있는 공헌을 하는지 묻는다.* 테스트가 유용하지 않기 때문에 테스트를 폐기하면 임상 시간을 보다 효율적으로 사용하고 임상가가 유용한 절차 수행에 소요되는 시간을 최대화할 수 있다.

측정과 관련하여 몇 가지 중요한 질문은 다음과 같다. *가능성 있는 조건을 탐지하기 위해 어떤 테스트 또는 테스트를 사용해야 합니까? 테스트 결과는 무엇을 말해 줍니까? 이 검사는 다른 검사와 어떻게 일치합니까? 중재를 고려할 때, 내원 환자의 비용, 위험 및 결과와 관련하여 특정 치료의 효과가 발생할 가능성은 무엇인가?*와 같은 포괄적인 질문을 하는 것이 일반적이다. 이 문제는 큰 관심사이지만 답을 쉽게 내릴 수 없다. 예를 들어, 중재 연구에 있어 공통적인 문제는 치료 효과 (내부 유효성)를 통제하기 위해 종종 연구 결과의 일반화 가능성을 줄이는 매우 제한된 표본 (외부 유효성)을 사용해야 한다는 것이다. 따라서 문제를 해결할 수 있는 연구를 식별하기 위해 종종 질문을 정제하고 좁혀야 한다. 이를 고려해 볼 때, 임상가는 질문이 충분히 답할 수 있을 만큼 좁으면서 의미가 있을

임상적 핵심 (CLINICAL PILLAR)

임상 실습에서 근거의 유용성을 결정할 때 다음 질문을 하시오.

- 정보가 중요한가?
- 이 검사의 결과는 이 환자를 관리하는 방식에 실제로 의미 있는 기여를 합니까?
- 환자 인구의 비용, 위험 및 결과와 관련하여 특정 치료가 효과적일 가능성은 어느 정도입니까?
- 가능성 있는 조건을 파악하기 위해 어떤 테스트를 사용해야 합니까? 테스트 결과가 어떤 의미이며 이 테스트가 다른 테스트와 어떻게 일치합니까?

PEDro Scale

TOTAL SCORE:

1. 자격 기준이 지정되었다. no ❑ yes ❑

Comments:

2. 피험자는 무작위로 그룹에 배정되었다. (교차 연구에서, 치료를 받은 순서대로 피험자를 무작위로 배정 함) no ❑ yes ❑

Comments:

3. 배정은 숨겨졌다. no ❑ yes ❑

Comments:

4. 그룹은 가장 중요한 예후 지표와 관련하여 기준선과 유사했다 no ❑ yes ❑

Comments:

5. 모든 피실험자들은 연구나 실험 내용에 대해서 모른다. no ❑ yes ❑

Comments:

6. 치료를 한 모든 치료사들도 연구나 실험 내용에 대해서 모른다. no ❑ yes ❑

Comments:

7. 평가를 한 사람들도 연구나 실험 내용에 대해서 모른다. no ❑ yes ❑

Comments:

8. 그룹에 처음 할당된 피험자의 85% 이상에서 적어도 하나의 주요 결과에 대한 측정이 이루어졌다. no ❑ yes ❑

Comments:

9. 결과 측정이 가능한 모든 피험자는 할당된대로 치료 또는 통제 조건을 받았고, 그렇지 않은 경우 적어도 하나의 주요 결과에 대한 데이터를 "치료 의도"에 의해 분석되었다. no ❑ yes ❑

Comments:

10. 그룹 간 통계 비교의 결과는 적어도 하나의 주요 결과에 대해 보고된다. no ❑ yes ❑

Comments:

11. 이 연구는 적어도 하나의 핵심 결과에 대한 포인트 측정 및 변동 측정을 제공한다. no ❑ yes ❑

Comments:

서술: PEDro 규모는 Maastricht 대학의 역학 부서 *[Verhagen AP et al (1998)의 Verhagen 및 동료가 개발 한 Delphi 목록을 기반으로 한다. Delphi 목록 : Delphi 합의에 의해 체계적인 검토를 수행하기 위한 무작위 임상 시험의 품질 평가를 위한 기준 목록. Journal of Clinical Epidemiology, 51 (12) : 1235–41]*. 이 목록은 대부분 경험적 데이터가 아니라 "전문가 합의"에 기초한다. Delphi 목록에 없는 두 개의 추가 항목 (PEDro 눈금 항목 8 및 10)이 PEDro 눈금에 포함되었다. 더 많은 경험적 자료가 나오면 PEDro 점수가 개별 저울 항목의 중요성을 반영하도록 저울 항목을 "가중치" 할 수 있다.

목적: PEDro 척도의 목적은 PEDro 데이터베이스의 사용자가 PEDro 데이터베이스에 보관된 알려진 또는 의심되는 무작위 임상 시험 (예 : RCT 또는 CCT) 중 어떤 것이 내부적으로 유효한지 (기준 2–9) 신속하게 식별할 수 있도록 돕는 것이다. 결과를 해석할 수 있도록 충분한 통계 정보를 가질 수 있다(기준 10–11). 외부 유효성 (또는 "일반화 가능성" 또는 "적용 가능성" 또는 재판)과 관련된 추가 기준 (기준 1)이 유지되어 Delphi 목록이 완전하지만 PEDro 웹 사이트에서 이 기준은 보고된 PEDro 점수를 계산하는 데 사용되지 않는다.

그림 3–2 PEDro 기준은 무작위 임상 시험의 방법론적 품질을 평가하는 데 사용되며 다른 비 RCT 중재 연구에 적용될 수 있다. (출처: Maher C, Sherrington C, Herbert RD 등, 무작위 대조 시험의 평가 품질에 대한 PEDro 척도의 신뢰성. PhysTher 2003; 83 : 713–721.)

PEDro 척도는 연구의 결론의 "타당도"를 측정하기 위해 사용해서는 안 된다. 특히 우리는 PEDro 척도의 사용자가 중대한 치료 효과를 나타내는 연구와 PEDro 척도에서 높은 점수를 받은 연구가 반드시 치료가 임상적으로 유용하다는 근거를 제공하지 않는다는 점에 주의해야 한다. 추가 고려사항으로는 치료 효과가 임상적으로 가치가 있을 만큼 충분히 큰지, 치료의 긍정적인 효과가 부정적 효과를 능가하는지, 치료의 비용 효율성이 중요한지 등이 있다. 물리치료의 일부 영역에서 모든 척도 항목을 만족시킬 수 없기 때문에 척도는 여러 치료 영역에서 시행되는 임상 시험의 "품질"을 비교하는 데 사용되어서는 안 된다.

PEDro 규모의 관리:

모든 기준 — <u>점수는 기준이 명확하게 충족되는 경우에만 수여된다.</u> 시험 보고서를 문자 그대로 읽었을 때 기준이 충족되지 않았을 가능성이 있는 경우, 그 기준에 대해 점수를 부여해서는 안 된다.

기 준 1 — 이 기준은 보고서가 주체의 출처와 연구에 참여할 자격이 있는 사람을 결정하는 데 사용된 기준 목록을 설명하는 경우 충족된다.

기 준 2 — 배분 보고 상태가 무작위라면, 그 연구는 무작위 배분을 사용한 것으로 간주된다. 무작위 추출의 정확한 방법은 지정될 필요가 없다. 동전 던지기 및 주사위 굴리기와 같은 절차는 무작위로 간주되어야 한다. 병원 기록 번호나 생년월일 또는 교대로 할당하는 것과 같은 준(quasi) 임의 할당은 이 기준을 충족시키지 못한다.

기 준 3 — *숨겨진 분배*는 피험자가 실험에 참여할 자격이 있는지 여부를 결정한 사람이 이 결정이 내려 졌을 때 피험자가 속할 그룹을 알지 못했음을 의미한다. 군설정이 은폐되었다고 명시되지 않았거나, 봉인된 불투명한 봉투에 의한 것이거나 "일정이 비어있던 (off–site)" 사람에게 연락하는 것이 포함되어 있다고 하더라도, 이 기준에 대해 점수가 부여된다.

기 준 4 — 치료적 개입에 관한 연구에서 최소한 치료를 받는 상태의 심각성과 적어도 하나의 (다른) 주요 결과 측정을 기준선에서 기술해야 한다. 평가자는 예후 변수 하나의 기준선 차이만으로 임상적으로 유의한 양만큼 그룹의 결과가 다를 것으로 기대되지 않아도 만족해야 한다. 이 기준은 연구 완료자의 기본 데이터만 제공하더라도 만족한다.

기 준 4, 7–11 — *주요 결과*는 치료 효과의 (효과가 부족한) 주요 원인을 제공하는 결과이다. 대부분의 연구에서 하나 이상의 변수가 결과 척도로 사용된다.

기 준 5–7 — *블라인드*란 문제의 사람 (주체, 치료사 또는 감정사)이 대상자에게 할당된 그룹을 알지 못했음을 의미한다. 또한, 다른 그룹에 적용되는 치료법을 구별할 수 없을 것으로 예상 될 수 있는 경우에만 과목과 치료사는 "블라인드"로 간주된다. 주요 결과가 자체 보고된 임상 시험 (예: 시각적 아날로그 척도, 통증 일기)에서는 대상자가 가려진 상태일 경우 평가자는 블라인드로 간주된다.

기 준 8 — 이 기준은 보고서가 그룹에 처음 배정된 피험자수와 주요 결과 측정을 얻은 피험자수를 명시적으로 명시하는 경우에만 충족된다. 결과가 여러 시점에서 측정되는 임상 시험에서는 핵심 결과는 해당 시점 중 한 시점에서 85% 이상의 대상에게서 측정된 것이어야 한다.

기 준 9 — *치료 분석*을 하려는 의도는 피실험자가 할당 된대로 치료 (또는 통제 조건)를 받지 못했을 때 결과의 측정이 가능한 곳에서 그들이 할당된 치료 (또는 통제 조건)를 받은 것처럼 분석이 수행되었음을 의미한다. 이 기준은 모든 피험자가 할당된 대로 치료 또는 통제 조건을 받았다고 명시적으로 기술한 경우, 치료 의도에 의한 분석에 대한 언급이 없더라도 충족된다.

기 준 10 — *그룹 간* 통계 비교는 한 그룹과 다른 그룹의 통계 비교를 포함한다. 연구 설계에 따라 두 가지 이상의 치료법을 비교하거나 치료법과 대조군을 비교할 수 있다. 분석은 치료가 시행된 후에 측정된 결과의 단순한 비교일 수도 있고 한 그룹의 변화와 다른 그룹의 변화를 비교하는 것일 수도 있다. (요인 분석을 통해 데이터를 분석한 경우 후자는 그룹 시간 상호 작용으로 종종 보고된다.) 비교는 가설 테스트 (그룹이 우연히 오직 다른 확률을 설명하는 "p" 값을 제공)에서 또는 추정치 형태(예 : 평균 또는 중위수 차이 또는 차이 비율 또는 치료에 필요한 수, 또는 상대적 위험 또는 위험 비율)에서와 그 신뢰 구간에서 할 수 있다.

기 준 11 — *점 척도*는 치료 효과의 크기를 측정한 것이다. 치료 효과는 그룹 결과의 차이 또는 모든 그룹의 결과로 설명될 수 있다. 변동성의 척도에는 표준 편차, 표준 오차, 신뢰 구간, 사 분위수 범위(또는 다른 분위수 범위) 및 범위가 포함된다. 그래프의 내용이 명확한 한, 포인트 측정 또는 가변성 측정이 그래픽으로 제공될 수 있다 (예 : SD는 그림에서 오류 막대로 표시될 수 있음). 예를 들어, 오류 막대 SD 또는 SE를 나타냄). 결과가 범주화되어 있는 경우, 각 범주의 주체 수가 각 그룹별로 주어지면 이 기준이 충족된 것으로 간주된다.

그림 3–2 (계속)

글상자 3-3 실험 연구 계획의 속성

- 특정 치료 그룹에 대한 피험자 무작위 분배 사용
- 개입 연구에 최소한의 편향된 접근 방식 제공
- 임상 변화에 대한 인과 관계의 근거 제공
- 수행하기가 어려울 수 있으며 발견된 결과의 의미를 제한하는 방법론적 결함이 있을 수 있다.

만큼 충분히 포괄적인지 질문해야 한다.

질문에 답할 수 있는 가장 좋은 근거를 찾기 (Find the Best Evidence With Which to Answer the Question)

인터넷 검색의 출현과 함께 이제 임상가들은 가정이나 병원의 워크 스테이션에서 전세계의 출판된 의학 연구의 많은 부분을 즉시 받아 볼 수 있다. 관련 연구 조사를 식별하는 데 사용할 수 있는 특별한 사이트가 있다. 가장 포괄적이고 사용자 친화적인 웹 사이트 중 하나는 ***국립 의학 도서관*** (http : // www. ncbi.nlm.nih.gov/entrez)이 관리하는 ***PubMed*** 이다. 이 서비스는 무료이며 최신의 문헌 검색을 가능하게 하는 많은 옵션과 필터를 제공한다. Stratford[39]는 PubMed에 관한 관련 연구를 찾기 위한 두 가지 기본 검색 전략을 설명했다. 첫 번째 방법은 관심 주제와 관련된 문헌을 체계적으로 검토하는 것이다. 주어진 영역에서 다중 RCT가 수행되었을 때, 문헌의 요약을 제공하여 근거에 대한 보다 광범위한 평가가 확인될 수 있다. 역사적으로 이것은 연구의 본질을 질적으로 요약한 문헌 리뷰에 의해 다루어졌다. 보다 최근에는 평가 척도의 개발에 힘입어 문학에 대한 정량적 검토를 통해 임상의가 도수 치료에 중요한 여러 주제에 대한 **체계적인 검토**를 제공하게 되었다.[7-11,40] ***Cochrane Group***은 의학 문헌에 대한 체계적인 검토를 수행하고 임상가에게 큰 가치가 있을 수 있는 요약 진술을 생성하는 국제기구이다.[25] 이러한 리뷰는 관련 연구를 식별하는 조사자가 작성하며, 일련의 의사 결정 규칙을 사용하여 관심 주제에 대한 재현 가능한 요약을 작성한다. 체계적인 검토는 2차 분석으로 간주되며 가장 유용한 근거를 정량적으로 제공한다는 이점이 있다. 임상의는 체계적인 검토를 수행하는데 사용된 특정 규칙이 결론에 강한 영향을 줄 수 있음을 충분히 인식해야 한다. 따라서 규칙 자체가 체계적인 방법으로 결과를 편향시킬 수 있다.[41]

많은 경우, 체계적인 리뷰를 이용할 수 없거나 최근 리뷰는 이전 리뷰에 포함되지 않았다. 그러면 임상가는 개별적인 연구를 검토하고 강점, 약점 및 이러한 연구의 가능한 영향을 비판적으로 평가해야 한다.

비판적으로 근거 평가하기 (Critically Appraise the Evidence)

조사 디자인이 연구의 의도된 목표에 따라 다르다는 것을 고려하면, 모든 연구 디자인은 내재적인 강점과 약점을 가지고 있다.[45]

이러한 연구를 검토하는 임상가는 연구의 한계가 결과를 부정할만큼 충분히 중요한지 결정해야 한다. 다음 단락에서는 OMPT에서 핵심적인 연구 디자인 즉, 진단 테스트 및 수동 중재에 대한 환자 반응을 조사하는 데 사용되는 디자인에 대해 설명한다.

측정 및 진단 연구 (Research Addressing Measurement and Diagnosis)

진단 프로세스의 두 가지 기본 특성은 **측정**과 **판단**을 포함한다. 측정에는 도구가 필요하며 테이프 측정에서 길이, 각도계에서 각도 또는 설문지에서 백분율 점수와 같은 양을 나타낸다. 관절의 수동적 이동성과 같은 하나 이상의 환자 특성의 품질을 평가하는 심사관이 판단한다. 의미 있고, 측정과 판단은 신뢰성과 타당성에 대한 근거가 있어야 한다(즉, 재현 가능하고 임상 의사결정을 지원하는 정확한 정보를 제공해야 한다).[42]

신뢰성은 동일한 심사관 (내부자) 또는 다른 심사관 (중간 심사관)이 반복적으로 관찰할 때 발생하는 측정 또는 판단의 오류를 나타낸다. 신뢰할만한 측정이나 판단은 오류의 정도가 낮다. 개념적으로 신뢰도는 결과가 재현 가능한 정도이다. 적절한 신뢰성을 갖고 있지 않은 측정이나 판단은 임상 결정을 내리는 데 사용되어서는 안 된다.[42] 이것은 반드시 측정과 관련된 치료법을 사용해서는 안 된다는 것을 의미하지는 않는다. 예를 들어, 연구의 본문은 도수 기술을 사용하여 요추 및 천장 관절 이동성의 정확한 판단이 확실하게 이루어질 수 없다는 것을 나타낸다.[13,14,43,44] 따라서 관절의 운동성을 결정하기 위한 수동적인 분절 운동 검사는 임상 환경에서의 결정에 의존해서는 안 된다.[12,45] 그러나 요추 관절 동원 및 숙련된 임상가에 의한 조작을 이용한 치료는 저운동성 정도와 관련하여 불일치가 발생할 가능성이 있음에도 불구하고 여러 환자에게서 안전하고 저렴하며 효과적인 것으로 나타났다.[45] 임상가는 가동성 분절 운동 정도와 관련해서 동의하지 않을지 모르지만 요추 척추를 도수 요법으로 치료하는 것은 종종 매우 효과적이다.

신뢰성을 다루는 연구는 몇 가지 원칙을 따라야 한다. 환자와 검사자의 특성은 잘 설명되어 있어야 한다. 반복 측정을 얻는 절차에는 의미 있는 측정 사이의 시간 간격이 있어야 한다. 즉, 검사자의 회상을 예방할 수 있을 만큼 길어야 하며 환자의 상태 변화 가능성을 제어하기에 충분히 짧아야 한다. *측정 편향*을 제어하려면 반복 측정하는 사람이 환자를 치료하는 사람과 달라야 한다. 연구원은 단일 추정 (포인트 추정)과 신뢰도가 발생하는 범위의 정확도를 나타내는 신뢰 구간(CI) 둘 다 신뢰성에 대한 수치적 추정치를 제공해야 한다.[42]

신뢰성을 보고하는 일반적인 방법은 반복 측정의 일치를 설명하는 숫자 색인을 사용하는 것이다. **Intraclass 상관 계수** (ICC)[46]는 운동 정도 또는 통증 강도와 같은 지속적인 측정에 사용되는 반면, **Kappa 계수**(K)[47]는 양성 대 음성 검사 결과와 같은 범주 형 데이터에 유용하다.[46]

1.0의 ICC 또는 Kappa 값은 완벽한 일치를 나타낸다. 신뢰성을 결정할 때 보편적으로 일치하는 제외된 점은 없다. 이것은 임상가가 결정하기 위한 것이다. 그러나 Shrout과 Fleiss[46]는 ICC 값에 대해 일반적인 지침을 설명했다. ≥ 0.81은 거의 완벽하다. 0.61 내지 0.80은 상당하다; 0.41에서 0.60은 중간 정도이다. 0.21 ~ 0.40은 공정하다; 0.00 내지 0.20은 약간이다. Landis와 Koch[47]는 다음과 같이 Kappa 값에 대한 가이드 라인을 설명했다. >0.75가 우수하다. 0.40에서 0.75는 공정한 편이다. <0.40이 좋지 않는다.

지속적인 측정에 대한 신뢰성을 표현하는 또 다른 방법은 **표준 오차 측정**(SEM)을 사용하는 것이다.[48,49] SEM을 사용하면 오류 정도를 관심 측정과 동일한 단위로 표시할 수 있으며 개별 환자를 다룰 때 특히 유용하다. SEM에 대해 신뢰 구간을 생성하여 시험자가 진정한 점수가 발생할 가능성이 있는 값 범위를 결정할 수 있다. SEM에 대한 CI가 좁은 측정은 가장 정확한 추정치를 제공한다.

신뢰도를 다루는 것 외에도 SEM을 사용하여 결과를 평가하기 위해 치료 전후에 시행되는 측정인 **최소 검출 가능 변화** (MDC)를 계산할 수 있다. 이 프로세스에 대해 설명 된 몇 가지 메커니즘이 있지만[50-55] MDC를 유도하는 일반적인 방법은 SEM에 원하는 CI 값을 곱하는 것이다 (90 % CI의 경우 1.64 배, 95 % CI의 경우 1.96 배). 그런 다음 결과 값에 2의 제곱근을 곱하여 두 측정값과 관련된 오류를 반영한다. 결과 MDC는 실제 변경이 발생했는지 (즉, 오류 이상인지) 확인하기 위해 필요한 변경의 정도를 표시한다. 예를 들어, Fritz 등은 수정된 Oswestry Disability Questionnaire에 대한 SEM이 5.4 %라고 보고했다. 이 값을 사용하여 MDC가 12.6 %(5.4 % * 1.64 * √2)라고 계산했다. 따라서 특정 환자에 대한 Oswestry 측정 값을 시간 경과에 따라 구하는 경우, 임상가는 기능장애의 진정한 변화가 발생했다고 90% 이상 확신하는 적어도 13%의 변화를 찾아야 한다.

측정이나 판단이 신뢰할만한 것으로 나타난다면, 그것이 제공하는 정보의 유형과 강도를 결정하는 타당성에 대해 조사해야 한다. *타당성*은 여러 형태로 제시될 수 있으며, 구체적인 측정이나 판단을 바탕으로 추론의 유형으로 개념화될 수 있다. **유효성 구축**은 임상 추론을 하기 위해 측정이나 판단을 사용하는 이론적 근거를 설명하며 일반적으로 연구 근거에 의해 뒷받침된다.[42] 예를 들어, 곧게 뻗은 다리 올리기 검사(Straight leg-raising test) 양성 반응은 허리 또는 엉치 척수 신경 포착이 있는지 알아내는데 타당성이 있다. 이 구조는 이론으로부터 생겨났고 사체 및 임상 연구에 의해 뒷받침되었다.[57] **구성 타당도**는 근본적인 성질이다. 그러나 검사 결과의 임상적 유용성은 **목표지향타당도**의 근거 또는 검사 결과의 일부 외부 기준과의 비교로 증가한다. 도수 치료 평가를 위한 목표지향타당도의 중요한 유형은 진단 정확성을 다룬다. **진단 정확도**는 문제의 진단(일반적으로 긍정적 또는 부정적 임상 검사 결과)을 해당 진단의 승인된 지표인 일부 **표준** 또는 기준 참조와 비교하여 결정된다.[58] 진단 정확도를 평가하는 연구는 몇 가지 통계 지표를 사용한다. **민감도**는 긍정적인 결과의 수/흥미로운(결과로 쓸만한) 상태의 사람들의 수로 정의된다. 민감도가 높은 검사는 일반적으로 *조건을 배제하는 데* 유용하다(즉, 음성 검사는 상태가 없음을 나타낼 수 있음). **특이성**은 부정적 결과의 수/조건이 없는 사람의 수이다. 높은 특이성을 가진 검사는 일반적으로 한 *조건에서 판별하는 데* 유용하다(즉, 양성 검사가 조건의 존재를 나타낼 수 있음). **양성 예측치**는 실제 양성 반응의 수/양성 반응의 총 수를 나타낸다. 이것은 양성 검사가 정말로 양성으로 나올 가능성을 말한다. 음성 예측치는 실제 음성이 나온 수/음성 결과의 총 수이다. 이것은 음성 검사가 정말로 음성일 가능성을 설명한다. 양성 예측도와 음성 예측도는 질병의 유병률에 영향을 받는다. 예를 들어, 거짓 양성 소견은 증상이 있을 확률이 낮은 환자에게 검사를 적용할 때 더 일반적이며, 음성 소견은 증상을 가질 가능성이 높은 환자에게 테스트를 적용할 때 더욱 일반적으로 나타낸다.[39] 따라서, 진단 검사 결과를 단독으로 사용해서는 안 되며 다른 모든 관련 임상 소견에 비추어 고려해야 한다.

측정 값에 대한보다 풍부한 이해를 제공하기 위해 민감도와 특이성을 결합하여 **우도 비율(LR)**을 계산할 수 있다(표 3-2).[58,59] LR은 어떤 검사 결과에서 관심 조건을 가지는 환자가 나타날 가능성을 동일한 검사를 하여 그 검사 결과가 관심 조건을 가지지 못한 환자가 나타날 가능성으로 나눈 것을 말한다.[39] 양성 검사 결과에 대한 LR은 민감도/(1- 특이성)이며 음성 검사 결과에 대한 LR은 (1- 민감도)/특이성 이다. 유용하려면 양수 LR이 1.0보다 커야 하고, 음수 LR은 1.0보다 작아야 한다.[59] 1.0이 포함된 신뢰 구간은 LR이 유의하지 않음을 나타낸다. 이러한 지표의 해석에 대한 한 예가 Tong 등[60]이 Spurling's test에서 발견한 진단 정확도를 조사하여 경부 신경근 증의 존재를 확인한 것으로 설명된다.

예측 타당도는 미래 사건을 예측하는데 사용될 수 있는 발견의 정도를 나타낸다. 예측 타당도는 환자의 예후를 발전시키는 데 사용되는 측정들의 주요 요구사항이다.[61,62] 이는 개별 검사의 측정치 또는 임상 예측 룰에 설명된 것과 같은 여러 가지 측정에서 파생된 단일 측정치에 적용할 수 있다.[15,16] 또한 예측 타당도는 영입 전 검사 또는 시즌 전 운동선수 평가들 중에 사용되는 것과 같은 선별 도구의 핵심 요소이다.[42] 부상당한 선수를 경기에 복귀시키는데 사용되는 측정들은 재부상 가능성을 설명하는 예측 타당성이 있어야 한다. 예측 타당도는 발견이 얻어진 장기적인 연구 계획에 수립되어야 하고, 문제가 되는 사건이 일어난다면 결정을 위해 시간 경과에 따라 환자는 관찰되어져야 한다. 진단 정확도와 마찬가지로 민감도, 특이성 및 우도 비율 측정을 결정할 수 있다. 또한, *위험도(odds ratios)* 및 상대 위험과 같은 지표를 사용할 수 있다.[61,62]

처방적 타당도는 어떤 결과가 치료의 영향을 받는 정도를 기술하기 때문에 매우 바람직하다. 처방적 타당도는 무작위 임상 시험에 의해 확립되어야 한다. 치료 기반 분류 그룹은 치료와 동일한 방식으로 반응할 가능성이 있는 유사한 특성을 가진 환자를 나타낸다.[17]

표 3-2 진단 정확도의 측정 : Tong과 동료들의 경부 신경 파열증의 예시[60]

	FINDINGS FROM GOLD STANDARD (근전도 결과)	
	EMG + RADICULOPATHY PRESENT	EMG - RADICULOPATHY ABSENT
Clinical Test (+ Spurling's)	A 6 (True-Positive)	B 12 (False-Positive)
Clinical Test (- Spurling's)	C 14 (False-Negative)	D 160 (True-Negative)
	Sensitivity = A/A + C 6/20 = 0.30	Specificity = D/B + D 160/172= 0.93

EMG, electromyogram; LR, likelihood ratios
LR+ = 4.3 = Sensitivity / (1-Specificity)
LR- = 0.75 = (1-Sensitivity) / Specificity

중재를 다루는 연구 (Research Addressing Intervention)

*결과 측정*은 개입 연구를 평가할 때 근본적인 관심사이다.[63,64] 측정치가 환자에게 신뢰할만한 것이 아니거나 유의미하지 않은 경우, 연구에서 거의 추측할 수 없다. 연구의 목표에 따라 결과 측정에는 생물학적 사건에 대한 평가 또는 기능적, 통증, 비용 또는 치료 만족도와 같은 임상적으로 관련된 측정이 포함될 수 있다.[63] 앞서 논의한 바와 같이 결과 척도의 핵심 측정 속성은 시간이 지남에 따라 의미 있는 변화를 반영할 수 있는 능력이다.[50-55] MDC 점수는 의미 있는 변화 정도가 초과되었음(즉, 잠재적인 오류의 정도를 넘어서)을 확신하기 위해 넘어야 하는 변화의 크기를 나타낸다.

구성 타당도는 관심 있는 질문을 다루기 위해 전반적인 디자인의 적합성과 관련된다. 이것은 치료 방법, 대상 및 조작이 적절 함을 의미한다.

내적 타당도는 종속 변수(관심 결과)의 관찰된 변화가 독립 변수 (치료)에 의해 유발되는 정도를 나타낸다. 잘 설계된 RCT는 독립 변수 (혼동 변수) 이외의 요인이 관심 결과에 미치는 영향을 최소화하려고 시도한다. 높은 수준의 내적 타당도를 지닌 통제된 연구에서 유의미한 효과를 나타내는 것으로 보이는 치료법은 효능을 갖는 것으로 간주된다. 즉, 매우 특정한 조건하에서 치료가 적용될 때, 긍정적인 치료 효

과를 가질 가능성이 있다고 볼 수 있다.[47]

외적 타당도는 연구 결과의 일반화 가능성을 설명하거나 연구 결과를 적용할 수 있는 사람을 나타낸다. 많은 환자들이 치료에 대한 반응에 영향을 줄 수 있는 독특한 특성을 가지고 있기 때문에 이것은 의료 연구에서 주요 고려사항이다. 외적 타당도가 높은 연구에서 긍정적인 *효과*를 나타내는 것으로 보이는 치료는 효과가 있는 것으로 간주되어 실제 설정에서 적용될 가능성이 높다.

통계적 결론 유효성은 잘못된 결론을 초래하는 통계적 오류의 가능성을 나타낸다.[65] **유형 I 오류**는 연구자가 귀무가설(영가설)을 잘못 제거할 때 발생한다(즉 실제로는 효과가 없지만 상당한 치료 효과가 있다고 결론 내림). 유형 I 오류는 거짓-양성 소견을 나타내며, 관찰된 차이가 우연에 의한 확률(p 값으로 측정)을 최소 허용 **알파**로 설정함으로써 방지된다. 관례에 따라 p 값은 일반적으로 $p<0.05$로 설정되며 우연히 발생하는 측정 값의 차이 확률은 5 % 이하이다. 여러 비교가 이루어지면 무작위 발견의 가능성이 높아집니다. 유형 I 오류는 실험적 오류의 원인이 될 수 있다. 이를 위해 연구자들은 종종 알파를 더 낮게 설정한다(즉, $p<0.01$).

유형 II 오류는 유형 I 오류보다 더 일반적이며 연구자가 귀무 가설을 잘못 받아들일 때 발생한다 (실제로 있는데 차이가 없다고 결론 내림). 유형 II 오류는 거짓 음성 소견을 나타내며, 일반적으로 연구가 표본 크기가 작을 때, 특히 집단간 차이가 임상 판단에 따라 다른 "외양"을 의미할 때 발생한다. 이것은 영향력이 *적은 연구*로 알려져 있으며 피험자 모집 및 보유가 문제가 될 수 있는 임상 연구의 주요 고려사항이다. 유형 II 오류는 연구가 시작되기 전에 각 그룹에 필요한 피험자 수를 나타내는 전력 분석을 수행함으로써 관념적으로 나타납니다.[65] 너무 적은 피험자에 대한 연구는 그 의미가 심각하게 제한된다.

제 1 형 통계상의 오류가없는 경우, 개입 연구에서 그룹간에 결과에 통계적으로 유의미한 차이 (대개 p 값 <0.05 또는 0.01)가 존재한다는 것은 평균 점수 사이에 진정한 차이가 있음을 나타내지만, 얼마나 차이가 있는지를 나타내지는 않는다. 어떤 경우에는, 특히 표본 크기가 큰 경우에는, 그룹 간 차이가 매우 작아도 유의한 차이가 있을 수 있다. 예를 들어, 운동으로 치료받는 피험자 그룹은 도수치료에 의해 치료된 그룹보다 통증 점수가 상당히 낮을 수 있다. 그러나, 이 차이는 수치 등급의 통증 척도에서 10점 만점에 0.5점일 수 있다. 이 차이는 통계적으로 유의하지만 환자에게 영향을 주기엔 너무 작을 수 있다. 대부분의 경우, 이 차이는 결과 척도 MDC의 신뢰 구간의 하한선을 초과할 수 없으며 그 차이는 측정 오차의 결과일 수 있고 치료 효과가 아닐 수 있음을 암시한다.

그룹 간의 차이에 대한 또 다른 중요한 척도는 **효과 크기**라고 한다. 효과 크기는 표준 편차와 관련하여 그룹간에 얼마나 차이가 있는지 나타내는 비율 값을 제공한다. 효과 크기를 해석하기 위한 일반 지침은 다음과 같다. 0.20은 작고, 0.40은 중간 정도이고, >0.80은 크다.[66] 치료 효과의 크기를 해석하기 위해 효과 크기에 의존하는 주된 특징은 표본 크기에 영향을 받지 않는 반면, 통계적 테스트의 p- 값은 표본 크기에 크게 영향을 받는다는 것이다.[48] 이 단락에서 사용된 용어에 대한 요약은 글상자 3-4를 참조한다.

특정 임상 문제에 대한 근거 적용 (Apply the Evidence to a Specific Clinical Problem)

진단 검사 사용 (Using a Diagnostic Test)

연구 조사 또는 체계적인 검토에서 측정을 설명할 때 근본적인 질문은 *임상의 환자에게 이 측정을 적용하고 의미 있는 결과를 기대할 수 있는가?* 이다. 이것은 항상 대답하기 쉬운 질문은 아니며 여러 단계가 필요하다.[67] 표 3-3은 검사에 대한 관련 문헌을 검토할 때 질문할 수 있는 일련의 질문을 요약한 것이다. 첫 번째 고려사항은 연구 중에 선택된(샘플링된) 환자가 당신의 환자와 충분한 특성을 공유하여 검사에서 비슷한 성과를 기대할 수 있는지 이다. 이것은 *외적 타당도*의 문제이며 인구 특이적인 측정 특성의 현상으로 개념화될 수 있다. 이는 측정 값이 검사된 동일한 모집단으로만 일반화될 수 있음을 의미한다.[42] 건강한 어린 학생을 대상으로 검사했을 때 신뢰할만한 것으로 입증된 측정법은 퇴행성 디스크 질환이 있는 중년 환자에게 적용될 때는 동일한 특성을 갖지 않을 수 있다. 유사한 고려사항은 연구 조사에서 검사자들의 자격과 관련이 있다. 특정 도수 요법 검사를 수행하고 해석하기 위한 고급 교육 또는 인증을 받은 사람들은 이러한 기술을 소유하지 않은 사람들과 다른 신뢰성을 가질 수 있다.

일단 피험자와 시험자가 연구된 것과 유사한 특성을 갖게 되면, 그 다음으로 검사를 수행하기 위한 이론적 근거를 고려해야 한다. 즉, 이 검사의 결과가 *이 환자의 관리에 어떻게 영향을 미칠까?*라는 질문을 해야 한다. 대부분의 의료 환경

글상자 3-4 EBP에서 사용하는 용어

- **구성 타당도:** 임상 추론을 위한 측정이나 판단을 사용하기 위한 이론적 기초를 설명하고 관심의 문제를 해결하기 위한 전체 설계의 적합성과 관련됨.
- **목표지향타당도:** 일부 외부 참고문헌과 검사 결과의 비교
- **진단 정확도:** 몇 가지 기준(gold standard)과 질문의 결과를 비교하여 결정됨.
- **외적 타당도:** 연구 결과의 일반화 가능성 또는 결과를 적용할 수 있는 대상을 서술함.
- **내적 타당도:** 독립 변수에 의한 종속 변수에서 관찰되는 변화의 정도
- **감지할 수 있는 최소 변화**(Minimal detectable change, MDC) : 실제로 변화가 일어나기 위해 얼마나 많은 변화가 필요한지를 평가하기 위해 치료 전후에 사용되는 척도
- **음성예측도:** 음성 검사가 실제로도 음성일 가능성
- **양성예측도:** 양성 검사가 실제로도 양성일 가능성
- **예측 타당도:** 미래 사건을 예측하는 데 사용할 수 있는 소견(finding)의 정도를 설명함.
- **Prescriptive 타당도:** 치료로 특정 소견이 영향을 받는 정도를 설명함.
- **신뢰도:** 결과를 재현 가능한 정도
- **민감도:** 조건을 *배제하는 데* 유용함. (즉, 음성 검사는 조건이 없음을 나타낼 가능성이 높음)
- **특이성:** 조건에서 *규칙을 세우는 데* 유용함. (즉, 양성 검사가 조건의 존재를 나타낼 가능성이 높음)
- **유형 I 오류:** 거짓-양성 소견을 나타냄.
- **유형 II 오류:** 거짓-음성 소견을 나타냄.

표 3-3 검사에 대한 관련 문헌을 검토할 때 질문할 수 있는 일련의 질문들

중요한 고려사항(CRITICAL CONCERNS)		예	아니오
검사를 수행하고 결과를 적용할 수 있도록 환자와 비슷한 정도로 연구된 환자가 있습니까?	나이, 임상 사진, 합병증 검사 적응증: 병상이 존재할 가능성을 사전 검사 검사 적용 위험		
시험을 올바르게 적용하기 위한 비슷한 특성을 가진 검사자들이 있습니까?	훈련 장비		
검사 결과가 환자를 치료하는 방식에 영향을 미칠 수 있습니까?	치료를 위한 금기사항이나 예방 조치를 확인한다. refer 또는 문의 필요 치료를 위한 적응증을 확인하십시오.		
연구 결과가 유효합니까?	측정 편향을 제어 맹검법(blinded examiner)에 의해 측정된 의미 있는 최적 기준?(gold standard) 적절한 표본 크기		
검사 결과를 신뢰할 수 있습니까?	신뢰도 계수 및 표준 오차에 대한 포인트 추정 및 CIs		
검사 결과는 무엇을 말해주는가? 양성 또는 음성 검사를 통해 의미 있는 판단을 내릴 수 있습니까? *진단 정확도:* 상태가 있거나 없을 가능성이 증가하는가? *예측 타당도:* 결과 예측 *Prescriptive 타당도:* 특정 중재의 치료 반응의 가능성을 확인	민감도 특이성 예측치 (+) 와 (−) 우도비 with CIs		

질문에서 척도 사용에 대한 의미 있는 연구 지원을 제공하려면 각 범주에 대해 '예'로 대답해야 한다.

에서 테스트의 비용과 위험은 진단 산출량(yield)과 균형을 이루어야 한다.[68,69] 대부분의 도수 요법 검사는 충분히 적용될 수 있다고 판단된 환자에게 적절하게 수행될 경우, 저렴하고 위험이 적지만, 경피적 근전도 검사, 척추 방사선 검사 또는 자기공명영상(MRI)과 같은 부수적 검사는 환자에게 비용 및 위험을 크게 증가시킬 수 있다. 어떤 경우에는 허리 척추 방사선 사진 또는 MRI를 이용한 측정 및 판단이 특정 조건을 감지하거나 배제하기 위해 사용될 때 진단 정확도가 낮다.[70-72] 따라서 임상가들은 검사를 실시하는 것이 추천이나 상담을 필요로 하는지, 치료 예방 조치 또는 금기의 검출을 증가시킬 가능성이 있는지, 또는 아직 확인되지 않은 특정 치료에 대한 적응증을 제공할 가능성이 있는지 판단해야 한다.

임상가가 진단학적 검사를 특정 환자에게 적용할 수 있고 적절하게 수행될 수 있다고 믿는다면, 연구의 구체적인 결과의 타당도에 대한 면밀한 검토가 수행되어야 한다. 이 연구가 상대적으로 편향되어 있지 않다면, 신뢰할 수 있는 결과의 가능성과 주어진 조건을 갖추거나 배제하기 위해 측정의 효과(strength, 힘)를 결정해야 한다.

중재 적용 (Applying an Intervention)

근거 중심 물리치료의 주요 목표는 위험이 가장 적은 최상의 결과를 제공하는 개별 환자의 관리 전략을 결정하는 것이다. 잘 수행된 중재 연구의 결과를 통합하는 것이 이 목표의 핵심이다. 진단 검사 적용에 대한 우려를 제기하는 것과 마찬가지로, 중요한 임상 질문은 *이 연구에서 조사된 치료법을 환자에게 적용하여 동일한 결과를 기대할 수 있는가?*하는 것이다. 앞에서 설명한 것처럼 중재 연구의 가치를 평가할 때 고려해야 할 네 가지 기본 특성들은 구조 타당도, 외적 타당도, 내적 타당도 및 치료 그룹 간의 차이점에 대한 의의가 있는 것이다. 이러한 특성들을 나타낸 점검 목록은 표 3-4에 설명되어 있다.

또 다른 고려사항은 특정 중재를 사용하는 것이 다른 중재를 사용하는 것보다 우수한 정도와 관련이 있다. 최근 연구자들은 **치료에 필요한 수**(NNT)라는 측정법을 사용하여 이 문제를 다루었다.[73,74]

표 3-4 중재 연구를 다루는 연구 결과를 검토할 때 사용하는 점검 목록

CONCERN	DESCRIPTION	예	아니오
외적 타당도: 중재로 인한 비슷한 결과를 기대할 만큼 환자와 논문의 표본이 충분히 비슷한가?	나이, 임상 사진, 합병증 상태의 단계 금기증과 주의사항 심리사회적 요인		
개입하는 검사자들의 특성이 충분히 비슷한가?	훈련 장비		
내적 타당도: 보고된 결과는 치료로 인한 것입니까?	진정한 무작위 그룹 할당 중재 그룹 내에서 동등한 치료 적용 충분한 피험자 추적연구(follow-up) 신뢰할 수 있는 결과 측정 측정 편향 제어 유형 I 및 유형 II 통계적 오류에 대한 제어		
치료 효과가 중재를 사용하기에 충분한 의미가 있습니까?	결과 측정은 환자에게 의미가 있다. 평균은 유의한 차이가 있으며 감지 가능한 최소 변화 점수를 초과한다. 효과 크기는 의미가 있을 만큼 충분히 크며 다른 유사한 중재보다 비슷하거나 우수하다.		

질문에서 척도 사용에 대한 의미 있는 연구 지원을 제공하려면 각 범주에 대해 '예'로 대답해야 한다.

NNT는 한 명의 환자가 중재 없이 개선되지 않은 환자를 개선하기 전에 한 번의 중재로 치료할 환자의 수를 설명한다.[73] 예를 들면, 3의 NNT는 한 명의 환자가 또 다른 중재로 치료를 받는 것보다 더 나은 결과를 얻기 전에 3의 환자가 관심 있는 중재로 치료 받을 필요가 있다. NNT 3은 어떤 환자가 우월한 결과를 보일지 또는 얼마나 큰 차이가 있을지 예측하지 않는다. 단지 3명의 환자를 치료한 후에 한 명의 환자가 개입하지 않은 경우보다 더 많은 도움을 받을 것이다.[73]

임상 실습에 근거 적용의 효과 평가 (Evaluate the Effects of Applying the Evidence to Clinical Practice)

실습에 대한 연구 근거의 적용은 임상 실습이 향상되는 경우에만 의미가 있다. 이를 올바르게 평가하려면 생각되는 결과를 결정하고 이를 평가하는 의미 있는 조치를 취해야 한다. 이러한 조치는 초기 질문의 구성 요소이며 통증이나 기능 상태, 환자 만족도 또는 치료 비용을 추정할 수 있다.

임상적 핵심 (CLINICAL PILLAR)

EBP의 주요 목표는 가장 위험이 적은 최상의 결과를 만들기 위해 개별 환자의 관리 전략을 결정하는 것이다.

결론 CONCLUSIONS

이 장에서는 OMPT 실습에서 근거를 사용하기 위해 해결해야 할 많은 구성 요소에 대해 논의했다. 근거 중심 물리치료는 종종 개별 환자 그룹 디자인에서 관찰 된 데이터 전송을 포함하는 복잡한 과정이다.[75] 근거가 가장 필요한 시점과 이를 구현하고 평가할 수 있는 절차를 식별하기 위해 신중한 검토가 필요하다.[22] 어떤 경우에는 연구 근거를 받아들이기 어려울 수 있다. OMPT 중재를 다루는 결과 연구는 종종 유리한 결과를 가져온다. 그러나 도수 치료가 이러한 결과와 관련된 기전은 일반적으로 믿는 것과 다를 수 있다. 예를 들어, 국소 요통에서 천장관절(엉치관절)(SIJ) 변위의 역할에 대한 논쟁이 있었다.[76] 그러나 많은 연구 결과에 따르면, 대부분의 피험자는 SIJ의 변위가 미미하며 검사자에 의해 감지될 가능성이 없으며 조작으로 인해 변경될 가능성도 없다고 결론 내리고 있다.[43,77,78] 그러나 SIJ 조작을 이용한 임상 연구에서 유리한 치료 결과가 보고되었다.[79] 이러한 결과를 바탕으로, 적절하게 적용된 조작은 유용한 치료법이 될 수 있다고 결론을 내릴 수 있지만, 그 작용 메커니즘은 이전에 생각했던 것과는 많이 다를 수 있다. 이러한 관찰은 흥미로운 새로운 연구 조사로 이어져 보다 효과적인 중재의 발전을 이끌 수 있다.[9]

임상적 핵심 (CLINICAL PILLAR)

근거를 가장 효과적으로 사용하려면 임상의는 다음을 수행해야 한다:

- 근거가 가장 필요한 시기와 구현 및 평가할 수 있는 절차를 식별하기 위해 신중하게 반영하시오.
- 근거가 특정 중재의 사용을 어떻게 지원할 수 있는지 고려하는데 개방적이어야 하지만, 그것의 효능을 위한 대체 메커니즘 제시한다.

연구 결과를 의료에 적용하는 데는 많은 어려움이 있다.[1,21–23] 환자간의 치료 반응의 이질 가능성[75]은 Upsur[80]로 하여금 EBP를 "불확실성의 세계에서 규칙을 세우는 것"으로 묘사한 임상적 변화 가능성을 보여준다. 따라서 치료를 위한 근거 중심 치료법을 허용하기 위해 시스템이 변화하지는 않을 것이다. 임상가들은 항상 최고의 연구 근거를 환자 개개인의 독특한 상황과 통합해야 한다. 그러나 연구 결과를 무시하면 현장의 정체와 근거 없는 치료법의 전파 가능성 및 OMPT의 전문 분야에 치명적인 비효율적인 결과가 발생할 것이다. Herbert 외[22]는 "근거 중심 물리치료는 완벽하지 않지만 우리가 가진 최고의 시스템이다."

중요 인용 (NOTABLE QUOTABLE)

근거에 기반하는 치료는 "불확실성 세계에서 규칙을 세우는 것."

R.E. Upsur, 2005

중요 인용 (NOTABLE QUOTABLE)

근거 중심의 치료는 완벽하지는 않지만, 우리가 가진 최상의 시스템이다."

H.D. Herbert et al, 2001

참고 문헌 (REFERENCES)

1. Sackett DL. Evidence-based medicine. *Spine.* 1988;23:1085-1086.
2. Sackett DL, Haynes RB, Guyatt GH, et al. *Clinical Epidemiology: A Basic Science for Clinical Medicine.* Boston, MA: Little, Brown; 1991.
3. Fitzgerald K, McClure P, Beattie PF, et al. Issues in determining the efficacy of manual therapy. *Phys Ther.* 1994;74:227-233.
4. DiFabio R. Efficacy of manual therapy. *Phys Ther.* 1992;72:853-864.
5. Delitto T, Cibulka M, Erhard R. Evidence for the use of an extension-mobilization category in acute low back syndrome. A prescriptive-validation pilot study. *Phys Ther.* 1993;73:216-228.
6. Flynn T, Fritz J, Whitman J, et al. A clinical prediction rule for classifying patients with low back pain who demonstrate short-term improvement with spinal manipulation. *Spine.* 2002;27:2835-2843.
7. Lisi AJ, Holmes EJ, Ammendolia C. High-velocity low-amplitude spinal manipulation for symptomatic lumbar disk disease: a systematic review of the literature. *J Manipulative Physiol Ther.* 2005;28:429-442.
8. Rademeyer I. Manual therapy for lumbar spinal stenosis: a comprehensive physical therapy approach. *Phys Med Rehabil Clin N Am.* 2003;1:103-110.
9. Smith AR, Jr. Manual therapy: the historical, current, and future role in the treatment of pain. *Scientific World Journal.* 2007;2:109-120.
10. vanTudler MW, Koes BW, Bouter LM. Conservative treatment of acute and chronic nonspecific low back pain: a systematic review of randomized controlled trials of the most common interventions. *Spine.* 1997;22:2128-2156.
11. van der Wees PJ, Lenssen AF, Hendriks EJ, et al. Effectiveness of exercise therapy and manual mobilisation in ankle sprain and functional instability: a systematic review. *Aust J Physiother.* 2006;52:27-37.
12. Fritz JM, Whitman JM, Childs JD. Lumbar spine segmental mobility assessment: an examination of validity for determining intervention strategies in patients with low back pain. *Arch Phy Med Rehab.* 2005;86:1745-1752.
13. Maher C, Adams R. Reliability of pain and stiffness assessments in clinical manual lumbar spine examination. *Phys Ther.* 1995;74:801-811.
14. McCombe PF. Reproducibility of physical signs in low-back pain. *Spine.* 1989;14:908-918.
15. Beattie P, Nelson RM. Clinical prediction rules: what are they and what do they tell us? *Aust J Physiother.* 2006;52:157-163.
16. Childs J, Fritz J, Flynn T, et al. A clinical prediction rule to identify patients with low back pain most likely to benefit from spinal manipulation: a validation study. *Ann Inter Medicine.* 2004;141:920-928.
17. Delitto A, Erhard RE, Bowling RW: A treatment-based classification approach to low back syndrome: identifying and staging patients for conservative treatment. *Phys Ther.* 1995;75:470-485.
18. Fritz JM, Delitto A, Erhard RE. Comparison of classification-based physical therapy with therapy based on clinical practice guidelines for patient with acute low back pain. *Spine.* 2003;28:1363-1372.
19. Wang WT, Olson SL, Campbell AH, et al. Effectiveness of physical therapy for patients with neck pain: an individualized approach using a clinical decision-making algorithm. *Am J Phy Med Rehab.* 2003;82:203-218.
20. Elwood JM. The importance of causal relationships in medicine. In: Elwood JM. *Causal Relationships in Medicine: A Practical System for Critical Appraisal.* New York, NY: Oxford Press; 1988:3-9.
21. Haynes B, Haines A. Barriers and bridges to evidence based clinical practice. *BMJ.* 1998;317:273-276.
22. Herbert RD, Sherrington C, Maher C, et al. Evidence-based practice-imperfect but necessary. *Physiother Theory Prac.* 2001;17:201-211.
23. Straus SE, Sackett DL. Using research findings in clinical practice. *BMJ.* 1998;317:339-342.
24. Waddell G. *The Back Pain Revolution.* 2nd ed. London, UK: Churchill-Livingstone; 2004.
25. vanTulder M, Furlan A, Bombardier C, et al. Updated method guidelines for systematic reviews in the Cochrane Collaboration Back Review Group. *Spine.* 2003;28:1290-1299.
26. Maher C, Sherrington C, Herbert, RD, et al. Reliability of the PEDro Scale for rating quality of randomized controlled trials. *Phys Ther.* 2003 83:713-721.
27. Beattie P. The relationship between symptoms and abnormal magnetic resonance images of lumbar intervertebral discs. *Phys Ther.* 1996;76:601-608.
28. Feuerstein M, Beattie P. Biobehavioral factors affecting pain and disability in low back pain. *Phys Ther.* 1995;75:267-280.
29. Riipinen M, Neimisto L, Lindgren KA, et al. Psychosocial differences as predictors for recovery from chronic low back pain following manipulation, stabilizing exercises and physician consultation or physician consultation alone. *J Rehab Med.* 2005;37:152-158.
30. Turner JA, Franklin G, Fulton-Kehoe D, et al. Worker recovery expectations and fear-avoidance predict work disability in a population-based workers' compensation back pain sample. *Spine.* 2006;31:682-689.
31. Verbunt JA, Seelen HA, Vlaeyen JW, et al. Fear of injury and physical de-conditioning in patients chronic low back pain. *Arch Phys Med Rehabil.* 2003;84:1227-1232.
32. vanTulder M, Assendelft W, Koes B, et al. Spinal radiographic findings and nonspecific low back pain. *Spine.* 1997;22:427-434.
33. Shepard KF, Jensen GM. Physical therapist curricula for the 1990s: educating the reflective practitioner. *Phys Ther.* 1990;70:566-573.
34. Cyriax J. *Textbook of Orthopedic Medicine. Vol. 1: Diagnosis of Soft Tissue Lesions.* London, UK: Balliarre Tindall; 1981.
35. Maitland GD. *Vertebral Manipulation.* 4th ed. Boston, MA: Butterworth; 1984.
36. Mennel J. *The Science and Art of Joint Manipulation.* London, UK: Churchill; 1952.
37. Mann CJ. Observational research methods. Research design II: cohort, cross-sectional, and case-control studies. *Emerg Med J.* 2003;20:54-60.
38. Bombardier C, Kerr HS, Shannon HS, et al. A guide to interpreting epidemiologic studies on the etiology of back pain. *Spine.* 1994;19:2047S-2056S.
39. Stratford P. Applying results from diagnostic accuracy studies to enhance clinical decision-making. *Physiother Theory Prac.* 2001;17:153-160.
40. Gross AR, Kay T, Hondras M, et al. Manual therapy for mechanical neck disorders: a systematic review. *Man Ther.* 2002;3:131-149.
41. Ferreira PH, Ferreira ML, Maher CG, et al. Effect of applying different "levels of evidence" criteria on conclusions of Cochrane Reviews of interventions for low back pain. *J Clin Epidemiol.* 2002;55:1126-1129.
42. Rothstein JM, Echternach J. *Primer on Measurement:An Introductory Guide to Measurement Issues.* Alexandria, VA: American Physical Therapy Association; 1993.
43. van der Wurff P, Meyne W, Hagmeijer RH. Clinical tests of the sacroiliac joint. *Man Ther.* 2000;5:89-96.
44. Binkley J, Stratford PW, Gill C. Inter-rater reliability of lumbar accessory motion mobility testing. *Phys Ther.* 1995;75:786-792.
45. Flynn TW. Move it and move on. *J Orthop Sports Phys Ther.* 2002;32: 192-193.
46. Shrout PE, Fleiss JL. Intraclass correlations: uses in assessing rater reliability. *Psychol Bull* 1979;86:420-428.
47. Landis JR, Koch GG. The measurement of observer agreement for categorical data. *Biometrics.* 1977;33:159-174.
48. Diamond JJ. A practical application of reliability theory to family practice research. *Fam Prac Res J.* 1991;11:357-362.
49. Roddy TS, Olson SL, Cook KF, et al. Comparison of the University of California-Los Angeles Shoulder Scale and the Simple Shoulder Test with the Shoulder Pain and Disability Index: single administration reliability and validity. *Phys Ther.* 2000;80:759-768.
50. Liang MH. Longitudinal construct validity: establishment of clinical meaning in patient evaluation instruments. *Medical Care.* 2000;28:632-642.
51. Schmitt JS, Di Fabio RP. Reliable change and minimum important difference (MID) proportions facilitated group responsiveness comparisons using individual threshold criteria. *J Clin Epidemiol.* 2004;57:1008-1018.
52. Stratford P, Binkley J, Solomon P, et al. Assessing change over time in patients with low back pain. *Phys Ther.* 1994;74:528-533.
53. Stratford P, Binkley J, Solomon P, et al. Defining the minimum level of detectable change for the Roland-Morris Questionnaire. *Phys Ther.* 1996;76:359-365.
54. Haley SM, Fraggala-Pinkham M. Interpreting change scores of tests and measures used in physical therapy. *Phys Ther.* 2006;86:735-743.
55. de Vet HC, Terwee CB, Ostelo RW, et al. Minimal changes in health status questionnaires: distinction between minimally detectable change and minimally important change. *Health Qual Life Outcomes.* 2006;22:54.
56. Fritz JM, Irrgang JJ. A comparison of a modified Oswestry Low Back Pain Disability Questionnaire and the Quebec Back Pain Disability Scale. *Phys Ther.* 2001;81:776-788.
57. Supik LF, Broom MJ. Sciatic tension signs and lumbar disc herniation. *Spine.* 1994;1066-1069.
58. Riddle DL, Stratford PW. Interpreting validity indexes for diagnostic tests: an illustration using the Berg Balance Test. *Phys Ther.* 1999;79:939-948.
59. Jaeschke R, Guyatt GH, Sackett DL. Users guide to the medical literature, III: how to use an article about a diagnostic test, B: what are the results and will they help me in caring for my patients? *JAMA.* 1994;271:703-770.
60. Tong HC, Haig AJ, Yamakawa K. The Spurling Test and Cervical Radiculopathy. *Spine.* 2002;27:156-159.
61. Fletcher RW, Fletcher SW. Prognosis. In: Fletcher RW, Fletcher SW. *Clinical Epidemiology: The Essentials.* 4th ed. Philadelphia, PA: Lippincott Williams & Wilkins; 2005:105-124.

62. Straus SE, Richardson WS, Glasziou P, et al. Prognosis. In: Straus SE, Richardson WS, Glasziou P, et al. *Evidence-Based Medicine*. 3rd ed. New York, NY: Elsevier-Churchill-Livingstone; 2005:101-114.
63. Beattie P. Measurement of health outcomes in the clinical setting: applications to physiotherapy. *Aust Physiother Theory Prac*. 2001;17:173-185.
64. Quinn L, Gordon J. *Functional Outcomes: Documentation for Rehabilitation*. St Louis, MO: Saunders; 2003:99.
65. Ottenbacher KJ, Barrett KA. Statistical conclusion validity of rehabilitation research. *Am J of Phys Med Rehabil*. 1990;69:102-107.
66. Ottenbacher KJ, Barrett KA. Measures of effect size in the reporting of rehabilitation research. *Am J of Phys Med Rehabil*. 1989;68:82-88.
67. Stratford P, Binkley J. Applying the results of self-report measures to individual patients: an example using the Roland-Morris questionnaire. *J Orthop Sports Phys Ther*. 1999;29:232-239.
68. Deyo R. Understanding the accuracy of diagnostic tests. In: Weinstein J, et al, eds. *Essentials of the Spine*. New York, NY: Raven Press; 1995:55-69.
69. Sackett DL, Haynes RB. The architecture of diagnostic research. *BMJ*. 2002;324:539-541.
70. Beattie P, Meyers SM. Lumbar magnetic resonance imaging: general principles and diagnostic efficacy. *Phys Ther*. 1998;78:738-753.
71. Beattie P, Meyers S, Stratford P, et al. Associations between patient report of symptoms and anatomic impairment visible on lumbar magnetic resonance. *Spine*. 2000;25:819-828.
72. Buirski G, Silberstein M. The symptomatic lumbar disc in patients with low-back pain. Magnetic resonance imaging appearances in both symptomatic and control population. *Spine*. 1993;18:1808-1811.
73. Dalton GW, Keating JL. Number needed to treat: a statistic relevant to physical therapists. *Phys Ther*. 2000;80:1214-1219.
74. Laupacis A, Sackett DL, Roberts RS. An assessment of clinically useful measures of the consequences of treatment. *N Eng J Med*. 1998;318:1728-1733.
75. Kravitz RL, Duan N, Braslow J. Evidence-based medicine, heterogeneity of treatment effects, and the trouble with averages. *Milbank Q*. 2004;82:661-687.
76. DonTigny RL. Function and pathomechanics of the sacroiliac joint. A review. *Phys Ther*. 1985;65:35-44.
77. Walker JM. The sacroiliac joint: a critical review. *Phys Ther*. 1992;72:903-916.
78. Scholten PJM, Schultz AB, Luchico CW, et al. Motion and loads within the human pelvis: a biomechanical study. *J Orthop Res*. 1988;6:840-850.
79. Cibulka MT. The treatment of the sacroiliac joint component to low back pain: a case report. *Phys Ther*. 1992;72:917-922.
80. Upsur RE. Looking for rules in a world of exceptions: reflections on evidence-based practice. *Perspect Biol Med*. 2005;48:477-489.
81. Sackett DJ, Strause SE, Richardson WS. *Evidenced Based Medicine: How to Practice and Teach EBM*. 3rd ed. New York, NY: Elsevier; 2005.

단원 II

정형도수물리치료의 철학적 접근법들

Philosophic Approaches to Orthopaedic Manual Physical Therapy

섹 션 3 추가적 그리고 대체적 접근법들

제 17 장 척추의 장애를 위한 치료적 운동 전략

제 18 장 정형도수물리치료에서의 빠른 트러스트 교정 역할

제 19 장 신경동역학과 신경가동술 이론과 실제

제 20 장 신체교육에 펠덴크라이스 방법

제 21 장 치료적 요가의 이론과 실습

CHAPTER 4

정골의학적(오스티오패시) 도수교정의 원리와 실습

Historical Perspectives in Orthopaedic Manual Physical Therapy

Michael L. Kuchera, DO, FAAO

역자 : 이호종

4장 목적

이 장의 결론을 통해, 독자는 다음과 같은 것을 할 수 있을 것이다:

- 여러 다른 도수치료 체계들과 관련되어 정골의학(osteopathic medicine)의 역사와 기여에 대한 이해.
- 근골격계 질환 치료를 위한 정골의학적 접근법의 근원적인 철학을 이해.
- 완전한 치료적 맥락에서의 도수치료와 도수치료의 맥락에서의 완전한 치료에 중요성을 인식.
- 구조와 기능, 체성내장의 상호반응들, 그리고 신체 관련된 정신–감정적 상호관계를 이용한 도수접근법의 계획과 적용.
- 다른 진단들을 위한 신경근골격계에서 나타나는 생체역학적 그리고 신체적 단서들의 인식과 분류
- 신경근골격계에서 나타난 진단을 위한 신체적 단서들은 잠재적으로 장기 또는 조직의 문제들을 보여준다는 것을 이해
- 신체의 이상을 확인하기 위한 정골의학적 검사의 개념들과 방법들을 이해
- 능동 또는 수동적 동작 검사와 자세적 진단 단서들을 통합하기 위해 사용된 개념들과 방법들을 이해하고 적절하게 적용
- 여섯 가지로 규정된 만성 요통 환자들에게서 일반적으로 나타나는 도수치료가 효과적인 신체적 기능이상 진단들을 확인
- 일반적인 직접적 그리고 간접적 도수교정의 개념과 근막이완기법의 개념을 이해하고 이러한 기법들을 적절하게 수행할 수 있는 능력을 입증.
- 근에너지의 원리를 이해하고 활성화된 힘을 통해 기본적 수준의 상호억제(reciprocal Inhibition), 등척성 수축 후 이완(postisometric Relaxation), 율동적 저항유도 변화(rhythmic resistive duction variations)를 수행.
- 역자세이완의 원리를 이해하고 이 기법을 수행함에 기본적 수준을 보임.

역사적 관점에서 본 정골의학적 도수교정 (HISTORICAL PERSPECTIVES IN OSTEOPATHIC MANIPULATIVE MEDICINE)

도수체계 발전에 공헌한 주요한 정골의학자들 (Major Osteopathic Contributors to the Evolution of Manual Systems)

정골의학의 탄생 (The Birth of Osteopathic Medicine)

정골의학은 오늘날 미국에서 가장 빠르게 성장하고 있는 의료서비스 직종이다.[1] *정골의학*은 대증요법 의사(Allopathic physician)인 *Andrew Taylor Still* 의학박사에 의해 소개되었다. 그는 1874년 대증요법과 동종요법(Homeopathy)이 그 당시의 의사들에 의해 비효율적으로 시행되고 있다는 결론에 도달했다. Still은 *접골사*가 되기 위해서 신경근골격계의 구조와 기능을 연구하였으며 그의 치료적 도수 기법을 신경근골격계 손상들을 관리하는 것에서 넘어서는 좀 더 전신적인 치료와 연결함으로써 *척추 통증*[2,3]의 과학에 통합을 시도했다.

Still이 정골의학을 소개한 1874년과 미주리주(Missouri) 커크스빌에(Kirksville)에 미국 정골의학 학교가 세워진 1892년 사이에도 그는 전세계적인 의료계의 움직임에 기여하는 철학적 기반과 도수 기법들을 발전시켰다. 그는 또한 신체의 60%를 차지하는 신경근골격계 또는 **체성계**는 *삶의 도구*라는 결론에 도달하였으며 이 시스템이 무능해짐으로부터 질환이 시작된다는 결론을 내렸다.

적용을 위한 질문 (Questions for Reflection)

- 체성계의 정의
- 왜 체성계가 "삶의 기구"로 표현되었는가?
- 어떻게 체성계의 무능이 질환의 시작으로 이어지는가?
- 질환을 치료하는데 있어서 물리치료사의 역할은 무엇인가?

Still은 그의 제자들에게 "건강을 찾아 주는 것… [왜냐하면] 질환은 누구든지 찾을 수 있다." 고 당부했다. Still은 그의 초기 저술에서 "정골의학은 우선 골격의 틀을 정상적으로 조정하는 방식으로 완전한 신체의 형태를 만들어 주어, 모든 동맥들이 혈액을 통해 영양분을 전달할 수 있고 모든 부분들을 형성할 수 있게 해준다. 또한 정맥들은 회복을 위해 모든 노폐물들을 제거할 수 있도록 해줄 것이다. 또 신경들은 자유롭고 막힘 없이 되어 삶의 힘과 모든 방향으로의 동작을 제공하며 자연의 실험실의 완전한 시스템을 제공한다."고 설명했다.[4]

중요 인용 (NOTABLE QUOTABLE)

"정골의학은 우선 골격의 틀을 정상적으로 조정하는 방식으로 완전한 신체의 형태를 만들어 주어, 모든 동맥들이 혈액을 통해… 정맥들은 회복을 위해 모든 노폐물들을 제거… 신경들은 자유롭고…."

Andrew Taylor Still

Still의 체계를 볼 때 이것은 도수 기법보다는 신체의 자가 치유 능력을 향상시키기 위한 해부학과 생리학 그리고 중요한 역학적 방법들을 제공한다. "이러한 과정에서 나의 목표는 규칙이 아닌 내가 그것들을 이해하는 원리를 가르치는 것이다. 나는 학생들에게 어떤 질환을 치료하기 위해 특정한 뼈와 신경 및 근육을 누르거나 당기라고 가르치지 않고 정상과 비정상에 대한 지식을 가르친다. 나는 학생들에게 모든 질환들에 대한 특별한 지식을 알려주고 싶다." 이렇게 이야기 했지만 그는 그의 제자들에게 기법에 대한 묘사도 남겨놓았다.[5,6] Still 기법으로 알려진 도수 치료방법은 그의 수제자 ***Richard van Buskirk, DO, FAAO***에 의해 재구성되었다.[7]

임상적 핵심 (CLINICAL PILLAR)

Still의 체계는 도수 기법이라고 하기 보다 신체의 자가 치유 능력을 향상시키기 위한 해부학과 생리학 그리고 "중요한 역학적" 방법들을 제공한다.

가장 최근에 비정골의학(nonosteopathic) 학자들은 정골학의 기법들에 기본이 되는 근원적 철학보다는 정골의학 임상가들에 의해 발전되거나 소개된 도수 기법을 더 많이 차용했다. 자세한 정골의학의 접근법의 발전에 대한 내용은 이 장의 범위를 넘어선다. 표 4-1은 이 접근법에 연대표와 중요한 혁신가들, 영향에 대한 개요를 제공한다.

표 4-1 정골의학 기법/접근법의 역사적 발전

기간	혁신점	정골의학의 혁신자	견해와 영향
1874-1892	정골의학적 철학의 발전과 체계화	Still	관리자 중심을 강조하는데 중요한 역할을 수행하기 위한 현대의학에서 인정되는 미국의 독립된 의학대학 과정을 이끌어 냈다. 근골격계에서 전문가적 접근법은 진단과 치료에서 두드러지게 나타난다.[2]
1892-1918	정골의학 교육기관에 발전과 관리	Still, Littlejohn	1892년부터 그가 세상을 떠난 1917년까지 Still은 발전 방향에 영향을 주었다; 학생들은 미국 교육의 질 관리를 위해 1892년 미국 정골의학 협회(American Osteopathic Association; AOA)의 선구자로 세웠다. Littlejohn은 유럽에 맞는 정골의학의 초석을 마련했다.
1900-1925	구조-기능=해부학-생리학 등식에 균형; 역증 요법과 정골의학적 접근에 균형	Littlejohn (1901); 정골의학 학생들/AOA	독단과 추종을 피하기 위한 단계들이 필요; (Still은 "이것을 순수하게 유지하도록" 말했지만 대학과 학생들 그리고 AOA는 늘어나는 의학적 발전을 통합시켰다. 플렉스터 보고서(1910)는 정골의학 대학의 교육과정을 강화시켰다.)
1915-1920	직접 기법들과 간접 기법들의 기원; 척추역학과 원리	Ashmore (1915); Fryette (1917)	정골의학적 도수교정 치료 (Osteopathic manipulative therapy; OMT) 기법에도 불구하고 많은 전문가들이 빠른 속도의 작은 진폭(High-velocity low-amplitude (HVLA) techniques)기법에 직접적인 수행과 교육을 강조한다.
1923년과 1935년	자세보다는 기능	Downing (1923)과 McConnell (1935)	
1920년대	림프관 접근법	Millard, Miller, Chapman, Galbreath	혈류의 향상, 노폐물 제거, 호흡기능 강화를 통해 건강을 향상시키기 위해 촉진적 진단과 도수 치료의 역할을 재강조 및 재검토
1930년대- 1950년대	자세적 접근	Hokins, Beilke, Schwab, Pearson, Heilig	대규모의 연구가 이루어졌지만 문헌으로 출판되지 않아 정골의학 전문가들 외에는 접할 수 없었기 때문에 1980년대까지 일반적인 환자치료에 영향을 줄 수 없었다; 자세적 연구는 Irvin, Kuchera, Pope에 의해 다시 시작되었다.
1930년대; 1970년대부터 현재	Chapman's 반사; 자율신경계성 접근	Chapman (Owens를 통해)	신경내분비에서(Owens 1930/1940년대) 신경림프관(Kimberly, 1940년대-1970년대) 그리고 자율신경성(Kuchera and Kuchera, 1980년대/현재) 해석. *1960년대 중반, 카이로프랙터 G. Goodheart는 정골의학의 Chapman 반사와 "신체운동학(Kinesiology) 적용"에 최종적인 발전을 검사하기 위해 Kendall 과 Kendall의 근육 검사를 결합.*[3]
1939-1959	두개골 영역에서의 정골의학; 균형 잡힌 인대(Ligamentous)와 막(Membranous) 긴장; 기능적 기법	Sutherland (1939); Lippinocotts (1942); Hoover (1949)	간접적 기법들의 강조와 교육에 의해 정골의학 전문가들의 치료 기법들에 전체적인 영역으로 회귀

계속

표 4-1 정골의학 기법/접근법의 역사적 발전 - 계속

기간	혁신점	정골의학의 혁신자	견해 또는 영향
1940년대 1961	근육펌프, 림프관 저항성 운동, 근에너지 (Muscle energy; ME) 기법	Ruddy; Mitchell (1940/1950년대)	Mitchell은 Ruddy (환자들의 정맥-림프액을 제거하기 위해 그의 근육펌프 기법을 사용한 이비인후과 전문의)의 기본 전제가 근에너지 기법이 되었다고 믿었다. Ruddy는 그의 오랜 기법을 1961년에 출판했다.[4]
1945-1975	잃어버린 세대- 정골의학은 자율신경계와 자세 중요성에 대한 연구를 통해 살아남음	Denslow;Korr (PhD); Cathie; Heilig	Denslow는 1938년 연구설계 분야에서 교육받았고, Kirksville 대학은 생리학적 활동과 관련된 촉진적 진단 특성에 타당성을 입증하기 위해 열정과 장비를 투자했다; 그 결과 체성 기능이상을 위한 객관적인 생리학적 근거를 발견했다; 축삭형질 흐름에 이해와 "촉진된 분절"을 정의했다.
1955	타진법 (Percussion) 진동성 (Vibratory) 기법	Fulford	
1964	스트레인- 카운터스트레인 (Strain-counterstrain) 기법	Jones	*근본적으로 "자세에 의해 자연스럽게 일어나는 이완".*[5] *Jone의 기법은 물리치료사들에게 채용되었으며 일반적으로 "구부리고 유지(Fold and Hold)와 같은 다른 이름들로 적용되었다.*[6]
1973	보상적인 (Compensatory) 안면 (Facial) 양상	Zink	
1977	자세적 이완 촉진	Schiowitz	
1997	통합된 신경근 골격 이완	Ward	
1969-현재	미국에서 급속하게 부활하는 정골의학 대학들		미시건 주립 대학에 정골의학 대학 설립은 정골의학 대학을 졸업한 정골의학자의 수를 1970년에 5명에서 1980년에 15명, 2000년도에 21명으로 증가시킬 것이다; 현재 미국에는 26개의 개설 또는 개설중인 정골의학 대학이 있다.
과거의 부흥 (1980년대-현재)	내장 기법 부활	Still에서 Barral까지	
과거의 부흥 (1990년대-현재)	Still 기법 부활: Still과 Back	Bowles에서 Van Buskirk까지	

[1] Kuchera ML, KucheraWA. *Osteopathic History, Philosophy and Somatic Influences in Health and Disease.* Columbus, OH: Greyden Press; 1997.
[2] Kuchera ML, KucheraWA. *Current Challenges to M.D.s and D.O.s.* New York, NY: Josiah Macy, Jr. Foundation; 1996.
[3] Frost R. *Applied Kinesiology: A Training Manual and Reference Book of Basic Principles and Practices.* Berkeley, CA: North Atlantic Books; 2002.
[4] Ruddy TJ. Osteopathic manipulation in eye, ear, nose, and throat disease. *AAO Yearbook.* 1962;133-140.
[5] Jones LH. Spontaneous release by positioning. *The D.O.* 1964;4:109-116.
[6] Anderson DL. *Muscle Pain Relief in 90 Seconds The Fold and Hold Method.* Hoboken, NJ: John Wiley & Sons; 1994.

간략한 정골의학 연구에 역사 (A Brief History of Osteopathic Research)

초기 정골의학연구 (Early Osteopathic Research)

최초의 정골의학 연구는 1898년에 이루어졌다. 미국 정골의학 학교(American School of Osteopathy; ASO)는 미시시피 강 서쪽에 두 번째 방사선 촬영실을 매입하였고, *William Smith, MD, DO*(1862–1912)가 기본적인 구조와 기능의 관계연구를 위해 사용하였다.[8]

Still의 임상적 관찰들을 돕기 위하여, 1898년부터 1901년까지 Kirksville에서는 변형된 체성 기능이상과 반사적으로 변형된 내장기능에 대한 관찰연구가 수행되었다. 개들의 척추와 미주신경 영역들에 대한 도수적 자극(stimulating)과 억제(inhibition) 후에 심장과 폐 척추 조직의 해부학적 연구가 ASO에서 이루어졌다. 환자에게 도수교정(manipulation)을 수행한 후 심전도를 측정한 연구에서 척추에 도수교정으로 인한 자극과 억제 효과를 보고했다.[1]

체성 기능이상과 촉진된 분절에서의 기초과학 연구 (Basic Science Research on Somatic Dysfunction and the Facilitated Segment)

1938년 최근의 정골의학적 연구를 위한 기반이 Kirksville에 있는 정골의학 대학에서 시작되었다. 이 대학은 방법론과 근전도(Electromyographic; EMG) 기법 연구에서 *J. StedmanDenslow, DO*의 교육에 필요한 요소들을 제공했다. Denslow의 연구에서 정골의학적 병변 부위에서 반사적 근육활동과 일치하는 명백한 EMG의 변화들이 나타난다는 것을 입증했다. 그는 중추 흥분상태(Central excitatory state)에서 분절 촉진의 근거와 자세와 같은 생체역학적 스트레스 요인들의 영향에 대해서 기록하였고 이를 다른 전문 분야인 *신경 생리학 학술지*에 개재하였다.[9] 1949년 그는 최초의 미국 생리학회의 정골의학 박사가 되었다.

아마도, Kirksville 연구 팀에서 가장 주목할만한 사건은 Irvin M. Korr PhD의 합류였다. 그는 2차 세계대전 후 학부 교수이자 자연과학 분과장으로 합류하였다. Korr과 Denslow 그리고 연구팀은 함께 촉진된 분절의 유형의 분석을 계속 수행했으며 미국 생리학 학술지를 포함한 여러 학술지들에 게재했다.[11] Korr은 훗날 국제 다학제간 회의(Multidisciplinary conference)에서 의장을 맡았으며 회의록을 편집하여 수기요법에서의 신경생물학적 메커니즘이라고 제목을 붙였다.[12]

Kirksville 팀은 촉진성 변화들이 EMG, 전기적 피부저항(Electrical skin resistance), 온도기록법(Thermographic), 땀샘활동(Sweat gland activity), 적색반사(Red reflex), 그리고 다른 객관적 측정들에 의해 확인될 수 있는 생리적 변수들에 정확한 척도라고 기록했다. 그들은 또한 정골의학적 촉진 검사의 진단적 효과에 대한 설명을 돕기 위해 생리학적 근거를 제공하였고, 치료적 효과는 정골의학적 도수치료(Osteopathic manipulative therapy; OMT)를 사용함으로써 성취되었다고 한다.

OMT와 관련된 정골의학 임상연구 (Osteopathic Clinical Research Involving OMT)

임상에서 OMT의 효과에 대한 많은 연구들은 체계적 방식보다는 기초 과학적 연구로 수행되었다. 1960년부터 전자 검색 엔진이 출현하기 전까지, 상호 검토적 *정골의학 학술지*는 미국 정골의학 학술지뿐이었다. 독자는 주로 임상 서비스를 위해 시골에 개원을 한 정골 의사들이었으며, 연구들은 정골의학 분야에서 벗어난 직접적인 근거 기반에 대한 영향력이 작은 경향이 있었다. 많은 자세 연구 중에서 정골의학 전문가에 의해서 수행된 연구들은 1983년 AAO 연보, *자세적 균형과 비균형*[13]에서 찾아볼 수 있다.

근거에 입각한 요약 및 현재의 정골의학 연구의 방향들 (Evidence-Based Summary and Current Directions in Osteopathic Research)

전통적으로 OMT는 역학적, 신경 생리적, 생화학적 효과를 위해 제안되었지만, 최근에는 유전자[14]의 역학적 변화에서 내피 산화질소 합성효소[Endothelial nitric oxide synthase(eNOS)][15]까지의 범위를 포함하는 역학적 활동이 조사되고 있는 중이다.

역학적으로 OMT는 정상적인 뼈 위치와 자세의 관련성을 회복하도록 돕고, 인체 공학적 균형과 근육 균형을 회복시키며 디스크 돌출을 줄인다고 알려져 있다. 신경생리학적, OMT는 중추적 과정과 말초의 기계적 자극 수용기(mechanoreceptor), 고유수용기(proprioceptor) 또는 통각수용기(nociceptor)의 자극 사이에 관계를 변화시키는 특정 방식으로 사용될 수 있다. 다른 기법들을 위한 다양한 작용점들이 척추 후각에 *교양질*에서의 중추의 기전에서 근방추내 또는 근방추외 근육섬유와 관련된 *골기건 기관* 또는 수용체들과 같은 말초 수준까지 확인되고 있다. 도수교정(manipulation)은 또한 엔도르핀(endorphins)과 eNOS의 분비를 높여, 교원질(collagenous)과 연골성 구조들의 수분 함량을 증가시키고 glucosaminoglycansynthesis를 활발하게 한다. 이는 목표 조직들에 혈류와 관절면에 윤활성을 제공하여 통증 내성을 높여준다.

적용을 위한 질문 (Questions for Reflection)

- 정골의학적 도수교정 기법(OMT)을 통해 어떠한 종류의 효과를 예측할 수 있는가?
- OMT의 효과를 가져오는 기전은 무엇인가?

철학적 틀에서의 과학과 기법 (SCIENCE AND ART WITHIN A PHILOSOPHICAL FRAMEWORK)

정골의학은 건강분야 연구에서 과학과 철학 그리고 기법의 통합으로 묘사된다.[16]

A.T. Still은 초기에서부터 이러한 통합을 분명히 했다. "나의 목표는 정골의사를 철학자로 만들고 그들을 근거의 반석에 올리는 것이다."[17] 하지만 그는 또한 정골의학자들의 기법의 수준은 충분한 철학과 과학적 수행이 있어야 한다는 점을 강조했다. "역학적 전문가로서 당신들의 의무는 피부와 근막, 근육, 혈액과 다른 유동체를 공급하고 통제하는 신경과 정맥 또는 동맥이 기능적 문제가 없는 완전한 상태로 유지하는 것에 대해 아는 것이다. 이것은 우리가 질병이라 부르는 원인들이 축적되는 것을 막기 위해 시스템을 보수하고 삶이 유지될 수 있도록 자유롭게 순환되어야 한다."[18]

중요 인용 (NOTABLE QUOTABLE)

"나의 목표는 정골 의사를 철학자로 만드는 것이며, 그들을 근거의 반석에 올리는 것이다.

Andrew Taylor Still

정골의학의 철학적 신조 (Osteopathic Philosophical Tenets)

정골의학은 그들의 접근법을 통합적으로 정의할 때 네 가지 신조를 수용한다.[19]

이 네 가지 신조는 다음과 같다:

(1) 신체는 구성단위(unit)이다; (2) 신체는 자가회복, 자가통제 기전을 가지고 있다; (3) 구조와 기능은 밀접한 연관을 갖는다; (4) 합리적인 정골의학적 치료는 이러한 세 가지 신조를 각각의 환자에게 제공하는 것을 기본으로 한다. 이러한 네 가지 신조들을 보여주기 위한 예들은 표 4-2에서 확인할 수 있다.

표 4-2 정골의학적 신조 적용의 예

신조, 주제, 또는 원리 포함	임상적 예 또는 진단 또는 치료에서의 적용에 대한 언급:
신체는 구성단위이다	
신체 구성요소: 여러 부위에서의 Pan-somatic 자세적 변화	척추의 자세적 패턴을 넘어선 회내된 발 또는 짧은 하지의 영향, 또는 이러한 패턴들 하에서 두개골 기저부 기능이상
신체 구성요소: 생체 역학적으로 관련된 신체구성 안에서 특정 기능이상적 패턴	하나의 근육의 과사용 또는 기능적으로 관련된 (근신장) 근육들의 기능이상 또는 보상적인 구조들에 영향
신체 구성요소: 텐세그리티(Tensegrity)	한 부위의 저가동성은 다른 부위의 과가동성을 야기한다; 자세적 변화들을 넘어선 역할을 한다.
삼위일체의 구성요소: 우울증에서 신체적 통증	만성 체성 통증은 정신적(mental)-감정적(emotional)-영적(spiritual) 우울증을 야기한다. 마치 우울증이 체성 통증을 확대시키는 것처럼

표 4-2 정골의학적 신조 적용의 예 - 계속

신조, 주제, 또는 원리 포함	임상적 예 또는 진단 또는 치료에서의 적용에 대한 언급:
신체는 구성단위이다	
삼위일체의 구성요소: 심리신경생리	정신적-감정적-영적 스트레스 요소들은 면역 기능을 감소시킬지도 모른다.
구조와 기능은 상호간에 밀접한 관계를 갖는다	
기능 ⇨ 구조: Wolf's Law	칼슘은 스트레스의 기능선을 따라 구조적으로 축적된다; 퇴행성 변화, 골변형 등의 원인이 된다.
기능 ⇨ 구조: 구조형태의 발달에 대한 기능적 요구에 대한 최종적 구조와 잠재적 기능	소아에서의 두개 봉합의 기능과 최종적 형태에 대한 이해 또는 영향에서 서로 다른 다리길이에서 긴 쪽 다리를 가진 고관절의 골관절염 예방까지
기능 ⇨ 구조: 생체역학적/인간공학적으로 절충된 기능 또는 높은 기능적 요구가 통증과 염증 그리고 차후에 나타나는 구조적 변화를 일으키는 시작이 될 수도 있다.	과사용증후군, 운동과 일상생활에 대한 환자교육의 결과; 자세적 치료
구조 ⇨ 기능: 기능적 요구에 의한 근육 타입의 결정 반응	기능적으로 스트레스를 받을 때 자세적(반중력) 근육의 구조는 과긴장성 반응을 보인다; 그들의 길항근들은 구조화되며, 가성 불완전 마비(약화)와 감소된 탄력에 반응하여 반사적으로 굳어지게 된다.
구조 ⇨ 기능: 척추의 생리학적 움직임	기능적 척추의 움직임 패턴은 관절의 형태에 따라 예상 가능하게 움직임 (예: 흉추는 완전 굴곡 시 외측굴곡과 이와 같은 방향으로의 회전이 일어나며 체성 기능이상이 사라지면 정상 자세로 돌아온다.)
구조 ⇨ 기능: 염증 또는 병리적 기능에 의해 나타나는 관절의 구조적 변화들은 체성에 기능이상 패턴 또는 동작에 병리적 관절낭 패턴과 같은 다른 진단을 이끌어 낼 수 있다.	기능이상 패턴들은 구조적인 변화가 있을 때 달라질 수 있다. 체성 기능이상 패턴들은 한 방향으로의 제한을 보이지만 짝이 되는 반대 동작에서는 자유롭다. 류마티스성 문제들과 함께 나타나는 관절낭 패턴은 다양한 반대 동작에서 제한을 보인다.
신체는 자가회복과 항상성 기전을 갖는다	
기존의 구조 안에서 보상은 기능을 최대화하기 위해 일어난다.	자세이상에서 항상성 반응들은 흔히 변화된 동작으로 보완한다; 주로 외상(trauma)은 정상 보상 패턴을 막는다.
부종은 림프관 종단을 열기 위해 세포 수준의 연결을 시작시킨다; 동작은 삼투압만으로는 조직 교환이 불가능한 곳에서 유동체의 교환을 가능하게 한다.	동작과 부분적 압력의 변화들을 소개하고 이러한 효과를 성취하기 위해 호흡을 극대화하는 호흡기 순환 모델 근거의 일부분
반사 기전은 신체의 보호를 위해 존재한다.	통각 수용에 부적절한 영향의 감소로부터 또는 수용기로부터의 분절적으로 관련된 구심성 정보는 병리적 상태보다는 기능이상 상태에 의해 자극 받는다.
교감신경계는 신체가 "싸우고 보호" 될 수 있도록 신체를 준비시키고 경계하도록 빠르게 반응 시스템을 발동시킨다; 이 시스템이 지속적으로 활성화되면 일반적인 적응 기전은 방해를 받게 된다(항상성).	인위적으로 높은 교감신경의 활동을 유지하기 위해 신체 내부에서 스트레스 요인에 대한 신경학적 렌즈로서 분절에 촉진 활동을 야기하는 체성 기능이상의 확인을 위한 근거의 일부분

환자 중심의 정골의학적 접근에서 철학과 과학 그리고 기법의 통합 (Integrating Philosophy, Science, and Art in a Patient-Centered Osteopathic Approach)

체성 기능이상이 신경근 골격계의 기능이상으로 정의될 때 근원적인 병적 단서 또는 기여요소로 쓰일 수 있으며, 임상가들은 반드시 이것이 *근본적인 원인, 이차적인 결과, 촉진요소 또는 영구적 요소*인지 아닌지 결정해야만 한다. 하나의 체성 기능이상을 확인하고 공부하는데 있어 환원주의자적 접근방식은 효과적이지 않거나 불가능하다. Radin은 "생물학적, 역학적 또는 둘 모두에서 단일 조직의 기능적 분석은 실제적인 기능분석을 제공하는데 실패할 것이다. 모든 복잡한 구성체에서 다양한 구성요소의 상호반응이 그것들의 작용에 핵심 부분이다"라고 언급했다.[20]

임상적 핵심 (CLINICAL PILLAR)

체성 기능이상이 신경근 골격계의 기능이상으로 정의될 때 근원적인 병적 단서 또는 기여요소로 쓰일 수 있으며, 임상가들은 반드시 이것이 **근본적인 원인**, **이차적인 결과**, **촉진요소** 또는 **영구적 요소**인지 아닌지 결정해야만 한다.

검사의 원리 (PRINCIPLES OF EXAMINATION)

현실적으로 말해서 완벽한 정골의학적 검사는 과거력과 신체적 측면에 관련하여 환자의 기능과 기능이상을 살펴보고, 병인학적인 검사로 더 작은 체성 구성단위로 진행하며 그 후에 이러한 구성단위가 전 신체적 맥락 속에서 활동하는지 지도를 만드는 것에서 시작한다.

체성 기능이상에 대한 정골의학적 도수교정 의학 검사의 일반적 원리 (General Principles of the Osteopathic Manipulative Medicine Examination for Somatic Dysfunction)

체성 기능이상 용어는 최초로 정골의학 전문가에 의해 *정골의학적 병변*이라는 용어를 대신하기 위해 1961년 처음 만들어진 말이다. 이는 "체성(신체의 틀) 시스템에 구성요소와 관련하여 손상된 또는 변형된 기능: 뼈대, 관절, 근막 구조들, 관련된 혈관, 림프관, 그리고 신경 요소들"로 정의되며,[21] 체성 기능이상은 넓은 범위의 관련된 임상적 결과들과 상태들을 포함한다. 게다가, *체성 기능이상*이라는 용어는 *국제 진단 분류*(*International Classification of Disease*) *9판 임상적 수정*(*ICD-9-CM*)에서 타당성과 코드화할 수 있는 진단용어로 인정되었다.[22]

촉진 가능한 체성 기능이상의 특징은 알려진 병리생리적 과정들과 관련된 다양한 체성 조직의 구조상 또는 기능적 이상에 의해 야기되었을 수 있다. 이러한 촉진 가능한 특성들은 다양한 의료인들에 의해 그것들과 관련된 해부학적, 중추신경계(CNS), 특정 관절 또는 관절들과 자율신경계의 연결, 근막의 구조, 피하조직, 근막, 장기 또는 상태를 통해 이해된다.[23]

정골의학 임상가들에 의한 체성 기능이상의 진단과 관리를 좌우하는 여러 개의 기본적인 원리들이 있다. 첫째로, 체성 기능이상을 위한 진단적 검사는 간단하고, 재현 가능한(reproducible) 촉진성(palpatory) 및 유발(provocative) 과정으로 이루어져 있다. 체성기능에 이상에 대한 네 개의 주요 진단 기준은 다음을 포함한다 (1) *통증 또는 민감화를 포함하는 감각 변화*(*Sensation change*), (2) *조직 질감 변화*(*Tissue texture change*), (3) *비대칭*(*Asymmetry*), (4) *동작의 억제*(*Restriction of motion*). 이러한 객관적 결과들은 글상자 4-1에서 보는 것과 같이 연상기호 STAR로 요약될 수 있다.

체성 기능이상은 생리적 특성들 (예: 급성, 만성); 이들의 해부학적 위치 〔예: 경추, 요천골(lumbosacral)〕; 또는 특정 패턴의 해부학적 그리고 생리학적 특징들 (예: 급성 요근증후군, 잠재성 흉쇄유돌근 통증유발점 등)으로 세분화될 수도 있다. 체성 기능이상의 심각성은 1 (가벼운), 2 (중간의), 또는 3 (극심한)으로 등급을 나눌 수 있다.[24]

초기 체성 기능이상은 일반적으로 다양한 도수교정 의학적 접근방식에 잘 반응을 보이지만, 이차성 체성 기능이상은 이러한 접근법만으로는 애매하게 반응할 수 있다. 진단과 치

글상자 4-1 체성 기능이상을 위한 4가지 진단기준

1. 감각변화 (sensation change) (통증과 민감화 포함)
2. 조직 질감 변화(tissue texture change)
3. 불균형(asymmetry)
4. 동작의 억제(restriction of motion)

료에서 체성 기능이상을 고려하지 않는 것은 수 많은 환자들의 불편에 영향을 주는 중요한 근본적인 병태생리학적 과정을 간과하는 위험한 일이다.

정골학적도수교정 의학 검사를 위한 기술과 지식 준비 *(Skill and Knowledge Set for the Osteopathic Manipulative Medicine Examination)*

체성 기능이상을 진단하기 위한 검사는 간편하고 재현 가능하며 촉진성과 유발성 검사들이다. 이러한 검사들은 넓은 범위의 의료인들이 배울 수 있지만 정골의학 임상가들의 방식으로 이러한 결과를 해석하기 위해서는 추가적인 훈련이 필요하다. 도수치료(Manual therapy) (치료사에 의한) 또는 도수처치(manual treatment) (의사에 의한)는 체성 기능이상을 확인하고 수량화하는 임상가의 능력과 어떠한 치료에 대한 적응증과 금기증에 대해 인식하는 능력 없이는 전문적이라고 생각할 수 없다. 미국에서의 정골의학적 도수교정의학(OMM) 검사는 적절한 감별진단과 여러 가능한 치료에 선택을 비교할 수 있도록 대략적으로 훈련된 의사의 기법을 필요로 한다.

급성과 만성 체성 기능이상을 위한 STAR 기준 *(STAR Criteria for Acute and Chronic Somatic Dysfunction)*

전문적인 진단적 촉진은 시간과 인내심 그리고 연습이 요구되는 기술이다. 이것은 아마도 "형태, 크기, 밀도, 위치, 내재하는 운동성, 조직들 아래의 상태를 알아내기 위한 목적을 위해 신체 표면을 가변적인 도수 압력을 적용하는 것"으로 정의된다.[25] 이러한 진단적 촉진을 해석하는 기술은 정상적인 해부학적 구조와 생리적 원리를 기반으로 하는 폭넓은 지식 또한 요구된다. 그 외에도 환자의 가변성과 병태생리적 연관성들과 징후들을 인식하는 능력이 필요하다. 그러므로 근본적인 병태생리학적 변화에 대한 초기 촉진적 근거를 위해서는 종양과 같은 현저한 병리학적 상태를 촉진하는데 필요한 촉진 기술보다 더 높은 수준의 촉진 기술이 요구된다.[26]

체성 기능이상을 위한 시간적으로 효율적인 진단적 촉진은 선별과 신체의 전체적 골격 및 과거력과 신체적 검사 결과에 의한 특정 부위에 대한 스캐닝 조사(Scanning survey)를 병행한다. 그 다음 집중적인 막(layer) 촉진은 의심이 되는 또는 중요하다고 인식되는 부위로 진행된다.

> **임상적 핵심 (CLINICAL PILLAR)**
>
> 진단적 촉진은
>
> - 습득에 시간과 인내심, 연습이 요구된다.
> - 형태, 크기, 밀도, 위치, 내재하는 운동성, 조직들 아래의 상태를 알아내기 위한 목적을 위해 신체 표면을 가변적인 도수 압력(manual pressure)을 적용하는 것이다.
> - 정상적인 해부학적 구조와 생리적 원리를 기반으로 환자의 가변성과 병태생리적 연관성들과 징후들을 인식하기 위한 폭넓은 지식이 요구된다.
> - 근본적인 병태생리학적 변화에 대한 촉진적 근거를 찾기 위해 종양과 같은 현저한 병리학적 상태를 촉진하는데 필요한 촉진 기술보다 더 높은 수준의 촉진 기술이 요구된다.

정골의학 임상가들은 촉진을 연속적인 더 깊은 신체의 해부학적 막들(anatomical layers)에 대한 평가에서부터 시작한다. 이 촉진 부위는 통증, 연관통 기전들, 구조적 상관성과 감별 진단 결과에 따라서 선택된다. 이러한 부위에서의 촉진 요소들은 체성 기능이상의 진단으로 설명될 수 있는 STAR 결과물들에 의해 찾아지지만 추가적인 검사에 대한 필요를 의미할 수도 있다(표 4-3).

병력과 일반적 신체 검사 결과의 통합 *(Integrating History and General Physical Findings)*

응급상황을 제외하고 병력과 신체검사 결과를 통합하는 것은 대단히 중요하다. 주요 호소 증상과 관련된 부위적 계통적 구조와 기능에 대한 폭넓은 지식은 중요하다. 이러한 지식을 토대로 촉진을 할 때 추정적 진단의 폭을 좁힐 수 있는 정보를 제공할 수 있다.

추정적 진단 결과는 추가적 검사, 전원, 후속 치료에 대한 결정에 영향을 미친다. 촉진에 의한 정보는 적응증과 금기증들에 대한 정보를 제공하고 후속적인 의료적, 수술적 또는 교정적 처방을 내릴 수 있도록 인도한다.[16] 이러한 순서를 통해 모든 도수치료사들은 환자관리 효율을 향상시킬 수 있는 공통적인 패턴을 인식하게 된다.

감별진단의 요점 *(Essentials of Differential Diagnosis)*

체성 기능이상의 다양한 원인을 고려하지 않는 것은 감별진단의 과정을 제한시키고 주된 문제를 포함할 수 있는 근

표 4-3 체성 기능이상을 확인하기 위한 추가적 검사

일반적 선별 과정	이상 검사의 예와 체성 기능이상 진단 또는 치료와 관련된 해석
	일반적 외형과 움직임 관찰 (촉진을 포함 또는 포함하지 않음)
일반적 습관	비만은 골격계와 관절 그리고 근막 구조에 생체역학적/자세적 압박을 시사한다.
인터뷰 중 일반적 안면 검진	이상 안면 형태는 유전적 또는 후천적 신경근골격계 상태를 암시한다: • 생기 없는 표정은 아마도 병리학 (파킨슨병) 또는 기능적 진단 (우울증)을 시사할 것이다. • 비균형적인 안면 움직임은 아마도 중추적 이상(뇌졸중) 또는 말초적 이상(안면신경마비)을 시사할 것이다. • 머리와 얼굴의 형태는 출생력, 뇌신경 기능, 소뇌의 기능, 반사 기능, 자세 정렬, 작은 편측골반(Hemipelvis) 유무 등과 관련되는 근본적인 두개골의 기능과 구조에 이상을 시사할 수도 있다.
정적 자세	• 하나 또는 그 이상의 기본면에서의 변형된 척추의 커브들은 특정 골격계와 관절 그리고 근막 구조들에서의 증가된 그리고 불균형한 생체역학적 압박을 암시한다. • 자세적 불균형은 분절적 촉진(자세적 교차부위에서 가장 큼)과 체성계 기능이상의 근막 압통점과 관련이 있다. • 일탈적인 자세 정렬이 있다는 것은 척추의 결합부위와 자세적 교차부위 또는 특별히 스트레스를 받는 인대들과 근육들의 스캐닝 검사의 필요성을 말해준다.[1] 자세적 불균형을 위한 스캐닝 검사에서 특정부위 기준 비교는 이러한 자세에 대한 관찰적 선별검사와 동시에 수행된다.
보행	병리학적 보행을 인식하는 것을 넘어서 근골격계 선별 검사에서의 보행분석 부분은 근본적인 체성 기능이상에 유무와 영향에 대한 정보를 제공한다. • 한쪽 다리 지지 시에 거북목, 감소된 요추의 커브, 감소된 고관절 굴곡에 대해 관찰해라. 중간 입각기에서 굴곡된 무릎, 뒷꿈치 들기 실패, 관찰 가능한 발의 회내와 같은 보상적 동작이 나타난다는 것은 더 검사가 필요함을 보여주는 **보행 검사 표식**[2] 이다. • 보행 분석은 보폭, 패턴, 보행 균형; 팔의 움직임; 발가락 띄기; 골반 기울기; 어깨에서의 보상적 움직임을 반드시 평가해야 한다. 추가적인 단서는 환자가 신발을 신는 패턴을 관찰함으로써 얻어질 수도 있다. • 진통보행은 통증 또는 신경근골격계의 기능이상을 보여준다; 다른 특이 보행들은 다른 신경근골격계의 질환에 대한 양성 감별을 제공한다. • 보행의 가변성은 노인들에서 낙상에 대한 가장 중요한 예측요인이다 (외상성 기능이상의 근원); 늘어난 입각기와 짧은 유각기는 낙상에 대한 두려움을 시사한다.
큰 동작 (능동-통제)	• 큰 척추의 동작 관찰은 경추와 흉추 그리고 요추에서의 굴곡, 신전, 외측굴곡, 회전에 대한 전체 동작 범위를 쉽게 확인할 수 있게 해준다. 어느 부위에서의 능동적 동작의 끝범위 관찰에서 의사가 검사 방향으로 수동적 동작을 더해준다면 좀 더 유용한 정보를 제공하게 된다. 이것은 특정 부위에서 동작의 제한을 검사하고, 제한을 만드는 원인에 고유한 특성을 평가하고 측정함으로써 제한을 일으키는 가능한 변인을 검사하게 한다. • 해부학적 자세에서 양쪽 상지를 관상면에서 완전히 들어 올려 양손을 동시에 빨리 돌리는 동작으로 상지에 (특히, 어깨에서) 기능적 움직임 검사를 제공할 수 있다. • 양팔을 신전시키고 두 발을 바닥에 평평하게 둔 상태로 서서 완전한 스쿼트를 수행함으로써 하지에서 발, 발목, 무릎, 고관절의 근력과 운동성 외에, 고유수용성 정보를 검사할 수 있다. • 앉은 자세에서 또는 (선 자세에서의 굴곡 검사에서) 불균형적인 동작은 한쪽 골반의 국소적 기능이상을 의미한다. 두 가지 검사들의 비교함으로써 주요 제한요소가 골반에 있는지 또는 골반 아래구조에 의하여 기능이 영향을 받았는지 결정하는 것을 도울 수 있다. “stork” 검사 (Gillett) 와 전상장골극 (ASIS) 압박검사는 이러한 굴곡 검사들의 보충 또는 대신하여 사용될 수 있다.

표 4-3 체성 기능이상을 확인하기 위한 추가적 검사 - 계속

일반적 선별 과정	이상 검사의 예와 체성 기능이상 진단 또는 치료와 관련된 해석
일반적 외형과 움직임 관찰 (촉진을 포함 또는 포함하지 않음) - 계속	
큰 동작 (수동 동작)	• 하지를 검사하기 위해 사용되는 변형된 Patrick의 FABERE (굴곡, 외전, 외회전, 신전) 검사는 고관절과 천장관절의 기능이상/질환을 찾기 위해 통증 또는 제한된 가동범위를 검사한다.
큰 동작 (내재하는)	• 전체 호흡에서 양쪽의 균형을 비교함으로써 (특히, 가슴에 전상부, 하부늑골의 전외측을 부드럽게 촉진) 흉곽의 큰 움직임을 검사할 수 있다. • 수동적 호흡을 관찰하는 것은 횡격막과 흉곽 기능에 대한 이해를 제공한다. 일반적으로 바로 누운 환자에서 효과적인 수동적 흡기는 눈에 띄는 가슴과 복부의 골반 부위로의 하강을 만들 것이다.
외배엽 조직(Ectodermal tissue) 관찰: 층별 스캐닝 검사 서문	
머리카락	머리카락 분포와 패턴은 대사성, 내분비성 (예: 갑상선 기능부전), 또는 교감 신경 이상을 암시할 수 있다.
피부	니코틴 남용으로 인한 불량한 피부 긴장은 결합조직에 좋지 못한 건강[3-5]을 나타내고, 신경근골격계 건강 회복을 위한 성공적인 전략들에 덜 반응할 수 있다는 것을 알려줄 수 있다.
손톱	손톱에 오목함, 압흔, 변색은 근골격계의 치료에서 중요한 류마티스성, 호흡의 순환 또는 자율신경계의 질환을 보여줄 수 있다; 니코틴의 남용 역시 여기에서 관찰된다.

1 Kuchera ML, Kuchera WA. General postural considerations. In: Ward RC, ed. Foundations for Osteopathic Medicine, (1997). Baltimore, MD: Williams & Wilkins; 1997: 969–977.
2 Dananberg HJ.Lower back pain as a gait-related repetitive motion injury. In: Vleeming A, Mooney V, Snijders CJ, Dorman TA, Stoeckart R, eds. *Movement, Stability and Low Back Pain: The Essential Role of the Pelvis.* New York, NY: Churchill-Livingstone; 199:253–267.
3 Amoronso PJ, et al. *Tobacco and Injuries:* An Annotated Bibliography. U.S. Army Research Laboratory Technical Report ARL-TR-1333. U.S. Army Research Laboratory; 1997.
4 Naus A, et al. Work injuries and smoking. *Industrial Med Surg.* 1966;35:880–881.
5 Reynolds KL, Heckel HA, Witt CE, et al. Cigarette smoking, physical fitness, and injuries in infantry soldiers. *Am J Prev Med.* 1994;19:145–150.

본적인 병리학적 과정을 무시하는 것이다. 체성(somatic) 또는 내장(visceral) 문제들로 인한 침해 반사성의 구심성 신경활동은 중추신경계 내에서의 촉진(facilitation)을 시작할 수 있다. 원인과 관계없이, 체성 기능이상은 근원적인 내장 기능이상 *(내장체성 반사)* 에 단서로, 내장 기능이상에 원인을 제공하는 지속적인 체성요인 *(체성내장 반사)* 으로 또는 중추신경 내에서 구심성 신경을 감소시키는 요인으로 여겨지는 여러 구조들 중에 하나로서 작용을 한다(그림 4-1).

체성 기능이상이 직접적인 조직 손상에 의해 나타났다면, STAR 특징들은 **근본적인 체성 기능이상**의 진단적 분류와 일치하였을 것이다. 체성 기능이상 부위는 일반적으로 생체역학적 과거력, 특정 외상부위 또는 보상부위와 일치할 것이다.

내장체성 또는 세포체간(somatosomatic) 반사로부터 체성 기능이상 유발은 **이차적인 체성 기능이상**으로 분류된다. 생체역학적 과거력이 없을 때 중간에서 심각한 체성 기능이상은 넓은 범위에 내장 문제와 관련이 있다.[27-31] 반대로, 상부 흉추관절 수용기들의 과민증은 척추 주변 근육의 근연축과 내분비, 호흡, 심혈관 기능의 변화를 포함하는 수많은 반사의 변화를 일으키는 것으로 보여져 왔다.[32]

재발되는 패턴의 체성 기능이상과 손실된 영구적인 요인 단서들 (Recurrent Patterns of Somatic Dysfunction and Missed Perpetuating Factor Clues)

적절한 치료에도 불구하고 재발되는 체성 기능이상이 있다면, 이는 재고의 필요가 있다는 것을 보여준다. 일정하지 않게 분포되는 체성 기능이상과 특정한 재발 *패턴*의 체성 기능이상은 차이가 있는데 이러한 경우에는 기능이상이 나타나는 위치에서 종종 그 해답을 찾을 수 있다(표 4-4). 이 경우에 도수 치료만으로는 불충분할 수도 있다.

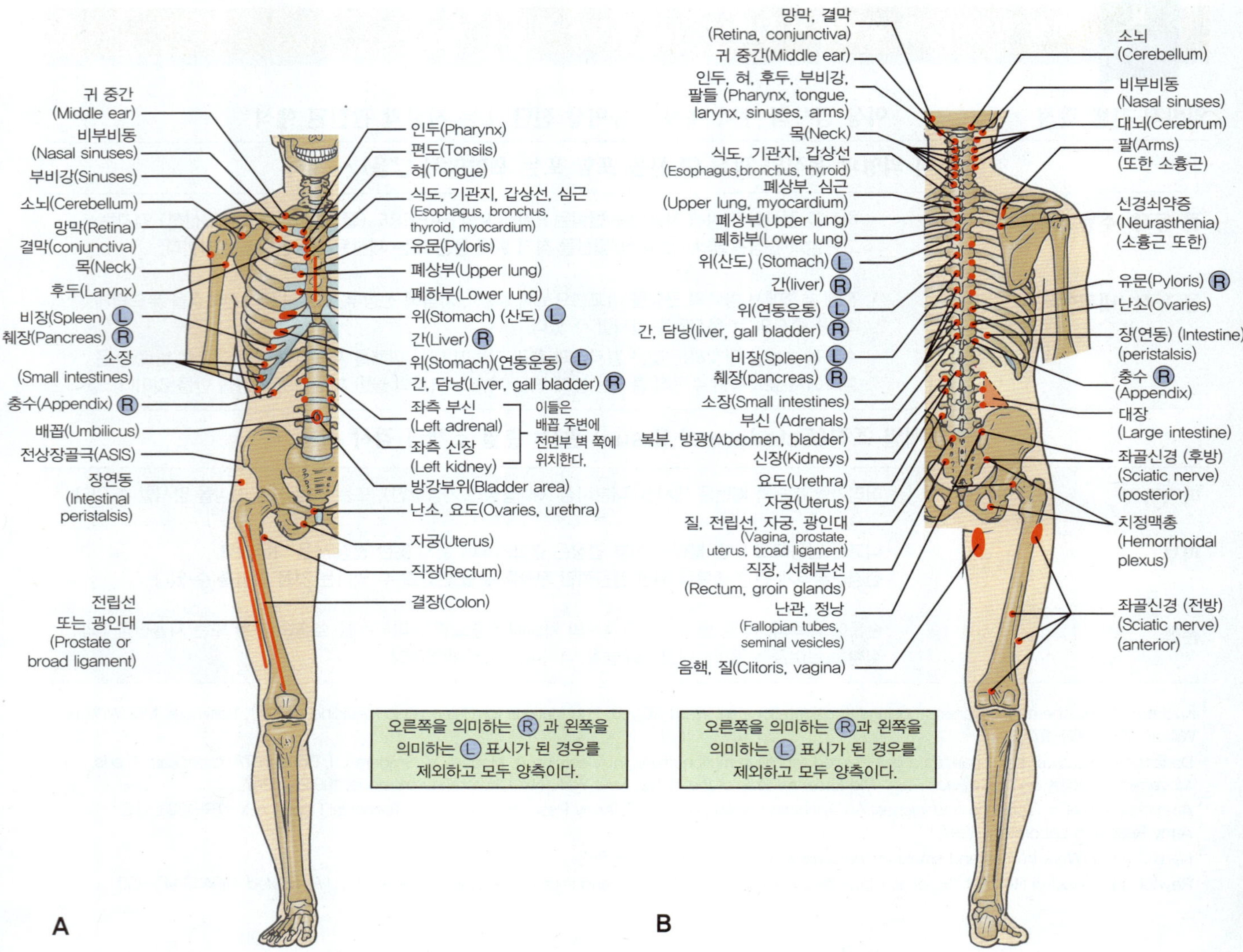

그림 4–1 정골의학적 내장 체성 반사점의 위치 A= 전면, Chapman 반사점들; B= 후면 Chapman의 반사점들.

표 4-4 재발하는 체성 기능이상

재발하는–패턴이 없는 체성 기능이상

영양, 대사 그리고 내분비의 불충분은 신경근골격계 기능에 필요한 생리적 경로를 손상시키거나 신체가 영양물의 구성요소를 사용하는 것을 불가능하게 한다.	• Travell과 Simons는 건강한 근막 조직에서 비타민 B1, B6, B12 뿐만 아니라, 엽산(folic acid), 비타민 C, 칼슘, 철분, 칼륨의 균형과 중요성에 주목했다.[1] 근막 조직 구성요소들, 글루코사민(Glucosamine), 콘드로이틴(Chondroitin)의 영양 보조를 받는 환자들에서 실증적인 이득이 있는 것으로 보인다.[2] • 그들은 또한 근육 에너지 대사에 관여하는 저혈당과 갑상선 기능 저하증과 같은 상태와 임상적 관련성에 주목했다. 갑상선 기능 검사, 공복혈당치, 혈청비타민 수준 또는 다른 혈액 화학치들이 진단에 도움이 될 수도 있다. • 흡연은 근막 조직의 산화와 대사를 방해하기 때문에 체성 기능이상과 연부조직(물렁조직) 회복의 지연 요소이다.[3–6] • 치료는 약물적 방법 또는 식이조절, 환자교육이 필요할 것이다.

표 4-4 재발하는 체성 기능이상 - 계속

재발하는-패턴이 없는 체성 기능이상	
정신학적 요소들은 만성통증과 만성 기능이상에 의해 증가될 수 있고 통증과 체성 기능이상을 영속화시킬 수 있다.	따라서 각각의 최적의 기능을 방해하는 이러한 요소들을 확인하기 위해 의심과 특정 질문이 필요할 수 있다. 완전한 체성 기능이상이 해결될 수 있기 전에 근원적인 근심과 우울증의 치료가 필요할 수 있다.
감염과 바이러스 등의 침입은 근육 통증과 영구적인 근막 체성 기능이상(myofascial somatic dysfunction)을 야기할 수 있다.	이러한 진단들은 호산 백혈구 증가증(eosinophilla) 또는 백혈구수 증가함으로 시작될 수도 있다. 만성 감염을 위한 항생제, 치과 관리 또는 다른 약물적 중재는 근골격계 문제들이 충분히 해결될 수 있기 전에 필요할 수 있다.
재발하는-패턴을 가진 체성 기능이상	
역학적 그리고 자세적 스트레스 요인들은 정골의학 임상가들과 다른 도수치료 전문가들 모두에게 중요한 고려사항이다.	중력 스트레스는 다리길이 차이, 작은 한쪽 골반, 비만, 시상면 자세 만곡의 증가, 몇 가지 자세와 구조적 이상으로 인해 확대된다.[7] 급성 부하 또는 혹사 피로[3]는 몸에 안 맞는 가구, 좋지 않고 과도한 습관적 신체역학, 비만, 무활동, 반복적인 직업 동작들, 내전된 발 또는 Morton's foot 기형으로 인한 부적절한 보행의 지속적인 노출로 악화될 수 있다. 직접적인 근육의 협착(constriction) 또는 외상, 관절의 아주 작은 또는 큰 외상들은 체성 기능이상의 촉발과 지속 요인들이다. 전신 자세정렬 평가, 선 자세의 방사선 사진 분석, 집 또는 직장에서의 인체 공학적 요소들의 평가는 진단을 향상시킬 수 있다. 치료는 발과 골반 보조기에 부가적 사용, 자세와 고유수용성감각 재교육, 보조장비 사용, 일상생활 활동의 수정이 필요할 수 있다.
내장의 질병 또는 기능이상은 반복되는 그리고 패턴을 가진 체성 기능이상의 감별진단에서 고려되어야만 한다.	급성 맹장염과 담석과 관련된 몇몇 내장-체성반사 패턴들은 많이 알려져 있으며 여러 문서들에서 묘사되어 있다. 다른 패턴들은 덜 알려져 있으며 정골의학에 1차 진료 임상가들과 정골의학적 도수교정의학 분야에 전문가들을 위한 수술[9] 또는 통증[10]문헌에 묘사되어 있다. 정골의학 전문가들은 이러한 패턴들을 고려하고 통합시키도록 교육받는다. 임상 형태 또는 학위에 상관없이 체성 기능이상 분포와 조합에 특별한 재발 패턴들이 나타나면 영리한 임상가들은 완전한 간별진단에 부분으로써 내장 기능이상을 고려할 것이다. 전신에 영향을 주는 *기능이상에서의 정골의학적 고려점들*[11]은 내장 문제들에서 체성 기능이상의 특정 역할을 묘사해 놓은 모음집이다.
되풀이 되는 자세 또는 반복적인 동작	재발되는 패턴을 가진 체성 기능이상은 습관 또는 직업으로 인해 반복적인 자세와 동작들에 의해 증가될 수 있다. 이러한 점에서 과거력과 인체공학적 평가는 진단과 치료에 대한 통찰력을 제공한다.
특별한 사례: 재발하는 체성 기능이상-반드시 패턴을 가진 것은 아닌	
특별히 취약한 대상들에서의 외상	• 체질적 선천적 성향: 과운동성, 엘러스-단로스(Ehlos-Danlos) 등. • 특정 기존의 질환들
특정 부위에서의 외상	• 선천적으로 취약 부위: 천골화(sacralization), 요추화(lumbarization), 선천적 측만증 • 외상으로 인해 약해진 구조: 수술부위, 골절, 손상된 지지 구조 등. • 힘의 벡터(vector)는 그 경로를 따라 구조적 또는 압전(piezoelectric) 정렬을 변형시킬 수도 있다. 어느 정도는 새로운 조직의 새로운 해부학적-생리학적 특성들로 조화되지만, 외상 전과는 다르게 반응을 하게 된다.

계속

표 4-4 재발하는 체성 기능이상 – 계속

특별한 사례: 재발하는 체성기능이상–반드시 패턴을 가진 것은 아닌

신경근병증(radiculopathy) 또는 **근위 신경 포착 신경병증**(neural entrapment neuropathy)이 동시에 나타나는 것은 영양 요소가 필요한 부위에 축색원형질의 흐름 감소가 있음을 의미한다.	이러한 가상적 기전은 더 원위부의 체성 기능이상과 신경 포착의 발생과 증상에 증가를 야기하는 이중분쇄증후군(double–crush phenomenon)[12]의 원인이 될 수 있다. 이것은 수근관증후군 환자의 10% 정도가 경추의 신경근병을 가지고 있다는 것에 대해 어느 정도 설명해 준다.[13] 주로 이러한 진단들은 임상적으로 만들어질 수 있지만 해부학적 원인 또는 생리적 결과를 알아내기 위해서는 특별한 영상 또는 신경전기 진단의 연구가 필요하다. 치료를 위해 약물, 물리치료 또는 수술적 요소가 함께 요구될 수 있다.

1 Simons DG, Travell JG, Simons LS. *Travell and Simons' Myofascial Pain and Dysfunction: The Trigger Point Manual.* Vol. 1. *Upper Half of Body.* Baltimore, MD: Lippincott, Williams & Wilkins; 1999:186–220.
2 Deal CL, Moskowitz RW. Nutraceuticals as therapeutic agents in osteoarthritis. The role of glucosamine, chondrotin sulfate, and collagen hydrosalt. *Rheum Dis Clin North Am.* 2000;25: 75–95.
3 Amoroso PJ, Reynolds KL, Barnes JA, et al. *Tobacco and Injuries: An Annotated Bibliography.* Natick (MA): US Army Research Institute of Environmental Medicine Technical Report TN96 – 1; 1996
4 Naus A, et al. Work injuries and smoking. *Industrial Med Surg.* 1966;35:880–881.
5 Reynolds KL, Heckel HA, Witt CE, et al. Cigarette smoking, physical fitness, and injuries in infantry soldiers. *Am J Prev Med.* 1994;19:145–150.
6 Treiman GS, Oderich GS, Ashrafi A, Schneider PA. Management of ischemic heel ulceration and gangrene: an evaluation of factors associated with successful healing. *J Vasc Surg.* 2000;31:1110–1118.
7 Kuchera ML. Gravitational stress, musculoligamentous strain, and postural alignment. *Spine: State of the Art Reviews.* 1995;9:463–490.
8 Smith LA, ed.. An Atlas of Pain Patterns: Sites and Behavior of Pain in Certain Common Disease of the Upper Abdomen. Springfield, IL: C.C. Thomas; 1961.
9 Cousins MJ. Visceral pain. In: Andersson S, Bond M, Mehta M, Swerdlow M, eds. *Chronic Non–Cancer Pain: Assessment and Practical Management.* Lancaster, UK: MTP Press; 1987.
10 Kuchera ML, Kuchera WA. *Osteopathic Considerations in Systemic Dysfunction.* 2nd ed., rev. Columbus, OH: Greyden Press; 1994.
11 Hurst LC, Weissberg D, Carroll RE. The relationship of the double crush to carpal tunnel syndrome (an analysis of 1000 cases of carpal tunnel syndrome). *J Hand Surg.* 1995;10B: 202–204.
12 Upton AR, McComas AJ. The double crush in nerve entrapment syndromes. *Lancet.* 1973;ii:359–362.

임상적 핵심 (CLINICAL PILLAR)

적절한 치료에도 불구하고 재발되는 체성 기능이상이 있다면 이는 재고의 필요가 있다는 것을 보여준다. 일정하지 않게 분포되는 체성 기능이상과 특정한 재발 *패턴*의 체성 기능이상은 차이가 있는데 이러한 경우에는 기능이상이 나타나는 위치에서 종종 그 해답을 찾을 수 있다. 이러한 경우에 도수 치료만으로는 불충분할 수도 있다.

정골의학적 검사 수행과 기록 기법 (Techniques for Conducting and Recording the Osteopathic Examination)

선별 검사들과 절차 (Screening Tests and Procedures)

신경근골격계(neuromusculoskeletal system)와 관련된 **선별 검사**(Screening examination)는 *추가적으로 평가해야 할 만한 문제가 있는가?*[25]라는 질문에 대한 답변이 될 수 있다. 대부분의 건강 관리전문가들이 하는 것처럼 정골의학적 선별검사는 정적인 관찰이 포함된다(표 4–5). 이는 능동적 또는 수동적 동작, 보행, 호흡에 불균형과 총체적 제한들을 관찰하는 것 또한 포함한다.

부위적 스캐닝과 국소부위 촉진 검사들과 절차 (Regional Scanning and Local Palpatory Tests and Procedures)

스캐닝 검사(Scanning examination)는 "초기 검사에서 드러난 결과들로부터 확인된 특정 신체 부위들에 대한 중간 정도의 상세 검사이며, 검사는(체성 기능이상에 대한) 진단 또는 더 나은 정의를 위해 분절 부위에 집중된다."[25] 스캐닝 검사는 어느 부위에 무슨 조직이 심각한 기능이상이 있는지에 대한 질문에 답해준다.[25]

모든 정골의학적 검사들은 하나 또는 그 이상의 STAR 결과들을 확인하기 위해 시도할 것이다. 이러한 결과물들의 조합은 국소적 또는 지역적 체성 기능이상에 대한 진단적 기준이 되지만 치료사가 단독적인 결과물들을 갖고 다른 근원적인 병태생리학적 진단을 결정하는 것은 주의해야 한다. STAR 특성들에 대한 국소적 진단 검사는 개별화된 도수 의

표 4-5 일반적인 정골의학적 검사 과정

일반적 검사과정	이상 검사와 체성 기능이상의 진단 또는 치료의 통합 예
	일반적 외관과 움직임 관찰 (추가적인 촉진여부와 상관없이)
일반적 습관	비만은 골격계, 관절, 근막 구조들에 생체역학적/자세적 압박을 보여준다.
문진 중 일반적 안면 검사	아래에 안면 특징은 유전적 또는 후천적인 신경근골격계 상태를 나타낸다: • 생기없는 안면 표정은 병적(파킨슨) 또는 기능적 진단(우울증)을 나타낸다. • 비대칭적 안면 움직임은 중추신경이상 (뇌졸중) 또는 말초신경 이상(안면신경 마비) • 머리/얼굴 형태는 두개(cranial)의 근본적인 기능적 또는 구조적 이상이 출생, 뇌신경 기능, 뇌기능, 반사기능, 자세정렬, 골반의 불균형과 관련이 있다는 것을 보여줄 수 있다.
정적 자세	• 하나 또는 그 이상의 기본면(cardinal plnae)에서 척추의 자세적 만곡들의 변형은 특정 골격, 관절, 그리고 근막 구조들에서의 증가된 또는 비대칭적 생체역학적 압박을 암시한다. • 자세적 비대칭은 분절의 촉진(자세적 교차부위에서 가장 높다)과 근막의 압통점 체성 기능이상과 연관된다. • 일탈적인 자세적 정렬은 척추의 접점부위와 자세적 교차부위에 스캐닝 검사 또는 특히 스트레스를 받는 인대들과 근육들의 국소 검사로 인도할 수 있다.[1] 자세의 균형을 알기 위한 스캐닝 검사에서 주요 주요 지점 비교는 종종 자세적 관찰 검사와 동시에 수행된다.
보행	병적 보행 인식을 넘어선 근골격계의 검사에서의 보행 분석은 근복적인 체성 기능이상의 유무와 영향에 대해 정보를 제공한다. • 보행에서 머리가 앞으로 나온 자세, 곧은 척추, 한발 지지 시 감소된 고관절 굴곡, 입각기에서 굴곡된 무릎, 뒷굼치 들기 실패, 한발 지지 시 뚜렷한 발의 회내 관찰. 이러한 각각의 보상적 동작들은 더 자세한 검사를 타당하게 하는 **보행검사의 표지**(marker)[2] 이다. • 보행 분석은 반드시 길이, 패턴, 걸음의 대칭, 팔 흔들림, 초기접지 (heel strike), 발가락 띄기 (toe off), 골반 기울어짐, 어깨의 보상적 움직임을 평가해야 한다. 추가적인 단서들은 환자가 신발을 신는 패턴을 관찰함으로써 얻어질 수 있다. • 진통보행은 통증 또는 신경근골격계 기능이상을 나타낸다; 다른 특정 보행들은 다른 신경근골격계 질환들에 대한 검사의 양성 결과를 제공한다. • 걸음의 가변성은 노인들에서 최고의 낙상 예측변수이다 (외상성 기능이상의 근원); 양발을 넓게 선 자세에서 짧은 보폭은 낙상에 대한 두려움을 보여준다.
큰 동작 (능동-통제된)	• 큰 척추동작 관찰로 경추, 흉추, 요추 부위에서의 굴곡, 신전, 측굴, 회전의 전체 관절가동범위를 쉽게 검사할 수 있다. 능동적 동작의 끝범위 관찰에서 검사자가 검사 방향으로 수동적 동작을 지속시킨다면 더 많은 정보를 제공하게 될 것이다. 이것은 특정 부위에서의 동작 제한을 검사하고 억제점(restrictive barrier)의 특성에 대한 측정과 평가를 통해 가능한 제한의 원인을 검사한다. • 해부학적 자세에서 양측 상지의 완전한 외전에서 손등을 함께 빨리 돌리는 동작은 상지의 기능적 동작 검사를 제공한다(특히, 견갑대(팔이음뼈)). • 양팔을 신전시킨 상태에서 발바닥을 바닥에 붙이고 가능한 최대의 스쿼트 동작을 취하는 것을 관찰함으로써 하지의 발, 발목, 무릎과 고관절의 근력과 가동성을 검사하고, 고유수용성 정보를 얻을 수도 있다. • 앉은 상태 또는 선 자세에서 굴곡 검사에서 비대칭적 동작은 한쪽 골반에서 국소적인 기능이상이 있음을 나타낸다. 두 개의 검사를 비교하는 것은 주요 억제 인자가 골반 구조물들인지 기능이 골반 아래 구조들에 의해 영향을 받았는지 결정하는데 도움이 될 수 있다. "stork"(Gillett) 검사와 전상장골극 압박 검사는 이러한 굴곡 검사들을 대신하거나 추가될 수 있다.

표 4-5 일반적인 정골의학적 검사 과정 - 계속

일반적 검사과정	이상 검사와 체성 기능이상의 진단 또는 치료의 통합 예
일반적 외관과 움직임 관찰 (추가적인 촉진여부와 상관없이) - 계속	
큰 동작 (수동 동작)	• 변형된 Patrick FABERE (굴곡, 외전, 내회전, 신전) 검사를 이용한 하지 검사는 고관절 또는 천장관절 기능이상/병변을 알아내기 위해 통증 또는 제한된 관절가동 범위를 검사한다.
큰 동작 (선천적)	• 전체의 호흡 순환 동안 양쪽의 균형을 비교(특히, 전방 상부 가슴과 전방 하부 흉곽 촉진)하여 흉곽의 큰 동작을 검사할 수 있다. • 수동적 호흡 관찰은 횡격막과 흉곽의 기능을 면밀히 분석할 수 있게 해준다. 일반적으로 바로 누운 환자에서의 효과적인 수동적 흡기는 가슴에 뚜렷한 전상방(anterosuperior) 움직임과 복부에서 치골 부위로 내려가는 움직임을 만든다.
외배엽 조직의 관찰: 층과 층 스캐닝 검사의 서문	
머리카락	머리카락의 분포와 패턴은 대사, 내분비(갑상선 기능저하) 또는 교감신경 이상을 암시할 수 있다.
피부	니코틴 남용으로 인한 불량한 피부 긴장은 결합조직에 좋지 못한 건강[3-5]을 나타내고 신경근골격계 건강 회복을 위한 성공적인 전략들에 덜 반응할 수 있다는 것을 알려줄 수 있다.
손톱	손톱에 오목함, 압흔, 변색은 근골격계의 치료에서 중요한 류마티스성, 호흡의 순환 또는 자율신경계의 질환을 보여줄 수 있다; 니코틴의 남용 역시 여기에서 관찰된다.

1 Kuchera ML, Kuchera WA. General postural considerations. In: Ward RC, ed. *Foundations for Osteopathic Medicine.* Baltimore, MD: Williams & Wilkins; 1997:969–977.
2 Dananberg HJ. Lower back pain as a gait-related repetitive motion injury. In: Vleeming A, Mooney V, Snijders CJ, Dorman TA, Stoeckart R, eds. *Movement, Stability and Low Back Pain: The Essential Role of the Pelvis.* New York, NY: Churchill-Livingstone; 1997:253–267.
3 Amoronso PJ, et al. *Tobacco and Injuries: An Annotated Bibliography.* U.S. Army Research Laboratory Technical Report ARL-TR-1333. U.S. Army Research Laboratory; 1997.
4 Naus A, et al. Work injuries and smoking. *Industrial Med Surg.* 1966;35:880–881.
5 Reynolds KL, Heckel HA, Witt CE, et al. Cigarette smoking, physical fitness, and injuries in infantry soldiers. *Am J Prev Med.* 1994;19:145–150.

학 처방을 수립하는데 필요한 마지막 정보를 얻기 위해서 수행된다. 대부분의 정골의학 임상가들은 처음에 부위들에서 예민도와 조직 질감에 이상을 빠르게 검사한다(표 4-6).

일반적인 스캐닝 검사들은 *피부항력(skin drag), 적색반사 유도(red reflex induction), 피부굴리기(skin rolling), 피부와 뼈 사이에 순차적인 구조들*을 위로 막과 막에 대한 점증적인 압박(그림 4-2).

막에 대한 촉진은 근막점들을 확인하는데도 효과적이다. 세 가지 유형의 근막점들은 특별히 언급할 가치가 있다: **근막 통증유발점들(TrPs)**(myofascial trigger points)은 Travell과 Simon에 의해서 실증적 방법으로 지도화 되었다;[33,34] **근막 압통점**(Tender points)은 Jones 시스템의 역자세이완(strain-counterstrain)에서 사용된다;[35] 그리고 *근막 반사점*들은 Chapman에 의해 실증적 방법으로 지도화 되었다.[36] 조직 질감 이상과 민감도 변화에 대한 스캐닝 검사 후, 정골의학 치료사들 일반적으로 정적 자세에서 중요한 지점들의 불균형(그림 4-3)과 수동적 또는 능동적인 동작에서의 특징의 변화를 조사한다(표 4-7).

주요 증상과 발생은 체성 기능이상을 포함하는 근원적인 관절 동작들을 확인하는데 도움이 된다.

예를 들어, 흉추와 요추 부위에서는 시상면 자세에서 짝동작 패턴의 변화가 나타나며,[37] 체성 기능이상은 두 가지 형태로 구별될 수 있다: **Type I 체성 기능이상**은 환자가 중립자세에 있을 때 나타나며, 일반적으로 반대편으로 측면 굴곡 및 회전이 동시에 일어난다. **Type II 체성 기능이상**은 하나의 분절에서 같은 방향으로 유의할만한 굴곡 또는 신전, 회전, 외측굴곡이 일어난다.

표 4-6 조직 질감 검사

조직 질감 이상 스캐닝 검사

피부 항력 (Skin drag): 손가락으로 원하는 정보에 따라 다양한 압력으로 피부 위를 지나간다. 피부항력 검사에서 양성은 감각, 온도, 땀샘 활동, 촉각 과민, 끌림 또는 느슨함, 또는 피부 빨개짐-창백함의 비대칭으로 입증된다.

- 가장 가벼운 압력은 피부 온도 또는 땀샘 활동에서 아주 작은 진동을 느끼기 위해 사용된다.
- 척추인접 부위들에서 피부를 따라 손가락 패드를 약하게 밀었을 때 증가된 저항이 있다면 피부가 습하다는 것을 나타내며; 약한 저항은 건조하다는 것을 나타낸다.
- 손가락 패드의 더 강한 강도에 마찰로 인해 나타나는 **적색 반사**(red reflex) **패턴**에서 큰 변화들은 시각적으로도 관찰될 수 있다.

피부굴리기 (Skin rolling): 접힌 피부와 피하조직은 각각의 엄지와 집게손가락 사이에 고정되어 앞쪽으로 말린다. 양성 결과는 피부분절을 따라 나타나는 국소적 통증과 민감도 유발 그리고/또는 촉진에서의 피하 구조들과 관련된 탄성의 감소와 피부의 긴장이다.

피부굴리기는 분절적으로 매우 명확할 수 있기 때문에 일반적으로 스캐닝 검사로 추천되고 있다.[1]

- 굴리기에 대한 경화 또는 저항을 관찰한다.
- *Peau d'orange (오렌지 껍질 같은 피부)* 상태를 관찰한다.

이 검사를 통해 깊은 근막 속 또는 위에 작고 연한 결절들 역시 확인될 수 있다.

막의 촉진 (Layer palpation): 근육들과 인대, 척추 돌기들, 관절 선 또는 다른 각 부위에서 임상적으로 관련있는 구조들 점진적으로 증가하는 압력을 포함한다. 양성 검사는 이상 조직 질감 촉진, 주관적인 민감 정도, 통증 야기, 다른 국소 구조물 또는 접합 부위에 나타나는 관련 예민화 현상을 포함한다.

- 한 부위에 압력은 국소적인 통증 또는 그 구조와 맞는 통증/감각장애 관련 패턴을 끌어낼 수 있다.
- 근육에서, 수축 또는 억제는 압력에 대한 촉진 가능한 반응이며 임상적으로 가치 있는 정보를 제공한다.
- 척추 부위에서, 이 검사는 극상인대와 각각의 횡돌기에 적용되며, 더 자세한 검사가 요구되는 척추 부위를 확인하는데 적용된다.

끝느낌의 질 (Quality of End Feel): 다양한 용어들이 수동 동작 검사 끝에서 조직의 질감 평가를 묘사하기 위해 사용되고 있다. 끝느낌은 다양한 부위에서 평가될 수 있다.

- "빈" 끝느낌 평가에 대한 평가는 인대의 열상을 나타낸다.
- 반대 방향으로 나타나는 제한 패턴에 대한 평가는 체성 기능이상을 나타낸다.
- 여러 방향으로 나타나는 제한 패턴의 평가는 관절낭 패턴을 나타낸다. (관절 염증 또는 질환)
- 한 방향으로 갑자기 나타난 그리고 덜 갑자기 나타나는 제한을 평가하는 것은 관절과 근육에서의 제한을 구분하는데 도움이 된다.

[1] Greenman PE. Principles of Manual Medicine. Baltimore, MD: Williams & Wilkins; 1996.

임상적 핵심 (CLINICAL PILLAR)

흉추와 요추 부위에서는 두 가지 다른 형태로 체성 기능이상을 구분할 수 있다.

- ***Type I 체성 기능이상***은 환자가 중립자세에 있을 때 나타나며 일반적으로 동시에 반대편으로 외측 굴곡과 회전이 일어난다.
- ***Type II 체성 기능이상***은 하나의 분절에서 같은 방향으로 유의할만한 굴곡 또는 신전, 회전, 외측굴곡이 일어난다.

국소 검사를 할 때 정골의사는 각 동작들이 정상적인지 결정하기 위해 노력한다. 동작이 비정상적이라면, 그러한 동작의 패턴과 다른 STAR 결과물을 통해 문제가 체성 기능이상, 병적 측면 또는 두 가지 모두에서 나타나는지 결정한다. 만약 신체적 문제로 기인한 문제로 진단되면, 나타난 패턴은 기능이상이 생리적 또는 비생리적, 1형 또는 2형, 급성 또는 만성, 가볍거나 중등도 또는 심각한 상태인지 결정하는데 도움이 될 것이다.

체성 기능이상 패턴들은 류마티스 병적 관절낭 패턴과 다르며 인대 손상을 동반하는 관절의 빈 끝느낌이 없다. 다양한 가동 관절(Arthrodial) 구조들의 정상적인 생리적 동작들의 개요와 이러한 관절들의 체성 기능이상을 만드는 조합된 패턴들은 표 4-8에 나와 있다.

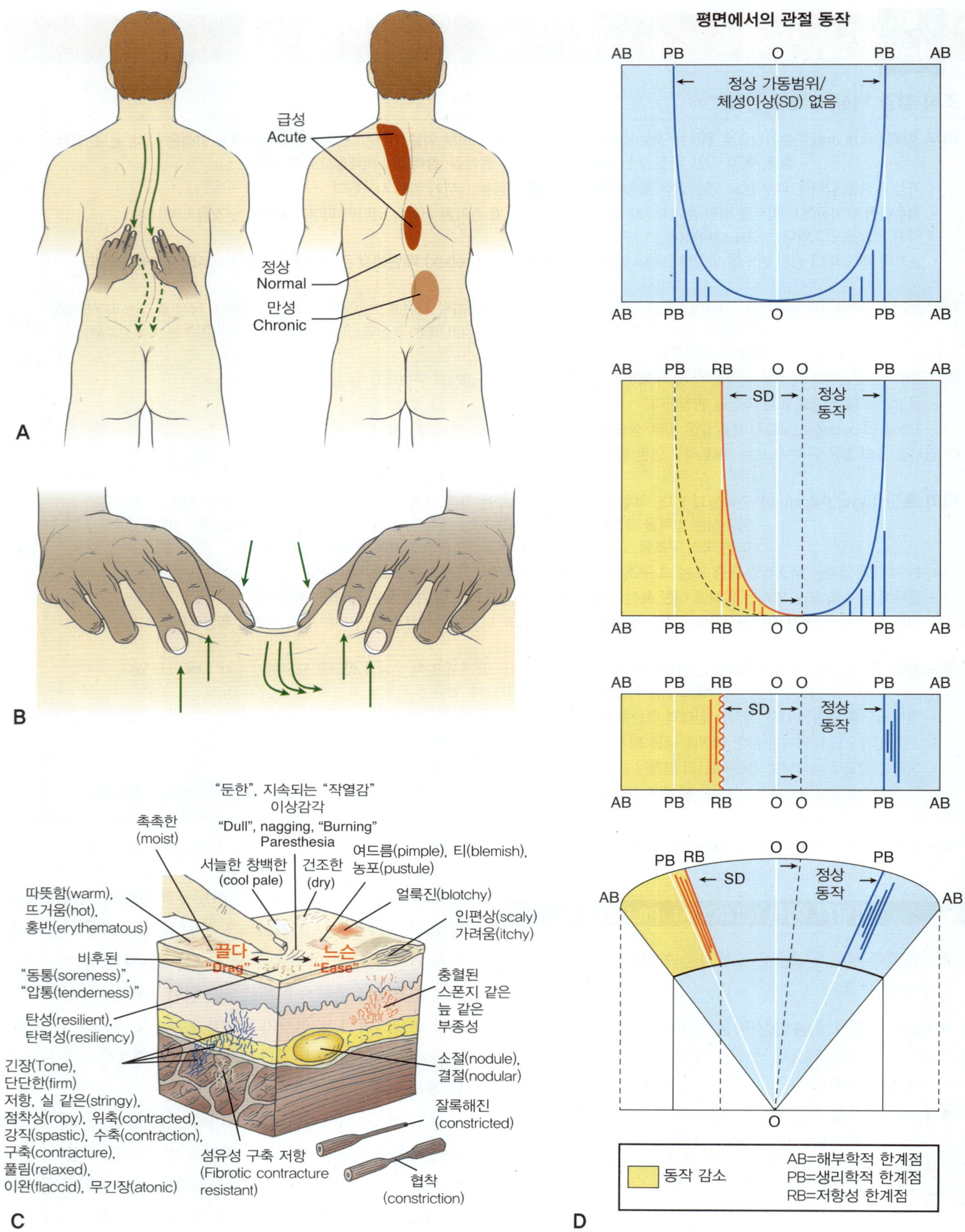

그림 4-2 조직 질감 스캐닝 검사들. **A.** 피부끌기와 적색반사. **B.** 피부굴리기. **C.** 층과 층 촉진. **D.** 끝느낌 (한계점).

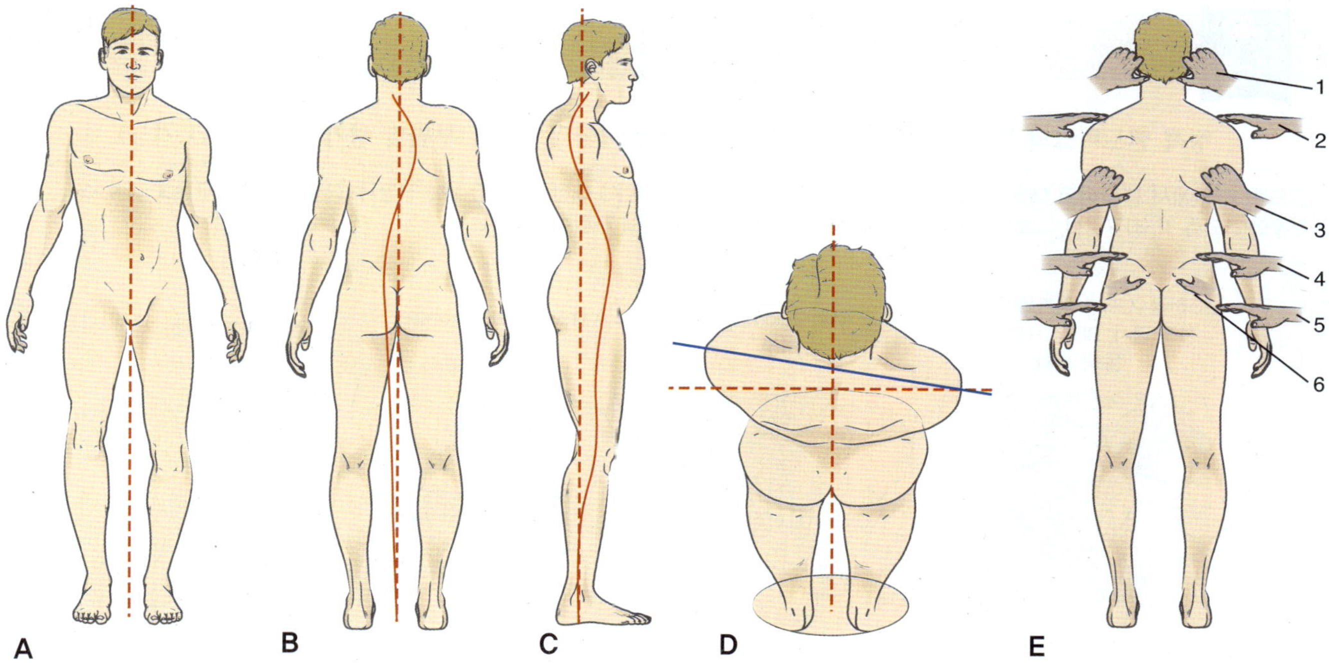

그림 4–3 비대칭 **A.** 와 **B.** 관상면 자세. **C.** 정중면 자세. **D.** 수평면 자세. **E.** 골격 랜드마크: E1 = 후두관절융기(occipital condyle); E2 = 견봉쇄골관절(acromionclavicular joint); E3 = 견갑골(어깨뼈) 각(scapular angle); E4 = 장골릉선(iliac crest); E5 = 대전자(greater trochanter); E6 = 후상장골극(posterior superior iliac spine).

표 4–7 정적–동적 비대칭 감별 스캐닝 검사

정적 랜드마크의 비대칭에 대한 일반적인 스캐닝 검사들의 예 (각 부위 평가에서도 확인가능)

바로 선 자세에 랜드마크 대칭: 부위에 관련성을 포함하는 단서들은 앉거나 또는 선 자세에서 주요 랜드마크의 관찰/촉진에 대칭성과 결합될 것이다.

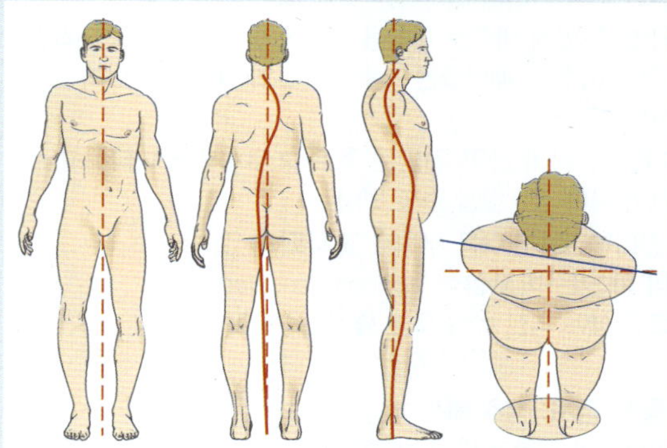

- 관상면 기능이상 검사: 곡선부위 정점, 자세 선(postural line) 부위들, 중력의 중심 교차점을 포함하는 바로 선 자세에서의 대칭/귀와 유양돌기, 견봉 쇄골관절, 견갑골 하외측 각, 장골릉선, 후상장골극(PSIS), 대전자(greater femoral trochanter), 무릎에 관절선, 발의 아치(foot arch)의 시각적 비교(가끔은 촉진을 통한 랜드마크 확인)가 수행되고 기록된다. 상지가 골반과 얼마나 가까운지 또는 한쪽 상지가 반대편보다 낮은지를 포함하는 신체 위치 관찰은 그 부위에 관련성에 대한 중요한 정보를 제공한다.
- 시상면 이상 검사: 관찰에서 전만과 후만 곡선 부위에 정점들과 각도는 주목되고 기록된다.
- 수평면 기능이상 검사: 촉진 유무와 상관없이 관찰에서 짝을 이루는 구조물들에서 하나의 각도는 앞쪽 또는 뒤쪽이다: 전상장골극(ASIS), 하부늑골, 견봉 쇄골관절, 유양돌기, 안와, 귀.

바로 누운 자세에서 랜드마크 대칭: 중요한 체성 기능이상 가능성을 가진 부위에 대한 단서들은 내측과(medial malleoli), 전상장골극, 장골릉선, 머리 위로 이완된 팔들(엄지 사용), 늑간 공간, 후두부 측면의 수평에 대한 촉진을 포함한다.

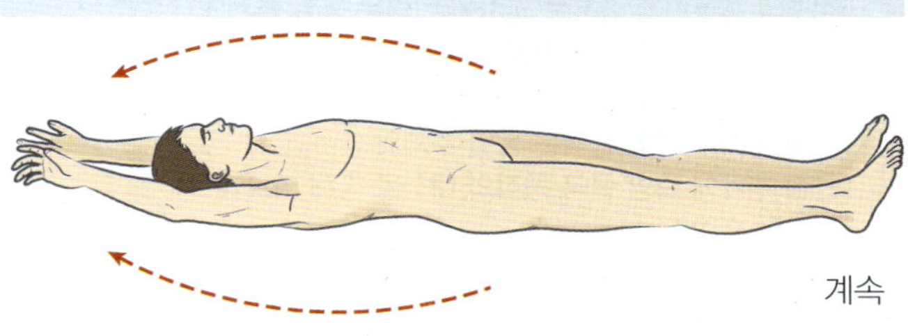

계속

표 4-7 정적-동적 비대칭 감별 스캐닝 검사-계속

정적 랜드마크의 비대칭에 대한 일반적인 스캐닝 검사들의 예 (각 부위별 평가에서도 확인 가능)

엎드린 자세에서 랜드마크 대칭: 중요한 체성 기능이상 가능성을 가진 부위에 대한 단서들은 후상장골극, 장골릉선, 천골구(sacral sulci), 천골의 하외측 각, 좌골결절, 요추의 가로돌기와 횡돌기의 수평에 대한 촉진을 포함한다.

천골 기저부 평가를 위한 정적 검사, BB 검사를 위한 동적 검사

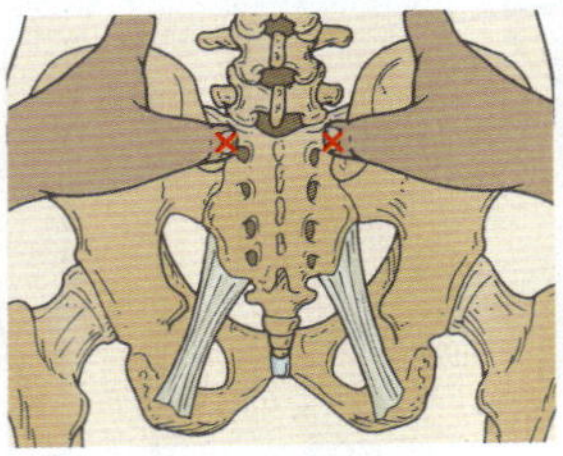

ILA (Inferior lateral angle) 상/하부

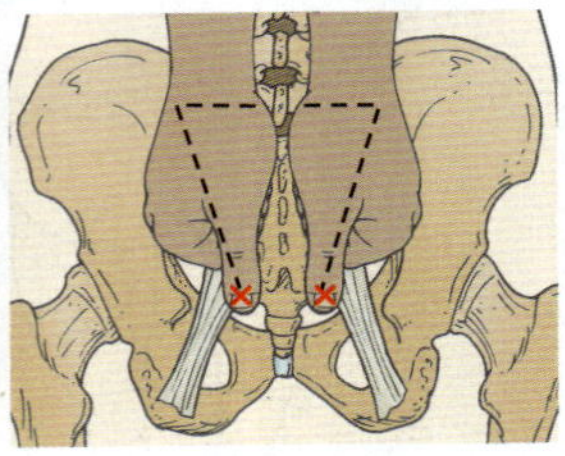

ILA (Inferior lateral angle) 전/후방

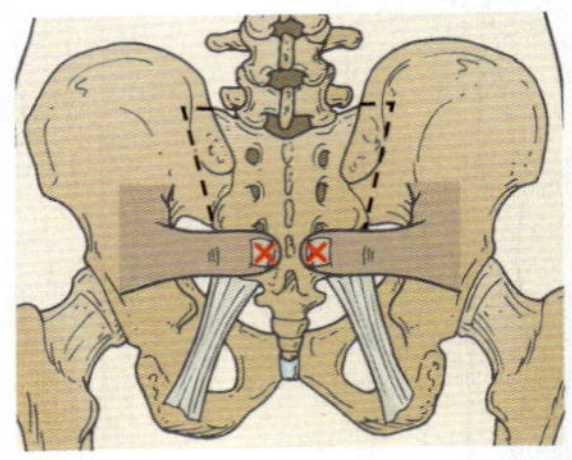

좌골결절-상/하부

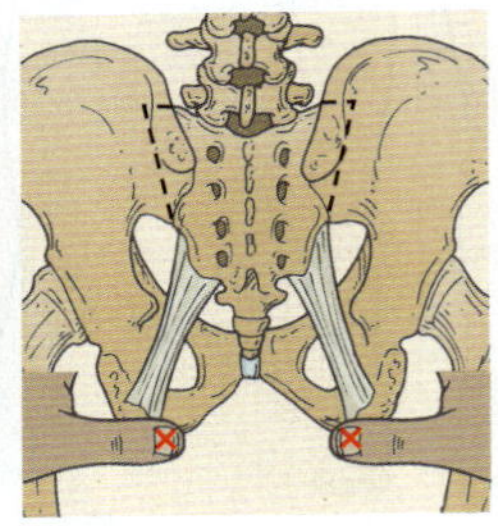

관절 가동범위를 위한 일반적인 스캐닝 검사의 예 (각 부위별 평가에서 확인할 수 있다)

전이부위(transition zone) 검사 (근막패턴 검사): 두개경추 접합부, 경흉추 접합부, 흉요추 접합부, 허리골반 접합부들은 연속적으로 유지되고 있으며 각 접합부의 근막 조직들은 손으로 회전, 외측 굴곡/변형, 굴곡-신전 선호도 검사를 할 수 있다. 각 부위는 조직이 팽팽해지기 시작하는 지점으로 회전 또는 변형될 수 있다. 근막 끌림과 완화에 주목한다. 어떤 부위에서의 나타나는 비대칭적인 동작 특징들은 양성 검사 결과로 고려된다.

- 부위와 부위 사이에 나타나는 억제 패턴은 각 부위의 제한을 파악할 수 있게 해주는 것만큼 근원적인 기능 이상을 이해할 수 있게 해준다. 패턴들은 Zink[1] 와 그외 사람들에 의해 묘사되었다.
- **교차된 부위에 근막 패턴**은 주로 보상에 의해 나타나고 증상이 나타나지 않을 수도 있다.
- 한 전이부위에서 다음 부위로 **교차되지 않는 근막 패턴**은 **비보상적**(noncompensated)이고, 주로 외상에 의한 유발 또는 증상을 가진다.[2]

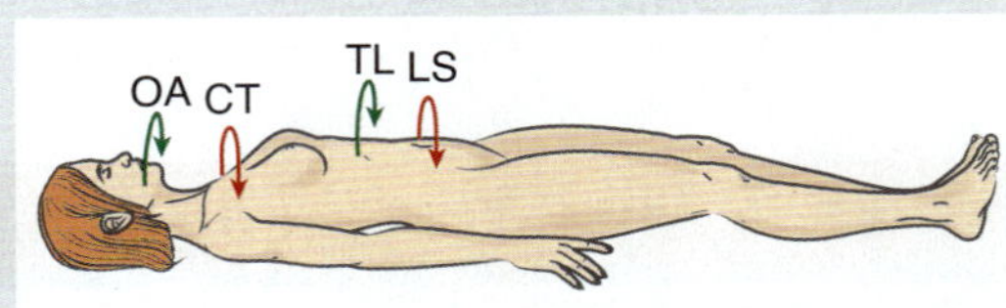

OA (occipitoatlantal, 환추후두),
CT (cervicothoracic, 경흉추),
TL (thoracolumbar, 흉요부),
LS (lumbosacral, 요천추)

척추 동작 검사: 척추 체성 기능이상에 양성검사는 한 방향으로의 제한과 반대 방향으로의 자유로운 움직임이 나타난다. 후관절(zygapophyseal) 압통은 주로 제한측에서 야기된다.[3] 심한 부위 비대칭 제한 또는 압통이 나타나면 국소(분절)부위에 더 자세한 검사가 수행되어야 한다.

- 척추의 횡돌기에 좌우로 교차된 압력은 동일 추체와 근첩 추체의 회전 비대칭을 비교함으로써 빠르게 검사할 수 있다.
- 교차된 좌우 변형 압력은 동일 추체와 근첩 추체에 측방 굴곡 동작의 대칭을 통해 빠르게 검사할 수 있다.

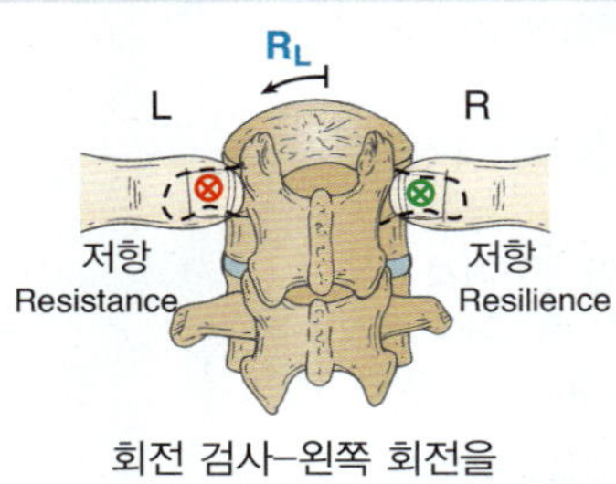

회전 검사-왼쪽 회전을 보여준다.

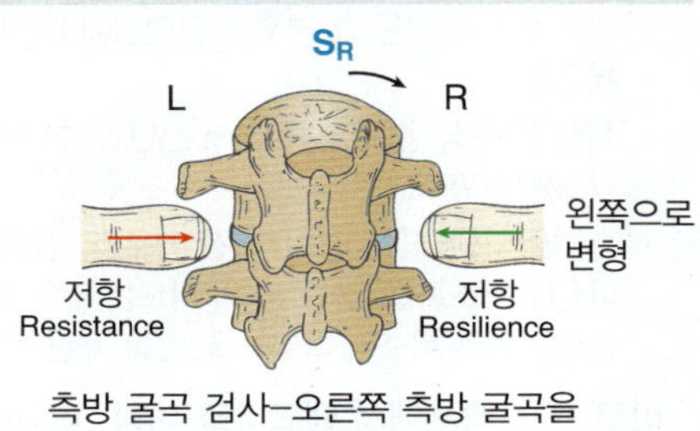

측방 굴곡 검사-오른쪽 측방 굴곡을 보여준다.

표 4-7 정적-동적 비대칭 감별 스캐닝 검사-계속

관절 가동범위를 위한 일반적인 스캐닝 검사의 예 (각 부위별 평가에서 확인할 수 있다)

탄성 동작(spring motion) 검사: 일반적으로 부위 또는 분절의 동작이 이용된다. 검사 부위의 크기에 따라 손바닥의 불룩한 부위 또는 엄지/손가락을 부드럽게 위치시키다. 점차적으로 압력을 증가시키며 깊은 조직을 평가할 수 있는 강도를 넘어 연부조직(물렁조직)을 압박한다. 끝느낌의 질을 평가하기 위해 탄성력을 부드럽게 제공한다. 만약 생리적인 탄성 끝느낌보다 갑작스러운 조직의 반응이 있다면, 탄력 검사의 양성으로 기록한다. 유발된 통증은 부위 또는 분절의 탄성 반응에 대한 이해를 높일 수 있다.

탄성 검사들은 다음을 포함한다.

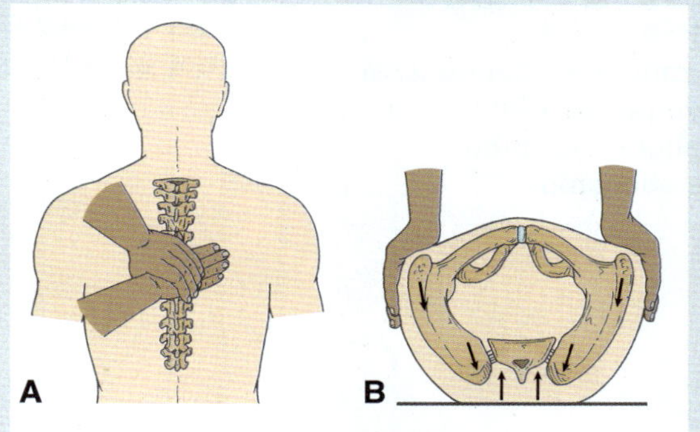

- **극돌기간 탄성 검사:** 추체의 후방 굴곡 제한을 검사
- **바로누운 자세에서 늑골 탄성 검사:** 늑골의 동작 제한 검사
- **천골 탄성 검사:** 상부 천골극 또는 기저부의 전방 동작 제한 검사
- **전상장골극(ASIS) 압박 검사:** 편측골반(치골 또는 천골 기능이상)의 외측 동작 제한 검사

내재하는 전반적인 동작 검사: 양손을 가능한 검사 부위를 덮을 수 있도록 위치시키고 내재하는 동작들(호흡을 포함)의 대칭을 촉진한다. 일반적으로 비대칭이 촉진되었다면 적은 진폭을 가진 쪽이 제한된 동작을 가질 것으로 고려된다. 하지만 반대쪽에 과도한 가동성에 대해서도 고려하여야만 한다.

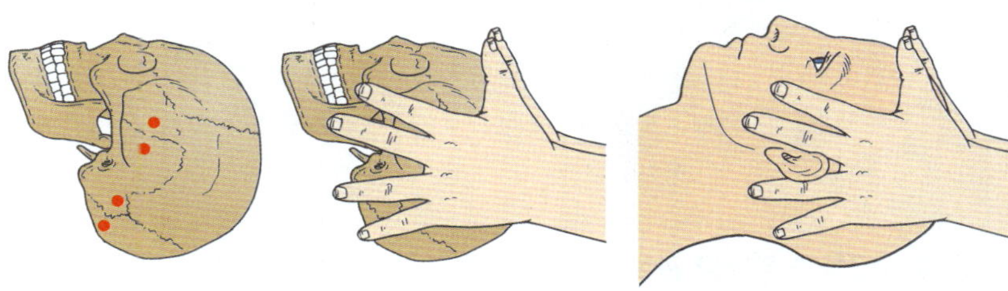

- **척추 또는 사지 고정 검사:** 흡기 시 모든 척추의 굴곡은 똑바르게 되고, 척골 기저부는 후방으로 움직이고 짝을 이루는 구조들은 외회전을 하며 늑골은 전방으로 또는 외측으로 상승된다; 호기 시 반대 반응이 나타난다.
- **둥근천장 고정(Vault hold) 검사:** 두개천골의 율동적 자극(Cranial rhythmic impulse; CRI)으로 불리는 내재적 움직임을 촉진하기 위한 구개관의 스캐닝 검사. 이 모델에서 중요한 특징들은 대칭, 속도, 진폭과 "활력"의 인식을 포함한다.[4] 정중선 구조들의 굴곡은 짝을 이루는 구조들의 외회전을 동반한다; 신전은 내회전을 동반.

1 Zink JG, Lawson WB. An osteopathic structural examination and functional interpretation of the soma. *Osteopathic Ann.* 1979; :433–440.

2 Kuchera ML. Diagnosis and treatment of gravitational strain pathophysiology: research and clinical correlates (part I and II). In: Vleeming A, ed. *Low Back Pain: The Integrated Function of the Lumbar Spine and Sacroiliac Joints.* Proceedings of the 2nd Interdisciplinary World Congress, November 9–11, 1995, University of California, San Diego; 1995: 659–693.

3 Paterson JK, Burn L. *An Introduction to Medical Manipulation.* Lancaster, UK: MTP Press; 1985: 144.

4 Drengler K, King H. Interexaminer reliability of palpatory diagnosis of the cranium. *J Am Osteopath Assoc.* 1998;98:387.

표 4-8 부위에 따른 관절의 체성 기능이상

선택된 분절/관절	나타나는 생리적 동작	체성 기능이상 명칭/패턴
두개골 – 접형기저연접부 – 접형후두 관계 (cranium-sphenobasilar symphysis (SBS)-spheno-occipital relationship)	둥근 천장 고정 인식: 대칭적 그리고 동일한 진폭의 두개천골의 율동적 자극(CRI)이 좋은 활력에 굴곡과 신전으로 묘사된다.	• SBS에 압박: 대칭적으로 낮은 진폭과 좋지 않은 활력의 CRI • SBS 굴곡 – 굴곡 CRI 진폭이 신전 CRI 보다 크다; 짝을 이루는 머리의 뼈들은 외측으로 회전하여 둥근 형태의 머리를 만들고 넓은 치아 아치와 평평한 입천장 등을 야기한다. • SBS 신전 – 신전 CRI 진폭이 굴곡 CRI 보다 크다; 짝을 이루는 뼈들이 내회전 된다; 좁은 치아 아치와 높은 입천장 등을 야기. • SBS 비틀림(오른쪽 또는 왼쪽) – 접형골과 후두골이 일반적인 전후 축(AP axis) 주변에서 서로 반대 방향으로의 회전한다. • SBS 외측 굴곡 – 회전 (오른쪽 또는 왼쪽) – 접형골과 후두골이 각각의 수직 축에서 반대 방향으로 회전하고 전후 축에서 같은 방향으로 회전한다. • SBS 외측 압박 (오른쪽 또는 왼쪽) – 접형골과 후두골이 각각의 수직 축에서 같은 방향으로 회전한다. • SBS 수직 압박 (상부 또는 하부) – 접형골과 후두골이 각각의 가로 축(transverse axes)에서 같은 방향으로 회전한다.
다른 두개골들과 두개골 관절	• 정중선 구조들의 굴곡과 신전 • 쌍을 이루는 구조들이 굴곡 단계에서 외측 회전하고 신전 단계에서 내측 회전 • 후두골은 측두골에 가장 큰 영향을 미친다. • 접형골은 안면골들에 가장 큰 영향을 미친다.	예: 오른쪽 측두골의 외회전 (두개천골의 율동적 자극(CRI))에 굴곡 단계에서 측두골 추체부의 축을 따라 외회전을 선호하고 신전단계에서 내회전 방향으로의 움직임은 제한된다); 같은 쪽 하악골의 후방전위와 나팔 모양의 귀(flared ear) 형태를 동반한다.
환추후두(OA 또는 CO) 관절	시상면 자세와 상관없이 후두의 짝 움직임이 나타난다면 외측 굴곡과 반대 방향으로의 회전이 발생된다.	체성 기능이상 • 환추후두관절 굴곡 또는 신전 • 환추후두관절 F[1] S_LR_R 또는 F S_RR_L • 환추후두관절 N S_LR_R 또는 N S_RR_L • 환추후두관절 E S_LR_R 또는 E S_RR_L • 역방향 압력점들
환축관절 (AA or C1)	사실상 이 관절의 기능이상과 관련된 유일한 동작은 회전이다.	환축관절의 체성 기능이상: • R_L 또는 R_R • 역방향 압력점들
C2–7	시상면 자세와 상관없이 일반적 경추관절의 짝 움직임이 나타난다면 외측 굴곡과 같은 방향으로의 회전이 발생된다.	C2–7 체성 기능이상: • 굴곡 또는 신전 • F S_LR_R 또는 F S_RR_L • N S_LR_R 또는 N S_RR_L • E S_LR_R 또는 S_RR_L • 전방 또는 후방의로의 역방향 압력점들

표 4-8 부위에 따른 관절의 체성 기능이상 - 계속

선택된 분절/관절	나타나는 생리적 동작	체성 기능이상 명칭/패턴
T1–L5	시상면 자세에 따라 흉추와 요추 부위에 짝 움직임이 나타난다면 매우 다양할 것이다: • 1형 (Fryette I): "편한 중립 자세"에서 외측 굴곡은 자동적으로 반대 방향으로의 회전을 유발한다 (이러한 동작들은 "결합되어" 있다). 이러한 동작들은 일반적으로 여러 분절들의 보상 패턴에 일부이다. • 2형 (Fryette II) 동작: 극도의 전방 또는 후방 굴곡으로 척추의 후관절이 맞물렸을 때는 측방 굴곡과 회전은 같은 방향으로 일어난다. (이러한 동작들은 "결합되어" 있다. 이러한 동작들은 일반적으로 한 분절에서 일어나며 나머지 척추 곡선에 적당한 여유를 제공하여 1형 기전이 일어날 수 있도록 한다.	T1–L5의 체성 기능이상: • 굴곡과 신전 • F S_LR_L 또는 S_RR_R (일반적으로 한 개의 척추 단위) • N S_LR_R 또는 N S_RR_L (비록 그 정점은 일반적으로 가장 두드러지지만 대개 하나의 여러 척추 단위 그룹) • E S_LR_L 또는 E S_RR_R (일반적으로 하나의 척추 단위) • 흉추 또는 요추 분절의 전방 또는 후방으로의 역방향 압력점들
골반: • 치골지 (pubic rami) • 장골에 천골 (sacrum on ilium) • 천골에 장골 (ilium on sacrum)	치골결합은 연골결합으로 골반륜(pelvic ring) 안에 약간의 유연성을 가능하게 한다; 이것은 전단력과 회전에 대해 점탄성 반응을 가지게 해준다 (관절 선에 수직으로 이어지는 축을 따라). 천골을 가로지르는 세 가지 축들이 제안된다: 1. 상부 가로축: 호흡과 두개천골과 관련된 동작들은 nutation과 역방향 끄덕임 counternutation을 야기한다 (nutation은 두개천골 신전 그리고 counternutation은 두개천골 굴곡이다). 2. 중간 가로축: 관골에서 천골의 굴곡과 신전과 관련 • 약간의 신전에서 중간 범위에 굴곡은 천골저의 전방 회전을 야기한다. • 90°를 넘어서는 굴곡은 천골의 후방 회전을 야기한다. 3. 하부 가로축: 하나 또는 양쪽 좌골이 천골 주변으로 회전하는 것과 관련. 순수한 천골의 회전을 만드는 수직 시상(또는 시상 주위) 축들이 제시된다. • 천골은 우측과 좌측으로 회전이 가능하다. 비록 수평과 수직 축에 조합일 지라도 사선 천골 축이 형성된다(좌측과 우측). • 왼쪽 외측 굴곡은 일반적으로 왼쪽 사선 축과 맞물리고 오른쪽 외측 굴곡은 오른쪽 사선 축과 맞물린다. L5와 천골저는 일반적으로 반대방향으로 회전한다[요천추 비틀림(lumbosacral torsions)으로 불린다]. • 전방 뒤틀림은 중립자세 자세에서 외측굴곡-회전이 시작될 때 일어난다. • 후방 뒤틀림은 비중립적 자세에서 환자가 압박을 받으며 크게 굴곡될 때 일어난다 (90° 방향으로 굴곡).	**치골결합의 체성 기능이상** • 치골 전단변형 (상부 또는 하부) • 치골 전단변형 (전방 또는 후방) • 치골 압박 • 치골 간극 **천골의 체성 기능이상** • 외상성: 우측 또는 좌측 전단변형 (하부 또는 상부; 편측 천골 굴곡 또는 신전으로도 불림) • 천골저 회전 (전방 또는 후방) • 천골연 (sacral margin) 후방 (좌측 또는 우측) • 좌측 사선 축에서 좌측 회전: 만일 L5가 SLRR이 되었다면, 이것은 좌측 천골 비틀림 또는 좌측 방향으로 뒤틀림이라 불린다 [비슷한 진단에 대해 좌측(L)과 우측(R)이 바뀔 수 있다]. • 우측 사선 축에서 좌측 회전; 만약 L5가 좌측으로 회전되었다면 이는 후방 뒤틀림이 된다 (비슷한 진단에 대해 좌측과 우측이 바뀔 수 있다). **장골/좌골의 체성 기능이상** • 외상성 우측 또는 좌측 좌골 전단변형 (상부 또는 하부) • 전방으로 좌골 회전 (우측 또는 좌측) • 후방으로 좌골 회전 (우측 또는 좌측) • 좌골 내측벌림 (우측 또는 좌측) • 좌골 외측벌림 (우측 또는 좌측) **골반과 골반 근육들에 대한 역방향 압력점들**

계속

표 4-8 부위에 따른 관절의 체성 기능이상 - 계속

선택된 분절/관절	나타나는 생리적 동작	체성 기능이상 명칭/패턴
늑골 (R1-12)	일반적인 상부 늑골들은 가로축 주변으로 정중 쇄골선에서 움직이는 경향이 있으며 (펌프 손잡이 동작) 일반적인 하부 늑골들은 좀 더 전후 축 주변으로 액와선에서 움직이는 경향이 있다. [양동이 뭉치(bucket bale) 동작] 11번과 12번 늑골은 집게와 같은 움직임 (pincer-like motion)을 갖으며, 흡기 시에 아래 방향과 외측으로 움직이고 호기 시에 위쪽 방향과 내측으로 움직인다. 1번 늑골은 전면에 연골결합을 가지고 있다.	일반적인 체성 기능이상은 다음을 포함한다: • 1번 늑골이 후방으로 상승 또는 하강 • 1번 늑골이 전방으로 상승 또는 하강 • 흡기 또는 호기 늑골 2-12 • 상승 또는 하강된 늑골에 역방향 압력점 외상성 압박, 뒤틀림, 아탈구들 또한 늑골의 기능에 역향을 줄 수 있다.
흉쇄 (SC) 관절과 견봉쇄골 (AC) 관절	쇄골의 양 끝은 흉쇄관절에서 견봉쇄골 관절까지의 3분의 1 지점 주변에서 반대방향으로 움직인다; 어깨를 으쓱하는 동작은 외측 쇄골이 상승과 쇄골 중간부의 하강을 야기한다; 어깨를 앞으로 미는 것은 외측 쇄골의 전방 움직임과 쇄골 중간부위에 후방 움직임을 야기한다.	흉쇄 관절에 체성 기능이상 (단독 또는 혼합) • 상부 또는 하부 • 전방 또는 후방 견봉쇄골 관절에 기능이상 (단독 또는 혼합) • 하부 또는 상부 • 후방 또는 전방
상완 (GH) 어깨관절	이 관절은 휘돌림, 굴곡과 신전의 주요 동작들, 상완골두의 후방 활주를 동반하는 내회전, 하강 활주를 동반하는 외전, 상방활주를 동반하는 내전을 가진다.	상완관절 체성 기능이상 (단일 또는 조합)을 포함한다: • 굴곡 또는 신전 • 전방활주를 동반하는 외회전 또는 후방활주를 동반하는 내회전 • 외전 + 하강활주 또는 내전 + 상방활주
상완척골 (UH) 과 요골수근 (RC) 관절	이들 두 관절은 생리적으로 요골과 척골 사이에 골간막과 관련되어 있다; 팔꿈치에서 전완의 외전은 손목에서 손의 내전을 동반한다는 점에서 "평행사변형(parallelogram)" 움직임이다.	상완척골과 요골수근 관절의 체성 기능이상 (평행사변형 동작들과 관련하여 단독 또는 짝을 이루는 혼합): • 상완척골 관절에서 척골은 내측 활주를 동반하며 내전 또는 외측 활주를 동반하며 외전한다. • 요골수근 관절: 외측 활주를 동반하는 내전 또는 내측 활주를 동반하는 외전
무릎 (대퇴무릎관절, femorotibial joint)	경골 (대퇴골 위에서) 후방 활주를 동반하는 굴곡, 전방 활주를 동반하는 신전, 내측 활주를 동반하는 외전 또는 외측 활주를 동반하는 내전이 일어날 수 있다; 전방내측 활주를 동반하는 외회전 또는 후방외측 활주를 동반하는 내회전이 일어날 수 있다.	무릎관절의 체성 기능이상은 다음을 포함한다: • 전방 활주를 동반하는 굴곡 또는 후방 활주를 동반하는 신전. • 내측 활주를 동반하는 외전 또는 외측 활주를 동반하는 내전 • 전방내측 활주를 동반하는 외회전 또는 후방외측 활주를 동반하는 내회전
대퇴관골구 관절 (Femoroacetabular joint)	이 관절의 주된 동작은 굴곡과 신전이다; 하지만 외회전은 어느 정도 전방 활주와 관련이 있으며 내회전은 어느 정도 후방 활주와 관련이 있다; 하지만 외회전의 움직임은 전방 활주의 작은 동작과 관련되며 내부 회전 운동은 후방 활주 운동과 연관되어 있다. 또한 외전과 내전 동작이 있다.	고관절의 체성 기능이상은 다음을 포함한다: • 굴곡 또는 신전 • 전방 활주를 동반하는 외회전 또는 후방 활주를 동반하는 내회전 • 외전 또는 내전

표 4-8 부위에 따른 관절의 체성 기능이상 - 계속

선택된 분절/관절	나타나는 생리적 동작	체성 기능이상 명칭/패턴
비골 (Fibula)	비골두가 후방으로 활주할 때 (실제로 후방내측) 외과(lateral malleolus)는 전방으로 활주한다.	체성 기능이상은 비골두 끝에서 나타나는 이상을 지칭한다. • 비골두 전방 (왼쪽 [L] 또는 오른쪽 [R]) • 비골두 후방 (왼쪽 또는 오른쪽)
발목 (거퇴관절, talocrural joint)	저측굴곡(plantar flexion) 자세에서 거골에 전방 활주는 배측굴곡(dorsiflexion) 자세에서 거골에 후방 활주보다 안정성이 떨어진다.	발목의 체성 기능이상은 다음을 포함한다. • 전방 활주 (R 또는 L)를 동반하는 저측굴곡 또는 • 후방 활주 (R 또는 L)를 동반하는 배측굴곡
거골하관절 (Talocalcaneal/subtalar joint)	종골 위에서 거골은 관절 형태에 의해 약간의 뒤틀림을 동반하는 활주 움직임을 갖는다.	거골하관절의 체성 기능이상은 다음을 포함한다. • 후외측 거골하관절 (좌측 또는 우측) • 전내측 거골하관절 (좌측 또는 우측)
입방골 (cuboid)- 주상골 (navicular)- 제2설상골 (2nd cuniform)	발의 아치 구조에 일부; 최소의 활주 동작들이 바닥의 형태에 따라 발이 순응할 수 있도록 해준다.	체성 기능이상은 하나 또는 그 이상의 뼈들이 내려앉는 것이다. (입방골과 주상골이 내려앉고 뼈의 모서리가 약간 뒤틀림으로써 발의 중간 부위가 발의 각 측면 부위 모서리보다 더 내려 앉음)
다른 발목뼈들, 중족골들, 손목뼈들, 중수골들과 손가락 발가락 뼈들	주요 동작들은 잘 알려져 있다; 하지만 수동적 동작 검사를 통해 각각의 뼈에서 약간의 활주 동작이 가능하다.	체성 기능이상은 종종 이들 관절의 작은 활주동작에서 나타난다 [예: 오른쪽 인지(index finger)에 지절간관절에서의 체성 기능이상은 내측 활주를 동반하는 내전이 될 수 있다]; 외상으로 인한 체성 기능이상들은 이러한 말초 관절들에 일반적으로 어느 정도의 압박 또는 견인력이 작용된다.

1. F = flexion; N = neutral; S_L = side bending left; S_R = side bending right; R_R = rotation right; R_L = rotation left.

이전 정골의학 전문가는 위치 또는 나타난 동작에 의해 관절의 *정골의학적 병변(osteopathic lesion)*의 명칭 사이에 차이를 만들었다. 예를 들어, 추체가 왼쪽으로 측방 굴곡과 오른쪽으로 회전(이러한 비대칭적 자세에 대해 이름 붙여짐) 되어 있다면 이것이 오른쪽 측방 굴곡과 왼쪽 회전에 제한이 있는지 확인하기 위해 동작 검사가 필요했다. 현재 이러한 명칭들은 동작 검사를 하는 것이 최적의 방법으로 인식됨으로써 동의어가 되었다.

그러므로, 비대칭적인 자세를 가진 분절은 그 반대방향으로 움직일 때 제한을 가질 수 있다는 것이 인정되었다(글상자 4-2). 다시 말해서, **자세적 진단**(즉, 분절의 비대칭적 자세)은 **움직임 진단**(즉, 어느 분절이 현재 제한되는 방향)과 반대이다. 위에서의 예에서 좌측 굴곡과 우측 회전의 자세적 진단은 우측 굴곡과 좌측 회전에 대한 움직임 진단 또는 움직임에 제한을 가질 수 있다.

적용을 위한 질문 (Questions for Reflection)

- 정골의학적 접근방식에서 어떻게 척추의 체성 기능이상을 알아내는가?
- 이 접근법을 사용함에 있어서 장점과 제한점은 무엇인가?
- 물리치료사가 사용하는 방식과 어떻게 다른가?

글상자 4-2 요약 노트

- **자세적 진단 (Positional diagnosis; PD):** 분절이 현재 가지고 있는 비대칭 자세
- **움직임 진단 (Movement diagnosis; MD):** 자세적 진단과 반대인 분절이 현재 제한되는 방향
- **자세 치료 (Position of treatment):** 움직임 진단과 같은 동작이 회복되어야 할 방향

위에서 언급한 것과 같이 회전 또는 외측 변형 검사들은 각 척추들의 검사로서 또는 각 척추에 대한 특정 진단을 위해 사용하여 수행될 수 있다. 체성 기능이상의 회전 요소를 검사하기 위해 임상가는 의심이 가는 척추의 좌측과 우측 관절주/횡돌기를 손가락으로 촉진해야 한다. 환자의 능동적 회전 또는 치료사의 유도에 의한 수동적 회전은 동작에 끝범위의 느낌을 평가하고 촉진하기 위해 이용될 수 있다(그림 4-4).

척추의 전방굴곡 그리고 후방 굴곡 자세에서 이러한 과정을 반복적으로 수행함으로써 임상가는 추가적인 촉진 정보를 얻을 수 있다. *외측 변형 검사 (lateral translation test)*에서 측방 굴곡 능력을 검사할 때 검사자는 손가락 끝을 후관절(articular facet)의 후외측면에 위치시킨다. 힘은 한 분절에 국한되며 각 방향에서의 변형을 검사한다. 좌측으로의 변형이 우측 측방 굴곡을 일으킨다는 것을 알고 있어야 한다. 이 검사는 척추의 굴곡 상태에서 수행될 수도 있으며 그 다음 신전 상태에서 반복될 수도 있다. C6 위에서 C5의 좌측 변형에서의 제한(우측 측방 굴곡 제한)이 있고, 신전 상태에서 악화되며 우측 회전에 제한과 연관이 있을 때 C5 굴곡(F), 좌측 회전(RL), 좌측 측방굴곡(SL) 체성 기능이상 또는 Fryette 문서 형식에 따라 C5 FR_LS_L로 기록될 수 있다(축약해서 FRS *left*).

위에서 묘사한 것과 같이 시상면에서의 굴곡 자세에서 나타난 분절은 신전 상태에서 검사를 할 때 확인된다는 것을 아는 것은 중요하다. 대조적으로 신전의 자세적 진단은 분절이 굴곡 상태에서 검사될 때 가장 잘 나타난다.

적용을 위한 질문 (Questions for Reflection)

- 중립적 자세 그리고 굴곡 자세와 신전 자세에서 수행되는 분절의 운동성을 위한 외측 변형 검사의 가치는 무엇인가?
- 신전의 자세적 진단 또는 굴곡의 자세적 진단을 확인하기 위한 최적의 자세는 무엇인가?

체성 기능이상의 기록과 등급 (Recording and Grading Somatic Dysfunction)

체성 기능 이상에 대한 등급 체계는 정골의학적 촉진 검사를 표준화 하기 위해 발전되었다.[24] 체성 기능이상이 나타났을 때 STAR 특성에 기초하여 기본적으로 가벼운 (1), 중간의 (2), 또는 극심한 (3)으로 등급을 매긴다(표 4-9).

표 4-9 체성 기능이상의 표준화된 심각성 등급

0	체성 기능이상 없음 또는 단지 배경수준(background level) 변화
1	적은 STAR; 배경수준보다는 심한
2	명백한 STAR (특히, R과 T) ; ± 증상들
3	증상을 보이는; R과 T를 매우 쉽게 찾을 수 있음. 이곳이 주요 병소

Kuchera, M. L., Kuchera, W. A., *Osteopathic Musculoskeletal Examination of the Hospitalized Patient*, American Osteopathic Association, 1998.

체성 기능이상에 대한 부위-특이적 정골의학적 검사 (Region-Specific Osteopathic Examination for Somatic Dysfunction)

보상, 반사 그리고 중심 기전은 한 부위에서의 변화가 근접 부위에 기능이상을 만들어 내는 것에 영향을 준다. 단일 체성 기능이상(분절 또는 부위)이 하나의 원인 또는 많은 임상적 증상의 결과이기는 힘들다. 예를 들어, 표 4-10 과 표 4-11에서는 흔히 볼 수 있는 임상적 상태와 관련된 일반적인 체성 기능이상들에 조합을 그려놓았다.

머리와 두경부 접합부 (Head and Craniocervical Junction)

머리와 두경부 접합부의 해부학적 관계는 심각한 통증을 전이시킬 수 있을 뿐만 아니라, 교감신경과 뇌신경 기능이상을 야기할 수도 있다(그림 4-5). 또한, 이 부위에서의 촉진 진단 결과들은 두통, 자세 불균형, 측두하악 관절(TMJ)의 기능이상과 같은 일반적인 근골격계 질환과 관련이 있다. 이차적인 체성 기능이상을 관리하는 것은 회복에 중요한 생리학적 항상성 기전을 향상시킬 수 있다.[38]

임상적 핵심 (CLINICAL PILLAR)

- 머리와 두경부 접합부의 해부학적 관계는 심각한 통증을 야기할 수 있을 뿐만 아니라, 교감신경과 뇌신경 기능이상을 야기할 수도 있다.
- 머리에 많은 구조물들은 통증에 예민하거나 통증을 전이시킬 수 있다.

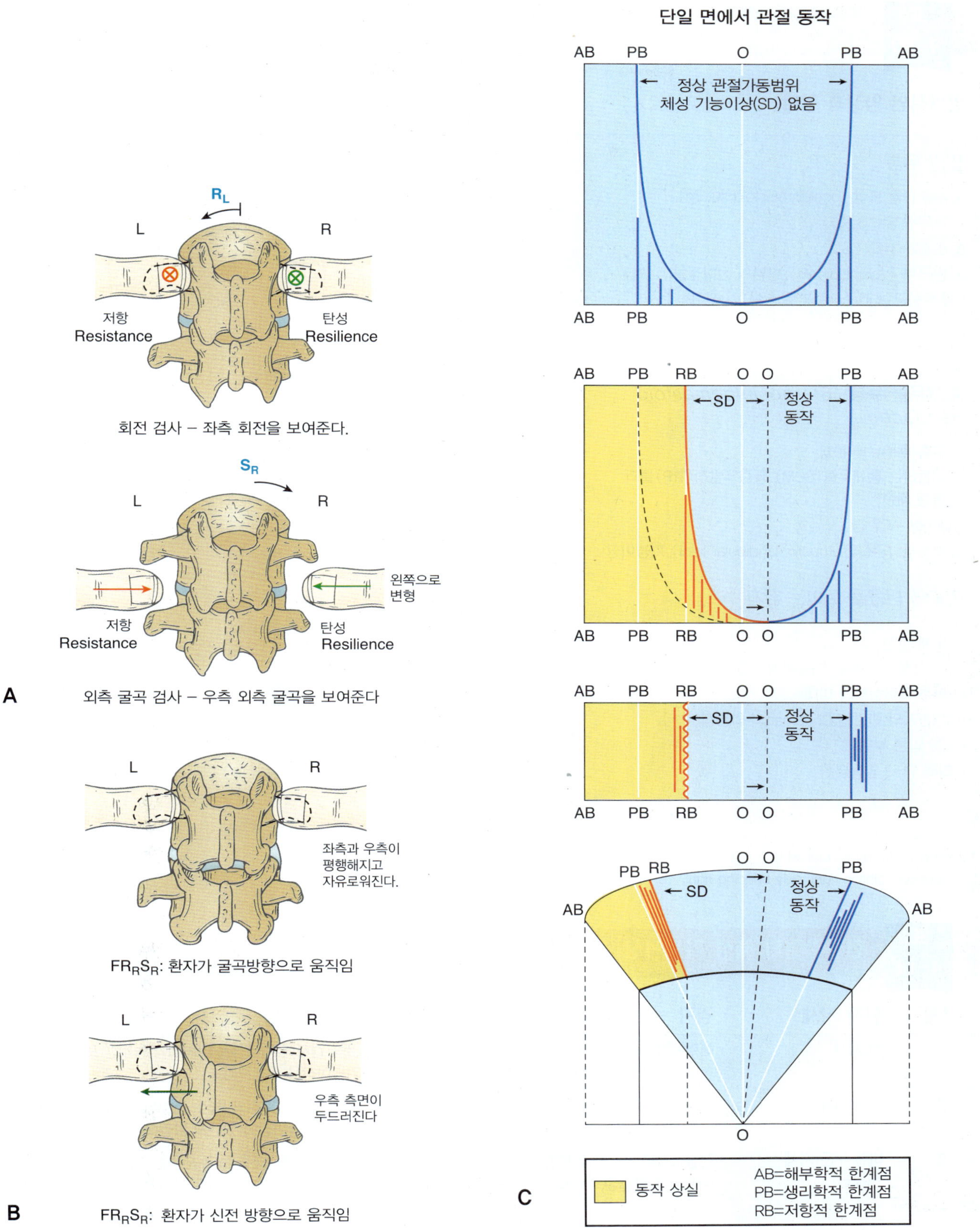

그림 4-4 척추의 동작 검사. **A.** 수동, **B.** 능동, **C.** 각 면의 동작검사에서 끝느낌으로 밝혀진 제한 유형. 한 면에서 동작은 남아있는 두 면에서의 동작을 변형시킨다.

표 4-10 머리와 상부 흉추부위에서의 다양한 체성 기능이상의 예들은 체성 또는 내장 질환과 관련된다.

일반적인 임상적 상태 / **다양한 부위에서 나타나는 체성 기능이상 콤플렉스와 관련된 가능한 예들**

일반 두통

a. 후두유돌 봉합 (occipitomastoid suture)
b. 후두환추= S_RR_L[1]
c, d. C2–3=E R_RS_R[2]
e. 반극형근(semispinalis) 상부의 전이점들
f. 후두하근(suboccipital muscle)의 전이점들

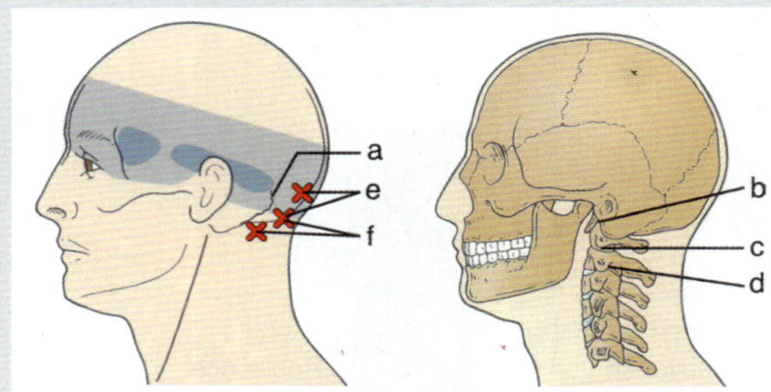

흉쇄유돌 두통 (Sternocleidomastoid Headache)

a. 우측 후두유돌 봉합
b. 이동하는 흉쇄유돌(SCM) 통증유발점(TrP)들과 통증 패턴
c. Jones AC7 점
d. 측두하악관절(Temporomandibular joint) 기능이상

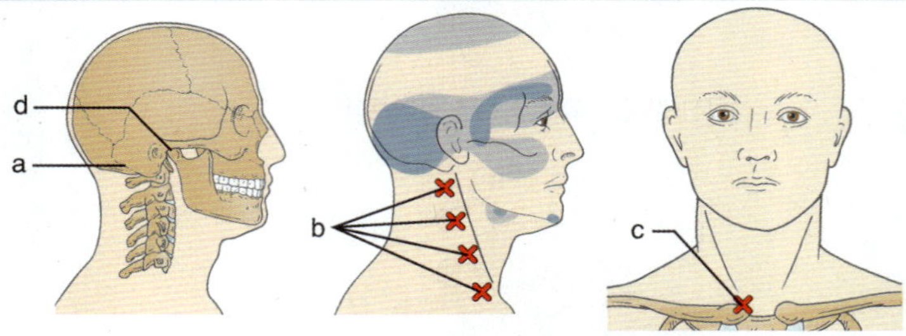

기도에 반응을 보이는 환자

a. 두개 신전
b, d. 좌측 2–3 체성 기능이상(SD)
c. 좌측 쇄골상부의 비대
d. 기관지와 관련된 Chapman의 압통점
e. C2 압통 부위(TTC)
f. 좌측 T1–3 압통부위

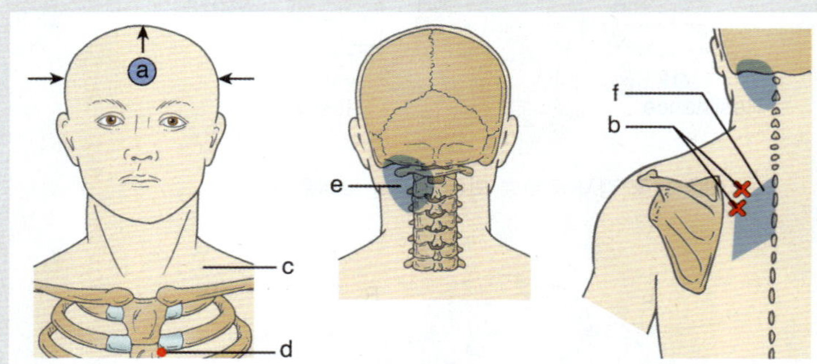

1. Side bending right, rotation left.
2. Extension, rotation right, side bending right.

표 4-11 천장관절의 체성 기능이상 검사

단계	환자 자세	검사	결과들과 가상적 설명
1	선 자세	해부학적 기준점 평가, 선 자세에서 굴곡 검사	선 자세에서 굴곡 검사에서 양성은 하지의 기능이상 또는 동측 골반에 기능이상을 의미한다.
2	앉은 자세	앉은 자세에서 굴곡 검사 수행	특히 천장골 기능 이상을 밝히고 만약 기능이상이 있다면 어느쪽 천장관절에 기능이상이 있는지 밝힌다.
3	바로 누운 자세 (suine)	전상장골극(ASIS) 압박검사, ASIS와 치골결절, 내측와 위치 평가	문제의 병인론을 알아내는 것을 돕고 순수한 천골에 문제인지 혼합 문제인지, 장골과 치골이 포함된 기능이상인지 밝히는 것을 돕는다.
4	엎드려 누운 자세 (prone)	조직 질감 변화를 촉진, 천골의 동작 검사, L5 동작 검사, 인대 긴장상태 검사	의료진이 어떤 축이 포함되었는지 발견하는 것과 천장관절에 어느 부위가 제한되는지 찾는 것을 돕고, L5 동작과 위치를 밝히고 골반 인대의 긴장 상태를 평가하는 것을 돕는다.

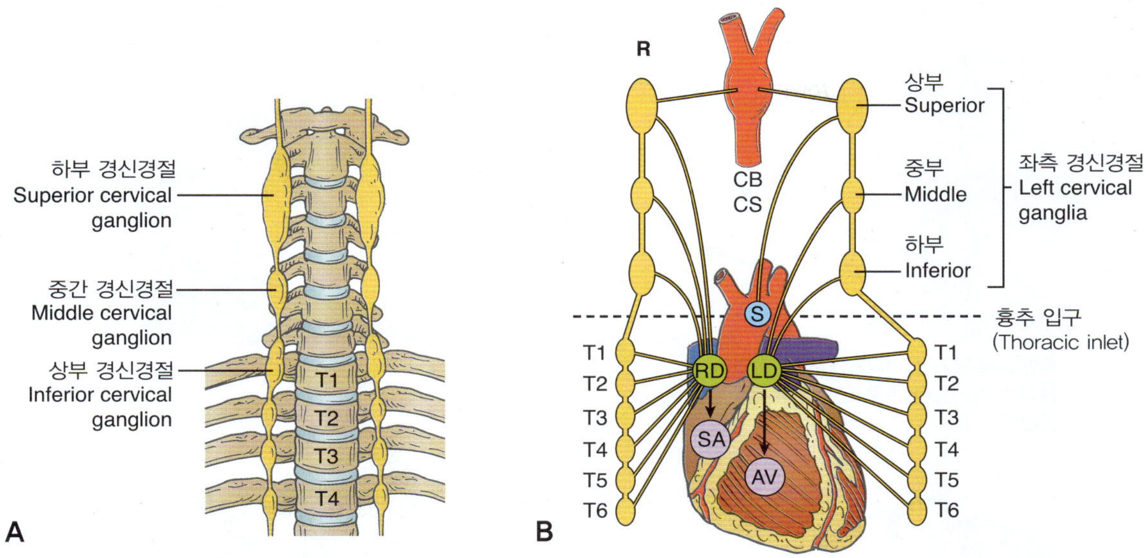

그림 4-5 **A.** 경추(목뼈)와 상부 흉추의 체성 구조들과 경추 측부 신경절의 관계. **B.** 심장의 신경분포. RD = 우측 심부 심장신경총(cardiac plexus); LD = 좌측 심부 심장신경총; S = 천부 신경총(superficial plexus); SA = 동방결절(sinoatrial node); AV = 방실결절(atrioventricular node); CB 과 CS = 경동맥체(carotid body)와 경동맥동(carotid sinus).

두통은 미국에서는 가장 흔한 통증성 질환이다. 정골의학 임상가들은 이러한 상태를 간별 진단할 때 광범위한 촉진을 사용하고, 많은 두통 환자들에게 부가적인 요법으로 도수치료를 고려한다.[39]

머리의 많은 구조들은 통증에 민감하거나 통증을 전이 시킬 수 있다. 통증은 경추 부위로부터 근골격계적 전이뿐만 아니라, 눈, 귀, 부비강, 측두하악 관절, 이빨, 인두, 기도, 심장, 상부 위장 기관으로부터 시작된 구심성 전이의 결과일 수도 있다.

통증에 민감한 두개내 구조들은 정맥동, 연막거미막과 경질막의 동맥, 경막을 포함한다. 피부, 근막 구조들, 국소 관절들, 혈관, 골막 같은 두개 외 구조들은 역시 통증에 민감하다. 통각은 경추 2번과 3번 신경근뿐만 아니라, V, VII, IX, 뇌신경을 따라 전달될 수 있다. 이차적 체성 기능이상은 통증을 감소시키기 위한 자세적 보상들과 부목 사용에 의한 결과로 나타날 수도 있다.[34] 두개경추 접합부는 후두관절융기, 환추(atlas), 축추(axis)와 그들의 기능을 통제하는 결합조직과 근육들에 영향을 받는다. 후두하 부위에 촉진 평가는 3개의 두개경추(craniocervical) 관절들의 대한 각각의 검사가 요구된다.[40]

91%의 환자들이 후두(C0) 또는 환추(C1) 관절에 체성 기능이상을 가지고 있으며, 56% 환자들이 대개 증상이 있는 부위 동측 반극형근(semispinalis capitis muscle)에 통증유발점(TrPs)을 가진다고 제안하는 근거들이 있다.[33,34] 귀뒤두통(retro-orbital headache)을 가진 사람들은 일반적으로 회전된 C1의 촉진 가능한 전면부에서 상부 반극형근에 압통점(그림 4-6)을 가지고 있다.[41]

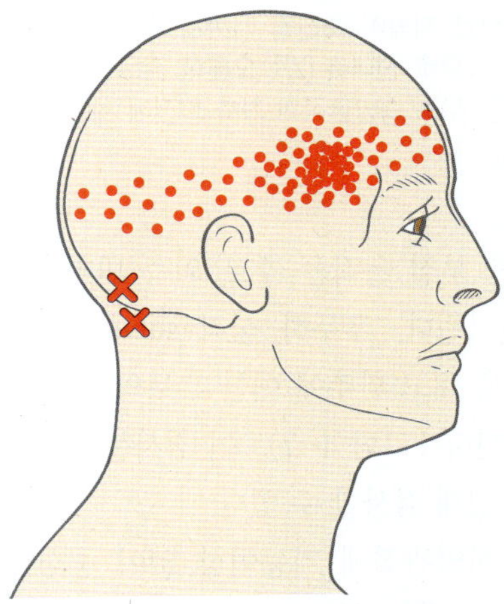

그림 4-6 상부 두반극근(semispinalis capitis)과 환축관절의 체성 기능이상에서 근막 체성 기능이상을 동반하는 안구뒤두통 전이 (두통 반대 방향으로 회전). (출처: Simons DG, Travell JG, Simons LS. Travell and Simons' Myofascial Pain and Dysfunction: The Trigger Point Manual. Vol. 1. Upper Half of Body. Baltimore, MD: Williams & Wilkins; 1999.)

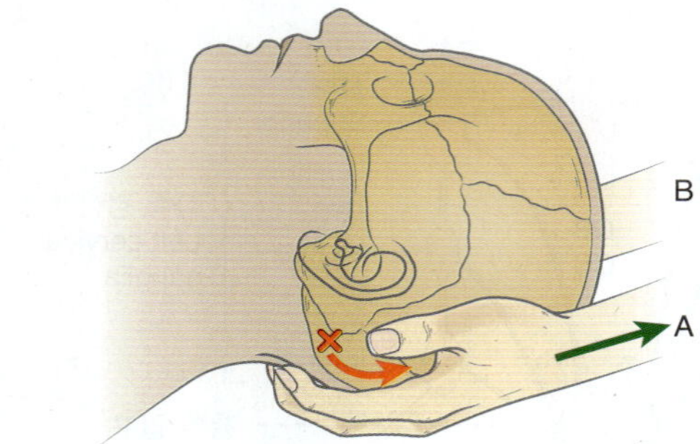

측방으로 당기는 머리쪽 검사는 한번에 한쪽씩 실시한다. A로 당긴 후에 B로 당긴다.

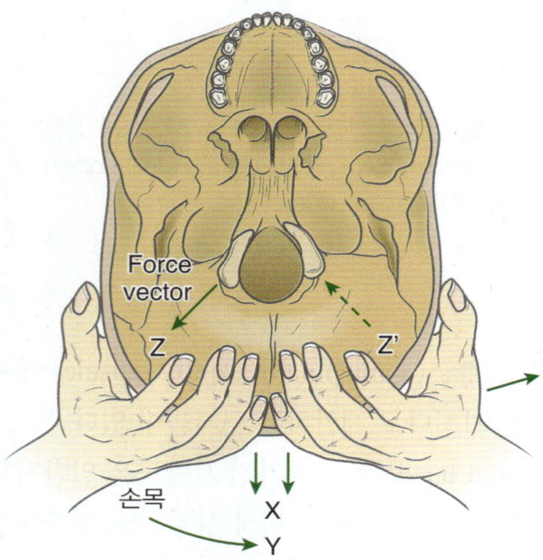

그림 4-7 후두환추 관절(CO)의 진단적 검사. 굴곡(양측 X 선호동작), 신전 또는 시상면에서의 중립과 상관없이, 한쪽 방향으로의 후두환추의 측방 굴곡은 반대 방향으로의 회전과 관련된다. 예를 들어, 오른쪽 집게손가락으로 저항이 촉진될 때까지 후외측으로 (Z) 당기는 것은 (왼쪽 집게손가락으로 전내측 [Z'], 오른쪽 손목을 약간의 회내와 내측으로의 움직임 [Y]) 우측 측방굴곡과 좌측 회전에 제한들을 평가할 것이다.

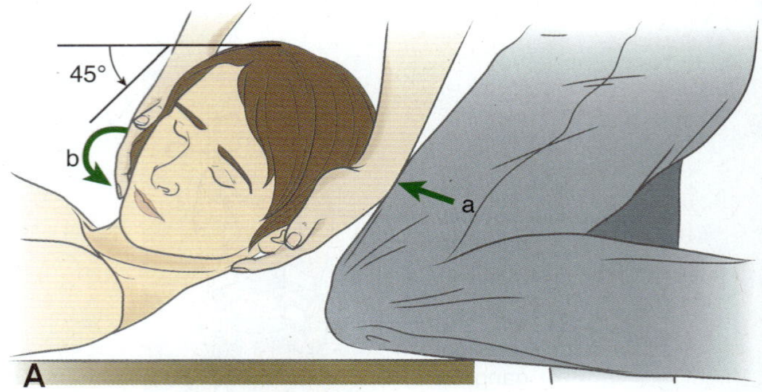

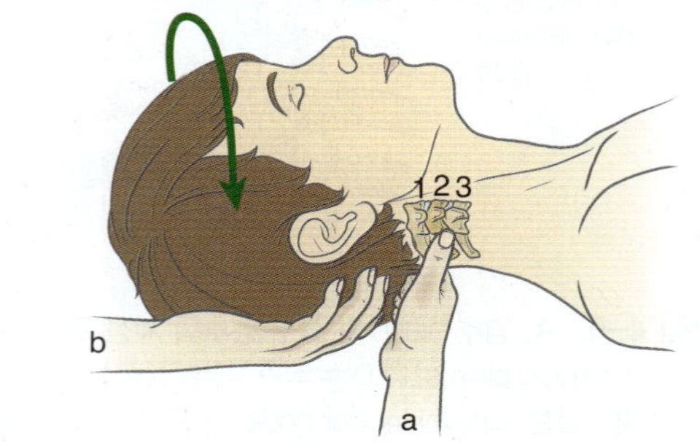

B C1 분절 검사 a. C2 고정, b. 오른쪽 회전

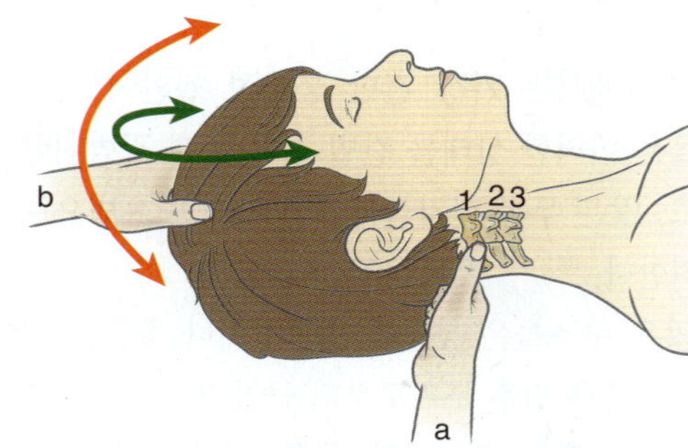

C C0 분절 검사 a. C1 고정, b. 전방/후방 끄덕임 또는 측방 끄덕임

그림 4-8 상부 경부 분절에 동작 검사들. **A** = 환축 관절(AA 또는 C1)의 체성 기능 이상에 대한 통합평가. 이 검사는 통증과 잠재적 병리(심각한 류마티스 관절염과 같은)를 갖는 환자들 또는 안전 또는 정확한 결과를 막는 수 있을 때 수행될 수 없다. a = AA 아래로 동작이 잠길 때까지 굴곡; b = 상부 경추 분절의 가동범위와 증상을 관찰/촉진 (정상= 25-45도). **B** = C1 분절 검사 C2 고정; **C** = C0 분절 검사 C1의 횡돌기 고정.

C0에 대한 분절 동작은 주로 외측 변형 검사를 통해 수동적으로 평가된다. 후두하 삼각(suboccipital triangle)에 촉진 손가락을 대고 환추에 대한 후두의 우측과 좌측 이동의 끝느낌을 느낀다 (그림 4-7). 이 검사는 3면 모두에서 특정 분절 동작을 쉽게 검사할 수 있다.

턱이 측두하악관절에 기능이상 없이 중심에서 한쪽으로 벗어난다면, C0 기능이상에 대한 능동 평가는 양성이다.

C1에 기능이상은 경추의 완전한 전방 굴곡 이후 머리가 회전되는 것에 의해 평가될 수 있다. 비대칭적 동작은 양성검사를 의미하고 이는 C1 분절에 대한 평가가 필요하다는 것을 의미한다 (그림 4-8).

후두환추(occipitoatlantal; OA)에 체성 기능이상에 대한 *분절 검사*는 이들 관절들이 전방으로 집중되기 위해 위치 되어지는 것을 인식한다(그림 4-7). 전방 굴곡 후두환추 기능이상에서 후두는 전방 굴곡을 허용하지만 후방으로 굴곡 시에는 제한된다. 후방 굴곡 후두환추 기능이상에서는 이와 반대가 된다. 두 개의 면에서의 체성 기능이상에서는 반대 쪽으로 측방굴곡과 회전이 일어난다.[42] 환추후두의 좌측 측방 굴곡과 우측 회전 체성 기능이상에서 후두는 우측 측방굴곡과 좌측 회전 시 제한된다. 두 개의 과상관절(condylar joint) 때문에, 후두환추 관절의 체성 기능이상 동작 특성들은 민감성, 조직 질감 이상, 동작에 제한에 의해 우측 또는 좌측으로 국한된다. 그러므로 위에서 묘사된($OA\ S_R R_L$) 짝 움직임의 예에서, 전방 좌측 후두 또는 환축과 비교하여 후방 우측 후두, 또는 둘 모두 나타날 수 있다.

환축관절(AA)의 분절 동작 검사는 한 손으로 축을 고정시킴으로써 가장 잘 수행될 수 있다. 이는 한 손의 엄지와 집게 손가락 사이에 C2 의 후방을 고정하는 방식으로 수행된다; 다른 손으로는 후두하구(suboccipital groove)를 놓고 후두를 감싸고 환추의 후방 아치를 안정화시킨다(그림 4-8). C2 신경근은 미주신경과 직접 연결되며 이차적 체성 기능이상에서 일반적으로 촉진되는 부위이다. 이는 특정 상부 호흡기관, 심장, 또는 상부 위장 구조들의 기능이상에 의해 미주신경의 내장 구심성 자극이 유발되기 때문이다(그림 4-9). 아래에서 논의될 C2-C3 분절 검사는 하부 경추에서의 모든 일반적인 척추 단위를 검사할 때 동일하게 사용된다.

이 부위에서 촉진 결과를 해석할 때 5,000명의 입원환자를 대상으로 5년에 걸친 이중 맹검 연구를 포함하는 풍부한 임상적 근거들은[43] 이 부위에서의 촉진에 의한 감별진단들은 반드시 부비강, 호흡기관, 심장, 위장기관에 이상으로 인한 이차적인 체성 기능이상을 포함해야 한다고 제안한다.[16,44] Paterson은 경추 이상으로 인한 눈, 코 그리고 목의 증상들에 대한 개요를 제공하였으며, 금기증이 없을 때 도수교정이 선택 가능한 치료법이라는 것에 주목했다.[45] 경추의 체성 기능 이상이 도수교정을 통해 사라졌다면 현재 가지고 있던 내장 요인들은 더 이상 관련성 두통을 유발하지 못할 것으로 여겨진다.[27,46]

하부 경추, 경흉추, 상부 흉부입구 (Lower Cervical, Cervicothoracic, and Superior Thoracic Inlet)

일반적으로 경추는 C2에서 C6또는 C7까지를 포함한다. 경흉추 접합부를 하나로 합쳐서 생각했을 때 이 부위는 상부 흉추 부위에서 유래된 교감신경절 세포체를 포함한다. 정골의학의 임상가들은 경추가 반드시 분류 개요에 포함되어야 한다는 ***국제 두통 협회****(International Headache Society; IHS)*의 인식에 동의한다.[47] 국제 두통 학회에 따르면, 경추성 두통에 포함 기준은 경추의 체성 기능이상의 진단에 사용되는 여러 STAR 특징들을 포함한다.

병리 생리학적 관점에서 경추의 체성 기능이상은 생산된

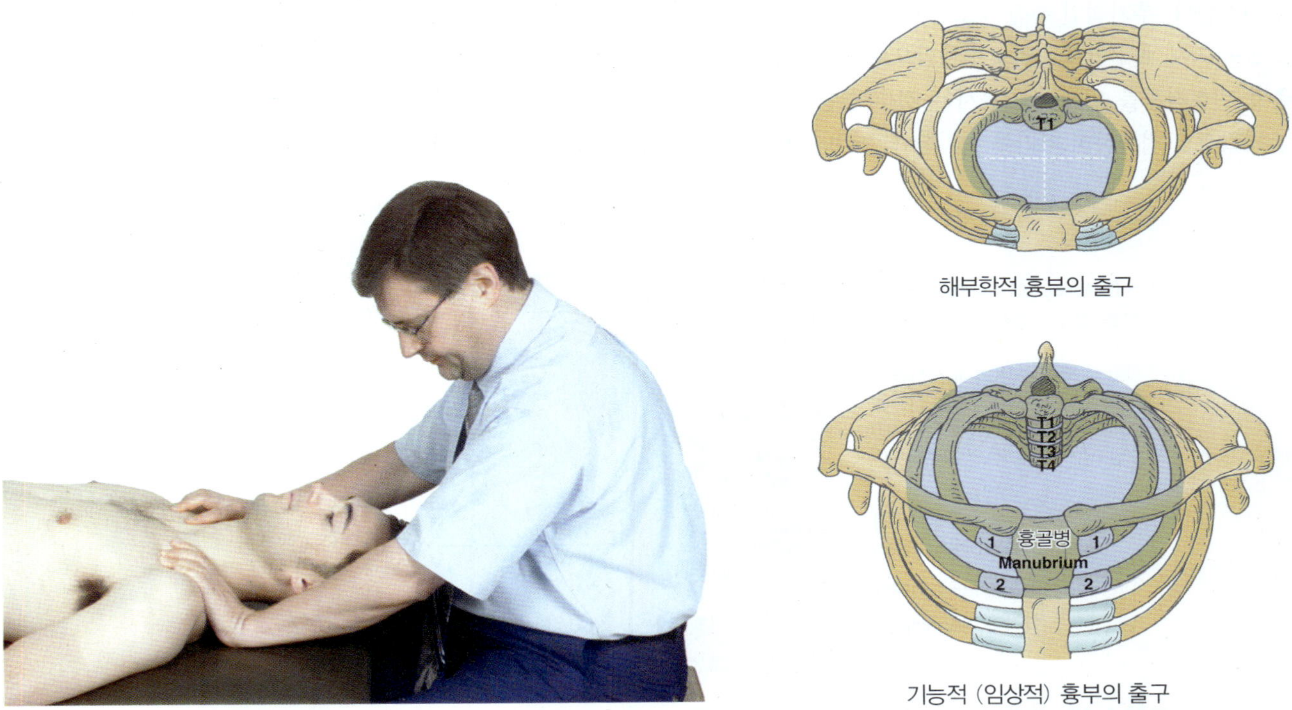

그림 4-9 상부 흉부입구 부위의 진단. T1-4, 1-2 늑골, 흉골병, 모든 근막의 접합부에 복합적인 영향.

영양 물질들이 상지 조직들로 이동되는 것이 감소했다는 것을 의미한다.[48] 이는 상지에 신경포착 증상들의 악화 위험과 국소적 신체 기능의 이상 위험을 증가시키도록 만든다.

이 부위는 또한 이차적 체성 기능이상을 가지기 쉽다.

극돌기 후방 또는 관절주를 압박하는 것은 분절적 경추의 기능이상을 평가하기 위해 주로 사용된다.[34,46] 이러한 압통점에 대한 Jones의 명명법은 표준화 되었으며 역좌상(counterstrain) 기법 시 고려된다. 경추의 체성 기능이상과 신경근 병증에 감별은 촉진만으로는 불가능하다.

하부 경추 부위에 대한 좀 더 특정한 조직 질감 평가가 필요하다. 일반적인 공존 기능이상은 다음을 포함한다: C2 또는 C3 관절의 체성 기능이상과 C4 과운동성을 동반하는 승모근 통증유발점들,[34] C4 또는 C5관절 기능이상을 동반하는 경판상근의 통증유발점들, [34] C3과 C6 사이에 모든 부위에서의 관절의 체성 기능이상을 동반하는 견갑거근의 통증유발점들.[34]

C2–C7까지의 분절 동작의 촉진은 위에서 묘사된 수동적 분절 회전과 외측 변형 검사들을 통해서 쉽게 수행될 수 있다. 회전을 검사하기 위해 손가락으로 관절주 후방을 접촉하는 방식으로 바로 누운 환자의 머리를 지지한다. 중립적 자세에서 각각의 척추를 양쪽 방향으로 경추의 후관절 면(대략 환자의 반대쪽 눈을 향해)을 따라 회전시켜 각 방향에서 끝느낌을 평가한다. 추가적인 촉진 정보는 이 동작을 전방 굴곡과 후방 굴곡 자세에서 반복적으로 수행함으로서 얻을 수 있다.

측방 변형검사를 위해서 치료사는 경추의 관절주 외측부를 손가락으로 접촉하며 머리를 지지한다. 각 방향으로 이 부위에 힘을 적용하면서 변형을 평가한다. 이 검사는 목이 굴곡된 상태에서 수행될 수 있고 그 다음 신전된 상태에서 반복될 수 있다.

경흉추 접합부와 상부 흉부입구는 자율신경계 그리고 순환계적 관점에서 매우 중요하다. 상부 흉부입구는 상부의 흉부 출구와 밀접한 관계에 있으며 한 부위에 기능이상은 다른 쪽 기능에도 영향을 미친다(그림 4–9). 내장체성과 체성내장 반사를 포함하는 이 부위에 감별진단의 고려사항들을 기억해야 한다.

흉추와 흉곽 (Thoracic Spine and Thoracic Cage)

교감신경줄기핵과 각각의 늑골두 사이에 해부학적 관계와 결부된 흉부의 외측 가지(lateral horn) 내 신경체로부터 기원한 넓게 분포된 교감섬유들(그림 4–10)은 신체에 내장과 체성 문제들을 동반하는 흉곽의 체성 기능이상과 밀접하게 관련되어 있다(그림 4–11). 모든 호흡주기에서 수많은 근육군과 약 146개의 흉곽내 관절들은 움직이도록 요구된다. 그러므로 감별 진단은 반드시 늑연골염(costochondritis), 다른 흉곽 증후군들, 내장체성 및 체성내장반사 현상의 신체적 단서들, 넓은 범위의 병리적 및 감염 과정들을 포함하는 일반적인 체성 문제들을 포함해야만 한다. 또한 흉곽의 기능이상은 경흉추와 흉요추 접합 부위의 기능에 영향을 주는 것으로 예상될 수 있다. 촉진적 진단 외에도 흉곽에 병적 변화 또는 그 부위에 내장 전이를 배제시키기 위한 과거력과 신체적 검사가 필요하다(그림 4–12). 분절적 동작 진단은 모

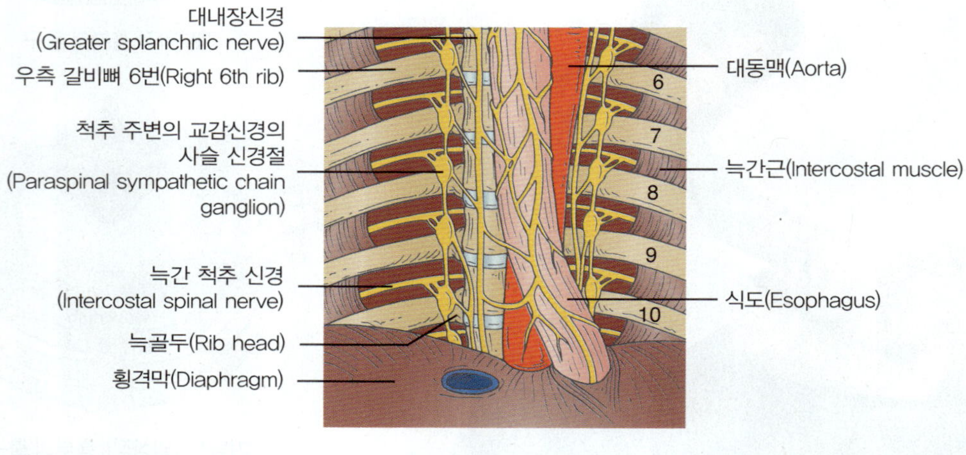

그림 4–10 교감신경줄기핵과 각각의 늑골두 사이에 해부학적 관계와 결부된 흉부의 외측 가지(lateral horn)내 신경체로부터 기원한 교감섬유들의 분포.

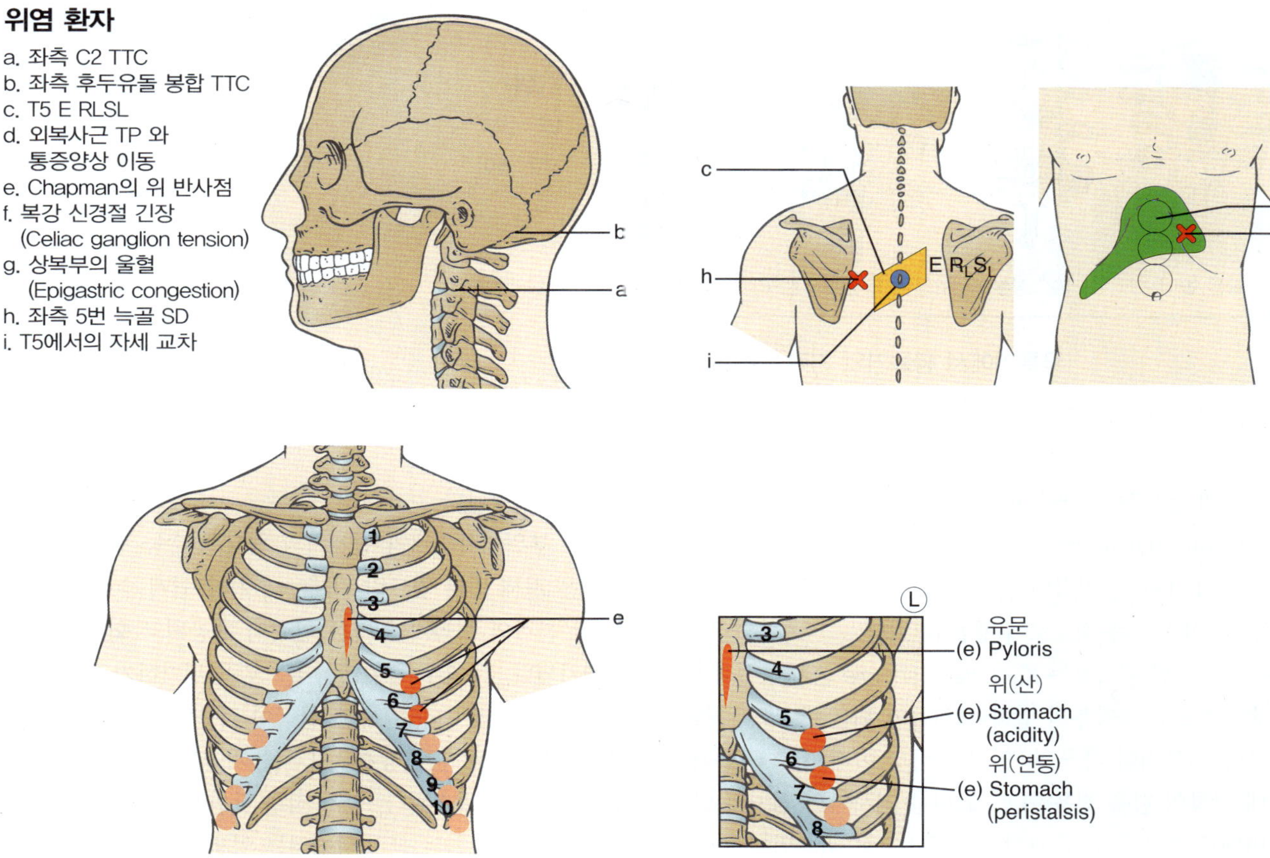

그림 4-11 원발성(내장체성의) 또는 이차적(체성내장) 위염과 관련된 다양한 체성 기능이상 양상의 예들.

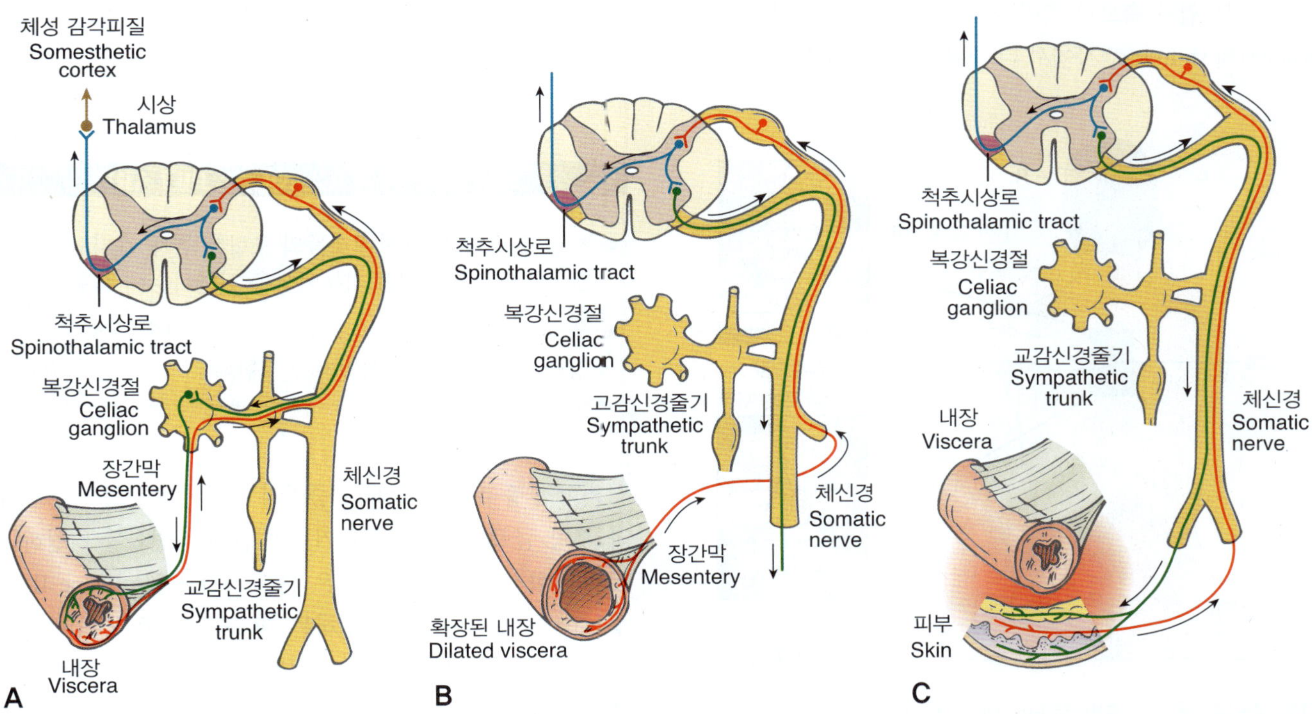

그림 4-12 발성 내장 이상 또는 질환에서 반사 변화과정. A = 적절한 측부신경절(Collateral ganglion)에 촉진성 긴장을 동반하는 내장 반사; B = Chapman 부위와 분절적으로 관련된 척추 주변에서의 촉진성 긴장을 동반하는 내장체성 반사 (특히, 조직 질감변화); C = 염증이 생긴 또는 파열된 내장 주변 조직들과 관련된 복막피부 반사(Peritoneocutaneous reflex).

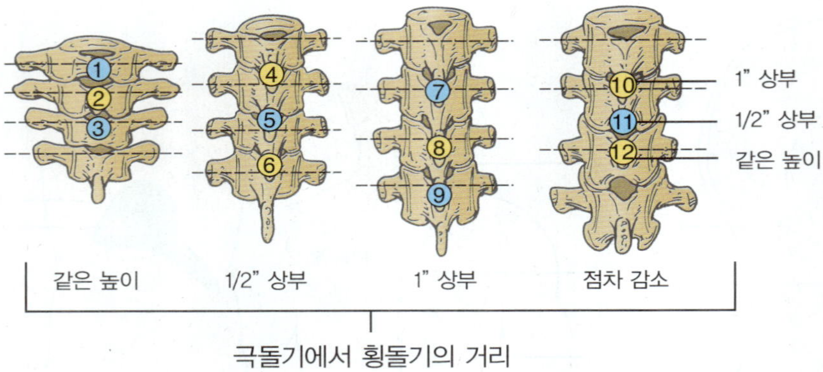

그림 4-13 흉추의 횡돌기에서 극돌기까지의 "3의 법칙" 관계.

든 면에서의 끝느낌 평가가 요구된다. "흉부의 3가지 배제"(thoracic rule out threes)는 손의 위치를 안내하는데 유용하다(그림 4-13). 손가락의 위치가 확인되면 분절적 동작은 능동적으로 또는 수동적으로 수행될 수 있다.

흉부의 특이한 검사로는 *Kuchera의 shingle 검사*가 있다.[16] 엄지 손가락으로 중앙부의 압박이 의심이 되는 흉부의 극돌기 외측에 적용되며 다른 손 엄지는 바로 아래 척추 극돌기에 반대 방향의 힘을 적용한다. 그 다음 검사자의 엄지와 압력을 반대로 적용한다. 후관절이 상대적으로 관상면에 놓이는 흉부에서는 근접 분절들의 반대측 회전이 서로 상쇄되고 오직 상부 엄지 측으로 측방 굴곡이 일어난다(그림 4-14). Kuchra의 shingle 검사에서 더 자유로운 끝느낌은 측방 굴곡 방향에서 나타난다.

흉추 부위에서 3개의 면에서의 명확한 수동 검사는 환자가 앉은 자세 또는 엎드린 자세에서 가장 쉽게 수행될 수 있다. 각 분절의 횡돌기에 다른 압력이 제공되고 회전 끝느낌이 평가된다. 각 흉추 단위에서 끝느낌을 평가하기 위해 변형 또는 수동적으로 유도된 측부 굴곡이 적용된다(그림 4-15). 3번째 면의 동작은 수동적으로 극돌기 사이의 거리를 검사하는 방식으로 평가된다. 만약 척추 단위에 체성 기능이상이 있다면, 각 끝범위는 한 방향에서는 억제되고 반대 방향에서 생리적일 것이다. 한계점들의 조합은 현재의 문제가 Type I 또는 Type II 기능이상인지 감별하며 조직 질감 변화의 조합은 급성인지 만성인지 감별한다.

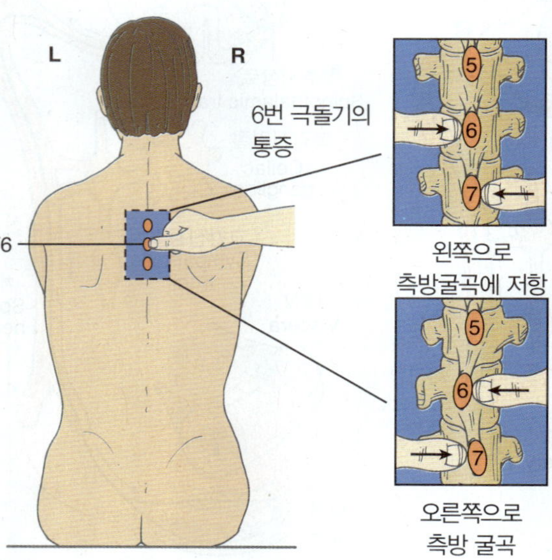

그림 4-14 흉추의 측방 굴곡에 대한 W.Kuchera 의 Shingle 방법. 흉추에 차례대로 대립되는 압력들은 회전을 상쇄시키고 측방 굴곡 평가를 가능하게 한다.

임상적 핵심 (CLINICAL PILLAR)

- 분절 동작 검사와 한계점들의 조합은 현재 가지고 있는 Type I 또는 Type II 기능이상을 진단하는데 사용된다.
- 조직 질감의 변화들의 조합은 촉진 시 확인되며, 상태가 급성인지 만성인지 결정한다.

역학적 흉추 동작 검사는 중립적 자세에서 능동적인 전방과 후방 굴곡 동작 시 횡돌기들의 관계의 변화를 관찰하는 것을 포함한다. 이러한 방법은 현재 가지고 있는 Type II 체성 기능이상 진단들을 확인하는 데 도움을 준다; 일반적으로 포함되는 한 개의 척추 단위뿐만 아니라, 한 방향으로의 측방 굴곡과 같은 방향으로의 회전을 포함한다.

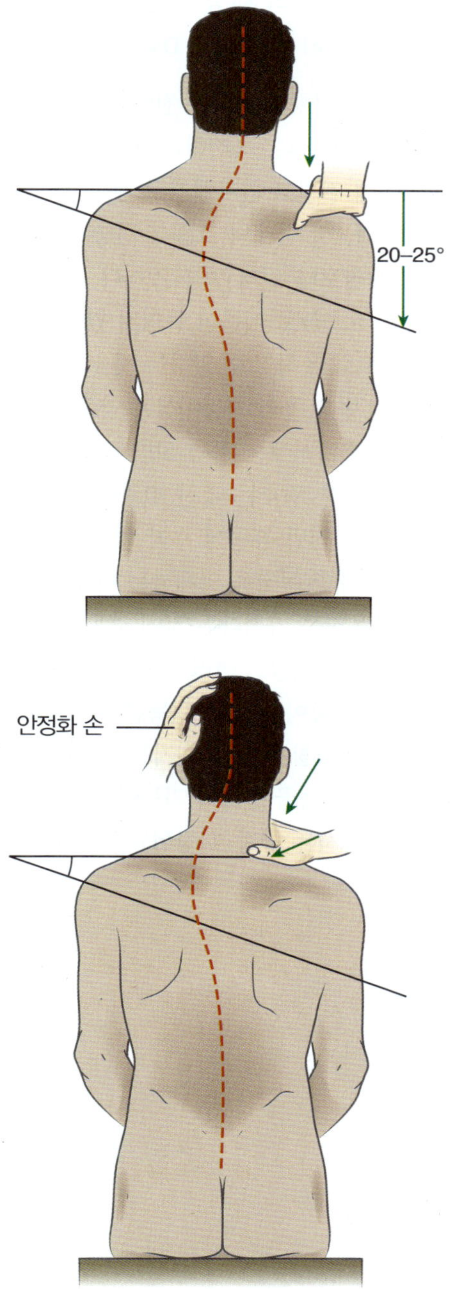

그림 4–15 **A** = 견봉 떨어뜨리기 검사는 상부 흉추에 체성 기능이상을 평가하는 검사이다. **B** = 상부 흉추의 측방 굴곡을 검사하기 위해 특별히 수정.

Type II 체성 기능이상 (Type II Somatic Dysfunction)

신전, 회전 및 측방 굴곡 (ERS) 체성 기능이상은 굴곡 시 횡돌기의 한쪽이 더 돌출되고 후방 굴곡 시 더 대칭적이 된다. 반대되는 결과들은 **굴곡, 회전, 측방 굴곡** (FRS) 체성 기능이상에서 촉진된다.

Type I 체성 기능이상 (Type I Somatic Dysfunction)

*Type I 체성 기능이상*은 일반적으로 3개 또는 그 이상의 주변 척추 단위들을 포함한다. 이러한 기능 이상들은 중립적 척추 자세에서 확인된다(글상자 4–3). Type I 체성 기능이상에서 역학적인 동작 검사는 횡돌기들에 비대칭에서 약간의 변화를 야기할 수 있지만 전방 또는 후방 굴곡 중에 하나에서 의미있는 균형은 성취되지 않는다.

돌기들에 대한 검사 또는 평가에서 확인된 늑골들은 각각 그들의 구조적 그리고 호흡 기관의 특징들에 따라 명명될 수 있다. 구조적, 외상적으로 유발된 늑골에 기능이상 진단들은 전방 또는 후방으로 아탈구된 늑골들, 비틀린 늑골들, 그리고 전후방향 또는 외측으로 압박된 늑골들을 포함된다.

전방 또는 후방으로 아탈구된 늑골들 (Anterior or Posterior Subluxed Ribs)

이 상태에서 늑골들은 과운동성으로 보이고 늑추관절(costovertebral)과 늑횡돌기(costotransverse) 관절 사이에 동작의 축을 따라 전방 또는 후방으로 촉진 가능할 정도로 이동된다.

글상자 4–3 척추 자세 진단들에 감별

Type I 체성 기능이상 :

- 집단내 억제 (세 개 또는 그 이상)
- 한 방향에서 **측방굴곡** (SB)과 **반대방향**에서 **회전**(ROT)
- **중립 자세**에서 확인하고 SB에 방향으로 명명한다.
- ***중립, 우측으로 회전, 좌측으로 측방 굴곡 (NRS 좌측 또는 NSL):*** 중립 자세에서 우측으로 횡돌기가 돌출됨
- ***중립, 좌측으로 회전, 우측으로 측방 굴곡 (NRS 우측 또는 NSR):*** 중립 자세에서 좌측으로 횡돌기가 돌출됨

Type II 체성 기능이상 :

- 하나 또는 두 개의 분절을 포함
- 같은 방향의 SB와 ROT의 제한
- ***신전, 회전, 측방 굴곡 (ERS):*** 한쪽의 횡돌기는 전방 굴곡으로 더 돌출되며 후방 굴곡으로 더 대칭적으로 된다.
- ***굴곡, 회전, 측방 굴곡 (FRS):*** 한쪽의 횡돌기는 후방 굴곡으로 더 돌출되며 전방 굴곡으로 더 대칭적으로 된다.

뒤틀린 늑골들 (Torsioned Ribs)

이 늑골들은 흉추의 회전과 함께 나타나며(양쪽 늑골들에 영향), 흉추가 대칭적 자세로 돌아왔을 때 양측 균형도 되돌아와야 한다. 예를 들어, T5 위에서 T4의 우측 회전으로 우측 5번 늑골은 장축을 따라 **외측 뒤틀림**이 나타날 것이며, 늑골각의 상부와 흉골단의 하부에 촉진 가능한 융기가 야기된다. 좌측 5번 늑골의 **내측 뒤틀림**은 뚜렷한 하부 모서리에 후방 촉진과 뚜렷한 상부 모서리에 전방 촉진과 함께 나타날 것이다.

전후 또는 외측으로 압박된 늑골들 (Anteroposterior or Laterally Compressed Ribs)

이 상태는 지속되는 늑골의 변형을 야기하는 전후 또는 외측으로의 직접적인 외상에 의해 나타날 수 있다. 촉진 가능한 융기가 액와중간선 또는 전방과 후방에서 나타날 것이다.

호흡기관의 특성들에 따라서 명명될 수 있는 2번에서 10번까지의 늑골 기능이상 시 일반적으로 나타난다(그림 4-16). 이러한 진단들에는 흡기 또는 호기 늑골의 체성 기능이상 그리고 펌프 손잡이 또는 양동이 손잡이(bucket-handle) 늑골 체성 기능이상이 포함된다.

흡기 또는 호기 늑골의 체성 기능이상 (Inhalation or Exhalation Costal Somatic Dysfunction)

호흡 시 늑골의 균형과 동작은 전방과 외측 흉벽에서 양측 모두를 평가해야만 한다. 촉진하는 손가락들로 검사하는 각 늑골들의 양쪽에 걸치고 환자에게 크게 숨을 들이마시고 내쉬도록 지시한다. 한 단계의 호흡 순환중 동작이 억제된 늑골은 정상측 늑골보다 먼저 멈출 것이다. 이러한 늑골의 기능이상은 호흡 요소들로 이름이 붙여져 왔으며 따라서 그 늑골이 반대방향으로 움직일 수 없다는 것을 암시한다. 예를 들어, 흡기 우측 5번 늑골의 기능이상은 양쪽 5번 늑골이 흡기시 상승하지만 호기시에는 좌측 5번 늑골은 하강하는데 반해 우측 5번 늑골은 멈추는 촉진 결과를 가질 것이다. 11번과 12번 늑골들은 전방 흉골에 부착 없이 흡기시 후외측 동작과 호기 시 전내측 동작을 억제하는 더 많은 펜치 또는 캘리퍼(caliper) 동작을 가진다는 것에 주목해야 한다. 일반적으로 흡기 늑골 기능이상은 여러 늑골들이 포함된다. 이와 반대로 호기 늑골 기능이상은 주로 늑간근의 국소적 경련으로 인해 지속적으로 기침을 하는 환자들에게서 주로 발생하며 일반적으로 단독의 늑골에 호기 기능이상을 야기한다. Jones의 역좌상 체계에서는 전방(하강된) 늑골점들은 주로 호기

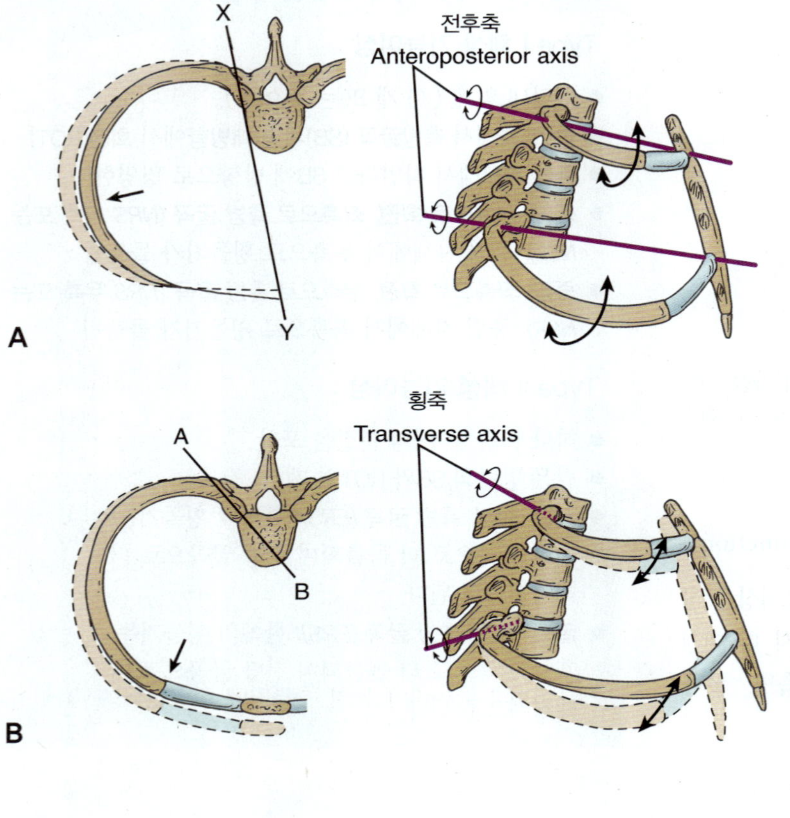

그림 4-16 늑골 기능이상의 호흡 특징들.
A = 양동이 뭉치(하부 늑골들): 액와선(midaxillary) 동작 확인; **B** = 펌프 손잡이 (상부 늑골들): 정중쇄골선(midclavicular) 동작 확인.

늑골들과 일치하지만 후방(상승된) 늑골점들은 주로 흡기 늑골들과 일치한다.

펌프 손잡이 또는 양동이 손잡이 늑골 체성 기능이상 (Pump-Handle and/or Bucket-Handle Costal Somatic Dysfunction)

호흡 동작의 축은 여러 요소들의 영향을 받으며 흉추의 추체와 횡돌기 사이의 각도를 포함한다(그림 4-16).[16] 각 늑골들은 펌프 손잡이 동작(전방 흉곽 평가)과 양동이 손잡이 동작(외측의 흉곽 평가)을 가진다(글상자 4-4). 상부 늑골들은 일반적으로 펌프 손잡이 동작을 더 많이 가지고 있으나 일반적인 하부 늑골들은 양동이 손잡이 형태의 동작을 더 많이 가진다. 탄성 또는 전방에서 나타난 호흡 순환의 일부 동작 손실은 펌프 손잡이 기능이상으로 묘사된다; 외측에서 나타나는 동작의 손실은 양동이 손잡이 기능이상과 일치된다.

흉요추 접합점, 하부, 흉곽 출구, 요추 (Thoracolumbar Junction, Inferior Thoracic Outlet, and Lumbar Spine)

일반적인 근골격계와 내장 기능 장애들은 요방형근(quadratus lumborum)의 통증유발점; 요근 증후군; 신장과 위장, 비뇨생식기 관(tract)에 내장체성 전이와 같은 심각한 체성 기능이상, 고혈압의 징후와 증상들, 월경통, 또는 변비를 가지고 있음이 나타났다. 추가적으로 흉부 횡격막과의 관련하여 이 부위에 횡격막 운동성이 감소되어 있을 때 체성 기능이상에 대한 중요한 고려사항이 될 수 있다.

환자들이 바로 누운 자세에서 나타나는 국소적인 흉요추 움직임은 회전과 근막에 저항이 시작되는 점으로의 하부 흉곽의 변형 압력에 의해 평가된다(그림 4-17d). 정골의학자들은 탄성(완화)과 저항(끌림)의 비대칭적 움직임 특성들을 측방 굴곡과 회전을 통해 평가한다.

몇몇 국소적 검사와 스캐닝 검사들은 흉요추와 요추의 체성 기능이상에 특정 분절적 진단에 대한 필요성을 확인시켜 준다.

가장 일반적으로 사용되는 선별검사는 hip drop 검사(그림 4-17a), 체간 측방굴곡, 체간 회전, Schober 검사(그림 4-17b), 엎드려 누운 자세에서 요추에 탄성(springing) 검사가 있다. 요추의 체성 기능이상에서 각 제한점들은 한쪽 방향으로 나타나며 반대편으로는 생리학적 특징을 갖는다; Type I 또는 Type II 기능이상에 상관없이 조합된 제한들이 나타난다. 척추 움직임에 변형들은 체성 기능이상의 감별진단 시 가장 중요한 고려사항이다. 요추 부위에 관절낭 패턴은 뚜렷하지만 굴곡과 신정 모두에서 더 적은 제한으로 인한 측방 굴곡에서의 대칭적인 제한이 포함된다. 시상면 관절낭 제한들은 퇴행성과 염증성 과정 (강직성 척추염)에서 발생되며 Schober 검사 시 양성을 나타낸다(그림 4-17b). 수동적 분절 움직임 평가에서[49](그림 4-4a) 모든 면에서의 끝느낌이 평가된다. 특정 수동적 삼면 동작 검사는 환자가 앉거나 엎드린 동작에서 요추부위에서 가장 쉽게 수행된다. 횡돌기에 대한 변형된 압력은 같은 위치에서의 회전에 대한 제한의 끝느낌을 평가한다. 이 부위에 횡돌기들은 본질적으로 동일 추체의 극돌기와 동일 수평면에 위치한다는 점에 유의해야 한다.

글상자 4-4 체성 늑골 기능이상의 유형

- **전방 또는 후방 아탈구된 늑골:** 늑골들은 과운동성을 보이며 늑골척추와 늑골횡돌기 관절들 사이에 운동 축을 따라서 전방으로 또는 후방으로 촉진 가능한 변형이 나타난다.
- **뒤틀린 늑골들:** 흉추의 회전과 동반하여 보여진다. T4의 우측회전과 함께 5번 늑골은 우측에서 ***외회전*** 좌측에서 ***내회전***이 나타난다.
- **전후 또는 외측으로 압박된 늑골들:** 전후방 또는 외측 방향으로의 외상은 계속되는 늑골의 변형을 만든다. 촉진 가능한 융기가 액와중간선 또는 전방과 후방 모두에서 나타난다.
- **흡기 늑골 체성 기능이상:** 5번 늑골의 흡기 기능이상에서 양측 5번 늑골들은 흡기 시 상승되지만 우측 5번 늑골은 호기 시에 좌측늑골이 하강할 때 움직이지 않는다. 이러한 양상은 주로 여러 늑골들과 연관된다.
- **호기 늑골 체성 기능이상:** 우측 5번 늑골의 호기 기능이상에서 양측 5번 늑골들은 호기 시에 하강하지만 좌측 5번 늑골이 흡기 시에 상승할 때 우측 5번 늑골은 움직이지 않는다. 흔히 계속되는 기침과 늑골간 근육의 경련에 의해 발생된다.
- **펌프 손잡이 또는 양동이 손잡이 늑골 체성 기능이상:** 탄성 또는 전방에서 나타난 호흡 순환의 일부 동작 손실은 펌프 손잡이 기능이상으로 묘사된다; 외측에서 나타나는 동작의 손실은 양동이 손잡이 기능이상과 일치된다.

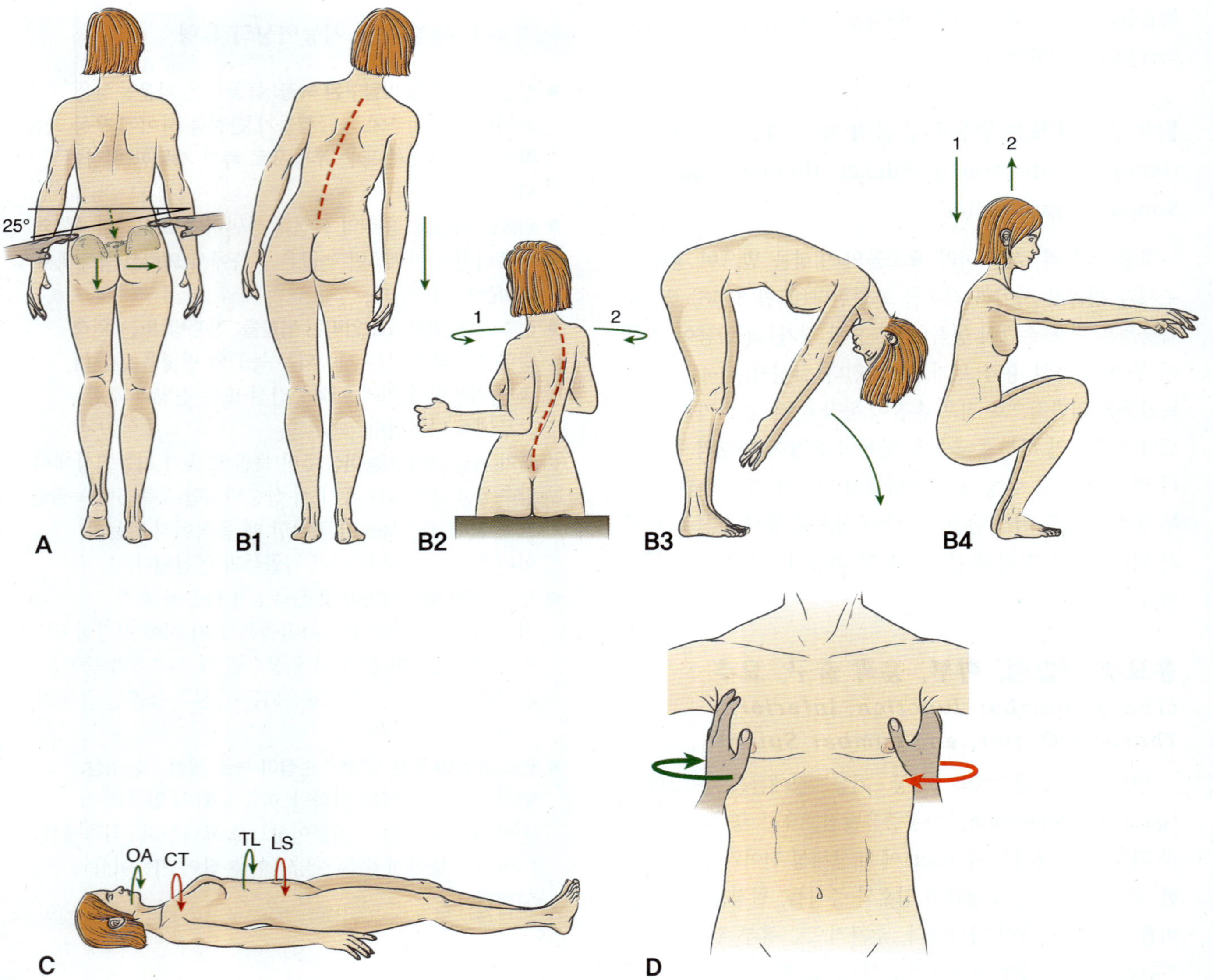

그림 4-17 부위별 움직임 검사. A = Hip drop test; B1 = 측방굴곡 가동범위(ROM); B2 = 회전 가동범위; B3 = 굴곡 가동범위; B4 = 깊은 스쿼트; D = 하부 흉곽출구(흉요추 부위) 우측에 세밀한 동작 검사를 동반하는 transition 부위에 국소(근막) 가동범위.

활주 또는 수동적 측방 굴곡은 동일한 척추 위치에서 끝느낌의 질을 평가하기 위해 제공된다. 극돌기 사이에 거리를 수동적으로 검사하는 것은 시상면에서의 동작 평가를 가능하게 한다. 동적 움직임 검사 방법을 적용함[49]에 있어 횡돌기들은 해부학적 자세, 신전된 자세 (스핑크스 자세), 전방 굴곡된 자세에서 촉진된다(그림 4-4b). 흉추 부위와 같이 이 부위에서는 두개의 다른 Type II 체성 기능이상이 진단될 수 있다: ERS 와 FRS. Type I 체성 기능이상 진단은 일반적으로 세 개 또는 그 이상의 근접한 척추 부위를 포함하며 검사를 통해 횡돌기의 불균형을 약간 변화시킬 수 있지만 전방 또는 후방 굴곡에서 균형을 되찾을 수는 없다.

골반과 요추골반 접합부 (Pelvis and Lumbopelvic Junction)

골반과 요추골반 접합부는 다른 신체 부위에 비해 더 많은 선천적인 근골격 이상을 가질 수 있다. 요방형근에 근막통증점을 가진 환자들은 흔히 천장관절(Sacroiliac articular)에 체성 기능이상을 함께 갖고 있다.[34] 관골 기능이상은 일반적으로 광배근(latissimus dorsi)과 요방형근 통증유발점을 동반한다.[34] 치골과 관골 기능이상은 일반적으로 복부에

예민한 장 기능이상을 가진 환자

a. 양측 장경인대 통증과 TTC (Chapman's)
b. 흉요추 SD와 TTC
c. 좌측 SI TT
d. 후방 Chapman 요추 TTC, (요통)
e. 하부 복직근 TP와 통증패턴
f. 하부 장간막신경절 TTC
g. S결장 촉진

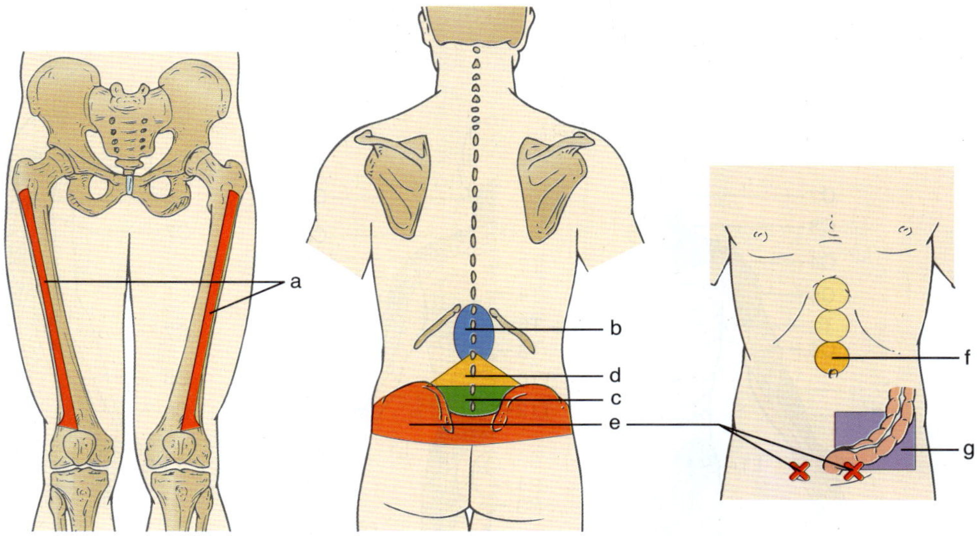

그림 4-18 일차성(내장체성) 또는 이차성(체성내장) 과민성 대장증후군과 관련 있는 복합 기능이상 패턴의 예.

통증유발점과 관련되어 있다.[50] 장늑근의 통증유발점들은 골반경사와 관련이 있으며 천장관절 기능이상을 야기하는 천골 기저부의 부착하는 근육의 건막까지 이어진다.[33] 후자의 경우 앉은 자세에서 굴곡 검사가 선 자세에서 굴곡 검사보다 통증을 악화시킬 것이다.[51] 결국 천골의 기저부가 요추골반 부위를 넘어선 국소 기능이상에 영향까지 확장된다는 사실에 유의해야 한다.

천골 기저부의 거친면은 전신에 근막 통증유발점과[52] 근육의 불균형을 야기하며 영구화시킬 뿐만 아니라, 체성 기능이상의 재발을 야기한다고[53,54] 정리되어 있다.

또한 천골 기저부의 거친면에 보상으로 증가된 분절적으로 촉진된 척추의 기능이상은 넓은 범위의 내장과 전신 증상을 야기할 수 있다(그림 4-18).

적용을 위한 질문 (Questions for Reflection)

- 왜 불규칙한 천골기저부가 넓은 범위의 내장과 전신 증상을 야기하는 요소이며 근육의 불균형과 근막 통증유발점들을 전 신체에 걸쳐 영구화할 뿐만 아니라, 체성 기능이상의 재발 패턴을 야기한다고 믿어지는가?
- 어떻게 임상가들이 불규칙한 천골기저부를 확실하게 확인할 수 있으며 정상 자세를 회복시키기 위해 어떠한 도수 중재가 사용될 수 있는가?

피부분절 통증은 분포와 특징 모두에서 넓게 인식되고 있다. 이와 다르게 골분절 통증은 알려진 바가 적으며 특징으로서 깊고 둔한 또는 관절염으로 묘사되고 있다. 근절의 개입은 근육경련 또는 통증유발점을 야기할 수 있다; 각 근육들은 약화가 있는지 또는 경련이 있는지 검사될 수 있다. 인대성 통증은 골분절 통증이 되는 경향이 있다; 심각한 근막 통증유발점들은 주로 근절과 골분절 패턴의 특징을 입증한다(그림 4-19).

적용을 위한 질문 (Questions for Reflection)

- 무엇이 *피부분절*, *골분절* 또는 *근절* 관련에 주된 특징들인가?
- 이러한 양상을 확인하기 위해 어떤 절차들이 사용될 수 있는가?

통증과 감각장애는 요추의 디스크 병변, 척추전방전위증, 심각한 요추의 퇴행성 변화를 가진 환자의 신경학적 또는 체성 구조들에 의해 야기될 수도 있다. 이 부위에서 감별진단과 관련이 있는 각 구조들에 대한 평가에 중요성을 더 잘 이해하기 위해서 그림 4-20을 확인할 수 있다. 추간판 탈출에 의한 S1 신경근병증, 고관절 기능이상에 의한 소둔근 근막에 통증유발점, 천장관절 전단력 기능이상으로 인한 후천장 인대염좌는 비슷한 분포를 갖는다는 것에 유의해야 한다.

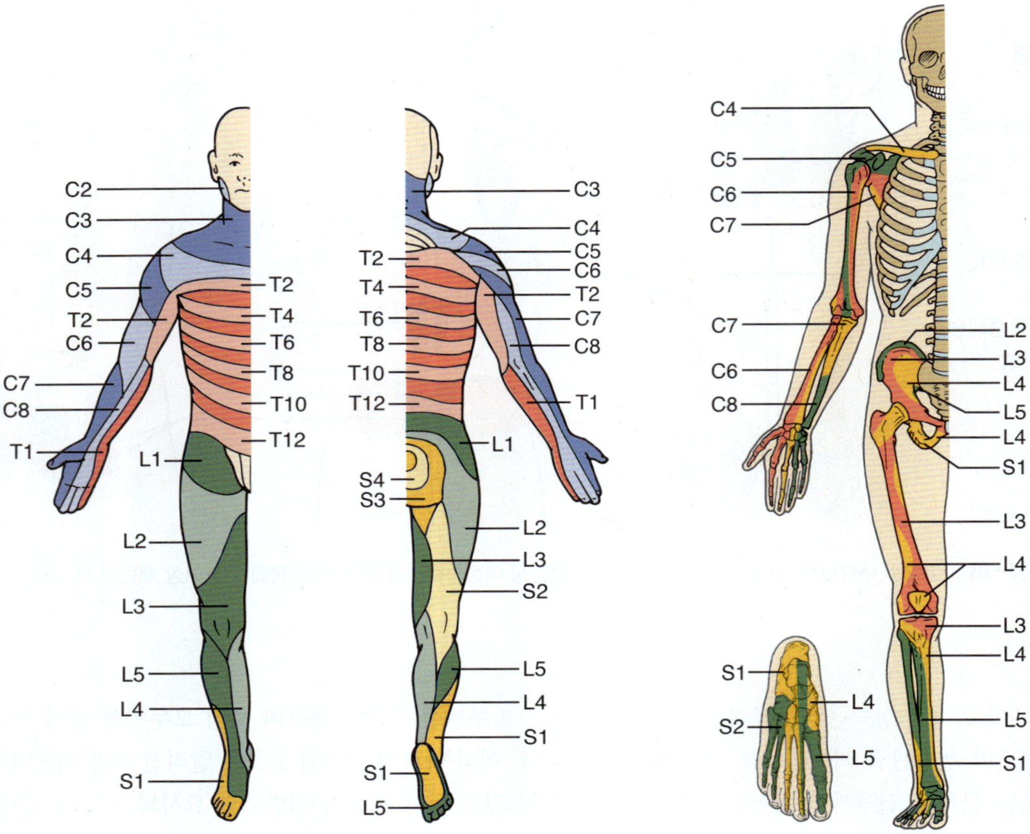

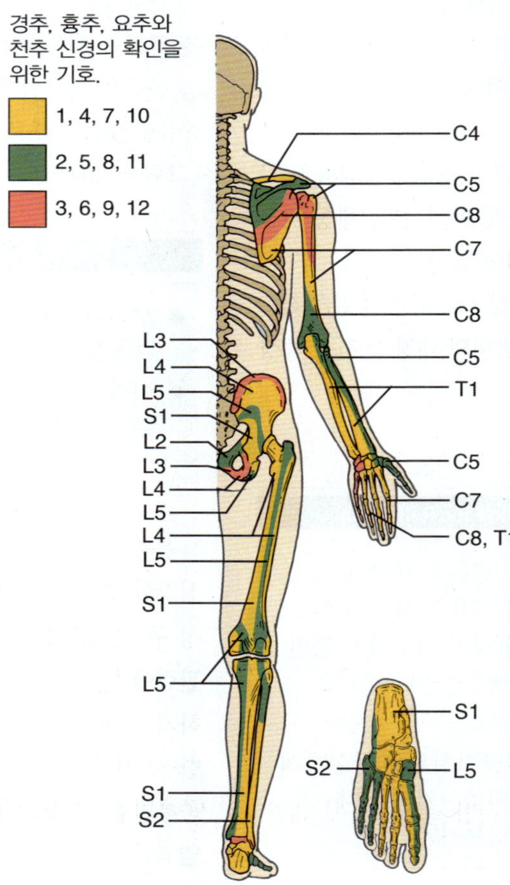

그림 4-19 감각변화 패턴. 1A. 피부분절. 1B. 경절. 근절 패턴은 여기서 묘사되지 않는다.

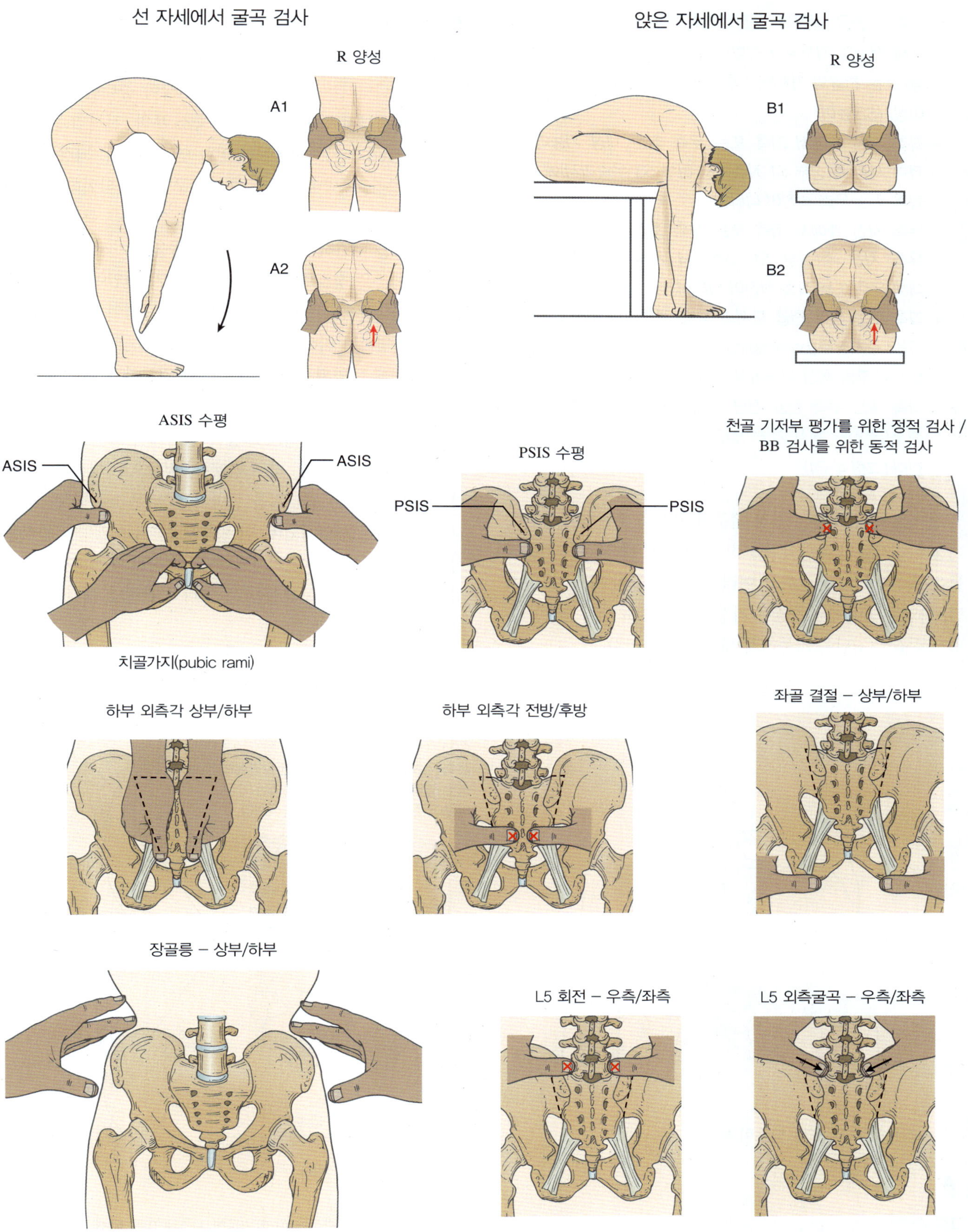

그림 4-23 선 자세와 앉은 자세에서 (편측성) 검사들은 위에서 코여지는 정적 중요지점들과 결합된다. 천장관절의 동적 검사 (or sphinx 검사).

- *양측성 천골 굴곡과 신전 체성 기능이상 : 중간 횡축에 대해 천골의 기저부가 전방(양측성 천골 굴곡 체성 기능이상) 또는 천골의 기저부가 후방(양측성 천골 신전 체성 기능이상) (S2 높이)*
- *좌측 사선 축에서 좌측 또는 우측 회전 체성 기능이상 : 좌측 사선 축(상부 S1 좌측에서 하부 S3 우측까지)에 대해 좌측 또는 우측 회전이 나타남.*
- *우측 사선 축에서 좌측 또는 우측 회전 체성 기능이상 : 우측 사선 축(상부 S1 우측에서 하부 S3 좌측까지)에 대해 우측 또는 좌측 회전이 나타남.*
- *좌측 또는 우측 천골 모서리 후방 체성 기능이상 : 시상축 또는 준시상축(parasagittal axis) 좌측 또는 우측 천골 모서리 후방 체성 기능이상이 나타남.*
- *좌측 또는 우측 천골 전단 체성 기능이상 : 좌측 또는 우측 천골 전단 체성 기능이상은 축 없이 외성으로 인해 발생한다(그림 4-24).*

진단을 내릴 때에는 정적 기준점 평가를 초월하여 동작에 기능적 검사들의 통합이 필요하다. 천골에 같은 정적 기준점들을 촉진함에도 불구하고 여러가지 진단들이 나올 수 있지만, 다양한 동작에 특징들은 가장 적절한 치료법을 결정할 수 있도록 감별 진단을 가능하게 해준다(표 4-13).

사지 (The Extremities)

정골의학자들이 사지의 검사할 때 진단을 위한 첫 단계는 사지에서 나타나는 통증 또는 기능이상이 중대한 병리(예: 종아리에 심부정맥 혈전증) 또는 국소 부위, 전신 또는 내장에 "적기(red flag)" 진단들로 인한 연관통 (예: 뇌경색으로 인한 팔 통증, 맥박이 없는 구획증후군 등)을 확인하는 것이다. 이러한 목적으로 정골의학적 촉진 결과들은 특정 진단에 대한 의혹을 해결하기 위해 표준검사들을 증가시킬 수 있다. 다음에 예들은 정골의학적 접근이 사지가 원인이 아닌 사지에서 나타나는 증상들에 대한 진단적 접근법이 어떻게 증가되는지 설명하기 위해 선택되었다(표 4-14).

표 4-9에 나열된 체성 기능이상을 검사하기 위한 사지의 관절들 검사법은 전통적인 관절과 인대 검사들에 대한 해석의 연장이다. 이런 방식으로 동작 검사에서 촉진할 수 있는 특징들은 너무 느슨함, 너무 팽팽함, 정상으로 해석될 수 있다. 텅빈 (empty) 끝느낌을 동반하는 "너무 느슨함"은 지지구조의 손상으로 의심되며, 한 방향으로 "너무 팽팽함"과 "정상"은 체성 기능이상이 의심된다. 반면 하나 또는 그 이상의 짝 동작들에서 "너무 팽팽함"은 병리적 관절낭 패턴을 나타낼 수도 있다.

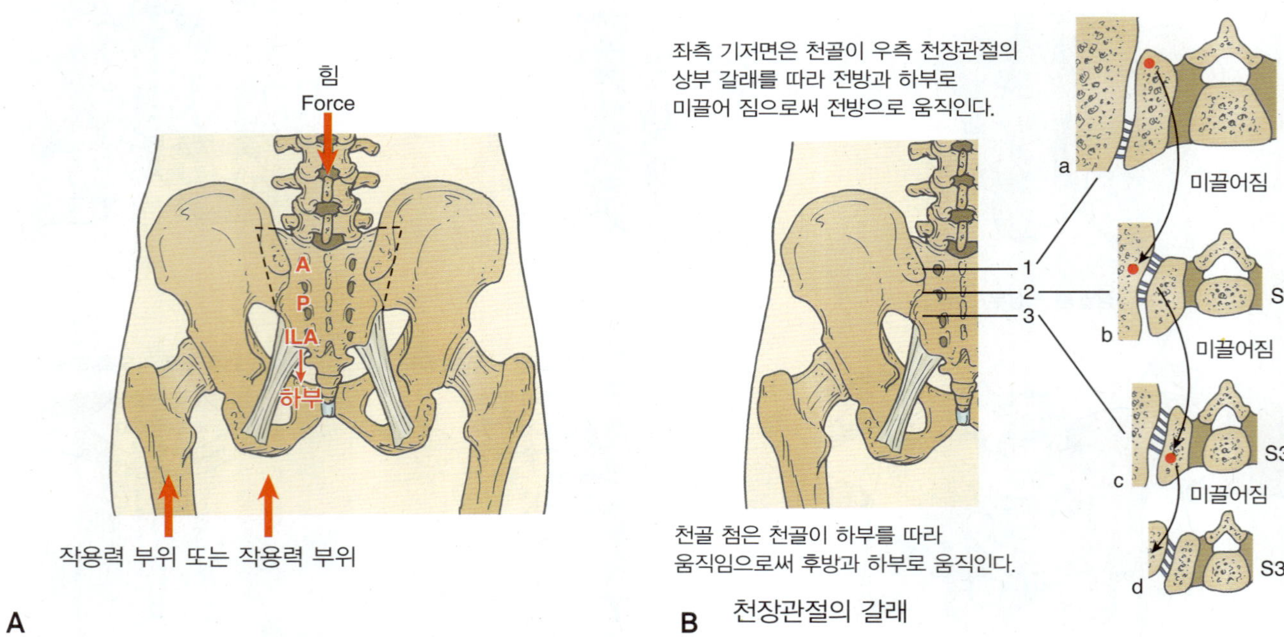

그림 4-24 하부 천골 전단이 야기되는 기전. 천골의 전단에서 하나의 천골 모서리는 L 형태의 관절을 따라 기울어 지는데 이를 통해 "편측 천골의 굴곡"이란 대체 명칭이 생기게 된다.

표 4-13 정확한 진단을 위한 결과의 기록뿐만 아니라 동작 검사들의 수행의 중요성 요약

정적과 동적 결과물들	좌측 사선축에서 좌측 회전	전방 천골 우측	후방 천골 좌측 (Strachan 모델에서만)	좌측 전방 비틀림	우측 사선축에서 좌측 회전
흉골에서 촉진되는 정적 결과물들	동일		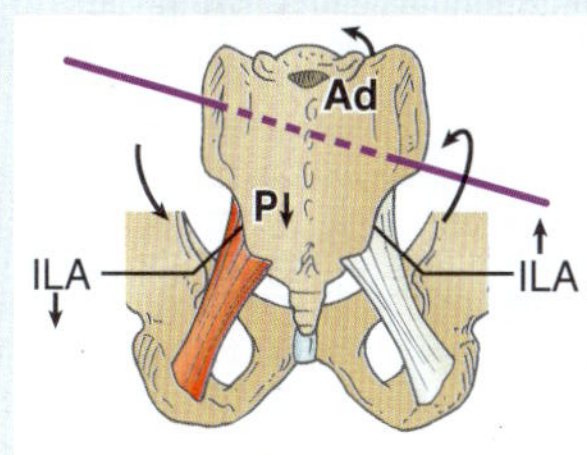	동일	
편측성 검사들	+우측	극에 질감 변화를 동반하는 우측	+좌측 상부극좌측	+우측	좌측
Sphinx 검사(후방굴곡 검사)	더 대칭적	더 대칭적		더 대칭적	덜 대칭적
동작 검사	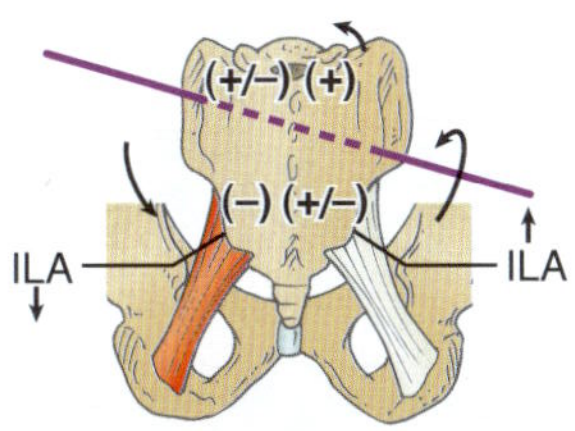	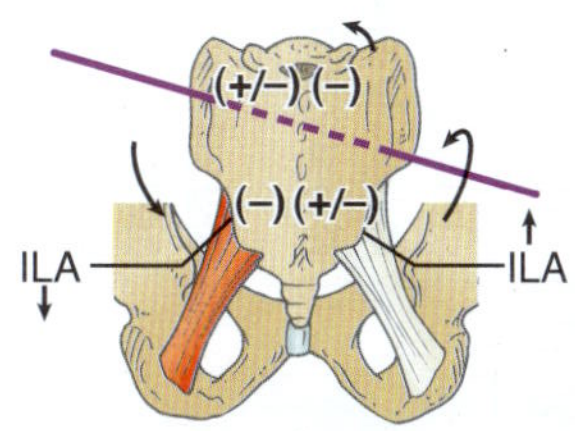	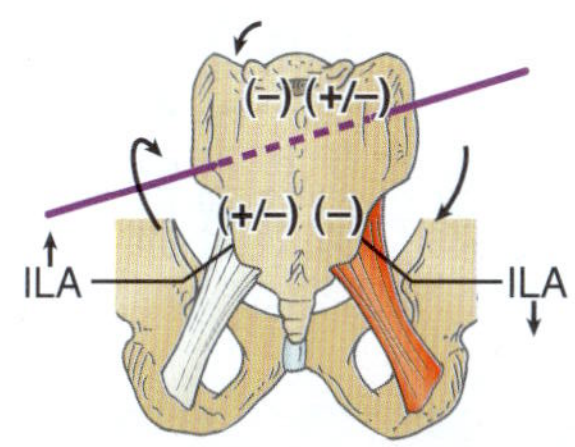	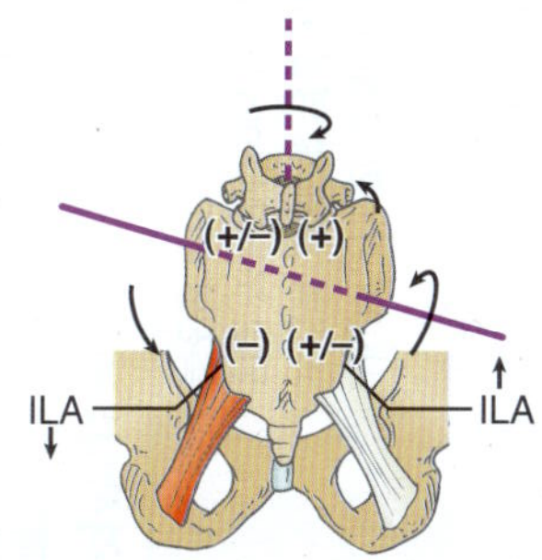	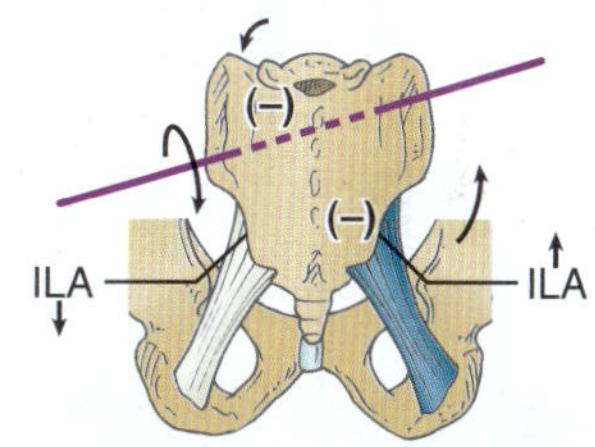
Gapping 제한	해당 없음	좌측 상부와 하부, 우측 하부	좌측 상부, 우측 상부와 하부	좌측 상부와 하부	좌측 상부와 하부

d = 깊은　　A = 전방　　↑ = 상부　　(+) = 움직임　　(+/–) = 약간의 동작

s = 얕은　　P = 후방　　↓ = 하부　　(–) = 제한　　ILA = 하부 외측각

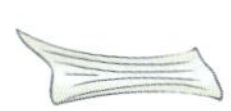 정상인대 normal ligament　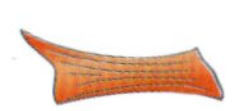 팽팽한 인대 tight ligament　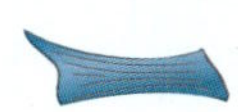 느슨한 인대 loose ligament

표 4-14 이차적 그리고 관련증상에서 정골의학적 고려사항

예/사례	진단 시 정골의학적 고려사항
	고려사항: 내장 구조의 관련?
좌측 팔에 방사통/연관통	가장 우려해야 할 점은 심장관련 질환을 배제하는 것이다. 심장 관련 조직 질감변화들에 대한 정골의학적 촉진에 의해 필요한 심전도(ECG)와 심장효소 검사가 추가될 수 있다. 심장 문제에서 STAR 특징들은 T1–6 부위에서 나타나며, 두 번째 늑간 공간에서 Chapman 반사점과 대흉근에서 통증 유발점이 나타난다(동일한 통증 패턴이 관상동맥 질환과 협심증 환자 중 60%에서도 일어날 수 있다).[1–3]
우측 어깨로 나타나는 연관통	하나의 가능한 고려사항으로 담낭 질환에서 이차적으로 발생되는 우측 편측횡격막 통증이 있다. 과거력, 신체 및 영상 자료 외에 정골의학자들은 C3–5와 횡격막의 부착점들을 촉진할 수 있으며 담낭 부위(Murphy's) 및 우측 6번째 늑간 공간에서 Chapman 반사와 같은 내장체성 반사를 촉진할 수도 있다.
	고려사항: 뼈, 관절 또는 인대 구조들과 연관된 경절의 양상인가?
무릎 통증	정골의학자들은 깊고 둔한 무릎으로 나타나는 연관통의 감별진단에 고관절 두부골단 (capital epiphysis) 탈구 또는 L4 추체에서 전이된 전립선 병변에서 치골 결합에 병변/심한 기능이상까지 진단의 범위를 포함시킬 수 있다.
고관절 통증	일반적인 체성 연관통들이 대전자 점액낭염(greater trochanteric bursitis)으로 오진된다는 것을 아는 정골의학자들은 고관절 병변을 찾을 때 감별진단에 범위를 확대하고 장요인대(iliolumbar ligament) 와 요방형근 (quadratus lumborum)에 통증유발점과 조직 질감 변화에 대해 촉진을 권장할 것이다. 완전한 정골의학적 접근을 위해서는 고관절 통증을 야기하는 요인들로 알려진 자세적 긴장, 요추천골 불안정성, 특정 체성 기능이상(하부 천골의 전단과 같은)을 찾을 것이다.[4]
	고려사항: 이차성 신경근(Nerve Root) 또는 신경총(Nerve Plexus) 압박의 영향인가?
C7 분절에서 이상감각, 약화, 통증을 동반하는 경추의 신경근병 (radiculopathy)	이러한 경우 환자의 증상이 경추에 골관절염성 골극(osteoarthritic spurs)과 관련이 있는지 알아낸 후, 환자의 자세를 평가한다. 이것은 환자의 과전만(hyperlordosis)이 (모든 부위에서 자세적 만곡이 증가됨으로 야기되는) 증상을 악화시키고 있는지를 통해 결정된다.
L5 분절에서 이상감각, 약화, 통증을 동반하는 요추의 신경근병	정골의학자들은 뒤넙다리근에 통증유발점들이 통증이 다리로 내려오기 전 가동범위 제한으로 하지직거상 검사(straight leg raise test)에 거짓 양성을 만들수 있다는 것을 알고있다. 하지만 이 검사는 통증유발점을 비활성화시킨 후에도 양성으로 유지된다. 근전도에서 양성인 경우, 자기 공명 영상(magnetic resonance imaging)은 L4 후외측에 추간판 탈출을 더 잘 보여준다. 소둔근(gluteus minimus)에서 이차적 근막 통증유발점, 하지로 근절에 통증유발점이 나타나거나 천장관절의 체성 기능이상〔하지로 후방 천장관절[SI]인대 경절에 전이가 동반되는〕이 재발됨으로써 환자의 증상들이 추가/부각되는 경우 추가적인 촉진 결과들이 밝혀낼 수 있다.
손가락의 부종을 동반하는 엄지와 새끼 손가락에 번갈아 나타나는 이상감각.	이러한 경우 환자들은 그들의 증상 패턴을 진술할 수 없다. 정골의학자들은 일반적으로 보여지는 경절 통증유발 패턴 교차되는 전이성 통증유발점 통증이 있는지와 완신경총(brachial plexus)의 하부 체간에 사각근 포착이 있는지를 통해 인식할 수 있다. 이러한 상태는 동측 1번 늑골과 쇄골의 체성 기능이상으로 인해 더 복잡해 질 수 있다. 소흉근(pectoralis minor)은 포함되지 않는 것으로 알려졌지만, 후액와주름(posterior axillary fold) 부위에 울혈, 압통이 나타난다. Adson 검사는 체성 기능이상의 정골의학적 도수교정 시행 후에 향상되었다.
	고려사항: 이차적 전신성 또는 대사성 문제인가?
양말 형태 발 저림 (Stocking distribution foot numbness)	환자가 당뇨성 말초 다발신경병증(diabetic peripheral polyneuropathy)을 갖고 있다는 것이 확인되지만, 증가된 교감신경 활성도(sympathetic tone)와 이차적으로 나타나는 하지 혈관 수축으로 인한 흉요부 분절 촉진으로 증상들이 복잡해진 경우, 추가적 촉진 검사가 제안된다.

표 4-14 이차적 그리고 관련증상에서 정골의학적 고려사항 - 계속

고려사항: 이차적 전신성 또는 대사성 문제인가?-계속	
정중신경 포착 신경병증 (수근관증후군)	진단적 정밀검사는 근전도에서의 양성 진단이 실제로 이차성 갑상선 기능 저하증(hypothyroidism)이었다는 것을 보여줬다. 의학적 치료를 기다리는 동안, 이러한 환자들은 원회내근(pronator teres)과 손목/손가락 굴곡근들에 잠재해 있거나 활동중인 촉진가능한 근막 통증유발점의 치료와 이 근육들과 엄지 근육들의 집에서 하는 신장(stretching) 운동을 통해 완화되었다. 이 경우 수술은 필요 없었다.

1 Kuchera ML, Kuchera WA. *Osteopathic Considerations in Systemic Dysfunction*. 2nd ed. rev. Columbus, OH: Greyden Press; 1994.
2 Nicholas AS, DeBias DA, Ehrenfeuchter W, et al. A somatic component to myocardial infarction. Br Med J. 1985;291:13–17.
3 Simons DG, Travell JG, Simons L. S. *Travell and Simons' Myofascial Pain and Dysfunction: The Trigger Point Manual. Vol. 1. Upper Half of Body*. Baltimore, MD: Lippincott, Williams & Wilkins; 1999:832–833.
4 Kuchera, M. L. Gravitational stress, musculoligamentous strain, and postural alignment. *Spine: State of the Art Review*. 1995; 9:463–490.

결국 척추의 자율적 그리고 중추 호흡 순환계적 요소들과 관련하여 시스템 항상성에 대한 일반적인 그리고 상대적으로 독특한 정골의학적 검사들이 사지들에 체성 기능이상과 관련된 신경, 혈관, 림프의 구성요소들에 대한 전통적인 국소 검사에 추가된다. 검사되는 사지와 관련된 림프관 밀집지역에서 부종 또는 팽창감에 의한 조직 질감의 변화들에 특별히 주의해야 한다. 이러한 방식으로 촉진적 진단의 추가는 일반적인 사지의 문제점들에 대한 감별진단과 잠재적 치료 방법을 확장시킨다(그림 4-25). 사지에서의 감별진단을 보여주는 몇 가지 정골의학적 접근의 예를 표 4-15에서 확인할 수 있다.

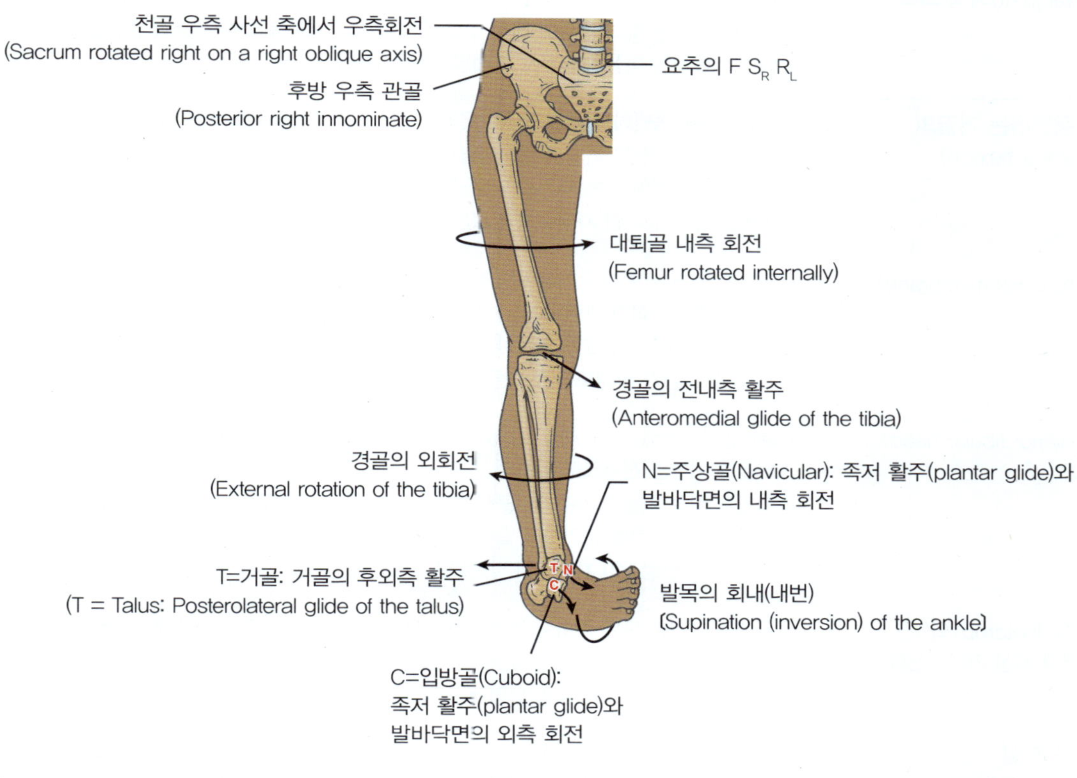

그림 4-25 체성 기능이상 패턴은 일반적인 회외 발목 염좌에서 잘 나타난다.

표 4-15 하지의 체성 기능이상과 증상 통합

증상 – 체성 기능이상	정골의학적 감별진단의 통합 논의
족하수(발처짐, foot drop)[1]: 여러 체성 기능이상이 이러한 상태의 감별진단을 위해서 추가되어지며, L5 신경근증과 관련될 수도 있다.	
이상근 긴장, 통증유발점, 증후군	• 족하수를 야기하는 포착성 증후군은 좌골신경이 지나가는 종아리 근육 부위에 해부학적 변형으로 나타나는 경우가 많다. (이러한 변형은 백인환자의 11%, 아시아인 환자의 33%에서 일어난다.) • 천장관절 전단 기능이상 이후 통증유발점의 위험은 증가한다. • 이 자세 근육은 반대편 요근의 연축(spasm)과 함께 긴장이 증가될 수 있다.
후방 비골두 기능이상	• 이러한 관절 체성 기능이상은 같은 부위에 외부에서 압력에 의한 교차하지마비(crossed leg palsy)로 인해 증가하는 증상과 비슷한 총비골신경의 압박을 야기할 수 있다. • 회외 압박 또는 발목이 전거비 인대(anterior talofibular ligament)를 통해 전방으로 당겨지는 힘으로 인해 위험이 증가될 수 있다.
전경골근(tibialis anterior) 또는 비골근(peroneus)에 근막 통증유발점	• 위상성 근육(phasic muscles)에서 근막 통증유발점은 족하수(발처짐)가 발생하기 쉽게 근력을 약화시킬 것이다. • 이러한 근육들에서의 통증유발점들로 인한 반사의 약화는 종아리 근육군의 긴장으로 (또는 통증유발점) 나타날 것이다.
재발하는 발목 염좌[2]: 이전에 한번 경험 후에 다양한 체성 기능이상들은 재발하는 염좌(주로 회외 타입)의 위험을 증가시킨다. 주로 초기 외상을 입은 후 전거비인대(anterior talofibular ligament)에 초점을 맞춘 재활을 하지 않음으로 비롯된다.	
거골하 관절 (talocalcaneal joint)에 후외축 활주	• 거골하 관절은 회외 염좌(supination sprain)의 원인에 하나이다. • 회외 발목 염좌 후 치료를 하지 않으면 발목이 회외(supination)에 취약하게 만든다. • 하지에 축적된 충격 부하에 대한 주요 "충격 흡수" 역할을 하는 기능적 관절로서 이 부위에 기능이상은 발목으로 전달되는 작용력을 증가시킨다.
전방활주를 동반하는 거골의 족저굴곡(plantar flexion)	• 전방활주를 동반하는 거골의 족저굴곡 역시 전형적인 회외 발목 염좌에서 일어난다. • 이러한 기능이상은 거골의 좁은 부위(전방으로 넓어짐)에서 배측굴곡 자세보다 안정적이지 못한 발목 방사관절에 넓은 부위로 나타난다. • 이러한 덜 안정적인 자세에서 발목은 더 쉽게 염좌를 다시 입게 된다.
골간막(interosseous membrane) 염좌	• 골간막 염좌는 염좌 초기에 바로잡지 않으면 (하지에서의 다른 체성 기능이상과 근막 통증유발점과 관련되어) 외상성 부종이 결국 재흡수될 때 림프 배출을 제한하여 부종액에 단백질이 남아 섬유성 변화를 만든다. • 그 결과로 생긴 비대해진 조직들은 더 쉽게 염좌를 재발하게 한다.
후비골두(posterior fibular head) 체성 기능이상	• 후비골두(Posterior fibular head) 체성 기능이상은 전거비인대(talofibular ligament)를 비골 원위부를 전방으로 당긴다. • 이러한 체성 기능이상은 총비골신경(common peroneal nerve)을 압박하여 배측굴곡의 약화를 야기하며 발목을 덜 안정적인 족저굴곡 자세로 만든다. • 이러한 덜 안정적인 자세에서 발목은 더 쉽게 재염좌를 입게 된다.
족하수(발처짐, footdrop)의 원인들과 관련된 체성 기능이상들	• 위에서 설명한 모든 족하수 원인들을 보면 발목이 덜 안정적인 자세에서 나타난다. • 부가적으로 단비골근(peroneus brevis)에서 근막 통증유발점의 통증 패턴은 발목 염좌의 통증 패턴처럼 보이게 한다.
고유수용성 기능이상 (proprioceptive dysfunction)	• 재발하는 염좌와 관련된 하나의 이론은 통증유발점 활동의 결과와 근육의 불균형으로 알려진 부적절한 고유수용성을 들고 있다.

표 4-15 하지의 체성 기능이상과 증상 통합 - 계속

증상 - 체성 기능이상	정골의학적 감별진단의 통합 논의
슬개골 연골연화증을 동반하는 슬개골 경로 기능이상 : 다양한 체성 기능이상 또는 생체역학적 상태들은 무릎에서 Q각을 증가시킬 수 있으며, 또는 허벅지 근육의 불균형을 두드러지게 하여 슬개골의 경로 이상과 그로 인한 슬개골 연골연화증을 야기한다.	
거종관절 (talocalcaneal joint) 전내측 활주	• 이 체성 기능이상은 생체역학적으로 Q각을 아래로부터 증가시킬 수 있는 **회내 (pronated) / 편평족 (flat foot)**을 만들 수 있다. • 회내된 발은 거종관절 체성 기능이상을 야기한다. • 이차성 떨어진 족근골들은 결국 보행을 변형시키고 증상을 확대시킨다.
경골의 내측 활주를 동반하는 외전	• 이러한 기능이상은 **외반슬 (genu valgus)** 무릎에서 나타난다. • 외반슬은 내측 활주를 동반하는 외전의 체성 기능이상 성향을 갖게한다.
대퇴관골구 관절에서 후방 활주를 동반하는 내측 회전	• 이 기능이상은 내반고(coxa vara) 방향으로 나타난다. • 내반고는 상부로부터 Q각을 증가시킨다.
내측광근에서 근막 통증유발점	• 광근에서 통증유발점은 자발적으로 무릎의 잠김(buckle) 또는 빠짐(give away)을 야기할 수 있다. • 팽팽한 뒤넙다리근은 반사적으로 대퇴근의 약화를 두드러지게 할 것이다.
T11과 L2 사이에 분절의 촉진을 동반하는 체성 기능이상	• 분절의 촉진은 하지의 교감신경 긴장도를 높여 슬개골의 연골 치유 능력에 영향을 주며 마모와 손상을 입게 만들 수도 있다. • 슬개골 연골연화증과 하지의 다른 체성 기능이상으로 인한 통각은 T11과 L2 사이에 분절의 촉진을 증가시킬 수 있다.
손목에 정중신경 포착 증후군을 동반하는 수근관증후군(CTS): 몇 가지 전신적 그리고 생체역학적 상태들은 이 부위에서 다른 통증을 증가시키는 요인들과 절충되는 경향이 있다. 심각한 골격, 관절, 근막의 기능이상을 수반하는 호르몬성 (hormonal), 신경 영양성 (neurotrophic), 충혈성 (congestive), 인체공학적 (ergonomic), 압축성 (compressive) 수근관증후군의 요인들이 있다.	
경추의 체성 기능이상 또는 다른 상태들	• 수근관증후군을 야기하거나 영구화하는 요인으로 고려되었다; 이른바 "이중 분쇄(double-crush)" 현상 (신경영양적 근거)
흉곽입구 (thoracic inlet) 과/또는 1번 늑골 체성 기능이상	• 1번 늑골의 개입은 사각근(scalene muscle)에 영향을 미친다; 사각근에서 통증유발점은 상완신경총의 하부체간의 포착성 신경병증을 야기하며 (신경영양적 근거) 통증 패턴은 손의 정중에서 척골 측으로 이동한다. • 이러한 기능이상은 상지에서 림프관정맥(lymphaticovenous) 유출을 감소시킨다(울혈성 근거).
T2와 T8 사이에 분절의 촉진을 동반하는 체성 기능이상.	• 이 부위는 상지 교감신경 공급을 대표하는 부위이다; 체성 기능이상은 교감신경의 긴장을 증가시킬 수 있으며 이 부위에 혈류를 감소시킬 수 있다. • 상지의 작열통/ 반사 교감신경 이상증(reflex sympathetic dystrophy)/ 복합부위 통증 증후군 (complex regional pain syndrome)과 관련된 상호작용에서의 역할을 고려
사각근(scalenes), 원회내근(pronator teres), 손목과 손가락 굴곡근, 또는 무지대립근(opponens pollicis) 에서의 근막 통증유발점들	• 중복되는 통증 패턴; 이러한 통증유발점들의 치료는 가벼운에서 중등도의 수근관에서 수근관증후군 증상을 감소 또는 제거하는데 효과적인 것으로 밝혀졌다.[3] • 신장 정골의학적 교정치료(stretching osteopathic manipulative therapy)/운동은 물리적으로 수근관을 개방시켜 주는 것으로 밝혀졌다.[4]

1 Kuchera ML, Kuchera WA. Lower extremities. In: Ward RC, ed. *Foundations for Osteopathic Medicine*. Baltimore, MD: Williams & Wilkins; 1997:969–977.
2 Kuchera WA, Kuchera ML. *Osteopathic Considerations in Systemic Dysfunction*. 2nd ed., 2nd rev. Columbus, OH: Greyden Press; 1994.
3 Foley M, Silverstein B, Polissar N. The economic burden of carpal tunnel syndrome: Long-term earnings of CTS claimants in Washington State. *Am J of Industrial Medicine*. 2007;10:1002.
4 Sucher BM, Hinrichs RN. Manipulative treatment of carpal tunnel syndrome: biomechanical and osteopathic intervention to increase the length of the transverse carpal ligament. *J Am Osteopath Assoc*. 1998;98:679–686.

정골의학적 도수교정 중재의 원리 (PRINCIPLES OF OSTEOPATHIC MANIPULATIVE MEDICINE INTERVENTION)

정골의학 원리에 대한 교육 위원회의 정골의학 핵심 교육 과정[60]과 *세계보건기구*[61]에 의해 발표된 정골의학 업무 합의 문서 모두에서 환자 관리를 위해 정골의학 임상가들이 사용하는 5가지 모델들이 논의된다.

이것은 *호흡-순환 모델(Respiratory-circulatory model)*, *생체역학적-구조 모델(Biomechanical-structural model)*, *신진대사-영양 모델(Metabolic-nutritional model)*, *신경학적-모델(neurological model)*, *행동 생물정신사회 모델(behavioral-biopsychosocial model)*이 포함된다.

정골의학적 도수교정 의학 치료 접근법 수립 시 알고리즘 (Algorithms in Establishing an Osteopathic Manipulative Medicine Treatment Approach)

정골의학 임상가들은 하나 그 이상의 앞서 언급했던 모델 안에서 진단적 알고리즘을 적용하여 도수 또는 다른 치료 방법을 선택한다. 감별 진단 후에 적응증과 금기증의 평가와 위험대 이득 비율적 맥락에서 가능한 치료법들을 고려한다. 이러한 과정은 역학적 진단들이 더 고려될 때 특히 그러하다.[62] 만성적인 통증을 가진 환자를 치료하기 위한 알고리즘의 예는 그림 4-26에서 확인할 수 있다.[39]

정골의학적 원리에 역학과 도수 기법에 안전하고 효과적인 사용에 대한 습득과 실습은 미국에서 모든 정골의학자들에 훈련과 시험에 한 부분이다. 이러한 요소들은 정골의학 대학원 과정에서 기대되는 핵심 역량에 한 부분이기도 하다. 그러나 모든 정골의학자들이 그들의 임상에서 OMM을 사용하는 것은 아니다. 이것은 가끔 환자들과 다른 임상가들이 미국의 정골의학자들과 의사들의 차이점을 식별하는 것을 어렵게 한다.

정골의학적 도수교정 처방 (The Osteopathic Manipulative Prescription)

정골의학적 도수교정 처방(Osteopathic Manipulative Prescription; OMP)[63]은 정골의학 임상가의 궁극적 목표를 위한 노력에 의해 가장 정확하게 수행된다. 이것을 수행하기 위해서는 위에서 논의되었던 과거력, 신체검사, 촉진 결과로부터 진단을 이끌어내는 것이 필수적이다. 일반적인 OMP와 관련된 질문들과 임상 경험들은 표 4-16에 요약되어 있다.

정골의학 도수교정 의학의 범위: 분류, 적응증, 금기증과 예들 (The Osteopathic Manipulative Medicine Spectrum: Taxonomy, Indications, Contraindications, and Exemplars)

정골의학 도수교정 치료의 분류는 사용되는 자세 또는 수행되는 기법의 목적, 적용되는 힘과 속도, 제시된 동작의 근본적인 기전 또는 임상가의 의도에 기초한다(표 4-17).

흔히 OMT의 치료적 목표는 체성 기능이상 또는 통증과 같은 복합적 체성 기능이상에 한 부분을 제거하는 것이다. 어떤 경우에는 그 목표가 림프 펌프(lymphatic pump) 또는 늑골 상승 OMT 기법을 통해 항상성을 향상시키는 것이 될 수 있다. 많은 경우에서 임상적 목표는 여러 방식들 또는 작동력을 통해 성취될 수 있다; 하지만 사용할 기법의 선택 또는 기법 적용 순서는 임상에서의 상황에 맞춰 달리 적용될 필요가 있다.

정골의학적 기법들은 "직접적" 또는 "간접적"으로 분류된다. *직접적 방식들*은 체성 기능이상의 제한에 적용되고 작용력은 회복시키고자 하는 동작에 제한을 따라 적용된다. *간접적 방식들*은 제한점으로부터 체성 기능이상의 제한을 없앨 수 있는 다양한 생리적 또는 내재된 기전의 특정 부위〔"균형점("balance point")〕로 옮겨져 적용된다.

과장 방식(exaggeration method)은 본질적으로 구성이 자유로운 방향으로 균형점을 지나 움직이는 과장된 간접 방식이며 움직임 소실 반대편 정상적인 생리학적 제한점까지 이동된다. 이때 활성화 힘이 적용된다. 이 방식은 현재보다 초기 정골의학 전문가에 의해 더 일반적으로 사용되었으나, 다시 나타난 *Still 기법*에 첫 단계에서 주로 이용된다.[7]

생리학적 반응 방식 기법(Physiological response method techniques)은 미리 결정된 특정 생리학적 방향으로 조직이 움직여야 하는 상태를 만드는 방식으로 치료적 결과를 얻기 위해서 조심스러운 환자의 자세와 움직임에 의존한다. 예를 들어, 요천추 접합부는 천골의 생리학적 동작을 제한하고 유일한 회전 반응을 위해 시상면과 관상면에 위치시킬 수 있다. 동작은 능동적 또는 수동적으로 유도되며 그 후에 천골의 정상 동작적 특징들 회복시키기 위해 필요한 특정 방향으로 움직일 것이다.

이러한 것은 도수교정 치료 시 사용되는 여러 기법들에서도 흔히 나타난다. 예를 들어, 치료기법이 직접적 방식의 기법으로 시작되면 그 결과 그 부위에 연부조직(물렁조직)들은 간접적 균형점을 유지하기 위해 움직여진다. 그 형태로 인해

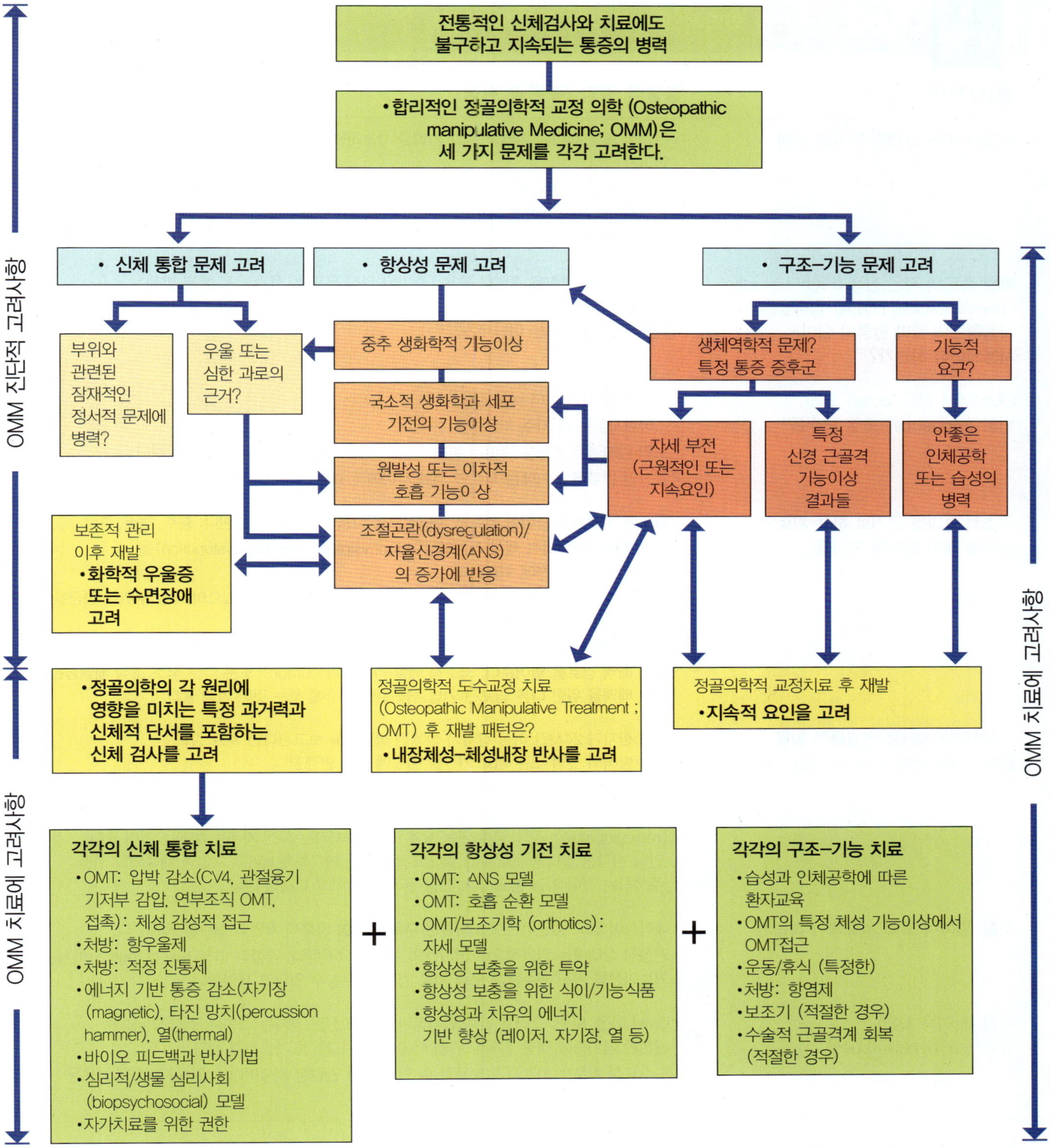

그림 4–26 정골의학적 원리의 통합을 보여주는 알고리즘. (From Kuchera ML. Applying osteopathic principles to formulate treatment for patients with chronic pain. J Am Osteop Assoc. 2007;107:ES28–ES38.)

표 4-16 변형된 근골격계 의학적 도수교정에 임상적 경험들

질문/선택	임상적 경험 (총론과 지침)
직접적 또는 간접적 방식의 선택	• 간접적 또는 직접적 기법들은 그 기법을 사용하는 기술이 부족한 임상가에게는 의미가 없다.[1] • 간접적 기법은 급성 체성 기능이상, 부종 조직 질감 변화들에 특히 도움이 될 수 있다. • 직접적인 기법은 섬유증(fibrosis)과 같은 만성적 변화를 동반하는 체성 기능이상에 특히 도움이 될 수 있다.
빠른 속도의 적은 진폭 (High-Velocity Low-Amplitude; HVLA) 압박법을 사용하는데 얼마 만큼의 힘이 사용되어야 하는가?	"생리적 반응에 영향을 줄만큼 충분 (증가된 관절 운동성, 혈관 운동 흥분 발생, 관절 주변 조직들에서 촉진가능한 순환에 변화 발생, 또는 통증완화) 하지만 환자가 감당하지 못할 정도는 아닌 정도."[2]
OMM에서 강도(dose) 또는 빈도(frequency) 조절 변수들[1]	• 더 아픈 환자에게 더 낮은 강도 • 소아환자들은 더 자주 치료받을 수 있다. • 노인 환자들은 반응을 보이기 위해 치료와 치료 사이에 더 긴 간격이 필요하다. • 급성인 경우에 초기에는 치료와 치료 사이에 간격이 짧아야 한다.
국소적 효과를 근거로 하는 치료의 순서에 대한 일반적 지침들	• 흉곽에서 체성 기능이상 치료는 일반적으로 다음에 순서로 진행한다: 흉추, 늑골, 흉골 • 골반에서는 비생리적 체성 기능이상(nonphysiologic somatic dysfunction)을 다른 기능이상들 전에 치료한다. • 초급성 체성 기능이상은 이차적으로 치료를 할 필요가 있을 수 있으며 급성 부위로 접근을 허용하기 위해 말초부위를 우선 치료해야 할 수도 있다. • 림프관 치료에서 일반적으로 횡격막 또는 증가된 림프 펌프 효과를 증가시키기 전에 근막 배액 경로를 열어준다; 국소적 에플루라지(effleurage) 또는 다른 국소 조직 배액술은 조직 배액을 위한 다른 림프관 기법들을 수행한 후에 하는 것이 가장 좋다.
임상가가 OMM을 변경해야 함을 알리는 부작용에는 무엇이 있는가?	• 만약 환자가 24시간 이상 갑자기 심해진 불편감을 보고한다면 치료 강도, 적용 방식의 선택 또는 치료 기간을 필요에 따라 변경한다. • 수립 단계와 활성화 단계에서 척추에 퇴행성 관절 질환(Degenerative joint disease; DJD) 또는 수핵 탈출증 환자에 증상을 악화시키는 특정 자세 그 외에 간헐적인 신경근병(radiculopathic) 증상(경추 또는 요추)을 악화시키는 특정 자세는 피하는 것이 좋다. • 만약 심각한 골다공증을 갖고 있다고 의심되는 환자에게 HVLA 기법이 채택되었다면 주의하는 것이 가장 중요하다; 전방 굴곡 압력 역시 피해야 한다.
지침: 얼마나 오래 치료해야 하는가?	• 배려심이 있고 연민어린 초보자들은 주로 과도한 치료적 측면의 실수를 저지른다. • 만성적 상태에는 일반적으로 장기간의 치료가 요구된다; 경험적 법칙(rule of thumb)에서는 기능이상을 가진 횟수만큼 오랜 치료 기간이 걸릴 수 있다고 제안한다.
위험 대 이득 사안 (Risk-to-benefit issues)	• OMM 이전, 도중, 그리고 이후에 적절한 평가와 진단 검사는 적응증, 상대적 금기증, 완전한 금기증에 대한 정확한 위험 대 이득 의사결정을 가능하게 한다. • 도수교정 치료는 치료사가 적용할 수 있는 가장 안전한 치료이다 (심각한 부정적 반응은 1 : 400,000 에서 1 : 1,000,000으로 보고된다).[3]

1 Kappler RE, Kuchera WA. Diagnosis and plan for manual treatment: a prescription. In: Ward RC, ed. Foundations for Osteopathic Medicine. 2nd ed. Baltimore, MD: Lippincott, Williams & Wilkins; 2002:574–579.

2 Kimberly P. Forming a prescription for osteopathic manipulative treatment. J Am Osteopath Assoc. 1980;79:512.

3 Kuchera ML, DiGiovanna EL, Greenman PE. Efficacy and complications. In: Ward RC, ed. Foundations for Osteopathic Medicine. 2nd ed. Baltimore, MD: Lippincott, Williams & Wilkins; 2002: 1143–1152.

표 4-17 정골의학적 기법의 범위

정골의학적 도수교정 의학 (OMM; Osteopathic manipulative medicine): 정골의학적 철학, 구조적 진단에 적용과 환자의 진단과 관리에서 OMT 사용.

정골의학적 도수교정 요법 (OMTh; Osteopathic manipulative therapy): 생리적 체성 기능이상으로 변형된 생리적 기능과 항상성을 향상시키기 위해 정골의사에 손으로 유도되는 힘(의사가 아닌)에 치료적 적용.

정골의학 도수교정 치료 (OMT; Osteopathic manipulative treatment): 체성 기능이상으로 변형된 생리적 기능을 향상시키고 또는 항상성을 지지하기 위해 정골의학 의사 (미국에서 사용)에 손으로 유도되는 힘에 치료적 적용.

OMT와 관계된 기법	정의[1]
능동적 방법	이 기법에서는 정골의학 임상가가 지정한 동작을 환자가 자발적으로 수행한다.
가동술 치료(구어); 가동술 치료 체계 (Articulatory treatment system ; ART)	관절에서 저속/중간에서 높은 진폭 기법은 완전한 동작과 증가된 움직임 범위의 치료적 목적을 위해 수행한다. 활성화 힘 (activating force)은 반복적인 탄성 동작 또는 제한점에서의 관절의 반복적인 구심성 움직임이다.
균형적인 인대의 긴장 (Balanced ligamentous tension; BLT)	1. Sutherland의 모델에 따르면, 신체 모든 관절들은 인대의 관절 기전으로 균형이 유지된다. 인대는 관절의 위치에 대한 근육의 반응을 이끄는 고유수용성 정보를 제공하고 인대들 스스로 관절 구성물들에 동작을 이끈다.[1] *1949년 Academy of Applied Osteopathy 연감에서 출판된 "Willam G. Sutherland의 정골의학 기법"에서 처음 묘사되었다. 인대 관절 좌상 (ligamentous articular strain)에서도 확인할 수 있다.*
Champman 반사[2,3]	1. 예측 가능한 전면과 후면 근막조직에 질감 이상이 나타나는 반사점들의 시스템은 (플라그(plaque) 같은 변화들 또는 포함된 조직에 섬유질이 많음) 내장 기능이상 또는 병리적 반영으로 간주된다. 2. 본래 Frank Cnapman에 의해 사용되었고 Charles Owensdp 의해 묘사되었다.
복합방식 복학치료 (구어)	1. 치료 전략에서 초기 움직임들을 간접적이다; 기법이 완료됨으로써 동작의 직접적인 힘으로 변화. 2. 두 개 이상의 서로다른 정골의학적 도수교정 치료 체계를 (예: 근육 에너지 기법과 Spenser 기법) 포함하는 도수교정 순서 3. 개념은 Paul Kimberly에 의해 서술되었다.
제4 뇌실 압박 (Compression of the forth ventricle; CV-4)	두개(cranial) 기법에서 후두골 비늘(occipital squama)의 외측각들은 손의 각도와 비슷하고 후두골의 후방 볼록한 부분보다 약간 크게 하며 두개골을 지속적으로 신전시킨다.
역좌상 (counterstrain; CS)	1. 기능이상이 지속되고 반사의 정 반대방향으로 약간의 긴장 자세를 취하게 함으로써 억제되는 부적절한 긴장성 반사에 대한 진단과 치료 시스템. 이것은 원하는 치료적 반응을 성취하기 위해 압통점에 대해 특정 방향의 자세를 취함으로써 성취된다. 2. 호주와 프랑스에서 사용된다: Jones 기법 (자세에 의해 자발적으로 교정) 3, Lawrence Jones에 의해 발전되었다.
두개 치료(Cranial treatment; CR)	*두개 부분 정골의학 참조*
CV-4	제 4 뇌실(fourth ventricle) 압박에 약어. *정골의학 도수교정 치료, 제4뇌실 압박 참조.*
Dalrymple 치료	*페달 펌프 참조.*
직접적 방식 (D/DIR)	제한점이 나타나고 체성 기능이상을 바로잡기 위한 최종적인 활성화 힘이 적용되는 정골의학의 치료 전략.
강조 방법 (Exaggeration method)	기능이상의 요소가 제한점과 자발적인 동작 범위를 넘어 촉진할 수 있는 증가된 긴장 점으로 이동하게 하는 정골의학적 치료 전략.
강조 기법 (Exaggeration technique)	기능이상 부위를 제한점으로부터 이동시킨 후 같은 방향으로 빠른 속도/작은 진폭의 힘을 적용시키는 간접접 방법.

계속

표 4-17 정골의학적 기법의 범위- 계속

OMT와 관계된 기법	정의[1]
촉진된 진동이완 기법 (Facilitated oscillatory release technique; FOR)	1. 다른 인대 또는 근막 기법과 결합된 도수적 진동력을 통해 신경근의 기능을 정상화 시키려는 기법. 2. 초기 정골의학 문헌에서 게재된 정골의학적 진단과 치료에서 오랜 기간 동안 사용되어 온 진동력에 개선. 3. Zachary Comeaux에 의해 발전된 기법.
촉진된 자세적 이완 (Facilitated positional release; FPR)	1. 간접적 근막 이완 치료 시스템. 신체의 구성 부위는 해부학적 자세에 위치시켜 모든 방향에서의 조직과 관절의 긴장을 감소시키고 활성화 힘(압박 또는 비틀림)은 추가된다. 2. Stanley Schiowits에 의해 발전된 기법.
근막 이완 (Fascial release)	*근막 이완 참조.*
근막풀림 (Fascial unwinding)	움직임에 감각에 따라 환자의 신체의 일부를 수동적으로 움직이는 정골의학 임상가의 지속적인 피드백을 포함하는 도수기법. 넓은 부위들에서 완화와 뭉친 감각들을 이용하여 힘을 국소화시킴.
기능적 방법	동적 균형점을 찾고 다음 중 하나를 포함하는 간접적 치료접근법: 간접접 인도력(guiding force)의 적용, 자세고정 또는 위치를 과장하기 위한 압박 추가, 자발적인 재조정 감안. 정골의학 임상가가 도수교정 과정을 이끄는 동안 기능이상 부위는 유발된 동작에 대한 생리학적 반응에 지속적인 피드백을 얻기 위해 촉진된다. 정골의학 임상가는 조직의 저항감을 감소시키기 위해 기능이상 부위를 지도한다.
Galbreath 치료[4,5]	*하악 배액 기법 참조.*
Hepatic pump	간으로부터 담즙(bile)과 림프의 배출 향상과 간의 혈류를 증가시키는 목적으로 율동적 압박을 간(liver)에 적용된다.
빠른 속도, 작은 진폭 기법 (HVLA)	빠르게 적용되는 정골의학적 기법. 짧은 시간에 치료적 힘을 관절에 해부학적 동작 범위내 짧은 거리를 이동시키고 제한을 해제하기 위해 하나 또는 그 이상의 동작면에서의 제한점까지 적용시킨다. 트러스트(thrust) 기법으로도 알려져 있다.
Hoover 기법	1. 기능적 방식 형태. 2. H.V. Hoover에 의해 발전되었다. *정골의학적 도수교정 치료.*
간접적 방식(I/IND)	제한점은 풀리며 기능이상의 신체부위는 제한점으로부터 조직 긴장이 하나 또는 모든 면과 방향으로 같아질 때까지 이동되는 도수교정 기법
억제 압박 기법	반사 활동을 감소시키고 이완 만들어 내기 위해 연부조직에 지속적인 압박을 적용.
통합된 신경근골격 해제 (Integrated neuromusculoskeletal release; INR)	연부조직과 관절 관련 제한 패턴을 신장(stretch)과 반사로 이완시키기 위해 고안된 결합된 과정의 치료 시스템. 직접적 방법들과 간접적 방법들이 상호교환적으로 사용된다.
Jones 기법	*역좌상(counterstrain) 참조.*
인대 관절 압박 기법 (Ligamentous articular strain technique; LAS)	1. 치료의 목표를 비정상적 긴장이 나타난 부위 반대편 인대에 긴장 균형을 맞추는 도수교정 기법 2. 일련의 근막 이완 기법으로 Howard Lippincott와 Rebecca Lippincott에 의해 묘사되었다. 3. 참조 제목(Tile of reference)은 Conrad Speece와 William Thomas에 의해 작업.
간 펌프 (Liver pump)	*간 펌프 (Hepatic pump) 참조.*
림프 펌프 (Lymphatic pump)	1. 림프 흐름에서 흉곽내 압력의 변화 영향을 묘사하기 위한 용어. 원래 흉곽 펌프 기법으로 불리었으나 이 기법에 더 많은 생리학적 효과가 인식되었다. 2. C. Earl Miller이 처음으로 사용한 용어.
림프 치료	림프 시스템의 기능을 최적화하기 위해 사용되는 기법. *림프 펌프 참조. 페달 펌프와 흉곽 펌프 역시 참조.*

표 4-17 정골의학적 기법의 범위- 계속

OMT와 관계된 기법	정의[1]
하악 배출 기법	이관(Eustachian tube)과 림프를 통해 중이(middle ear) 구조들에서 배출 증가 효과를 위해 수동적으로 유도되는 턱 움직임을 사용하는 연부조직 도수교정 기법
장간막 (Mesenteric) 이완 기법 (장간막 올리기)	후방 체간벽에서 장간막근(Root of the mesentery)의 긴장을 완화시키는 기법. 동시에 장(Bowel)으로부터 정맥과 림프의 배출을 높이기 위해 내장들은 압박된다.
근에너지 기법 (Muscle energy technique)	1. 정골의학 임상가에 의해 구체적으로 유도된 환자의 자발적인 신체 움직임을 통한 진단과 치료 시스템. 이러한 유도된 환자의 움직임은 정골의학 임상가에 의한 저항에 대항하는 정확하게 조절된 자세이다. 2. Fred L. Michell에 의해 처음 개념이 적용되었고 초기부터 근에너지 치료로 불리웠다. *등척성 수축 후 이완(postisometric relaxation)과 상호억제(reciprocal inhibition) 참조.*
근막이완술 (Myofascial release; MFR)	Andrew Taylor Still 과 근막 조직의 이완을 성취하기 위해 지속적인 촉진적 피드백을 사용한 그의 초기 학생들에 의해 처음으로 묘사된 진단과 치료 시스템. • **직접적** MFR, 근막 조직 제한점은 근막 조직에 존재하며 조직에 이완이 일어날 때까지 조직은 지속적인 힘으로 부하를 받는다. • **간접적** MFR, 이상기능 조직들이 자유로운 움직임이 성취될 때까지 작은 저항의 경로를 따라서 나타난다.
근막 기법	근육과 근막에 행해지는 모든 기법. 정골의학적 도수교정 치료, *근막이완 참조.* *연부조직 기법 참조.*
근긴장(Myotension)	이완, 강화, 신장 또는 관절의 움직임을 위해 정골의학 임상가의 저항하에서 근육의 수축과 이완을 이용하는 진단과 치료 시스템
두개부위에서 정골의학 (Osteopathy in the cranial field; OCF)	1. 정골의학 임상가에 의한 기본적인 호흡기전과 균형적 막성 긴장을 이용한 진단과 치료 시스템. 2. Willam G. Sutherland에 의해 진단과 치료 시스템으로 처음 소개되었다. 3. 참조 제목(Tile of reference)은 Harold Magoun에 의해 작업.
수동적 방식	환자의 자발적인 근육 수축을 자제하는 기법에 근거.
페달 펌프	정맥과 림프의 배출기법은 하지를 통해 적용된다; 페달 근막 펌프(pedal fascial pump) 또는 Dalrymple 치료로도 불린다.
타진 진동 기법 (Percussion vibrator technique)	1. 특정한 역학적 진동력을 체성 기능이상 치료를 위해 적용하는 도수교정 기법. 2. 이 정골의학적 도수교정 기법은 Robert Fulford에 의해 발전되었다.
자세적 기법	직접적 분절 기법으로 영향력, 환자 환기(ventilatory) 움직임들, 받침점(fulcrum)의 결합이 기능이상 분절을 움직이기 위해 사용된다. 탄성(springing) 또는 트러스트(thrust) 기법과 결합될 수 있다.
등척성 수축 후 이완 (Postisometric relaxation; PIR)	*근에너지 기법 참조.* 등척성 수축 직후 신경근 기관은 불응 상태(refractory state)에 들어가는데 이때 증가된 수동적 신장이 수행될 수 있다. 정골의학 임상가는 불응기 동안 근막의 이완을 계속할 수 있다.
점진적인 신경근 구조들의 억제 (Progressive inhibition of neuromuscular structures; PINS)	1. 정골의학 임상가가 관련된 2개의 점을 찾아내고 억제 압력(inhibitory pressure)을 관련된 점들을 따라 제공하는 진단과 치료 시스템. 2. Dennis Dowling에 의해 발전.
관절 가동범위 기법	어떠한 또는 모든 동작면에서 생리학적 또는 해부학적 제한이 있는 신체 부위에 능동적 또는 수동적 움직임.

표 4-17 정골의학적 기법의 범위- 계속

OMT와 관계된 기법	정의[1]
상호억제 (Reciprocal inhibition)	*근에너지 기법 참조.* 작용근(agoinst)이 자극되었을 때 길항근(antagonist)을 억제.
연부조직 (Soft tissue; ST)	골격 또는 관절 요소들이 아닌 조직에 대한 진단과 치료 시스템.
연부조직 기법 (Soft tissue technique)	측면 신장(lateral stretching), 선형 신장(linear stretching), 심부압박(deep pressure), 견인(traction) 또는 촉진을 통한 조직의 반응과 동작의 변화를 확인하면서 근육의 기시부(origin)와 정지부(insertion)의 구분을 포함하는 직접적 기법. 근막 치료로도 불리운다.
Spencer 기법[6]	어깨 연부조직(물렁조직) 제한을 예방 또는 감소시키기 위한 일련의 직접적 도수교정 과정들. *가동술 치료(ART) 참조.*
비장 펌프 기법	환자의 면역 반응을 강화할 목적으로 비장부위에 리듬적 압박을 적용. *림프 펌프 또한 참조.*
자세를 통한 자발적인 이완	*역좌상 참조.*
탄성 기법	증가된 동작의 자유도를 만들기 위해 반복적으로 제한점을 자극하는 저속/중간의 진폭의 기법. *가동술 치료 시스템 참조.*
Still 기법	1. 직접적이라기 보다는 간접적인 비반복적인 가동술 기법으로 특징된다. 2. A.T.Still이 기여한 진단과 치료 시스템. 3. Richard Van Buskirk이 처음으로 쓴 용어.
좌상-역좌상	1. 근막 압통점을 통해 진단된 환자의 체성 기능이상의 진단과 간접적 치료의 정골의학 시스템은 수동적 자세를 이용하여 치료되며 자발적 조직 이완과 최소 70%의 압통 감소가 이루어진다. 2. 1955년 Lawrence H. Jones에 의해 발전. *역좌상 참조.*
흉부 펌프	1. 간헐적인 흉곽 압박으로 구성된 기법. 2. Earl Miller에 의해 발전
압박 기법 (HVLA)	*빠른 속도/작은 진폭의 기법(High-velocity/low-amplitude; HVLA) 참조.*
토글 기법 (Toggle technique)	압박력과 전단력(shearing force)을 사용하는 짧은 지렛대 기법(short lever technique).
견인 기법 (traction technique)	높은 또는 낮은 진폭의 과정 지속적 또는 간헐적 힘으로 부위가 세로축을 따라 신장되거나 구분된다.
v-spread	봉합 갭핑(sutural gapping)을 성취하기 위해 두개골 직경을 가로지르는 힘을 사용하는 기법
복부 기법	*내장 도수교정 참조.*
내장 도수교정 (visceral manipulation; VIS)	생리학적 기능을 향상시키기 위해 내장에 직접 적용하는 진단과 치료 시스템. 일반적으로, 내장(viscera)은 그것들의 근막 접합부를 향해 근막 균형점으로 움직여진다. 복부기법 참조.

[1] Education Council on Osteopathic Principles. Glossary of osteopathic terminology. In: Ward RC, ed. *Foundations for Osteopathic Medicine.* 2nd ed. Baltimore, MD: Lippincott, Williams & Wilkins; 2002:881–907.

[2] Owens C. *An Endocrine Interpretation of Chapman's Reflexes* (reprint). Indianapolis, IN: American Academy of Osteopathy; 1963.

[3] Lippincott R. Chapman's reflexes. *The Osteopathic Profession.* 1946; May:18–22.

[4] Galbreath WO. Acute otitis media, including its postural and manipulative treatment. *J Am Osteopath Assoc.* 1929;28:377–379.

[5] Pratt-Herrington D. (2000) Galbreath technique: a manipulative treatment for otitis media revisited. *J Am Osteopath Assoc.* 2000;100:635–639.

[6] Knebl JA, Shores JH, Gamber RG, Gray WT, Herron KM. Improving functional ability in the elderly via the Spencer technique, an osteopathic manipulative treatment: a randomized, controlled trial. *J Am Osteopath Assoc.* 2002;102:387–396. www.jaoa.org/cgi/reprint/102/7/387. Accessed December 3, 2013.

글상자 4-6 정골의학적 기법의 유형

- ***직접적 방식 기법:*** 제한점에 작용하고 활성화 힘은 동작을 재건하기 위해 제한점을 지나치도록 적용된다.
- ***간접적 방식 기법:*** 제한점에서 제한점을 소멸시키는 다양한 생리학적 기전들에 특정 부위(균형점) 방향으로의 움직임이 요구된다.
- ***과장 방식 기법:*** 자유로운 방향으로 균형점을 지나 동작이 소실된 반대방향의 정상 생리학적 제한선까지 움직이며 그 지점에 활성화 힘이 적용된다.
- ***생리학적 반응 방식 기법:*** 이 기법은 조직이 생리학적으로 미리 지정된 방향으로 움직이는 상황이 만들어 지도록 계획된 조심스러운 환자의 자세와 움직임에 의해 결정된다.

글상자 4-7 정골의학적 활성화 힘의 유형

- ***빠른 속도 작은 진폭 (HVLA):*** 트러스트(Thrust)
- ***느린 속도 중간 진폭 (LVMA):*** 탄성 또는 가동술
- ***근에너지 기법 (MET):*** 등척성 수축 후 이완, 상호억제 또는 빠른 리듬적 저항성 당김.
- ***호흡 협조 또는 힘:*** 흡기는 척추의 커브를 곧게 하고 사지를 외회전; 호기는 척추의 커브를 두드러지게 하며 사지를 내회전.
- ***내재하는 힘:*** 신체가 균형과 항상성을 유지하려는 힘
- ***환자 협조 반사 활동:*** 눈의 움직임과 특정 방향 또는 시간에 다른 특정 근육들의 활성화

"근막 풀림 (myofascial unwinding)"으로도 불리는 이러한 형태의 *근막이완술(MFR)* (14장 참조)은 *결합된 방식의 기법* 분류에 가장 적합하다. 이 방식들은 글상자 4-6에 정리되어 있다.

치료방식이 결정되면 여러 가지 가능한 활성화 힘이 제공될 수 있다. 활성화 힘[25]은 다음을 포함한다: **빠른 속도의 작은 진폭**(HVLA) 또는 트러스트(thrust)[64]; **느린 속도, 중간의 진폭**(LVMA, 탄성 또는 가동술)[65]; 환자 도움 **근에너지 기법**(MET) (특히 등척성 수축 후 이완, 상호억제, 또는 빠른 리듬적 저항 당김)[66]; **호흡협조 또는 힘**(흡기 시 척추 커브는 곧아지고 사지(extremities)는 외회전; 호기 시 척추커브는 두드러지게 되며 사지는 내회전); 신체가 균형과 항상성을 유지하려는 **내재적 힘**; **환자 협조 반사 활동**(눈의 움직임들과 특정 방향 또는 특정 시간에 다른 특정 근육들의 활성화). 이러한 방법들은 글상자 4-7에 정리되어 있다.

하나의 방식과 활성화 힘 한쌍이 기법을 만들어낸다; 이러한 기법들의 분류는 광범위한 정골의학적 치료 자료를 만들어 냈다(표 4-18). ***"정골의학 용어 사전(Glossary of Osteopathic Terminology)"***[25]에서 찾을 수 있는 정골의학적 명명법을 이해하는 것은 근거에 기초한 문헌들을 읽을 때 유용하다.

표 4-18 정골의학 용어와 다른 분야들에서 사용되는 용어의 비교

정골의학적 명칭	동등함 또는 다름	다른 전문가들의 명칭
OMT = 정골의학적 도수교정 치료 (Osteopathic manipulative treatment)	다름	OMT = 정골의학적 도수 치료 (Orthopedic manual therapy)
정골의학 (Osteopathic medicine)	다음	도수의학 (Manual medicine)
역좌상 (Counterstrain)	같음	좌상-역좌상(strain-counterstrain); 굽힘과 유지
빠른 속도, 적은 진폭 (High-velocity, low-amplitude; HVLA)	같음	트러스트(Thrust); 충격을 동반하는 가동술
두개 부위에서의 정골요법 (Osteopathy in the cranial field)	다양	두개 치료(cranial therapy)
도수교정 (Manipulation) (미국)	항상 그렇지는 않음	도수교정 (Manipulation) (유럽)
DO (미국) = 정골요법 의사와 동등한 DO (미국) = 정골의학 의사	다름	DO (국제적) = 정골요법 자격 취득자

문서화된 임상적 정골의학 도수교정 결과 예들 (Examples of Documented Clinical Osteopathic Manipulative Medicine Outcomes)

OMM은 *임상가가 증상만 치료하는 것이 아니라,* 사람을 치료하기 위한 목적으로 통합되었으며 이는 ***미국 정골의학 협회(American Osteopathic Association)***가 항상 강조하는 바이다. 최근의 연구들의 설계는 측정과 질병 또는 증상 치료의 결과를 강조한다. 물리치료와 같이 이러한 연구에 주안점은 환자의 독특한 요소들을 근거로 각각 다른 치료법에 적용을 통해 "건강을 추구하는" 정골의학 전문가들의 연구 설계를 어렵게 만든다(3장 참조).

특성의 감별 (DIFFERENTIATING CHARACTERISTICS)

경계 차이 (Semantic Distinction)

"도수교정"은 "손에 힘을 통한 치료적 접근"에 사용을 나타내는 의학에서의 포괄적 단어이다.[2] **도수치료(manual therapy)**와 대조적으로 **도수교정 치료(manipulative treatment)**는 치료사의 적용 기법보다는 의사의 적용 "치료"로서 경계의 차이를 만들기 위한 하나의 시도이다. 2장에서 묘사된 것과 같이 몇몇 집단에서는 "도수교정"이 빠른 속도의 압박 기법 용어로 사용되지만 다른 집단에서는 이 용어가 치료적 중재를 위해 손을 사용하는 모든 방식에 대한 총체적인 용어로 사용된다. 카이로프랙틱 종사자들(chiropractic prefession)은 도수교정 기법들(manipulative techniques)을 "카이로프랙틱 조정(chiropractic adjustments)"으로 표현하는데 이는 *chiropraxis*을 설립한 *chiropraktikers*으로 알려진 독일의 의사들에 의해 수행되는 도수 의학 기법에서는 적절할 수 있다.

OMT를 사용하는 미국의 정골의학 의사들은 그들이 제공한 도수기법의 필수적인 부분인 치료 목표들에 대해서 특정한 명명법을 통해 정골의학적 원리들와 실무(osteopathic principles and practices; OPP)를 전달하고자 하였다. 물리치료사에 의해 제공되는 역좌상 기법과 정골의학 의사들이 같은 기법으로 제공하는 OMT 사이에 차이점은 질병의 진단과 병리학을 포함할 수 있는 의사 수준에 감별진단에 있다.

미국에서는 다른 전문 교육과 학위를 가진 임상가들에 의한 도수치료 제공의 차이들은 코딩 무대(coding arena)로 확장된다. 그러므로 CPT 문헌에서는 카이로프랙터들에 의해 수행되는 조정 또는 물리치료사들에 의해 수행되는 OMPT와 의사들(MD or DO)에 의해 수행되는 OMT를 구별하는 다른 청구 코드를 찾아볼 수 있다.

치료들의 명명과 정골의학 임상가들 (미국과 국제적인) 〔Naming of Treatments and Osteopathic Practitioners (U.S. and International)〕

미국에서는 정골의학 실무, 정골의학적 의학, 그리고 정골의학적 수술이 ***미국 정골의학 협회(american Osteopathic Association)***로부터 인정받은 정골의학 대학을 졸업한 정골의학 의사들과 외과의들로 제한된다. 미국의 DO 학위는 "정골요법 의사(doctor of osteopathy)" 또는 정골의학 의사(doctor of osteopathic medicine)"와 동일한 명칭을 나타낸다. 법으로 다른 자격증 또는 다른 학교에서는 모든 주(state)에서 이러한 업무를 수행할 수 없으며, 미국에서 훈련받고 정골의학 의사 과정을 졸업한 경우에만 법적으로 그들이 "정골의학" 실무를 한다고 광고할 수 있다 (비록 그들이 정골의학적 철학과 접근의 적용과 기초에 대한 모든 지식을 가지고 있다고 할지라도).

미국의 정골의학 학교들은 과거에 어떤 교육을 받았는지와 상관없이 모든 박사학위 이전의 학생들에게 교육과정을 통해 촉진과 체성 기능이상 치료에 대한 핵심 기술들과 정골의학적 관점을 통합시킨다. 레지던트 과정과 면허 훈련과정에서 정골의학 원리들과 실무 교육은 적절한 핵심 원리들과 연수는 지속된다.

국제적으로 정골의학적 방식으로 치료하고자 하는 의사들은 우선 도수 의학 기술들에 대한 핵심 대학원 교육을 마쳐야 하며 그 다음 독서와 정골의학 동료들과의 전문적 상호작용을 통해 발전적 관점에 OPP 기술을 습득해야 한다. 제한된 국가들에서는 도수/근골격계 의학 의사(MD)들이 공식적인 대학 학위 프로그램(영국) 또는 확장된 대학원 과목(독일)을 통해 정식적인 교육을 받을 수 있으며, 정골의학적 접근을 채택하기도 한다. 게다가, 근거에 입각한 정골의학적 요소들은 신체의학(physical medicine), 재활(rehabilitation), 근골격계의학(musculoskeletal medicine), 또는 정골의학(orthopaedic medicine)과 같은 임상 분야에서의 근골격계 이상 치료를 위한 다양한 전문의사 알고리즘으로 통합되어 왔다.

국제적으로 도수의학에 대한 정규 교육을 받은 의사들(MD)은 그들의 전공에서 정골의학적 접근을 경험했을 수도 또는 경험하지 못했을 수도 있다. 미국 외에 많은 나라들에서 의사가 아니 사람들이 정골의학적 철학과 도수기법에 대해 공부하여 미국에서의 D.O. 학위가 아닌 "정골의학 자격증"을 인정받을 수 있다. "의사(doctor)"와 "유자격자(diplomate)"를 같은 문자로 사용하는 것은 대중과 입법자들에게 혼돈을 줄 수 있다. 이는 특히 캐나다에서 그러한데 이곳에서는 미국 시스템 또는 미국 시스템과 다른 교육을 받은 정골의학 의사들이 공존한다. 교육과 명칭의 가변성은 이러한 문제에 대하여 합의된 문서를 공표하기 위해 ***정골의학 국제 연맹(Osteopathic International Alliance)***에 ***형성, 세계 보건기구(World Health Organization)***와 협의를 촉발시켰다.

오늘날 정골의학에서 정골의학적 도수교정 의학의 역할
(The Role of Osteopathic Manipulative Medicine in Osteopathic Medicine Today)

이 장에서 정골의학적 기법의 예는 임상적으로 의미 있는 것으로 촉진되고 생각되어진 하나의 체성 기능이상을 바로잡기 위해 어떻게 일반적 원리를 정확하게 적용하는가를 보여준다. 이러한 그리고 다른 도수 기법들은 매우 다양한 문제점을 가진 환자들에 완벽한 관리를 위해 가치 있는 부가적 도구로써 상용되고 통합될 수 있다. 이러한 기법들이 통증을 감소시키고 신경근골격계의 기능을 향상시킬 뿐만 아니라, 특정 자가 회복 기전을 뒷받침하는 역할을 할 수 있다는 것이 드러났다.

통합된 정골의학적 치료 요법은 위험대 이득에 치료적 비율의 맥락안에서 가장 일반적으로 처방된다. 촉진적 진단을 추가적으로 교육받고 임상적 맥락과 수반하는 개체요인, 그리고 가능한 접근 범위 전체를 근거로 치료 요법을 결정할 수 있는 의사들에 의해서 환자에 치료를(또는 심지어 금지된) 위한 부속적 또는 주된 방법으로 고려된다. 이러한 폭넓은 교육은 또한 체성 기능이상을 제거하기 위해 통합된 요법들과 안전하고 효과적으로 도수 기법을 수행하기 위해 필요한 기술들로 확장된다.

치료적 계획 형태, 선택된 목표, 그리고 그러한 목표를 성취하기 위해 선택된 치료 기법은 담당 의사의 과학, 철학, 기법의 한 부분이며 그들이 수행하는 임상적 전문 분야에 일부이다. 정골의학적 접근을 위한 정골의학적 철학은 정의에 의한 필수적 그리고 중심적 구성요소인 반면 정골의학적 도수교정 치료의 적용은 가장 외적이고 눈에 보이는 적용의 방식이다.

임상 사례 (CLINICAL CASE)

현재 병력 (History of Present Illness)

45세의 농부는 3년간 지속된 만성 허리 통증으로 병원에 내원했다. 그는 통증이 심하고 지속적이며 오른쪽으로 끊임없이 나타나며, 급성 악화 시기에는 오른쪽 고관절과 서혜부(groin)에서 시작하여 다리 뒤쪽으로 무릎 바로 위까지 통증이 내려왔다고 말했다. 오랜시간 걷거나 서 있을 때 가장 심한 증상들이 나타났으며 최근 몇 주 동안 지속되었다; 그는 25파운드 이상의 무게를 들 때 증상이 악화되었다. 그의 허리는 상태가 좋은 날에 조차 누운 후에 오랜 시간이 지나야 완전히 긴장이 풀렸다.

통증은 작은 건초 더미를 정면으로 들어 옮긴 이후 시작되었다. 그는 보이지 않는 움푹 패인 곳에 발을 딛다가 발이 걸려 넘어졌었다. 다음날 그는 모든 증상들을 인지했으며 그 상태가 여러 달 동안 지속되었다. 그 기간 동안 그는 800mg 소염제(ibuprofen)로 약간의 통증 완화를 할 수 있었다.

그 후 3년간 그는 일년마다 3개~4개의 심한 방사통의 재발로 인해 여러 의사들에게 진료를 받았다. 근전도 검사, 방사선 촬영, 자기공명영상 검사에서 음성이었으며 반사의 변화와 근육검사에서 비특이성(nonspecific), 비방사성(nonradicular) 패턴의 약화도 없었다. 이 기간 동안 그는 구체적인 진단 없이 지내야 했다. 그는 농장에서 일을 할 수 없었으며 의사들이 그가 "꾀병" 또는 게으르게 생각하는 것 같다는 느낌을 받았었다. 그는 더 우울해졌으며 이는 인간관계를 경직시켰다.

과거력, 사회력 (Past Medical History, Social History)

환자는 담배 또는 불법적인 약(illicit drug)의 사용에 대해 부인하였다. 그의 근골격계 외에 대한 검토는 진단에 도움이 되지 않았다.

구조적 관찰 (Structural Observation)

빈약한 백인 남성이다. 체성 기능이상은 감소된 요추전만(lumbar lordosis)을 포함했다.

신경학적 평가 (Neurological Assessment)

심부건 반사(Deep tendon reflexes), 병적 반사(pathologic reflexes), 하지직거상 검사(straight leg-raising test), Lloyd's kidney punch, Chapman's 반사검사에서 음성

움직임 검사 (Mobility Testing)

굴곡 검사와 장골릉선 높이는 "짧은 다리 증후군(short leg syndrome)"을 암시했다. Zink[67]에 일반적인 보상 패턴은 요추골반 접합부에 의해 침해되었고 골반저부(pelvic floor)는 뻑뻑했다.

특수검사 (Special Tests)

우측 Trendelenburg 검사에서 의심스러운 결과가 나왔다.

촉진 (Palpation)

촉진에서 좌측 장골근(iliacus)에 압통점(tender point), 우측 장골요부와 후방 천장인대(sacroiliac ligament)에 압통, 우측 천골 비틀림, 우측 이상근(piriformis)에 압통과 과긴장(hypertonicity)가 확인되었다.

중재 (Intervention)

우측 천골의 비틀림에 대해서 탄성 기법(springing technique), 이상근과 장골근에 압통점에 대해서 역좌상 기법, 흉요추(thoracolumbar) 부위에서 천골(scaral) 부위까지의 관절 부위에 대해서 간접적으로 안정된 인대의 긴장이 치료로써 제공되었다. 근막 패턴은 대칭 방향으로의 HVLA로 치료되었으며 복부(abdominal)와 골반(pelvic) 횡격막(diaphragm)은 간접적 근막이완과 직접적 근막이완 순으로 치료되었다. 치료 후 OMT 장골릉선 높이와 굴곡 검사는 정상이었다. 그는 물을 많이 마시고, 필요 시 약을 아세트아미노펜(acetaminophen)으로 바꾸며, 다음 방문까지 점프 또는 들어올리는 동작을 피하도록 교육 받았고, 일주일 후에 재방문 하도록 지시받았다.

재방문에서 그는 급성 통증과 지속되는 통증이 거의 4일간 감소하였으나 그 후에 지속되는 통증이 약간 재발했었다고 보고했다. 천골의 뒤틀림(원래 상태의 거의 40%)과 이상근 기능이상이 다시 나타났으며, OMT로 다시 치료받았다. 2주 후에 그가 재방문했을 때는 증상과 통증의 재발이 없었다. 그는 한 달 후 예약을 잡고 만일 통증이 없으면 취소할 것을 권유받았다 한 달 후 그는 통증이 없으며 집에서 기능적 활동을 완벽히 수행할 수 있다고 전화보고 하였다.

1. 왜 이러한 환자의 치료 시 관절과 근막에 대한 치료의 조합이 중요한가? 이 환자를 치료할 때 당신은 어떠한 치료기법들을 먼저 사용하겠는가? 근막 연부조직 기법인가? 아니면 관절의 이동성을 강화하기 위한 기법인가?

2. 천골의 뒤들림증후군(sacral shear syndrome)을 설명하라. 병인과 임상적 특징, OMT 관리 기법들에 대해 간단히 논하라.

이 장에서 나오는 그림과 설명을 사용하여 이 환자에게 사용되었던 기법을 당신의 파트너에게 수행하시오.

따라하기 (HANDS-ON)

파트너와 함께 실습실에서 다음의 활동을 수행하시오.

1

다음에 나오는 특징들을 확인하기 위해 흉요추 척추 주변 체성조직들과 골성 구조들에 대한 일반적인 촉진적 진단 과정을 수행하시오:

a. 민감도 (압통)
b. 조직의 질감 변화
c. 비대칭
d. 관절가동범위에 제한/변화

2

다음에 나오는 부위에서 체성 조직과 골성 조직 구조에 대한 특정한 촉진적 진단 과정을 수행하시오:

a 발목
b. 천골
c. 중간 흉추유닛
d. 일반적인 경추유닛
e. 후두유돌봉합 (Occipitomastoid suture)

3

파트너에게 다음에 나오는 정골의학적 도수교정 치료 기법을 수행하시오:

a. 직접적 방식: 눈경부성 반사를 만드는 등척성 수축후 이완 근에너지 활성화 힘 〔예: 두후환추관절(occipitoatlantal joint)〕
b. 직접적 방식: 빠른 속도 작은 진폭에 활성화 힘 (예: 요추유닛)
c. 직접적 방식: 억제, 스트레칭-주무르기, 직접적 근막 이완을 동원하거나 하지 않은 체성 조직 활성화 힘 〔예: 요방형근(quadratus lumborum)〕
d. 결합된 방식(Still 기법); 가동술 활성화 힘 〔예: 손목관절(radiocarpal joint)〕
e. 간접적 방식: 호흡 이완 향상 기법을 동반하는 근막의 이완 내재 활성화 힘
f. 간접적 방식: 균형잡힌 인대질 긴장에 내재하는 활성화 힘 〔예: 거종관절(talocalcaneal joint)〕
g. 간접적 방식: 역좌상 기법 〔예: 흉쇄유돌점들(sternocleidomastoid points)〕

참고 문헌 (REFERENCES)

1. Gevitz N. *The DOs: Osteopathic Medicine in America*. 2nd ed. Baltimore, MD: Johns Hopkins University Press; 2004.
2. Radcliffe C. *Diseases of the Spine and of the Nerves*. Philadelphia, PA: Henry C. Lea; 1871:58-70.
3. Gevitz N. *The DOs: Osteopathic Medicine in America*. Baltimore, MD: Johns Hopkins University Press; 1982.
4. Still AT. *Philosophy of Osteopathy*. Kirksville, MO: American Academy of Osteopathy; 1899:27-28.
5. Still AT. *Autobiography of Andrew T. Still, with a History of the Discovery and development of the Science of Osteopathy, Together with an Account of the Founding of the American School of Osteopathy*. Kirksville, MO: Author; 1897.
6. Still AT. *Osteopathy, Research and Practice*. Kirksville, MO: Journal Printing Co; 1910.
7. VanBuskirk R. *Applications of a Rediscovered Technique of Andrew Taylor Still*. 2nd ed. Indianapolis IN: American Academy of Osteopathy; 1999.
8. Smith W. Skiagraphy and the circulation. *J Osteopathy*. 1899;3:356-378.
9. Denslow JS, Hassett CC. The central excitatory state associated with postural abnormalities. *J Neurophysiol.* 1942;5:393-402.
10. Peterson B, ed. *The Collected Papers of Irvin M. Korr.* Colorado Springs, CO: Academy of Osteopathy; 1979.
11. Denslow JS, Korr IM, Krems AD. Quantitative studies of chronic facilitation in human motoneuron pools. *Am J Physiol.* 1947;50:229-238.
12. Korr IM, ed. *The Neurobiological Mechanisms in Manipulative Therapy*. 3rd ed. New York, NY: Plenum Press; 1978.
13. Peterson B, ed. *Postural Balance and Imbalance. 1983 AAO Yearbook*. Newark, OH: American Academy of Osteopathy Press; 1983.
14. Dodd JG, Good MM, Nguyen TL, et al. In vitro biophysical strain model for understanding mechanisms of osteopathic manipulative treatment. *J Am Osteopath Assoc.* 2006;106:157-166.
15. Salamon E, Zhu W, Stefano GB. Nitric oxide as a possible mechanism for understanding the therapeutic effects of osteopathic manipulative medicine (review). *Int J Mol Cell Med*. 2004;14:443-449.
16. Kuchera WA, Kuchera ML. *Osteopathic Principles in Practice.* 2nd ed. Columbus, OH: Greyden Press; 1994.
17. Truhlar RE. *Doctor A.T. Still in the Living: His Concepts and Principles of Health and Disease*. Cleveland, OH: Author; 1950:123.
18. Still AT. *Philosophy of Osteopathy*. Colorado Springs, CO: American Academy of Osteopathy; 1977. http://www.interlinea.org/atstill/eBookPhilosophy-ofOsteopathy_V2.0.pdf. A
19. Special Committee on Osteopathic Principles and Osteopathic Technic, Kirksville College of Osteopathy and Surgery. Interpretation of the osteopathic concept prepared by committee at Kirksville. *J Osteopath*. 1953;60:7-10.
20. Vleeming A, Snijders CJ, Stoeckart R, Mens JMA. The role of the sacroiliac joints in coupling between spine, pelvis, legs and arms. In: Vleeming A, Mooney V, Snijders CJ, Dorman TA, Stoeckart R, eds. *Movement, Stability and Low Back Pain: The Essential Role of the Pelvis*. New York, NY: Churchill-Livingstone; 1997:53-71.
21. Education Council on Osteopathic Principles. Glossary of osteopathic terminology. In: Ward RC, ed. *Foundations for Osteopathic Medicine.* 2nd ed. Baltimore, MD: Lippincott, Williams & Wilkins; 2003.
22. World Health Organization. *International Classification of Diseases, 9th revision, Clinical Modification* (ICD-9-CM). 3rd ed. Geneva, Switzerland: World Health Organization; 1979.

23. Gilliar WG, Kuchera ML, Giulianetti DA. Neurologic basis of manual medicine. *Phys Med Rehabil Clin N Am*. 1996;7:693-714.
24. Sleszynski SL, Glonek T, Kuchera WA. Standardized medical record: a new outpatient osteopathic SOAP note form: validation of a standardized office form against physician's progress notes. *J Am Osteopath Assoc*. 1999;99(10):516-529.
25. Education Council on Osteopathic Principles. Glossary of osteopathic terminology. In: Ward RC, ed. *Foundations for Osteopathic Medicine*. 2nd ed. Baltimore, MD: Lippincott, Williams & Wilkins; 2002.
26. Mitchell F Jr. The training and measurement of sensory literacy in relation to osteopathic structural and palpatory diagnosis. *J Am Osteopath Assoc*. 1976;75:881.
27. Steele KM. Treatment of the acutely ill hospitalized patient. In: Ward RC, ed. *Foundations for Osteopathic Medicine*. Baltimore, MD: Williams & Wilkins; 1997:1037-1048.
28. Beal MC. Viscerosomatic reflexes: a review. *J Am Osteopath Assoc*. 1985;85:53-68.
29. Smith LA, ed. *An Atlas of Pain Patterns: Sites and Behavior of Pain in Certain Common Disease of the Upper Abdomen*. Springfield, IL: CC Thomas; 1961.
30. Patriquin DA. Viscerosomatic reflexes. In: Patterson MM, Howell JN, eds. *The Central Connection: Somatovisceral/Viscerosomatic Interaction. 1989 International Symposium*. Athens, OH: American Academy of Osteopathy; 1992;4-18.
31. Wyke BD. The neurologic basis of thoracic spinal pain. *Rheum Phys Med*. 1970;10:356.
32. Greenman PE. *Principles of Manual Medicine*. 2nd ed. Baltimore, MD: Williams & Wilkins; 1996:18-36.
33. Travell JG, Simons DG. *Myofascial Pain and Dysfunction: The Trigger Point Manual*. Vol. 2. Baltimore, MD: Williams & Wilkins; 1992.
34. Simons DG, Travell JG, Simons LS. *Travell and Simons' Myofascial Pain and Dysfunction: The Trigger Point Manual*. Vol. 1. *Upper Half of Body*. Baltimore, MD: Lippincott, Williams & Wilkins; 1999.
35. Jones L, Kusunose R, Goering E. *Jones' Strain–Counterstrain*. Jones Strain-Counterstrain. Philadelphia, PA: American Academy of Osteopathy; 1995.
36. Owens C. *An Endocrine Interpretation of Chapman's Reflexes* (reprint). Indianapolis, IN: American Academy of Osteopathy; 1963.
37. Fryette HH. Physiologic movements of the spine. *JAOA*. 1917;18:1-2.
38. Kuchera ML. Diagnosis and treatment of gravitational strain pathophysiology: research and clinical correlates (part I and II). In: Vleeming A, ed. *Low Back Pain: The Integrated Function of the Lumbar Spine and Sacroiliac Joints*. Proceedings of the 2nd Interdisciplinary World Congress, November 9-11, 1995: San Diego, CA: University of California; 1995:659-693.
39. Kuchera ML. Applying osteopathic principles to formulate treatment for patient with chronic pain. *J Am Osteop Assoc*. 2007;107:ES28-ES38.
40. Kappler RE. Cervical spine. In: Ward RC, ed. *Foundations for Osteopathic Medicine* Baltimore, MD: Williams &Wilkins ; 1997:541-546.
41. Jaeger B. Are "cervicogenic" headaches due to myofascial pain and cervical spine dysfunction? *Cephalalgia*. 1989;9(suppl 3):157-164.
42. Kapandji IA. *The Physiology of Joints*. New York, NY: Churchill-Livingstone; 1970.
43. Kelso AF. A double-blind clinical study of osteopathic findings in hospital patients–progress report. *J Am Osteopath Assoc*. 1971;70:570-592.
44. D'Alonzo GE, Krachman SL. Respiratory system. In: Ward RC, ed. *Foundations for Osteopathic Medicine*. Baltimore, MD: Williams & Wilkins; 1997:441-458.
45. Paterson JK, Burn L. *An Introduction to Medical Manipulation*. Lancaster, UK: MTP Press; 1985:77.
46. Maigne R. Manipulation of the spine. In: Basmajian JV, ed. *Manipulation, Traction and Massage*. 3rd ed. Baltimore, MD: Williams & Wilkins; 1985:99.
47. Olesen J. Classification and diagnostic criteria for headache disorders, cranial neuralgias and facial pain. *Cephalalgia*. 1988;8(suppl 7):1-96.
48. Upton AR, McComas AJ. The double crush in nerve entrapment syndromes. *Lancet*. 1973;ii:359-362.
49. Kuchera ML. Gravitational stress, musculoligamentous strain, and postural alignment. *Spine: State of the Art Review*. 1995;9:46-490.
50. Kuchera ML, Kuchera WA. Postural considerations in coronal and horizontal planes. In: Ward RC, ed. *Foundations for Osteopathic Medicine*. Baltimore, MD: Williams &Wilkins; 1997:983-997.
51. Good MG. Diagnosis and treatment of sciatic pain. *Lancet*. 1942;ii:597-598.
52. Lewit K. Muscular pattern in thoraco-lumbar lesions. *Manual Med*. 1986;2:105-107.
53. Kimberly P, Funk SF, eds. *Outline of Osteopathic Manipulative Procedures: The Kimberly Manual*. Millennium ed. Marceline, MO: Walsworth; 2000.
54. Fortin JD, Falco FJE. The Fortin finger test: an indicator of sacroiliac pain. *Am J Orthop*. 1997;24:477-480.
55. Strachan WF. A study of the mechanics of the sacroiliac joint. *J Am Osteopath Assoc*. 1938;43:576-578.
56. Walton WJ. Osteopathic diagnosis and technique. In: *Sacroiliac Diagnosis*. St. Louis, MO: Matthews Book Co;1966:187-197. (Reprinted in 1970 and distributed by the American Academy of Osteopathy, Indianapolis, IN.)
57. Mitchell FL. Structural pelvic function. In: 1965 *American Academy of Osteopathy Yearbook. Vol 2*. Indianapolis, IN: American Academy of Osteopathy; 1965.
58. Magoun HI. *Osteopathy in the Cranial Field*. Indianapolis, IN: The Cranial Academy; 1976.
59. Heinking KP, Kappler RE. Pelvis and sacrum. In: Ward RC, ed. *Foundations for Osteopathic Medicine*. 2nd ed. Baltimore, MD: Lippincott, Williams &Wilkins; 2002:762-783.
60. Heinking K, Jones J, Kappler R. Pelvis and sacrum In: Ward RC, *Foundations for Osteopathic Medicine*. Baltimore, MD: Williams & Wilkins; 1997.
61. World Health Organization. Benchmarks for Training in Traditional/Complementary and Alternative Medicine and Benchmarks for Training in Osteopathy. Geneva, Switzerland: WHO Press; 2010.
62. Carey TS, Motyka TM, Garrett JM, Keller RB. Do osteopathic physicians differ in patient interaction from allopathic physicians? An empirically derived approach. *JAOA*. 2003;103:313-318.
63. Kimberly PE. Formulating a prescription for osteopathic manipulative treatment. *J Am Osteopath Assoc*. 1980;79:506-513.
64. Kappler RE, Jones JM. Thrust (high-velocity/low-amplitude) techniques. In: Ward RC. *Foundations for Osteopathic Medicine*. 2nd ed. Baltimore, MD: Lippincott, Williams & Wilkins; 2002:852-880.
65. Patriquin DA, Jones JM. Articulatory techniques. In: Ward, RC. *Foundations for osteopathic medicine*. 2nd ed. Baltimore, MD: Lippincott, Williams & Wilkins; 2002:834-851.
66. Ehrenfeuchter WC, Sandhouse M. In: Ward RC. *Foundations for Osteopathic Medicine*. 2nd ed. Baltimore, MD: Lippincott, Williams & Wilkins ; 2002: 881-907.
67. Zink JG, Lawson WB. An osteopathic structural examination and functional interpretation of the soma. *Osteopathic Ann*. 1979;7:433-440.

CHAPTER 5

Cyriax 접근법

The Cyriax Approach

Russell Woodman, PT, MS, DPT, FSOM, OCS, MCTA

역자 : 김승준

5장 목적

이 장의 결론을 통해, 독자는 다음과 같은 것을 할 수 있을 것이다:

- 정형도수치료에 대한 Cyriax 접근법에서 사용된 3가지 기본 중재 전략을 인용하시오.
- 각 중재가 가장 적절한 시기인지 그리고 각각의 사용되는 기법이 합당하게 제공되었는지 확인하시오.
- 연관통 본질과 압박된 구조물에 따라 증상이 어떻게 변하는 지를 이해하시오.
- 압박현상과 해리현상을 정의하시오.
- 주관적인 검사를 하는 동안 적절한 것으로 생각되는 질문을 열거하시오.
- 객관적인 검사의 주요 구성 요소를 열거하시오.
- 선택적 조직 긴장(selective tissue tension) 검사와 이 검사를 구성하는 3가지 주요 구성 요소를 정의하시오.
- STT 검사에 대한 4가지 가능한 반응과 각각의 의미하는 구조물을 설명하시오.
- 끝느낌을 정의하고 Cyriax에 의해 묘사된 주요한 끝느낌을 확인하시오.
- 관절낭(full articular)과 비관절낭(partial articular) 패턴을 정의하고 어떻게 각각 진단에 사용되는지 설명하시오.
- 검진하는 동안 촉진의 목적과 가치 기준을 설명하시오.
- 환자의 증상이 있는 특정 연부조직 병변을 결정하는 데 사용할 수 있는 5가지 질문을 나열하시오.

역사적인 배경 (HISTORICAL PERSPECTIVES)

James Cyriax(1904-1985)는 두 의사 Edgar와 Annyuta Kellgren 아들로 영국, 런던에서 태어났다. Cyriax는 Gonville에 있는 ***University College School***, Cambridge에 있는 ***Caius College*** 및 London의 ***St. Thomas Medical College***에 수학한 후 1928년에 정식 의사 자격을 취득했다. 그는 1929년 세인트 토마스 병원(St. Thomas Hospital)에서 치료를 시작했다. 그의 경력 초기, Cyriax는 정형외과적 수술 진단이 거의 전적으로 촉진 및 방사선학적 소견에 근거하여 상당히 정확한 것으로 나타난 걸 자주 관찰하였다. 반대로, 연부조직 병변의 진단은 의사에게 더 큰 도전을 제시하

는 것처럼 보였다. Cyriax는 정형외과의학의 분야에서 **건병증**(tendinosis), **인대성 염좌**(ligamentous sprains) 및 **관절낭염**(capsulitis)과 같은 손상의 진단을 위한 잘 발달된 시스템이 결여되어 있다고 결론지었다. 그 후 12년 동안, Cyriax는 비수술적, 연부조직 부위를 다루기 위해 고안된 검진 및 중재 시스템을 개발했다. Cyriax는 런던의 Wimpole 가에서 개업의로서 새로운 접근법 개발에 물리치료사와 협력했다. 처음부터 이 접근법의 주요 구성 요소는 특정 연부조직 병변의 감별을 돕기 위해 고안된 **선택적 조직 긴장**(selective tissue tension, STT)의 개념이었다. Cyriax의 중재 접근법은 주로 3 가지 유형의 비수술적방법 사용에 초점을 두었다. 이러한 중재방법은 **빠른 속도 트러스트**(high-velocity thrust), **심부마찰마사지**(deep friction massage), *견인*(traction), 그리고 *주사* 이다.

Cyriax는 이 3가지 방법 중 하나 또는 조합을 사용하여 대부분의 근골격계 손상의 전부는 아니지만, 효과적으로 관리될 수 있다고 믿었다.

중요 인용 (NOTABLE QUOTABLE)

"효과적인 치료를 위해서는 진단 상태에 대한 적절한 대책이 되어야 하며 이것은 물리치료사와 마찬가지로 의사의 관심사이며 의사와 물리치료사 간의 관계는 보완적이다. 두 사람 사이에서, 거의 모든 환자가 그들 사이에서 치유될 수 있다."

James Cyriax

철학적 틀 (PHILOSOPHICAL FRAMEWORK)

정형도수치료(OMPT)에 대한 Cyriax의 접근법은 모든 통증에 근원이 있다는 전제에 기반하여 접근한다. 검사자는 통증의 원인을 확인하고 그 원인을 효과적으로 치료할 수 있는 중재를 적용해야 한다. 정형도수치료에 대한 Cyriax 접근법은 환자의 증상을 나타내는 본질과 위치를 이해함으로써 병소를 확인하려는 이론적 체계에 기반을 두고 있다. 이 틀은 차후의 중재를 안내하는 결정적인 병리해부학적 감별 진단으로 이어진다. Cyriax 접근법의 주요 원리가 이제 설명될 것이다.

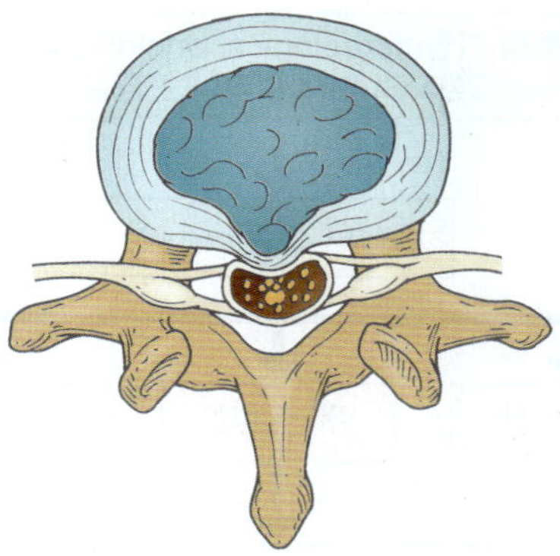

그림 5-1 요추추간판(허리원반) 탈출증(prolapse)은 *중추성 손상(central disorder)*으로, 이것은 중추성 통증을 유발하는 경막을 압박하고 있다.

연관통 (Referred Pain)

Cyriax는 중추 또는 양쪽 증상을 유발할 **중심부 손상**(central disorder)으로부터 연관된 통증이 발생할 수 있다고 주장했다. 중추성 손상은 척추관(spinal canal) 내 공간 점유 병변으로 정의된다. 종양 및 디스크 병변은 공간 점유 병변(space occupying lesions)의 예이다. Cyriax는 디스크가 척추에서 발생하는 역학적 통증의 가장 일반적인 개시자라고 믿었다. 또한 그는 척추 인대와 후관절(facet joints)이 잠재적인 소인이라 믿었다. Ombregt와 동료들[2]은 극상인대(가시끝인대)와 극간인대(가시사이인대)의 병변이 중심부 허리통증을 일으킬 가능성이 있고 장요인대(엉덩허리인대)가 편측성 허리와 서혜부(샅굴부위) 통증의 발병에 기여할 수 있음을 확인함으로써 이러한 믿음을 뒷받침했다. Dreyfuss 등은 흉추 후관절의 영향에 의해 유발된 통증의 패턴을 기술하였다. 후관절(facet joint)은 경추(목뼈)에 기인한 두통의 발병에 기여하는 것으로 나타났다(그림 5-2).[4]

적용을 위한 질문 (Questions for Reflection)

- 어떤 해부학적 구조가 증상의 연관통에 문제가 있는가?
- 관련된 구조가 환자 증상의 본질에 어떻게 영향을 미칠 수 있는가?
- 도수치료사는 경막초(경질막집), 경질막(dura mater), 척수(spinal cord), 신경근(신경뿌리), 신경간(신경줄기) 및 말초신경(peripheral nerve)의 압박을 어떻게 구별할 수 있는가?

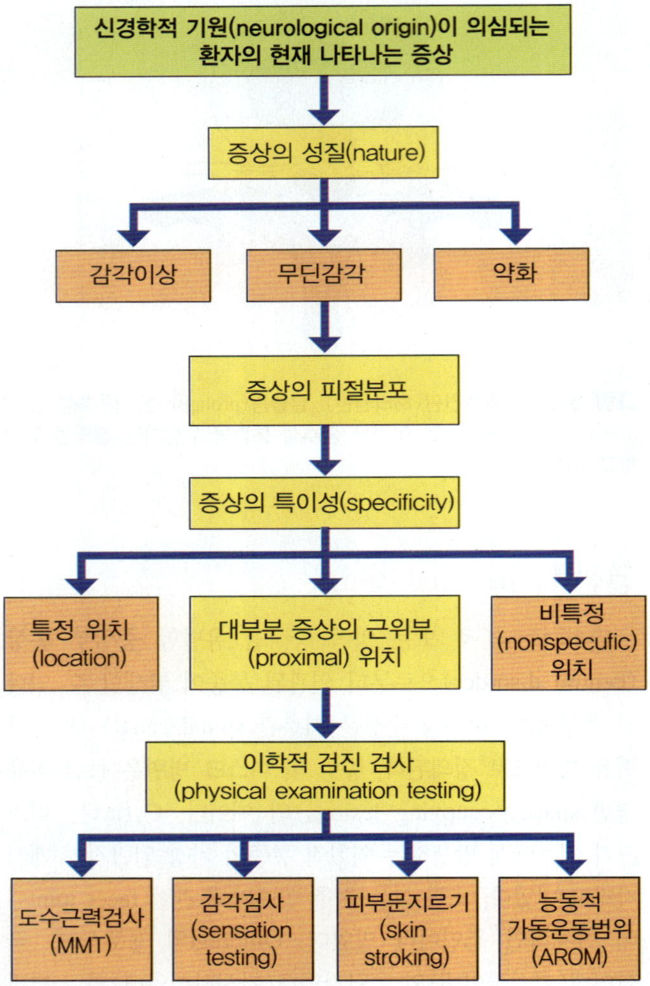

그림 5–2 압박(compression)에 대한 이차적인 신경학적 증상의 기원을 확인하기 위한 알고리즘.

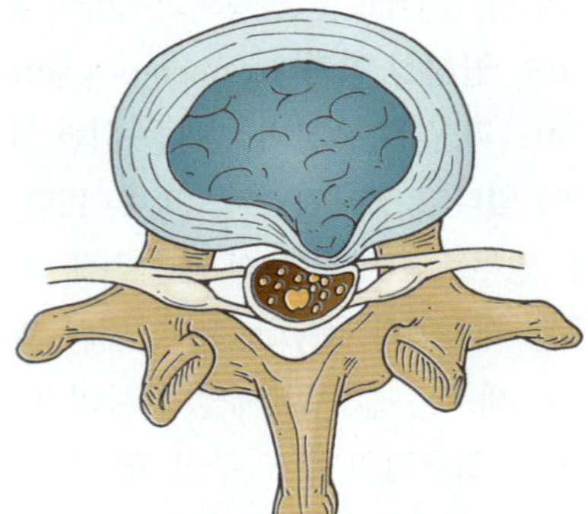

그림 5–3 오른쪽 경막을 압박하는 요추 수핵 디스크 병변(허리원반탈출, prolapse)은 오른쪽 허리에 통증이 발생한다.

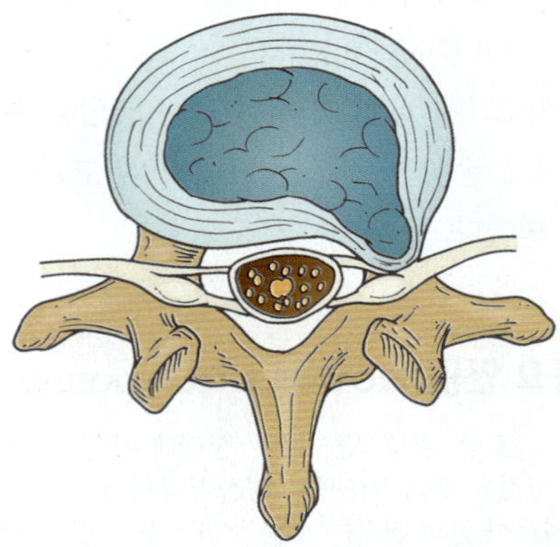

그림 5–4 요추 수핵 후외측 디스크병변(허리원반뒤쪽–가쪽탈출, prolapse)은 오른쪽 신경근 경막초(신경뿌리경질막)를 압박하여 편측성 우측 다리통증이 발생한다.

통증은 한쪽으로 분포시키고 중앙선을 넘어가지 않는다 (Pain Is Referred Unilaterally and Does Not Cross Midline)

가장 흔히 물리치료에서 보이는 개인들은 편측성인 통증을 가지고 있다. 이러한 증상이 척추 역학적 문제 (그림 5–3 및 5–4)의 결과일 수 있지만, 검사자는 환자가 상지 또는 하지 근골격계 부위 문제를 가질 가능성을 배제해야 한다.

Cyriax는 신체의 한 쪽 면에 있는 병변이 정중선을 가로 질러 신체의 반대쪽으로 연관통을 보낼 수 없다는 사실을 처음으로 공식적으로 인정한 사람 중 한 명이다. 따라서 편측성 증상을 가진 환자를 치료할 때 척추 또는 동측사지가 병리의 궤적으로 고려되어야 한다.

통증은 원위로 연관된다 (Pain Is Referred Distally)

연관통 패턴을 고려할 때, 증상은 일반적으로 근위부에서 원위부로 이동한다는 점에 유의해야 한다. 예를 들어, 어깨의 연부조직 문제에서 목을 향하는 근위부보다 팔의 원위부위로 연관통이 있다. 그러므로 환자가 어깨에 통증을 호소하는 경우, 검사자는 목과 어깨를 증상의 잠재적 원인으로부터 제거해야 한다.

대부분 조직 연관통의 분절은 그것의 발생학적 유래를 기반으로 한다. Cyriax는 이 이론을 아주 자세하게 제시했다.[5] 그림 5–5는 4주 된 배아를 보여준다. 배아의 사지는 **중배엽**에서 발생한다. 어깨관절주머니와 피부는 어깨가쪽을 덮고 손목의 요골경상돌기까지 뻗어 있으며 제 5경추 분절에서

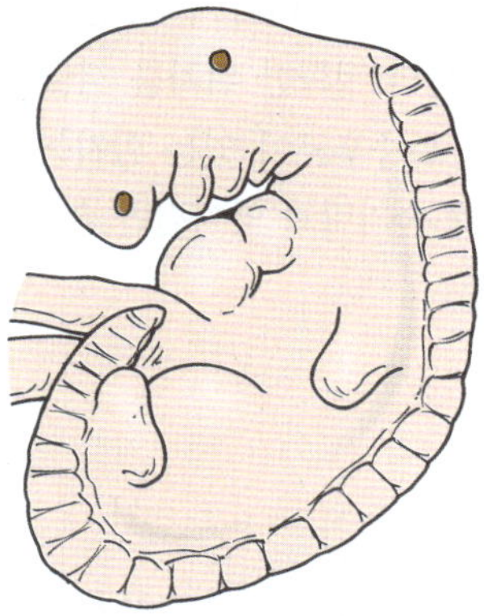

그림 5-5 4주 된 인간 배아. 배아의 사지는 중배엽에서 발생한다. 견관절낭(어깨관절주머니)과 피부는 어깨의 외측면(가쪽)을 덮고 손목의 요골경상돌기(노뼈붓돌기, radial styloid)까지 뻗어 있으며 제 5 경추(목뼈) 분절에서 발생한다. 따라서 어깨관절주머니의 손상은 손목의 외측면(가쪽)과 같이 먼 쪽으로 팔 내부의 연관통을 나타낼 수 있다.

발생한다. 손상이 클수록 더 연관통을 원위쪽으로 호소할 수 있다.

경막(경질막)은 분절외 통증을 전이시킨다 (The Dura Mater Refers Pain Extrasegmentally)

경막은 연관통이 발생학적 유래에 기반하지 않는 유일한 조직으로 믿어진다. *경막*은 하나 이상의 피부분절에 연관통을 나타낼 수 있다. 그러므로 경막은 **분절외**(extra-segmentally) 통증을 전이시킨다고 말한다. 이 현상에 대한 한 가지 설명은 경막의 앞면을 지배하는 연속적인 회귀성척추신경(sinuvertebral nerve)의 광범위한 중첩이다.[2] 예를 들어, 후방으로 돌출된 목디스크 병변은 경막의 앞쪽 부분을 압박하여 머리, 어깨 측면, 그리고 어깨 하각까지 미측으로 통증을 유발할 수 있다. 이러한 경우 증상은 일반적으로 원위부 팔까지 확장되지 않는다.

Cyriax는 또한 경막은 신장성에 민감하다고 언급했다. 정상적인 조건에서, 경막은 목 굴곡으로 두측으로 움직이고 슬관절(knee)굴곡과 고관절(hip) 신전(대퇴신경 긴장)을 결합 또는 하지직거상(좌골신경긴장)으로 미측으로 움직인다. 큰 디스크 병변과 같은 공간 점유 상태는 경막 움직임을 방해할 수 있다. 그러한 경우 대퇴 또는 좌골 신경(femoral or sciatic nerve)에 긴장을 가하면 증상이 나타난다.[6] 경막은 다른 조건과 흡사하기 때문에 경막손상 진단은 어렵다. 예를 들어, 경막을 압박하는 목디스크 병변은 종종 상부 등세모근(upper trapezius) 부위에 압통을 전이하게 된다.

경막초(경질막집)에 가해지는 압박 (Pressure on Dural Sheaths)

경막의 연장인 경막초(dural sheaths)는 각 신경근(nerve root)을 감싸고 길이는 약 2 센티미터이다. 경막초는 통증을 *분절*로 전이한다. 예를 들어, 세 번째 요추 신경근의 경막초에 가해지는 압박은 다리의 앞쪽 부분과 같이 먼 원위쪽으로 *통증*을 나타낼 가능성이 있다(그림 5-6).

경막초(dural sheath)가 덮지 않은 신경근(nerve root) *부분에 압력이 가해지면 통증보다는 감각 이상이* 전형적으로 보고된다. 이 시나리오를 **압박현상**이라고 한다. 경막초의 길이가 짧기 때문에 순수신경근이 갈고리돌기관절(uncovertebral joint) 또는 후관절(facet joint)에서 골극(뼈가시)으로부터 압박을 받기 쉽다.

디스크 병변이 경막초에 충분한 압박을 가하면 경막초에 영양을 공급하는 작은 모세혈관이 손상되어 허혈 반응이 발생할 수 있다. 경막초가 손상되면서 디스크 병변은 순수 신경근를 압박한다(그림 5-7). 그러한 경우, 환자는 통증이 적어지고 감각이상 더 많이 나타난다. 감각이상부위 피부를 쓰다듬으면 감각저하를 만든다.

이상감각의 발병은 임상적으로 중요하다. 그러한 증상을 일으킬 정도로 큰 디스크 병변이 신경 전도를 변경시켜 결과적으로 감각이나 힘을 잃을 수 있기 때문이다. 그러한 경우, 이 개인들은 OMPT의 혜택을 받을 가능성이 없어지며 외과적 중재가 적용될 수 있다.

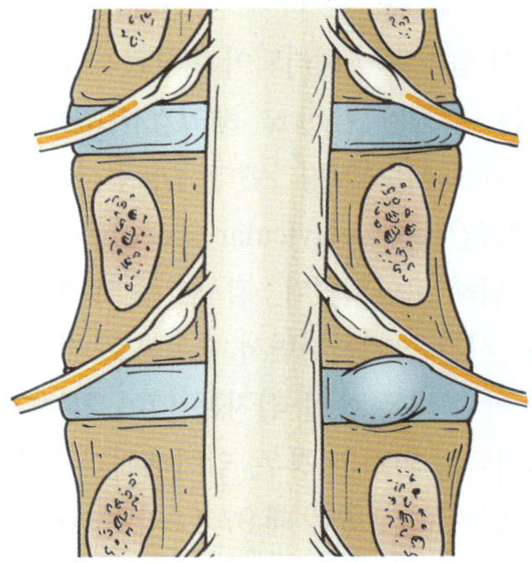

그림 5-6 요추 디스크 탈출(허리추간판탈출, prolapse) 병변은 연관통을 분절로 나타내는 신경근의 경막초를 압박한다. 디스크 병변이 충분한 압력으로 경막초를 압박하면 경막초에 영양을 가져오는 작은 모세 혈관이 압박되어 경막초가 손상되고 결국에는 순수 신경근(bare nerve root)에 압력이 가해지면서 허혈 반응이 발생할 수 있다.

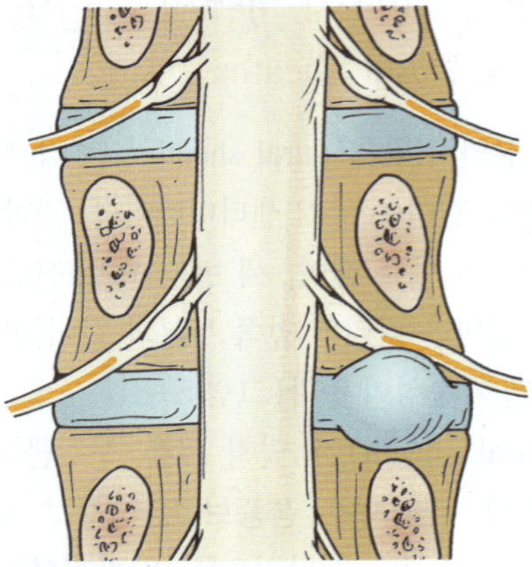

그림 5–7 순수신경근(bare nerve root)를 압박하는 요추디스크 병변(prolapse)은 일반적으로 통증과 달리 감각 이상을 유발한다. 경막초의 길이가 짧기 때문에 순수신경근이 디스크 병변 및 골극을 포함한 다양한 구조물의 압박을 받기 쉽다.

신경줄기 압박 (Pressure on the Nerve Trunk)

신경줄기 압박은 일반적으로 압박이 풀린 후 이상감각이 발생한다. 종종 이상감각부위 피부를 쓰다듬거나 관련된 지절의 능동적인 움직임을 수행하면 이상감각이 저하된다. 이 시나리오를 **해리현상**(release phenomenon)이라고 한다. 이 해리현상의 전형적인 예는 늑쇄흉곽출구증후군에서 발생한다. 일반적으로 이 증후군 환자는 낮에는 기분이 좋지만 한밤중에 이상감각으로 잠을 깬다. 낮 동안 신경간이 쇄골과 첫 번째 늑골 사이에 압박된다. 낮에는 신경줄기가 쇄골과 첫 번째 늑골 사이에서 압박된다. 저녁 동안 퇴근하고 기대어 앉은 자세를 취할 때, 쇄골은 더 이상 신경간에 압박을 가하지 않는다. 이러한 압박력이 해리되어 이상감각을 초래한다.

Brismee[7]는 *수정된 Cyriax 해리검사*(modified Cyriax release test)의 특이도를 평가했다. 이 검사는 쇄골의 높이를 통한 늑쇄공간(costoclavicular space)을 열어 해리현상을 일으키기 위해 고안되었다. 검사자는 해리현상이 발생하는 데 걸리는 시간을 기록하면서 수동으로 견갑대(shoulder girdle)을 들어 올리는 동안 환자는 앉아 있는다. 흉곽출구증후군이 의심되는 환자의 경우, 압박해리검사 검사시작 1분 이내에 이상감각이 발생했을 때 97.4%의 특이도를 보였다.[7]

작은 말초신경 압박 (Pressure on Small Peripheral Nerves)

작은 말초신경에 대한 압력은 통증, 이상감각 또는 둔한감각을 유발할 수 있다. 그러나 주 증상은 종종 둔한감각이다. 환자는 대개 증상의 정확한 위치를 서술할 수 있다. 예를 들어, 손목에 수근관증후군이 있는 환자는 해부학적 자세에서 손바닥 외측 3개 손가락과 약지절반 손가락에 증상이 있다고 말할 수 있다.

척수 압박 (Pressure on the Spinal Cord)

척수 압박은 디스크 병변, 종양 또는 골극으로 인해 발생할 수 있다. 척수의 압박은 하나 이상의 신경근에 의해 지배된 영역을 차지하는 양측 감각 이상을 분절외로 생성할 것이다. 피부를 쓰다듬거나 지절을 움직이는 것도 이상감각을 증가시키지 않는다. 도수치료사가 병리학의 특정 원인을 확인하려고 노력함에 따라 압박된 신경학적 구조로부터 증상이 연관될 수 있는 방식에 대한 추가적인 인식이 중요하다(표 5–1).

검사원리 (PRINCIPLES OF EXAMINATION)

일반적인 원리 (General Principles)

컴퓨터 단층 촬영(CT) 스캔 및 자기 공명 영상(MRI)과 같은 진단 이미징은 종종 환자의 불편함의 구체적인 원인이 아닌 "병변"으로 나타낸다.[8,9] 이러한 검사의 결과는 철저한 임상검사에 비추어 고려되어야 한다. 검사자는 환자의 병력을 파악하고 기능을 평가한 다음, 근골격계 시스템의 구성 요소가 환자의 주호소(chief complaint)에 문제가 있는지 추론한다. 검사자와 환자가 증상의 원인을 확인하는 책무를 져야 하므로 환자의 협조가 절대적으로 필요하다.

임상적 핵심 (CLINICAL PILLAR)

OMPT의 전문 영역에서는 접근 방식이 항상 간접적이다. 내부 구조를 직접보고 평가할 실제적인 방법은 없다. 그러므로 검사자는 적절한 질문을 하고, 기능을 평가한 다음, 근골격계의 어느 구성 요소가 환자의 주호소(chief complaint)에 문제가 있는지 추론해야 한다. 검사자와 환자가 증상의 원인을 확인하는 책임을 가져야 하므로 환자의 협조가 절대적으로 필요하다.

표 5-1 신경압박과 의심되는 구조적 기원으로 인한 주요한 신경학적 증상

신경학적 증상 (Neurological symptom)	척수부위 (Spinal cord lesion)	경막부위 (Dura mater lesion)	경막초부위 (Dura sheath lesion)	신경근부위 (Nerve root lesion)	신경간부위 (Nerve trunk lesion)	말초신경부위 (Peripheral nerve lesion)
편측증상 (unilateral symptome)		X	X	X	X	X
양쪽증상 (bilateral symptoms)	X	X				
분절외 통증/이상감각 (extrasegmental pain/ paresthesia)	X	X				
긴장에 대한 민감도 (sensitivity to tension)		X	X			
원위부위 압통 (tenderness at distal site)		X				
원위 이상감각 (distal paresthesia)	X	X	X	X	X	X
분절성 통증 vs. 이상감각 (segmental pain vs. paresthesia)			X			
분절성 이상감각 vs. 통증 (segmental paresthesia vs. pain)				X		
심부 이상감각 (deep paresthesia)				X		
천층 스트로킹의 이상감각 (paresthesia from superficial stroking)				X		
압박후 이상감각 해리 (paresthesia postpressure release)					X	
특이성 이상감각 (specific numbness)						X

주관적인 검진 (The Subjective Examination)

도수치료사가 환자의 주관적인 보고서에서 가치 있는 정보를 수집할 수 있게 하는 데는 병리현상의 본질적인 과정에 대한 지식이 무엇보다 중요하다. 상세한 환자 병력에 대한 정확한 해석은 치료사에게 통증의 원인을 자주 확인할 수 있다.

검사자가 환자 증상의 종류와 위치를 확인한 후에 다음 단계는 "어떻게 통증이 시작 했습니까?" 묻는 것이다. 기능장애의 본질에 관한 더 자세한 정보는 "당신의 통증이 어떤 활동을 하면 심해지거나 감소하십니까?"라고 질문하면 얻을 수 있다.

자연스러운 활동 진행 과정에서 말초관절 또는 척추의 디스크 병변의 유리체(loose body)는 위치를 바꿀 수 있다. 이 개념은 진단에 도움이 된다. Cyriax가 빠른 속도 트러스트 기법(high-velocity thrust technique)이 효과적이라고 믿는 메커니즘은 손상된 조직 조각을 통증이 없는 위치로 옮기는 이러한 기술의 능력과 관련이 있다.

적용을 위한 질문 (Questions for Reflection)

다음의 주관적인 검사 결과 각각에 대해 환자의 증상의 기원에 관한 당신의 초기 작업가설은 무엇입니까?

- 빠르고 잠행적으로 어깨 통증의 발병은 보통 6주 이상 지속되지 않는다.
- 몇 달 동안 보통강도로 어깨 통증이 있다.
- 경추(목뼈) 외상으로 손가락 2–4개에 연관통 증상이 나타난다.
- 주관절(팔꿉관절, elbow) 통증의 점차적인 발병
- 물건 들던 중 갑작스런 요통이 나타나 움직임과 기침으로 악화되고 체중부하가 없을 때 괜찮다.
- 움직임이나 자세로 인해 증상이 변하지 않는다.
- 보고된 통증의 정도와 환자의 움직임 패턴 사이의 불일치
- 슬관절(무릎관절, knee)의 뒤쪽에서 슬관절의 중간쪽으로 이동하는 통증

객관적인 검진 (The Objective Examination)

검사자는 자세와 피부를 면밀히 시진하여 이학적검사(physical examination)를 시작한다. 선택적 조직 긴장 검사 과정은 Cyriax 접근방식과 밀접한 관련이 있다. 이 검사는 증상 유발 모델 내에서 관절운동범위(ROM)와 저항검사를 사용한다. 움직임 검사에는 제한된 관절의 끝느낌(end-feel), 통증호(painful arc), 관절낭 또는 비관절낭 패턴(capsular or noncapsular pattern)에 대한 완전한 이해가 포함된다. 촉진은 검진의 결론에서 진단을 개선하는 데 도움이 되며, 정형도수치료사는 환자의 장애와 관련된 특정 병리해부학적 구조 또는 손상된 구조를 확인하려고 한다(글상자 5-1).

시진 (Inspection)

이 틀 내에서 자세적인 시진과 조직긴장검사는 중요하다. 예를 들어, 견관절에서 약한 상방 견갑골 회전근 또는 단축된 견갑골 하방 회전근 근육은 결과적으로 견관절 하방회전의 자세로 고정된다. 불충분한 견관절 상방회전은 회전근개와 주변 연부조직(물렁조직)의 끼임에 기여할 수 있다(그림 5-8). 이 시나리오는 자체적으로 통증호로 나타난다(그림 5-9). 움직임 전에 환자의 안정자세에서 견갑골 위치를 시진 것이 증상의 생체역학적인 기전을 결정하는 데 유용할 수 있으며 이후의 중재에 도움을 줄 수 있다. 발 그리고 족관절 부위에서 흔한 자세 비정상은 과도한 거골하관절 회내(subtalar joint pronation)이다(그림 5-10).

전족부 내번(forefoot varus) 또는 후족부(rearfoot)에 대한 보상으로서 과도한 회내(pronation)는 다른 구조물들 사이에 후경골근 근건단위에 대한 스트레스를 증가시킨다.

글상자 5-1 Cyriax 객관적인 검진과 목적의 주요 측면

시진 (Inspection)

- 연부조직 병변의 생역학적 원인의 가능성을 확인하시오.
- 피부 시진에 의해 염증(적색), 정맥장애 또는 혈종(파란색) 또는 동맥장애 (창백)를 확인하시오.
- 근위축(muscle wasting), 부종 또는 골 변형을 확인하시오.

선택적 조직 긴장 검사 (Selective tissue tension testing)

- 환자의 증상을 나타내는 특정 병리학적 구조를 확인하시오.
- 수동적 관절가동운동(PROM): 비활성(inert)조직인 비수축성구조(noncontractile)를 확인하시오.
- 능동적 관절가동운동(AROM): 수축성 구조를 확인하고 등척성 검진을 적용해 사용하시오.
- 등척성 저항(Isometric Resistance) : 수축성 조직, 신경학적 구조물의 통합성 및 근건구조물과 뼈의 부착물 사이의 관계를 확인하시오.

움직임 검진 (Movement examination)

- 끝느낌 확인
- 증상과 끝느낌(단계) 간의 관계 확인
- 통증호 확인
- 관절낭 및 비관절낭 패턴 확인

촉진 (Palpation)

- 감별진단 개선을 위한 정보 제공

진단 이미징 (Diagnostic imaging)

- 진단을 개선하기 위한 추가 자료를 제공하여 그 이전의 철저한 이학적 검사에 부가적인 검사

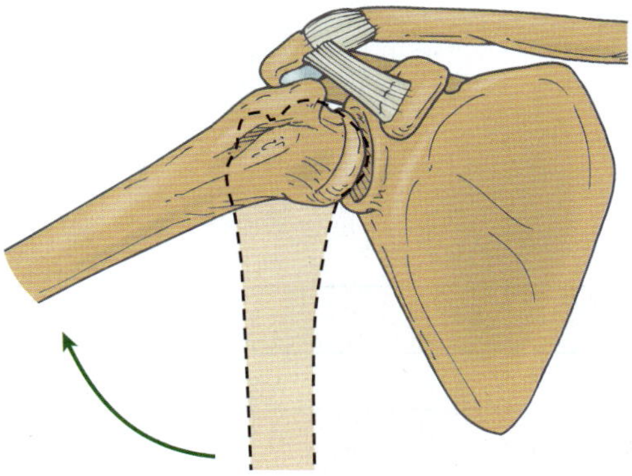

그림 5-8 견갑상완(위팔어깨)관절의 단축 또는 불량한 근기능으로 불충분한 상완골(위팔뼈)의 상방회전은 상완골 대결절(humeral tuberosities)이 오훼견봉호(coracoacromial arch)에 가까워져 회전근개(rotator cuf)와 주변 연부조직(물렁조직)의 끼임에 기여할 수 있다.

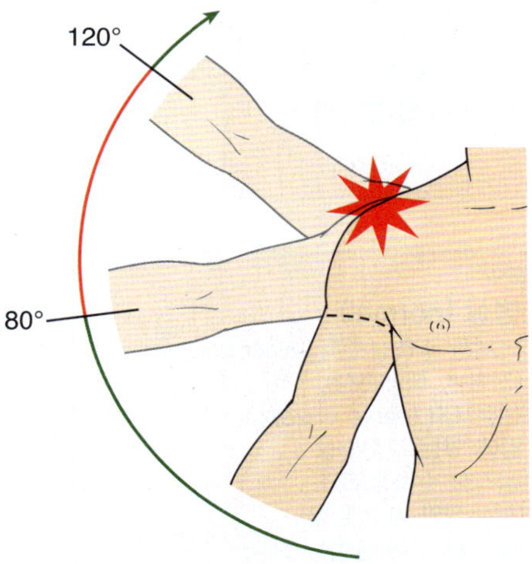

그림 5-9 병적인 연부조직 구조물이 오훼견봉호(coracoacromial arch)에 접근되어 견관절 연부조직이 끼여 통증호를 유발할 수 있다. 통증은 전형적으로 80°에서 120° 사이에서 견갑상완관절(glenohumeral)이 상승되어 발생한다. 따라서 움직이기 전에 환자의 단정자세에서 견갑골 위치를 시진하는 것은 이후 중재에 도움을 주는데 유용할 수 있다.

피부 시진은 이 검진 단계에서 또한 수행되어야 한다. *붉은색*으로 나타나는 피부는 염증을 나타내고, *파란색*은 종종 정맥 장애 또는 혈종의 징후이며, *창백함*은 동맥 질환의 존재를 시사한다. 어떤 경우에는 근육약화 , 부종 또는 뼈 변형이 보일 수도 있다.

선택적 조직 긴장 검사 (Selective Tissue Tension Testing)

STT 테스트는 아마도 Cyriax 접근법의 근골격계 검진 방법 중 가장 인정받는 부분일 것이다. STT는 환자의 증상을 나타내는 특정 병리학적 구조를 확인하도록 고안되었다.[10,11] STT는 *능동관절운동범위 검사, 수동관절운동범위검사 및 중간범위 등척성 저항검사*로 구성된다. STT 테스트는 증상 유발 모델을 사용한다; 따라서 STT 검사 결과는 검사를 통해 관련성 있고 정확한 정보를 제공하는 환자의 능력과 의심되는 조직의 특정 스트레스를 유발할 수 있는 기술은 전적으로 치료사에 의존한다. 검사자는 다음 진술과 함께 시작한다. "저는 일련의 검사를 시행하려 합니다. 각각 검사를 마친 후, 검사하는 것이 당신을 이렇게 움직일 때 통증이 유발되거나 감소시키는지 묻습니다. 스트레칭 감각(stretching sensations)은 예상되고 정상적인 검사 반응으로 간주되어야 합니다." (그림 5-11)

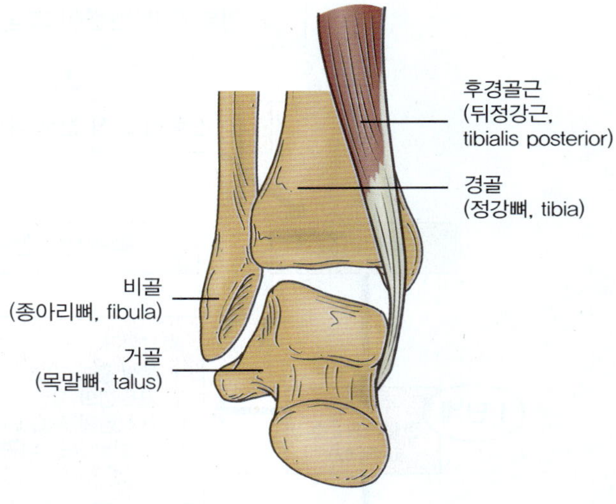

그림 5-10 회내(pronation) 동안 족관절 후면. 전족부 내번(forefoot varus) 또는 후족부(rearfoot)에 대한 보상으로써 과도한 회내(pronation)는 다른 구조물들에 따라서 후경골근(tibialis posterior) 근건단위에 대한 스트레스를 증가시킨다. 과사용(overuse)의 증상은 건의 원위부 부착부위에서 보인다. 과도한 회내(overpronation)의 관찰에 대한 시진(inspection)은 환자손상의 생역학적인 원인과 과사용의 결과를 감소시키는 일차적인 중재이다.

능동가동운동범위 검사 (Active Range-of-Motion Testing)

능동가동운동범위(AROM) 검사는 환자의 움직이려는 의지(willingness to move)를 검진하는 기능 검사이다. 중재를 통한 기능 개선 평가에 유용하다. AROM은 통증, 뻣뻣함(stiffness) 또는 근력 약화로 인해 제한될 수 있다. AROM은 통증호 또는 과운동성(hypermobility)의 존재를 확인하는데 또한 유용하다.

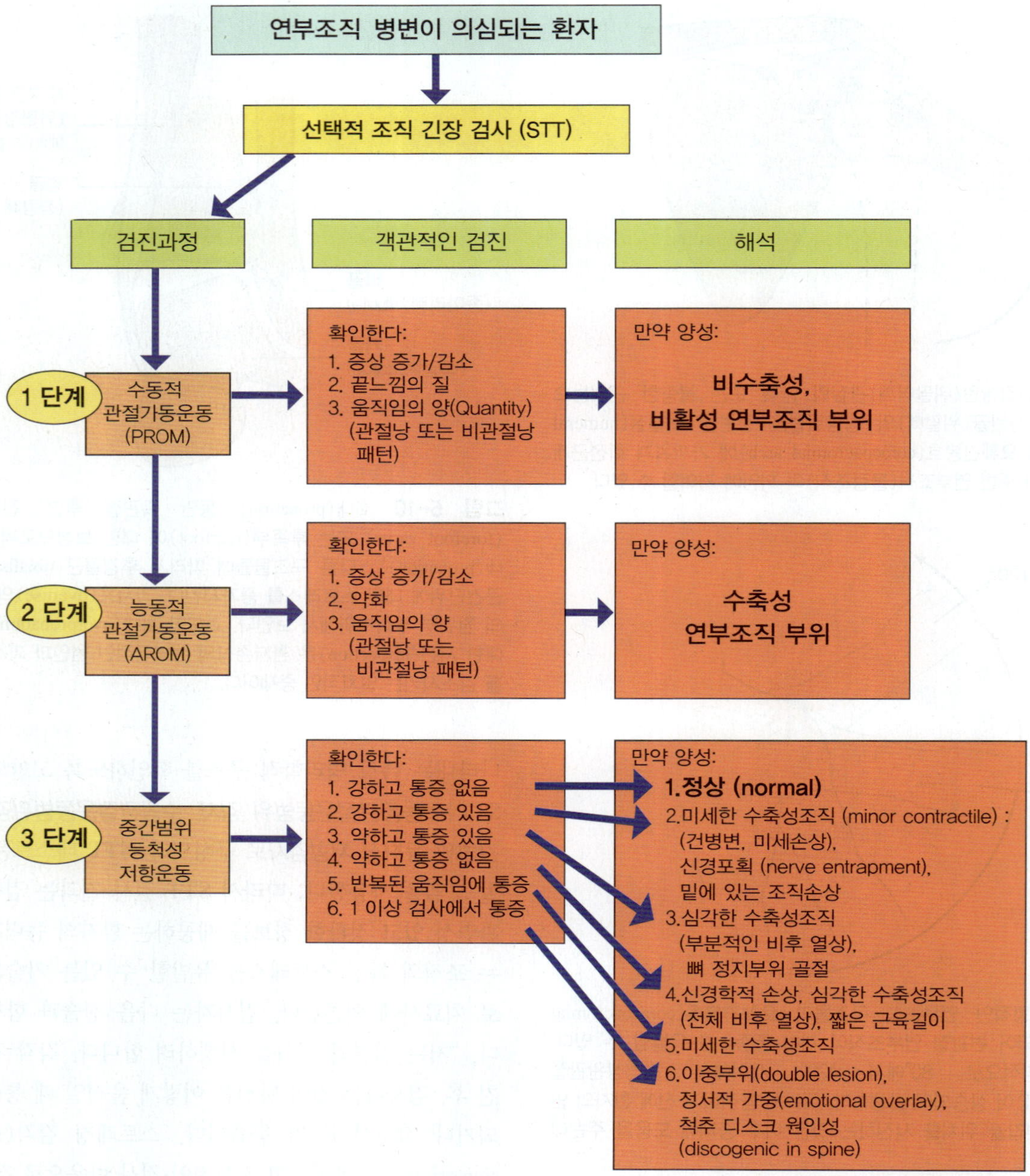

그림 5-11 연부조직 병변이 의심되는 환자를 선택적 조직 긴장검사(STT)하는 과정.

수동관절가동운동범위 검사 (Passive Range-of-Motion Testing)

수동관절가동운동범위(PROM) 검사를 수행할 때 검사자가 확인하기 바라는 3가지 중요한 정보가 있다. 첫째, 검사자가 환자의 현 증상을 유발하거나 감소시키는지 여부를 결정해야 한다. 다음으로 각 움직임에 대한 **끝느낌** 또는 끝범위에서 저항의 질(quality of resistance at end range)을 결정해야 한다. 끝으로, 허용 가능한 움직임의 양은 정상과 과도 또는 제한된 것으로 식별되어야 한다. PROM 검사는 또한 환자가 관절의 관절낭 또는 비관절낭 패턴에서 관절가동범위를 잃었는지 확인하는 데 사용된다. 끝느낌 및 *관절낭 대 비관절낭 패턴*의 개념은 후속 섹션에서 개별적으로 논의된다.

등척성 중간범위 저항 검사 (Isometric Midrange Resistance Testing)

마지막으로, 수축성 조직, 신경학적 구조물 및 근골격계 구조물과 뼈의 부착물 사이 통합적 관계를 평가하기 위해 등척성 근육 검사가 수행된다. 가능하면 비수축성인 비활성 연부조직(inert soft tissues)에 대한 관절이나 통증이 발생되는 신장에 대한 스트레스를 최소화하기 위해 중간 범위에서 등척 저항 검사를 수행한다.

그림 5-12와 5-13은 주관절(팔꿉관절, elbow) ROM과 등척성 저항 검사를 위한 STT 검사 과정을 보여준다. 등척성 검사가 끝나면 검사자는 하나 또는 여러 개의 특정 구조를 증상의 기원으로 관련시키는 4가지 가능한 반응 중 하나를 바로 확인한다.

강하고 통증없음 (Strong and Painless)

병리가 없는 근건단위(musculotendinous unit)에 대한 예상결과는 강하고 통증 없음이다. 이 결과는 검사되는 근육, 신경 분포 및 뼈의 부착부분이 정상이고 환자의 증상을 나타내는 원인이 *비수축성구조(noncontractile)* 또는 **비활성(inert)** 구조임을 시사한다.

강하고 통증있음 (Strong and Painful)

이 결과는 건병증(tendonopathy)과 같은 *약간의 수축성 병변(minor contractile lesion)*이 있음을 시사한다. 검사가 근육의 강한 반응을 나타내면 부분 또는 전체 비후되어 찢어짐이 의심되지 않는다. 검사자는 또한 특정 위치에서 신경이 근복을 통과함을 명심해야 한다.

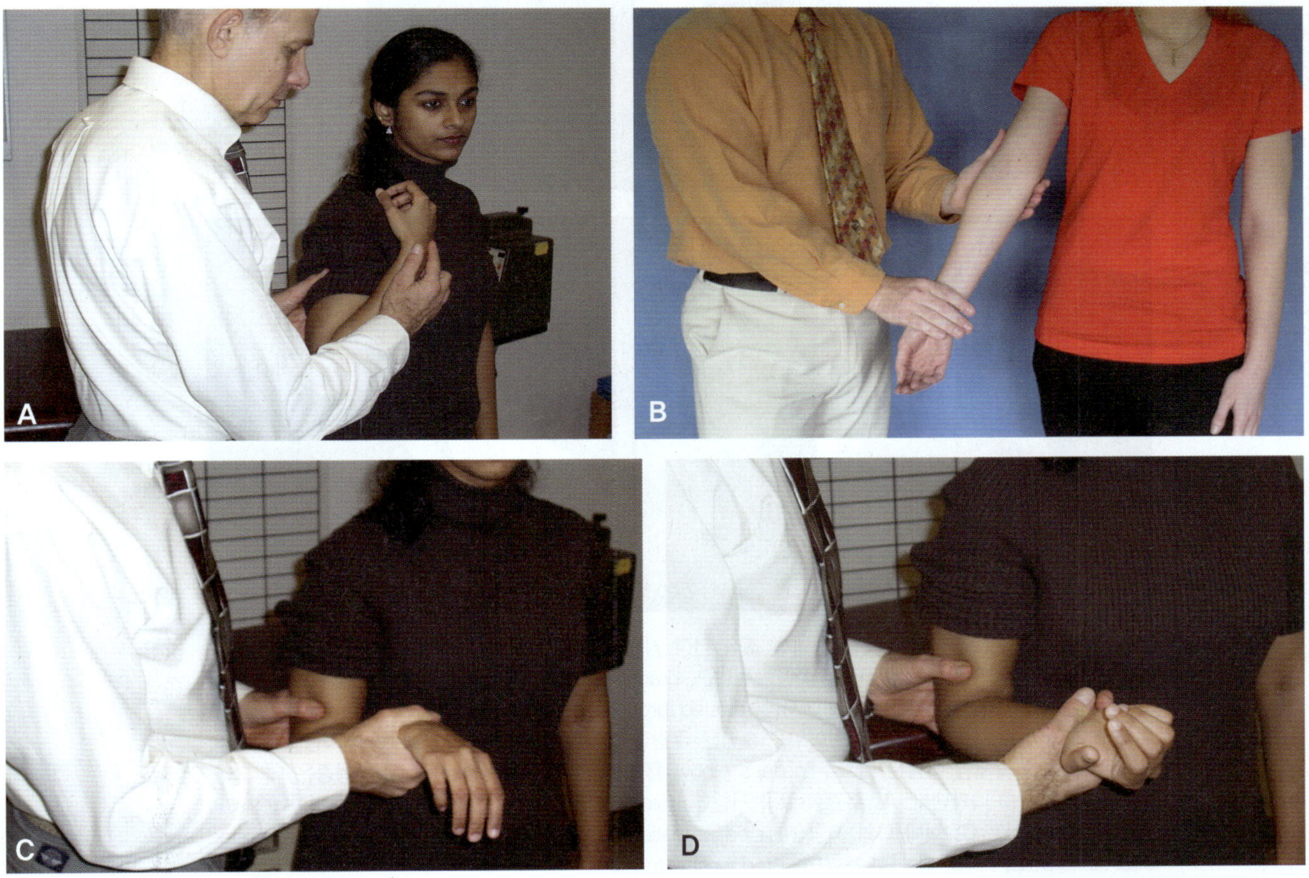

그림 5-12 A-D. 주(팔꿉)관절에 대한 선택적 조직 긴장 검사의 PROM 구성요소. 초기 관절염은 관절낭패턴에서 움직임 제한에 의해 확인된다. 굴곡(굽힘, flexion)은 일반적으로 신전(폄, extension)보다 더 제한된다. 끝느낌은 딱딱(hard)하다. 회내(엎침, pronation)와 회외(뒤침, supination)는 지속되는 관절염에서 제한된다. 정상적인 신전은 딱딱한 끝느낌(hard end-feel)이다. 주관절(elbow)에서 유리체(loose body)가 있는 환자는 끝느낌이 스프링느낌(springy)이다. 상완이두근 건골막 정지부(tenoperiosteal insertion)부위는 수동적 회내에서 통증이 발생할 것이다. **A.** 수동적 주관절 굴곡(passive elbow flexion). **B.** 수동적 주관절 신전(passive elbow extension). **C.** 수동적 전완 회내(passive forearm pronation). **D.** 수동적 전완 회외(passive forearm supinat on).

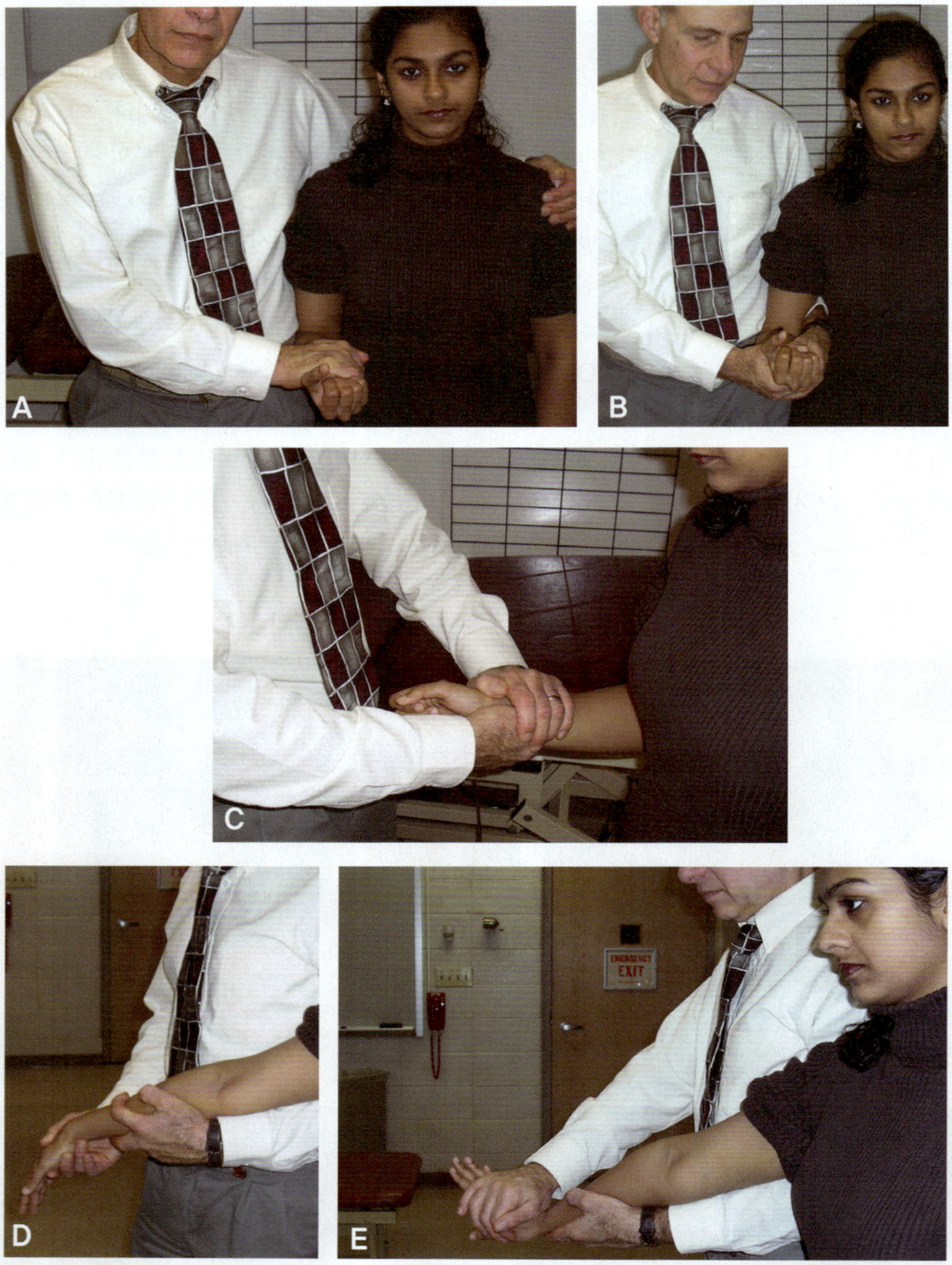

그림 5-13 A-E. 주관절에 대한 선택적 조직 긴장 검사의 저항적 등척성 구성요소. 굴곡 저항은 상완이두근(위팔두갈래근, biceps) 또는 상완근(위팔근, brachialis) 손상 검사. 신전 저항 통증은 상완삼두근(윗팔세갈래, triceps) 부위 의심. 회내저항(resisted pronation)은 원회내근(pronator teres) 또는 골프주(golfer's elbow) 손상. 만약, 상완이두근 손상은 주관절 굴곡과 함께 회외(supination) 저항 시 통증이다. 손목관절 굴곡저항 통증은 골프주(golfer's elbow)를 나타낸다. 손목관절 신전 저항 통증은 테니스주(tennis elbow)를 나타낸다. **A.** 주관절 굴곡 저항(resisted elbow flexion). **B.** 주관절 신전 저항(resisted elbow extension). **C.** 회내/회외 저항(resisted pronation/supination). **D.** 손목관절 굴곡 저항(resisted wrist flexion). **E.** 손목관절 신전 저항(resisted wrist extension).

근수축은 신경을 압박하여 통증이 나타날 수 있으며 신경포획 병리(nerve entrapment pathology)를 나타낸다. 중간범위 등척성 검사는 근육 수축이 아래 조직을 통증이 나타나게 압박하는 경우 강하고 통증 있는 결과를 나타낼 수 있다. 등척성 고관절 외전은 *대전자 점액낭염(greater trochanteric bursitis)*과 관련이 있을 수 있는 통증을 발생시킨다.

약하고 통증있음 (Weak and Painful)

등척성 근육 검사는 약하고 통증있는 결과의 반응은 증상을 유발할 뿐만 아니라, 근건단위의 힘 생성 능력에도 영향을 주는 *심각한 수축성 병변(major contractile lesion)*의 존재를 암시한다. 이 반응은 부분적으로 비후 열상이 있거나 심각한 건병리(tendonopathy)가 이차적으로 발생하여 근육의 수축을 억제하는 통증을 유발한다. 이러한 반응은 근육의 뼈 부착 중 하나에서 골절의 존재를 나타낼 수도 있다.

약하고 통증없음 (Weak and Painless)

등척성 검사에 약하고 통증이 없는 반응을 보이는 환자에게는 *신경학적 손상*이 나타날 수 있다. 근건단위의 **전체 비후 열상**(full-thickness tear)에 반응하여 약하고 통증없는 반응이 발생할 수도 있다.

수축성 구조물의 열상(tearing of contractile structures)은 통증있는 경험이지만, 찢어진 근육(torn muscle)을 수축시키려는 시도는 완전히 찢어진 근육을 통한 긴장감 증가가 불가능하기 때문에 환자의 통증을 증가시키지 않는다.

반복적인 근수축 후에만 통증 (Painful Only After Repetitive Muscle Contraction)

경미한 수축성 부위 손상이 있을 때, 근육의 반복적인 수축에 의해서만 통증이 유발될 수 있다. 예를 들어, 후경골근건 병리(tibialis posterior tendonopathy)가 있는 장거리 주자는 수 마일을 달리기 한 후에만 전방 하지 통증을 나타낼 수 있다. 임상 환경에서 관련된 구조물을 검사하기 위해, 검사자는 통증이 발생할 때까지 운동선수를 런닝머신으로 검사하는 것을 고려할 수 있다. 활동 후에, 등척성 저항 검사는 결점이 있는 조직을 식별할 가능성이 더 크다.

검사하는 동안 근육이 종종 이중 기능과 하나 이상의 동작을 하는 것을 알아야 한다. 등척성 검사의 결과를 명확히 하기 위해, 검사자는 관절에 대해 작용하는 각 근육의 결합된 기능에 대한 완전한 지식을 가지고 있어야 한다(그림 5-14). 주위 근육의 바람직하지 않은 참여를 최소화하기 위해 근육 검사 중에 적절한 안정화가 제공된다.

움직임 검진 (Movement Examination)

끝느낌(End-Feel)

끝느낌은 수동적 움직임의 끝범위에서 저항의 질로 정의된다. OMPT의 시작 이래로, 개인들은 선택된 관절의 정상 및 비정상적인 끝느낌을 정의하려고 시도했다. Cyriax는 아마도 각 관절의 정상 및 비정상적인 끝느낌을 대중화하고 세밀하게 최초로 묘사했다(표 5-2). 끝느낌을 평가하는 도수물리치료사의 기술은 관찰된 움직임제한의 원인을 확인하는 데 중요하며 중재과정을 결정하는 데 도움이 된다. 끝느낌에 대한 설명은 접근 방식마다 다르지만 많은 유사점이 존재한다.

중재의 필요성을 시사하는 비정상적인 끝느낌은 검사되는 특정 관절이나 움직임에 대한 끝느낌이 예상되는 것과 일치하지 않거나 끝범위 이전에 끝느낌에 도달하는 경우 구별된다. 예를 들어, 연부조직 접근 끝느낌은 슬관절 굴곡(knee flexion)이 예상된다. 그러나 이 끝느낌이 중간범위에서 확인되거나 끝느낌이 부드럽기(soft)보다는 딱딱(hard)하다면, 병리가 의심되어 추가적으로 검사해야 한다(글상자 5-2).

연부조직 접근, 또는 부드러운 끝느낌 (Soft Tissue Approximation or Soft End-Feel)

이 끝느낌은 관절의 한쪽에 있는 조직이 다른 쪽에 있는 조직을 압박할 때 나타난다. 연부조직 접근의 끝느낌 예는 발 뒤꿈치가 경골(tibia)에 대한 아킬레스건을 압박처럼 족관절 족저굴곡(ankle plantar flexion)을 포함하고, 상완골(humerus) 및 주변 조직이 대흉근(pectoral) 근육조직을 압박할 때 어깨의 수평 내전(horizontal adduction), 및 뒤넙다리근(hamstring muscle)군이 비복근-가자미근(gastrocnemius-soleus)복합체에 접근할 때를 포함한다.

뼈와 뼈 또는 딱딱한 끝느낌 (Bone-to-Bone or Hard End-Feel)

딱딱한 끝느낌은 갑작스럽게 멈추는 움직임이 특징이다. 딱딱한 끝느낌은 주관절 신전에서와 같이 정상적인 조건에서 발생할 수 있다. 주관절 신전(elbow extension)에서 발생하는 딱딱한 끝느낌은 일반적으로 상완골(humerus)의 주두와(olecranon fossa)하고 결합하는 척골(ulna)의 주두돌기(olecranon process)에 의해 발생하지만, 이는 전방 관절낭(joint capsule)의 긴장 때문일 수 있다. 비정상적으로, 딱딱한 끝느낌은 이차적으로 조직의 구축(contracture of tissue), 골절(fracture)의 부정유합(malunion), 또는 외상으로 인한 근육 또는 관절의 골화(ossification)로 발생할 수 있다.

비정상적인 단단한 끝느낌에 대한 지각은 OMPT 금기증로 작용하며 예후가 좋지 않음을 암시한다.

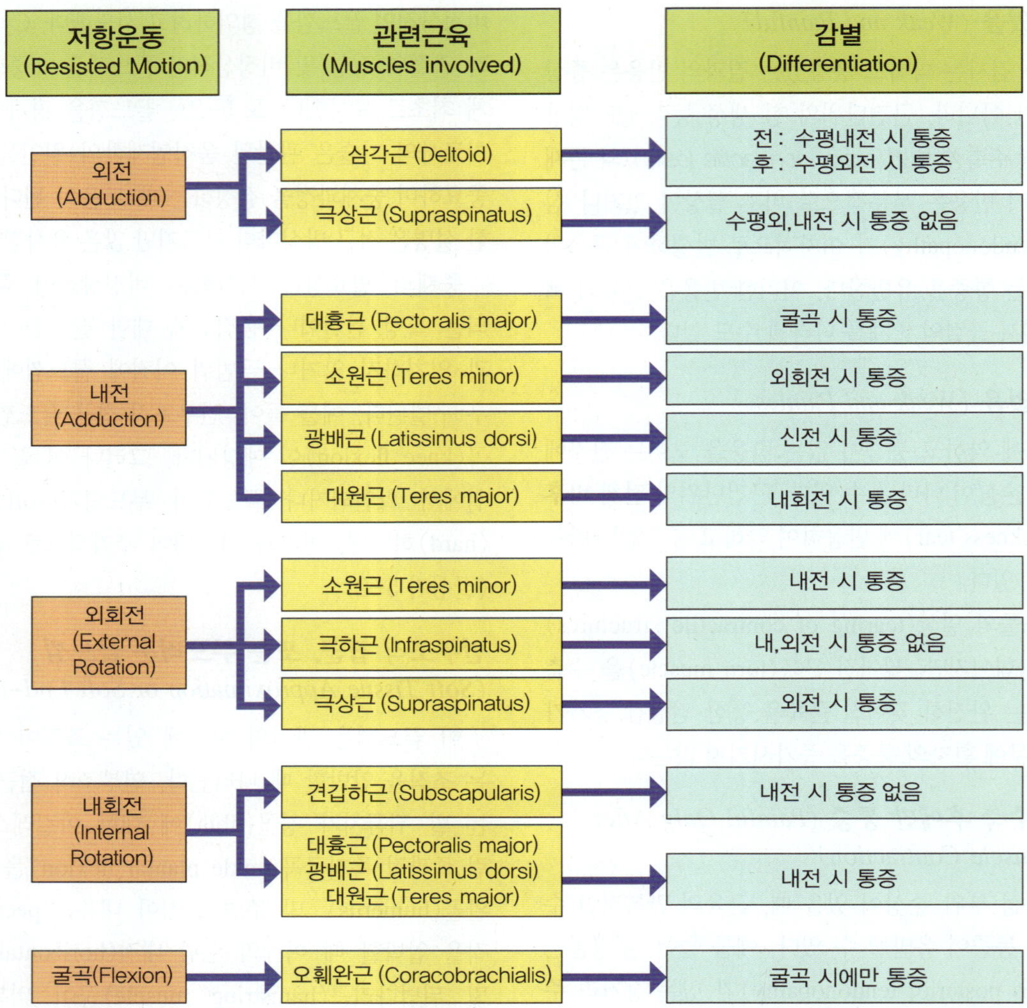

그림 5-14 선택적 조직 긴장 검사(STT) 등척성 저항 부분을 사용하여 견관절에서 병리학적 구조를 결정하는 알고리즘(algorithm). STT 동안 검사자는 PROM, AROM 및 중간범위에서 등척성 저항을 사용하여 검사의 다른 측면과 관련하여 이러한 결정을 내린다. 최대하 등척성 저항(submaximal isometric resistance)은 중간 범위의 열린 관절위치에서 적용한다. 근육과 관련하여 검사 중 통증 또는 약화가 발견되면 기록한다.

탄력적 또는 관절낭 끝느낌 (Elastic or Capsular End-Feel)

탄력적 끝느낌은 고무 조각이 늘려지는 느낌을 연상시킨다. 이것은 경추(cervical spine), 견관절(shoulder) 또는 고관절(hip)의 회전 운동 수행으로 자주 경험된다. 정상적인 조건에서, 탄력적 끝느낌은 관절낭의 신장에 기인하며, 따라서 보다 구체적으로는 *관절낭 끝느낌*으로 언급한다.

스프링 끝느낌 (Springy End-Feel)

이러한 유형의 끝느낌은 병리학적으로 간주되며 두 개의 뼈 표면 사이에 끼인 관절 내 연골(intra-articular cartilage) 조각과 같은 내부장애(internal derangement)의 존재를 나타낸다. 스프링 끝느낌(springy end-feel)은 때때로 공이 되튀어오는 느낌("bouncy" 또는 "rebound") 감각을 일으키는 것으로 묘사된다.

근경련 끝느낌 (Spasm End-Feel)

이러한 유형의 끝느낌은 통증있는 움직임을 방지하거나 근본적인 불안정성(instability)을 보호하기 위한 보호적이고 불수의적인(involuntary) 메커니즘으로 간주된다. 검사자가 관절을 움직일 때, 근원 조직에 대한 자극이나 손상을 방지하기 위해 근육이 수축된다.

표 5-2 Cyriax에 의해 정의된 각 관절과 움직임에 대한 정상적인 끝느낌

관절 (JOINT)	움직임	정상적인 끝느낌
경추(Neck)	FB/BB SB Rotation	Elastic Elastic Elastic
견관절 (Shoulder)	Flexion Abduction Horizontal adduction Scaption IR/ER	Elastic Elastic/hard Elastic/soft Elastic/hard Elastic
주관절 (Elbow)	Flexion Extension	Soft Hard
전완 (Forearm)	Pronation/supination	Elastic
손목 (Wrist)	Flexion Extension Radioulnar development	Elastic Elastic Hard
엄지 (Thumb)	Flexion/extension Abduction Adduction	Elastic Elastic Soft
지절 (Finger)	Flexion Extension	Soft Elastic
요추 (LB)	FB/BB SB Rotation	Elastic Elastic Elastic
고관절 (Hip)	Flexion Extension Abduction Adduction IR/ER	Elastic/soft Elastic Elastic Elastic/soft Elastic
슬관절 (Knee)	Flexion Extension	Soft Elastic
족관절 (Ankle)	Plantar flexion Dorsiflexion Inversion Eversion Pronation/supination	Elastic Elastic Elastic Elastic Elastic
발가락 (Toes)	Flexion Extension	Elastic Elastic

FB/BB = 전방굴곡/후방굴곡; SB = 측방굴곡; IR/ER = 내회전/외회전; LB = 왼쪽 굴곡.

부드러운 끝느낌은 연부조직의 접근으로 인한 제한을 나타낸다.
탄력적 끝느낌은 관절낭 신장을 나타내며, 관절낭 끝느낌으로 언급한다
딱딱한 끝느낌은 뼈와 뼈의 접촉을 의미한다. 각각 끝범위에서 특정 움직임에 대해 정상적인 것으로 간주되며 끝느낌이 특정 움직임과 일치하지 않거나 관절 움직임 범위에서 초기에 끝느낌이 발생하는 경우 병적으로 간주될 수 있다.

글상자 5-2 끝느낌의 유형과 해석

1. ***연부조직 접근, 부드러운 끝느낌(Soft tissue approximation, soft end-feel):*** 정상적으로 관절의 한쪽에 있는 조직이 다른 쪽에 있는 조직을 압박할 때 나타난다.(예: 슬관절 굴곡, knee flexion)
2. ***뼈와 뼈, 딱딱한 끝느낌(Bone-to-bone, hard end-feel):*** 정상적으로 뼈와 뼈의 접촉으로 인한 갑작스러운 정지 (예: 주관절 신전, elbow extension)
3. ***탄력적 끝느낌(Elastic end-feel):*** 정상적으로 관절낭(joint capsule)의 신장(streching)감 또는 비정상적으로 가동운동범위에서 초기에서부터 이것은 시간적으로 관절낭 끝느낌이라 언급된다. (예: 견관절 외회전, shoulder external rotation)
4. ***스프링 끝느낌(Springy end-feel):*** 공이 되 튀어오는 형태의 감각은 두 개의 뼈 표면 사이에 끼인 관절 내 연골 조각과 같은 내부장애 존재를 나타낸다.(예: 슬관절, 고관절)
5. ***근경련 끝느낌(Spasm end-feel):*** 심각한 관절염, 전위(displacement), 또는 관절파괴(joint destruction)를 나타내는 통증이 있는 움직임에 대해 막기 위한 보호적이고 불수의적(involuntary)인 메카니즘 (예: 슬관절, 고관절)
6. ***텅 빈 끝느낌(Empty end-feel):*** 통증 있는 관절이 관절가동운동범위로 움직여지면 환자는 검사자에게 검사를 중단할 것을 요청한다. 검사자는 더 이상의 움직임을 허락하지 않으므로 조직의 긴장을 인지하지 못하기 때문에 끝느낌을 텅 빈 느낌이라고 한다.
7. ***신경학적 과긴장 끝느낌(Neurogenic hypertonic end-feel):*** 중추신경계 장애가 있는 경우에 나타나며 관절이 움직일 때 강직성 톱니바퀴 감각(cogwheel rigidity)을 수반한다. 또는 상당한 감정적인 중압감(overlay)를 제시할 수 있다.

텅 빈 끝느낌 (Empty End-Feel)

근경련 끝느낌(spasm)과 비슷하게 텅 빈 끝느낌(empty end-feel)도 본질적으로 보호적인 것으로 간주된다. 통증있는 관절이 관절가동운동범위로 움직여지면 환자는 검사자에게 검사를 중단할 것을 요청한다. 검사자는 더 이상의 움직임을 허락하지 않으므로 조직의 긴장을 인지하지 못하기 때문에 끝느낌을 *텅 빈 느낌*이라고 한다.

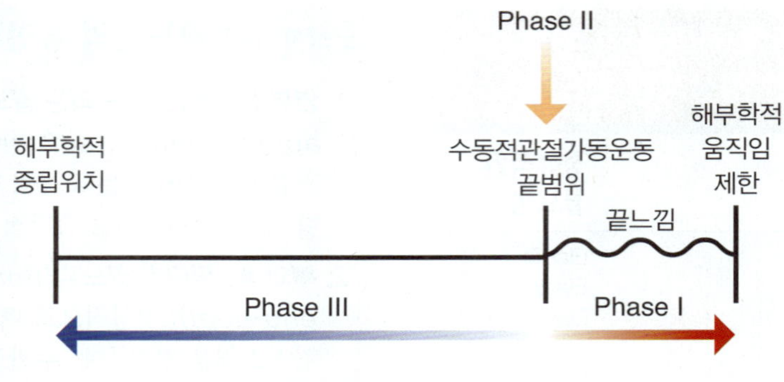

그림 5-15 단계와 끝느낌 사이의 관계.

신경학적 과긴장 끝느낌 (*Neurogenic Hypertonic End-Feel*)

이 끝느낌의 확인은 관절이 움직일 때 강직성 톱니바퀴 감각(cogwheel rigidity sensation)을 수반한다. 이러한 끝느낌은 파킨슨 병과 같은 중추 신경계 장애(central nervous system disorder)가 있는 경우에 나타난다. 그러나 그러한 장애가 없는 경우, 이러한 끝느낌은 환자가 통증에 대해 불만을 제기할 때 상당한 감정적인 중압감을 제시할 수 있다.

통증과 끝느낌 사이의 관계 (단계) (*The Relationship Between Pain and End-Feel*) (*Phases*)

객관적인 검사를 하는 동안 도수물리치료사가 통증과 끝느낌 사이의 관계를 확인하는 것이 중요하다. 통증이 끝느낌에 도달하기 전, 시작 또는 후에 유발되었는지 여부를 확인하는 것이 이 접근법에서 중요한 고려사항이다. 통증과 끝느낌 사이의 관계를 결정하는 개념은 Cyriax에 의해 용어 *단계를* 사용하여 정의되었다. 통증과 끝느낌 사이의 관계에 대한 관절을 검진할 때 치료사가 고려할 수 있는 3가지 단계가 있다.

1 단계는 끝느낌에 *도달한 후* 통증이 유발되거나 악화되는 것을 특징으로 한다. 그러므로 관절은 최소한의 예민해지는 것으로 결정된다. 이 관절에는 전통적인 관절가동범위(range of motion)와 스트레칭 중재가 적용된다.

2 단계는 끝느낌에 도달할 때 *동시에* 통증이 유발되거나 악화되는 것을 특징으로 한다. 따라서 이 관절은 정상적인 관절가동운동과 스트레칭 관리에 보통 예민해지고 더 도전적이라고 고려된다. 이 환자는 증상 조절을 돕기 위해 항염증제(anti-inflammatory medication)가 필요할 수 있다. 이 환자는 또한 본문의 다른 부분에서 자세히 논의되는 간헐적 관절가동운동테크닉(joint mobilization oscillatory techniques)의 적절한 관리로 수행할 수 있다.

3 단계는 끝느낌에 *도달하기 전에* 통증이 어느 시점에서 유발되거나 악화되는 것으로 구성된다. 따라서 관절은 심하게 예민해져 있다고 고려된다. 이 환자는 치료사가 초기 관절가동운동테크닉을 시작하기 전에 일정 기간 동안 완화조치가 요구될 수 있다(그림 5-15).

통증호 (Painful Arc)

통증호는 환자가 불편함을 경험하는 관절가동운동범위 내 지점 또는 지점들로 정의된다. 압력에 민감한 구조가 두 개의 뼈 표면 사이에서 손상되거나 경미한 기계적 문제가 추간 관절에 존재할 때 개개인은 통증호를 경험할 수 있다. Cyriax는 척추에서 통증호는 경막에 순간적으로 가해진 작은 디스크 조각의 변위로 인한 것일 수 있다고 가정했다(그림 5-16).

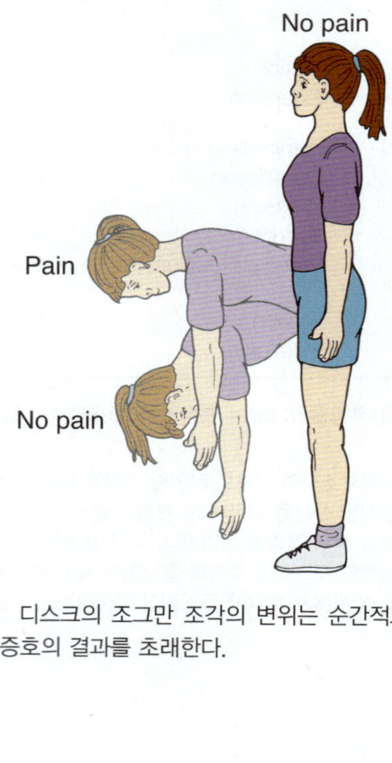

그림 5-16 디스크의 조그만 조각의 변위는 순간적으로 경막 압박을 야기시켜 통증호의 결과를 초래한다.

관절낭 대 비관절낭 패턴 (Capsular Versus Noncapsular Patterns)

관절낭 패턴은 관절의 **인대성관절낭 복합체**(CLC) 내의 제한으로 인해 움직임 제한이 발생할 때 나타난다. 이러한 패턴에 관해 연구자들 사이에 논란이 있지만, 각 관절에 대해 관절낭 패턴이 서술되어 있다. 이러한 패턴은 일반적으로 가장 제한된 동작을 먼저 표시한 다음 가장 제한된 동작을 차례로 표시하여 나타낸다. 예를 들어, ER>ABD>IR은 외회전(external rotation)이 외전(abduction)보다 더 제한적임을 나타내며, 이는 내회전(internal rotation)보다 제한된다. 관절낭 패턴의 특성을 나타내지 않는 관절가동범위의 제한은 비관절낭 패턴으로 간주되어 다른 중재 과정을 필요로 한다. Ombregt[2]는 관절낭 패턴의 존재를 구체적으로 식별하는 데 사용할 수 있는 수동검사에 대한 훌륭한 설명을 제공한다.[2]

적용을 위한 질문 (Questions for Reflection)

- 관절낭 (관절 전체) 및 비관절낭 패턴의 잠재적 원인은 무엇인가?
- 비관절낭 패턴과 반대인 관절낭 패턴이 있다면 치료 계획은 어떻게 다른가?

활액 관절(synovial joint)에서 섬유성 관절낭(fibrous capsule)이나 활막(synovial membrane)의 병변은 예측 가능한 움직임 감소 패턴을 초래한다(표 5-3).

급성기에 이 움직임 제한이 통증을 피하기 위해 발생하는 보호 기전으로 여겨진다. 만성기 단계에서 이 병변은 결합조직의 구축으로 이어질 수 있다. 이 상태는 종종 *관절낭염(capsulitis)*, *활액낭염(synovitis)* 또는 *관절염(arthritis)*이라고 한다. 선택적 조직 긴장 테스트를 사용하여 슬관절염(osteoarthritis)과 관련된 근거는 관절낭패턴 컨셉을 지지한다.[12]

Ombregt[2]는 척추 관절에서 예상되는 움직임 감소를 **전체 관절 패턴**(full articular pattern)으로 언급할 것을 권장한다. 전체 관절 패턴이 있을 때, 검사자는 관찰된 움직임 감소의 원인을 결정해야 한다. 더 심각한 상태의 존재는 진료의뢰가 필요할 수 있으므로 움직임 감소 원인을 확인하기 위해 추가 검사가 필요할 수 있다. 이 접근법 내에서, *관절낭 패턴(capsular pattern)* 및 *전체 관절 패턴(full articular pattern)*이라는 용어는 상호교환 적으로 사용될 수 있다.[2]

비관절낭 패턴의 경우, Ombregt[2]는 **부분적 관절 패턴**(partial articular pattern)이라는 용어 사용을 옹호한다. 비관절낭 패턴의 움직임 감소는 인대성 유착, 내부장애(internal derangement), 또는 관절외 손상으로 인한 것일 수 있다. 인대성 유착은 인대손상으로 장기간 고정화되어 발생한다. 예를 들어, 배측손목관절에 대한 염좌는 완전한 손목관절 신전을 유지하면서 손목관절 굴곡을 선택적으로 제한시키는 부분적 관절 패턴을 나타낸다(그림 5-17).

촉진 (Palpation)

Cyriax 접근법에서 *촉진*은 종종 STT 검사 과정에서 나온 진단을 개선하는 데 성공적으로 사용된다. 뼈의 압통(bony tenderness) 대한 촉진은 진단 영상의 필요성을 결정하는 데 매우 유용하다.[13] 그럼에도 불구하고, 검사자는 촉진만으로 진단을 내리는 일반적인 실수를 피하기 위해 조심해야 한다.

임상적 핵심 (CLINICAL PILLAR)

검진 중 촉진을 사용하여 다음을 식별할 수 있다.

1. 압통(tenderness)
2. 맥박(pulses)
3. 온도(temperature)
4. 부종(swelling)
5. 활막의 두꺼움(thickened synovial membrane)
6. 근육간극(muscular gap)
7. 뼈(bone)
8. 염발음(crepitus)

촉진되는 조직의 온도는 상태의 단계 및 관련된 조직의 유형에 관한 정보를 제공할 수 있다. 만져서 따뜻하게 느껴지는 구조물은 최근 손상(recent injury), 염증(inflammation) 또는 감염(infection)을 암시한다. 만져서 차갑게 느껴지는 구조물은 동맥 손상을 나타내며, 감소된 동맥 맥박과 관련될 수 있다. *국소적 부종(local swelling)*의 존재는 관절이나 점액낭(bursa)에 대한 손상을 나타낸다. 좀 더 *일반화된 부종(generalized edema)*은 빈약한 정맥 순환 또는 손상된 림프계의 징후일 수 있다.

촉진은 또한 *염증성 관절염 상태*의 존재를 확인하는 데 사용될 수 있다. 류마티스 관절염, 통풍 또는 건성 관절염

표 5-3 Cyriax가 정의한 상지, 하지, 그리고 척추(Spine)에 대한 관절낭(Full Articular) 패턴

관절 (ARTICULATION)	관절낭 패턴 (CAPSULAR PATTERN)
측두하악 (턱관절, temperomandibular)	하악 내림의 제한
경추와 흉추 (목뼈와 등뼈, cervical and thoracic spine)	BB > ROT = SB > FB
요추 (허리뼈, lumbar spine)	BB > SB > FB
견관절 (어깨관절, shoulder)	ABD > ER > IR
흉쇄관절(복장빗장관절)과 견쇄관절(봉우리빗장관절) (sternoclavicular and acromioclavicular)	과도한 움지임 시 통증
주관절 (팔꿉관절, elbow)	FLEX > EXT, variable
요척관절 (노자관절, radioulnar)	회내와 회외 시 완전가동범위지만 통증
수근관절 (손목관절, wrist)	FLEX = EXT > 요골, 척골 편위
첫 번째 수근중수관절 (손목손허리관절, first carpometacarpal)	ABD = EXT
중수지절관절 (손허리손가락관절, metacarpophalangeal), 지절간관절 (손허리사이관절, interphalangeal)	FLEX > EXT
천장관절 (엉치엉덩관절, sacroiliac)	견인 시 통증
고관절 (엉덩관절, hip)	FLEX = IR > ABD > EXT > ER
슬관절 (무릎관절, knee)	FLEX > EXT
경비관절 (정강종아리관절, tibiofibular)	발목격자관절이 견인될 때와 대퇴이두근 수축 시 통증 (배측굴곡 시)
족관절 (발목관절, ankle)	족저굴곡(plantar flexion) > 배측굴곡(dorsiflexion)
거골하관절 (목말밑관절, subtalar)	내번(Inversion) > 외번(eversion)
중족부 (발목뼈중간, midtarsal)	ADD = IR > 다른 움직임들
첫 번째 중족지절관절 (발허리발가락관절, first metatarsophalangeal)	EXT > FLEX
두 번째에서 다섯 번째 중족지절관절(발허리발가락관절)과 지절간관절(발가락뼈사이관절) (second through fifth metatarsophalangeal and interphalangeal)	EXT = FLEX or EXT > FLEX

">" 표시는 다음 움직임보다 더 움직임 제한이 나타난 것을 표시한다.
BB = 후방굴곡(뒤쪽굽힘, backward bending); FB = 전방굴곡(앞쪽굽힘, forward bending); SB = 측방굴곡(가쪽굽힘, side bending); ROT = 회전(돌림, rotation);ER = 외회전(가쪽돌림, external rotation); IR = 내회전(안쪽돌림, internal rotation); ABD = 외전(벌림, abduction); ADD = 내전(모음, adduction); FLEX = 굴곡(굽힘, flexion); EXT = 신전(폄, extension).

(psoriatic arthritis)은 말단부 관절에서 쉽게 만져질 수 있는 관절낭 증식(capsular thickening)을 유발할 수 있다.

심한 관절염 상태 또는 신생물에 반응하여 발생하는 *골극(osteophyte)*과 마찬가지로 *아탈구된 뼈*는 종종 촉진된다. 척추의 척추전방전위증(spondylolisthesis)에 의한 계단 변형은 특히 부위가 체중지지 되지 않은 위치에 있을 때 촉진할 수 있다(그림 5-18).

관절 염발음은 관절 퇴행(joint erosion)의 존재를 나타낼 수 있다. 힘줄성 염발음(tendinous crepitus)은 힘줄이 건초(sheath)안에 미끄러짐에 따라 건활막염(tenosynovitis)의 경우에 발생한다. 염발음은 때때로 근육 병변 또는 염증에서 회복하고 있는 점액낭(bursa)의 경우에 발견될 수 있다.

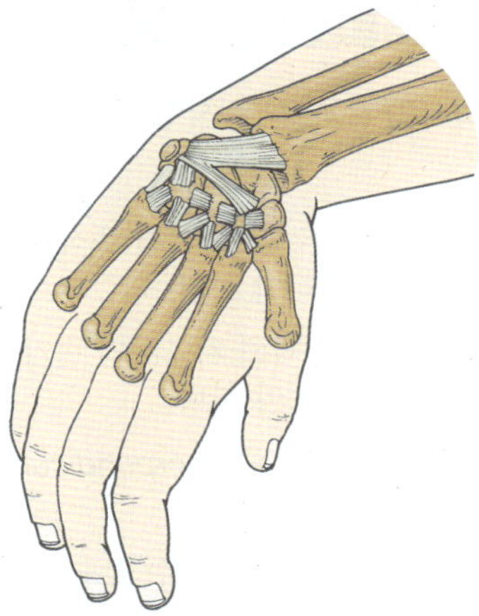

그림 5-17 배측(뒤쪽) 손목관절 인대(dorsal wrist ligament)에 대한 염좌는 부분적 관절 패턴으로 완전한 손목 신전은 유지하면서 손목의 굴곡이 선택적으로 손상되는 패턴. 손목관절 굴곡은 통증을 유발할 수 있는데, 이는 이 움직임이 손목관절의 뒤쪽 인대에 긴장감을 주기 때문이다.

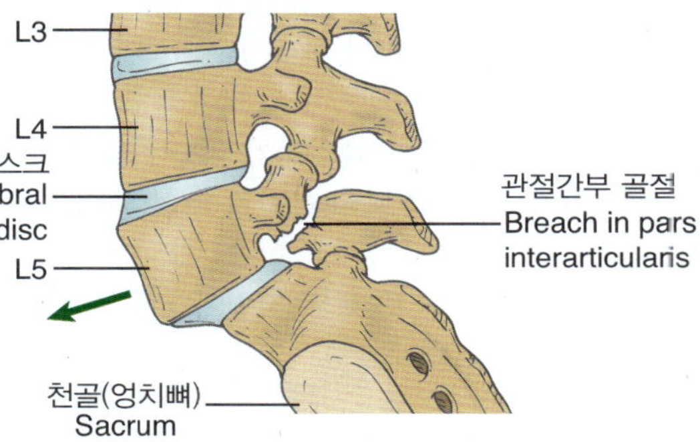

그림 5-18 협부 척추전방전위증(Isthmic spondylolisthesis)은 관절간부(pars interarticularis) 골절로 이루어지며 척추의 전방 미끄러짐을 초래한다.

평가 (Evaluation)

기계적 기능장애와 내부장애의 감별 진단 (Differential Diagnosis of a Mechanical Dysfunction and Internal Derangement)

이 접근법에서 기계적 기능장애는 부분적 관절 패턴에서 움직임 제한으로 나타나는 척추 병변을 정의하는 데 자주 사용되는 용어이다. Cyriax는 부분적 관절 패턴(partial articular pattern)에서 움직임의 제한을 일으키는 유리체(loose bodies) 또는 아탈구된 뼈와 같은 말초 관절 병변을 지칭하기 위해 **내부장애**(internal derangement)라는 용어를 사용했다.

장기간 전체 관절 패턴(full articular pattern) 환자는 내부장애가 발생하며 부분 관절 패턴을 수반하여 나타날 것입니다. 예를 들어, 골관절염(osteoarthritis)이 있는 척추 환자는 오랫동안 경추 신전(cervical extension)과 경추 회전(cervical rotation) 그리고 측방 굴곡의 동등한 움직임 제한(전체 관절 패턴)이 하나 또는 그 이상의 방향에서의 더 큰 움직임 제한을 나타내는 환자의 움직임 패턴에서의 후속 변경으로 내부 장애를 일으킬 수 있다(부분적 관절 패턴). 보다 최근의 일차적 손상을 향한 치료는 새로 습득한 부분 관절 패턴을 기존의 전체 관절 패턴으로 되돌리려고 시도해야 하며, 그 후에 전체 관절 패턴이 해결될 수 있다.

연부조직 병변의 감별 진단 (Differential Diagnosis of Soft Tissue Lesions)

OMPT에 대한 Cyriax 접근법의 가장 큰 기여 중 하나는 연부조직 병변의 감별 진단에 있다. 문제가 있는 특정 연부조직 구조에 관한 감별 진단을 하려면 치료사가 특정 진단학적 질문에 대한 답을 확인해야 한다. 이 진단학적 질문에 대한 대답은 중재를 안내하는 역할을 하며, 이는 중대히 의심되는 문제 있는 구조에 따라 다양하다.

중요 인용 (NOTABLE QUOTABLE)

"연부조직 병변처럼 흔한 증상은 거의 없다. 많은 질병이 그렇게 쉽게 치료에 반응하지는 않는다. 그것들의 치료는 일반적인 도달 범위를 벗어난 좁고 복잡한 전문 분야이지만 너무나 자주 중요하지 않은 일 또는 조금 좋아진 걸로 여겨진다."

James Cyriax

수동적 검사가 중간범위 등척성 저항검사보다 더 통증이 있는 경우, 비수축성 비활성 조직(noncontractile inert tissue) 병변이 의심된다. 전체 관절 패턴이나 부분적인 관절 패턴이 존재하면서 통증이 나타나는 PROM 검사는 비활성 병변의 존재를 확인한다. 그러나, 관찰된 움직임 변형의 원인은 어떤 패턴이 존재하는지에 따라 달라질 것이다. 전체 관절 패턴은 관절의 섬유성 관절낭(joint's fibrous capsule)의 단축 또는 활막이 섬유증(fibrosis)에서 손상되거나 장기간 고정(prolonged immobility)으로 인한 이차적 통증 또는 움직임 중 통증의 두려움으로 인해 생길 수 있다. 종종 이러한 결과의 존재는 특히 말초 관절에서 관절 골관절염 후유증이다.

관찰된 관절낭 패턴의 가장 큰 원인을 확인하기 위해, 검사자는 환자의 보고된 증상의 발병, 상태 및 중증도를 포함한 주관적인 병력의 결과를 사용할 수 있다. 관련된 관절의 상세한 촉진 검진 및 끝느낌 검사 또한 의심되는 기원(origin)의 확인을 제공한다.

디스크 병변과 같은 기계적인 문제는 척추에서 비관절낭 움직임 패턴을 생성할 수 있다. 말초 관절에서 비관절낭 패턴의 기원을 고려할 때, 검사자는 각각의 특정 관절에서 발생할 가능성이 가장 높은 공통적인 조건을 이해하는 것이 필수적이다. 자세한 병력, 촉진 및 끝느낌 검사를 포함한 추가 절차는 종종 비관절낭 패턴의 원인을 결정하는 데 중요하다. 중간범위 저항 검사에서 증상이 나타나고 수동적 관절가동운동범위가 통증이 없다면 수축성 병변이 의심된다.

중간범위 저항검사는 느슨해진 비활성 조직으로 만들고 수축성 조직을 선택적으로 격리시킨다. 수축성 병소의 존재를 확인하기 위해, 수축성 조직를 늘리면(stretching) 증상 또한 나타난다.

중재의 원칙 (PRINCIPLES OF INTERVENTION)

OMPT에 대한 Cyriax의 접근 방식은 근골격계 손상 치료를 위해 3가지의 비 외과적 중재 절차 사용에 중점을 둔다. 이 접근법은 *심부 마찰마사지(deep friction massage)*, *주사 약물 치료 및 도수교정(manipulation)* 및 *견인(traction)*의 적용에 대한 개선으로 가장 잘 알려져 있다. Cyriax는 이 3가지 중재 전략 중 하나 또는 조합을 사용하여 대부분의 근골격계 손상을 효과적으로 관리할 수 있다고 믿었다(표 5-4).

수축성 조직 병변에 대한 중재 (Intervention for Lesions of Contractile Tissue)

수축성 병변의 경우, 사용되는 특정 유형의 중재는 수축성 단위 내의 병변 위치에 따라 다르다. 대부분의 수축성 조직 병변의 경우, 심부 마찰 마사지가 가장 우선적으로 선택된다. DFM의 효능을 기술한 사례연구가 발표되었지만, DFM(deep friction massage)의 효능에 관한 과학적 근거는 여전히 부족하다.[14] 일부는 DFM이 국소 항염증제 또는 마취제 역할을 한다고 제안한다. 다른 사람들은 DFM이 염증이 있는 반흔 조직(scar tissue)을 부드럽게 하거나 연부조직 내에서 콜라겐 섬유의 정렬을 개선한다고 믿는다.

Davidson 등[16]은 건성 병변의 치료 부위에서의 압박이 섬유아세포(fibroblastic) 증식을 자극함을 보여 주었다. 이러한 연구 결과는 건의 미세열상(microtears)이 건으로 인한 통증과 장애의 가장 큰 원인이라는 믿음을 뒷받침한다.

Stratford[17]는 요측수근신전근 건염(extensor carpi radialis tendonitis)에 대한 DFM의 효능에 대해 연구했다.[17] 그러나 이 연구는 DFM 적용에 대한 권장 지침을 따르지 않았다.

> **임상적 핵심 (CLINICAL PILLAR)**
>
> ***심부 마찰 마사지 (DFM)*를 시행할 때 다음 지침을 따라야 한다:**
>
> 1. 진단적 움직임 및 촉진은 손상된 조직과 그 조직의 ***정확한 위치***를 식별해야 한다.
> 2. 피부 손상을 피하기 위해 치료사의 손가락과 환자의 피부가 ***동시에*** 움직여야 한다.
> 3. DFM은 조직 섬유에 ***수직(perpendicular)*** 으로 주어져야 한다.
> 4. DFM은 전체 병변을 치료할 수 있도록 충분한 ***쓸어내는 것(sweep)***이 주어져야 한다.
> 5. DFM은 환자의 참을 수 있는 범위 내에서 ***깊이*** 주어지고 관리되어야 한다. 마사지 중 참을 수 있는 범위는 개선된다.
> 6. 환자는 치료할 조직을 **노출**시키는 자세를 취해야 한다.
> 7. 병변이 근육의 근복(belly of the muscle)에 있는 경우 근복이 ***느슨하게*** 해야 한다. 이것은 마사지하는 동안 근섬유(muscle fibers)의 분리를 도울 것이다.
> 8. 마사지의 성공을 극대화하기 위해 건초가 있는 건(Tendons with a sheath)을 ***신장(stretch)*** 해야 한다.
> 9. 일반적으로 ***6 – 12 세션***, 격일이 요구되며 세션마다 각 ***20분***이 걸린다.
>
> **심부 마찰 마사지의 금기사항은 다음과 같다:**
>
> 1. 감염으로 인한 염증
> 2. 주관절(팔꿉관절)의 외상성 관절염 (Traumatic arthritis)
> 3. 활액낭염(윤활낭염, Bursitis)
> 4. 류마토이드 관절염(Rheumatoid arthritis)
> 5. 신경압박(Pressure on nerves)

표 5-4 OMPT에 대한 Cyriax 접근법에 따라 선택된 병변에 대해 권장되는 중재

병변의 종류	심부마찰마사지(DFM)	도수교정, 견인	주사, 이온요법
일반적인 수축성 조직병변	××		×
건골막성 접합 병변			××
근건 병변	××		×
근복 병변	××		×
인대성 조직 병변	×× (Acute, chronic)	× (Chronic)	
척추디스크 병변		××	
말초관절의 유리체 병변		××	
점액낭염			××
관절낭 패턴 병변		× (Nonthrust)	× (Arthritis)

X는 이 병변의 치료에 사용될 수 있는 중재를 나타낸다. XX는 이 병변의 치료에 사용되는 주된 중재를 나타낸다.

권장된 15–20분 동안 중재를 수행하지 않았다. 또한, 본 연구에서와 같이, 원래 병변은 실제로 스테로이드 주사를 사용하면 가장 잘 치료된다.[18]

DFM이 적용되는 특정 영역은 세심한 촉진을 통해 발견된다. DFM을 수행할 때 치료사의 손가락과 환자의 피부가 하나의 단위로 이동하여 피부 손상을 피하고 압력이 병변 부위에 도달하는지 확인하는 것이 중요하다. 적용된 마찰력은 영향을 받는 구조물을 구성하는 섬유에 대해 수직 방향으로 적용한다.[16] 올바른 방향뿐만 아니라, 마찰력에도 적절한 너비와 깊이가 적용해야 한다. 적용된 마찰력은 전체 병변에 횡으로 적절하게 적용한다. 마찰력은 표적 조직에 도달할 수 있을 정도로 충분히 깊게 적용한다. 일반적으로 DFM은 감각이 잃는 얼얼한 효과(numbing effect)가 최소 48시간 간격으로 달성된 후 10분 정도 적용된다. 이 시간은 심부마찰마사지 시행으로 인한 충혈(hyperemia)을 정상화하기에 충분하다.[19]

근복(muscle belly)에 DFM을 수행할 때, 관련 근육은 느슨해진 위치(slackened position)에 놓는다. DFM은 근수축하는 동안 이러한 섬유의 정상적인 활주(glide)을 보장하기 위해 근섬유(muscle fibers)를 "고정"할 수 있다. 최근 부상으로 이 위치는 섬유아세포(fibroblasts)가 손상 부위에 수직으로 증식하는 것을 예방한다. 건초가 있는 건은 건초(sheath)가 움직이지 않게 신장시킨 위치에 놓는다. 적용된 힘은 건과 그 건초 사이의 거친 표면을 더 잘 줄일 수 있다.

DFM은 종종 매우 고통스러운 것으로 간주된다. 통증은 종종 잘못된 기술(incorrect technique)의 결과이다. 올바르게 적용되면 DFM은 종종 매우 빠르게 무감각(numbness)를 일으킨다. 통증 완화가 DFM을 통해 달성되는 메커니즘은 논쟁의 대상이 된다. 어떤 사람들은 그 효과가 관문조절설 이론(gate control theory)에 기술된 척수 수준에서 유해수용기(nociceptive) 자극의 조절의 결과라고 믿는다. Cyriax는 그 효과가 통증 유발 대사물(pain–causing metabolites)파괴 증가의 결과라고 가정했다. 통증 완화를 위한 또 다른 메카니즘은 내인성 아편제(endogenous opiates)를 방출하는 확산성 유해 억제 조절제(diffuse noxious inhibitory controls)로 인한 것으로 생각된다.[19]

연부조직 병변에 대한 주된 중재라고 생각되지만, DFM은 또한 다른 중재와 함께 사용될 수도 있다. DFM은 치료결과를 최적화하기 위한 도수교정(manipulation) 전 조직을 준비하는 수단으로 사용될 수 있다. Nagrale 등[19]은 DFM 그리고 밀의 도수교정(Mills manipulation)사용과 운동 그리고 음파영동(phonophoresis with exercise)의 적용을 비교하여 Cyriax의 접근법 두 가지 치료법이 보다 우월하다는 것을 발견했다.[19]

임상적 핵심 (CLINICAL PILLAR)

외측상과 관리에 대한 Cyriax 접근법

1. **심부마찰마사지 (Deep Friction Massage)**
   - 환자는 주관절 90° 굴곡, 회외 자세를 위치한다.
   - 압통부위와 외측상과 전외측을 확인한다.
   - DFM를 엄지 끝으로 건골접합부를 후방 방향으로 적용하시오.
   - 반대압을 위해 주관절 반대쪽의 손가락으로 압력을 유지하시오.
   - DFM은 Mills의 도수교정을 준비하기 위해 10분 동안 적용한 후 느낌이 얼얼하다.
2. **Mills의 도수교정 (Mills Manipulation)**
   - 만약 주관절이 완전 신전 수동적 관절가동운동 시 DFM 후 즉시 시행한다.
   - 환자는 등받이가 있는 의자에 앉고, 치료사가 뒤에 서서 위치한다.
   - 환자의 견관절 90° 외전, 내회전, 전완 회내, 그리고 치료사 주관절에 의해 지지된다.
   - 치료사 엄지는 환자 엄지와 인지사이 공간에 위치한다.
   - 손목을 완전히 굴곡하고 전완을 회내한다.
   - 완전히 손목 굴곡 유지, 전완 회내, 주관절을 팽팽하게 신전하면서 지지하는 팔의 손은 주관절 뒤로 움직인다.
   - 환자의 주관절 위에 있는 치료사 손은 구부려진 환자의 주관절을 펴고 아래로 밀면서 짧은 진폭, 빠른 속도로 트러스트를 한다.
   - 중재 세션당 한 번만 수행하시오.

DFM은 골화(ossified)가 있거나 석회화된 건, 건의 박테리아 감염, 연부조직 병변의 위치를 가로지르는 궤양(ulcers)이나 수포(blisters)가 있는 곳에서는 금기이다. 또한 DFM은 활액낭염(bursitis)과 신경염(neuritis)의 경우에는 권장되지 않는다. 따라서 도수 물리치료사는 활액낭염과 건초병증(tendonopathy)을 정확하게 구분할 수 있어야 한다.

*건골막 접합부(tenoperiosteal junction)*의 병변은 스테로이드 주사로 가장 효과적으로 치료된다. 만약 건이 천층(superficial)에 있다면, 덱사메타손으로 인한 이온 도입법(ontophoresis with dexamethasone)이 실행 가능한 대안이다. 주사 후 잔류 증상이 지속된다면 DFM은 종종 치유 과정을 원활하게 하는데 효과적이지만, 일반적으로 중재의 첫 번째 라인은 아니다. *근건접합부(musculotendinous junction)*의 병변은 DFM으로 관리하는 것이 가장 좋다. *근복(muscle belly)* 내의 대부분의 병변은 DFM 또는 병리 영역에 직접 전달되는 마취 주사로 관리할 수 있다.

수축성 병변을 관리하기 위해 고안된 중재의 성공 여부는 통증이 완화될 때까지 관련 부위의 격렬한 활동을 피하는 환자의 의지에 달려 있다. 스트레칭을 시행할 때는 증상의 악화를 피하기 위해 주의를 기울여야 한다. 건성병증(tendonopathy)의 경우, DFM은 주 2~3회, 15~20분 동안 시행하면 가장 효과적이다. 급성 좌상(acute strain)의 경우, DFM은 반흔조직(scar tissue) 침착을 예방하기 위해 매일 5분간 시행할 때 가장 효과적이다. 이 경우 DFM은 근섬유 정렬에 수직으로 실시한다. 또한 일상적인 전기 자극으로 매일 5분간 근육을 부드럽게 수축시키는 것이 치유를 촉진하는데 도움이 될 수 있다. 부상 후 1 개월 또는 그 이후에 처음으로 보이는 근육 좌상은 일반적으로 20분의 DFM으로 일주일에 3번 치료되어 근복에서 발생하는 통증을 유발하는 유착(adhesion)을 분리한다(그림 5-19 및 5-20).

인대성 조직 부위에 대한 중재 (Intervention for Lesions of Ligamentous Tissue)

염좌(sprains) 1단계 또는 2단계의 급성 단계 동안 조심해서 매일 5분 동안 DFM을 적용하고 점차적으로 능동 또는 수동적 관절가동범위 운동할 것을 권장한다. 이 과정에서 운동의 역할은 손상당한 인대와 밑에 있는 뼈 움직임 사이의 유착의 발달을 막기 위해 접합(junction)을 유지하는 것이다. 인대성 유착이 있는 경우, DFM을 20분 간 권장하고 이어 유착을 제거하도록 고안된 트러스트(thrust) 기법을 사용한다. 이 과정은 최적의 결과를 얻기 위해 종종 1~3회 세션을 필요로 한다.

척추 디스크 부위에 대한 중재 (Intervention for Disc Lesions of the Spine)

Cyriax는 척추의 기계적 문제(mechanical problems)는 주로 추간판 디스크(intervertebral disc)의 병변으로 인한 것이라고 믿었다. 디스크 병변을 진단할 때 Cyriax는 *수핵 디스크(nuclear disc) 병변*과 *유상섬유 디스크(annular disc)병변*을 구분했다.

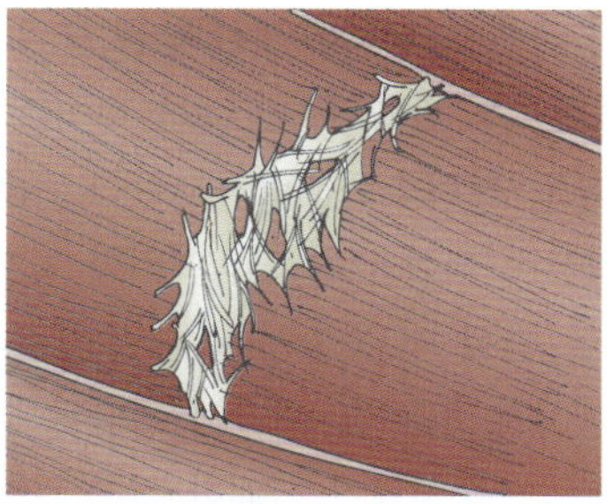

그림 5-19 근육손상은 근육과 근복(muscle belly)의 섬유에 대해 종과 횡방향으로 구성된 근섬유에 나타나는 반흔조직(scar tissue)을 생성시킨다.

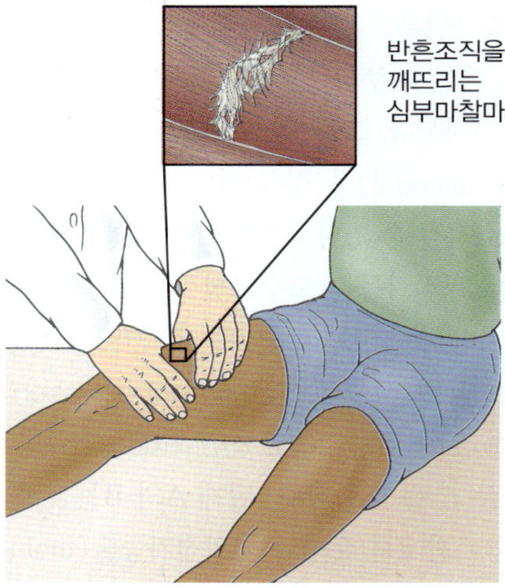

그림 5-20 반흔조직을 깨뜨리는 목적으로 좌상(strain)된 대퇴사두근 근복(quadriceps muscle belly) 위한 심부마찰마사지 (DFM). DFM을 시행할 때, 치료사는 적절한 깊이로 근육의 근섬유에 횡으로 힘을 주어 시행한다.

디스크 병변 유형의 구분은 주로 환자의 주관적인 과거력(subjective history)에 근거한다. 수핵 디스크 병변을 표현하기 위해 Cyriax는 **부드러운 디스크 병변**(soft disc lesion)이라는 용어를 사용했다. 이 상태의 병인은 수핵(부드러운 물질)이 점차적으로 위치가 바꾸어 옮겨지게 된다. 탈출증(prolapse)의 경우, 수핵(nucleus pulposus)은 윤상섬유(annulus fibrosis)의 경계 내에서 옮겨져 층판의 윤상고리(annular rings of lamellae)가 변형된다(그림 5-1 참조).

수핵탈출(herniation)을 담고 있는 경우, 윤상섬유(annulus)에서 고리형 열상(radial tears)이 나타나고 수핵(nucleus)의 일부가 열상(tear)범위까지 옮겨지지만, 디스크 내에 남아있게 된다(그림 5-21). 수핵 연부 디스크(nuclear soft disc)조직 병변에는 증상이 점진적으로 나타나며 몇 분 또는 몇 시간이 걸리는 것으로 알려져 있다. 이러한 병변은 종종 구부러진 자세로 장시간 앉아있을 때 발생한다.

Cyriax는 윤상 디스크(annular disc) 병변을 **경성 디스크**(hard disc)병변으로 언급했다. 윤상섬유의 가장 안쪽 부분에서 시작되는 균열은 균열의 경로를 따라 수핵 물질의 점진적 돌출(extrusion)과 함께 나타난다. 윤상 디스크 손상은 즉각적으로 발생한다고 여겨진다. 불량한 신체 역학(poor body mechanics)으로 인한 급속한 운동을 포함하는 활동(activities)은 종종 윤상 디스크 병변의 부상 기전(mechanism)이다. 윤상섬유가 손상 되더라도 수핵 물질이 포함되어 있는 한 비외과적 관리가 일반적으로 효과적이다(그림 5-22). 많은 사람들이 추간판 디스크가 척추 관련 증상의 흔한 원인이라는 견해를 지지한다.[6,20-22]

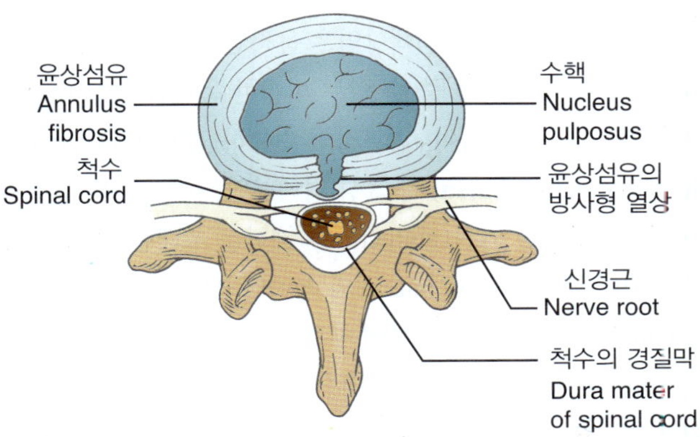

그림 5-21 요추 수핵 디스크 탈출 병변(허리원반디스크탈출)은 윤상섬유의 방사형 열상(radial tears)을 초래한다.

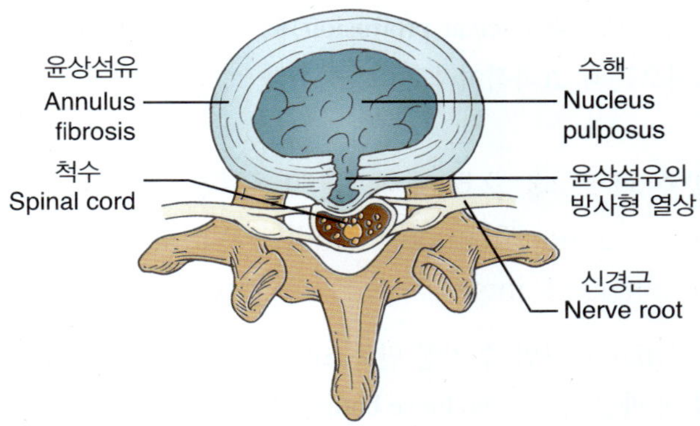

그림 5-22 요추 윤상 디스크 병변(허리윤상디스크탈출)은 경막을 압박하여 중추성 통증을 발한다.

Cyriax 접근법은 척추의 역학적 문제(mechanical problems)에 대한 척추 빠른 속도 트러스트 도수교정의 사용을 강력히 지지한다. 그는 이 도수교정이 윤상디스크 물질(annular disc material)을 정상 위치로 되돌려 움직여 통증과 장애를 감소시킬 수 있다고 믿었다. 이 접근법에서 일반적으로 사용되는 관절가동술/도수교정 기술에는 짧거나 긴 지렛대 회전을 사용하는 *단계 A, B 또는 C 견인(distraction), 지렛대 원리를 이용한 직선적 신전(straight extension), 편측신전(unilateral extension), 그리고 신전(extension)을 사용하는 단계 A, B 또는 C* 를 포함한다. 단계 A와 B는 관절 운동 범위 내의 다른 지점에서 수행되는 관절가동술(mobilization)을 규정하는 데 사용되고, 단계 C는 빠른 속도 트러스트를 규정하는 데 사용한다.[23] 영국의 숙련된 물리치료사는 근무 중 Maitland의 관절가동술은 40.4%, Maitland 관절가동술과 Cyriax 도수교정기법 40.4%, 그리고 Cyriax의 도수교정을 19.1% 사용한다. OMPT와 Cyriax 도수교정 기술(29.2%)의 간섭치료(interferential therapy)를 복합적으로 치료 받은 대상자는 도수치료만 받은 군보다 정도가 더 높았다. 사용된 도수치료의 종류에 관계없이, 대상자들은 퇴원 후 12개월의 추적 관찰 기간 동안 개선되었지만, Maitland 관절가동술(mobilization)과 Cyriax 도수교정(manipulation)을 함께 받은 사람들은 Cyriax 도수교정만을 받은 사람들보다 더 많은 치료를 필요로 한다는 점을 제외하고는 그룹 간에 차이가 없었다(평균차이 = 1.47).[23]

Cyriax는 또한 *수핵 디스크 병변*의 특정 경우에 매우 효과적인 절차로서 척추의 역학적 견인(spinal mechanical traction) 사용을 또한 믿었다. 그는 견인력에 의해 제공되는 정적 척추간 힘(static intervertebral forces)이 척추간 공간(intervertebral space) 내에서 음압(negative pressure)을 만들어 수핵돌출(nuclear protrusion)이 정상적인 위치로 다시 돌아오는 데 효과적이라고 이론화했다.

말초관절 내 유리체에 대한 중재 (Intervention for Loose Bodies Within Peripheral Joints)

Cyriax 접근법 중 가장 만족스러운 측면 중 하나는 말초관절 내 관절 속 유리체(loose bodies)에 대해 권장되는 중재와 관련된다. 유리체는 고관절(hip)이나 슬관절(knee)에서 가장 흔하게 진행되는 골관절염의 이차적 증상이 나타나고 주관절(elbow)과 족관절(ankle)에서도 볼 수 있다. 선택적 중재는 특정 **비트러스트 관절가동술**(non thrust mobilization)이거나 **빠른 속도 트러스트**(high-velocity thrust)이다(관절 도수교정 임상적 핵심을 참조). 이러한 절차는 통증을 유발하는 유리체를 관절 내 통증이 없는 부위로 재위치함으로써 효과적 일 것으로 믿는다. 재발이 예상될 수 있어 반복적 중재가 필요하다. 도수치료가 실패한 경우 관절경 수술이 적용될 수 있다. 그림 5-23은 고관절의 유리체에 대한 빠른 속도 트러스트 도수교정을 나타낸다.

임상적 핵심 (CLINICAL PILLAR)

관절도수교정(joint manipulation) 하는 동안 치료사는 다음을 상기한다:

1. 관절낭 구축(capsular contracture), 유착(adhesions) 및 변위(displacement)를 교정하기 위해 사용한다.
2. ***구축*** 시에는 여러 세션에 걸쳐 ***느리고***, 안정된 움직임을 사용하시오*(견관절, 고관절)*.
3. ***유착***을 깨뜨리기 위해 예리하게 ***갑자기 움직이는 방법***(sharp *jerk*)을 사용하시오*(슬관절, 족관절)*.
4. ***변위(displacement)***를 교정하기 위해 도수 ***견인 (traction)***을 유지하고 적용하시오.
5. 반복되는 ***회전(rotations)*** 동안에 움직임의 ***끝 부분(end range)***까지 관절을 위치시킨다.
6. ***과압력(overpressure)***을 적용한다.
7. 관절을 ***재검사(reexamine)*** 한다.

점액낭에 대한 중재 (Intervention for Bursitis)

병변의 위치에 따라 점액낭염은 움직임 손실의 관절범위와 관련된 운동에 영향을 줄 수 있는 미미한 움직임 손실 비관절낭 패턴이다. 예를 들어, 견관절의 견봉하 점액낭(bursitis of the subacromial bursa)의 급성 점액낭염은 중등도의 회전제한으로 전체적인 외전(abduction) 제한을 초래한다. 반대로, 주두점액낭(olecranon bursa)의 점액낭염은 관절 밖(extra-articular)에 위치하기 때문에 주관절움직임(elbow motion)을 제한하지 않는다. 감염이나 출혈에 이차적이지 않은 점액낭염은 스테로이드 또는 마취주사로 가장 효과적으로 치료된다.

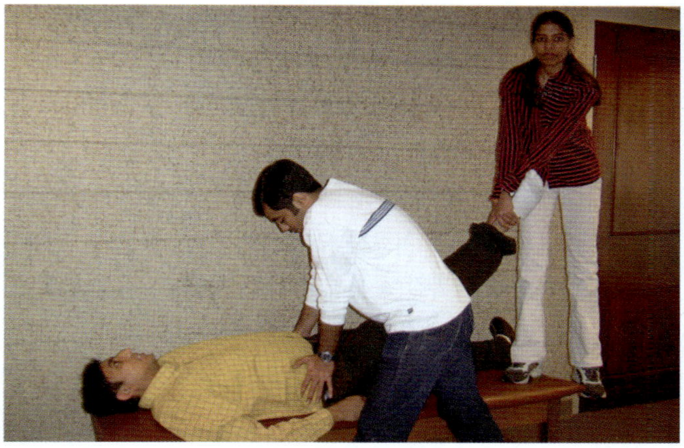

그림 5–23 고관절(엉덩관절)의 유리체(loose body)에 대한 빠른 속도 트러스트로 도수교정. 긴 축 견인은 보조자가 골반(pelvis)을 고정할 때 치료사가 적용한다. 치료사는 뒤로 몸을 기울여 서서히 테이블에서 물러선다. 치료사가 견인을 적용하는 동안, 환자의 다리는 반복적인 회전시키면서 천천히 신장(extended)된다. 일반적으로 회전과 최종 도수교정을 통증이 없는 방향으로 수행하면 도수교정이 더 효과적이다. 예를 들어, 검사 중 환자가 고관절 내회전(hip internal rotation)이 통증이 있다면, 먼저 도수교정을 외회전(external rotation)으로 회전시키면서 시도한다. 이 기법은 한 번 최적의 회전(rotation)을 향해 정밀한 트러스트를 실행함으로써 완성된다. 최종 도수교정은 관절운동범위를 개선하는 데 가장 유익한 방향으로 제공한다. 일반적으로 일련의 세 번 트러스트를 시행한다. 변화를 평가하기 위해 각각의 트러스트 후에 재검사한다.

관절낭 패턴에 대한 중재(관절전체패턴) [Intervention for Capsular Patterns (Full Articular Pattern)]

관절낭 패턴이 척추에 나타나면 치료사는 관절염(arthritis), 골절(fracture) 또는 뼈 종양(bone tumor)을 구별해야 한다. 그것이 말초 관절에서 확인되면 원인은 관절염일 가능성이 높다. 관절염 유형을 결정해야 한다. **패혈성 관절염**(septic arthritis)은 항생제 치료가 필요하다. **외상성 관절염**(traumatic arthritis), 또는 단일 관절성 스테로이드에 민감한 관절염은 스테로이드 주사로 종종 도움이 된다.
외상성 관절염은 외상에 이차적인 관절 염증을 말한다.

단일 관절 스테로이드에 민감한 관절염은 류마티스 관절염의 증상 없이 자발적으로 발생하며 배제진단(diagnosis of exclusion)이다. 그것은 견관절, 주관절, 고관절, 슬관절 또는 족관절에서 가장 흔히 발생하며 수 개월 또는 수년 동안 자발적으로 풀린다. 이 상태에 대한 선택의 중재는 스테로이드 주사이다.[2]

견관절의 외상성 관절염은 전형적으로 적극적인 관절가동범위 프로그램을 필요로 한다. 주관절의 외상성 관절염 발병 후 첫 달 동안 스트레칭은 금기이다. 주관절을 너무 일찍 신전시키면 상완근(brachialis muscle)에 외상 후 출혈(posttraumatic hemorrhaging)이 증가할 수 있다. 이러한 경우에, 이소성골형성(heterotopic bone formation), 또는 **골화근염**(myositis ossificans)의 위험과 심각도가 증가한다.[24]

특성 감별 (DIFFERENTIATING CHARACTERISTICS)

OMPT에 대한 Cyriax의 접근법은 의료 모델에 기원을 두고 있으며 연부조직 병변을 감별진단 하는데 사용되는 현재의 방법에 대한 불만족에서 비롯되었다. 현재 우리의 신체 지식 체계에 대한 Cyriax의 주요 공헌은 의심되는 연부조직 병변의 기원을 구체적으로 밝혀내는 검사 과정의 사용이다. OMPT에 대한 Cyriax의 접근법은 근골격계 질환 관리를 위한 3가지 주요한 중재의 사용을 강조한다. 심부마찰마사지, 주사 약물 사용 또는 도수교정 및 견인의 사용은 환자의 증상을 나타내는 특정 해부학적 기원을 확인하기 위한 철저한 검사가 수행 된 후에 현명하게 적용한다.

Cyriax는 이 접근에 검진 과정의 주요 특징이 된 선택적 조직 긴장 검사(selective tissue tension testing)의 개념을 도입했다. Cyriax 수동적 움직임 검사는 끝느낌의 식별, 또는 끝범위에서 저항의 질(quality of resistance), 전체 또는 부분적인 관절 패턴으로 알려진 움직임 제한의 본질에 초점을 둔다. Cyriax는 주어진 관절에서 확인할 수 있는 7개의 다른 끝느낌(부드러운 soft, 딱딱한 hard, 탄력적 elastic, 스프링 springy, 근경련 spasm, 텅빈 empty, 신경학적 과긴장 neurological hypertonic)을 정의하는 지식 체계에 기여했다. 또한, Cyriax는 문제 있는 구조를 나타내는 관절에서 움직임의 특징적인 제한을 설명했다. 다른 접근법에서와 마찬가지로, 촉진 검사는 감별 진단(differential diagnosis)을 더 세분화하기 위해 사용한다. 도수치료사는 STT 검사, 끝느낌 검사, 움직임 패턴 및 움직임 제한에 대한 검사를 포함하는 정밀 감별을 통해 수축성 병변을 비수축 병변으로부터 구체적으로 구분할 수 있다. 중재의 선택은 병리해부학적(pathoanatomical) 진단에 의해 시작한다.

Cyriax 접근법은 임상적으로 인지할 수 있는 손상에 대한 기초 진단을 하는 일반적인 OMPT 접근법과는 달리 환자의 증상을 담당하는 병리학적 구조의 특정 식별을 요구한다. 이 접근법은 질병의 진단이 해부학적 원인을 찾는 것에 기반을 둔 전통적인 의료 모델과 더욱 밀접하게 일치한다.

Cyriax가 권장하는 중재 전략은 병리학적(pathological), 조직학적(histological) 과정에 대한 이해를 기반으로 한다. 예를 들어, Cyriax의 DFM은 건의 고정(immobility) 또는 염증과정에 반응하여 발생하는 섬유아세포(fibroblastic) 활동에 영향을 주려고 한다. 척추에서 빠른 속도 트러스트 도수교정 기술의 사용에 대한 Cyriax의 이론적 근거는 현재 우리의 이해에서 출발한다. Cyriax 접근 방식은 도수교정(thrust) 절차가 말초관절 내 유리체(loose bodies)을 다른 장소로 옮기거나 척추의 디스크 원인성 병변을 줄일 수 있는 능력이 있다는 믿음으로 작용하며, 이로 인해 통증이 감소되고 움직임이 향상 된다.

정형의학의 아버지인 James Cyriax는 근골격계 손상에 대한 검사 및 중재의 철학은 OMPT 현재 임상에 큰 영향을 주었다. James Cyriax는 물리치료의 옹호자로서 미국에서 OMPT 대중화에 기여한 분이며, OMPT 전문 영역의 주요 공헌자로서 다른 분들 사이에 중요한 자리를 매김하고 있다.

근거요약 (EVIDENCE SUMMARY)

[Christopher H. Wise, PT, DPT, OCS, FAAOMPT, MTC, ATC]

선택적 조직 긴장 검사 (Selective Tissue Tension Testing)

STT 검사에 관한 대부분의 문헌은 이 시스템 전체를 효과적으로 사용하여 보고하는데 실패하였다. Franklin 등[25]은 운동으로 유발된 경미한 뒤넙다리근 병변으로 9 명의 실험대상자에서 STT 검사의 유효성을 조사하려고 시도했다. 원심성 등속성 뒤넙다리근 운동 후 수동적 관절운동범위(PROM)는 변하지 않았으나 저항검사에서 뒤넙다리근에서 통증이 유발되었다. 촉진 시 통증은 운동 후 48시간과 72시간에 증가했다. 운동 후 48시간에 최소 운동량이 발생하면서 AROM이 감소했다.[25] Cyriax에 따르면, 이런 종류의 작은 병변은 AROM의 변화를 포함하는 STT 검사 결과는 AROM 변화를 포함하여 강하고 통증이 나타난다. 이 연구의 결과는 경미한 수축성 병변을 확인하기 위해 STT 테스트를 사용하는 것이 타당한가하는 의문을 제기한다.

Pellecchia 등[10]은 견관절 통증을 나타내는 21사례의 진단에 대한 상세한 병력, 예비 검사 및 STT 검사를 포함한 Cyriax 검사의 측정자간 신뢰도(intertester reliability)를 조사했다. 경험이 풍부한 2명의 치료사는 어깨 통증 21사례 중 19사례에서 동일한 분류를 확인하는 90.5%의 일치를 보였다(카파 = 0.875). 두 치료사 모두 또한 Cyriax 모델에 맞지 않는 4가지 사례를 똑같이 분류했다. 저자는 이 검사 방법이 통증을 나타내는 견관절을 검사하는 매우 신뢰할만한 방법이라고 결론지었다.[10]

통증 있는 견관절을 가진 사람을 진단할 때 전문 검사자와 세 명의 다른 검사자 간의 일치도 수준을 결정하기 위해 Hanchard 등[26]은 STT 검사를 사용하여 93%의 사례에서 전문 검사자와 다른 검사자 사이에 높은 일치도를 보였다. 점액낭염(bursitis)에 대한 일치도는 중등도(fair–moderate)였고, 회전근개(rotator cuff) 병변 및 기타 질환의 진단은 높았으며, 관절낭염은 매우 높았다.[26]

STT 검사에 대한 현재의 최선의 근거는 이러한 검사 절차가 기존의 병리가 있는 개인 특히, 견관절의 연부조직 병변을 진단하는 데 신뢰할 수 있고 유효하다고 제안하였다. 그러나 STT 검사는 경미한 수축성 병변의 진단에 효과적이지 않을 수도 있다. 증상이 있는 환자와 운동으로 유발시킨 적은 병변을 가진 개인들의 집단에서 확인된 결과가 좋지 않은 경우와 비교하여 유리한 결과를 입증한 두 가지 연구[10,26]가 수행되었다.[25]

끝느낌 (End-Feel)

끝느낌을 얻기 위해 요구되는 적용된 힘의 크기는 직선적 병진운동 방향에 따라 다를 수 있다. 정상적인 견관절에서 전방 직선적 병진움직임(anterior translation)은 미측 직선적 병진움직임(inferior translation)보다 더 많은 힘이 요구되는 것으로 밝혀졌다.[27]

Chesworth 등[28]은 견관절 병리 환자 34명 집단에서 움직임 도형을 사용하여 견관절 외회전(external rotation) 끝느낌 분류를 경험이 풍부한 2명 도수치료사의 측정자내 및 측정자간의 신뢰도을 동시에 평가하려고 시도했다. 움직임 도형의 구성요소 외에 끝느낌 평가도 높은 신뢰도를 보여주었다.[28]

통증과 끝범위에서 약간의 움직임에 대한 저항감 둘 다 고려될 때 관절 움직임성의 결정이 가장 잘 고려된다는 것이 일반적으로 믿게 된다.[29] Petersen과 Hayes[30]는 슬관절과 견관절의 통증과 정상 및 비정상적인 끝느낌 사이의 관계를 연구했다. 결과는 비정상적인 끝느낌이 슬관절에 통증이 있는 40명의 피실험자와 견관절 통증이 있는 46명의 피실험자의 기능손상(dysfunction)를 나타내는 것으로 나타났다.[30] 비정상적인 병적인 끝느낌은 모든 움직임에 대해 무릎과 어깨의 정상적인 끝느낌 보다 더 많은 통증과 관련된다.[30] 저자들은 끝느낌이 조직 병리를 확인하는데 유용하다고 결론지었다.[30]

다른 검사 절차와 함께 텅빈 끝느낌(empty end−feel)과 비관절낭 패턴(noncapsular pattern)을 확인하는 것은 의뢰가 필요한 의학적 상태의 존재를 확인하는 검사 도구로 사용될 수 있다. 통증 있는 상태를 암시하는 텅빈 끝느낌은 비관절 제한(nonarticular limitations)을 암시하는 비관절낭 패턴과 함께 물리 치료의 범위를 벗어나는 상태를 효과적으로 스크리닝하고 의학적 검사를 추가로 요구할 수 있다.[31]

끝범위에서 저항의 질(quality of the resistance)에만 의존하는 것과는 대조적으로, 끝느낌 검사(end−feel testing) 동안의 통증 유발에 대한 고려는 가장 관련성 있는 데이터를 제공하는 것으로 보인다. 끝느낌 검사의 결과에 비추어 추가적인 검사 절차를 고려해야 하며 Cyriax 분류 시스템의 신뢰도을 조사하는 향후 연구와 끝느낌 감별 분류에 따라 중재의 결과를 확인하려는 실험적 연구를 수행해야 한다.

관절낭 패턴 (Capsular Pattern)

잠행성 고관절 통증이 있는 39세 여성 환자의 경우, 끝느낌 검사와 관절낭/비관절낭 패턴의 검사를 사용하여 의뢰받아 비홉킨스 림프종(non−Hodgkin's lymphoma)으로
최종 진단으로 환자를 성공적으로 스크리닝 했다.[31]

Greenwood 등[32]은 의료적 의뢰를 받아 5명 *개별 환자의 둔부*(buttock)의 증상이 고관절 원인의 통증인지 요통에 의한 것인지 구별하기 위한 검사 도구로서 비관절낭 패턴 개념을 사용했다.[32] 검진에서 둔부의 양성증상과 함께 고관절에서 비관절낭 패턴의 확인은 고관절 병리를 암시하며 그 원인은 물리치료의 범위를 넘어선 것이다.[32]

Winters 등[32]은 병력 및 이학적 검사와 관련된 변수를 사용하는 집단 분석이 101명 견관절 환자문제를 분류하는 데 사용될 수 있는지를 결정하려고 했다. 의미 있고 안정적인 3개의 집단이 생겼는데, 이는 주로 ROM에서 다양한 제한의 유병률에 의해 구별되었다. 그러나 움직임 제한의 특정 패턴이 발견되지 않아 견관절 병리 진단에 대한 자세한 분류를 만들었다.[33] 움직임 제한 패턴을 결정하는 것이 손상의 정확한 해부학적 위치를 결정하는 것을 돕는 것과는 대조적으로 염증이나 자극의 정도를 확인하는 데 더 유용할 수 있다고 제안되었다. 이것은 부분적으로 ROM에서 뚜렷한 손상을 근거로 하는 견관절 기능장애의 Cyriax 분류에 의문을 제기한다. Hayes 등[34]은 슬관절 골관절염(osteoarthritis of the knee) 환자 집단에서 관절낭 패턴의 비례적인 정의를 확인할 수 없었다. 그들은 슬관절 골관절염 환자를 식별하는 수동적 구성 요소의 타당성이 의심스럽다고 결론지었다.[34]

Fritz 등[35]은 슬관절 장애가 있는 환자를 위한 Cyriax STT 검사 계획의 PROM 구성 요소(관절낭패턴, 통증 저항 순서 pain resistance sequence)를 뒷받침하는 근거를 조사하기 위해 15개 센터의 편측 슬관절 통증 환자 152명을 대상으로 연구했다. 연구팀은 관절염이 있거나 없는 환자에서 PROM 시 굴곡 제한에 대한 신전 움직임 비율을 조사하고 염증 상태와 통증 저항성 순서(pain−resistance sequence) 및 만성과 통증 저항성 순서 사이의 관계를 평가했다. 이를 연구하기 위해 ROM, 통증 저항성 순서(끝범위 전 통증, 중 통증, 후 통증) 및 주 징후에 따른 염증 평가를 기록했다. 결과는 슬관절 관절낭패턴은 74.7%,의 민감도, 76.7%의 특이도를 보였고 우도비(likelihood ratio)는 3.20 이었다.[35] 따라서, 관절낭패턴을 가진 피험자는 슬관절 관절염의 가능성이 3.2배 더 높았다. 관절낭 패턴의 움직임 제한은 관절염 유무에 따른 가변성의 26.4%를 설명하여 관절염과 관절낭 패턴의 연관성을 확인했다.[35] 만성 및 염증 상태는 각각 통증 저항성 순서의 가변성은 상대적으로 5.3% 및 12.3%로 나타났다.

심부 마찰마사지와 도수교정 (Deep Friction Massage and Manipulation)

DFM의 사용으로 인한 형태학적 변화와 치료 효과를 설명하기 위한 몇몇 연구가 시도되었다. Davidson 등[16]은 힘을 가하기 위한 도구를 사용하여 횡마찰 마사지 후와 효소에 의한 손상에 이어 쥐의 아킬레스건에서 형태학적 및 기능적 변화를 구분하려고 시도했다. 콜라겐 섬유의 불균일한 방향과 손상된 조직에서의 섬유아세포의 존재를 밝히는 것 외에도, 전자 현미경 검사는 마찰 마사지가 적용된 그룹에서 콜라겐을 적극적으로 만드는 섬유아세포의 특징인 거친 세형질세망을 보여 주었다.[16] 이러한 결과는 마찰 마사지가 증가된 섬유아세포 동원을 통해 치유를 촉진할 수 있음을 시사한다.

환자 집단에 대한 DFM의 효과를 조사하기 위해 고안된 대부분의 임상 연구는 다른 형태의 중재 중 DFM을 사용하여 수행되었다. Guler-Uysal과 Kozanoglu[36]는 유착성관절낭염(adhesive capsulitis)이 있는 40명 환자에게 심부마찰마사지(DFM)와 도수교정(manipulation)을 포함한 Cyriax 접근법과 열(heat) 및 투과열전기치료(diathermy) 결과를 비교했다. 결과에 따르면, Cyriax군 19명과 교대치료군(alternate therapy group) 13명은 두 번째 주까지 정상 ROM의 80%에 도달했다.[36] Cyriax 군에서는 치료 첫 주 이후에 ROM 개선과 움직임과 더불어 통증 감소가 더 좋았다.[36] Verhaar 등[18]은 106명 외측상과염 환자 관리에 국소 코르티코 스테로이드 주사(local corticosteroid injections), DFM, 도수교정치료를 결합하여 효과를 비교했다. OMPT 그룹은 경험이 풍부한 치료사가 DFM 및 Mills 도수교정을 포함하여 4주 동안 12번의 중재를 받았다.[18] 6주째 주사 그룹은 악력 강도(grip strength)가 OMPT 그룹보다 높았으며 OMPT 그룹 3명만 통증이 없는 것과 비교하여 주사 그룹에서 53명 중 22명이 통증이 없었다. 주사 그룹이 6주에 OMPT 군보다 더 좋았지만, 1년 후 추적 조사는 그룹 간 차이가 없음을 보여주었다.[18] Nagrale 등[19]의 연구에서 Mills 도수교정과 DFM은 건골막(tenopiosteal) 외측상과염의 치료에서 코르티손 이온도입법(cortisone phonophoresis)보다 더 효과적이었다.[19]

Hurrell과 Woodman[14]은 극상근건염으로 진단받은 환자치료에서 견갑골 테이핑(scapular taping), 견갑골 안정화 운동 및 신경가동술(neural glides)과 함께 DFM 사용에 대해 설명했다. 결과는 환자가 18세션 물리치료 후에 이전 수준의 기능적 활동으로 돌아갈 수 있음을 나타냈다.[14]

표적 연부조직의 형태학적 변화가 DFM에 반응하여 관찰되었다. 다른 중재와 함께 이러한 절차의 사용과 DFM와 도수교정을 결합하여 사용한 여러 지지하는 연구가 있지만, 현재 근골격계 병변 관리에 대한 단독 사용을 뒷받침하는 근거가 충분하지 못하다. 현재까지, 우리의 지식에 이러한 중재의 사용을 지원하기 위한 무작위 통제 실험은 없다.

감사의 말 (ACKNOWLEDGMENT)

우리는 이 장에서 기법에 대해 공헌하신 Jessica Canhao에게 특별한 감사를 전합니다.

임상 사례 (CLINICAL CASE)

현주호소의 병력: 65세의 여성은 오른쪽 고관절(엉덩관절)과 대퇴부(넙다리, thigh) 경직 및 통증이 점진적으로 발병했다고 호소한다. 걷는 것은 통증을 증가시킨다. 상태가 좋지 않은 날에는 앉는 자세에서 벗어나기가 어렵다. 기침과 재채기는 통증을 증가시키지 않는다.

관찰(Observation): 환자는 보행할 때 오른쪽 체중 부하를 감소시켜 절뚝거리는 것이 관찰된다.

관절가동범위(ROM): 오른쪽 고관절이 수동적 내회전(internal rotation) 관절가동범위가 심각하게 제한된다. 굴곡(flexion), 외전(abduction) 및 신전(extension)은 중등도 제한된다. 외회전(external rotation)과 내전(adduction)은 정상 범위 내에 있다. 모든 움직임은 관절낭 끝느낌. 제한된 움직임은 환자의 통증을 유발한다. 끝범위에서 과압력(overpressure)이 가해질 때만 통증이 재현된다.

근강도(Strength): 고관절의 모든 근육 검사는 강하고 통증이 없다.

1. 이 경우 수동적 움직임 검사 끝범위에서 과압력으로 통증 있고, 저항검사는 강하고 통증 없는 경우, 의심되는 병변의 유형은 무엇인가? 진단을 확인하기 위해 알아야 할 추가 정보는 무엇인가?
2. 고관절(hip)에서 Cyriax에 의해 정의된 전형적인 관절낭(전체 관절) 패턴은 무엇인가? 이 환자가 검사의 나머지 부분을 기준으로 고관절에서 관절낭패턴을 나타내면 관절낭 패턴의 원인은 어떤 구조인가?
3. 이 경우의 데이터를 감안할 때, 환자가 비관절낭 패턴을 나타낸다면, 그 원인은 무엇인가?
4. 이 경우 비수축성(noncontractile) 병변을 암시하는 정보는 무엇인가?
5. 여러분의 진단에 기초하여, 이 경우에 사용될 수 있는 Cyriax의 OMPT 접근법에 기반한 중재 처방을 선택하시오. 파트너에게 이러한 중재를 수행하시오.

현주호소의 병력: 50세의 남성은 몇 주 전에 그의 차창을 보았을 때 목이 회전되면서 통증이 나타났다고 호소했다. 통증 발생은 갑자기 나타났다. 원래, 그는 통증이 팔 아래와 가운데 세 손가락들에 통증이 있었다. 이제는 통증이 거의 사라졌지만, 저리는 느낌(pins and needles)이 목 왼쪽, 팔과 손까지 내려옴을 호소한다.

관찰: 환자는 능동적으로 그의 목을 움직이고 스스로 지지하기도 힘들다.

능동적 관절가동범위(AROM): 능동적 경추신전(cervical extension), 왼쪽 회전(left rotation) 그리고 측면 굴곡(side bending)은 약 50% 제한된다. 환자는 이러한 움직임이 저리는 느낌을 증가시킨다고 호소한다.

수동적 관절가동범위(PROM): 수동적 신전은 딱딱한(bone to bone) 끝느낌, 왼쪽회전은 근경련(spasm) 끝느낌을 가지며, 왼쪽 측방 굴곡은 스프링(springy) 끝느낌이 있다. 이러한 모든 움직임은 이상감각(paresthesia)을 증가시킨다.

근강도: 왼쪽 견관절 내전(shoulder adduction), 주관절 신전(elbow extension) 그리고 손목 굴곡(wrist flexion) 등척성 저항은 약하고 통증이 없다. 왼쪽 가운데 세 손가락들에 약간 감각 소실이 있다.

반사(Reflexes): 왼쪽 상완삼두근(triceps) 반사는 저하됐다.

특수검사: 환자의 팔과 손가락을 두드리면 저린느낌이 증가한다. 손가락을 움직이면 저린느낌이 증가하지 않는다.

방사선 사진(Radiographs): 방사선 사진들은 음성이다.

1. 움직임 검진 결과에 근거하여 이 환자는 관절낭 또는 비관절낭 패턴을 가지고 있는가?
2. Cyriax의 척추 추간판 디스크 병변 분류에 따라 이 환자의 디스크 병변을 섬유륜(경성) 또는 수핵 (연성) 디스크 병변으로 분류하고 그 이유는 무엇인가?
3. 발병 당시의 환자의 보고된 증상을 토대로 어떤 구조가 압박되고 어느 레벨인가?
4. 이 환자는 팔 통증에서부터 저리는 느낌에 이르는 증상의 변화를 호소한다. 그러한 변화를 일으킬 가능성이 있는 것을 해부학적으로 설명하시오.
5. 약하고 통증 있는 근육의 목록과 감각 저하된 위치를 기반으로 의심되는 압박레벨은 어디인가?

따라하기 (HANDS-ON)

파트너와 함께 실습실에서 다음의 활동을 수행하자.

1 아래 목록을 사용하여 파트너의 주관절(elbow)에 대한 선택적 조직 긴장 검사(selective tissue tension testing) 수행하고 결과를 문서화하시오. 주관절(elbow)과의 관계 때문에 검진하는 동안 손목(wrist) 근육 검사를 포함시켜야 한다. 파트너를 바꾸고 여러분 파트너 견관절(shoulder)에서 STT 검사를 수행하시오.

등척성 검사	강하고/통증없음	강하고/통증있음	약하고/통증없음	약하고/통증있음
주관절 굴곡(flexion)				
주관절 신전(extension))				
주관절 회외(supination)				
주관절 회내(pronation)				
손목관절 신전(extension)				
손목관절 굴곡(flexion)				

2

파트너의 각 관절에 대한 끝느낌을 검사하고, 다음 표를 완성하시오. 여러분 파트너의 끝느낌과 각 특정 관절의 기대되는 정상적인 끝느낌과 비교하시오.

다른 한 사람의 끝느낌 검사를 실시하고 개인 간의 차이점을 기록하시오. Cyriax가 정의한 끝느낌 유형뿐만 아니라, 끝느낌이 나타나는 관절운동범위의 위치를 확인하시오.

관절	움직임	정상적인 끝느낌	관찰된 끝느낌 피검자 1	관찰된 끝느낌 피검자 2
견관절(shoulder)				
주관절(elbow)				
손목관절(wrist)				
중수지절관절 (metacarpophalangeal)				
고관절(hip)				

3

여러분 파트너의 외측상과(lateral epicondyle) 바로 옆 공통 손목신전근(common wrist extensor tendon)을 촉진하시오. Cyriax의 지침에 따라 파트너에게 심부마찰마사지(deep friction massage)를 수행하시오.

상완골의 이두근구(bicipital groove of the humerus) 안에 있는 상완이두근 장두(long head of the biceps tendon)에 같은 과정을 반복하시오. DFM을 수행하는 동안 적절한 깊이와 방향을 사용하여 Cyriax의 지침을 따르시오.

참고 문헌 (REFERENCES)

1. American Physical Therapy Association. *Code of Ethics and Guide for Professional Conduct.* 2nd ed. Fairfax, VA: American Physical Therapy Association; 2003.
2. Ombregt L, Bisschop P, ter Veer H, eds. *A System of Orthopaedic Medicine.* 2nd ed. Philadelphia, PA: Churchill Livingstone; 2003.
3. Dreyfuss P, Tibiletti C, Dreyer SJ. Thoracic zygapophyseal joint pain patterns. *Spine.* 1994;19:807-811.
4. Slipman CW, Lipetz JS, Plastaras HB, Yang ST, Meyer AM. Therapeutic zygapophyseal joint injections for headaches emanating from the C 2-3 joint. *Amer J Phys Med Rehab.* 2001;80:182-188.
5. Cyriax J. *Textbook of Orthopaedic Medicine, Volume One*. 8th ed. London: Bailliere Tindall; 1982.
6. Xin SQ, Zhang QZ, Fan DH. Significance of the straight-leg-raising test in the diagnosis and clinical evaluation of lower lumbar intervertebral-disc protrusion. *J Bone Joint Surg Am.* 1987;69:517-522.
7. Brismee JM. Rate of false positive using the Cyriax release test for thoracic outlet syndrome in an asymptomatic population. *J Man Manip Ther.* 2004;12:73-81.
8. Sutterlin CE, Gutentag I, Martinez CR, Rechtine GR. False-positive diagnosis of an odontoid fracture by CT scan. *J Orthop Trauma.* 1989;3:348-351.
9. Yinggang Z, Liew SM, Simmons E. Value of magnetic resonance imaging and discography in determining level of cervical discectomy and fusion. *Spine.* 2004;29:2140-2145.
10. Pellecchia GL, Paolino J, Connell J. Intertester reliability of the Cyriax evaluation in assessing patients with shoulder pain. *J Orthop Sports Phys Ther.* 1996;23:34-38.
11. Zimny NJ. Clinical reasoning in the evaluation and management of undiagnosed chronic hip pain in a young adult. *Phys Ther.* 1998;78:62-72.
12. Fritz JM, Delitto A, Erhard RE, Roman M. An examination of the selective tissue tension scheme, with evidence for the concept of a capsular pattern of the knee. *Phys Ther.* 1998;78:1046-1056.
13. Philbin T, Donley B. When do you x-ray ankle sprains in patients with acute ankle injuries? *Cleveland Clinic Journal of Medicine.* 2000;67:405-406.
14. Hurrell JE, Woodman RM. Diagnosis and intervention for a patient with shoulder and scapula pain. *Phys Ther Case Reports.* 1999;2:175-187.
15. DeBruijn R. Deep transverse friction: its analgesic effect. *Int J Sports Med.* 1984;5:35-36.
16. Davidson CJ, Ganion LR, Gehlsen GM, et al. Rat tendon morphologic and functional changes resulting from soft tissue mobilization. *Med Sci Sports Exerc.* 1997;29:313-319.
17. Stratford PW. The evaluation of phonophoresis and friction massage as treatments for extensor carpi radialis tendonitis: a randomized trial. *Physiother Canada.* 1989;41:93-98.
18. Verhaar JAN, Walenkamp GHIM, Van Mameren H, Kester ADM, Van Der Linden AJ. Local corticosteroid injection versus Cyriax-type physiotherapy for tennis elbow. *J Bone Joint Surg Am.* 1996;78:128-132.
19. Nagrale AV, Herd CR, Ganvir S, Ramteke G. Cyriax physiotherapy versus phonophoresis with supervised exercise in subjects with lateral

epicondylalgia: a randomized clinical trial. *J Man Manip Ther.* 2009;17:171-178.
20. Thelander U. Straight leg raising test versus radiological size, shape are of lumbar disc hernias. *Spine.* 1992;17:395-399.
21. Kosteljantez MN, Bang F, Schmidt-Olsen S. The clinical significance of straight-leg raising (Laseague's sign) in the diagnosis of prolapsed lumbar disc. Interobserver variation and correlation with surgical finding. *Spine.* 1988;13:393-395.
22. Vucetic N, Svensson O. Physical signs in lumbar disc hernia. *Clin Ortho Rel Res.* 1996;333:192-201.
23. Hurley DA, McDonough SM, Baxter GD, Dempster M, Moore AP. A descriptive study of the usage of spinal manipulative therapy techniques within a randomized clinical trial in acute low back pain. *Man Ther.* 2005;10:61-67.
24. Huss CD, Puhl JJ. Myositis ossificans of the upper arm. *Amer J Sports Med.* 1980;8:419-424.
25. Franklin M, Conner-Kerr T, Chamness M, et al. Assessment of exercise-induced minor muscle lesions: the accuracy of Cyriax's diagnosis by selective tension paradigm. *J Orthop Sports Phys Ther.* 1996;24:122-129.
26. Hanchard NCA, Howe TE, Gilbert MM. Diagnosis of shoulder pain by history and selective tissue tension: agreement between assessors. *J Orthop Sports Phys Ther.* 2005;35:147-153.
27. Borsa PA, Sauers EL, Herling DE, Manzour WF. In vivo quantification of capsular end-point in the nonimpaired glenohumeral joint using an instrumented measurement system. *J Orthop Sports Phys Ther.* 2001;31:419-431.
28. Chesworth BM, MacDermid JC, Roth JH, Patterson SD. Movement diagram and "end-feel" reliability when measuring passive lateral rotation of the shoulder in patients with shoulder pathology. *Phys Ther.* 1998;78:593-601.
29. Maher C, Adams R. Reliability of pain and stiffness assessments in clinical manual lumbar spine examination. *Phys Ther.* 1994;74:801-811.
30. Petersen CM, Hayes KW. Construct validity of Cyriax's selective tension examination: association of end-feels with pain at the knee and shoulder. *J Orthop Sports Phys Ther.* 2000;30:512-527.
31. Browder DA, Erhard RE. Decision-making for a painful hip: a case requiring referral. *J Orthop Sports Phys Ther.* 2005;35:738-744.
32. Greenwood MJ, Erhard RE, Jones DL. Differential diagnosis of the hip vs. lumbar spine: five case reports. *J Orthop Sports Phys Ther.* 1998;27:308-315.
33. Winters JC, Groenier KH, Sobel JS, Arendzen HH, Jongh BM. Classification of shoulder complaints in general practice by means of cluster analysis. *Arch Phys Med Rehabil.* 1997;78:1369-1374.
34. Hayes KW, Petersen C, Falconer J. An examination of Cyriax's passive motion tests with patients having osteoarthritis of the knee. *Phys Ther.* 1994;74:697-707.
35. Fritz JM, Delitto A, Erhard RE, Roman M. An examination of the selective tissue tension scheme, with evidence for the concept of a capsular pattern. *Phys Ther.* 1998;78:1046-1061.
36. Guler-Uysal F, Kozanoglu E. Comparison of the early response to two methods of rehabilitation in adhesive capsulitis. *Swiss Med Weekly.* 2004;134:353-358.

CHAPTER

6

노르딕 어프로치

The Nordic Approach

Christopher H. Wise, PT, DPT, OCS, FAAOMPT, MTC, ATC

역자 : 정형국

6장 목적

이 장의 결론을 통해, 독자는 다음과 같은 것을 할 수 있을 것이다:

- 정형도수물리치료(OMPT)의 전문성에 대한 Freddy Kaltenborn의 주요 기여도를 설명할 수 있다.
- 노르딕 어프로치에 대한 Olaf Evjenth의 기여도를 설명할 수 있다.
- 노르딕 어프로치와 다른 OMPT 어프로치(노르딕 어프로치에 많은 영향을 준)의 주요 기본 원리에 대해 설명할 수 있다.
- 노르딕 어프로치의 토대가 되는 주요 철학을 설명할 수 있다.
- 노르딕 어프로치의 관절 자세를 기술하는 용어들을 정의할 수 있다.
- 관절의 구르기-활주의 개념과 볼록-오목 이론을 설명할 수 있다.
- "치료면"을 정의하고, 이 개념이 관절을 가동시킬 때 어떻게 사용되는지를 설명할 수 있다.
- Kaltenborn의 관절가동 등급을 정의할 수 있다.
- 실험치료(trial treatment)의 개념을 정의하고, 그것이 환자의 OMPT 관리에서 어떻게 이용될 수 있는지를 설명할 수 있다.
- "기능 검사(test of function)"가 무엇인지를 설명하고, 그것들이 OMPT 검사 동안 어떻게 이용될 수 있는지를 설명할 수 있다.
- Kaltenborn의 끝느낌 분류를 정의할 수 있다.
- 가동 등급의 유형과 그것들의 적응증을 연결시킬 수 있다.
- 노르딕 어프로치를 다른 OPMT 어프로치와 구분하는 요소들을 확인할 수 있다.

역사적 조명 (HISTORICAL PERSPECTIVES)

정형도수물리치료(OMPT)의 ***노르딕 어프로치***는 1940년대 창립자인 Freddy Kaltenborn이 척추 질환의 관리에서 그 당시 물리치료 중재의 비효율성에 좌절하면서 시작되었다. 비록 많은 사람들이 노르딕 어프로치에 관여했지만, ***Freddy Kaltenborn***이 OMPT 노르딕 어프로치의 창립자로 인정되고 있다. Freddy Kaltenborn은 1945년 체육 교사로서 일했고, 1949년 노르웨이에서 물리치료사가 되었다. 그 당시 그는 환자를 관리함에 있어 마사지, 가동술, 능동운동과 수동운동 등의 한계를 깨닫게 되었다. Freddy Kaltenborn은 2명의 유명한 의사(***Dr. James Mennell***과 ***Dr. James Cyriax***)가 사용하고 있던 원리와 전략으로 자신의 진로를 바꾸었다.

중요 인용 (NOTABLE QUOTABLE)

"내가 노르딕 어프로치를 특별히 좋아하는 이유는 기능해부학을 임상 직무에 연결시켰다는 점이다."

Michael A. McConaill, 1980

1950년대 초반, Freddy Kaltenborn은 Mennell과 Cyriax 밑에서 수학하기 위해 런던으로 떠났고, 그 다음 그가 배웠던 개념을 가지고 노르웨이로 다시 돌아왔다. 1954년 그는 도수치료에 Cyriax 개념을 접목시켜 그의 첫 번째 과정을 가르쳤다. 1955년 Cyriax가 ***노르웨이 도수교정 모임***의 형성을 위해 노르웨이를 방문했다. 이런 모임의 물리치료사들은 전문 도수치료 어프로치의 발달에 Cyriax 개념을 응용했다.

1958년, 오스티오패시 전문가인 *Alan Stoddard*가 Kaltenborn과 함께 일하기 시작하여, 새로운 개념을 발달시켰다. 그 당시, Stoddard는 척추 문제를 관리함에 있어 특별한 오스티오패시 기법을 사용하고 있었고, 자신의 기법을 물리치료사에게 소개해 주었다. 1958년에서 1960년대 초까지, Kaltenborn은 양쪽 어프로치를 하나의 개념으로 만들기 위해 Stoddard와 Cyriax와 함께 공동 연구를 계속해 왔다. Kaltenborn은 자신의 이론들을 새로운 이 시스템들 안에 포함시키기 시작했다. OMPT 분야에서, 그의 가장 위대한 업적은 생체역학적 원리를 검사와 중재에 연결시킨 것이었다.

1973년, 물리치료사인 *Olaf Evjenth*는 근육 신장, 근력 강화 및 협응을 강조하는 어프로치를 개발했다. Evjenth는 검사 과정에 평가 수행 방법을 첨가했고, 병변 국소화를 위한 방법으로서 증상 완화 검사를 소개했다. Kaltenborn과 Evjenth의 협력은 새롭고 포괄적이고 절충적인 도수치료 어프로치를 만들어냈다. 몇 년이 지난 후, 노르딕 어프로치는 ***Kaltenborn-Evjenth 개념***으로서 알려지기 시작했다. 계속 진화하고 있던 노르딕 어프로치는 관절운동형상학과 절충적인 원리와 기법의 특성을 강조하였다(그림 6-1).[1]

1973년에 노르딕 어프로치가 전 세계에 소개되었다. 1974년, Kaltenborn과 *Geoffrey Maitland*가 다른 사람들과 함께 ***국제정형도수물리치료사협회(IFOMPT)***를 창립했다(1장 참고). 본 장에 기술된 개념과 기법들은 Kaltenbcrn이 저술한 두 권의 책("Mobilizatin of the Spine"과 "Mobilizatin of the Extremity")을 기반으로 하고 있다.[1,2]

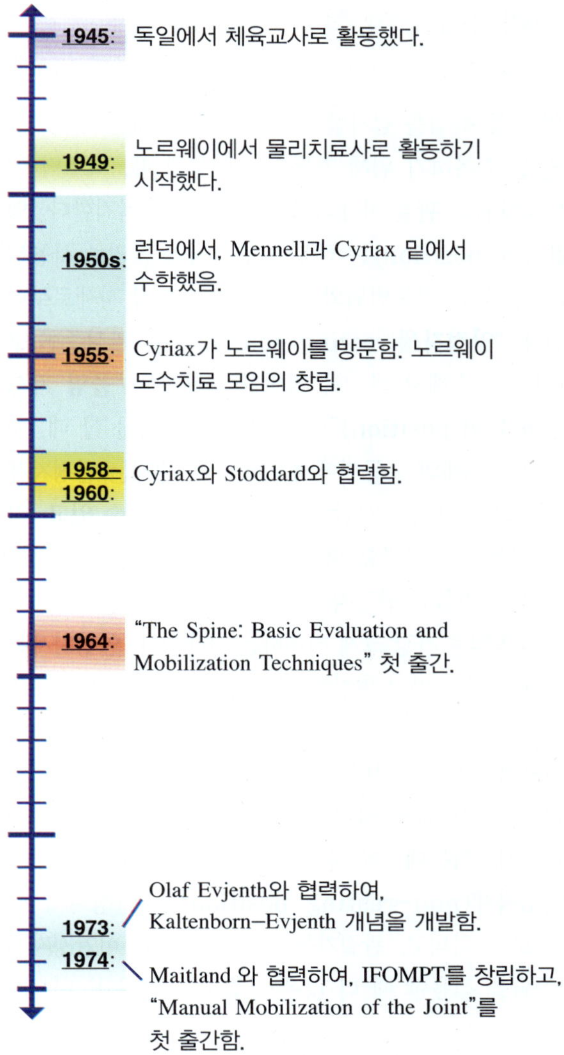

그림 6.1 F.M Kaltenborn의 활약 시간 스케줄.

철학적 프레임워크 (PHILOSOPHICAL FRAMEWORK)

노르딕 어프로치는 다양한 어프로치를 하나의 시스템 안에 융합시킨 독특한 철학 이념을 가지고 있다. 노르딕 어프로치에 사용된 원리는 물리치료 내부 분야와 외부 분야에서 파생되었다. 노르딕 어프로치의 철학적 핵심은 움직임을 지배하는 생체역학적 원리이다. 이들 원리에는 **볼록-오목 이론**, 검사와 중재 시 *각운동*과 ***병진 활주***의 이용, ***움직임의 등급화***, 그리고 효율성을 결정하는 ***실험치료*** 등이 포함된다. 검사를 할 때, 통증, 관절 기능부전, 연부조직 변화 등을 복합적으로 확인하고 평가한다.[2]

기본 원리와 조작적 정의 (Foundational Principles and Operational Definitions)

관절의 운동 특성을 검사할 때나 움직임 문제를 해결하고 완전 기능을 회복하기 위해 가동술을 이용할 때, 노르딕 어프로치는 3차원의 관절 자세와 등급의 이용을 지지한다. **영점 자세**(zero position)는 해부학적 위치와 동의로 사용되는 용어이다. 모든 가동범위의 측정은 영점 시작 자세로부터 이루어진다. "**안정자세**(resting position)"는 관절주변 구조물이 가장 느슨해져 큰 가동범위를 허용하는 "**풀림 자세**(open-packed position)"로 정의된다. 검사를 할 때, 치료사는 관절을 3개의 운동면에서 가장 느슨해지는 안정자세로 만든다. 안정 자세는 사람에 따라 크게 다를 수 있고, 각 운동면의 가동성을 평가할 때 움직임을 일으키면서 미세한 관절의 위치를 만들어 안정자세를 확인할 수 있다. 안정자세는 3면의 움직임을 가장 크게 허용하는 자세이다. 안정자세는 근육을 이완시키는 가장 편안한 환자의 자세이다(그림 6-2, 표 6-1).

안정자세를 이루는 것이 불가능하거나 어려울 때, 치료사는 긴장이 가장 적게 일어나고 불편함이 가장 적은 자세로 관절을 배치하는데, 이 자세를 **실제 안정자세**라고 부른다. **비안정자세**(non-resting position)는 안정자세 이외의 자세로 정의되고, 관절가동성이 떨어진다. 비안정자세에서 가동술을 적용할 때 더 많은 스킬이 요구된다. 미세한 기능부전이 비안정자세에서 나타날 수 있고 또 치료될 수 있다. 비안정자세의 대표적인 예가 **잠김 자세**(close-packed position)이다. 잠김 자세는 관절주머니와 인대가 최대로 긴장되는 자세이고, 관절면의 일치성이 최대로 좋아진다. 잠김 자세는 관절 가동성이 최대로 제한되는 자세이다.[1,3]

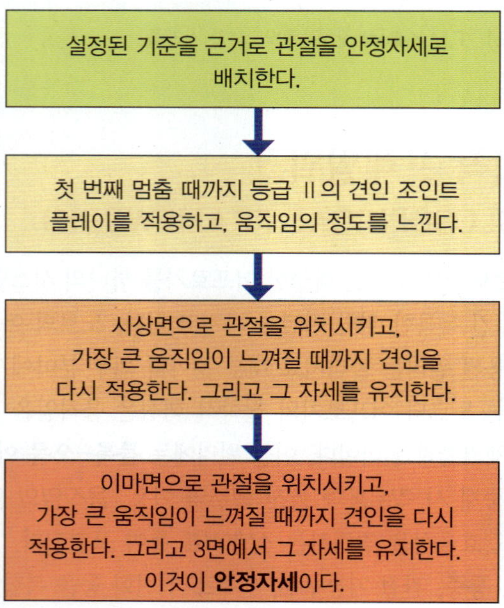

그림 6-2 관절의 3차원 안정자세를 찾기 위한 절차 순서.[3]

척추운동분절 (The Spinal Motion Segment)

노르딕 어프로치는 도수물리치료사에게 관절운동형상학의 지식을 요구한다. **척추운동분절**은 3개의 관절로 이루어져 있다: 양쪽 후관절과 척추사이원반. 운동분절의 각 관절이 자신만의 독특한 역할을 하고 있지만, 기능적으로는 서로 연결되어 있다. 척추 운동은 운동분절의 구성요소 간에 협응을 요구한다.[1]

뼈의 각운동과 병진운동 (Bone Rotations and Translations)

정상 움직임 패턴을 회복하기 위해, 도수물리치료사는 뼈의 각운동과 병진운동에 대한 지식을 가지고 있어야 하고, 또 정상 조건에서 일어나는 해당 *관절의 움직임*에 대한 지식도 가지고 있어야 한다. **뼈의 각운동**은 축을 중심으로 일어나는 운동이고, 병진운동은 특정 운동면에서 축과 나란하게 일어나는 선형 운동이다. 한 축을 중심으로 한 운동면에서 일어나는 각운동은 *표준 각운동*, 또는 *단축 각운동*으로 분류되며, 종종 **해부학적 운동**으로 간주된다. 한 축을 중심으로 여러 운동면에서 일어나는 각운동은 **다축 각운동**으로 분류되고, 이런 형태의 운동은 통상적으로 움직이는 관절을 표현하고 있기 때문에 **기능적 운동**(functional movement)으로 종종 간주된다.

복합운동은 다시 **짝운동**(coupled movement)과 **비짝운동**(noncoupled movement)으로 나누어진다. 짝운동은 역학적으로 함께 일어나는 운동이다. 예를 들어, 중간목뼈의 옆굽힘과 돌림은 동측으로 일어난다. 이들 짝운동은 관절의 구조 때문에 시작자세와 관계없이 역학적으로 함께 일어난다. 비짝운동은 함께 일어나지 않는 운동이지만, 조건에 따라서 함께 일어날 수도 있다. 예를 들어, 등뼈-허리뼈의 옆굽힘과 돌림이 비짝운동으로 간주된다.

비짝운동은 표적 영역의 이웃 관절 움직임을 억제하거나 차단하는 시도의 중재 때 이용될 수 있다. 예를 들어, 왼쪽으로 돌림시키는 가동력이 C3-C4에서 시작할 때, C4-C7

표 6-1 Kaltenborn이 기술한 윤활관절의 안정자세/비안정자세과 각 관절의 볼록-오목 관계, 의심되는 관절주머니 패턴

관절	안정자세 (풀림 자세)	비안정자세 (잠김 자세)	볼목면	오목면	관절주머니 패턴
정강넙다리관절	25°굽힘	최대 폄, 최대 정강뼈 가쪽돌림	정강뼈고원	넙다리뼈융기	굽힘>폄 (9:1)
위쪽 정강종아리관절	안정	–	뒤가쪽 정강뼈 파셋	종아리뼈머리	–
아래쪽 정강종아리관절	–	–	정강뼈 파셋	종아리뼈파셋	–
목말다리관절	10° 발바닥굽힘	최대 발등굽힘	먼쪽정강뼈/종아리뼈	목말뼈	발바닥굽힘>발등굽힘
목말밑관절	–	–	여러 종류의 파셋	여러 종류의 파셋	밖굽이>안굽이
2-5번 발허리발가락관절	약간 굽힘	최대 폄	발가락뼈	발허리뼈	대부분의 굽힘 제한
1번 발허리발가락관절	5–10° 폄	최대 폄	발가락뼈	발허리뼈	대부분의 폄 제한

모든 윤활관절은 관절주변조직이 가장 느슨해져 가장 큰 조인트 플레이를 허용하는 자세를 가지는데, 이 자세를 안정자세 또는 풀림 자세라고 부르고, 가장 편안한 자세이다. 비안정자세는 안정자세 이외의 모든 자세를 의미하며, 잠김 자세는 비안정자세의 좋은 예이다. 잠김 자세는 관절주변조직이 가장 타이트해지는 자세이며, 관절면 사이의 접촉이 최대로 일어난다. 이 자세는 조인트 플레이가 최대로 감소되는 자세이고, 가동술을 적용하기 어려운 자세이다. 가동술을 적용하기 전에, 안정자세를 취하도록 신입 치료사에게 권장한다.

분절을 통과하는 힘을 감소시키기 위해 이 분절들을 미리 오른쪽으로 옆굽힘시켜 놓는다. 표준 각운동이나 복합 각운동 이외에, *시상면, 세로면* 및 *이마면*의 축을 따라 나란하게 일어나는 선형 운동의 병진운동도 뼈에서 일어난다.

관절 구르기-활주와 조인트 플레이 (Joint Roll-Gliding and Translatory Joint Play)

종속운동이나 관절운동형상학적 운동으로 알려진 관절 움직임이 뼈 운동과 함께 일어난다. 뼈가 각운동을 할 때 관절에서 **구르기-활주** 운동이 일어나고, 뼈가 병진운동을 할 때 **조인트 플레이**가 일어난다. 구르기-활주의 복합 운동은 뼈가 각운동을 할 때 관절에서 일어나는 운동이다. 구르기(rolling)는 관절면의 일치성이 떨어질 때 우세하게 일어나고, 활주(gliding)는 관절면의 일치성이 좋을 때 우세하게 일어난다. **구르기**는 한 면의 지점들이 다른 면의 지점들과 일대일로 만나는 것으로 정의된다. 구르기는 뼈의 움직임과 같은 방향으로 일어난다(그림 6-3). **활주**는 한 면의 한 지점이 다른 면의 여러 지점과 만나는 것으로 정의된다(그림 6-4).

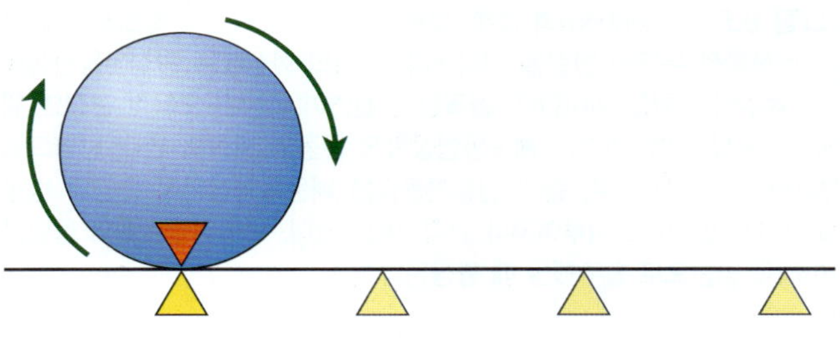

그림 6.3 구르기는 마찰력이 높고 관절면의 일치성이 떨어질 때 일어나고, 오목한 관절면이 볼록한 관절면보다 더 클 때 일어나고, 한 관절면의 지점들이 다른 관절면의 지점들과 일대일로 만난다. 그리고 구르기의 방향은 뼈운동형상학적 운동과 향상 동일하다.

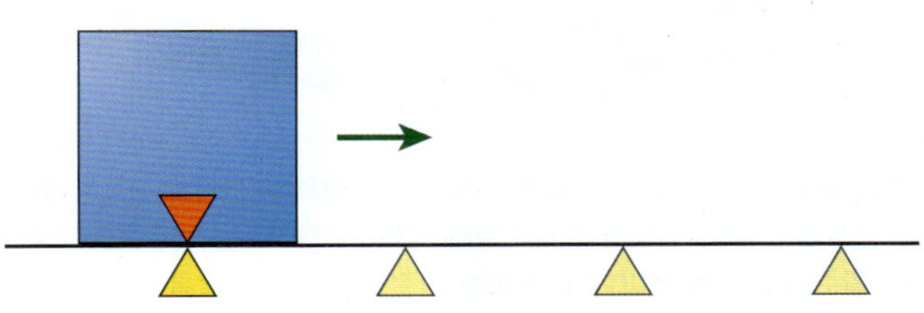

그림 6.4 활주는 관절면의 일치성이 좋을 때 일어나고, 한 관절면의 한 지점이 다른 관절면의 여러 지점들과 만난다. 활주의 방향은 볼록-오목 법칙을 따른다.

활주가 일어나는 방향은 Kaltenborn의 *볼록-오목 법칙*을 따른다. 이 개념은 뼈의 각운동과 해당 관절의 활주 관계에서 이루어진다.[3] 오목한 관절면 위에서 볼록한 관절면이 각운동을 할 때, 활주는 뼈의 각운동 방향과 반대 방향으로 일어난다. 이런 경우, 활주를 회복시키는 가동술은 뼈의 각운동 방향과 반대 방향으로 이루어져야 한다(그림 6-5). 볼록한 관절면 위에서 오목한 관절면이 각운동을 할 때는 반대 현상이 일어난다. 활주와 후속 가동술은 뼈운동형상학적 운동과 같은 방향으로 일어난다(그림 6-6).

정상 관절 활주의 회복은 정상 가동성을 위해 달성되어야 한다. 앞쪽 올림의 제한을 가진 오목위팔관절(오목한 관절면 위에서 볼록한 관절면이 움직이는)의 정상 가동성을 회복시

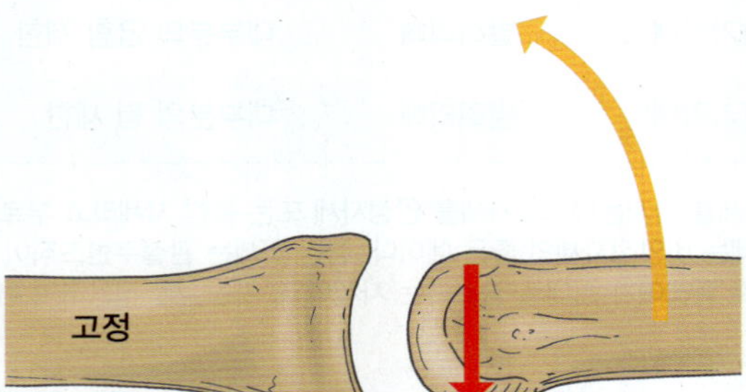

그림 6.5 Kaltenborn의 볼록-오목 법칙. 황색 곡선의 화살표는 뼈운동형상학적 운동의 방향을 의미한다. 적색의 화살표는 관절운동형상학적 활주의 방향을 의미한다. 볼록한 관절면이 고정된 오목한 관절면 위에서 움직일 때, 활주는 뼈운동형상학적 운동의 방향과 반대 방향으로 일어난다. 이런 경우, 활주 관절가동술은 뼈운동형상학적 운동의 방향과 반대 방향으로 이루어져야 한다. 예를 들어, 오목위팔관절의 올림은 아래쪽 방향으로 활주했을 때 향상된다.

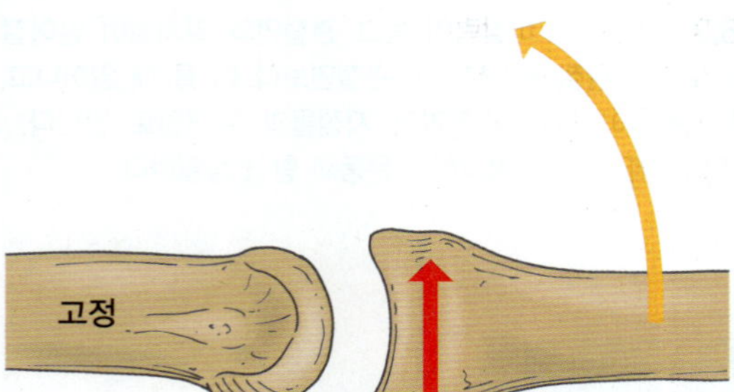

그림 6.6 Kaltenborn의 볼록-오목 법칙. 황색 곡선의 화살표는 뼈운동형상학적 운동의 방향을 의미한다. 적색의 화살표는 관절운동형상학적 활주의 방향을 의미한다. 오목한 관절면이 고정된 볼록한 관절면 위에서 움직일 때, 활주는 뼈운동형상학적 운동의 방향과 같은 방향으로 일어난다. 이런 경우, 활주 관절가동술은 뼈운동형상학적 운동의 방향과 같은 방향으로 이루어져야 한다. 예를 들어, 무릎관절의 폄은 앞쪽 방향으로 활주했을 때 향상된다.

키기 위해서는, 활주 가동술이 아래쪽 방향으로 이루어져야 한다. 반대로, 열린사슬상태에서 무릎관절의 폄이 제한된 경우(볼록한 관절면 위에서 오목한 관절이 움직이는)를 정상으로 회복시키기 위해서는, 활주 가동술이 앞쪽 방향으로 이루어져야 할 것이다(표 6-1).

적용을 위한 질문 (Questions for Reflection)

다음과 같은 움직임의 제한을 향상시키기 위해서는 어느 방향으로 활주를 적용해야 하는가?

- 손목 굽힘
- MTP 폄
- 엉덩관절 벌림
- 어깨관절 가쪽돌림
- 아래팔 엎침
- 목말다리관절 발바닥굽힘

조인트 플레이는 뼈의 병진운동과 함께 일어난다. 노르딕 어프로치는 정상 조인트 플레이를 검사하고 회복시키는데 매우 좋은 방법이다. 조인트 플레이는 모든 움직임의 끝범위에서 일어날 수 있는 매우 작은 움직임이고, 수의적으로 조절되지 않는다. 조인트 플레이는 관절의 안정자세에서 가장 쉽게 일어나고 촉진된다. 조인트 플레이는 능동운동의 수행과 손상의 예방에 있어 필수적이다.

치료면 (The Treatment Plane)

조인트 플레이에 대해 도수물리치료사들 사이에서 논쟁이 있지만, 제일 먼저 Kaltenborn의 **치료면**을 가시화할 수 있어야 한다. 치료면은 관절을 지나가고, 볼록한 관절면의 회전축에서 오목한 관절면의 가장 깊은 곳을 통과하는 선과 수직을 이룬다. 간단하게 정의하자면, 치료면은 오목한 관절면을 가로지르는 선이다.

노르딕 어프로치에서 사용되는 병진의 조인트 플레이는 견인, 압박과 활주 등이고, 뼈의 병진운동으로 일어난다. 각 유형의 조인트 플레이는 치료면과의 관계에 따라 정의된다. **견인**은 치료면과 수직으로 일어나는 운동이면서 치료면으로 멀어지는 운동이다. **압박**은 치료면과 수직으로 일어나는 운동이고, 치료면 쪽으로 향하는 움직임이다. **활주**는 치료면과 나란하게 일어난다.

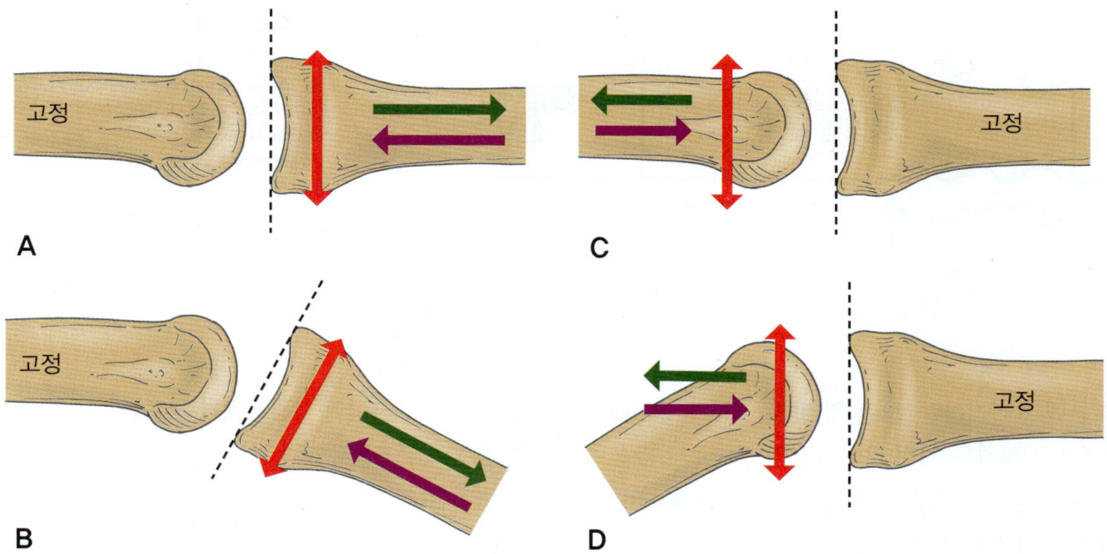

그림 6.7 **A.** 볼록한 관절면 위에서 오목한 관절면이 움직이는 전형적인 윤활관절의 관절가동술. **B.** 관절이 중립위가 아닌 위치에서 움직일 때, 가동력의 방향이 바뀐다. **C.** 오목한 관절면 위에서 볼록한 관절면이 움직이는 전형적인 윤활관절의 관절가동술. **D.** 관절이 중립위가 아닌 위치에서 움직일 때도, 가동력의 방향은 바뀌지 않는다. 점선은 오목한 관절면에 있는 치료면(TP)을 의미하고, 회전축에서 오목한 관절면의 중심을 잇는 선과 직각을 이룬다. 적색 화살표는 TP와 평행을 이루는 관절 활주의 방향을 의미한다. 녹색 화살표는 TP와 수직을 이루면서 TP로부터 멀어지는 견인의 방향을 의미하고, 자주색 화살표는 TP와 수직을 이루면서 TP 쪽으로 향하는 압박의 방향을 의미한다(출처: Wise CH, and Gulick DT. Mobilization Notes. A Rehabilitation Specialist's Pocket Guide. Philadelphia. FA. Davis; 2009).

치료면이 오목한 관절면에 의해 결정된다는 사실을 근거로 할 때, 오목한 관절면이 움직이면, 치료면도 함께 움직이게 된다. 결과적으로, 오목한 관절면이 중립위가 아닌 위치에서 움직일 때, 견인, 압박 및 활주의 방향이 변한다. 도수물리치료사는 관절 위치에 따른 미세한 변화를 주의깊에 평가해야 하고, 힘의 적용 방향을 변화시켜야 한다(그림 6.7a,b).

관절의 저가동성은 정상 활주의 제한을 가진다. 도수물리치료의 목적은 **직접 방법**이나 **간접 방법**을 통해 활주 손상이 있는지를 확인하는 것이다. 직접 방법은 활주 검사를 이용하는 것으로서 끝느낌과 활주 제한의 범위와 특성에 대한 정확한 정보를 제공한다. 활주 검사는 특별한 제한을 확인하기 위해 관절을 모든 방향으로 수동 병진운동시키는 것이다. 간접 방법은 Kaltenborn의 볼록-오목 법칙을 이용하여 감소된 활주의 방향을 확인하는 것이다. 즉, 움직이는 분절이 볼록한 관절면로 고려하거나 아니면 오목한 관절면을 고려하는 것이다. 간접 방법은 작은 가동범위를 가진 관절, 심한 통증이 있는 경우, 또는 활주 검사로 움직임을 잘 인지하지 못하는 초보 물리치료사에게서 유용하다. 간접 방법이 많이 이용되지만, 도수물리치료사는 간접 방법 이용 시의 제한점을 알고 있어야 하다. 관절 움직임을 검사할 때 모든 방향으로 활주 검사하는 것을 도수물리치료사에게 권장한다.

가동 등급 (Grades of Mobilization)

기록하고 후속 치료를 반복 적용할 수 있도록 하기 위해, 도수물리치료사는 수행할 가동술을 등급화하는 것이 중요하다. 등급화된 가동술의 수행 능력은 관절을 가로지르는 조직이 *느슨한지* 아니면 *팽팽한지*를 결정하는 치료사의 스킬에 좌우된다. 이 조직의 움직임들은 안정자세에서 가장 잘 확인된다.

이들 등급 체계에서는, 적용될 가동술이 3단계로 나누어진다(그림 6-8). **등급 Ⅰ** 기법은 관절면을 분리하지 않는 작은 진폭의 움직임이다. 등급Ⅰ기법은 관절 *풀림(loosening)*을 일으키기 위해 고안되었으며, 기계적 수용기를 자극함으로써 통증을 완화하는 목적으로 주로 이용된다. 등급Ⅰ 기법은 관절면을 분리시키지 않는다.

등급 Ⅱ 가동술을 적용할 때, 관절주변 조직이 원래 길이로 늘어나서 *팽팽해진다*. 등급 Ⅰ 기법은 통증 완화에 효과적일 뿐만 아니라, 결합조직이 단축되지 않은 상황에서 관절

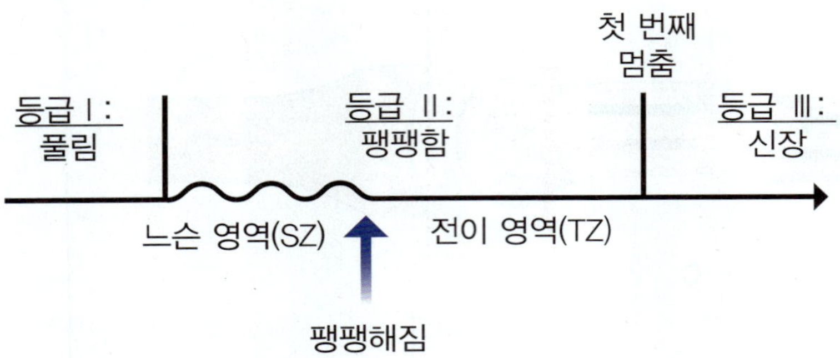

그림 6.8 움직임 등급과 저항 사이의 관계. (출처: Kaltenborn FM. Manual Mobilization of the Joints: The Kaltenborn Method of Joint Eaxmination and Treatment. Volume I : The Extremities. 6th ed. Oslo, Norway: Olaf Norlis Bokhandel; 2002).

을 가동시키는데 효과적이다. **느슨 영역**(SZ, slack zone)은 등급 Ⅱ 가동을 시작하는 지점이다. SZ 영역에서는, 운동에 대한 최소한의 저항이 존재한다. **전이 영역**(TZ; transition zone) 내에서 조직이 팽팽해지고, 더 많은 저항이 느껴진다. **첫 번째 멈춤**은 뚜렷한 저항이 느껴지는 지점으로서, 등급 Ⅱ 가동의 끝지점이다. 신장을 일으키기 위해서는 관절이 첫 번째 멈춤을 넘어서야 한다. 등급 Ⅱ 가동술은 견인과 활주를 검사하고, 통증을 완화하고, 움직임을 증가하기 위해 적용된다.

조직이 TZ 영역을 넘어서면, **등급 Ⅲ**의 가동이 일어난다. 이 기법은 관절의 조직을 *신장하기* 위해 충분한 힘을 가진다. 등급 Ⅲ의 가동술은 끝느낌을 검사하고 가동범위를 증가시키기 위해 주로 적용된다.[1,3]

검사의 원리 (PRINCIPLES OF EXAMINATION)

가이드 개념 (Guiding Concepts)

노르딕 어프로치 검사 과정의 3가지 주요 목적은 물리치료진단을 확인하고, 도수물리치료의 적응증과 금기증을 정의하고, 진전 측정의 기준선을 설정하는 것이다. 물리치료진단은 관절의 생체역학을 기반으로 한다. 근육뼈대성 기능부전과 비슷한 심각한 병리를 배제하는 의학적 진단과는 달리, 물리치료진단은 생체역학적 평가에 초점을 맞출 뿐 만 아니라, 환자의 기능에 제한을 주는 구조물에도 초점을 맞춘다. 우리가 검사 과정의 1차 요소를 찾으려고 할 때, 노르딕 어프로치의 특성이 더욱 뚜렷해진다. 검사 과정은 징후와 증상 사이의 상호 관계를 추정하는 *체성 기능부전*의 모델을 기반으로 한다. 근육뼈대성 기능부전이 존재할 때, 징후와 증상 사이의 명확한 관계는 도수치료에 잘 반응하는 질환임을 의미한다. 징후과 증상 사이의 상관관계가 부족할 경우에는, 환자의 현재 증상이 근육뼈대계가 아닌 다른 구조물로부터 시작되었음을 의미한다.

체성 기능부전은 신경혈관계, 림프계 및 심폐계 등의 손상과 함께, 일반적으로 근육뼈대계 손상을 의미한다. 도수물리치료사들은 체성 기능부전을 가진 손상에 영향을 줄 수 있는 구조물의 특성을 알 수 있는 창문으로서 근육뼈대계를 사용한다. 숙련된 도수물리치료사는 주의 깊은 촉진과 미세한 움직임 변화를 인지함으로써 의학적 진단이 이루어지기 전에, 체성 기능부전의 특성을 정확하게 확인할 수 있는 능력을 가질 수 있다.

도수물리치료사는 중재의 적응증과 금기증을 확인하기 위해 검사 과정을 이용하기도 한다. 적응증은 의학적 진단보다는 생체역학적인 물리치료진단을 기반으로 이루어진다. 제한된 조인트 플레이와 비정상의 끝느낌은 저가동성이 있음을 알려 주는 1차 요소이고, 가동술의 적용이 필요하다는 것을 의미한다. 과도한 조인트 플레이는 안정화 기법의 사용을 필요로 한다. 일반적인 금기증은 *신생물(neoplasms)*이나 선천성 기형과 같은 역학적 힘에 대한 신체 내성을 줄이는 부수적인 건강 염려와 주로 관련된다. 선별 검사는 특정 가동술의 금기증으로 작용하는 선행 질환을 확인하는데 이용된다.

검사 과정의 3번째 목적은 측정의 기준선을 설정하는 것이다. 도수물리치료사는 **우성 징후**를 확인함으로써 환자의 상태 변화를 확인한다. 우성 징후는 환자의 주호소와 관련된 재생산 가능한 신체 검사 소견이다. 예를 들어, 두통은 뒤통수밑 영역의 제한된 가동성의 우성 징후와 관련된다. 뒤통수밑 영역의 가동성은 환자 두통의 정확한 특성을 생산하는 검사이다. 1회 치료 과정 동안 중재로서 제공되는 주호소와 우성 징후 사이의 관계를 지속적으로 재검사함으로써 도수물리치료사를 가이드해 준다.

체성 기능장애의 징후를 구분하는 것은 가장 적절한 관리

계획을 집행하는데 필수적이다. 도수물리치료사는 신중한 검사를 수행한 후, 병리의 원인이 관절인지 아니면 관련 연부조직인지를 결정하고, 또 관절이 *저가동성*인지 아니면 *과가동성*인지를 결정한다. 그리고 중재를 통증 조절에 맞출 것인지 아니면 생체역학적 기능부전에 맞출 것인지를 결정한다.

환자가 어깨관절에서 통증, 운동감소 및 기능제한을 가지고 있을 때, 치료사는 첫 번째로 퇴행성 변화(오목위팔관절, 봉우리빗장관절, 복장빗장관절)와 가시위근 힘줄병증, 그리고 다른 질환사이를 구분해야 한다. 2번째 진단결정은 저가동성인지 아니면 과가동성인지를 확인하는 것이다. 수의적 근방호나 불수의적 근방호를 통해 과가동성이 저가동성을 흉내내기 때문에, 종종 이것을 구분하기가 어려울 수 있다. 어깨 병리의 경우, 도수물리치료사는 관절의 움직임 특성을 보여주기 위해 견인, 활주 및 압박 수동운동을 이용할 것이다. 검사 절차 동안의 환자의 자극성(irritability) 수준이 중재가 통증 조절에 초점을 맞출 것인지 아니면 생체역학적 조직을 치료하는데 초점을 맞출 것인지를 결정한다. 도수물리치료사는 환자의 병력 이외에, 가동범위와 증상 발생 시작의 관계를 통해 중재의 초점을 결정할 수 있다. 조직이 저항하기 전인 초기 가동범위에서 발생하는 통증을 가진 환자는 예민한 환자로 분류될 것이고, 중재는 주로 통증 조절에 맞추어 질 것이다. 반대로 가동범위의 끝지점에서만 통증이 일어나는 환자의 경우에는 중재가 생체역학적 기능부전에 맞추어질 것이다.

일단 검사의 목적이 충족되면, 도수물리치료사는 **실험치료**를 이용하여 체성 기능장애의 물리치료진단을 초기에 확정하려는 시도를 할 것이다. 치료사는 물리치료진단을 토대로 위험이 낮은 중재 방법을 선택하여 치료를 수행할 것이다. 중재를 적용한 직후에는, 환자의 주호소나 우성 징후에서 변화가 있는지를 확인하기 위해 환자를 다시 재검사해야 한다. 만약 변화가 없거나 더 악화되었다면, 추가적인 검사와 다른 실험치료를 적용해 본다. 이런 어프로치의 특징은 후속 치료를 할 때마다 검사 과정을 계속하는 것이다; 그것은 단일 이벤트가 아닌 연속 이벤트로 검토되어, 물리치료진단의 정교함을 이끌어낸다(그림 6-9).

환자 병력 (The Patient History)

환자 병력을 체크하는 동안, 도수물리치료사는 현재 환자가 갖고 있는 불편의 역학적 특성을 확인해야 한다. 증상을 초래할 수 있는 움직임 패턴이나 자세와 같은, 특정의 역학적 요소들이 신체 검진 동안 더 연구되어질 수 있도록 그들을 확인해야 한다. 가장 타당한 정보를 도수물리치료사에게 제공하기 위해, 증상이 있는 동안에 검사 스케줄을 짜도록 권장한다. 이렇게 했을 때, 증상에 대한 검사의 효과를 더 잘 평가할 수 있다.

적용을 위한 질문 (Questions for Reflection)

만약 여러분의 환자가 초기의 위험성이 낮은 ***실험치료***에 다음과 같이 반응한다면, 여러분은 어떤 치료를 선택할 것인가?

- 가동범위가 50% 향상되었음
- 통증이 3/10에서 7/10로 증가되었음
- 가동범위와 증상에서 변화가 없었음
- 가동범위와 증상에서 약간의 변화만이 있었음
- 중재 후 48시간 동안 증상이 증가되었음

중요 인용 (NOTABLE QUOTABLE)

"치유자의 3가지 목적은 항상 편안하게 하기 위해, 종종 완화시키기 위해, 가끔 치료하기 위해"

Michael A. McConaill, 1980

신체 검진 (The Physical Examination)

신체 검진의 일차 목적은 신체 징후를 환자의 현재 증상과 연관시키는 것이다. 환자의 호소와 신체 검진 소견 사이의 관계는 그 상태가 역학적 원인으로 발생한 것임을 의미하고, 도수치료에 잘 반응할 것임을 의미한다. 신체 검진의 요소로는 *시진, 촉진, 신경학 검사 및 혈관 검사,* 그리고 *기능 검사* 등이 있다.

*촉진*은 얕은 구조물에서 깊은 구조물로 진행하고, 체중부하 자세의 촉진 소견과 비체중부하 자세의 촉진 소견을 서로 비교해 본다. 활동과 기능 검사 수행 동안의 촉진도 유용한 정보를 제공한다. 그리고 수동운동 검사 동안의 촉진도 귀중한 가치를 가진다. 확증적인 움직임 소견이 없을 때는 자세성 이상의 촉진은 비현실적이고 타당하지 않을 것으로 간주된다. 뼈표식점을 촉진하는데의 어려움과 자세성 이상을 확인하는데의 어려움은 치료사가 움직임 검사의 결과에서 더 큰 자신감을 가져야 한다는 것을 의미한다.

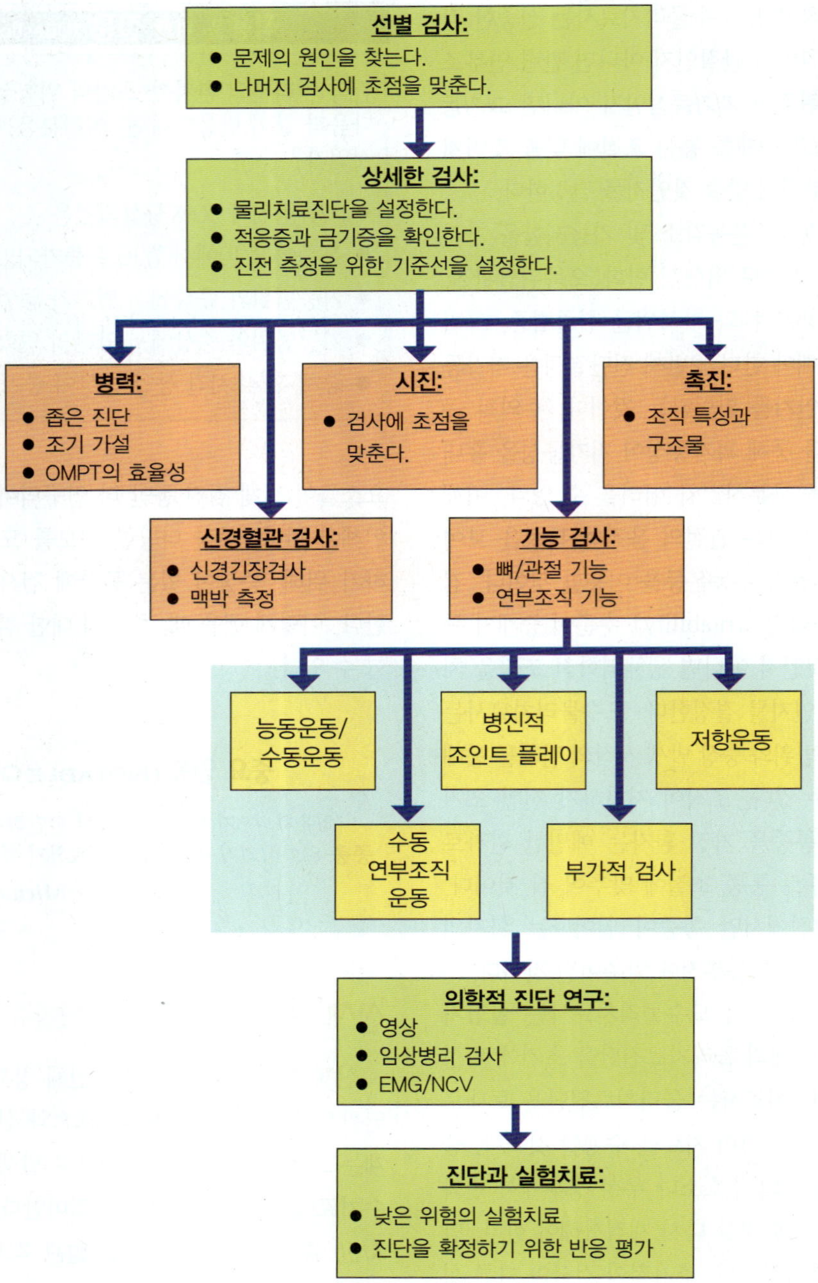

그림 6.9 노르딕 어프로치의 검사 도표.[1]

*신경학 검사와 혈관 검사*는 표준 검사과정의 일부이다. 종종 검사는 치료사가 빠르게 신경학적 병변의 존재를 확인할 수 있는 신경학적 선별검사로부터 시작한다. 신경 가동성을 평가하는 검사가 종종 이용되고, 체중부하 자세와 비체중부하 자세에서 수행된다. 또한 신경 가동성은 환자가 증상을 표현하는 자세에서도 검사된다. 전형적인 근력 검사 수행 이외에, 도수물리치료사는 근피로도 또는 지구력을 검사해야 한다. 혈관 검사도 체중부하 자세와 비체중부하 자세에서 수행된다. 검사와 중재를 하는 동안, 척추동맥검사와 같은 선별검사가 목뼈 돌림 기법을 적용하기 전에 수행하도록 권장한다. 신경학적 검사의 결과를 단독으로 고려하지 않고, 다른 검사의 결과와 연관시켜 검토해 본다.

적용을 위한 질문 (Questions for Reflection)

체중부하 자세와 비체중부하 자세에서 수행된 ***신경학적 검사와 혈관 검사***의 가치는 무엇인가? 자세의 변화가 이들 검사의 결과를 어떻게 변화시킬 것인가?

이 어프로치의 핵심 개념은 *기능 검사*이다. 기능 검사를 하는 동안, 도수물리치료사는 환자의 증상을 모니터링하면서 운동의 질과 양을 평가한다. 치료사는 환자가 말한 증상이 움직임에 어떤 영향을 주는지에 대해 특별히 집중한다. 만약 치료사가 특정 방법을 통해 증상을 유발하거나 완화시킬 수 있다면, 병변의 국소화가 가능할 수 있다. 기능 검사는 뼈/관절의 기능 검사와 연부조직의 기능 검사로 나누어질 수 있다.

*뼈/관절의 기능 검사*는 다시 능동운동과 수동운동으로 세분화될 수 있다. 여기에서 능동운동은 관절의 돌림 운동을 검사하는 방법이고, 수동운동은 돌림 운동, 병진운동 및 국소화 검사를 포함한다. 뼈/관절의 능동운동검사 할 때, 먼저 표준운동검사 또는 단축운동을 검사하고, 그 다음에 복합운동 검사 또는 다축운동을 검사한다. 뼈/관절의 기능 검사를 할 때, 운동의 질과 양 모두 관찰한다. 표준운동과 복합운동을 위한 능동가동범위검사를 먼저 수행하고, 그 다음 과압박을 통해 수동운동을 수행한다. 일반적으로 수동가동범위의 검사는 능동운동이 멈춤되는 시점에서 시작된다; 그러므로 과압박에 의한 수동가동범위운동은 능동가동범위운동보다 더 커야 한다. 중요한 것은 첫 번째 멈춤이 느껴질 때까지 느티게 가동범위로 움직이면서 검사하는 것이다. 작은 관절의 경우에는 먼저 빠른 진동을 이용하여 가동범위를 검사하고, 보다 신중하게 검사를 수행한다. 저가동성이나 과가동성의 존재가 증상과 병리적 끝느낌과 관련되었을 때만 병리로 간주된다. 관절이 한 방향으로는 저가동성을 가질 수 있고, 또 다른 방향의 과가도성을 가질 수 있기 때문에, 모든 방향으로 신중한 검사를 수행해야 한다(그림 6-10). 도수 검사 이후, 다음의 분류체계를 통해 관절가동범위를 등급화한다: 0-2 등급은 저가동성을 의미하고, 3 등급은 정상을 의미하고, 4-6 등급은 과가동성을 의미한다(그림 6-11).

적용을 위한 질문 (Questions for Reflection)

능동가동범위를 이용한 ***관절기능검사***에서, 목뼈를 굽힘했을 때 증상이 유발되었지만, 위쪽 목뼈를 펴하고 목뼈를 굽힘했을 때는 증상이 유발되지도 않았고 또 증상이 증가되지도 않았다면, 어느 부위에 문제가 있는 것인가?

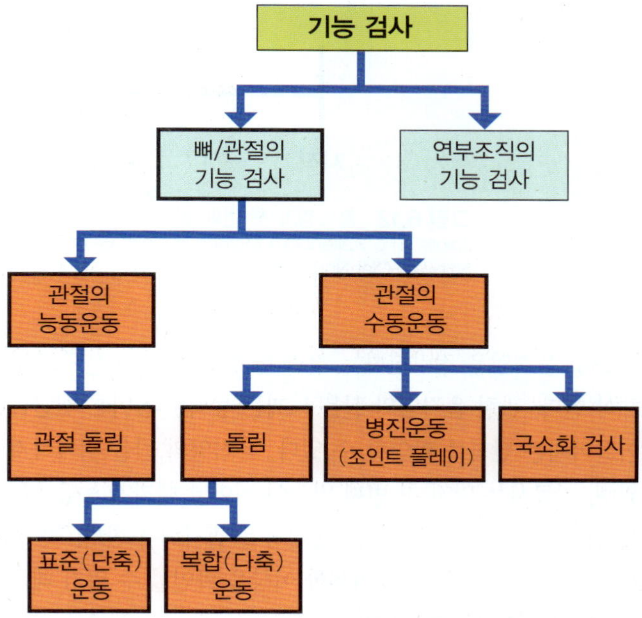

그림 6.10 노르딕 어프로치의 뼈/관절 기능 검사.

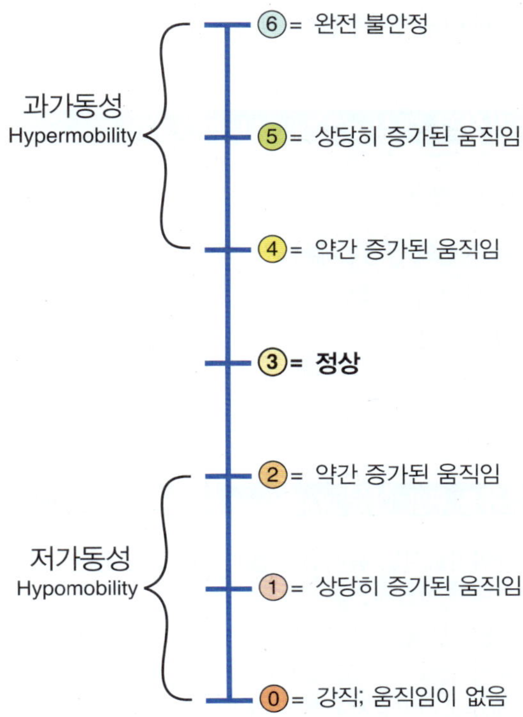

그림 6.11 도수 관절 움직임 등급을 위한 도표.

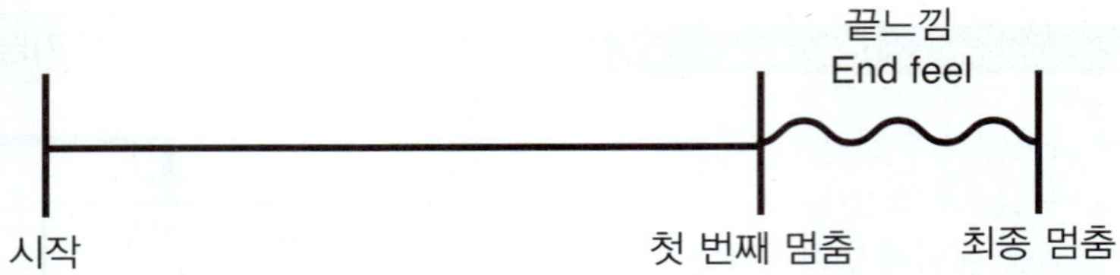

그림 6.12 끝느낌과 첫 번째 멈춤, 최종 멈춤 사이의 관계. (출처: Kaltenborn FM. Manual Mobilization of the Joints: The Kaltenborn Method of Joint Eaxmination and Treatment. Volume I : The Extremities. 6th ed. Oslo, Norway: Olaf Norlis Bokhandel; 2002).

관절 움직임을 정량화하는 것과 함께, 움직임의 질도 고려해야 한다. 관절 움직임의 질을 느끼는 능력은 올바른 진단을 이끌어내는 변화를 확인할 수 있다. 움직임의 질을 검사하기 위해, 치료사는 먼저 첫 번째 멈춤이 일어날 때까지 능동운동을 검사해야 하고, 그 다음 수동운동을 검사해야 한다. 첫 번째 멈춤이 일어나기 전에 미세한 이상을 확인할 수 있기 때문에, 초기 가동범위의 움직임 질을 고려하는 것이 중요하다. 끝느낌은 수동운동 동안 첫 번째 멈춤 이후의 가동범위 제한지점에서 치료사의 손에 의해 느껴지는 감각이다. **끝느낌**은 수동의 돌림과 병진운동으로 평가될 수 있고, 정상 끝느낌과 병리적 끝느낌을 구분하기 위해 신중하게 그리고 느리게 수행되어야 한다. 끝느낌 검사는 표준운동과 복합운동 동안에 수행될 수 있고, 또 병진운동(조인트 플레이)으로도 수행될 수 있다. 끝느낌 검사는 첫 번째 멈춤에서 최종 멈춤까지 신중하고 느리게 이루어져야 한다(그림 6-12).

임상적 핵심 (CLINICAL PILLAR)

다음과 같다면, 정상 끝느낌으로 간주된다:

- 검사되는 관절의 끝범위에서 끝느낌이 나타날 때
- 검사되는 관절에서 원래의 특성을 가진 끝느낌이 나타날 때
- 통증이 없을 때

적용을 위한 질문 (Questions for Reflection)

- 왜 도수물리치료사는 움직임의 ***질***과 움직임의 ***양***을 모두 검사해야 하는가?
- 움직임의 ***양*** 검사만으로 확인할 수 없고, 움직임의 ***질*** 검사를 통해 얻을 수 있는 정보는 무엇인가?
- 왜 많은 도수물리치료사들은 움직임의 ***질***을 고려하지 않는 움직임의 ***양*** 검사를 더 선호하는가?

정상적으로 작용하는 관절에서, 첫 번째 멈춤이 일어나면, 치료사는 조심스럽게 더 강한 힘을 적용하여 3종류의 정상 생리적 끝느낌을 느낀다. 이들 정상적인 끝느낌은 증상이 일어나지 않고 다양한 탄력성을 보인다. 부드러운 끝느낌은 연부조직이 압박되거나 신장될 때 일어난다. 이런 **부드러운 끝느낌(soft end-feel)**은 척추에서 일어나지 않는 것으로 알려져 있다. **팽팽한 끝느낌(firm end-feel)**은 관절주머니나 인대가 신장될 때 일어난다. 팽팽한 끝느낌의 예는 척추의 앞쪽굽힘과 엉덩관절의 돌림이다. **딱딱한 끝느낌(hard end-feel)**은 팔꿈치를 폄할 때 일어나는 것으로, 뼈와 뼈가 정상적으로 부딪힐 때 발생한다(표 6-2).

비록 사람마다 차이는 있겠지만, 각 관절은 수동운동의 끝지점에서 일어나는 자신만의 독특한 끝느낌을 가지고 있다. 기능부전의 관절이 정상 가동범위를 가질 수 있지만, 비정상 끝느낌을 가질 수도 있다. 이와 같이, 관절은 초기 가동범위에서 일어나는 정상 끝느낌을 가질 수도 있다. 후자의 경우는 증상이 발생하지 않아 정상으로 간주될 수도 있다. 과가동성의 경우에는 최종 멈춤이 더 나중의 가동범위에서 일어나게 되고, 부드러운 끝느낌이 나타날 것이다. **빈 끝느낌(empty end-feel)**은 심한 통증이나 근경련에 반응하여 일어난다. 다른 병리적 끝느낌은 결합조직의 단축, 관절 부종, 흉터조직 및 근경련으로 발생한다.

수동 돌림은 표준운동, 해부학적 운동과 복합운동, 그리고 기능 운동으로 검사되고, 수동 병진운동(조인트 플레이)은 여러 방향의 견인, 압박, 활주 등으로 검사된다. 조인트 플레이는 한쪽 분절을 고정한 후, 반대쪽 분절을 움직여 검사하거나, 관절강을 촉진하는 동안 고정 없이 진동을 일으킴으로서 검사한다. 검사 동안, 도수물리치료사는 관련된 증상과 그 관절의 움직임 특성을 이해하려고 노력해야 한다(그림 6-13).

안정 자세에서 증상을 도출하는 견인 검사는 3차원 자세를 포함하기 위해 수정될 수 있고, 더 큰 편안함을 위해 견인 검사가 수행되고 평가된다. 만약 압박 검사가 증상을 일으키고

표 6-2 팔과 다리 관절의 정상 끝느낌과 비정상 끝느낌(Kaltenborn)

관절	움직임	정상 끝느낌	비정상 끝느낌
목 (Neck)	FB/BB SB 돌림	부드러움 부드러움 부드러움	뼈–뼈 = 뼈가시 형성
어깨 (Shoulder)	굽힘 벌림 가로모음 어깨면 운동 IR/ER	탄력적임 팽팽함 부드러움 팽팽함 팽팽함	빈 끝느낌 = 봉우리밑윤활주머니염 강한 팽팽함 = 오십견 근방호 = 앞쪽탈구
팔꿈치 (Elbow)	굽힘 폄	부드러움 딱딱함	물렁함 = 관절 삼출
아래팔 (Forearm)	엎침/뒤침	팽팽함	
손목 (Wrist)	굽힘 폄 자쪽치우침/노쪽치우침	팽팽함 팽팽함 딱딱함	빈 끝느낌 = 염좌/좌상
엄지 (Thumb)	굽힘/폄 벌림 모음	팽팽함 팽팽함 부드러움	빈 끝느낌 = 염좌/좌상
손가락 (Finger)	굽힘 폄	부드러움 탄력적임	
허리 (LB)	FB/BB SB 돌림	부드러움 부드러움 부드러움	빈 끝느낌 = 염좌/좌상
엉덩관절 (Hip)	굽힘 폄 벌림 모음 IR/ER	부드러움 팽팽함 팽팽함 부드러움 팽팽함	
무릎 (Knee)	굽힘 폄	부드러움 팽팽함	스프링 차단 = 반달판 박리
발목 (Ankle)	발바닥굽힘 발등굽힘 안쪽번짐 가쪽번짐 엎침/뒤침	팽팽함 부드러움 팽팽함 딱딱함 탄력적임	조직 신장 = 타이트한 근육
발가락 (Toes)	굽힘 폄	탄력적임 탄력적임	

FB, 앞쪽굽힘; BB, 뒤쪽굽힘; SB, 옆굽힘; ER, 가쪽돌림; IR, 안쪽돌림.

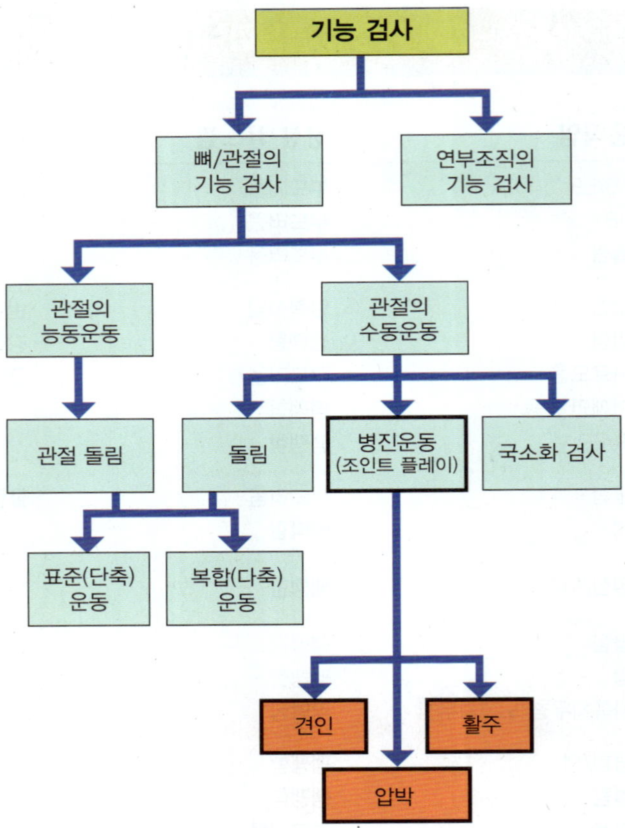

그림 6.13 노르딕 어프로치의 관절수동병진(조인트 플레이) 검사.[3]

견인 검사가 증상을 완화시킨다면, 관절 병변을 의심할 수 있다. 관절 병변이 의심되는 경우에는 저항 검사와 같이, 압박을 일으킬 수 있는 부가적인 검사를 피하거나, 더 큰 편안함을 위해 3차원 자세 검사를 수행할 수 있다. 활주 검사는 관절의 제한 방향을 결정할 수 있는 귀중한 검사이다. 척추의 경우에는 이웃한 분절의 가동성과 비교해 보기 위해, 활주 병진 검사를 시행한다. 분절 가동성의 미세한 변화가 척추 전반에 있지만, 이웃한 분절의 가동성이 급격하게 변하지는 않는다.

적용을 위한 질문 (Questions for Reflection)

- ***저항검사***가 관절 압박을 일으키는 생리적 기전은 무엇인가?
- 이 개념을 토대로, 관절 병변의 유무를 확인하는데 저항검사가 어떻게 이용되는가?
- 이 개념을 토대로, 저항검사를 이용하는데 부적절한 시기는 언제인가?
- 저항검사의 이용을 고려하기 전에, 무엇을 수행해야 하는가?

관절 기능검사는 통증호의 유무나 관절주머니 패턴을 확인할 수 있다. 관절 기능부전과 관절 외부 기능부전 사이의 차이점은 Cyriax[4]가 제시한 수축성 조직 병변과 비수축성 조직 병변을 위한 검사 과정에 의해 결정될 수 있다(5장 참고). 이 검사 과정으로는 능동운동검사, 수동운동검사 및 저항운동검사가 있다. 비수축성 관절 병변의 유무를 배제하기 위해, 노르딕 어프로치는 위의 검사 과정 요소로서 *견인-완화 검사와 압박-유발 검사*의 이용을 주장하고 있다(그림 6-14, 표 6-3). 이 절차들은 수동 국소화 검사로 알려져 있다.

수동 국소화 검사(passive localization test)는 병변의 특정 위치를 확인하고, 증상의 방향을 확인하고, 제한의 정도를 측정하는 방법이다. 수동운동을 통한 병변의 국소화를 위해, 증상이 유발되는 방향으로 관절을 움직이고 압박하는 **증상유발 검사**(symptom provocation)를 이용할 수 있다. 결과적으로, **증상 완화 검사**(symptom alleviation test)는 견인을 이용하고, 증상을 완화시키는 방향으로 움직임을 일으킨다. 이 검사들은 증상이 유발되는 지점 가까이에 증상 관절을 위치시켰을 때 가장 효율적으로 이용될 수 있다. 증상을 완화

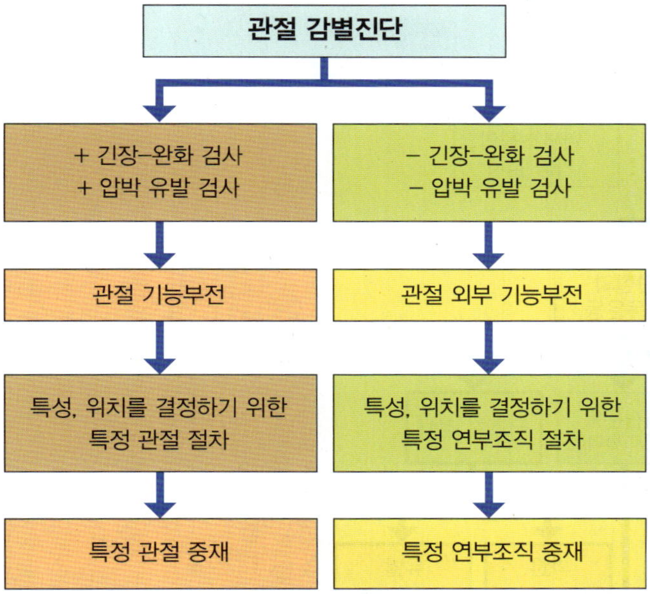

그림 6.14 관절 감별진단은 비수축성 관절 병변과 수축성 관절 병변 사이를 치료사가 구분하는데 도움을 준다. 관절 감별검사는 뚜렷한 염증이 있을 때나 미세한 수축성 병변이 있을 때 이들 검사로부터 초래될 수 있는 정보의 혼동을 피하기 위해 비수축성 검사와 수축성 검사를 수행한다.[3]

하거나 유발시키기 위해 이 자세에서 특정 움직임을 이용할 수 있다. 그렇게 했을 때, 치료사는 기능부전의 특정 지점과 방향을 확인할 수 있다(그림 6-15, 그림 6-16).

임상적 핵심 (CLINICAL PILLAR)

침범된 관절을 증상이 시작되는 지점 가까이에 위치시켰을 때 증상을 더 쉽게 유발시키거나 경감시킬 수 있다.

*연부조직 기능 검사*도 능동운동과 수동운동을 사용한다. *저항 검사*는 수축성 요소의 상태를 검사하기 위해 사용된다. 이들 검사는 전통적인 도수근력검사나 다면운동을 포함하는 기능 검사를 포함하고 있다. 저항검사를 수행하기 전에, 증상의 원인이 관절에 있는지를 배제하는 것이 중요하다. **연부조직 수동운동의 검사**는 생리적 운동 연부조직 검사와 종속운동 연부조직 검사로 수행될 수 있다. **생리적 운동 연부조직 검사**는 근육을 최대로 신장시키는 것으로서, 관절운동의 제한과 근육 단축을 구분하기 위해 조심스럽게 끝느낌을 검사

표 6-3 비수축성 병변과 수축성 병변의 차이점

검사 절차	비수축성 기능부전	수축성 기능부전
능동운동	• 수동운동과 동등함 • 수동운동과 같은 방향에서 증상이 유발됨 • 수동운동과 같은 가동범위 지점에서 증상이 유발됨 • 수동운동과 같은 방향과 같은 가동범위 지점에서 제한이 일어남	• 수동운동과 상반됨 • 수동운동과 반대되는 방향으로 증상이 유발됨 • 수동운동과 반대되는 방향으로 제한됨
수동운동	• 능동운동과 동등함 • 능동운동과 같은 방향에서 증상이 유발됨 • 능동운동과 같은 가동범위 지점에서 증상이 유발됨 • 능동운동과 같은 방향과 같은 가동범위 지점에서 제한이 일어남	• 능동운동과 상반됨 • 능동운동과 반대되는 방향으로 증상이 유발됨 • 능동운동과 반대되는 방향으로 제한됨
수동 조인트 플레이	• 증상이 유발됨 • 제한이 나타남	• 정상 움직임과 무증상
저항운동	• 약증이 없음 • 증상이 없음	• 약증이 있음 • 증상이 증가됨

본 검사절차는 수축성 조직 병변과 비수축성 조직 병변을 구분하기 위해 Cyriax의 선택적 조직 긴장 검사를 수정하여 사용하고 있다. 노르딕 어프로치는 관절 기능부전을 배제하기 위해 견인-완화 검사와 압박-유발 검사의 사전 실시를 지지한다.[3]

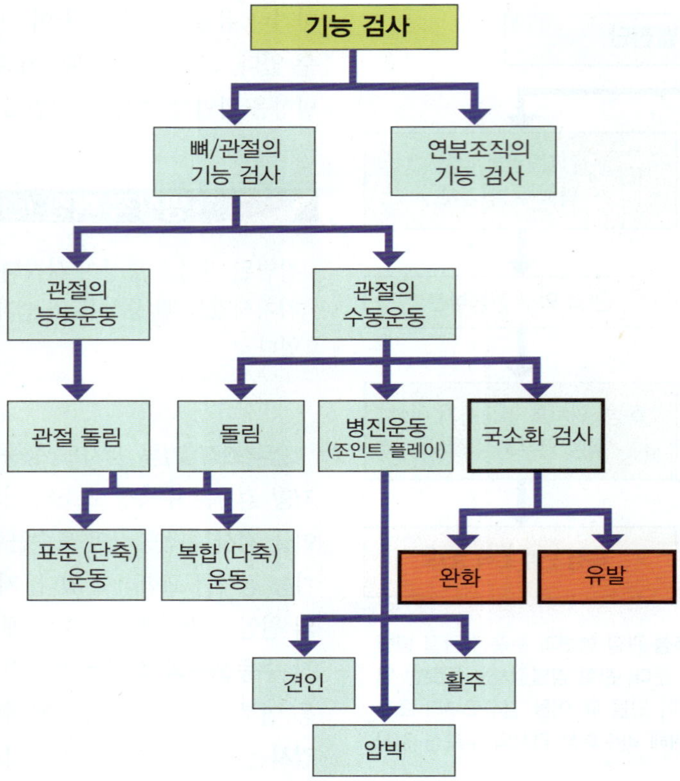

그림 6.15 노르딕 어프로치의 수동 국소화 검사.[3]

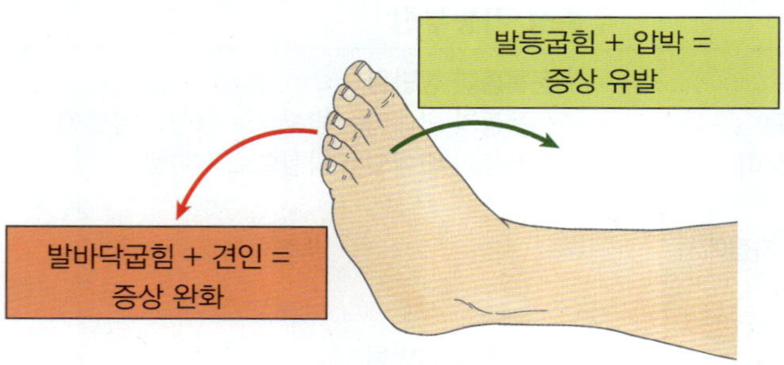

그림 6.16 증상 완화와 유발 검사의 방향은 목말다리관절의 기능부전을 제시하고 있다.

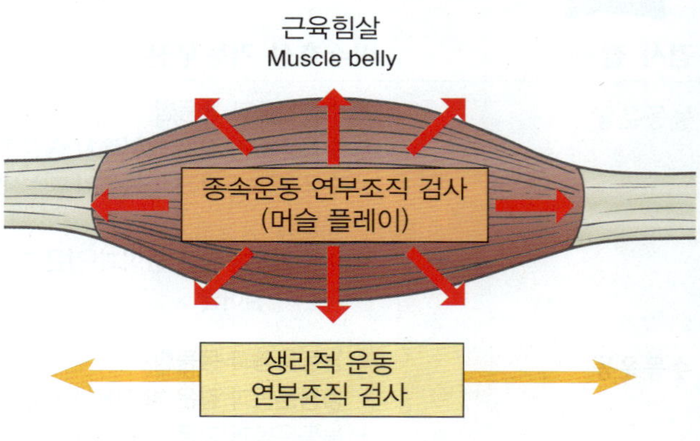

그림 6.17 연부조직 수동운동 검사의 방향. ***생리적 운동 연부조직 검사***는 근섬유와 평행한 방향으로 그 근육을 최대로 늘이는 방법이고, 끝느낌은 관절 운동을 제한하는 단축된 근육에서의 끝느낌과 다르게 나타난다. ***종속운동 연부조직 검사***는 근육내 또는 근육사이에서 흉터조직, 부종, 유착이 있는지를 확인하고, 또 가동성을 평가하기 위해 근섬유의 방향과 횡단으로, 사선으로, 또는 평행하게 수행된다.

한다. 이들 검사는 신경의 긴장도와 가동성을 검사하는데도 이용될 수 있다. **종속운동 연부조직 검사**는 연부조직을 모든 방향으로 수동운동시키는 방법이다. **머슬 플레이(muscle play)**는 근육내나 근육사이에서 흉터조직, 부종, 유착의 유무를 확인할 수 있는 종속운동의 한 형태이다. 이들 검사는 가동성을 평가하기 위해 근섬유의 방향에 대해 횡적, 사선, 또는 평행하게 수동으로 근육힘줄 단위를 움직이는 것이다(그림 6-17, 그림 6-18).

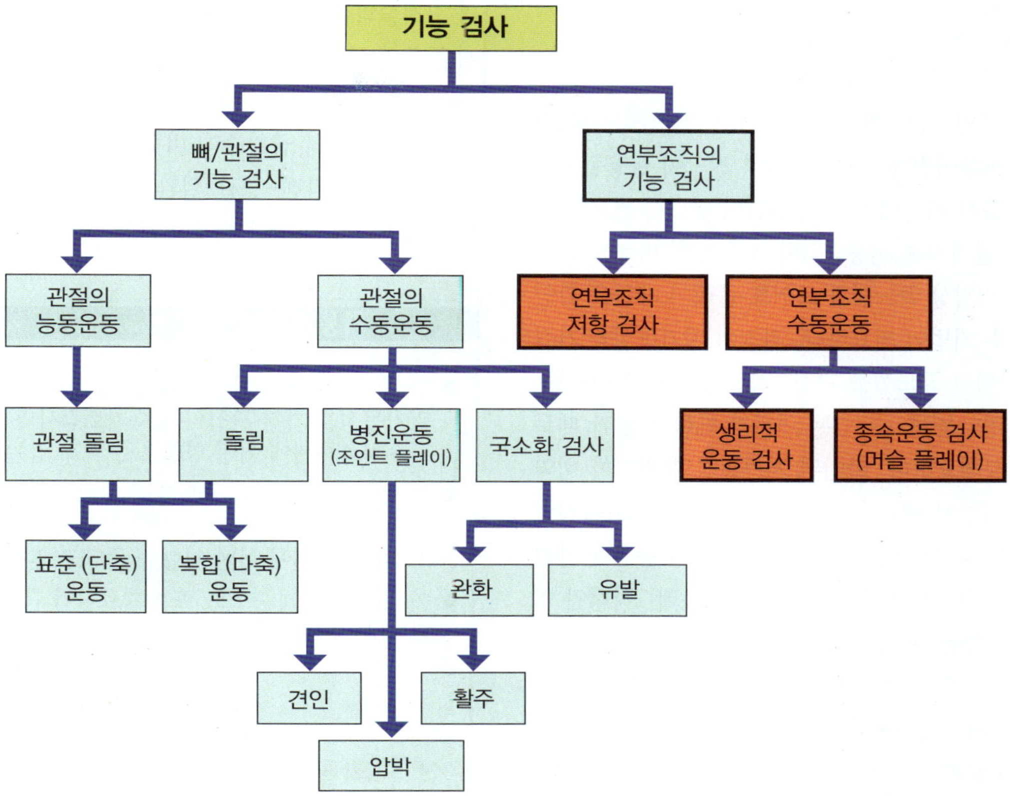

그림 6.18 노르딕 어프로치의 연부조직 기능 검사.[3]

중재의 원리 (PRINCIPLES OF INTERVENTION)

일반적 개요 (General Overview)

노르딕 어프로치는 저가동이나 과가동성의 특정 부위를 확인해 왔던 상세한 생체역학적 검사의 결과에 좌우된다. 그러나 통증이나 근경련과 같이, 기능부전의 특성이 생체역학적에 근거한 중재를 허용하지 않을 때, 중재는 증상을 완화하는 쪽으로 맞추어질 수 있다. 이런 어프로치의 중재는 도수기법과 결합된 부가적인 절차를 이용한다. 이들 절차의 이용과 결과(sequence)는 도수치료를 위한 치료 부위를 준비하고, 또 도수치료 이후의 치료 효과를 유지하는데 매우 유용할 것이다. 중재의 진전과 결과를 측정하기 위해, 각 중재의 시작과 끝지점에서 이루어지는 재평가를 권장한다. 선택된 중재는 중재가 제공된 그 날이 경과된 뒤에도 증상이 발생해서는 안 된다.

적용을 위한 질문 (Questions for Reflection)

아래의 손상 목록을 위해, 다음을 고려해 본다:

- 도수중재 외에 여러분이 사용할 수 있는 ***중재***는 무엇인가?
- 여러분은 도수중재와 비도수중재를 포괄적인 관리계획 안에 어떻게 ***통합*** 시킬 수 있는가?
- 여러분은 선택된 중재를 어떻게 ***배열*** 할 것인가?
- 여러분은 선택된 중재에 대한 환자의 ***내성, 양성 반응 및 음성 반응***을 어떻게 평가할 것인가?
- 여러분은 통합된 관리계획을 통해 각 환자를 어떻게 ***전진*** 시키거나 ***후진*** 시킬 수 있는가?

1. 아래팔 뒤침의 끝지점 이전에 통증이 있음.
2. L1–L4에서 등급 I 의 저가동성이 있음
3. C6–T1에서 등급 V 의 과가동성이 있음
4. 완전한 어깨 올림 가동범위를 가지고 있지만, 움직임의 질이 좋지 않음
5. 가쪽위관절융기의 흉터조직에서 머슬 플레이가 감소되어 있음
6. 체중부하 자세에서 무릎 굽힘의 우성 징후가 있고, 통증과 운동 제한이 있음
7. 정상 끝느낌과 관절을 갖고 있지만, 손목 폄이 감소됨.

적응증과 금기증 (Indications and Contraindications)

중재는 진행 중인 검사 과정을 통해 얻어진 물리치료 진단을 바탕으로 이루어진다. 비록 의학적 진단이 유용할지라도, 치료사가 치료를 하는데 의학적 진단이 반드시 필요한 것은 아니다. 도수물리치료 이용의 1차 적응증은 비정상 끝느낌의 발견이다. 비정상 끝느낌과 조인트 플레이 제한을 확인하는데 종종 도수 기법이 필요하다. 관절이 저가동성을 가질 수 있지만, 정상적인 끝느낌을 가질 수도 있는데, 이런 경우에는 가동성에 영향을 줄 수 있는 역학적 제한이 없기 때문에 도수중재가 불필요하다. 확인된 저가동성의 원인이 비역학적인 것으로 간주될 때는, 도수치료의 시도가 비효율적일 것으로 생각된다. 노르딕 어프로치 내에서, 검사 동안에 발견된 증상의 유발은 생체역학적 소견을 확인하는데 2차적인 역할을 할 수 있다. 등급 Ⅲ 가동술은 저가동성, 비정상 끝느낌, 비자극적인 증상을 가진 환자에게 적응적이다. 등급 Ⅰ－Ⅱ의 가동술은 증상이 자극적이거나 급성일 때 적응될 수 있다.

노르딕식 도수물리치료의 금기증은 등급 Ⅲ 가동술에 주로 할당된다. 저가동성 방향에서 일어나는 딱딱한 끝느낌과 감소된 조인트 플레이가 있는 경우에는 등급 Ⅲ 가동술이 금기시 된다. 이런 소견은 병리적 뼈차단이 있음을 의미한다. 저가동성 방향으로 부드러운 끝느낌과 조인트 플레이의 증가를 가진 경우는 관절 이완을 의미하기 때문에, 가동술이 아니라 고정술의 적용이 필요할 것이다. 등급 Ⅲ 가동술을 적용할 때 통증과 근경련이 있으면, 과민 상태를 의미하기 때문에 가동술의 등급을 감소시켜야 한다. 도수치료의 다른 금기증은 다른 어프로치의 금기증과 비슷하고, 금기증으로는 신생물, 응고 질환, 콜라겐－혈관 질환, 급성 염증, 자율신경 장애, 퇴행성 변화 및 다양한 선천성 기형 등이 있다(그림 6－19).

임상적 핵심 (CLINICAL PILLAR)

저가동성 *(hypmobility)*과 ***과가동성*** *(hypermobility)*은 그것이 증상과 비정상 끝느낌에 관련될 때만 병리상태로 간주된다.

적용을 위한 질문 (Questions for Reflection)

- 한 방향으로는 저가동성이 있고, 다른 방향으로는 과가동성을 가진 관절이 도수치료검사와 도수치료중재에 어떤 영향을 준다고 믿는가?
- 한 방향으로는 정상 끝느낌이 있고, 다른 방향으로는 비정상 끝느낌을 가진 관절이 도수치료검사와 도수치료중재에 어떤 영향을 준다고 믿는가?
- 이 개념들을 기준으로, 도수치료사가 특별히 고려해야 할 것은 무엇인가?

증상 완화를 위한 중재 (등급 Ⅰ－ⅡSZ 통증－이완 견인－가동술) (Intervention for the Reduction of Symptoms (Grade I-IISZ Pain-Relief Traction-Mobilization)

증상을 완화시키도록 설계된 중재는 저가동성, 과가동성, 신경뿌리 병변 등에게 이용될 수 있다. 비록 생체역학적 소견을 먼저 얻어야 하겠지만, 통증 수준이 생체역학적 원인을 확인하는 도수물리치료사의 능력을 방해할 때, 운동의 끝범위를 참을 수 없을 때, 염증이나 척추사이원반 병리가 의심될 때, 그리고 증상이 있는 관절에서 근활동이 증가될 때는 환자의 증상을 바로 치료해야 한다(표 6.4).

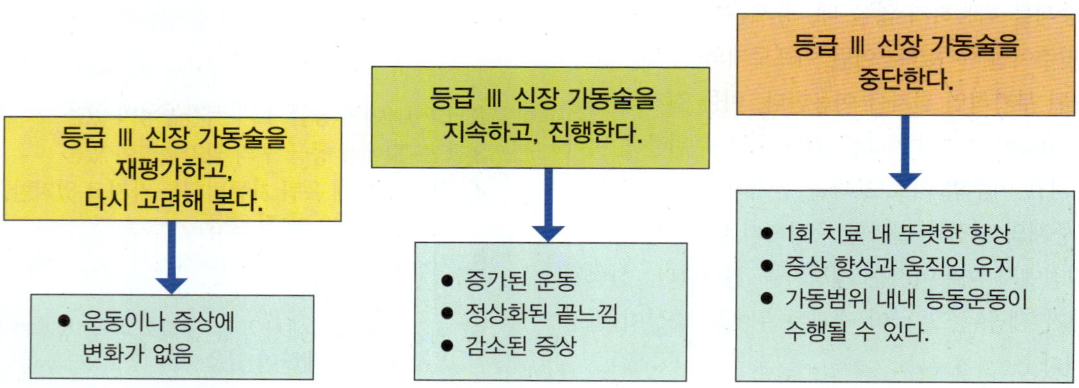

그림 6.19 등급 Ⅲ 신장 가동술을 위한 임상의사결정.

표 6-4 노르딕 가동술과 그것들의 일차 적응증

가동술 강도 수준

낮음 → 높음

가동술을 위한 적응증	등급 I-IISZ 통증 이완-견인	등급 I-IISZ-TZ 이완- 견인	등급 III 신장 -견인	등급 III 신장 -활주	교정	고정, 외적 지지, 인접 조직 가동술
통증과 증상	×					
근경련		×				
신경뿌리 문제		×	×			
저가동성			×	×	×	
과가동성						×

SZ, 느슨 영역; TZ, 전이 영역.

환자의 증상을 직접 치료하고자 할 때 선택되는 초기의 실험 중재는 **느슨 영역**에서 이루어지는 **등급 I-II의 견인 가동술**이다. 이 기법들의 효과가 단기간의 효과인 것으로 간주되지만, 그것들은 통증을 조절하고 근육 이완을 촉진하는데 있어서 효율적인 기법이다. 이 기법들은 관절 염증을 변화시키고 통증을 완화하는 낮은 수준의 운동을 통해 가동범위에 영향을 줄 수 있다. 이 기법들은 안정자세나 실제 안정자세에서 느린 관절면 견인으로 이루어진다. 시작자세는 각 치료를 반복할 때마다 유지되어야 한다. 최적의 결과를 위해, 도수물리치료사는 변화가 일어날 때마다 간헐적으로 3차원의 실제 안정자세를 재조정해야 한다. 자세를 다시 취하는 동안, 최적의 편안한 자세를 얻을 수 있을 때까지 가동술을 중단하고, 그 후에 치료기법을 다시 재개한다. 증상을 치료할 때, 전이 영역이 아닌 느슨 영역을 차지함으로써 조직이 신장되는 것을 피한다. 도수물리치료사는 이 기법들이 적응적이고 올바르게 수행된다면 증상의 감소를 기대할 수 있을 것이다. 만약 이 기법들이 증상을 악화시키고 비효율적인 것으로 밝혀진다면, 치료사는 환자의 자세를 조절하고, 견인력을 변화하고, 잘못된 자세를 교정해야 할 것이고, 또 어떤 경우에서는 치료를 중단해야 할 것이다. 진동 기법도 증상을 관리하는데 이용될 수 있고, 불편을 최소화하기 위해 신장 가동술으로 변화될 수도 있다. 다른 중재들도 증상의 관리에 있어서 도수치료와 함께 결합되어 수행될 수 있다. 그런 중재들로는 통증과 부종을 치료하는 모달리티 기법과 고정술이 있다.

임상적 핵심 (CLINICAL PILLAR)

증상을 완화하는 관절가동술의 사용은 ***첫 번째 멈춤***과 ***전이 영역*** 이전인 ***느슨 영역*** 내에서 수행되어야 한다.

신경뿌리 문제를 위한 중재 (등급 I-IISZ-TZ 이완-견인 가동술과 등급 III 신장-견인 가동술)

〔Intervention for Nerve Root Findings (Grade I-IISZ-TZ Relaxation-Traction Mobilization and Grade III Stretch- Traction Mobilization〕

신경뿌리 문제를 가진 환자를 검사할 때, 더 나은 환자의 내성을 위해 생체역학적 검사의 특정 부분을 연기하거나 수정할 수 있다. 도수치료사는 환자 증상의 정확한 특성을 묘사하기 위해 신경학적 증상을 유발하는 자세로 환자를 배치한 후 종종 신경학적 검사를 수행한다. **느슨 영역내에서 이루어지는 등급 I-II 견인 가동술(등급 I-IISZ-TZ 이완-견인 가동술)**은 신경뿌리 문제를 가진 환자를 위해 선택되는 초기 기법이다. 이 기법들은 염증된 신경조직으로부터 노폐물의 제거를 촉진시키는 혈류의 증가를 일으키는 것을 알려져 있다. 증상을 치료할 때처럼, 간헐적인 관절 재위치와 환자 반응에 대한 지속적인 재평가가 중요하다. 만약 검사가 신경뿌리 문제와 관련된 저가동성의 존재를 보여준다면, 3차원 자세와 함께 **등급 Ⅲ 신장-견인 가동술**이 환자의 내성에 맞게 이용될 수 있다. 이 기법들은 현재의 신경학적 증상에 영향을 주는 자세 관계를 변화시키는 것으로 알려져 있다. 돌림 가동술은 신경뿌리 문제에서 나타나는 증상을 악화시킬 수 있다. 그러므로 재활의 초기 단계에서는 돌림 가동술을 피하는 것이 좋다.

저가동성을 위한 중재 (등급 Ⅲ 신장-견인 가동술과 신장-활주 가동술) 〔Intervention for Hypomobility (Grade III Stretch-Traction and Stretch-Glide Mobilization)〕

저가동성이 환자의 증상과 관련된 비정상 끝느낌과 연관될 때, **등급 Ⅲ의 신장 가동술**은 조인트 플레이를 회복하는데 효율적이다. 움직임의 제한과 환자의 증상을 나타내는 비정상 끝느낌 사이의 관계는 신장 가동술의 이용에 주된 적응증이다. 이 가동술들은 처음 느끼는 저항에 의해 수행되고, 그 다음 제한된 조직의 관여로 이루어진다. 일단 조직이 참여하면, 일반적으로 환자의 내성에 따라 신장을 *최소 7초에서 최대 1분 이상*까지 지속시킨다. 효과를 최대화하기 위해, *10–15분 동안* 가동술을 반복적으로 적용해야 한다. 가동술과 가동술 사이에서 중립위로 되돌아올 필요는 없다. 일반적으로 신장 적용의 시간량은 적용되는 힘의 양보다 더 중요하다. 만성의 경우를 제외하고, 향상은 즉각적으로 일어나야 한다. 만약 진전을 하는데 실패하면, 환자의 자세, 힘의 방향, 힘의 크기 및 기법의 적응증을 다시 고려해야 한다. 신장 가동술을 적용할 때, 모든 방향에서 가동술의 정도를 검사하고, 또 제한이 있는 방향에서만 기법을 적용하는 것이 중요하다.

> **중요 인용 (NOTABLE QUOTABLE)**
>
> *"[노르딕] 시스템은 정상 가동성을 설정하고 유지하는데 있어, 그리고 재발을 방지하고, 근육뼈대계 건강을 향상시키는데 있어 환자의 역할을 강조하고 있다."*
>
> ***Freddy Kaltenborn**, 1993*

등급 Ⅲ 신장 가동술의 가장 약한 기법은 **등급 Ⅲ 신장-견인 가동술**이다. 이 기법은 치료면과 평행하게(활주) 또는 치료면에 수직으로(견인)으로 일어나는 움직임을 향상시키는 것이다. 특별한 **등급 Ⅲ 신장-활주 가동술**은 가장 많이 제한된 방향으로 먼저 수행되는 것이 이상적이다. 그러나 매우 예민한 상태에서는, 환자의 내성을 향상시키기 위해 덜 제한되고 증상이 덜한 방향으로 가동술을 먼저 적용할 수도 있다. 신장-활주 가동술은 정상 움직임과 관련된 구르기 요소를 허용하지 않고, 치료면과 평행하는 병진운동을 의미한다. 이 기법은 치료사가 돌림 운동을 이용하여 제한된 방향으로 관절을 팽팽하게 만들었을 때 가장 잘 달성되고, 그 후에 작은 병진운동의 신장-활주 가동술을 수행한다. 운동이 향상할 때, 치료사는 시작자세를 새로운 제한범위로 가져가서 조직을 팽팽하게 만든다. 초보 도수물리치료사의 경우는 안정자세에서 신장-견인 가동술을 수행할 수 있도록 권장한다. 신장-견인 가동술은 안정자세에서 신장-활주 가동술로 진보될 수 있고, 움직임이 제한된 방향으로 가동술이 적용될 수 있다.

> **임상적 핵심 (CLINICAL PILLAR)**
>
> 다음 상황이 일어날 때 ***등급 Ⅲ 신장 가동술***의 이용을 고려한:
>
> - 저가동성이 비정상 끝느낌과 관련된다.
> - 저가동성이 환자의 현재 증상과 관련된다.
> - 금기증이 없을 때

> **임상적 핵심 (CLINICAL PILLAR)**
>
> 관절의 구르기 움직임은 압박력을 일으킨다. 활주가 일어나지 않으면, 관절의 구르기가 관절을 손상시킬 수 있다.

재검사를 할 때, 만약 범위가 향상되고 끝느낌이 정상화되면, 이 기법들을 계속 할 수 있다. 일회 회기 동안의 뚜렷한 향상이 있으면, 악화를 피할 수 있도록 중재를 중단하는 것이 바람직하다. 이 절차들에 반응하는 상당한 변화가 없다면, 환자의 자세, 가동술 강도 수준과 도수치료의 효율성을 다시 평가해야 한다. 가동술의 효과가 더 이상 좋아지지 않거나 혼자 힘으로 환자가 습득된 가동범위로 움직일 수 없을 때는 이 가동술들을 중단해야 할 것이다.

신장-활주 가동술 동안, 압박력을 줄이고 증가된 증상을 감소시키기 위해 *등급 I 의 견인력*을 이용할 수 있다. 노르딕 어프로치에서, 특정의 3차원 자세와 결합된 등급 III의 신장-견인 및 활주 가동술은 안전하고, 척추의 돌림 기법만큼 효과적인 것으로 간주되어, 자주 선호되는 기법이다. 열치료, 연부조직 가동술, 근육이완술과 같은, 부가적인 중재도 관절가동술 효과를 강화할 수 있는 유용한 기법으로 간주되고 있다.

임상적 핵심 (CLINICAL PILLAR)

등급 III 신장 가동술의 수행 결과로 아래 상황이 일어날 수 있다:

- 수행의 결과는 즉각적이다.
- 수행의 결과는 여러 번의 치료 이후에만 지속된다.
- 수행 결과가 환자의 우성 징후와 증상을 변화시킨다.

과가동성을 위한 중재 (심부 안정화 근육의 특별한 훈련, 외적 지지 및 이웃한 부위의 관절가동술) 〔Intervention for Hypermobility (Specific Training of the Deep Stabilizing Musculature, External Support, and Joint Mobilization for Adjacent Regions〕

관절의 과가동성은 정상의 해부학적 자세로 관절을 유지하지 못하기 때문에, 자세성 이상을 초래할 수 있다. 치료사가 저가동성 관절에서 과가동성의 존재를 확인하기 위해 신중한 종속운동 검사를 실시한다. 일단 과가동성의 존재가 확인되면, 과가동성의 관리로서 3가지 뚜렷한 중재 전략이 있다. 첫 번째 중재는 척추를 둘러싸고 있는 심부 안정화 근육의 특별한 훈련으로서, 도수치료사의 촉각으로 촉진되는 통제된 수축을 통해 초기에 이루어질 수 있고, 나중에 기능 과제를 할 때 통제된 수축으로 진행될 수 있다(17장 참고). 두 번째 중재는 테이핑이나 부목과 같은 외적 지지이며, 적절한 근수행이 달성될 수 있을 때까지 초기에 필요할 수 있고, 또 2차 지지로서 계속 사용될 수도 있다. 세 번째 중재는 이웃한 저가동성 부위를 위한 관절가동술로서, 이것은 과가동성이 있을 때도 적용될 수 있다. 이 중재들의 목적은, 하중이 관절에 고르게 분포될 기회를 제공함으로써 특정 관절의 과도한 움직임에 대한 필요성과 그 관절에 가해지는 힘을 감소시키는 것이다. 과가동성 환자를 치료할 때, 일상의 스트레스 유발요소를 감소시키는 방법의 교육도 꼭 필요하다고 생각된다.

중요 인용 (NOTABLE QUOTABLE)

"환자 교육은 시간이 걸리지만, 환자의 능동적 참여를 이끌어내고, 환자와 치료사 사이의 의사소통을 보다 명확하도록 만들기 때문에 오히려 끝지점에서 시간을 절약할 수도 있다."

Freddy Kaltenborn, 1993

적용을 위한 질문 (Questions for Reflection)

- ***과가동성***의 관절이 어떻게 뚜렷한 ***저가동성***을 보이는가?
- ***수의적*** 과정과 ***불수의적*** 과정이 관절의 과가동성을 숨기는데 어떤 영향을 주는가?
- 이런 경우, 도수물리치료사는 과가동성의 존재를 어떻게 확인할 수 있는가?

기법의 적용 (Application of Techniques)

앞에서 언급되었듯이, 검사와 기본적인 가동술을 위해, 관절을 안정 자세나 실제 안정 자세로 배치하는 것을 권장한다. 이들 자세는 관절 주변에 있는 근육의 영향을 감소시킨다. 각 관절의 안정자세는 사람에 따라 달라질 수 있다; 그러므로 가동술을 수행하기 전에, 특정 관절에 대한 적절한 3차원 자세를 확인하는데 신중한 검사와 반복된 시도가 꼭 필요할 것이다(글상자 6.1). 관절가동술을 수행하는 동안, 치료사는 손상을 피하기 위해 인간공학적으로 건전한 자세를 취하려고 노력해야 할 것이다(글상자 6.2).

가동술 동안의 손 배치는 촉진과 고정을 위해 한 손을 안정되게 배치하고, 다른 손을 환자의 신체와 함께 잘 움직일 수 있도록 배치한다. 움직임의 질과 양을 확인하기 위해, 치료사는 가능한 최소의 힘을 사용해야 한다. 특정 수동운동검사와 가동술을 위해, 고정손의 한 손가락은 촉진을 하고, 나머지 손가락은 이웃한 부위의 움직임을 고정한다. 척추의 경우, 운동 촉진은 가시사이공간이나 가시돌기 옆에서 이루어진다. 끝느낌 검사와 가동술을 위해, 고정손은 이웃한 분절

글상자 6.1 권장 환자 자세

- **선 자세:** 환자와 치료사는 서로 떨어져서 마주보고 선 자세를 취한다.
- **앉은 자세:** 안정성을 제공하기 위해 양 발을 지면에 붙인다.
- **엎드린 자세:** 척추의 안정 자세를 달성하기 위해, 환자의 가슴이나 배 밑에 베개를 배치한다. 목의 돌림을 방지하고 머리가 약간 내려갈 있도록, 머리가 놓이는 테이블 부위에 홈을 파내는 것도 좋다.
- **옆으로 누운 자세:** 안정성을 제공하고 선 자세에서 관찰되는 척추 만곡을 적절하게 만들기 위해 엉덩관절과 무릎관절을 굽힌다. 손목 밑에 베개를 배치하여 옆굽힘을 조절할 수 있다.
- **누운 자세:** 머리를 테이블이나 베개로 지지하고, 무릎 밑에 베개를 배치하여 양쪽 다리가 벌림되고 이완되도록 만든다.
- 도수물리치료사는 환자의 개별 요구를 충족시키기 위해 위의 권장 자세를 수정할 수 있어야 한다.

글상자 6.2 권장 치료사 자세

- 치료 기간 내내 가능하면 환자 가까이에 위치한다.
- 넓은 기저면을 유지한다.
- 엉덩관절과 무릎관절의 굽힘을 유지한다.
- 자연스런 허리 만곡을 유지한다.
- 효율적인 신체역학을 보장하기 위해 테이블의 높이를 조절한다.

의 고정을 제공하기 위해 접촉력을 증가시킨다(글상자 6.3). 특히 등급 Ⅲ 신장 가동술을 수행할 때, 특히 고정이 중요하다. 고정은 잠김 기법과 쐐기와 벨트와 같은 외적 고정 장비의 사용으로 강화될 수 있다.

적용을 위한 질문 (Questions for Reflection)

- 척추사이원반 병리, 신경뿌리 자극, 척추동맥 문제 등이 의심될 때, ***돌림 가동술***이 왜 위험한 것으로 고려되는가?
- 이 구조물들에 대한 돌림의 생리적 효과는 무엇인가?

검사와 가동술을 수행할 때, 도수치료사는 문제되는 관절에 알맞는 움직임을 일으켜야 한다. 반복된 검사와 가동술을 적용한 이후에는, 치료사는 관절을 초기의 안정 자세로 되돌린다(글상자 6.4). 관절 운동의 특성을 보다 정확하게 반영하기 위해, 치료사는 더 나은 조절이 이루어질 수 있도록 자신의 신체나 손을 사용하여 움직임을 일으킨다. 도수기법의 수행과 외적 지지 장비를 사용할 때, 건전한 인간공학적 원리를 준수하는 것이 노르딕 어프로치의 중요한 요소이다.

글상자 6.3 권장 손 배치

- 치료를 하는 동안, 한 손은 환자의 신체와 함께 잘 움직이도록 배치한다.
- 다른 한 손은 촉진과 고정을 위해 안정된 상태로 배치한다.
- 양 손은 움직임의 질과 양을 모니터링한다.
- 손 접촉을 덜 할수록, 움직임의 질을 모니터링하는 손의 예민성이 더 좋아진다.
- 과도한 압박은 피드백을 방해하고, 움직임을 왜곡하고, 이웃 관절의 원하지 않은 움직임을 초래할 것이다.
- 치료사는 각 과제에 대한 손 사용 능력을 향상시켜야 한다.
- 새로운 기법을 학습할 때, 치료사는 환자의 측면에 양 손을 사용하는 연습을 해야 한다.
- 치료사는 더 나은 환자의 편안함을 위해, 불편한 뼈 돌출을 피하거나 민감한 구조물을 옆으로 움직임으로써 손의 배치를 수정할 수 있도록 준비되어야 한다.

글상자 6.4 OMPT를 위한 권장 절차

- 이웃한 분절의 움직임을 일으키지 않고, 주로 표적 분절의 움직임을 일으킨다.
- 분절의 안정자세에서 시작한다.
- 표적 분절에서 운동축을 중심으로 일어나는 움직임은 치료사의 손과 신체에 의해 생산되고 조절된다.
- 테이블과의 마찰을 줄이기 위해 환자의 신체 부위를 비부하시킨다.
- 환자로 하여금 능동적으로 수동운동의 수행을 돕도록 한다.

임상적 핵심 (CLINICAL PILLAR)

증상이 없는 사람을 대상으로 가동술을 연습할 때는, 손상을 피하기 위해 ***느슨 영역 내에서 수행되는 등급 II 가동술***을 권장한다.

진전 측정과 기록 (Measuring Progress and Documentation)

환자 상태의 변화는 *우성 증상*의 변화를 모니터링하고, 또 선별검사나 *우성 징후*와 이들 변화를 비교함으로써 평가된다. 만약 환자의 기능 상태가 정상적이지 못하고 환자의 증상에 변화가 없으면, 추가적인 검사가 필요하다.

임상적 핵심 (CLINICAL PILLAR)

숙련된 도수치료사는 중재에 반응하여 발생하는 미세한 변화를 알아내는 능력을 가지고, 또 이들 변화를 토대로 중재를 즉각 수정할 수 있는 능력을 가진다.

척추사이분절의 운동을 확인할 때, 운동분절의 아래쪽 척추뼈에 대한 위쪽 척추뼈의 입장에서 움직임을 항상 기술한다. 그러므로 특정 운동분절을 묘사할 때, 운동분절을 표시하기 위해 위쪽 척추뼈를 확인한다. 척추운동의 시각적 묘사를 제공하기 위해, **별모양 도표**를 이용할 수 있다. 운동을 기록하는 이들 방법은 긴 선, 짧은 선, 그리고 화살표를 이용한다. 이런 별모양 도표는 척추운동의 질과 양에 대한 정보를 제공하고, 또 척추운동을 쉽게 기록할 수 있도록 만든다(그림 6-20).

특성 구분하기 (DIFFERENTIATING CHARACTERISTICS)

노르딕 어프로치의 가장 독특한 특징은 진단과 중재에 *생체역학적 원리*를 엄격하게 준수하는 것이다. 노르딕 어프로치는 증상이 있는 구조물을 국소화하기 위해 근육뼈대계 손상의 분석과 관리에서 생체역학의 사용을 강조하고 있다. 검사와 중재 과정 동안, 정상적인 생체역학과 관절 구조물에 대해, 견인, 활주와 압박력(경우에 따라)이 광범위하게 이용되고 있다. 볼록-오목 법칙은 손상이 존재할 때 치료사가 어느 방향으로 활주할 것인지를 결정하는데 도움을 준다. 3차원 관절 자세와 표준운동과 복합운동의 이해는 반드시 고려되어야 할 중요한 개념이다. 노르딕 어프로치는 병리의 실체로서 과가동성을 중요한 요소로 생각하고 있다.

노르딕 어프로치는 한 번의 치료 회기 안에 다중 중재전략을 포함하고 있다. 이런 다중전략의 복합 기법에는 종종 연부조직 가동술, 관절가동술, 자가관리 기법, 근력강화 및 협응 기법, 생체역학과 인간공학의 교육 등이 포함된다. 복합적인 중재전략이 환자의 기능부전에 영향을 주는 모든 잠재 요소를 기술하는데 가장 적합하다고 생각된다.

노르딕 어프로치의 기본은 실험치료의 이용이다. 실험치료는 치료사가 선택된 중재의 효율성을 결정하는데 도움을 준

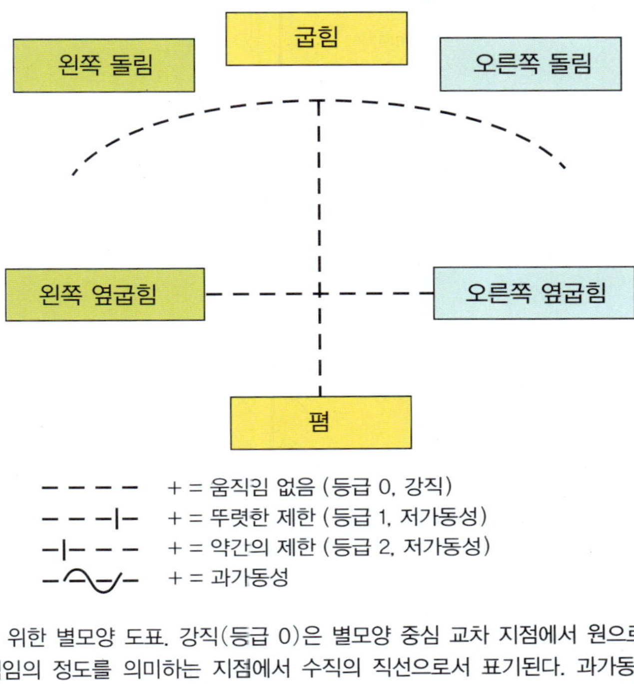

그림 6.20 척추운동 기록을 위한 별모양 도표. 강직(등급 0)은 별모양 중심 교차 지점에서 원으로 표기된다. 저가동성(등급 1과 등급 2)은 중립위로부터 움직임의 정도를 의미하는 지점에서 수직의 직선으로서 표기된다. 과가동성(등급 4, 등급 5, 등급 6)은 점선 위에서 곡선으로 표기된다. 치료 방향은 움직임의 방향을 나타내기 위해 점선의 끝지점에서 화살표로 표기된다. (출처: Kaltenborn FM. The Spine: Basic Evaluation and Mobilization Techniques. 2nd ed. Oslo, Norway: Olaf Norlis Bokhandel; 1993.)

다. 노르딕 어프로치는 낮은 위험성의 실험치료를 이용하여 진단을 확인하거나 거부한다는 개념을 지지한다.

임상적 핵심 (CLINICAL PILLAR)

24시간 법칙이란, 도수중재의 결과로서 생산된 증상들이 하루 (24시간) 이상 지속하지 않는다는 것을 의미한다.

끝으로, 노르딕 어프로치는 가동술을 수행할 때 적절한 치료사의 신체역학에 관심을 두는 *인간공학적 원리*를 강조하고 있다. 가동술의 수행을 인간공학적으로 올바르게 준수하면, 치료사에게 가해지는 스트레스를 감소시키는데 도움을 주고, 또 각 가동술의 적절한 수행을 보장한다. 인간공학적 원리에 대한 강조는 도수치료의 효율성과 수월성을 강화할 수 있는 몇몇 외부 장비의 발달을 이끌어낸다. 이런 외부 장비들로는 *높낮이를 조절할 수 있는 유압식 테이블, 고정용 벨트, 쐐기* 등이 있다.

중요 인용 (NOTABLE QUOTABLE)

"많은 난제들이 도수치료에서 유용한 연구의 수행을 좌절시킨다. 개척자 정신, 창조성 그리고 결정력을 가진 연구자들에게 있어, 이것은 새롭고 흥미로운 연구 분야이다."

***Freddy Kaltenborn**, 1993*

결론
CONCLUSIONS

노르딕 OMPT 어프로치의 발달에 영향을 끼친 Freddy Kaltenborn과 Olaf Evjenth는 이들 특정 직무의 발전에 중요한 영향을 주었다. 건전한 생체역학적 원리를 강조한 노르딕 시스템은 도수물리치료사가 임상 과학자와 운동 전문가로서 발전하는데 큰 영향을 주었고, OMPT 직무가 "응용 운동학" 분야로 발전하는데도 도움을 주었다. 노르딕 어프로치의 독특한 도수기법이 다른 어프로치와 크게 다르지 않지만, 임상의사결정에 대한 강조와 중재와 환자 반응 사이의 상호작용에 대한 강조가 잘 정의되었고, 다른 어프로치에 잘 적용되고 있다. 움직임 손상을 다루는 운동형상학에 집중하는 노르딕 어프로치와 정상 가동성을 회복시키는 가동술에 대한 끊임없는 연구가 OMPT의 다양한 패러다임을 형성해 왔다. OMPT 직무에 대한 Kaltenborn의 삶과 업적은 영원히 기억될 것이다. 그의 업적은 가동성의 손상을 이해하고 개선하려는 사람들에게 영원히 살아 숨 쉬게 될 것이다.

임상 사례 (CLINICAL CASE)

환자 병력 (Patient History)

HPI: 환자는 65세의 남성이며, 지난 2주 동안 점진적으로 악화되고 있는 허리 통증(LBP)이 있다. 허리 통증은 장시간 어색한 자세로 페인트 칠을 하는 그의 직업과 관련되는 것 같다. 그의 증상은 허리엉치의 중앙 부위에 있는 지속적이면서 평균적으로 4+/10의 통증과 오른쪽 다리에서 발생하는 간헐적인 둔한 통증이고, 또 머리 위로 페인트 칠을 할 때 허벅지 뒤쪽에서 무릎까지 이르는 감각이상이 발생한다. 그는 이들 증상이 그의 직업활동에 나쁜 영향을 준다고 말한다. 그는 잠잘 때 뚜렷한 어려움을 가지고 있고, 가장 좋은 자세는 앉은 자세이다. 그는 과거에도 비슷한 불편을 경험했지만, 현재의 증상이 더 심한 편이다. 그는 다시 직업활동으로 돌아가길 원하지만, 그의 직업에 요구되는 자세를 다시 취할 수 있는지를 확신하지 못하고 있다. 그는 진단영상 검사를 받지 않았고, 그의 Oswestry 점수는 60%이다.

과거 병력: 간헐적 허리 통증을 제외하고는 뚜렷한 병력이 없다.

신체검진 (Physical Examination)

시진: 선 자세를 취할 때, 굽은등(sway back), 양쪽 골반의 앞쪽돌림, 둥근 어깨 및 거북목이 발생한다.

신경학 검사와 혈관 검사: 깊은힘줄반사(DTR)검사에서 오른쪽 무릎힘줄검사는 1+ 이었고, 나머지는 WNL 이었다. 가벼운 촉각검사는 양쪽 다리에서 온존하고, 대칭적이었다. Babinski 징후는 음성이었다. 양쪽 발등굽힘근은 저항검사를 15회 반복했을 때 피로해졌다. 양쪽 발등동맥에서의 맥박은 WNL 이었다.

특수검사: 오른쪽 다리의 SLR 검사는 45°에서 양성 징후가 나타났고, 왼쪽 다리의 SLR 검사는 음성이었다. 오른쪽 다리의 Slump 검사는 양성이었고, 왼쪽 다리의 Slump 검사는 음성이었다. 오른쪽 다리의 사분원 검사는 양성이었고, 왼쪽 다리의 사분원 검사는 음성이었다.

촉진: 허리네모근의 과활동과 압통은 R>L 이었고, 양쪽 뒤넙다리근과 오른쪽 궁둥구멍근, 허리근에서 통증유발점이 발생했다.

관절기능검사 (Joint Function Tests)

표준 능동운동: 굽힘 = 75%, 증상 완화; 폄 = 10%, 오른쪽 다리의 감각이상 증가; 오른쪽 옆굽힘 = 10%, 오른쪽 다리의 감각이상 증가; 왼쪽 옆굽힘 = 75%, 증상 감소; 오른쪽 돌림 = 75%; 왼쪽 돌림 = 10%, 통증과 감각이상 증가.

복합 능동운동: 중앙 부위 허리통증, 양쪽 허벅지 뒤쪽에서 발까지 이르는 감각이상, 양측 폄과 옆굽힘의 복합운동에서 가동성 감소

수동병진운동(조인트 플레이): 뒤-앞 활주: T12–L1 = 등급 3; L1–L2 = 등급 2; L3–L4 = 등급 1; L4–L5 = 등급 2; L5–S1 = 등급 5. 안정자세에서의 **척추 견인 검사**는 허리통증이 4/10–2/10으로 감소되었음을 보였고, 또 양측 다리의 감각이상이 사라졌음을 보였다. 압박검사는 수행되지 않았다. ***끝느낌 검사:*** L3–L4는 중간범위에서 첫 번째 멈춤이 일어났고, 끝느낌은 팽팽한 느낌이었다. L5–S1의 끝느낌은 부드러운 끝느낌이었다.

수동 국소화 검사:

유발검사: 팔을 뻗고 엎드린 자세에서 검사했을 때, L3의 왼쪽돌림과 L4의 뒤앞 활주에서 양성 징후가 나타났다.

완화검사: 팔을 뻗고 엎드린 자세에서 검사했을 때, L3의 오른쪽돌림과 L3의 뒤앞 활주에서 양성 징후가 나타났다.

연부조직 기능검사:

저항 검사: 4/5의 근력을 가진 양쪽 넙다리네갈래근(L3)을 제외하고, 나머지 모든 다리 근육의 근력은 5/5였음.

근육길이 검사: 양쪽 다리의 뒤넙다리근과 넙다리곧은근에서 뚜렷한 제한이 있음.

머슬 플레이 검사: 양쪽 허리네모근에 다면 제한이 있음. R > L

1. 위의 증상을 토대로, 생체역학에 기반된 여러분의 물리치료진단은 무엇인가? 여러분의 근거와 이런 결론을 이끌어낸 과정을 설명해 본다.
2. 환자의 우성 증상/징후는 무엇이고, 우성 증상/징후가 그의 움직임 패턴과 끝느낌에서 어떤 관련성이 있는가? 우성 증상/징후가 여러분의 관리 계획에 어떤 영향을 줄 것인가?
3. 조인트 플레이와 끝느낌인 ***관절 기능검사***의 결과가 여러분의 물리치료진단과 이 환자의 관리계획에 어떤 영향을 주는가?
4. ***연부조직 기능검사***의 결과가 여러분의 물리치료 진단과 이 환자의 관리계획에 어떤 영향을 주는가?
5. 증상 유발과 완화를 위한 수동 국소화 검사의 결과를 토대로, 이 환자에게 문제시되는 것으로 여러분이 기대하는 기능적 움직임과 자세는 무엇인가? 그리고 증상을 완화할 것으로 여러분이 기대하는 기능적 움직임과 자세는 무엇인가? 이런 정보가 제공되었을 때, 이 시점에서 환자에게 가장 적합한 도수기법은 무엇인가?
6. ***관절 기능검사와 연부조직 기능검사***의 결과를 토대로, 연부조직 도수치료기법이나 관절 도수치료기법을 강조할 것인지, 또는 양쪽 모두를 여러분의 환자 관리 계획 안에 포함시킬 것인가?
7. 여러분의 능동가동범위 검사의 소견을 정확하게 묘사할 수 있는 ***별모양 도표***를 그려본다.
8. 중재를 시작하기 전에 여러분이 가져야 할 부가적인 정보는 무엇인가?
9. 이 환자가 여러분의 물리치료실에 처음 방문했을 때 여러분이 수행하고자 하는 3가지 특별한 도수치료기법을 확인한다. 치료기법을 상세히 서술(예: 등급, 자세, 방향 및 기간 등)하고, 파트너에게 그 기법들을 수행해 본다. 정확한 손 배치, 치료사 자세, 환자 자세, 적절한 인간공학적 원리 등이 포함된 치료 기법을 엄격하게 준수한다("중재의 원리" 단락 참고).

따라하기 (HANDS-ON)

파트너와 함께 실습실에서 다음의 활동을 수행하자.

1 2개의 팔 관절과 2개의 다리 관절의 치료면을 시각화해 보고, 그 관절의 치료면을 바탕으로 견인과 활주의 가동술을 수행해 본다.

2 팔다리의 관절을 선택한 후, 제안된 등급 시스템(0-6)을 이용하여 견인과 활주에 대한 모든 방향의 조인트 플레이를 등급화한다. 여러분은 한 운동면의 저가동성과 다른 운동면의 정상이나 과가동성을 확인할 수 있는가? 좌우를 비교해 볼 때 가동성의 차이점이 있는가?

3 관절을 선택한 후, 관절의 **안정자세**(풀림 자세)와 **비안정자세**(닫힘 자세)에서 일어날 수 있는 조인트 플레이의 양을 비교해 본다. 다른 파트너를 선택하고, 동일 관절에서 사람 간의 소견을 비교해 본다.

4 파트너의 어깨를 대상으로, 관절의 **느슨 영역**(SZ), **전이 영역**(TZ) 및 **첫 번째 멈춤**을 확인해 본다. 똑같음을 확인하기 위해 다른 학생을 대상으로 여러분의 소견을 증명해 본다. 대상자들은 다른 사람으로부터 각 영역의 느낌이 어떻게 다른지에 대해 검사자에게 피드백을 제공해야 한다.

5 팔꿈치의 폄, 엉덩관절 굽힘 그리고 어깨관절의 가쪽돌림에 대한 끝느낌 검사를 수행해 본다. 끝지점에서 저항의 질을 평가하고, 저항이 느끼지는 가동범위를 평가한다. 이들 관절 움직임에서 일어나는 정상 끝느낌의 차이점을 평가한다.

6 척추가동술을 수행하는 여러분의 파트너를 관찰하고, 건전한 인간공학적 모델을 토대로 가동손과 고정손의 배치, 치료사와 파트너의 자세를 확인한다.

7 여러분의 파트너를 위 사례의 환자처럼 묘사해 본다. 미래의 중재 과정을 결정하는데 유용할 수 있는 3가지 중요한 질문을 파트너에게 물어본다. 관리계획을 결정하기 위해 환자의 우성 증상과 여러분의 물리치료진단을 어떻게 사용할 것인지를 기술한다.

8 "중재의 원리" 단락으로부터 하나의 척추 기법과 하나의 팔다리 기법을 선택한 후, 다음 방법을 이용하여 각 기법을 수행해 본다: (1) 느슨 영역 내에서 이루어지는 등급 Ⅰ-Ⅱ의 견인 가동술, (2) 등급 Ⅲ 신장-견인 가동술, (3) 등급 Ⅲ 신장-활주 가동술.

9 파트너를 바꾸어서, 이 기법들을 다른 파트너에게 적용해 본다. 다른 파트너에게 여러분이 선택한 기법을 가르쳐 주고, 수행에 대한 피드백을 그들에게 제공해 준다.

10 가능하다면, 이 기법들을 수행하는 여러분의 모습을 비디오로 촬영한다. 선택된 기법을 사용할 때 3가지 부족한 점과 3가지 좋은 점을 작성함으로써, 기법 수행에 대한 자가 평가를 실시한다. 치료사 자세, 환자 자세, 손 배치, 힘 방향, 환자 교육 등과 같은 요소에 초점을 맞춘다. 비슷한 방법으로 다른 사람의 수행을 평가해 본다.

참고 문헌 (REFERENCES)

1. Kaltenborn FM. *The Spine: Basic Evaluation and Mobilization Techniques*. 2nd ed. Oslo, Norway: Olaf Norlis Bokhandel; 1993.
2. Farrell JP, Jensen GM. Manual therapy: a critical assessment of role in the profession of physical therapy. *Phys Ther.* 1992;72:843-852.
3. Kaltenborn FM. *Manual Mobilization of the Joints: The Kaltenborn Method of Joint Examination and Treatment. Volume I: The Extremities*. 6th ed. Oslo, Norway: Olaf Norlis Bokhandel; 2002.
4. Cyriax, J. *Textbook of Orthopaedic Medicine, Volume One*. 8th ed. London: Bailliere Tindall; 1982.

CHAPTER

7

Paris 어프로치

The Paris Approach

Christopher H. Wise, PT, DPT, OCS, FAAOMPT, MTC, ATC

역자 : 정형국

7장 목적

이 장의 결론을 통해, 독자는 다음과 같은 것을 할 수 있을 것이다:

- 정형도수물리치료(OMPT)의 전문성에 대한 Stainly Paris의 주요 기여도를 설명할 수 있다.
- Paris 어프로치와 다른 OMPT 어프로치(Paris 어프로치에 많은 영향을 준)의 주요 기본 원리를 설명할 수 있다.
- 검사와 중재에서 통증과 그의 역할에 대한 Paris 어프로치의 관점을 설명할 수 있다.
- 기능부전을 정의할 수 있고, 질병과 기능부전을 구분할 수 있다.
- 임상 검사 동안 Paris의 운동 분류와 그 가치를 알 수 있다.
- Paris 어프로치에서 촉진의 가치를 설명하고, 중재를 위해 사용되는 촉진의 3가지 종류를 설명할 수 있다.
- 환자의 결과에 영향을 줄 수 있는 요소들을 설명할 수 있다.
- 일반적인 기능부전을 확인할 수 있고, 또 그것의 병태 발생학, 후유증 및 추천 중재를 알 수 있다.
- 수동 척추사이 가동성 검사(PIVM)를 숙련되게 수행할 수 있고, PIVM 등급을 알 수 있다.

역사적 조명 (HISTORICAL PERSPECTIVES)

*Stanley Paris*는 1958년에 뉴질랜드의 Otago 대학교 물리치료학과를 졸업한 후, 아버지와 함께 개인 물리치료실을 운영했다. 그는 1960년과 1968년의 올림픽게임 때 뉴질랜드 대표 팀의 물리치료사로 임명되었다. 1966년, Paris는 미국으로 이주하여, Boston 대학교의 교수가 되었고, 또 Massachusetts General Hospitals에서 물리치료사로 일을 했다. 미국으로 이민한 직후, Paris는 미국 물리치료사를 위한 OMPT 교육자로서 활동했다. 그 당시 미국에서는, OMPT의 원리와 직무가 물리치료의 주류가 아니었다. Paris는 *Institute of Graduate Physical Therapy*를 설립하였고, 숙련된 물리치료사들과 함께 전국을 순회하는 일련의 교육과정을 운영했다. 이 교육과정들은 도수치료의 체험실습을 강조하였고, 마침내 도수치료 자격증(MTC)을 만들어냈다. 혁신적인 개념을 만들어내려는 Paris의 노력은 미국에서 OMPT

의 대중화에 크게 기여했다. Paris의 교육과정은 수년에 걸쳐 계속 발전하여 크게 확대되었고, 오늘날에는 여러 개의 자격증이 나오고 있다. Paris는 이전에 밝혀지지 않는 신경 경로를 확인한 허리뼈 신경해부학에 대한 연구로 1984년에 박사학위를 받았다. Paris는 ***미국물리치료사 협회 정형물리치료 분과***의 초대 회장이었고, ***IFOMPT***의 설립 의장으로서 나중에 회장을 역임했고, ***미국 정형도수물리치료사협회***의 설립 회원이었다. 현재 Paris는 APTA의 Catherine Worthingham Fellow이고, Mary McMillan lecturer이다. Paris 연구소는 ***University of St. Augustine for Health Science***에 있으며, 현재 5가지 건강관련 분야를 제공하고 있고, ***물리치료교육 인정 위원회***로부터 인가를 받았다. 최초의 사립 대학인 Florida 주 St. Augustine과 Boca Raton의 캠퍼스와 California 주 San Diego의 캠퍼스에서 매년 약 200명의 학생이 물리치료사와 작업치료사로 배출된다. OMPT와 물리치료에 대한 Paris의 열정과 비전은 미국과 전세계의 물리치료 분야에 큰 영향을 주었다. 그의 영향은 교육, 연구 및 임상 직무에서의 그의 노력이 정치 분야에 이르기까지 폭넓게 영향을 주었다. 그의 대단하고 지속적인 노력 때문에, Paris는 종종 "미국 OMPT의 아버지"라고 불린다. 그는 OMPT의 전문성과 직무에서 겪게 되는 새로운 도전을 받아들이고, 지속적인 OMPT를 가르치고, 연습하고, 취급해 왔다(그림 7-1).

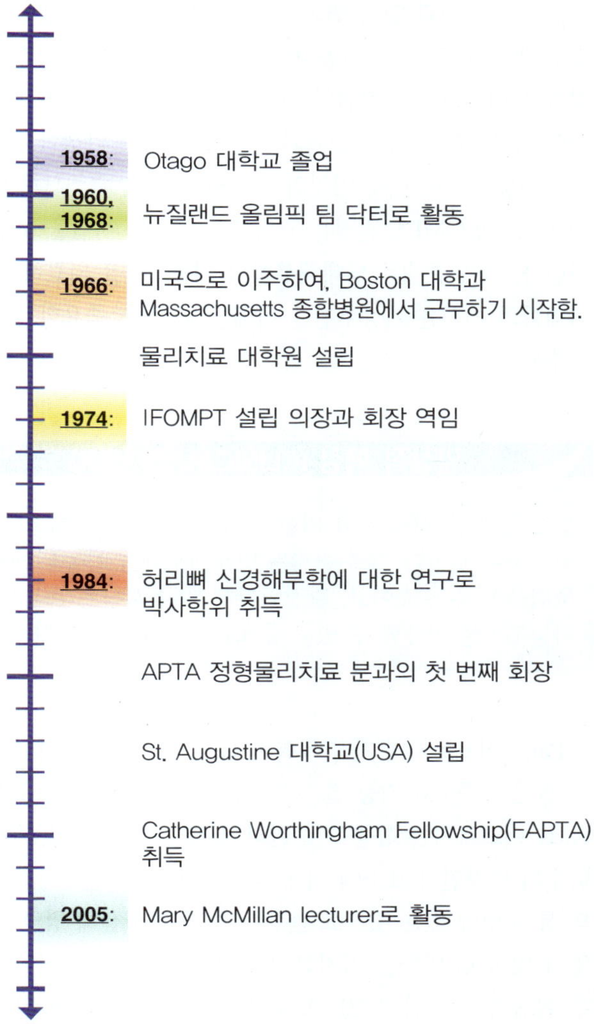

그림 7-1 SV. Pairs 이력.

철학적 프레임워크 (PHILOSOPHICAL FRAMEWORK)

일반적인 철학 (General Philosophy)

Paris 어프로치는 기본적으로 기능해부학과 생체역학의 지식을 토대로 한 절충적인 접근법으로 간주된다. Paris 어프로치의 주요 개념들은 다른 패러다임 내에서도 확인될 수 있지만, 이 개념들을 정의하고 조합하는 체계적이고 명백한 방법은 Paris 어프로치에서만 존재한다. Paris 어프로치에서는 관절 손상을 **기능부전(dysfunction)**이라고 부른다. 기능부전은 변화된 역학의 상태로 기대되는 운동의 양이 감소되는 저가동성, 운동의 양이 증가되는 과가동성, 그리고 잘못된 운동이 있다(글상자 7-1). 도수물리치료사의 주요 역할은 기능부전을 진단하고 관리하는 것이고, 역으로 의사의 역할은 질병을 진단하고 치료하는 것이다.

글상자 7-1 기능부전의 정의

변화된 역학의 상태는 다음과 같다:

1. **과가동성:** 고정과 이웃 영역의 가동술을 필요로 한다.
2. **저가동성:** 가동술을 필요로 한다.
3. **잘못된 운동:** 신경근 재교육을 필요로 한다.

중요 인용 (NOTABLE QUOTABLE)

"물리치료의 미래는 질병의 탐지와 치료에 있는 것이 아니라, 기능부전의 평가, 기록 및 치료에 있다."

Stainly V. Paris

움직임의 질과 양의 변화는 관절내의 미숙한 퇴행성 변화를 초래할 수 있다. 저가동성의 중재로는 트러스트 기법의 교정술과 비트러스트 기법의 관절가동술이 있고, 반면 과가동성의 중재로는 자세 재교육과 운동을 포함한 안정화 기법과 저가동성을 가진 이웃 영역의 교정술이 있다. 그러므로 Paris 어프로치의 OMPT 관점은 교정술과 안정화 기법을 모두 포함한다. 이들 중재는 **병태해부학성** 기능부전을 치료하고, 관절역학의 지식은 기능부전을 이해할 수 있는 중요한 요소로 간주된다.[1–5]

임상적 핵심 (CLINICAL PILLAR)

도수물리치료사의 주요 역할은 기능부전을 진단하고 치료하는 것이다. 도수중재는 병태해부학성 기능부전에 초점을 맞추는 것이고, 관절역학에 대한 지식은 기능부전을 이해할 수 있는 중요한 요소로 간주된다.

Paris 어프로치의 가장 독특한 특징의 하나는 환자의 통증과 관련된 증상과 기능 결손에 대한 지식을 강조하는 것이다. Paris 어프로치는 통증을 주관적 실체로 보고 있고, 통증은 다수의 비자연적 요소에 의해 영향을 받으며, 환자나 치료사의 통제 밖에 있는 것으로 간주한다. 통증이 신체 영역, 정서 영역 및 심리 영역을 가지고 있기 때문에, 통증의 실체는 매우 복잡하다(그림 7–2). 도수물리치료사는 건강의 신체 요소에 영향을 줄 수 있도록 훈련을 해야 하고, 그렇기 때문에 주로 신체 영역에 초점을 맞추어야 한다. 기능부전이 통증의 원인이기 때문에, 기능부전 보다 먼저 통증이 발생한다는 것은 불가능하다. 치료사에게 환자의 통증 관리는 진짜 증상의 원인을 알 수 없는 영원한 연구의 대상이다. 치료사의 1차 목표는 기능부전의 관리인 것이지, 통증 자체의 관리는 아니다. 기능부전이 통증과 관련된 증상의 원인으로 간주되기 때문에, OMPT를 통한 기능부전의 해결은 환자의 주호소인 통증을 없애는 것이다. 만약 증상이 객관적 척도에서 변화의 중심을 해결하지 못하면, 환자의 상태는 비자연적인 것이고, 도수물리치료사의 범위를 벗어나게 된다. 그러므로 Paris 어프로치는 통증 해결이라는 특별한 목표를 명확하게 기록하지 않고, 또 관리계획에도 등재하지 않는다. 도수중재는 통증에 초점을 맞추는 것이 아니라 기능부전에 초점을 맞추어야 하고, 기능의 결손과 향상을 확인하고 또 시간의 경과에 따른 통증 수준을 확인하기 위해, 환자 면담을 계획한다. 환자의 통증 수준이 급성일 때는 예외가 발생하고, 통증을 일으키는 기능부전의 중재를 방해한다. 그래서 통증이 1차 기능부전의 교정을 방해할 때만 통증을 직접 치료한다.[1,2]

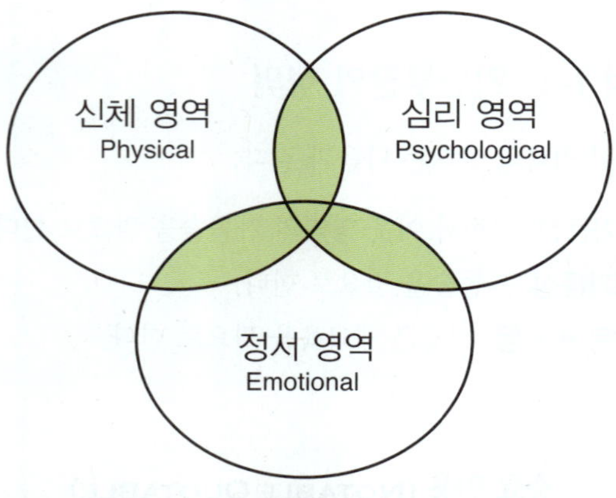

그림 7–2 통증의 3대 영역. 음영 영역은 각 영역들이 교합하는 부위이다. 도수물리치료사의 주요 영향은 신체 영역과 관련된다. 통증의 다차원적 특성 때문에, 통증은 기능부전의 심각성, 특성, 위치, 그리고 전반적인 향상 등에 대한 신뢰성 있는 측정을 제공하지 않기 때문에, 진전의 유용한 측정으로서 강조되지 않아야 한다.[1]

적용을 위한 질문 (Questions for Reflection)

- Paris 어프로치에서는 통증이 왜 중재의 1차 징후가 아니고 또 진전을 기술할 수 있는 1차 측정이 아닌가?
- 여러분은 Paris 어프로치의 검사와 중재 동안 통증의 사용을 어떻게 기술할 것인가?

실제로 Paris 어프로치는 도수물리치료사로 하여금 빈틈없이 징후를 관찰하게 하고, 관절 기능부전과 관련된 객관적 징후를 기록하도록 한다. 그리고 도수물리치료사는 도수중재를 주의깊게 수행함으로써 비정상을 숙련되게 해결한다. 이들 객관적 징후는 비정상적인 관절운동형상학의 확인에 근거하고, 적절한 중재를 제공하는데 의학적 진단이 필요하지 않다. Paris 어프로치는 기능부전을 확인하고 후속의 중재를 제공할 수 있도록 특별한 가동성 검사를 실행하는 등 치료사의 기술에 크게 영향을 받을 것이다.

중요 인용 (NOTABLE QUOTABLE)

"과거는 결코 지나간 것이 아니고 계속 되는 것이며, 현재의 모든 형태와 현상에 효력적으로 작용한다."

Achille Castiglioni

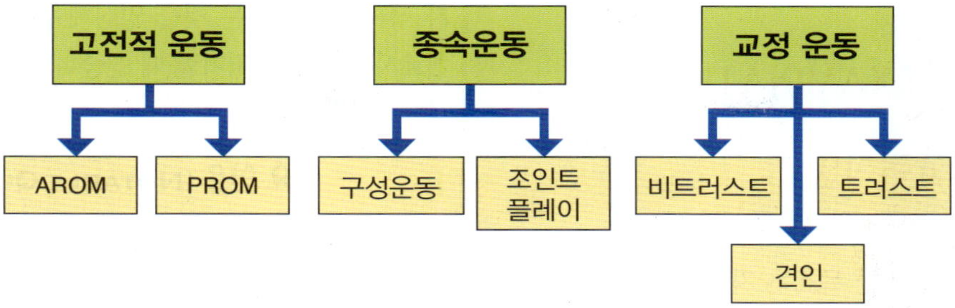

그림 7-3 Paris의 운동 종류 분류.[1]

기본 원리 (Foundational Principles)

Paris 어프로치에서, 운동의 종류는 3개 범주로 분류된다. 먼저, **고전적 운동(classical movement)**은 뼈운동형상학적 운동과 동의어이며, 능동운동과 수동운동이 여기에 속한다. 능동운동은 관절 가동범위와 근육의 기능을 평가하는데 이용되고, 수동운동은 끝범위에서 저항의 특성을 결정하는데 이용된다. **종속운동(accessory movement)**은 고전적 운동과 동반되어 관절에서 일어날 수 있는 운동이나 또는 고전적 운동과 관계없이 수동으로 일어나는 운동이다. 종속운동은 정상의 운동형상학과 후속의 관절 기능에 필수적이다. **구성운동(component movement)**은 관절 내에서 일어나는 종속운동의 한 종류로서, 특정의 능동운동을 일으킬 수 있다. 만약 정상적인 구성운동이 일어나지 않으면, 완전하고 통증이 없는 운동이 일어날 수 없다. 구성운동 검사는 정상 능동운동을 방해할 수 있는 기능부전을 찾아내는데 도움을 준다. **조인트 플레이(joint play)**는 구성운동의 한 종류이며, 수의적 조절 아래에서는 일어나지 않는다. 이들 종속운동은 정상 관절의 끝범위에서 일어나는 외적 힘에 반응할 때만 일어난다. **교정 운동(manipulation movement)**은 관절에 가해지는 *숙련된 수동운동*이다. Paris 어프로치에서, 교정(manipulation)이란 용어는 가동술(mobilization)과 동의어로 사용되고, 관절의 종속운동을 회복시키는 치료적인 방법이다. 교정은 **견인 기법**, **트러스트 기법** 및 **비트러스트 기법** 등으로 이루어져 있다(그림 7-3).[1,2] Kaltenborn[7,8]의 정의처럼, 견인 기법은 관절면과 수직 방향으로 힘을 적용하여 관절면을 분리하는 것이다. 견인은 관절의 압박을 줄이고, 관절주머니를 신장하고, 탈구를 정복하는데도 사용될 수 있다. 비트러스트 기법에는 Maitland[9,10]의 진동기법 뿐만 아니라, 신장기법, 진동기법 및 신장-진동의 결합 기법 등이 있다. 비트러스트 기법은 결합조직을 역학적으로 늘이고, 또 관절수용기와 근육수용기를 활성화시키기 위해 적용된다. 트러스트 기법은 짧은 진폭의 고속 운동으로서, 종속운동의 병리적 한계를 깨뜨리는 기법이다. 트러스트 기법은 자세성 이상을 정복하고, 유착을 이완하고, 관절수용기를 활성화하는데 이용될 수 있다.

관절가동술은 관절주머니와 인대에 위치한 역학적 수용기와 신경종말의 활성을 증가시킨다. 이들 수용기의 흥분은 통증을 줄이고, 근육의 이완을 촉진시키는 것으로 생각된다. 이웃한 근육 기능에 대한 관절가동술의 효과를 지지하는 근거들이 문헌에 기록되어 있다.[11] 비록 가동술이 신경학적 효과를 일으킬 수 있지만, Paris 어프로치가 고려하는 가장 큰 효과는 역학적 효과이다. 그러므로 관절가동술은 관절의 결합조직 신장성을 증가시키고, 또 정상적인 자세성 관계를 회복시킬 목적으로 주로 수행된다. 등급 Ⅰ과 등급 Ⅱ의 가동술은 신경생리적 효과를 목적으로 사용되지만, 등급 Ⅲ과 등급 Ⅳ의 신장-점진적 진동 가동술은 역학적 효과를 목적으로 사용된다. 역학적 효과는 신장이 끝범위에서 지속적으로 이루어지든 또는 율동적으로 이루어지든 간에 가장 큰 효과를 갖는 것을 알려져 있다(글상자 7-2).

글상자 7-2 관절가동술/교정의 효과

1. **심리적 효과:** 손의 작용과 관련된 관절소리를 통해 발생됨.
2. **신경생리적 효과:** 관절주머니와 인대에 위치한 역학적 수용기와 신경종말의 활성 증가. 이들 수용기의 흥분은 통증을 줄이고, 근육 이완을 향상시킨다. 등급 Ⅰ과 등급 Ⅱ 가동술의 목표이다.
3. **역학적 효과:** 관절 결합조직의 신장성 향상과 정상 자세성 관계의 회복. 등급 Ⅲ과 등급 Ⅳ 가동술의 목표이다.

검사의 원리 (PRINCIPLES OF EXAMINATION)

일반적인 목표와 고려사항 (General Goals and Considerations)

환자의 첫 번째 방문에 대한 목표는 자가 치료에 대한 조언과 교육을 허용할 수 있도록 관절 기능부전을 확인하는 것이다. 중요한 것은 첫 번째 방문 때 검사 소견을 환자에게 설명하는 것이다. 그러나 중재의 시작은 첫 번째 방문 때 하지 않는 것이 좋다. 왜냐하면 치료로 인해 검사 때 나타난 환자의 반응을 해석하는데 혼동될 수 있기 때문이다. 그러므로 환자가 다음 방문을 할 때 치료를 시작하는 것이 가장 좋다. 치료사는 환자의 첫 번째 방문과 후속 방문 동안 환자의 내성과 반응 수준을 지속적으로 알고 있어야 한다. 정상 관절 역학에 대한 완전한 이해는 적절한 중재를 제공할 치료사에게 있어 필수 사항이다. 치료사는 편견이 좋은 의사결정을 방해한다는 사실을 알고 있어야 한다.

적용을 위한 질문 (Questions for Reflection)

- Paris 어프로치는 환자의 첫 번째 방문에 대한 목표를 기술한다.
- 첫 번째 방문 때 주요 목표는 무엇이고, 달성해야 할 것은 무엇이고, 또 다음 방문 때까지 무엇을 기다릴 수 있는가?

검사의 구성 (Components of the Examination)

환자 병력 (Patient History)

비록 통증을 강조하지 않지만, 반드시 통증을 평가해야 한다. 통증 평가는 수치 통증 척도와 다른 자가평가 설문지 등과 같은 표준 방법을 통해 이루어진다. 통증은 도수치료사에게 허위 정보를 제공할 수 있다. 일반적으로, 통증은 기능부전의 결과이고, 절박한 기능부전의 경고로서 거의 작용하지 못한다. 환자가 말하는 증상의 정도는 질환의 정도와 반드시 일치하지 않고, 통증의 감소도 기능부전의 향상을 반드시 의미하는 것은 아니다. 앞에서 언급했듯이, 통증은 비물리적 요소에 의해 영향을 받는데, 이런 비물리적 요소의 많은 부분은 물리치료직무의 영역이 아니다. 통증이 특정의 피부절을 반드시 따르는 것이 아니기 때문에, 통증의 원인에 대한 정보가 정확하지 않다는 것을 명심해야 한다. 이런 이유 때문에, 치료사는 통증을 평가할 때 신중하게 수행해야 한다.

중요 인용 (NOTABLE QUOTABLE)

"치료에 대한 법칙은 90% 이상을 치료하는 경우가 거의 없다는 것이다. 만약 치료사가 기본을 이해하지 못하면, 그 치료사는 법칙이 적용하는 90%의 환자에게 좋은 결과를 주는 것보다, 10% 환자에게 나쁜 유해를 가할 수 있다."

Fuller Albright

다른 도수치료 체계와 마찬가지로, Paris 어프로치도 병력 체크와 면담을 할 때 필요한 일련의 질문들을 가지고 있다. 환자 면담을 할 때의 질문은 기능에 초점을 맞춘 질문들이다. "어떤 활동이 증상을 일으키는가"라는 질문 대신에, 환자에게 "어떤 활동을 할 수 있는지"를 물어보아야 한다. 진전이 이루어지면, 환자는 자신의 기능 능력의 변화를 포함하여, 향상의 객관적 근거를 치료사에게 제공해야 한다.[1–5]

능동운동 (Active Range of Motion)

능동운동은 기본 운동면에서 수행되고, **비기능적 운동**과 **기능적 운동**으로 분류된다. 이들 운동은 빗면에서 일어나고, 환자가 정상적으로 수행하는 운동을 그대로 따라한다(표 7-1). 환자에게 머리를 전방으로 향하도록 하면서, 목뼈를 이마면에서 옆굽힘하는 것은 비기능적 옆굽힘이다. 이 운동은 일반적으로 물리치료 평가 안에서 수행되는 움직임이다. 그러나 동측 어깨쪽으로 돌림되면서 일어나는 목뼈의 옆굽힘은 기능적 옆굽힘으로 간주된다. 비기능적 옆굽힘과 기능적 옆굽힘 사이의 차이를 검사함으로써, 치료사는 기능부전의 지점을 잘 알 수 있다. 만약 환자가 정상적인 기능적 옆굽힘을 가지고 있지만, 완전한 비기능적 옆굽힘이 부족하다면, 반대쪽 돌림을 일으키는 뒤통수밑 영역의 능력 부족 때문에 뒤통수밑 영역에서 제한이 일어날 것이다(그림 7-4). 위의 예는 생체역학의 지식이 어떻게 중재에 도움을 주는지를 알려주고 있다.[1,2] 치료사는 능동운동 검사 내내 움직임의 질과 양뿐만 아니라, 검사 때 나타나는 증상 유발을 지속적으로 확인해야 한다. 비록 움직임의 양 검사가 꼭 필요지만, Paris 어프로치는 움직임의 질 검사를 더 강조하고 있다. 두 개의 관절이 각각 정상 가동범위를 가지고 있다하더라도, 서로 다른 움직임의 질을 가질 수 있다. 종종 이런 질적 차이는 치료사가 가장 적절한 중재를 제공하는데 도움을 줄 것이다.

표 7-1 목뼈의 기능적 옆굽힘과 비기능적 옆굽힘의 구성요소

목뼈 부위	기능적 옆굽힘	비기능적 옆굽힘
뒤통수밑 운동 (suboccipital motion)	• 없음	1. 오른쪽 옆굽힘: • C1–C2는 왼쪽으로 돌림됨 2. 왼쪽 옆굽힘: • C1–C2는 오른쪽으로 돌림됨 3. 오른쪽 돌림: • O–C1는 왼쪽으로 옆굽힘됨 4. 왼쪽 돌림: • O–C1는 오른쪽으로 옆굽힘됨
중간목뼈 운동 (midcervical motion)	1. 오른쪽 옆굽힘: • 오른쪽 돌림이 동반됨 • 오른쪽 다운글라이드 • 왼쪽 업글라이드 • 오른쪽 닫힘 • 왼쪽 닫힘 2. 왼쪽 옆굽힘: • 왼쪽 돌림이 동반됨 • 왼쪽 다운글라이드 • 오른쪽 업글라이드 • 왼쪽 닫힘 • 오른쪽 닫힘	1. 오른쪽 옆굽힘: • 기능적 옆굽힘과 동일함 2. 왼쪽 옆굽힘: • 기능적 옆굽힘과 동일함

기능적 옆굽힘은 순수한 중간목뼈 운동을 필요로 하고, 반면 비기능적 옆굽힘은 중간목뼈 운동과 뒤통수밑 운동을 모두 필요로 한다.

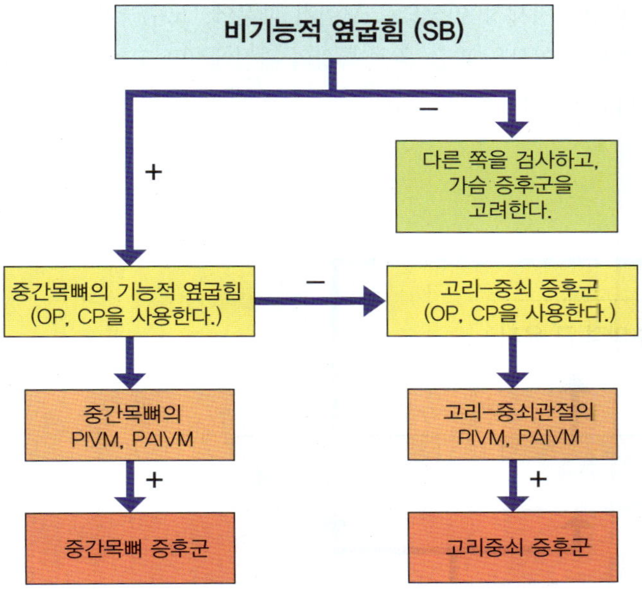

그림 7–4 중간목뼈 가동성 제한과 고리중쇠 가동성 제한을 구분하는 알고리즘. + 는 증상/가동성 제한을 생산하는 것이다. CP는 반대압, OP는 과압박, SB은 옆굽힘, PAIVM은 수동 척추사이 종속운동 가동성, PIVM은 수동 척추사이 가동성.[1,2]

임상적 핵심 (CLINICAL PILLAR)

움직임 검사 동안, 도수치료사는 다음을 고려해야 한다:

- 움직임의 양
- 움직임의 질
- 증상의 유발

적용을 위한 질문 (Questions for Reflection)

목뼈 운동형상학의 지식을 바탕으로, 다음의 능동가동범위 소견을 통해 의심되는 기능부전 부위를 확인한다:

- 기능적 옆굽힘은 WNL 이고, 비기능적 옆굽힘이 제한된다.
- 제한된 비기능적 옆굽힘; 돌림은 WNL 이다.
- 제한된 기능적 옆굽힘은 제한된 비기능적 옆굽힘과 동일하다.

선택적 조직긴장 검사 (Selective Tissue Tension Testing)

표준 신경혈관 검사와 특수검사를 수행한 후, **선택적 조직긴장 검사**(STT)를 수행한다. Cyriax[12]에 따르면, 건강한 근육은 등척성 수축을 할 때, 강하고 통증이 없다라고 한다. STT는 문제 근육의 등척성 수축을 선택적으로 촉진시켜, 근육의 근력과 증상의 유발을 확인하는 것이다. STT 검사의 원리와 과정은 5장에서 자세히 설명되었다. 다른 문헌에서 설명되었듯이, 선별검사 때 약화된 것처럼 보였던 근육을 위해, **도수근력검사**를 수행한다.[13]

촉진 (Palpation)

끝으로, Paris 어프로치의 경우, 도수물리치료사는 3가지 다른 촉진 검사를 실시한다. 이들 촉진 검사로는 상태에 대한 촉진, 위치에 대한 촉진, 그리고 가동성에 대한 촉진이 있다. **상태에 대한 촉진**은 기능부전 영역에 있는 여러 조직의 상태나 병변 수준을 확인하기 위한 구조물의 촉진이다. 피부, 피부밑조직, 근육 및 관절을 촉진함으로써, 도수물리치료사는 타이트니스, 압통, 체온 변화, 통증유발점이나 압통점의 존재를 확인한다. 만약 연부조직의 타이트니스나 압통이 근육내에서 발견되면, 물리치료사는 근방호의 원인을 확인한다. **불수의적 근방호**가 있는 근육은 관절을 지지해 주면, 근방호가 감소된다. 이런 형태의 근방호는 근육 손상의 결과일 수 있고, 또 관절 기능부전에 반응하여 일어날 수도 있다. **화학적 근방호**를 가진 근육은 손상의 화학적 반응과 관련된 접촉 시 늪과 같은 느낌이나 무거운 느낌을 가진다. **수의적 근방호**는 통증이나 통증 두려움으로 인해 근긴장이 증가되는 것으로서, 능동운동을 할 때 주로 나타난다. *적응성 단축*을 가진 근육은 정상 근긴장을 가지고 있지만, 운동 시 근육이 늘어나지 않은 뚜렷한 제한을 가진다 (그림 7–5).

> **임상적 핵심 (CLINICAL PILLAR)**
>
> 촉진 검사는 다음을 포함한다:
>
> - **상태에 대한 촉진:** 기능부전 영역에 있는 여러 조직의 상태나 병변 수준을 확인한다.
> - **위치에 대한 촉진:** 자세성 이상의 존재와 이웃한 뼈 사이의 변화된 관계를 확인한다.
> - **가동성에 대한 촉진:** 관절내에서 일어나는 종속운동의 정도를 확인하고, 끝느낌을 확인한다.

위치에 대한 촉진은 자세성 이상의 존재나 이웃한 뼈 구조물 사이의 변화된 관계를 확인하는 것이다(그림 7–6). Paris 어프로치는 자세성 관계에 반대되는 변화된 움직임 패턴을 우선적으로 준수해야 한다. 자세성 이상이 정상 운동 패턴의 변화를 일으킬 때만 자세성 이상이 이슈로 간주된다. 이런 특징은 관절 기능부전을 결정하는 중요한 요소로서, 자세 진단을 이용하는 다른 접근법과 대조적이다. 자세성 이상의 존재를 확인하는 치료사 능력의 문제 때문에, 그리고 해부학적 이상이 자세성 이상으로 보이기 때문에, 도수물리치료사는 자세성 이상을 관절 운동 특성의 관점에서만 고려하는 것이 바람직하다 (글상자 7–3).

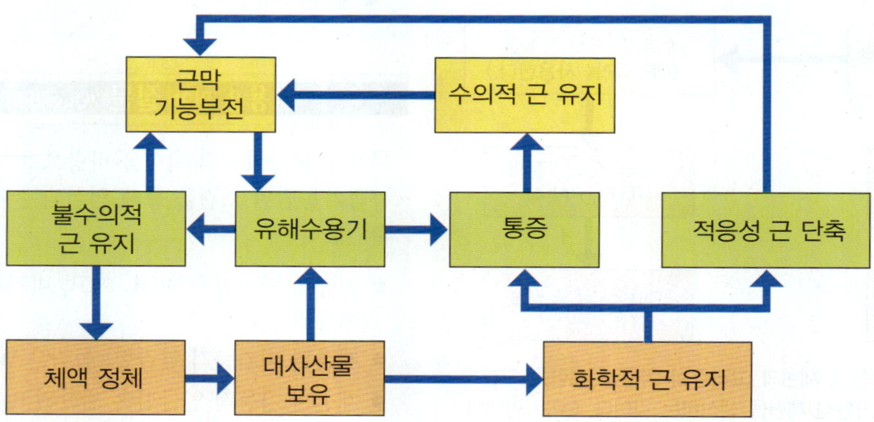

그림 7–5 근육 기능부전 증후군의 발병학.[1]

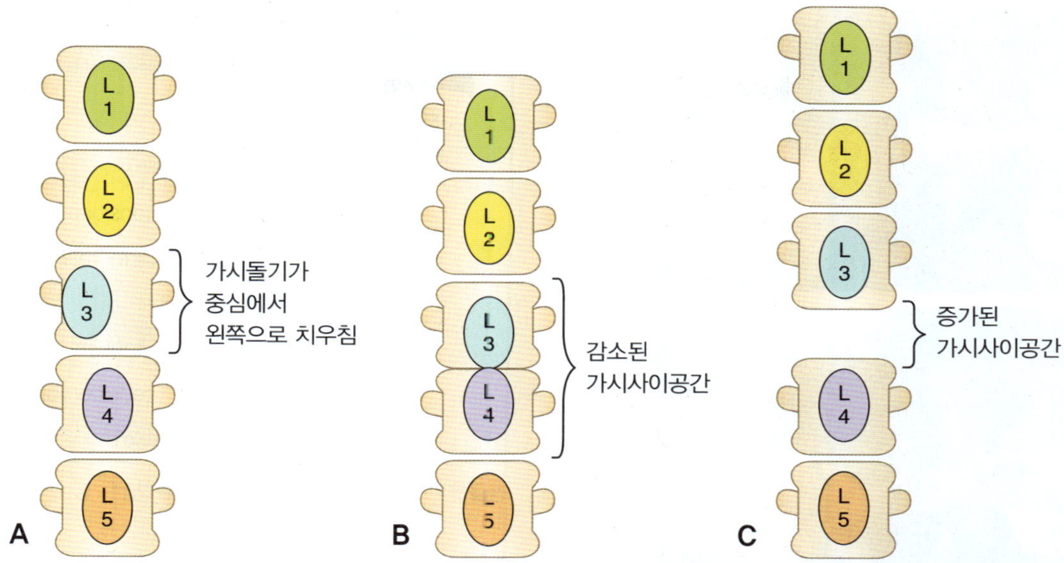

그림 7-6 위치에 대한 촉진. 가시돌기와 해당 가시사이공간(ISS)의 촉진은 서로 이웃한 척추뼈들의 상대적 위치에 대한 정보를 제공한다. 위치에 대한 촉진은 집게 잡기를 이용하여 수행한다. 치료사는 이웃한 가시돌기를 각각 손가락으로 잡고, 그들의 상대적 위치를 고려한다. 빈번한 뼈 기형의 발생 때문에, 자세성 이상(positional fault)의 단독 촉진만으로 관절 기능부전을 확인하기에는 부족한 점이 많다. 가동성에 대한 촉진은 관절 기능부전을 확인할 수 있는 가장 좋은 방법이다. **A.** L3의 가시돌기가 중심에서 왼쪽으로 치우쳐 있기 때문에, L3 자체는 오른쪽으로 돌림된 것이다. **B.** L2–L3와 L4–L5의 가시사이공간(ISS)은 정상이고, L3–L4의 가시사이공간이 감소되어 있기 때문에, L3가 L4에 대한 폄된 것으로 판단될 수 있다. **C.** L2–L3와 L4–L5의 가시사이공간은 정상이고, L3–L4의 가시사이공간이 증가되어 있기 때문에, L3가 L4에 대한 굽힘된 것으로 판단될 수 있다.[1–4]

글상자 7-3 중재의 분류

1. **완화 중재:** 증상 완화를 제공하고, 급성 질환에 사용하기 위해 설계되었다.
2. **준비 중재:** 침범된 조직이 1차 중재(다음 중재)에 좋게 반응할 수 있도록 만든다.
3. **교정 중재:** 환자가 치료받으려는 이유. 검사 동안에 설정된 1차 목표의 성취를 촉진하는 중재.
4. **지지 중재:** 성취된 효과를 유지하는 목적과 변화의 부정적인 2차 효과를 감소시키는 목적으로 사용되는 교정 기법.

가동성에 대한 촉진은 관절내 종속운동의 정도를 확인하기 위해, 그리고 끝느낌 또는 끝범위에서 이루어지는 저항의 질을 확인하기 위해, **수동척추사이가동성 검사(PIVM)**의 이용에 초점을 맞추고 있다. 문헌에 따르면, PIVM 검사는 좋은 검사간(intrarater) 신뢰도와 나쁜 검사자간(interrater) 신뢰도를 가지고 있다고 한다. PIVM 검사는 운동의 질과 양, 그리고 끝느낌을 촉진하는 동안, 관절을 가로지르는 수동운동이다(그림 7-7). 부가적으로, 치료사는 선택된 측정으로 통해 증상의 유발을 확인한다. 분절 가동성 보다 증상의 유발을 1차 기준으로 이용할 때, 척추의 수동 종속운동 검사가 더 신뢰성이 있는 것으로 밝혀졌다.[15] 움직임의 양은 0–6 등급으로 분류된다: 0은 강직이나 "움직임 없음"을 의미하고, 6은 불안정을 의미한다. 그리고 등급 3은 정상으로 간주된다(표 7-2).

중요 인용 (NOTABLE QUOTABLE)

"손가락의 지속적인 연습과 사고를 통해, 또는 손가락 끝에 의해 관찰된 감각의 집중을 통해, 알기 어려운 교정술의 질(조직긴장 감각)을 발달시키는 것이 가능하다."

Alan Stoddard

팔다리 관절을 검사할 때 가장 가치가 있는 끝느낌의 개념을 만든 사람은 Cyriax[12]이다. Chesworth 등[16]은 어깨관절의 끝느낌을 검사했을 때, 통증에서 높은 일치성을 얻었고, 저항에서 중등도의 일치성을 얻었다. 다른 학자들은 어깨관절 끝

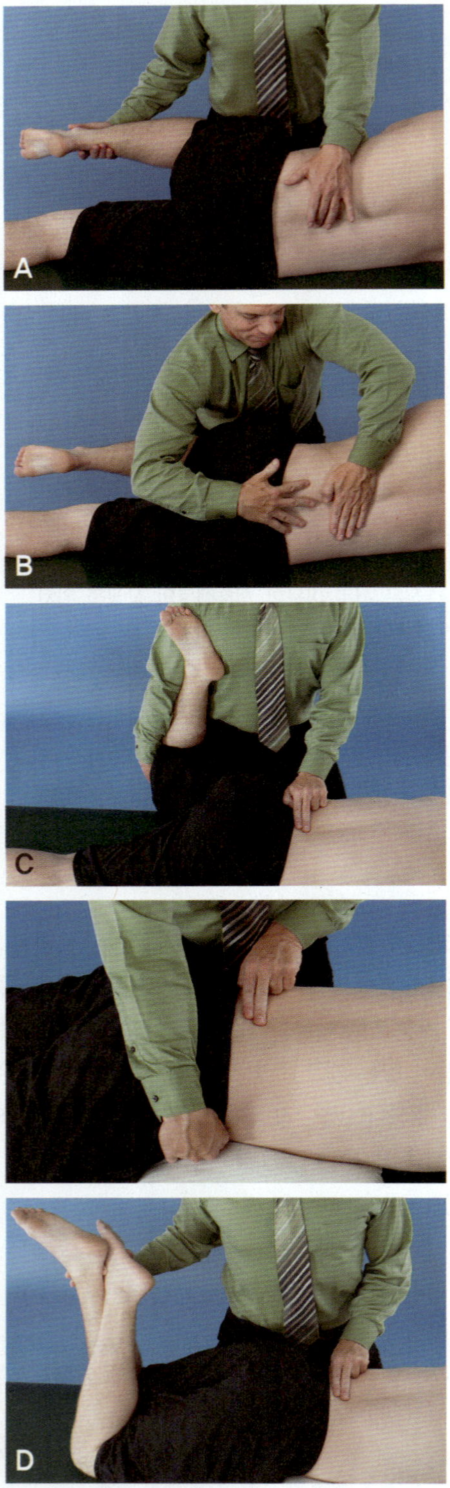

그림 7-7 수동 척추사이가동성(PIVM) 검사: **A.** 앞쪽굽힘, **B.** 뒤쪽굽힘, **C.** 옆굽힘, **D.** 돌림. 가시사이공간을 촉진하면서, 다리를 움직여 척추의 움직임을 이끌어낸다.

느낌에서 검사간 신뢰도와 검사자간 신뢰도가 상당히 좋다는 것에 동의를 했다.[17,18] Paris는 Cyriax의 끝느낌 분류를 더욱

표 7-2 종속운동의 등급체계

등급	설명
0	강직 (ankylosis)
1	상당한 제한 (considerable restriction)
2	약간의 제한 (slight restriction)
3	정상 (normal)
4	약간의 증가 (slight increase)
5	상당한 증가 (considerable increase)
6	불안정 (unstable)

등급은 PIVM 검사의 결과를 바탕으로 한다.[1-4]

확장시켰다: 5개의 정상 끝느낌과 10개의 비정상 끝느낌(표 7-3).[1] 치료사는 끝느낌을 검사하기 전에, 관절의 수동가동범위가 능동가동범위보다 더 크지 않을 때, 비정상 끝느낌이 존재할 수 있음을 알아야 한다. 끝느낌이 근육 조절을 초과해서 일어난다면, 관절 기능 검사를 고려해야 한다. 종종 끝느낌은 장벽(barrier)으로 간주된다.[19] 끝느낌 검사는 정상 조

표 7-3 정상 끝느낌과 비정상 끝느낌의 Paris 분류[1,5]

끝느낌	예/설명
정상 끝느낌	
연부조직 압박	팔꿉관절과 무릎관절의 굽힘
근육성 끝느낌	SLR, 어깨관절의 벌림
인대성 끝느낌	밖굽이 스트레스 검사
연골성 끝느낌	팔꿉관절의 폄
관절주머니성 끝느낌	팔꿉관절의 젖힘
비정상 끝느낌	
관절주머니성 끝느낌	크립에 대한 타이트한 저항
유착, 흉터조직	한 방향의 갑작스럽고 날카로운 억제
뼈차단성 끝느낌	정상범위의 갑작스럽고 딱딱한 멈춤
뼈 갈림성 끝느낌	거칠고, 관절을 가는 듯한 느낌
스프링 바운딩 끝느낌	뒤쪽으로의 가벼운 바운딩
판누스 끝느낌	부드럽게 눌러지는 듯한 느낌
느슨한 끝느낌	인대 이완
빈 느낌	역학적 제한이 없음
통증성 끝느낌	끝범위에 도달하기 전에 통증이 발생함
근육성 끝느낌	비정상적인 탄성 저항

인트 플레이와 비정상 조인트 플레이를 결정함에 있어 가장 좋은 방법으로 간주되고 있다.

능동운동검사와 PIVM 검사를 하는 동안, 치료사는 움직임의 제한이 관절주머니 패턴인지 아니면 비관절주머니 패턴인지를 확인한다. Cyriax[12]도 병인을 확인하기 위해 관절주머니 패턴과 비관절주머니 패턴의 이용에 관련된 이슈를 다루었다(5장 참고).

만약 관절주머니가 관절 제한에 관련된다면, 나타나는 제한의 패턴이 그 관절과 일치되어야 한다. 관절주머니 패턴이 있을 때, 능동운동과 수동운동이 같은 방향으로 제한되고 통증이 발생한다. 종종 통증은 끝범위 쪽으로의 접근과 관련된다. **관절주머니 패턴**의 경우에는 저항운동으로 통증이 발생하지 않는다. 이런 운동제한의 관절주머니 패턴은 근막 제한으로 인한 운동 소실과 반대이다. 이런 근막에 의한 제한을 우리는 **근막 패턴**이라고 부른다.[1,2,5]

Paris 어프로치에서 환자 관리의 가장 숙련된 부분은 중재가 아니라 검사이다. 검사를 마무리할 때, 치료사는 핵심 목표(환자의 기능부전에 영향을 주는 신체 특징)를 확인해야 한다. 이런 특징은 환자의 신체장애 수준과 직접 관련되어야 하고, 환자의 증상에 근거되어야 한다. 기능 회복은 도수물리치료 중재의 우선 목표이다.

중요 인용 (NOTABLE QUOTABLE)

"과학이 시간이 걸릴지라도, 임상가는 오늘 알아내야만 한다!"

Stainly V. Paris

중재의 원리 (PRINCIPLES OF INTERVENTION)

결과에 영향을 주는 요소 (Factors that Influence Outcomes)

OMPT의 Paris 어프로치에는 임상의상결정의 기초로 작용하는 몇 가지 고유한 주제가 있다.

몇몇 학자들은 다른 나라에 비해 미국에서 들기 손상(lifting injury)이 더 흔하다고 주장하는데, 이것은 *2차 이득(secondary gain)*이 있음을 의미한다.[1] 2차 이득의 가능성이 존재할 때, 치료사는 환자의 병력을 의심해야 할 것이다. 환자가 직장의 일을 하지 않은 시간이 길면 길수록, 직업으로 복귀하기가 더 어려워지기 때문에, 조기 중재의 목표는 환자를 다시 직장으로 복귀시키는 것이다.[20] 많은 사람들은 특별한 관리를 받지 않아도, 그들의 증상이 해결되는 경험을 하게 된다.[21] 그러나 그들의 증상이 2주 이상 지속되거나 과거 보다 증상이 더 악화되는 경우에는 적절한 물리치료를 받아야 할 것이다. 재발의 가능성 때문에,[21] 도수물리치료사는 최대의 기능적 이점이 달성될 때까지 중재를 계속해야 하고, 또 증상이 가라앉았다고 해서 치료를 중단해서는 안 된다.

도수물리치료사는 손상의 *치유 단계*를 자세히 알아야 한다.[1] 손상 후 *첫 2주 이내*에 치료사가 어떤 일을 수행하는지는 매우 중요하다. 대부분의 경우, 손상 후 *3개월*이 지나면 환자의 기능부전이 만성 상태로 변하게 것이다. 그러므로 조기 중재가 예후를 결정하는데 최우선시 될 수 있다. 손상 후의 치료 단계를 고려해 볼 때, 염증으로부터 조직이 잘 치유되기 위해서는, 손상 후 *첫 10일 이내*에서는 가동범위를 증가시킬 목적으로 가동술을 적용해서는 안 된다. 그러나 변위가 존재할 때는 가동술을 적용하여 가동범위를 향상시킬 수도 있다. 통증을 완화하는 *낮은 등급의 가동술*만이 이 단계에서 치유 과정을 방해하지 않고 적용될 수 있을 것이다.

치료사와 의사들은 진단영상의 결과가 최종적인 것이 아님을 반드시 알아야 한다. 병리를 보여주는 영상이 병리가 곧 증상의 원인이 이라는 것을 반드시 의미하지 않는다; 그러므로 그런 영상을 지식적으로 알고 있어야 하지만, 감별진단에 이르는 1차 요소로서 고려해서는 안 된다.[22-24]

중재 과정을 시작하기 전에, 치유 단계가 환자의 현재 기능부전과 관련되어 있기 때문에, 도수물리치료사는 치유 단계에 대한 지식을 가지고 있어야 한다. 좋은 결과는 치료사의 기술 요소에 좌우되는 것만큼, 환자의 적절한 선택과 타이밍에도 좌우될 수 있다. Paris 어프로치의 치유와 회복 과정의 단계는 5단계로 나누어진다. **즉각 단계(immediate stage)**가 질환 발병 직후 몇 분 이내에 존재한다. 이 단계에서의 적절한 행위는 즉각적으로 질환을 치료하거나 질환의 악영향을 최소화하는 것이다. **급성 단계(acute stage)**는 징후와 증상이 점진적으로 증가되는 단계이다. 급성 단계 동안, 치료사는 중재가 회복 과정에 도움을 줄 수 있을 때만 중재를 제공해야 한다. **아급성 단계(subacute stage)**에서, 환자는 징후와 증상이 그대로 유지되는 것을 경험하게 된다. 비록 환자의 간헐적 이완을 위해 중재를 제공할 수 있지만, 치유의 자연적인 과정을 방해하지 않도록 철저하게 관리해야 한다. 질환은 **안착 단계(settled stage)**에서 더 안정화되고, 치료

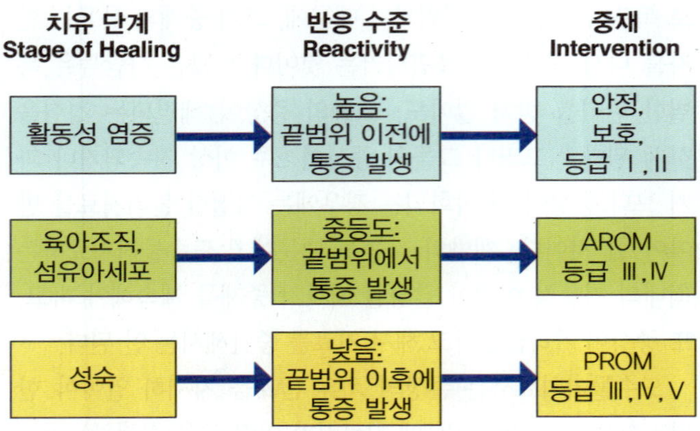

그림 7–8 치유 단계와 반응 수준에 중재를 맞춘다.[1]

사는 중재의 효과를 더 잘 이해할 수 있게 된다. 안착 단계 동안, 환자는 교정을 포함해 중등도의 스트레스를 조정할 수 있게 될 것이다. **만성 단계(chronic stage)**는 일반적으로 3개월 이상의 병력을 가진 정적인 상태이다. 치료사는 만성 상태가 실제 병리와의 직접적인 연관성이 부족한 양상적 변화를 크게 가지고 있음을 알아야 한다. 환자의 회복 단계를 확인하려고 할 때는, 이런 결정을 발생 이후의 시간 경과를 바탕으로 하지 않고, 증상 자극성(irritability) 또는 반응성(reactivity)을 고려하는 것이 중요하다.

비록 Paris 어프로치만이 가지고 있는 것은 아니지만, 도수치료사가 중재를 선택할 때 영향을 주는 3가지 반응성 수준이 있다. **높은 반응성**은 끝범위 이전에서 발생하는 통증이고, **중등도 반응성**은 끝범위에서 통증이 발생하는 경우이다. **낮은 반응성**은 끝범위에서도 통증이 발생하지 않거나, 과압박을 주었을 때만 통증이 일어나는 경우이다. 도수기법의 유형, 기법의 등급, 기법의 순서와 다른 절차 사용에 대한 결정 등이 관찰된 환자의 반응성 수준에 의해 관리될 수 있다(그림 7–8). 환자의 반응성 수준은 매일 변할 수 있기 때문에, 중재를 조정시킬 필요가 있다.

급성 단계의 경우, 최초 방문 때 이루어지는 완화용 중재의 제공은 적절한 조치이다. 그러나 첫 방문 때 실험중재의 적용은 환자의 내성보다 더 클 수 있기 때문에 검사의 결과를 왜곡할 수 있다. 가정 프로그램의 제공과 환자 교육만으로도 충분하다. *노르딕 어프로치*(6장 참고)와 비슷하게, Paris 어프로치도 *실험치료* 개념[7,8]을 가진다. 부가적으로 각 절차의 효과를 적절하게 평가할 수 있도록, 한 번에 하나의 절차나 기법을 적용하는 것이 중요하다. 도수치료사는 중재에 대한 환자의 내성을 지속적으로 관찰해야 한다. 환자의 요구도를 충족시키기 위해, 치료사는 가장 큰 효과를 가진 절차를 배우고, 중재를 조정한다.

적용을 위한 질문 (Questions for Reflection)

- 결과에 영향을 주는 일차 요소는 무엇인가?
- 치유 상태와 반응성이 결과에 어떤 효과를 가지고 있는가?
- 중재를 가이드하는데 있어 실험치료의 개념이 어떻게 사용되는가?

선택된 중재의 적용 순서도 중재의 선택만큼 중요하다. Paris 어프로치에서, 중재는 완화 중재, 준비 중재, 교정 중재, 및 지지 중재 등으로 분류될 수 있다. **완화 중재(palliative intervention)**는 증상의 이완을 제공하기 위해 설계된 것이고, 급성 단계에서 이용된다. 완화 중재 안에는 안정, 냉, 전기자극 등이 있다. **준비 중재(preparatory intervention)**는 추후에 적용되는 1차 중재에 잘 반응할 수 있도록 침범된 조직을 준비시킨다. **교정 중재(corrective intervention)**를 위해 구조물을 준비시키는 중재로서, 마시지, 습열, 등급 Ⅰ과 등급 Ⅱ의 진동기법 등이 있다. 교정 중재는 환자가 관리 받기를 원하는 이유이다. 교정 중재는 검사 때 설정된 1차 목표의 달성을 촉진시킨다. 제한을 없애는 교정, 근력과 근지구력을 향상시키는 운동, 그리고 유착을 제거하는 심부마찰 마사지 등이 교정 중재 영역에 포함된다. **지지 중재(support intervention)**는 교정 중재 이후에 적용되는 중재로서, 얻어진 이득을 유지하고, 교정에 따른 부정적인 2차 효과를 감소시킬 목적으로 적용된다. 지지 기법으로는 환자 교육, 가정 프로그램, 후 활동 근육통을 완화하는 모달리티 등이 여기에 포함된다(글상자 7–3 참고).

흔한 기능부전과 그것들의 중재 원리 (Common Dysfunctions and Their Principles of Intervention)

본 단락에서, Paris 어프로치에서만 쓰는 학술용어(몇몇 경우에서)를 이용하여 흔하게 발생하는 기능부전에 대해 설명할 것이다. 기능부전의 특성과 선택된 중재의 영향을 확인할 때 주어진 우선순위 때문에, 이들 기능부전의 이해가 환자 관리의 기초이다. 이들 개념은 모든 것을 포함하기 위해 설계된 것이 아니고, 또 이들 증상이 단독으로 일어나는 것을 의미하지도 않는다. 환자 관리를 어렵게 만드는 경우는 여러 가지의 기능부전이 동시에 나타날 때이다.

중요 인용 (NOTABLE QUOTABLE)

"정형외과적 수술을 피할 수 있다."

Stainly V. Paris

윤활관절성 기능부전 (Dysfunction of Synovial Joint Origin)

윤활관절에는 윤활막염, 혈관절증, 제한, 통증성 포착, 역학적 잠김, 또는 퇴행성 관절증 등의 문제가 일어날 수 있다. 윤활막염은 손상 직후 수 분 이내에 부종이 발생하는 혈관절증과는 달리 점진적으로 발생하는 부종을 가진다. 윤활막염의 경우는 촉진 시 따뜻한 느낌이 있고 중등도의 통증이 발생하지만, 혈관절증은 촉진 시 뜨거운 느낌이 들고 상당히 심한 통증이 발생한다. 특히 척추 기능부전의 경우, 질환의 존재 유무를 결정하기 어렵기 때문에, 도수치료사는 부종을 관리할 목적으로 환자를 안정 자세(모달리티를 포함한)로 취하게 한 다음, 치유 과정을 방해하지 않도록 하기 위해 약 10일 후에 관절가동술을 적용한다. 윤활막염이나 혈관절증이 좋아지는 반응으로서 종종 윤활관절의 제한이 일어난다. 일반적으로 이들 병변에는 통증은 없고 움직임의 제한이 있다. 제한은 등급 Ⅲ과 등급 Ⅳ의 진동 기법과 트러스트 기법을 통해 가장 잘 관리될 수 있다. 통증성 포착(painful entrapment)은 목뼈의 빠른 돌림과 같은 빠른 속도로 수행되는 어색한 운동에 의해 일어난다. 환자는 종종 목뼈를 중립위로 되돌릴 수 없거나, 똑바른 자세를 취할 수 없게 된다. 통증성 포착의 중재는 충돌을 해제하는 견인 기법의 적용 후, 등척성 수축을 통해 후관절의 관절주머니가 충돌되지 않게 하는 방법이다.

일반적으로 **역학적 잠김**은 유리체나 관절면 퇴행의 결과로 일어난다. 환자는 상대적으로 통증을 느끼지 않지만, 갑작스런 움직임의 제한을 가진다. 중재 기법은 뻑뻑한 서랍을 닫듯이, 역학적 잠김을 해제하기 위해 제한의 방향으로 트러스트 기법을 적용하는 것이다.

관절과 주변 구조물에서 일어나는 퇴행성 질환으로서 *골관절염과 골관절증*이 있다. 골관절염은 활동성 관절염이 있는 경우이고, 골관절증은 활동성 관절염이 없는 경우이다. 퇴행성 과정은 관절내 구조물과 관절외 구조물 모두에서 일어난다. 중재 방법으로는 고전적 운동과 구성운동 모두를 향상시키는 기법이 여기에 속한다.[1,25]

근육성 기능부전 (Dysfunction of Muscular Origin)

Paris 어프로치에는, 5가지 근육성 기능부전의 유형이다. 정형외과성 근경련은 후관절 주머니와 같은 예민한 조직의 꼬집힘이나 촉진된 분절의 반사성 활동 때문에 드물게 일어난다. 촉진된 분절은 기능부전을 가진 척추 분절이며, 신경(척추분절에 위치하는)이 지배하는 모든 구조물로 신경학적 입력을 증가시킨다. Paris는 예전의 업적을 요약했고, 척추의 각 구조물이 적어도 3개 이상의 분절신경에 의해 지배받는다는 것을 확인했다.[26-31] 그러므로 여러 종류의 증상과 여러 위치가 기능부전을 가진 척추분절과 관련될 수 있는 것이다. 관리는 근원적인 원인을 교정하는 것으로서, 관절주머니의 이완이나 자세 교정을 포함할 수 있다. 근경련이란 용어는 신경성 원인의 질환을 설명하는데 가장 적합한 용어이다.

불수의적 근방호는 관찰되거나 촉진된 근육의 긴장이 증가된 상태이고, 근원적인 병변이 있음을 의미한다. 불수의적 근방호는 환자가 이완된 자세를 취할 때 허리뼈 척추옆근육에서 관찰될 수도 있고, 또는 수동운동 시 팔다리의 *무거움*으로서 확인될 수 있다. 도수치료사는 후속의 유지(holding)가 일어나지 않도록 하기 위해 근원적인 원인을 확인해야 한다. 화학적 근방호는 종종 장기간의 불수의적 유지의 결과이다. 체액 흐름의 감소와 대사물과 조직액의 정체도 비정상적인 근활동의 반응으로 일어날 수 있다. 도수치료사는 신장성의 소실과 함께 근힘살 내에서 팽팽함이나 충만감을 인지할 수 있다. 이들 증상은 자세 변화에 영향을 받지 않지만, 열치료 모달리티나 혈류와 신장의 증가를 촉진시키는 연부조직 마사지에 잘 반응한다. 수의적 근방호는 통증의 지각이나 통증에 대한 두려움 때문에, 운동에 저항하는 환자에게서 일어난다. 환자가 운동을 할 때 통증이 일반적으로 나타난다. 운동이 유리한 방법으로 간주되면, 진자 운동, 등급 Ⅰ과 등급 Ⅱ의 진동 가동술, 통증 완화 모달리티 등을 적용할 수 있다. 끝으로, 근막 제한이나 **적응성 단축**이 근방호로부터 초래될 수 있다(그림 7-5). 장기간의 비가동성 때문에 근육과 결합조직 구조물들이 단축될 수 있고, 이것은 그 근육이 지나가는 관절에 영향을 주어 관절 움직임을 제한할 수 있다. 일반적으로, 기능 소실과 함께, 근육통과 관절통이 일어날 수 있다.

중재는 열치료와 끝범위에서 이루어지는 지속적인 신장기법으로 구성된다.[1]

신경성 기능부전 (Dysfunction of Neurological Origin)

Paris 어프로치는 신경포착 증후군도 치료한다. **신경포착 증후군**은 종종 퇴행성 제한, 자세성 제한 또는 근막성 제한에 의해 발생될 수 있다. 신경포착 증후군의 증상은 감각이상과 통증으로 구성된다. 이때 통증은 비특이적이고 간헐적인 통증이다. 그리고 이들 증상은 움직임과 자세에 의해서도 영향을 받는다. 감각 변화, 반사 변화 및 근력 변화 등을 포함한 고전적인 신경학적 징후도 나타날 수 있다. 일반적으로 중재는 자세 교정, 타이트한 근육의 신장 그리고 신경활주 활동 등과 같은 요소에 영향을 줄 수 있다.

과사용으로 인한 기능부전 (Dysfunction Secondary to Overuse)

과사용 증후군은 조직에 가해진 스트레스가 수복에 반응하거나 조직 강도의 증가에 반응하는 조직의 능력보다 더 클 때 근육뼈대계에서 일어나는 흔한 기능부전이다. 이 상태는 3개 수준 단계로 진행된다. 첫 번째 수준은 활동 이후 몇 시간 내에 불편(통증)이 발생하는 것인데, 이것은 정상으로 간주되고, 활동 후, 마사지나 신장을 적용하고 적절한 휴식을 취하면 불편(통증)이 감소한다. 두 번째 수준은 활동 도중이나 활동 직후에 통증이 일어나는 것이다. 기법의 수행과 평가에 영향을 줄 수 있는 기능부전에 대한 검사가 고려되어야 한다. 세 번째 수준은 휴식을 취하는 동안에도 통증이 발생하는 것으로서, 조직 손상을 의미한다. 이들 수준의 환자에게는 교차훈련과 약물치료와 함께, 휴식이 적응적이다. 과사용 증후군의 특별한 유형은 자세 이상이다. **자세 증후군**은 해부학 조직에 과도한 스트레스를 주는 장기간의 자세로부터 일어난다. 다른 과사용 증후군과 마찬가지로, 장기간의 나쁜 자세로 인한 기능부전도 잠재적으로 발생하기 때문에 증상이 나타나는데 오랜 시간이 걸린다. 중재 전략은 나쁜 자세의 교정, 타이트한 근육의 신장과 근지구력을 향상시키는 활동에 초점을 맞춘다. 환자 교육도 장기 성과에 매우 중요하다.

특히 척추 질환을 관리할 때, 해부학 구조물 사이의 상호의존성은 1개 이상의 구조물에 기능부전을 초래한다는 사실을 알고 있어야 한다. Erhard는 허리골반 복합체가 "한 관절이 다른 관절의 기능부전을 일으킬 수 있는 상호의존성 관절이고 기능부전이다"고 말했다. Paris는 이런 점을 설명하기 위해 병변 복합 기능부전(lesion complex dysfunction)이라는 용어를 사용했다.

적용을 위한 질문 (Questions for Reflection)

다음 기능부전에 대한 병인학, 일반적인 검사소견과 제안된 중재를 기술한다.

1. 윤활막염
2. 혈관절증
3. 통증성 포착
4. 역학적 잠김
5. 골관절염
6. 근경련
7. 불수의/수의적 근유지
8. 화학적 근유지
9. 적응성 단축
10. 신경 포착
11. 과사용 증후군
12. 자세성 증후군

관절가동술/교정의 이론과 실습 (Mobilization/Manipulation Theory and Practice)

Paris의 정의에서처럼, *가동술(mobilization)*과 *교정(manipulation)*은 동의어로 사용되고, 관절에 적용되는 숙련된 수동운동이다.[1–5] Paris 어프로치에서 관절가동술은 종속운동을 회복하는데 주로 사용된다.

비트러스트 가동술은 가동범위 내에서 느린 속도로 수행되는 기법이다. 장시간의 **신장기법**이나 **진동기법**이 이 기법들에 포함되고, 도수물리치료사에 의해 가장 많이 사용되는 기법이다. 일반적인 비트러스트 가동술은 이웃한 부위를 잠김하기 때문에, 특이성이 떨어진다. 이 기법들은 끝범위에서 이루어지는 정적인 신장기법과 끝범위를 넘어서서 까지 이루어지는 과신장 기법을 포함한다. 비특이성 가동술이 저가동성 부위를 움직이지 못하고, 과가동성 부위만 움직일 수 있기 때문에, 도수치료사들은 이 기법들을 잘 선호하지 않는다(그림 2.13 참고).

특이성 비트러스트 가동술은 검사 때 확인된 특별한 운동제한을 치료하는 기법이다. 예를 들어, 만약 어깨관절의 가쪽

돌림에 제한이 있다면, 관절주머니 뒤쪽 부분의 제한을 줄이기 위해 특별한 가동술이 적용될 수 있다. 이 기법들의 특이성은 가동력의 적용과 잠김 기법의 이용이나 반대 힘의 적용을 통해 달성될 수 있다. **잠김 가동술을 이용하지 않은 특별한 신장 기법**은 관절주머니를 변형의 가소성 영역까지 움직일 목적으로 끝범위에서 적용될 수 있다. 예를 들어, 노손목관절의 등쪽활주가 있는데, 이것은 손목뼈사이관절과 노자관절의 제한된 움직임 때문에 이들 관절을 잠김하지 않고 손목의 가동성을 증가시키는 방법이다. **잠김 없이 이루어지는 특별한 점진적 진동 기법**은 3–5개의 중간 진폭 진동기법에 의해 수행되며, 처음에는 중간 범위에서 시작하여 점차 끝범위로 이동해 가면서 적용되는 기법이다. 이 기법은 주로 척추에서 적용되고, 신경생리적 효과를 얻고자 할 때도 적용된다. 이들 진동기법은 등급화된 형태로 수행된다. 진동에 사용되는 등급은 Maitland에 의해 정의되었고, 이 책의 8장에서 자세히 설명될 것이다. **잠김을 하지 않고 이루어지는 등척성 기법**도 이용될 수 있는데, 이 기법은 관절을 가동시키기 위해 국소 부위에 등척성 수축을 일으킨다. 이 기법은 **근에너지 기법**(MET)(4장 참고)으로 알려져 있다.

특별한 가동술이 잠김 기법과 함께 수행될 수도 있다. 잠김 절차는 표적 분절의 이웃 부위에서 발생하는 힘을 줄이기 위해, 그 이웃 부위의 뻣뻣함을 증가시킬 목적으로 이용된다. 여러 분절의 특성 때문에, 척추를 가동시킬 때 특히 잠김 절차의 적용이 매우 중요하다. 저가동성이 있는 경우에는, 교정 기법을 적용할 수 없는 이웃한 분절의 과가동성이 존재한다. 그러므로 잠김은 저가동성 부위에 가동력을 가함으로써 특이성을 증가시킨다. 잠김 기법은 인대 **긴장성 잠김 기법**이나 **후관절 대립 잠김 기법**을 취할 수 있다. 인대 긴장성 잠김 기법은 관절을 인대가 참여하는 위치로 움직이는 것을 말하고, 후관절 대립 잠김 기법은 관절면을 병렬시키는 방법으로 관절을 움직이는 것이다. 이들 방법은 2장에서 자세히 설명되었고, 그것들을 이용하는 기법은 18장에서 설명될 것이다.

적용을 위한 질문 (Questions for Reflection)

- 가동술을 사용할 때 ***잠김 기법***을 이용하는 목적을 기술한다.
- ***인대성 잠김 기법***과 ***후관절 대립 잠김 기법*** 사이의 주요 차이점은 무엇인가?
- 어떤 잠김 기법이 더 큰 특이성을 제공하는가?

도수물리치료사의 치료 기법으로서 빠른 속도의 트러스트 가동술 또는 교정술이 있다. 좋은 결과를 얻기 위해서는, 강한 힘의 트러스트 교정술이 반드시 필요하다는 잘못된 인식이 있다. 비록 증가된 힘이 필요하겠지만, 관절의 조심스런 사전 자세는 실질적인 힘의 증가를 필요로 하지 않는다. 사전 자세는 트러스트가 일어나는 진폭(움직임 거리)을 감소시켜, 손상의 위험을 감소시킬 것이다. 트러스트 기법은 관절면과 나란한 활주의 방향으로 수행될 것이고, 또 관절면과 수직을 이루는 견인 기법의 방향으로도 수행될 것이다. 이런 어프로치는 다른 대부분의 어프로치보다 트러스트 기법의 현명한 사용을 허용한다. 트러스트 기법은 1차 중재 전략이 아니지만, 관절내 역학적 제한을 해결하는데 적합할 때는 트러스트 기법을 이용할 수 있다. 비트러스트 기법 수행을 완전히 익힌 경우에 척추 트러스트 기법 수행의 교육을 권장한다. 트러스트 교정의 실습 개요는 18장에서 자세히 설명될 것이다.

앞에서 언급되었듯이, 가동술을 적용할 때 Mailtland[9,10]이 정의한 관절 활주 기법(등급된 진동기법)이 가장 많이 사용되고 있다. 그러나 도수치료사가 관절을 분리 또는 견인시키고자 할 때는 Kaltenborn의 등급 체계가 가장 많이 사용된다. *등급 I* 견인은 관절면의 하중을 제거하는 수준이다. *등급 II*의 견인은 관절주머니가 자신의 길이대로 늘어나는 수준이다. *등급 III*의 견인은 관절주머니와 인대를 신장하는 수준이다(그림 7–9). 활주 가동술과 마찬가지로, 견인 가동술도 많은 변형을 가진다. **율동적 견인(rhythmic distraction)**은 견인과 휴식을 "교대로" 반복하는 방법으로서, 환자의 통증 지각을 위해 설계된 기법이다. **조절성 견인(adjustive distraction)**은 빠른 속도의 트러스트를 이용한 기법으로서, 아탈구나 탈구된 관절을 제자리로 정복시키는 견인이다. 이 기법들은 임상에서 거의 사용되지 않지만, 운동선수를 관리하는 치료사에게는 중요한 기법이다. Paris는 **자세성 견인(positional distraction)**의 개념을 제시했다. 이 기법은 척추를 치료할 때 가장 가치가 있으며, 신경뿌리의 압박을 줄이기 위해 환자의 자세를 척추사이구멍을 가장 크게 넓히는 자세로 만든다. 환자가 매일 여러 번 수행할 수 있도록 하고, 베개나 스트랩을 사용하여 일정 기간 동안 이 자세를 유지하도록 한다. 이 기법은 증상을 통제하는 방법으로서 교정 중재의 이전과 이후에 모달리티를 함께 사용하는 것도 유용하다. *도수 견인* 이외에, 도수치료사는 *기계적 견인*을 적용하여 좋은 효과를 얻을 수도 있다. 척추 견인 도표는 단일 운동면이나 다면에서 수행될 수 있다. 삼면 견인 도표가 Paris와

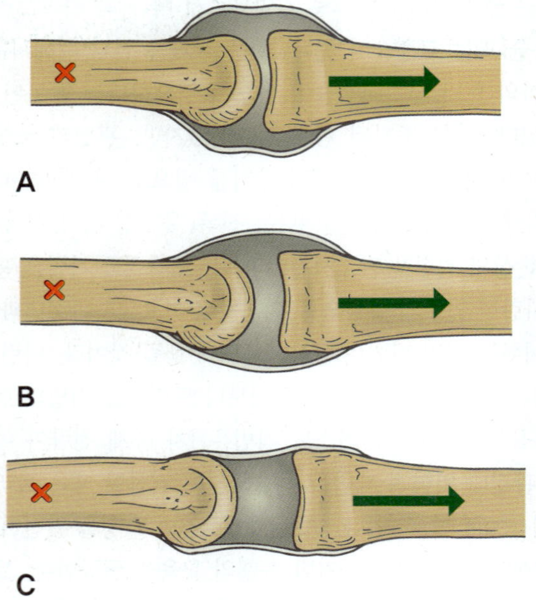

그림 7–9 힘이 뼈의 긴축 내에서 일어나는 Kaltenborn의 견인 등급. **A.** 등급 Ⅰ 견인은 관절면에 하중이 걸리지 않는다. **B.** 등급 Ⅱ 견인은 관절주머니를 자신의 길이만큼 팽팽하게 만드는 것이다. **C.** 등급 Ⅲ 견인은 관절주머니와 인대가 신장되는 것이다.[1]

Kaltenborn에 의해 개발되었고, 이것은 척추 기능부전이 있는 레벨과 측면에서 견인을 촉진하는 자세를 환자가 찾는데 도움을 준다(글상자 7–4).

특성 구분하기 (DIFFERENTIATING CHARACTERISTICS)

Paris 어프로치는 절충적인 어프로치로서 관절운동형상학과 기능의 지식을 통한 관절 기능부전의 확인을 강조하고 있다. 통증의 인지는 근원적인 기능부전의 직접적인 결과로서 일어나는 요소의 결과이다. 도수물리치료사의 역할은 침범된 관절의 자세 보다는 움직임에 대한 지식을 바탕으로 기능부전을 확인하는 것이다. 기능부전은 저가동성, 과가동성, 또는 이상한 형태의 움직임으로 나타날 수 있다. 그러므로 검사는 움직임의 질과 양 외에, 운동 동안에 일어날 수 있는 증상 유발에 대한 철저하고 상세한 지식을 포함해야 한다. 통증의 주관적 특성 때문에, 통증은 기능부전의 심각성, 특성 및 위치를 기록하는 좋은 수단으로서 강조되지 않을 뿐만 아니라, 진전을 기록하거나 성과를 나타내는 수단으로서도 권장되지 않고 있다.

Kaltenborn(6장 참고)과 같이, Paris 어프로치도 도수물리치료사가 고전적 운동이나 종속운동의 결손을 찾아내는 운동 전문가라고 강조하고 있다. 기능부전의 확인은 가동술의 철저한 수행을 이끌어내는 검사 과정을 통해 이루어진다. 수행되는 기법의 방법과 특이성을 강조한다. 기법을 개발하고 수정해 왔던 다른 기법과는 달리, Paris 어프로치는 환자 자세,

글상자 7–4 가동술/교정의 종류

1. **장시간 신장이나 진동의 비트러스트 기법:** 끝범위에서 이루어지는 지속적인 신장이나 진동 기법 또는 끝범위를 초과에서 이루어지는 과신장 기법을 포함한 비특이성 비트러스트 기법.
2. **잠김 비트러스트 기법을 사용하지 않는 신장 기법:** 관절주머니를 변형의 가소성 영역까지 움직일 목적으로 끝범위에서 적용되는 기법. 이웃한 관절이 제한된 가동성을 가지고 있고, 잠김을 필요로 하지 않는 팔다리 관절에서 종종 수행된다.
3. **잠김 비트러스트 기법을 사용하지 않는 점진적 진동 기법:** 이 기법은 3–5회 정도 중간 크기의 진폭으로 점진적으로 이루어진다. 대개 이 기법은 중간범위에서 시작하여 끝범위 까지 단계적으로 수행되는 기법이다.
4. **잠김 비트러스트 기법을 사용하지 않는 등척성 기법:** 관절을 가동시킬 목적으로 국소의 등척성 수축을 이용하는 방법이다. 종종 근에너지 기법(MET)으로 불린다.
5. **잠김 비트러스트 기법을 사용한 신장 기법이나 진동기법:** 특이성을 향상시키기 위해, 신장이나 진동을 이용하는 기법으로서, 인대 긴장성 잠김 기법과 후관절 대립 잠김 기법이 있다.
6. **율동적 견인 기법:** 휴식과 견인이 교대로 이루어지는 기법이고, 환자의 통증 지각을 위해 설계된 기법이다.
7. **조절성 견인 기법:** 아탈구나 탈구된 관절을 제자리로 수복하는 빠른 속도의 트러스트 기법이다.
8. **자세성 견인 기법:** 신경뿌리의 압박을 줄일 목적으로 환자의 자세를 이용해 척추사이구멍을 최대로 넓히는 기법이다. 장시간 동안 이 자세를 유지하기 위해, 베개나 스트랩을 사용할 수 있고, 환자는 하루에 여러 번 혼자 힘으로 견인을 적용할 수 있다.

치료사 자세, 손 배치 및 가동력을 요구하는 엄격한 수행 절차를 권장하고 있다. 도수물리치료사는 도수중재의 역학적 효과는 물론, 신경생리적 효과와 심리적 효과도 잘 알고 있어야 한다. 환자 중심의 기능 목표가 움직임 패턴과 기능의 관찰을 통해 잘 기록되어야 한다.

Stainley V. Paris 어프로치는 미국과 전 세계에서 널리 사용되는 도수물리치료이다. 자격증과 대학원 교육 프로그램까지 갖춘 Paris 어프로치의 교육과정은 OMPT 직무의 기본으로 잘 설정되어 있다. Paris 어프로치는 기초 과학과 임상 직무를 연결한 중요한 연결 고리를 가지고 있고, 근육뼈대계 손상에 대한 최고의 응용 운동학적 어프로치로 간주되고 있다. 치료사는 운동형상학의 지식을 바탕으로, 모든 곳에서 운동 전문가로서 그의 역할을 다하고 있다. 근육뼈대계 손상 관리에서, 검사와 중재절차에 의한 Paris 어프로치의 세심한 주의와 특이성은 다른 도수 어프로치와 비도수 어프로치에 적용될 수 있는 기본 원리로서 기능의 진전을 강조하고 있다.

임상 사례 (CLINICAL CASE)

환자의 현재 병력 (HPI)

Johnson은 2주 전의 사고로 오늘 물리치료실을 방문했다. 그는 직장에서 큰 강철 빔과 부딪히는 사고를 당했고, 그로 인해 허리의 왼쪽 비틀림과 젖힘 손상을 당했다. 그는 오른쪽 다리 뒤쪽에 저림 현상을 간헐적으로 호소하고 있다. 손상 후, 그는 활동을 할 수 없었고, 많은 시간을 앉은 자세에서 보냈고, 비디오 게임을 했다.

관찰: 통증성 보행

신경학 검사: 모든 깊은힘줄반사는 2+였고, LT 감각은 온전하고, 양쪽 다리의 감각은 대칭적이었다.

근력: 몸쪽 엉덩관절 근육의 근력은 4/5이고, 통증이 발생했다.

촉진: 촉진 시 증가된 다리 증상이 있었고, 왼쪽 중간볼기 부위에서 압통이 일어났다. 양쪽 척추옆 근육 부위에서 뚜렷한 근방호가 나타났다. 오른쪽 허리네모근과 궁둥구멍근에서 통증유발점이 발생했고, 근긴장이 증가되었다. L4–L5의 가시사이공간이 감소되었고, L4의 가시돌기가 L3과 L5의 가시돌기보다 오른쪽으로 변위되었다.

PIVM: 앞쪽굽힘 검사, 왼쪽 옆굽힘 검사, 오른쪽 돌림 검사 시 L4–L5에서 저가동성이 일어났다.

AROM: 선 자세에서, FB는 정상의 25%이고, 반복운동 시 뻣뻣함이 발생했고, 오른쪽 치우침이 일어났다. BB는 끝범위에서 과압박을 했을 때 통증이 발생했고, 정상 범위의 75%이다. 오른쪽 옆굽힘은 끝범위에서 통증이 발생했고, 가동범위는 WNL 이다. 왼쪽 옆굽힘은 통증과 제한이 있었고, 정상범위의 10%이다. 오른쪽 돌림은 통증과 제한이 있었고, 정상범위의 10%이다. 왼쪽 돌림은 끝범위에서 통증이 발생했고, 가동범위는 WNL 이다.

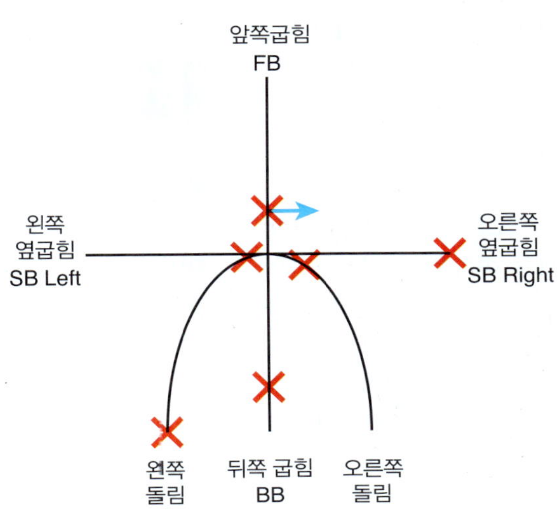

1. 여러분의 검사 소견을 토대로, Johnson의 상태에 대한 여러분의 임상 가설은 무엇인가?
2. 환자를 진단감별하는데 이용될 수 있는 3가지 신체검진 절차/검사 중에서 가장 중요한 것에서 가장 덜 중요한 것까지 가치의 순서를 나열해 본다. 파트너에게 이들 검사 절차를 수행해 본다.
3. 추가 검사로부터 나타난 정보와 의심되는 정보를 바탕으로, 이 환자에게 사용할 수 있는 3–5개의 중재기법을 기술해 본다.
4. 이 환자의 진단과 치료에 있어 *PIVM* 검사의 가치는 기술한다. 진전을 기록하고, 향상을 확인하기 위해 PIVM 검사가 어떻게 이용될 수 있는가?
5. 촉진 검사의 결과를 요약해 본다. 상태, 위치 및 가동성에 대한 촉진은 무엇을 의미하는가? 이들 소견이 진단에 어떻게 영향을 주고, 후속 중재를 어떻게 가이드할 것인가?
6. 허리뼈의 관절주머니 패턴은 무엇인가? AROM 검사와 PIVM 검사의 결과를 제공했을 때, 이 환자에게 문제시되는 것으로 의심되는 분절과 측면은 무엇인가? 이 제한들을 해결하는데 어떤 도수중재가 이용될 수 있는가? 파트너에게 이것을 연습해 본다.

따라하기 (HANDS-ON)

파트너와 함께 실습실에서 다음의 활동을 수행하자.

1 이웃한 허리뼈의 가시사이공간을 촉진해 본다. 같은 부위를 파트너에게서도 촉진해 본다. 허리뼈의 각 레벨을 확인해 보고, 다른 파트너를 하여금 여러분의 소견을 확인해 보도록 한다.

2 위처럼, 엎드린 자세에서 허리뼈의 가시사이공간을 촉진하는 동안, 파트너의 엉덩관절을 벌림함으로써 허리뼈가 움직이도록 한다(그림 7–7 참고). 먼저, 다리를 움직여 허리뼈를 움직이는 여러분의 능력에 집중하고, 그 다음 여러분의 촉진 손가락으로 전달되는 움직임의 느낌에 집중한다. 여러분이 L5–S1의 움직임을 일으킬 수 있는지를 살펴보고, 다음은 L4–L5 분절의 움직임을 일으키고, 그 다음 L3–L4 분절의 움직임을 일으키고, 점차 순차적으로 위로 올라가면서 척추분절을 움직여 본다.

3 파트너의 발목관절을 대상으로, 모든 운동면에서 고전적 운동을 검사하고, 그 다음에는 종속운동을 모든 면으로 검사해 본다. 운동검사 동안, 움직임의 질, 양 그리고 증상 유발을 확인한다. 검사해야 할 2 종류의 고전적 운동과 2 종류의 종속운동은 무엇인가? 고전적 운동 검사와 종속운동 검사가 제공하는 정보의 종류는 무엇이고, 이들 정보가 중재를 어떻게 가이드하는가?

4 통증 수준이 아닌 기능에 초점을 맞춰 파트너에게 물어볼 질문은 무엇인가? 기능적 상태와 향상에 초점을 맞추는 환자 면담 과정을 어떻게 구축할 것인가?

5 파트너를 앉게 하고, 파트너가 목뼈의 비기능적 옆굽힘을 어떻게 하는지를 관찰하고, 그 다음에는 기능적 옆굽힘을 어떻게 수행하는지를 관찰한다. 여러분의 검사를 가이드하기 위해 그림 7–4를 이용해 본다. 여러분의 소견을 바탕으로, 1차 제한 부위(중간 목뼈인지, 아니면 뒤통수밑 영역인지)를 확인해 본다. 목뼈의 PIVM 검사를 수행함으로써 여러분의 소견을 확인해 본다.

6 파트너를 엎드리게 한 후, 눈을 감고 등허리뼈의 상태(조직의 결, 긴장도 및 체온)에 대한 ***촉진***을 수행해 본다. 좌측과 우측에서 차이가 있는가? 그리고 개인 간에 차이가 있는가? 파트너의 피드백 없이 긴장이 증가된 부위를 확인해 보고, 확인된 부위가 접촉 시 증상이 있는지 그리고 압통이 있는지를 확인해 본다.

7 파트너를 엎드리게 한 후, 자세성 이상을 확인하기 위해 가시돌기의 집기 검사를 이용하여 허리뼈의 위치에 대한 ***촉진***을 실시해 본다. 다른 파트너로 하여금 여러분의 소견이 맞는지를 확인해 본다.

8 다음의 각 영역을 위해, 삼면의 ***자세성 견인*** 자세로 여러분의 환자를 자세취하도록 한다: (a) C5–C6의 오른쪽, (b) T7–T7의 왼쪽, (c) L4–L5의 오른쪽. 이들 자세를 유지하기 위해 베개나 스트랩의 사용을 고려해 본다. 이들 자세와 다른 중재의 결합을 고려해 본다. 이들 자세가 가장 효율적으로 이용될 수 있는 상태를 고려해 본다.

9 파트너의 허리뼈를 대상으로, 힘을 중간 허리뼈 분절에 집중시키기 위해 ***인대 긴장성 잠김***의 원리를 따른다. 그 다음, 힘을 위쪽 목뼈 분절에 집중시키기 위해 ***후관절 대립 잠김***의 원리를 따른다. 척추를 가동할 때 잠김 기법의 가치는 무엇인가? 어떤 잠김 기법이 더 튼튼한 잠김을 일으키는가? 그리고 어느 잠김 기법이 더 효과적인가?

참고 문헌 (REFERENCES)

1. Paris SV, Loubert, PV. *Foundations of Clinical Orthopaedics, Course Notes.* St. Augustine, FL: Institute Press; 1990.
2. Paris SV. *S1 Introduction to Evaluation and Manipulation of the Spine.* St. Augustine, FL: Institute of Graduate Physical Therapy; 1991.
3. Paris SV. *S3 Course Notes.* St. Augustine, FL: Institute of Graduate Physical Therapy; 1992.
4. Paris SV, Nyberg R, Irwin M. *S2 Course Notes.* St. Augustine, FL: Institute of Physical Therapy; 1993.
5. Patla CE, Paris SV. *E1 Course Notes: Extremity Evaluation and Manipulation.* St. Augustine, FL: Institute of Physical Therapy; 1993.
6. American Physical Therapy Association. *Guide to Physical Therapist Practice, Revised 2nd ed.* Alexandria, VA: American Physical Therapy Association; 2003.
7. Kaltenborn FM. *The Spine: Basic Evaluation and Mobilization Techniques.* 2nd ed. Oslo, Norway: Olaf Norlis Bokhandel; 1993.
8. Kaltenborn FM. *Manual Mobilization of the Joints: The Kaltenborn Method of Joint Examination and Treatment. Volume I: The Extremities.* 6th ed. Oslo, Norway: Olaf Norlis Bokhandel; 2002.
9. Maitland GD. *Peripheral Manipulation.* 3rd ed. Woburn, MA: Butterworth-Heinemann; 1991.
10. Maitland GD, Hengeveld E, Banks K, English K. *Maitland's Vertebral Manipulation.* 6th ed. Woburn, MA: Butterworth-Heinemann; 2001.
11. Wyke B. Neurological aspect of low back pain. In: Jayson MIV, ed. *The Lumbar Spine and Back Pain.* 2nd ed. London: Pitman Publishing; 1976.
12. Cyriax JH, Cyriax PJ. *Cyriax's Illustrated Manual of Orthopaedic Medicine.* 2nd ed. Woburn, MA: Butterworth-Heinemann; 1993.
13. Kendall F, McCreary E, Provance P. *Muscles: Testing and Function with Posture and Pain.* 4th ed. Baltimore, MD: Lippincott Williams & Wilkins; 1993.
14. Gonella C, Paris SV. Reliability in evaluating passive intervertebral motion. *Phys Ther.* 1982;62:436-444.
15. Mahar C, Adams R. Reliability of pain and stiffness assessments in clinical manual lumbar spine examination. *Phys Ther.* 1994;74(9):801-811.
16. Chesworth BM, MacDermid JC, Roth JH, Patterson SD. Movement diagrams and "end-feel" reliability when measuring passive lateral rotation of the shoulder in patients with shoulder pathology. *Phys Ther.* 1998; 78:593-601.
17. Hayes K, Peterson C. Reliability of assessing end-feel and pain and resistance sequence in subjects with painful shoulders and knees. *J Orthop Sports Phys Ther.* 2001;31:432-445.
18. Peterson CM, Hayes W. Construct validity of Cyriax's selective tension examination: association of end-feels with pain at the knee and shoulder. *J Orthop Sports Phys Ther.* 2000;30:512-527.
19. Greenman, PE. *Principles of Manual Medicine.* 2nd ed. Baltimore, MD: Lippincott Williams Wilkins; 1996.
20. Snook SN, Campanelli RA, Ford RJ. *A Study of Back Injury at Pratt and Whitney Aircraft.* Hopkinton, MA: Boston Liberty Mutual Company; 1980.
21. Nachemson AL. The natural course of low back pain. In: White AA, Gordon S, eds. *American Academy of Orthopedic Surgeons Symposium on Low Back Pain.* St. Louis, MO: CV Mosby Co; 1982:46-51.
22. Wiesel S, Tsourmas N, Feffer HL, et al. A study of computer-assisted tomography, I: The incidence of positive CAT scans in an asymptomatic group of patients. *Spine.* 1984;9:549-551.
23. Frymoyer JW, Newberg A, Pope MH, et al. Spine radiographs in patients with low back pain: an epidemiological study in men. *J Bone Joint Surg Am.* 1984;66:1048-1055.
24. Boden SD, Davis DO, Dina TS, et al. Abnormal magnetic-resonance scans of the lumbar spine in asymptomatic individuals: a prospective investigation. *J Bone Joint Surg Am.* 1990;72:403-408.
25. Mulligan BR. *Manual Therapy NAGS, SNAGS, MWMS, etc.* 5th ed. New Zealand: Plane View Services Ltd.; 2004.
26. Paris SV. *The Spinal Lesion.* Christchurch, New Zealand: Pegasus Press; 1965.
27. Paris SV. Anatomy as related to function and pain. *Orthop Clin N Am.* 1983;14:475-489.
28. Paris SV, Nyberg R. Innervation of the posterolateral aspect of the lumbar intervertebral disc. Abstract. Presented at the International Society for the Study of the Lumbar Spine; May 1989; Kyoto, Japan.
29. Paris SV, Nyberg R, Mooney V, Gonyea W. Three level innervation of the lumbar facet joints. Presented at the International Society for the Study of the Lumbar Spine; 1980: New Orleans.
30. Selby D, Paris SV. Anatomy of facet joints and its clinical correlation with low back pain. *Contemp Orthop.* 1981;312:1097-1103.
31. Bogduk N, Tynan W, Wilson AS. The nerve su`ly of the human lumbar intervertebral discs. *J Anatomy.* 1981;132:39-56.
32. Erhard RE, Bowling R. The recognition and management of the pelvic component of low back pain and sciatica pain. *Bull Orthop Section Am Phys Ther Assoc.* 1977;2:4-15.

CHAPTER

8

호주 어프로치

The Australian Approach

Christopher H. Wise, PT, DPT, OCS, FAAOMPT, MTC, ATC

〔*본 장은 Geoffrey Douglas Maitland (1924-2010)를 추모한다.*〕

역자 : 정형국

8장 목적

이 장의 결론을 통해, 독자는 다음과 같은 것을 할 수 있을 것이다:

- 정형도수물리치료(OMPT)로서 호주 어프로치의 발달을 이끌어낸 주요 영향들을 설명할 수 있다.
- 환자와 상호작용할 때, 구획적 사고의 이용 가치를 이해할 수 있다.
- 주관적 검사를 수행할 때, 공감을 갖고 질문을 수행할 수 있다.
- 가동범위를 수행할 때, 통증과 뻣뻣함 사이의 관계를 강조할 수 있다.
- 중재를 가이드할 때, 유사징후의 중요성을 이해할 수 있다.
- 호주 어프로치에서 검사될 수 있는 다양한 운동 방법과 과압박의 실행 방법을 이해할 수 있다.
- 감별진단에 이르기 위해, ROM 검사와 Slump 검사의 소견을 이용할 수 있다.
- Mailtland 운동 도표를 해석할 수 있다.
- 4가지 진단 분류군 중 하나의 그룹으로 이어지는 분석적 평가를 이해할 수 있다.
- 가동술 등급 체계를 이해할 수 있고, 진단 분류에 의해 치료사의 선택이 어떻게 가이드되는지를 이해할 수 있다.
- 호주 어프로치의 독특한 특성과 그것을 지지하는 최상의 근거를 이해할 수 있다.

역사적 조명 (HISTORICAL PERSPECTIVES)

시작 (Getting Started)

정형도수물리치료(OMPT)로서 ***호주 어프로치***의 발전은 Geoffrey Maitland의 업적 때문이라고 생각된다. Geoffrey Douglas Maitland는 1924년 호주의 Adelaide에서 태어났다. 영국에서 세계 2차 대전을 겪은 후, 그는 1946년에서부터 1949년까지 물리치료사로 훈련했다. Royal Adelaide Hospital에서 파트-타임으로 일하고, 또 개업물리치료사로 일하던 도중에, 그는 신경근 질환 환자의 관리에 급속도로 열렬한 흥미를 갖기 시작했다. Maitland가 James Menell, John Menell, Alan Stoddard, Robert Maigne, Edgar Cyriax, James Cyriax 등의 업적을 공부할 때, 그의 세심한 주의가 큰 도움이 되었다. 신경근 질환 환자의 검사와 평가에 대한 Maitland의 세심한 흥미는 혁신적인 것이었고, 1954년 강사로 시작했던 South Australia 대학교에서 도수치료를 가르칠 때의 주요 관심사였다.

발전과 협력 (Development and Collaboration)

1961년에 Maitland는 외국에서 공부할 기회를 받았다. 런던에서 공부를 하는 동안, Maitland는 도수치료 분야의 많은 선도자들과 교류할 기회를 얻었다. 그들과의 협력적 고험을 통해, 그는 도수물리치료사로서의 그의 어프로치를 더욱 정제하기 시작했다. Gregory Greve와 James Cyriax가 Maitland 개념의 발전에 가장 크게 영향을 준 사람들이었다. 1962년 Maitland는 그 당시 전통적으로 사용되어 왔던 강렬한 도수교정술보다 부드러운 수동가동술의 사용을 지지한다는 내용의 논문을 Physiotherapy Society of Australia에 발표했다. 이렇게 누적되어 왔던 Maitland의 업적은 1964년 *"Vertebral Manipulation"*이라는 책명으로 첫 출판되었고, 2판은 1968년에 출판되었다. *"Peripheral Manipulation"*의 첫판은 1970년에 출판되었다(그림 8–1).

업적 (The Legacy)

Maitland는 그의 뛰어난 경력을 통해 세심한 주의와 혁신적인 업적을 이루었다. Maitland는 1974년 IFOMPT의 공동 설립자였다. IFOMPT는 국제적으로 도수물리치료사를 대변하는 기관으로서 자신의 역할을 계속하고 있다. Maitland의 위대한 업적 중의 하나는 환자들과의 광범위한 상호작용이다. Maitland는 클리닉을 그의 이론을 더욱 강화하고 정제하기 위한 수단을 제공하는 실험실이라고 생각했다. 바쁜 강의와 연구에도 불구하고, Maitland는 40년 동안 규칙적으로 환자를 돌봐 왔지만, 결국 1988년에 개인 클리닉을 닫았다.[1] Farrell과 Jensen은 다음과 같은 글을 남겼다: 도수물리치료사들은 기본적인 생물학적 지식을 토대로 임상 결정을 이루고, 문제 해결에서 높은 수준의 기술을 개발할 필요가 있고, 검사를 통해 임상 가설을 발전시킬 필요가 있고, 또 세밀한 검사와 지속적인 재검사의 필요성을 가져야 한다는 것이 ***호주 어프로치***의 핵심이다.[2] 많은 사람들은 Maitland를 "도수물리치료의 아버지"라고 부른다. 잘 조직화된 그의 개념은 근육뼈대계 기능부전에 대한 오늘날 우리들의 지식에 큰 영향을 주었을 뿐만 아니라, 도수물리치료의 직무가 심오하고 광범위함을 우리들에게 알려주고 있다.

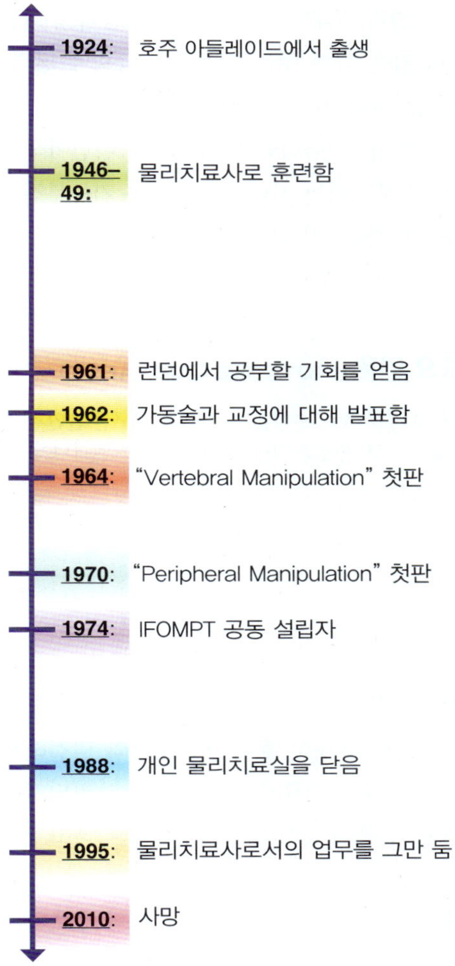

그림 8–1 G.D. Maitland의 이력.

철학적 프레임워크 (PHILOSOPHICAL FRAMEWORK)

중심 테마 (Central Theme)

유럽에서 그의 첫 번째 과정 중의 하나를 강의한 후 동료들과 토의를 하는 동안, 1978년이 되기까지, Maitland는 그의 생각이 기술의 적용 방법보다 특별한 사고와 행위의 개념을 보이지 못함을 깨달았다. 도수기법의 선택과 수행을 가이드했던 그의 개념은 환자에게 접근하는 전반적인 방법을 보였다. 환자를 이해하는 특별한 사고 방법과 개인적 의무가 호주 어프로치의 중심 테마로 작용했다. 환자가 참고 있는 것에 대한 이해와 적극적인 경청에 참여하고자하는 진실한 갈망이 이 개념의 핵심에 위치하는 증상의 위치와 양상을 묘사하고 있다.[1,3] 최적의 결과에 대한 요건은 열린 마음과 무비판적 마음으로 환자의 말을 들어 주는 치료사의 능력에 딸려 있다. 환자가 표현하는 것이 진실하고, 타당하고, 가치있는 것이라는 믿음이 최고이다. 언어적인 의사소통과 비언어적인 의사소통을 읽어내고 해석하는 치료사의 능력은 기능부전을 확인하고, 중재를 선택하고, 최적의 환자 결과를 달성하는데 있어 매우 중요한 결정인자이다.

중요 인용 (NOTABLE QUOTABLE)

"열린 사고, 호기심, 정신 수양은 이 개념의 요구인 원인과 효과를 평가하는 논리적이고 방법론적인 평가 과정과 연결되어 있다는 것이다."

G.D. Maitland

구획적 사고 (Compartmental Thinking)

사고, 해석, 계획 및 진단, 중재 및 예후와 관련된 결론 도달에 대한 치료사의 유형이 호주 어프로치와 밀접하게 관련된다. 호주 어프로치는 치료사가 뚜렷하게 분리되지만 서로 의존적인 2개의 구획 내에서 임상결정을 생각하고 만들어내는 것을 요구한다.

이론 구획은 정보를 치료사가 알고 있거나 추측하는 정보를 포함한다. 이들 정보는 일반적으로 공식적인 교육이나 연구를 통해 얻어진다. 이들 정보에 포함되는 것으로는, 병리학, 생체공학, 신경생리학, 해부학 등과 관련된 정보와 환자 진단에 영향을 줄 수 있는 모든 것이다.

임상 구획은 환자와의 직접적인 상호작용으로서 검사 과정에서 얻어진 정보이다. 검사와 재검사의 과정 동안, 치료사는 임상 사실에 대한 조사를 이론 구획이 방해하지 않도록 해야 한다.

이론 구획은 기법의 적극성과 선택에 영향을 줄 수 있고, 그렇게 해서 임상 구획에 정보를 제공한다. 그러나 치료사는 이론 지식에 근거한 선입견을 가지고 환자를 만나서는 안 된다. 그런 편견은 적절한 임상 데이터의 조사와 취득을 방해할 수 있다. 기법이나 중재의 선택은 환자의 증상과 징후에 관련되어 이루어져야 하고, 사전 결정된 진단 타이틀을 바탕으로 해서는 안 된다. 움직임이나 자세에 영향을 받는 역학적 질환이 있을 때, 임상 구획을 선행한다. 그러나 역학적 관리를 필요로 하는 심각한 질환이 있을 때는, 이론적 진단을 선행한다. 그러므로 도수치료사는 각 구획 사이의 의사소통을 허용

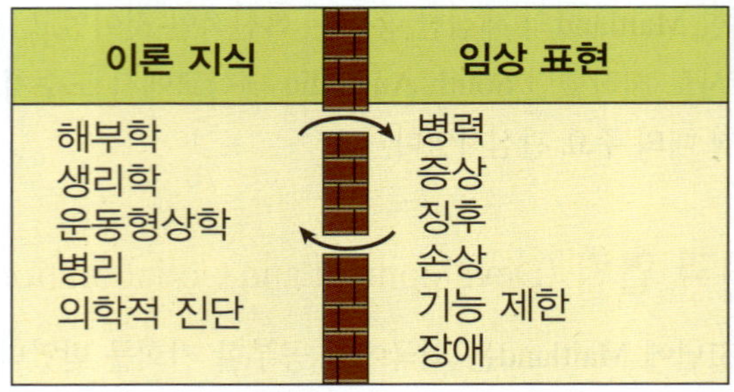

그림 8–2 반투막성 벽돌벽에 의해 분리된 2가지 구획적 사고.[3]

하지만, 구획을 분리하고 있는 *반투막성 벽돌벽*로 서로 의존적인 이들 두 구획을 분리한다(그림 8–2). [1,3]

검사의 원리 (PRINCIPLES OF EXAMINATION)

일반 원리 (General Principles)

호주 어프로치만의 고유한 측면은 수행되는 검사의 깊이와 구체적인 내용이다(글상자 8–1). 대다수의 검사는 표준의 검사이고 호주 어프로치에서만 이루어지는 검사가 아니다. 증상의 강도, 양상과 그리고 뻣뻣함과 운동 사이의 관계에 대한 강조가 호주 어프로치를 독특한 어프로치로 만들어준다. 치료사는 검사 내내 세심한 주의를 가지고, *중간 범위의 통증, 끝범위에서의 통증, 잠복성 통증,* 그리고 *증상 자극성 수준* 등과 같은 중요한 정보를 확인해야 한다. 통증과 운동 사이의 관계는 수동운동기법의 실행에 기초가 된다. 이 어프로치는 운동의 미세한 차이를 평가하는데 효과적이다. 철저한 검사는 각 방향으로 일어나는 운동의 저항과 관련되기 때문에 증상 양상과 관련된 적절한 데이터를 만들어낸다.

호주 어프로치 검사 과정의 핵심은 **S(심각성).I(자극성).N(특성).S(단계).**로 요약될 수 있다(글상자 8–2). **심각성**(Severity)은 환자가 갖고 있는 현재 증상의 강도이다. 심각성의 결정은 증상이 환자의 활동과 정상 수면 패턴을 제한하는 정도를 바탕으로 이루어진다. **자극성**(Irritability)은 증상을 일으키고 증가시키는데 필요한 활동의 양, 증상의 크기, 그리고 증상이 기준선으로 돌아오는데 걸리는 시간의 양에 의해 결정된다(글상자 8–3). 질환의 **특성**(Nature)은 환자의 개성, 통증 내성 및 문화적 요소 등과 같은 환자의 특성 외에, 의심되는 병리 사항을 포함한다. **단계**(Stage)는 질환

글상자 8-1 호주 어프로치의 검사 절차

주관적 검사

1. 질환의 특성이나 종류
2. 증상 부위
3. 증상 양상
4. 현재 병력
5. 과거 병력

객관적 검사

1. 신경학적 검사, 척추동맥검사 및 사분원 검사 등을 포함한 특수검사
2. 능동 생리적 검사운동
3. 수동 생리적 검사운동
4. 수동종속운동
5. 생리적 운동과 종속운동의 복합
6. 검사 변형

글상자 8-2 자극성 수준을 결정하는 요소

1. **활동의 특성:** 최소한의 적극적인 활동으로 증상이 일어나면, 높은 자극성임을 의미한다.
2. **증상의 정도와 질:** 증상의 심각성이 크면 클수록, 자극성의 수준이 높다.
3. **기준선으로 회복되는 시간의 양:** 활동 후, 증상이 기준선으로 돌아오는데 걸리는 시간이 길면 길수록, 자극성의 수준이 높다.

의 단계를 의미한다. 질환의 단계는 발병 이후의 시간 길이(급성, 아급성, 만성)와 질환의 안정성(향상중인, 안정한, 불안정한)을 고려한다. 호주 어프로치의 S.I.N.S.는 가장 가능성이 높은 기능부전의 원인과 그에 관련된 작업 가설을 개발하는데 이용된다.[4]

감별진단을 하고자 할 때, 치료사는 환자가 가지고 있는 증상의 정확한 위치와 유형을 확인해야 한다. 치료사는 표준검사운동을 이용할 수 있지만, 환자의 상태를 보다 명확하게 확인하기 위해서는 부가적인 절차를 이용할 수도 있다. 이런 절차로는 기능운동, 복합 운동, 종속운동, 감별운동, 반대 비정상 리듬, 확진 검사, 압박검사, 과압박 사용, 그리고 검사운동 순서와 위치의 변화 등이 있다. 각 환자의 운동 패턴을 고려

글상자 8-3 S.I.N.S

S: *심각성*은 환자가 갖고 있는 현재 증상의 강도를 의미한다.

I: *자극성*은 증상을 일으키고 증가시키는데 요구되는 활동의 양, 증상의 크기, 그리고 증상이 기준선으로 되돌아오는데 걸리는 시간의 양으로 결정된다.

N: *질환*의 특성은 환자의 인성, 통증 내성 및 문화적 요소 등과 같은 환자의 특성 뿐만 아니라, 의심되는 병리 사항을 포함한다

S: *단계*는 질환의 단계를 의미한다. 이것은 발병 이후의 시간 길이 (급성, 아급성, 만성)와 질환의 안정성 (향상중인, 안정한, 불안정한)을 고려한다.

할 때, 무엇보다 중요한 호주 어프로치의 특징은 *통증을 생각하지 않으면 결코 범위를 생각하지 않아야 하고, 또 범위를 생각하지 않으면, 결코 통증을 생각하지 않아야 한다*는 점이다.

중요 인용 (NOTABLE QUOTABLE)

"통증을 생각하지 않으면 범위를 생각하지 않아야 하고, 또 범위를 생각하지 않으면, 통증을 생각하지 않아야 한다."

G.D. Maitland

주관적 검사 (The Subjective Examination)

듣기(hearing)는 수동적인 것이지만, 경청(listening)은 집중을 요하는 후천적인 훈련이면서 기법이다. 호주 어프로치는 치료사가 환자의 곤경을 제대로 이해하기 위해서는 적극적인 경청을 해야 한다고 말한다. 주관적 검사는 환자와 *공감을 하면서 질문*을 해야 한다. 주관적 검사는 치료사로 하여금 질환과 관련된 환자의 경험을 얻을 수 있게 하고, 또 환자의 삶에 영향을 줄 수 있는 질환을 더 잘 이해할 수 있게 하는 질문의 깊이를 탐구하는 기회이다. 주관적 검사 동안에 이용되는 질문들은 사고(생각)의 주요 3영역 중의 하나를 탐구하도록 설계된다. 주관적 검사는 침범된 구조물을 확인하고, 치료사의 초기 작업가설에 대한 명확성을 제공하고, 질환의 단계, 현재 안정성 및 자극성(예민성)을 확인하는 것이다. 주관적 검사를 하는 동안, 치료사는 현재 환자가 가지고 있는 증상의 근원과 관련된 초기 가설을 발전시킨다.

중요 인용 (NOTABLE QUOTABLE)

"환자는 사람이고, 우리의 기술을 필요로 하는 사람이다. 우리의 임무는 그 환자에게 있다."

G.D. Maitland

주관적 검사를 계획할 때, 질문의 초기 질문은 존재하는지도 모르는 질환의 종류를 확인하는데 초점을 맞추고 있다. 이런 정보를 확인하기 위해, 도수물리치료사는 *진단, 질환의 단계와 안정성*에 관련된 정보를 이끌어내는 4가지 독특한 질문에 관여한다(그림 8-3). **증상의 위치(site of symptoms)**에 대한 질문은 증상의 깊이, 특성, 양상 및 연대표를 밝히는 질문의 첫 단계이다. 이런 질문들의 목적은 침범 구조물(통증에 민감한)에 대한 적응증을 제공하는 것이다. 다음 질문은 **증상의 양상**에 대한 질문이다. 일련의 질문을 하는 동안, 도수물리치료사는 연관통과 국소통을 구분해야 하고, 환자의 자극성 수준(예민한 정도)을 확인해야 한다. 환자가 예민한 것으로 확인되면, 증상의 악화를 피하기 위해 검사 절차는 증상이 시작하는 시기에서만 이루어져야 한다. **특별한 질문**은 도수물리치료의 수행을 할 때 나타날 수 있는 고유의 위험을 찾아내고, 중재의 효율성을 제한하는 요소들을 분리해 내기 위해 반드시 물어 봐야 할 질문들이다. 주관적 검사의 *병력 체크* 동안, 치료사는 일시적으로 발생하는 요소와 선천적 요소를 포함한, 과거 병력과 현재 증상의 시작과 발전을 이해하려는 노력을 해야 한다.[1,3,5]

임상적 핵심 (CLINICAL PILLAR)

특별한 질문은 여러분이 아래 상황을 확인하는데 도움을 줄 수 있다:

1. 여러분의 환자가 물리치료를 받아야 되는 사람인지
2. 여러분의 환자가 물리치료를 받는 것 이외에 다른 의학적 조치를 즉각적으로 필요로 하는 사람인지
3. 여러분의 환자가 물리치료를 받지 않고 다른 의학적 조치를 필요로 하는 사람인지

적용을 위한 질문 (Questions for Reflection)

- 본질적으로 심각한 질환인지를 어떻게 치료사가 결정하고, ***의학적*** 관리를 필요로 하는지를 어떻게 결정하고, 본질적으로 질환이 ***역학적인*** 문제인지를 어떻게 결정하는가?
- 의사에게 의뢰를 해야 할 **적신호**는 무엇인가?
- 환자를 검사할 때 이론 지식을 가진 치료사는 어떻게 ***편견***을 피해야 하는가?

주관적 검사를 마무리할 때쯤에는 치료사와 환자의 교감이 형성되어야 한다. 환자는 치료사가 자신을 도울 수 있다는 신뢰감을 가져야 한다. 현재의 증상 패턴을 근거로, 치료사는 나머지 검사를 잘 이끌 증상의 근원과 관련된 몇 가지 잘 설정된 임상 가설을 가져야 한다(표 8-1). 퍼즐을 맞추는 것과

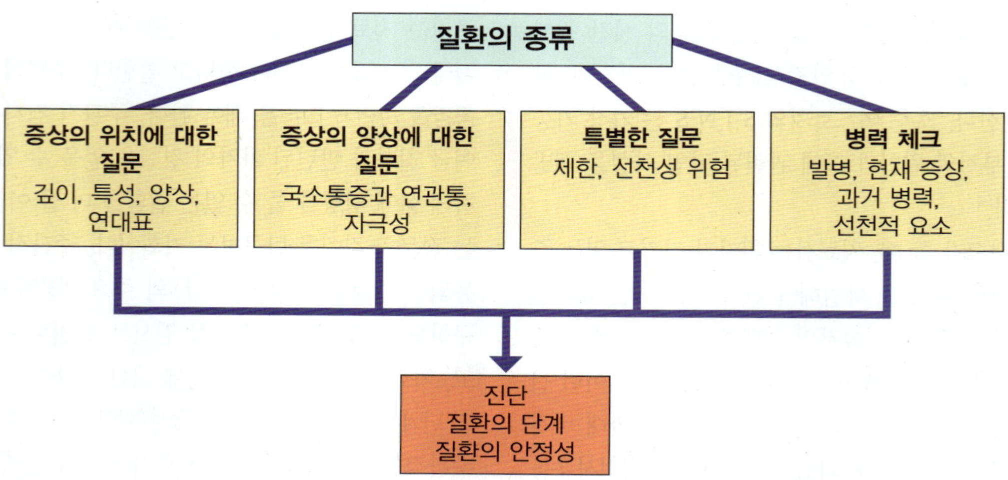

그림 8-3 주관적 검사 계획하기.

표 8-1 일반적으로 통증에 민감한 척추 구조물과 그것들의 통증 패턴

구조물	통증 패턴
척추사이원반	넓은 통증, 막연한 통증, 편측 통증, 양측 대칭성 또는 비대칭의 통증, 중심부 통증, 다른 구조물보다 더 심한 통증, 먼쪽 팔다리에서는 통증이 없음, 심부 통증, 장기간의 자세 이후에도 변화가 어려움, 속도에 따라 통증의 위치가 변함, 중간범위에서 발생함, 지속적인 자세 이후의 잠행성 통증, 잠행성 통증, 신장이나 압박으로 유발됨; 허리뼈 원반 – 등, 볼기, 허벅지, 복부에서 통증이 발생하고, 목뼈 원반 – 어깨뼈 위쪽과 위팔에서 통증이 발생함.
인대나 관절주머니	통증은 국소적이고 특이적인 통증이고, 연관통이 잘 발생하지 않는다. 몸쪽 증상보다 먼쪽 증상이 덜 심한 편이다; 신장이나 압박을 통해 날카로운 통증을 유발시킬 수 있고, 신장에 의한 통증은 국소 통증이다.
후관절	국소 통증이 퍼져 나가고 심할 때는 급성 단계이다; 통증이 없는 단계; 만성 단계는 국소 통증이 없지만, 동떨어진 부위에서 연관통이 발생한다 (예: 등뼈 병변 시 복부 통증이 발생할 수 있다)
경질막과 신경뿌리소매	먼쪽 통증이 몸쪽 통증보다 절대로 크지 않고, 발쪽으로 연관통이 발생하지 않는다. 그리고 위치에 따라 감각이상이 없다: 앞쪽 정중선은 중심 통증, 가쪽은 신경뿌리와 비슷한 애매한 연관통.
신경뿌리와 말초신경	종종 먼쪽 피부절에서만 발생함. 침범된 신경을 기준으로 특별한 연관통 부위가 있다.

같이, 치료사의 난제는 특별한 중재 전략을 통해 적절하게 임상적으로 인식할 수 있는 패턴에 검사의 특징과 소견을 맞추는 것이다(그림 8-4).

임상적 핵심 (CLINICAL PILLAR)

주관적 검사를 마무리할 때쯤, 여러분은 중재 선택 과정을 알려줄 수 있고, 환자 증상의 근원과 관련된 잘 설정된 몇 가지 ***임상 가설***을 가지고 있어야 한다.

객관적 검사 (The Objective Examination)

객관적 검사를 계획할 때, 도수물리치료사는 환자의 현재 증상에 영향을 가장 많이 줄 것 같은 구조물이 무엇인지, 검사에 제한을 주는 것이 무엇인지, 그리고 어떤 부가적인 측면이 진단을 보다 세련되게 하는지를 고려해야 한다. 객관적 검사의 *첫 번째 목적*은 문제 있는 구조물과 움직임 방향을 결정하는 것에 전적으로 관련된다. *두 번째 목적*은 증상의 시작을 초래하는 선행 요소를 결정하는 것이다. 객관적 검사는 대부분의 신체 검진 도표에서 사용되는 다양한 표준검사 절차를 포함하고 있다. 여기에서 다루는 것은 호주 어프로치만의 독특한 객관적 검사 절차이다.

호주 어프로치는 수동운동검사를 이용하여 관절 기능부전을 결정하고, 등척성 저항 검사를 이용하여 근육 기능부전을 결정하고, 이들 두 검사를 이용하여 관절 움직임을 최소화한다고 알려져 있다. 그러나 관절 관련 기능부전의 확인은 검사자로 하여금 정확한 병태해부학적 구조물(예: 원반, 관절, 관절주머니)을 관련지을 수 없게 만든다. 도수치료사에게 있어, 관절 관련 기능부전은 상호의존적 구조물의 일부나 모두에 관련되는 정상 운동 패턴의 장애를 의미한다(표 8-2).[1,3,5]

대부분의 다른 어프로치와 마찬가지로, 호주 어프로치의 객관적 검사도 능동운동에서 시작하여 수동운동 검사로 진행된다. 그러나 호주 어프로치의 특징 중 최상의 독특한 특징은 **유사 징후(comparable sign)**의 개념이다. 이 용어는 치료사가 검사 때 확인하는 통증, 뻣뻣함, 근경련의 복합으로서 정의되고, 환자가 가졌던 징후/증상의 정확한 재현으로 고려된다. 척추 뻣뻣함의 도수치료사 지각을 정의하기 위해 사용된 용어는 잘못 정의된 것이다. 뻣뻣함에 대한 31개의 설명을

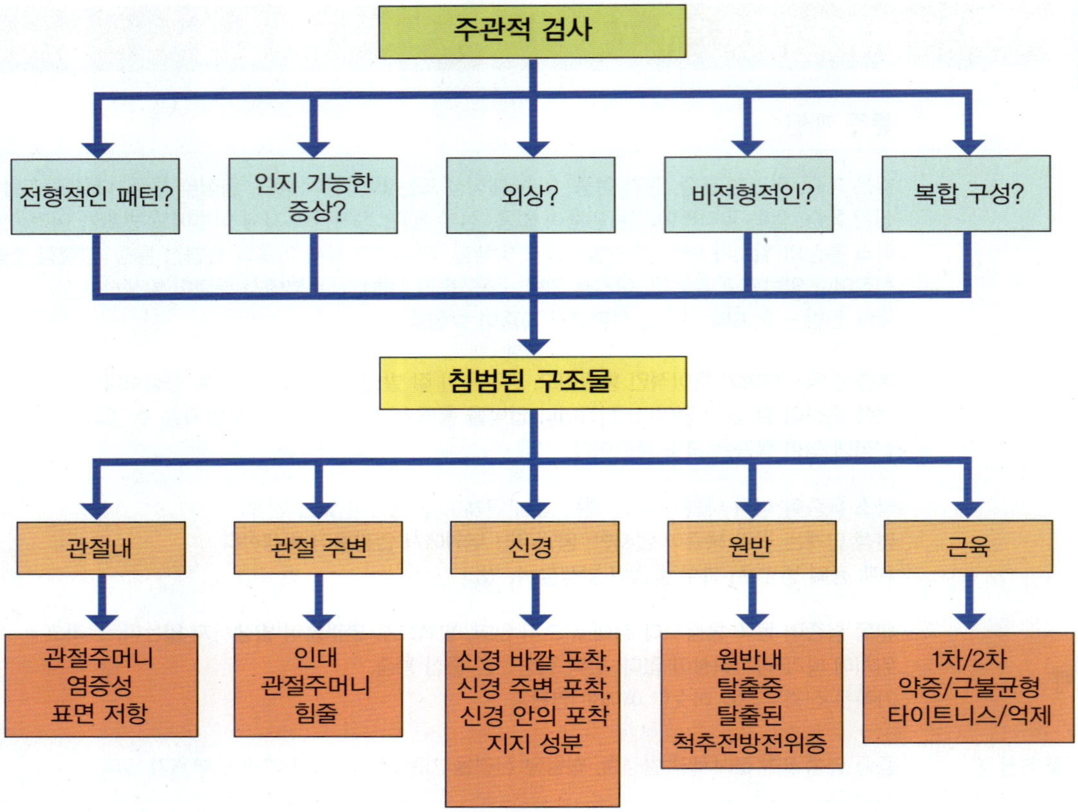

그림 8-4 주관적 검사가 침범된 구조물의 종류에 대한 가설을 개발하는데 도움을 줄 수 있다.[1]

3개(제한된 가동성, 증가된 가동성과 점탄성)로 줄이기 위해 클러스터 분석 절차를 사용했다. 이들 범주는 척추 뻣뻣함에 대한 임상 개념의 근본적인 특성으로 간주될 수 있다. 이들 특성을 확실하게 측정하는 방법의 추가적인 설명과 발전이 요구된다. 허리뼈 운동분절의 뻣뻣함은 침범된 병태해부학적 구조물과 관련되는 것으로 밝혀졌다.[7] 사체를 대상으로 압박-체적 원반 그래프를 이용하여 견인에 대한 저항의 크기와 가동범위를 비교했을 때, 운동분절 뻣뻣함의 감소는 원반 퇴행의 초기 단계에서 일어났고, 뻣뻣함의 증가는 심한 원반 퇴행에서 일어났음을 밝혀냈다.[7]

표 8-2 기능부전의 종류와 확진에 이용되는 검사절차

기능부전의 종류	검사 절차
관절성 기능부전	수동 운동
근육성 기능부전	등척성 검사 (움직임이 없는)

수동운동검사 동안 뻣뻣함의 개념과 관련되는 혼동이 있음에도 불구하고, 검사운동에 의해 정확한 증상이 재현될 때, 그 운동의 중요성과 환자의 현재 표현에 대한 운동의 기여도가 뚜렷해진다. 그러나 만약 증상의 재현 없이 통증이 생산되면, 그 결과는 결정적이지 않는 것으로 간주된다. 객관적 검사의 주요 목표는 1개 이상의 유사 징후를 찾는 것이다. 그런 운동이 환자의 현재 불편과 유사한 증상을 일으킬 때만 검사운동가 적절한 것으로 간주되고, ***별표***로 표기된다. 이런 패러다임 내에서, 객관적 검사 동안의 그런 소견은 "별표 징후"로 알려져 있다.

임상적 핵심 (CLINICAL PILLAR)

검사 동안, 치료사는 중요한 소견을 표시하는데 ***별표(*)***를 이용할 수 있고, 이것은 평가와 재평가 동안에 유용하게 쓰일 수 있다. ***"별표 징후"***는 징후가 확인되는 순간에 표기되어야 한다.

운동 제한으로 인한 통증 불편을 호소하는 환자를 위해 끝느낌을 확인하고, 환자의 증상 반응을 확인하기 위해 견고한 **과압박**을 모든 검사운동의 끝범위에서 적용해야 한다(글상자 8-4). 통증을 중요하게 생각하는 환자를 위해, 잘 지지되고 통증이 없는 중립위에서 검사운동을 실시해야 하고, 증상이 얼마나 빠르게 일어나는지를 평가하기 위해서는 통증 지점을 약간만 초과한 자세에서 검사운동을 실시해야 한다. 호주 어프로치 내에서는 운동을 능동이나 수동으로 했을 때 통증이 발생하지 않고, 과압박을 적용했을 때도 통증이 발생하지 않는다면, 그 운동을 정상으로 간주한다(글상자 8-5).

능동운동은 공식적으로 검사되는 첫 번째 운동이다. 능동운동검사는 환자에게 **기능 재현 운동**을 수행하도록 주문함으로써 시작된다. 환자는 증상을 재현하는 것으로 알려진 특정 운동을 할 수 있어야 한다. 유사 징후를 설정함으로써, 치료사는 증상을 재현하는 비정상 운동 패턴을 표현해 왔다. 그러므로 비정상 운동 패턴은 중재 동안 특별하게 표현되어야 한다. 이런 유사 징후는 향상을 측정하는 수단으로서 환자의 관리 내내 간헐적으로 수행된다. 만성 직업관련 척추질환을 가진 사람(n=421)을 대상으로 운동과 후관절 주사를 병행 방법과 운동만을 한 방법 비교한 무작위 단일 맹검 임상 시도에 따르면, 경사계와 3개 허리뼈의 능동운동을 이용하여 검사했을 때, 숙련된 치료사들 사이에서 분절 강직에 대한 높은 신뢰성이 나타났고, 분절 강직은 확진된 후관절 병변의 유무와 관련되지 않는 것처럼 보인다고 했다.

수동운동은 유사 징후를 생성할 목적으로 이용될 수 있다. 증상 운동을 기록하는 것과 함께, 수동운동의 양 감소를 기록한다. 수동운동은 2그룹의 검사로 나누어진다. **수동 생리적 운동**은 굽힘, 벌림, 가쪽돌림 등과 같은 뼈운동형상학적 운동으로 구성된다. **수동 종속운동**은 뼈운동형상학적 운동을 동반하는 관절운동형상학적 운동으로 정의된다(2장 참고). 이런 수동운동 검사를 수행하는 동안, 증상의 유무와 위치를 결정해야 한다. 수동운동 검사를 하는 동안 치료사는 가동범위, 제한의 특성, 그리고 관절 양상의 변화를 평가해야 한다. 능동운동 검사와 수동운동 검사의 결과를 비교하는 것은 문제 구조물을 확인하는데 유용하다. 비록 수동 종속운동의 수행과 해석을 하는데 어려움이 있다 할지라도, 수동 종속운동의 측정은 가치 있는 검사의 요소이다. 수동 종속운동은 환자의 자극성 수준에 따라, 풀림 자세나 중간범위에서 수행되거나, 또는 가동범위의 제한지점에서도 수행된다.[1,3,5,9]

글상자 8-4 과압박의 목표

1. 수동운동의 진짜 끝범위를 결정한다.
2. 끝범위에서의 증상 반응을 결정한다.
3. 끝범위에서의 저항 특성(또는 끝느낌)을 결정한다.

글상자 8-5 정상 운동

정상 운동은 다음을 필요로 한다:

1. 그 환자와 관절의 정상 범위
2. 능동운동과 수동운동을 할 때 증상이 없어야 한다.
3. 끝범위에서 과압박을 적용할 때 증상이 없어야 한다.

적용을 위한 질문 (Questions for Reflection)

- ***수동운동 평가***와 ***능동운동 평가***가 제공하는 정보의 종류는 무엇인가?
- 이들 평가의 결과가 여러분의 중재에 어떻게 영향을 줄 것인가?
- 평가의 한 종류나 다른 종류를 수행할 수 없는 경우가 있는가(또는 수행하지 않길 원하는 경우가 있는가)?

적용을 위한 질문 (Questions for Reflection)

- 왜 치료사가 팔다리의 **능동운동**과 **수동운동**을 평가하지만, 척추의 수동운동을 거의 평가하지 않는가?
- 왜 많은 치료사들이 **능동운동**과 **수동운동**을 평가하지만, **종속운동**을 거의 평가하지 않는가?
- **종속운동**을 평가함으로써 무엇을 얻을 수 있는가?

몇몇 학자들은 척추 기능부전의 진단에 있어 **수동 종속운동 척추사이가동성(PAIVM)** 검사를 신뢰할 수 없다고 했다. 척추 레벨과 척추사이 가동성에 대한 검사자간의 일치성은 나쁜 편인 것으로 밝혀졌다.[10,11] 몇몇 학자들은 증상이 있는 척추 기능부전을 찾을 때 증상 유발과 조직 저항을 평가하고, 비정상 운동을 고려하여 신뢰성 증가를 얻을 수 있다고 했다.[11,12] 다른 학자들은 검사 때 통증이 가장 심한 척추사이

분절과 가장 적은 움직임을 가진 척추사이분절 사이에서 나쁜 연관 관계가 있음을 발견했다.[13] 종속운동 검사에 대한 편견은 일반적으로 약한 것으로 간주된다. 추후 연구는 이들 절차의 신뢰성을 향상시킬 필요가 있기 때문에, 검사 절차 방법을 확인하는 연구 이외에, 종속운동 검사에 대한 해부학적 편견에 맞출 필요가 있다.[14]

임상적 핵심 (CLINICAL PILLAR)

종속운동이 제한되거나 증상이 있다면, ***능동 생리적 운동***과 ***수동 생리적 운동***이 결코 정상으로 간주될 수 없다.

적용을 위한 질문 (Questions for Reflection)

- ***종속운동 검사***에 대한 신뢰도, 타당도, 민감도 및 특이도는 무엇인가?
- 우리들의 일률적인 검사 절차에 포함되는 것은 검사의 범위는 무엇인가?

유사 징후가 결정되었다면, 치료사는 **감별검사(differentiation testing)**를 실시한다. 감별검사는 2개 이상의 관절이나 구조물 사이를 감별함으로써 환자 증상의 근원을 결정하는 방법으로서 설계되어 있다. 이들 검사는 증상을 재현하는 동안, 2개의 인접한 관절을 동시에 가로질러 능동운동이나 수동운동을 촉진함으로써 수행된다. 5 종류의 감별검사가 이용될 수 있다. 검사의 *첫 번째 그룹*은 증상이 발산하는 정확한 관절과 위치를 포함한 질환의 1차 지점을 확인하는 것이다. **확진 검사**는 1차 지점의 확인을 돕는데 이용된다. 확진 검사는 일련의 특별한 운동으로 구성된다. 확진 검사는 기능부전이 의심되는 관절의 이웃 관절을 고정함으로써, 다관절 움직임 내에서 어느 관절이 유사 징후의 1차 근원인지를 감별하는 것이다. 예를 들어, 환자가 뒤통수 통증을 가지고 있는 경우에는 능동으로 목뼈를 오른쪽으로 돌림할 때 유사 징후가 나타날 수 있다. 목뼈와 같은 다관절 시스템에서는, 도수치료사가 기능부전의 1차 징후를 확인하기 어려울 수 있기 때문에, 중재를 어느 부위에 해야 할지를 모를 수도 있다. 확진 검사는 환자가 능동으로 목뼈를 오른쪽으로 돌림하는 동안 치료사는 C1–C2 분절에 수동 종속운동의 과압박 적용을 제공하여, 유사 징후를 증가시킨다. 추가적인 확진 검사는 이웃 관절이 능동으로 오른쪽으로 돌림하는 동안 도수 압박으로 C1–C2의 움직임을 억제할 때, 증상이 감소됨을 보여줄 것이다. 게다가, 다른 분절의 움직임 억제는 유사 징후의 변화를 일으키지 못할 것이다. 이런 확진 검사의 결과는 C1–C2 분절이 기능부전의 일차 지점이거나 환자의 두통관련 증상에 영향을 주는 요소를 의미한다.

검사의 *두 번째 그룹*은 유사 징후에 대한 이웃 분절의 영향을 확인하는 것이다. 예를 들어, 뒤통수 통증을 가진 환자의 경우에서, 뒤통수밑 척추가 기능부전의 1차 근원에 관련될 수 있다. 그러나 턱관절이나 다른 구조물도 잠재적인 요소가 될 수 있기 때문에 이들 구조물을 검사해야 한다. *세 번째 그룹*은 원인이 관절과 신경에 의한 것인지를 구분하는 것이다.[3] 우리 환자에게 있어, 두통이 큰뒤통수신경의 압박에 의한 것인지, 아니면 두통이 위쪽 목뼈의 관절과 관련된 통증의 결과인지에 대한 질문이 검사의 세 번째 그룹 동안 결정되는 중요한 고려사항이다.

*네 번째 그룹*은 관절내 문제와 관절외 구조물 문제 사이를 구분하는 것이다.[3] 우리의 예에서, 검사의 네 번째 그룹은 뒤통수밑 척추의 증상이 관절내 척추증의 변화로 인한 것인지 아니면, 뒤통수삼각 근육의 긴장성 증가와 같이 관절 주변 근육으로 인한 것인지에 대한 질문에 답을 할 것이다. *다섯 번째 그룹*은 관련 증상이 관절로 인한 것인지, 내장기로 인한 것인지, 말초신경 문제로 인한 것인지, 아니면 신경뿌리의 문제로 인한 것인지를 구분하는 것이다.[3]

임상적 핵심 (CLINICAL PILLAR)

환자의 증상 양상이 증상이 일어나는 범위와 관련이 있기 때문에, 여러분 기법을 실행해야 할 범위를 결정해야 한다.

앞에서 언급된 능동운동 검사와 수동운동 검사를 이용하는 것 이외에, 도수물리치료사는 부가적인 절차의 결합을 검사 과정에 통합시켜야 할 것이다. 치료사는 표준운동 검사로 유사 징후를 도출할 수 없을 때 이들 부가적인 검사가 적응증이다. 과압박의 적용이 설명되었던 운동검사에 부가적으로 포함될 수 있다. 앞에서 언급되었듯이, 과압박을 적용할 때 통증이 일어난다면, 그 관절은 정상 운동을 가지지 못한 것으로 간주된다. 유사 징후가 표준운동 검사로 확인된다면, 과압박의 적용은 필요하지 않다.

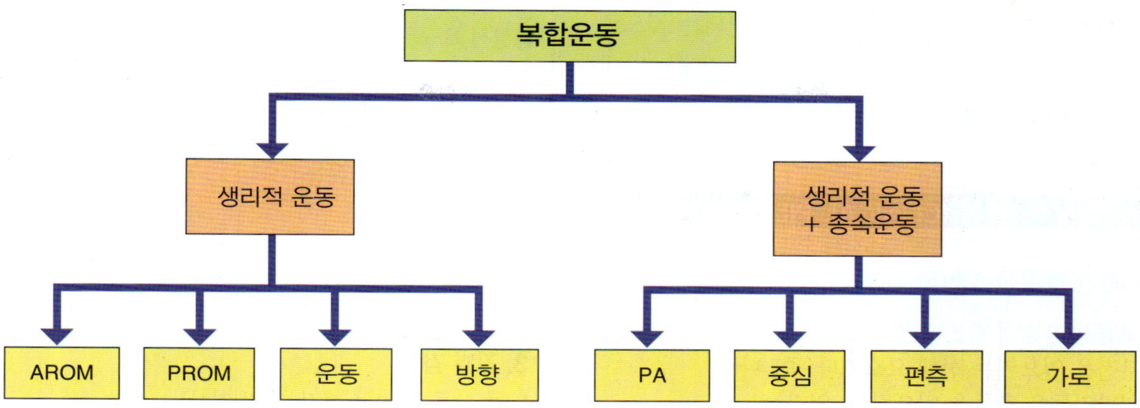

그림 8–5 검사 때 이용된 복합운동의 종류.[1]

복합운동(combined movement) **검사**는 종속운동과 생리적 운동의 결합이다. 생리적 운동검사(뼈운동형상학적 운동)나 종속운동 검사(관절운동형상학적 운동)가 환자의 증상을 재현하지 못할 때, 복합운동 검사를 이용할 수 있다. 복합운동 검사를 사용할 때, 환자의 반응을 평가할 때 바뀔 수도 있는 동원의 순서를 확인하는 것이 중요하다. 복합운동을 이용하고 수행되는 움직임의 순서를 바꿈으로써, 과거에 확인되지 않는 유사 징후를 드러낼 수 있다(그림 8–5). 예를 들어, 기본 운동면의 목뼈 움직임이 유사 징후를 도출해 내지 못한다면, 도수물리치료사는 위의 시나리오인 목뼈 확진 검사에서처럼, 유사 징후를 확인하기 위해 수동 종속운동을 가하면서, 환자에게는 능동 생리적 운동을 수행하도록 주문할 수 있다.

임상적 핵심 (CLINICAL PILLAR)

활주의 방향, 위치, 기간, 리듬 및 힘에서의 약간 변화는 유사 징후의 정확한 위치와 근원을 확인함에 있어 유용한 결과를 이끌어낼 수 있다.

도수치료사는 유사 징후를 확인하고자 할 때 **압박 검사**를 선택할 수도 있다. 압박 검사는 환자의 반응을 평가하기 위해 그 관절을 통해 가해지는 압박 힘을 이용한다.[1,3] 예를 들어, 목뼈 통증을 가진 환자의 경우, 오른쪽 목뼈 옆굽힘이 유사 징후를 일으킬 수 있다. 치료사는 폄 자세(후관절의 압박이 큰 자세)에서의 이런 활동 수행의 효과와 굽힘 자세(후관절의 압박이 작은 자세)에서의 활동 수행의 효과를 비교할 수 있다. 치료사는 유사 징후 운동 패턴에 압박을 첨가하고, 환자 증상에 대한 이들 활동의 효과를 평가함으로써, 질환에 대한 이해를 정제한다. 압박 검사를 수행하는 다른 방법은 치료사가 압박을 제공함으로써 체중부하 자세나 비체중부하 자세에서 이루어지는 운동 패턴의 검사를 포함한다.[1,3] 이들 소견은 환자 증상의 근원과 양상에 대한 부가적인 통찰력을 제공할 수 있다.

적용을 위한 질문 (Questions for Reflection)

관절 병리의 초기 단계 시, 많은 경우 ***압박***은 금기되는 것으로 알려져 있다. 호주 어프로치의 독특한 특성은 도수 기법을 수행할 때 압박을 이용하는 것이다.

- 만약 기법이 운동을 강화하고 증상을 줄이는 것이라면, 압박을 포함한 기법을 우리가 왜 고려하는 것인가?

움직임의 **비정상 리듬**은 흔하고, 환자의 질환에 영향을 주는 요소일 수 있다. 비정상 리듬은 문제되는 관절의 운동형상학을 따르지 못하는 움직임 패턴으로 정의된다. 능동 팔 올림을 하는 동안 어깨뼈와 위팔뼈 사이의 좋지 못한 움직임을 가진 환자는 비정상 리듬의 좋은 예를 제공한다. 치료사가 능동 운동 동안 특정 관절복합체에 확인된 환자의 비정상 리듬에 도수접촉을 이용하여 **반대압**을 적용하면, 그리고 도수저항이 없는 능동운동과 비교해 증상이 변화되면(재현되고, 증가하고, 감소하면), 비정상 리듬은 질환과 직접 관련된 보상 현상을 나타낸다. 예를 들어, 어깨의 능동 올림 동안 치료사에 의해 도수적으로 과도한 어깨뼈 위쪽돌림이 반대되거나 제한될 때 유사 징후가 제거되거나 감소되면, 어깨가슴관절의 비정상 리듬이 환자의 어깨 질환과 직접적으로 관련되는 것으로 간주된다. 이들 비정상 리듬과 주요 질환 사이의 관계는 반대 리듬이 유사 징후에 직접적으로 영향을 줄 때만 이루어진다.

임상적 핵심 (CLINICAL PILLAR)

비정상 리듬의 유무를 고려해 본다:

1. ***반대 리듬이 증상을 줄인다면:*** 그것은 환자에게 기능부전을 일으키는 선행 요소이다(즉, 나쁜 어깨위팔리듬은 충돌을 일으킬 수 있다).
2. ***반대 리듬이 증상을 증가시킨다면:*** 그것은 1차 기능부전을 위한 2차 보상이다(즉, 1차 충돌의 통증은 어깨위팔 리듬을 변화시킨다).

경우에 따라, 환자에게 **손상 운동**(injuring movement)을 수행하도록 주문할 수 있다. 손상 운동은 현재 증상을 이끌어 내는 초기 기전을 재현하도록 환자에게 주문하는 움직임이다. 예를 들어, 허리 통증을 가진 골퍼는 질환 시작을 재촉하는 스윙과 똑같은 스윙을 수행할 것이다. 유사 징후가 확인될 수 없을 때, 손상 운동은 다른 절차의 부속물로서 유용할 수 있다. 표준운동 검사 동안 양성 소견이 나타나지 않으면, 손상 운동 검사가 환자의 증상 근원에 대한 귀중한 정보를 제공할 수 있고, 임상적으로 의미있는 진전의 근거로서 작용할 수 있다(글상자 8-6).[3]

호주 어프로치 내에서 slump 검사는 앞에서 거론된 많은 객관적 검사와 함께 이루어지는 검사 절차이다. slump 검사는 과압박을 사용하여 유사 징후를 확인하는 방법이다. slump 검사의 목적은 신경문제의 유무를 확인하는 것이다.

적용을 위한 질문 (Questions for Reflection)

- 만약 여러분이 어깨복합체에서 확인되었던 ***비정상 리듬***에 성공적으로 ***대항***할 수 있고, 증상이 감소하면, 여러분이 현재 가지고 있는 이 증상들의 근원에 관한 귀중한 정보는 무엇인가?
- 비정상 리듬에 반대하여 증상이 증가되는 것은 여러분에게 무엇을 말하고 있는가?
- 여러분이 치료했던 환자를 반영하여 다양한 신체 부위에서 일어나는 흔한 비정상 리듬의 목록을 만들어 본다.

글상자 8-6 검사 운동의 확장된 목록

1. **능동운동**
   - 기능 재현 움직임
   - 능동 생리적 운동
2. **수동운동**
   - 수동 생리적 운동
   - 수동 종속운동
3. **감별 검사**
   - 그룹 Ⅰ: 1차 지점(확진 검사)
   - 그룹 Ⅱ: 이웃 요소
   - 그룹 Ⅲ: 관절 문제인지 아니면 신경 문제인지
   - 그룹 Ⅳ: 관절내 문제인지 아니면 관절외 문제인지
   - 그룹 Ⅴ: 관련 증상의 근원
4. **검사 변형**
   - 과압박
   - 복합운동
   - 압박 검사
   - 활주 검사
   - 반대 비정상 리듬
   - 손상 운동

SLR 검사와 같이, slump 검사도 궁둥신경 복합체 내의 경질막뿌리 긴장 징후의 유무를 확인하기 위해 설계되었다. Slump 검사는 앉은 자세에서 수행되고, 구부정한 자세, 무릎 폄 및 발목 발등굽힘의 수행을 통해 점진적으로 신경을 수동으로 긴장하는 방법이다. 목뼈의 굽힘과 폄은 주로 뒤넙다리근의 근육 제한과 신경 문제 사이를 구분할 수 있도록 설계된 민감도가 높은 방법으로 이용된다. Slump 검사가 양성이면, 중재를 위해 slump 검사가 이용될 수 있다. Slump 검사에 대한 자세한 내용을 알고 싶으면, 28장을 참고하기 바란다.

문헌에 따르면, 목뼈를 예민하게 방법이 뒤넙다리근의 타이트니스와 신경학적 병변을 구분하는 이들 절차의 능력과 신경 문제의 유무를 의미하는 무릎 폄에 대한 효과를 가질 수 있다고 한다. 반복된 수행은 무릎 폄을 증가시키고, 뒤넙다리근 근전도 활동을 감소시킨다.[15] 뒤넙다리근의 만성 좌상 병력을 가진 환자와 양성 slump 검사 사이의 관계가 밝혀졌지만, 원인적 관계는 결정될 수 없다.[16] 중재를 위해 slump 검사를 사용할 때, slump 검사의 수정은 표적 팔에서 교감신경계의 유출(outflow)을 증가시키는 것으로 밝혀졌다(19장 참고).[17]

적용을 위한 질문 (Questions for Reflection)

- *Slump* **검사**는 *SLR* **검사**와 어떻게 다른가?
- 다른 사람과 정반대로, 왜 여러분은 한 검사를 사용할 것인가?
- 만약 검사가 양성이면, 이들 검사를 여러분의 중재와 어떻게 결합시킬 것인가?

소견의 기록 (Documentation of Findings)

호주 어프로치는 검사로부터 적절한 정보를 끄집어내는 치료사의 명확한 사고와 능력을 보여주는 문서 기록의 이용을 주장한다. 이런 문서 기록도 도수물리치료사로 하여금 환자의 검사에 대한 방법론적 접근법을 채택하도록 만든다. 1970년 때, 수동운동을 검사하는 과정에서 관찰되는 비정상을 그림으로 나타내는 방법이 제안되었다.[18] **운동 도표(movement diagram)**는 환자의 수동운동 검사 소견의 질과 양을 나타내는 동적 지도로서 작용한다. 운동 도표는 통증과 가동범위 사이의 관계, 양 및 양상을 시각적으로 보여주는 수단이다. 운동 도표는 환자의 증상과 운동 양의 비정상 사이에 존재하는 관계를 의사소통하는데 꼭 필요하다. 운동 도표에 포함되는 수동운동 검사의 특성은 통증(**P**), 보호적 불수의적 근경련(**S**), 근경련이 없는 저항이나 뻣뻣함(**R**)을 포함한다(그림 8–6; 글상자 8–7).[1,3,18]

2명 물리치료사에 의해 이루어진 34명 환자의 가쪽돌림에 대한 운동 도표 이용과 끝느낌 평가의 검사간 신뢰도와 검사자간 신뢰도는 높은 수준을 보였다. 운동 도표에 의해 측정되었듯이, 최대 통증과 저항은 가동범위와 매우 밀접한 관련을 보였다. 운동 도표와 끝느낌의 평가 사이에서 좋은 신뢰도가 나타났다.[19]

중요 인용 (NOTABLE QUOTABLE)

"지도가 없다면 지리학을 이해할 수 없다. 그들은 여러분이 얼핏 읽을 수 있도록 엄청난 혼란의 사실을 감소시켰다. 나는 수동운동이 지리학보다 근본적으로 어렵지 않다고 생각한다."

C.P. Snow, 1965

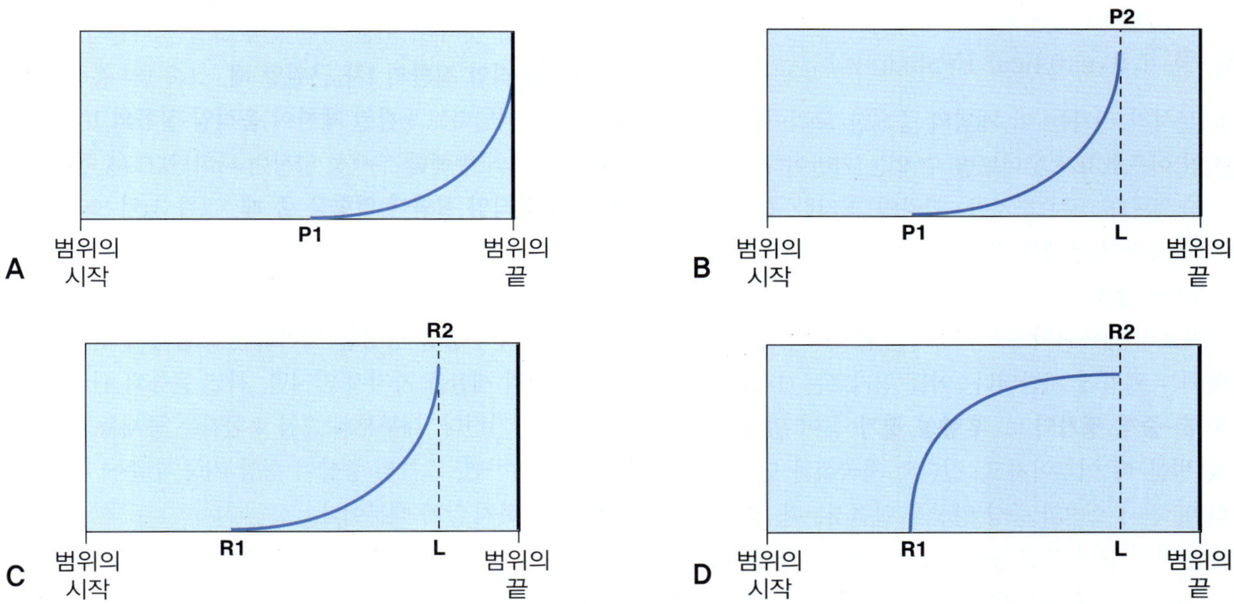

그림 8–6 관찰된 운동 패턴을 묘사하는데 이용되는 Maitland의 운동 도표. **A.** 통증은 범위 내에서 점진적으로 증가하지만, 운동을 제한하지 않는다. **B.** 통증은 범위 내에서 점진적으로 증가하고, 운동을 제한한다. 이것은 통증이나 증상이 우세한 것으로 간주된다. **C.** 저항은 범위 내에서 점진적으로 증가하고 운동을 제한한다. 이것은 저항이 우세한 것으로 간주된다. **D.** 저항이 가동범위 내에서 갑자기 증가하고, 운동을 제한한다. L: 운동 제한; P1: 첫 번째 통증 발생; P2: 마지막 통증 발생; R1: 첫 번째 저항 발생; R2: 마지막 저항 발생(출처: Hengeveld E, Banks K, eds. Mailtland's Peripheral Manipulation, 4th ed. Elsevier–Butterworth–Heinemann; 2005).

글상자 8-7 Maitland 운동 도표의 구성요소

AB : 완전한 가동범위
A : 범위의 시작
B : 능동운동의 한계를 초과하는 정상 수동운동의 한계
AC : 구성요소의 정도
A : 구성요소의 부족
C : 구성요소의 최대
L : 가동범위 한계
(B 이전의 L = 저가동성, B 이후의 L = 과가동성)
P1 : 통증이 최초로 발생하는 위치
P2 : 추가적인 움직임을 제한하는 통증
(L 위의 CD 선에 표시함)
P1–P2: 이 선은 운동 동안 통증을 시각화한다.
P' : 추가적인 움직임을 제한하지 않는 통증
(통증이 나타나는 범위 안에서 지점을 표시함)
R1 : 움직임에 대해 통증 없이 최초로 저항하는 지점
R2 : 추가적인 움직임을 제한하는 저항
(L 위의 CD 선에 표시함)
R1–R2: 이 선은 운동 동안 저항을 시각화한다.
S1 : 움직임에 대해 근경련성 저항이 최초로 일어나는 지점
S2 : 추가적인 움직임을 제한하는 근경련성 저항
(L 위의 CD 선에 표시함)

분석적 평가 (Analytical Evaluation)

완벽한 분석적 평가는 이 개념의 중요한 고리이다. 이것은 전반적인 어프로치가 무너뜨릴 수 없는 기반이다. 검사와 중재의 기술 발달은 중요하지만, 환자의 철저한 검사를 통해 얻어진 데이터의 상세한 분석적 평가에서 능숙하게 되는 가치와 동등하지 않다.[1–3]

호주 어프로치 내에서의 3종류 평가는 환자의 관리계획 내에서 수행되는 평가에 기반된다. 이들 평가로는 (1) **초기 평가**, (2) **중재–중재 평가**와 (3) **후향성 평가** 등이 있다. 초기 평가는 첫 방문 때 이루어지고, 질환의 자극성과 단계를 확인하는 한편, 검사 소견과 증상 양상을 연결짓는다. 중재–중재 평가는 환자의 관리 과정 동안 특별한 기법과 관련된 중재의 효과를 결정한다. 후향성 평가는 중재 도중이나 중재의 마무리 때 수행되며, 미래의 예후와 전반적인 효율성을 결정한다(글상자 8–8). 환자의 말을 주의깊게 경청하고, 선택된 중재에 대한 환자의 반응을 지속적으로 재고려함으로써, 치료사는 적절한 성과를 달성함에 있어 그 차이점을 만들 수 있는 귀중한 데이터를 얻을 것이다.

글상자 8-8 평가의 유형과 각각을 위한 이유

1. 초기 평가
   - 주관적 검사와 객관적 검사 사이의 연결
   - 진단과 분류
2. 중재–중재 평가
   - 중재에 대한 반응
   - 중재 내내 주기적으로 수행되는 평가
3. 후향적 평가
   - 시간에 따른 변화
   - 예후와 추가적인 중재를 위한 필요성

도수물리치료사는 유사 징후와 관련된 환자의 특별한 요구를 알아내기 위해 지속적인 재평가를 실시해야 한다. 첫 검사를 할 때나 환자를 치료하는 내내, 도수치료사는 증상의 원인과 움직임과 증상 사이의 관계를 확인하려는 시도를 해야 한다(그림 8–7). 치료사는 이런 정보를 통해 감별진단을 이끌어낼 것이고, 이런 감별진단은 가장 선호되는 중재의 과정을 결정할 것이다(글상자 8–9).[1,3]

호주 어프로치의 분석적 평가는 환자를 4개 진단분류 그룹으로 배정할 것이다. 이들 진단 분류 그룹은 다음과 같다: (1) **통증이 움직임 질환의 1차 근원일 때**, 그룹 1의 통증 우세성 양상이 나타난다; (2) **관절 제한이 움직임 질환의 1차 근원일 때**, 그룹 2의 뻣뻣함 우세성 양상이 나타난다; (3) **통증과 뻣뻣함이 움직임 질환에 영향을 줄 때**, 그룹 3a와 3b의 통증–뻣뻣함이 결합된 양상이 나타난다. 여기에서, a는 통증이 1차 제한의 근원이고, b는 뻣뻣함이 1차 제한의 근원임을 의미한다; (4) **일시적 통증 양상을 의미하는 그룹 4의 환자**는 관절 가동범위의 제한을 가지지 않지만, 특별 운동과 관련된 일시적 통증을 가진다. 대부분의 그룹 4 환자는 중재를 원하지 않는다. 왜냐하면, 그들의 증상이 정상 기능 수준에 영향을 줄 만큼 뚜렷하지 않기 때문이다.

검사 과정의 초기에, 치료사는 환자가 통증 우세성 양상(통증이 1차 제한의 원인이 되는)을 띠는지, 아니면 뻣뻣함 우세성 양상(관절 제한이 1차 제한의 원인이 되는)을 띠는지를 결정해야 한다. 환자 우세 양상의 결정은 가장 적절한 환자 관리계획에 관한 결정 안에 통합된다(그림 8–8; 표 8–3).[1,3,5,9]

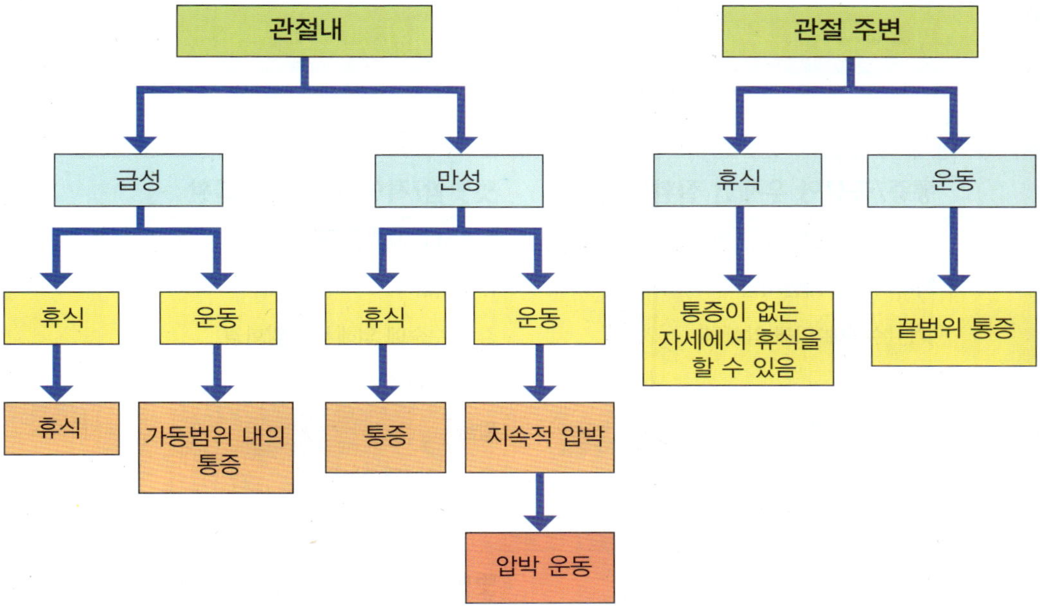

그림 8-7 관절내 질환과 관절 주변 질환의 구분. (출처: Mailtland G.D.: Peripheral Manipulation. 3rd ed. Woburn, MA: Butterworth-Heinemann; 1991.)

글상자 8-9 평가 과정의 요약

1. 첫 평가 동안, 치료사는 질환의 단계와 안정성을 이해하고 진단을 이끌어내기 위해 정보를 비교해 본다.
2. 환자의 병력을 신체 소견과 관련시키거나 분리한다.
3. 환자의 인성과 통증 역치를 평가한다.
4. 첫 방문 후, 예후를 예상한다.
5. 각 치료 회기를 시작할 때, 주관적이나 객관적으로 환자 상태의 변화를 평가하고, 또 방문할 때마다 증상의 양상을 평가한다.
6. 각 치료 회기 동안, 치료의 이전, 도중 및 이후에 각 중재의 효율성을 평가한다.
7. 주기적으로 중재의 전반적인 효율성을 평가한다.
8. 중재를 끝낼 때쯤, 예방의 필요성을 포함하여 장기 예후의 평가를 결정한다.

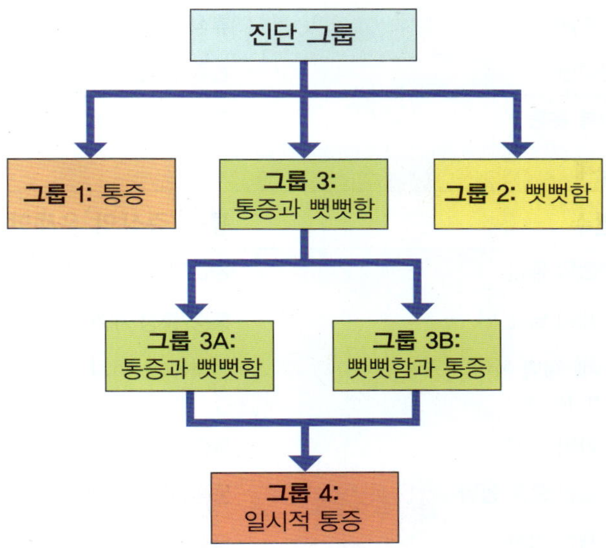

그림 8-8 호주 어프로치의 진단분류 그룹.[3]

표 8-3 통증이 우세한 질환과 뻣뻣함이 우세한 질환에서 검사와 중재와 관련된 변수

주관적 표현

변수	통증/증상이 우세한 질환	뻣뻣함/저항이 우세한 질환
위치	확산성	국소성
야간통	악화됨	가볍거나 중등도의 통증
진통제 사용	중간 정도 용량/많은 용량	적은 용량

계속

표 8-3 통증이 우세한 질환과 뻣뻣함이 우세한 질환에서 검사와 중재와 관련된 변수 - 계속

주관적 표현		
변수	**통증/증상이 우세한 질환**	**뻣뻣함/저항이 우세한 질환**
통증/증상의 특성	화끈거리고 날카로운 통증	뻣뻣하고 제한된 통증
통증/증상의 빈도	지속적이고 가변적임	간헐적임
활동에 대한 반응	낮은 수준에 의해 악화됨	강한 수준에 의해서만 악화됨
통증/증상의 강도	5/10 이상	5/10 미만
통증/증상의 기간	활동 후 천천히 감소됨	짧음
병력	최근 발생	만성 (6개월 이상)
객관적 표현		
변수	**통증/증상이 우세한**	**뻣뻣함/저항이 우세한**
범위	통증, 운동 시 통증 두려움	제한됨
통증/증상	휴식, 초기 범위와 중간 범위	끝범위에서만
근경련	종종 발생함	거의 나타나지 않음
반복 운동	악화됨; 선호 방향 제외	범위 증가
중재		
변수	**통증/증상이 우세한**	**뻣뻣함/저항이 우세한**
운동의 등급	등급 I과 등급 II	등급 III과 등급 IV
중재의 목표	통증/증상 제거	가동범위 증가 (통증이 발생할 수 있음)
중재-장벽 사이의 관계 (P1, R1, S1)	장벽에 못 미쳐	장벽까지 또는 장벽을 초과함
평가의 초점	통증 양상	통증을 고려하고, 가동범위 증가
선호된 운동 방향	통증/제한이 가장 적은 방향	제한이 가장 심한 방향
잠재성 기전	급성 염증	섬유화/흉터조직
치유 단계	염증기	증식기, 섬유기 및 성숙기

중요 인용 (NOTABLE QUOTABLE)

"도수치료는 사고의 명확성에 좌우된다. 꼼꼼하고 비판적인 사고가 매우 중요하다. 초보 치료사는 경험이 많은 치료사 보다 느리게 몇몇 결과를 얻을 것이고, 그들은 지름길을 가려는 유혹을 이겨내야 한다. 초보 치료사는 미래를 위해 느리게 가더라도 올바른 결과를 얻어야 하고, 길을 갈 때 한 발짝 한 발짝을 조심스럽게 앞으로 향해야 한다. 치료사들이 그들의 지식을 명확하게 증명된 사실 안에 잘 정돈하지 않으면, 그들은 다른 상황일 때 써 먹을 수도 없는 시시한 지식을 가지는 것으로 끝날 것이다."

J. Hickling

중재의 원리 (PRINCIPLES OF INTERVENTION)

원리와 정의 (Principles and Definitions)

다른 도수치료 어프로치와는 달리, 호주 어프로치는 기법 수행을 강조하지 않고, 중요한 가치를 검사와 평가 기술의 발전에 둔다. 호주 어프로치는 지지되고 있는 확고한 치료기법이 없다. 이처럼, 도수기법의 수행을 위해 특별히 규정된 방법은 없다. 치료사는 환자의 요구에 맞게 치료기법을 수정하거나, 바꾸거나, 강화할 수도 있고, 심지어 새로운 기법을 만들 수도 있다. 다른 어프로치와 비슷하게, 효율적인 가동을 얻는데 필요한 가장 중요한 기술은 운동 인지의 발달이다. 보다 나은 느낌의 운동을 위해, 치료사는 주된 동작으로 손가락이나 손을 사용하지 않고, 온몸을 사용하는 것이 좋다.

Maitland가 신봉한 모든 기법은 몇 개의 기본적인 구성 요소만 가지고 있다. 거의 모든 기법은 몇몇 수준의 진동 기법을 이용한다. 일반적으로 초당 2-3회의 진동을 권장하고 있지만, 다양한 변화가 있다. 이 기법들을 사용하기 시작할 때, 치료사는 최소한의 힘으로 최대 효과를 얻기 위해 관절을 중립위로 배치해야 한다. 호주 어프로치에서, 가동술은 다음의 수동운동 사용에 초점을 맞춘다: *생리적 운동, 종속운동, 생리적 복합운동, 생리적 복합운동과 종속운동의 결합운동, 그리고 복합 종속운동 등.*[1,3,5,9]

임상적 핵심 (CLINICAL PILLAR)

2가지 질문이 중재 내내 지속적으로 이루어져야 한다:

1. 증상이 시작되는 ***지점***은 어디인가?
2. 움직임과 증상 사이의 ***관계***는 무엇인가?

뻣뻣함이 우세한 관절에서 가동범위를 증가시킬 목적으로 이 기법들을 이용할 수 있다. 본 예에서, 기법들은 뻣뻣함이 있는 방향으로 적용되고, 저항이 있는 지점에서 실행된다. 통증이 우세한 관절에서도 증상을 완화시킬 목적으로 이 기법들을 이용할 수 있다. 본 예에서, 치료사들은 부드러운 압력을 이용하여 큰 진폭의 진동을 이용하는데, 통증이나 저항이 발생하지 않는 지점까지만 수행한다. 본 예에서, 치료사는 기법의 방향을 바꿀 수도 있고, 통증이 없는 이웃 관절부터 먼저 수행할 수도 있다. 수동 도수기법을 적용하기 전에, 치료사는 환자의 증상을 유발하거나 완화시킬 수 있는 수동운동이나 위치를 알고 있어야 한다.[5,9]

호주 어프로치에서 적절한 기법의 수행이 이루어지려면, 검사 소견을 통해 치료사에 의해 수행되어야 할 리듬이 결정되고, 가동범위에서의 위치가 결정되고, 또 기법을 수행할 때 적용되는 힘의 양이 결정되어야 한다. 호주 어프로치의 독특한 특성은 치료사가 환자의 반응을 바탕으로 기법의 변화를 자유롭게 할 수 있다는 점과, 진동 기법의 수행을 강조하는 점, 그리고 간헐적으로 관절 압박기법을 사용한다는 점이다. 호주 어프로치의 핵심 개념은 *"치료 기법은 독창적인 창의력의 소산이다"*; 도수물리치료사는 치료 기법의 노예가 되어서는 안 되고, 검사와 평가의 과정을 통해 치료 기법을 수행해야 한다.[3] 도수치료사는 최상의 결과를 얻기 위해 도수 기법의 선택과 적용을 할 때 혁신, 창의력 및 훈련을 사용해야 한다(글상자 8-10).

중요 인용 (NOTABLE QUOTABLE)

"기법은 독창적인 창의력의 소산이다."

G.D. Maitland

호주 어프로치에서, 기법을 수행하는데 이용되는 진폭과 리듬은 4 등급으로 이루어진다(글상자 8-11). 이들 등급은 도수치료사들에게 널리 사용되고 있고, 수행되는 수동운동의 종류를 기록하고 묘사하는 방법으로 이용되고 있다. 그들의 폭넓은 수용에도 불구하고, 등급체계의 타당도에 많은 이견

글상자 8-10 기법 수행의 기본 측면

1. 치료 기법이 규정되어 있지 않고, 환자의 요구를 충족시키기 위해 수정되어야 한다.
2. 기법은 움직임을 느끼는 치료사의 능력을 바탕으로 한다.
3. 주된 작용으로서, 손가락이 아니라 온몸을 이용해야 한다.
4. 초당 2-3회의 규칙적인 진동기법을 이용한다.
5. 관절의 중립위에서 기법을 시작하는 것이 가장 좋을 수도 있다.
6. 가능하면 최소의 힘을 이용한다.

글상자 8-11 움직임 등급을 위한 근거

1. 움직임 등급에 대한 근거들은 환자를 교육하고 치료하는 동안 기본적인 의사소통을 형성한다.
2. 움직임 등급에 대한 근거들은 치료사로 하여금 수행되고 있는 기법에 보다 비판적인 생각을 할 수 있도록 만든다.
3. 움직임 등급에 대한 근거들은 중재를 기록할 때 효율적인 약어 체계를 제공한다.

이 있어 왔다. 수동운동의 적용에서 이용되는 움직임 등급은 4 단계이다. (1) **등급 I**: 시작 범위 근처에서 이루어지는 작은 진폭; (2) **등급 II**: 중간범위까지 이루어지는 큰 진폭의 가동술이고, 뻣뻣함이나 근경련이 없는 범위에서 이루어진다; (3) **등급 III**: 뻣뻣함과 근경련이 있는 범위까지 이루어지는 큰 진폭의 가동술; (4) **등급 IV**: 뻣뻣함과 근경련이 있는 범위까지 이루어지는 작은 진폭의 가동술. 경우에 따라 "+"나 "−"를 표시하여, 진폭과 위치에 대한 자세한 내용을 제공하고 있다. 예를 들어, *등급 II−*는 저항이 없는 범위에서 시작하는 큰 진폭의 움직임이고, *등급 II+*는 조금 더 깊게 가동술이 적용되지만, 여전히 저항은 느껴지지 않는다. *등급 III−*, *등급 III+*와 *등급 IV−*, *등급 IV+*에서도 비슷한 해석을 적용할 수 있다. *등급 IV+* 와 비교되는 *등급 IV*의 위치는 주관적이고, 끝범위에서 치료사의 힘에 좌우된다. 예를 들어, *등급 IV+++*은 끝범위에서 적용되는 매우 강한 압박을 의미한다.[1,3,5,9] 이 등급들은 안정자세(A)에서 끝범위(B)까지 선으로 묘사된 운동도표로 묘사될 수 있다(그림 8-9, 8-10, 8-11, 8-12).[18,19]

운동 도표는 끝느낌의 종류에 따라 다양하게 바뀔 수 있다. 만약 딱딱한 끝느낌이 아닌 부드러운 끝느낌이 느껴진다면, 딱딱한 끝범위에서 나타나는 것과 비교해 볼 때, 끝범위(B) 이전에 나타나는 저항(R)과 등급 III과 등급 IV 사이의 관계가 변할 것이다. 기법이 적용되는 가동범위의 위치와 가동술의 진폭과 리듬도 확인된 끝느낌의 특성에 따라 바뀔 것이다.[1,3,18,19] *등급 III−*의 가동술은 약간의 저항까지 움직임이 일어나는 반면, *등급 III+*의 가동술은 저항이 완전히 일어나는 지점까지 이루어진다. 비슷한 방법이 *등급 IV*의 움직임에서도 이용된다. 중요한 것은 *등급 I*과 *등급 II*은 항상 저항이 없는 움직임이라는 점이다.[1,3,5,9]

비록 치료사가 특정 움직임을 제한하는 구조물을 고려하겠지만, 치료의 기법을 결정하고 선택된 기법을 어떻게 적용할 것인지에 대한 최우선 사항은 환자의 증상과 징후이다. 가장 적절한 기법의 사용에 대한 결정은 환자의 증상과 움직임 제한

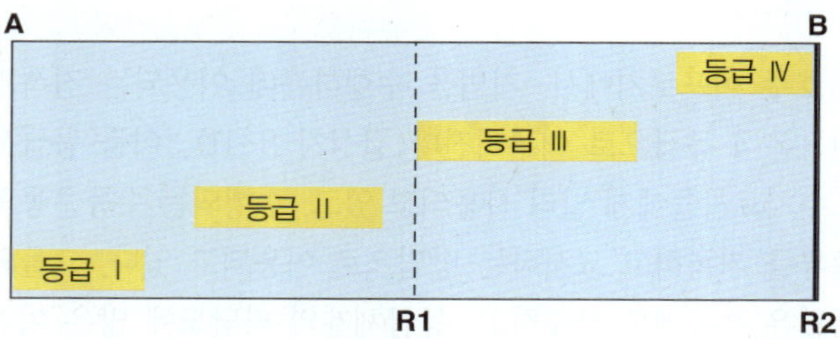

그림 8-9 정상 범위 내에서의 가동술 등급. A와 B는 각각 가동범위의 시작과 끝을 의미한다. R1은 움직임에 대한 첫 번째 저항이 일어나는 시점이고, R2는 마지막 저항이 일어나는 시점이다(출처: Maitland Australian Physiotherapy Seminar. MT-1: Basic Peripheral. Cutchogue, NY: Maitland Australian Physiotherapy Seminars; 2005).

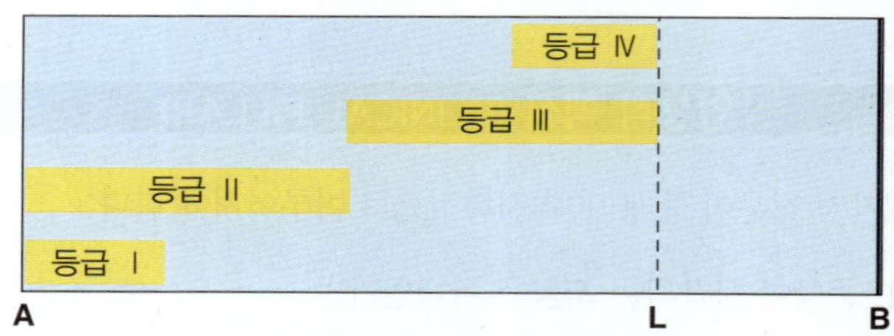

그림 8-11 저가동성 관절에서의 움직임 등급. L은 병태적 끝범위이고, 이것은 정상 끝범위(B) 이전에 일어난다.[1]

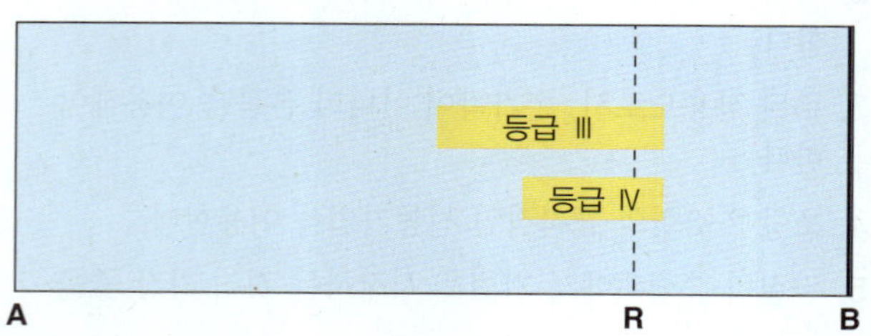

그림 8-10 등급 III과 등급 IV는 부드러운 끝느낌이고, 저항 R은 움직임의 끝범위(B) 이전에 나타난다.[1]

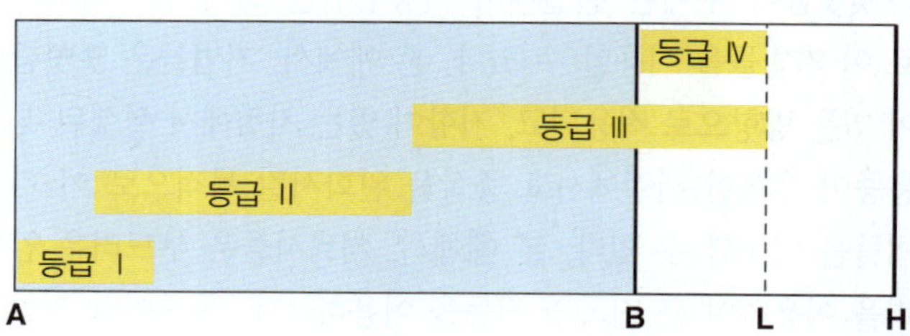

그림 8-12 과가동성 관절에서의 움직임 등급. 전형적인 끝범위인 B는 과가동성 관절의 끝범위(H) 이전에 일어난다.[1]

글상자 8-12 기법 선택에 관한 결정

1. 가동범위에서의 위치
2. 힘의 양
3. 기법의 기간
4. 기법의 속도
5. 기법의 리듬
6. 기법 동안 수용할 수 있는 통증의 정도

의 종류와 위치 사이의 관계를 기반으로 한다(글상자 8-12).

*등급 I*과 *등급 II*의 가동술은 관절 관련 통증을 감소시키는 신경생리적 효과를 가지는 것으로 알려져 있다. *등급 III*과 *등급 IV*의 가동술은 조직 장벽으로 인한 관절의 제한을 치료하여 가동범위를 증가시키는 것으로 알려져 있다. 종속운동을 사용하는 등급 III 가동술이 진통과 연관된 교감신경계의 기능을 변화시키는 것으로 밝혀졌다. 피부 온도와 피부 전드도의 변화에서 나타나듯이, 목뼈의 등급 III 가동술과 오목의 팔관절의 등급 III 가동술이 교감신경계의 유출을 변화시키는 것으로 밝혀졌다.[21,22]

기법의 적용 (Application of Techniques)

가장 적절한 치료 기법의 적용은 기법의 유형, 방향, 등급, 속도, 리듬 및 기간에 대한 치료사의 결정을 알려주는 정확하고 반복적인 평가를 필요로 한다. 변화를 일으키지 않고 특정 기법을 적용할 때, 기법을 적어도 1번 이상 수행하고, 변화가 없다면 그 기법을 사용하지 않는다. 특정 기법으로 향상이 있으면, 동일 기법을 반복 수행한다. 특정 기법으로 증상이 악화되면, 그 기법을 더 이상 사용해서는 안 된다. 그러나 나중의 단계에서는 그 기법을 부드럽게 적용할 수도 있다. 일반적

적용을 위한 질문 (Questions for Reflection)

- 시간의 소비가 적게 일어나는 다른 중재 대신에, 여러분은 왜 ***수동가동술***을 고려하는가?
- 환자의 검사에서 수동가동술로부터 좋은 이점을 가질 수 있다는 뚜렷한 지표나 예측요소는 무엇인가?
- 손상을 예방하기 위해 수동가동술을 어떻게 이용할 수 있는가?

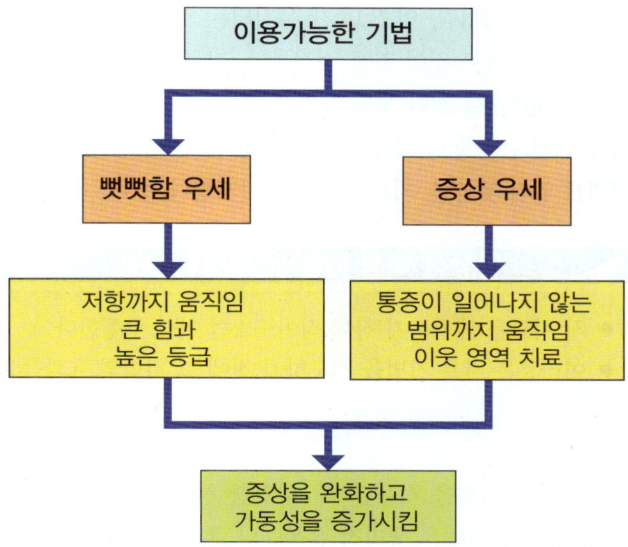

그림 8-13 증상과 움직임 사이의 관계를 바탕으로 기법을 선택하는 일반 개념.[1]

으로 치료사는 그 기법이 비효율적인 것으로 밝혀지기 전까지는 그 기법을 계속 사용하는 것이 중요하다.[5,9]

적용되는 특정 기법의 깊이는 통증, 근경련, 저항 사이의 관계에 의해 결정된다. 운동 범위에 있어 이 요소들의 심각도와 상대적 위치는 중요한 지표가 된다. 운동 시 통증은 적용되어야 할 기법의 깊이에 있어서 가장 중요한 지표이다. 만약 질환이 통증 우세성이고 가동범위의 초기에서 발생한다면, *등급 II 가동술*의 진행과 함께 *등급 I 가동술*을 이용한다. 이 기법들의 진전이 일정하게 유지되면, 운동 장벽을 참여시키기 위해 가동술의 등급을 향상시킨다. 기법이 먼쪽 부위로 증상으로 일으킬 때, 더 큰 관리가 필요하다. 통증이 발생할 때는, 중재 이후 24 시간 이상의 평가를 통해 치료를 계속 해야 할지를 결정할 것이다. 뻣뻣함이 우세한 질환의 경우, 큰 진폭의 *등급 III 가동술*과 작은 진폭의 *등급 IV 가동술*로 저항 지점까지 움직인다. 작은 진폭의 *등급 IV 가동술*은 끝범위 통증을 치료하는데 이용된다. 큰 진폭의 *등급 III 가동술*은 가동범위 도중의 통증에 이용되고, *등급 IV 가동술*로 발생한 근육통을 완화하는데 이용된다. 가동술이 근육 반응이나 근경련을 일으킬 때는, 근경련을 피하기 위해 기법은 보다 천천히 그리고 깊게 수행하는 것이 중요하다(그림 8-13).[3,5,9]

중재의 기간과 빈도에 있어서, 초기 치료의 기간이 후속 치료의 기간보다 짧아진다는 것이 중요한데, 그 이유는 검사와 첫 번째 적용된 중재로부터 기대되는 누적 효과 때문이다. 후속 중재의 기간은 앞선 치료에 대한 환자의 반응에 좌우된다.

일반 지침에서처럼, 약 30초간 유지되는 3회 또는 4회의 가동술을 고려하는 것이 가장 적절하다. 자극성이 높은 질환은 이들 매개변수를 절반 정도 감소시키는 것을 필요로 한다. 만약 중재가 근육통을 지속시키고, 많은 치료횟수에 맞게 좋은 결과를 얻지 못하면, 치료를 일시 중단시킨다.

임상적 핵심 (CLINICAL PILLAR)

- 각 치료를 폐기하기 전에 적어도 2번 이상 수행한다.
- 여러분은 다른 기법을 시도하기 전에 그 기법의 효과를 알아야 한다.

수동운동 기법을 적용할 때, 다양한 선택을 이용할 수 있다. 수동운동 기법은 **생리적 운동**이나 종속운동을 포함할 것이다. 이 기법들에는 **생리적 복합운동**(예: 환자의 수동운동은 허리뼈의 오른쪽 옆굽힘과 오른쪽 돌림을 일으킨다), **종속 복합운동**(예: 편측 뒤앞 압박은 PA 활주와 돌림을 일으킨다), 생리적 복합운동과 종속운동의 결합운동(예: 치료사가 편측 뒤앞 압박을 적용할 때, 목뼈가 수동으로 돌림된다.) 등이 있다. 중요한 것은 중재 동안 **견인 기법**과 **압박 기법**도 간헐적으로 적용된다는 점이다. 증상이 우세할 때는, 치료에 대한 내성을 증가시키기 위해 약간의 견인을 환자에게 적용할 수 있다. 환자의 통증이 뚜렷한 요소가 아닐 때는 압박 기법을 적용할 수도 있다.[3]

기법 적용의 다음 고려사항은 수행운동이 수행될 방향의 결정이다. 기법은 생체역학적 방향(관절의 생리적 운동면과 일치되는)으로 수행되거나 또는 비생체역학적 방향(관절의 생리적 운동면과 일치되지 않는 방향)으로 수행될 것이다.[1,3] 호주 어프로치에서는, 관절운동형상학의 법칙을 엄격하게 준수할 필요는 없다. 관절 움직임에 대한 지식은 이론적으로 유용하지만, 치료 선택이 몇몇 원리에 의해 제한되고 구속되는 지점 까지 중재를 적용해서는 안 된다(표 8-4).

검사 동안, 치료사는 유사 징후를 감소시키거나 증가시키는 1차 움직임을 확인한다. 예를 들어, 목뼈 굽힘이 유사 징후를 일으키고, 다른 움직임이 유사 징후를 일으키지 않는다면, 굽힘을 1차 움직임으로 간주한다. 그런 다음 치료사는 증상에 대한 복합운동의 효과를 확인한다. 예를 들어, 옆굽힘이 굽힘에 첨가될 때 증상이 증가하는가? 치료사는 가장 뚜렷한 유사 징후를 일으키는 방법을 결정하기 위해, 환자를 옆굽힘한 후 굽힘시키거나 굽힘한 후 옆굽힘시킬 수 있다. 복합운동에 첨가되는 마지막 요소는 종속운동이다. 예를 들어, 환자를 미리 옆굽힘과 굽힘한 자세로 취하게 한 후, 유사 징후에 대한 C6의 편측 뒤압 압박의 효과는 중재를 가이드하는데 유용할 수 있다. 증상 양상에 따라, 치료사는 증상이 덜 유발되는 방향으로 시작한 후, 증상이 심하게 유발되는 방향으로 진전하는 방법을 선택할 수 있다.

적용을 위한 질문 (Questions for Reflection)

- 수행되는 기법을 가이드하기 위해 관절운동형상학의 지식을 어느 정도까지 알아야 하는가?
- 구조물은 기능을 알려 준다. 만약 이것이 사실이라면, 관절운동형상학에 의해 수동 가동술이 구속되지 않아야 하는가?

앞에서 언급된 기법 적용의 원리 이외에, 수행될 기법의 리듬도 고려해야 한다. 가동술의 리듬은 **정적 유지 리듬, 느린 리듬, 끊기는 듯한 리듬** 등이 있다. 느린 리듬이 통증성 관절에 적응될 수 있다. 이완되기 어려운 환자의 경우에는, 리듬

표 8-4 증상의 특성에 의한 기법의 유형

증상 (Symptoms)	기법의 유형 (Type of technique)
끝범위 증상 (End-of-range symptoms)	끝범위의 기법
가동범위 동안의 증상 (Through-range symptoms)	가동범위 동안의 기법
지속적인 통증 (Constant pain)	생리적 중립위에서의 종속운동
체중부하 시의 가벼운 통증 (Mild aching)	압박을 이용한 기법
통증과 관절주변의 뻣뻣함 (Stiffness)	통증이 유발되는 지점까지 뻣뻣함을 신장함

임상적 핵심 (CLINICAL PILLAR)

- 비침범된 쪽이 가장 좋은 비교 대상이다.
- 환자가 여러분의 기술을 정제하는데 도움을 준다. 환자의 코멘트는 귀중하다.
- 병태생리적 질환과 병태역학적 질환의 차이점과 우월성을 인지한다.
- "벽돌" 손이나 "강철" 손을 피한다. 부드러운 접촉을 이용하고 손으로 "검진" 한다.
- 검사의 특징을 표현에 맞춘다. 편견을 표현에 맞추지 않도록 한다.
- 첫 방문을 성공으로 만든다.
- 첫 번째 효과를 알고 있을 때만 두 번째 기법을 첨가한다.
- 끝범위에서 너무 오랫동안 유지하지 않는다.
- "치료 욕심"을 내지 않는다: 초기에는 간단하게 치료한다.
- 능동운동을 먼저 시작하고, 그 다음에 수동운동을 실시한다.
- 치료 결과를 미리 결정한다. 그러나 운동 등급을 미리 결정하지 않는다.
- 환자에게 신경을 쓴다. 나중에 이론을 생각한다.
- 최대의 효과를 얻기 위해 최소의 힘을 이용한다.
- 분석으로부터 파행을 얻지 않는다.
- 진단의 함정을 피한다. 진단, X 선, 자기공명영상 등을 근거로 환자를 치료하지 않는다.
- 동일 부동산을 2배로 지불하지 않는다. (예: 만약 여러분이 많은 움직임을 하면, 그것을 유지하도록 최선을 다한다.)

을 깨뜨리거나 리듬의 진폭을 바꾸는 것이 효율적일 수 있다. 고정된 유지(stationary holding)는 움직임 제한까지 느리게 움직임을 적용한 후, 일정시간 동안 그것을 유지하는 것이다. 통증이나 제한이 가라앉을 때, 제한 범위까지 추가적인 운동을 수행한다. 그런 다음, 제한에 못 미치는 작은 진폭 운동이 수행될 수 있다(그림 8-14).[3,5,9]

특성 구분하기 (DIFFERENTIATING CHARACTERISTICS)

대부분의 도수치료 어프로치들이 포괄적인 주관적 검사와 병력 체크를 수행하지만, 대다수 어프로치는 호주 어프로

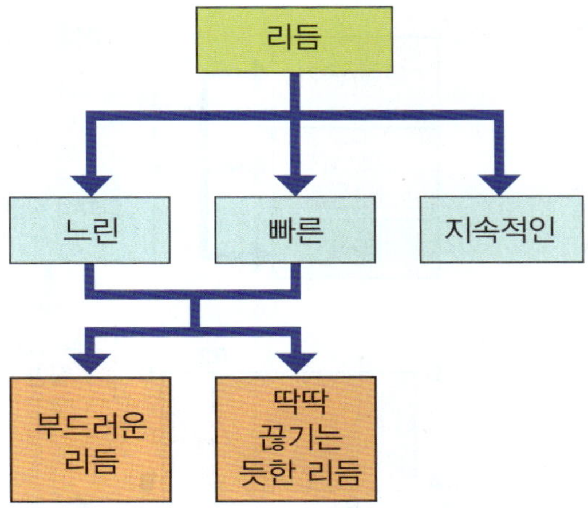

그림 8-14 가동술 동안 이용되는 리듬의 선택(출처: Mailtland G.D.: Peripheral Manipulation. 3rd ed. Woburn, MA: Butterworth-Heinemann; 1991).

치의 핵심 특징인 상세한 질문 과정을 이용하지 않고, 환자의 경험을 이해하는 것으로 돌린다. 공감을 불러일으키는 질문은 언어적 의사소통과 비언어적 의사소통을 필요로 하는 경청 과정을 통해 달성된다(그림 8-15).

대부분의 어프로치와 마찬가지로, 호주 어프로치도 문제의 병태 조직을 확인하는데 가치를 둔다. 그러나 호주 기법은 환자와 직접적인 상호작용을 하는 동안 얻어진 치료사 관찰과 비교되는 두 번째 역할로서 이론 지식을 배당한다. Maitland의 구획적 사고 과정은 증상의 근원을 결정함에 있어 임상적 편견을 피하도록 설계되었다. 호주 어프로치의 종속운동 검사는 풀림자세, 끝범위, 통증 위치에서 이루어질 수 있다. 호주 어프로치의 중재는 관찰된 움직임과 보고된 증상 사이의 관계에 의해 거의 전체적으로 가이드되고 정보를 제공받는다. 1개 이상의 유사 징후에 의해 결정되는 증상-중심 진단을 더 지지하고 있고, 조직-중심 진단을 설정하는 심오한 강조는 없다. 호주 어프로치는 환자 관리의 평가 요소에 더 많은 강조를 두고 있고, 또 2차 고려사항으로서 실제의 기법 수행을 하고 있다. 호주 어프로치의 개념은 기법이 적용되는 비규정의 방법에서 뚜렷해지고, 치료사에게 기법을 실행할 때 혁신과 창의력을 사용하도록 권장하고 있다. 도수 기법은 다양한 운동의 방향, 유형, 리듬, 등급, 위치 및 기간으로 적용된다. 호주 어프로치의 기법은 종속운동과 생리적 운동을 결합할 수도 있다. 호주 어프로치는 검사와 중재 동안 압박을 이용하기도 한다. 중재에 이용된 기법은 종종 검사 때 이용되는 기법과 동일하다. 치료의 선택과 수행을 위한 중요한 지침은 관찰된 유사 징후의 확인과 제거이다.

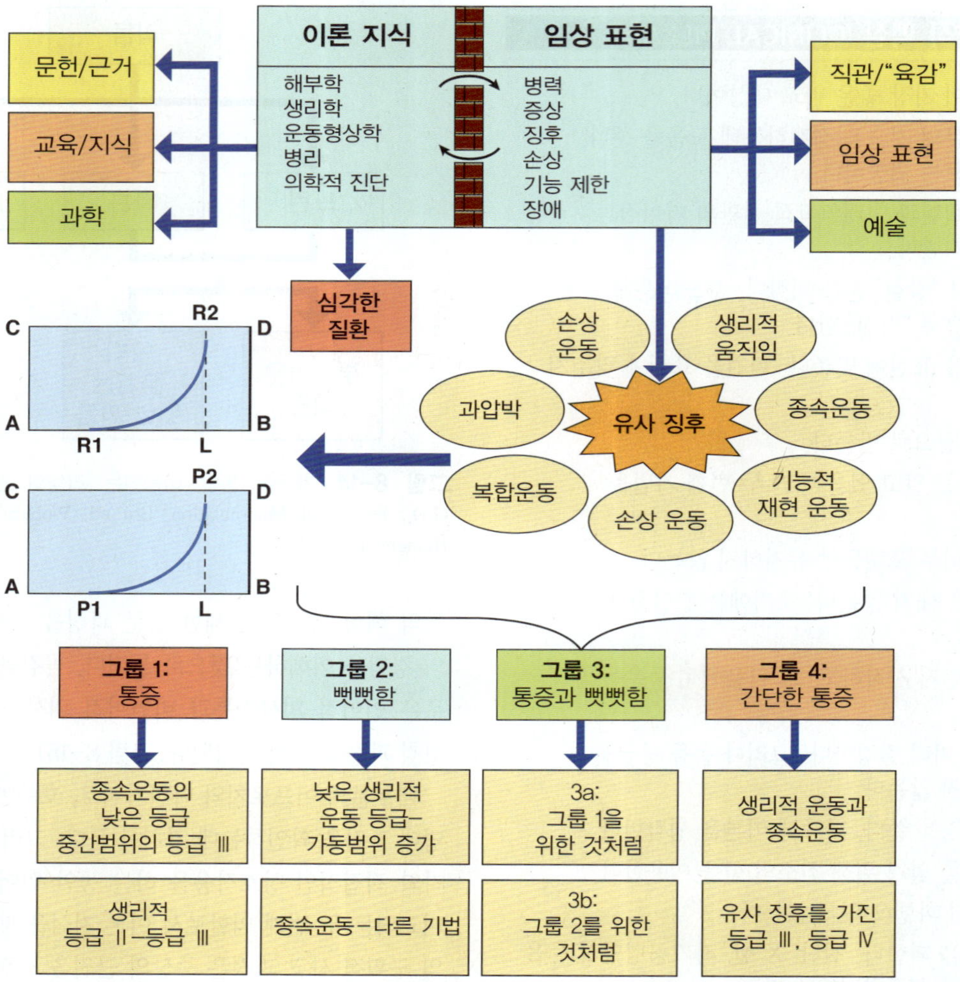

그림 8–15 호주 어프로치의 개념적 틀은 호주 어프로치의 1차 특징을 잘 보여주고 있다. 구획적 사고는 1개 이상의 유사 징후를 확인하기 위해 고안된 검사 절차를 이끌어낸다. 궁극적으로, 수동운동 검사 동안 저항과 통증 사이의 관계를 평가하는 것과 함께, 유사 징후의 확인은 진단 분류 그룹을 이끌어낸다. 그 다음 진단 분류가 중재를 결정한다.

비록 호주 어프로치에서 사용되는 도수치료기법이 오스티오패시, 카이로프랙틱, 전통의학에서 시작되었지만, 지속적인 평가 과정을 통해 비판적 사고를 강조하는 Maitland 개념이 호주 어프로치의 독특한 특징이다. 이런 혁신적인 개념은 오늘날 우리의 물리치료 임상의사결정 모델에 영향을 끼쳐 왔다. 임상 검사, 감별진단, 그리고 환자가 참고 있는 것을 완전히 이해하려는 의무에 대한 Maitland의 관심은 호주 어프로치가 시작된 이후로 호주 어프로치의 특징이 되었다. Towmey는 다음과 같이 호주 어프로치를 가장 잘 설명했다: *"Maitland는 주의깊고 포괄적인 검사가 움직임에 의한 정확한 치료의 적용을 초래하고, 그 다음 환자에 대한 움직임의 효과를 평가하는 것을 강조했다. 그리고 그는 현대 임상 어프로치에 대한 편견을 비판하는 것을 강조했고, 물리치료의 임상 직무가 과학적 방법에 근거하고 있음을 강조했고, 또 다른 전문 분야를 위한 모델로 작용할 것을 강조했다."*[23]

임상 사례 (CLINICAL CASE)

환자의 현재 병력 (HPI)

45세의 여성이 2년 전 교통사고로 채찍질 손상을 경험한 후 시작된 목과 오른쪽 팔의 통증을 호소하고 있다. 그녀의 증상은 약 1년 전에 완전히 해결되었다. 그녀에 따르면, 지난 주 테니스 경기 때 강력한 서브를 한 후, 증상이 재발되었다고 한다. 그녀의 증상은 발병된 후 몇 시간 동안 점차 악화되었다. 다음 날, 아침에 일어날 때 그녀의 증상은 더욱 악화되었지만, 스트레칭과 따뜻한 물로 샤워한 후에 좋아졌다고 했다. 현재 그녀의 증상은 아래쪽 목뼈 통증과 감각이상(어깨뼈 안쪽면과 위팔에서 오른쪽 팔꿈치까지 이르는 부위)이 있다. 목의 폄, 오른쪽 옆굽힘과 오른쪽 돌림 시에 증상이 증가되었다. 그녀의 증상은 예전의 증상과 비슷하다.

관찰: 오른쪽 목갈비근과 목빗근에서 근긴장이 증가했다. 머리가 앞쪽으로 쏠리고 둥근 어깨를 가진 자세를 취하고 있다.

AROM: 생리적 능동 폄과 오른쪽 옆굽힘 시 50% 쯤 제한되었다. 폄과 오른쪽 옆굽힘이 모두 오른쪽 어깨뼈 안쪽면의 유사 징후와 팔 감각이상을 발생시켰다.

PAIVM 검사: 등급 II+, C4–C5의 왼쪽을 대상으로 P2 지점까지 편측 PA 활주를 적용했을 때 유사 징후가 나타남.

근력: 오른쪽의 위팔두갈래근, 위팔근, 위팔노근에서 4/5의 근력이 있었고, 나머지는 모두 5/5의 근력이었다.

신경학 검사: DTR 검사와 가벼운 촉각검사, 날카로운/둔한 감각이 온전하고 대칭적이었다.

특수검사: 오른쪽 아래쪽 사분원 검사는 양성이었고, 증상의 말초화가 있었다.

방사선 검사: 뚜렷하지 않음.

1. 여러분의 검사 소견을 토대로, 이 환자를 어떤 진단 분류에 포함시킬 것인가? 여러분은 통증 우세성 질환이나 뻣뻣함 우세성 질환을 가진 것으로 그녀를 분류할 것인가? 이런 결론을 가져오는 근거와 그의 과정을 설명해 본다.
2. 이런 프리젠테이션에서, 무엇이 환자의 증상 근원이 될 것 같은가? 여러분이 제공하는 조직 중심 진단명은 무엇인가? 환자의 병력과 주관적 검사에서 드러나는 것은 무엇인가? 여러분을 이런 결론으로 안내하고 신체검사에서 드러나는 것은 무엇인가?
3. 위에서 설명된 여러분의 감별진단이 호주 어프르치의 도수치료 기법에 대한 여러분의 선택과 적용에 어떤 영향을 주는지를 기술해 본다.
4. 중재를 시작하기 전에 여러분이 가지는 부가적인 정보가 있는가?
5. 처음 물리치료를 받기 위해 방문했을 때 여러분이 실행할 수 있는 3가지 특별한 도수치료기법을 확인해 본다. 각 치료기법(예: 등급, 위치, 방향 및 기간 등)에 대해 자세히 설명하고, 여러분의 파트너에게 그것을 수행해 본다(특별한 기법에 대해 자세히 알고 싶으면 30장을 참고하기 바란다).
6. 물리치료를 위한 다음 방문 때, 여러분은 이전 중재의 성공을 어떻게 평가할 수 있는가? 만약 이전 중재에 부정적인 반응이 있다면, 이번 방문 때 여러분은 무엇을 할 수 있는가? 만약 이전 중재에 긍정적인 반응이 있다면, 이번 방문 때 여러분은 무엇을 할 수 있는가?
7. 여러분의 현재 소견을 정확하게 묘사하는 운동 도표를 그린다.
8. 이 환자에게 여러분이 사용할 부가적인 비도수 중재는 무엇인가? 비도수 중재는 선택된 OMPT 중재와 어떻게 관련되고 어떻게 OMPT 중재를 지지하는가?

따라하기 (HANDS-ON)

파트너와 함께 실습실에서 다음의 활동을 수행하자.

1

여러분의 파트너를 위의 임상 시나리오에서 기술된 환자로 생각해 본다. 여러분이 사용할 수 있는 초기 중재 과정을 결정하는데 필요한 가장 중요한 3가지 질문은 무엇인가? 이 환자에 대한 결론에 도달하기 위해 여러분이 사용할 때 임상 구획적 사고의 과정을 설명해 본다. 이론적 구획적 사고가 여러분의 평가, 진단, 예후 및 관리계획에 어떤 영향을 주는지를 설명한다.

2

파트너의 2번째 MCP 관절을 여러분의 집게손가락과 엄지로 잡고, 가능하면 관절선 가까이에 여러분의 손가락을 배치한다. 파트너를 대상으로 가동술 등급의 도표를 이용하여, 등급 Ⅰ-Ⅳ 종속 활주 가동술을 수행한다. 여러분이 기법을 수행할 때, R1과 R2이 관련되는지를 확인할 수 있는가? P1, P2, S1 및 S2이 존재하는가? 여러분이 이 기법들을 수행할 때, 피드백을 위해 여러분의 파트너에게 물어본다. 파트너의 손목, 팔꿉관절, 어깨관절, 엉덩관절, 무릎관절 및 발목관절에 대해 등급 Ⅰ-Ⅳ 활주 가동술을 수행한다.

3

"단원 Ⅲ: OMPT의 실행" 단락으로부터 하나의 척추 기법과 하나의 팔다리 기법을 선택하고, 위에서 설명된 방법과 동일하게, 파트너를 대상으로 등급 Ⅰ-Ⅳ을 이용하여 각 기법을 수행해 본다.

4

위에서 설명된 가동술을 수행하는 동안, 여러분의 소견을 정확하게 묘사하는 운동 도표를 그린다.

5

위에서 선택된 기법을 수행하는 동안, 가동술 방향의 변화, 환자와 치료사의 자세, 가동술의 리듬, 가동술의 등급 등을 실시해 보고, 그리고 압박과 견인을 실시해 본다.

6

생리적 운동과 종속 운동의 결합을 포함하는 "단원 Ⅲ: OMPT의 실행" 단락으로 하나의 기법을 선택하고, 파트너에게 이 기법들을 수행한다. 운동 도표를 기록할 때 P1, P2, S1 및 S2를 확인한다.

7

파트너를 바꾸고 다른 사람에게 이 기법들을 수행해 본다. 여러분이 선택한 기법을 다른 사람에게 가르치고, 파트너의 수행에 대한 피드백을 파트너에게 제공한다.

8

가능하다면, 이 기법들의 수행을 비디오로 촬영한다. 이 기법들을 사용할 때 3개의 문제 부위와 3개의 능력 부위를 작성함으로써, 선택된 기법의 수행을 자가 평가한다. 치료사 자세, 환자 자세, 손 배치, 힘 방향, 환자에 대한 교육 등과 같은 요소에 초점을 맞춘다. 비슷한 방법으로 다른 사람의 수행을 평가해 본다.

참고 문헌 (REFERENCES)

1. Maitland GD, Hengeveld E, Banks K, English K. *Maitland's Vertebral Manipulation*. 6th ed. Woburn, MA: Butterworth-Heinemann; 2001.
2. Farrell JP, Jensen GM. Manual therapy: a critical assessment of role in the profession of physical therapy. *Phys Ther.* 1992;72:843-852.
3. Maitland GD. *Peripheral Manipulation*. 3rd ed. Woburn, MA: Butterworth-Heinemann; 1991.
4. Koury MJ, Scarpelli E. A manual therapy approach to evaluation and treatment of a patient with a chronic lumbar nerve root irritation. *Phys Ther.* 1994;74:548-560.
5. Maitland Australian Physiotherapy Seminars. *MT-2: Basic Spinal*. Cutchogue, NY: Cayuga Professional Education; 1985.
6. Maher CG, Simmonds M, Adams R. Therapists' conceptualization and characterization of the clinical concept of spinal stiffness. *Phys Ther.* 1998;78:289-300.
7. Brown MD, Holmes DC, Heiner AD. Measurement of cadaver lumbar spine motion segment stiffness. *Spine.* 2002;27:918-922.
8. Mayer TG, Gatchel RJ, Keeley J, et al. A randomized clinical trial of treatment for lumbar segmental rigidity. *Spine.* 2004;29:2199-2205.
9. Maitland Australian Physiotherapy Seminars. *MT-3: Intermediate Spinal*. Cutchogue, NY: Cayuga Professional Education; 1999.
10. Binkley J, Stratford PW, Gill C. Interrater reliability of lumbar accessory motion mobility testing. *Phys Ther.* 1995;75:786-795.
11. Phillips DR, Twomey LT. A comparison of manual diagnosis with a diagnosis established by a uni-level lumbar spinal block procedure. *Manual Ther.* 1996;2:82-87.
12. Jull G, Treleaven, Versace G. Manual examination: is pain provocation a major cue for spinal dysfunction? *Aust J Physiother.* 1994;40:159-165.
13. Beneck GJ, Kulig K, Landel RF, Powers CM. The relationship between lumbar segmental and pain response produced by a posterior-to-anterior force in persons with nonspecific low back pain. *J Orthop Sports Phys Ther.* 2005;35:204-209.
14. Riddle DL. Measurement of accessory motion: critical issues and related concepts. *Phys Ther.* 1992;72:865-874.
15. Fidel C, Martin E, Dankaerts W, Allison G, Hall T. Cervical spine sensitizing maneuvers during the slump test. *J Man Manip Ther.* 1996;4:16-21.
16. Turl SE, George KP. Adverse neural tension: a factor in repetitive hamstring strain. *J Orthop Sports Phys Ther.* 1998;27:16-21.
17. Slater H, Vicenzino B, Wright A. "Sympathetic slump": the effects of a novel manual therapy technique on peripheral sympathetic nervous system function. *J Man Manip Ther.* 1994;2:156-162.
18. Hickling J, Maitland GD. Abnormalities in passive movement: diagrammatic representation. *Aust J Physiother.* 1970;13:105-114.
19. Chesworth BM, MacDermid JC, Roth JH, Patterson SD. Movement diagrams and "end-feel" reliability when measuring passive lateral rotation of the shoulder in patients with shoulder pathology. *Phys Ther.* 1998;78: 593-601.
20. Chester R, Swift L, Watson MJ. An evaluation of therapist's ability to perform graded mobilization on a simulated spine. *Physiother Theory Pract.* 2003;19:23-34.
21. Petersen N, Vicenzino B, Wright A. The effects of a cervical mobilization technique on sympathetic outflow to the upper limb in normal subjects. *Physiother Theory Pract.* 1993;9:149-156.
22. Simon R, Vicenzino B, Wright A. The influence of an anteroposterior accessory glide of the glenohumeral joint on measures of peripheral sympathetic nervous system function in the upper limb. *Man Ther.* 1997;2:18-23.
23. Twomey LT. A rationale for the treatment of back pain and joint pain by manual therapy. *Phys Ther.* 1992;72:885-892.

CHAPTER

9

맥켄지 방법 – 기계적 진단과 치료

The McKenzie Method® of Mechanical Diagnosis and Therapy®

Kay A.R. Scanlon, PT, DPT, OCS, Dip MDT
Angela R. Tate, PT, PhD, Cert MDT
Nancy Parker Neff, PT, DPT, Cert MDT

역자 : 이상빈

9장 목적

이 장의 결론을 통해, 독자는 다음과 같은 것을 할 수 있을 것이다:

- 기계적 진단과 치료(MDT) 접근법의 발달을 이끌어낸 요소들에 대하여 간략히 설명할 수 있다.
- MDT 접근법의 철학적 근거에 대해 설명할 수 있다.
- MDT 접근법에서 환자의 분류를 위해 사용되는 3가지 기초 징후에 대하여 자세히 설명할 수 있다.
- 중심화(centralization) 및 말초화(peripheralization)의 개념과 이 개념들의 예후와 병리학적 의미를 설명할 수 있다.
- 3가지 기초 징후 중 한 가지에서 환자 감별 분류를 위해 사용되는 기초 방법들을 설명할 수 있다.
- 환자에 대한 중재의 원칙을 결정하기 위해 필요한 기준을 이해할 수 있다.
- 외측 이동(lateral shift)의 존재를 결정하기 위해 필요한 기준을 구분할 수 있다.
- 이 접근법에서, 언제 도수 중재가 적용되어야 하는지 그리고 적용되는 힘의 진행에 대해 설명할 수 있다.
- 각 징후를 위한 중재의 진행에 대해 묘사하고 설명할 수 있다.
- 다른 중재들과 이 접근법의 차이에 대한 주요 양상을 구분할 수 있다.

역사적 관점 (HISTORICAL PERSPECTIVE)

개인적 배경 (Personal Background)

로빈 맥켄지(Robin McKenzie)는 1931년에 뉴질랜드의 오클랜드에서 태어났다. 그는 1952년에 뉴질랜드의 물리치료 대학을 졸업하였고, 웰링턴에서 척추 질환의 치료를 전문으로 하는 개인 클리닉을 운영하였다. 기계적 척추 질환에 대한 그의 관심과 연구는 그를 척추 관련 질환의 치료와 분류의 선구자로 만들어 놓았다. 게다가, *뉴질랜드 의학 저널*에서의 발표를 통해, 그는 5가지의 책을 저술하였다; *Treat Your Own Back; Treat Your Own Neck; The Lumbar Spine; Mechanical Diagnosis and Therapy; The Cervical and*

Thoracic Spine; Mechanical Diagnosis and Therapy; 그리고 스티픈 메이(Stephen May)와 공동 저술한, *Mechanical Diagnosis and Therapy of the Human Extremities.*

그는 많은 명예를 수여받았는데, 그 중에서 "인류의 복지와 물리치료의 예술 및 과학에 대한 가장 유명하고 훌륭한 업적"을 인정받아 미국 물리치료협회(APTA)의 ***Honorary Life Member*** 를 받았다. 게다가, 그는 ***International Society for the Study of the Lumbar Spine***의 멤버로 선출되었고, 또한 ***Fellow of the American Back Society, Hornorary Fellow of the New Zealand Society of Physiotherapist,*** 그리고 영국에서 ***Hornorary Fellow of the Chartered Society of Physiotherapist***의 영예도 받았다.

1990년 Queen's Birthday Honours에서는, 영국 왕실의 ***Officer of the Most Excellent Order***를 수여받았으며, 2000년 영국 여왕은 로빈 맥켄지를 ***Companion of the New Zealand Order of Merit***으로 지명했다. 또한 1993년에 러시아의 의과학 학회로부터 명예박사를 받았으며, 2004년에 그는 미국물리치료협회의 정형 파트 320명 중에서 정형물리치료 분야의 가장 영향력 있고 훌륭한 사람으로 추대되었다.

기계적 진단과 치료 접근법의 발달 (Development of the Mechanical Diagnosis and Therapy Approach)

1950년대 대부분의 뉴질랜드 물리치료사와 마찬가지로 로빈 맥켄지는 다양한 성공적인 방법으로 많은 요통환자들을 치료했다. 맥켄지의 치료는 좌골통이 발생한 환자를 치료할 때 무의식적으로 요추 폄의 끝범위에서 자세를 취하게 함으로써 바뀌게 되었다. 정말 놀랍게도 환자의 지속적인 다리 통증이 사라진 것이다. 몇 번 더 치료를 더함에 따라, 맥켄지는 환자의 통증이 완전히 해결되고 요추 움직임 범위가 완전히 회복되어 치료가 끝날 때까지 그의 환자에게 이 자세를 계속 취하게 하였다. 그 당시에 요추 폄 동작의 사용은 요추 질환의 치료에 이득이 있는 것으로 생각되지 않았으며 맥켄지와 그의 동료들이 가르쳐 온 것에도 반대되는 것이었다.[1]

맥켄지는 환자를 통해 그가 목격한 극적인 변화를 설명하기 위해 연구하던 중 ***제임스 시리악스***(James Cyriax, 5장 참조)의 책을 보게 되었다. 맥켄지는 *"환자의 좌골신경을 누르고 있던 압박이 제거되었기 때문"*[2]에 일어날 수 있다는 시리악스의 견해로부터, 그의 환자의 회복을 추론하게 되었다. 요추의 움직임이 통증이 심한 구조물에 대한 압박을 변화시킬 수 있다는 전제 하에서, 맥켄지는 다른 환자들에게도 이러한 중재 개념을 지속적으로 실험하였다. 그는 몇몇 환자들에서, 끝범위의 폄을 통해 그들의 증상이 해결되었다는 것을 확인했다. 다른 환자들에게는, 끝범위의 굽힘 또는 외측 움직임과 같은 움직임들이 증상의 완화에 도움이 되었다. 시간이 지나면서, 맥켄지는 움직임과 자세에 대한 환자들의 증상적 반응을 기초로 하여 환자를 검사하고 치료하는 방법을 형식화하였다. 이러한 예사롭지 않은 시작으로부터, ***기계적 진단과 치료에 대한 맥켄지 방법(McKenzie Method® of Mechanical Diagnosis and Therapy®, MDT)***이 탄생되었다.

적용을 위한 질문 (Questions for Reflection)

- *기계적 통증 동작(mechanical pain behavior)*이라는 용어는 무엇을 의미하며 그 존재를 확인하기 위해 사용되는 주요 기준은 무엇인가?
- 이 개념이 물리치료에 왜 중요한가?
- 기계적 통증 동작이 나타나거나 나타나지 않은 환자들에 대한 의미는 무엇인가?
- 기계적 통증 동작이 나타나거나 또는 나타나지 않은 것은 검사, 진단, 예후 및 중재를 위한 생각에 어떤 영향을 미치는가?

MDT는 대부분의 움직임-관련 척추 질환의 보존적 치료를 위해 포괄적인 접근법이다. 이것은 환자의 증상 및 움직임과 자세에 대한 기계적 반응에 기초한 검사, 분류 그리고 치료의 시스템이다.

이 장은 요추에 적용되는 치료의 방법론적 관점을 보여주기 위한 것이다. 검사와 중재에 사용되는 기초 기술과 접근법을 독자들에게 친숙하게 하려는 것이다. 전문가들과 평가자 간 신뢰도는 현재 29개 나라에 있는 ***국제 맥켄지 연구소(Mckenzie Institute® International)***를 통한 대학원 과정 및 임상 치료를 통해 더욱 발전될 것이다.[3]

1990년 이래로, 맥켄지 방법(McKenzie Method®)은 경추(목뼈) 및 흉추 그리고 팔다리의 기계적 질환의 관리 또한 포함하여 발달되어 왔다. 개념적 접근도 같은 방식이며, 그 과정은 움직임과 자세에서의 영역적 차이를 포함한다. 이러한 다른 영역에 대한 맥켄지 개념 적용의 토론은 이 장에서는 하지 않는다.

철학적 체계와 기본 개념 (PHILOSOPHICAL FRAMEWORK AND FUNDAMENTAL CONCEPTS)

철학적 받침 (Philosophical Underpinnings)

MDT 접근법의 근본은 기계적 척추질환을 갖고 있는 대부분의 환자들은 신체적 능력, 지적인 수단, 그리고 적절한 교육, 지침 그리고 훈련이 제공될 경우 그들의 상태를 성공적으로 관리할 수 있는 자가-훈련 능력이 있다는 것이다. 이러한 배경에서, MDT 치료사들의 책임은 MDT에 대한 반응들을 정확하게 구별하고, 효과적인 중재를 제공하며, 통합된 치료를 개발하고, 기계적 통증의 기초 원리에 대해 환자를 교육하며, 증상의 방지와 조절 및 기능을 회복시키는 방법을 제공하는 것이다(글상자 9-1).

다양한 운동과 정형도수물리치료(OMPT) 방법들은 성공적인 치료를 위해 필요하다. 중재 과정의 초기에 대부분의 환자들은 자가-중재 방법들과 다시 재발하지 않도록 그들의 증상을 조절하기 위해 고안된 행동 조정(behavior modification)을 교육받는다. 정형도수물리치료 방법들은 환자들이 시행하고 있는 자가-중재 기술에도 뚜렷한 개선을 보이지 않을 경우에 적용된다. 재활을 진전시키기 위해 직접 손을 대야 하는 환자들을 위해, 치료사의 목표는 환자들이 그들의 증상을 자기-관리할 수 있을 때까지 치료를 제공하는 것이다.

글상자 9-1 MDT 접근법에서 치료사의 기본 역할

MDT 접근법에서 치료사의 기본 역할은 다음과 같다:

1. 나타나는 반응들을 구별한다.
2. 적절한 중재가 정확하게 이루어지도록 한다.
3. 환자와 함께 통합된 치료를 개발한다.
4. 환자의 의존성을 감소시킨다.
5. 기계적 통증의 기초 원리에 입각하여 환자를 교육시킨다.
6. 환자의 증상을 조절하고 방지하기 위한 방법들을 제공한다.
7. 기능을 회복시키기 위한 방법들을 제공한다.

적용을 위한 질문 (Questions for Reflection)

- 이 책의 대부분의 다른 접근법과 비교하여 MDT 접근법의 주요 독창적 특징은 무엇인가?
- 정형도수물리치료에 있어 MDT 접근법의 관점은 무엇이며, 그 관점이 MDT의 치료 계획의 사용에 어떻게 영향을 미치는가?

움직임에 대한 환자의 증상적 반응을 구분하는데 중점을 두는 것은 모든 환자 그룹을 위해 안전하다. MDT 접근법은 정형도수물리치료의 적용이 위험할 수 있는 환자를 치료하는데도 매우 유용하다. 왜냐하면 대부분의 MDT 치료방법에서, 적용되는 힘은 안전하게 그리고 올바른 방향으로 주어지도록 설정되어 있고 그 힘들이 점차적으로 진행되는 시스템이기 때문이다. MDT는 반응하는 환자와 그렇지 않은 환자를 빨리 구분하기 위한 의도로 적용되는 것은 아니며 전체가 포괄적이려는 의도도 아니다. 한편, 의미 있는 피드백을 보이지 않는 환자를 포함하여, 정형도수물리치료를 적용하는데 금기증을 보이는 환자들은 MDT에 적절하지 않으며, 다른 의학적 또는 물리치료 중재가 고려되어야 한다.

임상적 핵심 (CLINICAL PILLAR)

MDT 접근법은 다음과 같은 이유로 급성에서 만성까지의 모든 조건에 안전한 것으로 여겨진다.

1. 치료에 이용되는 힘이 ***점차적으로 진행된다.***
2. 힘의 적용에 앞서, 주어지는 힘의 ***방향이*** 안전하도록 설정된다.
3. 각 환자의 증상 반응에 대한 ***주의 깊은 관찰이*** 포함되어 있다.

임상적 핵심 (CLINICAL PILLAR)

환자를 분류하고 치료하기 위한 ***MDT 접근법***의 방법과 원칙을 적절하게 사용하기 위해, 환자에게 ***적절한 언어로 피드백***(*relevant verbal feedback*)을 주어야만 한다. 이 접근법의 효과는 환자와 치료사 간의 상호작용에 달려있다.

기본 개념과 진단적 분류 (Fundamental Concepts and Diagnostic Classification)

MDT는 "진단, 예후, 치료 및 예방"[1]이 필요한 대부분의 움직임–관련 척추 질환에 대한 보존적 관리를 위한 체계적 접근법이다. 아마도 이 접근법의 가장 큰 특징은, 병리해부학적 진단에 근거한 시스템이라기보다는, 움직임과 자세에 대한 증상 반응에 따라 환자를 구분하는, 잘 정리된 분류 시스템을 사용한다는 것이다(그림 9–1). 이들 환자 그룹에 있어 중재의 지침을 위한 손상(impairment)–기초 분류 시스템의 이용 가치는 잘 발달되어 있다(17장 참조).[4–8]

MDT는 동작–관련 척추 질환에 대한 *Quebec Task Force* 분류 체계와 일치하며(그림 9–2).[9] 미국 물리치료협회(APTA)의 ***물리치료 적용을 위한 지침(Guide to Physical Therapy Practice)***에서 묘사된 분류 도표의 기준과도 잘 맞는다.[10] 금기증이 아닌 한, 관련 증상이 있거나 없거나 간에, 척추–관련 통증이 있는 모든 환자들은 기계적 검사에 적합하다.

> **적용을 위한 질문 (Questions for Reflection)**
>
> - 왜 척추 증상의 분류가 변화하는가?
> - 척추 질환의 분류에 있어 MDT 시스템의 가장 가치 있는 특징은 무엇인가?
> - 이 시스템의 어떤 것이 더 많이 개선되고 연구되어야 할 필요가 있는가?
> - 척추–관련 질환을 위한 분류 체계를 만들기 위해 언급된 기준은 무엇인가?
> - MDT 시스템의 분류는 이러한 변수들에 있어 안전한가?

MDT에 의한 분류는 반복된 움직임과 자세의 사용에 초점이 맞춰져 있다. 검사의 결과에서, 환자는 **이탈 증후군**(derangement syndrome), **기능장애 증후군**(dysfunction syndrome), **자세 증후군**(postural syndrome), 또는 "**기타**(other)"로 이들 기계적 증후군 중 하나로 분류된 환자들은 MDT를 위한 이상적 환자로 여겨지지만, 반면에 "other"로 분류된 환자들은 부가적인 검사가 필요하거나 또는 의사와 같은 다른 전문가들에게 의뢰되어야 한다. 3가지 기계적 증후군 각각에 대한 특징적 양상이 표 9–1에 요약되어 있다.

이탈 증후군 (The Derangement Syndrome)

이탈 증후군은 가장 많이 관찰되며 기계적 증후군에서 가장 많이 연구되고 있다.[11,12] 이탈의 병리해부학적 모델은, 척추 내 디스크의 내적 위치가 변형된 것으로 보는 것이며, 이것이 관절 표면의 정상 위치에 영향을 미친다는 것이다. 이러한 디스크 내 물질의 위치 변형이 다양한 각도에서 정상 분절 척추 움직임을 방해하는 것으로 추정된다. 이탈은 일반적으로 반복적 또는 지속적으로 부하가 주어짐에 의해(굽힘 또는 돌림) 그리고 만성 자세 스트레스(굽힘 또는 돌림) 또는 외상에 의해 나타난다.

디스크 내 물질의 변형은 통증 또는 무감각 그리고 움직임 소실과 같은 국소적 문제를 발생시킬 수 있다. 큰 형태의 이탈은 움직임 소실 외에, 정상 자세를 방해하여 몸통의 급성 외측 이동(acute lateral shift)와 같은 문제를 일으키며(그림 9–3) 요추 앞굽음을 감소시킨다.

디스크 내 물질이 디스크에 가까이 뻗어 있는 신경근을 누르게 되면, 하지의 먼 쪽으로 증상이 발생하고 다리 통증, 움직임 약화 및 감각 변화 등의 증상을 일으킨다.

증상이 나타나는 위치와 강도는 움직임 및 자세와 관련하여 발생한 이탈의 위치와 정도에 따라 달라진다. **중심화 현상**(centralization phenomenon)은 증상이 말초에서 중심 쪽으로 올라오는 것을 말한다. 예를 들어, 중재 과정 중에 통증이 외측 발에 있다가 뒤쪽 및 외측 장딴지로 옮겨간 경우에는, 증상이 중심화 되었다고 말할 수 있다. 반대로, **말초화**(peripheralization)는 증상이 몸 쪽에서 보다 먼 쪽으로 옮겨진 것으로 정의된다.

중심화 증상이 나타난 것은 좋은 예후가 될 수 있는 것으로 예상할 수 있으며,[2,13–18] 반면에 중심화 증상이 나타나지 않은 것은 만성 통증 및 기능장애가 나타날 수 있다고 강하게 예상할 수 있다.[19]

중심화는 섬유륜 벽(annular wall)이 아직 온전히 남아 있는, **상태가 좋은 디스크**(competent disc)인 경우에만 가능하다. 그러한 경우에 이탈은 교정이 가능한 것으로 생각될 수 있으며 지속적인 변화를 성취할 수 있다. 움직임에 의해 기계적으로 정해지는 **방향 선호**(directional preference)는 중심화 증상을 일으킬 수 있는 움직임 방향을 말하는 용어이다. 이러한 움직임 또는 자세 변수는 치료사와 환자에게 있어서, 증상을 일으키는 동작에 긍정적 영향을 주기 위해 사용되는 강력한 도구가 될 수 있으며 중재를 이끄는데 도움이 될 수 있다. 환자의 방향 선호를 찾아내는 것은 치료사와 환

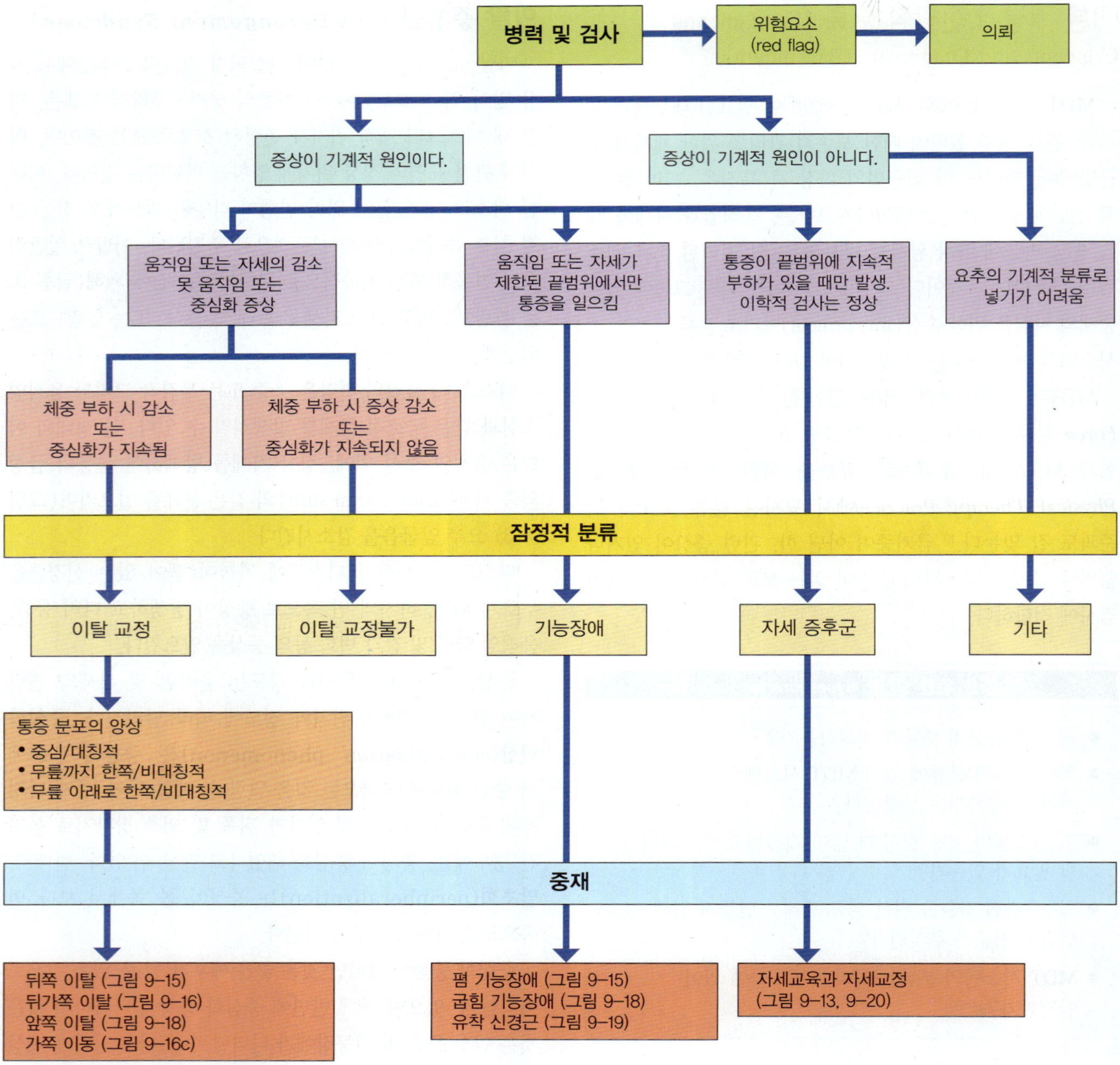

그림 9-1 분류 및 치료 알고리즘.
(출처: McKenzie R, May S. Mechanical Diagnosis & Therapy. Waikanae, New Zealand: Spinal Publications; 2003, 허가 받음.)

자가, 더 나빠지는 움직임과 자세의 방향을 피하면서 이탈을 감소시키는 방향으로 요추를 의도적으로 움직이게 하는 것이다. 상태가 **좋지 않은 디스크**라면, 또는 섬유륜 벽이 손상되었다면, 증상은 체중지지를 하지 않은 자세에서 중심화될 수도 있을 것이지만 선 자세에서는 중심화가 나타나지 않을 것이다. 이러한 경우, 이탈은 *교정할 수 없는(irreducible)*으로 여겨진다.

이탈을 가진 환자들은 종종 독특한 자세를 보여주는데 그것은 환자의 병력과 기계적 검사를 통해서 특이성으로 구분된다(표 9-1).

인터뷰를 하면서, 환자들은 어떤 동작에서는 증상이 더 좋아지고 어떤 동작에서는 더 나빠진다고 한다. 이학적 검사에서, 반복 동작 검사를 통해 중심화 현상이 나타나기도 하고 또는 말초화 현상이 나타기도 한다. 이탈(derangement)은

척추 질환에 대한 Quebec Task Force 분류 체계

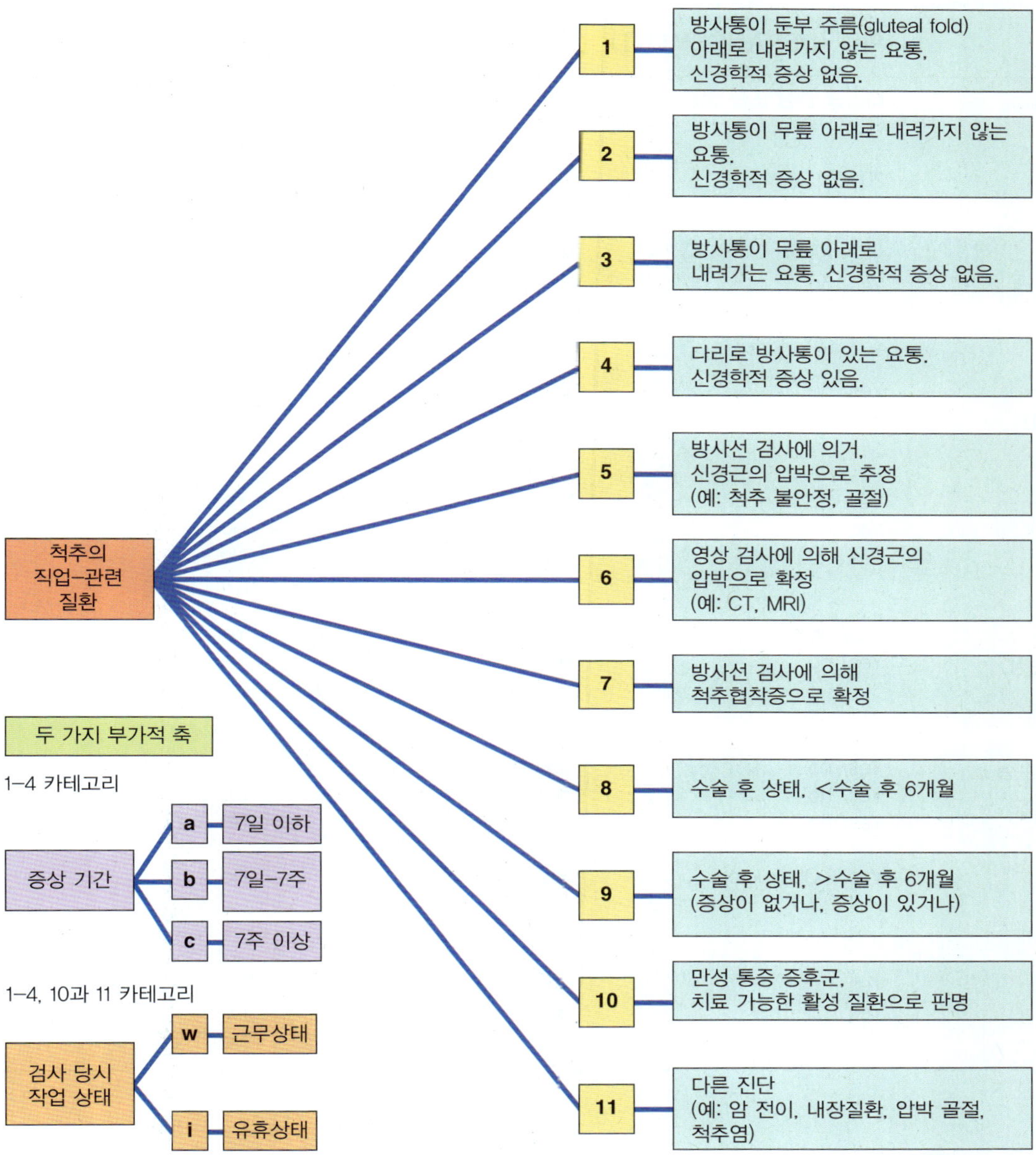

그림 9–2 동작–관련 척추 질환에 대한 Quebec Task Force 분류 체계. (출처: Riddle D. Classification and low back pain: a review of the literature and critical analysis of selected systems. Phys Ther. 1998;78:708–735, 허가 받음.)

내적 디스크 위치 변형을 일으킨 방향(뒤, 앞 또는 바깥쪽)이 있는 것으로 여겨지며, 증상 분포의 패턴이 나타나는 경우에 특히 그렇게 부를 수 있다(그림 9–4).[2]

무작위 대조 실험(randomized controlled trials)에서, 맥켄지 방법(McKenzie Method®)을 이용해서 분류되고 치료된 환자들은 다른 중재에 의해 치료된 환자들과 비교하여 보다 좋은 결과들을 보였는데, 그 다른 중재에는 근력강화훈련,[20] 관절가동기법,[21] 요통교실,[22] 또는 ***의료정책 및 연구기관(Agency for Health Care Policy and Research; AHCPR)***의 지침[23]에 근거한 중재들이 포함되었다. 게다가, 환자들의 기계적 동작에 의해 결정된 방향 선호에 기초하여 만들어진 운동을 한 환자들에서 더욱 유의한 결과가 나타났다.[24]

표 9-1 MDT 기계적 증후군의 특징

	이탈 (DERANGEMENT)	기능장애 (DYSFUNCTION)	자세 (POSTURAL)
추정되는 병리적 문제	디스크 손상 또는 염증	짧아진 조직 (적응성)	스트레스성 정상 조직
인구(통계)학			
전형적 연령 범위	20–55	30세 이상*	30세 이하
통증 비율/ 빈도			
• 간헐적	Yes/ no	Yes	Yes
• 지속적	Yes/ no	No	No
병력			
통증의 위치			
• 국소적 (몸통)	Yes/ no	Yes	Yes
• 연관통 (엉덩이, 하지)	Yes/ no	ANR, Yes	No
진행 상태의 시간			
• 급성	Yes	No	Yes
• 아급성	Yes	No	No
• 만성	Yes	Yes	No
손상 기전			
• 점차적 발생	Yes/ no	Yes	Yes
• 갑자기 발생 (외상/손상)	Yes/ no	No*	No
검사 결과			
신경학적			
• (+) 운동 또는 감각 손실	Yes/ no	No	No
• (+) 비정상 반사	Yes/ no	No	No
• (+) 경막 징후	Yes/ no	ANR Yes	No
움직임 소실	Yes – Obstructed	Yes – Restricted	No
• 움직임 범위 소실			
움직임 검사(반복)			
• 통증 위치의 변화	Yes	No	No
• 움직일 때 통증	Yes	No	No
• 끝범위 통증	Yes	Yes	Yes**

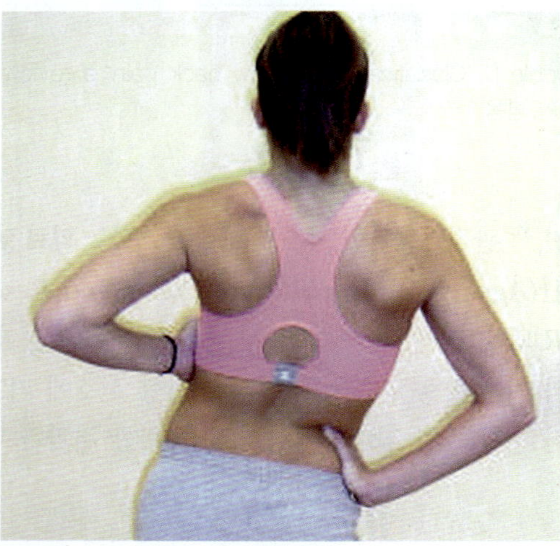

그림 9-3 급성 외측 이동.

기능장애 증후군
(The Dysfunction Syndrome)

기능장애 증후군으로 분류된 환자들의 가설은, 하나 또는 그 이상의 척추 분절들을 둘러싸고 있는 관절 주위 물렁 조직들이 수축 또는 유착되거나 적응성으로 짧아졌다는 것이다. 문제가 발생한 물렁 조직들이, 움직임의 끝범위에서 제한을 일으키게 되면, 움직일 때 또는 지속적 자세를 취할 때 통증을 일으키게 된다. 움직임 때문에 발생한 통증으로 인해 환자는 끝범위 자세를 피하게 되며, 이것은 더욱 큰 움직임 제한과 심각한 움직임 소실을 일으킨다.

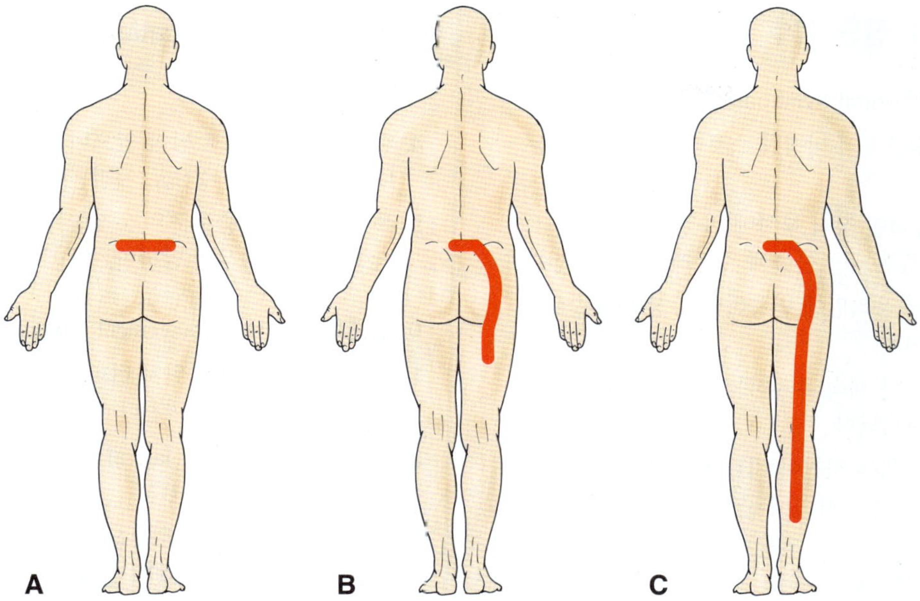

그림 9–4 증상 분포의 패턴. 이탈의 분포는 다음과 같다. **A.** 중심/대칭적, **B.** 한쪽/무릎까지 비대칭적, 또는 **C.** 한쪽/무릎 아래로 비대칭적.

기능장애는 요추 수술의 이차적 복합손상, 좌골신경통, 외상 또는 이탈로 인해 나타날 수 있으며, 일반적으로 손상의 원인이 되는 사건 후 최소 6주 이내에 발생한다. 관절염 및 협착증 등으로 인해 좋지 못한 자세를 지속적으로 취하고 관절 운동성 제한이 장기간 계속된 경우는 기능장애의 발생 원인이 될 수 있다. 기능장애 증후군은 두 번째로 일반적인 증후군이다; 그러나, 기계적 원인을 가진 요통환자 중 단지 4%~19% 정도로만 기록되고 있다.[24,25]

기능장애 증후군 환자들은 그들의 기계적 양상이 계속해서 나타난다. 제한된 조직들이 스트레스를 받으면 통증이 발생하고, 이와 반대로, 중립 자세에서 조직에 주어지는 스트레스가 감소되면 통증은 없어진다. 기능장애 환자에서, 움직임 제한은 통증이 발생되는 같은 방향에서 관찰된다. 기능장애 증후군은 움직임에 대한 한 평면 또는 다양한 평면에서도 나타날 수 있다.

기능장애 증후군은 움직임이 제한된 방향이 있을 경우, 이름 붙일 수 있으며, 증상들이 발생한다(글상자 9–2). 예를 들어, **굽힘 기능장애 증후군(flexion dysfunction syndrome)**에서는, 굽힘의 끝범위에서 증상들이 발생되며 이 자세에서 움직임이 벗어나게 됨에 따라 점차로 약화된다. 환자는 요추 부위에 국소 통증을 갖게 되며 굽힘 동작에 제한이 발생한다. 그러나 다른 요추 동작을 할 때는 통증이 발생하지 않는다. 굽힘과 반대되는 동작 패턴은 폄 기능장애 증후군으로 나타난다.

기능장애의 한 가지 특별한 케이스는 **유착 신경근 증후군[adherent nerve root(ANR) syndrome]**이다. 이 증후군은 척추 신경근 또는 경막 주위에 형성된 유착이 정상적인 움직임을 방해하기 때문에 발생한 것이다.[26] 척추에 국소적인 증상을 발생시키는 기능장애의 다른 형태들과 대조적으로, 요추의 ANR 증후군은 팔다리로 방사되는 증상을 나타낸다. 이 증후군은 뒤쪽 이탈과 비슷한 양상을 보여, 검사자에게 혼란을 일으킬 수 있다. 이것은 *누운 자세 굽힘(flexion in lying; FIL)*과 비교해서 *선 자세 굽힘(flexion in standing, FIS)*의 끝범위에 대한 환자의 증상 반응을 구별함으로써 감별 진단할 수 있다. 이탈의 경우, 움직임을 통한 척추 디스크 내 압력 방향의 변화가 체중지지와 상관없이 신경근을 압박하기 때문에 나타난다. 그러므로 이탈의 경우, 선 자세 굽힘과 누운 자세 굽힘에서 모두 말초화가 일어난다. ANR에서는, 다리에 나타나는 증상은 적절한 긴장이 신경근과 경막 초(dural sheath)에 주어질 때만 발생한다. 몸통 굽힘, 엉덩관절 굽힘, 무릎관절 폄 그리고 발목관절 발등 굽힘의 복합적 동작인 선 자세 굽힘 동작(그림 9–5a)은, ANR에 따른 증상이 나타나는 것으로 예상되나, 엉덩관절과 무릎 관절이 굽힘된 누운 자세 굽힘 동작(그림 9–5b)은 좌골 신경에 긴장을 감소시키고,

글상자 9-2 MDT 진단 척추 분류 증후군(MDT Diagnostic Spinal Classification Syndrome)

자세 증후군 (The Postural Syndrome)

1. 통증은 정상 물렁조직이 비정상 스트레스를 받게 되는 경우에 나타난다.
2. 끝범위에서 지속적인 정적 부하에 반응하여 관절 주머니 및 인대 같은 구조물들에 스트레인이 발생한다.
3. 단일 또는 반복된 움직임에 반응하여 증상의 재발생이 나타나지는 않는다.
4. 단지 지속된 자세를 계속 유지하는 것에 반응하여 낮은 레벨의 통증이 나타난다.
5. 지속적인 앉은 자세는 시간이 지남에 따라 요추의 폄 소실을 야기하며, 더 심한 증후군 중 하나로 진행될 수 있다.

기능장애 증후군 (The Dysfunction Syndrome)

1. 비정상적으로 제한된 물렁조직으로 인해 발생한 통증은 가능한 움직임 범위의 끝에서 발생한다.
2. 관절을 좀 더 중립 위치로 가져오면 스트레스가 경감되고 통증도 사라지게 된다.
3. 기능장애 증후군은 요추 수술, 좌골신경통, 외상 또는 디스크 이상에 대한 이차적인 복합에 의해 발생할 수 있으며, 보통 최소 6주 이내에 발생한다.
4. 증상은 국소적으로 남아 있으며 팔다리에 연관되어 나타나지는 않는 것으로 예견된다.
5. 특정 기능장애 증후군은 움직임을 제한하는 어떤 방향이 있는 경우를 말하며, 증상들이 발생된다.

이탈 증후군 (The Derangement Syndrome)

1. 척추 추간판의 내적 위치 변화가 나타나면, 관절 표면의 정상 위치에 영향을 미친다.
2. 외측 이동 자세 변형(lateral shift postural deformity)이 일반적으로 나타난다.
3. 반복 동작 검사를 통해 중심화 또는 말초화 현상이 나타날 수 있는데, 이것이 이탈 증후군 환자의 특징이다.
4. 이탈은 내적 디스크 위치 변화가 어떤 방향으로든 발생했다는 전제 하에 명명된다.
5. 이탈은 척추 변형의 정도와 초기 증상이 중심에 있느냐, 말초에 있느냐에 의해 더욱 특징적으로 구분된다.
6. 보통 7가지의 특정 이탈 형태가 있다.

ANR에 따른 증상이 나타나지 않는다.

자세 증후군 (The Postural Syndrome)

자세 증후군을 보이는 환자에서, 요통은 일반적으로 지속적으로 끝범위에 주어지는 정적 부하에 반응하여, 정상 물렁조직이 비정상적 스트레스를 받을 때 나타나는 것으로 이론화되어 있다. 자세 증후군의 영향은, 학생들과 책상 앞에 앉아 있는 노동자들과 같이 주로 앉아있는 시간이 많은 사람들에서, 지속적인 구부정한 앉은 자세(그림 9-6) 후에 가장 일반적으로 나타난다.

맥켄지는 "요통은 손가락을 구부릴 때, 관절 주위 조직의 자유신경종말을 자극하기에 충분하도록 뒤쪽으로 멀리 구부렸을 때 나타나는 통증과 같은 이유로 발생한다. 이러한 기계적 통증의 형태에는 어떤 병리학적 양상과 화학적 중재도 생각할 필요가 없다."라고 하였다.[27]

자세 증후군에 해당되는 사람들은 어떤 경우, 특별한 중재 방안을 찾을 필요가 없다. 자세 증후군 환자들은 검사 동안 단일 또는 반복 동작에 대한 반응으로 증상이 나타나지 않으며 정상 움직임 범위를 보인다. 이러한 환자들은 일반적으로 오직 지속적인 자세를 취할 경우에만 낮은 수준의 국소적 통증의 반응을 나타낸다. 자세 증후군은 요통을 일으키는 원인 중 가장 낮은 일반적 질환으로 여겨진다.[25] 그러나, 이 증후군이 지속되는 것은 또 다른 요통 질환을 일으키는 선도자 역할이 될 수 있으며, 더욱 상태를 악화시키므로 동작의 조절과 자세 재교육이 필요하다.[28] 좋지 못한 자세 습관은 시간이 지나면서 폄의 소실을 야기하고 더욱 진행된 증후군 중 하나로 진행하는 결과를 낳는다.

기타 증후군 (Other Syndrome)

검사 및 일시적 중재 후에, 기계적 진단 증후군 중 하나로 분류되는 기준에 맞지 않는 환자들은 *기타 증후군(other syndrome)* 항목으로 분류될 수 있다. 기타 증후군으로 분류되

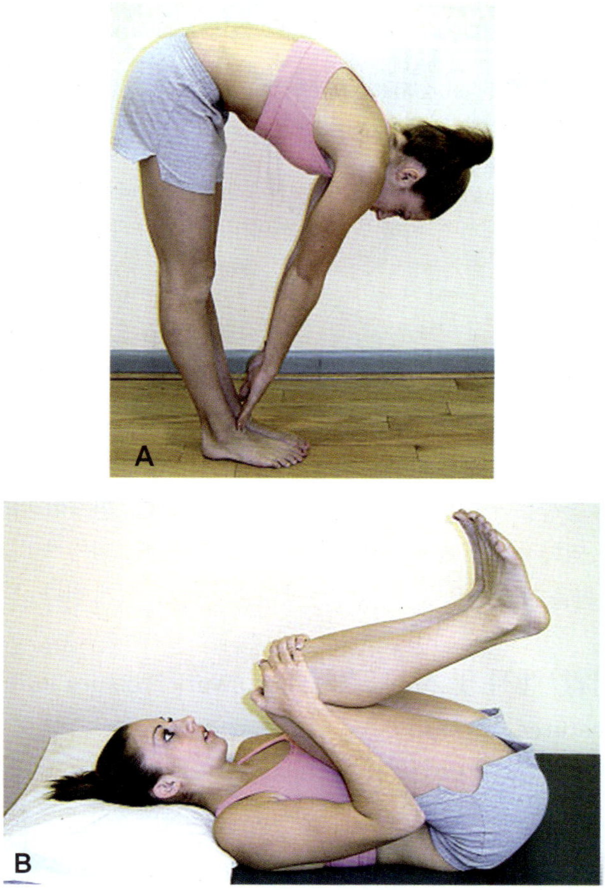

그림 9–5 이탈과 ANR의 감별 진단. 유착 신경근에서 증상은 신경에 긴장이 주어질 때 발생한다. **A.** 선 자세 굽힘. **B.** 누운 자세 굽힘. 뒤쪽 이탈 환자는 두 자세 모두에서 요추 굽힘에 대한 증상이 나타나거나 더 나빠지거나 할 것이다.

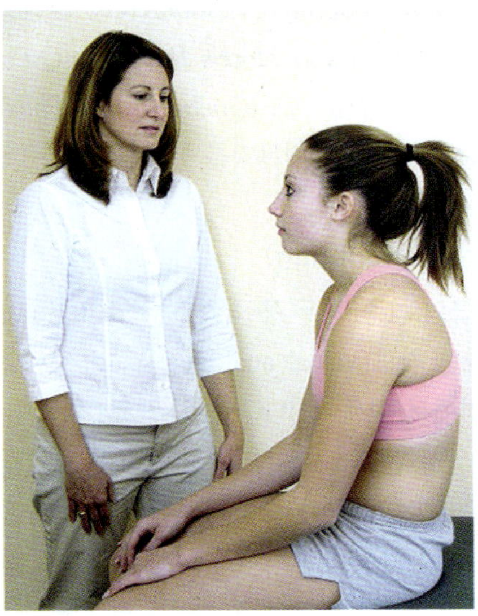

그림 9–6 구부정한 앉은 자세.

는 환자들은 기계적 요통을 동반할 수 있으며, 그들의 통증이 기계적 중재를 통해 관리될 수 있는지를 결정하기 위해 MDT 검사를 실시해야 한다. 이 장에서는 이러한 환자를 위한 중재는 다루지 않는다(글상자 9–3).

검사의 원칙 (PRINCIPLES OF EXAMINATION)

일반적으로 모든 검사는 기계적 검사에 앞서, 환자 병력에 대한 검토를 통해 시작되며 환자 상태에 대한 잠정적 분류에 도달하게 된다. 이러한 분류는 치료사가 환자의 불편함에 초점을 맞춘 최적의 기계적 중재가 이루어지도록 총괄하는 역할을 한다. 맥켄지 연구소(The Mckenzie Institute®)는 맥켄지 평가 양식으로 완성되어 있는 검사 프로토콜(그림 9–7 및 9–8)을 개발하였으며, 이것은 연구소 웹사이트인 www.mckenziemdt.org/forms.cfm에서 확인할 수 있을 것이다. 또한 독자는 더욱 자세한 정보를 위해 맥켄지의 ***요추: 기계적 진단 및 치료, 2권(The Lumbar spine: Mechanical Diagnosis & Therapy, Volume Two)***을 참조할 수 있다.

적용을 위한 질문 (Questions for Reflection)

- 검사에 대한 체계적이고 순차적인 접근을 위해 중요한 것은 무엇인가?
- 당신은 검사에 대한 효과와 완전함을 향상시키기 위해 이용되는 검사 양식을 어떻게 사용하는가?
- 그림 9–7에 나와 있는, MDT 검사양식의 첫 페이지를 이용하여 당신의 역할–연기 파트너에 대한 완전한 병력을 완성하도록 한다. 그 다음에는 그 양식을 사용하지 않고 당신의 파트너가 당신의 역할–연기에 대한 완전한 병력을 만들도록 한다. 어떤 병력이 더 완전한가? 어떤 것이 더 효과적인가?

병력을 작성하고 이학적 검사를 실행하는 동안, 검사자는 의학적 중재가 요구되는 심각한 척추 또는 체계적인 병적 문제를 암시하는 어떤 위험신호(red flag)가 존재하는지 주의를 기울여야 한다. 암, 감염, 골절, 뼈–약화 질환, 마미증후군(cauda equina syndrome), 척수 증상(cord sign) 및 염증성 관절증(inflammatory arthropathies) 등 진단되지 않은 심각한 병적 문제를 가지고 있는 척추 통증 환자들이 요통 환자 인구의 약 2% 이하를 차지한다.[29]

글상자 9-3 "기타" 증후군 카테고리에 포함되는 기준

1. 다른 증후군의 기준에 부합되지 않은 경우
2. *적신호(red flag)* 증상이나 징후가 있는 경우
3. 마미증후군(cauda equina syndrome), 악성종양(malignancy), 골절 및 계통 염증 질환이 의심되는 경우를 포함하여, *비기계적 증상 동작(Nonmechanical symptom behavior)*을 보이는 경우
4. 환자가 척추협착증, 엉덩관절 질환, 엉치엉덩관절 기능장애 및 척추분리증과 같은 증상이 의심되는 상태의 진단 기준에 부합되는 경우
5. 임신-관련 요통(LBP)
6. 요추 수술 이후 요통이 발생한 상태인 경우

병력 (The History)

맥켄지 연구소의 요추 평가(Mckenzie Institute® Lumbar Spine Assessment®) (그림 9-7) 첫 장에는 환자 병력이 요약되어 있다. 이 접근법 내에서, 병력 조사의 과정은 정보들을 얻기 위한 *공감적 질문(empathetic interrogation)*에 따라 자세하게 얻어질 수 있다. 이러한 질문들은 환자의 하루 일과를 통하여 기계적 동작들이 나타나는 것을 파악하기 위한 것이다.

중요 인용 (NOTABLE QUOTABLE)

"환자 인터뷰는 반드시 공감적 질문으로 해야 한다."

— **Robin McKenzie**

포괄적 병력은 *손상 기전(mechanism of injury), 증상에 대한 표현(symptom presentation) 및 기능적 제한(functional limitation)* 등을 포함하여 현재 호소하는 증상에 대한 정보를 효과적으로 수집하기 위해 디자인 되었다. 검사 동안, 환자의 증상을 나타내는 자세 및 움직임과 관련되어 수집되는 데이터의 양은 광범위하다. 검사자는 인터뷰를 하는 동안 환자의 기계적 분류를 위한 가설들을 세워 나가기 시작한다. 기계적 증후군과 관련된 이들 주요 특성들이 표 9-1에 요약되어 있다. 독자는 주관적 병력과 관련된 토론을 통하여 그림 9-7에 언급된 내용을 확인하여 도움을 얻을 수 있다.

임상적 핵심 (CLINICAL PILLAR)

공감적 질문*(empathetic interrogation)*은 환자의 현재 상태와 증상을 일으키는 요소들에 대하여 보다 큰 통찰력을 주기 위해 고안된 단계적 후속 질문(follow-up questions)들이다. 이러한 단계적 질문은 현재 상태를 완전히 이해하기 위해 반드시 해야 한다.

통계 (Demographics)

생년월일 (Date of Birth)

표 9-1에 나타나 있는 특징적 나이 범위에 더하여 기타 척추 증상들이 다른 나이 단계에 많이 발생한다. 환자의 나이와 역학적 요소에 대한 이해는 검사자로 하여금 환자가 다른 질환을 가지고 있을 수 있다는 생각을 가질 수 있게 한다.

직업/레저 및 자세/스트레스 (Work/Leisure and Postures/Stresses)

병력 중 이 부분은 환자의 평균 신체적 활동 수준에 대한 이해를 가능하게 하며 이전 또는 현재 생체역학적 위험요소의 존재가 있음을 인식하게 한다. 요통에 대한 생체역학적 위험 요소에는 반복된 앞쪽 굽힘 또는 비틀림, 무거운 물건 들기, 그리고 지속적으로 앉아 있거나 서 있기 등이 포함된다.[28]

기능적 장애 (Functional Disability)

장애의 감지는 ***오스웨스트리 요통 장애 질문지(Oswestry Low Back Pain Disability Questionnaire), 롤랜드와 모리스 장애 질문지(Roland and Morris Disability Questiomnaire) 또는 퀘벡 요통 장애 척도(Quebec Back Pain Disability Scale)*** 와 같은 기능장애 질문지를 통해서 입증된다.

통증 등급 (Pain Rating)

통증 등급의 기준〔구두 등급 척도(verbal rating scale) 또는 시각 사상 척도(visual analogue scale)〕는 증상이 나타난 각 영역에서 만들어진다. 일반적으로 자세와 동작에 대한 환자의 증상 반응에 따라 분류하고 그 다음의 중재를 계획하기 때문에 기계적 검사 과정을 통하여 기준 통증의 변화를 구분하는 것은 매우 중요하다. 초기 검사에서 설정된 점수에 부가적으로, 이러한 기준 점수는 그 다음 환자의 방문에서 평가에 이용된다.

맥켄지 연구소 요추 평가
(Mckenzie Institute Lumbar Spine Assessment)

날 짜 ____________________

성 명 ____________________ 성별 M/F ________

주 소 ____________________

연락처 ____________________

생년월일 ____________________ 나이 ________

소개 : 일반의/정형외과/자신/기타 ____________________

직업/레저 ____________________

____

자세/스트레스 ____________________

현재 호소 증상에서 기능적 장애 ____________________

기능적 장애 점수 ____________________

시각통증척도 점수(0–10) ____________________

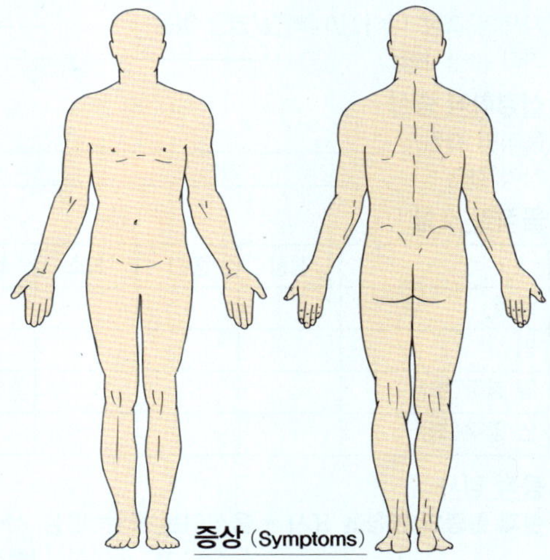

증상 (Symptoms)

병력 (History)

현재 증상 ____________________

증상 발현 이후 ____________________ 개선/변화 없음/나빠짐

증상이 나타난 이유 ____________________ 또는 명백한 이유 없음

처음 증상 : 등/넙다리/다리 ____________________

지속적 증상 : 등/넙다리/다리 ____________________ 간헐적 증상 : 등/넙다리/다리

나빠짐 구부린 자세 앉기/일어서기 선 자세 걷기 누운자세
오전/하루 종일 진행/오후 가만히 있을 때/움직일 때
기타 ____________________

좋아짐 구부린 자세 앉기/ 일어서기 선 자세 걷기 누운자세
오전/하루 종일 진행/오후 가만히 있을 때/움직일 때
기타 ____________________

수면장애 네/아니오, 수면자세: 엎드림/바로누움/옆으로 누움 좌/우, 바닥: 단단/부드러움/처짐

이전의 사고 0 1–5 6–10 11+ 처음 사고 발생년도 ________

이전 병력 ____________________

____

이전 치료 ____________________

____

특별 질문(Specific Questions)

기침/재채기/압력/양성/음성 방광: 정상/비정상 걸음: 정상/비정상

투약: 없음/비스테로이드제/진통제/스테로이드/항응고제/기타 ____________________

일반 건강: 좋음/보통/나쁨 ____________________

방사선 사진: 네/아니오 ____________________

최근 또는 큰 수술: 네/아니오 ____________________ 밤의 통증: 네/아니오 ________

사고: 네/아니오 ____________________ 설명할 수 없는 체중 감소: 네/아니오

기타: ____________________

그림 9–7 요추 평가 양식, 1 페이지.(국제 맥켄지 연구소에서 허가 출력됨.)

검사 (Examination)

자세

앉은 자세: 우/양/가 선 자세: 우/양/가 앞굽음: Red/Acc/Normal 외측 이동: 우/좌/없음

자세의 교정: 나아짐/나빠짐/영향 없음 ________ 관련성: 예/아니오

기타 관찰사항: ________

신경학적 증상

움직임 결핍 ________ 반사 ________

감각 결핍 ________ 경막 징후 ________

움직임 소실

	정상	중간	최소	없음	통증
굽힘					
폄					
옆 활주(우)					
옆 활주(좌)					

동작 검사

현재 통증의 영향을 묘사 – 움직이는 동안: 발생, 사라짐, 증가, 감소, 영향 없음, 중심화, 말초화

움직임 후: 좋아짐, 나빠짐, 좋아짐 없음, 나빠짐 없음, 중심화, 말초화

검사 중 증상		검사 후 증상	기계적 반응		
			↑Rom	↓Rom	영향 없음
검사 전 증상 선 자세:					
굽힘					
반복 굽힘					
폄					
반복 폄					
검사 전 증상 누운 자세:					
굽힘					
반복 굽힘					
폄					
반복 폄					
필요한 경우 검사 전 증상:					
옆 활주 우					
반복 옆 활주 우					
옆 활주 좌					
반복 옆 활주 좌					

정적 검사

구부정한 앉은 자세 ________ 똑바른 앉은 자세 ________

구부정한 선 자세 ________ 똑바른 선 자세 ________

엎드려 누운 폄 자세 ________ 길게 앉은 자세 ________

기타 검사 ________

잠정적 분류

이탈 기능장애 자세 기타

하위분류 ________

관리의 원칙

교육 ________ 장비 제공 ________

기계적 치료 ________

폄 원칙 ________ 외측 원칙 ________ 굽힘 원칙 ________

기타 ________

치료 목표 ________

그림 9–8 요추 평가 양식, 2페이지. (국제 맥켄지 연구소에서 허가 출력됨.)

적용을 위한 질문 (Questions for Reflection)

- 일반적인 MDT 검사에서 환자의 언급에 의한 ***수치 통증등급 척도***(numeric pain rating scale)는 어떻게 사용되는가?
- 환자의 기준 통증 등급을 설정하는 중요성은 무엇인가?
- 검사 동안에 환자의 통증 등급은 얼마나 자주 확인되어야 하는가?
- 일반적인 통증 정도(1–10)에 부가적으로, 통증과 관련된 다른 요소들(예: 위치, 기간, 등)은 무엇이며, 왜 중요한가?

신체 도표 (Body Diagram)

도표는 분류를 하는데 도움이 된다. 요통은 일반적으로 총 3가지의 기계적 증후군이 나타나는데, 다리로 내려가는 통증의 증상이 나타나는 것은 이탈 증후군 또는 유착 신경근(ANR 증후군)으로 인한 기능장애 증후군이다. 신경 누름으로 인한 협착증과 같은 "기타" 척추 질환 환자도 비슷한 다리 통증을 보일 수 있다.

현재 증상 (Present Symptoms)

병력 검사에 있어 이 부분은 증상이 지난 24–48시간 동안 나타나는 경우를 위해 고안된 것이다.

증상 발현 이후 (Present Since)

증상의 기간은 그 상태가 급성인지 아급성 또는 만성인지를 결정하는 요소가 되며 환자의 분류에도 도움이 되고 또한 환자 상태의 과민성을 나타내며 증상에 대한 검사가 얼마나 효과적인지를 이끄는 요인이 된다. 검사자는, 심지어 환자가 반복되는 요통이 있다 하더라도 "이 특별한 사건"이 언제 시작되었는지를 인식해야 한다는 것이 중요하다. 이탈과 자세 증후군 모두 급성으로 시작될 수 있으나, 이탈 증후군인 경우에 통증은 오직 물렁조직이 적응성으로 짧아지거나 수축되면서, 또는 시간이 지나면서 섬유화 된 이후에 나타난다.

개선/변화 없음/나빠짐 (Improving/Unchanging/Worsening)

검사자에게 있어서, 적절한 처방에 의해 요통의 증상이 변화했다는 환자의 느낌을 인식하는 것은 중요하다.

결과로 인해 시작된 문제 (Commenced as a Result of)

명백한 이유 없이(*no apparent reason; NAR*) 시작된 통증과 특정한 이유로 인해 발생한 통증을 구분하는 것이 중요하다.

발병 당시의 증상 (Symptoms at Onset)

검사자는 증상이 발생된 신체 부위를 동그라미로 표시해 놓아야 하며, 증상의 특정한 세부 사항들을 기록해야 한다.

지속 증상 또는 간헐 증상 (Constant Symptoms or Intermittent Symptoms)

검사자는 증상이 나타난 신체 분절에, 증상이 지속적인지 또는 간헐적인지를 표시해야 한다. *지속 통증*(*Constant pain*)은 강도가 다양하게 나타날 수 있지만 100% 계속해서 나타나는 것을 말한다. *간헐 통증*(*Intermittent pain*)은 통증이 100% 계속 나타나는 것은 아니며 짧게 통증이 사라지는 때가 있다. 휴식을 취해도 사라지지 않는 끊임없는, 지속 통증은 근골격계가 원인이 아닌 심각한 증상을 의미할 수 있다.[30] 통증이 밤에 가장 강하게 나타나 잠들기가 어려운 경우는 악성종양의 위험 신호일 수도 있다.[31]

나빠짐/좋아짐 (Worse/Better)

어떤 동작이나 자세를 취할 때마다, 환자의 증상을 확인해야 한다. 만일 증상이 더 나빠졌다면, 그 증상이 발생되었거나 더 심해졌다는 것 또는 말초화된 것이며, 좋아졌다는 것은 나타난 증상이 감소되었다는 것이고 움직임에도 영향을 미치지 않는다는 것을 의미한다. 지속적으로 증상에 영향을 미치는 동작은 중요하게 표시되어야 한다. 가끔씩 증상에 영향을 미치는 동작들 또한 밑줄로 표시해야 하며, 영향을 미치지 않는 동작들은 줄을 그어 지워놓아도 좋다.

더 자세하게 하기 위해, 증상 반응에 영향을 미치는 상태에 대해서는 주석을 달아 놓아야 한다. 예를 들어, 환자가 20분 이상 앉은 자세를 취했을 때 통증을 호소한다면, 검사자는 앉은 자세 옆에 "*>20분*"이라고 써 놓고 동그라미로 표시해 놓아야 한다. 게다가 증상 위치의 다양함도 기록해 놓는 것이 중요하다. 예를 들어, 환자가 20분 이상 걸었을 때 요통이 심해지고 다리의 통증은 감소되었다면, *나빠짐*(*worse*) 부분에 동그라미로 표시하고, "*>20분 요통*"이라고 기록하고,

또한 *좋아짐(better)* 부분에 동그라미로 표시하고, *“>20분 다리”*라고 기록한다. 검사와 일상 기능 동작 사이에 이러한 것들을 기록하는 것은 환자가 자신의 상태를 관리하기 위해 학습해야 하는 보강 동작들이 될 수 있다.

수면 장애 (Disturbed Sleep)

만약 수면에 장애가 있다면, 검사자는 *수면 자세(sleeping posture)*나 *잠자리(sleeping surface)*에 문제가 있는지 또는 더 좋지 못한 원인이 있는지 반드시 확인해야 한다.

이전 병력 (Previous History)

“미래의 요통에 대한 명백한 위험 요소는 이전의 요통 병력이다”라는 것은 잘 알려져 있다.[2] 검사자는 자세한 이전 병력과, 도움이 되었든지 아닌지 간에 이전에 받았던 어떤 중재에 대한 정보를 얻어내야 한다.

특별 질문 (Specific Questions)

기침/재채기/압력 (Cough/Sneeze/Strain)

증상은 기침과 재채기 또는 증가된 내압이나 갑자기 어떤 동작에 의해 발생하여 상태를 악화시키는 압력에 의해 더 나빠질 수 있다. 이러한 특징들은 이탈 증후군이 있는 경우에 종종 나타난다.

임상적 핵심 (CLINICAL PILLAR)

이탈의 일반적 증상/증후는 다음과 같다.

1. 무릎까지 내려오는 다리의 증상
2. 굽힘 자세와 움직임에 대해 견디지 못함
3. 반사저하, 피부 감각저하 및 근육 약화를 포함하여 신경학적 증상이 증가됨
4. 기침, 재채기, 압력에 의해 증상이 더 악화됨
5. 경막 뿌리 긴장 증상의 발현(즉, 뻗은 다리 올림(straight leg raising), 슬럼프 검사(slump test) 양성)

요통과 함께 복합적으로 나타날 수 있는 방광 기능의 변화(개시(initiation), 정체(retention), 요실금(incontinence)) 그리고/또는 안장 무감각(saddle anesthesia)은 방광 질환 또는 마미증후군(cauda equina syndrome)과 같은 계통적 문제로 볼 수 있으며 즉시 의사에게 의뢰해야 한다.

걸음 (Gait)

걸음기능에 새로운 증상이 발현되었다면 근본적 원인을 찾아내기 위해 연구되어야 한다. 예를 들어, *진통 보행(antalgia)*은 이탈이 외측으로 있는 경우 또는 유착 신경근으로 인해 발생할 수 있으며 좌골신경에 문제가 있다면 발꿈치 닿기 시 긴장이 나타날 수 있다. *발처짐(drop foot)* 또는 *운동실조(ataxia)*와 같은 다른 걸음 문제들은 신경장애(neuropathy) 또는 척수장애(myelopathy)로 인해 나타날 수 있으며 부가적인 검사 과정을 필요로 한다.

투약 (Medications)

검사에 앞서 환자에게 투약되었던 모든 약물들을 검토해 보는 것이 중요하다. 검사 이전에 강한 진통제가 투여되었다면 검사하는 동안 환자의 통증에 대한 민감도에 영향을 미칠 수 있다. 항응고제(anticoagulant) 또는 장기간 스테로이드 사용은 도수 기술의 적용에 위험 요소가 될 수 있다. 증상의 불균형적 감소를 위해 사용하는 아스피린은 *“뼈 종양(bone cancer)의 위험 신호”*이다.[32]

일반적 건강 (General Health)

이 부분에 대한 검사를 하는 동안, 치료사는 **동반이환(comorbidities)**의 목록을 포함하여, 환자가 자신의 전체적인 건강에 대해 얼마나 알고 있는지 확인해야 한다. 요통의 호소와 함께 나타나는 열, 오한 또는 식은땀과 같은 체질적 증상은 근골격계 원인이라기 보다는 계통적 문제를 의미한다. 암에 대한 이전 병력이 있다면 별다른 이상이 발견되지 않는다 하더라도 다른 경고 증상들이 있는지 의뢰를 해야 한다.

영상 연구 (Imaging Studies)

영상 검사는 악성 종양의 존재를 암시하는 증상들이 있거나 또는 외상 병력이 있는 환자에서 심각한 문제를 찾아내기 위한 필수적 수단이다. 증상이 없는 환자들의 많은 수가 방사선 영상에서 돌출 수핵과 같은 잠재적인 비정상을 가지고 있는 것으로 확인된다.[33,34] 그러나, 진단 영상의 결과보다는 기계적 검사의 결과가 중재의 과정을 결정하기 위해 반드시 사용되어야 한다.

적용을 위한 질문 (Questions for Reflection)

- 왜 진단 영상(MRI, CT 등)의 결과와 반대로 기계적 검사의 결과에 기초하여 환자를 치료하는 것이 더 좋은가?
- 영상 결과가 잘못될 수 있다는 유병률과 관련된 근거가 있는가?
- "영상에서 나타난 것만을 치료"하는 것이 어떻게 잘못된 결과를 낳을 수 있는가?

최근 또는 주요 수술 (Recent or Major Surgery)

이전에 수술을 한 적이 있었는가에 대한 정보는 증상의 잠재적인 다른 원인들이 있을 수도 있다는 것을 검사자에게 일깨워준다. 특히 열과 함께 나타나는 지속적, 끊임없는 통증을 보이는 환자는, 최근의 수술 과정에서 감염이 있었는지 확인해보아야 한다.

밤의 통증 (Night Pain)

언급한 바와 같이, 끊임없는 통증은 암 또는 강직성 척추염(ankylosing spondylitis)과 같은 더 심각한 척추 질환으로 인해 발생할 수 있다.

사고 (Accidents)

외상이 있었던 경우에 골절, 불안정 및 다른 손상의 존재가 있는지를 반드시 확인해야 한다. 외상 이후 및 염증이 활성화된 단계라면 검사 과정의 수정이 필요하다. 검사자는 관절 가동범위를 제한하고 통증이 없는 범위 내에서 반복 동작 검사를 하는 것이 좋다.

설명할 수 없는 체중 감소 (Unexplained Weight Loss)

어떤 환자는 통증 또는 약물의 부작용으로 인한 이차적 원인으로 식욕을 잃는 반면 감소된 활동 수준 때문에 체중이 증가하기도 한다. 4주 정도의 기간 동안 의도적이지 않은 체중 감소가 환자의 총 체중의 10% 이상으로 나타난 것은 암이 있을 수도 있다는 것을 나타낸다.[35]

가설의 설정 (The Working Hypothesis)

*요추 검진(Lumbar Spine Assessment®)*의 첫 페이지를 완료한 후에, 검사자는 환자의 상태와 원인에 의거하여 초기 가설을 설립해야 한다. 무엇보다 가장 먼저 해야 할 것은, 검사자는 반드시 "위험 신호"가 있는지 없는지 결정해야 한다는 것이다. 게다가, 환자의 병력이 이학적 검사의 나머지에 영향을 미치는지를 결정해야 하고 또한 공포 회피 또는 우울증과 같은 정신학적 문제가 있는지 확인해야 한다.[36]

이학적 검사 (The Physical Examination)

이학적 검사는 움직이는 양과 질을 관찰함으로써 그리고 주어지는 부하에 대한 환자의 증상 반응을 검사함으로써 세워진 가설을 확인하거나 제거하기 위해 이루어진다. 검사 동안, *검사의 실수(testing error)*는 최소화해야 한다. 독자는 이 부분에 대한 토론을 위해 그림 9-8을 참조해야 한다.

자세 (Postures)

앉은 자세 (Sitting)

환자의 자세는 검사자가 주관적 병력을 조사할 때 전체적으로 평가되어 있어야 한다. 통증이 앉은 자세에서 나타난다면, 통증의 위치가 기록되어야 한다. 검사자는 정상에서 벗어난 자세들을 바로 잡고(그림 9-9a) 자세의 교정에 대한 환자의 반응을 관찰한다. 만약 증상이 감소된다면, 환자는 요추 롤(lumbar roll)을 사용하는 법을 포함하여, 이 자세를 취하는 방법을 교육받아야 한다(그림 9-9b).

선 자세 (Standing)

환자가 서 있을 때, 자세는 시상면(sagittal plane) 및 관상면(frontal plane)에서 평가된다. **요추 앞굽음(lordosis)**의 감소가 있거나 문제가 발견되면 기록한다. 만약 선 자세에서 통증이 나타난다면, 그 위치를 비롯하여 자세 교정에 대한 반응 또한 기록되어야 한다. 측만증(scoliosis)과 같은 만성적인 편위(deviation)가 있을 수 있으나 증상은 나타나지 않을 수도 있다. 급성 허리엉덩 또는 엉치 측만증(acute lumbosacral or sciatic scoliosis)으로 알려져 있는, **외측 이동(lateral shift)**과 같은 급성 편위도 나타날 수 있다. 이러한 자세 편위는 비구조적인 것이며 디스크 돌출 또는 다른 공간적 병변으로 인해 신경근이 압박된 경우에 나타날 수 있다.[37] 외측 이동은 윗 몸통이 위치를 벗어나 움직여진 방향에 의해 명명된다. 현재 상태와 관련 있는 외측 이동의 존재를 결정하기 위한 기준은 다음과 같다: (1) 변형이 확실히 눈으

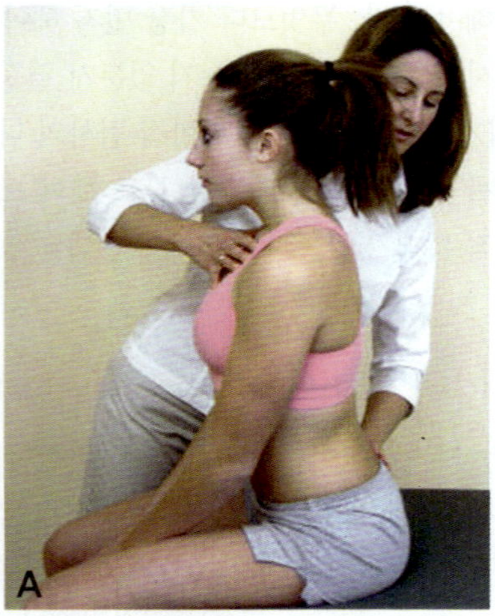

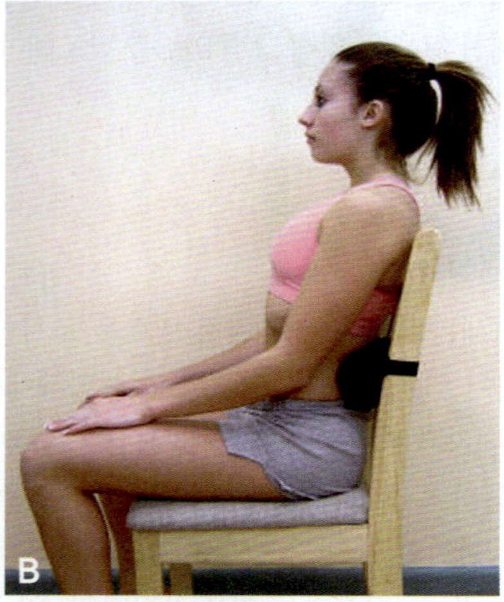

그림 9–9 자세 교정. **A.** 치료사에 의한 자세 교정. 구부정한 자세는 환자의 엉덩관절에 맞추어 어깨를 정렬하고 어깨에 맞춰 머리를 정렬하도록 치료사가 요추와 복장뼈에 주는 힘의 적용을 통해 교정된다. **B.** 요추 롤(lumbar roll)을 통해 교정된 자세. 요추 롤은 요추의 앞굽음을 크게 하지 않으면서 지지해준다.

로 확인 가능하다; (2) 통증과 같이 발생했다; (3) 외측 이동이 수의적으로 교정되거나 유지되지 않는다; (4) 체중지지 자세에서 굽힘과 폄 동작 모두 통증이 발생한다; 그리고 (5) 통증은 누운 자세보다 선 자세일 경우 또는 걸을 때 더 심해진다.

적용을 위한 질문 (Questions for Reflection)

- 외측 이동(lateral shift)이 의미하는 것이 무엇인지 짧게 정의하시오.
- 외측 이동은 어떻게 명명되는가?
- 외측 이동을 일으키는 병인학적 요소는 무엇이라고 믿어지는가?
- 외측 이동의 구분에 대한 신뢰도 및 임상적 타당도와 관련된 근거는 무엇인가?
- 외측 이동을 감소시키는데 이용되는 방법을 짧게 설명하시오. 파트너에게 이 방법을 실행하시오.

임상적 핵심 (CLINICAL PILLAR)

임상적으로 관련 있는 외측 이동의 존재를 결정하기 위한 기준은 다음과 같다:

1. 변형이 확실히 나타나 있다.
2. 외측 이동의 발생이 현재 호소하는 통증과 같이 나타났다.
3. 수의적으로 교정되거나 유지되지 않는다.
4. 선 자세에서 굽힘 및 폄 동작은 통증을 일으킨다.
5. 통증은 누운 자세보다 선 자세 또는 걸을 때 더 나빠진다.

만약 외측 이동이 검사를 통해 확정되었다면, 외측 이동 교정 기술(그림 9–10)이 반복 동작 검사 및 중재에 앞서 시작되어야 한다. 외측 이동이 있는 경우 반복 동작을 잘 견디지 못하기도 한다.

신경학적 (Neurological)

환자가 근력 약화 또는 걸음 기능장애, 감각이상/무감각(paraesthesia/anesthesia)과 같은 증상 또는 다리의 통증을 호소한다면, *운동 결핍(motor deficits)*, *감각 결핍(sensory deficits)*, *경막 증상(dural sign)* 및 *반사(reflex)* 등을 검사해야 한다.

동작 소실 (Movement Loss)

반복 동작 검사에 앞서, 선 자세에서 척추 동작들이 평가되어야 한다. 동작 소실은 눈으로 보며 평가되고 동작이 *전혀 없음(nil)에서 주요한 소실(major loss)*까지 연속체로 기록되어야 한다. 요추 움직임이 제한된 환자는 일반적으로 다른 곳에서 보상 동작이 나타난다. 검사자는 동작의 질과 양 모두를 관찰해야 한다. 척추 커브의 역전 및 변형 그리고 정상 동작에서 벗어난 편위를 확인하여 관찰된 편위의 방향을 기록해야 한다. 눈으로 보고 측정하는 것이 일반적이지만, 관절 각도기(goniometer), 경사측정기(inclinometry) 또는 테이프 측정(Schober 방법)과 같은 더 신뢰도 높은 다른 방법들이 사용될 수 있다.

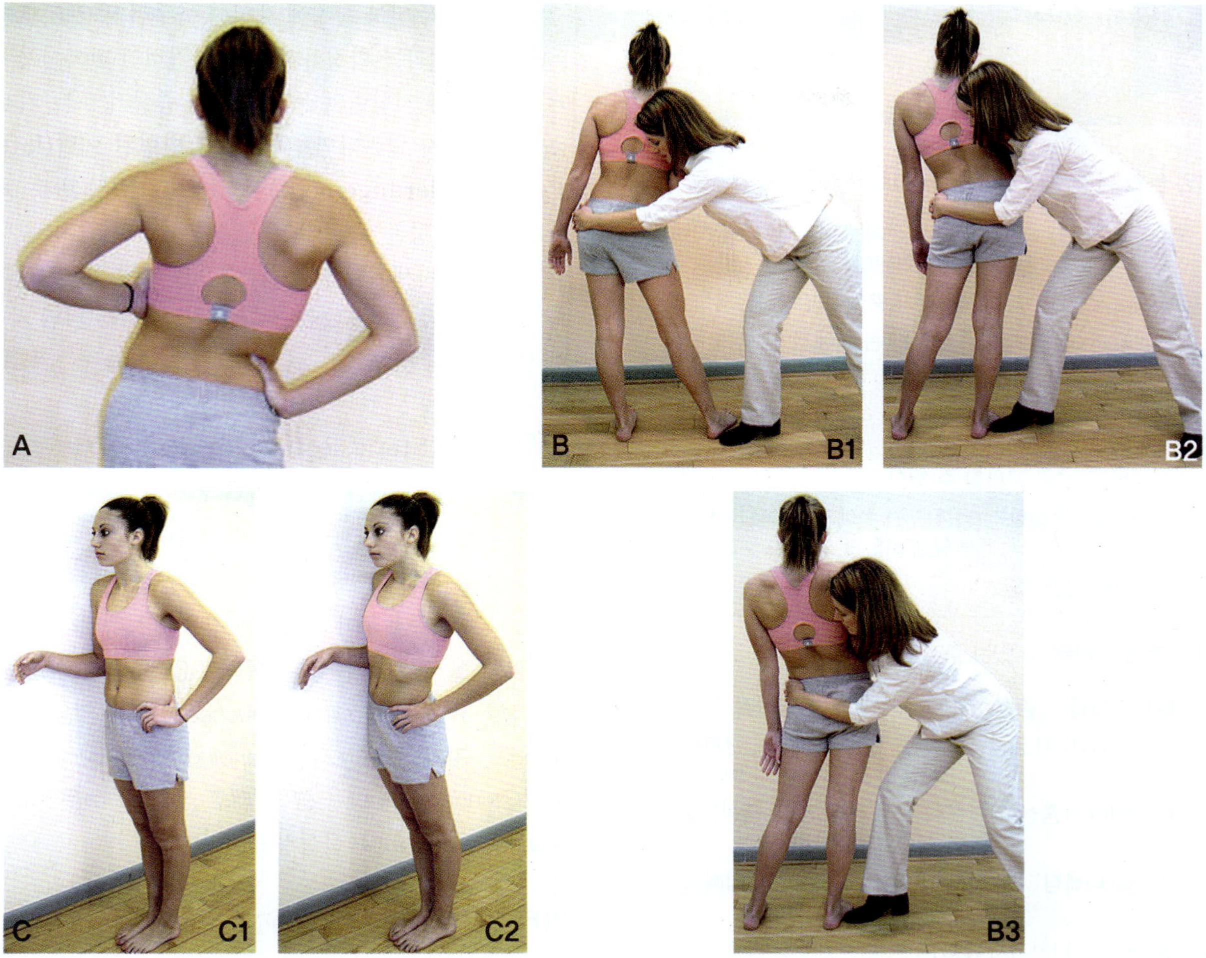

그림 9-10 외측 이동의 교정 진행. **A.** 오른쪽 외측 이동. **B.** 외측 이동의 도수교정(오른쪽 외측 이동의 교정이 보인다): 환자는 어깨 폭만큼 발을 벌리고 체중을 분산시킨다. 환자의 오른쪽 팔꿈치는 90° 구부리고 엉덩뼈 능선(iliac crest)의 위쪽으로 몸통을 대고 선다. 치료사는 런지 자세를 취하고 환자의 오른쪽 위팔에 자신의 오른쪽 어깨를 대면서, 환자의 오른쪽에 수직으로 선다. 치료사의 손은 환자의 엉덩뼈 능선을 둘러싸고 맞잡는다**(B1)**. 치료사는 부드럽게 환자의 골반을 자신 쪽으로 잡아당기면서 동시에 오른쪽 어깨를 통해 압력을 주면서 환자의 몸통을 멀리 밀어낸다. 환자는 대칭 체중지지 자세를 유지한다. 변형이 살짝 과교정(overcorrection)될 때까지 계속 반복하면서 더욱 압박을 가한다. 압박은 간헐적으로 부드럽게 주어지고 부분적으로 이완된다**(B2)**. 그 다음에 환자는 치료사가 외측 이동을 과교정 상태로 유지하는 동안 폄 자세를 취한다**(B3)**. **C.** 벽에 대한 자가-외측 이동 교정. 환자는 벽 가까이에 서서 이동이 일어난 쪽을 벽 쪽으로 대고 어깨 폭만큼 발을 벌리고 선다(보통 어깨는 통증 쪽의 반대이다). 환자의 팔꿈치는 엉덩뼈 능선 위로 구부려 놓고, 윗팔은 벽에 대놓는다**(C1)**. 그 다음 환자는 자신의 다른 손을 골반에 대고 과고정이 이루어질 때까지 벽 쪽으로 리드미컬한 압박을 준다**(C2)**. 이 자세에서, 과교정 자세 및 선 자세에서 폄 동작을 실행함으로써 앞굽음이 회복된다.

검사 동작 (Test Movements)

검사 중 **반복 동작 검사**는 MDT 접근법의 독특한 양식 중 하나이다. 환자의 증상과 부하에 대한 기계적 반응을 통해 검사자는 적절한 분류를 할 수 있고 중재의 과정을 설정할 수 있다. 검사 동작에 따라, 검사자는 환자의 증상에 대한 어떤 변화들과 기계적 반응들을 주의 깊게 기록해야 한다(표 9-2).

반복 동작 검사의 순서는 그림 9-11에 나와 있다. 중립 자세에서 증상의 강도와 위치에 대한 기준을 기록한 후, 환자는 가능한대로 검사 동작을 한 번 반복하고 그 다음 10회 정도 반복한다. 이러한 동작들을 하는 동안, 검사자는 즉시 동작들이 환자의 증상에 미치는 영향을 기록한다. 환자가 몇 번의 동작 후 쉬는 동안 중립 자세로 돌아오면, 증상에 대한 동

표 9-2 검사 동작에서 및 검사 동작 이후에 통증에 미치는 영향

움직임 동안 나타날 수 있는 증상 변화의 표현:

P	Produce(발생) : 동작을 하기 전에는 나타나지 않았던 증상들이 나타난다.
I	Increase(증가) : 증상은 강도가 증가되어 나타날 수 있다.
PE	Peripheralizes(말초화) : 통증은 몸 쪽에서 먼 쪽의 신체 부위로 이동할 수 있다.
D	Decrease(감소) : 증상은 강도가 감소되어 나타날 수 있다.
A	Abolish(소멸) : 동작 전에 나타났던 증상들이 완전히 사라질 수 있다.
C	Centralizes(중심화) : 통증은 먼 쪽에서 몸 쪽의 신체 부위로 이동할 수 있다.
NE	No effect(영향 없음)

움직임 후에 나타날 수 있는 증상의 표현:

B	Better(나음) : 증상은 반복 동작 이후에 개선될 수 있다.
NB	No better(낫지 않음) : 증상은 반복 동작에서 단지 일시적으로 개선될 수 있다.
C	Centralized(중심화) : 동작 검사 후에 먼 쪽 증상들이 몸 쪽으로 이동되어 있다.
W	Worse(나빠짐) : 반복 동작 후에 증상들이 더 나빠져 있다.
NW	No worse(나빠지지 않음) : 증상은 반복 동작에서 일시적으로 나빠질 수 있다.
PE	Peripheralized(말초화) : 동작 검사 후에 몸 쪽 증상들이 먼 쪽으로 이동되어 있다.
NE	No effect(영향 없음) : 반복 동작 검사 후에도 증상은 변하지 않는다.

작의 영향이 기록되어 있어야 한다(표 9-2). 검사 후 말초화 증상이 있다면, 문제가 있는 방향으로의 반복 동작들은 즉시 멈추어야 한다.

만약 증상들이 개선되거나 반복 동작 검사를 하는 동안 중심화가 나타난다면, 검사자는 증상이 완전히 사라지는지 확인하며 동작을 계속해야 한다. 엎드린 자세에서의 동작 동안에 증상들이 의미 있는 감소를 보이거나 사라진다면, 환자는 앞굽이를 유지한 채로 테이블에서 일어나서 완전 체중지지 자세에서도 증상이 개선되어 있는지 확인해야 한다. 체중지지 자세를 가정한 상태에서도 증상의 개선이 유지된다는 것은 **교정 가능한 이탈(reducible derangement)**이라는 것을 의미한다.

만약 환자가 반복 동작에 대하여 아무런 반응도 보이지 않는다면, 이 결과를 확정하기 위해 부가적인 반복이 실행되어야 한다. 만약 시상면의 동작에 대해 증상적 또는 기계적 반응이 나타나지 않는다면, **외측으로 변형된 이탈(laterally displaced derangement)**이 있을 수 있다. 반복 동작 검사는 한쪽 엉덩관절을 외측으로, 다른 쪽도 같이 옮겨 놓고 엎드려 누운 자세에서 폄 동작(그림 9-12a), 또는 선 자세에서 옆으로 활주 자세(그림 9-12b) 같은 외측 편위 자세에서도 실행되어야 한다.

정적 검사 (Static Tests)

일상적으로 실행되지는 않는다 하더라도, 정적 검사는 반복 동작 검사를 통해서도 결과가 나타나지 않은 경우에 필요할 수 있다. 부가적으로, 정적 검사는 급성 변형 또는 심한 통증 또는 자세 증후군이 의심되는 경우에 시행된다. 다음과 같은 자세들을 선택할 수 있다. *똑바로 앉은 자세(sitting erect), 구부정한 앉은 자세(sitting slouched), 길게 앉은 자세(long sitting), 구부정한 선 자세(standing slouched), 똑바로 선 자세(standing erect), 폄 상태로 엎드려 누운 자세(lying prone in extension)*(글상자 9-4)

기타 검사 (Other Tests)

만약 검사를 통해 기계적 문제를 찾아내는데 실패했다면, 기타 검사들이 인접한 부위에서의 잠재적인 문제들을 알아내기 위해 실행될 수 있다. 이러한 과정에는 *엉치엉덩관절 검사(sacroiliac joint screening)* 및 *엉덩관절 평가(hip joint assessment)*가 포함될 수 있다. 이러한 접근법을 통하여 여러 상태들이 인식될 수 있으나 분류를 위한 엄격한 기준은 제공되지 않고 있다.

잠정적 분류 (The Provisional Classification)

기계적 검사의 결론 부분에서, 검사자는 잠정적 분류를 하기 위해 충분한 정보를 얻어내야 한다. 분류 알고리즘(그림 9-1)과 특성(표 9-1)을 통하여 의사-결정 과정(decision-making process)을 이끌어낼 수 있다. 만약 이탈로 분류되었다면, 적절한 중재를 선택하기 위하여 방향 선호(directional preference)와 함께 통증의 패턴이 구분되어야 한다. 만약 기능장애로 분류되었다면, 올바른 중재를 선택하기 위해 제한의 방향이 구분되어야 한다.

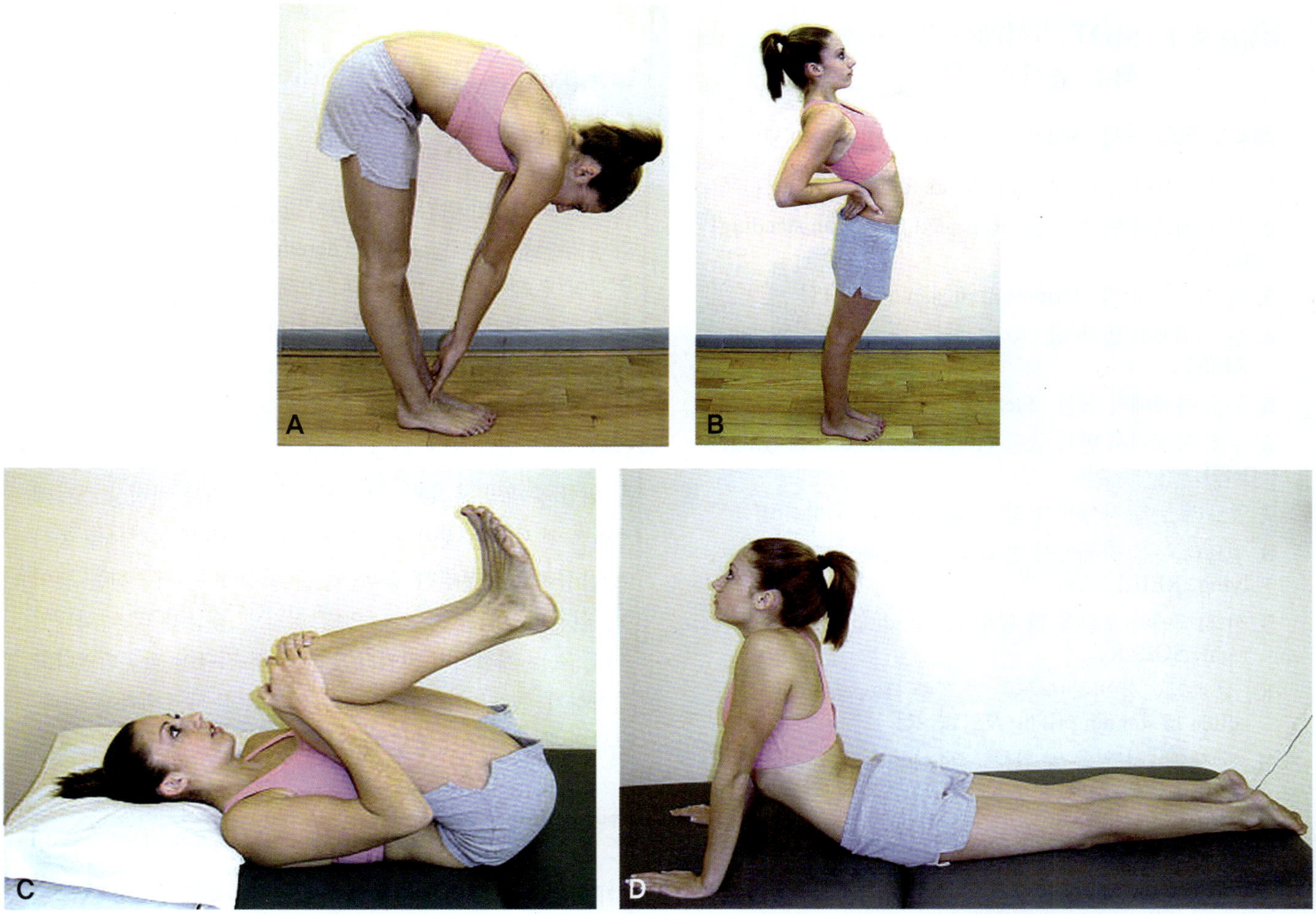

그림 9–11 반복 동작 검사의 순서. **A.** 선 자세에서 굽힘(Flexion in Standing; FIS): 발을 어깨너비로 벌리고 선다. 무릎을 편 상태로 유지하고 손은 다리 옆으로 내리고 허리부터 앞으로 최대한 구부린다. **B.** 선 자세에서 폄(Extension in Standing; EIS): 발을 어깨너비로 벌리고 선다. 무릎을 편 상태로 유지하면서 손은 뒤에 놓고 몸을 뒤쪽으로 최대한 편다. **C.** 누운 자세에서 굽힘(Flexion in lying; FIL): 무릎을 구부리고 누운 자세(hook–lying position)에서 무릎을 최대한 가슴 쪽으로 가져온다. 요추를 더 구부리기 위해 무릎 위에 손을 놓고 감싼다. **D.** 엎드려 누운 자세에서 폄(Extension in lying; EIL): 손은 어깨 밑에 놓는다. 팔꿈치를 서서히 펴면서 몸통을 들어올린다. 엉덩 관절과 허벅지는 이완하고 복부가 처지도록 한다.

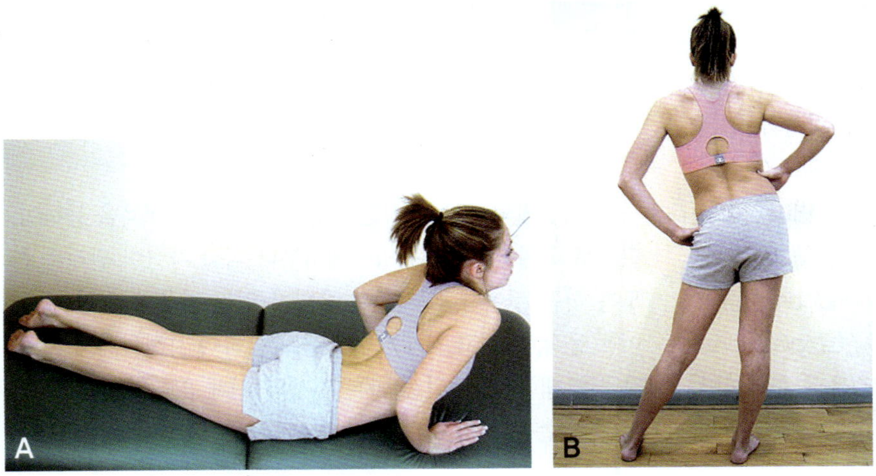

그림 9–12 외측 편위 동작으로 반복 동작 검사. **A.** 엉덩 관절을 중심에서 멀어지게 하고 엎드려 누운 자세에서 폄(Extension in lying, EIL): 엎드린 자세에서 엉덩 관절을 외측으로, 보통 통증이 나타나지 않는 쪽으로 옮겨 놓는다. EIL의 실행: 손을 어깨 밑에 놓는다. 팔꿈치를 서서히 펴면서 몸통을 들어올린다. 엉덩 관절과 허벅지는 이완하고, 복부가 처지도록 한다. **B.** 선 자세에서 옆으로 활주(Side glide in standing, SGIS): 오른쪽 SGIS 방향. 발을 어깨 넓이로 벌리고 선다. 어깨를 지면에 평행하게 놓은 중립 상태로 몸통을 유지하는 동안 엉덩이를 왼쪽으로 옮겨 놓는다. 검사자는 초기에 오른쪽 엉덩뼈 능선과 왼쪽 어깨를 잡고 동작을 이끌어 준다.

글상자 9-4. MDT 검사에서 평가되는 척추 동작과 자세

척추 동작의 순서 (Sequence of Spinal Movements)

1. 선 자세에서 굽힘 (Flexion in standing; FIS)
2. 선 자세에서 반복 굽힘 (Repeated flexion in standing; RFIS)
3. 선 자세에서 폄 (Extension in standing, EIS)
4. 선 자세에서 반복 폄 (Repeated extension in standing; REIS)
5. 누운 자세에서 굽힘 (Flexion in lying, FIL)
6. 누운 자세에서 반복 굽힘 (Repeated flexion in lying; RFIL)
7. 엎드려 누운 자세에서 폄 (Extension in lying; EIL)
8. 엎드려 누운 자세에서 반복 폄 (Repeate extension in lying; REIL)
9. 선 자세에서 오른쪽 옆 활주 (Side glide in standing right; SGIS R)
10. 선 자세에서 반복 오른쪽 옆 활주 (Repeated side glide in standing right; RSGIS R)
11. 선 자세에서 왼쪽 옆 활주 (Side glide in standing left; SGIS L)
12. 선 자세에서 반복 왼쪽 옆 활주 (Repeated side glide in standing left; RSGIS L)

정적 자세 (Static Postures)

1. 구부정한 앉은 자세 (Sitting slouched)
2. 구부정한 선 자세 (Standing slouched)
3. 폄 엎드린 자세 (lying prone in extension)
4. 똑바로 앉은 자세 (Sitting erect)
5. 똑바로 선 자세 (Standing erect)
6. 길게 앉은 자세 (Long sitting)

만약 잠정적 분류를 설정하기 위한 초기-검사의 결론 과정에서 근거가 불충분하다면, 환자는 문제를 일으키는 동작과 자세에 대한 그들의 증상 반응을 계속 유지하고 있도록 요청받는다. 검사의 결론에서, 치료사는 *기계적 대 비기계적 상태(mechanical versus nonmechanical condition)*, *증후군 분류(syndrome classification)*, *방향 선호(directional preference)*, 그리고 그 다음의 *중재의 원칙*을 구분해야만 한다.

중재의 원칙 (PRINCIPLES OF INTERVENTION)

일반적 원칙 (General Principles)

이전에 언급한 바와 같이, 환자의 기계적 분류에 따라 중재가 이루어진다. 이탈 증후군(derangement syndrome)에서, 중재의 초기 목적은 디스크 내 위치 변형을 감소시키고, 그 감소를 유지하며, 움직임을 회복시키는 것이다. 기능장애 증후군(dysfunction syndrome)에서, 중재의 초기 목적은 적응성으로 짧아진 조직들을 재구성하고 움직임 제한을 감소시키는 것이다. 자세 증후군(postural syndrome)을 보이는 환자를 위한 중재의 목적은 정상 조직에 주어지는 비정상 스트레스들을 제거하는 것이다. 중재의 비판적 원칙은 검사를 통하여 잠정적으로 분류한 증후군들을 확정 또는 폐기하는 것이다. 환자의 차후 방문 시, 만일 환자의 증상이 더 악화되었거나, 또는 개선되지 않았다면, 기계적 진단이 잘못되었다고 가정하기 전에, 이행된 중재와 기술들을 체크해봐야 한다. 분류의 확정은 다섯 번의 과정 내에 결정되어야 한다.

임상적 핵심 (CLINICAL PILLAR)

기계적 분류에 대한 초기 중재의 목적은 다음과 같다.

자세 증후군(Postural syndrome): 정상 조직에 주어지는 비정상적 스트레스를 제거한다.

기능장애 증후군(Dysfunction syndrome): 적응성으로 짧아진 조직의 재구성을 촉진함으로써, 일차 및 이차적 동작 제한을 감소시킨다. 중재는 일반적으로 통증이 있는 방향으로의 움직임으로 구성된다.

이탈 증후군(Derangement syndrome): 내적 변형을 감소시키고, 그 감소된 것을 유지하며, 완전한 움직임을 회복시킨다. 중재는 일반적으로 통증이 나타나지 않는 방향으로의 움직임으로 구성된다.

이 접근법의 주요 특징은 상당히 많은 환자 교육을 통하여, 환자로 하여금 첫 번째 방문에서부터 직접 자신이 관리를 하도록 하는 것이다. 환자들은 올바른 앉는 자세와 수면 자세, 이동 동작, 그리고 자세적 지지를 포함하여 자신들의 분류 증후군에 대한 내용 및 올바른 자세와 신체 역학 등을 교육받는다. 앉는 자세가 좋지 못한 경우, 요추 앞굽이 부위에 요추

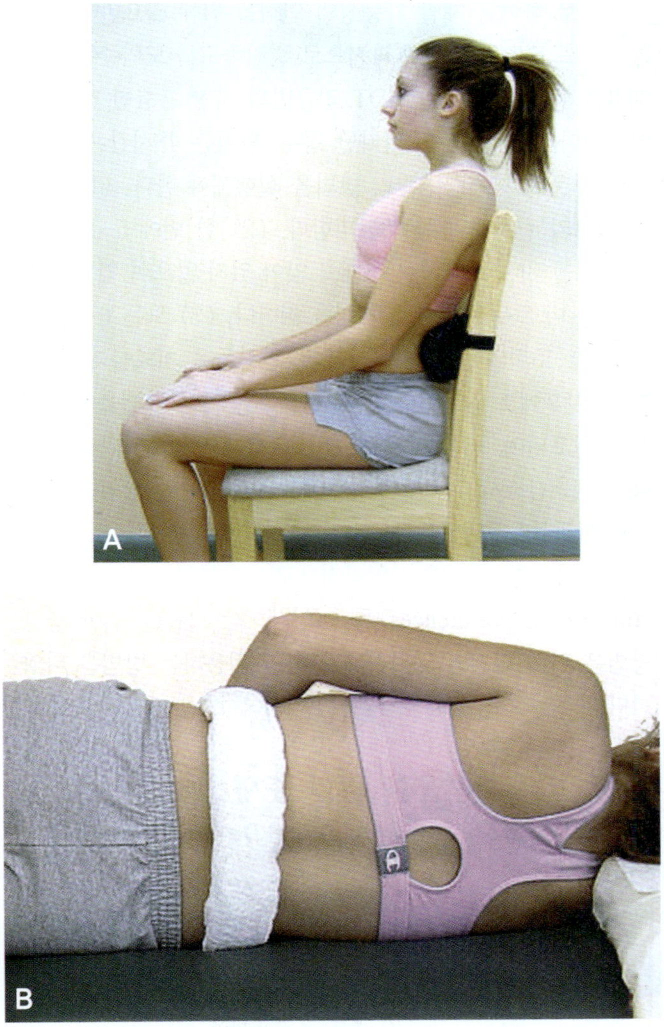

그림 9–13 요추 롤을 이용한 자세 교정. **A.** 앉은 자세 롤. 앉은 자세에서 요추 롤은 앞굽이를 적당히 만들면서 지지할 수 있다. **B.** 수면 롤. 옆으로 누운 자세에서 증상이 나빠지는 환자는 척추를 중립 위치로 지지하기 위해 허리 주위에 수건을 말아서 감싸주면 더 편안해진다.

롤(lumbar roll)을 사용하면, 앞굽이를 보존하고 지속적으로 주어지는 굽힘의 영향을 감소시켜, 앉는 자세를 향상시켜 줄 수 있다(그림 9–13 a 와 b). 환자들에게는 보통 다음 진료 때까지 1–2일 정도 실행할 특별한 운동 프로그램이 처방된다. 그리고 말초화 같은 경고 증상에 대해서 교육받게 되며 그러한 상황이 발생할 경우 무엇을 해야 하는지도 교육받게 된다.

운동을 실행할 때, 가해지는 힘의 적용은 다음의 두 가지 중요한 개념에 의해 고려된다: (1) 생리학적으로, 기계적 통증은 적용되는 힘의 범위에 따라 해결되며, (2) 철학적으로, 증상을 해결하기 위해 필요한 힘의 양은 안전해야 한다. 그러므로, 오직 환자가 그들의 증상을 조절할 수 없을 때에만 부가적인 힘이 사용되어야 한다. 순차적으로 진행되는 힘은 중간 범위에서 **환자가 발생할 수 있는 힘(patient–generated forces)**으로 시작하며 끝범위에서도 *자기–과압력(self–overpressure)*으로 주어지도록 한다. 환자가 낼 수 있는 힘이 다 되어야, 중간 범위에서 끝범위까지 *치료사의 과압력*으로 환자의 동작을 도와주는 **치료사가 내는 힘(clinician–genereted forces)**을 통해 중재가 진행된다. 치료사에 의해 실행되는 수동 운동 또는 트러스트 가동기법(thrust mobilization)들은 환자가 발생하는 힘들이 바람직한 결과를 내기에 충분하지 않은 경우 고려될 수 있다. 환자의 방향 선호(directional preference)가 확정되면, 연속적으로 가해지는 힘에 따른 치료의 진행은 환자의 증상 반응에 따라 달라진다. 지속적인 동작 감소가 있으나 끝범위의 폄 동작에 잘 반응하는 환자는(그림 9–14a) 자기–압력을 통한 끝범위 폄 동작으로 진행해야 한다(그림 9–14b). 게다가, 더 이상 향상이 이루어지지 않고 정체된 시기가 오면, *시작 자세*(부하가 주어지거나 그렇지 않거나), *부하의 방향*(시상면, 관상면 또는 복합), 그리고 제공되는 *기술의 기간* 등을 변화시키는 조정이 필요할 수 있다. 최종적으로, 이 접근법은 *예방방법(prophylactic measure)*의 사용을 옹호하는데, 이것은 "*응급처치(first aid)*" 운동을 이용하여 향후 발생할 수 있는 문제를 방지하고 관리하기 위한 동작들과 지식을 갖춰줄 수 있다. MDT 접근법을 사용한 환자들은 그들에게 나타난 증상과 재발을 관리하는 그들의 능력에 높은 만족도를 보이며,[38] 낮은 재발생률을 보이고,[39,40] 아픈 채로 남게 될 확률이 낮으며,[41] 의학적 보조를 덜 찾게 된다.[41]

이탈 증후군을 위한 중재 (Intervention for Derangement Syndrome)

이탈의 감소는, 검사 동안에 환자의 증상이 중심화가 일어나도록 부하를 주었던 방법을 지속적으로 적용함으로써 유지되고 성취된다. 일단 증상이 감소되면, 환자에게 증상을 발생시키는 자세와 동작을 더 이상하지 않도록 교육시키는 것이 중요하다. 자세에 대한 교육과 교정이 감소를 유지시키고 재발을 방지하는데 중요하다는 내용은 물론이고 중심화와 말초화의 원리와 관련된 내용도 지속적으로 교육시켜야 한다.

일반적으로 운동은 1–2시간 동안, 10회 정도가 적당하지만 증상이 나타나는 경우에는 더욱 자주 실행되어야 한다. 검사를 통해 이루어진 기계적 분류가 옳다고 한다면, 환자는 중

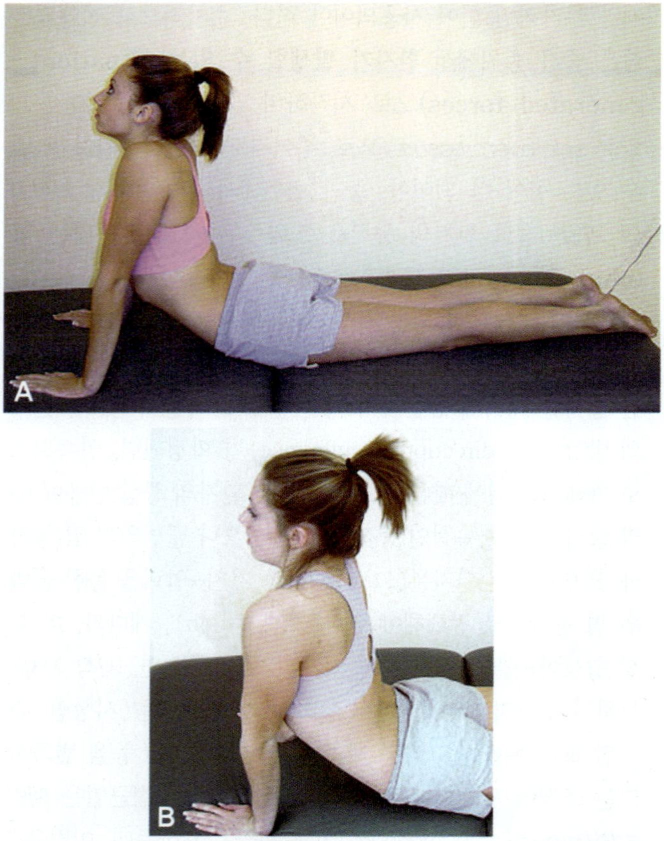

그림 9-14 힘의 진행. 힘의 진행은 증상들이 감소될 경우에 이루어지지만 정체기가 올 수 있다. **A.** b에서 보여진 바와 같이 누운 자세에서 폄을 위한 힘의 진행. **B.** 자기-과압력(self-overpressure)을 이용한 누운 자세에서 폄 동작.

심화와 함께 증상의 감소 및 운동성의 증가를 나타낼 것이며, 적용되는 힘이 점차 진행되어도 충분히 견딜 수 있다고 할 것이다. 5번의 치료 과정 중에도 중심화가 이루어지지 않는다면, 중심화는 이루어지기 어려울 것이다.[17] 일반적으로 일어날 수 있는 실수는 환자가 끝범위에 도달하지 않았는데도 중심화가 나타나지 않는다고 착각하는 것이다.

환자의 증상이 더 이상 나타나지 않거나 동작 또는 자세에 의해 말초화가 일어나지 않는다면, 이탈은 완전히 감소된 것으로 본다. 중재를 하는 동안, 증상을 일으키는 동작들은 이탈의 재발생 위험을 줄이기 위해 피해야 한다. 아직 남아 있는 동작 소실을 회복시킬 목적으로 증상을 유발하는 동작을 다시 하는 것은 아주 서서히 해야 하는데, 척추 움직임의 제한이 있다는 것은 향후 이탈을 발생시킬 위험 요소가 될 수 있다.[2] 중재를 통해 환자가 정상 활동을 할 수 있다고 할 때, 그리고 어떤 방향에서도 통증이 나타나지 않을 때 적절하게 적용된 것으로 볼 수 있다.

환자로 하여금 재발 가능성의 인식을 위해 필요한 것들을 알게 함으로써 증상을 효과적으로 관리하도록 도와주는 것과 재발을 관리하는 것은 MDT 접근법의 가장 훌륭한 장점 중 하나이다. 경고 증상이 나타난 경우, 환자는 48시간 동안 다음과 같은 초기 자기-관리 방법을 실행해야 한다. (1) 통증을 일으키는 자세와 동작을 피한다, (2) 한 번에 5-10분 이상 요추를 지지하지 않은 상태로 앉아 있지 않으며 엎드린 자세 또는 바로 누운 자세로 휴식을 취한다, (3) 모든 1-2 시간마다 10-15회의 운동을 실시한다. 환자들은 치료를 받지 않게 된 이후에도 최소 6주 간, 그들의 운동 프로그램을 계속하도록 권고되며, 좋은 자세 습관을 유지하고 생체역학적 위험 요소들을 감소시켜야 하며, 본인의 생활 스타일에 일반 건강 증진 활동들을 포함시켜야 한다.

이탈의 4그룹들은 일반적으로 독특한 방향 선호(directional preferences)를 보인다. 각 그룹을 위한 중재 방법은 거의 같지만 정확하게 부하를 적용하는 방법은 다양하다.

뒤쪽 이탈 증후군을 위한 중재 (Intervention for Posterior Derangement Syndrome)

뒤쪽 이탈(posterior derangement)을 위한 중재는 폄의 원리(extension principle)를 따른다(그림 9-15). 이탈을 보이는 대부분의 환자들은 이렇게 분류된다.[12]

엎드려 누운 자세에서 폄(extension in lying; EIL)은 압박력을 감소시킬 수 있기 때문에 뒤쪽 이탈을 위한 운동으로 선택된다. 어떤 환자들에서는, 처음 몇 번만의 반복 동작에서는 그 동작이 이미 디스크가 뒤쪽 위치 변경된 상태로 인해 방해를 받기 때문에 통증이 일어날 수 있다. 그러나 환자가 더 반복 동작을 실행함에 따라 증상의 감소가 나타나고, 통증이 약해지며, 동작이 회복된다. **선 자세에서 폄**(extension in standing; EIS)는 누운 자세에서 폄 동작이 어려울 때 일상생활을 통해서도 실행될 수 있다. 기계적이고 촉각적인 자극을 위해 요추 롤을 사용하여 앉은 자세에서 요추 앞굽이를 보존하는 것(그림 9-13 참조)이 통증 감소를 지속시키기 위해 필요하다. 게다가, 이동하는 동안 그리고 일상생활을 하는 동안 요추 앞굽이를 유지하도록 지시하고 교육시켜야 한다. 더욱 효과를 높이기 위해, 환자는 초기부터 증상을 일으키는 동작과 자세를 피하며 운동을 실시하는 책임을 지도록 해야 한다.

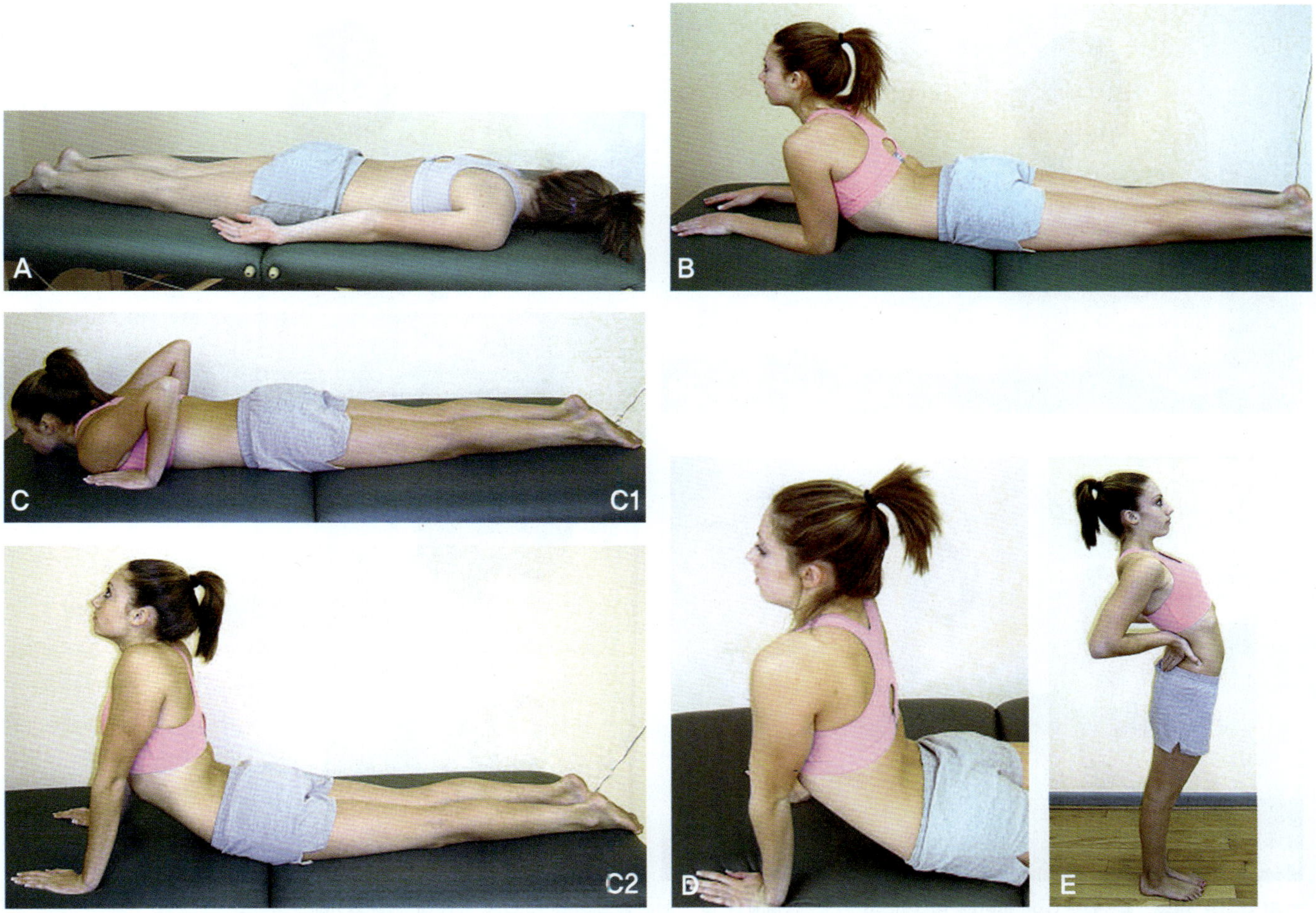

그림 9–15 폄의 원칙/힘의 진행. **A.** 엎드린 자세. 머리는 한쪽으로 돌리고 팔은 몸통 옆으로 편하게 놓는다. 환자가 급성 뒤굽이 변형을 가진 경우, 변형을 수용하기 위해 베개를 복부 밑에 놓고, 엎드린 자세가 이루어질 때까지 순차적으로 베개를 조금씩 빼면서 자세를 조절할 수 있다. **B.** 폄 엎드린 자세(lying prone in extension): 팔꿈치를 어깨 아래에 위치하게 하고 팔뚝은 평행하게 놓고 골반은 바닥에 댄다. 요추의 앞굽이가 일어나도록 처지게 한다. **C.** 엎드려 누운 자세에서 폄(extension in lying, EIL): 어깨 바로 밑에 손을 놓는다**(C1)**. 팔꿈치를 서서히 펴면서 몸통을 바닥으로부터 들어올린다. 엉덩이와 허벅지는 이완을 유지하고 요추가 처지도록 한다**(C2)**. **D.** 자가-과압력 및 엎드려 누운 자세에서 폄(extension in lying with self-overpressure). 자가 과압력을 적용하면서 엎드려 누운 자세 폄을 실시한다: 팔꿈치는 끝범위까지 완전히 펴고 숨을 크게 내쉰다. 테이블로 다시 가슴을 낮추기에 앞서 복부를 처지게 한다. **E.** 선 자세에서 폄(extension in standing, EIS): 발을 어깨너비로 벌리고 선다. 손은 등 뒤로 놓고 무릎은 편 상태를 유지하며 가능한 뒤로 아치를 만든다.

치료실에서의 치료를 마치기 전에, 뒤쪽 이탈 환자를 위한 중재에는 통증이 일어나지 않는 정도의 굽힘 동작 회복도 포함되어야 한다(그림 9-11c). 일단 환자가 충분히 자신의 증상을 스스로 관리할 수 있으면, 중재 방식을 조정하기 위해 굽힘 동작이 실험적으로 사용될 수 있다. 감독 하에서, 환자는 **누운 자세 굽힘(flexion in lying; FIL)**을 10회 반복 실시한다. 만약 통증이 나빠지거나 말초화되지 않고 폄 동작의 범위가 감소되지 않는다면, 누운 자세 굽힘은 중재 계획으로 포함될 수 있다. 그러나 만약 반응이 좋지 못하다면, 이탈이 불안정한 것이며 반복 굽힘 동작은 나중에 실시해야 한다.

외측 요소가 포함된 뒤쪽 이탈 증후군을 위한 중재 (Intervention for Posterior Derangement Syndrome With Lateral Component)

뒤쪽 이탈을 가진 어떤 환자들은 완전한 증상의 감소가 이루어지기 위해서 시상면 방향의 힘과 함께 관상면 또는 수평면 방향의 힘의 적용이 필요하다(그림 9-16). 이러한 환자들은 이탈과 함께 외측 요소를 가지고 있다고 언급된다. 이러한 증후군에서 환자의 증상들은 한쪽 또는 비대칭적으로 나타나며, 검사에 대한 반응이 잘 나타나지 않거나 순수한 시상면 동작에 의해 증상이 악화되기도 한다.

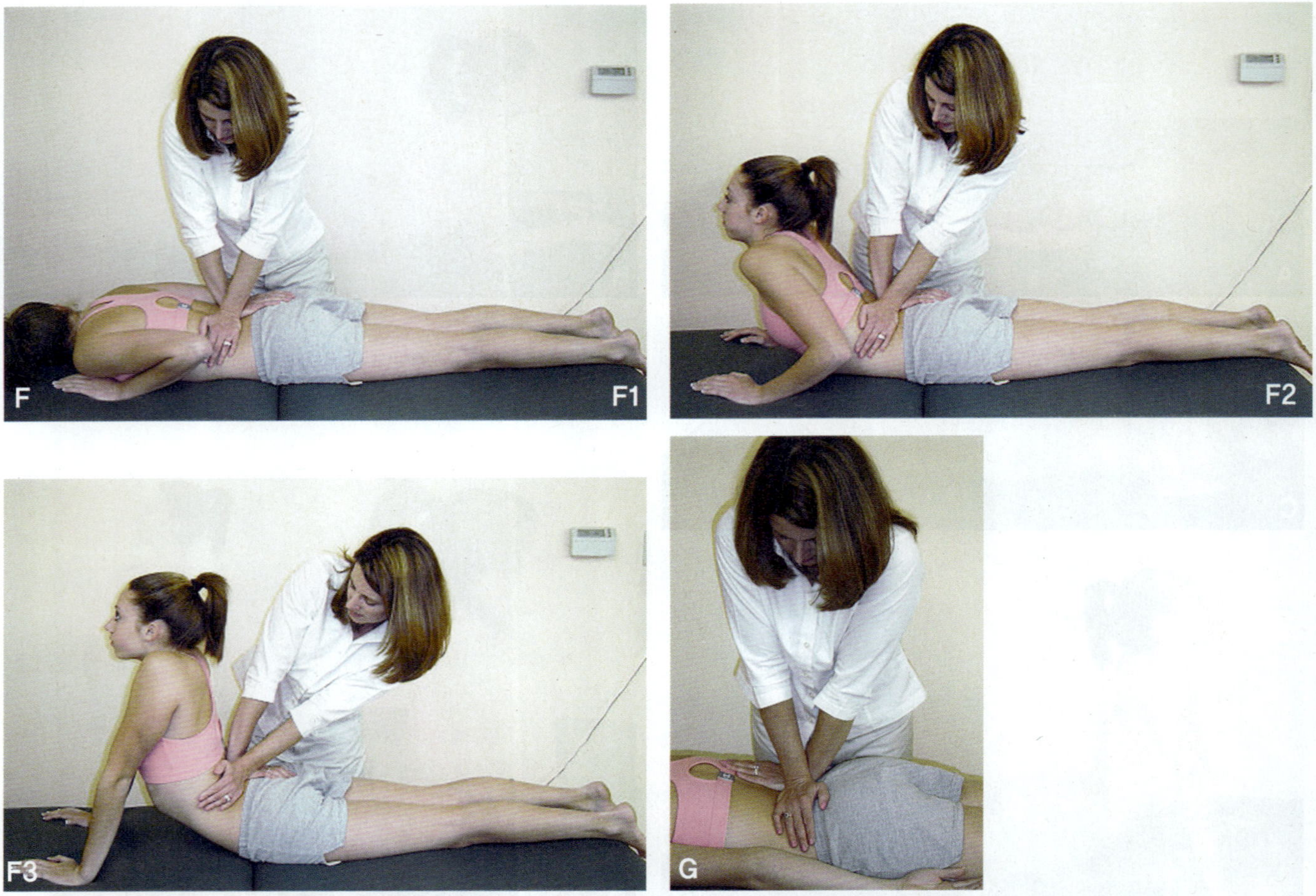

그림 9–15 계속 **F.** 치료사의 과압력 및 엎드려 누운 자세에서 폄 : 치료사는 선택된 요추 분절의 가로돌기에 손바닥의 둔덕(heel)을 댄다**(F1)**. 환자는 엎드린 자세에서 폄 동작을 실시하며 더욱 크게 폄 동작을 진행한다**(F2, F3)**. 치료사는 "동작 분절에 평행하게"[42] 힘을 유지하기 위해 폄 동작에 맞추어 몸을 뒤로 움직인다. 과압력은 시작 자세로 환자가 완전히 내려올 때까지 유지한다. **G.** 폄 관절가동기법. 치료사는 손을 각각의 요추 분절 가로돌기 위에 수직으로 놓는다. 치료사의 어깨는 손의 위쪽으로 위치하고 있어야 하며 팔꿈치는 편다. 끝범위에서 점차적으로 율동적이고 대칭적인 압력이 뒤–앞쪽 방향(posteroanterior direction)으로 주어진다. 각 분절에서 증상 반응이 관찰된다. 관절가동기법은 다음 분절로 진행하기 전에 같은 분절에 10회 정도 적용한다.

중재는 엎드린 자세에서 폄 동작으로 시작하며, 엉덩이는 외측으로 옮기고(그림 9–19a), 치료사가 과압력을 가하면서 진행한다(그림 9–16b). 증상의 감소와 중심화를 위하여, *엉덩이는 대부분 통증이 있는 방향과 반대로 옮기지만*, 때때로 통증이 있는 방향으로 옮기기도 한다. 외측 힘을 이용하여 증상을 감소시키는 다른 방법으로는 **선 자세에서 옆 활주(side gliding in standing; SGIS)**(그림 9–16c), 폄 상태에서 양쪽 또는 한쪽 돌림 관절가동기법[rotation mobilization in extension bilaterally(그림 9–16d1) or unilaterally(그림 9–16d2)], 굽힘 자세에서 돌림(rotation in flexion)(그림 9–16e), 그리고 굽힘 자세에서 돌림 관절가동기법(rotation mobilization in flexion)(그림 9–16f)이 있다.

증상이 중심화되거나 대칭적이라면, 완전 시상면에서 엎드려 누운 자세 폄(EIL) 동작은 치료 계획이 모두 폄 동작으로 이루어진 운동으로 진행된 이후에, 실행한 것이 안전했는지 확인하기 위해 재검사를 해보아야 한다. 통증이 더 나빠졌다거나 말초화되었다면, 외측 힘을 이용한 치료를 마무리하기에는 아직 이탈이 충분히 안정되지 않았다는 것을 의미한다.

외측 이동을 위한 중재 (Intervention for Lateral Shift)

외측 이동은 윗 몸통이 아래 몸통에 대해 외측으로 위치 이동되었으며 중심선을 지나 움직일 수 없는, 관상면에서의 자세 편위를 말한다. 명백한 외측 이동을 보이는 환자의 대부분은 **통증**

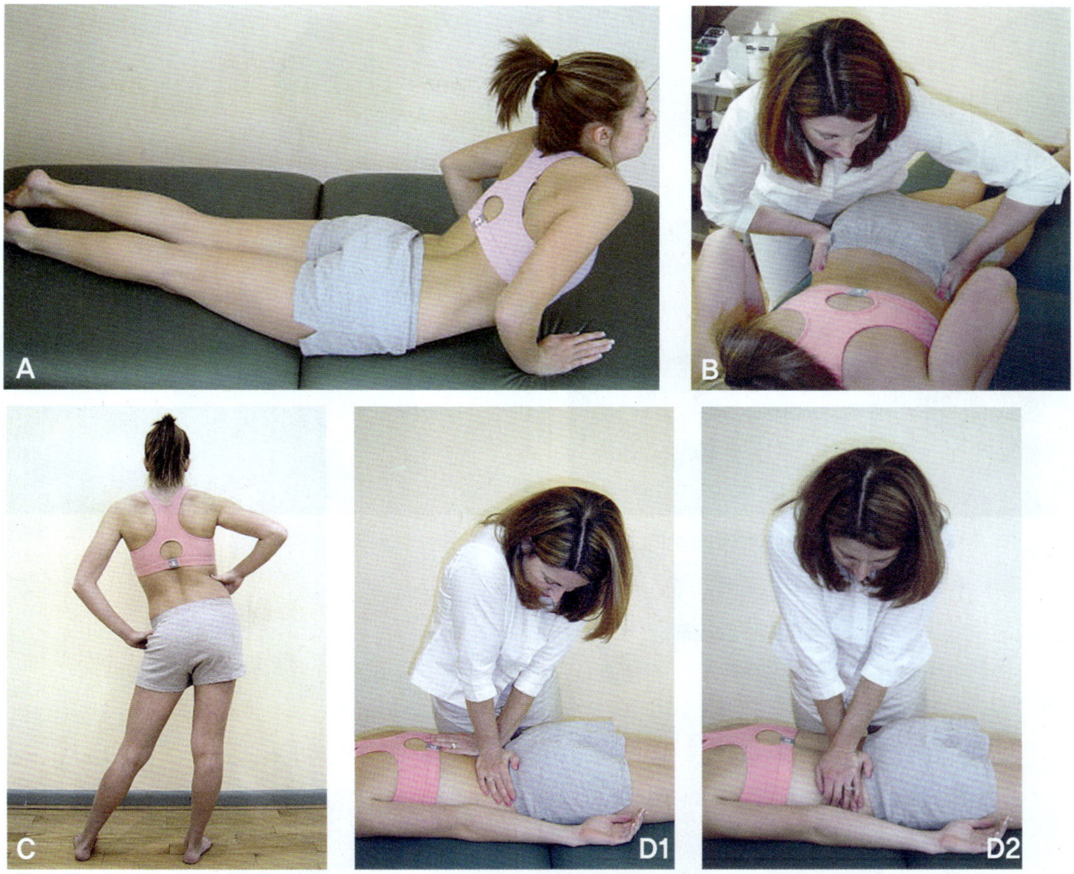

그림 9-16 힘의 적용/외측 요소가 복합된 뒤쪽 이탈의 치료 원칙. 시상면에서의 동작이 뒤쪽 이탈을 감소시키지 못할 경우(그림 9-15) 외측에 적용되는 힘이 필요하다. **A.** 중심에서 엉덩이를 외측으로 옮긴 엎드려 누운 자세에서 폄(EIL). 엎드린 자세에서 엉덩이를 외측으로(보통 통증이 없는 방향으로) 옮긴다. EIL을 실시한다: 손은 어깨 밑에 놓는다. 팔꿈치를 펴면서 서서히 윗 몸통을 바닥에서 들어올린다. 엉덩이와 허벅지는 이완되도록 하면서 복부가 처지도록 한다. **B.** 치료사에 의한 외측 과압력 적용과 함께 엉덩이를 중심에서 멀어지게 하면서 엎드려 누운 자세에서 폄(EIL). 환자로 하여금 엉덩이를 중심에서 멀어지게 하고 엎드린 자세를 취하게 한다. 치료사는 엎드린 자세에서 폄 동작을 하는 동안에 외측 힘을 더욱 증가시키기 위해서 엉덩이 능선(iliac crest)에 과압력을 적용 및 유지한다. **C.** 선 자세에서 옆 활주(SGIS): 오른쪽 SGIS를 위한 방향. 발을 어깨너비로 벌리고 선다. 바닥에 대해 어깨를 평행으로 놓고 몸통도 중립으로 유지하면서 엉덩이를 왼쪽으로 옮겨 놓는다. 치료사는 손을 왼쪽 어깨와 오른쪽 엉덩이 능선에 대고 움직임을 유도한다. **D1.** 폄 동작 시 돌림 관절가동기법 적용: 치료사의 손은 가동기법을 적용해야 할 척추 분절의 가로 돌기 부위 위에 새끼 두덩(hypothenar eminence)를 수직으로 대고 손 위쪽으로 어깨가 위치하도록 한다. 관절가동기법은 척추 분절의 한쪽으로부터 다른 쪽에 이르기까지 힘을 변화시켜 가면서 적용한다. 처음에, 펴진 팔을 넘어 앞쪽으로 어깨를 옮김으로서 앞-중간 방향으로의 힘이 적용된다. 그 다음 어깨를 뒤쪽으로 옮겨 반대쪽 새끼 두덩을 통해 힘을 적용한다. 힘의 율동적인 적용이 지속되어야 한다. 만일 한쪽으로의 힘 적용이 증상을 중심화 시켰다면, 다른 쪽의 손 위에 손을 놓아 한쪽 방향의 돌림 가동기법을 시행한다**(D2)**. 굽힘에서의 돌림: 무릎 구부리고 누운 자세에서 환자는 무릎을 한쪽으로 돌린다(보통 통증이 있는 쪽).

이 있는 쪽에서 멀어진(away from the painful side) 형태의 편위를 보이게 된다. 외측 편위 발생과 관련된 방향 및 병리학적 특정 기전에 대해서는 아직 연구가 진행 중이다.

외측 이동의 교정은 폄 운동범위의 회복을 시도하기 전에 수행되어야 한다. 외측 이동의 존재가 확실히 있는 경우 시상면에서 힘을 적용하려고 하는 시도는 환자의 증상을 더 나쁘게 할 수 있을 것이다. 외측 이동의 도수교정은 MDT 접근법에 있어서 가장 일반적으로 사용되는 도수치료과정 중 하나이다(그림 9-10). 환자의 이동된 몸통이 중심선으로 옮겨지거나 약간 넘어가는 정도의, 교정 또는 과교정(overcorrection)은 통증을 일으키거나 미주신경성 실신(vasovagal syncope)을 일으킬 수도 있다. 일단 과교정이 이루어지면, 환자는 즉시 선 자세에서 폄을 실시하여, 치료사에 의한 과압력이 유지되고 있는 동안 교정을 유지하고 있어

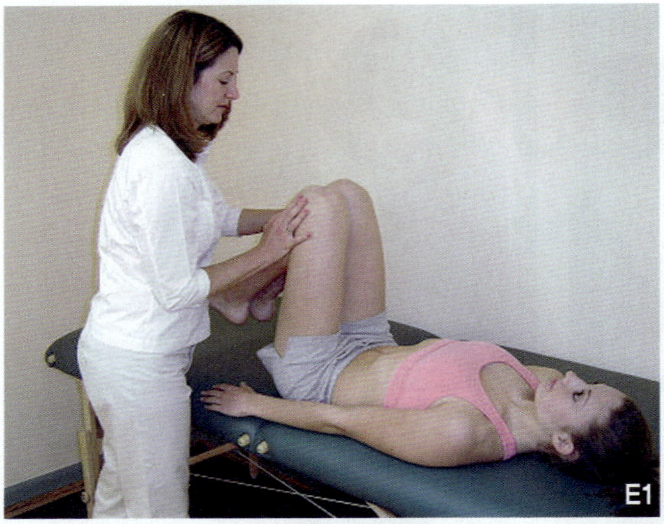

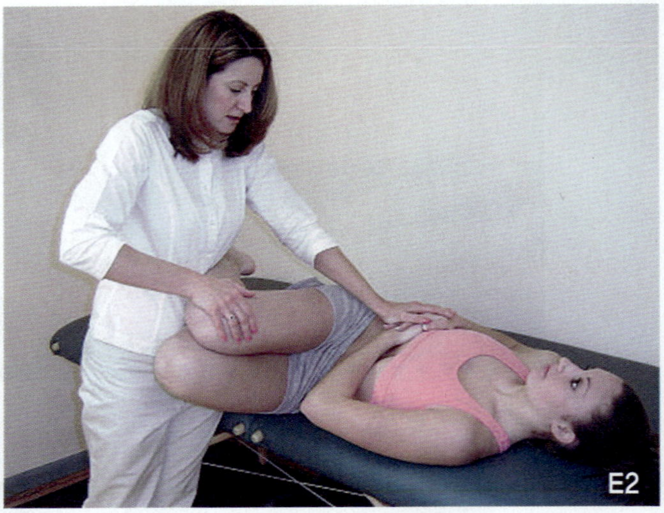

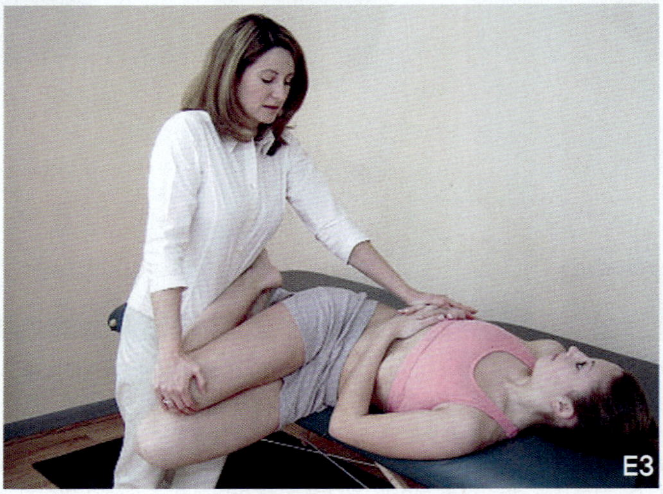

그림 9–16 계속 **E1.** 굽힘 자세에서 돌림 가동기법: 환자는 엉덩관절과 무릎을 편 채로 바로 눕는다. 치료사는 꼬리 쪽 방향으로 환자의 옆에 선다. 치료사는 환자의 엉덩관절과 무릎을 90° 정도로 구부리고 한 쪽으로 무릎을 가져가면서 엉덩이를 미리 돌려놓는다(보통 통증이 있는 쪽). **E2.** 환자의 발목을 치료사의 엉덩이 또는 골반에 놓는다. 손은 환자의 손을 포개놓은 가슴우리 또는 더 멀리 어깨에 놓아 환자를 고정한다. **E3.** 치료사의 손은 간헐적인 압력을 적용하거나 또는 힘을 유지하면서, 무릎을 아래쪽으로 내린다. 증상의 반응을 관찰한다. 다리는 다시 시작 자세로 되돌려 놓는다.

야 한다(그림 9–17). 클리닉에서 외측 이동이 교정됨에 따라, 환자는 재발을 방지하기 위해 계속 앞굽이를 유지하는 것이 매우 중요하다. 여기에 더하여, 환자는 선 자세에서 옆 활주(SGIS)와 같은 자가–교정 기술을 교육받아야 한다(그림 9–10c). 환자는 벽에 어깨를 기대고(이동이 일어난 쪽) 양발은 벽에서 약 12인치 정도 떨어트려 놓는다. 반대쪽 손은 엉덩이의 바깥쪽에 놓고 환자는 엉덩이를 벽 쪽으로 움직인다; 이 자세로 몇 초간 유지하며 이동이 교정될 때까지 반복한다. 자가–교정 후에 환자는 즉시 선 자세 폄(EIS)를 실시한다. 이동의 교정은 몸통의 굽힘을 피하고 곧추 선 똑바른 자세를 취해야 유지될 수 있다. 일단 이동이 교정되면, 뒤쪽 이탈을 위한 운동이 지속되어야 한다(그림 9–15)

앞쪽 이탈 증후군을 위한 중재 (Intervention for Anterior Derangement Syndrome)

앞쪽 이탈을 위한 중재는 앞쪽으로의 압박력을 증가시키는, 굽힘 원칙을 따라 이루어진다(그림 9–18). 선택된 운동의 10회 반복이 매 1–2시간마다 실행되어야 한다. 적용되는 힘은 환자의 증상이 개선될 경우에는 진행되지만, 최근 운동 계획에 따라 그렇지 않을 수도 있다. 전체 이탈 중 약 7% 이하만이 앞쪽이라는 것을 인식하는 것이 중요하다.[2]

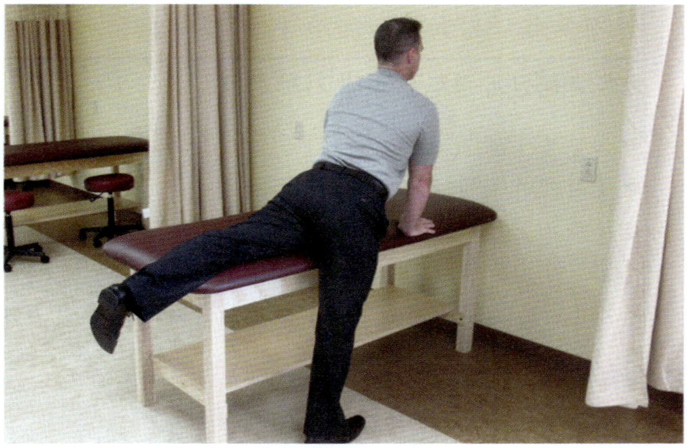

그림 9–17 외측 이동의 교정 후에 선 자세에서 엎드린 자세로 변환. 모든 동작은 굽힘 동작을 피하도록 해야만 외측 이동을 다시 일으키지 않는다. 우선 엎드린 자세 및 폄 동작이 실행된다.

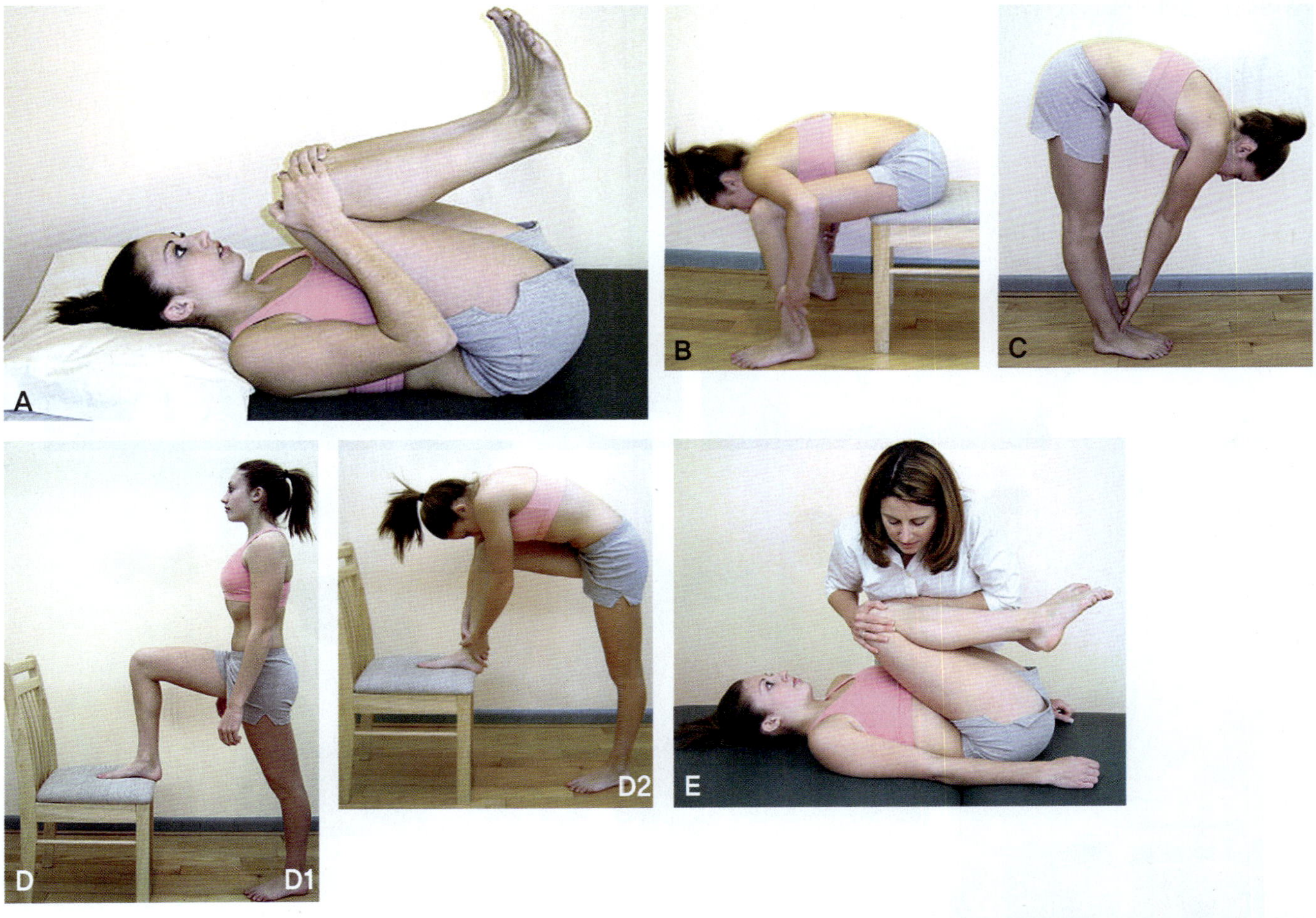

그림 9–18 굽힘 원칙/힘의 진행. **A.** 누운 자세에서 굽힘(Flexion in lying, FIL): 무릎 세우고 누운 자세에서, 무릎을 최대한 가슴 가까이 가져온다. 요추를 더욱 굽히기 위해 손으로 무릎을 감싼다. **B.** 앉은 자세에서 굽힘(Flexion in sitting, FISit): 환자는 등받이가 있는 의자에 똑바로 앉은 자세에서 무릎 사이로 머리를 가져오며 앞으로 구부렸다가 다시 똑바로 앉은 자세로 되돌린다. **C.** 선 자세에서 굽힘(Flexion in standing, FIS): 발을 어깨 너비로 벌리고 선다. 허리부터 앞쪽으로 구부리며 무릎은 곧게 편 채로 손은 최대한 다리 아래쪽으로 내려뜨린다. **D.** 한 발 내밀고 선 자세에서 굽힘(Flexion in step standing, FISS): 이 방법은 굽힘 상태에서 편위가 있을 경우 사용된다. 환자는 한쪽 다리를 무릎 90° 굽힘 상태로 의자에 올려놓고 다른 한 다리로 무릎을 펴고 선다**(D1)**. 의자에 올린 다리는 편위 쪽에 반대쪽이다. 환자는 의자에 올린 다리에 어깨를 가져가면서 발목을 양손으로 쥐는 식으로 요추를 앞으로 굽힌다**(D2)**. 각 동작을 반복하는 사이에, 환자는 선 자세로 돌아와 앞굽이를 회복시켜야 한다. **E.** 누운 자세에서 굽힘 및 치료사의 과압력 적용: 환자는 누운 자세에서 굽힘 동작을 실시하고 치료사는 환자의 무릎을 잡고 과압력을 가한다.

기능장애 증후군을 위한 중재 (Intervention for Dysfunction Syndrome)

기능장애 증후군에는 네 가지 형태가 있으며, 이들은 제한된 방향 또는 증상이 재발한 방향에 따라 명명된다. 그것은 굽힘 기능장애(flexion dysfunction), 폄 기능장애(extension dysfunction), 옆 활주 기능장애(side gliding dysfunction), 및 유착 신경근 기능장애(adherent nerve root dysfunction)이다(글상자 9–5). 위에 언급한 바와 같이, *유착 신경근 기능장애 증후군(adherent nerve root dysfunction syndrome)*의 예를 들어, 기능장애는 말초화 없이 단지 국소 증상만을 발생시킨다. 유착 신경근(ANR)을 위한 중재의 진행은 그림 9–19에 나와 있다. 아직 완전한 가동범위는 얻어지지 않았지만, 묘사된 운동들이 더 이상 증상

글상자 9–5 요약 노트!

요추 기능장애 증후군의 네 가지 형태

- 증상이 재발하는 방향 또는 제한의 방향으로 명명된다.
- 좋지 못한 자세, 척추 변형이 이례적이다.
- 동작 소실이 있고 약간의 검사 동작에서 통증이 발생하지만, 다시 시작 자세로 되돌아오면 사라진다.
- 말초화는 오직 유착 신경근의 경우에만 나타난다.

1. 굽힘 기능장애(flexion dysfunction)
2. 폄 기능장애(extension dysfunction)
3. 옆 활주 기능장애(side gliding dysfunction)
4. 유착 신경근 기능장애(adherent nerve root dysfunction)

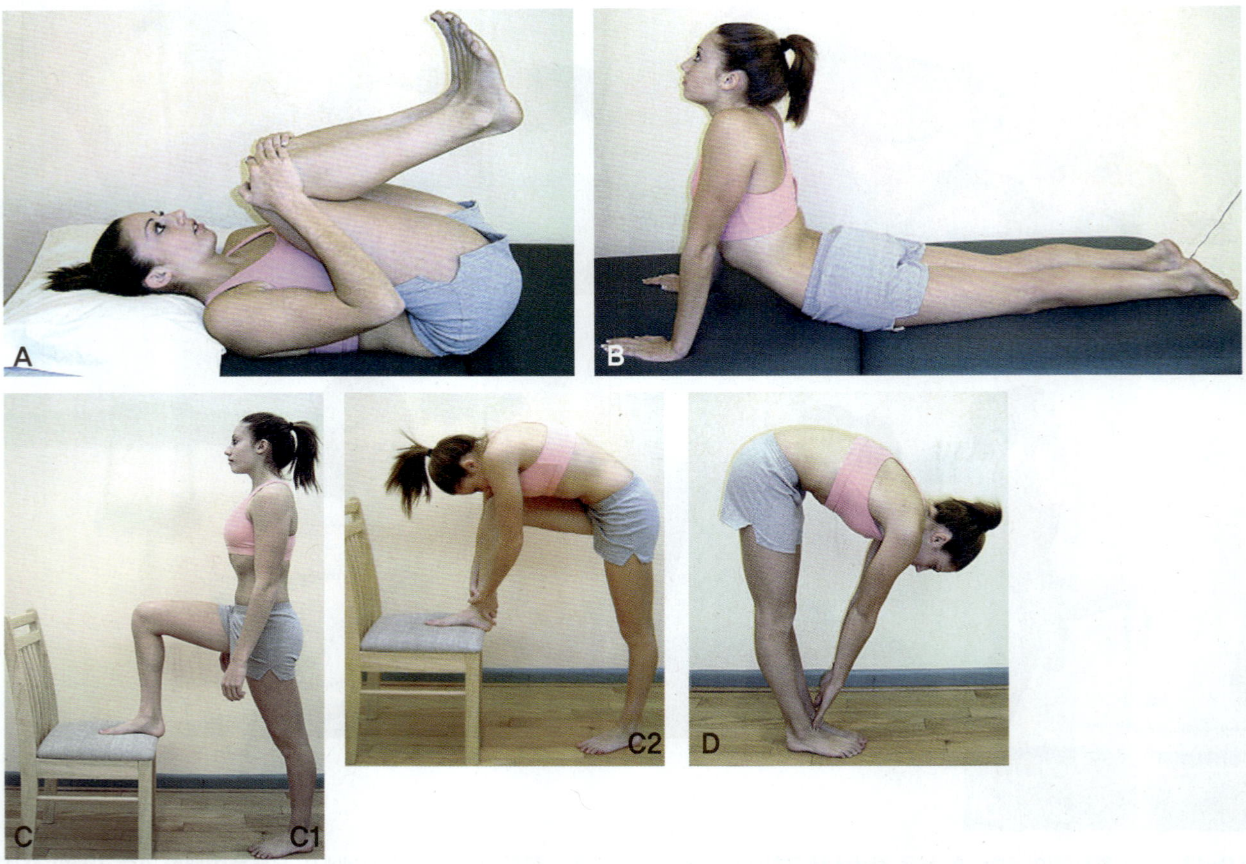

그림 9–19 유착 신경근 중재의 진행. **A.** 누운 자세 굽힘(Flexion in lying, FIL): 무릎 세우고 누운 자세에서, 무릎을 최대한 가슴으로 가져온다. 요추를 더욱 굽히기 위해 손으로 무릎을 감싼다. **B.** 엎드려 누운 자세 폄(Extension in lying, EIL): 손은 어깨 바로 밑에 놓는다. 팔꿈치를 서서히 펴면서 윗 몸통을 바닥에서 들어올린다. 엉덩이와 허벅지는 이완하도록 하며 복부는 처지도록 한다. **C.** 한 발 내밀고 선 자세에서 굽힘(Flexion in step standing, FISS): 유착 신경근에서, 증상이 없는 다리의 무릎을 90° 굽혀서 의자 위에 올리고 증상이 있는 다리를 편 상태로 선다**(C1)**. 환자는 손으로 발목을 잡고 어깨를 무릎에 가져가면서 요추를 굽힌다**(C2)**. 각 반복 동작 사이에, 환자는 선 자세로 다시 돌아오면서 앞굽이를 회복시킨다. **D.** 선 자세 굽힘(Flexion in standing, FIS): 양 발을 어깨너비로 벌리고 선다. 무릎을 구부리지 않고 최대한 손을 다리 아래로 미끄러지듯 내리며 요추를 굽힌다. 각 반복 동작 사이에 환자는 선 자세로 돌아와 앞굽이를 회복시킨다.

을 발생시키지 않을 경우 중재의 진행이 이루어진다. 많은 유착 신경근 증상은 이전에 뒤쪽 이탈이 있던 경우에 복합으로 나타난다; 그러므로, 하루 첫 4시간 동안에는 굽힘 운동은 피해야 하며 폄 운동 과정에 따라 동작이 이루어져야 한다.[27]

이탈을 보이는 환자를 위한 적절한 중재는 제한이 있는 방향으로 점차적인 동작을 하는 것이다. 중재의 주요 목적은 완전한 가동범위로 서서히 움직임 제한장벽을 제거해나가면서 움직임을 향상시키는 것이다. 자세 교육을 비롯하여 교정 운동을 마친 후에 20분 이상 통증이 지속되는, 과신장(overstretching)의 경고 증상에 대한 환자 교육은 기능장애 증후군 환자를 위한 관리 계획에서 중요한 부분이다.

운동은 매 2–3 시간마다 10회 정도 실시해야 한다. 위에서 언급한 유착 신경근의 경우만 제외하고는 증상이 증가하는 것은 단지 일시적이며 척추에 국한되기 때문에, 환자는 증상이 있는 곳의 관절가동범위에서 움직여야 한다. 증상은 자세가 이완됨에 따라 빠르게 약해지며, 통증이 계속 증가하거나 지속되지 않을 것이다.

중재를 좀 더 진행하는 것은 더 이상 끝범위에서 통증이 나타나지 않거나 가동범위도 더 이상 증가하지 않을 때, 그리고 완전한 가동범위가 아직 이루어지지 않았을 때 실시한다. 중재에 대한 반응은 4–6주 내에 나타난다. 다른 증상들의 관리에서와 마찬가지로, 환자들은 잘 짜여진 가정 운동 프로그램을 제공받으며 그 프로그램을 진행시키고 통증 및 관절가동범위를 관찰하기 위해 물리치료사를 만나야 할 것을 권고 받는다. 도수치료 기술은 기능장애의 경우에는 많이 필요하지 않으나, 더 이상 치료의 진전이 없고 환자가 스스로 하는 운동 및 치료에 지쳐있을 경우 적용될 수 있다. 폄 기능장애의 중재를 위한 진행은 그림 9–15에 제시되어 있으며 굽힘 기능장애를 위한 진행은 그림 9–18에 제시되어 있다.

자세 증후군을 위한 중재 (Intervention for Postural Syndrome)

환자에 대한 교육은 자세 증후군의 관리에 있어서 매우 중요하다. 척추 관절 주머니, 인대, 그리고 근육들은 지속적인 정적 부하로 인해 그것의 가동범위 끝에서 긴장 되어 있는 상태이다. 이 치료 개념에 있어서, 기능적 활동을 위한 올바른 신체 기전과 앉은 자세, 선 자세 그리고 수면을 위한 좋은 자세 습관을 환자에게 가르치며 환자의 삶을 변화시키는 방법을 연구하는 것은 필수적이다. **구부정한–과교정 운동(slouch–overcorrect exercise)**(그림 9–20)이 좋은 앉은 자세를 찾아내는 방법을 환자를 가르치기 위해 사용된다.

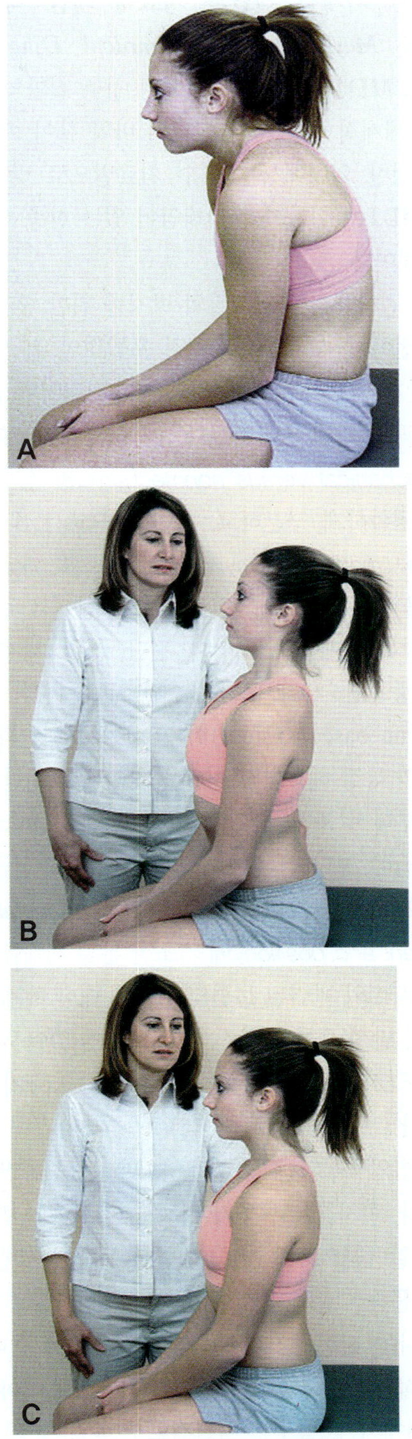

그림 9–20 구부정한–과교정 운동. **A.** 환자는 구부정하게 앉는다. **B.** 그 다음 요추의 아치를 만들고, 가슴은 내밀며, 경추는 뒤로 견인하는 정도로 과도한 좋은 자세로 똑바로 앉는다. **C.** 환자는 이 자세에서 10% 이완하면서 좋은 앉은 자세로 유도된다.

특징 감별하기 (DIFFERENTIATING CHARACTERISTICS)

요약하면, ***기계적 진단과 치료에 대한 맥켄지 방법*** *(McKenzie Method® of Mechanical Diagnosis and Therapy®, MDT)*은 동작과 관계된 척추 질환의 보존적 관리를 위한 체계적 접근이다. 정의된 바와 같이, 맥켄지의 시스템은 진정한 의미에서는 도수 치료법으로 맞지 않을 수도 있다. MDT는 환자가 관리책임이 있는 한층 더 능동적인 접근법인 것이다.

MDT는 검사에서부터 재발의 방지를 위한 중재까지의 과정들이 완전한 연속체로 이루어진 포괄적인 접근법이다. 관리의 각 단계를 통한 중재의 진행은 논리적이며 순차적이고 검사의 결과에 의해 이루어진다. 이 시스템은 *기계적 대 비기계적(mechanical versus nonmechanical)* 상태를 보이는 환자들을 명확하게 구분하고, 그 다음으로는 3가지 *기계적 증후군 분류(mechanical syndrome classification)* 중 하나로 환자들을 특징적으로 배치하는, 그러한 점에서 독창적이다.

척추 상태의 관리에 있어서 진단 분류 체계를 사용하는 것은 중요한 시작으로 간주된다.[5-8] 손상-근거 체계(impairment-based system)에 의한 분류는, 환자가 호소하는 요통의 특정 해부학적 원인을 찾아내기 위한 시도를 하는 병리해부학적 조직-근거 체계(pathoanatomical tissue-based system) 보다 더 선호되고 있다. MDT 접근법은 *움직임과 자세에 대한 환자의 기계적 반응(mechanical response to movement and position)*에 기초한 분류 체계를 사용한다. Aina 등[11]은 이와 관련된 14편의 연구에 대한 체계 검증을 하여, 급성 및 만성 요통을 가진 환자 모두에 있어서 중심화 평가의 신뢰도〔카파 값(kappa values) 0.51-1.0〕가 높다는 것을 밝혀냈다.

이 접근법의 또 다른 독특한 양상은 능동 동작 검사에서의 방식이다. 환자를 분류하기 위해서, 검사에는 반복 동작을 사용한다. 일반적으로 8-10회의 반복 동작이 실행되며 환자는 그들의 통증 수준과 증상이 나타난 특정 위치, 동작 중 증상이 나타나는 시점, 그리고 증상이 끝범위에서 나타나는지 아니면 동작 중에 나타나는지를 검사자에게 이야기해야 한다. 선 자세에서 옆 활주는 일반적으로 돌림 및 옆 굽힘 동작(rotation and side-bending movement)을 실행한다. 반복 동작은 체중 부하 자세(예: EIS, FIS, SGIS) 및 체중 부하가 아닌 자세(예: EIL, FIL)에서 모두 검사된다.

*중심화와 말초화(centralization and peripheralization)*의 개념과 그 중재 방법은 이러한 양상들에 의해 이루어지며 이 접근법의 독특한 면 중 하나이다. Sufka 등[14]은 중심화는 만성 증상이 있고 통증이 심한 환자들에서는 덜 나타난다고 하였고, Werneke 등[16]은 다리의 통증이 있다면 비록 심하지 않다 할지라도 만성 통증 및 장애의 중요한 예후가 될 수 있다고 하였다. 이탈 증후군에 있어서 증상의 중심화와 말초화는 중재에 대한 환자의 반응을 보고 결과를 가늠하기 위해 사용된다. 중심화는 좋은 결과와 관련이 있으며, 반면에 중심화가 나타나지 않은 것은 좋지 않은 결과와 관련이 있다.[11,14]

중재를 이끌어내기 위해 이러한 원칙을 사용하는 것은 효과적이며 예측을 쉽게 하는 방법임이 연구를 통해 밝혀졌다.[12,14,18,33]

MDT 접근법은 *힘의 기준-근거 진행(criterion-based progression of forces)*을 옹호한다. 이 접근법의 가치는 간단함 그 자체에 있다. 능동 동작 및 자세에 대한 환자의 증상과 기계적 반응의 평가는 높은 타당성을 가진 검사 결과로 포함된다. *동작들은 검사에 이용되며 중재에도 사용된다.*

이 접근법은 환자로 하여금 자신의 관리에 책임을 갖도록 환자를 응원하는데 초점이 맞춰져 있다. 중요한 관점들은 환자의 교육과 자가-관리 방법에 있다. 각 환자들은 그들의 증상 분류에 기초한 특별 운동 과정을 교육받게 되며 이는 자세 및 신체 기전과 관련된 특별한 지침에 따라 하루 일과를 통하여 일상적으로 실행되어야 한다. 정형도수물리치료 방법들은 자가-관리 방법들이 최대한의 효과를 내기 전까지는 시행되지 않는다.

근거 요약 (EVIDENCE SUMMARY)

검사 및 중재에 대한 요추 폄 (Lumbar Extension in Examination and Intervention)

몇몇 연구자들은 검사 도구로서 요추 폄의 타당성과 초기 중재 방법으로서 요추 폄의 효과에 대하여 연구하였다. Stankovic 등[43]은 추간판 탈출이 의심되는 환자의 다양한 임상 검사의 타당도와 함께 컴퓨터 단층촬영(CT)의 결과와 자기공명영상(MRI)의 결과를 비교하였다. 디스크 탈출의 임상 검사에 대한 진단 민감도(sensitivity)는 82.6%였고, 특이도(specificity)는 54.7%였다. 방사선학적 결과와 슬럼프 검사, 요추 폄 및 신경학적 검사를 포함한 임상 평가 간에 척추 수준과 형태의 진단에 대한 동의는 68.6%로 나타났다.

Alexander 등[44]은 반복 폄 운동을 통해 요추 폄을 성취하는 환자의 능력에 기초하여 보존적 중재의 결과를 검사하였다. 33명의 환자의 장기간 추적 검사에서, 94%가 보존적 관리의 결과에 만족하였고, 82%가 직장으로 귀환하였으며, 73%는 진통제가 필요치 않게 되었으며, 단지 9%의 환자만이 수술 또는 다른 더 침습적인 방법을 필요로 하였다. 첫 5일 동안에 폄을 성취한 것은 성공적인 비수술적 관리가 가능하다는, 높은 예측도를 보여주었다(P=0.0001).

Hahn 등[45]은 중재 과정 중에 굽힘, 폄, 바깥 굽힘, 및 다리 뻗어 올림 동작이 향상되었다면, 가능도(higher likelyhood)가 매우 높다는 것이라고 하였다.

Clare 등[46]은 폄의 방향 선호를 가진 이탈 환자에서 더 좋은 효과 점수가 나타났다고 하였다. 이러한 연구들은 요추 폄의 향상이 긍정적인 결과를 나타내는, 중요한 지표가 된다는 것을 의미하며 그러므로 요추의 폄 동작은 일상적으로 고려되어야 한다.

뒤쪽 이탈 증후군 환자들은 종종 폄의 소실과 요추 앞굽이의 감소를 보인다. 앞굽이의 감소에 대한 구분이 신뢰성이 있는 것으로 판명되었음에도 불구하고, 감소된 앞굽이의 존재는 증상의 존재와 관련이 없다.

수동 폄 동작은 뒤쪽 이탈을 가진 환자들을 위한 적응증이다. Fiebert와 Keller[47]는 엎드려 누운 자세에서 폄, 엎드린 자세, 중립 선 자세, 그리고 선 자세에서 폄과 같은 동작이 일어나는 동안에 폄 근육들이 수동적인지 아닌지를 검사하였다. 근전도(electromyography)의 활성은 엎드려 누운 자세에서의 폄에서 가장 컸고($p<0.05$) 엎드린 자세에서 가장 작았다($p<0.05$). 이것의 사용을 지지하는 근거가 있지만, 이 접근법에서 지지하는 폄 운동은 완전히 수동적인 것은 아니다.

외측 이동의 발견과 임상적 중요성
(Detection and Clinical Significance of a Lateral Shift)

Donahue 등[48]은 맥켄지에 의해 설명된 2단계 과정을 이용하여 임상적으로 명백한 외측 이동의 평가에 대해 평가자간 신뢰도(interrater reliability)를 결정하였다. 1단계는 외측 이동의 존재에 대한 관찰 분석이다. 2단계는 옆–활주 검사(side glide test)이다. 임상적으로 명백한 외측 이동의 구분에 대한 검사자간 동의는 0.16의 카파 값(kappa value)을 보였고 47%의 동의율을 보였다. 그러나, 옆–활주 검사에 대한 동의 비율을 평가했을 때는, 카파 값은 0.74로, 증상 반응이 눈으로 관찰한 것보다 더 높은 것으로 나타났다.

Clare 등[49]은 경험과는 상관없이 외측 이동을 구분하는데 있어서 중등도의 검사자간 신뢰도를 찾아냈다. 물리치료학과 1학년 학생은 0.56과 0.53의 검사자간 신뢰도를 보였고 0.36의 카파 값을 보였다. 물리치료학과를 졸업한 학생은 0.48의 클래스간 상관관계 계수(interclass correlation coefficient; ICC)를 보였고 각각 0.48의 검사자간 및 검사자간 신뢰도를 보였으며 0.26의 카파 값을 보였다. 맥켄지를 훈련받은 물리치료사는 0.59와 0.64의 검사자간 ICC를 보였고, 0.38의 카파 값을 보여, 중등도의 신뢰도는 오직 이 접근법을 훈련받은 사람에게서 나타났다.[50]

어떤 연구자들은 외측 이동의 임상적 중요성을 연구하였다. Gillian 등[51]은 MDT 중재의 90일 이후에 외측 이동이 얼마나 해결되었는지를 대조군과 비교하였다. 결과는 외측 이동의 존재와 자기 스스로 보고한 장애 간에는 관계가 없는 것으로 나타났다. 그러나, 이 연구는 외측 이동의 구분을 위한 5단계 과정을 따르지 않았다. 양성 옆–활주 검사는 높은 신뢰도를 가지고 있는 것으로 나타났다.[51]

선 자세에서 옆 활주(SGIS)와 외측 옆 굽힘(lateral side bending) 간의 차이를 이해하기 위한 노력에서, Mulvein과 Jull52은 운동형상학적 분석을 실시했는데, L1–L4 수준에서 옆 굽힘과 옆 활주는 각각 16.6과 5.5도, 그리고 L4–S1 수준에서 각각 3.6과 2.5도를 나타냈다. 그들은 SGIS는 아래 요추 수준을 검사하기 위한 효과적인 방법이 될 수 있다고 결론을 내렸다.

중심화와 말초화 현상들
(Centralization and Peripheralization Phenomena)

연구자들은 중심화를 위한 능력을 병리해부학적 근거에 관련지으려고 했다. 61장의 합성 통증 사진으로부터, Young과 Aprill[53]은 L5 또는 그 이상의 통증은 동작의 소실에 변화를 일으켜 움직임을 방해하고, 말초화/중심화 현상은 증상이 디스크 문제라는 것을 의미한다고 결론지었다.

이탈을 감소시키는 능력은 디스크의 상태가 어느 정도 괜찮다는 믿음에 근거를 두고 있다. Donelson 등[54]은 능동 동작 검사부터 추간판 조영사진(discogram)까지의 검사 결과를 서로 연관시켜 비교하였다. 31명의 대상자는 중심화를 보였고(49.2%), 16명은 말초화를 보였으며(25.4%) 16명은 변화가 없었다(25.4%). 중심화를 보인 31명 중 23명(74%)은 추간판 조영사진에서 양성이 나타났고(P<0.007), 섬유륜은 21명에서 만족할 만한 상태인 것으로 여겨졌다(91%; p<0.001). 말초화를 보인 16명 중에서, 11명(69%)이 추간판 조영사진에서 양성이 나타났고(P<0.004), 그 중 6명이 섬유륜 벽 상태가 온전한 것으로 나타났다(54%)(P=0.093). 중심화를 보인 것으로 여겨지는 환자들은 보다 더 온전한 섬유륜을 가지고 있는 것으로 생각된다. 더욱이, 이 방법은 섬유륜의 상태가 온전한지 아닌지의 차이를 볼 수 있어서 MRI에 의해 보고된 것보다 더 가치가 있었다(P<0.0001).[54]

Werneke 등[36]은 시간이 지나 통증 위치의 변화에 대한 3가지 통증 패턴 그룹으로 환자를 분류한 두 검사자의 신뢰도를 연구하였다. 이들 환자들 중 46%는 부분적인 감소를 보였고, 23.2%는 중심화를 보이지 않았으며, 30.8%는 중심화를 보였다. 환자들은 잘 분류되었으며, 중심화를 보인 환자들은 다른 그룹의 환자들보다 통증이 적었고 치료를 더 적게 받았다(P<0.001).[36]

Laslett 등[55]은 추간판 조영법(discography)을 이용하여 만성 요통 환자 107명의 중심화에 대한 진단 예상 능력을 검사하였다. 통증 분포와 강도 비율은 40%의 민감도를 나타냈고, 특이도는 94%, 그리고 양성 가능 비율은 6.9인 것으로 나타났다. 심한 장애 특이도가 감소를 보일 경우에, 중심화가 추간판 조영법 양성에 대해서 높은 특이도를 보였다.

어떤 연구자들은 결과를 예측하는 방법으로서 중심화의 사용을 연구했다. 급성 요통 환자 53명에서, 47명이 중심화를 보였는데, 그 중 98%가 좋은 결과를 나타냈다(P<0.001). 4–12주 동안 증상이 있던 환자는 86%, 12주 이상 증상이 있었던 환자는 84%였고 또한 중심화를 보였다. 중심화를 보인 환자들 중 77%와 81%가 훌륭한 결과를 나타냈다. 그러나, 중심화를 보이지 않은 환자들은 좋은 또는 훌륭한 결과의 발생률이 유의하게 낮았다(각각 50%와 33%). 이러한 결과는 중심화가 좋은 결과의 예측에 유용하게 사용될 수 있다는 것을 뒷받침하는 것이다.[13] Long 등[17]은 9개월 간의 추후 조사에서 중심화를 보이지 않은 그룹과 비교하여 통증의 감소와 높은 직업 복귀율을 보고함으로써(68.4% 대 52.2%) 중심화의 사용 가치를 단언했다.

Werneke와 Hart[36]는 만성 상태로 진행하는 사람들을 결정하는데 있어서 중심화의 예측 능력을 분석하는 연구를 하였다. 결과는 명백한 통증 동작, 인지된 장애, 그리고 통증 패턴 분류들은 환자의 통증과 장애에 영향을 미치는 가장 일반적 요소들이라는 것을 제시하였다. 통증 패턴 분류와 다리 통증은 장애를 인지하게 하는 예측 수단이었는데, 만성 통증환자와 중심화를 보이지 않았던 환자들은 직업으로 복귀하지 못했고, 지속적인 건강 관리를 받았으며, 계속 통증을 호소하였고 여러 활동에 참여를 거부했다.

Werneke와 Hart[19]는 첫 방문에서 중심화가 나타나지 않은 환자는 8배 정도 더 비기질성 증상(nonorganic signs)을 가지고 있으며, 13배 더 명백한 통증 동작이 나타나고, 3배 더 움직임을 회피하려고 하며, 그들의 증상에 대한 신체화(somatization)을 2배 더 갖고 있다는 것을 발견하였다. 중심화는 46%로 보고되었으며, 더욱 좋은 예후를 나타낸다.

Sufka 등[14]은 중심화의 유병률(prevalence), 중심화로 분류된 환자들을 분석하면서 장애의 자가–감지에 대해 중심화가 나타나지 않은 사람들의 결과와 비교하였다. 36명 중 25명이 중심화가 나타난 사람들이었으며 척추 기능 분류(Spinal Functional Sort, SFS) 자가–평가 장애 질문서의 변화 부분에서 높은 점수를 받았다(p = 0.015).

비슷하게, George 등[56]은 초기 장애, 중심화 현상, 그리고 공포–회피는 장애에 대한 좋은 예측 지표가 된다는 것을 발견하였다. Karas 등[18]은 중심화가 나타난 사람들(n=92)은 중심화가 나타나지 않은 사람들(n=92)보다 직업 복귀에 대한 높은 발생율을 보였다고 하는데 동의하였다($x2=4.31$, P=0.038). 중심화가 나타날 능력이 없는 것은, 워델 점수(Waddell score)에 상관없이, 직업 복귀를 감소시키는 결과를 나타낸다. Donelson[54]의 연구에서, 환자의 73%가 증상의 중심화를 보인 것으로 나타났다. Werneke 등[57]은 중심화의 분류에 대해 한 번 방문과 여러 번 방문을 비교하였다. 결과는 많은 환자들이 여러 번의 방문 후에 재분류 된 것으로 나타났는데, 이것은 시간이 지남에 따라 기계적 힘에 대한 환자의 증상 반응에 변화가 있었던 것으로 사료된다.

MDT 체계의 분류에 대한 신뢰도(The Reliability of the MDT System of Classification)

1993년에, Riddle과 Rothstein[58]은 복합 센터(8개 클리닉, n=363)에서, MDT 체계의 분류에 대한 검사자간 신뢰도 연구를 실시했다. 맥켄지 시스템에 대해 적어도 하나의 대학원 과정을 밟은 치료사의 비교에서는, 27%의 동의(agreement), 또는 0.15의 카파 값을 보였다. 8개 클리닉 간의 카파 계수(Kappa coefficients)는 0.02에서 0.48의 범위를 보였으며, 동의 비율은 22%~60%의 범위를 보였다. 이러한 결과는 자격증을 수여받지 못한 맥켄지 치료사들이 MDT의 분류 방법을 사용했을 경우에는 신뢰도가 낮다는 것을 나타낸다.

Razmjou 등[25]은 증후군 진단의 결정에 있어서 맥켄지 교육을 받은 두 명의 물리치료사를 대상으로 검사자간 신뢰도를 연구하였다. 두 검사자 간 동의는 카파 값이 0.70으로 나타났으며, 증후군의 동의는 93%로 나타났고 카파 값은 0.96이었고, 이탈 증후군 환자를 위한 동의는 97%였다. 외측 이동의 구분에 대한 중등도의 검사자간 신뢰도는 0.52의 카파 값을 보였다. 명백한 외측 이동의 구분에 대한 카파 값은 0.85였으며, 외측 복합요소의 타당성은 0.95, 그리고 시상면에서의 변형에 대한 구분은 1.00으로 나타났다. Fritz 등59은 이러한 연구를 입증했다. 모든 샘플에 대한 동의 비율은, 95%의 신뢰구간에서, 87.7%라고 하였으며 0.777–0.809의 카파 계수(Kappa coefficients)를 보인다고 하였다. 면허를 받은 물리치료사들은 89.7%의 동의(kappa = 0.823)를 성취했고, 물리치료학과 학생들은 85.9%의 동의(kappa = 0.873)를 성취했다. 6년 이상 경력이 있는 물리치료사들은, 90.2%의 동의를 보였다(kappa = 0.873). 6년 이하 경력의 치료사들은 88.8%의 동의 비율을 보였다(kappa = 0.817).

2004년에, Clare 등[60]은 환자 평가 양식을 통해서, 훈련된 맥켄지 치료사들의 증후군 배치에 대한 동의 비율이, 95%의 신뢰 구간에서, 91%이고, 카파 값은 0.56인 것으로 발표하였다. 잠재적 증후군(subsyndrome)의 동의 비율은 95%의 신뢰 구간 비율에서, 76%(kappa = 0.68)이었다. 2005년에, Clare 등[49]은 요추 증후군을 분류하는데 100%의 동의(kappa = 1.0)를 보고하였고 잠재적 증후군에서는 92%의 동의(kappa = 0.84)를 보고하였다. 경추 환자에서는 92%의 동의(kappa = 0.89) 및 88%의 잠재적 증후군에 대한 동의(kappa = 0.84)를 보고하였다.

Kilpikoski 등[61]은 요통 환자 39명의 증상에 대해, 통증 발생에 따른 분류와 MDT 임상 검사 양쪽의 검사자간 신뢰도를 검사하였다. 외측 이동의 존재에 대해서는 79%(kappa = 0.2; $P<0.248$)의 동의가 보고되었고, 외측 이동의 방향에 대해서는 77%(kappa = 0.4; $P<0.003$)의 동의가 보고되었으며, 외측 이동의 타당성에 대해서는 85%(kappa = 0.7; $P<0.000$)의 동의가 보고되었다. 반복 동작을 하는 동안 중심화를 결정하기 위해 정적 끝범위에 적용되는 부하의 구분은 95%(kappa = 0.7; $P<0.002$)의 동의를 보였고 방향 선호를 결정하는 것은 90%(kappa = 0.9; $P<0.000$)의 동의를 보였다. 맥켄지의 주요 증후군들 및 특정 잠재적 그룹(subgroup)으로 분류된 환자들에 대한 동의는 각각 95%(kappa = 0.6; $P<0.000$)와 74% (kappa = 0.7; $P<0.000$)이었다.

요추 관련 질환을 위한 MDT의 효능(Efficacy of MDT for Lumbar Spine-Related Disorders)

Ponte 등[42]은 요통의 관리에 대한 효과에 있어서 MDT 접근법과 윌리엄 요법(Wiliams regime)을 비교하였다. 짧은 기간 동안 맥켄지 프로토콜을 받은 환자들은 윌리엄 그룹의 환자들보다 앞 굽힘(forward flexion) ($P<0.001$)과 다리 뻗어 올림(straight leg raise) ($P<0.001$)에서 유의한 증가를 보였다. Nwuga와 Nwuga[62] 또한 추간판 탈출증 환자에 대해 이들 두 가지 접근법들을 비교하였다. 중재 후에, 맥켄지 프로토콜이 윌리엄 프로토콜보다 굽힘과 폄($P<0.01$), 옆 굽힘($P<0.05$), 및 돌림($P<0.01$)에 있어서 더 좋은 결과를 보였다. 게다가, 평균 중재 시간이 맥켄지 그룹에서 유의하게 낮았다($P<0.001$).

Dettori 등[63]은 중재 1주 후에, 급성 요통 환자들이 굽힘 및 폄 그룹 모두에서 개선을 보였으며, 8주 후에는 두 그룹 간에 차이가 없었다고 하였다. 게다가 6–12개월 후에는 두 그룹 간의 재발생 비율에 차이가 없었다고 하였다.

Long[24]은 환자의 방향 선호에 맞는 중재를 받은 그룹의 결과와 방향 선호(directional preference)에 반대되는 운동 또는 중간범위 운동을 받는 그룹의 결과 그리고 엉덩관절의 스트레칭을 비교하였다. 그들의 분류에 맞는 운동을 받은 그룹이 더 좋은 결과를 보였는데, 이것은 방향 선호를 사용하는 것이 좋은 중재를 이끌어내는 가치가 있다는 것을 의미한다.

감사 (ACKNOWLEDGEMENT)

코스의 정보, 부가적인 문헌, 그리고 평가 양식들은 국제 맥켄지 연구소(Mckenzie Institute® International at www.mckenziemdt.org)를 통하여 이용할 수 있었다.

이 장의 개념들은 국제 맥켄지 연구소에 의해 승인되었고 이 책의 출판 또한 승인되었다.

임상 사례 (CLINICAL CASE)

환자 병력 (Patient History)

JP는 39세의 사진작가이고, 오른쪽 엉덩이, 허벅지 및 장딴지에 8/10 정도의 통증을 가지고 당신의 클리닉에 방문하였다. 그는 4번 정도 요통에 대한 이전 병력이 있었는데, 2년 전부터 시작되었고 가끔 허벅지에도 방사통을 느꼈다고 하였다. 지난 주에, 사진 장비를 집기 위해 허리를 굽힌 후, 똑바로 서서 왼쪽 어깨 위로 사진장비를 매달다가 허리부위에 통증을 느꼈다고 하였다. 그는 몇 시간 동안 작업을 계속하였고, 이후 집에 돌아가서 안락의자에 앉아 TV를 보았다고 하였다. 그가 안락의자에서 일어나려고 하는데, 똑바로 허리를 펼 수가 없었고 통증이 오른쪽 다리로 내려가는 것을 느꼈다. 이후 통증 때문에 15분 동안 앉아 있다가 10분 동안 걸어 다녔다. 그는 앉아 있거나 앉은 자세에서 일어설 때 통증을 느꼈다. 또한 수면을 취할 수가 없었고 작업을 할 수도 없었다. 그는 오른쪽으로 누워 있을 때 가장 편안함을 느꼈다. 통증은 허리와 엉덩이, 오른쪽 다리의 중간 장딴지와 허벅지에 간헐적으로 나타났다. 그의 오스웨스트리 장애 지수(Oswestry Disability Index) 점수는 45%였다.

신체적 검사 (Physical Examination)

자세 (Posture) : 앞굽이의 감소와 함께 좋지 못한 앉은 자세, 자세의 교정에도 증상의 변화 없음.

신경학적 (Neurological) : (+) 오른쪽 엄지발가락 폄근에 약화(L5), 감각 및 반사는 완전,
(+) 뻗은 다리 올리기 40°, (+) 슬럼프 검사

동작 소실 (Motion Loss)

- **굽힘 :** 최소
- **폄 :** 중간
- **오른쪽 옆 굽힘:** 먼쪽으로의 통증 발생과 함께 중간 정도
- **왼쪽 옆 굽힘:** 없음

검사 동작 (Test Movements)

선 자세에서 검사 전 증상 : 오른쪽 엉덩이에 통증, 다리에서 장딴지 중간까지 통증 강도 8/10

- **선 자세에서 굽힘 (FIS) :** 오른쪽 발에 통증 발생
- **FIS 반복 × 2 :** 발까지 통증이 말초화 됨, 더 나빠짐
- **선 자세에서 폄 (EIS) :** 오른쪽 발에 통증 증가
- **EIS 반복 :** 오른쪽 발에 통증 증가, 더 나빠짐

누운 자세에서 검사 전 증상 : 오른쪽 엉덩이에 통증, 오른쪽 허벅지 뒤쪽에 통증 강도 6/10

- **누운 자세에서 굽힘 (FIL) :** 오른쪽 발에 통증 발생
- **FIL 반복 :** 오른쪽 발에 통증 증가, 더 나빠짐/ 말초화
- **엎드려 누운 자세에서 폄 (EIL) :** 오른쪽 발에 통증 증가
- **EIL 반복 :** 오른쪽 발에 통증 증가, 더 나빠짐

누운 자세에서 검사 전 증상 : 오른쪽 엉덩이에 통증, 뒤쪽 허벅지, 발

- **엉덩이를 왼쪽으로 하고 EIL :** 발 통증 감소, 허벅지 및 허리 통증 증가, 증상의 중심화
- **엉덩이를 왼쪽으로 하고 EIL 반복 :** 발 통증 감소, 허벅지 통증 감소, 허리 통증 증가, 기록된 가동범위 증가와 함께 중심화

1. 당신의 잠정적 분류, 방향 선호는 무엇인가? 그리고 환자를 위한 중재의 원칙은 무엇인가?
2. 첫 날의 중재에 있어서 어떤 방법이 적합하겠는가? 가정 운동 프로그램과 앉은 자세 및 선 자세를 위한 사항을 포함시켜라.
3. 추후 단계에 어떤 재검사를 포함시킬 것인가? 당신의 중재에 대한 환자의 반응을 어떻게 결정하고 기록할 것인가?
4. 첫 검사 후 3일이 지난 후, 환자는 오른쪽 허벅지와 엉덩이에 통증이 있다고 하였다. 어떤 방법이 좋을 것인가?
5. 첫 검사 후 1주일이 지난 후, 환자는 요통과 엉덩이에 대칭적인 통증을 호소하였다. 이제, 중재에 대한 당신의 원칙은 무엇이며 처음 계획에서 바뀐 것인가? 환자로 하여금 자가-발생 관리를 하게 할 것인지 또는 치료사가 시행하는 방법을 택할 것인지, 당신의 결정을 이끌어내는 것은 무엇이며, 그것이 이 시기에 가장 적절할 것인가?
6. 첫 검사 후 2주가 지난 후, 환자는 2/10 정도로 허리에 간헐적인 불편함을 호소하였다. 환자가 완전 굽힘 동작을 회복하기 위한 방법을 시작할 준비가 되어 있는지 어떻게 결정할 것이며, 환자에게 설명해야 할 주의사항은 무엇인가?
7. 치료 과정이 끝나면, 환자에게 어떤 설명을 해야 하는가?

따라하기 (HANDS-ON)

파트너와 함께 실습실에서 다음의 활동을 수행하자.

1

위에 언급된 케이스 스터디에 대한 롤-플레이(roll-play) 실습을 한다. 급성으로 나타난 외측 요소를 감안하여 폄 원칙을 포함시킨다. 실습은 다음과 같다.

- 도수 외측 이동 교정(manual lateral shift correction) 실시(그림 9-10b 확인)
- 환자에게 벽에 대고 실시하는 옆 활주/외측 이동의 자가-교정 방법을 보여주고 설명하라(그림 9-10c 확인).
- 엉덩이를 중심에서 멀어지게 한 후 엎드려 누운 자세에서 폄 실시 - 외측 압박 없이(그림 9-16a 확인) 그리고 외측 압박 적용(그림 9-16b 확인) 그리고 폄 자세에서 돌림 가동기법을 양쪽으로 적용(그림 9-16d1 확인) 그리고 한쪽으로 적용(그림 9-16d2 확인).

2

폄 원칙을 포함시킨 방법들을 따라서 실습한다. 폄 원칙은 폄 방향의 방향 선호가 나타나고 중심적/대칭적 통증이 있는 경우에 언제나 사용되며, 또한 대칭/비대칭 통증을 위해 적절하고 시상면에서의 운동 방법으로 바람직한 반응이 성취된 경우에도 언제나 사용된다.

정적 방법(Static procedures)

- 엎드려 눕기(그림 9-15a 확인)
- 엎드린 자세에서 폄
- 앉은 자세 교정, 요추 롤 없이, 그리고 요추 롤 사용

동적 방법(Dynamic procedures)

- 엎드려 누운 자세 폄(그림 9-15c 확인)
- 엎드려 누운 자세 폄과 자가-과압박(self-overpressure) 실시(그림 9-15d 확인)
- 엎드려 누운 자세 폄과 치료사의 과압박 실시(그림 9-15f 확인)
- 폄 관절 가동기법(그림 9-15g 확인)
- 선 자세에서 폄(그림 9-15e 확인)
- 구부정한 자세 - 과교정(그림 9-21 확인)

3

당신의 파트너에게 뒤쪽 이탈 후에 굽힘을 회복시키기 위한 과정에 대하여 설명하라. 뒤쪽 이탈 후의 굽힘 방법들은 첫 4 시간 동안에는 실시하면 안 된다는 것을 일깨워주도록 하고, 항상 폄 동작에 이어서 실시해야 한다는 것을 기억하라. 다음의 방법들을 설명한다.

- 누운 자세에서 굽힘(그림 9-17a)
- 앉은 자세에서 굽힘(그림 9-17b)
- 선 자세에서 굽힘(그림 9-17c)

4

4개월 전에 자동차를 타다가 허리와 다리 통증이 발생하여 이탈 또는 유착 신경근 증상을 갖고 있는 환자가 있다. 이를 어떻게 진단하고 결정하는지 설명하시오.

참고 문헌 (REFERENCES)

1. McKenzie Institute USA. *Intro to the McKenzie Method®: Part 4: Overview and Validation* (Video). McKenzie Institute USA. Available at: www.mckenziemdt.org/eduCourseOnline.cfm. Accessed January 16, 2006.
2. McKenzie R, May S. *The Lumbar Spine Mechanical Diagnosis and Therapy*. Vol 1. Waikanae, New Zealand: Spinal Publications; 2003.
3. McKenzie Institute USA. A History of Success. McKenzie Institute USA website. www.mckenziemdt.org/hist.cfm. Accessed January 10, 2006.
4. McClure P. The degenerative cervical spine: pathogenesis and rehabilitation concepts. *J Hand Ther*. 2000;4-6:163-174.
5. Fritz JM, George S. The use of a classification approach to identify subgroups of patients with acute low back pain: interrater reliability and short-term treatment outcomes. *Spine*. 2000;25:106-114.
6. Riddle D. Classification and low back pain: a review of the literature and critical analysis of selected systems. *Phys Ther*. 1998;78:708-735.
7. Borkan JM, Koes B, Shmuel R, Cherkin D. A report from the second international forum for primary care research on LBP: reexamining priorities. *Spine*. 1998;23:1992-1996.
8. Leboeuf-Yde C, Lauritzen JM, Lauritzen T. Why has the search for causes of LBP largely been nonconclusive. *Spine*. 1997;22:877-881.
9. Spitzer WO. Scientific Approach to the Assessment and Measurement of Activity-Related Spinal Disorders: A Monograph for Clinicians—Report of the Quebec Task Force on Spinal Disorders. *Spine*. 1987;12(7 suppl):1-59.
10. American Physical Therapy Association. *Guide to Physical Therapist Practice, Revised 2nd ed*. Alexandria, VA: APTA; 2003.
11. Aina A, May S, Clare H. The centralization phenomenon of spinal symptoms–a systematic review. *Man Ther*. 2004;9:134-143.
12. Hefford C. McKenzie classification of mechanical spinal pain; profile of syndromes and directions of preference. *Man Ther*. 2008;13:75-81.
13. Donelson R, Silva G, Murphy K. Centralization phenomenon. Its usefulness in evaluating and treating referred pain. *Spine*. 1990;3:211-213.
14. Sufka A, Hauger B, Trenary M, et al. Centralization of low back pain and perceived functional outcome. *J Orthop Sports Phys Ther*. 1998;3:205-212.
15. Donelson R, Grant W, Kamps C, Medcalf R. Pain response to sagittal end-range spinal motion. A prospective, randomized, multicentered trial. *Spine*. 1991;6 (suppl):S206-212.

16. Werneke M, Hart DL, Cook D. A descriptive study of the centralization phenomenon. A prospective analysis. *Spine*. 1999;24:676-683.
17. Long A. The centralization phenomenon: its usefulness as a predictor of outcome in conservative treatment of chronic low back pain (a pilot study). *Spine*. 1995;20:2513-2521.
18. Karas R, McIntosh G, Hall H, Wilson L, Melles T. The relationship between nonorganic signs and centralization of symptoms in the prediction of return to work for patients with low back pain. *Phys Ther*. 1997;77:354-360.
19. Werneke M, Hart DL. Centralization phenomenon as a prognostic factor for chronic low back pain and disability. *Spine*. 2001;26:758-765.
20. Petersen T, Kryger P, Ekdahl C, Olsen S, Jacobsen S. The effect of McKenzie therapy as compared with that of intensive strengthening training for the treatment of patients with subacute or chronic low back pain: a randomized controlled trial. *Spine*. 2002;27:1702-1709.
21. Schenk R, Jozefczyk, Kopf A. A randomised trial comparing interventions in patients with lumbar posterior derangement. *J Man Manip Ther*. 2003;11:95-102.
22. Stankovic R, Johnell O. Conservative treatment of acute low-back pain. A prospective randomized trial: McKenzie Method of treatment versus patient education in "mini back school." *Spine*. 1990;15(2):120-123.
23. Fritz JM, Delitto A, Erhard RE. Comparison of classification-based physical therapy with therapy based on clinical practice guidelines for patients with acute low back pain. *Spine*. 2003;28:1363-1372.
24. Long A, Donelson R, Fung T. Does it matter which exercise? A randomized control trial of exercises for low back pain. *Spine*. 2004;29:2593-2602.
25. Razmjou H, Kramer J, Yamada R. Intertester reliability of the McKenzie evaluation in assessing patients with mechanical low-back pain. *J Orthop Sports Phys Ther*. 2000;30:368-389.
26. Cooper RG, Greemont AJ, Hoyland JA, et al. Herniated intervertebral disc-associated periradicular fibrosis and vascular abnormalities occur without inflammatory cell infiltration. *Spine*. 1995;20:591-598.
27. McKenzie RA. *The Lumbar Spine Mechanical Diagnosis and Therapy*. Waikanae, New Zealand: Spinal Publications; 1981;150.
28. Bakker EW, Verhagen AP, Lucas C, et al. Daily spinal mechanical loading as a risk factor for acute non-specific low back pain; a case-control study using the 24-hour Schedule. *Eur Spine J*. 2007;16:107-113.
29. Waddell G. *The Back Pain Revolution*. Edinburgh, Scotland: Churchill Livingstone; 1998.
30. Deyo RA, Rainville J, Kent DL. What can the history and physical examination tell us about low back pain? *JAMA*. 1992;268:760-765.
31. Boissonault WG. *Primary Care for the Physical Therapist Examination and Triage*. St. Louis, Missouri: Elsevier Saunders, 2005;70.
32. Goodman CC, Snyder TEK. *Differential Diagnosis in Physical Therapy*. 2nd ed. Philadelphia, PA: WB Saunders Company, 1995;16.
33. Boden SD, David DO, Dina TS, Patronas NJ, Wiesel SW. Abnormal magnetic-resonance scans of the lumbar spine in asymptomatic subjects. *J Bone Joint Sur*. 1990;72A:403-408.
34. Boden, S. Current concepts review: the use of radiographic imaging studies in the evaluation of patients who have degenerative disorders of the lumbar spine. *J Bone Joint Sur*. 1996;78:114-124.
35. Goodman CC, Snyder TEK. *Differential Diagnosis in Physical Therapy*. 3rd ed. Philadelphia, PA: WB Saunders Company, 2000;48.
36. Werneke M, Hart L. Centralization: association between repeated end-range pain responses and behavioral signs in patients with acute non-specific low back pain. *J Rehabil Med*. 2005;37:286-290.
37. Lorio MP, Bernstein AJ, Simmons EH. Sciatic spinal deformity-lumbosacral list: an "unusual" presentation with review of the literature. *J Spinal Disorders*. 1995;8:201-205.
38. May S, Donelson R. Evidence-informed management of chronic low back pain with the McKenzie Method. *Spine*. 2008;8:134-141.
39. Laslett M, Michaelsen DJ, Williams MM. A survey of patients suffering mechanical low back pain syndrome or sciatica treated with the "McKenzie Method." *NZ J Physiother*. 1991;8:24-32.
40. Larsen K, Weidick F, Leboeuf-Yde C. Can passive prone extensions of the back prevent back problems? A randomized, controlled intervention trial of 314 military conscripts. *Spine*. 2002;27:2747-2752.
41. Stankovic R, Johnell O. Conservative treatment of acute low back pain. A 5-year follow-up study of two methods of treatment. *Spine*. 1995;20:469-472.
42. Ponte D, Jensen G, Kent B. A preliminary report on the use of the McKenzie protocol versus Williams protocol in the treatment of low back pain. *J Orthop Sports Phys Ther*. 1984;9-10:130-139.
43. Stankovic R, Johnell O, Maly P, Wilner S. Use of lumbar extension, slump test, physical and neurological examination in the evaluation of patients with suspected herniated nucleus pulposus. A prospective study. *Man Ther*. 1999;4:25-32.
44. Alexander H, Jones A, Rosenbaum D. Nonoperative management of herniated nucleus pulpous: patient selection by the extension sign: long term follow up. *Orthop Rev*. 1992;21:181-188.
45. Hahn A, Keating J, Wilson S. Do within-session changes in pain intensity and range of motion predict between-session changes in patients with low back pain? *Aus J Physiother*. 2004;50:17-23.
46. Clare HA, Adams R, Maher CG. Construct validity of lumbar extension measures in McKenzie's derangement syndrome. *Man Ther*. 2007;12:328-334.
47. Fiebert, I. Keller, C. Are "passive" extension exercises really passive? *J Orthop Sports Phys Ther*. 1994;19:111-116.
48. Donahue M, Riddle D, Sullivan M. Intertester reliability of a modified version of McKenzie's lateral shift assessments obtained on patients with low back pain. *Phys Ther*. 1996;76:706-716.
49. Clare H, Adams R, Maher C. Reliability of McKenzie classification of patients with cervical or lumbar pain. *J Man Psychol Ther*. 2005;28(2):122-127.
50. Landis JR, Koch GG. The measurement of observer agreement for categorical data. *Biometrics*. 1977;33:159-174.
51. Gillian M, Ross J, McLean I, Porter R. The natural history of trunk list, its associated disability and the ability and the influence of McKenzie management. *Eur Spine J*. 1998;7:480-483.
52. Mulvein K, Jull G. Kinematic analysis of the lumbar lateral flexion and lumbar lateral shift movement techniques. *J Man Manip Ther*. 1995;3:104-109.
53. Young S, Aprill C. Characteristics of a mechanical assessment for chronic lumbar facet joint pain. *J Man Manip Ther*. 2000;8:78-84.
54. Donelson R, April C, Medcalf R, Grant W. A prospective study of centralization of lumbar and referred pain. *Spine*. 1997;22:1115-1122.
55. Laslett M, Oberg B, Aprill C, McDonald B. Centralization as a predictor of provocation discography results in chronic low back pain, and the influence of disability and distress on diagnostic power. *Spine J*. 2005;5:370-380.
56. George S, Bialosky J, Donald D. The centralization phenomenon and fear-avoidance beliefs as prognostic factors for acute low back pain: a preliminary investigation involving patients classified for specific exercise. *J Orthop Sports Phys Ther*. 2005;35:580-588.
57. Werneke M, Hart D. Discriminant validity and relative precision for classifying patients with nonspecific neck and back pain by anatomic pain patterns. *Spine*. 2003;28:161-166.
58. Riddle D, Rothstein J. Intertester reliability of McKenzie's classifications of the syndrome and types present in patients with low back pain. *Spine*. 1993;18:1333-1344.
59. Fritz J, Delitto A, Vignovic M. Busse R. Interrater reliability of judgments of the centralization phenomenon and status change during movement testing in patients with low back pain. *Arch Phys Med Rehabil*. 2000;81:57-61.
60. Clare H, Adams R, Maher C. Reliability of the McKenzie spinal pain classification using patient assessment forms. *Physiotherapy*. 2004;90:114-119.
61. Kilpikoski S, Airakinen O, Kankaanpaa M, et al. Interexaminer reliability of low back pain assessment using the McKenzie Method. *Spine*. 2002;27:E207-E214.
62. Nwuga G, Nwuga V. Relative therapeutic efficacy of the Williams and McKenzie protocols in back pain management. *Physiother Pract*. 1985;1:99-105.
63. Dettori J, Bullock S, Sutlive T, Franklin R, Patience T. The effects of spinal flexion and extension exercises and their associated postures in patients with acute low back pain. *Spine*. 1995;20:2303-2312.

CHAPTER 10

멀리건(Mulligan) 개념

The Mulligan Concept

Donald K. Reordan, PT, MS, OCS, MCTA
Christopher H. Wise, PT, DPT, OCS, FAAOMPT, MTC, ATC

역자 : 정형국

10장 목적

이 장의 결론을 통해, 독자는 다음과 같은 것을 할 수 있을 것이다:

- 정형도수물리치료(OMPT) Mulligan 개념의 발전에 영향을 준 역사와 핵심 요소를 확인할 수 있다.
- Mulligan 개념의 임상적 효율성을 책임지고 있는 이론적 기반을 이해할 수 있다.
- MWM(운동병용가동술)의 효율성을 확인하는데 이용될 수 있는 임상적 특징을 기술할 수 있다.
- MWM 사용을 위한 임상 직무 지침을 만들어내고 실행할 수 있다.
- 척추와 팔다리관절의 MWM 기법 수행에 있어 소개 수준의 실력 단계를 개발할 수 있다.
- Mulligan 개념의 기법과 개념이 포괄적인 검사와 중재 계획에 어떻게 통합될 수 있는지를 설명할 수 있다.
- Mulligan 개념 어프로치와 관련된 가장 좋은 근거를 확인하고 토의할 수 있다.
- 다른 도수치료 전략이나 비도수치료 전략과 Mulligan 개념 어프로치를 구분짓는 특성을 설명할 수 있다.

역사적 조명 (HISTORICAL PERSPECTIVES)

개인적 배경 (Personal Background)

OMPT의 ***Mulligan 개념*** 어프로치는 뉴질랜드 물리치료사인 ***Brian R. Mulligan***의 이름에서 명명되었다. Mulligan은 1954년에 물리치료사 면허를 받았고, 1974년에 도수교정치료사 자격증을 수여했다. 1996년 그는 물리치료에 대한 공로로 뉴질랜드 물리치료사 협회로부터 명예회원(Honorary Fellow) 자격을 받았다. Mulligan이 받은 기타 펠로우는 다음과 같다: *New Zealand Manipulative Physiotherapist Association*의 평생회원(1988); *New Zealand Collage of Physiotherapy*의 평생회원(1998); Otago 대학교 물리치료학과 명예교수(2003); *American Academy of Orthopaedic Manual Physical Therapists*의 회원(2004); 세계물리치료사협회로부터 국제 봉사상 수여(2007).

Brian Mulligan은 활발한 임상 직무를 유지하는 것 이외에, 1970년 이후부터 뉴질랜드에서 도수치료를 강의해 왔고, 1972년 이후부터는 국제적으로 도수치료를 강의해 왔다. 그는 1979년 처음으로 미국에서 도수치료를 강의했다. 그는 *뉴질랜드 물리치료 저널* 뿐만 아니라, 기타 국제 출판에 많은 논문과 저서를 발표했다(그림 10-1).

Mulligan은 Freddy M. Kalterborn(6장 참고)을 자신의 직무 학습 영역에서 "멘토"라고 인정했다. 이런 기반에서 조사와 실험을 바탕으로 한 Mulligan의 임상 관찰은 OMPT의 새로운 어프로치로 발전되었다. 국제적으로 Mulligan 개념을 배우고 싶어 하는 많은 물리치료사를 위하고 높은 교육 기준을 확보하기 위해, Mulligan은 1993년에 ***Mulligan Concept Techniques Teacher Association(MCTA)***를 설립했다. 교육 이외에, MCTA는 Mulligan 개념의 타당성과 Mulligan 기법의 임상적 효율성과 관련된 펀드 생성과 연구 촉진에 헌신하고 있다. MCTA 강사들은 ***www.bmulligan.com*** 이나 ***www.na-mcta.com*** 에 접속할 수 있다.

중요 인용 (NOTABLE QUOTABLE)

"과학 발견의 분야에서, 항상 기회는 준비된 마음을 좋아한다."

Louis Pasteur

대부분의 OMPT 기법과 마찬가지로, Mulligan 개념 어프로치도 기능해부학과 운동형상학의 견고한 지식을 바탕으로 하고 있다. 그러나 Mulligan 개념을 독특하게 만드는 몇몇 요소들이 있다. Mulligan의 ***"Manual Therapy: 'NAGS', 'SNAGS', 'MWMS' etc"***[1]의 첫판이 1989년에 출간되었고, 이 책의 6판이 2010년에 출간되었다. Mulligan이 환자를 위해 출간한 두 번째 책인 ***"Self Treatment for the Back, Neck and Limb"***이 2006년에 첫 출간되었고, 최근에 두 번째 판이 출간되었다. Mulligan은 1993년에 2시간용 DVD인 ***"Mobilization With Movement"***을 개발했고, 이 DVD 안에는 실제 환자의 중재가 포함되어 있다. 1997년에 90분용 DVD를 2개 개발했다: ***"Spinal Techniques: The Cervical Spine"***[4]과 ***"Spinal Techniques: The Thoracic and Lumbar Spine"***[5].

개념 발달 (Concept Development)

뉴질랜드의 웰링톤에서 시작된 그의 임상 경험으로부터, Mulligan은 자신의 도수 중재법의 즉각적인 효과에 대한 평가의 중요성을 이해하기 시작했다. 때마침 부족했던 중재 사용에 대해 그의 편협은 그로 하여금 새로운 패러다임을 추구하게 만들었다(글상자 10-1).

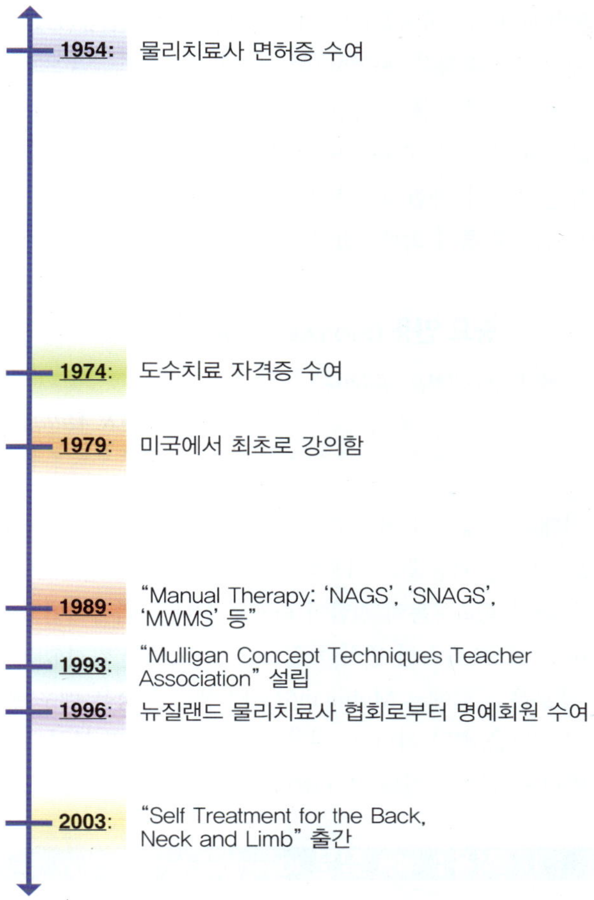

그림 10.1 Mulligan의 이력.

글상자 10-1 MWM(운동병용가동술)

이 기법들의 독특한 특징 중의 하나는 다양한 운동 형태의 **결합**으로서, 능동 또는 수동 ***생리적 운동*** 동안 주로 수동**종속운동**을 수행하는 것이다.

중요 인용 (NOTABLE QUOTABLE)

"환자에게 도움이 되지 않는 끝없는 의지는 정당화될 수 없다."

B.R. Mulligan

집게손가락의 몸쪽마디뼈사이관절에 통증이나 움직임 제한을 가진 환자의 치료 과정에 있어서, Mulligan은 모든 전통적인 중재로 치료한 결과, 좌절을 맛보았다. 그의 영감이 좌절에 의해 무너졌을 때, Mulligan은 이전 배운 적이 없거나 수행해 본 적이 없는 기법을 시도했다. 그는 오목 관절면

(중간마디뼈의 몸쪽끝)의 전통적인 시상면 뒤앞(PA) 활주에서 능동운동을 동반한 이마면의 수동종속운동으로 관절가동술의 방향을 바꾸었다(그림 10-2)(글상자 10-2). Mulligan과 환자 모두는 이 기법을 적용한 후 기뻐했다. 그 이유는 과거에 제한되고 통증이 있던 움직임이 통증이 없는 정상 범위로 즉각 회복되었기 때문이다.

중요 인용 (NOTABLE QUOTABLE)

"매일 매일 기적을 기대한다."

B.R. Mulligan

기대하지 않았던 이런 경험이 척추와 팔다리의 다른 관절에도 비슷한 가동술을 적용하게 만들었다. Mulligan은 *생리적 운동*과 *종속운동*의 결합이 환자의 상태를 즉각적이고, 뚜렷하고, 또 지속적인 변화를 일으킬 수 있음을 발견했다. 이런 새로운 기법에서 Mulligan이 관찰했던 향상은 매우 빠르게 일어났을 뿐만 아니라, 전형적인 치유 과정의 특성으로는 설명될 수 없는 크기의 변화들이 일어났다.

적용을 위한 질문 (Questions for Reflection)

- ***종속관절운동***과 ***생리적 관절운동***의 용어를 간단하게 정의한다.
- 이 운동들이 정상 운동을 일으키는데 왜 필수적인가?
- 종속운동이 소실되었을 때 나타나는 임상적 현상은 무엇인가? 그리고 생리적 운동이 소실되었을 때 나타나는 임상적 현상은 무엇인가?
- 이들 두 종류의 운동 중에서 어느 것이 관절가동술을 통해 전통적으로 해결될 수 있는가?
- 이 운동들을 결합한 가동술의 장점은 무엇인가? 어려운 점은 무엇인가?

이론적 틀 (THEORETICAL FRAMEWORK)

종속운동과 생리적 운동을 결합한 기법으로서, 빈번하고 지속적인 시도로 얻어진 경험을 근거로, Mulligan은 관절이 움직임을 제한하고 통증을 일으킬 수 있는 잘못한 자세를 취하고 있다는 이론을 더욱 발전시켰다. 이런 *자세성 이상*은 외상, 노화, 근불균형, 나쁜 자세의 결과일 수 있고, 전통적인 진단영상기법으로도 탐지되지 않을 수도 있다.

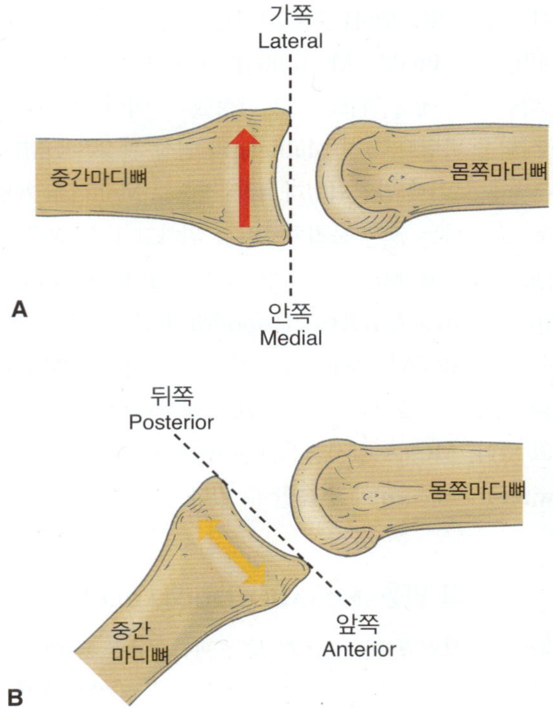

그림 10-2 이마면에서 일어나는 몸쪽마디뼈사이관절(PIP)의 MWM. **A.** PIP의 윗면. 관절의 치료면을 나타내는 점선이 보이고, 또 관절을 능동으로 굽힘하거나 폄할 때 이마면의 가쪽 활주를 의미하는 적색 화살표이 보인다. **B.** PIP의 가쪽면. 관절의 치료면을 나타내는 점선이 보이고, 또 관절을 굽힘과 폄하는 동안, 시상면 상으로 관절을 활주하는 황색 화살표가 보인다.

글상자 10-2 삼면 가동술

시상면 방향의 힘(예: PA 활주나 AP 활주) 적용을 통해 관절의 움직임을 회복하는 대부분의 다른 어프로치와는 달리, ***Mulligan 개념의 어프로치***는 시상면의 통증을 일으키는 움직임을 위해 이마면과 가로면의 활주를 주로 사용한다.

이 이론은 신장과 유착 파괴의 목적을 갖거나 관절 가동성과 관련된 통증 완화의 목적을 갖는 전통적인 어프로치(관절 가동술을 이용하는)와는 대조적이다.

자세성 이상 이론(positional fault theory)에 대한 Mulligan의 설명은 새롭지 않고 독특하지도 않다(글상자 10-3). 관절 부정정렬이 운동형상학을 변화시켜 결국에 기능부전을 일으킨다는 개념은 몇몇 OMPT 어프로치의 기본 원리이다. Hinman 등[6]은 무릎넙다리관절 증후군 관리에 있어 "트래킹 문제"의 개념을 기술했고, VanDillen 등[7]은 운동손상(movement impairment) 환자에게서 나타나는 "순간회전 중심의 비정상 궤적"을 설명했다.[6,7]

자세성 이상 이론을 검사하기 위해, 도수물리치료사들은 관절을 재위치시킬 필요가 있고, 환자의 가동범위나 증상에 변화가 있는지를 체크하는 한편, 이전에 제한되거나 통증을 일으키는 움직임을 환자에게 하도록 주문한다. 이 기법들로 나타나는 즉각적인 결과는 자세성 이상 이론의 타당성을 직시하게 한다. 이것은 관절주머니패턴의 제한이 있음을 의미한다. 그러나 움직임이 완전하고 통증이 없는 경우에는, 자세성 이상을 주요 제한 요소로서 다시 고려할 수 있다. 이 기법들에 반응하지 않는 환자들은 유착성 단축과 관절주머니 우착을 가진 환자들이다. 이 기법들을 신체 검사의 한 요소로서 적용할 때, 임상 조사의 과정은 움직임 제한의 원인을 결정하고 후속 중재를 가이드하는데 도움을 줄 것이다.

적용을 위한 질문 (Questions for Reflection)

- 중재를 위한 주요 지침으로서 운동에 대한 환자의 증상 반응을 이용하는 장점과 제한점은 무엇인가?
- 증상의 유발과 움직임 제한의 확인 중에서 문헌적으로 중재를 가이드할 때 어느 것이 더 타당하고 신뢰성이 있는 것으로 밝혀졌는가?

임상적 핵심 (CLINICAL PILLAR)

*Mulligan 개념 어프로치*에서, 아래 순서는 환자 상태에 대한 각 절차의 효과를 결정하는데 이용된다:

1. 검사
2. 실험치료
3. 재검사

관절을 재위치시켰을 때 나타나는 환자의 운동과 증상 반응은 자세성 이상의 존재를 확인하거나 반박한다.

글상자 10-3 자세성 이상 이론

관절 부정정렬은 운동형상학을 변화시키고, 결국에 기능부전을 일으킬 수 있다. 그러므로 *Mulligan 개념 어프로치*는 관절 운동형상학을 향상시킬 목적으로 자세성 이상을 확인하고 감소시키는 것에 바탕을 둔다.

검사의 원리 (PRINCIPLES OF EXAMINATION)

Mulligan 개념 어프로치는 포괄적인 검사의 이용을 권장한다. 그러나 임상의사결정과 후속 중재 가이드에 이용되는 주요 검사 절차는 **실험치료** 또는 실험중재에 달려 있다. 실험치료를 위해 특정 절차는 환자의 주호소를 유발하거나 증가시키는 특정의 움직임이나 위치와 증상의 위치를 주로 바탕으로 한다(글상자 10-4).

환자의 주 손상에 대한 각 실험중재의 효과가 즉각적으로 나타나기 때문에, 중재의 주요 지표가 될 수 있다. 실험 가동술을 수행할 때, 치료사는 환자에게 증상에 대한 절차의 효과를 물어본다. 환자의 주 손상에 대한 치료기법의 효과를 확인하기 위해, 절차 과정은 검사와 실험치료, 그리고 즉각적인 재검사로 이루어져야 한다(글상자 10-5).

이 기법들의 가치가 즉각적으로 나타나기 때문에, 시간의 소비가 거의 없다. 만약 그런 반응이 나타나지 않는다면, 치료사는 위치, 방향, 그리고 힘의 크기를 약간씩 바꾸어야 할 것이다. 만약 그래도 바람직한 반응이 환자에게서 나타나지 않으면, 이 기법들을 포기하고 다른 기법을 적용해야 할 것이다. 기법 수행의 흔한 실수로는, 후관절 치료면의 이상적인

글상자 10-4 실험중재 어프로치

- 실험중재 어프로치는 환자의 현재 증상에 대한 중재의 즉각적인 효과와 지연적인 효과를 평가하는 목적으로 이루어지기 때문에 ***낮은 강도***로 시작한다.
- 실험중재를 위한 특정 절차는 주로 환자의 주호소를 유발하거나 증가시키는 특정의 ***움직임***이나 ***위치***와 증상의 ***위치를*** 바탕으로 둔다.

글상자 10-5 MWM(운동병용가동술)

효율적인 MWM은 PILL이다:

- P– 통증 없이
- I – 즉각
- L– 길게
- L– 지속적

MWM에 의한 대부분의 향상은 다음 방문 시까지 지속되어야 한다.
만약 그렇지 않다면 원인을 살펴보아야 한다.

방향으로 힘을 적용하지 못하거나, 능동운동 동안 가동술의 힘이 줄어들거나, 잘못된 분절이나 관절에 힘을 적용하거나 또는 너무 강한 힘이나 약한 힘으로 가동술을 적용할 때이다.

임상적 핵심 (CLINICAL PILLAR)

MWM 기법 수행의 흔한 실수는 다음과 같다:

- 이상적인 ***방향으로*** 힘을 적용하지 못하는 경우
- 생리적 운동 동안 가동술의 힘을 ***유지하지*** 못하는 경우
- 잘못된 ***위치에서*** 힘을 적용하는 경우
- 가동술의 힘이 ***너무 강하거나 너무 약한*** 경우

중재의 원리 (PRINCIPLES OF INTERVENTION)

검사에서 중재로의 전이는 즉각적으로 일어나야 하고, 어프로치의 전반적인 효율성을 보여야 한다. 검사 동안에 증상의 변화와 움직임의 강화에 효율적인 것으로 밝혀진 특정의 실험중재가 중재 기법이 된다. Mulligan은 많은 질환에 효과적으로 것으로 판명된 기술들을 연대순으로 수집했다. 이 기법들은 MWM(Mobilization With Movement, **운동병용가동술**)으로 알려졌으며, 능동이나 수동의 생리적 운동을 할 때 수동종속운동이 함께 일으키는 것을 기초로 하고 있다.

MWM(운동병용가동술)의 임상직무지침 (Mobilization With Movement Clinical Practice Guidelines)

Mulligan MWM 어프로치는 도수치료 전문 분야에서 완전히 새로운 치료법은 아니다. 비록 도수치료사의 손 접촉이 다를지라도, MWM 때 이용되는 종속운동 활주의 적용은 Kaltenborn(6장 참고)[8]이나 다른 사람들이 신봉한 가동술 원리를 따른다. MWM을 수행할 때 특히, 다음과 같은 ***노르딕 어프로치***의 2가지 기본 원리를 엄격히 따른다. 첫째, 도수치료사는 가능하면 관절 가까이를 잡고 힘을 적용해야 한다는 것과, 둘째, 가동술의 힘은 치료면(오목한 관절면을 가로지는)과 평행되게 이루어져야 한다는 것이다.

MWM을 수행할 때 몇 가지 중요한 임상직무지침이 있다. 첫째, MWM 기법은 통증이 없는 상태에서 수행되어야 한다. 만약 통증이 발생하면, 적응적인 기법이 아니거나 기법을 잘못 적용한 것이어서, 도수물리치료사는 즉시 기법을 수정하거나 중단해야 한다. 기법을 수행할 때, 도수물리치료사는 *통증 없는* 가동술을 이루기 위해 필요한 *최소한의 힘*을 사용해야 한다. 일반적으로 가동술을 증상이 시작되는 지점에 직접 적용한다. 도수물리치료사의 손 접촉은 *치료면과 나란하게 종속활주가* 이루어질 수 있도록 배치되어야 한다. 척추의 MWM을 수행할 때, 오목한 관절면의 치료면을 따른 관절의 해부학적 특징에 맞게 가동술의 힘을 적용한다. 통증을 일으키는 *생리적 운동*을 능동이나 수동으로 *다시 일으키려 할 때* 그 힘을 적용한다. 무엇보다 중요한 것은 통증 유발 범위로부터 관절 되돌아올 때까지 도수물리치료사가 생리적 운동의 *전체 가동범위 동안 가동술의 힘을 유지하는* 것이다. 끝범위에 도달하면, 환자의 도움을 받으면서 수동 **과압박**을 적용한다. 끝으로, 많은 MWM 기법들은 효과를 잘 유지하기 위해 *체중부하* 상태에서 이루어진다. 게다가 체중부하 자세의 이용이 더 기능적인 것으로 간주된다; 체중부하 자세가 능동범위를 검사하는 자세이고, 많은 경우 통증이 체중부하 자세에서 발생한다. 효율성이 결정되면, 가동술을 제거한 후, 올바른 관절 위치와 가동성을 유지하는 효과적인 훈련을 위해 MWM을 충분히 반복한다(5–10회).

적용을 위한 질문 (Questions for Reflection)

- ***치료면***을 간단하게 정의한다.
- 가동술의 방향을 결정할 때 치료면이 어떻게 이용되는가?
- 도수치료사는 주어진 관절의 치료면을 어떻게 확인하는가?
- 관절의 위치가 변하면 치료면의 위치도 변하는가?

임상적 핵심 (CLINICAL PILLAR)

MWM 동안의 힘 적용은 다음과 같다:

- 올바른 관절 위치를 유지해야 한다.
- 가동범위의 끝지점에서 유지되어야 한다.
- 수동 과압박을 포함해야 한다.
- 움직임 제한을 피해야 한다.
- 통증 유발 영역으로 되돌아가기 전까지 힘을 유지해야 한다.

임상적 핵심 (CLINICAL PILLAR)

- MWM은 언제나 ***체중부하*** 상태에서 수행된다.
- 수행된 ***생리적 운동***은 증상을 유발하거나 제한된 움직임이다.
- ***종속활주***는 능동이나 수동의 생리적 운동과 ***함께*** 적용된다.
- 가동술의 힘은 종종 ***통증 부위***에 직접 적용된다.
- 종속활주는 관절의 ***치료면***에 맞게 수행된다.
- 가동술의 힘은 통증을 일으키는 생리적 운동의 전체 범위 내에서 올바른 힘의 크기와 방향으로 ***유지되어야*** 한다.
- 수동 과압박은 끝지점에서 이루어져야 한다.
- 가동술은 ***통증 없이*** 이루어져야 한다.
- 환자의 반응을 통해 ***효율성***을 즉각 결정한다.
- 효율성이 결정되면, MWM을 ***5–10회 수행하고***, 만약 기능이 가동술로 정상화되지 않으면, *Self–MWM*이나 ***테이핑***을 적용한다.

일반적으로 MWM 기법은 진동기법과는 반대로, 끝범위에서 환자–보조 과압박을 이용한다. MWM의 주요 목적은 제한된 구조물을 신장하지 않고, 가볍고 지속적인 압박을 적용함으로써 자세성 이상을 제거하는 것이다. 그러므로 전통적인 관절가동술과는 달리, 가동술 힘의 정도에 대한 지표는 관절의 끝느낌이 아니라, 환자의 증상과 기능적 제한의 시작이다.

중요 인용 (NOTABLE QUOTABLE)

"자신감을 가지고 치료를 해야 하지만, 지나친 치료를 해서는 안 된다."

B.R. Mulligan

효율성은 적절한 힘을 이용하여 관절을 재위치시키고, 그 다음 이전의 제한된 움직임이나 통증을 발생시키는 움직임을 반복하고, 움직임이나 증상의 변화를 체크함으로써 결정된다. 만약 가동범위나 증상이 뚜렷하게 증가된다면, MWM은 그 환자의 관리에 있어 적절한 것이고 자세성 이상의 존재를 의심할 수 있다. 통증을 일으키는 움직임과 제한된 움직임이 향상되지만 가동술에 명확하게 반응하지 않으면, 도수물리치료사는 환자의 반응을 향상시키기 위해 가동술의 방향, 힘 및 위치를 약간 변경할 수 있다. 도수물리치료사는 증상이 제거되고 완전한 가동범위를 얻을 때까지 치료를 시도할 때마다 약간의 수정을 통해 MWM을 수행해야 한다.

임상적 핵심 (CLINICAL PILLAR)

MWM 적용 시 즉각적인 효과가 *일어나지 않으면*, 그 기법을 잘못 적용했거나 그 환자에게 적절한 치료가 아닐 수 있다.

중요 인용 (NOTABLE QUOTABLE)

"환자의 주목할 만한 즉각적인 향상이 여러분을 놀라게 할 때, 여러분은 "당연한 결과" 라는 반응만 보이면 된다."

B.R. Mulligan

향상을 유지하고 재발하는 문제를 줄이기 위해, Self MWM 기법을 환자에게 가르쳐 줄 수도 있다. *Self MWM* 기법은 치료에 대한 환자의 능동적 참여를 이끌어내고, 다음 방문 때까지 그 향상을 유지할 수 있도록 고안된 것이다. MWM가 초기에 효과적이지만, 재평가 때 증상이 원래대로 돌아갔다면, 도수치료로 얻어진 올바른 관절 자세를 유지하기 위해 접착 테이핑을 적용할 수도 있다.

이 장은 Mulligan 기법들의 임상적 적용을 독자들에게 설명해 주고 있다. 독자들이 Mulligan 개념 어프로치의 철학과 실습에 대한 많은 정보를 얻기 싶으면 Mulligan이 저술한 책을 구입해서 공부하면 좋다.

척추의 가동술 (Mobilization of the Spine)

척추 질환의 관리에서 MWM의 이용은 그것의 임상 효과에 때문에 OMPT 분야에서 널리 적용되어 왔다. 영국의 3,295명 물리치료사를 대상으로 한 조사는 요통 관리에 대한 MWM의 현재 이용 실적을 연구했다. 환자의 관리에 MWM 기법을 사용하고 있다고 설문지에 응답한 사람의 40% 이상이 적어도 1주에 한 번 이상 MWM을 적용하고 있다고 응답했다. 50% 이상이 가장 흔한 즉각적인 소견으로서 가동범위의 향상을 언급했고, 27.5%가 즉각적인 통증 완화를 언급했다.[9]

SNAGs (Sustained Natural Apophyseal Glides)

척추의 SNAGs는 전 가동범위에 적용될 수 있는 비-진동성 가동술이다. 이 기법들은 Mulligan이 MWM 안에 통합시킨 최초 기법 중의 하나이다.

목뼈 SNAGs (Cervical Sustained Natural Apophyseal Glides)

이 기법은 목뼈 돌림 문제를 관리하는 효율적인 기법이다(그림 10-3). 흥미롭게도, 생리적 운동(관절을 닫는)과 함께 적용되는 종속활주(관절을 여는)의 힘은 역설적인 것처럼 보인다. 그러므로 생체역학적 원인만을 토대로 이 기법의 임상 효율성을 설명하는 것은 어렵다. Hearn과 Rivett는 편측 목뼈 SNAGs의 생체역학적 효과를 확인했다. 목뼈 돌림을 치료할 때, 편측 목뼈 SNAGs는 통증이 있는 쪽으로 수행된다. 짐작컨대, 통증 쪽으로 적용되는 종속활주는 *다운글라이드된* 분절을 감소시켜서, 통증 쪽의 능동 생리적 운동을 향상시킬 것이다.

목뼈 SNAGs를 수행하기 위해, 치료사는 앉은 자세를 취한 환자 뒤에 위치한다. 편측 문제의 경우에는 치료사의 엄지 안쪽면을 침범된 분절의 관절기둥 위에 배치하고, 양측 문제의 경우에는 침범된 분절의 가시돌기 위에 배치한다. 오른쪽 통증을 호소하는 환자에게 오른쪽 돌림 편측 SNAGs를 적용하려면, 치료사의 오른쪽 엄지를 침범된 분절의 오른쪽 관절기둥에 배치한다. 가동술의 힘을 제공하기 위해 오른쪽 엄지의 가쪽면에 왼쪽 엄지를 배치한다. 예를 들어, 환자가 오른쪽 돌림을 할 때 C5-C6의 오른쪽에서 통증이 발생하면, 양손 엄지를 겹쳐서 C5의 오른쪽 관절기둥에 배치한다. 그리고 환자가 목을 능동으로 오른쪽 돌림을 할 때, 치료사는 종속활주를 적용한다. 힘의 방향은 치료면과 일치되게 환자의 눈쪽인 위앞쪽으로 적용된다. 환자가 전 가동범위로 움직이는 동안, 치료사는 활주의 힘을 유지해야 하고, 끝범위에서 환자의 도움을 하면서 과압박을 지속시켜야 한다. 환자에게 뺨에 놓인 자신의 손을 사용하도록 주문함으로써 과압박을 적용할 수 있고, 그 과압박을 5초 이상 유지한다. 환자가 통증 유발 움직임으로부터 되돌아올 때까지 그 힘을 지속시킨다. 치료사가 올바른 방향으로 이 힘을 유지하기 위해서는, 환자가 움직일 때 치료사도 함께 움직여야 한다. 만약 이 기법으로부터 효과를 보지 못하면, 기법에 약간 변화를 주거나 또는 C5의 왼쪽 관절기둥이나 가시돌기 위에 압박을 적용할 수 있다.

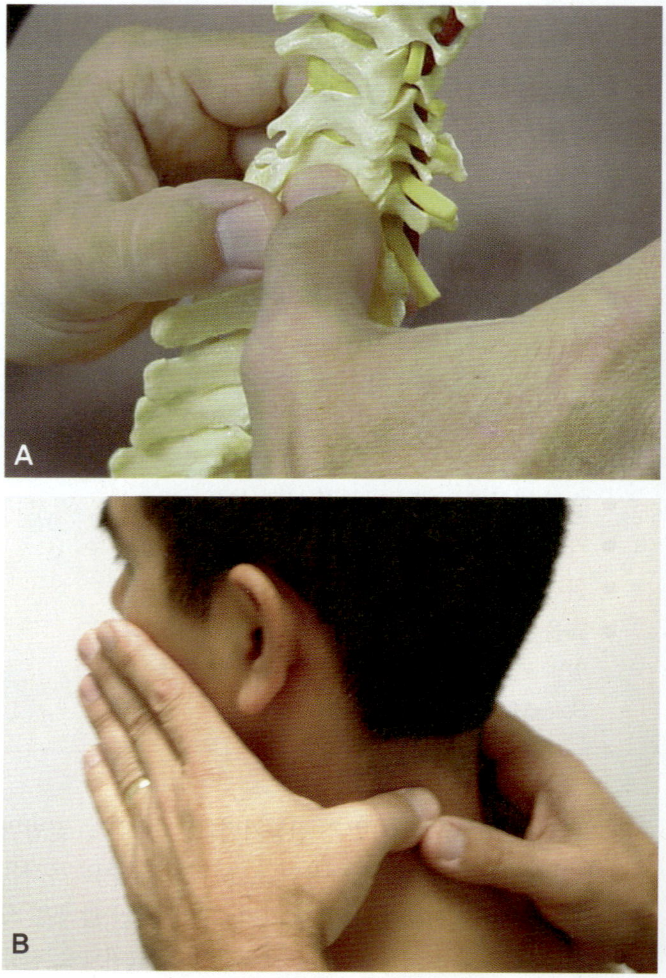

그림 10-3 목뼈 SNAGs. **A.** 통증이 있는 분절에 엄지-엄지 접촉(thumb over thumb)을 한다. **B.** 환자를 앉게 한 후, 치료사는 제한이나 통증이 있는 부위에 왼손 엄지를 배치하고, 환자가 통증이나 제한이 있는 쪽으로 능동 생리적 운동을 할 때 치료면의 방향으로 양쪽 엄지를 붙여서 가동의 힘을 적용한다.

SNAGs 과정은 목뼈의 옆굽힘, 폄 및 굽힘뿐만 아니라, 복합운동에도 이용될 수 있다. 치료사의 잡기를 강화하고 엄지 압박으로 일어날 수 있는 근육통을 감소하기 위해 폼 패드를 이용할 수 있다(그림 2-19 참고). 효율적인 중재 이후에 환자가 다음 방문 때까지 새롭게 습득한 가동범위를 이용할 수 있도록 권장한다.

허리뼈 SNAGs (Lumbar Sustained Natural Apophyseal Glides)

목뼈 SNAGs과 마찬가지로, 환자는 통증이 있는 자세에서 치료를 받아야 한다(그림 10-4). 만약 환자가 앉은 자세나 선 자세에서 증상이 있으면, 먼저 앉은 자세에서 치료를 시작하고, 만약 치료가 적응적이라면 앉은 자세와 선 자세 모두에서 향상이 일어날 것이다.

앉은 자세에서 허리뼈 SNAGs를 수행하려면, 치료사는 환자 뒤에 서서 벨트를 자신의 엉덩관절과 환자의 ASIS에 배치한다. 가동손의 앞쪽 압박에 반대힘을 제공하기 위해 벨트를 적용한다. 치료사의 가동손은 가동될 분절의 위쪽 척추뼈 가시돌기나 가로돌기에 콩알뼈 먼쪽인 새끼두덩 부위를 배치한다. 가동손은 갈고리처럼 연부조직을 잡기 위해 뒤침하고, 환자가 움직일 때, 치료사는 힘의 적용을 후관절의 치료면과 일치되는 머리쪽 방향으로 적용한다. 만약 SNAGs가 적응적이라면, 종속 활주는 이전의 통증 유발 범위를 거치서 완전하고 통증없는 움직임을 일으킬 것이다. L5에서 SNAG의 수행은 엄지-엄지 배치를 이용한 가동술을 필요로 할 것이다. Mulligan의 등뼈 SNAGs는 골다공증과 같이 빠른 속도 트러스트가 금기증일 때, 치료 방법으로서 선택될 수 있다.

NAGs (Natural Apophyseal Glides)

NAGs(그림 10-5)는 앞에서 설명된 MWM 직무 지침과 관련이 없다. NAGs 기법은 SNAGs 수행할 때 이용되던 종속운동과 생리적 운동의 결합을 포함하지 않고, 관절의 *치료면*과 평행한 *진동 기법*을 사용한다. 힘의 방향은 매우 중요하고, 치료사의 가동손 위치에 의해 결정된다. NAGs 기법도 체중부하 자세에서 수행된다. 목뼈 NAGs 기법은 치료사의 자세로 수행되고, 치료사는 환자 앞쪽 어깨에 손을 배치하고 신체 움직임을 차단하기 위해 아래쪽 몸통을 이용한다. 치료사는 환자의 빰을 옮아매듯이 환자의 머리를 감싸 안는다. 이런 "더미 핑거" 접촉을 통해 가동손의 엄지두덩 가쪽면으로 힘을 적용할 때, 접촉 손의 새끼손가락 중간마디뼈를 가동될 분절의 위쪽 척추뼈 가시돌기 위에 배치한다. 진동 가동술을 수행할 때 장벽에 도달할 때까지 관절을 평팽하게 당긴다.

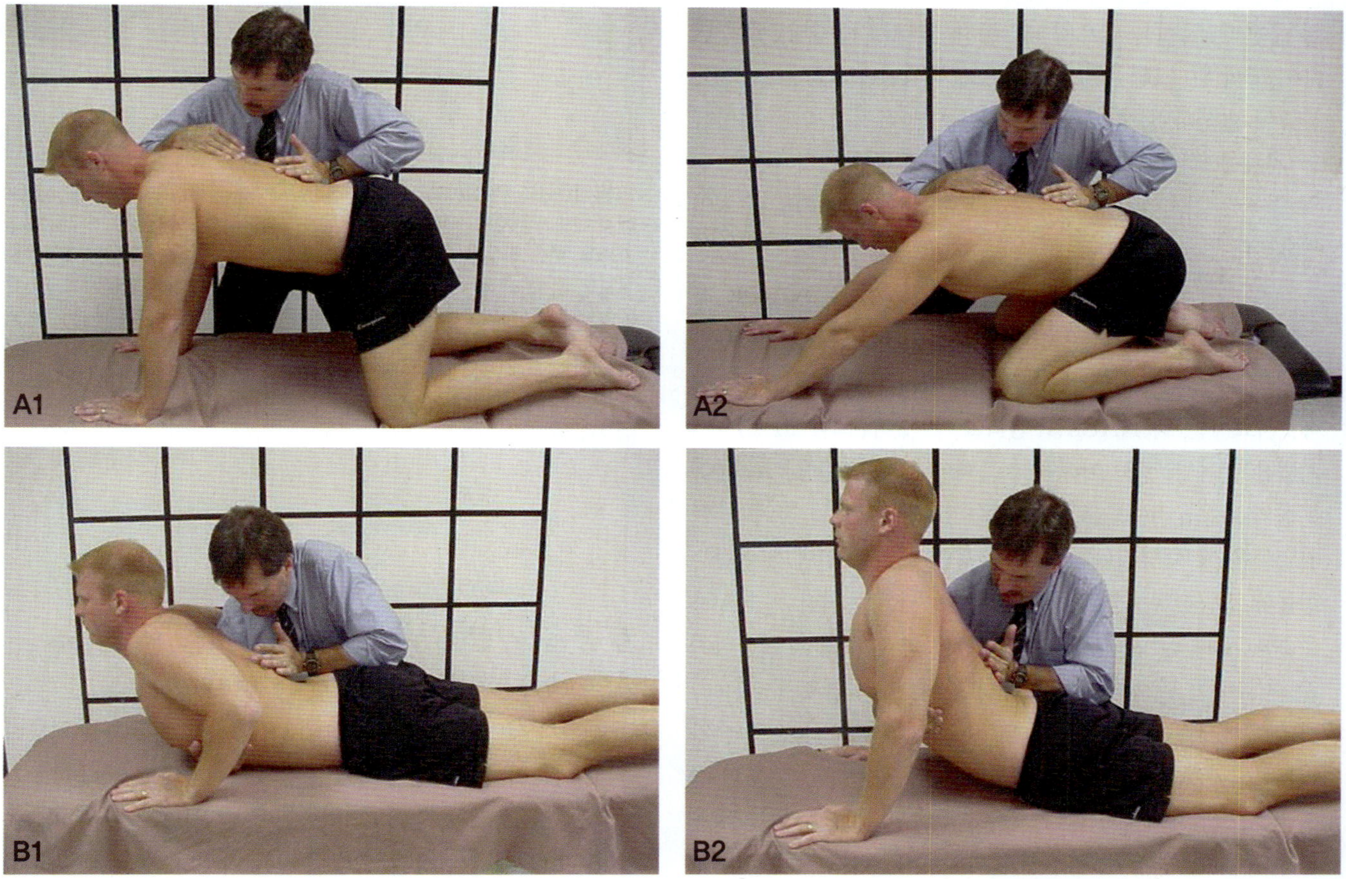

그림 10-4 허리뼈 SNAGs. 허리뼈 SNAGs를 위한 다른 자세: **A1.** 굽힘을 위한 네발기기 자세, **B1.** 폄을 위한 엎드린 자세. **A2.** 굽힘의 SNAGs 경우, 치료사가 위앞쪽으로 힘을 적용할 때, 환자는 엉덩이를 발꿈치 쪽으로 가져간다(예: 사자 운동). **B2.** 폄의 SNAGs 경우, 치료사가 동일한 힘을 적용할 때 환자는 엎드린 자세에서 가슴을 들어올린다. 양쪽 기법을 위해, 치료사의 고정손은 환자의 위쪽 복부를 감싸 고정하고, 굽힘을 위해서는 환자의 어깨 위에 팔을 올려 놓는다.

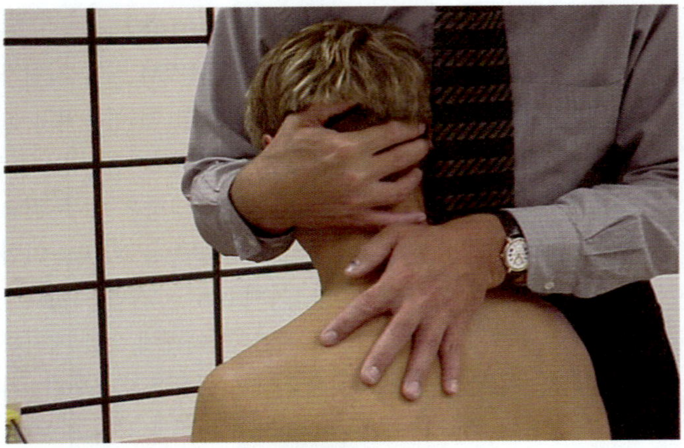

그림 10-5 목뼈 NAGs. 환자는 앉은 자세를 취하고, 치료사는 환자의 머리와 몸을 고정하고, 고정손의 새끼손가락 중간마디뼈를 접촉한다. 치료면 방향으로 손을 배치한 후, 힘을 적용한다. 이 기법은 목뼈 전반에 이용될 수 있다. 5-6회를 반복하고 휴식을 취한다. 치료사는 여러 번의 치료 세트나 여러 부위를 치료할 필요가 있다.

최대 접촉을 달성하기 위해, 손으로 머리를 감싸서 목뼈를 굽힌다. 굽힘을 일으킬 때, 중간목뼈의 가동술 방향은 더욱 수평이 된다. 활주를 율동적으로 수행한다(1초에 2-3회). 통증이 발생하면, 치료사는 체중을 이동하거나 더욱 똑바른 선 자세를 취함으로써 부드러운 견인을 적용한다. 편측 힘의 경우는 가시돌기와는 달리, 관절기둥에 적용하는 수정이 필요하다.[11]

역 NAGs *(Reverse Natural Apophyseal Glides)*

목뼈 끝범위 움직임 소실을 가진 환자를 도수치료하기 위해, 치료사는 **역 NAGs**을 선택할 수 있다(그림 10-6). 이 기법은 문제 분절의 아래쪽 척추뼈에 힘을 가함으로써 문제 분절의 다운글라이드를 일으킬 수 있도록 고안된 것이다. 이 기법들은 목 뒷당김(축성 폄) 운동을 하는 동안에 일어나는 힘들에 접근한다. 예를 들어, C5-C6 제한을 위한 역 NAGs은 NAGs 때 설명된 것과 비슷한 셋업과 힘 적용을 이용하지만, 치료사는 환자 옆에 위치해야 한다. 마치 골퍼가 티(tee)를 바닥에 꽂을 때 사용하는 "V 손" 모양으로 가동손의 손가락들을 "V"자로 만든다. "V 손"을 C6에 배치하는데, V의 정점을 가시돌기에 배치한다. C6에 접촉된 손으로 힘을 적용할 때, C6에 대한 C5의 다운글라이드가 효율적으로 일어난다. NAGs와 마찬가지로, 힘 방향은 치료면을 고려한다. 중요한 것은 치료사가 가동술을 적용하기 전에 관절을 팽팽하게 당기는 것이다. 이때 진동 가동술을 중간범위에서 끝범위

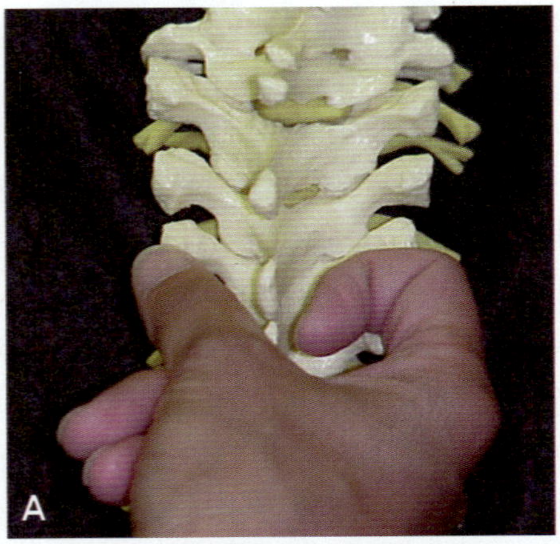

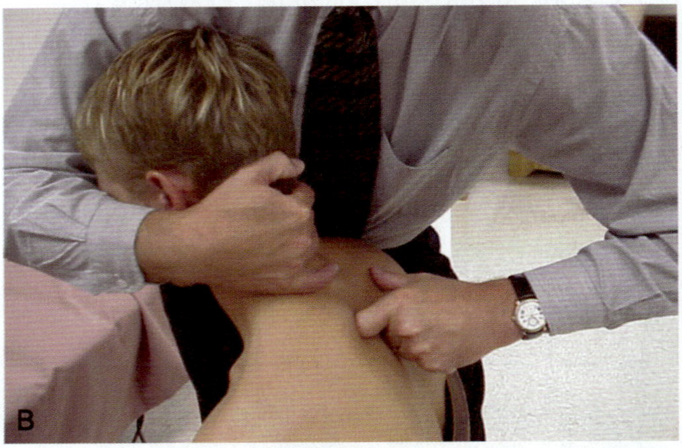

그림 10-6 역 NAGs. 환자는 앉은 자세를 취하고, 치료사는 NAGs에서처럼, 환자의 머리와 몸통을 고정한다. 고정팔의 손가락들을 가동될 분절의 위쪽 척추뼈 뒤쪽면 주위에 배치한다. **A.** 목뼈에서 V자 모양은 반대 손의 엄지와 굽힘된 집게손가락에 의해 형성되고, V 손을 가동될 분절의 아래쪽 척추뼈 관절기둥 위에 배치한다. V 손 접촉을 통해 치료면을 따라 적용 힘을 위앞쪽으로 적용한다. **B.** 위쪽 등뼈를 가동할 때, 엄지와 집게손가락을 벌려서 양쪽 가로돌기에 배치한다. V자 배치법은 등뼈에서 가장 많이 사용되고, NAGs가 성공적이지 않을 때 유용할 수 있다.

까지 적용한다.

두통을 위한 SNAGs *(Sustained Natural Apophyseal Glides for Headaches)*

앞에서 설명한 목뼈 SNAGs 기법은 특별히 두통을 치료하는데 이용되며, 이 기법을 **두통 SNAGs**이라고 한다. 이 기법은 비-진동 가동술이고, 지속적인 방법으로 적용된다. 목뼈 SNAGs에서 설명된 것과 동일한 자세와 치료 적용을 선택한다; 그러나 다른 점은 C2의 가시돌기에 손을 배치하는 것이다. 최소한의 힘을 뒤앞쪽 방향으로 적용하고, 최소 10초간 유지한다. 몇몇 경우에 있어 오른쪽이나 왼쪽으로 수평

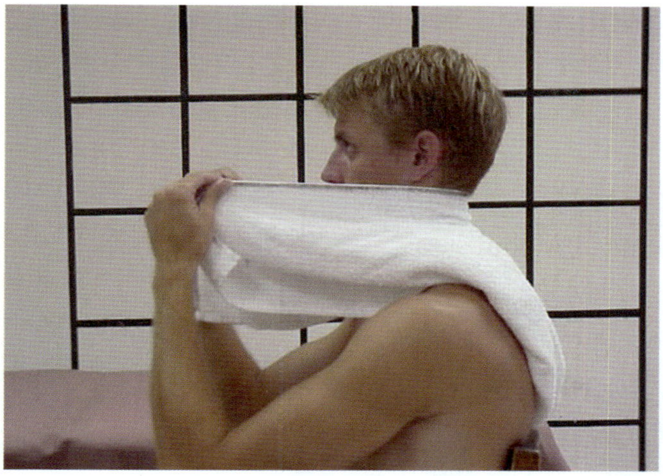

그림 10–7 두통을 위한 self-SNAGs. 환자는 앉은 자세를 취하고, 타월을 C2 위에 배치한다. 그런 다음 환자는 타월을 견고하게 유지하면서 목뼈를 뒷당김한다. 이 자세를 10초간 유지하고, 5–6회 반복한다. 이것을 하루에 여러 번 수행할 수 있다.

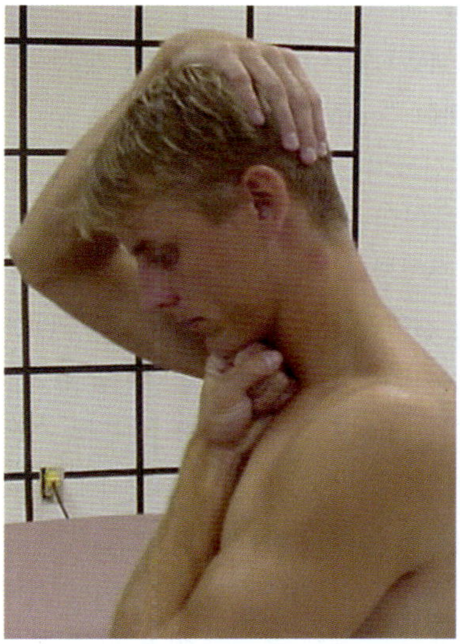

그림 10–8 주먹 견인. 환자는 앉은 자세를 취한 후, 목을 굽힘하고 주먹을 복장뼈와 턱 사이에 배치한다. 환자는 뒤통수에 다른 손을 배치하고, 부드럽게 견인력을 주먹 쪽 방향으로 적용한다. 이 자세를 10초간 유지하고, 3번 수행한다. 이것을 하루에 여러 번 수행할 수 있다.

의 힘 방향을 약간 수정하면, 더 나은 증상 해결을 이룰 수 있다. C2를 통한 가동술은 C2를 움직이고, 그 다음 C1을 움직이는데, 이것은 뒤통수뼈에 대한 C2와 C1의 뒤앞쪽 가동술이다. 만약 두통의 원인이 목뼈원반이라면, 이 기법은 증상을 완화하는데 종종 효율적일 수 있다. 만약 향상이 나타나면, 환자는 **두통을 위한 self SNAGs**을 수행해도 된다. Self SNAGs으로서 환자는 타월을 이용하여 PA 방향으로 C2 위에 반대힘을 제공하는 동안 턱을 당기는 운동을 수행한다(그림 10–7).

두통을 위한 역 SNAGs은 치료사가 한 손으로 뒤통수뼈를 고정하고, C2를 유지하기 위해 열린 벌레근 잡기(lumbrical grip)를 이용한다. 뒤통수뼈를 앞쪽으로 움직일 때 C2를 제자리에 유지하면, C2에 대한 뒤통수뼈와 C1의 뒤앞쪽 가동술이 일어나는데, 이것은 두통 SNAGs의 반대 효과이다. 만약 두통을 위한 역 SNAGs이 효과적이라면, 환자는 자가–치료로서 가슴과 턱 사이에 주먹을 넣고, 다른 손으로 뒤통수를 잡고 목에 굽힘 모멘트를 적용하는데, 이것을 주먹 견인이라고 한다(그림 10–8). *주먹 견인(fist traction)*

의 주요 적응증은 목뼈 굽힘 때 일어나는 통증이나 제한이다. 머리밑 가동술을 수행하기 전에, 적절한 선별검사 절차를 수행해야 한다.

팔다리를 이용한 척추의 MWM (SMWAM과 SMWLM) (Spinal Mobilization With Extremity Movement)

척추로부터 전이된 증상이 팔다리에 있을 때, 팔다리 움직임과 결합된 적절한 척추 레벨의 가동술을 고려해야 한다. 환자가 이전의 통증 유발 움직임을 능동적으로 수행할 때 적절한 척추 레벨에 가동술의 힘을 적용하고, 그 힘을 지속적으로 유지한다.

MWM의 다른 기법과 마찬가지로, 증상과 가동범위의 즉각적인 향상을 기대하고, 그 효율성을 설정한다. 이 기법들을 기술하는데 이용되는 용어는 **팔을 이용한 척추** MWM (SMWAM)와 **다리를 이용한 척추** MWM(SMWLM)이다.

SMWAM의 경우, 엄지나 손가락을 강화하는 "dummy-thumb" 배치를 의심이 가는 목뼈 분절의 가시돌기 측면에 배치한다. 척추 레벨은 척추의 통증 부위, 팔다리의 통증 부위, 그리고 신경학적 검사의 소견 등에 의해 결정된다. 예를 들어, 가운데손가락까지 방사되는 감각이상과 감각 감소, 동측 위팔세갈래근 깊은힘줄반사(DTR)의 감소는 문제 분절이 C7 신경뿌리라는 것을 의미한다. C7 신경뿌리는 C6–C7 분절에서 나온다. 그런 다음, 이 분절을 가동시키기 위해 C6 가시돌기의 측면에 엄지를 배치한다. 이 가동술을 위한 힘의 방향은 가쪽 방향이고, 환자가 능동으로 증상–유발 움직임을 할 때 그 힘을 지속시킨다. 환자는 통증이 유발되는 기본 운동면 어깨 운동이나 복합 운동면 어깨운동을 수행할 수 있고, 그 운동 내내 척추가동술의 힘이 적용되고 지속될 때 증상의 제거가 기대된다. 만약 바람직한 효과가 나타나지 않으면, 치료사는 다른 레벨에 가동술을 적용하거나 힘 적용의 방향을 약간 변화시킬 수 있다(그림 10–9).

팔다리 움직임을 이용한 척추 가동술도 수행할 수 있다. 즉, 허리뼈를 가동시키려고 할 때는 다리를 움직인다. 그러나 이런 수행을 하는데 다른 도움이 요구되기도 한다. 이 기법은 무릎 먼쪽의 증상이나 징후를 초래하는 허리뼈 병변이나 넓다리신경 징후가 있음을 지지하고 있다. 옆으로 누운 자세에서는 침범된 팔다리를 위쪽으로 배치하고, 환자의 엉덩관절을 내성 범위까지 약간 벌림시킨다. 치료사는 가동될 분절의 위쪽 척추뼈 가시돌기의 측면을 따라 가로힘을 적용한다. 궁둥신경과 관련된 증상이 있을 때는, 표적 분절을 L4이나 L5로 한다. 과압박을 적용하지만, 지나친 과압박을 적용해서는 안 된다(그림 10–10).[12]

엎드린 자세의 SMWLM을 수행할 때 환자의 다리가 테이블 밖으로 움직일 수 있도록 환자를 배치한다. 치료사는 환자의 침범된 쪽에 서서 문제 분절의 가시돌기 측면에 엄지–엄지 배치를 적용하고, 보조치료사는 아래쪽 분절의 가시돌기 측면에 엄지–엄지 배치를 적용하여 치료사의 적용 힘과 반대되는 방향의 힘을 적용한다. 내성 한계 범위에서 팔다리를 천천히 바닥쪽으로 내릴 때 그 팔다리를 지지해 주는 다른 보조치료사가 필요하며, 그 보조치료사는 팔다리를 다시 시작 자세로 들어올린다(그림 10–10). 몇몇 사례 연구들은 척추가 통증의 원인인 것으로 의심되는 환자를 대상으로 SMWLM[13]와 SMWAM[14]의 효율성을 증명했다.

다리 가동술 (Mobilization of the Extremities)

Mulligan은 팔다리의 관절을 2가지 유형 중의 하나로 분류하는데, 이런 분류에 따라 MWM 동안에 적용되는 힘의 방향이 결정될 것이다. *자유로운 움직임이 일어나는 경첩관절*은 무릎관절이나 마디뼈사이관절로 기술된다. 가동관절을 위한 MWM은 시상면 운동의 감소를 위해 이마면의 가동 활주를 적용할 것이다; 즉, 가동술의 힘은 생리적 운동면과 직각으로 적용된다. 예를 들어, 무릎 폄이 제한되거나 통증이 있으면, 능동 폄의 생리적 운동을 할 때 이마면 방향(안쪽이나 가쪽)으로 정강뼈에 활주의 힘을 적용할 수 있다. 이런 활주로도 관절운동이 명확하지 않으면, 가로면 가동술(예: 돌림이나 스핀)을 적용할 수 있다. 만약 상태를 다루기 어렵다면, 도수물리치료사는 가로면 가동술과 이마면 가쪽 활주를 포함한 *복합가동술*을 시도할 수 있다.

2번째 유형의 팔다리 윤활관절은 *긴뼈사이관절(adjacent long bone)*로 간주된다. 이런 유형의 관절로는 손허리뼈사이관절이나 노자관절이 있다. MWM 동안 이 관절에 적용되는 가동술의 1차 방향은 치료면에 관한 뒤앞(PA) 방향이다. 4번째와 5번째 손허리뼈사이관절에 MWM을 적용할 경우, 4번째 손허리뼈에는 뒤쪽 방향의 활주를 적용하고, 5번째 손허리뼈에는 반대 방향인 앞쪽 방향의 활주를 적용한다. Exelby[15]는 팔다리에 MWM을 적용했을 때 가동범위와 증상에서 즉각적인 향상이 일어나는 원인에 대해 몇 가지 주장했다.

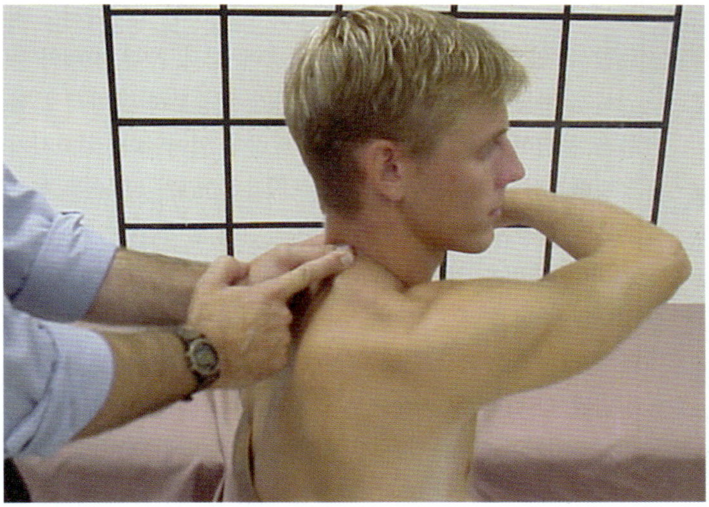

그림 10–9 팔 운동을 이용한 척추 가동술. 환자는 앉은 자세를 취하고, 치료사는 침범 분절의 위쪽 척추뼈 가시돌기 측면에 엄지를 배치하고, 그 엄지의 가쪽면 위에 집게손가락을 다시 배치한다. 환자가 통증성 팔 움직임을 하는 동안 가쪽 방향으로 힘을 적용하고, 그 힘을 유지한다. 팔 운동과 증상의 즉각적인 향상을 기대한다. 환자가 팔운동을 하는 동안 통증이 발생하지 않으면, 과압박을 적용한다.

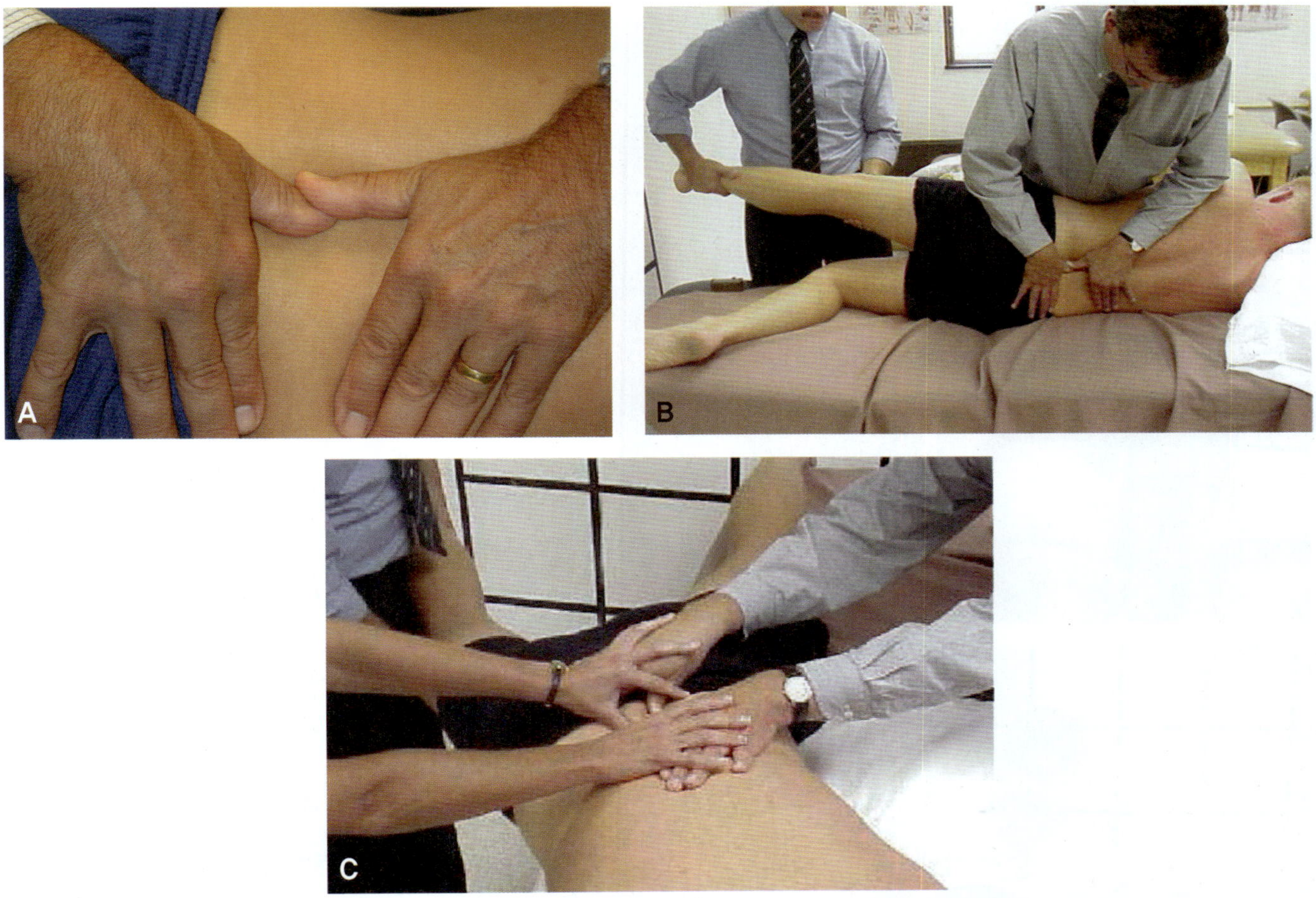

그림 10–10 다리 운동을 이용한 척추 가동술. **A.** 가동될 분절의 위쪽 척추뼈 가시돌기 측면에 엄지를 겹쳐서 배치한다. **B.** 환자가 침범된 팔다리를 위쪽으로 하고 옆으로 누웠을 때, 환자가 통증을 일으키는 SLR 자세로 천천히 다리를 움직이고, 치료사는 침범된 분절의 위쪽 척추뼈 가시돌기 측면에 가쪽 힘을 적용한다. 보조치료사는 환자의 다리 무게를 완전히 지탱한다. **C.** 환자가 엎드린 자세를 취할 경우, 치료사는 문제 분절의 가시돌기 측면에서 가쪽 방향으로 힘을 적용하고, 보조치료사는 아래쪽 분절의 가시돌기 측면에 엄지를 배치하여 치료사와 반대되는 방향으로 힘을 적용한다. 다른 보조치료사는 환자의 다리를 완전히 지지하여, 환자가 바닥쪽으로 능동 SLR를 할 때 약간 저항을 주기도 한다.

엉덩관절을 위한 MWM (Mobilization With Movement for the Hip)

엉덩관절의 MWM은 관절운동의 방향과 수직되는 방향으로 가동 활주를 적용한다. 엉덩관절의 MWM은 체중부하 자세나 비체중부하 자세에서 수행될 수 있다. 요통 환자[16-18]에게서 종종 나타나는 엉덩관절 안쪽돌림 제한의 경우에는, 환자를 눕힌 후 가동 벨트를 치료사 자신의 엉덩이와 환자의 몸쪽 넙다리뼈에 배치하고 MWM을 수행할 수 있다. 치료사는 머리쪽 손을 벨트 안으로 넣어서 환자의 엉덩뼈능선 가쪽면에 배치하고, 골반을 고정하기 위해 자신의 팔꿈치를 자신의 ASIS에 배치한다. 가동술을 적용하는 내내 골반의 고정이 잘 유지되도록 노력해야 한다. 치료사의 다리 쪽 손은 환자의 굽힘된 무릎을 감싼다. 환자의 엉덩관절을 수동으로 안쪽돌림시키는 동안, 치료사는 자신의 엉덩이를 내밈으로서 벨트를 통해 가쪽 활주를 적용한다(그림 10-11).[19] 선 자세에서도 치료할 수 있다. 치료사는 가동시킬 쪽에 서서, 누운 자세와 동일하게 가동벨트를 배치한다. 환자가 체중부하쪽 다리로 몸통을 돌림하면, 엉덩관절의 안쪽돌림이 일어난다. 치료사가 엉덩뼈능선의 가쪽면에 반대압을 적용하고, 가동벨트를 통해 *가쪽 활주*를 적용할 때 이런 안쪽돌림이 일어난다. *엉덩관절의 폄*과 벌림을 위한 MWM도 선 자세에서 수행될 수 있다. 엉덩관절 폄을 회복시키기 위해, 환자가 건측 발을 의자 위에 올려놓고 앞쪽으로 런지할 때, 치료사는 가동벨트를 통해 침범된 *엉덩관절을 가쪽*으로 활주시킨다. *엉덩관절의 벌림*을 회복시키기 위해, 환자가 건측 발을 의자 위에 올려놓고 의자 쪽으로 몸을 기울일 때, 치료사는 가동벨트를 통해 *뒤쪽으로 활주*시킨다.

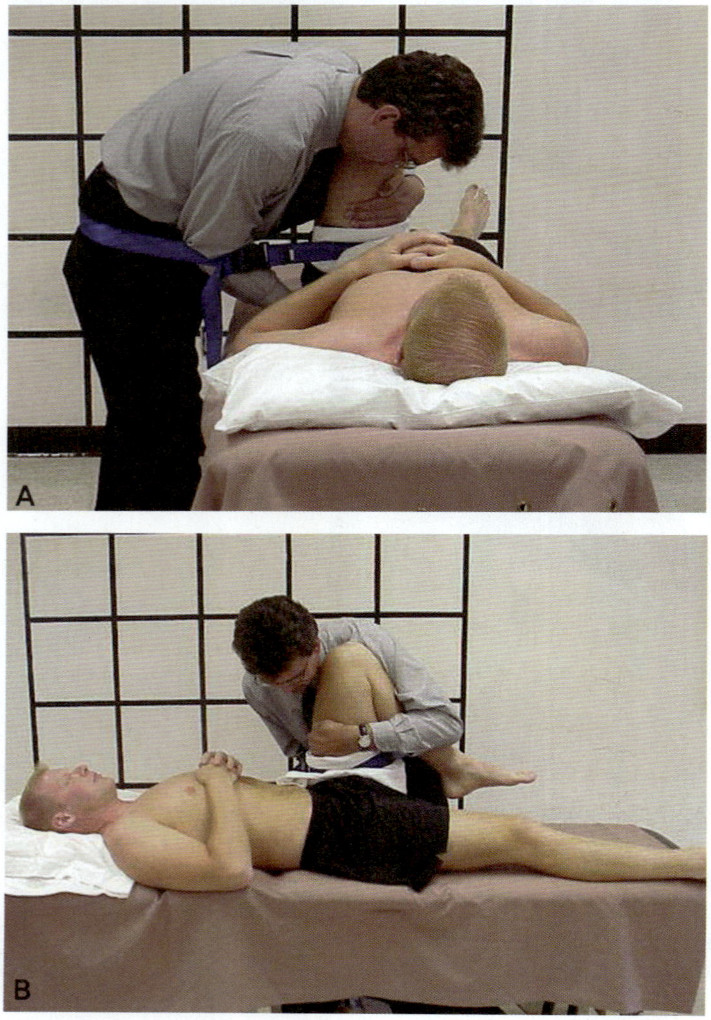

그림 10-11 엉덩관절의 굽힘과 안쪽돌림을 위한 MWM. **A.** 엉덩관절 안쪽돌림을 위해, 환자는 엉덩관절과 무릎관절을 굽힘하고 눕는다. 치료사는 가동벨트를 환자의 몸쪽넙다리뼈에 배치한다. 치료사는 가동벨트 안으로 자신의 팔을 환자의 엉덩뼈능선과 자신의 ASIS 사이에 배치한다. 다른 손은 환자의 굽힘된 무릎을 감싼다. 가동벨트를 통해 가쪽 활주가 적용되는 동안, 벨트 안쪽에 위치한 팔은 환자의 골반을 고정시킨다. 가쪽 활주를 유지하는 동안, 치료사는 환자의 엉덩관절을 안쪽돌림시킨다. **B.** 엉덩관절의 굽힘을 위해, 동일한 환자 자세를 이용하고, 치료사는 가동벨트를 통해 가쪽 활주를 적용하고, 넙다리뼈를 굽힘시킨다.

다리뻗어들기(SLR)를 위한 MWM (Mobilization With Movement for Straight Leg Raising)

제한된 엉덩관절 굽힘은 *SLR과 견인이 결합된 기법*으로 치료될 수 있다. 환자는 SLR을 제한된 지점이나 통증 지점까지 가져갈 수 없다. 그런 다음 치료사는 팔꿈치를 굽힘하고 반대쪽 손을 이용하여 발목 몸쪽 부위를 잡고서, 다리의 긴축을 따라 견인력을 제공한다. 견인력을 적용하는 동안, 치료사는 증상이나 타이트니스 없이 SLR의 가동범위가 증가되는지를 체크한다. 환자의 저항이 느껴지면, 치료사는 벌림이나 돌림을 더 일으키기 위해 엉덩관절의 위치를 약간 변화시킬 수 있다. 다른 MWM 기법과 마찬가지로, 중요한 것은 치료사가 기법 내내 견인을 지속적으로 유지하는 것이다.

이런 견인은 관련 근육의 *골지힘줄기관*을 흥분시켜, 근육톤의 감소나 이완을 일으키고, 이로 인해 더 많은 움직임이 일어난다. 이런 형태의 견인은 뒤넙다리근의 다른 신장 형태로 간주될 수 있으며, 가소성 변형을 통해 신장을 촉진시킬 때도 이용될 수 있다. 그러나 후자의 설명은 MWM의 즉각적인 효과를 설명하기에 어려운 점이 있다.[20]

무릎관절을 위한 MWM (Mobilization With Movement for the Knee)

무릎의 MWM은 능동으로 무릎을 굽힘과 폄할 때, 안쪽 활주(안쪽 무릎 통증)나 가쪽 활주(가쪽 무릎 통증)를 적용하는 것이다. 엎드린 자세나 선 자세에서 무릎 MWM을 적용할 수 있다. 선 자세의 경우에는 한쪽 발을 의자 위에 올려 놓고, 환자가 앞쪽으로 런지할 때, 치료사는 정강뼈에 손이나 가동벨트를 적용하여 이마면 활주를 일으킨다(그림 10-12). 안쪽/가쪽 활주 이외에, 무릎에 적용되는 기법은 정강뼈의 돌림이다. MWM은 누운 자세에서 기능적 자세(의자 위에 발을 올려놓는)로 진전될 수 있다. 무릎 굽힘이 런지에 의해 이루어지는 동안, 치료사는 정강뼈와 종아리뼈의 접촉을 통해 정강뼈의 안쪽돌림으로 가동술의 힘을 적용한다(그림 10-12). 자가 가동술이 비슷한 방법으로 수행될 수 있고, 나중에 설명될 혁신적인 테이핑 요법이 향상을 유지하기 위해 적용될 수도 있다.

발목관절을 위한 MWM (Mobilization With Movement for the Ankle)

발바닥굽힘 시 통증이나 가동범위 소실이 있으면, 다음 방법을 적용할 수 있다. 환자는 누운 자세에서 90°로 굽힘하고 발꿈치를 테이블 바닥에 댄다. 환자가 발꿈치를 축으로 발바닥굽힘을 할 때, 치료사는 발목을 중립위로 유지한 채 한 손으로 종아리를 잡고, 또 다른 손의 엄지와 집게손가락으로 목말뼈를 잡고서 종아리에 뒤쪽 활주를 제공한다.

발등굽힘을 향상시키는 MWM은 매우 효율적이다. 환자에게 환측 발을 의자 위에 올려 놓도록 하고, 발목이 발등굽힘되도록 몸을 앞쪽으로 기울이도록 주문한다. 치료사는 자

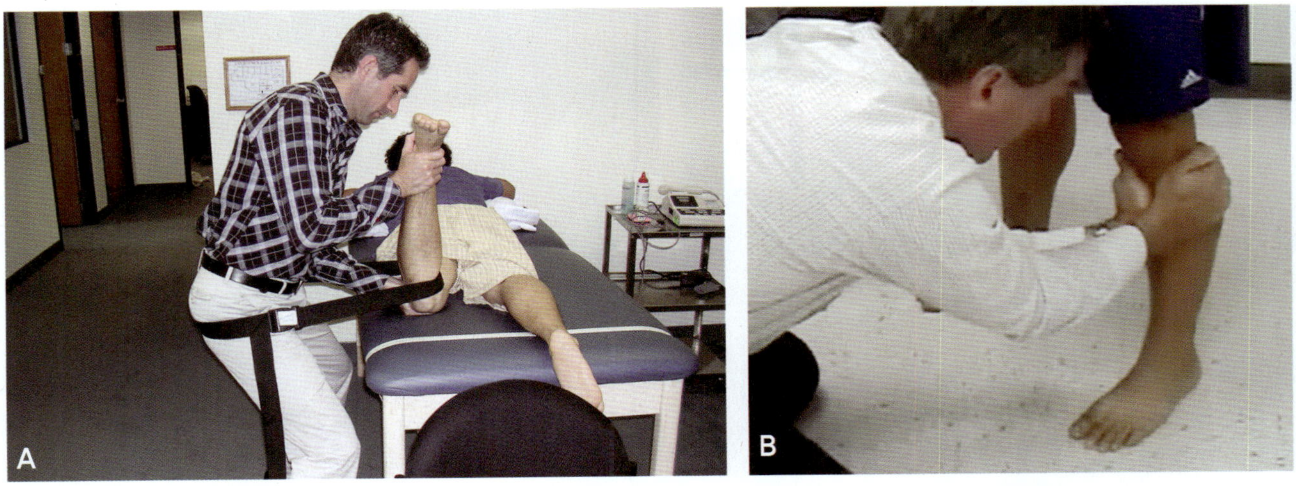

그림 10-12 무릎 굽힘을 위한 MWM. **A.** 엎드린 자세에서 가동벨트를 정강뼈 몸쪽에 배치하고, 환자가 무릎을 능동으로 굽힘할 때, 치료사는 안쪽 무릎 통증을 위해 안쪽 활주를 적용하고, 가쪽 무릎 통증을 위해 가쪽 활주를 적용한다. **B.** 몸쪽 정강종아리관절을 위해, 환자가 체중부하 자세에서 무릎을 능동으로 굽힘할 때, 치료사는 정강뼈나 종아리뼈의 접촉을 통해 안쪽돌림을 제공한다. 만약 향상이 나타나면, 10회씩 3 세트로 치료를 실시한다.

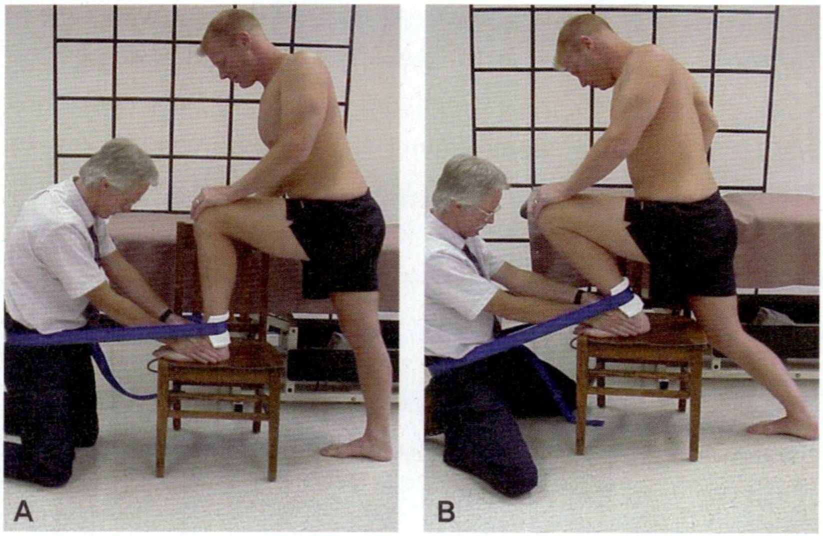

그림 10-13 발등굽힘을 위한 발목의 MWM. **A.** 가동시킬 발을 의자 위에 올려놓고, 가동벨트를 목말다리관절의 몸쪽과 치료사의 다리에 배치한다. 양 손을 겹쳐서 목말뼈의 앞쪽면에 배치한다. **B.** 환자가 발등굽힘하기 위해 몸을 앞쪽으로 숙일 때, 가동벨트를 이용하여 먼쪽 정강뼈와 종아리뼈에 뒤앞쪽 힘을 적용하는 한편, 목말뼈에 앞뒤쪽의 힘을 적용한다. 만약 향상이 있으면, 10회 반복을 3세트 수행한다.

신의 엉덩이와 환자의 종아리 뒤쪽(벨트의 아래쪽이 복사뼈에서 위쪽으로 약 2인치 떨어진 지점)에 가동벨트를 배치하고 의자 앞에서 무릎을 꿇는다. 치료사의 엄지와 집게손가락 사이의 공간을 목말뼈 앞쪽에 배치하고, 다른 손으로 이를 강화해 준다. 환자가 앞쪽으로 몸을 숙일 때, 치료사가 가동벨트를 통해 뒤앞쪽의 힘을 적용하면서 목말뼈의 앞뒤 활주를 수행한다(그림 10-13).

Mulligan은 전통적인 생각과 같이, 안쪽번짐 염좌가 강한 *앞목말종아리인대(ATF)*를 손상시킬 수 없다는 가설을 내렸다. 안쪽번짐 염좌가 일어나는 과정에서, ATF 인대가 먼쪽 종아리를 보다 앞쪽으로 전이시키는 현상을 일으키는데, 이것은 가쪽발목 염좌와 관련된 증상의 원인인 것으로 간주된다.[21] 그러므로 ATF 인대의 관리에 초점을 맞추기 보다는 종아리뼈의 즉각적인 재위치에 초점을 맞는 것이 필요하다. 이것은 치료사가 엄지두덩을 가쪽복사뼈의 앞쪽면에 배치하여 위-뒤가쪽으로 활주를 적용할 때 이루어질 수 있다. 환자가 능동으로 안쪽번짐과 발바닥굽힘을 하는 동안, 치료사는 끝범위에서 이루어지는 치료사-보조 과압박과 함께 그 활주를 유지해야 한다(그림 10-14). 이 장의 후반부에서 설명될 테이핑 요법이 정복을 유지하기 위해 적용될 수도 있다.

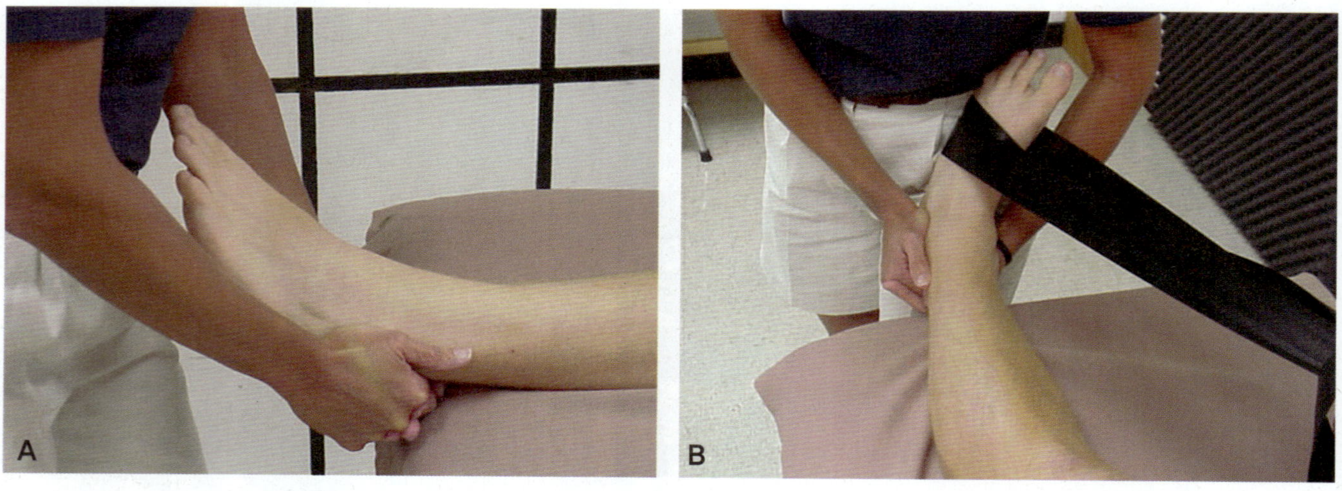

그림 10-14 안쪽번짐을 위한 먼쪽정강종아리관절의 가동술. **A.** 환자는 누운 자세를 취한다. 치료사는 엄지두덩을 먼쪽 종아리뼈의 앞쪽면에 배치하고, 앞뒤 방향과 위쪽 방향으로 힘을 적용한다. **B.** 환자가 능동으로 안쪽번짐하는 동안, 치료사는 그 힘을 유지한다. 통증이 없으면, 과압박을 적용한다. 만약 향상이 있으면, 10회 반복을 3세트 수행한다. 그런 다음 테이핑을 적용한다.

어깨관절을 위한 MWM (Mobilization With Movement for the Shoulder)

환자는 앉은 자세를 취하고, 치료사는 침범된 어깨의 반대쪽에서 선 자세를 취한다. 환자가 팔을 90°로 올림한 자세(90° 벌림 자세)에서 증상을 유발하는 굽힘, 벌림 또는 안쪽돌림/가쪽돌림을 능동으로 수행하는 동안, 치료사는 손을 위팔뼈머리의 앞쪽면에 배치하여, 뒤가쪽 활주를 제공한다. 또 환자의 체구가 큰 경우, 치료사는 가동벨트를 사용하여 위팔뼈 앞쪽에 힘을 적용할 수 있다(그림 10-15).

오목위팔관절의 안쪽돌림을 위한 MWM의 경우에는, 환자를 기능적 안쪽돌림 자세(폄과 모음된)로 취하게 한다. 타월을 잡을 때 건측 손을 어깨 위로 높게 배치하고, 환측 손을 등 뒤쪽에 배치하여 이 기법을 수행할 수 있다. 치료사는 환자의 측면에 서서, 어깨뼈를 고정하기 위해 겨드랑이 밑에 한 손을 배치하고, 다른 손의 엄지로 굽힘된 팔꿈치를 잡는다. 어깨뼈를 고정하는 동안, 팔꿈치에 위치한 가동손으로 아래쪽 활주를 적용하고, 이와 동시에 환자의 가쪽/먼쪽 팔에 대항해 치료사 자신의 몸통으로 모음 압박을 적용한다. 환자가 기능적 안쪽돌림을 증가시키기 위해 침범된 손을 머리쪽으로 당길 때, 겨드랑이에 놓인 치료사의 손은 위팔뼈머리의 가쪽 활주과 아래쪽 활주를 동시에 제공하는 받침점으로서 작용한다. 그리고 아래쪽 활주 힘을 제공하기 위해 가동벨트를 이용할 수도 있다(그림 10-15).

팔꿉관절을 위한 MWM (Mobilization With Movement for the Elbow)

팔꿉관절에서 굽힘이나 폄의 소실이나 통증이 있으면, 가쪽 활주를 적용할 수 있다. 이 기법은 아래팔을 뒤침이나 엎침 자세에서 이룰 수 있고, 가동벨트나 치료사의 손만으로도 적용될 수 있다. 다른 기법과 마찬가지로, 가쪽 활주도 환자가 통증 유발로 움직일 때 적용될 수 있다. 통증이 유발되는 움직임으로는, 팔꿉관절의 굽힘이나 폄, 또는 반복적인 잡기

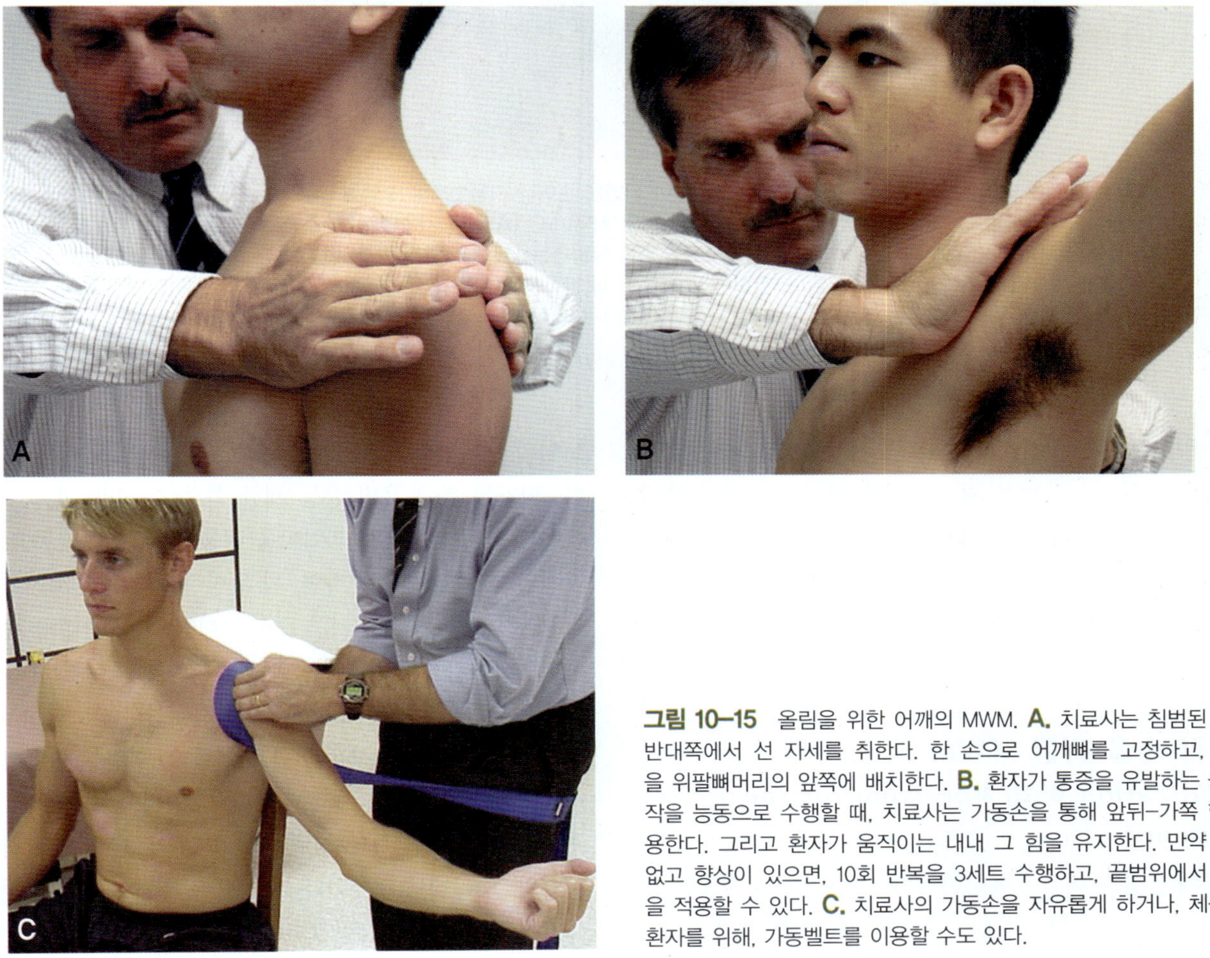

그림 10-15 올림을 위한 어깨의 MWM. **A.** 치료사는 침범된 어깨의 반대쪽에서 선 자세를 취한다. 한 손으로 어깨뼈를 고정하고, 가동손을 위팔뼈머리의 앞쪽에 배치한다. **B.** 환자가 통증을 유발하는 올림 동작을 능동으로 수행할 때, 치료사는 가동손을 통해 앞뒤-가쪽 힘을 적용한다. 그리고 환자가 움직이는 내내 그 힘을 유지한다. 만약 통증이 없고 향상이 있으면, 10회 반복을 3세트 수행하고, 끝범위에서 과압박을 적용할 수 있다. **C.** 치료사의 가동손을 자유롭게 하거나, 체구가 큰 환자를 위해, 가동벨트를 이용할 수도 있다.

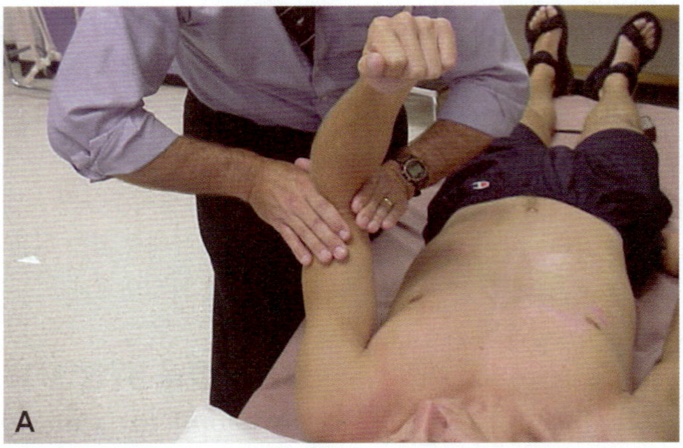

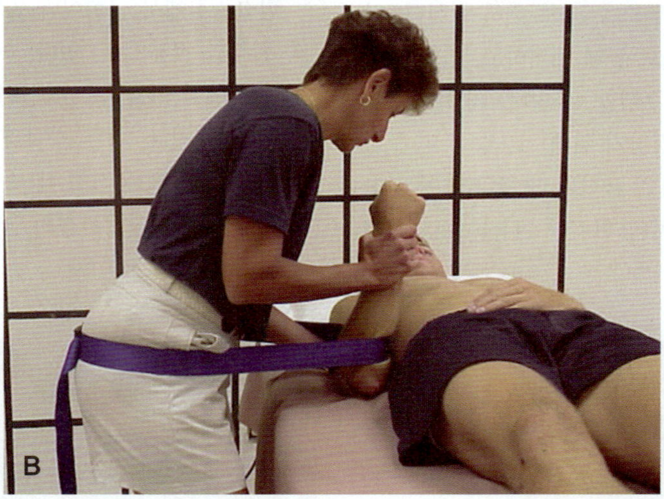

그림 10-16 굽힘과 폄을 위한 팔꿉관절의 MWM. 이 기법은 손이나 가동벨트로 수행될 수 있다. 환자는 누운 자세를 취한다. 위팔뼈 먼쪽을 손으로 고정하는 동안, 몸쪽 노뼈와 자뼈에 손 **(A)**이나 가동벨트 **(B)**를 적용한다. 그리고 가동벨트를 치료사의 엉덩이에 배치한다. 환자가 능동으로 통증을 유발하는 팔꿉관절의 굽힘과 폄을 할 때, 치료사는 가동벨트를 통해 부드러운 가쪽 활주를 적용한다. 향상이 있으면, 10회 반복을 3세트 수행한다. 가쪽 활주가 효과적이지 못하면, 위팔뼈에 대한 자뼈의 가로면 돌림이 적응적일 것이다. 효과가 나타나면, 치료 기법을 적용한 후에 테이핑을 적용한다.

등이 있다(그림 10-16). 가쪽위관절융기 통증의 경우에도, 환자가 능동적으로 주먹을 쥘 때, 같은 가쪽 활주가 이용될 수 있으며, 10회 반복으로 3세트를 수행한다. 바람직한 결과는 주먹 쥐는 힘이 향상하고, 통증이 감소하는 것이다. 위팔뼈의 고정을 위해, 가쪽 활주와 같은 방법으로 문간을 이용하여 자가 가동술을 수행할 수도 있다.

손목과 손을 위한 MWM (Mobilization With Movement for the Wrist and Hand)

손목의 굽힘과 폄을 회복하기 위해, *가동관절*의 지침이 효과적이다. 환자는 앉은 자세를 취한다. 치료사는 고정손으로 노뼈의 먼쪽면을 잡고, 가동손으로 손목뼈의 몸쪽열을 잡는다. 환자는 통증 유발/운동 제한 쪽으로 움직이고, 건측 손을 이용해 끝범위에서 과압박을 적용한다. 초기 가동술이 즉각적인 효과를 갖지 못하면, 활주 방향을 약간 변화시키거나 돌림을 이용한다(그림 10-17). 손허리손가락관절과 손가락마디뼈사이관절을 위해 비슷한 기법을 수행할 수 있다.

뒤침이나 엎침의 소실은 긴뼈사이관절(adjacent long bone joint) 지침의 적용을 필요로 한다. 환자는 팔꿉관절을 90°로 굽힘하고 앉은 자세를 취한다. 환자가 능동으로 뒤침과 엎침을 할 때, 치료사는 자뼈머리에 양손 엄지를 겹쳐서 압박의 힘 앞뒤로 적용한다. 그리고 건측 손으로 끝범위에서 과압박을 적용한다(그림 10-17).

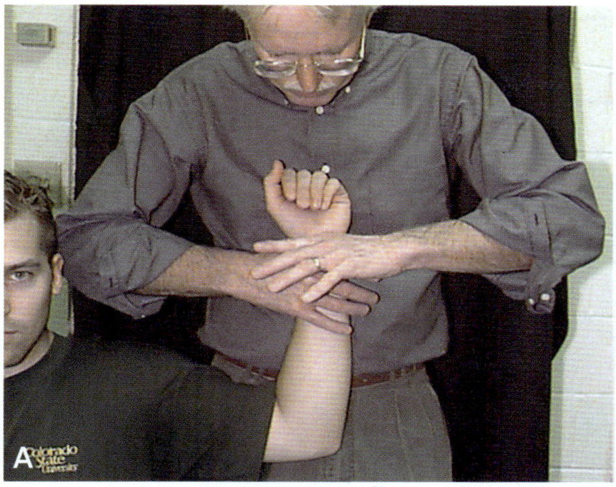

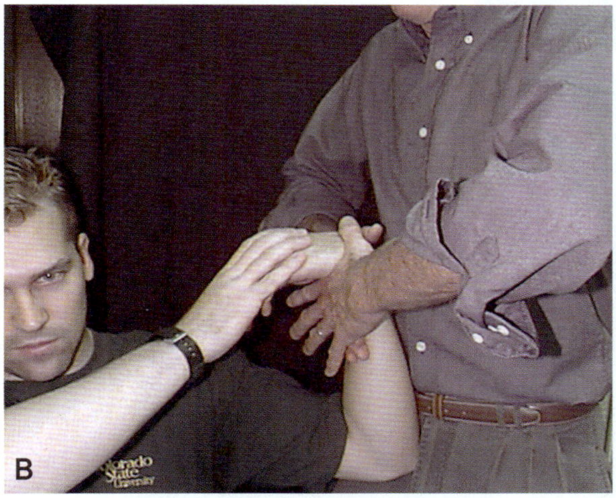

그림 10-17 굽힘, 폄, 뒤침 및 엎침을 위한 손목의 MWM. **A.** 환자는 팔꿈치를 굽힘하고 앉은 자세를 취한다. 치료사는 고정손의 갈퀴부위로 먼쪽 노뼈와 자뼈에 고정을 제공하고, 다른 손으로 손목뼈 몸쪽열에 가쪽 활주를 적용한다. **B.** 환자가 능동으로 통증을 유발하는 굽힘과 폄을 하고 과압박을 할 때, 치료사는 그 활주의 힘을 그대로 유지한다. 만약 향상이 있으면, 10회 반복을 3세트 수행한다. 그리고 치료를 한 다음 테이핑을 적용한다.

보조 치료 절차 (Ancillary and Adjunctive Procedures)

통증해리현상 (PRP, Pain Release Phenomenon)

*통증해리현상 기법(PRP)*은 치유의 초기 단계가 이루어졌을 때, 만성 질환을 가진 환자에게 이용된다. 이 기법은 통증 부위의 능동 수축이나 침범 구조물의 신장을 통해 환자 통증을 재현시킨다. 일반적으로 통증성 활동은 최대 20초간 유지해서 통증을 해결해야 한다.[23] 이 기법은 Cyriax가 신봉하는 심부마찰 마사지(5장 참고)와 비슷한 방법으로 이루어진다.[24]

힘줄병리를 관리함에 있어, 중등도의 통증을 일으키는 능동 수축이나 침범된 힘줄의 신장이 20초간 유지되도록 한다. 20초란 시간 안에 통증이 해결될 것으로 기대된다. 이 과정은 안쪽 힘줄병리와 가쪽 힘줄병리, DeQuervan 증후군과 같은 질환에 이용될 수 있다.

PRP 기법은 관절 압박의 이용을 포함하는데, 이것은 생리적 운동이나 종속활주를 포함하고 있다. 통증성 2번째 MTP 관절을 위한 PRP 기법은 지속적인 몸쪽마디뼈와 손허리의 압박과 함께 20초까지 아래-위 활주를 수행한다. 이 시간 안에 통증이 가라앉아야 한다. PRP가 효율적으로 되기 위해서는, 통증이 존재하거나 유발되어야 한다. 이것을 명심하면서, 도수물리치료사는 이 기법들이 오직 만성 질환의 관리에 있어서만 효율적임을 기억해야 한다.

자가 가동술의 원리 (Principles of Self-Mobilization)

OMPT에 대한 일반적인 비평은 중재 동안 환자의 수동적인 역할과 관련된다. Mulligan 개념은 이런 제한을 인지하고 있고, 문제의 재발 가능성을 이해하고 있다. 이 도수 중재들로 종종 드라마틱한 변화가 일어난다. 클리닉에서는 MWM에 잘 반응했지만 일부 기능부전이 재발했던 환자들에게, 이런 문제를 해결하기 위해 퇴원 이후나 다음 방문 사이에서 환자 스스로 수행할 수 있는 자가 가동술을 가르쳐 줄 필요가 있다. **자가 가동술**은 향상을 지속시키고, 중재의 효율성을 증가시키고, 환자의 자기 관리에 능동적으로 참여할 수 있도록 하고, 또 예방적인 치료로서 작용한다.

Self-SNAGs

*Self-SNAGs*을 수행함에 있어, 환자가 능동으로 통증 유발 움직임을 할 때 타월이나 스트랩을 통해 증상이 있는 부위에 환자 지향 가동술의 힘을 적용한다(그림 2-26 참고)(그림 10-18). 힘은 치료면을 따라 적용되어야 하고, 환자가 중립위로 되돌아갈 때까지 전체 운동 내내 유지되어야 한다. SNAGs와 마찬가지로, 자가 가동술도 증상이 없이 이루어져야 한다.

C5-C6을 오른쪽으로 돌림할 때 통증이 일어나는 환자는 C5 위에 접지 않은 타월의 끝을 배치해야 한다. 타월의 사용은 기법의 특이성을 감소시킬 것이다. 환자는 양 팔을 교차하여, 타월의 끝을 잡는다. 만약 환자가 오른쪽으로 돌림할 때, 오른손을 왼손에 위에 배치한다. 오른손이 타월을 눈 쪽으로

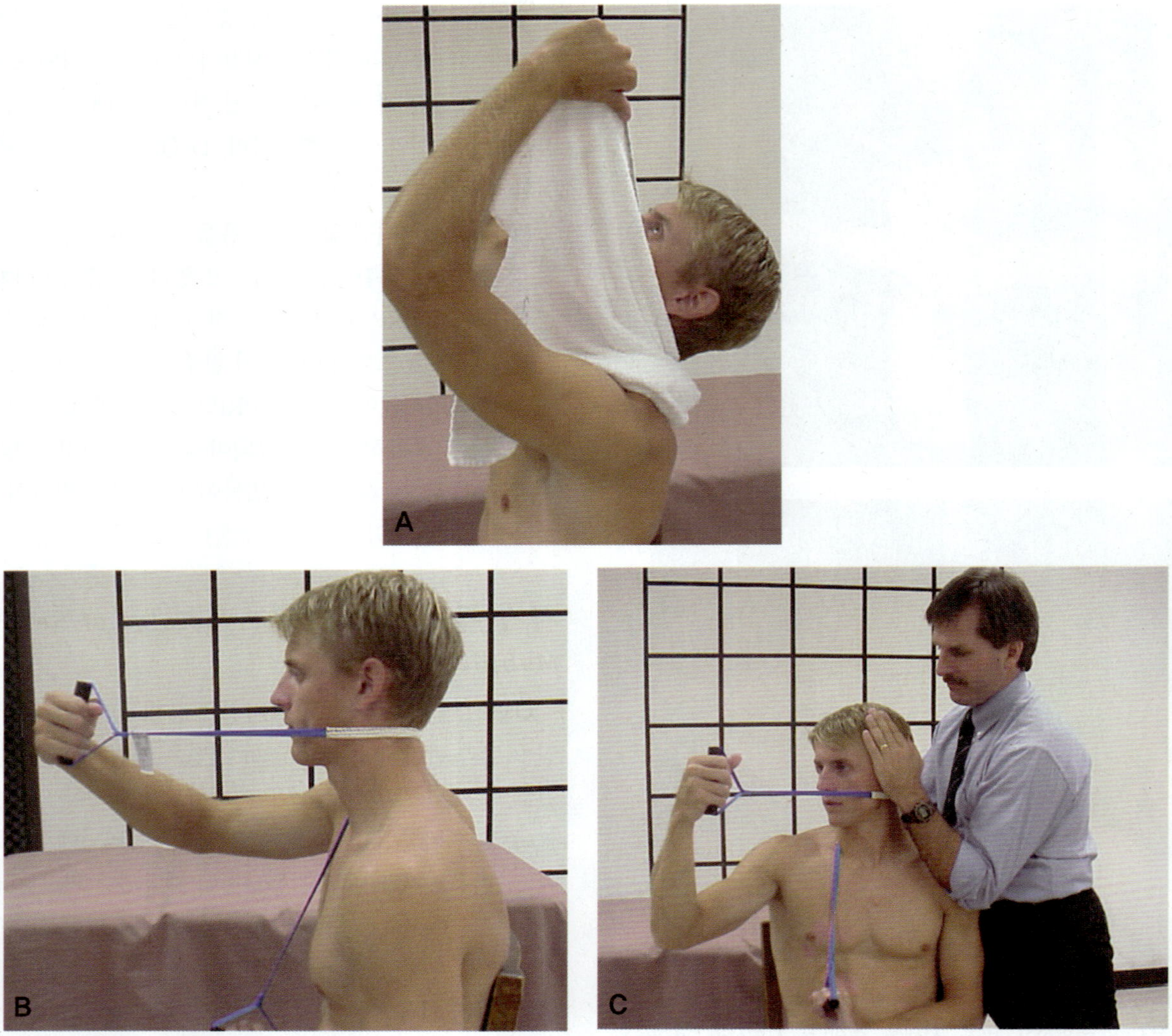

그림 10-18 목뼈의 self SNAGs. 환자는 앉은 자세에서, 가동될 침범 분절에 타월의 가장자리를 배치한다. **A.** 중간목뼈/아래쪽 목뼈의 폄: 환자는 양 손으로 앞쪽-머리쪽으로 당기고, 치료면이 움직일 때 함께 움직여야 한다. **B.** 중간목뼈/아래쪽 목뼈의 폄: 한 손으로 스트랩을 제자리에 유지하고, 다른 손으로 목뼈의 치료면을 따라 당긴다. 환자가 능동으로 통증 유발 동작을 일으킬 때 그 힘을 유지한다. 이때 증상은 사라져야 한다. **C.** 자가-가동술 스트랩의 사용은 스트랩의 위치를 잘 보여주고 있고, 치료사의 과압박과 함께 돌림을 위한 스트랩 적용을 보여주고 있다.

C5-C6 치료면과 일치되게 배치할 때, 왼손은 타월이 가슴에 붙이도록 유지한다. 환자가 오른쪽으로 머리를 돌릴 때, 그의 오른손은 중간목뼈의 치료면을 따라 눈 쪽으로 타월을 당기고, 왼손은 원래 자세로 그대로 유지한다. 가동술의 힘은 전체 운동 내내 유지되어야 한다. 이것은 운동 내내 변하지 않는 타월과 뺨 사이의 공간을 확보함으로써 이루어진다. 이런 경우, 운동 동안 목과 함께 몸통이 돌림되는 것을 막기 위해 왼쪽 팔꿈치를 의자 등받이에 걸 수 있다. 이 기법들을 수행할 때 발생하는 손 위치의 복잡성 때문에, 올바른 수행을 할 수 있도록 한 단계씩 한 단계씩 교육할 수 있는 기법의 사진을 제공할 필요가 있다(그림 10-18). Self-SNAGs를 허리뼈에도 수행할 수 있다(그림 10-19). 몸통 운동을 하는 동안, 스트랩, 벨트 또는 주먹을 증상이 있는 분절 위에 배치한다.

Self-MWMs

가동관절을 위한 MWM의 개념을 따른다. 환자가 능동으로 손목을 굽힘이나 폄할 때 다른 손의 이용을 통해 손목의 안쪽 활주나 가쪽 활주 또는 돌림을 손목뼈 몸쪽열에 적용할 수 있다. 몸쪽마디뼈사이관절(PIP)이나 먼쪽마디뼈사이관절(DIP)이 굽힘이나 폄하는 동안 비슷한 활주를 이 관절들에

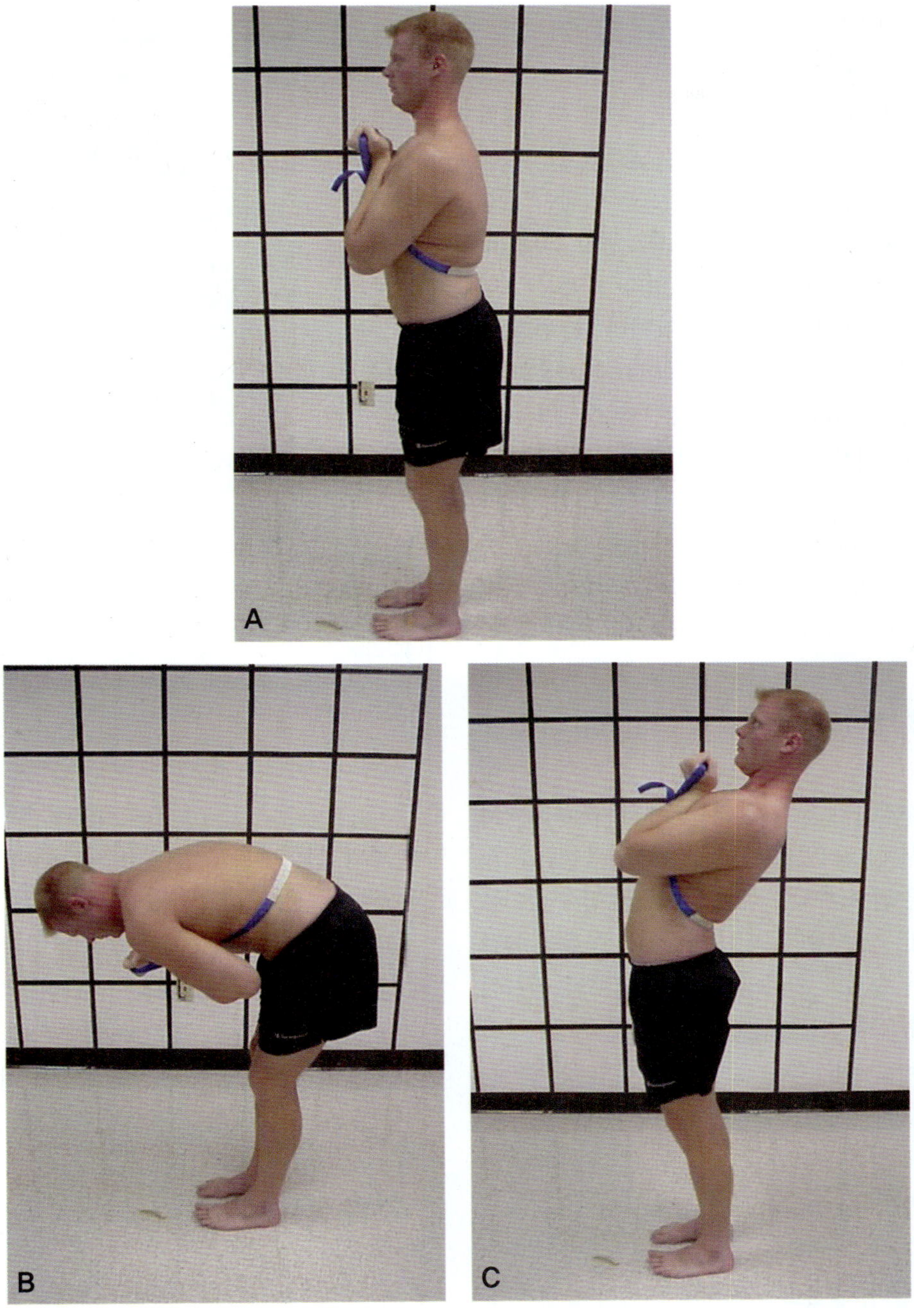

그림 10–19 허리뼈의 self SNAGs. **A.** 환자는 선 자세를 취한 후, 허리뼈 self SNAGs 스트랩이나 벨트를 침범된 분절 위에 배치하고, 허리뼈 치료면의 방향으로 그 힘을 적용한다. 환자가 능동으로 통증을 일으키는 굽힘(**B**)이나 폄(**C**)을 수행할 때, 그 힘을 유지한다.

쉽게 적용할 수 있다.

Self–MWMs가 종종 무릎의 움직임(특히, 굽힘)을 강화하는데도 이용된다. MWM의 일반 원리를 유지한다. 환자는 환측 발을 의자 위에 올려놓고, 정강뼈의 안쪽돌림을 하기 위해 양 손을 몸쪽 정강뼈와 종아리뼈에 배치하고, 양 손을 이용해 몸을 앞쪽으로 기울인다. 다른 MWM과 마찬가지로, 운동 내내 그 힘을 유지하고 끝범위에서 지속시킨다. MWM가 증상을 일으키지 않다가 재검사 시 증상이 다시 발생하면, 넙다리뼈에 대해 정강뼈의 안쪽돌림을 유지하기 위해 테이핑을 시도한다.

접착 테이핑(반창고) 전략 (Adhesive Taping Strategies)

Mulligan 개념에서 접착 테이프의 사용은 관절 부정정렬이 관절운동형상학을 변화시켜 기능부전을 일으킨다는 자세성 이상 이론에 바탕으로 둔다. 접착 테이프는 적절한 관절 정렬을 유지하거나 OMPT 중재 사이와 ADL 동안, 또는 스포츠 참여 시 예방의 목적으로 이용될 수 있다. 대부분의 테이핑 절차는 2 종류의 스트립 테이프를 사용한다. 첫 번째 스트립은 기본 스트립으로 대개 2인치의 테이프를 사용한다. 1인칭의 락킹 스트립(locking strips)은 2인치 스트립을 세로로 찢음으로써 만들어질 수 있고, 기본 스트립 위에 적용한다. 요즘에는 이들 절차를 위해 다양한 브랜드의 테이프가 이용되고 있고, 이들 중재의 성공여부는 적용되는 테이프의 강도와 내구성에 좌우된다. 제모가 필수적이고, 제모를 하고 접착 테이프를 사용하면, 테이프의 수명이 증가할 것이다.

무릎관절의 접착 테이핑 (Adhesive Taping of the Knee)

무릎의 굽힘을 증가하기 위해 닫힌사슬에서 무릎 MWM을 적용한다. 앞에서 설명되었듯이, 정강뼈의 안쪽돌림을 적용한다. 이런 올바른 관절 자세를 유지하기 위해 접착 테이프를 적용한다(그림 10-20). 환자는 선 자세에서 무릎을 약간 굽힘한다. 치료사는 손으로 환자의 정강뼈를 안쪽돌림시킨다. 테이프를 나선형으로 적용한다. 몸쪽 뒤가쪽 정강뼈에서 시작하여 무릎뼈 바로 아래쪽을 감싸고 무릎의 안쪽면을 나선형을 둘러싼 후, 허벅지의 뒤가쪽에서 끝난다.

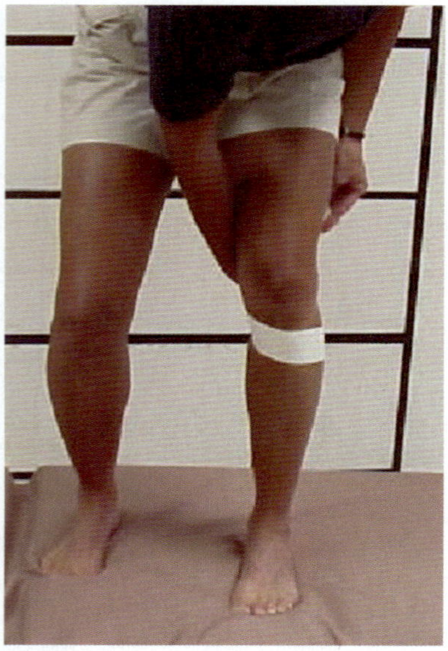

그림 10-20 무릎을 위한 접착 테이핑 방법. 환자는 선 자세를 취하고 무릎을 약간 굽힌다. 환자의 발과 정강뼈를 안쪽으로 돌림하고, 넙다리뼈를 가쪽돌림한다. 테이프는 나선형으로 적용되는데, 몸쪽 뒤가쪽 정강뼈에서 시작하여 무릎뼈 바로 아래쪽을 감싸고, 안쪽 허벅지를 감싸고, 허벅지 뒤쪽에서 끝난다.

발목의 접착 테이핑 (Adhesive Taping of the Ankle)

앞에서 설명되었듯이, 발목의 안쪽번짐 염좌의 잠재적 후유증은 먼쪽 종아리뼈의 앞쪽 이동인데, 이것은 정강종아리관절의 자세성 이상을 초래할 수 있다. 무릎을 위한 접착 테이핑과 비슷하게, 발목관절의 접착 테이핑도 2가지 나선형의 스트립을 가진다(그림 10-21). 이런 관절 부정정렬을 위한 테이핑은 먼쪽 종아리뼈에 뒤가쪽 방향과 위쪽 방향으로의 힘 적용을 포함하고, 테이핑을 적용할 때 그 힘이 유지되어야 한다. 테이핑은 가쪽복사뼈에서 시작하여 뒤쪽으로 나선형을 그리면서 장딴지를 가로질러 위쪽으로 돌아가고, 정강뼈의 앞안쪽면에서 끝난다.

손목의 접착 테이핑 (Adhesive Taping of the Wrist)

손목의 등쪽/바닥쪽을 가로질러 안쪽에서 가쪽으로 적용되는 1개 또는 2개의 대각선 스트립은 먼쪽 노뼈와 자뼈에 대한 손목뼈의 가쪽 활주를 유지할 때 효과적일 수 있다. 이런 절차는 손목 굽힘과 폄의 향상과 이 움직임들과 관련된 통증을 완화하는데 유용할 수 있다(그림 10-22).

척추의 접착 테이핑 (Adhesive Taping of the Spine)

가동술 이후, 환자가 적절한 자세를 유지하지 못하면 증상이 다시 발생할 수 있다. 접착 테이프의 적용은 더 나은 자세를 위해 촉각 자극을 환자에게 제공하는 OMPT의 보조 치료로서 유용할 수 있다. 이를 달성하기 위해, 1개의 수평 스트립을 T4-T6 레벨에서 한쪽 어깨뼈에서 다른쪽 어깨뼈로 적용할 수 있다. 그 외에, 2개의 대각선 스트립을 "X"로 만들어 허리뼈에 부착할 수도 있다. 환자가 몸을 앞쪽으로 숙일 때 촉각 피드백이 일어나는데, 이것은 환자를 똑바른 자세로 되돌리는 자극(실마리)이 된다.

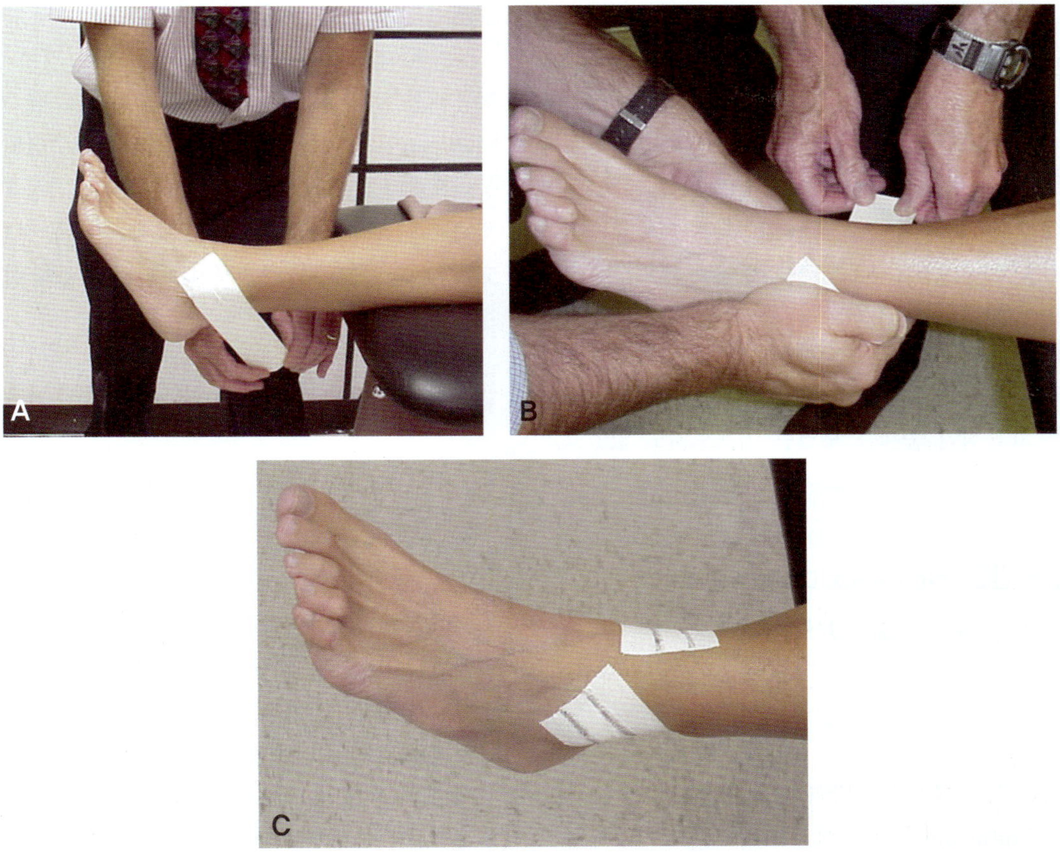

그림 10-21 발목을 위한 접착 테이핑 방법. **A.** 가쪽복사뼈에서 시작한다. **B.** 먼쪽 종아리뼈에 앞뒤쪽과 머리쪽 방향의 힘을 적용하고, 테이핑을 적용하는 동안 그 힘을 유지한다. 그리고 뒤쪽 구획을 가로질러 테이프를 뒤쪽과 머리쪽으로 나선형 모양으로 부착한다. **C.** 먼쪽 정강뼈의 안쪽면에서 끝난다.

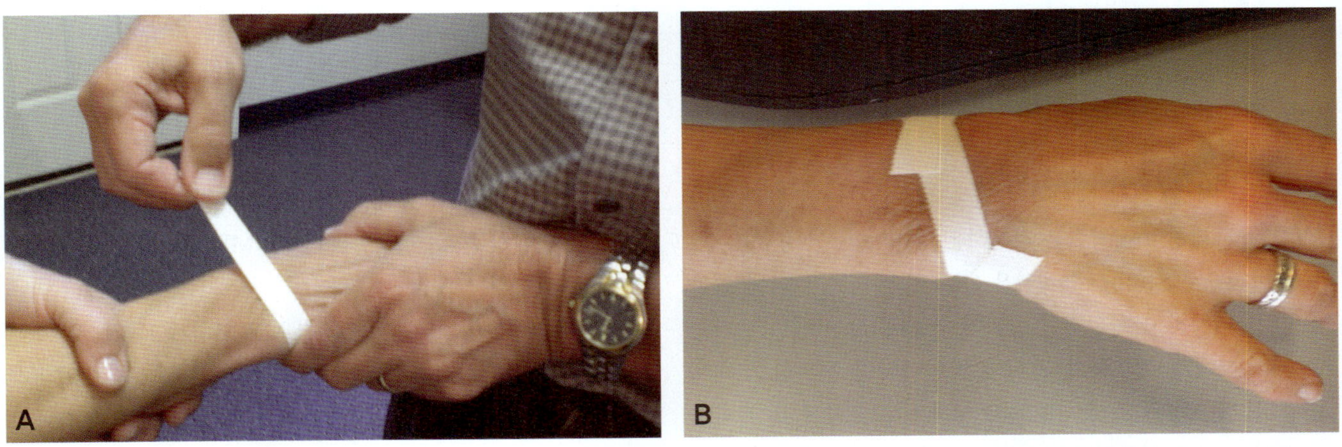

그림 10-22 손목을 위한 접착 테이핑 방법. **A.** 대각선 스트립을 손목의 등쪽면을 가로질러 안쪽에서 가쪽으로 적용한다. 그 이유는 먼쪽 노뼈와 자뼈에 대한 손목뼈의 가쪽 활주를 유지하기 위함이다. **B.** 첫 번째 스트립에 의한 원치 않는 돌림을 막아주기 위해, 손목 앞쪽면을 가로지르는 두 번째 스트립을 필요로 한다. 그런 절차는 손목 굽힘과 폄의 향상과 이 움직임들과 관련된 통증을 완화하는데 유용하다.

특성 구분하기 (DIFFERENTIATING CHARACTERISTICS)

Mulligan 개념 어프로치는 전통적인 치료에 대한 불만에서 나온 임상 위주의 치료법이다. 오늘날 널리 이용되는 MWM 기법은 우연히 개발된 것이고, 주의 깊은 관찰을 통해 더욱 발달되었다. 비록 다른 어프로치들도 생리적 운동[25]과 종속운동의 복합 운동을 포함한 가동술을 다루고 있지만, Mulligan 개념 어프로치는 여러 신체 부위에 복합운동 가동술을 적용하고, 그것들의 수행을 상세하게 설명한 최초의 어프로치였다. 즉, 효율적인 중재를 보였던 어프로치도 없었고, 즉각적인 효과를 보여준 어프로치도 거의 없었다.

중요 인용 (NOTABLE QUOTABLE)

"여전히 발견하고 배울 것이 많이 남아 있다."

B.R. Mulligan

물리치료사의 주요 역할은 예방과 교육의 분야에서 잘 설정되어 있다.[26] Mulligan 어프로치에서 신봉하는 자가 가동술은 수동절차와 효율적으로 환자 참여를 이끌어내는 대다수의 도수치료 패러다임을 넘어서고 있다. Mulligan 어프로치 내에서 설명되고 있는 자가 가동술은 기술적으로 쉽게 수행될 뿐만 아니라, 장비의 사용을 거의 요구하지 않는다.

다른 어프로치들은 자세성 이상의 개념과 그 개념이 관절 운동형상학에 미친 효과를 설명해 왔다.[6,7] Mulligan 개념은 자세성 이상 이론을 중재의 토대로서 간주하고 있다. Mulligan 개념 어프로치는 관리 계획 안에 혁신적인 접착 테이프 기법을 포함한 최초의 어프로치 중의 하나이다. 가동술과 마찬가지로, 접착 테이핑의 적용 목적은 기능부전에 영향을 주는 자세성 부정정렬을 정복하는 것이다.

전반적으로 Mulligan 개념은 OMPT의 전문 분야에 영향을 주는 귀중하고 혁신적인 방법이다. Mulligan 개념은 기능적 근육뼈대계 해부학과 관절 운동형상학의 튼튼한 토대에 의존하고, 오늘날 최상의 근거를 통해 지지되고 있는 검사와 중재의 원리를 신봉한다. Mulligan 개념 어프로치의 결과로 나타나는 주목할 만한 효과는 도수물리치료사의 도구 글상자 안에 있는 중요한 요소로서 그들에게 귀중하게 다루어지고 있다. Exelby[27]는 Mulligan 개념이 여러 질환의 관리에 어떻게 사용되고 있는지 그리고 다른 어프로치 패러다임과 어떻게 통합되고 있는지를 보여주었다.

도수물리치료사가 Mulligan 개념의 기본 견해에 더욱 정통해졌을 때, 새로운 기법이 출현하게 될 것이다. 사실, Mulligan이 기술한 표준 기법이 오늘날 수정되고 있음을 임상적으로나 문헌적으로 확인할 수 있다. 임상 과학의 정신에서 볼 때, Mulligan 개념 어프로치는 계속 진화하는 개념이고, 각 환자의 요구를 충족시키기 위해 더 좋게 설계되고 있다.

근거 요약 (EVIDENCE SUMMARY)

팔다리 MWM을 위한 근거 (Evidence for Mobilization With Movement of the Extremities)

Mulligan 개념 어프로치의 팔다리 MWM은 척추의 MWM 보다 폭넓게 연구되어 왔다. Abbott 등[28]은 가쪽위관절융기 통증을 가진 25명의 환자를 대상으로 팔꿉관절 MWM의 효과를 연구했다. 환자가 통증 유발 동작을 10회까지 수행하는 동안, 가쪽 활주가 적용되었다. Vicenzino 등[29]은 편측 만성 가쪽위관절융기 통증을 가진 24명을 대상으로 한 연구에서 위와 비슷한 결과를 얻었다. 무작위, 이중맹검, 반복 측정을 이용한 연구에서, 위약효과와 대조군에 비해 팔꿉관절 MWM을 적용했을 때나 적용 후에 58%의 통증 없는 악력 증가와 10%의 통증압박 역치 상승이 관찰되었다.[29]

Kochar와 Dogra[30]는 MWM와 초음파 치료의 효과와 초음파 치료 단독의 효과를 연구했다. 46명의 환자가 무작위로 2 그룹 중 한 그룹에 배정되었고, 나머지 20명이 대조군으로 배정되었다. 결과에 따르면, MWM을 받은 그룹이 초음파 치료만 한 그룹과 대조군보다 VAS($p<0.05$; $p<0.05$), 중량 검사($p<0.01$; $p<0.001$) 및 악력 검사(유의하지 않음; $p<0.05$)에서 큰 더 향상을 가졌다. MWM 그룹은 즉각적인 향상을 보였다.[30]

몇몇 연구들이 이 질환을 위한 MWM의 효과 기전을 확인해 왔다. 치료 회기 사이의 반복 적용으로 효과 감소의 부족에서 나타난 것처럼, 초기 통증 감소 효과에 대한 내성이 일어나지 않았다. 통증 없는 악력은 반복 치료로 상승되었지만, 통증압박 역치는 상승되지 않았다. 이들 결과는 다른 연구의 결과와 일치했고, 이 기법들로 인한 통증 감소는 비-아편성 기전임을 의미한다.[31,32] 이 소견들은 척추 도수치료 이후에 나타나는 통증 감소의 기전을 확인하기 위해 수행된 비슷한 연구와 일치한다.[33,34] 가쪽위관절융기 통증의 MWM은 초기 통증 감소 효과를 보였을 뿐만 아니라, 척추 가동술의 반응으로 나타난 것과 비슷한 교감성 흥분을 함께 보였다.[35,36] 교감성 흥분은 혈압, 심박동률, 땀분비와 혈관운동 기능의 변화로 관찰되었다.[37]

몇몇 사례 연구들이 이 질환을 위한 MWM의 사용을 구체화하기 위해 수행되어 왔다. Stephens[38]는 양측 손목굴 증후군을 포함한, 반복운동 손상의 병력을 가진 43명의 여성 환자를 대상으로 비슷한 결과를 얻어냈다. 적용된 MWM 기법은 환자가 능동으로 손목을 폄하고, 아래팔을 뒤침하고, 손 쥐기를 할 때, 아래팔의 가쪽 활주 적용이었다. 부가적으로 환자가 노쪽치우침을 할 때 손의 등쪽 활주도 적용하였고, 또 엄지를 맞섬하는 동안 엄지 손허리손가락관절에 바닥쪽 활주를 적용하였다. 자세성 이상의 회복을 유지하기 위해 팔꿉관절에 접착 테이프를 적용했다. 환자의 통증 수준은 첫 방문 후 0/10으로 감소되었다.[38]

Vicenzino와 Wright[39]는 노동을 했던 39세 환자에게서 비슷한 결과를 얻었다. VAS와 압통계를 이용하여 통증을 측정했다. 그리고 기능의 변화를 측정하기 위해 악력계, 기능 VAS 및 통증 없는 기능 설문지 등을 이용했다. 4개의 중재는 모든 종속변수에서 즉각적인 향상을 보였고, 통증 감소와 기능 향상이 뚜렷하게 증가되었다. 게다가, 향상은 6주 추후 단계까지 지속되었고, 이 기간 내에서 완전한 기능을 달성했다.[39]

몇몇 연구자들은 특정 기법 적용 시의 힘 수준과 통증감소 효과사이의 관계를 고려했다. McLean 등[40]은 가쪽위관절융기 통증의 진단을 가진 6명을 대상으로 무작위 대조군 실험을 수행했다. 환자가 팔꿈치를 펴하고 아래팔을 돌림한 상태에서 악력계를 이용하여 통증 없는 악력 검사를 수행했을 때, 치료사는 압력 매트에서 측정된 4가지 힘 레벨을 가쪽 활주 방향으로 대글상자에게 적용했다. 가동술을 적용하는 치료사의 평균 힘 데이터는 36.8N–113.2N 이었다. 힘과 통증 없는 근력 사이의 관계는 2번째(1.9N/㎝)와 3번째 힘(2.5N/㎝) 레벨 사이의 변수에서 가장 크게 나타났다. 이들 결과는 다음과 같이 제시했다: 바람직한 결과를 얻기 위해 가동술 때 요구되는 중요한 힘 레벨은 1.9N/㎝와 2.5N/㎝(치료사 최대 힘의 55–60%) 사이가 좋다는 것을 의미한다.[40] 임상적으로, MWM 기법의 효율성은 힘의 충분한 양에 대한 요구와 연결된 것처럼 보인다.

Abbott[41]는 팔꿉관절 MWM을 가쪽위관절융기 통증을 가진 23명에게 적용했을 때, 건측 팔과 환측 팔의 어깨관절 안쪽돌림과 가쪽돌림에서 뚜렷한 증가를 확인했다. 건측 팔과 환측 팔 모두에서 가동범위가 향상되었기 때문에, 가쪽위관절융기 통증이 신경생리학적 원인에 의해 발생한 것처럼 보인다.

앞에서 설명된 어깨 기능부전을 위한 MWM 이외에, Mulligan[42]은 여러 사례를 제시했다. 즉, 어깨 내 다른 관절의 이상을 찾아내는 기법들을 제시했고, 또 실제 사례에 적용하여 좋은 결과를 얻었다. 환자가 앉아 있는 동안, 치료사는 환자의 건측에 서서 한 손을 빗장뼈의 안쪽 1/3지점에 배치하고, 다른 손의 엄지두덩을 어깨뼈가시 위에 배치한다. 치료사는 먼저 양 손으로 압박의 힘을 적용하고, 그 다음 어깨뼈에 배치된 손으로 어깨뼈를 아래쪽과 위쪽돌림, 안쪽의 활주 힘을 제공하여 척추뼈 쪽으로 이동시켰다. 치료사가 이런 어깨뼈 위치를 유지할 때, 환자는 자신의 팔을 능동으로 올림한다. 치료사가 환자의 팔 올림을 도울 수도 있고, 어깨뼈의 위치를 약간 바꿀 수도 있다. 이 사례에 대한 결과의 통계학적 유의성은 보고되지 않았다. 이 기법의 임상적 효율성을 결정하려면, 더 많은 근거들이 필요하다.

손 손상(특히, 엄지 손상)에 대한 MWM의 이용도 문헌적으로 나타나고 있다. DeQuervain 힘줄말이집염의 관리에 대한 MWM 기법의 효율성을 보여주는 몇몇 사례 연구들이 제시되었다.[43,44] 긴축의 돌림 기법이 가장 효율적인 것으로 나타났다. DeQuervain 힘줄말이집염의 관리에 대한 다른 MWM 기법으로는, 손목뼈 몸쪽열에 적용되는 가쪽 활주 기법이 있다. 그리고 이 기법 이후에, 환자가 손허리손가락관절을 노쪽으로 벌림하는 동안에 큰마름뼈와 작은마름뼈의 지속적인 자쪽 활주를 제공한다. 손목을 통한 체중부하에 대한 내성을 강화하기 위해 노손목 가동술이 수행되었고, 올바른 자세성 관계를 유지하기 위해 환자의 스플린트 안에 엘라스토머 인서트(elastomer insert)를 부착했다. 환자의 첫 방문 후 통증의 25%가 감소되었고, 3번째 중재 이후에 50%가 감소되었다. 이 결과들은 힘줄 기능과 관절 위치 사이의 관계를 제시한다.[44]

엄지 MWM을 이용한 하나의 사례에서, Hsieh 등[45]은 관절 위치에 대한 이 기법의 효과를 측정하기 위해 MRI를 이용했다. MRI는 엄지 손허리뼈머리의 치유된 골절과 엄지의 몸쪽마디뼈와 먼쪽마디뼈에서 불규칙한 면 외에 MCP 관절의 긴축 돌림 이상을 보여 주었다. 초기 검사 때, 능동 굽힘과 몸쪽마디뼈 뒤침(마디뼈의 긴축 돌림)의 MWM을 적용한 결과, 환자의 통증이 감소되었다. MWM 이전, 도중 및 이후의 MRI를 통해, MWM 적용 도중에 MCP 관절의 긴축 돌림 자세성 이상이 교정되었음을 확인했다. MWM 중재 이후, 증상이 완전히 해결되었지만, 중재 이전에 확인되었던 자세성 이상과 비슷한 자세성 이상이 그대로 남아 있었다. 이것은 MWM의 반응 효과를 담당하는 부가적인 기전이 있음을 의미한다.[45]

Carson[46]은 비대칭 수영 패턴 때문에 경기에서 반복적으로 실격을 당하던 11세 수영선수의 중재를 검사했다. 이 사례는 어깨관절과 엉덩관절의 MWM을 포함한 여러 방향의 중재 전략을 보여 주었다. 여러 가지의 중재가 기능을 향상시키는데 효과적이었지만, 운동 수행에 대한 엉덩관절 MWM의 직접적인 효과를 찾으려면, 더 많은 근거가 필요하다.[46]

Hall 등[20]은 엉덩관절 굽힘 가동범위의 향상을 위한 SLR과 견인 기법의 효과를 연구했다. 그들의 결과에 따르면, 이 기법이 정상인(49.9°~63.2°까지 13.3°의 증가)의 양쪽 엉덩관절 굽힘(10–6% 증가)에서 SLR 시 통증 없이 범위의 증가를 보였고, 또 SLR의 가동범위보다는 못하지만 골반 뒤쪽 돌림의 증가(2.7% 증가)를 보였다고 한다. 문헌적으로 볼 때, 이런 향상은 표준 신장기법과 PNF 신장기법보다 더 크게 일어났다고 한다.[47–49]

Kavanagh[50]는 급성 및 만성 염좌 환자와 정상인의 먼쪽 종아리뼈의 앞뒤 진폭을 비교했다. 즉, 염좌를 당한 발목의 진폭과 정상 발목의 진폭을 비교했다. 이들 결과는 급성 발목 염좌를 가진 환자 6명 중 2명에서 AP 방향의 힘에 비해 커다란 움직임이 일어날 것이라는 가설을 지지했는데, 이것은 발목 안쪽번짐 염좌 시 앞쪽으로 전이된 먼쪽 종아리의 자세성 이상이 있음을 의미하는 것이다. 그러나 큰 진폭이 시작 자세가 이상했음을 자동적으로 의미하는 것은 아니다.

Collins 등[51]은 아급성 발목 염좌의 관리로서, 환자가 체중부하 자세로 발등굽힘할 때, AP 활주를 일으키는 MWM을 연구했다. 아급성 등급 Ⅱ 염좌를 가진 14명의 환자를 무작위로 배정되었다. 결과에 따르면, 발등굽힘의 가동범위가 즉각적으로 향상되었지만, 역학적 통증 역치와 열 통증 역치에는 효과가 없었다고 한다. 이 소견들을 바탕으로 볼 때, 통증 감소의 효과보다는 역학적 효과가 이들 향상에 더 큰 영향을 준 것 같다.[51]

척추 MWM을 위한 근거 (Evidence for Mobilization With Movement of the Spine)

몇몇 연구들은 등뼈 통증의 관리에서 SNAGs의 효과를 제시했다. Horton 등[52]은 20세 남성의 급성 등뼈 통증과 기형에 대한 SNAGs의 효과를 연구했고, T8의 가시돌기에 중앙 SNAGs를 적용한 후 중간 등뼈에 2개의 스트립 테이프를 X로 만들어 테이핑했을 때 95%의 향상이 일어났음을 밝혀냈다. 9개월간 등뼈, 가슴, 복장뼈 및 왼쪽 어깨의 통증을 가진 51세 여성에게 MWM과 척추교정술을 적용한 결과, 등뼈 통증 감소가 일어났다.[53]

Exelby[54]는 급성 오른쪽 요통 환자인 46세 여성에게 엉덩이를 발꿈치 쪽으로 가져가도록 하고(예: 사자 자세), L4의 오른쪽 관절기둥에 허리뼈 SNAGs을 수행한 결과, 완벽한 증상 해소를 경험했다. 그는 가동술을 적용한 후, 그 부위에 접착 테이프를 부착했고, 또 집에서 독자적으로 이런 활동(가동술 적용 없이)을 하도록 교육시켰다. 그러나 증상이 없는 사람을 대상으로한 이중맹검 연구에서, L3, L4 SNAGs 가동술을 받은 사람과 가짜 가동술을 받은 사람을 비교했을 때, 굽힘 가동범위에서 차이가 없었다.[55]

2010년, Billis는 SNAGs의 적절한 사용을 목적으로, 허리뼈 SNAGs의 특성, 효율성, 임상 적응증 및 금기증에 대해 기술했다. 부가적으로 최근 근거를 바탕으로 잠재적인 기전을 제안했다.[56]

임상 사례 (CLINICAL CASE)

사례 1: 팔 MWM (Upper Extremity MWM) *By Ed Wilson, Great Britain (MCTA)*

첫 번째 방문

주관적: 18세 여성이며, *복합부위통증증후군(CRPS)*의 진단을 받고 집중적인 물리치료를 받기 위해 여러분의 클리닉에 의뢰된 환자이다. 그녀에 따르면 8주 전에 집에서 옷장에 오른손을 부딪힌 이후로 증상이 시작되었다고 말한다. 그 이후로, 통증, 부종 및 뻣뻣함이 점진적으로 증가되었다.

방사선 검사: 뚜렷하지 않음

객관적: 오른 손에 커다란 부종과 멍이 있었다. 부종과 통증의 대다수는 2번째 손가락의 손허리손가락관절에서 나타났다.

촉진: 오른손 전체는 가벼운 자극에도 민감했다. 촉진하거나 손가락을 움직였을 때 찌르는 듯한 통증이 발생했다.

AROM: 2번째 손가락의 MCP, PIP 및 DIP 관절에서 완전 가동범위의 20%에 해당하는 움직임이 일어났다. 3–5 손가락의 MCP, PIP 및 DIP 관절에서는 완전 가동범위의 50%에 해당하는 움직임만이 일어났다.

근력: 통증 때문에 악력 검사를 수행할 수 없었다.

중재: MCP 관절의 굽힘과 폄의 운동제한과 통증은 MWM 중재의 효율성을 평가하기 위해 실험 MWM 중재를 적용할 때 평가되었다. 환자는 능동으로 굽힘과 폄을 할 때, 치료사는 MCP 관절에 부드러운 가쪽 활주를 적용했다. MWM을 수행하는 동안에, 증상의 제거와 75%까지의 가동범위 증가가 일어났다. 이 기법을 10회씩 2세트를 한 이후에, 재검사를 했을 때, 통증은 사라졌고, 가동범위가 75% 향상되었다.

두 번째 방문

환자는 지속적인 통증과 약증은 존재하지만, 피부색이 변색되지 않고, 부종이 조그만 있고, 민감성이 크게 감소되고, 완전가동범위의 75%에 해당하는 가동범위를 가지고 여러분의 클리닉을 다시 방문했다. 이들 소견을 근거로, MWM 기법을 2번째 손가락의 PIP, DIP, MCP 관절과 3–5 손가락의 PIP, DIP, MCP 관절에 다시 적용했다. 또 환자에게 이들 관절의 self MWM 기법의 방법을 가르쳐 주고, 매일 정규적으로 이 기법들을 수행하도록 교육시켰다. 악력계를 이용해 손의 악력을 측정했다(오른손 = 6kg, 왼손 = 26kg). 손목에 접착 테이핑 요법을 적용하고, 다시 악력을 측정했을 때, 6~ 19kg로 손의 악력이 증가했다. 환자에게 자가 테이핑 방법을 알려주고, 자가 가동술을 계속 하도록 교육시켰다.

세 번째 방문

환자는 한 번 더 방문했다. 접착 테이프 사용 없이도 환자가 완전한 ROM과 무통증, 정상 악력(오른손 = 28kg)을 가지고 있어서, 더 이상 클리닉을 방문하지 않아도 된다고 이야기해 주고, 또 자가 가동술을 계속 하도록 지시했다.

1. Mulligan 개념 어프로치에 따라, MCP, PIP 및 DIP 관절을 간단하게 분류하고 설명해 본다.
2. 질문 1에서 설명된 관절의 종류를 토대로, 어떤 활주가 Mulligan 개념 어프로치에 가장 적절한가? 이 기법들의 효율성을 지지하는 이론을 간단히 기술해 본다. MWM 기법이 어떻게 가동범위를 증가시키고, 통증을 감소시키고, 부종을 감소시키는가?
3. 이 기법들 사용을 할 수 있는 환자의 적응증을 간단하게 서술해 본다.
4. 손목 테이핑의 반응으로 나타난 손 악력의 향상을 간단하게 설명해 본다. 도수중재를 보조하는 접착 테이핑 요법의 목적은 무엇인가?
5. 이 사례에 이용된 기법들을 여러분의 파트너에게 적용해 본다. 여러분의 파트너에게 손의 self-MWM을 교육시키고, 여러분 스스로도 이 기법을 시도해 본다.

사례 2: 현기증 관리를 위한 SNAGS *By Gaetano Milazzo, Australia (MCTA)*

주관적: *양성 돌발 체위성 현훈(BPPV)*의 치료를 위해 신경과의사로부터 여러분의 클리닉으로 의뢰된 53세의 남성 환자이다. 증상은 2개월 동안 지속되었고, 다른 사고나 외상과 관련이 없는 것으로 확인되었다. 많은 약물치료를 해도 효과가 없었다. 자세를 바꿀 때, 특히 누운 자세에서 앉은 자세로 이동할 때 증상이 더욱 악화되었다.

객관적: 임상 평가에 따르면, 위쪽목뼈(C1–C2)에서 분절 저가동성이 나타났고, 깊은 목 안정화 근육의 활성이 나쁜 편이었다. 환자에게 자세를 바꾸도록 주문했을 때, 환자는 처음에 오른쪽으로 일어나 앉다가, 나중에는 왼쪽으로 일어나 앉았다. 오른쪽으로 몸을 움직이는 자세 변화가 왼쪽으로 움직였을 때보다 더 심한 어지러움을 보였다.

중재: 초기 실험중재를 앉은 자세의 환자에게 수행했다. C2 SNAGs으로 구성된 어지러움/현기증을 위한 Mulligan 개념 어프로치를 사용했다. 재검사 때, 어지러움이 감소되었지만, 여전히 남아 있었다. 기법을 반복했지만, 부가적인 변화가 없었다. 환자가 자세 변화를 시도할 때 지속적인 압박을 주기 위해 기법을 약간 변화시켰다. C1 SNAGs을 누운 자세에서 수행했다. 이 기법은 환자가 자세를 바꾸는 동안, 유지되었던 C1의 오른쪽 관절기둥에 적용하는 편측 PA 압박으로 구성된다. 이 기법을 3번 실시했고, 그 환자는 각 기법을 적용할 때마다 어지러움을 느끼지 않았다. SNAG 없이 환자를 재검사했을 때, 어지러움이 발생했지만, 원래 강도의 50% 미만의 수준이었다. 환자에게 self–SNAGs를 가르쳐 주었고, 이 기법을 다음 3일 동안 하루에 5회씩 3번을 수행하도록 교육시켰다.

평가: 환자는 중재를 실시한 날로부터 어지러움이 없었다고 했고, 3일간 치료를 실시했다. 환자는 SNAG 없이도 자세를 변화시킬 수 있었다. 첫 방문 후 2주간 환자를 치료한 결과, 어지러움이 재발하지 않았고, 환자는 더 이상 운동을 할 필요가 없었다.

1. C2, C1 SNAGs에 대한 환자의 반응이 현기증의 주호소 원인에 대한 감별진단을 하는데 어떻게 도움을 주는가? 환자가 실제로 BPPV를 가졌는가? 여러분의 답을 설명해 본다.
2. SNAG에 대한 반응으로서 향상에 대한 여러분의 설명은 무엇인가? 증상 유발 자세 변화 동안 왜 SNAG을 수행했는가? 그리고 이 전략이 왜 효과적이었는가?
3. 이 기법들의 부가적인 적응증을 확인해 본다.
4. 여러분의 파트너에게 C1 SNAG을 수행한다. 파트너에게 C1 self–SNAG을 교육시키고, 여러분 스스로도 이 기법을 시도해 본다.
5. 이 사례에 이용된 기법은 Mulligan 교재(예: 위쪽 목뼈 SNAGs)에서 설명된 기법을 기반으로 하고 있다; 그러나 이 사례에서 이 기법의 적용은 매우 독특한 방법이었다. 환자 개인의 욕구를 보다 잘 충족시키기 위해 기법의 수정이 적절한가? 이 기법을 사용하는데 있어 장점과 제한점은 무엇인가? 어떤 지표가 여러분의 기법을 수정하는데 이용될 수 있는가?

따라하기 (HANDS-ON)

파트너와 함께 실습실에서 다음의 활동을 수행하자.

1 여러분의 파트너는 능동으로 왼쪽으로 목을 돌릴 때 50%의 지점에서 왼쪽 중간목뼈의 통증과 등세모근의 통증을 가지고 있다. 이것을 교정하는데 도움이 되는 Mulligan 개념 기법을 수행한다. 올바른 환자 자세, 치료사 자세, 손 배치 및 힘 방향에 신중하게 집중한다. 여러분은 이 기법의 성공을 어떻게 평가하는가? 파트너는 기법 수행에 대한 피드백을 제공해야 한다. 그런 다음, 장소를 바꾼다.

2 여러분의 파트너는 60°의 체중부하 손목 폄을 가지고 있으며, 통증이 발생한다. 비체중부하 자세에서 MWM을 수행한 후, 체중부하 자세로 가동술을 진전시킨다. 체중부하 자세에서 치료하는 여러분의 근거는 무엇인가? 진전을 촉진하기 위해 여러분의 파트너에게 자가 가동술을 가르쳐 준다.

3 여러분의 파트너는 6인치 높이의 계단을 내려올 때 오른쪽 무릎 통증을 가지고 있다. 이것을 치료하기 위해 부분 체중부하 MWM을 수행한다. 증상 유발 움직임과 함께 MWM을 수행한다. 이런 가동술의 결과를 근거로, 이런 향상을 유지하기 위해, 여러분의 파트너에게 접착 테이프를 적용한다.

4 여러분의 파트너는 선 자세에서 몸통을 앞쪽으로 숙일 때 오른쪽 허리와 궁둥이의 통증을 가지고 있다. 앞쪽 굽힘의 가동범위는 정상 범위의 25%에 해당한다. 이런 문제를 교정하기 위해 MWM을 수행한다. 진전을 촉진하기 위해 여러분의 파트너에게 자가 가동술을 가르쳐 준다.

5 한 그룹에 3명을 배정한다. 각 신체 부위에 이 장에 소개된 하나의 Mulligan 개념 어프로치 기법을 적용해 본다. 여러분의 그룹에 속한 양쪽 파트너와 함께 이 기법들을 수행해 본다. 이 기법들을 수행할 때, 치료를 받은 사람들로부터 피드백을 얻고, 여러분의 기법 수행을 지켜보고 있던 제 3의 파트너로부터도 피드백을 얻는다. 가능하면, 여러분이 수행했던 가동술의 효과를 계속 유지하기 위해, 파트너에게 자가 가동술을 교육시킨다.

참고 문헌 (REFERENCES)

1. Mulligan BR. *Manual Therapy: NAGS, SNAGS, MWMS, etc.* 6th ed. New Zealand: Plane View Services Ltd; 2010.
2. Mulligan BR. *Self-Treatments for Back, Neck and Limbs.* 2nd ed. New Zealand: Plane View Services Ltd; 2006.
3. Mulligan BR. *Mobilisations with Movement* [DVD]. New Zealand: Mulligan Concept; 1993.
4. Mulligan BR. *Spinal Techniques: The Cervical Spine.* New Zealand: Mulligan Concept; 1997.
5. Mulligan BR. *Spinal Techniques: The Lumbar Spine and Thoracic Spine*; New Zealand: Mulligan Concept; 1997.
6. Hinman RS, Crossley KM, McConnell J, et al. Efficacy of knee tape in the management of osteoarthritis of the knee: blinded randomized controlled trial. *BMJ.* 2003;327:135-140.
7. VanDillen LR, Sahrmann SA, Norton BJ. Movement system impairment-based categories for low back pain: stage 1 validation. *J Orthop Sports Phys Ther.* 2003;33:126-42.
8. Kaltenborn FM. *Mobilization of the Extremity Joints.* Oslo, Norway: Olaf Norlis Bokhandel, 1980.
9. Konstantinous K, Foster N, Baxter D. The use and reported effects of mobilization with movement techniques in low back pain management; a cross-sectional descriptive survey of physiotherapists in Britain. *Man Ther.* 2002;7:206-214.
10. Hearn A, Rivett DA. Cervical snags: a biomechanical analysis. *Man Ther.* 2002;7:71-79.
11. Mulligan BR. NAGS–Modified mobilisation techniques for the cervical and upper thoracic spines. *NZ J Physiother.* 8:1982.
12. Mulligan BR. Spinal mobilisation with leg movement (further mobilisation with movement). *J Man Manip Ther.* 1995;3:25-27.
13. Mulligan BR. Update on spinal mobilisations with leg movement. *J Man Manip Ther.* 1997;5:184-187.
14. Mulligan BR. Spinal mobilisations with arm movement. *J Man Manip Ther.* 1994;2:75-77.
15. Exelby L. Peripheral mobilisation with movement. *Man Ther.* 1996;1: 118-126.
16. Mellin G. Correlations of hip mobility with degree of back pain and lumbar spine mobility in chronic low-back pain patients. *Spine.* 1988;13:668-670.
17. Chesworth BM, Padfield BJ, Helewa A, Stitt LW. A comparison of hip mobility in patients with low back pain and matched healthy subjects. *Physiother Can.* 1994;46:267-274.
18. Cibulka MT, Sinacore DR, Cromer GS, Delitto A. Unilateral hip rotation range of motion asymmetry in patients with sacroiliac joint regional pain. *Spine.* 1998;23:1009-1015.
19. Mulligan BR. Mobilisation with movement for the hip joint to restore internal rotation and flexion. *J Man Manip Ther.* 1996;4:35-37.
20. Hall T, Cacho A, McNee C, Riches J, Walsh J. Effects of the Mulligan traction straight leg raise techniques on range of movement. *J Man Manip Ther.* 2001;9:128-133.
21. Hubbard TJ, Hertel J, Sherbondy P. Fibular position in individuals with self-reported chronic ankle instability. *J Orthop Sports Phys Ther.* 2006;36:39.
22. Mulligan BR. Extremity joint mobilisations combined with movement. *NZ J Physiother.* 4:1992.
23. Mulligan, BR. Pain release phenomenon techniques – PRPS. *NZ J Physiother.* 4:1989.
24. Cyriax, J. *Textbook of Orthopaedic Medicine, Volume One.* 8th ed. London: Bailliere Tindall; 1982.
25. Maitland GD, Hengeveld E, Banks K, English K. *Maitland's Vertebral Manipulation.* 6th ed. Woburn, MA: Butterworth-Heinemann; 2001.
26. APTA. *Guide to Physical Therapist Practice.* Rev., 2nd ed. Alexandria, VA: American Physical Therapy Association; 2003.
27. Exelby L. Mobilization with movement: a personal view. *J Physiother.* 1995;81:724-729.
28. Abbot J, Patla C, Jensen R. The initial effects of an elbow mobilization with movement technique on grip strength in subjects with lateral epicondylagia. *Man Ther.* 2001;6:163-169.
29. Vicenzino B, Paunmail A, Buratowski S, Wright A. Specific manipulative therapy treatment for chronic lateral epicondylalgia produces uniquely characteristic hypoalgesia. *Man Ther.* 2001;6:205-212.
30. Kochar M, Dogra K. Effectiveness of a specific physiotherapy regimen on patients with tennis elbow. *Physiother.* 2002;88:333-341.

31. Paungmali A, Vicenzino B, Smith M. Hypoalgesia induced by elbow manipulation in lateral epicondylalgia does not exhibit tolerance. *J Pain*. 2003;4:448-454.
32. Paungmali A, O'Leary S, Souvlis T, Vicenzino B. Naloxone fails to antagonize initial hypoalgesic effect of a manual therapy treatment for lateral epicondylalgia. *J Manipulative Physiol Ther*. 2004;27:180-185.
33. Zusman M, Edwards B, Donaghy A. Investigation of a proposed mechanism for the relief of spinal pain with passive joint movement. *Manual Medicine*. 1989;4:58-61.
34. Vicenzino B, O'Callaghan J, Kermode F, Wright A. An investigation of the interrelationship between manipulative therapy-induced hypoalgesia and sympathoexcitation. *J Manipulative Physiol Ther.* 1998;21:448-453.
35. Sterling M, Jull G, Wright A. Cervical mobilization: concurrent effects on pain, sympathetic nervous system activity and motor activity. *Man Ther*. 2001;6:72-81.
36. Vicenzino B, Collins D, Benson H, Wright A. An investigation of the interrelationship between manipulative therapy-induced hypoalgesia and sympathoexcitation. *J Manipulative Physiol Ther*. 1998;21:448-453.
37. Paungmali A, O'Leary S, Souvlis T, Vicenzino B. Hypoalgesic and sympathoexcitatory effects of mobilization with movement of lateral epicondylalgia. *Phys Ther*. 2003;83:374-383.
38. Stephens G. Lateral epicondylitis. *J Man Manip Ther*. 1995;3:50-58.
39. Vicenzino B, Wright A. Effects of a novel manipulative physiotherapy technique on tennis elbow: a single case study. *Man Ther*. 1995;1:30-35.
40. McLean S, Naish R, Reed L, Urry S, Vicenzino B. A pilot study of the manual force levels required to produce manipulation induced hypoalgesia. *Clin Biomech*. 2002;17:394-308.
41. Abbott J. Mobilization with movement applied to the elbow affects shoulder range of movement in subjects with lateral epicondylalgia. *Man Ther*. 2001;6:170-177.
42. Mulligan BR. The painful dysfunction shoulder. A new treatment approach using 'mobilization with movement.' *NZ J Physiother*. 2003;31:140-142.
43. Folk B. Traumatic thumb injury management using mobilization with movement. *Man Ther*. 2001;6:178-182.
44. Backstrom K. Mobilization with movement as an adjunct intervention in a patient with complicated DeQuervain's tenosynovitis: a case report. *J Orthop Sports Phys Ther*. 2002;32:86-97.
45. Hsieh C, Vicenzino B, Yang C, Hu M, Yang C. Mulligan's mobilization with movement for the thumb: a single case report using magnetic resonance imaging to evaluate the positional fault hypothesis. *Man Ther*. 2002;7:44-49.
46. Carson P. The rehabilitation of a competitive swimmer with an asymmetrical breaststroke movement pattern. *Man Ther*. 1999;4:100-106.
47. Tanigawa MC. Comparison of the hold relax procedure and passive mobilization on increasing muscle length. *Phys Ther*. 1972;52:725-735.
48. Pollard H, War G. A study of two stretching techniques for improving hip flexion range of motion. *J Manipulative Physiol Ther*. 1997;20:443-447.
49. Hanten WP, Chandler SD. Effects of myofascial leg pull and sagittal plane isometric contract relax techniques on passive straight leg raise angle. *J Orthop Sports Phys Ther*. 1994;20:138-144.
50. Kavanagh J. Is there a positional fault at the inferior tibiofibular in patients with acute or chronic ankle sprains compared to normals? *Man Ther*. 1999;4:19-24.
51. Collins N, Teys P, Vicenzino B. The initial effects of a Mulligan's mobilization with movement technique on dorsiflexion and pain in subactue ankle sprains. *Man Ther.* 2004;9:77-82.
52. Horton S. Acute locked thoracic spine: treatment with a modified SNAG. *Man Ther.* 2002;7:103-107.
53. Aiken DL, Vaughn D. The use of functional and traditional mobilization interventions in a patient with chronic thoracic pain: a case report. *J Man Manip Ther*. 2013;21(3):134-138.
54. Exelby L. The locked lumbar facet joint: intervention using mobilizations with movement. *Man Ther.* 2001;6:116-121.
55. Moutzouri M, Billis E, Strimpakos N, Kottika P, Oldham JA. The effects of the Mulligan sustained natural apophyseal glide (SNAG) mobilisation in the lumbar flexion range of asymptomatic subjects as measured by the Zebris CMS20 3-D motion analysis system. *BMC Musculoskeletal Disorders*. 2008:9;1-9.
56. Billis E. Mulligan's "SNAG" Mobilization Techniques: A Clinical Approach for non-specific Low Back Pain. *Physiotherapy Issues*. 2010:6(2);73-81.

CHAPTER 11

캐나다 접근법
The Canadian Approach

Jim Meadows, BSc., PT, FCAMPT

역자 : 이상빈 / 안호정

11장 목적

이 장의 결론을 통해, 독자는 다음과 같은 것을 할 수 있을 것이다:

- 캐나다 정형도수물리치료의 역사에 대하여 간략히 설명할 수 있다.
- 감별진단검사의 원리와 목적 및 기술을 구분할 수 있다.
- 생체역학검사의 원리 목적 및 기술에 대하여 구분할 수 있다.
- 생체역학검사를 위해 필요한 사항을 결정하고 잠정적인 검사 및 치료 계획의 관리뿐만 아니라, 감별진단검사를 통한 데이터를 통합하고 분석할 수 있다.
- 저가동성(병리학적, 피막 또는 근막); 과가동성(민감성 또는 비민감성); 또는 불안정성(인대 분절)과 같은 척추 분절 및 말초 관절의 움직임 형태 관련 진단을 위한 생체역학 검사 데이터를 통합하고 분석할 수 있다.
- 기계적 당김; 저가동성, 통증 및 불안정성을 위한 특별 운동 처방; 전기생리학적 치료; 인체공학적 권고 및 조정; 그리고 일상생활동작을 위한 권고 및 조정과 같은 비도수적 중재의 원리와 필요 사항을 구분할 수 있다.
- 통증 및 저가동성을 위한 수동 가동운동, 도수치료 그리고 불안정 및 저가동성의 움직임 재교육을 위한 고유수용성 신경근 촉진법과 같은 도수 중재방안의 원리와 필요 사항을 구분할 수 있다.

소개 (INTRODUCTION)

정형도수물리치료(OMPT)는 보다 더 최적의 효과를 내는 여러 기술들과 특별한 운동을 위해 각 관절 또는 분절들을 안정 또는 움직이기 위한 목적으로 사용되는 기술들의 시리즈라고 하는 것 보다는 근골격계 기능이상을 위한 전체적인 접근법으로 정의하는 것이 가장 잘 표현한 것이다. 정형도수물리치료를 위한 캐나다 접근법은 그 시작이 카나리아 섬에서 열렸던, 후에 ***세계정형도수물리치료연맹(IFOMPT)***이 되는, 1972년의 첫 회의로 거슬러 올라간다. 캐나다로 되돌아와서는, 이 수준 높은 도수치료사들이 도수치료 코스를 열었고 이러한 접근법들을 탄생시켰다. 이것이 시작된 이래로, ***캐나다 물리치료협회***는 정형물리치료 분야를 통하여 정형도수물리치료의 자격시험 코스를 후원하였으며, 이것은 국가적으로 표준화되었다. 캐나다는 이후로 계속해서 세계정형도수물리치료연맹의 멤버로서 정형도수물리치료의 발전에 힘써왔다. 몇몇의 유명한 캐나다 도수물리치료사들은 IFOMPT의 세계적 권위를 위해 참여해 왔으며 정형도수물리치료 분야에서 캐나다 접근법의 발전에 공헌하였다. 그들 중에는 고인이 된 ***David Lamb, Cliff Fowler, John Oldbam, Alun Morgan, Jim McGregor*** 등이 있다. 캐나다 접근법의 후기 발전은 IFOMPT의 회장을 지낸 ***Bob Sydenbam, Erl Pettman, Diane Lee, Marylin Atkins, D' Arcy Bain, Rick Adams, Wendy Aspinal,*** 그리고 이 장의 저자인 Jim Meadows와 같은 도수물리치료사들의 참여로 신뢰를 얻게 되었다.

중요 인용 (NOTABLE QUOTABLE)

"도수치료는 단지 기술들의 시리즈가 아닌, 근골격계 기능이상에 대한 전체적인 접근법이며 각 관절 또는 척추 분절을 움직이거나 안정화시킴으로써 최적의 효과를 내는 목적의 기술이다."

-J. Meadows

캐나다 접근법의 가장 큰 특징은 임상추론에 대한 조직적이면서도 주의 깊은 집중 그리고 다양성에 있다. 개발의 초기 단계에서 캐나다 접근법은 근육 에너지 조정, 근 균형, 말초 신경 가동기법(mobilization), Maitland[1]의 진동 가동기법(oscillatory mobilization), 노르웨이식 개념의 생체역학과 잠금 기법(locking techniques)[2,3], 의학 운동 훈련(medical exercise training) 개념[4], 두개천골요법(cranial osteopathy and craniosacral), 경막이완(dural release), 근육 긴장과 관련된 Janda[5]와 Sahrmann[6]의 개념들, MacConaill[7]의 생체역학 접근과 테이핑 요법(taping procedures) 그리고 Cyriax[8]의 검사체계와 같은 것들을 모두 포괄적으로 다루고 있다. 캐나다 접근법에서 조직화된 임상추론은 Cyriax[8]에 의해 지지된 바와 같이 해부학 및 병리학적 형태로 제시되었다. *Quadrant courses*의 도입은 처음에는 Pettman에 의해서, 나중에는 Meadows에 의해서 이루어졌으며, 임상추론의 개념은 기능적인 움직임과 생체역학의 실행에 대한 것으로 가져오게 되었다.

적용을 위한 질문 (Questions for Reflection)

캐나다 정형도수치료로의 접근은 다방면에 걸쳐 있다.

- 다양한 다른 접근법들로부터의 개념들과 기법들을 통합하는 OMPT 접근법을 채택하는 이점은 무엇인가?

*캐나다 접근법*은 기본 과학 구성으로부터 현재 최고의 근거를 포함하는 지식의 몸통에 이르기까지의 배경 위에 기초가 세워졌다. 임상 적용이 가능하도록 하기 위해서, 임상 연구, 임상 경험, 전문가 의견 그리고 표면적 타당성으로부터 나온 최고의 근거와 기초과학과 섞여 있다. 이 접근법의 가장 중요한 주제는 임상 추론에 대한 주제와 도수치료 기술의 어느 특정 핵심 틀의 채택을 중요시하지 않는다는 것이다.

적용을 위한 질문 (Questions for Reflection)

- ***기준과 구성 타당성*** 간의 차이점이 무엇일까?
- 한 형태의 타당성이 다른 것보다 가치가 높은가?
- ***캐나다 접근법***을 지지하는 근거의 대부분은 구조적 타당성을 가지고 있으나 기준 타당성은 낮다는 것이다. 이러한 점이 당신의 견해와 이 접근법을 임상에서 사용하는데 어떠한 영향을 줄 것인가?

이 장의 목표는 ***North America Institute of Orthopedic Manual Therapy(NAIOMT)***에 의해 표현된 대로, 이 접근법과 밀접한 관련이 있는 검사와 치료의 기준 절차를 명확하게 설명하는 것이다. 이 장에서 살펴보는 개념과 원리는 이 접근법의 임상 유용성을 설명하기 위한 목적으로 요추를 중심으로 적용할 것이다. 그러나 다른 인체 부위에도 물론 적용할 수 있다. 이 장의 개념과 내용은, ***American Physical Therapy Association(APTA)***의 ***정형도수물리치료 분야***의 도움을 받아서 이전에 발표된 home-study case를 바탕으로 하며 모든 것은 허가를 통해 사용된다.[9]

검사의 원리 (PRINCIPLES OF EXAMINATION)

주관적 검사 (The Subjective Examination)

캐나다 접근법은, *주관적 검사*의 기준을 올림으로써, 객관적 검사보다 더 높은 가치를 갖게 해준다. 이것은 red flag를 통해 심각한 병적 원인의 존재를 파악하는데 특별히 더 사실적이다. 이 시스템은 임상 의사 결정 알고리즘을 사용하는 *가설 연역적 모델(hypothetico-deductive model)*에 의한 추론의 채택을 지지한다. 세심한 조사를 통해, 도수치료사들은 검사의 나머지 부분을 이끄는데 필요한 가설(working

글상자 11-1 주관적인 검사 중 얻는 정보들

- **통증**
  - 유형 (신경병적 또는 체성)
  - 위치와 분포 (분절, 다중 분절 ,비분절)
  - 발단 (급성 또는 만성)
  - 진행 (악화, 안정 또는 호전)
  - 심각성 (가벼움, 보통, 심한, 극도로 심한)
  - 악화요인과 완화요인
- **감각이상**
  - 위치와 분포 (분절, 다중 분절, 척수, 말초신경)
  - 심각성 (가벼움, 보통, 심한, 극도로 심한)
  - 악화요인과 완화요인
- **중추신경계**
  - 유형 (시각, 청각, 미각, 후각 등)
  - 위치와 분포 (뇌줄기, 척수, 뇌)
- **어지러움**
  - 유형 〔현기증, 진동 시, 전실신(presyncope), 불균형〕
  - 심각성〔가벼움, 보통 또는 깊은 (주저 앉거나 넘어지는)〕
  - 지속적 또는 비지속적
  - 일정한 방향에 대한 어지러움
  - 발단 (외상에 의한, 외상에 의한 것이 아닌)
  - 악화요인과 완화요인 (약물, 머리 vs. 몸 움직임 등)
  - 다른 증상들과 관련된 (두통, 신경학적 증상들)
- **고통 과민**
  - 고통이 시작된 뒤로 얼마나 지속되는가? – 가벼운 시작과 함께 심하게 오래 지속되는 고통은 염증과 관련이 있는 과민성이 높은 단계로 의심되며 반면에 강한 압박과 함께 가볍고 짧게 지속되는 통증은 아마 사실상 역학적인 것이며 중간에 모두 멈춰진다.
- **많은 증상들과의 관계**
  - 결부되거나 그렇지 않거나, 같은 원인에서 온 것인지 다른 원인인지? 그것들이 같은 계기에 의해 악화되거나 경감되는가? 그것들이 각각 진행되는지 또는 다른 곳이 점점 악화되면서 하나 이상이 점점 좋아지는지?
- **행동**
  - 증상들이 일상 스트레스에 어떻게 반응하는가? 하루의 특정 시간에 악화되는가? 일하거나 레저 활동을 할 때 더 좋아지는가? 시작요인과 완화 요인들이 있는가? 약물의 효과는 무엇인가?

hypothesis)에 도달한다. 객관적 검사는 특정 검사 과정을 통해 가설의 정확성을 뒷받침하거나 가설이 정확하지 않았음을 밝혀낸다. 만약 가설이 정확하지 않았다면, 또 다른 가설이 채택되어져야 하며 그리고 나서 사용한 특정 질문들과 신체 검사 과정들이 검사 되어야 한다. 선택된 가설의 타당성에 대한 마지막 입증은 성공적 결과에 의해서 근거가 완성된다. 그 정보는 검사의 주관적인 부분에서 얻어져야만 하며, 글상자 11-1에 목록이 제시되어 있다.

객관적 검사 (The Objective Examination)

근골격계 장애를 가진 환자를 대상으로 진행하는 객관적 검사는 두 가지 중요 구성 요소로 나눠진다. 첫째로, 도수물리치료사는 확실한 진단을 내리기 위해 **감별진단검사**를 먼저 시작한다. 이러한 검사는 관련된 관절의 움직임 상태를 파악하기 위해 **생체역학검사**에 의해 진행된다 (글상자 11-2).

이 접근법에 사용되는 감별 진단 검사는 주로 James Cyriax[8] (5장 참조)가 개발한 **선택적 조직 긴장 (selective tissue tension; STT)** 검사의 결과와 자세한 병력을 통해

글상자 11-2 요약 노트! 캐나다 접근법 검사의 두 가지 요소

1. **감별진단검사:** 물리치료의 범위를 벗어나는 병적 요인들을 포함한 결정적 진단을 내릴 수 있게 설계 됨
2. **생체역학검사:** 침범된 관절 및 관련된 구조물들의 움직임 특성을 파악하기 위해 설계 됨.

서 얻어지는 정보를 바탕으로 한다. 이 접근법은 새로운 검사 과정이 아닌, 순차적 단계와 어디선가 묘사되었던 검사에 새로운 의미를 부여한다. 체계적 객관적 검사의 최우선적인 원리는 해부학과 병리학의 이해를 기본으로 한다. 최근에 선택적 조직 긴장 검사의 타당성은 의심을 받게 되었다.[10,11] 그러나, 연구방법론, 추정, 외부 타당성, 그리고 이러한 근거로부터 얻는 결론은 여전히 도수치료사에게 치료 방향을 제공한다.

Cyriax는 근골격계를 **수축성 조직, 비활성 조직, 신경전도 조직**으로 분류했다. 이 검사들은 잘못된 결과를 나타낼 수 있으므로, 결과들의 해석은 주의 깊게 검토되어야 한다.

수축성 조직을 검사하기 위해, Cyriax는 중간 범위에서 최대 하의 등척성 수축에서 시작하여, 필요에 따라 최대 수축으로 진행할 것을 제안하였다.[8] 더 효과적인 방법은 신장된 상태에서 최대 수축을 실행하는 것인데, 이 방법은 일반적인 경우에도 사용 할 수 있다.

비활성 조직이나 비수축성 조직은 주로 수동 운동 검사 및 인대 스트레스 검사에서 영향을 받는다. 이러한 조직들을 위한 대부분의 통증 유발 검사는 끝느낌에 집중한 수동 움직임이며 통증을 재발생 시키는 것이다.

이들 조직들의 신경 조직이 신경 신호를 전도할 수 있는 능력을 파악하는 것뿐만 아니라, 과민성, 그리고 운동성도 검사되어야 한다. 후자를 위한 검사들은 통증 유발 수동 움직임 검사들이 있고(19장 참조), 전자를 위한 검사들은 근력검사, 감각검사, 그리고 반사검사가 있다.

감별 진단 검진
(The Differential Diagnostic Examination)

능동 움직임 검사 (Active Movement Testing)

능동 움직임은 수축성과 비수축성 조직, 또한 정상적인 신경학적 기능이 필요하다. 검사를 통해 비정상적 결과가 나타난다면, 이 조직들 중 적어도 하나가 문제를 가지고 있다는 것을 의미한다. 구체적으로, 이들 검사들은 운동 범위, 제한적 패턴, 움직임의 질, 증상 재현, 그리고 움직임이 가능한지 아닌지를 평가하는 것이다.

정상적인 능동 운동 범위를 가진 관절에서도 과운동성이나 불안정성이 나타날 수 있다. 증상, 또는 증상에 대한 공포들이 환자로 하여금 그들의 움직임을 자발적으로 제한하게 하고 그것이 정상적인 움직임으로 보이게 하는 원인이 된다. 이러한 비정상적(일탈적) 움직임은, **과압력(overpressure)**을 주지 않으면 발견하기 어려울 수도 있다. 과압력은 끝범위에서 좀 더 움직일 때 나타나는 저항보다는 덜하지만, 환자의 불안 또는 증상을 일으킬 수 있다.

만약 가동성의 감소가 확인되는 경우, 제한의 패턴(예: 관절주머니 대 비관절주머니)을 살핀다. **관절주머니 패턴**과 **비관절주머니 패턴**의 개념에 대해서는 학문적 논쟁이 있다.[10,12–16] 제한에 대한 관절주머니 패턴은 관절에 관절증이나 관절염이 존재한다는 것을 의미한다. 비관절주머니 패턴은 관절 외의 제한이 있음을 의미한다.

*움직임의 질*은 환자가 원하는 동작을 수행하면서 그리고 중립 시작 자세로 돌아오면서 관찰된다. 척추의 움직임을 검사할 때, 특히 폄이나 옆굽힘 동안에 각 형성과 증가된 가동성 영역이 분명하게 나타난다면 분절에 과도한 가동성이 있다는 것을 의미한다.

수동 움직임 검사
(Passive Movement Testing)

수동 움직임 검사에는 관절가동범위 및 긴장검사(stress testing)뿐만 아니라 직거상 검사(straight leg raise test)와 엎드린 자세 무릎 굽힘 검사(prone knee bend test)와 같은 *신경수막(neuromeningeal) 검사* 등이 포함된다.(19장 참고). 수동 움직임 검사는 주로 비활성 조직들의 검사에 사용되는데 또한 관절주위의 수축성 조직 내에 긴장을 유발하게 된다. 그러므로, 수동 움직임 검사의 결과들이 다른 검사 결과들과 함께 고려되어야 하는 것은 중요하다. 수동 움직임의 검사에는 가능한 움직임의 범위, 제한의 패턴들, 증상의 재발생, 끝느낌(end-feel), 불안과 관절 내 소리 등이 포함된다.

대부분의 접근법들은 수동 움직임 검사를 하는 동안에는 통증이 발생하지 않을 때에만 과압력의 적용을 지지한다. 그러나 수동 움직임 검사를 수행하는 주된 이유는 **끝느낌**(end-feel)을 평가하는 것이다. 과압력을 적용할 때, 어떤 증상이 나타나느냐에 따라 치료 중에 과도한 힘이 어떻게 적용되어야 하는지 결정한다(표 11-1).

> **임상적 핵심 (CLINICAL PILLAR)**
>
> 다른 접근법들과는 달리, 통증이 심한 / 통증이 없는, 끝범위에 *과압력*의 적용은 움직임들에 대한 끝느낌 성질 결정을 뒷받침 한다. 만약 과압력이 통증이 없는 동안에만 수행되면, 검사자는 중요한 정보를 놓칠지 모른다. 대부분의 끝느낌 검사는 통증이 있는 관절가동범위에서 급성 및 심각한 병리적 변화가 발견된다.

저항 검사 (Resistance Testing)

Franklin[11]은 운동으로 유발된 근육통 환자에 대한 저항 검사의 구조적 타당도를 의심했다. 이 대상자는 구체적인 수축성 병변은 없었다; 그러므로, 실제 환자들에 대한 이러한 결과의 일반화는 의심해야 한다.

표 11-1 병리학적 끝느낌(End-feel) 검사의 묘사와 잠재적 원인

끝느낌	묘사	잠재적 원인
딱딱한 (hard capsular)	뻣뻣한 (stiff)	인대 또는 주머니 유착, 흉터 또는 비대
부드러운 (soft capsular)	충분히 단단하지 않음	과운동성 또는 인대의 찢어짐 〔스트레스검사 (stress test) 에서 찾았다면〕
뼈 (bony)	탄력 (유연성) 이 없는	뼈위 뼈(bone on bone), 골증식증, 각 형성 골절
스프링 (springy)	되튀기	반월연골 장애, 추체 이완, 핵 탈출증 또는 압출
초기 단계 연축 (early stage spasm)	조기에 갑작스런 멈춤; 대개 통증과 관련됨	관절염, 근육 2단계 열상, 골절, 신생
후기 단계 연축 (late stage spasm)	갑작스런 멈춤 또는 끝범위에서 근육의 움직거림; 통증과 관련이 없을 수 있음	과민 과운동성
비감지 (empty)	극심한 통증을 경험한 환자 때문에 검사를 중단	심각한 병적 이상

근-건 단위를 완전히 검사해야 한다는 Cyriax의 권고도 있지만, 늘어난 자세에서 최대한 수축이 유도되어야 한다. 물리치료사들은 여러 징후들의 재발생을 인식하고, 각 근육의 최대 힘 출력을 평가하는 대신 힘의 출력에 대한 양측 비교를 수행해야 한다. 이러한 이유로, 도수물리치료사가 양측에 같은 방식으로 저항 검사를 수행하는 것이 중요하다.

임상적 핵심 (CLINICAL PILLAR)

저항 검사 동안에, Cyriax가 지지하는 것처럼, 추가적으로 중립 자세에서 근육 수행을 검사해야 하며 도수물리치료사는 또한 근육이 최대로 늘어난 자세에서 검사를 해야 한다. 두 가지 자세에서 검사하는 것은 근육의 상황에 관하여 더 정확한 정보를 제공할 것이다. 이 자세는 비활성 구조들이 긴장될 수 있으며, 근육으로부터 비교적 낮은 힘을 일으킬 수 있다. 그러므로, 각각의 근육으로부터 발생되는 절대적 힘을 고려하는 것보다 근육을 정확한 방식에서 양 방향으로 검사하는 것과 힘의 산출량을 비교하는 것이 중요하다.

저항 검사의 결과는 수축성 조직에 대한 손상 정도를 반영해야 한다. 만약 늘린 상태에서 등척성 검사가 양성 반응을 보인다면, 검사 결과와 손상의 정도 간의 관련성을 확인하기 위해 중립 자세에서 실험을 반복해야 한다. 수축성 조직과 비수축성 조직 간의 해부학적 및 기능적 중복 때문에 저항 검사 하나로 감별진단을 하는 것은 논란의 여지가 있다(표 11-2).

Cyriax[8]는 등척성 저항 검사로 알아낼 수 있는 네 가지 주요 결론이 있다고 하였다(5장 참조). 검사의 결과로 통증과 약한 반응이 나타날 경우 2등급의 찢김, 과급성(hyperacute) 관절염, 수축성 조직의 정지점 부위의 골절, 또는 뼈 종양을 의심할 수 있다.

척추 분절의 조직(즉, 후관절주머니, 척추 원반)은 일반적으로 척추의 주변 근육보다 파괴적 힘에 취약하다. 만약 능동 또는 수동 움직임 검사를 통해 증상이 재생되는 경우, 압박의 결과로 인해 분절의 조직에 더 큰 손상을 줄 수 있으므로, 움직임의 끝범위에 단독 저항 검사는 피해야 한다. 이러한 경우, 즉, 척추 기능이상을 가진 환자를 검사할 때, 저항 검사는 항상 중립 자세에서 최대하 저항으로 이루어져야 한다.

임상적 핵심 (CLINICAL PILLAR)

척추 기능장애가 있는 환자들을 검사할 때, 저항 검사는 중립자세에서 최대하 저항으로 실시되어야 한다. 능동 및 수동 움직임 검사 중 통증이 있는 척추 분절의 관절 끝범위에 단독적인 저항 검사를 수행하는 것은 더 많은 손상을 야기하는 압박력을 발생시킬 수도 있다.

표 11-2 수동 움직임 검사 중 통증과 저항 간의 관계에 의거한 도수 중재와 환자의 민감성 단계의 매칭

통증/저항 연관	민감성	도수중재
통증 및 저항 없음 (비감지 끝느낌)	심각한 병적 가능성	없음
지속적인 일정한 통증	과급성 (hyperacute)	없음
저항 전 통증	매우 급성	제한범위 아래의 기술 (sub-barrier techniques) (1 또는 2단계 가동운동)
저항과 동시에 통증	급성	제한범위 아래의 기술 (sub-barrier techniques) (1 또는 2단계 가동운동)
저항 후 통증	아급성 또는 비급성	제한범위까지의 기술 (3 또는 4단계 가동운동)
통증 및 저항 없음	비급성, 뻣뻣함 (stiff)	제한범위 신장 기술 (stretch barrier techniques) (3++ 또는 4++ 단계)

신경 검사 (Neurological Testing)

척추 신경 또는 신경 뿌리의 압박은 일반적으로 허리 통증과 목 통증의 결과로 나타난다. 임상적으로 찾아낼 수 있고 관련 있는 신경계 장애를 확실하게 알아내는 것은 어려울 수 있으며, 종종 큰 끼임 힘(impingement forces) 요인들이 있음을 의미하기도 한다. 이러한 구조물들을 검사하는 것은 다른 접근 방법들에서 이용되는 것들과 대체적으로 다르지 않다. 관련된 자세한 내용은 다른 곳에 설명이 있다(표 11-3).

특별 검사 (Special Testing)

특별 검사는 완벽한 진단을 내리기 위해 더 많은 정보가 필요할 때 실행한다. 이러한 검사들은 보통 실행되는 검사에서 마지막 구성요소이며 그러므로 세워진 가설을 확인하거나 의심이 가는 경우 사용 된다. 이 접근법에서 특별검사의 과정에 관해 특별하게 주장되는 구성요소는 없다(표 11-4).

표 11-3 척추분절 신경학적 검사

수준(level)	근절(myotome)	피부절(dermatome)	반사(reflex)
L1 및 L2	엉덩관절 굽힘	위바깥쪽 사타구니 및 넓적다리	없음
L3	무릎관절 폄	안쪽 아래 넓적다리 및 무릎	넓다리네갈래근 및 큰모음근
L4	발목 발등굽힘 및 안쪽번짐	안쪽 아래 앞쪽 정강뼈	앞정강근
L5	엄지발가락 폄 및 바깥번짐	발의 안쪽 발등	짧은발가락폄근 및 긴종아리근
S1	발목 발바닥굽힘 및 바깥번짐	발의 바깥쪽 및 두 번째 발가락	아킬레스건 및 긴종아리근
S2	무릎관절 굽힘 및 엉덩관절 폄	바깥쪽 뒤쪽 넓적다리	뒤넙다리근
S3	없음	안쪽 위 및 넓적다리 중간	없음
S4	없음 (방광과 장의 약화)	안장 부위	항문 움직임 (anal wink)
척수	분절 외(extrasegmental) 및 불특정	다리의 모든 부분	바빈스키, 간헐경련, 반사이상항진

표 11-4 개선의 효율성 및 환자의 편안함을 위한 환자 자세에 의한 검사 과정 단계

환자 자세	검사 과정
선 자세	관찰 : 몸통 굽힘, 폄, 가쪽 굽힘 및 돌림 움직임 과압력 등척 검사 : S1 근절 (발바닥 굽힘)
앉은 자세	몸통 돌림, 앉은 자세에서 다리 직거상 및 슬럼프 검사
누운 자세	다리 직거상 및 부가적 검사 L1, L2, L3, L4, L5, S1, S3 피부절 및 L1, L2, L4, L5 근절 넙다리네갈래근, 큰모음근, 앞정강근, 종아리근, 발가락 폄근, 뒤넙다리근 및 아킬레스 힘줄 반사, 척수 반사 초기 앞 엉치엉덩관절 (primary anterior sacroiliac) 스트레스 검사 압박, 견인
옆으로 누운 자세	초기 뒤 엉치엉덩관절 스트레스 검사 L5 근절 (벌림)
엎드린 자세	비틀림, 뒤앞쪽 압력 S2 근절 (무릎 굽힘 및 엉덩관절 폄 또는 엉덩이 근육의 긴장), S2 피부절

생체역학 검사 (Biomechanical Examination)

정상 및 비정상적 관절 운동형상학의 이해를 통해 움직임 기능이상을 찾아내는 것은 생체역학검사의 핵심이다. 이 접근법 안에서, 움직임에 대한 환자의 증상 반응은 움직임 기능이상의 진단에 있어 반드시 필요한 요소가 아닐 수 있으며 진단을 오히려 복잡하게 만들 수도 있다. 그러나, 도수치료의 효율성을 확립하기 위해서, 환자의 증상과 기능의 개선은 기록되어야 한다.

임상적 핵심 (CLINICAL PILLAR)

다른 접근법들과 달리, **캐나다 접근법**은 움직임 검사를 하는 동안 결론에 도달하기 위해 환자의 증상에 대한 반응을 강조하지 않는다. 환자의 반응은 어리둥절하게 만드는 결과를 가져올 수 있다. 그러나, 도수치료중재의 효율성은 환자의 증상과 기능에서의 개선에 기초한다.

도수물리치료사가 흔히 접근하게 되는 저가동성의 형태는 두 가지로 나뉜다. 관절의 저가동성은 **수동 생리적 척추 움직임(PPIVM)과 수동 관절운동형상학적(부가적) 척추움직임(PAIVM)**, 이 모두에 감소를 일으킨다. 관절 저가동성은 두 가지 잠재적 원인이 있다. 관절 주위 조직의 움직임 제한으로 인한, 관절 주머니 주위의 제한(periarticular restrictions)과 아탈구된 관절은 제한을 일으키는 원인이 된다.

저가동성은 끝느낌, 관절 주위조직 제한이 만들어내는 *딱딱한 관절 끝느낌*과 아탈구가 만들어내는 뻣뻣한 또는 병리역학적 끝느낌에 의해 결정된다. *병리역학적 끝느낌*은, 생체역학검사를 실행하는 동안 더 특수한 분절 움직임 검사를 이용하면 더 명확하게 찾을 수 있다. 이 끝느낌은 항상 갑작스럽고, 거의 딱딱하면서 약간의 되튀기는 느낌을 갖는다.

관절 외적인 저가동성은 대부분 근 긴장도의 증가로 인해 또는 근육의 흉터, 유착으로 인해 이차적으로 발생하는 근육의 신장성 감소 때문이다. 결과적으로 관절 외적인 저가동성은 PPIVM 검사 동안에는 제한이 있으며 PAIVM 검사 동안에는 감소가 없다(글상자 11-3).

과가동성은 생리적 운동범위에서 관절의 정상범위를 훨씬 넘어서는 움직임으로 정의된다. 병리적인 경우에는, 관절이 불안정을 갖고 있다고 정의된다. 과가동성이 *민감하지 않다면*, 그 과도한 범위는 부드러운 끝느낌과 함께 나타날 수 있다. 상태가 민감할 경우에는, 범위를 더 이상 넘어가지 못하게 보호적인 경련이 일어나, 움직임의 과도한 범위는 관찰할 수 없게 된다. 이와 같은 경우, 관절의 과가동성은 임상적으로 저가동성인 것처럼 나타날 수 있다. 그러므로 과가동성은 정상 움직임의 끝범위에서 근 경련의 존재에 의한 것으로 추측해야 한다(글상자 11-4).

글상자 11-3 요약 노트! 관절저가동성의 두 형태와 임상적 양상

1. **관절 저가동성:**
   - PPIVM 및 PAIVM 검사 시 범위의 감소가 있다.
   - 관절 주위 조직 제한에 의해 (딱딱한 관절 끝느낌) 또는 아탈구 관절(뻣뻣한, 병리역학적 끝느낌)에 의해 야기된다.
2. **관절외 저가동성:**
   - 오직 PPIVM 검사 시에만 범위의 감소가 있다.
   - 흉터, 유착, 근 긴장도의 증가로 인한 근육의 신장성 감소에 의해 야기된다.

글상자 11-4 요약 노트! 관절과가동성의 두 형태와 그 임상적 양상

1. 민감하지 않은 과가동성:

- 증가된 생리학적 범위의 존재가 부드러운, 관절 끝느낌과 함께 나타난다.

2. 민감한 과가동성:

- 환자는 관절 범위가 더 넘어가는 것을 방지하는 보호성 근 경련의 결과로 생리학적 범위가 감소 또는 정상을 보인다.
- 과가동성은 정상 움직임의 끝범위에서 근 경련의 존재에 의한 것으로 추측된다.

글상자 11-5 요약 노트! 불안정의 두 가지 형태와 그 임상적 양상

1. 인대 불안정:

- 인대지지 시스템의 파열 또는 느슨함의 결과로 나타난다.
- 감별진단검사를 통해 파악할 수 있다.

2. 분절 불안정:

- 척추 후관절 표면들 및 척추 디스크의 퇴행의 결과로 나타난다.
- 생체역학 검사 및 환자의 병력을 통하여 파악할 수 있다.

불안정성은 더 나아가서 관절의 중립 지역 범위의 증가로 정의할 수 있다. 중립 지역은 움직임에 대한 저항이 없는 관절가동범위 내의 영역이다. 아마도 불안정성에 대한 더 유용한 정의는 움직임이 없어야할 곳에 움직임이 있는 것이라고 할 수 있다.

적용을 위한 질문 (Questions for Reflection)

- 정상 능동 관절가동범위(AROM)를 갖고 있는 관절에서 *과가동성*, 또는 *불안정성*이 어떻게 나타나는가?
- 과가동성이 있는 경우 도수치료사가 그것을 알아내기 위해 사용하는 전략에는 어떤 것이 있는가?
- 왜 이러한 정보가 치료계획을 세울 때 물리치료사를 위해 실제적인가?

인대 불안정(ligamentous instability)은 인대의 지지 시스템에 파열이나 느슨함으로 인해 발생한다. **척추 분절 불안정**(spinal segmental instability)은 척추 후관절 표면 그리고 척추 디스크의 퇴행의 결과로 일어난다. 인대 불안정은 일반적으로 감별 진단 검사를 하는 동안 발견된다. 그러나 분절 불안정성은 생체역학 검사와 환자의 병력으로부터 찾아낼 수 있다(글상자 11-5). 표 11-5에는 다양한 생체역학적 움직임 기능이상과 그것들의 주요 임상적 특징이 나열되어 있다.

이러한 개념을 척추에 적용해보면, 환자의 전체적인 큰 운동 범위가 정상으로 나타나더라도 척추 움직임 검사에서는 비정상으로 나타날 수 있는 것으로 예전부터 기록되어 왔다. 이러한 이유로 생체역학 검사는 관절 운동성에 대한 확인을 할 수 있는 정상 관절 운동형상학 개념을 이용하는 것으로 설계되었다. 척추에서, 척추 분절에 대한 생체역

표 11-5 생체역학 움직임 기능이상 그리고 그 기본 임상 특징

기능이상(dysfunction)	정의	기본 검사결과
관절 외 (근막의) 저가동성	과긴장, 유착 또는 흉터로 인한 근육이나 힘줄의 신장성 저하	PPIVM의 감소, PAIVM은 정상
관절 (관절 주위의) 저가동성	관절 주머니 또는 인대의 신장성 저하	PPIVM의 감소 및 단단한 끝느낌과 PAIVM의 감소
관절 (아탈구, 병리역학적) 저가동성	모든 조직은 신장성 있으나 관절은 그 범위의 끝에서 뻣뻣함	PPIVM의 감소 및 병리역학적 끝느낌과 PAIVM의 감소
민감하지 않은 과가동성	생리학적 움직임 범위의 증가	부드러운 끝느낌과 과도한 PPIVM
민감한 과가동성	생리학적 움직임의 정상 범위	경련성 끝느낌과 PPIVM은 정상 범위
불안정성	움직임이 없어야 하는 곳에서 움직임이 나타남	비정상 생리적 움직임 나타남

학 검사는 *PPIVM*, *PAIVM* 검사, 그리고 **분절 안정성 검사(segmental stability test, SST)**가 있다(글상자 11-6). 생체역학 검사의 목적은 분절이나 관절의 움직임 특성에 대한 개요를 파악하기 위한 것이다.

척추 분절의 움직임을 평가할 때, 정상인에 대한 분절의 움직임 범위를 평가하여 비교하는 것만큼 인접한 분절 간의 움직임 정도를 비교하는 것이 더욱 효과적이다. 분절의 비교는, 어렵지만, 경험이 많은 치료사에게는 가능할 것이다.

적용을 위한 질문 (Questions for Reflection)

- 척추 분절 움직임을 평가할 때, 정상인지 아닌지를 결정하기 위한 가장 중요한 척도가 무엇인가?
- 왜 가설적 정상 범위의 비교가 잘못된 것으로 여겨지는가?
- 왜 도수물리치료사가 관찰된 제한의 원인을 완전히 이해하는 것이 중요한가?

분절 움직임의 범위에 더하여, 끝느낌도 평가되어야 한다. 도수치료사는 발견된 제한의 병인학을 완벽하게 이해해야 한다. 저가동성이 발견될 경우, 도수치료중재가 적용되기 전에 저가동성의 유형이 파악되어야 한다. 예를 들어, 굽힘이 근육조직의 신장성 저하로 인해 제한되어 있다면, 제한된 조직을 목표로 신장 치료가 적용되어야 한다. 반대로, 관절주머니의 유착과 같은 관절의 제한은 관절 활주 가동운동이 필요하다.

글상자 11-6 생체역학 움직임 검사와 임상 이용

1. **수동 생리적 척추 움직임 검사(PPIVM):**
   - 생리학적 움직임(예: 굽힘, 옆굽음) 및 부가적 움직임(예: 미끄러짐) 제한의 존재를 파악한다.
   - 움직임 제한은 관절 또는 관절외 원인이며 제한이 있는 곳에서 파악은 어렵다.
2. **수동 관절운동형상학적(부가적) 척추움직임 검사(PAIVM):**
   - 부가적 움직임 제한을 파악한다.
   - 관절 제한 vs. 관절외 제한을 파악한다.
3. **분절 안정성 검사(SST):**
   - 움직임이 현저한 정도로 나타난다고 예상되지 않는 움직임을 파악
   - 각 방향에서 비정상적인 관절 움직임이 나타나는 것을 파악

표 11-6 PPIVM검사 동안 유용한 비복합(단평면) 및 복합(다평면) 움직임

대칭 (비복합적/단평면) 움직임 검사	비대칭 (복합적/다평면) 움직임 검사
굽힘	굽힘 – 오른쪽 옆굽음 – 돌림
폄	굽힘 – 왼쪽 옆굽음 – 돌림
오른쪽 옆굽음	폄 – 오른쪽 옆굽음 – 돌림
왼쪽 옆굽음	폄 – 왼쪽 옆굽음 – 돌림
오른쪽 돌림	
왼쪽 돌림	

PPIVM은 관절가동범위 및 다양한 복합/다평면(combined/multiplanar) 끝느낌 또는 비복합/단평면(uncombined/uniplanar) 생리학적 움직임을 검사하는 독립된 분절 검사로 구성되어 있다. PPIVMs처럼 복합 움직임들이 사용될 때, 검사 움직임들은 후관절(zygapophyseal joint)의 움직임을 극대화시킬 것이다. 복합 및 비복합 생리학적 움직임 검사를 하는 동안 사용되는 잠재적인 움직임들이 표 11-6에 나타나 있다.

표 11-7은 PPIVM 움직임 검사를 하는 동안 일어나는 각각의 복합적 움직임 패턴에서 검사되는 관절과 움직임들을 보여주고 있다. 임상가들 사이에서 짝 동작(coupled movement)에 대한 좋은 의견 일치를 보이는 목뼈와는 달리, 허리 척추의 짝 동작 기전은 논란이 많다. 게다가, 이러한 기전을 연구하는 임상가와 방사선학[17] 또는 해부학적 근거[18] 간에 동의도 많지 않다. 검사를 하는 동안, 검사자는 초기 움직임에 대한 반응으로 자연스럽게 돌림 또는 돌림이 허용된다는 의견을 낼 수 있다.

표 11-7 검사되어야 하는 복합 움직임 PPIVMs 및 관절 그리고 움직임

복합 움직임	검사되는 관절/움직임
굽힘 – 오른쪽 옆굽음	왼쪽 후관절 굽힘
굽힘 – 왼쪽 옆굽음	오른쪽 후관절 굽힘
폄 – 오른쪽 옆굽음	오른쪽 후관절 폄
폄 – 왼쪽 옆굽음	왼쪽 후관절 폄

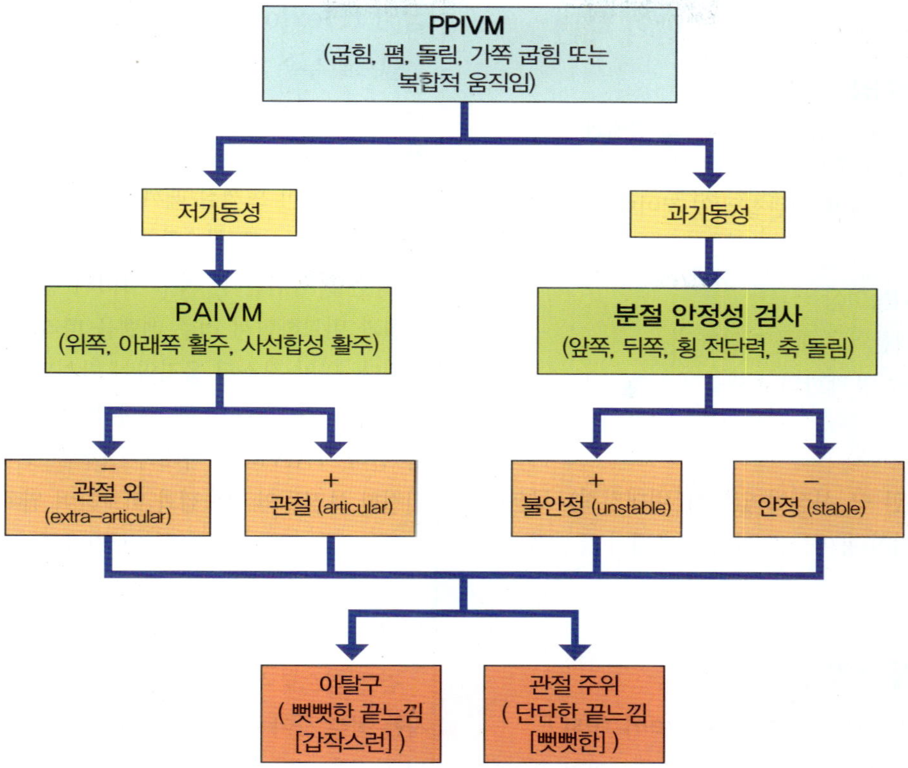

그림 11–1. PPIVM, PAIVM, SST 검사를 이용하여 관절 움직임 특성을 결정하기 위한 의사–결정 알고리즘.

굽힘 또는 폄의 정도를 확인하는 검사의 구성요소는 가쪽 굽힘(side bending)이다. 예를 들어, 분절의 옆굽음이 오른쪽이라면, 오른쪽 후관절의 위쪽 면(facet)은 아래쪽으로 미끄러지거나 펴지며 반면에 왼쪽 면은 위쪽으로 미끄러지거나 굽힘된다. 오른쪽 옆굽음이 굽힘과 같이 일어난다면, 왼쪽 면관절은 최대로 굽힘되며 오른쪽 면은 펴지지 않고 오히려 중간 쪽으로 움직이게 된다. 분절이 오른쪽 옆굽음과 함께 폄 된다면, 오른쪽 면관절은 최대로 펴지며 왼쪽 면은 중간 쪽으로 움직이게 된다.

PPIVM 검사에서 과가동성이 발견된다면, 저가동성의 형태를 파악하기 위해 사용되는 PAIVM 검사는 적당하지 않다. 과가동성의 경우에는, 치료사는 *분절 안정성 검사(SST)*를 통하여 불안정성의 존재를 파악해야 한다. 분절 안정성 검사는 분절의 순수한 돌림, 앞쪽, 뒤쪽, 그리고 횡 전단력과 같은 존재하지 않아야 하는 움직임을 사용한다. SST의 목적은 각 방향에서 비정상적인 관절 움직임(joint play)의 존재를 평가하는 것이다.

PPIVMs, PAIVMs 그리고 SSTs 는 비체중지지 자세에서 실행된다. 옆으로 누운 자세에서 허리의 PPIVM 검사는 환자의 다리 또는 골반을 지렛대로 이용하여 굽힘, 폄, 가쪽 굽힘, 그리고 돌림을 일으키며 검사되고, 분절은 움직임과 끝느낌 검사를 위해 촉진하는 방법으로 검사된다. PPIVM 검사 중에 정상 움직임에 문제가 발견된다면, 적절한 PAIVM 검사가 시행되어야 한다; 과도한 움직임이 촉진되면, SSTs 가 불안정성을 판명하기 위해 실행된다. 그림 11–1은 PPIVM, PAIVM, SST 검사를 사용하는 의사–결정 알고리즘을 보여주는 것이다.

대칭 움직임(symmetrical movement) 기능이상, 검사 및 중재는 *비복합적/단평면(uncombined/uniplanar)*으로 구분되어 왔으며 반면에 **비대칭 움직임(asymmetrical movement)** 기능이상, 검사 및 중재는 *복합적/다평면 또는 삼평면(combined/multiplanar or triplanar)*로 구분되어 왔다(글상자 11–7).

아마도, 이러한 기능이상을 위한 더 나은 용어는 양측과 동일한 의미인 *대칭(symmetrical)* 기능이상일 것이며, 양측과는 다른, 또는 한쪽을 의미하는 *비대칭(asymmetrical)* 기능이상이 자연스러울 것이다. 이러한 용어를 사용하는 가장 중요한 이유는 분절의 양쪽에 기능이상이 있는지(대칭) 아

글상자 11-7 요약 노트! 움직임 제한의 패턴

1. 대칭 움직임 기능이상
- 생리학적 움직임(예: 굽힘, 가쪽 굽힘)의 형태와 부가적 움직임(예: 활주) 제한을 파악한다.
- 움직임 제한은 관절내 또는 관절외 일 것이며, 감별되지 않는다.

2. 비대칭 움직임 기능이상
- 부가적 움직임 제한의 존재를 파악한다.
- 관절 제한 vs. 관절외 제한의 존재를 파악한다.

니면 분절의 한쪽에만 큰 신장이 있는지(비대칭적) 구분하기 위한 것이다. 이러한 용어들은 이 접근법에서 통상적으로 사용된다(표 11-8).

대칭(단평면) 움직임 검사

(Symmetrical(uniplanar) movement test)

대칭 움직임 기능이상의 검사를 위하여, 생리학적 움직임 제한을 파악하기 위해 PPIVM 움직임이 맨 먼저 평가된다. 일단 파악되면, 보다 특수한 PAIVM 검사가 부가적 움직임 제한의 존재를 파악하기 위해 사용된다. 이러한 검사 방법이 사용될 때, 분절의 움직임 특성에 대한 더욱 완벽한 윤곽이 얻어진다.

굽힘 (Flexion)

옆으로 누운 자세에서, 치료사는 환자가 무릎을 굽히고 있는 다리에 대해서 다른 쪽 대퇴를 잡는다. 굽힘/폄을 하는 동안 척추의 중립 위치는 L5 가시돌기를 촉진함으로써 찾을 수 있고 움직임이 느껴질 때까지 엉덩관절의 굽힘과 폄을 번갈아 실시한다. 치료사는 환자의 대퇴를 잡고 유지하며 척추사이 공간을 촉진한다. 척추 사이의 벌어진 정도를 바로 위의 분절과 비교하면서 척추 레벨을 따라 순차적으로 검사가 수행된다. 만약 감소된 움직임이 발견되면, 위쪽의 가시돌기를 고정하고 아래쪽 척추를 움직이며 끝느낌을 인식할 수 있도록 한다. PAIVM은 아래쪽 척추를 고정시키면서 검사하며 인접한 분절들의 끝느낌과 비교하며 위쪽의 분절을 위쪽앞쪽으로(superoanterioly) 활주시킨다.

폄 (Extension)

같은 옆으로 누운 자세에서, 척추를 중립 위치로 하고 치료사는 척추 사이 공간을 촉진한다. 그러나 이번에는 환자의 엉덩 관절을 폄하고 두 돌기들 사이 공간을 위쪽 분절과 비교하여 평가한다. 공간의 감소가 발견된다면, 위쪽 돌기들을 꼬리쪽으로 붙잡으며 고정하고 아래쪽 돌기를 끝느낌이 나타날 때까지 굽힘시킨다(분절이 폄 된다). 움직임의 감소가 발견되면, 위쪽 분절을 아래쪽으로 붙잡고 아래쪽 분절을 위쪽앞쪽으로 활주시키는 PAIVM 검사를 실시하며 위쪽과 아래쪽 분절들의 끝느낌을 비교한다.

표 11-8 대칭 vs 비대칭 기능이상의 구별을 위한 중요 요약

요약	대칭 기능이상	비대칭 기능이상
움직임 특징	저가동성, 과가동성 또는 불안정	저가동성, 과가동성 또는 불안정
시상면 대칭/비대칭	굽힘 또는 폄에서 양쪽 방향 모두 동일한 기능이상	하나 이상 분절의 한쪽에서 굽힘 또는 폄에서 기능이상
관상 및 수평면 대칭/비대칭	돌림 및 가쪽 굽힘 양쪽 방향 모두 동일한 기능이상	돌림과 가쪽 굽힘은 동일하게 문제 없으나 하나 또는 양쪽 면에 문제 있을 수 있음, 짝 동작과 기능이상이 어떻게 존재하느냐에 따라 달라짐
자세의 이상	자세 이상 없음	ERSR, FRSR, ERSL 또는 FRSL 또는 어느 조합이든 자세 이상
원인	굽힘 자세 결손, 급성 통증 상태, 양쪽 외상 또는 구조적 관절염, 급성 골절, 양쪽 과가동성 또는 불안정	한쪽 후관절 관절염, 관절증, 섬유증, 수핵 돌출증 및 탈출증, 한쪽 근막 제한, 한쪽 저가동성 및 불안정

돌림 (Rotation)

오른쪽 옆으로 누운 자세에서 환자의 왼쪽 돌림이 검사되며 왼쪽 옆으로 누운 자세에서 환자의 오른쪽 돌림이 검사된다. 옆으로 누운 자세에서 굽힘/폄과 돌림의 중립 위치가 찾아지면, 환자의 꼬리쪽에 있는 치료사의 손으로 두 인접한 가시 돌기의 아래옆쪽을 촉진한다. 환자의 몸통은 치료사의 팔을 이용하여 환자의 어깨 앞쪽에 대고 돌림시킨다. 이때 골반은 치료사의 꼬리쪽 팔을 엉덩 관절 뒤쪽에 고정시켜 돌림 되지 않도록 한다. 치료사는 분절의 위쪽 가시돌기를 아래쪽으로 움직이며 그 움직임을 느끼도록 한다. 양쪽 가시돌기들이 동시에 움직인다면, 저가동성이 존재하는 것이다. 아래쪽과 위쪽 분절을 비교하여 위쪽 돌기의 움직임이 큰 경우, 과가동성을 의미한다. 아래쪽 가시돌기를 고정하고 위쪽을 돌림시키면 분절의 끝느낌이 느껴질 것이다.

만약 움직임의 감소가 나타나면, 양쪽 면관절(facet joint)들의 활주를 평가하기 위해 분절을 최대 돌림 상태에 놓고 발과 머리 쪽으로 사선 뒤앞쪽(oblique posteroanterior) 압박을 주어 PAIVM 검사를 할 수 있다. 돌림 하는 동안 PAIVM 검사에는 한 면관절의 굽힘과 다른 면관절의 폄이 포함된다.

가쪽 굽힘 (Side Bending)

오른쪽 가쪽 굽힘은 왼쪽 옆으로 누운 자세에서 환자를 검사하며 왼쪽 가쪽 굽힘은 오른쪽 옆으로 누운 자세에서 검사한다. 척추 중립 위치로 옆으로 누운 자세에서 치료사는 그의 머리 쪽 손으로 척추사이공간을 촉진하며 그의 꼬리쪽 아래팔을 환자의 큰돌기와 엉덩뼈능선 사이 부위의 가장 위쪽 엉덩뼈에 위치시킨다. 그 다음 치료사의 가슴을 그의 아래팔에 대고 기대면서 치료사는 환자의 척추를 굽힘시킨다. 이때 큰돌기를 넘어 가쪽 굽힘이 일어나도록 골반을 테이블의 아래쪽으로 민다. 치료사는 테이블로부터 위쪽으로 같이 올라오는 가시돌기들을 촉진한다. 과도한 각 형성이 일어나면(위쪽 분절과 비교하여), 과가동성이 의심되며, 안정성 검사가 요구된다. 가까워짐이 불충분하다면 그 분절은 저가동성인 것으로 여겨진다. 위쪽의 척추를 고정시키고 검사를 다시 함으로써 끝느낌을 확인할 수 있다. 가쪽 굽힘이 순수한 활주가 일어났기 때문에, PPIVM에서 이미 아무것도 나타나지 않았다면 PAIVM에서도 나타나지 않을 것이며, 관절 또는 관절 외 저가동성인지 아닌지의 결정은 다른 검사들의 결과와 이 검사의 결과를 통합하여 이루어져야 한다.

굽힘 또는 폄 기능이상과 관련된 가쪽 굽힘 기능이상의 방향을 고려할 때, PAIVM의 검사 결과를 적절히 통합하고 끝느낌을 통한 정확한 위치 인식과 저가동성의 형태 파악이 적절한 중재를 하는데 영향을 주게 될 것이다. 돌림 저가동성의 방향은 기능이상의 위치를 결정하는 것과는 관련이 없으나 움직임 기능이상을 찾아내기 위한 다른 검사들보다 더 민감할 수 있다. 돌림이 비정상인 것으로 나타나지만, 다른 검사들의 결과에서는 정상이라면, 다른 움직임들에 대한 재검사가 필요하다. 과가동성이 나타나면, 안정성 검사가 불안정성의 방향을 결정하는데 도움이 되기도 한다.

오른쪽 가쪽 굽힘과 굽힘이 모두 굽힘 PAIVM 검사를 통해 제한이 있다면, 왼쪽 면관절이 *열려 있거나, 굽힘, 제한*이 있음을 나타내는 것으로 여겨진다. 이러한 움직임의 끝범위에서 끝느낌이 병리역학적 문제가 있다고 여겨지면, 왼쪽 면관절은 열려있거나 굽힘에서 불안정하면서 폄에 대해 아탈구되어 있을 수 있다. 끝느낌이 단단한 주머니 느낌이라면, 왼쪽 관절은 신장성이 저하된 관절 주위 조직에 의해 굽힘에서 제한이 있을 것이며, 폄에서는 잠겨 있지는 않을 것이다. 오른쪽 가쪽 굽힘과 굽힘이 제한되어 있다면 PAIVM은 정상일 것이며, 관절외 제한이 의심된다. 왼쪽 가쪽 굽힘과 폄 그리고 그것들의 PAIVM이 제한되어 있다면, 왼쪽 면관절에서 *가까워지거나 폄, 제한*이 의심된다.

비대칭(다평면) 움직임 검사 〔Asymmetrical (Multiplanar) Movement Tests〕

대칭 PPIVM 검사와 함께, 분절의 움직임은 척추사이공간의 촉진을 통해 파악된다. 비대칭 PIVVM 검사 동안, 분절은 끝범위 위치로 놓여지고, 제한은 그 끝느낌에 의해 평가된다. 횡단 다평면(traverse multiple plane)(이상적으로 삼평면)에서의 복합된 움직임 패턴을 통해서, 치료사는 제한의 원인을 구별하여 진단함에 있어 더욱 특별하게 할 수 있다.

정규 움직임 검사의 실행에 앞서 사전검사 선별 과정은 효율성을 향상시키는데 사용된다. **선별 검사(screening tests)**는 더욱 자세한 검진이 필요한 특정 분절에 초점을 맞춘 것이다. 이러한 검사들은 철저하게 하는 의도로 하는 것은 아니며 제외시키는 것보다는 포함시키는 것이다. 선별 검사에는 *자세 검사(position test)*, *사분원 검사(quadrant test)* 및 *H와 I 검사*(말초 및 척추)를 포함하며 NAIOMT 협회에 의해 지지되고 있다.

비대칭 움직임 선별 검사 (Asymmetrical Movement Screening Tests)

자세 선별 검사 (Positional Screening Tests)

여기에는 중재를 결정하기 위해 정골의학 접근법에서 사용되는,[19] *자세 검사* 및 *진단*이 포함된다. 그러나 이 접근법에서는, 이러한 과정들이 집중이 필요한 분절과 움직임을 찾아내기 위한 지침을 주는 선별을 위한 도구로 사용된다(4장 참조).

예를 들어, 굽힘 동작에서 자세 검사를 하는 동안 왼쪽 가로 돌기가 뒤쪽으로 움직이는 것이 발견되었다는 것은 네 가지 중 하나로 생각될 수 있다: (1) 왼쪽 면관절의 굽힘 시 저가동성, (2) 오른쪽 면관절의 굽힘 시 과가동성, (3) 비정상적 움직임이 척추를 돌림으로 나타나게 한 것(모든 자세에서 나타날 수 있다), 그리고 (4) 문제를 가진 분절로부터 좀 떨어져 있는 곳에서 나타난 보상 반응. 수동 움직임 검사가 이러한 가정이 옳다는 것을 결정하기 위해 필요하지만, 자세 검사는 적절한 분절과 관심 움직임에 대한 효율성을 향상시킨다.

PPIVM 검사가 자세를 위한 검사로 결정되었다면, 돌림은 폄 또는 굽힘 자세에서 분절을 돌려서 검사한다. 이것이 실행될 수 없다면, 폄 또는 굽힘은 제한된 것으로 여겨진다; 돌려질 수 있다면, 굽힘 또는 폄은 제한된 것이 아니다.

위의 시나리오에서 초기 가설은 비정상적 자세의 원인은 왼쪽 면관절의 저가동성이며, 굽힘 동작에서 관절이 움직이기 어려우며 분절의 반대측 각도보다 제한이 있는 것이다. 정골의학적 접근법에서 이러한 결과는 분절이 *폄(extened, E), 돌림(rotated, R), 그리고 옆굽음(side-bent, S)이 왼쪽으로(Left, L)*된, **ERS Left**로 알려진 자세 진단을 의미한다. 요추-짝동작(lumbar-coupled movement)의 이해(논란 하에 있다) 없이, 정상 짝동작은 일어나지 않는 것으로 하여, 기능이상이 결정될 수 있다. 척추는 저가동성에 의해 발생한 비정상 축에서도 돌림이 일어나며(또는 과가동성의 경우, 움직임이 덜한, 아직 정상인, 관절) 같은 쪽으로 돌림 및 가쪽 굽힘이 일어나야 한다. 이러한 이해에 기초하여 **자세 진단(positional diagnosis; PD)**은 굽힘 자세에서 관찰할 때 왼쪽으로 돌림 및 가쪽 굽힘 된 것으로 본다. 자세 진단을 확실히 하기 위하여, PPIVM 및 PAIVM 검사가 실행되어야 한다. 양성 반응이 나타날 때, 검사를 위한 움직임은 선택적인 중재 기술이 될 수 있다.

이러한 경우, 환자는 왼쪽 편에 위치하며(뒤쪽 가로돌기의 옆쪽) 엉덩관절은 움직임이 침범된 분절에서 굽힘이 일어날 때까지 굽힘시킨다. 환자의 아래 팔이 위쪽 및 바깥쪽으로 당겨짐으로써 더 많은 허리의 굽힘과 돌림이 위쪽에서 발생하게 될 것이다. 또한 척추의 폄과 바닥쪽으로 골반의 돌림 없이도 더 많은 돌림이 아래 다리(lower leg)를 부분적으로 폄으로써 나타날 수 있다.

요추가 완전히 오른쪽으로 굽힘 및 돌림 된 경우, 그 가시돌기를 오른쪽으로 돌리는 PPIVM 검사를 필요한 분절에 실시하며 끝느낌을 평가한다. 끝느낌이 위나 아래의 분절에 비교하여 정상이라면, 저가동성의 존재가 있다는 것이다. 끝느낌이 비정상이라면, 고정된 꼬리쪽 척추 위 분절의 머리쪽 척추를 위앞쪽으로 활주시키면서 PAIVM 검사가 실행되며 끝느낌을 평가한다. 끝느낌이 정상이라면, 관절외(근막) 제한에 의한 저가동성이 나타난다. PAIVM 검사가 비정상이라면, 그 제한은 관절내 구조물들에 존재하는 것이다.

자세 진단의 확인은 굽힘에서 저가동성의 확인을 위한 분절의 PPIVM 검사를 실행함으로써 이루어진다. PPIVM 검사가 음성으로 나타난다면 자세 검사의 근원에 대한 가설이 변경되어야 한다. 굽힘에서 저가동성이 나타난다면, 검사자는 PAIVM 검사의 실행을 통해 제한이 관절내 또는 관절외에 있는지 확인해야 한다. 이러한 방법으로 초기 가설을 발전시키기 위한 자세 선별 검사가 PPIVM과 PAIVM 과정을 통하여 이루어져야 한다.

PPIVM 검사에서 끝느낌이 정상인 것으로 나타난다면, 분절의 굽힘은 정상인 것이며 두 번째 가설이 고려되어야 한다. 확인된 자세 진단은 분절의 오른쪽이 굽힘에서 과가동성을 보이는 것으로 나타날 수 있다. 이 가설을 검증하기 위해 환자는 뒤쪽으로 위치된 가로돌기(이 경우에는 오른쪽)에 대하여 반대쪽에 놓여진다. 굽힘은 다시 같은 방법으로 일어나는데, 이때는 자체 돌림과 자체 끝느낌의 평가를 통해 분절의 오른쪽이 검사된다. 경련 끝느낌(spasm end feel) 또는 부드러운 주머니 끝느낌이 있다면, 과가동성이 존재하는 것으로 생각된다(경련에 의한 과민, 부드러운 주머니 끝느낌으로 인한 비과민). 끝느낌이 정상이라면, 오른쪽 면관절의 굽힘은 정상인 것으로 여겨진다. 왼쪽의 PPIVM 검사 동안에 짝 동작과 함께 굽힘에서 정상 소견이 나타나는 이러한 경우는 이 분절의 평균 굽힘은 정상인 것으로 여겨진다. 자세 진단을 위해 남아 있는 다른 가능성은 선천적 또는 후천적 구조이상 또는 보상작용이다. 임상적인 상황에서 이들은 직접 검사될 수가 없으므로 움직임 검사에서 음성적인 결과에 기초하여 제외하도록 한다.

자세 선별 검사 중, 폄에서 왼쪽 가로 돌기가 뒤쪽 움직임을 보인다면, 자세 검사로는 **FRS Left**가 된 것으로 본다. 이러한 경우 저가동성이 오른쪽에 있는 것으로 생각되며, 분절의 왼쪽 면 주위의 척추가 돌림된 것에 대하여 *비교적 굽힘(F), 돌림(R), 가쪽 굽힘(S), 왼쪽(Left)*을 일으킨 것이다.

자세 검사와 관련된 주요 제한점은 이러한 검사들이 비체중 지지자세에서 실행된다는 것인데 이것은 대칭적 기능이상의 존재를 구분하기에는 부적절하다. 치료사는 자세 선별 검사의 사용에 있어 지침으로만 사용하도록 주의해야 하며 정규 움직임 검사의 감별 진단에 기초를 두어야 할 것이다.

사분면 선별 검사 (Quadrant Screening Tests)

사분면 검사 동안, 환자는 각각 4곳의 사분면에서 능동 움직임을 하도록 한다: (1) 굽힘, 오른쪽 옆굽힘, 오른쪽 돌림; (2) 굽힘, 왼쪽 옆굽힘, 왼쪽 돌림; (3) 폄, 오른쪽 옆굽힘, 오른쪽 돌림; (4) 굽힘, 왼쪽 옆굽힘, 왼쪽 돌림. 각각 움직임을 하면서, 치료사는 통증이나 다른 증상이 없었는지 확인한다; 각 형성, 제한, 또는 과도한 움직임과 같은 척추에서의 비정상 움직임이 있는지 확인한다; 그리고는 과압력(overpressure)을 주어 비정상적 움직임 장벽(barriers)을 느끼도록 하고 끝느낌을 평가한다. 굽힘과 왼쪽 옆굽힘 그리고 왼쪽 돌림의 제한이 확인되었다면, 환자는 왼쪽으로의 굽힘에 저가동성이 있는 것으로 평가되며 이러한 경우를 위에 언급한 자세 검사에서의 ERS Left 라고 한다.

이 방법을 사용함에 있어 제한점은 대칭적 제한에 대한 민감성이 떨어진다는 것이다. 더욱이, 통증이 심한 과가동성은 통증이 심한 저가동성과 매우 비슷한 양상을 보일 수 있다는 것이다. 사분면 검사에 사용되는 힘은 체중을 지지하는 정도에서 이루어지며 자세 검사에서 하는 것보다 불안정 고정(아탈구) 을 보인다.

H와 I 선별 검사 (H and I Screening Test)

환자는 위에서 언급한 사분면 검사 자세에서 움직이게 하는데, 이번에는 정확하게 순서를 지켜서 한다. 사분면 검사가 환자를 복합된 방법으로 모든 3평면에서 움직이게 하는 반면에, *H와 I 검사*는 그렇지 않다. H와 I 검사를 하는 동안, 환자는 다음의 특정 순서로 움직임을 하도록 한다; (1) 굽힘, 오른쪽 옆굽힘 뒤이어 오른쪽 옆굽힘, 굽힘; (2) 굽힘, 왼쪽 옆굽힘 뒤이어 왼쪽 옆굽힘, 굽힘; (3) 폄, 오른쪽 옆굽힘 뒤이어 오른쪽 옆굽힘, 폄; (2) 폄, 왼쪽 옆굽힘 뒤이어 왼쪽 옆굽힘, 폄. 이렇게 환자에 의해 실행되는 H와 I 움직임 패턴이 이 검사의 이름이다(그림 11–2).

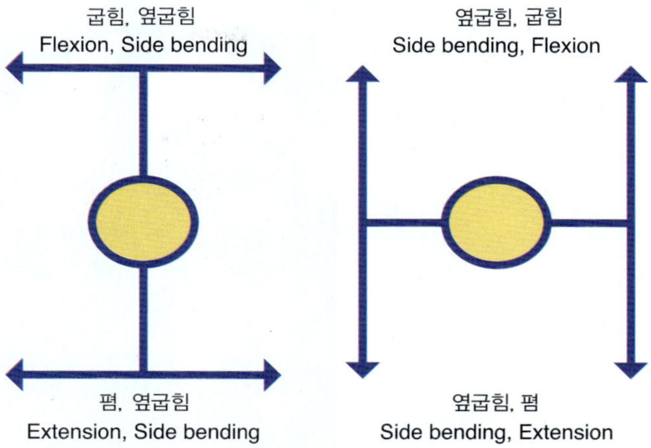

그림 11–2. H와 I 검사. 사분면 검사 자세를 이용하는 이 검사는 H와 I의 패턴에 의한 정확한 순서로 실행된다. 이 검사는 안정 또는 불안정 저가동성을 구분하는데 유용하다.

이 검사는 **안정 저가동성(stable hypomobility)**과 **불안정 저가동성(unstable hypomobility)**을 구분하기 위해 고안되었다. 안정 저가동성은 환자가 이 자세를 실행하는 방법에 상관없이 사분면 움직임의 범위를 제한할 것이다. 반대로 불안정 저가동성은 사분면 자세의 끝범위를 평가하기 위한 순서 중 하나에서 제한을 보일 것이다. 이러한 결과는 체중 지지로부터의 압박력에 대한 반응으로 불안정(아탈구)이 나타난 것을 의미한다.

오른쪽 굽힘 사분면 자세에 대한 네 가지 순열이 있다(굽힘, 오른쪽 옆굽힘 및 오른쪽 옆굼힘, 굽힘)(그림 11–3). 사분면 검사가 양쪽 순서에서 모두 완전한 범위를 보이면, 정상 범위라고 추정된다. 또한 사분면 검사가 양쪽 순서에서 움직임 감소를 보이면, 안정 저가동성을 의미하며 사분면 검사가 완전 굽힘을 보이나 가쪽 굽힘에서 제한을 보이면, 특히 굽힘 범위에서, 불안정을 의미한다. 마지막으로, 사분면 검사가 가쪽 굽힘은 완전하나 굽힘에서 제한이 있다면, 특히 가쪽 굽힘 범위에서, 불안정을 의미하는 것이다.

이러한 선별 검사에서의 제한은 대칭적 제한 또는 불안정(아탈구)이 있다는 것이며, 부정 오류(false negative)를 야기하거나 제한 움직임에서 통증의 영향이 있다는 것이다. 이

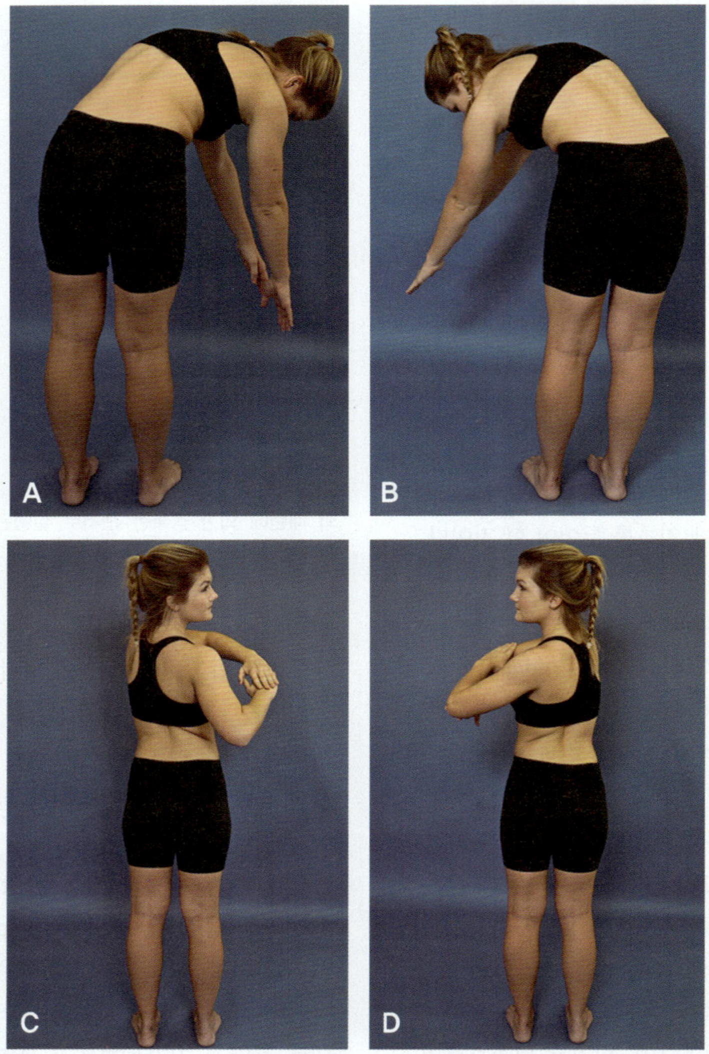

그림 11–3. 요추 사분면 검사. 이 검사는 4가지 모든 사분면에 대한 것이다. 과압력이 모든 사분면의 끝범위에 주어진다. **A.** 굽힘, 오른쪽 가쪽 굽힘, 오른쪽 돌림. **B.** 굽힘, 왼쪽 옆굽힘, 왼쪽 돌림. **C.** 폄, 오른쪽 가쪽 굽힘, 오른쪽 돌림. **D.** 폄, 왼쪽 옆굽힘, 왼쪽 돌림.

검사의 힘은 체중 지지에 의해 이루어지며 사분면 검사에서와 동일한 특성을 갖는다.

직접 비대칭 움직임 검사 (Direct Asymmetrical Movement Tests)

선별로서 자세 검사는 하지 않더라도, 모든 PPIVM 검사는 해야 한다. 캐나다 접근법에서, 가쪽 굽힘은 옆으로 굽힘 및 폄이 일어난 것으로 본다. 오른쪽 가쪽 굽힘은 오른쪽 면관절의 위관절 돌기가 아래쪽(폄)으로 활주되고 왼쪽 면관절의 위관절 돌기는 위쪽(굽힘)으로 활주된 것이다. 가쪽 굽힘이 굽힘 또는 폄과 결합되었다면, 한 관절은 최대로 굽힘 또는 폄 되었으며 다른 것은 중립 위치로 뒤쪽으로 움직였을 것이다. 끝느낌은 한 척추를 붙잡고 더욱 가쪽 굽힘되도록 과압력을 적용함으로써 인식된다. 굽힘에 대한 PAIVM 검사는 분절의 아래쪽 척추를 붙잡고 분절의 위쪽 척추를 위앞쪽(superoanterioly)으로 활주시켜 검사한다. 폄에 대한 PAIVM 검사는 위쪽 척추를 붙잡고 아래쪽 척추를 위앞쪽으로 활주시키면서 실행한다.

분절을 굽힘 및 오른쪽 가쪽 굽힘으로 움직이기 위해 환자는 엉덩관절을 굽힘하며 오른쪽 옆으로 누운 자세를 취하고 가장 윗팔(uppermost arm)을 가슴을 가로질러 놓는데, 이렇게 하면 자세를 취하는 동안 몸통의 굽힘을 유지하게 될 것

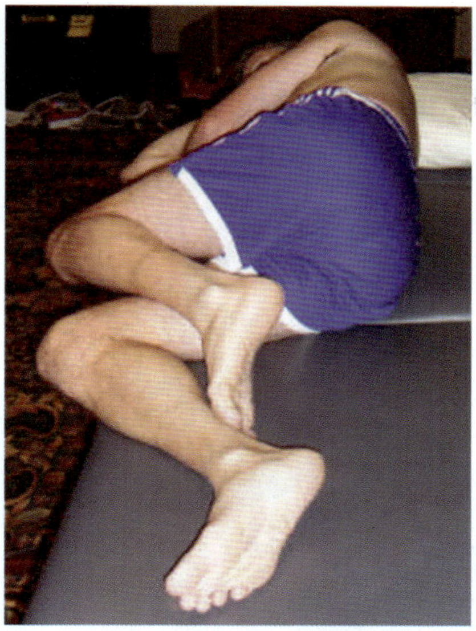

그림 11-4. 몸통 굽힘 자세. 굽힘 가동운동에 앞서 환자는 가슴을 가로질러 윗팔을 놓고 엉덩관절을 굽히고 목표 분절의 수준에서 허리뼈 굽힘으로 자세를 취한다. 이 자세는 가동운동을 하는 동안 몸통의 굽힘을 유지하게 될 것이다. 아래쪽 팔과 골반은 가동운동에 대해 부가적인 특별함을 주기위해 사용될 수 있다.

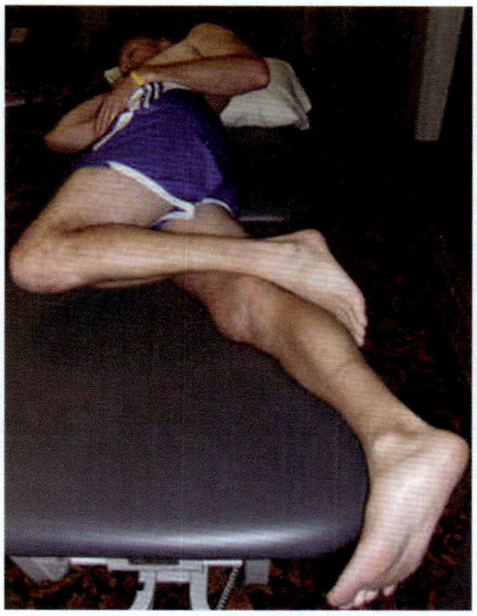

그림 11-5. 몸통 폄 자세. 폄 가동운동에 앞서 환자는 윗팔은 환자의 뒤로 놓고 아래쪽 엉덩관절은 편 상태로 목표 분절의 수준에서 허리뼈 폄으로 자세를 취한다. 이 자세는 가동운동을 하는 동안 몸통의 폄을 유지하게 될 것이다. 아래쪽 팔과 골반은 가동운동에 대해 부가적인 특별함을 주기 위해 사용될 수 있다.

이다(그림 11-4). 가장 아래 팔은 바닥 쪽으로 평행하게 놓는데(몸통을 굽힘) 발쪽으로 놓지 않도록 한다(오른쪽 가쪽 굽힘을 유발). 왼쪽 돌림이 일어나지만, 굽힘 자세를 잃지 않기 위해 최소가 될 것이다. 이러한 같은 굽힘 자세는 왼쪽으로 누운 자세에서도 할 수 있고, 또한 모든 다른 분절의 자세를 유지하는 동안 아래쪽 팔을 머리 쪽으로 당김으로서 굽힘 할 수 있다. 이러한 자세들은 이 장의 중재 부분에서 더욱 특별히 다루어질 것이다. 환자를 폄과 오른쪽 가쪽 굽힘 자세로 놓기 위하여, 환자는 폄을 유지하기 위해 환자의 뒤로 윗팔을 놓고 오른쪽 옆으로 누운 자세를 취한다(그림 11-5). 아래쪽 팔은 바닥에 수직(몸통의 폄) 및 발 쪽으로(오른쪽으로 몸통을 가쪽 굽힘) 당겨 놓는다. 돌림은 최소 고려대상이며, 치료사는 이러한 조합에 앞서 선택해야 한다. 그 대신에, 환자는 아래쪽 팔을 머리 쪽으로 당겨놓으며 왼쪽 옆으로 누운 자세를 취하게 한다. 그것은 모든 다른 움직임 구성요소들을 유지하는 동안 같은 자세를 이루기 위해서이다.

초보자에게, 실행과 분석을 위한 대칭 검사는 어렵지 않다. 경험이 많은 도수물리치료사에게, 비대칭 검사는 정골의학적 자세 검사 기술로 통합될 수 있다. 그러므로 끝느낌을 포함하여, 최대의 관절가동범위의 완전한 검사를 제공하기 위해 더욱 효과적인 검사 방법으로 고려될 수 있다.

분절 안정성 검사
(Segmental Stability Tests)

분절의 안정성 진단은 이미 식별된 과가동성 분절에 이루어진 안정성 검사의 실행을 통해 완벽해진다. 과가동성이 대칭 또는 비대칭 움직임 검사 모두에서 나타났다면, 도수물리치료사는 분절 안정성 검사(SST)를 이용하여 불안정의 존재를 구분해야 한다.

앞쪽 엇갈림/안정의 검사
(Examination of Anterior Shear/Stability)

앞쪽 엇갈림/안정의 검사는 의심되는 분절의 위쪽 척추를 고정하고 다리를 통해 아래쪽 척추를 뒤쪽으로 엇갈림 힘을 적용함으로써 간접적으로 실행된다(그림 11-6). 환자는 굽힘/폄 중립 자세 및 옆으로 누운 자세를 취한다. 치료사는 분절의 위쪽 척추의 가시돌기를 고정하고 아래쪽 척추를 촉진한다. 환자의 엉덩관절은 허리엉치 접합부(lumbosacral junction)의 검사를 위해 45°, 그리고 다른 관절을 위해 80° 굽힘 자세를 취한다. 환자의 무릎은 뒤쪽으로의 엇갈림 힘을 발생시키기 위해 치료사의 대퇴 사이에 놓는다. 아래쪽 척추의 가시돌기를 촉진하며 앞쪽의 불안정의 존재를 암시하는

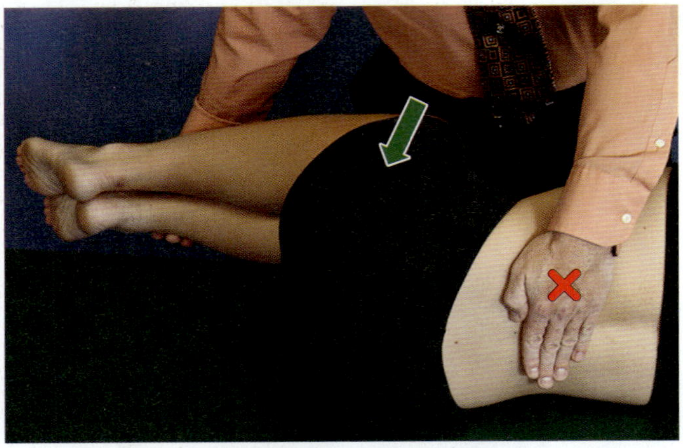

그림 11–6. 앞쪽 엇갈림/안정에 대한 분절 안정성 검사.
(Bob Wellmon Photography, BobWellmon.com)

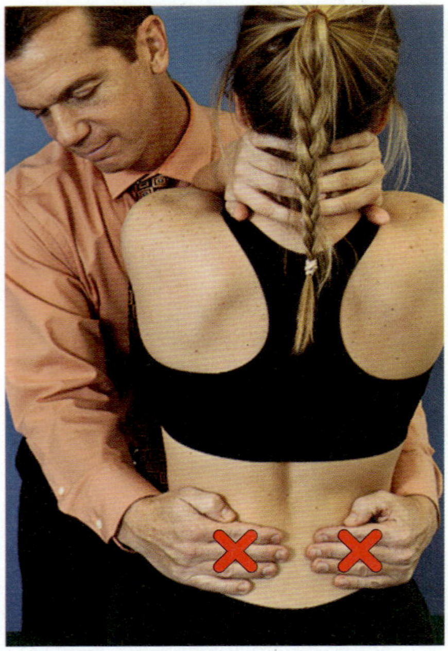

그림 11–7. 뒤쪽 엇갈림/안정에 대한 분절 안정성 검사.
(Bob Wellmon Photography, BobWellmon.com)

어떤 움직임 또는 과도한 움직임 또는 관절 소리 등을 검사한다.

뒤쪽 엇갈림/안정의 검사 (Examination of Posterior Shear/Stability)

뒤쪽 엇갈림의 검사(그림 11–7)를 위해서, 환자는 테이블의 옆으로 다리를 내린 앉은 자세를 취하고 치료사는 환자의 앞에 선다. 환자는 자신의 아래팔을 치료사의 가슴에 대고 치료사는 검사되는 분절의 아래 척추를 잡고 고정하며 과도한 움직임을 감지하기 위해 위쪽 척추의 가시돌기를 촉진한다. 그 다음 환자는 어깨뼈 내밈 동작을 통해 치료사의 가슴을 부드럽게 밀도록 한다. 뒤쪽의 불안정이 있다면, 위쪽 척추는 고정된 분절의 뒤쪽으로 미끄러지는 것이 느껴질 것이다.

비틀림 안정의 검사 (Examination of Torsional Stability)

분절 비틀림 안정성의 검사를 위해(그림 11–8), 환자는 검사되는 방향의 반대쪽으로 옆으로 누운 자세를 취한다. 척추는 중립 굽힘/폄 자세를 취하지만, 돌림이 모든 분절 사이에서 나타날 때까지 가볍게 돌림된다. 과도한 돌림이 되면 분절의 잠김이 나타날 것이다; 그러므로 검사자는 끝범위에 돌림을 방지하기 위해 주의를 기울여야 한다. 일단 돌림이 나타나면, 치료사는 분절의 위쪽 척추의 가시돌기를 바닥 방향으로 밀며 반면에 아래쪽 가시 돌기는 순수한 분절의 돌림을 발생시키기 위해 바닥으로부터 들어올린다.

이 검사의 특수성과 민감도는 아직 확립되지 않았다. 이 검사가 임상적으로 분절의 불안정에 대한 징후를 확인하는 것이지만, 검사의 다른 양상들과 관련된 병력 또한 *기능적 불안정*(*functional instability*)의 존재를 결정하기 위해 고려되어야 한다(18장 참조).[20–22] 기능적 불안정을 분류하는데 있어서, 기능장애는 기능적으로 어떤 능력에서 제한이 있게 된다.

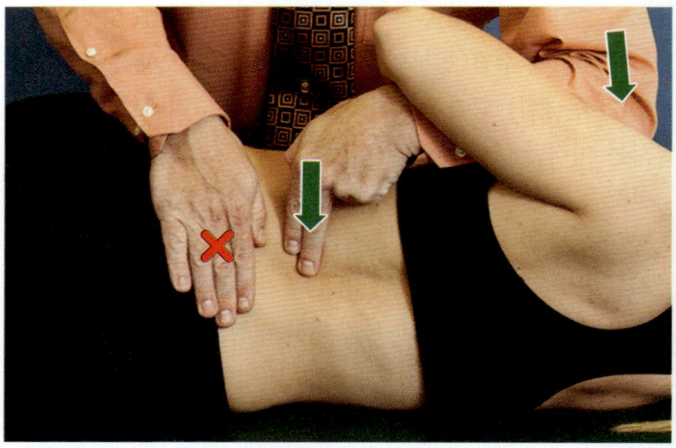

그림 11–8. 비틀림 안정을 위한 분절 안정성 검사.
(Bob Wellmon Photography, BobWellmon.com)

평가의 원칙 (PRINCIPLES OF EVALUATION)

환자가 보이는 증상에 대한 진단은 때로는 일반적인 범주로 분류되는 의학적 진단이며, 영상 또는 실험실 결과에 의해 확정되기를 기다려야 한다. 이러한 일반적인 진단들은 즉각적인 의학적 의뢰의 근거가 되는 빨간 또는 노란 깃발(red or yellow flags)의 존재에 기초하여 이루어진다(표 11-9).

임상추론은 검사 동안에 환자로부터 얻어진 정보에 대하여 전문가의 지식을 적용하는 것이다. 대부분의 전문가들에 의해 채택된 패턴의 인식에 기초한 임상추론의 절차적 접근에 대한 좋은 근거가 있다.[23]

감별 진단 검사로부터의 결과 평가 (Evaluation of Findings From the Differential Diagnosis Examination)

비정상적 끝느낌은 정상 끝느낌으로 여겨지는 것과는 다른, 범위의 어떤 지점에서 일어나는 끝느낌 또는 예상되는 것과 다른 끝느낌에 의해 결정된다. 통증이 수동 검사에서의 움직임을 제한하지 않는 경우[빈 끝느낌(empty end feel)이 존재하는 이외의 경우), 이러한 검사들은 환자가 잘 움직인다기 보다는 조직의 제한으로 인한 제한이 나타나는 경우로 결정된다. 표 11-10은 경험된 각 비정상 끝느낌을 위해 권고되는 도수치료중재를 보여주고 있다. 그러므로 수동 움직임 검사와 끝느낌들은 능동 움직임 검사와 비교하여 제한의 패턴을 결정하는데 더 나은 것으로 여겨진다.

통증이 움직임 검사를 하는 동안 나타난다면, 조직 제한이 나타난 시작점과 통증의 시작점을 연관시켜 보는 것이 중요하다. 움직임 제한에 대한 불안감이 불안정으로 나타난다. 가동범위의 초기에 나타난 불안감은 통증으로 인한 걱정의 결과인 경우가 있다(표 11-2). 움직이는 동안 지속적으로 나타나는 뼈의 소리 또는 위치 이동은 인대 스트레스 검사 동안의 불안정을 의미하며, 과도한 움직임 또는 관절활주의 결과로 나타난다.

신체 역학적 검사 결과의 평가 (Evaluation of Findings From the Biomechanical Examination)

기능부전이 환자의 초기 상태에 영향을 미치는지 결정하기 위해, 아래쪽 척추의 사분면이 기능적 단위로 나누어진다. *허리-골반 부위(lumbo-pelvic region)*는 요추, 엉치엉덩관절, 엉덩관절이 포함한다. *무릎 관절*은 정강넙다리 관절(tibiofemoral joint)과 무릎뼈넙다리 관절(patellofemoral joint)를 포함한다. *발*은 발목뼈 사이(intertarsal) 발목관절(talocrural), 위쪽 및 아래쪽 정강종아리(tibiofibular) 관절을 포함한다.

기능장애의 영향이 역학적이라면 신경학적, 신경생리학적, 또는 둘 이상의 복합적인 영향이 있을 수 있다. 이것은 *오름*(이것은 증상 부위에 대해 먼쪽에 있다) 또는 *내림*(이것은 증상 부위에 대해 가까운 쪽에 있다)에 영향을 미칠 수 있다. 역학적 영향이 주어진 단위 내에서는 가장 파괴적 일 수 있는 반면, 단위 외적인 영향은 비슷하게 손상이 있다. 외적인 영향에는 분절의 활성에 따른 과긴장성, 척수 또는 말초 신경의 압박에 따른 축삭형질흐름(axoplasmic flow) 장애, 그리고 다리 길이 불일치(discrepancies) 및 자세 결손에 따른 역학적 스트레스 등이 포함된다.

급성기 환자의 주요 증상은 도수 기술 및 운동으로 구성된 국소 중재치료에 반응할 것이다. 그러나, 더욱 만성 상태의 환자는, 원격 손상을 연구하는 치료사를 필요로 할 것이다. 정확한 상태는 통증 시작 이후의 시간이 얼마나 되었느냐가 아니라 통증의 시작과 저항 사이의 관계에 있다(표 11-2).

효과적인 정의 (Operant Definitions)

치료사가 사용하는 기본 용어는 표준적인 반면, 어떤 용어들은 다른 의미를 담고 있기도 한다. **축삭형질이동(Axoplasmic transportation, AXT)**은 신경 연접부의 신경전달물질, 그리고 중추신경계에 신진대사를 비롯하여, 신경에 의해 지배된 조직에 신경 섬유를 따라 충동이 일어나지 않는 상태를 말한다.

트리거(trigger)는 이유 없이 즉각적으로 발생하는 작용물질로 여겨진다. 처음으로 트리거가 증상을 일으켰다면, 증상이 없는 병적 형태에 대한 소인이 이미 나타났을 것이다. 이 단어는 일반적으로 이미 증상이 나타난 상태에 대한 악화요인을 묘사할 때는 유용성이 떨어진다.

*신체 기울임 검사(body tilt test)*는 머리, 목 그리고 몸통을 같이 유지하고 몸통을 앞/뒤 및 옆에서 옆으로 기울임으로서 단일 독립체로서 그들의 움직임 검사를 포함하는 검사 과정이다. 이 방법은 목뼈 고유수용기들 또는 척추 동맥이 아니라 미로(labyrinth)를 자극하기 위해 고안되었다. 그러므로, 어떤 현기증이 나타나면, 전정기관에 의해 발생된 것이다.

표 11-9 정형도수물리치료가 적응이 아닌 의학적 병리상태 가능성을 나타내는 일반 임상적 상태

임상적 상태	밝혀진 병리적 상태
노인 환자에서 심한 양쪽 뿌리 통증 (root pain)	종양 (neoplasm)
척추 쐐기 (vertebral wedging)	골절 (외상, 뼈엉성증, 종양)
특정 요추 스트레스 또는 일반적 신체 활동과 관련 없는 시작/상쇄(onset/offset)	내장기관 (visceral)
양쪽 주머니 패턴 (폄 소실, 대칭적 가쪽 굽힘 및 돌림 소실 및 굽힘의 최소 소실)	관절염 (외상 또는 계통적)
3개 수준 침범	종양, 초기 말총(cauda equina) 압박
방광 기능장애가 있는 허리통증	전립샘염 (prostatitis)
방광 기능장애와 허리 및 다리의 통증	말총(cauda equina) 압박
반사항진 (hyperreflexia) 과 바빈스키가 나타나는 허리 및 다리의 통증	다발경화증 (multiple sclerosis)
L1 또는 L2 마비	종양
약증 또는 무감각	신경학적 질환, 말초 신경병증 또는 종양

* 이 상태들은 중재 시작 전에 광범위한 의학적 관리를 통하여 판명되어야 한다.

*de Kleyn 검사*는 목과 머리의 신경혈관계를 위한 차단 검사이다. 모든 검사는 목을 돌림과 폄 위치로 하여 머리를 침대 가장자리 끝을 넘도록 놓는다. *A minimized de Kleyn(MdeK)* 는 침대에서 같은 자세를 유지하도록 구성되며, *progressive minimized de Kleyn(PMdeK)*는 단계마다 minimized de Klyen에 이르도록 구성되었는데, 각 단계가 증상이 없도록 또는 유발된 어떤 증상들이 더욱 공격적인 다음 순서로 진행되기 전에 조사되고 명백해지도록 주의해야 한다. 일반적으로 이 검사에서 양성 반응은 현기증이나, 이것은 드물게 *척추기저동맥부전(vertebral basilar insufficiency;VBI)*의 양성 반응으로 나타난다.

*추간판탈출증(Intervertebral disc herniation)*은 다양하게 정의되며, 용어를 사용할 때 다소 혼돈이 있다. 이러한 논쟁의 목적을 위하여, "디스크 탈출(disc herniation)"은 섬유륜

표 11-10 식별된 병리적 끝느낌에 대한 가장 적절한 도수 중재의 매칭

끝느낌	제한의 형태	도수 중재
빈 (empty)	통증	없음
경련 (spasm)	통증 및 반사	없음
단단한 주머니 (hard capsular)	통증 및 관절	관절운동형상학적 진동
단단한 주머니 (hard capsular)	관절 유착	관절운동형상학적 신장
탄력 주머니 (elastic capsular)	근육 유착	생리학적 신장
가벼운 탄력(Light elastic) - 갑자기 나타남	근긴장항진 (hypertonicity)	유지-이완, 근복 이완, 지속적 신장, 견인 진동
갑작스럽고 약간 스프링	병리역학적 (pathomechanical)	빠른 속도의 밀기 (thrust) 또는 등급 Ⅲ+
갑작스럽고 유연성 없는	뼈	없음

을 통해 수핵의 이동을 묘사하기 위해 사용될 수 있다. 불완전한 이동은 *돌출(prolapse)*이라는 용어로, 섬유륜을 벗어난 이탈은 *탈출(extrusion)*, 그리고 탈출된 수핵 물질의 파편화는 *격리(sequenstration)*로 알려져 있다.

초기 설정 가설(initial working hypothesis)(H1)은 주관적 및 객관적 검사에 의한 새로운 정보에 대해 세워진 가설이 검사됨으로써 변화되는 잠정적인 진단이다. **신경병적 통증(neuropathic pain)**은 대부분 신경학적 조직들이 손상되거나 염증이 심할 경우 그에 의해 발생되는 통증이다. 이것은 찌르는(lancinating) 또는 작열(causalgic)하는 통증으로 묘사되며, 이 모두 손상된 신경조직에 의해 연결된 부위를 통하여 느껴진다. **찌르는 통증(lancinating pain)**은 보통 강렬하고 전기가 흐르는 듯한 짧고, 날카로운 불빛과 같은 통증이며, 그 넓이가 1~2인치 밖에 되지 않는 좁은 범위의 침범된 피부절을 통하여 나타난다. 이러한 통증은 짧은 순간 이상 지속되면 참을 수 없는 정도로 묘사된다. 이러한 통증 형태는 신경뿌리통증의 전형적 증상이다. **작열통(causalgia)**은 지속적인, 마른, 타는 듯한, 가려운듯한(itching) 통증 형태로, 보통 마취제(narcotics)로도 다루기 힘들며, 오직 항발작 약물(antiseizure medication)로만 잡을 수 있는 정도이다. 작열통은 드물게는 신경뿌리손상에 의해 나타나나 보통은 중추계 병변, 특히 시상 및 말초 신경이 침범된 경우에 나타난다. 이것은 신경학적 조직에 의해서만 통증의 형태가 나타난다는 것이 중요하다; 그러므로 그것의 존재는 대부분 신경학적 침범의 징후를 나타낸다. **분절 촉진(segmental facilitation)**은 척수 분절의 높아진 흥분 상태를 말하며 지속적인 유해감각 유입으로 인해 반응 역치가 감소된 것이다. 분절 촉진의 영향은 분절로 분포된 과긴장성, 증가된 깊은 힘줄 반사 활성, 혈관 수축 그리고 신경근 비협조성으로 인한 쉽게 피로하지 않는 약화로 나타난다. 체성 조직들은 신경병적 통증을 발생시키지 않으며 신경 뿌리를 포함한, 대부분 신경학적 조직들은 체성 통증을 발생시키지 않는다. 이러한 흥미로운 관점에서, 추간판 탈출에서 다리의 뒤쪽으로 느껴지는 체성 통증은 신경으로부터의 직접적인 것이 아니지만, 경막(dura mater) 또는 추간판 자체로부터 올 수도 있다.

캐나다 접근법에서 임상 추론의 적용을 설명하기 위해, 독자는 그림 11-9, 11-10, 11-11, 그리고 그림 11-12에 나타난 알고리즘을 확인해야 한다.

중재 원칙 (PRINCIPLES OF INTERVENTION)

일반적인 가이드라인 (General Guidelines)

도수물리치료에서 치료사가 환자를 치료할 경우, 치료사가 원하는 치료 효과를 얻기 위해서 치료사의 손을 통해 전해지는 테크닉에 대한 힘을 적절하게 조절하기 위한 노력을 기울여야 하겠다. 이때 가동술(Mobilisation)의 *등급*은 도수치료에서 적용되어지는 테크닉들의 적용 양을 결정할 수 있다. 동작 도표(movement diagrams)는 움직임과 관련된 통증과 저항의 상관 관계를 보여준다(표 11-2) (8장 참조).

도수치료 테크닉의 적용 양(dosage)에서 생각해야 될 다른 특징으로는 테크닉을 적용하는 시간(duration)과 *횟수(frequency)*를 생각해 볼 수 있다. 표 11-11은 *캐나다 도수치료접근방법(canadian approach)*에서 빠른 속도 트러스트(high-velocity thrust)과 비트러스트 도수교정(non-thrust mobilization)안에서 보여지는 금기증과 잠재적 합병증에 대한 예시이다.

치료 선택 (Technique Selection)

캐나다 도수치료 접근방법에서는 병리-해부학적인 문제를 중요하게 다루는데 검사 중에 과도학 움직임이 환자에게서 관찰될 경우, 도수치료적인 관점에서는 정상적인 움직임의 패턴에 대한 재교육이 중요할 수 있을 것이다.

근육에서 생기는 문제는 가볍게 시행할 수 있는 *유지-이완(hold-relax) 치료*를 환자에게 적용할 경우 가장 먼저 발견되어 질수 있는 장애물이다. *3 또는 4등급의 진동*을 치료의 방법으로 환자에게 적용할 경우, 환자의 증상을 개선시키기 위해서 주로 사용되어 진다. 통증이 감소된 환자의 경우, 환자의 움직임의 제한에 대한 치료적 접근을 할 수 있다. 관절주위 조직에 문제가 있는 경우, *4등급 힘으로 리드미컬한 진동*을 주어서 문제가 야기된 조직을 스트레칭시켜 주고 관절이 부분탈구 된 경우에는 *3등급의 힘으로 도수치료*를 시행함으로써 관절의 정렬을 정상적으로 맞추어 주는데 초점을 맞추게 한다.

근육의 *재교육(reeducation)*은 비교정적 도수치료 또는 도수치료 뒤에 반드시 시행해야 하는데 관절이 정상적인 상태

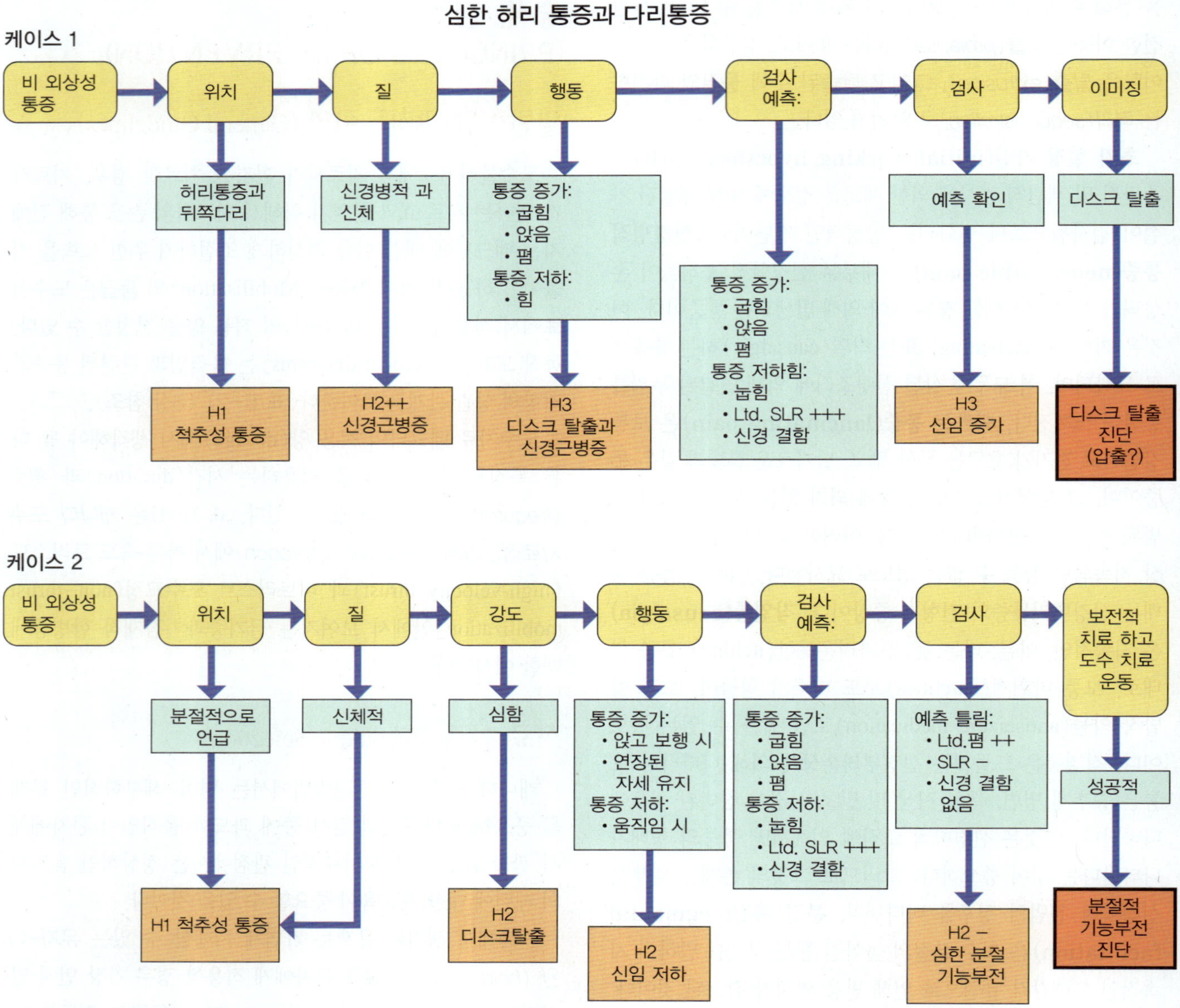

그림 11-9. 심한 허리통증과 다리 통증의 두 가지 사례에 대한 알고리즘 접근.

로 돌아온 뒤에 가벼운 등척성 근육 운동을 주동근과 길항근에 각각 시행해 주어야 한다. 위에 나열한 도수치료방법들은 관절을 교정한 뒤에 발생할 수 있는 통증을 감소시켜 줄 수 있고 관절에 발생할 수 있는 만성 부정렬의 재발율을 낮추어 줄 수 있겠다. 통증/문제가 발생한 부위 주변에 새로운 문제를 야기시키는 것을 방지하기 위해서는 *잠김 도수치료(locking techniques)*를 통증/문제가 발생한 주변 부위에 시행할 수 있다.

근막 제한을 위한 중재 (Intervention for Myofascial Restrictions)

척추관절주변 부위의 근막 문제는 정상적인 수동적 악세사리 움직임(PAIVM)이 유지됨에도 불구하고 수동적 생리학적 척추관절 움직임(PPIVM) 저하에 의해서 확인을 할 수 있다. 근막에 문제가 있는 경우, 도수중재 시 끝느낌 자체는 근막이 과긴장성인 경우, *탄력적인(elastic)* 느낌을 느낄 수가

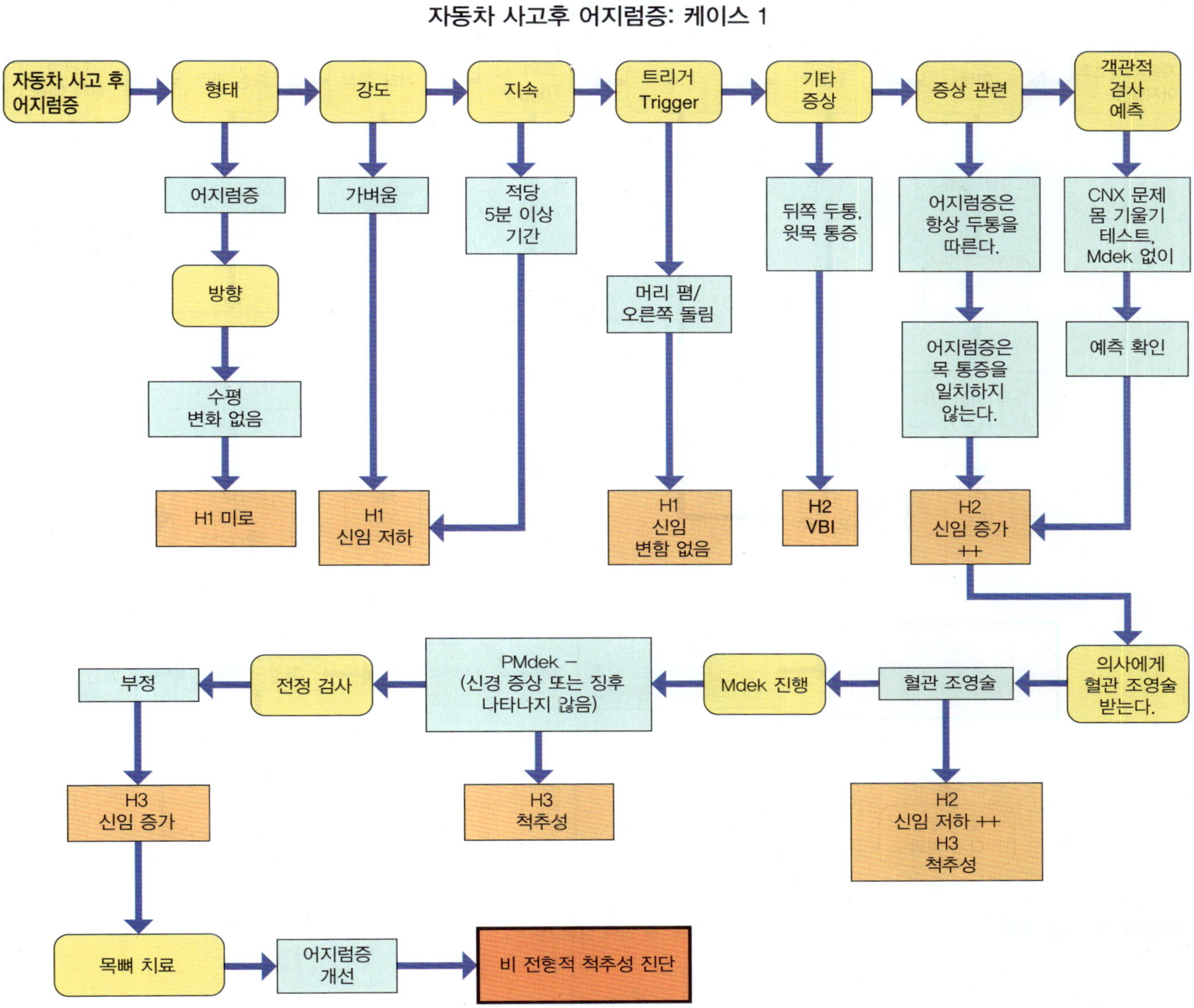

그림 11-10. 알고리듬으로 접근한 자동차 사고 후 따른 어지럼증. 첫 임상 케이스.

있고 근막에 상처가 있을 경우, *딱딱한 캡슐(hard capsuar)*의 느낌을 느낄 수도 있다.

임상적으로, 근육으로 인한 관절가동성의 저하(hypomobility)는 근육 길이의 짧아짐 (구축)에서 생기는 것보다는 근육의 과도한 긴장성에서 생기게 되는것을 관찰할 수 있다. 근육의 구축은 사고 뒤에 생긴 상처에 의해서 생기거나 캐스트나 스플린트 적용 기간에 생긴 근육의 구축들도 예를 들 수 있겠다. Janda[5]는 스트레칭과 관련된 도수치료 테크닉을 사용할 경우 반복적이지 않은 방법으로 환자에게 적용을 해야 한다고 주장했고, Sahrmann[6]의 경우 길항근의 강화운동이 근육의 톤을 줄일 수 있다고 주장했다. 상성 눈 운동, 유지-이완 테크닉, 근육 압박 테크닉과 짧은 시간 진동을 적용한 척추견인 등은 근육 긴장을 감소시킨다고 믿어진다. 근육의 긴장을 완화시키기 위해 적용된 도수치료 테크닉들이 근육 긴장을 줄이는 것에 만족할 만한 결과를 만들지 못한다면, 근육의 구축을 의심할 수 있고 따라서 스트레칭 테크닉이

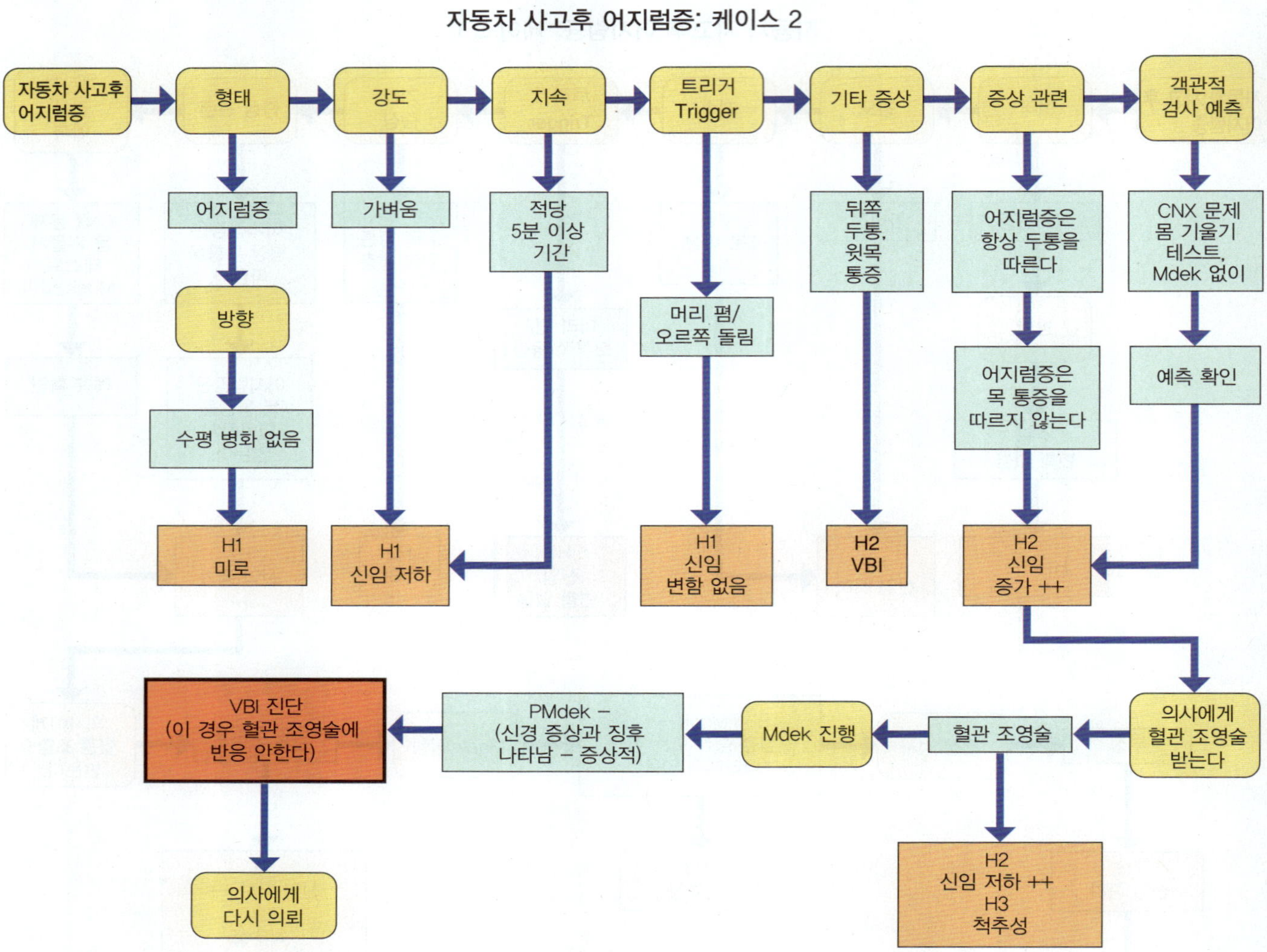

그림 11-11. 알고리듬으로 접근한 자동차 사고 후 따른 어지럼증. 두 번째 임상 케이스.

시행돼야 한다. 스트레칭을 할 때 상처나 유착된 곳의 스트레칭은 점진적으로 늘려져야 하는 반면에, 빠른 속도의 트러스트 테크닉은 제한의 파열을 목표로 시행된다.

과긴장은 척수분절에 유해자극 입력은 같은 분절 분배를 공유하는 구조에 약간의 반응을 생산하는 척수분절 촉진 때문에 일어날 수 있다.[24] 분절의 촉진에 의한 반응 중 하나는 근육의 과긴장인데, 이는 근육 긴장을 조정하기 위한 증가된 신장 반응이다.

비신경학적 과긴장의 다른 근원은 전정계(vestibular system)의 기능장애다.[24,25] 이런 기능장애는 목부터 근육의 과긴장을 만드는데, 이는 현기증의 강도와 빈도를 줄이기 위한 노력으로 머리의 움직임을 감소시킨다. 몸통과 팔다리의 증가된 긴장은 아마 억제되지 않은 전정척수(vestibulospinal) 반응 때문이다. 이 반응은 팔의 굽힘 근육 그룹과 다리의 폄 근육 그룹에서 증가된 긴장은 팔다리에서 가장 특징적으로 나타난다.

과긴장의 원인이 무엇이든 간에, 짧아진 구조를 바꾸기 위한 테크닉과는 다르게, 긴장을 줄이는 것이 중재의 목적이다. 이런 의미에서 *유지–이완*(또는 수축–이완) 테크닉들은 자주 사용된다.

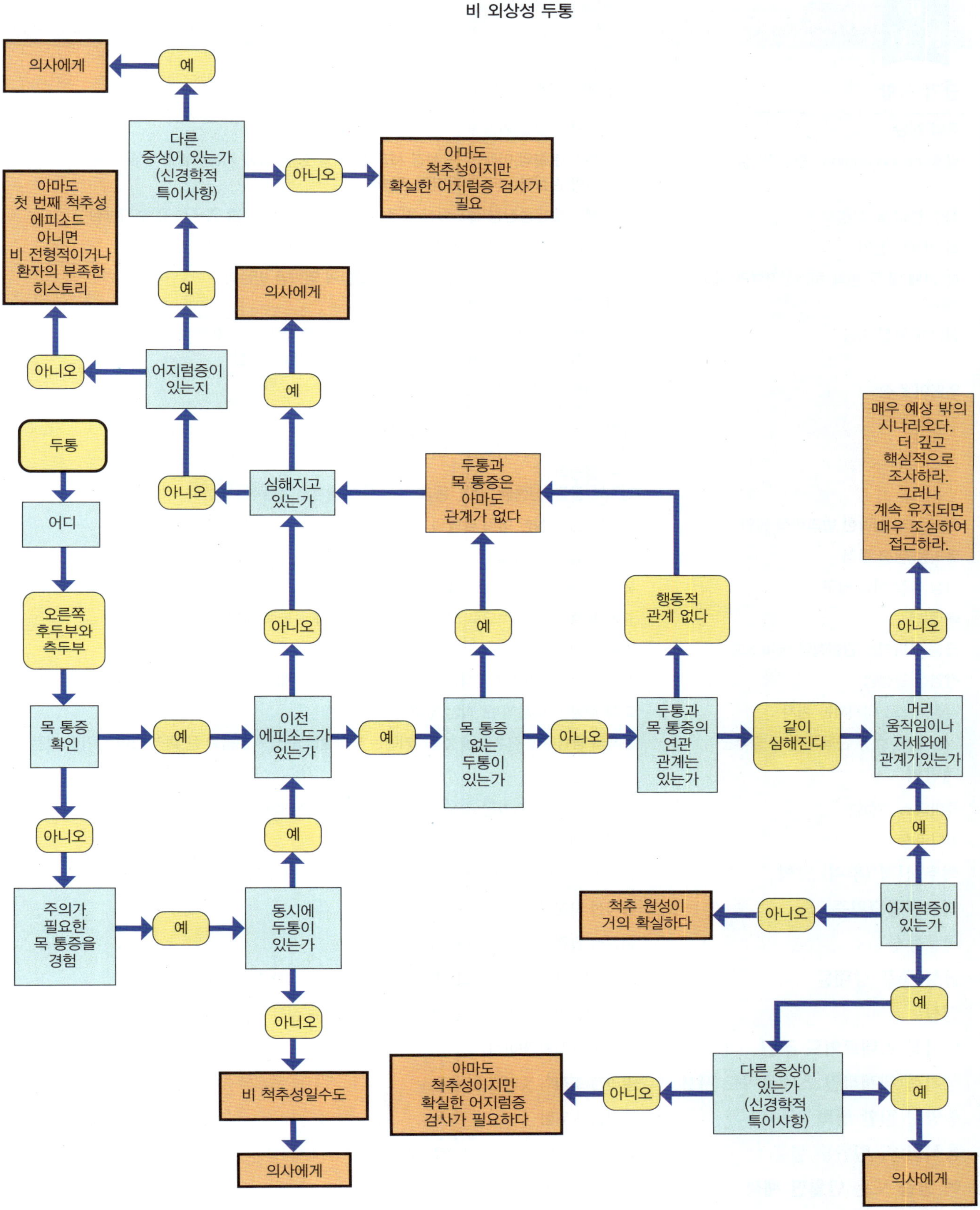

그림 11－12. 알고리듬으로 접근한 비 외상성 두통.

표 11-11 척추의 트러스트와 비트러스트 가동법의 금기사항과 예방법 또한 부적절한 사용으로 생길 수 있는 합병증

금기 사항	특징과 잠재적 문제
종양 질환	의학 진단 – 골절 가능성
말총(cauda equina) 증상 및 징후	양쪽 여러 분절의 아래 운동 신경 세포 증상 및 징후, 방광 기능이상을 포함한 – 심한 압박 손상과 영구적 마비의 가능성
척수 증상 및 징후	여러 분절 위운동신경세포 증상 및 징후 – 심한 압박 손상과 영구적 결함 가능성
비 기계적 원인	최소의 근골격계 증상 및 징후 – 노력 낭비와 적절한 치료 제공 지연
첫 번째 및 두 번째 허리신경뿌리 마비	엉덩 굽힘근 약화. 레벨은 주로 종양성 질환의 영향을 받는다 – 적절한 치료 제공 지연과 골절 가능성
삼단계 분절 증상	디스크 압축은 최대 두 단계의 신경뿌리에다가 영향을 미칠 수 있다 – 종양성 질환 또는 척추전방전위증 또는 말총 압박의 가능성
엉덩이 증상	엉덩 관절 굽힘 시 빈 끝느낌 엉덩 관절 폄 시 통증 약화 제한된 SLR, 몸통 굽힘, 엉덩관절 굽힘 엉덩관절 제한의 비관절낭 패턴 부은 엉덩이 엉치뼈 골절, 신생물, 감염, 등과 같은 심한 질병의 가능성
여러 가지 심각한 병리학적 원인	빈 끝느낌과 심한 여러 방향의 경련
불리한 관절 환경	경련 – 급성 염증, 골절
급성 골절 아님 탈구	외상 후 통증의 즉각적인 개시와 기능 상실
뼈 질병	깊은 통증 및 상대적으로 최소의 근골격계 증상 – 노력 낭비 및 골절 가능성
급성 류마티스 관절절염 에피소드	의학적 진단 – 증가된 조직 손상의 가능성과 심한 악화
간염성 관절염	심한 염증 및 붉어짐 – 적절한 치료를 받는데의 지체
감정적으로 의지하는 환자	교정 희망 – 도움의 큰 희망 없이 장기간 의존
만성 통증/섬유 근육통 형태 증후군	환자의 광범위한 징후들을 설명하기에는 부적절한 증상 – 도움의 큰 희망 없이 장기간 의존
예방법	
류마티스 관절염	의학적 진단 – 증가된 조직 손상의 가능성과 심한 악화
골다공증	의학적 진단 – 골절
척추 신경 (뿌리) 압박	분절의 신경학적 증상 –노력 낭비 가능성과 압박 증가 가능성
척추전방전위증	방사선 사진 근거 – 증상과 징후 악화
과운동성	임상적 발견 – 증가된 과운동성과 통증
급성 통증 상태들	조직 저항과 함께 이전 또는 동시에 통증 시작 – 심한 악화 가능성
임신	조직 저항과 함께 이전 또는 동시에 통증 시작 – 심한 악화 가능성
반복적 스테로이드 주입	콜라겐 조직의 찢어짐
장기적 체계적인 스테로이드 사용	콜라겐 조직의 찢어짐 및 골절
종양성 질환 병력	재발생의 위험
움직임 시 원위부 통증	급성 뿌리 압박 또는 심한 관절 염증
핵 탈출 또는 반월판 폐색	스프링 끝느낌
중심 또는 가쪽 협착	감각이상을 억누르는 통증

관절주머니 문제에 대한 중재
(Intervention for Capsular Restrictions)

*관절주머니-인대 복합체*의 비신정성은 *관절 제한* 안에서 주로 다루어진다. 경련성 끝느낌(end feel)을 가지고 있는 관절문제에 대한 중재는 경련을 일으키는 문제를 치료해야지 효과가 좋다. 대부분 휴식이나 소염을 위한 모달리티 중재방법을 쓰는데 근육에 대한 스트레칭이나 관절에 대한 과도한 치료는 염증반응을 더 증가 시키거나 경련의 정도를 더 많이 증가시킬 수 있다.

관절 구축이나 반흔조직을 가진 관절 주변부위의 구조물들은 스트레칭을 시켜 주어야 한다. 큰 사지 관절들에 대한 일반적인 스트레칭이 때때로 특수한 모빌라이제이션보다 더 좋은 효과를 얻을 때도 있다. 하지만 척추에서 일반적 스트레칭은 문제 주변부위의 구조물에 손상을 가져다 줄 수 있고, 구축된 관절이 쉽게 움직이지 않기에 과도한 움직임을 문제 주변부의 구조물에 일으킬 수 있겠다. 관절 모빌라이제이션을 통해서 얻어지는 좋은 결과들에 대해서 구체적인 메카니즘을 언급하기는 힘들지만 아마도 짧은 시간안에 적용되는 모빌라이제이션이 구조적 변경을 통한 역학적 효과보다는 신경 생리학적(neurophysiologic)인 관점에서 효과를 얻을 수 있지 않을까 생각해 볼 수 있겠다.

국소적이고 지역적(local) 효과를 얻을 수 있는 OMPT 중재에서 '특수한(specific)'이란 말의 뜻은 모빌라이제이션을 시행하고자 하는 인접 분절을 고정시킨다고 생각하면 될 것이다.

모빌라이제이션을 시행하는 주변 부위를 고정시켜 주는 목적이 있는데 문제가 있는 관절을 그 움직임 끝부분에 위치시킴으로써 치료사가 치료할 때 최소한의 힘을 관절에 적용시킬 수 있고 환자는 치료사의 도수치료에 의해서 즉각적인 영향을 받을 수가 있다. 급성기의 심한 통증이 있는 분절은 중립 위치에서 치료를 하고 Grade1 또는 2의 도수치료 강도로 치료하기에 관절 움직임의 제한점까지는 도달하지 못한다.

이 장에서 설명된 도수치료 테크닉들은 타겟 관절을 굳히거나 폄시키기 위해서 돌림(rotation)보다는 가쪽굽힘(side bending)으로 타겟 관절 부위를 pre-position 시킨다. 마찬가지로 모빌라이제이션의 힘은 가쪽굽힘(side bending)쪽으로 가해준다. 비록 가쪽굽힘(side bending) 모빌라이제이션이 적용할 때 여러 가지 도전을 줄 수 있겠지만 치료가 요하는 부분 관절에 토크를 제한시켜 주기에 치료 뒤에 나타나는 불편한 느낌들을 많이 감소시킬 수 있겠다.

이와 같은 방법으로, 저가동성 분절을 지닌 오른쪽 후관절(facet)을 굽히기 위해서 환자의 자세는 오른쪽으로 누운 자세(right side-lying position)여야 하겠다. 환자의 엉덩관절은 굽혀 있어야 하고 골반은 타겟 분절이 굽혀질 때까지 후방부로 돌아간 자세여야 하겠다. 이 환자의 왼쪽 팔은 치료 침대의 사이드 앞쪽에 위치해야 하겠다. 이 자세는 상당히 편향적인 자세인데 치료를 요하는 관절 위쪽 부분은 몸통 굽힘 자세로 있어야 하고 환자의 오른팔은 머리 위쪽으로 치료 침대와 평행면을 이루게 놓여 있음으로서 치료를 요하는 관절부분은 가쪽 굽힘된 자세로 놓여있게 된다(그림 11-13과 11-14). 치료사는 타켓 관절의 아래 부분(이 경우에 L5-S1 부분을)을, 환자의 다리를 폄시키고 골반을 L5의 아래 척추뼈(inferior vertebra)에서 약간의 움직임이 있을 때까지 반대방향으로 회전시켜 줌으로써, 굽힘 정도를 풀어 줄 수 있겠다. 덧붙여서 타겟 관절 아랫부분(L5-S1)들은 골반이 치료사 쪽으로 (L5에서 약간의 움직임이 있을 때까지) 잡아당겨짐으로서 왼쪽으로 돌아간다. 이 동작은 L5-S1에서 굽힘 동작을 풀어주고 타겟 관절에 모빌라이제이션을 굽힘 방향으로 줄 때 L5-S1에 모빌라이제이션의 영향을 최대한 적게 주게 된다. L4-5분절은 굽힘과 가쪽굽힘(side bending) 위치에 (combined position) 있고, 이 자세에서 오른쪽 후관절이 굽힘 방향의 관절가동범위에 끝부분에 위치하게 된다. 환자의 골반, 허리뼈 그리고 등뼈의 위치가 환자가 치료를 받기에 또한 치료사가 치료 테크닉을 쓰기에 최적의 위치에 놓이게 된다. 치료사의 팔의 아래팔은 (굽힘 근육쪽) 환자의 골반부 넙다리돌기(trochanter)와 엉덩뼈능선(iliac crest)사이 약간 뒤쪽에 위치한다(그림 11-14).

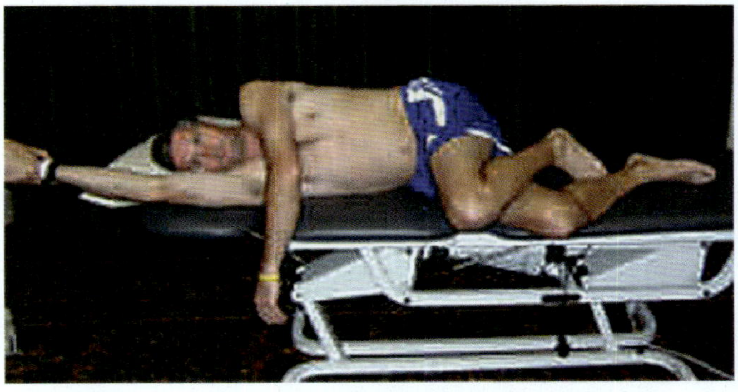

그림 11-13. 포지셔닝 전 몸통 굽힘, 오른쪽 누운자세에서 왼쪽 가쪽 굽힘.

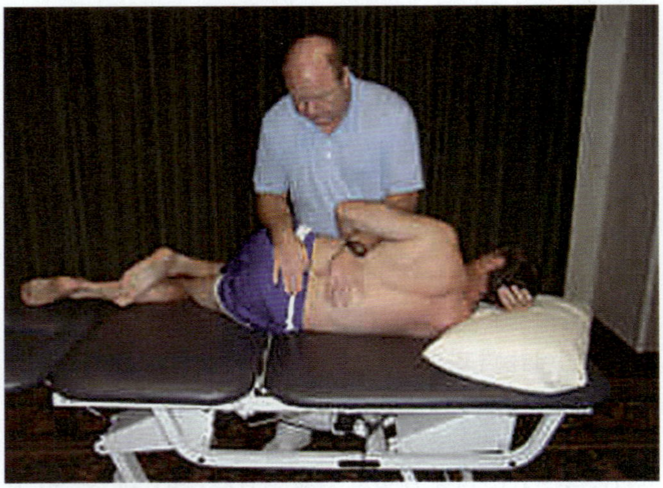

그림 11-14. 목표 분절과 관절의 위치.

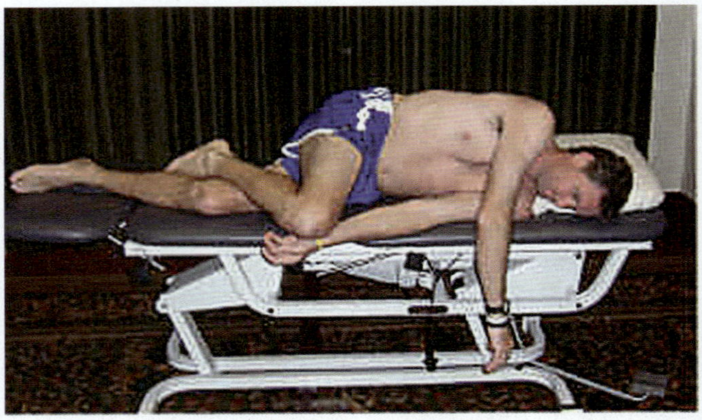

그림 11-16. 포지셔닝 전 왼쪽 옆으로 누운 자세에서 몸통 굽힘, 왼쪽 가쪽 굽힘.

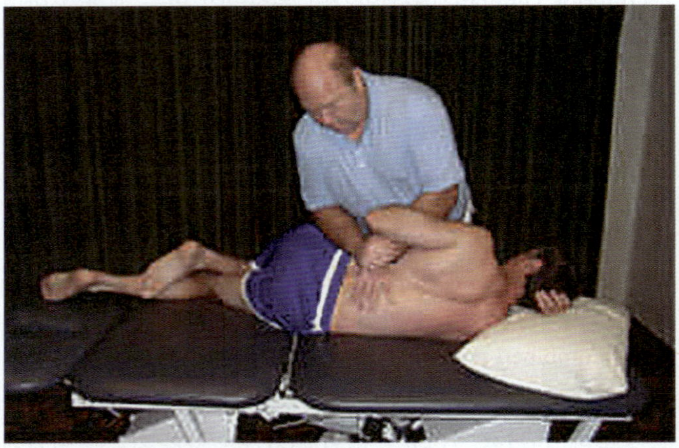

그림 11-15. 오른쪽 누운자세에서 굽힘, 왼쪽 가쪽굽힘 가동운동.

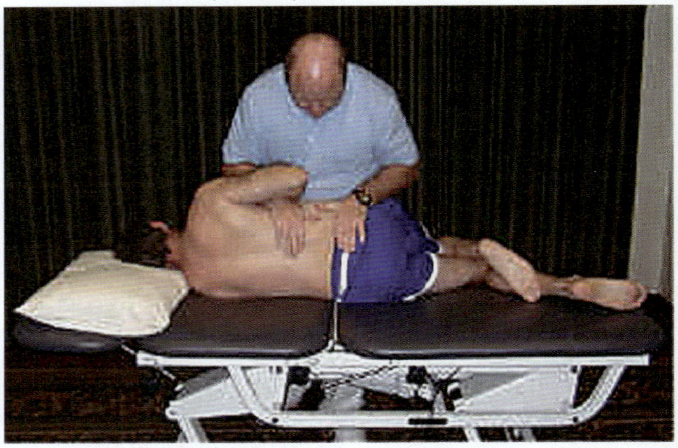

그림 11-17. 목표 분절과 관절의 위치.

치료사는 환자의 어깨를 환자의 골반과 척추가 왼쪽으로 가쪽굽힘 될 때까지 환자의 어깨를 잡아 당기고 환자의 골반은 동시에 머리쪽으로 움직여준다. 치료사는 환자의 골반부위에서 이 자세를 유지시켜 도수치료 테크닉을 적용할 때 환자의 골반이 더 깊게 가쪽굽힘되고 결국엔 관절 끝느낌을 느낄 수 있는 범주까지 테크닉을 적용할 수가 있다(그림 11-15)

이런 접근 방법은 저가동성 분절인 오른쪽 관절을 굽히기 위해서 환자가 왼쪽으로 누울 수가 있다. 시작은 환자는 양쪽 엉덩관절 굽힘자세와 오른쪽 팔이 앞쪽으로 치료 침대 밖으로 나온 자세에서 왼쪽으로 누운다. 엉덩관절의 굽힘은 골반의 후방회전을 타겟 분절까지 일으킨다.

왼쪽 팔은 꼬리방향으로 당겨서 치료침대와 평행한 방향으로 놓아준다. 이때 몸통은 왼쪽으로 가쪽굽힘이 일어난다 (그림 11-16).

아래쪽 다리는 곧게 펴주고 위쪽다리는 엉치뼈(sacrum)에서 움직임이 있을 때까지 골반이 앞쪽으로 회전할 수 있게끔 위치를 같이 잡아준다; 이러한 동작은 L5-S1 분절이 굽힘위치에서 벗어나 이 분절이 치료 전에 고정(locking)시켜 주는 역할을 한다. 환자의 몸은 치료사의 손을 골반위와 치료할 분절 바로 아래 분절에 잘 놓을 때까지 움직이고, 환자의 골반을 앞쪽으로 움직여 (L5 척추뼈에 약간의 움직임이 느껴질 때까지) 환자의 몸통은 오른쪽 회전 상태에서 고정시킨다 (그림 11-17).

그 다음에 치료사는 자신의 팔로 환자의 골반을 넙다리돌기 아랫방향으로 움직여서 몸통의 왼쪽 가쪽굽힘(side bending)을 만드는 동안 치료사의 몸무게를 환자의 골반

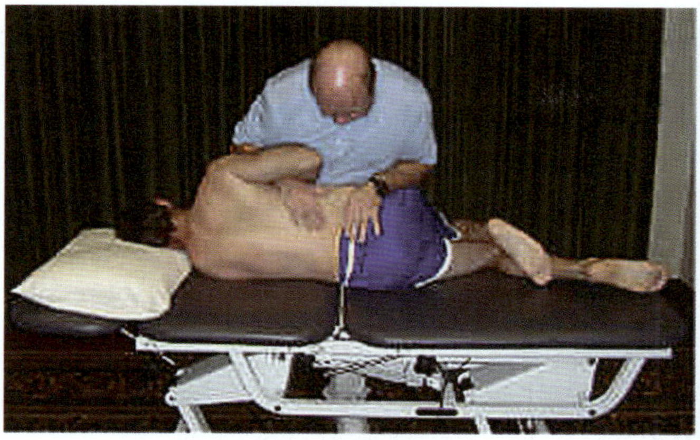

그림 11-18. 왼쪽 옆으로 누운자세에서 굽힘, 왼쪽 가쪽 굽힘 가동운동.

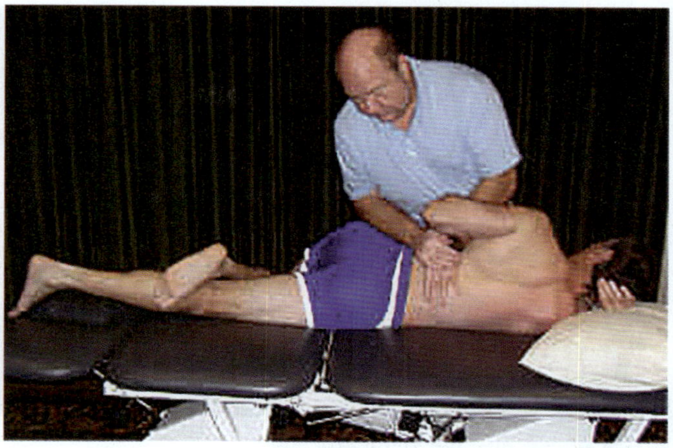

그림 11-20. 오른쪽 옆으로 누운자세에서 폄, 왼쪽 가쪽 굽힘 가동운동.

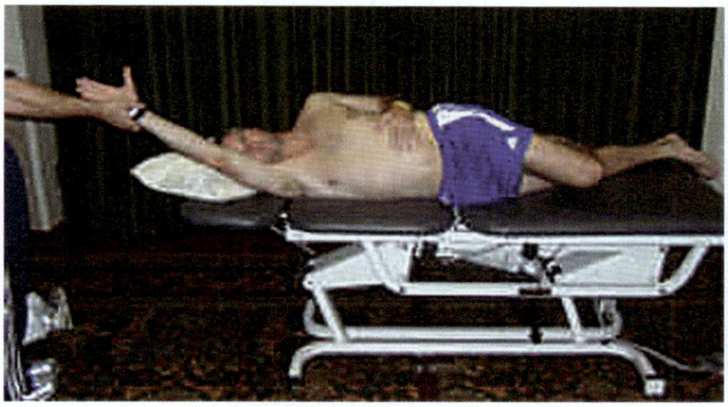

그림 11-19. 몸통 폄, 오른쪽 측면으로 누워 왼쪽 가쪽굽힘 실시.

부 쪽으로 적용시킨다. 그런 다음 도수치료를 적용할 때 치료사의 힘(도수교정 또는 비교정)을 환자에게 적용하여 관절가동범위의 끝범주 이상 가할 수 있겠다(그림 11-18).

순수한 가쪽굽힘(side bending)은 환자에게서 얻기가 힘들다. 따라서 치료사가 도수치료를 시행할 때 환자의 넙다리뼈의 긴축을 통해 약간의 회전이 일어날 수 있겠다.

타겟 관절의 폄방향으로의 개선은 비슷한 방법으로 얻을 수 있겠다. 이때는 다리는 모두 곧게 펴고 위쪽에 놓인 팔은 환자의 몸통 뒤쪽으로 위치한다. 팔은 환자가 어떤 사이드로 누워 있느냐에 따라 아래쪽 또는 위쪽으로 잡아당겨줄 수 있다. 하지만 팔을 잡아당기는 각도는 수평 방향보다는 사선 방향으로 잡아 당겨야 하겠다(그림 11-5, 그림 11-19).

그림 11-20은 오른쪽으로 환자가 누운자세에서 왼쪽 관절의 폄을 개선 하기 위한 테크닉을 보여주는 그림이다.

타겟 관절의 윗부분에서 가쪽굽힘(side bending)과 굽힘 또는 폄을 통해 고정을 할 수 없다면 타겟 분절의 위부분을 회전과 함께 굽힘 또는 폄을 함께 사용하여 고정시켜 줄 수 있겠다. 굽힘과 왼쪽 회전을 하기 위해서, 다리는 굽힌 상태로 있고 위쪽 팔은 환자의 앞쪽에 위치시킨다. 아래쪽 팔은 치료침대와 평행한 방향으로 잡아 당겨 몸통을 왼쪽으로 회전시켜 준다(그림 11-21). 이때 치료사는 몸통의 회전 움직임이 타겟 관절까지 영향을 주는 것을 방지하지 위해서 타겟 관절(L4)의 바로 위 추체의 첫 번째 움직임을 느끼기 위해서 노력해야 하겠다.

몸통을 폄과 왼쪽 회전을 시키기 위해서 두 다리는 곧게 펴주고 위쪽 팔은 환자의 뒷편으로 놓아준다. 아래팔은 치료사 쪽으로 치료침대와 사선 방향으로 당겨주어서 환자의 몸통에서 왼쪽 회전과 굽힘이 같이 일어나게 한다(그림 11-22). 이때 타겟 관절부위에 회전이 일어나지 않도록 주의를 기울여야 하겠다. 이와 같은 도수치료 테크닉은 관절에 대한 회전

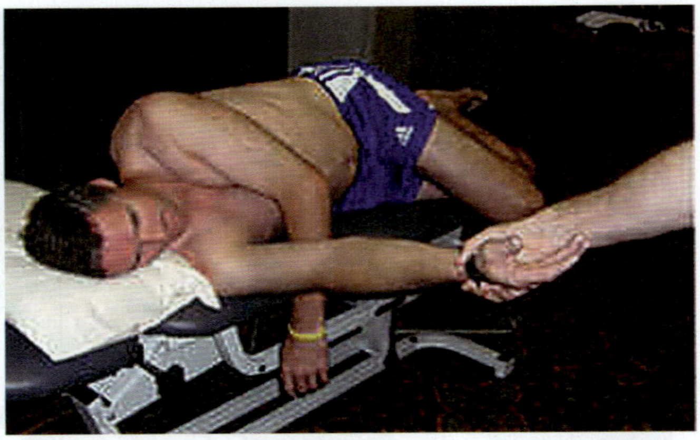

그림 11-21. 왼쪽 회전 잠금과 함께 굽힘.

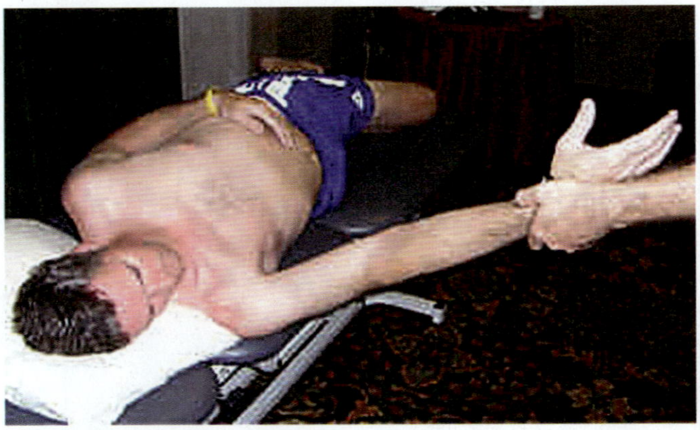

그림 11-22. 왼쪽 회전 잠금과 함께 폄.

움직임이 타겟 관절 주변 부위를 고정시키기 위해서 쓰여짐을 알 수 있겠다.

부분탈구 저운동성의 중재 (Intervention for Subluxation Hypomobility)

"부분탈구(subluxation)"라는 용어는 병리기계적 저운동성(pathomechanical hypomobility) 일 수 있다. 전문용어와 상관없이, 도수물리치료사는 관절의 범위 내에서 한쪽 끝으로 제한적이라는 것에 감사해야 한다. 몇몇은 관절이 불안정의 결과로 배열을 잃었다는 이론을 제안한다. 몇몇은 이런 상태는 관절면이 관절의 이차적 구조물에 의해서 엉키거나 관절면 결손에 의해서 생겼다고 믿는다. 나머지 이유로는 이런 상태가 근육의 과긴장 때문이라고 생각한다. 허리뼈의 병리기계적 저운동성은 굽힘이나 폄의 손실, 관련된 관절운동학의 손실, 갑작스런 단단한 끝느낌으로 알아차려진다. 가장 효과적인 테크닉은 작은 진폭의 빠른 속도 트러스트로 이루어진 빠른 속도 트러스트 또는 관절의 "열림(unlock)" 이나 "풀림(unjam)"이 목적인 견인 테크닉이다.

가동술의 등급은 등급을 적용하고, 필요하다면 관절에 가해지는 점진적인 힘이라는 의미다. OMPT에 대한 캐나다 접근법에서는 Maitland 움직임의 진폭에 바탕을 둔 점진적인 모빌라이제이션의 모델을 사용한다. 이 가동술의 움직임 범위는 전체 범위가 아닌 움직임이 자연스럽게 일어날 수 있는 범위이고 한 방향에서만 사용된다(8장 참조).

과운동성과 분절 불안정성의 중재 (Intervention for Hypermobility and Segmental Instability)

과운동성이나 불안정성 중재의 근원적 원칙은, 분절 안정성 검사에서 파악된 양성 검사 결과에 대해서, 평상 시의 스트레스를 줄이는 것이다. 원인은 반복적인 움직임, 트라우마 사건이나 주변 저운동성에 대한 보상작용일 수도 있다. 이런 경우에는 보상작용을 줄이는 것이 필수적이다. 필요하다면, 분절에 보조기와 함께 일시적인 서포트가 권고된다. 저운동성이 존재한다면, 모빌라이제이션은 움직임 패턴 분절의 기여를 높이기 위해 적용되고 과운동 분절에 영향을 주지 않는 방법으로 수행돼야 한다.

분절의 불안정성의 치료는 문제가 있는 구조의 결점이 발견됐을 때 교정 외에 관리를 하기 위한 중재를 포함해야 한다. 이 접근법에서, 불안정성을 위한 중재는 ***전체, 지역, 분절***의 세 루트를 이용한다.

불안정성의 전체 중재 (Global Intervention for Instability)

이 단계에, 환자는 불안정성에 기여하는 활동들을 피하거나 줄여야 한다. 일상 생활에서 불안정성에 대해서 주의를 요할 경우 그 대안책은 꼭 마련되어야 하겠다. 허리 보조기를 사용하는 외부적 서포트, 고유수용성 자극을 위한 몸통 테이핑 기법, 다리 길이 차이의 교정이 효과적인 전략이 될 수 있겠다.

불안정성의 지역 중재 (Regional Intervention for Instability)

환자가 손상받을 수 밖게 없는 위험한 활동이나 그 위험한 환경들을 바꿀 수가 없다면, 환자는 자신이 몸을 보호할 수 있는 전략들을 배워야 하겠다. 물건을 다루는 일을 할 때 몸통의 안정성을 위해서 동적 안정화 활동을 환자에게 가르쳐주면 유용하겠다. 이 방법은 복근과 깊은 척추 근육계 동시수축을 통해, 중립적 허리 자세의 유지를 포함한다.[24] (동적 척추 안정화와 관련된 사항은 17장 참조한다.)

불안정성의 분절 중재 (Segmental Intervention for Instability)

몸통이 움직일 때 분절이 활동한 것을 통제하고 있다는 것을 보장하기 위해 근육을 재교육 시키려는 시도를 해야 한다. 치료사의 일은 배가로근과 뭇갈래근 같은 근육들과 배곧은근과 척추세움근처럼 큰 다분절성 근육을 모으는 것을 포함하는 최적의 움직임 패턴을 재교육하는 것이다.

이 접근법에서, 재교육은 중력에 대항해 고정하려는 노력을 피하기 위해, 옆으로 누운 자세에서 시작한다. 분절은 분리해서 움직이지 않기 때문에, 심부 안정화근육만 교육받을 필요가 없다. 재교육 과정 동안 불안정성 싸인을 보여주는 대각선 패턴과 복합 패턴 등은 반드시 사용해야 한다(13장).

이 과정은 일반적으로 영향을 받는 범위에 느린 수축 활동을 포함한다. 첫 번째 수축 타입은 주로 *편심성(eccentric)*이다. 환자가 이 활동에 좋은 컨트롤을 보이면, 점차적으로 움직임의 속도는 증가된다. 마지막으로, 환자가 다양한 속도와 방향에서 편심성(eccentric), 동심성(concentric), 그리고 등척성(isometric) 수축을 할 수 있을 때, 새로운 대각선 패턴이 더해진다. 이것이 완수되면, 환자는 불안정성으로 가는 빠른 편심성 수축 움직임에서 불안정성으로 가는 느린 동심성 수축으로 바꾸는 것을 배운다. 대각선 운동은 옆으로 누운 자세에서 행해지고, 다음 자세는 환자는 서 있는 것보다 앉아있는 자세로 진행된다. 환자는 병원에서 하는 운동 방법을 촉진시키기위해 비슷한 방식의 운동 방법을 집에서 할 수 있게 배운다. 도수치료의 적용은 운동치료의 목적과 비슷한 연장선상에서 다양화의 과정안에서 분절의 안정화를 이루기 위한 방법을 적용해야 하겠다.

차별된 특징 (DIFFERENTIATING CHARACTERISTICS)

*캐나다 도수치료접근법*은 다양한 학파의 생각에서 나온 원칙과 테크닉을 통합하는 선택적 접근법이다. 임상적 문제해결과 감별 진단은 검사를 통해 근거리 구조물(casual)과 원거리 구조물(remote regions)에 대해서 문제를 규명하고 이 얻어진 정보를 통합시키는 것이다.

검사의 상당한 부분은 ***James Cyriax***에 의해서 지지를 받은 감별진단법의 원리에 근본을 두고 있다. 이런 컨셉은 끝느낌(end-feel)의 검토, 선택적 조직 긴장도 시험, 관절낭패턴(capsular pattern)에 대한 인지 등을 포함한다. 진단의 정교함과 도수치료의 적용은 ***MacConaill***과 ***Kaltenborn***이 발전시킨 신체역학(biomechanical) 원칙의 임상적 적용과 관련있는 컨셉에 기초를 둔다.

*Osteopathy*에서 차용한 이 positional 진단의 컨셉은 기능장애 확인에 필요한 테스트의 수를 줄여서, 감별 진단 시 효율성을 증진시킨다. 많은 접근법들 중에서, ***Maitland***의 모빌라이제이션 등급법은 도수치료 중재의 강도를 측정하거나 기록할 때 일반적으로 사용된다.

관절 모빌라이제이션을 하는데 있어서 정형도수물리치료(OMPT)의 가치를 감사하게 생각하면서, 안전성을 증가시키기 위한 다양한 도수치료법들을 일상적인 *캐나다 도수치료법*에 포함시켰다.

즉, 캐나다 도수물리치료는 한 학파의 생각이나 한가지 방법에 국한되어 있지 않기에, 부적절한 명칭일 수도 있겠다. 그대신, 캐나다 접근법은 각 컨셉 안에서 뛰어난 내용과 도수물리치료안에서의 실용적인 측면에서 컨셉의 다양성에 대해서 장려했다. 그 원칙은 다른 접근법들에서 옹호된 이성적이고 과학적 생각과 거의 같다. 하나의 격언으로 이 접근법을 요약할 수 있다면 *"과학적이어라, 창의적이어라, 명확해라, 관습을 타파해라."*

중요 인용 (NOTABLE QUOTABLE)

"하나의 격언이 이 접근법을 요약할 수 있으면, 그것은 과학적이다, 창조적이다, 분명한 것 이상으로 보아라, 그리고 관습을 타파해라."

-*J. Meadows*

임상 사례 (CLINICAL CASE)

현재 병력 (History of Present illness; HPI)

35세의 건강하고 체력적으로도 보통 이상인 오른손을 주로 쓰는 남자 환자분이 오른쪽 팔굽에 통증을 호소하고 있다. 통증은 오른쪽 팔굽의 바깥쪽에 존재하고 있는데 팔굽의 가쪽위관절융기의 1인치 위쪽, 그리고 아래팔 등쪽으로 4인치 가량 아랫쪽에 통증이 형성되어 있다. 환자는 2주전에 집담장을 페인트칠 할 때 팔굽에 통증을 느꼈다고 얘기했다. 통증의 양상은 밤중에 더 심해지고 아침에는 통증 레벨이 최고조에 이르게 되고, 손을 쓰는 동작을 취할 경우, 통증의 정도가 8/10로 느껴진다. 이전에는 이런 식의 통증은 전혀 느끼지 못했고 지속적으로 어떤 일을 하거나, 무거운 것을 들거나 평소에 하지 않는 일들을 가끔 할 경우 약간의 통증을 느꼈었다.

환자는 통증을 3일쯤 참고 기다리다 통증이 개선이 되지 않고 본인이 전기 기술자로 일하지 못할 정도로 아프자 병원에 내원해서 의사를 만났고, 그 의사는 가쪽위관절융기염(lateral epdicondylitis)이라고 진단을 내렸다. 더불어서 환자에게 비스테로이드성 소염 진통제를 처방했고, 테니스 엘보 고정기를 사서 착용하고 10일 뒤에 재진하자고 얘기했다. 또한 의사는 환자에게 통증이 좀 좋아지면 직장에서 일을 해보도록 권유를 했다.

재진 때 환자는 비스테로이성 소염 진통제를 복용하면 몇 시간 동안 통증을 덜 느낄 수 있었지만, 환자가 손을 쓸 경우 여전히 심한 통증을 느껴서 일을 할수 없었다. 최근에는 통증 레벨이 많이 줄어들었지만 작은 움직임을 할 경우 심한 통증이 쉽게 나타나고 여전히 직장으로 돌아갈 수 없을 정도로 통증 레벨을 느끼고 있다. 재진 때 의사가 물리치료를 받아보라고 권유를 했다.

증상 심하게 만들거나 완화시키는 인자들 (Aggravating and Relieving factors)

어떤 일이든 오른손을 동반한 일들을 할 경우 통증이 항상 재발되고, 물건을 세게 쥐는 듯한 동작을 취할 경우 강한 통증이 생기며 2시간 정도 강한 잔류 통증을 느낀다. 책을 잡거나 운전대를 쥐는 듯한 가벼운 손동작을 취할 경우 약간의 통증이 바로 나타나고 시간이 지나갈수록 통증이 점점 더 심해지고 잔류 통증을 1시간 정도 느낄 수 있다. 팔굽 고정기는 약간의 지지 작용을 해서 통증을 완화시키고 아이스팩이나 비스테로이드성 소염 진통제의 경우 통증을 약화시키는 작용을 하지만 완전히 통증을 해소시키지는 못한다. 환자는 쑤시는 듯한 느낌을 오른손 바깥쪽 팔굽에서 느끼고 목과 등뼈, 어깨, 손등에서는 통증을 느끼지 못한다. 또한 검사 시 위의 부위를 자극해도 팔굽 통증을 재발시킬 수 없었다.

첫 번째 가설 (initial hypothesis; H1): 팔굽 바깥쪽에 형성된 팔굽의 통증은 테니스 엘보일 경우가 가장 크다. 테니스 엘보는 가쪽위관절융기염(lateral epdicondylitis) 또는 힘줄염(tendonitis)으로 명명되어지는데 가쪽위관절융기염 용어는 잘못된 용어로 염증이 생기는 부위가 위관절융기이기 보다는 온폄근힘줄(common extensor tendon) 부위이기 때문이다. 좀 더 자세한 정보 없이 일단 가설을 세우자면 이 환자의 문제는 힘줄병(tendonopathy)이다. 왜냐하면 힘줄에 염증이 있거나 퇴행성 변화(tendinosis; H2)에 대한 환자의 문제 제기가 없기 때문이다.

두 번째 가설 (H2): 일상동작이 아닌 동작/운동을 할 때 팔굽에 통증이나 기능제한 같은 원인을 제공하지만 이 경우에는 환자가 테니스 경기를 많이 한 것도 아니기에 팔굽에 통증을 야기시키는데 간접적으로 영향을 주었을 뿐 직접적 원인이 될 수 없겠다. 이 환자에게 잠재적인 병인으로는 일상생활에서 축적되어지는 스트레스나 혈액순환의 장애가 힘줄의 퇴행성 변화를 야기시키지 않았나 생각해 볼 수 있겠다.

세 번째 가설 (H3): 첫 번째 가설과 두 번째 가설에 덧붙여서 이 환자의 경우, 통증 주변부에서 유추할 수 있는 가설뿐만 아니라, 거리가 조금 떨어진 원거리에서도 발생할 수 있는 원인에 대한 가설 또한 생각해 보아야 하겠다. 여러 가지 관점에서 환자의 문제를 다루어 볼 때 환자의 원활한 증상회복을 얻을 수 있을 것이다.

진단학적인/신체 역학적인 검사 (Diagnostic and Biomechanical Examination)

가설 1과 2를 확정할 수 있는 검사결과를 다음과 같은 신체검사에서 발견할 수 있을 것이다.

손목:

- *능동 관절가동범위 (Active ROM)*
  - 손목관절의 폄 시 통증이 있지만, 아마도 관절 가동범위는 정상이다. (근육 수축)
  - 손목관절의 굴절 시 통증이 있고 관절범위에 제한이 있다. (근육의 스트레칭)
  - 노쪽 치우침(Radial deviation) 시 통증이 있지만, 통증이 심한 편은 아니고 관절 가동범위는 정상이다.
  - 자쪽 치우침(Ulnar deviation) 시 통증이 없고 관절 가동범위는 정상이다.
- *수동 관절가동범위 (Passive ROM)*
  - 손목관절의 폄 시 통증 없고 관절 가동범위는 정상이다.
  - 손목관절의 굴절 시 통증이 아주 심하고 경련에 의해서 관절 가동범위에 제한이 있다.
  - 노쪽 치우침(Radial deviation) 시 통증이 없다.
  - 자쪽 치우침(Ulnar deviation) 시 통증이 없거나 통증이 약간 있고 관절 가동범위는 정상이다.
- *등척성 저항 (isometric resistance)*
  - 손목 폄에서 통증이 심하고 근력이 약하다.
  - 통증이 없고 근력이 강하다.
  - 통증이 강하고 근력이 강하다.
  - 자쪽 치우침(Ulnar deviation) 시 통증이 없고 근력이 강하다.

팔굽:

- *능동 관절가동범위 (Active ROM)*
  - 팔굽 굽힘 시 통증이 있고 관절 가등범위는 정상이다.
  - 팔굽 폄 시 통증이 약간 있고 관절 가동범위는 제한이 있다.
  - 뒤침(Supination) 시 통증이 없고 관절 가동범위는 정상이다.
  - 엎침(Pronation) 시 통증이 없고 관절 가동범위는 정상이다.
- *수동 관절가동범위 (Passive ROM)*
  - 팔굽 굽힘 시 통증이 없고 관절 가동범위는 정상이다.
  - 팔굽 폄 시 통증이 있고 관절 가동범위는 경련성 끝느낌과 함께 제한이 있다.
  - 뒤침(Supination) 시 통증이 없고 관절 가동범위는 정상이다.
  - 엎침(Pronation) 시 통증이 없고 관절 가동범위는 정상이다.
- *등척성 저항 (isometric resistance)*
  - 팔굽 굽힘 시 통증이 없고 관절가등범위는 정상이다.
  - 팔굽 폄 시 통증이 약간 있고 관절가동범위는 정상이다.
  - 뒤침(Supination) 시 통증이 없고 관절가동범위는 정상이다.
  - 엎침(Pronation) 시 통증이 없고 관절 가동범위는 정상이다.
- *촉진 (Palpation)*
  - 팔꿈치 촉진 시 팔굽 바깥쪽을 따라서 위관절융기능선(epicondylar ridge), 위관절융기(epicondyle), 힘줄(tendon body) 또는 근육힘줄접합부(musculotendinous junction) 사이에서 약한 통증이 유발된다. 여기서 유발된 약한 통증은 한 가지 이상의 해부학적인 구조물에서 일어날 수 있지만 위관절융기에 좀 더 초점을 맞추어서 촉진해본다.

    세 번째 가설은 위쪽 사분역검사(upper quadrant test)에서 양성의 검사반응이 나올 경우 확정지을 수 있겠다.

- 위팔자관절에서 벌림고정(Abduction fixation at the ulnohumeral joint)
- 목뼈의 오른쪽 폄 시 C5–6에서 과운동성(hypermobility)이 있다. C5–6 폄 시 과도한 움직임이 있다면 목뼈 가쪽 부분에 협작을 일으키기에 ***축삭 형질 이동(axoplasmic transportation)***의 감소로 신경향성 영양실조를 일으키기에 (neurotrophic malnutrition), 온폄근힘줄(common extensor tendon)의 구조물에 변화를 야기시키게 된다. 하지만 환자의 목뼈 검진 시에 특정 부위의 근력 약화나 감각이상을 찾기가 힘들기에 위와 같은 변화는 치료사 간에 논쟁거리가 될 수도 있겠다.

- C2–C3와 T2–T3에서 오른쪽 폄 시 과운동성을 발견할 수 있으므로 아마도 이런 이유에서 C5–6에서 더 많은 폄 범위를 보일 것이고, 이 관절 자체의 움직임이 많기에 스트레스를 많이 받을 수 밖에 없을 것이다.

결과/확정 (Conclusion/Confirmation)

만약 이 환자의 문제가 온폄근힘줄병(common extensor tendonopathy)이라면 이것이 힘줄병증(tendinosis) 또는 힘줄염(tendonitis)이든 특정 테스트에서 양성 반응을 얻을 수 있을 것이다. 첫 번째로 등척성 손목 폄 시 (아마도 노측 치우침 시) 통증이 있을 것이다. 두 번째로 위관절융기 부분에 있는 온힘줄 부분에 약한 통증이 있을 것이다. 염증이 그 부분에 있다면 촉진 시 통증이 있고, 등척성 테스트 시 통증이 심할 수 있겠고, 통증으로 인한 근력 약화의 양상을 보일 수도 있겠다. 이 환자의 경우에 통증으로 인한 근력 약화의 소견을 볼 수 없고, 등척성 검사에 의한 통증이 그리 심하지 않을 뿐만 아니라, 그 통증이 최대 근육 수축에서 나왔기 때문에 두 번째 가설이 환자의 문제와 더 많은 연관 관계가 있겠다.

물건을 잡을 때 환자가 통증을 느낄 수 있다고 기록이 되어졌는데 첫 번째 가설과 두 번째 가설에서도 이런 경우 통증이 나타날 수 있기에 가설들(첫 번째와 두 번째 가설)에 대한 변별력은 높지가 않다. 하지만 과민성(Irritability)의 부재는 염증기가 없다라는 것을 보여주는 반증이기에 두 번째 가설에 좀 더 힘을 실어줄 수 있겠다. 환자에 대한 검사를 진행할수록 환자의 문제는 힘줄병증(tendinosis)이라고 확정해 갈 수 있겠는데 좀 더 환자에 대한 정보가 있다면 진단학적으로 병인학적으로 환자의 문제를 확실하게 규정할 수 있을 것이다. 이 환자의 경우, 두 번째 가설이 좀 더 확실한 진단명이 될 수 있겠지만, 병인학적으로는 좀 더 자세한 규명이 필요할 수 있겠다. 병인학에 대한 규명하기 위해서는 환자에게서 얻어진 검사의 결과에 대해서 좀 더 깊게 살펴볼 필요성이 있다. 위관절융기힘줄병증(Epicondylar tendinosis)은 ***위팔자관절 벌림고정(ulnohumeral abduction fixation)***에서 기인해서 생길 수가 있고, ***C5–C6의 동적협착(Dynamic stenosis)***은 목뼈 폄 시 저운동성 때문에 생긴다고 생각할 수 있겠다. 이런 주된 병인학적인 문제들은 C2–C3 그리고 T2–T3에서 나타난 ***저운동성***에 의해서 생길 수가 있겠다. 환자에게서 발견되어 지는 문제들을 해결하고 재발을 방지하지 위해서 도수물리치료사는 환자의 문제를 야기시키는 확정된 원인들에 대해서 다시 한번 생각해 보아야 하겠다. 그러므로 임상에서 일반적으로 발견할 수 있는 팔꿈치 통증이 일반적인 치료로 상태의 호전이 없다면 좀 더 깊게 환자의 문제에 대해서 생각/검사하고 팔꿈치 통증을 야기시키는 원인이 아마도 환자가 통증을 느끼는 부위와 조금 먼 부위에서도 있을 수도 있겠다는 예상을 할 수도 있을 것이다(그림 11–23).

1. 이 환자의 경우 어떤 테스트 결과가 단순 팔굽 통증이 아닌 다른 병인학적 요인을 찾게끔 만들었는지? 테스트나 병력검사를 할 때 어떤 요소들이 첫 번째와 두 번째 가설을 증명하는 요소들인지?
2. 그림 11–22 를 보기 전에 도수물리치료사가 환자를 검사할 때 이 환자에게서 다른 진단명이 나올 수 있도록 신체검사 시에 본인의 가설을 확증하기 위한 일련의 알고리즘을 만들어보고 그림 11–22와 본인이 만든 검사 알고리즘을 비교해 보자.
3. 아래 나열된 조직 중 환자에게서 주된 증상을 야기시키는 원인이 되는 조직은 어떤 조직이고 2차적인 증상을 야기시키는 조직은 어떤 조직인가? 수축성 조직인지, 비운동성 조직인지 또는 전도성 조직인지? 각 조직에 대해서는 감별진단을 어떤 식으로 진행할 것인가?
4. 이 환자에게서는 검사 시 치료사가 느낄 수 있는 끝느낌(end–feel)이 중요하다고 생각하는가? 만약 그렇다면 얼마나 끝느낌이 중요한지 그리고 이런 환자들에게서는 어떤 타입의 끝느낌을 팔굽이나 손목에서 느낄 수 있겠는지 예상할 수 있는가?

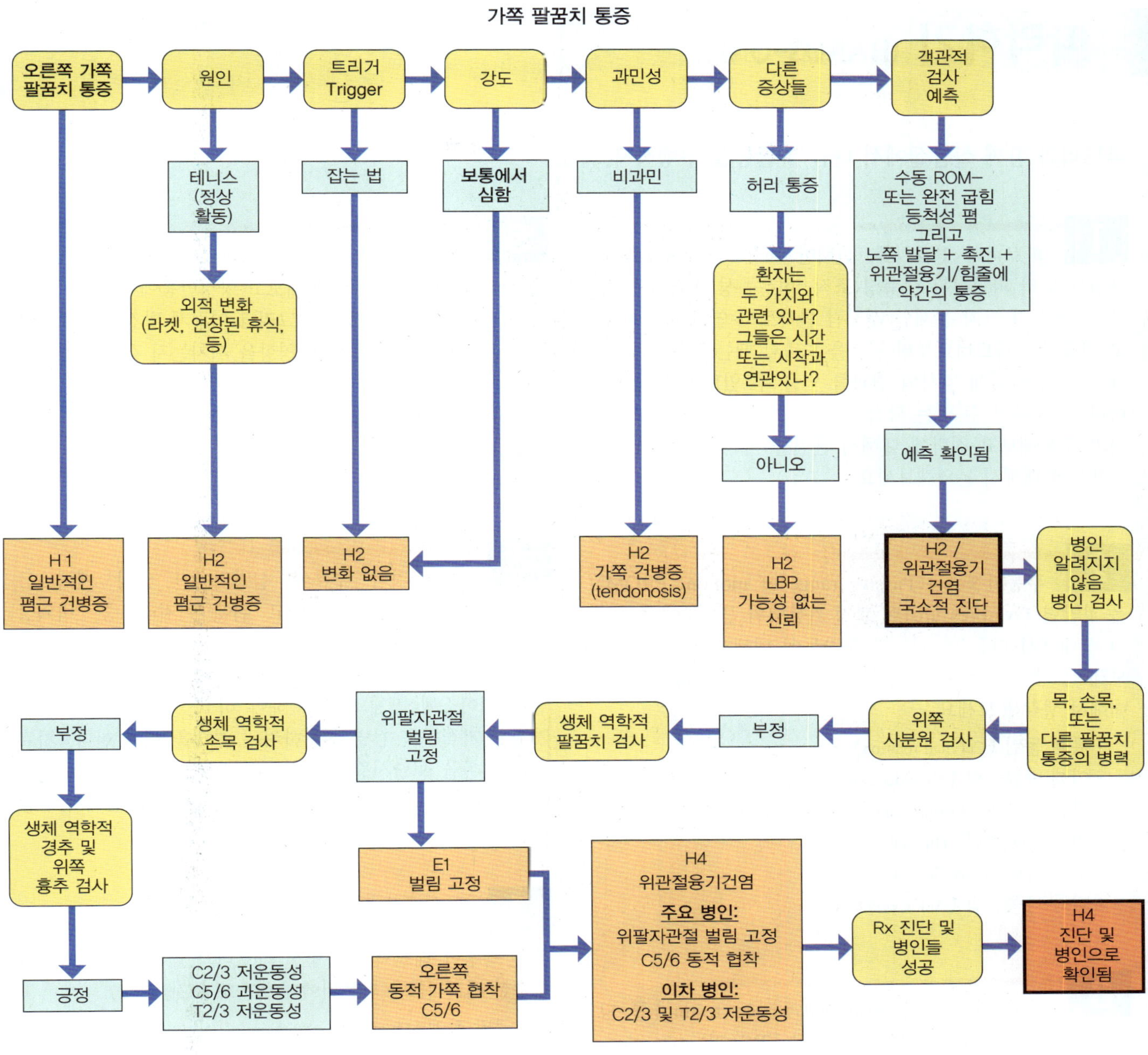

그림 11-23. 가쪽 팔꿈치 통증의 경우 알고리즘 접근.

5. 캐나다 도수치료 접근방법에서는 이 환자에게서 팔굽에서 보여지는 기능장애를 어떤 카테고리로 분류할 수 있겠는가? C5-C6, C2-C3 그리고 T2-T3에서는 어떤 검사방법을 사용해서 당신이 생각하는 가설을 증명하거나 배척할 수 있는지 표 11-5를 참고해서 답하시오.

6. 만약 이 환자에게서 척추의 불안정성이 있다고 생각한다면 어떻게 그것을 당신은 증명할 수 있겠는가? 파트너에게 분절 안정 검사(segmental stability test = SSTs)를 사용해서 연습해 보자. 그림 11-5, 11-6, 그리고 11-7을 참고하시오.

7. 이 환자에게서 보여지는 경추(목뼈)와 흉추의 증상들을 보았을 때 도수치료사로서 대칭적 또는 비대칭적인 기능장애를 어떻게 발견할 수 있는가? 당신의 검사방법의 효율성을 증진시키기 위해서 선별 검사(screening test)를 쓸 생각인가? 그렇다면 어떤 선별 검사를 쓸 생각인가? 대칭성과 비대칭성 움직임에 대한 검사와 선별 검사들에 대해서 본인의 파트너와 연습하시오.

따라하기 (HANDS-ON)

파트너와 함께 실습실에서 다음의 활동을 수행하자.

1

파트너의 팔꿈치에, 선택한 조직 자극 검사를 시행하는데 각 파트너는 수축성 조직, 비운동성 조직, 전도성 조직 중에 한 가지 문제인 것처럼 환자로서 연기를 해야 하고 치료사가 파트너로부터 진단을 도출할 때는 각 조직의 문제의 특성에 맞게 검사의 결과를 얻을 수 있도록 생각해야 합니다. 도출될 수 있는 각각의 검사 결과들을 각자의 파트너와 토론해보고 진단에 대해서 혼란을 야기시키는 다양한 문제들에 대해서 논의해보세요.

2

수동관절운동(Passive range of motion; PROM)을 과압력(Overpressure)이 관절 가동범위 끝부분에서 가해진 상태에서 다음 예시를 든 동작들에 대해서 적용을 시켜보세요. 각 동작들에서 발견할 수 있는 끝느낌(end-feel)에 대해서 생각해 보세요.

- 목뼈 돌림 (Cervical rotation)
- 어깨 바깥돌림 (Shoulder external rotation)
- 팔굽 폄 (Elbow extension)
- 엉덩관절 벌림 (Hip abduction)
- 무릎 굽힘 (Knee flexion)
- 발목 가쪽번짐 (Ankle eversion)

3

자세 선별 검사(positional screen testing)를 당신의 파트너의 등뼈에 적용을 해보고 ERS(폄; extension, 돌림; rotation, 가쪽굽힘; side bending) 또는 FRS(굽힘; flexion, 돌림; rotation, 가쪽굽힘; side bending)에서 양성 반응을 얻을 수 있는지 시도해 보세요. 환자를 검사할 때 위치 선별 검사를 적용함으로써 어떻게 검사의 효율성을 증대할 수 있을까요?

4

다음 대칭 운동 테스트들(symmetrical movement tests)을 당신의 파트너에게 적용해 보세요.

- 굽힘 대칭 운동 테스트
- 폄 대칭 운동 테스트
- 돌림 대칭 운동 테스트
- 가쪽굽힘 대칭 운동 테스트

5

다음 분절 안정 검사들(segmental stability tests)을 당신의 파트너에게 적용해보고 양성반응에서 볼 수 있는 것들은 어떤 것들이 있을지 그리고 이렇게 발견된 요소들은 치료사의 치료 중재에 어떤 영향을 끼치는지 각자의 파트너와 논의해보자

- 앞쪽 엇갈림 (Anterior shear)
- 뒤쪽 엇갈림 (Posterior shear)
- 비틀림 (Torsion)

6

11장 평가 부분에 설명되어진 임상 케이스들(허리통증/다리통증, 교통사고 뒤에 어지러움증, 비외상성 두통)에 대해서 당신의 파트너와 치료사와 환자로서 역할 놀이를 해본다. 당신의 파트너는 환자로서 각각의 임상 케이스에 맞게 연기를 해야 하고 당신은 치료사로서 가정된 가설들을 감별 진단하려는 연습을 해야 한다. 치료사는 결론을 토출시킬 수 있는 알고리즘(decision-making algorithms)을 사용해서 당신의 감별 진단과정 안에서 사용해보자.

7

다음 예시된 기능장애들을 위해서 사용할 수 있는 특수한 테크닉들을 당신 파트너와 리뷰해보고 각각의 특수한 테크닉들을 파트너에게 연습해 보자.

- 근막 장애 (Myofascial restrictions)
- 캡슐주변 장애 (Pericapsular restrictions)
- 과운동성과 분절 불안정성 (Hypermobility and segmental Instability)

8

다음 척추후관절(facet joint)들을 모빌라이제이션 하기 전에 관절이 최대로 열리고 닫힐 수 있도록 파트너의 자세를 만들어 보자.

- 오른쪽 C4–C5
- 왼쪽 T9–T10
- 오른쪽 L2–L3

9 척추 모빌라이제이션 시 가쪽굽힘(side bending)이 돌림보다 더 많이 행해지는 이유는 무엇인가? 환자의 자세를 주의 깊게 먼저 만들어보고 8번 문제에서 언급된 관절들을 가쪽굽힘(side bending) 힘을 적용해서 움직여 보자.

10 이런 접근법 안에서, 과압력(overpressure)이 움직임의 개선을 (심지어 이미 아픈 상태임에도 불구하고) 위해서 사용되어지는 이유는 무엇인가? 8번 문제에 언급된 관절들에 대해서 환자 자세를 만들어 보고, 과압력을 연습해 보자.

11 캐나다 도수치료접근법에서 각각의 기능장애에 맞게 PPIVM과 PAIVM 테스트, 그리고 SSTs를 사용을 할 수 있도록 도움을 줄 수 있는 결론도출의 알고리즘을 만들어보자. 그림 11-1과 당신의 알고리즘을 비교해 보자.

12 아래 표를 사용하여, 각각의 기능장애에서 발견될 수 있는 결과들에 대해서 적어보고, 감별진단과 각각의 병리학적 분류를 위해서 가장 적절한 검사과정은 무엇인지 알아보자.

검사 절차	관절외의 (근막) 저운동성	관절의 (피막주위) 저운동성	관절의 (부분탈구, 병리적 역학) 저운동성	비과민한 과운동성	과민한 과운동성	불안정성
AROM						
PROM						
저항 검사						
신경학적 검사						
대칭성 움직임 검사						
비대칭성 움직임 검사						
PPIVM						
PAIVM						
분절 안정성 검사 (SST)						
위치 선별						
사분원 선별						
H와 I 선별						

참고 문헌 (REFERENCES)

1. Maitland GD. *Vertebral Manipulation.* 4th ed. Sydney, Australia: Butterworths; 1977.
2. Kaltenborn FM. *The Spine: Basic Evaluation and Mobilization Techniques.* 2nd ed. Oslo, Norway: Olaf Norlis Bokhandel; 1993.
3. Kaltenborn FM. *Manual Mobilization of the Joints: The Kaltenborn Method of Joint Examination and Treatment, Volume I: The Extremities.* 6th ed. Oslo, Norway: Olaf Norlis Bokhandel; 2002.
4. Gustavsen R. *Training Therapy Prophylaxis and Rehabilitation.* New York: Thieme Inc.; 1985.
5. Janda V. Muscles and back pain: assessment and intervention, movement patterns, motor recruitment. Course notes, 2nd ed.; 1994.
6. Sahrmann SA. *Diagnosis and Treatment of Movement Impairment Syndromes.* St. Louis, MO: Mosby; 2002.
7. MacConaill M, Basmajian J. *Muscles and Movement: A Basis for Human Kinesiology.* Baltimore, MD: Williams & Wilkins; 1969.
8. Cyriax J. *Textbook of Orthopedic Medicine, Volume 1.* 8th ed. Philadelphia, PA: WB Saunders; 1982.
9. Meadows J. *The Principles of the Canadian Approach to the Lumbar Dysfunction Patient* in *Management of Lumbar Spine Dysfunction. 9.3.6.* Alexandria, VA: Orthopaedic Section, APTA Inc.; 1999.
10. Hayes KW. An examination of Cyriax's passive motion tests with patients having osteoarthritis of the knee. *Phys Ther.* 1994;74:697.
11. Franklin ME. Assessment of exercise induced minor muscle lesions: the accuracy of Cyriax's diagnosis by selective tissue tension paradigm. *J Orthop Sports Phys Ther.* 1996;24:122.
12. Browder DA, Erhard RE. Decision-making for a painful hip: a case requiring referral. *J Orthop Sports Phys Ther.* 2005;35:738-744.
13. Fritz JM, Delitto A, Erhard RE, Roman M. An examination of the selective tissue tension scheme, with evidence for the concept of a capsular pattern. *Phys Ther.* 1998;78:1046-1061.
14. Greenwood MJ, Erhard RE, Jones DL. Differential diagnosis of the hip vs. lumbar spine: five case reports. *J Orthop Sports Phys Ther.* 1998;27:308-315.
15. Winters JC, Groenier KH, Sobel JS, Arendzen HH, Jongh BM. Classification of shoulder complaints in general practice by means of cluster analysis. *Arch Phys Med Rehabil.* 1997;78:1369-1374.
16. Zimny NJ. Clinical reasoning in the evaluation and management of undiagnosed chronic hip pain in a young adult. *Phys Ther.* 1998;78:62-73.
17. Pearcy M, Treadwell SB. Axial rotation and lateral bending in the normal lumbar spine measured by three dimensional radiography. *Spine.* 1984;9:294.
18. Oxland TR. The effect of injury on rotational coupling at the lumbosacral joint. A biomechanical investigation. *Spine.* 1992;17:74.
19. Mitchell F, Moran PS, Pruzzo NA. *An Evaluation and Treatment Manual of Osteopathic Muscle Energy Procedures.* Valley Park, MO: Mitchell Moran and Pruzzo Associates; 1979.
20. Meadows JTS. *Differential Diagnosis in Orthopedic Physical Therapy: A Case Study Approach.* New York: McGraw-Hill; 1999.
21. Grieve G. Lumbar instability. *Physiother.* 1982;68:2.
22. Schneider G. Lumber instability. In: Boyling JD, Palastanga N, eds. *Grieve's Modern Manual Therapy.* 2nd ed. Edinburgh; Churchill Livingstone; 1994.
23. Jensen GM, Gwyer JM, Hack LM, Shepard KF. *Expertise in Physical Therapy Practice,* 2nd ed. Philadelphia, PA: Saunders/Elsevier; 2006.
24. Patterson MM. A model mechanism for segmental facilitation. *J Am Osteopath Assoc.* 1976;78:62.
25. Chester JB, Jr. Whiplash, postural control, and the inner ear. *Spine.* 1991;16:716.

추천도서 (RECOMMENDEDREADING)

Herdman S, ed. *Vestibular Rehabilitation.* Philadelphia, PA: FA Davis; 1994.

Richardson CA, Jull GA. Concepts of assessment and rehabilitation for active lumbar stability. In: Boyling JD, Palastanga N, eds. *Grieve's Modern Manual Therapy.* 2nd ed. Edinburgh: Churchill Livingstone; 1994.

CHAPTER 12

기능 가동술(FM) 어프로치

The Functional Mobilization Approach

Gregory S. Johnson, PT, FFCFMT, FAAOMPT
Vicky Saliba Johnson, PT, FFCFMT, FAAOMPT
Rachel A. Miller, PT, MS, WCS, CFMT
Leslie Davis Rudzinski, PT, OCS, CFMT and
Kristina M. Welsome, MSPT, DPT, OCS, CFMT, MTC

역자 : 정형국

12장 목적

이 장의 결론을 통해, 독자는 다음과 같은 것을 할 수 있을 것이다:

- 정형도수물리치료(OMPT) 기능 가동술(FM) 어프로치의 개발을 이끌어낸 주요 영향을 확인할 수 있다.
- The Institute of Physical Art 와 Functional Mobilization의 검사와 치료 철학을 이해할 수 있다.
- 구르기와 보행 평가를 포함한 기능 검사를 수행할 수 있다.
- 생체역학적 기능부전을 확인하기 위해 기능 운동 패턴(FMP)과 PNF 패턴의 사용을 이해할 수 있다.
- 충격 검사(impact test)의 중요성을 이해할 수 있다.
- 기능부전 운동분절을 확인하고, 국소화하고, 가동 또는 고정하고, 재교육하기 위해 기능 가동술 어프로치를 사용할 수 있다.
- 기능 가동술(FM) 어프로치가 구조적 기능부전과 신경근 기능부전의 치료와 운동학습을 하나의 치료로 어떻게 결합할 수 있는지를 이해할 수 있다.
- 운동 교육, 능동적 이완 및 신경근 조절과 재교육을 통한 치료에 환자를 어떻게 관련시키는지를 이해할 수 있다.

서론 (INTRODUCTION)

기능 가동술(FM, Functional Mobilization)은 ***기능 도수치료(FMT, Functional Manual Therapy)***의 한 부분으로서, 효율적인 기능을 억제하고 방해하는 역학적 요소, 신경근 요소 및 운동조절 요소를 확인하기 위해 고안된 체계적인 환자 관리 어프로치이다.

전통적인 수동 어프로치와는 달리, 기능 가동술은 기능적 가동성을 회복시키기 위해 특정 방향의 압박과 함께 능동운동과 저항운동을 이용한다. 기능 가동술은 가동성의 평가에서 3차원 중재 어프로치까지의 연속된 진전을 제공한다.

중요 인용 (NOTABLE QUOTABLE)

"기능도수치료 어프로치는 검사와 치료를 위한 개념과 도구를 제공한다. 검사는 형태와 움직임에 대한 관찰, 상태를 결정하는 촉진, 그리고 신경근 조절을 확인하는 저항 등을 통해 수행된다. 중재를 통해, 우리는 운동조절, 구조물과 기능 능력 등의 상호 역할을 향상시킨다."

– G. Johnson

1980년 ***Gregory Johnson***에 의해 개발된 기능 가동술(FM)은 다방면 연구와 임상 경험이 잘 통합된 어프로치이다. 1971년 미국 University of Southern California를 졸업한 후, Gregory Johnson은 California 주 Vallejo 시에 있는 Kaiser 재활병원에서 ***Margaret "Maggie" Knott***(그림 12-1) 밑에서 1년간 **PNF(고유수용성 신경근 촉진법)** 레지던트 치료사로 일했다. 그리고 그는 1978년까지 Kaiser 재활병원에서 PNF 레저던트 프로그램 시니어 치료사로서 계속 일해 왔고, 자신의 경험을 통해 움직임 재교육을 위해서는 기능 평가, 도수저항 적용, 발달적 자세와 운동의 이용에 대한 지식의 중요성을 인식했다.

1972년에서 1978년까지, Johnson은 관절가동술과 대체 치료요법의 광범위한 연구를 통해 PNF에서 자신의 능력을 증강시켰다. 1978년, 그는 아내이자 ***"The Institute of Physical Art" 공동 창업자인 Vickey Saliba Johnson***과 함께, "기능 강화"란 주제로 강의하기 시작했다. PNF, 관절가동술과 연부조직 가동술의 원리가 동적 3차원 어프로치로서, 기능 가동술의 토대가 되었다.[1-5]

기능 가동술 어프로치는 노르딕 어프로치(6장), 호주 어프로치(8장), Paris 어프로치(7장), 오스티오패시(4장), Cyriax(5장) 및 캐나디안 어프로치(11장) 등과 같은 다양한 OMPT 어프로치 뿐만 아니라, 여러 종류의 연부조직 어프로치와 대체 요법에 영향을 받았다.[6-14] 비록 많은 신경근 재교육의 철학이 기능 가동술 어프로치 발달에 영향을 주었지만, PNF가 기능 가동술의 철학적 틀을 제공했다.[15-21]

철학적 프레임워크 (PHILOSOPHICAL FRAMEWORK)

FMT는 환자들의 주관적 호소를 수용하는 동안, 그들의 최적 기능을 촉진하는 것이다. 기능도수치료사(functional manual therapist)는 다음을 통해 현재 환자가 가지고 있는 가능성을 촉진시키는 것이다: (1) *역학적 시스템*: 적절한 정렬과 기능 능력의 결정;[1-5] (2) *신경근계*: 안정성과 가동성 모두를 일으키는 근육 개시, 근력 및 지구력의 제공; (3) *운동조절*: 협응적, 의도적, 자동적 활동을 생산하는, 중추 조정 패턴과 자동 패턴의 통합.[21,22]

FMT(기능도수치료)는 3차원 기능(관절, 연부조직 및 신경근)을 촉진함으로써 증상을 완화하고, 수행을 향상시킨다. FMT의 한 부분인 FM(기능 가동술)은 역학 시스템을 촉진하기 위해 신체를 통한 힘의 분포를 정상화하고, 신경근 조절을 회복시키는 전략을 제공한다.

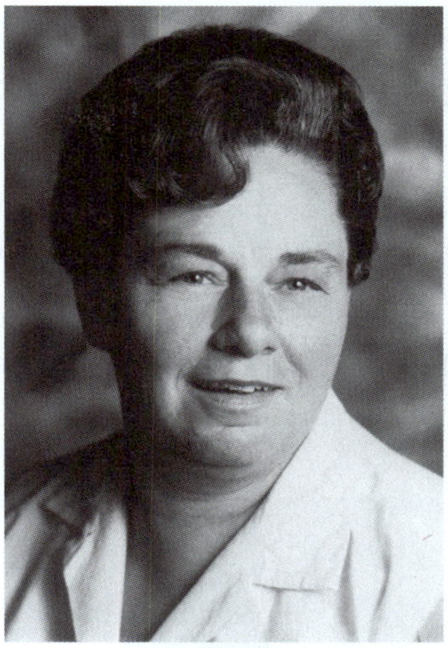

그림 12-1 PNF의 개발자, Margaret "Maggie" Knott.

검사의 원리 (PRINCIPLES OF EXAMINATION)

기능-중심 검사도구 (Function-Based Examination Tools)

기능 검사 (Functional Tests)

기능 검사는 운동조절 능력 평가와 결합된 자세와 구조적 통합의 객관적 수치를 제공한다(글상자 12-1). 이들 검사는 고유수용성 피드백을 제공하고, FM 중재의 전후에서 평가될 수 있다. 관점이 "통증"에서 "기능"으로 이동한 것이기 때문에, 치료사는 기능 검사를 할 때 환자의 분절적(국소적) 어프로치보다는 전체적 어프로치를 강조하고 있다.

글상자 12-1 요약 노트! 기능 검사

기능 검사는 운동조절 능력 평가와 결합된 자세와 구조적 통합의 객관적 수치를 제공한다.
기능 검사는 다음 검사들을 포함하고 있다:

- 수직압박 검사 (VCT)
- 팔꿈치굽힘 검사 (EFT)
- 허리보호기전 (LPM) 검사
- 기능적 스쿼트 (FS) 검사

수직압박 검사 (Vertical Compression Test)

수직압박 검사(VCT)는 구조물의 통합성을 확인하기 위해, 환자의 양쪽 어깨 위에 느리고 점진적인 수직의 힘을 적용하는 방법이다. 이것은 분절을 통과해 기저면까지 가는 수직 힘의 감소로 측정된다(그림 12-2). 효율적인 시스템이라면, 굽힘이나 전단 현상 없이, 힘의 감소를 허용해야 한다. 수직압박 검사에 대해 자세히 알고 싶으면, 13장을 참고하길 바란다.[5,22]

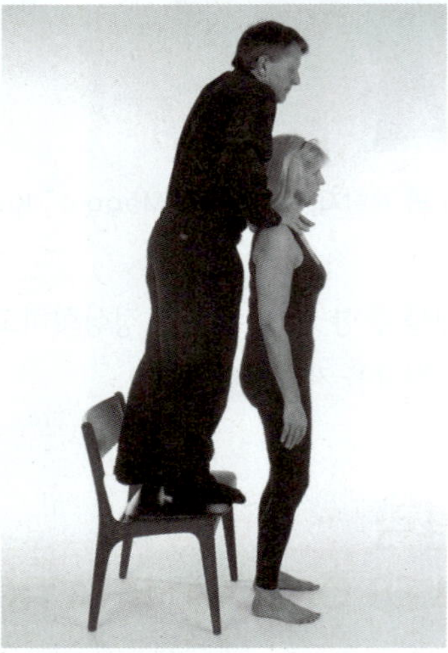

그림 12-2 수직압박 검사 (VCT).

팔꿈치굽힘 검사 (Elbow Flexion Test)

팔꿈치굽힘 검사(EFT)는 아래팔에 하중을 가해 신경근 조절과 운동조절을 평가하는 방법으로서, 하중을 가할 때 느리고 점진적인 수직 힘을 아래팔에 가해야 한다(그림 12-3). 효율적인 상태이라면, 환자는 몸통의 코어 근육부터 먼저 반응을 하고, 그 다음 큰 근육(global muscle)을 활성화하여, 적절한 균형과 근력 반응을 일으킬 것이다. 팔꿈치굽힘 검사에 대해 자세히 알고 싶으면, 13장을 참고하길 바란다.[5,22]

허리보호기전 검사 (Lumbar Protective Mechanism Test)

1983년, Johnson은 "허리보호기전(lumbar protective mechanism)"이라는 용어를 개발했는데, 이 용어는 효율적인 상태 일 때, 외적 힘에 대항해 자동적으로 안정성을 유지하는 몸통의 능력을 의미한다. 이 검사를 수행하기 위해, 환자는 안정된 지면 위에서 몸통을 지지하지 않고 선 자세를 취하

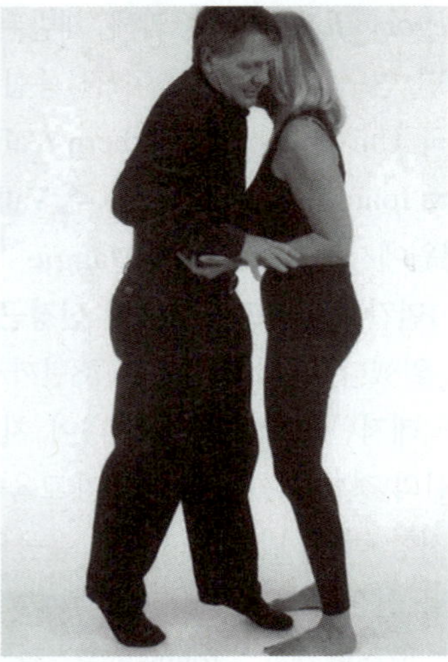

그림 12-3 팔꿈치굽힘 검사 (EFT).

거나, 걷듯이 한 발으로 앞으로 내민 선 자세를 취한다. 치료사는 느리고 점진적인 힘을 환자의 어깨에 적용하는데, 적용하는 방향은 환자의 안정성을 확인하기 위해 앞쪽에서 뒤쪽으로, 뒤쪽에서 앞쪽으로, 그리고 대각선 방향으로 적용한다(그림 12-4). 허리보호기전 검사에 대해 자세히 알고 싶으면, 13장을 참고하길 바란다.[5,22]

기능적 스쿼트 검사 (Functional Squat Test)

기능적 스쿼트 검사는 몸 전체와 관련된 일반적인 기능운동 패턴을 검사할 수 있는 좋은 방법이다. 환자는 엉덩이 넓이만큼 양 발을 벌리고 선 자세를 취한다. 환자는 지면에 발

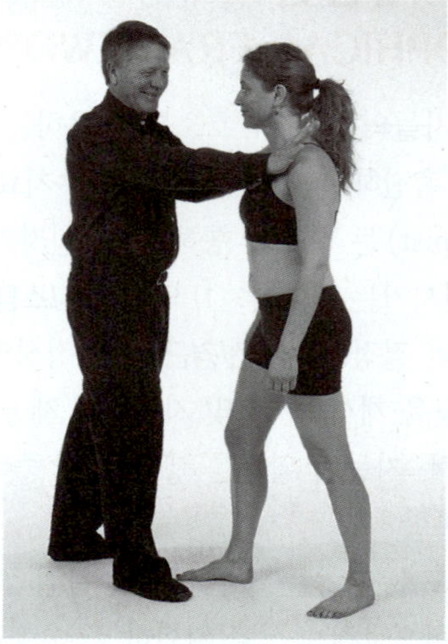

그림 12-4 허리보호기전 (LPM).

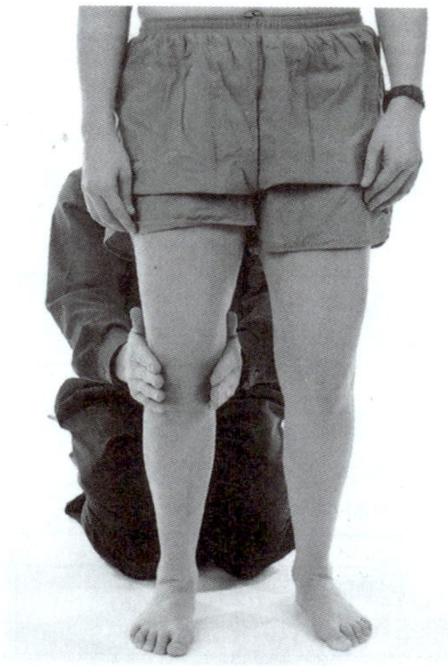

그림 12-5 기능적 스쿼트(FS) 검사를 하는 동안, 균형과 운동 순서를 관찰함.

꿈치를 붙인 상태로, 통증 없이 할 수 있을 만큼 쭈그려 앉는다. 환자가 스쿼트를 하는 동안, 치료사는 환자의 균형과 운동 순서를 체크한다(그림 12-5). 이 검사는 계단 검사(step test)와 계단 내려오기 검사(step-down test)로 진전될 수 있다. 기능적 스쿼트 검사에 대해 자세히 알고 싶으면, 13장을 참고하길 바란다.[2,3,5]

기능촉진 검사 (Functional Palpation Examination)

숙련된 **기능 촉진**은 정상 움직임 동안, 관련된 관절, 연부조직, 신경 및 장기의 정확한 상태를 확인해야 한다. 기능촉진 검사는 관절과 연부조직의 3차원 움직임의 질과 양을 효율적으로 검사하기 위해 수동, 능동 및 저항의 PNF 패턴과 정상 기능 운동을 이용한다. 기능을 바탕으로, 여러 자세와 움직임이 일어나는 동안에 조직을 검사한다(그림 12-6, 12-7, 12-8).[1-5,16-18,21] 끝느낌, 종속운동 및 조직 신장성의 질은 기능촉진 검사의 *핵심*이다.

끝느낌 (End-Feel)

끝느낌은 생리적 운동이나 종속운동의 끝범위에서 조직과 관절에서 느낄 수 있는 저항의 질이다.[1-5] 스프링 끝느낌(springy end-feel)이 있다는 것은 환자의 상태가 효율적인 상태에 있음을 의미한다. 이것의 목표는 끝느낌을 평가하고 제한을 3차원*(위치, 방향 및 깊이)*적으로 국소화하는 것이다.

적용을 위한 질문 (Questions for Reflection)

- 검사 동안 어떤 움직임을 할 때 기능촉진을 적용하는가?
- 기능촉진의 핵심으로 고려되는 것은 무엇인가?
- 끝느낌을 검사할 때 평가되어야 하는 3차원은 무엇인가?
- "머슬 플레이"를 정의하고, 연부조직 제한의 유무를 결정하기 위해 머슬 플레이를 어떻게 사용하는가?

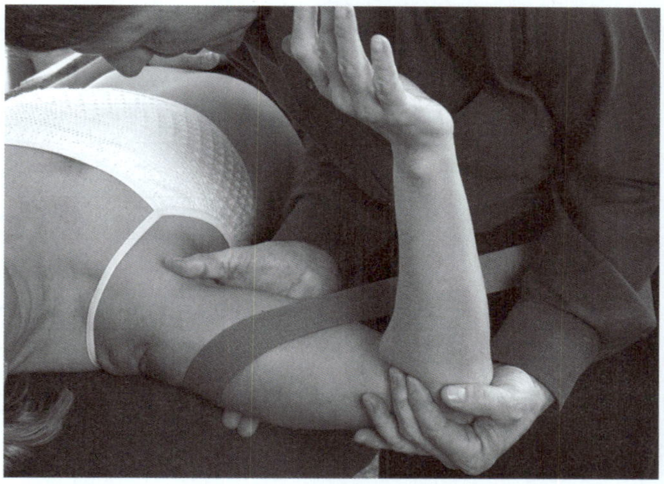

그림 12-6 끝느낌, 종속운동, 조직 신장성을 평가하는 어깨관절의 기능촉진 검사.

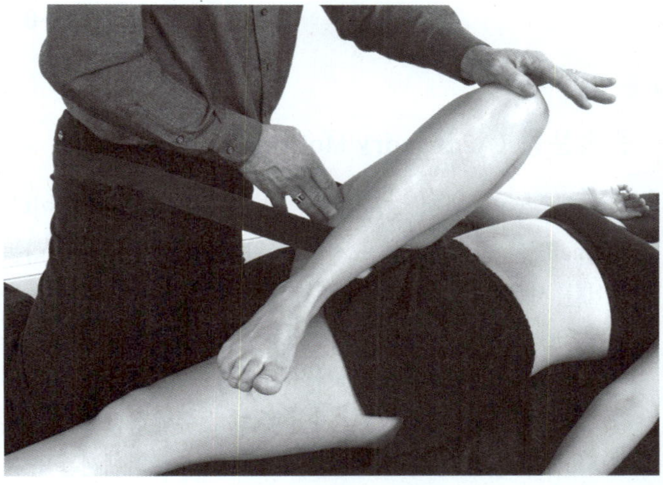

그림 12-7 끝느낌, 종속운동, 조직 신장성을 평가하는 엉덩관절의 기능촉진 검사.

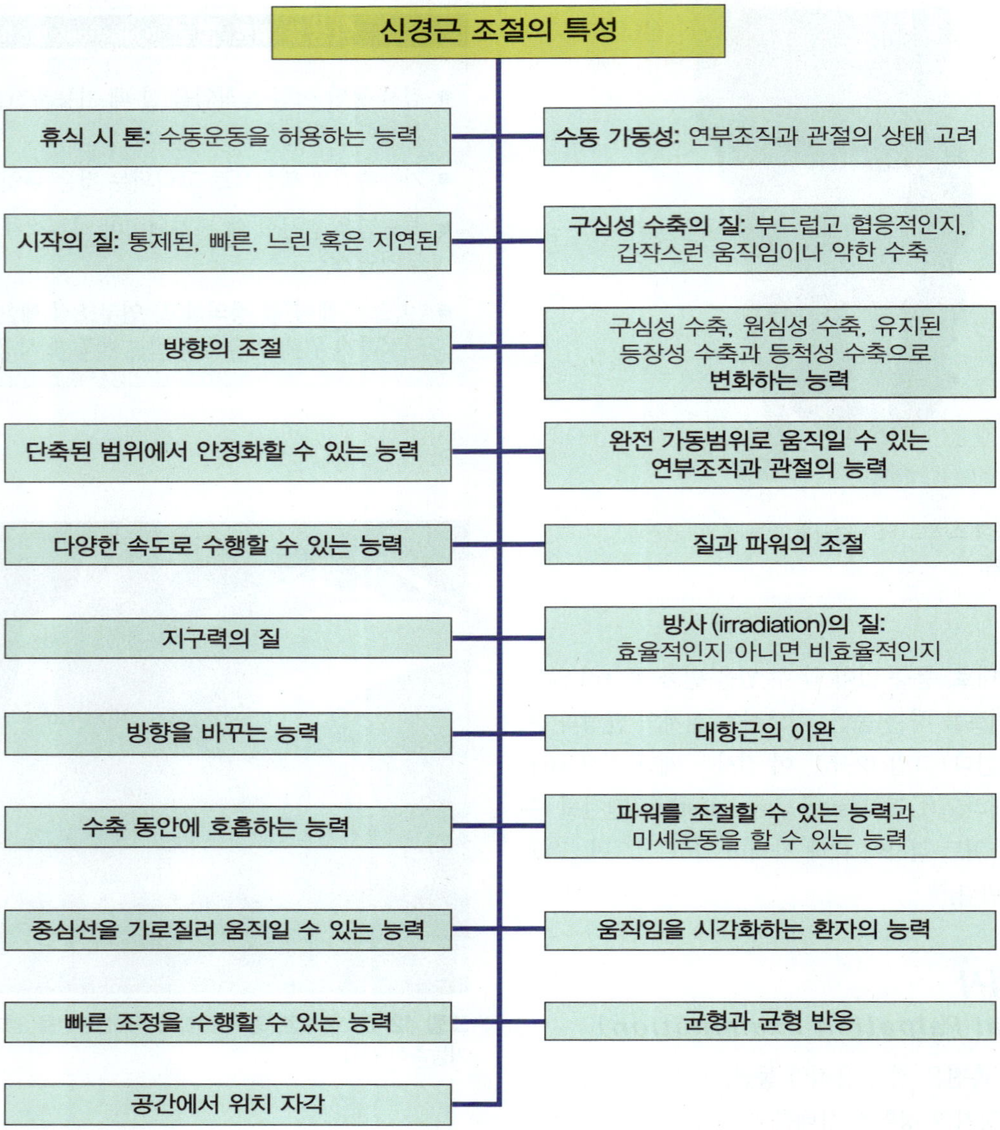

그림 12-8 신경근 조절의 특성.

종속운동 (Accessory Motion)

종속운동은 관절 가동성에 관한 일반적인 용어이다. Mennell[23]은 종속운동을 묘사하기 위해 *"조인트 플레이"*라는 용어를 사용했다. FM 어프로치의 독특한 점은 종속운동을 모든 연부조직 사이에서 정상적으로 일어나는 운동으로 간주하고 있다. 연부조직 구조물사이의 경계면은 근막(세포외기질)에 의해 분리되어 있고, 기질에 의해 윤활적으로 움직이게 되고, **기능적 관절**로 불린다.[24] FM 어프로치에서는 근육들 사이에서 일어나는 움직임을 **머슬 플레이**라고 부른다. 머슬 플레이는 각 근육사이에서 자유롭게 일어날 수 있는 근육의 능력을 강조하고 있다. 자세한 내용을 알고 싶으면, 13장을 참고하길 바란다.[2,3,5]

임상적 핵심 (CLINICAL PILLAR)

관절과 같은 연부조직의 평가는 다음을 포함해야 한다:

- 능동운동과 수동운동을 이용한 검사
- 3차원 운동을 이용한 검사가
- 체중부하 자세와 비체중부하 자세를 이용한 검사
- 3차원에서 끝느낌을 이용한 검사
- 종속운동 검사

조직 신장성 (Tissue Extensibility)

조직 신장성은 스프링 끝느낌을 유지하면서, 조직이 최적한 길이로 늘어나거나 줄어드는 능력을 의미한다.[1,5] 실제 조직 신장성(extensibility)과 유연성(flexibility)의 평가는 조직을 촉진하면서 수동, 능동 및 저항 가동범위로 움직임으로써 이루어진다.

신경혈관 가동성과 신경 동적 검사와 중재 (Neurovascular Mobility and Neural Dynamic Examination and Intervention)

만성 통증을 가진 환자는 종종 말초신경과 중추신경계의 기능부전을 보인다.[25-31] 신경혈관 검사와 중재를 위한 FM 전략은 다른 어프로치의 업적(19장 참고 바란다.)을 이용하기도 한다. FM은 특정 말초신경과 중추신경의 유착을 국소화하는데 도움을 주기 위해 수동운동과 능동운동을 기능 촉진과 함께 결합하는 특별한 **tracing and isolating 절차**를 이용한다.

팔 긴장 검사 (Upper Limb Tension Testing)

*팔 긴장 검사(ULTT)*는 Elvey[27]에 의해 개발되었고, FM 혈관신경의 검사와 중재의 토대를 제공한다. FM은 신경혈관 제한을 추적(tracing)과 분리(isolation)시키는 수동 포지셔닝 이외에 능동운동과 저항운동을 사용한다. 치료사는 신경구멍(neural foramen)에서 손까지 신경을 촉진하면서, 환자가 움직임을 통해 이완과 긴장을 반복하도록 가이드한다. 종종 가동성의 제한이 여러 부위에서 확인된다(예: 이중 압박 손상).[28] 일단 유착을 확인하면, 치료사는 지속적인 압박과 팔의 반복 운동을 통한 가동술로 제한된 부위를 치료한다(그림 12-9).

FM은 말초신경에서 각 관련된 목뼈의 평가로 진행한다. 예를 들어, 정중신경이 제한된 경우라면, C5-T1의 가동술을 강화하는 것이 중요하다. 그런 다음, 치료사는 정중신경의 ULTT를 수행하는 동안, 관련된 각 목뼈의 가쪽면에 압박을 적용한다. 기능부전은 다음에 의해 확인되기도 한다: (1) 끝느낌의 변화, (2) 촉진하는 손가락에서의 증가된 압박, (3) 척추뼈의 위치 변화. 팔을 움직여 긴장을 일으키는 동안 척추뼈가 움직이지 않을 때까지 그 척추뼈를 차단함으로써 기능부전을 치료한다(그림 12-10).[3]

적용을 위한 질문 (Questions for Reflection)

신경 가동술의 검사를 위한 OMPT **FM 어프로치**의 ***팔 긴장 검사와 다리 긴장 검사***가 19장에서 설명된 전형적인 방법들과 비교했을 때 어떤 점이 독특한가?

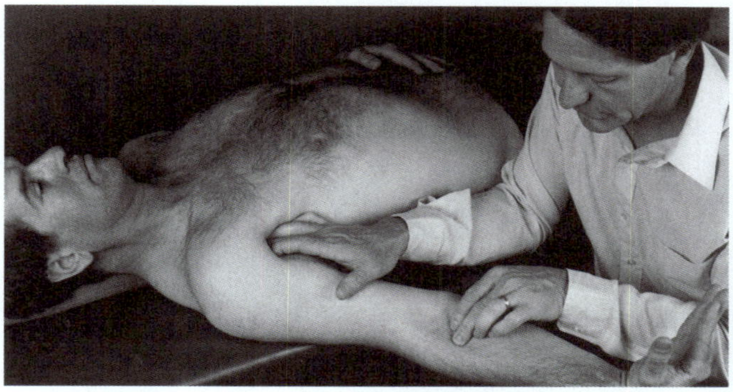

그림 12-9 팔 긴장 검사(ULTT) 시 유착이 확인되면, 치료사는 국소 제한을 치료하기 위해 장벽이 느껴지는 지점에서 지속적인 압박을 적용하고, 한편 반복적인 팔 움직임을 통해 가동술을 적용한다.

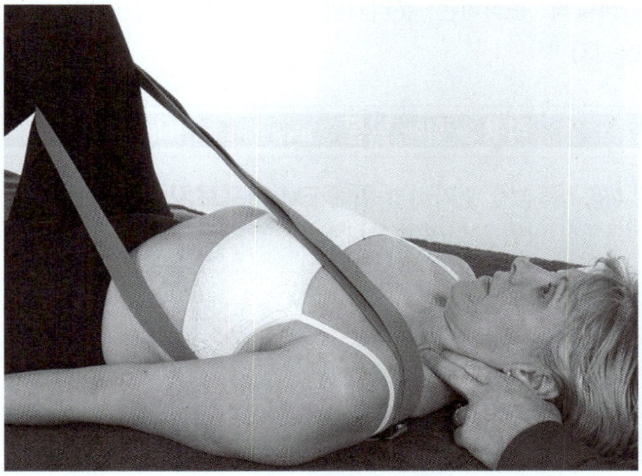

그림 12-10 수동, 능동 또는 저항의 팔 움직임으로 간헐적 긴장을 주는 동안, 관련된 척추뼈는 차단한다.

다리 긴장 검사 (Lower Limb Tension Testing)

다리 긴장 검사(LLTT)는 팔 긴장 검사에서 설명된 것처럼, 신경을 따라 추적(tracing)하고, 개별 관절을 하나하나씩 움직이는 분리기법(isolation)을 이용하여, 다리에 적용하는 검사법이다.[4]

경막 가동성 검사 (Dural Mobility Testing)

위쪽 사분원 경막 가동성을 평가하기 위해, 치료사는 무릎 세운 누운 자세로 환자를 취하게 한 후 목을 부드러운 견인하는 **거북목 검사(turtle neck test)**를 수행한다.[3] 환자가 아래쪽 몸통을 돌림하는 동안, 치료사는 경막의 꼬리쪽 당김을 촉진한다.

경막 가동성 검사는 Maitland[25]에 의해 개발된 *slump-sitting test*(슬럼프-시팅 검사, 그림 12-11)와 Johnson[4]에 의해 개발된 **extension sitting test**(익스텐션 시팅 검사, 그림 12-12)와 결합될 수도 있다. extension sitting(익스텐션 시팅) 검사는 테이블 위에서 수행되고, 치료사는 환자 정면에 서서 자신의 골반과 환자의 척추에 가동벨트를 배치하고, 환자의 발을 들고 있는다. 치료사는 개별 척추뼈의 앞쪽 전이를 최대화하기 위해, 가동벨트를 이용하여 각 척추뼈를 하나하나씩 머리쪽으로 움직인다. 가동벨트로 앞쪽 압박을 지속되게 유지하면서, 환자의 무릎을 펴하고, 발목을 발등굽힘하고, 목을 굽힘/폄하면서 신경 긴장을 증가시킨다. 만약 긴장이 일어나면, 신경을 따라 추적하고 개별 관절을 하나하나씩 움직이는 분리기법(isolating)을 이용한다(그림 12-13).[3,4]

적용을 위한 질문 (Questions for Reflection)

이중가동성을 평가하기 위해 **FM 어프로치**에서 이용되는 특별한 방법을 설명해 본다.

기능 운동 패턴 (Functional Movement Patterns)

기능 운동 패턴(FMP)[2,5]의 사용은 역학적 기능부전, 신경근 기능부전 및 운동조절 기능부전을 효율적으로 확인할 수 있는 기전을 제공한다(글상자 12-2). FMP는 ***Moshe Feldenkrais***[7](20장 참고)에 의해 개발된, **움직임을 통한 자각(ATM, awareness through movement)** 어프로치와 PNF의 대각선 패턴을 바탕으로 한다. FMP는 Pelvic clock; Arm circles; Trunk side bending; Hip rotation; Shoulder girdle clocks 등을 포함한다. 기능부전성 능동운동이 있으면, 치료사는 연부조직과 관절의 촉진과 신경근 동원 패턴 등을 고려해 FMP을 평가한다. 기능부전성 움직임의 원인이 확인되면, FMP를 중재로서 이용한다(그림 12-14).[2]

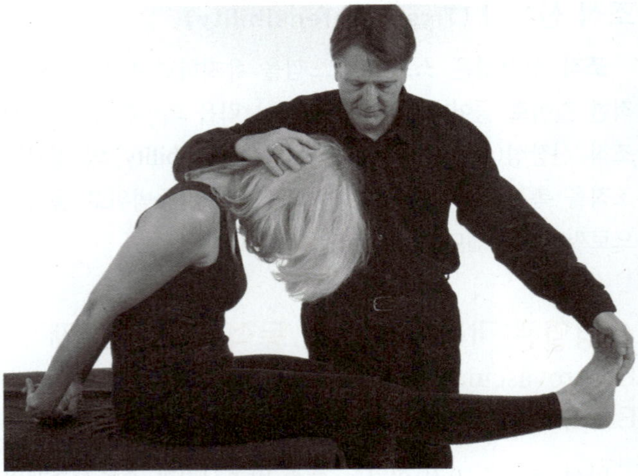

그림 12-11 Maitland에 의해 개발된 slump-sitting(슬럼프-시팅) 검사.

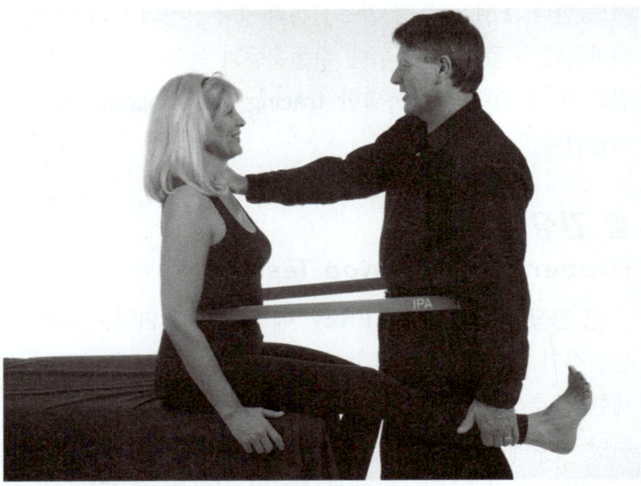

그림 12-12 Johnson에 의해 개발된 extension sitting(익스텐션 시팅) 검사.

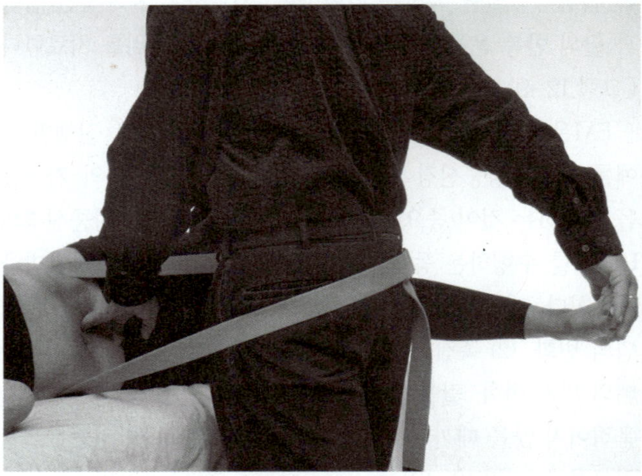

그림 12-13 다리 긴장 검사 시 추적과 고립을 적용한다.

글상자 12-2 요약 노트! 기능 검사

기능 운동 패턴은 다음과 같이 구성된다:

- Pelvic clock
- Arm circles
- Trunk side bending
- Hip rotation
- Shoulder girdle clocks

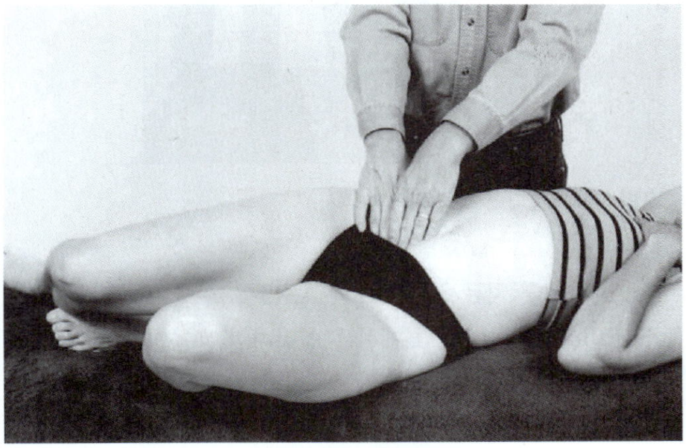

그림 12-14 연부조직, 관절 및 신경근 운동 패턴 동원의 기능적 촉진을 통한 기능 운동 패턴(FMP)의 평가.

구르기와 보행의 검사 (Examination of Rolling and Gait)

FMP의 이용과 비슷하게, 정상 기능 활동을 수행하는 동안 관찰과 촉진을 이용하여 연부조직 기능부전과 관절 기능부전을 확인하고, 또 관련된 비효율적인 움직임 패턴을 확인한다(그림 12-15).[22] 일반적인 검사는 다음 활동들을 포함한다: *구르기, 누운 자세에서 앉기, 앉기에서 서기, 걷기, 굽힘하기, 뻗기, 밀기, 당기기 및 들기* 등의 동작. 이들 활동을 하는 동안, 환자는 중립위와 기저면을 유지하고, 효율적으로 움직여야 하고, 우아한 움직임을 보여야 한다.[1-4,22]

구르기 패턴 검사 (Examination of Rolling Patterns)

구르기 때 사용되는 전략과 보행 때 사용되는 전략 사이에 직접적인 관련성이 있다.[32,33] 정상적인 성장과 발달 동안, 다리의 위상근(global muscle)이 초기의 움직임 때 주로 작용한다.[32,34] 유아는 구르기와 네발기기의 운동계획을 완전히 숙달한 이후에서야 효율적으로 보행을 할 수 있다. 아동기 때, 외상, 잘못 사용 및 코어 근육의 억제 때문에 효율적인 수행을 잃어버릴 수도 있다. 구르기의 평가는 머리, 몸통 및 팔다리의 통합된 사용과 개시 방법을 체크함으로써 이루어진다. 누운 자세에서 엎드린 자세로의 효율적인 구르기는 대단위 굽힘 패턴을 이용한다. **적절한 굽힘 패턴**은 골반의 앞쪽/올림으로 시작하여 다리의 굽힘/모음, 어깨뼈의 앞쪽 내림 및 팔의 폄/모음 순으로 진전된다. 흔한 기능부전은 엉덩관절을 펴하는 것이다. 기능 패턴을 통해, 치료사는 구르기를 하는 동안 수동, 능동, 저항의 골반 및 허리뼈 운동을 평가함으로써 기능부전을 국소화한다. 기능부전을 확인하면, 똑같은

임상적 핵심 (CLINICAL PILLAR)

일상생활동작할 때 기능 촉진은 다음을 평가하기 위함이다:

- 중립위를 달성하고 유지하는 환자의 역학적 능력과 신경근 능력
- 효율적인 운동축을 중심으로 움직일 수 있는 환자의 능력
- 효율적인 기저면을 설정하고, 그 속에서 작용할 수 있는 환자의 능력
- 우아한 운동을 보여줄 수 있는 환자의 능력
- 운동 기능부전에 영향을 주는 특별한 역학적 제한이나 비효율적인 신경근 패턴

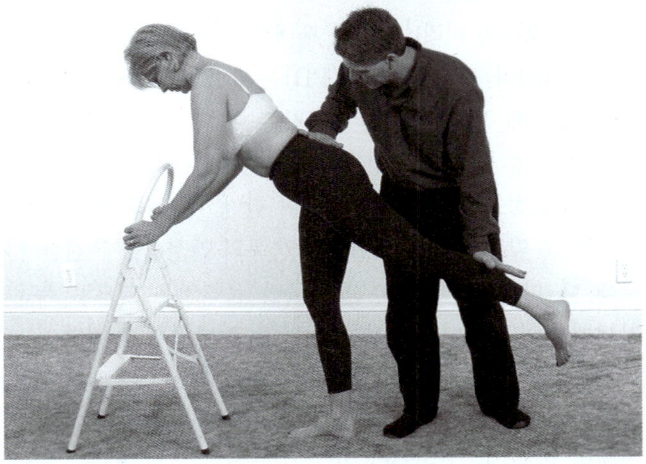

그림 12-15 환자가 선 자세에서 엉덩관절을 폄할 때, 관찰과 촉진을 이용해 연부조직 기능부전과 관절 기능부전을 확인하고, 또 관련된 비효율적인 운동 패턴을 확인한다.

운동을 이용하고 여기에다 연부조직 가동술과 관절가동술, 신경근 촉진을 결합시켜 기능부전을 치료한다. 운동조절 시스템을 *"재설정"*하기 위해 반복 운동과 장시간 유지를 이용함으로써, 역학적 치료에서 운동조절 치료로 전환한다.

보행 검사 (Examination of Gait)

보행 평가의 1차 초점은 골반과 몸통의 관찰과 촉진이다. *적절한 보행주기*는 PNF 대각선을 기준으로 할 때 4가지 다리 이음뼈 운동으로 분류될 수 있다.[4,15–18,21,22,23] 4가지 PNF 대각선 패턴은 다음과 같다: (1) **앞쪽 올림(AE)**은 초기유각기 동안 몸통 안정화를 촉진하기 위해 엉덩허리근과 배근육이 협력적으로 수축할 때 매우 효율적이다. (2) **앞쪽 내림(AD)**은 다리가 지면에 닿는 초기접지기를 위해 아래쪽과 앞쪽으로 움직이는 것을 골반이 도울 때 일어난다. 다리의 적절한 감속을 위해, 오른쪽 허리네모근이 제대로 된 원심성 수축을 하는 것이 중요하다. (3) **뒤쪽 내림(PD)**은 효율적인 중간입각기와 발끝 떼기 때 꼭 필요하다. 치료사는 이 단계 동안 볼기근육을 촉진할 수 있어야 하고, 또 발바닥굽힘근이 효율적인 동원 패턴을 하고 있는지를 관찰해야 한다. (4) **뒤쪽 올림(PA)**은 반대쪽 앞쪽 올림과 결합하여 몸통의 안정성을 촉진한다. 보행 때 나타나는 기능부전성 골반 움직임은 옆으로 누운 자세에서 골반 패턴을 평가함으로써도 이루어질 수 있다.

FM 어프로치는 다리의 폄이 되는 *엉치뼈*에 대한 엉덩뼈의 움직임을 고려하고, 또 허리뼈의 폄이 되는 *엉덩뼈*에 대한 엉치뼈의 움직임도 고려한다. 치료사는 환자를 선 자세로 취하도록 한 후, **다리의 스윙 가동성 검사**(그림 12–16)를 이용해 볼기뼈의 움직임을 평가한다.[4] 환자가 굽힘에서 폄을 다리를 스윙할 때, 치료사는 PSIS와 ASIS를 촉진한다. 만약 갑작스런 멈춤이 있다면, 그 제한은 엉덩관절 운동의 제한 방향과 관련이 있다. 엉덩관절의 안쪽돌림과 가쪽돌림이 첨가될 때 부가적인 제한의 국소화가 일어난다.

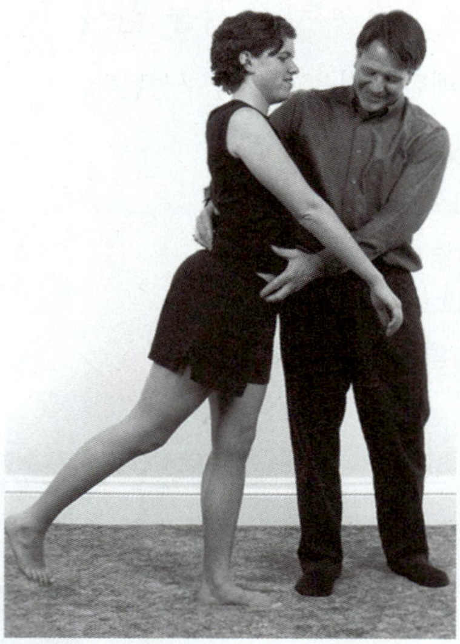

그림 12–16 다리 스윙 가동성 검사.

> **임상적 핵심 (CLINICAL PILLAR)**
>
> 관절과 같은 연부조직의 평가는 다음을 포함해야 한다:
>
> - **앞쪽 올림(AE):** 초기유각기 동안 몸통 안정화를 촉진하기 위해 엉덩허리근과 배근육이 협력적으로 수축한다.
> - **앞쪽 내림(AD):** 다리가 초기접지기를 위해 아래쪽과 앞쪽으로 움직일 때 이 패턴이 일어난다.
> - **뒤쪽 내림(PD):** 효율적인 중간입각기와 발끝 떼기 때 꼭 필요하다.
> - **뒤쪽 올림(PE):** 이 패턴은 반대쪽 앞쪽 올림과 결합하여 몸통의 안정성을 촉진한다.

충격검사 (The Impact Test)

충격검사는 *MD, Herman Kabat*[35]의 업적을 각색한 것이다. 이 검사는 중심 근육과 말초 근육을 억제하는 활동이나 움직임 패턴을 확인한다.[3,4] 이 소견들은 치료사가 보다 효율적인 신체 역학으로 환자를 훈련하는데 도움을 준다.

요통 환자는 통증 분절이나 통증 쪽에 있는 척추 안정화 근육의 반사 억제를 가진다.[36–42] 요통 환자는 국소 근육(자세근)을 통한 분절 기능을 잘 조절하지 못하고, 대신 위상근으로 안정화를 시도하려고 한다. 충격검사는 말초근육의 약증과 중심 근육의 억제를 특별히 관련시킨다.

충격검사의 진전 (Progression of the Impact Test)

근육 검사 (Muscle Tests)

다리나 팔의 근육 검사는 근육 반응과 지구력을 확인하는데 이용된다.[3,4,22,43] 적절한 몸통 안정화의 유무, 수축의 방사, 운동 보상의 존재를 체크하는 것이 중요하다. 어떤 기능부전이 있으면, 치료는 분절 촉진으로 진전한다.

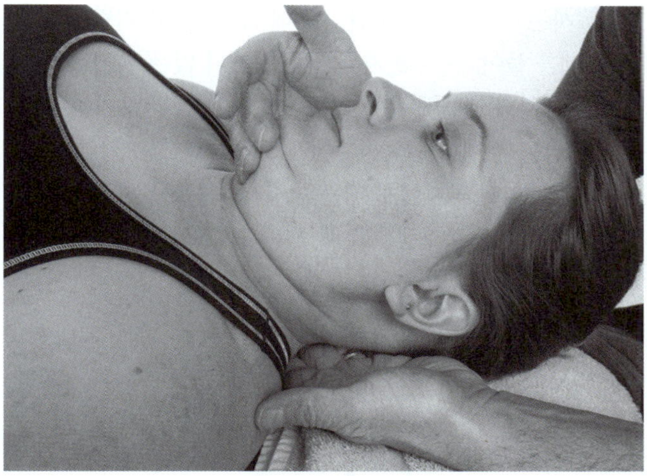

그림 12-17 특별한 분절 저항을 억제된 레벨의 관절기둥에 적용한다.

분절촉진 절차 (Segmental Facilitation Procedure)

분절촉진 절차의 목적은 중심분절 촉진이 중심 안정화를 강화하고 말초 반응을 향상할 수 있는지를 찾는 것이다. 촉진 절차는 억제된 긴장근을 촉진하는 장시간의 수축(목뼈 축성 늘어남이나 허리뼈 배 근육 시리즈)으로 구성된다.[3,4,44] 팔 근육의 약증을 확인한 후, 치료사는 누운 자세에서 *목뼈 축성 늘어남*(목뼈 뒷당김)을 위한 저항을 통한 장시간 유지를 수행한다.[3,44-47] 2 종류의 저항 축성 늘어남(resisted axial elongation)이 존재한다. 단축된 굽힘근을 촉진하기 위해 **일반적인 저항**을 목뼈와 턱에 적용하고, **특별한 분절 저항**을 억제된 레벨의 관절기둥에 적용한다(그림 12-17). 환자가 기능부전의 상태라면 자세를 효율적으로 유지할 수 없을 것이다. 치료사는 코어 근육을 촉진하기 위해 매우 느린 저항(tonic spread)을 사용한다. 만약 환자가 위상근 수축을 이용해 안정근 수축을 시도한다면, 근피로 때문에 진동 수축(**위상근 수축**)이 일어날 것이다. 적절한 저항이 지속적으로 주어지면, 이런 위상근 수축은 안정근(또는 긴장근) 수축으로 전환될 것이다(글상자 12-3).

글상자 12-3 요약 노트! 충격검사의 진전

- **근육검사:** 다리나 팔의 근육 검사는 근육 반응과 지구력을 확인하는데 이용된다.
- **분절촉진 절차:** 이 절차는 중심분절 촉진이 중심 안정화를 강화하고 말초 반응을 향상할 수 있는지를 찾는 것이다.

허리뼈에서, 다리 약증과 관련된 중심 억제가 있는지를 검사하는 **배근육 시리즈**를 수행한다. 누운 자세에서 이루어지는 배근육 시리즈에는 4가지 분리 요소가 있다: (1) 견인을 강조하는 양쪽 엉덩관절 굽힘 저항(그림 12-18); (2) 엉덩관절 굽힘의 교차 저항(양손을 반대쪽으로 배치함)(그림 12-19); (3) 견인을 강조하는 엉덩관절 폄의 저항(그림 12-20); (4) 견인을 강조하는 저항된 양쪽 엉덩관절 굽힘. 매우 느린 저항을 이용하여 배근육 시리즈의 각 요소들을 수행하는 것이 중요하다. 분절 촉진이 어떤 변화를 일으키지 못했다면, 환자의 예후는 성공적인 보존적 관리에 있어 바람직하지 못할 것이다.

목뼈와 허리뼈의 충격검사의 예들로는 장시간의 굽힘, 돌림 또는 폄; 축성 압박; 팔의 견인; 악화 요소로 확인된 기능 운동 등이 있다(그림 12-21, 12-22). 각 자세, 움직임 및 스트레스 이후에 환자의 말초 반응을 검사한다.

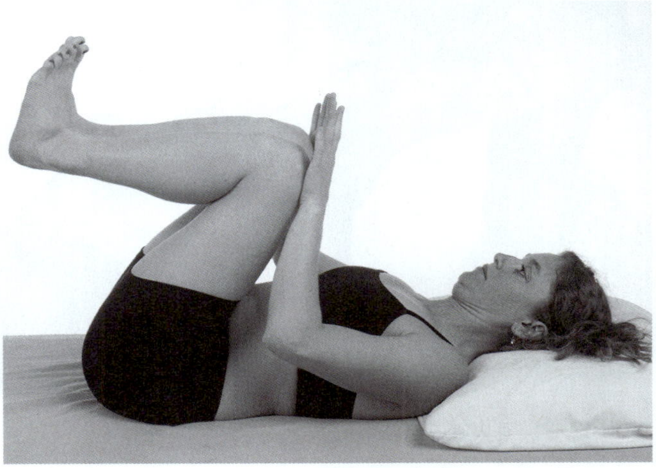

그림 12-18 견인을 강조하는 양쪽 엉덩관절 굽힘의 저항.

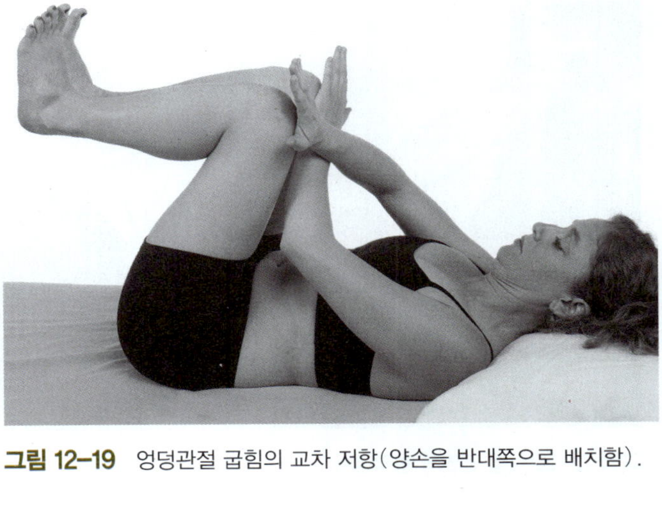

그림 12-19 엉덩관절 굽힘의 교차 저항(양손을 반대쪽으로 배치함).

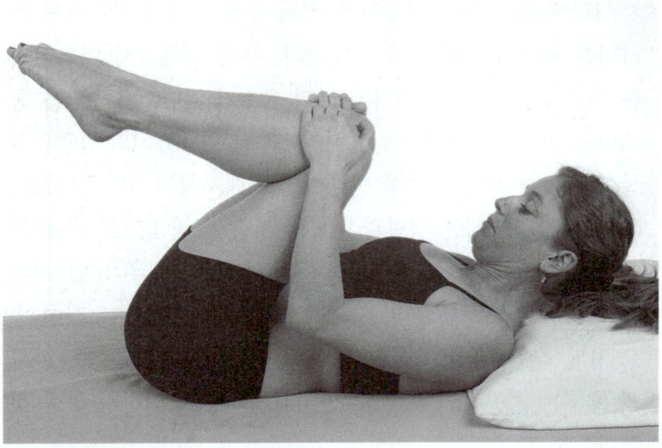

그림 12-20 견인을 강조하는 엉덩관절 폄의 저항.

치료사는 충격검사의 소견을 통해 특별한 FM 기법을 선택한다. 예를 들어, 목뼈 환자를 누운 자세나 앉은 자세로 취하게 한 후, 억제 레벨에 운동 튜빙이나 자가 저항을 가하여 축성 늘어남을 수행하도록 환자에게 교육시킨다(그림 12-23, 12-24). 허리뼈 환자에게 배근육 시리즈를 교육하는 목적은 기능적 안정화 프로그램으로 배근육 시리즈를 진전시키는 것이다.

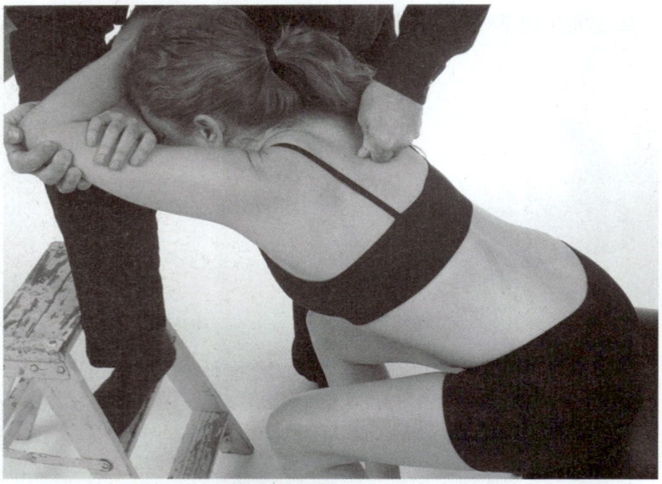

그림 12-21 등뼈의 충격검사.

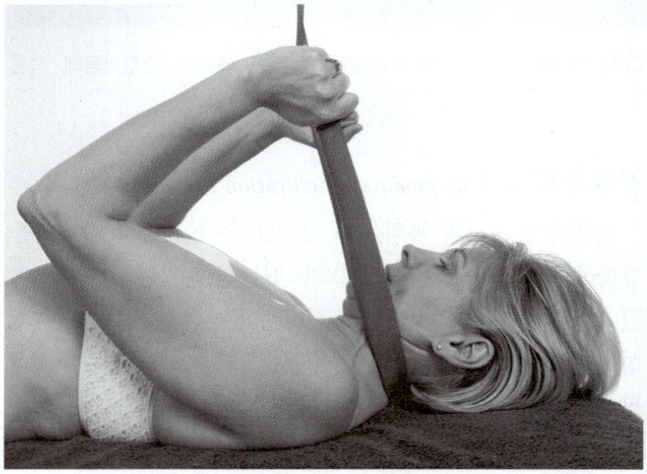

그림 12-23 누운 자세에서 억제 레벨에 운동 튜빙을 배치하여 저항성 축성 늘어남을 일으킨다.

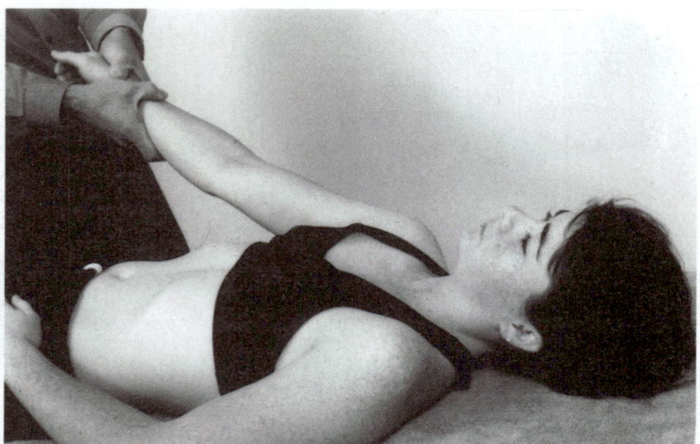

그림 12-22 팔 견인의 충격검사.

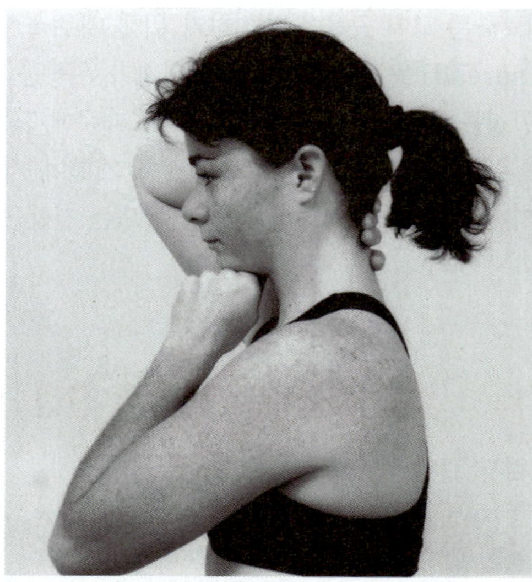

그림 12-24 앉은 자세에서 목과 턱에 자가 저항을 적용하여 저항성 축성 늘어남을 일으킨다.

중재의 원리 (PRINCIPLES OF INTERVENTION)

기능 가동술의 구성요소 (Components of Functional Mobilization)

연부조직 가동술 (Soft Tissue Mobilization)

FM 어프로치는 제한된 관절을 가동하고 운동조절을 향상하기 전에 연부조직 가동성의 강화를 강조한다. **기능적 연부조직 가동술(FSTM)**은 종속 가동성(머슬 플레이), 내재성 근긴장 및 근막구조물의 기능적 진폭(근육이 늘어나 줄어듦)을 확인한다.[1,5] 평가는 피부와 얕은층 근막에서 시작하여 뼈 윤곽을 따라 연부조직 부착점과 근막 복합 기능의 평가로 진행한다. 치료 중재는 13장에 설명된 기법의 캐스케이드(cascade of techniques)를 따른다.

관절가동술 (Joint Mobilization)

FM 어프로치는 전통적인 관절가동술과 수동, 능동, 저항의 PNF나 또는 FMP를 통합한다. 트러스트 도수교정을 필요로 하는 환자들을 위해, 기능적 교정은 트러스트와 등급화된 저항 수축을 결합한다.

신경근 재교육과 운동조절 (Neuromuscular Reeducation and Motor Control)

코어 근육의 적절한 타이밍과 개시는 신경근 조절의 중요한 요소이다. 효율적인 상태라면, 국소 근육은 주위 근육을 준비하고 보호하기 위해 활동(피드 포워드)을 시작하기 전에 사전 수축을 수행한다.[1-4,16,21] 고유의 운동 패턴과 운동 동원 순서의 평가는 중재의 중요한 측면이 된다. 기능부전은 구조적 기능부전과 증상을 초래하는 관절계과 근막계의 반복적인 외상을 일으킬 수 있다.[36,48-52] 중재는 향상된 가동성, 자동적 코어 안정성(긴장근 수축) 및 효율적인 운동 패턴(위상근 수축)을 촉진한다. 새롭게 습득된 범위에서 이루어지는 신경근 촉진의 이용은 환자의 고유수용성 자각을 강화하고 새로운 가동범위의 보존을 촉진한다.

역학적 기능과 신경근 기능이 향상되면, FM 어프로치는 분절 운동조절로 진전한다. 역학적 기능부전, 비효율적인 신경근 기능과 비효율적인 신체역학에 의해 영속된 운동 패턴은 협응, 균형과 심화된 운동계획의 소실과 퇴행성 변화를 초래한다.[46,50-61] 효율적인 운동학습은 반사적 운동 반응이나 의지적(인지적) 운동반응에서 연합적 운동반응과 자동적 운동반응으로 진전한다.[2-4,16,-18,21,23] FM은 PNF의 원리와 절차를 이용하고, 가동술에서 점진적인 운동조절 훈련으로 매끄럽게 진전한다. 가동술이 역학적 향상을 촉진시키는 국소 레벨에서 훈련을 시작한다. 일단 국소 조절이 설정되면, 환자는 새로운 가동성과 조절을 크고 복잡한 활동으로 결합시키는 기능 운동으로 진전한다.[3,21,22,33,35]

PNF (Proprioceptive Neuromuscular Facilitation)

전통적 가동술을 증대시키는 PNF의 이용은 신체에 대한 기능적 요구의 필요성과 환자 참여의 필요성으로부터 진화했다. 재활을 위한 근거로서 정상 발달을 고려하는 PNF 치료 전략은 정형물리치료 환자를 관리할 때 이들 절차의 결합을 이끌어냈다.

적용을 위한 질문 (Questions for Reflection)

- PNF가 **FM 어프로치** 내에서 왜 중요한 요소로 간주되는가?
- PNF의 원리와 절차를 FM 어프로치에 어떻게 결합되는가?
- 다리와 팔의 대각선 패턴 D1과 D2을 간단하게 설명한다.

PNF의 일반 원리 (General Principles of PNF)

신체 위치 (Body Position)

치료사의 신체 위치가 적용되는 힘의 방향을 결정하고, 바람직한 운동 반응을 촉진한다. 3점 서기 자세나 대각선 서기 자세가 팔과 다리만을 사용하는 것과는 달리, 저항을 만들어내는데 치료사로 하여금 그들의 신체를 사용하도록 허용한다.

도수접촉 (Manual Contacts)

운동 반응은 피부 수용기의 자극에 영향을 받는다. 압력은 바람직한 운동의 방향이나 촉진되는 근육군 위에 적용된다.

적절한 저항 (Appropriate Resistance)

Johnson과 Johnson이 1982년에 원래 PNF 용어인 *최대 저항을 적절한 저항*으로 바꾸었다. 이런 용어의 변화는 섬유-특이성 운동 동원(fiber-specific motor recruitment)을 촉진하는 적절한 반응의 이용을 강조하는 것이다.[15]

견인과 압축 (Traction and Approximation)

적절한 저항과 함께 분해 힘 벡터의 이용은 신체 운동 반응의 효율성을 강화한다. 견인은 특히 코어 근육의 촉진에 중요하다.

촉진 패턴 (Patterns of Facilitation)

신체 역학적 시스템과 신경근계 내에는 협력근군의 적절한 운동 기능을 허용하는 특별한 운동 패턴이 존재한다. 촉진의 나선형 패턴과 대각선 패턴은 기능 활동 안에 존재하는 효율적인 운동 패턴을 나타낸다.[15-21] FM 어프로치에서 이들 대각선 패턴은 특정 운동의 소실과 후속 중재의 선택을 확인하는 데 이용된다.

적절한 수축의 확인과 촉진 (Identification and Facilitation of Appropriate Contractions)

저항의 이용은 안정 수축(등척성 수축)과 가동 수축(등장성 수축)을 수행하고 통합하는 능력을 선택적으로 평가할 수 있는 수단을 제공한다. PNF는 수축의 *의도적 목적*으로 수축을 정의한다.[15-21,62-76]

등척성 수축 (Isometric Contractions)

전통적으로, 등척성 수축은 외적 힘과 내적 힘이 동일한 상태를 의미한다. 반대로, PNF는 등척성 수축을 "공간에서 일정한 자세를 *유지하려는* 환자의 *의도*"로 정의한다. *"그대로 있어요"*라는 구두명령과 함께, 서서히 증가하고 환자의 힘에 맞는 저항은 보상을 피하는 한편, 가동 수축의 특별한 분리를 허용한다.[15-21]

가동 수축 (Movement Contractions)

전통적으로, **등장성 수축**은 내적 힘이 외적 힘을 이길 때 움직임이 일어나는 상황이다.[76,77] 반대로, PNF는 등장성 수축을 *"움직이려는* 환자의 *의도"*로 정의한다.[16-18,22] **"구심성"**이란 용어는 근육군의 능동 단축을 의미하고, **"원심성"**이란 용어는 근육군의 통제된 능동 늘어남을 의미한다. **유지 수축**(maintained contraction)은 동적 수축으로, 큰 외적 힘에 의해 움직이려는 환자의 의도가 제한되는(방해받는) 상태이다. 치료사는 환자에게 당기거나 밀도록 주문한 후, 저항을 증가시켜 환자의 운동을 방해함으로써 유지 수축을 촉진시킨다. 환자가 바람직한 운동의 자각 감소를 보일 때, 이런 절차를 적용하여 능동 수축을 촉진시킨다. 등척성 저항으로 근육군의 특정 활성을 이룬 후, 유지 수축을 이용하여 적절한 방사를 통해 운동출력을 증가시킬 수도 있다.[3,4,21]

PNF 기법 (PNF Techniques)

PNF 기법은 비효율적인 역학이나 잘못된 신경근 조절로 발생된 특정 기능부전의 확인으로 선택된다.

적용을 위한 질문 (Questions for Reflection)

- 목적과 임상 수행을 포함하여, 다음의 각각 PNF 기법을 설명해 본다.
  - 등장성 혼합(Combination of Isotonics)
  - 대항근 역전(Reversal of antagonist)
  - 수축-이완/유지-이완(Contract-relax/Hold-relax)

등장성 혼합 (Combination of Isotonics)

등장성 혼합(COI)[15,21]은 통제되고 목적 있는 움직임을 촉진하는 능력을 자극하고, 관절과 연부조직의 가동성을 강화한다. 등장성 혼합은 3 종류의 등장성 수축을 전환할 수 있는 환자의 능력을 확인한다. 적절한 반응을 확보하기 위해, 치료사는 등척성 유지로 가동 수축(motor contraction)을 시작하고, 등장성 혼합으로 전환해야 한다. 제한된 관절과 연부조직의 가동성을 강화하기 위해, 치료사는 분절을 풀림 자세로 배치하고, 다양한 수축을 일으켜 점진적으로 원심성 가동범위로 이동한다.

대항근 역전 (Reversal of Antagonists)

대부분의 활동들은 대항근군의 협응된 조절에 좌우된다.[76,77]작용근이 활동의 요구에 못 미치게 작용하면, 기능이 손상된다. Sherrington의 연속 유도 원리에 근거된, 대항근 역전 기법은 향상된 운동 조절을 촉진시킨다.[78,79] 대항근 역전

기법은 2 종류이다: 하나는 상호작용을 회복시키는 **등장성 역전**이고,[15,21] 다른 하나는 코어 조절을 촉진시키는 **안정화 역전**이다.

수축-이완과 유지-이완 (Contract and Hold-Relax)

수축-이완과 유지-이완의 기법[15,21,63-75]은 내재 근육의 결합조직 요소를 신장하기 위해 고안된 기법이다. 수축-이완 기법은 등장성 수축이나 등장성 유지 수축을 이용하고, 유지-이완 기법은 등척성 수축을 이용한다.

이 기법들을 수행하기 위해, 운동 패턴 내의 제한 지점에 분절을 배치한다. 저항은 제한된 작용근(**자동억제**)이나 대항근(**상호억제**)에 적용한다. 수축-이완 기법을 수행할 때는, 작은 범위의 움직임을 허용한다(그림 12-25). 완전한 이완이 이루어지면, 분절을 수동이나 능동으로 새롭게 형성된 범위까지 움직인다. 가동범위를 더욱 증가시키기 위해, 새로운 범위에다 저항을 제공한다. 통증을 치료하기 위해서는, 통증 없는 범위에서 유지-이완 기법을 사용한다. 유지-이완 기법은 서서히 등척성 수축을 증가시키고 천천히 감소하는 방법으로 이루어진다.

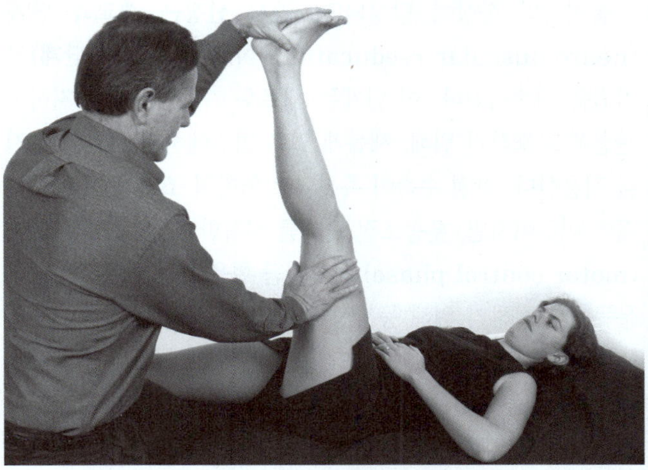

그림 12-25 뒤넙다리근을 위한 수축-이완/유지-이완의 신장기법.

가동 가동술(FM)의 진전 (Functional Mobilization Intervention Progression)

FM의 진전은 다음 단계들로 구성될 수 있다(글상자 12-4).[3,4] **확인(identification)**은 정적 또는 동적의 자세나 움직임에서 3차원의 관절 기능부전이나 연부조직 기능부전을 찾는 것이다. **국소화(localization)**는 특정 신체 부위를 수동운동이나 능동운동으로 움직여 가장 견고한 장벽 끝느낌의 정확한 깊이와 방향을 결정하는 것이다. **가동 단계(mobilization phase)**는 수동 기법, 환자 능동 운동과 저항운동 패턴을 수행하면서, 기능부전 구조물에 압력을 유지하는 FM 어프로치를 수행하는 단계이다. 수동 기법에는 가동성을 강화하는 지속 기법, 진동 기법, 타진 기법 및 트러스트 기법 등이 포함된다. *환자 능동 운동*은 단일 관절에서 단일 방향으로 일어날 수도 있고, 또는 복합의 기능적 움직임으로도 일어날 수 있다. 능동 운동을 하는 동안, 치료사는 기능부전에 유지 압박을 제공하여 제한 지점에 긴장을 유발시킨다.[3,4,78-86] *저항 운동* 동안, 치료사는 저항을 부위별 신체 일부에 적용하면서, 제한 지점까지 지속적인 압박을 제공한다. 다른 방법은 등척성 저항을 이용하는 것으로서, 가동될

글상자 12-4 가동 가동술 중재의 진전

- ***확인 단계(identification phase):*** 정적 또는 동적의 자세나 움직임에서 3차원의 관절 기능부전이나 연부조직 기능부전을 찾는 것
- ***국소화 단계(localization phase):*** 특정 신체 부위를 수동운동이나 능동운동으로 움직여 가장 견고한 장벽 끝느낌의 정확한 깊이와 방향을 결정하는 것
- ***가동 단계(mobilization phase):*** 수동 기법, 환자 능동 운동 및 저항 패턴을 수행하면서, 기능부전 구조물에 압력을 유지하는 것
- ***신경근 재교육 단계(neuromuscular reeducation, NMR)(안정화):*** 분절을 고정함으로써 관절을 보호하고, 새로운 가동범위의 유지를 돕기 위해, 새롭게 얻은 범위에서 장시간의 유지를 이용하는 것.
- ***운동조절 단계(motor control phase):*** 긴장근 협응 운동과 위상근 협응 운동을 강화하기 위해 등장성 혼합의 역전 기법을 이용하는 것

연부조직이나 관절 구조물과 직접적으로 연결된 근육을 참여시키는 특정의 가동 수축을 촉진한다. 제한이 이완되기 시작할 때, 지속적인 수축에서 등장성 혼합의 원심성 수축으로 진전을 시작한다. 치료사는 제한의 반응을 평가하면서 위의 절차를 원심성 수축과 유지 수축으로 계속 진전한다.

기법을 수행할 때, "*dirty lever arm(잘못된 지레팔)*"[82]을 통한 치료를 피하기 위해 이웃 분절의 기능부전을 반드시 확인해야 한다. 예를 들어, 다리이음뼈를 치료하기 전에, 엉덩관절의 기능부전을 확인하는 것이 필수적이다.

움직임의 향상이 달성되면, 즉시 **신경근 재교육 단계**(neuromuscular reeducation, NMR)(**안정화 단계**)로 기법을 진전시킨다. 이 단계는 새로운 가동범위를 유지하고 관절을 보호하기 위해, 새롭게 얻은 범위에서 장시간의 유지를 적용한다. 안정 수축이 촉진되고 역학적 조절과 신경근 조절이 이루어지면, 운동조절 단계를 시작한다. **운동조절 단계**(motor control phase)는 긴장근 협응 운동과 위상근 협응 운동을 강화하기 위해 등장성 혼합의 역전 기법을 이용한다. 등장성 혼합을 사용할 때, 초기 초점은 쉽게 이루어지는 수축이고, 그 다음 초점은 어려운 수축으로 진전하는 것이다. 부가적으로 안정화 역전 기법은 협응과 교대 운동을 강화한다.

중재 전략은 **허리의 교육과 훈련**(Back Education and Training, BET) 도구를 이용하여 운동조절과 자동 기능훈련의 발달로 진전한다. 환자는 학습과 반복을 통해 보다 효율적인 자세와 운동의 근운동감각 자각을 얻어야 한다. 이런 학습과정의 핵심은 도수접촉, 적절한 구두명령과 도수중재의 결합을 이용하는 것이다. 보다 효율적인 운동 패턴을 이용할 수 있도록 환자의 기능적 문제에 맞게 가정 프로그램을 설계한다.

기능적 안정화의 원리 (Principles of Functional Stabilization)

저가동성 분절을 관리하는 전략은 저가동성 분절의 가동술과 과가동성이나 불안정 분절의 운동조절 촉진을 포함한다.[48,83,84,87–98] 중요한 것은 대근육(위상근) 운동을 권장하기 전에, 국소 안정화(긴장근 수축)를 설정하는 것이다.[35,82–105] 안정화를 시작하기 위해, 먼저 분절을 중간범위에 위치시키고, 체중부하 자세로 *장시간 유지하고*, *안정화 역전 기법*을 적용한다. 안정 수축을 촉진하기 위해 불안정한 분절에 직접 도수저항을 적용한다. 그리고 안정 수축이 달성되면, 등장성 혼합을 통해 통제된 움직임으로 치료를 진전시킨다. 신경근 조절이 달성되면, 분절의 완전 가동범위를 통해 훈련을 진전하고, 기능 활동에서 마무리한다(그림 12–26).

임상적 핵심 (CLINICAL PILLAR)

기능적 안정화의 원리는 다음을 포함한다:

- 저가동성 분절을 가동하고, 과가동이나 불안정한 분절의 운동조절을 촉진한다.
- 위상성 근육 움직임을 권장하기 전에, 국소(긴장근) 안정성을 설정한다.
- 중간범위, 체중부하 자세로 분절을 배치하고 시작한다.
- *장시간 유지* 와 *안정화 반전*의 기법을 이용한다.
- 안정화 근육을 촉진하기 위해, 불안정한 분절에 도수저항을 직접 적용한다.
- 등장성 혼합을 통해 통제된 운동으로 치료를 진전한다.
- 중간범위에서 신경근 조절이 이루어지면, 완전 범위로 훈련을 진전시킨다.
- 그런 다음, 안정화 훈련을 기능 훈련으로 진전한다.

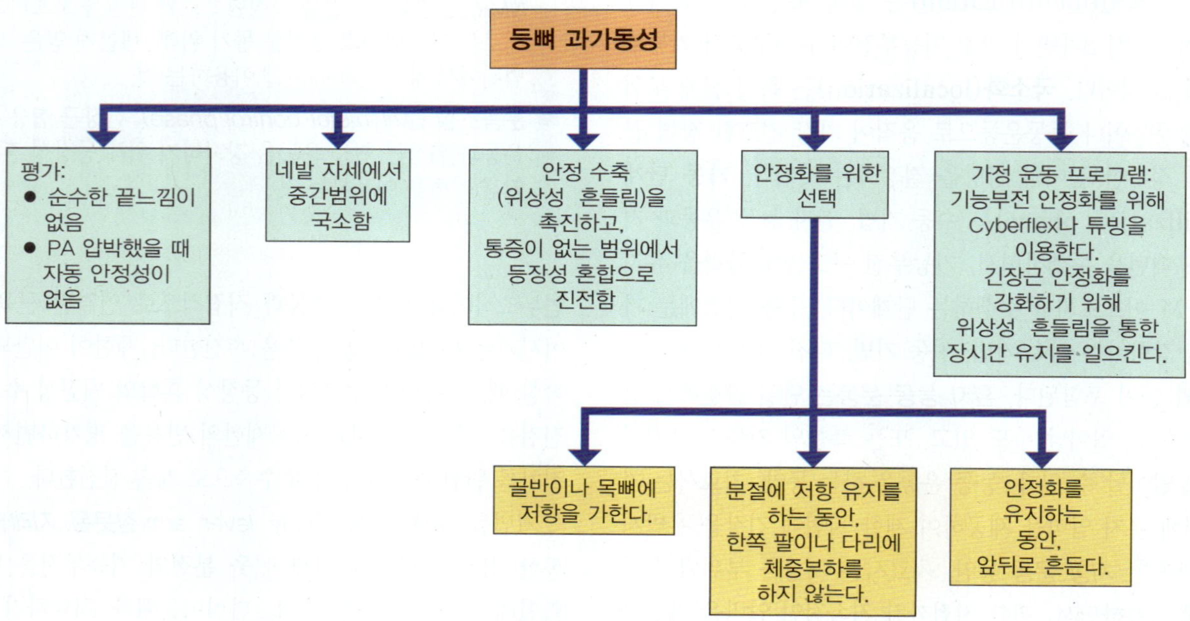

그림 12–26 등뼈 과가동성

위쪽사분원 관리 (MANAGEMENT OF THE UPPER QUADRANT)

등뼈이음부 관리 (Management of the Thoracic Girdle)

FM 어프로치의 1차 강조는 목뼈나 팔의 증상에 초점을 맞추기 전에 위쪽 등뼈 가동성의 회복이다. 등뼈 이음부의 1차 구조물은 1번 등뼈, 1번 갈비뼈와 복장뼈자루이다. 부가적인 구조물로는 2번 등뼈, 2번 갈비뼈와 복장빗장관절이 있다.[3]

*복장뼈자루*는 연부조직을 치료한 후, 첫 번째 치료되는 뼈 구조물이다. 제한이 가장 큰 지점의 위치와 방향을 확인하기 위해, 복장뼈자루의 오른쪽/왼쪽과 위쪽/아래쪽(즉, 네발 자세)으로 *스프링 검사*를 시작한다. 환자의 손을 목 뒤에 배치(**레이지 코브라 자세**)하도록 한 다음, 치료사는 딱딱한 끝느낌의 제한 지점을 확인하기 위해 목뼈를 대각선으로 굽힘과 폄을 하고, 그 후 가동술의 속도와 효율성을 강화하기 위해 팔꿈치에 저항을 직접 가한다.

예를 들어, 목뼈를 왼쪽 옆굽힘하는 동안, 복장뼈자루의 아래쪽 끝은 뒤쪽과 아래쪽 방향으로 제한된다. 치료사는 치료 손으로 제한 지점까지 지속적인 압박을 제공하고, 보조 손으로 팔꿈치를 통해 목뼈 굽힘/왼쪽 대각선으로 저항을 가한다(그림 12-27). 제한이 부드러워지면, 절차를 등장성 혼합으로 전환하고, 새로운 지점까지 진전시킨다. 그런 다음 훈련을 위해 장시간의 유지를 적용한다. 이런 절차를 **직접 기법**이라고 하는데, 그 이유는 저항이 제한의 방향과 동일한 방법으로 적용되기 때문이다. 직접 기법이 통증을 발생하거나 비효율적일 때, **간접 기법**(제한의 반대 방향으로 저항을 적용하는)을 적용할 수 있다.

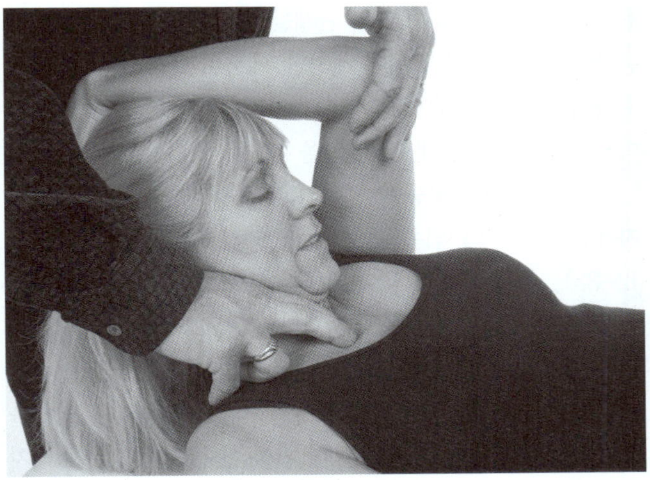

그림 12-27 레이지 코브라(Lazy Cobra) 자세.

목뼈가 굽힘에 민감하면, 팔을 사용해 복장뼈자루의 가동술을 돕는다. 예를 들어, 만약 제한이 왼쪽에 있다면, 오른쪽 팔을 사용한다. 오른손을 왼쪽 어깨에 배치하고(**커버 자세**), 팔꿈치를 통해 팔의 폄-모음 패턴으로 저항을 가한다(그림 12-28). 가동술 과정을 강화하기 위해 호흡을 적용한다.

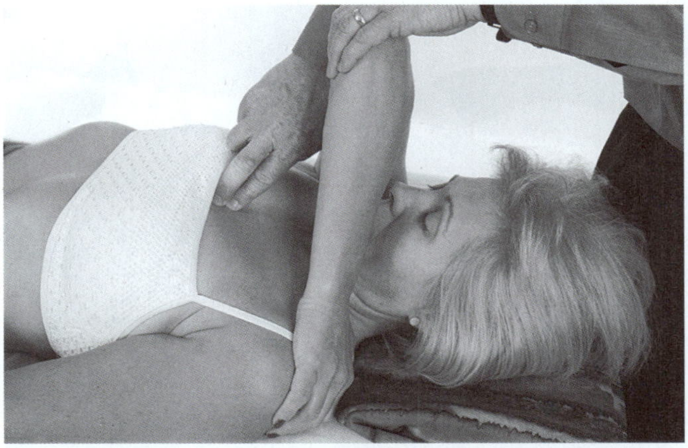

그림 12-28 커버 자세(cover position)로 배치하고, 팔꿈치를 통해 팔의 폄-모음 패턴으로 저항을 가한다.

복장뼈자루의 정상 가동성이 달성되면, 복장뼈 호흡에 저항을 가한다. 손꿈치를 복장뼈몸통에 대고 날숨과 들숨을 할 때 일어나는 움직임을 평가한다. 복장뼈가 날숨 시 제한되면, 치료사는 가동을 위해 들숨을 차단하고, 날숨을 할 때 복장뼈를 압박하여 팽팽해지도록 만든다(그림 12-29).

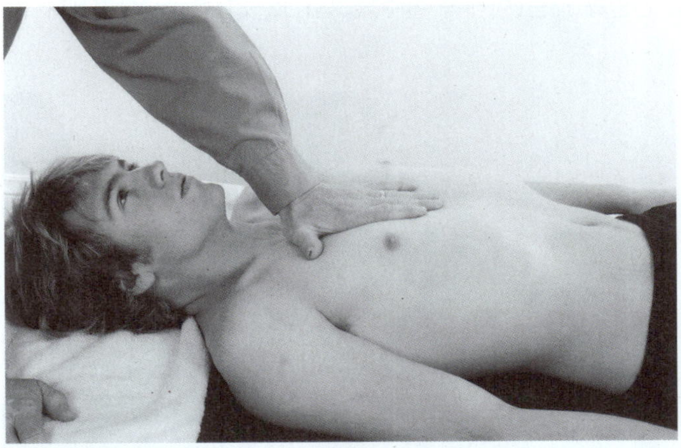

그림 12-29 손꿈치를 복장뼈몸통에 대고 완전한 날숨과 들숨 동안의 움직임을 평가하기 위해 복장뼈 호흡에 저항을 가한다. 복장뼈가 날숨 시 제한되면, 치료사는 가동을 위해 들숨을 차단하고, 날숨을 할 때 복장뼈를 팽팽하게 만든다. 제한된 들숨을 위해, 치료사는 완전한 들숨에 저항을 주어 완전한 복장뼈의 올림을 촉진시킨 다음, 일정시간 유지를 적용한 후 추가적인 들숨을 시도한다.

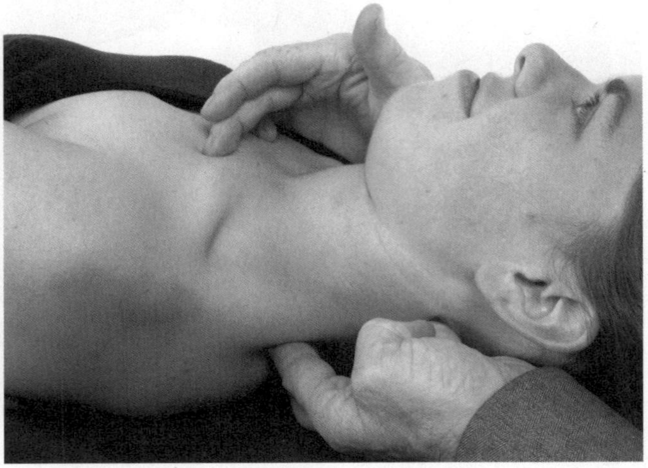

그림 12-30 1번 갈비뼈에 대한 앞뒤 가동성과 뒤앞 가동성의 검사.

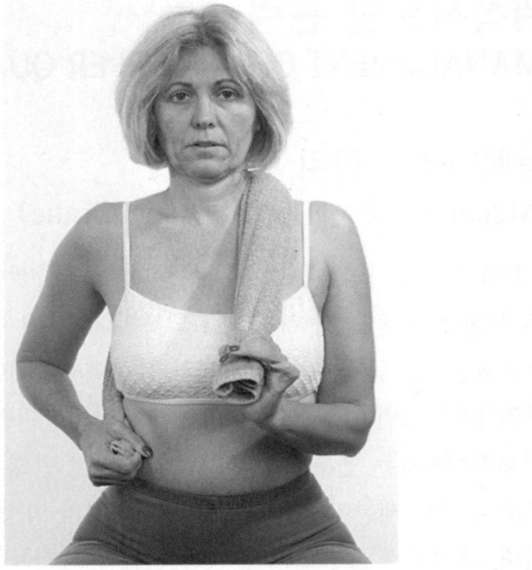

그림 12-32 첫 번째 갈비뼈의 자가 가동술.

들숨 시 제한이 있으면, 치료사는 완전한 들숨에 저항을 주어 복장뼈의 올림을 촉진시킨 다음, 일정시간 유지를 적용한 후 추가적인 들숨을 시도한다.

등뼈 이음부에서 평가되고 치료되는 두 번째 구조물은 *첫 번째 갈비뼈*이다. 초기에 치료사는 1번 갈비뼈의 뒤앞 가동성과 앞뒤 가동성과 목뼈 돌림을 검사한다. 다음 중 한 개 이상을 결합하여 가장 큰 제한의 방향(가장 딱딱한 끝느낌)을 확인하고 가동한다: 능동 목뼈 돌림, 아래쪽 몸통 돌림, 저항 레이지 코브라, 축성 늘어남, 커버 자세 등(그림 12-30).

첫 번째 갈비뼈(목뼈를 동측으로 옆굽힘할 때 아래쪽으로 활주되는)를 촉진하면서, 두 번째 단계인 첫 번째 갈비뼈의 *견인과 내림*(아래쪽 활주)(그림 12-31)을 누운 자세나 앉은 자세에서 검사한다. 만약 1번 갈비뼈에 제한이 있다면, 가장 딱딱한 끝느낌에 집중하여 중재하고, 호흡, 목뼈 돌림/옆굽힘, 아래쪽 몸통 돌림, 커버 자세 등을 이용하여 가동술을 수행한다. 이들 중에서 커버 자세가 가장 효율적일 수 있다.

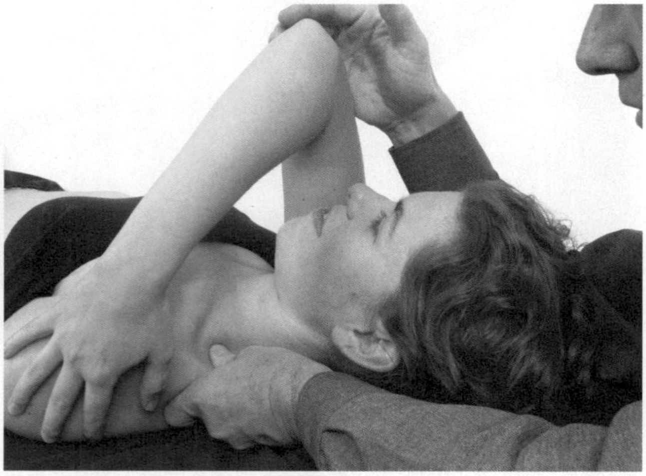

그림 12-31 커버 자세에서 이루어지는 1번 갈비뼈의 견인과 내림(아래쪽 활주) 가동술.

첫 번째 갈비뼈 가동술의 마지막 단계는 **목갈비근 신장**이다. 목갈비근의 신장을 수행하기 위해, 한 손으로 1번 갈비뼈를 고정하고, 목뼈를 반대쪽으로 수동 옆굽힘시키고, 목뼈 돌림을 통해 특정의 타이트니스 부위를 찾아낸다. 타이트니스 부위를 찾아내면, 그 부위를 수축-이완 신장과 STM으로 치료한다.[3-5,16,21,82-84] 타월이나 스트랩을 이용하여 1번 갈비뼈의 자가 가동술을 실시한다(그림 12-32).

T1-T2 가동성의 향상은 목뼈 돌림과 가슴우리 위에 위치한 머리의 정렬을 강화하는데 있어 중요하다. 선 자세에서, 위쪽 등뼈와 아래쪽 목뼈의 관계를 관찰한다. 앉은 자세(양손을 깍지 끼고 머리 뒤에 배치한)에서의 운동 촉진은 가장 효율적인 평가 자세이다. 그러나 엎드린 자세가 초기 가동술에서 많이 이용되는데, 이때 팔을 4가지 자세로 배치한다.

환자의 손등을 궁둥이나 허리 부위에 배치하는, **첫 번째 자세**는 척추뼈의 위쪽 돌림 능력을 검사하는 것이다(그림 12-33). 손을 어깨 위로 하여 테이블에 놓는, **두 번째 자세**는 척추뼈의 순수 돌림을 검사한다(그림 12-34). 손을 머리 뒤에 배치하는, **세 번째 자세**는 척추뼈의 아래쪽 돌림을 검사한다(그림 12-35). **네 번째 자세**는 척추뼈의 앞뒤 움직임을 추가적으로 포함한다. 환자는 한 손을 반대쪽 어깨 위에 배치하고 엎드린 자세를 취한다. 이때 환자는 위쪽목뼈의 폄을 방

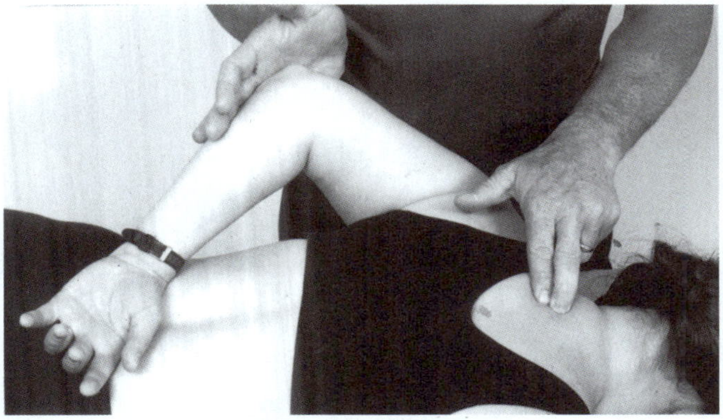

그림 12-33 T1-T2를 위한 가동성 검사의 첫 번째 자세는 환자의 손등을 궁둥이나 허리 부위에 배치한 상태에서, 척추뼈의 위쪽 돌림 능력을 검사한다.

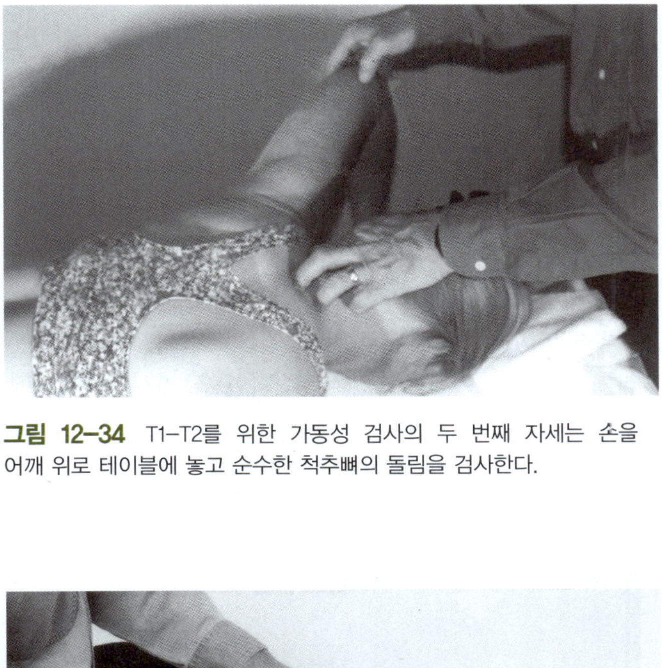

그림 12-34 T1-T2를 위한 가동성 검사의 두 번째 자세는 손을 어깨 위로 테이블에 놓고 순수한 척추뼈의 돌림을 검사한다.

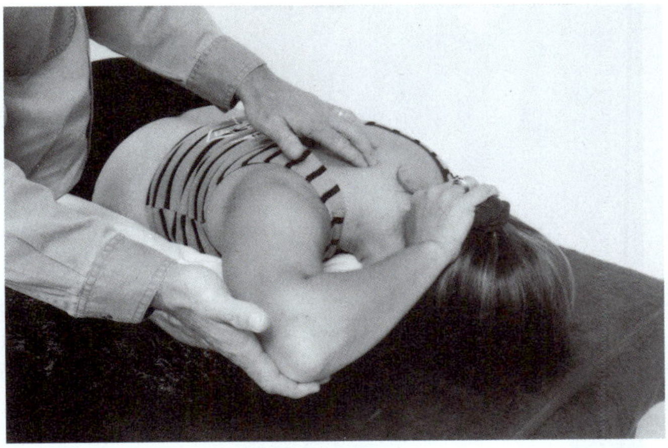

그림 12-35 T1-T2를 위한 가동성 검사의 세 번째 자세는 손을 머리 뒤에 배치하고, 척추뼈의 아래쪽 돌림을 검사한다.

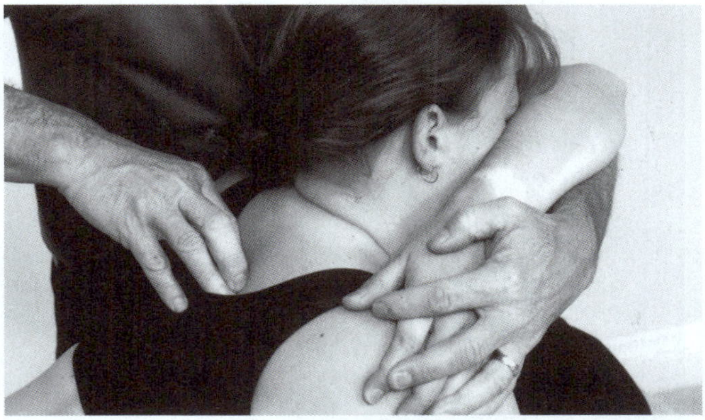

그림 12-36 T1-T2를 위한 가동성 검사의 네 번째 자세는 척추뼈의 앞뒤 움직임을 추가적으로 검사한다. 환자는 위쪽목뼈의 폄을 방지하기 위해 이마를 팔꿈치에 대는 커버(cover) 자세를 취한다.

지하기 위해 이마를 팔꿈치에 댄다(그림 12-36).

제한의 국소화는 등뼈 폄 대각선 패턴을 통해 완성된다. 가동 단계 동안, 몸통 굽힘에 저항을 주고, 또 항상 NMR로 절차를 완성한 후, 앉은 자세와 같은 체중부하 자세로 진전시킨다(그림 12-21).

오목위팔관절 관리 (Management of the Glenohumeral Joint)

오목위팔관절(GH)의 치료는 등뼈 이음부와 어깨뼈의 치료 이후에 이루어진다.[3] 오목위팔관절의 역학을 좌우하는 어깨뼈의 위치와 가동성은 가슴우리의 구조물과 기능에 의해 결정된다.[106-123]

치료의 1번째 요소는 오목위팔관절의 **종속운동**을 치료하는 것이다. 오목위팔관절의 종속운동은 가쪽 열림(lateral gapping), 아래쪽 병진, 아래쪽 활주, 뒤쪽 병진/안쪽돌림 등이다.

가쪽 열림 또는 어깨면 견인 가동술 (Lateral Gapping or Scaption Distraction Mobilization)

정상 기능을 할 때, 위팔뼈가 관절오목으로부터 평균 0.5 ㎜ 정도 견인되고, 돌림근띠에 의해 제어된다.[120] 가동벨트를 이용하여 위팔뼈머리를 관절오목으로부터 당겨내어 끝느낌 평가를 수행한다(그림 12-37). 견인을 모니터링하기 위해 자유로운 손으로 앞쪽/안쪽의 관절선을 촉진한다. 제한

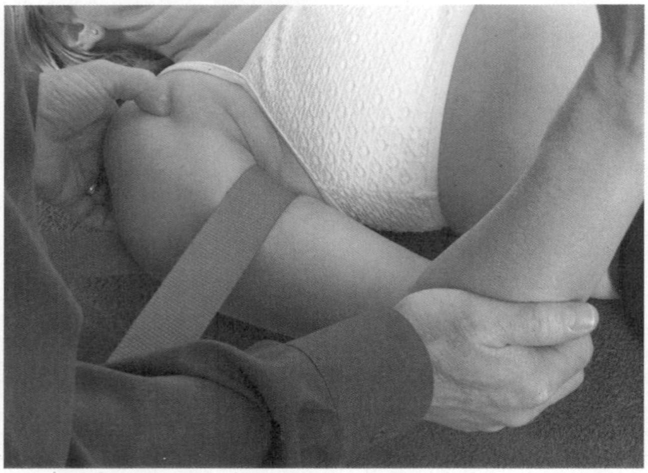

그림 12-37 가쪽 열림 또는 어깨면 견인 가동술.

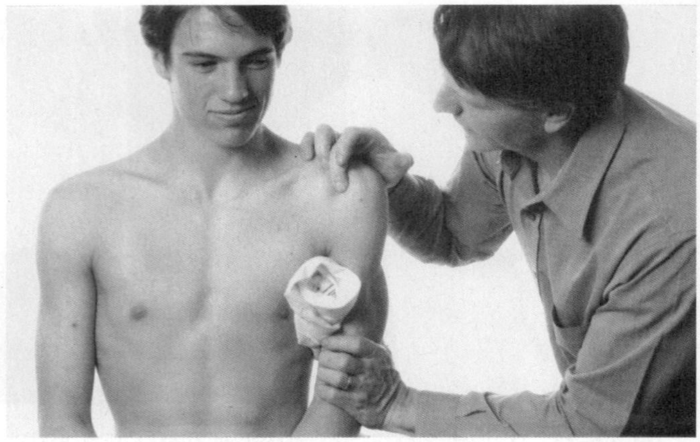

그림 12-39 앉은 자세에서 받침점으로 타월이나 스트랩을 이용하여, 오목위팔관절의 열림 가동술을 수행한다.

지점에서, 팔꿈치를 통해 어깨관절의 벌림에 저항을 주어 가동술을 수행한다.

신경근 재교육(NMR)은 돌림근띠의 능력(관절오목 안에서 위팔뼈머리의 세팅)을 강화하기 위해 가동술 이후에 적용된다. 위팔뼈머리의 세팅을 평가할 때, 어깨관절의 벌림에 등장성 저항을 이용한다. 치료사가 세팅 절차를 자각하게 되면, 돌림근띠만을 이용하는 촉진(벌림에 저항을 주지 않고)을 수행할 수 있다. 안정성이 달성될 때까지 장시간의 유지와 등장성 혼합을 이용한 NMR을 계속한다. 기능 활동을 하는 동안 위팔뼈머리의 세팅 훈련을 추구한다(그림 12-38).[117-123]

앉은 자세에서 받침점으로 타월이나 스트랩을 이용하여, 오목위팔관절의 열림을 수행한다(그림 12-39).

아래쪽 병진 가동술 (Inferior Translation Mobilization)

팔을 몸통 옆으로 붙이고 팔꿉관절을 굽히고 누운 자세에서 평가를 수행한다. 스트랩을 팔꿈치에 배치한 후, 치료사는 위팔뼈의 *아래쪽 병진*과 봉우리돌기로부터 위팔뼈머리의 분리를 평가한다. 아래쪽 병진을 정상화한 후, 가시위근의 긴장성 섬유를 촉진하는 장시간의 유지를 적용하고, 그 다음 운동 재교육을 위한 등장성 혼합으로 진전한다(그림 12-40).

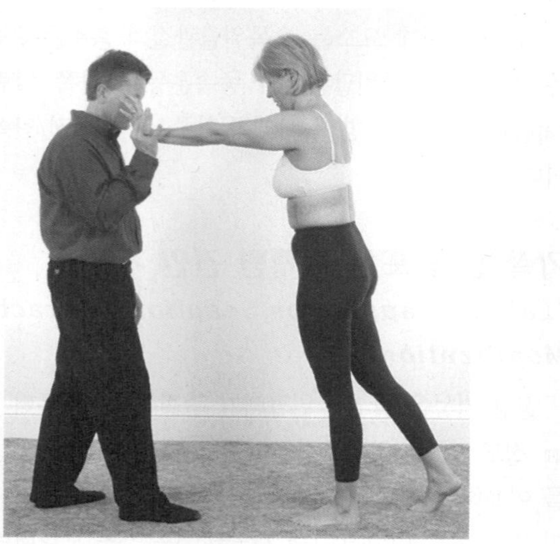

그림 12-38 기능 활동 동안 위팔뼈머리의 자동 세팅 훈련.

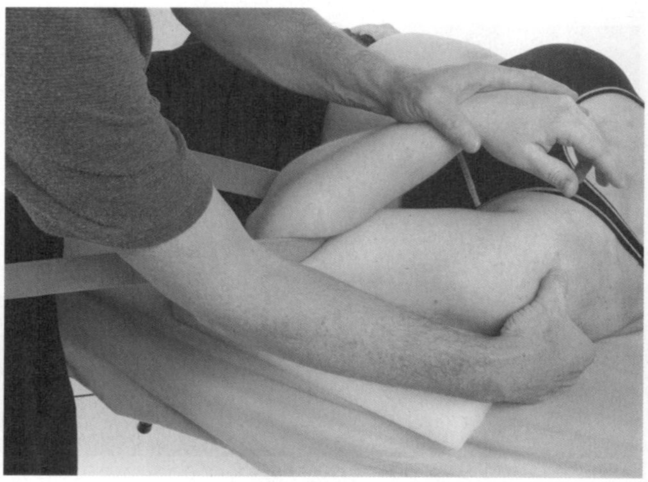

그림 12-40 가동벨트를 이용한 오목위팔관절의 아래쪽 병진 가동술.

아래쪽 활주 가동술 (Inferior Glide Mobilization)

아래쪽 관절주머니를 가동시키기 위해, 환자를 테이블 옆에 앉힌 후 환측 팔을 80-90°로 벌림하여 테이블 위에 올려놓는다. 치료사는 환자 옆에서 손꿈치를 이용해 위팔뼈머리의 아래쪽 활주 능력을 평가한다. 제한을 찾아내고, 팔의 도음을 통한 아래쪽 활주 가동술을 수행한다(그림 12-41). 위팔뼈머리 내림에 도수저항을 주면서 신경근 재교육을 실시한다. 처음에는 장시간 유지를 적용하고, 그 다음 가시아래근, 작은원근, 어깨밑근을 촉진하기 위해 등장성 혼합으로 진전한다(그림 12-42).

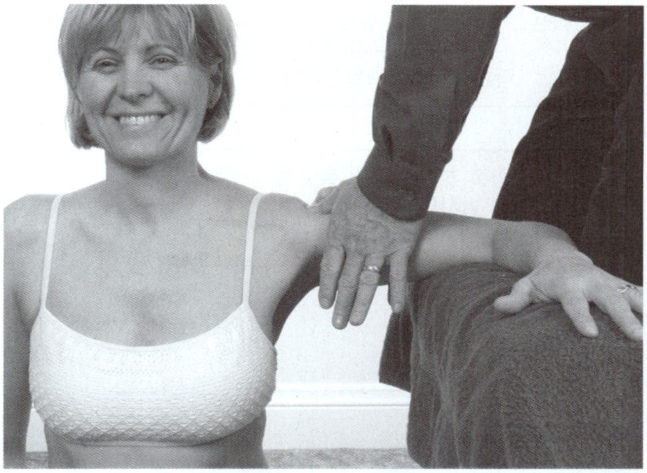

그림 12-41 어깨를 벌림한 상태에서 이루어지는 오목위팔관절의 아래쪽 활주 가동술.

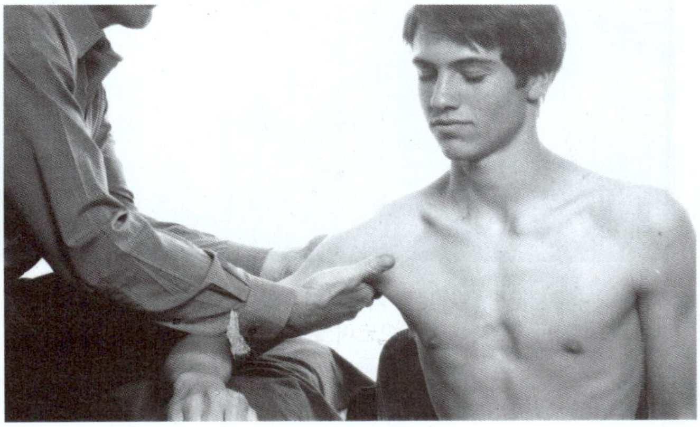

그림 12-42 위팔뼈머리 내림에 도수저항을 주면서 신경근 재교육을 한다.

안쪽돌림 가동술 (Internal Rotation Mobilization)

중재의 목적은 관절오목 안에서 위팔뼈머리를 안정화시키는 능력을 향상시키고, 순수한 돌림을 달성하는 것이다. 환자를 누운 자세로 하고, 치료사는 테이블 옆에 앉는다. 치료사는 가동벨트를 치료사의 발과 환자의 위팔뼈몸쪽에 배치한다(그림 12-43). 환자의 어깨를 가능하면 90° 가까이로 벌림하고, 환자의 팔꿈치를 치료사의 무릎 위에 올려놓는다. 오목위팔관절을 최대로 안쪽돌림시키고, 위팔뼈의 앞뒤 압박을 적용하기 위해 가동벨트에 힘을 가한다. 가쪽돌림에 저항을 가함으로써 가동술을 수행하고, 그 다음 안쪽돌림의 새로운 범위로 NMR를 적용한다. *가쪽돌림*을 증가시키는 경우에는 환자를 엎드리게 한 후, 안쪽돌림 때와 같은 방법으로 가동술을 적용한다(그림 12-44).

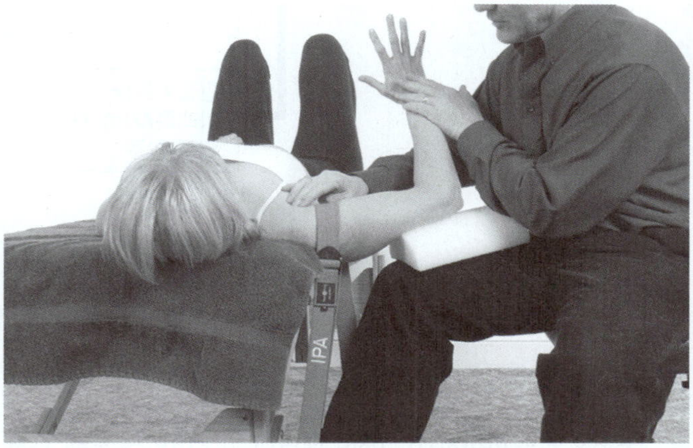

그림 12-43 오목위팔관절의 안쪽돌림 가동술은 환자를 눕힌 자세에서 실시한다. 환자의 어깨관절을 최대로 안쪽돌림을 시키고, 가동벨트를 위팔뼈에 배치하여 앞뒤 방향의 압력을 적용한다.

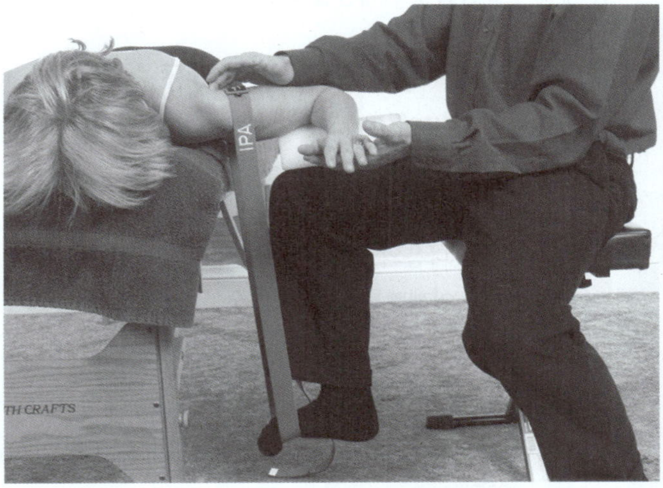

그림 12-44 오목위팔관절의 가쪽돌림 가동술은 환자를 엎드린 자세에서 실시한다. 환자의 어깨관절을 최대로 가쪽돌림을 시키고, 가동벨트를 위팔뼈에 배치하여 뒤앞 방향의 압력을 적용한다.

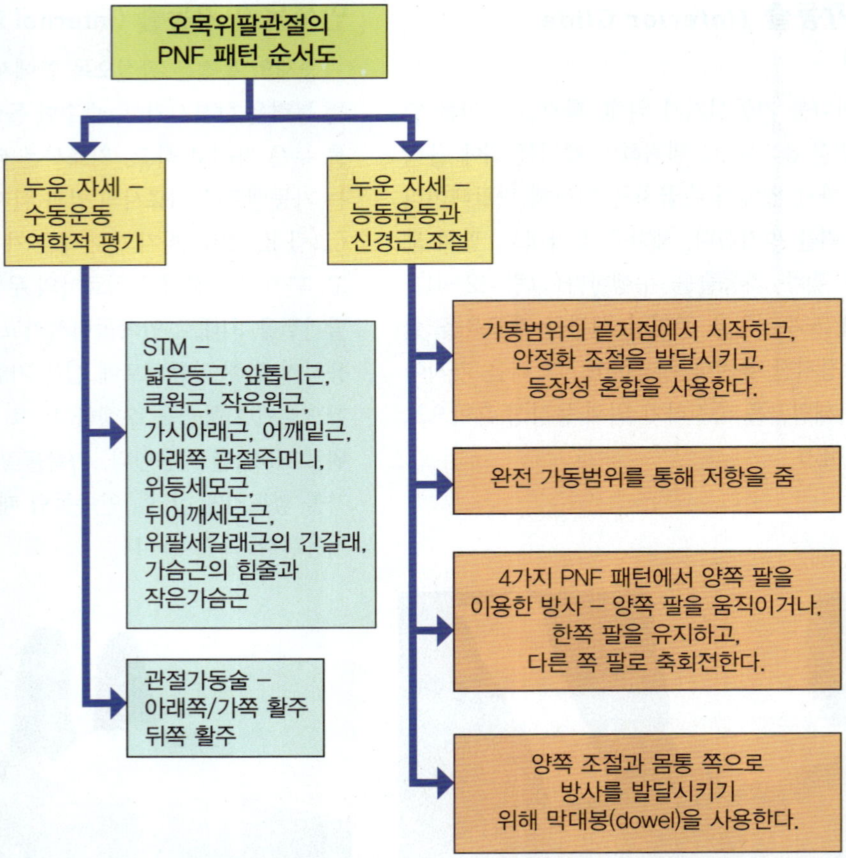

그림 12–45 오목위팔관절의 PNF 패턴 순서도.

종속운동을 확인한 후, PNF 패턴의 가동범위를 통해 관절의 평가와 치료를 수행한다. 연부조직, 봉우리빗장관절, 복장빗장관절 및 오목위팔관절의 상태를 평가하기 위해, 각각 대각선 패턴의 끝범위에 어깨관절을 위치시킨다(그림 12–45).

굽힘, 벌림 및 가쪽돌림 패턴 가동술 (Flexion, Abduction, and External Rotation Pattern Mobilization)

무릎을 세우고 누운 자세에서, 어깨관절을 수동으로 끝범위까지 움직인다. 다음의 요소들을 평가하고 치료할 때, 가동벨트를 이용하여 어깨뼈를 고정하고 오목위팔관절을 국소화한다(그림 12–46).[3,16,17]

- ***근막:*** 넓은등근, 큰원근과 작은원근, 가시아래근, 어깨밑근, 위팔세갈래근, 큰가슴근과 작은가슴근, 아래쪽 관절주머니 및 신경혈관 구조물 등을 개별적으로 평가한다.

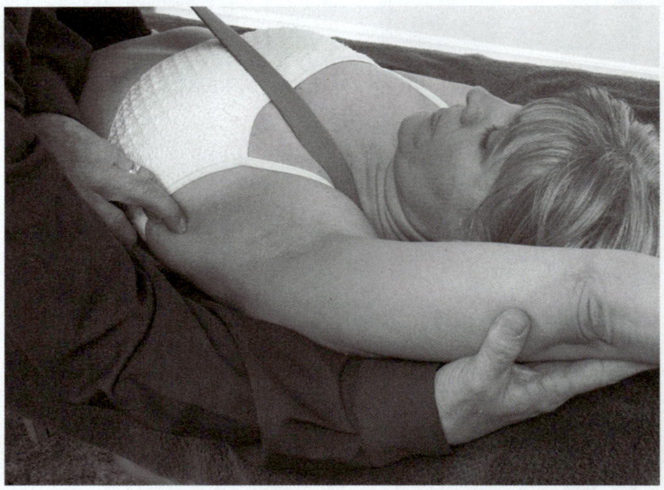

그림 12–46 굽힘, 벌림 및 가쪽돌림 패턴의 가동술. 어깨뼈를 고정하기 위해 가동벨트를 사용함으로써 오목위팔관절을 국소화한다.

- ***봉우리빗장관절:*** 봉우리돌기에 대한 앞쪽 움직임을 위해 빗장뼈의 먼쪽끝단을 평가한다.

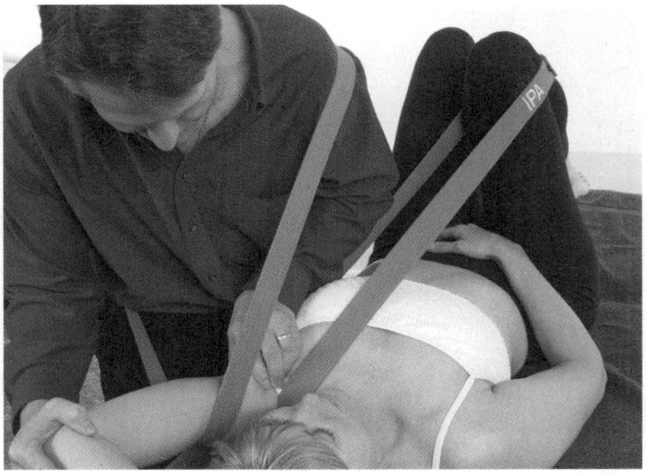

그림 12-47 환자의 위팔뼈 뒤쪽면과 치료사의 어깨에 배치된 가동벨트를 이용하여 뒤-앞 압력을 적용하면서, 오목위팔관절의 앞쪽/아래쪽 활주의 가동술을 수행한다.

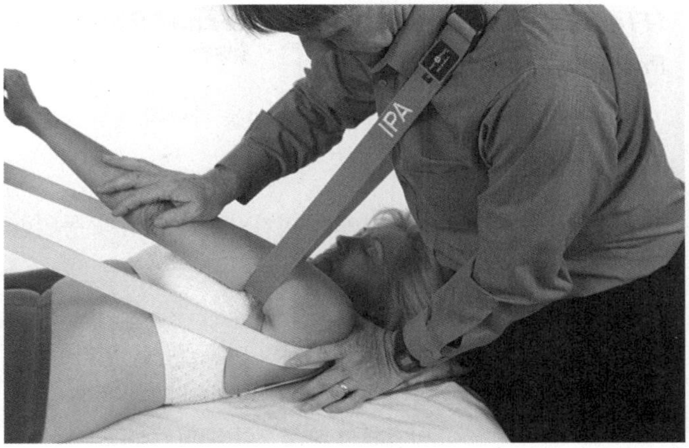

그림 12-48 받침점으로 치료사의 아래팔이나 작은 폼롤을 이용한 오목위팔관절의 위쪽 활주 가동술.

- ***복장빗장관절:*** 복장뼈에 대한 견인과 아래쪽 활주를 위해 빗장뼈의 몸쪽끝단을 평가한다.
- ***오목위팔관절:*** 앞쪽/아래쪽 활주를 이용해 이 패턴 내에서 관절가동술을 평가하고 수행한다. 치료사는 가동벨트를 환자의 위팔뼈 뒷면과 치료사의 어깨 사이에 배치하고 뒤-앞 압박을 적용한다(그림 12-47).
- ***신경근 재교육:*** 안정 수축이 설정될 때까지 가동범위의 끝범위에서 장시간 유지로 NMR을 시작한다. 안정화가 설정되면, 가동범위를 통한 등장성 혼합을 수행한다.

폄, 모음 및 안쪽돌림 패턴 가동술 (Extension, Adduction, Internal Rotation Pattern Mobilization)

이 패턴의 끝범위는 팔을 정중선을 가로질러 배치하는 것이다.

- ***근막:*** 위등세모근, 어깨올림근, 깊은 목 근막, 위뒤톱니근, 가시위근, 어깨세모근, 가슴근 힘줄, 위팔두갈래근고랑, 가시아래근, 큰원근과 작은원근 등을 개별적으로 평가한다.
- ***봉우리빗장관절:*** 봉우리돌기에 대한 뒤쪽 움직임을 위해 빗장뼈의 먼쪽끝단을 평가한다.
- ***복장빗장관절:*** 복장뼈에 대한 압박, 경첩운동 및 위쪽 활주를 위해 빗장뼈의 몸쪽끝단을 평가한다.
- ***오목위팔관절:*** 오목위팔관절의 열림과 위쪽 운동을 위해 받침점으로서 가동벨트, 치료사의 아래팔이나 작은 폼롤을 이용하여 평가와 관절가동술을 수행한다(그림 12-48).
- ***신경근 재교육:*** NMR은 새로운 가동범위 안으로 PNF 패턴의 저항을 포함한다(그림 12-49).

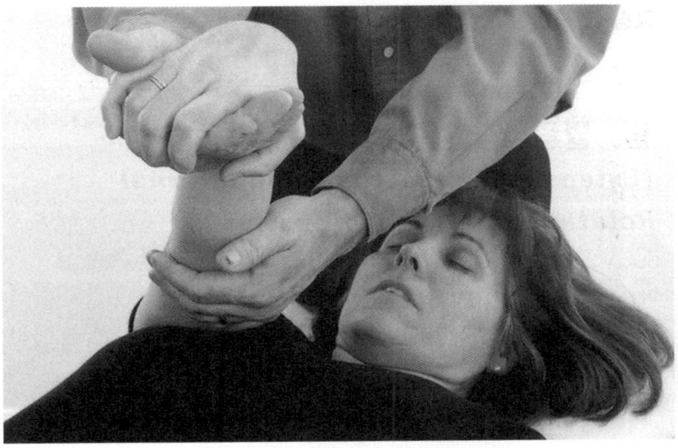

그림 12-49 신경근 재교육은 PNF 패턴의 저항을 새로운 가동범위까지 적용한다.

굽힘, 모음 및 가쪽돌림 패턴 가동술 (Flexion, Adduction, and External Rotation Pattern Mobilization)

이 패턴은 팔꿈치를 굽힘하고 정중선을 가로질러 팔을 배치하는 것이다.

- ***근막:*** 굽힘, 벌림 패턴에서 평가된 연부조직과 동일한 구조물을 평가한다.
- ***봉우리빗장관절:*** 봉우리돌기에 대한 뒤쪽 움직임을 위해 빗장뼈의 먼쪽끝단을 평가한다.
- ***복장빗장관절:*** 압박, 경첩운동 및 아래쪽 운동을 위해 빗장뼈의 몸쪽끝단을 평가한다.
- ***오목위팔관절:*** 견인, 아래쪽 및 가쪽 운동을 위한 평가와 관절가동술을 수행한다 (그림 12-50).
- ***신경근 재교육:*** NMR은 새로운 가동범위에서 조절을 발달시키는 패턴의 저항을 포함한다.

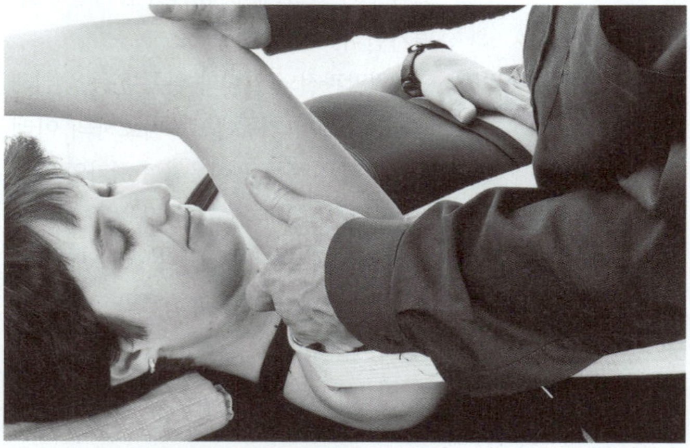

그림 12-50 오목위팔관절의 견인, 아래쪽 및 가쪽 가동술.

폄, 벌림 및 안쪽돌림 패턴 가동술 (Extension, Abduction, and Internal Rotation Pattern Mobilization)

이 패턴은 테이블 밖으로 팔을 폄하는 것이다.

- ***근막:*** 굽힘, 벌림 패턴에서 평가된 연부조직과 동일한 구조물을 평가한다.
- ***봉우리빗장관절:*** 봉우리돌기에 대한 앞쪽 움직임을 위해 빗장뼈의 먼쪽끝단을 평가한다.
- ***복장빗장관절:*** 견인과 위쪽 운동을 위해 빗장뼈의 몸쪽끝단을 평가한다.

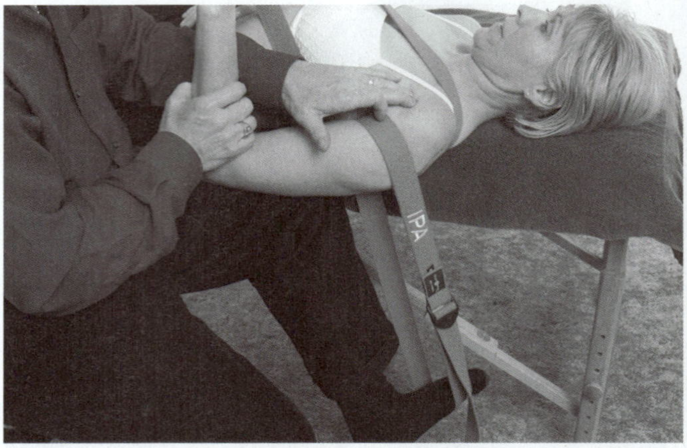

그림 12-51 오목위팔관절의 견인, 뒤쪽 가동술.

- ***오목위팔관절:*** 견인과 뒤쪽 운동을 위해 평가와 관절가동술을 수행한다(그림 12-51).
- ***신경근 재교육:*** NMR은 새로운 가동범위에서 조절을 발달시키는 패턴의 저항을 포함한다.

아래쪽 사분원 관리 (MANAGEMENT OF THE LOWER QUADRANT)

꼬리뼈 관리 (Management of the Coccyx)

FM 어프로치에서, 허리골반 이음뼈 부위의 핵심 구조물은 꼬리뼈이다. 임상 경험에 따르면, 기능부전 꼬리뼈의 정상화가 허리골반 이음뼈 부위의 다른 구조물에서 객관적 징후를 강화시켰음을 알 수 있었다.[4,124-132] 반대로, 관련된 구조물(엉치뼈, 볼기뼈, 허리뼈, 엉덩관절)을 먼저 치료할 때는, 꼬리뼈 기능부전이 좀처럼 향상되지 않는다. 다른 구조물에 대한 꼬리뼈 가동술은 경막 종말에서 두 번째 꼬리뼈 분절까지의 부착점, 골반바닥근의 부착점, 앞뒤 근막과 인대부착점까지 영향을 미칠 것이다.

꼬리뼈가 정상일 경우에는, 엉치뼈에서 꼬리뼈까지의 전이가 부드럽고, 스프링 끝느낌을 갖는다. 그리고 꼬리뼈 몸통은 치우침 없이 정상 만곡을 가진다. *엉치꼬리뼈 이음부*에서 일어날 수 있는 기능부전은 압박, 돌림, 가쪽병진 및 뒤쪽 전단과 앞쪽 전단 등이다. *꼬리뼈몸통*에서 일어날 수 있는 기능부전은 치우침, 폄과 굽힘 등이다.

엉치꼬리이음부를 위한 중재 (Intervention for the Sacrococcygeal Junction)

압박 (Compression)

효율적인 상태일 때, 꼬리뼈에 가해지는 꼬리쪽 압박은 관절면의 스프링 분리를 확인할 것이다. 기능부전이 확인될 때는, 능동이나 저항의 엉덩관절의 양측 돌림으로 제한 부위에 직접적인 압박의 힘을 가한다.

돌림 (Rotation)

돌림은 편측의 딱딱한 끝느낌과 엉치꼬리관절의 엉치뼈 요소에 대한 꼬리뼈의 골변연(lipping)으로 확인된다. 오른쪽의 골변연과 딱딱한 끝느낌은 오른쪽 돌림을 의미한다. 능동이나 저항의 엉덩관절의 동측 돌림으로 제한 부위에 압박의 힘을 가하면서 치료를 한다(그림 12-52).

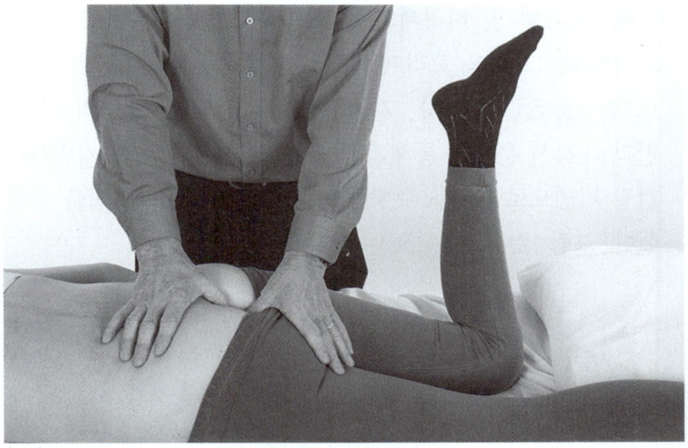

그림 12-52 엉치꼬리뼈 이음부를 위한 중재는 엉덩관절의 동측성의 돌림을 능동이나 저항으로 제한 부위에 압박을 적용하는 것이다.

뒤쪽 전단 (Posterior Shear)

뒤쪽 전단은 딱딱한 끝느낌과 함께 꼬리뼈의 양측 골변연으로 확인된다. 이런 상태는 출산 이후에 종종 나타나고, 엉덩관절의 양측 돌림이나 위쪽 사분원의 프레스-업으로 치료된다.

앞쪽 전단 (Anterior Shear)

앞쪽 전단은 직접적인 낙상으로 종종 일어나고, 내적 가동술로 가장 잘 치료될 수 있다.

가쪽 병진 (Lateral Translation)

이런 상태는 꼬리뼈가 관절선의 오른쪽이나 왼쪽으로 이동한 것이다. 가장 효율적인 치료 자세는 편측성의 엉덩관절 돌림을 이용한 옆으로 누운 자세이다.

꼬리뼈몸통을 위한 관리 (Intervention for the Body of the Coccyx)

치우침 (Deviation)

치우침은 꼬리뼈의 한쪽면과 가쪽 구조물 사이에 좁은 공간이 있고, 딱딱한 끝느낌을 가진다. 치우침된 꼬리뼈는 정상 축을 따라 기능을 하지 못하고, 굽힘/폄 기능부전을 치료하기 전에 치우침된 꼬리뼈를 먼저 치료해야 한다. 환자는 치우침된 꼬리뼈를 위쪽으로 하여 옆으로 누운 자세를 취하고, 치료사는 엉덩관절의 굽힘/폄, 벌림/모음 및 돌림을 통해 국소화를 달성한다. 능동이나 저항의 엉덩관절 굽힘/폄 또는 위쪽 다리의 돌림을 통해 가동술을 적용한다(그림 12-53).

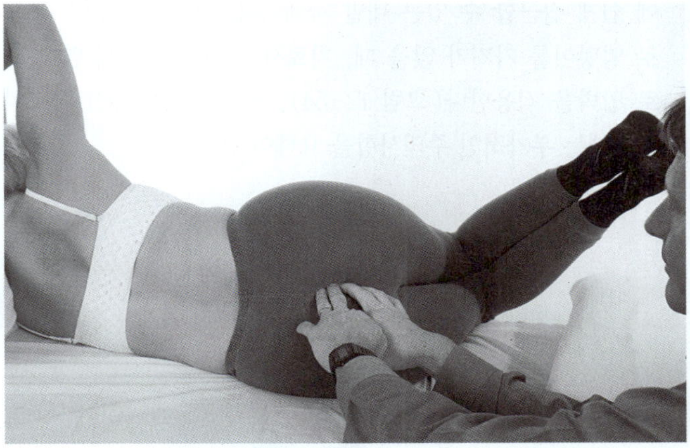

그림 12-53 꼬리뼈몸통의 중재는 치우침된 꼬리뼈를 위쪽으로 하여 옆으로 누운 자세를 취하고, 치료사는 엉덩관절의 굽힘/폄, 벌림/모음 및 돌림을 통해 국소화를 달성한다. 능동이나 저항의 엉덩관절 굽힘/폄 또는 위쪽 다리의 돌림을 통해 가동술을 적용한다.

폄 (Extension)

꼬리뼈의 폄 상태는 뒤-앞 방향으로 꼬리뼈몸통이 제한된 것이다. 치료는 무릎관절이 굽힘된 엎드린 자세에서 이루어지고, 무릎의 폄에 저항을 가한다. 능동 위쪽 사분원 프레스-업 동안에 가동술을 적용할 수도 있다.

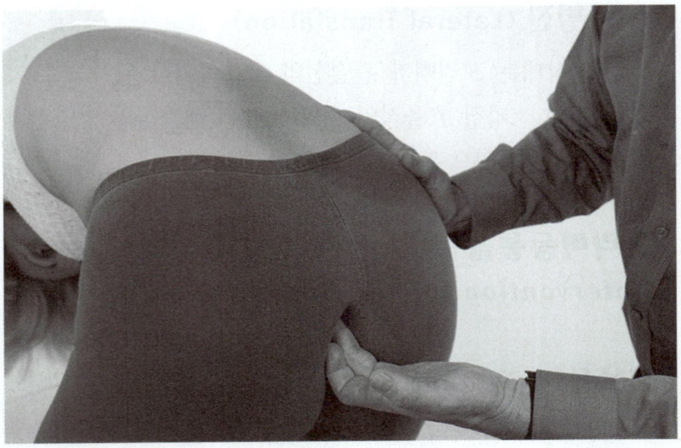

그림 12-54 효율적인 외적 선택은 꼬리뼈에 쉽게 접근할 수 있는 네발 자세이다. 환자가 발꿈치 쪽으로 엉덩이를 가져가 앉을 때, 치료사는 견인과 함께 폄 쪽으로 압박을 적용한다.

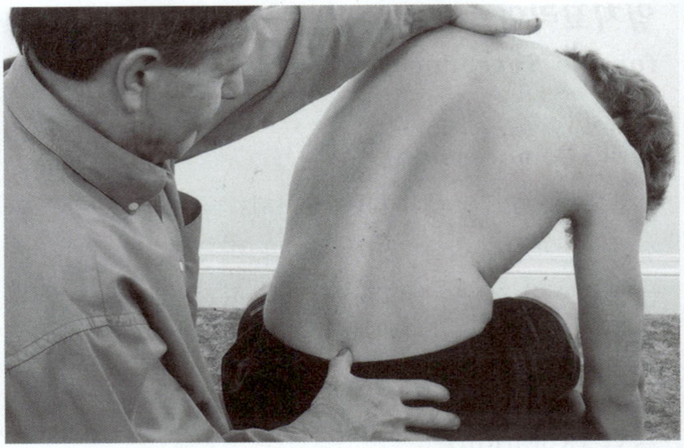

그림 12-56 꼬리뼈몸통의 중재는 허리뼈부터 먼저 하고, 그 다음 꼬리뼈 쪽으로 이동하면서 점차 치료한다. 몸통의 굽힘과 대각선 운동을 통해 국소화를 달성한다.

굽힘 (Flexion)

대개 굽힘된 꼬리뼈는 촉진하기 쉽지 않다; 그러므로 종종 내적 치료가 종종 필요하다. 효율적인 외적 선택은 꼬리뼈에 쉽게 접근할 수 있는 네발 자세이다. 환자가 발꿈치 쪽으로 엉덩이를 가져가 앉을 때, 치료사는 견인과 함께 폄 쪽으로 압박을 적용한다(그림 12-54). 골다공증을 가진 환자의 경우에는 부가적인 주의사항을 요해야 한다.

비체중부하 자세의 관리 이후에, 앉은 자세에서 꼬리뼈, 엉치뼈, 볼기뼈 및 허리뼈의 평가를 수행한다. 먼저 허리뼈를 평가하고, 그 다음 꼬리뼈 쪽으로 이동하면서 점차 평가한다(그림 12-55, 12-56). 기능부전이 확인되면, 몸통의 굽힘/폄과 대각선 운동을 통해 국소화를 달성한다. 직접 기법이나 간접 기법으로 FM를 수행하고, 그 다음 NMR 기법을 수행한다(그림 12-57, 12-58).

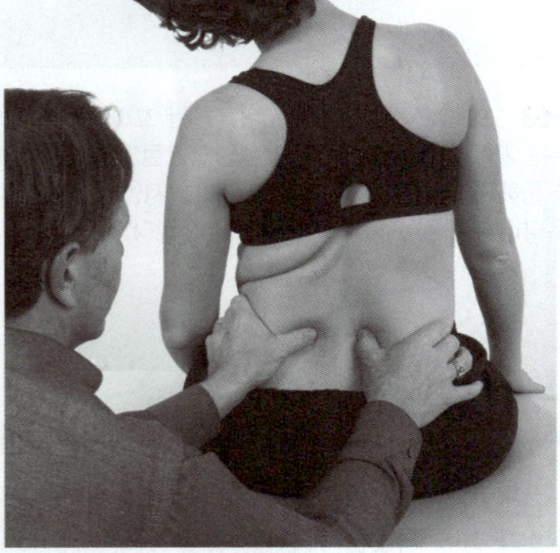

그림 12-55 폄, 옆굽힘 및 돌림의 복합 자세 동안, 가로돌기의 촉진을 통해 허리뼈를 평가한다.

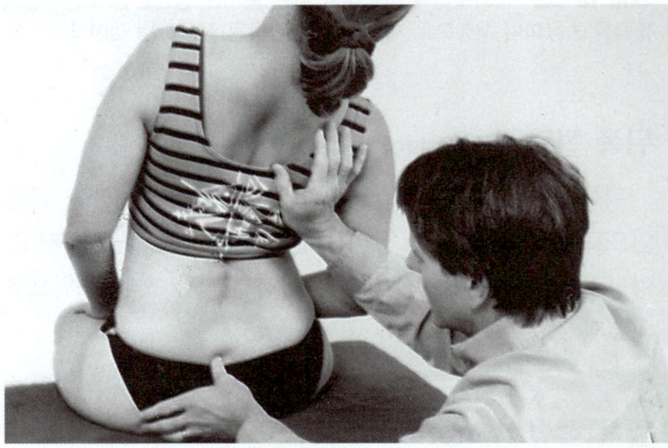

그림 12-57 꼬리뼈몸통의 중재는 허리뼈부터 먼저 하고, 그 다음 꼬리뼈 쪽으로 이동하면서 점차 치료한다. 몸통의 폄과 대각선 운동을 통해 국소화를 달성한다.

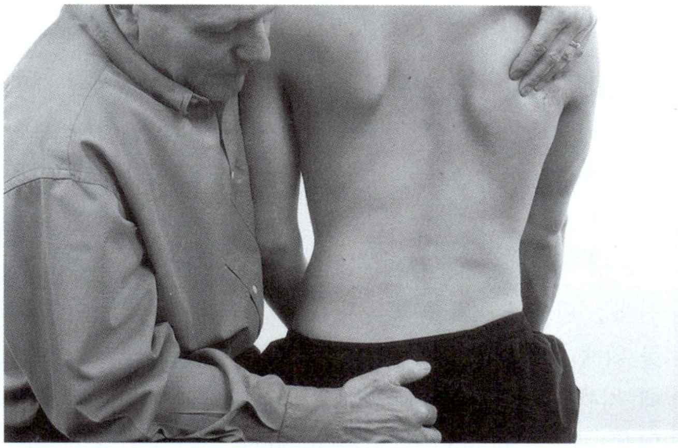

그림 12-58 꼬리뼈몸통의 중재는 허리뼈부터 먼저 하고, 그 다음 꼬리뼈 쪽으로 이동하면서 점차 치료한다. 몸통의 돌림을 통해 국소화를 달성한다.

아래쪽 사분원 전략
(Lower Quadrant Strategies)

다리이음뼈가 아래쪽 사분원 기능의 중심이기 때문에, 역학적 기능부전과 운동조절 기능부전의 초기 관리가 주요 초점이다. 엉치뼈 관리의 강조는 뉴테이션하는 엉치뼈 능력의 평가이고, 볼기뼈에 대한 엉치뼈의 형태 폐쇄 자세(form closure position)를 달성하는 것이다. 다음과 같은 8개의 볼기뼈 운동을 평가하고 검사한다; 굽힘, 폄, 안쪽돌림, 가쪽돌림, 벌림, 모음, 올림 및 내림 등이다. 다리이음뼈의 필수 측면은 엉덩관절 가동성의 강화와 최적의 운동조절 발달이다.

무릎의 효율적인 기능은 볼기뼈-엉덩관절 복합체와 발-발목 복합체의 가동성에 좌우된다. FM 어프로치는 반달판 열상을 치료하기 위해 주위 연부조직과 무릎뼈, 종아리뼈머리, 정강뼈와 종아리뼈 사이의 내적 가동성, 그리고 특별한 접근법을 관리하기 위해 도구를 제공한다.

발과 발목의 손상을 위한 관리는 단계별 증상 관리 시스템으로 이루어진다. 비체중부하와 체중부하 자세에서, 치료사는 발-발목의 역학과 신경근 조절을 강화한다. 치료는 역학적 제한을 위한 모든 방향의 발꿈치 움직임을 평가함으로써 시작한다. 발꿈치 움직임을 회복하기 위해, 치료는 반드시 완전한 발등굽힘에서 이루어져야 한다. 그 다음, 아킬레스 힘줄과 뒤쪽 연부조직으로 진전하고, 그 다음 안쪽, 가쪽, 앞쪽 및 뒤쪽을 위해 목말뼈로 진전한다. 목말뼈의 체중부하 치료가 효율적인 기능을 달성하는데 필수적이다.

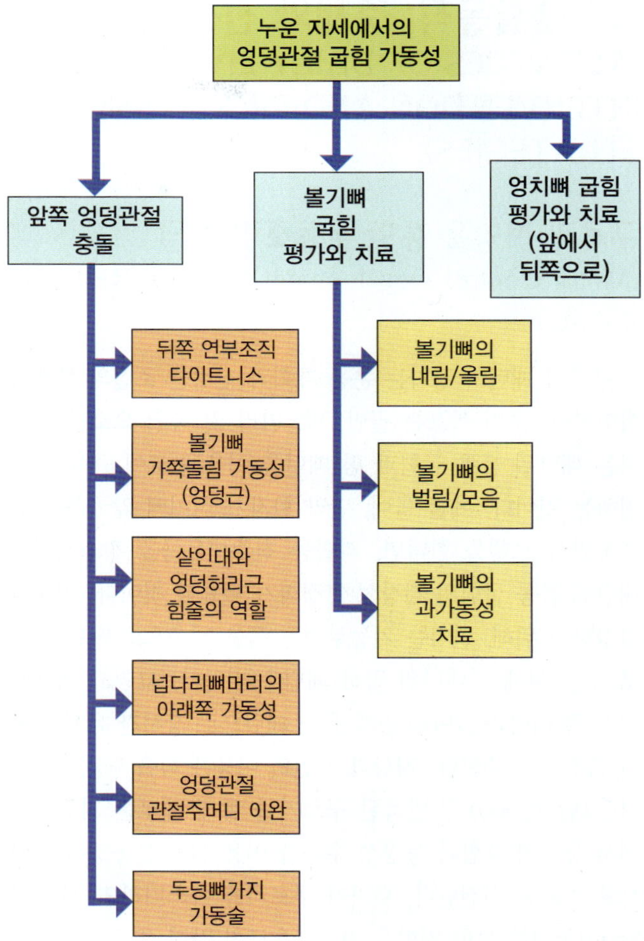

그림 12-59 누운 자세에서의 엉덩관절 굽힘근 가동성.

평가와 치료를 앞쪽 연부조직, 뼈사이막 및 종아리뼈머리로 진전한다. 대부분의 환자를 관찰했을 때 발중간이 1차 기능부전의 위치임을 알 수 있었고, 대부분의 유아와 성인에서 쐐기뼈(첫 번째와 두 번째)가 고정된 것으로 관찰된다. 뒤침발, 보상성 뒤침발, 엄지가쪽휘증 등과 같은 다양한 발 상태가 이 부위의 고정으로 초래된다. 발중간(midfoot)과 발앞쪽(forefoot)이 일단 관리되면, 발 내재근의 일반 상태를 평가한다. FM의 다리 치료 진전에 대한 개요를 알고 싶으면, 그림 12-59을 참고하길 바란다.

일상생활동작: 중재와 진전 전략 (ACTIVITIES OF DAILY LIVING: INTERVENTION AND PROGRESSION STRATEGIES)

구르기 저항을 통한 운동조절 발달 (Motor Control Development Through Resisted Rolling)

구르기 패턴의 평가는 운동 계획과 신경근 조절의 문제를 확인한다. 초기 목표는 골반, 발, 머리 및 목의 요소를 강조하는 대단위 몸통 굽힘과 폄 패턴을 이용해 코어 근육을 촉진하는 것이다. 예를 들어, 만약 환자가 허리뼈 앞굽음을 강조하면서 보행을 한다면, 과활동 척주세움근을 감소시키는 대단위 몸통 굽힘의 긴장성 안정화가 필요할 것이다. 이것을 달성하기 위해, 환자는 기능부전된 쪽을 위쪽으로 하는 옆으로 누운 자세로 대단위 굽히 패턴을 취하다. 그리고 어깨뼈의 앞쪽 내림과 골반의 앞쪽 올림 패턴으로 장시간 유지를 통한 촉진을 수행한다. 저항과 견인의 이용은 학습과정을 돕는다(그림 12-60).[30] 반복된 구르기를 통해 새로운 가동범위에서 등장성 혼합과 등장성 수축을 이용하는, 운동조절 훈련으로 치료를 진전한다. 환자가 구르기를 마스터하면, 밴드나 SportCord를 통한 저항을 첨가함으로써 가정 프로그램 안에 구르기를 포함시킬 수 있다.

보행 훈련 (Gait Training)

초기에는 허리-엉덩관절 복합체의 운동과 안정성에 대한 평가를 강조한다. 역학적 기능부전이 확인되면, 보다 보행의 효율적인 패턴을 훈련시키기 위해 PNF 저항 보행 기법을 사용한다.[4]

보행 기능부전을 관리하는데 몇 가지 선택이 있다. 첫 번째 선택은 환자를 비체중부하 자세로 후퇴시키고, 골반의 참여를 위해 구르기를 할 때 저항을 주고, 그 다음 네발기기를 할 때 저항을 주는 것이다. 골반의 효율적인 참여가 이루어지면, 브레이딩(braiding), 홉핑(hopping), 스키핑(skipping)에 저항을 줄 뿐만 아니라 여러 방향(앞쪽, 뒤쪽, 가쪽)으로 저항을 적용함으로써 보행을 촉진할 수 있다(그림 12-61).

팔로 막대봉을 잡고, 나중에 스테핑(stepping) 활동으로 진전되는 밀기 기법이나 당기기 기법을 통해 코어 안정화를 강화한다(그림 12-62, 12-63).

가정 프로그램은 5 단계를 이용한다. **Rockette walking**은 등허리 이음부 높이까지 "다리를 뻗어 들어올리라"는 구두명령과 함께 골반의 앞쪽 올림을 강조한다. **Prancing** 은 보행 동안 다리를 높이 들어올리는 엉덩관절 굽힘의 시작을 강조한다. 마지막 기법인, **rollerblading**은 다리의 밀기와 추진을 강조한다. 이것은 몸통의 미세한 앞쪽 굽힘을 통해 움직임을 시작하는 것이고, 발과 엉덩관절의 추진을 통해 몸을 앞쪽으로 추진하는 것이다. 마무리 운동을 위해, 환자

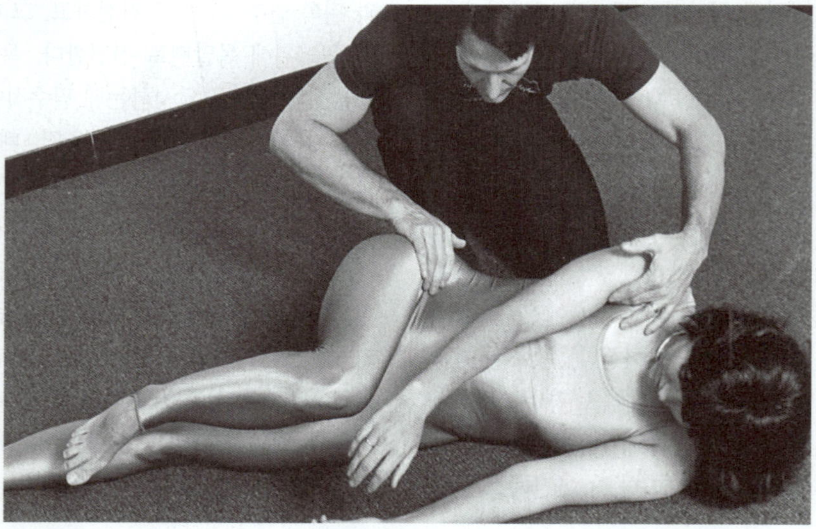

그림 12-60 구르기에 저항을 줌으로써 운동조절을 발달시킨다. 환자는 기능부전된 쪽을 위쪽으로 하는 옆으로 누운 자세로 대단위 굽히 패턴을 취하다. 그리고 어깨뼈의 앞쪽 내림과 골반의 앞쪽 올림 패턴으로 장시간 유지를 통한 촉진을 수행한다.

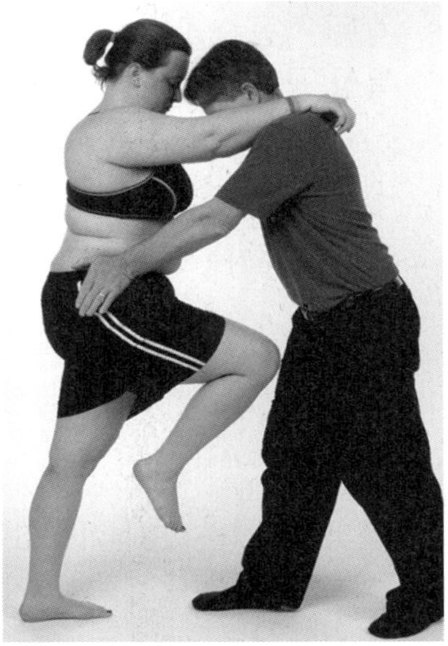

그림 12-61 브레이딩(braiding), 홉핑(hopping), 스키핑(skipping)에 저항을 줄 뿐만 아니라 여러 방향(앞쪽, 뒤쪽, 가쪽)으로 저항을 적용함으로써 보행을 촉진할 수 있다.

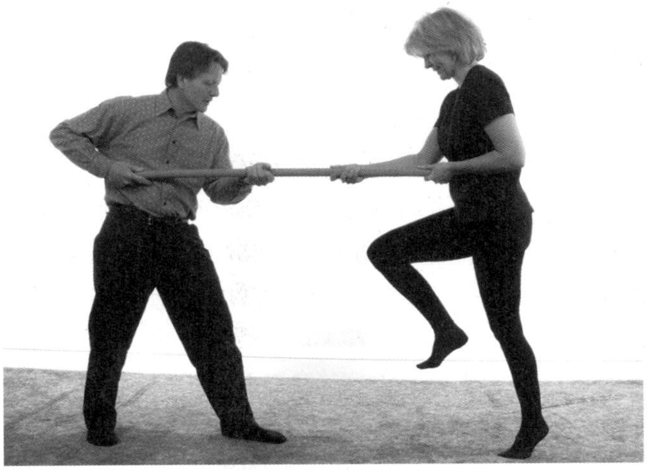

그림 12-62 팔로 막대봉을 잡고, 나중에 스테핑(stepping) 활동으로 진전되는 밀기 기법이나 당기기 기법을 통해 허리 높이에서 코어 안정화를 강화한다.

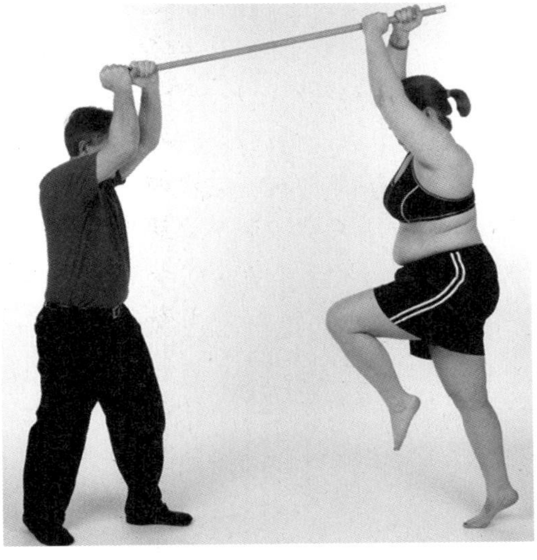

그림 12-63 팔로 막대봉을 잡고, 나중에 스테핑(stepping) 활동으로 진전되는 밀기 기법이나 당기기 기법을 통해 머리 위 높이에서 코어 안정화를 강화한다.

는 골반 가동성을 더욱 좋게 하기 위해 rockette walking과 rollerblading walking 을 결합한다.

특성 구분하기 (DIFFERENTIATING CHARACTERISTICS)

FM 어프로치는 다른 OMPT 패러다임에서는 발견되지 않는 다양한 검사와 중재 전략을 제공한다(글상자 12-5). FM 어프로치의 핵심은 *기능에 초점*을 맞추는 것이다. 다른 도수치료와는 달리, FM 어프로치는 환자를 전체적인 관점에서 검사하고, 전체 계통을 통해 효율적인 기능을 재설정하는 것이다. 비록 관리가 환자의 개별 통증에 초점을 맞추지는 않지만, 구조와 기능의 효율적인 회복은 향상된 역학과 신경근 조절을 통해 증상 재발의 가능성을 줄일 뿐만 아니라, 통증을 감소시킬 수도 있다.

FM 어프로치의 *절충적* 특성(다면적 특성)은 독특함을 나타내는 또 다른 특성이다. FM 어프로치는 다른 OMPT 어프로치와 결합하여 최상의 철학과 직무를 추구하려고 한다. 한 시스템과 철학의 결합을 통합하는 능력은 치료사들에게 환자 관리에 대한 유연성을 제공한다.

NMR, STM 및 관절가동술의 FM 어프로치 통합은 이들 3 요소 중 하나만을 강조하는 다른 OMPT 어프로치와 FM 어프로치를 구분짓는 역할을 한다. 여러 어프로치를 통합한 하나의 치료 방법으로 효율성과 효과성의 향상을 강화한다.

FM 어프로치는 예상된 프로토콜에 좌우됨 없이 각 관절의 관리에 *체계적인 어프로치*를 제공한다. 치료사들이 자신들의 과학적이고 임상적인 지식을 이용하여 복잡한 문제를 해결하고 효율적인 해결책을 얻을 때 적절한 중재가 이루어지는 것이다.

몇몇 어프로치와는 달리, FM 어프로치는 *환자의 참여*를 필요로 한다. 자신의 회복에 중요한 역할을 하는 사람들은 의존적인 사람이 되지 않을 것이다. FM 어프로치내에서 도수물리치료사의 주요 역할은 기능을 촉진하고, 환자에게 회복에 대한 책임감을 갖도록 가르쳐 주는 것이다.

끝으로, FM 어프로치는 매우 *창조적인* OMPT 어프로치 중의 하나이다. FM 어프로치는 각 환자의 요구에 맞도록 치료사로 하여금 FM 어프로치를 수정하고 적용시킬 수 있도록 한다. 최적의 결과를 얻을 수 있도록 기법 수행의 변화를 이끌어낸다. 효율적인 기능 회복을 위해 지속적으로 다른 해결책을 찾으려는 임상가의 창조성과 창의력에 의해서만 FM 어프로치의 기법들이 완성될 수 있는 것이다.

글상자 12-5 가동 가동술 어프로치의 특성 구분하기

- 기능에 초점을 맞춤
- 다면적 접근(절충주의 치료)
- 신경근 재교육, 연부주조직 가동술, 관절가동술의 통합
- 체계적
- 창조적

임상 사례 (CLINICAL CASE)

현재 병력 (History of Present Illness) (HPI)

환자는 40세 남성으로서, 20년 전에 스키를 타다가 다친 요통과 궁둥이 통증을 가지고 있다. 그의 증상은 최초 사고 이후에 완전히 해결되었지만, 몇 년에 걸쳐 재발해 왔다. 6개월 전, 계단을 내려오다 미끄러졌고, 이로 인해 현재 그는 구부정한 자세를 취하고 있다. 그의 증상은 재발했고, 똑바른 자세를 다시 취할 수 있을 때까지 며칠에 걸쳐 더욱 악화되었다. 그의 증상은 똑바른 서기 자세를 취하거나 보행을 할 때 더욱 악화되었고, 무릎을 세우고 누운 자세를 취하여 허리를 바닥에 닿게 했을 때 증상이 완화되었다. 허리를 폄, 오른쪽 옆굽힘 및 오른쪽 돌림을 했을 때 증상이 악화되었다.

관찰: 양쪽 젖힌무릎이 나타나고, 허리뼈의 앞굽음이 증가되었다. 오른쪽 골반이 앞쪽으로 돌림되었고, 오른쪽 엉덩관절이 가쪽돌림된 상태이다.

AROM: 능동 앞쪽굽힘, 뒤쪽굽힘, 오른쪽 옆굽힘 및 오른쪽 돌림이 50% 정도 제한되었다.

촉진: 가로돌기의 촉진으로 L4와 L5가 왼쪽 돌림되었음을 확인했다. 오른쪽 허리근이 왼쪽 허리근보다 신장성이 더 감소되었다.

종속운동: 딱딱한 끝느낌이 L4과 L5의 가로돌기 스프링 검사에서 나타났다.

FMP: (+) Armadilo R>L; (+) corkscrew L>R; (+) left swing right flexion

기능 검사 소견: 보행과 구르기를 할 때 문제가 나타났다..

신경학 검사: 깊은힘줄반사(DTR), 가벼운 접촉, 날카롭고/무딘 감각이 온전하고 양쪽에서 대칭적임.

특수 검사: 오른쪽 엉덩관절 폄 이후, 충격검사(+) 아래쪽 사분원(LQ) 촉진
LPM = 2/5, EFT = 2/5, VCT = 2/5

방사선 검사: (+) L5 척추전방전위증이 있음, (+) L4–L5와 L5–S1의 원반이 탈출되고, 오른쪽 L5 신경뿌리 침범.

1. 이런 증상이 있을 때, 가장 가능성 있는 환자 증상의 근원은 무엇인가? 여러분의 검사/중재 선택에 영향을 줄 수 있는 환자의 병력/주관적 보고에서 드러났던 것은 무엇인가? 여러분이 선택할 수 있는 자세, 움직임, ROM, 강도는 무엇인가?
2. 이런 증상을 토대로 했을 때, 여러분이 이 환자에게 진단할 수 있는 기능부전은 무엇인가? 여러분은 환자의 증상을 치료할 것인가 생체역학적 기능부전을 교정할 것인가? 이런 결론을 이끌어내는 과정과 여러분의 근거를 설명한다.
3. 위에서 언급했듯이, 여러분의 감별진단이 FM 어프로치를 기준으로 했을 때 도수물리치료 기법에 대한 여러분의 선택과 적용에 어떤 영향을 주는가?
4. 중재를 시작하기 전에 여러분이 가지고 싶은 부가적인 정보가 있는가?
5. 환자가 물리치료실을 첫 방문할 때 실행할 수 있는 3 종류의 특별한 도수물리치료 기법을 확인한다. 각 기법을 상세히 기술해 본다(예: 위치, 방향, 기간 및 강도 등). 부가적으로, 여러분의 파트너에게 그들 기법을 수행해 본다.
6. 환자가 다음 물리치료실을 방문할 때, 이전 중재의 성공을 여러분은 어떻게 평가할 것인가? 이전 중재에 부정적인 반응이 있었다면, 지금 현재 여러분이 할 수 있는 것은 무엇인가? 이전 중재에 긍정적인 반응이 있었다면, 지금 현재 여러분이 할 수 있는 것은 무엇인가?
7. 여러분의 현재 소견을 기록한다.
8. 이 환자에게 여러분이 사용할 수 있는 부가적인 중재는 무엇인가? 이들 중재가 OMPT 중재와 어떻게 관련되고, 선택된 OMPT 중재를 어떻게 지지할 것인가?

따라하기 (HANDS-ON)

파트너와 함께 실습실에서 다음의 활동을 수행하자.

1

여러분의 파트너를 위의 임상 사례 시나리오의 환자로 묘사해 본다. FM 어프로치 철학에 따라, 구조적 기능부전, 신경근 기능부전 및 운동조절 기능부전이 나타날 수 있는지를 확인해 본다.

2

기능적 평가를 수행하고, 구르기와 보행의 움직임 기능부전을 확인한다.

3

팔다리 근력의 중심 억제를 확인하는 충격검사를 수행한다.

4

L5 운동분절에서, 기능부전성 끝느낌을 확인하기 위해 FM 어프로치를 사용하고, 최대 끝느낌의 깊이와 방향을 국소화하고, FM 어프로치 기법을 수행해 본다. 여러분이 이 기법들을 수행할 때 여러분의 파트너에게 피드백을 물어본다.

5

네발 자세에서 중간범위의 섬유 특이성 등척성 동원을 이용하여 L5 운동분절의 FM 안정화 기법을 수행해 본다. 그 다음, 그 분절의 신경근 재교육을 위해 등장성 혼합으로 진전한다. 여러분이 이 기법들을 수행할 때 여러분의 파트너에게 피드백을 물어본다.

6

구조적 기능부전, 신경근 기능부전 및 운동조절 기능부전의 치료를 위해 하나의 중재로 통합한 친숙한 FM 어프로치의 팔다리 기법을 선택한다.

7

여러분의 평가 소견을 기록한다. 여러분이 선택한 기법들을 수행하고 기록한다.

8

운동 교육, 능동 이완 및 환자 자각을 통해 기법을 수행하는 동안, 자각을 증가시킴으로서 환자를 치료에 참여시킨다. 파트너를 바꾸어, 이 기법들을 다른 사람에게 수행해 본다. 수행에 관한 피드백을 각 파트너에게 제공한다.

9

만약 가능하다면, 여러분의 FM 수행을 비디오로 촬영해 본다. 여러분이 이 기법들을 이용할 때 3가지 문제 영역과 3가지 능률 영역을 적어 내려가면서, 여러분이 선택한 기법의 수행을 자가 평가해 본다. 치료사 자세, 환자 자세, 손 배치, 힘 방향, 환자 교육 등과 같은 요소에 초점을 맞춘다. 비슷한 방법으로 다른 사람의 수행을 분석해 본다.

참고 문헌 (REFERENCES)

1. Johnson GS. *FO I: Functional Orthopaedics I*. Steamboat Springs, CO: The Institute of Physical Art; 2010.
2. Johnson GS. *FO II: Functional Orthopaedics II*. Steamboat Springs, CO: The Institute of Physical Art; 2010.
3. Johnson GS. *FMUQ: Functional Mobilization for the Upper Quadrant*. Steamboat Springs, CO: The Institute of Physical Art; 2010.
4. Johnson GS. *FMLQ: Functional Mobilization for the Lower Quadrant*. Steamboat Springs, CO: The Institute of Physical Art; 2010.
5. Johnson GS, Saliba VL. Soft tissue mobilization. In: Donatelli RA, Wooden MJ, eds. *Orthopaedic Physical Therapy*. 3rd ed. New York: Churchill Livingston; 2002.
6. Rolf I. *Rolfing: Reestablishing the Natural Alignment and Structural Integration of the Human Body*. Rochester, VT: Healing Arts Press; 1989.
7. Feldenkrais M. *Awareness Through Movement: Health Exercises for Personal Growth*. New York: Harper & Row; 1972.
8. Aston Judith. *Aston Postural Assessment Workbook: Skills for Observing and Evaluating Body Patterns*. San Antonio, TX: Therapy Skill Builders; 1998.
9. Liskin J. *Moving Medicine: The Life and Work of Milton Trager, MD*. Barrytown, NY: Barrytown/Station Hill Press; 1996.
10. Dicke E, Shliack H, Wolff A. *A Manual of Reflexive Therapy of Connective Tissue (Connective Tissue Massage) "Bindegewebsmassage."* Scarsdale, NY: Sidney S. Simone; 1978.
11. Ebner M. *Connective Tissue Massage: Theory and Therapeutic Application*. Malabar, FL: R.E. Krieger Publishing; 1975.
12. Todd ME. *The Thinking Body*. Gouldsboro, ME: Gestalt Journal Press; 1997.
13. Heller J. *Bodywise*. New York: St. Martin's Press; 1986.
14. Jones F. *Body Awareness the Alexander Technique*. New York: Schocken Books; 1979.
15. Saliba V, Johnson G, Wardlaw C. Proprioceptive neuromuscular facilitation. In: Basmajian J, Nyberg R, eds. *Rational Manual Therapies*. Baltimore: Williams & Wilkins; 1993:243-284.
16. Knott M, Voss DE. *Proprioceptive Neuromuscular Facilitation*. 2nd ed. New York: Harper & Row; 1968.
17. Adler S, Becker D, Buck M. *PNF in Practice*. 3rd ed. Berlin: Springer; 2007.
18. Knott M. In the groove. *Phys Ther.* 1973;53:365-372.
19. Voss DE. Proprioceptive neuromuscular facilitation. *Phys Ther.* 1967;46: 838-899.
20. Kabat H. Proprioceptive facilitation in the therapeutic exercise. In: Licht E, ed. *Therapeutic Exercise*. 2nd ed. New Haven, CT: E Licht Publisher;1961.
21. Johnson GS, Saliba-Johnson VL. *PNFI: The Functional Approach to Movement Reeducation*. Steamboat Springs, CO: Institute of Physical Art; 2010.
22. Saliba-Johnson VL. *Back Education and Training: Course Outline*. Steamboat Springs, CO: Institute of Physical Art; 2010.
23. Mennell J. *Joint Pain*. Boston: Little, Brown; 1964.
24. Gratz C. Fascial adhesions in pain in the low back and arthritis. *JAMA*. 1938;3:1813-1818.
25. Maitland GD, Hengeveld E, Banks K, English K. *Maitland's Vertebral Manipulation*. 6th ed. Woburn, MA: Butterworth-Heinemann; 2001.
26. Scott W, Stevens J, Binder-Macleod SA. Human skeletal muscle fiber type classifications. *Phys Ther*. 2001;81:1810-1816.
27. Elvey RL. Intervention of arm pain associated with abnormal brachial plexus tension. *Austral J Physiother*. 1986;32:224.
28. Shacklock M. *Clinical Neurodynamics*. Edinburgh, Scotland: Elsevier; 2005.
29. Butler D. *The Sensitive Nervous System*. Adelaide, Australia: NoiGroup Publications; 2001.
30. Edgelow P. *The Edgelow Neuro/Vascular Entrapment Self-Treatment Program – Patient Booklet*. Available at: www.vascularweb.org/educationandmeetings/2013-Vascular-Annual-Meeting/Documents/P2-Wed-755_Physical_Therapy_for_nTOS_Edgelow.pdf%3FMobile%3D1+&cd=1&hl=en&ct=clnk&gl=us.
31. Edgelow P. Neurovascular Consequences of Cumulative Trauma Disorders Affecting the Thoracic Outlet: A Patient-Centered Treatment Approach. In: Donatelli, R., ed. *Physical Therapy of the Shoulder.* 4th ed. New York: Churchill Livingstone; 2003: 205–238.
32. Bly L. The components of normal movement during the first year of life and abnormal motor development. Therapy Skill Builders; 1994.
33. Johnson GS, Saliba-Johnson VL. *Functional Gait*. Steamboat Springs, CO: Institute of Physical Art; 2010.
34. Goddard S. *Reflexes, Learning and Behavior*. Eugene, OR: Fern Ridge Press; 2002.
35. Kabat H. *Low Back and Leg Pain from Slipped Disc in the Neck: Instruction Manual for Patients*. St. Louis, MO: Warren H. Green; 1983.
36. Richardson C, Hodges P, Hides J. *Therapeutic Exercise for Lumbopelvic Stabilization*. 2nd ed. New York: Churchill Livingstone; 2004.
37. Hides JA, Stokes MJ, Saide M, Jull GA, Cooper DH. Evidence of lumbar multifidus muscle wasting ipsilateral to symptoms in patients with acute/subacute low back pain. *Spine*. 1994;19:165-172.
38. Hides J, Richardson C, Jull G. Multifidus muscle recovery is not automatic after resolution of acute, first-episode low back pain. *Spine*. 1996;21: 2763-2769.
39. Kay AG. An extensive literature review of the lumbar multifidus: anatomy. *J Man Manip Ther*. 2000;8:102-114.
40. Yoshihara K, Nakayama Y, Fujii N, Aoki T, Hiromoto I. Atrophy of the multifidus muscle in patients with lumbar disk herniation: histochemical and electromyographic study [abstract]. *Orthobluejournal*. 2001;493-495.
41. Yoshihara K, Shirai Y, Nakayama Y, Uesaka S. Histochemical changes in the multifidus muscle in patients with lumbar intervertebral disc herniation [abstract]. *Spine*. 2001;26:622-626.
42. Hodges PW, Richardson A. Inefficient muscular stabilization of the lumbar spine associated with lower back pain. *Spine*. 1996;21:2640-2650.
43. Kendall F, McCreary E, Provance P. *Muscles Testing and Function with Posture and Pain*. 4th ed. New York: Williams & Wilkins; 1993.
44. Friberg R, Thurmond S. Facilitation of the lumbar multifidi and erector spinae using prolonged isometric contraction; Construct validity of lumbar spine classification system. Poster presentations. AAOMPT Conference; Salt Lake City, UT; October 14-16, 2005.
45. Abdulwahab S, Sabbahi M. Neck retractions, cervical root decompression, and radicular pain. *J Orthop Sports Phys Ther*. 2000:31:4-12.
46. O'Leary S, Jull G, Kim M, Vicenzino, B. Specificity in retraining craniocervical flexor muscle performance. *J Orthop Sports Phys Ther*. 2007:37:3-9.
47. Falla DL, Jull GA, Hodges PW. Patients with neck pain demonstrate diminished electromyographic activity of the deep cervical flexor muscles during performance of the craniocervical flexion test. *Spine*. 2004:29: 2108:2114.
48. Lee HWM. Progressive muscle synergy and synchronization in movement patterns: an approach to the treatment of dynamic lumbar instability. *J Man Manip Ther*. 1994:2:133-142.
49. Ylinen J, Salo P, Nykanen M, Kautiainen H, Hakkinen A. Decreased isometric neck strength in women with chronic neck pain and the repeatability of neck strength measurements. *Arch Phys Med Rehabil*. 2004;85:1303-1308.
50. Kong WZ, Goel VK, Gilbertson LG, Weinstein JN. Effects of muscle dysfunction on lumbar spine mechanics: a finite element study based on a two-motion segments model. *Spine*. 1996;21:2197-2207.
51. O'Sullivan PB, Twomey L, Allison GT. Dysfunction of the neuro-muscular system in the presence of low back pain: implications for physical therapy management. *J Man Manip Ther*. 1997;5:20-26.
52. Stevans, J, Hall KG. Motor skill acquisition strategies for rehabilitation of low back pain. *J Orthop Sports Phys Ther*. 1998;3:165-167.
53. Van Dieen JH, Cholewicki J, Radebold A. Trunk muscle recruitment patterns with low back pain enhance the stability of the lumbar spine. *Spine*. 2003;28:834-841.
54. Beattie P. Current understanding of lumbar intervertebral disc degeneration: a review with emphasis upon etiology, pathophysiology, and lumbar magnetic resonance imaging findings. *J Orthop Sports Phys Ther*. 2008;38: 329-340.
55. Buckwalter JA. Aging and degeneration of the human intervertebral disc. *Spine*. 1995;20:1307-1314.
56. Dolan KJ, Green A. Lumbar spine reposition sense: the effect of a "slouched" posture. *Man Ther*. 2006;11:202-207.
57. Lundon K, Bolton K. Structure and function of the lumbar intervertebral disk in health, aging, and pathologic conditions. *J Orthop Sports Phys Ther*. 2001;31:291-306.
58. O'Sullivan P, Mitchell T, Bulich P, Waller R, Holte J. The relationship between posture and back muscle endurance in industrial workers with flexion-related low back pain. *Man Ther*. 2006;11:264-271.
59. Pettman, E. What is a typical posteriolateral disc protrusion and how is it so successfully managed by the passive extension protocol innovated by Robin McKenzie, an evidence based review. Excerpt from Level I NAIOMT course at Andrews University, Eugene, OR. Date unknown.
60. Ames DL. Overuse syndrome. *J Fla Med Assoc*. 1986;73:607.

61. Farfan HF. Mechanical factors in the genesis of low back pain. In: Bonica JJ, ed. *Advances in Pain Research and Therapy*. Vol 3. New York: Raven Press; 1979.
62. Cholewicki J, Silfies SP, Shah RA, et al. Delayed trunk muscle reflex responses increase the risk of low back injuries. *Spine*. 2005;30: 2614-2620.
63. Davis DS, Ashby PE, McCale KL, McQuain JA, Wine M. The effectiveness of 3 stretching techniques on hamstring flexibility using consistent stretching parameters. *J Strength Con Res*. 2005;19:27-32.
64. Ferber R, Osternig LR, Gravelle DC. Effect of PNF stretch techniques on knee flexor muscle EMG activity older adults. *J Electromyogr Kinesiol*. 2002;12:391-397.
65. Godges JJ, Mattson-Bell M, Thorpe D, Shah D. The immediate effects of soft tissue mobilization with proprioceptive neuromuscular facilitation on glenohumeral external rotation and overhead reach. *J Orthop Sports Phys Ther*. 2003;33:713-718.
66. Grzebellus M, Hering G. The Effect of contralateral PNF Patterns on Patients After Knee Surgery. IPNFA Meeting Vallejo, 1998.
67. Hight AB, Duncan PW, Nelson SG. Electromyographic Activity of Two Contralateral Lower Extremity Muscles During a PNF Pattern.
68. Kofotolis N, Vrabas IS, Vamvakoudis E, Papanikolaou A, Mandroukas K. Proprioceptive neuromuscular facilitation training induced alterations in muscle fibre type and cross sectional area. *Br J Sports Med*. 2005;39:e11.
69. Kotoftolis N, Kellis E. Effects of two 4-week proprioceptive neuromuscular facilitation programs on muscle endurance, flexibility, and functional performance in women with chronic low back pain. *Phys Ther*. 2006;86: 1001-1012.
70. Marek SM, Cramer JT, Fincher AL, et al. Acute effects of static and proprioceptive neuromuscular facilitation stretching on muscle strength and power output. *J Athl Train*. 2005;40:94-103.
71. Moor MA, Kukulka CG. Depression of Hoffman reflexes following voluntary contraction and implications for proprioceptive neuromuscular facilitation therapy. *Phys Ther*. 1991;71:321-333.
72. Nakamura R, Kosaka K. Effect of proprioceptive neuromuscular facilitation on EEG activation induced by facilitating position in patients with spinocerebellar degeneration. *Tohoku J Exp Med*. 1986;148:159-161.
73. Spernoga SG, Uhl TL, Arnold BL, Gansneder BM. Duration of maintained hamstring flexibility after a one-time, modified hold-relax stretching protocol. *J Athl Train*. 2001;36:44-48.
74. Stevenson J, Maitland M, Anemaet W, Beckstead J. Body weight support treadmill training compared with PNF training in persons with chronic spine. *J Neuro Phys Ther*. 2004;12.
75. Wang R. Effect of proprioceptive neuromuscular facilitation on the gait of patients with hemiplegia of long and short duration. *Phys Ther*. 1994;74:1108-1115.
76. Gowitzke BA, Milner M. *Scientific Basis of Human Movement*. Baltimore: Williams & Wilkins; 1988.
77. Basmajian JV. *Muscles Alive. Their Functions Revealed by Electromyography*. Baltimore: Williams & Wilkins; 1978.
78. Sherrington CS. *The Integrative Action of the Nervous System*. New Haven, CT: Yale University Press; 1961:340.
79. Sherrington CS. *Selected Writings of Sir Charles Sherrington: A Testimonial Presented by the Neurologists Forming the Guarantors of the Journal Brain*. D Denny-Brown, ed. Oxford, UK: Oxford University Press, 1979.
80. Vicenzino B, Branjerdporn M, Teys P, Jordan K. Initial changes in posterior talar glide and dorsiflexion of the ankle after mobilization with movement in individuals with recurrent ankle sprain. *J Orthop Sports Phys Ther*. 2006;36:464-470.
81. Vicenzino B, Cleland JA, Bisset L. Joint manipulation in the management of lateral epicondylalgia: a clinical commentary. *J Man Manip Ther*. 2007;15:50-56.
82. Flynn T. *The Thoracic Spine and Rib Cage: Musculoskeletal Evaluation and Treatment*. Boston, MA: Butterworth-Heinemann; 1996.
83. Riemann B, Lephart S. The sensorimotor system, part I: the physiologic basis of functional joint stability. *J Athl Train*. 2002;37:71-79.
84. Riemann B, Lephart S. The sensorimotor system, part II: the role of proprioception in motor control and functional joint stability. *J Athl Train*. 2002;37:80-84.
85. Evjenth O, Hamberg J. *Muscle Stretching in Manual Therapy, Vol. 1 & 2*. Alfta, Sweden: Alfta Rehab; 1984.
86. Nouwen A, Van Akkerveeken PF, Versloot JM. Patterns of muscular activity during movement in patients with chronic low-back pain. *Spine*. 1987;12: 777-782.
87. Kirkaldy-Willis WH. *Managing Low Back Pain*. 2nd ed. New York: Churchill Livingstone; 1988.
88. White A, Panjabi M. *Clinical Biomechanics of the Spine*. New York: Lippincott; 1978.
89. Johnson GS, Johnson SV. The application of the principles and procedures of PNF for the care of lumbar spinal instabilities. *J Man Manipul Ther*. 2002:10:83-105.
90. Paris SV. Physical signs of instability. *Spine*. 1985;10:277-279.
91. Fritz JM, Erhard RE, Hagen BF. Segmental instability of the lumbar spine. *Phys Ther* 1998:8:889-896.
92. Morgan FP, King T. Primary instability of the lumbar vertebrae as a common cause of low back pain. *J Bone Joint Surg Br*. 1957;39:6-21.
93. Pope MH, Panjabi MM. Biomechanical definitions of spinal instability. *Spine*. 1985;10:255-256.
94. Frymoyer JW, Selby DK. Segmental instability: Rationale for treatment. *Spine*. 1985;10:280-286.
95. Panjabi MM. The stabilizing system of the spine: part II. Neutral zone and instability hypothesis. *J Spinal Disord*. 1992;5:390-396.
96. Panjabi MM, Abumi K, Duranceau J, et al. Spinal stability and intersegmental muscle forces: a biomechanical model. *Spine*. 1989:14: 194-200.
97. Pope MH, Panjabi MM. Biomechanical definitions of spinal instability. *Spine*. 1985;10:255-256.
98. Frymoyer JW, Selby DK. Segmental instability: Rationale for intervention. *Spine*. 1985;10:280-286.
99. Radebold A, Cholewicki J, Panjabi MM, Patel TC. Muscle response pattern to sudden trunk loading in healthy individuals and in patients with chronic low back pain. *Spine*. 2000;25:947-954.
100. Hodges P, Cresswell A. Altered trunk muscle recruitment in people with low back pain with upper limb movement at different speeds. *Arch Phys Med Rehabil*. 1999;80:1005-1011.
101. Hodges P, Cresswell A, Thorstensson A. Preparatory trunk motion accompanies rapid upper limb movement. *Exp Brain Res*. 1999;124: 69-79.
102. Hodges P, Richardson C. Contraction of the abdominal muscle associated with movement of the lower limb. *Phys Ther*. 1997;77:132-143.
103. Hodges P, Richardson C. Inefficient muscular stabilization of the lumbar spine associated with low back pain. A motor control evaluation of transversus abdominis. *Spine*. 1996;21:2640-2650.
104. Janda V. Introduction to functional pathology of the motor system. In: Janda Compendium: Minneapolis, MN: OPTP; 1994;25-29.
105. Nouwen A, Van Akkerveeken PF, Versloot JM. Patterns of muscular activity during movement in patients with chronic low-back pain. *Spine*. 1987;12:777-782.
106. Cleland JA, Childs JD, Fritz JM, Whitman JM, Eberhart SL. Development of a clinical prediction rule for guiding treatment of a subgroup of patients with neck pain: use of thoracic spine manipulation, exercise, and patient education. *Phys Ther*. 2007;87:9-22.
107. Cleland JA, Glynn P, Whitman JM, et al. Short-term effects of thrust versus nonthrust mobilization/manipulation directed at the thoracic spine in patients with neck pain: a randomized clinical trial. *Phys Ther*. 2007;87:431-440.
108. Do DT. Resolution of chronic non-cervicogenic dizziness following manual physical therapy directed at the ribcage: a case report. AAOMPT Conference, Charlotte, NC, October 20-22, 2006.
109. Lee D. Biomechanics of the thorax: a clinical model of in vivo function. *J Man Manip Ther*. 1993;1:13-21.
110. Liebler E, Tufano-Coors L, Douris P, et al. The effect of thoracic spine mobilization on lower trapezius strength testing. *J Man Manip Ther*. 2001;9:207-212.
111. McGuckin N. Modern manual therpay of the vertebral column. In: *The T4 Syndrome*. Grieve GP, ed. New York: Churchill Livingstone; 1986: 238.
112. Viti James, Paris S. The use of upper thoracic manipulation in a patient with headaches. *J Man Manip Ther*. 2000;8:25-28.
113. Burkhart SS, Morgan CD, Kibler WB. The disabled throwing shoulder: spectrum of pathology part III: the SICK scapula, scapular dyskinesis, the kinetic chain, and rehabilitation. *Arthroscopy*. 2003;19: 641-661.
114. Cools AM, Witvrouw EE, Declercq GA, et al. Scapular muscle recruitment patterns: trapezius muscle latency with and without impingement symptoms [abstracted by Hoops J, *IAOM Quarterly Review*. 2005;]. *Am J Sports Med*. 2003;31:542-549.
115. Laudner K, Myers J, Pasquale M, Bradley J, Lephart S. Scapular dysfunction in throwers with pathological internal impingement [abstracted by Harris PM, *IAOM-US Quarterly Review*. 2006;56:2-3]. *J Orthop Sports Phys Ther*. 2006;36:485-494.

116. Levangie PK, Cook HE. The shoulder girdle: kinesiology review. *PT Magazine*. 2000;12:48-62.
117. McClure P, Michener L, Karduna A. Shoulder function and 3-Dimensional scapular kinematics in people with and without shoulder impingement syndrome. *Phys Ther*. 2006;86:1075-1090.
118. Rundquist P. Alterations in scapular kinematics in subject with idiopathic loss of shoulder range of motion. *J Orthop Sports Phys Ther*. 2007;37:19-25.
119. Tate AR, Mcclure P, Kareha S, Irwin D. Effects of the scapula reposition test on shoulder impingement symptoms and elevation strength in overhead athletes. *J Ortho Sports Phys Ther*. 2008;38:4-111.
120. Thigpen CA, Padua DA, Morgan N, Krops C, Karas SG. Scapular kinematics during supraspinatus rehabilitation exercise: a comparison of full-can versus empty-can techniques. *Am J Sports Med*. 2006;34: 644-652.
121. Senbursa G, Baltaci G, Atay A. Comparison of conservative treatment with and without manual physical therapy for patients with shoulder impingement syndrome: a prospective, randomized clinical trial. *Knee Surg Sports Traumatol Arthorosc*. 2007;7:915-921.
122. Flatow EL, Soslowski LJ, Ticker JB, et al. Excursion of the rotator cuff under the acromion. patterns of subacromial contact. *Am J Sports Med*. 1994;22:779-788.
123. Donatelli, R., *Physical Therapy of the Shoulder*. 3rd ed. New York: Churchill Livingstone; 1997.
124. Maigne JY, Doursounian L, Chatellier G. Causes and mechanisms of common coccydynia. *Spine*. 2000;25:3072-3079.
125. Maigne JY, Guedj S, Straus C. Idiopathic coccygodynia. Lateral roentgenograms in the sitting position and coccygeal discography. *Spine*. 1994;19:930-934.
126. Maigne JY. Management of Common Coccydynia. 2002;1-10 Available at www.sofmmoo.com/english_section/7_coccyx/coccyx.htm.
127. Thiele GH. Coccygodynia, the mechanism of its production and its relationship to anorectal disease. *Am J Surg*. 1950;110-116.
128. Heinrich S. Treatment of sacro-coccygeal dysfunction: dealing with a delicate issue in therapy. *Phys Ther Forum*. 1992;22:5.
129. Maigne JY, Chatellier G. Comparison of three manual coccydynia treatments. *Spine*. 2001;26:479-484.
130. Maigne JY, Chatellier G, Faou ML, Arachambeau M. The treatment f chronic coccydynia with intrarectal manipulation: a RCT. *Spine*. 2006;31:E621-7.
131. Schapiro S. Low back and rectal pain from an orthopedic and proctologic viewpoint. *Am J Surg*. 1950;117-128.
132. Barral J, Mercier P. The coccyx. *Visceral Manipulation*. 2nd ed. Seattle, WA: Eastland Press; 2006:259-263.

CHAPTER 13

연부조직(물렁조직) 접근법

Soft Tissue Mobilization in Orthopaedic Manual Physical Therapy

Leslie Davis Rudzinski, PT, OCS, CFMT
Gregory S. Johnson, PT, FFCFMT, FAAOMPT

역자 : 박성두

13장 목적

이 장의 결론을 통해, 독자는 다음과 같은 것을 할 수 있을 것이다:

- 연부조직(물렁조직) 가동술에서 기능적 정형의학 접근법으로 개발되었던 주요 효과를 찾는다.
- 구조와 기능의 관계와 그것이 연부조직 가동술의 적용과 어떻게 관련되는지 이해한다.
- 수직압력 검사, 주관절 굴곡검사, 요부 보호 메커니즘으로 구성된 구조적 평가 및 기능검사를 포함한 검사를 수행한다.
- 근육 놀이의 중요성을 이해한다.
- 연부조직 제한의 3차원적 식별 개념을 이해하고 적용한다.
- 연부조직 가동술을 위한 기법을 이해하고 적용한다.
- 표층 근막, 골과 근막이 포함된 몸의 모든 부위에서 나타나는 기능장애에서 연부조직 가동술의 기초적 기법을 실행할 수 있다.

역사와 발달 (HISTORY AND DEVELOPMENT)

마사지는 가장 오래된 형태의 의료적 치료일 수 있다. 마사지의 역사는 고대부터 거슬러 올라간다. 중국에서는 기원전 2700년경에 *황재내경에서 다양한 질병*에 대해 마사지가 권장되었다.[1] BC 5세기에 서양의학의 아버지인 ***히포크라테스***는 "의사는 반드시 경험해야 한다. 많은 것들이 있지만, 마찰로 확실히... 마찰은 너무 느슨한 관절을 해결할 수 있고, 굳은 관절을 느슨하게 할 수 있다."[2] 1세기 말 의사 ***Galen***은 다양한 병에 대해 마사지의 사용을 권장하였다.[2]

19세기 후반과 20세기 초반에 근육계의 근본적인 통증의 원인과 치료에 대한 임상적 관심이 의학계에서 지속되었다.[3,4] 런던의 세인트 조지병원은 1934년까지 마사지학과가 있었다.[1] 1894년에 물리치료사가 스웨덴 의사인 ***Per Henrik Ling***이 한 업무에 기초한 마사지 기술을 사용하기 시작하였고, 1930년대 중반, 독일의 물리치료사인 ***Elizabeth Dicke***[5]가 ***Bindegewebemasssage***로 불리는 결합조직에 대한 보다 구체적인 도수기법을 개발하였다. 이 형태의 결합조직 마사지(CTM)는 나중에 다른 물리치료사인 ***Maria Ebner***[6]의 연구를 통해 영어권 나라로 퍼졌다. 그러나 여러 임상적 치료들의 도입으로 인하여 의료계에서 멀어지게 되었다.[7]

오늘날 여러 가지 형태의 정교한 연부조직 중재기술이 등장하여 근막 통증과 기능장애에 대한 실질적인 접근방식으로 다시 돌아오게 되었다. ***Travell 과 Simons***[3]의 통증유발점 치료(16장 참조), Cyriax[8,9]의 심부 횡마사지(5장 참조), ***Dicke***과 ***Ebner***[5,6]의 결합조직 마사지, 정골 근막이완 (4장과 14장 참조)뿐만 아니라, 대체 접근법인 ***롤핑,***[10,11] ***펠덴크라이스***[12] (20장 참조), ***Heller 연구, 아스톤패터닝,***[13] 그리고 ***트래거***[7,14]가 구조와 기능을 개선시키기 위해서 근막 도수교정의 사용을 촉진하는 것으로 나타났다.

이 장에서 설명된 **연부조직 가동술**(STM) 원리와 절차는 다방면의 접근법들을 나타낸다(글상자 13-1). 이 접근법은 ***Gregory S. Johnson***과 그 아내인 ***Vicky Saliba Johnson***에 의해 개발되었다. 존슨은 연부조직 가동술에 대한 통합적이고 체계적인 접근법을 제시하는 방법으로 1980년에 ***기능적 교정법(FOI)***를 개발하였다. FOI는 ***기능적 가동술***(12장 참조)로 총 8개의 기본과정으로 되어 있다. 이 접근법은 효율적인 기능 회복을 위해 다른 도수물리치료기법, 신경근 재교육, 운동 및 신체 역학훈련의 보조로 연부조직 가동술을 설명한다.

중요 인용 (NOTABLE QUOTABLE)

"최적화된 기능의 핵심은 평면을 수직 및 수평방향으로 처리하여 시스템의 균형을 맞추는 것이다. 몸이 부정렬이 되면 불안정한 블록 또는 세그먼트 모델과 같다..."

- Ida Rolf

중요 인용 (NOTABLE QUOTABLE)

"비효율적인 동작의 습관적 패턴은 궁극적으로 비효율적인 자세로 이어진다. 효율적인 운동패턴을 학습함으로써 기능장애 자세를 바꿀 수 있다."

- Moshe Feldenkrais

글상자 13-1 STM에서 기능적 정형의학 접근법

기능적 정형의학 접근법은 다음과 같은 개념을 포함한다:

1. Cyriax의 심부횡 마사지
2. Travell의 통증유발점 치료
3. Dicke의 결합조직 마사지
4. 근막이완술
5. Trager의 진동
6. Rolf의 자세 효율성 개념
7. Feldenkrais의 움직임을 통한 의식

기능적 정형의학 접근법에서는 효율적인 움직임 패턴을 사용하여 STM을 통한 변화를 보강하는데 사용한다. STM에 따라 환자에게 효율적인 움직임 패턴을 가르치면 재발율을 줄일 수 있다. 또한 STM의 장점은 환자의 자세를 재훈련하고, 움직임의 습관적 패턴을 깨뜨림으로써 크게 향상 시킬 수 있다.[15] ***기능적 가동술 접근법***에 대한 완전한 설명은 본문의 12장에서 제공한다.

중요 인용 (NOTABLE QUOTABLE)

*"**기능적 정형의학 접근법**에서는 효율적인 움직임 패턴을 사용하여 구조를 변화하는 대신 **STM**을 통해 변화된 부분에 적용한다."*

- G.S. Johnson and V.L. Saliba-Johnson

임상적 핵심 (CLINICAL PILLAR)

STM의 이점은 ***교육, 신경근 재교육*** 및 ***운동***의 조합을 사용하여 환자의 자세를 재훈련하고, 움직임의 습관적 패턴을 깨뜨림으로써 크게 향상 될 수 있다.

STM에 따라 환자의 효율적인 움직임 패턴을 교육하면 결과가 지속될 것이다.

연부조직의 해부학과 병리해부 (ANATOMY AND PATHOANATOMY OF SOFT TISSUE)

결합조직의 해부 (The Anatomy of Connective Tissue)

결합조직(CT)의 특징은 주로 섬유질(엘라스틴 및 콜라겐), 프로테오글리건(PGs) 및 당단백질로 구성된 **세포외기질(ECM)**에 구성된다. 프로테오글리건은 콘드로이틴 황산염 4와 6, 히알루론산(HA)이 가장 널리 알려진 **글리코사미노글리칸(GAGs)**에 공유 결합된 중심단백질의 성격을 지닌다. 모든 GAGs는 음이온이며, 친수성에 의한 물 흡수의 결과로 삼투압 불균형을 초래한다. 그것 위에 위치된 크기나 무게, 본성에 따라 CT의 기계적 성질은 다양한 ECM의 구성요소로 결정된다.[16–22]

ECM은 자극성 *사이토카인*과 성장인자 사이의 균형과 *금속단백분해효소*의 분해와 억제에 의해 조절된다. 결합조직의 염색체막의 성질들은 이러한 균형의 어떠한 변화로 교체된다. 결합조직 질환과 부상은 이러한 균형을 깨트린다. CT 구조와 기능의 세부사항은 14장을 참조한다(글상자 13–2).

근막의 해부학 (The Anatomy of Fascia)

근막은 조밀하고 느슨한 결합조직으로 구성되며, 근육과 골막을 따라 STM의 주요한 요소이다. 근막은 콜라겐과 엘라스틴섬유의 불규칙한 외형과 고농도의 히알루론산으로 구성된다(그림 13–1). 이 근막 외형은 진피의 기저막에서 뼈의 골막으로 확장되는 네트워크 망을 형성하면서 서로 연속되어 있다.[18,22]

근막은 근육의 표층과 심층 사이의 관계 외에,[11] 근육과 신경 및 근육 뼈와 같은 다른 구조 사이의 관계를 허용한다

글상자 13–2 요약 노트! 결합조직의 기능

1. 기계적 지지
2. 운동 촉진
3. 조직액의 이동
4. 세포 이동
5. 상처 치유
6. 대사 과정 조절

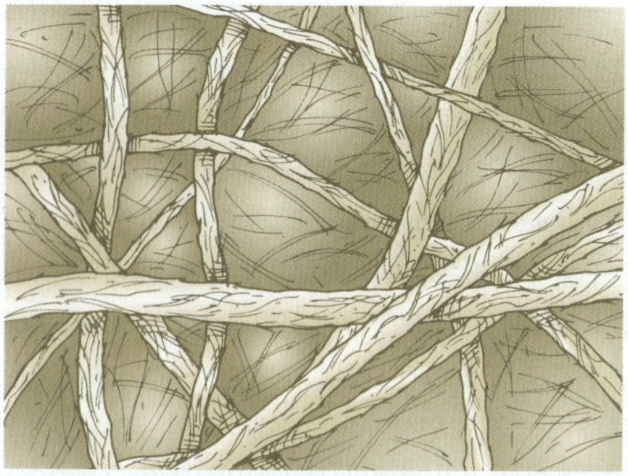

그림 13–1 치밀한 불규칙 결합조직. (출처: Gray H, Anatomy of the Human Body. Philadelphia: Lea & Febiger, 1966)

(그림 13–2; 글상자 13–3).[25] 표층근막은 얇은 편이며 섬세하며 심부는 두껍고 단단하다. 근막은 구조물을 기능적 단위[11,22]로 분류하는 역할을 한다.[11,22] 구조물 사이에 생성된 공간은 기능적인 관절 또는 '동작을 위해 만들어진 공간'으로 작용한다.[26] 그러한 기능적 관절은 움직임이 필요하지만, 근막은 두꺼워지고 단단해 질 것이다(글상자 13–4).[11]

임상적 핵심 (CLINICAL PILLAR)

근막의 *구획화*에 의해 생성된 공간은 기능적 관절을 형성한다. 움직임 전문가로서 도수치료사는 근육의 탄력성, 운동성 및 적응력의 감소를 피하기 위해 근막의 층간의 움직임을 촉진시켜야 한다.

단면해부는 근막의 방향이 나선형 패턴을 나타낼 수 있음을 보여준다. 중립 서기 자세에서 척추에서 근막 방향의 패턴은 주로 수직이다. 능동적인 움직임이 증가함에 따라 척추와 근육 주위에 나선형이 발생한다. 생성된 탄성 반동은 부드러운 대각선과 나선형 운동에 큰 영향을 미친다.[11] 섬유가 조밀하게 모여있거나 움직임에 저항하는 형태로 정렬되면 탄성 잠재력이 손실 될 수 있다. 근막은 또한 충격을 흡수하고, 대사물질의 교환을 돕고, 에너지를 저장하고, 감염으로부터 보호하고[11,18,22] 능동적 수축을 향상시킨다.[28]

두 근육 사이의 근막은 각 근육이 독립적인 기능을 할 수 있게 하며, 움직임 동안에 서로 나란히 자유롭게 활주한다. 이 방식으로 움직이는 근육의 능력을 **근육 놀이(muscle play)**라고 한다(그림 13–3).

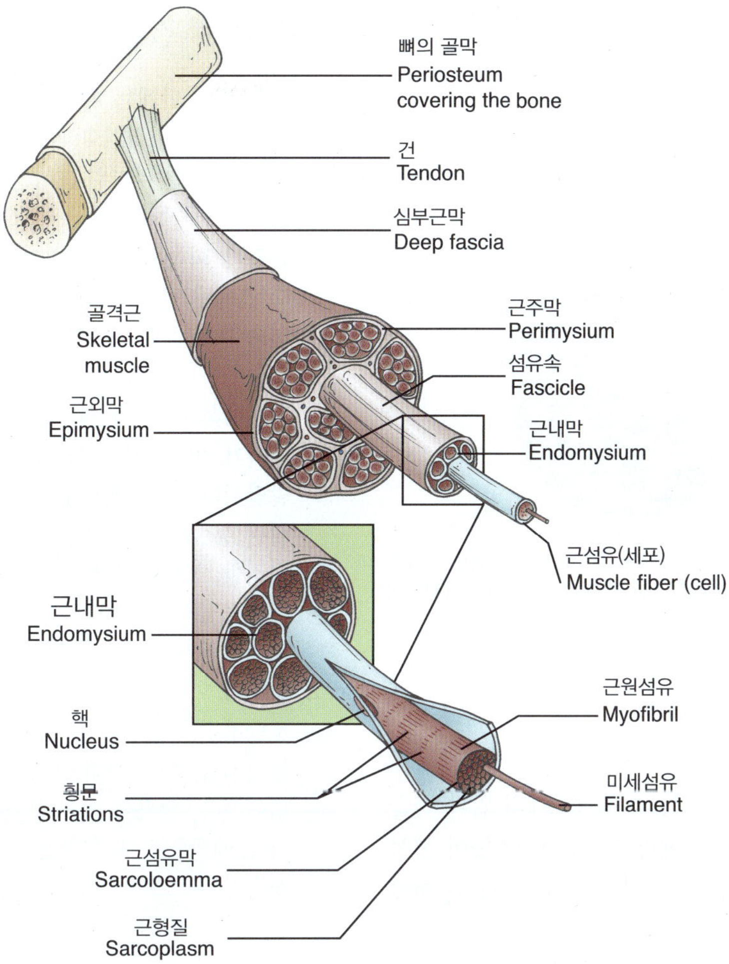

그림 13-2 근육을 둘러싼 근막의 층. 기능 단위로 구성되어 분류하는 근막의 기능

글상자 13-3 요약 노트!

결합조직의 기계적 특성

1. 특성은 ***세포외기질(ECM)***의 성분 비율에 의해 결정된다.
2. 특성은 하중의 성격과 범위에 의해 결정된다.
3. **건(tendon)**은 당겨지는 선에서 보조근육과 평행하다.
4. **인대(ligament)**는 기본적으로 다 방향성 섬유와 평행하다.
5. **뼈(bone)**는 교대로 교차하는 직각 배열에 있다.
6. **근막(fascia)**과 **피부(skin)**는 불규칙하고, 다방향성이다.

글상자 13-4 근막 충격 움직임

1. 활발한 움직임이 증가함에 따라, 근막의 ***줄무늬***가 생겨서 ***탄성 반동***이 생기고, 규칙적인 운동의 요인이 된다.
2. 근막의 ***신장***과 ***탄성***은 운동의 연속성을 지지하고, 부드러운 대각선 운동과 나선형 운동을 만든다.
3. 근막이 밀도가 높거나 운동의 전형적인 방향에 저항하여 일직선이 된다면 부적절한 자세나 선열이 발생함으로써 탄성 위치를 잃을 수도 있다.
4. 근막은 근육과 같은 인접한 구조물 사이의 독립적인 움직임을 허용하는 구조물 사이의 ***분리***를 제공한다.
5. 근막은 또한 ***충격을 흡수***하고, ***대사 물질의 교환***을 돕고, ***에너지를 저장***하며, 감염의 확산을 ***방지***한다.

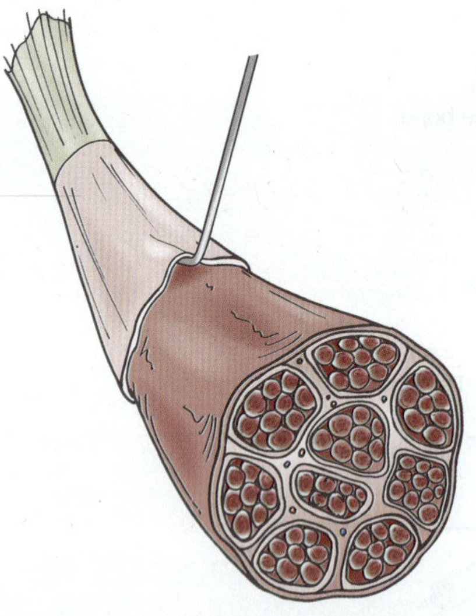

그림 13-3 근막의 구획화를 통해 구조물들 사이에 만들어진 공간은 기능적 관절로 작용하거나 "운동을 위해 만들어진 공간"이 합쳐져서 트로포 콜라겐을 형성한다.

결합조직과 치유 (Connective Tissue and Healing)

콜라겐의 합성은 아미노산 정렬과 함께 3개의 알파 사슬의 조합으로 시작된다. 진행이 계속되면서 가교결합이 형성되고 더 많은 결합이 일어나 궁극적으로 콜라겐 섬유가 형성된다.[22]

적용을 위한 질문 (Questions for Reflection)

- STM의 사용은 일반적으로 어떤 종류의 콜라겐이 사용되는가?
- 가장 많이 발견되는 콜라겐의 종류는 어디인가?
- 이 유형의 조직의 주요한 구조적 특징은 무엇이며 STM의 적용을 통해 이러한 기능은 어떻게 영향을 받는가?

콜라겐 수치가 2~3 주에 최대치에 도달하면 치유의 *화농단계*(글상자 13-5)가 시작된다. 부상 후, 처음에는 Ⅲ형 콜라겐이나 흉터 조직이 생성된다. 이 유형의 콜라겐은 약하고 항장력 또한 떨어진다. 성숙이 계속되면서 I형 콜라겐이 Ⅲ형으로 대체되고 손상 조직의 강도가 증가한다. 스트레스가 성숙 과정을 자극하기 때문에 적절한 SMT 기술은 결합조직 손상 후 치유를 촉진할 수 있다.[8,9] 결합조직의 항장력은 손상 후 최대 1년 동안 계속 증가할 것이며, 이 조직은 본래 강도의

글상자 13-5 결합조직 치유의 단계

1. **반응기:** 이 단계는 혈액과 림프관의 손상을 일으키는 연조직의 물리적인 파괴에 의해 자극되며, 그 결과 지혈 과정의 발생으로 혈류의 감소시키려고 혈관이 수축된다.
2. **염증기:** 화학요법과 마찬가지로 혈관 확장은 각 연속된 인자가 그것의 선행 인자로서 발생된 연속 효과를 따르는 체액성 인자에 의해 조절된다. 호중구는 초기에 그 부위로 이동하는 세포이며, 대식세포가 뒤따른다.
3. **증식기:** 이 단계는 섬유아세포와 과립 조직의 혈관망이 발달된다. 순환계를 재형성하는 혈관 형성의 병행 과정이다. 이러한 새로운 혈관계는 콜라겐의 완전한 형성에 필수적인 산소, 아미노산, 포도당, 비타민 및 미네랄의 이동을 허용한다 .
4. **성숙기:** 약 2~3주 후에 콜라겐 수치가 최대치에 도달하면 시작된다. 먼저 3형 콜라겐이나 흉터 조직이 놓여진다. 이 유형의 콜라겐은 엉성하고 항장력이 떨어진다. 성숙이 계속되면서, I 형 콜라겐이 Ⅲ 형 콜라겐으로 대체되며, 상처의 정도가 증가한다. 성숙기는 스트레스에 자극을 받는 것으로 보여진다.

80%~100% 사이로 회복될 수 있다.[30–33]

콜라겐 합성이 진행됨에 따라 콜라겐 분해가 발생한다. 회전율과 용해, 합성의 균형은 흉터의 성질을 결정한다. 콜라겐 용해는 과립구와 아세포에 의해 치유되는 부위가 탈락되는 콜라겐 분해효소에 의해 자극된다. 극심한 산소 부족, 단백질과 비타민의 결핍의 경우, 용해가 계속되고 합성이 중단되어 상처치유가 불완전해진다.[34] 임상적으로, 이러한 균형은 튼튼하게 형성하는데 중요하나, 상처를 변화시킨다.[35,36] 합성 우성 치료의 경우 비대하고 고정된 상처 조직이 커질 수 있어 종종 이동성을 감소시킨다. 조직은 연부조직 구조의 이동성을 감소시킬 것이다.

보통 병리학적으로 **섬유화(fibrosis)**란, 섬유질 조직을 놓이게 하는 것으로 정의된다. 그러나, 섬유화는 정상적인 치유 과정의 일부로 발생되기도 한다. 섬유화는 자연적으로 또 다른 화학적, 기계적으로 지속된 공격이나 자극으로 박테리아화 된 섬유증의 과정에서 변화가 있었다면 정상적인 상처 치유와 유사한 경로를 따른다.

연부조직 손상 (SOFT TISSUE IMPAIRMENT)

연부조직 손상의 메커니즘과 세포화 과정 (Mechanisms and Cellular Processes of Soft Tissue Injury)

구체적인 도수치료의 임상 시험은 근막 제한이 존재한다는 근거가 된다.[3,37-41] 연부조직 장애로 이어지는 원인론적 가설은 구별된다.[7]

그 중에서도 (1) *콜라겐 섬유 또는 흉터조직 유착의 가교결합*, (2) *기질 탈수*, (3) *간질액 변화 림프 장애 및 간질성 부종*, (4) *신경 재생성* 및 (5) *전기 화학적, 생화학적 원인*.[7,29,42-44]

적용을 위한 질문 (Questions for Reflection)

- 제한이 있을 때 콜라겐 섬유 방향이 운동에 영향을 주는가?
- 콜라겐 섬유방향이 STM 기술의 적용에 어떻게 영향을 미치나?

결합조직 병리학에서 가장 널리 받아 들여지는 병인학은 근막 사이의 이동성을 막는 기계적인 제한이다.[35,36,44-47] 손상된 조직의 자세와 손상은 지속적인 기계적 손상을 주어 콜라겐 및 세포외기질의 과도한 합성을 일으켜 비후된 흉터조직을 유발할 수 있다.[42,49,50]

Ida Rolf[10]는 습관적인 긴장이 섬유아세포 활동과 콜라겐 침착을 증가시킨다고 믿었다. 계속된 기계 손상으로 인해 조직의 흉터가 자극되면서 조직 구성요소가 ECM으로 흘러가 근절이 파괴된다.[44,47]

결합조직의 유착은 수술 후 회복 과정의 정상 반응이다.[44?47,50] 이것은 기계적인 자극이 유착을 일으킬 수 있다는 점을 보여준다.[50] STM을 이용한 조기 수동 운동은 유착을 방지하고 압박과 이완을 번갈아가며 세포 반응을 변화시키는 활주 운동의 시작으로 치유 과정이 향상될 수 있다.[51]

9주 간 비가동술 후에, Akeson 등[52,53] 은 *관절 주위 결합조직(PCT)*의 증가를 발견하였다. 또한 수분 함량, 히알루 론산 및 콘드로이틴의 감소가 섬유-섬유 계면에서의 윤활에 대한 손실도설명하였다.

적용을 위한 질문 (Questions for Reflection)

- ***프로테오글리칸(PG)***과 ***무코다당류(GAG)***의 주요 역할을 무엇인가?
- 이러한 분자들은 어디에 존재하는가?
- 이 분자들의 구조를 어떻게 묘사할 것인가?
- 저항하기 위해서는 어떤 힘이 효과적인가?
- 이러한 구조의 정상성을 유지하기 위해서 어떤 방식으로 정상적 움직임을 복원해야 하는가?

임상적 핵심 (CLINICAL PILLAR)

운동으로 생성된 물리적 힘은 결합조직에서 프로테오글리칸과 콜라겐의 ***합성을 조절*** 할 수 있다. 더욱이, 규칙적인 운동은 ***콜라겐 가교결합의 형성을 감소시킨다.***

이러한 결과는 운동이 결합조직에서 프로테오글리칸과 콜라겐의 합성을 조절할 수 있음을 나타낸다. 규칙적인 운동은 섬유 사이의 중간 지점의 위치가 자주 바뀌어 콜라겐 가교 결합의 형성을 감소시키며, 비가동성 상태에서는 반대가 된다(그림 13-4). 생체 내에서 동물의 관절 조영술 측정에서 비가동성 상태 2주 만에 상당히 수축되었다. 긴장도는 10배 증가하였고, 이력 현상의 부위는 대조군보다 23배 증가하였다.[52-55] 연부조직 제한의 기계적 원인 외에도, 탄수화물이 가교 결합의 요인으로 확인되었다.[52-55]

적용을 위한 질문 (Questions for Reflection)

- 연부조직 기능장애의 원인이 되는 병인적 기전에 관한 현재의 가설은 무엇인가?
- 우리의 STM 기법은 이러한 요소들을 어떻게 다루는가?
- 특정 원인을 다루기 위해 고안된 특정 기법이 있는가?
- 잘못된 자세 및 습관이 연부조직의 기능장애에 어떠한 영향을 주는가?

HA와 반흔 생성 사이의 연관은 쥐의 뱃속 새끼의 상처 복구에서 입증되었다. 무 흉터 치료는 14일된 뱃 속의 새끼 쥐에서 일어났다; 그러나 임신기간 이후, 흉터가 회복되었다.

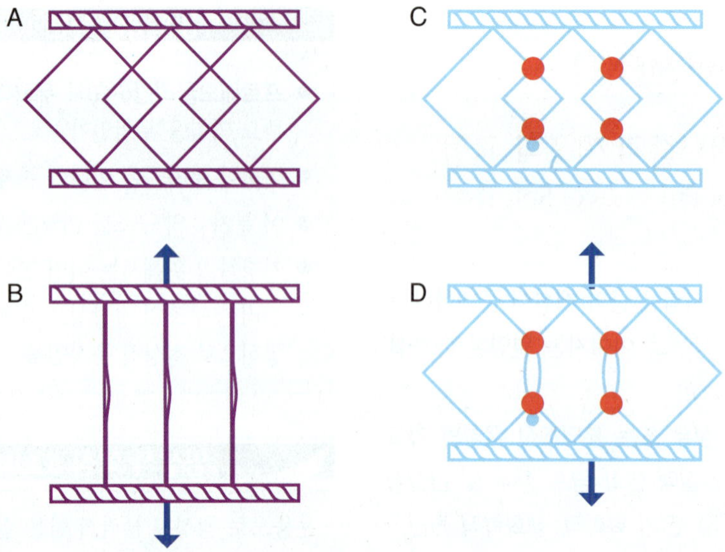

그림 13-4 콜라겐 섬유 사이의 가교는 신장성을 제한한다. 움직임이 제한되면 콜라겐 섬유가 교차하는 곳에서 가교 결합이 일어나 유착되고 유연성은 감소한다. 규칙적인 움직임은 콜라겐 교차 연결의 형성을 감소시킨다. **A.** 이완 상태에 있는 정상적인 근육에서는 가교 결합이 없다. **B.** 운동 중에 섬유가 길어지면서 정상적인 움직임이 발생한다. **C.** 부동, 부상의 결과로 이완/단축 상태에서 중간지점에 가교가 발생할 수 있다. **D.** 이것은 근육이 늘어나 관절가동범위의 감소를 발생시키는 것을 막아준다. (출처: Akeson WH, Amiel D, Woo S. Immobility effects on synovial joint: the pathomechanics of joint contracture. Biorheology. 1980;17:95–110)

이 결과는 히알루론산이 흉터 조직 형성을 방해하는 주요 요소라는 주장을 뒷받침한다.[24,52,56]

Miller 등[57] 은 닭의 유착 형성에 HA, 칼슘 및 비스테로이드 항염증성약의 겔 혼합물 주입 효과를 연구하였다. 물은 HA에 결합하기 때문에 HA가 존재한다는 것은 더 많은 수분 공급과 유착 감소를 유발한다. 비스테로이드 항염증성 약과 칼슘은 "흉터의 *밀도*"를 낮춰준다. 이것은 *염증*이 섬유화를 촉진하는 간질성 흐름에 영향을 줄 수 있음을 보여준다.[29]

Ng 등[29] 은 연구에서 섬유화 전에 팽창, 모세혈관 투과성 증가, 림프 배액 증가와 같은 섬유화 이전에 생물학적 환경은 섬유 형성에 중요한 역할을 한다고 하였다. 자세적 스트레스의 결과 만성 국소 근육통을 가진 작업라인 근로자의 상부 사지의 근육 생검에서 국소화된 저산소 상태의 세포 병리를 밝혀냈다.[58] 이것은 자세적 스트레스로 국소화 된 저산소증이 섬유화 상태를 증가시킬 수 있다는 것을 보여준다.[48,49,58]

추가적인 동물 연구 결과에 따르면, HA 주입 그룹은 GAG 함량이 높고 강성이 50% 감소하였다. 요즘엔 관절염이 있는 무릎의 통증과 강직을 줄이기 위해 HA 주사가 일반적이다. 유착의 감소로 긍정적인 효과가 발휘되는 기전인지, HA가 더 자유로운 움직임을 가능하게 하는 윤활제와 간격을 제공하는가? HA가 스스로 생성되면서 긍정적인 영향을 줄 수 있다는 근거도 있다.[59]

ECM 단백질인 TN-C은 근건 및 골건 접합부와 같은 높은 기계적 힘이 전달되는 영역에 존재하는 것으로 나타났다. TN-C가 근육 근막 시스템에 탄력성을 주는데 중요한 역할을 하며, 이러한 단백질 양의 감소는 강도를 키울 수 있다.[60]

대부분의 연구가 동물 대상으로 실험되었으나 종합적으로 기계적, 생화학적 과정이 관련되어 있다고 제안한다. 부종과 림프 병증을 포함한 수분과 간질액 상호작용에 영향을 미치는 과정은 모두 연부조직 제한에 영향을 준다. 또한 *신경반사 과정*이 연부조직 장애를 일으킬 수 있다.[61,62]

임상적 핵심 (CLINICAL PILLAR)

통증유발점은 신경 반사 장애를 보이는 근섬유 조직의 결절 또는 띠로 나타나는 ***근수축 장애***이다.
통증유발점은 근육구심성종말의 민감성 또는 통증유발점의 구심성 섬유의 통증 부위의 합병증이 ***시상 하부의 신경로***로 이어지는 것으로 생각된다.
중재는 통증유발점의 신경반사를 다룬다.

근막 손상 (Myofascial Impairment)

Janda[63–65] 는 근육의 불균형은 *반사적(reflexive)*이라 생활 습관에 적응하여 근육 기능의 정도가 전신의 비정상적인 위치변경을 일으킬 수 있다고 기술하였다. 이것은 기관 전체 또는 전신에 걸쳐 근육의 단축과 약증을 가져온다. Janda는 표 13-1에 설명된 세 가지 특정 근육 불균형 증후군에 대해 설명하였다. 그러므로 도수치료사는 근육 장애를 평가할 때 약증, 자세 및 협응을 한 근육 그룹에 미치는 영향을 염두하여 전신을 검사하는 것이 중요하다. 근육통 증후군(muscular pain syndrome)은 전체 기관의 기능장애를 포함하므로 제외되어선 안 된다.[66]

중요 인용 (NOTABLE QUOTABLE)

*"근육 불균형은 **반사적**이라 생활 습관에 적응하여 얻은 근육 기능의 정도에 있어 전신의 비정상적인 위치변경을 일으킬 수 있다. 이러한 결과는 기관 전체 또는 전신에 걸쳐 근육의 강도와 약함을 초래한다."*

- *Vladimir Janda*

임상적 핵심 (CLINICAL PILLAR)

도수치료사가 근육 기능 장애를 평가할 때 약증, 자세 및 교정을 한 근육군에 미치는 영향을 염두하여 전신을 검사하는 것이 중요하다. 근육통 증후군은 전체 기관의 기능장애를 포함하므로 단순히 국소적인 통증으로 간주되어선 안 된다.

Janda[63,65,66]가 표현한 *근육 긴장*은 만성적 과사용이나 나쁜 자세로 발생한다. 근육 긴장은 촉진할 때 통증이 있으나 자연스러운 통증은 아니다. 근육 긴장은 더 낮은 역치를 가지고, 더 쉽게 활성화되어 통증과 긴장이 심해지고 반복되는 것에 영향을 준다.[66–68] 시간이 지남에 따라 활성 섬유가 수축되지 않은 조직으로 대체되면 짧아진 근육에서 강도가 감소한다.[63]

근육은 근절을 증가시킴으로써 증가된 길이에 적응하며, 근육의 무게는 단백질 함량의 변화에 따라 증가한다.[27] 길어진 근육으로 인한 문제의 생화학적 변화는 보고되지 않았다. 짧아진 위치에 움직임이 없는 근육은 최대 40%의 혈행이 감소된다. *생화학적* 변화는 이화작용을 돕는 짧아진 근육에서 발생한다. 근육이 짧아지면 대조군에 비해 가파른 수동 장력 곡선이 나타나는데, 이는 결합조직 손실이 근육 손실보다 느린 속도로 발생함을 나타낸다. 근내막과 근주막도 더 두꺼워지며, 부동범위가 줄어들어 신장성이 감소한다.[27]

Tardieu 등[69] 은 수동 장력 곡선 기울기가 사람의 삼각근이 짧아진 상태라면, 비슷하게 증가됨을 발견하였다.

임상적으로, 환자들은 종종 장시간 단축된 특정한 근육 그룹군의 근육 불균형과 자세 기능장애를 지닌다. 이러한 근육은 단백질 함량이 감소하고 결합조직의 침투가 증가하며 두꺼운 말단 내막과 근육이 생겨 임상적으로 *"긴장"*이 나타날 수 있음을 이해하는 것이 중요하다.

중요 인용 (NOTABLE QUOTABLE)

"근육 경련은 근육 단위의 흥분성 또는 운동 단위의 과도한 활동이며 근육 군의 불수의적이고 부적절하고 가역적이며 지속적인 잠김이다."

- *M. Emre*

표 13-1 Janda의 일반적인 근육 불균형 증후군의 분류는 정밀검사가 필요한 구조의 관찰 중에 발견되었다.

근육 불균형 증후군	관련 있는 근육들
골반 교차증후군 (crosed pelvic syndrome)	**강화:** 고관절(엉덩관절) 굴근(굽힘근), 척추측면 **약화:** 둔근, 복근
근위 교차증후군 (proximal crossed syndrome)	**강화:** 상부 승모근, 견갑거근(어깨올림근) **약화:** 견갑골 안정화
레이어증후군 (layer syndrome)	**강화:** 뒤넙다리근, 흉요추(등허리뼈) 척추측면, 목, 상부 승모근(등세모근), 견갑거근 **약화:** 둔근, L4-S1 척추측면, 견갑골 안정

Janda[65]는 과사용으로 인해 발생되는 생리학적 단축의 결과로써 근육의 긴장을 설명한다 (글상자 13-6). 이 전제에 근거하여, 그는 Knott[70]의 연구에 기초한 스트레치의 수축과 이완 단계를 위한 타이밍이 포함된 스트레칭 기술의 적용을 제안하였다.[65,70,71]

임상적 핵심 (CLINICAL PILLAR)

- "긴장된" 근육은 짧아진 상태가 아니다. 또한 이러한 근육은 ***단백질 함량이 감소하고 결합조직이 상대적으로 증가하며, 두꺼운 말단 내막 및 주변 근육***이 있을 수 있으며, 이들 모두는 "긴장성"의 임상적인 표현의 기초가 된다.
- 근육 기능장애는 여러 형태로 나타날 수 있다; 따라서 중재는 장애의 구체적인 원인을 찾아내야 한다.
- 짧아진 근육을 스트레칭 기술로 치료하는 것은 스트레칭의 수축 및 이완 단계에 대한 ***특정 타이밍***을 포함하는 것이 좋다.

앞에서 설명한 바와 같이, 근육의 보조 동작은 근육 재생이라 불리며,[43,72] 각 근육이 주변 근육 및 근막과 관련하여 모든 방향으로 자유롭게 움직이는 능력을 말한다. 정상적인 글라이딩 운동은 프로테오글리칸의 수분 결합으로 생성되는 기초 물질의 적절한 수화를 통해 가능하다. 근막 가동성은 근육이 늘어나거나 수축될 때 한 근육이 다른 근육을 움직일 수 있게 한다. 그러나 기능 장애가 있는 상태에서 근육군 간의 독립적인 움직임은 제한적이거나 사라지기도 한다.

증가하는 근육 길이에 대한 중재는 근육 재생을 생각해야 한다. 단순하게 근육을 늘려서 근육 놀이가 되는 것은 아니며 근육이 움직이지 않으면 근육 연장의 효과성이 이루어질 수 없다. 임상적으로, STM을 통해 근육 놀이를 시키려면 스트레칭 없이도 정상적인 길이로 복원될 수 있다.[43,72] 이 장의 나머지 부분에서 설명하는 STM 기술은 *근육 놀이기법, 근육 긴장 기법과 근육 운동 기법*으로 분류된다.

글상자 13-6 JANDA의 근육 기능장애 분류

1. 근육 불균형
2. 근육과 관절의 상관성과 관련된 근육 패턴
3. 근육 협응, 움직임 유형, 운동 프로그래밍
4. 근육 수축 속도
5. 증가된 근긴장 또는 근육 긴장항진

임상적 핵심 (CLINICAL PILLAR)

- 관절의 생리학적 운동, 근육의 길이/기능은 부분적으로 보조 운동에 의해 결정된다.
- 근육의 보조 운동은 근육 놀이라 하며 주변 근육 및 근막과 관련하여 자유롭게 움직이는 각 근육의 능력을 말한다.
- 단순히 근육을 편다고 해서 근육 놀이가 회복되지 않는다. 근육 재생을 회복하지 않으면 근력 신장의 효과를 얻을 수 없다.

검사의 원리 (PRINCIPLES OF EXAMINATION)

객관적인 검사 (The Objective Examination)

구조적 검사 (The Structural Examination)

기능 정형학적 접근법은 구조와 기능에 비효과적인 부분을 찾아내는 것이다. 구조와 기능면에서 비효과적인 것을 확인하려는 실험. 객관적 검사는 **구조적 검사**로 시작된다. 검사의 목적은 기능에 비효과적인 것을 가져오는 환자의 구조에 대한 문제를 알아내는 것이다. Rolf [10]는 신체의 부정렬의 문제를 불안정하고 비효과적인 장애물 또는 분절의 모델로 설명하였다. Rolf[10]는 연부조직의 비정상적 긴장으로 인해 여러 가지의 자세적 기능장애와 비효율성이 발생한다고 주장하였다. 이러한 구조적 불완전성은 보상적 자세로 나타나며 연부조직 중재를 통해 개선될 수 있다(그림 13-5, 13-6).[10]

수직/수평 정렬을 위해 구조를 검사할 때, 치료사는 우선 골격 구조에 중점을 둔다. 블록에 관한 Rolf의 유추를 사용하여, 검사자는 분절 중 하나가 정렬되지 않았는지 평가할 수 있다. 시각적으로 치료사는 구조의 효과성과 구조가 압박 받아 구부러질 수 있는 위치를 예측한다.

골 검사가 완료되면 치료사는 연부조직 제한부위를 확인한다. 이 과정에서 치료사는 각 분절의 길이와 깊이 및 넓이의 3차원적 구성 요소를 파악하고 각 분절이 인접한 분절과 같은지 평가해야 한다. 예로, 복부가 돌출된 경우 앞쪽 길이가 길어지면 과도한 전만이 생기므로 요추 관절의 압박이 발생한다.

연부조직 검사에는 대칭, 비율 및 윤곽 평가가 포함된다. 연부조직 비틀림과 근 위축 또는 비대 및 다른 비대칭을 관찰하는 것이 중요하다. 우선 치료사는 아킬레스 건의 수직성,

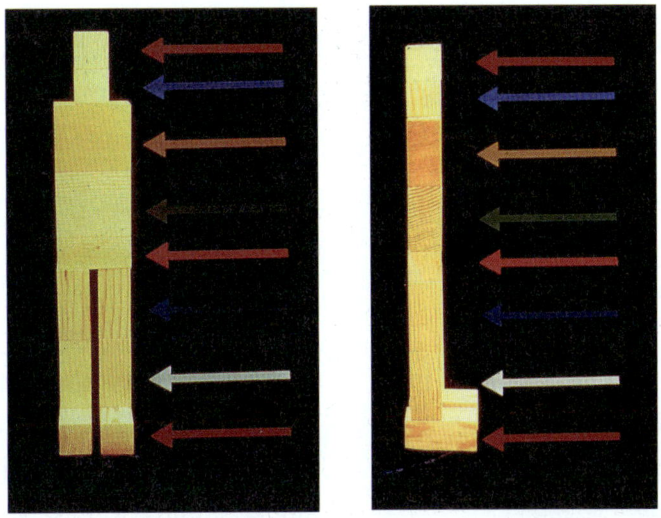

그림 13-5 분절의 정면과 시상면 교정은 블록을 쌓는 것과 같다. 블록이 수직 정렬이 잘 되어 있으면 구조가 안정적이며 현재의 무게를 잘 지탱할 수 있다. (출처: Johnson GS, Saliba-Johnson VL. Functional Orthopaedics I, course lecture material. Steamboat Springs, CO: The Institute of Physical Art; 2003.)

종아리 위, 종아리와 뒤넙다리근의 관계를 검사한다. holding pattern이나 위축, 뒤넙다리근과 둔근의 윤곽이 결정되어야 한다. 연부조직의 검사를 통해 주름, 밴드, 수축, holding pattern 및 연부조직의 비대칭을 관찰해야 한다. 반짝거리는 피부의 부분은 일정한 긴장이 있거나 자율신경계의 변화가 있을 수 있는 부분이다. 관찰 시에 치료사는 움직일 때 구조가 어떤 기능을 하는지를 지속적으로 관찰한다.

두 가지의 가장 일반적인 자세 기능장애는 전방으로 **회전된 골반과 전만된 골반**이다.[73] 전방으로 회전된 골반은 전형적으로 무릎의 과신전, 요추부 전만증, 후만된 흉곽, 높은 흉골 및 전방 두부를 가진다. 앞쪽으로 꺾인 골반은 무릎이 구부러지고 흉곽 뒤쪽, 등 굽은 자세, 위축된 흉골과 전경두부를 유발한다.[38] 위축된 흉골은 견갑함몰과 견갑 하향 회전과 관련이 있으며 흉골은 높거나 앞쪽으로 기울어진 견갑골과

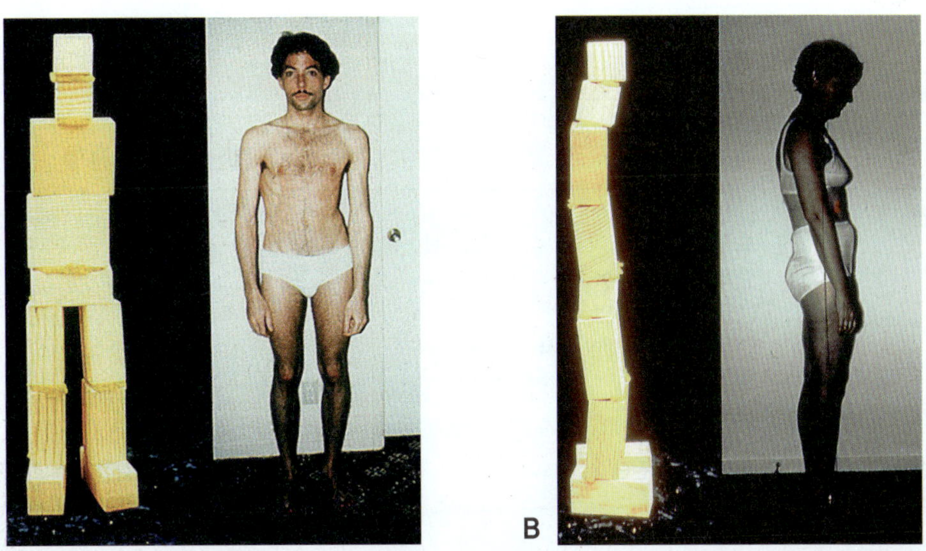

A

B

그림 13-6 정면 **(A)** 및 시상면 **(B)** 자세 교정의 편차는 구조적 검사에서 확인된다. 하나의 블록 또는 분절이 정렬되지 않으면 구조가 불안정하고 효율성이 떨어진다. 중재는 정상적인 정렬을 복원하여 기능적 효과를 촉진하는 방향으로 이루어진다. (출처: Johnson GS, Saliba-Johnson VL. Functional Orthopaedics I, course lecture material. Steamboat Springs, CO: The Institute of Physical Art, 2003.)

임상적 핵심 (CLINICAL PILLAR)

구조 검사를 실시할 때:

1. 환자가 관찰되는 걸 모른 채 ***자연스럽게*** 관찰해야 한다.
2. ***다른 움직임들***을 효과적으로 관찰하라.
3. 한 부분에 집중하지 말고, 처음에는 ***환자 자체를 관찰*** 하라.
4. ***체중 부하 및 지지 기반***을 관찰하라.
5. 각 분절의 ***3차원 위치***를 이해하라.
6. ***구조적인 골격***이 되는 골조직에 집중하라.
7. 연부조직의 ***대칭, 비율 및 윤곽***을 관찰하라.
8. 움직일 때 연부조직의 구조가 ***어떤 기능하는지*** 예측하라.
9. ***기계적 통증점***과 구조적 기능장애의 유형에 주의하라.
10. 잠재적 ***보상부위***를 기록한다.

관련이 있다.[74] 임상의는 1차적 기능장애뿐만 아니라, 2차적 대상도 설명해야 한다(표 13-2). 앞쪽으로 기울어진 골반은 대부분 장골근과 고관절 외회전근의 긴장과 관련이 있다.[75]

STM은 구조를 가장 효과적인 중간 상태로 되돌리기 위한 목적으로 연부조직 기능장애를 회복시키려 한다. 중간에서, 최소한의 근육 활동은 직립 자세 또는 앉는 자세에 필요하다. 특정 자세의 질을 결정하는 요소는 구조가 효과적으로 기능하는지 여부에 있다.

움직임 검사 (Movement Testing)

연부조직 기능장애를 검사하는 맥락에서 움직임 테스트가 움직일 때 구조가 어떻게 *접히고* 늘어나는지를 구별한다.[76,77] 몸통 가동성 실험에서 *골반 전단(pelvic shear)*이나 *측면 활주(side gliding)*는 효과적인 고관절, 골반, 요추 및 흉부 기능을 필요로 하는 복잡한 운동 유형을 사용하기 때문에 가치 있는 검사 도구(examination tool)[78]이다. 제한적이고 비효과적이며 통증이 있는 움직임은 치료 효과를 평가하기 위한 중재 이후에 이루어져야 한다.

수직 압박 실험 (The Vertical Compression Test)

수직 압박 실험(VCT) (그림 13-7) 환자의 구조 정렬과 효과를 검사하여 최적의 체중 변화를 가능하게 하는 유용한 방법이다.[43,72] 수직 압박은 환자의 구조에 꼬리 방향으로 적용되어 얼마나 잘 정렬되어 있는지 평가한다. VCT를 수행하기 위해, 치료사는 환자의 첫 번째 갈비뼈와 견봉돌기 사이에 손을 얹고 부드럽게 수직 압력을 미골부에 적용한다. 완전하게 미골부에 힘을 주려면 치료사의 팔을 가능한 수직으로 대야 한다. 치료사가 기관의 움직임이나 통증을 주의깊

표 13-2 구조 검사 시 확인된 일반적인 자세 기능장애와 관절 및 근육 중재

자세 기능장애	관절 자세	연관된 근육 불균형
전방 회전된 골반	**골반:** 전방 회전 **무릎:** 과신전 **요추:** 증가된 전만 **늑골:** 골반의 후면 **견갑골:** 거상, 전방 경사 **흉골:** 거상 **두부:** 전방	**팽팽함:** 장골근, 고관절 내측 회전근, 척추기립근 **약증:** 둔근, 복부근
전방 전단된 골반	**골반:** 전방 전단 **무릎:** 굴곡 **요추:** 척추늑골전만 **늑골:** 골반의 후면 **견갑골:** 위축된, 하방 회전 **흉골:** 하강 **두부:** 전방	**팽팽함:** 요근, 고관절 회측 회전근 **약증:** 둔근, 척추기립근

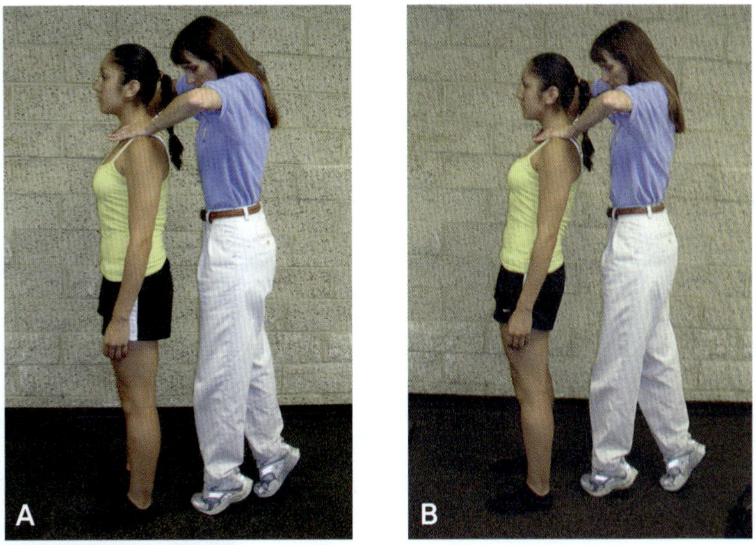

그림 13-7 수직 압박 검사(VCT) 환자 자세의 정렬과 효과성을 검사하는 데 유용한 방법이다. **A.** 효과적인 자세에서 임상의는 수직 방향의 힘을 주는 동안 견고한 바닥에, 발 쪽으로 힘을 이동시킨다. **B.** 비효과적인 자세에서 환자는 수직 방향의 힘이 가해질 때 운동 사슬을 따라 어느 곳에서 휘거나 움직일 것이다. 비효과적인 경우, 환자는 요추 쪽으로 힘이 가해진다 .

게 평가하는 동안 환자는 편안히 있어야 한다. 효과적인 자세에서 힘은 탄력적이고 안정적인 반응으로 발로 전달된다(그림 13-7a). 관절가동 끝에 걸리는 느낌은 압박에 대한 능동적 저항을 보일 수 있다(그림 13-7b). 이 실험은 Johnson에 의한 80%의 측정자간신뢰도를 보이며, 1~5 단계의 등급이 매겨진다. *1등급은 골 구조에 접촉하는 데 필요한 압력의 양으로 좌굴이 없는 상태이다. 이후의 각 단계에서 1 등급에서의 힘의 양을 더해야 한다.* VCT의 즉각적인 향상은 환자의 자세나 최소한의 신호를 따르는 것에서 약간의 수정에서 일어난다. 양성 반응은 불안정을 나타낸다.[79]

요추의 보호적 장치 (LPM) (The Lumbar Protective Mechanism)

요추의 보호적 장치(LPM)(그림 13-8) 외부의 힘에 대한 전체적인 근육 시스템과 근육의 효과적인 타이밍을 검사한다.[80] 환자는 대각선 자세로 서서 치료사와 마주보고 선다. 몸통이 움직이지 않도록 하고 복부를 시작하여 서서히 압박하고 둔부의 대각선에서 뒤쪽 쇄골하부 영역으로 점차 진행한다. *"움직이지 말 것"*을 요구한다. 효과적 상태에서 환자는 좌굴 없이 직립하여 수직 정렬을 유지해야 한다. 또한 좌굴, 이동, 회전 또는 통증을 일으키지 않으면서 자세를 유지할 수 있어야 한다. 치료사는 최대 힘을 주기 위해 계속적으로 대상,

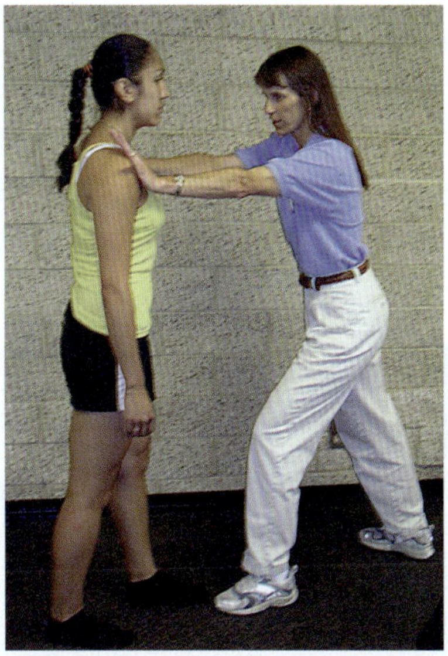

그림 13-8 요추의 보호적 장치는 외력에 저항하여 몸통의 안정화에 대한 효과성을 실험한다. 그것은 구조의 효과성과 안정화된 근육 조직의 신경근 반응에 대한 역동적인 테스트이다. 환자 대각선 자세로 서면 임상의도 똑같이 마주본다. 압박은 환자의 쇄골 하부 영역을 통해 후방 대각선 방향으로 적용한다. 움직이지 말 것을 요구한다. 임상의는 서서히 힘을 가하고 복부와 몸통의 움직임에 저항할 수 있는 환자의 능력을 평가한다.

움직임이나 통증, 저항력이 없어야 하며 안정 수축의 지구력을 평가해야 한다. LPM은 전후방 및 후전방, 대각선 모두를 검사해야 하며, 1에서 5등급으로 등급을 매겨야 한다.

주관절 굴곡 검사 (EFT) (The Elbow Flexion Test)

주관절 굴곡 검사(EFT) (그림 13-9)를 위해, 환자의 전완에 수직력이 작용하면 환자는 손바닥을 위로 오게 하여 직각으로 팔꿈치를 구부리고 선다. 치료사는 흉곽에 정확하게 위치한 견갑골이 직립 자세를 유지할 수 있는 환자의 능력을 평가한다.

보상작용은 골반 뒤에 있는 흉곽의 움직임을 포함할 수 있다; 거상, 전인, 전방 경사, 승모근의 과사용에서의 어깨 움직임 . 다른 검사와 마찬가지로 EFT는 1-5 등급으로 분류된다.

기능적 스쿼트 (The Functional Squat)

기능적 스쿼트(FS)는 전신을 포함하는 운동패턴을 검사하는 훌륭한 방법이다. 환자는 넓은 면을 가지고 서 있고 발뒤꿈치를 유지하면서 통증이 없이 가능한 멀리 쪼그리고 있어야 한다. 치료사는 운동의 조절과 효율성에 대한 전반적인 평가를 한다. 하지의 효율성은 보통 다리와의 관계에서 슬개골의 정렬에 의해 결정된다. 슬개골을 정확하게 파악하는데 필요한 노력은 본질적으로 기능장애보다 구조 또는 본질에 더 많은 기능 여부를 결정하는데 도움이 된다. 효율적인 상태에서 자연스러운 체중이동이 있어야 한다. 비효율적인 움직임으로 인해 척추가 굴곡되거나 척추가 일자로 유지되어 균형 감각을 상실하게 된다. 기능적인 스쿼트 동안 일반적인 비효율은 환자가 선호하는 굴곡 방법이 아님을 가르킨다 (표 13-3).

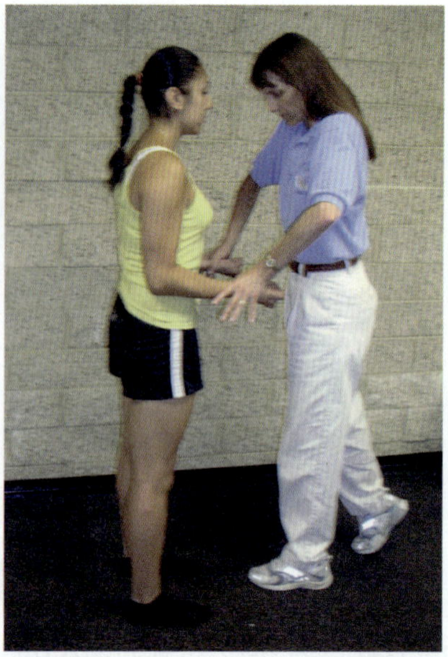

그림 13-9 주관절 굴곡검사는 구조적 효율성에 대한 역동적인 검사이다. 환자는 팔꿈치를 90°로 구부리고 손바닥을 위로 향하게한다. 수직압을 환자의 전완(아래팔)에 아래로 적용한다. 평가는 흉곽에 정확하게 위치한 견갑골(어깨뼈)에 직립자세를 유지하는 환자의 능력에 대한 평가이다. 비효율적인 자세에서의 보상반응은 골반뒤쪽의 흉곽의 움직임, 거상이 포함된 견갑대(팔이음뼈)의 움직임, 전인이나 후인, 승모근(등세모근)의 과사용이 포함될 수 있다.

표 13-3 자세와 구조적 효율성 및 정렬을 검사하도록 설계된 특수 검사

검사	목적	환자/치료사 자세	수행	결과의 해석
수직압검사 (VCT)	• 체중 이동의 효율성과 정렬을 검사하기 위함이다.	• 환자 뒤에, 첫 번째 늑골과 견봉 사이 어깨에 손을 놓는다. • 전완은수직	• 환자가 이완된 자세에서 아래쪽으로 힘을 가한다. • 환자에게 무릎 이외의 모든 부위에 이완하라고 지시 • 통증과 움직임 관찰	• **양성:** 환자가 구부리거나 이동(요부신전, 앞쪽이나 외측 비틀림이나 회전) • **음성:** 힘이 단단하고, 탄력, 있는 끝느낌 • **등급 1:** 손의 부하는 구부림을 발생시킨다. • **등급 2:** 구부림 없는 최소의 힘 • **등급 3:** 구부림 없는 최소에서 중간 정도의 힘 • **등급 4:** 구부림 없는 중간에서 최대의 힘 • **등급 5:** 구부림 없는 최대의 힘

표 13-3 자세와 구조적 효율성 및 정렬을 검사하도록 설계된 특수 검사 - 계속

검사	목적	환자/치료사 자세	수행	결과의 해석
요부 보호메커니즘 (LPM)	• 외력과 근육반응의 타이밍에 대비하여 체간(몸통)의 안정성을 결정하기 위함이다.	• 환자와 치료사는 대각선에 위치	• 전후, 후전방 대각선에 쇄골하 방향으로 압력을 가한다. • 근육반응 및 몸통 움직임의 시작을 모니터링 한다.	• **양성:** 소근육과 대근육의 개시 타이밍이 나쁘고, 근력이 감소되어 직립정렬이 손상된다. • **음성:** 직립자세에서 코어근육의 효율적인 개시, 그리고 힘과 지구력을 유지한다. • 등급: • 개시: 부족 약함 우수 • 근력과 지구력: 1–5; 1은 부족, 5는 우수하거나 효율적
팔꿈치 굴곡 검사 (EFT)	• 소근육과 대근육 시스템의 효율성, 자세 및 균형조절, 흉곽에 견갑골(어깨뼈)의 기립자세를 유지하는 능력을 결정하기 위함이다.	• 환자는 주관절을 90° 구부리고 손바닥이 위로 향하게 선다.	• 전방과 후방 힘이 없는 환자의 전완을 통한 하방으로 힘	• **양성:** 상지의 감소된 근력, 전인된 어깨의 감소된 근력과 안정성, 발화된 소근육과 대근육, 흉추의 후방굽힘, 균형감각 상실 • **음성:** 견갑골을 흉곽에 정확히 위치시키고, 효율적인 균형을 유지하면서 직립자세로 선다.
기능적 Squat (FS)	• 신체 전부를 포함한 움직임 패턴을 시험하기 위함이다. • 신체 다수 분절의 상호관계를 평가하기 위함이다.	• 환자는 지지면을 넓게 하고 선다.	• 환자는 발 뒤꿈치를 유지하고 통증 없이 가능한 멀리 스쿼트한다.	• **양성:** 이 방법이 바람직한 굴곡 방법이 아님을 제안한다. 과도한 회내, 외회전 또는 발목에서의 ROM 감소, 슬개골(무릎뼈)은 엄지 발가락 내측면으로 들어오게 한다. 척추를 굴곡시키거나 수직으로 유도하도록 시도한다. • **음성:** 슬개골은 두 번째 중족골과 일직선상에 둔다. 무릎과 고관절이 굴곡되고, 체간이 수평이 된다. 척추는 자연스럽고, 골반이 상하로 떨어진다.

연부조직의 기능부전의 촉진과 국소 검사 (Palpation Examination and Localization of Soft Tissue Dysfunction)

일단 부위가 확인되면, 촉진검사는 치료사가 특정 기능장애를 국소화할 수 있게 한다.[81–83] 정상적인 연부조직의 끝느낌은 *"탄력적인"* 것으로 예상된다.

이 접근법에서 성공적인 ST의 핵심 키는 *위치, 깊이, 방향*을 포함하는 제한적 3차원 국소화이다. Cyriax는 이러한 개념을 지지한다. (1) 모든 통증은 병변에서 발생한다; (2) 효과적이기 위해서는 기법이 병변에 도달해야 한다. (3) 중재는 병변에 유익한 효과를 발휘해야 한다.

신체를 4개의 레이어로 나누면 제한을 나누는데 도움이 된다. *첫 번째 층*은 피부와 천층근막으로 구성된다. *두 번째와 세 번째 층*은 피부 아래 깊숙이 있지만 근본적인 뼈 구조가 없는 근육 근막이다. *네 번째 층*은 밑에 있는 뼈와 겹치는 가장 근 수축성이 강한 근섬유 구조로 이루어져 있다. 층이 구별되지는 않지만, 검사와 중재의 특이성에 도움이된다.

천층의 제한은 심부층으로 이동하기 전에 해결해야 한다. STM이 적용되는 깊이는 대상 조직에 대한 치료사의 손가락 각도에 의해 결정되며 압력을 증가시킬 필요는 없다. 표층을 처리하기 위해 치료 손은 표면과 거의 평행해야 한다. 점차적으로 표면에 수직이 되도록 치료손의 각도를 증가시켜 더 깊은 층에 도달하게 한다. 이 방법은 원하는 효과를 위하여 필요한 힘을 증가시킬 필요는 없다.

연부조직 제한의 구체적인 방향을 나타내는 편리한 방법은 치료사가 제한된 방향을 결정하기 위한 시각적 도구로 시계의 이미지를 사용하는 것이다. 이 검사 방법은 **추적**(**tracing**)과 **구분**(**isolating**)으로 확인할 수 있다.[43] 깊이와 방향에 관한 기능장애 위치가 결정되면 특정 중재가 시작될 수 있다.

임상적 핵심 (CLINICAL PILLAR)

연부조직 병변을 치료할 때 다음 개념을 따라야 한다:

1. **특정** 병변의 ***깊이***와 **방향**을 국소화하여 지정한다
2. 심부층의 병변을 다루기 전에 더 많은 ***표층의 제한***을 제거한다.
3. 기법의 깊이는 ***치료사 손가락의 각도***에 의해 결정되며 각도가 더 수직이 될 때 더 심층에 닿는다.
4. ***추적과 분리***는 시계 면을 시각화하고 모든 방향에서 연부조직의 가동성을 확인을 포함한다.

중재 원리 (PRINCIPLES OF INTERVENTION)

연부조직 가동술의 효과 (The Effects of Soft Tissue Mobilization)

촉진 검사의 개선, 운동범위의 확대, 자세 변화와 기능적 개선은 STM의 결과로 확인할 수 있다.[5,35,72,86–88] 메이틀랜드와 다른 저자들은 관절가동술이 외력을 사용하여 관절 가동을 억제하는 연부조직을 영구히 제거하고 근섬유 구조에 대한 STM의 효과를 설명할 수 있다고 하였다.[35,36] 같은 방식으로 근막피내의 유착은 직접적인 힘에 의해 변화될 수 있다.

장력이나 압력의 형태로 작용하는 기계적 스트레스는 콜라겐의 섬유아세포 분비를 촉진시켜 치유과정을 촉진시키는 것으로 생각된다.[11] 또한 Ng[29]은 과립조직 섬유 아세포에생체내에서 장력을 가하면 근섬유 아세포로의 분화가 증가하여 기계적 힘이 근섬유 분화를 촉진한다는 것을 발견하였다. 근섬유 아세포는 차례로 히알루론산을 분비한다.

STM의 다른 효과는 순환과 신경반사일 수 있다. STM은 비만 세포가 혈관 확장을 유발하는 히스타민과 같은 물질을 방출하도록 한다.[63] 혈관확장은 정상적인 치료과정의 일부이므로 혈관 확장을촉진하는 기법은 수행할 수 없었던 조직의 치유를 촉진시킬 수 있다.

통증유발점 또는 근육의 과민성을 치료할 때 신경 반사성 변화는 통증과 과민증의 감소에 중요한 역할을 한다고 여겨진다(글상자 13–7).[3] 통증유발점 활동성을 중재하는 감각신경종말의 기계적 붕괴를 통해 활동성 통증유발점과 관련된 이상 흥분성을 감소시키기 위해 침을 사용하였다(16장 참조).[3]

마지막으로, 전기 화학적 영향은 STM이 통증과 제한을 줄이는데 효과적일 수 있다. 생물학적 조직과 전자기장 간의 상호작용은 근 지구력 기능장애와 관련이 있을 수 있다. 또한 압전 효과와 같은 현상은 물리적 과학뿐만 아니라 생물학적 조직에서도 유사한 방식으로 나타날 수 있다.

중재의 준비 (Preparing for Intervention)

중립자세에서 환자의 중재를 시작하면 조직이 느슨해지며 통증으로 인한 근방호가 감소되고 치료사는 외력의 영향을 받지 않고 평가할 수 있다. 중재가 진행됨에 따라 STM은 보다 기능적인 위치에서 수행될 수 있다(12장 참조).

글상자 13-7 근육 긴장항진증에 대한 얀다의 병인

1. **사지의 기능장애:** 자연적인 통증은 없고, 정상 근육과 긴장성 근육 사이의 점진적 변화로 나타난다.
2. **신경계 기능장애:** 드물게 신경 감염에서 발견되는 유사한 길항근의 변화된 균형이 존재한다.
3. **무질서수축:** 근육의 특정 부분에서 톤이 증가하며 일반적으로 통증유발점이라고 한다.
4. **통증 자극:** 근방호가 나타나며 급성 손상 후 가장 자주 나타난다. 이러한 상황에서 자발적인 근전도 활동을 기록할 수 있다. 이 활동은 전체 반사호가 활성화되어 자발적인 근수축과 비교할 수 있게 한다.
5. **근육 긴장:** 일반적으로 과사용과 나쁜 자세의 결과. 뻣뻣한 근육은 자연적인 통증은 없지만 촉진 시 통증이 나타난다. 뻣뻣한 근육은 낮은 역치와 함께 나타나 더 쉽게 활성화된다. 이러한 과사용들이 기여하고, 뻣뻣한 부분이 유지된다. 처음에는 근육이 짧아짐에 따라 힘이 증가한다. 그러나 시간이 지나면 활성섬유가 비수축성 조직으로 대체됨에 따라 강도가 감소한다.

임상적 핵심 (CLINICAL PILLAR)

STM의 올바른 실행을 위한 팁

1. 편안함과 적용의 용이함 및 끝범위 자세의 진행을 돕기 위해 환자를 ***중립적인 위치***에 배치한다.
2. 치료사의 ***신체는 압력을 발생***시키고, 치료사의 어깨와 엉덩이를 움직임 방향으로 배치하고, 다리를 ***대각선 자세***로 배치하여 한 발에서 다른 발로 ***부하가 이동함***으로써 움직임을 일으킨다.
3. STM의 성공여부를 평가하기 위한 특정 매개변수를 확인하고, 상태의 단계에 비례하는 구체적인 목표를 명심한다.
   - ***급성기:*** 통증, 근육긴장, 경련 감소 통증
   - ***아급성기:*** 긴장도 감소, 가동성 증진
   - ***만성기:*** 더 ***늘어난 범위***와 기능적 동작 중에 연부조직과 관련된 보상작용을 처리한다.
4. 환자의 편안함과 중재에 대한 반응과 관련하여 환자의 ***지속적인 의사소통***을 유지한다.
5. 환자는 책임을 져야 하며 자신의 치료에 ***적극적으로 참여***해야 한다. 도수치료사의 주된 역할은 효율적인 자세를 ***촉진하고***, 환자에게 스스로를 유지하고 돌보는 방법을 ***가르치는*** 것이다.

연부조직 가동술의 기법 단계 (The Soft Tissue Mobilization Cascade of Techniques)

중재는 체계적으로 진행되어야 하며, 기능에 초점을 맞추면서 지속적으로 특이성을 찾는다. 다음 기법의 대부분은 두 손을 필요로 한다. 그러므로 설명은 *치료 손*과 *보조 손*에 관한 세부사항으로 구성된다(글상자 13-8).

피부와 표층근막의 연부조직 가동술 (Soft Tissue Mobilization for the Skin and Superficial Fascia)

외피 내의 콜라겐 섬유는 모든 방향으로 진행된다. 그러나 보통 피부가 접히거나(짧아지는) 방향으로 평행하게 진행되고 정상적인 움직임 중에 늘어나게 되는 주된 섬유 방향이 있다. 피부는 느슨하게 부착되어 기본 *텔라 피하내* 또는 *천층 근막*과 관련하여 쉽게 움직인다.[22,91]

반흔조직은 피부/표층근막의 비가동성에 대한 극한 예이다. 더 일반적으로, 약간의 유착이 층들 사이에 형성되어 움직임의 제한을 가져온다. 피부와 표층근막을 검사하기 위해 임상의는 한 손 또는 두 손을 손바닥으로 피부 아래로 *"압착"* 할 수 있는 충분한 압력을 가하여 검사할 부위에 놓는다.

손이 움직이면 피부는 아래쪽 조직을 따라 미끄러져 움직인다. 이러한 형태의 검사는 **피부활주(skin sliding)**라 불리우며 일반적으로 시계모양의 형태로 실행된다.[43]

글상자 13-8 STM 기법의 단계

1. 지속적 압력
2. 주변 조직을 ***단축시키거나 신장하는*** 보조손의 지속적 압력
3. 치료손에 의해 나선형으로 폼
4. 신체부의 단축과 신장이 있는 지속적 압력
5. 연관된 진동이 있는 지속적 압력
6. 치료손의 직접적 진동
7. 기능적 가동술

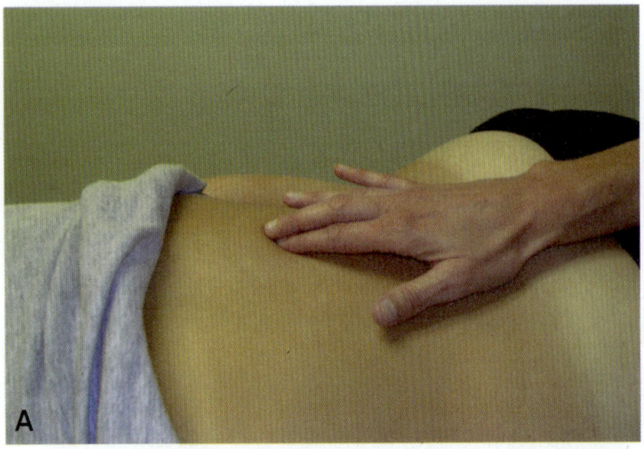

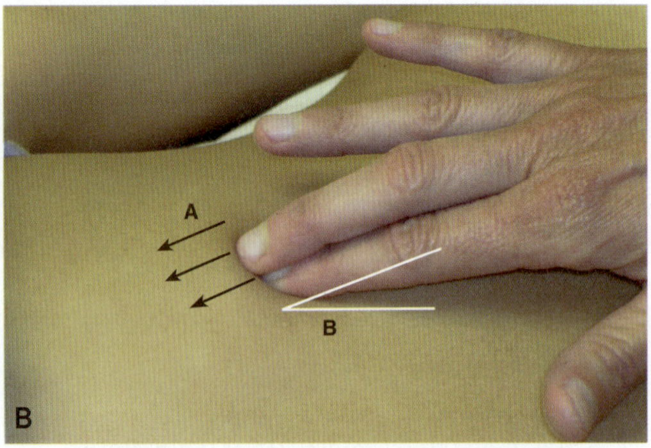

그림 13-10 단일 기능장애 부위를 추척하고 분리하기 위한 손가락 활주. **A.** 정상 조직에는 손가락 활주가 쉽다. **B.** 기능장애 조직에서는 손가락 아래에 저항이 나타난다. 치료사는 인접한 행에서 표면을 따라 이동한다(A). 손가락과 팔의 각도에 주의하여 남은 층을 해결한다(B).

여러 부위의 조직이 다르게 움직이기 때문에 검사의 초점은 움직임보다는 끝느낌의 확인에 있다. 느슨해지면 끝느낌을 평가하기 위해 과압력을 가한다. 기능장애 조직은 딱딱한 끝느낌을 갖는것으로 확인된다. 가상시계의 모든 방향으로 이동함으로써 가장 딱딱한 끝느낌의 방향과 최대의 제한을 알아볼 수 있다. 피부를 따라 손가락 하나를 **손가락 활주**하면 손가락이 쉽게 미끄러져서 피부물결이 생긴다(그림 13-10).[43] 기능이 제대로 작동하지 않는 조직은 손가락 활주와 저항의 감속이 유발될 것이다. 그럼 다음 치료사는 손가락을 잔디 표면에 평행하게 유지하여 레이어[1]에 남아 있도록 하면서 잔디를 깍는 것처럼 인접한 행을 평행하게 표면을 따라 이동한다.

도수물리치료사는 자신감과 안전감을 심어주기 위해 항상 환자와의 접촉을 유지해야 한다. 중재는 치료 손가락의 지속적인 압력으로 시작되어 제한이 분리된 채로 남아 있는지 확인하고 끝까지 가져간다. 압력은 부드럽게 가해지며 최대 제한 방향을 따르며 제한이 줄어들면 변화될 수 있다. 보조손을 사용하면 제한 주변의 조직을 단축시킬 수 있고, 제한 주위에서 여유를 만들거나 신장하여 제한에 대한 견인력을 생성할 수 있다. 조직의 *단축*은 제한 주위의 모든 방향으로 적용할 수 있지만, *신장*은 일반적으로 제한 방향을 따라 수행한다(그림 13-11).

조직의 단축과 신장과 함께 지속된 압력이 이완시키지 못하면 치료손으로 *회전력*이 사용될 수 있다. 이 기술을 **나선형 풀기(unlocking spiral)**라고 한다. 이것은 제한에 대한 압력을 유지하고 치료 손을 통해 시계방향 또는 반시계 방향으로 모션을 중첩함으로써 수행된다. 회전은 치료사의 전완의 회내 또는 회외부쪽으로 움직여서 생긴다. 회전에 대한 조직의 저항은 양방향으로 평가되고, 나선형은 제한이 해제될 때까지 가장 쉬운 방향에서 수행된다.

일반적으로 더 적극적인 기법은 심부층을 위해 사용된다. 이 기법은 중재에 대한 저항과 가동성을 얻기 위해 보다 적극적인 기법이 필요한 반흔 조직은 예외로 한다. 표층근막의 중재 후 재검사가 필요하다. 피부와 표층근막을 제거하면 심층구조에도 심대한 영향을 미칠 수 있다. 가동범위가 개선될 뿐만 아니라, 이러한 기법은 앞서 언급한 기능검사에도 변화를 초래할 수 있다.

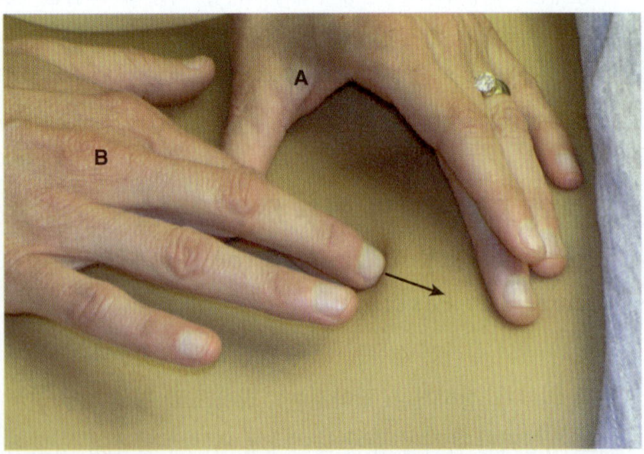

그림 13-11 B의 보조손과 A와 같이 적용할 때 표면근막의 신장과 단축시킬 수 있다. 제한주위의 조직은 단축될 수 있고, 제한주위에서 느슨해지거나 신장되면 제한에 견인력이 생긴다. 조직의 단축은 임의의 방향으로 적용될 수 있으며 신장은 제한의 방향에 따라 행하게 된다.

뼈윤곽을 위한 연부조직 가동술 (Soft Tissue Mobilization for Bony Contours)

연부조직이 뼈에 붙어 있기 때문에 부착 부위의 제한의 해결이 좋은 시작점이다. 이러한 뼈의 윤곽을 따라 가동성을 향상시킴으로써 동일한 부위에 부착되는 근육의 조직 긴장이 완화된다(그림 13-12).[64] 예를 들어, 장골릉에서의 제한 해결은 흉요추근막, 기립근, 요방형근, 광배근 및 복사근에 영향을 줄 수 있다.[7] 또한, 근막초는 오훼돌기와 같은 뼈에 *"얽히게"* 되어 목에서 손까지 근막의 흐름을 변경시킬 수 있기 때문에 뼈의 윤곽부위를 해결해야 한다.

미골은 또한 골반 내외의 근막조직의 연속성을 방해할 수 있다. 요추골격을 이루는 뼈 윤곽은 장골릉, 12번 늑골(갈비뼈), 천추고랑, 미골 및 척추 홈으로 구성된다. 표면 근막이 해결되면 치료사는 치료의 각도를 변경하여 심부층을 평가한다. 예를 들어, 장골릉을 따라 치료할 때 첫 번째 층에서 두 번째 층으로의 진행은 손과 전완을 수평에서 약 30°로 기울여서 수행한다. 깊이는 또한 손을 구부려서 손가락 자체가 구조직으로 수직이 되도록 처리할 수 있다. 제한이 확인되면 보조 손이 주변 조직을 단축시키가나 신장하여 손가락을 앞뒤로 향하게 하여 제한을 추가로 국소화한다. 더 심부층에서 중재를 성공적으로 수행하려면 보조손을 치료손과 같은 층에 두어야 한다.

회피적 제한을 이완하려면 보다 적극적인 기법이 필요할 수 있으며 반드시 더 많은 힘이 요구되지는 않는다. 단축이나 신장시키는데 실패하면 임상의는 기법의 단계를 내려가며 *신체부위의 신장*과 *단축*을 이끌어 낸다. 장골릉의 예에서 현명한 선택은 좌골결절을 위로 밀거나 치료손으로 제한의 방향과 깊이를 유지하면서 장골릉을 당겨 신장시키는 것이다. 예를 들어, 고관절 회전과 같은 능동적인 운동은 조직 장력 변화를 용이하게 하는데 효과적일 수 있다.

진행과정에서 환자는 기본 동작에서 보다 복잡한 동작으로 진행한다.[12,92] Feldenkrais[12] 반복적으로 조절된 움직임을 사용하여 궁극적으로 구조를 개선하는 효율적인 움직임 패턴을 개발하였다(20장 참조). 이러한 기능적 움직임 패턴에 STM을 추가함으로써 환자가 새로운 ROM 내에서 효율적으로 움직이는 것을 가르치면서 연부조직 제한을 해제하는 프로세스가 가속화된다.[92]

부드러운 진동과 함께 신체부위의 단축과 신장이라는 개념을 사용하는 중개기법을 **연관된 진동**이라고 한다. FO

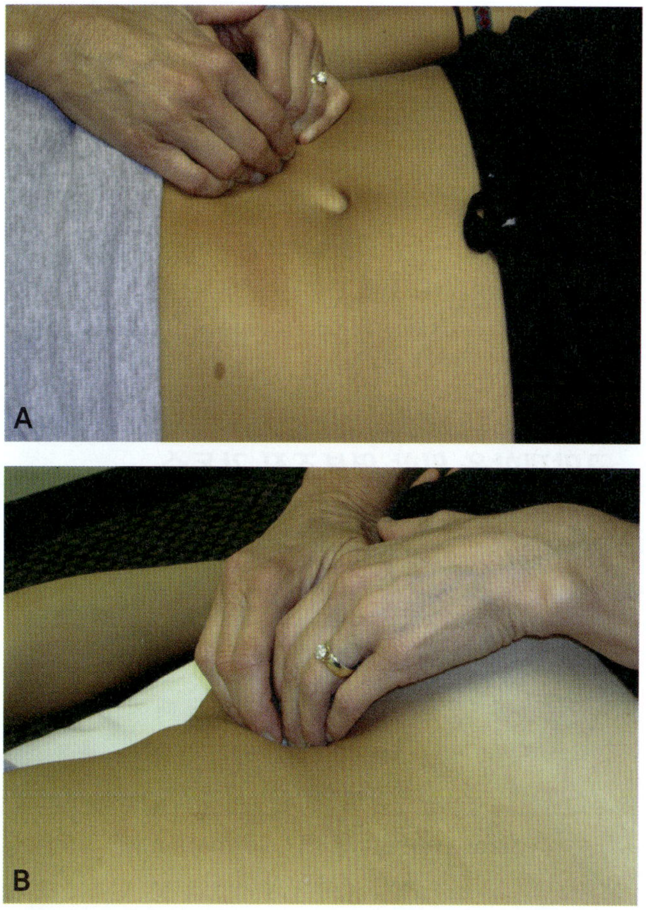

그림 13-12 뼈의 윤곽을 따라 가동성을 향상시킴으로써 그곳에 부착된 모든 근육에 조직긴장이 해결될 수 있다. 예를 들어, 흉곽의 **A.** 하각을 따라 저항제거 또는 **B.** 장골릉이 몸통 전체의 근육에 영향을 줄 수 있다. 일단 제한이 확인되면 손가락 쪽이나 뼈로부터 멀어지는 쪽으로부터 추가적으로 국소화시킨다. 보조손은 주변조직을 단축시키거나 신장할 수 있다.

접근법에서 사용되는 진동은 **Trager 방법**[14]이 기원이 되었다. *"신체작업(body work)"*의 형태에서는 진동움직임이 신체의 여러 위치에 통합되어 있다. 반복적인 움직임의 사용은 근육의 이완을 유도한다. 근육과의 직접적인 접촉은 일어나지 않지만 이러한 진동은 딱딱함을 감소시키는데 효과적이다.

연관된 진동을 수행하는 핵심은 *리듬*이다. 앞의 예를 사용하면 임상의의 손이 좌골결절에 놓여지고 압력이 순차적으로 적용된다. 골반에서 두개골 끝으로 도달하면 압력은 이완되고, 초기 위로 골반이 돌아간다. 치료사의 손은 단축(또는 신장)과 진동의 이완기 동안 좌골결절의 접촉을 유지하여야 한다.

진동 힘은 부드럽고 리드미컬한 움직임을 만들어 내면서 환자와 함께 치료사가 몸을 움직임으로써 만들어진다. 연관된 진동은 신체의 어느 부위에서나 수행될 수 있으며 신체의 종축 또는 *횡축*을 따라 수행될 수 있어 더 큰 회전력을 생성한다.

뻣뻣한 제한을 위해서 가장 진보적인 기법은 **직접적인 진동**이다. 제한이 분리되면, 진동을 치료손을 통해 제한에 직접 적용한다. 기법은 직접적인 것으로 생각되지만, 힘은 신체를 통해 생성되며 손을 통해 단순하게 전달된다. 이 기법은 III 또는 IV등급의 관절 가동술과 유사하며 진동과 마찬가지로 환자의 신체는 진동에 따라 움직인다.

근막제한을 위한 연부조직 가동술
(Soft Tissue Mobilization for Myofascial Restrictions)

근육 놀이 기법 (Muscle Play Techniques)

*근육 놀이 기법*을 통한 근육 제한을 다룰 때 치료사의 손은 (1) *수직 변형*, (2) *스트러밍*, (3) *평행 가동술*.

근육놀이 검사는 일반적으로 근육의 **수직**(perpendicular) 또는**횡단**(transverse), **변형**(deformation)에 의해 수행된다(그림 13-13). 예를 들어, 척추에서 척추의 한쪽에 손 끝을 놓고 손가락을 편하게 약간 구부린 자세에서 척추의 반대편에 손사락 끝을 놓는다. 이런 식으로 두 손이 모여서 근육의 경계선에 닿는 한 줄의 손끝으로 구성된 하나의 *"도구"*를 만든다. 다른 옵션에는 보다 일반적인 기법인 손이나 엄지손가락 끝이 사용된다. 척추 근육이 척추에서 멀어지면 임상의는 변형에 대한 양, 늘어나는 범위, 가장 중요한 끝느낌을 평가할 수 있다. 골조직의 중재와 마찬가지로 근막구조를 검사하는 과정은 표층부터 심층까지 진행되어야 한다.

수직 가동술의 진행은 **스트러밍**이라고 하는 기법이다. 스트러밍은 근육 놀이 장애에 대한 검사와 가동 기법으로 사용될수 있다. 스트러밍의 설정은 수직가동술의 설정과 동일하다. 그러나 일단 수직적 변형이 수행되면 치료사는 손가락을 근복 위에 미끄러지게 하고 다시 시작위치에서 미끄러지게 한다. 치료사는 근육의 가동성과 끝느낌을 평가하고 근육의 전체 길이를 따라 과정들을 반복하기 위해 주어진 위치에서 반복적으로 시행할 수 있다. 모든 기법과 마찬가지로 근육변형은 치료사의 신체에 의해 생성되어 환자의 신체에 진동효과를 일으킨다. 스트러밍은 마스터하기까지 시간이 걸리지만 근육놀이 장애를 치료하고 증가된 긴장영역을 식별하는

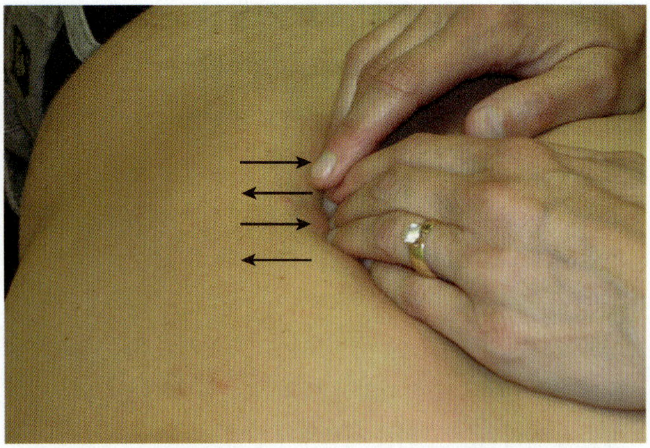

그림 13-13 수직 변형 중에 손의 끝이 척추의 한쪽에 놓이며 손가락 끝이 척추의 반대쪽에 놓인다. 두 손은 함께 모아 근육의 경계선에 닿은 한줄의 손가락끝으로 구성된 하나의 "도구"를 만든다. 스트리밍에 대한 형태와 비슷하다; 그러나 일단 수직 변형이 수행되면 치료사는 손가락을 근복 위로 미끄러지게 한다. 근육변형은 치료사의 신체가 아닌 손으로 만든다.

훌륭한 방법이 될 수 있다.

세 번째 검사와 중재옵션은 **평행기법**이다. 이 기법은 손가락 압력을 뼈와 근육 사이 또는 인접한 두 근육사이에서 근육에 평행하게 적용하여 수행된다. 치료사는 근육을 따라 손가락을 미끄러져 주변 조직과 분리하려고 시도한다. 역기능은 조직에서 "거리"가 나타나 손가락의 지속적인 미끄러짐을 어렵게 만든다. 치료사는 특정 깊이와 방향으로 추적하고 분리하여 이에 따라 치료하여야 한다.

근긴장 기법 (Muscle Tone Techniques)

근긴장 기능장애는 근복내에서 단단한 결절이나 민감한 띠로 나타난다. 신경성 반사 때문에 이러한 기능장애는 지속적인 개선에 내성을 보인다.[72,73,92] 그러므로 중재는 환자의 참여와 자세와 운동의 재교육이 필요하다.[15]

환자의 피드백은 기능부전의 정확한 *"진원지"*를 국소화 시키는데 도움이 된다. 중재는 기능장애의 정확한 지점과 방향에서 지속적인 압력을 가하여 적용된다. 이완이 일어남에 따라 치료사는 조직으로부터 떨어져 더 팽팽하게 한다. 중재의 중점은 화자가 증가된 긴장을 인식하고 다음과 같은 다양한 *"자가이완"* 기법들을 통하여 감소시킨다. (1) *압력내 호흡*, (2) *압력을 통한 호흡*, (3) *"풀기" 시도*, (4) *시각화 또는 이미지를 사용*, (5) *이완에 의해 분리된 지점을 수축시키는 것.*

근복 기능장애는 또한 근육을 넓히는 국소화된 스트러밍이나 일반적 기법으로 치료할 수 있다.

근진폭 기법 (Muscle Excursion Techniques)

근육의 견고함은 분리상태로 존재할 수도 있고[65,93] 근육 놀이/긴장 장애와 함께 나타날 수도 있다. 연부조직 기법과 연동하여 스트레칭을 하는 것이 효과적이다.[10] 근육 길이를 수동적으로 검사하려면 분절이 주요한 운동면을 따라 끝범위로 이동한 다음, 대각선 방향으로 이동하여 최대 제한방향을 분리한다. 예를 들어, 뒤넙다리근 길이를 테스트할 때 환자는 수동적으로 곧게 다리를 올리도록 한다. 추가적 분리는 약간의 내전과 외전에 의해 달성할 수 있으며 최대 3차원적 긴장을 확인하기 위해 다리를 내측과 외측 회전을 시킬 수 있다.[94,95] 수동스트레칭과 고유수용성 신경근 촉진(PNF)와 함께 STM을 수행할 수도 있다(표 13-4).

일반적 근막기법 (General Myofascial Techniques)

일반적인 기법은 폭 넓은 접촉을 사용하여 수행된다. 그것들은 제한의 위치, 깊이, 방향에 따라 수행된다.

큰 근육군이 관련이 되어 근육의 문제를 효과적으로 해결할 수 있다. 요추에서 손바닥의 불룩한 부위, 발목 또는 근위척골을 사용하여 척추 측면을 따라 일반적인 기술을 수행할 수 있다. 뇌졸중에서는 림프 배액을 용이하게 하도록 미골부, 중간, 측면의 두개골에 적용하며 골반 후방 경사에 가장 효과적이다. 팔꿈치나 고관절 회전이 있는 이상근의 무릎관절에 사용하는 것이 가장 효과적이다.

원주 기법(Circumferential technique)은 보통 근육 놀이를 회복할 목적으로 사지부에서 수행되므로 연부조직이 장골 주위를 원주형으로 움직일 수 있도록 한다. 손은 전방과 후방에 위치하며 미끄러지는 것을 방지하기 위해 충분한 압력이 가해진다. 연부조직을 완전한 운동이 이루어질 때까지 골 주변으로 시계방향과 반 시계방향으로 돌린다. 관절의 끝느낌이 평가되고 가장 제한된 방향이 설정된다. 치료사는 그때 제한점의 정확한 각도를 근위부와 원위부의 압력을 조절한다. 진행할 때 환자는 치료사가 압박할 때 사지를 회전시킨다. 이완 후 치료사는 그 과정을 반복한다.

표 13-4 연부조직은 전형적으로 기계적 성질에 대한 설명과 각 조직을 위해 시행되는 검사와 중재의 권장 원리를 포함하는 가동술 기법을 목표로 한다.

목표 조직	조직 특성	검사의 원리	중재의 원리
피부와 표층근막	• 콜라겐은 모든 방향으로 분포되어 있다. 일차섬유 방향은 피부가 접히거나 펴지는 방향과 평행하다. • 정상적 움직임 중에 피부와 근막 사이의 쉬운 활주와 피부의 늘림이 발생한다. • 다량의 엘라스틴이 늘어나고 변형된다.	• 손바닥 내려놓고 한 손 또는 양손을 두어라. 하부 조직을 따라 피부 위를 스치며 밀착하라. 이러한 형태의 검사를 스킨 슬라이딩이라고 한다. • 조직의 운동은 부위 및 방향에 따라 다르다 • 운동보다는 관절의 끝느낌을 구별하라. 느슨해지면 부드럽게 압력을 가하라. • 모든 방향으로 천천히 손을 움직여 가장 단단한 관절의 끝느낌의 시점을 찾아라. • 손가락 글라이딩 기술로, 정해진 방향의 피부를 따라가라. • Layer one의 손가락으로 인접한 행과 평행하게 표면을 따라 이동한다.	• 평가하려는 손가락의 지속된 압력은 제한점을 없애고 최종의 범위로 가져간다. • 압력은 부드럽게 가하고 최대한 제한하는 방향을 취한다. • 보조를 받으면 제한점 주위의 조직들이 짧아지거나 길어지고 제한점에 대한 견인력이 생긴다 • 사선형 풀기는 제한점에서 압박을 유지하고 치료하는 손을 통해 시계방향 또는 반시계방향의 운동을 겹치도록 한다. 회전은 회내 또는 회외에 가까워지도록 치료사의 전완으로 수행된다. 나선형은 제한점이 사라질 때까지 느슨한 방향으로 수행되었다. • 흉터조직은 중재에 더욱 더 저항하므로 강력하고 적극적인 기술이 필요할 수 있다.

표 13-4 연부조직은 전형적으로 기계적 성질에 대한 설명과 각 조직을 위해 시행되는 검사와 중재의 권장 원리를 포함하는 가동술 기법을 목표로 한다 - 계속

목표 조직	조직 특성	검사의 원리	중재의 원리
뼈의 윤곽	• 진단을 포함하여 여러 방향의 힘에 저항하기 위해 교대로 직교 수직 배열로 존재하는 I형 섬유 • 장골릉을 따라 뚜렷해진 제한점은 흉요근막, 척추주변근군, 형근, 광배근, 복사근에 효과가 있을 수 있다. • 근막초는 오구돌기처럼 골성 갈고리의 "장애"가 될 수 있다. • 미골은 또한 근막 조직의 연속성을 방해할 수 있다. • 근육 및 근막의 여러 층이 뼈의 윤곽에 붙어 있기 때문에 조직 층 개념이 중요하다.	• 뼈 윤곽을 따라 보이는 근막의 빠른 선별은 손과 팔뚝을 30°로 기울여 더 깊은 층으로 진행한다.	• 격리는 손가락을 범위 내외에서 기울여 한쪽에 제한점을 두어 발생한다. 보조하는 손은 주변 조직을 짧거나 길게 한다. • 보조하는 손을 반대쪽 손과 같은 층에 두어라. • 좌골결절을 위쪽으로 하거나 치료하는 손으로 특정 방향과 깊이를 유지하면서 장골을 당겨 길이를 길게 한다. • 단순히 능동적인 동작은 고관절 내부 및 외부의 회전을 포함하여 더 복잡한 동작(기본 동작 포함)으로 진행됨에 따라 형성된다. • 연관된 진동은 척수 결절에 손을 대고 압력을 가하여 두개골을 형성한 다음, 손을 다시 움직이지 않고 압박을 멈추어라. 진동은 손 뿐만 아니라, 임상의 전신을 통한 움직임에 의해 발생한다. 엉덩이 또는 어깨 회전으로의 진동은 회전력을 생성하는데 사용된다. • 제한이 격리되면 직접적인 진동은 치료하는 손을 통해 수행된다.
근막	• 밀도가 높고 느슨한 결합조직 • 콜라겐과 엘라스틴의 불규칙한 막과 고도의 HA • 골막 진피로부터 연장되어서 진피까지 늘어나서 만들어진 망은 근막초로 지속된다. • 근육은 **근내막, 근주막, 근외막**으로 덮여 있으며, 각 구조가 독립적으로 움직일 수 있게 근막초가 쓰인다. • 근육 놀이 장애에 대한 중재는 대개 치료를 받으면 유지된다. 근육 긴장 장애는 지속적인 중재에 내성이 있다.	• 주어진 근육군에 동등하게 약점, 자세 등이 미치는 영향을 상기하면서 전신을 검사한다. • 근육 재생 검사는 근육의 수직 또는 수평 변형에 의해 수행된다. • 요추에서 치료사는 척추의 반대 방향에 기반을 두고 손가락 끝을 따라 이완된 자세에서 척추의 한쪽 면에 손바닥 아래 부분을 위치시킨다. 양 손이 근육의 경계에 맞물리는 하나의 도구를 만들 수 있다. 손바닥 아래 부분을 위치시킨다; 양 손이 근육의 경계에 맞물리는 하나의 "도구"를 만들 수 있다.	• **근육 재생기술**은 다음과 같다. • 보조하는 손으로 조직을 짧게 또는 길게 하거나 장골릉을 당겨 신체 부위를 길게 하여 중재하는 신체부위를 길게 하여 중재하는 손으로 지속적인 변화된 압박을 유지하라. • 제한된 방향으로 근육을 리듬감 있게 변형시키기 위해 손 기법을 보조하는 것과 결합된 직접적인 진동. • 스트레밍은 수직적인 가동화와 동일하게 설정할 수 있다. • 수직 변형이 수행되면, 치료사는 손가락을 근복 위에 미끄러지게 하고 주어진 위치에서 반복적으로 스트리밍을 한 다음 근육의 길이에 따라 반복한다.

표 13-4 연부조직은 전형적으로 기계적 성질에 대한 설명과 각 조직을 위해 시행되는 검사와 중재의 권장 원리를 포함하는 가동술 기법을 목표로 한다

목표 조직	조직 특성	검사의 원리	중재의 원리
		• 근막구조 검사는 표층에서 심층으로 진행한다. 일단 제한이 확인되면, 손가락의 각도는 꼬리 쪽에서 다음 머리 쪽으로 추적과 분리하여 제한의 3차원 위치를 설정한다. • 검사는 두 근복 사이에서 진행된다. • 근육길이를 검사하려면 근육을 그 범위의 끝까지 수동적으로 늘려야 한다. 그런 다음 대각선 방향으로 움직여 최대 제한 방향으로 분리한다.	• 수평기법은 뼈와 근육 사이 또는 인접한 두 근육 사이에서 근육에 평행하게 손가락 압력을 가하면서 수행된다. 치료사는 근육을 따라 손가락을 미끄러트려 주위 조직을 분리한다. • **근긴장 기법**은 다음이 포함된다. • 중재에는 자세와 운동의 재교육을 포함하여 환자의 참여가 포함되어야 한다. • 중재는 정확한 지점과 기능장애의 방향에서 지속적인 압력을 적용한다. 압력은 다음과 같은 수준에서 시작한다. 주변 근육이 수축하지 않도록 한다. 이완이 일어남에 따라 조직으로 더 이동함으로써 느슨해진다. 중재의 중점은 환자가 다양한 "자기 이완" 기법을 사용하여 긴장의 증가를 인식하고 이를 줄이는 법을 배우도록 하는 것이다. 치료사가 지속적인 압력을 유지하는 동안 환자는 여러 가지 기법을 적용할 수 있다.[1] 여기에는 (1) 압력에 의한 호흡, (2) 압력을 통한 호흡, (3) "풀기" 시도 (4) 시각화와 이미지를 사용 (5) 근육의 분리점을 구체적으로 수축시킨 후 이완. 근복 기능장애는 근육을 확장시키려는 일반적인 문지르기 기법이나 국소적인 스트러밍으로 치료할 수 있다. 이러한 기법은 환자 참여와 함께 수행되어야 한다. **근육 진동기법**은 다음과 같다: • STM과 함께 근육 스트레칭을 하는 것은 수동적 스트레치 중에 STM 원리를 적용하여 효율성을 높이고, PNF 기법과 함께 STM을 적용한다.

선택한 영역의 연부조직 가동화 기술 (Soft Tissue Mobilization Techniques for Selected Regions)

복부 부위의 연부조직 가동화 (Soft Tissue Mobilization for the Abdominal Region)

복부 부위에 배꼽 주변을 360° 돌면서 운동하며 평가하고 피하 조직의 검사를 먼저 수행한다. 복부에 있는 외과적 흉터는 주의 깊게 살펴야 하며 척추의 운동성에 중요한 영향을 끼치며 운동 기능장애 및 관련된 통증 증후군을 일으킬 수 있다.[35]

복부의 뼈 윤곽은 장골의 앞 면과 늑골의 하부 경계를 구성한다. 이러한 뼈 윤곽은 횡격막과 장근의 즉각적인 검사와 중재로 이어진다. 횡경막은 양 손을 상복부에 놓고 손가락을 흉곽에서 횡 방향으로 움직여본다(그림 13-14). 환자가 숨을 들이마실 때 치료사는 손을 갈비뼈에 펴고 척골측 편위에서 두개골 쪽으로 이동시킨다. 숨을 내쉴 때 치료사는 흉곽의 확장을 유지하면서 횡격막을 스트레칭 한다.[96] 장골은 장골와를 따라 손가락을 미끄러지게 함으로써 촉진될 수 있다.

횡경막과 장골을 치료한 후, 복직근은 근육 재생을 위해 평가되어야 한다. 외측연에서 백선의 각 면에 반달선으로 나타나는 곳을 촉진해야 한다. 그런 다음 치료사는 손가락을 안쪽으로 밀어 직근 아래로 내려간 뒤 오른쪽에서 왼쪽으로 미끄러져 움직인다.

요근으로 진행하기 전, 복부의 내부가 평가된다. 내장은 근막으로 둘러싸여 있어 제한점이 생길 수 있다. 복부의 양쪽에 손을 대고 복부 전체를 좌 · 우로 움직인다. 압박을 가하는 제한된 방향의 분리는 중요하다. 중재는 환자가 하지 장골로 등뼈를 회전시켜 부위를 짧거나 길게 하여 가장 쉽게 수행할 수 있다. 마지막으로 치료사는 요근을 치료해야 한다[97-99] 요통은 요근의 연부조직을 제한하며 움직임에 영향을 준다. 요근은 복부와 배꼽 사이의 중간 정도에서 깊숙히 눌러 촉진된다. 치료사는 고관절을 구부려 위치를 확인한다. 고관절 각도를 변화하고 골반을 회전시키거나 다리로 척추를 회전시켜 신체 부위를 길거나 짧게 할 수 있으며 수동적 또는 능동적으로 수행할 수 있다(그림 13-15).

전방 흉부 부위에 대한 연부조직 가동화 (Soft Tissue Mobilization for the Anterior Chest Region)

대부분의 목과 어깨의 기능장애의 결과에 중요한 것은 전방 흉부의 연부조직의 제한점을 해결하는 것이다. 앞 가슴의 연부조직을 치료하면 자세를 바로 잡는데 도움이 되며 경부, 흉추, 어깨에서 효과를 볼 수 있다. 앙와위에서 도수치료사는 견갑골(어깨뼈) 위치와 호흡 양상을 평가해야 한다. 중재는 피하조직에서 시작한다. 뼈의 윤곽은 상완, 흉골, 원위부 접합부, 쇄골 및 전/측면의 늑골(갈비뼈)을 포함한다. 심부와 표면의 경근막은 쇄골에 붙어 있는데 어깨를 회전시키는 것이 근육 긴장을 풀어주는 효과적인 방법이다. 관련 있는 견

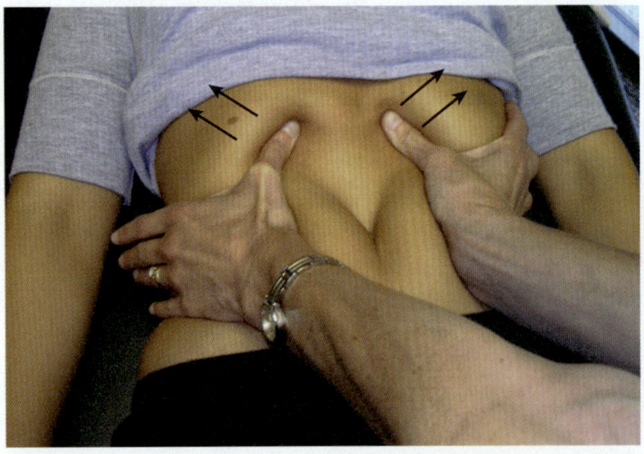

그림 13-14 횡경막 풀기는 흉곽 옆쪽에 양 손을 놓은 상태로 상복부 쪽에서 시행된다. 환자가 숨을 들이마시면 치료사의 손은 늑골(갈비뼈)을 확장시키기 위해 척골 쪽으로 이동한다. 숨을 내쉬는 동안 치료사는 흉곽의 확장을 유지해야 한다.

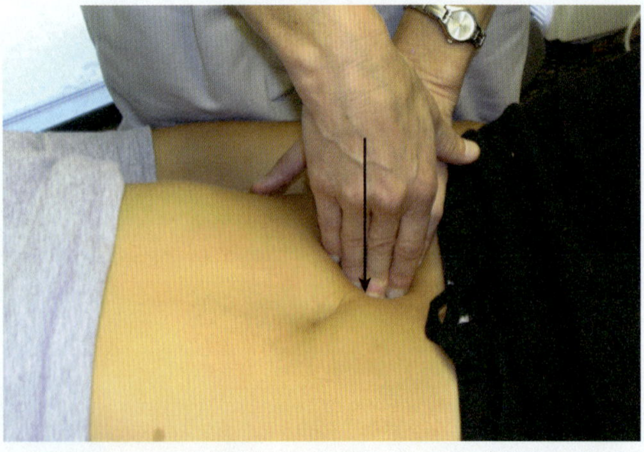

그림 13-15 요근의 확장은 배꼽과 상전 장골극 사이의 복부 중간 부분 깊숙한 곳에서 수행된다. 요근을 부드럽게 타진하는 것은 근육 재생 및 운동을 평가하려는 것이다. 근육이 촉진되면 치료사는 제한점을 없애기 위해 두개골 방향이나 미측으로 더 많이 움직일 수 있다.

관절 근육 중 많은 것이 이 부위에 붙어 있으므로 견갑골의 외측연을 평가하도록 한다. 이 부위에서 치료된 근섬유 구조는 *대흉근/소흉근(큰가슴근/작은가슴근), 견갑하근(어깨밑근), 대원근/소원근(큰원근/작은원근), 전거근(앞톱니근), 광배근(넓은등근), 극하근(가시아래근), 늑간근(가시사이근), 흉쇄유돌근(목빗근), 사각근(목갈비근), 상부 승모근(등세모근), 견갑거근(어깨올림근), 광경근(넓은목근), 경장근(긴목근)*일 수 있다.

결론
CONCLUSIONS

근막 통증을 해결하기 위해서 연부조직 가동화는 오래전부터 존재했으며 수년 동안 다양한 분야의 임상의와 연구자들이 기존의 지식 분야에 기여해왔다. 이 장에서 설명하는 STM에 대한 접근 방식은 Gregory S. Johnson이 개발한 고유한 시스템이다. 이 접근법은 통증 완화, 효율적인 기능 향상 및 관절 운동, 신경근 재생 및 운동 조절 훈련 적용을 위해 기능적 도수치료의 통합된 구성으로서 STM을 사용한다.

STM을 효과적으로 수행하려면, 도수치료사가 연부조직 손상에 효과가 있는 기전을 완전히 이해하고 연부조직의 해부학 및 치료에 대해 평가해야 한다. 또한 도수치료사가 연부조직 기능장애가 있는 위치, 방향 및 깊이를 입체적으로 파악해야 한다. 연부조직을 손상시킬 수 있는 기전을 알아야 한다. STM을 효과적으로 사용하려면 도수치료사가 연부조직 기능장애가 있는 위치, 방향 및 깊이를 입체적으로 파악해야 한다. 부위는 추적 및 격리를 통해 찾을 수 있다. 이러한 기술은 연부조직 기능장애 즉, 피부 및 천근막의 첫 번째, 뼈 윤곽을 깨끗하게 하는 데 사용되어야 하며 궁극적으로 근육의 근막 기능장애를 해결하기 위해 근육 재생을 목표로 해야 한다.

연부조직 제한은 큰 효과를 갖는 다른 중재를 허용하는 것이 필요할 수도 있다. 연부조직 장애의 유병율은 도수치료사가 구조적인 효과성 및 무증상 기능을 회복하기 위해 고안된 검사 및 중재 전략과 연부조직의 해부학, 잠재적인 기전의 철저한 이해를 필요로 한다.

임상 사례 (CLINICAL CASE)

사례 1

현 병력(HPI): L4–L5 및 L5~S1에서 퇴행성 디스크 질환의 병력이 있는 29세 남성으로 요통 및 양측 엉덩이 및 후부 허벅지 통증 등 여러 증상이 있다. 현 증상은 며칠 전에 이유 없이 시작되어 점차 악화되었다. 현재 지속적인 통증과 보행의 어려움, 허리를 굽힐 수 없다고 호소한다.

과거력: 증상은 약 5년 전 스키 여행 중 시작되었다. 그때 이후로 물리치료로 해결할 수 있는 5번의 요통을 경험했다.

관찰: 환자는 50% 우측 측방 굴곡, 감소된 요추 전만증, 전방 골반 전단 및 위에 위치된 왼쪽 장골과 골반 비대칭이 있다.

능동 관절가동범위(AROM): 역 방향 굽힘 = 10% ; 좌측 전단 = 80% ; 우측 전단 = −40%.

VCT: 3/5

1. 관찰 및 AROM의 결과를 바탕으로 근막 손상을 예측할 수 있는 근육군은 어디인가? 구체적으로 설명하고 근거를 제시하라. VCT의 수행에 환자가 어디에서 구부러질 것으로 기대하는가? 근거를 설명하라. 당신의 의문점을 확인하려면 수행해야 할 다른 실험 절차는 무엇인가?
2. 가장 적절한 연부조직 가동술을 결정하기 위해 요추 검사 방법을 자세하게 설명하라. 근육 경련이 있을 때 어떠한 연부조직 가동술이 가장 효과적인가? 직·간접적 기술을 포함하여 근거를 제시하라. 중재 과정 중에, 직후에 성공의 여부를 결정하려면 무엇을 확인하겠는가?
3. 두 번 방문 후, 환자는 더 이상 측면으로 이동하지 않는다; 그러나 나머지 관찰 평가는 똑같이 유지된다. 왼쪽 전단 80%, 오른쪽 전단 60%이 된다. 이제 걷는 데 어려움을 호소하지 않으나 허리 쪽에 전신통을 표현한다.
4. 기능을 측정하기 위해 수행해야 할 테스트는 무엇인가? 연부조직을 촉진할 때, 10시 방향에 3단계, L4 왼쪽에서 감소된 근육 놀이가 회복된다. 이 제한점이 어떻게 오른쪽 전단을 어떻게 제한할지 설명하라. 이 제한점을 치료하기 위해 사용할 수 있는 두 가지 근막 기법을 설명하라. 구체적으로 치료손과 보조손의 위치를 포함하라. 환자가 제한점을 없애기 위해 무엇을 할 수 있는가?
5. 위에 설명된 STM 기술을 보완하기 위해 어떠한 다른 중재를 사용하는가?

사례 2

HPI: 환자는 오른쪽 어깨와 팔 통증의 잠행성 발병을 호소하는 35세 여성이다. 그녀는 상승된 자세에서 팔을 내릴 때 통증을 느낀다. 또한 그녀는 오른쪽 외측 상완 부위에 통증이 있으며 약 2개월 전에는 오른쪽 목근 통증을 호소했다. 그녀는 눈 뜨자마자 통증을 느끼고 하루 종일 증상이 심해진다고 말한다. 약물로 증상이 호전된다.

PMH: 약 2년 전 왼쪽 어깨에 비슷한 증상이 있었다. 그 당시 그녀는 가시위근 힘줄의 석회화 건염을 진단 받았다. 물리치료로 증상은 사라졌다.

관찰: 전방 두부, 둥근어깨, 증가된 흉부척추후만증, 흉골의 위축, 양쪽 사지의 내전근 증가가 나타났다.
앙와위 자세에서 오른쪽 견갑골(어깨뼈)은 표 위에 4인치, 왼쪽에 3인치에 위치한다. 가슴통증을 느낀다.

AROM: 경부 회전 우측= 60%; 좌측 = 50%. 내회전에서 어깨 외전 우측= 120°; 좌측 = 160°

VCT: 3/5

EFT: 팔꿈치 굴곡은 견갑골 전방 기울임과 과도한 전방 경부 근육 활동이다.

1. 위의 내용을 기초로 시간이 지남에 따라 환자의 넓게 퍼진 증상이 어떻게 진행되는지 설명할 수 있는가? 통증의 감소보다는 기능의 회복을 목표로 어느 부위의 연부조직을 촉진할 것인가? 근거를 제공하라. 실험 진행 방식을 자세히 설명하라.

2. 이 환자의 기능장애가 발견될 것으로 예상되는 연부조직 그룹을 열거하라. 근거를 설명하라. 호흡을 향상시키기 위해 연부조직 가동술에 대해 조사하고 치료할 특정 부분은 무엇인가?

3. 추가적 검사를 하는 동안 오른쪽 첫 번째 갈비뼈가 올라간 것을 발견하게 된다. 이러한 기능장애를 해결하는 데 도움이 될 수 있는 연부조직은 무엇인가? 상부 흉부 척추를 검사할 때, 어떠한 특정한 뼈의 윤곽선을 뚜렷이 할 것인가?

4. 연부조직을 촉진하면 전방에서 후방으로 우측 승모근의 근육 놀이 감소가 보인다. 적어도 두 개의 신체 부위를 수축, 신장하여 근육 놀이를 향상시키는 방법을 설명하라. 이 과정에서 환자가 어떤 도움을 줄 수 있는가? 근육 놀이 기법이 경추의 관절가동범위를 회복시키지 못한다면 다른 근막 기능장애를 완전히 막을 수 있는 방법이 있는가? 이러한 기능장애를 치료할 수 있는 방법을 설명하라.

5. 위에서 설명한 연부조직 가동성 기술을 보완하기 위해 환자에게 사용할 다른 중재는 무엇인가?

따라하기 (HANDS-ON)

파트너와 함께 실습실에서 다음의 활동을 수행하자.

1 대상자의 구조적 검사를 수행하고 연부조직 윤곽 외에, 구조의 기능장애를 기록하라. 그 다음 파트너의 VCT, EFT 및 LPM의 3가지 기능 검사를 수행하고, 1-5 척도를 사용하여 등급을 매긴다. 기능장애의 영역을 정확히 파악하는 데 익숙한 다른 움직임 검사 기술을 사용하라.

2 기능장애가 있는 것으로 의심되는 부분을 토대로 대상자의 흉요추부 척추 안의 3가지 표층의 제한점을 확인하라. 각 제한의 특정 지점, 방향 과 정도를 구별하라. 조직의 수축 또는 신장, 나선형 풀기와 함께 직접 압박하여 기능장애를 치료하라. 제한점을 없애고, VCT, EFT 및 LPM을 재검사하고 변경사항을 적어라.

3 대상자의 장골을 따라 제한점을 확인하라. 치료하려는 손에 직접 압박을 가하라. 연속된 진동을 주기 위해 대상자의 좌골 결절을 손으로 받친다. 중재와 함께 사용하기 전에 연속된 진동을 연습하는 것이 도움이 될 수 있다. 계속해서 다른 뼈의 윤곽선에 대한 제한을 찾아내고 중재를 위해 기법의 단계를 사용하라. 치료 중에 대상자의 반응을 확인하라. 압박과 신체 역학의 특수성에 주의해야 한다. 이러한 중재 후 구조, 움직임 및 기능 테스트 결과 대해 대상자에게 다시 확인하라(VCT, EFT, LPM).

4 흉부와 요추의 척추측면 근육 조직의 연부조직 기능장애를 평가하기 위해 스트러밍 기법을 사용하라. 근육 재생 제한이 있는 위치를 입체적으로(방향 및 각도) 구분한다. 기능장애를 치료하기 위해 스트러밍을 계속 사용하라. 환자에게 장애를 치료하는 데 도움이 되는 몸통 회전(또는 선택한 다른 움직임 유형)을 역동적으로 움직이게 하라. 기능장애가 중재에도 변함이 없다면 다른 근육 운동 기술을 시도하거나 탄력을 평가하고 필요에 따라 기술을 적용하라. 중재 후 재확인하라.

5 대상자의 요근을 찾아서 양쪽을 비교하라. 기법의 단계를 사용하여 가장 큰 기능장애가 있는 부분을 치료하라.

6 다른 신체 부위, 가급적이면 이 장에서 설명하지 않은 신체 부위를 선택하고 가장 중요한 표층근막, 뼈의 윤곽과 근막 기능 장애를 검사하여 치료하라.

참고 문헌 (REFERENCES)

1. Carlson S. History of massage. 2006. Available at https://suite101.com/a/historyofmassage-a36. Accessed March 31, 2014.
2. Calvert R. Historic descriptions of massage. *Massage Magazine*. 2005;111.
3. Travell JG, Simons DG. *Myofascial Pain and Dysfunction: The Trigger Point Manual*. Vols. I and II. Baltimore, MD: Williams & Wilkins; 1992.
4. Kellgren JH. Observations on referred pain arising from muscle. *Clin Sci*. 1938;3:175-190.
5. Dicke E, Shliack H, Wolff A. *A Manual of Reflexive Therapy of Connective Tissue (Connective Tissue Massage) "Bindegewebsmassage."* Scarsdale, NY: Sidney S. Simone; 1978.
6. Palastange N. Connective tissue massage. In: Grieve G, *Modern Manual Therapy of the Vertebral Column*. London: Churchill Livingston; 1986.
7. Miller B. Manual therapy for myofascial pain and dysfunction. In: Rachlin ES, ed. *Myofascial Pain and Fibromyalgia*. St. Louis, MO: Mosby; 2002.
8. Cyriax J. *Textbook of Orthopaedic Medicine: Diagnosis of Soft Tissue Lesions*. 8th ed. Baltimore: Williams & Wilkins;1984.
9. Cyriax J, Cyriax P. *Illustrated Manual of Orthopaedic Medicine*. Bourough Green, UK: Butterworths; 1983.
10. Rolf R. *Rolfing*. Santa Monica, CA: Dennis-Landman; 1977.
11. Schultz RL, Feitis R. *The Endless Web–Fascial Anatomy and Physical Reality*. Berkeley, CA: North Atlantic Books; 1996.
12. Feldenkrais M. *Awareness Through Movement*. New York: Harper & Row; 1977.
13. Aston J. *Aston Patterning*. Incline Valley, NV: Aston Training Center; 1989.
14. Trager M. *Trager Mentastics: Movement as a Way to Agelessness*. Barrytown, NY: Station Hill; 1987.
15. Tsao H, Hodges PW. Persistence of improvements in postural strategies following motor control training in people with recurrent low back pain. *J Electromyogr Kinesiol*. 2008;18(4):559-567.
16. Culav EM, Clark CH, Merrilees MJ. Connective tissues: matrix composition and its relevance to physical therapy. *Phys Ther*. 1999;79:308-319.
17. Frankel VH, Nordin M. *Basic Biomechanics of the Skeletal System*. Philadelphia: Lea & Febiger; 1980.
18. Currier D, Nelson R. *The Dynamics of Human Biolgic Tissue*. Philadelphia, F.A. Davis; 1992.
19. Downey PA, Siegel MI. Bone biology and the clinical implications of osteoporosis. *Phys Ther*. 2006;86:1.
20. Akeson W. Wolff's law of connective tissue: The effects of stress deprivation on synovial joints. *Arthritis Rheum*. 1989;18(suppl 2):1.
21. Mueller MJ, Maluf KS. Tissue adaptation to physical stress: A proposed "physical stress theory" to guide physical therapy practice, education and research. *Phys Ther*. 2002;82:383-403.
22. Gray H. *Anatomy of the Human Body*. Philadelphia: Lea & Febiger; 1966.
23. Akeson WH, Amiel D, Woo S. Immobility effects on synovial joint: the pathomechanics of joint contracture. *Biorheology*. 1980;17:95.
24. Amiel D, Akeson W, Woo S. Effects of nine weeks immobilization of the types of collagen synthesized in periarticular connective tissue from rabbit knees. *Trans Orth Res Soc*. 1980;5:162.
25. Butler D. *Mobilization the Nervous System*. New York: Churchill Livingstone; 1991.
26. Gratz CM. Air injection of the fascial spaces. *Am J Roentgenol*. 1936;35:750.
27. Grossman MR, Sahrmann SA, Rose SJ. Review of length-associated changes in muscle. *Phys Ther*. 1982;62:1799.
28. Schleip R, Klingler W, Lehmann-Horn F. Active fascial contractility: fascia may be able to contract in a smooth muscle-like manner and thereby influence musculoskeletal dynamics. *Med Hypothesis*. 2005;65:273-277.
29. Ng CP, Hinz B, Swartz MA. Interstitial fluid flow induces myofibroblast differentiation and collagen alignment in vitro. *J of Cell Sci*. 2005;118: 4731-4739.
30. McCullough J. The integumentary system–repair and management: an overview. *PT Magazine*. 2004. Available at: http://web.missouri.edu/~danneckere/pt316/case/wound/integumentary.pdf .
31. Engles M. A tissue response. In: Donatalli R, and Wooden M. *Orthopaedic Physical Therapy*. Philadelphia: Elsevier; 2001.
32. Woo S, Buckwalter JA. *Injury and Repair of the Musculoskeletal Soft Tissues*. Park Ridge, IL: American Academy of Orthopaedic Surgeons; 1988.
33. Arem JA, Madden JW. Effects of stress on healing wounds. Intermittent noncyclical tension. *J Surg Res*. 1976;20:93.
34. Van der Muelen JCH. Present state of knowledge on processes of healing in collagen structures. *Int J Sports Med*. 1982;3:4.
35. Kobesova A, Morris CE, Lewit K, Safarova M. Twenty-year old pathogenic active postsurgical scar: a case study of a patient with persistent right lower quadrant pain. *J Manipulative Physiol Ther*. 2007;20:234-237.
36. Lewit K, Olsanska S. Clinical significance of active scars: abnormal scars as a cause of myofascial pain. *J Manipulative Physiol Ther*. 2004;27: 399-402.
37. Cummings GS, Crutchfield CA, Barnes MR. *Orthopedic Physical Therapy Series: Vol 1: Tissue Changes in Contractures*. Atlanta: Strokesville; 1983.
38. Kendall HO, Kendall FP, Boynton DA. *Posture and Pain*. Huntington, NY: Krieger Publishing; 1977.
39. Woo SL-Y, Buckwalter JA. *Injury and Repair of the Musculoskeletal Soft Tissues*. Park Ridge, IL: American Academy of Orthopedic Surgeons; 1988.
40. Calliet R. *Soft Tissue Pain and Disability*. Philadelphia: FA Davis; 1977.
41. Farfan HF. Mechanical factors in the genesis of low back pain. In: Bonica JJ, Liebeskind JC, Albe-Fessard D, eds. *Advances in Pain and Research and Therapy*. Vol 3. New York: Raven Press; 1979.
42. Hunt TK, Banda MJ, Silver IA. Cell interaction in post-traumatic fibrosis. *Clin Symp*. 114;1985:128-149.
43. Johnson GS, Saliba-Johnson VL. *Functional Orthopaedics I. Course Outline*. Steamboat Springs, CO: Institute of Physical Art; 2003.
44. Caprini JA, Arcelus JA, Swanson J, et al. The ultrasonic localization of abdominal wall adhesions. *Surg Endos*. 1995;9:283-285.
45. Isla A, Alvarez F. Spinal epidural fibrosis following lumbar diskectomy and antiadhesion barrier. *Neurocirugia (Astur)*. 2001;12:439-446.
46. Brill AI, Nezhat F, Nezhat CH, Nezhat C. The incidence of adhesions after prior laparotomy: a laparoscopic appraisal. *Obstet Gynecol*. 1998;85:269-272.
47. Ahcan U, Amez ZM, Bajrovic F, Zoman P. Surgical technique to reduce scar discomfort after carpal tunnel surgery. *J Hand Surg (Am)* 2002;27: 821-827.
48. Stauber WT, Knack KK, Miller GR, Grimmett JG. Fibrosis and intercellular collagen connections from 4 weeks of muscle strains. *Muscle Nerve*. 1996;19:423-430.
49. McNeil PL, Khakee R. Disruptions of muscle fiber plasmamembrane: role in exercise-induced damage. *Am J Pathol*. 1992;140:1097-1099.
50. Matthews P, Richards H. Factors in the adherence of flexor tendon after repair. *J Bone Joint Surg*. 1976;58B:230.
51. Gelberman RH, Vandebert JS, Lundberg GN, Akeson WH. Flexor tendon healing and restoration of the gliding surface. *J Bone Joint Surg*. 1983; 65A:70.
52. Akeson WH, Amiel D, Mechanic GL, et al. Collagen cross-linking alterations in periarticular connective tissue collagen after nine weeks of immobilization. *Connect Tissue Res*. 1977;5:15-19.

53. Akeson WH, Woo SL-Y, Amiel D, Matthews JV. Biomechanical and biochemical changes in the periarticular connective tissue during contracture development in the immobilized rabbit knee. *Connect Tissue Res*. 1974;l2:4.
54. Woo S, Matthew JV, Akeson WH, et al. Connective tissue response to immobility: correlative study of biomechanical and biochemical measurements of normal and immobilized rabbit knees. *Arthritis Rheum*. 1975; 18:257.
55. Woo S, Gomex MA, Woo YK, et al. The relationship of immobilization and exercise on tissue remodeling. *Biorheology*. 1982;19:397.
56. Iocono JA, Ehlich HP, Keefer KA, Krummel TM. Hyalurion induces scarless repair in mouse limb organ culture. *J Ped Surg*. 1998;33:4.
57. Miller JA, Ferguson RL, Powers DL, Burns JW, Shalaby SW. Efficacy of hyaluronic acid/ anti-inflammatory systems in preventing postsurgical tendon adhesions. *J Biomed Mater Res*. 1997;38:25-33.
58. Larsson SE, Bodegard L, Henriksson KG, Obery PA. Chronic trapezius myalgia: morphology and blood flow studied in 17 patients. *Act Orthop Scand*. 1990;61:394-398.
59. Amiel D, Frey C, Woo S, et al. Value of hyaluronic acid in the prevention of contracture formation. *Clin Orthop* 1985;196:306.
60. Jarvinen TA, Kannua P, Jarvinen TI, et al. Tenascin-C in the pathobiology and healing process of musculoskeletal tissue injury. *Scand J Med Sci Sports* 2000;10:376-382.
61. Selye H. *The Stress of Human Life*. New York: McGraw-Hill; 1978.
62. Wyke B. The neurology of joints. *Ann R Coll Sur* 1967;41:25.
63. Janda V. Muscle weakness and inhibition (pseudoparesis) in back pain syndromes. In: Grieve G, ed. *Modern Manual Therapy of the Vertebral Column*. New York: Churchill Livingstone; 1986:198.
64. Janda V. Pain in the locomotor system, a broad approach. In: Glasgow EF, ed. *Aspects of Manipulative Therapy*, Melbourne, Australia: Churchill Livingstone; 1984.
65. Janda V. *Muscles and Back Pain: Assessment and Intervention, Movement Patterns, Motor Recruitment*. Course notes. 2nd ed. 1994;4.
66. Janda V. Muscle spasm–a proposed procedure for differential diagnosis. *J Manual Med* 1991;6:136-139.
67. Emre M. Symptomatology of muscle spasm. In: Emre M, Mathies H, eds. *Muscle Spasm and Back Pain*. Carnforth, UK: Parthenon; 1988.
68. Lewit K. Management of muscular pain associated with articular dysfunction. In: Fricton JR, Awad EA. *Advances in Pain Research and Therapy. Vol 28. Myofascial Pain and Fibromyalgia*. New York: Raven; 1990.
69. Tardieu C, Tarbary J, Tardieu G, et al. Adaptation of sarcomere numbers to the length imposed on muscle. In: Gubba F, Marecahl G, Takacs O, eds. *Mechanism of Muscle Adaptation to Functional Requirements*. Elmsford, NY: Pergamon Press; 1981:103.
70. Knott M, Voss DE. *Proprioceptive Neuromuscular Facilitation*. 2nd ed. New York: Harper & Row; 1968.
71. Saliba V, Johnson G, Wardlaw C. Proprioceptive neuromuscular facilitation. In: Basmajian J, Nyberg R, eds. *Rational Manual Therapies*. Baltimore: Williams & Wilkins; 1993:243.
72. Johnson GS, Saliba VL. Soft tissue mobilization. In: Donatelli RA, Wooden MJ, eds. *Orthopaedic Physical Therapy*. 2nd ed. New York: Churchill Livingston; 1994.
73. Johnson GS, Saliba-Johnson VL. *Back Education and Training: Course Outline*. Steamboat Springs, CO: Institute of Physical Art; 1997.
74. Sahrman S. *Diagnosis and Intervention of Shoulder Movement System Impairment Syndromes*. Course notes. St. Louis, MO: Washington University; 2004.
75. Godges J. *Manual Therapy and Movement*. Course notes. 1992.
76. Kurz T. *Stretching Scientifically: A Guide to Flexibility Training*. Island Pond, VT: Stadion; 1994.
77. Rywerant Y. *The Feldenkrais Method*. San Francisco: Harper & Row; 1974.
78. McKenzie RA. *The Lumbar Spine: Mechanical Diagnosis and Therapy*. Lower Hutt, New Zealand: Spinal Publications; 1981.
79. Paris S. Physical signs of instability. *Spine*. 1985;3:277-279.
80. Saliba V, Johnson G. Lumbar protective mechanism. In: White AH, Anderson R, eds. *The Conservative Care of Low Back Pain*. Baltimore: Williams & Wilkins; 1991;112.
81. Christensen H, et al. Palpation of the upper thoracic spine: An observer reliability study. *J Manipulative Physiol Ther*. 2002;25:285-292.
82. Huijbregts P. Spinal motion palpation: a review of reliability studies. *J Man Manip Ther*. 2002;10:24-39.
83. Wainner RS, et al. Reliability and diagnostic accuracy of the clinical examination and patient self-report measures for cervical radiculopathy. *Spine*. 2003;28:52-62.
84. Hunter G. Specific soft tissue mobilization in the management of soft tissue dysfunction. *Man Ther*. 1998;3:2-11.
85. Sutton GS, Bartel MR. Soft Tissue Mobilization Techniques for the Hand Therapist. *J Hand Ther*. 1994;7:185-192.
86. Cottingham JT, Porges SW, Richmonk K. Shifts in pelvic inclination angle and parasympathetic tone produced by rolfing soft tissue manipulation. *Phys Ther*. 1988;68.
87. Godges J, Mattson-Bell M, Thorpe D, Shah D. The immediate effects of soft tissue mobilization with proprioceptive neuromuscular facilitation on glenohumeral external rotation and overhead reach. *J Orthop Sports Phys Ther*. 2008;33:713-718.
88. Senbursa G, Baltic G, Atay A. Comparison of conservative treatment with and without manual physical therapy for patients with shoulder impingement syndrome: a prospective, randomized clinical trial. *Knee Surg Sports Traumatol Arthrosc*. 2007;15:915-921.
89. Maitland GD. *Vertebral Manipulation*. 5th ed. London: Butterworths; 1986.
90. Threlkeld AJ. The effects of manual therapy on connective tissue. *Phys Ther*. 1992;72.
91. Hollinshead, WH. *Textbook of Anatomy*. 3rd ed. New York: Harper and Row; 1974.
92. Johnson GS, Saliba-Johnson VL. *Functional Orthopaedics II*. Course outline. Steamboat Springs, CO: The Institute of Physical Art; 2004.
93. Evjenth O, Hamberg J. *Muscle Stretching in Manual Therapy: A Clinical Manual*. Alfta, Sweden: Alfta Rehab Forlag; 1985.
94. Johnson GS, Saliba-Johnson VL. *PNFI: The Functional Approach to Movement Reeducation*. Steamboat Springs, CO: Institute of Physical Art; 1997.
95. Lewit K. *Manipulative Therapy in Rehabilitation of the Locomotor System*. 2nd ed. Boston: Butterworths; 1992.
96. Stoddard A. *Manual of Osteopathic Practice*. London: Hutchinson & Co; 1959.
97. Ellis J. *Lumbopelvic Integration*. Course notes; 1999.
98. Aspinall W. Clinical implications of iliopsoas dysfunction. *J Man Manip Ther*. 1993;1:41-46.
99. Ingber RS. Ilipsoas myofascial dysfunction: a treatable cause of LBP. *Arch Phys Med*. 1989;70:382-386.

CHAPTER

14

정형도수물리치료에서의 근막이완

Myofascial Release in Orthopaedic Manual Physical Therapy

Jay B. Kain, PhD, PT, ATC, IMT,C

역자 : 최윤호

14장 목적

이 장의 결론을 통해, 독자는 다음과 같은 것을 할 수 있을 것이다:

- 정형도수물리치료(OMPT)에서의 연부조직 접근법의 역사와 주요 공로자를 알 수 있음.
- 결합조직의 주요 특징을 이루는 세포와 섬유의 구성성분을 포함한 결합조직의 구조와 기능을 설명.
- 결합조직 부동화(immobilization)의 효과 설명.
- 가동술(mobilization)의 정형도수물리치료 접근에서 직접적 방법과 간접적 방법의 차이 이해.
- 근막이완에 관한 긴장통합(tensegrity) 이론과 통합 시스템식 접근법의 정의.
- 결합조직의 기본 3면에서의 검사 수행.
- 연부조직 근막이완(MFR)과 관절에서의 근막이완(MFR) 사이의 적응증과 차이를 정의.
- 3면 지주의 식별과 유지.
- 연부조직과 관절을 위한 몇 가지 기본적인 MFR 기법 수행.

역사적 고찰 (HISTORICAL PERSPECTIVES)

인체의 수많은 결합조직을 움직이려는 시도는 기본적으로 *"근막(fasical)"*으로 간주되는 다양한 접근법 개발로 이어졌다(글상자 14-1). 이 장은 이런 접근법 중 하나인 **근막이완(myofascial release, MFR)**에 대해 중점 설명한다. *MFR*의 한 형태의 철학적 토대 및 임상응용 프로그램이 제공될 것이다.

13장에서 이미 설명한 대로, 연부조직 기능부전을 해결하기 위해 고안된 접근법은 아마도 사용되는 방법이나 대상으로 하는 구조에 따라 분류될 수도 있다.[1]

Bindegewebsmassage는 1920년대 독일의 물리치료사 ***Elisabeth Dicke***에 의해 개발된 근막도수치료로 *자율신경반사(autonomic/reflexive)* 접근법으로 여겨진다. 이 접근법은 치료효과를 촉진하기 위해 자율신경계를 통해 전해지는 반사 경로에 의존한다. Bindegewebsmassage는 매우 체계적인 방식으로 수행된다. Dicke의 순수한 *"기계적"* 접근법

글상자 14-1 연부조직의 기능장애 접근법과 변화를 일으키는 주요한 방법

- Bindegewebsmasssage: 근막도수치료에 대한 자율신경반사접근법
- Hoffa Massage: 가능한 통증을 거의 일으키지 않도록 적은 힘을 사용
- Rolfing: 신체와 정신의 통합(integration)을 통해 중력과 관련하여 인체 균형을 개선
- Trager: 조직이완과 신경근 재교육의 결합. 잠재의식에 초점을 맞춤
- Hellerwork: 일상적인 움직임을 흉내 낸 운동을 통해 움직임 재교육을 통합하고, 스트레스가 없는 수행방법을 강화하고 정신적인 패턴과 환자 자신의 신체 표현을 연결
- Alexander Techniques: 불량한 자세습관의 제거에 정상적 패턴의 첨가에 의한 움직임 재교육을 위해 개인에게 준비시킨 기계적 접근법으로 보완
- Feldenkrais Awareness Through Movement: 실제적인 접근법을 이용하여 부적절한 움직임을 효과적인 움직임으로 천천히 변화시키기 위해 오랜 습관과 패턴을 변화시키는데 초점을 맞춤
- Aston-Patterning: 촉각, 감각, 청각을 통해 신체조직의 균형을 조정. 각 신체는 도움이 되거나 해가 되는 패턴을 유지하거나 표현
- Functional Orthopedics Approach: 움직임의 고유수용성신경근촉진(proprioceptive neuromuscular facilitation; PNF) 패턴을 직접적인 결합조직 도수치료와 통합

은 특정 임상 매개변수를 구체적으로 표현한 첫 번째 방법이었다.

Hoffa massage로 불리는 또 다른 *"반사적"* 접근법은 최소한의 힘을 들여 통증으로부터 벗어날 수 있게 고안되었다.[2] **Foot reflexology, auriculotherapy, acupressure, zero balancing**과 **polarity therapy** 등도 역시나 반사적 접근법에 속한다.[1] 많은 반사경로는 전통적인 생리학의 영역에서는 이해도는 높지 않지만 응용 양자물리학의 분야에서 에너지와 관련한 개념으로 잘 설명되어 있다. 물론 이 개념에 대한 자세한 설명은 이번 장의 범위를 벗어난다.

본래 기계적으로 여겨졌던 Cantu와 Grodin[1]에 의한 두 개의 근막 접근법은 ***Rolfing***[3] 과 ***Trager***이다. ***Ida Rolf***는 중력과 관련하여 인체 균형(body's balance)을 개선하려는 의도로 Rolfing을 소개했다. 이런 치료법은 환자의 현재 신체 상태보다는 다양한 인체 4분면을 해결하는 *10세션 프로토콜 (10-session protocol)*에 근거한다. 더욱이, Rolf는 신체와 정신의 통합은 뗄 수 없는 관계로 신체와 정신을 함께 해결해야 한다고 지적했다.[3]

잠재의식에 초점을 맞추어 ***Milton Trager***는 수동과 능동 움직임을 *정신학 (mentastics)*이라는 용어의 테크닉으로 결합한 접근법을 개발했다. Trager는 이완과 신경근재교육을 결합하여 불량한 자세 습관을 변화시킬 수 있는 강력한 도구를 만들어 냈다고 생각했다. Trager의 접근법은 기계적 도구로서 움직임을 이용했고, 이로 인해 움직임 접근법으로 분류된다.[1] 다른 기계적 근막접근법은 **shiatsu, myotherapy, chua ka** 등이 포함된다.

1970년대, ***Joseph Heller***는 기계적(mechanical)과 움직임(movement)을 결합한 접근법을 소개했다.[4] ***Hellerwork***는 Rolfing 접근법이 시행된 지 2년 후에 나타났다. Heller는 신체 재조정을 통해 근막 긴장을 줄이고자 했다. 그는 꼿꼿이 선 자세일수록 에너지 소비가 적다는 것을 발견했다. Hellerwork는 일상의 움직임을 흉내 내고 스트레스 없는 활동 강화의 운동을 통해 움직임 재교육을 통합했다. 신체 표현에 정신적 패턴을 연결시키도록 고안된 대화 기법에 또 다른 요소가 포함되었다.

움직임 접근법은 어떻게 기능이 구조에 영향을 미치는지 보여준다. ***F.M. Alexander***[5]는 머리와 목이 신체 다른 부분의 기능부전 패턴을 나타내기도 하지만 동시에 신체를 바로 잡는 교정의 핵심으로 보았다. 그는 기존의 패턴에 정상움직임패턴(normal movement patterns)을 보강하면, 기계적 접근법에 의한 보강된 패턴과 함께 불량한 자세의 교정이 가능함을 알아냈다.

Moshe Feldenkrais는 그의 고전 교과서 ***Awareness Through Movement***[6](움직임을 통한 인지)를 1971년에 출판했다. 그는 그의 두 가지 접근방법에서 증명했듯이, 모든 개인이 한두 가지 정도 장애가 있다고 여겼다. 그는 오래된 패턴을 변화시키는데 중점을 두었고 움직임의 효율을 개선하기 위해 실제적인 접근법을 사용했다(20장). Alexander와

Feldenkrais 둘 다 모든 새로운 움직임 패턴이 대뇌를 통해서 소뇌로 이동한다고 믿었다. 패턴이 대뇌수준에서만 진행되지 않고 반사적으로 나타날 때 영구적인 자세 변화가 일어날수 있다.

*Judith Aston*은 *Aston-patterning*이라는 접근 방식을 1977년에 도입했다.[7] 그녀는 정신과 신체가 겪어온 역사는 고스란히 몸에 표현된다고 믿었다. 3차원적 평가를 통해 결합조직긴장을 발견할 수 있다. 치료사는 촉각, 감각 그리고 청각을 통해서 개인이 신체 조직의 균형을 잡는 각각의 과정을 촉진시킬 수 있다.

결합조직의 구조와 기능 (CONNECTIVE TISSUE STRUCTURE AND FUNCTION)

근막이완 개념의 이해는 결합조직의 기본 요소와 친숙해지면서 시작한다(글상자 14-2). 이런 조직은 다소 임의적으로 두 기본요소로 나뉜다: *세포*와 *세포외기질(extracellular matrix, 세포바깥바탕질)*. 세포외기질에 대한 세포의 비율은 결합조직의 종류별로 매우 다양하다.

결합조직 시스템은 *발생학적 중배엽*에서 나온 요소들로 구성되어 있다. 이 시스템은 우리 신체에 넓게 펴져 있다. 결합조직은 신체 몸무게의 약 16%를 차지하고, 전체 수분량의 23%를 저장하고 있다.

신체 내 결합조직은 *고유 결합조직(connective tissue proper)*, *체액 결합조직(fluid connective tissue)*, *지지 결합조직(supportive connective tissue)*으로 세분화된다(글상자 14-3). 결합조직은 직간접적으로 우리 신체의 모든 시스템에 관련되어 있다. 모든 종류의 관절 사이에서 동시에 일어나는 움직임은 결합조직의 내부체계의 특징인 생체역학과 직접적으로 관련되어 있다. 시스템간의 관계를 예를 들어, 느슨한 결합조직은 *망상내피시스템(reticuloendothelial system, 그물내피계통)*에 혈액과 림프를 교환하기도 하고 장기에는 감염에 대항하기 위한 경로를 제공한다. 결합조직은 다른 인체 시스템과 상호작용하는 시스템에 해당된다.[8-15]

결합조직의 세포 구성성분 (The Cellular Components of Connective Tissue)

모든 결합조직은 세 가지 주요 구성요소를 가진다. 바로 세포(cells), 섬유(fibers), 기질(ground substance)이다. *섬유모세포(fibroblast)*는 *기질(ground substance)*뿐만 아니라, *콜라겐(collagen)*, *엘라스틴(elastin)*, *레티쿨린(reticulin)*을 포함하여 결합조직의 주요 섬유성 요소를 합성한다. 섬유모세포는 성숙해 가면서 가장 중요한 세포 성분으로 변한다. 일단 성숙하면, 분화는 중단되고 섬유모세포는 *섬유세포(fibrocyte)*로 변한다. 성숙한 결합조직의 분화되지 않은 세포는 다른 특별한 세포로 변할 수 있는 능력을 얻게 되며, 이는 해당 부위의 필요에 따라 결정된다(글상자 14-4)(그림 14-1).

글상자 14-2 결합조직

- 결합조직은 체중의 16% 정도를 구성하고, 전체 총 수분양의 23% 정도를 저장.
- 이것은 직간접적으로 신체 모든 시스템과 관련. 본질적으로 결합조직은 모든 시스템을 연결하는 하나의 시스템을 나타냄.
- 결합조직의 대사와 생리적 기능은 다음 사항을 포함: 외부병원균, 감염으로부터 보호, 다른 세포에 중요한 영양분을 운송 및 저장, 노폐물과 독소물질의 제거, 여러 조직 사이를 소통하게 하는 통로 지원.
- 강관절(hard joint)의 구성(뼈와 뼈의 관절, 체내 ***섬유질***이나 ***초자연골 관절*** 포함); 연관절(Soft joint)의 구성(근육과 근육, 근육과 인대, 인대와 힘줄, 점액낭과 힘줄, 기관과 기관); 부분 연관절의 구성(힘줄과 뼈, 근육과 뼈, 기관과 뼈)
- 근육조직은 몸 전체의 약 50%를 차지. 결합조직은 약 45% 차지, 신경과 상피조직은 나머지 5% 차지.

결합조직의 섬유성 구성요소 (The Fibrillar Elements of Connective Tissue)

결합조직의 섬유성 구성요소는 콜라겐, 엘라스틴, 레티쿨린을 포함한다. 결합조직의 종류에 따라 세포외기질에서의 세포 비율은 상당히 다르다. 예로, 뼈와 근육에는 세포외기질과 관련한 세포의 수가 많다. 하지만 힘줄과 인대에서는 기질 세포의 비율이 낮다.

콜라겐 (Collagen)

콜라겐은 장력에 저항하는데 탁월한 섬유이며, 둘 다 좀 더 신축적이고 탄력적인 엘라스틴과 레티쿨린과는 대조적이

글상자 14-3 결합조직 분화

고유 결합조직 (CONNECTIVE TISSUE PROPER)

성긴 결합조직으로 분화:

1. 윤상 결합조직(Areolar connective tissue)
2. 지방조직(Adipose tissue)
3. 망상조직(Reticular tissue)

치밀 결합조직으로 분화:

1. 치밀 규칙 결합조직
   a. 힘줄
   b. 인대
   c. 건막
   d. 근막
   e. 탄력조직
2. 치밀 불규칙 결합조직
   a. 피막(capsule)
   b. 피부

고유 결합조직의 기질: 시럽처럼 끈적거리는 농도. 프로테오글라이칸(Proteoglycans)은 당단백질(glycoproteins)로 구성되어 있고 글라이코스아미노글라이칸(glycosaminoglycans, GAG)은 히알루론 산(hyaluronic acid)에 붙어 있다.

체액 결합조직 (FLUID CONNECTIVE TISSUE)

혈액으로 분화:

1. 적혈구(Red blood cells, erythrocytes)
2. 백혈구(White blood cells, leukocytes)

림프(Lymph): 림프구(Lymphocytes)

체액 결합조직의 기질: 플라즈마(Plasma), 고유 결합조직의 기질보다 더 묽고 유동적임.

지지 결합조직 (SUPPORTIVE CONNECTIVE DTISSUE)

연골(cartilage) 분화:

1. 초자연골(Hyaline cartilage, 유리연골)
2. 섬유연골(Fibrocartilage)
3. 탄력연골(Elasto-cartilage)

뼈(Bone)

지지 결합조직(supportive connective tissue)의 기질: 기질(matrix, 바탕질)로 언급됨. 칼슘, 염분, 콜라겐섬유의 결합으로 인한 연골 속 빽빽한 겔부터 뼈 안의 견고한 기질(solid matrix) 까지.

글상자 14-4 결합조직의 조직학적 구성

세포 성분 (CELLULAR COMPONENTS)

1. **섬유모세포** (Fibroblasts): 기질 및 결합조직의 모든 섬유성 구성요소를 생산하는 성상세포(stellate shape cells)를 고정
2. **대식세포** (Macrophages): 감염, 염증, 외상, 화상 등으로부터 세포를 방어하는 첫 번째 방어선
   A. 고정대식세포(Fixed macrophages): 결합조직 위에 흩어지고 자극을 받으면 이동해서 유리대식세포(free macrophages)가 됨
   B. 유리대식세포(Free macrophages): 고정대식세포(Fixed macrophages)의 움직임이 큰 버전이나 겉보기에는 동일한 기능을 수행
3. **단핵구** (Monocytes): 이것은 사실 전구체이거나 미성숙한 대식세포로 혈액에서 발견된다. 면역체계에 의해 자극 받으면 필요한 장소로 끌려가고(주화성chemotaxis) "누출(diapedesis)"이라 불리는 과정에 의해서 모세혈관의 내피 관을 통해 이동한다.
4. **섬유세포** (Fibrocyte): 섬유모세포(fibroblast)의 완전히 분화된 성숙버전
5. **지방세포** (Adipocyte): 고정된 지방세포(지방질)
6. **멜라닌세포** (Melanocyte): 갈색안료 저장(멜라닌)
7. **간엽세포** (Mesenchymal cells): 섬유모세포(fibroblasts)와 다른 결합조직 세포를 생산하는 줄기세포
8. **비만세포** (Mast cells): 혈관 근처에서 주로 발견되는 큰 세포. 비만세포는 두 가지 기능을 가지고 있다: 히스타민 분비(혈관확장)와 헤파린 분비(응고방지)이다. 그것은 염증상태에서 세로토닌(serotonin)과 브래디키닌(bradykinin)을 방출한다. 비만세포는 알러지 반응 중에 호염기성과 결합하여 작동한다.
9. **플라즈마세포** (Plasma cells): 림프구(lymphocytes)로부터 발달. 주로 항체 생산을 책임짐
10. **림프구** (Lymphocytes): 림프조직(lymph tissue), 골수(bone marrow)에서 유래. 림프계에 들어가기 전에 소화관과 혈액 속에서 일시적으로 순환한다. 결국 혈액으로 되돌아가는 과정을 반복한다.
11. **백혈구** (leukocytes): 병원균 독소(pathogen toxins), 분비물(waste), 손상세포 제거를 돕는다.
    A. 과립백혈구, 이것은 다형핵호중성백혈구(polymorphonuclear neutrophils), 다형핵호산성백혈구(polymorphonuclear eosinophils), 다형핵호염기성백혈구(polymorphonuclear basophils)를 포함
    B. 무과립백혈구, 단핵백혈구, 림프구를 포함
12. **소식세포** (Microphages): 림프구와 밀접히 작동하는 특별한 식균작용세포.

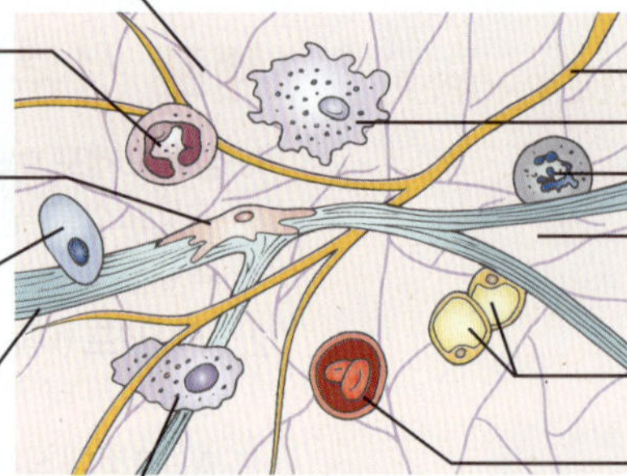

그림 14-1 결합조직의 세포와 섬유의 구성요소.

다.[8-15] 콜라겐은 뼈만큼 딱딱할 수도 외피만큼 유연할 수 있는 매우 적응력이 있는 물질이다.[16] 12개의 콜라겐 타입이 있음이 밝혀졌다.[8-15] *Type I 에서 IV* 까지 콜라겐이 가장 풍부한 종류이고, 도수물리치료와 가장 관련이 있어 보인다. 모든 단백질의 40%, 힘줄과 인대의 건조중량의 70~90%를 차지하고 있으며 Collagen은 인체에서 가장 많은 양의 단백질이다. Collagen의 반감기는 정상조건하에서 300-500일이지만 뼈와 연골에서는 각각 좀 더 빠르고 좀 더 느리다.[8-15]

엘라스틴 (Elastin)

엘라스틴은 피부와 힘줄, 폐, 그리고 동맥의 내벽에서 발견된다. 인대에서도 다양하게 발견되는데, 주로 *항인대(ligamentum nuchae)*, *황색인대(ligamentum flavum)*, *추간원판(intervertebral discs)*에서 발견된다(그림 14-2). 이러한 섬유는 힘의 방향으로 늘어났다가 도로 원래 모양으로 되돌아간다. 엘라스틴은 콜라겐과 비교해서 더 작은 미세섬유 네트워크로 이루어져 있다. 엘라스틴은 따뜻한 온도에서 더 잘 늘어나고 20℃에서 딱딱하게 된다.

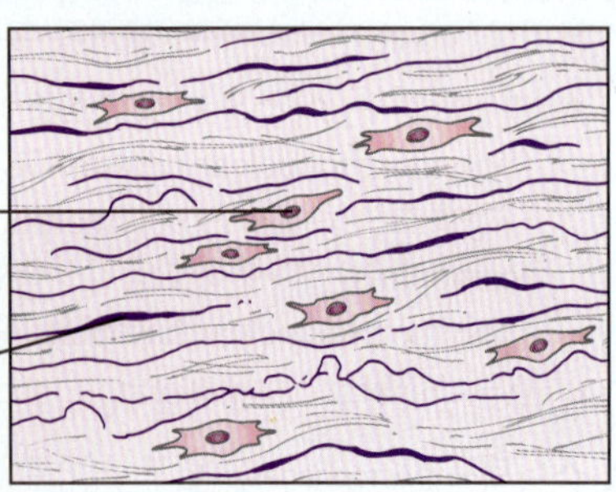

그림 14-2 탄력결합조직.

레티쿨린 (Reticulin)

레티쿨린 섬유는 당단백(glycoprotein)으로, 콜라겐이나 엘라스틴보다 신축성은 적다. 견고하지만 유연하고 서로 맞물린 조직 네트워크를 형성하도록 하는 조직은 그 단백질 서열 결합에 약간의 변종들이 있다(그림 14-3). 기관과 분비선주위에 분포되어 있는 섬세한 조직과 레티쿨린은 Type II 콜라겐과 섬유결합소(fibronectin)를 포함하고 있다.

섬유결합소 (Fibronectin)

최근 발견된 분자 연구 중 하나는 결합조직 내의 **섬유결합소(fibronectin)**를 식별하는 것이다. 이것은 유착된 조직의 세포표면에서 처음으로 발견되었고, 가장 최근에 발견된 혈장 구성 성분이다. 이것은 항상성을 달성하기 위해 세포내외의 소통을 허용하는 기능의 네트워크 형성 당단백질이다.

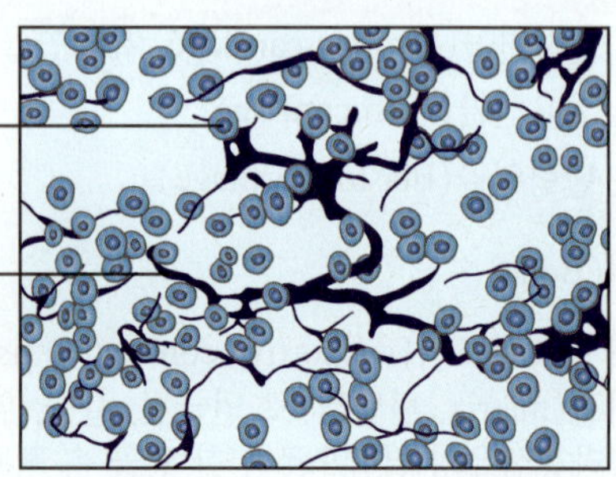

그림 14-3 망상결합조직.

글상자 14-5 **세포외기질 요소**

섬유-당단백 (FIBERS-GLYCOPROTEINS)

1. **콜라겐 (Collagen):** 높은 신축성이 있지만 스트레치 기능은 약한 뻣뻣하지만 유연한 분자. Type I은 성긴 그리고 치밀 고유 결합조직에 존재. Type II는 연골에서 발견된다; Type III는 동맥과 태아피부에서 발견된다; Type IV는 기저막(basement membrane) 수준에서 발견된다.
2. **엘라스틴 (Elastin):** 엘라스틴은 광범위한 유연성을 가진 단백질이다. 원래 길이보다 최대 130%까지 늘어날 수 있다. **섬유결합소:** 적혈구, 백혈구(lymphocytes), 섬유세포(fibrocytes), 호중성백혈구(basophils), 호염기성백혈구(neutrophils), 호산성백혈구(eosinophils), 그리고 대식세포(macrophages)를 포함하는 많은 세포유형에 의해서 합성되는 가장 중요한 혈장 구성성분이다.
3. **레티쿨린 (Reticulin):** 유연하고 내구성 있는 그물 형태의 망상섬유로 구성되어 있다. 이 조직은 내장 중 비장과 간(liver)에서 주로 발견된다.
4. **라미닌 (Laminin):** 기저막과 상피층(epithelial layers)을 붙을 수 있게 연결하는 당단백(glycoprotein) 네트워크를 형성한다(Type IV collagen).
5. **콘드로넥틴 (Chondronectin):** 네트워크 형성용 당단백(glycoprotein)은 연골에서 연골세포(chondrocytes)와 Type II 콜라겐의 부착요소와 관련이 있다.

기질 (GROUND SUBSTANCE)

기질(Ground substance)은 전체 유기체(organism) 주위를 스며들고 감싸는 식염수 젤이다. 그것은 여러 거대 분자로 이루어져 있다.

1. **프로테오글리칸 (Proteoglycan):** 광범위한 수분 결합능력에 적합한 전하를 띈 당단백질 복합체
2. **글라이코사미노글라이칸 (Glycosaminoglycans; GAGs):** 황산콘드로이틴(chondroitin sulfate), 황산데르마탄(dermatan sulfate), 히알루론산(hyaluronic acid), 황산헤파린(heparin sulfate), 황산케라틴(keratin sulfate)을 포함하는 황산화와 비황산화 이당 단위. 이것들은 중요섬유간 거리를 유지하여 섬유간에 역기능이 일어나는 것을 방지.

기질 (Ground Substance)

기질은 모든 결합조직 구성 요소가 존재하는 환경을 말한다(글상자 14-5, 그림 14-1). 섬유모세포(Fibroblast)는 기질 내 대부분의 성분을 생산한다. 그것은 침입하는 박테리아에 대항하는 장벽을 제공하고, 분비물 및 영양소의 확산을 허용하고 콜라겐 섬유 사이의 거리를 유지시켜 준다.

기질의 주 성분은 **글라이코사아미노글라이칸(GAGs)**(글상자 14-5)과 물(전체 무게의 70%)이며 조직에서 윤활작용을 한다. **프로테오글리칸**(그림 14-4)이라 불리는 큰 다당류(polysaccharides)는 물과 결합하여 연골(cartilage)의 점탄성(viscoelastic) 특성에 기여하는 *히알루론산(hyaluronic acid)*의 기능으로 이어진다.[17]

글라이코사아미노글라이칸은 *황산콘드로이틴(chondroitin sulfate)*, *황산데르마탄(dermatan sulfate)*, *황산헤파린(heparin sulfate)*, *황산케라틴(keratin sulfate)* 등의 황산화 그룹과 히알루론산(hyaluronic acid)을 포함하는 비황산화 그룹으로 나뉜다. 황산콘드로이틴은 연골 내 기질의 경성화에 공헌하고, 히알루론산은 물과 결합한다.

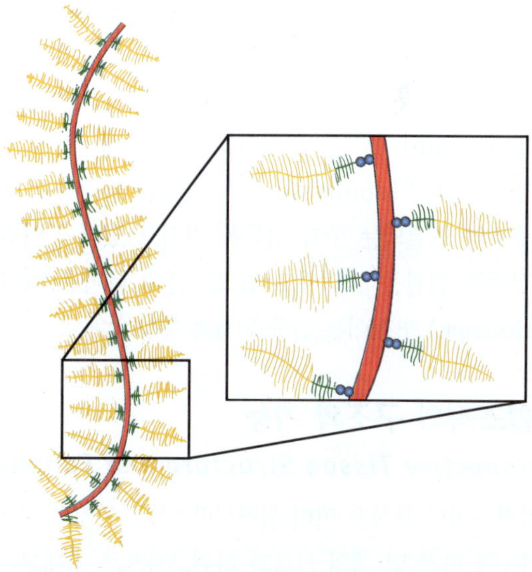

그림 14-4 프로테오글라이칸 배열.

기질(Ground substance)은 대사변화의 결과로 유동적인 상태를 일정하게 유지한다. 힘줄, 인대, 뼈의 조직 내 기질(ground substance)은 *바탕질(matrix)* 라고도 불린다. 그것

은 세포물질과 혈액 사이의 장벽역할을 할 뿐 아니라, 윤활제 역할을 하기도 한다.[18] 즉, 이전에 기질은 불활성물질로 여겨지기도했으나 사실은 아니다.

조직 수준에서 구조와 기능 (Structure and Function on a Tissue Level)

근 조직은 거의 인체 부피의 50%를 차지하고, 결합조직은 약 45%, 신경과 상피조직이 나머지 5%를 차지한다. 결합조직의 큰 부피에도 불구하고 *섬유염(fibrositis)*, *근섬유막염(myofibrositis)*, *섬유근통(fibromyalgia)*의 진단 빈도 증가에서 보듯이 이러한 구조에 관심을 기울이기 시작한 것은 최근의 일이다.

근육조직 구조와 기능 (Muscle Tissue Structure and Function)

근육의 결합조직은 고유 결합조직과 뼈 둘 다 유사한 특성을 가진다. 근육 기능단위의 결합조직인 *근원섬유(myofibril)*는 구조조직에 중요한 역할을 한다(그림 14-5). 근 섬유의 굵기는 10-100 nm, 길이는 1-3 cm 정도이다.[13] 결합조직은 구획 및 분리를 돕고 또한 서로간의 소통과 전달도 가능하다. 결합조직의 가장 깊은 층은 **근내막(endomysium)**으로, 각각의 근섬유를 포함하는 소성 결합조직(loose connective tissue, 성긴결합조직)이고 인접 섬유와 연결을 형성한다.

이 섬유 다발은 **근속(fascicles)**이라 불리고 **근주막(perimysium)**이라는 치밀결합조직 덮개 안에 둘러싸여 있다. **근외막(epimysium)**은 근육을 둘러싸고 있고 주변 구조와 연결되는 추가 섬유를 가지고 있다.[18] 이런 구조는 신경과 혈관을 둘러싸고 있고[19] 근육 너머로 뼈의 골막(periosteum)과 섞이는 힘줄을 계속 형성한다.

결합조직의 구조와 기능 (Connective Tissue Structure and Function)

결합조직의 구성은 이미 설명된바 있다. 이것은 구조와 후속기능에 따라 몇 개의 그룹과 하위그룹으로 카테고리화 된다. 첫 번째 그룹은 *고유 결합조직*으로서 이것은 *소성 결합조직*과 *치밀 결합조직*으로 나뉜다. 이것의 하위그룹은 다시 *치밀 규칙 배열*과 *불규칙 배열*로 세분화 된다.[20] 결합조직의 두 번째 그룹은 *지지 결합조직*으로 *뼈*와 *연골*이 포함된다. 세 번째 그룹은 *체액 결합조직*으로 *혈액*과 *림프*가 포함된다. 섬유

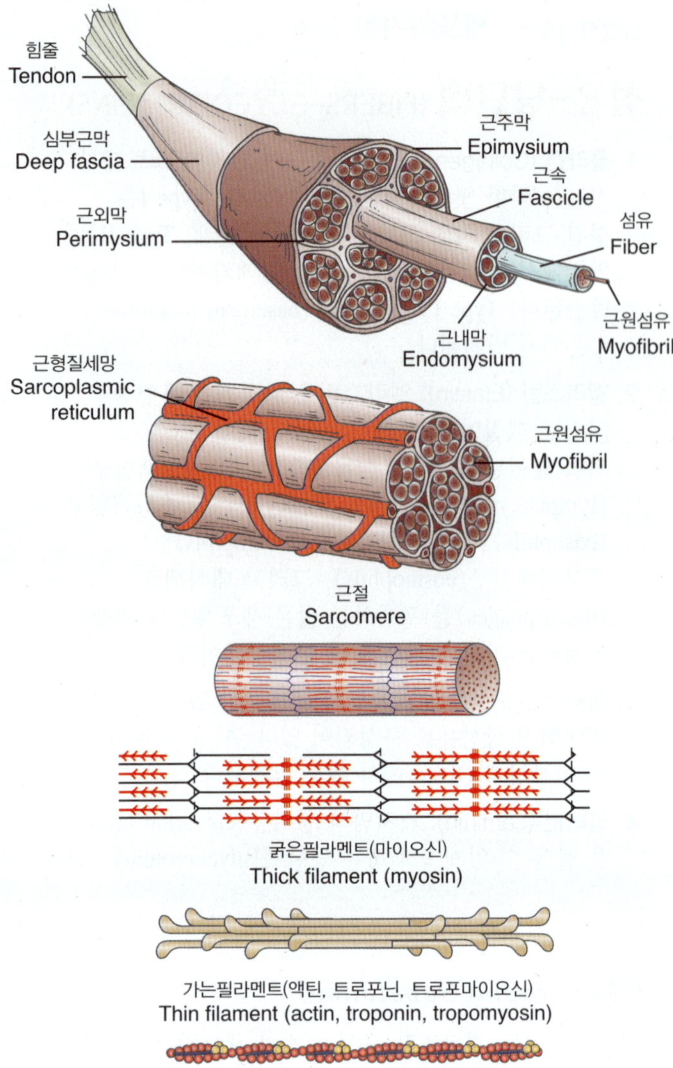

그림 14-5 근육 구조의 구성.

의 어떤 콜라겐 배열은 좀 더 평행한 것처럼 보이며(즉, 인대와 힘줄) 반면에 반흔조직(scar tissue)과 피부(dermis)는 불규칙 배열의 섬유를 형성한다. *탄력조직*은 엘라스틴 섬유의 점유율이 우세를 차지하고, *지방조직*은 지방세포에 의해 스며든다(글상자 14-3).

고유 결합조직 (Connective Tissue Proper)

소성 결합조직 (Loose Connective Tissue)

소성 결합조직 또는 **윤상조직(areolar tissue)**은 기관들(organs) 사이에 간극을 채우는 충전물로 존재한다. 이것은 피부와 그 아래 조직(예: 근육이나 뼈)사이, 피하지방이

결여된 신체부위에서 발견된다 (예: 손등). 피부아래에 있거나 지방조직(adipose tissue)에 스며든 소성 결합조직은 **얕은 근막(superficial fascia)**으로 불린다. 이 조직은 체온 보존을 돕고 신체 라인을 잡아준다. 이 섬유가 느슨하게 배열되어 있기 때문에, 이 조직은 심각한 손상 없이 형태를 변형시킬 수 있다.[8-15]

치밀 규칙 및 불규칙 결합조직
(Dense Regular connective Tissue and Irregular Connective Tissue)

지지와 보호, 강화역할을 해주는 다양한 방향으로의 기능으로 인해 그 독특한 구조가 한번 손상되면 대체가 어려워진다. 치밀 규칙 결합조직은 건막(aponeuroses)과 탄력조직(elastic tissue)을 포함한다. 건막은 스트레칭을 허용하고 근육이 탄력조직으로부터 복원력을 제공받는 다른 구조물에 붙어 있도록 도와준다. 치밀 불규칙 결합조직(Dense irregular connective tissue)은 혈관(blood vessels) 외에 후두(the larynx)와 호흡(respiratory)의 경로에서 발견된다(그림 14-6 과 14-7).

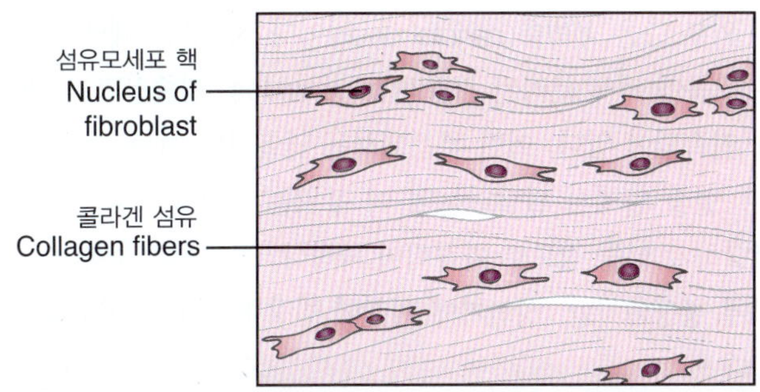

그림 14-6 치밀 규칙 결합조직.

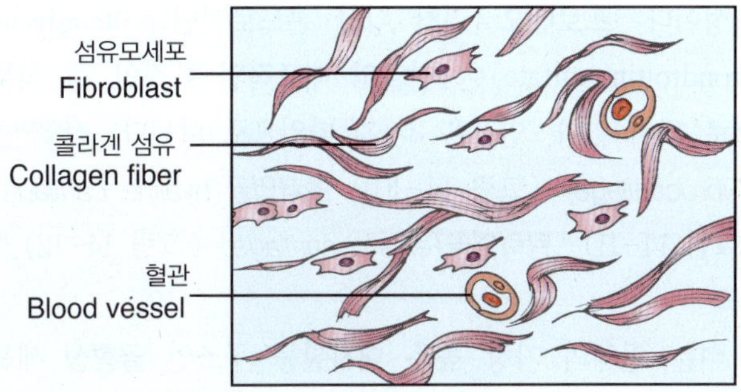

그림 14-7 치밀 불규칙 결합조직.

윤상조직 (Areolar Tissue)

소성 결합조직(Loose connective tissue) 또는 윤상조직은 콜라겐 비율이 낮다(그림 14-8). 이 조직은 흡수력에 적합하다. 이 탄성 조직은 피하(subdermis)와 그 아래 근육 사이에서 기능적인 공간을 만들어 낸다. 이 조직은 또한 천층(superficial)과 심부 근막 층, 신경초에서 발견된다.

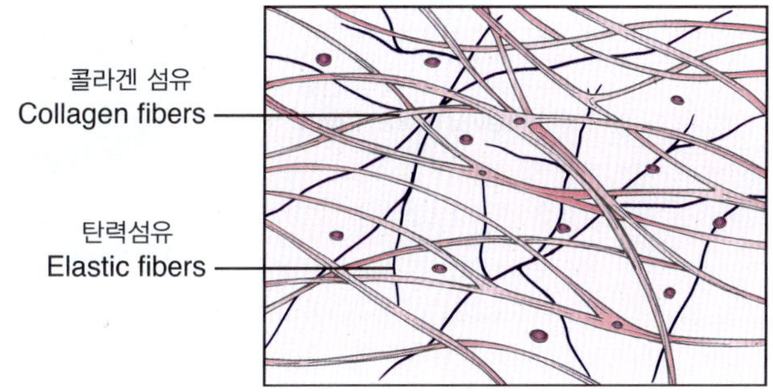

그림 14-8 윤상 결합조직.

근막 (Fascia)

현미경으로 보면 **근막**은 더욱 조직적이며, 소성 결합조직(loose connetive tissue) 보다 콜라겐 함유량이 더 많다. 역시 현미경으로 관찰해 보면 두 가지 뚜렷한 근막 시스템이 있다. 내부 근막은 흉부와 복강에 줄지어 있고 각각 *흉내근막*(endothoracic fascia, 가슴 안 근막), *복내근막*(endoabdominal fascia, 배 안 근막)이라고 불린다. 간신히 식별되는 이 줄은 *장액 낭(serous sacs)*의 *벽쪽 층(parietal layer)*, 흉곽(thorax, 가슴우리)의 흉막(pleura, 가슴막), 복부내의 *복막*(peritoneum, 배막) 등 신체 내부 벽 안쪽에 붙어 있다.[21] *흉상막*(suprapleural membrane, 가슴위막)과 같은 이러한 층 안에서 특별하게 존재하는데 이것은 폐의 돔 위쪽에 흉내근막을 두껍게 한다. 이런 명시와는 다르게, 내부 근막은 접촉하는 근육에 근거하여 그 부위를 식별할 수 있다.[22] 요근막(Psoas fascia, 허리근막)은 몸의 오른쪽에 있고, 상행결장(ascending colon, 오름창자) 쪽으로 향해 있는 *톨트근막(Toldt's fascia)*의 연속된 일부분일 뿐이다.

심부 경부 근막(deep cervical fascia, 깊은 목 근막)을 고려해보면 이 조직의 적응력 일부분이 잘 설명될 수도 있다. 목과 팔다리에는 심부근막은 각각 특정부위를 둘러싼 거친 섬유 결합조직 층이다. 팔의 뒤쪽은 심부근막이 근육의 표면에 융합되어 있고, 반면에 팔의 앞부분에서는 근육주위를 느

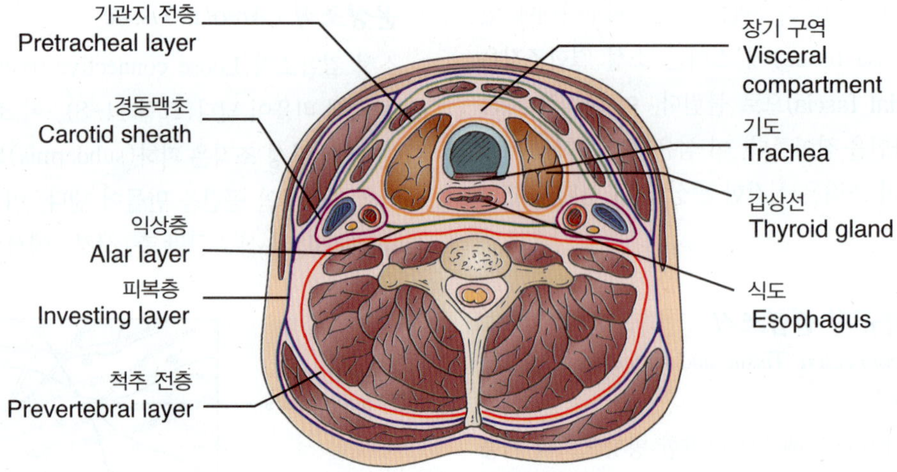

그림 14-9 심부 경부 근막의 횡단면.

슨하게 붙어 둘러싸고 있다. 경추처럼 더 큰 기능을 가지고 구조의 분리가 된 곳에서는 근막 층이 더 섬세하고 명확해 질 필요가 있다(그림 14-9).[23]

인대와 힘줄 (Ligaments and Tendons)

인대와 힘줄은 스트레스(stress)와 스트레인(strain)을 포함하는 결합조직의 신체부위 수요의 좋은 예이다. 골격인대(skeletal ligaments)는 관절을 횡단하는 결합조직의 종류로서 때로 관절낭(joint capsule, 관절 주머니)의 섬유성 벽(fibrous walls)에 혼합되기도 한다. *내장인대(Visceral ligaments)*는 도수물리치료사가 평상시엔 잘 인지하지 못하지만 각 장기의 율동(motility)과 움직임(mobility)에 근거한 다양한 장력의 세기를 갖고 있다.[24] 예로, 위장(stomach)은 *위 횡격막 인대*(gastrophrenic ligament, 위 가로막 인대)에 의해 횡격막(diaphragm, 가로막)에 강하게 연결되어 있다. *소망*(lesser omentum, 작은그물막)같은 위장에 연결된 다른 인대들은 실제로 혈관과 림프관과 신경에서 다른 구조물로 전달된 중피 표면(mesothelial surface)과 함께 결합조직의 얇은 시트인 **장간막(mesentery)**의 일부분이다. *삼각인대(triangular ligaments)*의 왼쪽과 오른쪽, liver로 향하는 *관상동맥인대(coronary ligament)*의 두 부분은 지지 역할을 하는 변형된 장간막(mesenteries)이다.[18] 가로막(diaphragm)으로부터 멀어지는 것일수록 부분적 두께 증가가 현저하고 이것은 하복부의 아랫쪽 기관에는 좀 더 수동적인 지원이 필요함을 나타낸다.[25,26]

일부 인대는 실제 우리 태아발달의 잔재이다. *제동맥삭*(medial umbilical ligaments, 배꼽동맥인대)은 *제동맥*(umbilical arteries, 배꼽동맥)으로부터 형성된다. 평활근(smooth muscle, 민무늬근)을 포함하거나 또는 *트레츠(Trietz)인대*처럼 평활근에서 주로 형성되는 인대도 있다. 이것은 또한 *십이지장 공장 연접의 현수근*으로 불린다.[24]

외부표면은 *장기 층(Visceral layer)*이고, 빈 공간을 둘러싼 외부 층은 *체벽층(parietal layer)*이다. 두 층은 체액의 얇은 필름에 의해 분리된 *건간막*(mesotendon, 힘줄간막)을 통해 연속되어 있다. 어떤 부분에서는 연골이나 뼈는(즉, *종자골*) 힘줄 안에서 발달하는데 이 부위는 점액낭이나 건초가 감당하기 힘들 정도로 마찰력이 과하다. 점액낭은 보통 출생 전에 형성되지만, 성인기에 마찰에 반응하면서 형성될 수도 있다.[18]

지지 결합조직 (Supportive Connective Tissue)

지지 결합조직으로 분류되는 연골과 뼈는 인체 나머지의 정적, 동적인 지지대 역할을 한다. 연골의 중요한 특징은 무혈성이다. 프로테오글리칸 황산 콘드로이틴(proteoglycan chondroitin sulfate)은 연골의 대표적인 특징인 겔 성분으로 되어 있다. 연골은 3가지 타입으로 나뉜다: *섬유연골(Fibrocartilage)* (그림 14-10), *초자연골(hyaline cartilage)* (그림 14-11), *탄력연골(elastic cartilage)* (그림 14-12).[18,22,27]

뼈는 인체의 가장 높은 대사활동 구조인 *골형성* 세포(osteogenic cells, 뼈형성 세포)로 남아있고 이는 *골모세포*(osteoblasts, 뼈모세포)로 변화된다. 이러한 뼈를 구성하는

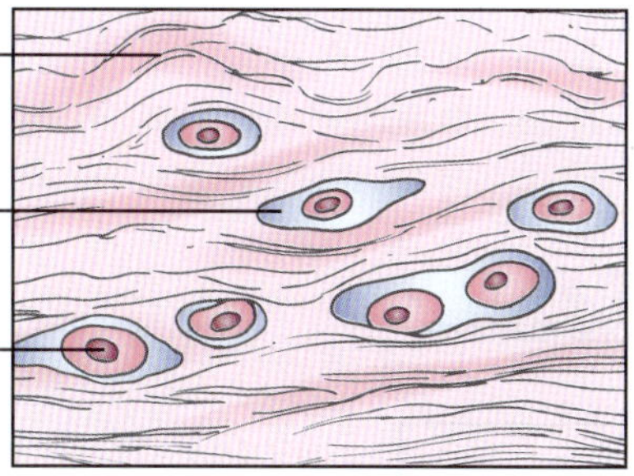

그림 14-10 섬유연골.

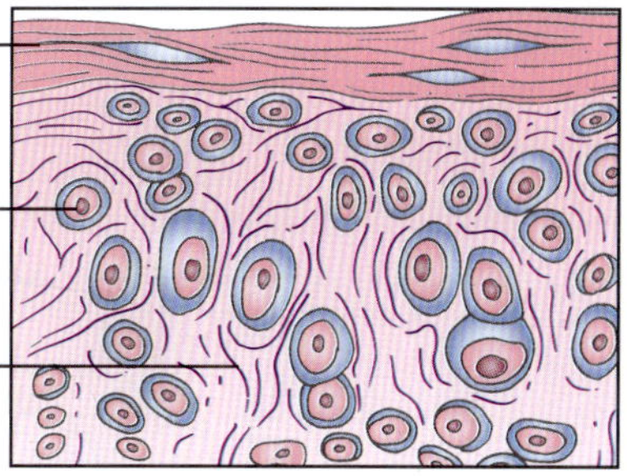

그림 14-12 탄력연골.

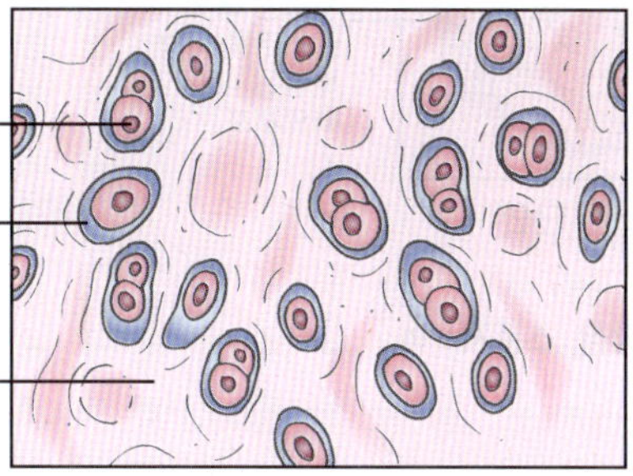

그림 14-11 초자연골.

결합조직과 부동화
(Connective Tissue and Immobilization)

결합조직의 구조와 기능의 부동화에 관한 거시적인(macroscopic) 것과 미시적인(microscopic) 것의 영향은 매우 광범위하다(글상자 14-6). 현재 결합조직의 부동화의 구조와 기능의 영향에 관련한 가장 확실한 근거는 13장에서 다루어졌다. 독자들은 근막이완의 연습과 철학을 시작하기 전에 이 내용을 복습하기 바란다.

세포는 결과적으로 뼈에 늘 존재하는 *골세포*(osteocytes, 뼈세포)를 형성한다. 뼈는 지속적인 *파골*(osteoclasts, 뼈 파괴)활동을 통해 재형성되고, 이것은 물결모양의 경계를 따라 방출되는 효소를 통해 뼈 흡수에 관여한다(그림 14-13).[28] 성숙한 골은 **해면질 뼈(trabecular bone)**(그림 14-14)〔또는 **해면골(cancelous)**이나 스폰지(spongy)로 알려짐〕나 피질골(cortical bone, 겉질뼈), 치밀골(compact, 치밀뼈)로 알려짐〕 둘 중 하나로 분류된다. 몸 전체 긴 뼈는 골소주(trabecular, 뼈잔기둥)와 피질골(cortical bone, 겉질뼈)이 함께 구성된다(그림 14-15).

적용을 위한 질문 (Questions for Reflection)

- 신체 내에서 결합조직의 광범위한 성질과 다양한 신체 시스템 안에서의 통합적 역할을 고려해보았을 때 왜 기능장애와 구조의 손상을 줄이려고 고안된 전략 안에서의 역할은 광범위하게 고려된 적이 없는가?
- 손상된 결합조직이 근 기능, 관절움직임, 내장기관의 기능에 어떤 방법으로 영향을 줄 수 있는가?
- 도수물리치료사는 어떤 구조가 움직임의 손상을 유발할 수 있는지 어떻게 구별할 수 있는가?

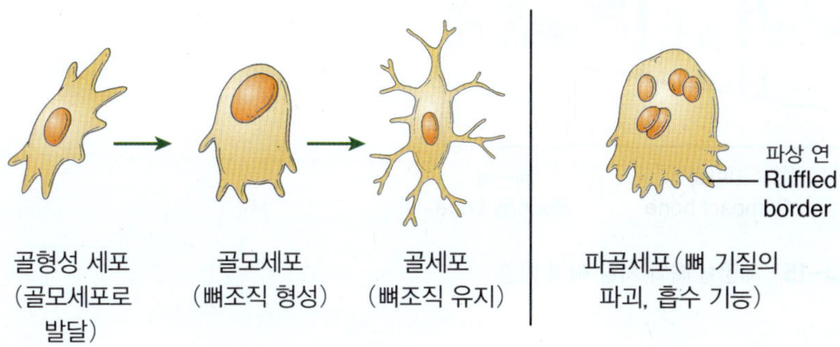

그림 14-13 뼈의 세포 구성. 골형성 세포(osteogenic cells) 분화로 골모세포(osteoblasts)가 되고 이것은 뼈의 생성을 책임진다. 골세포(osteocytes)는 뼈의 특성적 특징을 유지하는 성숙한 세포로 뼈에 상주한다. 파골세포(Osteoclasts)는 뼈를 흡수하고, 이 과정은 금이 간 뼈의 재형성에 매우 유용하다. 뼈 형성과 뼈 파괴 활동 간의 균형은 뼈의 정상적인 강도를 유지하는데 중요하다. 이 균형은 일생 전반에 걸쳐 실질적으로 달라질 수 있다.

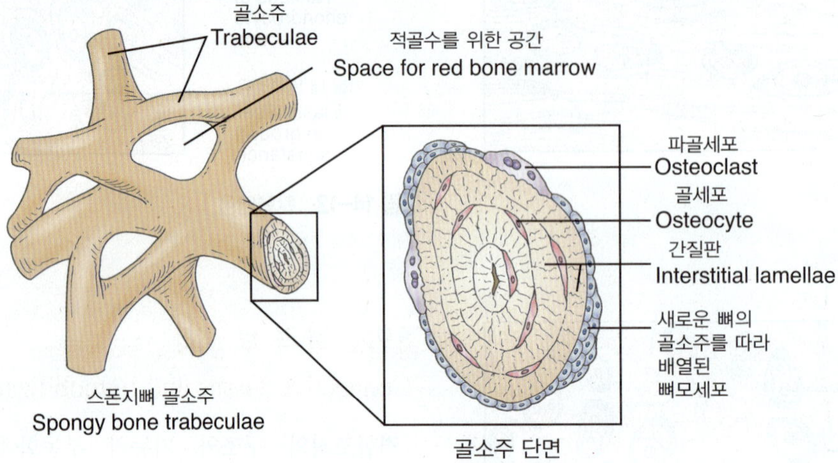

그림 14-14 해면질(망상, 스폰지) 뼈.

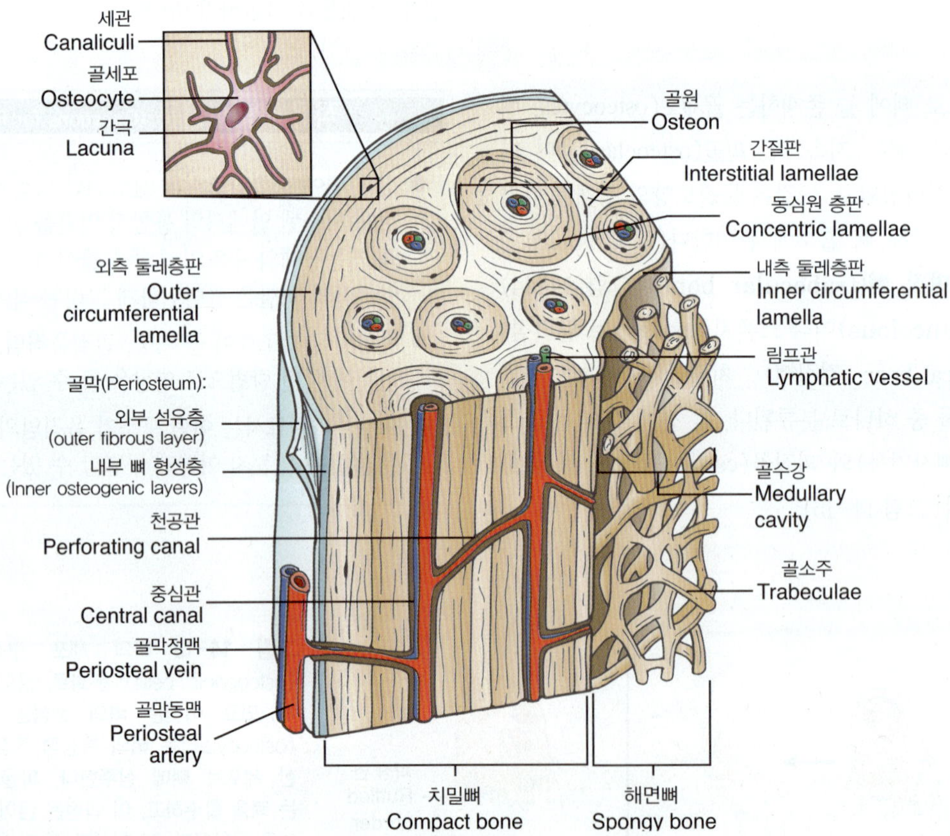

그림 14-15 해면질 뼈와 치밀 뼈의 배열.

글상자 14-16 부동의 효과

- **볼프의 법칙**(Wolff's laws)은 조직은 스트레스가 적용되거나 적용되지 않거나 둘 다 적응한다고 한다.
- 관절연골(articular cartilage)의 얇아짐, 섬유성 연축(fibrillation), 기질염색의 소실과 연골세포(chondrocytes)의 찌그러짐, 위축과 더불어 관절면 내의 섬유지방 결합조직(fibro-fatty connective tissue)의 확산
- 압박괴사, **연골하골**(subchondral bone)의 침식을 동반한 연골의 궤양, 섬유성 연축(fibrillation), 괴사(necrosis)와 세포변성(cellular distortion)
- 근 위축이 빠르게 진행, 부동화의 첫 주안에 전체 손실량의 50%가 발생하고 이는 근육단백질의 상당한 손실로 이어지는 단백질 합성의 감소에서 기인
- 현미경적으로, 세포외액(extracellular fluid)안에서 수분손실은 65-70%. GAGs(30-40%)의 손실이 가장 눈에 띄이고 특히 **콘드로이틴-4**(chondroitin-4), **황산콘드로이틴-6**(chondroitin sulfate-6), **히알루론산**(hyaluronic acid)과 조금 정도는 덜하지만 **황산데르마딘**(dermatan sulfate)도 감소된다. 이 손실은 과도한 십자결합(cross-linking), 유착(adhesions)과 고정(fixation)의 결과로 콜라겐 섬유 간에 임계섬유(critical fiber)거리를 감소시킨다.

근막이완의 철학적 체계 (PHILOSOPHICAL FRAMEWORK OF MYOFASCIAL RELEASE)

근막손상의 발병학 (The Pathogenesis of Myofascial Impairment)

신경근골격의 손상은 근막긴장을 유발하는 자세 기능부전(postural dysfunction)으로 이어질 수 있고 통증을 유발하기도 한다. 촉진 기술은 근막 기능부전의 정확한 진단을 위해 필수적이다. 조직, 긴장 완화 또는 조직화학적 불균형의 결과로 변형이 있는 경우 교육받은 촉진감각으로 확인할 수 있다.

임상적 핵심 (CLINICAL PILLAR)

조직 장애의 진단에 필요한 전문화된 손 감각을 획득하는 것은 도수물리치료사의 의무이다. 잘 교육된 손 감각은 조직이 긴장되었거나, 이완되었거나, 조직의 화학적 불균형으로 인한 변형 여부를 구별할 수 있다.

문헌과 이 본문의 다른 곳에서 기술한대로, 부동화는 근막 기능부전을 유발할 수 있다. 장기간의 부동화는 근위축(muscle atrophy), 관절강직(joint stiffness), 관절연골 궤양, 관절염(osteoarthritis), 피부괴사(skin necrosis), 감염, 힘줄-피부의 유착(tendocutaneous adhesion), 혈전성정맥염(thrombophlebitis), 그리고 다양한 각도의 구축을 발생시킨다.[29-37] 현재 밝혀진 근거는 부동화 기간에 이어, 활액(synovial fluid)은 관절과 관절의 오목한 곳에 과도한 결합조직의 침착을 가져온다(예: 종속영양성골화; heterotrophic ossification). 섬유결합조직(fibrous connetive tissue)의 만성적이고, 과도한 침착은 성숙한 반흔(scars)을 형성하고 관절내 유착(intra-articular adhesions)을 만든다.[29-37]

긴장통합 이론 (The Theory of Tensegrity)

아직은 인정받지 못했지만 Ingber[38]와 Juhan[23]이 제시한 개념은 결합조직에 대한 우리의 이해의 폭을 넓혀 줄 수도 있다. **긴장통합(tensegrity or tensional integrity)**이라는 용어는 시스템이 복잡한 균형, 골격 위에 압축의 분배, 긴장된 힘을 통해 기계적으로 자신을 안정화하는 자연현상을 설명하기 위해 *Buckminster Fuller*에 의해 처음 소개되었다.[38]

Ingber[38]는 모든 신체 조직에서 수직적으로 잘 정돈된 조직과 그것의 일관된 구조적 패턴을 밝혀냈다. 긴장과 압박 균형의 존재는 근육, 근막, 힘줄, 인대에도 존재하지만 더 중요한 것은 분자수준에도 존재한다는 것이다. 특히, Ingber는 그가 *세포골격(cytoskeleton)*이라 부르던 단백질 중합체의 내부 구조를 세포가 포함한다는 것을 보여주었다. 그는 수축성 미세섬유(contractile microfilaments)의 유한네트워크가 얼마나 세포핵을 향해 내용물을 끌어당기면서 세포를 통해 연장될 수 있는지 시뮬레이션을 할 수 있었다. *인테그린(integrins)*으로 알려진 세포면 위의 부착 수용체(adhesion receptors)는 외부로부터 내부의 세포 환경으로 이런 힘이 전송되는 것을 돕는다. Ingber는 "힘의 균형의 존재는 역학과 생화학을 분자수준에서 통합하는 수단을 제공해 주는 방법"이라고 언급했다.[38] 그는 세포표면을 건너 전송된 물리적 힘의 균형을 바

중요 인용 (NOTABLE QUOTABLE)

"시스템은 복잡한 균형과 골격 위의 압축과 긴장된 힘의 분배를 통해 기계적으로 자신을 안정화한다."

—Buckminster Fuller

꿈으로써 세포골격을 변화시킬 수 있음을 알아냈다. 세포골격의 구조와 역학의 변화는 생화학의 반응에 영향을 줄 수도 있고 심지어 활성화된 유전자와 생성된 단백질을 변화시키기도 한다. Ingber는 또한 세포 표면의 유도된 응력 유형에 따라 다르겠지만, 세포수준에서도 반응을 시뮬레이션할 수 있음을 알아냈다.[38]

긴장통합(tensegrity)의 깊은 임상적 의미는 **근막 지주 개념(fascial fulcrum concept)**을 조사하면 가장 잘 이해할 수 있다. 특정 패턴에 스트레스를 가함으로 인해, 우리는 세포단위까지 힘을 가하여 그 기능적 용량에까지 영향을 주고 병리역학적(pathomechanical) 모델을 넘어서 *병태생리학적/병리화학적 모델(pathophysiological/pathochemical model)*까지 접근할 수 있도록 해준다.[38]

근막이완의 통합 시스템적 접근 (The Integrated Systems Approach to Myofascial Release)

*시스템 특정 접근법(system-specific approach)*을 중재방법(Intervention)으로 사용하는 것이 가장 효과적이고 효율적이다. 결합조직 안에서 손상이 나타나면, *MFR*을 고려해야 한다. 인체 전반에 결합조직이 압도적으로 많기에 결합조직이 주 구성요소가 아니더라도 *MFR*은 고려될 수 있다.

3면 근막 지주 접근법으로의 MFR (The 3-Planar Fascial Fulcrum Approach to MFR)

*MFR*은 콜라겐, 엘라스틴, 기질 등에 직접적인 영향을 줄 수 있다. 언급한대로, 근막 기능부전은 물리적 손상(physical trauma), 염증(inflammation), 감염(infection), 자세 기능장애(postural dysfunction), 관절제한(articular restriction), 외부나 내부 신체 비틀림(torsion)의 결과일 수 있고 이것은 근막좌상을 야기한다. *MFR* 기법은 신체 안의 모든 세포와 섬유를 감싸고 있는 결합조직 시스템의 연속성, 지속성에 영향을 준다. 목표는 근막제한을 완화하여 건강하게 하는데 있다. 세포레벨에서, *MFR*은 기질의 지속성 외에, *엘라스틴콜라겐 복합체(elastacollagenous complex)* (콜라겐과 엘라스틴섬유가 통합된)에 영향을 준다. *MFR*에 대한 반응으로 바탕질(기질)의 밀도와 점도가 감소하고 대사율이 증가하면서 신진대사와 건강을 개선시키는 것으로 추정된다.

*MFR*은 힘이 전달되어지는 방향에 따라서 *직접적(indirect)* 또는 *간접적인(indirect)* 방법으로 진행될 수 있다. **3면 근막 지주 접근법(3-planar fascial fulcrum approach)**은 이장에서 지지되고 설명되는 모델로서 항상 간접적이다(글상자 14-7). 간접적인 성질에 의해, *MFR*의 형태는 직접적인 방법보다 더 편안하게 여겨지고 다른 장벽이 없어질 때 저항이 줄어든다.

적용을 위한 질문 (Questions for Reflection)

- *MFR*의 직접 접근법과 간접 접근법 사이의 차이점은?
- *MFR*은 다른 형태의 치료와 비교해서 어떤 장점이 있는가?
- *MFR*의 어떤 형태가 환자에게 더 편안한가?
- 어떤 메커니즘이 *MFR*의 간접 접근법을 효과적으로 발휘되도록 하는가?
- 이 장에서 설명된 ***3면 근막 지주 접근법***의 수행 시 어떤 형태의 *MFR*을 사용하게 되는가?

이 접근법에서 사용된 *지주(fulcrum)*의 개념은 *압박이완(pressure unwinding)*의 과정에 관련된 세포주위의 *고정된 포인트(fixed point)*로 정의될 수 있다. 지주(fulcrum)는 에너지가 (가설상) 다른 형태로 변형되는 기계적인 에너지 인터페이스(interface)를 만들어 낸다.

*MFR*하는 동안, 도수물리치료사는 계속적으로 기술이 수행되는 동안 조직긴장을 모니터한다(글상자 14-8). 조직긴장이 변하거나 부드러워지고 풀리게 될 때, *조직 긴장 이완(tissue tension release)*이 되는 것으로 추정한다. *MFR*의

글상자 14-7 요약 노트! MFR의 근막 지주 모델

- 이 모델은 ***긴장통합(tensegrity)***의 개념에 근거한다.
- 특정패턴으로 최소한의 스트레스를 가 하면서 세포수준에서의 구조에 영향을 준다.
- 외부 근막 지주로부터 힘의 전송을 통해 세포골격(cytoskeleton)의 구성을 변화시킴으로써 다수의 병리조건에 영향을 미치는 잠재력이 커진다.
- 이 모델은 ***병리역학(pathomechanical)*** 모델을 넘어 ***병태생리학(pathophysiologic)***이나 ***병리화학(pathochemical)*** 모델을 향해서 나아가고 있다.

글상자 14-8 요약 노트! MFR의 효과

- *MFR* 기법은 연속성, 지속성, 신체 모든 세포와 섬유를 감싸고 있는 결합조직 시스템에 영향을 준다
- 목표는 근막제한을 완화하고 신체 시스템을 정상화하여 건강하게 하는데 있다.
- 모든 세포 수준에서, ***MFR은 엘라스틴-콜라겐 복합체***와 기질의 지속성에 영향력을 준다.
- *MFR*은 연부조직 유연성을 증가시키고 조직긴장을 완화시키며 기질의 밀도와 점도를 감소시켜 대사율을 증가시키고 신진대사와 건강을 개선한다.

반응으로 일어나는 조직 긴장 감소는 여러 가지 요인으로 인한 것이다. 그 중 한 요인은 *근방추(muscle spindle)*의 감소된 저항과 이완, 그리고 근절 신장(elongation)의 결과로 인한 *원심성 신경원 활동(efferent neuron activity)*(감마, 알파 충격)의 감소이다. 또 다른 요인은 형태학적 변화의 결과로 인한 연부조직의 점성에 의한 탄력저항의 변화이다. 이 테크닉이 수행되는 동안, 치료사는 치료중인 신체 조직으로부터 방출되는 체온 상승을 알게 되는 경우가 흔하게 있을 수 있다. 게다가, 감각적인 도수물리치료사는 움직임의 감각, 공간의 느낌과 맥박을 감지하기도 하며 이것을 **치료적 박동(therapeutic pulse)**이라고 정의하기도 한다. 이런 치료적 박동의 진폭은 기법의 적용 중에 증가하고 조직긴장이 완화될 때 가라앉는다.

근막이완의 임상 실습 (THE CLINICAL PRACTICE OF MYOFASCIAL RELEASE)

근막이완의 적응증, 주의점, 금기증 (Indications, Precautions, and Contraindications for Myofascial Release)

기본적인 *신경근골격-근막 기능부전*은 *MFR*의 가장 큰 적응증이다. *MFR*의 사용이 연부조직 손상 하나만을 위한 것이 아님을 기억하는 것이 중요하다. *MFR*은 또한 적응증이 되는 관절 기능부전, 근 섬유 기능부전, 근막 기능부전, 신경 기능부전, 골막과 뼈의 기능부전, 순환 장애 등의 상태 관리 시 임상적으로 효과가 있음이 밝혀졌다.

임상적 핵심 (CLINICAL PILLAR)

MFR의 증응증:

- ***신경근골격-근막*** 손상에 대한 기본적인 중재
- 관절 기능부전, 근섬유 기능부전, 근막 기능부전, 신경원성 기능부전, 골막과 뼈의 기능부전 그리고 순환의 기능부전을 위한 2차적인 중재법
- 근막 지도화에서 양성적인 결과
- 감소된 근막 미끄러짐(Fascial glide)과 손상된 움직임(mobility)
- 관절의 과소움직임(hypomobility)
- 연부조직 긴장
- 자세불량(postural deviation)
- 관절 운동 범위의 동적 제한

MFR의 주의사항:

- 전신질환
- 악성종양(malignancy)
- 불유합 골절(Nonunion fracture)
- 울혈성 심부전증 같은 심폐손상

비록 가능성은 낮지만, 전신 질환이 있는 경우 *MFR*은 증상을 악화시킬 수 있다. 악성 종양이 있을 때 *MFR*이 금기증이라는 임상적 근거는 없다. 불유합 골정의 경우, *MFR*이 골유합을 촉진했다는 일화가 있고 피해를 준다는 근거는 존재하지 않는다. 그럼에도 불구하고 이러한 조건하에서 사용할지 확인하기 위해서는 더 확실한 근거가 필요하고 신중한 치료사는 이러한 경우 *MFR*을 시술할지 안 할지 결정하게 될 것이다.

상기 서술한 대로, *MFR*은 두 가지 주요 형태로 시행되는데 바로 연부조직을 위한 *MFR*과 관절을 위한 *MFR*이다. 이 기술의 프로토콜은 세부적인 면에서 차이가 있다. 어떤 형태든지, *MFR*은 근위부에서 원위부로, 정적인 자세불량(static postural dysfunction)에서 동적 자세불량(dynamic postural dysfunction)으로, 심각한 기능장애에서 덜 심각한 기능장애로, 연부조직 *MFR*에서 관절 *MFR*로, 표층근막에서 심부근막층으로 진행되어야 한다.

근막 기능부전의 검사 (Examination of Myofascial Dysfunction)

결합조직 계통의 움직임을 결정하기 위해서는 근막 미끄

임상적 핵심 (CLINICAL PILLAR)

근막 검진(myofascial examination):

- 근막 미끄러짐(facial glide)의 3가지 층이 평가되는데 (1) 표층 근막 위의 피부, (2) 근막의 심층, (3) 뼈 위 연부조직의 움직임.
- 조직은 움직임, 유연성, 그리고 조직 미끄러짐의 자유로움으로 촉진된다.
- 움직임(mobility은 3면으로 평가: (1) 위-아래, (2) 내측-외측, (3) 시계 방향-반시계 방향
- 근막 미끄러짐이 타이트하거나 과소움직임(hypomobile)이나 부족한 유연성을 신체 다이아그람에 표시해 뒀다면 MFR은 적응증이 된다.

러짐의 검사가 필요하다. 정상적인 상황에서, 몸을 움직이는 동안 연부조직은 마찰 없이 움직임이 유지될 것이다. 도수물리치료사의 손은 부드럽지만 단단하게 신체 부위에 올려 놓아야 한다. 치료사는 환자의 발쪽에 서서 손으로 각각의 다리부터 시작하고 환자는 손바닥을 위로 한 채 똑바로 누운 자세를 취해야 한다. 치료사는 신체의 앞쪽 표면 전반에 걸쳐 근막 미끄러짐을 평가할 수 있다. 완료 시, 엎드린 자세에서도 근막 미끄러짐 평가 과정을 반복한다.

근막 미끄러짐의 세 층이 평가되는데 (1) 표면 근막 위의 피부, (2) 근막의 심층, (3) 뼈 위 연부조직의 움직임. 치료사는 세 면에서의 조직의 움직임, 유연성(flexibility)과 미끄러짐(glide)의 자유로움을 촉진한다: 위-아래, 내측-외측, 시계방향과 반시계 방향이다. 만약 근막 미끄러짐이 손상되고 타이트하고, 과소움직임을 보이거나, 유연하지 못한 경우, 치료사는 신체 다이아그람에 해당 부분에 *MFR*이 필요하다고 표시해 둔다.

연부조직을 위한 근막이완 기법 (Myofascial Release Technique)

연부조직 근막이완을 위한 적응증 *(Soft tissue myofascial release)*

연부조직 *MFR* 기법은 다음의 양성적 결과와 기능부전이 잘 표시되어질 때 가장 잘 수행될 수 있다: (1) 양성의 근막 지도화, (2) 감소된 근막 미끄러짐과 손상된 근막 움직임, (3) 관절 과소 운동성, (4) 연부조직 긴장, (5) 양성의 편위(deviation), (6) 가동범위 안에서의 동적 제한.

임상적 핵심 (CLINICAL PILLAR)

MFR 절차:

- 신체 부위를 손 사이에 "샌드위치"처럼 위치시킨다. (오른쪽과 왼쪽, 전방과 후방, 내측과 외측 표면)
- 5g의 힘을 사용해 손으로 신체를 눌러 압박한다.
- 손을 반대방향으로 움직이면서 힘을 유지한다.
- 어떤 방향으로 조직이 가장 잘 움직이는지 결정하고 그 방향으로 조직을 움직인다.
- 표면의 조직보다 그 아래에 집중한다.
- 정적으로 지지된 자세를 끈기 있게 유지하고 반동을 주거나 힘줘서 움직이는 것은 피한다.
- 손으로 움직이지 않고 연부조직의 미묘한 움직임을 따라간다.

연부조직 근막이완의 절차 *(Procedure for Soft Tissue Myofascial Release)*

힘을 주기 전에 신체부위를 치료사의 손 사이에 "샌드위치"처럼 위치시킨다. 오른쪽과 왼쪽 (그림 14-16), 외측과 내측(그림 14-17), 전방과 후방(그림 14-18).

치료사는 5g의 힘 이내에서 압박된 힘을 유지한다. 손이 3면에서 서로 반대방향으로 움직일 때 아래에 위치한 조직들은 움직이게 된다.

시상면에서 조직의 비틀림 (Distortion of Tissues in the Sagittal Plane)

시상면 내에서 연부조직의 비틀림은 후방의 손이 하방으로 움직이는 동안 전방의 손은 상방으로 조직을 움직인다. 조직은 중립위치로 되돌아오고 방향은 역전된다.

각각의 방향으로 힘을 주면서, 정형도수물리치료사는 사상면 안에서 어느 방향에서 조직이 가장 크게 또는 가장 적게 움직이는지 결정할 수 있다. 언급한 바와 같이 이 장에서 설명한 *MFR*타입은 간접적인 유형이기에 최소한의 힘을 제한된 방향으로 적용한다.

수평면에서 조직의 비틀림 (Distortion of Tissues in the Transverse Plane)

수평면 내에서 아래의 연부조직을 비틀려면(distort), 후방의 손이 조직을 외측으로 움직이는 동안 전방 손은 내측 방향으로 움직인다. 조직은 중립위치(neutral)로 돌아가고 힘

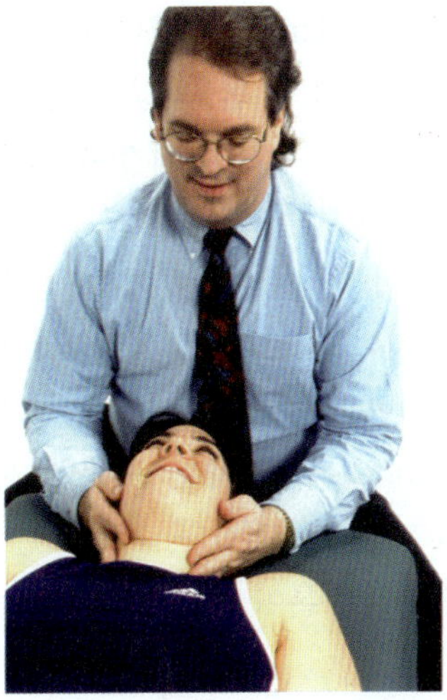

그림 14-16 연부조직 근막 이완: 측면 목의 이완시킬 부위 위에 우측과 좌측에 손을 위치시키고 유지한다.

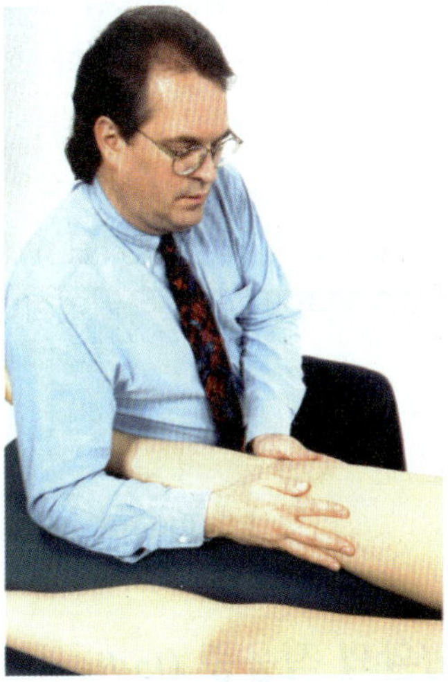

그림 14-17 연부조직 근막 이완: 무릎의 이완시킬 부위 위의 내측 및 외측에 손을 위치시키고 이완한다.

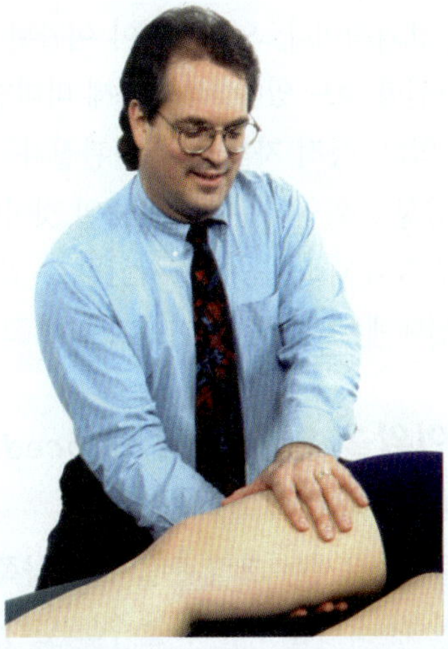

그림 14-18 연부조직 근막 이완: 무릎의 이완시킬 부위 위의 전면과 후면에 손을 위치시키고 이완한다. 이 기법은 반월판뿐 아니라, 내측, 외측 인대에도 접근할 수 있게 해준다.

의 방향은 역전된다. 사상면에서는, 조직이동성이 평가되고 나서, 그 조직은 가장 편안한 방향으로 이동한다.

관상면에서 조직의 비틀림 (Distortion of Tissues in the Frontal Plane)

관상면에서 비틀림(distortion)을 위해, 후방 손이 반시계 방향으로 움직이는 동안 전방 손이 조직을 시계방향으로 움직인다. 다른 면과 마찬가지로 조직은 원래 중립(neutral)으로 돌아오고 힘의 방향은 반대가 된다. 이 기법은 제한이 가장 적은 방향으로 수행된다.

치료사의 손이 피부 위에서 움직이지 않도록 하는 것이 중요하다. 이보다 손 접촉은 기법을 적용하는 내내 견고하게 유지되어 있어야 한다. 손과 피부는 힘을 주면 심부 조직의 비틀기가 가능해 진다. 필요한 힘을 부여하고 미끄러짐을 방지하기 위해 마사지 크림이나 연고는 자제한다. 따라서 *MFR*은 연고가 필요한 다른 치료 전에 수행되는 것이 좋다.

한 손으로 비틀린 조직에 접촉하고, 관련된 연부조직에 다른 손으로 4방향의 힘을 적용하고 유지시킨다. 이것들은 다음 사항을 포함한다 (1) 약간의 압박, (2) 시상면-상방 또는 하방, (3) 수평면-내측 또는 외측, (4) 관상면-시계 방향 또는 반시계 방향. 이 7가지 힘의 교차는 "고정된 포인트(fixed point)"를 만든다. 이 고정된 포인트는 *풀리고(unwind) 이완(release)되거나 긴장의 감소*를 경험하는 근막조직 주위의 *지주(fulcrum)*이다. 이 지주는 3면 근막 지주 테크닉이 실시됨과 동시에 최고의 효과를 나타내는 특별한 지점이다.

조직긴장 이완 (Tissue Tension Release)

3면 지주(triplanar fulcrum)가 한번 설정되면 치료사가 이 지점을 유지하는 것이 중요하다. 비록 손을 움직이고 연부조직의 미묘한 움직임을 따르려는 유혹이 있더라도, 손이 움직이지 않도록 하는 것이 필수적이다. 목적은 신체 일부분의 생리학적 풀림이 아니라, 근막조직의 내부적 "풀림(unraveling) 또는 이완"을 만드는데 있다. 정적인 지지대의 유지에 의해 만들어진 힘은 결합조직의 내부 환경을 변화시켜 이완효과를 가져온다. 근막 풀림(unwinding)의 과정은 느리고 부드러워 도수물리치료사는 천천히 정적 지지를 유지하고 조급하거나, 빠르거나 반복적이거나 힘을 써서 생리적 움직임을 만들지 않도록 하는 것이 중요하다. 치료사는 반복 없이 힘을 써서 환자가 빨리 움직이는 것을 방지하도록 기법을 적용하는 동안 환자의 움직임 패턴을 모니터링 해야 한다. 만약 내부 조직의 풀림을 용이하게 하려고 몸의 일부가 공간에서 위치를 천천히 부드럽게 변화시킨다면, 이것은 허용되고 권장된다. 이완이 끝날 무렵에는 내부 신체 조직 안에서 일어난 변화로 인해 처음 시작과 비교해서 손은 다른 위치에 있을 것이다.

견갑대와 쇄골흉부 근막 연부조직 지주 MFR기법 (Shoulder Girdle and Clavipectoral Fascia Soft Tissue Fulcrum MFR Technique)

적응증 (Indication)

이 기법의 사용을 위한 주요 적응증은 정적인 자세 검사에서 전인된 견갑대(shoulder girdle, 팔이음뼈)에 대한 관찰이다. 추가적으로 어깨 수평적 외전은 동적으로 제한될 수도 있다.

환자와 치료사의 자세 (Patient and Therapist Position)

환자는 반듯이 눕거나 앉아 있는 자세를 취한다. 도수물리치료사는 한 손은 *견갑골의 후방*에 놓는다. 손은 가능한 많은 조직과 구조에 닿을 수 있도록 쫙 편다. 전방 손이 *쇄골흉부*(clavipectoral, 빗장가슴) 부위에 있는 동안 소지구(hypothenar eminences, 새끼두덩)는 *상완골두*(humeral head, 위팔뼈머리)에 접촉한다. 손가락은 쫙 펴서 *쇄골상부 조직, 쇄골, 쇄골하부 조직, 갈비뼈* 위에 접촉한다.

테크닉 (Technique)

일단 접촉이 이루어지면 정형도수물리치료사는 두 손 사이의 비누 거품 이미지를 사용하여 부드럽게 꼭 쥐듯이 두 손으로 쇄골흉부를 누른다. 치료사는 거품을 깨지 않도록 부드럽게 압박을 지속해야 한다.

*첫 번째 면*은 후방의 손이 꼬리방향으로 움직이는 동안 전방의 손이 머리방향으로 움직이는 것으로 비누방울을 일그러뜨리듯이 한다. 손은 다시 중립(neutral) 위치로 돌아가고 방향은 반대로 바뀐다. 손은 조직이 가장 쉽게 가장 많이 움직이는 쪽으로 이동한다.

첫 번째 면에 한 번의 움직임이 생성되면, 두 번째 면은 그 위에 덧붙여지거나 "쌓아지게" 된다. 두 번째 면이 진행 중일 때, 첫 번째 면을 유지하는 것이 중요하다. 면을 쌓아가는 과정에서 지주(fulcrum)를 유지하는 일이 어렵지만 두 번째 면이 진행 중일 때 한 면을 "잃어버리는" 것은 흔한 일이다. 세 번째 면은 처음 두 면 위에 쌓아 올려진다. 치료사는 조직이 원래의 중립으로 돌아가지 않도록 주의해야 한다.

이런 일련의 일이 순서대로 이루어지면, 지주가 설정된다. 각각의 손은 손 사이의 조직을 기계적으로 비틀기 위해 각기 다른 방향으로 힘을 행사한다. 힘의 방향은 압박, 상방/하방(superior/inferior), 내측/외측, 시계방향/반시계 방향(내측회전 또는 외측회전)을 말한다. 각각의 손은 기법을 적용하는 동안 조직의 긴장 톤이 쉽게 감소하도록 설정된 지주를 유지한다.

조직 이완과 움직임은 조직 안에서 일어나기 때문에, 치료사는 손을 움직이거나 지주를 풀어주고 싶은 유혹을 억제해야 한다. 치료사와 환자는 열감, 이상감각, 무감각, 진동, 피로, 전기충격, 추위, 발한, 통증, 순환변화, 호흡변화, 교감신경성 피부 홍반이나 창백 그리고 그 외 다른 현상을 느낄 수도 있다. 이 기법에 대한 결론으로 일반적으로 기대하던 개선된 대칭 자세 (감소된 전인)와 증가된 수평외전의 효과와 함께 징후와 증상은 지속적으로 줄어들 것이다.

관절에 대한 근막이완 기법 (Myofascial Release Technique for Articulations)

관절 근막이완의 적응증 (Indications for Articular Myofascial Release)

관절 *MFR*은 전형적으로 연부조직 *MFR* 적용 후에 실시하는 것이 가장 효과적이다. 연부조직이 이완된 후 남은 관절 기능장애를 확인할 수도 있다. 정적 자세 비대칭은 관절 내에서 관찰될 수 있다. 동적 자세 평가는 관절기능 장애와 관절 균형 부족의 양성을 확인하는데 적응증일 것이다. 가동성 테스트로 종종 관절의 과소운동성이 확인될 수 있다. 관절 *MFR*은 관절낭과 인대에서의 제한을 다루기 위해 고안되었다.

관절 근막이완을 위한 절차 (Procedure for Articular Myofascial Release)

우선 도수물리치료사는 그의 손을 관절 양쪽의 뼈에 갖다 댄다. 종종, 더 긴 지레팔이 유리 할 수도 있다. 치료사의 손은 관절면의 신연이나 접근을 방지하기 위해 주의하면서 양쪽 관절면 위치의 조절을 유지하고 있을 만큼은 견고해야 한다. 치료사의 손은 3면에서 반대 방향으로 움직여야 한다. 시상면에서는 한쪽 관절면이 아래쪽(위/아래)으로 움직이는 동안 다른 한쪽 관절면은 위쪽으로 움직인다. 수평면에서는 다른 쪽 관절면이 외회전(내/외)하는 동안 한쪽 관절면은 내회전방향으로 움직인다. 관상면에서는 한쪽은 외전방향으로 또 다른 쪽은 내전방향으로 움직인다. 움직임의 방향은 연부조직 기법이 수행되는 동안 최대가동 방향을 결정하기 위해 각각의 면(plane) 내에서 반대가 된다. 결정되면, 각각의 부가적 관절움직임은 이전 움직임 위에 누적 되기 때문에 조직은 가장 쉬운 방향으로 움직이게 된다.

신체 부위에 놓인 치료사의 손은 관절주변 연부조직(인대, 관절낭)이 이완되어 지주가 되는 모든 3면에서 유지된다. 치료사는 기법을 실시하는 동안 손이 움직이지 않도록 해야 하지만 관절의 균형을 잡기 위해서 관절면 위치를 재조정하는 것은 허용된다. 근막 이완은 느리고 부드러울 것이다. 치료가 끝날 즈음, 아마도 관절면 재균형의 결과로 관절소리가 있을 수 있다. 이완이 끝날 무렵, 치료사의 손은 중립(neutral) 위치에 있을 것이고 관절균형의 정상화와 관절가동성 향상과 더불어 관절 균형이 개선되어 있을 것이다.

견갑상완관절 관절 지주 MFR기법 (Glenohumeral Joint Articular Fulcrum MFR Technique)

적응증 (Indication)

이 기술은 관절와(glenoid fossa)의 상완골두(humeral head)가 전방으로 전위 된 경우를 포함하여 정적 자세 기능장애의 경우 가장 효과적이다. 이 기법은 가동성 테스트에서 언급했듯이, 부가적 운동의 과소움직임과 함께 어깨 움직임의 끝범위에 제한이 있는 경우처럼 동적 자세 기능장애에 효과적일 수 있다.

환자와 치료사의 자세 (Patient and Therapist Position)

환자는 반듯이 눕거나 앉은 자세를 취한다. 한 손은 관절와(glenoid fossa)의 위치를 제어하기 위해 견갑골을 잡는다. 다른 한 손은 상완골두의 위치를 제어하기 위해 위팔을 잡는다. 관절면의 접근을 피하도록 하는 것이 중요하다.

기법 (Technique)

첫 번째 면은 치료사의 아랫쪽 손은 상완골두(humeral head)를 꼬리방향으로 잡아 당길 수 있게 위팔에 놓고 그의 위쪽 손은 관절와를 머리쪽으로 들어올리게 견갑대에 올려두어 서로 맞물리게 위치시킨다. 치료사는 어떤 방향이 (머리쪽/꼬리쪽 또는 꼬리쪽/머리쪽)이 가장 움직임이 좋은지 결정하면 방향은 반전된다. 관절면은 움직임이 가장 크고 유지되는 위치로 되돌아 온다. 두 번째 면을 위에 겹치기 위해 아래 손이 위팔을 잡고 상완골두(humeral head)를 뒤로 움직이는 동안 위쪽 손은 견갑대(shoulder girdle)를 잡고 관절와(glenoid fossa)를 전방으로 움직인다. 아랫쪽 손으로 상완골두를 앞쪽으로 미는 동안 위쪽 손은 관절와를 뒤쪽으로 움직인다. 치료사들은 각 방향 별 움직임 정도를 비교한 후 가장 쉬운 방향으로 관절(joint)을 움직인다. 관절은 이 새로운 위치로 유지된다. 세 번째 면도 같은 방법으로 수행된다. 아래 손으로 위팔을 잡고 상완골두를 안쪽으로 돌리는 동안 위쪽 손은 견갑대(shoulder girdle)를 잡고 관절와(glenoid fossa)를 바깥쪽으로 돌린다. 관절은 중립으로 되돌려지고 방향은 역전된다. 방향을 비교해 보면 관절은 가장 움직임(mobility)이 큰 쪽으로 움직인다(그림 14-19).

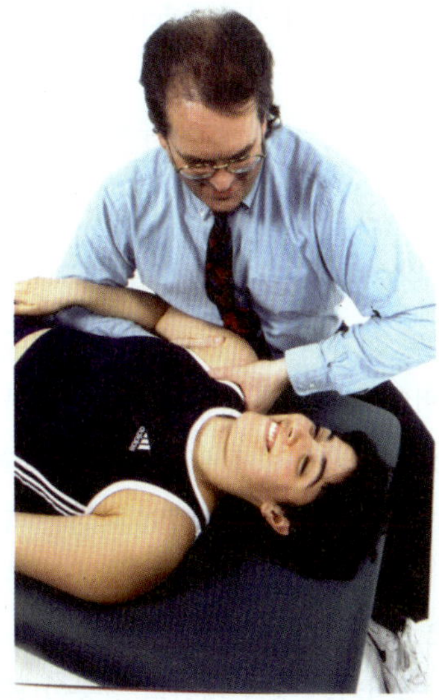

그림 14-19 견갑상완관절(위팔어깨관절, glenohumeral joint)의 관절 근막이완. 손은 견갑골과 상완골두에 두고 평가하여 3면에서 움직임이 가장 적게 제한되는 위치를 유지.

각각의 손은 3면에서 반대방향인 관절면을 기계적으로 위치시키기 위해서 힘을 쓰고 있다. 각각의 손은 3방향의 힘을 유지하고 있고 이것은 관절낭과 인대의 조직이완을 용이하게 한다. 조직이 이완되고 세포 밖과 세포 안의 움직임이 인식되는 동안 지주는 유지된다. 치료사는 모든 징후와 증상이 멈추고 관절와(glenoid fossa)내에서 상완골(humeral head)의 관절균형이 개선될 때까지 지주(fulcrum)를 유지해야 한다.

만성 신경학적 기능부전에 대한 근막이완 기법 (Myofascial Release Technique for Chronic Neurological Dysfunction)

신경이 손상된 환자의 검사는 일반적으로 움직임의 수동 및 능동 가동 범위뿐 아니라 운동행동의 관찰까지 포함된다. 관절 움직임(mobility)을 증진시키기 위한 기술은 일반적으로 치료프로그램에 통합되어 있다. 이 과정은 특히나 관절 주위 연부조직과 더불어 관절 조직의 내부와 외부에 영향을 준다. 신경학적으로 손상된 경우, 흔히 움직임을 억제하고 관절 운동성을 감소시키는 경직 패턴의 상승이 관찰된다. 움직임에 제한이 있는 사람이 늘어나다 보니 다양한 신체부위에 효과를 주는 접근법이 다른 전통적인 접근법보다 효율적이고 비용적으로도 효과적일 수 있다. *MFR*은 모든 세포와 섬유를 감싸고 있는 결합조직에 영향을 주도록 설계된 접근법으로서, 이는 가동성을 증가시키고, 주 손상이 근골격계에서 기원한 것이 아닌 사람들에게도 보다 효과적인 방법일 수 있다.

신경학적 문제가 동반된 경우, 일반적으로 가동범위가 제한되는 패턴을 보인다. 특정관절은 특정방향으로 운동성이 심히 제한되는 경우가 있다. 이것은 근골격계 기능장애와 관련한 운동성 상실과 다르고, 대부분 특정 방향에서 운동성을 상실하는 경우가 많다.

10명의 신경학적 손상 환자에 관한 연구에서, 외상후 뇌손상(2년 이상 경과)인 경우에 움직임 개선을 위해 *MFR*이 사용되었다. 이 연구의 목적은 신경손상 환자의 운동범위 정상화에 이용되는 과정으로서 *MFR*을 설명하는데 있다. 종속변수는 자세편위와 변형의 감소였다.

연부조직 *MFR*과 관절 *MFR*을 포함한 3면 근막 지주 접근법이 사용되었다. *MFR* 치료받은 관절은 엉덩이, 무릎, 손목관절을 포함한다. *MFR* 전후의 치료받은 관절과 치료받지 않은 관절의 움직임(movement)이 둘 다 측정되었다.

이 연구 결과 치료받은 관절의 64%가 운동방향성에서 좀 더 정상화되었고, 24%는 변화를 입증하지 못했다. 흥미롭게도, 치료받지 않은 관절의 57%는 개선되었다. 신경학적으로 적응된 환자에게 수동적 관절가동범위(range of motion) 치료와 관절가동기법(joint mobilization)을 적용했을 때, 직접적으로 중재를 적용한 국소 조직과 구조는 영향을 받았다. 이런 변화를 이끌어 내는데 적용된 기법은 직접적인 접근법으로 스트레칭이나 조직 저항 장벽에 대항하는 관절가동기법을 포함한다. 반대로, 3면 근막 지주 접근법은 간접적인 방법으로 이것은 조직에 힘을 주지 않고, 치료사의 최소한의 에너지가 필요하고, 최소한의 불편이 발생한다. 이 연구는 연부조직 및 관절 *MFR* 기법 둘 다 심한 자세 편위와 변형이 있는 심하고 만성적인 신경학적 환자의 관절 가동범위 증가에 효과적이라는 것을 알려준다. 연구결과는 또한 *MFR*이 직접적으로 치료받지 못한 신체부위에도 영향이 있음을 보여준다. 근막 시스템이 연속되어 있어서 *MFR*의 영향이 광범위한 효과를 이끌어 낸 것으로 보인다. 이런 기술의 사용은 심각하게 손상된 환자의 운동범위를 달성하고 유지하는 더 효율적 기법의 결과를 낼 수 있다.

차별된 특징 (DIFFERENTIATING CHARACTERISTICS)

*MFR*은 연부조직 안에서 제한을 해결하고자 하는 정형도수물리치료(OMPT)과정으로서 좀더 구체적으로는 결합조직의 제한을 해결하는 것이다. 도수물리치료사는 관절과 연부조직의 운동 제한성이 합쳐져서 운동범위 감소와 운동패턴 변경을 일으킨다는 사실을 인지하고 있다.

근막 시스템 안에서 긴장감소를 위한 *MFR* 기법은 다양하게 있다. 이런 기술을 시행하는 전통적인 방법은 직접적인 힘의 사용(즉, 직접 접근)이 포함된다. 이장에서 설명된 *MFR*에 3면 지주 접근법은 구조를 최소한의 제한을 받는 방향으로 이동시키도록 힘을 사용하는 것으로 간접적인 접근법으로 간주된다. 이 접근법의 간접적인 속성은 연부조직의 움직임(mobility)을 향상시키기 위해 사용된 전통적인 방법을 벗어나 스트레인-카운터스트레인(strain-counterstrain)(15장 참조)과 철학적으로 유사하다. 근막의 유연성을 개선하도록 고안된 대부분의 접근법은 해당 조직을 움직이거나 정적으로 늘어나는 위치로 잡고 유지하는 것이 포함된다.

이 장에서 설명된 *MFR*에 대한 접근방식은 일반적인 근막 시스템(즉, 연부조직 *MFR* 접근법) 뿐만 아니라, 관절주변 근막 조직(즉, 관절 *MFR* 접근법)에 끼친 영향에 적응되게 할 수 있다. 이 적응은 정상적인 관절의 움직임을 촉진하는 근막 시스템의 중요한 역할을 시사한다.

임상 사례 (CLINICAL CASE)

개요 (Introduction)

연부조직 MFR 과 ***관절 MFR***을 포함한 ***3면 근막 지주 접근법***은 후기 급성 후 소아환자 (a late post-acute pediatric patient) 관리에 쓰였다. 이 독특한 케이스의 중재에 여러 손이 참여하였다.

병력 (History)

2개월 간 L5-S1에서 안정적인 척추전방전위증을 위해 장기간 기능 재활을 받은 11세 소녀가 이 치료에 참여. 검사 후에 정형도수물리치료사는 자세 움직임, 긴장, 그리고 기능개선의 목표를 설정했다.

치료 세션 (Treatment Session)

그림 14-20은 L5/S1을 위해 감압 기술 적용 후 긴장항진 상태를 감소시키기 위해서 연부조직 MFR과 척추의 탈촉진(defacilitation)을 수행하는 여러 손을 나타낸다. 그림 14-21은 목의 연부조직 MFR, 오른쪽 어깨의 관절 MFR, 그리고 시상면에서의 신경 근막 이완을 보여준다. 그림 14-22는 시상면에서 신경 근막 이완과 함께 호흡 복부 횡격막과 흉곽 입구의 수평 MFR 그리고 오른쪽 견관절(위팔어깨관절, glenohumeral joint)의 관절 MFR을 보여준다. 그림 14-23, 14-24, 14-25, 14-26은 중재 전과 비교해서 MFR에 대한 반응으로 자세와 움직임의 변화를 보여준다.

1. 이런 경우처럼 신경 손상 환자에게 어떤 메커니즘이 MFR에 효과적인 반응을 일으키는가?
2. 이런 환자에게 MFR을 사용할 때 주의점이나 금기사항이 있는가?
3. MFR 치료로 인한 개선된 상태를 유지하고 재발을 방지하기 위해서 어떤 중재가 사용되어져야 하나?
4. 이런 환자의 MFR 치료를 통해 자세 영향 이외에 능동적인 근육 기능이 일어남을 믿을 수 있는가? 만약 그렇다면 이런 개선된 점이 어떻게 이루어질 수 있는지 설명해 보시오.

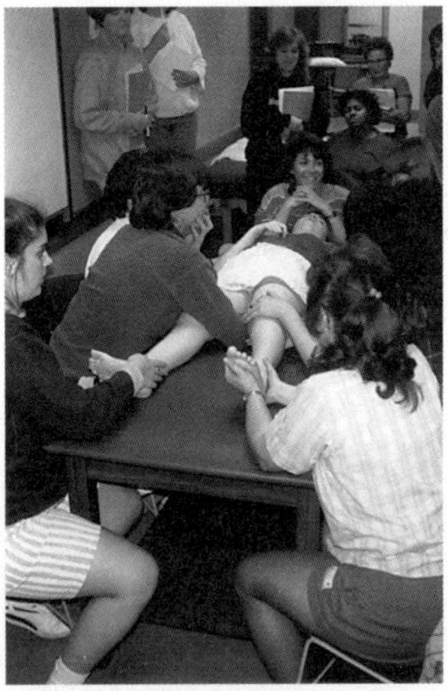

그림 14-20 연부조직 근막 이완과 척추 탈촉진(defacilitation) 기법을 수행하는 여러 손.

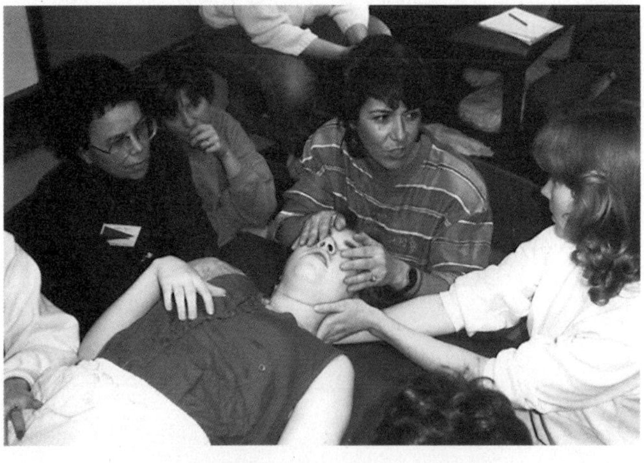

그림 14-21 목의 연부조직 근막이완과 시상면상에서의 신경근막(neurofascial) 이완을 포함하여 여러 부위에 행해지는 근막이완.

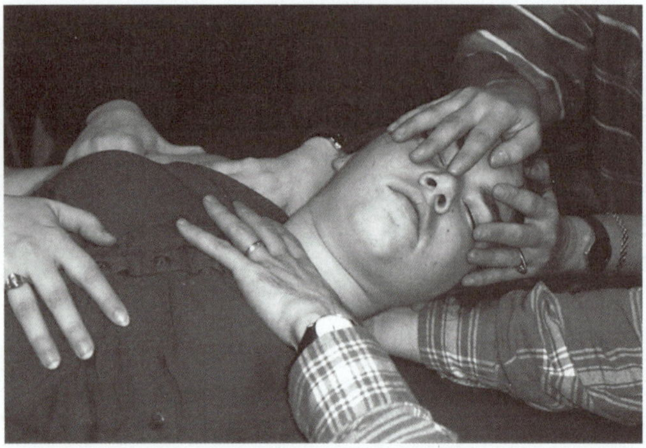

그림 14-22 복부 호흡 횡격막 이완, 흉곽 입구 횡격막 이완, 시상면상에서의 신경근막(neurofascial) 이완, 우측 견관절의 관절 근막 이완을 포함하는 다양한 부위에서 행해지는 근막 이완.

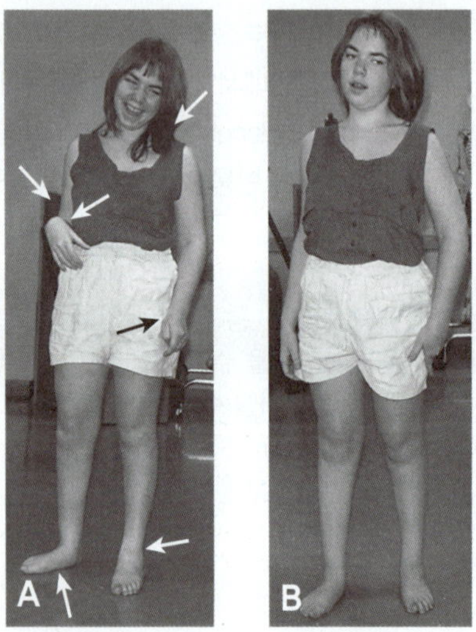

그림 14-23 **A.** MFR 치료 전, 화살표가 중요한 자세 치우침(편위)(deviation) 부위를 가리킨다. **B.** 근막이완 치료 후.

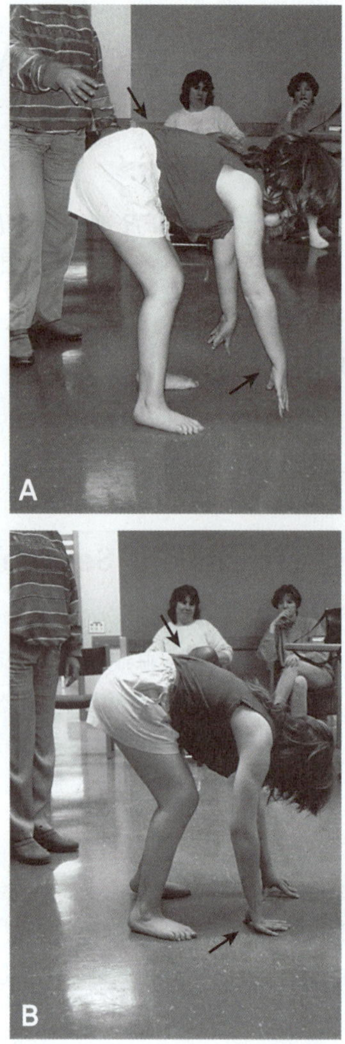

그림 14-24 **A.** MFR 치료 전. 화살표는 중요한 자세 치우침 부위를 가리킨다. **B.** 근막이완 치료 후.

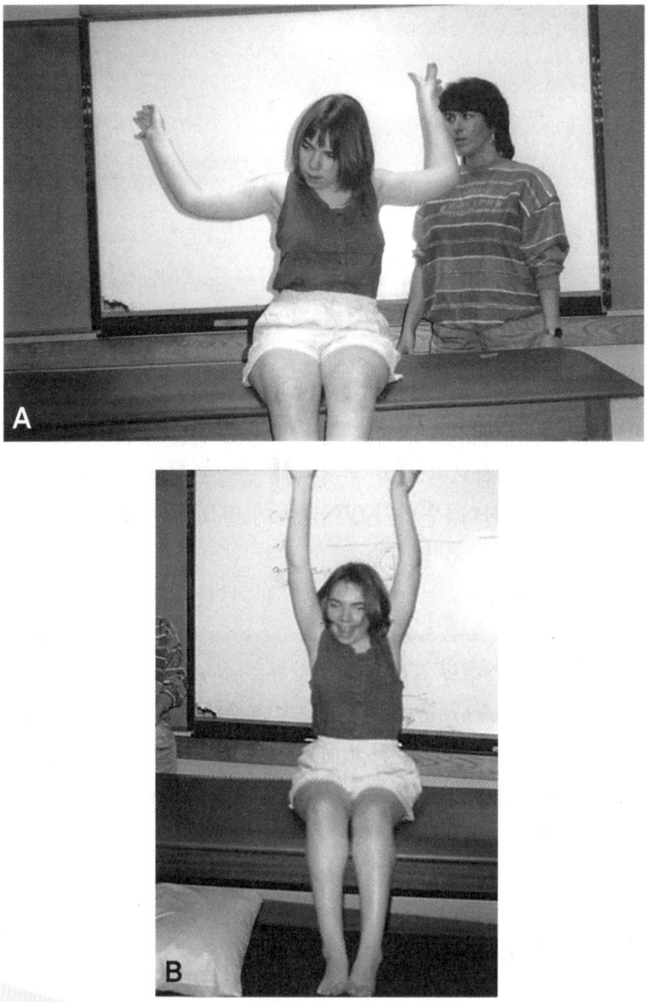

그림 14-25 A. MFR 치료 전. B. 근막 이완 치료 후.

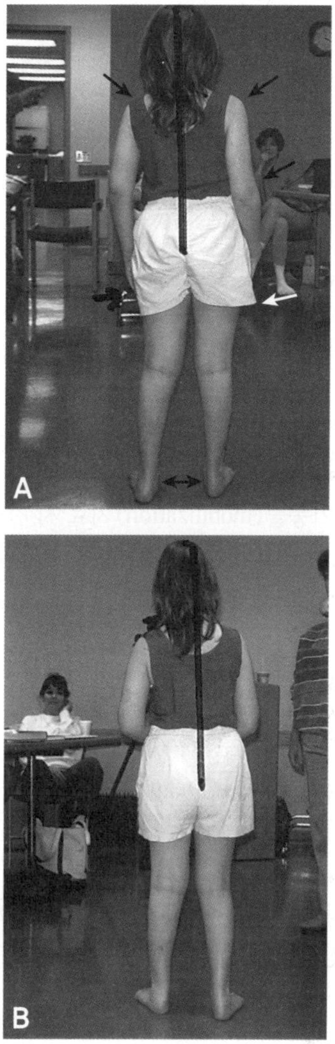

그림 14-26 A. MFR 치료 전, 화살표는 중요한 자세 치우침(편위) 부위를 가리킨다. B. 근막이완 치료 후.

따라하기 (HANDS-ON)

파트너와 함께 실습실에서 다음의 활동을 수행하자.

1 결합조직 고정의 주요 효과를 나열하라. 정형도수물리치료사는 어떤 방법으로 이러한 효과를 감소시키거나 역전시킬 수 있나?

2 관절가동술(mobilization) 치료 시 간접적 접근법과 직접적 접근법의 주요한 차이 토론하라. 철학과 임상실습의 차이를 설명하라

3 ***연부조직 MFR*** (soft tissue *MFR*)과 ***관절 MFR***(articular *MFR*)을 간략하게 정의하고 설명하라. 각각의 주 적응증은 무엇인가?

4 이 장에서 설명한 ***MFR인 3면 지주 접근법***의 독특한 면을 간략하게 정의하고 설명하라. *MFR*에 대한 이런 접근법은 다른 접근법과 어떻게 다른가?

5 파트너의 허벅지 앞쪽 (1) 표층 근막 위의 피부, (2) 심부 근막 층, (3) 뼈 위의 연부조직의 가동성(mobility)을 평가하라. 동작의 모든 3면에서의 가동성을 평가하라. 다른 쪽을 또 다른 파트너와 시도해 결과를 비교하라. 파트너의 전완 앞쪽 면에 같은 평가를 시행하고, 그 다음 요추의 척추 주위부분을 시행한다.

6 5번에서 설명한 근막 가동성 정도를 평가한 후 3면(triplanar) 방식으로 조직을 비틀어서 각 부위(허벅지, 팔뚝, 척추)의 3면 지주를 확인하고 유지한다.

반드시 제한이 가장 작은 쪽 방향으로 힘을 주어야 하고 지주를 한번 잡으면 계속 유지한 후 결합조직에 일어나는 변화를 관찰한다. 변화가 일어나는데 필요한 시간을 기록한다.

7 ***견갑대와 쇄골흉부(빗장가슴)의 연부조직 MFR*** *(calvipectoral soft tissue)*과 ***견갑상완(위팔어깨,*** *glenohumeral)* ***관절의 관절 MFR 기법***을 설명대로 시행하라. 각 기법에 따른 자세와 움직임의 변화를 기록한다.

참고 문헌 (REFERENCES)

1. Cantu R, Grodin A. *Myofasical Manipulation: Theory and Clinical Application*. Gaithersburg, MD: Aspen Publishers; 1992.
2. Hoffa AJ. *Technik der Massage*. Stuttgart, Germany: Ferdinand Enke; 1900.
3. Rolf IP. *Rolfing: The Integration of Human Structures*. Rochester, VT: Healing Arts Press; 1977.
4. Heller J, Hanson J. *The Client's Handbook*. Mt. Shasta, CA: Heller and Hellerwork; 1985.
5. Alexander FM. *The Alexander Technique*. New York: First Carol Publishing Group; 1989.
6. Feldenkrais M. *Awareness Through Movement*. San Francisco: Harper Collins; 1972.
7. Aston J. *Aston Patterning*. Course notes. Hartford, CT: Upledger Institute; 1993.
8. Clemente C. *A Regional Atlas of the Human Body*. Baltimore: Urban and Schwarzenberg; 1987.
9. Fitton-Jackson S. Antecedent phases of matrix formation. In: *Structure and Function of Connective Tissue and Skeletal Tissue*. London: Butterworth; 1965.
10. Frankel VH, Nordin M. *Basic Biomechanics of the Musculoskeletal System*. Philadelphia: Lea & Febiger; 1980.
11. Gray H. *Gray's Anatomy*. New York: Grammercy Books, Crown Publishers; 1977.
12. Hollinshead H, Rosse C. *Textbook of Anatomy*. 4th ed. Philadelphia: Harper Row; 1985.
13. Hukins DWL. Tissue components. In: Hukins DWL, *Connective Tissue Matrix*. Vol. I. London: McMillan Publishing; 1984.
14. Martini F. *Fundamentals of Anatomy and Physiology*. Englewood Cliffs, NJ: Prentice Hall; 1989.
15. Now VC, Holmes MH, Law WM. Fluid transport and mechanical properties of articular cartilage: a review. *J Biomech*. 1984;17:377-394.
16. Zohar D. *The Quantum Self*. New York: Quill/William Morrow; 1990.
17. Rich A, Crick FHC. The molecular structure of collagen. *J Mol Biol*. 1961;3:483.
18. Lowen F. *Visceral Manipulation*. Hartford, CT: Upledger Institute; 1990.
19. Boone E. *Origin and Development of the Fascial Structure*. Amsterdam, Holland: Upledger Institute's Europe's Fourth Biannual Congress; 1996.
20. Weiss J. Collagens and collagenolytic enzymes. In: Hukins DWL. *Connective Tissue Matrix*. Vol I. London: McMillan Publishing; 1984.
21. Barral JP. *The Thorax*. Seattle: Eastland Press; 1991.
22. Calliet R. *Soft Tissue Pain and Disability*. Philadelphia: F.A. Davis; 1988.
23. Juhan D. *Job's Body*. Barrytown, NY: Station Hill; 1987.
24. Barral JP. *Urogential Manipulation*. Seattle: Eastland Press; 1993.
25. Weiselfish S. *A Systems Approach for Treatment of TMJ Dysfunction*. Connecticut State American Physical Therapy Association Conference, 1981.
26. Bergquist R, Shaw S. *Advanced Therapeutics*. Springfield, MA: Springfield College; 1978.
27. Kain JB. *Clinical Aspects of Fascia*. Amsterdam, Holland: Upledger Institute Europe; 1996.
28. Proctor DJ, Guzman NA. Collagen disease and the biosynthesis of collagen. *Hosp Pract*. 1977:61-68.
29. Akeson WH, Woo SL, Amiel D, et al. The connective tissue response to immobility: biochemical changes in periarticular connective tissue of the immobilized rabbit knee. *Clin Orthop*. 1973;93:356-362.
30. Donatelli R, Owens-Burkhardt W. Effects on immobilization on extensibility of periarticular connective tissue. *J Orthop Sports Phys Ther*. 1981; 3:67-72.
31. Noyes FR. Functional properties of knee ligaments and alterations induced by immobilization. *Clin Orthop*. 1977;123:210.
32. Woo SL, Matthews JV, et al. Connective tissue response to immobility: correlative study of biomechanical and biochemical measurement of normal and immobilized rabbit knee. *Arthritis Rheumatol*. 1975;18(3):257-266.
33. Evans E, Eggers G, et al. Experimental immobilization and mobilization of rat knee joints. *J Bone Joint Surg*. 1960;42:737-758.
34. McDonough A. Effect of immobilization and exercise on articular cartilage: a review of literature. *J Orthop Sports Phys Ther*. 1981;3:2-5.
35. Akeson WH, Amiel D. The connective tissue response to immobility: a study of the chondroitin 4 and 6 sulfate changes in periarticular connective tissue control and immobilized knees of dogs. *Clin Orthop Res*. 1967;51: 190-197.
36. Enneking W, Horowtiz M. The inter-articular effects of immobilization of the human knee. *J Bone Joint Surg*. 1972;14:198-212.
37. Hall MC. Cartilage changes after experimental immobilization of the knee joint for the young rat. *J Bone Joint Surg*. 1963;45:36-52.
38. Ingber D. The architecture of life. *Scientific American*. January 1998:48-57.
39. Weiselfish SH. *Developmental Manual Therapy for Physical Rehabilitation for the Neurologic Patient*. Vol. I, II. Ann Arbor, MI: UMI Dissertation Series; 1993.

CHAPTER 15

정형도수물리치료에서의 스트레인-카운터스트레인

Strain-Counterstrain in Orthopaedic Manual Physical Therapy

Sharon Giammatteo, PhD, PT, IMT,C

역자 : 양성화

15장 목적

이 장의 결론을 통해, 독자는 다음과 같은 것을 할 수 있을 것이다:

- SCS의 기원을 확인할 수 있다.
- 보호성 경련에 원인이 되는 해부학적 기초와 이 문제를 다루는 SCS의 기전에 대해 논의한다.
- 보호성 근경련(spasm), 촉진된 분절, 근반사궁, 이완 현상, 편안한 자세(position of comfort)와 압통점(tender point)에 대해 정의한다.
- 근육의 과긴장/경련이 어떻게 압통점, 자세 이탈(postural aberrations)과 움직임 제한을 발생시키는 지에 대해 논의한다.
- 직접과 간접적 기술 사이 차이점에 대해 논의한다.
- SCS가 연부조직에 대한 다른 정형도수물리치료와 어떻게 다른지에 대해 논의한다.

역사적 관점 (HISTORICAL PERSPECTIVES)

여러 가지 기원 (Eclectic Origins)

때때로 자세성 이완 치료라 불리는 *strain-counterstrain (SCS)*의 시작은 최근에 사용되고 있는 다른 치료와 유사하다.[1] SCS의 실시는 과긴장된 근육의 결과로 발생하는 ***자세 편위(postural deviations)***에 대한 평가와 관련이 있다. 요가(21장 참조), 움직임을 통한 펠든크라이스의 자각(20장 참조)과 태극권, 그 외 다른 치료법과 같이 기능의 향상을 위해 최적 자세를 훈련하는데 중점을 둔다. 이 접근법들은 신체 일부분이 연관된 다른 부위와 함께 최적의 자세가 될 때 최적의 기능을 나온다는 믿음을 서로 공유한다. 이 자세들은 어떤 부위가 이완되는 동안 다른 부위는 신장되도록 설계되었다.[2]

압통점(tender point)에 대한 개념은 SCS와 밀접한 연관이 있다. SCS에서 사용하는 압통점 위치와 밀접한 관련이 있는 침자리는 5000년이 넘게 근골격계 통증 증후군을 조절(관리)하는데 사용되어 왔다. 아마도 압통점 위치를 체계적으로 발견한 Travell과 Simons가 매우 광범위하게 사용되는 압통점의 존재를 설명한 것과 마찬가지로, 여러 전략들이 그것들을 감소시키도록 설계되었을 것이다(16단원 참조).

개념의 발전 (Concept Development)

1954년 ***Dr. Lawrence H. Jones***는 보존적 치료에 효과가 없는 4개월 된 심한 요통환자를 치료하였다. 그 환자는 요근에 경련을 경험하였고 이로 인해 진통성 자세를 취하였으며 잠자기 어려웠다. Jones는 환자가 좀 더 편안하게 잘 수 있는 자세를 찾으려 하였다. 그러한 시도와 실패로 인해 Jones는 그의 환자가 20분 가량 쉬게 한 뒤에 최대로 편안한 자세를 경험한다는 것을 발견하였다. 이 환자는 이 자세에서 천천히 이완하였고 통증 억제 없이도 기립 자세를 취할 수 있었다.[4-7]

그 후, 이 접근법의 과학적 기법이 주목할 만큼 이루어졌고, 그 일부를 이번 단원에 소개하였다. 통증과 장애를 제거하는 정확한 자세에 대한 Jones의 초기 발견이 이 개념의 추가적인 적용을 지속적으로 찾는데 기여하였다. 또한 Jones는 촉진한 부위 밑에서 정확하게 통증을 보이는 *압통점*의 존재를 확인하였다. 그는 보호성 근경련이 자세성 편위를 발생시킨다는 것을 알아내었고, 경련으로 인해 단축된 근육이 골관절(osteoarticular) 구조를 당겨서 관절 기능장애를 발생시킨다는 것을 알아내었다.

그는 움직임 패턴을 향상 시키고, 불편감을 감소시키며 또한 압통점으로부터 비롯되는 통증을 없애는 정확한 자세에 대해 인식하였다. 사지에서 확인된 이 압통점들은 근육이 염좌 또는 신장될 때에는 찾을 수 없었지만 길항근에는 존재하였다. 이 압통점의 기전은 손상 후 근육이 최대로 단축된 이후에 바로 발생하는 갑작스런 신장과 연관이 있다고 믿었다. 이 근육은 관절이 중립에 있음에도 염좌된 것과 같은 움직임이 계속 된다고 생각된다. 지속적인 신장의 시도는 과신장된 구조에서 나오는 증상을 증가시킬 뿐이다.

적용을 위한 질문 (Questions for Reflection)

- SCS 접근법이 다른 접근법과 비교했을 때 압통점에 대한 방식의 차이점이 무엇인가?
- SCS 접근법에 따르면, 일반적으로 압통점을 어디에서 찾을 수 있으며, 그것들의 병리학은 어떻게 되는가?
- SCS에서 어떻게 압통점을 경과(progress)와 결과의 기준으로 사용하는가?
- 압통점과 통증유발점은 무엇이 다른가?

이러한 상관관계들로 인해, Jones는 그의 모든 환자들의 근육계통에서 통증성 압통점을 찾기 시작하였다. 그는 압통점에 의해 근경련이 발생하는지 확인하고자 하였다. 그의 연구기간 동안, Jones는 최대의 편안함을 위해서는 정확히 *90초*간 자세를 유지하는 것이 필요하다는 것을 알아내었다.[7]

중요 인용 (NOTABLE QUOTABLE)

"만약 당신이 몸의 소리를 듣는다면, 그것은 당신이 알고자하는 것을 말해줄 것이다!"

—Lawrence Jones

그는 발견 초기에 관찰된 임상적 현상에 대한 기초적인 신경과학을 알지 못했다. 15년의 연구는 몸통의 기능장애와 통증 관리에 대한 종합적인 접근법을 발전시켰다. 거의 175개에 달하는 압통점과 이와 연관된 정확한 편안한 자세를 기록하였다(그림 15-1). SCS의 기술은 많은 저자에 의해 여러 글에서 쓰였고, SCS의 과학은 지속적으로 발전하였다.

직접과 간접적 기술들 비교 (Direct Versus Indirect Techniques)

정형 도수 물리치료(OMPT) 접근법들은 각각 외력을 저항 장벽(resistance barrier)방향으로 주는 **직접적 기술들**과 외력을 저항 장벽에서 멀어지는 방향으로 주는 **간접적 기술들**로 분류된다. 일반적으로 연부조직과 관절의 제한을 줄이는데 사용하는 여러 기술들과, 이 책에 있는 다수의 접근법들은 직접적 기술의 영향을 받는다. 신장과 관절 가동술 같은 중재들은 직접적 기술에 속한다. 직접적 기술들은 조직들과 구조물들을 묶거나 부하를 준다. 이 조직들은 움직임이 적고, 더 움직임 제한이 있는 곳을 향하는 1개 또는 그 이상의 평면위의 장벽으로 움직이게 된다. 기술이 적용되면 장벽은 더 멀리 움직이게 되고 정상적인 관절 가동범위의 끝에 가깝게 위치를 옮길 것이다(글상자 15-1).

반대로, SCS와 같은 간접적 기술들은 연관된 구조에 부하를 주지 않는 것을 추구한다. 이 기술들이 시행되었을 때, 조직은 운동성이 많고, 덜 제한이 있는 곳을 향하는 1개 또는 그 이상의 평면위의 장벽으로 움직이게 된다. 관찰되는 자세 편위는 그에 따라 더 심해진다. 예상되는 결과는 **이완 현상(release phenomenon)**이다. 과긴장된 연부조직이 이완되면 원래의 장벽 이상으로 관절 가동범위를 허용하게 된

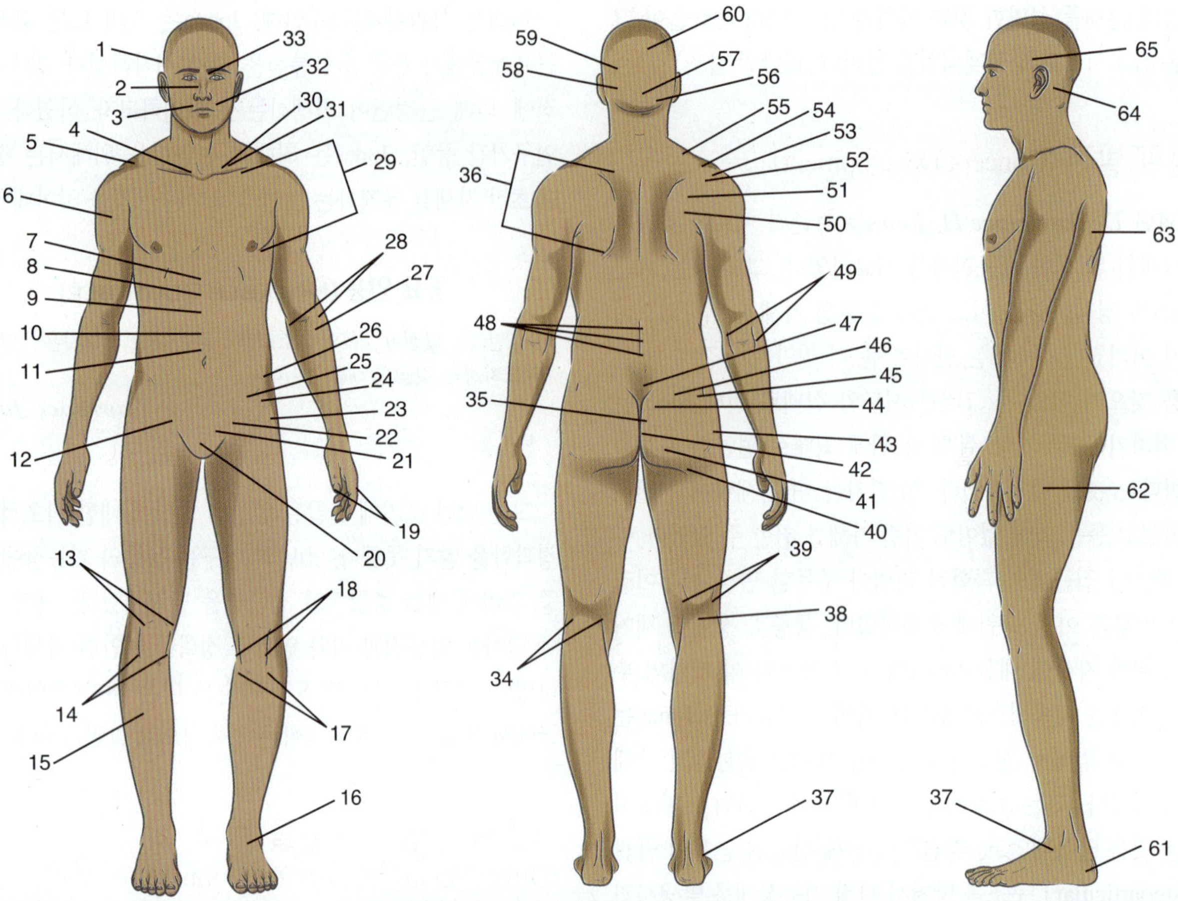

압통점 위치 (Locations of Tender Points)

1. 두정골 (Squamosal)
2. 비골 (Nasal)
3. 저작 – 축두하악관절 (Masseter–temporomandibular)
4. 전방 1번 흉추 (Ant. first thoracic)
5. 전방 견봉쇄골관절(Ant. acromioclavicular)
6. 광배근 (Latissimus dorsi)
7. 전방 7번 흉추 (Anterior seventh thoracic)
8. 전방 8번 흉추 (Anterior eighth thoracic)
9. 전방 9번 흉추 (Anterior ninth thoracic)
10. 전방 10번 흉추 (Anterior tenth thoracic)
11. 전방 11번 흉추 (Anterior eleventh thoracic)
12. 전방 2번 요추 (Anterior second lumbar)
13. 내측과 외측 반월판 (Medial and lateral meniscus)
14. 내측과 외측 신전 반월판 (Medial and lateral extension meniscus)
15. 전경골근 내측 발목 (Tibialis anticus medial ankle)
16. 발목 굴곡 (Flexion ankle)
17. 내측과 외측 슬괵근 (Medial and lateral hamstrings)
18. 내측과 외측 슬개골 (Medial and lateral patella)
19. 엄지와 손가락 (Thumb and fingers)
20. 하부 장골 아웃플레어 (Low–ilium flare–out)
21. 전방 5번 요추 (Anterior fifth lumbar)
22. 하부 장골 (Low ilium)
23. 전방 외측 대전자 (Anterior lateral trochanter)
24. 전방 1번 요추 (Anterior first lumbar)
25. 장골근 (Iliacus)
26. 전방 12번 흉추 (Anterior twelfth thoracic)
27. 요골두 (Radial head)
28. 내측과 외측 구상돌기 (Medial and lateral coronoid)
29. 하강된 상부 늑골 (Depressed upper ribs)
30. 전방 8번 경추 (Anterior eighth cervical)
31. 전방 7번 경추 (Anterior seventh cervical)
32. 안하와 신경 (Infraorbital nerve)
33. 안와상 신경 (Supraorbital nerve)
34. 신전된 발목 (비복근에서) (Extension ankle) (on gastrocnemius)
35. 천장관절 아웃플레어 (High flare–out sacroiliac)
36. 거상된 상부 늑골 (늑골 각도에서) (Elevated upper ribs) (on rib angles)
37. 외측 발목 (Lateral ankle)
38. 후방 십자 인대 (Posterior cruciate ligament)
39. 전방 십자 인대 (Anterior cruciate ligament)
40. 후방 내측 대전자 (Posterior medial trochanter)
41. 또한 후방 외측 대전자 (Also posterior medial trochanter)
42. 미골 (천장관절의 높은 아웃플레어) (Coccyx) (for high flare–out sacroiliac)
43. 후방 외측 대전자 (Posterior lateral trochanter)
44. 하부 극 5번 요추 (Lower–pole fifth lumbar)
45. 4번 요추 (Fourth lumbar)
46. 3번 요추 (Third lumbar)
47. 상부 극 5번 요추 (Upper–pole fifth lumbar)
48. 상부 요추들 (Upper lumbars)
49. 내측과 외측 주두 (Medial and lateral olecranon)
50. 세 번째 흉추 어깨 (Third thoracic shoulder)
51. 외측 두 번째 흉추 어깨 (Lateral second thoracic shoulder)
52. 내측 두 번째 흉추 어깨 (Medial second thoracic shoulder)
53. 후방 견봉쇄골 관절 (Posterior acromioclavicular)
54. 극상근 (Supraspinatus)
55. 올림된 1번 늑골 (Elevated first rib)
56. 후방 1번 경추 (Posterior first cervical)
57. 외후두융기정점 (Inion)
58. 좌측 후두유돌 (Left occipitomastoid)
59. 접기저 (Sphenobasilar)
60. 우측 람다 (Right lambdoid)
61. 외측 종골 (Lateral calcaneus)
62. 외측 대전자 (Lateral trochanter)
63. 견갑하근 (Subscapularis)
64. 후방 이개 (Posteroauricular)
65. 두정골 (Squamosal)

그림 15–1 Jones의 압통점 위치. (출처: Schwartz HR. The use of counterstrain in an acutely ill in–hospital population. JAOA. 1986;86:433–442.)

글상자 15-1 요약 노트!

직접적 vs. 간접적기술들

직접적 기술들 (DIRECT TECHNIQUES)

- 외력을 저항 장벽의 방향으로 제공한다.
- 움직임은 운동성이 적고, 제한이 많은 방향으로 일어난다.
- 목표는 정상적인 범위의 끝에 가깝게 장벽이 재조정되는 것이다.

간접적 기술들 (INDIRECT TECHNIQUES)

- 외력을 저항 장벽에서 멀어지는 방향으로 제공한다.
- 연관된 조직들과 구조물들에는 부하를 주지 않는다.
- 움직임은 운동성이 많고, 제한이 적은 방향으로 일어나며 관찰되어지는 자세 편위는 더 심해진다.
- 예상되는 결과는 이완 현상이다. 과긴장성 연부조직들은 이완하여 본래 있던 장벽 이상으로 관절가동범위가 증가한다.

다. 주관절 굴곡에 구축이 있어 신전이 제한되는 예를 들어, 주관절은 굴곡될 때 회내/회외나 외전/내전 움직임의 두 평면에서 저항이 적은 경로로 움직이려 한다. *"이완"*이 예상되는 90초 후, 상완 이두근의 과긴장이 감소되고 길이가 늘어나며(elongation) 신전 시 관절 가동범위가 증가한다. 서랍 열기 비유에서 움직일 수 없게 닫힌 것은 이런 과정을 묘사하는데 자주 사용된다. 서랍을 당겨서 여는 것(직접적 기술) 대신에, 서랍을 이완이 될 때까지 편안한 방향으로 먼저 밀면 제한이 없이 서랍이 열리게 된다.(간접적 기술)

SC의 해부학적 근거 (ANATOMICAL RATIONALE FOR STRAIN-COUNTERSTRAIN)

근막 체계의 손상 (Impairment of the Myofascial System)

근골격계 구조의 고유한 성질들은 생화학적 변화처럼 그것들 자체에 나타난다.[8] 근막 구조는 원심성과 구심성 자극을 받았을 때 그들의 기능을 조절한다. 근막(fascial) 체계는 결합 조직의 교원질 망으로 되어 있고, 물리적인 영향에 끊임없이 적응한다. 부상 시에는, 일반적으로 보호성 근경련과 유착성 섬유증이 발달함에 따라 근육이 반응하게 된다. 이때, 염증이 그물망의 교원질 섬유 사이에서 교차다리 형성물을 만들게 하고, 감소된 탄성 상태로 근막 체계를 변화시키며 그에 따라 물리적 영향에 대해 적응을 하기 어려워진다.[9]

OMPT의 SCS 접근법은 근골격계 질환이 발생하였을 때 근막 체계에 나타나는 생화학적 변화의 제거를 강조한다. 최근에 가장 좋은 근거들은 근막 체계가 근골격계 기능장애 병리와 연관이 있다는 것을 빈번하게 지지하고 있다.[1,9] 부상을 당하였을 때, 근막 구조에 염증 반응이 시작되고 그 결과 급성 통증 반응이 나타난다.[9] 부상 시 근막 체계의 일반적인 반응은 근골격계 구조뿐만 아니라, 신경근 구조에서도 일련의 연쇄적인 과정으로 일어난다. 직접적이거나 간접적인 외상으로 인한 근막 손상은 **근반사궁**(myotatic reflex arc)과 연관이 있으며, 보호성 근경련, 근 동원의 결핍, 그리고 관절 가동범위의 제한이 진행되고 영구화된 결과라 생각된다.[1,7,10]

보호성 근경련의 원인으로서의 근반사궁 (The Myotatic Reflex Arc as the Basis of Protective Muscle Spasm)

근반사궁(신장 반사궁, 단일연접 반사궁, 감마 운동 신경 고리)은 근육의 정상적인 휴식기 긴장도의 기반이 된다고 생각된다(그림 15-2). 이 근반사궁은 수축, 이완, 늘림(elongation)의 능력을 가진 추외근섬유를 포함한다. *추내근섬유*인 근방추는 신장의 길이와 속도에 반응한다. *구심성 운동 신경*은 *방추체*에서 나온 신장에 관한 정보를 척수에 전달한다. *알파 운동 신경*은 척수에서 온 자극을 근섬유로 전달하여 근 수축이 일어나게 한다. 감지된 길이 변화가 빠를 때에는, 보호성 반사가 알파 운동 신경과 연관되어 근육의 긴장도가 증가한다.

*감마 운동 신경*은 근방추의 추내 근섬유와 신경 연결이 되어 있고, 그것들을 수축하게 한다. 이 신경들은 추내 섬유의 길이를 조절함으로써 근방추가 자극되고 이를 통해 역치를 만들기 때문에 대단히 중요하다. 요구의 변화에 반응하기 위해 감마 운동 신경은 근방추 안에서 꾸준히 휴식기 긴장도를 생성한다. 이러한 휴식기 긴장도를 **감마 편향**(gamma bias)이라 한다. 근막 기능장애의 경우, 감마 편향이 증가하게 되고 이를 **감마 증가**(gamma gain)이라 한다. 이러한 과정은 추외 근섬유를 변화시킨다. 즉, 일반적인 연부조직 신장 요법에 저항하는 과긴장과 경련이 나타난다.[7]

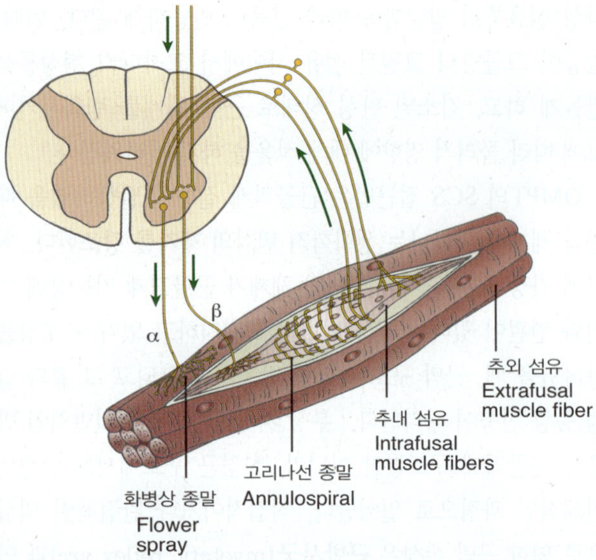

그림 15-2 근방추 기관과 근방사궁을 통한 근육의 길이와 장력의 조절. (출처: D'Ambrogio KJ, Roth GB. Positional Release Therapy: Assessment and Treatment of Musculoskeletal Dysfunction. St. Louis, MO: Mosby, 1997)

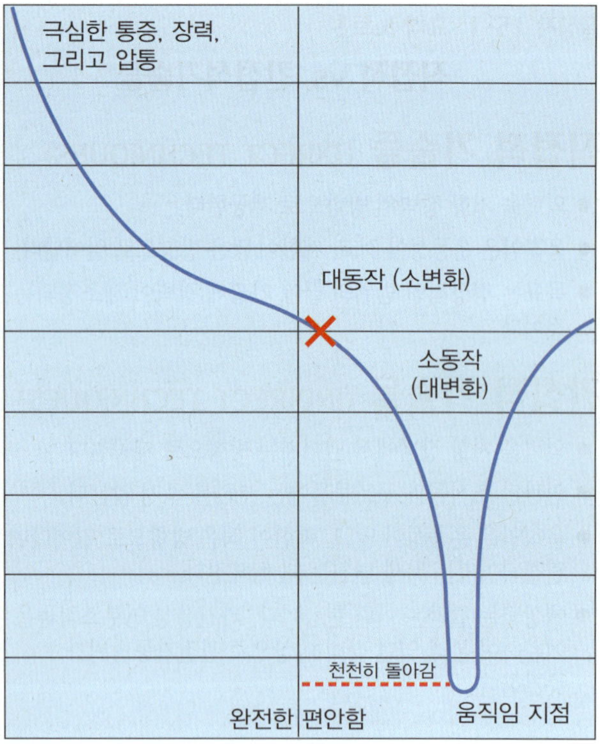

그림 15-3 이상적인 편안함을 위한 자세.

적용을 위한 질문 (Questions for Reflection)

- *근방추*에 대한 해부학적 요소를 짧게 서술하시오
- 신경 수용체의 주요 기능은 무엇인가?
- 근막 손상이 이 수용체와 어떻게 관련되는가?
- SCS가 이 수용체의 기능을 어떻게 바꾸는가?

정상적인 상태에서 관절이 중립 위치에 놓여 있을 때, 관절의 반대쪽 근육도 동일한 긴장도를 나타낸다. 관절이 움직일 때(그림 15-3), 관절의 한쪽은 신장되고(a), 그 동안 반대쪽 근육은 단축된다.(b) 근육의 신장은(a) 이 근육에서 감마 증가를 생성하고, 반대쪽 근육의 감마 체계에 신경 입력을 감소시킨다.(b) 반사에서 이 신장의 결과로 근육의 추외 섬유를 신경지배하는 알파 운동 신경을 흥분시켜서(a), 이 신장을 빠르게 감소시키려고 한다. 이 과정은 결국 감마 입력을 증가시키고, 이전에 단축되었던 근육의 긴장도를 증가시킨다.(b) 손상을 받았을 때, 관절이 바르지 못한 위치에 있고 움직임 손실을 보여주는 것은 감마 입력의 증가로 인한 근육 긴장도의 증가 때문이다. 정상적인 위치적 관계와 관절의 움직임, 장력(tension)의 정도가 회복되기 위해서는 근육이 정상화 되어야 한다.

임상적 핵심 (CLINICAL PILLAR)

중립 위치에서, 관절의 양쪽에 있는 근육의 긴장도 정도는 서로 같다. 관절이 움직여질 때, 관절의 한쪽 근육은 신장되고, 반대쪽 근육은 단축된다. 근육이 신장될 때 이 근육은 감마 증가를 생성하고 반대쪽 근육은 감마 체계에 신경 입력을 감소시킨다. 반사에서 이 신장의 결과로 근육의 추외 섬유를 신경지배하는 알파 운동 신경을 흥분시켜서, 이 신장을 빠르게 감소시키려고 한다.
손상 후, 관절이 바르지 못한 위치에 있고, 움직임 손실을 보여주는 것은 감마 입력의 증가로 인한 근육 긴장도의 증가 때문이다. 정상적인 위치적 관계와 관절의 움직임, 장력(tension)의 정도가 회복되기 위해서는 근육이 정상화 되어야 한다.

Irvin Korr[11,12]는 근방추가 근막 기능 장애와 연관되어 있는 방식의 이해를 제공하여 명성을 얻었다. Korr[11,12]은 근방추에서 감마 증가을 이끌어 내는 과단축된 근육(이전에 예로 언급한 근육 b)에서 감마 유출(outflow)이 증가한다는 가설을 세웠다. 관절이 신장 되었을 때, 조금 빠르게 염좌를 경험하게 된다. Jones는 근막 손상이 뚜렷한 병변이 아니라 오히려 지속적인 유해 자극의 처리 과정이라고 결론지었다. 손상을 줄이기 위해서는 단축된 근육을 최대 단축시킨 후 천천히 중립으로 돌아와야 한다. 따라서 SCS는 손상을 치료하는 것이 아니라, 오히려 근육에서 빠른 염좌에 의해 생성되는 흥분성과 염증을 제거하는 방법을 찾는 기술이고, 신체 자체가 스스로 회복하도록 한다.[7]

근육의 휴식기 긴장도는 앞서 언급한 복합적 요소와 더불어 외재적 요소에 영향을 받는다는 것도 매우 중요하다. 예를 들어, 극상근에서 그 자체의 손상이거나 외재적 구조물의 손상에 의한 것일 때 보호성 근경련을 찾을 수 있을 것이다.[13] C5 *피판(dermatome), 근판(myotome), 골분절(scleratome-sclerotome)*에 의한 기능장애는 극상근에 보호성 근경련을 발생시킨다. 게다가, 관절와상완관절의 아탈구, 상완골두 골절, 그리고 삼각근하낭염(subdeltoid bursitis, 어깨세모근밑윤활낭염)은 C5 척수 분절에 신경 지배되는 일부 또는 모든 근육에 보호성 근경련을 생성시킨다. 직접적인 극상근의 손상인지 아니면 C5에 지배되는 다른 구조물 때문인지를 결정하는 것은 어느 지점을 중재할 지를 결정하는데 중요하다.

극상근건(가시위근 힘줄)로부터 방사되는 구심성 정보는 C5 척수 분절로 전달된다. 기능장애가 있는 조직으로부터 정보를 받기 때문에 C5 분절은 촉진된 상태이고, **촉진된 척수 분절**이라고 한다(그림 15-4)(글상자 15-2). 즉, 중추 신경계는 감각 입력이 과중되고 각 개별적 자극의 근원을 선택적으로 구분(구별)할 수 없게 된다. C5가 촉진되었을 때, C5에 신경 지배되는 모든 근육들은 긴장도가 증가하고, 그 결과 보호성 근경련이 발생한다. 따라서, 기능 장애 구조를 찾는 것은 목표로 하는 근육과 같은 척수 분절(C5)에 신경 지배되는 다른 근육들의 보호성 근경련을 없애기 위해 필요하다. SCS는 촉진된 분절의 역치를 감소시키고 과신경의 입력을 정상화 시킬 수 있게 한다.[14]

보호성 근경련은 불수의적으로 지속되는 수축과 근절 수준에서 근섬유가 단축되는 것으로 정의된다. 이 상태에서, C5의 전각에서 극상근의 근섬유로 가는 알파 운동 신경을 지속시키기 위해 신경 자극을 증가시키기 때문에 근절은 과흥분(hyper-innervated)된다. 이러한 상태의 반사궁을 **알파 이득**이 나타난다고 한다. 가시위근 힘줄염의 교정으로 알파 이득이 감소된다면, C5에 의해 신경 지배되는 모든 근육의

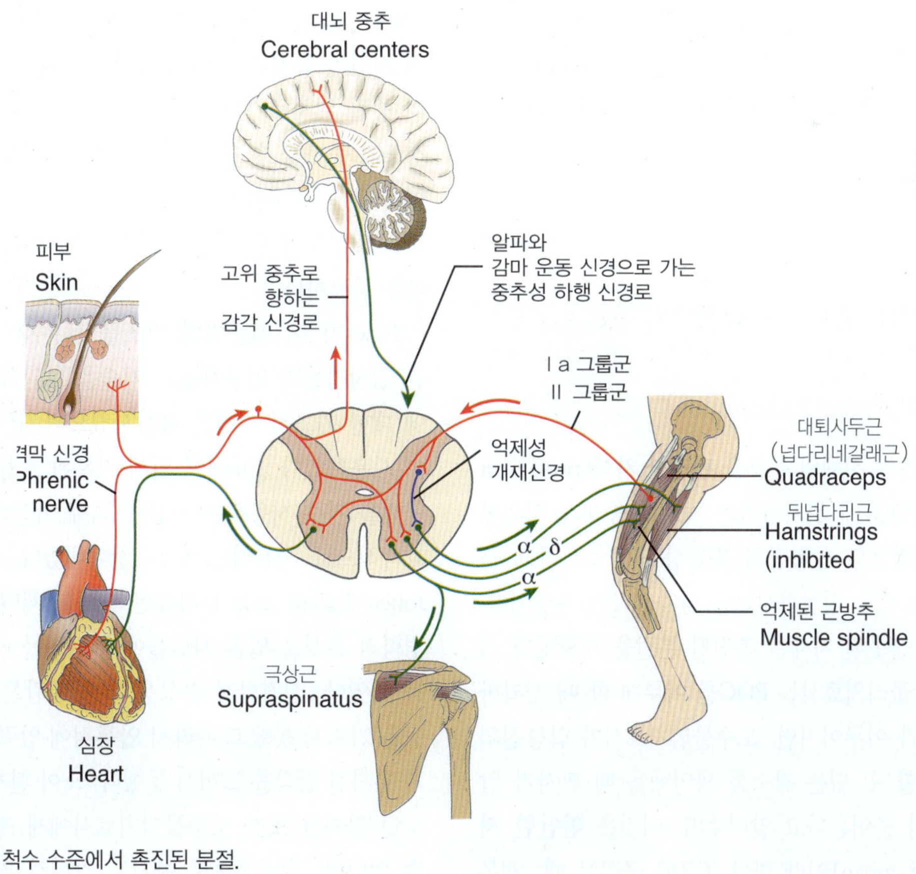

그림 15-4 C5~C7 척수 수준에서 촉진된 분절.

글상자 15-2 촉진된 분절

중추신경계 감각 입력이 과중되고, 각 개별적 자극의 근원에 대한 선택적인 구별을 할 수 없게 되어 구심성 정보의 해석 오류가 발생한다. 예를 들어, C5 분절이 촉진되었을 때 같은 척수 분절에 신경 지배되는 다른 부위에 자극이 증가된다. C5 분절에 신경 지배되는 모든 근육들은 긴장도가 증가되고, 그 결과로 보호성 근경련의 정도가 증가한다.

보호성 근경련은 사라질 것이다. 극상근의 보호성 근경련이 사라지며 수의적 운동 조절이 향상되고 운동성이 증가하는 것을 경험할 수 있을 것이다.

만약 C5에 신경 지배되는 구조의 신경근골격계 기능장애가 더 많이 분산되어 있다면, 가시위근 힘줄염의 해결만으로 충분하지 않다. 예를 들어, 가시위근 힘줄염과 함께 삼각근 점액낭염, 전방 관절낭염이나 C5 신경근병증이 수반된다. 복합적인 상태가 존재할 때, 가시위근 힘줄염의 제거만으로 완전한 해결이 이루어지지 않는다.

SCS 기술들이 효과적이라면 중추 신경계 과활동 수준을 감소시켜, C5 상부와 하부 척수 분절에 신경 지배되는 근육의 보호성 근경련을 감소시킬 것이다. 게다가 이 기술의 반응으로 인해 체강과 자율 신경계의 과활동성이 감소되었다는 근거가 있다.

철학적 체계 (PHILOSOPHICAL FRAMEWORK)

일반적 기술 (General Description)

고전적으로 SCS는 신체의 부분을 **편안한 자세(position of comfort; POC)**에 위치시키는 치료적 중재라 정의한다. POC는 수동적으로 압통점의 과민성을 감소시키고 근막 손상이 있는 조직을 정상화시키는 삼차원적인 자세이다. (글상자 15-3)[1] 잘못된 자세는 촉진된 분절을 재활성화 시키기 때문에 도수물리치료사는 POC를 이루게 할 때 정확하여야 한다. POC가 이루어지면, 도수물리치료사가 압통점의 긴장도에서 촉진할 수 있는 감소를 확인했을 때 환자가 압통(tenderness)이 줄어든다고 알려주며, 이것을 **편안한 지점(CZ, comfort zone)**이라 한다. CZ에 근접할 때, 체온

글상자 15-3 편안한 자세 (POC)

근막 손상을 나타내는 압통점의 과민성을 감소시키고 조직의 정상화를 위한 목적으로 3-평면(triplanar)에서의 위치가 수동적으로 이루어진다. 이상적인 POC가 이루어졌을 때 반응은 경직된(spastic) 근육의 이완, 부종 감소, 근 동원의 향상, 그리고 신경근의 재조직화이다.

변화, 떨림과 호흡 변화를 포함한 추가적인 임상적 관찰들이 확인된다.[1]

압통점들은 거의 1cm 지름의 극심하고, 압통이 있는, 부종성 근육과 근막으로 묘사된다.[15] 신체의 전면부에 존재하는 압통점은 일반적으로 굴곡과 연관된 POC를 사용하여 처치하고, 후면부는 신전을 사용하는 POC를 이용하여 처치한다. 치료사가 SCS를 할 때, 연관된 조직들은 치료사의 손이 특정 압통점 위에 위치할 동안 더 단축되는 자세에 위치시킨다. 앞선 설명과 같이, 일반적인 근골격계를 치료할 때는 자세를 *90초* 유지하여야만 한다. 이 단원의 저자는 이후에 서술하겠지만, 신경학적 상태를 SCS로 치료할 때 최소한 *3분간* POC를 유지해야 한다는 것을 확인하였다. POC 때 최적의 시간을 유지하고, 도수물리치료사는 연관된 조직을 그것의 중립 위치로 천천히 이완시켜야만 하며, 목표 조직의 긴장도가 증가될 수 있으므로 빠른 신장을 유발하는 것은 특히 안 된다. 구조물들이 중립으로 돌아왔을 때 도수 치료사는 효과를 알아보기 위해 각 압통점의 민감도를 재검사하는 것이 매우 중요하다.[16]

Jones가 이 접근법의 기초를 세운지 50년이 지났다. 많은 임상가들과 연구자들은 기술을 보완하였고, 행동의 기전에 대한 기초적 지식을 향상시켰으며 대체 용어들을 채택하여 사용하였다. Jones에 의해 기록된 초창기 기술들은 이 접근법을 자주 사용하는 이들에 의해 여전히 사용되어지며 더 효과적으로 사용하는 법을 찾아내었다. 이 단원의 저자는 Jones에 의해 초창기 서술된 자세를 채택하였다. 그녀는 신경학적 손상을 입은 사람들에게 SCS를 사용하며 여러 수정을 하였다. 신경학적 손상을 입은 사람은 정상적인 감각 기능을 가지지 못했고 따라서 압통점에 압력을 가했을 때 통증과 유사한 감각을 느끼지 못했다. 소아 환자, 만성 통증 환자, 노인 환자들 또한 도수물리치료사에게 정확한 피드백을 줄 수 없었다. 일반적으로 아기는 압통점 위에 압력을 가했을

때 간지러운 것 같이 반응한다. 노인 환자와 만성 통증 환자는 압통점이 자극되었을 때 종종 *자율신경이상증*과 유사하게 자율 신경계 자극을 받는다. 이 반응에 기초하여 저자는 자율 신경계가 압통점의 발달에 중요한 역할을 한다는 가설을 세웠다.

SC의 목적
(The Objectives of Strain-Counterstrain)

근육 긴장도를 정상화 시키고 관절의 움직임을 향상시키기 위해서, SCS 기술들은 주동근(과긴장된 근육)의 근섬유를 단축시키고, 길항근(과긴장된 근육이 있는 관절의 반대편에 위치하는 근육)의 골지건 기관(GTO)을 과도긴장 시키도록 설계되었다. 이에 따라, 환자의 관찰되어지는 자세성 편위는 심해진다. 잘못된 자세가 심해지면, 연관된 근육과 관절은 과긴장된 근육이 당기는 방향으로 움직이고, 따라서 과긴장된 근육은 단축된 상태에 놓인다. 근섬유가 늘어나는 것(elomgation)이 예상되며, 그 다음 신장이 필요 없이 관절 가동성과 관절 가동범위가 증가한다. 목적을 달성했을 때 과긴장된 근육의 근방추에서 감마 증가가 감소하고, 그 다음 이 근육의 근반사궁의 과활동이 감소할 것이다.

신장은 근육의 종지부를 반대 방향으로 움직여 늘리는 것을 시도하는 것이며, 긴장도가 높은 근방추를 활성화시켜 과긴장성을 증가시킨다. 게다가, 과긴장된 근육을 신장시킬 때 환자는 자주 불편함을 경험한다. 불편함은 움직임 시 통증과 통증에 대한 두려움에 의해 수의적 근방호를 만든다.

SC의 운동학적 효과
(The Kinesiological Effects of Strain-Counterstrain)

평가하는 동안 도수물리치료사는 여러 평면에서 자세의 편위를 관찰할 수 있을 것이다. 이 접근법에서는 바르지 못한 자세를 유도하는 근막 요소의 역할이 강조된다. 자세 편위는 그 부위에서의 근육의 과긴장성을 반영할 것이다. 도수물리치료사는 해로운 과긴장성 근육(들)을 알아내기 위해 정적인 자세와 동적인 움직임을 평가해야 한다. 이 단원에서 서술된 자세 평가는 단축되거나 수축된 상태의 근육을 확인할 때 사용된다. 예를 들어, 자세 평가 동안 견갑대의 전인이 관찰되는 것은 소흉근의 팽팽함(tightness)을 나타낸다.

정상적인 움직임 패턴에 과긴장성 근육이 영향을 준다는 것은 매우 중요하다. Schiowits는 관절 운동성에 미치는 SCS의 영향에 대해 언급하였으며, 조직을 변화시키고 움직임 제한을 다루는 SCS는 2가지 다른 수정을 거쳤다. 늘어난 조직을 다루기 위해 설계된 SCS는 먼저 표재 근육을 편안한 자세에 놓은 것을 실시한다. 만약 운동성 문제가 지속된다면, 척추를 3차원에서 가장 편한 위치에 놓기를 추천한다. 근막 긴장도 감소를 통해서 척추 운동성에 영향을 주기 위해 2가지 수정을 하였지만, 이후 기술은 관절을 가로지르는 심부 근육을 더 자세하게 다룬다.

임상적 핵심 (CLINICAL PILLAR)

- 과긴장성 근육에 의해 뒤바뀐 관절 위치로 당한 매우 심한 손상은 정상적인 움직임에 영향을 준다.
- 증가된 조직을 다루도록 설계된 SCS 기술들은 먼저 표재 조직을 편안한 위치에 놓는다.
- 움직임에 대한 문제가 지속된다면, 척추를 인접한 척추와 연관되어 있는 3개의 평면에서 가장 편안한 위치에 놓는다.

움직임 패턴을 향상시켜 주는 자세 편위를 교정하는 한 가지 방법은 SCS의 *교정 운동학적 접근법(corrective kinesiologic approach)*이라 불려왔다. 이와 같은 접근법은 움직임에 대해 과긴장성 근육의 영향을 고려한다. 예를 들어, 자세 관찰 중 견갑대의 전인이 발견된다면 후인과 수평 외전의 제한이 있다고 볼 수 있다. SCS로 이러한 상태를 다룰 때에는 *하강된 두 번째 갈비뼈 기술(depressed second rib technique)*이 사용된다. SCS의 교정 운동학적 접근법에서는 소흉근의 경련이 감소되거나 제거되어야 하며, 그렇게 함으로써 견갑대의 전인은 감소되고, 그 다음 수평 외전의 범위가 증가한다.

촉진된 분절에서 과활동성을 완전히 제거하면 근섬유가 진정한 휴식기 길이로 늘어나게(elongation) 된다. 건강한 근섬유가 이완된 상태일 때 종지부에 비정상적인 장력(tension)을 발생시키지 않는다. 보호성 경련 제거를 통해, SCS는 관절의 위치와 운동성을 정상화시킨다. 근 긴장도의 정상화를 강조하였지만, SCS는 관절 가동성에도 엄청난 효과를 보이며 관절들과 연관된 구조들의 가동성에 대한 바뀐 방법들도 고려될 수 있다.

평가 원칙 (PRINCIPLES OF EXAMINATION)

SC에 대한 지표로서의 압통 (Tenderness as an Indication for Strain-Counterstrain)

이전에 정의하였듯이, 압통점들은 연부조직 병변과 그 자체가 병변이 아닌 것이 외적으로 드러나는 것이라 생각된다.[1] 이 압통점들은 인접 조직에 압통을 나타내며, 전반적으로 민감성을 정상적인 조직에 비해 4배 정도 크게 증가시킨다.[7] 압통점들은 Travell과 Simons[3]이 정의한 통증유발점과 성질과 위치가 유사하며, 이것들은 근복, 건, 근건 접합부, 근막과 뼈에서 찾을 수 있다. 증상이 최소한 6개월 이상된 283명의 만성 통증 환자들을 대상으로 Rosomoff등은 가장 흔하게 신체적으로 발견되는 압통점의 존재를 찾았다. 이때 만성 경추 환자의 79.4%와 만성 요통 환자의 96.7%가 1개 이상의 압통점을 가지고 있었다.

Jones의 최초 주장대로, 확인된 압통점 위에 가벼운 압력을 적용하는 것은 이 기술들을 사용에 대한 주된 지표로서의 역할을 한다. 도수치료사가 압통점의 확인을 위해 촉진하여 조직에 들어갈 때에는 조직이 단단한지, 아직 부드러운지가 매우 중요하다. **점프 징후(jump sign)**라 하는 근육의 빠른 경련은 압통점을 확인하는데 자주 사용된다.[3,18]

압통점은 과긴장성 근육의 특정한 위치에서 찾을 수 있다. Jones에 의해 초기 기록된 특정 압통점 외에도, 다른 저자들은 이런 기술들을 적용하여 추가적인 압통점을 확인하고자 노력하였다.[19] 소흉근에 경련이 있던 이전 예를 들어, 흉쇄관절과 액와 사이의 가상의 선을 그었을 때, 그 선의 정중앙에 위치하는 소흉근에서 압통점을 찾을 수 있다. 압통점에서 압통이 70~75% 감소하는 것은 일반적으로 자세 정확도의 표준적 측정 도구로 사용된다. 감소가 이 보다 적다면 POC를 바꾸어야만 한다.[7,19-21]

근막과 내장 통증과 연관된 압통점들은 방사통 부위에 위치하거나 실제 증상이 있는 부위에서 떨어진 곳에 위치한다. 신체의 모든 압통점들 위치와 이 지점들에서 압통의 정도를 감소시키는 방법은 침술점(acupunture points)과 유사하다. Melzack 등[22]은 압통점과 침술의 통증 패턴과 공간적 분포의 유사성(71%)이 높다는 것을 입증하였다. 대상자에 대한 논란이 있지만, 이 관계는 이것들의 기초적 신경계 기전이 유사하다는 것을 보여준다.

SC를 위한 지표로서의 자세 (Posture as an Indication for Strain-Counterstrain)

촉진 가능한 압통과 마찬가지로, 자세 편위도 SCS를 사용하기 권한다. 앞서 말한 바와 같이, 자세 관찰은 도수물리치료사가 환자에게 사용하는 외력을 이해하고 문제가 되는 관절의 움직임의 잠재력을 알 수 있게 해준다. 또한 소흉근의 과긴장성은 견갑골 전인, 수평 외전 제한, 그리고 압통을 발생시킨다. 제한의 정도에 비례하여 나타나는 자세 편위 정도는 연관된 관절면이 가지는 자세성 불균형과 관절 가동범위를 보여준다.

> **중요 인용 (NOTABLE QUOTABLE)**
>
> *자세는 연관된 관절의 움직임 잠재력을 반영한다.*
>
> —*Sharon Giammatteo*

압통점과 자세 편위를 확인하는 것은 SCS 접근법을 실행을 위한 주된 지표이다. 자세를 포함한 신체 평가는 기본적인 모든 3개 평면(3차원)을 넓은 시야를 가져야 한다. 관절 운동성뿐 아니라, 근육 기능도 중재에 대한 반응의 변화를 알기 위해 SCS 실시 전후로 평가하여야 한다. 관절 가동성의 증가는 관절면을 재조정하는 동안 경험되고, 환자는 관절의 운동감각 수용기를 통해 움직임을 느낄 수 있다. 이상적인 자세를 이루었을 때 치료사가 신체 일부분의 자세를 바꾸지 않는 것이 중요하다.

어떤 움직임이나 조직의 장력이 변하는 것을 환자가 경험하거나, 치료사가 촉진할 때에는 자세를 유지하여야만 한다. 오직 환자나 치료사가 어떤 조직의 변화나 움직임을 경험하지 못할 때만 천천히 부드럽게 중립 자세로 돌아와야 한다.

중재의 원리 (PRINCIPLES OF INTERVENTION)

SC의 원칙 (The Fundamentals of Strain-Counterstrain)

SCS가 발전할 때, Jones는 중재를 도와 줄 여러 가지 원칙을 세웠다(글상자 15-4). 한 부위 이상의 압통점을 치료할 때, 여러 압통점을 먼저 처리하고, 근위부에서 원위부로 치료

글상자 15-4 SCS의 원칙

- 여러 압통점을 먼저 다루고 근위부에서 원위부로 치료를 진행한다. 움직임은 운동성이 적고 제한이 심한 방향으로 향한다.
- 중앙 압통점을 먼저 치료하고 경과의 기준으로 사용한다.
- 전면부에 있는 압통점은 굴곡-편향된 자세에서 치료한다. 반대로 후면부에 위치한 압통점은 신전 자세를 이용하여 치료한다.
- 만약 압통점이 신체 중앙에서 가쪽에 있다면, 굴곡이나 신전과 함께 양쪽 가쪽 굽힘, 회전, 아니면 이 두 가지를 모두 추가하여 사용하는 것이 좋다.
- 움직임은 POC를 정확히 이루어야 하며 이를 위해 도수 물리 치료사의 숙련도, 자각, 그리고 인내심이 필요하다.

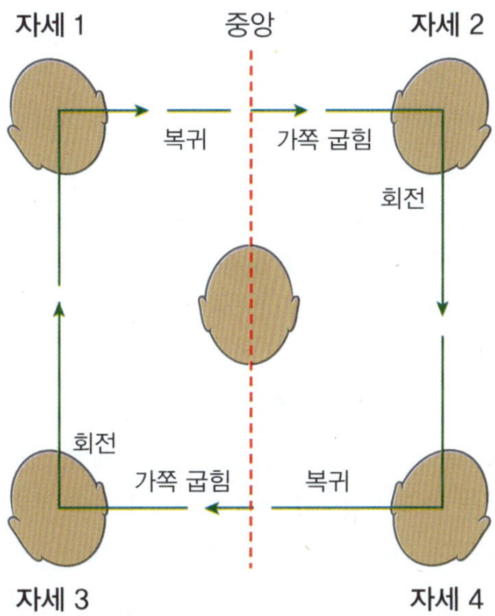

그림 15-5 관절 가동 범위 상자(range-of-motion box)는 경추가 4분면에서 다른 POC를 향해 부드럽게 가도록 방식과 방향에 대한 시각적 묘사를 제공한다.

를 진행하는 것이 중요하다.

게다가, 여러 개의 활성 압통점들이 있는 부위에서는 중앙 압통점을 먼저 치료하고 경과의 기준으로 사용한다. 압통점의 존재를 확인하고자 할 때, 도수물리치료사는 전면부에 존재하는 것은 굴곡 편향(flexion-biased)된 자세에서 치료한다는 것을 자각해야 한다. 반대로 신체의 후면부에 위치한 압통점은 신전 자세를 사용하여 치료한다. 만약 압통점이 신체 중앙에서 가쪽에 있다면, 굴곡이나 신전과 함께 양쪽 가쪽 굽힘(lat. bending), 회전, 아니면 이 두 가지를 모두 추가하여 사용하는 것이 좋다. Jones에 의해 서술된 압통점이 존재할 때, 일반적으로 신체 전체에서 정확히 동일한 지점에 위치한다. 각 압통점은 근 경련의 존재를 알려주며 종종 관절에 압박을 발생시킨다.

비교적 질 좋은 움직임은 POC를 정확히 이루어야 하며 이를 위해 도수물리치료사의 숙련도, 자각(awreness), 그리고 인내심이 필요하다. Woolbright는 **관절 가동범위 상자(range-of-motion box)**(그림 15-5)라 불리는 것을 이용하여 정확하게 POC를 확인할 수 있는 도수물리치료사의 능력을 향상 시킬 방법을 제공하였다. 초기에는 경추의 SCS 동안 머리와 목의 방향에 따라 시각화가 변화하여 치료사를 보조하도록 설계하였다. 이 도구는 경추가 4분면에서 다른 POC를 향해 점진적으로 가도록 방식과 방향에 대한 시각적 묘사를 제공한다.[23]

연관된 구조가 그들의 최적의 POC를 향해 수동적으로 움직이는 동안 도수물리치료사는 압통점에 부드러운 접촉을 유지해야 한다. POC가 압통점 부위에 압통과 촉진 가능한 긴장도가 감소시키는 것이 자주 경험된다. POC가 되었을 때 경과를 보며 압통점 접촉을 유지하되 추가적인 압력은 더하지 않는다. 중재하는 동안 POC를 아주 조금 바꿔주는 것이 필요할 수 있다. 도수물리치료사는 작은 수정을 할 때에도 평가하는 손을 통해 골똘히 생각해야 한다. 다른 접근법들과 달리 SCS의 주된 효과는 POC 달성을 통해 이루어지며, 압통점을 직접적으로 중재한 다음에 하는 것이 아니다.

근육 그 자체의 길이-장력 변화와 연관된 이완의 첫 단계는, 근골격계 기능장애를 보이는 여러 환자에게서 90초 동안의 변화로 충분하였다.[1,12] 이런 효과들은 신경학적 손상 환자에게 2배 더 길게 적용하여야 효과가 나온다. 근막과 연관하여 이완의 두 번째 단계는, 종종 20~30분 적용 시 달성된다.[1]

POC는 완전히 통증이 없이 시행이 되어야 함을 기억해야 한다. 두 번째로 압통점은 통증이 없는 자세가 되는 것을 제한하기에, 때로는 POC를 이루기 위해서 그 이전에 중재가 필요하다. 가끔은 POC가 이루어지고 초기에 통증이 느껴지기도 하지만 이것은 곧 사라진다.

환자에게 깊은 호흡과 가벼운 견인이나 압박을 허용하는 것은 증상의 감소와 POC가 달성되는 것을 도와준다.

이완이 되었을 때 치료사가 접촉을 통해 압통점의 상태를 지속적으로 지켜보며 관련된 관절이 중립으로 천천히 수동적으로 돌아가게 하는 것이 중요하다. 때로는 치료한 부위에서 증상이 조금 돌아오기도 한다. 도수물리치료사는 (압통)점에서 부드러운 움직임에 이어 관절에서 약간의 떨림이나 이동을 경험하고, 이를 **still point**라 한다.

SCS는 광범위하게 사용되기에 적절하다. 부위에 상관없이 근막 과긴장이나 경직을 경험한 사람들은 SCS를 받기에 적절하다. 물리치료사의 업무 범위 밖에 있다할지라도 Schwartz[20]는 심근경색, 울혈성 심부전, 폐렴, 천식, 기관지염, 수술 후 장폐색증과 병원성 자세 통증의 부속 중재로 SCS사용을 지지하였다. 게다가, SCS는 질병과 근골격계 기능 장애를 구별하는데 사용할 수 있다. 예를 들어, SCS에 반응하지 않는 T11 전면부 압통점은 맹장염을 의미한다.[20] 비록 이 접근법이 연부조직 기능 장애를 다룬다 할지라도, 효과가 광범위하고 움직임을 향상시키며 근골격계와 비근골격계 병변에서 오는 통증과 장애를 감소시킨다. 하지만 지지되는 근거가 더 보완되어야 한다. 도수 중재의 다른 유형으로 악성 종양, 개방창, 치료 골절, 감염, 활성 염증, 그리고 류마티스 관절염은 SCS의 금기증과 관련이 있다. 심각한 병리도 반드시 중재 초기에 제외되어야 한다.[1]

상부의 손상을 위한 SCS (Strain-Counterstrain for Impairments of the Upper Quarter)

SCS 기법에 따르면, 경부와 상부 통증, 자세 기능부전과 움직임의 제한을 관리하여 사용하기 위해 디자인 하였으며, 이 챕터의 저자는 전체 주제에서 또 다른 내용을 뒷받침하기 위해 나타냈다.[10] 눕기, 앉기, 서기에서 목, 어깨부위, 팔꿈치, 전완, 손목, 손, 엄지 그리고 손가락에의 관절 움직임의 방향을 3면에서 관찰하여야 한다.

가쪽 목뼈-C5번의 SCS 기법 (그림 15-6 A,B) (Lateral Cervical-Focus on C5 Strain-Counterstain Technique)

이 기법에서 압통점은 C5 횡돌기의 외측 끝부위에 댄다. 검사 결과는 반대쪽의 목뼈부 굽힘의 제한과 다른 면의 목뼈부 굽힘과 차이가 있을 때 이 기법이 필요하다. 이 기법을 시행하기 위한 자세는 누운 상태에서 압통점 부위가 드러날 수 있도록 목뼈를 측굴과 회전을 한 상태로 있는다. 압박과 함께 측면 활주를 분절 부위에 실행을 한다. 측면 활주는 반대편 두정골에 반대쪽 손을 놓고 하방 외측의 하악 부위의 압통점 측면에 손을 댄다. 양손의 압박은 측면활주/측굴의 효과를 이루어야 한다.

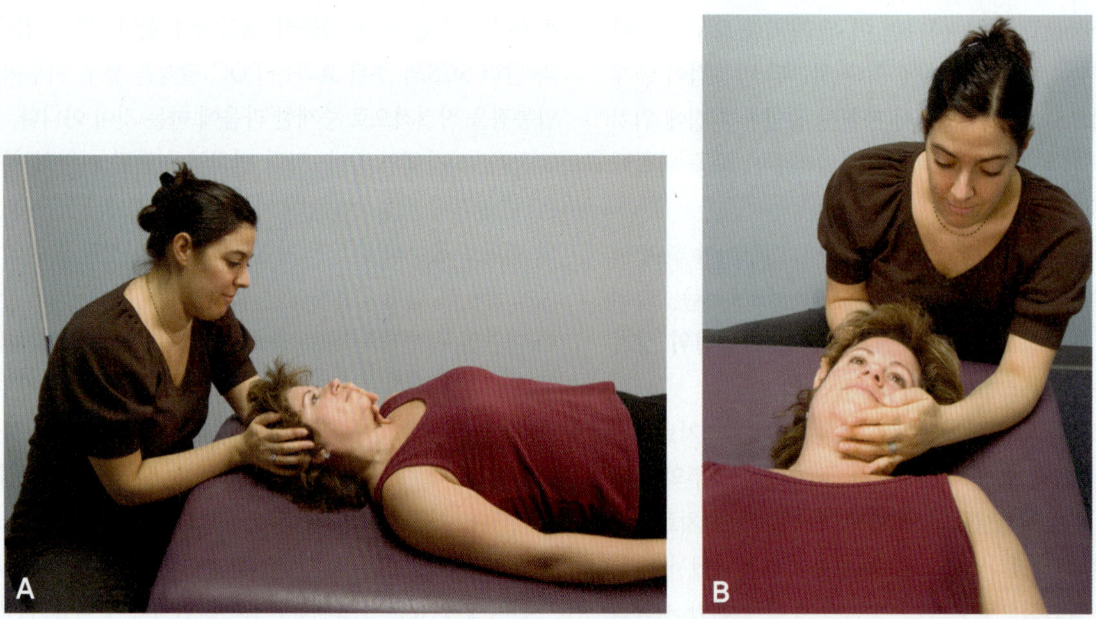

그림 15-6 (A, B) 외측 경추(가쪽 목뼈)-C5의 SCS 기법.

이 기법의 목적은 중사각근(중간목갈비근)을 보호하는 근경련을 감소시키는데 있다. *흉곽출구증후군(TOS)* 사각근(목갈비근) 경련 시 개선하여 상완신경총 압박을 감소시킨다. 사각근은 첫 번째 갈비뼈에 붙는다. 이 기법은 첫 번째 갈비뼈의 상승과 관련된 기능부전과 통증을 감소시킬 수 있다.

앞쪽 5번 목뼈의 SCS 기법 (그림 15-7 A,B) (Anterior Fifth Cervical Strain-Counterstrain Technique)

이 기법의 압통점은 C5 횡돌기의 끝부위 전면에 있다. 검사는 머리 앞부위와 목뼈 신전 시 제한이 있는 자세가 결과적으로 나타난다. 이 기법에서 환자는 누운 상태에서, 목뼈 굴곡 약 40° 정도, 반대쪽 경추 회전 약 25°, 측면 굴곡 약 25°로 실시한다. 이 기법은 C5-6 가동성, 목뼈의 추간원판병증, 어깨 방사통을 해결하기 위한 방법이다.

올림된 1번 갈비뼈의 (흉곽 기능부전) SCS 기법 (그림 15-8) (First Elevated Rib (Rib Cage Dysfunction) Strain-Counterstrain Technique)

이 기법의 압통점은 목뼈부의 외측에 있는 승모근(등세모근) 가장자리 아래에 위치한다. 검사는 호흡할 때 상부 갈비뼈의 가동성의 제한에 따라 목·등뼈부의 굽힘과 회전이 제한을 받고 어깨복합체의 상승이 나타나난다. 앉은 자세에서 같은 쪽 어깨를 치료사의 무릎 위에 팔을 놓아서 지탱한다. 환자의 턱을 감싸고 10° 정도보다 적게 두개골 신전을 위치시킨다. 치료사는 목뼈를 반대쪽으로 회전시키고 같은 면은 10° 보다도 적게 굽힘을 한다. 상승된 첫 번째 갈비뼈는 목의 외측면에 통증의 원인이 된다. 목뼈 회전이 특히 제한적이다. 종종 증상들은 이 기법을 실행하는 몇 분 동안에 사라질 것이다.

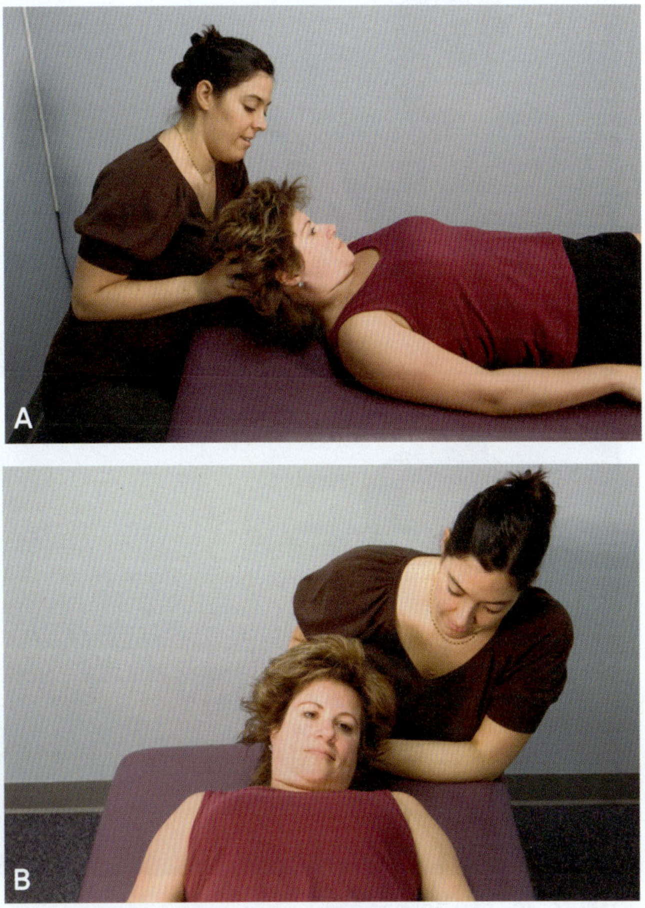

그림 15-7 (A, B) 전방 5번 목뼈의 SCS 기법.

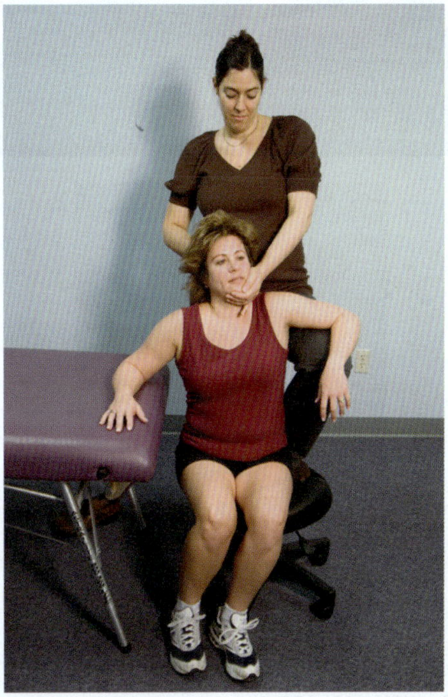

그림 15-8 올림된 1번 갈비뼈의 SCS 기법.

견갑하근의 SCS 기법 (그림 15-9 A, B)
(Subscapularis (SUB) Strain-Counterstrain Technique)

압통점은 상완골 앞쪽면의 겨드랑이 안쪽 깊숙이 위치한다. 상완골두(어깨뼈머리) 부위의 전단력과 어깨 내전의 움직임에서 종종 관찰된다. 어깨의 외회전과 내전은 상완골두 부위의 후방 활주와 함께 결과적으로 제한이 있다. 환자는 누운 자세에서 테이블에 팔을 떨어뜨려 놓는다.

어깨에 신전, 내회전, 그리고 내전으로 압박을 준다. 이 기법은 강직성 시너지 패턴으로 구성된 내회전과 내전을 감소시킬 것이다. 견갑하근의 과긴장을 유발하는 가장 큰 문제는 광배근(넓은등근)의 원인으로 하방 아탈구로 이어져 상완골두의 전방 아탈구로 인한 어깨 기능부전이 된다.

극상근의 SCS 기법 (그림 15-10 A, B)
(Supraspinatus (SP1) Strain-Counterstrain Technique)

압통점은 극상근 와 안에 견봉쇄골 관절 라인 내측 1인치에서 발견된다. 어깨관절 상승과 상부의 상완골 압박은 어깨 내전과 상완골두의 하방활주 제한은 구조적 검사에서 발견된다. 환자는 어깨 굴곡 45°, 외전 45°, 외회전 45°로 누운 자세로 있는다. 극상근의 과긴장은 관절와 안에 상완골두가 압박을 받을 것이다. 그러므로 이 기법은 관절이 받은 압박의 범위를 감소시키고 어깨 관절의 관절내 어깨 가동성을 회복하는데 있다. 극상근의 과긴장은 시너지 패턴으로 구성된 어깨복합체의 상승을 유발한다. Jacobson [13]등은 극상근의 건병증을 관리하기 위해 SCS를 포함한 개입방법에 대해 포괄적인 설명이 제공되어야 한다.

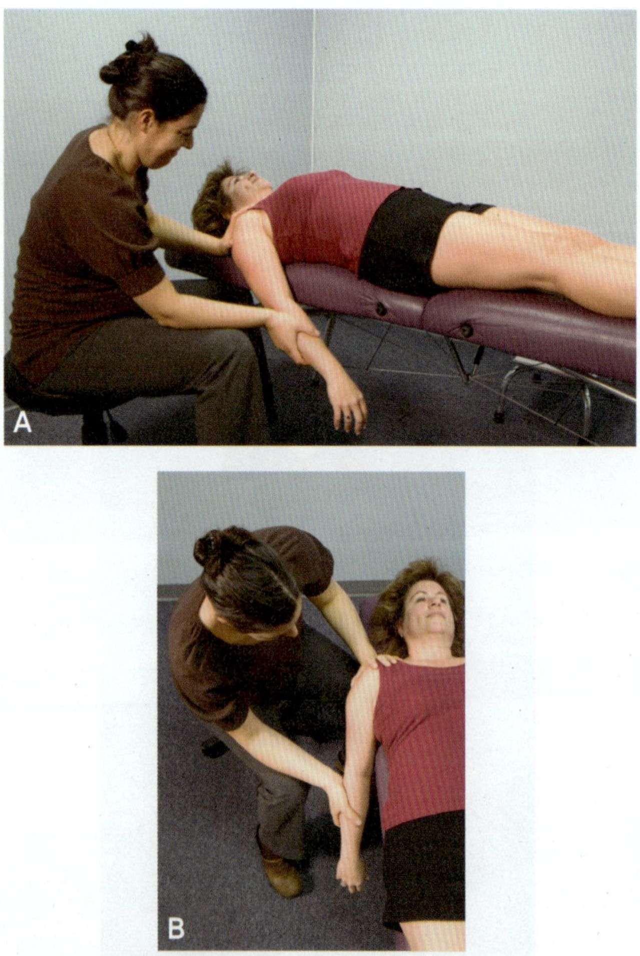

그림 15-9 견갑하근의 SCS 기법.

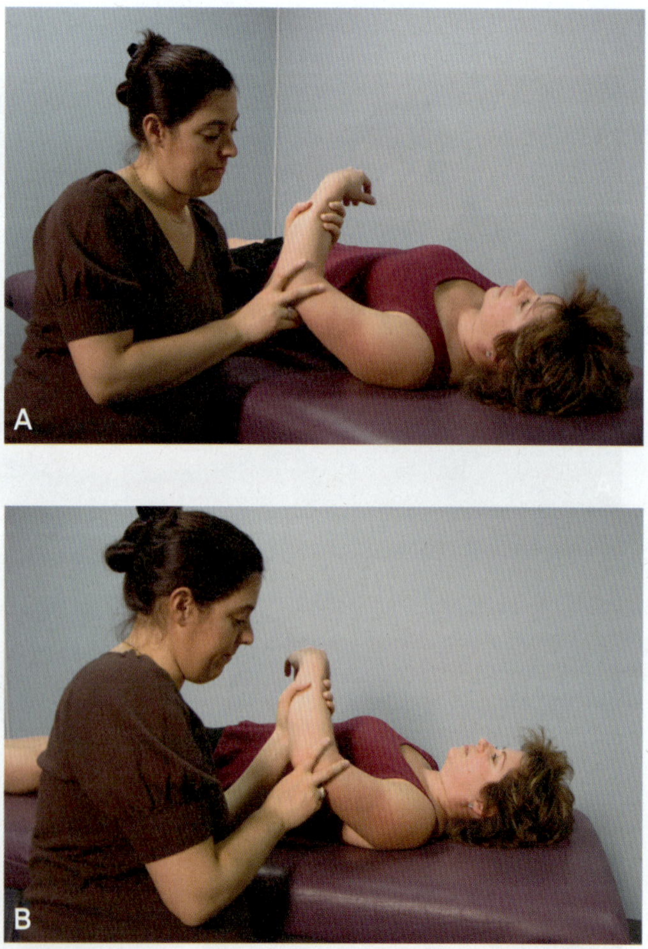

그림 15-10 극상근의 SCS 기법.

광배근의 SCS 기법 (그림 15-11 A, B)
(Latissimus Dorsi (LD) Strain-Counterstrain Technique)

압통점은 상완골 내측면의(후방) 액와부 안쪽 깊숙이 존재한다. 상완골두는 하방 활주되어 있고, 어깨 굴곡은 제한이 있다. 치료중재를 위한 자세는 테이블에서 팔을 떨어뜨린 상태에서 누워 있는다. 팔의 내전과 내회전의 끝범위를 두고 과도한 압력 없이 어깨 신전의 끝범위까지 가져간다. 사지의 세로축 견인력을 5파운드로 하방으로 당긴다. 광배근(넓은등근), 게다가 어깨 관절이 신전할 때, 관절와 안에 상완골두는 내려간다. 이 기법은 어깨복합체에는 SCS 기법이 가장 유용한 것 중에 하나라는 것을 보여준다. 이 기법으로 어깨 관절이 아탈구/탈구처럼 하방으로 진행되는 것을 수정할 수 있다: 그러나, 기법의 정확한 순서는 필요하다.

개입은 소흉근을 두 번째 늑골까지 내릴 수 있도록 진행하면 어깨가 전방으로 진행하는 것을 줄일 있으며, 견갑거근을 위해 SCS를 적용하면, 상완골두의 전방 아탈구를 줄일 수 있으며, 광배근에서 SCS를 끝내야만 한다. 견갑거근의 SCS 기법에서 중요한 것은 넓은등근의 이 기법을 실행하기 위해서는 40°로 신전하는 것이 필요하기 때문에 첫 번째로 실행하는 것은 어깨 신전 20°를 유지하는 것이다. 중립자세는 이 기법에서 최적의 결과를 얻기 위해 중요하다.

이두근 장두의 SCS 기법 (그림 15-12 A, B)
(Biceps (Long Head) Strain-Counterstrain Technique)

압통점은 관절와 상완관절 앞쪽 면에, 대략 액와부 상방 1inch 부위에 존재한다. 자세적으로 환자는 신전의 움직임 제한과 팔꿈치 관절의 굴곡 부위에서 나타난다. 치료를 위해서, 환자는 누운 자세에서 어깨 굴곡을 90°로 유지한다.

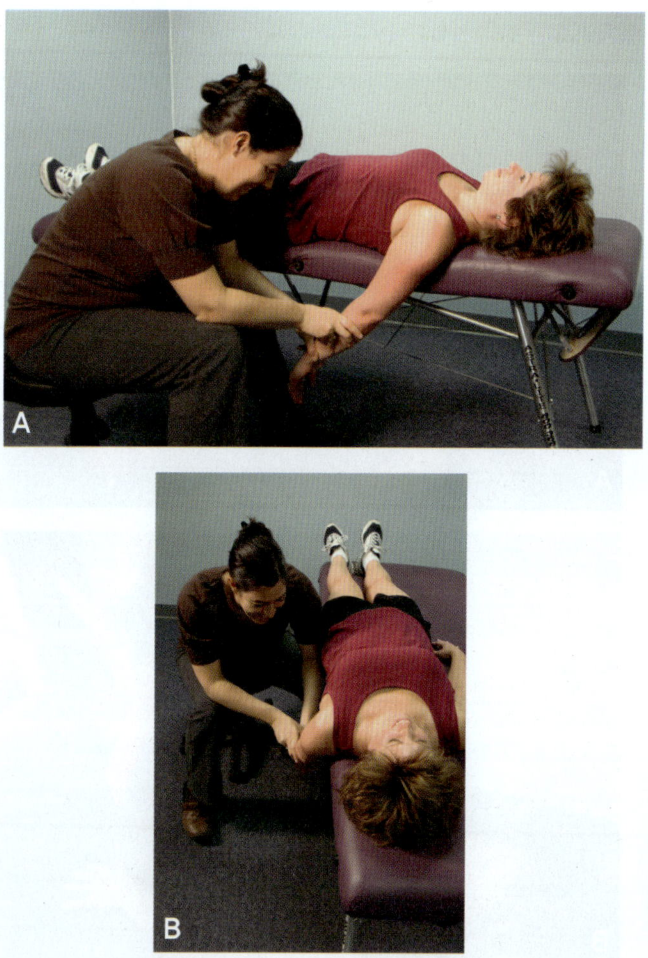

그림 15-11 광배근(넓은등근) SCS 기법.

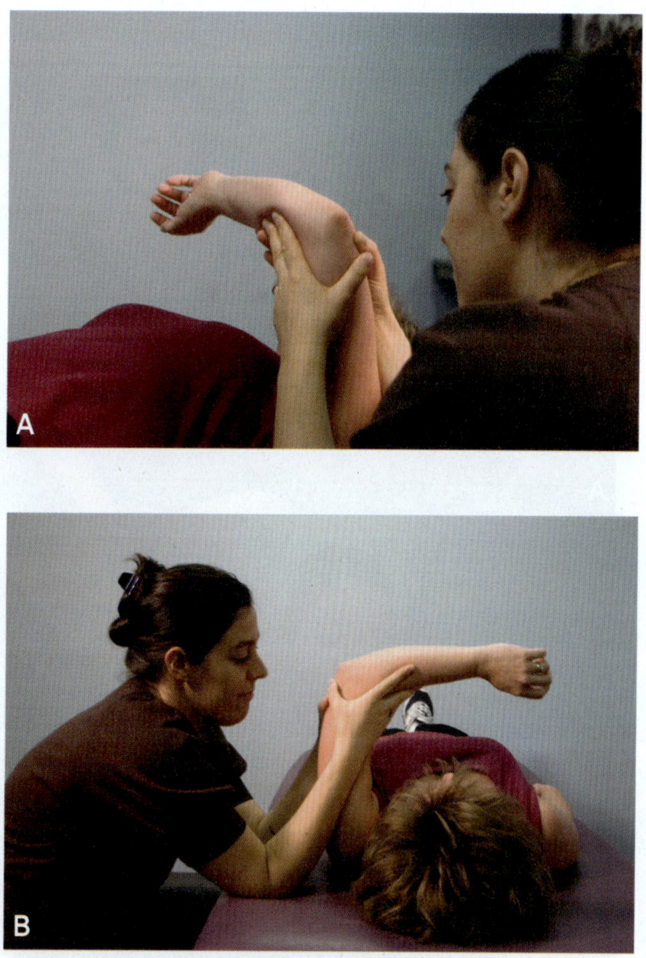

그림 15-12 이두근 장두(두갈래근 긴머리)의 SCS 기법.

환자의 전완은 회내 상태로 팔꿈치를 90° 굴곡한 상태에서 지지한다. 이 기법은 전형적인 강직성 시너지 패턴을 유발하는 팔꿈치 굴곡을 하는 것이 중요하다. 이두근의 과긴장과 건염을 공통적으로 발견한다. 최적의 결과를 얻기 위해서, SCS 기법은 근위부에서 원위부로 실행하며, 시작은 어깨복합체에서 팔꿈치 부위까지 과정을 진행한다. 이 범위가 해결되면, 물리치료사는 손목에서 손까지 적용해 나아간다.

내측상과의 SCS 기법 (그림 15-13 A, B)
(Medial Epicondyle (MEP) Strain-Counterstrain Technique)

압통점은 내측상과 근위부에 나타난다. 자세성 편위는 전완 회내 그리고 척골 편위를 고려하고 팔꿈치 회외와 요골 편위를 제한한다. 중재 자세는 바로 눕거나 앉은 자세에서 팔꿈치를 굴곡하고 전완 회내와 손목 굴곡 자세이다. 이 기법은 회외와 요측 편위를 개선시키는 방법이다. 이 기법은 전형적인 강직의 시너지 패턴에서 회내 요소에 영향을 준다.

하부의 손상을 위한 SCS
(Strain-Counterstrain for Impairments of the Lower Quarter)

장골근(엉덩근)의 SCS 기법 (그림 15-14 A, B)
(Iliacus Strain-Counterstrain Technique)

이 근육의 압통점은 ASIS의 내측 1인치와 꼬리 방향 0.5인치의 장골와(iliac fossa, 엉덩뼈오목) 깊은 곳에서 찾을 수 있다. 고관절 신전과 요추 신전의 제한이 검사 동안 나타난다. 바로 누운 자세에서, 양쪽 고관절을 약 100° 정도 굴곡하고, 슬관절을 130° 굴곡한다. 발목을 교차시키고, 양쪽 고관절을 외회전 시킨다. 고관절이 외회전 되어 있는 동안 양쪽 무릎을 압통점 쪽으로 가져간다. 이 근육은 고관절 굴곡에 중요한 근육이고, 과도하게 긴장이 되면 골반대의 자세성 결함을 야기할 뿐만 아니라, 하지의 혈관과의 연관성 때문에 절뚝거림을 야기할 수 있다.

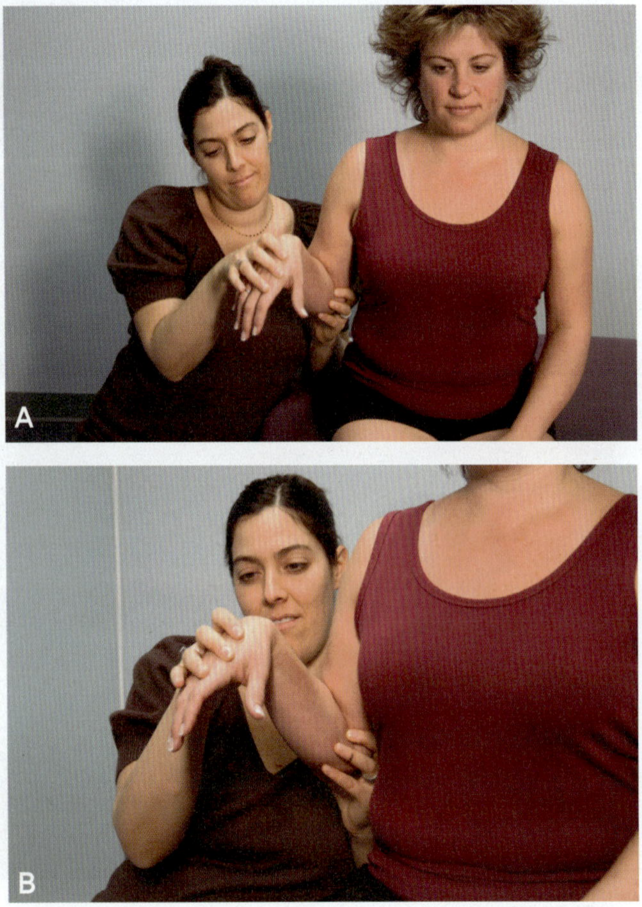

그림 15-13 내측상과의 SCS 기법.

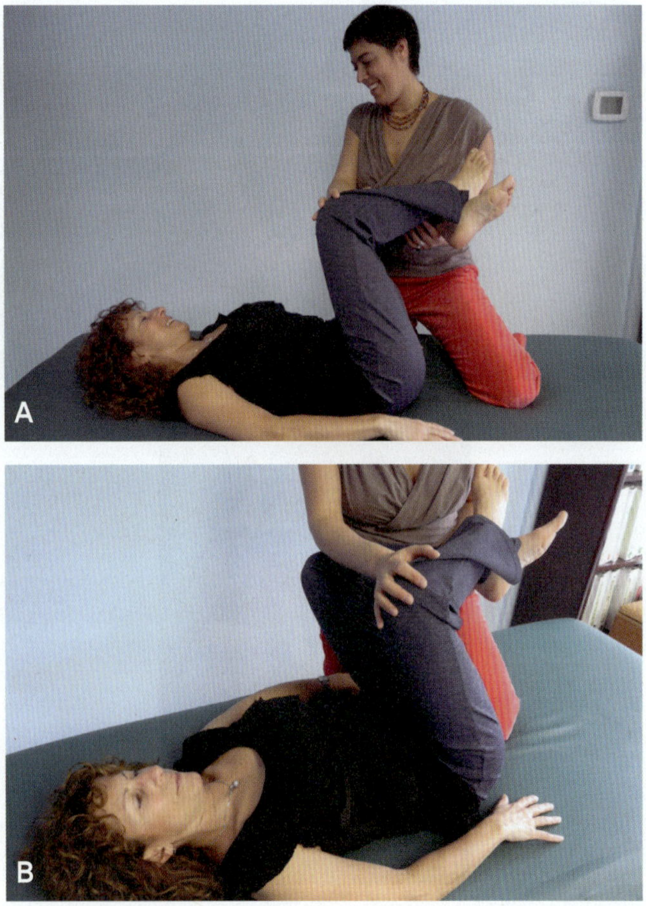

그림 15-14 장골근 SCS 기법.

내측 슬괵근(뒤넙다리근)의 SCS 기법 (그림 15-15)
(Medial Hamstrings Strain-Counterstrain Technique)

내측 슬괵근의 압통점은 경골 후내측의 내측 슬괵근 부착부의 내측면인 슬관절 라인의 근위부에 위치해 있다. 과긴장이 있다면, 고관절 굴곡과 요추 굴곡의 제한이 있을 것이다. 환자는 바로 눕고, 고관절을 90° 굴곡하고 슬관절을 100° 굴곡한다. 경골은 저항(2~5파운드의 힘으로)과 함께 대퇴골에서 외회전 되게 한다. 내측 슬괵근은 신체에서 가장 빈번히 손상되는 근육 중 하나이다. 이들 근육의 과긴장은 근 염좌로 범위제한, 좌골신경의 신경학적 증상, 내측 반월판에 부하되는 과도한 토크로 인한 슬관절 손상을 야기한다. 이 기법은 이와 같은 상태의 관리와 예방을 위해 사용될 수 있다.

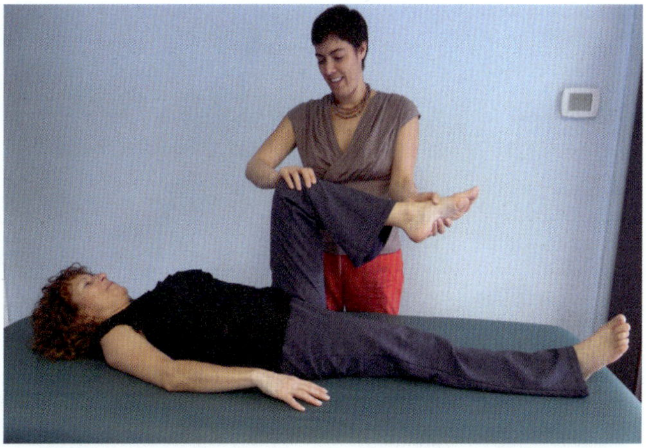

그림 15-15 내측 슬괵근 SCS 기법.

이상근(궁둥구멍근)의 SCS 기법 (그림 15-16)
(Piriformis Strain-Counterstrain Technique)

이상근의 압통점은 우선 천장관절을 찾고 이 관절에서 고관절 대전자를 향해 가상의 선을 그으면 그 선상에 위치해 있다. 보통 이 선의 중간이 압통점이 된다. 이상근의 과긴장은 일차적으로 내회전의 제한을 일으키고, 중립과 비교해서 고관절이 굴곡되어 있을 때 가장 분명하게 알 수 있다. 환자는 테이블 끝에 다리를 고관절 120° 굴곡, 슬관절 90° 굴곡한 상태로 내려놓고 엎드린다. 그리고 나서, 약 20° 정도의 고관절 외회전과, 10° 정도의 고관절 외전 자세로 가져온다. 이상근은 보통 허리-골반-고관절 부위의 질병을 일으킨다. 이상근이 천골 2-3번의 전방에 정지하기 때문에 천장관절 기능장애의 요인이 되기도 한다. 이 근육의 과긴장은 고관절 내회전의 제한을 일으키고, 보통 요통을 호소하게 된다. 하지만, 이 근육의 경련(spasm)은 무명골(innominate bone, 볼기뼈)과 연결되는 천골의 자세성 결함을 야기하기도 한다(천장관절 장애). 대부분의 경우에, 좌골신경은 이 근육의 아래로 지나간다. 그리고 이 근육의 과긴장은 이상근 증후군이라고 불리는 말초신경 압박 증후군을 일으키기도 한다. 그러므로 이상근의 해부학적인 위치로 인해서 고관절, 천장관절, 좌골신경의 손상을 가져올 수 있음을 유념해야 한다.

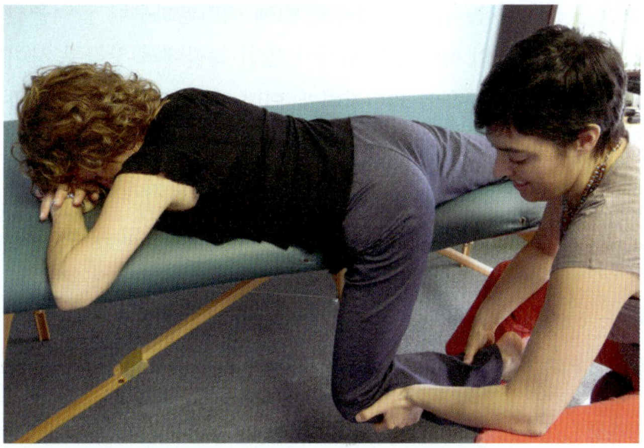

그림 15-16 이상근의 SCS 기법.

중둔근(중간볼기근)의 SCS 기법
(Gluteus Medius Strain-Counterstrain Technique)

장골릉 아래 1 cm의 액와중심선이 압통점 부위이다. 움직임 제한은 전형적으로 고관절 내전과 반대측 요추 외측굴곡이다. 치료 자세는 환자는 엎드려 고관절을 10° 신전, 10° 외전하고 과압력과 함께 내회전시킨다. 무릎은 신전된 자세로 유지한다. 중둔근은 전두면에서 골반 조절에 중요한 근육이고 걷는 동안 안정성에 기여한다. 움직임 제한이 있으면서 이 근육의 과긴장이 있으면 적절한 운동 동원 패턴을 할 수 없게 된다.

요방형근(허리네모근)의 SCS 기법 (그림 15-17)
(Quadratus Lumborum Strain-Counterstrain Technique)

이 근육의 압통점은 액와 중심선에서 장골릉의 위쪽 내측면에서 찾을 수 있고 이는 직접적으로 뼈 위에서 찾을 수 있다. 제한은 과긴장시 종종 반대측 요추 외측 굴곡이 나타난다. 치료 자세는 압통점의 반대쪽이 위로 올라오도록 옆으로 누운 자세에서 양쪽 고관절 45° 굴곡, 슬관절 90° 굴곡한다.

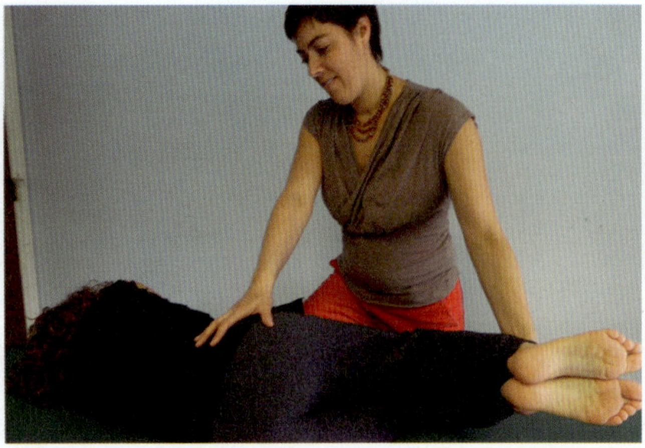

그림 15-17 요방형근의 SCS 기법.

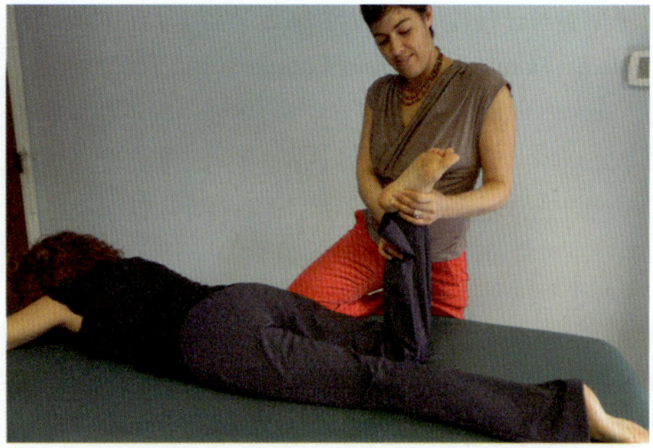

그림 15-18 내측 비복근의 SCS 기법.

발은 몸통의 동측 외측 굴곡을 위해 테이블로부터 들어올린다. 이 근육의 해부학적 위치가 12번 늑골에서 장골릉 사이이기 때문에 근육의 과긴장하게 되면 흉곽과 골반대 모두를 당기는 단단한 선 역할을 하게 된다. 경련이 있을 때 요방형근은 12번 늑골을 전방과 꼬리쪽 방향으로 당기게 된다. 이들 힘은 숨 쉬는 동안 흉곽의 가동성에 영향을 주고 흉추 12번의 전단이 증가되게 한다. 게다가, 횡경막, 복부동맥, 식도에도 영향을 주게 된다. 또한, 이 근육의 과긴장은 차후에 업슬립, 다운슬립과 같은 천장관절 자세 결함을 일으키기도 한다.

내측 비복근 (장딴지근) 의 SCS 기법 (그림 15-18)
(Medial Gastrocnemius (EXA) Strain-Counterstrain Technique)

이 근육의 압통점은 슬관절 라인의 뒤쪽에서 꼬리 방향으로 약 1인치, 내측 1/3 지점에서 나타난다. 이 근육의 과긴장하면 무릎을 신전시켰을 때 발목 배측굴곡의 제한이 나타나는 것을 특히 주목해볼만 하다. 환자는 대퇴골에 대해 경골을 내회전하고 무릎을 90° 굴곡한 상태로 엎드려 눕고, 비복근의 기시점인 종골(calcaneus, 발뒤꿈치뼈)의 내측면을 향해 발목을 약간 내번시킨다. 경골을 통해서 슬관절에 압박을 가하고 과압력을 주어 저측굴곡을 만든다. 특히 편마비 같은 신경학적인 문제가 있는 상태이면 비복근의 지속적이고 이른 활성이 부하를 주고 보행 시 입각기 동안 체중지지와 뒤꿈치 부하에 영향을 준다. 비복근의 과긴장과 배측굴곡의 제한은 근골격계 기능장애에서 주로 나타나는 소견이다. 족관절의 배측굴곡 각도는 보행시 10~15° 정도가 필요하고 달릴 때는 더 많은 각도가 필요하게 된다. 만약 이 각도가 제한이 있다면, 보상이 발생될 것이다.

보상작용은 발의 외전, 과회내, 슬관절의 굴곡이 나타나, 움직임의 정확성을 감소시키고, 최후엔 손상을 유발시킬 것이다. 이 기법은 비복근 과긴장으로 인한 발, 발목, 무릎의 기능장애를 가진 대상자들에게 유용할 것이다. Jones는 발목과 발의 기능장애 관리에 사용되는 기법의 다양성을 주의 깊게 묘사하였다. [7]

신경근 손상을 위한 SCS (STRAIN-COUNTERSTRAIN FOR NEUROMUSCULAR IMPAIRMENT)

시너지 패턴 이완과 SCS (Synergic Pattern Release and Strain-Counterstrain)

비록 신경학적 대상자들의 손상에 대한 적용이 근본적으로 Jones에 의해 만들어진 건 아니지만, Jones의 허락과 함께 이 장의 저자는 신경학적 대상자 들에게 이 기법과 원리를 성공적으로 적용하였다. 이들 개개인은 **시너지 패턴 모습(synergic pattern imprint)**이라고 알려진 것을 가지고 있다고 믿고 있다. 뇌혈관 사고 후 편마비로 고통 받는 개개인의 자세를 고려하는 것이다. 뇌혈관 사고 후 즉각적으로 대상자는 가식 없는 저긴장 또는 *무기력*의 기간을 종종 경험한다. 그러나, 뇌혈관 사고 몇 주 내에 이완성은 종종 *강직성*으로 바뀌게 된다. 이 과긴장 또는 근 경련의 발현은 시너지 패턴이라고 알려진 매우 개성적인 패턴으로 나타나게 된다.

상지의 시너지 패턴은 전형적으로 견갑골의 거상과 전인,

관절와상완관절의 굴곡 · 내전 · 내회전, 주관절 굴곡, 전완 회내, 손목관절 굴곡과 척측편위, 손가락 굴곡, 엄지 굴곡과 내전이 나타난다. SCS가 뇌혈관 사고와 같은 신경학적 상태뿐만 아니라, 가시위근 힘줄염과 같은 근골격계까지 영향을 준수 있다는 기전은 잘 이해되지 않는다. 저자는 내포(inernal capsule, 속섬유막)가 시너지 패턴 모습의 출발점(home)이 될 수 있을지에 대해 고려하였다. 저자는 또한 외측 망상체가 알파 신경 시스템을 촉진하는 장소가 될 수 있는지 없는지 그리고 내측 망상체가 감마 신경 시스템을 억제하는 장소가 될 수 있는지 없는지를 고려하였다. 또한, 해부학에서 전각과 후각사이의 척수 중각에 의치한 개재신경이 SCS에 의해 영향을 받아 알파와 감마 신경의 활동성을 협응할 수 있는지 없는지를 고려하였다. SCS가 척수에 또는 척수 상위 수준에 영향을 미치는지, 또 이 영향이 자동적 신경 시스템에 대비하여 수의적 신경 시스템에 포함되어 있는지에 대한 현재 최고의 근거를 알기는 어렵다. 아마도 왜 SCS 기법에 영향을 받는지에 대한 이유는 개개인 대부분이 어느 정도의 보호성 근육 경련을 가지고 있고 시너지 패턴 반응의 정도를 나타내기 위해 시작되는 통증의 출현을 가지고 있다는 사실 때문일 것이다. 기전과는 상관없이, SCS는 경련과 강직의 시너지 패턴뿐만 아니라, 근골격계 계통의 보호성 근육 경련에도 영향을 준다.

시너지 패턴 모습과 시너지 패턴 이완: SCS의 보호성 근육 경련의 관리를 위한 모델 (Synergic Pattern Imprint and Synergic Pattern Release: A Model for Management of Protective Muscle Spasm With SCS)

환자가 상위 운동신경원 손상을 가지고 있을 때에는, 휴식기의 근육 긴장도는 **불억제(disinhibition)**와 과긴장도로 인해 체크하기가 어렵다. 이 불억제의 과정은 편마비 환자에게 나타나는 전형적인 강직성 시너지 패턴을 기초로 형성된다. 아주 경미한 것을 제외하고 폐쇄성 머리 손상을 가진 환자들은 종종 유사한 강직 패턴을 보일 것이다. 저자는 오랜 시간 동안 임상에서 봐 오면서 가벼운 신경학적 손상을 가진 환자에게서 보이는 과긴장의 패턴이 만성 통증을 경험하고 있는 환자들에게서 보이는 것과 거의 동일하다는 것을 관찰하였다. 더 많은 연구를 통해서, 과긴장의 전형적인 시너지 패턴이 모든 환자들에게서 나타난다는 것은 당연한 것으로 여겨졌다. 그러나 이 억제를 풀기위한 원동력이 있을 때 까지는 억제되었다. 그러므로 환자들은 과긴장도의 시너지 패턴을 이완시키기 위한 중재 방법에 이점을 얻을 것이고, 심지어는 증상이 아직 나타나지 않은 사람도 이득을 얻을 것이다. 이 목표를 이루기 위해 디자인된 SCS 기법은 총괄적으로 **시너지 패턴 이완**이라고 알려져 있다. 비록 이 기법이 근본적으로 Jones에 의해 발명된 것은 아니지만, SCS의 기초 원리를 획기적으로 적용하여 표현하였다.

특발성 시너지 패턴은 보호성 경련의 결과로 얼굴 뿐만 아니라, 상지와 하지에서도 나타나게 된다. *상지의 시너지 패턴*은 소흉근, 극상근, 견갑하근, 광배근, 상완이두근, 상완요골근, 그리고 전완과 손목의 굴곡근의 보호성 경련에 의해 나타난다. *하지의 시너지 패턴*은 요방형근, 이상근, 내전근, 대퇴사두근, 슬괵근, 비복근, 그리고 전경골근의 근 경련에 의한 결과로 나타난다. *얼굴 시너지 패턴*은 전두근, 윤상근, 안륜근, 비근, 저작근, 측두근, 구륜근, 그리고 이근의 경련에 의해 나타난다.

다양한 특성 (DIFFERENTIATING CHARACTERISTICS)

SCS는 근육의 과긴장도에 대한 연부조직 손상에 대해 일차적으로 적용하는 정형도수물리치료 접근법으로 간주되어 졌다. 하지만, 그것의 근원과는 상관없이, 이 장을 통해 나타낸 근육 내의 보호성 경련의 존재는 움직일 수 있는 연관된 관절의 정도와 근본적인 관절교합의 자세성 연관성에 깊은 영향을 줄 것이다. SCS에 대한 이해는 도수물리치료사에게 연부조직 손상 사이에서의 관계에 대한 인식을 제공해 주고 그 결과로 인해 관절의 위치와 움직임에 영향을 준다.

SCS는 간접적 기법을 사용하여 수행되어 진다. 근육의 과긴장도가 나타나면, 근육은 가장 큰 가동성 위치의 장막 밖으로 이동하고 최소한 제한된다. 장막을 통해 꺼어드는 다른 기법들과는 다르게, SCS는 근방추의 재설정에 의해 과긴장된 근육에 신경학적인 입력을 점진적으로 감소시키고 근육의 휴식 시 긴장도를 재설정한다. SCS는 일반적인 신장 기법들과 비교하여 더욱 부드럽고 효율적이 되는 것을 생각하였다. 근육이 느슨하게(slack) 되어 있는 것은 종종 급성 통증을 가진 환자에게 더 많은 참을성을 가지게 하고 적절한 결과를 만들기 위한 치료사의 힘 요구도를 낮추게 된다.

SCS는 근골격계 손상의 신경해부학적 근원을 강조하는데 있어서 다른 정형도수물리치료 접근법들과 다른 특성을 가지고 있다. 대부분의 많은 도수물리치료사들은 근골격계 기능장애 발병에 대한 신경해부학적 구조가 가지는 중요한 역할에 대해 놓치는 경우가 많다. 직접적인 결과적인 손상(예: 보호성 근경련) 보다는 SCS는 오히려 선행하는 원인을 제거하는 것을 먼저 고려한다. 그렇게 하여, 더욱 오랫동안 도수중재의 효과를 가질 수 있게끔 하고 결과적으로 습관적으로 손상당할 위험성을 크게 감소시킬 수 있게 한다.

다른 접근법들에서는 유사하게, 능동적 압통점을 확인하는 것은 진단을 위한 중요한 양상을 제시하고 진행을 위한 유용한 기준을 제시해준다. 그리고 종종 중재의 주안점이 되기도 한다. 그러나 SCS에서의 압통점이라는 용어는 다른 곳에서 사용되는 이 용어의 정의와는 조금 다르게 사용된다. SCS에서 압통점은 정상 상태에서 아직까지 비 병적이고 잠재적인 모든 근육에서 나타나게 된다. 기능부전이 과긴장된 근육 자체에서나 다른 구조에서 발생할 때 이는 같은 신경학적 수준에서 지배받는다. 이들에 존재하는 압통점은 증상에 관한 것이 된다. 다른 접근법에서, 압통점은 기능부전의 일차적 원인이 아닌 결과적인 것이다. 이 압통점들은 이전부터 존재하지 않고 오히려 병적인 반응으로 발생하고 존재하는 정상 상태에 있는 근육에는 존재하지 않는다.

비록 도수물리치료사들이 정기적으로 근골격계 기능장애가 있는 환자의 자세에 대해서 교정하려고 하지만, SCS에서 자세는 원인에 대항하여 만들어진 근본적인 손상의 결과로 여겨진다. 이 접근법 내에서, 자세는 보호성 근 경련이 나타나는 객관적인 지표로써 사용되고 관련된 근육이 놓인 관절의 정상 자세성 연관성에 영향을 줄 것이라 여겨진다. 그러므로 자세는 직접적으로 고려할 대상이 아니고 오히려 휴식기의 근긴장도의 정상화를 개선시켜야 한다는 것이다. 자세는 손상의 지표로써 사용되고 근원적인 신경해부학적 영향의 개선을 위한 측정기로써 사용된다. 종종 나쁜 자세를 고치기 위해 도수물리치료사가 경험하는 좌절감은 신경해부학적인 영향으로 나쁜 자세성 편위가 발생되는데 그에 대한 지식이 부족하기 때문에 생기게 된다.

근골격계 손상의 신경생리학적인 기전의 강조와 긴장도가 감소된 자세에 포함된 구조물들을 움직이는 기법적 특성은 이 접근법이 유일하다. 이 중재법을 수행할 때, 도수물리치료사는 근육 과긴장의 문제에 기여하는 다양한 요인들을 합일하는 것을 생각해야 한다. SCS는 근육 제한의 결과로 움직임에 문제가 있을 때 수행되는 표준적 중재를 효과적으로 변화시켰다고 볼 수 있다.

임상 사례 (CLINICAL CASE)

현재 통증의 병력 (History of Present Illness)

A.W는 10살에 스키 레슨을 시작하였다. 세 번의 스키 레슨 후에, 그녀는 뒤꿈치 통증을 호소하기 시작하였다. 그녀는 1년 넘게 휴식기의 통증을 가지고 있었다. 그녀의 뒤꿈치 통증은 서고 걷는 동안 더욱 심하였다. 그녀는 달릴 수 없었고 더 이상 스키를 즐길 수도 없었다. 1년 동안, A.W는 정골의사, 물리치료사, 족부 전문가에 의해 평가 받았다. 그녀는 가동술을 받았고, 받은 후에는 그녀의 거퇴관절과 거골하 관절의 가동성은 증가되었다. 그녀는 초기에는 유연성 보조기를 처방 받았고 후에는 좀 더 단단한 걸로 변경하였다. 이 중재 방법으로 인해, 그녀는 휴식기에서의 통증에 대해서는 해결할 수 있었다. 하지만, 그녀는 여전히 달릴 수 없고 스키를 탈 수 없었다. 1년 후, 정골의사에 의해 검사 받은 후 비복근(장딴지근)이 신장된 발목(EXA)에 대해 SCS 기법 치료를 받았다.

발목이 저측 굴곡 또는 신전에 있을 때 비복근에서 근 경련이 일어났다. 비복근의 근 경련은 아킬레스 건과 종골을 당김으로 인해 뒤꿈치 통증의 원인이 될 수 있다. 비복근 경련은 환자에게 저측굴곡 자세로의 편위를 야기할 것이다. 신경학적 환자에게, 이 기능부전은 첨족 변형 자세와 연관이 있다. 서 있는 자세에서, 경골은 지면과 수직이 되어야만 한다. 비복근에 경련이 일어나면, 원위 경골이 거골에서 뒤쪽으로 빠진다. 보행 동안 경골은 거골에 대해 전방으로 미끄러지지 못하게 되어 뒤쪽으로 미끄러지게 될 것이다. 더욱이, 아마도 뒤꿈치 닿기가 발생되지 않게 될 것이다. 비복근의 근 경련 때문에 입각기는 뒤꿈치 닿기 보다는 오히려 앞발 닿기로 시작될 것이나. 앞발 닿기가 발생할 때 운동 사슬에서 신전력이 발생하게 된다. 종종 이에 대한 결과로 정강이 스플린트(shin splint), 슬관절 연골연화증, 대퇴사두근 경련, 대퇴사두근과 뒤넙다리근의 동시수축, 요통이 나타날 수 있다. 천골은 이런 지속적인 힘의 의해 신전된다. 1번 천골에 대해서 상반되게 움직이기 때문에 요추 5번은 굴곡된다. 요추 5번이 서고 걷는 동안 오랜 시간 동안 굴곡되면, 요추 5번 디스크는 뒤로 빠져 추간판병(discopathy)을 야기한다.

A.W는 EXA 기법을 각 발에 90초 동안 받았다. 비복근의 경련은 없어졌고 뒤꿈치 통증도 사라졌다. 발꿈치 닿기와 보행 시 편위가 해결되면서 배측굴곡의 관절가동범위가 정상으로 이루어졌다. 환자에게 가장 중요한 것은 그녀가 달리기와 스키를 다시 할 수 있었다는 것이다. 오랜 기간의 추적조사로 봤을 때 그녀에게는 다시 증상이 발현되는 일은 없었다.

따라하기 (HANDS-ON)

파트너와 함께 실습실에서 다음의 활동을 수행하자.

1

그림 15-5의 관절 가동범위 상자를 사용하여, 앉은 자세에서 경추의 각 분면을 파트너에게 부드럽게 적용한다. 다음으로, 파트너의 가장 편한 자세를 찾도록 하고 가장 쉬운 자세를 경험하도록 한다. 마지막으로, 압통점을 찾고 편안한 자세로 움직이는 동안과 각 분면에서 움직이는 동안의 그 부위의 긴장도와 압력을 부드럽게 관찰한다. 긴장도의 변화를 감지할 수 있나요? 당신의 파트너는 당신이 한 분면에서 다음 분면으로 움직일 때 민감성의 변화를 얘기하나요? 편안한 자세를 만들고, 그 자세를 유지하면서 압통점에 어떤 변화가 있는지 관찰한다.

2

파트너의 서기와 앉기 자세를 관찰하고 어떤 자세 편위를 기록한다. 근육들이 이 편위의 기여자인지 결과자인지를 고려한다. 이 근육들이 놓여있는 곳에 위치한 다른 근육들과 관절들을 추가하여 파트너와 논의한다. 주어진 자세성 편위와 의심되는 근육들을 가지고, 가동성의 제한을 고려한다. 표 아래에 당신의 소견을 기록한다.

3

촉진을 통해서 관찰하여, 위에서 찾은 의심되는 근육이 자세 편위를 시키는지 아닌지를 확인한다. 근육의 압통점을 확인한다. 만약 이 압통점이 통증이 있고 민감하다면 부드럽게 시도해야 할 것이다. 근육 부위를 수동적으로 움직이면서 이 압통점을 촉진하고 어떤 변화가 있는지 관찰한다. 또한 당신이 포함된다고 믿는 다른 근육들의 압통점에 대한 촉진도 시도한다.

4

이 근육에 일반적인 스트레칭을 수행하고 길이와 긴장도의 변화를 관찰한다.

5

당신의 소견에 기초해서, 가장 적합한 SCS 기법을 선택한다. 당신의 파트너에게 이 기법을 적용한다. 처음 압통점에 촉진으로 시작한다. 그리고 나서, 수동적으로 3면에서 필요한 만큼 최대한 편안한 자세로 신체를 움직인다. 이 기법에 대해 어떤 변화가 있는지 압통점을 지속적으로 관찰한다.

6

이 기법의 수행에 따라 자세, 압통점의 민감도, 근 긴장도, 관절가동 범위의 변화를 관찰한다.

자세 편위	늘어난 근육들	짧아진 근육들	제한된 움직임	압통점의 위치	권고하는 SCS 기법

참고 문헌 (REFERENCES)

1. D'Ambrogio KJ, Roth GB. *Positional Release Therapy: Assessment and Treatment of Musculoskeletal Dysfunction*. St. Louis, MO: Mosby; 1997.
2. Hewitt J. *The Complete Yoga Book*. New York: Random House; 1977.
3. Travell JG, Simons DG. *Myofascial Pain and Dysfunction: The Trigger Point Manual.* Baltimore: Williams & Wilkins; 1983.
4. McCloskey E, Lawrence Jones DO. *Int J Applied Kinesiol Kinesiolog Med.* 2002; 13
5. Roth GB. Positional release therapy. *The Roth Institute*. http://www.rothinstitute.com/pro/SubPages/Positional-Release-Ther.html
6. Hammer W. Strain and counterstrain. *Dynamic Chiropractic.* 1994;12.
7. Jones LH, Kusunose R, Goering E. *Jones Strain-Counterstrain*. Boise, ID: Jones Strain-CounterStrain, Inc; 1995.
8. Paris SV. Manual therapy: treat function not pain. In: Michel TH, ed. *Pain*. New York: Churchill Livingstone; 1985.
9. Rosomoff HL, Fishbain DA, Goldberg M, Santana R, Steele-Rosomoff R. Physical findings in patients with chronic intractable benign pain of the neck and/or back. *Pain.* 1989;37:279.
10. Weiselfish-Giammatteo, S. *Integrative Manual Therapy for the Upper and Lower Extremities.* Vol. 2. Berkeley, CA: North Atlantic Books, 2001.
11. Korr IM. Proprioceptors and the behavior of lesioned segments. *Osteopathic Ann.* 1974;2:12.
12. Korr IM. Proprioceptors and somatic dysfunction. *J Am Osteopathic Assoc.* 1975;74:638.
13. Jacobson EC, Lockwood MD, Hoefner VC, Dickey JL, Kuchera WL. Shoulder pain and repetition strain injury to the supraspinatus muscle: etiology and manipulative treatment. *J Am Osteopath Assoc.* 1989;89:1037-1045.
14. VanBuskirk RL. Nocioceptive reflexes and the somatic dysfunction: a model. *J Am Osteopath Assoc.* 1990;9:792.
15. Lewis C, Flynn T. The use of strain-counterstrain in the treatment of patients with low back pain. *J Man Manip Ther*. 2001;9:92.
16. Kam M. *Strain/Counterstrain*. Portland, OR: Sports Physical Therapy Group; 2002. http://sportstherapy.com/strain.htm.
17. Schiowitz S. Facilitated positional release. *J Am Osteopath Assoc.* 1990; 90:145-155.
18. Yunus M, Masi AT, Calabro JJ, Miller KA, Feigenbaum SL. Primary fibromyalgia (fibrositis): clinical study of 50 patients with matched normal controls. *Sem Arth Rheum.* 1981;11:151-171.
19. Cislo S, Ramirez MA, Schwartz HR. Low back pain: treatment of forward and backward sacral torsions using counterstrain technique. *J Am Osteopath Assoc.* 1991;91:255-259.
20. Schwartz HR. The use of counterstrain in an acutely ill in-hospital population. *J Am Osteopath Assoc.* 1986;86:433-442.
21. Ramirez MA, Haman J, Worth L. Low back pain: diagnosis using six newly discovered sacral tender points and treatment with counterstrain. *J Am Osteopath Assoc.* 1989;89:905-913.
22. Melzack R, Stillwell DM, Fox EJ. Trigger points and acupuncture points for pain: correlations and implications. *Pain.* 1977;3:3-23.
23. Woolbright JL. An alternative method of teaching strain/counterstrain manipulation. *J Am Osteopath Assoc.* 1991;4:370-376.

CHAPTER

16

근막통증유발점에 대한 정형도수물리치료적 접근법

Myofascial Trigger Point Approach in Orthopaedic Manual Physical Therapy

Jan Dommerholt, PT, MPS, DPT, DAAPM and
Johnson McEvoy, PT, BSc, MSc, DPT, MISCP, MCSP

*(이 장은 **David G. Simons** 박사 [1922-2010]의 영전에 바칩니다.)*

역자 : 김진영

16장 목적

이 장의 결론을 통해, 독자는 다음과 같은 것을 할 수 있을 것이다:

- 근막통증유발점 구상의 개발에 대한 주요 역사적 사건을 파악하고 주요한 영향을 인식할 수 있다.
- 근막통증유발점을 이해하는데 중요한 운동종말과 근육 생리의 주요 원칙을 이해할 수 있다.
- 확장되고 통합된 통증유발 가설을 이해할 수 있다. 근막통증유발점과 관련된 운동, 감각, 자율신경증상을 이해할 수 있다.
- 현재의 촉진과 관련된 신뢰할 수 있는 연구에 기반하여 근막통증유발점을 확인할 수 있는 권고 기준과 촉진의 중요성과 인식할 수 있다.
- 경결띠(단단한 띠, taut band)와 압통점(누름통점, tender nodule), 연관통 패턴의 중요성을 인식할 수 있다.
- 근막통증유발점을 치료하기 위한 주요 비침습적 중재법과 이를 지지하는 근거를 이해하고 인식할 수 있다.
- 사용가능한 비침습적 중재방법, 특히 통증유발점 건침시술(dry needling)에 관해 이해하고 인식하며, 이를 적용하기 위한 이유와 근거를 이해할 수 있다.
- 공통적인 영속 요소를 인식하고 최근의 관리 전략을 수립한다.
- 근막통증유발점의 촉진을 위한 구체적인 기술을 배울 수 있다.

역사와 발달 (HISTORY AND DEVELOPMENT)

Janet G. Travell(1901–1997) 박사와 *David G. Simons*(1922–2010)는 **근막통증유발점(myofascial trigger points; MTrPs)**이 16세기 초[4]에 기술(글상자 16-1)되었음에도 불구하고, MTrPs를 세계적으로 임상가와 연구자들에게 주목을 받게 했다.[1–3] 심장학자인 Travell은 1938년부터 1949년까지 고장식염수(hypertonic saline) 주사 이후에 근육과 인대의 통증 유도 패턴을 처음으로 설명한 Kellgren으로부터 많은 영향을 받았다.[5–8] 1940년에 Steindeler는 *통증유발점(trigger point)*이라는 단어를 사용하였다.[9] Travell은 근육 통증유발점 주사의 잠재적인 이득에 이끌려 1942년에 통증유발점이라는 용어를 선택하였다.[10–11] 1950년대 초에 Travell과 Rinzler는 과민반응(hyperirritable) 통증유발점의 조직을 생검하여 아무런 병리학적인 변화가 없다는 것을 확인하여 보고하였고, 통증유발점은 자연적으로 병태생리학적으로 발생된다고 결론지었다.[10] 그들은 또한 유사한 방식으로 통증과 연관된 근막을 관찰하였고, Travell은 *근막통(myofascial pain)*이라는 용어를 사용하였다. 1952년에 다른 유럽 연구자들의 알려지지 않은 유사한 연구에서 32개의 개별 근육의 통증과 연관된 패턴을 설명한 세미나 논문이 출간되었다.[12–13] Travell은 주제 강연에서 이를 들은 후, Simons가 1963년에 참여하게 되었다. 그들은 접근법에 대한 대중적이고 권위 있는 서적 외에, 몇 개의 논문과 책 구성에 공동저자로 함께 참여하였다.[1–3] MTrPs의 존재와 관리를 지지하는 근거들은 지난 30년 이상 증가되어 왔고, 이전 20년 동안 보다 지난 10년 동안에 더 많은 근거가 최근에 만들어지고 있다(표 16-1).

글상자 16-1 근막통증유발점에 대한 근거 (Evidence for MTrP)

매우 다양한 임상가들은 서로 다른 용어로 사용되지만 MTrPs를 인식하고 있고, 이는 문헌에서 많은 혼란을 가져오고 있다. 비록 MTrPs 자료의 최초 참고문헌이 16세기로 거슬러 올라가지만, Travell과 Simons가 현대의 MTrPs를 개발하고 발전시키는 것으로 가장 잘 알려져 있다.

철학적 틀 (PHILOSOPHICAL FRAMEWORK)

골격근(뼈대근육, skelectal muscle)이 비록 신체의 거의 절반을 구성하지만, 근육기관에 초점을 맞춘 의학적 전공은 없어서 Simons는 근육을 *고아장기(orphan organ)*로 간주하게 되었다.[14] 도수물리치료 교육은 흔히 근육의 기능장애를 신중하게 고려하지 않고, 관절의 기능장애를 강조한다.[13] 예를 들어, 무작위 대조군 연구들에서 상과통(위관절융기 통증, epicondylalgia)이 있는 환자의 장·단요측수근신근(긴·짧은노손목폄근, extensor carpi radialis longus and brevis muscles)에 MTrPs의 존재가 확인되고 있고, 근골격계 상태의 관리에서 치료의 표준의 일환으로 MTrPs가 간주되어 설명되고 있다(그림 16-1).[15–16]

중요 인용 (NOTABLE QUOTABLE)

"근육은 고아 장기이다."

—David G. Simons, MD

MTrPs는 조작적 정의는 *"경결띠(단단한 띠, taut band)의 과민하게 촉진된 결절과 연관된 골격근의 과민반응점(hyperirritable spots)" 이다.*[3] MTrPs는 도수 압박을 가하면 통증이 발생한다. 민감도의 단계에 기초하여, 활동성과 잠재성 통증유발점으로 구분한다. **활동성 근막통증유발점**(active MTrPs)는 말초와 중추 감작(sensitization)

표 16-1 지난 30년 사이의 근막과, 통증유발점에 대한 Medline의 인용 검색 결과

10년	논문 수
1997 ~ 2006	91
1987 ~ 1996	56
1977 ~ 1986	26
계	173

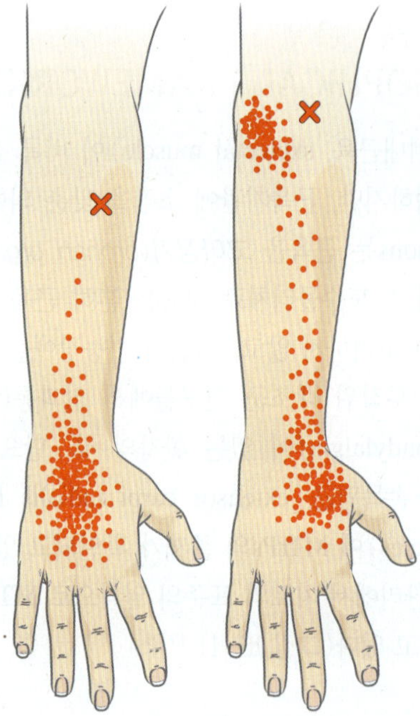

그림 6-1 단요측수근신근(왼쪽)과 장요측수근신근(오른쪽)의 MTrPs의 연관통 패턴. (출처: MEDICLIP, Manual Medicine 1 & 2, Version 1.0a, 1997, Williams & Wilkins.)

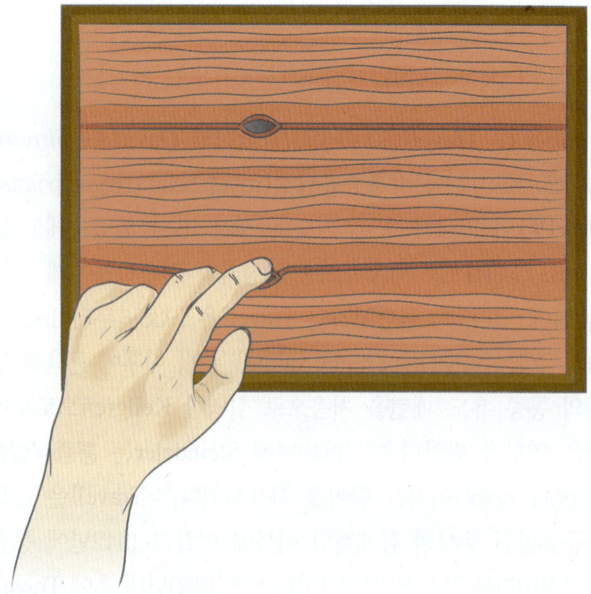

그림 16-2 경결띠(단단한 띠)에서의 통증유발점의 촉진. (출처: Weisskircher H-W. Head Pains Due to Myofascial Trigger Points, 1997.) (CD-ROM available at www.trigger-point.com.)

을 동반하고, 다른 부위의 연관된 통증 또는 지각이상(paresthesias), 국소적인 압통과 통증을 포함하는 증상을 유발한다. **잠재성 근막통증유발점(latent MTrPs)**는 비록 최근의 연구에서 잠재성 MTrPs이 유해성 정도에 따라 특징되는 것으로 확인되고 있지만, 자극되었을 때만 통증을 유발한다.[17-20] 통증뿐만 아니라, MTrPs 운동과 자율적 구성요소가 포함된다. MTrPs와 연관된 운동 현상은 가동범위 감소, 근육경직(뻣뻣함, muscle stiffness), 운동억제의 결과로 나타난 근육약화, 운동기능의 동요를 포함한다.[13] 자율적 후유증(autonomic sequelae)은 다양하지만 그 중에서도 혈관수축과 혈관확장, 유루증(눈물흘림, lacrimation), 입모(털세움,piloerection)가 포함된다.[21] 정의에 따르면, MTrPs는 연축된 근육의 경결띠(단단한 띠, taut band) 안에 위치한다. 따라서, MTrPs의 확인은 경결띠를 찾는 것에서부터 시작되고, 근육섬유의 방향에 직각으로 촉진하는 것이 가장 좋은 방법이다(그림 16-2).

경결띠에 대한 도수 스트러밍(strumming) 또는 니들링(needling)은 **국소연축반응(local twitch response, LTR)**을 발생시킬 수 있다. 척수반사인 LTR은 경결띠 안에 있는 근육섬유의 불수의적인 갑작스런 수축을 야기한다.[22-24] 경결띠, MTrP, LTR의 확인은 환자로부터 대답을 필요하지 않는다. MTrPs는 유아를 제외한 거의 모든 사람에게 존재한다.[3,25-28]

미국통증학회의 의사 회원 조사에서 근막통이 뚜렷하게 임상적 실체로 나타나는 것에 대해 압도적으로 동의하였다.[29] 최근의 근거들은 활동성 MTrPs이 골격계통증증후군의 여러 원인들과 연관되고, 그 중에서도 편두통, 긴장성두통, 두개하악 기능장애(craniomandibular dysfunction), 상과통(위관절융기통증, epicondylalgia), 요통, 척추후궁절제수술후증후군(postlaminectomy syndrome), 경부통(목통증), 디스크 병리, 수근관증후군(손목터널증후군), 골관절염, 신경근증(신경뿌리병증, radiculopathies), 편타-관련장애(채찍질손상 관련 장애), 섬유근육통(fibromyalgia), 대상포진후신경통(postherpetic neuralgia), 복합부위통증증후군(complex regional pain syndrom)과 관련되었다는 견해를 지지한다.[13] 통합통증유발점(integrated trigger point) 가설은 이 장의 후반부에서 설명할 것이고, MTrP 현상을 설명하기 위한 가장 근거가 높은 가설이다.

MTrPs는 또한 내장 기능이상과 연관되어 나타날 수 있고 그 중에서도 자궁내막증(endometriosis), 간질성방광염(interstitial cystitis), 과민성대장증후군(irritable bowel syndrome), 요로/신장과 담낭의 결석증(calculosis), 월경통(dysmenorrhea), 전립선염(prostatitis)이 포함된다.[13] MTrPs가 급성 손상이 있는 곳에서도 보고되고 있지만, 일반적으로 만성통증에 기여하는 것으로 간과되고 있다.[31]

근육생리학 (MUSCLE PHYSIOLOGY)

수축단위 (The Contractile Unit)

정의에 따르면, MTrP는 운동종판(motor endplate)의 활성 없이 근육 내에서 국소 수축이 내부적으로 발생한 경결띠에 위치한다.[32] 이완된 상태에서는 수축하는 동안에 액틴필라멘트와 미오신필라멘트가 서로 미끄러져서 일부분이 겹쳐진다. 이 과정을 십자교(교차결합, cross-bridge)라고 한다(그림 16-3).

근육의 효율적인 기능은 근원섬유(myofibril), *횡관(가로세관, transverse tubular, T-tubular)* 계통, 중간섬유(intermediate filaments)을 포함한 여러 개의 세포골격 연결의 협응된 활동과 적절한 정렬상태에 따라 결정된다. T-세관의 막은 *히드로피리딘수용체(dihydropyridine receptor)*와 *리아노딘수용체(ryanodine receptor)*를 통해 근형질세망(sarcoplasmic reticulum)과 결합한다(그림 16-4). 액틴과 미오신 뿐만 아니라, 특히 티틴(titin)과 네뷸린(nebulin), 데스민(desmin)과 같은 다른 중요한 단백질들이 있고, 근절(sarcomere)의 안정성과 구조를 함께 유지시켜 준다(그림 16-5).[33]

티틴(titin)은 30년 전에 발견된 척추동물의 거대단백질이다.[33] 티틴필라멘트는 근절이 신장될 때 수동 장력을 생성하고, I 밴드에서 스프링기전의 특성에 의해 근육의 뻣뻣함을 제공한다. 티틴필라멘트는 근절이 수축할 때 Z선에서 젤과 같은 구조로 접혀지게 된다.[34] 네 번째 필라멘트 시스템은 액틴필라멘트의 길이의 전반에 펼쳐진 **네뷸린**에 의해 만들

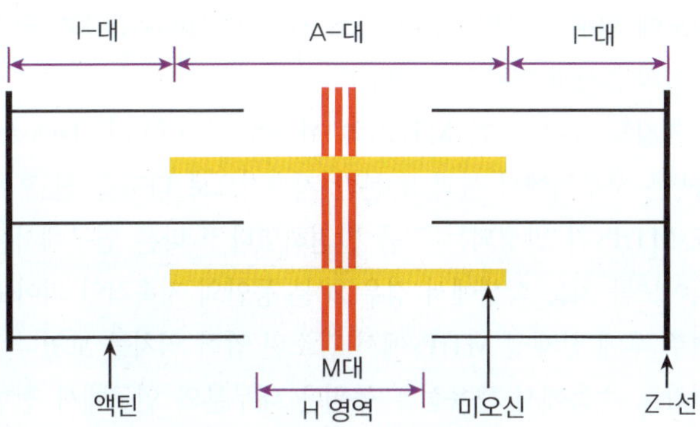

그림 16-3 근절에서의 액틴필라멘트와 미오신필라멘트 도식.

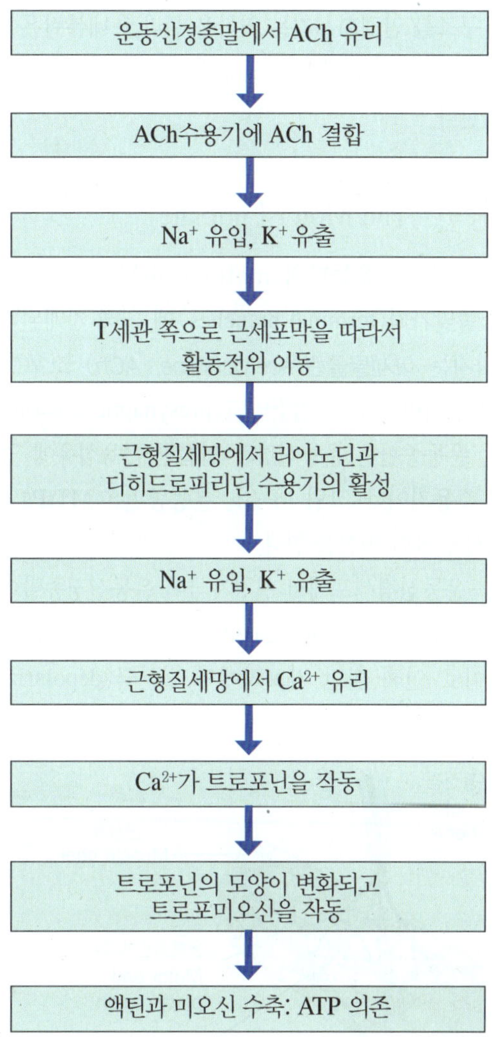

그림 16-4 흥분-수축연관의 순서.

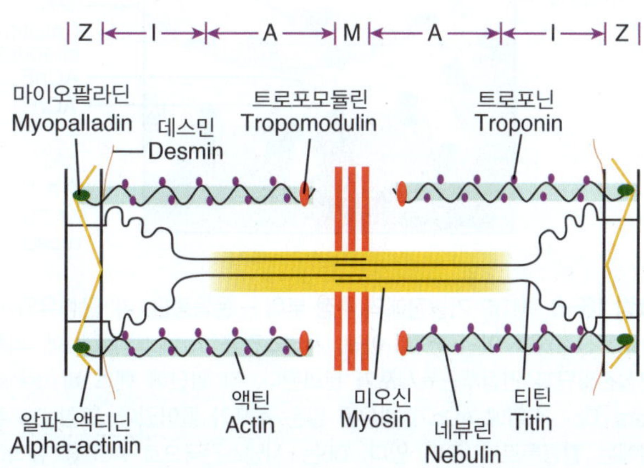

그림 16-5 근절의 확대 모델. (출처: McElhinny AS, Kazmierski ST, Labeit S, and Gregorio CC. Nebulin: the nebulous, multifunctional giant of striated muscle. Trends in Cardiovasc Med. 2003; 13: 195-201, Elsevier에서 허가 받음.)

어지고 구조를 안정화시키는 역할을 한다.[35] 네뷰린은 액틴이 Ca^{2+}에 의해 활성될 때까지 십자교 형성을 억제하여 근수축을 조절한다.[36]

운동종판 (The Motor Endplate)

모든 근섬유의 **운동단위(motor unit)**는 단일 운동신경세포의 종말가지(terminal branches)에 의해 지배된다.[37] 각각의 가지는 *아세틸콜린(acetylcholine, ACh)* 소포를 함유하고 있는 여러 개의 연접전말단(presynaptic boutons)에서 끝난다. 운동종판은 운동신경과 연접한 근육섬유에 있는 분극화된 수용기이다(그림 16-6). 운동종판은 MTrPs의 인과관계에서 중요한 역할을 한다.

알파-운동신경세포에서 신경자극이 운동신경종말에 도달하면 전위의존성(voltage-gated) 나트륨(Na^+) 통로가 열린다. 이로 인해 말단 세포막에서 탈분극(depolarization)이 발생한다. 추가적으로 신경종말에서 시냅스간극(synaptic cleft)쪽으로 칼슘, 아세틸콜린(ACh), *아데노신삼인산(adenosine triphosphate, ATP)*이 유입된다. ACh 분자가 시냅스간극을 지나 ACh 수용기에 결합하면, 근육세포막을 가로 질러 Na^+가 유입되고 K^+가 유출된다.

이는 연접이후 세포를 탈분극 시키고, 미세종말판전위(miniature endplate potential, MEPP)를 유발한다. 충분한 MEPP가 발생한다면, 근형질세망에서 Ca^{2+}가 유리를 가져오는 활동전위를 발생시키기 위해 가중될 것이다. Ca^{2+}가 유리되면 트로포미오신의 위치를 전위시키고, 네뷰린이 십자교를 형성하도록 하여 근육이 수축되도록 한다. ACh은 아세틸콜린에스테라제(Acetylcholinesterase, AChE) 효소에 의해 아세테이트(acetate)와 콜린(choline)으로 즉시 가수분해 된다. ACh 유리는 운동신경자극에 의해 활성되고, AChE의 농도에 의해 조절된다.

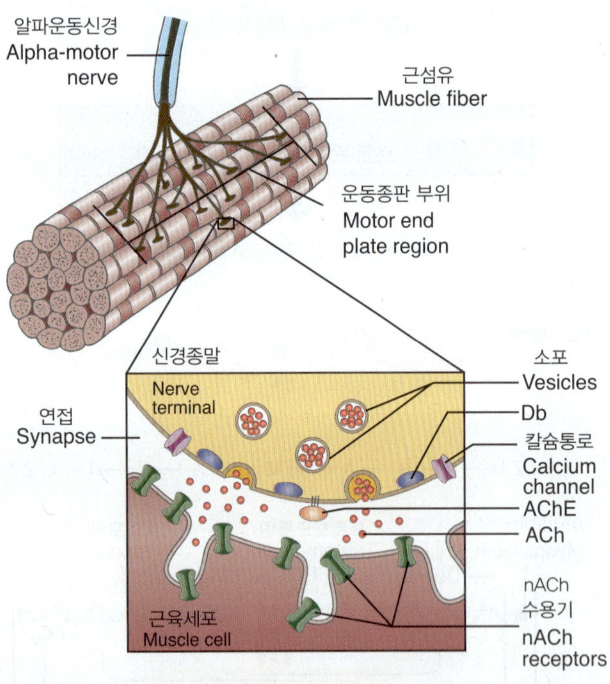

그림 16-6 MTrP 기능장애의 추정 부위 - 운동종판. 위: 근섬유와 알파운동신경원 사이의 연결. 아래: 시냅스간극(synaptic cleft)에 의해 연접전말단과 연접후근육세포가 분리된다. 각 말단에 덴스 바(dense bars, Db) 주위에 ACh가 함유된 많은 소포가 들어있다. 또한 Db 주변에는 칼슘통로가 모여 있다. Db는 시냅스간극으로 ACh를 유리하는 부위이다. Db를 지나 시냅스간극을 가로질러 근육세포막의 연결주름(junctional fold)의 니코틴 ACh 수용기(nicotinic ACh receptors, nACh)로 연결된다. 시냅스간극으로 유리된 ACh는 nACh 수용기를 활성시키고 난 후, 아세틸콜린에스테라제(AChE)에 의해 억제된다.

근막통증유발점의 원인 (THE ETIOLOGY OF MYOFASCIAL TRIGGER POINTS)

MTrPs는 훈련되지 않은 근육에서 원심성 수축(eccentric contractions)이나 익숙하지 않은 원심성 수축, 최대 또는 최대하 구심성 수축(concentric contractions), 저강도 수축, 일정하지 않은 근육내압의 동요, 직접적인 외상을 포함한 몇 가지 원인이 있다.[13,38] 원심성 훈련에는 흔히 세포골격 근육손상이 동반된다. 연구에 따르면, 원심성운동의 짧은 기간 후에 A-대가 해체되고, Z-선이 유동되고, 여러 개의 세포골격 단백질이 붕괴된다.[39-41] Itoh 등[42]은 원심성 운동이 경결띠(taut band)와 MTrPs의 형성을 촉진한다고 하였다. 원심성 운동과 MTrPs 모두 MTrPs가 존재하는 곳에서의 감소된 산소포화도에 의해 입증되었듯이 국소 저산소증(hypoxia)과 국소 순환의 손상과 연관되어 있다.[43]

저강도 수축 또한 MTrPs의 형성을 가져온다.[13] Treaster 등[44]은 사무직에서 불과 30분만 지속적으로 타자를 친 후에도 MTrPs가 발생되는 것을 발견하였다.[44] 다른 연구에서는 피아노를 치는 학생에서 경우 20분 동안의 지속적인 피아노 연주 후에 잠재성 MTrPs에서 감소된 압력 역치를 보였다.[45] 저강도 수축에서 근육섬유 동원은 대부분의 연구에서 전형적인 패턴을 따른다.[46] 더 작은 운동단위가 먼저 동원이 되고 이후에 더 큰 운동단위가 동원된다. 이는 계속된 저강도 수축 동안에 더 작은 type 1 섬유가 지속적으로 활성되는 것을 의미한다.[47,48] 몇 개의 연구들에서 저강도 수축은 근 섬유의 퇴행과, Ca^{2+} 유리의 증가, 에너지 고갈, 다양한 사이토카인(cytokines, 염증매개물질)의 유리를 야기할 수 있다고 하였다.[49–53] Simons와 Travell은 MTrPs의 원인으로 직접적 외상을 중요한 요인으로 간주하였다.[54] 몇 개의 연구들은 채찍질 손상(whiplash)과 MTrPs과 같은 외상 사이에 가능성 있는 상관관계를 설명하고 있다.[55–60]

MTrPs는 또한 장기의 질병이나 기능장애의 결과로 발생할 수 있다. 장기 질병의 첫 번째 증상 중 하나는 근육과 연관된 통각과민(hyperalgesia)이다.[61,62] 1952년 초에 Travell과 Rinzler는 급성 심근경색에 반응하는 왼쪽의 대흉근 근육에서 MTrPs를 표시하였다.[12] MTrPs는 또한 다른 질병과 기능장애 중에서도 전립선염, 자궁내막증, 과민성대장질환과 연관되어 발견되고 있다.[61–64]

통합된 통증유발점 가설 (THE INTEGRATED TRIGGER POINT HYPOTHESIS)

Simons와 Travell은 추후 연구의 바탕을 제공할 수 있는 모델을 제시하고, 관찰된 MTrP 현상을 설명하기 위해서 1999년에 그 당시 존재하는 근거들을 고려하여 **통합 통증유발점 가설(integrated trigger point hypothesis, IH)**을 제시하였다.[3] IH는 제시된 이래로 여러 번 수정되었고, 재검토되고, 연구가 진행 중이다.[13,38,65–67]

초기 가설은 1981년도에 만들어졌었고, **에너지 위기 가설(energy crisis hypothesis)**로 알려지기 시작했다.[54] 이 개념은 직접적인 외상과 그 이후에 근형질세망 또는 근육세포막에 대한 손상은 Ca^{2+} 농도의 증가와 액틴과 미오신의 활성, 그리고 상대적인 ATP의 부족, 칼슘펌프의 손상을 야기할 것이라는 사실에 바탕을 두고 있다. 정상적인 생리적 상태에서 칼슘펌프는 기능적인 에너지가 공급되면 농도기울기에 반하여 근형질세망에 Ca^{2+}를 세포 속으로 돌려준다.

1993년도 연구에서 MTrPs의 원인으로 운동종판에 대한 관심이 제기되어 MTrPs의 자발적인 전기적 활동을 보고하였다.[68] Simons는 관찰된 전기적 활동이 사실은 종판의 노이즈(noise)이었고, 운동종판에서 과도한 ACh과 관련되었음을 알게 되었다. 많은 연구들에서 토끼와 인간, 말과 같은 모델에서 새로운 가설이 지지되고 있다.[67–83]

몇 개의 기전은 불충분한 AChE, 산성 pH, 저산소증, ATP의 부족, 특정한 유전적 돌연변이, 다양한 화학제, 증가된 nAChRs의 민감도를 포함한 과도한 ACh을 야기할 수 있다.[38,66,84] 저산소증은 칼시토닌 유전자관련 펩티드(calcitonin gene–related peptide), 브라디키닌(bradykinin), 물질 P를 포함한 다양한 유해성 물질의 과도한 국소 유리와 근육손상, 산성 상태(acidic milieu)를 야기한다.[85]

운동현상 (Motor Phenomena)

MTrPs는 운동, 감각, 자율 현상을 가지고 있다. 운동 관점에서, 과도한 ACh는 근형질세망의 전위의존성 나트륨통로에 영향을 주어, 세포내 칼슘 수준을 지속적으로 증가시켜 지속적인 수축을 만들어 낸다. MTrPs에서 미오신필라멘트는 미오신이 분리되는 것을 방지하는 Z–선에서 티틴에 의해 제한되고, 이로 인해 수축이 유지되고 국소 혈액 흐름과 산소 공급을 가능하게 한다.[86] 저산소증은 또한 설치류에서 관찰된 것처럼 운동종판에서 ACh의 유리를 유발할 수 있다.[84] 이는 MTrPs에서 보이는 근육 과긴장증(hypertonicity)의 근거이고, 과도한 ACh의 유리를 촉진할 수 있다.[87,88] MTrPs를 형성하거나 유지시키는 일련의 순서는 그림 16–7에 나타내었다. McPartland와 Simons는 증가된 대사 요구량과 결합된 산소수준의 감소는 ATP의 부족을 초래한다고 강조하였다. 감소된 ATP는 수축을 강화시키는 증가된 ACh과 Ca^{2+} 유리를 야기한다.[66] 지속된 수축은 여러 연구에서 확인되었다.[89–91]

Lucas 등[92]은 근육활성패턴 연구에서 잠재성 MTrPS를 지닌 대상자에서 건강한 대상자와 비교하였을 때 견관절 외전 패턴이 변화된다고 하였다.[92] Headly는 한 근육에 있는 MTrPs가 다른 근육, 특히 연관통이 있는 영역에서 실제적으로 억제될 수 있다고 하였다(그림 16–8, 16–9). 주목할 만하게도, Hsieh 등[94]은 극하근(가시아래근, infraspinatus)에서 MTrPs를 치료하여 전삼각근(앞쪽 어깨세모근, anterior deltoid)에서 MTrPs를 불활성시킬 수 있었다.[94] Carlson은 승모근(등세모근, trapezius)에서 MTrPs를 치료하여 교근(masseter, 깨물근)의 통증을 제거하였다(그림 16–10).[95]

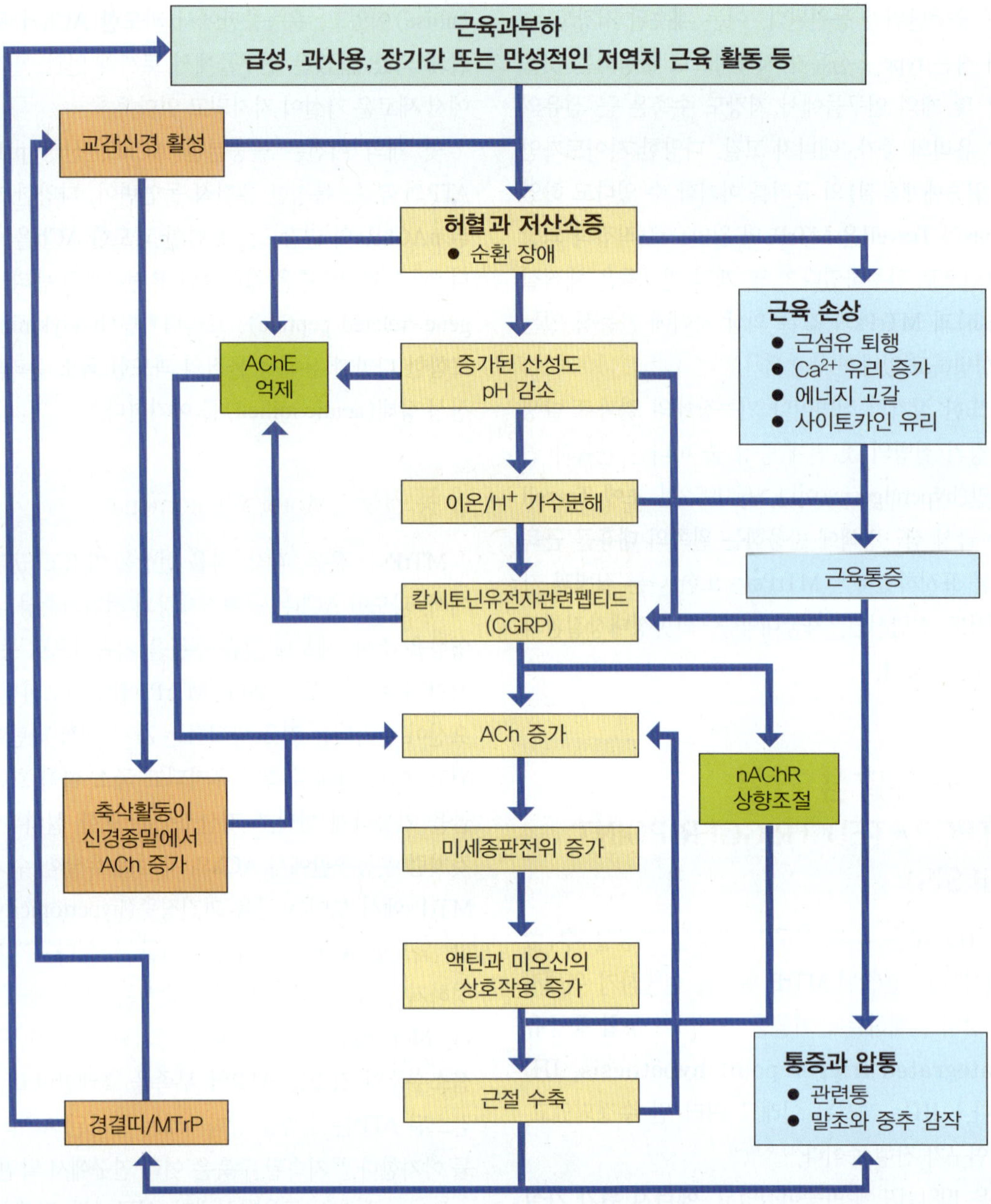

그림 16-7 근육의 과부하는 근막통증유발점(MTrPs), 미세종판전위(MEPP)의 형성과 유지를 야기한다.

감각현상 (Sensory Phenomena)

활동성 MTrPs에서 통증 역치의 감소는 근육내 뿐만 아니라, 위에 놓인 피부와 피하조직에서도 발생한다. 이와는 대조적으로 잠재성 MTrPs는 피부조직과는 관련이 없다.[96-98] Shah 등[99,100]은 중등도의 활동성 MTrPs에서 노르에피네프린, 세로토닌, 인터루킨-1베타(interleukin-1β), 종양괴사인자-알파, 물질 P, 칼시토닌유전자관련펩티드, 브라디키닌의 농도가 증가한다고 하였다.[99,100]

이 물질들의 대부분은 특히 함께 작용했을 때, 다양한 근육 유해성 신경종말을 자극한다.[99-102] 많은 이들 화학물질 사이에 되먹임순환(feedback cycle)이 있고, MTrPs의 특징인 쑤시는 통증(아픈 통증, aching-type pain)을 가져온다. 동종이계(allogeneic) 물질의 유리는 조직의 pH를 낮출 수 있다. Shah 등[99,100,104]은 활동성 MTrPs에서 산-감지 이온통로(acid-sensing ion channels)의 활성을 통해 AChE의 효율을 감소시키고, 근육통과 이질통(allodynia), 통각과민 유발할 수 있는 지속적인 낮은 pH 상태를 확인하였다.[99,100,104]

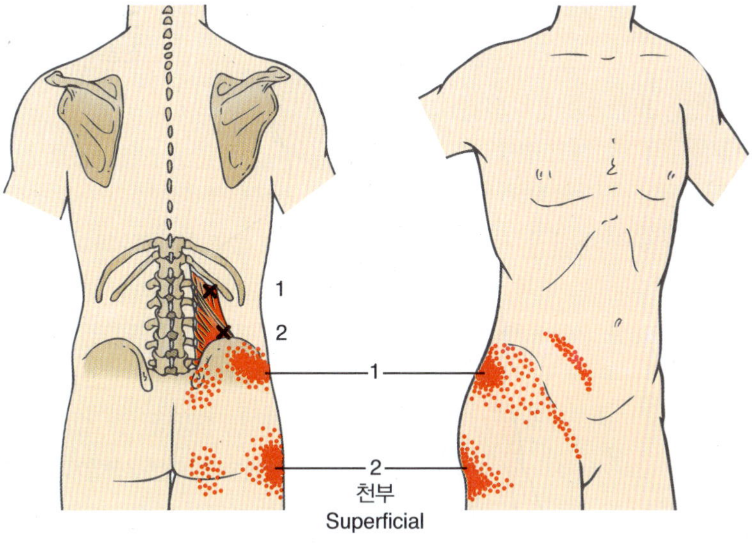

A

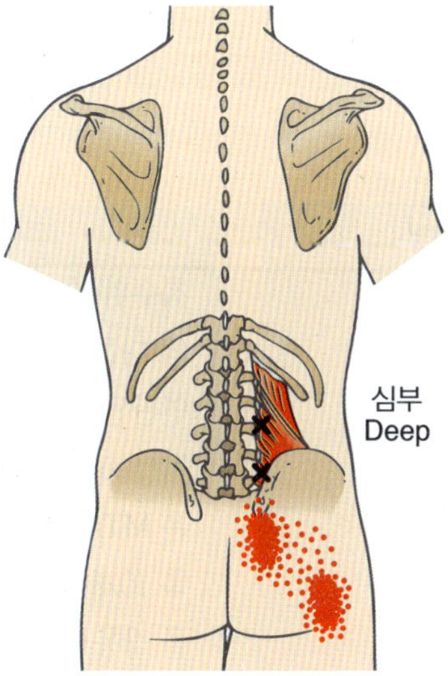

B

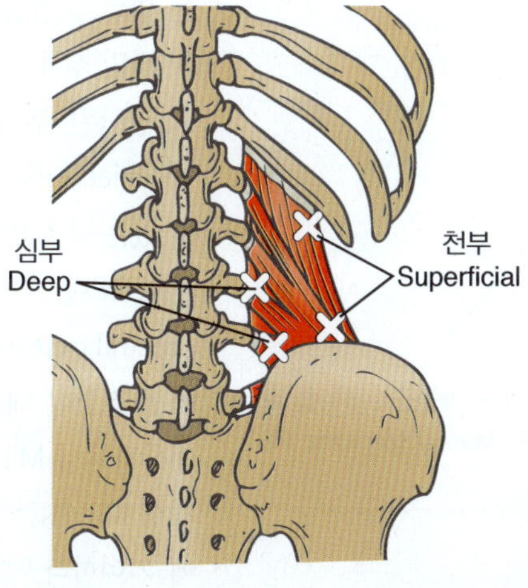

C

그림 16-8 허리네모근(요방형근)에서의 둔근 부위를 포함하는 MTrPs의 연관통 패턴. **A.** 천부 MTrPs로 인한 연관통. **B.** 심부 MTrPs로 인한 연관통 **C.** 요방형근의 심부와 천부 MTrPs 위치. (출처: MEDICLIP, Manual Medicine 1 & 2, Version 1.0a, 1997, Williams & Wilkins.)

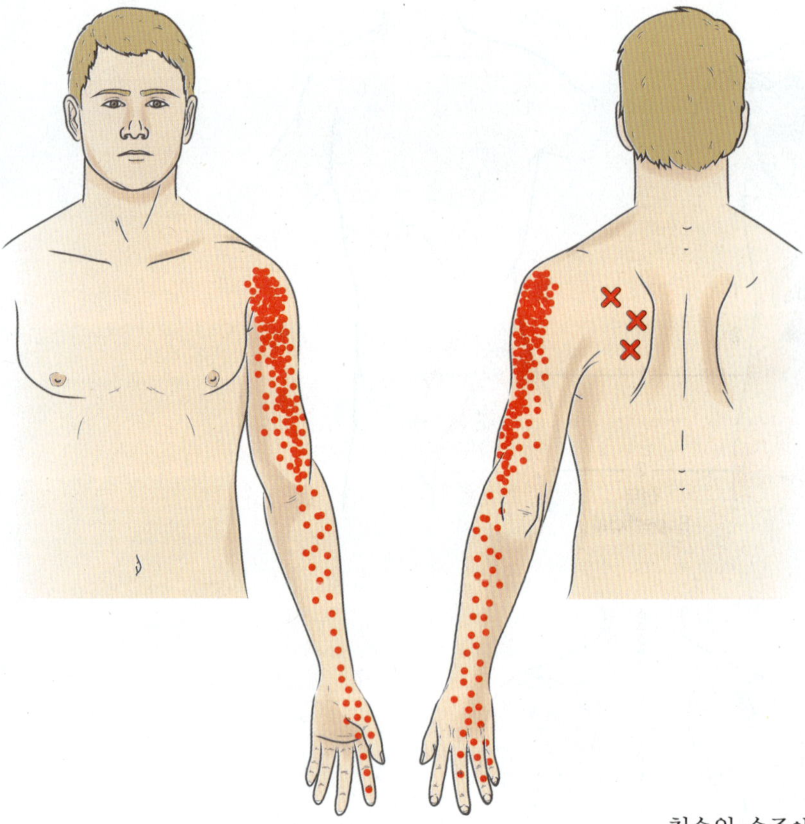

그림 16-9 극하근(가시아래근)에서 삼각근 전방부위를 포함하는 MTrPs의 연관통 패턴.

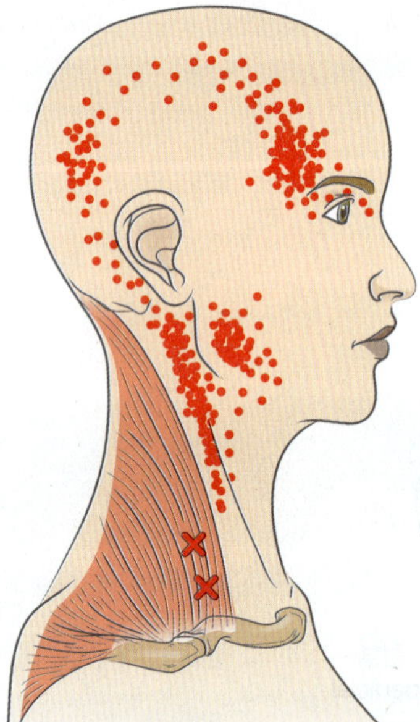

그림 16-10 승모근(세모근) 상부근육에서 교근(깨물근) 부위를 포함하는 MTrPs의 연관통 패턴. (출처: MEDICLIP, Manual Medicine 1 & 2, Version 1.0a, 1997, Williams & Wilkins.)

근육 기시(origin) 통증은 독특한 겉질구조를 활성화한다.[105] Niddam 등[106,107]은 최근의 연구에서 MTrPs에 의한 통증은 특히, 중뇌수도관주변회색질(periaqueductal gray)의 척수위 수준에서 처리되는 것을 발견하였다.[106,107] 근육통증의 다른 독특한 특징은 근육 유해수용기의 활성이 MTrPs와 연관된 부분의 후각신경원(dorsal horn neuron)에 신경가역적(neuroplastic) 변화를 야기한다는 것이다.[108] 구심성 입력은 MTrPs가 분절외(extrasegmentally) 연관통이 될 수 있도록 10개나 되는 척수 수준의 후각에 있는 수준불활성 신경원을 작동시킬 수 있다.[109,110,111]

만성 근막통증은 개인의 통증자각도에서 측정할 수 있는 변화를 경험하게 한다. 비록 지속적인 말초 입력이 중추의 과민 상태를 유지하는데 필요하지만,[113] 말초 유해성 입력이 중단된 후에도 역학적인 통각과민이 유지될 수 있다.[114] Vecchiet과 Giamberadino는 내장에서 과민 상태를 유지할 수 있는 말초 변화를 확인하였다.[115]

MTrPs는 다양한 상태에서 보여지는 바와 같이 중추감작(central sensitization)을 유발할 수 있다. 몇 개의 연구들에서 건강한 대조군보다 긴장성 두통, 편두통 또는 골관절염 대상자에서 MTrPs와 임상적인 연관성 더 나타났다.[116-119] 잠재성 MTrPs는 또한 유해수용성 정도에 특징되어지고, 감작에 기여한다.[17-20] 활동성과 잠재성 MTrPs의 차이는 감작의 정도에 달려 있다. 이러한 개념은 긴장성 두통의 개정된 통증모델에 최근 적용되었지만 다른 통증 조건에도 적용될 수 있다.[120,121]

자율현상 (Autonomic Phenomena)

몇몇의 연구자들은 MTrPs의 자율적 특성에 관심을 가져오고 있다. Ge 등[21]은 MTrPs의 역학적 감작에서 교감성 촉진의 실험적 근거를 제시하였다. 노르아드레날린(noradrenaline)이 MTrPs와 관련성이 있을 수 있는 개구리 다리의 운동종판 미세종판전위(miniature endplate potential)의 진폭과 기간을 증가시킨다는 것을 발견하였다.[122] MTrPs가 있는 대상자가 상승모근에 부하가 있는 과제에 노출된 후, 근전도 활성이 MTrPs에서 증가되었지만, 같은 근육의 인접한 대조 주위에서는 차이가 없었다. 이러한 증가는 펜톨아민(phentolamine), 교감신경 차단제의 투여나 자율이완기법(autogenic relaxation)에 의해 되돌릴 수 있다.[76,123-125] Gerwin 등[38]은 운동종판에서의 알파와 베타 아드레날린성 수용기의 존재가 자율신경 상호작용을 위한 가능한 기전을 제공할 것이라고 추측하였다.[38] 이러한 수용기의 자극은 설치류의 횡격막신경(phrenic nerve)에서 ACh의 유리를 증가한다.[126] McPartland와 Simons[66]는 내장 자율구심성 입력이 내장 체성반사에 의해 MTrPs를 유발할 수 있을 것으로 제안하였다.[66]

검사 원칙 (PRINCIPLES OF EXAMINATION)

현재까지도 MTrPs의 식별을 위한 진단적 최적화표준(gold standard)은 없다(글상자 16-2). MTrPs의 검진은 임상적으로 MTrPs와 관련이 있을 것으로 의심되는 근육의 촉진에 의존하고 있다. 오래전 시험 연구에서 초음파가 니들(neddle)을 침습하여 LTRs를 시각화하는 것이 가능할지라도 MTrPs를 확인하는데 신뢰할 수 없다고 하였다.[128] 더 최근에는 연구자들이 고해상도 초음파기구를 사용하여 실제 MTrPs와 경결띠(단단한, taut band)를 시각화하였다.[126] 경결띠는 또한 자기공명영상 탄성초음파(elastography)를 사용하여 시각화할 수 있다.[130,131] 압력역치계를 이용한 압력통각측정계는 표준수치와 비교하여 근육의 압통(tenderness)을 검사하기 위하여 타당하고 재현가능하다.[132] 압통이 MTrPs의 필수요소일지라도 압통만 가지고는 진단하지 않는다. 압전기(piezoelectric)와 전기유압식 충격파 방출장치(elcectro-hydraulic shockwave emitter)로 만성 좌골통(sciatic-type pain)을 가진 114명의 대상자에게 시험하여 모든 대상자에서 통증이 재현되었다.[133] 어깨통증이 있는 운동선수를 대상으로 한 전향적 무작위 연구에서 전기충격파치료(electro-corporeal shockwave therapy)는 등속성 힘을 증가시키고, 통증을 감소시키고 전반적인 수행을 향상시켰다.[134]

촉진은 MTrPs의 검진을 위한 일차적인 임상적 방법이다(글상자 16-3). 연구와 임상적 경험을 바탕으로 기준이 권고되고 있다. 1992년까지도 촉진의 첫 번째 평가자간 신뢰도 연구가 진행되지 않았고, 그 이후에 몇 개의 연구가 발표되었다.[136] 오직 하나의 연구에서 평가자간 신뢰도가 출간되었다.[137] 몇 개의 연구들은 MTrP가 활동성인지 잠재성인지 식별하기 위한 최소 기준을 마련하기 위하여 경결띠와 압통점의 특성들을 결합한 신뢰도를 지지하고 있다.[13] 신체 검진에 의한 경결띠의 확인은 섬유근육통(fibromyalgia)과 약물 유발 근육통과 같은 근육통증의 다른 원인들과 MTrPs를 구별하는데 흔히 사용된다.

근육의 탄발촉진(snapping palpation)에 의해 재현된 LTR은 유발하게 하는 것도 어렵고 일반적으로 신뢰하기 어렵다고 알려져 왔다. 임상적 평가에서 더 확증할 수 있는 방법이다. 이는 MTrPs의 존재 여부에 확실하게 동의하는 능력은 검사하는 임상의의 훈련과 경험에 직접적으로 관련되어 있는 것은 명확하다(표 16-2, 글상자 16-4). 정확한 진단

글상자 16-2 요약 노트! 근막통증유발점(MTrPs)의 특징

- MTrPs는 운동, 감각, 자율신경적 특성을 가진다.
- 잠재성 MTrPs는 정상적인 움직임 활동 패턴을 변화시킬 수 있다.
- 활동성 MTrPs의 화학적 상태는 정상적인 근육조직과 차이가 있다.
- MTrPs는 국소통증과, 연관통에 기여하고 말초감작과 중추감작을 유발할 수 있다.

글상자 16-3 근막통증유발점의 확인

MTrP를 확인하기 위한 최소의 기준은 경결띠에서의 압통이 있는 것이다. 환자가 자각하는 통증이 유발될 때, 활동성 MTrP의 기준으로 고려한다.

표 16-2 전문성과 훈련 전에 기초한 MTrP 촉진에 대한 검사자간 신뢰도 연구의 결론

연구	전문가/비전문가	훈련 전 검사	신뢰도 결론
Wolfe 등 1991 [1]	다방면의 전문가	아니오	입증되지 않음
Nice 등 1992 [2]	전문가/비전문가	아니오	입증되지 않음
Njoo와 Van der Does 1994 [3]	전문가	예	환자의 자각과 점프징후가 있는 국소 압통에 신뢰도가 좋음
Gerwin 1997 [4]	**전문가**	**예**	**입증됨**
Lew and Story 1997 [5]	비전문가	아니오	입증되지 않음
Hsieh 등 2006 [6]	전문가	예	입증되지 않음
Sciotti 2002 [7]	**전문가**	**예**	**입증됨**
Bron 등 2007 [8]	**비전문가**	**예**	**입증됨**
Donnelly and Leigh	**비전문가**	**예**	**입증됨**

1. Wolfe F, et al. The fibromyalgia and myofascial pain syndromes: a preliminary study of tender points and trigger points in persons with fibromyalgia, myofascial pain syndrome and no disease. J. Rheumatol. 1992;(19): 944.951.
2. Nice DA, Riddle DL, Lamb RL, Mayhew TP, Rucker K. Intertester reliability of judgments of the presence of trigger points in patients with low back pain. Arch Phys Med Rehabil. 1992;73(10):893–8.
3. Njoo, K and Van der Does E. The occurrence and inter–rater reliability of myofascial trigger points in the quadratus lumborum and gluteus medius: a prospective study in non–specific low back pain patients and controls in general practice. Pain. 1994; (58) 317.323.
4. Gerwin RD, et al. Interrater reliability in myofascial trigger point examination. Pain. 1997;69:65–73.
5. Lew PC, Lewis J, Story I. Inter–therapist reliability in locating latent myofascial trigger points using palpation. Manual Ther. 1997;2(2):87–90.
6. Hsieh CJ, Hong C, Adams AH, Platt KJ, Danielson CD, Hoehler FK, Tobis JS. Interexaminer reliability of the palpation of trigger points in the trunk and lower limb muscles. Arch Phys Med Rehabil. 2000;81(3):258–64.
7. Sciotti VM Audio lectures. Myofascial pain syndrome and trigger points: a clinical and scientific overview. DC Tracts. 2002;14(4):2,17–8.
8. Bron C; Franssen J; Wensing M; Oostendorp RAB. Interrater reliability of palpation of myofascial trigger points in three shoulder muscles. J Manual Manipulative Ther. 2007;15(4):203–15.

을 위해서는 근육의 연관패턴에 대한 지식과 움직임 분석과 포괄적인 임상 경험이 필요하다.[138]

글상자 16-4 요약 노트! MTrP에 대한 고려사항

- 검사자간 신뢰도 연구들에서는 임상가들은 MTrPs를 확실하게 구분하기 위해서는 전문지식과 훈련 모두 필요하다고 제시하고 있고, 이것은 물리치료 학부와 대학원의 교과과정에 영향을 주고 있다.
- 통합된 근막통증유발점 가설을 MTrPs의 치료를 선택할 때, 임상추론목적으로 고려해야 한다.

MTrPs의 평가에서 사용되는 일차적인 도구로 촉진의 과정을 통한 신중함이 중요하다.[3,13] **편평촉진(flat palpation)**은 하부 조직이나 뼈에 손가락이나 엄지의 압력을 근육섬유의 직각방향으로 가하면서 적용한다(그림 16-11). **집게촉진(pincer palpation)**은 임상가의 엄지와 손가락 사이에 근육섬유를 위치시키는 집게잡기(pincer grip)를 사용하여 근육섬유에 직각방향으로 굴리는 것을 포함한다(그림 16-12).

근육 섬유의 방향을 찾기 위해 처음에는 근육을 수축시키는 것이 도움이 된다. 제한된 근육의 경우에는, 촉진하기 전에 이완된 위치에 놓는 것이 필요할 수도 있다. 과도하게 신장된 근육에서는 예비신장(prestretch)하는 것이 경결띠를 확인하는데 도움이 될 것이다. 일단 경결띠가 확인되면 MTrPs

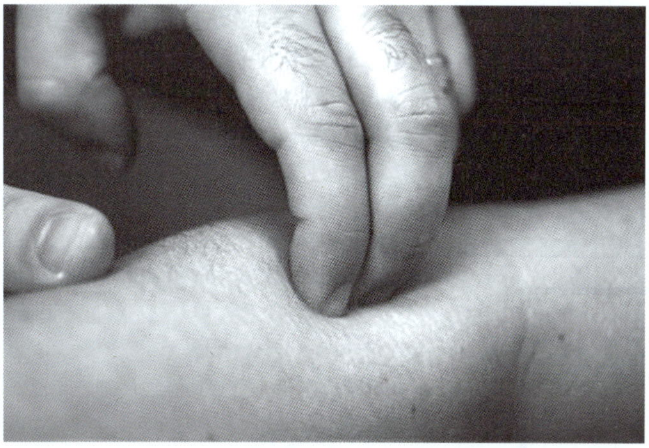

그림 16-11 편평촉진기법 (flat palpation technique).

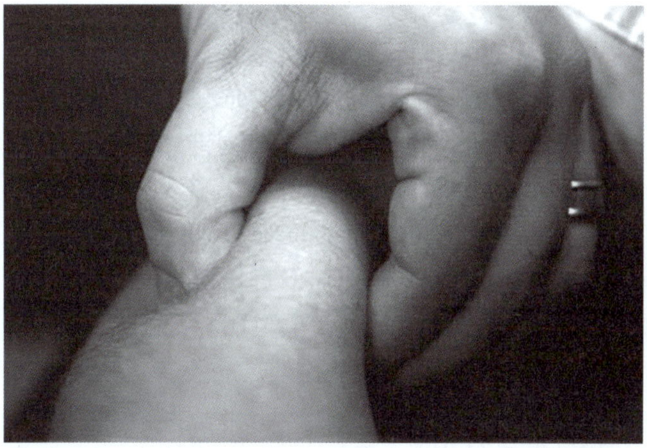

그림 16-12 집게촉진기법 (pincer palpation).

로 간주되는 격렬한 통증, 결절성 경화(nodular hardening), 이산 압통(discrete tenderness)의 특정 영역을 확인하기 위해서 경결띠를 따라서 확인한다. 활동성 MTrP의 확인은 MTrP 위에 적절한 압력을 10~15초 동안 가하는 것으로 이뤄지며, 이때 연관통이 발생된다. 환자가 유발된 통증을 인지하지 못하면 MTrP는 잠재성 MTrP로 간주한다. 임상가는 추천 도해에 기초하여 미리 예견하는 것을 피하고, 근육의 전체 범위를 촉진하는 것이 중요하다.

대부분의 MTrPs는 근복(muscle belly)의 운동종판 근처에 위치한다. 활동성 통증유발점의 확인을 위한 최소 기준은 환자가 인식하는 예민한 부위의 압통점이 있는 경결띠가 존재하는 것이다.

중재원칙 (PRINCIPLES OF INTERVENTION)

전통적으로 MTrPs에 대한 중재법들은 물리적 인자(modality)에 기초하거나 도수적 기법에 바탕을 둔 비침습적 방법, 주사나 건침(dry needling)기법의 침습적 방법으로 구분된다(그림 16.13). 다른 중재전략들은 이 장의 범위를 벗어난 심리학적 치료, 의학적, 약리학적 치료법이 포함된다. 정형도수물리치료(Orthopaedic manual physical therapy, OMPT) 기법은 비교적 침습적 또는 비침습적인 방법으로 고려될 수 있다.[13,139] 침습적 OMPT는 물리치료사에 의해 수행될 때 **근육내도수치료(intramuscular manual therapy)**라고 한다.

근막통증유발점의 비침습적 정형도수물리치료 (Noninvasive OMPT for Myofascial Trigger Points)

몇 개의 고찰 연구가 2005년과 2006년에 요통에 대한 건침(dry needling)과 침(acupuncture)에 대한 코크란 리뷰를 포함하여 출간되었다.[140–148] Rickards[143,149]의 체계적 고찰 연구는 비침습적인 중재에 대한 가장 완전하고 최신의 고찰이다.[143–149] 연구에서 제안된 도수치료에는 이전에 허혈성 압박(ischemic compression, IC) 근막 이완기법으로 알려진 마사지 통증유발점 치료 이완기법(massage trigger point therapy release, TPTR), 한냉분사와 신장(spray and stretch) 기법, 등척성후이완(postisometric relaxation) 기법, 근에너지기법, 신경근치료, 도수의학(manual medicine), 후두이완(occipital release) 기법, 능동 두부후인과 후인신전(active head retraction and retraction extension) 기법, 역자세이완(strain-counterstrain), 통증유발점 건침(dry needling), 환자에 의해 수행된 신체 유연성과 신장 기법이 있다.[149] 통증유발점 이완기법 또는 허혈성 압박은 MTrPs에 대한 도수치료의 기초로 간주되고 있다.[1,3] 비록 검증되지 않았지만, 이 기법은 수평방향으로 근절을 연장시키는 직각 방식으로 수직 방향에서의 직접적인 압력에 의해 근절(sarcomeres)이 압박되어 효과가 나타난다고 믿어지고 있다.[150] 이것은 신경반사의 요소에 의해서도 가능할 수 있다.

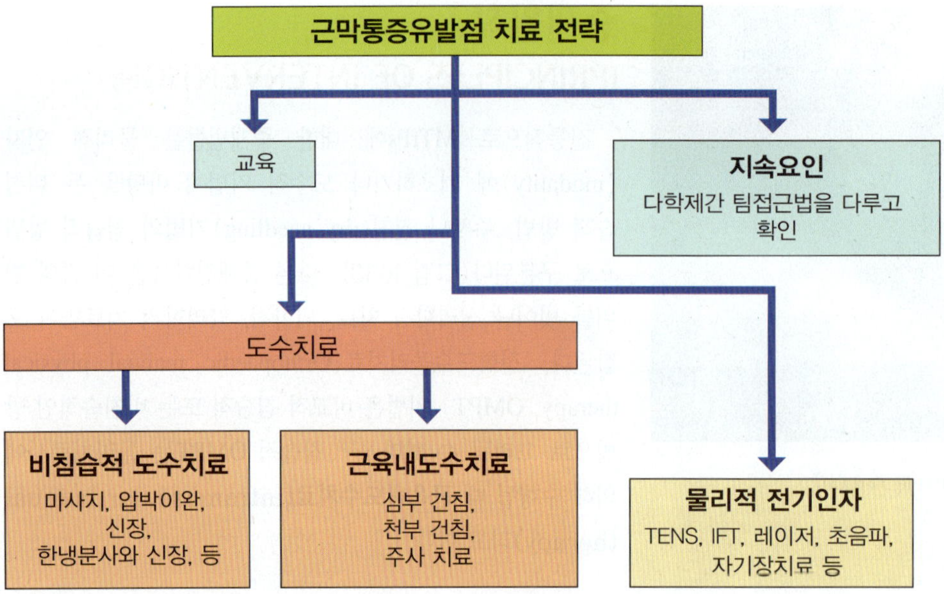

그림 16-13 근막통증유발점의 치료전략.

마사지와 운동은 MTrPs의 수와 강도를 감소시키지만 목과 어깨통에 대한 전반적인 효과는 적다.[151] Hong과 동료들[152]은 한냉분사와 신장기법과 다른 치료들보다 PPT의 즉각적인 효과가 더 효율적이라고 보고하였다.[152] 핫팩과 능동 가동성 운동, 간섭파치료(interferential therapy), 근막이완기법은 치료 직후에 가장 효과적이었다.[153] Cyriax에 의해 설명된 횡찰마사지(transverse friction massage) TPTR기법 만큼 효과가 나타났다.[154] 전통적인 타이마사지(Thai massage)와 신장은 요통의 MTrPs에 대해 스웨디시 마사지(Swedish massage) 신장과 유사한 효과를 가져왔다.[155] 최근의 연구에서 숙련된 마사지 치료사에 의해 수행된 도수 MTrP 치료는 통증감소 뿐만 아니라, 심리학적 스트레스 수준에도 긍정적인 영향을 주는 것으로 보고되고 있다.[156]

한냉분사와 신장(spray and stretch)은 MTrPs을 이완하기 위해서 Travell에 의해 고안되었다. 이 기법은 MTrP의 관련 영역과 근육위에 사용되는 에틸크롤라이드(ethyle chloride) 또는 플루오리메탄(fluorimethane)과 같은 발포냉각제(vapocoolant spray)을 사용한다. 피부 냉각은 신장이 방해될 때 적용한다.[3] 피부 냉각은 유해한 환경적 영향으로 플루오리메탄은 대체되었다.[157,158] 새로운 한냉분사 신장 제품에는 이산화탄소보다 온실효과가 1,300배 또는 그 이상인 하이드로플루오탄소(hydrofluorocarbons)가 함유되어 있다.

대안으로 임상가는 아이스컵을 사용하여 관련통증 영역과 근육 위에 직접적으로 빠르게 두드리듯이 적용할 수 있다. 1980년대에 스위스 물리치료사 Dejung[159]는 네 가지의 효과적인 도수치료기법의 조합이 포함된 포괄적인 치료 전략을 발전시켰다.[159] Dejung의 치료 절차의 효과는 대상자 83명의 비맹검법(nonblinded study) 연구에서 나타났다.[160] Fernández-de-las-Peñas 등[154]은 다른 압박기법(compression techniques)이 MTrPs을 이완시키는 데 동등한 효과가 있다고 하였다.[154]

근육내 도수치료(통증유발점 건침) [Intramuscular Manual Therapy (Trigger Point Dry Needling)]

근육내 도수치료(IMT) 또는 통증유발점 건침은 최근에 미국에서 인정받기 시작한 도수치료의 새로운 형태이다.[139,161,162] ***2009년에 미국물리치료사협회****(American Physical Therapy Association; APTA)* 와 ***미국정형도수물리치료사협회****(American Academy of Orthopaedic Manual Physical Therapists; AAOMPT)*는 물리치료사 실기의 범위 안에 통증유발점 건침을 포함시켰다. 특히 호주와 노르웨이, 네덜란드, 남아프리카공화국, 아일랜드는 미국보다 먼저 물리치료사 실기 범위에 포함시켰다. APTA는 이 장에서 사용된 *근육내 도수치료(intramuscular munual threrapy)* 라는 용어를 선호한다. 일부 주와 전문기관의 반대에도 불구하고, IMT가 현대 물리치료 실기의 필수적인 부분임을 확인하는 주의 숫자가 늘어나고 있다.[161,162]

통증유발점 주사는 일반적으로 물리치료사 실기 범위를 벗어난다; 따라서 이 리뷰는 IMT에 국한되어 있다(그림 16-14, 16-5). 미국에서 최초로 물리치료사에게 통증유발점 주사를 수행하도록 허용한 주는 메릴랜드이다.[161] 통증유발점 주사가 IMT 보다 더 나은 이득이 없다는 근거가 있다.[163-164] 침(acupuncture)과 같은 다른 니들링(needling) 접근법들은 물리치료 실기 범위가 아니다. 이 접근법들은 종종 다른 철학적 원칙(philosophical principles)에 기반을 두고, 일반적으로 특히, MTrPs에 중점을 두지 않는다.[139]

IMT는 천부(superficial) IMT와 심부(deep) IMT로 구분할 수 있다. 천부IMT는 Baldry에 의해서 발전되었고, 30초 동안에 5~10mm 깊이로 MTrP 위에 있는 조직 쪽으로 바늘을 삽입한다.[4] 만약 잔여 통증(residual pain)이 있다면, 바늘을 2~3분 동안 같은 부위에 한번 더 삽입한다. 천부 IMT의 효과는 활동성 엔케팔린성(enkephalinergic), 세로토닌성(serotonergic), 노르안드레날린성(noradrenergic) 억제 계통을 활성화하는 A-δ 섬유의 자극에 기인한다. 하지만 천부 IMT가 A-δ 섬유를 거의 자극하지 않는다. Type I A-δ 섬유는 유해한 기계적 자극에만 반응하고, Type II 섬유는 온도 자극에 반응한다.[165] 천부 IMT는 통증이 없는 치료이고 유해성 기계적 자극뿐만 아니라, 온도 자극도 없다.[139] 니들(needle)은 세포외기질 조성과 유전자 발현의 변화, 세포수축, 세포골격의 변화, 유해수용기와 기계수용기의 자극을 야기하는 결합조직 섬유아세포의 기계적 신호를 유발시킬 가능성이 크고, 신경변조(neuromodulation)와 통증의 감소를 유발한다.[166,167] 설치류 연구에서 천부 IMT로 인한 통증 감소가 옥시토신(oxytocin)의 방출로 인해 발생될 수도 있다고 보고되었다.[168] 이런 긍정적인 결과에도 불구하고, 천부 IMT의 정확한 기전은 알려져 있지 않다.[139]

심부 IMT는 니들(needle)을 LTRs를 유발할 목적으로 MTrP 쪽으로 직접 삽입한다. 불수의적인 척수반사 수축은 경결띠와 MTrP에 따라서 발생한다.[3,169] LTRs가 단극성 테플론-코팅 근전도 니들에 의해 유발될 때, 고-진폭 근전도 방출이 나타난다.[22] LTRs가 도수로 유발하는 것이 상당히 어렵지만, 심부 IMT를 적용할 때는 반드시 필요하다.[169] 건침(dry needling)할 동안에 국소연축반응의 유발은 기법의 효율성과 관련 있다.

Shah 등[99,100]에 따르면, 활동성 MTrPs에서 유해성 화학물질이 집중된 상태는 LTRs가 유발될 때 즉각 감소되고, 이는 LTRs가 활동성 MTrPs의 화학적 구성을 정상화하여 통증을

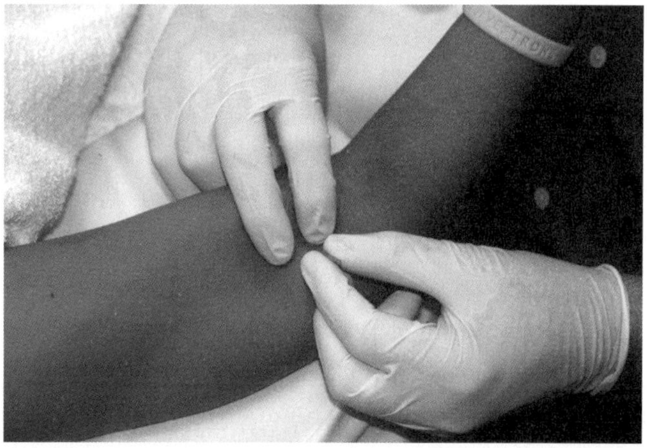

그림 16-14 상완근(위팔근, brachialis)에 대한 통증유발점 건침.

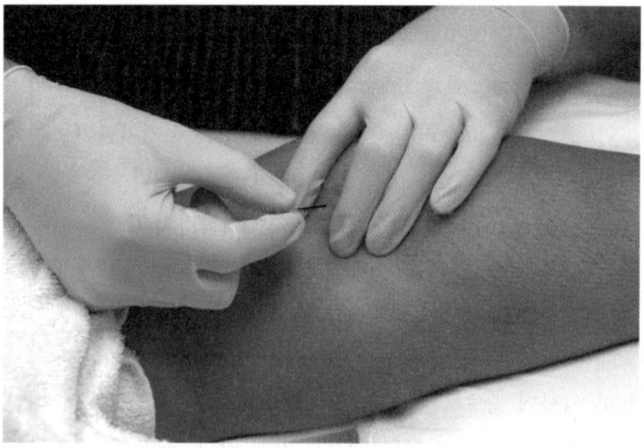

그림 16-15 비복근(장딴지근, gastrocnemius)에 대한 통증유발점 건침.

감소시킬 것이라고 하였다.[99,100] Chen 등[170]은 LTRs가 MTrPs와 연관된 종판 노이즈(noise)의 정도를 감소시킨다고 하였다.[170] 심부 IMT는 피부저항을 극복하는 것과 관련된 다른 문제들이 없어서 전기치료와 쉽게 결합할 수 있고, N-C 단백질 경피적신경전기자극(transcutaneous electrical nerve stimulation; TENS)과 같은 전기치료 기법들보다 더 효과적이다.

일반적으로 심부 IMT는 환자의 연관통(referred pain)을 유발시키기 때문에 통증을 발생시킨다. 예를 들어, 상승모근(위등세모근, upper trapezius) 또는 흉쇄유돌근(목빗근, sternocleidomastoid)의 MTrPs 중 심부 IMT는 환자의 편두통이나 긴장성 두통을 유발시킬 수 있다.[116] 소원근(작은원근, teres minor) 또는 소둔근(작은볼기근, gluteus minimus)의 MTrPs 중 심부 IMT는 C8 또는 L5 신경근병증과 비슷한

통증을 유발시킬 수 있다.[171,172] 이런 방식으로, IMT는 감별 진단에 도움을 줄 수 있다. 만약 연관통이 심부 IMT를 유발시키면 증상은 신경과 관절이 아닌 근막에 우선적으로 나타난다.

IMT는 탁월한 촉진 기술과 훈련이 필요하다. 임상가들은 고도의 운동 지각력 외에, 환자의 몸에 삽입할 침의 경로를 3차원적으로 이미지화시킬 수 있는 능력을 개발해야 한다. 환자들은 뻣뻣한 근육 섬유가 즉시 이완됨을 느끼는 경우가 많이 있다. Needling은 needling 후 일시적인 통증의 원인이 된다. 심부 IMT가 효과적인 치료법임을 보여주는 수많은 연구와 사례가 있다.[139]

모달리티 기반 중재
(Modality-Based Interventions)

다양한 연구에서 MTrPs에 대한 긍정적인 효과를 보여주었다.[149] TENS는 가장 일반적으로 검증된 전기치료기법이며 다른 전기치료 보다 통증 감소에 더 효과적이다.[173,174] 250µs에 100Hz 고주파/고강도 TENS 자극이 4가지 TENS가 결합된 것 중 근막 통증 감소에 가장 효과가 있다. 하지만 TENS는 MTrPs의 민감성에는 아무런 효과가 없었다.[175] 선행연구에 따르면 MTrPs에 대한 TENS의 적용이 즉각적인 단기효과 이상의 결론을 도출하기는 어렵다고 하였다. 초음파 치료에 대한 잠재적 기전은 알려져 있지 않다. MTrPs를 치료하기 위해, Majlesi와 Unalan[176]은 환자의 최대 통증 수준을 점진적으로 증가시켜 4–5초 동안 유지시키고 15초 동안 50%를 감소시킴으로써 고강도 통증 역치(HPPT)를 적용한 초음파 치료 기법을 제안하였다.[176] 이 기법은 각 치료 시 3회 반복되었으며 전통 방식의 초음파 치료(1.5w/cm^2, 지속적인, 5분)와 비교하여 검증되었고 전통 치료 방법에 비해 더 빠르게 MTrPs를 해결한다고 하였다.[176] 승모근(등세모근)의 MTrPs에 적용한 초음파 치료는 상반된 결과를 도출하였다. 몇몇 선행 연구에서는 통증감소에 효과가 없다고 하였으나 어떤 연구에서는 통증 강도, MTrP 압력 역치, 목뼈 관절가동범위가 통계적으로 유의하게 향상되었다고 하였다.[177] 신경학적 분야에서는 초음파 치료가 단기적인 효과가 있다고 하였으나 다른 분야에서는 그렇지 못하다고 하였다.[178] 현재 전통 방식의 초음파 치료는 MTrPs 관리를 위해 추천 받지 못한다.

선행요인, 촉진요인, 지속요인 (PREDISPOSING, PRECIPITATING, AND PERPETUATING FACTORS)

역학적, 생리학적, 의학적, 대사적, 심리학적 범주를 포함하는 5가지 분류의 선행요인, 촉진요인, 지속 요인이 있다. 모든 부문은 다양한 면에서 지속적 요소가 겹쳐 있어 다소 임의적이라고 할 수 있다(그림 16-16).

역학적 촉진 요인
(Mechanical Precipitating Factors)

일반적으로 물리치료사들은 역학적 촉진 요인에 익숙하다. 예를 들어, 계속되는 편두통 또는 긴장성 두통으로 머리를 앞으로 숙이는 환자들은 두통과 MTrPs을 유발하기 쉽다.[179–181] MTrPs 환자 치료 시 자세 교정은 적절하지 않다. 초기에 실시하는 물리치료 검사는 가동성 저하와 더불어 목뼈 기능장애뿐만 아니라, 목과 어깨 근육에 MTrP를 동반한 환자를 보여준다. 치료 계획은 역학적으로 척주 기능장애를 교정할 치료전략과 MTrPs를 해결할 치료 전략을 포함하고 있어야 한다. 다른 환자들은 다리 길이의 차이, 골반 비틀림을 동반한 척추측만증과 근육 불균형과 MTrPs 재발을 촉진시킬 수 있는 요추 전만증 감소와 같은 구조적으로 잘못된 배열상태를 가지고 있다.[182] 국소부위나 전신성 과가동성을 지닌 일부 환자는 중대한 문제를 야기할 수 있다.

고정된 자세, 잘못된 자세, 과도한 힘, 반복된 활동의 결합은 MTrPs를 유발시키는 위험 요인이다. 음악가들은 고도로 반복된 동작을 수행하기 위해 오랫동안 고정된 자세를 취하기 때문에 MTrPs가 자주 유발된다.[183,184] 이중 초점 안경을 착용한 사무원과 컴퓨터 기사는 장시간 반복된 자세를 유지해야하는 뒷목근육에 MTrPs가 발생하기 쉽다. 단지 30분만 타이핑을 쳤는데도 MTrPs의 첫 증상이 나타난다.[44] 많은 건강 관련 전문가들은 장기간 고정된 자세, 과로, 스트레스 때문에 근육통과 MTrPs가 발생하기 쉽다. 간호사, 치과의사, 치과위생사, 물리치료사도 이러한 위험에 노출되어 있기 때문에 작업 상황과 습관을 자주 바꾸어주어야 한다.[186–188]

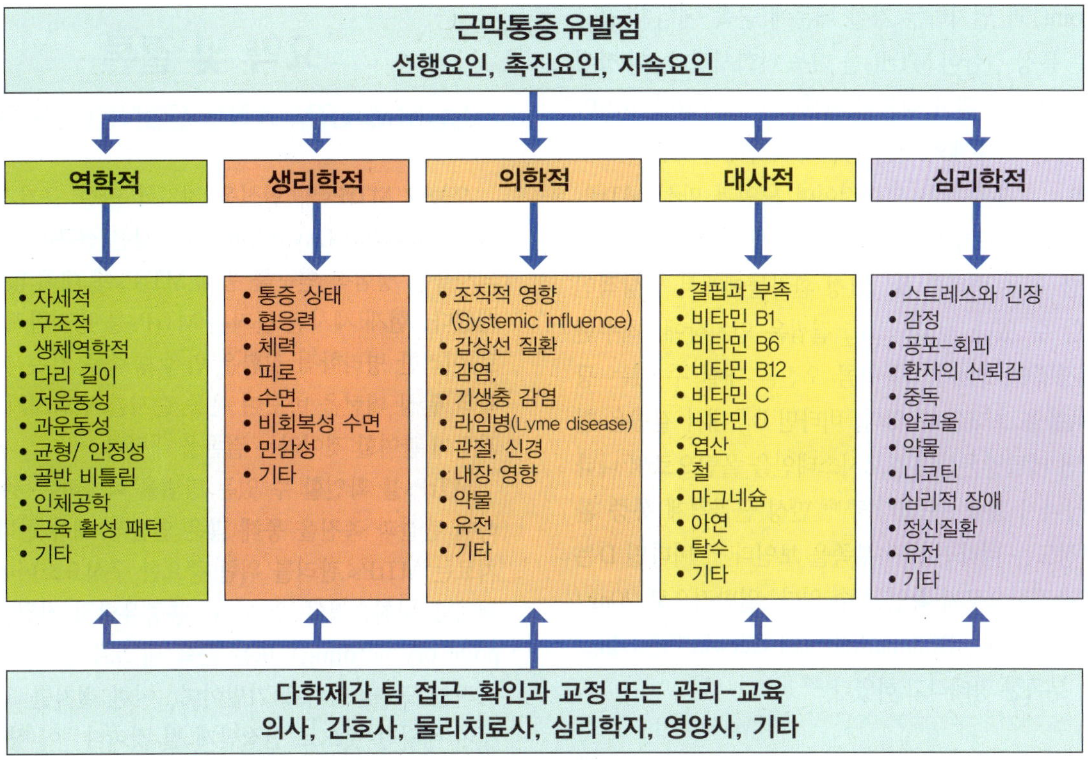

그림 16-16 선행요인, 촉진요인, 지속요인의 개요.

생리학적 촉진 요인 (Physiological Precipitating Factors)

공통적으로 근골격계 통증의 원인 요인은 통증과 다른 요인들 때문에 발생하는 수면 부족이다.[189] 물리치료사는 잘못된 수면 패턴을 가진 환자를 위해 수면 자세 수정을 고려해야 한다.[182]

의학적 촉진 요인(Medical Precipitating Factors)

MTrPs는 환자들이 전혀 깨닫지 못하는 다른 의학적 진단이 뒤따른다. 갑상선기능저하증(hypothyroidism), 전신홍반루푸스(systemic lupus erythematosus), 라임병(Lyme disease), 바베시아증(babesiosis), 에르리히증(ehrlichiosis), *칸디다 알비칸스* 감염(Candida albicans infections), 탈아미노효소결핍증(myoadenylate deaminase deficiency), 대상포진(herpes zoster), 복합부위통증증후군(complex regional pain syndrome), 저혈당증(hypoglycemia), 간질증(fascioliasis), 아메바증(amebiasis), 편모충(giardia), 대부분의 내장질환(visceral diseases)과 같은 질환은 MTrPs을 유발시킨다.[138]

Samuel 등[189]은 MTrPs가 요추 디스크 병변과 공통적이라고 하였다.[189] Crotti 등[190]은 흉곽출구증후군(thoracic outlet syndrome)에서 MTrPs가 일부분 기여한다고 강조하였다.[190] 최근 많은 연구에서 MTrPs가 섬유근육통으로 진단받은 환자에게 항상 존재한다고 하였다.[191]

콜레스테롤 수준을 낮추어주는 저콜레스테롤 약물로 불리는 것 중에 어떤 것은 근육통의 원인이 될 수 있다. 보통 통증 증상(pain symptoms)은 약물을 복용한 후 또는 복용량을 늘린 후 몇 주 이내에 발생한다. 최근 연구에 따르면 Arendt-Nielsen 등[192]은 글루코사민이 근육통을 유발시킬 수 있다고 하였다.[192] 물리치료가 자기 결정적인 치료 쪽으로 변화되고 있기 때문에 치료사들은 진단 과정에 참여해야 하며, 의학적 병리 유무를 지속적으로 조사해야 한다.[13]

신진대사/영양학적 촉진 요인 (Metabolic/Nutritional Precipitating Factors)

신진대사 또는 영양 결핍은 흔히 MTrPs와 관련 있다. 관련 신진대사 결핍은 비타민 B_1, B_6, B_{12}, 엽산, 비타민 C, 비타민 D, 철, 마그네슘, 아연을 포함하고 있다. 영양 또는 신진대사 결핍이 관찰되는데 MTrPs와 만성 통증에 익숙하지 못한 내과의사는 필수적으로 고려하지 않는다. 통증유발점

(trigger point)과 일치하는 가설 때문에 근육 에너지 공급에 관여하는 특정 결함이 MTrPs을 더욱 악화시킨다. 이 장에는 신진대사 결핍에 관한 내용이 자세하게 기술되어 있지만 물리치료사들은 그 주제와 맞는 문헌에 익숙해져야 한다.[193]

비타민 B_{12} 결핍은 매우 일반적이며 노인과 만성 MTrPs 환자의 15-20% 정도가 영향을 받는다고 생각된다.[194,195] 350 pg/mL 만큼 높은 비타민 B_{12} 혈청 환자들에게서 임상적인 증상을 보일 수 있다. 비타민 B_{12} 결핍은 인지장애, 척수변성, 말초신경병변, 섬유근육통만큼 오진을 내릴 수 있는 광범위한 근육통을 초래할 수 있다. 비타민 B_{12} 대사 결핍은 혈청 또는 소변 메틸말론산과 호모시스테인을 올림으로써 나타나거나 나타나지 않을 수 있다.[196,167] 만성 근골격계 통증 환자의 90% 정도는 비타민 D의 부족을 보인다.[193] 비타민 D는 25-OH을 측정함으로써 확인할 수 있다. 일반적으로 20ng/mL 초과는 정상이며, Dommerholt and Gerwin[193]은 34ng/mL 미만이 부족한 상태라고 하였다.[193]

심리학적 촉진 요인 (Psychological Precipitating Factors)

지속적인 통증을 경험하는 환자들은 통증을 발생시키는 MTrPs, 우울, 불안, 화, 절망감, 두려움, 회피 때문에 불평을 한다.[198-200] 객관적인 근전도 검사를 통해 스트레스가 MTrPs를 활성시킴을 확인하였다. 반면 자발적인 휴식은 근전도 활동을 감소시키는 것으로 나타났다.[146,147]

요약 및 결론 SUMMARY AND CONCLUSIONS

오늘날 MTrPs의 인식을 지지할 만한 근거가 있다. Janet Travell과 David Simons과 같은 선구자 역할을 한 의사들은 경험적 연구를 통해 MTrPs에 대해 많은 것을 배웠다. 현재 제시된 근거는 MTrPs를 병리학적 질환으로 이러한 병리학적 질환은 만성 통증을 지속시키고 근육의 활성 패턴을 바꾸며 운동 순서를 변화시키고 진행 과정에 관여할 것이라는 결론을 내렸다.

MTrPs를 확인할 수 있는 방법을 학습하는 것은 중요하며 관찰과 촉진을 통해 많은 연습을 해야 한다. 도수치료는 MTrPs 관리를 위한 중요한 구성요소이며, 침습적거나 비침습적일 수 있다. 통증유발점 건침(Trigger point dry needling) 또는 근육 내 도수치료는 매우 효과적인 도수물리치료 기법이며, 이런 절차를 고려하는 것이 정당한 것으로 인정받게 될 것이다. 이 장에 제시된 통합된 통증유발점 가설은 기초 연구, 임상 연구, 관리(management)를 위해 기반을 마련할 것이다. 반면 몇몇 미개척 분야가 존재함에도 불구하고, MTrP 관리를 OMPT 실기에 포함시키는 중요한 근거가 된다. 그 분야가 기술(art)에서 근거(evidence)로 이동함에 따라서 이 장에서 제시된 접근방법을 인식하고 근거 기반(evidence-informed)의 정형도수물리치료 기술을 확대할 시기가 되었다.

임상 사례 (CLINICAL CASE)

주호소 (Present Chief Complaint)

MC는 28세의 남성 럭비 선수로 대퇴부 후면 오른쪽 뒤넙다리근에 통증이 있다. 또한, 그는 뒤넙다리근에 긴장감(tension)을 느낀다. 그는 다른 곳에서의 통증이나 문제를 부인한다. 가끔 불만을 제기하는 상태로 현재는 경미하지만 초기에는 중등도에서 중증 사이였다. 그의 불만은 속도와 관계가 있으며 최대 속도의 75% 이상에서 달릴 수 있고 방향을 바꿀 때 가장 주목할 만하다. 조깅할 때는 일반적으로 잘 견딜 수 있지만 20분 이상 조깅을 하면 약간 아프다. 뜨거운 욕조를 이용하거나 훈련을 하지 않을 때는 통증이 훨씬 덜한 편이다. 고정된 자전거를 타면 기분이 좋아진다. 자전거에서 발가락 클립을 사용하면 아무런 영향을 받지 않는다. 1.5시간 이상을 앉아 있거나 운전을 하면 가벼운 통증을 느낀다. 처음에는 팀 닥터가 처방한 비스테로이드성 소염진통제(NSAIDs)에 잘 반응했지만 지금은 차도감을 느낄 수 없으며 배가 아프다. 달리기를 할 경우, 증상은 24시간 동안 지속된다. 전반적으로 개선된 것처럼 보이지만 여전히 그의 상태는 모든 스포츠를 소화할 정도는 아니다. 그는 1 주 전에 경기를 하려고 했지만 통증 때문에 15분 뒤 쯤에는 빠졌야 했다.

현재 병력 (History of Present Illness)

환자는 12주 전 럭비 경기 중에 오른쪽 허벅지 뒤쪽에 갑작스런 통증과 경련이 발생했다고 하였다. 오픈 경기였는데 특별한 이유 없이 갑자기 발생했다. 그는 땅바닥에 쓰러졌고 두 사람의 도움으로 경기장을 벗어났다. 걷기가 힘들다는 것을 알았지만, 1시간 이내 다른 사람의 도움없이 뒤쪽 허벅지에 통증과 함께 절뚝거리며 걸을 수 있었다. 팀 닥터는 뒤넙다리근이 찢어졌다고 하였으며 비스테로이드성 항염증제를 처방하였다. 이틀 동안은 심하게 아팠지만 시간이 지나면서 조금씩 좋아진다고 느꼈다. 그리고 3일 뒤 절뚝거림은 거의 사라졌다. 그는 물리치료사에게 의뢰되어 열치료, 마사지, 전기치료, 스트레칭/근력강화 등의 치료를 받았다. 그는 부상 후 2주간의 훈련을 받기 위해 돌아갈 수 있었지만 모든 훈련을 소화하기 위해 애를 썼야 했다. 그 후 한 달 동안을 쉬었지만 활동을 다시 시작했을 때 문제가 다시 발생했다.

과거 병력 (Past Medical History)

6개월 전 발목 손상으로 측부인대 염좌(2 등급)로 진단받았다. 그는 6주 내에 모든 운동의 참여를 재개할 수 있었다.

신체 검사 (Physical Examination)

관찰: 장골릉선, 상후장골극, 상전장골극, 대전자를 촉진하여 대칭성을 관찰하였다. 골반 전방 회전과 요추 전만이 약간 증가된 것으로 나타났으며, 얀다(Janda)의 상하지 교차증후군이 있는 것으로 나타났다. 약간의 편평족이 관찰되었지만, 내반슬이나 외반슬은 보이지 않았다.

능동관절가동범위(AROM): 통증 유발은 없으며 요추는 굴곡, 신전 시 정상범위에 있다. 반복된 굴곡, 신전 검사는 음성이었으며 신전, 회전 검사도 음성으로 나타났다. 또한, Laslett의 천장관절 선별검사는 음성이었으며 고관절, 슬관절, 족관절은 정상 범위에 있었다.

종속관절 움직임: 편측 후전방 움직임 검사(unilateral posteroanterior mobility test)에서 L4/L5의 가벼운 압통과 강직(stiffness)이 관찰되었으며 오른쪽은 왼쪽과 동일했다.

근육 길이 검사: Thomas 검사 시 양측 장요근(엉덩허리근), 대퇴직근(넙다리곧은근)에 가벼운 긴장을 보였다. 뒤넙다리근은 SLR검사 시 유연성을 보였다.

근력: 양측 뒤넙다리근 = 4+/5, 통증 없음; 중둔근, 소둔근은 오른쪽 = 4/5, 왼쪽 = 4+/5;
오른쪽 둔근 반복 검사 = 4/5; 양측 고관절 굴곡, 내전 = 4+/5

신경학적 검사: 장력(tension)을 가미한 SLR 검사와 슬럼프 검사에서 양측 모두 음성이었으며, 엎드린 상태에서 무릎 구부리기에서도 양측 모두 음성으로 나타났다. 심부건반사(DTR)는 양측 모두 정상이었다.

특수검사: Beighton 고유연성 척도는 0/9; 허리불안정 검사는 음성이었다; Double leg lower test는 기준에 부합하였으나 반복 검사에서 더 떨어진 것으로 나타났다. Modified 3 point Star excursion – 몸통의 왼쪽 이동과 함께 오른쪽에 결함을 보였다. 오른쪽 발목 전방끌림검사는 양성이었지만 통증은 없는 것으로 나타났다; 전거비인대 촉진 시 가벼운 압통이 관찰되었으며 왼쪽 보다 오른쪽이 더 심했다.

촉진: 대퇴이두근(넙다리두갈래근)은 왼쪽이 오른쪽 보다 약간 더 아프다고 하였다. 환자는 소둔근에서 경결띠(단단한 띠), 압통결절과 함께 압통을 느꼈다.

제시된 정보에 기초하여 답하거나 다음 내용을 토론하시오:

1. 뒤넙다리근 통증에 대한 주요 감별 진단은 무엇인가? 진단의 어떤 부분이 다양한 진단 가능성을 지지하거나 반박하는 데 도움이 되는지 토론하시오.
2. 이용 가능한 정보가 주어지면, 당신의 작업 진단에 영향을 주는 것은 무엇인가? 당신의 결론을 지지하기 위한 특별한 검사는 무엇인가?
3. 근육 허혈에 대한 반응으로 무엇이 발생하는가? 근피로도의 역할에 대해 간단하게 논할 수 있는가?
4. 손상의 초기 단계에서 영상진단(diagnostic imaging)의 역할은 무엇인가? 이 환자의 케어 계획 단계에서 영상의 역할은 무엇인가? 현재 제시되어 있는가?
5. 각 둔부 근육(gluteal muscles)의 기능은 무엇인가? 그것의 길항근(antagonist)과 협력근(synergists)은 무엇인가?
6. 수정된 Star excursion test에 언급된 숙달(proficiency)의 중요성은 무엇인가? 고유감각(proprioception)의 중요성은 무엇인가? 발목(ankle)이 오른쪽 사지의 안정성과 관련이 있는가?
7. 소둔근 촉진검사(The gluteus minimus palpation test)에서 오른쪽 뒤넙다리근에 통증을 일으키는 활동성 MTrP를 확인하였다. 당신은 이 둔부 근육에 어떤 치료를 제안하겠는가?
8. 소둔근의 비활성화(deactivation) 후, 이 환자에게 영구적인 요소를 수정하는 접근법은 무엇인가?
9. 이 환자에게 휴식이 강력하게 제시되었는가? 이 환자에게 훈련을 재개할 접근방법은 무엇인가? 단계에 맞는 점진적 활동과 관련해 당신은 어떤 충고를 할 것인가?

따라하기 (HANDS-ON)

파트너와 함께 실습실에서 다음의 활동을 수행하자.

1

근육 촉진은 MTrPs를 확인하기 위해 기본이 된다. 이 운동은 MTrPs 촉진 기술을 소개하는데 중요하다. 당신 파트너의 전완 후외측에 위치한 ECRB는 팔꿈치 안쪽에 위치해야 한다. 전완은 피검사자의 배 위에 놓고 팔꿈치는 ECRL을 느슨하게 하기 위해 구부리고 손목은 거의 중립 상태를 유지한 채 회내시킨다. 이 자세에서 당신은 불편함에 대한 시각적 피드백을 얻기 위해 파트너의 얼굴을 볼 수 있다. ECRB 부착지점인 상완골의 외측상과, 공통신전건(근위부 부착지점), 셋째 중수골 후면부 바닥(원위부 부착지점) 촉진함으로써 위치 찾는다. 이것은 거의 ECRB의 라인에 있다. 손목을 구부려서 전완 신전근에 약간의 긴장감을 준다. 외측상과에서 시작하고 ECRB의 라인을 가로질러 2-3손가락으로 평면을 이용해 촉진하며 근복(muscle bell)의 얇은 연필과 같은 구조를 인식하기 위해 근위부에서 원위부 쪽으로 근육을 따라 내려간다. 근육을 가로질러 천천히, 정확하게 촉진한다. 촉진 자각(perception)을 향상시키기 위해 환자에게 당신이 주는 저항에 대항해 가운데 손가락을 펴게 하시오. 이는 ECRB의 긴장도를 증가시키고 근육의 위치를 확인하게 할 것이다. ECRB에 대해 자신이 있다고 확신할 때, 근육을 긴장시키기 위해 환자에게 손목을 구부리고 이완하게 한다. ECRB에서 가장 아픈 지점과 단단한 띠를 촉진하시오. 단단한 띠를 따라 결절이 만져지는지 확인하시오. 이것은 예리한 통증에 대한 환자의 보고서와 일치해야 하며, MTrP를 확인하기 위한 최소 기준이다. 예민한(tender) 결절 부위를 강하게 누르면 환자는 전완을 따라 통증이 전달되는 것을 느낄 수 있다. 이는 ECRB에 대해 잠정인 의뢰 형태이다. 만약 이것이 환자에게 친숙하지 않다면 MTrP를 확인해야 하며, 만약 인지되면(환자의 통증이 유발된 경우) 능동적인 MTrP로 간주하게 된다. 펜으로 ECRB의 MTrP를 표시하고 운동 2로 이동하시오.

2 위의 위치에 있는 환자에게 자세를 재확인하기 위해 단단한 띠와 예민한 결절을 재위치시켜야 하며, 이는 펜으로 마크한 부분과 일치해야 한다(만약 환자가 움직이지 못하면). PPT(Pressure Threshold Meter)를 이용해 PPT의 고무 디스크를 근육과 90° 각도로 MTrP에 놓고 환자의 통증이 시작될 때까지 1 kg/sec씩 압력을 증가시킨다. PPT에서 얻은 값을 기록하고 평균 2-3개의 흔적(trails)을 한두 번 반복한다. 예를 들어, 잠복성 MTrP 환자가 3.0 kg이 되기 쉬운 값의 평균를 구하시오.

3 통증유발점 치료의 효과를 검사하기 위해 ECRB의 MTrP를 환자의 구두 아날로그 척도(verbal analog scale)로 대략 5/10의 압력을 가하시오. 압력을 일정하게 유지하고 통증 / 불편이 1/10로 떨어졌을 때 이야기하도록 환자에게 요구하시오. 아마 약 30-90초가 걸릴 것이다. 이 단계에서, 압력을 제거하고 PPT를 재검사하면 3.5~4.0kg으로 값이 증가함을 보여 줄 것이다. 당신이 촉진하고 촉진 당할 때 기법이 훨씬 좋아지게 되면 파트너와 바꾸시오. 이 세 가지 운동은 촉진 기법, MTrP의 기준, PPT미터의 사용, 통증유발점 치료의 효과를 뒷받침 한다. 집게(pincer grip) 촉진이 상완요골근(brachioradialis), 상승모근, 대흉근(pectoralis major)과 같은 다른 근육에 적절하다는 점을 상기하시오. 위에 설명된 원칙을 이용하여 이러한 근육에 이러한 운동을 반복하시오.

4 경련 반응을 촉진하려면 파트너가 몸통 옆으로 팔을 늘어뜨리고 편안한 자세로 서 있어야 한다. 팔 앞쪽에 위치한 상완이두근 두 머리의 정확한 위치를 찾아야 한다. 상완이두근의 내측면에 검지손가락과 반지손가락을 두고 외측면에는 엄지를 두고 상완이두근을 잡는다. 근복(belly)은 말굽 모양으로 잡아야 한다. 너무 세게 잡지 말고 내측에 위치한 신경혈관 다발을 누르지 마세요. 느린 스냅을 이용해서 촉진을 하듯 근육을 잡고 전방으로 미끄러지듯 움직이세요. 과도한 그립(grip)을 피하세요. 환자가 움직이는 동안, 팔이 어떻게 움직이는지 관찰하세요. 경련 반응은 일시적인 주관절 굴곡 및 회외(supination)와 함께 주관절에서 반사와 같은 행동으로 나타날 것이다. LTR의 위치를 찾기 위해 근복을 따라 여러 번 시도하세요. 비교해 보면, 상완이두근건반사(BTR)를 검사하시오. LTR과 BTR로부터의 일관된 움직임은 다소 유사할 것이다.

5 섬유의 방향은 당신이 촉진할 근육의 결정하는 중요한 요소이다. 이러한 개념을 이해하기 위해 등을 노출시키고 조절 가능한 검사대(자세와 도달 범위를 충족하기 위해 설정됨)에 바닥을 보고 엎드려 누어야 한다. 견갑골 사이의 근섬유 방향을 나타내기 위해 그래픽 근육 해부학 교재를 가지고 있다. 이러한 운동에 관여하는 세 가지 주요 근육에는 하승모근, 능형근(대, 소), 척주기립근이 있다. 섬유 방향은 거의 내측상방에서 외측하방(승모근)이고 약간 외측상방경사와 함께 위쪽 방향에서 아래쪽 방향(척주기립근)이며 약간 내측 상방경사와 함께 내측에서 외측으로 (능형근) 분포한다. 견갑골 사이 부위에 마사지 오일을 바르고, 세 근육 섬유의 방향을 따라 마사지를 한다. 당신이 섬유 방향에 따라 움직이는 것처럼 각 근육의 촉진에 유의하시오.

각 근육의 근육 섬유 방향을 횡으로 이동하고 근육을 가로질러 이동할 때 중요한 차이에 유의하시오. 촉진의 깊이를 인식하기 위해 더 깊이 움직이기 위해 압력을 바꾸시오. 척주기립근처럼 관(tube) 모양과는 대조적으로 찾기 어렵고 표면에 편평하게 위치하고 있는 하승모근과 승모근 아래 위치하여 찾기 어려운 능형근에 주의하시오. 어깨뼈를 외전, 전진시킴으로써 능형근에 수동적 긴장감을 주시오.

6 근육이 겹치는 다른 부위를 고려하시오. 둔부에도 이 운동을 반복하시오. 이 영역에서 근육 방향을 촉진하기 위한 주된 문제는 무엇인가?

7 견갑거근(levator scapula), 요방형근(quadratus lumborum), 다열근(multifidus), 이상근(piriformis) 및 후경골근(tibialis posterior)과 같이 촉진이 어려운 그룹을 논하세요. MTrP를 촉진시키기 위한 신체 유형에 어떤 효과가 있는가? 외배엽(ectomorphic), 내배엽(endomorphic), 중배엽(mesomorphic)에 있어서 신체 유형의 차이를 알아보기 위해 다른 주제로 촉진 운동을 반복하는 것이 좋다.

8 통증유발점 치료 이완(trigger point therapy release)과 마사지에 대한 상대적, 절대적 금기사항을 생각해 보고 논하시오.

9 특정 근육에서 MTrPs를 확인하기 위해 임상가는 훈련되고 경험이 있어야 한다는 근거가 있다. 물리치료 학생들이 어떻게 두 가지 속성을 달성할 수 있는지 논하시오. 척추간 움직임 촉진(intervertebral motion palpation)과 MTrP 촉진을 비교하고 논하시오. 두 기법을 수행하는데 있어서 비슷한 과제는 무엇인가? 환자가 자각하는 통증 유발의 중요성은 무엇인가?

10 통증유발점에 대한 건침은 미국 및 해외에서 물리치료 업무영역에서 확장되고 있다. 안전하고 효율적으로 건침을 배우고 수행하기 위해 당신이 생각하는 촉진 기법과 해부학적 지식의 중요성에 대해 논하시오.

참고 문헌 (REFERENCES)

1. Travell JG, Simons DG. Myofascial Pain and Dysfunction; The Trigger Point Manual. Vol. 1. Baltimore, MD: Williams & Wilkins; 1983.
2. Travell JG, Simons DG. Myofascial Pain and Dysfunction: The Trigger Point Manual. Vol. 2. Baltimore, MD: Williams & Wilkins; 1992.
3. Simons DG, Travell JG, Simons LS. Travell and Simons' Myofascial Pain and Dysfunction; The Trigger Point Manual. Vol. 1, 2nd ed. Baltimore, MD: Williams & Wilkins; 1999.
4. Baldry PE. Acupuncture, Trigger Points and Musculoskeletal Pain. Edinburgh: Churchill Livingstone; 2005.
5. Kellgren JH. Observations on referred pain arising from muscle. Clin Sci. 1938;3:175-190.
6. Kellgren JH. A preliminary account of referred pains arising from muscle. Br Med J. 1938;1:325-327.
7. Kellgren JH. Deep pain sensibility. Lancet. 1949;1:943-949.
8. Wilson VP. Janet G. Travell, MD; a daughter's recollection. Tex Heart Inst J. 2003;30:8-12.
9. Steindler A. The interpretation of sciatic radiation and the syndrome of low-back pain. J Bone Joint Surg Am. 1940;22:28-34.
10. Travell J. Office Hours: Day and Night. The Autobiography of Janet Travell, M.D. New York, NY: World Publishing; 1968.
11. Travell JG, Rinzler S, Herman M. Pain and disability of the shoulder and arm: treatment by intramuscular infiltration with procaine hydrochloride. JAMA. 1942;120:417-422.
12. Travell JG, Rinzler SH. The myofascial genesis of pain. Postgrad Med. 1952;11:452-434.
13. Dommerholt J, Bron C, Franssen JLM. Myofascial trigger points; an evidence-informed review. J Manual Manipulative Ther. 2006;14:203-221.
14. Simons DG. Orphan organ. J Musculoskeletal Pain. 2007;15:7-9.
15. Fernández-Carnero J, et al. Prevalence of and referred pain from myofascial trigger points in the forearm muscles in patients with lateral epicondylalgia. Clin J Pain. 2007;23:353-360.
16. Fernández-Carnero J, et al. Bilateral myofascial trigger points in the forearm muscles in patients with chronic unilateral lateral epicondylalgia: a blinded, controlled study. Clin J Pain. 2008;24:802-807.
17. Ge HY, et al. Induction of muscle cramps by nociceptive stimulation of latent myofascial trigger points. Exp Brain Res. 2008;187:623-629.
18. Kimura Y, et al. Evaluation of sympathetic vasoconstrictor response following nociceptive stimulation of latent myofascial trigger points in humans. Acta Physiol (Oxf). 2009;196:411-417.
19. Li LT, et al. Nociceptive and non-nociceptive hypersensitivity at latent myofascial trigger points. Clin J Pain. 2009;25:132-137.
20. Zhang Y, et al. Attenuated skin blood flow response to nociceptive stimulation of latent myofascial trigger points. Arch Phys Med Rehabil. 2009;90:325-332.
21. Ge HY, Fernández de las Peñas C, Arendt-Nielsen L. Sympathetic facilitation of hyperalgesia evoked from myofascial tender and trigger points in patients with unilateral shoulder pain. Clin Neurophysiol. 2006;117: 1545-1550.
22. Hong CZ, Torigoe Y. Electrophysiological characteristics of localized twitch responses in responsive taut bands of rabbit skeletal muscle. J Musculoskeletal Pain. 1994;2:17-43.
23. Hong CZ. Persistence of local twitch response with loss of conduction to and from the spinal cord. Arch Phys Med Rehabil. 1994;75:12-16.
24. Hong CZ, Torigoe Y, Yu J. The localized twitch responses in responsive bands of rabbit skeletal muscle are related to the reflexes at spinal cord level. J Musculoskeletal Pain. 1995;3:15-33.
25. Alfven G. The pressure pain threshold (PPT) of certain muscles in children suffering from recurrent abdominal pain of non-organic origin. An algometric study. Acta Paediatr. 1993;82:481-483.
26. Zapata AL, et al. Pain and musculoskeletal pain syndromes in adolescents. J Adolesc Health. 2006;38:769-771.
27. Kao MJ, et al. Myofascial trigger points in early life. Arch Phys Med Rehabil. 2007;88:251-254.
28. Cimbiz A, Beydemir F, Manisaligil U. Evaluation of trigger points in young subjects. J Musculoskeletal Pain. 2006;14:27-35.
29. Harden RN, et al. Signs and symptoms of the myofascial pain syndrome: a national survey of pain management providers. Clin J Pain. 2000;16: 64-72.
30. Vecchiet L, et al. Muscle pain from physical exercise. J Musculoskeletal Pain. 1999;7:43-53.
31. Hendler NH, Kozikowski, JG. Overlooked physical diagnoses in chronic pain patients involved in litigation. Psychosomatics. 1993;34:494-501.
32. Mense S. Pathophysiologic basis of muscle pain syndromes. In: Fischer AA, ed. Myofascial Pain; Update in Diagnosis and Treatment. Philadelphia, PA: WB Saunders; 1997:23-53.
33. Wang K, McClure, Tu, A. Titin: major myofibrillar components of striated muscle. Proc Natl Acad Sci U S A. 1979;76:3698-3702.
34. Wang K. Titin/connectin and nebulin: giant protein rulers of muscle structure and function. Adv Biophys. 1996;33:123-134.
35. Wang K, Williamson CL. Identification of an N2 line protein of striated muscle. Proc Natl Acad Sci U S A. 1980;77:3254-3258.
36. McElhinny AS, et al. Nebulin: the nebulous, multifunctional giant of striated muscle. Trends Cardiovasc Med. 2003;13:195-201.
37. Arrowsmith JE. The neuromuscular junction. Surgery (Oxf). 2007;25:105-111.
38. Gerwin RD, Dommerholt J, Shah, J. An expansion of Simons' integrated hypothesis of trigger point formation. Curr Pain Headache Rep. 2004; 8:468-475.
39. Fridén J, Lieber RL. Segmental muscle fiber lesions after repetitive eccentric contractions. Cell Tissue Res. 1998;293:165-171.
40. Lieber RL, Shah S, Fridén J. Cytoskeletal disruption after eccentric contraction-induced muscle injury. Clin Orthop Relat Res. 2002; 403(Suppl):S90-S99.
41. Stauber WT, et al. Extracellular matrix disruption and pain after eccentric muscle action. J Appl Physiol. 1990;69:868-874.
42. Itoh K, Okada K, Kawakita K. A proposed experimental model of myofascial trigger points in human muscle after slow eccentric exercise. Acupunct Med. 2004;22:2-12; discussion 12-13.
43. Brückle W, et al. Gewebe-pO2-Messung in der verspannten Rückenmuskulatur (m. erector spinae). Z Rheumatol. 1990;49:208-216.
44. Treaster D, et al. Myofascial trigger point development from visual and postural stressors during computer work. J Electromyogr Kinesiol. 2006;16:115-124.
45. Chen S-M, et al. Decrease in pressure pain thresholds of latent myofascial trigger points in the middle finger extensors immediately after continuous piano practice. J Musculoskeletal Pain. 2000;8:83-92.
46. Hägg GM. The cinderella hypothesis. In: Johansson H, et al., eds. Chronic Work-Related Myalgia. Gävle, Sweden: Gävle University Press; 2003: 127-132.
47. Forsman M, et al. Motor-unit recruitment during long-term isometric and wrist motion contractions: a study concerning muscular pain development in computer operators. Int J Ind Ergon. 2002;30:237-250.
48. Zennaro D, et al. Trapezius muscle motor unit activity in symptomatic participants during finger tapping using properly and improperly adjusted desks. Hum Factors. 2004;46:252-266.

49. Febbraio MA, Pedersen BK. Contraction-induced myokine production and release: is skeletal muscle an endocrine organ? Exerc Sport Sci Rev. 2005; 33:114-119.
50. Gissel H. Ca2+ accumulation and cell damage in skeletal muscle during low frequency stimulation. Eur J Appl Physiol. 2000;83:175-180.
51. Gissel H, Clausen T. Excitation-induced Ca(2+) influx in rat soleus and EDL muscle: mechanisms and effects on cellular integrity. Am J Physiol Regul Integr Comp Physiol. 2000;279:R917-R924.
52. Lexell J, et al. Stimulation-induced damage in rabbit fast-twitch skeletal muscles: a quantitative morphological study of the influence of pattern and frequency. Cell Tissue Res. 1993;273:357-362.
53. Pedersen BK, Febbraio M. Muscle-derived interleukin-6–a possible link between skeletal muscle, adipose tissue, liver, and brain. Brain Behav Immun. 2005;19:371-376.
54. Simons DG , Travell J. Myofascial trigger points, a possible explanation. Pain. 198;10:106-109.
55. Dommerholt J. Persistent myalgia following whiplash. Curr Pain Headache Rep. 2005;9:326-330.
56. Baker BA. The muscle trigger: evidence of overload injury. J Neurol Orthop Med Surg. 1986;7:35-44.
57. Gerwin RD, Dommerholt J. Myofascial trigger points in chronic cervical whiplash syndrome. J Musculoskeletal Pain. 1998;6(Suppl 2):28.
58. Schuller E, Eisenmenger W, Beier G. Whiplash injury in low speed car accidents. J Musculoskeletal Pain. 2000;8:55-67.
59. Freeman MD, Nystrom A, Centeno C. Chronic whiplash and central sensitization; an evaluation of the role of a myofascial trigger points in pain modulation. J Brachial Plex Peripher Nerve Inj. 2009;4:2.
60. Ettlin T, et al. A distinct pattern of myofascial findings in patients after whiplash injury. Arch Phys Med Rehabil. 2008;89:1290-1293.
61. Gerwin RD. Myofascial and visceral pain syndromes: visceral-somatic pain representations. In: Bennett RM, ed. The Clinical Neurobiology of Fibromyalgia and Myofascial Pain. Binghamptom, England: Haworth Press; 2002:165-175.
62. Giamberardino MA, et al. Referred muscle pain and hyperalgesia from viscera. J Musculoskeletal Pain. 1999;7:61-69.
63. Doggweiler-Wiygul R, Wiygul JP. Interstitial cystitis, pelvic pain, and the relationship to myofascial pain and dysfunction: a report on four patients. World J Urol. 2002;20:310-314.
64. Jarrell J. Myofascial dysfunction in the pelvis. Curr Pain Headache Rep. 2004;8:452-456.
65. McPartland JM. Travell trigger points–molecular and osteopathic perspectives. J Am Osteopath Assoc. 2004;104:244-249.
66. McPartland JM, Simons, DG. Myofascial trigger points: translating molecular theory into manual therapy. J Man Manipulative Ther. 2006; 14:232-239.
67. Simons DG. Review of enigmatic MTrPs as a common cause of enigmatic musculoskeletal pain and dysfunction. J Electromyogr Kinesiol. 2004; 14:95-107.
68. Hubbard DR, Berkoff GM. Myofascial trigger points show spontaneous needle EMG activity. Spine. 1993;18:1803-1807.
69. Simons DG, Hong C-Z, Simons LS. Endplate potentials are common to midfiber myofascial trigger points. Am J Phys Med Rehabil. 200;81:212-222.
70. Hong C-Z, Yu J. Spontaneous electrical activity of rabbit trigger spot after transection of spinal cord and peripheral nerve. J Musculoskeletal Pain. 1998;6:45-58.
71. Simons DG. Clinical and etiological update of myofascial pain from trigger points. J Musculoskeletal Pain. 1996;4:93-121.
72. Simons DG. Do endplate noise and spikes arise from normal motor endplates? Am J Phys Med Rehabil. 2001;80:134-140.
73. Simons DG, Hong C-Z, Simons L. Prevalence of spontaneous electrical activity at trigger spots and control sites in rabbit muscle. J Musculoskeletal Pain. 1995;3:35-48.
74. Chen JT, et al. Phentolamine effect on the spontaneous electrical activity of active loci in a myofascial trigger spot of rabbit skeletal muscle. Arch Phys Med Rehabil. 1998;79:790-794.
75. Chen JT, et al. Inhibitory effect of calcium channel blocker on the spontaneous electrical activity of myofascial trigger point. J Musculoskeletal Pain. 1998;6(Suppl 2):24.
76. Chen SM, et al. Effect of neuromuscular blocking agent on the spontaneous activity of active loci in a myofascial trigger spot of rabbit skeletal muscle. J Musculoskeletal Pain. 1998;6(Suppl 2):25.
77. Kuan TS, et al. Effect of botulinum toxin on endplate noise in myofascial trigger spots of rabbit skeletal muscle. Am J Phys Med Rehabil. 2002; 81:512-520; quiz 521-523.
78. Kuan TS, et al. The myofascial trigger point region: correlation between the degree of irritability and the prevalence of endplate noise. Am J Phys Med Rehabil. 2007;86:183-189.
79. Mense S, et al. Lesions of rat skeletal muscle after local block of acetylcholinesterase and neuromuscular stimulation. J Appl Physiol. 2003;94: 2494-2501.
80. Couppé C, et al. Spontaneous needle electromyographic activity in myofascial trigger points in the infraspinatus muscle: A blinded assessment. J Musculoskeletal Pain. 2001;9:7-17.
81. Macgregor J, Graf von Schweinitz D. Needle electromyographic activity of myofascial trigger points and control sites in equine cleidobrachialis muscle—an observational study. Acupunct Med. 2006;24:61-70.
82. Kuan TS, et al. The spinal cord connections of the myofascial trigger spots. Eur J Pain. 2007;11:624-634.
83. Simons DG, Hong C-Z, Simons, LS. Spike activity in trigger points. J Musculoskeletal Pain. 1995;3(Suppl 1):125.
84. Bukharaeva EA, et al. Spontaneous quantal and non-quantal release of acetylcholine at mouse endplate during onset of hypoxia. Physiol Res. 2005;54:251-255.
85. Graven-Nielsen T, Arendt-Nielsen L. Induction and assessment of muscle pain, referred pain, and muscular hyperalgesia. Curr Pain Headache Rep. 2003;7:443-451.
86. Wang K, Yu L. Emerging concepts of muscle contraction and clinical implications for myofascial pain syndrome (abstract). In: Focus on Pain. Travell JG, ed. Mesa, AZ: MD Seminar Series; 2000.
87. Chen BM, Grinnell AD. Kinetics, Ca2+ dependence, and biophysical properties of integrin-mediated mechanical modulation of transmitter release from frog motor nerve terminals. J Neurosci. 1997;17:904-916.
88. Grinnell AD, et al. The role of integrins in the modulation of neurotransmitter release from motor nerve terminals by stretch and hypertonicity. J Neurocytol. 2003;32:489-503.
89. Reitinger A, et al. Morphologische Untersuchung an Triggerpunkten. Manuelle Medizin. 1996;34:256-262.
90. Simons DG, Stolov WC. Microscopic features and transient contraction of palpable bands in canine muscle. Am J Phys Med. 1976;55:65-88.
91. Windisch A, et al. Morphology and histochemistry of myogelosis. Clin Anat. 1999;12:266-271.
92. Lucas KR, Polus BI, Rich PS . Latent myofascial trigger points: their effect on muscle activation and movement efficiency. J Bodyw Mov Ther. 2004;8:160-166.
93. Headley BJ. The use of biofeedback in pain management. Phys Ther Pract. 1993;2:29-40.
94. Hsieh YL, et al. Dry needling to a key myofascial trigger point may reduce the irritability of satellite MTrPs. Am J Phys Med Rehabil. 2007;86: 397-403.
95. Carlson CR, et al. Reduction of pain and EMG activity in the masseter region by trapezius trigger point injection. Pain. 1993;55:397-400.
96. Vecchiet J, et al. Relationship between musculoskeletal symptoms and blood markers of oxidative stress in patients with chronic fatigue syndrome. Neurosci Lett. 2003;335:151-154.
97. Vecchiet L, Giamberardino MA, de Bigontina, P. Comparative sensory evaluation of parietal tissues in painful and nonpainful areas in fibromyalgia and myofascial pain syndrome. In: Gebhart GF, Hammond, DL, Jensen TS, eds. Proceedings of the 7th World Congres on Pain (Progress in Pain Research and Management). Seattle, WA: IASP Press: 1994:177-185.
98. Vecchiet L, Giamberardino MA, Dragani L. Latent myofascial trigger points: changes in muscular and subcutaneous pain thresholds at trigger point and target level. J Manual Medicine. 1990;5:151-154.
99. Shah JP, et al. An in-vivo microanalytical technique for measuring the local biochemical milieu of human skeletal muscle. J Appl Physiol. 2005;99:1977-1984.
100. Shah JP, et al. Biochemicals associated with pain and inflammation are elevated in sites near to and remote from active myofascial trigger points. Arch Phys Med Rehabil. 2008;89:16-23.
101. Babenko V, et al. Experimental human muscle pain and muscular hyperalgesia induced by combinations of serotonin and bradykinin. Pain. 1999;82:1-8.
102. Hoheisel U, Sander B, Mense S. Myositis-induced functional reorganisation of the rat dorsal horn: effects of spinal superfusion with antagonists to neurokinin and glutamate receptors. Pain. 1997;69: 219-230.
103. Dommerholt J, Shah J. Myofascial pain syndrome. In: Ballantyne, JC, Rathmell JP, Fishman, SM, eds. Bonica's Management of Pain. Baltimore, MD: Lippincott, Williams & Wilkins; 2010:450-471.
104. Sluka KA, Kalra A, Moore SA. Unilateral intramuscular injections of acidic saline produce a bilateral, long-lasting hyperalgesia. Muscle Nerve. 2001;24:37-46.
105. Svensson P, et al. Cerebral processing of acute skin and muscle pain in

humans. J Neurophysiol 1997;78:450-460.
106. Niddam DM, et al. Central modulation of pain evoked from myofascial trigger point. Clin J Pain. 2007;23:440-448.
107. Niddam DM, et al. Central representation of hyperalgesia from myofascial trigger point. Neuroimage. 2008;39:1299-1306.
108. Wall PD, Woolf CJ. Muscle but not cutaneous C-afferent input produces prolonged increases in the excitability of the flexion reflex in the rat. J Physiol. 1984;356:443-458.
109. Hoheisel U, et al. Appearance of new receptive fields in rat dorsal horn neurons following noxious stimulation of skeletal muscle: a model for referral of muscle pain? Neurosci Lett. 1993;153:9-12.
110. Mense S. Nociception from skeletal muscle in relation to clinical muscle pain. Pain. 1993;54:241-289.
111. Hoheisel U, Koch K, Mense S. Functional reorganization in the rat dorsal horn during an experimental myositis. Pain. 1994;59:111-118.
112. Bendtsen L, Jensen R, Olesen J. Qualitatively altered nociception in chronic myofascial pain. Pain. 1996;65:259-264.
113. Herren-Gerber R, et al. Modulation of central hypersensitivity by nociceptive input in chronic pain after whiplash injury. Pain Med. 2004; 5:366-376.
114. Sluka KA, et al. Chronic muscle pain induced by repeated acid Injection is reversed by spinally administered mu- and delta-, but not kappa-, opioid receptor agonists. J Pharmacol Exp Ther. 2002;302: 1146-1150.
115. Vecchiet L, Giamberardino MA. Pain, referred. In: Aminoff MJ, Daroff RB, eds. Encyclopedia of the Neurological Sciences. Burlington, VT: Academic Press; 2003:770-773.
116. Bajaj P, Graven-Nielsen T, Arendt-Nielsen L. Osteoarthritis and its association with muscle hyperalgesia: an experimental controlled study. Pain. 2001;93:107-114.
117. Calandre EP, et al. Trigger point evaluation in migraine patients: an indication of peripheral sensitization linked to migraine predisposition? Eur J Neurol. 2006;13:244-249.
118. Giamberardino MA, et al. Contribution of myofascial trigger points to migraine symptoms. J Pain. 2007.
119. Marcus DA, et al. Musculoskeletal abnormalities in chronic headache: a controlled comparison of headache diagnostic groups. Headache. 1999; 39:21-27.
120. Fernández de las Peñas C, et al. Myofascial trigger points and sensitization: an updated pain model for tension-type headache. Cephalalgia. 2007;27:383-393.
121. Fernández de las Peñas C, et al. Bilateral widespread mechanical pain sensitivity in women with myofascial temporomandibular disorder: evidence of impairment in central nociceptive processing. J Pain. 2009;10: 1170-1178.
122. Bukharaeva EA, Gainulov R, Nikol'skii EE. The effects of noradrenaline on the amplitude-time characteristics of multiquantum endplate currents and the kinetics of induced secretion of transmitter quanta. Neurosci Behav Physiol. 2002;32:549-554.
123. Banks SL, et al. Effects of autogenic relaxation training on electromyographic activity in active myofascial trigger points. J Musculoskeletal Pain. 1998;6:23-32.
124. Lewis C, et al. Needle trigger point and surface frontal EMG measurements of psychophysiological responses in tension-type headache patients. Biofeedback & Self-Regulation. 1994;3:274-275.
125. McNulty WH, et al. Needle electromyographic evaluation of trigger point response to a psychological stressor. Psychophysiology. 1994;31:313-316.
126. Bowman, WC, et al. Feedback control of transmitter release at the neuromuscular junction. Trends Pharmacol Sci. 1988;9:16-20.
127. Lewis J, Tehan P. A blinded pilot study investigating the use of diagnostic ultrasound for detecting active myofascial trigger points. Pain. 1999;79:39-44.
128. Gerwin RD, Duranleau D. Ultrasound identification of the myofascial trigger point. Muscle Nerve. 1997;20:767-768.
129. Sikdar S, et al. Novel applications of ultrasound technology to visualize and characterize myofascial trigger points and surrounding soft tissue. Arch Phys Med Rehabil. 2009;90:1829-1838.
130. Chen Q, Basford J, An KN. Ability of magnetic resonance elastography to assess taut bands. Clin Biomech (Bristol, Avon). 2008;23:623-629.
131. Chen Q, et al. Identification and quantification of myofascial taut bands with magnetic resonance elastography. Arch Phys Med Rehabil. 2007;88: 1658-1661.
132. Fischer AA. Pressure algometry over normal muscles. Standard values, validity and reproducibility of pressure threshold. Pain. 1987;30: 115-126.
133. Bauermeister W. Diagnose und Therapie des Myofaszialen Triggerpunkt Syndroms durch Lokalisierung und Stimulation sensibilisierter Nozizeptoren mit fokussierten elektrohydraulische Stosswellen. Medizinisch-Orthopädische Technik. 2005;5:65-74.
134. Müller-Ehrenberg H, Thorwesten L. Improvement of sports-related shoulder pain after treatment of trigger points using focused extracorporeal shock wave therapy regarding static and dynamic force development, pain relief and sensomotoric performance. J Musculoskeletal Pain. 2007;15(Suppl 13):33.
135. Gerwin RD, et al. Interrater reliability in myofascial trigger point examination. Pain. 1997;69:65-73.
136. McEvoy J, Huijbregts PA. Reliability of myofascial trigger point palpation: a systematic review. In: Dommerholt J, Huijbregts PA, eds. Myofascial Trigger Points: Pathophysiology and Evidence-informed Diagnosis and Management. Boston, MA: Jones & Bartlett; 2011.
137. Al-Shenqiti AM, Oldham, JA. Test-retest reliability of myofascial trigger point detection in patients with rotator cuff tendonitis. Clin Rehabil. 2005;19:482-487.
138. Dommerholt J, Issa T. Differential diagnosis: myofascial pain. In: Chaitow L, ed. Fibromyalgia Syndrome; A Practitioner's Guide to Treatment. Edinburgh, UK: Churchill Livingstone; 2009:179-213.
139. Dommerholt J, Mayoral O, Gröbli C. Trigger point dry needling. J Manual Manipulative Ther. 2006;14:E70-E87.
140. Beckerman H, et al. The efficacy of laser therapy for musculoskeletal and skin disorders: a criteria-based meta-analysis of randomized clinical trials. Phys Ther. 1992;72:483-491.
141. Fernández-de-las-Peñas C, et al. Manual therapies in myofascial trigger point treatment: a systematic review. J Bodywork Movement Ther. 2005;9:27-34.
142. Hey LR, Helewa A. Myofascial pain syndrome: a critical review of the literature. Physiother Can. 1994;46:28-36.
143. Rickards LD. The effectiveness of non-invasive treatments for active myofascial trigger point pain: A systematic review of the literature. Int J Osteopathic Med. 2006;9:120-136.
144. Gam AN, Thorsen H, Lonnberg F. The effect of low-level laser therapy on musculoskeletal pain: a meta-analysis. Pain. 1993;52:63-66.
145. Cummings TM, White AR. Needling therapies in the management of myofascial trigger point pain: a systematic review. Arch Phys Med Rehabil. 2001;82:986-992.
146. Furlan A, et al. Acupuncture and dry-needling for low back pain: an updated systematic review within the framework of the Cochrane Collaboration. Spine. 2005;30:944-963.
147. Gröbli C, Dejung B. Nichtmedikamentöse Therapie myofaszialer Schmerzen. Schmerz. 2003;17:475-480.
148. Gröbli C, Dommerholt J. Myofasziale Triggerpunkte; Pathologie und Behandlungsmöglichkeiten. Manuelle Medizin. 1997;35:295-303.
149. Rickards LD. Effectiveness of noninvasive treatments for active myofascial trigger point pain: a systematic review. In: Dommerholt J, Huijbregts PA, ed. Myofascial Trigger Points; Pathophysiology and Evidence-Informed Diagnosis and Management. Sudbury, MA: Jones & Bartlett; 2011:129-158.
150. Simons DG. Understanding effective treatments of myofascial trigger points. J Bodyw Mov Ther. 2002;6:81-88.
151. Gam AN, et al. Treatment of myofascial trigger-points with ultrasound combined with massage and exercise—a randomised controlled trial. Pain. 1998;77:73-79.
152. Hong C-Z, et al. Immediate effects of various physical medicine modalities on pain threshold of the active myofascial trigger points. J Musculoskeletal Pain. 1993;1:37-53.
153. Hou CR, et al. Immediate effects of various physical therapeutic modalities on cervical myofascial pain and trigger-point sensitivity. Arch Phys Med Rehabil. 2002;83:1406-1414.
154. Fernández-de-las-Peñas C, et al. The immediate effect of ischemic compression technique and transverse friction massage on tenderness of active and latent myofascial trigger points: a pilot study. J Bodyw Mov Ther. 2006;10:3-9.
155. Chatchawan U, et al. Effectiveness of traditional Thai massage versus Swedish massage among patients with back pain associated with myofascial trigger points. J Body Movement Ther. 2005;9:298-309.
156. Moraska A, Chandler C. Changes in psychological parameters in patients with tension-type headache following massage therapy: a pilot study. J Man Manip Ther. 2009;17:86-94.
157. U.S. Department of Energy. Emissions of Greenhouse Gases in the United States 2005. Washington, DC: Energy Information Administration, Office of Integrated Analysis and Forecasting, U.S. Department of Energy; 2006.

158. European Environment Agency. EEA Signals 2004. Copenhagen, Denmark: European Environment Agency; 2004.
159. Dejung B, Triggerpunkt - und Bindegewebebehandlung - neue Wege in Physiotherapie und Rehabilitationsmedizin. Physiotherapeut. 1988;24: 3-12.
160. Dejung B. Die Behandlung unspezifisher chronischer Rückenschmerzen mit manueller Triggerpunkt-Therapie. Manuelle Medizin. 1999;37:124-131.
161. Dommerholt J. Dry needling in orthopedic physical therapy practice. Orthop Phys Ther Practice. 2004;16:15-20.
162. Resteghini P. Myofascial trigger points: pathophsyiology and treatment with dry needling. J Orthop Med. 2006;28:60-68.
163. Ay S, Evcik D, Tur BS. Comparison of injection methods in myofascial pain syndrome: a randomized controlled trial. Clin Rheumatol. 2010; 29:19-23.
164. Ga H, et al. Intramuscular and nerve root stimulation vs lidocaine injection to trigger points in myofascial pain syndrome. J Rehabil Med. 2007;39:374-378.
165. Millan MJ. The induction of pain: an integrative review. Prog Neurobiol. 1999;57:1-164.
166. Langevin HM, et al. Subcutaneous tissue fibroblast cytoskeletal remodeling induced by acupuncture: evidence for a mechanotransduction-based mechanism. J Cell Physiol. 2006;207:767-774.
167. Langevin HM, et al. Fibroblast spreading induced by connective tissue stretch involves intracellular redistribution of alpha- and beta-actin. Histochem Cell Biol. 2006;125:487-495.
168. Uvnas-Moberg K, et al. The antinociceptive effect of non-noxious sensory stimulation is mediated partly through oxytocinergic mechanisms. Acta Physiol Scand. 1993;149:199-204.
169. Hong CZ. Lidocaine injection versus dry needling to myofascial trigger point. The importance of the local twitch response. Am J Phys Med Rehabil. 1994;73:256-263.
170. Chen JT, et al. Inhibitory effect of dry needling on the spontaneous electrical activity recorded from myofascial trigger spots of rabbit skeletal muscle. Am J Phys Med Rehabil. 2001;80:729-735.
171. Escobar PL, Ballesteros J. Teres minor. Source of symptoms resembling ulnar neuropathy or C8 radiculopathy. Am J Phys Med Rehabil. 1988;67:120-122.
172. Facco E, Ceccherelli F. Myofascial pain mimicking radicular syndromes. Acta Neurochir Suppl. 2005;92:147-150.
173. Hsueh TC, et al. The immediate effectiveness of electrical nerve stimulation and electrical muscle stimulation on myofascial trigger points. Am J Phys Med Rehabil. 1997;76:471-476.
174. Ardiç F, Sarhus M, Topuz O. Comparison of two different techniques of electrotherapy on myofascial pain. J Back Musculoskeletal Rehabil. 2002;16:11-16.
175. Graff-Radford SB, et al. Effects of transcutaneous electrical nerve stimulation on myofascial pain and trigger point sensitivity. Pain. 1989;37:1-5.
176. Majlesi J, Unalan H. High-power pain threshold ultrasound technique in the treatment of active myofascial trigger points: a randomized, double-blind, case-control study. Arch Phys Med Rehabil. 2004;85:833-836.
177. Esenyel M, Caglar N, Aldemir T. Treatment of myofascial pain. Am J Phys Med Rehabil. 2000;79:48-52.
178. Srbely JZ, et al. Stimulation of myofascial trigger points with ultrasound induces segmental antinociceptive effects: a randomized controlled study. Pain. 2008;139:260-266.
179. Fernández-de-las-Peñas C, et al. Trigger points in the suboccipital muscles and forward head posture in tension-type headache. Headache. 2006;46:454-460.
180. Fernandez-de-Las-Penas C, Cuadrado ML, Pareja JA. Myofascial trigger points, neck mobility, and forward head posture in episodic tension-type headache. Headache. 2007;47:662-672.
181. Fricton JR. Myofascial pain syndrome: characteristics and epidemiology. Adv Pain Res. 1990;17:107-128.
182. Gerwin RD, Dommerholt J. Treatment of myofascial pain syndromes. In: Boswell MV, Cole BE, eds. Weiner's Pain Management; A Practical Guide for Clinicians. Boca Raton: CRC Press; 2006:477-492.
183. Dommerholt J. Posture. In: Tubiana R, Amadio P, eds. Medical Problems of the Instrumentalist Musician. London: Martin Dunitz; 2000:399-419.
184. Dommerholt J. Performing arts medicine–instrumentalist musicians Part II: the examination. J Bodyw Mov Ther. 2010;14:65-72.
185. Sim J, Lacey RJ, Lewis M. The impact of workplace risk factors on the occurrence of neck and upper limb pain: a general population study. BMC Public Health. 2006;6:234.
186. Yamalik N. Musculoskeletal disorders (MSDs) and dental practice Part 2. Risk factors for dentistry, magnitude of the problem, prevention, and dental ergonomics. Int Dent J. 2007;57:45-54.
187. Morse T, et al. Musculoskeletal disorders of the neck and shoulder in dental hygienists and dental hygiene students. J Dent Hyg. 2007;81:10.
188. Bork BE, et al. Work-related musculoskeletal disorders among physical therapists. Phys Ther. 1996;76:827-835.
189. Samuel AS, Peter AA, Ramanathan, K. The association of active trigger points with lumbar disc lesions. J Musculoskeletal Pain. 2007;15:11-18.
190. Crotti FM, et al. Post-traumatic thoracic outlet syndrome (TOS). Acta Neurochir Suppl. 2005;92:13-15.
191. Ge HY, et al. Contribution of the local and referred pain from active myofascial trigger points in fibromyalgia syndrome. Pain. 2009;147: 233-240.
192. Arendt-Nielsen L, et al. A double-blind randomizded placebo controlled parallel group study evaluating the effects of ibuprofen and glucosamine sulfate on exercise induced muscle soreness. J Musculoskeletal Pain. 2007;15:21-28.
193. Dommerholt J, Gerwin RD. Nutritional and metabolic perpetuating factors in myofascial pain. In: Dommerholt J, Huijbregts, PA, eds. Myofascial Trigger Points: Pathophysiology and Evidence-informed Diagnosis and Management. Boston, MA: Jones & Bartlett; 2011.
194. Andres E, et al. Vitamin B12 (cobalamin) deficiency in elderly patients. CMAJ. 2004;171:251-259.
195. Gerwin R. A study of 96 subjects examined both for fibromyalgia and myofascial pain (abstract). J Musculoskeletal Pain. 1995;3(Suppl 1):121.
196. Pruthi RK, Tefferi A. Pernicious anemia revisited. Mayo Clin Proc. 1994;69:144-150.
197. Gerwin RD. A review of myofascial pain and fibromyalgia—factors that promote their persistence. Acupunct Med. 2005;23:121-134.
198. Lidbeck J. Central hyperexcitability in chronic musculoskeletal pain: a conceptual breakthrough with multiple clinical implications. Pain Res Manag. 2002;7:81-92.
199. Linton SJ. A review of psychological risk factors in back and neck pain. Spine. 2000;25:1148-1156.
200. Vlaeyen JW, Linton SJ. Fear-avoidance and its consequences in chronic musculoskeletal pain: a state of the art. Pain. 2000;85:317-332.

CHAPTER 17

척추질환의 치료적 운동 전략

Therapeutic Exercise Strategies for Disorders of the Spine

Christopher H. Wise, PT, DPT, OCS, FAAOMPT, MTC, ATC
Ronald J. Schenk, PT, PhD, OCS, FAAOMPT, Dip MDT

역자 : 장현정

17장 목적

이 장의 결론을 통해, 독자는 아래와 같이 할 수 있다:

- 척추질환 관리 시 치료적 운동을 적용할 중요한 적응증은 무엇이며, 어떤 운동치료를 정형도수물리치료와 통합하여 포괄적인 물리치료를 적용할 수 있을지 토론한다.
- 척추질환을 치료할 때, 치료적 운동과 관련된 질 높은 최근 근거자료들을 확인한다.
- 척추질환을 분류하는 주요 목적을 확인하고, 분류체계의 유형 및 요통/목통증 관리의 일반적 분류체계, 감별진단 및 관련 개념들을 토론한다.
- 척추질환 관리의 이론적 근거, 검사/분류의 원리와 일반적 운동접근의 3가지 중재원리를 확인한다.
- 현재 나타나는 척추의 움직임 변형과 추후에 나타날 변형에 대한 다양한 형태를 이해한다.
- 척추의 끝범위 반복 움직임 검사, 척추관절 운동 검사, 근육 균형검사, 근육 기능검사 및 운동감각 평가에서 나타난 결과분석에 기반한 운동 접근을 실시한다.
- 척추 가동성과 안정성을 향상시키고, 증상을 개선할 수 있는 적합한 운동들을 추천/적용한다.

개요 (INTRODUCTION)

*치료적 운동(therapeutic exercise; TE)*은 척추 기능부전에 효과적이라고 알려진 수많은 치료기법들 중 하나로 여겨지고 있다. 치료적 운동은 증상과 관절가동범위의 개선, 근육 기능 향상 및 다른 중재의 효과를 더욱 강화시키기 위해 적용되며, 척추 기능부전 관리에 대한 물리치료 접근법 중 중요하게 여겨지는 표준화된 관리법 중 하나이다. 일반적으로 정형도수물리치료를 적용하기 전이나 적용하는 중간 또는 이후에 적용하며, 치료의 준비, 보강, 교정, 예방 및 효과를 유지하기 위한 목적으로 부가적으로 사용되고 있다(그림 17-1).

임상적 핵심 (CLINICAL PILLAR)

척추관련 질환 환자에 대한 포괄적 중재 계획 수립 시, 치료적 운동은

- 준비(prepare)
- 보강(support)
- 교정(correct)
- 예방(prevent)
- 유지(maintain)

위와 같은 목적으로 정형도수물리치료(OMPT) 적용 전, 중, 후에 적용될 수 있다.

일부 연구에서 특수한 운동을 환자에게 적용하고, 그 결과를 확인하는 연구를 진행하였다. ***필라델피아 패널 (Philadelphia panel)***[1]이 보고한 체계적 고찰에서 만성요통 환자 관리를 위한 직접적인 중재프로그램 중 "스트레칭, 근력운동과 가동성 운동이 포함된 중재프로그램이 우수한 근거"로 제시되었다.[1] 만성 요통 관리에 대한 다른 메타분석 연구들도 유사한 결과를 보고하였으나,[2,3] 이러한 고찰 연구들을 통해 제공된 정보들이 특수한 치료적 운동 접근의 효과에 있어 다양한 지침을 제공해주지는 못했다.

이 장에서는 척추질환 관리 시 임상의사결정 과정에서 강조되고, 일반적으로 적용되는 세 가지 치료적 운동 접근을 소개할 것이다. 또한 최신의 질 높은 근거들을 토대로 이론적 기반, 검사와 분류의 원리 및 각 접근법의 치료기법의 원리가 소개될 것이다. 이 장에서는 척추질환 관리에서 중요성이 강조되고 있는 척추질환의 분류에 관해서도 논의할 것이다.

척추질환의 분류 (CLASSIFICATION OF SPINAL DISORDERS)

감별진단 시 물리치료사의 역할에 대해 임상가와 연구자들 모두 동일한 입장을 지니고 있다.[4] ***물리치료 적용지침서 (Guide to Physical Therapist Practice; GPTP)*** 물리치료 적용 지침서에서 움직임 장애를 지닌 개인을 관리하는 물리치료사에게 중요한 역할 중 하나가 진단이라고 강조하였다.[5]

분류의 사례 (The Case for Classification)

1995년과 1997년, 다양한 분야의 전문영역들이 포괄적으로 논의되는 국제 패널인 ***요통의 1차 진료연구 국제 포럼(International Forum for Primary Care Research on LBP)***에서 척추장애와 관련된 모든 연구 항목에서 진단 분류(diagnostic classification)가 가장 우선시 되는 항목으로 결정되었다.[4] 12개국에서 모인 88명의 연구자와 임상가들은 진단분류가 요통관리와 관련되어 가장 우선되어야 할 중요한 연구라는 사실에 동의하였으며, 매우 다양한 형태로 나타나는 요통의 이질적인 그룹들을 동질적인 하위그룹으로 분류하는 작업을 시작하였다(그림 17-2).[6]

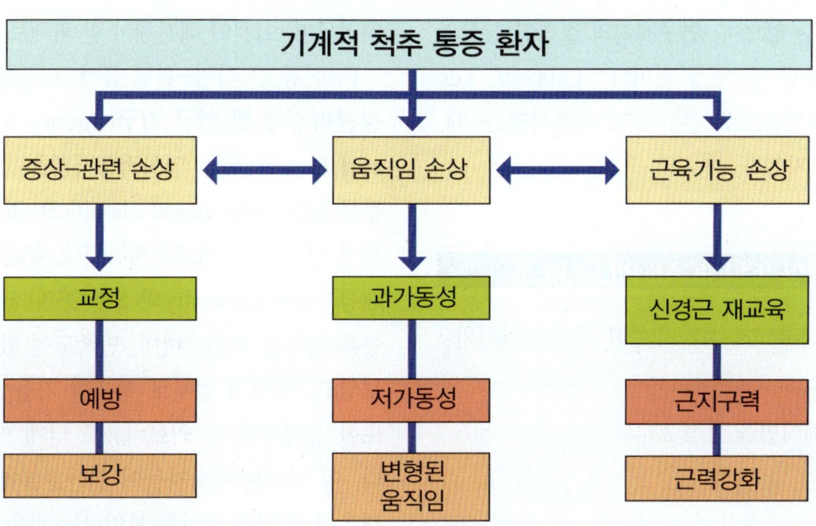

그림 17-1 기계적(mechanical) 척추 질환 환자의 치료적 운동 시 주요 지표.

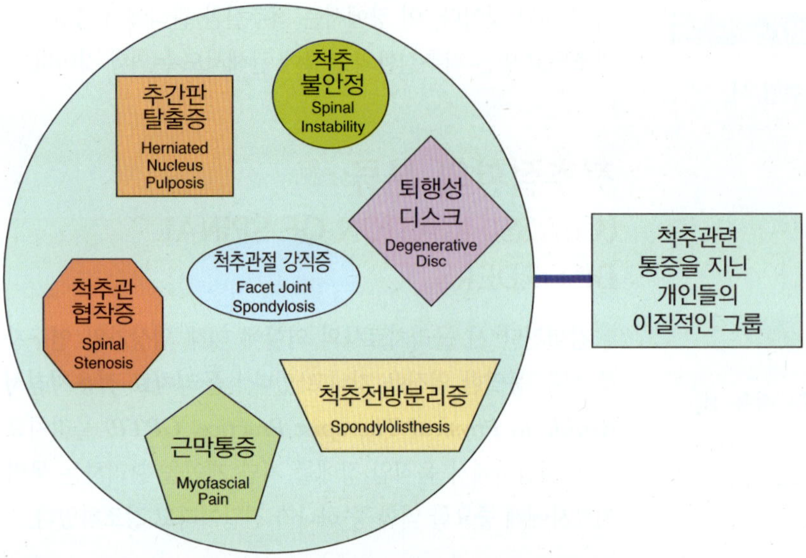

그림 17-2 이질적인 척추질환을 동질한 병리해부학적 기준으로 하위그룹으로 분류함.

적용을 위한 질문 (Questions for Reflection)

- 분류체계의 사용이 척추질환 관리 시 연구자와 임상가들에게 최우선 순위인 이유는 무엇인가?
- 분류체계는 물리치료사가 더욱 효과적인 치료를 제공하고자 할 때 어떠한 이점이 있는가?

목통증과 허리통증이 항상 동일한 양상으로 나타나지는 않는다. 물리치료사의 과제는 타당한 검사 절차를 활용함으로써 환자의 문제를 인식하고, 기민한 비판적 사고와 자가 검토(self-reflection) 및 한 개인과 다른 개인의 증상들의 구별된 임상 패턴을 측정함으로써 문제를 정확하게 인식하는 것이다.[7] 또한 분류체계는 중재의 방향을 정하는 것 이외에도 환자의 예후를 예상하고, 환자와의 원활한 의사소통을 위한 공통적인 언어로 사용할 수 있으며, 연구계획의 질적인 향상과 지침에도 유용하게 적용될 수 있을 것이다.[4] Leboeuf-Yde 등[8]은 요통환자를 하위그룹으로 분류하고 치료하였을 때, 더 효과적이었다고 결론지었다.

임상적 핵심 (CLINICAL PILLAR)

척추관련질환 환자를 분류하는 4가지 주요 목적은 아래와 같다.

- 가장 효과적인 중재기법을 결정
- 예후의 결정
- 보편적 언어 설정
- 연구계획 지침

진단과 분류의 개념과 관련하여 문헌들에서 소개되는 두 가지 관점이 있다.[9] 첫 번째, **본질주의적 관점**(essentialist view)이다. 이는 질병은 완전한 형태로 존재하며 본질을 확인하는 것이 중요하다는 신념에 기인한다. 현대에 지배적인 **유명론적 관점**(nominalist view)은 중재를 계획하는데 원인을 알 필요가 없다는 관점이다.[9]

보편적으로 사용되는 체계인, ***국제질병분류체계****(The International Classification of Diseases, ICD-9 and -10)*에는 요통의 형태와 관련된 66개의 특수 코드가 포함되어 있다. GPTP[5]는 유명론적 관점으로 손상-기반 분류체계를 사용하였으며, 손상의 병인에 관한 구체적인 지식 없이 단지 손상을 기초로 하여 환자의 패턴만으로 배치하였다. 이에 감별 진단 시 분류과정에서 검사자의 주관적 판단과 상호 배타적인 범주 및 진단 특이성 수준 결정내리는데 어려움이 보고되었으며, 이것이 해결해야 할 과제로 여겨진다.[9]

Fritz 등[7]은 직업-관련 급성 요통 환자 78명을 대상으로 ***건강관리정책 및 연구 기구****(Agency for Health Care Policy and Research)*의 임상적용지침을 기반으로 한 치료-기반 분류(treatment-based classification) 접근에 대한 비용 효율성 및 효과를 비교분석하였다. 분류를 통해 그룹으로 나뉜 대상자들은 Oswestry와 SF-36의 신체적 요소 항목에서 더 높은 점수를 보였으며며, 만족도에 있어서도 더 높은 점수를 보였고, 일상적 업무로 복귀할 가능성이 더 높게 나타났다. 또한 실제적인 총 의료비용도 낮게 지출된 것으로 보고되었다. 이 연구는 대상자들이 진단분류에 기반하여 치료를 받을 경우에 더 나은 결과를 보인다는 것을 입증하였다.[10-14]

분류체계의 유형
(Types of Classification Systems)

Riddle[4]는 오늘날 건강관리에서 보편적으로 적용되는 4가지 분류체계 유형을 정의하였다. **상태지수(status index)**는 요통환자의 문제를 가장 일반적인 정의한 분류유형이다. ICD-10 분류체계는 상태지수 유형의 하나이다. **예후지수(prognostic index)**는 명칭이 내포하고 있는 바와 같이 환자 개개인의 미래 상태를 예측하는 지수이다. **임상지침지수(clinical guideline index)**는 대개 척추질환의 분류체계로 사용되며, 지정된 진단 분류에서 기반한 중재지침을 제공한다. Mckenzie[15]와 Delitto 등[16]의 진단분류 체계가 대중적인 임상지침지표로 여겨지고 있다. **혼합지수(mixed index)**는 여러 지수가 혼합되거나 다른 유형들이 전체적으로 혼합된 체계이다.

Buchbinder 등[18]은 목과 상지의 연부조직 질환의 분류 체계에 대한 비판적 검토를 통해 분류체계의 질을 판단하는데 사용될 수 있는 7가지 주요 방법론적 기준을 제시하였다. 7가지 질적 방법론적 기준은 *목적의 타당성(appropriateness of purpose), 내용 타당도(content validity), 표면타당도(face validity), 실행가능성(feasibility), 구성타당도(construct validity), 신뢰도(reliability)와 일반화가능성(generalizability)*이다.

척추질환의 일반적 분류체계
(Common Classification Systems for Spinal Disorders)

Newton 등[19]은 요통환자의 병리해부학적 하위유형의 유병률에 대한 조사를 실시하였다. 훈련된 물리치료사들은 213명의 환자를 검사하였고, 다학제적 집단에 의해 타당하게 결정된 특수한 하위유형으로 분류하였다. 하위유형의 유병률은 다음과 같이 보고되었다: 급성 염좌 32%, 신경근 증후군 28%, 만성 염좌 14%, 천장관절증후군 10%, 후방척추관절증후군 6%와 기타 증후군이 10%.[19]

척추 구조의 상호의존적 관계는 특수한 병리해부학적 원인의 확인을 어렵게 만든다.[4] 따라서 척추 진단분류 체계에서는 식별가능 한 손상에 초점을 맞추는 것을 제안하였다. McClure[20]은 "추간판 탈출증 또는 척추관절강직증과 같은 병리 해부학적 진단분류에 기반 한 치료는 타당한 접근이 아닐 수 있다. 오히려 기계적 스트레스와 관련된 증상에 기반한 새로운 분류체계가 치료에, 특히 신체 재활의 치료적 지침으로 제안될 수 있다."

적용을 위한 질문 (Questions for Reflection)

- 척추관련통증에 관여되는 특정 해부학적 구조를 확인하는 것이 왜 어려운가?
- 본질적으로 병리해부학적 관점으로 분류체계를 사용하는 것이 어렵다고 가정할 때, 척추관련 질환이 있는 환자를 분류하는 가장 바람직한 방법은 무엇인가?
- 이러한 질환이 있는 환자를 분류할 때 신체 검진측정 및 자가평가 설문지의 잠재적 역할은 무엇인가?

중요 인용 (NOTABLE QUOTABLE)

"추간판 탈출증 또는 척추관절강직증과 같은 병리 해부학적 진단분류에 기반한 치료는 타당한 접근이 아닐 수 있다. 오히려 기계적 스트레스에 대한 증상에 기반한 새로운 분류체계가 치료, 특히 신체 재활의 치료적 지침으로 제안될 수 있다."

—P. McClure

Binkley 등[21]은 24명의 정형전문 도수물리치료들을 대상으로 요통환자들의 증상 및 징후들을 하위그룹으로 분류하고 합의 정도를 평가하는 연구를 실시하였다. 25개로 분류된 진단명 중 6개는 최소 합의 기준을 충족하지 못했다. 전문가들은 결과적으로 환자를 분류할 때 병리해부학적 상태로 환자를 분류하는 것은 피해야 한다는 개념을 지지하고 제안하였다.

Van Dillen 등[22]은 요통환자의 분류 시 적용된 검사 절차 결과에 대한 측정자간 신뢰도를 연구하였다. 훈련된 5명의 물리치료사는 요통환자 95명과 무증상자 43명을 검사하였다. 검사항목은 여러 다양한 자세에서 움직임의 정렬의 판단, 움직임 중에 나타나는 증상을 기초로 하였다. 측정자간 일치율(Percentage of agreement) 및 카파 계수(kappa coefficients)는 경험이 풍부한 훈련된 검사자 그룹에서 증상재현과 관련된 28개의 모든 항목에서(0.75와 동일하거나 더 높음) 움직임과 정렬과 연관된 검사(0.40과 동일하거나 더 높음)와 비교하여 더 높은 신뢰도가 나온 것으로 확인되었다.

앞서 언급한 Riddle[4]는 고찰연구를 통해 일반적으로 사용되는 4가지의 분류 체계를 고찰 분석하였다(Bernard와 Kirkaldy-Willis 체계, Delitto와 colleagues 체계, McKenzie 체계, 그리고 Quebec Task Force 체계).[18] 그러

나 각 체계들을 분석하는 과정에 대한 표준화된 측정방법은 찾지 못했다. 저자는 향후 연구에서는 현재 체계의 구성타당도와 신뢰도 분석에 초점을 맞추어야 하며, 측정표준을 충족하는 새로운 체계가 개발되어야 하다고 강조하였다.[16]

Petersen 등[23]은 증상에 근거한 중재지침과 임상검사 결과를 토대로 선정된 8가지 분류체계를 연구하였다. Riddle[4]에 의해 분석된 4가지 체계 이외에도, Sikorski, Katz, Newton 등과 Kilsgaard 등이 이 분류체계를 평가하였다. 모든 체계가 기준을 충족시키지 못했고, 이 체계의 신뢰성과 타당도와 관련된 근거는 부족하다는 것이 연구의 결론이었다.

McCarthy 등[24]은 요통분류에 사용된 시스템에 대한 전자데이터베이스를 검색하였다. 32개의 연구들을 고찰한 결과, 판단 접근법(judgment approach)과는 대조적으로 통계적 클러스터 분석 접근법(statistical cluster analysis approach)을 사용한 체계에서 높은 등급이 발견된다는 사실을 확인하였다. 저자는 생의학적(biomedical), 심리학적(psychological) 그리고 사회적 구조(social constructs)를 통합한 분류 체계의 필요성을 강조하였다.

요통의 분류체계
(Systems of Classification for Low Back Pain)

기계적 진단과 치료 (Mechanical Diagnosis and Therapy)

Robin McKenzie[15]가 제안한 이 분류체계는(표 17-1) 9장에 자세히 설명되어 있으며 이후에 제시될 우선된 방향모델(Direction of Preference Model)에서 간단히 검토하였다. Riddle[4]은 이 체계를 가장 적합한 중재를 결정하는 *판단접근법(judgment approach)*으로 개발된 *임상지침지표(clinical guideline index)*로 분류하였다.

증상의 중심화(centralization)를 기반으로 환자의 통증패턴과 반복된 움직임에 대해 환자의 반응을 확인하는 체계는, 추간판 조영술 검사와 대조하였을 때 양성추간판 병리가 나올 가능성이 특히 높은 것으로 확인되었다.[25] 그 외에 이 체계를 이용하여 증상이 나타나는 사람들의 추간판 질환여부와 수핵의 탈출 여부를 구별할 수 있는 유용성이 확인되었다.[26] 또한 이 체계는 환자 상태의 변화를 보여주는 신뢰할 만한 것

표 17-1 일반적 요통분류체계들 간의 비교

	기계적 진단과 치료 (MCKENZIE, 1981)	활동-관련 척추질환모델 (QTFSD,1987)	물리치료모델 (DEROSA, PORTERFIELD, 1992)	치료-기반 분류접근 (DELITTO, 1995)
유형	임상지침지표	혼합 지표	임상지침지표	임상지침지표
개발 방법	판단접근방식	판단접근방식	판단접근방식	판단접근방식
목적	중재의 결정	임상의사결정, 예후확립, 연구	중재의 결정	중재의 결정
분류 카테고리	**13개 카테고리:** 자세증후군(4), 기능부전증후군(7), 장애증후군, 고관절 또는 천장관절증후군	**2개의 축과** **11개의 카테고리:** 증상 위치관련(4), 영상기반(3), 수술 이후 시간관련(2), 만성관련, 기타(1)	**3개의 카테고리:** 급성, 재손상, 만성	**분류의 3단계:** 1단계-신전(폄), 굴곡(굽힘), 외측이동(2), 고정(4), 견인(5), 가동화(5) 2단계-유연성 결함, 근력 결함, 심폐계 결함, 협응능력 결함, 신체 역학 결함 3단계-활동의 어려움, 작업활동 어려움

McKenzie RA. *The Lumbar Spine. Mechanical Diagnosis and Therapy.* Wellington, New Zealand: Spinal Publications Limited; 1981.
Quebec Task Force on Spinal Disorders. Scientific approach to the assessment and management of activity-related spinal disorders. A monograph for clinicians. Spine. 1987;12:51-59.
DeRosa CP, Porterfield JA. A physical therapy model for the treatment of low back pain. *Phys Ther.* 1992;72:261-272.
Delitto A, Cibulka MT, Erhard RE, Bowling RW, Tenhula JA. Evidence for use of an extension-mobilization category in acute low back syndrome: a prescriptive validation pilot study. Phys Ther. 1993;73:216-228. Delitto A, Cibulka MT, Erhard RE, Bowling RW, Tenhula JA. Evidence for use of an extension-mobilization category in acute low back syndrome: a prescriptive validation pilot study. *Phys Ther.* 1993;73:216-228.

으로 밝혀졌다.[27] 몇몇 연구들에서 증상의 중심화 및 움직임의 끝범위에서 나타나는 통증 반응 패턴에 기초한 분류가 높은 측정자간 신뢰도를 가지고 있다고 보고하였다.[28-32] 이러한 연구결과에도 불구하고, 요통환자 363명에 대한 한 다기관 연구에서는 이러한 분류 체계가 낮은 신뢰도(kappa = 0.26)를 가지고 가지고 있다.[33] 이 연구에서, 이 분류방법과 관련된 대학원 교육은 신뢰도를 향상시키지 못했다.

McKenzie 체계는 상당한 예측가치를 가지고 있는 것으로 밝혀졌다. 수동적으로 척추를 신전하였을 때 방사통이 증가된 환자가 입원 5일 이내 증상이 사라졌을 경우, 수술을 안 할 가능성이 100%로 매우 높은 것으로 확인되었다.[34] 중심화 증상은 1년 간 직업 상태를 결정하는데 있어 예측타당도(predictive validity)가 높고, 중심화가 나타나지 않는 경우는 직장 복귀 능력이 감소되어 두 변수 간의 상관성이 있는 것으로 밝혀졌다.[34,35] 중심화되지 않고, ***공포회피반응설문(Fear-Avoidance Belief Questionnaire, FABQ)*** 점수가 증가되었을 경우에는 장애 수준이 증가되는 것이 예측되었다.[36] 여러 번의 시도를 통해, 특정 통증 패턴의 평가로 사용된 이 분류 체계들은 통증 및 장애의 변화에 대한 카테고리를 차별화하였다.[37] 9개의 독립변수 중에 통증 패턴에 따른 분류 즉, 중심화되지 않은 다리 통증이 223명의 급성 요통 환자가 만성화되는데 있어 가장 강력한 예측변수로 확인되었다.[38]

퀘벡 테스크 포스 활동-관련 척추 질환 (Activity-Related Spinal Disorders by the Quebec Task Force)

척추 질환 퀘벡 테스크 포스(Quebec Task Force on Spinal Disorders; QTFSD)[17]에 의해 개발된 이 모델은 임상의사결정을 돕고, 환자의 예후와 질을 관리하며 연구계획을 안내하는 목적으로 하는 판단 접근법(judgment approach)을 통해 개발된 혼합지수이다.[4] 이 접근법은 두 개의 축을 가진 11개의 카테고리로 구성되었다. 두 개의 축은 예후를 돕기 위해 만들어졌으며, 초기 분류와 중첩된다. 두 개의 축은 증상의 지속기간(7일 이전, 7일~7주, 7주 이상) 및 검사 시점에 근무 상태(근무 또는 유휴)로 구성된다(그림 17-3). 526명의 환자를 대상으로 한 전향적 연구를 통해 환자의 상태 정도와 중재에 따라 환자를 계층화하고, 시간에 따른 변화 정도를 평가하여 QTFSD 체계의 유용성을 평가하였다. 대부분의 좌골신경통 환자는 3~6으로 분류되었으며, 15명의 환자는 1범주로 분류되었다. 1에서 6 카테고리에 포함된 환자들의 통증기간 및 근무 비율은 차이가 없었다. 이러한 결과는 증상의 중등도에 따라 계층적으로 분류한 이 분류 시스템의 타당성을 제공하였다.[39]

물리치료 모델 (Physical Therapy Model)

DeRosa와 Porterfield[40]에 의해 개발된 물리치료 모델은 환자를 분류할 때 중재 선택에 목표를 두고 개발되었다. 이 체계는 최선의 중재방법을 결정하기 위한 목적으로 *판단접근법(judgment approach)*를 이용하여 *임상지침지표(clinical guideline index)*로 개발되었다. 이 접근방법의 주요 특징은 단순성이다; 일반적으로 사용되는 용어(급성, 재손상, 만성)을 사용하여 3가지 카테고리로 구분하였다. 치유의 단계를 고려하는 분류를 범주화하는 것을 중재의 원칙으로 권장하고 있다. 현재 임상 환경에서 이 체계를 사용하는 것을 뒷받침하는 근거는 없지만, 중재를 적용할 때 치유과정을 반영하는 것이 이 모델의 중요한 가치로 강조된다.

치료-기반 분류 (TBC) (Treatment-Based Classification)

상당한 분석을 거쳐 개발된 이 분류 체계는 Delitto 등[16]에 의해 제안되었으며, 최근 몇 년 동안 가장 선호도가 높았던 체계이다.[16] 이 체계 역시 적절한 중재를 결정하기 위한 목적으로 *판단접근법을 사용한 임상지침지표*이다.[4] 이 접근법에서 분류의 첫 단계는 환자가 물리치료, 상담 또는 의뢰에 적합한지를 결정하는 것이다.[16]

두 번째 수준의 분류는 3단계로 나뉜다. *1단계*는 분류된 대상자가 서기, 걷기와 앉기와 같은 기본적인 기계적 기능(basic mechanical function)을 수행할 수 없다는 것이 특징이다. 이 단계에서의 중재는 증상을 완화시키기 위해 고안되었다.[16] *2단계*는 환자가 기본적인 기계적 기능을 수행할 수 있지만 일상생활(ADL)에서 기본적인 기능 활동을 수행하기 어려운 경우에 해당한다. 중재전략으로는 통증 조절과 함께 신체 손상의 징후를 제거하는 중재를 포함한다.[16] *3단계*는 환자가 높은 수준의 신체활동을 요구하는 활동으로 복귀할 경우에 해당한다. 이 환자들은 대개 무증상이지만, 활동하지 않는 기간에는 일반적으로 컨디션이 저하된다.[16]

1단계는 여러 문헌을 통해 가장 광범위하게 연구되었다. 1단계 내에는 7가지 증후군이 있다. *신전(폄), 굴곡(굽힘), 외측이동증후군(extension, flexion, and lateral shift syndromes)*은 증상이 감소되는 움직임 방향을 기반으로 한다. 만약 환자

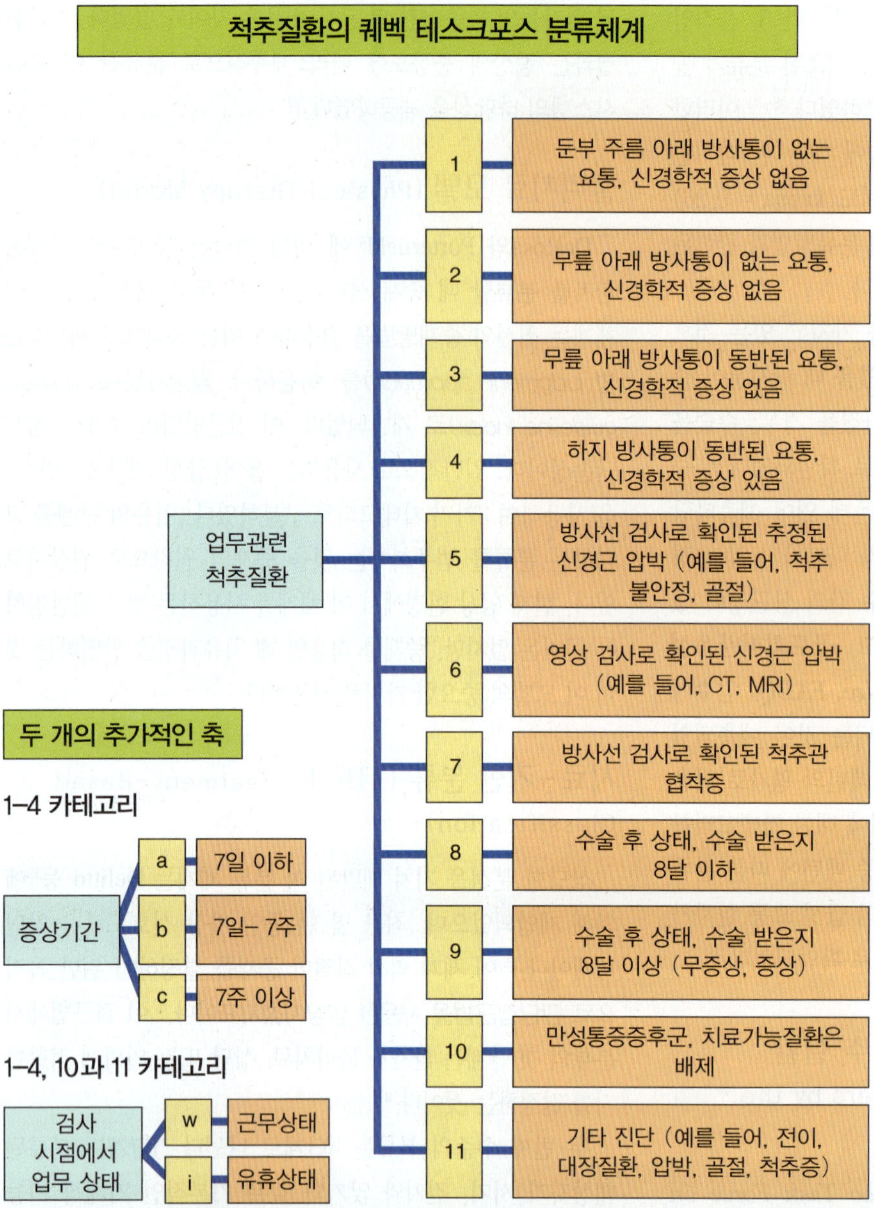

그림 17–3 퀘벡테스크포스에 의해 개발된 활동 관련 척추질환 모델의 분류 카테고리 모형. (출처: Riddle, D. Classification and low back pain: a review of the literature and critical analysis of selected systems. Phys Ther. 1998;78:708–735.)

가 움직이는 동안 증상이 악화되었거나 개선되지 않으면, *견인 증후군(traction syndrome)*으로 분류된다. 증상이 변하지 않는 경우, 환자는 *요추 또는 천장관절 가동성 증후군(lumbar or sacroiliac mobilization syndromes)*으로 구성된 *가동성 증후군(mobilization syndrome)* 범주로 분류된다. *고정 증후군(immobilization syndrome)* 범주는 분절의 과운동성이 있는 환자가 대상이며, 환자의 병력에 따라 가장 잘 분류된다. 2단계는 *유연성(flexibility)*, *근력(strength)*, *심혈관(cardiovascular)*, *협응운동(coordination)* 및 *신체역학(body mechanics)*의 결손으로 구성된다. 3단계는 활동의 어려움과 *직업활동 결함증후군(intolerance and work intolerance syndromes)*으로 구성된다.[16]

TBC 모델은 신뢰도를 알아보기 위해 43명의 요통환자를 대상으로 이 체계의 1단계에서 7개 증후군 중 환자를 하나의 증후군으로 배정하였을 때 측정자간 신뢰도가 중등도(카파 = 0.56)로 확인되었다. 연구자가 중재의 유사성에 기반으로 하여 7개의 중후군을 4개로 축소했을 때 카파계수는 0.49로 감소하였다. 이 연구에서 각 분류항목마다 배정된 환자의 비율은 다음과 같다: 천장관절 가동성(27%); 고정, 신전과 굴곡 증후군(각 18%); 외측이동(9%); 요추 가동성(7%); 그리고 견인 증후군(3%). 또한 고정 증후군 범주에 배정된 대상자들은 가동성 운동 또는 특수운동그룹으로 배정된 대상자

들에 비해 예후가 덜 낙관적인 것으로 확인되었다.[41]

또한 업무-관련 요통이 있는 78명의 대상자를 TBC 접근법을 적용하여 분류하는 것이 임상실무지침을 이용하여 치료한 그룹과 비교하였을 때 더 긍정적인 결과를 나타내는 것으로 보고하였다. TBC 접근법을 사용하여 치료받은 환자의 경우 4주 이후에 기능장애가 개선되고 업무에 복귀할 수 있는 것으로 확인되었다.[7] Delitto 등[42]은 신전-가동성 증후군 범주에 관해 연구하였고, 연구 대상 39명 중 24명이 이 그룹에 배정된 다는 것을 발견하였다. 그리고 대상자들은 분류에 기반하여 신전운동과 가동술 운동 또는 굴곡운동으로 치료를 받았다. 분류되어 신전운동과 가동성운동으로 치료받은 대상자들은, 대조군에 비해 중재에 대한 더 빠른 반응 비율을 나타냈다.[42]

TBC 체계의 목적은 요통 환자의 하위 그룹들과 임상 검사 결과에 기반한 특수한 중재들을 일치시키는 것이다. George and Delitto[36]은 일반적으로 사용되는 임상 절차가 TBC 하위그룹들을 구별할 수 있는지 여부를 결정함으로써 TBC 접근법의 고유한 타당성을 연구하였다. 131명을 대상으로 특수운동 38.9%, 가동성 32.1%, 고정 21.4%, 견인 7.6%으로 하위그룹으로 나누어 구별하였다. 요통 환자들의 구별을 위한 TBC 분류 체계의 효용성을 지지하는 근거들이 제공되었다.[36]

목통증의 분류체계 (Systems of Classification for Neck Pain)

목통증의 분류체계에 관해서는 여러 문헌에서 광범위하게 조사되지는 않았다(표 17-2). McClure[20]은 기계적 스트레스에 대한 환자의 증상과 관련된 중재를 바탕으로 경추질환 분류에 대한 이론적 모델을 제시하였다(그림 17-4). 이는 환자를 *과과민성(high irritability) 또는 저과민성(low Irritability)* 중 하나로 분류한다. 이후 환자는 증상이 재현되는 움직임에 기초하여, *긴장 증후군(tension syndrome)* 또는 *압박 증후군(compression syndrome)*으로 분류된다. 이 모델은 이 장의 '우선된 방향(Direction of Preference)'에서 자세히 다룰 것이다.

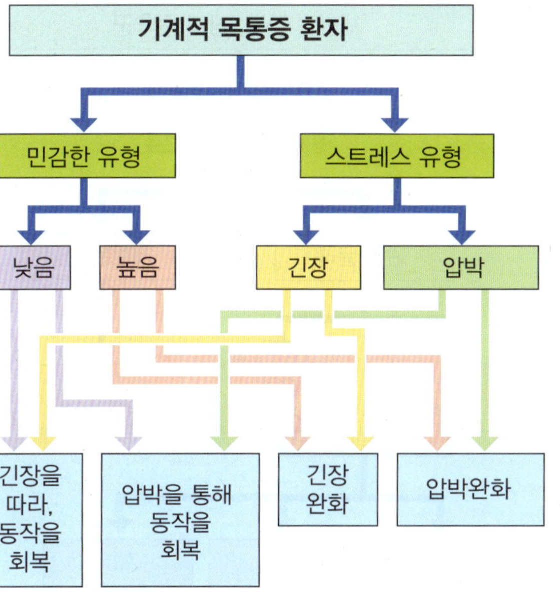

그림 17-4 McClure가 제시한 경추질환에 대한 중재 지침인 임상의 사결정 알고리듬. (출처: McClure P. The degenerative cervical spine: pathogenesis and rehabilitation concepts. J Hand Ther. 2000; April-June: 163-174.)

표 17-2 목통증의 일반적인 분류 체계들의 비교

	PIVA ET AL, 2000	MCCLURE, 2000	WANG ET AL, 2003	CHILDS ET AL, 2004
유형	임상지침지표	임상지침지표	임상지침지표	임상지침지표
개발 방법	판단접근방식	판단접근방식	판단접근방식	판단접근방식
목적	중재의 결정	중재의 결정	중재의 결정	중재의 결정, 예후의 확립
분류 카테고리	**분류의 3단계:** 완전한/제한된 굴곡, 열린/닫힌 제한, 방사통 징후의 유무, 흉곽출구증후군 제외	**3개의 카테고리:** 압박형, 긴장형, 혼합형	**18개 카테고리와 4개 수준:** 방사통(RAD 1-3), 연관통(REF 1-6), 두통 (HA 1-4), 목통증 (NP 1-5)	**5개 카테고리:** 가동성, 중심화, 컨디션 조절 및 운동 내성 증가, 통증 조절, 두통 감소

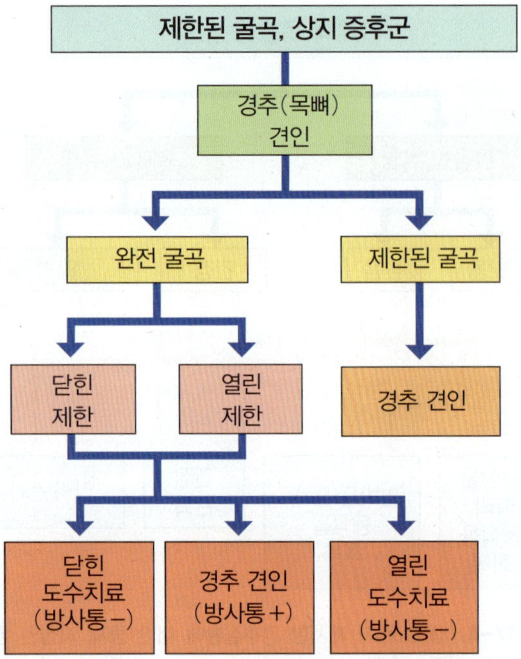

그림 17-5 Piva 등이 주장한 경추 질환에 대한 중재지침 임상의사결정 알고리듬. (출처: Piva SR, Erhard RE, Al-Hugail M. Cervical radiculopathy: a case problem using a decision-making algorithm. J Orthop Sports Phys Ther. 2000;30(12):745-754.)

Piva 등[43]은 움직임 손실과 방사통의 유무를 바탕으로 환자를 분류하고, 초기 경추 견인 기법 사용에 중점을 둔 후속중재와 관련된 임상의사결정 알고리듬을 제안하였다(그림 17-5). 그들은 경부굴곡 제한 및 상지에 증상이 나타나는 환자의 경우 견인치료를 받아야 하고, 그 후에 굴곡에 대한 재검사가 수행되어야 한다고 권고하였다. 만약 굴곡이 여전히 제한되어 있다면, 견인치료를 지속해야 한다고 하였다. 굴곡이 전범위로 회복된 경우, 치료사는 적절한 도수기법을 적용하기 위해 이 제한이 열린 제한인지 닫힌 제한인지를 결정한다.[43] **열린 제한**(**opening restriction**)은 통증부위에서 멀리 떨어진 곳의 움직임을 실시하여 증상과 제한된 동작을 확인한 McClure[20] 긴장 증후군(tension syndrome)과 유사했다. **닫힌 제한**(**closing restriction**)은 McClure[20]의 압박 증후군(compression syndrome) 과 유사하며, 이는 통증과 관련된 움직임에서 제한된 동작과 통증을 확인되는 것이다.[43]

이와 유사한 모델로서 Wang 등[44]은 효과적인 목통증 치료기법을 결정하기 위해 임상의사결정 알고리듬을 사용한 모델을 개발하여 연구에 적용하였다. 경부가동범위와 숫자통증등급과 같은 결과 측정을 비롯하여 제시된 알고리듬을 기반으로 하는 절충된 중재 기법이 사용되었다. 4주 후 결과 측정 시 개선되지 않았던 대조군과는 달리 실험군은 5개의 측정 중 4개 항목에서 개선된 결과를 보고하였다. 저자는 목 질환 치료하기 위한 알고리듬 접근방법이 임상 패턴으로 환자를 분류하고, 중재에 대한 지침을 제공하는데 도움이 될 수 있다고 결론지었다.[44]

Childs 등[45]은 최근에 목통증 분류와 관련된 문헌들을 검토하였고, 환자병력과 신체검사의 데이터 통합에 기반한 분류체계를 제공하였다(그림 17-6). 저자들은 심각한 병리증상을 암시하는 *레드 프레그(red flags)*를 구별하는 것 이외에도, 높은 공포-회피반응을 암시하는 *옐로우 프레그(yellow flags)*를 확인하였다. 이 접근방법 내에서 목통증은 5가지

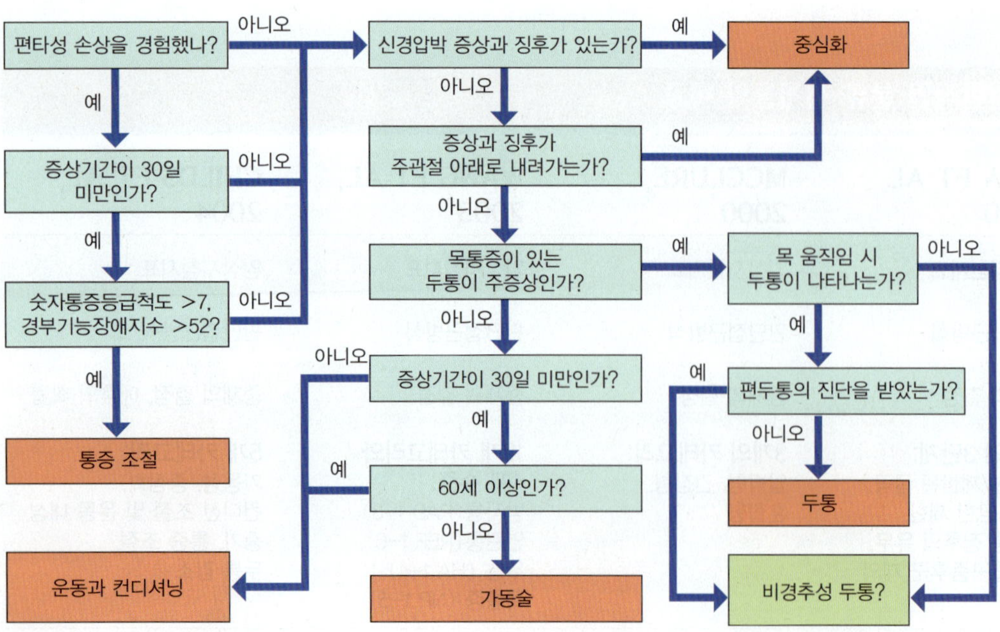

그림 17-6 Childs 등이 주장한 경추질환 중재 지침의 변형된 임상의사결정 알고리듬 (출처: Childs JD, Fritz JM, Piva SR, Whitman JM. Proposal of a classification system for patients with neck pain. J Orthop Sports Phys Ther. 2004;34:686-700.)

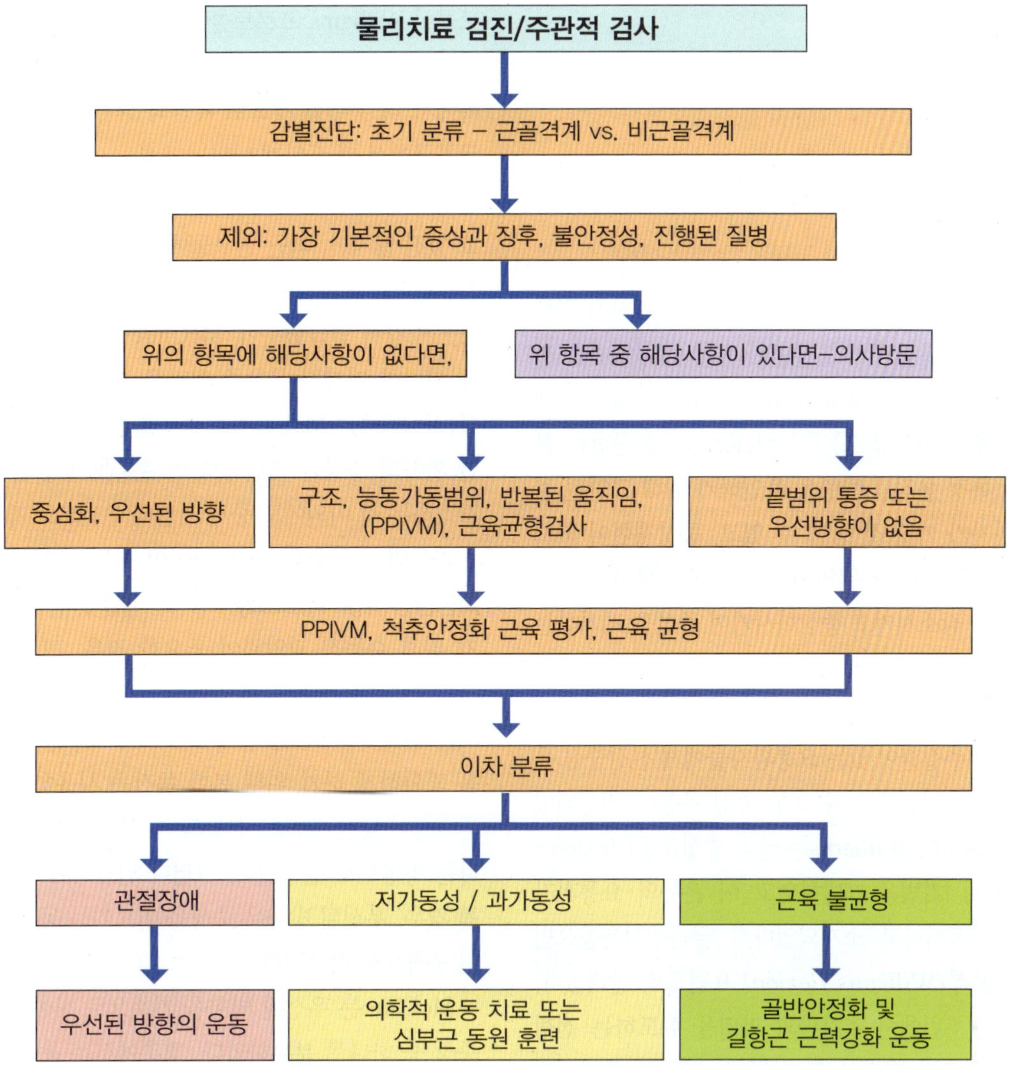

그림 17–7 기능회복 및 재발 예방을 위한 안정성 및 가동성이 통합을 특징으로 하는 치료적 척추운동 요법에 대한 중재지침으로 사용되는 대체임상의사결정 알고리듬. PPIVM, 수동 척추간 움직임(passive intervertebral motion)

하위그룹으로 제안되었다. *가동성 범주(mobility category)*는 최근 발병이 되었고 말초화 증상 없이 가동범위가 제한된 특징을 지닌다. *중심화 범주(centralization category)*는 경추부 신경근증이 의심되면서 증상이 말초화되는 경우를 포함한다. *운동 및 컨디셔닝 범주(exercise and conditioning category)*는 통증 및 기능장애 점수가 낮고 말초화 없는 증상 기간이 길게 나타나는 것이 특징이다. 반면, *통증 조절 범주(pain control category)*는 최근에 증상이 나타났으며, 통증 및 기능장애 점수가 높고, 검사와 중재 절차의 낮은 내성을 특징으로 한다. *두통 범주(headache category)*는 환자가 목통증과 연관된 편두통을 가지고 있으며 경추부에 도수적 압력을 가하거나 목을 움직였을 때 증상이 재현되는 경우이다. 목통증 환자를 정확하고 확실하게 분류하는 이 분류체계의 유용성을 결정함에 있어 비판적인 연구들은 아직 부족한 실정이다.[45]

요약하면, 현재 물리치료 진단과 관련된 최선의 근거는 증상의 지속기간과 중등도를 고려하면서 환자와 관련된 징후와 증상을 환자의 움직임과 관련시켜 분류하는 접근법이 가장 대표적인 분류 방법임을 제시한다. 이에 치료적 운동처방은 병리해부학적 분류를 근거로 하지 않고, 임상 관련 손상기반분류에 기초하여 동일한 하위 그룹의 분류를 통해 중재가 선택되어야 한다. 다양한 물리치료 접근법을 통합한 운동처방을 결정하기 위한 대안적인 알고리듬은 그림 17–7에 제시되어 있다.

우선된 방향 모델 (THE DIRECTION OF PREFERENCE MODEL)

검사와 분류의 원리 (Principles of Examination and Classification)

우선된 방향 또는 가장 용인된 움직임의 방향을 찾기 위해 고안된 이 검사는 반복적인 척추 끝범위 운동 검사 절차를 필요로 한다. 이 개념은 일부 Robin McKenzie 가 제시한 개념을 기반으로 한다(9장 참조).[15,46] McKenzie 접근법은 환자에게 용인된 특정 움직임 방향을 확인하기 위해 고안된 검사체계이다. 환자가 가장 잘 참을 수 있고, 증상재현이 최소화되며, 증상이 완화되는 움직임의 방향을 결정하여 중재로 적용한다. 증상을 감소시키고 중심화시키며 증상을 제거하는 움직임의 방향은 중재 초기에 적용될 것이다. 이 모델은 9장에서 자세히 설명하였다.

1980년대 초 척추질환이 있는 요통환자들에게 신전중심 운동방법이 소개되기 이전에 굴곡 운동 중심 운동이 권장되었다. 1950년대, ***Paul C. Williams***는 굴곡 중심운동(flexion-biased exercises) 기법을 개발하였고 이 운동의 요통환자 대부분에게 효과적이라고 소개되었다.[47] 굴곡중심운동요법은 ***Williams 굴곡(Williams flexion)*** 요법으로 알려졌다. Williams은 요추 5번에서 추간판의 파열을 유도하는 전형적인 활동들이 척추와 디스크 후면부위의 압력를 증가시키는 것으로 믿었다.[47] 또한 척추의 신전이 추가적인 스트레스를 유발시키고 이는 신경압박으로 이어질 것이라고 예상하였다.[47] Williams는 이러한 이론에 기초하여, 요추의 굴곡동작을 통하여 제한된 요추전만각의 자세와 움직임을 개선하는 것이 딜레마에 대한 해결책이라고 결론지었다.[47]

Ponte 등[47]은 22명의 요통환자를 대상으로 Williams의 굴곡중심운동과 맥켄지의 신전중심운동 프로토콜 방법을 적용하여 어떤 운동방법이 더 효과적인지 확인하기 위한 예비연구를 시행하였다. 6개의 매개변수를 통해 각 환자의 변화 정도를 확인하였다. 그 결과 McKenzie 프로토콜로 운동을 실시한 환자들이 Williams 프로토콜 운동 환자보다 짧은 시간 안에 더 크게 개선되는 것을 확인하였다. 디스크 탈출증을 진단받은 62명의 환자를 대상으로 연구한 Nwuga과 Nwuga[48]의 연구에서도 유사한 결과를 보고하였다. McKenzie 프로토콜이 Williams 프로토콜에 비해 하지 직거상 움직임 범위, 평균 치료시간, 통증 감소와 통증 없이 앉아있는 시간의 항목에서 더 우위한 것으로 확인되었다. 또한 재발도 Williams 굴곡군에서 더 흔하게 나타났다.[48]

목통증과 관련된 연구가 요추와 같이 광범위하게 연구되고 있진 않지만, 최근 연구들에서 경추부 문제를 지닌 환자를 분류할 때, 반복된 움직임을 통해 검사하는 것을 지지하고 있다.[27,28] 앞서 언급했듯이, McClure[20]는 결합된 움직임의 효과에 기반한 기계적 목통증 환자를 분류하는 체계를 제안하였다(표 17-3). McKenzie 접근법과 같이, 기계적 자극에 대한 환자의 증상을 기반으로 한 분류체계가 환자의 민감도를 결정하는 것 이외에도 중재 지침의 수단으로 제안되었다.[20]

가동범위 끝범위 전에 증상이 유발되었을 때, 이 상태는 *과민감성(high irritability)*이라고 일컬었다. 증상을 이끌어 내기 위해 수동적 과압력이 필요한 경우, 그 상태는 *저민감성(low irritability)*라고 지칭하였다. 기본적인 운동면에서 실시되는 검사 이외에도, 기계적 스트레스가 증상에 미치는 영향을 명확하게 하기 위해 복합 동작을 사용하여 검사하였다.[20] 민감성이 낮은 것으로 분류되면, 우선된 방향은 증상이 나타나는 방향으로 결정된다. 그러나 민감성이 높은 것으로 분류될 경우, 우선된 방향은 증상을 일으키는 동작에서 멀리 떨어진 동작으로 선택된다.

McClure는 우선된 방향을 기준으로 하여 환자들을 3가지 증상 중 하나로 분류하였다. 경추에서는 통증을 기준으로 신전, 동측 외측굴곡(가쪽굽힘) 또는 동측 회전 동작에서 증상이 처음으로 발생하면 *압박스트레스형(compression stress profile)*으로 제안하였다. 이 동작들을 복합동작으로 실시한다면 증상은 증가되고 가동범위는 감소할 것이며, 굴곡, 반대측 외측굴곡 또는 반대측 회전(돌림)을 추가적으로 적용한다면 증상은 감소하고 가동범위는 증가할 수 있다. 반대로 *긴장 스트레스형(tension stress profile)*은 환자의 증상이 초기에 굴곡, 반대측 외측굴곡과 반대측 회전 동작에서 나타나는 것을 말한다. 이 동작들을 복합동작으로 실시했을 때 증상이 증가하고 가동범위는 감소할 것이며, 신전, 동측 외측굴곡 또는 동측 회전을 추가적으로 실시하였을 때는 증상이 감소하고 가동범위가 증가할 것이다. *혼합 스트레스형(mixed stress profile)*은 압박스트레스형과 긴장스트레스형이 공존하는 형태이다.[20]

표 17-3 **McClure가 제시한 경추 분류 범주와 대응된 중재 전략**

	압박형	긴장형	혼합형
증상재현 또는 증가 요인:	신전(폄), 동측 외측굴곡(가쪽굽힘)과 회전(돌림)	굴곡(굽힘), 반대측 외측굴곡(가쪽굽힘)과 회전(돌림)	다양하며 혼합된 형태
증상감소 요인:	굴곡, 반대측 외측 굴곡과 회전	신전(폄), 동측 외측굴곡 및 회전	다양하며 혼합된 형태
민감도 수준과 대응된 중재:	**높음:** 휴식을 통한 압박 완화, 모달리티, 약물치료, 압박부위에서 떨어진 통증 없이 실시하는 관절가동범위운동, 끝범위는 피함, 견인치료 **낮음:** 통증(압박) 부위 스트레칭을 통한 동작 회복, 제한된 동작 향상을 위한 관절가동술/관절가동범위운동	**높음:** 휴식을 통한 긴장 완화, 모달리티, 약물치료, 긴장부위에서 떨어진 통증없이 실시하는 관절가동범위운동, 끝범위는 피함 **낮음:** 통증(긴장) 부위 스트레칭을 통한 동작 회복, 제한된 동작 향상을 위한 관절가동술/관절가동범위운동, 중립자세	다양하며 혼합된 형태

Piva SR, Erhard RE, Al-Hugail M. Cervical radiculopathy: a case problem using a decision-making algorithm. *J Orthop Sports Phys Ther*. 2000:30:745–754.
McClure
Wang WTJ, Olson SL, Campbell AH, Hanten WP, Gleeson PB. Effectiveness of physical therapy for patients with neck pain: an individualized approach using a clinical decision-making algorithm. *Am J Phys Med Rehabil*. 2003;82:203–218.
Childs JD, Fritz JM, Piva SR, Whitman JM. Proposal of a classification system for patients with neck pain. *J Orthop Sports Phys Ther*. 2004;34:686–700.

임상적 핵심 (CLINICAL PILLAR)

우선된 방향 모델을 적용할 경우, 통증재현이 가장 적고, 가장 통증이 적은 움직임 방향으로 시작해야 한다. 그러나 중재는 결국 모든 방향에서의 움직임을 다루어야 한다.

중재의 원칙 (Principles of Intervention)

진단 분류 모델에서 증상을 완화시키거나 가장 편안하게 움직일 수 있는 운동의 방향을 우선된 방향으로 간주하며, 이 방향을 운동 초기에 중점적인 움직임 방향으로 접근한다. 이 모델은 치료 초기에는 우선된 방향을 강조하지만, 기능을 최대화하고 재발을 방지하기 위해 모든 방향에서 환자의 움직임 손상을 해결하는 것이 도수치료사에게 있어서는 중요하다. 9장에서 McKenzie[15] 모델의 특수한 중재 원리에 대해 자세하게 설명하였다. McKenzie와 마찬가지로 Delitto[7,16] 모델 역시 반복된 움직임 검사를 기반으로 한 중심화 범주가 포함된다.

Schenk 등[49]의 연구에 따르면, 후방 관절장애(posterior derangement)로 진단된 환자그룹이 요추 가동성 치료를 받을 그룹과 비교하여 우선된 방향으로 수행된 운동요법을 적용했을 때 더 효과적인 것으로 보고하였다. Cook 등[50]은 환자를 분류하고 분류에 따라 운동을 적용한 연구들을 고찰하였으며, 일부 연구들에서 환자의 분류 방법에 따라 운동중재를 적용한 연구에서 긍정적인 결과를 얻는 경향이 있는 것으로 보고하였다.[50]

가동성 손상/ 관절 기능부전 모델 (THE MOBILITY IMPAIRMENT/JOINT DYSFUNCTION MODEL)

검사의 원리 (Principles of Examination)

가동성 손상모델(mobility impairment model) 또는 *관절기능부전 모델(joint dysfunction model)*은 주로 관절기능부전으로 인해 가동성이 손상된다는 것을 특징적으로 제시하며, 근육과 복합관절낭인대와 같이 관절주변 구조가 운동 특성에 영향을 미치는 주요 구조로 인식한다. Paris는 관절기능부전을 "예상되는 정상범위가 증가되거나 감소 또는 비정상적인 동작으로 변화된 역학적 상태"라고 정의하였다.[51](7장 참조) 이 접근법은 움직임 검사에서 발생할 수 있는 동작의 양적(quantity, Q) 및 질적(quality, Q) 운동과 더불어 증상의 재현(reproduction, R)을 고려한 접근법이다(QQR 검사로 알려짐).[52]

중요 인용 (NOTABLE QUOTABLE)

"관절기능부전(Joint dysfunction)이란 예상되는 정상범위가 증가되거나 감소 또는 비정상적인 동작으로 변화된 역학적 상태"

—S.V.Paris

적용을 위한 질문 (Questions for Reflection)

- 현재 어떤 구조물이 척추 가동성 손상에 원인이 될 수 있는가?
- 도수치료사는 검사과정에서 손상의 일차적 원인과 이차적 원인을 구별할 수 있는가?
- 경추 가동성 손상의 가장 큰 원인 요소로 보이는 관절, 근육 또는 신경의 제한을 확인하는 것이 왜 중요한가?

임상적 핵심 (CLINICAL PILLAR)

경추부 가동성 손상의 원인을 식별하고자 할 때, 아래의 방법으로 관절, 근육과 신경 사이의 차별성을 고려한다:

- **관절**: 외측 굴곡 시 제한되며 수동적으로 어깨를 올렸을 때 범위가 향상되지 않는다. 관절낭 패턴이 나타남(즉, 오른쪽 제한: 굴곡 시 오른쪽 변위, 왼쪽 외측굴곡, 왼쪽 회전이 가장 제한됨).
PPIVM, PAIVM 시 제한이 나타남.
- **근육**: 외측 굴곡 시 제한되며, 수동적으로 어깨를 거상시켜서 느슨하게 만들었을 때 범위가 향상된다. 외측굴곡은 회전보다 더 제한된다. 비관절낭 동작의 상실과 촉진 시 강직과 통증유발점이 나타남.
- **신경**: 상지긴장검사(예: ULTT, ULNT)의 양성; 증상은 말초화되며, 신경학적 증상이 나타남. 팔의 위치는 경추 가동범위에 영향을 받음. 어깨/견갑골 하강 시 목뼈의 가동범위 감소. 두통 나타남.

움직임 양의 검사
(Examination of Movement Quantity)

이 접근법은 주어진 관절의 가능한 운동 범위를 결정하는 도수물리치료사의 능력이 최적의 중재를 결정하는데 있어 가장 중요하다. 검사를 진행하는 동안, 도수물리치료사는 능동과 수동 운동 검사를 통해 대상자의 관절이 저운동성인지 과운동성인지 여부를 결정한다. 능동적이고 반복적인 척추 끝범위 운동검사에서 통증은 마지막 가동범위에서 나타나며, 관절가동범위는 이전에 제한되거나 예상보다 더 크게 나타날 수 있다.

척추의 다분절성으로 인해 저운동성과 과운동성이 종종 동시에 나타나기도 한다. 한 분절의 저운동성은 인접한 관절의 보상의 움직임과 과가동성으로 이어질 가능성이 있다. 과운동성 영역은 종종 증상-유발 지점으로 알려져 있다. 수동 부수적 척추관절움직임(passive accessory intervertebral mobility; PAIVM) 검사와 수동 생리학적 척추관절움직임(passive physiologic intervertebral mobility; PPIVM) 검사는 각 분절의 운동 특성을 서로 비교하여 확인하는데 유용한 검사이다.

검사 과정에서 물리치료사는 과가동성(hypermobility)과 *불안정성(instability)*을 구별해야 한다. 임상증상과 비정상정인 끝느낌이 없는 경우에, 과가동성은 비병리학적 상태로 간주되는 반면, 불안정성은 손상 분절의 안정성을 필요로 한다. Cook 등은 172명의 물리치료사를 대상으로 경추부 불안정성을 나타내는 지표로 다음과 같은 증상과 징후를 발견했다(글상자 17-1): 정적 자세 유지의 어려움, 머리를 곧게 세우기 어려우며 피로감이 나타남, 손 또는 목보호대(collar)와 같은 외적 지지대를 적용 시 증상 개선, 자가-도수치료를 자주 필요로 함, 불안감, 움직임 중 흔들림 또는 조절 부족, 빈번한 급성 사고 경험, 갑작스런 움직임으로 날카로운 통증.[53]

글상자 17-1 요약 노트! 척추 불안정성의 임상적 징후

1. 정적 자세 유지의 어려움
2. 머리를 곧게 세우기 어려우며 피로감이 나타남
3. 손 또는 목보호대(collar)와 같은 외적 지지대를 적용 시 증상 개선
4. 자가-도수치료를 자주 필요로 함
5. 불안감
6. 움직임 중 흔들림 또는 조절 부족
7. 빈번한 급성 사고 경험
8. 갑작스런 움직임으로 날카로운 통증
9. 불안정성 부위에 비대한 띠
10. 협응된 능동운동 수행능력 상실
11. PPIVM 검사 시 증가된 가동범위
12. 척추를 지지하지 않았을 경우, 촉진 시 계단 변형과 지지 시 증상의 감소

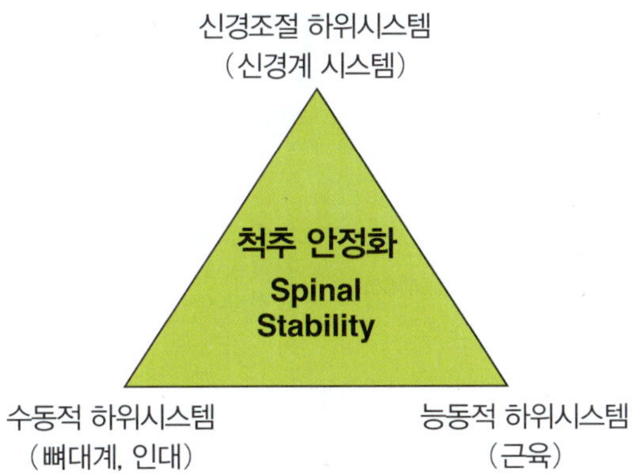

그림 17-8 척추 안정화 시스템은 3개의 하위시스템으로 구성된다: 수동적 하위시스템, 능동적 하위시스템과 신경조절 시스템. (출처: Richardson C, Jull G, Hodges P, Hides J. Therapeutic Exercise for Spinal Segmental Stabilization in Low Back Pain. A Scientific Basis and Clinical Approach. London, UK: Churchill Livingston, 1999.)

임상적 불안정성(Clinical instability)은 "척추관절 *중립영역(neutral zone)*을 생리학적 한계 내에서 유지하는 *안정화 시스템(stabilizing system)*의 능력이 현저히 감소하여 통증과 기능장애를 초래한 상태"로 Panjabi[54]에 의해 공식적으로 정의되었다. Fritz 등[55]는 척추안정화 시스템을 설명하는 Panjabi 이론을 요약하였다. 개념적으로, 척추의 안정화 시스템은 3가지 하위시스템으로 구성된다(그림 17-8).

수동적 하부시스템(passive subsystem)은 척추뼈, 척추사이관절낭, 인대 및 근육-건 접합부의 수동적 긴장으로 구성된다. 수동적 하부시스템은 움직임의 끝범위 또는 그 주변부에서 척추의 안정성에 기여하는 데 가장 많이 관여한다. 수학적 모델, 유한요소 모델 및 직렬 절삭실험은 모두 수동적 하위시스템의 기능과 관련된 유용한 데이터를 산출하였다.[55] 이 연구들은 움직임 끝에서 안정성이 제공되었을 때 척추인대, 척추관절낭과 추간판 구조의 *방향-특수성(direction-specific)* 역할을 확인하였다.[58-59] 이 하위시스템의 손상은 중립영역의 크기를 증가시키고, 효과적으로 다른 하위시스템의 요구를 증가시킴으로써 척추의 안정성과 움직임에 중대한 영향을 미칠 수 있다.[55]

Vleeming 등[60]은 척추, 골반, 다리와 팔 사이에 힘이 전달되는 과정에서 흉요추근막(thoracolumbar fascia)의 후부층의 역할을 연구했다. 10구의 사체표본에서 시각적 검사와 레스터 사진을 이용하여 근수축 시뮬레이션을 위해 고안된 견인력을 적용하여 흉요추근막의 반응을 평가하였다. 체외에서, 흉요추근막의 후부층의 표면과 심부 척추판(laminae)에서의 장력이 요추의 효과적인 힘전달과 안정화를 제공하였다.[60]

능동적 하위시스템(active subsystem)은 수축성 골격근으로 구성되어 있으며, 중립영역 내 안정성에 기여하는데 가장 많이 관여한다. **신경조절시스템(neural control subsystem)**은 주어진 작업에서 안정성과 조정된 움직임에 대한 요구들을 결정하기 위해 다른 두 개의 하위시스템 구조에서 입력을 받는다. 척추주변 근육을 통해 능동적 하위시스템을 조절함으로써 임박한 동요에 대비하고 반응하는 역할을 한다. 예를 들어, *전정척수로(vestibulospinal tract)*의 뉴런은 외측전정핵(lateral vestibular nucleus)에서 기인하며 동측 반고리관(semicircular canal)으로부터 흥분성 전달 섬유를 운반하여 몸통과 사지의 신전근육의 수축에 영향을 미친다.[61]

척추 안정성과 동작의 질적 조정은 깊은/단일분절과 표면/다분절에 연결된 척추 근육들의 선행된 활성화를 통해 능동적 하위시스템에 의해 제공된다. 깊은/단일분절 척추근육계는 신경조절 하위시스템에 척추 위치 및 움직임에 피드백을 제공하는 힘 전달자로서 기능한다. 반대로 표면/다분절에 부착된 척추근육들은 요추 움직임을 생산하고 조절하는데 가장 적합하다.[55]

Cholewicki 등[62]은 건강한 성인 10명을 대상으로 6개의 복부근과 부척추근에 표면근전도(electromyography, EMG)를 부착하여 중립 영역 주변에서 척추의 굴곡신전 동작을 천천히 시행하는 동안 근육 활성도 패턴을 확인하는 연구를 실시하였다. 그 결과 척추가 중립위치에 있을 때 척추의 굴곡-신전근이 공동수축하는 것을 확인하였으며, 건강한 성인의 척추 안정성에 기여하는 것으로 나타났다.[62] Granata and Marras[63]은 척추에 부하에 대한 근육의 공동수축의 영향을 조사하였다. 10명의 건강한 성인을 대상으로 들어올리기 동작의 동역학을 측정하기 위하여 5쌍의 척추근의 EMG 데이터, 3차원 모션 데이터와 힘판 데이터로부터 자료를 수집하였다. 그 결과 건강한 성인에게 있어 들어올리기 동작 동안에 요추에 가해지는 압축력과 전방전단력에 의해 크게 영향을 받은 몸통근육들이 동시추축 작용을 확인할 수 있었다.[63] 이 연구들은 중립 영역에서 능동적, 신경조절 하위시스템이 안정화 조정과 운동감각 조절에 가장 관련이 되어 있으며, 이것은 근육 활성화를 통해 가장 잘 달성되었다는 이장의 주장을 확인시켜준다.

척추의 불안정성의 유무, 특히 경추부에서 나타난 불안정은 심각한 상태를 의미한다. Paris[64]는 척추의 불안정성의 임상적 징후들을 발견했다. 징후들에는 불안정한 영역에 나타나는 비대한 띠, 조정된 능동적 운동 수행의 실패, PPIVM 검사 시 증가된 가동성, 척추를 지지하지 않았을 때 촉진 시 계단 변형이 나타나지만 지지했을 때는 변형이 감소, 그리고 기타 징후들이 있다.[64] 선별검사는 척추의 불안정성 유무를 확인하는데 유용할 수 있다.[65] 척추 가동성을 검사하고 척추분절 불안정 유무를 확인하는 원리와 실기에 대한 충분한 설명은 28장에서 30장에 포함되어 있다.

임상적 핵심 (CLINICAL PILLAR)

척추의 가동성을 정량화 할 때, 척추 *부위*, 척추 *지점* 및 *동작*이 발생되는 방향을 고려해야 한다. 가동성 정도는 이 세 가지 변수를 기반으로 변경된다. 도수물리치료사는 움직임의 정상적인 연결패턴과 척추가 분절에서 분절로 어떻게 다른지를 고려해야 한다.

적용을 위한 질문 (Questions for Reflection)

- *과가동성*과 *불안정성*의 차이는 무엇인가?
- 도수물리치료사는 검사과정에서 과가동성과 불안정성을 어떻게 감별할 수 있는가?

근육 기능 검사 (Examination of Muscle Function)

척추 심부 안정화 근육 검사 (Examination of the Deep Stabilizers of the Trunk)

요골반부(lumbopelvic, 허리골반)의 기능을 고려할 때, *복횡근(transverse abdominis, 배가로근)*은 독특하고 특수한 기능을 가진 것처럼 보인다.[65] 이 근육은 무방향성 척추 강직과 분절 조절을 제공하는 다른 몸통 근육에서 독립적으로 조절된다.[65] 이러한 조절을 제공하는 복횡근의 메커니즘은 이 근육이 활성화되는 기간에 복강내압(intra-abdominal pressure)이 증가되거나 흉요추근막(thoracolumbar fascia, 등허리근막)의 장력이 증가되는 것과 관련 있는 것으로 생각된다. 여러 연구들에서 복횡근과 심부다열근(deep multifidus muscle, 깊은 뭇갈래근) 사이의 특별한 관계를 제안하였다.[65] 두 근육의 수축은 다른 근육의 공동수축을 일으키는 것으로 관찰되었다. 공동수축은 근육 코르셋에 비유되며 최적의 분절 안정화를 위해 필요하다. 횡격막(diaphragm,

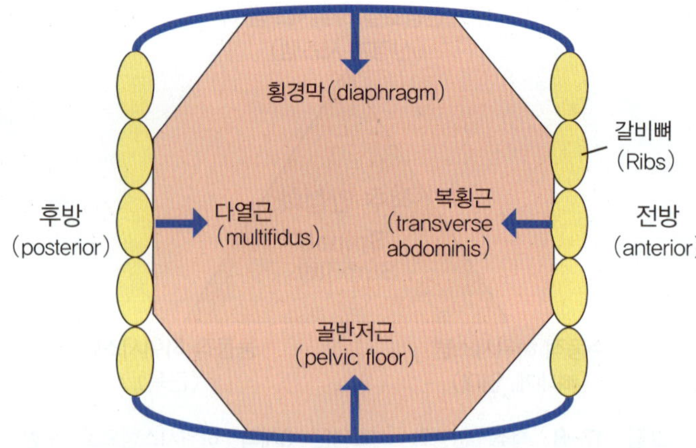

그림 17-9 복강의 폐쇄된 실린더로서 도식적 표현. 복횡근, 다열근, 횡경막과 골반저근의 공동 수척에 의해 동적 척추안정화는 생성됨. 공동수축은 복강내압의 증가를 통해 복강의 용적을 감소시킨다.
(출처: Richardson C, Jull G, Hodges P, Hides J. Therapeutic Exercise for Spinal Segmental Stabilization in low Back Pain. A Scientific Basis and Clinical Approach. London, UK: Churchill Livingston, 1999.)

가로막)과 골반저근 (pelvic floor, 골반바닥근육)과 함께 밀폐된 실린더로서 기능을 하는 이 근육들은 복강내압을 증가시키고 공동수축을 통해 안정성에 기여한다(그림 17-9).[65]

대근육(global muscle) 및 소근육(local muscle) 기능의 개념은 전통적으로 척추의 안정성을 개선하기 위한 요소로서 대근육의 수행능력을 향상시키는데 초점을 맞춘 표준화 된 척추운동요법에 도전적이었다. 엎드린 자세에서 몸통의 신전, 골반후방경사와 앉았다 일어서기와 같은 운동들이 주로 대근육의 기능에 중점을 둔 운동들이다. 대근육 시스템은 몸통지지에 필수적이지만 척추분절의 안정성에 기여하는 능력은 제한적이다.[66-68] 이 근육들은 분절간 전단력을 조절하는 능력이 떨어지며, 증가된 압력과 부하에 기여할 수 있으며, 단독으로 작용할 경우, 실제 척추의 분절간 안정성에 문제를 야기할 수 있다.[67,68] 척추 기능부전이 있는 경우, 대근육 시스템의 우세한 작용과 소근육 시스템의 저하된 운동조절이, 척추 통증의 잠재적 기여요인 및 후유증으로 여겨진다.[67,68]

정상적으로, 통증 없이 기능하는 경우, 소근육 시스템은 기능적 활동 중에 지속적이고 낮은 수준의 긴장상태에서의 수축을 필요로 한다. 소근육 동원의 타이밍과 조정능력은 이 근육들에 의해 유발된 힘의 크기보다 더 중요할 것이다. 근거에 비추어 볼 때, 척추 불안정성을 지닌 대상자들에 대한 검사 절차와 후속 중재들을 재검토해야 하며, 일반적 검사에서 안정화 소근육의 기능을 검사하는 방법을 포함시켜야 한다.

요추-골반부위의 몸통 소근육 기능 검사는 ***복부 드로우-인***

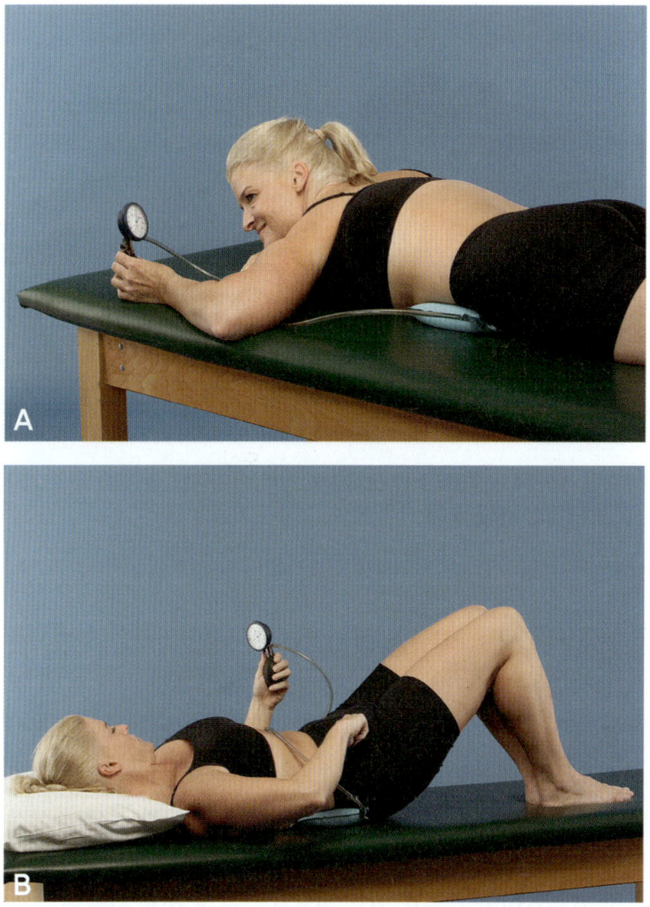

그림 17-10 드로우-인 기법을 사용한 복횡근과 다열근의 검사 **A.** 엎드린 자세와 **B.** 누운 자세 에서 안정화 바이오피드백 장비를 사용하여 드로우-인 기법을 수행한다.

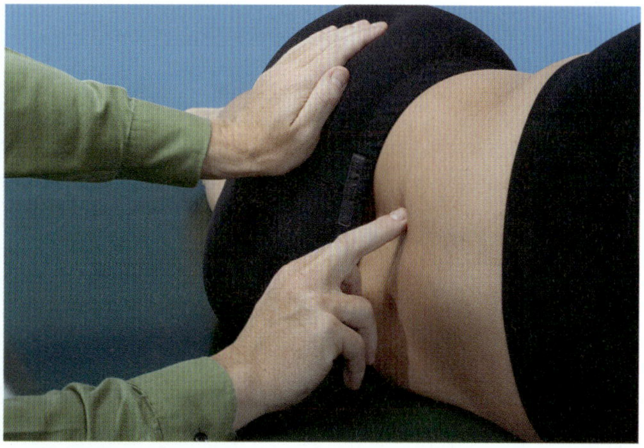

그림 17-11 다열근 분절 검사.

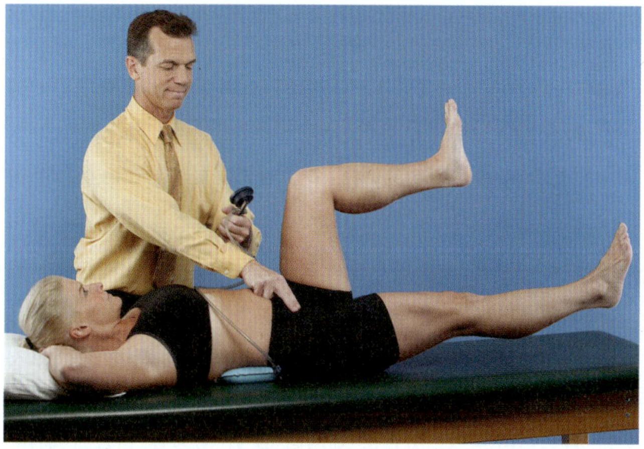

그림 17-12 다리 부하 검사.

기법(abdominal drawing-in maneuver)(그림 17-10), 분절간 다열근 검사(그림 17-11)와 다리-부하 검사(그림 17-12)를 포함한다.[65] 이 3가지 검사 중 복부 드로우-인 기법이 복횡근을 단독으로 수축시키는 검사로 가장 광범위하게 사용된다. 이 기법은 일반적으로 환자가 엎드려 있거나 누운 상태에서 수행되며, 10초 동안 단독수축이 필요하다.[65] 정상적으로 호흡하는 동안 환자는 척추와 골반을 움직이지 않고 이 배를 복벽으로 당겨야 한다. 환자에게 숨을 참거나 대근육의 활성화를 유도하지 말 것을 권고한다. 익숙하지 않은 이 동작을 수행은 환자가 자신의 하복부에 초점을 맞추도록 하고 "배꼽을 잡아 당겨서 갈비뼈 아래로 당기세요"와 같은 구두신호를 제공하여 향상시킬 수 있다. 복횡근이 적절하게 활성화는 환자의 상전장골극의 내측 부위를 촉진하여 평가할 수 있다. 환자가 이 기법을 수행하는데 어려움이 있다면, 초기에 네발기기 자세에서 수행할 수 있다.[65]

근수축 활성화를 돕고 객관화된 기록을 위해 ***스테빌라이저(Stabilizer)***(Chattanooga Pacific Pty. Ltd., Brisbane, Australia)로 알려진 압력 바이오피드백 장치를 사용할 수 있다(그림 17-13).[65] 스테빌라이져는 상전장골극의 선상에 맞춰 장치의 아래가장자리를 배치한다. 시작할 때, 압력은 70 mm Hg로 팽창시킨다.[65] 환자가 동작을 수행하려고 할 때 압력은 감소해야 한다. 6~10 mm Hg의 감소는 정상으로 간주한다.[65] 환자가 이 정도 양을 감소시킬 수 없다면, 검사는 양성이며 약화된 복횡근 기능을 예상할 수 있다. 복횡근을 단독으로 수축할 수 있는 능력을 확인한 후 환자의 복횡근 근지구력을 테스트하기 위해 10초 동안 수축을 유지하도록 요청한다. 검사를 하는 동안 환자는 힘의 정도와는 상관없이 단독수축에 대한 강조를 이해하는 것이 중요하다. 이 검사는 물리치료사의 적절한 촉각 피드백과 구두지시를 통해 촉진된다. Haggins 등[69]의 연구에서 스테빌라이져는 증상이 없는 환

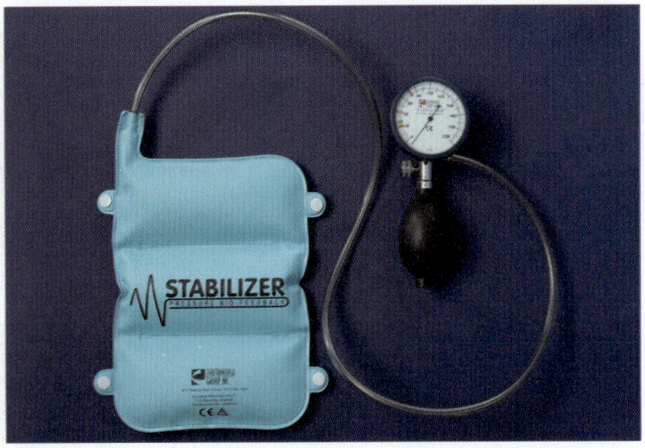

그림 17-13 안정화 바이오피드백 장비는 분절안정화 운동 동안 심부, 국소 근육들의 훈련과 검사를 목적으로 사용된다.

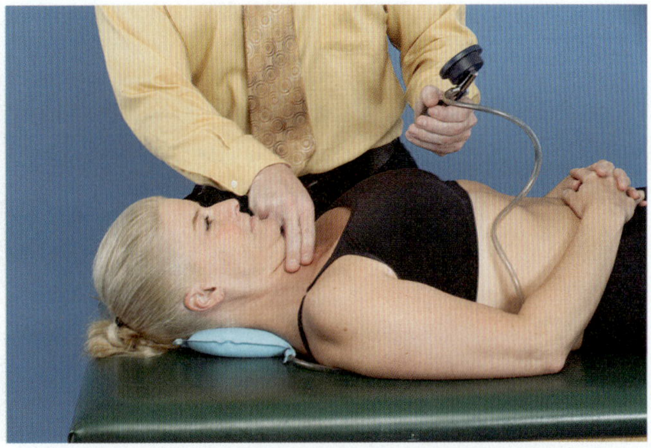

그림 17-14 안정화 바이오피드백 장치를 이용한 두경부 굴곡 검사(CCFT)의 수행을 통한 경추(목뼈) 심부근 기능 검사.

자를 대상으로 4주간 특수 안정화 운동요법에서 운동지시에 효과적이라는 것이 보고되었다.[69]

복횡근과 다열근의 관계는 엎드린 자세에서 드로우-인 기법을 실시하는 동안 인접한 극돌기 사이 공간 바로 옆에 위치한 다열근을 촉진함으로써 확인할 수 있다. 다열근의 기능은 척추나 골반을 움직이지 않고 "내 손가락 아래 근육들을 부풀려보세요"라는 지시와 함께 치료사가 특정 척추분절에 촉각 신호를 사용하는 다열근 분절검사를 통해 추가적으로 분석된다.[65] 이 검사는 예민한 촉진 기술을 필요로 하며, 초보자들이 모니터하고 환자가 수행하는 것이 어렵기 때문에 종종 어려움을 겪는다. 환자가 옆으로 누운자세에서 다열근 동원이 촉진될 수 있다. 검사자의 한 손은 회전 저항을 유도하기 위해 골반에 위치시키며 다른 손은 다열근 부위를 촉진한다(그림 17-11).

소근육 기능 검사의 마지막 단계는 다리-부하 검사를 통한 요골반부의 자세조절를 검사하기 위해 설계되었다.[65] 이 검사는 하지를 움직이기 전에 속근육의 선행수축이 발생할 수 있는 요골반부를 모니터링 할 수 있는 누워서 무릎을 구부린 자세(hook-lying)에서 수행된다. 압력바이오피드백 장치를 요추아래에 위치시키고, 40 mmHg로 팽창시킨 상태에서 환자에게 이 압력을 동일하게 유지하면서 다양한 방법으로 다리를 움직이도록 요청한다.[65]

목 심부 안정화 근육 검사 (Examination of the Deep Stabilizers of the Neck)

경추(목뼈) 분절 불안정의 발견과 관련해 Cook 등[5]의 연구에 따르면, 대부분의 물리치료사는 불안정성을 판별하는데 복잡한 촉진기술과 시각적 평가 기술, 특정 자세 유지 결함 및 움직임의 유사성을 포함하고 있다고 느꼈지만, "적절한 임상적 추론이 구별되는 평가를 위해 요구된다"고 덧붙였다.[53] 경추부에서 경장근, 두판상근, 반가시근과 후두하 삼각근들과 같은 목 심부 굴곡근과 신전근들을 목표로 한다. 검사 및 운동요법의 목적은 깊은 경추부 근육과 어깨 복합체 근육들의 긴장 지구력 능력을 재교육하고, 심부근육과 표면근육간의 활성 패턴의 재훈련시키고, 경추 심부굴곡근과 신전근들의 공동수축을 촉진하며, 평상시 자세를 유지하거나 기능활동을 할 때 이 근육들의 기능을 재교육하는 것에 있다.

심부, 속근육 기능의 임상적 검사는 ***두경부 굴곡 검사 (craniocervical flexion test)***를 사용하여 수행된다. 이 검사의 절차는 압박 바이오피드백 장치 또는 물리치료사의 촉진 및 구두 지시를 사용한다(그림 17-14). 검사를 하기 전에, 환자는 훅라잉(hook-lying)자세에서 손을 복부 위에 놓고, 머리는 중립에 위치시킨 다음, 둥글게 말은 수건을 활용하여 머리를 조정해야 한다. 바이오피드백 장치는 환자의 목 아래에 놓고, 환자의 목 위에서 머리가 분리되어 회전하도록 하며 환자가 자신의 머리를 끄덕이는 동작을 실시하였을 때, *20 mmHg*로 팽창되게 한다. 환자가 압박력을 *20~30 mm Hg*로 점진적인 증가를 시도할 때 머리의 뒤당김(retraction) 없이 순수한 회전이 나타나는지 모니터링 한다. 촉진을 통해 검사자는 환자가 표면근인 사각근(목갈비근, scalene)과 흉쇄유돌근(목빗근, SCM)이 아닌 심부 안정화근육들을 동원하는지 확인한다. 환자가 이 기법을 수행하기 어려워 한다면, 환자가 머리를 어깨를 향해 활주했다가 다시 돌아오는 방법이 포함된 안구 운동 및 구두지시를 사용할 수 있다. 두 단계 검사에는 심부근육의 올바른 활성화 패턴을 검사한 후 순차적으로 발생해야하는 유지 능력 평가가 포함된다. 이 검사가 올바로 수행되면, 환자는 지구력을 검사하기 위해 *30 mm Hg*에서 최대 10초 동안 수축을 유지하는 것을 10회 반복할 수 있을 것이다.

적용을 위한 질문 (Questions for Reflection)

- 척추의 *심부, 속근육 시스템*을 구성하는 근육은 무엇이며, *표면, 대근육 시스템*을 구성하는 근육에는 어떤 근육이 있는가?
- 속근육의 주된 기능은 무엇이며, 대근육의 기능과는 어떤 차이가 있는가?
- 이 근육들의 해부학적 배열은 어떻게 각각의 기능을 수행할 수 있게 하는가?

이 근육들의 지구력 검사에는 환자가 누우자세에서 머리를 침대에서 1인치 높이로 들어올린 상태에서 10초 동안 자세를 유지하는 점진적 머리 들어올리기(graduated head lift)가 포함된다. 도수치료사는 환자가 이 자세를 유지하는 동안 목이 접히는 부위를 따라 선을 긋는데, 그 선이 모호할 수 있다. 10초 동안 수축을 유지할 수 없다는 것은 심부근육들의 기능이 약화된 것이며 이후 훈련의 필요성을 시사한다.[70,71]

움직임 양과 운동감각 검사 (Examination of Movement Quality and Kinesthesia)

정상적인 척추기능은 필요한 안정화를 제공할 뿐만 아니라, 정확한 움직임 패턴을 촉진하기 위해 앞서 언급한 하위 체계들의 완벽한 통합에 의존한다.[56] 효과적인 동적 안정성은 정확한 움직임이 발생할 수 있는 신경조절 하위시스템에 의해 조절되는 주동근과 길항근의 균형을 필요로 한다. 이러한 힘을 조절하고 균형을 잡는 우리의 능력은 정상적인 *고유수용성 감각*을 필요로 한다.[57] 일부 사람들은 *운동감각 kinesthesia*)로 알려진 일부 고유수용성감각이 인간의 움직임 조절에 관여하는 가장 중요한 감각 양상이라고 생각한다(글상자 17-2와 17-3).[58]

고유수용성 감각을 전달하는 수용체 및 구심성 신경은 척추 내의 많은 구조물들에 위치하고 있다. 우리의 관절 위치에 대한 정확한 정보 제공은 **근방추(muscle spindle, 근육방추)**와 **골지건 기관(Golgi tendon organ)**의 작용에 가장 많이 의존한다는 근거들이 보고되고 있다(그림 17-15). 이러한 감각 수용체로부터의 정보는 뒤기둥-내측섬유띠 시스템(dorsal column-medial lemniscal system)을 통해 뇌로 전달된다. 대뇌피질로 투사되는 모든 구심성 신경경로는 시상의 중계 핵을 통하게 된다. 외측시상(lateral thalamus)은 특정 감각과 운동기능을 조정하는 핵을 포함한다(표 17-4).[59]

몇몇 연구자들은 척추사이관절, 추간판 및 척추 인대 내에 기계적 수용기의 존재를 확인했다.[72-78] 변화된 운동감각은 유

글상자 17-2 운동감각(kinesthesia), 운동인식(kinesthetic), 고유수용성감각 (proprioception)

- 공간 안에서 우리 신체 분절의 위치의 인지와 서로 연관된 다른 분절 사이의 인지
- 시각적 정보 없이 신체 부위를 목표 자세로 재위치할 수 있는 능력
- 신체 움직임과 자세 조절을 위한 구심성 원심성 정보 입력 사이의 복잡한 상호작용을 설명하는데 사용
- 자세는 정적 및 동적 자세 감각을 포함한 기계수용기에서 감지하며, 정적 및 동적 작업을 수행하는 동안 신체의 안정성을 유지하도록 한다.
- 고유수용성감각은 균형감각, 위치와 움직임을 말하며, 반면 운동감각은 사지 움직임의 감각과 같은 좀 더 특수한 움직임을 지칭할 때 사용된다.

글상자 17-3 척추 운동감각(kinesthesia) 측정 방법

1. *힘판 분석(Force platform analysis)*은 서 있는 대상자가 힘판(platform) 위에서 발생시키는 힘의 분포로 부터 힘의 중심 점(center point of force; CPF)를 계산
2. *근전도 활성도(EMG activity)*은 관련 수용체와 구심성 자극을 포함하여 다양한 조건 에서 근육 운동 반응 시 근육 활성화 패턴을 평가
3. *재위치 오류 계산(Repositioning error calculations)*은 외적 장치를 통해 환자가 능동적 수동적으로 움직인 범위와 위치의 재현능력 평가
4. *움직임의 임계값 계산(Threshold to movement calculations)*은 움직임과 방향에 대한 대상자의 인식을 검사를 통해 결정

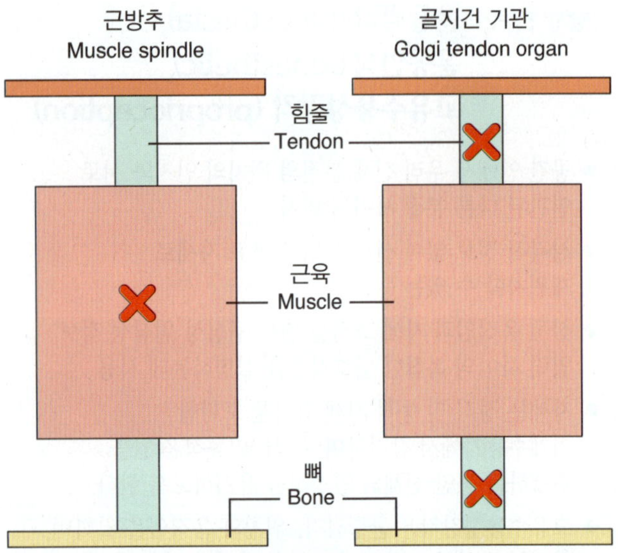

그림 17-15 내부 구조물(건, 뼈)와 수축 구조물(근육)과 관련된 근방추와 골지건 기관의 위치를 알 수 있는 모식도. 각각의 수용체들을 활성화시키는 메커니즘을 제안함으로써 각각의 수용체들의 주요기능을 확인한다.

발 인자가 될 수 있으며, 요통의 결과로 발생할 수 있으며, 요통의 재발에 대한 선행원인이 될 수 있다.

척추의 신경근 조절에 대한 요통의 영향을 보여주는 근거들이 있다. Newcomer 등[79]은 건강한 대조군(20명)과 비교하여 요통이 있는 환자(20명)의 고유수용성감각을 측정하는 방법으로 몸통의 재위치 오류(trunk repositioning error)를 측정하였다. 그 결과 재위치 오류는 더 복합한 동작으로 여겨지는 굴곡 동작 시 요통 그룹군에서 유의하게 더 높았으며, 척추관절 기계적 수용기가 기여하는 신전 동작에서는 유의하게 더 낮은 것으로 나타났다.[79]

표 17-4 기계적 힘과 관련된 특수한 근육의 기계적 수용기의 촉진과 억제

	근방추	골지건 기관
수동 신장	+	+
능동 수축	−	+
느린, 수동 신장	적은 +	+
장시간 수동 신장	−	+
빠른, 수동 신장	++	+

\+ 수용기의 활성화
++ 증가된 활성화
− 수용기의 억제제

Gill과 Callaghan[56]은 선 자세와 네발기기 자세에서 재위치 오류를 조사하기 위해 유사한 연구를 수행했다. 네발기기 자세보다 선 자세에서 더 높은 정확성이 나타났으나, 요통그룹은 두 자세 모두 재위치 오류가 더 높은 것으로 확인되었다.[56] Parkhurst과 Burnett[57]은 요부 손상과 고유수용성 사이의 관계를 알아보기 위해서 88명의 훈련받은 소방관을 대상으로 연구를 실시하였다. 연구의 주요 결과는 나이와 근무 년수가 시상면에서의 고유수용성감각 결손과 가장 높은 상관성이 있음을 보여주었다; 요부의 손상은 전두면과 시상면 및 다방면에서의 고유수용성 결핍과 관련이 있고, 고유수용성감각 비대칭성은 요부손상과 관련이 있었다. 저자는 손상으로 인한 결손된 고유수용성감각은 환자의 재손상을 유발할 수 있으며, 정상적 고유수용성감각을 회복하는 것이 중재의 목표가 되어야한다고 결론지었다.[57]

Nies-Byl와 Sinnott[61]은 요통 환자 20명과 건강한 성인 26명을 대상으로 8개의 각기 다른 위치에서 정적 균형을 비교했다. 건강한 대조군과 비교하여 요통군은 모든 자세에서 자세의 큰 흔들림을 보였으며, 힘 중심을 유의하게 더 후방에 위치시켰으며, 눈을 감을 상태에서 한발로 균형을 잡기 힘들었고, 안정성 유지를 위해 고관절 전략을 더 많이 사용하는 것으로 나타났다. 저자는 이러한 전략을 사용하면 정밀하고 조절된 움직임을 수행할 기회가 제한될 수 있으며 요추에 과도한 스트레스를 유발할 수 있다고 지적하였다.[61]

Luoto 등[80]은 요통환자의 자세조절변수에 대한 재활 효과를 평가하려고 시도했다. 이전 연구결과를 확증하기 위해,[72] 자세조절 결손이 요통을 유발할 수 있다고 보고하였다.[80] Radebold 등[81]은 낮은 자세조절 능력과 빠른 힘에 대한 지연된 근육 반응 사이의 연관성을 조사하였다. 요통 그룹은 건강한 대조군과 비교하여 자세이동이 증가하는 것으로 나타났으며, 특히 더 어려운 수준에서는 빠른 힘에 대한 근육의 반응시간이 지연된 것을 보고하였다. 손상된 자세 조절은 동적안정성에 영향을 줄 수 있으며, 척추 손상을 더 쉽게 야기할 수 있다.[81]

Nouwen 등[82]는 요통환자에게 몸통을 굴곡하는 동안 변화된 근활성화 패턴이 나타나는 것을 발견하였다. Hodges와 Richardson[83]도 건강한 성인에게 갑작스런 동작을 실시했을 때 예외 없이 첫 번째로 작용하는 근육이 복횡근임을 확인하였으며, 이는 사지가 움직일 때 먼저 선행되어 척추의 강직(stiffness)를 제공하는 것으로 여겨지고 있다. 그러나 요통환자의 경우 반응힘 대상자에게 가해졌을 때, 척추근육들의 동원이 지연되어 나타나는 것이 확인되었다.[83] Paquet 등[84]은 움직이는 동안 고관절과 척추근육의 상호작용과 근육동원 패턴을 연구했다. 요통군은 천천히 동작을 수행하였을 때 굴곡 끝범위에서 척추기립근을 사용하며, 고관절과 척추 움직임에 대체 전략을 사용하는 것을 확인하였다.[84] Radebold 등[85]는 요통환자가 근육의 활성화 및 비활성화에 대한 반응시간이 길고, 반응시간의 변동성이 크며, 주동근과 길항근 사이의 공동수축패턴을 보고하였다.

요통이 있을 때 근육 피로가 척추 운동 감각에 미치는 영향에 대해서도 여러 연구자들이 연구를 시도했다. Parnianpour 등[86]은 이전 연구들을 인용하여, 척추신전근이 척추굴곡근보다 피로 저항력이 더 크며, 요통환자의 경우, 이러한 근육의 피로도가 더 크게 나타난다고 하였다.[86] 또한 그들은 피로로 인한 신경근 적응의 가장 해로운 구성요소는 정확성과 수축속도 및 조절능력이 감소되는 것이며, 이는 대상자의 잠재적인 부상을 일으킬 수 있다.[86]

Taimela 등[87]은 57명의 요통환자와 49명의 건강한 대조군을 대상으로 피로감을 유발하는 활동 전 · 후에 1 deg/sec의 속도로 수동적으로 회전운동을 했을 때 요추 위치감각 변화 능력을 비교하였다. 저자들은 요추부의 피로도가 모든 피험자, 특히 요통환자 그룹에서 위치를 감지하는 능력을 저하시킨다는 결론을 내렸다.[87]

Brumagne 등[88]은 부척추 근육에 진동을 사용하여 요통이 있는 사람과 없는 사람의 요부위치 감각에서 근방추의 역할을 조사하였다. 위치감각은 천골경사각의 재현에서 평균오차를 계산하여 추정하였다. 요통 환자에게 나타난 위치감각의 정확도가 감소된 것은 변화된 부척추근 근방추 구심성 및 감각입력의 중추신경계 처리능력의 변화에 기인하는 것일 수 있다.[88]

신경근 조절을 고려할 때, 수동 하위시스템 역시 고려해야 하며, 특히 관절의 끝범위에서 고려해야 한다. Solomonow 등[89]은 인간과 동물 실험을 통해 다열근의 활성도를 근전도를 수집하였고 그 과정에서 극상인대의 기계적 자극과 전기적 자극을 확인하는 실험을 진행하였다. 극상인대의 변형은 인대에 더 많은 하중이 가해졌을 때 발생되었고, 그 과정에서 다열근 활동성이 증가되었다.[89] Indahl 등[90]은 15마리의 성인돼지 표본을 사용하여 유사한 연구를 수행하였다. 다열근의 EMG 반응은 추간판 외측 섬유륜과 척추관절낭의 전기적 자극에 반응하여 측정되었다. 추간판의 자극은 여러 척추수준에 있는 다열근과 반대측 다열근의 활동을 유도하였다. 척추관절낭 자극은 같은 분절 수준의 동측 다열근 활성을 유도하였다. 부상을 야기할 정도의 스트레스가 인대에 가해졌을 때 반사적인 활성도가 최대가 된다.[90] 이러한 연구들은 수동적 하위시스템 조직과 부척추근육의 구조 사이에 상호 작용하는 반응이라고 제안하였다.

중재의 원리 (Principles of Intervention)

척추 저가동성의 중재 (Intervention for Spinal Hypomobility)

가동성 손상 또는 관절 기능부전 모델 내에서 치료적 운동으로 적용되는 한 가지 방법으로 때로는 *의학적 운동치료*라고도 불리는 **의학적 훈련 치료**(medicine training therapy; MTT) 접근법이 있다(그림 17-16). 이 접근법은 노르웨이 물리치료사인 *Advar Holten*가 제시한 운동법을 기초로 한

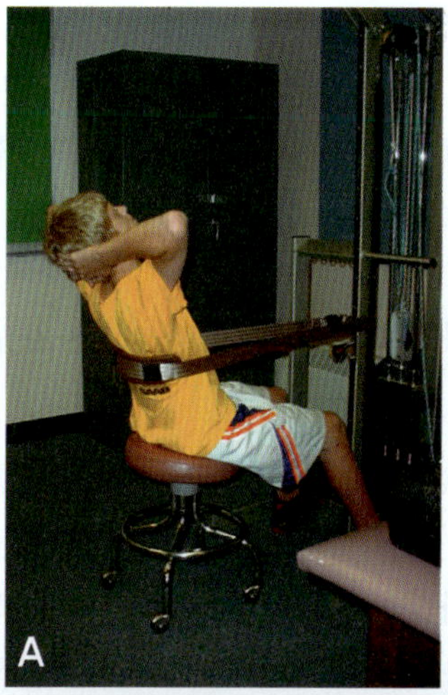

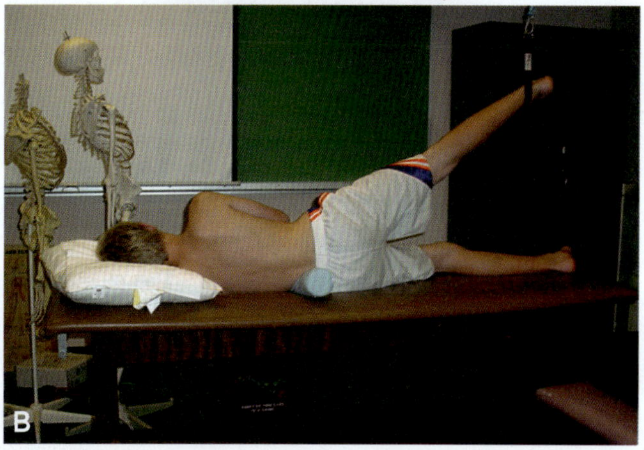

그림 17-16 의학적 훈련 치료(medicine training therapy, MTT) 운동 진행. **A.** L1-2분절의 저가동성이 있는 요부 신전 향상을 위한 MTT. **B.** 오른쪽 L4-5 의 저가동성을 위한 MTT.

다. 이 접근법은 척추분절을 안정화하기 위하여 벨트, 견고한 벤치(bench)와 무게 도르래(pulley weight)를 사용한다.[91] 이 접근법에서 병변부위 위와 아래의 연접분절은 "잠김"되고, 도수저항과 치료적 운동이 저가동성 척추분절이나 과가동성을 안정화시키는데 사용된다. 과가동성 관절 분절을 안정화시키기 위해 고빈도(25–30)와 저강도(1RM의 60%보다 적은) 저항운동을 시작부터 중간 범위 내에서 실시한다. 저가동성 관절에 대한 매개변수는 1 RM의 50%보다 적은 강도와 느린 빈도로 30회 또는 그 이상을 반복하는 것을 포함한다. 관절 가동을 향상시키는 운동은 중간에서 그 이상 범위에서 실시한다.

MTT의 훈련 원칙은 부정확한 운동패턴을 방지하기 위해 환자가 신체적 또는 심리학적으로 피로감을 느낄 때 운동을 중지해야 한다. 훈련 프로그램은 부정확한 운동패턴을 최소화하기 위해 종종 느리게 진행되며 환자의 동기부여수준과 이해 수준에 맞추어 계획된다. 이런 방식으로 훈련하는 것은 매일 또는 적어도 일주일에 3번 실시하는 것이 추천된다. 훈련은 엎드린 자세, 누운 자세, 옆으로 누운자세, 선 자세와 앉은 자세에서 실시하며, 저항은 환자의 개별적인 능력을 고려하여 최적의 무게를 평가하여 적용한다.

척주 분절 불안정성의 중재 (Intervention for Spinal Segmental Instability)

경추와 요추 안정화운동요법의 효과에 대한 여러 근거들이 제공되었다.[92–94] 이 근거들은 신경근 손상과 더불어 척추통증이 있는 사람들에게 단순히 근력훈련과 고강도의 근지구력 훈련을 적용하는 것은 문제 해결에 적절하지 않을 수 있음을 제안한다.[95] 앞서 설명된 바와 같이, 안정화 운동 접근법은 문제 분절이 중립위치를 유지하면서 척추의 특정한 안정성 근육인 심부근 또는 소근육의 재훈련을 강조한다.[65] 심부근의 기능은 이전에 설명했던 복부 드로우–인 기법과 두경부 굴곡 검사를 사용하여 검사한다. 환자가 스스로 심부근을 활성화 시킬 수 있게 되면, 동시에 크고, 더 표면에 위치한 안정화 근육을 활성화시키며 다양한 동적인 운동들로 진행한다.[96]

중재와 전체 가능과는 다른 측면으로 소근육 동원의 통합을 허용하는 재활의 세 가지 단계가 있다: *정형화된 운동기술훈련, 가벼운 기능적 과제에 대한 기술의 통합, 그리고 복잡한 기능과제에서 기술의 진전*(그림 17–17). 초기에는 다양한 자세에서 속근육이 국소적으로 동원되는 능력을 향상시키는 것이 강조된다. 이 운동 기술은 대근육이 움직임을 만들어

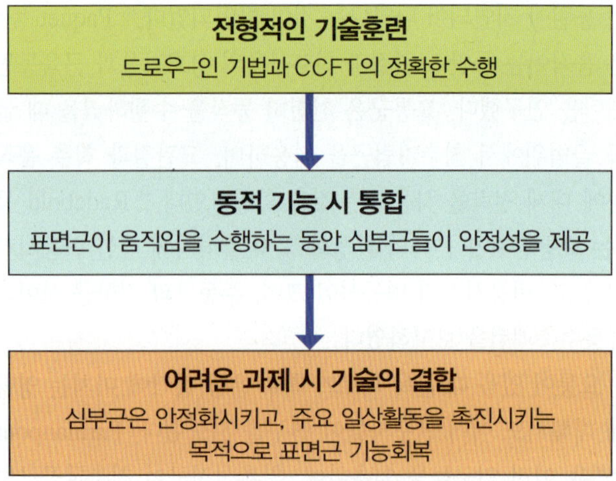

그림 17–17 동적 안정화 운동요법 단계. CCFT = 두경부 굴곡검사(craniocervical flexion test).

내는 동적인 기능적 작업으로 통합되는 반면, 소근육은 지속적인 등척성 동원을 통해 안정성을 제공한다. 재활의 마지막 단계는 대상자에게 요구되는 복잡한 기능적 활동을 촉진시킬 이상적인 과제 수행에 초점을 맞추어야 한다. 척추의 하중을 증가시키지 않고 기능적 안정성을 달성하는 방식으로 안정화운동에 주의를 기울여야 한다.[97] 각 단계에서 물리치료사가 운동을 면밀히 모니터하고, 적절한 운동동원을 이끌어 내기 위해 촉진을 사용하는 것이 중요하다.

대표적인 운동진행은 다음과 같이 구성될 수 있다: 한쪽 다리 지면에 놓고 다른 한쪽 다리 슬라이드(그림 17–18); 한쪽 다리 지면에 놓고 한쪽 다리 신전(그림 17–19); 한쪽 다리 지면에 놓고 한쪽 고관절 굴곡(그림 17–20); 고관절 내전근으로 볼 누르기(그림 17–21); 불안정한 지지면에 발을 놓고

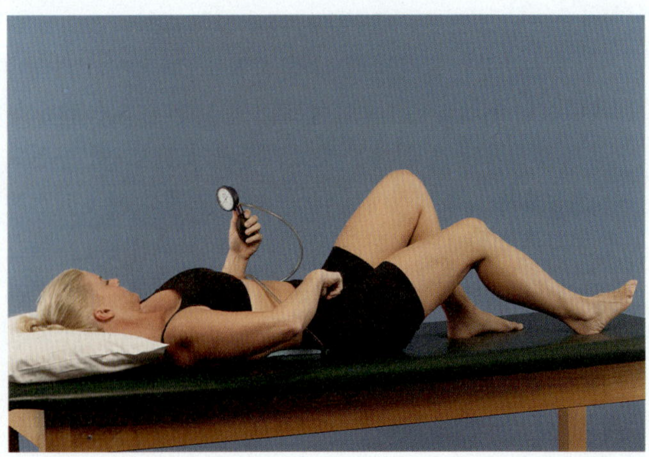

그림 17–18 드로우–인 동작을 유지한 채 한쪽 다리 지면에 놓고 다른 한쪽 다리 슬라이드.

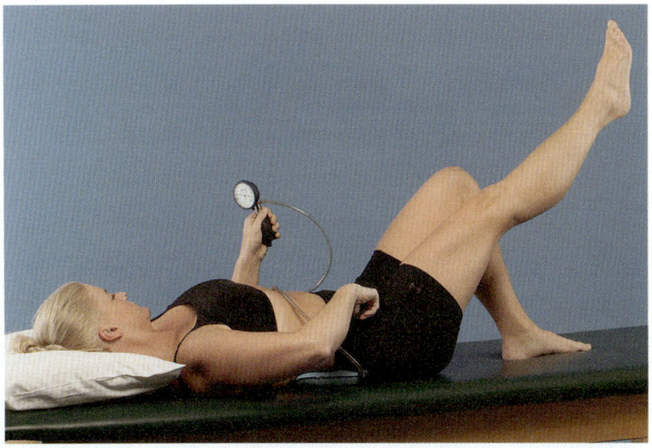

그림 17-19 드로우-인 동작을 유지한 채 한쪽 다리 지면에 놓고 한쪽 다리 신전.

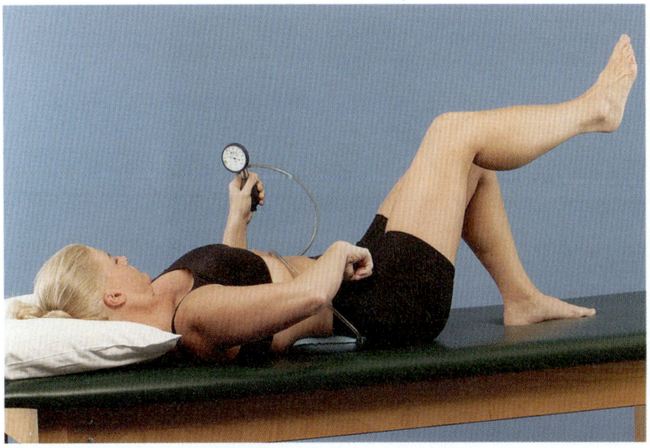

그림 17-20 드로우-인 동작을 유지한 채 한쪽 다리 지면에 놓고 한쪽 고관절 굴곡.

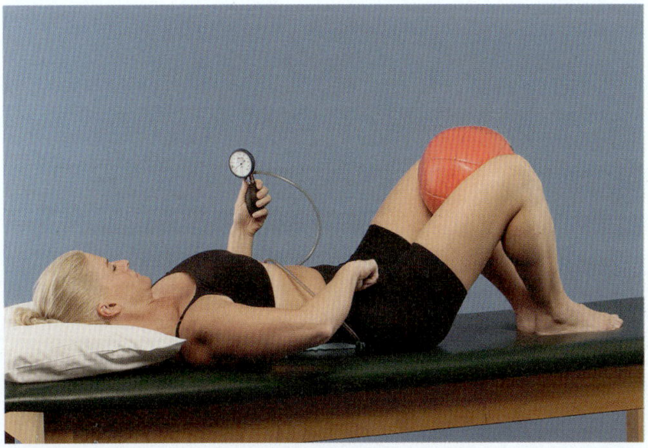

그림 17-21 드로우-인 동작을 유지한 채 고관절 내전근으로 볼 누르기.

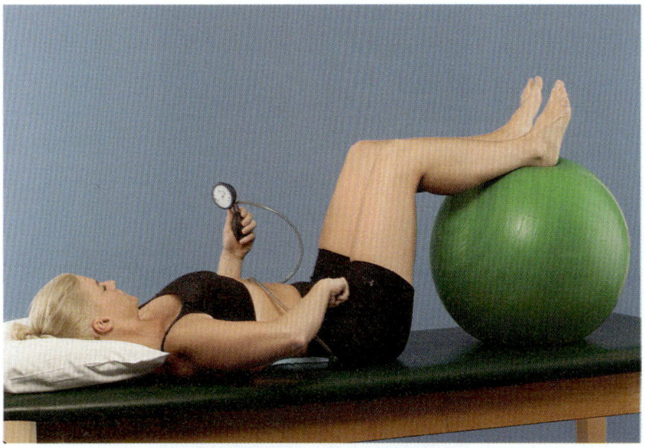

그림 17-22 드로우-인 동작을 유지한 채 불안정한 지지면에 발을 놓고 브리지.

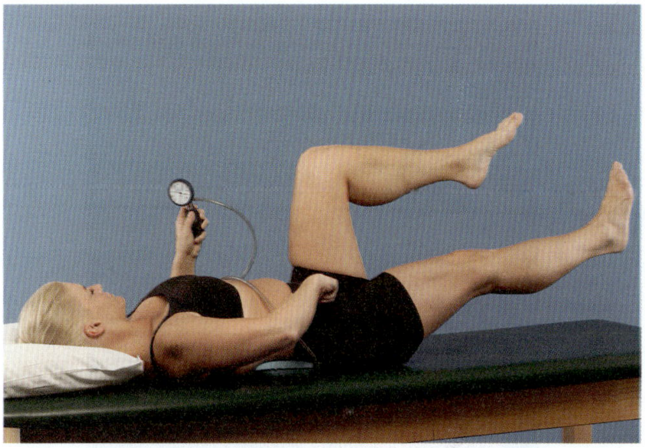

그림 17-23 드로우-인 동작을 유지한 채 양쪽하지 바닥에서 떨어진 채로 번갈아 고관절과 무릎 굴곡하기.

브리지(그림 17-22); 양쪽하지 바닥에서 떨어진 채로 번갈아 고관절과 무릎 굴곡하기(그림 17-23). 지지된 자세에서 근육이 동원되었을 때, 난의도를 높여 진행한다. 반무릎 자세와 같은 지지되지 않은 자세 취하기(그림 17-24)와 불안정한 공에 앉아 무릎신전하기(그림 17-25) 및 고관절 굴곡(그림 17-26).[65]

경추에서 심부 목신전근의 지구력은 팔꿈치 대고 엎드린 자세에서 목뼈부 지지없이 실시하는 두경부 굴곡운동과 안정 또는 불안정한 지지면에서 지지되지 않은 두경부 굴곡운동을 통해 향상될 수 있다(그림 17-27과 17-28).

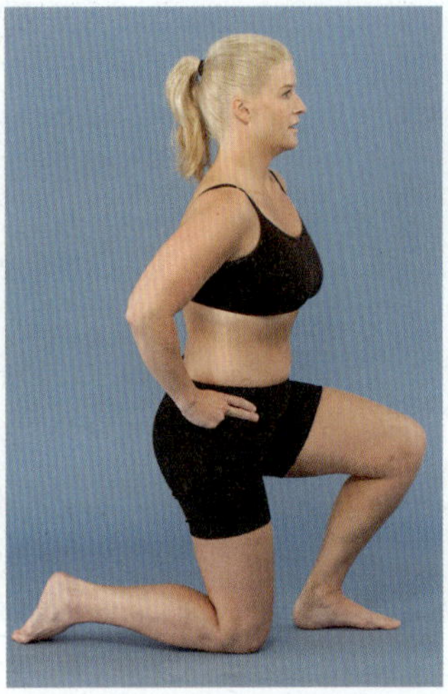

그림 17-24 드로우-인 동작을 유지한 채 반무릎 자세와 같은 지지되지 않은 자세취하기.

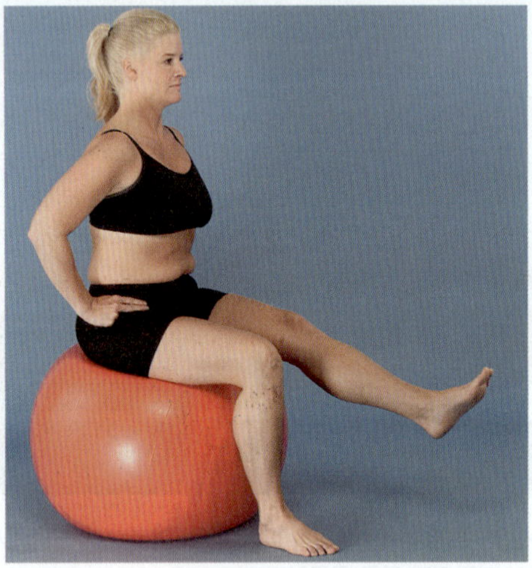

그림 17-25 드로우-인 동작을 유지한 채 불안정한 공에 앉아 무릎 신전하기.

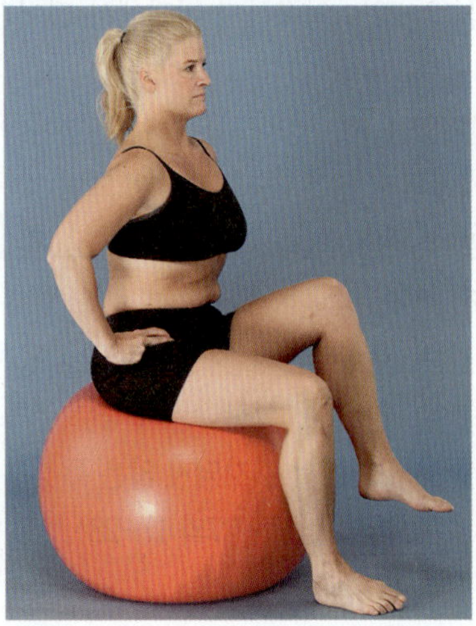

그림 17-26 드로우-인 동작을 유지한 채 불안정한 공에 앉아 고관절 굴곡하기.

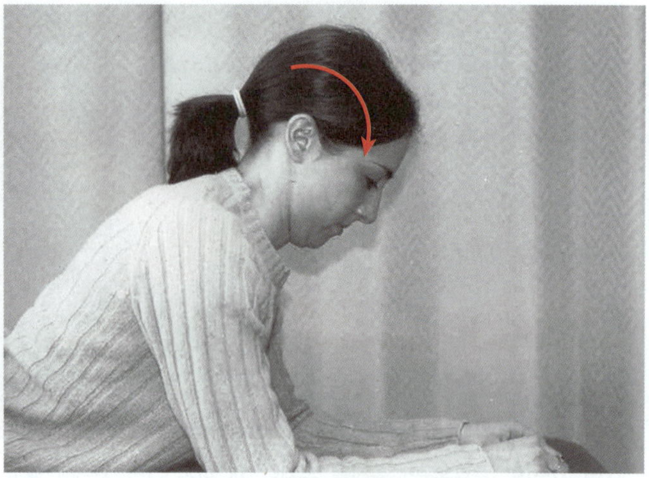

그림 17-27 팔꿈치 대고 엎드린 자세에서 두경부 굴곡운동.

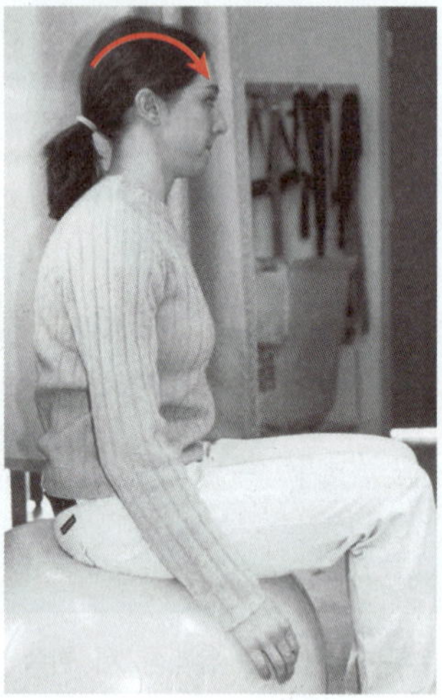

그림 17-28 불안정한 지지면에서 두경부 굴곡운동.

운동감각의 중재 (*Intervention for Dyskinesia*)

표준화되고 임상적으로 타당한 운동감각 검사가 부재함에도 불구하고, 본문에서는 중재를 안내하는데 도움이 되는 몇 가지 공통된 주제에 대해 다룰 것이다.

> **중요 인용 (NOTABLE QUOTABLE)**
>
> *"움직임 전문가로서 물리치료사는 정상 및 비정상의 움직임과 이 둘의 차이를 이해하도록 특수하게 훈련되었다. 어떤 관절에 가능한 움직임의 양이 중요한 만큼, 움직임의 질 역시 동일하게 중요하다. 중재를 적용할 때, 치료사는 종종 좀 더 정확한 움직임 패턴을 환자에게 재교육하려는 트레이너와 같이 행동한다."*
>
> —*C. Wise*

Sahrmann 등[98,99]은 정확한 움직임을 유지하고 회복하는 것이 근골격계 통증을 교정하거나 예방하는 열쇠라고 설명하였다. 중재는 특정한 운동을 통해 정확한 움직임 패턴을 만들고, 더 중요한 것은 비정상적인 기능 활동을 교정하여 신경근 재교육 훈련 활동에 초점을 맞추어야 한다.

움직임 체계 균형 모델 (THE MOVEMENT SYSTEMS BALANCE MODEL)

*Shirley Sahrmann*과 동료들[98]에 의해 지지된 **움직임 체계균형**(movement systems balance; MSB) **모델**은 *Florence Kendall* 등[100]에 의해 처음으로 제안된 개념에 기초한다. 이 접근법은 변화된 **순간회전 중심경로**(path of the instantaneous center of rotation; PICR)[98]로 인한 움직임 불균형의 개념에 기초한다. 정확한 움직임은 PICR이 변경되었을 때 나타나는 통증과 손상을 예방하는 열쇠이다. 다분절 체계에서 움직임은 **상대적 유연성**(relative flexibility)으로 불리는 개념인 저항이 최소화되는 길을 택할 것이다.[98] 모든 분절에서, 움직임이 가장 제한되지 않는 경로를 **움직임이 허용된 방향**(direction susceptible to movement; DSM)[98]이라고 한다. DSM은 관련된 구조의 누적된 외상으로 인한 근골격계 손상을 초래하며, 불균형한 자동차 타이어가 변경된 회전 중심 주위를 반복적으로 움직이면서 독특한 패턴의 마모를 발생시키는 것과 같다. 이 모델 내에서, 치료사가 환자의 움직임 장애를 분류하고 지칭하는데, DSM을 감별하는 것이 중요하다.

> **임상적 핵심 (CLINICAL PILLAR)**
>
> - 환자가 움직이는 동안 환자의 *순간회전 중심경로*(path of the instantaneous center of rotation, PICR)을 관찰하는 것은 변화된 움직임을 정확하게 이해하는데 중요하다.
> - PICR의 변경은 근길이, 근력과 잘못된 정렬의 이상으로 인한 것일 수 있다.
> - 변경된 PICT로 인한 움직임의 패턴은 누적된 외상과 관련구조물의 손상을 일으키는 *민감한 움직임 방향*(direction susceptible to movement; DSM)이라고 한다.
> - DSM은 환자의 움직임 장애를 분류하는데 사용된다.

몇몇 연구들에 따르면 요통을 지닌 사람들은 몸통을 굴곡하거나 신전할 때 요-골반리듬이 변화되는 것으로 나타났다.[101,102] 최적의 결과를 얻기 위해서는 근길이, 근력 근육 동원패턴과 구조정렬 관찰이 중요하다. 도수물리치료사는 단지 한 분절이 아닌 연접된 관절을 포함한 다분절 움직임 체계 내에서 각각의 분절 간의 유연성을 고려하는 것이 가장 중요하다. 정확한 움직임 패턴은 움직임 체계 내에 모든 요소 및 구성요소가 다양한 움직임과 자세를 허용하는 균형을 이룰 때 성취된다. 다음 장은 요통 장애에 적용되는 MSB 모델의 개요가 소개되어 있다. 이 접근법에 대한 더 자세한 설명은 다른 출처들을 참고하기 바란다.[98]

검사의 원리 (PRINCIPLES OF EXAMINATION)

자세와 정렬의 검사 (Examination of Posture and Alignment)

검사의 첫번째 단계는 선 자세와 앉은 자세에서의 척추 정렬 검사이다. 요-골반 정렬을 결정하는데 일반적으로 사용되는 3가지 구별된 검사가 있다: 요부만곡, PSIS와 ASIS간의 수평위치 및 고관절 각도이다. 관련 근육의 근력과 길이는 정적인 정렬에 중요한 영향이 있는 것으로 여겨지며, 결함 있는 몸통 정렬과 관련된 많은 문제의 원인이 되는 것으로 추정된다.[98]

가동성 검사 (Examination of Mobility)

그 다음으로 PICR를 결정하기 위한 자세한 동작 검사가 수행된다. PICR의 위치는 몸통근육이 척추에 영향을 미치는 시점을 결정할 것이다. 변화된 척추 정렬은 PICR을 변경시키고, 움직이는 동안 분절 사이에 누적된 외상을 일으킬 수 있는 이후 시점에 영향을 줄 것이다.[98] 검사과정에서 요추만곡의 최종 각도를 확인하는 것이 전체 가동범위보다 더 중요하다. 검사 전반에 걸쳐 검사자는 전체 운동에 대한 각 분절의 기여도를 관찰해야 한다. 저가동성 분절은 종종 보상작용을 통해 연접 분절의 과운동성을 유발할 것이다. 또한, 이러한 요-골반-고관절 복합체(즉, 고관절, 천장관절 등) 내에서 각 분절의 가동성의 감소는 결과적으로 보상의 움직임을 야기하여 과가동성을 초래할 수 있다. 관절각도를 확인하거나, "힌지(hinge)" 동작이 나타나는 주변부를 확인하는 것은 분절의 과가동성을 암시한다.

근육 기능 검사 (Examination of Muscle Function)

근육 기능 검사는 지구력과 동원패턴에 대한 평가가 포함된다. 검사는 체중부하와 비-체중부하 움직임에서 움직임 패턴을 관찰하는 것을 포함한다. 앞서 논의한 바와 같이 정상적인 운동감각과 안정성을 촉진하는데 있어 근육의 역할은 이 접근법에 포함된 개념이다.

Kendall[100]과 마찬가지로, MSD 접근방식은 상복부와 하복부 근육사이를 구분한다. Sahrmann에 따르면, 상복부근육 동원은 내복사근과 복직근의 수축을 통해 달성되는 반면, 하복부근은 Kendall[100]에 의해 처음 묘사되었던 양측 다리 지면에 떨어뜨리 자세에서 골반을 평평하게 유지하는 검사를 통해 확인한다. 무릎을 구부릴 때 몸의 무게중심이 천추 2번에서 요추 4-5번으로 이동함에 따라 척추로 전달되는 힘이 더 근위부에서 발생하여 개별화된 운동의 중요성이 강조된다[103] 윗몸일으키기(trunk-curl sit-up) 동작을 할 때, 갈비뼈가 바깥쪽으로의 확장이 관찰되는 것은 내복사근의 작용으로 발생하는 반면, 하복부의 활성은 외복사근의 작용과 더 일치한다.[97] 다리를 고정한 상태에서 몸통을 구부릴 때는, 복부 운동보다 고관절 굴곡 운동이 더 많이 일어난다. 하복부검사에서, 검사자는 환자의 다리를 수직 위치로 올리는 것을 돕는다. 이후 다리를 내릴 때 고관절 굴곡근이 가하는 힘은 골반을 앞쪽으로 기울이는 경향이 있으며, 하복부근에 강한 저항으로 작용한다.[100]

요추 움직임 손상증후군 분류 (Classification of Lumbar Movement Impairment Syndromes)

움직임 손상증후군의 분류는 검사결과를 집단으로 나누어 분류한다. 증상이 재현되거나 DSM이 나타나는 방향은 분류의 범주를 정의하는 데 사용된다.[98] 물리치료사는 환자를 분류할 때 증상의 강도, 교정 시 증상의 감소 및 환자 움직임 방향의 일관성을 고려해야 한다. 요통 환자에 대한 이 분류체계의 임상적 유용성을 뒷받침하는 새로운 근거들이 문헌들에 소개되고 있다(글상자 17-4). Sahrmann과 동료들은 검사와 그에 맞는 중재를 선택하기 위한 증상, DSM과 특징적 형태들이 포함된 요부 움직임 손상증후군을 체계화하였고, 표 17-5에 이를 요약하였다.[98]

임상적 핵심 (CLINICAL PILLAR)

검사결과를 토대로, 요추의 *MSB 진단분류 카테고리*를 사용하여 다음 각 항목을 분류하시오:

1. 몸통을 앞으로 구부렸다 제자리로 돌아올 때, 척추신전근육들이 고관절 신전근 활성보다 더 높게 작용한다.
2. 증상이 외측굴곡 시 유발되고 장골극 위에 도수 안정화를 제공했을 때 감소한다..
3. 앞으로 구부릴 때 단축된 뒤넙다리근으로 인해 고관절보다 요추가 더 많이 움직인다.
4. 네발기기 자세에서 앞으로 이동해 힘이 가해질 때 증상의 감소가 두드러지게 나타난다.

글상자 17-4 요추의 움직임 체계 균형 진단 분류 카테고리

(카테고리는 가장 일반적으로 나타나는 증후군에서 적게 나타나는 증후군으로 기재하였다.)

- 회전-신전 증후군(Rotation-extension syndrome)
- 신전 증후군(Extension syndrome)
- 회전 증후군(Rotation syndrome)
- 회전-굴곡 증후군(Rotation-flexion syndrome)
- 굴곡 증후군(Flexion syndrome)

표 17-5 요추 움직임 손상증후군 요약

각 증후군의 임상적 특징은 이후 중재들과 함께 강조되었다. 중재를 적용하는 동안 물리치료사는 어떠한 보상의 움직임이나 증상의 증가가 없는 위치에서 움직임이 일어나도록 세심한 주의를 기울인다.

MSB 증후군	주증상/DSM	검사	중재
회전-신전 증후군 (Rotation-extension syndrome)	신전(BB)과 회전(ROT)에서 한쪽 증상 증가	*선 자세:* 비대칭성, 굴곡동작에서 돌아올 때 통증, 외측굴곡(SB)에서 통증 및 비대칭성과 회전 *앉은 자세:* 신전 시 증가 *바로 누운 자세:* 고관절/무릎 굴곡 시 골반회전, 고관절 외전/외회전보다 척추회전 유연성이 더 큼 *옆으로 누운 자세:* 통증이 있으나 허리를 둥글게 말은 타올로 지지했을 때 통증 감소, 골반회전으로 인한 고관절 외회전, 골반기울임으로 인해 고관절 내전 *엎드린 자세:* 무릎 굴곡 시 통증 증가, 골반회전 시 비대칭성, 비대칭적 척추 회전으로 인한 무릎 신전과 고관절 신전, 척추의 조기 회전으로 인한 고관절 회전 *네발기기 자세:* 굴곡 시 흔들림과 통증, 신전 시 흔들림은 감소	• 의자에 기대어 앉기, 기대지 않고 고관절/무릎 같은 높이에서 회전동작 • 척추에 회전을 증가시키는 발이 고정된 스포츠를 피함 (예: 골프) • 고관절 회전 가동성 증진 • 약간 골반 후방회전상태에서 서 있기, 복부 수축 또는 초기 벽에 기대서기 • 움직이는 동안 발로 미는 동작 없이 기운다. • 앉았다 일어서기 동작 시 신전과 고관절 회전을 피함 • 계단 오르는 동안 복부를 수축하고 고관절 신전의 제한이 있으면 올라갈 때 몸을 앞으로 기울임 • 골반의 전방경사를 피하기 위해 작은 보폭으로 천천히 걸음
신전 증후군 (Extension syndrome)	신전 시 증상의 증가 및 신전과 거리가 먼 동작 시 증상 감소	*선 자세:* 비대해진 척추신전근, 증가된 전만, 굴곡에서 돌아올 때 신전과 통증이 유발, 고관절 움직임이 유도되거나 벽에 기대 서 있을 때 증상 개선, 골반후방회전 시 통증 감소 *앉은 자세:* 고관절 신전/무릎 신전 시 통증 증가 *바로 누운 자세:* 골반전방회전, 척추 신전 시 통증, 복부근 수축 시 통증 감소, 고관절/무릎 신전 시 통증 *네발기기 자세(척추 신전):* 척추굴곡 시 흔들림과 함께 통증 감소, 신전 시 흔들림과 함께 통증 증가	• 요추전만 증가 교정과 복부근 활성도 증가 • 골반 전방회전과 척추 신전이 나타나지 않은채 고관절 굴곡근 신장 • 누운자세에서 발끝 미끄러지기, 훅라잉(hook-lying) 자세에서 무릎 펴기에서 복부근을 훈련시키기 위한 사선운동으로 진행, 고관절 굴곡근 신장 • 양쪽 무릎 가슴으로 당기기 • 굴곡 시 고관절 외전과 외회전은 골반의 복부 조절을 향상 • 척추 안정화 상태에서 어깨 관절 굴곡 • 후방 중둔근과 외측 복근을 위한 옆으로 누운 자세에서 고관절 외전 • 네발기기 자세에서 골반을 뒷방향으로 이동 • 의자에 기대어 앉기, 발판 사용 • 벽에 기대 서기, 편평한 척추, 고관절/무릎관절 굴곡, 복부 • 복부근의 수축과 고관절/무릎 신전 또는 어깨관절 굴곡

계속

표 17-5 요추 움직임 손상증후군 요약-계속

MSB 증후군	주증상/DSM	검사	중재
회전 증후군 (Rotation syndrome)	회전(ROT) 시 한쪽 증상 증가	*선 자세:* 비대칭성, 외측굴곡 시 통증 *바로 누운 자세:* 고관절 또는 무릎관절 굴곡 시 골반회전, 굴곡 시 고관절 외전/외회전은 척추의 조기 회전을 유발함 *옆으로 누운자세:* 통증 발생, 롤타올로 허리 지지 시 통증 감소, 고관절 외회전이 시 골반 회전, 고관절 내전 시 골반경사 *엎드린 자세:* 무릎굴곡 시 비대칭적 골반 회전, 무릎이 신전된 상태서 고관절 신전 시 비대칭적 외회전, 고관절 회전 시 요-골반 조기 회전 *네발기기 자세:* 비대칭성, 팔을 들어올릴 때 척추 회전 *앉은 자세:* 무릎 신전 시 요-골반 회전, 척추회전 시 후방이동 증가	• 작업 또는 스포츠활동 중에 척추와 골반회전 방지 • 고관절 회전가동성 증대 • 후방흔들기 운동을 동반한 회전 비정렬 교정 • 누운자세에서 하복부 운동, 복근이 동반된 고관절 내전/내회전 및 굴곡에서 고관절 외전/외회전 운동 • 무게가 동반된 사선방향의 어깨 외전 135°와 복부근이 동반된 어깨 90° 운동 • 옆으로 누운 자세에서 복부근이 동반된 고관절 외회전, 골반경사 없이 고관절 외전과 내전 • 엎드린 자세서 복부이 동반된 무릎굴곡과 고관절 외회전 • 네발기기 자세에서 복부근이 동반된 한쪽 어깨 굴곡, 골반회전 없이 골반 뒤로 이동운동 • 앉은 자세에서 척추회전 없이 무릎 신전 • 옆으로 서기
회전-굴곡 증후군 (Rotation-flexion syndrome)	앉았다 일어서기 동작 시 한쪽 증상 증가	*선 자세:* 굴곡 시 통증과 비대칭성 증가, 척추굴곡 시 통증 감소와 고관절 굴곡각 증가 *바로 누운 자세:* 고관절 굴곡되면서 외전/외회전 될 때, 척추 조기 회전 및 통증 증가, 통증 변화 없이 고관절 무릎관절 신전한 채로 누음, 척추아래 수건으로 지지하면 통증 개선, 고관절 굴곡 시 골반회전 *옆으로 누운 자세:* 통증, 수건을 고이면 증상 개선, 고관절 외회전 시 골반회전, 고관절 내전 시 골반 경사 *엎드린 자세:* 고관절 회전 시 통증, 요-골반부 조기 회전 *네발기기 자세:* 굴곡 선호, 신전 시 척추 회전과 골반경사/회전, 팔을 들어올릴 때 척추 회전 *앉은 자세:* 굴곡 시 통증, 요-골반 회전과 관련 시 무릎 신전	• 굴곡 없이 회전조절을 위한 복부근 사용 • 척추 굴곡 방지를 위한 척추신전근 기능 향상, 고관절 굴곡동작 향상, 앉은 자세에서 척추 편평하게 유지 • 누운 자세에서 골반 회전 없이 고관절/무릎관절 굴곡 • 척추 굴곡 없이 고관절 신전근 신장을 위한 무릎 가슴으로 당기기, 이때 복부근 수축 • 회전 방지를 위한 복부근 굴곡과 고관절 외전/외회전 • 옆으로 누운 자세에서 골반 회전 없이 고관절 외회전 및 골반 경사 없이 고관절 외전과 내전 • 엎드린 자세에서 척추 회전을 방지하게 위해 복부근 수축을 동반한 무릎 굴곡/고관절 회전 • 둔근의 기능은 향상시키고 활성된 뒤넙다리근은 억제를 위한 제한된 범위에서 고관절 신전 • 척추 신전근 기능 향상을 위한 어깨 90°-180° 굴곡 • 굴곡을 방지하고 척추회전 없이 고관절 굴곡을 증가시키기 위해 네발기기 자세에서 골반 위로 이동 • 선 자세에서 고관절에 축을 두고 무릎 굽힘을 허용한 상태에서 척추 굴곡, 몸통 지지를 동반한 외측 굴곡

표 17-5 요추 움직임 손상증후군 요약-계속

MSB 증후군	주증상/DSM	검사	중재
굴곡 증후군 (Flexion syndrome)	굴곡(FB) 시 움직임과 관련된 증상과 굴곡과 거리가 먼 동작 시 증상 감소	*선 자세:* 몸통 굴곡 시 척추와 고관절 중 더 크게 기여하는 관절 관찰, 고관절 동원이 더 증가된 상태에서 몸통 굴곡 시 통증 *네발기기 자세:* 척추 대 고관절에서 골반을 뒤로 할 때 움직임이 더 크게 나타나는 관절 관찰 *앉은 자세:* 통증, 척추 굴곡 시 무릎 신전 동반됨 *바로 누운 자세:* 무릎 구부린 상태에서 고관절 굴곡 끝범위에서 통증, 고관절 120° 굴곡 이전에 척추 굴곡, 통증 증가 없이 고관절/무릎관절 신전한 채 눕는다. 척추아래 수건 고이면 통증 감소	• 바르게 앉는 자세 및 요추 움직임 없이 고관절 움직이는 방법 교육 • 누운 자세에서 척추 굴곡 없이 무릎 가슴으로 당기기 • 복부근 길이 향상을 위한 가슴 들어올리기는 동작을 동반한 어깨 굴곡 • 척추 신전 기능향상을 위한 엎드린 자세에서 팔 머리 위로 올려 어깨 굴곡 • 엎드린 자세에서 척추아래 베개 고이고, 한쪽 고관절 신전 • 네발기기 자세에서 척추 굴곡 없이, 고관절 굴곡 활성을 위한 골반 뒤로 이동 • 앉은 자세에서 몸통의 등척성 신전 없이 무릎 신전 • 앉은 자세에서 고관절의 굴곡 없이 뒤넙다리근 신장 • 선 자세에서 고관절과 고관절의 굴곡을 통한 척추굴곡 • 척추 굴곡 없이 스쿼트

FB, forward bending (flexion); BB, backward bending (extension); SB, side bending; ROT, rotation.

Vladimir Janda[103,104,106]이 주장한 근육 균형 접근법은 움직임 패턴이 동기화 되는 과정의 문제가 근육 불균형으로 이어진다는 의미에서 MSB 모델과 개념상 유사하다. Janda[103,104]는 신경외과전문의로 체코슬로바키아 프라하의 ***Charles 대학 병원***에 재활의학과를 창립하였다. Janda가 관찰한 근육의 불균형, 잘못된 자세와 보행 그리고 만성통증증후군의 관련성에 대해 병리학적, 진단학적, 치료학적 개념은 재활에 지대한 영향을 미쳤다. Janda의 접근법은 자세와 위상근육(phasic muscle) 그리고 type I와 type II 간에 검사를 포함한다.[103,104] 그러나, Janda의 중재 접근법은 MSB 모델과 상당히 다르다. Janda의 접근법은 적극적인 도수 스트레칭을 포함한 중재를 중점으로 하는 반면[103,104] MSB 접근법은 올바른 정렬과 적절한 근육 동원 패턴을 강조한다. MSB 접근법은 더욱 정확한 움직임 패턴을 유도하기 위해 원하지 않는 움직임은 조절하면서 선택적인 근육 동원을 최적화하기 위해 부드럽게 운동을 실시해야 한다. MSB 중재는 도수적 기법 사용을 강조하지 않으며 일상생활 시 교정된 움직임 패턴으로 수정하고 독립적인 운동요법의 규칙적 수행을 강조한다.[97] Janda는 만성 요통을 경험한 사람들의 둔근 활성도와 골반 안정성이 빈번하게 감소하는 것을 관찰하였다.[103,104] Bullock-Saxton 등[103]은 중재과정에서 운동조절과 프로그래밍의 중요성을 연구하였다. 저자들은 보행 시 고유수용성감각 기전을 자극하여 둔부 근육을 효과적으로 활성화 시킬 수 있는 지에 대해 조사하였다. 15명의 건강한 성인을 대상으로 맨발과 균형 신발을 신은 상태에서 보행할 때에, 보행 전과 1주 후의 대둔근(큰볼기근, gluteus maximus)과 중둔근(중간볼기근, gluteus medius)의 근전도를 기록하였다. 그 결과 둔부근육의 활성도는 유의하게 증가하였고($P < 0.0002$) 같은 시점에 최대수축의 75%에서는 유의하게 감소($P < 0.01$)하였으며, 이는 요통환자에서 종종 약해진 근육에서 무의식적이고 자동 반응으로 유도되는 감각운동계의 가치를 입증하였다.[103]

Janda의 접근법에 또 다른 관점은 원위관절 손상이 근위부 근육 기능에 영향을 미친다는 것이다.[103] Bullock-Saxton등[104]은 한쪽 발목에 여러 번 염좌를 경험한 대상자와 건강한 성인을 대상으로 고관절의 근육 기능을 비교하는 대조군 연구를 실시했다. 엎드린 자세에서 고관절을 신전하는 동안 표면 근전도를 사용하여 대둔근, 슬괵근(뒤넙다리근, hamstring)과 척추기립근(척추세움근, erector spinae)의 활성화 패턴을 관찰하였다. 분석결과, 이전 손상 경험이 있는 대상자의 근육 활성화 패턴이 정상 대조군과 비교해서 현저하게 다른 차이가 나타났으며, 변화 패턴은 손상부위와 비손상부위 모두 나타나는 것으로 나타났다. 두 군간의 가장 현저한 차이는 이전 손상 경험이 있는 대상자의 대둔근이 활성화되는 시점의 지연이였다.[104]

임상적 핵심 (CLINICAL PILLAR)

- *자세근인, type I* 근육은 전형적으로 강직과 움직임과 신장에 대한 저항을 발생시켜 손상에 반응한다.
- *위상근인, type II* 근육은 근육 약화 및 근육 동원과 힘 생성과 관련된 문제를 발생시켜 손상에 일반적으로 반응한다.
- 도수치료사는 환자가 어떤 근육 유형인지 이해함으로써 어떤 중재방법이 더 효과적일지 더 잘 알 수 있다.
- *자세근인, type I* 근육의 중재는 지구력 훈련으로 구성된다.
- *위상근인, type II* 근육의 중재는 근력 훈련으로 구성된다.

중재의 원리 (Principles of Intervention)

MSB의 모델에서 저가동성 분절은 인접한 분절에서의 보상 운동에 기여하지만 증상이 나타나는 영역으로 간주되지는 않는다.[98] 이 접근법은 대부분의 척추-관련 증상들을 움직임이 감소된 분절과는 대조적으로 과도한 상대적 유연성(즉, DSM)을 갖는 영역들에 부여한다. 따라서, 중재의 초점은 적절한 척추 정렬을 유지하고, 원하지 않는 움직임이 방지되는 방향으로 치료하는 것이다. 이러한 목표를 달성하기 위해서는 몸통 근육들의 적절한 신경근육 수행능력이 선행되어야만 한다. 중재는 움직임 검사에서 양성으로 확인된 운동요법을 통해 일상생활활동을 수정하여 반복되는 스트레스를 줄이는데 초점을 맞춘다. 아무런 증상도 나타나지 않고 정확한 움직임 패턴이 채택되도록 각 검사 동작의 올바른 수행에 중점을 둔다.[98]

MSB 접근법에서 운동은 자가-치료에 중점을 두고 환자의 일상생활에 통합되어 움직임 패턴이 습관화 되도록 한다.[98] 처음 환자와 치료사 간의 긴밀한 상호작용은 각각의 운동을 적절하게 수행하는데 있어 중요하다.

환자가 전체 움직임 패턴을 수행하는데 어려움이 있다면, 움직임을 더 작고 관리하기 쉬운 구성요소로 나눌 수 있다. 중재를 통해 자각증상 없이 정밀한 움직임을 수행할 수 있는

표 17-6 척추질환 관리의 일반적 운동 접근들 간의 유사성과 고유의 특징

	운동처방 (Exercise Prescription)	유사성 (Similarities)
기계적 진단과 치료 (Mckenzie)	우선된 방향을 중심으로 운동	자세를 유지하는데 초점은 안정화의 효과에 있다; 환자가 자가-관리를 할 수 있도록 독립성 유지를 장려한다.
의학적 훈련치료 (Holten)	가동성 검사에 기초한 운동과 증상과 관련된 관절분절의 잠금	안정화 운동 시 중간범위 운동에 집중하며 근위부 안정화를 원위부 가동성보다 우선시 한다.
동적 척추 안정화 (Richardson 등)	심부척추근 수축 중심의 운동; 복횡근 수축이 동반된 하복부근 운동	하복부 운동 시 하지가 움직이는 동안 골반을 (근위부 안정화) 유지하는 운동을 실시한다.
움직임 체계 균형 (Sahrmann)	한쪽 사지 움직임 시 골반위치의 유지능력을 기초로 한 운동; 하복부근 훈련 시 외복사근의 수축에 초점	하복부 운동 시 하지가 움직이는 동안 골반을 (근위부 안정화) 유지하는 것으로 운동을 진행한다; 환자가 자가-관리를 할 수 있도록 독립성 유지를 장려한다.
근육 균형 (Janda)	긴장성 근육(tonic) vs. 위상성 근육(phasic) 근육 활동의 평가, 단축된 근육을 신장하기 위한 강한 스트레칭 기법	원위부 가동성을 위해 근위부 안정성이 요구된다.

것에 중점을 둔다. 중재는 환자에게 적절한 관절축에서 움직이며 과도하게 길어지거나 약화된 지지 구조들을 지지하고 근육을 수축하면서 움직이는 것에 대해 교육시키는 것을 포함한다. 단축된 근육들을 수동적으로 신장시키는 것이 아니라, 그 근육의 길항근들을 수축시켜 신장효과 만들어낸다.

요약과 결론
SUMMARY AND CONCLUSIONS

이번 장은 척추 질환을 지닌 사람들의 관리에 적용될 수 있는 여러 일반적인 치료적 운동을 고찰하는데 중점을 두었다. 분류와 이후 중재를 결정하는 검사의 원리는 현재의 최선의 근거에 비추어 소개하였다.

McGill[105]은 문헌고찰을 통해 요추에 중점을 둔 척추 운동요법에 적용할 수 있는 몇 가지 방법을 제시하고 있다. McGill은 1998년도엔 요통환자를 위한 운동요법의 역할에 대한 무작위 대조군 연구가 단지 28건에 불과하다고 언급하였다.[105] 최근 몇 년간 이러한 개념에 대한 연구가 매우 강조되었음에도 불구하고, McGill은 오늘날 여전히 그 개념들 간에 차이가 있음을 발견하였다. 그는 자신의 고찰을 통해, 특수한 운동요법이 급성요통환자 치료에 미치는 영향이 제한적이며, McKensie 요법이 짧은 기간 안에 증상을 완화시켜 줄 수 있는지, 그 운동이 손상 초기 6주 내에 가장 효과적인지, 어떤 환자가 어떤 운동요법에 효과적일지 결정하는 것은 어렵다고 결론지었다.[105] 그는 하지의 가동성과 유연성 운동 및 중립자세를 유지하면서 근지구력 훈련을 통합적용하는 것을 주장한다. 일반적인 유산소 훈련은 척추-관련된 증상을 조절하는데 도움이 되는 것으로 밝혀졌다. 또한 척추근육의 균형을 재설계하기 위해 척추 부하를 줄이기 위한 윗몸일으키기 운동 및 엎드린 자세에서 신전운동은 피하고, 반면에 플랭크 운동으로 알려진 양측지지 동작 및 척추신전근 훈련을 루틴 운동으로 포함해야 한다고 하였다. McGill은 결국 운동요법은 환자 개인의 구별된 임상증상에 맞추어 적용해야 하는 것이 가장 중요하다고 하였다(글상자 17-5).[105]

이러한 접근법과 상관없이, 적극적인 능동적 운동요법은 척추질환을 겪고 있는 사람들의 포괄적인 관리에 있어 손상기반분류법을 기초로 환자의 독립성을 이끌어주는 중요한 개념이다. 이러한 중재는 정형도수치료 중재를 이상적으로 보안해주는 역할을 하며, 경우에 따라 이들 질환들을 관리하는 중요한 역할을 한다. 도수치료사들이 정형도수치료의 이점 뿐만 아니라, 한계를 이해하는 것이 가장 중요하다. 정형도수치료는 만병통치약이 아니라 우리의 치료를 필요로 하는 개인의 요구를 해결하기 위해 전체적인 접근 방식으로 여겨지는 다른 가치 있는 도구들과 함께 공동으로 협력하여 사용될 수 있는 가치있는 도구이다.

글상자 17-5 척추운동요법의 일반적인 참고사항

- 특수한 운동요법이 급성요통환자에 미치는 영향은 제한적이다.
- 어떤 환자가 어떤 운동요법에 반응할 것인지를 미리 결정하는 것은 어렵다.
- McKenzie 요법은 짧은 시간에 증상을 완화시킬 수 있다.
- 운동은 만성요통환자에게 더 효과적일 수 있다; 특히 손상 직후 6주 이내에 시작하는 운동은 환자의 만성화를 예방하는데 도움을 줄 것이다.
- 강직(stiffness)을 줄이기 위해 최소한의 부하로 굴곡과 신전을 번갈아 하는 운동을 시작단계에 포함시킨다.
- 척추부위에 특수한 유연성 운동을 적용하기 전에 하지의 가동성 및 유연성 운동을 선행적으로 통합적용한다.
- 먼저 복부근으로 시작하여 외측 척추근을 따라 특정 근육들을 훈련시키고, 이후 중립자세에서 신전근육들을 훈련한다.
- 운동은 참을 수 있는 통증 범위 내에서 매일 훈련하는 것이 가장 효과적이다.
- 유산소운동은 척추-관련 증상들을 조절하는데 효과적인 것으로 밝혀졌다.
- 전 가동범위 운동은 피하고, 특히 아침에는 더욱 주의한다.
- 골반 경사보다 척추 중립자세를 사용한다.
- 저항훈련 시 근력에 비해 근지구력에 초점을 맞춘다.
- 복부근 및 요방형근의 수행능력을 향상을 위한 다양한 윗몸일으키기와 측면지지운동(예: 플랭크 운동) 및 한쪽다리 신전을 통한 몸통 신전근의 근력운동을 포함하는 반면, 엎드린 자세에서 실시하는 신전운동과 윗몸일으키기 동작은 피한다.
- 복부근과 부척추근 사이의 근육 균형을 재확립한다.
- 가장 중요한 것은 운동은 환자 개인의 구별된 임상증상에 맞게 패턴화되어야 한다는 것이다.

임상 사례 (CLINICAL CASE)

사례 1

현재 병력 (History of Present Illness, HPI)

C.J.는 27세 남성으로 2일 전에부터 오른쪽 요천추부에 6/10+ 수준의 심각한 통증이 발생하여 치료실에 방문하였다. 그의 작업환경은 바닥에서 머리 위로 50 lb 무게의 박스를 들어올리는 작업을 포함해 반복적으로 물건을 들어올리는 일을 하고 있었다. 몇 가지 질문을 더 했을 때, 그는 오른쪽 발 뒤쪽면에서 무감각 및 방사통을 호소한다고 하였다. 그의 증상들은 지속적으로 나타났으며, 움직임이나 자세의 변화로 증상이 크게 변화되지 않는다고 하였다. 또한 모든 동작에서 증상이 증가하였으며, 똑바로 서려고 할 때 특히 증상이 심하게 나타났다. 당신은 그가 대기실에서 앉아 있을 수 없고, 서 있는 동안에 중등도의 왼쪽 외측이동과 앞으로 구부린 자세를 관찰하였다. 그는 현재 퇴직 상태이며, 일정기간 산재보상을 받는다.

계통적 고찰: 고혈압(hypertension, HTN), 당뇨(diabetes mellitus, DM), 심장질환이 없으며, 수술병력도 없다.

방사선 진단: 방사선 사진은 음성이다. MRI는 처방되었으나 아직 검사하지 않았다.

자가-평가 장애: 오스웨스트리 기능장애 설문(Oswestry Disability Questionnaire) 점수는 60%이다.

능동가동범위 (AROM): 전방굴곡과 전방굴곡반복(10×) = 6/10+ 에서 8/10+ 수준의 오른쪽 하지 증상이 동반된 전체 가동범위의 25%의 가동범위. 신전과 신전반복(10×) = 50%, 오른쪽 하지의 통증과 감각이상의 감소됨.

신경학적 증상: 심부건 반사(Deep tendon reflexes, DTRs): 오른쪽 아킬레스건 = 3+, 다른 모든 검사는 정상범위이내(within normal limits, WNL); 오른발 발바닥에서만 가벼운 터치 시 감각이 감소; 근절은 발목 족저굴곡에서 약화가 나타남.

1. 당신의 검사 결과에 근거하여, C.J.의 현재 상태의 원인이라고 여겨지는 임상가설은 무엇인가? 이 장에서 설명한 McKenzie가 제안한 체계를 사용하여 C.J.를 분류하여라.
2. C.J.의 어떤 정보가 이 환자에 대한 당신의 감별진단분류를 확인할 수 있게 하는데 가장 유용했는가?
3. 기계적 진단과 치료적 분류체계를 구성하는 광범위한 세 개의 증후군을 간단하게 설명하시오. 기계적 진단과 치료적 분류체계를 이 장에서 논한 다른 분류체계와 비교 대조하여 설명하시오.
4. 이 환자의 검사결과에 근거하여 우선된 방향 모델에 따른 운동요법을 시행하시오. 3~5가지 특수한 운동을 포함시키고 각각의 수행된 내용에 대해 동료에게 설명하시오.

사례 2

현재 병력 (HPI)

65세 남성이 지난 2주 전부터 점차적으로 진행된 요통을 원인으로 당신의 치료실에 방문하였다. 그의 증상들은 천장에 페인팅을 하는 동안 지속적으로 부적절한 자세를 취하는 현재 작업과 관련 있는 것으로 보인다. 그의 증상은 요천추 중심부위에 평균 4/10+ 수준의 지속적으로 발생되는 통증과 작업 시 양쪽 하지에 간헐적이고 다양한 묵직한 통증이 가장 두드러지게 나타났다. 또한 양쪽 하지의 후면에 쑤시는 통증이 나타나며 균형을 잃는 횟수가 증가하여 일을 수행하는데 어려움이 있다고 하였다. 그는 심각한 수면장애를 겪고 있다고 하였다. 그는 앉아 있을 때 가장 좋은 자세로 앉아 있는다고 하였다. 이 환자는 과거에도 비슷한 증상을 경험했다; 그러나 이번 경우가 훨씬 더 심하다. 그는 돈벌이가 되는 일자리로 돌아가기를 희망하지만, 현실적으로 그는 다시 그의 직장에서 요구하는 직무에 부합한 일을 할 수 있을 것이라고 확신하지 못한다.

구조: 정적으로 서 있는 자세에서 L5–S1 부위에 비대한 띠가 나타났으며, 복부를 지지한 엎드린 자세에서는 감소되었다. 양쪽 골반 전방회전과 함께 요추부 전만이 증가되어 있었다. 환자는 인터뷰 동안 정적 자세에 대한 낮은 인내력을 보였다.

능동관절가동범위(AROM): 전방굴곡 = 75%, 통증 감소, 전방굴곡과 요부 신전에서 다시 중립위치로 되돌아오는 범위에서 선행되어 요추부가 관여하는 것이 확인되었고, 요–골반부리듬이 정상적으로 나타나지 않았다. 능동 전방굴곡 시 환자는 움직임의 질과 조절에 문제가 있었다. 몸통 신진근육들은 전체 가동범위 동안 지속적으로 동원되는 것으로 나타났다. 신전= 25%, 요통이 4/10+ 에서 8/10+로 증가됨. 외측굴곡과 오른쪽 회전 = 50%; 왼쪽 = 75%, 오른쪽 외측 굴곡 시 양측에 4/10+ 에서 5/10+로 통증 증가.

보행(Gait): 전반적으로 몸통 신전근이 과도하게 활성화되는 진통성 보행(antalgic gait). 요통은 보폭을 줄이고 복부근 수축을 유도했을 때 감소하였다.

특수검사: 토마스 검사: B = +, 무릎이 아래로 떨어지며 구부러짐: B = +, 네발기기 자세에서 뒤로 골반 기울이기 = 통증 감소, 엎드린 자세에서 안정화 장비를 사용하여 드로우–인 기법 적용 시 2 mm Hg 압력을 감소시키는 상태를 단지 2초 동안 유지하였으며, 엎드린 자세에서 분절내 다열근 검사 시 선별적으로 다열근을 동원하는 능력을 저하되어 있었다.

1. 현재 확인된 검사결과를 바탕으로 Delitto 등[7,16]이 제시한 치료–기반 분류(treatment–based classification; TBC) 접근을 통해 환자를 분류해본다. 이 접근법에서 사용되는 단계와 분류체계가 직접적으로 중재에 사용될 수 있는지에 관해 토론한다. 이 접근방법을 이 장에서 논의한 다른 분류체계와 비교하고 대조해본다. 이 분류 체계에 기반으로 하였을 때 이 환자에게 초기에 어떤 치료를 적용할 것인가?

2. 움직임 체계 균형 모델(movement systems balance model; MSB)[22,98]를 근거로 했을 때 어떤 증후군이 이 환자의 증상과 가장 유사한가? 가장 확실하게 이 증후군을 확인할 수 있는 검사의 구성요소는 무엇인가?

3. 위의 2개의 질문에서 확인된 증후군을 기초로 하여, 이 환자에게 가장 적합한 특수 운동 3–5개가 포함된 운동요법을 개발해보시오. 이 운동요법을 당신의 동료에게 설명해보시오.

4. 이 환자를 위한 MSB 모델 기반의 중재와 우선된 방향 모델을 기반으로 하는 중재를 비교하고 대조하시오. 각각의 접근법의 주요 목적이 무엇인가? 성공적인 결과 달성은 어떻게 결정할 수 있는가?

5. 이 검사의 결과를 바탕으로 어떤 임상적으로 불안정성 징후가 나타나는가? 과가동성과 불안정성 간의 차이를 토론한다. 이 환자에게 의심되는 척추분절 불안정성을 해결하는데 사용할 수 있는 운동요법을 개발한다. 당신이 적용하고 실행하려는 3가지 특수 운동에 대해 설명하고 당신의 동료는 당신의 수행과정을 모니터하고 피드백을 제공한다.

사례 3

현재 병력 (HPI)

25세 남성은 어느 날 저녁, 직장에서 퇴근하는데 후방추돌사고를 경험하였고, 이후 2주 전부터 증상이 발생되어 당신의 치료실을 방문하였다. 그는 차사고 직후 응급실에 갔었고, 어제는 의사를 방문하여 경추 편타성 손상이라는 진단과 함께 모달리티와 가벼운 관절가동범위 운동이 포함된 물리치료를 처방받았다. 그는 하부경추 중심부에 지속적인 통증을 호소하였고, 이 증상은 부드러운 목보호대를 착용 시 더 증가하였다. 그는 잠을 잘 수가 없었으며, 오른쪽 팔 후면에 이상감각 간헐적으로 나타났으며, 이는 경추의 움직임과 자세에 영향을 받았다. 또한 오른쪽 손의 무지구에 지속적으로 무감각이 나타나는 것을 보고하였다. 과거 의학적 병력은 영향이 없었다.

자가-평가된 기능장애: 통증숫자척도: 가장 완화된 통증 = 6/10+, 가장 심한 통증 = 10+/10+, 경부장애지수 = 75%, 숫자사상척도 = 8 cm.

구조적 평가/관찰: 환자는 대기실에서 앉아 있는 동안 불안하고 차분하지 못한 모습이 관찰되었으며, 전방머리자세, 둥근어깨자세, 머리가 약간의 외측굴곡과 회전된 자세를 보였다. 오른쪽 무지구의 위축도 확인되었다.

말초관절 선별검사: 오른쪽 턱관절(temporomandibular joint,TMJ) 검사 시 입을 벌릴 때 통증이 나타났으며, 오른쪽 변위와 클릭소리가 확인되었다. 오른쪽 엄지에 과압력을 가했을 때 약증을 보였다.

신경학적 검사: 피절(Dermatomes): 오른쪽 상지 뒤쪽부위를 따라 오른쪽 무지구, 1번에서 3번 손가락의 가벼운 터치 감각의 감소. 근절: 목뼈부위의 통증으로 인한 이차적인 감소, 엄지 굴곡/내전의 약화. 심부근 반사: 삼두근 = 1+, 다른 반사들은 2+.

능동가동범위: 전방굴곡 = 50%, 부척추근의 당김/통증과 오른쪽 변위 동반, 신전 = 25%, 오른쪽 통증과 상지 후면에서 이상감각 증가, 왼쪽 외측굴곡 = 25%, 오른쪽 상승모근/견갑거근 당김/통증, 왼쪽 외측굴곡 = 10%, 오른쪽 통증과 상지 후방부의 이상감각 증가 및 동측회전, 왼쪽 회전 = 75%, 오른쪽 당김, 오른쪽 회전 = 10%, 오른쪽 통증과 상지의 후방부 이상감각 증가. 통증은 각 동작의 반복적 능동운동 적용 시 6/10+ 에서 9/10+로 증가되었다. 느리고, 불안정한 움직임이 나타남. 생리학적 움직임은 향상된 움직임과 감소된 통증을 나타낸다. 반복된 움직임과 과압력은 환자의 통증으로 인해 수행하지 못했다.

수동생리학적 척추관절가동성 검사: 하방활주/잠김 검사 시 C6–C7 분절에 국소 통증이 동반된 저가동성이 나타남.

도수근력검사: 무지 대립근, 단무지 굴곡근, 장무지 굴곡근 = 2/5; 목뼈 부위는 근절검사 시 통증이 발생되어 검사하지 못함.

기능검사: 자동차 후진 시 제한, 컴퓨터 이중초점 사용, 집에서 전구 사용, 평상 시 선호하는 엎드린 자세에서 수면 장애.

특수 검사: 두경부 굴곡검사(CCFT) 시 심부골곡근과 신전근의 운동동원의 결손이 나타남.

촉진: 부척추근육에 일반적인 비특이성 통증, 촉진 시 예민한 압통, 전/중 삼각근에 왼쪽보다 오른쪽에 더 큰 통증, C6–T2 관절 기둥과 오른쪽 턱관절 통증. 왼쪽에 비해 오른쪽의 사각근, 후두하근과 상승모근과 견갑거근에 심한 통증 발생.

1. 이 환자를 McClure[20] 분류체계에 따라 분류하시오. 이 환자의 과민성 분류는 무엇이며, 그의 움직임 특성 분류는 무엇인가? 환자를 분류하는데 어떤 검사가 가장 유용했는가?

2. 이 분류에 기초하여, 경추부 운동의 어떤 방향으로 중재를 실시할 것인가?

3. Childs 등[45]이 분류한 체계에 따라 이 환자를 분류하시오. 이 접근법에 따른 중재의 주된 초점은 무엇인가? 중재를 진행하는 동안 이 환자의 카테고리를 변경하기를 기대하는가?

4. AROM과 PPIVM 검사 결과는 상호간의 관련성이 있는가. 또한 이 결과는 환자의 주관적 보고와 관련이 있는가?

5. CCFT의 결과는 환자의 증상과 얼마정도 관련이 있는가? CCFT의 결과로 확인된 문제를 효과적으로 해결할 수 있는 구체적인 운동요법을 설명하시오.

따라하기 (HANDS-ON)

파트너와 함께 실습실에서 다음의 활동을 수행하자.

1 이 장에서 다룬 개념에 기반하여 동료에게 아래의 운동을 설명해 보시오. 각각의 운동 수행의 목적과 과제를 확인하시오.

운동	목적	수행과제
누운자세에서 신전과 굴곡		
점진적 복횡근 운동		
점진적 목 심부근 운동		
요추 스트레스 없이 고관절 굴곡근과 뒤넙다리근 신장		
의학적 운동 치료 원리에 기반한 안정화 운동		
의학적 운동 치료 원리에 기반한 가동성 운동		

2 이 장에서 다룬 치료적 운동의 3가지 모델에 기반하여 아래 표에 기술된 치료적 운동 진행절차를 완성해 보세요. 각각의 증후군에 따른 운동 3가지를 선택해보세요. 각각의 진행과정을 동료와 교대로 설명해 보세요.

모델	증후군	운동 진행
선택 모델 방향	맥켄지 자세 증후군	1. 2. 3.
	맥켄지 기능부전(dysfunction) 증후군	1. 2. 3.
	맥켄지 기능장애(derangement) 증후군	1. 2. 3.
	압박 스트레스 (저과민성)	1. 2. 3.
	압박 스트레스 (과과민성)	1. 2. 3.
	긴장 스트레스 (저과민성)	1. 2. 3.
	긴장 스트레스 (과과민성)	1. 2. 3.
	혼합 스트레스 (저과민성 vs. 과과민성)	1. 2. 3.
가동성 손상 모델	저가동성 손상	1. 2. 3.
	과가동성/불안정성 손상	1. 2. 3.
	운동장애 손상	1. 2. 3.
움직임 체계 균형 모델	요부 회전-신전 증후군	1. 2. 3.
	요부 신전 증후군	1. 2. 3.
	요부 회전 증후군	1. 2. 3.
	요부 회전-신전 증후군	1. 2. 3.
	요부 굴곡 증후군	1. 2. 3.

3 모든 운동면에서 동료의 요추부 능동가동범위를 관찰하고, 각 움직임의 양적 및 질적 패턴을 확인하고 재현되는 증상과 불안정성과 관련된 임상적 징후를 확인한다. 더불어, 즉각적인 회전 중심의 경로를 확인하고, 예민한 움직임의 방향을 확인하여 동료의 선택방향을 결정한다.

동작	양	질	증상	불안정성	PICR/DSM	선택 방향
앞으로 구부리기						
뒤로 구부리기						
오른쪽 옆으로 구부리기						
왼쪽 옆으로 구부리기						
오른쪽 회전						
왼쪽 회전						
통합 움직임						

4 동료와 운동과 Piva 등[43] Wang 등[44]이 이용한 경추(목뼈) 알고리듬 정형도수치료 중재를 적용해본다. 목통증 치료에 적용했던 포괄적인 중재 계획 안에 정형도수치료와 치료적 운동이 어떻게 통합되었는지 동료와 토론해본다.

참고 문헌 (REFERENCES)

1. Philadelphia panel evidence-based clinical practice guidelines on selected rehabilitation interventions for low back pain. *Phys Ther*. 2001;81:1641-1674.
2. Quebec Task Force on Spinal Disorders. Scientific approach to the assessment and management of activity-related spinal disorders. A monograph for clinicians. *Spine*. 1987;12:51-59.
3. Van Tulder M, Malmivaara A, Esmail R, Koes B. Exercise therapy for low back pain: a systematic review within the framework of the Cochrane Collaboration Back and Review Group. *Spine*. 2000;25:2784-2796.
4. Riddle D. Classification and low back pain: a review of the literature and critical analysis of selected systems. *Phys Ther*. 1998;78:708-735.
5. American Physical Therapy Association. Guide to physical therapist practice, 2nd ed. *Phys Ther*. 2001;81:42-47.
6. Borkan JM, Koes B, Shmuel R, Cherkin D. A report from the second international forum for primary care research on LBP: reexamining priorities. *Spine*. 1998;23:1992-1996.
7. Fritz JM, Delitto A, Erhard RE. Comparison of classification-based physical therapy with therapy based on clinical practice guidelines for patients with acute low back pain: a randomized clinical trial. *Spine*. 2003;28:1363-1371.
8. Leboeuf-Yde C, Lauritzen JM, Lauritzen T. Why has the search for causes of LBP largely been nonconclusive. *Spine*. 1997;22:877-881.
9. Zimny NJ. Diagnostic classification and orthopaedic physical therapy practice: what we can learn from medicine. *J Orthop Sports Phys Ther*. 2004;34:105-115.
10. Delitto A, Cibulka MT, Erhard RE, et al. Evidence for an extension/mobilization category in acute LBP: a prescriptive validity pilot study. *Phys Ther*. 1993;73:216-228.
11. Erhard RE, Delitto A, Cibulka MT. Relative effectiveness of an extension program and a combined program of manipulation and flexion and extension exercise in patients with acute low back syndrome. *Phys Ther*. 1994;74:1093-1100.
12. Sinaki M, Lutness MP, Ilstrup DM, et al. Lumbar spondylolishtesis: retrospective comparison and three-year follow-up of two conservative treatment programs. *Arch Phys Med and Rehabil*. 1989;70:594-598.
13. Stankovic R, Johnell O. Conservative treatment of acute LBP: a 5-year follow-up study of two methods of treatment. *Spine*. 1995;20:469-472.
14. Maluf KS, Sahrmann SA, Van Dillen LR. Use of a classification system to guide nonsurgical management of a patient with chronic low back pain. *Phys Ther*. 2000;80:1097-1111.
15. McKenzie RA. *The Lumbar Spine. Mechanical Diagnosis and Therapy*. Wellington, New Zealand: Spinal Publications Limited; 1981.
16. Delitto A, Cibulka MT, Erhard RE, et al. Evidence for an extension/mobilization category in acute LBP: a prescriptive validity pilot study. *Phys Ther*. 1993;73:216-228.
17. Spitzer WO. Scientific approach to the assessment and measurement of activity-related spinal disorders: a monograph for clinicians-report of the Quebec Task Force on Spinal Disorders. *Spine*. 1987;12(suppl):S1-S59.
18. Buchbinder R, Goel V, Bombardier C, Hogg-Johnson S. Classification systems of soft tissue disorders of the neck and upper limb: do they satisfy methodological guidelines? *J Clin Epidem*. 1996;49:141-149.
19. Newton W, Curtis P, Witt P, Hobler K. Prevalence of subtypes of LBP in a defined population. *J Family Pract*. 1997;45:331-335.
20. McClure P. The degenerative cervical spine: pathogenesis and rehabilitation concepts. *J Hand Ther*. 2000;4-6:163-174.
21. Binkley J, Finch E, Hall J, Black T, Gowland C. Diagnostic classification of patients with low back pain: report on a survey of physical therapy experts. *Phys Ther*. 1993;73:138-155.
22. Van Dillen LR, Sahrmann SA, Norton BJ, et al. Reliability of physical examination items used for classification of patients with low back pain. *Phys Ther*. 1998;78:979-988.
23. Petersen T, Thorsen H, Manniche C, Ekdahl C. Classification of non-specific low back pain: a review of the literature on classifications systems relevant to physiotherapy. *Phys Ther Rev*. 1999;4:265-281.
24. McCarthy CJ, Arnall FA, Strimpakos N, Freemont A, Oldham JA. The biopsychosocial classification of non-specific low back pain: a systematic review. *Phys Ther Rev*. 2004;9:17-30.
25. Laslett M, Oberg B, Aprill CN, McDonald B. Centralization as a predictor of provocation discography results in chronic low back pain, and the influence of disability and distress on diagnostic power. *J Spine*. 2005;5:370-380.
26. Donelson R, Aprill C, Medcalf R, Grant W. A prospective study of centralization of lumbar and referred pain: a predictor of symptomatic discs and annular competence. *Spine*. 1997;22:1115-1122.
27. Fritz JM, Delitto A, Vignovic M, Busse RG. Interrater reliability of judgments of the centralization phenomenon and status change during movement testing in patients with low back pain. *Arch of Phys Med Rehabil*. 2000;81:57-61.
28. Clare HA, Adams R, Maher CG. Reliability of McKenzie classification of patients with cervical or lumbar pain. *J Man Physiol Ther*. 2005;28:122-127.
29. Razmjou H, Kramer JF, Yamada R. Intertester reliability of the McKenzie evaluation in assessing patients with mechanical low back pain. *J Orthop Sports Phys Ther*. 2000;30:368-369.
30. Kilpikoski S, Airaksinen O, Kankaanpaa M, et al. Interexaminer reliability of low back pain assessment using the McKenzie method. *Spine*. 2002;27:207-214.
31. Long AL. The centralization phenomenon: its usefulness as a predictor of outcome in conservative treatment of chronic low back pain (a pilot study). *Spine*. 1995;20:2513-2521.
32. Riddle DL, Rothstein JM. Intertester reliability of McKenzie's classifications of the syndrome types present in patients with low back pain. *Spine*. 1993;18:1333-1344.
33. Alexander AH, Jones AM, Rosenbaum Jr. DH. Nonoperative management of herniated nucleus pulposus: patient selection by the extension sign long-term follow-up. *Orthop Rev*. 1992;21:181-188.
34. Werneke MW, Hart DL. Categorizing patients with occupational low back pain by use of the Quebec Task Force classification system versus pain pattern classification procedures: discriminant and predictive validity. *Phys Ther*. 2004;84:243-254.
35. Karas R, McIntosh G, Hasll Hamilton, Wilson L, Melles T. The relationship between nonorganic signs and centralization of symptoms in the prediction of return to work for patients with low back pain. *Phys Ther*. 1997;77:354-360.
36. George SZ, Delitto A. Clinical examination variables discriminate among treatment-based classification groups: a study of construct validity in patients with acute low back pain. *Phys Ther*. 2005;85:306-314.
37. Werneke M, Hart DL. Discriminant validity and relative precision for classifying patients with nonspecific neck and back pain by anatomic pain patterns. *Spine*. 2003;28:161-166.
38. Werneke M, Hart DL. Centralization phenomenon as a prognostic factor for chronic low back pain and disability. *Spine*. 2001;26:758-765.
39. Atlas SJ, Deyo RA, Patrick DL, et al. The Quebec Task Force classification for spinal disorders and the severity, treatment, and outcomes of sciatica and lumbar spinal stenosis. *Spine*. 1996;21:2885-2892.
40. DeRosa CP, Porterfield JA. A physical therapy model for the treatment of low back pain. *Phys Ther*. 1992;72:261-272.
41. Fritz JM, George S. The use of a classification approach to identify subgroups of patients with acute low back pain: interrater reliability and short-term treatment outcomes. *Spine*. 2000;25:106-114.
42. Delitto A, Cibulka MT, Erhard RE, Bowling RW, Tenhula JA. Evidence for use of an extension-mobilization category in acute low back syndrome: a prescriptive validation pilot study. *Phys Ther*. 1993;73:216-228.
43. Piva SR, Erhard RE, Al-Hugail M. Cervical radiculopathy: a case problem using a decision-making algorithm. *J Orthop Sports Phys Ther*. 2000:30: 745-754.
44. Wang WTJ, Olson SL, Campbell AH, Hanten WP, Gleeson PB. Effectiveness of physical therapy for patients with neck pain: an individualized approach using a clinical decision-making algorithm. *Am J Phys Med Rehabil*. 2003;82:203-218.
45. Childs JD, Fritz JM, Piva SR, Whitman JM. Proposal of a classification system for patients with neck pain. *J Orthop Sports Phys Ther*. 2004;34:686-700.
46. McKenzie, RA. *The Cervical and Thoracic Spine: Mechanical Diagnosis and Treatment*. Waikanae, New Zealand: Spinal Publications; 1990.
47. Ponte DJ, Jensen GL, Kent BE. A preliminary report on the use of the McKenzie protocol versus Williams protocol in the treatment of low back pain. *J Orthop Sports Phys Ther*. 1984;6:130-139.
48. Nwuga G, Nwuga V. Relative therapeutic efficacy of the Williams and McKenzie protocols in back pain management. *Physiother Prac*. 1985;1:99-105.
49. Schenk R, Jozefczyk C, Kopf A. A randomized trial comparing interventions in patients with lumbar posterior derangement. *J Man Manip Ther*. 2003;11:95-102.
50. Cook C, Hegedus E, Ramey K. Physical therapy exercise intervention based on classification using the patient response method: a systematic review of the literature. *J Man Manip Ther*. 2005;13:152-162.
51. Paris SV, Loubert PV. *Foundations of Clinical Orthopaedics*. St. Augustine, FL: Institute Press; 1990:24.
52. Paris SV, Nyberg R, Irwin M. *S2 Course Notes*. St. Augustine, FL: Institute of Physical Therapy; 1993.
53. Cook C, Brismee J-M, Fleming R, Sizer PS. Identifiers suggestive of clinical cervical spine instability: Delphi study of physical therapists. *Phys Ther*. 2005;85:895-906.

54. Panjabi MM. The stabilizing system of the spine. Part 1. Function, dysfunction, adaptation, and enhancement. *J Spinal Disorders*. 1992;5:383-389.
55. Fritz JM, Erhard RE, Hagen BF. Segmental instability of the lumbar spine. *Phy Ther*. 1998;78:889-896.
56. Gill KP, Callaghan MJ. The measurement of lumbar proprioception in individuals with and without low back pain. *Spine*. 1998;23:371-377.
57. Parkhurst TM, Burnett CN. Injury and proprioception in the lower back. *J Orthop Sports Phys Ther*. 1994;19:282-295.
58. Brooks VB. Motor control: how posture and movements are governed. *Phys Ther*. 1983;63:664-673.
59. Latash ML. *Neurophysiological Basis of Movement*. Champaign, IL: Human Kinetics; 1998.
60. Vleeming A, Pool-Goudzwaard AL, Stoeckart R, Van Wingerden J, Snijders CJ. The posterior layer of the thoracolumbar fascia: its function in load transfer from spine to legs. *Spine*. 1995;20:753-758.
61. Nies-Byl N, Sinnott PL. Variations in balance and body sway in middle-aged adults: subjects with healthy backs compared with subjects with low-back dysfunction. *Spine*. 1991;16:325-330.
62. Cholewicki J, Panjabi M, Khachatryan A. Stabilizing function of trunk flexor-extensor muscles around a neutral spine posture. *Spine*. 1997;22: 2207-2212.
63. Granata KP, Marras WS. The influence of trunk muscle coactivity on dynamic spinal loads. *Spine*. 1995;20:913-919.
64. Paris SV. Physical signs of instability. *Spine*. 1985;3:277-279.
65. Richardson C, Jull G, Hodges P, Hides J. *Therapeutic Exercise for Spinal Segmental Stabilization in Low Back Pain. A Scientific Basis and Clinical Approach*. London, England: Churchill Livingston; 1999.
66. Bergmark A. Stability of the lumbar spine. A study in mechanical engineering. *Acta Orthopaedica Scandinavica*. 1989;230(suppl):20-24.
67. Parkhurst TM, Burnett CN. Injury and proprioception in the lower back. *J Orthop Sports Phys Ther*. 1994;19:282-295.
68. Hides JA, Richardson CA, Jull GA. Multifidus muscle recovery is not automatic after resolution of acute, first-episode low back pain. *Spine*. 1996;21:2763-2769.
69. Haggins M, Adler K, Cash M, Daugherty J, Mitriani G. Effects of practice on the ability to perform lumbar stabilization exercises. *J Orthop Sports Phys Ther*. 1999;29:546-555.
70. Childs JD, Whitman JM, Piva SR, Young B, Fritz JM. Lower cervical spine. *APTA Home Study Course 13.3.2, Physical Therapy for the Cervical Spine and Temporomandibular Joint*. LaCrosse, WI: APTA; 2003.
71. Jull G. Management of Neck Pain with Exercise. *J Man Manip Ther.* 2005;13: 177-188.
72. Taylor JL, McCloskey DI. Proprioceptive sensation in rotation of the trunk. *Exp Brain Res*. 1990;81:413-416.
73. Laskowski ER, Newcomer KL, Smith J. Refining rehabilitation with proprioceptive training: expediting return to play. *Phys Sportsmed*. 1997;25:89-102.
74. Kandel ER, Schwartz JH. *Principles of Neural Science*, 2nd ed. New York, NY: Elsevier; 1985.
75. McLain RF, Pickar JG. Mechanoreceptor endings in human thoracic and lumbar facet joints. *Spine*. 1998;23:168-173.
76. Yamashita T, Minaki Y, Oota I, Yokogushi K, Ishii S. Mechanosensitive afferent units in the lumbar intervertebral disc and adjacent muscle. *Spine*. 1993;18:2252-2256.
77. Cavanaugh JM, Kallakuri S, Ozaktay AC. Innervation of the rabbit lumbar intervertebral disc and posterior longitudinal ligament. *Spine*. 1995;20:2080-2085.
78. Roberts S, Eisenstein SM, Menage J, Evans EH, Ashton IK. Mechanoreceptors in intervertebral discs: morphology, distribution, and neuropeptides. *Spine*. 1995;20:2645-2651.
79. Newcomer KL, Laskowski ER, Yu B. Differences in repositioning error among patients with low back pain compared with control subjects. *Spine*. 2000;25:2488-2493.
80. Luoto S, Aalto H, Taimela S, et al. One-footed and externally disturbed two-footed postural control in patients with chronic low back pain and healthy control subjects: a controlled study with follow-up. *Spine*. 1998;23:2081-2089.
81. Radebold A, Cholewicki J, Polzhofer GK, Greene HS. Impaired postural control of the lumbar spine is associated with delayed muscle response times in patients with chronic idiopathic low back pain. *Spine*. 2001;26: 724-730.
82. Nouwen A, Van Akkerveeken PF, Versloot JM. Patterns of muscular activity during movement in patients with chronic low-back pain. *Spine*. 1987;12:777-782.
83. Hodges PW, Richardson CA. Inefficient muscular stabilization of the lumbar spine associated with low back pain: a motor control evaluation of transverse abdominis. *Spine*. 1996;21:2640-2650.
84. Paquet N, Malouin F, Richards CL. Hip-Spine movement interaction and muscle activation patterns during sagittal trunk movements in low back pain patients. *Spine*. 1994;19:596-603.
85. Radebold A, Cholewicki J, Panjabi M, Patel T. Muscle response pattern to sudden trunk loading in healthy individuals and in patients with chronic low back pain. *Spine*. 2000;25:947-954.
86. Parnianpour M, Nordin M, Kahanovitz N, Frankel V. The triaxial coupling of torque generation of trunk muscles during isometric exertions and the effect of fatiguing isoinertial movements on the motor output and movement patterns. *Spine*. 1988;13:982-991.
87. Taimela S, Kankaanpaa M, Luoto S. The effect of lumbar fatigue on the ability to sense a change in lumbar position: a controlled study. *Spine*. 1999;24:1322-1335.
88. Brumagne S, Cordo P, Lysens R. The role of paraspinal muscle spindles in lumbosacral position sense in individuals with and without low back pain. *Spine*. 2000;25:989-994.
89. Solomonow M, Zhou B, Harris M, Lu Y, Baratta RV. The ligamento-muscular stabilizing system of the spine. *Spine*. 1998;23:2552-2562.
90. Indahl A, Kaigle A, Reikeras O, Holm S. Electromyographic response of the porcine multifidus musculature after nerve stimulation. *Spine*. 1995;20:2652-2658.
91. Gustavsen R. *Training Therapy Prophylaxis and Rehabilitation*. New York, NY: Thieme Inc.; 1985.
92. Jull G, Trott P, Potter H, et al. A randomized controlled trial of exercise and manipulative therapy for cervicogenic headache. *Spine*. 2002;27: 1835-1843.
93. O'Sullivan PB, Twomey LT, Allison GT. Evaluation of specific stabilizing exercise in the treatment of chronic low back pain with radiologic diagnosis of sponylosis or spondylolisthesis. *Spine*. 1997;22:2959-2967.
94. Miller ER, Schenk RJ, Karnes JL, Rousselle JG. A comparison of the McKenzie approach to a specific spine stabilization program for chronic low back pain. *J Man Manip Ther*. 2005;13:103-112.
95. O'Leary S, Falla D, Jull G. Recent advances in therapeutic exercise for the neck: implications for patients with head and neck pain. *Aust Endod J*. 2003;29:1338-1142.
96. Richardson CA, Jull GA. Muscle control-pain control. What exercises would you prescribe? *Manual Ther*. 1995;1:2-10.
97. McGill, SM. Low back stability: from formal description to issues for performance and rehabilitation. *Exer Sport Sci Rev*. 2001;29:26-31.
98. Sahrmann SA. *Diagnosis and Treatment of Movement Impairment Syndromes*. St. Louis, MO: Mosby; 2002.
99. Van Dillen LR, Sahrmann SA, Norton BJ, et al. Effect of active limb movements on symptoms in patients with low back pain. *J Orthop Sports Phys Ther*. 2001;31:402-418.
100. Kendall FP, McCreary EK, Provance PG. *Muscles Testing and Function*, 4th ed. Baltimore, MD: Williams & Wilkins, 1993.
101. Esola MA, McClure PW, Fitzgerald GK, Siegler S. Analysis of lumbar spine and hip motion during forward bending in subjects with and without a history of low back pain. *Spine*. 1996;21:71-78.
102. McClure PW, Esola M, Schreier R, Siegler S. Kinematic analysis of lumbar and hip motion while rising from a forward, flexed position in patients with and without a history of low back pain. *Spine*. 1997:22;552-558.
103. Bullock-Saxton JE, Janda V, Bullock MI. Reflex activation of gluteal muscles in walking. An approach to restoration of muscle function for patients with low-back pain. *Spine* 1993;18:704-708.
104. Bullock-Saxton JE, Janda V, Bullock MI. The influence of ankle sprain injury on muscle activation during hip extension. *Int J Sports Med.* 1994;15:330-334.
105. McGill SM. Low back exercises: evidence for improving exercise regimens. *Phys Ther*. 1998;78:754-765.

CHAPTER

18

정형도수물리치료에서의 빠른 속도 트러스트 교정 역할

The Role of High-Velocity Thrust Manipulation in Orthopaedic Manual Physical Therapy

Ben Hando, PT, DSc, OCS, FAAOMPT
Timothy Flynn, PT, PhD, OCS, FAAOMPT

역자 : 이재남/정상모

18장 목적

이 장의 결론을 통해, 독자는 다음과 같은 것을 할 수 있을 것이다:

- 서로 다른 직종 간에 트러스트(thrust) 교정(manipulation)의 역사와 발전에 대해 이해한다.
- 근골격계 질환에 대한 물리치료사의 치료법 중 트러스트 교정의 역할을 이해한다.
- 요통환자에게 트러스트 교정이 효과가 있는지 확인한다.
- 경추 교정과 관계된 위험성을 설명한다.
- 척추뇌기저동맥의 기능부전(vertebrobasilar insufficiency)에 대한 검사로 최고의 검사방법을 설명한다.
- 경추 교정 적용 이전에 적절한 의학검사를 행하는 것에 대해 이해한다.
- 상부경추 불안정성에 대해 최고의 검사방법을 설명한다.
- 경추 교정 적용 이전에 수행해야 할 적절한 이학적 검사에 대해 이해한다.
- 목통증 환자에게 경추 트러스트 교정과 비트러스트 교정에 대한 적용을 뒷받침하는 근거를 요약할 수 있다.
- 목통증 환자에게 경추트러스트 교정이 효과가 있는지 확인한다.
- 목통증 환자에게 흉추트러스트 교정이 효과가 있는지 확인한다.
- 고관절 퇴행성 관절염에 대한 트러스트 교정을 뒷받침하는 근거를 요약한다.
- 유착성 관절낭염(adhesive capsulitis)에 대한 마취하에 견관절 변환 교정을 뒷받침 하는 근거를 요약한다.
- 마취하에 견관절 교정 적용 이전에 적절한 절차를 설명한다.
- 마취하에 견관절 변환 교정 적용 후 필요한 관리에 대해 설명한다.
- 외측상과염(lateral epicondylalgia, 외측관절융기)을 위한 손목 교정을 뒷받침하는 근거에 대해 요약한다.
- 다음의 테크닉들의 적용방법을 설명한다.
    - 앙와위(supine) 요천추부(lumbosacral region)의 트러스트 교정.
    - 측와위(side-lying) 요추(lumbar) 트러스트 교정.
    - 앉은 자세 경흉추부(cervicothoracic)의 트러스트 교정.
    - 앙와위 흉추굴곡/열기 트러스트 교정.
    - 경추(cervical spine) 굴곡/열기 트러스트 교정.
    - 고관절 견인 트러스트 교정.
    - 하부 관절와상완(glenohumeral, 오목위팔) 교정.
    - 후방 관절와상완 교정.
    - 손목/주상골(scaphoid, 손배뼈) 신전 트러스트 교정.

개요 (INTORDUCTION)

조작적 정의 (Operational Definitions)

교정테크닉은 물리치료 문헌과 실제에 있어서 상당한 차이가 있다. 이번 장의 목적은 비트러스트 테크닉인 등급(grade) Ⅰ~Ⅳ까지의 **관절가동술(mobilization)**과, "관절가동범위의 끝범위 또는 그 안의 범위에서 빠른 속도와 낮은 진폭의 트러스트 움직임"으로 알려진 **교정(manipulation)**에 대해 알아보는 것이다. 문헌과 실제치료에서, 이 용어들은 공유되어 사용될 수 있다(글상자 18-1).

이 장은 물리치료사가 일반적인 몇몇의 근골격계 질환에 접했을 때 포괄적인 치료의 접근보다는 오히려 근거에 입각한 트러스트 교정의 역할의 관점으로 적용하고자 한다. 교정 기법의 자세한 설명은 제공된 재검토 연구를 사용한다. 기법을 설명하기 위한 모든 노력은 각각의 연구에 수행되어졌다. 이런 연구 근거는 계속적인 발전에 기초하여, 독자는 현재 최고의 근거에 입각한 문헌의 참조를 권장 받는다. 이번 장에서는 이 분야에서 수행된 중요한 몇몇 연구를 강조하고자 한다; 그러나 이번 장의 기록 이후 새로운 근거가 발견되고 있다.

역사적 개관 (Historical Overview)

치료적 중재로서 트러스트 교정의 사용은 초기 의료기록 이전에 먼저 적용되었다(1장 참고). 현대의학의 아버지로 알려져 있는 ***히포크라테스***는(460-357 BC) 도수의학의 방법과 이점에 대해 폭넓게 기술했다.[2] 그 뒤로, 미국원주민, 아라비안 의사, 유럽외과의, 그리고 영국과 북미의 접골사들을 포함한 셀 수없이 많은 집단에서 교정을 적용해왔다.[2-5]

골병증 (Osteopathy)

교정은 1874년 정골의학의 출현으로 북미에서 19세기 후반 인기를 끌었다(4장 참고). ***Andrew Still***은 정골 요법의 창시자로, 질환은 부분적인 "탈구된 뼈"의 결과로 생기며 혈관과 신경의 "흐름"을 지연시킨다고 주장했다.[2-4] 직업이 발달함에 따라, 관절 교정은 정골 의사(DO)의 처치를 위해 덜 비판적인 기술이 되었다. 비록 많은 DO들이 여전히 교정치료를 행하고 있지만, 대다수의 관절교정은 오늘날 전통적인 건강관리에 있어 물리치료사에 의해 행해지고 있다.[4]

> **글상자 18-1 요약 노트! 교정**
>
> 교정은:
>
> *관절가동범위의 끝에서 또는 그 안의 범위에서 빠른 속도, 낮은 진폭의 트러스트 움직임.*

카이로프랙틱 (Chiropractic)

트러스트의 처치와 관련된 가장 일반적인 직업은 ***Daniel Palmer***에 의해 1895년에 창시된 카이로프랙틱이다.[2,4] Palmer는 통증과 질환의 주요 원인은 척추분절의 변화된 위치 때문이고, 추간공을 통과하는 신경, 혈관 및 림프계에 나쁜 영향을 끼치는 "아탈구(subluxations)"라고 언급했다.[2,3]

척추의 "조정(adjustments)"은 충돌(impingement)을 완화시킴으로써, 질환이 있는 구조물의 장기의 치유를 촉진시킨다.[2,3] 게다가, Palmer는 지렛대로서 극돌기(spinous process, 가시돌기)와 횡돌기(transverse process, 가로돌기)를 사용하는 특정한 기법의 중요성을 강조했다.[2,4] 정골의사와는 달리, 카이로프랙틱은 전통의학에 대한 확실한 대안으로 남아있으며 자연요법수련으로서 유지되고 있다.

물리치료 (Physical Therapy)

트러스트 교정은 물리치료의 기법 중 중요하게 생각되지 않았었다. 물리치료사들은 일반적으로 다수의 신체계통에 대한 교정의 큰 이점을 가져오는 이론에 대해 설명하는데 실패했다. ***미국물리치료사협회 정형외과***의 관절가동술/교정에 대해서 관절가동술/교정기법들은 "근골격계 질환이 있는 환자의 보수적인 관리요법 중 하나로 환자의 일상생활, 여가활동, 그리고 일을 하는 동안 통증 완화와 기능의 향상을 도와주기 위한 다양한 물리치료기법들과 혼합해서 사용되어지고 있다"라고 설명했다.[6]

물리치료사들은 1900년도경 직업이 생긴 이래 신경근손상과 골격근손상의 치료를 위해 트러스트 교정을 사용해왔다.[1,3,5] 초기 물리치료사들은 의사로부터 교정을 배웠다.[2,3] 1900년대 초기에서 중반 동안 James, John Mennell, Edgar, James Cyriax 같은 유명한 물리치료사들은 주로 물리치료사들을 대상으로 교정에 대해 널리 강의하고 집필하였다.[3] 흥미롭게도, 현재 물리치료사들은 의사들에게 교정을 가르친다.[2,3]

1960년도까지, 전통의학에 종속된 물리치료사들은 더 많은 공동일원으로서 교정을 발달시켜 왔고, 물리치료사들은 다양한 근골격계 질환을 치료하는데 교정의 효과에 대해 연구할 뿐만 아니라, 트러스트 교정에 대해 특별한 접근법을 개발하기 시작했다. 물리치료사의 교정사용이 증가되었기 때문에 카이로프랙터와 경쟁을 하고 있다.[3] 카이로프랙틱은 물리치료사의 교정치료와 관련된 경쟁에 대해 법률과 정치적으로 제한시키려고 했다.[3,5] 이러한 시도는 오늘날까지 계속되어지고 있으며, 물리치료사로부터 대항조치에도 불구하고, 카이로프랙터들은 소수의 물리치료사들의 교정을 제한시키는데 성공해왔다.[3,5]

오늘날, 교정은 물리치료기법 중 중요한 요소로 남아있다. 교정의 효과에 대한 많은 높은 수준의 연구들은 많은 근골격계 진단의 보수적인 관리에서 교정의 비판적인 기능을 입증해왔다. 물리치료사들은 교정의 연구에 많은 공헌을 하고 있는 것으로 나타나고 있으며, 미래에 이러한 치료에 이상적인 위치를 확고히 할 것이다.

적용을 위한 질문 (Questions for Reflection)

- 교정의 원칙과 실습 중 어떤 것을 먼저 훈련해야 하는가?
- 이러한 기법들은 특별한 훈련 중 하나인 "부속물(belonging)"이라고 생각되어지는가?
- 물리치료사의 훈련과 실습은 어떻게 그들이 교정을 중재로써 사용하는 특별한 자격을 주어지게 만들었는가?
- 물리치료사의 교정의 실습은 다른 교육의 실습과 철학적으로 어떻게 다른가?

급성 요통의 관리에서 트러스트 교정의 역할 (THE ROLE OF THRUST MANIPULATION IN THE MANAGEMENT OF ACUTE LOW BACK PAIN)

요통(LBP)은 물리치료사가 접하는 가장 흔한 근골격계 질환이다.[7] 비록 근거는 증가하고 있지만, 과학적 연구에서 중재를 입증하는 최소한의 효과도 거의 입증되지 않았다.[7-10] 몇몇은 근거 부족이 특정한 중재에 반응하는 환자의 동종하위그룹을 발견하는데 실패했을지도 모른다고 제안한다.[11-14]

요천추부 교정 (Lumbosacral Regional Manipulation)

근거 요약 (Evidence Summary)

Flynn과 동료들[13]은 환자들을 척추교정기법에 반응하는 가능성에 기초하여 **임상적 예측규칙**(clinical prediction rule; CPR)을 발달시켰다. 대상자들은 요천추와 관련된 질환으로 1주일 기간 안에 최대 2번의 치료를 하고 이학적 검사와 병력검사를 통한 물리치료를 받은 것으로 나타났다. 치료기간은 골반경사가동범위 운동을 통한 요천추부의 교정으로 구성된다. ***수정된 Oswestry 장애지수(Modified Oswestry Disability Index)***에서 50% 또는 그 이상이 감소하는 성공적인 결과 값을 얻었다. 로짓회귀분석은 예측한데로 성공적인 결과 값이 나왔는지 확인하기 위해 병력과 이학검사로부터 확인하고자 실행되었다.

임상적 핵심 (CLINICAL PILLAR)

병력과 이학검사에 따른 요통환자의 분류는 다음을 따를 수 있다:

- 연구자들이 더 많은 균등한 환자그룹을 연구할 수 있게 한다.
- 환자에게 효과가 있을 만한 중재에 의해 임상의사결정과 궁극적인 환자의 결과를 향상시킨다.

임상적 예측규칙을 위한 5가지 기준은 다음과 같다:

(1) 임상증상기간이 16일 이내, (2) 요추의 스프링 테스트 시 하나 또는 다분절에서 저 운동성, (3) 공포회피반응설문지(FABQ)의 부척도에서 19점 이하, (4) 무릎에서 원위부로 증상이 없고, 그리고 (5) 임상적 예측규칙은 24.4의 양성우도비를 보여주고, 최소한 4/5가 양성이라면, 성공할 확률은 45%(테스트 이전 확률)~90%(테스트 이후 확률)로 증가된다. Childs와 동료들[12]은 다양한 임상현장과 경험의 정도가 임상적 예측규칙을 테스트하는데 있어서 타당성을 연구했다. 요통을 주로 호소하는 환자에게 물리치료가 성공적으로 처치된 환자는 요추 안정화 프로그램 또는 이전의 연구에서 사용된 spinal 교정을 무작위로 받았다. 임상적 예측규칙(4개 또는 더 많은 변수에서 양성)을 만족시키고 spinal 교정으로 치료받은 환자는 임상적 예측규칙을 만족하지 못하거나 임상적 예측규칙을 만족하고 요추 안정화치료를 받은 환자보다 상당히 더 좋다고 보여준다.[12,15] 이러한 결과들은 6개월 추적연구를 유지해 왔다. 임상적 예측규칙은 양성우도비가 13.2, 임상적 예측규칙의 5개기준 중 최소한 4개를 만족시키고, spinal 교정의 성공적인 결과가 나타날 가능성은 44%~92%를 달성할 것이라고 증명되었다.[12] 이러한 연구들은 임상적 예측규칙의 사용을 지지하는 초기근거로 나타낸

임상적 핵심 (CLINICAL PILLAR)

임상적 예측 규칙

요통환자를 위한 교정의 이점[13]:

1. 임상증상기간이 16일 이내
2. 최소한 고관절의 내회전(internal rotation)의 범위가 35° 이상
3. 요추의 스프링 테스트 시 하나 또는 다 분절에서 저 운동성
4. 공포회피반응설문지(FABQ)의 부척도에서 19점 이하
5. 무릎에서 원위부로 증상이 없다.

만약 환자의 4/5가 양성이라면, 성공할 확률은 45%(테스트이전 확률) ~ 90%(테스트 이후 확률)로 증가된다.

다. 이번 장을 작성한 이후로, 임상적 예측규칙의 무수히 많음은 교정으로부터 가장 많은 이득을 얻은 환자를 확인하는데 도울 수 있도록 개발되었다. 독자들은 이러한 분야에 대해 끊임없는 연구가 이뤄지는 것을 추천한다.

기법 설명: 요천추부 교정 (Technique Description: Lumbosacral Regional Manipulation)

다음 사례는 앞서 언급한 연구에 사용되는, 오른쪽 요천추부위의 교정을 설명하는 것이다. 환자는 바로 누운자세에서 팔을 옆에 놓는다. 임상의는 교정을 하려는 곳의 반대쪽인 환자의 왼쪽에 선다. 환자의 골반을 왼쪽으로 옮김으로써 허리가 오른쪽으로 굴곡되게 한다. 척추를 더욱 측방굴곡을 하여 하지가 오른쪽으로 위치하게 한다(그림 18-1). 환자는 목뒤를 손가락으로 깍지껴서 잡거나 가슴에 팔을 교차시켜 접는 동작을 시키고, 허리를 최대한 오른쪽 측방굴곡과 약간의 왼쪽회전자세를 취하게 한다. 허리 왼쪽회전을 할 수 있게끔 환자의 왼쪽어깨를 받쳐준다(그림 18-2). 임상의는 환자의 전상장골극(anterior superior iliac spine, 위앞엉덩뼈가시)에 왼손을 놓고 오른쪽 견갑골에 오른손을 놓는다. 교정은 환자의 오른쪽 전상장골극에 왼손으로 자세를 유지시켜놓는 동안 오른손으로 환자의 왼쪽회전을 시킴으로써 이뤄진다(그림 18-3). 골반의 오른쪽이 올라가면, 오른쪽 전상장골극을 후하방으로 눌러주며 빠른 트러스트를 가한다(그림 18-4).

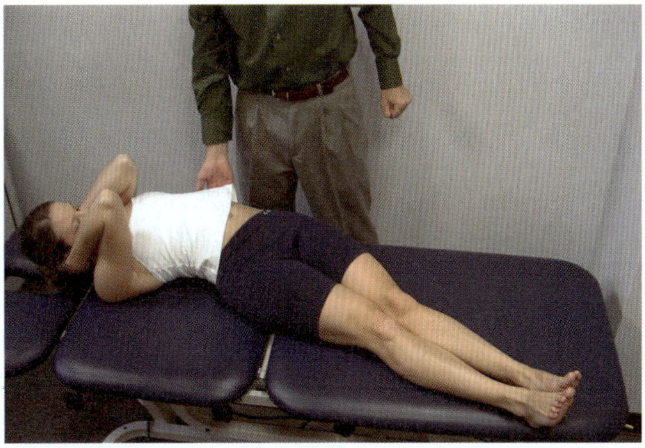

그림 18-1 오른쪽 천장관절의 교정. 환자는 목뒤에 양손을 깍지 끼고 팔꿈치를 모은다. 임상의는 허리를 오른쪽으로 구부리게 하고 환자의 왼쪽에 선다.

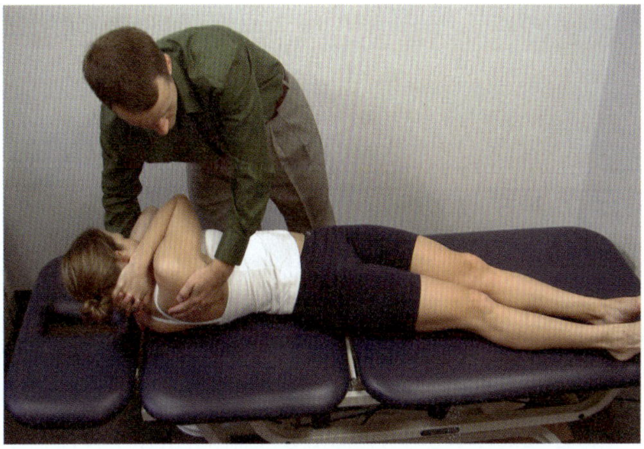

그림 18-2 오른쪽 천장관절의 교정(계속됨). 임상의는 환자가 최대한으로 허리를 오른쪽으로 구부리게 하고 약간의 왼쪽 회전상태로 위치시키기 위해 환자의 왼쪽 어깨를 받친다.

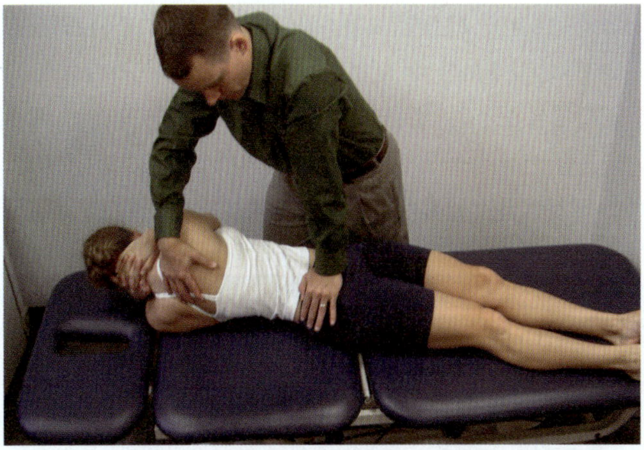

그림 18-3 오른쪽 천장관절의 교정(계속됨). 환자의 몸통은 임상의가 오른쪽 전상장골극을 잡고 있는 동안 왼쪽으로 회전된다.

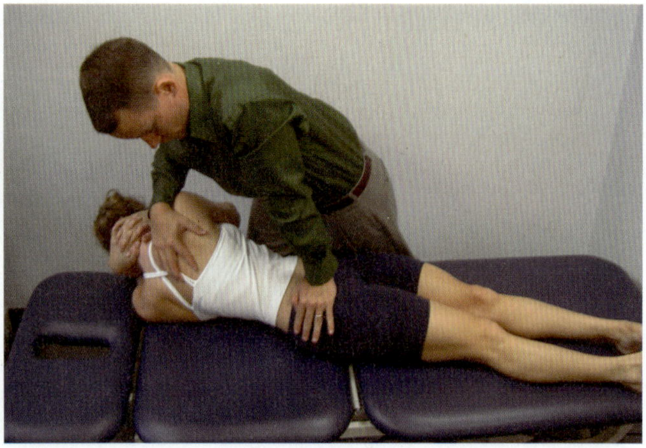

그림 18-4 오른쪽 천장관절의 교정(계속됨). 오른쪽 골반이 위로 올라오려고 할 때, 오른쪽 전상장골극을 후하방으로 눌러주며 빠른 속도 트러스트를 가한다.

임상 예측규칙을 확신시키는 대체교정 기법 (Alternative Manipulative Techniques for Individuals Who Satisfy the CPR)

근거 요약 (Evidence Summary)

Cleland 등은[16] 다른 교정 기법에 요천추교정 임상적 예측규칙의 일반화를 연구했다. 무작위 대조군 연구에서, 앙와위에서 요천추의 트러스트 교정, 측와위에서 요추의 트러스트 교정, 또는 엎드려 누운자세(prone)에서 요추의 비트러스트 교정을 받았던 요통환자들은 임상적 예측규칙을 무작위로 받았다. 모든 대상자들은 운동과 교정의 두 가지 기간에 참여했고, 후에 표준화된 운동중재를 3번의 기간 동안 받았다. 추후의 평가는 처음 평가 후 1주, 4주, 그리고 26주에 실행되었다. 이를 통한 결과 값들에서 임상적 예측규칙은 최소한 한번 추가적으로 트러스트 교정기법(측와위에서 요추 트러스트 교정)이 보편화할 수 있지만 비트러스트 기법(엎드려 누운 자세에서 요추의 비트러스트 교정)은 아니다. 임상적 예측규칙을 한 환자들에게, 임상의는 측와위 혹은 앙와위 트러스트 교정기법을 통해 비슷한 임상 결과 값을 기대할 수 있다.[16]

적용을 위한 질문 (Questions for Reflection)

- 교정을 사용하는 특별한 기법이랑 교정을 사용하여 더 좋은 환자를 고르는 것이랑 어떤 것이 더 중요합니까?
- 물리치료사(PT)가 환자에게 교정을 적용할 때 오직 한 가지 방법이나 기법을 사용하는 게 중요한가?

기법 설명 : 측와위 요추회전 교정 (Technique Description: Side-Lying Lumbar Rotational Manipulation)

환자는 왼쪽으로 돌아누워 머리는 베개 위에 올려놓고 측와위자세를 취한다. 임상의는 환자의 앞에 서서 오른손으로 목표한 분절의 극돌기 사이의 공간을 촉진한다. 임상의는 왼손으로 환자의 오른쪽 고관절을 극돌기 사이의 공간에서 움직임이 느껴질 때까지 굴곡시키고, 환자의 오른쪽 발은 왼쪽 무릎의 슬와부분(popliteal fossa)에 올려놓는다(그림 18-5). 그리고 나서 임상의는 왼손을 극돌기사이 공간에 두고 오른손으로 환자의 왼쪽 어깨와 팔을 잡는다. 요추의 오른쪽 회전과 왼쪽 측방굴곡은 극돌기사이의 공간이 다시 움직임이 느껴질 때까지 환자의 왼쪽 어깨가 전방으로 미끌어질 때까지 진행한다(그림 18-6).

다음으로, 임상의는 환자의 몸을 통나무 굴리듯이 테이블 끝으로 환자의 팔을 통하여 고리모양으로 구부린다. 양쪽 손은 움직여지는 분절 위에서 피부잠김(skin-lock)을 통해 극돌기사이공간을 모니터링 한다. 임상의 오른쪽 전완 근위부와 팔꿈치는 환자의 오른쪽 어깨전방에, 왼쪽 전완은 환자의 고관절 후외측 위에 올려놓는다. 교정은 임상의의 오른쪽 전완은 고정을 시키는 동안 골반의 오른쪽을 전방으로 회전시키고 팔을 사용하여 적용시킨다(그림 18-7). 제한된 범위에 도달하면, 골반의 오른쪽을 전방으로 향하게 하여 작은 진폭과 빠른 속도로 트러스트 교정을 실행한다.

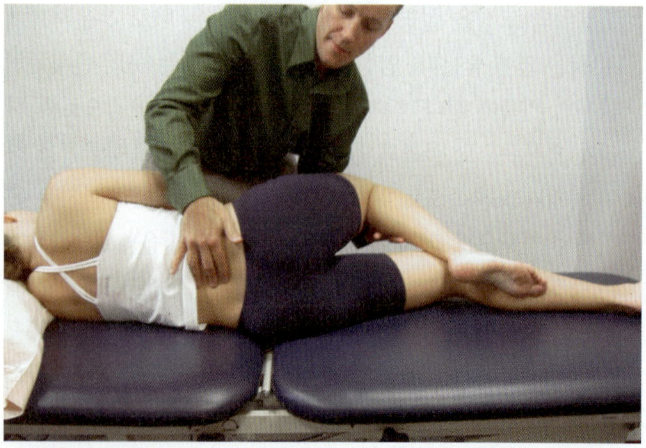

그림 18-5 왼쪽 측와위 자세에서 요추부 교정. 임상의는 오른손으로 요추분절 사이를 확인하면서 환자의 오른쪽 고관절을 굴곡시킨다.

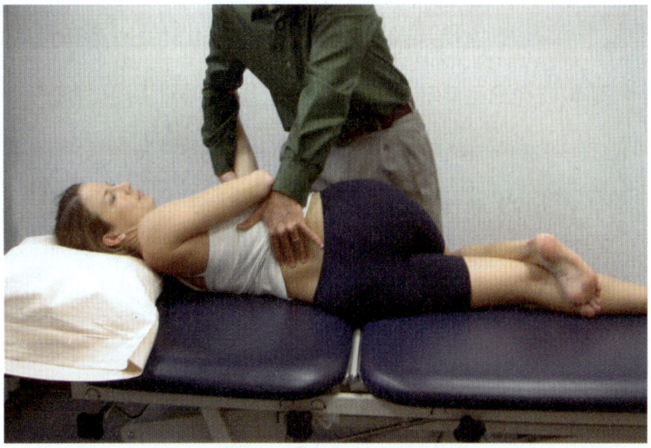

그림 18-6 왼쪽 측와위 자세에서 요추부교정(계속). 임상의를 왼쪽 손으로 극돌기사이공간을 확인하면서 요추의 오른쪽 회전과 왼쪽 측방굴곡을 진행한다.

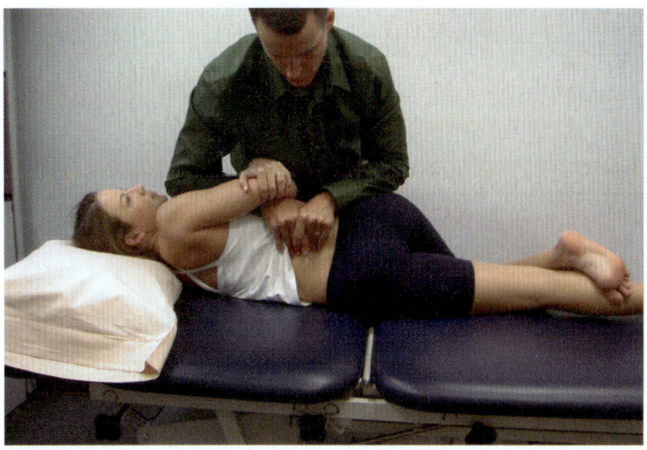

그림 18-7 왼쪽 측와위 자세에서 요추부 교정(계속). 임상의는 팔과 몸을 이용하여 환자의 몸통을 고정시키는 동안 골반의 오른쪽을 전방으로 이동시킨다.

목통증의 관리를 위한 트러스트 교정의 역할 (THE ROLE OF THRUST MANIPULATION IN THE MANAGEMENT OF NECK PAIN)

목통증은 한해에 미국 근로자 보정비용에서 10~20% 유병률로 요통 다음으로 가장 많이 발생하며, 일반적이고 고비용의 심각한 질환이다.[17,18] 목통증 환자는 외래로 물리치료를 받는 환자의 15~25%를 차지한다.[19] 목통증의 물리치료중재는 매우 다양하고, 근거는 일반적으로 부족하다.[18,20,21] Manual 치료와 운동이 같이 혼합해서 적용될 때, 가장 효과적이라는 근거는 점점 늘어나고 있다.[22-26]

적용을 위한 질문 (Questions for Reflection)

- 임상에서 경추교정이 드물게 사용되는 이유는 무엇인가?
- 경추 트러스트 교정의 인식된 위험에 비해 실제적인 위험은 무엇인가?
- 경추 교정의 가장 일반적인 부작용은 무엇인가?
- 교정의 역효과를 줄이기 위한 물리치료방법은 무엇이 있는가?

근거 요약 : 경추교정과 좋지 않은 부작용의 위험 (Evidence Summary: Cervical Spine Manipulation and Risk of Adverse Side Effects)

경추 트러스트는 척추동맥사고와 관련된다는 많은 논쟁이 있다. 45년 동안 10만 명이 경추 트러스트를 받았을 때 교정의 중재 이후 1주일 안에 약 1.3명에서 척추동맥 절개가 관찰되었다고 보고된다.[27] 뇌졸중의 발생비율이 비슷하게 보고되어지며, 두통과 목통증을 동반한 일부케이스의 환자는 중재과정에서 척추동맥절개를 경험했다.[28]

Rivett 등[29]은 경추 교정의 합병증을 조사하기 위한 전향적 연구를 진행했다. 20명의 치료사들이 경추 트러스트에 대해 역효과가 있는지에 대한 기록을 요청받았다. 이 연구에서 발생비율은 환자당 0.21~0.42%이다. 심각한 합병증은 3개월 동안 거의 500명에게 경추 교정을 실행하였을 때 발견되지 않았다.

척추뇌기저동맥 손상에 대한 위험을 확인한 결과, Hurwitz 등[30]은 경추 교정으로부터 심각한 합병증의 위험은 약 1,000만 명당 6명이고, 사망에 대한 위험은 1000만 명당 3명이라고 보고했다.

비록 이러한 평가들은 상대적으로 낮은 위험도를 반영하지만, 임상에서 경추 트러스트를 적용하는데 있어서 명백한 예방법은 고려되어야 한다. 불행하게도, *척추기저동맥순환부전(VBI: vertebral basilar insufficiency)*은 역사적 또는 객관적인 검사절차를 통해 위험성에 관한 유용한 근거를 확인할 수 없다.[31-33] 그 결과, 몇몇 저자들은 VBI에 잠재적으로 기여할 가능성이 있는 교정 중재의 사용을 피하기 위해 좀 더 안전한 기법의 사용을 제안했다.[31,33,34]

VBI로 기록된 경우의 대다수는 경추회전의 끝범위에서나 혹은 회전의 끝범위에서와 상부경추의 신전이 포함된 범위에서 트러스트가 포함된 기법을 적용하였다.[31-33] 그러므로 경추에서 수행되는 기법들은 VBI와 관련된 위험가능성을 줄이기 위해 중립자세에서 더 닫아주는 위치로 만들어준다.[31,33] 또 다른 대안으로는 척추의 다른 부위를 향하여 유사한 방향으로 중재를 가한다.[31,34-36] 목통증환자들 중 흉추 교정을 적용한 후 호전된 근거들이 있다.[34-36] 몇몇 저자들은 목통증을 치료하려고 할 때, VBI의 위험성을 낮추는 방법으로 흉추 교정을 제안하기도 한다.[34]

경추 트러스트 교정을 위한 검사절차 (Screening Procedures for Cervical Spine Thrust Manipulation)

도수물리치료사들은 목의 안정화구조 외에 경동맥계 (cervical artery system)(척추동맥과 경동맥, vertebral artery and carotid arteries) 모두 세심한 검사절차를 알아야 한다. 신경검사는 경추치료 이전에 최소한의 기준점으로 고려된다. 경추의 도수중재법에 대한 금기증으로는 여러 분절의 신경근증; 신경기능의 악화; 끊임없는, 심각한, 비역학적인 통증; 상위운동신경병변; 그리고 척수손상을 포함한다.[37] 게다가, 경추혈관질환의 많은 위험요소들은 제시되어왔다. 목이 불편한 환자에게 고혈압에 대한 혈압검사가 이루어지는 특별한 경우도 있다. 독자들은 이런 문제에 대한 상세한 내용을 더 알고 싶다면, Kerry and Taylor[38]을 참고하길 바란다.

혈관문제 외에, 상부경추의 뼈 또는 인대로부터 발생하는 위험요소들이 제시된다: 외상의 병력(예: 편타성 손상, 럭비 목손상); 선천적인 교원질합병증(다운증후군, 엘러스단로스 증후군, Grisel's syndrome, 모르키오증후군); 염증성 관절염(류마토이드 관절염, 강직성 척추염); 그리고 최근 목/머리/치과 수술.[39] 현재 임상에서 사용되는 많은 경추불안정성 검사가 있으며, 대부분의 평가는 횡인대와 익상인대의 온전한 상태에 대해 이뤄진다. 불행히도, 이런 검사의 대부분은 신뢰도가 달라서 목통증, 두통환자에게 적합하지 않다. 철저한 병력과 신경학적 검사에 따라, 합리적인 경추안정성검사는 능동적인 환자의 움직임부터 수동적인 치료사에 의한 움직임과, 부드러운 수동적인 움직임의 과압력, 따라오는 부수적인 움직임 검사가 수반될 수 있다. 전체과정을 통하여, 특별히 집중이 필요한 것은 움직임이 증가할 때 또는 비어있는 끝느낌, 불안정성 증상의 재현, 또는 안구진탕과 메스꺼움의 발견이다. 궁극적으로, 경추에 대한 물리치료의 관리는 신중한 임상적 추론과 검사와 중재동안에 신경혈관계에 대한 특별한 집중이 요구된다.

임상적 핵심 (CLINICAL PILLAR)

경추 교정으로부터 역효과의 위험을 줄이기 위한 방법[38]

1. 교정적용 전에 척추기저동맥에 대한 검사
2. 교정적용 전에 두개하관절낭 인대의 검사
3. 외상 또는 분절 안정성에 영향이 있는지에 대한 전체 컨디션을 확인하기 위하여 상세한 병력청취
4. 혈압검사
5. 신경학적 검사
6. 외상이 발생할 때 진단영상 또는 이전병력, 두개하척추(subcranial, 머리뼈밑)의 개구상태(open mouth) 방사선상 관찰(view)
7. 능동적, 수동적, 그리고 과압력을 포함한 부가적인 움직임에 대한 반응
8. 교정적용 전에 취한 자세에 대한 반응

근거 요약 : 역학적 목통증을 위한 정형도수물리치료 (Evidence Summary: Orthopaedic Manual Physical Therapy for Mechanical Neck Pain)

Walker 등[22]은 역학적인 목통증 환자에게 도수치료와 운동을 적용한 것과 최소한의 중재를 한 것에 대한 비교를 하였다. 도수치료와 운동을 한 환자그룹은 표준화된 운동프로그램과 *손상에 기준을 맞춘 도수치료*를 받았다. 도수치료의 중재들은 직접적으로 경추, 흉추, 그리고 흉곽(costal cage)에 대하여 여러 가지의 다른 연부조직기법과 관절기법, 그리고 빠른 속도의 트러스트기법 등을 치료하는 치료사들의 판단에 맡겼다. 모든 환자들은 심부목굽힘근(deep neck cervical flexor, 깊은목굽힘근)의 근력운동과 경추가동범위의 가정운동프로그램과 도수치료를 받았다. 최소한의 중재를 받는 환자그룹은 경추가동범위를 유지하고, 정상적인 일상생활을 수행하고, 능동적인 경추가동범위운동과 맥동성 초음파치료가 권해졌다.

6주 그리고 1년의 후속조치에서, 도수치료와 운동을 적용한 환자그룹은 다른 그룹에 비해 통증이 더 감소하고, 더 많은 기능의 향상을 경험했다. 환자들 중 거의 절반이 도수치료 그룹에서 트러스트 교정을 받은 것은 중요하다.

Hoving 등[40]은 일반의사에 의해 치료받은 환자의 성공률은 36%이고, 좀 더 일반적인 트레이닝을 받은 물리치료사에 의해 치료받은 환자는 51%의 성공률을 보이는 것과 비교하

여 특별한 교정의 고급 트레이닝을 받은 치료사들은 비트러스트 기법과 운동으로 치료하여 68%의 성공률을 가져왔다고 최근에 입증했다. Korthals-de Bos 등은[41] 도수물리치료는 더 많은 긍정적인 결과를 위해 더 적은 치료기간을 필요로 하며, 이 기간 동안의 비용은 Hoving 등[40]이 연구했던 다른 두 치료그룹들의 비용과 비교해서 대략 1/3 정도라고 기록했다. 저자들은 도수물리치료는 일반적인 물리치료 또는 일반의사에 의해 제공되는 치료에 비해 목통증을 치료하는데 있어 비용대비 더 효과적이라고 결론을 내렸다.[41] 비트러스트 교정 기법의 사용을 통하여 좋은 결과를 얻는 것은 가장 중요하다.

임상적 예측규칙은 경추 트러스트 교정에 대한 즉각적이고 긍정적인 반응으로 기록될 가능성이 많은 환자를 확인하기 위해 발달되어 왔다.[42] 6가지 기준은:

(1) 경부장애지수(NDI)가 초기평가 시 11.50 이하
(2) 증상이 양측에 나타남.
(3) 매일 5시간 이상 앉아서 일하는 직업과 관계없는
(4) 목을 움직이는 동안 더 느낌이 나아진다고 호소함,
(5) 목을 신전하는 동안 느낌이 나빠지지 않는다, 그리고
(6) 신경근병(radiculopathy) 없이 척추증을 진단 받음.

4개 또는 그 이상의 해당사항이 있다면, 교정에 대해 즉시 더 좋은 반응이 나타나는 확률이 89%이다. 측정된 결과 값은 글로벌 인식 효과에서 통증지수가 50% 감소하거나, 굉장히 안전한 치료로 기록되었다. 임상적 예측규칙은 아직 유효하지는 않다; 그러나 임상가들이 이런 절차를 통해 이점이 있는지 평가하는데 가이드가 되기 위해 예비 데이터는 제공된다.[42]

좀 더 최근에, Puentedura 등[43]은 목통증을 일차적으로 호소하는 환자에게 일반적인 물리치료를 82명 연속적으로 실행했다. 임상검사 후, 모든 환자들은 1주에 1~2번의 기간 동안 경추 교정으로 구성된 표준화된 치료를 받는다. 환자의 39%는 성공적인 결과가 나타났으며, global rating of change(GROC) scale에서 +5점 또는 그 이상으로 나타났다.

회귀분석의 가변성은 다변량의 CPR로 발생되며, 4가지 기준을 포함한다: (1) 증상의 지속기간이 38일 이내 (2) 교정에 의해 긍정적인 결과가 예상 (3) 경추회전의 측면 대 측면차이가 10도 또는 그이상의 차이, 그리고 (4)중부경추의 후전면 스프링테스트시 통증이 있다. 만약 3개 또는 그이상의 기준이 관찰된다면(+LR = 13.5), 성공적인 결과가 나타날 가능성은 39~90%로 증가한다. 추후의 연구에서는 비교하는 그룹과 긴 시간 후의 추적조사가 포함된 결과가 필요할 것으로 소견된다.[43] 이 장이 쓰인 이래로 독자들은 이 주제와 관련되어 나온 최근 문헌을 참고한다.

임상적 핵심 (CLINICAL PILLAR)

임상예측규칙

경추 교정에 의해 좋아지기 쉬운 목통증 환자:[43]

1. 증상이 지속된지 38일 이내 환자
2. 교정을 적용했을 때 좋아질 것 같은 환자
3. 경추 회전의 측면 대 측면 차이가 10° 또는 그 이상 일 때
4. 중부 경추의 후전면 스프링 테스트 시 통증이 있을 때.

3개 또는 그 이상이 발견될 때, 성공적인 결과를 얻을 확률은 39~90%이다 (+LR = 13.5).

기법 설명 : 빠른 속도, 중간범위, 중부경추에 오른쪽 측방굴곡압력 (Technique Description: High-Velocity, Mid-Range, Right Side-Bending Force to the Mid-Cervical Spine)

기법은 walker 등의 연구에서 임상치료에 의해 종종 묘사되었다.[22] 다음의 예에서 C4/C5의 분절을 "열기" 기법을 하려고 한다. 환자는 바로 누운 자세에서, 임상의는 환자의 머리 쪽에 선 자세에서 양손은 환자의 머리와 목 주변을 감싸고, 엄지는 하악골에 놓고, 오른쪽 검지의 중수수지관절(MCP, 손허리 손가락관절)은 목표된 분절의 오른쪽 후관절(facet)에 견고히 놓는다(그림 18-8).[29] 왼손이 목 움직임을 조절하는 동안, 오른손은 관절가동 또는 교정을 적용시킨다. 목과 머리는 임상의에 의해 굴곡되고 양쪽 손목을 척골 쪽으로 편위시킨다. 그러고 나서 목은 오른쪽에서 왼쪽으로 이동되거나, 왼쪽회전이 목표된 분절에 맞물리게 되고 작은 조정(adjustment)움직임이 적용된다(그림 18-9). 움직이는 분절이 제한된 범위에 도달했을 때, 빠른속도, 낮은 진폭의 트러스트가 오른쪽에서 왼쪽으로 적용된다. 이 기법이 수행될 때, 집중은 오른쪽 두 번째 중수지관절이 횡돌기

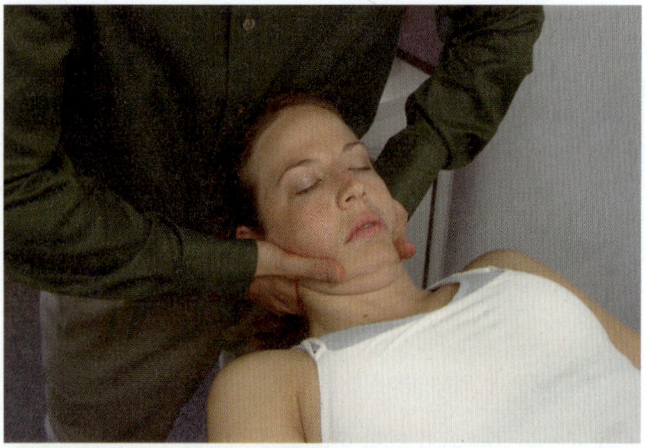

그림 18-8 왼쪽 경추 열기/굴곡 교정. 임상의는 환자의 머리와 목을 지지하고 오른쪽 엄지를 하악골에 놓고, 중수지관절을 목표한 오른쪽 후관절위에 견고히 놓는다.

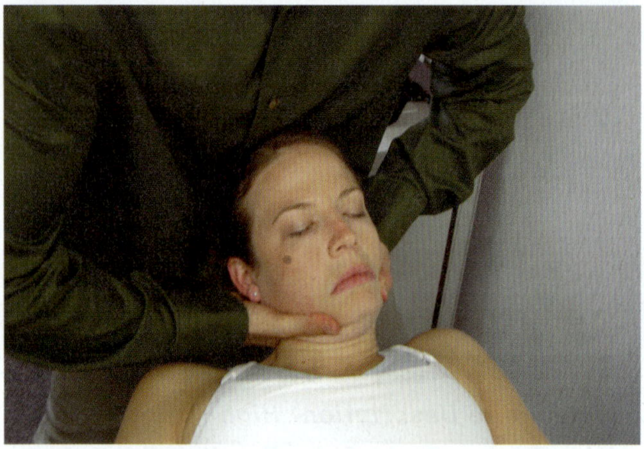

그림 18-9 왼쪽 경추 열기/굴곡 교정(계속). 제한된 범위는 환자의 목이 오른쪽에서 왼쪽으로 이동시키면서 맞물리게 된다.

(transverse process, 가로돌기)가 아닌 목표된 후관절의 뒤에 접촉되어 있어야 한다. 특별한 집중은 또한 임상가의 오른쪽 전완이 교정의 방향과 같은 라인에 남아있어야 한다는 것이다.[29]

근거 요약: 역학적 목통증을 위한 흉추부 교정술 (Evidence Summary: Thoracic Spine Manipulation for Mechanical Neck Pain)

Cleland and colleagues는 목의 통증으로 고통 받는 환자들에게 통증의 단계를 이해하기 위해 흉추 교정술의 즉각적인 효과에 대해 조사를 하였다. 참여자들은 처음 목의 통증을 호소하기 시작하는 18–60세이며, 교정 그룹이나 그렇지 않은 그룹을 랜덤으로 진행하였다.

통증척도(VAS)는 환자에게 목의 통증이 있을 때와 개입 이후에는 휴식을 취했다. 분절가동검사는 지침안내서를 사용하여 실행하였다. 각 대상자는 3가지 교정을 평균적으로 받았다. 교정그룹의 환자들은 교정을 하지 않는 개개인들보다 통증척도(VAS) 점수들이 상당히 좋게 나타났으며 저자에 의하면, 흉추교정은 목의 통증이 있는 환자들에게 더없이 효과적이라고 결론을 지었다.

Cleland 과 동료들[36]은 목의 통증이 있는 환자들을 구별하기 위해 임상 예측 지침(CPR)이 발전되어 예측 가능한 코호트 연구를 통해 흉추 트러스트 교정으로 이점들이 나타날 수 있도록 한다.

이 연구의 디자인은 Flynn 등[13]이 사용되었던 것과 비슷하며 급성 요통이 있는 환자들을 위한 CPR(임상진료지침)의 발전이 있었다. 18세에서 60세 사이에 78명의 환자들로 초기 목의 통증으로 불만을 호소하거나 상지 부위에 증상이 있거나 없는 자들로 물리치료사에게 추천되어 연구에 참여하게 되었다. 만약 환자들이 이전에 경추협착증으로 진단이 있었거나 어떤 의학적 위험상태에 노출된 이전 6개월 안에 편타 손상과 관련된 장애로 중추신경계와 연관이 있거나 검진에서 신경뿌리 압박 증상이 있다면 연구에서 제외시켰다.

참여자들의 과거력과 검진에 따라 기준을 삼았고, 거의 대부분, 3가지의 다른 흉추 교정술과 경추 자가 관절가동범위 운동을 실행하는데 교육을 고려한 일주일 동안에 두 가지 실험을 진행하였다.

성공적인 결과는 global rating of change scale(GROC)에서 점수가 5점이거나 그 이상일 때로 정하였다. 로지스틱 회귀분석으로 흉추 교정 따른 성공적인 결과를 위해 예측자들에게 제공할 수 있는 이상적인 검사를 발견하여 찾아내는 것이다. 6가지의 변화들은 예측자들의 확인과 함께 임상규정지침(CPR) 형태로 하였다.

이 변화들에 따르면:

(1) 증상 기간은 30일보다 적어야 하며,
(2) 어깨 원위부에 증상이 없어야 한다.
(3) 대상자들은 보고서에 악화된 증상이 없어야한다.
(4) FABQ(신체적 평가)에서 점수가 12보다 적어야 한다.
(5) 상부 흉추 후반증과 구별되어야 하며, (T3–T5)
(6) 경추 신전의 범위가 30°보다 적은 범위여야 한다.

흉추 교정이 54%(실험전)에서 93%(실험후) 성공적인 진행으로 증가되면 참여자들 중에 6가지 변화 중 적어도 4가지

임상적 핵심 (CLINICAL PILLAR)

임상예측규칙 (검증되지 않음)

목의 통증이 있는 환자들을 위한 흉추 교정의 장점을 보여준다:[36]

1. 증상 기간이 30일 이내.
2. 어깨 원위부에 증상이 없어야 한다.
3. 대상자의 보고에서 증상의 악화가 발견되지 않아야 한다.
4. FABQ(신체적 평가)가 12점보다 적어야 한다.
5. 상부 흉추의 후만증과 구별되어야 한다.(T3–T5)
6. 경추 신전의 범위가 30°를 넘지 않아야 한다.

만약 환자가 6개의 항목에서 4개 양성 변화이라면 54% (실험 전)에서 93%(실험 후)까지의 증가는 성공적인 결과를 예측할 수 있다.

에서 긍정적으로 나온 변화들은 임상규정지침(CPR)에 의하여 12.0의 비율로 긍정적인 가능성이 있다고 논의되었다.

비록 이 임상규정지침이 목표에 달성에 실패할지라도 임상규정지침에서 흉추 교정의 장점으로 목 통증이 있는 환자들에게 효과를 확인하는데 여전히 유용하게 사용될 수 있다.

기법 묘사: 누운 자세에서 흉추의 개방과 굴곡 교정(Technique Description: Supine Thoracic Spine Opening/Flexion Manipulation (Pistol Technique)

이 기법은 2명의 Cleland 등[34,36] 임상적 치료로 사용되어졌으며 이전에 연구되었다. 예를 들어, 오른쪽 T4–T5 분절에 "개방"이나 굽힘의 의도가 있었다. 환자는 왼쪽으로 누워 가슴위로 치료사의 팔을 가로 넣어서 눕는다. 임상가는 환자의 왼쪽 어깨를 살짝 감싸고 "손잡이 그립"처럼 보여지는 것과 같이(그림 18–10) 이용하여 제한된 분절 뒤쪽에 척추 분절 부위에 바로 왼손을 올려둔다. 예를 들어, 임상가들의 손은 T5척추 횡돌기 부위에 접촉할 것이다. 환자는 몸을 구부린 채로 눕고 임상가는 오른손으로 환자의 목과 머리를 지탱하고 하방으로 누운 상태에서 척추의 왼쪽 회전과 왼쪽으로 굽힘, 굽힘을 통하여 원하는 분절의 움직임을 만들어낸다(그림 18–11).

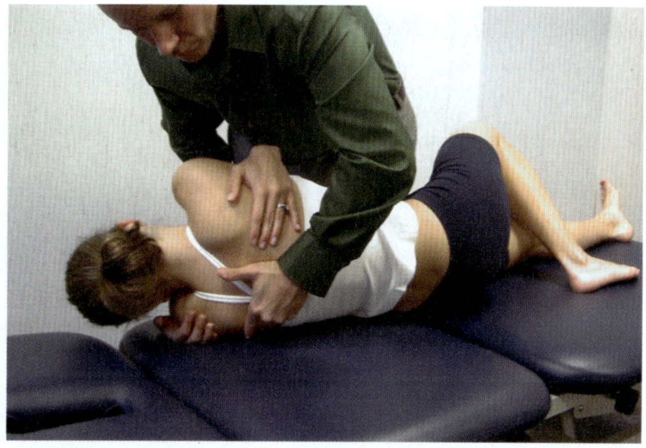

그림 18–10 누운 자세에서 우측 흉곽 개방/굴곡 교정. 임상가는 "손잡이 그립"을 이용하여 제한된 분절에 꼬리방향으로 흉추의 횡돌기에 접촉한다.

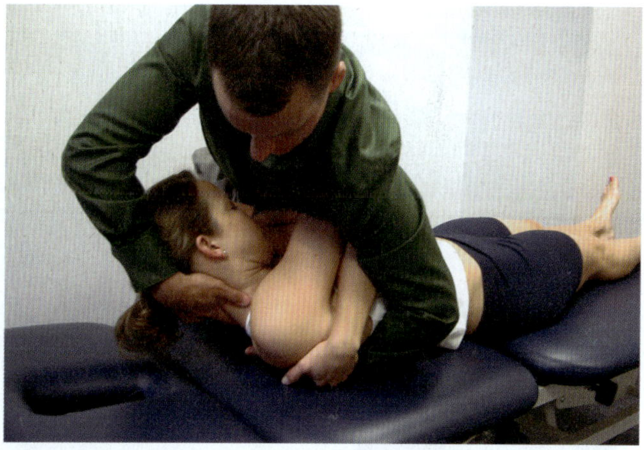

그림 18–11 누운 자세에서 우측 흉곽 개방/굴곡 교정. 임상가는 원하는 분절에 척추를 굴곡, 좌굴, 좌측 회전을 하는 동안 환자의 머리와 목을 지탱한다.

움직임을 원하는 분절에 위치할 때, 환자는 깊은 숨을 내쉬도록 교육하고, 치료사는 전방에서 후방으로 그들이나 그녀들의 몸을 이용하여 낮은 진폭의 빠른 속도로 트러스트 전달한다. 이 트러스트는 오른쪽 척추후관절 굽힘이나 개방을 위해 굽힘 동작을 소개 하기위한 목적이 있다.

기법 묘사: 상흉추의 견인교정 (Technique Description: Upper Thoracic Spine Traction Manipulation)

상부 흉추 견인 교정법은 몇몇 케이스 보고서와 비슷한 점들이 있다. 이 기법은 상부 흉추 분절에 국소적인 통증이 있고 분절 가동성의 감소로 신경근 증상이 있든 없든지 역학적으로 목의 기능부전을 갖은 환자들을 위해 적용되어야 한다

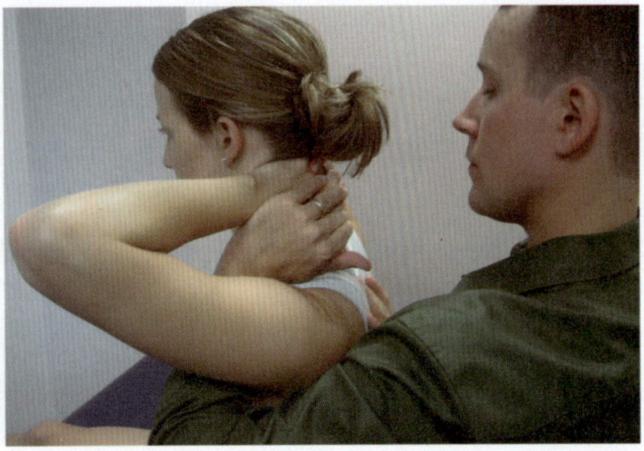

그림 18-12 앉은 자세에서 상부 흉추 견인 교정. 임상가는 손을 환자 아래로 두거나 위에 놓아 환자의 팔을 통과하여 두 손을 고리로 만든다.

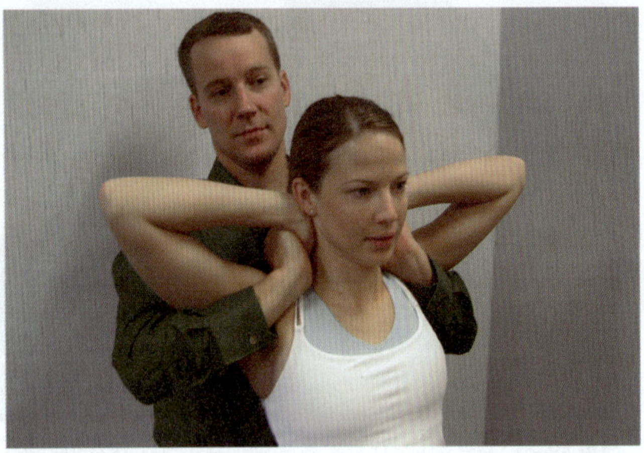

그림 18-13 앉은 자세에서 상부 흉추 견인교정. 임상가는 환자의 가슴을 이용하여 척추 신전과 양측 어깨 후인을 진행한다. 가동력은 임상가가 척추를 약간 확장하는 동안 동시에 다리를 위로 세워 일어나면 된다.

고 생각한다.

Piva의 보고에 의하면, 이 기법은 경추굴곡의 자가운동 제한이 있는 환자들에게 특히 효과적이라 보고되었다.

환자의 목뒤로 손을 감싼 채로 치료 테이블에 앉힌다. 임상가는 환자 뒤에 서서 환자의 어깨 윗부분의 끝까지 테이블을 올리고 임상가의 가슴 라인까지 위치시킨다. 임상가는 환자의 무릎을 굽힌 상태에서 환자의 팔 사이에 손을 넣어 고리로 만들고 환자의 손 아래부위에 두거나 손등에 둔다(그림 18-12).

임상가의 가슴부위 중간에서 상부 흉추 분절이 닿아야만 한다. 환자는 곧게 앉도록 교육하고, 치료사는 양쪽 어깨를 후방견인(후인)과 환자의 손과 가슴을 이용하여 척추 신전을 설명한다. 가동력은 치료사가 초기에 목표로 하는 분절에 축 방향 견인력을 제공하기 위해 무릎을 점진적으로 신전시킨다. 한 번은 제한된 장벽에 부딪히며, 임상가는 척추를(그림 18-13) 늘리는 동시에 그들이나 그녀의 다리를 재빠르게 상방으로 들어 높은 속도의 트러스트를 실행한다. 특히 주의해야 되는 것은 경추 굴곡에 의도치 않은 힘이 발생되기 때문에 팔과 손의 힘이 아닌 다리와 몸통에서 진행되어야 가동력을 얻을 수 있다.

골관절염 관리에서 트러스트 교정 규칙 (THE ROLE OF THRUST MANIPULATION IN THE MANAGEMENT OF HIP OSTEOARTHRITIS)

*골관절염(OA)*으로 고통을 받는 개개인들이 물리치료사들에게 치료를 받는다. 물리치료사들로부터 전형적으로 관리가 되었던 고관절염을 위한 몇 가지 개입들은 의학적 문헌에서 조사가 되어진 적이 있었다. 육상운동요법, 수중치료, 도수치료 등을 포함한다.[49-54] 고관절에 전형적으로 도수치료에는 한 가지 이상의 것이 있으며, 등급별 가동술, 높은 속도의 트러스트교정과 고관절 근육의 도수 스트레칭 등이 있다.[55,56] 육상운동요법과 그룹으로 하는 수중치료는 골관절염으로부터 환자의 통증과 장애를 감소시킨다.[49,51,53] 불행히도, 만약 규칙을 유지하지 않는다면 다시 재발할 것이다. 초기 연구에서 도수 치료사들이 단기와 장기 목표 안에서 골관절염이 있는 개개인들의 기능을 증가시키고 통증을 감소시키는데 효과적으로 보여준다.[54,56]

요약정리 : 골관절염의 도수치료 (Evidence Summary: Manual Therapy for Hip Osteoarthritis)

Hoeksma 등[54]은 골관절염이 있는 환자들에게 운동과 도수치료의 효과에 대해 비교하였다. 운동 프로그램은 골관절염 환자들을 위해 도움이 될 수 있도록 프로그램을 구성하였다.[49] 도수치료는 견인 트러스트교정 기법에 따라 고관절 근육을 스트레칭하는 것으로 구성하였다. 두 그룹의 치료기간은 5주 이상 9섹션으로 진행하였다. 도수치료를 받은 대상자들은 5주의 치료 기간 동안 결과적으로 통증, 고관절 범위, 걷는 속도, 고관절 기능(measured with the Harris hip score)등이 상당한 진전이 있었다는 것을 알 수 있었다. 이렇게 개선된 부분 중에서 3-6개월 동안 계속적으로 유지하는 것이 저자들은 도수치료가 골관절염을 관리하기 위한 효과적인 방법이라고 결론을 냈다.

기법 설명: 고관절 견인교정 (Technique Description: Hip Traction Manipulation)

Hoeksma 등의 연구에서 환자는 진행과정 동안 미끄러지는 것을 최소화하기 위해 고관절과 무릎이 굴곡될 수 있도록 하고 반대측 하지는 편평한 테이블 위에 긴장을 푼 상태에서 누운 위치로 있는다. 치료사의 손은 복숭아뼈 주변 발목 부위에 위치하고 고관절은 15-30° 외전과 굴곡으로 열린 위치에서 진행한다(그림 18-14). 치료사는 고관절 낭에 스트레치를 위해 사지를 축 방향으로 진동과 신연을 초기에 적용하여 고관절에서 가동력을 얻기 위해 팔꿈치를 펴고 다리를 벌리고 서 있는다.

관절낭에 저항을 느낄 때, 신연 트러스트교정이 제한될 수 있다. 교정은 한 섹션당 5번씩 반복한다. 교정 이후에 관절의 제한된 위치가 증가할 것이며(환자마다 다를 것이다), 또한 마지막 교정은 가장 제한된 고관절에서 실행한다. 운동이 고관절 범위에 자가 도움을 받기 위하여 관절이완의 도움을 위한 교정을 실행하였다. 교정의 즉각적인 효과는 수동적 고관절 굴곡과 신연으로 끝느낌을 평가하여 관찰한다. 고관절에서 대략적으로 끝느낌을 느낄 때 반대측 고관절은 최적의 결과를 가져왔었다.[54,56]

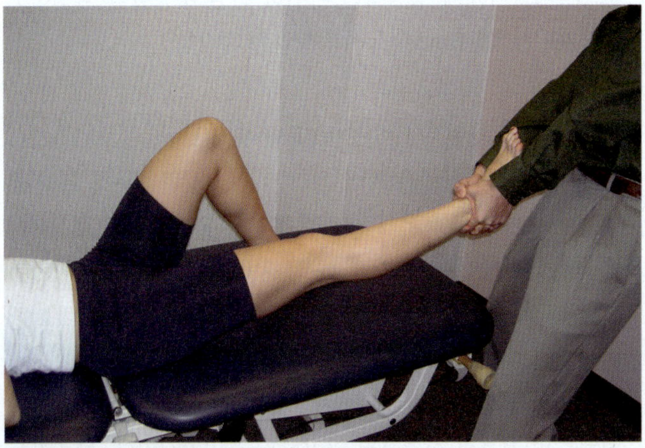

그림 18-14 고관절 신연 교정. 임상가의 손은 복숭아뼈 주변 발목 부위에 위치하고 고관절은 15-30° 외전과 굴곡으로 위치한다.

상완와 관절의 오십견 관리를 위한 트러스트 교정 규칙 (THE ROLE OF THRUST MANIPULATION IN THE MANAGEMENT OF GLENOHUMERAL ADHESIVE CAPSULITIS)

오십견(AC) 또한 "동결견"으로 알려져 있으며, 비교적으로 통증이 있는 어깨 장애로 당뇨병 군에서 10-20%이고 일반군에서 2-5% 정도 발생되고 있다.[57] 오십견은 의학 문헌에서 논쟁과 많은 의견 불일치를 갖고 있다. 수많은 개입들은 선의의 무시, 스테로이드 주사, 관절낭 수동술이나 관절팽창, 끝범위 관절 가동술, 자가 스트레칭 운동, 관절낭 유리술, 마취상태의 교정과 국소적 사각근간 마취 후에 병진적인 교정 등을 포함된 이후에 추천되어 연구가 진행되었다.[57,61-74]

수많은 개입된 연구에 불구하고 동결견으로 고통을 받는 환자들을 위한 이상적 과정의 개입을 언급한 저자들 중에서 일치된 부분은 없었다. Cochrane collaboration(코크란 연구단체)에서 실시한 어깨통증을 위한 이전 개입은 Green 등의 보고서에서 "동결견에 대한 개입된 연구 효과가 있을 때까지 결론이 없을 것이다."[75] 최근에 clinical practice guideline(임상예측규칙-CPG)는 오십견의 관리법을 Kelley 등으로 출판한 적이 있다.[76]

임상예측규칙에서 개입에 대해 가장 강력하게 뒷받침할 만한 근거는 코티코스테로이드 주사이다. 환자의 교육과 스트레칭은 보편적 근거와 관절 유동술, 마취하 관절수동술(MUA)은 출판된 문헌의 이전 연구에서 체계적인 근거가 부족하기 때문에 둘 다 고려해야 한다.[76] 비록 대부분의 저자들은 자가 회복 능력의 장애가 있는 동결견의 특징은 1-3년 이내에 완치가 되지만 몇몇 장기적인 연구에서는 초기 진단 이후에 10년 이상 동안 기능적인 제한과 증상을 갖은 환자들이 상당한 비율을 갖는다고 발견하였다.[58-60,77,78]

오십견이 있는 환자들은 보존적인 방법에는 무반응이지만 종종 마취하 관절수동술은 받아들인다.[58,61,79] 이 과정에서, 상완골에 일반적으로 마취한 환자는 팔꿈치 근위부를 잡고 생리학적으로 어깨 움직임을 통한 강한 가동술을 진행한다.[70-72,79] 마취하 관절수동술을 시행하는 동안 발생되는 연부조직과 뼈 손상의 근거가 충분하기 때문에 비평할 수밖에 없었다.[61,73,79]

요약 정리 : 사각근의 국소적 마취의 관절와상완의 병진 교정 (Evidence Summary: Glenohumeral Translational Manipulation under Regional Interscalene Block Anesthesia)

전형적인 관절와상완 교정과 관련된 손상의 위험을 줄이기 위해 Roubal 등[73]은 사각근간 상완신경총 마취로 전형적인 교정을 획기적인 기법으로 발전시켰다. 전형적인 마취하 관절수동술 치료를 받은 43명의 환자들을 의학 문헌에 보고된 적이 있다.[57,73,74] Roubal 등[73]의 초기 연구에서 마취하 관절수동술 후 1개월된 8명의 환자들과 개입을 받은 모든 환자들의 통증, 그리고 기능과 관절범위가 상당히 좋아졌다고 관찰할 수 있었다.[73]

Placzek 등[74]은 전형적인 마취하 관절수동술 받은 31명의 효과를 14달 동안이나 유지할 수 있었다. Boyles 등[57]은 투시조영 비디오를 사용하여 교정 전후의 관절와 상완에서의 운동역학적인 움직임을 평가하고 전형적인 마취하 관절수동술 치료를 받은 4명의 환자를 연속적으로 지도할 수 있었다. 관절범위, 기능, 통증 단계가 개선되면 이전에 발견된 부분들과 비슷할 것이다.[73,74] 더 말하면, 자가 어깨 외전 시 상완골두가 꼬리방향으로 병진이 증가되면 비디오 투시조영 이미지로 전후 비교를 통하여 알 수 있을 것이다.[57] 게다가, 문제를 제기할 수 없을 것이며, 두 연구자들은 국소적인 사각근 마취에 의한 관절와상완의 병진 교정이 오십견 치료에 효과적이고 안전하게 할 수 있다는 것을 나타낼 것이다.[57,74]

전형적인 교정과 그 이전 것들은 힘의 적용된 방향과 손의 위치로 나타난다.[80] 상완골두를 감싸서 팔 길이를 최소화하여 관절 라인에 인접하게 되면 회전력이 줄이고, 관절을 가로지르는 병진 라인으로 만들기 위함이다.[80] 손을 두는 것은 또한 관절와상완 관절의 교정력을 집중시켜서 관절에 인접된 구조들의 손상을 최소화하기 위함이다.[74,75,80]

기법 설명: 사각근에 국소적 마취의 관절와상완 병진 교정 (Technique Description: Glenohumeral Translational Manipulation under Regional Interscalene Block Anesthesia)

교정전 과정들 (Premanipulation Procedures)

한 번은 환자들이 변형된 마취하 관절수동술에 대해 동의하는 몇 가지 단계의 절차들을 위한 준비 작업을 해야만 한다.[57,73] 환자는 첫째로 오십견의 진단에 관한 것과 국소적 사각근 마취를 진행하면서 금기증이 없도록 마취과 의사를 만나서 동의를 얻고 전문의가 추천하는 평가를 진행해야 한다.

Placzek 등[74]은 경구 코티코스테로이드를 단기간으로 추천받고, 특히 교정을하는 초기에 메드롤 팩당 1회씩 6일을 (Upjohn Corp, Kalamazoo, MI) 복용한다.[74] 또 다른 동반 질환이 있는 환자들은(당뇨병) 약의 금기증을 확인하고 다른 통증의 약도 고려해야만 한다. 단지 개입을 위해 이전 이미지를 요구하는 것은 진단의 모호한 것을 규명하기 위한 방사선 이미지가 필요하다(심한 관절염). Boyles 등[57]으로부터 교정전의 과정을 그림 8-15에서 볼 수 있었다.

마취과 의사에게 국소적 사각근간 마취를 하고 난 이후에, 환측 상지는 슬링을 하고 환자는 물리치료 클리닉으로 이송시킨다. 교정 초기에 수동적 관절범위를 통하여 오십견 진단을 확진하기 위해 마취상태에서 기록하였다.[57]

기법 설명: 마취하 관절수동술 후 관절와상완 병진 (Technique Description: Glenohumeral Translational MUA)

마취후 관절수동술의 각 관절와상완 병진은 3가지 힘의 적용을 고려해야 한다: *안정된 힘, 견인력과 가동력* 등이다. 안정된 힘은 보조자, 교정사 또는 중력으로부터 제공된다. 견인력과 가동력은 교정사로부터 상완골두에 제공된다. 각 기법은 느리고, 점진적으로 관절와상완 움직임의 끝범위까지 힘이 적용될 수 있도록 시작한다. 만약 어깨 범위는 3가지 시도 후에도 개선되지 않는다면, 높은 속도, 낮은 진폭의 비틀림을 가능한 범위의 끝범위까지 진행한다. 3가지의 트러스트를 최대로 하여 관절의 새로운 범위의 끝까지 실행한다. 다음에 오른쪽 어깨에 병진적인 마취하 관절 수동술을 설명하고 Placzek 등[80]과 Boyles 등[57]의 작업을 개작하였다.

하방 교정 (Inferior Manipulation)

하방 교정은 어깨를 들어 올리는 동안 상완골두를 꼬리 방향으로 병진을 증가시켜 견봉하 공간을 유지하는데 효과적이다. 그러므로, 하방 교정은 다음 기법을 실시하는 동안 견봉하 부위에 찝힘에 의한 외상을 보호하기 위해 첫 번째로 시행되어져야한다.

환자는 바로 누운 상태에서 상완신경총에 스트레스를 제한하도록 경추를 환측으로 굴곡하도록 위치시킨다. 보조자는 환자의 견갑골의 안정화를 위해 손바닥으로 환자의 견갑골 외측면 가까이 대고 상부와 내측면으로 힘을 적용하여 견갑물리치료사는 어깨 상태가 교정치료를 위해 적합한지를 결정해야 한다.

↓

물리치료사는 과정에서 다른 치료의 기회들뿐 아니라 위험성과 이점을 설명한다. 환자는 어깨통증과 장애 척도(SPADI)를 완성해야 한다.

↓

물리치료사는 사간근 마취를 위해 마취 서비스를 받은 그룹과 환자들의 스케줄에 따라 즉시 교정 섹션을 진행하였다.

↓

물리치료사는 과정 초기에 1일 당 1회분으로 환자들에게 투약하고 메드롤 6일당 1회분으로 의사에게 추천받는다.

↓

물리치료사는 손상 받은 어깨의 단순 방사선 필름을 요구한다. MRI는 교정 초기에 다른 병리적인 문제 (회전근개 파열, 비구순 결손)를 확인하기 위해 고려해야 될 것이다.

↓

시술 당일 환자의 마취상태를 직접보고 해야 된다. 환자는 마취에서부터 물리 치료에 이르기까지 자신을 도와야 하며, 물리치료사는 치료 후 집으로 환자를 안내할 수 있도록 운전까지 도와주어야 한다.

↓

물리치료사는 수술 전후에 PROM을 측정하고 수술 후 관리 및 운동 계획을 환자에게 설명해야 한다.

↓

물리치료사는 환자들이 모든 교정치료에 참여할 수 있도록 적어도 일주일 1일 이상으로 해줘야 하고 전체 프로그램에 따를 수 있도록 해야 한다.

↓

물리치료사는 일주일 후에 적절한 환자들의 진료소 방문을 줄일 수 있도록 하고 환자들에게 불평없이 프로그램을 잘 할 수 있도록 해준다.

그림 18-15 Boyles와 동료들로부터 동결견 환자들을 위해 사용될 교정 전 경로.

골의 안정화를 돕는다. 안정화 동작은 교정 동안 관절와 관절이 하방 이동의 제한을 돕는다. 상완골을 관절라인에 근접하게 치료사의 두 손으로 움켜잡고 외측으로 회전시킨다. 상완신경총의 장력을 줄이기 위하여 팔꿈치는 대략 90°로 굴곡하고 환자의 완전한 신전을 유도한다(그림 18-16). 상완골은 견봉하 관절의 찝힘을 피하기 위하여 외회전을 유지하는 동안 환자의 어깨를 외전 방향으로 유도한다. 약한 견인력은 치료사의 오른손으로 관절와 관절을 수직방향으로 적용하고 병진과 가동력을 주는 동안 관절와를 평행하게 하방으로 만들기 위해 왼손으로 상완골두 부위에 접촉하여 지지한다(그림 18-17).

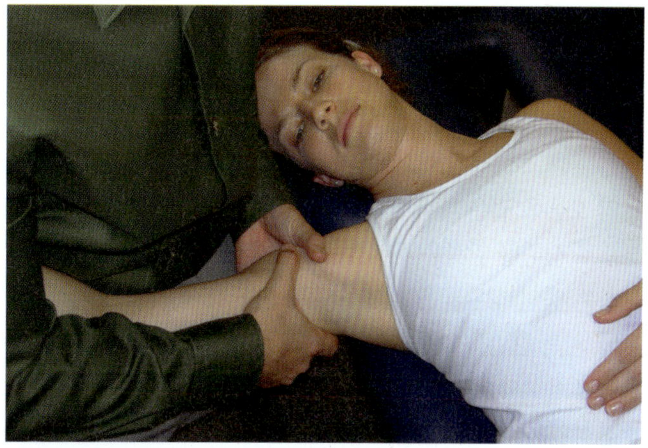

그림 18-16 좌측 하방 관절와 상완 교정. 임상가는 상완골의 외회전을 위하여 견봉돌기 관절에 접근하여 환자에게 위치한다. 상완골의 장력을 줄이기 위해 목을 같은쪽으로 굽히고 팔꿈치는 완전 신전과 굴곡 90° 사이에 둔다.

한번은 제한된 범위가 있다면 교정을 천천히, 점진적으로 힘을 증가시켜서 진행해야 한다. 유착으로 인한 소리가 들리거나 유연한 부위까지는 진행해야 하며, 상완골 외전의 새로운 끝범위까지 이동하면서 기법을 반복적으로 해야 한다. 만약 3가지 시도가 관절와상완의 범위 증가에 실패를 가져온다면, 높은 속도의 비틀림으로 제한된 범위를 제거해야 한다. 만약 처음 비틀림 이후에 제한된 부위가 남는다면, 3가지 이상의 시도로 새로운 끝범위를 만들어 가야한다. 주의할 것은 관절와를 치료면의 수평면으로 상완골두에 가동성을 제공해야하며, 하방에 동일한 거리로 상완골의 근위에서 원위부로 이동할 수 있도록 한다. 이 방식으로 기법을 실행하면 관절에서 잠재적으로 불필요한 회전력을 줄일 수 있다.

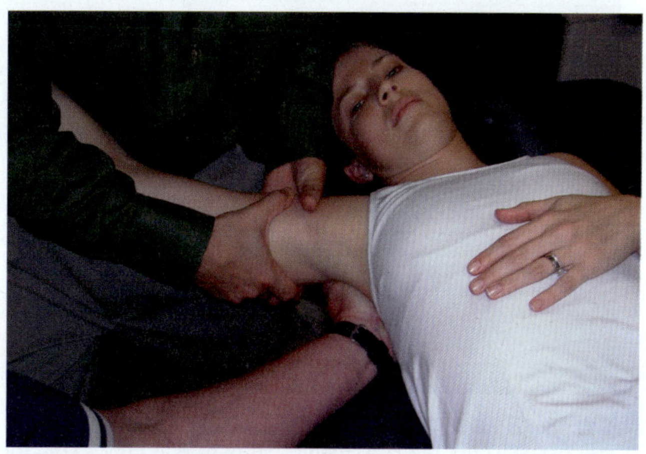

그림 18-17 좌측 하방 관절와 상완 교정. 오른손을 이용하여, 임상가는 상완골의 견인력을 위해 적용하고 가동력은 수평상태에서 왼손으로 상완골두를 하방으로 작용한다.

후방 교정 (Posterior Manipulation)

환자는 누워있는 상태에서 치료사는 환자의 발과 마주본 상태에서 환자의 머리 부위에 서 있고 견갑골 외측면에 오른 손을 대고 안정된 힘으로 약간 전방과 내측에 적용한다. 환자의 오른쪽 팔은 대략 80° 정도 굴곡시키고, 치료사는 왼쪽 손으로 상완골 앞쪽을 움켜잡는다. 견갑골에 안정된 힘을 유지하는 동안 상완골은 최대 수평내전을 가져올 수 있다. 동시에 외측 견인을 적용하는 동안(그림 18-18) 후방 병진의 힘을 적용한다. 하방 교정과 함께 가동력은 처음에는 천천히 점진적인 방식으로 적용한다. 만약 3가지의 시도들이 관절범위 증가에 실패를 가져온다면, 높은 속도의 비틀림을 적용할 때 제한을 가져올 수 있다.

추가적인 교정들 (Additional Manipulations)

위에처럼 하방과 후방 교정법을 실행한 후에 Boyles 등은추가적인 제한들에 대한 관절와 상완 관절을 평가하기를 추천하지만 제한이 확인된다며 추가적인 교정을 실시해야 한다.[57] 관절와 상완 관절의 가동성은 관절 라인 가까이에서 상완골을 잡고 전방, 후방, 하방으로 실시하고 여러 방향의 미끄러짐으로 관절의 저가동성을 결정한다(22장 참조).

이 평가는 굴곡, 외전, 내회전, 외회전 등 다양한 각도에서 실행한다. 한 번의 저항이 발견되며, 치료사는 낮은 속도의 진동과 가동성을 30초 동안 2-3회 진행한다. 만약 관절범위 개선에 실패한다면 3가지 이상의 높은 속도의 비틀림으로 제한된 부위를 해결해야 한다.[57]

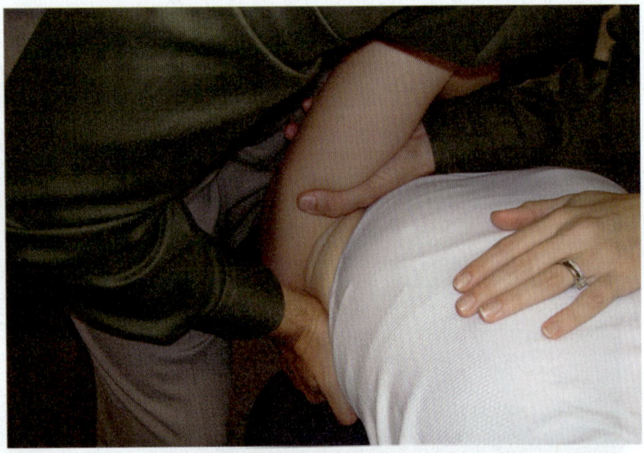

그림 18-18 좌측 후방 관절와 상완 교정. 임상가는 오른손으로 견갑골을 안정화 시키고 왼손으로 그들이나 그녀들의 흉곽 부위에 상완골의 후방병진과 외측 견인, 수평 내전을 진행한다.

교정후 관리 (Postmanipulative Care)

교정에 따라, 수동적 관절범위(PROM) 범위는 다시 기록되어야 하며, 환자들의 어깨는 아이스로 감싸고 환자는 머리 뒤로 그들이나 그녀의 손을 위치시키다. 환자는 집에서 매일 2시간씩 자가 보조관절운동을 하면서 어깨 굴곡 5분씩 실행하기 위해 교육을 하고 슬링을 손상측 어깨에 걸어서 집으로 퇴원을 시킨다. 그다음 얼음을 댄다. 슬링의 사용은 사지의 감각과 운동 기능을 회복시키기 위해 움직이지 않게 하는 것이다.

Boyles 등[57]은 교정 다음에 첫 5일 동안은 매일 물리치료 추천하고 추가로 운동과 아이스를 한다.[57] 섹션의 빈도는 2-3주 동안 교정 후 주당 3번 정도로 줄일 수 있다. 어깨 가동성은 계속 유지되어야만 하고, 회전근개의 강도는 점진적으로 2주 동안 환자가 똑같이 진행될 수 있도록 한다.[74] 퇴원 후 집에서의 운동은 환자의 회복을 위해서는 3-4주 정도 고려하여 실시한다.[57]

외측 상과염의 관리를 위한 트러스트 교정 규칙(외측 상과염) (THE ROLE OF THRUST MANIPULATION IN THE MANAGEMENT OF LATERAL EPICONDYLALGIA)

*외측 상과염(LE)*는 "테니스 엘보우"라고 하며, 대부분 공통적으로 팔꿈치의 과사용으로 손상을 있게 된다. 일반 모집군에서는 1-3% 정도이고, 작업자가 일을 하는데 있어서 손을 많이 반복적으로 사용하는 작업자에서 15% 정도가 고통을 받고 있다.[82,83] 외측상과염을 위한 보수적인 관리방법은 매우 다양하고 외측상과염을 위한 수많은 개입의 전략이 있다고 문헌에 보고된 적이 있으며, 또 다른 개입을 적용하는데 있어서 뒷받침할 만한 높은 수준의 근거는 찾아볼 수 없었다.[81-84] 외측상과염의 보존적인 치료 방법으로는 휴식, 아이스, 브레싱, 전기이온영동법, 초음파, 전기치료, 운동치료, 코티코스테로이드 주사, 비스테로이드 항염증약물들, 체외충격파, 도수치료 등이 포함된다.[81,84-86] 외측상과염을 위한 흔한 도수치료의 개입은 횡마찰마사지, 관절 가동술과 높은 속도의 비틀림 기법을 팔꿈치, 손목, 경추와 흉추에 적용하는 것이다.[81-84,87]

요약 정리 : 외측 상과염을 위한 손목 교정
(Evidence Summary: Manipulation of the Wrist for Lateral Epicondylalgia)

Struijs 등[87] 테니스 엘보우가 있는 환자들의 근육의 스트레칭 강화와 마찰마사지, 초음파 프로그램이 치료와 관련하여 손목에 교정에 대한 효과와 대조군을 대상으로 랜덤하게 비교하였다. 28명의 환자들은 2개의 치료 프로토콜 중에 하나를 받아 랜덤하게 실시하였다. 환자는 6주 동안에 총 9번의 치료섹션에 참가하였고, 초음파와 심부마찰마사지를 진행하며 손목과 팔꿈치 근육 강화와 스트레칭을 하였다. 통합된 치료그룹의 환자들은 통증의 역치에 따라 손상된 사지의 사용을 제한하기 위해 교육을 받았다. 손목 교정 그룹의 대상자들은 6주의 기간 동안 최대 9섹션을 참여했다. 치료 섹션은 손목/주상골 교정에 반복적으로 적용하였다. 상지 사용에 제한이 없으면 교정 그룹의 대상자로 놓이게 된다.

교정을 받은 대상자는 첫 번째 결과 측정에서 더 많은 개선을 가져왔고, "전체적으로 개선된 측정" 초기 3주 동안 진행하였다. 그러나 두 그룹 간에 결과 측정에서 6주 동안 결과의 차이가 나질 않았다. Struijs 등[87] 외측상과염의 관리에서 손목의 초기 교정이 긍정적인 효과를 가져온다는 것만을 일부 근거로 제공하였다.

기법 설명 : 손목/주상골 신전 교정
(Technique Description: Wrist/Scaphoid Extension Manipulation)

Struijs 등[87]의 연구에서, 환자는 손바닥을 아래로 향하게 하여 테이블에 전완을 편하게 상태로 앉아 있는다. 임상가는 대상자의 손상측 척골면을 보고 앉으며 환자의 주상골 면에 손등쪽 부위를 엄지로 대고 손바닥면은 검지로 대고 있는다 (그림 18-19).

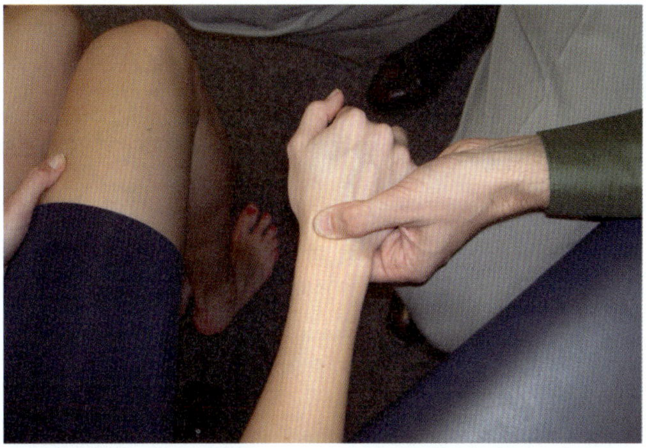

그림 18-19 손목/주상골 신전 교정. 임상가는 환자의 손목을 움켜잡고 엄지와 검지 손가락을 주상골 면의 손등과 손바닥쪽에 둔다.

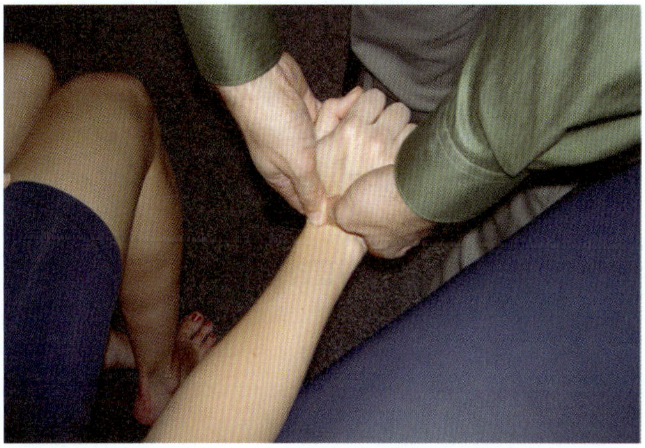

그림 18-20 손목/주상골 신전 교정. 임상가는 환자의 손목을 신전하고 높은 속도의 비틀림으로 주상골을 배쪽 방향으로 옮겨놓는다.

손 위치는 반대편 손으로 엄지와 검지를 이용하여 강화한다. 손목을 신전시키고 높은 속도의 비틀림으로 주상골을 배쪽 방향으로 옮겨놓는다(그림 18-20). 교정은 한 섹션당 15-20번씩 반복하고 손목 신전의 수동이든 자동이든 교정에서는 저항에 대항하여 간결하게 실행해야 한다.

요약과 결론들
SUMMARY AND CONCLUSIONS

같은 기법을 사용하여, 수 세기 이상을 근골격계를 관리 방법으로 비틀림 교정 사용에 대한 장기적인 목표에도 불구하고 이와 같은 기법의 사용은 물리치료 연습의 기준이 되는 부분들을 고려하지 않았다. 더 최근의 근거는 물리치료사들의 치료들을 찾고 개개인들을 위한 과정을 활용하여 새롭게 이해하는 것들이었다.

이 장에서는 인용되는 연구들에서 틀을 잡고 비틀림 교정 기법을 요약하여 제공하는 것을 시도하였다. 정보의 제공은 독자들에게 임상적인 연습을 통하여 기법들을 수행하는데 자신감을 불러일으키고 임상적인 정형 도수치료 연습의 범위와 관련된 더 많은 참고 자료들를 찾아 포함될 것이다.

임상 사례 (CLINICAL CASE)

병의 과거력 (History of Present Illness) (HPI)

Mr. Jones은 일하다가 8일 전에 발생한 사고를 오늘 알게 되었다. 그가 보고하기를 트럭에 짐을 싣기 위해 접근하는 순간, 트럭이 앞으로 달려와 부딪히며 왼쪽으로 비틀림이 작용하였다. 그는 바로 왼쪽 요천추부에 통증이 10점에서 7점 정도 느껴졌고, 하지 쪽으로 방사통이 있었다. 그는 아침에 통증이 증가하였고 작업을 오래하고 나서 통증이 더 증가하고 "강직"도 있었다. 그의 통증은 서 있을 때 15분보다 더 있었다. 그의 손상이 있고 나서 알았으며, 활동을 잘못하고 앉아 있거나 오랜 시간 동안 누워 있었고 대부분의 시간을 쉬는데 있었다.

자가 진단 장애 : FABQ (일) = 15

관찰 : 그는 절뚝걸음으로 고통을 받고 있다.

신경학적 : 정상범위 (WNL)

강도 : 그는 테스트 시 고관절 근위부에 강도는 5점 중에 4점이고, "허리가 당기는" 느낌이 있다고 한다.

촉진 : 그는 왼쪽 요추 중간 부위와 중심을 터치하고 왼쪽 요추의 척추 주변 근육이 과긴장이 있는지 촉진해야 한다.

수동적 부수적인 척추간 운동성 검사(PAIVM) : 증상의 재발과 후방–전방(PA)의 L2–3와 L4–5 범위의 미끄러짐에서 저운동성이 나타남.

자가 관절범위(전체 범위 %): 앞으로 굽힘 = 75%의 통증과 왼쪽 굽힘: 뒤로 굽힘 = 50%에서 통증이 나타남: 오른쪽 굽힘 = 25%로 중심외측부의 왼쪽 근육이 당김. 왼쪽 = 10%의 통즈이 나타남. 오른쪽 회전 = 10%의 통증이 나타남. 왼쪽 = 25%의 근막 제한이 있다. 서 있는 상태에서 반복적으로 굽힘(RFIS)과 누워서 하는(RFIL)은 통증이 적고 가동성이 증가되었다. 서 있는 상태에서 반복적인 신전(REIS)와 누워서 하는(REIL)은 5번 반복 후에 통증이 증가하였다.

고관절 수동관절범위 : 신전 = –5° 양측성, 외회전(ER) = 40° 양측성, 내회전(IR) – 35° 양측성이다.

1. 검사 결과에 기초로 하여 당신은 Mr. Jones의 척추에 높은 속도의 비틀림 교정을 위해 믿고 참여할 수 있는가? 이것을 결정하기 위하여 당신이 필요한 정보들이 더 있는가? 이 기법들이 환자들에게 이득이 있다는 확신을 주기 위해 당신은 무슨 프리젠테이션을 하겠는가?
2. 이 기법을 실행하기 위한 초기 테스트하는데 교정 전에 검사 절차는 어떤 건가? 만약 그렇다면 연습은 파트너와 지금 실행해 보라.
3. 당신이 이 케이스를 사용하는 경우, 특별한 교정 절차는 무엇인가? 그리고 이 기법을 선택하기 위해 합리적인 것은 무엇인가? 지금 파트너와 이 기법을 실행하라.
4. 당신은 이 기법을 환자들에게 즉시 적용할 때, 늦은 밤과 다음 날까지도 교육할 수 있는가?
5. 당신은 이 기법을 사용하기 위한 효과들에 대해서 어떻게 증명할 것인가? 당신은 효과적인 근거를 제공하기 위해 사용하려는 측정 결과는 무엇인가? 당신은 낮은 포용력이나 비효율성을 어떻게 결정할 것인가?
6. 다른 도수나 아닌 다른 방법들을 당신은 트러스트교정을 위한 환자들의 준비나 환자들이 과정을 따를 수 있도록 지지하는 것이 무엇이 있는가? 치료의 포괄적인 계획으로 특별한 도수와 아닌 개입들의 실행 순서들을 포함하여 사용해야만 한다.

따라하기 (HANDS-ON)

파트너와 함께 실습실에서 다음의 활동을 수행하자.

1

학생들은 두 그룹으로 나뉘었다: 환자그룹과 치료사 그룹이다. 환자 그룹은 plinth(대좌–책상)에 눕고, 치료사 그룹은 환자들 옆에 서 있으며, 부분적 과제 실행 후에 다음 환자와 교대를 위하여 준비한다. 전체적인 기법의 비교 후에, 두 그룹은 교대한다.

2

강사들은 지원한 학생들을 이용하여 제 시간에 과제 전체를 하기 위한 요천추 기법에 대해 설명해야 한다.

3

강사들은 3가지 주된 부분으로 기법을 나눌 것이다.

(1) 환자는 순서대로 부분 과제 연습(SPTP)을 설정한다.
(2) 순서대로 부분 과제 연습에서 손의 배치
(3) 순서대로 부분 과제 연습(SPTP)에서 힘 적용

4

강사들은 "환자"라는 과제를 동시에 실행하라고 각 참여자들에게 과제를 구두로 설명하며 지원한 학생들에게 "**환자를 순서대로 부분 과제 연습(SPTP)을 설정**하라고 실행한다. 참가자는 다음 환자를 위해 이동하고, 순서대로 부분 과제 연습(SPTP)을 또 다시 실행하며, 같은 과제를 3–5번 반복할 때까지 5명의 다른 환자들에게 실행한다.

5

강사들은 "환자"에게 과제를 동시에 실행하기 위해 각 참여자들에게 과제에 대해 명확하게 구두로 설명을 하여 참여한 학생들에게 "**순서대로 부분 과제 연습(SPTP)의 손의 위치**"를 시행하도록 한다.

참여자는 다음 환자를 위해 이동하고 순서대로 부분 과제 연습(SPTP)을 다시 시작하며, 3–5번을 같은 과제로 반복하고, 3–5명 정도 다른 환자에게 실행한다.

6

강사는 "환자"에게 과제를 동시에 실행하기 위해 각 참여자들에게 과제에 대해 명확하게 구두로 설명을 하여 참여한 학생들에게 "**순서대로 부분 과제 연습(SPTP)의 힘 적용**"을 시행하도록 한다. 참여자는 다음 환자를 위해 이동하고 순서대로 부분 과제 연습(SPTP)을 다시 시작하며, 3–5번을 같은 과제로 반복하고 3–5명 정도 다른 환자에게 실행한다.

7

강사는 각 참여자들과 연대하여 동시에 참여자들이 "환자"에게 제 시간에 기법의 전체 과제를 실행하기 위해 다음 환자들을 이동한 이후에 같은 과제로 3–5번씩 반복할 때까지 3–5명의 다른 참여자들에게 실행하였다.

8

연구실의 지도자들은 실행하는 동안 피드백을 제공하기 위해 도움을 받는다.

9

파트너들을 바꾸고 이 과정을 반복한다.

참고 문헌 (REFERENCES)

1. APTA. Manipulation Education Committee. *Manipulation Education Manual.* APTA Manipulation Task Force; 2004.
2. Harris JD, McPartland JM. Historical perspectives of manual medicine. *Phys Med Rehabil Clin N Am.* 1996;7:679-692.
3. Paris SV. A history of manipulative therapy through the ages and up to the current controversy in the United States. *J Man Manip Ther.* 2000;8:66-77.
4. Waddell G, Allan D. Back pain through history. In: Waddell G, ed. *The Back Pain Revolution.* Edinburgh, Scotland: Churchill Livingston; 1998:45-67.
5. Lomax E. Manipulative therapy: a historical perspective from ancient times to the modern era. In: Goldstein M, ed. *The Research Status of Spinal Manipulative Therapy.* (DREW Publication [NIA: 76-998. Bethesda, MD: US Department of Health, Education and Welfare; 1975.
6. APTA. *Manipulation Take Action Packet.* Alexandria, VA: APTA; 2006.
7. Mikhail C, Korner-Bitensky N, Rossignol M, et al. Physical therapists' use of interventions with high evidence of effectiveness in the management of hypothetical typical patient with acute low back pain. *Phys Ther.* 2005;85: 1151-1167.
8. Moffett JK, Mannion AF. What is the value of physical therapies for back pain? *Best Pract Clin Rheumatol.* 2005;19:623-638.
9. Assendelft JJ, Morton SC, Yu EI, et al. Spinal manipulative therapy for low-back pain: a meta-analysis of effectiveness relative to other therapies. *Ann Intern Med.* 2003;138:871-881.
10. Assendelft WJ, Morton SC, Yu EI, et al. Spinal manipulative therapy for low-back pain. *Cochrane Database of Sys Rev.* 2004;3.
11. Hicks GE, Fritz JM, Delitto A, et al. Preliminary development of a clinical prediction rule for determining which patients with low back pain will respond to a stabilization exercise program. *Arch Phys Med Rehabil.* 2005;86:1753-1762.
12. Childs JD, Fritz JM, Flynn TW, et al. A clinical prediction rule to identify patients with low back pain most likely to benefit from spinal manipulation: a validation study. *Ann Intern Med.* 2004;141:920-928.
13. Flynn T, Fritz J, Whitman J, et al. A clinical prediction rule for classifying patients with low back pain who demonstrate short-term improvement with spinal manipulation. *Spine.* 2002;27:2835-2843.
14. Fritz JM, Delitto A, Erhard RE. Comparison of a classification-based approach to physical therapy and therapy based on clinical practice guidelines for patients with acute low back pain: a randomized clinical trial. *Spine.* 2003;28:1363-1372.
15. Cleland J. *Orthopaedic Clinical Examination: An Evidence-Based Approach for Physical Therapists.* Carlstadt, NJ: Icon Learning Systems; 2005.
16. Cleland JA, Fritz JM, Kulig K, et al. Comparison of the effectiveness of three manual physical therapy techniques in a subgroup of patients with low back pain who satisfy a clinical prediction rule. *Spine.* 2009;34:2720-2729.
17. Hoving JL, Henrica CW, Koes BW, et al. Manual therapy, physical therapy or continued care by the general practitioner for patients with neck pain: long-term results from a pragmatic randomized clinical trial. *Clin J Pain.* 2006;22:370-377.
18. Childs JD, Fritz JM, Piva SR, et al. Proposal of a classification system for patients with neck pain. *J Ortho Sports Phys Ther.* 2004;34:686-696.
19. Jette AM, Smith K, Haley SM, et al. Physical therapy episodes of care for patients with low back pain. *Phys Ther.* 1994;74:101-110.
20. Kay TM, Gross A, Goldsmith C, et al. Exercises for mechanical neck disorders. *Cochrane Database of Syst Rev.* 2006;1.
21. Kroeling P, Gross A, Goldsmith CH. Electrotherapy for neck disorders. Cochrane Back Group. *Cochrane Database of Syst Rev.* 2006;1.
22. Walker MJ, Boyles RE, Young BA, Strunce JB, Garber MB, Whitman JM, Deyle G, Wainner RS. *The effectiveness of manual physical therapy and exercise for mechanical neck pain: a randomized clinical trial. Spine.* 2008;33(22):2371-2378.
23. Hoving JL, Koes BW, de Vet HC, et al. Manual therapy, physical therapy or continued care by a general practitioner for patients with neck pain. A randomized, controlled trial. *Ann Intern Med.* 2002;136:713-722.
24. Jull G, Trott P, Potter H, et al. A randomized controlled trial of exercise and manipulative therapy for cervicogenic headache. *Spine.* 2002;27:1835-1843.
25. Evans R, Bronfort G, Nelson B, et al. Two-year follow-up of a randomized clinical trial of spinal manipulation and two types of exercise for patients with chronic neck pain. *Spine.* 2002;27:2383-2389.
26. Gross AR, Hoving JL, Haines TA, et al. A Cochrane Review of manipulation and mobilization for mechanical neck disorders. *Spine.* 2004;29:1541-1548.
27. Rothwell DM, Bondy SJ, Williams I. Chiropractic manipulation and stroke: a population-based case-control study. *Stroke.* 2001;32:1054-1060.
28. Cassidy, JD, Boyle E, Cote P, et al. Risk of vertebrobasilar stroke and chiropractic care results of a population-based case-control and case-crossover study. *Spine.* 2008;33:S176-S183.
29. Rivett DA, Milburn P. A prospective study of the complications of cervical spine manipulation. *J Man Manip Ther* 1996;4:166-170.
30. Hurwitz EL, Aker PD, Adams AH, Meeker WC, Shekelle PG. Manipulation and mobilization of the cervical spine. A systematic review of the literature. *Spine.* 1996;21:1746-1760.
31. Childs JD, Flynn TW, Fritz JM, et al. Screening for vertebrobasilar insufficiency in patients with neck pain: manual therapy decision-making in the presence of uncertainty. *J Ortho Sports Phys Ther.* 2005;35:300-306.
32. Maitland GD, Hengeveld E, Banks K, et al. *Maitland's Vertebral Manipulation.* Oxford: Butterworth-Heinemann; 2000.
33. Di Fabio RP. Manipulation of the cervical spine: risks and benefits. *Phys Ther.* 1999;79:50-65.
34. Cleland JA, Childs JD, McRae M, et al. Immediate effects of thoracic manipulation in patients with neck pain: a randomized clinical trial. *Man Ther.* 2005;10:127-135.
35. Cleland JA, Whitman JM, Fritz JM, et al. Manual physical therapy, cervical traction and strengthening exercises in patients with cervical radiculopathy: a case series. *J Ortho Sports Phys Ther.* 2005;35:802-811.
36. Cleland JA, Childs JD, Fritz JM, et al. Development of a clinical prediction rule for classifying patients with neck pain who demonstrate short-term improvement with thoracic spine thrust manipulation. *Phys Ther.* 2007; 87:9-23.
37. Moore A, Jackson A, Jordan J, Hammersley S, et al. *Clinical Guidelines for the Physiotherapy Management of Whiplash Associated Disorder.* London, UK: Chartered Society of Physiotherapy; 2005.
38. Kerry R, Taylor A. Cervical arterial dysfunction: knowledge and reasoning for manual physical therapists. *J Ortho Sports Phys Ther.* 2009;39:378-387.
39. Cook C, Brismee JM, Fleming R, Sizer PS. Identifiers suggestive of clinical cervical spine instability: a Delphi study of physical therapists. *Phys Ther.* 2005;85:895-906.
40. Hoving JL, Koes B, DeVet HCW, et al. Manual therapy, physical therapy, or continued care by a general practitioner for patients with neck pain: a randomized, controlled trial. *Ann Int Med.* 2002;10:713-722.
41. Korthals-de Bos IBC, Hoving JL, van Tulder MW, et al. Cost effectiveness of physiotherapy, manual therapy, and general practitioner care for neck pain: economic evaluation alongside a randomized controlled trial. *BMJ.* 2003;326:911-914.
42. Tseng YL, Wang WTF, Chen WY, et al. Predictors for the immediate responders to cervical manipulation in patients with neck pain. *Man Ther.* 2006;11:306-315.
43. Puentedura EJ, Cleland JA, Landers MR, et al. Development of a clinical prediction rule to identify patients with neck pain likely to benefit from thrust joint manipulation to the cervical spine. *J Ortho Sports Phys Ther.* 2012;42:577-592.
44. Flynn TW, Whitman JM, Magel J. *Orthopaedic Manual Physical Therapy Management of the Cervical-Thoracic Spine and Ribcage.* Fort Collins, CO: Manipulations, Inc.; 2000.
45. Piva SR, Erhard RE, Al-Hugail M. Cervical radiculopathy: a case problem using a decision-making algorithm. *J Ortho Sports Phys Ther.* 2000;30:745-754.
46. Waldrop MA. Diagnosis and treatment of cervical radiculopathy using a clinical prediction rule and a multimodal intervention approach: a case series. *J Ortho Sports Phys Ther.* 2006;36:152-159.
47. Browder DA, Erhard RE, Piva SR. Intermittent cervical traction and thoracic manipulation for management of mild cervical compressive myelopathy attributed to cervical herniated disc: a case series. *J Ortho Sports Phys Ther.* 2004;34:701-712.
48. Cibulka M, Threlkeld J. The early clinical diagnosis of osteoarthritis of the hip. *J Ortho Sports Phys Ther.* 2004;34:462-467.
49. Van Baar ME, Dekker J, Oostendorp RA, et al. The effectiveness of exercise therapy in patients with osteoarthritis of hip or knee: a randomized clinical trial. *J Rheumatol.* 1998;25:2432-2439.
50. Van Baar ME, Dekker J, Oostendorp RA, et al. The effectiveness of exercise therapy in patients with osteoarthritis of hip or knee: nine months' follow-up. *Ann Rheum Dis.* 2001;60:1123-1130.
51. Tak E, Staats P, Van Hespen A, et al. The effects of an exercise program for older adults with osteoarthritis of the hip. *J Rheumatol.* 2005;32:1106-1113.
52. Hopman-Rock M, Westhoff MH. The effects of a health educational and exercise program for older adults with osteoarthritis of the hip or knee. *J Rheumatol.* 2000;27:1947-1954.
53. Cochrane T, Davey RC, Edwards SM. Randomised control trial of the cost-effectiveness of water-based therapy for lower limb osteoarthritis. *Health Technology Assessment.* 2005;9.
54. Hoeksma HL, Dekker J, Ronday HK, et al. Comparison of manual therapy and exercise therapy in osteoarthritis of the hip: a randomized clinical trial. *Arthritis Rheum.* 2004;51:722-729.

55. Hoeksma HL, Dekker J, Ronday HK, et al. Manual therapy in osteoarthritis of the hip: outcome in subgroups of patients. *Rheumatol*. 2005;44:461-464.
56. MacDonald C, Whitman JM, Cleland JA, et al. Clinical outcomes following manual physical therapy and exercise for hip osteoarthritis: a case series. *J Ortho Sports Phys Ther*. 2006;36:588-599.
57. Boyles R, Flynn T, Whitman J. Manipulation following regional interscalene anesthetic block for shoulder adhesive capsulitis: a case series. *Man Ther*. 2005;10:80-87.
58. Sandor R. Adhesive capsulitis: optimal treatment of "frozen shoulder." *Phys Sportsmed*. 2000;28:23-29.
59. Miller M, Wirth M, Rockwood C. Thawing the frozen shoulder: the "patient" patient. *Orthopedics*. 1996;19:849-853.
60. Ozaki J, Yoshiyuki N, Goro S, et al. Recalcitrant chronic adhesive capsulitis of the shoulder. *J Bone Joint Surg Am*. 1989;71:1511-1515.
61. Hannafin J, Strickland S. Frozen shoulder. *Curr Opin Ortho*. 2000;11:271-275.
62. Codman EA. *The Shoulder: Rupture of the Supraspinatus Tendon and Other Lesions in or about the Subacromial Bursa*. Boston: Thomas Todd Company; 1934.
63. van der Windt D, Koes B, Deville W, et al. Effectiveness of corticosteroid injections versus physiotherapy for treatment of painful stiff shoulder in primary care: randomized trial. *BMJ*. 1998;317:1292-1296.
64. Piotte F, Gravel D, Moffet H, et al. Effects of repeated distension arthrographies combined with a home exercise program among adults with idiopathic adhesive capsulitis of the shoulder. *Am J Phys Med Rehabil*. 2004;83:537-546.
65. Halverson L, Maas R. Shoulder joint capsule distension (hydroplasty): a case series of patients with "frozen shoulders" treated in a primary care office. *J Fam Pract*. 2002;51:61-63.
66. Vad VB, Sakalkale D, Warren RF. The role of capsular distention in adhesive capsulitis. *Arch Phys Med Rehabil*. 2003;84:1290-1292.
67. Vermeulen H, Obermann W, Burger H, et al. End-range mobilization techniques in adhesive capsulitis of the shoulder joint: a multiple-subject case report. *Phys Ther*. 2000;80:1204-1213.
68. Green A, Mariatis J. Influence of comorbidity on self assessment instrument scores of patients with idiopathic adhesive capsulitis. *J Bone Joint Surg Am*. 2002;84:1167-1173.
69. Castellarin G, Ricci M, Vedovi E, et al. Manipulation and arthroscopy under general anesthesia and early rehabilitative treatment for frozen shoulders. *Arch Phys Med Rehabil*. 2004;85:1236-1240.
70. Kivimaki J, Pohjolainen T. Manipulation under anesthesia for frozen shoulder with and without steroid injection. *Arch Phys Med Rehabil*. 2001;82:1188-1190.
71. Hill JJ, Bogoumill HL. Manipulation in the treatment of frozen shoulder. *Orthopedics*. 1988;9:1255-1260.
72. Farell C, Sperling J, Cofield R. Manipulation for frozen shoulder: long-term results. *J Shoulder Elbow Surg*. 2005;14:480-484.
73. Roubal P, Dobritt D, Placzek J. Glenohumeral gliding manipulation following interscalene brachial plexus block in patients with adhesive capsulitis. *J Ortho Sports Phys Ther*. 1996;24:66-77.
74. Placzek J, Roubal P, Freeman D, et al. Long term effectiveness of translational manipulations for adhesive capsulitis. *CORR*. 1998;356:181-191.
75. Green S, Buchbinder R, Glazier R, et al. Interventions for shoulder pain. *Cochrane Database Syst Rev*. 2001;3:1-53.
76. Kelley MJ, Shaffer MA, Kuhn JE, Michener LA, Seitz AL, Uhl TL, Godges JJ, McClure PW. Shoulder pain and mobility deficits: adhesive capsulitis. *J Orthop Sports Phys Ther*. 2013:43(5);A1-A31.
77. Reeves B. The natural history of the frozen shoulder syndrome. *Scand J Rheumatol*. 1975;14:193-196.
78. Shaffer B, Tibone J, Kerlan R. Frozen shoulder: a long-term follow-up. *J Bone Joint Surg Am*. 1992;74-A:738-746.
79. Loew M, Heichel T, Lehner B. Intraarticular lesions in primary frozen shoulder after manipulation under general anesthesia. *J Shoulder Elbow Surg*. 2005;14:16-21.
80. Placzek J, Roubal P, Kulig K, et al. Theory and technique of translational manipulation for adhesive capsulitis. *Am J Ortho*. 2004;33:173-179.
81. Murphy K, Giuliani J, Freedman B. The diagnosis and management of lateral epicondylitis. *Curr Opin Ortho*. 2006;17:134-138.
82. Cleland JA, Whitman JM, Fritz JM. Effectiveness of manual physical therapy to the cervical spine in the management of lateral epicondylalgia: a retrospective analysis. *J Ortho Sports Phys Ther*. 2004;34:713-724.
83. Bisset L, Paungmali A, Vicenzino B, et al. A systematic review and meta-analysis of clinical trials on physical interventions for lateral epicondylalgia. *Brit J Sports Med*. 2005;39:411-422.
84. Stasinopoulos D, Johnson M. Cyriax physiotherapy for tennis elbow/lateral epicondylitis. *Scand J Rheumatol*. 2004;38:675-677.
85. Vicenzino B, Paungmali A, Buratowski S, et al. Specific manipulative therapy treatment for chronic lateral epicondylalgia produces uniquely characteristic hypoalgesia. *Man Ther*. 2001;6:205-212.
86. Pettrone F, McCall B. Extracorporeal shock wave therapy without local anesthesia for chronic lateral epicondylitis. *J Bone Joint Surg Am*. 2005; 87-A:1297-1304.
87. Struijs P, Damen P, Bakker E, et al. Manipulation of the wrist for management of lateral epicondylitis: a randomized pilot study. *Phys Ther*. 2003; 83:608-616.

CHAPTER 19

신경동역학과 신경가동술의 이론과 실제

The Theory and Practice of Neural Dynamics and Mobilization

Stephen John Carp, PT, PhD, GCS

역자 : 정형국

19장 목적

이 장의 결론을 통해, 독자는 다음과 같은 것을 할 수 있을 것이다:

- 말초신경손상과 관련된 다양한 병인적 요소를 알 수 있다.
- 말초신경계의 세포 해부학과 구조해부학을 알 수 있다.
- 말초신경계 손상과 관련된 다양한 징후와 증상을 알 수 있다.
- 말초신경손상의 분류를 알 수 있다.
- 말초신경손상의 임상적 평가에 대한 체계적인 알고리즘을 개발할 수 있다.
- 말초신경손상을 위한 치료중재 전략을 개발하고 수정할 수 있다.

말초신경계의 구조해부학과 기능해부학 (STRUCTURAL AND FUNCTIONAL ANATOMY OF THE PERIPHERAL NERVOUS SYSTEM)

말초신경 해부학의 개요 (Overview of Peripheral Nerve Anatomy)

말초신경은 *중추신경계*와 다른 조직 사이의 양방향성 운송을 매개하는 중계인자로서 작용하는 복잡한 전도 시스템 중의 한 요소이다. 이런 전도 시스템은 조절, 항상성, 수복, 기능, 학습, 자세, 번식(재발), 가동성 및 보호 등에 관련된다. 기술적 목적을 위해, 말초신경은 그들의 기능과 CNS에서 기시 부위에 따라 분류된다. *뇌신경*은 뇌바닥에서 시작하고, *척수신경*은 척수에서 시작하고, 자율신경계는 궁극적으로 뇌신경과 척수신경과 관련되지만, 기능, 구조 및 분포에서 차이를 보인다(그림 19.1과 그림 19.2).

말초신경을 따라 활동전위의 양방향성 움직임은 구심성, 원심성, 그리고 자율신경성 전도를 가능하게 한다. **구심성 통로**는 주로 감각이다. 감각 장치의 가변성은 놀랍고, 시각, 청각, 후각, 미각 등에서 촉각, 압각, 온각까지 다양하다.[1]

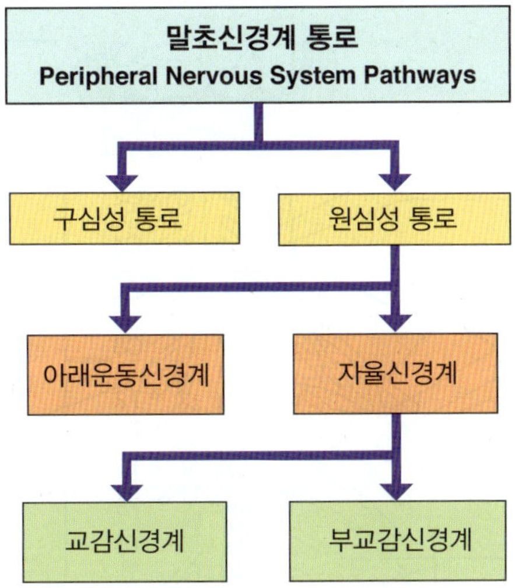

그림 19.1 말초신경계의 분류.

손상과 관련된 신경학적 증상은 일반적으로 화끈거림, 저림, 과민 및 통증 등과 같은 정상 지각 이외의 감각으로서 묘사된다. 신경학적 징후는 둔감, 실조, 기립성 저혈압, 시력 손실, 운동장애 등이 있다. 다행스럽게도, 사람의 경우에는 감각 소실이 존재할 때 기능을 유지하는 감각 장치가 매우 풍부한 편이다. 예를 들어, 적절한 균형은 시각, 전정감각, 고유수용성 감각의 복합 기능을 요구한다.

원심성 통로는 주로 운동 기능이다. 이런 복잡한 시스템은 수축성 조직과 비수축성 조직 뿐만 아니라, 다양한 구심성과 원심성 신경조직을 필요로 한다. 이들 구조물(구심성과 원심성 조직)은 협응된 움직임 패턴과 이동(보행)을 제공하기 위해 조화롭게 작용한다(표 19.1).

*아래운동신경세포*는 척수나 뇌줄기의 앞쪽 회백질 기둥에 위치한 세포몸통과 말초신경을 통해 근육 내의 운동종판까지 이르는 축삭으로 구성되어 있다. 아래운동신경세포는 종종 최종 공통 통로로 불리는데, 그 이유는 적색척수로, 올리브척수로, 안뜰척수로, 겉질척수로, 덮개척수로 등과 그들에 연관된 분절간 반사신경세포와 분절내 반사신경세포 등에 의해 작용되기 때문이다. 아래운동신경세포는 신경자극이 근육에 이르는 최종 통로이다. 운동 장애는 근육내의 병변, 근육신경이음부의 병변, 말초신경 내의 병변, 또는 CNS 내의 병변 등으로 초래될 수 있다. 징후와 증상을 보이는 환자의 특성은 훌륭한 임상가로 하여금 특정 원인을 알 수 있도록 만들고, 또 중재를 가이드하도록 만든다(표 9.2). 손상 부위에 따라, 아래운동신경세포 손상의 주요 임상 징후는 약증, 깊은힘줄반사의 감소 또는 부재, 감각의 감소와 소실 등이다. 그리고 근육통이나 운동장애도 나타날 수 있다.

자율신경계(ANS)는 샘과 평활근을 지배하는 말초신경로 분류되며, 의식 입력 수준 아래까지 운반되는 1차 기능을 가지고 있다. 절전신경 또는 시냅스전 신경은 CNS 안에서 세포몸통을 가지고 있고, 자신의 축삭을 절후신경의 세포몸통까지 보낸다. 절전 교감신경의 세포몸통은 T1–L3의 척수 앞뿔에 위치한다. 절후 교감신경섬유는 교감몸통에서 나온다. ANS는 *교감신경*과 *부교감신경*으로 분류된다. 말초신경에 손상이 있으면, 자율신경 기능장애와 관련된 다음과 같은 징후와 증상이 나타날 수 있다: 혈류 이상, 피부습기 이상, 털 성장, 영양성 변화, 손발톱 소실, 지연성 상처 치유 등.

비록 대부분의 말초신경이 운동신경, 감각신경 및 자율신경으로 구성되는 혼합신경으로 간주될지라도, 몇몇 혼합신경은 다른 유형에 비해 한 유형의 비중이 큰 신경을 가진다. 예를 들어, *정중신경*과 *궁둥신경*은 다른 말초신경보다 자율신경의 비중이 큰 편이다. 비록 *가쪽넙다리피부신경*은 순수한 감각신경이지만, 순수한 운동신경은 없다.

말초신경의 구조 (Structure of the Peripheral Nerve)

각 신경섬유는 CNS 내에 위치한 세포몸통의 돌기와 외부 신경절의 돌기를 가지고 있다. 신경세포 또는 *신경원*은 세포몸통과 돌기로 구성된다. 세포몸통은 핵을 가지고 있고, 세포의 대사활동을 조절하는 중추이다. 신경섬유의 손상은 먼쪽 분절의 퇴행을 초래한다.

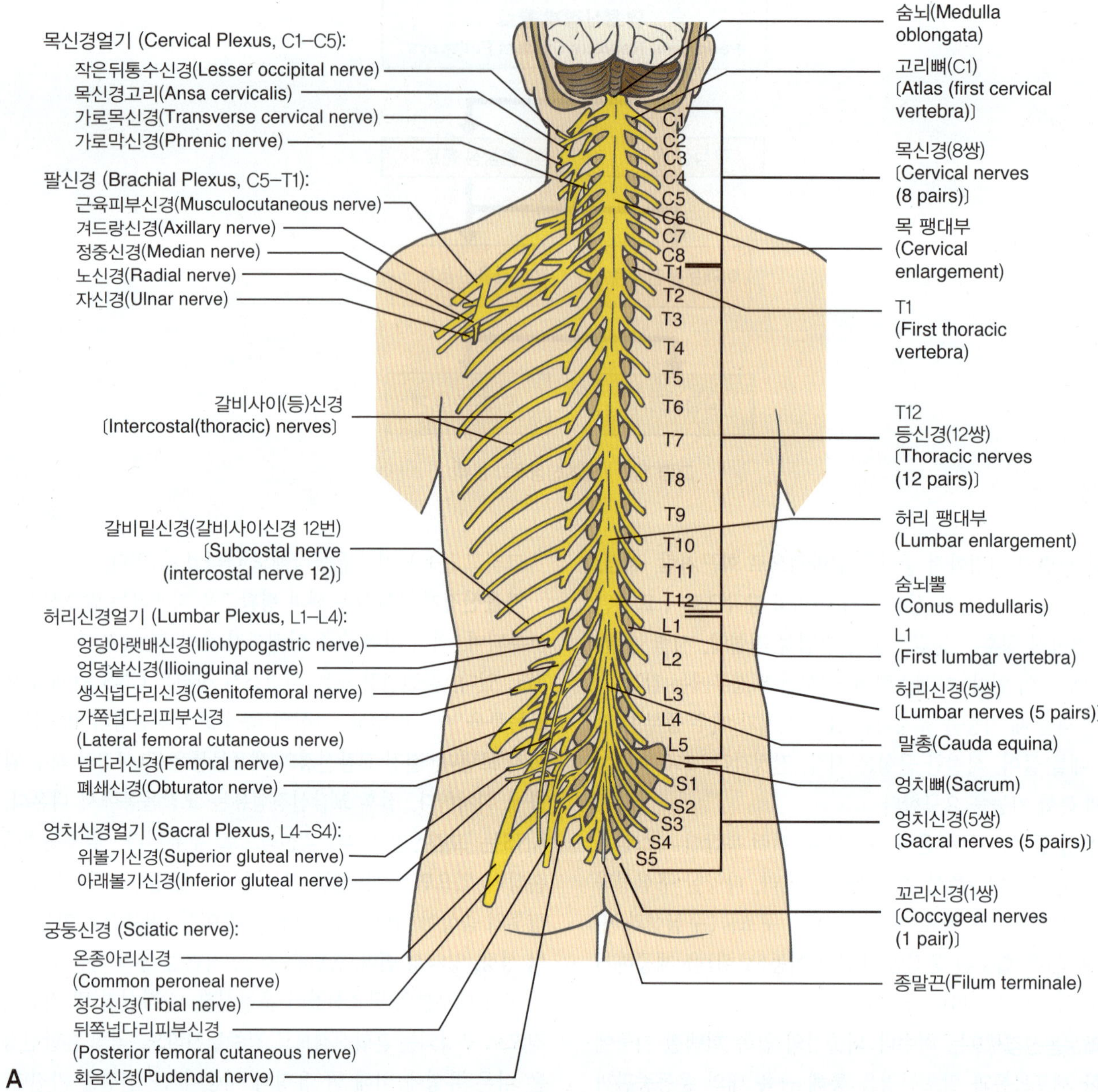

그림 19.2 말초신경. **A.** 신경얼기 파생을 가진 몸통.

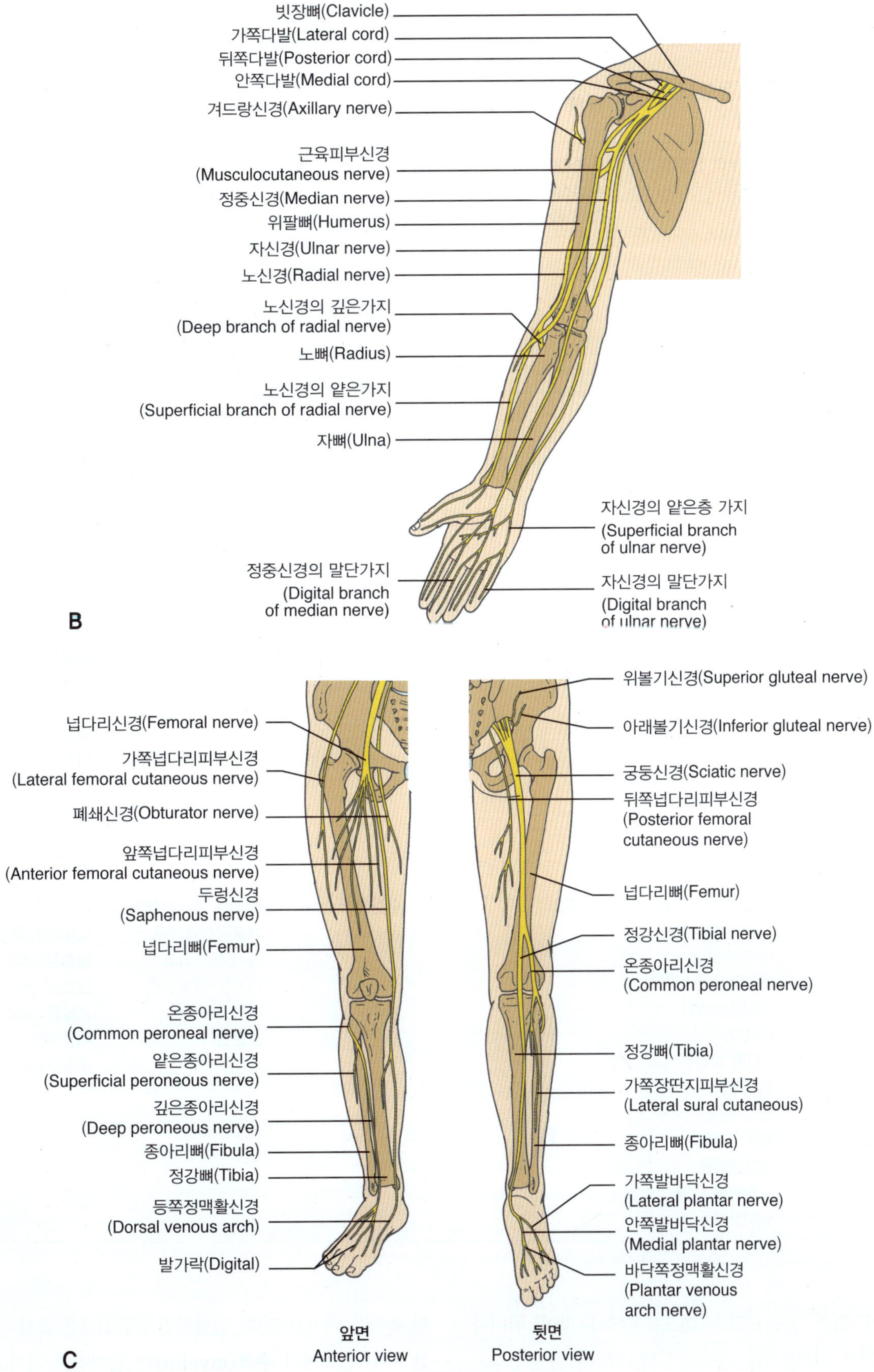

그림 19.2 말초신경. **B.** 팔과 **C.** 다리.

표 19-1 말초신경계의 통로

말초신경 통로	세포몸통의 위치	방향	분류	1차 기능	기능부전
구심성	등쪽뿌리 신경절 (DRG)	등쪽뿔에서 시냅스하여 CNS 쪽으로	감각	시각, 청각, 후각, 미각, 각가속도, 선가속도, 수직감, 촉각, 압각, 온각, 냉각, 통증, 고유수용성 감각, 근운동감각, 근육길이 감각, 근육긴장감각, 동맥압, 폐 확장, 머릿속의 혈액 온도, 혈장의 삼투압, 동정맥 혈당 차이	감각기관과 관련된 손상. 양성 징후는 작열감, 저림, 과민, 통증 또는 온각 변화 등이 발생함. 음성 징후는 둔감, 실조, 기립성 저혈압, 시력 소실, 트래킹 붕괴, 운동 장애 등
아래운동신경세포	척수의 앞뿔	앞뿔에서 시냅스하여 CNS에서 멀어지는 쪽으로	운동	뼈대근 수축과 관절 운동	약증, 운동장애, 마비, 깊은힘줄반사의 감소나 부재, 근육내 병변, 근육신경이음부 병변, 말초신경 병변, CNS 내 병변 등의 결과로 인해 근육통이나 근육 관련 통증
자율신경계 (ANS)	시냅스전신경의 신경몸통은 CNS에 위치하고, 축삭은 절후신경의 신경몸통까지 이른다. 절전 교감신경의 세포몸통은 T1–L3의 앞뿔에 위치하고, 절후신경의 세포몸통은 교감몸통 안에 위치한다.	양방향	의식수준아래	ANS는 교감신경과 부교감신경으로 다시 분류되고, 기능은 의식수준 바로 밑까지 전달된다.	혈류 이상, 피부습기 이상, 털성장 이상, 영양성 변화, 손발톱 소실, 지연되는 상처 치유

전형적인 척수 운동신경은 세포몸통에서 많이 튀어나온 가지모양의 *가지돌기*를 가지고 있다. 그리고 운동신경은 **세포몸통** 부위인 *축삭둔덕(axon hillock)*에서 시작하는 길다란 축삭을 가지고 있다. 전형적인 운동신경은 축삭이 시작되는 부위 근처에서 **수초(myelin)**의 말이집을 가지고 있다. 수초 말이집은 여러 층으로된 지방단백질로 구성되어 있다.

표 19-2 위운동신경세포, 아래운동신경세포, 근원성 손상 사이의 차이관련 기준

기준	위운동신경세포	아래운동신경세포	근원성
깊은힘줄반사	감소 또는 증가	감소	감소 또는 무변화
근소모	예 또는 아니오	예	예 또는 아니오
경련	예	아니오	아니오
Babinski	예	아니오	아니오
감각변화	예 또는 아니오	예 또는 아니오	아니오
속상수축	거의 없음	예	아니오
자율신경성 변화	예	예	아니오
통증	활동 시와 휴식 시	활동 시와 휴식 시	활동 시 나타나지만, 휴식 시에는 감소

수초 말이집은 축삭을 둘러싸고 있는데, 축삭의 말단에는 말이집이 없고, 또 축삭의 약 1㎜ 간격마다 말이집이 없는 부위가 존재한다. 이런 형태의 수초 말이집 배열을 **랑비에 마디**(Ranvier ndoe)라고 한다. 이런 말이집의 불연속은 활동전위가 랑비에 마디를 따라 점프하게 만들어 신경자극의 속도가 빨라지도록 만든다. 민말이집 신경섬유의 경우, 하나의 *슈반세포*가 여러 개의 축삭과 관련되지만, 말이집 섬유의 경우에는 축삭당 하나의 슈반세포의 비율을 가진다. 민말이집 축삭은 슈반세포의 세포질과 형질막에 의해 둘러싸여 있지만, 말이집 섬유에서 보여지는 것처럼, 슈반세포 형질막의 여러 랩핑을 가지지 않는다.

가지돌기 부위(dendritic zone)는 신경세포의 수용기 막으로 알려져 있다. 축삭은 가지돌기 부위에서 *축삭끝가지(axon telodendria)*의 말단으로 자극을 전달하는 특수한 기능을 가진 하나의 길다란 돌기이다. 일반적으로 세포몸통은 가지돌기 부위에 존재하지만, 경우에 따라 축삭 내에 존재하기도 하고, 또 축삭의 측면에 붙어 있기도 한다(그림 19.3).

말초신경의 기능적 구성인 신경섬유는 결합조직에 의해 둘러싸여 있다. 이들 결합조직은 함께 작용하여 신경섬유를 보호한다. 축삭과 *신경섬유다발(fascicle)*은 말초신경을 따라 물결모양으로 주행하여 장력에 저항하는 역할을 한다. 말초신경의 경우에는, 먼쪽보다 몸쪽에 더 많은 신경다발이 존재한다.

신경중간막(mesoneurium)은 말초신경몸통을 둘러싸고 있는 느슨한 그물조직이고, 신경과 주위 구조물 사이의 마찰을 완화시키는 역할을 한다. **신경바깥막**(epineurium)은 신경의 가장 외층에 있는 결합조직이다. 콜라겐 다발은 종으로 배열되어 있다.[2] 외부 신경바깥막은 근육다발 사이의 최종

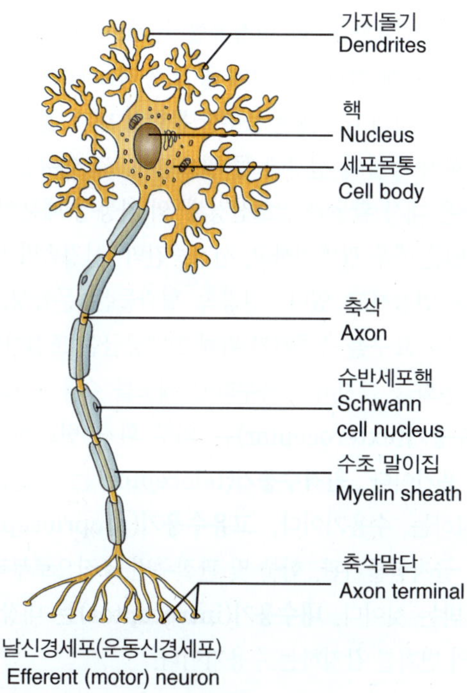

그림 19.3 전형적인 신경세포의 그림.

적인 덮개를 제공한다.[3] 내부 신경바깥막은 신경다발들의 분리를 유지하고, 특히 신경이 관절 주위에서 움직일 때 신경다발 사이의 활주를 돕는다.[4] 신경바깥막에는 림프모세관 그물이 있고, 신경몸통의 동맥을 동반하는 채널에 의해 배액된다. 신경바깥막은 Ⅰ형과 Ⅲ형의 콜라겐, 엘라스틴 뿐만 아니라, 섬유아세포, 비만세포 및 지방 세포를 가지고 있다.[5]

신경섬유의 다발은 **신경주위막**(perineurium)으로 불리는 얇은 말이집에 의해 둘러싸여 있다. Lundborg[6]는 신경주위막의 역할을 신경속막 안에 있는 내용물을 보호하는 것 뿐만 아니라, 외부 힘에 저항하는 역학적 장벽과 확산 장벽으로서 역할한다고 설명했다. 신경주위막이 엘라스틴과 콜라겐의 높은 비율을 가지고 있기 때문에, 장력에 의한 신경 손상을 막아주는 것으로 생각된다.[4] Thomas[7]는 신경주위막이 신경세포와 나란하게 주행하는 엘라스틴 섬유를 가진 것으로 설명했고, 또 적지만, 종방향의 섬유와 약간의 각도를 형성하는 사선 방향의 엘라스틴도 가지고 있는 것으로 설명했다. 이런 사선 방향의 섬유가 관절의 내부면에서 신경이 휘어질 때 신경의 비틀리는 것을 막아주는데 도움을 줄 것이다.

신경속막(endoneurium)은 종의 방향으로 배열된 콜라겐 섬유를 가지고 있고, 신경관과 관련된 막일 뿐만 아니라, 신경 주변의 양압을 유지한다. 보호에 대한 요구의 증가 때문에, 피부감각신경은 운동신경보다 더 많은 신경속막을 가지고 있다.[8]

말초신경의 혈관공급은 **신경속혈관**(vasa nervorum)으로 불린다. 외재 혈관은 신경에 공급 동맥(feeder artery)을 공급한다. 신경의 내부에는 풍부한 문합성 내재 혈관이 있다. 풍부한 혈액 공급이 신경에 꼭 필요한데, 그 이유는 신경조직[9]의 높은 대사 활동과 말초신경계[10]의 가동성 때문이다. 내재 시스템은 매우 광범위하고, 신경중간막, 신경속막 및 신경주위막을 연결하고 있다. 신경속 혈관들은 문합형으로서, 신경의 기능 요구를 충족하기 위해 혈액공급을 조절한다.

환경 변화를 감지하는 특수화된 세포를 수용기라고 부른다. **외수용기**(exteroceptor)는 외부 환경 변화에 영향을 받는 수용기이다. **원격수용기**(teleceptor)는 특별한 자극을 감지하는 수용기이다. **고유수용기**(proprioceptor)는 근방추, 골지힘줄기관, 힘줄 및 관절주변 조직으로부터 직접 자극을 받는 것이다. **내수용기**(introceptor)는 내장조직과 혈관내의 변화를 감지하는 수용기이다.

말초신경 손상과 병태해부학 (PERIPHERAL NERVE INJURY AND PATHOANATOMY)

손상에 대한 말초신경의 반응 (Peripheral Nerve Response to Injury)

반복활동, 외상 및 감염으로 발생한 염증이 면역계 체액성분의 능력을 변화시킬 때, **급성단계반응**(acute phase response, APR)으로 불리는 비특이성 반응이 시작된다.[12] 이런 복잡한 분자 반응과 세포 반응은 **급성반응 단백질**(acute response proteins, ARPs)로 불리는 체액 방어 성분의 농도를 증폭시키거나 감소시킨다. 다른 전신성 특성과 함께, 간세포에 의해 간에서 파생된 ARPs의 합성은 급성 염증의 후반부(12-24시간)에서 나타나는 ARPs의 특징적이고 드라마틱한 증가를 보여준다. **시토카인**(Cytokines)(표 19.3)는 염증을 조절하는데 중요한 역할을 하고, 또 염증의 특성인 징후와 증상을 치료하는데 기여한다. 급성단계반응의 과정은 조직 회복을 돕고, 생리적 항상성을 촉진시킨다.

시토카인은 신경펩티드 분자로서 단핵구/큰포식세포와 림프구와 같은 많은 세포에 의해 생성되며, 손상에 반응한다. 염증조직에서 축적된 다양한 세포와 많은 양의 세포를 조절하는 2종류의 시토카인은 *Interleukin-1(IL-1)*과 *Tumor Neurosis Factor-α(TNF-α)*이다.[13] IL-1과 TNF-α는 내피세포에 유착 분자 발현의 주요 변화를 유도할 수 있다. 이것은 중립구가 모세혈관벽을 통과해 조직 안으로 들어가도록 한다.[14] 급성단계반응의 일부로서, 큰포식세포와 용해성 항균물질이 외상 지점으로 향한다. 이들 시토카인은 단백구에 대한 유착 분자의 발현을 증가시켜, 손상된 조직 안으로 들어가는 그들의 여과를 돕는다. 그러므로 IL-1과 TNF-α는 대부분의 염증 기전을 자극한다.[15]

Al-Shatti 등[16]은 많은 반복의 뻗기와 쥐기 과제를 수행한 후, 쥐의 정중신경을 대상으로 시토카인을 검사했다. 그들은 6주경에 *IL-6*의 면역발현이 증가되었음을 확인했고, 또 5주경에 5 종류의 모든 시토카인이 증가되었음을 확인했다. 이런 반응은 일시적인데, 그 이유는 모든 시토카인이 많은 반복적인 활동 과제 후 8주경에 원래대로 회복되었기 때문이다. 이들 소견은 시토카인이 말초신경에서 반복 운동손상의 병태생리에 관여한다는 것을 의미한다.

표 19-3 급성단계반응의 1번째와 2번째 변화에 관여하는 시토카인

첫 번째 변화
IL 가족
IL-α, IL-β
TNF 가족
TNF-α
주요 기원 세포
큰포식세포/단핵구

두 번째 변화
주화성
IL-8, MCP, MIP, RANTES
성장인자와 분화/수복인자
IL-6, 콜로니-자극 인자, FGF, EGF, TGF-β, PDGF
주요 기원 세포
큰포식세포/단핵구, 활성화된 기질세포
면역 반응
IL-2, IL-3, IL-4, IL-5, IL-7, IL-12
조절인자
IL-4, IL-10, IL-13
주요 기원 세포
활성화된 T 세포, 단핵구/큰포식세포

MCP, macrophage/monocyte chemotactic protein; MIP, macrophage inflammatory protein; RANTES, regulated upon activation normal T cell expressed and selected; FGF, fibroblast growth factor; EGF, epidermal growth factor; TGF, transforming growth factor; PDGF, platelet-derived growth factor; IL, interleukin; TNF, tumor necrosis factor

출처: Aggarwal BB, Puri RK. Human Cytokines: Their Role in Disease and Therapy. Ann Arbor, MI: Braun Brumfield; 1995.

Clark 등[17]은 쥐를 대상으로 손목 부위의 정중신경에서 큰포식세포와 콜라겐, 그리고 결합조직 성장인자-양성 세포가 증가하고 있음을 확인했다. 부가적으로, 감각손상, 운동약화, 정중신경의 전도속도 감소 등이 발생했다. 이들 효과는 삔은 지절과 삔지 않은 지절 모두에서 나타났다. IL-1과 TNF-α도 다양한 체계적 효과를 생성하는 것으로 알려졌다.[18] IL-6도 IL-1과 TNF-α의 효과와 중첩되는 많은 염증 유발의 효과를 가진 것으로 확인되었다.

적용을 위한 질문 (Questions for Reflection)

- *급성단계반응(APR)* 과정의 각 요소와 그들의 특별한 역할을 포함하여, 이런 반응 동안에 일어나는 일련의 과정을 간단하게 기술한다.
- APR에서 *시토카인*의 특별 역할은 무엇인가? 어느 것이 가장 많이 관여하는가?

염색질융해(chromatolysis)는 축삭손상 이후에 일어나는 세포몸통, 축삭, 시냅스 등의 퇴행성 과정이다. 조직학적으로, 손상 이후의 신경부종은 *Nissl 몸통*이 신경세포의 말단으로 전위되는 것으로 동반된다.[19] 축삭 손상 후 신경이 커지는데, 그것은 퇴행성 과정이기 보다는 재생의 과정이다.[20] 염색질융해 때 세포질의 체적이 커지는데, 그 이유는 *RNA*와 관련 효소의 증가 때문이다. 손상후 4일에서 20일 때까지, 세포대사율이 증가하듯이, RNA의 양도 증가한다.[21]

임상적 측면에서 볼 때, 신경섬유가 손상에 반응하는데 3가지 방법이 있다. 신경손상의 이런 분류는 최초로 Seddon[22]에 의해 소개되었고, Sunderland[23]에 의해 발전되었다. 신경은 동종 구조물이 아니라 *이방성 물질*로 고려된다. 대부분의 신경손상은 3가지 주요 신경손상이 결합되어 나타난다.

신경압박은 축삭전도의 분절 차단으로 정의된다. 신경은 차단 부위의 위와 아래로 활동전위를 전도할 수 있지만, 차단 부위를 가로질러 전도할 수 없다. 전도차단은 조직학적 변화가 없는 생리적 과정이다. 신경압박에는 *Wallerian 변성*이 없다. 신경압박의 원인은 가벼운 타박상, 장시간의 가벼운 압박, 또는 장시간의 신장 등이다. 손상 몸쪽의 자극은 근수축을 일으킬 수 없다. 그러나 손상 먼쪽의 자극은 근수축을 일으킬 수 있다. 전형적인 신경압박은 커다란 말이집 섬유에 영향을 준다. 통증과 자율신경성 기능을 지배하는 작은 신경은 거의 손상을 받지 않는다. 대개 회복은 손상후 몇 분에서 몇 개월에 일어나고, 합병증을 수반하지 않는다.

축삭절단은 결합조직 말이집의 연속을 허용하지만, 축삭의 연속성이 소실되는 것으로 정의된다(글상자 19.1). 축삭절단은 신경 먼쪽 부위의 Wallerian 변성을 초래한다. 손상 후 2-3주경에 수행된 근전도는 손상의 먼쪽 부위에서 속상수축과 탈신경전위를 보였다.[24] 회복은 축삭 재생을 통해서만 일어난다. 축삭절단의 원인은 신경압박과 비슷하고, 손상의 심각도만 다를 뿐이다. 완전한 회복이 일어나기 위해서는 극복해야 할 후향성 신경손상의 요소가 대개 존재한다.[25] 축삭재생의 회복율은 동반질병의 존재, 손상 부위의 활동, 손상 지점과 CNS 사이의 거리에 따라 다르다.[26] 회복율은 하루에 1.5mm-3mm이다.

신경절단은 축삭절단과 마찬가지로, 축삭이 파괴되는 것이다. 부가적으로 결합조직도 손상된다. 신경절단은 심한 타박상, 신장, 박리 또는 열상에 의해 일어난다. 신경절단에는 기본적으로 3가지 종류가 있다. *I 형* 손상은 축삭과 신경속막이 손상되지만, 신경주위막은 온전하다. *II 형* 손상은 축삭,

글상자 19.1 말초신경이 손상에 반응하는 3가지 방법

1. **신경압박:** 조직학적 변화가 없는 생리적 과정 때문에 축삭전도의 분절 차단이다. 원인은 가벼운 타박상, 장시간의 가벼운 압박, 또는 장시간의 신장 등이다. 회복은 손상후 몇 분에서 몇 개월에 일어나고, 합병증을 동반하지 않는다.
2. **축삭절단:** 결합조직 말이집의 연속을 허용하지만, 축삭의 연속성이 소실된다. 완전한 회복이 일어나기 위해서는 극복해야 할 후향성 신경손상의 요소가 대개 존재한다. 회복은 축삭 재생을 통해서만 일어난다. 회복율은 하루에 1.5㎜-3㎜이다.
3. **신경절단:** 축삭의 결합조직을 포함해 축삭의 파괴가 일어난다. 원인은 심한 타박상, 신장, 박리 또는 열상에 의해 일어난다. 손상지점의 위쪽과 아래쪽 자극도 근수축을 유발하지 못한다. 기능의 자발적인 수복과 회복은 일어나지 않는데, 그 이유는 재생된 축삭이 무질서하고 통과할 수 없는 회복 지점을 만드는 콜라겐과 섬유아세포가 얽히기 때문이다.

신경속막과 신경주위막이 손상되지만, 신경바깥막은 온전한다. *III형* 손상은 신경의 완전한 절단이다. 신경절단의 근전도 검사는 축삭절단과 동일한 소견을 보인다.[27] 기능의 자발적인 수복과 회복은 일어나지 않는데, 그 이유는 재생 축삭이 무질서하고 통과할 수 없는 회복지점을 만들기 때문이다. 재생된 축삭은 원래 손상 지점에 가까이 도달하지 않으면 먼쪽 끝단의 장기에 도달한 이후에도 기능을 할 수 없다.[28] 자신경, 정중신경, 얼굴신경의 재생은 정상 기능으로 완전히 할 수 없다.[29]

3주경에 탈신경 근육에서 조직학적 변화가 나타난다. 근섬유는 비틀리고, 그것의 교차내성(cross-striation)이 감소된다.[30] 지속된 탈신경과 움직임이나 외재성 근수축의 부족하면, 전체 근육은 2-4년 이내에 지방조직이나 섬유조직으로 대체될 수 있다.

생체역학적 손상과 주화성 손상을 위한 생리적 기반 (The Physiologic Basis for Biomechanical and Chemotaxic Nerve Injury)

신경병리의 주요 3가지 원인으로는 역학적 요소, 허혈성 요소 및 대사성 요소 등이 있다. 비록 생체역학적 요소에 대한 합의가 있지만, 그런 요소들의 조직학적 마커에 대해서는 여전히 혼란이 남아 있다.

적용을 위한 질문 (Questions for Reflection)

- 신경병리의 주요 3가지 원인은 무엇인가?
- 3가지 원인 중에서 가장 좋은 것과 가장 나쁜 것은 무엇인가?
- 도수치료사의 환자 치료 방법과 재손상의 위험을 감소시키는 권장사항에 이 요소들에 대한 지식이 얼마나 영향을 주는가?
- 생체역학적 힘의 적용으로 인한 말초신경의 손상 부위에서 일어나는 과정을 간단하게 설명한다.

신경은 장력에 저항할 수 있는 근본적인 능력을 가진 비교적 강한 구조물이다. 그러나 장력은 종종 신경내의 조직학적 변화가 나타나기 전에 증상을 일으킨다. 손목 부위의 정중신경은 완전한 절단이 일어나기 전에 70-220N의 견인력을 이겨낼 수 있다.[31] Ochs 등[32]은 생체실험을 통해 30분의 가벼운 신장 이후에 뚜렷한 조직학적 변화없이 완전한 활동전위 차단이 있었다고 보고했고, 또 신경차단이 혈관성 허혈 때문이라고 주장했다. Sunderland[4]는 신경의 대부분 장력 저항이 신경주위막 때문이라고 믿었다. 그러므로 신경주위막이 온전하면, 신경의 장력 저항 기능도 충분히 남아 있을 것이다.

작은 크기의 장력 적용이 있으면, 온전한 신경은 탄성물질의 특성으로 반응한다. 선형 한계에 도달하면, 신경섬유가 신경속관(endoneurial tube)에서부터 파열하기 시작한다. 하중이 지속되면, 신경바깥막과 신경주위막이 파열하기 시작한다. 신경의 탄성 특성이 완전히 파괴되고, 신경이 소성 물질처럼 반응하기 시작한다.[4,33,34] Sunderland[4]는 신경의 탄성 한계가 안정길이의 20%이고, 파열 직전의 최대 신장은 안정길이의 30%라고 추정했다.

Dyck 등[35]은 쥐의 종아리신경이 압박될 때 일어나는 신경의 구조적 변화를 평가했다. 쥐의 신경은 다양한 방법과 다양한 횟수로 압박되었다. 임상적으로, 신경섬유의 파열이 신경바깥막과 신경주위막의 파열 전에 일어난다는 사실은 중등도 신장 손상 후에도, 축삭이 온전한 통로를 가질 수 있다는 것을 의미한다. 신경몸통은 기능의 회복에 적합하다. 만성 신경 압박과 장력으로 나타나는 신경바깥막과 신경주위막의 흉터조직은 신경의 탄성을 소실시켜, 조기 파열을 일으킬 수 있다. 혈류에 대한 신경바깥막과 신경주위막의 흉터조직 효과를 의심해야 한다. 흉터조직은 신경 요소에 의해 섭취되는 영양분과 산소를 제한할 수 있고, 이로 인해 손상이 악화되고 치유가 느려진다.

Cornefjord 등[36]은 만성 신경압박의 효과를 조사하기 위해 돼지 모델을 사용했다. 그들은 염증 세포, 신경섬유 손상, 신경바깥막 충혈, 압박부위의 출혈 등을 확인했다. Barr 등[37]은 쥐를 대상으로 직업 관련 근육뼈대계 질환에서도 비슷한 소견이 있음을 확인했다. 압박력과 압박 시간 사이의 상관관계도 신경손상을 정의하는데 유의하다. 30㎜Hg의 낮은 압박이 기능소실을 일으키고, 신경바깥막의 흉터조직과 함께 신경속 부종을 일으킨다.[38] 80 ㎜Hg이 국소허혈을 즉각 일으킨다는 것을 확인했다.[39] 매우 높은 압력의 가진 간접 압박은 낮은 압력의 직접 압박보다 기능 소실을 덜 일으킨다.[40]

다른 조직과 비교해, 말초신경은 허혈성 손상에 비교적 잘 저항하는데, 그 이유는 풍부한 혈액 순환 때문이다. 충격 전파는 국소 산소 공급과 직접적으로 관련된다.[10] 풍부한 혈관 문합은 신경이 절단되었을 때 폭넓은 안전 한계를 제공한다. Lundborg와 Dahlin[10]은 쥐의 궁둥신경을 15㎝ 절단했고, 다발속 혈류의 감소를 확인하지 못했다.

Rosen과 Lundborg[41]는 안정길이의 8%에 해당되는 길이의 증가로도 정맥 흐름의 손상이 일어날 수 있음을 확인했다. 안정길이의 8% 이상 신장되면, 동맥 흐름의 손상이 일어날 수 있고, 신경의 길이가 15% 이상되면, 모든 동맥의 흐름이 중단된다. 쥐의 궁둥신경에 대한 연구는 11% 스트레인일 때 혈류가 50% 감소되었고, 15.7% 스트레인일 때 혈류가 100% 차단됨을 확인했다.[42] Mizisin과 Weerasuriya[43]는 수술전 시간적 간격이 있는 신경바깥 수복이 수술전 시간적 간격이 없는 신경바깥 수복보다 기능적 회복이 덜 일어남을 확인했다. 임상적 관점에서 볼 때, 정상 치유를 방해하지 않기 위해 신경학적 증상을 초래하는 수동 신장 동안에 관리가 이루어져야 한다.

적용을 위한 질문 (Questions for Reflection)

- 말초신경의 혈액 공급을 기술한다.
- 이런 혈관망이 허혈성 손상에 얼마 만큼의 저항을 제공하는가?
- 전형적인 허혈성 신경병리의 징후와 증상은 무엇인가?

Barr와 Barbe[44]는 *직업 관련 근육뼈대계 질환(WMSD)*이나 염증과 관련된 반복 운동 사이의 상관관계를 다룬 최근의 논문을 분석했다(표 19.4). Barbe 등[45]은 많은 반복 움직임을 수행했던 쥐를 대상으로 염증유발 시토카인의 생산과 뻗기 움직임의 퇴행이 증가되었음을 증명했다. 염증유발 시토카인은 손상 부위로 큰포식세포의 이동을 유발했다. 이런 큰포식세포는 시토카인의 분비를 자극하는 염증유발 시토카인을 분비한다. 쥐를 대상으로 한 Barr 등[46]은 염증유발 시토카인의 혈청 수준과 뻗기 수행에 대해 8주간의 높은 반복 노출과 낮은 반복 노출을 비교했다. 결과는 반복 뻗기와 쥐기 활동에 대한 뻗기 비율과 행동성 반응과 생리적 반응 사이의 용량 관련 반응이었다. Dubner와 Ruda[47]는 지속적이고 만성적인 과도한 유해성 들신경의 자극이 *glutamate* 등과 같은 *흥분성 신경전달물질*과 신경펩티드의 유리를 촉진한다. 이들 신경펩티드는 시냅스후 세포에 작용하여 지속적인 통각과민과 *무해자극통증(allodynia)*을 초래한다. 이와 같은 연구들은 국소 염증에 전신 요소를 꺼내 놓았다.

Sakai 등[48]은 돌림근띠 손상 환자의 봉우리밑 윤활주머니에서의 염증유발 시토카인와 기본 성장인자의 발현을 검사했다. 돌림근띠 열상의 빈발한 원인은 축적외상이다. 윤활주머니에서 염증 마커의 찾기는 특히 이들 염증유발 시토카인의 발현이 조정될 때, 미래의 전략중재에 중요한 영향을 미친다.

공간점유병변도 말초신경손상을 초래할 수 있는 중요한 생체역학적 변화를 초래할 수 있다. 외상에 의한 외골증도 신경병리와 관련된다. 종양도 손상을 초래하는 말초신경을 압박할 수 있다.[49] 결합조직 질환에 의한 퇴행성 관절병리도 신장성 또는 압박성 신경병리를 초래할 수 있다.

생체역학적 요소 이외에, 말초신경 손상을 일으킬 수 있는 감염 숙주와 주화성 원인이 존재한다. 당뇨병은 말초신경병리의 가장 흔한 원인이다. Ⅱ형 당뇨병 환자의 59%와 Ⅰ형 당뇨병 환자의 66%가 감각신경병리와 운동신경병리의 객관적 근거를 가지고 있다.[50] 당뇨성 신경병리에 중재를 적용할 수 있지만, 진단(표 19.5)의 초기시 타이트한 혈당조절을 통한 당뇨병으로부터의 합병증 예방이 가장 효율적인 치료의 방법으로 남아 있다.

당뇨성 신경은 비당뇨성 신경보다 장력과 압박에 취약하다. 일반적으로 손상되는 신경으로는 3번과 6번 뇌신경, 손목부위의 정중신경, 팔꿈치 부위의 자신경, 가쪽넙다리피부신경, 몸통감각신경병리, 종아리뼈머리 부위의 온종아리신경 등이 있다.

표 19-4 쥐 모델에서 WMSD을 포함한 시토키닌 네트워크와 관련된 Barbe, Barr, and Clark 등의 업적 요약

연구자	결과 요약
Barr 등 2000[37]	쥐를 대상으로 한 연구에서, HR의 힘 과제는 근육, 힘줄, 노손목 인대에 있는 ED1 면역반응 큰포식세포를 증가시켰다. 조직 염증은 3주경에 뚜렷하다. IL-1β, COX2와 hsp 72(세포손상의 표식자). 뻗기운동패턴의 퇴행은 조직변화와 일치한다.
Barr 등 2002[44]	쥐를 대상으로 한 연구에서 HR과 LR의 뻗기와 쥐기 과제를 비교했을 때, 6주와 8주경에 혈청 IL-1α과 IL-1β가 수집되었다. HR 동물은 혈청 IL-1α의 증가와 IL-1β의 감소를 경험했다. IL-1α과 IL-1β는 LR 그룹에서 감소되었다.
Barbe 등 2003[45]	쥐를 대상으로 8주간의 HR의 뻗기와 쥐기 과제를 수행하여 염증반응을 연구했다. 조직의 큰포식세포(ED1를 통해)가 검사된 모든 조직, 특히 6주와 8주경에서 나타났다. 혈청 IL-1α는 0주에서 8주 동안 유의하게 증가했다.
Barr 등 2003[46]	뼈의 조직적 변화가 HR의 뻗기와 쥐기 과제의 수행과 관련되는지를 검사했다. $ED1^+$는 대조군과 비교해 뻗은 지절과 뻗지 않은 지절의 먼쪽 노뼈와 자뼈에서 증가되었다. 증가는 근육부착점과 뼈끝 부위에서 가장 컸다.
Clark 등 2003	쥐를 대상으로 HR의 뻗기와 쥐기 과제를 수행하여 염증을 의미하는 운동 퇴행과 해부학적 변화와 생리적 변화를 연구했다. 조직의 큰포식세포 증가가 6주경 손목부위의 정중신경에서 나타났다. 9-12주경 뻗은 지절에서 NCV가 감소되었다.
Clark 등 2004[17]	쥐를 대상으로 HR의 힘 과제를 수행하여 쥐기 근력, 신경전도속도, 큰포식세포, 콜라겐, 결합조직 성장인자-양성 세포 등을 평가했다. 뻗기 비율과 수행은 12주 때 감소되었다. 손목부위의 정중신경에서 염증과 관련된 조직학적 변화와 양쪽의 NCV 감소가 나타났다. 양쪽 앞발 감각기 감소되었다.

HR, high repetition; ED-1, macrophage specific antibody; IL, interleukin; COX 2, cyclooxygenase-2; hsp-72, heat shock protein 72; LR, low repetition; NCV, nerve conduction velocity.

*당뇨성 다발신경병리*는 발에서 시작되는 전신성 합병증이고, 종종 손에 문제를 일으키기도 한다. 무긴장성 방광, 다한증 피부 또는 소한증 피부, 설사, 위장 마비 등을 나타내는 *신경성 무기력*도 일어날 수 있다. Richardson[50]은 당뇨성 신경병리를 진단할 때 3가지 주요 임상 징후를 거론했다. 이들 징후로는 아킬레스힘줄반사의 부재, **Jendrassik 메뉴버**, 진동감각 감소 및 고유수용성 감각 감소 등이다.

표 19-5 당뇨병의 진단 기준

1. 당뇨병 증상 이외에, 마지막 식사 이후의 시간과 관계없이, 하루 중 어느 시간에서도 200 ㎎/DL 이상의 혈당 농도가 있는 경우

또는

2. 공복혈당 ≥ 126 ㎎/DL. 공복이라는 말은 8시간 이상 칼로리를 섭취하지 않은 경우를 의미한다.

또는

3. 구강 혈당 내성 검사 동안의 2시간 혈당 ≥ 200 ㎎/DL

출처: World Health Organization: Diabetes Mellitus: Report of WHO Study Group. Tech Rep Ser No. 727. Geneva, Switzerland: World Health Organization, 1985.

*Guillain-Barre 증후군(GBS)*는 다양한 급성 말초신경계질환으로서 대부분의 경우 2주 내에 최대 신경학적 결핍에 도달하고, 선행 이벤트에 의해 빈번하게 먼저 일어난다. GBS 환자의 말초신경 탈수초화를 확인하는 근전도 지침이 설정되기도 했다.[51]

*결합조직질환*도 말초신경병리와 관련이 있다. 결합조직질환으로는 전신성 홍반성 루푸스, 공피증, 류마티스 관절염 및 Sjogren 증후군 등이 있다. 흥미로운 특성은 삼차감각신경병리의 관련 증상이다. 이런 실체는 5번 뇌신경의 감각신경절 병변과 관련되는 것처럼 보인다. 거의 모든 결합조직 질환은 길이-의존 감각운동신경병리와 관련된다(표 19.6).

적용을 위한 질문 (Questions for Reflection)

- 말초신경병리를 초래하는 것으로 알려진 질환 과정은 무엇인가?
- 각각에 관련된 기전과 신경병리 효과를 설명한다.

다양한 환경물질의 노출도 신경병리를 초래할 수 있다. *arsenic*의 만성 노출은 감각신경병리를 초래하고, 그 다음 먼쪽 운동신경병리를 초래한다.[52] 신경병리의 다른 주요 환경 원인은 *납* 중독이다. 납은 팔의 운동신경병리를 일으킬 수 있지만, 납의 존재가 과거 수십 년만큼 흔하지 않다. 가장 위험한 요소로는 벗겨진 페인트를 섭취한 아동이나, 납과 관련된 일을 하는 제조자 등이다. 오염된 음식물도 납중독의 원인이 된다. 알콜성 신경병리도 존재할 수 있다.[53] 신경병리를 경험한 알콜에 대한 기록 연구도 존재하지만, 알콜이 주요 인자인지는 명확하지 않고, 신경병리를 초래할 수 있는 티아민 결핍과 같은 영양 요소도 있다.[54]

치과에서 주로 사용하는 마취제 성분이고, 여가 오용 약물로서 인기가 있는 *아산화질소*는 용량의존성 신경병리를 일으킬 수 있다.[55] *phenytoin(Dilantin)*은 항간질 약물로서 가장 흔하게 사용되는 약물중의 하나이다. 그것은 경한 감각신경병리를 일으킨다. 5년간 phenytoin을 섭취한 환자의 약 18%에서 신경병리가 발생했다.[56] 표 19.7은 말초신경병리를 일으킬 수 있는 신경독성물질의 목록을 제공하고 있다.

검사의 원리 (PRINCIPLES OF EXAMINATION)

현재 질병의 주호소와 병력 (Chief Complaint and History of Present Illness)

다른 주요 진단 범주 이외에, 말초신경손상에 대한 현재 질병의 주호소와 병력은 올바른 진단을 이끌어낼 수 있는데 중요한 역할을 한다. 많은 경우, 손상의 원인이 잠행성이지만, 시간과 감각문제 때문에 환자와 임상가가 함께 하여 원인을 이해해야 한다.

임상적 핵심 (CLINICAL PILLAR)

신경근육뼈대성 기능부전의 원인을 고려할 때, 도수치료사는 손상 중심의 검사를 적용해야 한다. 즉, 손상이 단독 사건 때문에 거의 발생하지 않는다는 재활 접근을 해야 한다. 도수치료사는 상호관련되는 모든 시스템을 고려해야 한다.

임상적 핵심 (CLINICAL PILLAR)

신경병리환자의 주호소는 일반적으로 감각 문제, 기능 소실 또는 운동 약증 등으로 구성된다.

표 19-6 주요 결합조직질환과 관련된 신경병리

	신경병리적 징후				
	감각운동성 변화	등쪽뿌리 신경절	다발성 신경병리	CIDP	삼차감각 신경통
전신성 홍반성 루푸스	+	−	+	+	+
공피증	+	−	−	−	+
복합 결합조직질환	+	−	−	−	+
류마티스 관절염	+	−	+	−	+
Sjogren 증후군	+	+	+	+	+

CIDP: chronic inflammatory demyelinating polyneuropathy.

출처: Lisak RP and Mendell JR. Peripheral neuropathies associated with connective tissue disease. In: Mendell JR, Kissel JT, Cornblath DR, eds. Diagnosis and Management of Peripheral Nerve Disorders. New York, NY: Oxford University Press, 2001.

표 19-7 말초신경병리를 초래하는 약물

Almitrine	Amiodarone	Chloroquine
Cisplatin	Colchicine	Dapsone
Didanosine	Disulfiram	Doxorubicin
Ethambutol	FK 506	Gold salts
Isoniazid	Metronidazole	Mesonidazole
Nitrous Oxide	Nitrofurantoin	Taxol
Perhexiline	Phenytoin	Procainamide
Pyridoxine	Stavudine	Suramin
Thalidomide	Vinca alkaloids	Zalcitabine

출처: Mendell JR, Kissel JT, Cornblath DR, eds. Diagnosis and Management of Peripheral Nerve Disorders. New York, NY: Oxford University Press, 2001.

임상적 핵심 (CLINICAL PILLAR)

과거병력을 인터뷰할 때 포함되어야 할 4가지 주요 영역은 다음과 같다:

1. 이전의 의학적 진단과 수술적 중재, 다른 원인 요소와 함께 당뇨병이나 결합조직질환 등과 같은 말초신경병리 진단 이력. 수술적 이력으로는 손목굴 이완술, 자신경 이식술, 허리뼈층판절제술 등과 같은 특별한 수술 이력 뿐만 아니라, 신경손상으로 인한 발목 불안정을 해결하는 수술적 안정화 절차 등을 포함해야 한다.
2. 현재의 약물과 용량.
3. 근육위축 가쪽경화증, 헌팅톤병 및 유전성 손발떨림 등과 같은 유전성 신경병리
4. 과거 5년 동안 진료를 받은 초기 진료의사 이외의 의사에 대한 목록

상세한 정보는 두통관련 증상이 있을 때 특히 중요하다. 의식 소실과 정신 상태의 변화에 관한 의문점 이외에, 인지 처리에 대한 문제와 무드도 포함되어야 한다. 이런 검사 부분을 수행할 때, 치료사는 통증을 설명하는 형용사를 포함해 환자의 현재 통증 수준과 감각 문제의 특성과 유형을 기록해야 한다.

과거병력 (Past Medical History (PMH))

과거병력 인터뷰는 4가지 주요 영역에 초점을 맞추어야 한다. 환자는 이전의 의학적 진단과 중재를 모두 자세히 설명해야 한다. 콩팥질환이나 간질환과 같은 심원성 원인으로 올 수 있는 다른 원인과 함께, 뚜렷한 말초신경 진단의 병력을 알아야 한다. 손목굴 이완술, 자신경 이식술, 허리뼈층판절제술 등과 같은 특별한 수술에 대한 자세한 내용을 포함한 수술적 이력을 알아야 한다. 치료사는 신경손상으로 인한 발목 불안정을 해결하는 3중 관절고정술 등과 같은 수술적 안정화 절차를 알아야 한다.

과거병력을 인터뷰하는 동안 재조명해야 할 두 번째 주요 영역은 약물이다. 환자는 현재의 약물과 용량에 대한 목록을 갖고 와야 할 것이다. 치료사도 환자가 사용했던 약물과 현재 사용하는 처방없이 살 수 있는 약물과 한방 약물의 목록을 요구해야 한다.

세 번째 주요 영역은 신경병리의 가족력을 문의하는 것이다. 예로는 근육위축 가쪽경화증, 헌팅톤병, 유전성 손발떨림 등이 있다.

네 번째 주요 영역은 환자에게 과거 5년 동안 진료를 받은 초기 진료의사 이외의 의사에 대한 목록을 요구하는 것이다. 환자의 의학적 이력, 수술 이력, 약물 및 최근의 간병인에 대한 치료사의 지식은 환자의 현재 의학적 상태에 대한 *삼각측량*에 크게 도움을 주고, 수집된 정보의 타당성을 향상시킬 것이다.

사회 이력 (Social History)

상세한 사회 이력을 취하는 주요 목적은 말초신경병리를 일으키거나 악화시키는 직업적 습관이나 사회적 습관을 얻는 것이다. 치과의사, 치위생사 또는 치과에서 근무하는 사람들은 아산화질소에 노출되기 쉽다.[57] 가구제작 기술자, 목공사, 복원공, 페인트공, 수리공 등의 노동자들은 일반적으로 말초신경병리를 일으킬 수 있는 hexacarbon에 노출되기 쉽다. 부가적으로 페인트공이나 복원공은 낡은 페이트칠의 납에 노출되기 쉽다(표 19.8).

신체검진 (The Physical Examination)

말초신경병리와 관련된 많은 원인과 감별진단은 철저한 신체 계통검사를 필요로 한다. 신체검진을 할 때 환자는 신발과 양말을 포함해 모든 옷을 벗고 검사용 가운을 입어야 한다. 이것은 치료사로 하여금 근육소실, 구조적 이상, 흉터, 피부 상태, 보조기 및 신발 등을 쉽게 관찰할 수 있도록 만든다.

심리/인지 검사 (Mentation/Cognition Examination)

신경학 검사 동안 심리 변화를 가끔 겪게 된다. 치료사는 환자의 말, 모습, 협력 수준, 일반적인 태도, 메너리즘, 수의적 또는 불수의적 운동 양상, 눈맞춤의 정도, 불안정성, 가족과 친구와의 관계 등을 확인해야 한다.

임상적 핵심 (CLINICAL PILLAR)

정신적 민감성의 감소, 혼란, 지남력 상실, 흥분, 열광, 무기력, 무관심, 불안, 우울, 신경증, 정신이상 반응, 인성 장애, 성격장애 등도 신경학적 질환과 관련된다. 어떤 신경학적 질환은 행동양상이나 인지 변화를 먼저 보인다. 치료사는 환자의 말, 모습, 협력 수준, 일반적인 태도, 매너리즘, 수의적 또는 불수의적 운동 양상, 눈맞춤의 정도, 불안정성, 가족과 친구와의 관계 등을 확인해야 한다.

표 19-8 말초신경병리를 일으킬 수 있는 직업 습관과 사회 습관

직업	관련된 신경병리 유형/원인
치과의사, 치위생사	Nitrous oxide-induced cobalamin deficiency
가구제작기술자, 페인트공	Hexacarbons
농부, 묘목장 노동자	Organophosphates
세탁소, 고무 노동자	Trichloroethylene
배터리, 플라스틱 페인트 제조자; 용접공, 지붕이는 사람, 인쇄공, 철거요원, 소화기 강사	Lead
구리 제련공, 나무 관리사, 박제사, 보석 세공인, 페인트공	Arsenic
플라스틱 관련 노동자	Acrylamide
레이온 관련 노동자	Carbon disulfide
습관	**양상**
흡연	종양부수증후군
과도한 음주	영양/비타민 결핍
무분별한 성교	HIV 신경병리
정맥주사액	HIV 신경병리
채식주의자	코발라민 결핍
아산화질소 남용	코발라민 결핍

출처: Mendell JR, Kissel JT, Cornblath DR, eds. Diagnosis and Management of Peripheral Nerve Disorders. New York, NY: Oxford University Press, 2001.

*Mini-Mental State Examination*은 지적 능력, 인지, 지남력 등을 평가하는 훌륭한 도구로서, 환자의 지능 수준을 추정하는데 좋다.[59] 일반적으로 이 검사는 15분 이내에 마무리 되어야 한다.

자세검사 (Postural Examination)

인터뷰를 하는 동안에도 자세를 지속적으로 평가해야 한다. 치료사는 보호성 자세가 있는지, 보행이나 앉은 자세를 취할 때 비대칭이 있는지, 비정상적인 보행을 하는지, 협응이 부족한지, 운동장애와 구조적 이상, 그리고 피부 문제가 있는지를 확인해야 한다.

생체징후 (Vital Signs)

기립성 저혈압은 자세 변화에 따라 수축시 혈압이 30㎜Hg 이상이 떨어지고, 이완기 혈압기 15㎜Hg 이상 감소되는 경우를 말한다. 혈압에 영향을 주는 자율신경병리는 당뇨병, Guillain-Barre 증후군, 파킨스병의 Shy-Drager 합병증 등에서 흔하게 발생한다.[60] 산소포화도가 제한성 폐질환과 폐쇄성 폐질환으로 종종 감소된다. 혈당의 향상은 당뇨병이나 당불내성(glucose intolerance)을 의미한다.

근육뼈대 검사 (Musculoskeletal Examination)

운동기능 검사 (Examination of Motor Function)

*도수근력검사(MMT)*는 적어도 각 근육절의 한 근육에 수행되어야 한다. 도수근력검사 수행과 관련된 자세한 내용은 Cyriax[61]와 Kendall[62]과 McCreary에서 설명되고 있다. 만약 약증이 있으면, 치료사는 약증이 단일 근육인지, 근육절을 따라 1개 이상의 신경장애인지, 아니면 전체 지절이 침범되었는지를 확인하는데 초점을 맞추어야 한다. 대칭성 약증은 *전신성 다발신경병리*의 특성이다. 국소 약증은 종종 *단일신경병*이나 *다발신경병리*의 특성이다.

임상적 핵심 (CLINICAL PILLAR)

대칭성 약증은 종종 전신성 다발신경병리의 특성이다. 국소 약증은 단일신경병리나 다발신경병리의 특성이다.

ROM (Range of Motion)

치료사는 대단위 ROM 결핍을 확인하기 위해 환자에게 "팔을 머리 위로 들어올리기"와 "쭈그려 앉기" 등과 같은 기능 움직임을 수행하도록 요구해야 한다. 대단위 결핍이 있으면, 보다 특별한 ROM 검사를 수행해야 한다. *만곡족(휜발)*이나 *갈퀴손*과 같은 신경병리성 관절병리와 기형은 ROM 검사를 할 때 확인하는 것이 가장 좋다. 만곡족은 Charcot-Marie-Tooth 병과 관련되고, 갈퀴손은 자신경의 병리에서 종종 나타난다.

피부와 혈관의 검사 (Integumentary and Vascular Examination)

동맥검사는 해부학적 자세에서 수행되어야 한다. 일반적으로, *노동맥 맥박*은 팔에서 촉진되고, *발등동맥 맥박*은 다리에서 촉진된다. 부가적으로, *자세성 혈관반응*은 치료사가 팔을 굽힘, 벌림 및 폄으로 움직일 때 평가되어야 한다(표 19.9). 노동맥 맥박의 감소는 가슴문 안에 있는 빗장밑동맥의 찝힘이 존재함을 의미한다. **가슴문(thoracic outlet)**은 위팔뼈에 있는 작은가슴근의 부착점과 척추사이구멍 사이에 있는 영역으로 정의된다. 부드럽게 손가락끝과 손톱을 누르고 압박을 푼 후에, 눌린 피부가 원래 상태로 되돌아오는 속도를 평가하는 것은 모세혈관 재충천을 평가하는 수단으로 합당하다.

정맥 흐름과 림프 흐름의 막힘은 부종을 초래한다. 만약 부종이 존재하면, 부피를 재울 수 있는 객관적 도구를 권장한다. 정맥 회귀의 감소와 관련된 신경병리의 한 예는 *Paget-Schroetter 증후군*을 가진 복합 팔신경얼기병리이다.

무통성이고 경계가 분명한 발궤양은 *Hanson 병*과 같은 자율성 감각신경병리이나 당뇨성 궤양이다. *탈모(Alopecia)*는 갑상선기능저하, 전신성 홍반성 루푸스, 탈륨 중독 등의 징후이다. *Mees 선(손톱의 백색 가로선)*은 arsenic 독성으로 나타난다. Crohn 병, 간질환, 폐질환과 관련된 신경병리에 의해 곤봉 손가락이 나타난다. 긴 축삭 신경병리에 의한 이영양성 피부 변화는 팔다리에 있는 털 성장의 변화, 발한감소(hypohidrosis), 진균성 손톱, 피부 얇아짐 등을 포함한다.

*카폭시 육종(Kaposi sarcoma)*와 *카폭시 림프종(Kaposi lymphoma)*의 존재는 AIDS의 진단을 의미한다. 전형적인 발현은 몸통과 팔다리에서 나타나지만, 초기 발현은 구강 점막에서 나타난다.[63] 눈 건조는 Sjogren 증후군의 공통 발현이다. 심화된 경우, 각막 궤양이 나타난다.[64] **포도막염**, 염증성 방광 질환의 징후, 만성 염증성 탈수초성 다발신경병리, 류마티스 관절염 등을 가진 환자는 종종 시력 감소를 가지고, 눈에 압박을 적용하면 통증이 일어나고, 눈을 움직일 때 통증을 호소한다.[65]

표 19-9 맥박 평가 점수

점수	설명
0 도플러	도플러로 맥박을 들을 수 없다.
+ 도플러	도플러로 맥박을 들을 수 있지만, 촉진을 통해서는 알 수 없다.
+1	촉진으로 약한 맥박을 감지할 수 있다.
+2	촉진으로 강한 맥박을 감지할 수 있다.

감각 검사 (Sensory Examination)

복합 감각시스템의 타당한 평가는 예술로서, 치료사는 말초신경과 피부절, 척수내의 감각신경로 위치, 감각대뇌겉질 등에 대한 지식을 필요로 한다. 게다가, 감각 평가는 환자의 완벽한 협조를 필요로 한다(그림 19.4). 검사는 최소로 가벼운 촉각, 따끔거림 검사, 진동감각, 온감, 고유수용성 감각 및 통증 등을 포함해야 한다. 그리고 필요하다면, *입체감각, 2점 식별감각, 자극 지점 인지 감각(topognosia), 이중 자극* 등을 부가적으로 검사할 수 있다.

치료사는 주관적 감각 결핍이 없는 환자의 신체 부위를 선택한다. 치료사는 감각자극제(핀, 얼음 등)로 이들 부위를 자극하고, 환자에게 감각이 어떻게 인지되는지를 물어본다. 만약 반응이 치료사가 예상한 것이라면, 치료사는 "정상"으로 받아들여진 감각을 사용하도록 환자에 요구하고, 다른 부위와 비교해 본다. 치료사는 다른 감각자극장치를 사용하기 전에, 원래 사용하던 감각자극 장치로 검사를 마무리해야 한다. 감각검사 소견의 기록은 말로도 기록되고, 또 신체감각 그림으로 표시되어야 한다. 진동검사는 뼈 돌출부위에서만 수행되어야 한다.

신경역동성 검사 (Neurodynamic Testing)

염증이나 손상의 징후를 보이는 말초신경은 역학적 하중에 대해 증가된 주관적 반응을 나타낸다.[66] 염증 신경과 손상 신경의 *근전도*는 뚜렷한 비정상을 드러낼 수 있다. 치료사는 임상 검사 시 두드리기, 촉진, 신장 및 압박을 통해 말초신경의 역학적 민감성을 검사한다(표 19.10).

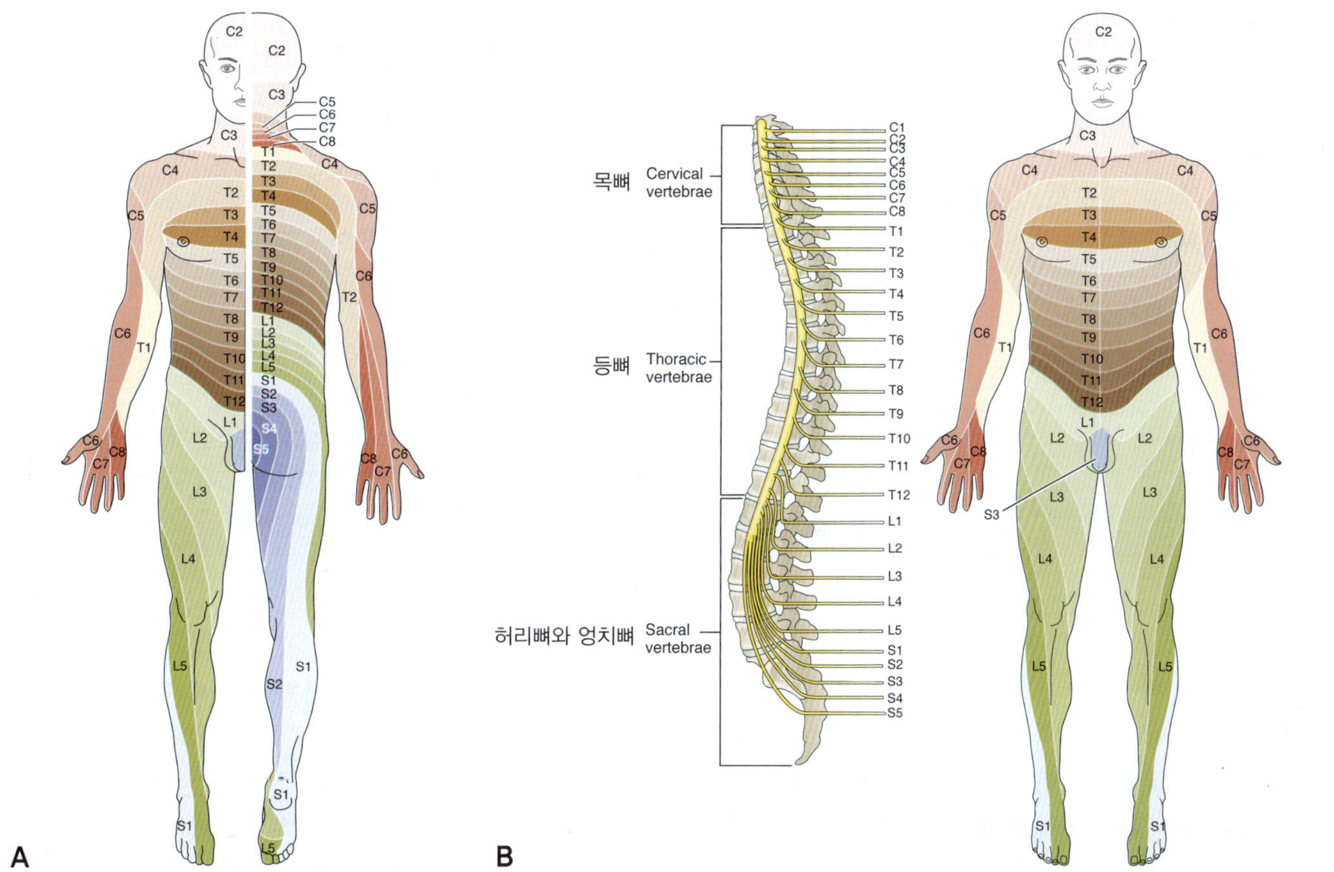

그림 19.4 피부절 맵핑.

다리와 팔의 **신경역동성 검사**와 말초신경 장력 검사(팔과 다리의 장력검사는 ULNT/LLNT 또는 ULTT/LLTT로 알려졌다)는 최근 몇 년에 개발되어 인기를 누리고 있다.[67] Elvey, Elvey 등,[68–70] Kenneally,[71] Totten과 Hunter,[72] 그리고 Pechan[73]과 같은 연구자들이 이들 임상 진단방법에 대한 우리들의 현재 지식에 크게 기여했고, 최근 연구들은 검사의 신뢰도와 타당도에 대해 많은 연구를 했다.[67,68,70,73–77] *Brudzinski 징후,*[78] *SLR 검사* 및 *Prone Knee Bend* 등을 포함한 몇몇 검사법들은 친숙하지만, 다른 검사법(특히, 팔과 관련된 검사법)들은 종종 혼란을 주기도 한다.

이들 검사와 관련된 나쁜 신뢰도는 환자와 치료사의 복잡한 자세 요구와, 증상이 *신경* 때문인지 아니면 *물렁조직* 때문인지를 구분할 수 없는 혼자의 무능력 때문이다. 일반적으로 말해, 신경역동성 검사는 정확한 증상이 재발할 때만 양성으로 간주된다. 환자의 현재 증상과 다르거나 그 이외의 부수적인 증상을 적절히 확인하고, 또 이것이 중재의 마지막 단계에서 나타나지만, 양성 검사를 결정하기에는 충분하지 않을 것이다. 무증상 환자도 종종 이들 절차를 수행할 때 나타나는 증상을 경험하게 된다. 신경가동성의 결핍을 찾는 이들 검사는 높은 민감도를 보이지만, 특이도는 높지 않다. 양성 검사는 신경가동성의 감소를 제시하지만, 검사 자체만으로는 정확한 손상 지점이나 문제 지점을 확인하기 어렵다. 그러므로 신경병리 기전이 환자의 현재 문제에 어느 정도 영향을 주는지를 임상가가 확인하고자 할 때, 신경장력검사는 좋은 선별검사 도구로 간주된다. 그러나 신경병리의 정확한 위치와 특성을 결정하고자 할 때는 보다 특별한 검사가 필요하다.

임상적 핵심 (CLINICAL PILLAR)

신경역동성 검사는 정확한 증상이 *재발될 때만* 양성으로 간주된다. 환자의 현재 증상과 다르거나 그 이외의 부수적인 증상을 적절히 확인하고, 또 이것이 중재의 마지막 단계에서 나타나지만, 양성 검사를 결정하기에 불충분할 것이다. 신경가동성의 결핍을 찾는 이들 검사는 높은 민감도를 보이지만, 특이도는 높지 않다. 양성 검사는 신경가동성의 감소를 제시하지만, 검사 자체만으로는 정확한 손상 지점이나 문제 지점을 확인하기 어렵다.

표 19-10 장력 검사 동안 신경지점과 비신경지점을 구분하는 징후와 증상

징후/증상	신경조직	비신경조직
조직의 예	정중신경	위팔두갈래근 힘줄
통증의 설명	"비범한 느낌이고, 깊고, 불편하고, 치통과 같은 통증이고, 둔감과 꼭꼭 지르는 듯한 느낌이 있다."	"근육 손상이 있고, 날카로운 통증"
통증의 항구성	신장 후 장시간이 나타남. 즉각 사라지지 않는다.	장력이 제거되면, 증상이 빠르게 감소한다.
촉진 증상	특별한 신경지배 패턴을 가진 신경뿌리 증상을 일으킨다.	근육절이나 피부절을 기준으로 국소 통증과 압통이 경우에 따라 나타난다.
눈으로 확인	치료사는 근섬유다발수축을 볼 수 있다.	가끔 근경련이 일어난다.

Brudzinski 징후 (The Sign of Brudzinski)

Brudzinski 징후(그림 19.5)는 1909년 Brudzinski에 의해 최초로 기술되었다.[79] 이것은 종종 *뇌수막염* 징후 중의 하나로 간주되고 있다. 환자는 머리를 바닥에 대고 양 팔을 몸통 옆에 붙이고 누운 자세를 취한다. 치료사는 환자에게 머리를 바닥으로부터 들어 올리도록 주문한다. 머리가 바닥으로부터 들어 올려지면, 치료사는 턱이 가슴에 닿도록 수동으로 목을 굽힘하거나 환자가 자신의 목을 과압박한다. 등이나 다리쪽으로 방사되는 통증이 있다고 환자가 보고를 하면, 양성 징후로 간주된다. 이 검사로부터 뇌수막염을 추정하지 않기 위해서는 관리가 치료사에 의해 이루어져야 한다. Breig와 Troup[80]는 응급실로 이송된 허리 손상을 가진 근로자의 35%에서 양성 Brudzinski 징후를 확인했다.

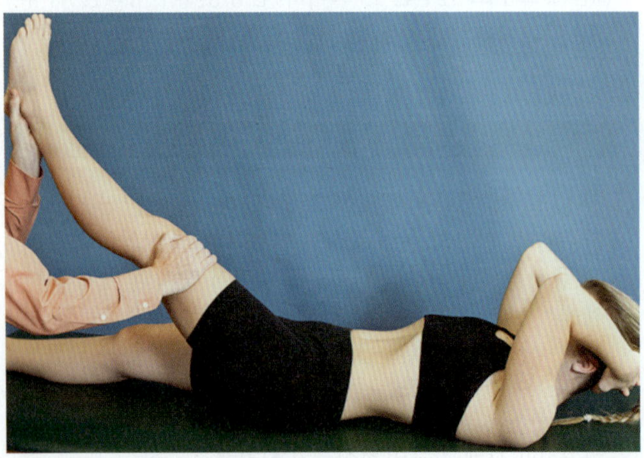

그림 19.5 Brudzinski 징후 .

SLR 검사 (The Straight Leg Raise Test)

*SLR 검사*는 오랜 역사를 가진 검사법이다. 대부분의 책들은 이 검사법의 창시자를 1864년[80]의 Leseague라고 언급한다. 그래서 어떤 책들은 이 검사법을 *Leseague 검사*라고 한다. 환자는 머리를 바닥에 대고 양 팔을 몸통 옆에 붙이고 누운 자세를 취한다. 치료사는 한 손을 환자의 아킬레스힘줄에 대고, 다른 손을 무릎뼈 위에 댄다. 무릎이 굽힘되는 것을 막고, 검사자는 환자의 다리를 침대로부터 들어올린다. Magee[81]는 굽힘의 첫 35°에서 궁둥신경이 당기기 시작한다고 말했다. 굽힘 35–70°에서는, 궁둥신경뿌리에 장력이 가해진다. 70° 이상의 증상은 엉치엉덩관절 통증이 원인일 수 있다. 그런 다음 반대쪽 다리와 비교해 본다. 정확한 증상이 재발될 때만 SLR 검사가 양성으로 간주된다.

양성 SLR과 뒤넙다리근의 유연성 부족을 구분하기가 종종 어려운데, 그 이유는 그들이 동시에 발생하기 때문이다. 반대쪽 다리의 소견을 비교하는 것과 신경학적 증상의 재발에 대한 양성 징후의 결정을 기준으로 삼는 것은 뒤넙다리근 문제와 신경가동성 제한을 구분하는데 도움을 줄 것이다.

수년에 걸쳐, SLR의 수행과 해석에서 많은 변형이 채택되었다. 임상가는 SLR를 수행할 때 발목을 발등굽힘하고 목뼈를 굽힘함으로써 궁둥신경에 더 강한 장력을 제공한다.[80] 위와 같이 발목을 발등굽힘하는 것은 *Leseague 검사*의 변형으로 간주되고, 목뼈를 굽힘하는 것은 *Kernig 검사*의 변형으로 간주된다.

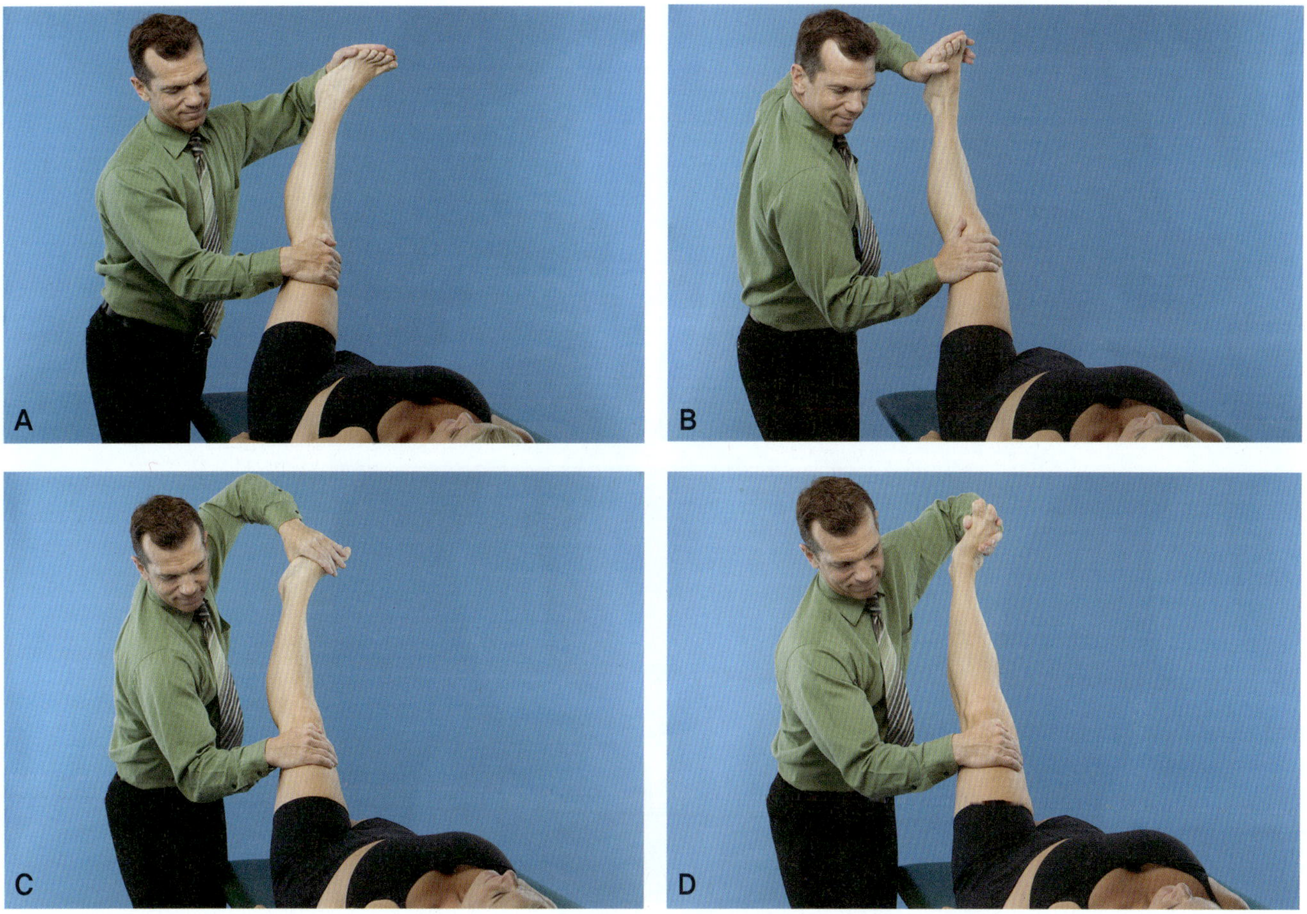

그림 19.6 SLR 신경역동검사(신경 편향 변형). **A.** 궁둥신경 편향 검사. **B.** 정강신경 편향 검사. **C.** 온종아리신경 편향 검사. **D.** 장딴지신경 편향 검사.

어떤 사람들은 궁둥신경의 분지 중 어느 것이 가장 많이 관련되는지를 구분하는 능력을 옹호해 왔다. 이런 과정은 기준 검사로부터 시작하고, 그 다음에 선택된 신경을 통해 부가적인 스트레스를 가하는 다양한 검사 자세 요소를 조절한다. 기본 *궁둥신경 편향 검사*(그림 19.6A)는 궁둥신경에 최대 장력을 가하는 방법으로서, 엉덩관절의 굽힘, 모음 및 안쪽돌림과 무릎관절의 폄, 발목관절의 발등굽힘으로 구성된다. *정강신경 편향 검사*(그림 19.6B)는 기본 검사에 발목관절의 발등굽힘과 발의 가쪽번짐이 첨가된 것이다. *온종아리신경 편향 검사*(그림 19.6C)는 기본 검사에 발목관절의 발바닥굽힘과 발의 안쪽번짐이 첨가된 것이다. 끝으로, *장딴지신경 편향 검사*(그림 19.6D)는 기본 검사에 발목의 발등굽힘과 발의 안쪽번짐이 첨가된 것이다.

궁둥신경과 그것의 분지를 가로지르는 촉진도 수행될 수 있는데, 이것은 종종 *활시위 검사법*으로 불린다. 촉진은 SLR의 끝지점에서도 이루어질 수 있고, 또 양성 SLR[82]이 나타난 이후 또는 신경의 장력이 감소된 후에도 촉진이 이루어질 수 있다. 궁둥신경은 오금 안에서 분지로 나누어지기 전에 촉진될 수 있고, 정강신경은 발목굴 안에서 가장 잘 촉진될 수 있고, 온종아리신경은 종아리뼈머리 위의 얕은 층에서 가장 잘 촉진될 수 있다. 치료사는 이 신경들을 직접 촉진할 때 일어날 수 있는 부가적인 증상이나 증상의 회귀를 확인한다.

건측 다리의 SLR는 반대측의 무증상 다리를 SLR할 때 환측 다리의 SLR에서 일어났던 증상의 재발 과정을 기술할 때 이용되는 용어이다. 이 증상들은 종양, 원반의 큰 중앙 탈출 등과 같은 공간점유병변에서 시작된다.[81] 양측 SLR로는 발생하지 않았지만, 편측 SLR로 발생한 증상은 엉치엉덩관절 통증의 원인이 된다. 이런 엉치엉덩관절 통증은 *편측 SLR*를 하는 동안 엉치엉덩관절에 가해지는 비틀림 힘에 의해 일어나는 것이다.

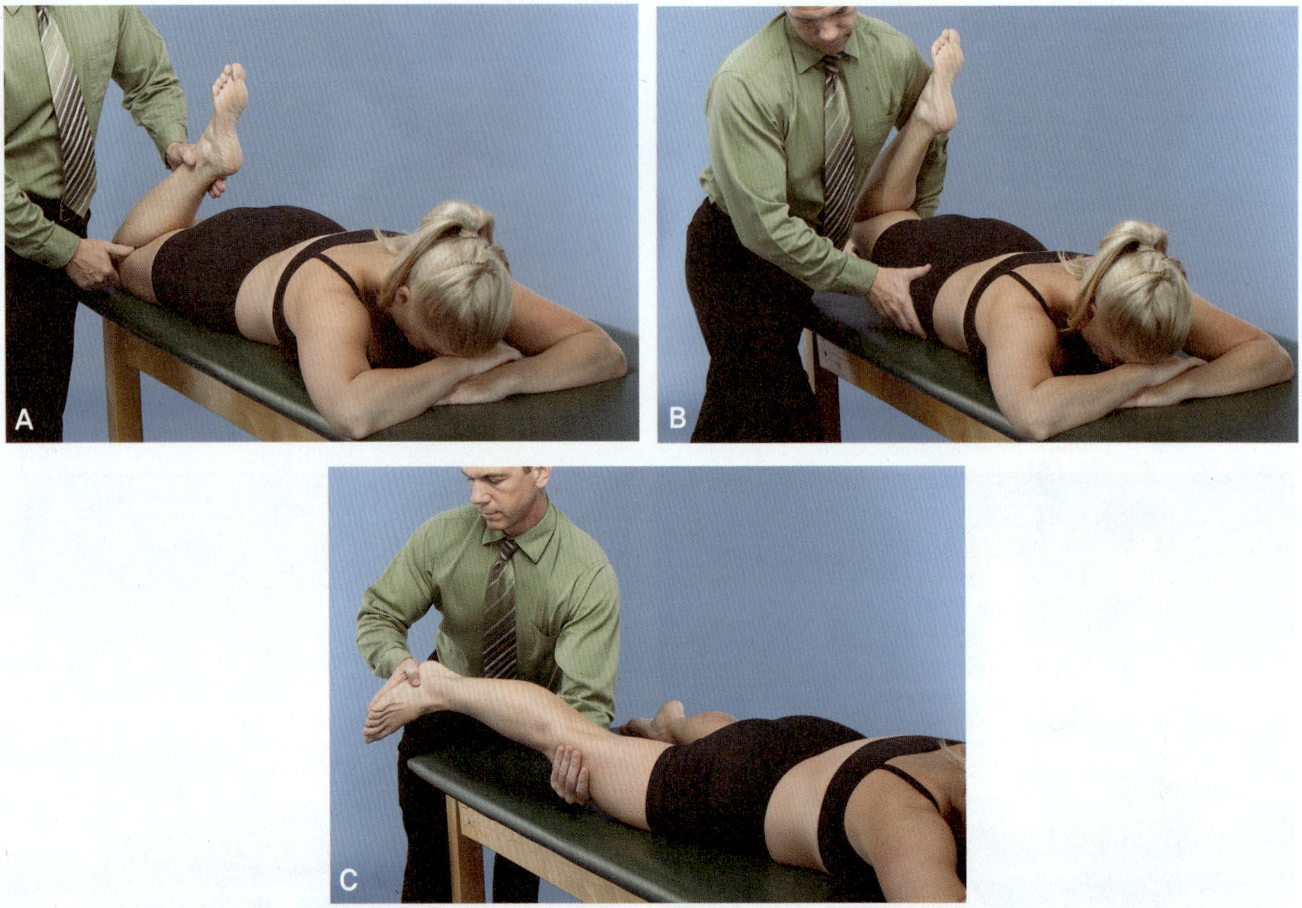

그림 19.7 Prone Knee Bend 신경역동성 검사(신경 편향 변형).
A. 넙다리신경 편향 검사. **B.** 가쪽넙다리피부신경 편향 검사. **C.** 두렁신경 편향 검사.

Prone Knee Bend

Prone Knee Bend(PKB) 검사는 SLR의 앞쪽 계열 검사법이고, 위쪽 허리신경 분절의 가동성을 평가하는 것이다. 이 검사법은 1919년 Wasserman에 의해 최초로 소개되었고,[83] SLR처럼 폭넓게 사용되지 못했는데, 그 이유는 아래쪽 허리신경뿌리병리보다 위쪽 허리신경뿌리병리가 많지 않기 때문이다. 이 검사를 수행하기 위해서는, 환자는 머리를 환측 다리쪽으로 돌림하고 엎드린 자세를 취하는 것이다. 치료사는 환측 다리쪽에서 선 자세를 취한다. 치료사는 발목을 잡고, 무릎을 천천히 굽힘한다. 그리고 환자의 주관적 반응에 대한 정보를 수집한다. 모든 검사와 마찬가지로, 양성 징후는 환자의 현재 증상이 다시 발생하는 것이다.

SLR처럼, 많은 임상가들이 어느 신경이 가장 많이 관련되는지를 감별하는 방법으로서 검사자세의 작은 변화를 옹호해 왔다. 기준 검사는 *넙다리신경 편향 검사*(그림 19.7A)이고, 엎드린 자세에서 엉덩관절을 중립위나 폄한 자세로 하고 무릎을 먼저 수동으로 굽힘한다. *가쪽넙다리피부신경 편향 검사*(그림 11.7B)는 엎드린 자세에서 엉덩관절을 수동으로 폄과 모음하고, 무릎을 굽힘한다. *두렁신경 편향 검사*(그림 19.7C)는 엎드린 자세에서 무릎을 폄한 상태로 수동으로 엉덩관절을 폄, 벌림 및 가쪽돌림하고, 발목을 발등굽힘하고, 발을 가쪽번짐한다.

Slump 검사 (그림 19.8)

많은 사람들이 Slump 검사의 발전에 기여해 왔지만, Slump 검사를 정교하게 세련하고 감별진단의 과정에 이용한 사람은 Maitland이다.[84] Slump 검사의 수행에 대한 근거와 자세한 내용을 알고 싶으면 8장을 참고하기 바란다. 다른 다리 신경역동성 검사와는 달리, Slump 검사는 체중이 부하되는 앉은 자세에서 수행된다. 똑바른 앉은 자세를 취한 후, 환자는 치료사의 도움을 받아, 골반을 돌림하지 않고 몸통을 앞쪽으로 굽힘한다. 그 다음 환자는 턱을 가슴쪽으로 당기고, 수

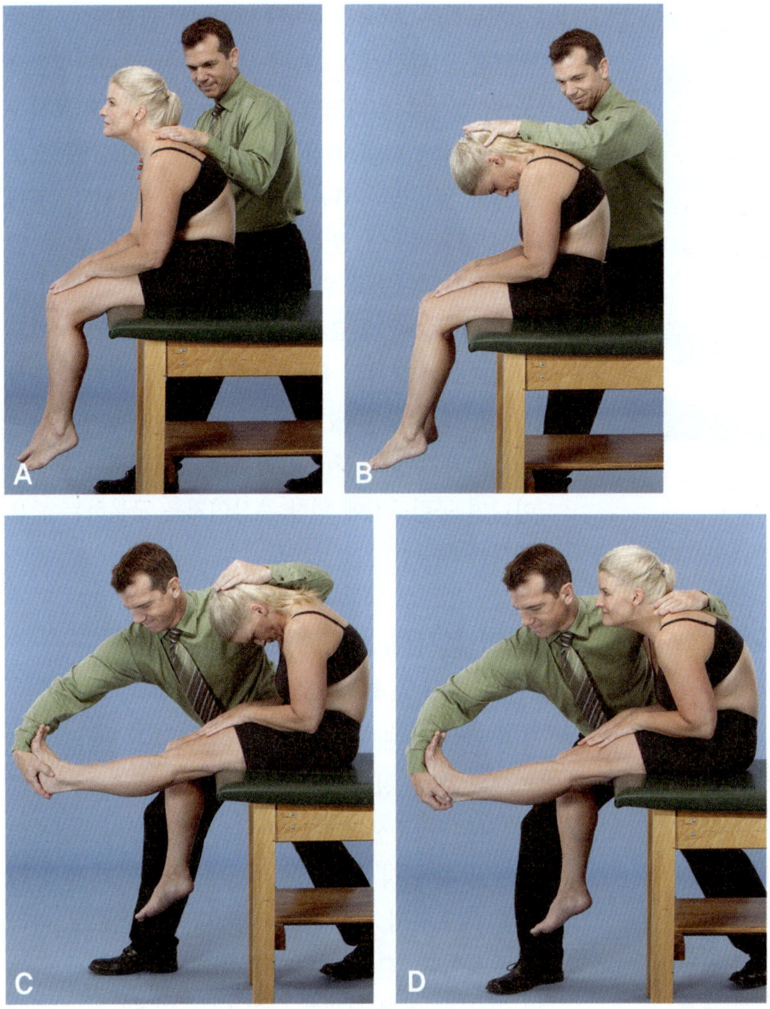

그림 19.8(A–D) 궁둥신경 역동성 검사를 위한 slump 검사. 몸쪽관절에서 먼쪽관절로 각 관절을 수동으로 움직이면, 점진적인 장력이 신경을 따라 가해진다. 목의 굽힘과 폄은 가장 마지막 요소이고, 신경조직 제한과 비신경조직 제한을 구분하는 방법으로서 이용된다.

동을 무릎을 폄하고 발목을 발등굽힘한다. 이런 자세가 취해지면, 환자의 증상에 대한 변화된 자세의 효과를 추정하면서 굽힘된 목뼈를 폄시킨다. 이 검사의 목뼈 요소는 *"sensitizing maneuver"*로 불리는데, 그 이유는 신경조직의 제한과 비신경조직의 제한을 구분하는데 도움을 주기 때문이다. 앞에서 언급했듯이, 증상이 재발되었을 때 양성 징후라 한다. 이 검사의 각 요소는 환자가 증상의 시작을 부정한 이후에만 도출된다. 손상을 피하기 위해, 치료사는 자신의 몸을 손상시키지 않고 수동으로 방법의 각 요소를 도출할 수 있도록 안전한 자세(즉, 환자에서 앉거나 무릎 꿇은 자세)를 취해야 한다.

언급되었듯이, 신경역동성 검사의 올바른 수행과 해석에 대한 혼란은 팔검사의 신뢰도와 타당도에 영향을 준다. SLR 검사와 Prone Knee Bend와는 달리, 팔 장력검사는 모든 팔 관절에 영향을 주는 복잡한 움직임 패턴을 필요로 한다. 부가적으로, 다양한 명명법은 혼란을 준다. "Hunter",[72] "Elvey",[69,70,74] "High Hunter",[72] "Low Hunter",[72] "ULTT 1",[83] "팔 장력검사",[71] "military press"[85] "Roos",[85,86] "stress abduction"[86]이라는 이름도 문헌과 임상에서 자주 사용되는 이름들의 예다. 사체 연구를 포함한 우리의 문헌 리뷰를 기준으로, 우리는 다음의 검사와 명명법을 제안한다. 선호하는 이름을 가진 각 검사는 문헌에서 주로 사용되는 괄호 안의 다른 이름으로 설명될 것이다.

정중신경 견인 검사 (정중신경 편향, ULTT 1, ULTT 2a, ULNT 1) (그림 19.9)

환 자: 누운 자세를 취하고, 환측 팔을 침대 밖으로 내어 놓는다. 머리를 중립위로 하고 목을 이완한다. 침대가 어깨뼈를 고정한다.

치료사: 치료사는 환자의 환측 팔 쪽에 서서 얼굴을 바라본다. 한 손으로 환자의 환측 손을 잡고, 환자의 손, 손가락 및 엄지의 자세를 조절한다.

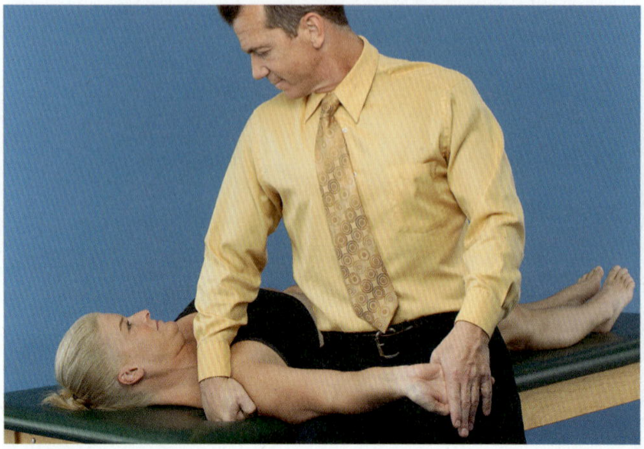

그림 19.9 정중신경 견인 검사(정중신경 편향, ULTT 1, ULTT 2a, ULNT 1).

절 차: 환자는 정확한 증상이 재발했을 때 치료사에게 보고한다. 치료사는 부드러운 끝느낌이 일어날 때까지 팔을 가쪽으로 돌림한다(약 60°). 치료사는 팔꿈치, 손목, 엄지, 손가락 등의 폄과 아래팔의 뒤침을 수동으로 일으키기 위해, 환자의 팔을 침대로부터 약간 들어올린다. 끝으로 팔을 약 30°로 벌림한 다음, 치료사는 끝느낌을 모니터링하면서 부드럽게 수동으로 어깨를 편다. 치료사는 신경학적 증상이 재발되었을 때 검사를 멈춘다. 증상이 재발하는 어깨관절과 팔꿉관절의 위치를 측정하고 기록한다.

이 검사를 수행하는 다른 방법은 몸쪽 관절에서 먼쪽 관절 쪽으로 순차적으로 진행하는 것이다; 먼저 어깨뼈를 내림하고, 그 다음 순으로 어깨관절을 90–110°로 벌림하고, 팔꿉관절을 폄하고, 아래팔을 뒤침하고, 손목을 폄하고, 손가락과 엄지를 폄한다. 일반적으로는 어깨뼈 내림과 어깨관절의 폄을 먼저 한 후, 먼쪽 관절(아래팔, 손목, 손가락 및 엄지)을 움직이고, 맨 마지막에 팔꿉관절을 폄하는 것이다. 치료사는 이 검사에 사용된 관절 중에서 하나를 선택하여 증상을 일으키는 장력의 정도를 측정하는 게이지로서 사용할 수 있다. 후자의 예에서, 팔꿉관절을 마지막으로 움직여 신경에 가해지는 장력을 쉽게 측정할 수 있다. 적용된 과정에 관계없이, 중재 이후의 진전을 정확하게 기록할 수 있도록 측각기를 사용하여 신뢰성 있는 관절각도를 측정하는 것이 중요하다.

치료사는 팔꿉관절이나 손목을 굽힘하여 정중신경을 이완시키고, 또 증상을 다시 모니터링함으로써 검사에 신뢰도를 제공할 수 있다. 치료사는 "sensitizing maneuver"로서 환자의 목을 수동으로 반대쪽 옆굽힘하거나 반대쪽 돌림할 수 있다. 앞에서 설명되었듯이, 먼저 환자의 목을 반대쪽으로 옆굽힘시킨 후, 먼쪽 관절을 동원할 수 있다. 양성 징후가 나타나면, 치료사는 신경의 장력을 이완시키는 방법으로써 환자의 목을 동측으로 옆굽힘시켜 증상이 감소되는지를 평가한다. 검사 동안에 일어나는 신경학적 증상의 감소와 악화는 신경학적 증상인지 아니면 물렁조직에 의한 증상인지를 구분하는 중요 정보를 제공한다.

노신경 견인 검사(노신경 편향, ULTT2b, ULNT2)(그림 19.10)

환 자: 정중신경검사에서 설명되었듯이, 누운 자세를 취하고, 환측 팔을 침대 밖으로 내어 놓는다.

치료사: 치료사는 정중신경검사에서 설명되었듯이, 환자의 환측 팔 쪽에 서서 얼굴을 바라보고, 환자의 팔을 잡는다. 치료사의 다른 자세로는 다리를 쪽으로 바라보는 것이다. 환자가 침대 부위에서 비스듬하게 누워 있으면, 어깨 부위에 닿아 있는 치료사의 허벅지로 어깨뼈를 약간 내림시킨다. 치료사는 이런 자세를 취함으로써 나머지 검사를 할 때 양 손을 자유롭게 사용할 수 있다.

절 차: 환자는 정확한 증상이 재발했을 때 치료사에게 보고한다. 치료사는 부드러운 끝느낌이 일어날 때까지 팔을 안쪽으로 돌림하고 벌림한다. 치료사는 팔꿈치, 손목, 엄지, 손가락 등의 굽힘과 아래팔의 엎침과 손목의 자쪽치우침을 수동으로 일으키기 위해, 환자의 팔을 침대로부터 약간 들어올린다. 끝으로 약 30°의 벌림자세에서, 치료사는 끝느낌을 모니터링하면서 부드럽게 수동으로 어깨를 편다. 치료사는 신경학적 증상이 재발되었을 때 검사를 멈춘다. 증상이 재발하는 어깨관절과 팔꿉관절의 위치를 측정하고 기록한다. 정중신경검사와 마찬가지로, 이 검사를 수행하는 다른 방법은 몸쪽 관절에서 먼쪽 관절 쪽으로 순차적으로 진행하는 것이다. 치료사는 이 검사에 사용된 관절 중에서 하나를 선택하여 증상을 일으키

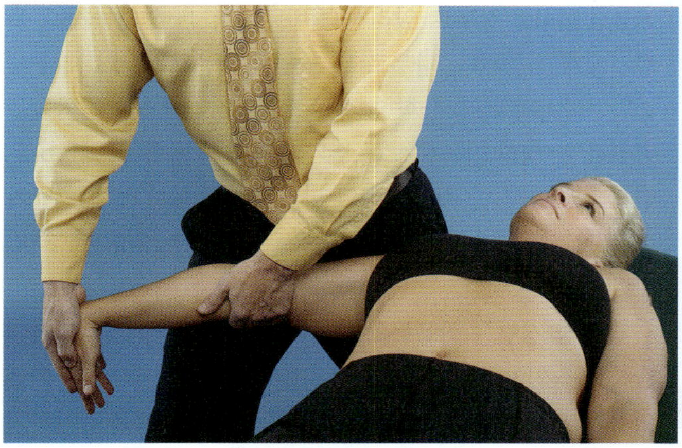

그림 19.10 노신경 견인 검사(노신경 편향, ULTT 2b, ULNT 2).

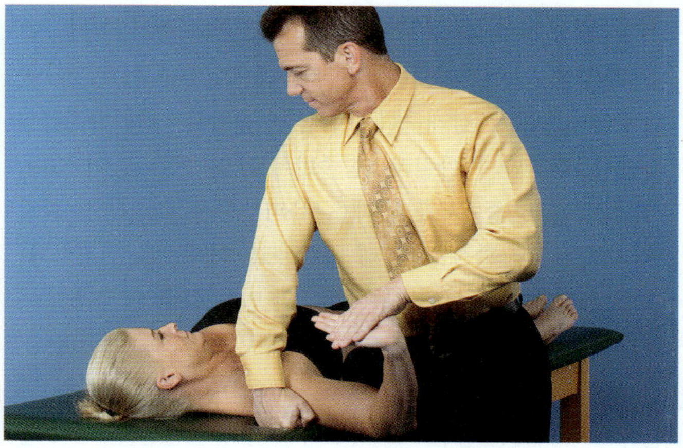

그림 19.11 자신경 견인 검사(자신경 편향, ULTT 3, ULNT 3).

는 장력의 정도를 측정하는 게이지로서 사용할 수 있다. 치료사는 일반적으로 모든 먼쪽관절을 최대 자세를 취하게 하고, 그 다음 어깨관절을 벌림시킨다. 증상이 유발되는 벌림의 각도를 측각기로 측정하고, 후속 검사를 위한 기준 검사로서 사용한다. 적용된 과정에 관계없이, 중재 이후의 진전을 정확하게 기록할 수 있도록 측각기를 사용하여 신뢰성 있는 관절각도를 측정하는 것이 중요하다.

정중신경검사에서 설명되었듯이, 이런 절차를 수행하는 동안 치료사는 "sensitizing maneuver"로서 환자의 목을 수동으로 옆굽힘이나 돌림을 일으킬 수 있다. 치료사는 손목을 폄하여 노신경을 이완시키고, 또 증상을 다시 모니터링함으로써 검사에 신뢰도를 제공할 수 있다.

자신경 견인 검사(자신경 편향, ULTT3, ULNT3) (그림 19.11)

환　자: 정중신경검사와 노신경검사에서처럼, 환자는 누운 자세를 취하고, 환측 팔을 침대 밖으로 내어 놓는다.

치료사: 치료사는 위에서처럼 환자의 환측 팔 쪽에 서서 얼굴을 바라본다. 손의 다른 자세는 손으로 환자의 어깨뼈를 약간 내림시키는 것이다. 정중신경검사 때처럼, 주먹을 쥐고 어깨뼈의 위쪽면에 배치하여 자세를 유지시킨다.

절　차: 환자는 정확한 증상이 재발했을 때 치료사에게 보고한다. 치료사는 부드러운 끝느낌이 일어날 때까지 팔을 가쪽으로 돌림한다. 치료사는 부드럽게 팔꿉관절을 완전히 굽힘시키고, 이와 동시에, 아래팔을 엎침하고, 손목, 엄지, 손가락을 폄한다. 치료사는 어깨관절을 90°로 부드럽게 벌림하고, 가로벌림과 가로모음의 중립위가 되도록 만든다. 치료사는 환자에게 증상이 어떠한지를 물어보면서 모든 끝느낌을 모니터링한다. 증상이 재발하는 어깨관절과 팔꿉관절의 위치를 측정하고 기록한다. 이 검사를 수행하는 다른 방법은 몸쪽 관절에서 먼쪽 관절 쪽으로 순차적으로 진행하는 것이다; 먼저 어깨뼈를 내림하고, 그 다음 순으로 어깨관절의 벌림과 가쪽돌림을 하고, 팔꿉관절을 굽힘하고, 아래팔을 엎침하고, 손목을 폄하고, 손가락과 엄지를 폄한다. 일반적으로는 이런 과정은 어깨뼈 내림과 어깨관절의 벌림을 먼저 한 후, 먼쪽 관절(아래팔, 손목, 손가락 및 엄지)을 최대 가동범위로 움직이고, 맨 마지막에 팔꿉관절을 폄하는 것이다. 치료사는 이 검사에 사용된 관절 중에서 하나를 선택하여 증상을 일으키는 장력의 정도를 측정하는 게이지로서 사용할 수 있다. 후자의 예에서, 팔꿉관절을 마지막으로 움직여 신경에 가해지는 장력을 쉽게 측정할 수 있다. 적용된 과정에 관계없이, 중재 이후의 진전을 정확하게 기록할 수 있도록 측각기를 사용하여 신뢰성 있는 관절각도를 측정하는 것이 중요하다. 위에서 설명되었듯이, 이런 절차를 수행하는 동안 치료사는 "sensitizing maneuver"로서 환자의 목을 옆굽힘이나 돌림을 일으킨다.

특수 신경학적 검사 (Special Neurological Tests)

*깊은힘줄반사(DTR)*로는 위팔두갈래근힘줄반사, 위팔노근힘줄반사, 위팔세갈래근힘줄반사, 무릎반사, 뒤넙다리근힘줄반사, 발목반사(아킬레스힘줄반사로 알려진) 등이 있다. *위팔두갈래근힘줄반사*를 할 때(근육피부신경; C5, C6), 환자의 자세는 팔꿉관절을 90°로 굽힘하고, 아래팔을 뒤침한다(표 19.11). 치료사는 위팔두갈래근의 먼쪽 힘줄(팔꿉관절 근처) 위에 엄지를 배치하고, 그 엄지를 반사망치로 때린다. *위팔세갈래근힘줄반사*(노신경; C6, C7,C8)는 위팔두갈래근힘줄반사와 비슷한 방법으로 이루어진다. 팔꿉관절을 90°로 굽힘하고, 아래팔이 매달린 형태가 되도록 어깨관절을 안쪽돌림한다. 치료사는 엄지를 위팔세갈래근의 먼쪽 힘줄에 배치하고, 그 엄지를 반사망치로 때린다. *위팔노근힘줄반사*(노신경; C5, C6, C7)의 검사자세는 팔꿉관절을 90°로 굽힘하고, 아래팔은 중립위를 취한다. 이때 손목은 자쪽치우침되도록 매달린다. 검사자는 아래팔을 지지하고 노뼈붓돌기 바로 몸쪽 부위인 손목을 반사망치로 때린다. *무릎반사*(넙다리신경; L3, L4)를 검사하려면, 환자는 높은 의자나 테이블 위에 앉고, 무릎이 자유롭게 스윙하도록 허용되어야 한다. 치료사는 자신의 엄지를 무릎힘줄 위에 배치하고, 그 엄지를 때린다. *뒤넙다리근힘줄반사*(궁둥신경; L5, S1, S2)의 검사는 엎드린 자세에서 수행된다. 이때 검사자는 환자의 무릎이 20°굽힘되도록 지지한다. 검사자는 안쪽뒤넙다리근힘줄과 가쪽뒤넙다리근힘줄의 닿는곳보다 약간 몸쪽 부위를 때린다. *발목 힘줄반사*(정강신경; S1, S2)의 검사는 의자 위에서 무릎꿇은 자세가 가장 좋다. 이때 발목은 의자 밖으로 나와 있어야 한다. 앉은 자세를 취할 때는 다리를 자유롭게 움직일 수 있도록 매달린 형태가 되어야 한다. 치료사는 자신의 엄지를 아킬레스힘줄 부위에 배치하고, 그 엄지를 반사망치로 때린다.

3가지 얕은조직 반사도 일률적으로 검사되어야 한다. **배반사**(T6–T12)의 검사는 배 근육을 이완하고 누운 자세를 취한 환자에게 적용된다. 배를 4분등으로 나눈 후, 핀을 이용해 해당 피부를 배꼽 쪽으로 활주시킨다. 정상적인 반응은 국소의 배 근육이 수축하고, 배꼽이 검사하는 사분원 쪽으로 움직인다. 음성 반응은 배를 자극할 때 근수축이 일어나지 않거나 촉진할 수 없는 것이다. 양측성 음성 반응은 척수 병리를 의미하고, 편측 음성 반응은 측만증으로 인한 여러 분절 척추협착증과 같은 편측 병리를 의미한다. 그러나 불안한 환자나 과체중을 가진 환자는 물론 정상인의 12%에서 음성 반응이 나타난다.[87]

Babinski 징후로 알려진 발바닥 반응은 편안하게 누운 환자에게 적용된다. 나무로 된 도구를 이용해 발꿈치에서 새끼발가락바닥 쪽으로 향한 후, 다시 엄지바닥으로 발바닥을 자극한다. 정상 반응은 모든 발가락이 약간 굽힘하는 것이다. 이상 반응으로는, 작은 4개의 발가락은 굽힘하고, 엄지발가락은 폄과 벌림을 한다. 이런 반응은 위운동신경병변을 의미한다.

간대성 경련은 작용근의 불수의적 수축에 의해 한 방향의 반복 움직임이 일어나는 것으로서, 빠른 작용근 신장에 의해 평가된다. 예를 들어, 손목 굽힘근의 간대성 경련을 검사하기 위해서는, 손목을 빠르게 수동으로 폄시켜야 한다.

1차 세계대전 동안, Wilkins와 Brody[88]는 포착된 신경을 가볍게 두드림으로써 나타나는 tingling response(따금따금한 느낌의 반응)를 설명했다. 이런 반응은 축삭이 재생하고 신경이 치유될 때 나타나는 느낌으로서 더 이상의 치료가 필요하지 않음을 의미한다. 오늘날 임상에서는, **Tinel 징후**는 신경 포착으로 인한 탈수초화 과정의 국소 부위에서 일어나는 것으로 간주되고 있다. 양성 Tinel 징후는 신경 포착이 의심되는 부위를 두드렸을 때 문제 있는 신경의 먼쪽 분포를 따라 증상이 재발하거나 감각이상이 초래되는 것이다. Katz 등[89]은 Tinel 징후의 60% 민감도와 67%의 특이도를 확인하여 이 검사의 임상적 타당성에 문제가 있음을 확인했다.

기능 검사 (Functional Examination)

관찰적 관점에서 볼 때, 치료사는 환자가 어떻게 옷을 입고 벗는지를 관찰하고, 선 자세에서 앉은 자세로, 또는 누운 자세에서 앉은 자세로 어떻게 이동하는지를 관찰하고, 또 대단위 운동을 어떻게 하는지를 관찰한다. 공식적인 보행분석은 평면이나, 턱이나 계단을 보행할 때 이루어져야 한다. 발 처짐, 보상성 또는 비보상성 중간볼기근 이상 작용(Trendelenburg 징후), 무릎 젖힘 등과 같은 신경병리로 인한 흔한 이상 보행이 있는지를 확인한다. 제대로 된 신발을 신고 있는지도 검사해야 한다. *Tinetii,*[90] *timed up–and–go,*[91] *Berg balance 검사*[92] 등과 같은 균형 평가 검사 외에, 낙상 경험도 확인해야 한다. *Rhomberg 검사*를 할 때는,[93–95] 양쪽 발꿈치와 발가락을 붙이고 양팔을 가슴 앞에서 팔짱을 끼고 눈을 감은 상태에서 30초 동안 조용한 선 자세를 취하도록 한다. 몸통이나 다리의 고유수용성 감각이 소실된 사람이나 소뇌 기능부전, 척수 뒤쪽기둥 질환 및 안뜰계 문제 등을 가진 사람은 자세 동요를 보이게 된다. 고난이도의 Rhomberg 검사를 수행할 수도 있는데, 이것은 일반 Rhomberg 검사와 거의 동일하지만, 다른 점은 양 발을 앞뒤로 붙여서 일자로 배열하는 것이다.

부가적인 진단검사 (Adjunctive Diagnostic Tests)

전기진단검사 (Electrodiagnostic Examination)

전기진단 연구는 임상 검사의 결과를 대체하지 못하는 합당한 정보를 제공하지만, 현재 질병의 병력과 예후를 확인하는데 도움을 줄 수 있다.

Cornblath와 Chaudhry에 따르면,[96] 임상 신경학적 검사와 결합된 전기진단 검사는 감별진단하는데 도움을 주고, 미래의 검사가 필요한지, 병변 위치를 찾고, 병리과정의 특성을 확인하고, 또 예후를 결정하는데 도움을 준다. 일반적인 전기진단기법으로는 감각과 운동신경의 *전도속도검사(NCV)*, *근전도(EMG)*, *유발전위(EP)*로 알려진 양적 감각검사 등이 있다.

감각신경과 운동신경의 전도속도는 전기진단 검사에서 가장 중요하고 매우 많이 사용되는 검사 중의 하나이다. 가장 가까운 근육 분절을 횡단하는데 요구되는 시간은 *먼쪽 잠복기*로 알려져 있다. 신경 충격이 주행하는 시간은 *전도속도*를 결정한다. 비슷한 측정이 운동신경과 감각신경 모두에서 이루어진다.

근전도(EMG)는 근육과 관련 근육 활동으로 발생하는 전기 활동을 연구하는 것이다. 임상가들은 아래운동신경병변을 진단할 때 근전도를 가장 많이 이용한다. 침근전도는 다양한 전위를 탐지하기 위해 뼈대근에 침을 꽂아서 사용한다. 표적 근육에 배치되는 표면 근전도도 많이 사용되고 있다. 전기활동은 음극선 오실로스코프에서 나타나고, 시각적 분석과 청각적 분석은 스피커를 통해 이루어진다. 임상적으로 휴식시의 정상 근육은 활동전위를 보이지 않아야 한다. 탈신경 근육 섬유는 삽입전위의 증가와 비정상적인 자발 활동을 나타낸다. 특별한 이상 전위는 신경 질환과 근육 질환의 진단인자이다. 근육의 타이밍과 관련된 정보와 동원 패턴을 얻을 수 있지만, EMG 데이터는 표적 근육의 힘 발생 능력에 대한 정확한 정보를 제공하지 않는다.

방사선 검사 (Radiographic Examination)

*일반 방사선 촬영*은 신경포착을 초래할 수 있는 뼈와 관절의 변화를 감지하는데 유용할 수 있다(글상자 19.2). *CT와 MRI*는 팔다리, 등, 목 및 머리에 있는 물렁조직과 딱딱한 조직을 검사하는데 이용된다. *Bone Scan* 또는 *골섬광조영술*은 신경손상과 관련될 수 있는 골절, 감염, 종양으로 인한 염증 지점을 찾는데 도움을 준다. *PET 스캔*은 뇌와 다른 조직의 혈류, 혈당 및 산소 대사 등을 측정하기 위해 방사선 동위원소 추적량의 섭취를 검사하는 것으로서 신경병리 검사에도 이용될 수 있다.

글상자 19.2 신경 손상 진단에 이용되는 방사선 검사

1. **방사선 촬영**: 신경포착을 초래할 수 있는 뼈와 관절의 변화를 감지하는데 유용하다.
2. **CT 또는 MRI**: 팔다리, 등, 목 및 머리에 있는 물렁조직과 딱딱한 조직을 검사하는데 이용된다.
3. **골섬광조영술/Bone Scan**: 신경손상과 관련될 수 있는 골절, 감염, 종양으로 인한 염증 지점을 찾는데 도움을 준다.
4. **PET(Positron Emission Tomography)**: 뇌와 다른 조직의 혈류, 혈당 및 산소 대사 등을 측정하기 위해 방사선 동위원소 추적량의 섭취를 검사한다.

임상병리검사 (Laboratory Studies)

임상병리검사는 신경학적 임상 검사에 중요한 부속검사이다. 검사의 순서를 결정하는데 특별한 알고리즘이 이용된다. 일반적으로 이루어진 검사는 표 19.12에 수록되어 있다.

중재의 원리 (PRINCIPLES OF INTERVENTION)

신경가동술의 임상 적응증 (Clinical Indications for Neural Mobilization)

모든 관절 움직임은 각회전을 일어나는 신경의 길이변화를 조정하기 위해 어느 정도의 신경 활주를 일으킨다. 몇몇 요소는 신경의 활주 능력을 제한한다.[95-97] 말초신경은 *신경 외부 조직*(즉, 신경을 둘러싸는 결합조직이나 신경과 주위 조직사이의 결합조직)의 제한이나 *신경 내부 조직*(즉, 신경 자체를 구성하는 신경조직)의 제한으로 초래된 정상 가동성의 제한을 보여준다. 신경가동술 또는 신경역동성 기법은 신경 외부 흉터조직이나 신경 내부 흉터 조직을 치료하기 위해,

표 19-12 말초신경병리를 진단하는데 도움을 주는 임상병리검사

검사	근본적 이유
Albumin	영양실조, 신증(nephrosis), 전이암종, 간부전 등에서 감소됨.
Alkaline phosphatase	뼈전이, 파젯병, 구루병, 치유 골절, 심부전, 임신 등에서 증가됨
Creatinine	신부전, 요로폐쇄, 탈수, 갑상선항진증 등에서 증가됨
Eosinophilic sedimentation rate	감염와 같은 염증, 류마티스 질환, 암 등에서 증가됨
Ethanol	음주 후 증가됨
Glucose	당뇨병, 코티코스테로이드제 사용, 큐싱 증후군 등에서 증가됨
Hemoglobin	빈혈, 만성 질환 및 출혈 등에서 감소됨
Hemoglobin A1C	장기간의 고혈당증에서 증가됨
PbB	납 섭취 후 증가됨
Rapid plasma reagin	매독의 진단인자
Total protein	화상, 간경화, 영양실조, 흡수불량, 신증 등에서 감소됨
White blood cell count	급성 감염에서 증가되고, 만성 감염과 면역손상이 있을 때 감소됨

표 19-13 신경가동술로 좋아지는 급성 질환

손목굴 증후군	뒤뼈사이신경 증후군	발목굴 증후군
목 좌상	허리신경뿌리병리	가쪽넙다리피부신경 증후군
척추사이원반 탈출	종아리신경 포착	뒤정강신경병리
허리 좌상	앞뼈사이신경 증후군	길리안-바레 증후군
Parsonage-Turner 증후군	자신경 포착(팔꿉관절)	채찍질 손상
원엎침근 증후군	노신경굴 증후군	넙다리신경병리
외상성 팔신경얼기병리	Guyon 굴 증후군	목신경뿌리병리

급성 상태이나 만성 상태를 정상의 생리적 신경활주로 촉진하는 정렬 쪽으로 만들어 줄 수 있다(표 19.13).

신경가동술[67,70,71,94]은 일반적으로 신경의 몸쪽 부위를 고정하고, 먼쪽 부위를 통제된 방법으로 신장하는 것이다(글상자 19.3). 몸쪽 끝을 고정하여 먼쪽 끝을 신장시킴으로서, 대부분의 움직임은 먼쪽 끝에서 일어날 것이다. 이런 접근법의 근본적 이유는 Shaw 등[98]의 생체실험 소견과 일치한다. 그들은 기능적 움직임 동안 팔의 긴 신경의 가장 큰 움직임 진폭이 손목 부위에서 일어났음을 확인했다.

경험적으로 볼 때, 신경역동성 중재 동안에 neural gliding와 함께, neural sliding이 일어난다. 이런 기법은 아직 완벽하게 개발되지 않았고, 신경의 먼쪽 끝을 신장할 때 동시에 신경의 몸쪽 끝이 먼쪽 끝 쪽으로 움직인다. 이것은 몸쪽 끝을 신장할 때, 신경의 먼쪽 끝이 몸쪽 끝으로 즉시 움직이게 된다. 이 기법들은 치실로 치아를 닦을 때 발생하는 움직임이 아닌, 전체 신경의 *활주* 움직임을 발생시킬 것이다.

종종 *flossing*으로 불리는 neural sliding는 수행을 할 때 실수의 확률이 높다.

글상자 19.3 neural 'gliding'과 neural 'sliding'

Neural gliding: 먼쪽 요소가 통제된 방법으로 신장될 때 신경의 몸쪽 부분을 고정하는 것이다. 대부분의 움직임 진폭은 먼쪽 부위에서 일어날 것이다. 그러므로, 환자는 오직 먼쪽 부위에만 관심을 가져야 하고, 복잡한 이 기법을 단순화하는데 초점을 맞추어야 한다.

Neural sliding: 이 기법은 먼쪽 부분을 신장하는 동시에 몸쪽 부분을 먼쪽 부분으로 움직이는 것이다. 이 기법은 몸쪽 부분을 신장하면, 신경의 먼쪽 부분이 즉시 몸쪽 부분으로 움직이게 된다. 이 기법은 신경 내부 흉터조직이 아닌, 신경 외부 흉터조직에 효과적이다. 이 기법은 관절 움직임이 동시에 요구되기 때문에 문제가 있는 것으로 간주되고, 기법을 수행할 때 실수의 확률이 높다.

글상자 19.4 신경가동술의 일반적인 지침

1. 신경가동술과 다른 중재를 결합한다.
2. 염증의 효과를 최소화하고, 과도한 스트레스로 인한 부가적인 염증을 피한다.
3. 신경가동술의 생리적 반응은 일반적으로 수축성 조직과 다른 비수축성 조직보다 훨씬 크다.
4. 처방된 가동술과 통제된 관절움직임에 의해 수행될 때만 최상의 관리가 이루어진다.
5. 자가 관리 기법의 빈도, 반복, 기간 및 강도를 환자에게 가르쳐 준다.
6. 움직임의 진폭은 증상이 시작할 때까지 제한되어야 하고, 단기간 동안 유지된 후 이완되어야 한다. 중재 이전과 중재 이후의 일상적인 재검사는 치유 단계를 확인하는데 필요하다.
8. 치료 회기 동안 비슷한 기법에 내성되고 그런 스트레스를 조정하는 환자의 능력이 설정될 때까지 가정 자가 관리 프로그램을 종종 지연시킨다.
9. 검사 절차가 중재이다.

말초신경질환을 위한 도수물리치료 중재 (Manual Physical Therapy Interventions for Peripheral Nerve Disorders)

신경가동술을 위한 일반적인 지침과 특별한 권장사항 (General Guidelines and Specific Recommendations for Neural Mobilization)

신경가동술은 만병통치는 아니다. 그래서 효과를 극대화하기 위해 다른 치료와 함께 이용해야 한다. 이 치료들로는 물리치료사에 의해 사용되는 전통적인 방법도 여기에 포함된다. 중재의 일반적인 원칙은 독특한 이들 환자를 치료하는 도수치료사를 가이드하기 위해 설정되어 왔다(글상자 19.4).[91,92]

치료적 중재에 관계없이, 치료사는 과도한 스트레스로 인한 부가적인 염증을 피해야 하는 필요성을 깨달아야 한다. 해부학적 형태로 볼 때, 신경은 관절움직임이나 중재와 관련된 움직임에 의해 본질적으로 가동된다. 스트레스에 대한 신경조직의 반응 때문에, 최상의 관리는 처방된 가동술과 통제된 관절움직임에 의해 수행될 때만 확보될 수 있다.

기법의 적극성을 고려할 때, 움직임의 진폭은 증상이 시작할 때까지 제한되어야 하고, 단기간(초기에는 1–5초) 동안 유지되어야 하고, 그 다음 이완되어야 한다. 적절한 일상의 재검사는 중재 전과 중재 이후에 일어나고, 치료사가 치유 단계를 유지하는데 필요하다. 이것은 특히 치유의 초기 단계에서 중요하다. 가정 자가 관리의 합병은 치료사가 치료 회기 동안 비슷한 기법을 합병할 때까지 그리고 그런 스트레스를 조정할 수 있는 환자의 능력이 확실할 때까지 종종 지연된다.

일반적으로, 특정 신경가동술은 특정 신경을 검사하는데 이용되는 자세를 취한다. 그러므로 검사절차가 중재가 된다. 말초신경병리에 대한 신경가동술의 이용에 대한 특정 권장사항은 다음과 같다:

1. neural gliding을 포함한 가정 프로그램을 개발할 때, 한 번에 환자에게 한두 가지 운동만 제공하고, 내성과 능력을 완전하게 환자가 보여줄 수 있도록 한다.
2. 환자가 적절하게 운동을 수행하는지를 확인하기 위해 디지털 카메라나 비디오 카메라를 사용한다.
3. 운동을 수행하기 전에 신경활주 부위가 가열되어야 한다. 조직을 가열시키는 방법은 외적으로는 샤워, 목욕, 핫팩 등으로 이루어지고, 내적으로는 손상 부위를 악화시키지 않는 범위에서 보행, 자전거타기, 에르고메터를 통해 이루어질 수 있다. 가장 좋은 방법은 팔이 손상되었을 때 다리로 운동하는 것이고, 다리가 손상되었을 때는 팔로 운동하는 것이다.

4. 환자는 신경활주기법을 나타날 수 있는 좋은 통증을 수용하고 나쁜 통증을 피해야 한다는 것을 이해해야 한다.
   좋은 통증은 근육, 인대 및 피부 신장으로 일어나는 통증이고, 나쁜 통증은 신경에 의한 통증으로서 현재 증상을 재발시킨다.
5. 환자는 가능하면 손상 부위를 많이 노출해야 한다. 타이트한 옷이나 무거운 옷은 능동 운동을 제한할 것이고, 또 움직임으로 유발되는 감각의 이해를 제한할 것이다.
6. 환자는 좋은 등과 목의 정렬을 가진 상태에서 운동을 배워야 한다. 등과 목은 회전없이 일직선으로 배열되어야 한다. 활주되는 신경이 신체의 자세를 결정할 것이다.
7. 적절한 호흡은 매우 중요하다. 쉴 때는 들숨을 하고, 신경활주가 일어날 때는 날숨을 쉰다. 초기 시작자세로 돌아올 때는 들숨을 쉰다.
8. 움직임은 아주 느리게 수행되어야 한다. 일반적인 초기 지침으로서, 증상이 발생할 때는 3–5회 최대 반복을 위해 1–2초간 움직임을 멈추고, 점진적으로 10초 이상 통증 유발 자세를 유지한다.
9. 시작 시점으로서 하루에 10회 반복을 4번 수행하도록 처방한다. 환자는 집에서 운동을 수행하기 전에 클리닉에서 먼저 운동을 수행해 봐야 한다. 1시간 이상 지속되는 통증은 뚜렷한 문제가 있음을 의미하고, 처방된 운동의 반복횟수와 빈도를 감소시켜야 한다.

위쪽사분원과 아래쪽 사분원의 신경가동술 (Upper and Lower Quadrant Neural Mobilization Techniques)

전체 정중신경의 활주 운동 (The General Median Nerve Glide)

만약 환자가 어깨위팔 복합체를 고정할 만큼 충분한 어깨뼈 내재근과 외재근의 근력을 가지고 있다면, 거울 앞에 서서 운동을 수행하는 것이 가장 좋다. 거울은 훌륭한 시각 피드백을 제공한다. 테이블 상판 위에 스케이트보드를 이용하여, 약한 몸쪽 근육을 조정할 수 있다(그림 19.12). 가동범위를 얻기 위해 매우 약화되거나 마비된 몸쪽 근육을 운동할 때는 누운 자세가 필요하고, 다른 사람의 도움을 받아야 한다. 환자는 손바닥이 얼굴을 향하고 어깨관절을 45°로 벌림한 1번째 자세에서 활주를 시작한다. 신경학적 증상이 발생하는 자세를 유지하도록 환자에게 주문하다. 2번째 자세는 어

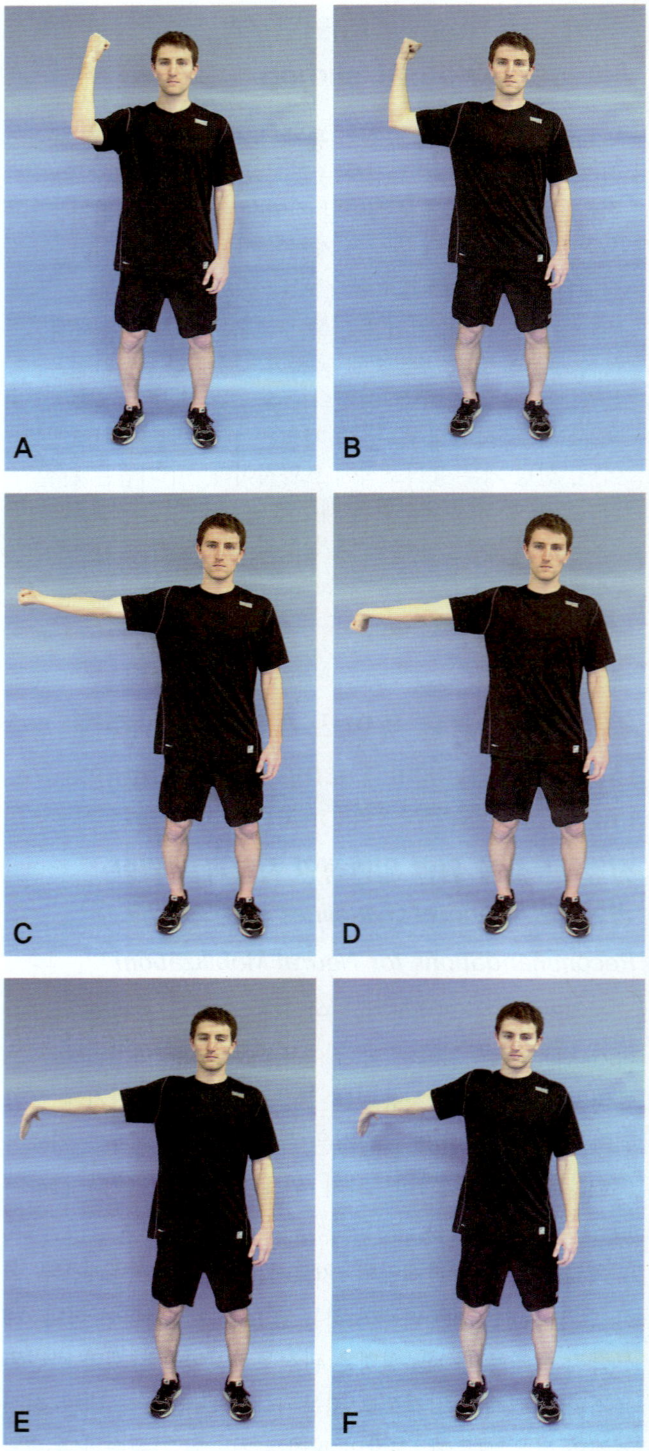

그림 19.12 (A–F) 선 자세에서 수행되는 전체 정중신경 활주의 6가지 자세.

깨를 부드럽게 0°굽힘 자세로 폄한 자세이다. 3번째 자세는 팔꿈치를 완전히 폄한 자세이고, 4번째 자세는 손목을 폄한 자세이다. 5번째 자세는 손가락과 엄지를 폄한다. 만약 증상이 발생하지 않으면, 환자는 어깨관절을 조금 더 폄한다(6번째 자세). 마지막으로, 증상이 없으면, 환자는 7번째 자세인 목을 반대쪽으로 옆굽힘시킨다. 신경학적 증상이 시작되는 자세는 통증유발 자세로 간주되고, 그 자세를 10초간 유지한다. 그런 다음, 다음 반복을 수행하기 전에 환자는 시작자세로 되돌아간다.

손목 부위에서의 정중신경 활주 운동 (The Median Nerve Glide at the Wrist)

손목부위에서 이루어지는 정중신경 활주는 손목굴 증후군의 보존적 치료와 수술적 치료에 적합하다. 손목 부위 정중신경 활주를 위한 시작 자세는 첫 번째 자세로서, 팔꿉관절을 90°로 굽힘하고, 어깨를 모음하고 아래팔을 중립위로 한다. 엄지가 손 밖으로 나오도록 해서 주먹을 쥔다. 2번째 자세는 손가락과 엄지를 모음하고 주먹을 핀다. 3번째 자세는 손목을 폄한다. 4번째 자세는 엄지를 폄한 자세이다. 5번째 자세는 손목을 뒤침한다. 그리고 6번째 자세는 엄지를 수동으로 완전 가동범위까지 폄한다. 신경학적 증상이 발생하는 자세를 10초 동안 유지한다. 그런 다음 손을 시작 자세로 천천히 되돌린다.

노신경 활주 운동 (The Radial Nerve Glide)

이런 활주를 위한 시작자세는 손바닥을 얼굴 앞쪽에 배치한다. 2번째 자세는 어깨를 부드럽게 0° 굽힘 자세로 폄한 자세이다(그림 19.13). 3번째 자세는 어깨관절을 안쪽돌림한 자세이다. 4번째 자세는 손목을 굽힘한 자세(웨이트-팁 자세)이다. 만약 증상이 발생하지 않으면, 환자는 어깨관절을 조금 더 폄한다(5번째 자세). 마지막으로, 증상이 없으면, 환자는 목을 반대쪽으로 옆굽힘한다(6번째 자세). 신경학적 증상이 시작되는 자세를 취하고, 그 자세를 10초간 유지한다. 그런 다음, 환자는 천천히 시작자세로 되돌아간다.

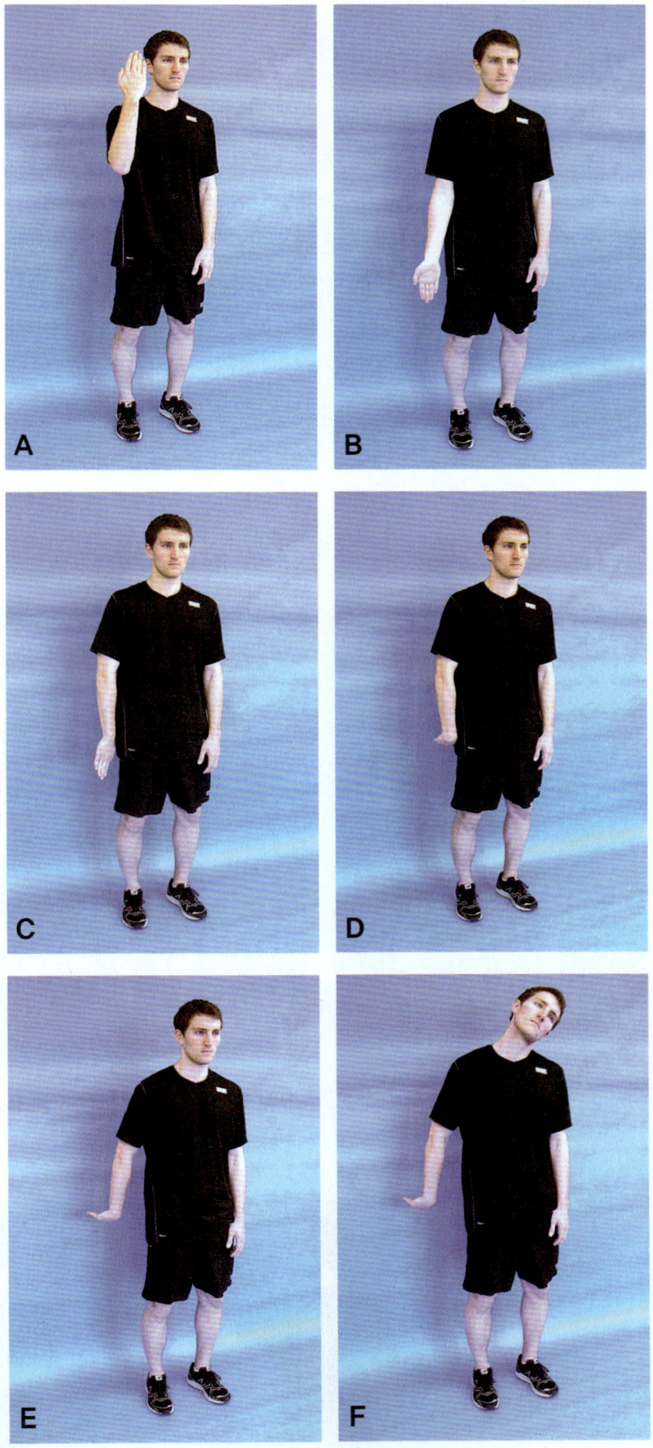

그림 19.13 (A–F) 선 자세에서 수행되는 노신경 활주의 6가지 자세.

자신경 활주 운동
(The Ulnar Nerve Glide)

이런 활주를 위한 시작자세는 손바닥을 얼굴 앞쪽에 배치한다. 어깨관절을 90° 굽힘하고, 완전하게 가로벌림시킨다(그림 19.14). 어깨관절을 가쪽돌림하고, 팔꿉관절을 완전히 굽힘한다(2번째 자세). 손목과 손가락을 폄한다(3번째 자세). 마지막으로, 증상이 없으면, 환자는 목을 반대쪽으로 옆굽힘한다(3번째 자세). 신경학적 증상이 시작되는 자세를 취하고, 그 자세를 10초간 유지한다. 그런 다음, 환자는 천천히 시작자세로 되돌아간다.

전체 팔신경얼기의 활주 운동프로그램
(The General Brachial Plexus Gliding Program)

1번째 자세로서, 환자는 벽을 쳐다보고 선 자세를 취한다. 환자는 손가락을 벌림하고 엄지를 폄하여 손바닥을 벽에다 붙인다. 어깨를 90°로 가쪽돌림한다(2번째 자세)(그림 19.15). 손을 벽에 견고하게 붙이고, 환자는 벽으로부터 멀어지도록 몸통을 반대쪽으로 돌림한다. 이것은 환측 팔을 가로벌림하는 것과 동일한다. 신경학적 증상이 시작되는 자세를 취하고, 그 자세를 10초간 유지한다. 그런 다음, 환자는 천천히 시작자세로 되돌아간다.

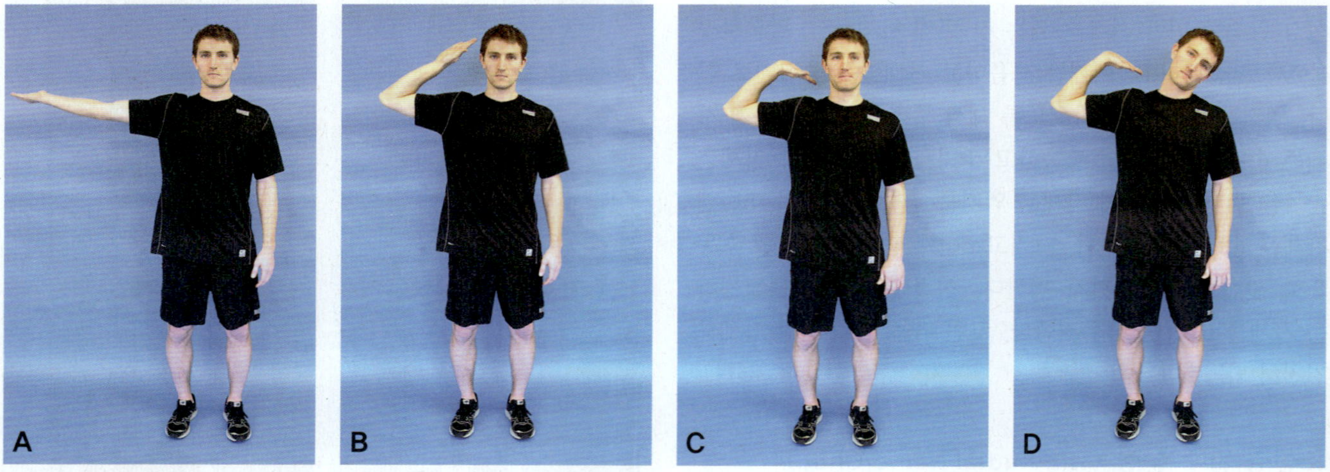

그림 19.14 (A–D) 선 자세에서 수행되는 자신경 활주의 4가지 자세.

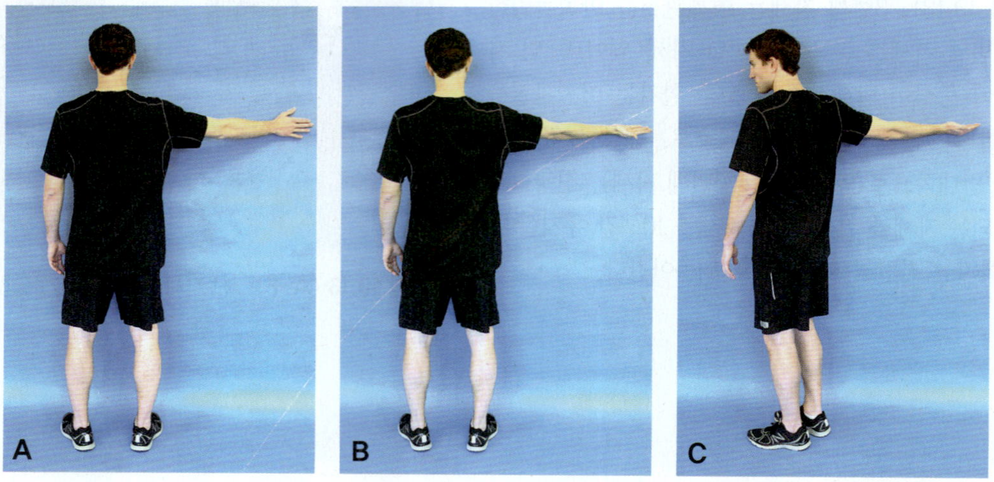

그림 19.15 (A–C) 전체 팔신경얼기 활주의 3가지 자세.

허리신경얼기 활주 운동
(The Lumbar Plexus Glide)

L2, L3, L4의 앞쪽 분지는 폐쇄신경을 형성한다. 뒤쪽분지는 넙다리신경을 형성하기 위해 합해지고, 위쪽 2개의 신경뿌리는 가쪽넙다리피부신경을 형성하는 신경가지를 낸다(그림 19.16).

L2–L4의 신경뿌리 및 신경분지 및 말초신경에 영향을 주는 신경활주는 양쪽 엉덩관절을 돌림의 중립위로 배치하고 무릎관절을 폄한 엎드린 자세(1번째 자세)에서 수행된다. 뒤넙다리근을 수축함으로써 무릎을 굽힌한다(2번째 자세).

3번째 자세는 손으로 발목을 잡고 무릎을 완전히 굽힘시킨다. 4번째 자세는 엉덩관절의 폄을 증가시키기 위해 반대쪽 팔꿈치를 바닥에 받쳐 몸통을 들어올린다. 신경학적 증상이 시작되는 자세를 취하고, 그 자세를 10초간 유지한다. 그런 다음, 환자는 천천히 시작자세로 되돌아간다.

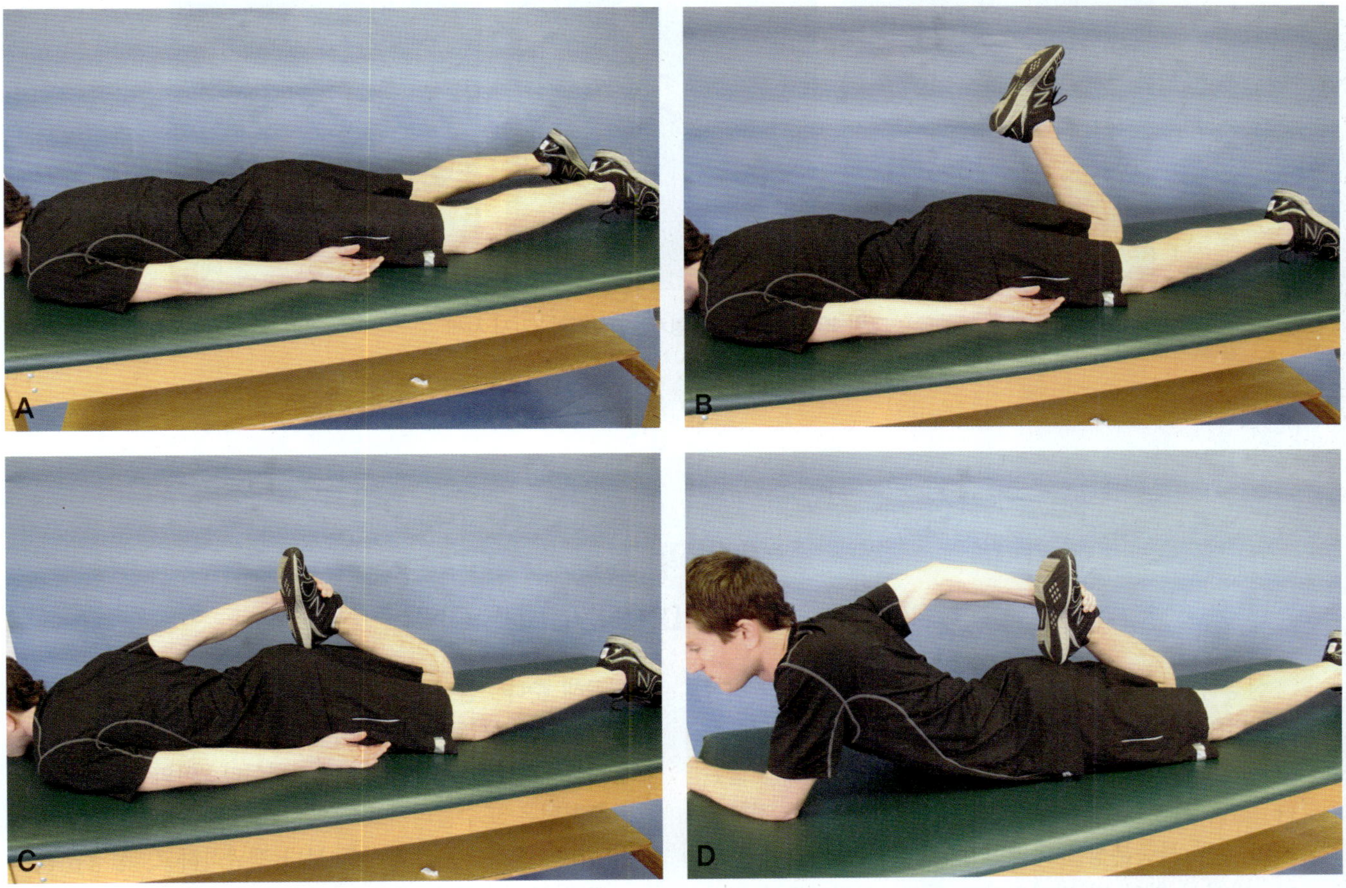

그림 19.16 (A–D) 허리신경얼기의 4가지 자세.

엉치신경얼기 활주기법 (The Sacral Plexus Glide)

일반적으로 허리엉치신경얼기의 엉치신경 부분은 L4, L5, S1, S2, S3의 앞쪽분지에서 형성된 5개의 신경뿌리에서 시작한다(그림 19.17). 주요 말단가지는 궁둥신경이다. 위쪽 4개 신경뿌리의 뒤쪽분지(L4–S2)는 온종아리신경을 형성하기 위해 결합한다. 그리고 앞쪽분지는 정강신경을 형성한다. 허벅지 부위에서, 종아리신경과 정강신경이 융합되어 궁둥신경을 형성한다. 궁둥신경, 정강신경, 온종아리신경을 활주하기 위해, 시작자세는 발을 바닥에 붙이고 의자에 앉아서, 양 손을 허벅지 위에 올려놓는 것이다. 이때 허리 롤(lumbar roll)로 아래쪽 허리뼈를 지지해 준다. 환측 무릎을 폄한다(2번째 자세). 3번째 자세는 무릎의 폄을 유지한 채, 발목을 발등굽힘한 자세이다. 신경학적 증상이 시작되는 자세를 취하고, 그 자세를 10초간 유지한다. 그런 다음, 환자는 다리를 천천히 시작자세로 되돌아가게 한다.

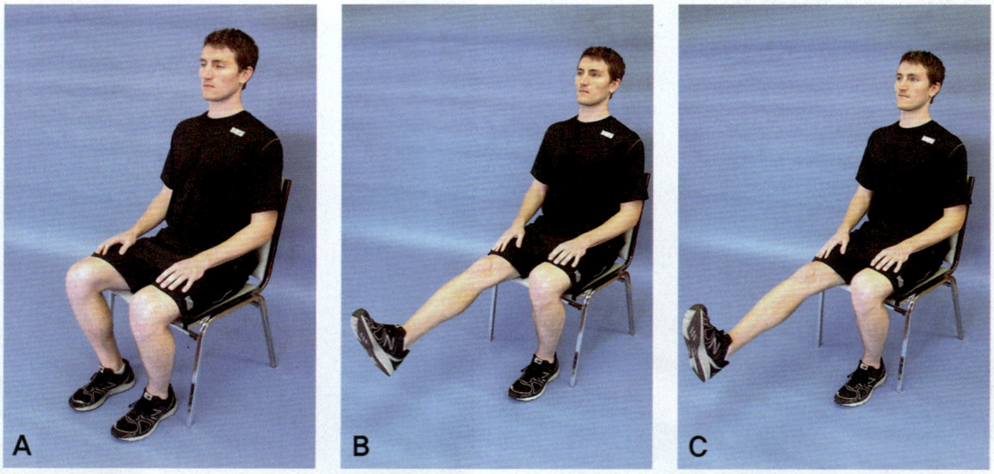

그림 19.17 (A–C) 엉치신경얼기의 3가지 자세.

요약과 결론
SUMMARY AND CONCLUSIONS

신경역동성 검사와 신경활주는 신경학적 평가와 임상중재법의 2가지 중요한 요소이다. 인대, 힘줄 및 근육처럼 신경조직도 손상후에 급성 세포성 염증반응에 노출된다. 결국 이 반응은 흉터조직을 초래하고 뚜렷한 결합조직의 수동 불충분성을 초래한다. 치료사는 신경학적 평가, 방사선 촬영 및 전기진단과 함께, 신경역동성 검사를 수행하여 어느 신경이 병리상태에 있는지를 가정할 수 있다. 치료사는 신경역동성 검사를 통해 임상 치료 프로그램을 직접 개발할 수 있고, 또 진전에 대한 피드백을 제공해 준다. 신경활주는 치료사나 환자로 하여금 단축된 신경과 신경 주변 조직을 점진적으로 가동시키고 신장시킬 수 있도록 만드는 치료기법이다. 이와 같이 신경활주기법은 도수물리치료사의 치료 영역 안에 포함되어야 한다. 신경역동성 검사를 보다 객관화하고, 신경활주기법의 성과 기준을 결정하기 위해서는 생체실험과 체외실험을 통한 조직학적 연구와, 조직화학적 연구, 그리고 임상적 연구가 더 많이 필요하다.

임상 사례 (CLINICAL CASE)

DC는 52세로서, 열, 환기 및 에어컨 기술자이다. 그는 18개월 전에 폭발사고를 당했다. 폭발사고가 그의 오른팔(우성)을 가로벌림과 가쪽돌림되도록 만들었다. 응급실의 방사선 사진을 통해 오목위팔관절의 앞쪽탈구, 오른쪽 빗장뼈의 중간몸통 골절, 타박상 등이 있음을 확인할 수 있었다. 그 당시의 신체검진은 C5–T1의 근육절과 피부절에서 운동과 감각의 뚜렷한 소실과 함께, 탈구와 골절이 있었음을 확인할 수 있었다. 그의 오목위팔관절의 탈구는 폐쇄 정복되었고, 8자 패턴의 빗장뼈 스트랩핑으로 고정되었다. 그는 3주 동안 슬링을 착용했고, 전기진단검사의 스케줄이 잡혔다.

근전도 검사를 통해 C5–T1 신경뿌리의 운동신경과 감각신경이 압박되었음을 확인했다. 신경압박의 소견을 기준으로 봤을 때, 예후가 완전 회복될 수 있음을 환자에게 말해 주었다. 그는 부드러운 능동보조 ROM 운동과 운동촉진 기법의 외래 물리치료를 받았다.

6개월 후, 근력과 감각에서 뚜렷한 향상이 없었다. MMT로 봤을 때, 몸쪽 부위의 근력은 2/5이고, 먼쪽 부위의 근력은 1/5이었다. 환자는 오른팔의 사용에 제한을 가졌고, 왼팔로만 일상활동을 수행해 왔다. 그는 매달린 팔의 무게 때문에 관절주머니가 느슨해졌고, 어깨통증이 발생했다. 그는 직장으로 복귀할 수 없었다. 그는 자동차를 왼손으로만 운전할 수 있도록 개조했다. 근전도 검사를 통해 C5–T1의 근육절에서 탈신경 전위가 나타났음을 확인했다. 신경재분배의 장애를 확인하기 위해 팔신경얼기의 빗장위절개를 시행하도록 결정했다.

수술을 통해 팔신경얼기의 부착점에서 1번 갈비뼈, 목갈비근, 빗장밑동맥 까지 팔신경얼기 전체에 신경 외부 흉터조직이 있음을 확인했다. 팔신경얼기가 주의깊게 절개되었다. 팔신경얼기 활주 운동을 위해 수술 이후에 물리치료가 적용되었다.

임상 검사 질문

1. 물리치료사는 수술 후, 팔의 어느 신경에 대한 신경역동성 검사를 수행해야 하는가?
2. 빗장밑동맥의 병변이 있기 때문에, 물리치료사는 동맥 기능을 어떻게 평가해야 하는가?
3. 물리치료사는 환측 팔의 낮은 깊은힘줄반사 반응이나 과도한 반응의 깊은힘줄반사 중 어느 것을 기대하는가? 반대쪽 팔에서는 어떤 반응이 일어나는가?
4. 오목위팔관절의 안정성과 기능에 대해 2/5의 어깨뼈 근력은 무엇을 의미하는가?

임상 중재 질문

1. 물리치료사는 어느 신경의 신경활주운동을 환자에게 가르쳐 주어야 하는가?
2. 환자는 이 운동들을 어떤 자세에서 수행해야 하는가?
3. 이 운동들의 수행을 위해 파트너에게 운동의 빈도, 기간 및 주의사항에 대한 설명을 연습한다.

심화 임상의사결정

1. 만약 환자의 환측 팔 근력이 3/5 이상이면, 치료사는 가정 운동에 대해 환자에게 어떻게 카운슬러해야 하는가?
2. 환자는 수술 후에 방광 기능의 소실을 보고했다. 이것이 관심사인가? 만약 그렇다면 그 이유는 무엇인가?

따라하기 (HANDS-ON)

파트너와 함께 실습실에서 다음의 활동을 수행하자.

1 이 장에서 설명된 주요 신경활주기법을 연습한다.

2 이 장에서 설명된 신경활주기법을 어떻게 수행하는지를 여러분의 파트너에게 가르쳐 준다.

3 신경활주기법을 수행할 때 발생할 수 있는 예상 증상을 목록한다. 비신경성 수축조직의 신장기법으로 발생할 수 있는 예상 증상을 목록한다. 신경장력검사의 양성 징후와 음성 징후를 임상적으로 어떻게 구분하는가?

4 신경병리를 일으킬 수 있는 5가지 원인을 목록화 한다.

참고 문헌 (REFERENCES)

1. Ganong WF. *Review of Medical Physiology*. Los Altos, NM: Lange Medical; 1977.
2. Thomas PK, Olson Y. Microscopic anatomy and the function of the connective tissue components of the peripheral nerve. In: Dyck PJ, Thomas PK, Lambert EH, Bunge R, eds. *Peripheral Neuropathy*. 2nd ed. Philadelphia, PA: Saunders; 2001:128-143.
3. Millesi H. The nerve gap: theory and clinical practices. *Hand Clin*. 1986;4:651-663.
4. Sunderland S. *Nerve and Nerve Injuries*. Baltimore, MD: Williams & Wilkins; 1986.
5. Stolinski C. Structure and composition of the outer connective tissue sheaths of the peripheral nerve. *J Anat*. 1995;186:123-130.
6. Lundborg G. Nerve Injury and Repair. Edinburgh, Scotland: Churchill Livingstone; 1988.
7. Thomas PK. The connective tissue of a peripheral nerve; an electron microscope study. *J Anat*. 1963;97:35-44.
8. Gamble HJ, Eames RA. An electron microscope study of the connective tissues of human peripheral nerve. *J Anat*. 1964;98:655-663.
9. Dommisse GF. The blood supply of the spinal cord. In: Grieve GP, ed. *Modern Manual Therapy of the Vertebral Column*. Edinburgh, Scotland: Churchill Livingstone; 1986:44-92.
10. Lundborg G, Dahlin LB. Anatomy, function and pathophysiology of peripheral nerve and nerve compression. *Hand Clin*. 1996;12:185-193.
11. Appenzeller O, Dithal KK, Dowan T, Burnstock G. The nerves to blood vessels supplying blood nerves; the innervation of the vaso nervorum. *Brain Res*. 1984;304:383-386.
12. Yudkin JS, Kumari M, Humphries SE, Mohamed-Ali V. Inflammation, obesity, stress and coronary artery heart diseases, is interleukin-6 the link? *Atherosclerosis*. 2001;48:209-214.
13. Schall TJ. Biology of the RANTES/SIS cytokine family. *Cytokine*. 1991;3:1-18.
14. Xing Z, Jordana M, Kirpalani H, et al. Cytokine expression by neutrophils and macrophages in vivo; endotoxin induces TNF alpha, macrophage inflammatory protein-2, interleukin-1 beta, and interleukin-6, but not RANTES or transforming growth factor β1 mRNAs expression in lung inflammation. *Am J Respir Cell Mol Biol*. 1994;10:148-153.
15. Ruminy P, Gangneux C, Claeyssens S, et al. Gene transcription in hepatocytes during the acute phase of a systemic inflammation: from transcription factors to target organ. *Inflamm Res*. 2001;50:383-390.
16. Al-Shatti T, Barr AE, Safadi FF, Amin M, Barbe MF. Increase in inflammatory cytokines I median nerves in a rat model of repetitive motion injury. *J Neuroimmunol*. 2005;167:13-22.
17. Clark BD, Al-Shatti TA, Barr AE, Amin M, Barbe MF. Performance of a high-repetition, high-force task induces carpal tunnel syndrome in rats. *J Orthop Sports Phys Ther*. 2004;34:244-253.
18. Scuderi S, Gift TE. Thiothixene induced edema. *Psychiatr Med*. 1986;4:249-252.
19. Barr ML, Hamilton JD. A quantitative study of certain morphological changes in spinal motor neurons during axon reaction. *J Comp Neurol*. 1999;89:93-121.
20. Brattgard SO, Edstrom JE, Hyden H. The productive capacity of the neuron in retrograde reaction. *Exp Cell Res*. (suppl):1958;1:85.
21. Ducker TB, Kaufman FC. Metabolic factors in the surgery of peripheral nerves. *Clin Neurosurg*. 1977;24:406-424.
22. Seddon HJ. Three types of nerve injury. *Brain*. 1943;66:237.
23. Sunderland S. The relative susceptibility to injury of the medial and lateral popliteal divisions of the sciatic nerve. *Br J Surg*. 1953;41:51-64.
24. Blau JN, Critchley M, Gilliat RW, et al. Ergotamine tartrate overdosage. *Br Med J*. 1979;6158:265-266.
25. Aitken JT, Thomas PK. Retrograde changes in fiber size following nerve section. *J Anat*. 1962;96:121-129.
26. Sunderland S. Rate of regeneration in human peripheral nerves. *Arch Neurol Psychiatry*. 1947;58:251-295.
27. Horsch KW. Central responses of cutaneous neurons to peripheral nerve crush in the cat. *Brain Res*. 1978;151:581-586.
28. Zalewski A. Effects of neuromuscular reinervation on denervated skeletal muscle by axons of motor, sensory and sympathetic neurons. *Am J Physiol*. 1970;219:1675-1679.
29. Hubbard IJ. *The Peripheral Nervous System*. New York: Plenum, 1974.
30. Rydevik B, Lundborg G, Bagg U. Effects of graded compression on intraneural blood flow. *J Hand Surg*. 1981;6:3-12.
31. Denny-Brown D. Clinical problems in neuromuscular physiology. *Am J Med*. 1953;15:368.
32. Ochs S, Pourmand R, Si K, Friedman RN. Stretch of mammalian nerve in vitro: effect on compound action potential. *J Peripheral Nerve*. 2000;5;227-235.
33. Lundborg G, Rydevik B. Effects of stretching the tibial nerve of the rabbit. A preliminary study of the intraneural circulation and barrier function of the perineurium. *J Bone Joint Surg*. 1973;55B:3390-3401.
34. Haftek J. Stretch injury to peripheral nerves. Acute effects of stretching rabbit nerve. *J Bone Joint Surg*. 1970;52B:354.
35. Dyck PJ, Giannini C. Pathological alterations in diabetic neuropathies of humans: a review. *J Neruoathol Exp Neruol*. 1996;55:1181-1193.
36. Cornefjord M, Sato K, Olmarker K, Rydevik B, Nordborg CA. Model for chronic nerve root compression studies. Presentation of a porcine model for controlled, slow-onset compression with analyses of anatomic aspects, compression onset rate, and morphological and neurophysiologic effects. *Spine*. 1997;22:946-957.
37. Barr AE, Safadi FF, Garvin RP, Popoff SN, Barbe MF. Evidence of progressive tissue pathophysiology and motor behavior degradation in rat model of work related musculoskeletal disease. In: *Proceedings of the IEA/HFES Congress*; San Diego, CA. 2000.
38. Rydevik B, Lundborg G, Myrhage R. The vascularization of human flexor tendons within the digital synovial sheath region-structural and functional aspects. *J Hand Surg Am*. 1977;6:417-427.

39. Lundborg G, Nordborg C, Rydevik B, Olsson Y. The effect of ischemia and the permeability of the perineurium to protein tracers in rabbit and tibial nerve. 1973;49:287-294.
40. Widerberg A, Lundborg G, Dahlin LB. Nerve regeneration enhancement by tourniquet. *J Hand Surg Br*. 2001;26:347-351.
41. Rosen B, Lundborg G. The long term recovery curve in adults after median or ulnar nerve repair: a reference interval. *J Hand Surg Br*. 2001;26: 196-200.
42. Ogata K, Naito M. Blood flow of the peripheral nerve effects of dissection, stretching and compression. *J Hand Surg Br*. 1986;18:149-155.
43. Mizisin AP, Weerasuriya A. Homestatic regulation of the endoneural microenvironment during development, aging, and in response to trauma, disease and toxic insult. *Acta Neuropathol*. 2010;14:291-312.
44. Barr AE, Barbe MF. Pathophysiology tissue changes associated with repetitive movement: a review of the evidence. *Phys Ther*. 2002;82:173-187.
45. Barbe MF, Barr AE, Gorzelany I, et al. Chronic repetitive reaching and grasping results in decreased motor performance and widespread tissue responses in a rat model of MSD. *J Ortho Res*. 2003;21:167-176.
46. Barr AE, Safadi FF, Gorzelany I, et al. Repetitive, negligible force reaching in rats induces pathological overloading of upper extremity bones. *J Bone Miner Res*. 2003;18:2023-2032.
47. Dubner R, Ruda MA. Activity dependent neuronal plasticity following tissue injury and inflammation. *Trends Neurosci*. 1992;15:154-161.
48. Sakai H, Fujita K, Sakai Y, Mizumo K. Immunolocalization of cytokines and growth factors in subacromial bursa of rotator cuff tear patients. *Kobe J Med Sci*. 2001;47:25-34.
49. Levin KH, Wilbourn AJ, Jones HR. Childhood peroneal neuropathy from bone tumors. *Pediatr Neurol*. 1991;4:308-309.
50. Richardson JK. The clinical identification of peripheral neuropathy among older persons. *Arch Phys Med*. 2002;83:1553-1558.
51. Hadden RDM, Cornblath DR, Hughes RAC, et al. Electrophysiological classification of Guillain Barre syndrome: clinical associations and outcomes. *Ann Neurol*. 1998;44:780-788.
52. Kyle RA, Pease GI. Hematologic aspects of arsenic intoxication presenting as Guillain-Barre Syndrome. *N Engl J Med*. 1965;273:218.
53. Selander S, Cramer K. Interrelationships between lead in blood, lead in urine and AKA in urine during lead work. *Br J Ind Med*. 1970;27:28-39.
54. Victor M. Polyneuropathy due to nutritional deficiency and alcoholism. In: Dyck PJ, Thomas PK, Lambert EG, eds. *Peripheral Neuropathy*. Philadelphia, PA: WB Saunders; 1975:1030-1066.
55. Layzer RB, Fishman RA, Schafer JA. Neuropathy following abuse of nitrous oxide. *Neurology*. 1978;28:504-506.
56. Lovelace RE, Horwitz SJ. Peripheral neuropathy in long-term diphenylhydantoin therapy. *Arch Neurol*. 1968;18:69-77.
57. Seidberg BH, Sullivan TH. Dentists' use, misuse, abuse or dependence of mood-altering substances. *NY State Dent J*. 2004;70:30-33.
58. Seppalainen AM, Husman K, Martenson C. Neurophysiological effects of long-term exposure to a mixture of organic solvents. *Scand J Work Environ Health*. 1978:4:304-314.
59. Molloy DW, Standish TI. Guide to the standardized Mini-Mental State Examination. *Int Psychogeriatr*. 1997;9(Suppl)1:87-94.
60. Mathias CJ. Autonomic disorders and their recognition. *N Engl J Med* 1997:36:721-724.
61. Cyriax J. *Textbook of Orthopaedic Medicine*. Vol. 1. *Diagnosis of Soft Tissue Lesions*. London, UK: Balliere Tindall; 1978.
62. Kendall FP, McCreary EK. *Muscles Testing and Function*. Philadelphia, PA: Williams & Wilkins; 1983.
63. Hales M, Bottles K, Miller T, Donegan E, Lhung BM. Diagnosis of Kaposi's sarcoma by fine needle aspiration biopsy. *Am J Clin Pathol*. 1987;88:20-25.
64. Theander E, Andersson SI, Manthorpe R, Jacobsson LT. Proposed core set of outcome measures in patients with primary Sjogren's syndrome: 5 year follow-up. *J Rheumatol*. 2005;32:1495-1502.
65. Bonofioli AA, Orefice F. Sarcoidosis. *Semin Opthalmol*. 2005;20:177-182.
66. Calvin WH, Devor M, Howe JF. Can neuralgias arise from minor demyelination? Spontaneous firing, mechanosensitivy and afterdischarge from conducting axons. *Exp Neurol*. 1982;75:755-763.
67. Copieters MW, Stapaerts KH, Everaert DG, Staes FF. Addition of test components during neurodynamic testing: effect of ROM and sensory responses. *J Orthop Sports Phys Ther*. 2001;31:226-237.
68. Elvey RL. Painful restriction of shoulder movement: a clinical observational study. In: *Proceedings, Disorders of the Knee, Ankle and Shoulder*. Perth, Australia: Western Australian Institute of Technology; 1979.
69. Elvey RL, Quintner JL, Thoma AN. A clinical study of RSI. *Aust Fam Physician*. 1986;15:1314-1322.
70. Elvey RL. Treatment of arm pain associated with abnormal brachial plexus tension. *Aust J Physiother*. 1986;32:224-229.
71. Keneally M. The upper limb tension test. In: *Proceedings, Manipulative Therapists Association of Australia, 4th Biennial Conference*. Brisbane, Australia; 1985.
72. Totten PA, Hunter JM. Therapeutic techniques to enhance nerve gliding in thoracic outlet and carpal tunnel syndromes. *Hand Clin*. 1991;7:505-510.
73. Pechan JL. Ulnar nerve maneuver as a diagnostic aid in pressure lesions in the cubital region. *Czechoslovakia Neurologie*. 1973;36:13-19.
74. Elvey R. Brachial plexus tension tests and the patho-anatomical origin of arm pain. In: Idczak R, ed. *Aspects of Manipulative Therapy, Proceedings of a Multidisciplinary International Conference on Manipulative Therapy*. Melbourne, Australia: Churchill Livingstone; 1979:105-110.
75. George SZ. Characteristic of patients with lower extremity symptoms treated with slump stretching: a case series. *J Orthop Sports Phys Ther*. 1998;32;39-42.
76. Turl SE, George KP. Adverse neural tension: a factor in repetitive hamstring strain? *J Orthop Sports Phys Ther*. 1998;27:16-20.
77. Coppieters M, Stappaerts K, Janssens K. Reliability and detecting 'onset of pain' and 'submaximal pain' during neural provocation testing of the upper quadrant. *Phys Res Int*. 2002;7:34-42.
78. Wartenberg R. The signs of Brudzinski and of Kernig. *J Pediatr*. 1950;37:679-684.
79. Troup JDG. Straight leg raising (SLR) and the qualifying tests for increased root tension. *Spine*. 1986:5;526-527.
80. Breig A, Troup JG. Biomechanical considerations in the straight leg-raising test. *Spine*. 1979;4:242-250.
81. Magee DT. *Orthopedic Physical Assessment*. St. Louis, MO: Elvesier Saunders; 2006.
82. McNabb I. *Backache*. Baltimore, MD: Williams & Wilkins; 1977.
83. Estridge MN, Rouhe SA, Johnson NG. The femoral stretching test. A valuable sign in diagnosing upper lumber disc herniations. *J Neurosurg*. 1982;57:813-817.
84. Koury MJ, Scarpelli E. A manual approach to evaluation and treatment of a patient with a chronic lumbar nerve root irritation. *Phys Ther*. 1994;74:548-560.
85. Roos DB. Historical perspectives and anatomical considerations. Thoracic outlet syndrome. *Semin Thorac Cardiovasc Surg*. 1996;8:183-189.
86. Toomingas A, Hagberg M, Jorulf L, et al. Outcome of the abduction external rotation test among manual and office workers. *Am J Ind Med*. 1991;19:214-227.
87. Dick JP. The deep tendon and abdominal reflexes. *J Neurol Neurosurg Psychiatry*. 2003;74:150-153.
88. Wilkins RH, Brody IA. Tinel's sign. *Arch Neurol*. 1971;24:573-575.
89. Katz JN, Larson MG, Subra A. The carpal tunnel syndrome: diagnostic utility of the history and physical findings. *Ann Intern Med*. 1990;112:321-327.
90. Tinetti ME, Liu WL, Claus EB. Predictors and prognosis of inability to get up after falls among elderly persons. *JAMA*. 1993;269:65-70.
91. Mathias S, Nayak US, Isaacs B. Balance in elderly patients: the "get up and go" test. *Arch Phys Med Rehabil*. 1986;67:387-389.
92. Harada N, Chiu V, Damron-Rodriguez J, et al. Screening for balance and mobility impairment in elderly individuals living in residential care facilities. *Phys Ther*. 1995;6:462-469.
93. Iverson BD, Grossman MR, Shaddeau SA, Turner ME. Balance performance force production and activity levels in noninstitutionalized men 60–90 years of age. *Phys Ther*. 1990;70:348-355.
94. Heitman DK, Gosman MR, Shaddeau SA, Jackson JR. Balance performance and step width in noninsitutionalized elderly, female fallers and nonfallers. *Phys Ther*. 1989;11:923-931.
95. Briggs RC, Gossman MR, Birch R, Drews JE, Shaddeau SA. Balance performance among noninsitutionalized elderly women. *Phys Ther*. 1989;69:748-756.
96. Cornblath DR, Chaudhry V. Electrodiagnostics and the peripheral neuropathy patient. In: Mendel JR, Kissel JT, Cornblath DR, eds. *Diagnosis and Management of Peripheral Nerve Disorders*. New York, NY: Oxford University Press; 2001.
97. McClellan DL, Swash M. Longitudinal sliding of the median nerve during movements of the upper limb. *J Neurol Neurosurg Psychiatr*. 1976;39: 566-569.
98. Shaw WE, Wilgis EF, Murphy R. The significance of longitudinal excursion in peripheral nerves. *Hand Clin*. 1986;2:761-766.

CHAPTER 20

신체(somatic) 교육에 대한 펠덴크라이스 방법

The Feldenkrais Method of Somatic Education

Jim Stephens, PhD, PT, CFP

역자 : 신영일

20장 목적

이 장의 결론을 통해, 독자는 다음과 같은 것을 할 수 있을 것이다:

- 펠덴크라이스 방법의 발달을 이끌었던 주요 요소들을 확인할 수 있다.
- 펠덴크라이스 방법의 주요 철학적 요소들을 묘사할 수 있다.
- 정상움직임과 이 패러다임 안에서 정상움직임을 회복 시키기 위해 사용되는 것을 정의할 수 있다.
- 검사와 치료의 주요 요소들을 고려하여 임상 물리치료에 이 패러다임의 적용을 이해할 수 있다.
- 임상 물리치료에 펠덴크라이스의 원리들을 적용할 수 있다.

역사적 관점 (HISTORICAL PERSPECTIVES)

모쉬 펠덴크라이스의 삶과 업적 (Moshe Feldenkrais's Life and Work)

*Moshe Feldenkrais*는 다양한 원리들을 사람의 기능 발달 및 회복과 관련하여 사고하고 행동하는 하나의 방법으로 통합한 다재 다능한 사상가였다. 이 접근법은 형태 심리학,[1] 점진적 이완,[2] 생체에너지학,[3] 감각 인지,[4] 밀톤 에릭손(Milton Erickson)의 최면요법,[5] 사고[6]와 인간의 지각[7]에 관한 생태학적 관점, 그리고 쉐링톤(Sherrington), 매그너스(Magnus), 파블러브(Pavlov), 풀톤(Fulton), 그리고 쉴더(Schilder)의 생리학적 연구들[8]을 포함하고 있다.

펠덴크라이스는 1904년 러시아에서 태어났다. 14세에 팔레스타인으로 여행을 갔고 그곳에서 나중에 자기방어를 위해 정착민들에 의해 사용된 백병전의 한 형태를 발전시켰다. 그는 1929년에 출판된 그의 책 ***주지수와 자기방어(Ju-Jitsu and Self Defense)***에서 이 테크닉들을 묘사했다.[9]

펠덴크라이스는 1920년대 후반에 파리에서 역학과 전기공학 및 물리학을 공부했다. 이 시간 동안, 그는 또한 프레드(Freud)와 코우(Coue)의 작품들에 대해서도 공부

글상자 20-1 펠덴크라이스 방법

펠덴크라이스 방법은 다음의 요소들을 통합한다:

- 형태 심리학
- 점진적 이완
- 생체에너지학
- 감각 인지
- 에릭슨(Erickson) 최면요법
- 사고에 대한 생태학적 관점
- 사람의 지각
- 쉐링톤(Sherrington), 매그너스(Magnus), 파블러브(Pavlov), 풀톤(Fulton), 그리고 쉴더(Schilder)의 생리학적 개념

했다. 1930년에 그는 코우(Coue)의 작품인 ***자기암시(Autosuggestion)***에 대해 해설을 포함한 번역본을 출판하였다. 그는 유도의 창시자인 ***지가로 칸노(Jigaro Kano)***를 파리에서 만나 유도를 검은 띠 수준으로 훈련을 받은 첫 번째 유럽인이 되었다.[9] 운동선수로서 그는 한 프랑스 클럽에서 축구를 하다가 왼쪽 무릎 반월판이 찢어졌다. 통증 없이 걷고 움직이는 방법에 대한 그의 관찰들은 기능 회복에 대한 인지의 역할과 관련된 이론들의 발전을 이끌었다.

펠덴크라이스는 2차 세계대전 당시 영국에서 대잠수학 테크노롤지를 발전시키기 위해 일을 했으며, 유도 공부를 지속하였다. 그는 유도를 동료 엔지니어들에게 가르쳤다. 이것은 나중에 움직임을 통한 인지(ATM)라고 알려지게 되는 그의 사고의 시작을 형성한다.[10] 이 시간 동안 그는 유도에 관한 여러 권의 책을 저술했다.[11,12] 2차 세계대전 후에 그는 심리학과 신경과학에 대한 연구를 지속하였고, 개인적 그리고 전문적 발전의 목적을 위해 자기-인지를 함양하는 중요성을 강조하는 알랙산더(Alexander), 진들러(Gindler), 그리고 구르데프(Gurdieff)의 작품을 공부했다. 넓은 범위의 공부는 ***몸과 성숙한 행동(body and mature behavior)***이라는 책을 출판하도록 이끌었다.[10,13] 이 책은 철학, 과학 그리고 진화하는 패러다임에 대한 기초를 제공했던 그의 경험을 표현하는 첫 번째 시도였다.

펠덴크라이스는 이스라엘로 돌아가서 그의 치료법을 소그룹의 학생들에게 가르치기 시작했다.[14] 이 트레이닝은 3년 동안 지속되었고, 이는 1975년에 San Francisco에서 첫 번째 미국 교육에 대한 기초가 되었다. 또 다른 트레이닝이 1981년 미국에서 시작되었으나 펠덴크라이스가 그 교육이 마무리되기 전에 죽었다. 이스라엘과 샌프란시스코 학생들은 트레이닝을 끝마쳤고 그의 치료법을 지속해서 ***Feldenkrais Guild of North America***와 수많은 다른 전문 기관들을 세계 곳곳에 세웠다.

중요 인용 (NOTABLE QUOTABLE)

철학적 이론적 기반

"사람의 뇌는... 정상적이고 알맞은 활동에서 새로운 반응을 습득할 것이다.... 그러므로 행위에 대한 능동적 패턴들은 반드시 개인마다 다르다. 개개인의 신경 흐름과 근육패턴을 형성하는 능력은 잘못된 패턴들을 학습하도록 만드는 것이 가능하다.... 잘못된 행동들은 운동 기전에서 나타날 것이고 나중에 보일 것이며... 사람안에 내재되어 있고 바뀌지 않는다. 그래서 만약 바람직하지 않은 패턴의 움직임을 생산하는 신경회로가 멈춰지지 않고 더 나은 배치로 개편되지 않으면, 그것은 계속 남아있을 것이다."

Moshe Feldenkrais, 1949

철학적 체계 (PHILOSOPHICAL FRAMEWORK)

중심 테마 (Central Theme)

펠덴크라이스 방법의 핵심 아이디어는 인간으로서, 학습 능력은 우리 신경계 내에 내재되어 있다는 것이다. 이 능력은 신체적일 뿐만 아니라, 지적이다. 이 능력은 우리가 더 효율적으로 움직이고 두려움, 상해, 그리고 장애와 같은 장벽을 극복하도록 하는 수정과 적응의 신체 학습을 통해 이뤄진다. 활동하는 방법과 다른 방법들을 통해 수행될 수 있는지에 대한 인지는 이 과정의 핵심요소이다. 이 접근법의 변형요소인 유사한 동작들을 할 수 있는 새로운 방식을 찾는 과정이다.

펠덴크라이스에서, 성숙함은 한 인간이 그 순간의 신체적 정신적 실재 안에서 사는 것이고, 유용했던 과거 경험으로 현재 상황에 집중하는 것을 의미한다.[13] 이 이해부분은 유도의 중심적인 두 개념들로부터 차용되었다:

(1) *한 사람이 쉽게 그리고 준비 자세 없이 어느 방향에서든 움직임을 시작할 수 있는 자세,*

(2) *최소 노력과 최대 효율성을 가진 움직임의 수행.*
이 조건들은 어떤 종류의 도전이나 외상으로부터 좋은 회복을 허용하는 이완된 대기 상태를 조성할 것이다.

이 과정은 학습을 위해 필요한 잘 발달된 운동감각과 동작에 대한 분명한 의도에 의존한다.

글상자 20-2 펠덴크라이스 방법의 중심 테마

- 학습능력은 신경계 내에 내재되어 있다.
- 그 능력은 신체적이고 지적이다.
- 수정과 적응할 수 있는 신체 학습 과정을 통해 이뤄진다.
- 이런 적응력은 우리가 더 효율적으로 움직이고 두려움, 통증, 손상과 장애같은 장애물을 극복할 수 있도록 한다.
- 서로 다른 방법으로 동작들이 수행될 수 있는 방법에 대한 인지는 이 과정의 핵심이다. 일차적인 목적은 유사한 동작들을 하는 새로운 방식을 찾는 것이다.

임상적 핵심 (CLINICAL PILLAR)

- 시작자세는 (1) 앉기에서 서기, (2) 무릎 꿇기에서 서기, (3)계단 오르기, (4) 공 던지기, (5) 앉아서 뒤돌아보기, (6) 보행시작의 활동 시에 수정을 요구하는 것 없이 움직임의 시작을 허용하는 것을 이상적인 것으로 볼 수 있다.
- 최대의 효율을 가지고 최소한의 노력을 요구하는 방식으로 위에 묘사된 활동들을 수행한다. 몇 번 각 활동들을 수행하고 최소한의 노력이 이용될 때까지 수행능력 안에서 최소의 수정을 한다.

학습의 정의 (Definitions of Learning)

학습은 정신적이고 육체적인 면들이 완전하게 통합된 유기적인 과정이라고 정의된다. 이것은 자체 속도로 진행되고, 완전하게 개별화되어 있고, 더 쉽게 발생하는 동작에 대한 자각에 의해 안내된다. 의도의 집중된 순간과 학습자가 좋은 기분일 때 가장 쉽게 발생한다. 이 과정의 결과는 자기이해의 발전과 활동하는 방법에 대한 인지이다. "학습은 기생 활동(일부 부차적인 의도로부터 초래된 의도된 활동과 관련되지 않은 활동 요소들)을 억제하는 기술과 자기이해의 결과로서 명확한 동기들로 향하는 능력의 획득이다."[15] 초기에, 새로운 기술을 학습할 때, 움직임의 많은 요소들이 새로운 기술의 전체적인 의도를 방해한다. 차례로 기생 움직임이 제거됨으로, 오직 필수적인 구별된 활동만 남긴다. 이 학습은 트레이닝, 실습이나 운동과는 다르다. 이것은 사람들이 이미 어떻게 하는지 알고 있는 활동들에 대해 새로운 방법들을 발견하기 위한 검색과 관련이 있다.[16]

학습에 대한 이 묘사는 니웰(Newell)에 의해 서술된 운동 학습의 초기 협동 단계 그리고 버얼스테인(Bernstein)에 의해 서술된 학습 단계들과 많은 유사성들을 가진다.[17] 버얼스테인(Bernstein)은 처음 새로운 패턴의 협동 움직임을 배우는 것은 매우 제한된 자유도와 관련 되어지고 단계적으로 자유도를 늘려서 적절하고 효율적인 움직임들을 허용하여 최종적으로 신체의 다른 움직이는 분절들로부터의 관성 힘과 환경에서의 반작용 힘이 조절과정에서 통합되도록 한다. 잘 학습된 이용 가능한 움직임 패턴들은 **끌어 당기는 것(attractors)**라고 정의된다. 학습과 함께(예로, 기술 발전), 끌어 당기는 것의 역학은 항상 더 단순하거나 통합되어 지는 방향으로 변화한다.[18]

발전과정을 걸쳐서, 어떤 특정 활동을 하기 위해 다양한 옵션들을 제공하는 행동양식의 레퍼토리가 확장 되어진다. 아이들은 자연적으로 이 능력을 발전시킨다. 각 개인은 그들 자신의 방법으로 기본욕구들을 충족시키기 위해 배운다.[15] 삶의 경험을 가진 성인의 간섭은 아이의 유기적 학습과정을 방해할지 모르고, 어느 활동을 수행하기 위한 다양한 옵션들을 얻는 기술의 발전을 제한한다. 펠덴크라이스는 옵션들이 대체방법 없이 제거 되어졌을 때 걱정근심이 발생되어지는 것으로 믿었다.[13]

적용을 위한 질문 (Questions for Reflection)

- 학습은 펠덴크라이스 패러다임안에서 어떻게 정의되는가?
- 학습에서 기대되는 결과는 무엇인가?
- 학습이 트레이닝, 실습 또는 운동과 어떻게 다른가?
- 운동학습이 발생되었다는 것을 설명할 수 있는 방법이 무엇인가?
- 개별화된 운동학습과정에서 일차적인 장애물이 무엇인가?

펠덴크라이스는 학습과정을 중추신경계에서 새로운 통로, 연계, 그리고 연결을 생산하는 것으로 생각했다. 수의적 움직임의 조절과 관련된 다양한 패턴의 신경분포는 동작조절이 학습되어질 때 발전한다. 따라서, 움직임의 조절은 펠덴크라이스가 "신경계의 생장과 반사 활동의 방대한 배경"이라고 부르는 것으로 통합되어진다.[13] 이 학습 과정에서 걱정, 충동, 또는 교차 자극(cross-motivation)의 시행은 펠덴크라이스가 "잘못된 학습"이라고 부르는 것을 만들어 낸다. 아이는 기대되어지는 행동과 인정되는 자세, 수용되어지는 표현을 만드는 것을 학습하거나 활동의 결과에 대해 두려워하는 것을 학습하고 현실에 대항하여 행동을 실험하는 것을 배우지 못했다. 이 같은 행동은 지각에 대한 현실성을 테스트하는 것 없이, 마치 그들이 위험에 빠져 있는 것처럼, 방어적으로 행동하는 사람들에게서 일반적으로 관찰되어진다. 성인에서, 수년에 걸쳐서 형성된 습관적인 패턴들은 편평족, 굳은 어깨, 돌아가지 않는 목, 또는 아픈 허리 같은 문제를 일으킨다. 펠덴크라이스는 문제가 증상 부위가 아니라 학습을 통해 새로운 상황에 적응하는 능력의 손상과 관련된 기생적 신경근 패턴의 결과일지 모른다고 제안했다.[13]

손상 병력과 병리의 상호작용 (Interaction With History of Injury and Pathology)

펠덴크라이스의 경력 후반부에 신체 손상과 신경계의 기능부전이 신경근골격계의 습관 형성 과정에서 주요하게 상호작용하고 있다고 인식했다. 만약 신경계가 운동, 감각, 또는 통합/인지 요소들에서 적절하게 작용하지 않으면, 일상생활에서 사용되어지는 정상 기능 조절 패턴을 생산하는 것이 어렵거나 불가능하게 되어진다. 근골격계 손상은 통증을 야기하고 정상 기능을 방해한다. 경직된 부적응적인 신경근골격 패턴을 가진 사람은 더 다칠 가능성을 가지고 손상으로부터 덜 회복될 가능성을 가진다.[8]

검사와 치료의 원칙들 (PRINCIPLES OF EXAMINATION AND INTERVENTION)

주관적인 검사 (The Subjective Examination)

이 검사는 고객의 주요 불만사항과 관련된 대화로 시작한다. 임상가는 클라이언트에게 그 관심사항의 특징을 묘사하도록 요청하고 고객이 언제 그것을 경험했고, 그 문제의 병력에 대한 정보를 요청한다. 임상가는 고객이 일상에서 하는 것, 어떤 움직임과 기능들이 제한되었는지, 그리고 그 제한들이 일, 가족, 그리고 레져 활동들에 어떻게 영향을 미쳤는지 물어본다. 임상가는 이 상태와 관련된 모든 제한들에 관한 고객의 믿음과 태도들에 대해 물어본다. 임상가는 고객에게 그들이 더 효율적으로 향상시키고 수행하기를 원하는 것에 대해 물어보고 치료에 대한 고객의 목표들에 대해 토론한다. 또한 치료사는 통증의 묘사와 강도뿐만 아니라, 관절 또는 전 신체 움직임에서 제한이 있는지 확인하는 것이 중요하다.

객관적 검사 (The Objective Examination)

신체 검사는 세 가지 주요 분야를 포함한다: 자세 배치와 조절, 환경과 관련하여 각 분절사이의 움직임에 대한 조절과 구별, 그리고 자세 유지와 움직임 조절에 요구되는 노력. 이 정보를 확인하기 위해, 치료사는 정적 자세와 정상 활동 움직임 둘 다를 관찰한다. 앉은 자세에서 골반의 측면 또는 대각선 경사 움직임 또는 발이 지면에 고정된 동안 뒤돌아보는 몸의 360° 회전과 같은, 자주 덜 일반적인 움직임들이 전체 몸의 움직임들과 몸통과 골반의 통합을 평가하기 위해 사용되어진다.

임상적 핵심 (CLINICAL PILLAR)

신체 검사는 다음을 포함한다:

- 자세의 배치와 조절의 평가
- 분절사이의 움직임의 조절과 구별 및 환경과의 관계
- 자세를 유지하고 움직임을 조절하는데 들어가는 노력의 양을 확인

*자세 평가*는 중력과 관련하여 골격을 이용하고 수행되는 과제의 전체 맥락 안에서 지면을 지탱하는 개개인의 능력을 이해하는데 초점을 맞춘다. 골격은 두 가지 주요기능을 포함하는 것으로 생각된다: 중력에 저항하고 지면 접촉과 근육들이 움직임을 수행하도록 관절을 제공한다. 치료사는 골격구조가 중력 힘이 요구되는 근육작용의 양을 최소화하는 목적을 위해 뼈와 관절을 통해 최적으로 옮겨지도록 적절한 배열을 가지고 있는지 고려해야 한다. 추가로, 지지면이 충분하게 효율적으로 인식되고 사용되는지에 대한 고려가 수행되어져야 한다. 몸의 질량이 증가된 근육의 노력에 의해 지지면으로부터 멀리 떨어진 것과 비교해서 몸의 질량이 골격을 통과하여 지지면안으로 투사되어지는지를 결정하는 것은 중요하다. 몸의 질량이 효율적인 방식으로 지지면안에서 유지되고 있습니까? 펠덴크라이스는 자세는 사람의 활동을 위해 준비되어지는 역동적인 신경근육계의 상태라고 인식했다. 그는 이 상태를 묘사하는 용어인 **동작(acture)**을 만들었다.[15] 동작(acture)이라는 개념은 현재의 자세가 그 사람에게 어떤 활동을 시작하기 위한 가장 효율적인 기반을 제공하는 지에 대한 의문을 불러일으킨다.

임상적 핵심 (CLINICAL PILLAR)

동작 (acture) : 자세는 사람의 활동을 위해 준비하는 역동적인 신경근육계의 상태라고 인식하는 용어. 이 개념은 현재의 자세가 그 사람에게 어떤 활동을 시작하기 위한 가장 효율적인 기반을 제공하는지에 대한 의문을 불러일으킨다.

적용을 위한 질문 (Questions for Reflection)

자세를 평가할 때 사용된 질문들은 다음과 같다:

- 뼈는 정렬 안에서 유지되는지, 어느 위치에서, 중력힘이 적절하게 뼈를 통해 필요로 되는 근 노력을 최소하게끔 전달되는가?
- 지지면이 완전하게 효율적으로 인식되고 이용되어지는가?
- 신체의 질량이 지지면으로부터 멀리 떨어져 근수축 노력을 증가시키는 것과 비교해서 골격을 통해 지지면 안으로 투사되는가?
- 지지면 안에서 유지되는 신체의 질량은 효율적인 방식인가?

*움직임 조절*의 평가는 구별과 통합, 협응, 그리고 신체 이미지의 완전함을 포함한 몇 가지 측면들로 구성된다. 치료사는 움직임들이 완전하게 *구별되어지는 지를* 평가해야 한다. 한 사람이 독립적으로 어깨를 거상시킬 수 있을 지라도 팔을 올릴 때 그가 습관적으로 견갑골을 거상시키는 것은 움직임 분리의 부족을 설명하는 것이다. 역으로, 한 사람이 목을 신전시키고 등을 독립적으로 신전시킬 수 있을지라도 그 사람이 머리 위를 볼 때 그가 오직 등이나 목을 신전시키고 다른 부위는 굳은 채로 남아 있을지도 모른다. 이 움직임 패턴은 *통합*의 부족으로 설명된다. 이 접근법은 더 많은 수의 분절들에 걸쳐서 힘을 분배시키는 움직임 패턴이 역학적으로 더 효율적이고 효율적인 기능을 위해 더 바람직한 것이라고 인식하고 있다.

협응능력 평가는 조절의 부드러움을 결정하기 위해 디자인 되었다. 치료사는 자세와 속도의 변화가 부드럽게 조절되는 지를 결정할 것이다. 움직임의 질적 결핍이 관찰되고 느껴지질 수 있고 이는 조절 과정이 의도된 움직임과 관련하여 비효율적이라는 것을 제시한다. 치료사는 또한 움직임이 그 궤도의 어느 지점에서 되돌려 질 수 있는지를 결정한다. 그런 움직임은 속도가 너무 크지 않는 한 가능하고 질량은 지지면의 밖으로 이동하지 않는다.

마지막으로, 치료사는 완전하고 정확하게 몸 이미지를 지각하는 개인의 능력을 고려해야 한다. 뇌졸중이나 다른 병리로 인한 지각 결핍들을 가진 이들은 신체 이미지의 지각 결핍을 갖는다. 펠덴크라이스는 잘못된 학습 또한, 내적 신체 이미지에서 공백을 만들지도 모른다고 제안했다. Gallagher[19]가 설명했던 고유수용성 이미지는 자동화된 자발적인 움직임을 위한 기본이다. 이 공백들은 우리 몸에 대한 인식에서 빈 부분을 만들고 동시적으로 운동조절의 질을 감소시킨다. 펠덴크라이스는 신체 움직임 조절 과정의 인식과 자세와 주변환경에서 신체 움직임에 대한 향상을 주장했다.

적용을 위한 질문 (Questions for Reflection)

- *분리(Differentiation), 통합(integration), 그리고 협응(coordination)*을 정의하라.
- 이 3가지 움직임이 어떤 면에서 손상을 이끄는가?
- 이 3가지 특징들의 결함은 어떻게 확인되고 교정되어지는가?
- 노력이 움직임과 관련될 때 노력을 평가하는 가치에 대해 토론하고 더 적은 노력이 왜 적절한 것으로 간주되는지 토론하라.

자세와 움직임을 생산하기 위해 사용된 *노력* 또한 평가되어진다. 이는 몇 가지 방식으로 수행된다. 과도하게 수축하거나 습관적으로 과도하게 활동적인 근육 부위가 확인된다. 이 근육들은 촉진되고 경우에 따라 관찰될 수도 있다. 이것들은 의도된 동작과 관련하여 불필요하게 수축하는 근육들일 지도 모른다. 펠덴크라이스는 그런 동작들을 *기생적 동작(parasitic activity)*이라고 설명했다.[13] 치료사는 자세 배열 또는 동작의 기반이 되는 동작(acture)이 효율적으로 의도된 움직임을 지지하는지와 관성힘과 모멘텀이 효율적으로 조절과정으로 통합되어지는지 확인할 것이다. 만약 통합되지 않으면 힘과 안정성을 생산하도록 과도한 근수축이 요구될 것이다. 이 힘들은 관절들에서 불균형적일지도 모르고 통증 증후군들의 발달을 이끌 수도 있다. 통증 증후군은 단순하게 운동조절과정이나 역학을 변화시켜서 치료될 수도 있다. 또 다른 더 미묘한 노력 부위는 호흡과 관련되어 있다. 펠덴크라이스는 정상적인 움직임 조절이 지속적이고 규칙적인 호흡, 적절한 근력 수준과 관련된 호흡의 속도와 볼륨의 의해 동반 되어져야 한다고 제안했다. 사람들이 과도한 노력을 하고 있거나 인지적으로 도전적이고 부담이 큰 활동을 할 때 호흡을 멈추거나 매우 불규칙적인 방법으로 호흡을 하는 것은 일반적이다. 불규칙적인 호흡은 운동조절과정이 완전하게 통합되어지지 않았다는 것을 의미한다.

분석적 평가와 발견의 문서화 (Analytical Assessment and Documentation of Findings)

자세적 발견은 자세 정렬의 관점에서 전통적인 방법 뿐만 아니라, 의도된 움직임에서 나타나는 그 움직임을 지지하는 특정 자세가 적절한지에 대해 기록된다. 지지면에 대한 질량 중심의 위치가 주목된다. 한 가지 활동에 관여하는 골격과 근력을 통한 힘의 흐름과 관련하여 관절의 위치 또한 언급된다. 움직임의 부드러움과 용이함이 묘사되고 위에 묘사된 능동 움직임들의 분리나 통합에 대한 제한의 존재 또한 기록 되어진다. 과도한 근수축이나 기생적 동작의 묘사와 함께 신체 이미지의 완전함과 관련된 판단이 기록될지도 모른다. 이 발견들은 자주 특정 자세 배치들(앉기, 눕기, 바로 누운 자세)이나 활동들(걷기, 뛰기)과 관련하여 의사소통 된다. 호흡의 비정상적 조절 또한 이 활동들과 관련하여 기록된다.

치료 원칙 (PRINCIPLES OF INTERVENTION)

원칙과 정의들 (Principles and Definitions)

개념적으로, 검사와 치료 둘 다 고객과 임상가를 탐험의 통합과정으로 끌어들인다. 고객과 임상가 사이의 검사와 토론에서 나타나는 치료과정의 목표들은 폭넓게 특정 제한점들을 인식으로 끌어들이고 기능향상을 위해 기본일지도 모르는 움직임을 조직화하기 위해 대체적인 전략들을 탐험하도록 한다. 검사과정의 특정 발견들을 넘어서, 치료과정의 발전을 안내하는 두 질문이 있다. (1) 어떤 종류의 탐험과정이 가장 유용한가? (2) 기능을 확장시키도록 허용할 인지능력을 발전시키기 위해 움직임을 어디 부위에서 사용할 수 있는가? 펠덴크라이스 방법에서, 탐사적인 움직임 과정을 발전시키는 두 가지 접근법이 있다. **움직임을 통한 인지(ATM)**는 고객이 한 움직임의 많은 면들을 능동적으로 탐험하도록 임상가가 구령 가이드를 제공하는 과정이며 그러므로 고객들에게 결코 발생하지 않을지도 모르는 것 또는 고객들이 수년 동안 해보지 않은 움직임을 하는 방법들을 발견하다. ATM을 통해서, 고객에 의해 행해진 움직임은 완전하게 자발적이다. 탐험적 움직임 과정을 발달시키는 다른 유형은 **기능적 통합(FI)** 이다. 임상가는 겉으로 보기에는 수동적인 과정인 거처럼 보이는 환자의 골격을 통해서 부드러운 힘 벡터를 만들기 위해 손을 사용한다. 고객은 이 과정의 감각측면에 참여하도록 요청되어지고 이용 가능한 운동감각과 고유수용성감각 정보를 이용하여 진화하는 움직임을 추적한다. 그들에게 또한 매우 낮은 수준의 능동움직임 과정에 의해 생산된 움직임을 뒤따르게 하거나 방금 경험한 움직임의 분절이나 움직임을 재생산하도록 요청되어질지도 모른다.

테크닉의 선택 (Selection of Techniques)

움직임을 통한 인지(ATM)이나 기능적 통합(FI)을 사용하는 것에 대한 결정은 어느 것이 환자의 인지와 기능을 확장시키는 방법이고, 환자를 위해 가장 유용한 경험을 제공하는 지를 기본으로 결정된다. 이 과정은 자주 FI로 시작되고 안정성과 편안함이 일차적인 고려대상이다. 고객이 특정 자세를 취하거나 유지하기 위한 적절한 근력, 지구력, 그리고 관절운동범위를 가지고 있는 지와 환자가 그의 몸에 대한 인지능력이 결핍되어 있는지를 결정해야 한다. 만약 통증이 문제라면 그 환자가 최대의 편안함과 이완을 위해 지지된 바로 누운 자세나 옆으로 누운 자세와 같은 더 중립적인 자세에서 시작하는 것이 최선이다. FI는 근육 톤과 조절을 탐험하기에 더 일반적인 접근법이다. 이 접근법을 사용해서 근활동과 골격계의 정렬과 관련된 넓은 범위의 문제를 빠르게 탐험하는

글상자 20-3 치료에 대한 두 가지 접근법

1. **움직임을 통한 인지**(ATM, Awareness through movement)은 임상가가 구두안내를 환자에게 제공하여 능동적으로 많은 면에서 움직임을 탐험하도록 하는 과정이다. 환자는 그에게 결코 일어나지 않았던 방식의 움직임이나 수년 동안 수행하지 않았던 움직임을 발견한다. ATM에서 환자의 움직임은 완전하게 자발적이다.
2. **기능적 통합**(FI, Functional Integration)는 임상가가 그의 손을 사용하여 부드러움 힘을 환자의 골격에 주는 명백하게 수동적인 과정의 방법이다. 환자는 이 과정의 감각분야에 참여하도록 요청되고 진화하는 움직임들을 따라가도록 요청된다.

것이 가능하다. ATM에서 고객은 구두 제안을 듣고 능동움직임과 자세조절로 전환하도록 요구된다. 적절한 안내를 제공하기 위해 충분히 정확하게 할 필요가 있는 반면에, ATM 과정의 구두 안내는 사람들이 여러 가지 면에서 움직임 손상을 해결하거나 더 독립적으로 적절한 해결책을 찾기에는 다소 모호하다. 가끔, 이 제한된 피드백이 바람직한 움직임을 실행하는데 있어 좌절과 어려움이 이끈다. 많은 사람들이 정확한 지시를 받기 원하고 그들이 "그것을 올바르게 하고 있다"라는 것을 알기를 원한다. 그러나, 정확한 지시에도, 고객들은 바람직한 움직임을 수행할 수 없을지도 모른다. 펠덴크라이스는 이런 무능력이 신체이미지에 대한 개선이나 이해 부족 때문이라고 생각한다. 이런 이유 때문에 FI가 치료를 시작하기에 더 적절할지도 모른다.

FI를 통한 일부 진행이 근수축과 자세조절의 습관적 패턴을 변화시키게 끔 하고, 움직임에 대한 다양한 가능성들이 이전에 존재하지 않았던 것을 이용하도록 할지 모른다. 이 지점에 도달했을 때 ATM 이용을 시작하도록 결정된다. ATM 교육은 항상 특정 문제를 가진 움직임 주변에서 특정 세트의 움직임에 대한 탐험과 관련된다. 예를 들어, 앉은 자세에서 골반 시계교육은 바른 자세의 몸통과 매우 일정한 위치에서 머리를 유지하면서 고관절(hip joint, 엉덩관절)에 걸쳐 골반과 요추의 다양한 움직임을 탐험하도록 환자에게 요청한다. 특정 움직임들을 배우는 과정은 수의적 조절의 전체맥락 안에서 향상되어지는 반면에 특이성의 원칙은 '운동학습의 일반화와 다른 타입의 움직임으로의 전이는 최소화 된다'라고 제안한다. 임상 관찰에서 신체 이미지의 변화는 치료과정에서 학습하지 않았던 그러나 더 어렸을 때의 움직임 레퍼토리의 부분이었던 다양한 범위의 움직임들을 가능하도록 하게 하는 것 같다. 따라서, ATM 레슨 시리즈는 특정 기능성 활동들에 대한 학습을 최적화하기 위해 FI 다음에 이뤄진다.

테크닉의 적용 (Application of Techniques)

기능 통합 (Functional integration, FI)

FI는 일생을 거쳐 고객들에 의해 발달된 골격을 통해 근육을 조절하는 것과 관련되어 있는 신경계의 복잡성을 동시에 치료하도록 의도되어져 있다. 이 과정을 통해 규칙적이고 효율적으로 더 분리/통합되는 버전의 움직임이 나타날 때까지, 고객은 의도하지 않았던 근수축과 의도된 움직임을 방해하는 근육 수축을 억제하는 것을 배운다.[8]

FI는 고객의 모든 의도가 운동감각과 고유수용성 감각 정보를 이용하도록 일반적으로 고객과 임상가 사이에 최소한의 구두 상호작용을 가진 1대 1일 과정이다. 초기에, 기준(참고) 움직임이나 기능이 고객의 향상을 위해 제시된 목표들과 관련하여 평가된다. 그 후 고객은 어떤 식으로든 눕기, 앉기 또는 서기 같은 자세 선택을 통해 근육 노력을 감소시키기 위해 신체를 지지함으로써 가능한 한 편안하게 느껴지도록 한다. 이 과정은 관절 움직임 제한에 대한 부드럽고 비침습적인 탐험과정이고 각 관절의 중립범위 안에서 임상가에 의해 발생하는 느리고 작은 움직임들을 지속한다. 임상가의 의도는 현실적으로 골격과 근육에 있는 제한과 장애를 발견하고 이것들을 경험적으로 고객이 인지하도록 하는 것이다. 임상가는 손으로 당기기나 밀어서 골격에 부드러운 힘을 주거나 고객에 의해 발생된 과도한 근육 노력을 외부지지로 대체하기 위해 노력한다. 이 의도는 고객의 신경근 조절과정에서 습관적 체계를 발견하는 것이다. 임상가는 첫 번째로 습관적인 움직임들에 대해 조절하고 그 후 근육 톤이 감소할 때, 객관적인 방식으로 다른 잠재적 움직임 패턴들을 탐험하기 시작한다. 많은 반복적 움직임은 작은 변화들을 통합하게 하고, 연습이 목적이 아니고, 오히려 고객의 신경계가 다른 가능성들을 느끼도록 한다. 고객의 손바닥을 이마 위에 놓고 머리를 회전시키고 따라서 어깨와 상지를 관여시킴으로써 머리 회전 움직임에 대한 덜 분리된 움직임을 일으키는 것과 같은, 인위적인 제약들이 사용될 수 있다. 그 후에 어깨의 근육들은 머리를 회전시키는 과정에서 더 쉽게 분리될 수 있다. 임상가가 이용하는 이런 타입의 치료는 편안하고 안전한 환경을 제공하여 차례로 탐험하고 동조하고 마지막으로 이끌어가서 결국 고객에 의해 지각되고 생산될 수 있는 움직임에 대한 새로운 선택들을 만들어 내는 것이다. 임상가는 이런 새 움직임 패턴들을 더 강화시키기 위해 고객들에게 ATM 레슨을 제공하거나 고객이 일상의 기능성 활동들의 전체맥락 안에서 새 움직임 패턴들을 탐험하도록 할 것이다.[8,20–22]

움직임을 통한 인지 (Awareness Through Movement)

ATM은 한 사람 또는 공간이 허용한다면, 큰 그룹을 구성하는 사람들에게 구두로 지시되는 움직임 과정이다. ATM레슨은 www.OpenATM.com에서 찾을 수 있다. 서로 다른 사람들이 그들이 수행할 수 있는 수준에서 그 레슨 자료를 이용하여 어느 특정 레슨에 매우 개별화된 방식으로 반응한다.[23] 임상가의 스킬 중에 하나는 시작점으로서 레슨의 적절한 수준을 선택하는 것이고 그 후 더 높은 수준의 기능으로 진행하는 것이다.

ATM 레슨은 개인이 그들의 자세조절을 어떻게 체계화하는지를 탐험하는 일반적인 움직임 형태를 이용한 구조화된 움직임 탐험이다. 레슨은 바로 누운 자세, 엎드려 누운 자세, 앉은 자세, 또는 선 자세에서 수행되어지고 작은 회전, 구부리기, 또는 체중 이동과 관련된다. 고객은 최소한의 노력으로 움직이도록 요청되어지고 의도된 움직임의 조절을 유지한다. 고객의 의도는 긴장과 노력이 발생되는 신체부위로 향한다. 임상가의 역할은 조절의 패턴과 제한을 인식하고 고객의 역량 안에서 역동적인 방식으로 움직임의 경계를 탐험하는 것이다. 이 움직임 과정은 자세변화와 고객이 느끼고 재생산할 수 있는 조절 패턴의 변화를 발생시키고 결국에는 습관적인 패턴을 바꾸도록 더 효율적이고 편안한 패턴을 발견하기 위해 사용되어진다.

작고 느린 단순한 움직임은 첫 번째로 노력을 감소시키고 인지를 최적화하기 위해 수행되어진다. 감각 생리학에서 **웨버-페크너(Weber-Fechner) 원칙**은 과도한 노력이 작은 변화를 감지하는 우리의 능력을 방해한다는 생각을 지지한다. 레슨은 바로 누운 자세에서 무릎관절이 굽힘된 채로 고관절(엉덩관절) 외회전(external rotation)에 관여하는 매우 작은 움직임부터 시작한다. 이 움직임은 10번에서 20번 약간 다른 방식으로 반복 되어질 것이다. 이 과정 동안, 인지는 척추의 회전, 반대쪽 고관절(엉덩관절)이 바닥으로부터 들리는지, 호흡 패턴의 변화, 반대쪽 다리 또는 발의 경직, 또는 반대측 다리로 바닥을 누르는 것과 같이 인지는 몸의 다른 부위들의 개입에 대해 생각한다. 이 단순 움직임이 가장 명확하게 그리고 최소한의 노력으로 수행되어질 때, 반대쪽 다리는 완전하게 이완되어지고 척추는 체중이 외측으로 이동할 때 회전할 수 있게 될 것이다. 신체 다른 부위들은 다른 방향에서 움직이는데 자유롭게 될 것이다: 예로, 머리의 회전이나 끄덕임이 쉽게 될 것이다. 만약 고객이 다리나 발을 경직되게 유지하고 호흡을 멈추거나 골반과 척추의 회전과 체중이동을 경험하지 않는다면, 그 고객은 그가 바람직한 움직임과 관련이 없는 기생적 활동을 하고 있는 것을 발견한 것이다.

임상가는 고객이 지지면과 관련하여 골격을 통해 어떻게 체중을 구성하는 지와 골격의 사용이 적절한지를 본다. 추가적인 질문은 다음을 포함한다: 고객이 자세를 유지하거나 바꾸는데 얼마나 많은 노력을 하는가? 움직임의 의도가 명확한가? 모든 신체분절들이 의도된 움직임에 적절하게 참여하도록 구성되어있는가 또는 한쪽 다리가 다른 의도로 고정되고 그 움직임을 덜 효율적이고 잠재적으로 위험하게 만드는가? 한쪽 신체분절을 조절하는 타이밍이 적절하게 다른 쪽 움직임에 영향을 미치는가? 고객이 더 잘 노력을 줄이고 작은 변화들을 식별하여야 더 정확하게 각 활동을 조절할 수 있다. 이런 유형의 관찰은 ATM의 과정 동안 수행되는 지속적인 평가의 기본을 형성한다.

ATM 레슨은 일반적으로 참신함을 이용한다. 레슨은 그 과정 동안 움직임 (구르기, 서기)의 결과가 명확하지 않은 방식으로 구성될 수 있다. 참신함의 사용은 고객이 습관적인 움직임 패턴으로 회귀함 없이 진행과정에서 움직임의 세부사항에 대해 더 나은 인식을 고객이 유지하도록 한다. 이런 방식으로, 운동조절의 새로운 패턴이 발달될 수 있다. 이 과정을 보조하기 위해, 인위적인 제약이 이용 되어진다. 이는 움직이는 통로에 장애물을 놓거나 움직임이 골반의 후방경사에서 잠귀는 것과 같은 특별한 방식으로 행해진다. 제약은 움직임이 어떻게 만들어지고 제약이 제거될 때 대체 패턴이 어디서 발달되는지에 대한 인식을 만드는데 도움을 준다.

특징 구분 (DIFFERENTIATING CHARACTERISTICS)

요약하면, 체성 교육의 *펠덴크라이스 방법(FM)*은 신체 이미지, 동작의 인지, 그리고 운동조절의 새로운 패턴을 발달시키는데 초점을 맞춘 학습 접근법이다. FI와 ATM 요소의 접근법은 도수치료적 접근법으로 고려되거나 안될지도 모른다. FI는 더 일반적으로 도수치료적 접근법으로 고려되고, ATM은 구두 안내 과정으로 생각되어지나, 둘 다 신체 학습의 경험과정을 만드는 더 큰 목표에 종속된다. 그러나, 더 적절한 움직임 패턴의 확립에 역점을 두는 것이 도수물리치료의 목표와 일치하고 도수치료의 대체형태로 고려되거나 도수치료 사용에 보조로서 이용될 수 있다. 임상가와 고객의 문제에 따라, FI의 도수치료적인 면은 새로운 패턴의 운동조절에 대한 분리와 통합의 발달에서 과도기적 과정이나 시작점이 될 것이다. 자주 그 과정은 안내된 능동 움직임과 도수치료적 촉진 사이에서 앞뒤로 엮일 것이다. 각 케이스에서 그 목표는 자기인지를 발전시키고 문제해결을 향상시키고 다른 측면에서 고객에게 그 스스로의 움직임과 웰빙에 대해 더 효율적으로 책임지도록 하는 것이다. 지속적인 검사 과정은 임상가가 환자의 반응에 따라 진행을 결정하는 치료 행위 안에 포함되어 있다. 이 방식에서 고객의 모든 과정은 완전하게 개별화 되어 있고 움직임 문제의 확인, 기능적 문제들, 그리고 개별적인 목표들로 초점이 맞춰져 있다.

FM의 발달 지점에서는 진단적 분류과정이나 카테고리가 확립되어있지 않았다. 그 기준은 항상 정상 움직임과 가장 효율적인 역학, 움직임의 경제성, 그리고 환자의 근골격계와 신경계가 생산할 수 있는 편안함이다. 학습은 신체 이미지와 운동조절에 의한 변화에 의해 지지되는 최적의 움직임 패턴을 가진 연쇄적인 접근의 세트로서 이해된다.

개별화된 과정으로서, 검사나 치료적인 면들이 제한되어 있지 않아서 그 과정은 임상가가 고객을 위해 학습 환경을 발전시키는데 있어 매우 창의적이도록 요구한다. 다른 독특한 면은 이 과정이 탐험적이라는 것이다. ATM과 FI 둘 다 다양한 움직임의 제공에 의해 진행되고 그래서 관련된 반복적 움직임 안에서 그 차이를 경험하도록 기회를 제공하고, 따라서 미묘한 조절 가능한 차이점들과 어떻게 움직이고 활동 할 지와 관련된 가능한 선택들을 생각하게 한다. 이 과정을 통해 고객과 임상가 둘 다 조절과정과 가능한 쉽고 편안한 활동을 찾는다. ATM과 FI의 양식은 독특하고 서로 매우 다르다. 한편으로는 ATM은 움직임 탐험에 위한 제안의 특정 배열로 생각되어지고 큰 그룹의 사람들이나 오디오 또는 비디어 미디어를 통해 나타난다. 그러나, 이런 맥락에서 조차, ATM의 경험은 여전히 매우 개인적이고 프레즌테이션 과정은 탐험의 개인적인 특성에 스트레스를 준다. 반면에 FI는 순간 순간의 기반 위에 치료사와 고객사이에 독특하게 펼쳐지는 완전히 자발적인 과정이고 고객의 반응들은 임상가의 조사에 통합되고 그 반응들은 움직임 조절에서 새로운 기능적 관계를 이끌지도 모르기 때문에 그런 반응들을 이해하는 임상가의 경험에 통합된다.

근거 요약 (EVIDENCE SUMMARY)

검색 전략과 평가 방법
(Search Strategy and Method of Evaluation)

이 근거 요약을 끝마치기 위해, 다음 데이터베이스들이 검색되어졌다: Medline, CINAHL, PsychINFO, SPORTDiscus. 리뷰는 다음 찾기 용어들을 이용해서 검색되어졌다: *펠덴크라스(Feldenkrais), 움직임을 통한 인지 (awareness through movement, ATM) 그리고 기능 통합 (FM).* 임상 연구의 항상 진화하는 특성 때문에, 이 요약은 이 주제에 관련하여 출판된 모든 근거에 대한 포괄적인 설명을 나타내지는 않는다. 독자는 이 주제와 관련된 더 최근 논문을 검색하도록 추천된다.

Feldenkrais Guild of North America는 전세계에 걸쳐 FM에 관해 수행된 모든 연구의 참고문헌을 유지하고 있다. 이 참고문헌은 국제 사이트들과 인정되는 연구 디자인인 케이스 리포트부터 이중 맹검법된 대조군을 이용하여 만들어진 논문 그리고 석사학위 논문, 박사 논문 또는 저널 논문으로 출판되어진 것등 모든 연구자료에 대한 링크를 포함한다. 이 목록은 매년 갱신되고 www.feldenkrais.com/research/res_bibliography.htm에서 이용이 가능하다.[25]

결과의 요약과 임상적 의미
(Summary of Results and Clinical Implications)

이 주제로 출판된 많은 논문들은 단순 또는 복합 사례 연구(case studies)의 형태로 되어 있다. 이 리포트들은 기능적 이득을 얻은 성공적인 치료들에 대한 상세한 정보를 포함한다. 이 유형의 논문의 예로 척수손상 환자 그룹의 향상된 기능 움직임에 대한 보고서,[26] FI를 이용한 3명의 사람에서 말 더듬기의 감소,[27] 외상성 뇌손상을 가진 두 여자의 극적인 기능 향상,[28] 허리통증의 해결,[29,30] 류마토이드 관절염을 가진 4명의 여자에서 통증의 감소와 향상된 움직임,[31] 다발성 경화증을 가진 4명의 여자에서 향상된 움직임과 웰빙,[23] 그리고 파킨슨병을 가진 사람의 기능 향상[32]을 포함한다. 별개의 두 논문에서,[33,34] 스테펀(Stephens)은 임상연구의 결과를 보고했는데 80% 이상의 고객들이 초기 목표들의 100%를 달성하였고 전체 거의 200 명의 고객들과 90개의 서로 다른 ICD−9 진단 코드들에 대해 90% 이상의 고객들이 최소 75%의 초기목표들을 달성하였다고 설명한다. 치료 에피소드당 방문횟수는 ***물리치료사 실기에 대한 가이드(Guide to Physical Therapist Practice)***에 의해 제안된 가이드라인 안에 잘 맞아 떨어진다.[35]

아비스(Ives)와 쉘리(Shelly)[36]는 1996년에 출판된 연구자료들을 검토했고 수많은 케이스에서 잘 조절된 연구디자인이 사용되어지지 않거나 실험 과정에서 다른 오류가 있었다는 것에 주목했다. 그러나 그들은 “이상적인 이론적 체계에 알맞은 긍정적인 연구들의 숫자” 때문에 더 많은 연구가 보장되어진다고 결론지었다. 최근 더 효율적인 방법, 더 큰 그룹, 그리고 이중맹검법을 이용한 연구에 일치하는 많은 수의 연구들이 수행 되어졌다. 뒤따르는 간단하게 살펴 본 내용은 이것이 네 가지 일반적인 분야의 임상적인 결과들: 통증 조절, 운동 조절, 가동성, 그리고 정신적/삶의 질 효과와 관련되어지기 때문에 이 접근법의 효율성을 토론할 것이다.

통증 조절에 대한 펠덴크라이스의 효과 *(The Effectiveness of the Feldenkrais Method in Pain Management)*

데로사(DeRosa)와 포터필드(Porterfield)[37]는 물리치료 클리닉에서 보이는 요통의 기반을 이루는 운동조절 요소들을 가장 성공적으로 치료하는 수많은 치료방법 중에 FM을 포함했다. 펠덴크라이스 치료법을 찾는 고객의 50% 이상이 기능을 방해하는 통증에 불만이 있다. 섬유성 근육통은 일반적으로 증가되고 있는 진단이다. 2달 동안 일주일에 두 번 ATM을 사용하여 섬유성 근육통을 가진 5명의 여자를 치료한 연구에서, 딘(Dean) 등[38]은 통증에서 상당한 감소와 향상된 자세, 보행, 잠자리 그리고 신체 인지를 보였다고 보고했다. 이 연구를 복제하기 위한 시도에서, 섬유성 근육통을 가진 16명에게 반복된 치료 디자인을 사용한 Stephens 등[39]은 통증과 가동성 변수들에서 변화를 관찰하였으나 반복된 기준 치료들의 높은 변동성에 의해 신뢰를 잃게 된다. 비어만(Bearman)과 쉬파만(Shafarman)[40]은 통증 지각에서 큰 감소, 기능적 상태에서 향상, 통증 치료약 사용의 감소, 그리고 7명의 만성 통증 환자 그룹에 대한 8주 집중 FM 치료 패러다임 다음에 1년 추적 기간 동안 40%의 의료 비용 감소를 발견했다.

34명의 만성 통증환자에 대한 후향 연구에서, 필프스(Phipps) 등[41]은 FM이 통증을 감소시키고 기능을 향상시키는데 도움을 주고 ATM방법이 퇴원 후 2년이 지난 환자에 의해 여전히 독립적으로 사용된다는 것을 보여줬다. 요통을 가진 35세에서 67세 사이의 12명의 환자에 대한 또 다른 연구에서 5주 동안 ATM 레슨을 수행했고 알랙산더(Alexander)[42]는 간의 시각 통증 척도(VAS pain scale)과 오스웨스트리 요통장애 지수(Oswestry Disability Index) 측정법에서 통증의 상당한 감소를 보였다. 스웨던(Sweden), 런드블라드(Lundblad), 엘레트(Elert), 그리고 걸들(Gerdle)[43]에서 97명의 자동차업체 근로자들에 대한 연구에서 펠덴크라이스 치료그룹의 목과 어깨통증에 대한 불만과 레저 활동 동안의 장애가 무작위로 배정된 물리치료 그룹과 대조군 그룹과 비교하여 상당한 감소를 보였다. 런드블라드(Lundblad) 연구는 통증 조절분야에서 최근에 가장 잘 실험된 디자인이다. 종합적으로 생각해 볼 때, 이 논문은 FM이 효율적으로 통증을 감소시키고 역학적 문제로 통증을 가지는 사람들의 수행능력을 향상시키는데 사용될 수 있다.

운동조절과 자세 조절에 대한 펠덴크라이스 방법의 효과 *(The Effectiveness of the Feldenkrais Method in Motor Control and Postural Control)*

운동조절분야에서, 세가지 종류의 문제들이 탐험 되어진다: 표준적인 작업 동안 근육그룹의 활동변화, 호흡과 관련된 자세 조절 변화, 그리고 선 자세에서 균형 및 가동성과 관련된 자세조절. 21명의 피실험자를 가진 한 실험에서, 굴곡을 탐험하는 ATM교육이 복근의 근전도 활동의 감소와 표준화된 바로 누운 자세에서 굴곡 과제의 인지를 훨씬 더 쉽게 수행되도록 이끌었다. 두 번째 그룹은 형상화의 효과와 ATM 과정 동안 사용된 제안을 조절하기 위해 사용되어졌고 이는 그 변화들이 탐험적인 움직임들 자체의 결과라는 것을 의미한다. 30명의 피실험자를 이용한 또 다른 연구에서 대조군과 비교하여 바로 누운 자세에서 경추(cervical spine) 굴곡 관절 가동범위의 증가와 인지 노력의 감소를 보고했다.[45] 몇몇 그룹들은 슬괵근(뒤넙다리근, hamstring muscle) 길이에 대한 FM의 효과를 연구하는데 흥미있어했다. 뒤넙다리근 기능을 보기 위해 연구에서 제임스(James) 등[46]과 호퍼(Hopper), 콜트(Kolt), 그리고 맥코빌(McConville)[47]은 대조군의 이완과 정상활동과 비교하여 뒤넙다리근을 늘리도록 디자인된 ATM 교육 후 뒤넙다리근 길이에서 변화가 보고되지 않았다. 그러나, 이 연구들은 한 번의 교육 후 ATM의 효과를 조사했다. 스테펀(Stephens) 등[48]은 3주에 걸쳐 사용된 뒤넙다리근 신장 ATM 교육세트의 효과를 연구했고 정상활동 대조군과 비교하여 뒤넙다리근 길이에서 크고 상당한 증가가 있었다. 이 결과는 한 번의 교육보다 일정기간의 교육이 적절한 학습을 위해 대부분의 사람들에게 요구된다는 것을 제안한다.

사라스워티(Saraswati)[49]는 ATM 교육 시리즈 후 어리고 건강한 대조군과 비교하여 복부의 증가된 움직임과 관련된 호흡 패턴의 변화, 척추기립근(erector spinae, 척추세움근)의 증가된 사용과 관련된 자세 변화, 증가된 최대 호기 속도를 보였다. 파킨슨 환자에게서 ATM의 사용이 호흡, 가동성, 그리고 자세조절을 향상시킨다고 보고되었다.[50]

다발성 경화증을 가진 네 명의 여성에 대한 초기 연구에서, 스테판(Stephens) 등[23]은 이동능력의 향상과 향상된 균형과 움직임 조절 능력에 대한 주관적인 보고서를 기록하였다. 추후 연구에서, 스테판(Stephens) 등[51]은 이중 맹검법 디자인을 사용한 연구에서 오직 교육 목적만 제공한 그룹과 비교해서 균형수행능력과 균형 자신감에서 상당한 향상을 발견했다. 무작위로 59명의 여성 노인을 세 그룹으로 나누어서 10주의 ATM 교육시리즈를 수행한 비슷한 연구에서, 할(Hall) 등[52]은 일상생활 점수, 일어서서 걷기 검사(TUG test), 버그(Berg) 균형 평가, 그리고 SF-36에서 3가지의 8등급에서 향상을 발견했다. 이 연구 결과는 Vrantsidis 등[53]에 의한 더 큰 추후 연구에서 확인되었다. 시걸트(Seegert)와 샤피로(Shapiro)[54]는 건강한 젊은 피실험자를 대상으로 한 정적 선 자세 조절에서 변화를 보고했다. 이 연구들은 ATM과 FI는 운동 조절의 개별적인 면 외에, 자세와 균형과 같은 운동조절의 더 넓은 면을 효과적으로 향상시키는데 사용될 수 있다고 제안한다. 조절의 이 향상들이 향상된 기능적 움직임으로 전환될 수 있다.

기능적 움직임에 대한 펠덴크라이스 방법의 효과 *(The Effectiveness of the Feldenkrais Method in Functional Mobility)*

몇 가지 연구들이 일어서서 걷기 검사(TUG test)와 다른 측정방법을 이용해서 기능적 움직임의 향상을 보였다. 이 연구들은 건강한 노인들[52,55,56]과 다발성 경화증을 가진 환자들[23]을 대상으로 수행되었다.

삶의 질과 신체 이미지에 대한 펠덴크라이스의 효과성 *(The Effectiveness of the Feldenkrais Method in Quality of Life and Body Image)*

초기에 언급했던 것처럼, 펠덴크라이스의 사고는 심리학과 생리학의 이론에서 근거된다. 무시되어졌던 그의 연구는 사람들의 삶에서 작용하는 성숙함의 수준을 향상시키는 방법을 제시할 것이었다. 이것은 삶의 만족과 같은 심리학적 변수의 변화가 연구되어져야 한다고 제안한다. FI를 장기간 경험한 10명의 피실험자를 대상으로 한 질적 연구에서, 스테이셀(Steisel)[57]은 신체 인지, 동기, 자존감, 그리고 근심 정도에서 향상을 발견했다. 무작위 교차설계 연구에서, Johnson 등[58]은 20명의 다발성 경화증 환자 그룹을 대상으로 펠덴크라이스 교육 후 지각된 스트레스와 근심의 상당한 감소를 발견했다.

덴(Dunn)과 루거(Rogers)[59]는 신체 한쪽에 가벼운 감각과 신장을 발생시키기 위해 그쪽 신체에 부드러운 털로 솔질을 하여 감각 이미지의 순서화와 관련된 ATM 교육을 사용했다. 점토상의 분석을 이용하는 흥미로운 연구에서, 데그(Deig)[60]는 ATM교육 시리즈 후에 신체 이미지에 대한 세세함과 형태의 확장을 보고했다. 이 연구는 주워드와 세코드의 신체집중 척도(Jourard Secord Cathexis scale)을 이용하여 ATM 교육 시리즈로부터 신체 이미지의 향상을 발견한 에겔리드(Elgelid)[61]에 의해 확장되어졌다. Hutchinson 또한 이 scale을 사용했고 비만 여성 그룹에서 신체 이미지의 향상을 보고했다. 이 분야에서 가장 잘 디자인된 연구는 섭식장애를 가진 30명의 환자를 대조군으로 배정하였다. 라우머(Laumer) 등[63]은 결과를 측정하기 위해 표준화된 정신검사를 사용했다. 그들은 9시간 과정의 ATM과정이 신체와 자기 자신에 대해 받아들이는 수준을 향상시키고, 무력감과 의존성에 대한 느낌을 감소시키고, 자존감을 향상시키고, 실험군에서 전체 개성의 성숙함에 대한 일반적인 과정을 촉진시켰다고 결론지었다. 뇌혈관 장애 후 2년 이상 된 사람들에 대한 선행연구에서, 바트손(Batson)과 데우슈(Deutsch)는 6주 동안 주당 두 번의 ATM교육 후 역동적 보행, 버그 균형 검사(Berg Balance Scale), 그리고 뇌졸중 영향 지수(stroke impact scale)에서 큰 향상을 보고했다. 추후연구에서 뇌혈관장애를 가졌던 더 큰 피실험자 그룹이 버그 균형 검사와 시간별 움직임 배터리(Timed Movement Battery)의 요소들에서 상당한 향상을 보고했다. 이 연구는 움직임 상상능력 측정(Movement Imagery Questionnaire)을 사용하여 피실험자들이 움직임을 이미지화하는 능력을 향상시켰다는 것과 움직임을 이미지화하는 능력과 균형의 향상 사이에 강한 상관관계가 있다는 것을 발견했다.[65]

구트만(Gutman) 등[66]은 건강한 노인 인구를 세 그룹: 6주 ATM, 6주 표준운동, 그리고 운동하지 않는 대조군 그룹으로 나누어 펠덴크라이스와 관련된 첫 번째 연구를 행했다. 측정방법과 디자인 문제 때문에 비록 그들이 운동과 운동하지 않는 대조군 그룹들과 비교하여 기능적 또는 생리적 측정에서 펠덴크라이스의 추가적인 이득을 보여줄 순 없었지만 그들은 펠덴크라이스 그룹에서 건강상태에 대한 전체적인 자각에 대해 향상되는 경향을 발견했다. 비슷한 발견이 다발성 경화증을 가진 사람들을 대상으로 하여 보고되었다. 다발성 경화증을 가진 50명의 피실험자를 대상으로 한 연구[67]와 행복 지수(well being index)를 이용한 다발성경화증을 가진 4명의 여성을 대상으로 한 연구[23]에서 행복 지수가 향상되어진 것이 보고되어졌다.

미래 연구에 대한 제안
(Suggestions for Future Research)

이 장에서 보여준 근거들을 기반으로, 이 분야의 전문성에 대해 더 비판적인 질문을 이끄는 제안들로서 다음 질문들이 제공된다. 이 제안들은 이전 논문에서 요약되어 있다.

- 몸통과 상체 근육 톤을 감소시키는 것이 무게중심을 더 낮추고 균형조절을 향상시키는가?
- FI 또는 ATM이 실질적으로 신체에 대한 사람들의 인지를 증가시키는가?
- 신체 이미지 향상과 운동조절 향상 사이에 무슨 관계가 있는가?
- 이 방법들이 재발의 두려움, 활동을 수행하는 자신감, 삶의 질과 같은 생체심리사회 변수에서 장기간인 변화를 일으키는가?
- FMRI 또는 다른 비슷한 기술을 사용하여 뇌의 가소성을 평가함으로써 펠덴크라이스 방법의 연습 동안 발성하는 운동조절 과정에서의 변화를 발견하는 것이 가능한가?

요약과 결론
SUMMARY AND CONCLUSIONS

고객은 일반적으로 통증을 조절하거나 특정 일상생활의 전체 맥락 안에서 발생하는 어려움을 해결하는데 흥미를 가지고 학습 세션에 참여한다. FI와 ATM의 과정은 특정 활동의 자세와 동작과 신체 분절 조직의 학습, 협응, 그리고 기능적 맥락에서 확립된 운동조절 안에서 이용될 수 있다. 이 과정에 포함된 것은 고객이 문제가 되는 패턴을 인지하는 방법을 배우고 다양한 선택권을 제공하고 스스로 그 문제들에 해결책을 체계화하는 과정이다. 이 접근법의 근본이 되는 철학은 구체적인 물리적 방식으로 행동을 변화시킬 수 있는 선택권을 생산하는 과정을 통해 고객에게 동작과 그 결과에 대한 인지능력 향상을 발전시키고 통합할 수 있도록 권한을 부여하는 방법을 찾는 과정이다.

글상자 20-4 특징 분별

- 펠덴크라이스 방법은 구체적인 물리적 방식으로 행동을 변화시킬 수 있는 선택권을 생산하는 과정을 통해 고객에게 동작과 그 결과에 대한 인지능력 향상을 발전시키고 통합할 수 있도록 권한을 부여하는 방법을 찾는 과정이다.
- 이 과정에 포함된 것은 고객이 문제가 되는 패턴을 인지하는 방법을 학습하고 다양한 선택을 통해 그 문제들에 대해 그들 자신의 해결책을 체계화하는 과정을 찾는 것이다.

임상 사례 (CLINICAL CASE)

초기 검사 (Initial Examination)

현재 병력: J.C.는 주 증상으로 왼쪽에 집중된 요통을 가진 55세 여성이다. 왼쪽 엉덩이로 방사되는 둔한 통증과 어깨와 목으로 올라가는 통증이 있다. 그녀는 12년 전 사고 이후 만성화된 천장관절(sacroiliac joint, 엉치엉덩관절) 불안정성으로 진단된 문제를 가지고 있다. 그녀는 이 사고가 계단에서 넘어지면서 좌골과 등으로 떨어지면서 발생했다고 "골반의 왼쪽 부위에 박혔다고" 묘사했다. 그녀는 2년 후 운동하다가 다시 운동장비에 그리고 일년 후 슈퍼마켓에서 넘어지면서 엉덩이 부위로 떨어져서 이 부위를 재 손상 당하였다. 그녀는 왼쪽 천장관절이 방해에 매우 민감한 "약한 부위"로서 묘사한다. 치료를 받기 위해 오기 일주일 전 서랍을 닫기 위해 앞으로 구부릴 때 천장관절(엉치엉덩관절)이 "어긋났다." 이것이 일반적인 문제이고 수년 동안 카이로프랙틱 치료를 통한 왼쪽 천장관절을 재정렬하고 안정화시키려는 노력은 성공적이지 않았다. J.C.는 또한 수많은 넘어짐을 보고했고 그녀는 균형감각이 일반적으로 좋지 않다고 생각한다. J.C.는 심리치료사이며, 대부분의 시간을 컴퓨터 키보드 앞에 앉아서 지낸다.

관찰 (Observation):

- 앉기와 서기 자세의 관찰에서 과도한 양의 요추 전만증이 보였다. 요추 근육 톤이 촉진에 의해 검사되었을 때 왼쪽 요추 신전근은 등이 테이블에서 아치형으로 떨어지도록 엎드려 누운 자세와 바로 누운 자세에서 더 딱딱하고 짧다.
- 양측 경골(tibia, 정강뼈)이 무릎에서 외측 회전되어 있고 오른쪽이 왼쪽보다 더 회전되어 있다. 선 자세와 보행에서, 비록 아니지만 고관절(hip joint, 엉덩관절)이 외회전(external rotation) 된 것 같은 인상을 준다.
- 보행 관찰 시 몸통 회전의 감소, 증가된 걸음 수, 감소된 걸음길이, 상대적으로 넓은 지지면, 그리고 양측성 선 다리의 내전 감소. 보행은 속도를 증가시키는데 어려움을 가진 느린 걸음속도를 보였다.
- J.C.는 왕복조절 방식으로 16인치 직경의 치료용 공에 앉을 수 없었고 공으로부터 다시 일어날 수 없었다. 공 위에서 앉기에서 서기로 이동 시 상지를 몸통 위에 놓거나 외부물체를 이용한 보조가 요구되었다. 그녀는 지면에서 한번의 완전한 스쿼트를 할 수 없었다.

관절가동범위 (Range of Motion):

- 양측 고관절(hip joint, 엉덩관절) 굴곡이 왼쪽 100°, 오른쪽 110°로 제한되어 있다. 요추의 굴곡과 회전이 J.C.가 팔꿈치와 무릎 위에 네발기기 자세를 취할 수 없도록 제한되어 있다. 통증 때문에 네발기기를 할 수 없는지를 물었을 때 그녀는 통증은 없고 긴장을 왼쪽 요추부위에서 느끼고, 더 구부린다면 다칠 것을 두려워하고 있었다.
- 90°로 고관절(hip joint, 엉덩관절) 굴곡하여 측정된 뒤넙다리근육 길이는 왼쪽 = 45°, 오른쪽 = 60°
- 대퇴사두근(quadriceps femoris muscle, 넙다리네갈래근)은 양측 모두 짧아져 있으며, 엎드린 자세에서 무릎 굴곡 시 105°로 측정되었다.
- 족관절 배측굴곡(**등쪽 굽힘**, dorsal flexion)은 능동과 수동 검사에서 양측 모두 5°로 제한되어 있다.
- 목 굴곡은 45°로 제한되고 회전은 왼쪽이 오른쪽보다 제한되어 있고 대략 정상범위의 50% 정도이다.
- 양측 견관절 굴곡= 140°, 외전= 135°, 외회전(external rotation)= 70°, 내회전(internal rotation)= 60° 그리고 경미한 거북목자세.

근력 (Strength):

- 상지 근력은 정상이다.
- 몸통과 하지 근력은 손상되어 있다. 몸통 근력은 양측 굴곡근과 신전근에서 4−/5이다. 하지 근력은 고관절 신전근에서 3+, 외전근에서 4−, 대퇴사두근(quadriceps femoris muscle, 넙다리네갈래근)에서 4−이다.

신경학적 검사: 감각과 반사 검사는 정상이었다.

특수 검사들: 천장관절(sacroiliac joint, 엉치엉덩관절)기능부전에 대한 3가지 검사에서 양성이었고 아픈 쪽에서 천장관절(sacroiliac joint, 엉치엉덩관절) 기능부전의 존재를 일관되게 확인하였다.

- 압박 검사(Compression test)
- 앉은 자세에서 굴곡 검사(Sitting forward bend test)
- 누운 자세에서 앉은 자세 검사(Supine to long sitting test)
- 초기검사와 5주 후 검사에서 SF-36[70]
- OPTIMAL Baseline 과 Follow-UP instrument[71]

방사선 이미지 : 방사선 이미지는 이용 가능하지 않았다.

임상 의사결정 과정 (Clinical Decision-Making Process)

1. 이 환자는 허리를 통해, 고관절(hip joint, 엉덩관절)을 거쳐 등 위 어깨와 목으로 동반수축과 경직됨으로써 만성(그리고 여러 차례의 급성) 천장관절(sacroiliac joint, 엉치엉덩관절) 통증과 기능부전에 대해 보상 작용한 것으로 보인다.
2. 천장관절(sacroiliac joint, 엉치엉덩관절) 기능부전의 양성 진단을 보이는 검사의 가장 관련된 정보들: 왼쪽 요추의 증가된 근육 톤; 지면 이동, 네발기기 자세, 전방 굴곡, 그리고 보행을 포함한 기능적 움직임 활동 제한; 구부리기 또는 전방 뻗기 같은 단순한 움직임들에 의한 천장관절 기능부전의 시작 그리고 몸통과 고관절(hip joint, 엉덩관절) 굴곡과 관련된 많은 움직임들을 하는데 있어 공포심.
3. 천장관절 정렬문제에 대한 급성 교정은 치료 목표가 아니다. 이것은 근에너지 기법을 통해 첫 번째 기간에 쉽게 달성된다.
4. 시간이 흐르면서 천장관절의 안정성을 유지하고 기능성 수준을 확장하는 것은 중요한 장기 목표로 여겨진다.
5. 재손상에 대한 두려움으로 인한 움직임의 제한이 일반적인 문제이고, 그래서 생체정신사회적 차원에서 관련된 치료에 대한 일부 포괄적인 접근이 중요하고 따라서 펠덴크라이스 방법에 대한 적응증이 된다. 천장관절의 재정렬 후, FI를 사용해서 요추근육긴장을 다스리는 것이 계획이다.
6. 각 치료기간은 FI 과정으로 시작될 것이고, 그 후 ATM 과정을 이용해서 일부 능동적인 움직임에 의해 뒤따른다.
7. 탐험적인 ATM은 초기에 제한되거나 불가능한 기능적 움직임들을 향상시키는 방법들을 발견하고 배우기 위해 사용될 것이고 동시에 근력, 관절 가동범위, 균형, 그리고 협응 능력의 문제들을 해결할 것이다.
8. 새로운 패턴의 움직임과 근육 기능은 천장관절을 지지할 것이고 따라서 악화위험을 감소시킨다.

치료 (Intervention)

1. 왼쪽 천장관절(sacroiliac joint, 엉치엉덩관절)의 부정렬의 초기 교정은 고관절(hip joint, 엉덩관절) 90° 바로 누운 자세에서 점진적으로 굴곡된 자세에서 고관절(hip joint, 엉덩관절) 신전에 저항을 주는 근에너지 테크닉을 사용하여 수행된다(4장과 28장을 보라). 이것은 첫 번째 기간에 행해지고, 두 번째 그리고 세 번째 기간의 시작에 다시 반복되고 그 후에 더 많은 교정은 요구되지 않는다.
2. 대표적인 FI 교육들:
   - ***엎드린 자세 요추신전:*** 이 교육은 기간 2,3, 그리고 4의 시작에 사용된다. J.C.는 고관절(hip joint, 엉덩관절)과 족관절 아래에 부드러운 롤러를 놓고 매트 테이블 위에 엎드린 자세로 자세를 취한다. 그녀는 팔과 머리를 자유롭게 위치하고, 그러나 가장 편안해야 한다. 고관절(hip joint, 엉덩관절) 아래에 있는 롤러는 요추를 수동적으로 신전시키고 요추와 장골(ilium, 엉덩뼈)에 걸쳐 있는 근육들을 짧게 하고 이완하도록 허용한다. 요추 신전이나 측굴을 약간 증가시켜, 그 근육들을 도수적으로 부드럽게 팽팽하게 당겨진 근육들의 끝부위를 수용하여 더 짧아진다. 이 과정은 요추를 지나는 근육의 이완과 부드러움을 이끌고 상당한 양의 긴장을 이완시킨다고 제안되는 자발적인 심호흡과 호기에 의해 동반된다.
   - ***머리, 어깨, 그리고 늑골을 통한 압박:*** 이 교육은 세 번째 기간의 시작에 행해진다. J.C.는 편안함을 위해 무릎아래 롤러를 놓고 바로 누운 자세에 위치한다. 부드러운 지속적인 압박이 독립적으로 양측 첫 번째 늑골과 다른 방향으로 머리에서 척추 아래를 통해

도수적으로 적용되고 척추를 따라 근육들을 이완시키는 압박 힘을 창조한다. 이 교육 동안, J.C.는 여러 차례 근긴장을 이완하도록 깊게 들이쉬고 마신다. 그 교육 후 J.C.는 더 커지고, 반듯해지고 더 충분히 호흡하는 느낌에 대해 이야기했다.

- ***옆으로 누운 자세 자세에서 몸통과 어깨:*** 이 교육 동안, J.C.는 고관절(hip joint, 엉덩관절)과 무릎을 굴곡한 채로 옆으로 누운 자세 자세로 있고 다리 사이에 부드러운 롤러를 놓고 **머리** 아래에는 폼 지지대를 놓는다. 호흡으로 흉곽의 조작, 몸통을 신전하고 회전하는 움직임, 머리와 목의 회전, 그리고 견갑골의 모든 움직임이 부드러운 당기고 미는 움직임을 사용해서 탐험되어진다. 이 교육은 첫 번째로 오른쪽 옆으로 누운 자세에서 수행되고 그 후 다음 기간에 왼쪽 옆으로 누운 자세에서 행해진다. 이 교육 후에 J.C.는 왼쪽에서 (오른쪽 옆으로 누운 자세 교육) 첫 번째로 늘어나는 느낌을 가졌고 그 후 오른쪽에서 (왼쪽 옆으로 누운 자세 교육) 그리고 회전동작에서 더 많은 자유도를 느꼈다고 말했다.
- ***경추(목뼈, cervical spine) 움직임:*** 이 교육에서 J.C.는 편안함을 위해 무릎아래에 롤러를 놓고 바로 누운 자세 자세로 취한다. 하지에 부드러운 압박과 회전을 제공하여 준비한 후, 머리와 목에 접근한다. 초기에, 몸통 근육의 잔재하는 긴장은 목에 경직을 일으켰고 회전범위를 감소시켰고 머리를 들려고 할 때 무거운 느낌을 일으켰다. 목과 위쪽 등에 신전 움직임 그리고 회전과 굴곡 움직임이 탐험되어진다. 복합움직임들이 그 후에 탐험되어진다. 이 교육의 끝에서, 머리와 목은 전 범위에서 쉽게 회전되고 들어올릴 때 더 가볍게 느껴졌다. 이 교육 후에 이 움직임들을 사용한 ATM 교육이 행해졌다.(아래를 보시오)

3. ATM 기간: 네 가지 기본적인 ATM 교육이 J.C.에게 행해졌다. 각각은 그녀가 더 쉽게 제시된 움직임들을 수행할 수 있을 때 시간에 걸쳐서 발전되어졌다.
   - ***골반시계:*** 이 레슨은 매트 테이블의 가장자리에 앉아서 발은 바닥에 붙이고 팔은 다리 위에 놓고 이완시킨 상태에서 행해진다. 기본적인 아이디어는 앉아있는 지면 위에서 시계의 이미지를 이용하여 골반에 대한 분리된, 능동적인 조절과 움직임에 대한 인지를 발전시키는 것이다. 시계의 주요 면(예: 6–12)을 통한 움직임과 짧은 호로 대각선 면(예: 10–4) 움직임, 그리고 시계 밖 주위로 전체 원 움직임이 탐험되어진다. 초기에 도수적으로 움직임의 일부 방향을 제시하는 것은 유용하다. 이 타입의 교습은 다른 곳에서 더 자세히 묘사된다.[73]
   - ***치료용 공 위에 앉기:*** 골반시계 교습은 이 교육을 위한 선행학습이다. 초기에 J.C는 17인치 직경의 공 위에 앉기 위해 보조가 필요했다. 이 교습은 5가지 단계로 몇 가지 방법으로 발전되어졌다: (1) 공 위에서 골반시계 움직임을 시작하고 원모양으로 공을 굴린다; (2) 전방굴곡, 최종적으로 바닥을 닿는다; (3) 앉기에서 서기로 이동과 공에 대한 접촉을 유지한 채로 몸을 일으킬 수 있는 지점까지 작은 역방향운동을 수행한다; (4) 선 자세에서 안정화를 위해 다리의 내회전(internal rotation)과 내전 습관을 재 체계화하기 위해 선 자세 동안 다리를 외전과 내전으로 움직임; 그리고 (5) 점진적으로 공 사이즈를 17인치에서 15인치로 13인치로 감소시켜서 전체 과정을 더 어렵게 만들어 더 많은 근력과 더 나은 조절을 요구한다. J.C.에게 15인치 치료용 공이 이 움직임들을 지속적으로 발전시키도록 집에서 사용하기 위해 주어졌다.
   - ***바로 누운 자세 신전과 교각:*** (그림 20–1 과 그림 20–2) J.C.는 이 교육을 위해 위에 FI 경추(목뼈, cervical spine) 움직임을 교육받았다. J.C.는 초기에 바로 누운 자세 자세로 바닥에 눕는다. 초기 움직임은 머리 지지를 돕기 위해 어깨 옆 바닥에 손바닥을 놓는 방법을 찾는 탐험을 포함한다. 어깨를 들어올리기 위해 손을 미는 움직임과 고관절을 들어올리기 위해 발을 미는 움직임이 탐험되어진다. 목을 신전방향으로 경사지게 하는 움직임이 편안하고 안전하게 머리를 바닥으로 압박하여 어깨와 몸통을 들어올리는 방법을 찾기 위해 탐험되어진다. 이 움직임은 필요에 따라 체중지지를 손으로 보조하여 매우 주의 깊게 행해질 필요가 있다. 초기에, J.C.는 안전할 때까지 이 움직임에 대해 도수적으로 보호되고 보조되어졌다. 최종적으로 모든 신전 움직임들–목, 팔 그리고 다리는 J.C.가 손, 머리, 그리고

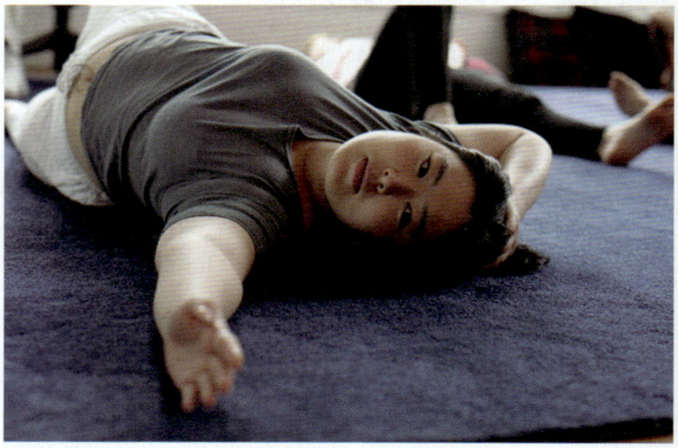

그림 20–1 바로 누운 자세 신전.

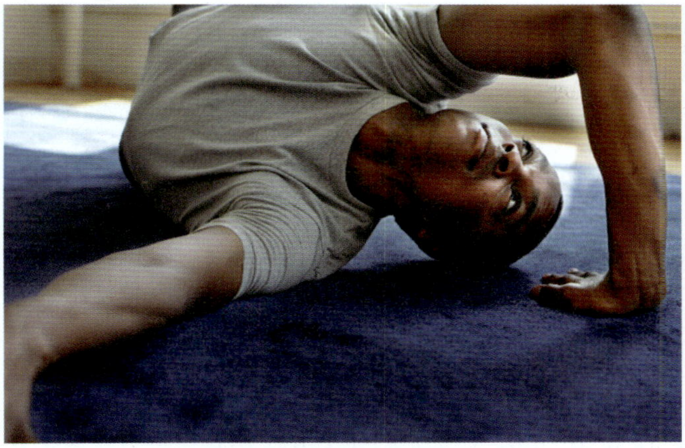

그림 20-2 바로 누운 자세 교각(bridging).

발 사이에 교각으로 전체 몸을 들어올릴 수 있을 때까지 함께 체계화되었다. 이 교습은 30분에 걸쳐서 행해졌다. 이 아이디어는 높은 수준의 기술을 발전시키는 것이 아니라 조절에 대한 개념과 등 근력을 발전시키는 것이다. 이 레슨 후에 그녀는 더 커지고 더 가벼워지고 가슴부위가 전면에 걸쳐서 더 확장되는 느낌이 있다고 말했다.

- ***새 보행과 과거의 보행:*** 균형과 조절이 더 좋아짐으로써, 그녀의 보행은 느리고 넓은 지지, 외회전(external rotation) 된, 경직된, 감소된 팔 스윙, 선 자세에서 감소된 내전으로부터 더 빠르고, 좁은 지지, 고관절(hip joint, 엉덩관절)과 팔의 스윙, 그리고 머리가 곧은 자세로 바뀌었다. 여기서 ATM교습은 각각을 명명하고 자발적으로 의식적으로 지시에 따라 과거 보행으로부터 새로운 방식의 보행 방법으로 왔다갔다 하는 것이다. 이것은 그녀가 "과거 보행"의 제한과 어떻게 그들이 생겨났고 어떻게 그들을 인식하고 어떻게 과거 보행에서 새로운 보행 방식으로 바꾸는지를 배우도록 모든 보행의 요소들을 그녀의 인지 안으로 가져온다. 이 교습은 그녀가 일상에서 100% "새로운 보행"을 하고 있다고 보고할 때까지 마지막 몇 세션에서 잠시 행해졌다.

결과 (Outcomes)

- 두 번째 세션 후, 요추와 둔부 통증이 사라졌으나 일부 상치 통증은 남아있다.
- 세 번째 세션 후, 천장관절(sacroiliac joint, 엉치엉덩관절)은 안정되어 있다. 추후 보고에서, 이것은 최소 3개월 지속되었다.
- 더 커지고 가벼워지게 느꼈고 그녀가 더 똑바로 서 있는다고 친구들이 그녀에게 언급했다.
- 그녀가 이전에 있었던 빈번한 균형 상실 에피소드를 갖지 않도록 발이 지면에 박힌 것처럼 더 안정적으로 느낀다고 보고했다.
- 그녀는 동시에 수년 동안 안전하다고 느끼지 못했던 뻗기, 들어올리기, 그리고 물건 운반하기 동작에서 안전하다고 느꼈다. 또한 더 쉽게 머리와 목을 돌리고 이는 후진 중에 후방거울을 더 이상 사용할 필요가 없을 정도로 명확하게 알아챌 수 있었다.
- 보행은 너무 극적으로 바뀌어서 그녀는 그것을 "새 보행"이라고 불렀고 이는 "탄탄하게" 느낀다는 그녀의 말로 요약된다. 이것은 그녀 인생의 젊은 시절로 자각의 근본적인 이동이었다. 보행 속도는 측정되지 않았으나 보행은 명확하게 더 빠르고 부드러웠다. 보행의 다른 변화가 위에 묘사되었다. 게임과 도전으로서, J.C.는 두 체계의 형태를 완전히 인지하는지 설명하기 위해 새 보행과 구 보행을 지시에 따라 하도록 요청되었다. 그녀는 그것을 할 수 있었다. 그녀는 지금 이전에 그녀가 하지 못했던 것을 선택할 수 있고, 원하는 방식으로 걸었을 때 인지할 수 있다.
- OPTIMAL 점수의 변화
    - 초기: 어려움(2.81/5)이 높고; 자신감(3.14 or 2.86/5)이 높다.
    - 추후: 어려움(1.95/5)이 높다; 자신감(2.36 or 3.80/5)이 높다.
    - 어려움 수준이 21.5% 감소하고; 자신감 수준이 23.5% 증가.

따라하기 (HANDS-ON)

파트너와 함께 실습실에서 다음의 활동을 수행하자.

1 FI: – 엎드린 자세 요추신전, 위에 묘사됨.

2 ATM 1: 골반시계, 위에 묘사됨.

3 ATM 2: 치료용 공 위에서 앉기, 위에 묘사됨.

4 ATM 3: 바로 누운 자세 신전, 위에 묘사됨.

5 파트너를 바꾸고 다른 사람과 이 기술들을 수행하라. 선택한 테크닉을 서로 가르쳐주고 상대방 테크닉에 대해 피드백을 제공하라.

6 만약 가능하면, 이 테크닉들 연습 시 비디오로 찍으세요. 이 테크닉을 사용했을 때 세 가지 부족부분과 세 가지 잘한 부분들에 대해 적어서 선택한 테크닉의 수행능력을 스스로 평가하시오. 치료사 자세, 환자 위치, 손 위치, 힘 방향, 환자에게 지시 등과 같은 요소들에 초점을 맞추시오. 비슷한 방식으로 다른 사람들의 수행능력을 비평하시오.

감사 (ACKNOWLEDGMENTS)

ATM 교습을 설명하는 그림들은 Feldenkrais Guild of North America public relations department로 부터 얻어졌고 동의 하에 사용되어졌다.

참고 문헌 (REFERENCES)

1. Kohler W. *Gestalt Psychology*. Paperbound ed. New York, NY: Liveright; 1970.
2. Jacobson E. *Progressive Relaxation*. Chicago, IL: University of Chicago Press; 1938.
3. Lowen A. *Bioenergetics*. New York, NY: Coward, McCann and Geoghegan; 1975.
4. Brooks CVW. *Sensory Awareness: The Rediscovery of Experiencing*. Great Neck, NY: Felix Morrow; 1974.
5. Erickson M. *Hypnotic Realities*. New York, NY: Irvington; 1976.
6. Bateson G. *Mind and Nature*. New York, NY: EP Dutton; 1979.
7. Gibson JJ. *The Senses Considered as a Perceptual System*. Boston, MA: Houghton Mifflin; 1966.
8. Feldenkrais M. *The Elusive Obvious*. Cupertino, CA: Meta Publications; 1981.
9. Hanna T. Moshe Feldenkrais: the silent heritage. *Somatics*. 1985;5:8-15.
10. Newell G. Moshe Feldenkrais: a biographical sketch of his early years. *Somatics*. 1992;7:33-38.
11. Feldenkrais M. *Higher Judo*. London, UK: Frederick Warne; 1942.
12. Feldenkrais M. *Judo*. London, UK: Frederick Warne; 1942.
13. Feldenkrais M. *Body and Mature Behavior: A Study of Anxiety, Sex, Gravitation, and Learning*. New York, NY: International Universities Press; 1949.
14. Talmi A. First encounters with Feldenkrais. *Somatics*. 1980;3:18-25.
15. Feldenkrais M. *The Potent Self. A Guide to Spontaneity*. San Francisco, CA: Harper and Row; 1985.
16. Shafarman S. *Awareness Heals: The Feldenkrais Method for Dynamic Health*. Reading, MA: Addison Wesley; 1997.
17. Schmidt RA, Lee TD. *Motor Control and Learning*. 4th ed. Champaign, IL: Human Kinetics; 2005.
18. Newell K, Vaillancourt DE. Dimensional change in motor learning. *Hum Mov Sci*. 2001;20:695-715.
19. Gallagher S. *How the Body Shapes the Mind*. Oxford, UK: Clarendon Press; 2005.
20. Rywerant Y. *The Feldenkrais Method: Teaching by Handling*. San Francisco, CA: Harper and Row; 1983.
21. Ginsburg C. Body-image, movement and consciousness: examples from a somatic practice in the Feldenkrais Method. *Consciousness Studies*. 1999;6:79-91.
22. Stephens J, Miller TM. Feldenkrais Method: learning to move through your life with grace and ease. (Or optimizing your potential for living). In: Davis C., ed. *Complimentary Therapies in Rehabilitation: Evidence for Efficacy, Prevention and Wellness*. 2nd ed. Thorofare, NJ: Slack Publishers; 2009.
23. Stephens JL, Call S, Evans K, et al. Responses to ten Feldenkrais Awareness Through Movement lessons by four women with multiple sclerosis: improved quality of life. *Phys Ther Case Rep*. 1999;2:58-69.
24. Kandel ER, Schwartz JH, Jessell TM. *The Principles of Neural Science*. 4th ed. Norwalk, CT: Appleton and Lange; 2000.
25. Feldenkrais Guild of North America. *The FGNA Research Bibliography* page. www.feldenkrais.com/resources/bibliography/
26. Ginsburg C. The Shake-a-Leg body awareness training program: dealing with spinal injury and recovery in a new setting. *Somatics*. 1986;Spring/Summer:31-42.
27. Gilman M, Yaruss JS. Stuttering and relaxation: applications for somatic education in stuttering treatment. *J Fluency Disord*. 2000;25:59-76.
28. Ofir R. A heuristic investigation of the process of motor learning using Feldenkrais Method in physical rehabilitation of two young women with traumatic brain injury [unpublished doctoral dissertation], New York, NY: Union Institute; 1993.
29. Lake B. Acute back pain: treatment by the application of Feldenkrais principles. *Aust Fam Physician*. 1985;14:53-77.
30. Panarello-Black D. PT's own back pain leads her to start Feldenkrais training. *PT Bull*. 1982;4:9-10.
31. Narula M, Jackson O, Kulig K. The effects of six-week Feldenkrais Method on selected functional parameters in a subject with rheumatoid arthritis [abstract]. *Phys Ther*. 1992;72(suppl):S86.
32. Johnson M, Wendell LL. Some effects of the Feldenkrais Method on

Parkinson's symptoms and function. Paper presented at the annual conference of the Feldenkrais Guild of North America, San Francisco, CA: October, 2001.
33. Wildman F, Stephens J, Aum L. Feldenkrais Method. In: Novey DW, ed. *Clinician's Complete Reference to Complementary and Alternative Medicine.* St. Louis, MO: Mosby; 2000.
34. Stephens J. Feldenkrais Method: background, research and orthopedic case studies. *Orthop Phys Ther Clin N Am.* 2000;9:375-394.
35. APTA. *Guide to Physical Therapist Practice.* Rev., 2nd ed. Alexandria, VA: American Physical Therapy Association; 2003.
36. Ives JC, Shelley GA. The Feldenkrais Method in rehabilitation: a review. *Work.* 1998;11:75-90.
37. DeRosa C, Porterfield J. A physical therapy model for the treatment of low back pain. *Phys Ther.* 1992;72:261-272.
38. Dean JR, Yuen SA, Barrows SA. Effects of a Feldenkrais ATM sequence on fibromyalgia patients. Poster session presented at the annual conference of the Feldenkrais Guild of North America; Tamiment, PA: August, 1997.
39. Stephens J, Herrera S, Lawless R, Masaitis C, Woodling P. Evaluating the results of using Awareness Through Movement with people with fibromyalgia: comments on research design and measurement. Paper presented at the annual conference of the Feldenkrais Guild of North America: Evanston, IL: September, 1999.
40. Bearman D, Shafarman S. Feldenkrais Method in the treatment of chronic pain: a study of efficacy and cost effectiveness. *Am J Pain Manag.* 1999;9:22-27.
41. Phipps A, Lopez R, Powell R, Lundy-Ekman L, Maebori D. A functional outcome study on the use of movement re-education in chronic pain management [master's thesis]. Forest Grove, Oregon: Pacific University, School of Physical Therapy; 1997.
42. Alexander A. Perceived pain and disability decreases after Feldenkrais Awareness Through Movement [master's thesis]. Northridge, CA: California State University at Northridge; 2006.
43. Lundblad I, Elert J, Gerdle B. Randomized controlled trial of physiotherapy and Feldenkrais interventions in female workers with neck-shoulder complaints. *J Occupa Rehab.* 1999;9:179-194.
44. Brown E, Kegerris S. Electromyographic activity of trunk musculature during a Feldenkrais Awareness Through Movement lesson. *Isokinet Exerc Sci.* 1991;1:216-221.
45. Ruth S, Kegerreis S. Facilitating cervical flexion using a Feldenkrais method: Awareness Through Movement. *J Orthop Sports Phys Ther.* 1992;16:25-29.
46. James ML, Kolt GS, Hopper C, McConville JC, Bate P. The effects of a Feldenkrais program and relaxation procedures on hamstring length. *Aust J Physiother.* 1999;44:49-54.
47. Hopper C, Kolt GS, McConville JC. The effects of Feldenkrais Awareness Through Movement on hamstring length, flexibility and perceived exertion. *J Body Mov Ther.* 1999;3:238-247.
48. Stephens J, Davidson J, Derosa J, Kriz M, Saltzman N. Lengthening the hamstring muscles without stretching using Awareness Through Movement. *Phys Ther.* 2006;86:1641-1650.
49. Saraswati S. Investigation of human postural muscles and respiratory movements [master's thesis]. Sidney, Australia: University of New South Wales; 1989.
50. Shenkman M, Donovan J, Tsubota J, et al. Management of individuals with Parkinsons disease: rationale and case studies. *Phys Ther.* 1989;69: 944-955.
51. Stephens J, DuShuttle D, Hatcher C, Shmunes J, Slaninka C. Use of awareness through movement improves balance and balance confidence in people with multiple sclerosis: a randomized controlled study. *Neurology Report.* 2001;25:39-49.
52. Hall SE, Criddle A, Ring A, et al. Study of the effects of various forms of exercise on balance in older women [unpublished manuscript]. Nedlands, Western Australia: Dept. of Rehabilitation, Sir Charles Gairdner Hospital; 1999. Healthway Starter Grant, File no.7672.
53. Vrantsidis F, Hill KD, Moore K, et al. Getting grounded gracefully: effectiveness and acceptability of Feldenkrais in improving balance and related outcomes for older people: a randomized trial. *J Aging Phys Act.* 2009; 17:57-76.
54. Seegert EM, Shapiro R. Effects of alternative exercise on posture. *Clinical Kinesiology.* 1999;53:41-47.
55. Bennett JL, Brown BJ, Finney SA, Sarantakis CP. Effects of a Feldenkrais-based mobility program on function of a healthy elderly sample. Poster session Boston, MA: Combined Sections Meeting of the American Physical Therapy Association; February, 1998.
56. Learning to improve mobility and quality of life in a well elderly population: the benefits of awareness through movement. IFF Academy. *Feldenkrais Research Journal* 2005;2. http://www.iffresearchjournal.org/.
57. Steisel SG. The client's experience of the psychological elements in functional integration. *Dissertation Abstracts International.* Ann Arbor, MI: Massachusetts School of Professional Psychology; 1993.
58. Johnson SK, Frederick J, Kaufman M, Mountjoy B. A controlled investigation of bodywork in multiple sclerosis. *J Altern Complementary Med.* 1999;5:237-243.
59. Dunn PA, Rogers DK. Feldenkrais sensory imagery and forward reach. *Percept Mot Skills.* 2000;91:755-757.
60. Deig D. Self image in relationship to Feldenkrais Awareness Through Movement classes [master's thesis]. Indianapolis, IN: University of Indianapolis, Krannert Graduate School of Physical Therapy; 1994.
61. Elgelid HS. Feldenkrais and Body Image [master's thesis]. Conway, AK: University of Central Arkansas; 1999.
62. Hutchinson MG. *Transforming Body Image. Learning to Love the Body You Have.* Freedom, CA: The Crossing Press; 1985.
63. Laumer U, Bauer M, Fichter M, Milz H. Therapeutic effects of Feldenkrais Method Awareness Through Movement in patients with eating disorders. *Psychother Psychosom Med Psychol.* 1997;47:170-180.
64. Batson G, Deutsch JE. Effects of Feldenkrais Awareness Through Movement on balance in adults with chronic neurological deficits following stroke: a preliminary study. *Complementary Health Prac Rev.* 2005;10: 203-210.
65. Batson G, Duetsch J, Stephens J. Feasibility and outcomes of group-delivered Feldenkrais Awareness Through Movement on balance in adults post-stroke: preliminary findings [submitted]. *Arch Phys Med.* 2010.
66. Gutman G, Herbert C, Brown S. Feldenkrais vs conventional exercise for the elderly. *J Gerontol.* 1977;32:562-572.
67. Bost H, Burges S, Russell R, Ruttinger H, Schlafke U. Feldstudie zur wilksamkeit der Feldenkrais-Methode bei MS–betroffenen [unpublished manuscript]. Saarbrucken, Germany: Deutsche Multiple Sklerose Gesellschaft; 1994.
68. Thoughts on future research on Feldenkrais Method: 12 views from around the world. IFF Academy. *Feldenkrais Research Journal.* 2007;3. www.iffresearchjournal.org/index2007.htm
69. Cibulka MM, Koldehoff R. Clinical usefulness of a cluster of sacroiliac joint tests in patients with and without low back pain. *J Ortho Sports Phys Ther.* 1999;29:83-92.
70. Resnik L, Dobrykowski E. Outcomes measurement for patients with low back pain. *Orthop Nurs.* 2005;24:14-24.
71. Guccione AA, Mielenz TJ, DeVellis RF, et al. Development and testing of a self-report instrument to measure actions: Outpatient Physical Therapy Improvement in Movement Assessment Log (OPTIMAL). *Phys Ther.* 2005;85:515-530.
72. Vlaeyen JWS, Kole-Snijders AMJ, Heuts HTG, van Eek H. Behavioral analysis, fear of movement/(re)injury and behavioral rehabilitation in chronic low back pain. In: Vleeming A, et al, eds. *Movement, Stability and Low Back Pain.* New York, NY: Churchill Livingstone, 2005: 435-444.
73. Feldenkrais M. *Awareness Through Movement.* Paperback edition. New York, NY: HarperCollins; 1990:115-122.

CHAPTER 21

치료적 요가의 이론과 수련

The Theory and Practice of Therapeutic Yoga

Mary Lou Galantino, PT, PhD, MSCE
Heather Walkowich, DPT

역자 : 전재국/정민근

21장 목적

이 장의 결론을 통해, 독자는 다음과 같은 것을 할 수 있을 것이다:

- 보완 대체 의학(CAM) 치료, 치료적 요가, Patanjali의 팔정도(깨달음의 8경로), hatha 요가, 호흡법(pranayama), 참선(dhyana), 제감(pratyahara, 감각들을 본래의 기능에서 거두어 들이는 것), 집중(dharana)을 정의한다.
- 전통적인 동양 의학에서 보완 대체 요법 치료의 광범위한 역할을 인식한다.
- 요가의 주요 구성 요소를 확인한다.
- 치유 과정에서 정신적, 영적 웰빙(안녕)의 중요성을 확인한다.
- 웰빙의 신체적, 정신적, 영적 부분에서 치료적 요가의 잠재적인 영향을 인식한다.
- 전통적인 물리치료에서 치료적 요가가 보조 치료로 사용하는 경우 회복을 개선시킬 수 있는 상황을 확인한다.
- 다른 자세와 몸에 영향을 주는 부분을 확인하고 설명한다.
- 평가에서 다양한 임상적 사정(assessment) 도구를 확인하고 사용하며, 임상적 수련에서는 요가를 통합한다.
- 다양한 임상 정형의학적 사례들에서 요가의 기본 원리를 적용한다.

역사적 배경 (HISTORICAL PERSPECTIVES)

보완 대체 의학 국제 센터*(National Center for Complementary and Alternative Medicine; NCCAM)*에서 정의된 바와 같이, ***보완 대체 의학****(CAM)*은 의학과 별개로 나누어지고 현재까지 전통적인 의학의 부분으로 간주되지 않은 건강 관리 시스템, 수련, 방법이다. 기법은 명상, 기도, 심상 요법(guided imagery), 침술, 정신 치료에 국한되지 않고 예술, 음악, 춤과 같이 창조적인 방법을 사용한 치료를 포함한다.[1] ***치료적 요가****(Therapeutic yoga)*는 지난 10년 동안 꾸준히 인기를 얻고 있는 움직임 치료의 한 형태이다.[2] 최근의 조사에서는 특별한 치료적 목적으로 요가를 사용한 것으로 보고되었고, 21%는 기존 의료 전문가의 추천으로 시행하였고, 31%는 기존의 치료법들이 효과가 없었기 때문에 시행하였으며, 59%는 흥미로운 치료라고 생각하였다.[3]

요가는 수련와 함께 이론을 결합한 CAM 치료의 한 형태이고 신체적인 것뿐만 아니라, 감정, 건강과 웰빙[1,4]을 촉진하도록 고안되었다. 개념적으로, 요가는 아주 복잡하게 정의한다. *요가(yoga)*라는 단어는 여러 가지로 번역되어 있으며 *yug*(접합하다)이나 *yoke*(함께 결합하다)의 어원으로부터 왔다. 기본적으로, 요가는 훈련하는 방법이나 몸과 마음을 결합하는 의미로 설명한다.

수세기 동안 치료적 양식(modality)으로서 요가의 장점은 전통적 인도 의학에서 우수하다고 하였다.[5] 최근의 요가는 서양 문화에서 인기를 얻고 있으며, 서양 보완 의학에서 가장 일반적인 심신치료이다.[6] 이것은 신체적, 정신적 이득을 촉진하는 독특한 능력이 있고, 기존 중재에 대한 비용 효율적 대안으로 요가를 한다.[7,8] 치료적 요가는 면밀한 관찰을 요구하는 새로운 분야이다; 그러나, 수련의 표준에서 완전히 적용되고 통합되기 전에; 근거가 추가로 제공되어야 한다.[9]

오랜 역사에도 불구하고, 최근 연구자들은 정밀한 조사를 위해 요가의 개념을 경험적으로 받아들이기 시작하였다. 요가의 효과는 건강한 사람들뿐만 아니라, 천식,[10,11] 심장 질환,[12,13] 관절염,[14,15] 후만증,[16] 다발성 경화증,[17] 간질,[18] 두통,[19] 우울증,[20] 당뇨병,[21] 통증 장애[22] 및 위장 장애[23]를 가진 많은 환자들에서 연구[24]되어 왔다. 이 장에서는 정형도수물리치료(OMPT)의 잠재적 보조로서 근골격계 질환 관리에 요가를 사용하는 것에 초점을 맞출 것이다.

철학적 근거 (PHILOSOPHICAL FRAMEWORK)

개념과 기원의 안내 (Guiding Concepts and Origins)

요가의 개념은 현대 ***힌두교(Hinduism)***의 전신, ***브라만교(Brahmanism)***의 시작과 함께 약 BC 1500년에 유래되었다.[25] 수백년이 지나며, 요가의 실제는 새로운 개념과 신념을 채택하고 다른 것은 포기하면서 여러 가지로 변형을 거쳐 왔다. 여러 분야로 발전하면서, 고유한 특성과 기능을 각각 유지하고, 삶에 독특한 접근 방식을 강조하였다. 각각의 접근 방식은 다르지만, 요가의 모든 분야(branches)에 대한 기본 교리는 몸과 마음을 연합할 뿐만 아니라, 신체적, 정신적, 영적 건강의 증진에 초점을 맞추고 있다.[2]

> **임상적 핵심 (CLINICAL PILLAR)**
>
> 요가의 모든 분야(branches)에 대한 기본 교리는 몸과 마음을 연합할 뿐만 아니라, 신체적, 정신적, 영적 건강의 증진에 초점을 맞추고 있다.

요가의 기본 철학은 현대 요가의 아버지로 간주하는 철학자 ***Patanjali***에 의해 쓰여진, 2000년 전 ***요가 경전(Yoga Sutras)***으로 돌아가 찾을 수 있다. 그의 경전에서, ***Patanjali***는 각 개인이 자신을 변화시키고 그들의 마음과 감정을 통해 조절할 수 있도록 만들어진 팔정도(깨달음의 8경로)를 강조하였다(그림 21-1).[25] Patanjali 모델의 각 경로는 의미와 목적이 있는 삶을 살아가기 위한 안내로서 역할을 하며, 도덕적이고 윤리적인 행위 외에 자기 수양을 강조한다. 깨달음으로 가는 Patanjali의 8경로는 도덕적 지침(*yama*), 개인 행동 개념(*niyama*), 신체적 자세(*asana*), 호흡의 의식적 조절(*pranayama*), 내면 감각의 집중(*pratyahara*), 집중(*dharana*), 명상(*dhyana*) 및 무아경(*samadhi*)을 포함한다.[2] 각 경로의 달성과 함께, 인간은 모든 깨달음에 결국 도달할 때 다음 경로로 이어진다.

전통적인 의미에서 요가는 복잡한 자세와 조절된 호흡을 넘어 삶에 대한 영적인 방법이다. 전통적으로 요가는 마음, 몸 및 영적인 것의 합체를 통해 자신을 변화시키는 것을 궁극적인 목표로 하여 신체적, 정신적 운동에 대한 광대한 정열을 포괄하는 영적 훈련을 고려해왔다. 요가의 수련은 철학적, 도덕적, 영양의 충실 외에 신체적, 정신적 운동에 대한 광대한 정열과 함께 엄격한 영적 훈련을 결합한다. 이와 같이, 요가는 삶과 건강에 전체적인 접근을 충실히 구현하고, 일생 동안 숙련되도록 최선을 다하게 한다. 1880년대 후반 서양 문화에 소개된 이후, 수련에 대한 영적 기반의 형태에서 더 많은 신체적 기반의 형태로 점진적 변화가 있었다. 이것은 요가에 대한 더 많은 신체적 기반 형태를 향한 변화가 계속 증가하는 건강의식 사회의 결과라고 할 수 있다. 표 21-1은 요가에 대한 동양과 서양의 관점을 특징지어 비교한다.[27]

이 장에서는 요가에 대한 전체적인 탐구를 할 수는 없다. 독자는 요가의 역사, 철학 및 수련을 더 탐구할 수 있도록 추가된 자료를 참고한다. George Feuerstein[9]에 의해 작성된 본문(텍스트)은 가장 많이 추천되고 요가의 역사와 철학에 가장 완벽한 작품으로 높이 평가되었다.

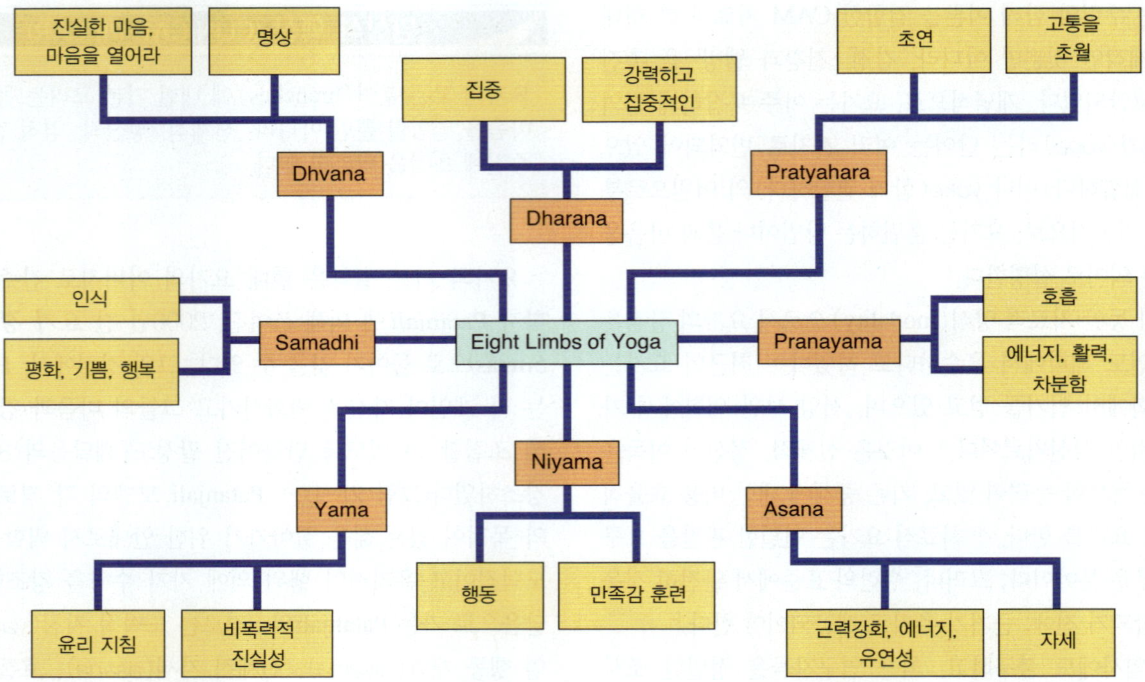

그림 21-1 Patanjali의 깨달음을 위한 8가지 경로.

표 21-1 요가 수련에 대한 특징적인 동-서양 관점의 일반화

	동양 (Eastern)	서양 (Western)
정신 집중	내적	외적
심박수	약간 변화	예측된 심박수의 80%
속도	느리게	빠르게
심장 박출	적음	높음
근육 긴장도	부드러움, 이완	비대, 단단함
호흡	움직임과 동시에	무관

출처: Magee D. Orthopaedic Physical Therapy Clinics of North America. Philadelphia, PA: W.B. Saunders; 2000.

요가의 수련 (The Practice of Yoga)

현재, 요가의 6가지 주요 분류가 있다: *raja 요가, karma 요가, bhakti 요가, janana 요가, tantra 요가 및 hatha 요가*; 각각 다수의 하위 범주를 포함하며 뻗어 있다. 서양에서 일반적으로 요가라고 알려진 것은 실제로 *hatha 요가*이고, 또한 *생활 속의 요가 (yoga of activity)*라고 알려져 있으며, 신체 자세, 심호흡(deep breathing) 및 명상(meditation)에 초점을 두고 있다. 이러한 방식은 윤리, 명상 또는 다이어트에 더 초점을 맞춘 요가의 다른 형태와 대조적이다. Hatha의 인기는 개인의 영적인 측면을 요구하지 않고 요가의 신체적 구성 요소를 인식할 수 있도록 경험적인 본질에 기인한다. 그러나, 요가의 모든 방식은 자기 변화를 통해 같은 경로로 영적 깨달음에 인도하는 것으로 생각된다.[9]

단어 *hatha*는 태양(*ha*)과 달(*tha*)에 대한 산스크리트어의 조합으로 몸에 작용하는 긍정과 부정의 힘을 의미한다.[28] 요가의 이러한 유형을 수행할 때에는 모든 운동은 부담없이 서서히 수행하고, 자신의 한계 내에서 수행해야 한다. Hatha의 매력적인 특징은 각각의 자세가 수행자의 능력 및 유연성에 따라 수정될 수 있다는 것이다. 이 특성은 그 인기에 더욱 기여하고, 모든 연령 집단을 위한 운동의 이상적인 형태를 만들어낸다. 전반적으로, 하타 요가는 최적의 유연성, 건강 및 활력을 증진시키며 신체적 자세(*asanas*), 심호흡(*pranayama*) 및 명상(*dhyana*)의 중요성을 강조하고 있다.[28]

적용을 위한 질문 (Questions for Reflection)

- 무엇이 *hata 요가*를 미국에서 우세한 요가로 만들었는가?
- 이런 요가 형태(form)의 두드러진 특징은 무엇인가?
- 왜 이러한 요가가 장애를 가진 사람에게 이상적인가?

Asanas(ā·sa·nas), 또는 신체적 자세는 심혈관계 피트니스, 근력 강화(strength), 및 유연성을 증진시키는 운동의 형태로 사용될 수 있다.[14] 각각의 자세는 몸의 인식을 증가시키고 휴식과 움직이는 동안 공간에서 몸의 적절한 자세에 기여한다. 200개 이상의 Asanas는 각각의 고유한 목적이 있다. 선 자세는 근력강화와 움직임의 용이성을 구축하기 위한 목적으로 조기에 강조되고, 일반적인 활력 증가와 순환, 협응 및 균형을 개선한다. 심부 이완을 위한 자세는 마음—몸(심신)의 연결을 촉진할 뿐만 아니라, 처음부터 시작한다. 앉고 기댄 자세, 전방 굽힘, 내번(inversion), 후방 굽힘, 비틀, 팔의 균형 및 순서의 흐름은 점차 시간이 지남에 따라 도입된다.[29] 각각의 자세는 특정 근육군의 활성을 유도하는 동시에 신장(stretching)과 다르게 이완을 촉진하고 유연성을 향상시킬 목적으로 고안되었다. 각 운동의 효과를 최대화하기 위해, 요가 자세들은 일정 시간 동안 유지된다. 선택된 자세의 유지는 안전하고 자연스럽게 근육, 인대, 힘줄의 신장(elongation)을 허용한다.[2] 표 21-2는 일반적으로 사용하는 5가지 요가 자세에 대한 간략한 설명을 제공한다.

임상적 핵심 (CLINICAL PILLAR)

요가 자세는 다음과 같이 진행한다:

- 서기(Standing)
- 앉기(Sitting)
- 기대기(Reclining)
- 전방 굽힘(Forward bends)
- 내번(Inversions)
- 후방 굽힘(Backward bends)
- 비틀(twists)
- 팔 균형(Arm balance)
- 순서의 흐름(Flowing sequences)

절차는 권장된 순서에 따라, 각 자세에서 시작하고, 유지하고, 마치는 것으로 이어진다. 움직임은 일반적으로 조절된 호흡과 함께 천천히 협응이 되게 해야 자세를 시작할 때 최대 흡기가 달성된다. 자세와 호흡은 짧게 유지하고 동시에 모두 이완해야 시작점이 최대 호기에 도달된다. 모든 자세는 균형을 위한 반대 자세를 가지며 그것이 효과이다.

특정 세션의 과정에서 다양한 자세는 종종 사용된다. 대부분의 자세는 허리와 복부의 근육을 포함한다. 선 자세는 중심을 맞추고 정렬을 위해 고안되었다. 앉아있는 자세는 선 자세보다 더 안정되도록 고안되었다. 척추보다 고관절이 더 굴곡된 전방 굽힘은 앉기, 서기, 바로눕기, 비틀, 균형잡기나 반대의 자세를 수행할 수 있다. *균형 잡기(Balancing)* 자세는 신체의 협응과 근력강화를 증진시키기 위해 고안되었다. *비틀(Twisting)* 자세는 척추, 내장기 및 근육의 활성화를 돕는다. *후방 굽힘(Backbends)*은 신전근을 강화하고, 굴곡근을 신장시키며, 전체 신경계를 자극하는 의미가 있다. *내번(Inversion)* 자세는 중력의 영향을 역전시켜 심혈관계를 강화하도록 고안되었다.

Hatha의 일부 방법들은 asana 움직임의 흐름처럼 빠르게 사용하고, **ashtanga**라고 부른다. **Iyengar**처럼 다른 것은 특정 수행을 주의하며, 장기간 자세를 유지한다. Iyengar는 서양에서 hatha 중 가장 인기 있는 방식 중에 하나이고 수행자의 특별한 요구를 수용하기 위해 소도구를 사용한다. **Viniyoga**는 또 다른 인기있는 형태이고 개인에게 맞춘 자세를 허용하며, 그래서 신체적 제한을 가진 사람들에게 유용하다.

Asanas와 함께, **pranayama**(prā·Nā·yā·ma) 또는 조절된 호흡은 요가 수련(practice)의 또 다른 중요한 부분이다. 만들 수 있는 요가 호흡 패턴의 다른 조합이 100개 이상 있다.[27] 각각은 가장 기본적인 신체 기능의 의식적 조절을 할 수 있도록 설계되었다.[2] 요가에서 호흡법은 증가된 스트레스의 영향을 억제하기 위한 에너지 관리 도구로 사용된다.[27] 코를 통하여 깊고, 율동적인 흡기와 호기 패턴은 호흡, 마음 및 감정 사이의 연결 다리이다.[9]

Dhyana(dhy·ān·a) 또는 명상은 통합된 생리적 변화의 집합을 유도하는 의식적 정신 과정으로 설명된다.[1] 명상의 수련(practice)은 몸과 마음을 고요히 하는 것을 목표로 하여 부단한 집중에서 나온다. 요가 수련에 필요한 정신적 초점은 움직임에 대한 인식을 증가시키고 존재할 수 있는 비정상적인 움직임의 패턴의 지각을 향상시키는 역할을 한다.[14,30] 이러한 증가된 인식이 근육 이완을 촉진하고 좀 더 유익한 자

표 21-2 요가 Asana의 목표

요가 자세	설명
서기 asana	강력한 기초를 세우고 근력, 체력, 결심을 키우는데 도움을 준다. 몸에 대한 인식을 키우는데 도움을 준다.
앉은 asana	엉덩이, 무릎, 발목의 유연성을 향상시킨다. 횡경막과 인후의 긴장을 줄여 호흡을 부드럽게 한다.
비틈 (twists)	척추를 확장하고 회전시켜라 (목과 어깨의 경직과 요통을 완화시키는데 이상적). 몸통을 돌리면 내장 기관이 자극되어 소화를 돕는다. 척추가 더 유연해짐에 따라 척추의 신경계로의 혈액 흐름이 향상되어 에너지 수준이 높아진다.
내번된 asana	전체 신체 시스템을 활성화 하라. 뇌는 혈액이 흐르는 방향의 영향을 받는다. 하체에 체중 부하가 없기 때문에, 내번은 피곤한 다리에 도움을 준다 (즉, 물구나무서기).
바로 눕거나 엎드린 asana	복부를 늘리고 척추와 엉덩이의 유연성을 높인다. 일부는 편안하고 다른 등, 팔, 다리는 강화한다.

출처: Smith, J. et al. Pilates and yoga: A high-energy partnership of physical and spiritual exercise techniques to revitalize the mind and body. London: Hermes House, 2005.

세와 움직임의 패턴을 장려하는 역할을 하여, 부정 정렬, 누적된 스트레스 및 통증을 예방한다. 또한, 요가 수련의 이완 요소는 지속되는 스트레스와 만성 통증으로 인한 부정적인 효과를 막아주는 것으로 여겨진다.[31]

요가 수련의 두 가지 다른 측면인 **pratyahara**(prut-yah-hah-ruh)과 **dharana**(dhah-ruh-nah)은 주의(attention)와 인식을 높이는 중요한 기술이다. 이 두 가지 방법을 수련하면 자세를 달성하는 동안 인식을 개선하는데 도움이 된다. 이러한 수련은 또한 자신의 신체적 한계를 감지할 수 있다.[9] 내적으로 주의함으로서, 이러한 수련은 개인이 패턴과 자연스런 몸의 리듬을 통해 습관을 인지할 수 있다. 이러한 개념은 dhyana의 수련과 다르고, 멈추지 않는 집중의 결과로 마음과 몸을 고요히 하고 일반적으로 다른 요가 수련으로부터 별개로 사용된다.[9]

적용을 위한 질문 (Questions for Reflection)

- 어떻게 조절된 호흡, 명상, 제감 및 집중이 물리치료에서 표준 중재의 효과를 향상시킬 수 있는가?
- 다른 중재 전-후에 실행될 때 이러한 전략이 잘 작용하는가?

선정된 사람들에서 검진과 중재의 원칙 (PRINCIPLES OF EXAMINATION AND INTERVENTION IN SELECTED POPULATIONS)

요가 수련은 심혈관계, 근골격계 및 폐 계통에 긍정적인 효과를 갖는 것으로 밝혀졌다.[32] Patel 등[33,34]은 이완과 바이오피드백 기법을 함께 한 요가 수련이 평균 혈압을 감소시키는 잠재력을 가지고 있다는 것을 찾았다. 이어서, 참가자들은 고혈압 약물의 사용을 줄일 수 있었다. 12개월 추적 기간 후에도, 연구진들은 위약 효과를 배제하고 다른 치료적 양식으로 요가를 지속한 것이 혈압의 감소가 유지되었다는 것을 발견하였다.[33]

임상적 핵심 (CLINICAL PILLAR)

*물리치료사 실무 지침*은 장애가 있거나 없는 사람에게 예방과 개선을 위한 물리치료사의 역할을 설명하였다.

일부 연구들은 *천식(asthma)과* 같은 폐의 장애에 대한 요가의 효과를 살펴보았다. 불행히도, 이러한 연구들은 대부분 단기간 효과를 요약했고 모호한 결과를 나타내었다.[32] 그러나, 일부 저자들은 기도 폐쇄의 발병 수, 발병의 심각도, 발병을 줄이기 위해 필요한 약물 투여량 및 최대 호기에 대한 요가의 장기간 효과를 결정하기 위해 시도하였다. 환자들은 4.5년 간 추적되었고, 상기한 각 변수에서 유의한 개선을 보였다.[32]

과거, 요가와 이완 기법은 많은 근골격계의 장애를 해결하기 위해 사용되었다.[15,22,30–32,35–39] 많은 정형외과적 장애는 잘못 정렬된 뼈의 구조, 근육 불균형 및 과사용의 결과이고 심각한 병적 상태로 이어져 고통을 받는다.[15,30–32,35–39] 요가는 적절한 정렬과 공간에서 신체의 인식을 증진하도록 설계되어 있기 때문에 근골격계 손상의 관리를 위한 요가의 사용은 큰 관심의 대상이 되고 있다. 현재 가장 좋은 근거는 정형의학적 장애를 치료하기 위해 운동을 사용하는 것을 촉진하고, 개선을 촉진하는 핵심 요소로서 운동의 유산소와 강화 및 가동성 요소를 중점적으로 하고 있다. 요가는 이러한 측면을 모두 포함하므로, 요가 수련이 근골격계 손상으로부터 고통받는 사람들을 위한 기능 향상에 도움이 될 수 있다고 주장할 수 있다.

적용을 위한 질문 (Questions for Reflection)

- 왜 요가에 대한 치료 효과는 대부분 정형의학과 관련된 장애에 대해 연구되었을까?
- 왜 치료적 요가의 사용이 근골격계 장애의 관리에 인기를 얻고 있는가?
- 치료적 요가의 어떤 측면이 이러한 장애의 치료에 효과를 만드는가?

정밀한 움직임에 대한 강조는 요가의 중요한 측면이고 주의깊은 집중과 특별한 움직임 패턴의 조절을 통해 촉진된다. 사지의 원위부와 근위부, 사지와 척추 사이의 관계는 요가 수련의 중요한 부분이다. 각 동작에서, 특정 구조물은 길어지고 다른 부분은 자세를 유지하기 위해 사용된다. 따라서, 요가는 근력강화, 협응 및 유연성의 향상을 촉진할 가능성이 있다. 이러한 특성은 통증을 유발하는 근골격계 장애로 고통받는 사람들에게 매우 중요할 수 있다.

만성 요통과 과후만증을 위한 치료적 요가 (Therapeutic Yoga for Chronic Low Back Pain and Hyperkyphosis)

일반적인 원칙 (General Principles)

*요통(LBP)*은 오늘날 사회에서 장애의 주요한 원인 중의 하나이며 갈비뼈에서 시작하고 다리의 상부까지 뒤쪽의 모든 통증으로 정의된다.[30,33,37,40] 요통을 치료하기 위한 다양한 중재 방법이 있지만, 자연적으로 더 만성이 되어 버리는 상태에서 효과를 증명하는 몇 가지 중재가 있다. 최근의 근거는 비활동과 휴식을 강조하는 접근에서 벗어나 점진적인 활동과 운동을 통합한 좀 더 능동적인 접근을 선호한다는 개념에 동의한다.[41,42] 요통은 보완 대체 의학(CAM) 치료의 사용을 위한 가장 일반적으로 보고된 적응증의 하나이다. 2002년에만, 100만명 이상의 사람들이 요통을 위한 중재로 요가를 사용하였다.[28]

이론적 근거와 효능 (Rationale and Efficacy)

요통(LBP)의 치료를 위한 중재의 효과에 대한 많은 연구가 있었지만, 현재 ***미국 의과 대학(American College of Physicians; ACP)***의 논문 재검토는 요통의 관리와 관련된 문헌의 대부분이 방법론적으로 질이 낮은 것으로 나타났다.[42] 이러한 사람들의 치료에서 비스테로이드성 소염 진통제(NAIDs)와 근육 이완제의 사용을 포함하는 문헌에서 가능성을 보였다.[43,44] 정형도수물리치료(OMPT), 요통 교실 및 요통을 위한 운동을 사용한 문헌에서 또한 효과적인 것으로 밝혀졌다.[43,45,46] 중재가 없는 것이 모든 요통 환자의 보편적 효과를 보였다.[41,46] 활동과 관련된 연구들은 허리 운동과 수정된 일상생활활동(ADLs)을 포함한 특별한 중재의 효과를 평가하여 장기 효과를 증명하지 못하였다.[47,48] 요통을 위한 운동의 여러 방법을 검색한 연구 중에서, 태극권과 요가와 같은 비전통적인 중재를 시험하는 것이 조금 있다.

생체정신사회 요인(biopsychosocial factor)을 통합하여 통증 관리를 위한 다방면적 접근 방법이 서양 의학에서 최근에 승인을 얻고 있다. 이런 방식(type)의 접근법은 통증 연구와 실제(practice)의 영역에서 정신적 요인의 중요성을 강조한다.[49,50] 이것은 만성 통증이 적어도 3가지 차원(생체적, 정신적 및 사회적)으로 구성되며, 통증의 개인적 경험에 대한 중요한 결정 요인과 같다.[49] CAM 치료들은 통상적으로 신체 뿐만 아니라, 마음을 치료하는 개념을 통합하고, 요통의 하나 이상의 원인을 해결하며 추가 조사에 대한 가치있는 중요한 영역을 고려해야 하는 중재에 초점을 맞춘다.

한 예비 연구(pilot study)는 요통을 가진 22명에게 6주간 수정된 Hatha 요가 프로그램의 효과를 보였다.[51] 비록 적은 표본으로 제한된 검출이지만, 기능적 측정 점수에서 잠재적인 주요 경향이 감소된 장애 및 우울증 뿐만 아니라, 균형과 유연성에서 개선을 보였다. Willams 등[37]의 연구에서 예비 데이터는 iyenger 요가 요법을 수행한 경증 만성 요통 환자들의 대부분이 약물과 기능적 통증과 관련된 결과에서 개선을 보고한 것으로 나타났다. 이것은 게재된 연구에서 확인되었고, 중재 후 6개월 표준 치료와 비교하였을 때 참가자들에게서 우울증의 유의한 감소와 감소된 진통제 사용 경향을 보였다.[52] 비특이적 만성 요통을 호소하는 참가자들에게 iyengar 요가 치료를 16주간 제공하였고, 단지 교육만 제공한 대조군과 비교하였다. 약물과 기능적 결과 측정에 대한 결과가 퇴원 후 3개월 추적 관찰한 요가 집단에서 통증 강도(64%), 기능적 장애(77%) 및 진통제 사용(88%)에서 유의한 감소가 있는 것으로 밝혀졌다.

임상적 핵심 (CLINICAL PILLAR)

> ***Iyengar 요가***는 정확한 움직임과 정렬을 사용하고 자세와 소도구에 대한 폭 넓은 범위를 사용하기 때문에 요통의 관리에 가장 자주 사용된다.

Sherman 등[30]의 무작위 대조군 시험에서 요가는 기존의 치료적 운동 또는 만성 요통 환자를 위한 12주 자기관리 안내책보다 더 효과적인지 결정하기 위해 노력하였다. 허리와 관련된 기능을 하는 요가 그룹은 12주에서 안내책과 운동 그룹보다 우수하였고, 26주에서도 개선이 지속되었고, 요가가 전통적 표준관리 중재보다 더 효과적으로 나타났다.[36] Saper 등[53]은 만성 요통을 가진 대부분의 30명 참가자에게 hatha 요가를 적용한 10주간의 예비 연구 무작위 대조 시험을 실시하였다.[53] 이 연구에서 (0~10의 규모에서) 평균 통증 점수의 감소를 포함하여 몇 가지가 통계적으로 유의한 결과를 나타내었다; 특히 비스테로이드 항염증제(NSAID)와 아편제를 사용하는 진통제의 양이 감소하였고, 전체적으로 개선되었다. 평균 ***롤랜드-모리스 장애 설문(Roland-Morris Disability Questionnaire)*** 점수의 감소도 관찰되었다.[53]

첫 번째 중재 운동 사용을 지지하는 현재 최고의 근거는 이 실체와 연관된 증상을 감소시키는데 효과적인 것으로 입증되었다(17장 참조).[30] 호흡과 정신적 초점의 자세 운동 요가 그룹은 결국 요통으로부터 고통 받는 사람들의 치료로 결합된 요가의 잠재적인 이점을 제안하였다. 기존의 운동 프로그램과 요가의 효과를 비교하는 일부 연구들에서, 요가와 기존의 운동 체계를 비교하였을 때 통계적으로 유의한 차이가 없었다고 나타났다.[30] 굴곡 또는 신전 운동 방법은 요통을 가진 사람의 치료에서 일반적으로 사용하는 척추 근육 강화와 신장에 집중하였다. 치료적 요가는 종종 각 단계에서 굴곡과 신전 움직임을 결합하고, 각 개개인의 특별한 방식으로 맞춤형 움직임과 자세를 열망한다.

일반 피트니스에서 하나의 수준을 향상하는 것은 종종 요통의 발생을 감소하고 장애 수준을 감소한다.[55] 빈약한 근육 기능은 긴 요통의 발생과 영속에 관련이 있다.[56-58] 전체적인 기능 회복을 위해서는 완전한 근육 기능, 관절 움직임, 지구력 회복이 필요하다.[54] 요천추부 척추의 최적의 생리적 균형을 달성하기 위해 척추 주위 근육, 요근, 뒤넙다리근의 근력과 길이에서 개선된 결과(17장 참조)로 이어질 것으로 생각된다.[59]

일반적으로, 요통 관리에 사용되는 3가지 형태의 운동이 있다; 움직임과 근력 강화 운동, 굴곡에 편중된 운동 다이어트, 그리고 신전에 편중된 운동 다이어트이다. 위에 다른 한 종류의 효과를 입증하는 데이터와는 상반된다.[60,61] 굴곡 운동은 척추 사이 구멍과 후관절을 열고, 허리 신전근 신장과 복부 근육을 강화하는데 사용할 수 있다. 신전 운동은 가슴 굴곡근을 신장하는 동안 허리 신전 근육의 실행을 향상시키기 위해 사용한다. 그들은 또한 추간판 병변(9장 참조)에 대한 초기 재활 단계에 정기적으로 사용된다.[54] 개인적으로 강한 척추 주위 신전 근육은 자세 피로와 통증이 덜하고, 무게를 들어 올릴 수 있는 더 큰 용량과 축방향 압축 하중을 견딜 수 있는 더 큰 능력을 가지고 있다. 근거는 요추의 신전근을 강화하기 위해 신전 운동을 사용하는 효과를 보여 주었다.[64,65]

요가의 asana 수련에 사용되는 신체적 자세는 척추 및 관련 구조물의 유연성 증가와 근육 기능을 향상시킬 목적으로 굴곡과 신전을 결합한다.[66] 그 결과, 압도적인 근거의 부족에도 불구하고, 다양한 요가 자세는 요통의 전반적인 관리에 매우 도움이 되는 역할을 할 수 있다. 지금까지, 요통에 대한 요가의 장점은 오직 두 가지 임상적 시험에서 최적의 임상 연구 방법론을 사용하고 있다. 그럼에도 불구하고, 치료적 요가는

통증 관리 및 척추 주위 근육을 강화하고, 운동 수행을 증가시킨다고 밝혀졌다.[67,68]

요가가 허리 통증을 완화시킨다는 메커니즘에 대한 연구는 거의 없다.[30] 사용 가능한 정보에서 요가 수행과 자세 수행의 형태, 주어진 프로토콜을 사용한 빈도에 대한 일관성이 없다. 합의는 존재하지만, 이 모집단의 재손상 위험을 줄이기 위해 허리 신전 유지 자세는 제외한다.[30,37] 이러한 자세는 근골격계 체계를 통해 부하를 증가시킬 수 있고, 잘못 수행할 때 피해의 원인이 될 수 있다.[37]

요가와 허리 통증의 상관 관계를 평가하는 발표된 많은 연구에서는 척추가 전체적으로 지지되는 자세에서의 척추와 골반에 부착된 근육들은 신장된 자세를 사용한다.[37] 척추의 지지를 유지함으로써, 스트레스는 감소하고 잠정적인 손상도 줄어든다. 서 있는 자세는 사지와 척추 사이에 협동이 필요하다. 이 자세는 종종 골반과 척추 조직을 신장하는데 그들의 사지를 사용하는 것을 개인적으로 교육하는 것을 포함한다.[37]

척추, 다리와 엉덩이는 동적과 정적 움직임을 할 때 신체 안정성과 지지를 제공하는데 중요한 구성 요소이다. 그 결과, 이 부위의 어떤 불균형 또는 장애는 신체의 나머지 부분에 큰 영향을 줄 것이다.[29] 이러한 문제는 특히 노인 인구에서 중요하다. 이 연령 그룹에서, 전정 및 시각 장애의 증가를 볼 수 있고 협조의 감소가 일반화되는 경향이 있다. 따라서, 이것은 균형 손실의 증가와 그 이후의 낙상으로 발생할 수 있다.[29]

정상적인 조건 하에서, 대부분의 사람들은 *자세적 동요(postural sway)*의 과정을 겪는다. 심지어 정적으로 서 있는 동안에, 대부분의 사람들은 느려지는 것을 경험하고, 무게 중심이 계속 흔들린다.[69] 이 흔들림은 어느 정도 심장 역학과 절대적인 고유수용감각의 부족 때문이라고 믿는다.[69] 일반적으로, 이 무게 변화는 외측 방향으로 5㎜와 전방 방향으로 8㎜ 발생한다. 요가는 특히 노인 인구에서 지나친 자세 변화를 감소시키는데 효과적이고 균형을 증가시키는데 도움을 준다.[27] 한발 또는 두발로 서 있는 자세를 이용하여 무릎, 엉덩이, 그리고 복부 근육들의 근력을 증가시키는 것이 가능하고 자세 조절과 균형을 증가시킬 수 있다.

만약 개인이 척추부정렬(골성변형 또는 근육 불균형)로 인한 이차적인 요통을 겪고 있다면 회전 움직임 또는 비틀림은 증상을 완화하는데 도움이 될 수도 있다. *비틈(twists)*은 심부 허리근육의 수축과 이완을 생산하고, 척추의 재정렬과 신경근 충돌 가능성을 감소하는데 도움이 된다고 생각된다. 그러나 비틈은 특히 추간판 병변이 있는 경우 주의하여 수행해야 한다. 마지막으로, *내번(inversion)*은 척추디스크 공간에 작용하는 중력의 압박 효과를 반대로 포함할 수 있다.[37] 이 asana 수행은 약간의 사람들에게서 통증과 진통제 사용, 자가 보고 통증과 장애를 감소시키는데 기여한다. 게다가, 요가 수련은 또한 신체에 대한 인식을 증가시키고 움직일 동안에 신체에 작용하는 스트레스를 줄이는데 도움이 된다고 밝혀졌다.[30,37]

적어도 하나의 연구에서 심한 척추후만증을 가진 여성을 위한 중재로 요가 치료를 사용하여 조사하였다.[16] *심한 척추후만증(hyperkyposis)*은 척추골절, 불량한 자세(poor posture), 또는 근육 약화에 기인하는 것으로 여겨진다.[16] 이 연구에서, 네 가지 다른 자세형태를 사용하였다. 각각의 형태는 후만증 여성이 육체적 한계를 수용하도록 수정되었다. 새로운 자세의 어려운 형태는 3주간 훈련되었다.[16] 자세가 진행됨에 따라, 어깨 근육과 관절, 척추기립근, 복부 근육과 경추를 면밀하게 관찰하였다. 그 결과 기준 높이와 자세에 대한 인식의 증가를 보였다.[16] 게다가, 참가자의 58%가 신체 기능의 개선을 인식하면서 또한 63%는 웰빙(행복)이 향상되었다고 보고하였다.[14] Greendale 등의 무작위 대조 실험에서 요가를 시행한 성인 발병이 심한 후만증을 가진 노인 남성과 여성의 후만증이 감소하였고 좋은 결과가 나타났다.[70] 요가 그룹 참가자는 24주 동안 주 3회 1시간 동안 참여하였고, 일부 통계적으로 유의한 결과를 경험하였는데, 굴곡 후만증 각도가 4.4%가 향상($p=0.006$)되었고 후만증 지수가 5% 향상($p=0.004$)되었다.[70] 그림 21-2는 asana 요가의 형태를 나타내고 요통의 관리에 도움이 될 것이라고 생각한다.

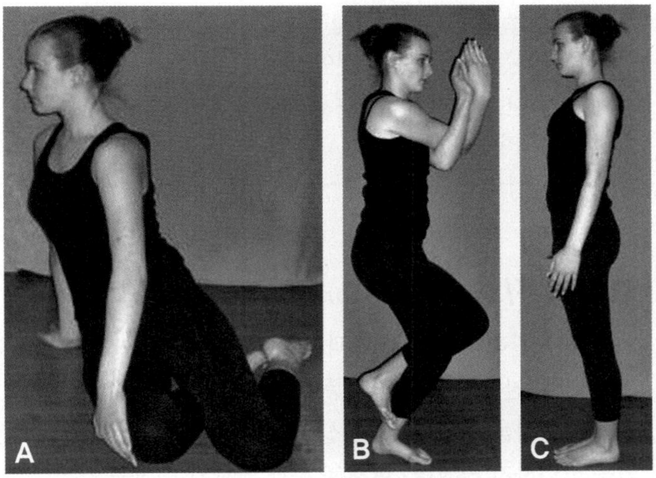

그림 21-2 asana는 요통의 관리에 효과적인 것으로 믿었다. **A.** Bharadvajasana I (Bharadvaja's twist) **B.** Bharadvajasana I (Bharadvaja's twist) **C.** Tadasana (산 자세, Mountain pose)

요통 관리에 대한 요가의 많은 연구는 iyengar 요가 형태를 사용하는데 초점을 맞추고 있다.[30,37] 이전에 설명되어진 것처럼 이 요가 형태는 개인적 다양성을 허락하고 미국 인구에서 상당부분에서 실행되고 있으며, 그것은 조사를 위한 이상적인 주제라 할 수 있다.[37] 이 요가의 방법은 움직임 및 정렬의 정확도를 강조하고 넓은 범위의 자세와 소도구를 사용한다.[37] 이 소도구는 척추 정렬과 자세에 영향을 미치는 척추 정렬과 유연성, 움직임과 모든 근육과 관절의 안정성을 강화하는 역할을 한다.

요통에 관해서, 소도구는 외부적인 지지를 제공하는데 사용하고, 이완 촉진, 견인 제공, 그리고 신체 특별한 부위에 대한 인식을 가져온다. 이러한 모든 측면이 요통의 관리와 예방에 중요하다.

명확하게, 더 큰 근거는 그룹과 개인적인 구성 방식과 장기간 후속 주기와 많은 무작위 표본 크기를 포함하는 급성과 만성 요통에서 요가의 효과를 결정하기 위해 필요하다. 비록 요통의 감소를 위한 치료적 개입 등 요가의 효능에 대한 연구의 대부분은 고무적이지만, 추가적인 연구에서는 효능을 확립하고, 최적의 결과를 달성하기 위해 필요한 특정 중재 매개변수가 필요하다. 근거의 차이에도 불구하고, 요통 환자의 요가 사용으로 인한 손상의 근거가 발견된 몇몇 연구에서 보고되지 않은 것을 주목하는 것이 중요하다.

적용을 위한 질문 (Questions for Reflection)

- 만성 요통의 발생과 영속성에 대한 스트레스 관리에서 개인적인 능력이 어떤 역할을 하는가?
- 도수치료사가 안정적으로 통증과 장애를 측정할 수 있는 가능한 도구는 무엇인가?
- 스트레스를 잘 다루기 위해 개인적으로 허락된 요가는 무슨 역할을 하는가?

효능의 지표 (Indicators of Efficacy)

요통을 관리하는 요가 효과를 지지하는 근거는 희박하다. 거의 모든 연구는 특정한 요통과 관련된 증상에 대한 요가의 효과에 중점을 두고 있으며, 신경학적 징후와 증상이 있는 개인을 고려하지 않았다. 현재 요통과 연관된 증상을 조절하는데 가장 효과적으로 입증된 프로토콜은 하나도 없다.

현재 최선의 근거를 기초로 하여, 적게는 3개월에서 10년 이상에 이르기까지 특정 기간 동안 요통을 앓고 있는 사람들은 치료적 요가의 어떠한 형태의 혜택을 누릴 수 있다.[30,33,37,40] 또한, 어떤 수준에서 기능 능력이 저하된 환자들에게 요가는 매우 많은 이익을 찾을 수 있다. 심지어 시각적 상사척도(VAS)가 2–3인 덜 심각한 증상의 환자들은 요가를 하면서 통증이 감소 또는 사라졌다고 보고되었다.[37]

비록 많은 통증 수준, 불편감, 그리고 기능적 능력을 평가할 수 있는 측정 척도와 다른 도구들이 있지만, 궁극적으로 치료를 위한 환자의 목표는 CAM 치료의 사용을 지시하는 것이다. 높은 스트레스 수준과 낮은 스트레스 관리 기술을 가진 사람들의 경우, 환자는 전체 스트레스와 통증을 관리할 수 있는 수단으로 증상의 해결에 도움이 되는 치료적 요가를 시도하는 것을 고려할 수 있다.[5] 요가가 중재 기간 동안 스트레스를 줄이는 것으로 보이지만, 일상적인 삶에서는 의심스럽다. 스트레스를 해결하고 대처 전략을 개선하는 것은 재활 치료에 중요한 부분이다(표 21–3).[5] 요가 수련의 측면에서 이완과 호흡은 만성 통증 상태에 관련하여 통증을 경감하는데 도움이 된다. 흉요추와 복부 근육의 유연성과 근력 강화를 나타내기 위한 사람들에게 요가 수련은 가치 있는 탐구일지 모른다.[5]

표 21–3 통증, 혼란 또는 우울증 완화에 도움이 되는 대응 전략

대응 전략	설명 및 예
기분 전환	즐거운 경험을 생각하도록 노력한다. 즐거운 어떤 것을 한다.
파국화	어떤 것을 믿는 것은 무서운 것이고, 그것은 결코 좋아지지 않는다. 인생은 살 가치가 없다고 느낀다.
고통 무시	현재 통증이 없는 것처럼 가장한다. 마치 아무 일도 없는 것처럼 행동한다.
인지 대응	어떤 것도 극복할 수 있다고 스스로에게 말한다. 그것은 괜찮을 것이라는 생각을 스스로에게 강화한다.
거리감	몸밖에 통증이 있다고 상상한다.
기도	통증이 멀리 있다고 기도한다. 믿음에 의존하는 것은 힘든 시간을 통해 얻을 수 있다.

Williams KA 등. 만성 요통에 대한 iyengar 요가 치료의 효과. 통증

관절염에 대한 치료적 요가 (Therapeutic Yoga for Osteoarthritis)

일반 원칙 (General Principles)

골관절염(OA)은 관절염의 가장 일반적인 형태이고, 미국에서 장애의 주요 원인이다.[14,35,36,71] 골관절염에 대한 치료의 표준은 통증을 감소시키고 운동이나 외부 지원을 통해 관절 주위 조직에 중재를 초점에 맞추어 기능 향상을 목표로 한다. 이 상태의 관리는 일반적으로 비정상적인 스트레스를 수정 또는 지원하고, 저가동성 움직임, 그리고 다른 관절 증상 관리를 포함한다.[40] 약물은 골관절염 증상에 대응할 수 있도록 사람들에게 도움을 주지만, 약물적 제재는 또한 잠재적인 부작용을 가지고 있음을 주목해야 한다.[14] 그 결과, 연구진은 환자들이 더 나은 자신의 증상을 관리할 수 있도록 다른 방법을 찾고 있다.[14] 골관절염을 위한 가장 유망한 중재 프로그램은 에어로빅 조절, 근력 강화 그리고 관절가동범위(ROM)를 증가하기 위한 기술을 결합하여 포함한다.

이론적 근거와 효능 (Rationale and Efficacy)

요가는 골관절염과 관련된 장애를 해결하는 능력을 갖고 있지만, 골관절염 관리 요가의 효능에 대한 근거는 드물다. 사용 가능한 정보의 대부분은 손과 무릎의 골관절염에 제한이 있다.[14,35,72] 이 연구들은 골관절염을 가진 환자들의 통증과 장애를 줄이는데 요가가 이득이 있다고 제안하였다.[14,35,72]

골관절염을 가진 환자들은 임상에서, 일반적으로 관절가동범위와 기능 손실을 호소한다. 고급 단계에서, 모든 움직임의 만성 통증은 주증상이 된다. 초기와 중기 골관절염과 관련된 통증은 일반적으로 구축 형성에 의해 발생되는 것으로 생각된다.[40] 임상적으로, 통증의 원인은 쉽게 관절 주위 또는 관절 움직임에서 통증의 증가를 쉽게 구별할 수 있다.[40]

Kolasinski 등[14]에 의해 수행된 무릎 골관절염 예비 연구에서, 연구진은 서있기, 앉기 그리고 누워있는 자세에서 사지의 신장과 근력 강화에 초점을 맞추어 사용하였다. 참가자는 자신의 한계를 초과하지 않고 완전히 가능한 신장을 하고, 필요한 소도구를 사용하도록 지시하였다. 소도구는 자세와 이동 기간 동안 지지와 균형을 제공하는데 사용되었다. 통증 또는 불편함을 겪고 있는 무릎 골관절염과 환자를 위해, 소도구는 무릎에 체중이 부하되는 힘을 감소하는데 도움이 될 수 있다. 또한, 개인적으로 불안정한 이차적인 통증 또는 불편함은 소도구가 거기에 있는지 알기 때문에 심리적 편안함을 경험할 수 있다. 이 연구가 완료되었을 때, 통증과 장애의 단계적 증가가 통계적으로 유의하다는 것을 찾을 수 있었다. 비록 통계적 유의성에 대한 기준을 만족하지 못하고 있지만, 강직의 단계는 또한 줄었다.[14]

Bukowski 등[73] 의해 사례 연속 연구는 Kolasinski 등[14]의 연구에서 사용된 방법과 비교하였고, 전통적인 운동 방법과 구조화되지 않은 중재를 비교하였다. 15명 여성과 남성의 그룹은 실험 전후로 허리와 뒤넙다리근의 유연성과 대퇴사두근(넙다리네갈래근) 근력과 기능을 측정하였다. ***웨스턴 온타리오 맥 마스터 대학 골관절염 지수(Western Ontario and McMaster Universities Osteoarthritis Index; WOMAC)***를 6주 중재기간 후 주관적 변화를 평가하는데 사용하였다.[73] 세계적인 평가 설문지는 중재개입 이후의 개선의 변화를 감지하여 측정하는 출구 기간에 각각의 참여자와 강사에 의해 완성되었다.[73] 이 연구는 전통적인 운동과 요가를 기초로 하여 기능 변화와 삶의 질이 향상되는 것을 발견하였고, 골관절염 요가로 포괄적이고 신중하게 설계된 연구를 장려해야 한다.[73] 그림 21-3은 하체의 골관절염에 관련된 증상을 완화하는데 도움이 될 수 있는 일반적인 asana 요가를 나타낸다.

무릎 골관절염의 관리에 대한 유용한 요가의 기전은 현재 알려져 있지 않다.[14] 그러나, 이러한 기전에 관한 몇 가지 제안으로 심혈관 체력 운동 증가, 향상된 복식 호흡, 근력 강화, 유연성과 신체 인식과 자세의 증가를 포함한다.[14]

이러한 영역을 추가하여, 연구는 또한 통증과 강직 증상 인식을 향상시키는데 기여하는 생리적 요인에 초점을 맞추고 있다.[35,71] 스트레스와 피로는 그 혹은 그녀 세계를 인식하는

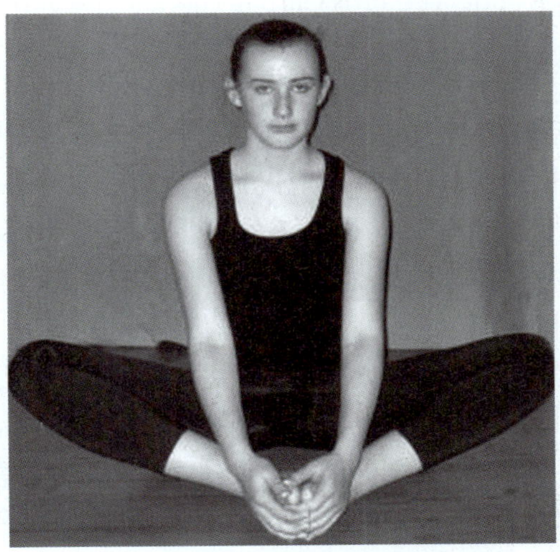

그림 21-3 asana는 골관절염의 관리에 효과적인 것으로 믿었다. Baddha konasana(잠근 각 자세/ cobbler's 자세).

방식에 영향을 미칠 수 있는 생리적 변화의 원인이 될 수 있다. 우울하거나 극단적으로 스트레스를 경험한 환자가 그런 일을 경험하지 않은 사람들을 보다 더 큰 강도로 통증을 느낄 수 있다. 요가 수련의 구성요소인 명상은 이러한 심리적 영향의 일부를 줄이는데 도움이 될 수 있고, 따라서 이 인구의 통증 인식을 조절하는 역할을 한다.[29,33,35]

효능의 지표 (Indicators of Efficacy)

Kolasinski 등[14]의 무릎 골관절염 연구와 Bukowski 등[73]의 iyengar 요가의 결론은 50세 이상의 비만인 사람들을 위한 "실현 가능한 치료 선택"이 될 수 있다는 결론을 내렸다.[14,73] 이 연구진은 골관절염에 의한 통증과 장애를 줄일 수 있는 잠재력을 가지고 있다고 밝혔다. Kolasinski 등[14]의 14개 연구에서 결론된 것을 기초로 하여, 30 이상의 신체질량지수(BMI)를 가진 50세 이상의 여성이 요가 치료에 이상적이다.[14] Bukowski 등[73]의 연구는 전통적인 운동과 요가를 기반으로 하는 접근법이 기능 변화와 삶의 질을 향상시키는 것을 발견하였고, 따라서 이 사람들을 위한 다양한 치료적 선택을 제공할 수 있다.[73]

또한, 이 연구자들은 시간이 지남에 따라 증상의 변화를 평가하기 위해 여러 가지 자체 평가 장애 척도를 사용하였다. 비록 각 참가자의 시작과 끝의 데이터를 제공하지는 않았지만, 통계적으로 통증 부위, 신체 기능, 그리고 정서에 유의한 개선을 보였다.

손목터널증후군을 위한 치료적 요가 (Therapeutic Yoga for Carpal Tunnel Syndrome)

일반 원칙 (General Principles)

*손목터널증후군(CTS)*은 대부분 임상적으로 조사되었고 연구되었던 말초신경 포착신경병증 중의 하나이다. 손목터널증후군은 일반적으로 키보드 작업과 반복적인 활동으로 부터의 합병증이고 영향을 받은 사람들에게 상당한 병적 상태의 원인이 된다.[38]

전통적으로, 손목터널증후군은 손목 부목, 소염제, 직업 업무의 구조 조정, 주사치료와 수술로 치료하였다.[38] 손목터널증후군의 기능적 영향은 깊고, 현재 중재 전략은 종종 비효율적이다. 유리한 결과를 생산하는 현재 중재의 무능은 손목터널증후군과 관련된 기능 제한과 장애를 다루는 다른 전략의 탐구를 촉발시킨다.

다른 심각한 상태의 존재를 아는 것이 중요한 것은 손목터널증후군과 유사한 방식이 존재하여 감별진단을 의심하게 만든다. 신경병증, 중추신경계(CNS) 병변, 혈관장애, 복합부위통증증후군(CRPS) 그리고 다른 일반적인 말초신경병증은 모두 손목터널증후군처럼 보인다. 표 21-4은 손목터널증후군의 감별진단에 필요한 중요한 임상적 특징을 간략하게 설명하였다.

이론적 근거와 효능 (Rationale and Efficacy)

요가는 다양한 이유로 손목터널증후군을 위한 잠재적인 중재를 제안하였다. 더 나은 자세와 관절 위치를 연습하는 것은 정중신경의 간헐적인 압박을 감소하는데 도움이 될 것이고, 신장을 할 때 이 손목터널의 압박을 이완하는데 도움이 될 수 있는 asana를 수행하는 것이 좋다고 생각된다.[38] 마지막으로, 압박의 이완은 혈액 순환을 개선하는데 도움이 되어 그 결과 정중신경의 어떤 허혈 효과를 감소시킨다.[38]

손목터널증후군을 위한 요가의 이용에 수행된 연구들 중의 대다수는 자연스럽게 상체와 사지에 주로 초점을 맞추고 요가 프로그램을 사용하였다.[35,38] 치료적 요가 요법 중 채택된 자세는 유연성을 향상시키고, 손, 손목, 팔, 어깨의 정렬을 해결하는데 도움이 될 수 있고 일을 수행하는 동안 최적의 관절 자세에 대한 인식을 증가시킬 수 있다.[38] 일정 기간 동안 손목을 굴곡 상태로 유지하는 자세는 손목터널을 지나는 구조물들에게 스트레스를 주기 때문에 피해야 한다. Sequeira의 연구[74]는 *namaste(기도)*처럼 손목과 손가락 근육들을 부드럽게 신전하고 신장하는 역할을 할 뿐만 아니라, 신전근과 굴곡근에 등척성 운동을 제공하는 자세를 발견하였다. 그림 21-4는 손목터널증후군과 관련된 증상을 감소시키는데 도움이 될 수 있는 asana 요가를 나타낸다.

효능의 지표 (Indicators of Efficacy)

손목터널증후군의 비수술적 관리는 초기와 중기 증상을 가진 사람들을 위한 첫 번째 중재 과정이다.[35,74,75] 손목터널증후군의 비수술적 관리와 관련된 대부분의 근거는 작은 수의 잘 조절된 연구, 증상과 장애의 지속시간 변화, 그리고 측정 결과로 사용된 넓은 범위 때문에 의문이다. 현재 가장 좋은 근거는 경구용 스테로이드, 부목, 초음파, 손목뼈 관절가동술과 요가에서 유의한 단기간의 이익을 입증하는 것 같다.[2]

손목터널증후군에 요가의 효과를 평가하는 문헌은 특히 부족하다. 현재까지 유일한 무작위 대조 시험은 Garfinkel 등

표 21-4 손목터널증후군(CTS)의 감별진단

다른 상태의 유사한 증상을 제시하는 것에서부터 손목터널증후군을 감별진단하는 것이 중요하다. 아래의 상태 또는 손목터널증후군 모방은 초기 중재를 시작할 때 배제되어야 한다.

CTS 모방	감별진단 증상	
	(−) CTS	**(+) CTS**
6번 신경병증 경추 신경근	• 목과 어깨 통증 • 기침, 재채기, 발살바 통증 • 밤에는 아프지 않고 낮에 팔을 사용할 때 통증 • 손목 근위부 근육의 약화	• 목과 어깨 통증은 CTS와 다르다. • CTS로부터의 통증은 일반적으로 마사지, 진동 또는 물에 손을 담그면 완화된다. • 야간 증상
중추신경 병변	• 일반적으로 통증이 없다 • (+) Hawkman과 Bavinski 검사	• 감각이상과 통증 • (−) 중추신경 검사
혈관 장애	• 모든 손가락에 증상	• 단지 정중신경 분포 증상
복합부위 통증 증후군 (CRPS)	• 일반적으로 아픔, 손 전체의 타는 듯한 감각이상	• 단지 정중신경 분포 증상
일반화된 말초신경병증	• 영양실조 • 약물/화학물질의 독성 노출 • 요독증 • 당뇨병 • 나병	• 광범위하게 참여하지 않고 특정 신경에 분포한 특별한 증상

[38]의 연구이다. 이 연구는 부목을 사용한 손목터널증후군 환자에게 iyengar 요가의 효과를 비교하였다. 이 연구진은 상반신의 각 관절의 근력, 신장 그리고 균형을 위해 설계된 11가지 요가 자세를 사용하였다. 각 자세는 30초간의 유지하고 이완자세로 이어졌다. 본 연구를 위한 참가자에게 고려되어야 할 것을 적어도 2~5가지의 가능한 선정 기준을 제시하였다. 이 기준은 양성 Tinel's 징후, 양성 Phalen's 검사, 정중신경 분포의 통증, 손 증상으로 인한 수면 장애, 마비 또는 감각이상을 포함했다. 또한, 모든 참가자는 신경 전기 검사 시 비정상적인 정중신경 전도 시간이 요구되었다. 8주 후의 결과는 요가를 기초로 한 그룹이 손목 부목 그룹이나 중재를 하지 않은 그룹과 비교하여 악력 외에 손목터널증후군에 관련된 (통증) 증상과 징후(Phalen's 검사)에서 큰 향상을 나타내었다. 모든 그룹에서 운동과 감각신경 전도 검사가 개선되었고

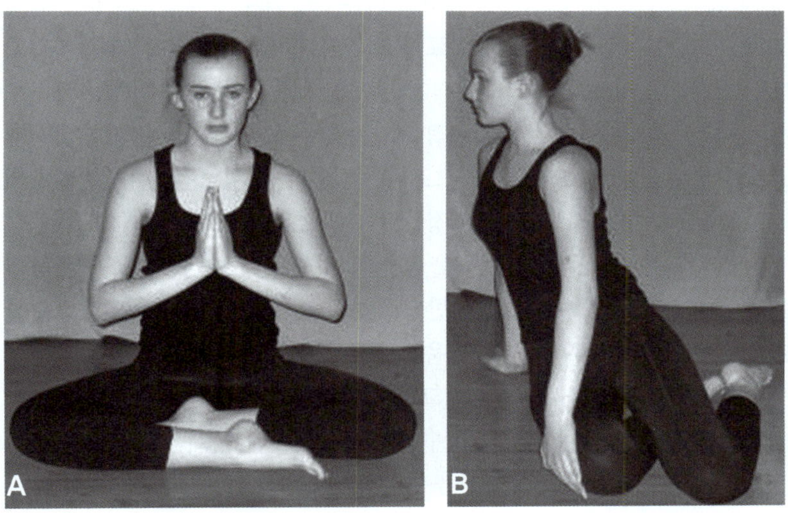

그림 21-4 Asana는 손목터널증후군의 관리에 효과적일 수 있다. **A.** Anjali mudra (예의바른 인사). **B.** Bharadvajasana I (Bharadvaja의 뒤틀림).

그룹 간에는 통계적으로 유의하지 않았다.[38]

2002년 체계적 고찰 문헌에서 주목해야 할 흥미로운 점은 요가에서 손목터널증후군에 대한 단기적인 증상 완화를 보이지 못했다는 것이다. 그러나 이 근거의 더 최근의 고찰에서 요가를 이용하여 유의한 단기 효과의 이익이 있는 것으로 나타났다.[2] 2004년의 다른 체계적 고찰에서 요가는 *"아마 효과적"*이라고 하였고, 이런 경우 첫 번째 중재로 요가를 추천하였다. 이 경우를 더 발전시키기 위해, 더 많은 중재 시험은 다른 관리 선택에 요가를 비교하는 노력이 필요하다.[2]

적용을 위한 질문 (Questions for Reflection)

- 각각의 근골격계 상태를 선택하는데 있어, 치료 계획 요가와 결합한 특별한 목적 항목, 추가적 평가 절차 사용, 특정 요가 기술을 다음과 같이 나열하였다.
- ***요통(LBP)***에 대한 치료적 요가
- ***골관절염(OA)***에 대한 치료적 요가
- ***손목터널증후군(CTS)***에 대한 치료적 요가

생애(Lifespan)에 걸친 요가 (Yoga Across the Lifespan)

근골격계 손상의 관리에 따른 도수치료는 손상 방지와 수행의 향상에 관심을 가져야 한다. ***물리치료사 실무 지침(guide to physical therapist practice)***[76]은 명확하게 손상 예방의 영역에서 물리치료사가 중요한 역할을 할 수 있다고 설명하고 있다. 움직임의 섬세하고 미묘한 차이를 식별할 수 있는 능력을 가진 도수물리치료사는 건강하고 손상되지 않은 사람들의 더 많은 정상적인 움직임 양식의 선택을 촉진하기 위해 특정한 자세로 위치한다.

요가 수련을 받은 여성 운동선수의 근력, 민첩성, 시각적 인식의 증가는 전통적 훈련보다 더 좋은 결과를 보여주었다.[77] 요가는 고등학생의 달리기 실행에 유의한 증가를 보여주었다. 비록 효과의 크기가 작은 연구들이지만, 요가는 운동 수행을 높이는 능력을 증명하였다.[77]

Kundalini 요가(KY)의 고대 체계는 명상 기술의 광대한 배열을 포함한다. Kundalini 요가의 프로토콜 요소는 정신 종양 환자를 위해 적용할 수 있다.[78] 사례연구에서 보조적인 치료로 Kundalini 요가의 사용이 진행되어 왔다. **스트레스를 줄이기 위한 마음챙김(mindfulness)**은 정형의학과 관련된 상태의 암환자에 대한 자기관리 중재로 임상적인 가치가 있다.[78] 스트레스를 줄이는 전통적인 마음챙김 프로그램의 수정은 비교 연구를 어렵게 하고, 잘 조절된 연구의 부족은 효능에 관한 확실한 결론의 발전을 방해한다. 또한 암환자에 대한 이 접근법이 효능성, 실행성과 안정성이 있는지에 대한 추가 연구가 필요하다.

연구는 또한 노년층의 요가 사용을 평가하였다. 요가는 편측 서기 검사와 전방 굴곡의 시간 제한을 포함한 신체 측정이 개선되는 것으로 밝혀졌다. 또한, 개선된 것은 대조군과 비교하여 행복감, 에너지 그리고 피로에 특별하게 관련이 있는 삶의 질을 측정한 다수가 발견되었다.[24] 대기 명단 대조군에 비해 요가 또는 운동 그룹에서 건강한 노인들 중 인지 기능에는 상대적으로 개선이 없었다. 또 다른 연구에서, 요가는 생활지원 시설에 계신 노인들의 수면의 질, 우울증과 낮 시간의 기능 장애가 개선된 것으로 나타났다.[79]

포괄적이지만 체계적이지 않고, 보완적이고 선택적인 중재의 문헌고찰, 특별한 심신 치료, 근골격계 질환을 스탠포드 대학에서 고찰을 실시하였다.[80] 고찰의 목표는 포괄적인 문헌 고찰을 입증하고 *성공적인 노화*의 주제에 대한 앞으로의 연구를 위한 이론적 근거를 제공하기 위해서이다. 심신 기술은 첫 번째로 근골격계 질환과 관련 질환에 대한 보완적인 중재의 적용이 효과적인 것으로 밝혀졌다.[80] 연구에서 치료 효과를 제공하였다; 그러나 추가로 잘 조절된 연구에 대한 필요성이 있다.[80]

정형도수물리치료에 보조적인 치료적 요가 (Therapeutic Yoga as an Adjunct to Orthopaedic Manual Physical Therapy)

이 장 전반에 걸쳐 우리는 근골격계 장애로 고통받는 특별한 사람들에게 치료적 요가의 철학을 소개하고 적용하려고 시도하였다. 근골격계 장애를 해결하기 위해 설계된 대부분의 중재에서, 치료적 요가는 다른 중재 전략과 결합하였을 때 가장 효과적인 것으로 추정되었다. 정형도수물리치료 중재의 효과적인 사용은 정상적인 관절 운동학을 이해하고 비정상적인 움직임 방식을 확인할 수 있는 도수물리치료사의 능력이 있다는 것을 기반으로 하였다. 정의에 의하면, 정형도수물리치료에서 "손의 움직임"은 근골격계 기능부전 관리의 접근 방식을 강조한다; 그러나, 정형도수물리치료는 만병 통치약이 아니다. 정형도수물리치료를 통해 근골격계 상태를 관리하는 것은 효율성을 향상시키기 위해 다른 중재에 의지한다.

적용을 위한 질문 (Questions for Reflection)

- 요가를 어떻게 정형도수물리치료에 보조로 사용할 수 있나?
- 요가를 각각의 정형도수물리치료 기술 또는 환자에게 준비 또는 지원되는 다음의 기술적용에 앞서 어떻게 사용할 것인지를 고려한다.
- 어떻게 요가의 사용이 일반적으로 적용하는 정형도수물리치료와 다른 물리치료 중재와 비교할 것인가?

스트레스를 이완하고 줄이는 치료적 요가의 유익한 효과는 문서화가 잘 되어 있다.[33,34] 종종 현재의 통증, 통증의 두려움을 가진 근골격계 장애로부터 고통을 받는 환자에게는 움직임을 증진하기 위해 설계된 기술을 시행하는 도수물리치료를 실시하지 않는다. 요가 자세와 움직임을 사용하기 전 또는 직후에, 정형도수물리치료 기술을 응용하는 것은 수의근 방어를 줄이고, 환자 스스로의 움직임과 이동을 향상시킨다. 구체적으로, 정형도수물리치료를 사용하기 전에 요가 치료 요법인 집중(dharana), 명상(dhyana), 내면 집중(pratyahara), 그리고 호흡조절(pranayama)을 통합하여 적용하는 것은 종종 통증 구조물의 움직임에 관련된 두려움을 조절할 수 있고, 따라서 더 최적의 효과를 가질 수 있도록 도수적 중재로 허용한다.

앞에서 설명한 바와 같이, 요가 자세와 움직임의 성취는 "경험" 육체적, 정신적, 영적으로 각 자세를 할 수 있는 방법으로 어느 정도 수행할 수 있는지에 초점을 맞추는 것이 개인에게 필요하다. 느리게 움직이고 정적 자세를 실행하는 동안 집중(dharana)은 개인의 운동학습 과정에 관여하고 있고, 효율적이고, 통증이 없고, 기능적인 움직임 방식으로 이어지게 된다. 새롭게 획득한 움직임 방식 안에서 어떻게 더 효율적으로 움직이는지를 배우는 개인을 가르치는 것은 재발을 방지하는 동안 정형도수물리치료의 효과를 향상시키기 위해 중요하다.

도수물리치료사의 노력으로 정상적인 움직임 방식을 회복할 때, hata 요가의 원리는 효과적인 것으로 입증할 수 있다. 앞에서 설명한 바와 같이, 요가의 이 양식은 개인이 다양한 다중 평면 자세와 움직임의 탐구를 통해 요가의 물리적 측면을 경험할 수 있다. 이러한 절차는 기능적 움직임의 결합을 통해 다른 근육의 동원방식을 개선하면서 단단한 근육을 신장하는데 효과적이다. 이러한 움직임은 정형도수물리치료 이전에 근막으로 인한 움직임 제한을 줄이는데 도움이 되고, 따라서 도수적 중재를 허용하는 것은 관절내 제한을 줄이는데 더욱 효과적이다. 정형도수물리치료의 효과를 향상시킬 수 있는 다른 hata 요가의 원리는 다양한 자세가 포함된 기간, 각각의 자세를 위한 반대 자세를 사용의 소개, 기초부터 고급 자세까지의 진행을 포함하고 있다. Ashtanga의 원리는 asana 움직임의 흐름사용을 포함한다. 이러한 움직임은 개인적으로 경험, 사용을 할 수 있고, 기능적 움직임을 유지하는 것은 정형도수물리치료 중재를 통해 새롭게 달성할 수 있다.

또한, 지속적인 자세 유지를 사용하는 Iyengar 자세는 정형도수물리치료에 보조적으로 유용할 수 있다. 이 자세는 개인적 장애를 위해 엄격하고 주의 깊게 실행하여 장시간 동안 유지하고, 소도구 사용을 조절한다. Viniyoga 자세는 개인의 고유한 육체적인 제한에 맞게 되어 있다. 이 자세는 더 정상적인 근육의 동원 방식을 촉진하고 지속적인 등척성 수축을 통해 안전성을 향상시키는 역할을 할 수 있다. 정적자세에 초점을 맞추어 집중하여 안정화 근육의 지구력을 발전시키는 것은 요가의 중요한 기능일 뿐만 아니라, 또한 정형도수물리치료를 하기 위해 필요한 보조역할로 간주된다.

근거 요약 (EVIDENCE SUMMARY)

비판적 연구를 위한 *Cochrane Collection* 근거 중심의 의학 데이터베이스에서 *요가*의 키워드를 사용하여 발표된 현존하고 결정적인 통제 연구를 검색하였고, 오직 이 주제에 4가지 중요한 비판적 연구의 결과를 가지는 ***Database of Abstracts of Reviews of Effects***를 검색하였다.

*Cochrane Database of Systematic Reviews*에서 14편의 체계적인 연구를 얻었다.[81] 손목터널증후군에 대한 비수술적 관리(스테로이드 주사 제외)에 대한 한편의 연구가 있었다. 체계적인 문헌 고찰에서 요가는 손목터널증후군과 관련된 통증의 증상에서 단기간의 유의한 개선이 관찰되었고, 더 많은 중재적인 비교가 필요하고 개선된 지속시간의 확인이 필요하다고 결론지었다. 또한 손목터널증후군, 다른 근골격계 상태를 위한 요가의 효능, 요통을 위한 요가 사용에 대한 근거가 제한적이고 부족하다. 관련 문헌의 부족으로 만성요통의 높은 유병률은 요통을 가진 환자에게 치료적 요가의 사용에서 엄격한 조사가 필요하다는 것을 나타낸다.

관련 연구는 여러 데이터베이스를 사용하여 확인하였다: ***PubMed*** (January 1960 to 2008), ***CAM on PubMed*** (January 1960 to July 15, 2004), ***MEDLINE*** (January 1966 to July 15, 2004), ***CINAHL*** (January 1983 to July 2004), and ***PsychINFO*** (January 1960 to July 15, 2004). 오직 영어 연구에서 포함되어 있는데, 아마도 결과에 대한 약간의 편견이 있을 수 있다. 일부에서 논의되고 있지만, 이러한 편견은 최소화되었고, 영어 이외의 연구에서 보고된 최근 평가에서는 질적으로 낮았고, 스스로 편견을 가질 수 있다고 소개하였다.[82]

현재 일부 45편의 인도 의학저널은 MEDLINE에서 지수화하였다; 우리는 또한 ***Indian MEDLARS Center's IndMED*** 데이터베이스와 추가적인 인도 저널을 포함하여 검색하였다 (January 1985 to July 2004). 결과적으로 인도 저널에 발표되었던 것은 전체적인 내용을 제공하지 않았고 질적으로 의심이 가기 때문에 여기에서는 크게 논의하지 않았다.

다양한 키워드를 사용하여, 각 데이터베이스를 검색하고, 그리고 가능하면, 검색은 *임상 시험, 무작위 대조군 연구, 연구와 메타-분석*으로 제한하였다. The PsychINFO and IndMED 데이터베이스는 제한된 옵션이 없었고, CINAHL은 무작위 대조군 시험 또는 메타 분석에 대한 연구를 제한하지 않았다. 이 장에서 설명된 두 가지 특정 상태와 중재에 관한 연구의 깊이를 결정하기 위해, 키워드로 *손목터널증후군*과 *요통*을 별도로 검색하였다. 이 두 검색에 *치료*를 추가하여 이 두 가지 주제에 대한 많은 연구들을 간추렸다. *요가*를 사용하여 검색하면, 천식, 간질, 당뇨병, 다발성경화증, 스트레스 관리와 심리치료를 위한 요가의 사용을 연구한 대부분의 많은 연구가 조사된 것이 형식적인 연구로 나타났다. 추가적인 키워드로 *통증, 손목터널증후군* 또는 *근골격계*를 *요가*와 결합하면 매우 소수의 연구 결과가 나타났다. 요가와 손목터널증후군과 요가와 요통에 대한 몇몇 연구가 있다는 것은 놀라운 일이다. 많은 작업에서 여전히 잠재적인 예방과 신경근골격계 체계에서의 치료적 요가를 과학적으로 증명하는 것이 필요한 것은 분명하다.

마지막으로, 정신적 감정 스트레스는 이러한 요통과 손목터널증후군[83]과 같은 근골격계 장애로 이어지는 요인 중 하나로 보여지기 때문에 스트레스를 관리하는 *요가*의 역할에 집중한 문헌들을 또한 조사하였다. 우리는 키워드로 *스트레스, 불안* 또는 *대처*와 짝을 이루어 *요가*와 사용하였다. 예상대로, 신체의 근거로 스트레스와 불안을 관리하는 요가의 역할이 조사된 것을 많이 발견하였다. 스트레스를 해결하고 대처 전략을 개선하는 것은 일반적으로 정형도수물리치료 중재를 동반하는 것이 치료의 측면에서 중요하다.

더 최근의 체계적 연구에서 요가는 잠재적인 효과가 있다고 결론되었고, 선택적인 경우에는 첫 번째 선택으로 사용을 권장한다.[84] 추가로 근골격계 상태의 관리에서 심신 치료, 특별한 요가의 역할과 효과를 서술하기 위해 높은 질적 시험이 필요하다. 미래 연구는 치료적 요가가 효과적일 수 있는 특별한 환자의 성격을 식별하는 것에 초점을 맞추어야 한다. 추가적인 근거로 또한 가장 효과적이고 이 상태의 관리에 유리한 결과를 예측하는데 사용할 수 있는 대략적인 요인에 대한 개요가 필요하다. 연구 계획은 또한 행동의 기전, 평가 결과의 방법, 그에 관한 더 큰 이해의 발전에 초점을 맞추어야 하고, 정형도수물리치료와 다른 치료, 더 전통적인 치료, 중재의 보조적인 역할로 치료적 요가의 사용을 확립하는 것이다 (표 21-5).

요약 및 결론
SUMMARY AND CONCLUSIONS

요가를 유망하게 만드는 요인으로 가치 있는 치료적 중재에서의 고려사항은 다른 사람들의 다양한 적응성과 응용성이다. 자연적으로 심장 혈관에서부터 근골격계와 신경으로 다양한 범위의 장애가 존재하므로 요가 자세와 움직임은 개인적인 수명에 따른 쉬운 실행과 더 나은 내성에 용이하게 하도록 구성되었다. 요가는 그룹 환경에서 수행될 수 있기 때문에, 근골격계 장애의 관리 비용에 대한 효율적인 선택으로 증명할 수 있어 상대적으로 저렴한 형태이다. 비특이적 근골격계 증후군에서 보고된 이익은 효과가 충분히 크고 심각한 부작용은 없었다. 이러한 요소는 획기적인 도수물리치료를 위한 잠재적으로 실행 가능한 선택과 확실한 근거의 접근 방법을 결합한다.

연구에서 치료적 요가가 스트레스 단계 감소에 도움이 될 수 있다고 증명하기 시작하였고, 따라서 개인적인 통증 또는 불편의 인식이 감소하였다.[19,20,23,29,78] 요가의 최적의 효과를 위해서는, 모두 세 가지 영역(심리적, 육체적, 정신적)이 적절히 관리되는 것이 중요하다. 침과 같은 다른 보완 대체 의학(CAM) 치료와

표 21-5 문헌 검색의 결과

데이터베이스	발표 형태	요가와 요통	요가와 골관절염	요가와 손목터널증후군
팝메드 (PubMed)	임상 시험 (Clinical Trials)	3	2	0
	무작위대조군시험 (RCT)	6	1	1
	연구 (reviews)	4	4	8
	설문조사 (Surveys)	3	0	0
	예비 연구 (Pilot Studies)	1	0	0
	사례 보고 (Case Reports)	0	1	0
	메타 분석 (Meta-Analysis)	0	0	1
건강 자료 (Health Source) / 간호 출판물 (Nursing Edition)	임상 시험 (Clinical Trials)	5	0	2
	무작위대조군시험 (RCT)	3	0	1
	설문조사 (Surveys)	1	0	0
	예비 연구 (Pilot Studies)	1	0	0
	사례 보고 (Case Reports)	0	1	0
	메타 분석 (Meta-Analysis)	0	1	0
엘스비어 사이언스 다이렉트 (Elsevier Science Direct)	무작위대조군시험 (RCT)	2	0	0
	연구 (reviews)	1	0	1
	설문조사 (Surveys)	1	0	0
페드로 (PEDro)	임상 시험 (Clinical Trials)	3	1	1
	연구 (reviews)	0	1	2
효과의 연구 초록 데이터베이스 (Database of Abstracts of Reviews Effectiveness)	연구 (reviews)	1	2	1

는 달리, 요가는 육체적 영역뿐만 아니라, 영적과 심리적 영역을 포함한다. 모든 세 가지 영역은 치유 과정과 개인의 최적인 건강 상태로 회복하는데 중요한 역할을 한다고 여겨진다.[24,77,78,86]

과거에서 요가의 초점은 주로 영적이었고, 오늘날의 사회 요가는 일상생활의 새롭고 다양한 영역에서 틈새시장을 발견하였다.[27] 요가의 기본 적용을 확장하여, 일부 연구에서는 스트레스와 관련된 질병에서 새로운 중재의 접근법을 인식하는데 긍정적인 반응이 있음을 발견하였다.[19,20,23,29,78] 단독 중재인 요가에 대한 근거가 많은 것은 아니지만 더 많은 전통적인 접근법을 보완한 치료적 요가는 증상 완화와 최적의 건강과 복지의 증진에 효과적일 수 있다.

임상 사례 (CLINICAL CASE)

평가 (Examination)

현재의 병력: 2년간 만성 요통의 과거 병력이 있는 25세의 대학원생이고 최근에 양측 손목에 통증이 발생되었다. 그는 손목터널증후군에 대한 정밀 검사를 받았다. 그의 설명에서 가장 주목할 점은 깨어있을 때 일반적으로 1시간 동안 지속되었다. 간헐적인 통증은 장시간 컴퓨터 작업 후에 하루 동안 생긴다. 통증은 현재 양쪽 모두 7/10 수준이다. 또한, 이 환자는 손목 근위부에서 원위부로 관련통, 무감각 그리고 마비를 호소하였다. 그는 약 2년 전에 허리 통증이 있어 물리치료를 받은 적이 있다. 그는 의사에게 당신의 상태를 문의하였고 그의 새로운 상지 통증과 만성 요통의 불편을 관리하기 위해 설계된 중재 과정을 시작하였다.

환자의 목표: "나는 더 나은 규칙적인 운동 프로그램과 일상생활을 할 수 있도록 통증을 감소시킨다."

직업: 환자는 직장이 없는 대학생이다.

레크레이션 활동: 그의 최근 요통과 손목 통증 이전에, 그는 근력 운동, 스키, 하이킹, 캠핑으로 바빴다.

일반적인 건강: 양호

약물: 없음

진단검사: 최근 요천추 부위 X-선을 촬영하여 L5-S1에서 2등급 전방전위증을 알 수 있었다. 자기공명영상(MRI)에서 L4-5에서 전방 추간판탈출증(HNP)이 밝혀졌다. 그는 현재 다음 주에 신경전도속도(NCV)와 근전도(EMG)를 검사할 예정이다.

근골격계: 보조된 관절가동범위(AROM): 최대 가슴 굴곡과 신전에 제한이 있고, 양측 상하지는 양측 손목을 제외하고 정상이다: -5° 신전. 자세: 환자는 현재 전방 머리 자세와 둥근 어깨. 경추 관절가동범위: 양측 끝범위에서 측방 굴곡의 제한이 있다.

신경근: 강제 생성: 가슴: 4/5; 양측 사지는 5/5. 감각: 왼쪽보다 오른쪽으로 더 C6-7 피부분절 감소, 손목터널증후군을 위한 검사: (+)티넬 징후와 팔렌 검사, 양측. 신경긴장검사: (+) C5-7 신경근 관련.

기능: 통증: 요통 앉은 자세에서 4/10; 반복적으로 앞뒤로 굴곡과 신전을 할 때, 30분 이상의 보행을 포함할 때, 중간 정도 신체 활동 후 6/10. 손목터널증후군 통증: 7/10 오른쪽, 6/10 왼쪽.

자가-평가 장애: 짧은 형태 36건강 조사(SF 36) = 30(표준 규범 아래); 오스웨스트리 장애 지수(ODI) = 38%(중간 장애를 나타내는); 생활 스트레스 목록 = 225 (다음 2년 이내에 주요한 건강 문제의 50% 확률을 의미).

중재 (Intervention)

이 환자는 연부조직 가동술과 요추에 추간관절 가동술뿐만 아니라, 중심 안정화 운동에 초점을 맞춘 척추 움직임 증가로 설계된 치료적 운동을 결합한 정형도수물리치료를 1개월 간 8번의 물리치료에 참여하였다. 그는 규정된 운동 프로그램을 적절하게 준수하며 계속하고 있다. 그는 또한 적절한 인체 공학적인 작업 공간 사용과 밤에 착용하는 그의 손목터널증후군 통증을 위한 손목 부목을 받았다.

8주 후에, 체간 관절가동범위와 유연성은 증가하였고, 그의 손목 증상은 전반적으로 감소되었다고 관찰되었다; 그러나, 그가 경험한 이완은 시간이 짧고, 그의 증상은 아직까지 어떠한 일상생활은 못하게 한다. 전체적인 체간 관절가동범위와 유연성 개선은 30% 정도였다. 그는 요통이 3/10 수준, 손목터널증후군은 4/10 수준으로 개선되었다고 보고하였다. 그의 영구적 증상 때문에, 경피성 전기적 자극(TENS)을 시도하였지만, 정기적으로 사용하기에 너무 번거롭기 때문에 중단시켰다. 신경전도속도(NCV)와 근전도(EMG) 연구 결과는 가벼운 손목터널증후군으로 밝혀졌다. 오스웨스트리 장애지수 점수 = 30%로 중등도 장애로 드러났다.

제시된 정보를 기초로 하여 다음과 같은 대답 또는 논의를 한다:

1. 요통과 손목관절증후군에 대한 치료 중재의 일반적인 표준이 이 경우에 완벽하게 성공하지 못한다면 잠재적인 이유는 무엇인가?
2. 이 환자에게 제시할 때 치료의 계획에 치료적 요가를 통합하는 혜택을 누릴 수 있도록 어떤 측면에서 제안을 하여야 하나?
3. 요가의 어떤 측면이 환자에게 가장 도움이 될 것이라고 생각하는가? 이 환자에게 치료적 요가의 과정으로부터 얻을 수 있는 개요는 다음을 결합한다: 자기 인식, 이완 그리고 스트레스 완화, 조절된 호흡, 자기 이해 강화와 자기 수용, 신체 인식 증가와 조절, 이전 움직임 방식 실행, 자세 유지 그리고 그룹과 사회적 지원.
4. 어떤 asana가 이 환자 치료에서 가장 안전하고 효과적인 것으로 생각되는가? 그림 21-2, 21-3 그리고 21-4부터의 asana 프로그램을 선택하고 당신의 선택을 위해 이론적인 근거를 제공한다.
5. 어떤 소도구가 이 개인의 치료적 요가를 하는 동안 환자의 내성을 증가시키기 위해 더 유리한 결과를 가져오는가?

따라하기 (HANDS-ON)

파트너와 함께 실습실에서 다음의 활동을 수행하자.

1 그림 21-2, 21-3, 21-4에 나열된 각각의 asana를 수행한다. 각각의 자세를 수행하는 동안 근육은 명백하게 신장을 진행하고, 근육은 수축하고, 각 자세를 유지할 때 근육이 관여한다. 각각의 자세를 유지하는 동안, 어떤 영역에서 불편하고 각각의 자세를 달성할 대 상대적으로 쉬운지를 주목해야 한다. 지금, 각각의 자세의 수행할 때 당신의 파트너에게 지시한다.

2 각각의 asana를 유지하는 동안 각각의 움직임을 적절하게 수행하고 각각의 자세를 달성할 때 집중(dharana)과 깊은 호흡(pranayama)을 하는 것을 추천한다.

3 당신의 파트너의 한 영역의 근육 경직을 확인하고 긴장된 영역을 해결하기 위해 설계된 asana를 선택한다. 올바른 자세를 유지하고, 집중과 규칙적인 호흡을 장려하기 위해 구체적인 지침을 사용한다. 다음과 같은 중재로 어떤 변화를 확인할 수 있게 즉각적으로 굽혀지지 않는 영역을 재검토한다.

참고 문헌 (REFERENCES)

1. National Center for Complementary and Alternative Medicine (NCCAM). Home page. http://nccam.nih.gov/health/
2. Galantino ML, Musser J. Evidence-based yoga for chronic low back pain. In: Deutsch J, ed. *Complementary Therapies for Physical Therapists: A Clinical Decision-Making Approach*. St. Louis, MO: Saunders Elsevier; 2008.
3. Barnes PM, Powell-Griner E, McFann K, Nahin RL. Complementary and alternative medicine use among adults: United States, 2002. In: *Advance Data from Vital and Health Statistics*. Hyattsville, MD: National Center for Health Statistics; 2004.
4. Reid MC, Papaleontiou M, Ong A, et al. Self-management strategies to reduce pain and improve function among older adults in community settings: a review of the evidence. *Pain Med*. 2008;9:409-424.
5. Farrell SJ, Ross AD, Sehgal KV. Eastern movement therapies. *Phys Med Rehabil Clin N Am*. 1999;10:617-629.
6. Wolsko PM, Eisenberg DM, Davis RB, Phillips RS. Use of mind–body medical therapies: results of a national survey. *J Gen Intern Med*. 2004;19:43-50.
7. Sobel DS. Mind matters, money matters: the cost-effectiveness of mind-body medicine. *JAMA*. 2000;284:1705.
8. Sobel D. The cost-effectiveness of mind-body medicine interventions. *Prog Brain Res*. 2000;122:393-412.
9. Feuerstein G. *The Deeper Dimension of Yoga: Theory and Practice*. Boston, MA: Shambhala Publications; 2003.
10. Sabina AB, Williams AL, Wall HK, et al. Yoga intervention for adults with mild-to-moderate asthma: a pilot study. *Ann Allergy Asthma Immunol*. 2005;94:543-548.
11. Vempati R, Bijlani RL, Deepak KK. The efficacy of a comprehensive lifestyle modification programme based on yoga in the management of bronchial asthma: a randomized controlled trial. *BMC Pulm Med*. 2009;9:37.
12. Shannahoff-Khalsa DS, Sramek BB, Kennel MB, et al. Hemodynamic observations on yogic breathing technique claimed to help eliminate and prevent heart attacks: a pilot study. *J Altern Complementary Med*. 2004;10:757-766.
13. Jayasinghe SR. Yoga in cardiac health (a review). *Eur J Cardiovasc Prev Rehabil*. 2004;11:369-375.
14. Kolasinski SL, Garfinkel M, Tsai AG, et al. Iyengar yoga for treating symptoms of OA of the knees: a pilot study. *J Altern Complementary Med*. 2005;11:689-693.
15. Zaman T, Agarwal S, Handa R. Complementary and alternative medicine use in rheumatoid arthritis: an audit of patients visiting a tertiary care centre. *Natl Med J India*. 2007;20:236-239.
16. Greendale GA, McDivit A, Carpenter A, Seeger L, Huang M. Yoga for women with hyperkyphosis: results of a pilot study. *Am J Public Health*. 2002;92:1611-1614.
17. Oken BS, Kishiyama S, Zajdel D, et al. Randomized controlled trial of yoga and exercise in multiple sclerosis. *Neurology*. 2004;62:2058-2064.
18. Yardi N. Yoga for control of epilepsy. *Seizure*. 2001;10:7-12.
19. Benson H, Malvea BP, Graham JR. Physiologic correlates of meditation and their clinical effects in headache: an ongoing investigation. *Headache*. 1973;13:23-24.
20. Pilkington K, Kirkwood G, Rampes H, Richardson J. Yoga for depression: the research evidence. *J Affect Disord*. 2005;89:12-24.
21. Malhotra V, Singh S, Tandon OP, et al. Effect of yoga asanas on nerve conduction in type 2 diabetes. *Indian J Physiol Pharmacol*. 2002;46: 298-306.
22. Hanada EY. Efficacy of rehabilitative therapy in regional musculoskeletal conditions. Best practice and research. *Clin Rheumatol*. 2003;17:151-166.
23. Shannahoff-Khalsa D. Complementary healthcare practices. Stress management for gastrointestinal disorders: the use of Kundalini yoga meditation techniques. *Gastoenterol Nurs*. 2002;25:126-129.
24. Oken BS, Zajdel D, Kishiyama S, et al. Randomized, controlled, six-month trial of yoga in healthy seniors: effects on cognition and quality of life. *Altern Ther Health Med*. 2006;12:40-47.
25. Sparrowe L. *Yoga: A Yoga Journal Book*. Fairfield, CT: Hugh Lauter Levin Associates; 2004.
26. Carrico M. Patanjali's eight-fold path offers guidelines for a meaningful and purposeful life. *Yoga J*. www.yogajournal.com/newtoyoga/158_1.cfm
27. Magee D. *Orthopaedic Physical Therapy Clinics of North America*. Philadelphia, PA: WB Saunders; 2000:341-359.
28. Marx I. *Yoga and Common Sense*. New York, NY: Bobbs-Merrill; 1970.
29. Smith J, Kelly E, Monks J. *Pilates and Yoga: A High-energy Partnership of Physical and Spiritual Exercise Techniques to Revitalize the Mind and Body*. London: Hermes House; 2005.
30. Sherman KJ, Cherkin DC, Erro J, Miglioretti DL, Deyo RA. Comparing yoga, exercise, and a self-care book for chronic low back pain: a randomized, controlled trial. *Ann Intern Med*. 2005;143:849-856.
31. Garfinkel MS, Singhal A, Katz WA, Allan, DA et al. Yoga-based intervention for carpal tunnel syndrome: a randomized trial. *JAMA*. 1998;280: 1601-1603.
32. Eisenberg D, Post D, Davis RB, et al. Addition of choice of complementary therapies to usual care for acute low back pain: a randomized controlled trial. *Spine*. 2007;32:151-158.
33. Patel CH, North WR. Randomized control trial of yoga and bio-feedback in the management of hypertension. *Lancet*. 1973;2:1053-1055.
34. Patel C. 12-month follow-up of yoga and bio-feedback in the management of hypertension. *Lancet*. 1975;2:93-95.
35. Garfinkel MS. *The Effect of Yoga and Relaxation Techniques on Outcome Variables Associated with Osteoarthritis of the Hands and Finger Joints* [doctoral thesis]. Philadelphia: Temple University; 1992.
36. Van Baar ME, Dekker J, Lemmens JA. Pain and disability in patients with osteoarthritis of hip or knee: the relationship with articular, kinesiological, and psychological characteristics. *J Rheumatol*. 1998;25:125-133.
37. Williams KA, Petronis J, Smith D, et al. Effect of Iyengar yoga therapy for chronic low back pain. *Pain*. 2005;115:107-117.
38. Garfinkel MS, Singhal A, Katz WA, et al. Yoga-based intervention for carpal tunnel syndrome: a randomized trial. *JAMA*. 1998;280: 1601-1603.
39. Bosch PR, Traustadottir T, Howard P, Matt KS. Functional and physiological effects of yoga in women with rheumatoid arthritis: a pilot study. *Altern Ther Health Med*. 2009;4:24-31.
40. Tomberlin JP, Saunders HD. *Evaluation, Treatment, and Prevention of Musculoskeletal Disorders*. 3rd ed.Minneapolis, MN: The Saunders Group; 1994.
41. Deyo RA, Walsh NE, Martin DC, Schoenfield LS. A controlled-trial of transcutaneous electrical nerve stimulation (TENS) and exercise for chronic low back pain. *N Engl J Med*. 1990;322:1627-1634.
42. Evans C, Gilbert JR, Taylor W, Hildebrand A. A randomized controlled trial of flexion exercises, education, and bed rest for patients with acute low back pain. *Physiother Can*. 1987;39:96-101.
43. Malanga GA, Nadler SF. Non-operative treatment of low back pain. *Mayo Clin Proc*. 1999;74:1135-1148.
44. Koes BW, Scholten RJ, Mens JM, Bouter LM. Efficacy of non-steroidal anti-inflammatory drugs for low back pain: a systematic review of randomised clinical trials. *Ann Rheum Dis*. 1997;56:214-223.
45. Shekelle PG, Adams AH, Chassin MR, Hurwitz EL, Brook RH. Spinal manipulation for low-back pain. *Ann Intern Med*. 1992;117:590-598.
46. Hurwitz EL, Morgenstern H, Harber P, et al. A randomized trial of medical care with and without physical therapy and chiropractic care with and without physical modalities for patients with low back pain: 6-month follow-up outcomes from the UCLA low back pain study. *Spine*. 2002;27:2193-2204.
47. Mannion AF, Muntener EA. A randomized clinical trial of three active therapies for chronic low back pain. *Spine*. 1999;24:2435-2448.
48. Frost H, Klaber Moffett JA, Moser JS, Fairbank JCT. Randomized controlled trial for evaluation of fitness programme for patients with chronic low back pain. *Brit Med J*. 1995;310:151-159.
49. Spelman MR. Back pain: How health education affects patient compliance with treatment. *Occup Health Nurs*. 1984;32:649-651.
50. Jacobson L, Marino AJ. General considerations of chronic pain. In: Loeser JD, ed. *Bonica's Management of Pain*. 3rd ed. Philadelphia, PA: Lippincott Williams & Wilkins; 2001.
51. Linton SJ. A review of psychological risk factors in back and neck pain. *Spine*. 2000;25:148-156.
52. Williams K, Abildso C, Steinberg L, et al. Evaluation of the effectiveness and efficacy of Iyengar yoga therapy on chronic low back pain. *Spine*. 2009;34:2066-2076.
53. Saper RB, Sherman KJ, Cullum-Dugan D, et al. Yoga for chronic low back pain in a predominantly minority population: a pilot randomized controlled trial. *Altern Ther Health Med*. 2009;6:18-27.
54. Galantino ML, Bzdewka TM, Eissler-Russo JL, et al. The impact of modified hatha yoga on chronic low back pain: a pilot study. *Altern Ther Health Med*. 2004;10:56-59.
55. Borenstein DG, Wiesel SW, Boden SD. Medical therapy. In: Borenstein DG, Wiesel SW, Boden SD, eds. *Low Back and Neck Pain: Comprehensive Diagnosis and Management*. 3rd ed. Philadelphia, PA: Elsevier; 2004:785-793.

56. Cady LD, Bischoff DP, O'Connell ER, Thomas PC, Allan JH. Strength and fitness and subsequent back injuries in firefighters. *J Occup Med* 1979;21:269-272.
57. De Vries H. EMG fatigue nerve in postural muscles: a possible etiology for idiopathic low back pain. *Am J Phys Med.* 1968;47:175.
58. Magora A. Investigation of the relation between low back pain and occupation: IV. *Scand J Rehabil Med.* 1974;6:81-88.
59. Poulsen E. Back muscle strength and weight limits in lifting. *Spine.* 1981;6:73-75.
60. Nachemson A. The possible importance of the psoas muscle for stabilization of the lumbar spine. *Acta Othop Scand.* 1968;39:47-57.
61. Raghuraj P, Telles S. Muscle power, dexterity skill and visual perception in community home girls trained in yoga or sports and in regular school girls. *Indian J Physiol Pharmacol.* 1997;41:409-415.
62. Donohue B, Miller A, Beisecker M, et al. Effects of brief yoga exercises and motivational preparatory interventions in distance runners: results of a controlled trial. *Br J Sports Med.* 2006;40:60-63.
63. Williams P. Lesions of the lumbosacral spine. I. *J Bone Joint Surg.* 1937;19:343.
64. Williams P: Lesions of the lumbosacral spine. II. *J Bone Joint Surg.* 1937;19:690.
65. Pollock ML, Leggett SH, Graves JE, et al. Effect of resistance training on lumbar extension strength. *Am J Sports Med.* 1989;17:624-629.
66. Pauley J. EMG analysis of certain movements and exercise: some deep muscles of the back. *Anat Rec.* 1966;155:223.
67. Tran MD, Holly RG, Lashbrook J, Amsterdam EA. Effects of hatha yoga practice on the health-related aspects of physical fitness. *Prev Cardiol.* 2001;4:165-170.
68. Taylor MJ, Majundmar M. Incorporating yoga therapeutics into orthopaedic physical therapy. In: Galantino ML, ed. *Orthopaedic Physical Therapy Clinics of North America.* Philadelphia, PA: W.B. Saunders; 2000: 341-352.
69. Nespor K. Pain management and yoga. *Int J Psychosom.* 1991;38:76-81.
70. Greendale GA, Huang M-H, Karlamangla AS, Seeger L, Crawford S. Yoga decreases kyphosis in senior women and men with adult-onset hyperkyphosis: results of a randomized controlled trial. *J Am Geriatr Soc.* 2009;57:1569-1579.
71. Perry J. *Gait Analysis: Normal and Pathological Function.* Thorofare, NJ: SLACK, Inc.; 1992.
72. Towheed TE. Systematic review of therapies for osteoarthritis of the hand. *Osteoarthritis Cartilage.* 2005;13:455-462.
73. Bukowski E, Conway A, Glentz LA, Kurland K, Galantino ML. The effect of yoga and strengthening exercises for people living with osteoarthritis of the knee: a case series. *Int Q Community Health Educ.* 2007;26:287-305.
74. Sequeira W. Yoga in treatment of carpal tunnel syndrome. *Lancet.* 1999;353:689-690.
75. Wolfe F. Determinants of WOMAC function, pain and stiffness scores: evidence for the role of low back pain, symptom counts, fatigue and depression in OA, RA and fibromyalgia. *Rheumatology.* 1999;38:355-361.
76. APTA. *Guide to Physical Therapist Practice.* Rev., 2nd ed. Alexandria, VA: American Physical Therapy Association; 2003.
77. Raghuraj P, Telles S. Muscle power, dexterity skill and visual perception in community home girls trained in yoga or sports and in regular school girls. *Indian J Physiol Pharmacol.* 1997;41:409-415.
78. Shannahoff-Khalsa DS. Patient perspectives: Kundalini yoga meditation techniques for psycho-oncology and as potential therapies for cancer. *Integrative Cancer Therapy.* 2005;4:87-100.
79. Chen KM, Chen MH, Lin MH, et al. Effects of yoga on sleep quality and depression in elders in assisted living facilities. *J Nurs Res.* 2010;18:53-61.
80. Smith JE, Richardson J, Hoffman C, Pilkington K. Mindfulness-based stress reduction as supportive therapy in cancer care: systematic review. *J Adv Nurs.* 2005;52:315-327.
81. O'Connor D, Marshall S, Massy-Westropp N. Non-surgical treatment (other than steroid injection) for carpal tunnel syndrome. *Cochrane Database Syst Rev.* 2004;CD003219.
82. Egger M, Juni P, Bartlett C, Holenstein F, Sterne I. How important are comprehensive literature searches and the assessment of trial quality in systematic reviews? Empirical study. *Health Technol Assess.* 2003;7:68.
83. Gura ST. Yoga for stress reduction and injury prevention at work. *Work.* 2002;19:3-7.
84. Goodyear-Smith F, Arroll B. What can family physicians offer patients with carpal tunnel syndrome other than surgery? A systematic review of nonsurgical management. *Ann Fam Med.* 2004;2:267-273.
85. Luskin FM, Newell KA, Griffith M, et al. A review of mind/body therapies in the treatment of musculoskeletal disorders with implications for the elderly. *Altern Ther Health Med.* 2000;6:46-56.
86. Donohue B, Miller A, Beisecker M. Effects of brief yoga exercises and motivational preparatory interventions in distance runners: results of a controlled trial. 2006;40:60-63.

단원 III

정형도수물리치료 실습

Practice of Orthopaedic Manual Physical Therapy

CHAPTER 22

어깨관절 복합체의 정형도수물리치료

Orthopaedic Manual Physical Therapy of the Shoulder Joint Complex

Christopher H. Wise, PT, DPT, OCS, FAAOMPT, MTC, ATC

역자 : 정형국

22장 목적

이 장의 결론을 통해, 독자는 다음과 같은 것을 할 수 있을 것이다:

- 어깨의 주요 해부학적 특징과 생체역학적 특성을 확인할 수 있고, 검사와 중재에 대한 그것들의 영향도 확인할 수 있다.
- 어깨의 정형도수물리치료(OMPT) 검사에 이용되는 주요 절차들을 목록하고 수행할 수 있다.
- 정형도수물리치료 검사의 결과를 평가할 때 올바른 임상 의사결정을 실증할 수 있다.
- 감별진단과 예후에 이룰 수 있는 적절한 검사 소견을 이용할 수 있다.
- 어깨에 대한 정형도수물리치료 중재의 안전한 수행과 관련된 이슈들을 거론할 수 있다.
- 어깨에 대한 관절가동술 수행 시 기본적인 기술 능력을 보여줄 수 있다.

기능해부학과 운동형상학 (FUNCTIONAL ANATOMY AND KINEMATICS)

서론 (Introduction)

어깨관절 복합체의 정상 기능은 독특한 4개 관절의 정교한 동시화를 필요로 한다. *복장빗장관절, 봉우리빗장관절, 어깨가슴관절* 및 *오목위팔관절*은 팔의 기능에 탁월한 역할을 하는 상호의존적인 관절 시스템을 형성한다.

Cyriax[1]는 어깨의 주요 기능으로서 소단위 운동의 기능 과제를 수행하거나 환경과 상호작용하기 위해 손을 공간에 배치하는 것이라고 기술했다. 일반적인 기능 활동의 수행에 필요한 어깨 움직임을 알고 싶으면, 표 22-1을 참고하길 바란다.

표 22-1 기능 활동에 필요한 어깨관절의 움직임

기능 활동	ROM
머리 빗기	120° 벌림 90° 가쪽돌림
윗옷 입기	30° 폄 90° 안쪽돌림 60° 모음
식사하기	60° 벌림 45° 가로모음
탈취제 뿌리기	45° 굽힘 60° 가로모음
귀 청소하기	110° 벌림 80° 가쪽돌림

출처: Magee DJ. Orthopedic Physical Assessment, 4th ed. Philadelphia, PA: WB Saunders, 2002.

복장빗장관절(SC 관절) (The Sternoclavicular Joint)

*복장빗장(SC) 관절*은 일반적으로 3개의 운동축으로 작동하는 **안장관절**[2,3]로 고려된다(그림 22.1). 빗장뼈머리가 복장뼈의 관절면보다 더 크기 때문에, 관절이 불안정하고, 특히 안쪽으로 향하는 힘에 더욱 불안정해진다. 복장뼈의 관절면은 이마면 상으로 오목하고, 시상면 상으로 볼록하여, 빗장뼈의 안쪽 관절면과 관절을 이룬다. *관절 안에 있는 원반*은 관절을 2개의 관절강으로 나누고, 빗장뼈의 안쪽 이동을 막아 주고 충격을 흡수한다. 빗장뼈의 안쪽 부위는 아래쪽에 위치한 1번 갈비뼈의 연골과 관절을 이루어, 복장빗장관절의 안정성에 도움을 준다.

SC 관절의 안정성 (Stability of the SC Joint)

SC 관절의 관절주머니는 아래쪽 면에 가장 적게 분포되어 있다.[4] *복장빗장인대(SCL)*는 약한 관절주머니를 보강하고, 전방 활주와 후방 활주를 제한한다. 위쪽 전위와 가쪽 전위를 제한하는 1차 인대는 *빗장뼈사이인대(ICL)*이고, 이것은 한쪽 빗장뼈에서 반대쪽 빗장뼈까지 복장뼈패임을 걸쳐 연결되어 있다. 주머니밖 *갈비빗장인대(CSCL)*는 SC 관절의 가쪽에 위치하고 있으며, 빗장뼈의 올림을 제한한다.

SC 관절의 가동성 (Mobility of the SC Joint)

SC 관절은 자유도 3을 가진다. *올림과 내림*이 *이마면*에서 일어난다. 올림(elevation)은 아랫방향의 종속 활주를 필요로 하는데, 이것은 빗장뼈의 안쪽면과 관절사이원반 사이에서 일반적으로 일어난다(그림 22.2).[5] 이런 움직임은 갈비빗장인대(CSCL)에 의해 제한된다.[4–6] 내림(depression)은 5 °정도만 일어나지만, 빗장뼈사이인대나 근육이 손상되면 더 많은 움직임이 일어날 것이다.[7] *내밈과 뒷당김*은 일반적으로 *가로면*에서 일어나지만, 운동축이 사선방향인 것으로

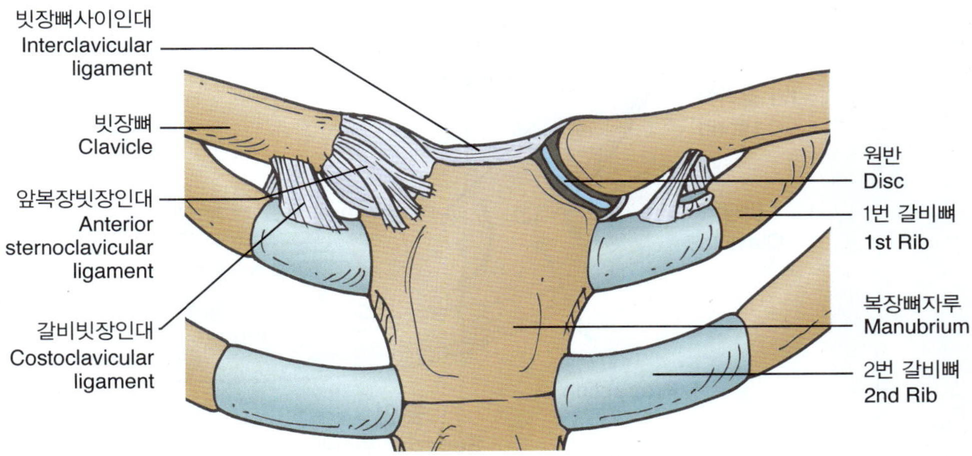

그림 22.1 복장빗장관절: "안장"관절

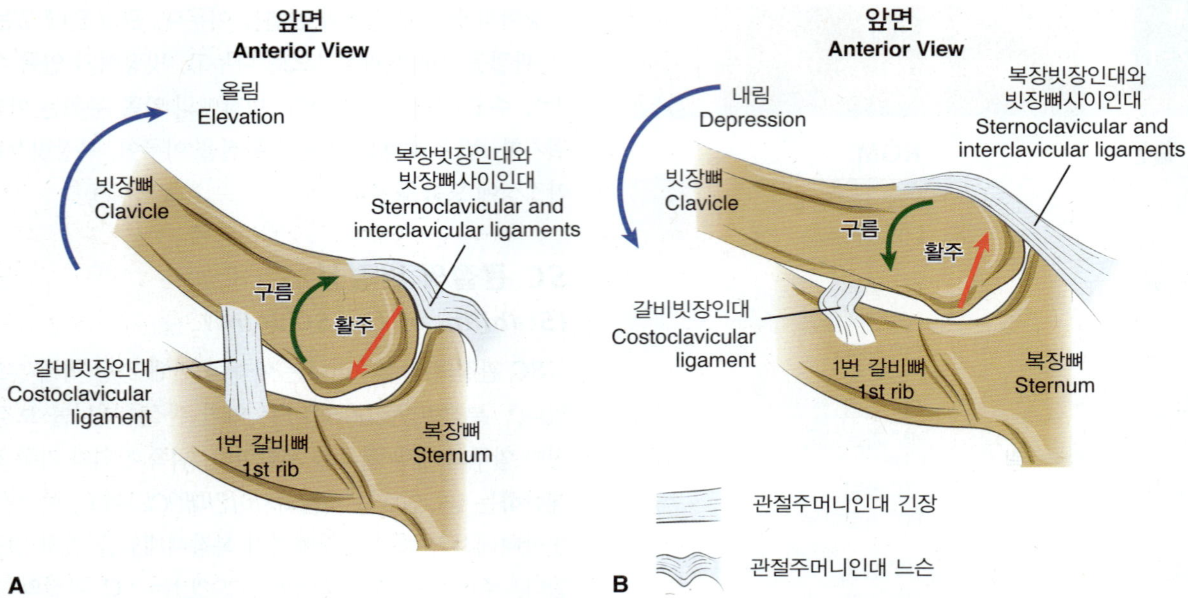

그림 22.2 **A, B** 복장빗장관절의 올림과 내림 동안 발생하는 종속운동.

간주되고 있다.[2] 그러므로, 내밈(protraction)은 내림에 의해 동반되고, 뒷당김은 올림에 의해 동반된다.[2,4] 내밈과 뒷당김은 복장뼈 관절면과 관절사이 원반사이에서 일어나는 전방 활주와 후방 활주에 의해 각각 촉진된다(그림 22.3).[5] 내밈은 뒤쪽의 CSCL, ICL, SC 관절주머니[5,4]에 의해 제한되고, 뒷당김(retraction)은 앞쪽의 CSCL, ICL, SC 관절주머니에 의해 제한된다.[4] *윗방향 돌림과 아랫방향 돌림*은 빗장뼈의 긴축을 중심으로 *시상면*에서 일어난다.[8] 돌림에 대한 기준점은 빗장뼈의 앞쪽면이다. 윗방향 돌림(upward rotation)은 팔을 약 90° 올림한 상태에서 시작되고, *부리빗장인대(CRCL)*의 긴장 증가로 유발된다.[8] 올림하는 동안 어깨뼈의 보상 증가는 SC 관절의 초기 참여와 과도한 윗방향 돌림을 이끌어 낸다. 도수물리치료사는 올림 동안 빗장뼈의 촉진을 통해 SC 관절의 느슨함을 감지할 수 있다.

SC 관절 움직임의 운동축은 일반적으로 빗장뼈머리 바로 옆에 있는 것으로 알려져 있다. SC 관절의 생리적 운동을 기술하는데 이용되는 기준은 빗장뼈의 가쪽 1/3이다. SC 관절의 전체 운동 범위는 일반적으로 *50–60°*의 올림/내림, 30–60°의 내밈/뒷당김, *25–35°*의 윗방향 돌림과 *10°* 미만의 아랫방향 돌림이다(그림 22.4).[8]

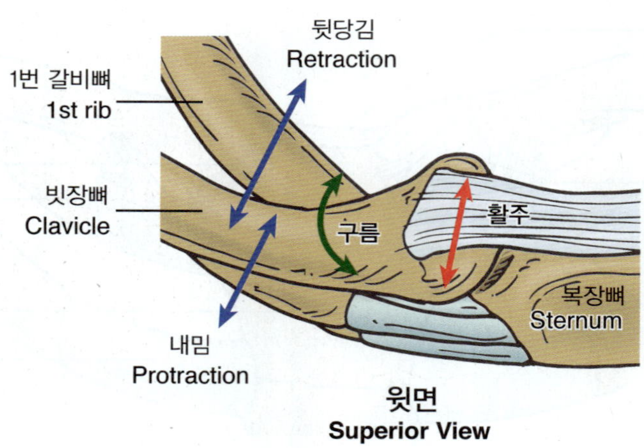

그림 22.3 복장빗장관절의 내밈과 뒷당김 동안에 일어나는 종속운동.

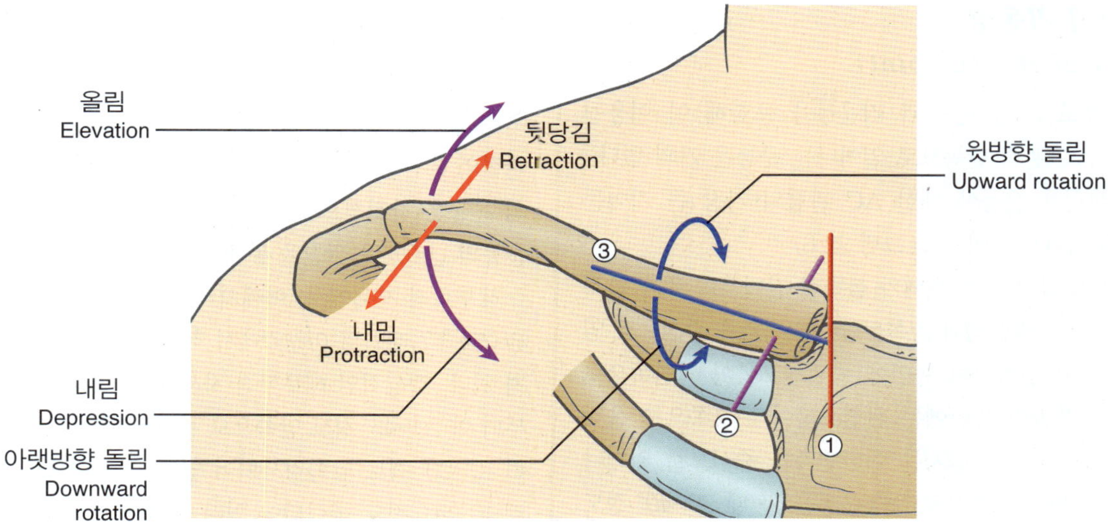

그림 22.4 복장빗장관절의 생리적 운동.

봉우리빗장관절(AC 관절)
(The Acromioclavicular Joint)

*봉우리빗장(AC) 관절*의 주요 기능은 가슴우리에 대한 어깨뼈의 부가적 돌림을 허용하고, 팔을 운동하는 동안 운동면의 바깥쪽에 어깨뼈가 위치하도록 조절하고, 위팔에서 빗장뼈와 축성 뼈대로 힘을 전달한다. AC 관절은 납작하거나 약간 상호적인 관절면과 관절을 이루는 **평면관절**로 고려된다.[2] 양쪽 관절면은 섬유연골로 덮여 있고, 그 관절 속에 섬유연골성 원반이 존재한다(그림 22.5).

AC 관절의 안정성 (Stability of the AC Joint)

약한 AC 관절주머니는 관절 안에 있는 *봉우리빗장인대*(*ACL*)와 부속인대에 의해 보강된다. 특히 부리빗장인대가 AC 관절에 안정성을 제공한다. 부리빗장인대의 *갈고리*인대는 수직으로 주행하여, 빗장뼈 먼쪽 끝단의 위쪽 이동을 제한하고, *마름*인대는 수직과 가쪽으로 주행하여, 어깨의 직접 타격으로 발생하는 아래쪽과 안쪽 방향의 힘에 저항을 한다. *부리봉우리인대*(*CAL*)는 관절을 가로지르지 않지만, 불안정 어깨에서 일어날 수 있는 위팔뼈의 위쪽 이동을 제한한다.

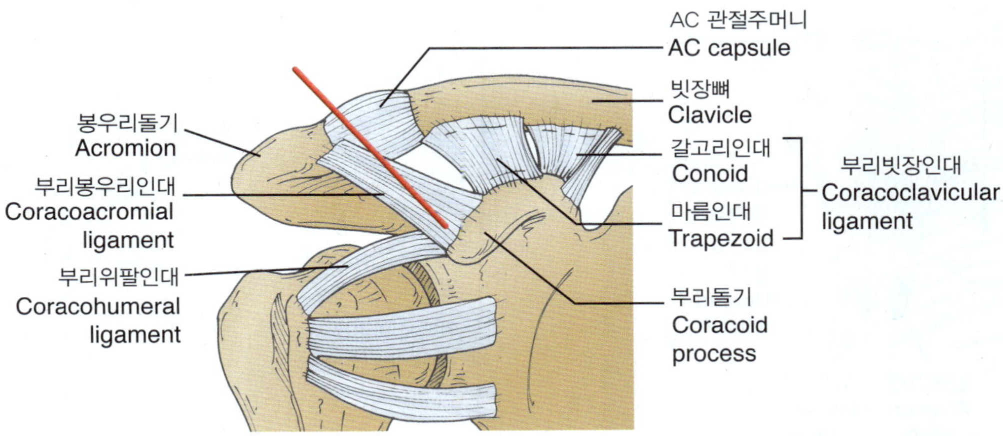

그림 22.5 봉우리빗장관절: 평면관절.

AC 관절의 가동성 (Mobility of the AC Joint)

비록 자유도 3(병진운동과 각운동을 포함해)이 이용될 수 있지만, AC 관절 단독으로 일어나는 운동은 거의 없다.[7] 어깨관절 복합체 운동에 대한 AC 관절의 가장 큰 기여는 올림의 끝범위에서 일어난다(그림 22.6).[10]

내밈과 뒷당김 동안 어깨뼈가 볼록한 갈비우리 위를 움직일 때 약 *30°*의 *안쪽돌림*과 *가쪽돌림*이 수직축을 중심으로 일어난다. 그리고 안쪽돌림 동안에는 관절오목이 앞안쪽으로 움직이고, 가쪽돌림 동안에는 관절오목이 뒤가쪽으로 움직인다.[5] *앞쪽경사*와 *뒤쪽경사*는 이마면축을 중심으로 일어나고, 굽힘에서 완전한 폄으로 능동운동을 할 때 *30–40°* 정도 일어난다. 앞쪽경사는 봉우리돌기를 앞쪽으로 움직이고, 어깨뼈의 아래각을 뒤쪽으로 움직인다. 뒤쪽경사는 앞쪽경사와 반대로 움직인다. 앞쪽경사는 오목위팔관절의 폄과 어깨가슴관절의 올림을 할 때 일어나고, 뒤쪽경사는 오목위팔관절의 굽힘과 어깨가슴관절의 내림을 할 때 일어난다.

마지막으로, AC 관절의 윗방향 돌림과 아랫방향 돌림은 어깨뼈면과 수직인 비스듬한 앞뒤축을 중심으로 일어난다. 생체실험에서, *윗방향 돌림*은 *30°* 정도 일어나고, *아랫방향 돌림*은 *17°* 정도 일어나지만, 이 운동들은 CRCL에 의해 제한된다.[12] SC 관절의 윗방향 돌림은 빗장뼈 뒤쪽면에 붙어 있는 CRCL의 긴장을 이완하고, 그것을 움직이게 하는 AC 관절을 이완한다.

어깨가슴관절(ST 관절) (The Scapulothoracic Joint)

어깨가슴관절은 "기능적 가짜관절"로서, SC 관절과 AC 관절의 온전성과 운동 능력에 좌우된다. SC 관절과 AC 관절의 운동은 간접적으로 평가되기 때문에, 종종 어깨가슴관절 운동의 날카로운 관찰을 통해 기록된다.

해부학적 자세에서, 어깨뼈의 안쪽 가장자리는 T2 레벨의 *위각*과 T7 레벨의 *아래각*에서 척추로부터 2 인치 정도 떨어져 있다. 정상적인 해부학적 자세에서, 어깨뼈는 이마면으로부터 약 30–45° 정도 안쪽으로 돌림되어 있고, 수직축으로부터 10–20° 정도 앞쪽경사되어 있고, 가로면으로부터 위쪽으로 10–20° 정도 돌림되어 있다. 어깨뼈의 정상 안정 자세는 오목위팔관절의 움직임에 영향을 준다. 오목위팔관절의 움직임이 어깨뼈와 일직선으로 일어날 때, 그 운동을 **어깨뼈면**(plane of scapula, POS)의 운동이라고 부른다. 가슴우리에 대한 어깨뼈의 안정 자세로 정의되는 POS는 사람에 따라 약간 차이가 있지만, 일반적으로 이마면으로부터 앞쪽으로 30–45° 정도 나와 있다고 여겨진다.

ST 관절의 가동성 (Mobility of the ST Joint)

팔의 올림은 어깨가슴관절 근육과 어깨위팔관절 근육 동시 동원을 필요로 한다. 어깨뼈의 위치를 결정하는데 있어서, 어깨가슴관절 근육의 기능은 어깨위팔관절 근육의 길이와 장력 생산 능력을 결정한다. 부가적으로 어깨가슴관절 근육은

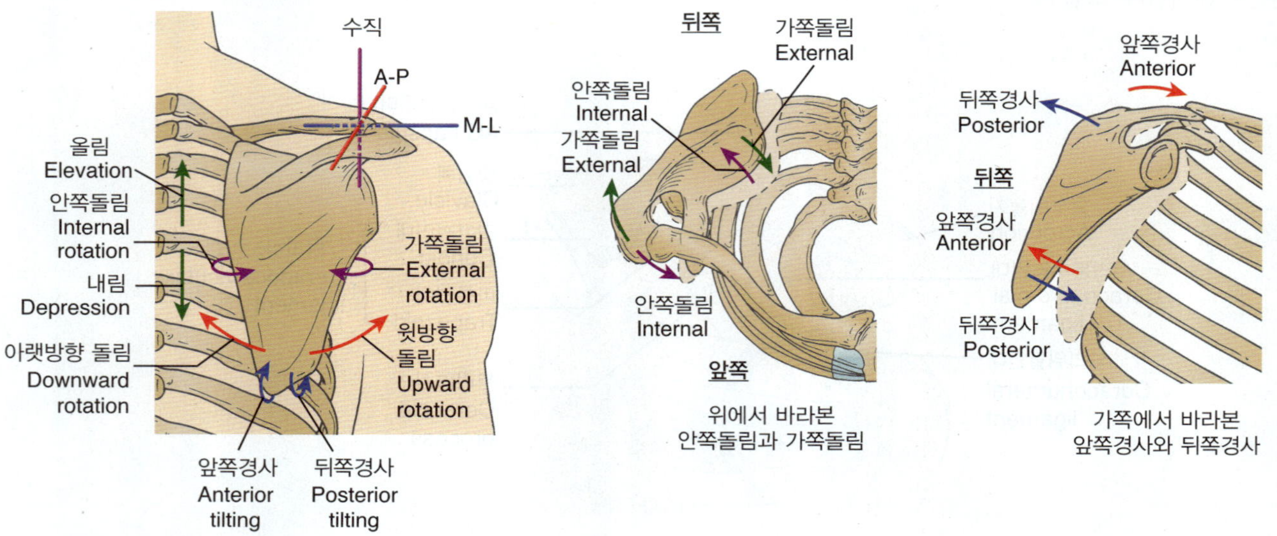

그림 22.6 봉우리빗장관절의 생리적 운동.

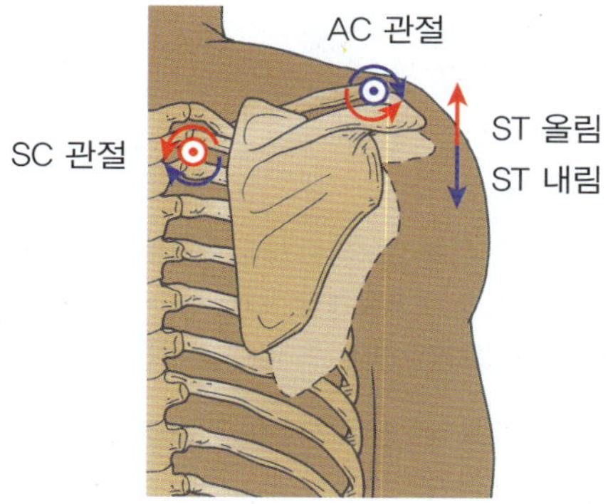

그림 22.7 어깨가슴관절의 올림과 내림은 SC 관절과 AC 관절의 움직임과 함께 일어난다.

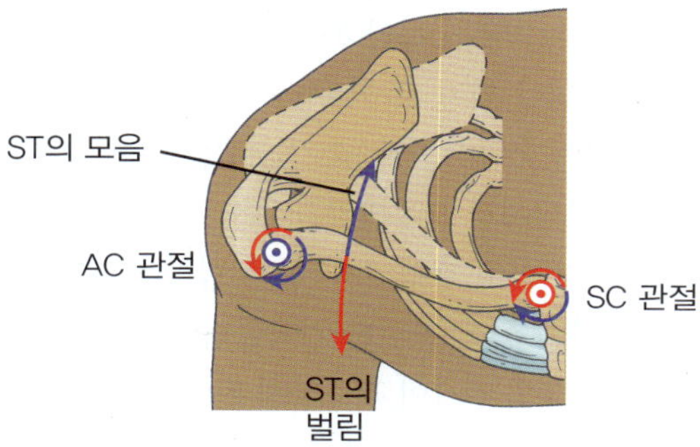

그림 22.8 어깨가슴관절의 모음과 벌림은 SC 관절과 AC 관절의 움직임과 함께 일어난다.

어깨뼈를 안정화시키는 토대를 제공하여, 어깨위팔관절 근육이 제대로 기능을 할 수 있도록 만든다.

어깨가슴관절의 *올림과 내림*은 SC 관절 내에 위치한 운동축을 중심으로 가슴우리에 대한 어깨뼈의 이마면 운동이다(그림 22.7). 올림과 내림의 운동 폭은 각각 *4–6cm*[10]와 *1–2cm*[14]이다. 어깨뼈의 올림은 빗장뼈머리의 올림과 AC 관절의 최소 병진운동을 필요로 한다.[15] ST 관절의 올림은 *작은가슴근*이 우세하게 작용할 때는 앞쪽경사와 함께 일어나고, *아래등세모근*이 우세할 때는 뒤쪽경사와 함께 일어난다.

*벌림과 모음*은 각각 *내밈과 뒷당김*으로 종종 간주된다. 그러나 앞에서 설명했듯이 내밈과 뒷당김이라는 용어들이 SC 관절의 가로면 움직임에 더 선호된다(그림 22.8). 정상 벌림의 운동폭은 *7.5–10cm*이고, 모음의 운동폭은 *4–5cm*이다.[10] 이 운동들은 가슴우리벽이 볼록하기 때문에 앞쪽경사와 뒤쪽경사가 함께 일어난다.

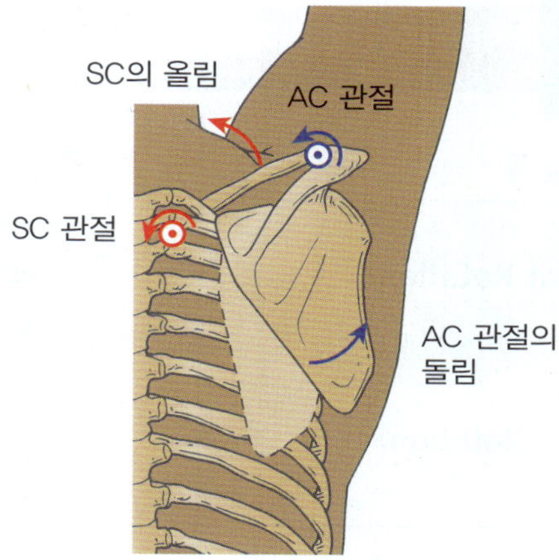

그림 22.9 어깨가슴관절의 위쪽돌림은 SC 관절과 AC 관절의 움직임과 함께 일어난다.

*윗방향 돌림과 아랫방향 돌림*은 아래각의 움직임으로 설명된다. 즉, 어깨뼈 아래각이 척추로부터 멀어지면 윗방향 돌림이고, 척추쪽으로 가까워지면 아랫방향 돌림이다(그림 22.9). 위쪽돌림과 아래쪽돌림의 정상 가동범위는 각각 *60°와 20°*이다. 어깨뼈 돌림의 축은 *어깨뼈가시* 뿌리 부근에 위치하는 것으로 간주되고, 올림을 하는 동안 관절오목 쪽으로 이동한다.[15,16]

오목위팔관절(GH 관절) (The Glenohumeral Joint)

오목위팔관절은 수동 안정성의 지지가 부족한 편이다. 즉, 관절오목은 위팔뼈머리의 25%만 둘러싸고 있다. 이런 관절오목과 위팔뼈의 불일치는 순수한 돌림이 병진운동보다 우세하다는 것을 의미한다.[17,19]

관절오목의 *뒷방향경사(retroversion)*는 약 7.4°이며, 위팔뼈의 앞쪽 병진을 방해한다. 그러므로 앞방향경사된 관절오목이나 뒷방향경사된 위팔뼈를 가진 사람은 앞쪽 불안정을 경험하게 될 것이다.[20] 관절오목의 위쪽 경사는 위팔뼈의 아래쪽 이동을 억제할 것이다. 움직임 동안 관절오목을 제 위치에 유지할 수 있는 어깨뼈의 능력은 오목위팔관절의 뼈 형태 부족을 보상해 준다.

관절오목의 얕은 깊이는 관절테두리(glenoid labrum)로 알려진 2㎜의 *섬유테두리*에 의해 보강된다. 이런 쐐기형 구조물을 둘러싸고 있는 구조물들로는 오목위팔인대, 위팔두갈래근의 힘줄과 *관절주머니인대 복합체(CLC)* 등이 있다. 관절테두리는 앞쪽 안정성을 강화하는 중요한 구조물이고,

표 22-2 어깨관절의 가쪽돌림과 안쪽돌림을 제한하는 구조물들

제한된 운동	관절 자세	구조물
가쪽돌림 (External Rotation)	0° 벌림	어깨밑근, 위쪽 오목위팔인대, 부리오목인대
	45° 벌림	어깨밑근, 중간 오목위팔인대
	90° 벌림	아래쪽 오목위팔인대
안쪽돌림 (Internal Rotation)	0° 벌림	아래쪽 오목위팔인대, 작은원근, 관절주머니의 뒤쪽
	45° 벌림	아래쪽 오목위팔인대
	90° 벌림	아래쪽 오목위팔인대, 관절주머니의 뒤쪽

출처: Dutton M. Orthopaedic Motion, Evaluation, and Intervention. New York: McGraw-Hill; 2004.

*Bankart 병변*과 같은 외상성 앞쪽 탈구가 있을 때 관절오목으로부터 분리된다.

오목위팔관절의 관절주머니는 *부리위팔인대(CHL)*와 *오목위팔인대(GHL)*에 의해 보강된다. 부리위팔인대는 가시위근을 보강하는 2개의 띠(위쪽 띠와 아래쪽 띠)로 구성된다.

부리위팔인대는 가시위근과 어깨밑근을 연결하고 *돌림근띠사이(rotator cuff interval, RCI)*를 형성한다. 그리고 부리오목인대는 팔을 모음할 때 어깨의 뒤쪽 병진과 아래쪽 병진을 제한하는 주요 억제장치이다. 팔을 모음한 채 가쪽돌림과 폄할 때 부리위팔인대가 팽팽해진다. 오목위팔인대는 RCI의 일부로서, 중립위를 취할 때 중요한 고정장치로 작용하고, 위쪽 오목위팔인대와 결합되어 있다(표 22.2).

오목위팔인대는 오목위팔관절의 앞쪽 부분에서 3개 띠로 나누어져 있다. 부리오목인대와 함께, *위쪽 오목위팔인대(SGHL)*는 중립위나 폄된 자세에서 아래쪽 병진과 가쪽돌림을 제한한다(그림 22.10).[21-23] *중간 오목위팔인대(MGHL)*는 0–45°의 벌림 자세에서 오목위팔관절을 고정하고, 가쪽돌림이 함께 일어나면 더욱 팽팽해져, 앞쪽 병진을 제한한다. 그러나 90°의 벌림과 함께 완전한 가쪽돌림이 일어났을 때는, 중간 오목위팔인대의 긴장이 감소하게 된다.[20-22]

*아래쪽 오목위팔인대(IGHL)*는 넓은 겨드랑이 주머니를 가지고 있고, 이런 주머니는 중요한 역할을 한다. 이 인대는 위팔뼈의 앞쪽 병진과 뒤쪽 병진을 제한하고, 90°의 벌림 자세를 취할 때 가쪽돌림과 안쪽돌림을 제한한다.[21-24] 아래쪽

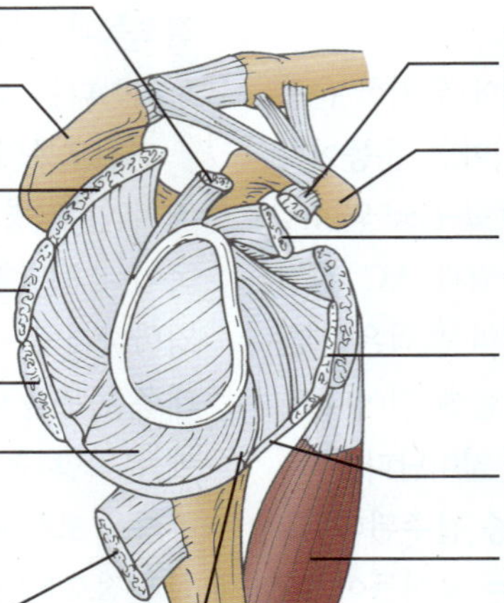

그림 22.10 오목위팔관절의 관절주머니, 근육 부착점, 윤활주머니 및 뼈 구조물.

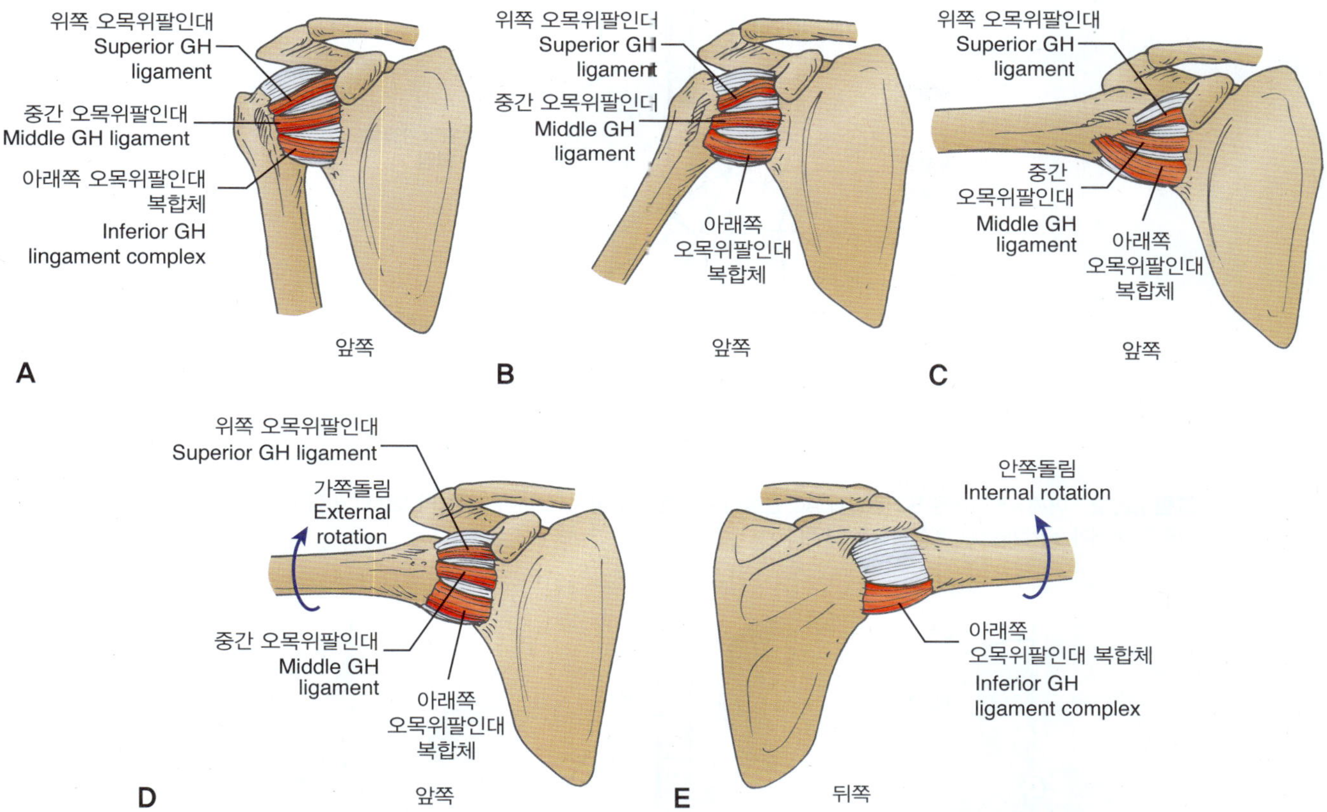

그림 22.11 오목위팔인대에 대한 자세의 영향: **A.** 중립위, **B.** 돌림없는 45°의 벌림, **C.** 돌림없는 90°의 벌림, **D.** 가쪽돌림된 90°의 벌림, **E.** 안쪽돌림된 90°의 벌림.

오목위팔인대는 90° 벌림과 완전한 가쪽돌림을 취할 때 가장 팽팽해진다. 그러므로 아래쪽 오목위팔인대는 팔을 크게 벌림할 때 일어나는 앞쪽 전위를 제한하는 주요 구조물이고, 중간 오목위팔인대, 어깨밑근 및 아래쪽 오목위팔인대의 위쪽 띠들은 중립위시 앞쪽 병진을 제한하는 역할을 한다. 도수물리치료사들은 이 개별 구조물들의 온전성과 기능을 이해하고, 다양한 자세로 움직임 검사를 수행할 수 있어야 한다(그림 22.11).

중간 가동범위 내에서 일어나는 오목위팔관절의 *동적 안정성(dynamic stability)*과 지지는 관절주변 근육에 의해 크게 좌우된다. 어깨밑근은 팔을 중립위에서 가쪽돌림할 때 일어나는 앞쪽 전단력을 제한한다.[23] 위팔뼈머리가 뒤쪽으로 병진하는 동안, 가시아래근과 작은원근은 앞쪽 불안정을 제한하는 구조물로 작용한다. 이 근육들은 뒤쪽 어깨세모근과 함께, 위팔뼈의 뒤쪽 병진도 제한한다. 돌림근띠의 합성힘은 올림하는 동안 관절오목과의 이상적인 자세로 위팔뼈머리를 유지시킨다.

GH 관절의 가동성 (Mobility of the GH Joint)

오목위팔관절의 가동성에 대한 토의는 **어깨위팔리듬**(SHR)에 대한 지식으로부터 시작해야 한다. SHR는 "팔이음뼈의 동시 상승"으로 정의되어 왔다.[25] *세팅 단계*는 첫 30°의 능동 벌림과 첫 60°의 능동 굽힘 동안에 일어나고, 가변성이 크다.[8] 세팅 단계 이후, 정상적인 어깨위팔리듬은 2:1 비율로 일어난다고 알고 있다: 즉, 120°의 위팔뼈 진폭과 60°의 어깨뼈 진폭(그림 22.12). 어깨뼈의 초기 안정 자세는 어깨위팔리듬과 오목위팔관절의 제한에 영향을 주고, 어깨가슴관절 근육의 나쁜 동원 패턴은 탈선을 초래할 수 있다.

오목위팔관절의 움직임은 **볼록-오목법칙**에 적용되지 않는다(그림 22.13). 능동 올림 동안, 위팔뼈머리의 돌림 중심은 상대적으로 일정한 편이다. 위팔뼈와 관절오목의 접촉점은 일어나는 운동 형태에 따라 변화된다(그림 22.14).[16,24,26] 올림 동안 위팔뼈머리가 중심에 유지될 때, 돌림근띠의 근육들이 아래쪽 방향의 힘을 생산한다(그림 22.15). 다른 의견에도 불구하고, 가쪽돌림이 앞쪽 관절주머니인대 복합

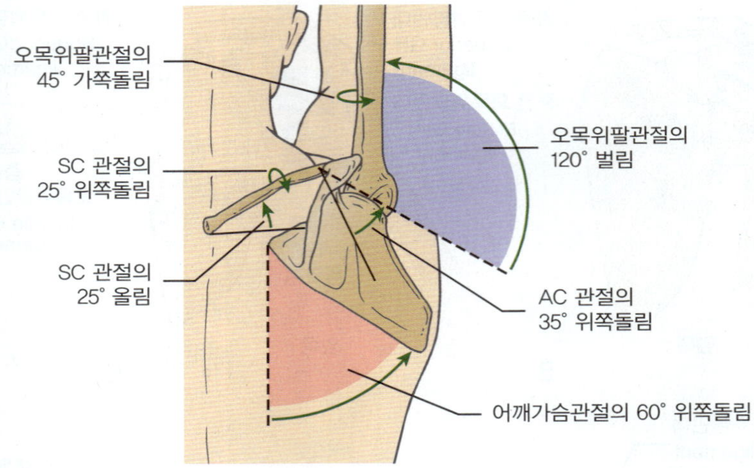

그림 22.12 어깨위팔리듬은 SC 관절과 AC 관절의 구성동작과 함께, 오목위팔관절의 120°의 벌림과 45°의 가쪽돌림, 그리고 어깨가슴관절의 60° 위쪽돌림을 보인다.

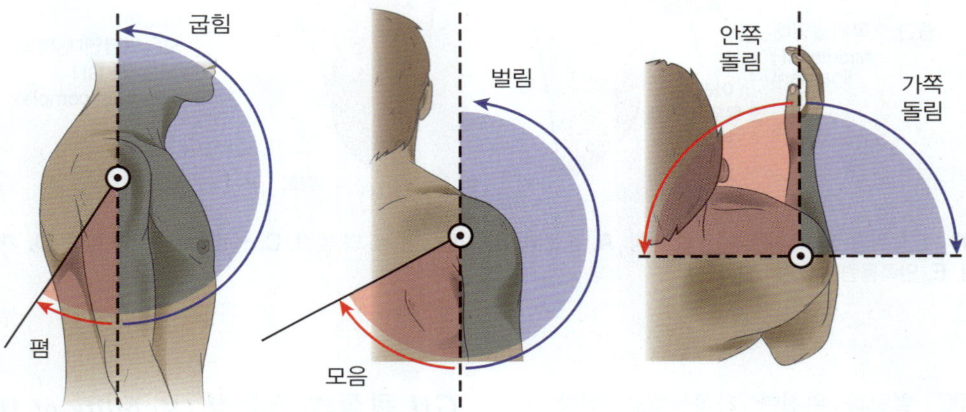

그림 22.13 오목위팔관절의 생리적 운동.

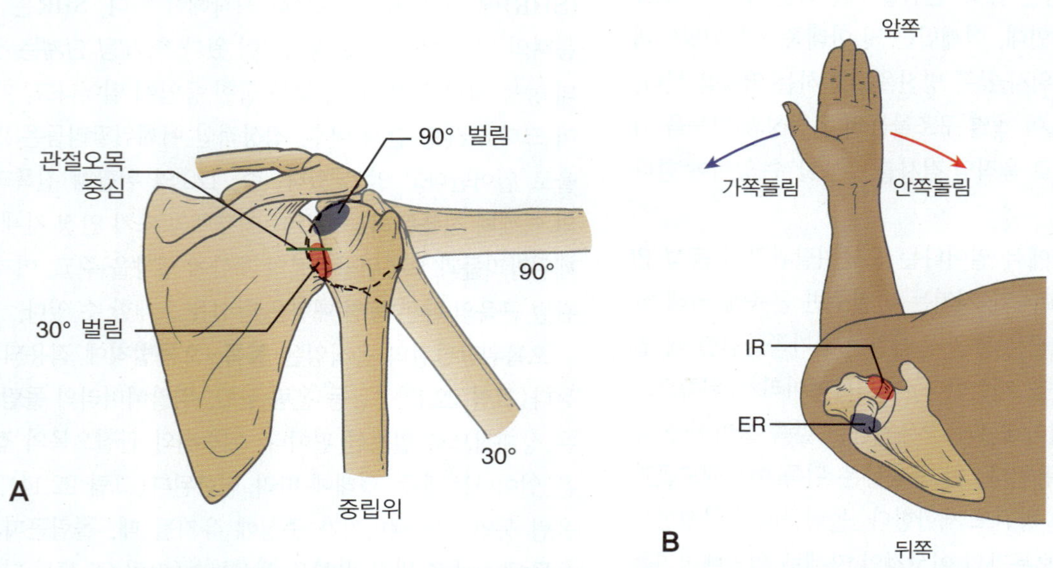

그림 22.14 가쪽돌림과 안쪽돌림 동안 다양한 올림 자세에서 일어나는 관절오목과 위팔뼈머리의 접촉점.

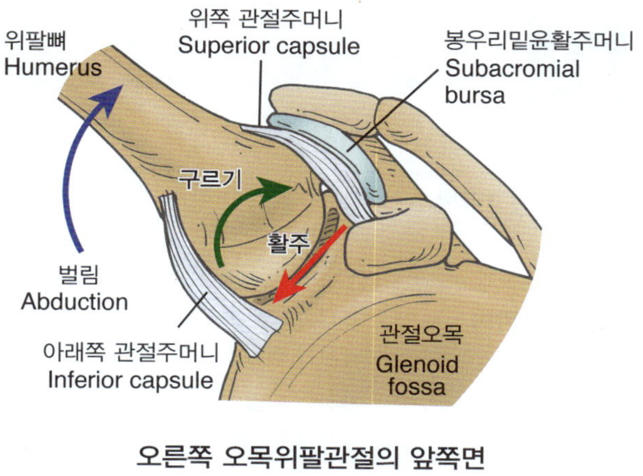

그림 22.15 오목위팔관절의 벌림 동안에 일어나는 종속운동.

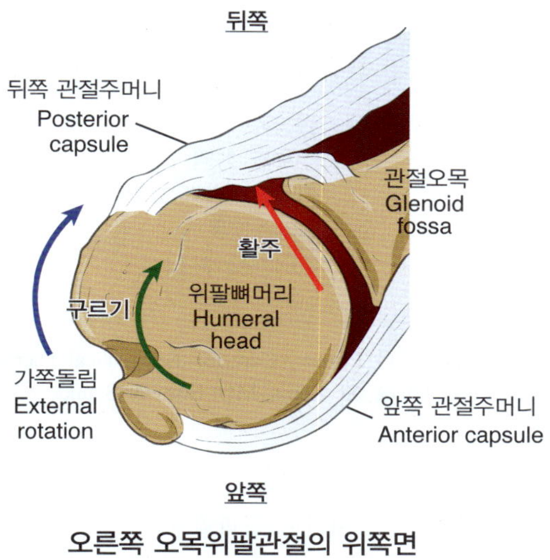

그림 22.16 오목위팔관절의 가쪽돌림 동안에 일어나는 종속운동.

체(CLC)의 긴장을 증가시켜, 볼록-오목법칙이 제시하는 앞쪽 병진이 아니라 뒤쪽 병진을 일으킨다는 근거들이 제시되었다(그림 22.16).[27,28] 반대로, 안쪽돌림은 앞쪽 활주를 일으킨다.

*가쪽돌림과 안쪽돌림*은 오목위팔관절 내에서 일어난다는 사실 때문에, 순수 운동으로 고려된다. 가쪽돌림의 정상 범위는 *90°*로 간주되고, 안쪽돌림의 정상 범위는 *70–90°*로 간주된다. 그러나 운동의 양은 어깨뼈의 위치에 따라 달라진다. 오목위팔관절이 저가동성일 때, 어깨뼈는 가쪽돌림 동안 뒤쪽경사에 의해 보상되고, 안쪽돌림 동안 앞쪽경사에 의해 보상된다.

시상면에서의 *굽힘*은 안쪽돌림에 의해 동반되고, 이마면의 *벌림*은 큰결절이 부리봉우리활에 부딪히지 않도록 하기 위해 가쪽돌림을 필요로 한다.[18,29–32] 이런 복합운동 동안, 관절주머니인대 복합체(CLC)와 관련된 힘줄은 돌림되는 위팔뼈를 따라 나선형으로 팽팽해진다. 그러므로 오목위팔관절의 돌림이 제한되면, 올림이 제한되고 증상이 발생할 수 있다. 구성동작(돌림) 이외에, 올림은 어깨복합체 내 다른 관절의 기여를 필요로 한다. 벌림과 굽힘의 정상 가동범위는 *165–180°*로 간주된다. 관련된 구성동작 때문에, 종속의 앞쪽 활주와 뒤쪽 활주는 각각 굽힘과 벌림을 동반한다.

고려되어야 할 또 다른 벌림은 **어깨면**(POS, scaption) 내에서 일어나는 벌림이다. 비록 가변성이 존재하더라도, POS는 이마면으로부터 앞쪽으로 30–45° 튀어나와 있다. 다른 면에서의 올림과는 달리, 어깨면(scaption)의 올림은 오목위팔관절의 돌림을 필요로 하지 않는다. 그러므로 어깨면(scaption)은 올림을 달성하는 최소한의 유발 방법으로 간주되고, 올림을 소개할 때 종종 선호되는 면이다. POS 쪽으로의 이동은 관절이 최소 저항 궤적을 찾을 때처럼, 올림은 종종 본의 아니게 일어난다. POS는 어깨관절복합체의 **풀림 자세**가 되는 것으로 간주된다. 앞쪽 올림(forward elevation;FE)은 대부분의 사람들이 오버헤드 활동을 하는 자세로 간주된다. 이런 자세는 POS 보다 앞쪽에 위치하는 것이 아니라, 시상면 굽힘보다 뒤쪽에 위치하는 것이다. 앞쪽 올림의 정상 범위는 *150–160°*으로 간주된다.

*폄*은 주로 어깨가슴관절의 올림과 아래쪽돌림, 앞쪽경사와 함께, 오목위팔관절 내에서 주로 일어난다.[10] 폄의 약 *60°*는 정상 범위로 간주된다.[34]

검사(EXAMINATION)

주관적 검사(The Subjective Examination)

자가 장애 측정 (Self-Reported Disability Measures)

단순어깨검사(Simple Shoulder Test, SST)는 스스로 작성하는 표준화된 자가 보고서이며, 예/아니오 로 답하는 12개의 질문을 가지고 있고, 다양한 어깨 병리에 대한 높은 신뢰도와 민감도를 가진 도구이다.[35] 단순성 때문에, 단순어깨검사는 쉽고 빠르게 작성될 수 있고, 중재의 효율성을 잘 기록할 수 있는 양식이다.[36]

어깨 통증과 장애 지수(Shoulder Pain and Disability Index, SPADI)는 13분 이내에 작성될 수 있도

록 고안된 통증 관련 도구로서 13개의 질문으로 구성된다. 이 도구는 어깨관절의 통증을 측정하는 5개의 VAS와 기능을 측정하는 8개의 VAS로 구성되어 있다. 이 지수의 총점은 먼저 통증 VAS를 더한 후 55로 나누고, 여기에다 100를 곱한다. 두 번째는 기능 VAS를 더한 후 8로 나누고 다시 100를 곱한다. 그 다음, 통증 VAS의 점수와 기능 VAS의 점수를 더한다.[37,38] 오늘날의 최고 근거는 SPADI가 타당도를 가졌다고 제시한다.[39,40]

팔, 어깨, 손의 장애(DASH)와 Quick DASH는 자가 팔 장애를 측정하는데 이용되는 도구이다. 이 도구는 스포츠/음악과 노동에 대한 옵션 모듈을 가진 30개 항목의 장애 척도로 구성되어 있고, 사무직 노동 장애의 환자 수준을 평가하는데 이용될 수 있는 부가적인 질문을 가지고 있다. 각 항목은 0–100점이며, 높은 점수가 높은 장애 수준을 의미한다.[41,42] DASH 내에 기술된 2 영역은 증상 영역과 기능 상태 영역이다. 증상 영역의 범주들로는 약증, 통증, 저림/둔감 및 강직(stiffness) 등이 있다. 기능 상태 영역으로는 신체적 상태, 사회적 상태 및 심리적 상태 등이 포함되어 있다.[43] 이 도구는 어깨에만 적용되는 것이 아니라, 팔 전체의 손상을 가진 환자에게도 적용되었다.[44]

일정 어깨 점수(Constant Shoulder Scores)[45]는 주관적 단락과 객관적 단락으로 나누어져 있다. 주관적 단락은 점수를 이용하여 환자의 통증, 일상 노동수준, 특정 높이에서의 작업 능력 등을 결정한다. 객관적 단락은 어깨의 운동과 근력에 점수를 부여한다. Academy of Sports and Exercise Science는 어깨에 대한 표준 평가 양식을 개발해 왔다.[46] 이 양식에는 통증 VAS와 일상활동과 관련된 통증 점수가 포함되어 있다.

신체 계통의 리뷰 (Review of Systems)

왼쪽 어깨에 관련통을 일으키는 흔한 비근육뼈대계 질환으로는 *심근경색(MI)*이 있다.[47] 심근경색은 어깨 통증과 함께, 가슴 통증, 구역질, 발한, 무호흡 등을 초래한다. 증상의 특성, 강도, 기전과 발병 이후의 시간에 상관없이, 지속적으로 발생하는 어깨 통증은 종양을 제외한 경우에는 흔하지 않는 증상이다.

어깨 통증은 *Pancoast 종양*의 주요 증상이다. 폐의 위첨에 존재하는 악성 종양은 C8와 T1의 신경뿌리 외에, 빗장밑동맥과 빗장밑정맥을 압박하여, 가슴문 증후군(TOS), 목뼈원반질환, 또는 어깨 병리와 비슷한 증상을 일으킨다. 이런

표 22-3 어깨관절의 의학적 적신호

의학적 문제	적신호
척수 더부신경마비	약화된 어깨 벌림 어깨를 으쓱할 수 없음 어깨뼈 안정성 부족
어깨위신경마비	가시위근의 약증과 위축 약화된 벌림과 가쪽돌림
긴가슴신경마비	약화된 앞톱니근 날개형 어깨뼈
겨드랑이신경마비	약화된 벌림과 굽힘
Pancoast **종양**	50세 이상의 남성 흡연자 어깨뼈 척추가장자리의 통증 자신경을 따라 통증 발생
심근경색	협심증 무호흡, 창백 관상동맥질환, 고혈압, 당뇨병, 흡연, 콜레스트롤 증가 40세 이상의 남성, 50세 이상의 여성

출처: Boissonnault WG, Primary Care for the Physical Therapist: Examination and Triage. St. Louis, MO; Elsevier Saunders, 2005.

종양과 관련된 증상은 시간이 경과할수록 악화하여, 손내재근의 위축과 정맥 팽창을 초래한다.[47] 이런 질환이 종종 오진된다는 사실 때문에, 50세 이상의 흡연 남성은 물리치료를 여러 번 받은 후에도 증상이 좋아지지 않았다면, 의사의 진료를 다시 받아야 한다.

신경 문제는 심한 통증을 유발하고, 신경학 검사를 통해 쉽게 감별될 수 있다. 어깨 병리를 가진 많은 환자들은 오버헤드 자세를 오랫동안 취할 수 없을 것이다. 오히려 C6–C7 신경뿌리가 압박된 환자는 오버헤드 자세를 취할 때 증상이 완화될 것이다(*Bakody 징후*). 어깨 통증을 보이는 환자를 배제하기 위해, 흔한 적신호 체크리스트를 표 22.3에 제시하고 있다.

현재 병력 (History of Present Illness)

물리치료사는 매번 검사할 때마다 환자의 현재 문제와 검사소견을 연관시켜야 한다. 1차 요소와 2차 요소는 환자의 현재 손상과 관련없이 흔하게 발생하는 소견과 구분되어야 한다.

어깨 부위의 2가지 주요 문제는 *돌림근띠 병변*[48,49]과 *오목위팔관절의 불안정*[50-52]이다. 힘줄 장력강도의 감소와 혈관분포의 감소는 40세 이상의 집단에서 돌림근띠힘줄의 기능부전을 초래한다. 반대로 오목위팔관절의 불안정은 30세 미만의 집단에서 흔하게 발생한다.[52-54] 돌림근띠의 *퇴행성 변화*는 40-60세 집단에서 주로 발생하고, 반대로, 단일 외상 사고로 인한 돌림근띠의 부분 열상이나 완전 열상은 젊은 집단에서 더 많이 발생한다. 1차 *유착성 관절주머니염*은 45-60세 집단에서 종종 관찰된다.[55]

뼈가시 형성을 가진 *봉우리빗장관절의 퇴행*은 노인 집단의 방사선 영상에서 흔하게 발견되고, 급성 *봉우리빗장관절 분리*는 어깨 위쪽 부분으로 낙상을 당한 젊은 사람에게서 흔하게 발견된다. 어깨 손상은 반복적이고 지속적인 오버헤드 활동을 하는 사람, 특히 무거운 하중으로 활동하는 사람에게서 흔하게 일어난다.[56]

앞에서 언급했듯이, *어깨 위쪽 부분의 낙상*은 봉우리빗장관절의 병리를 초래하고, 팔을 뻗어 넘어질 때는 위팔뼈 골절과 함께 오목위팔관절의 탈구가 초래될 수 있다. 손상 당할 때 어깨관절의 위치는 손상될 수 있는 구조물에 대한 유용한 정보를 제공한다.

*누적 외상*은 여러 구조물에서 발생하며, 1차 손상과 2차 보상 손상을 일으킨다. 시간이 경과하면, 팔 올림 동안 위팔뼈의 아래쪽 활주 감소는 *봉우리밑 윤활주머니염*과 *가시위근 힘줄병리*를 초래할 수 있다.

돌림근띠 병리를 초래하는 급성 외상이나 누적 외상은 어깨 불안정을 초래할 수 있다. 종종 급성 손상은 TUBS(Traumatic onset, Unidirectional anterior with Bankart lesion responding to Surgery)로 알려진 불안정 유형을 초래할 수 있다. 이름이 의미하듯이 TUBS 불안정이 있으면, 즉각적인 수술 정복술이 최상이다. 비외상의 문제로 초래되는 불안정은 진단이 어려울 뿐만 아니라, 좋은 결과를 얻기도 어려운데, 이런 종류의 불안정을 AMBRI(Atraumatic cause, Multidirectional with Bilateral shoulder findings with Rehabilitation as appropriate treatment, and rarely Inferior capsular shift surgery)라 한다. 발병되는 순서로 보면, *앞쪽 불안정*이 가장 많고, 그 다음이 *아래쪽 불안정*과 *뒤쪽 불안정*의 순서이다. 짐작하건대 여러 방향의 불안정이 있을 때, 치료의 결과가 좋지 못할 것이다.

충돌증후군을 가진 환자는 오버헤드 활동을 하기 어렵고, 60-120°의 올림 범위에서 통증을 호소할 것이다. AC 관절의 손상이나 퇴행성을 변화를 가진 환자는 170-180° 범위에서 통증을 호소하고, 또 가로모음 시에 통증을 호소할 것이다.

어깨올림근과 위등세모근은 *통증유발점*의 활성화로 인해 목 손상과 어깨 손상에 종종 반응한다(16장 참고).[57] 어깨 증상과 *상위 사분원 신경 검사*에 대한 목뼈 움직임의 영향은 목뼈의 기여를 배제하는데 유용할 수 있다.

태아 발달의 패턴 때문에, 어깨 구조물의 병리는 *연관통 패턴*을 초래할 수 있다. 가쪽 어깨세모근 통증은 오목위팔관절 기능부전에 의해 일어날 수 있고, C5-C6 피부절의 연관통을 초래할 수 있다. 가시위근 힘줄병리는 가쪽 어깨세모근 부위의 통증과 C5 피부절의 관련통을 초래할 수 있다. AC 관절이나 SC 관절의 통증은 침범된 부위의 국소 통증이나 C4 피부절 내의 확산 통증을 초래할 수 있다.

무거운 느낌(무력감), 약화, 피로, 부종, 피부 창백, 또는 온도 변화 등은 *혈관 문제*를 의미한다. **가슴문증후군**은 팔신경얼기와 빗장밑동맥, 빗장밑정맥을 압박할 수 있어, 신경학적 문제와 혈관 문제를 초래할 수 있다.

객관적 신체 검사 (The Objective Physical Examination)

구조물 검사 *(Examination of Structure)*

환자의 *선호 자세*를 알아내는 최상의 방법은 관찰이다. 구조물 검사 동안 정상의 주요 척도가 대칭성이지만, 구조물의 편위도 정상인에게 흔하게 나타난다.

일반적으로 우성 손의 어깨 부위가 열성 손의 어깨 부위보다 약간 아래쪽에 위치한다. 빗장뼈의 각도가 수평을 이룰 때, 봉우리돌기의 촉진이 양쪽 어깨의 상대적 높이를 결정하는데 유용하다. 어깨 높이의 비대칭은 팔과 가슴 사이의 각도인 **가슴팔 각도(thoracobrachial angle)**의 변화를 초래할 수 있다. 뼈 표식점 이외에, 근육 크기의 관찰도 신경 문제를 확인하는데 매우 중요하다.

거북목 자세(앞쪽으로 쏠린 머리)는 일반적으로 *둥근 어깨 자세(rounded shoulder posture)*와 함께 일어난다. 다양한 이런 자세 변화가 관찰될 수 있다. 등뼈의 뒤굽음(후만증)은 측면에서 관찰되고, 약 40°가 정상 범위에 해당된다.[58] 둥근 어깨는 어깨뼈의 내밈과 올림, 아래쪽돌림을 초래한다. 어깨뼈 위치의 변화는 어깨 충돌증후군을 발생시키는 원인으로서도 작용한다.

등뼈-어깨뼈 안쪽가장자리 사이 공간(5-9㎝)과 어깨뼈 아래각(T7 높이)의 촉진은 양쪽 어깨뼈의 위치를 비교하는 데 매우 유용하다.[57,59] 어깨뼈는 앞톱니근의 약증으로 날개형 어깨뼈가 될 수 있고, 또 작은가슴근의 타이트니스와 중간등세모근과 아래등세모근의 나쁜 기능으로 인해 올림과 아래쪽돌림과 함께 앞쪽으로 전위될 수 있다.[25]

이웃 구조물의 선별검사 (Screening of Adjacent Structures)

팔이음뼈의 움직임 능력을 완전히 이해하려면, 목뼈와 등뼈(그리고 가슴우리)의 검사를 자세히 해야 한다. 팔이음뼈의 비정상적인 움직임 패턴은 목뼈-등뼈의 가동성 문제나 갈비우리의 가동성 문제로 초래될 수 있다. 그리고 어깨 기능에 대한 이 영역들의 영향을 절대로 과소평가해서는 안 된다.

가동성 검사 (Examination of Mobility)

능동 생리적 운동 검사 (Active Physiologic Movement Examination)

움직임의 양과 질을 평가하기 위해, 능동 생리적 운동이나 능동가동범위(AROM) 등의 움직임은 물론, 증상 유발 검사를 실시해야 한다. 앞에서 언급했듯이, 검사해야 할 운동은 기본면에서 일어나는 각운동이다. 폄, 모음과 안쪽돌림의 복합 동작은 손을 등 뒤로 가져가는 *스크래치 검사(scratch test)*를 통해 평가될 수 있다. 스크래치 검사는 종종 기능적 안쪽돌림으로 간주된다. 손을 머리 뒤로 가져감으로서 팔의 벌림과 가쪽돌림을 동시에 평가할 수 있는데, 이것을 기능적 가쪽돌림이라고 한다(그림 22.17).[60]

*기능적 움직임*의 검사는 대각선 패턴으로 일어나는 기능적 뻗기(functional reach), 가정이나 직장에서 수행되는 환자의 특별 과제를 포함하고 있다. 기능적 움직임 검사는 종종 패턴의 사용을 포함한다. **고유수용성 신경근촉진법(PNF)**은 *대각선 패턴*을 이용하여 복합 움직임을 효율적으로 검사한다(12장 참고).

올림에 대한 움직임 질의 관찰은 뒤쪽에서 관찰하는 것이 가장 좋고, 양쪽 올림을 일회 또는 5-10회 정도 반복한다. 통증, 약증 또는 제한이 있다면, 환자는 최소 저항 경로인 어깨면 상으로 올림을 하게 된다(그림 22.18).

SHR를 관찰할 때, 구심성 활동을 요구하는 능동 올림 단계뿐만 아니라, 원심성 활동을 요구하는 내림 단계도 정확히 이해해야 한다. 완전 가동범위의 생리적 능동 운동은 적어도 중력을 이겨내고 자신의 팔 무게를 들어올릴 수 있는 *fair 등급(3/5)* 근력을 필요로 한다.

능동운동 검사와 수동운동 검사를 비교함으로써, 근육 기능과 관련된 정보를 제공해 준다. 가시위근과 어깨세모근에 문제가 발생하면, 올림 동작이 영향을 받게 되고, 이로 인해 위등세모근과 어깨올림근이 보상작용을 하게 된다. 앞톱니근

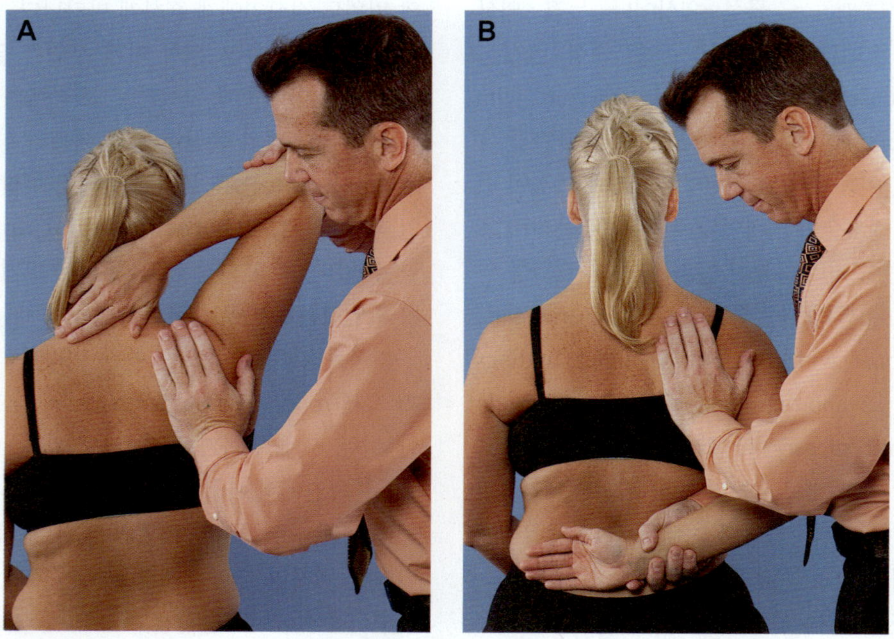

그림 22.17 **A.** 기능적 가쪽돌림과 **B.** 안쪽돌림의 움직임 검사.

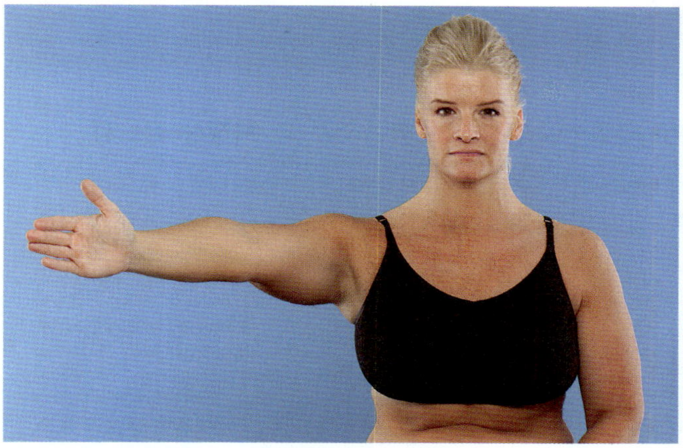

그림 22.18 오목위팔관절의 제한이 있을 때, 능동운동은 어깨면상에서 일어난다.

에 문제가 발생하면, 시상면으로 어깨를 올림(즉, 굽힘)하거나 이마면 상으로 어깨를 올림(벌림)할 때 날개형 어깨뼈(winging scapulae)가 발생한다. 움직임 결손의 임상적 타당성은 환자의 움직임 패턴을 환자의 주호소와 연관시킴으로서 완성된다. 환자의 반응 수준(reactivity level)은 중재에 대한 환자의 내성을 좌우할 것이다.

능동 생리적 활동을 수행하는 동안, 환자의 주호소를 일으키는 특정 움직임이나 복합된 움직임을 확인하는 것이 중요하다. 하나의 기본면 움직임이나 반복된 움직임으로도 증상이 일어나지 않으면, 도수물리치료사는 생리적 운동과 종속운동을 일으키는 움직임과 복합 움직임을 사용해야 한다.

수동 생리적 운동 검사 (Passive Physiologic Movement Examination)

수동 생리적 운동 검사나 PROM을 하는 동안, 각도기를 이용해 각각의 기본면 운동에 대한 가동범위를 측정한다.[61] 검사 동안, 보상 움직임 없이 관절을 최대 가동범위로 움직이는 것이 중요하다.

CLC 내의 병변은 **관절주머니 패턴**으로 알려진 가동범위 소실을 일으킬 것이고, 이것은 다른 잠재적 원인과 감별되어야 할 것이다. Cyriax는 가쪽돌림이 가장 심하고, 그 다음이 벌림이고, 상대적으로 안쪽돌림이 가장 적은 움직임의 소실을 보이는 경우를 관절주머니 패턴(*가쪽돌림>벌림>안쪽돌림*)이라고 했다(5장 참고). 비관절주머니 패턴은 관절의 외적 제한, 오목위팔관절의 내적 문제, CLC 내의 단독 제한 등으로 야기된다.[25] 관절주머니 패턴의 변화는 관절주머니의 단독 병변인지 아니면 다른 외적 관절 구조물과의 복합 병변인지에 따라 달라질 수 있다.[62,63] 그러므로, 관절주머니 패턴의 개념은 제한의 양상에 따라 고려되어야 한다. 표 22.4는 정상 가동범위, 풀림 자세, 잠김 자세, 정상 끝느낌과 비정상 끝느낌을 포함한 생리적 운동을 보여주고 있다.

가쪽돌림/안쪽돌림 (External/Internal Rotation)

가쪽돌림/안쪽돌림(ER/IR)의 가동범위는 어깨뼈가 부적절하게 고정되었을 때 증가된다. 올림의 소실에 영향을 줄 수 있는 오목위팔관절의 제한은 가쪽돌림과 안쪽돌림을 측정함으로써 결정될 수 있다. 이 움직임들의 가동범위 소실이 없다면, 오목위팔관절은 1차 제한 영역이 아닐 것이다.

도수물리치료사가 CLC 온전성을 포괄적으로 평가하기 위해서는, 앞에서 언급한 벌림에 어느 정도 영향을 주는 가쪽돌림/안쪽돌림을 검사하는 것이 가장 좋다. 가쪽돌림 가동범위는 90° 벌림 자세에서 가장 크게 일어나고, 0–30° 벌림 자세에서 가장 작게 일어난다. 가쪽돌림은 관절의 앞쪽 부위에 긴장을 증가시켜, 위팔뼈머리의 뒤쪽 병진을 일으킨다. 그러므로 앞쪽 관절주머니의 제한은 뒤쪽 활주를 증가시킬 것이다. 반대로, 앞쪽 관절주머니가 느슨해지면, 위팔뼈머리의 뒤쪽 활주가 감소되거나 위팔뼈머리가 앞쪽으로 병진될 것이다.

뒤쪽 관절주머니는 안쪽돌림의 주요 제한 구조물이다. 벌림을 증가시킬수록, 아래쪽 관절주머니가 더 많이 타이트해질 것이다. 뒤쪽 관절주머니의 병적 타이트함은 관절오목에 대한 위팔뼈머리의 앞쪽 병진을 과도하게 제한할 것이다. 앞쪽 CLC 느슨함과 뒤쪽 관절주머니의 타이트함은 비정상적으로 위팔뼈머리의 앞쪽 병진을 증가시킬 것이다.

90° 벌림 자세에서 측정할 때, 일반적으로 안쪽돌림은 가쪽돌림보다 더 적은 가동범위를 가질 것이다. 물리치료사는 일반적으로 안쪽돌림의 범위를 과대평가하게 될 것이다. 그러므로 어깨가슴관절의 보상작용을 방지하는 것이 중요하다.

수동운동 검사의 마지막 요소는 종속운동과 생리적 운동의 복합 운동을 평가하는 것이다. 어깨관절의 운동형상학적 지식을 기반으로 하여, 물리치료사는 생리적 운동과 관련되는 종속 활주를 제공한다. 부드러운 앞뒤 활주를 적용하면서 가쪽돌림을 측정하고, 반대로 뒤앞 활주를 적용하면서 안쪽돌림을 측정한다. 이런 과정을 수행하는 동안, 도수물리치료사는 가동범위의 변화나 증상을 확인한다. 이런 과정을 통해 얻어진 정보는 귀중한 정보이고, 이런 과정은 중재의 한 방법이기도 하다. 그리고 검사 결과는 후속 관리를 결정하는데 유용하게 이용될 수 있다.

표 22-4 어깨의 생리적 운동(뼈운동형상학)

관절	정상 ROM	OPP	CPP	정상 끝느낌	비정상 끝느낌
복장빗장관절	50–60°의 올림과 내림(4–6㎝의 올림과 1–2㎝의 내림) 30–60°의 내밈, 뒤당김 (7–10㎝ 내밈, 4–5㎝ 뒤당김) 25–55°의 위쪽돌림 10° 미만의 아래쪽돌림	이마면보다 앞쪽으로 |30–45° 나와 있음	최대 벌림과 가쪽돌림	굽힘 = 탄력적, 팽팽함; 벌림 = 탄력적; 어깨면 = 탄력적; 안쪽돌림/가쪽돌림 = 탄력적, 팽팽함; 가로모음 = 연부조직; 폄 = 팽팽함; 가로벌림 = 팽팽함, 탄력적	빈 느낌 = 봉우리밑 윤활주머니염, 힘줄병리, RC 병변. 팽팽함 = 유착성 관절주머니염 관절주머니 패턴 = 가쪽돌림 >벌림 > 안쪽돌림
봉우리빗장관절	30°의 안쪽돌림과 가쪽돌림; 30–40°의 앞쪽경사와 뒤쪽 경사; 30°의 위쪽돌림; 17°의 아래쪽돌림	모두 같음	모두 같음	모두 같음	모두 같음
어깨가슴관절	4–6㎝의 올림; 1–2㎝의 내림; 7.5–10㎝의 벌림; 4–5㎝의 모음; 60°의 위쪽돌림; 20°의 아래쪽돌림	모두 같음	모두 같음	모두 같음	모두 같음
오목위팔관절	90°의 가쪽돌림; 70–90°의 안쪽돌림; 165–180°의 굽힘; 165–180°의 벌림; 60°의 올림	모두 같음	모두 같음	모두 같음	모두 같음

ROM = 가동범위, OPP = 풀림 자세, CPP = 잠김 자세, ER = 가쪽돌림, IR = 안쪽돌림, RC = 돌림근띠.

출처: Wise CH, and Gulick DT. Mobiiization Notes. A Rehabilitation Specialist's Pocket Guide.Philadelphia, FA. Davis; 2009.

굽힘 (Flexion)

수동 *굽힘* 검사를 수행할 때, 도수물리치료사는 몸통의 폄, 과도한 어깨뼈 뒤쪽경사, POS 쪽으로의 이동 등이 일어나지 않도록 주의해야 한다. 정상 상태일 때, 굽힘은 팔이음뼈 복합체에 속하는 모든 관절의 움직임을 필요로 한다. 앞에서 설명된 어깨위팔리듬은 능동운동에서만 적용된다. CLC(관절주머니인대 복합체)가 증가되면, 올림이 80°될 때까지 어깨뼈 움직임을 감지할 수 없을 것이다. 굽힘의 제한은 중간오목위팔인대가 주로 담당할 것이다. SC 관절과 AC 관절의 기여는 빗장뼈의 앞쪽 가장자리를 촉진함으로써 평가할 수 있다. 올림하는 동안, 빗장뼈는 위쪽으로 돌림할 것이고, 또 빗장뼈의 가쪽 부분은 올림되고, 빗장뼈머리는 아래쪽으로 내림될 것이다. 생리적 운동 검사 동안 아래쪽 활주나 뒤앞 활주가 일어날 것이다.

벌림 (Abduction)

수동 벌림 검사를 하는 동안, 반대쪽으로 몸통을 기울이거나 과도한 어깨뼈 위쪽돌림과 같은 보상작용을 관찰한다. CLC의 제한은 어깨가슴관절 운동의 미숙성한 동원을 일으킬 수 있다. 증상이 보고되는 특정 범위와 증상의 특성을 완벽하게 기록해야 한다.

이마면과 POS에서의 수동 생리적 벌림은 부가적인 종속 활주로 측정될 수 있다. 이마면의 벌림을 위해, 아래쪽 활주나 앞뒤 활주를 이용할 수 있다. 복합 활주, 여러 방향으로의 활주, 견인 및 압박 등의 종속운동을 시도할 수 있다.

수동 종속운동 검사
(Passive Accessory Movement Examination)

생리적 운동 소실을 확인할 때, 치료사들은 종종 종속운동 소실을 추론한다. 비록 수행에 많은 어려움은 있지만, 종속운동의 소실은 생리적 운동소실을 통해 확인하는 간접적인 방법보다는 직접적인 평가를 통해 확인하는 것이 가장 좋다.

각각의 활주를 수행하는 동안, 치료사는 운동의 질, 끝느낌, 증상 재발 개시(onset) 등을 평가한다. 이런 검사 절차들이 움직임이나 증상에 영향을 주면, 검사가 중재의 역할을 하게 된다.

종종 초기 검사들이 풀림 자세에서 수행되지만, 끝 범위를 포함한 다양한 자세의 검사들이 유용한 정보를 제공할 수 있다. 이 장의 후반부에서 설명될 관절가동술은 종속운동(활주)에 대해 자세히 설명할 것이고, 수동 종속운동의 검사와 중재 양쪽 모두에 유용하게 사용될 것이다. 표 22.5는 어깨부위의 종속운동을 설명하고 있다.

근육 기능 검사
(Examination of Muscle Function)

근육 기능 검사는 문제의 근육을 *특별하고 기능적인 방법*으로 검사해야 한다. 근육 기능을 검사할 때, 검사자는 각 근육의 우세한 *수축 기능*(등척성, 구심성, 원심성), 최상의 *근육 길이*(안쪽 범위, 중간 범위, 가쪽범위), *운동면*(이마면, 가로면, 시상면), 그리고 근육의 역할(*자세근*인지, *위상근*인지)을 고려해야 한다. 자세근은 자세를 유지하고, 지구력에 적합한 느린 수축 근육이고, 위상근은 힘과 움직임을 생성하는 빠른 수축 근육이다.[64,65]

표준 도수근력검사(MMT)는 정상 근력 상태(5/5)임을 결정하는 방법으로서 *브레이크 검사(break testing)*를 사용한다.[66] 그러나 이런 형태의 검사는 전체 가동범위에 걸쳐 힘을 생산하는 근육의 능력을 고려하지 못한다.

어깨가슴관절 근육은 어깨뼈를 척추에 고정하는 근육으로서, 주로 느린 수축 근육인 Ⅰ형인 자세근으로 구성되어 있다. 어깨가슴관절 근육은 어깨뼈의 정적 자세를 유지하지만, 능동운동을 하는 동안에는 어깨뼈를 조절하여 작용근의 길이를 최적화하고, 충돌을 감소시킨다. *어깨위팔관절(SH)* 근육은 위팔뼈를 어깨뼈에 부착하는 근육으로서, 주로 빠른 수축 근육인 Ⅱ 형인 위상근으로 구성되어 있다.

팔이음뼈의 각 근육에 대한 MMT의 절차는 다른 문헌을 참고하기 바란다.[66] 특정 자세와 MMT에 이용되는 수축의 이해는 점진적 저항운동으로 해당 근육을 단독 검사하는데 매우 중요하다.

닫힌 사슬 기능 검사
(Closed Chain Functional Examination)

어깨가슴관절 근육과 어깨위팔관절 근육들이 주로 열린 사슬 형태로 작용하고 있지만, 그 근육들이 닫힌 사슬 형태로도 작용할 수 있다. 운동선수나 특정 작업(벽돌공, 가사일)을 수행하는 사람들은 이 근육들을 장시간 동안 닫힌 사슬 형태로 사용할 수 있다. 보편적인 검사법은 아니지만, 이 근육들의 닫힌 사슬 기능을 검사해 볼 필요가 있다.

어깨관절 복합체의 닫힌 사슬 기능은 *양측 정적 푸쉬-업 검사*의 수행으로 검사될 수 있다. 이 검사를 할 때, 정형도수치료사는 관찰과 촉진을 통해 어깨가슴관절 근육과 어깨위팔관절 근육의 기능을 모니터링할 수 있다. 환자가 자세를 유지할 수 없거나 피로가 발생할 때는 검사를 중단한다. 예를 들어, 환자가 더 이상 어깨뼈를 통제할 수 없다면, 검사가 끝날 무렵, 어깨뼈의 안쪽 가장자리가 뒤로 튀어나올 수 있다. 그리고 푸쉬-업이 유지된 시간을 기록한다. 이 검사의 다른 방법은 *능동 푸쉬-업 검사*이다. 이런 절차를 하는 동안, 환자에게 할 수 있는 만큼 팔굽혀 펴기를 하도록 주문한다. 그리고 치료사는 팔굽혀 펴기의 횟수를 기록하고, 운동의 질을 모니터링한다. 양쪽 검사 절차를 수행할 때, 검사의 변수(손과 발의 위치 등)를 표준화하는 것이 중요하다.

*한팔 호핑 검사(one arm hop test)*는 운동선수가 경기를 다시 할 수 있는지를 확인하는 기능 상태의 방법이다.[67] 환자는 한팔 푸쉬-업 자세를 취한 후, 4인치 높이의 내딤판 위로 올라간 후, 다시 내려온다. 이것을 5회 반복한다. 환자에게 이런 활동을 가능한 빨리 하도록 주문하고, 건측 팔의 수행 시간과 비교해 본다. 수행 시간이 10초 이하면, 정상으로 간주한다.[67]

표 22-5 어깨의 종속운동(관절운동형상학)

	관절학	관절운동형상학	
복장빗장관절	**볼록면:** 빗장뼈머리 **오목면:** 원반과 복장뼈자루	***올림을 촉진하기 위해:*** 가쪽빗장뼈는 원반과 빗장뼈자루에 대해서 위쪽으로 구르고, 안쪽빗장뼈는 아래쪽으로 활주한다.	***뒷당김을 촉진하기 위해:*** 안쪽빗장뼈와 원반이 빗장뼈자루에 대해서 뒤쪽으로 구르고 활주한다.
	오목면: 안쪽빗장뼈와 원반 **볼록면:** 복장뼈자루	***내림을 촉진하기 위해:*** 가쪽빗장뼈는 원반과 빗장뼈자루에 대해서 아래쪽으로 구르고, 안쪽빗장뼈는 위쪽으로 활주한다.	***내밈을 촉진하기 위해:*** 안쪽빗장뼈와 원반이 빗장뼈자루에 대해서 앞쪽으로 구르고 활주한다.
봉우리빗장관절	**평면:** 빗장뼈 **평면:** 봉우리돌기	***위쪽돌림/아래쪽돌림을 촉진하기 위해:*** 어깨뼈(봉우리돌기)가 빗장뼈에 대해서 위가쪽/아래안쪽으로 활주한다. ***안쪽돌림/가쪽돌림을 촉진하기 위해:*** 어깨뼈(봉우리돌기)가 빗장뼈에 대해서 앞안쪽/뒤가쪽으로 활주한다.	***앞쪽경사/뒤쪽경사를 촉진하기 위해:*** 어깨뼈(봉우리돌기)가 빗장뼈에 대해서 위앞쪽/아래뒤쪽으로 활주한다.
어깨가슴관절	**볼록면:** 가슴우리 **오목면:** 어깨뼈	***올림을 촉진하기 위해:*** 어깨뼈가 가슴우리에 대해서 위쪽으로 활주한다. ***벌림을 촉진하기 위해:*** 어깨뼈가 가슴우리에 대해서 가쪽으로 활주한다. ***위쪽돌림을 촉진하기 위해:*** 어깨뼈의 아래각이 가슴우리에 대해서 위가쪽으로 활주한다.	***내림을 촉진하기 위해:*** 어깨뼈가 가슴우리에 대해 아래쪽으로 활주한다. ***모음을 촉진하기 위해:*** 어깨뼈가 가슴우리에 대해서 안쪽으로 활주한다. ***아래쪽돌림을 촉진하기 위해:*** 어깨뼈의 아래각이 가슴우리에 대해서 아래안쪽으로 활주한다.
오목위팔관절	**오목면:** 관절오목 **볼록면:** 위팔뼈머리	***굽힘을 촉진하기 위해:*** 위팔뼈머리가 관절오목에 대해서 위쪽으로 구르고, 아래앞쪽으로 활주한다. ***IR을 촉진하기 위해:*** 위팔뼈머리가 관절오목에 대해서 뒤쪽으로 구르고/스핀하고, 앞쪽으로 활주한다. ***가로모음을 촉진하기 위해:*** 위팔뼈머리가 관절오목에 대해서 안쪽으로 구르고, 가쪽으로 활주한다. ***POS에서의 올림을 촉진하기 위해:*** 위팔뼈머리가 관절오목에 대해서 위쪽으로 구르고, 아래쪽으로 활주한다.	***벌림을 촉진하기 위해:*** 위팔뼈머리가 관절오목에 대해서 위쪽으로 구르고, 아래뒤쪽으로 활주한다. ***ER을 촉진하기 위해:*** 위팔뼈머리가 관절오목에 대해서 앞쪽으로 구르고/스핀하고, 뒤쪽으로 활주한다. ***가로벌림을 촉진하기 위해:*** 위팔뼈머리가 관절오목에 대해서 가쪽으로 구르고, 안쪽으로 활주한다. ***POS에서의 폄을 촉진하기 위해:*** 위팔뼈머리가 관절오목에 대해서 앞쪽으로 구르고/스핀하고, 앞쪽으로 활주한다.

ER = 가쪽돌림, IR = 안쪽돌림.
출처: Wise CH, and Gulick DT. Mobiiization Notes. A Rehabilitation Specialist's Pocket Guide. Philadelphia. FA. Davis; 2009.

촉진 *(Palpation)*

압통 부위를 확인하는 것 이외에, 촉진은 온도의 변화, 조직의 결, 근육 톤, 위축 및 부종 등을 감지하는데 이용된다. 어깨관절의 부종은 대개 온도 변화를 일으키는데, 온도 변화는 손등을 이용해 촉진한다. 큰결절 부위에서 부종/위축이 촉진될 수 있을 뿐만 아니라, 돌림근띠 힘줄 열상이나 위팔두갈래근 힘줄 열상의 경우에는 힘줄의 연속성이 끊어진 틈이 감지되기도 한다.

도수물리치료사는 정상 상태에서도 어깨 구조물이 민감해질 수 있다는 것을 알아야 한다. 움직임 검사를 통해 관절의 *염발음*을 촉진할 수 있다. 관절 염발음은 전형적인 변형을 의미할 수도 있지만, 병리가 있음을 나타내기도 한다. 이런 소견들이 환자의 주호소와 관련되었을 때는, 압통 부위와 염발음이 임상적으로 타당한 근거가 될 수 있다.

뼈 촉진 (Osseous Palpation)

어깨뼈의 *안쪽가장자리*를 찾기 위해, 환자를 옆으로 눕게 한 후, 어깨를 뒤쪽으로 움직인다. 그러면, 어깨뼈의 *아래각*과 *윗각*을 쉽게 촉진할 수 있다. 환자가 앉은 자세나 누운 자세를 취할 때는, 환자의 팔을 등 뒤쪽으로 가져가면, 아래뼈를 쉽게 촉진할 수 있다.[68]

도수물리치료사가 어깨뼈의 가시를 따라 가쪽으로 촉진해 가면, 어깨뼈가시의 끝 부위에 있는 *봉우리돌기*를 촉진할 수 있다. 가쪽빗장뼈와 관절을 이루는 봉우리돌기의 가장자리는 쉽게 촉진할 수 있다. *"S" 자 형태*의 빗장뼈는 위쪽으로 만곡된 봉우리돌기쪽 끝단과 아래쪽으로 만곡된 복장뼈쪽 끝단에서 확인된다. AC 관절과 *SC 관절* 모두는 상대적 위치와 잠재적 압통 부위를 위해 완벽하게 촉진된다(그림 22.19).

어깨뼈의 마지막 뼈표식점은 *부리돌기*이다. 부리돌기는 어깨세모근과 큰가슴근 사이에 위치하고, 촉진 시 압통이 느껴진다. 부리돌기를 촉진하기 위해서, 먼저 가쪽빗장뼈를 찾은 후, 부리돌기의 끝이 촉진될 때까지 아래쪽으로 1.5 인치 이동한다. 부리돌기는 위팔두갈래근의 짧은갈래와 부리위팔근, 작은가슴근이 부착되는 부위이고, 이 구조물들이 손상되면, 압통점이 느껴진다.

위팔뼈의 촉진은 *큰결절*, *작은결절*, 그리고 *결절사이고랑*부터 시작한다. 큰결절에 돌림근띠 중 3개의 근육이 부착되고, 작은결절에 나머지 한 근육이 부착되기 때문에, 이들 뼈 표식점은 촉진 시 매우 중요하다. 이들 구조물의 촉진은 큰결절에서부터 시작한다. 큰결절은 봉우리돌기의 가쪽과 아래쪽으로 약 1인치 떨어져 위치한다. 어깨를 안쪽돌림과 가쪽돌림함으로써 큰결절의 위치를 확실하게 촉진할 수 있다(그림 22.20).[68] 치료사는 가쪽돌림을 하면서, 안쪽에 위치한 결절사이고랑과 작은결절을 차례대로 촉진할 수 있다.

먼쪽으로 움직이면서, 치료사는 위팔뼈 가쪽면의 중간 지점에 있는 *어깨세모근결절*을 촉진한다. 위팔뼈 벌림에 저항을 줌으로써, 어깨세모근결절을 다시 확인해 보고, 닿는곳 부위에서 어깨세모근의 섬유를 촉진해 본다.[68]

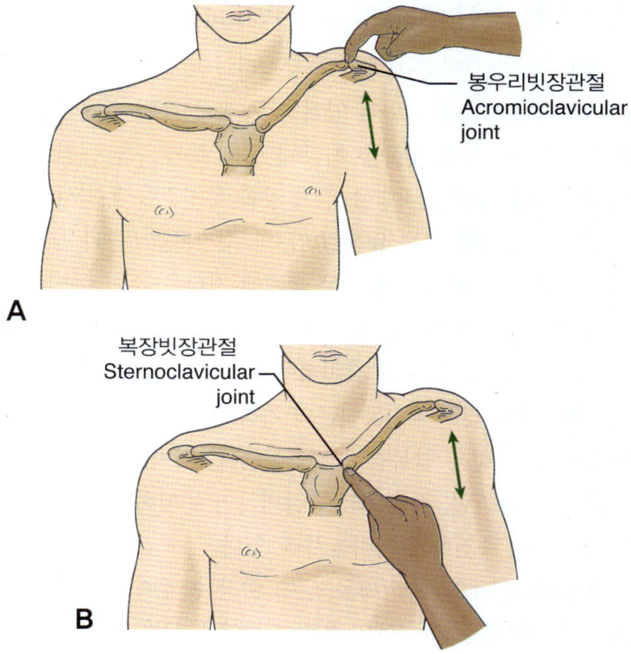

그림 22.19 촉진: **A.** 봉우리빗장관절, **B.** 복장빗장관절.

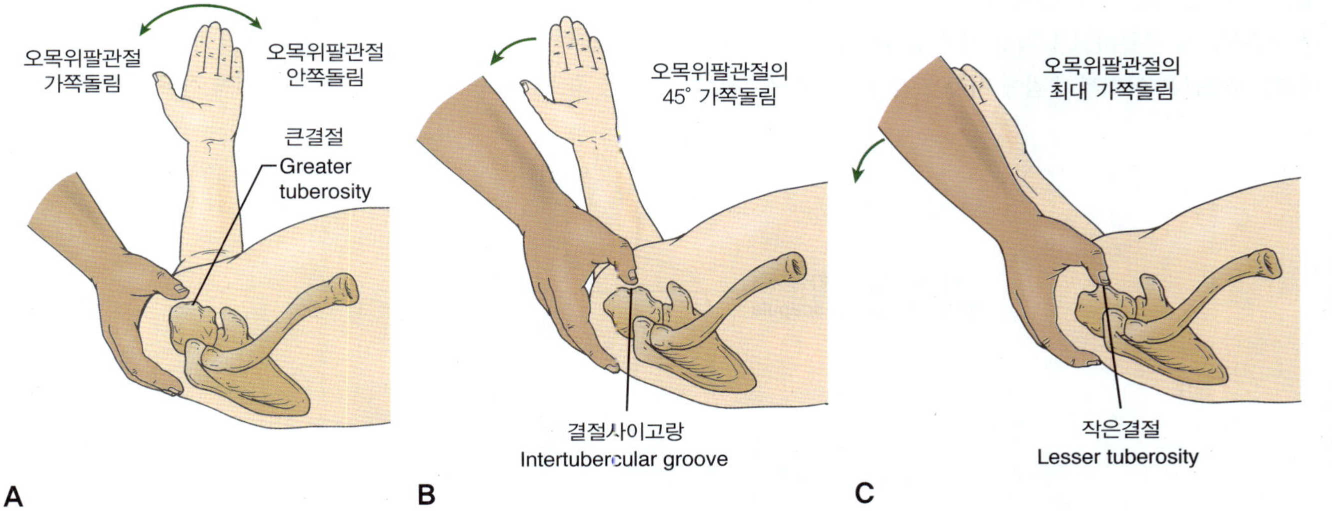

그림 22.20 촉진: **A.** 큰결절, **B.** 결절사이고랑, **C.** 작은결절.

연부조직 촉진 (Soft Tissue Palpation)

*목빗근(SCM)*의 두갈래는 복장갈래와 빗장갈래이다. 목빗근이 꼭지돌기에 부착되어 있기 때문에, 근육의 전체 길이를 촉진해 보고, *한쪽 옆굽힘* 저항에 동측 목빗근을 동원하고, 머리의 *앞쪽 굽힘*에 저항을 주어 양쪽 목빗근을 동원시킨다. 목빗근은 이웃에 있는 *앞목갈비근*과 *중간목갈비근*과 구분되어야 한다. 즉, 머리의 *반대쪽 돌림*에 저항을 주어 목빗근을 선택적으로 동원시킨다. 앞목갈비근은 1번 갈비뼈에 부착되고, 중간목갈비근은 2번 갈비뼈에 부착되어 있다. 목빗근의 빗장뼈갈래를 찾은 후, 목빗근의 가쪽에 위치하고, 빗장뼈의 위쪽에 있는 넓은 앞목갈비근을 찾는다. 여기에서 가쪽으로 조금 더 이동하면, 작은 중간목갈비근이 위치하는데, 근육이 작기 때문에 촉진하기 어려울 수도 있다.[68]

*위등세모근(UT)*과 *어깨올림근(LS)*은 어깨뼈 올림을 담당하고, 어깨위팔관절 근육의 올림 기능에 문제가 있을 때 보상작용으로 과사용될 수 있다. 위등세모근은 목뼈 2-7의 가시돌기에서 빗장뼈의 가쪽 1/3과 봉우리돌기까지 전체 길이를 따라 촉진된다. 반면 어깨올림근은 목뼈 2-7의 가로돌기에서 어깨뼈의 윗각까지 전체 길이를 따라 촉진된다. 어깨올림근은 목 뒤쪽삼각 내의 위등세모근의 위쪽 면의 바로 앞쪽에서 가장 잘 촉진된다. 위등세모근과 어깨올림근은 촉진 동안 *반대쪽 목뼈 돌림*(위등세모근)에 저항을 가하고, 또 *동측 목뼈 돌림*(어깨올림근)에 저항을 가함으로써 구분될 수 있다.[68]

*중간등세모근*은 어깨뼈가시를 찾은 다음, 안쪽 가장자리로 움직임으로서 가장 잘 촉진된다. *아래등세모근*은 어깨뼈가시와 T12 사이에 선을 그림으로써 위치를 확인한다. 중간등세모근과 아래등세모근의 촉진을 확인하려면, 환자에게 어깨뼈를 모음하도록 주문하고 등척성 저항을 가한다(그림 22.21). 아래등세모근은 어깨뼈 내림에 저항을 가함으로써 구분될 수 있다. 등세모근 밑에서 사선 방향으로 달리는 근육이 있는데, 바로 *마름근*이다. 등세모근을 촉진함으로써, 도수물리치료사는 어깨뼈가시와 어깨뼈 아래각 사이에서 마름근을 느낄 수 있다. *닭 날개 자세* 즉, 팔꿈치의 위쪽 올림과 어깨뼈의 모음, 올림, 아래쪽 돌림에 저항을 가함으로써 촉진을 다시 한 번 확인할 수 있다.

어깨에서 쉽게 촉진할 수 있고, 확연한 근육 중의 하나가 바로 *어깨세모근*이다. 어깨세모근은 봉우리돌기와 어깨세모근결절 사이에 위치한다.[68] 어깨 돌림에 약간씩 변화를 주어, *앞어깨세모근*, *중간어깨세모근* 및 *뒤어깨세모근*을 분리하여 촉진한다.

*가시위근(SS)*은 위등세모근 아래에서 촉진된다. 가시위근의 근힘살을 잘 촉진하려면, 환자에게 건측으로 옆으로 눕게 하거나 중력의 효과를 줄이기 위해 엎드린 자세를 취하게 한다. 손상측 손등을 엉덩이로 가져가는 팔의 60° 벌림 자세를 취하게 한 후, 치료사는 가시위근의 근힘살을 촉진한다(그림 22.22A). 가시위근 힘줄을 촉진하는 최적 자세는 환자의 팔을 등 뒤로 가져가는 자세(어깨관절의 폄과 안쪽돌림)이다. 치료사는 봉우리돌기의 앞가쪽면부터 먼저 촉진한다. 봉우리돌기의 약 2 ㎝ 아래쪽에서, 가시위근의 힘줄과 힘줄뼈막이음부가 쉽게 촉진될 수 있다(그림 22.22B). 이 자세는 봉우리밑 윤활주머니를 촉진하는 최적의 자세이다.[25]

*가시아래근(IS)*을 촉진하려면, 환자에게 앉은 자세를 취하도록 하고, 어깨관절을 90° 굽힘, 가로모음, 가쪽돌림시킨다. 가시아래근의 힘줄은 뒤가쪽 봉우리돌기의 약 1 ㎝ 아래쪽인 근힘살 면쪽에서 발견된다. 환자에게 어깨를 벌림하고 엎드린 자세를 취하도록 한 후, 환자가 팔꿈치를 약간 위쪽으로 올림할 때 가시아래근의 근힘살이 오목에서 확인될 수 있다(그림 22.23A). 가시아래근은 어깨뼈 가쪽 가장자리로 약

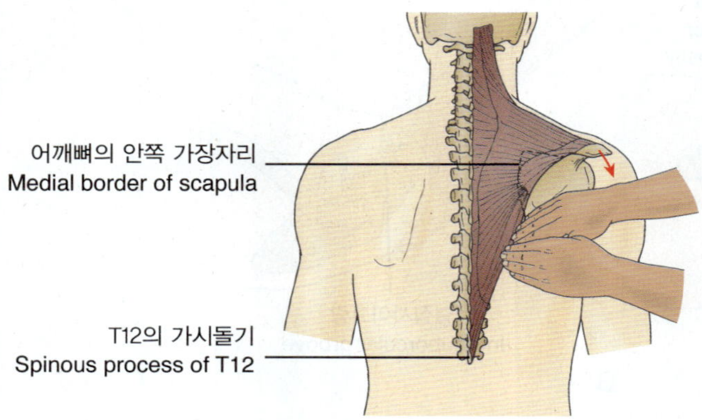

그림 22.21 촉진: 중간등세모근과 아래등세모근.

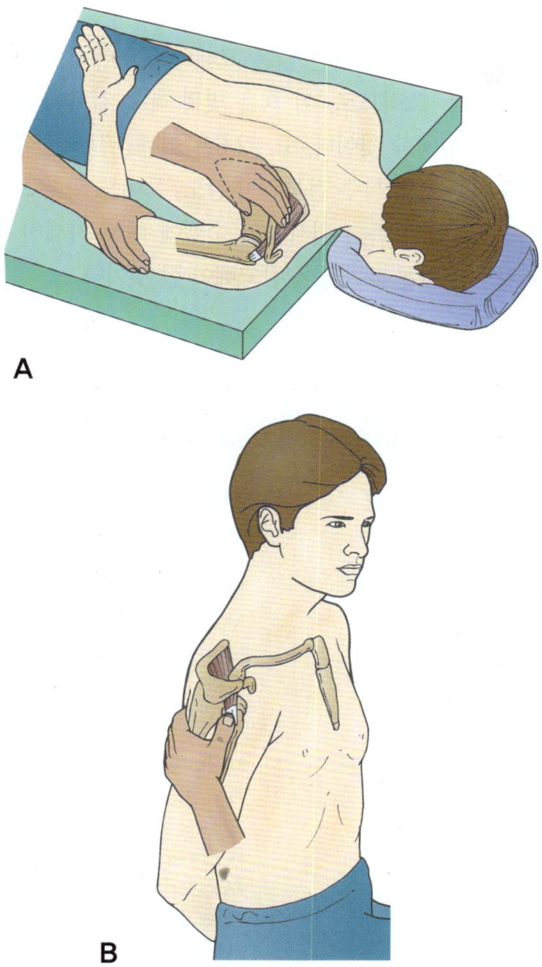

그림 22.22 촉진: **A.** 가시위근의 힘살과 **B.** 가시위근의 힘줄.

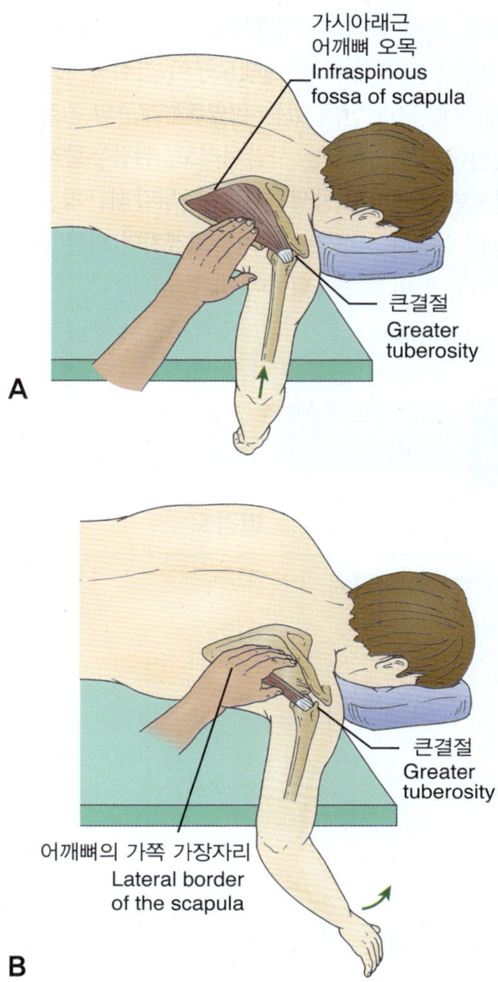

그림 22.23 감별촉진: **A** 가시아래근과 **B** 작은원근.

간 더 가쪽에 위치한 *작은원근*과 구분되어야 한다.[68] 가시아래근의 근힘살은 겨드랑이 밑에서 촉진될 수 있고, 부드럽게 가쪽돌림하도록 주문하면 근육을 더 잘 확인할 수 있다(그림 22.23B).

*어깨밑근(SB)*이 어깨뼈의 앞쪽면에 위치하기 때문에 어깨밑근의 촉진이 어렵지만, 위팔뼈의 안쪽돌림에 저항을 줌으로써 촉진을 다시 확인할 수 있다. 누운 자세에서, 어깨뼈를 가슴우리로부터 멀어지도록 하기 위해 어깨관절을 90°로 벌림한다. 그런 다음, 겨드랑이 밑에서 넓은등근을 통해 어깨밑근의 근힘살을 촉진한다(그림 22.24). 어깨밑근 힘줄을 촉진하기 위해, 치료사는 어깨관절을 안쪽돌림과 가쪽돌림하면서 작은결절에 있는 부착점을 확인한다. 어깨관절을 50° 가쪽돌림했을 때, 앞가쪽 봉우리돌기의 아래쪽 2 ㎝ 밑에서 힘줄을 완전하게 촉진할 수 있다. *넓은등근*은 환자를 바로 눕게 하고 어깨관절을 굽힘했을 때, 가장 잘 촉진될 수 있다. 도수

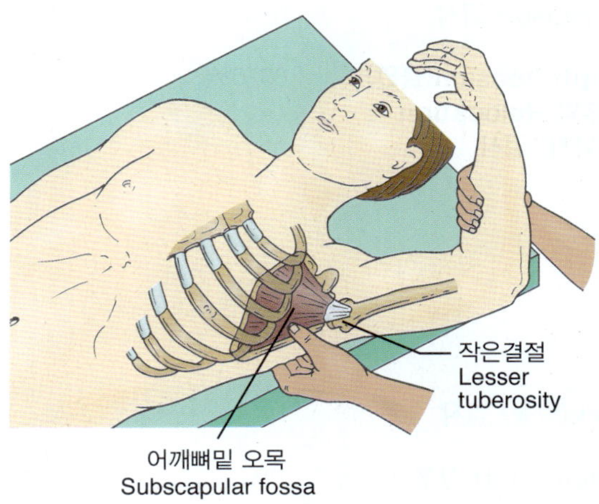

그림 22.24 어깨밑근의 촉진.

물리치료사는 어깨관절의 폄에 저항을 가하고, 어깨뼈 가쪽 가장자리를 따라 근육을 촉진한다.[68]

팔을 몸통 옆에 붙인 후 가쪽돌림과 안쪽돌림을 하면서, 결절사이고랑을 촉진한다. 어깨세모근이 결절사이고랑을 덮고 있기 때문에, 고랑 안에 있는 *위팔두갈래근의 긴갈래*를 촉진하기 어렵다. 증상이 없는 사람이라도, 위팔두갈래근의 긴갈래를 만지면 불쾌감이 발생한다. 위팔두갈래근의 근힘살은 쉽게 촉진될 수 있고, 23장에서 기술되겠지만 다른 팔꿉관절 굽힘근의 기능과 비교 평가되어야 한다.

특수 검사 (Special Testing)

어깨에 대한 특수 검사는 많은 교재와 문헌에서 명확하게 설명되고 있다. 그러므로, 이 책은 몇몇 특수 검사에 대해서만 간단하게 설명할 것이다. 표 22.6은 어깨관절 복합체에서 많이 이용되는 몇몇 특수 검사의 민감도, 특이도 및 우도비를 제공하고 있다. 이 특수 검사들의 수행에 대해 자세히 알고 싶은 독자들은 다른 교재들을 참고해야 할 것이다.

표 22-6 어깨에 대한 특수 검사

검사	민감도	특이도	+LR	-LR	참고문헌
Hawkins-Kennedy 검사	71.5–92%	25–66.3%	NA	NA	Michener LA et al.[69] Hawkins RJ, et al.[70] MacDonald PB et al.[71] Calis M et al.[72] Park HB et al.[73] Tomberlin J.[74]
Neer 검사	68–95%	25–68%	1.29–1.44	0.35–0.52	Michener LA et al.[69] Neer CS et al.[75] Valadic AL et al.[76] Buchberger DJ et al.[77] MacDonald PB et al.[71] Calis M et al.[72] Park HB et al.[73] Post M et al.[78] Tomberlin J.[74] Park HB et al. [73]
Yergason 검사	9–37%	86–96%	NA	NA	Park HB et al. [73]
Apprehension(불안) 징후와 Relocation (재위치) 검사	30–63%	61–99%	0.53–3.08	0.47–1.11	Matsen FA et al.[79] Gerber C et al.[80] Kvitne RS et al.[81] Luime JJ et al.[82] Hawkins RJ et al.[83] Lo IK et al.[84] Speer KP et al.[85] Mok DWH, et al.[78] Guanche CA et al.[87]
Jerk(약동) 검사	NA	NA			Kim SH et al.[88]
Sulcus(고랑) 징후	17%	93%	2.43	0.89	Matsen FA et al.[79] Gerber C et al.[80] Bigliani LU et al.[89] McClusky GM.[90] Nakagawa S et al.[91]

표 22-6 어깨에 대한 특수 검사 – 계속

검사	민감도	특이도	+LR	−LR	참고문헌
External Rotation Lag (가쪽돌림 지체) 징후	20–100%	69–100%	NA	0.0–0.64	Ludewig P.[92] Tomberlin J.[74] Michener LA.[69] Neer CS et al.[75] Hertel R et al.[93] Walch G et al.[94]
Hornblower 징후	92–100%	30–93%	14.3	0.0	Ludewig P.[92] Tomberlin J.[74] McClusky CM.[90] Walch G et al.[94]
Drop arm (팔 떨어뜨리기) 검사	15%	100%	NA	NA	Calis et al.[72]
Liff off (등에서 손 떼기) 검사	62–89%	98–100%			Chao S et al.[95] Rigsby R et al.[96] Ludewig P.[92] Tomberlin J.[74] Ticker JB et al.[97] Greis PE et al.[98] Gerber C et al.[99] Lyons RP et al.[100] Ostor AJ et al.[101]
Full Can 검사/ Empty Can 검사	FC: 66–86% EC: 63–89%	FC: 57–74% EC: 55–68%	FC: 1.83–2.96 EC: 1.40–2.41	FC:0.25–0.53 EC: 0.22–0.67	Itoi E et al.[102] Ostor AJ et al.[103] Ludewig P.[92] Tomberlin J.[74] Michener LA et al.[69] Park HB et al.[73]
Speed 검사	위팔두갈래근: 9–100% SLAP: 9–44%	위팔두갈래근: 55.5–87% SLAP: 74–75%			Guanche CA et al.[103] Calis M et al.[72] Holtby R et al.[104] Park HB et al.[73] Tomberlin J.[74]
Biceps Load (위팔두갈래근 하중) 검사	78–91%	97%	26.38–30	0.11	Kim SH et al.[105] Lewis CL et al.[106] Kim SH et al.[107] Wilk KE et al.[108] Myers TH et al.[109]
O'Brien 검사	47–100%	11–98%	0.78–2.33	0.51–1.48	Burkhart SS et al.[110] O'Brien SJ et al.[111] Myers TH et al.[109] Wilk KE et al.[108] Stetson WB et al.[112]

계속

표 22-6 어깨에 대한 특수 검사 - 계속

검사	민감도	특이도	+LR	-LR	참고문헌
Crank(으깸) 검사	9–91%	56–100%	1.04–13	0.10–2	Liu SH et al.[113] Lewis CL et al.[106] Walsworth, MK et al.[114] Guanche CA et al.[87] Stetson WB et al.[112] Mimori K et al.[115] Parentis MA et al.[116] Myers TH et al.[109]
Kim 검사	80–82%	86–94%	NA	NA	Kim SH et al.[105] Lewis CL et al.[106]
SLAP Prehension 검사	Ⅰ형 병변 50%와 Ⅱ, Ⅲ, Ⅳ 형 병변 87.5%	NA	NA	NA	Berg EE et al.[117]
Anterior Slide (앞쪽 활주) 검사	8–78%	84–92%	0.56–9.75	0.24–1.1	Kibler WB.[118] Kibler WB.[119] Andrews JR et al.[120] Parentis MA et al.[116] McFarland EG et al.[121]
Adson 검사	32–87%	74–100%	NA	NA	Adson AW et al.[122] Marx RG et al.[123] Lee AD et al.[124] Plews MC et al.[125] Rayan GM et al.[126]
Allen 검사	NA	18–43%	NA	NA	Gillard J et al.[127] Marx RG et al.[123]
Roos 검사	82–84%	30–100%	NA	NA	Roos DB.[128] Gillard J et al.[127] Howard M et al.[129]
Wright 검사	맥박: 70% 통증: 90% Roos 검사와 함께: 83%	맥박: 53% 통증: 29% Roos 검사와 함께: 47%	NA	NA	Wright IS.[130]
Military Press 검사	NA	53–100%	NA	NA	Davies GJ et al.[131]
봉우리빗장관절 전단검사	100%	97%	NA	NA	
Cross Body Adduction (몸통 가로지른 모음) 검사					Powell JW et al.[132] Axe MJ.[133] Clark HD et al.[134] Shaffer BS.[135] Chronopoulus E et al.[136] Calis M et al.[72] Park HB et al.[73] Ostor AJ et al.[101]

어깨에 대한 특수 검사(SPECIAL TESTS FOR THE SHOULDER)

충돌증후군에 대한 특수 검사

Hawkins-Kennedy 검사 (그림 22.25)

목 적 : 봉우리밑충돌의 존재를 파악하기 위해
환 자 : 앉은 자세
치 료 사 : 환자의 앞쪽에서 선 자세를 취한다.
절 차 : 수동으로 어깨관절을 90°로 굽힘하고, 최대 안쪽돌림함
해 석 : 가시위근의 충돌을 의미하는 어깨 통증이 있으면 양성이다.

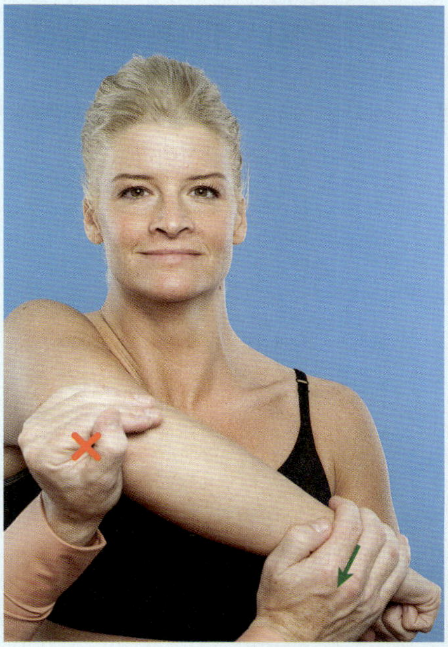

그림 22.25 Hawkins-Kennedy 검사.

Neer 검사 (그림 22.26)

목 적 : 봉우리밑충돌의 존재를 파악하기 위해
환 자 : 앉은 자세나 누운 자세, 테이블을 이용해 어깨뼈를 고정한다.
치 료 사 : 환자의 뒤쪽에서 선 자세를 취한다.
절 차 : 수동으로 어깨관절을 굽힘하고, 안쪽돌림한다. 치료사는 어깨뼈를 아래쪽으로 내림하고, 아래팔을 이용해 어깨뼈를 고정한다. 환자가 누워 있다면, 어깨뼈의 앞가쪽 가장자리를 아래쪽으로 내림하여 고정한다.
해 석 : 가시위근이나 위팔두갈래근 긴갈래의 충돌을 의미하는 어깨 통증이 발생하면 양성이다. 아래쪽 활주를 적용했을 때 통증이 감소되면 확실한 양성 검사이다.

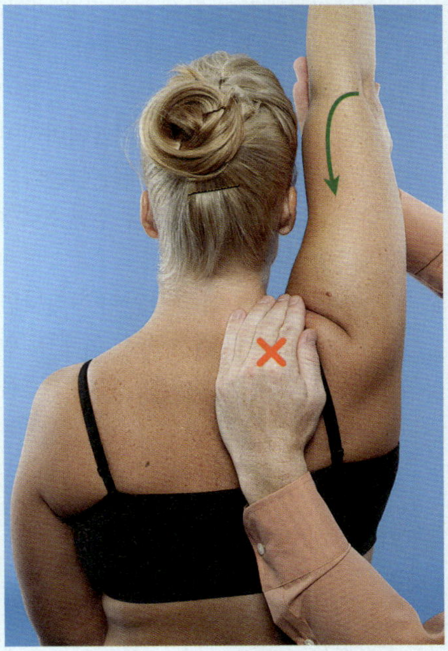

그림 22.26 Neer 검사.

Yergason 검사 (그림 22.27)

목 적 : 두갈래근힘줄병리나 가로위팔인대 파열의 존재를 파악하기 위해

환 자 : 앉은 자세에서, 팔꿉관절을 90°로 굽힘하고 아래팔을 엎침하여 몸통 옆에 붙인다.

치 료 사 : 환자 옆에서 선 자세를 취한다.

절 차 : 아래팔의 뒤침에 저항을 가한다.

해 석 : 저항을 가했을 때, 어깨 앞쪽 부위에 통증이나 약증이 있으면, 양성이다.

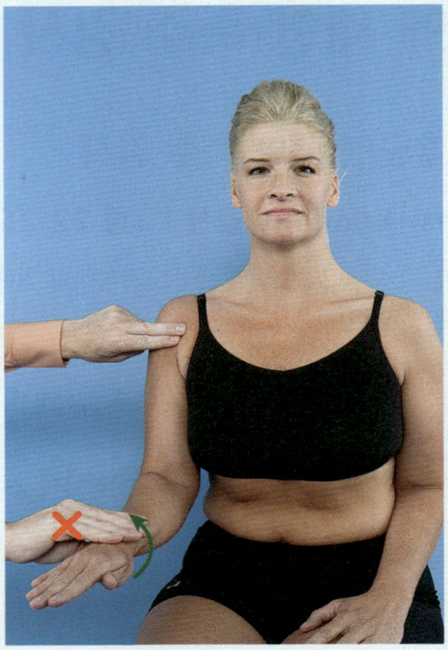

그림 22.27 Yergason 검사.

불안정에 대한 특수 검사

불안징후와 재위치 검사 (그림 22.28)

목 적 : 오목위팔관절의 앞쪽 불안정을 파악하기 위해

환 자 : 누운 자세에서, 팔을 90°로 벌림하고 완전히 가쪽돌림한다.

치 료 사 : 앉은 자세에서, 검사쪽 위팔뼈머리 바로 뒤에 한 손을 배치하여 받침대를 만든다.

절 차 : 다른 손을 이용해 어깨를 수동으로 최대 가쪽돌림시킨다.

해 석 : 어깨 통증 재발이나 불안이 나타나면 양성이다. 확인 검사로서, 어깨 앞쪽에 손을 배치하고, 위팔뼈머리를 뒤쪽으로 움직이면 증상이 완화된다.

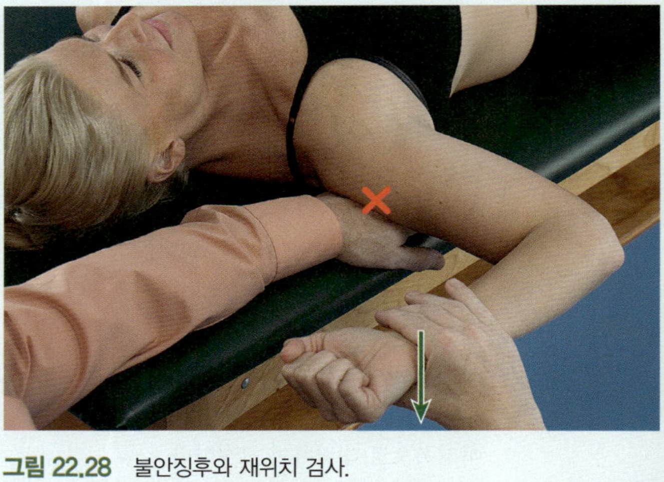

그림 22.28 불안징후와 재위치 검사.

Jerk(약동) 검사 (그림 22.29)

목 적 : 오목위팔관절의 뒤쪽 불안정을 파악하기 위해

환 자 : 앉은 자세에서, 팔꿈치를 굽힘하고 어깨를 90° 로 굽힘하고 안쪽돌림한다.

치 료 사 : 환자 앞에서 선 자세를 취하고, 한 손은 굽힘된 팔꿈치를 잡고, 다른 손은 어깨뼈를 고정한다.

절 차 : 어깨관절을 수동으로 가로모음하면서, 위팔뼈의 긴축을 따라 축성 압박으로 가한다.

해 석 : 염발음과 어깨 통증이 발생하면, 양성이다.

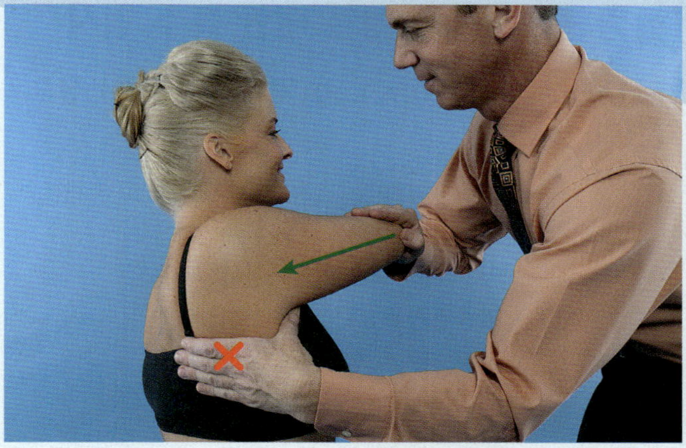

그림 22.29 약동(Jerk) 검사.

Sulcus(고랑) 징후(그림 22.30)

목 적 : 오목위팔관절의 아래쪽 불안정을 파악하기 위해

환 자 : 앉은 자세에서, 팔을 몸통에 붙인다.

치 료 사 : 환자 옆에 서거나 앉은 자세를 취한다.

절 차 : 오목위팔관절의 위쪽면을 촉진하면서, 위팔뼈를 아래쪽으로당긴다.

해 석 : 손가락 한 개 넓이 이상으로 틈이 발생하면, 양성이다.

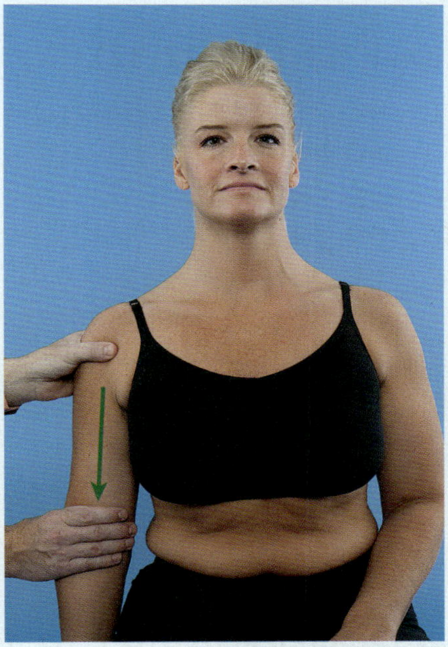

그림 22.30 고랑(sulcus) 징후.

돌림근띠 기능장애에 대한 특수 검사

External Rotation Lag(가쪽돌림 지체) 징후 (그림 22.31)

목 적 : 돌림근띠 열상(특히, 가시아래근)의 존재를 파악하기 위해
환 자 : 앉은 자세에서 팔을 몸통에 붙이고, 팔꿉관절을 90°로 굽힌다.
치 료 사 : 환자 옆에서 선 자세를 취한다.
절 차 : 어깨를 수동으로 최대 가쪽돌림시킨 후, 환자에게 이 자세를 유지하도록 주문한다.
해 석 : 환자가 최대 가쪽돌림 자세를 유지할 수 없으면, 돌림근띠의 열상을 의미한다.

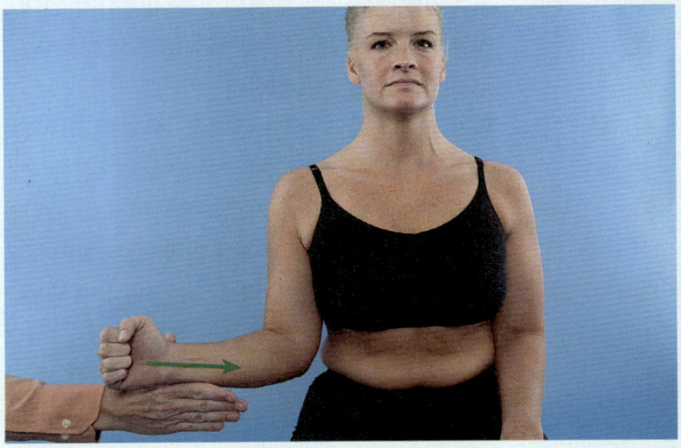

그림 22.31 External Rotation Lag (가쪽돌림 지체) 징후.

Hornblower 징후 (그림 22.32)

목 적 : 돌림근띠 열상(특히, 작은원근)의 존재를 파악하기 위해
환 자 : 앉은 자세
치 료 사 : 환자 옆에서 선 자세를 취한다.
절 차 : 수동으로 최대 가쪽돌림을 한 후, 어깨뼈면으로 올림하거나 굽힘한다. 환자에게 이 자세를 유지하도록 주문한다.
해 석 : 최대 가쪽돌림을 유지할 수 없으면, 돌림근띠의 열상을 의미한다.

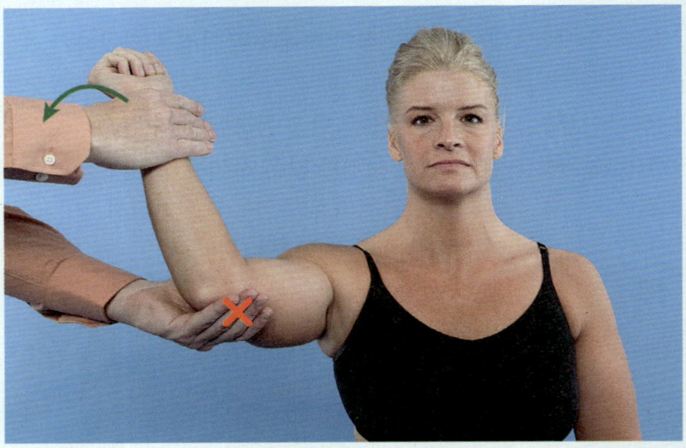

그림 22.32 Hornblower 징후.

Drop arm(팔 떨어뜨리기) 검사 (그림 22.33)

목 적 : 돌림근띠 열상(특히, 가시위근)의 존재를 파악하기 위해
환 자 : 앉은 자세
치 료 사 : 환자 옆에서 선 자세를 취한다.
절 차 : 수동으로 어깨를 90°로 굽힘시키고, 환자에게 팔을 유지한 후 천천히 내림하도록 주문한다.
해 석 : 팔을 유지하거나 천천히 내림할 수 없으면, 돌림근띠(가시위근)의 열상을 의미한다.

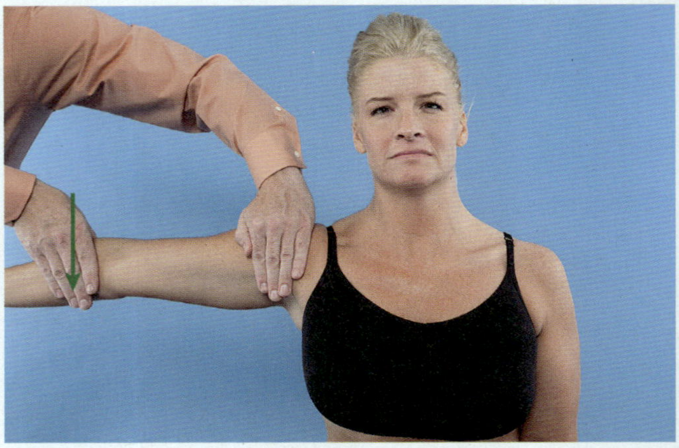

그림 22.33 Drop arm (팔 떨어뜨리기) 검사.

Liff off(등에서 손 떼기) 검사 (그림 22.34)

목 적 : 돌림근띠 열상(특히, 어깨밑근)의 존재를 파악하기 위해

환 자 : 앉은 자세에서, 팔을 등 뒤로 가져간다 (폄과 안쪽돌림).

치 료 사 : 환자 뒤에서 선 자세를 취한다.

절 차 : 수동으로 등으로부터 손을 떼어낸다.

해 석 : 환자가 위의 자세를 유지할 수 없으면, 어깨밑근의 열상을 의미한다.

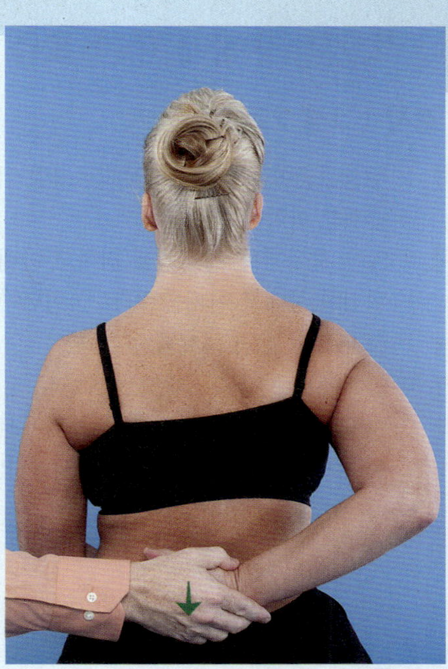

그림 22.34 Liff off (등에서 손 떼기) 검사.

Full Can 검사/Empty Can 검사 (그림 22.35A/B)

목 적 : 돌림근띠 열상(특히, 가시위근)의 존재를 파악하기 위해

환 자 : 앉은 자세

치 료 사 : 환자 앞에서 선 자세를 취한다.

절 차 : 팔을 가쪽돌림(엄지를 위쪽으로 향하게 함) 시키고, 수동으로 어깨뼈면으로 올림하거나, 시상면으로 굽힘시킨다. 그 다음 저항을 가한다. 그런 다음, 팔을 안쪽돌림 (엄지를 아래쪽으로 향하게 함) 시키고, 저항을 가한다.

해 석 : 저항에 대항해 팔의 자세를 유지할 수 없으면, 가시위근의 열상을 의미한다.

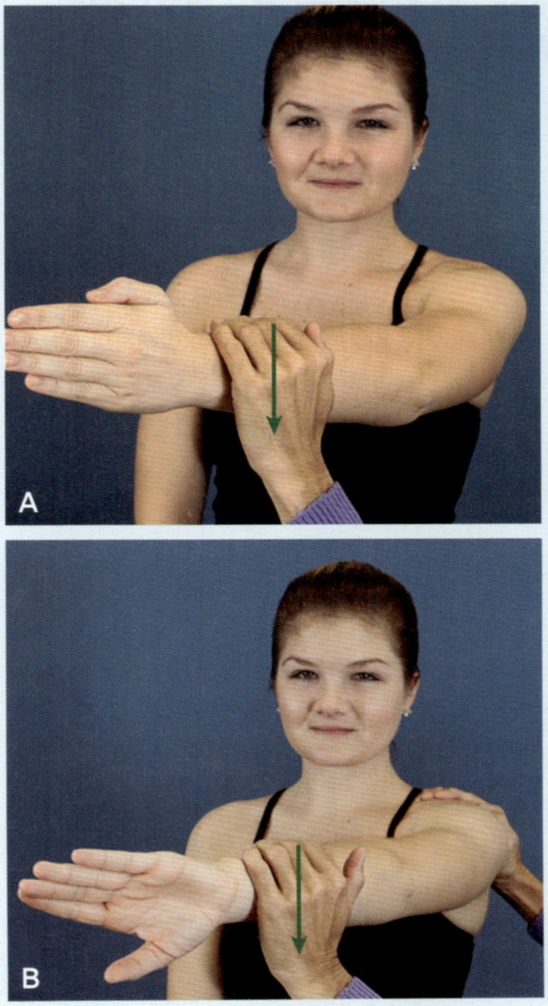

그림 22.35 A. Full Can 검사, B. Empty Can 검사.
(출처: Bob Wellmon Photography, BobWellmon. Com)

관절테두리 기능장애에 대한 특수 검사

Speed 검사 (그림 22.36)

목 적 : 두갈래근힘줄병리나 관절테두리병리의 존재를 파악하기 위해

환 자 : 앉은 자세에서, 팔꿈치를 펴하고 아래팔을 뒤침한 상태로 어깨를 90°로 굽힘한다.

치 료 사 : 환자 앞에서 선 자세를 취한다.

절 차 : 아래쪽으로 힘을 가한다.

해 석 : 저항을 가했을 때 어깨 앞쪽 부위에서 통증이나 약증이 발생하면, 양성이다.

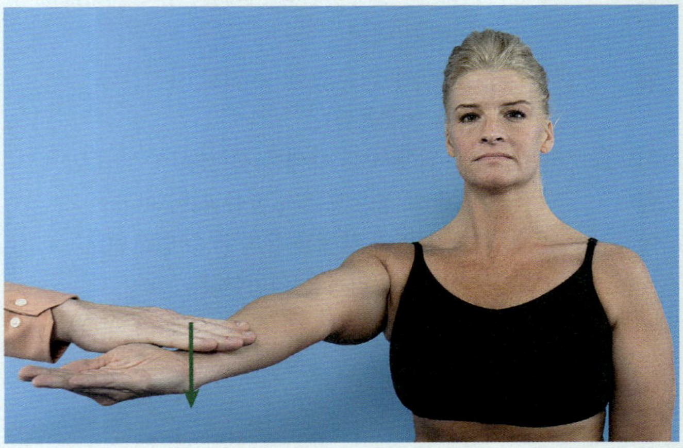

그림 22.36 Speed 검사.

Biceps Load(위팔두갈래근 하중) 검사 (그림 22.37)

목 적 : 관절테두리 열상의 존재를 파악하기 위해

환 자 : 누운 자세에서, 팔꿈치를 90°로 굽힘하고 아래팔을 뒤침한 상태에서, 어깨관절을 90° 굽힘과 완전히 가쪽돌림시킨다.

치 료 사 : 환자 옆에서 선 자세를 취한다.

절 차 : 팔꿈치의 굽힘과 뒤침에 저항을 가한다.

해 석 : 저항을 가했을 때 통증이 발생하면 양성이다. 치료사가 수동으로 팔꿈치를 펴하고 아래팔을 엎침시켰을 때, 통증이 유발될 수도 있다.

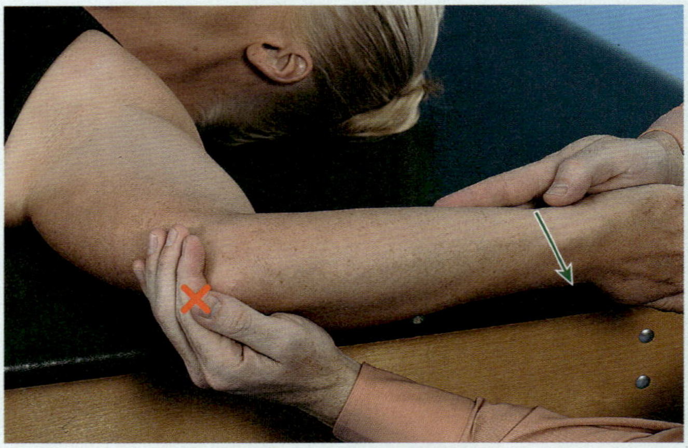

그림 22.37 Biceps Load (위팔두갈래근 하중) 검사.

O'Brien 검사 (그림 22.38)

목 적 : 관절테두리 열상이나 봉우리빗장관절 병리의 존재를 파악하기 위해

환 자 : 앉은 자세에서, 어깨를 90° 굽힘과 약간의 가로모음, 안쪽돌림한다.

치료사 : 환자 옆에서 선 자세를 취한다.

절 차 : 먼저 안쪽돌림 자세에서 올림하도록 주문하고 저항을 가한다. 그 다음에는 가쪽돌림 자세에서 올림하도록 주문하고 저항을 가한다.

해 석 : 안쪽돌림 자세 때가 가쪽돌림 자세 때보다 통증과 약증이 더 심하면, 양성이다. 이것은 관절테두리 열상이나 봉우리빗장관절 병리를 의미한다.

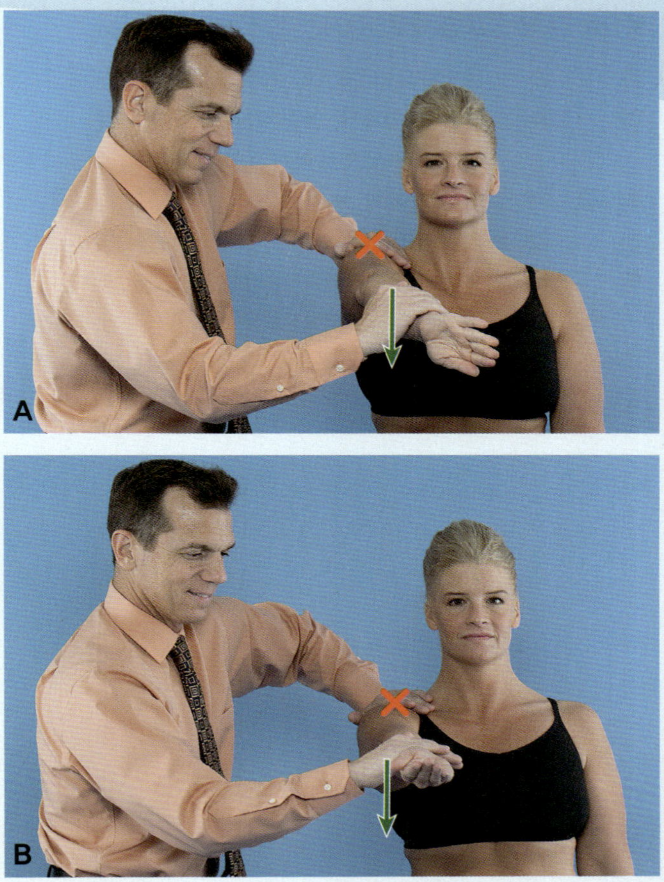

그림 22.38 O'Brien 검사. **A.** 안쪽돌림 주문하고 어깨 저항을 가한다. **B.** 가쪽돌림 주문하고 저항을 가한다.

Crank(으깸) 검사 (그림 22.39)

목 적 : 관절테두리 열상의 존재를 파악하기 위해

환 자 : 앉은 자세에서, 팔꿈치를 굽힘하고, 어깨를 160°로 벌림하여, 손을 머리 위로 올려놓는다.

치료사 : 환자 옆에서 선 자세를 취한다.

절 차 : 수동으로 팔을 가쪽돌림과 안쪽돌림하면서, 축성 압박을 가한다.

해 석 : 관절 소리와 함께 통증이 발생하면, 양성이다.

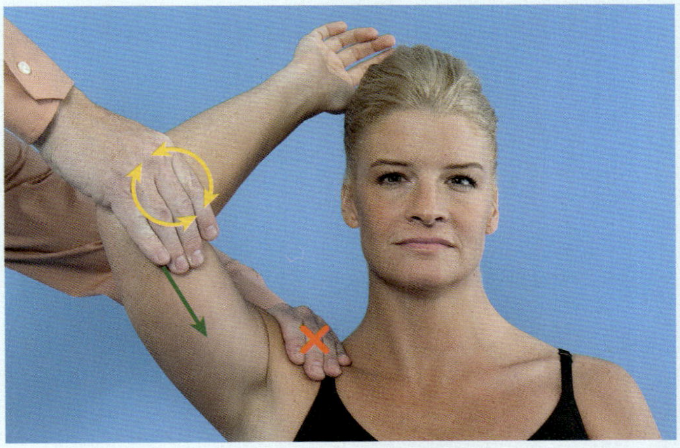

그림 22.39 Crank (으깸) 검사.

Kim 검사 (그림 22.40)

목 적 : 관절테두리 열상의 존재를 파악하기 위해

환 자 : 앉은 자세에서, 팔꿈치를 90° 굽힘하여 어깨뼈면 상으로 130° 올림한다.

치 료 사 : 환자 옆에서 선 자세를 취한다.

절 차 : 위팔뼈의 긴축을 따라 축성 압박을 가한다.

해 석 : 통증이나 관절소리가 발생하면, 양성이다.

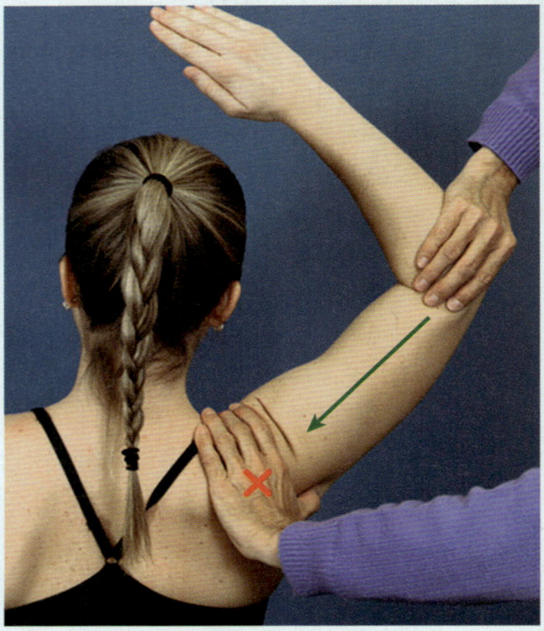

그림 22.40 Kim 검사.

SLAP Prehension 검사 (그림 22.41)

목 적 : 관절테두리 열상의 존재를 파악하기 위해

환 자 : 앉은 자세

치 료 사 : 환자 앞에서 선 자세를 취한다.

절 차 : 환자는 먼저, 팔을 안쪽돌림하고 아래팔을 엎침하고 팔꿈치를 편 상태로, 가슴을 가로질러 팔을 가로모음한다. 그 다음 팔을 가쪽돌림하고 아래팔을 뒤침한 상태로 가슴을 가로질러 팔을 가로모음한다.

해 석 : 관절 소리 발생과 관계없이, 뒤침 때보다 엎침 때 두갈래고랑 부위에서 통증이 심하면 양성이다.

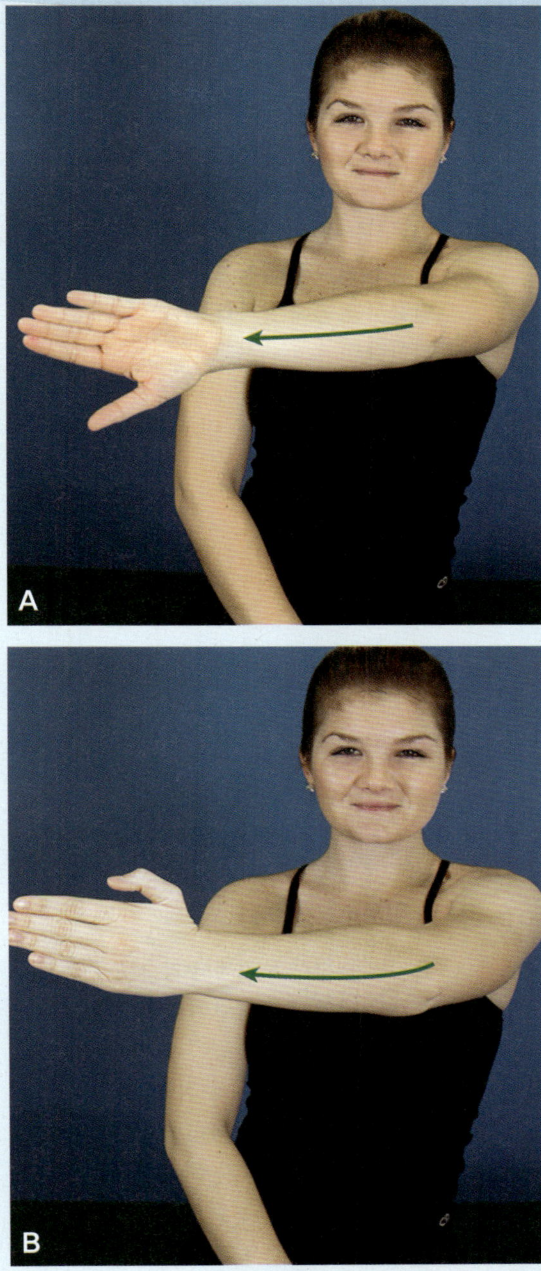

그림 22.41 SLAP Prehension 검사. **A.** 안쪽돌림 자세, **B.** 가쪽돌림 자세(출처: Bob Wellmon Photography, BobWellmon. Com)

Anterior Slide(앞쪽 활주) 검사(그림 22.42)

목 적: 관절테두리 열상의 존재를 파악하기 위해
환 자: 앉은 자세, 엄지를 뒤쪽으로 향하게 하고 양 손을 엉덩이 위에 올려놓는다.
치료사: 환자 옆에서 선 자세를 취한다.
절 차: 치료사는 손상측 어깨 위에 한 손을 올려놓고, 다른 손으로 팔꿈치돌기를 잡는다. 팔꿈치를 통해 앞쪽과 위쪽으로 힘을 가한다.
해 석: 어깨 앞쪽 부위에 통증이 발생하거나 관절 소리가 발생하면, 양성이다.

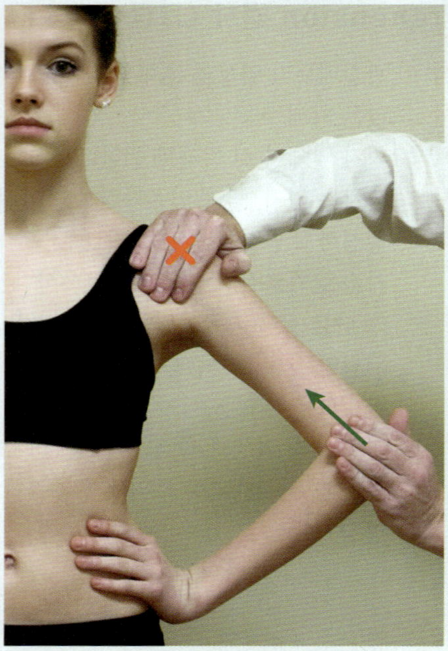

그림 22.42 Anterior Slide (앞쪽 활주) 검사.

가슴문증후군에 대한 특수 검사

Adson 검사(그림 22.43)

목 적: 목갈비근 삼각 부위에서 가슴문 증후군의 존재를 파악하기 위해
환 자: 앉은 자세
치료사: 환자 옆에서 선 자세를 취한다.
절 차: 노동맥의 맥박을 촉진한다: 어깨를 폄, 벌림 및 가쪽돌림시킨다. 그리고 머리를 환측 손으로 돌림시킨다. 환자에게 심호흡과 그 자세를 유지하도록 주문한다.
해 석: 증상이 재발되거나 맥박이 없거나 감소하면 양성이다.

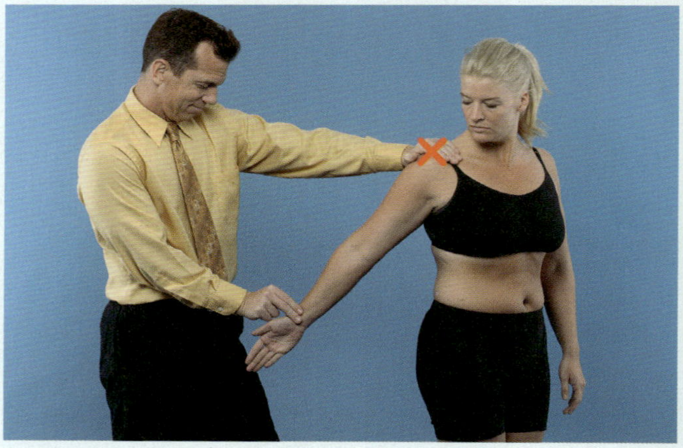

그림 22.43 Adson 검사.

Allen 검사 (그림 22.44)

목 적 : 작은가슴근에서 가슴문 증후군의 존재를 파악하기 위해
환 자 : 앉은 자세
치료사 : 환자 옆에서 선 자세를 취한다.
절 차 : 노동맥의 맥박을 촉진한다: 어깨를 90° 벌리고 팔꿉관절을 90° 굽힌다. 머리를 반대쪽으로 돌리도록 주문한다. 환자에게 심호흡과 그 자세를 유지하도록 주문한다.
해 석 : 증상이 재발되거나 맥박이 없거나 감소하면 양성이다.

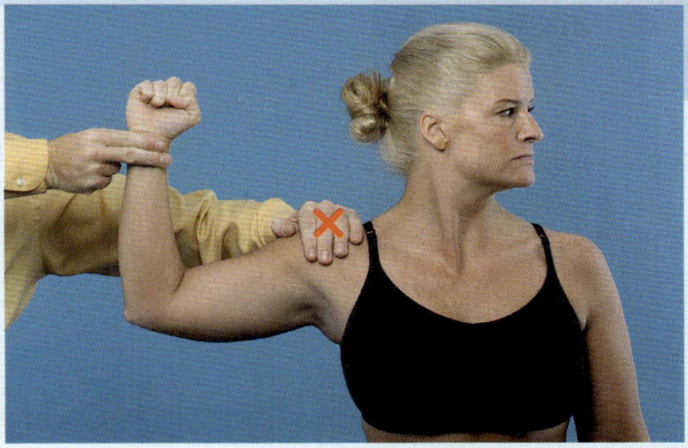

그림 22.44 Allen 검사.

Roos 검사 (그림 22.45)

목 적 : 가슴문 증후군의 존재를 파악하기 위해
환 자 : 양 팔을 모두 이용한다.
어깨관절을 90° 벌림과 가쪽돌림하고,
팔꿉관절을 90° 굽힌다.
치료사 : 환자 앞에서 선 자세나 앉은 자세를 취한다.
절 차 : 3분 동안 주먹을 폈다 쥐었다 한다. 증상이 발생하는 시간을 기록한다.
해 석 : 증상이 재발되거나 맥박이 없거나 감소하면 양성이다.

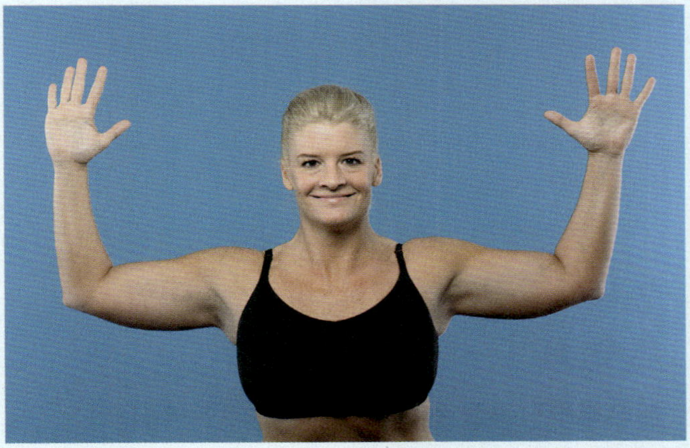

그림 22.45 Roos 검사.

Wright 검사 (그림 22.46)

목 적 : 부리돌기/갈비뼈, 그리고 작은가슴근에서 가슴문 증후군의 존재를 파악하기 위해
환 자 : 앉은 자세
치료사 : 환자 뒤에서 선 자세를 취한다.
절 차 : 노동맥의 맥박을 촉진한다: 수동으로 팔을 180° 까지 벌림하고 가쪽돌림시킨다.
환자에게 심호흡과 그 자세를 유지하도록 주문한다.
해 석 : 증상이 재발되거나 맥박이 없거나 감소하면 양성이다.

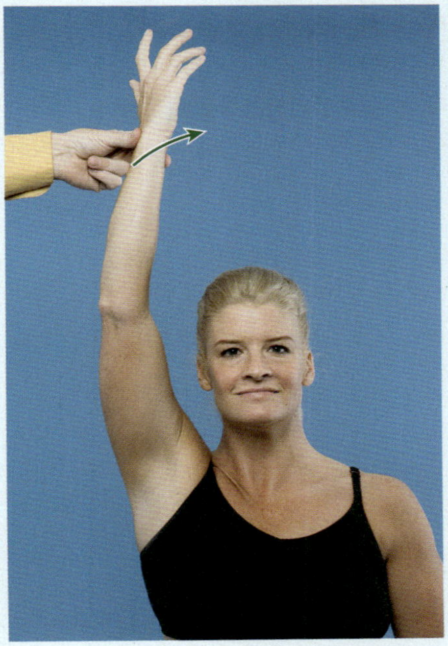

그림 22.46 Wright 검사.

Military Press 검사 (그림 22.47)

목　　적 : 1번 갈비뼈와 빗장뼈에서 가슴문 증후군의 존재를 파악하기 위해

환　　자 : 앉은 자세

치 료 사 : 환자 옆에서 선 자세를 취한다.

절　　차 : 노동맥의 맥박을 촉진한다: 목을 펴하고, 양쪽 어깨뼈를 뒷당김하고, 양쪽 팔을 폄과 벌림한다(과도한 군인 자세).

해　　석 : 증상이 재발되거나 맥박이 없거나 감소하면 양성이다.

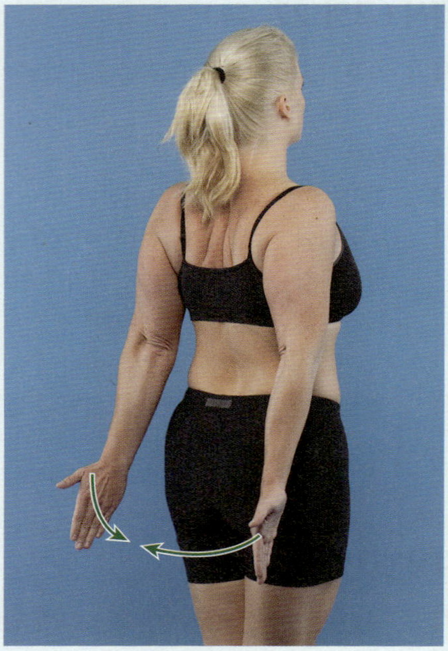

그림 22.47 Military Press 검사.

봉우리빗장관절 기능장애에 대한 특수 검사

봉우리빗장관절 전단검사 (그림 22.48)

목　　적 : 봉우리빗장관절의 기능장애를 파악하기 위해

환　　자 : 앉은 자세에서, 팔을 몸통에 붙인다.

치 료 사 : 환자 옆에서 선 자세를 취한다.
양 손으로 봉우리빗장관절에 배치한다.

절　　차 : 봉우리빗장관절을 압박한다.

해　　석 : 봉우리빗장관절에서 통증이 발생하면, 양성이다.

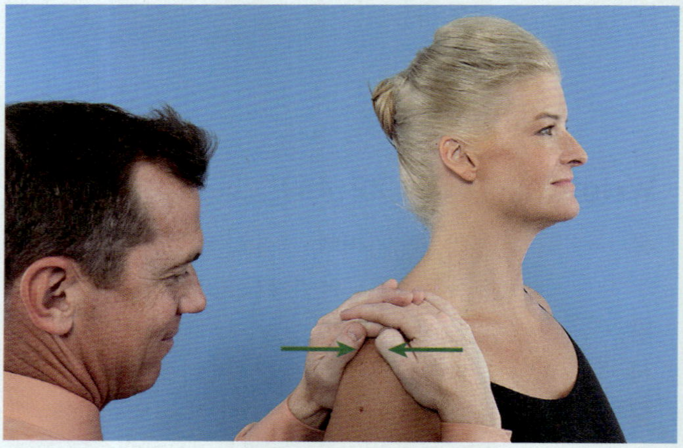

그림 22.48 봉우리빗장관절 전단검사.

Cross Body Adduction(몸통 가로지른 모음) 검사 (그림 22.49)

목 적 : 봉우리빗장관절의 기능장애를 파악하기 위해
환 자 : 앉은 자세나 누운 자세
치료사 : 선 자세나 앉은 자세
절 차 : 어깨를 90°로 굽힘하고,
가슴을 가로질러 팔을 모음한다.
해 석 : 봉우리빗장관절에서 통증이 발생하면,
양성이다.

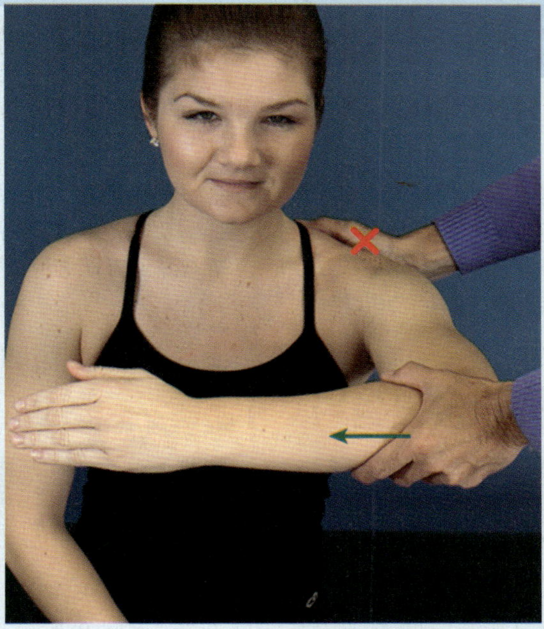

그림 22.49 Cross Body Adduction (몸통 가로지른 모음) 검사 (출처: Bob Wellmon Photography, BobWellmon. Com)

어깨관절 복합체의 관절가동술
/ JOINT MOBILIZATION OF THE SHOULDER JOINT COMPLEX

주: 본 단락에서 기술되는 관절가동술의 적응증은 예상되는 관절운동형상학을 토대로 한다. 오늘날의 근거는 그들 사용의 적응증이 여러 요소이고, 가동성의 직접 평가와 환자 반응을 토대로 한다는 것이다.

어깨가슴관절의 가동술

어깨가슴관절의 활주기법과 견인기법

적응증:

- ***어깨가슴관절의 활주기법***과 ***견인기법***은 가슴우리에 대한 어깨뼈의 가동성이 감소되거나 통증이 있는 상태에 적절하다. 내밈과 올림을 위해 ***가쪽 활주***를 수행하고, 뒷당김을 위해 ***안쪽 활주***하고, 올림을 위해 ***위쪽돌림***하고, 중립위로의 복귀를 위해 ***아래쪽돌림***을 하고, 올림을 위해 ***위쪽 활주***하고, 내림을 위해 ***아래쪽 활주***를 수행한다.

종속운동기법(그림 22.50, 그림 22.51, 그림 22.52)

- **환자/치료사의 자세:** 환자는 팔을 몸통에 붙이고 어깨뼈를 중립위로 하여 옆으로 누운 자세를 취한다. 그리고 어깨를 제한 지점에 미리 배치할 수 있다. 환자의 체중을 통해 고정을 제공한다. 치료사는 환자를 마주보고 선 자세를 취한다.
- **손 배치:** 치료사의 꼬리쪽 손을 환자의 팔 밑으로 넣어 어깨뼈 아래각을 고정하고, 머리쪽 손으로 어깨뼈 윗각에 배치한다. 가동술을 위한 다른 접촉 지점을 제공하기 위해 치료사는 자신의 가슴이나 배를 환자 어깨의 앞쪽면에 밀착시킨다.

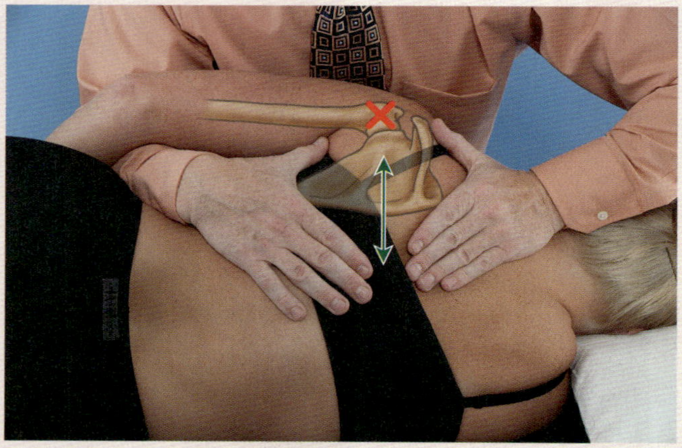

그림 22.50 어깨가슴관절의 안쪽 활주와 가쪽 활주.

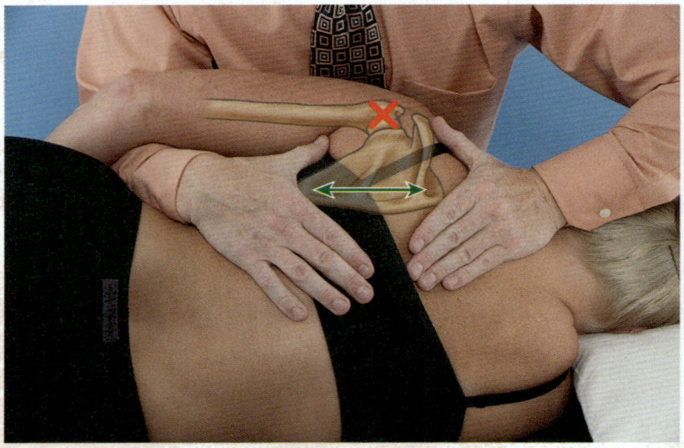

그림 22.51 어깨가슴관절의 위쪽 활주와 아래쪽 활주.

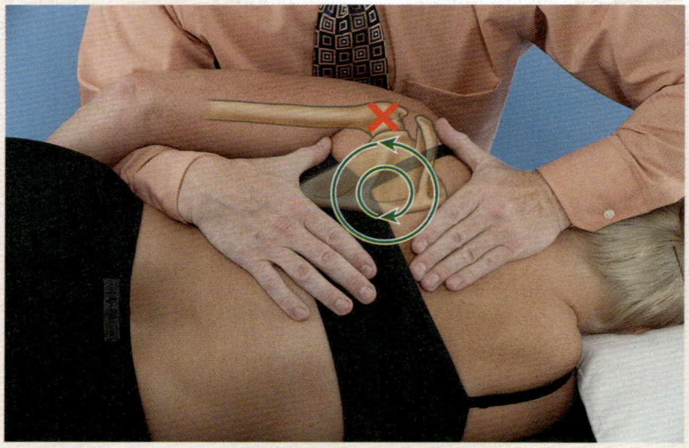

그림 22.52 어깨가슴관절의 위쪽 돌림과 아래쪽 돌림.

- **힘 적용:** 어깨뼈의 아래각과 윗각에 배치된 양쪽 손을 통해, 어깨뼈가 가슴벽으로부터 떨어지도록 견인력을 적용한다. 양쪽 가동손은 견인력을 적용하면서 어깨뼈를 위쪽, 아래쪽, 가쪽, 안쪽, 또는 위쪽돌림과 아래쪽돌림으로 가동시킨다.

생리적 운동을 동반 종속운동(그림 22.53)

- **환자/치료사의 자세:** 환자는 앉은 자세를 취한다. 치료사는 가동되는 어깨의 반대쪽에서 선 자세를 취한다.
- **손 배치:** 가동손을 어깨뼈의 뒤쪽면(아래각이나 안쪽 가장자리)에 배치하고, 고정손을 빗장뼈의 중간 지점에 배치한다.

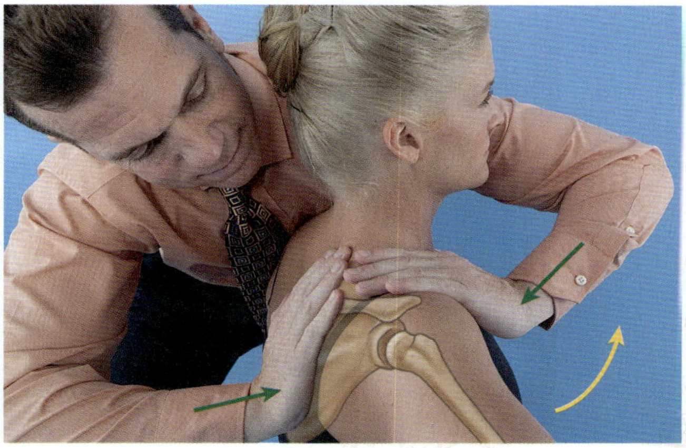

그림 22.53 생리적 운동과 함께, 적용되는 어깨가슴관절의 압박.

- **힘 적용:** 제한이 가장 큰 방향(벌림이나 굽힘)으로 환자가 능동으로 움직일 때, 치료사는 힘을 적용한다. 전체 가동범위 내내 적용의 힘을 유지하고, 그 힘을 끝범위까지 지속시킨다.

복장빗장관절의 가동술

복장빗장관절의 활주기법

적응증:

- ***복장빗장관절의 활주기법***은 가슴벽에 대한 어깨뼈의 가동성이 감소되거나 통증이 있는 상태에 적절하다. 가로벌림을 위해 ***뒤쪽 활주***를 수행하고, 올림을 위해 아래쪽 활주를 하고, 중립위로의 복귀를 위해 위쪽 활주를 수행한다.

종속운동기법(그림 22.54, 그림 22.55, 그림 22.56)

- **환자/치료사의 자세:** 환자는 팔을 중립위로 하고 누운 자세를 취한다. 배에 손을 올려놓고 베개로 지지한다. 그리고 아래쪽 활주를 위해 제한 지점까지 어깨를 올린 자세로 미리 배치할 수 있고, 또 뒤쪽 활주를 위해 가로벌림한 자세로 미리 배치할 수 있다. 환자 체중을 통해 고정을 제공한다. 치료사는 가동될 어깨 쪽에서 선 자세를 취한다.

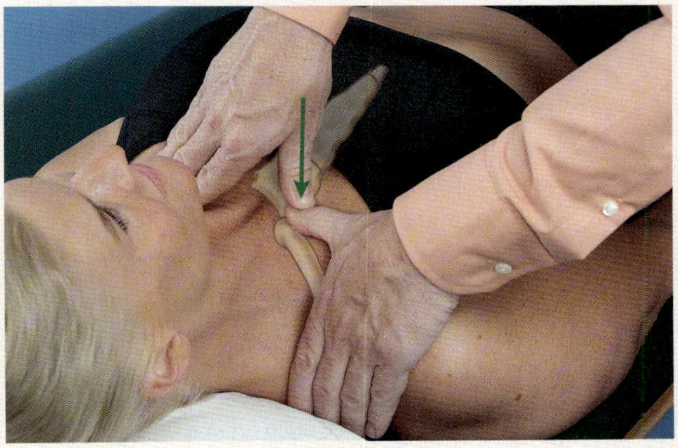

그림 22.54 복장빗장관절의 뒤쪽 활주.

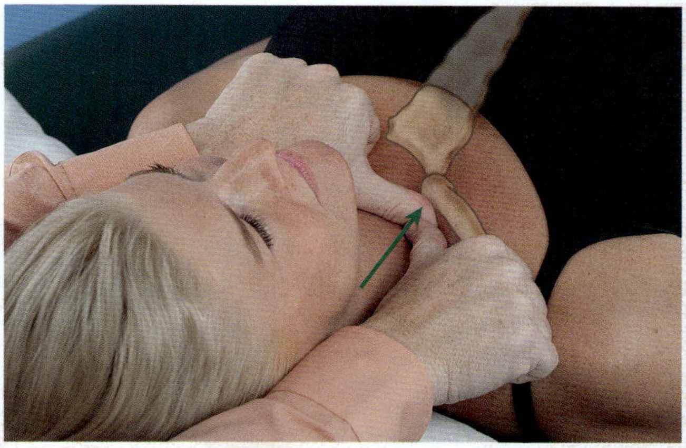

그림 22.55 복장빗장관절의 아래쪽 활주.

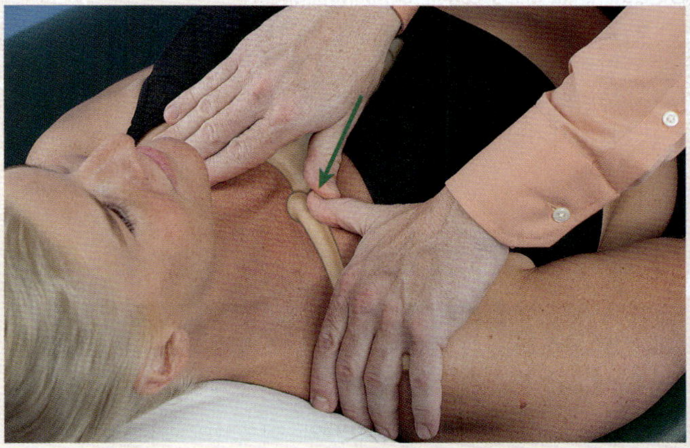

그림 22.56 복장빗장관절의 위쪽 활주.

- **손 배치:** 뒤쪽 활주를 위해 가동손의 엄지를 빗장뼈머리 위에 배치하고, 그 위에 다른 쪽 엄지나 새끼두덩을 겹쳐서 배치한다. 그리고 아래쪽 활주를 위해 가동손의 엄지를 빗장뼈머리의 위쪽면에 배치하고, 위쪽 활주를 위해 가동손의 엄지를 빗장뼈머리의 아래쪽면에 배치한다.
- **힘 적용:** 관절을 팽팽하게 하고, 뒤쪽, 아래쪽, 위쪽 방향으로 움직이도록 가동손에 힘을 가한다.

생리적 운동을 동반 종속운동(그림 22.57)

- **환자/치료사의 자세:** 환자는 앉은 자세를 취한다. 치료사는 가동되는 어깨의 반대쪽에서 선 자세를 취한다.
- **손 배치:** 종속운동기법과 같은 지점에 가동손을 배치한다. 빗장뼈머리 위에 배치된 엄지 위에 다른쪽 엄지나 새끼두덩을 겹쳐서 배치한다. 가동손의 엄지두덩이나 새끼두덩을 이용해 힘을 적용하고, 고정손은 어깨뼈에 배치한다.

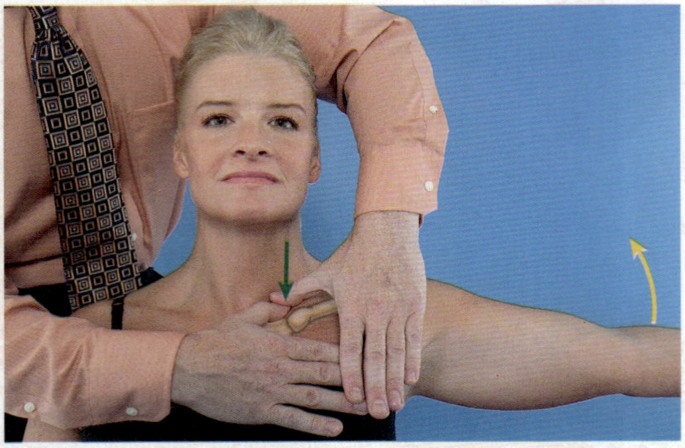

그림 22.57 생리적 운동과 함께, 적용되는 복장빗장관절의 아래쪽 활주.

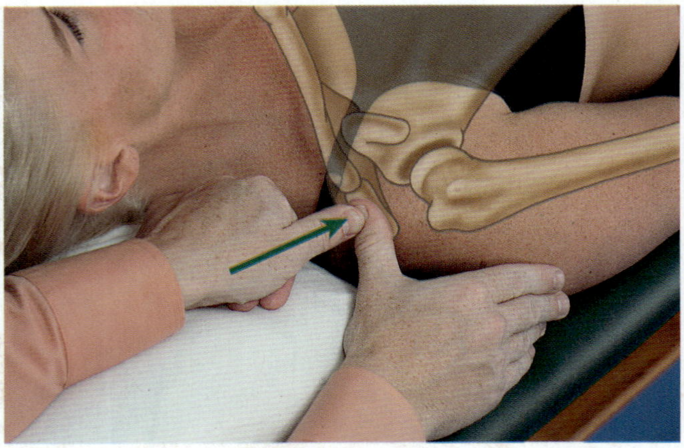

그림 22.58 봉우리빗장관절의 아래쪽 활주.

- **힘 적용:** 제한이 가장 큰 방향으로 환자가 능동으로 움직일 때, 치료사는 가동손을 통해 힘을 적용한다. 전체 가동범위 내내 적용의 힘을 유지하고, 그 힘을 끝범위까지 지속시킨다.

봉우리빗장관절의 가동술

봉우리빗장관절의 활주기법

적응증:

- ***봉우리빗장관절의 활주기법***은 어깨뼈의 가동성이 감소되거나 통증이 있는 상태에 적절하다. 안쪽돌림을 위해 ***앞쪽 활주***하고, 가쪽돌림을 위해 ***뒤쪽 활주***한다. 위쪽돌림을 위해 ***안쪽 활주***하고, 아래쪽돌림을 위해 ***가쪽 활주***를 한다. 그리고 올림을 위해 ***아래쪽 활주***를 수행한다.

종속운동기법(그림 22.58)

- **환자/치료사의 자세:** 환자는 팔을 중립위로 하고 누운 자세를 취한다. 그리고 배 위에 손을 올려놓고 베개로 지지한다. 그리고 아래쪽 활주를 하는 동안, 제한 지점까지 어깨를 올림한 자세로 미리 배치할 수 있다. 환자의 체중을 통해 고정을 제공한다. 치료사는 환자의 머리쪽에서 선 자세를 취한다.
- **손 배치:** 양쪽 엄지를 겹치거나, 엄지 위에 새끼두덩을 겹쳐서 봉우리돌기의 위쪽면, 뒤쪽면 및 앞쪽면에 배치한다.
- **힘 적용:** 관절을 팽팽하게 만든 후, 가동손을 이용해 힘을 적용한다.

생리적 운동을 동반 종속운동(그림 없음)

- **환자/치료사의 자세:** 환자는 앉은 자세를 취한다. 치료사는 환자 뒤에서 선 자세를 취한다.
- **손 배치:** 종속운동기법과 같은 지점에 가동손을 배치한다.
- **힘 적용:** 제한이 가장 큰 방향으로 환자가 능동으로 움직일 때, 치료사는 가동손을 통해 힘을 적용한다. 전체 가동범위 내내 적용의 힘을 유지하고, 그 힘을 끝범위까지 지속시킨다.

오목위팔관절의 가동술

오목위팔관절의 견인기법

적응증:

- ***오목위팔관절의 견인기법***은 모든 방향의 가동성이 제한되었을 때 적절하다.

종속운동기법(그림 22.59)

- **환자/치료사의 자세:** 환자는 어깨를 중립위로 하고 누운 자세나 앉은 자세를 취한다. 어깨를 제한 지점에 미리 배치할 수 있다. 치료사는 가동될 어깨 쪽에 서서, 환자의 얼굴을 바라보면서 선 자세를 취한다.
- **손 배치:** 고정손으로 환자의 위팔뼈 먼쪽을 잡는다. 가동손은 타월을 쥐고 겨드랑이 밑에 배치한다. 가동벨트를 환자의 위팔뼈 몸쪽과 치료사의 볼기주름에 적용할 수도 있다.
- **힘 적용:** 관절을 팽팽하게 만든 후, 가동손을 통해 가쪽 방향으로 힘을 적용하거나 위팔뼈 몸쪽에 배치된 벨트를 통해 가쪽 방향으로 힘을 적용할 수 있다. 이때 고정손으로 위팔뼈 먼쪽에 반대힘을 제공한다.

생리적 운동을 동반 종속운동(그림 22.60)

- **환자/치료사의 자세:** 환자는 누운 자세를 취하고, 치료사는 가동될 어깨 쪽에서 선 자세를 취한다.

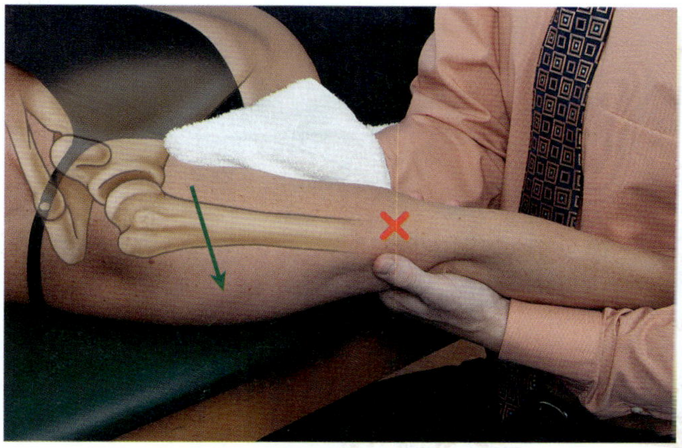

그림 22.59 오목위팔관절의 견인.

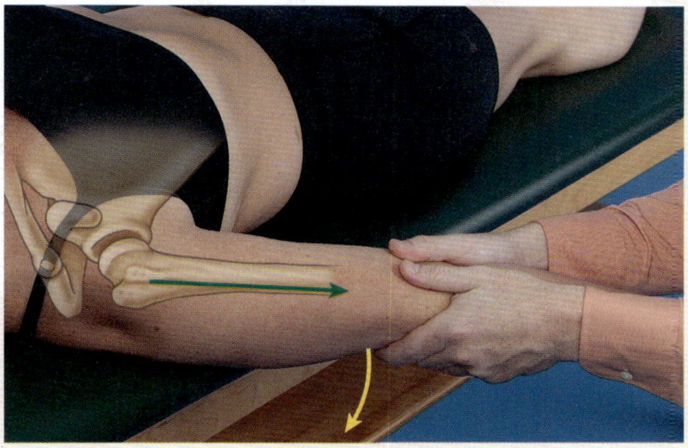

그림 22.60 생리적 운동과 함께, 적용되는 오목위팔관절의 견인.

- **손 배치:** 양 손으로 위팔뼈 먼쪽이나 손목 몸쪽을 잡는다.
- **힘 적용:** 제한이 가장 큰 방향으로 환자가 능동으로 움직일 때, 치료사는 긴축 견인력을 적용한다. 전체 가동범위 내내 적용의 힘을 유지하고, 그 힘을 끝범위까지 지속시킨다. 움직임의 폭에 맞게 팔을 따르는 준비를 한다.

오목위팔관절의 아래쪽 활주기법

적응증:

- ***오목위팔관절의 아래쪽 활주기법***은 오목위팔관절의 올림이 제한되었을 때 적절하다. 복합운동을 할 때 제한이나 통증이 있으면, 기능적 안쪽돌림 가동술이 적절하다.

종속운동기법(그림 22.61)

- **환자/치료사의 자세:** 환자는 어깨를 중립위로 하고 누운 자세를 취하거나 앉은 자세를 취한다. 그리고 어깨를 제한 지점에 미리 배치할 수도 있다. 치료사는 가동될 어깨 쪽에 앉거나 선 자세를 취한다.

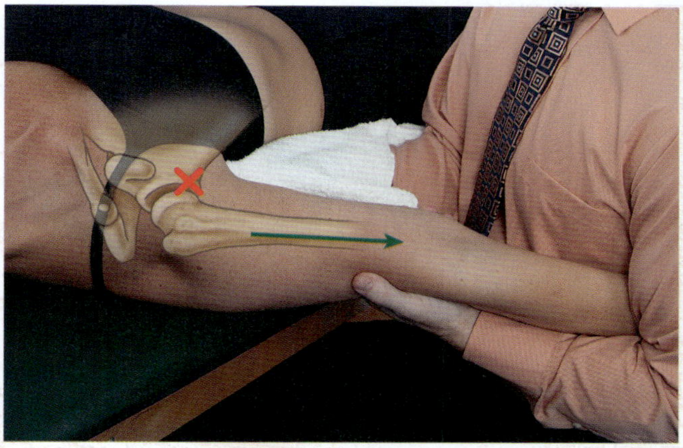

그림 22.61 오목위팔관절의 아래쪽 활주.

- **손 배치:** 겨드랑이 안에 타월과 함께 고정손을 배치한다. 가동손으로 위팔뼈 먼쪽을 잡고, 환자의 아래팔을 치료사의 몸통과 아래팔 사이에 넣는다. 치료사의 아래팔을 힘의 방향과 일직선 되게 만든다.
- **힘 적용:** 모든 접촉을 잘 유지하면서, 치료사의 몸통이 환자로부터 멀어지도록 돌림한다. 관절을 팽팽하게 만든 후, 고정을 유지하면서 아래쪽 활주를 적용한다. 누워 있거나 앉아 있는 환자의 팔꿈치를 고정하면서 위팔뼈 몸쪽의 위쪽면 위에 아래쪽 방향의 힘을 적용한다.

생리적 운동을 동반 종속운동 (그림 22.62, 그림 22.63)

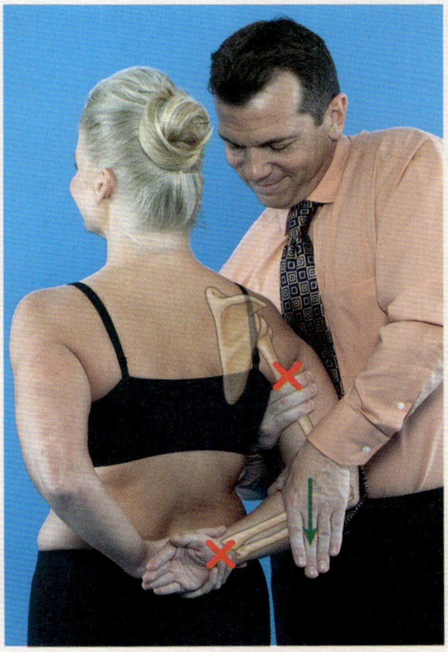

그림 22.62 폄, 안쪽돌림과 모음으로 움직이는 생리적 운동과 함께, 적용되는 오목위팔관절의 아래쪽 활주.

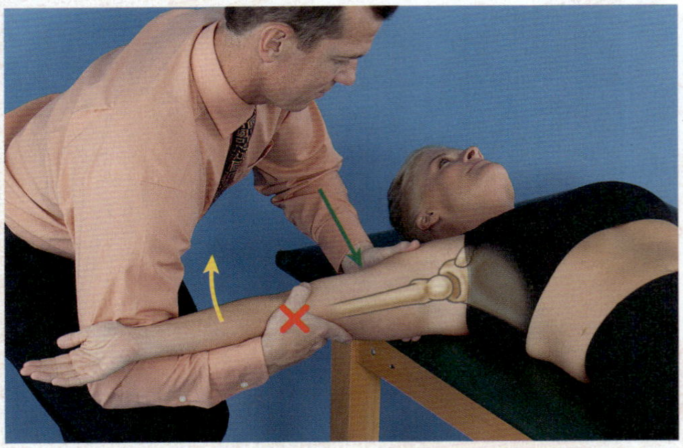

그림 22.63 벌림으로 움직이는 생리적 운동과 함께, 적용되는 오목위팔관절의 아래쪽 활주.

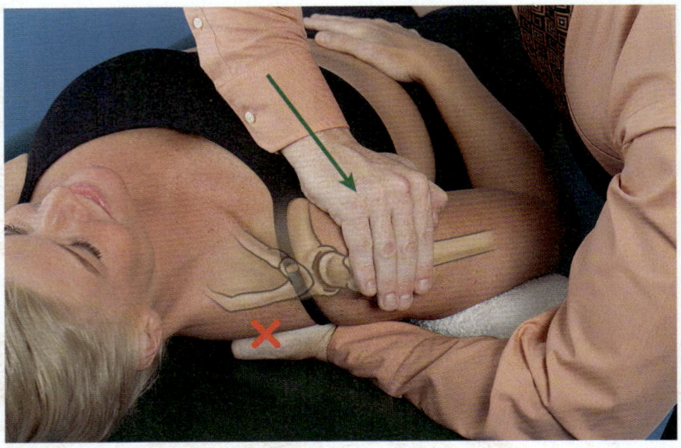

그림 22.64 오목위팔관절의 뒤쪽 활주.

기법 1:

- **환자/치료사의 자세:** 환자는 앉은 자세나 선 자세를 취하고, 팔꿉관절을 굽힘하고, 어깨관절을 폄, 모음 및 안쪽돌림한다. 그리고 건측 손으로 환측 손을 견고하게 잡는다. 치료사는 가동될 어깨 쪽에서 선 자세를 취한다.
- **손 배치:** 고정손을 겨드랑이에 배치하여, 어깨뼈의 움직임을 차단하고 오목위팔관절의 아래쪽 활주를 최소화한다. 가동손이나 벨트를 환자의 아래팔 즉, 굽힘된 팔꿈치의 바로 먼쪽에 배치한다. 전체 가동범위 내내 손 배치를 유지하고, 힘의 방향과 아래팔을 일직선되게 만든다.
- **힘 적용:** 치료사의 도움과 환자의 건측 손의 도움으로 환자가 큰 가동범위로 움직이는 동안, 치료사는 관절을 팽팽하게 만든 후, 아래쪽 활주를 적용한다. 전체 가동범위 내내 적용의 힘을 유지하고, 그 힘을 끝범위까지 지속시킨다.

기법 2:

- **환자/치료사의 자세:** 환자는 누운 자세나 앉은 자세를 취하고 어깨를 중립위로 한다. 제한 지점에 어깨를 미리 배치할 수도 있다. 치료사는 환자의 머리쪽에 서서 환자의 다리를 바라본다.
- **손 배치:** 가동손을 위팔뼈 몸쪽의 위쪽면에 배치한다.
- **힘 적용:** 고정손이 환자의 도움으로 어깨를 큰 범위의 올림으로 가져갈 때, 아래쪽 활주를 적용한다. 전체 가동범위 내내 적용의 힘을 유지하고, 그 힘을 끝범위까지 지속시킨다.

오목위팔관절의 뒤쪽 활주기법

적응증:

- ***오목위팔관절의 뒤쪽 활주기법***은 오목위팔관절의 가쪽돌림과 벌림이 제한되었을 때 적절하다. **주:** 전통적으로, 뒤쪽 활주는 안쪽돌림의 제한에 이용되어 왔다. 최근 근거와 임상 직무에 따르면, 뒤쪽 활주가 가쪽돌림의 제한에 적합하다고 한다. 뒤쪽 활주는 양쪽 방향의 가동성을 향상시킬 수 있다고 한다.

종속운동기법(그림 22.64)

- **환자/치료사의 자세:** 환자는 어깨관절을 풀림 자세로 하여 누운 자세를 취한다. 팔을 배 위에 올려놓고, 팔꿈치를 베개로 지지한다. 어깨를 제한 지점에 미리 배치할 수도 있다. 치료사는 가동될 어깨쪽에 서서 환자의 얼굴을 바라본다.
- **손 배치:** 타월을 감아서 어깨뼈 밑에 배치하고, 엄지두덩과 새끼두덩을 오목위팔관절의 몸쪽에 배치하여 어깨뼈를 고정한다. 가동손의 손바닥을 위팔뼈머리의 앞쪽면에 배치하고, 여러분의 아래팔을 힘 방향과 일직선되게 만든다.
- **힘 적용:** 손 배치를 잘 유지하고, 관절을 팽팽하게 만든다. 그 다음, 어깨뼈를 고정하면서 뒤가쪽 활주를 적용한다.

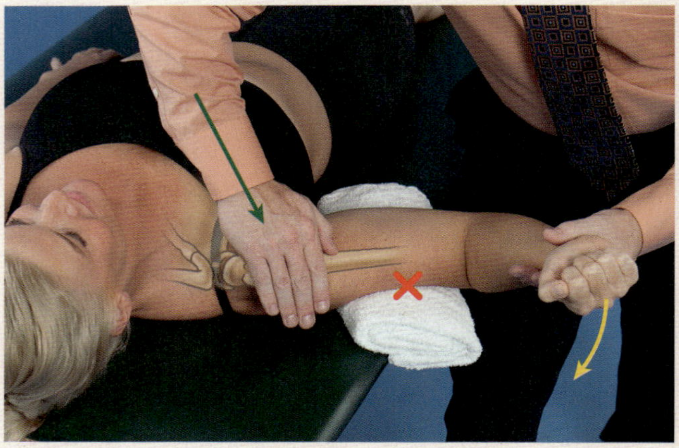

그림 22.65 가쪽돌림으로 움직이는 생리적 운동과 함께, 적용되는 오목위팔관절의 뒤쪽 활주.

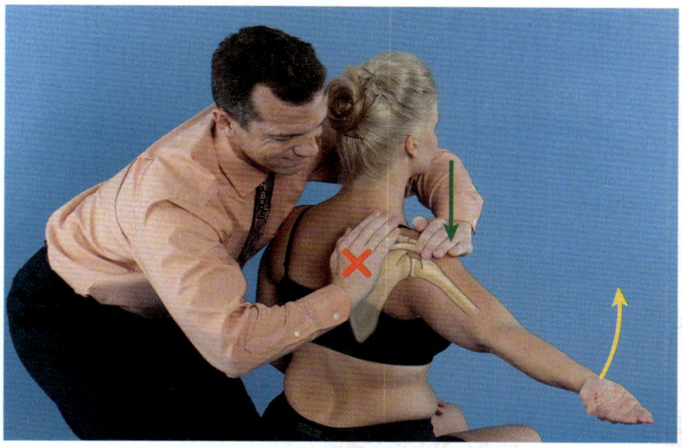

그림 22.66 벌림으로 움직이는 생리적 운동과 함께, 적용되는 오목위팔관절의 뒤쪽 활주.

생리적 운동을 동반 종속운동(그림 22.65, 그림 22.66)

기법 1:

- **환자/치료사의 자세:** 환자는 어깨관절을 풀림 자세로 하여 누운 자세를 취한다. 팔을 배 위에 올려놓고, 팔꿈치를 베개로 지지한다. 어깨를 제한 지점에 미리 배치할 수도 있다. 치료사는 가동될 어깨쪽에 서서 환자의 얼굴을 바라본다.
- **손 배치:** 가동손의 손바닥을 위팔뼈머리의 앞쪽면에 배치하고, 치료사의 아래팔을 힘의 적용 방향과 일직선 되게 한다. 이때 고정손으로 어깨를 가쪽돌림시킨다. 손으로 어깨뼈를 고정하지 않지만, 작은 타월을 고정에 이용할 수 있다.
- **힘 적용:** 가동손을 위팔뼈머리의 앞쪽면에 배치한다. 어깨를 가쪽돌림으로 움직일 때 뒤가쪽으로 활주한다. 전체 가동범위 내내 적용의 힘을 유지하고, 그 힘을 끝범위까지 지속시킨다.

기법 2:

- **환자/치료사의 자세:** 환자는 앉은 자세나 선 자세를 취한다. 치료사는 가동될 어깨의 반대쪽에서 선 자세를 취한다.
- **손 배치:** 가동손의 손바닥이나 가동벨트를 위팔뼈머리의 앞쪽면에 배치한다. 그리고 아래팔을 힘의 적용 방향과 일직선 되게 한다. 고정손의 손바닥을 어깨뼈의 뒤쪽면에 배치한다.
- **힘 적용:** 제한이 가장 큰 방향인 올림으로 능동적으로 움직인다. 환자가 능동으로 움직이는 동안, 치료사는 관절을 팽팽하게 만든 후, 위팔뼈의 앞쪽면을 뒤가쪽으로 움직인다. 이때 고정손은 전체 가동범위 내내 어깨뼈 뒤쪽을 고정한다. 전체 가동범위 내내 적용의 힘을 유지하고, 그 힘을 끝범위까지 지속시킨다.

오목위팔관절의 앞쪽 활주기법

적응증:

- ***오목위팔관절의 앞쪽 활주기법***은 오목위팔관절의 안쪽돌림과 굽힘, 폄이 제한되었을 때 적절하다. **주:** 전통적으로, 앞쪽 활주는 가쪽돌림의 제한에 이용되어 왔다. 최근 근거와 임상 직무에 따르면, 앞쪽 활주가 안쪽돌림의 제한에 적합하다고 한다. 앞쪽 활주는 양쪽 방향의 가동성을 향상시킬 수 있다고 한다.

종속운동기법(그림 22.67)

- **환자/치료사의 자세:** 환자는 엎드린 자세를 취하고, 쐐기를 어깨뼈 앞쪽에 배치한다. 어깨를 제한 지점에 미리 배치할 수도 있다. 치료사는 가동될 어깨쪽에 서서 환자의 얼굴을 바라본다.
- **손 배치:** 어깨뼈 위에 고정팔의 아래팔을 배치하고, 어깨뼈를 앞쪽으로 움직여 중립위로 만든다. 가동손의 새끼두덩을 위팔뼈머리의 뒤쪽면에 배치한다. 치료사의 아래팔이 힘의 방향과 일직선되게 유지한다.
- **힘 적용:** 손 배치를 잘 유지하고, 관절을 팽팽하게 만든다. 그 다음, 팔을 중립위나 가장 큰 제한 지점에서 앞안쪽으로 활주를 적용한다.

생리적 운동을 동반 종속운동(그림 22.68)

- **환자/치료사의 자세:** 환자는 앉은 자세나 선 자세를 취한다. 치료사는 가동될 어깨의 반대쪽에서 선 자세를 취한다.
- **손 배치:** 가동손을 위팔뼈 뒤쪽면에 배치하고, 고정손을 빗장뼈 면쪽에 배치한다.

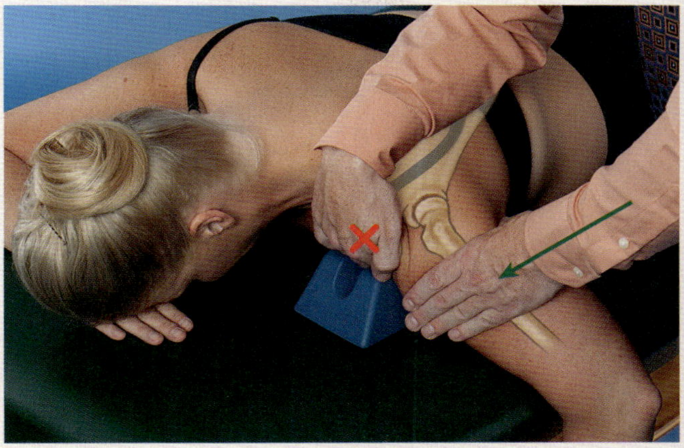

그림 22.67 오목위팔관절의 앞쪽 활주.

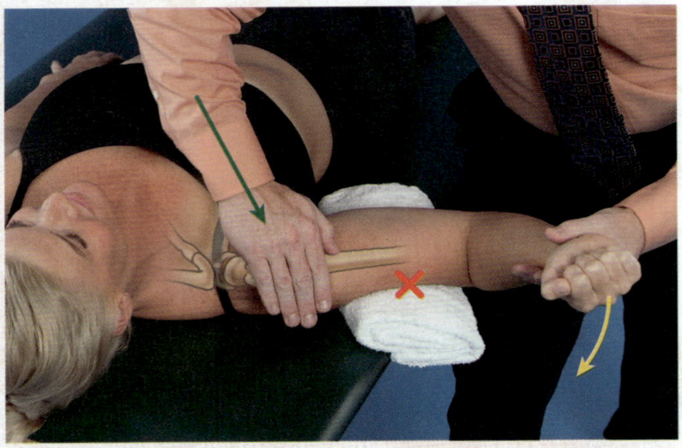

그림 22.68 안쪽돌림과 폄, 모음으로 움직이는 생리적 운동과 함께 적용되는 오목위팔관절의 앞쪽 활주

- **힘 적용:** 환자는 제한이 가장 큰 방향인 기능적 안쪽돌림(안쪽돌림, 폄 및 모음)이나 폄으로 능동적으로 움직인다. 환자가 능동으로 움직이는 동안, 치료사는 관절을 팽팽하게 만든 후, 위팔뼈의 뒤쪽면을 앞안쪽으로 움직인다. 이때 고정손은 빗장뼈를 고정한다. 전체 가동범위 내내 적용의 힘을 유지하고, 그 힘을 끝범위까지 지속시킨다.

임상 사례 (CLINICAL CASE)

사례 1

주관적 검사 (SUBJECTIVE EXAMINATION)

현재 병력

29세 여성으로서 오늘 처음 당신의 치료실을 방문했다. 그녀는 오른손잡이고, 3년 전부터 오른쪽 어깨의 가쪽에 통증을 호소하고 있다. 3주 전부터 증상이 악화되었다. 그녀는 고등학생 때 수영선수로 활동했고, 그 후 지역 헬스클럽에서 정규적으로 1주일에 2–3번 정도, 100 랩의 수영을 했다. 그녀는 직장에서 오랫동안 컴퓨터 업무를 했고, 이들 활동을 하는데 어려움이 없었다. 팔을 머리 위로 올렸을 때도 증상은 2/10에서 6/10으로 증가되었다. 오른쪽으로 잠을 잔 다음날 아침에는 통증이 증가되었고, 또 잠을 자다가 양 팔을 머리 위로 올렸을 때는 통증 때문에 잠에서 깬다고 함. 또 그녀는 왼쪽 어깨에서도 미세하지만 간헐적인 통증을 호소하고 있다.

객관적 신체 검사 (OBJECTIVE PHYSICAL EXAMINATION)

구조물 검사

앉은 자세에서 관찰했을 때, 커다란 어깨세모근 때문에 환자는 넓은 어깨를 가지고 있다. 심한 둥근어깨와 전방 머리 자세를 가지고 있다.

가동성 검사

생리적 운동 검사: 모든 운동이 AROM과 PROM에서 기능적 제한 범위 내에 있다. 오른쪽 팔의 통증호는 80–120°이다. 모든 운동(오른쪽 팔)의 끝범위에서 팽팽한 끝느낌이 나타났고, 왼쪽 팔의 경우에는 올림의 끝범위에서만 통증이 발생했다.

종속운동 검사: 오른쪽 팔을 풀림 자세에서 검사했을 때, 아래쪽 활주와 뒤쪽 활주가 감소되었고, 또 올림을 검사했을 때 심한 통증이 발생했다. 아래쪽 활주와 뒤쪽 활주를 할 때 통증이 나타나기 전에 저항의 느낌이 발생했다. 환자가 앉은 자세에서 능동 벌림을 하는 동안 종속 뒤쪽 활주를 적용했을 때, 통증이 감소되었고, 통증호가 90–130°로 증가되었다.

근육 기능 검사: 중간 가동범위에서 브레이크 검사를 했을 때 양쪽 팔의 근력은 5/5 였다. 그러나 오른쪽 팔의 가쪽돌림과 굽힘의 근력은 4/5 였고, 통증이 발생했다.

촉진: 두갈래고랑 안에 있는 위팔두갈래근 긴갈래의 힘줄과 큰결절의 위쪽 부분을 촉진했을 때 압통이 발생했다.

특수 검사: Hawkin 검사 = 양성; Neer 검사 = 양성; Speed 검사 = 양성; Full Can 검사/Empty Can 검사 = 양성; DROP Arm 검사 = 음성; Hornblower 검사 = 음성; ER Lag 검사 = 음성; Lift Off 검사 = 음성; 불안징후/재위치 검사 = 음성.

1. 위의 내용을 토대로, 당신의 감별진단은 무엇인가? 환자에게 부가적인 검사 의뢰가 필요한가? 이런 결론에 도달하는데 어떤 검사가 가장 큰 도움을 주었는가?
2. 어떤 구조물 요소가 이런 상태의 시작과 지속에 영향을 주는가? 어떤 행동 요소가 역할을 하고 있는가?
3. 통증호의 임상적 의미는 무엇인가? 이 환자에게 있어, 3개의 R은 무엇인가(2장 참조)? 환자의 재발 징후, 원인 부위 및 반응성 수준은 무엇인가?
4. 종속운동 검사에 따른 여러분의 소견이 중재에 어떤 영향을 줄 것인가? 통증 초기 시작(P1)과 통증 최종 시작(P2) 이전의 초기 저항(R1)과 최종 저항(R2)의 임상적 의미는 무엇인가?
5. 가장 중요한 손상에서 덜 중요한 손상에 이르는 문제의 우선순위를 작성해 본다. 각 손상을 특별한 도수 중재와 비도수 중재에 연결시켜 본다.
6. 환자의 다음 방문 때, 여러분이 수행할 3가지 중요한 중재를 기술해 본다. 이 도수 중재들을 파트너와 연습해 본다.
7. 환자에 대한 예후와 예상 결과는 무엇인가? 검사의 어떤 측면이 이 결과들을 결정하는데 가장 도움이 되어 왔는가?

사례 2

주관적 검사 (SUBJECTIVE EXAMINATION)

현재 병력

62세 여성으로서 오른손잡이다. 그녀는 4개월 전, 몸쪽 위팔뼈의 외과목 부위에 골절상을 당해, 8주간 고정기법을 받았다. 최근 진단영상의 결과에 따르면, 골절 부위는 잘 융합되었다. 당신의 치료실을 방문했을 때 환자의 통증 강도는 2/10 이었고, 무딘 통증을 호소했다. 그녀는 머리손질, 옷입기 등과 같은 기능적 활동 수행에 어려움을 겪고 있고, 통증이 6/10으로 증가한다고 말한다. 그녀는 증상 때문에 잠을 설친다고 말한다.

자가보고 장애지수: 팔, 어깨 및 손의 장애(DASH) 점수 = 62.

과거 병력: 골다공증, 인슐린 비의존성 당뇨병과 골관절염.

진단영상: 관절조영술에 따르면, 왼쪽 오목위팔관절의 크기가 감소되어 있고, 겨드랑이 주름이 존재하지 않았음.

객관적 신체 검사

구조물 검사: 앉은 자세에서 관찰했을 때, 왼쪽 팔꿈치는 굽힘되고, 왼쪽 어깨는 모음과 안쪽돌림되어 있었다. 그녀의 왼쪽 어깨와 어깨뼈가 오른쪽에 비해 올림되었다.

가동성 검사

생리적 운동 검사: 오른쪽 어깨는 WNL 였고, 왼쪽 어깨는 다음과 같다:

운동	AROM	PROM	끝느낌	증상 유발	질
굽힘	110°	125°	빈 느낌	P1, R1 이전의 P2, R2. 앞쪽, 겨드랑이	80°에서 어깨뼈면 쪽으로 편위됨. 어깨가슴관절 근육의 원심성 조절 능력이 30–0°에서 떨어짐.
벌림	85°	95°	빈 느낌	P1, R1 이전의 P2, R2. 앞쪽, 겨드랑이 앞쪽, 겨드랑이	위등세모근의 활성화 증가로 인해 어깨뼈가 과도하게 올림됨, 통증과 함께 45°에서 어깨뼈면 쪽으로 편위됨.
가쪽돌림	20°	35°	팽팽한 느낌	R1 이전 P1, P2 이전 R2	끝범위에서 보상작용으로 등이 휘어짐
안쪽돌림	65°	65°	팽팽한 느낌	R1, P1 이전 R2, P2	어깨를 테이블에서 들어올릴 때 어깨뼈 내밈이 뚜렷하게 증가됨

종속운동 검사: 모든 방향의 종속 활주가 감소되었지만, 특히 아래쪽 활주와 가쪽 활주의 감소가 뚜렷했다.

근육 기능 검사: 어깨위팔관절 근육을 중간 가동범위에서 측정했을 때, 전반적으로 4+/5였고, 끝범위에서 측정했을 때는 통증과 4–/5의 근력을 보였다. 어깨가슴관절 근육을 도수근력검사했을 때, 근력은 4–/5였고, 통증이 발생하지 않았다.

촉진: 뚜렷한 압통점이 없었다. 왼쪽 위등세모근과 어깨올림근의 근힘살에서 조직의 긴장과 톤이 증가되었다.

신경학적 검사: 모두 WNL

특수 검사: 관절테두리 열상, 불안정, 돌림근띠 온전성 등에 대한 모든 검사는 음성이었다.

1. 환자의 DASH 점수가 여러분의 관리 계획에 어떤 영향을 줄 것인가?

2. 환자의 상태에 대한 여러분의 운동검사 결과가 무엇을 말해 주는가? 이런 정보가 여러분의 도수 중재와 비도수 중재의 선택에 어떤 영향을 주는가?

3. 진단영상의 결과가 여러분의 진단에 확신을 주는가?
4. 환자의 운동 패턴에 나타나는 문제에 근거를 제시해 본다. 그런 소견에 영향을 주는 생리적 과정은 무엇인가?
5. 근육 기능 검사의 결과와 검사의 결과가 일치하는가? 근육 기능 검사의 어떤 결과가 환자 상태의 문제에 영향을 주고, 또 이들 소견이 중재에 어떤 영향을 주는가?
6. 이런 검사 결과를 토대로 할 때, 환자의 재발 징후, 원인 부위 및 반응성 수준은 무엇인가? 이런 결정이 여러분의 중재에 어떤 영향을 주는가?
7. 환자가 다시 물리치료실을 방문할 때, 여러분이 적용할 중재의 유형과 방법에 대해 자세히 기술해 본다. 특별한 중재 외에도, 도수 중재와 비도수 중재를 통합하는 것을 고려해 본다.

따라하기 (HANDS-ON)

파트너와 함께 실습실에서 다음의 활동을 수행하자.

1 파트너와의 상담과 병력 체크로 드러나고, 아래의 의학적 문제의 존재를 의미하는 주요 지표를 고려해 본다. 이들 주요 지표는 손상 기전과 통증 패턴을 포함할 것이다. 이 지표들을 토대로 할 때, 어떤 검사 절차가 특정 상태를 배제하거나 포함시킬 때 사용될 것인가? 아래 표를 작성해 본다.

기능장애	병력 적응 요소	확인 징후
AC 관절 퇴행		
유착성 관절주머니염		
다방향 불안정		
충돌증후군		
돌림근띠 열상		
AC 관절 분리		
신경마비(어깨위신경, 등쪽어깨신경, 긴가슴신경, 노신경, 겨드랑이신경, 척수더부신경)		
말초신경 포착		
비역학적 병리 상태		

2 일회, 반복, 다면적 방향의 생리적 운동을 수행하는 여러분의 파트너를 관찰해 본다. 그리고 운동의 양과 질, 그리고 증상의 재발을 확인해 본다. 동일한 움직임의 능동운동과 수동운동을 비교해 본다.

3 구조적 원인과 각 손상을 연결시켜 보고, 위의 능동 생리적 운동과 수동 생리적 운동 동안 확인되는 각 운동 손상에 대한 몇 가지 병태해부학적 원인을 제시해 본다. 아래 표를 작성해 본다.

능동 생리적 운동 손상	수동 생리적 운동 손상	가능성 있는 병태해부학적 원인

4 수동 생리적 운동을 모든 방향으로 수행해 보고, 그 다음 모든 운동면으로 수동 종속운동을 수행해 본다. 그리고 통증 시작(P1와 P2, 존재한다면)과 뻣뻣함이나 저항(R1과 R2) 사이의 관계를 결정한다. 각 방향의 끝느낌을 결정한다. 양쪽 소견을 비교해 보고, 다른 파트너와 비교해 본다.

5 중립위와 풀림 자세에서, 어깨의 수동 종속운동을 모든 운동면에서 수행해 보고, 그 다음 비중립위와 잠김 자세에서 동일한 검사를 수행해 본다. 운동의 양과 질의 변화를 확인해 보고, 증상의 재발을 보고한다. 각 위치에서 운동의 제한을 담당하는 주요 해부학적 구조물을 고려해 본다. 아래 표를 작성해 본다.

수동 종속운동	중립위에서의 운동량, 운동 질, 운동 생산	비중립위에서의 운동량, 운동 질, 운동 생산	제한 구조물
SC 관절의 위쪽 활주			
SC 관절의 아래쪽 활주			
SC 관절의 뒤쪽 활주			
ST 관절의 위쪽 활주			
ST 관절의 아래쪽 활주			
ST 관절의 안쪽 활주			
ST 관절의 가쪽 활주			
ST 관절의 위쪽돌림			
ST 관절의 아래쪽돌림			
GH 관절의 아래쪽 활주			
GH 관절의 뒤쪽 활주			
GH 관절의 앞쪽 활주			

6 어깨의 주요 근육에 대한 근력검사를 등척성 브레이크 검사, 정적 검사, 능동 검사 등으로 수행해 본다. 특히 능동 검사는 정상 활동 동안 각 근육의 기능적 선호성을 토대로 이루어진다. 근육은 거의 대부분 등척성, 구심성, 원심성으로 작용한다. 아래 표를 작성해 본다.

근육	기능적 선호성/검사 방법	결과

7 촉진을 통해, 어깨의 주요 연부조직과 뼈 구조물을 확인해 보고, 양쪽 어깨의 조직 결, 긴장, 톤 및 위치를 비교해 본다.

8 위에서 확인된 운동 검사를 토대로, 2가지 가동술을 선택한다. 파트너에게 이 가동술들을 적용해 본다. 그리고 중재에 반응한 가동성이나 증상의 즉각적인 변화를 확인한다.

9 적어도 두 사람에게 이 장의 중재 단락에서 기술된 각각의 가동술을 적용해 본다. 각 기법을 이용하여, 등급 Ⅰ에서 등급 Ⅳ의 기법을 실습해 본다. 여러분의 어깨를 가동시키기 위해 파트너와 역할을 바꾼다. 파트너에게 설정, 기법, 편안함 등에 대한 정보를 알려준다. 이 가동술들을 연습할 때, Sequential Partial Task Practice Method을 이용한다. 이 방법은 학생들이 여러 파트너를 대상으로 각 기법의 한 요소(즉, 자세, 손 배치, 힘 적용)를 여러 번 반복 실습하는 방법으로서, 시작에서 끝날 때까지 실시간 동안 이루어진 후, 다음 요소를 하나씩 첨가시키는 방법이다(Wise CH, Schenk RJ, Lattanzi JB, A model for teaching and learning spiral thrust manipulation and its effect on participant confidence in techique performance. J. Man. Manip. Ther., August 2014).

참고 문헌 (REFERENCES)

1. Cyriax J. *Textbook of Orthopaedic Medicine*. Vol. 1. 8th ed. London, UK: Bailliere Tindall; 1982.
2. Steindler A. *Kinesiology of the Human Body under Normal and Pathological Conditions*. Springfield, IL: Charles C. Thomas; 1955.
3. Williams P, Bannister L, Berry M, et al. *Gray's Anatomy, The Anatomical Basis of Medicine and Surgery*. London, UK: Churchill Livingstone; 1995.
4. Bearn JG. Direct observations on the function of the capsule of the sternoclavicular joint in clavicular support. *J Anat*. 1967;101:159-170.
5. Dempster WT. Mechanisms of shoulder movement. *Arch Phys Med Rehabil*. 1965;46:49.
6. Cave AJ. The nature and morphology of the costoclavicular ligament. *J Anat*. 1961;95:170.
7. Mosely HF. The clavicle: its anatomy and function. *Clin Orthop*. 1968;58:17.
8. Inman VT, Saunder JR, Abbott LC. Observations on the function of the shoulder joint. *J Bone Joint Surg*. 1944;26:1.
9. Pronk GM, van der Helm FCT, Rozendaal LA. Interaction between the joints in the shoulder mechanism: the function of the costoclavicular, conoid and trapezoid ligaments. *Proceedings Institute of Mechanical Engineering*. 1993;207:219-229.
10. Bateman JE. *The Shoulder and Neck*. Philadelphia, PA: WB Saunders; 1971.
11. McClure P. Direct 3-dimensional measurement of scapular kinematics during dynamic movements in vivo. *J Shoulder Elbow Surg*. 2001:10; 269-277.
12. Conway A. Movements at the sternoclavicular and acromioclavicular joints. *Phys Ther Rev*. 1961:41;421-432.
13. Ludewig P, Cook T. Alterations in shoulder kinematics and associated muscle activity in people with symptoms of shoulder impingement. *Phys Ther*. 2000:80;276-291.
14. Dvir Z, Berme N. The shoulder complex in elevation of the arm: a mechanism approach. *J Biomech*. 1978;11:219.
15. Rowe CR, Sakellarides HT. Factors related to recurrences of anterior dislocation of the shoulder. *Clin Orthop*. 1961;20:41.
16. Poppen NK, Walker PS. Normal and abnormal motion of the shoulder. *J Bone Joint Surg*. 1976;58A:195.
17. Kaltenborn FM. Mobilization of the extremity joints: examination and basic treatment techniques. Oslo, Norway: Olaf Bokhandel; 1980.
18. MacConail MA, Basmajian JV. Muscles and movements: a basis for human kinesiology. Baltimore, MD: Williams & Wilkins; 1969.
19. Soslowsky LJ, Flatow EL, Bigliani LU, Mow VC. Articular geometry of the glenohumeral joint. *Clin Orthop*. 1992;295:181.
20. Saha AK. Mechanism of shoulder movements and a plea for the recognition of the "zero position" of glenohumeral joint. *Ind J Surg*. 1950;12:153.
21. O'Connell PW, Nuber GW, Mileski RA, Lautenschlager E. The contribution of the glenohumeral ligaments to anterior stability of the shoulder joint. *Am J Sports Med*. 1990;18:579.
22. Terry GC, Hammon D, France P, Norwood LA. The stabilizing function of the passive shoulder restraints. *Am J Sports Med*. 1991;19:26.
23. Turkel SJ, Panio MW, Marshal JL. Stabilizing mechanisms preventing anterior dislocation of the glenohumeral joint. *J Bone Joint Surg*. 1981;63A:1208.
24. Kelkar R, Flatow EL, Bigliani LU, et al. A stereophotogrammetric method to determine the kinematics of the glenohumeral joint. *Advanced Bioengineering*. 1992;19:143.
25. Kelley MJ, Clark WA. *Orthopedic Therapy of the Shoulder*. Philadelphia PA: Lippincott Williams & Wilkins; 1995.
26. Nobuhara K. *The Shoulder: Its Function and Clinical Aspects*. Tokyo, Japan: Igaku-Shoin; 1977.
27. Howell SM, Galinat BJ, Renzi AJ, Marone PJ. Normal and abnormal mechanics of the glenohumeral joint in the horizontal plane. *J Bone Joint Surg*. 1988;70A:227.
28. Harryman DT, Sidles JA, Harris SZ, Matzen FA III. The role of the rotator internal capsule in passive motion and stability of the shoulder. *J Bone Joint Surg*. 1992;74A:53.
29. Blakely RL, Palmer ML. Analysis of rotation accompanying shoulder flexion. *Phys Ther*. 1984;64:1214.
30. Duchenne GB. *Physiology of Motion*. EB Kaplan, trans. Philadelphia, PA: JB Lippincott; 1949.
31. Codman EA. *The Shoulder*. Boston, MA: Thomas Todd; 1934.
32. DePalma AF. *Surgery of the Shoulder*. Philadelphia,PA: JB Lippincott, 1973.
33. Johnston TB. The movements of the shoulder joint: a plea for the use of the "plane of the scapula" as the plane of reference in movements occurring at the humero-scapular joint. *Br J Surg*. 1937;25:252.
34. American Academy of Orthopaedic Surgeons. *Joint Motion: Method of Measuring and Recording*. Chicago, IL: American Academy of Orthopaedic Surgeons; 1965.
35. Lippitt SB, Harryman DT, Matsen FA. A practical tool for evaluating function. The simple shoulder test. In: Matsen FA, Fu FH, Hawkins RJ, eds. *The Shoulder: A Balance of Mobility and Stability*. Rosemeont, IL: American Academy of Orthopaedic Surgeons; 1993:501.
36. Matsen FA, et al. Shoulder motion. In: Matsen FA, et al, eds. *Practical Evaluation and Management of the Shoulder*. Philadelphia, PA: WB Saunders; 1994:19.
37. Michener LA, Leggin BG. A review of self-report scales for the assessment of functional limitation and disability of the shoulder. *J Hand Ther*. 2001;14:68.
38. Williams JW, Holleman DR, Simel DL. Measuring shoulder function with the shoulder pain and disability index. *J Rheumatol*. 1995;22:727.
39. Cook KF, Gartsoman GM, Roddey TS, Olson SL. The measurement level and trait-specific reliability of 4 scales of shoulder functioning: an empiric investigation. *Arch Phys Med Rehabil*. 2001;82:1558.
40. Beaton D, Richards R. Measuring function of the shoulder. A cross-sectional comparison of five questionnaires. *J Bone Joint Surg Am*. 1996;78:882.
41. Hudak PL, Amadio PC, Bombardier C. Development of an upper extremity outcome measure: the DASH. The Upper Extremity Collaborative Group. *Am J Ind Med*. 1996;29:602.
42. MacDermid JC, Tottenham V. Responsiveness of the disability of the arm, shoulder, and hand (DASH) and patient-rated wrist/hand evaluation in evaluating change after hand therapy. *J Hand Ther*. 2004;17:18.
43. Dutton M. *Orthopaedic Examination, Evaluation, and Intervention*. New York, NY: McGraw-Hill, 2004.
44. Gummesson C, Atroshi I, Ekdahl C. The disabilities of the arm, shoulder, and hand (DASH) outcome questionnaire: longitudinal construct validity and measuring self-rated health change after surgery. *BMC Musculoskelet Disord*. 2003;4:11.
45. Constant CR, Murley AHG. A clinical method of functional assessment of the shoulder. *Clin Orthop Rel Res*. 1987:214;160.
46. Richards RR, Bigliani LU, et al. A standardized method for the assessment of shoulder function. *J Shoulder Elbow Surg*. 1994:3;347.
47. Boissonnault WG. *Primary Care for the Physical Therapist: Examination and Triage*. St. Louis, MO: Elsevier Saunders; 2005.
48. Brewer BJ. Aging of the rotator cuff. *Am J Sports Med*. 1979:7;102.
49. Booth RE, Marvel JP. Differential diagnosis of shoulder pain. *Orthop Clin North Am*. 1975:6;353.
50. Hovelius L. Recurrences after initial dislocation of the shoulder. *J Bone Joint Surg*. 1983;65:343.
51. Hovelius L. Anterior dislocation of the shoulder in teenagers and young adults: five-year prognosis. *J Bone Joint Surg*. 1987;69:393.
52. Kazar B, Relovsky E. Prognosis of primary dislocation of the shoulder. *Acta Orthop Scand*. 1969;40:216.
53. McLaughlin HL, Cavallaro WU. Primary anterior dislocation of the shoulder. *Am J Surg*. 1950;80:615.
54. Rowe CR. Prognosis in dislocations of the shoulder. *J Bone Joint Surg*. 1956;8:957.
55. Magee DJ. *Orthopedic Physical Assessment*. 4th ed. Philadelphia, PA: WB Saunders; 2002.
56. Herberts D, Kadefors R, Andersen G, Petersen I. Shoulder pain in industry: an epidemiological study in welders. *Acta Orthop Scand*. 1981;52:299.
57. Laumann U. Kinesiology of the shoulder joint. In: Kolbel R, Helbig B, Blauth W, eds. *Shoulder Replacement*. Berlin, Germany: Springer-Verlag; 1987.
58. Levangie PK, Norkin CC. *Joint Structure and Function: A Comprehensive Analysis*. 4th ed. Philadelphia, PA: FA Davis, 2005.
59. Kapandji I. *The Physiology of the Joints*. Vol. 1. Baltimore, MD: Williams & Wilkins; 1970.
60. Woodward T, Best T. The painful shoulder: part II. Acute and chronic disorders. *Am Fam Phys*. 2000:61;3291-3300.
61. Norkin CC, White DJ. *Measurement of Joint Motion: A Guide to Goniometry*. 3rd ed. Philadelphia, PA: FA Davis; 2003.
62. Mitsch J, Casey J, McKinnis R, Kegerreis S, Stikeleather J. Investigation of a consistent pattern of motion restriction in patients with adhesive capsulitis. *J Man Manipulative Ther*. 2004;12:153.
63. Rundquist P, Ludewig PM. Patterns of motion loss in subjects with idiopathic loss of shoulder range of motion. *Clin Biomech*. 2004;19:810.
64. Janda V. Muscle spasm–a proposed procedure for differential diagnosis. *J Manual Med*. 1991;6:136-130.
65. Janda V. Muscles and back pain: assessment and intervention, movement

patterns, motor recruitment. Course notes, 2nd ed. Edinburgh, UK: Churchill Livingstone; 1994.
66. Kendall FP, McCreary EK. *Muscle Testing and Function*. 3rd ed. Baltimore, MD: Williams & Wilkins; 1982.
67. Falsone SA. One-arm hop test: reliability and effects of arm dominance. *J Orthop Sports Phys Ther*. 2002:32;98-103.
68. Biel A. *Trail Guide to the Body*. Boulder, CO: Andrew Biel, LMP, 1997.
69. Michener LA, Walsworth MK, Doukas WC, Murphy KP. Reliability & diagnostic accuracy of 5 physical examination tests & combination of tests for subacromial impingement. *Arch Phys Med Rehabil*. 2009;90:1898-1903.
70. Hawkins RJ, Kennedy JC. Impingement syndrome in athletics. *Am J Sports Med* 1980;8:151-163.
71. MacDonald PB, Clark P, Sutherland K. An analysis of the diagnostic accuracy of the Hawkins & Neer subacromial impingement signs, *J Shoulder Elbow Surg*. 2000;9:299-301.
72. Calis M, Akgun K, Birtane M, et al. Diagnostic values of clinical diagnostic tests in subacromial impingement syndrome. *Ann Rheum Dis*. 2000;59:44-47.
73. Park HB, Yokota A, Gill HS, El Rassi G, McFarland EG. Diagnostic accuracy of clinical tests for the different degrees of subacromial impingement syndrome. *J Bone Joint Surg*. 2005;87-A:1446-1455.
74. Tomberlin J. Physical diagnostic tests of the shoulder: an evidence-based perspective. In: *Home Study Course 11.1.2 Solutions to Shoulder Disorders*. LaCrosse, WI: American Physical Therapy Association, Orthopaedic Section; 2001.
75. Neer CS, Welsh RP. The shoulder in sports. *Orthop Clin N Am*. 1977;8:583-591.
76. Valadic AL, Jobe CM, Pink MM, et al. Anatomy of provocative tests for impingement syndrome of the shoulder. *J Shoulder Elbow Surg*. 2000;9:36-46.
77. Buchberger DJ. Introduction of a new physical examination procedure for the differentiation of acromioclavicular joint lesions & subacromial impingement. *J Manip Physio Ther*. 1999;22:316-321.
78. Post M, Cohen J. Impingement syndrome: a review of late stage II & early stage III lesions. *Clin Orthop*. 1986;207:127-132.
79. Matsen FA, Thomas SC, Rockwood CA. Glenohumeral instability. In: Rockwood CA, Matsen FA, eds. *The Shoulder*. Philadelphia, PA: WB Saunders; 1990.
80. Gerber C, Ganz R. Clinical assessment of instability of the shoulder. *J Bone Joint Surg Br*. 1984;66:551-556.
81. Kvitne RS, Jobe FW. The diagnosis and treatment of anterior instability in the throwing athlete. *Clin Orthop*. 1993;291:107-123.
82. Luime JJ, Verhagen AP, Miedema HS, et al. Does this patient have instability of the shoulder or a labrum lesion? *JAMA*. 2004;292: 1989-1999.
83. Hawkins RJ, Mohtadi NG. Clinical evaluation of shoulder instability. *Clin J Sports Med*. 1991;1:59-64.
84. Lo IK, Nonweiler B, Woolfrey M, Litchfield R, Kirkley A. An evaluation of the apprehension, relocation, & surprise tests for anterior shoulder instability. *Am J of Sports Med*. 2004;32:301-307.
85. Speer KP, Hannafin JA, Altchek DW, Warren RF. An evaluation of the shoulder relocation test. *Am J Sports Medicine*. 1994;22:177-183.
86. Mok DWH, et al. The diagnostic value of arthroscopy in glenohumeral instability. *J Bone Joint Surg*. 1990;72-B:698-700.
87. Guanche CA, Jones DC. Clinical testing for tears of the glenoid labrum. *Arthroscopy*. 2003;19:517-523.
88. Kim SH, Park JS, Jeong WK, et al. The Kim test: a novel test for posteroinferior labral lesion of the shoulder—a comparison to the jerk test. *Am J Sports Med*. 2005;33:1188-1191.
89. Bigliani LU, Codd TP, Conner PM, et al. Shoulder motion and laxity in the professional baseball player. *Am J Sports Med*. 1997;25:609-613.
90. McClusky GM. Classification and diagnosis of glenohumeral instability in athletes. *Sports Med Artho Rev*. 2000;8:158-169.
91. Nakagawa S, Yoneda M, Hayashida K, et al. Forced shoulder abduction & elbow flexion test: a new simple clinical test to detect superior labral injury in the throwing shoulder. *Arthroscopy*. 2005;21:1290-1295.
92. Ludewig P. Functional anatomy and biomechanics. In: *Home Study Course 11.1 Solutions to Shoulder Disorders*. LaCrosse, WI: American Physical Therapy Association, Orthopaedic Section; 2001.
93. Hertel R, Ballmer FT, Lambert SM, et al. Lag signs in the diagnosis of rotator cuff rupture. *J Shoulder Elbow Surg*. 1996;5:307-313.
94. Walch G, Boulahia A, Calderone S, et al. The "dropping" & "Hornblower's" signs in evaluating rotator cuff tears. *J Bone Joint Surg Br*. 1998;80:624-628.
95. Chao S, Thomas S, Yucha D, et al. An electromyographic assessment of the bear hug: an examination for the evaluation of the subscapularis muscle. *Arthroscopy*. 2008;24:1265-1270.
96. Rigsby R, Sitler M, Kelly JD. Subscapularis tendon integrity: an examination of shoulder index tests. *J Athl Train*. 2010;45:404-406.
97. Ticker JB, Warner JJ. Single-tendon tears of the rotator cuff: evaluation & treatment of subscapularis tears. *Orthop Clin North Am*. 1997;28:99-116.
98. Greis PE, Kuhn JE, Schultheis J, et al. Validation of the lift-off sign test & analysis of subscapularis activity during maximal internal rotation. *Am J Sports Med*. 1996;24:589-593.
99. Gerber C, Krushell RJ. Isolated ruptures of the tendon of the subscapularis muscle. *J Bone Joint Surg Br*. 1991;73:389-394.
100. Lyons RP, Green A. Subscapularis tendon tears. *J Am Acad Ortho Surg*. 2005;13:353-363.
101. Ostor AJ, Richards CA, Prevost AT, Hazleman BL, Speed CA. Interrater reproducibility of clinical tests for rotator cuff lesions. *Ann Rheum Dis*. 2004;63:1288-1292.
102. Itoi E, Kido T, Sano A, Urayama M, Sato K. Which is more useful, the "full can test" or the "empty can test" in detecting the torn supraspinatus tendon. *Am J Sports Med*. 1999;27:65-68.
103. Guanche CA, Jones DC. Clinical testing for tears of the glenoid labrum. *Arthroscopy*. 2003;19:517-523.
104. Holtby R, Razmjou H. Accuracy of the Speed's & Yergason's tests in detecting biceps pathology & SLAP lesions: comparison with arthroscopic findings. *Arthroscopy*. 2004;20:231-236.
105. Kim SH, Ha KI, Han KY. Biceps load test: a clinical test for superior labrum anterior & posterior lesions in shoulder with recurrent anterior dislocations. *Am J Sports Med*. 1999;27:300-303.
106. Lewis CL, Sahrmann SA. Acetabular labral tears. *Phys Ther*. 2006; 86:110-121.
107. Kim SH, Ha KI, Ahn JH, Kim SH, Choi HJ. Biceps load test II: a clinical test for SLAP lesions of the shoulder. *Arthroscopy*. 2001;17: 160-164.
108. Wilk KE, Reinold MM, Dugas JR, et al. Current concepts in the recognition & treatment of superior labral (SLAP) lesions. *J Orthop Sports Phys Ther*. 2005;35:273-291.
109. Myers TH, Zemanovic JR, Andrews JR. The resisted supination external rotation test. *Am J Sports Med*. 2005;33:1315-1320.
110. Burkhart SS, Morgan CD, Kibler WB. The disabled throwing shoulder: spectrum of pathology, part two: evaluation & treatment of SLAP lesions in throwers. *Arthroscopy*. 2003;19:531-539.
111. O'Brien SJ, Pagnoni MJ, Fealy S, et al. The active compression test: a new & effective test for diagnosing labral tears & acromioclavicular joint abnormality. *Am J Sports Med*. 1998;26:610-613.
112. Stetson WB, Templin K. The crank test, the O'Brien test, & routine magnetic resonance imaging scans in the diagnosis of labral tears. *Am J Sports Med*. 2002;30:806-809.
113. Liu SH, Henry MH, Nuccion SL. A prospective evaluation of a new physical examination in predicting glenoid labral tears. *Am J Sports Med*. 1996;24:721-725.
114. Walsworth MK, Doukas WC, Murphy KP, Mielcarek BJ, Michener LA. Reliability & diagnostic accuracy of history and physical examination for diagnosing glenoid labral tears. *Am J Sports Med*. 2008;36:162-168.
115. Mimori K, Muneta T, Nakagawa T, Shinomiya K. A new pain provocation test for superior labral tears of the shoulder. *Am J Sports Med*. 1999;27:137-142.
116. Parentis MA, Mohr KJ, El Attrache NS. Disorders of the superior labrum: review & treatment guidelines. *Clin Orthop Relat Res*. 2002:77-87.
117. Berg EE, Ciullo JV. A clinical test for superior glenoid labral or "SLAP" lesions. *Clin J Sports Med*. 1998;8:121-123.
118. Kibler WB. Clinical examination of the shoulder. In: Pettrone FA, ed. *Athletic Injuries of the Shoulder*. New York, NY: McGraw-Hill; 1995.
119. Kibler WB. Specificity & sensitivity of the anterior slide test in throwing athletes with superior glenoid labral tears. *Arthroscopy*. 1995;11:296-300.
120. Andrews JR, Gillogly S. Physical examination of the shoulder in throwing athletes. In: Zarins B, Andrews JR, Carson WG, eds. *Injuries to the Throwing Arm*. Philadelphia, PA: WB Saunders; 1985.
121. McFarland EG, Kim TK, Savino RM. Clinical assessment of three common tests for superior labral anterior-posterior lesions. *Am J Sports Med*. 2002;30:810-815.
122. Adson AW, Coffey JR. Cervical rib: a method of anterior approach for relief of symptoms by division of the scalenus anticus. *Ann Surg*. 127;85:839-857.
123. Marx RG, Bombardier C, Wright JC. What do we know about the reliability & validity of physical examination tests used to examine the upper extremity? *J Hand Surg*. 1999;24A:185-193.

124. Lee AD, Agarwal S, Sadhu D. Doppler Adson's test: predictor of outcome of surgery in non-specific thoracic outlet syndrome. *World J Surg*. 206;30:291-292.
125. Plews MC, Delinger M. The false-positive rate of thoracic outlet syndrome shoulder maneuvers in healthy patients. *Acad Emerg Med*. 1998;5:337-342.
126. Rayan GM, Jensen C. Thoracic outlet syndrome: provocative examination maneuvers in a typical population. *J Shoulder Elbow Surg*. 1995;4:113-117.
127. Gillard J, Pérez-Cousin M, Hachulla E, et al. Diagnosing thoracic outlet syndrome: contribution of provocative tests, ultrasonography electrophysiology, & helical computed tomography in 48 patients. *Joint Bone Spine*. 2001;68:416-424.
128. Roos DB. Historical perspectives & anatomical considerations. Thoracic outlet syndrome. *Semin Thorac Cardiovasc Surg*. 1996;8:183-189.
129. Howard M, Lee C, Dellon AL. Documentation of brachial plexus compression utilizing provocative neurosensory & muscle testing. *J Reconstr Microsurg*. 2003;19:303-312.
130. Wright IS. The neurovascular syndrome produced by hyperabduction of the arms. *Am Heart J*. 1945;29:1-19.
131. Davies GJ, Gould JA, Larson RL. Functional examination of the shoulder girdle. *Phys Sports Med*. 1981;9:82-104.
132. Powell JW, Huijbregts PA. Concurrent criterion-related validity of acromioclavicular joint physical examination tests: a systematic review. *J Man Manip Ther*. 2006;14:E19-E29.
133. Axe MJ. Acromioclavicular joint injuries in the athlete. *Sports Med Arthro Rev*. 2000;8:182-191.
134. Clark HD, McCann PD. Acromioclavicular joint injuries. *Orthop Clin North Am*. 2000;31:177-187.
135. Shaffer BS. Painful conditions of the acromioclavicular joint. *J Am Acad Orthop Surg*. 1999;7:176-188.
136. Chronopoulus E, Kim TK, Park HB, et al. Diagnostic value of physical tests for isolated chronic acromioclavicular lesions. *Am J Sports Med*. 2004;32:655-661.

CHAPTER

23

어깨관절 복합체의 정형도수물리치료

Orthopaedic Manual Physical Therapy of the Shoulder Joint Complex

Christopher H. Wise, PT, DPT, OCS, FAAOMPT, MTC, ATC

역자 : 정형국

23장 목적

이 장의 결론을 통해, 독자는 다음과 같은 것을 할 수 있을 것이다:

- 팔꿈치와 아래팔의 주요 해부학적 특징과 생체역학적 특성을 확인할 수 있고, 검사와 중재에 대한 그것들의 영향도 확인할 수 있다.
- 팔꿈치와 아래팔의 정형도수물리치료(OMPT) 검사에 이용되는 주요 절차들을 목록하고 수행할 수 있다.
- 정형도수물리치료 검사의 결과를 평가할 때 올바른 임상 의사결정을 실증할 수 있다.
- 감별진단과 예후에 이룰 수 있는 적절한 검사 소견을 이용할 수 있다.
- 팔꿈치와 아래팔에 대한 정형도수물리치료 중재의 안전한 수행과 관련된 이슈들을 거론할 수 있다.
- 팔꿈치와 아래팔에 대한 관절가동술 수행 시 기본적인 기술 능력을 보여줄 수 있다.

기능해부학과 운동형상학 (FUNCTIONAL ANATOMY AND KINEMATICS)

서론 (Introduction)

팔꿉관절 복합체는 *위팔자관절(humeroulnar)*, *위팔노관절(humeroradial)*, 그리고 몸쪽과 먼쪽의 *노자관절(radioulnar joint)*로 구성된다.

이 관절들의 주요 기능은 손을 공간에 배치하는 기능이다. 고유 팔꿉관절(위팔노관절과 위팔자관절)은 자유도 1인 *경첩관절(loose hinge joint)*로 작용하여, 이마축을 중심으로 시상면에서 일어나는 움직임을 허용한다(그림 23.1). 그리고 팔꿉관절의 기능을 강화하기 위해 이마면과 가로면에서도 작은 움직임이 일어날 수 있다. 몸쪽 노자관절과 먼쪽 노자관절은 함께 작용하여 가로면에서 일어나는 돌림을 허용한다.

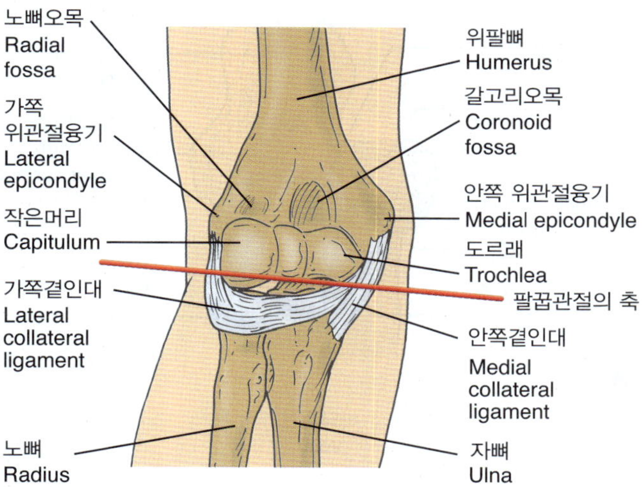

그림 23.1 팔꿈치의 앞면.

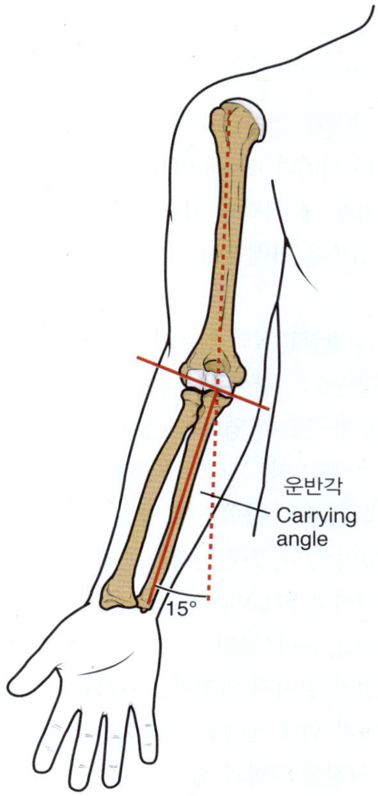

그림 23.2 팔꿈치의 운반각.

위팔자관절 (HU 관절) (The Humeroulnar (HU) Joint)

위팔뼈 먼쪽의 안쪽 위관절융기와 가쪽 위관절융기 사이에 구형의 *작은머리*가 존재한다. 작은머리는 위팔뼈 관절면의 가쪽 1/3을 담당한다. 위팔뼈 관절면의 2/3를 차지하는 것은 *도르래*이고, 도르래의 중앙에는 사선의 *도르래고랑*이 존재한다. 작은머리와 도르래는 *유리연골*로 덮여 있다. 뼈밀도를 봤을 때, 위팔뼈의 먼쪽과 앞쪽이 가장 큰 하중을 받고 있다.[1] 도르래는 위팔뼈보다 앞쪽으로 튀어나와 있고, 도르래의 안쪽면은 가쪽 구획보다 더 긴 편이다. 도르래의 방향 때문에, 아래팔의 밖굽이 각도가 형성되는데, 이것을 **운반각**이라 한다. 운반각은 팔꿉관절을 완전히 펴하고 뒤침했을 때 형성되는 위팔뼈의 긴축과 자뼈의 긴축 사이의 각도이다. 운반각의 평균값은 이마면상에서 10–15°로 간주된다(그림 23.2).[2] 도르래의 바로 몸쪽에 있는 *갈고리오목(coronoid fossa)*은 팔꿉관절을 완전히 굽힘했을 때 자뼈의 *갈고리돌기*와 만난다. 조금 더 큰 *팔꿈치머리돌기오목*은 자뼈의 *팔꿈치머리돌기*와 만난다. 그래서 팔꿉관절 폄의 최종 범위에서 딱딱한 끝느낌이 난다.

위팔자관절의 먼쪽 부분은 자뼈이고, 위팔뼈의 도르래와 만나는 유리연골로 덮힌 *도르래패임(trochlear notch)*을 가지고 있다. 하중이 가해질 때를 제외하고는, 도르래는 도르래패임의 중앙 부위에 접촉되지 않는다.[3] 갈고리돌기의 가쪽면에는 *노뼈패임(radial notch)*이 있는데, 이것은 노뼈머리와 관절을 이루는 타원형 오목모양이다.

위팔노관절 (HR 관절) (The Humeroradial (HR) Joint)

노뼈의 몸쪽면에는 노뼈머리, 노뼈목, 노뼈거친면이 존재한다. *노뼈머리*의 몸쪽면인 *노뼈오목(fovea)*은 오목하고, 볼록한 위팔뼈의 작은머리와 관절을 이루어, 긴축을 중심으로 일어나는 가로면 움직임을 허용한다. *노뼈목*은 노뼈머리 바로 먼쪽에 위치한다. 노뼈목의 작은 직경은 *고리인대(annular ligament)*에 대한 이상적인 위치로 작용한다. *노뼈거친면*은 위팔두갈래근이 부착하는 중요한 부착점이고, 노뼈의 앞안쪽면 노뼈목 바로 먼쪽에서 촉진될 수 있다. 많은 양의 관절연골과 연골밑뼈의 높은 밀도가 노뼈오목의 중앙 부위에서 발견되는데, 이것은 하중을 많이 받고 있다는 것을 의미한다.[4] 볼록한 작은머리가 노뼈오목보다 약간 작기 때문에, 약간의 관절 불일치성을 갖는다. 그러나 팔꿈치를 굽힘했을 때 관절 일치성이 커진다.[5] 팔꿈치를 폄했을 때만 작은머리의 뒤쪽 부위가 노뼈와 만난다.

몸쪽 노자관절과 먼쪽 노자관절 (The Proximal and Distal Radioulnar (RU) Joints)

몸쪽 노자관절과 먼쪽 노자관절은 역학적으로 연결되어 있고, 상호의존적이다. 아래팔(forearm)이 엎침과 뒤침의 중립위에 위치할 때 최적의 일치성이 일어난다. 반대로, 최소의 관절면 접촉은 아래팔이 최대 뒤침이나 최대 엎침될 때 일어난다.

이것이 고유 팔꿉관절의 일부로 고려되지 않지만, 몸쪽 노자관절은 팔꿉관절의 관절주머니에 의해 둘러싸여 있어, 팔꿉관절의 기능에 중요한 영향을 준다. 몸쪽 노자관절은 자뼈의 노뼈패임, 노뼈머리, 그리고 위팔뼈의 작은머리로 구성되어 있다. 몸쪽 자뼈의 가쪽면에 있는 노뼈패임은 오목하고, 관절연골로 덮여 있다. 고리인대는 관절연골로 덮여 있고, 노뼈머리를 둘러싸고 있으며, 가로면 운동을 제어하여 관절의 안정성에 영향을 준다(그림 23.3A). 비록 먼쪽 노자관절이 팔꿉관절과 멀리 떨어져 있지만, 아래팔의 정상적인 뒤침과 엎침을 촉진하기 위해 적절한 가동성을 가지고 있어야 하고, 또 팔꿈치의 완전한 굽힘과 폄을 가능하기 위해 충분한 활주를 가지고 있다. 그러므로 팔꿉관절과 아래팔을 관리할 때, 일반적으로 먼쪽 노자관절을 고려하고 있다(그림 23.3B).

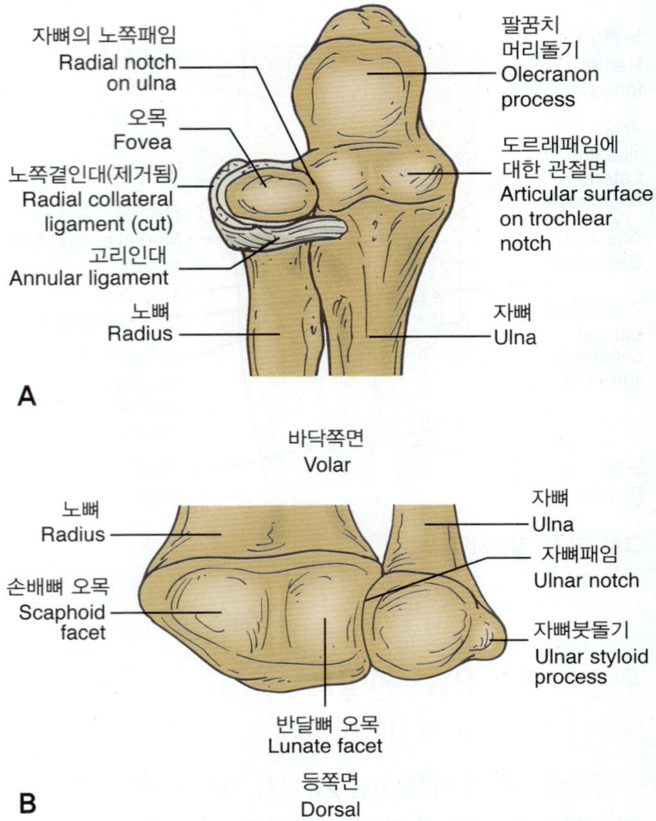

그림 23.3 **A.** 몸쪽 노자관절. **B.** 먼쪽 노자관절.

팔꿉관절 복합체의 안정성 (Stability of the Elbow Joint Complex)

비록 완벽한 일치성을 갖고 있지 않지만, 위팔뼈, 노뼈 및 자뼈의 관절면은 안가쪽 조인트 플레이를 제한하고, 굽힘과 폄을 일으키는데 유용하다.[1] 가동성을 허용하기 위해, 관절주머니는 여러 겹의 주름을 가지고 있어 운동할 때 늘어날 수 있다. 관절주머니는 뒤쪽이 가장 느슨하다. 관절주머니의 단독 절제만으로는 관절의 안정성을 선택적으로 변화시키지 못한다.[6]

관절주머니의 안쪽과 가쪽은 각각 *안쪽곁인대*와 *가쪽곁인대*에 의해 보강된다. 안쪽곁인대는 밖굽이 힘에 저항하고, 가쪽곁인대는 안굽이 힘에 저항한다. 안쪽곁인대를 선택적 절제하면, 앞쪽 부분이 폄과 중등도 굽힘 사이에서 밖굽이 힘에 저항을 한다.[7–10] 반면 뒤쪽 부분은 굽힘 시에 1차 제한장치로 작용한다.[7–9]

가쪽곁인대도 개별 부위로 나누어지고, 각 부위는 안굽이 힘에 대한 1차 제한장치로 작용한다.[11] 가쪽곁인대가 전체 범위 내내 팽팽해져 있지만, 앞쪽 부분은 폄되어 있을 때 1차 제한장치로 작용하고, 뒤쪽 부분은 굽힘되었을 때 1차 제한장치로 작용한다. 고리인대는 견인이 적용될 때 관절의 아탈구를 방지한다. *뼈사이막*은 얇은 결합조직 막으로서 노뼈와 자뼈 사이의 힘을 전달한다.[12]

팔꿉관절 복합체의 가동성 (Mobility of the Elbow Joint Complex)

위팔자관절과 위팔노관절의 운동축은 고정되어 있지 않고, 이마면에서 일어나는 움직임은 사람마다 큰 차이를 보인다.[13] 아래팔이 완전 뒤침 자세로부터 벗어나면, 굽힘의 감소가 관찰된다. 자뼈의 오목한 도르래패임이 볼록한 도르래 위에서 굽힘할 때, 종속운동인 활주가 구르는 방향과 동일한 방향인 앞쪽으로 일어난다(그림 23.4). 팔꿉관절의 가쪽면에 있는 위팔노관절의 경우에는, 오목한 노뼈오목이 작은머리를 통과하는 축을 중심으로 볼록한 작은머리 위에서 움직인다. 즉, 굽힘 동안에 노뼈오목은 앞쪽으로 활주한다(그림 23.5).

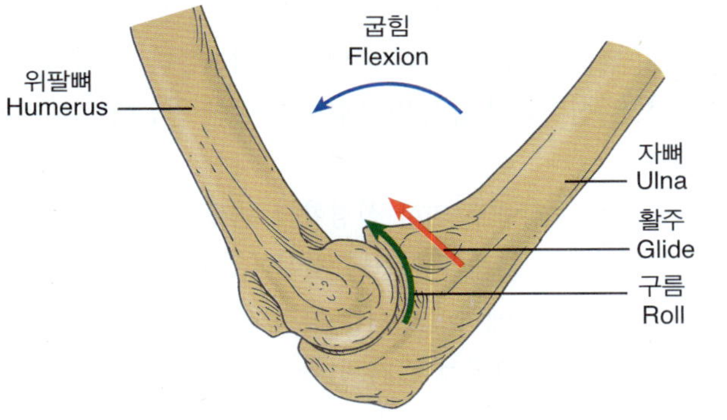

그림 23.4 굽힘 동안에 일어나는 위팔자관절의 생리적 운동과 종속운동(노뼈는 제거되었음).

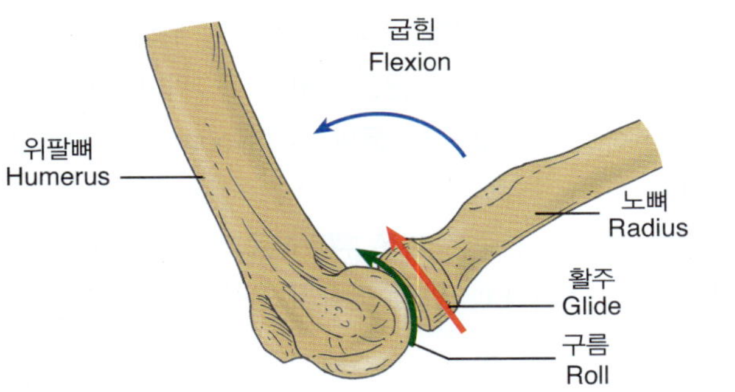

그림 23.5 굽힘 동안에 일어나는 위팔노관절의 생리적 운동과 종속운동(자뼈는 제거되었음).

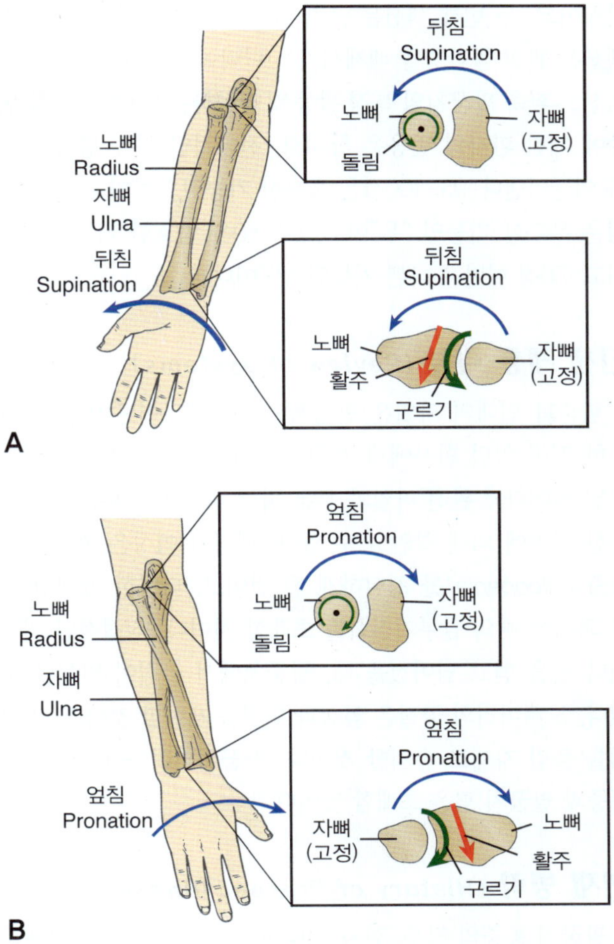

그림 23.6 **A.** 뒤침과 **B.** 엎침 동안에 일어나는 몸쪽 노자관절과 먼쪽 노자관절의 생리적 운동과 종속운동.

엎침과 뒤침은 몸쪽 노자관절과 먼쪽 노자관절의 결합작용의 결과이다. 이 운동들 동안, 노뼈는 상대적으로 고정된 자뼈 위에서 움직인다. 그러나 먼쪽 자뼈는 약간 움직이고, 노뼈 움직임과 반대 방향으로 움직인다.[14] 손이 정적 자세로 유지되기 위해서는, 이 움직임들 동안 자뼈가 노쪽으로 치우침되어야 한다.[15,16] 뒤침과 엎침 동안, 대부분의 활주는 먼쪽 노자관절에서 일어난다. 뒤침 동안, 고정된 자뼈에 대한 노뼈의 구르기와 활주는 뒤쪽으로 일어나고, 먼쪽 노자관절의 뼈운동형상학적 운동과 같은 방향으로 일어난다. 노뼈는 몸쪽 노자관절에서 긴축을 중심으로 돌림한다(그림 23.6A). 반대로, 엎침 동안에는 노뼈가 먼쪽 노자관절에서 앞쪽 구르기와 앞쪽 활주를 하고, 몸쪽 노자관절에서는 노뼈가 돌림을 한다(그림 23.6B). 중요한 것은 이 운동들의 시작자세가 뒤침과 엎침 사이의 중간 자세인 중립위라는 것이다. 대부분의 기능적 활동은 30–130°의 굽힘과 폄을 필요로 하고, 또 50°의 엎침과 50°의 뒤침을 필요로 한다.[1]

검사 (EXAMINATION)

주관적 검사 (The Subjective Examination)

자가 장애 측정 (Self-Reported Disability Measure)

팔꿈치의 자가 기능 상태를 평가하는데 가장 많이 사용되는 도구는 ***DASH(팔, 어깨 민 손 장애)*** 자가 평가 질문지이다. DASH는 팔의 기능 상태에 대한 결과 수치를 제공한다.[17] DASH는 22장에서 자세히 설명되었다.

팔꿈치 기능을 평가하는데 사용되어 온 다른 도구는 환자의 주관적 항목과 치료사의 객관적 항목이 결합된 것이다. Morrey 등[18]에 의해 제안된 *clinical evaluation elbow form*은 팔꿈치 기능에 대해 중요한 정보를 제공하는 4개 섹션으로 구성되어 있다. 첫 번째 섹션은 운동과 증상을 연결하는 단락이고, 두 번째 섹션은 근력 검사를 다루고 있고, 세 번째 섹션은 관절 불안정을 배제시키는 단락이다. 그리고 네 번째 섹션은 환측 팔꿈치의 특정 활동을 검사하는 단락이다. 각 범주에 대한 환자의 반응은 합쳐져, 전반적인 기능 평가 점수를 이끌어낸다(95-100점은 훌륭한 기능인 "수"이고, 80-95점은 우수한 기능인 "우"이고, 50-80은 양호한 기능인 "미"이고, 50점 미만은 나쁜 기능인 "가"이다).

신체 계통 리뷰 (Review of Systems)

힘줄과 인대의 파열은 만성적으로 스테로이드 약물을 사용한 적이 있던 환자에게 가해진 무해한 스트레스로부터 초래된 것이다.[19] 완전 파열과 부분 파열 사이의 구분은 촉진가능한 결손에 의해 확인될 수 있다. 폐경기 여성은 종종 *골감소증(osteopenia)*를 경험하게 될 것이고, 다양한 체계성 질환 과정은 뼈의 탈무기질화를 초래할 것이다. 직접적인 외상이나 팔을 뻗고 넘어졌을 때, 팔꿈치에서 골절이 일어날 수 있다. 노뼈머리의 골절은 엎침과 뒤침을 제한할 것이고, 팔꿈치를 풀림 자세로 유지할 것이다. 팔꿈치머리돌기의 골절은 통증과 팔꿈치 폄을 초래할 것이다.[19]

현재 병력 (History of Present Illness)

팔꿈치 통증의 경우, 환자 연령이 중요한 원인으로 작용하고, 적절한 데이터를 제공할 수 있다. 팔꿈치 부목 적용에서도 알 수 있듯이, 어린 아동의 팔꿈치 통증은 탈구의 결과일 수 있다. 이런 탈구는 환자에게 뒤침의 제한을 일으킬 것이고, 아동의 팔을 당겨 스윙함으로써 발생할 수 있다. 청소년의 경우 넘어질 때 팔을 뻗어 짚으면, 팔꿈치 통증이 발생할 수 있는데, 이것은 노뼈나 자뼈의 먼쪽 골절이나 팔꿈치 탈구에 의해 일어나고, 운동과 기능에 영향을 줄 수 있다. 중년 사람의 경우에는, 직장의 반복적인 업무나 여가활동에 의해 팔꿈치 통증이 일어날 수 있는데, 이것은 팔꿉관절의 온굽힘근 힘줄이나 폄근 힘줄의 문제를 초래할 수 있다. *Panner 질환*은 10세까지 일어나고, *분리성 뼈연골증(osteochondrosis dissecans)*은 15-20세 사이에서 발생한다.[20]

청소년 야구 투수와 엘리트 야구 투수는 한번의 강한 팔꿈치 통증이나 점진적으로 증가하는 팔꿈치 통증을 가질 수 있다. 이들에게 있어, 통증은 종종 콕킹 단계(cocking phase)의 끝범위와 관련이 있는데, 그 이유는 밖굽이 스트레스 때문이고, 또 팔로우 스로우 단계(follow-through phase) 동안에 일어나는 어깨 근육과 아래팔 근육의 과도한 원심성 작용 때문이다. 던지기 선수에게서 일어나는 '관절 소리', 통증 및 염증은 자쪽곁인대의 염좌를 의미한다. 팔꿈치의 젖힘 손상은 신경학적 증상을 포함해 다양한 원인에 의해 일어난다.[20]

팔꿈치 기능장애로 인한 신경학적 문제는 정중신경, 자신경 및 노신경의 문제와 관련될 것이다. 말초신경 포착 증후군은 팔꿈치 부위에서 일어나는 흔한 문제이다. 이들 신경의 문제는 팔 전체 영역에 걸쳐 단독 또는 집단적으로 발생할 수 있고, 또 한 지점이나 여러 지점에서 문제시 될 수 있다(표 23.1). 신경학적 증상이 존재할 때는 목뼈의 문제도 고려해야 한다.

뒤침과 엎침을 할 때 발생하는 통증과 제한은 노자관절의 기능장애를 의미한다. 또 관절의 잠김 현상은 관절내에 유리체가 있음을 의미한다. 팔꿈치머리돌기 위의 국소 통증과 부종은 *팔꿈치머리돌기 윤활주머니염*을 의미한다. 팔꿈치를 완전히 펼 수 없으면, *윤활막염(synovitis)*을 의심할 수 있다.[21]

가쪽 팔꿈치 통증은 *가쪽 위관절융기의 힘줄병리*(테니스 엘보우)를 의미하고, 안쪽 팔꿈치 통증은 *안쪽 위관절융기*

표 23-1 팔꿉관절의 신경손상과 관련된 기능소실

신경	기능 소실
정중신경 (C6-C8, T1)	엎침의 소실 손목 굽힘과 노쪽치우침의 소실 엄지의 굽힘, 벌림 및 맞섬의 소실 쥐기의 소실 원숭이손 기형(집기 소실)
자신경 (C7-C8, T1)	손목 굽힘과 자쪽치우침의 소실 5번 손가락의 PIP 소실 손가락 벌림과 모음의 소실 기도 손 기형(Benediction hand) - 4번과 5번 손가락의 PIP와 DIP의 폄 소실
노신경 (C5-C8, T1)	뒤침의 소실 손목 폄의 소실 쥐기의 소실 손목 안정화 소실 손가락 폄의 소실 엄지 벌림의 소실

PIP = 몸쪽 마디뼈사이관절; DIP = 먼쪽 마디뼈사이관절
출처: Magee DJ. Orthopedic Physical Assessment. 4th ed. Philadelphia, PA: WB Saunders; 2002.

힘줄병리(골퍼 엘보우)를 의미한다. 안쪽 팔꿈치 통증은 자쪽곁인대 염좌와 자신경 압박에 의해서도 일어날 수 있다.[17] 강력한 팔꿈치 젖힘에 의해 발생한 팔꿈치 앞쪽 영역의 몇몇 통증은 위팔근과 위팔두갈래근의 파열이나 관절주머니 유착 때문일 수 있다. 팔꿈치 뒤쪽 통증은 위팔세갈래근의 힘줄병리를 의미할 수 있는데, 이것은 반복적인 폄이나 강렬한 폄의 결과이다.

객관적 신체 검사 (The Objective Physical Examination)

구조물 검사 (Examination of Structure)

지식이 없이 관찰하더라도, 환자가 취하는 팔의 자세를 보면, 그 환자의 반응성과 기능장애 수준에 대한 중요한 정보를 알 수 있다. 팔에 통증이 있으면, 종종 움직이지 않으려고 팔을 배에 붙일 것이다. 능동운동이나 수동운동을 할 때 얼굴을 찌푸릴 것이다.

팔을 시진할 때, 치료사는 변형, 부종, 반상출혈 및 근육 위축의 영역을 기록해야 한다. 팔의 신경학적 상태는 아래팔과 손 근육의 위축이나 손 변형을 초래할 것이다. 부종은 팔꿈치 복합체의 외상이나 병리의 결과일 것이고, 팔꿈치머리돌기와 가쪽 위관절융기 사이에서 가장 잘 관찰된다. 팔꿈치의 관절내 부종은 팔꿉관절을 풀림 자세(아래팔은 중립되고, 팔꿉관절은 70° 굽힘된 자세)로 만들 것이다. 직접 외상의 결과로 인해 팔꿈치머리돌기 윤활주머니염이 있는 경우에는, 뚜렷한 국소 부종이 팔꿈치머리돌기 위에서 종종 관찰된다.

운반각을 측정하려면, 커다란 고니오미터의 고정팔을 위팔뼈의 정중선에 배치하고, 가동팔을 자뼈의 정중선에 배치한다. 부가적으로, 시상면상의 팔꿈치 위치는 고니오미터를 이용한 굽힘/폄 측정에서 뼈표식점을 통해 이루어진다. 전신성 과가동성이 있는 경우에는, 양쪽 팔꿈치가 과도한 젖힘을 띨 수 있다. 팔꿈치 젖힘의 임상적 근거는 양측 비교, 끝범위 자세에서의 통증 재발, 그리고 끝느낌과 조인트 플레이의 체크를 통해 이루어진다. 운반각이 15°을 초과하면 **"밖굽이팔꿉"**이라고 하고, 운반각이 5–10° 미만이면 **"안굽이팔꿉"**이라고 한다.

환자는 팔꿉관절을 90° 굽힘하고 완전한 엎침을 취하고 있으면, 검사자는 환자의 뒤쪽에서 안쪽 위관절융기, 가쪽 위관절융기 및 팔꿈치머리돌기가 형성하는 삼각형을 관찰한다(그림 23.8 참고). 팔꿈치를 펴하면, 이들 3점이 일직선에 있게 된다. 이런 관찰은 육안이나 방사선상으로 가능하고, 팔꿈치 구조물을 빠르게 평가할 수 있는 방법이다. 골절이나 탈구의 경우에는, 삼각형의 형태가 변할 것이다.

상위 사분원 선별검사 (Upper-Quarter Screen)

목뼈로 인한 연관 증상 때문에, 목뼈도 완전하게 선별검사 되어야 한다. 부가적으로, 증상은 어깨나 손목과 손의 기능장애와 관련성이 있고, 어깨와 손목과 손의 보상운동 패턴을 초래할 것이다. 대단위 능동운동 검사는 환자의 근육 기능과 신경학적 상태에 대한 정보를 제공한다. 근육 저항검사는 등척성 브레이크 검사를 이용하여 C1–T1의 근육절을 검사한다. *위팔두갈래근*(C5–6), *위팔노근*(C6), *위팔세갈래근*(C7) 등의 깊은힘줄반사도 검사한다. 상위 사분원 선별검사를 수행하는 동안 문제가 발견되면, 주호소와 관련된 것을 찾아내기 위해 보다 상세한 검사를 수행해야 한다.

가동성 검사 (Examination of Mobility)

능동 생리적 운동 검사 (Active Physiologic Movement Examination)

주로 시상면에서 일어나는 팔꿈치의 능동 생리적 운동을 수행하는 동안에 주요 환자 증상의 양, 질 및 재발을 체크한다. 앞에서 설명되었듯이, 노자관절의 움직임은 주로 가로면에서 일어나고, 팔꿈치의 기능을 평가할 때 중요한 고려사항이 된다.

양쪽 AROM을 수행할 때, 시진으로 양측을 비교하여 움직임의 대칭성을 확인한다. 팔꿈치 운동을 정량화할 때, 환자에게 단일 운동과 반복 운동(5–10회)을 수행하도록 주문한다. 양쪽을 즉각적으로 비교를 하는데는 양측 운동이 유용할 것이다.

검사될 운동으로는 시상면의 굽힘/폄, 가로면의 아래팔 뒤침/엎침이 있다. 현재 결손에 맞는 특정 움직임을 이용하는 기능적 운동 검사도 수행해야 한다. 가동성 검사는 종종 여러 관절을 통과하는 복합 운동패턴을 이용하기도 한다. 아래팔의 엎침은 팔꿈치 폄과 관련된 결합 운동(adjunctive movement)이고, 아래팔의 뒤침은 팔꿈치 굽힘과 공동으로 일어난다. **과압박(overpressure)**은 모든 운동 끝범위에서 제공되고, 증상과 조직 저항 사이의 관계를 체크한다. **반대압박(counterpressure)**은 능동운동 동안 인접한 관절들의 움직임을 차단하기 위해 적용된다. 반대압박 또는 블로킹의 사용은 팔꿈치 복합체 내의 문제 있는 관절을 고립시키기 위해 이용된다. *고유수용성 신경근 촉진법(PNF)* 패턴은 능동운동을 기능적으로 수행하는 동안 복합운동을 검사하는 효율적인 방법으로서 채택된다(12장 참고). 운동검사 동안, 도수물리치료사는 환자의 **반응성(reactivity)** 수준에 대한 이해를 얻는 것이 중요하다. 이런 반응성 수준은 증상 시작과 끝범위 저항 사이의 관계를 이해할 때 얻어진다. 앞에서 언급되었듯이, 반응성의 결정은 중재의 적극성을 이끌어낸다.

수동 생리적 운동 검사 (Passive Physiologic Movement Examination)

수동 생리적 운동을 정량화를 위해 일반적으로 *고니오미터*를 사용한다. 도수물리치료사는 정확한 고니오미터의 배치를 하려면 뼈표식점을 촉진할 수 있어야 한다. 위팔뼈를 지지하고 누운 자세는 고니오미터로 수동운동을 측정하는 이상적인 자세이다. 팔을 몸통 옆에 붙인 상태에서 팔꿉관절을 90° 굽힌 자세는 어깨관절의 움직임을 배제시키기 때문에 엎침과 뒤침의 이상적인 측정 자세이다.

아래팔과 어깨관절의 위치 변화에 따른 팔꿈치 가동범위의 비교는 주요 제한 원인을 알아내는데 매우 유용하다. 예를 들어, 아래팔을 엎침했을 때와 어깨관절을 폄했을 때 팔꿈치 폄의 정도가 뚜렷하게 감소된다면, 도수물리치료사는 문제 있는 구조물로서 위팔두갈래근의 타이트니스를 추정할 수 있다. 이런 경우라면, 조직 긴장을 감소시키거나 조직을 신장하는 중재방법이 관절가동술보다 더 좋을 것이다. 수동가동범위의 끝지점에서 끝느낌을 확인할 수 있을 것이다. 과압박을 적용할 때는 먼저 팔꿈치를 굽힘의 끝범위로 가져가고, 그 다음 최대 폄을 움직인다. 표 23.2는 정상 가동범위, 풀림자세, 잠김 자세, 정상 끝느낌 및 비정상 끝느낌 등을 포함한 팔꿉관절의 생리적 운동을 제시하고 있다.

위팔자관절과 위팔노관절의 수동 생리적 운동 (Humeroulnar and Humeroradial Passive Physiologic Movement)

팔꿈치의 축은 고정된 축으로서, 도르래와 작은머리를 횡단으로 통과하여 위팔뼈 긴축을 이등분하는 축으로 간주되어 왔다. 축이 고정되었다는 가설이 최근에 논란이 되는데, 그 이유는 느슨하게 정렬된 경첩관절로서 이마면과 가로면의 움직임을 어느 정도 허용하기 때문이다.

굽힘과 폄이 일어나는 운동면이 시상면일지라도, 도르래고랑의 형태 때문에 이마면 운동도 함께 일어난다는 것을 알아야 한다. 위팔자관절과 위팔노관절의 관절주머니 패턴은 일반적으로 굽힘이 폄보다 더 큰 제한을 가지고 있는 것으로 간주된다(굽힘 > 폄). 위팔자관절의 풀림 자세는 70–90°의 팔꿈치 굽힘과 10°의 아래팔 뒤침이고, 잠김 자세는 폄과 뒤침이다. 위팔노관절의 풀림 자세는 70°의 팔꿈치 굽힘과 35°의 아래팔 뒤침이고, 잠김 자세는 90°의 팔꿈치 굽힘과 5°의 아래팔 뒤침이다.

굽힘 (Flexion)

팔꿉관절 굽힘의 정상 수동가동범위는 일반적으로 *150–*

표 23-2 팔꿉관절의 생리적 운동(뼈운동형상학적 운동)

관절	정상 ROM	OPP	CPP	정상 끝느낌	관절주머니 패턴
위팔자관절	150–160° 굽힘	70–90° 굽힘, 10° 뒤침	완전 폄, 완전 뒤침	굽힘 = 부드러운 느낌 압박 또는 딱닥함	굽힘 > 폄
위팔노관절	5–10° 폄	70° 굽힘, 35° 뒤침	90° 굽힘, 5° 뒤침	폄 = 딱딱함	
몸쪽 노자관절	80–90° 엎침 80–90° 뒤침	70° 굽힘, 35° 뒤침	5° 뒤침	엎침 = 팽팽함, 조직 신장 뒤침 = 팽팽함, 조직 신장	엎침 = 뒤침 (동일하게 제한됨)

ROM = 가동범위; OPP = 풀림 자세; CPP = 잠김 자세.
출처: Wise CH, and Gulick DT. Mobiiization Notes. A Rehabilitation Specialist's Pocket Guide.Philadelphia. FA. Davis; 2009.

160°로 간주된다. 팔꿈치가 완전 폄에서 완전 굽힘으로 움직일 때 자뼈의 궤적은 주로 도르래고랑의 형태에 따라 달라진다. 도르래고랑 형태에도 변형이 있지만, 가장 일반적인 형태를 가진 경우에는 완전 폄에서 완전 굽힘으로 자뼈가 움직일 때, 점차 안쪽 방향으로 치우치게 된다. 팔꿈치를 굽힘하면, 운반각은 사라지고, 자뼈와 위팔뼈가 같은 면 상에 배열된다.

팔꿉관절 굽힘의 정상 끝느낌은 위팔두갈래근이 아래팔 근육과 부딪히기 때문에 연부조직이 압박되는 부드러운 느낌이다. 아동이나 근육의 크기가 적은 사람의 경우에는, 끝느낌이 팽팽한 느낌일 수 있는데, 그 이유는 갈고리돌기가 위팔뼈 오목에 닿기 때문이다.

운동 궤도의 치우침이나 제한을 관찰해야 한다. 외상이나 병리로 초래된 팔꿈치의 부종은 팔꿈치 굽힘의 가동범위를 감소시킨다. 가동범위의 제한 크기는 관절내 부종이 1 ㎜씩 증가할 때마다 약 2°씩 감소되는 것으로 간주된다.[24]

폄 (Extension)

팔꿈치 폄의 가동범위는 일반적으로 *5–10°*의 젖힘으로 간주된다. 앞에서 주지되었듯이, 팔꿈치의 완전 폄 자세는 가장 안정된 자세이고 가동성이 가장 적은 자세이다(잠김 자세). 팔꿈치 폄의 정상 끝느낌은 위팔뼈의 팔꿈치머리돌기오목과 자뼈의 팔꿈치머리돌기가 맞닿는 것으로서 딱딱한 느낌이다.

몸쪽 노자관절과 먼쪽 노자관절 (Proximal and Distal Radioulnar Joint)

수동 생리적 운동 (Passive Physiologic Movement)

뒤침/엎침의 운동축은 노뼈머리의 중심에서 먼쪽에 있는 자뼈머리의 중심을 잇는 축이다. 뒤침은 자뼈와 노뼈가 서로 나란하게 배열되는 것이고, 엎침은 노뼈가 자뼈 앞쪽으로 교차하는 것이다. 뒤침과 엎침을 하는 동안, 자뼈는 노뼈에 대해 최소한의 움직임을 보인다. 역으로, 노뼈머리는 긴축을 중심으로 스핀하고, 고리인대를 포함한 뼈인대성 구조물에 의해 지지된다. 노뼈와 자뼈 사이의 최대 일치성은 뒤침과 엎침의 중간위치에서 나타나고, 아래팔이 완전 뒤침되거나 엎침될 때는 일치성이 가장 나빠진다.

몸쪽 노자관절의 풀림 자세는 35°의 아래팔 뒤침과 70°의 팔꿈치 굽힘이고, 잠김 자세는 5°의 뒤침이다. 몸쪽 노자관절의 관절주머니 패턴은 뒤침과 엎침이 모두 동등한 제한을 갖는 것으로 간주된다(뒤침 = 엎침).

뒤침 (Supination)

아래팔의 뒤침은 손의 위치에 영향을 주기 때문에 기능적으로 매우 중요한 운동이다. 뒤침은 정상 상태에서 조직 신장을 초래하여 팽팽함 끝느낌을 갖는다. 뒤침의 정상 가동범위는 약 *80–90°* 이다. 뒤침은 *네모엎침근*이나 *원엎침근*의 병적 단축에 의해 제한될 수 있다. 원엎침근은 네모엎침근에 비해 팔꿈치가 굽힘되었을 때 제한 요소로 덜 작용한다. 네모엎침근은 폄이나 굽힘 모두 동등하게 뒤침을 제한한다.

엎침 (Pronation)

뒤침과 마찬가지로, 엎침의 정상 가동범위도 약 *80–90°* 이다. 엎침의 가동범위는 팔꿈치가 폄될 때 위팔두갈래근의 병적 단축에 의해 제한된다. 안쪽곁인대 뒤쪽 섬유의 제한은 엎침을 제한하는데 영향을 줄 수 있다.

수동 종속운동 검사 (Passive Accessory Movement Examination)

위팔자관절의 수동 종속운동 (Humeroulnar Joint Passive Accessory Movement)

팔이 열린사슬운동으로 능동이나 수동으로 폄할 때, 자뼈는 뒤쪽으로 활주하고, 굽힘할 때는 앞쪽으로 활주하는 경향이 있다. 그러나 뼈의 형태와 관절의 일치성 때문에, 순수한 활주가 일어나기 어렵다. 위팔자관절의 종속 활주는 위팔뼈의 도르래고랑과 맞닿는 자뼈의 도르래패임과 팔꿈치머리돌기 때문에 일어나기 어렵다. 안쪽 활주와 가쪽 활주의 평가는 중재방법인 가동술의 역할도 한다.

위팔노관절의 수동 종속운동 (Humeroradial Joint Passive Accessory Movement)

위팔노관절의 종속운동 검사와 가동술은 완전한 폄과 뒤침된 위팔노관절의 풀림 자세로 누워 있는 환자에게 적용된다. 위팔노관절의 치료면은 오목한 노뼈머리 오목에 의해 결정된다. 앞쪽 활주는 팔꿈치 굽힘과 함께 평가되고, 뒤쪽 활주는 팔꿈치 폄과 함께 평가된다. 위팔노관절에서 긴축을 중심으로 일어나는 돌림은 뒤침과 엎침 동안에 주로 일어난다. 그럼에도 불구하고, 뒤쪽 활주는 뒤침의 종속운동으로서 평가되어야 하고, 또 앞쪽 활주는 엎침의 종속운동으로서 평가되어야 한다.

몸쪽 노자관절의 수동 종속운동 (Proximal Radioulnar Joint Passive Accessory Movement)

검사는 풀림 자세인 35°의 아래팔 뒤침과 70°의 팔꿈치 굽힘에서 시작되어야 한다. 수동 종속운동을 수행할 때 압통이 노뼈머리에서 발생할 수 있기 때문에, 도수물리치료사는 주의해야 한다.

종속운동 검사는 제한이 확인되면 중재기법으로 작용한다. 이 장의 후반부에서 설명될 가동술은 모든 팔꿈치 복합체 관절에서 일어나는 종속 활주를 자세히 다룰 것이고, 가동술은 팔꿈치 수동 종속운동의 검사 방법과 중재 기법으로서 사용될 것이다. 표 23.3은 팔꿈치의 종속운동에 대해 설명하고 있다.

근육 기능 검사 (Examination of Muscle Function)

팔꿈치 근육 기능의 검사는 문제의 근육을 특별하고 기능적인 방법으로 검사해야 한다. 팔꿈치 근육은 우세하게 작용하는 근육의 기능과 비슷한 방법으로 검사되어야 한다. 팔꿈치 근육을 등척성으로 검사할 때, 폄근의 근력은 굽힘근 근력의 60%에 해당하고, 엎침근의 근력은 일반적으로 뒤침근 근력의 85%에 해당한다.[25] 밀접한 기능적 관계 때문에, 팔 전체에 대한 근육 검사는 팔꿈치를 검사할 때 수행되어야 한다. 근육 기능의 전반적인 프로파일을 제공하기 위해 일반적으로 등척성 브레이크 검사를 먼저 수행하고, 그 다음 실제 기능을 평가하기 위해 특수 검사를 수행한다. 특히 표준 근력검사가 정상 소견을 보일 때, 복합운동 패턴과 기능적 운동 검사도 수행한다. 팔의 근육이 **열린 사슬**로 작용하도록 설계되어 있지만, 특정 상황일 때는 팔 근육이 **닫힌 사슬** 자세로 검사될 수 있다. 역기 선수나 사이클 선수와 같은 운동선수는 팔이 닫힌 사슬로 작용하기 때문에, 검사도 닫힌 사슬 운동으로 이루어져야 한다. 독자들이 팔꿈치 근육의 도수근력검사에 대해 자세히 알고 싶으면, 다른 교재를 참고하기 바란다.[26]

팔꿈치 굽힘근의 주요 3가지 근육은 위팔두갈래근, 위팔근 및 위팔노근이다. 길이-장력의 관계와 당김 방향을 토대로 할 때, 이들 3 근육이 최대의 힘을 발생시키는 자세는 90–110°의 팔꿈치 굽힘과 완전한 아래팔 뒤침 자세이다.[27] 이 자세는 위팔근과 위팔두갈래근이 힘을 발휘할 수 있는 최적의 자세이다. 단일 관절 근육인 위팔근은 팔꿈치를 굽힘하고 아래팔을 엎침함으로써 다관절 근육인 위팔두갈래근과 쉽게 구분될 수 있다. 팔꿈치의 굽힘과 아래팔의 엎침은 위팔근의 당김 방향에 변화를 주지 않고, 노뼈에 붙어 있는 위팔두갈래근의 작용을 억제시킨다(그림 23.7).

다관절 근육으로서, 위팔두갈래근은 뒤침을 일으키는데 중요한 역할을 한다. 그리고 위팔두갈래근은 어깨관절 굽힘 외에 팔꿈치의 90° 굽힘 자세[28]에서 뒤침을 일으키는데 가장 큰 역할을 한다. 어깨관절을 굽힘시키기 위해서는, 위팔두갈래근의 긴갈래와 짧은갈래가 활성화되어야 하지만, 긴갈래가 더 많이 참여해야 한다.[29] 만약 어깨관절이 굽힘되었을 때 팔

표 23-3 팔꿈치의 종속운동(관절운동형상학적 운동)

관절학		관절운동형상학	
위팔자관절	**오목면:** 자뼈의 도르래패임 **볼록면:** 위팔뼈 도르래	*굽힘을 촉진하기 위해:* 노뼈와 자뼈가 위팔뼈에 대해 앞쪽으로 구르고 활주한다.	*폄을 촉진하기 위해:* 노뼈와 자뼈가 위팔뼈에 대해 뒤쪽으로 구르고 활주한다.
위팔노관절	**오목면:** 노뼈머리오목 **볼록면:** 위팔뼈 작은머리	위와 동일	위와 동일
몸쪽 노자관절	**오목면:** 자뼈의 노뼈패임 **볼록면:** 노뼈머리	*엎침을 촉진하기 위해:* 노뼈가 자뼈에 대해 안쪽으로 스핀한다. 노뼈는 앞쪽으로 활주하고, 자뼈는 뒤쪽으로 활주한다.	*뒤침을 촉진하기 위해:* 노뼈가 자뼈에 대해 가쪽으로 스핀한다. 노뼈는 뒤쪽으로 활주하고, 자뼈는 앞쪽으로 활주한다.

출처: Wise CH, and Gulick DT. Mobiiization Notes. A Rehabilitation Specialist's Pocket Guide.Philadelphia. FA. Davis; 2009.

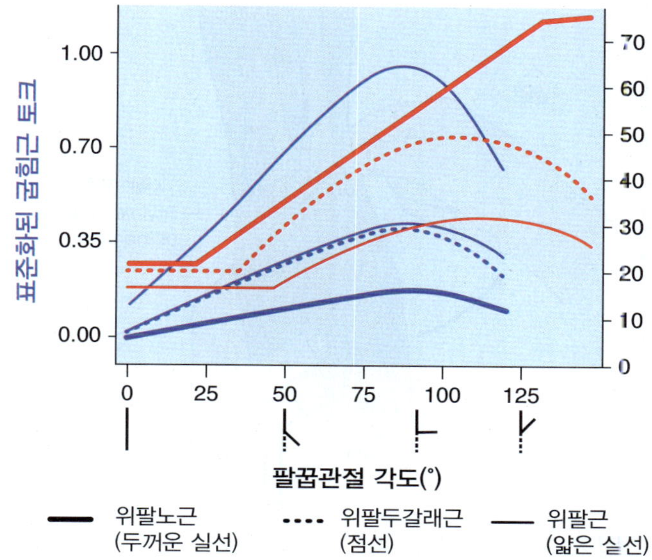

그림 23.7 팔꿉관절 가동범위 내의 팔꿉관절 굽힘근의 힘. (출처: An, KN, Kauffman KR, Chao EY. Physiological considerations of muscle force through the elbow joint. J Biomech. 1989;22:1249; Amis AA, Dowson D, Wright V. Muscle strength and musculoskeletal geometry of the upper limb. Eng Med. 1979;8:41.)

꿈치 굽힘이 일어나면, 팔꿈치에 힘을 일으키는 위팔두갈래근의 능력이 감소된다(특히 긴갈래). 반대로, 어깨관절이 약간 폄 되었을 때는, 위팔두갈래근이 굽힘력을 더욱 많이 발생시킬 것이다.[30]

팔꿈치의 3번째 굽힘근은 위팔노근이며, 뒤침과 엎침의 중간 위치에서 가장 잘 동원되고, 엎침과 뒤침의 중간 위치가 팔꿈치 굽힘을 일으키는 최적의 각도이다. 비록 위팔노근이 손목 폄근을 지배하는 노신경의 신경지배를 받고 있지만, 주요 팔꿈치 굽힘근이고, 저항시 중립위에서 엎침과 뒤침에 약간의 영향을 가진다.[29]

팔꿈치 굽힘근으로 간주되지 않는 *원엎침근*은 이름이 내포하듯이, 아래팔을 엎침하는 근육이고, 그 근육의 기능은 팔꿈치의 자세와 관련이 없다.[29] 아래팔의 엎침과 팔꿈치의 굽힘에 대한 원엎침근의 영향은 나사 드라이버를 사용할 때처럼, 저항이 가해졌을 때 더욱 뚜렷해진다.[29] 원엎침근의 단축은 팔꿈치가 폄되고 아래팔이 뒤침될 때 가장 뚜렷해진다. 아래팔이 엎침될 때 팔꿈치 폄의 가동범위가 증가된다면, 원엎침근은 여러 관절을 지나가는 근육으로서, 팔꿈치 폄의 제한에 영향을 준다.[1]

팔꿈치 폄근은 굽힘근의 숫자보다 많지 않다. *위팔세갈래근*(긴갈래, 가쪽갈래, 안쪽갈래)은 팔의 뒤쪽면 전체에 분포되어 있고, 주요 팔꿈치 폄근으로 작용한다. 팔꿈치 폄근으로서 실제 역할 이외에, 위팔세갈래근은 어깨관절의 폄과 모음에 작용한다. 그러나 어깨에서 위팔세갈래근의 역할은 문헌상으로도 명확하지 않다. 즉, 어깨관절의 모음근과 폄근에 대한 위팔세갈래근의 기능은 확실하지 않다.[30] 위팔세갈래근이 자뼈에 붙어 있기 때문에, 아래팔의 자세와 관계없이 팔꿈치의 폄을 일으킨다. 긴갈래가 작은 단면적을 가지고 있기 때문에, 전체 폄 모멘트의 25%만 담당한다.[32] 위팔두갈래근 이외에 여러 근육이 함께 작용하여 팔꿈치를 굽힘시키는 것과는 달리, 팔꿈치 폄 모멘트는 거의 대부분 위팔세갈래근에 의해 일어난다.

*팔꿈치근*은 팔꿈치 폄근인 위팔세갈래근을 보조하는 근육이다. 이 근육은 비교적 작은 근육이지만, 팔꿈치 폄의 총 토크의 10–15%을 담당하고 있다.[32] 팔꿈치근의 주요 역할은 능동 폄을 하는 동안, 팔꿉관절 관절주머니의 뒤쪽 부위가 충돌되는 것을 막아주는 것이다.[1] 환자를 엎드리게 한 후 어깨관절을 90°로 벌림한 자세에서, 팔꿈치 폄에 저항을 주어 이들 근육을 검사한다. 팔꿈치근과 위팔세갈래근 사이의 구분은 어깨관절의 위치를 변화시킴으로써 달성될 수 있다. 환자가 엎드린 자세를 취하고, 팔꿈치를 폄하여 몸통 옆에 붙인 상태라면, 위팔세갈래근의 가쪽갈래와 안쪽갈래를 각각 단독으로 검사할 수 있다.

앞에서 언급되었듯이, 위팔두갈래근은 뒤침 작용에 영향을 주는 주요 근육이다. *뒤침근(supinator)*은 단일 관절 근육이기 때문에 팔꿈치의 위치에 영향을 받지 않는다. 그러나 뒤침근은 팔꿈치를 폄했을 때 가장 크게 활성되고, 문 손잡이를 돌릴 때, 보상작용을 하여 위팔두갈래근의 기능을 감소시킨다. 저항이 가해질 때, 뒤침근이 먼저 동원되고, 나중에 위팔두갈래근이 동원된다.[29]

촉진 (Palpation)

뼈 촉진 (Osseous Palpation)

팔꿈치 뒤쪽에서 가장 많이 튀어나와 있는 구조물은 자뼈의 *팔꿈치머리돌기(olecranon process)*이다. 굽힘을 할 때, 팔꿈치머리돌기는 팔꿈치머리돌기오목으로부터 벗어나게 된다. 그리고 팔꿈치머리돌기오목은 위팔세갈래근 힘줄을 통해 쉽게 촉진될 수 있고, 팔꿈치머리돌기 끝 바로 몸쪽에 있는 작은 초승달 모양의 구멍이다.[25] 젖힘에 의한 직접적인 외상이나 윤활주머니염이 있으면, 이 부위에서 압통이 발생한다. 그리고 위팔세갈래근이 팔꿈치머리돌기에 부착되어 있기 때문에, 이 부위에서 위팔세갈래근의 힘줄을 촉진할 수도 있다.

촉진 시 팔꿈치의 압통을 초래하는 누적된 외상 질환은 안쪽 위관절융기와 가쪽 위관절융기와 관련되어 있다. 도수물리치료사가 팔꿈치머리돌기를 확인한 다음에는, 안쪽으로 촉진을 이동하여 커다란 안쪽 위관절융기를 촉진한다. 가쪽 위관절융기가 안쪽 위관절융기보다 작지만, 팔꿈치의 가쪽 구획을 차지하는 중요한 뼈표식점이다. 팔꿈치를 굽힘과 폄하는 동안, 양쪽 위관절융기의 위치는 변동이 없다. 안쪽 위관절융기가 아래팔 굽힘근의 부착점으로 작용하고, 가쪽 위관절융기는 아래팔 폄근의 부착점으로 작용한다. 그렇기 때문에 과도하고 반복적인 손목과 손의 운동과 손 파악 활동 때문에, 양쪽 위관절융기를 누르면 압통이 발생할 수 있다. 팔꿈치머리돌기와 양쪽 위관절융기 사이의 관계는 팔꿈치를 굽힘했을 때 팔꿈치 뒤쪽에서 삼각형 모양을 띤다(그림 23.8).

팔꿈치머리돌기에서부터 자뼈 전체를 촉진해 본다. 자뼈의 가장 먼쪽 부위에는 혹처럼 생긴 자뼈머리가 있다. 대못처럼

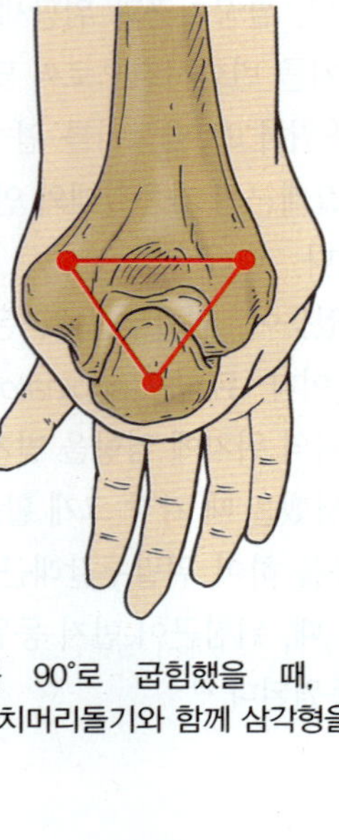

그림 23.8 팔꿈치를 90°로 굽힘했을 때, 안쪽 위관절융기와 가쪽 위관절융기는 팔꿈치머리돌기와 함께 삼각형을 형성한다.

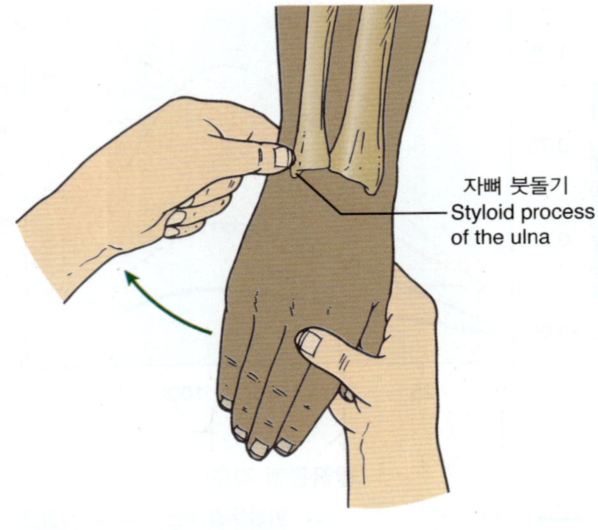

그림 23.9 자뼈 붓돌기의 촉진.

생긴 자뼈의 붓돌기를 촉진하기 전에 자뼈머리를 먼저 촉진할 수 있다(그림 23.9). 이 구조물은 손목을 자쪽치우침할 때, 쉽게 촉진이 가능하다. 노뼈 붓돌기는 자뼈 붓돌기보다 훨씬 크고, 약간 더 먼쪽으로 뻗어 있다. 노뼈 붓돌기에서 노뼈머리까지, 노뼈 몸통을 촉진해 본다(그림 23.10). 노뼈머리는 가쪽 위관절융기의 먼쪽에 위치하는 뼈표식점이고, 수동 뒤침과 엎침을 수행할 때 주변 근육을 통해 쉽게 촉진될 수 있다.

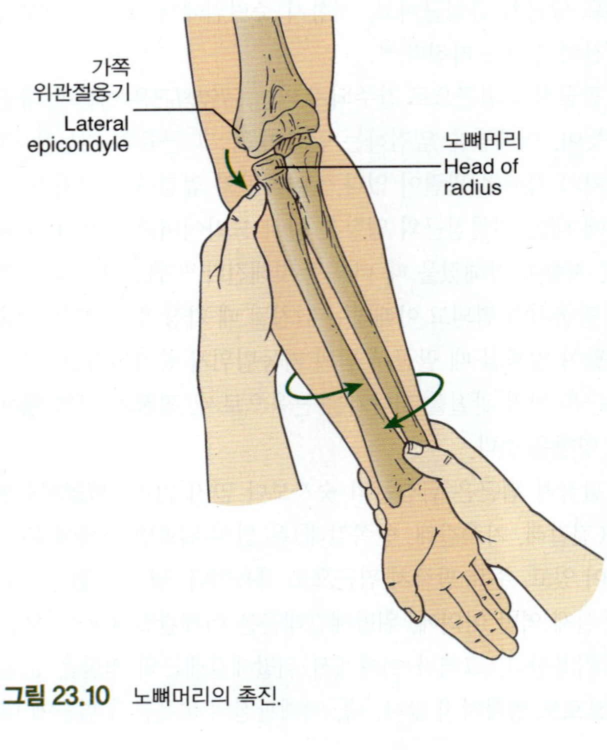

그림 23.10 노뼈머리의 촉진.

연부조직 촉진 (Soft Tissue Palpation)

위팔두갈래근은 팔꿈치의 굽힘에 저항을 줬을 때 가장 쉽게 촉진되는 근육이다. 위팔두갈래근의 얕은 힘줄은 안쪽과 먼쪽으로 주행하여 노뼈거친면에 부착한다(그림 23.11A). 위팔두갈래근은 뒤침 자세에서 팔꿈치의 굽힘 작용에 저항을 줬을 때, 단일 관절 근육인 위팔근과 구분될 수 있다. 반대로 아래팔을 엎침하고 저항을 줬을 때는 위팔두갈래근의 작용이 억제되기 때문에 위팔근의 작용이 두드러진다(그림 23.11B). 위팔두갈래근의 힘줄을 먼저 찾으면, 위팔근을 쉽게 촉진할 수 있다. 위팔근은 위팔두갈래근 힘줄의 안쪽이나 가쪽에서 촉진되는데, 그 이유는 위팔근이 위팔두갈래근 아래에서 넓게 퍼져 있기 있다. 위팔노근은 아래팔을 중립위로 만들고 굽힘 작용에 저항을 줬을 때 촉진된다.

위팔세갈래근은 환자를 테이블 위에 엎드리게 한 후, 어깨관절을 90°로 벌림시키고 팔을 테이블 밑으로 떨어뜨렸을 때 가장 쉽게 촉진된다. 위팔세갈래근 힘줄은 안쪽갈래와 가쪽갈래로 이행하는 부위의 몸쪽에서 촉진되고, 뒤쪽어깨세모근보다 깊은 곳에 위치한다. 위팔세갈래근의 긴갈래는 팔의 안쪽면을 따라 몸쪽으로 주행한다. 긴갈래는 작은원근과 큰원근을 나누는 역할을 한다. 어깨관절의 가쪽돌림에 저항을 줬을 때는 작은원근의 위치를 쉽게 찾을 수 있고, 반대로 어깨관절의 안쪽돌림에 저항을 줬을 때는 큰원근의 위치를 쉽게 찾을 수 있다. 위팔세갈래근은 팔꿈치 폄에 저항을 줌으로써 작은원근이나 큰원근과 구분될 수 있다(그림 23.12).

특수 검사 (Special Testing)

팔꿈치에 대한 특수 검사는 많은 교재와 문헌에서 명확하게 설명되고 있다. 그러므로, 이 책은 몇몇 특수 검사에 대해서만 간단하게 설명할 것이다. 표 23.4는 팔꿉관절 복합체에서 많이 이용되는 몇몇 특수 검사의 민감도, 특이도 및 우도비를 제공하고 있다.[33–39] 이들 특수 검사의 수행에 대해 자세히 알고 싶은 독자들은 다른 교재들을 참고해야 할 것이다.

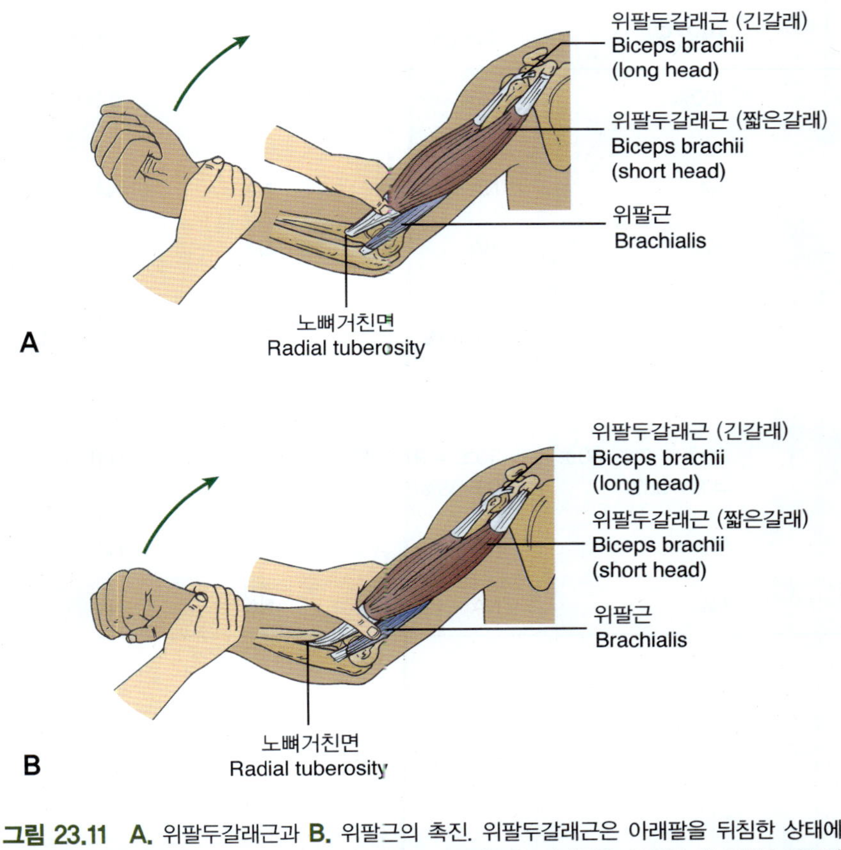

그림 23.11 **A.** 위팔두갈래근과 **B.** 위팔근의 촉진. 위팔두갈래근은 아래팔을 뒤침한 상태에서 팔꿉관절의 굽힘에 저항을 가함으로써 확인된다. 위팔근은 아래팔을 엎침한 상태에서 팔꿉관절 굽힘에 저항을 가함으로써 확인된다.

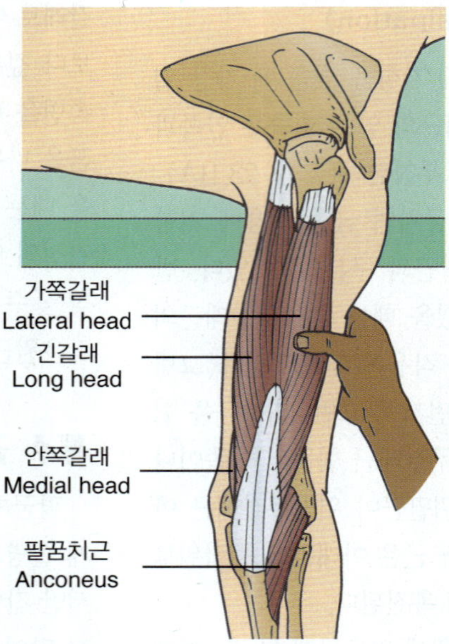

그림 23.12 위팔세갈래근의 촉진.

표 23-4 팔꿈치에 대한 특수 검사

검사	민감도	특이도	+LR	−LR	참고문헌
가동 밖굽이 스트레스 검사	100%	75%	4.0	0.00	O'Driscoll et al.[33]
안굽이 스트레스 검사	NA	NA	NA	NA	Regan et al.[34]
밖굽이 스트레스 검사	NA	NA	NA	NA	O'Driscoll et al.[33] Regan et al.[34]
Tinel 검사	68–70%	76–98%	2.8–3.5	0.31–0.42	Novak et al.[35] Kingery et al.[36] Goldman et al.[37]
압박 검사	30초 = 91%; 60초 = 89–98%	30초 = 97%; 60초 = 95–98%	44.5	0.11	Novak et al.[35] Goldman et al.[37]
Cozen 검사	NA	NA	NA	NA	Magee[38]
Mill 검사	NA	NA	NA	NA	Magee[39]

팔꿈치에 대한 특수 검사 (SPECIAL TESTS FOR THE ELBOW)

인대 온전성에 대한 특수 검사

가동 밖굽이 스트레스 검사 (그림 23.13)

목 적 : 자쪽곁인대의 기능장애를 확인하기 위해
환 자 : 앉은 자세에서, 어깨를 90°로 벌림하고 팔꿈치를 최대로 굽힌다.
치 료 사 : 환자 옆에서 선 자세를 취한다.
절 차 : 어깨를 가쪽돌림하고 동시에 팔꿈치를 빠르게 폄할 때, 지속적인 밖굽이 힘을 적용한다.
해 석 : 팔꿈치를 120–70°로 굽혔을 때 팔꿈치 안쪽에 통증이 있으면, 양성이다.

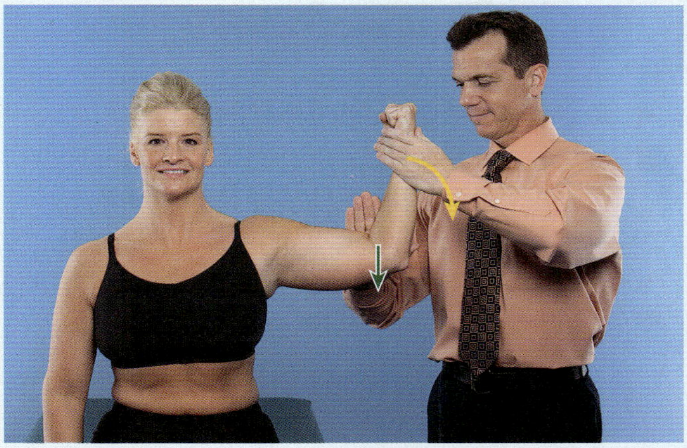

그림 23.13 가동식 밖굽이 스트레스 검사.

안굽이 스트레스 검사와 밖굽이 스트레스 검사 (그림 23.14 A,B)

목 적 : 노쪽곁인대와 자쪽곁인대의 병리를 확인하기 위해
환 자 : 앉은 자세에서, 팔꿈치를 20° 굽힌다.
치 료 사 : 환자 앞에서 선 자세를 취한다.
절 차 : 먼쪽 아래팔을 고정한 상태에서, 팔꿈치에 안굽이 스트레스를 가하고 (그림 23.14A), 또 밖굽이 스트레스를 가한다 (그림 23.14B).
해 석 : 건측에 비해 관절 이완성이 증가되거나 증상이 재발하면, 양성이다.

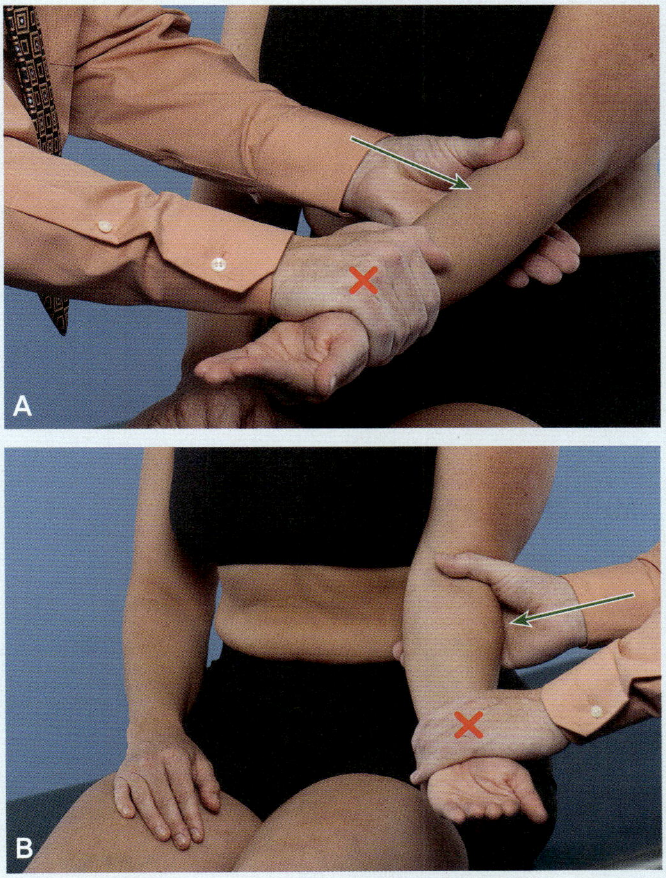

그림 23.14 A. 안굽이 스트레스 검사와 B. 밖굽이 스트레스 검사.

신경성 통증유발에 대한 특수 검사

Tinel 검사와 압박검사 (그림 23.15)

목 적: 자신경과 정중신경의 병변을 확인하기 위해
환 자: 앉은 자세에서, 팔꿈치를 70–90°로 굽힌다. 압박 검사의 적절한 자세는 팔꿈치의 20° 굽힘이다.
치 료 사: 환자 앞에서 선 자세를 취한다.
절 차: 자신경이 있는 팔꿈치터널을 4–6회 두드린다. 정중신경의 경우는 원엎침근의 몸쪽을 두드린다. 압박 검사의 경우는, 60초 동안 팔꿈치터널의 바로 몸쪽을 견고하게 압박한다.
해 석: 신경을 따라 신경학적 증상이 재발하면, 양성이다.

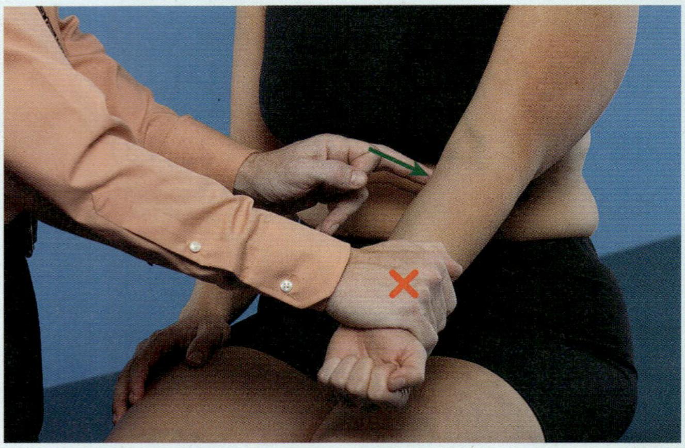

그림 23.15 Tinel 검사와 압박검사.

위관절융기 통증에 대한 특수 검사

Cozen 검사 (그림 23.16)

목 적: 가쪽 위관절융기 통증을 확인하기 위해
환 자: 앉은 자세에서 팔꿈치를 90°로 굽히고, 손목을 편다.
치 료 사: 환자 옆에서 선 자세를 취한다.
절 차: 굽힌된 팔꿈치 자세에서 손목의 폄과 아래팔의 뒤침에 저항을 가하거나, 폄된 팔꿈치 자세에서 손가락의 폄에 저항을 가한다.
해 석: 가쪽 위관절융기에 통증이 발생하면, 양성이다.

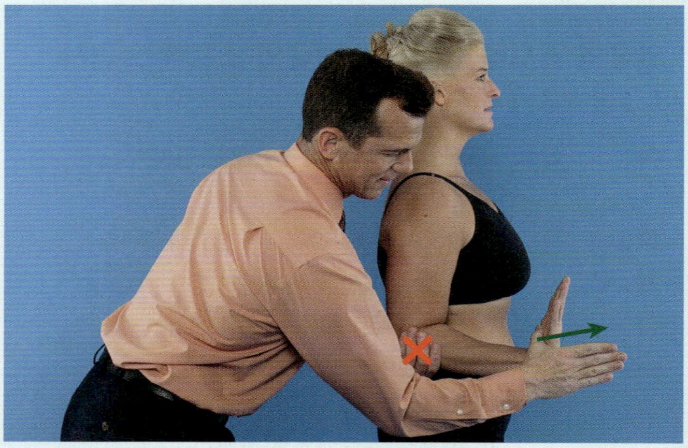

그림 23.16 Cozen 검사.

Mill 검사 (그림 23.17)

목 적: 가쪽 위관절융기 통증을 확인하기 위해
환 자: 선 자세에서, 어깨와 팔꿈치를 펴하고, 손목을 굽힌다.
치 료 사: 환자 뒤에서 선 자세를 취한다.
절 차: 수동으로 손목을 굽힘하고, 아래팔을 엎침하고, 팔꿈치를 편다.
해 석: 가쪽 위관절융기에 통증이 발생하면, 양성이다.

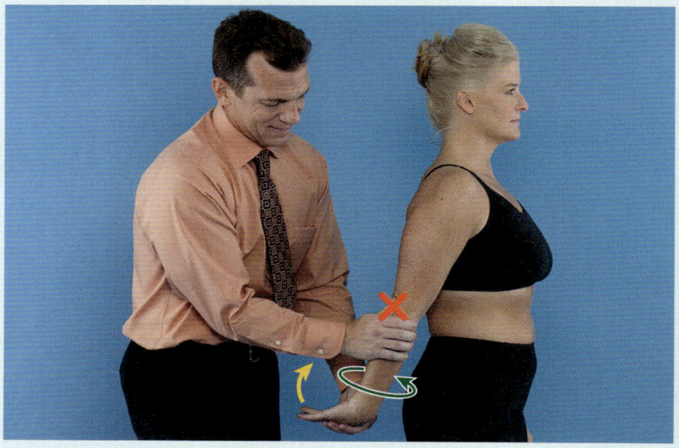

그림 23.17 Mill 검사.

팔꿈치 복합체의 관절가동술
/ JOINT MOBILIZATION OF THE ELBOW JOINT COMPLEX

주: 본 단락에서 기술되는 관절가동술의 적응증은 예상되는 관절운동형상학을 토대로 한다. 오늘날의 근거는 그들 사용의 적응증이 여러 요소이고, 가동성의 직접 평가와 환자 반응을 토대로 한다는 것이다.

위팔자관절의 가동술

위팔자관절의 견인기법

적응증:

- ***위팔자관절의 견인***은 팔꿈치의 굽힘과 폄이 제한되었을 때 적절하다.

종속운동기법(그림 23.18)

- **환자/치료사의 자세:** 환자는 누운 자세에서 위팔뼈를 테이블 위나 돌돌감긴 타월 위에 올려놓고, 또 먼쪽 아래팔을 치료사의 어깨 위에 올려놓는다. 팔꿈치는 위팔자관절의 풀림 자세로 배치된다. 팔꿈치를 제한 지점에 미리 배치할 수도 있다. 치료사는 가동될 팔꿈치쪽에 앉은 자세를 취한다.
- **손 배치:** 고정손으로 위팔을 테이블 위에 고정한다. 가동손은 자뼈 몸쪽의 앞쪽면을 잡는다. 아래팔을 힘 방향과 일직선되게 한다.
- **힘 적용:** 위팔을 고정하는 동안, 꼬리쪽 방향에서 자뼈 접촉을 통해 힘을 가한다. 이 기법은 팔꿈치 제한이 가장 큰 방향으로 움직이면서 진행한다.

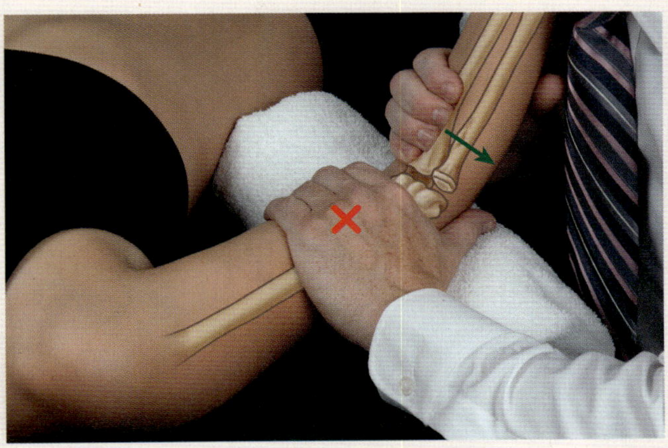

그림 23.18 위팔자관절의 견인(출처: Wise CH, and Gulick DT. Mobiiization Notes. A Rehabilitation Specialist's Pocket Guide. Philadelphia. FA. Davis; 2009).

생리적 운동을 동반한 종속운동(그림 23.19)

- **환자/치료사의 자세:** 환자는 누운 자세를 취한다. 치료사는 가동될 팔꿈치 쪽에서 선 자세를 취한다.
- **손 배치:** 고정손은 위와 같다. 가동손은 아래쪽 먼쪽의 뒤쪽면을 잡는다.
- **힘 적용:** 치료사가 아래팔 먼쪽에서 고정의 힘에 대항해 팔꿈치머리돌기와 수직으로 견인을 적용하는 동안, 환자는 제한이 가장 큰 방향으로 움직인다. 힘 적용의 교정을 확보하기 위해 가동술을 적용하는 동안 움직임을 준비한다. 전체 가동범위 내내 적용의 힘을 유지하고, 그 힘을 끝범위까지 지속시킨다.

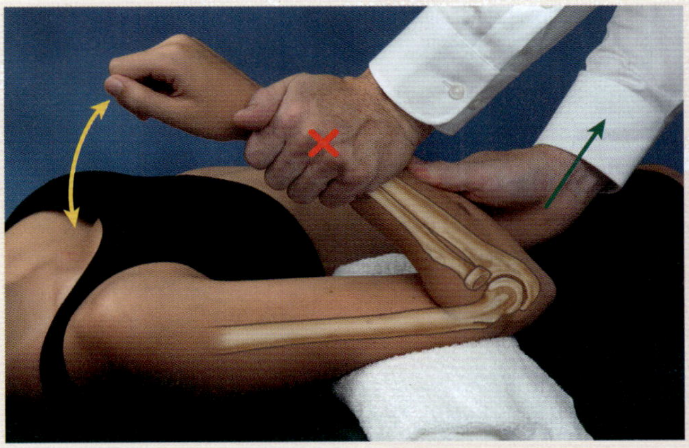

그림 23.19 위팔자관절의 견인: 생리적 운동 동반(출처: Wise CH, and Gulick DT. Mobiiization Notes. A Rehabilitation Specialist's Pocket Guide.Philadelphia. FA. Davis; 2009).

위팔자관절의 안쪽 활주기법와 가쪽 활주기법

적응증:

- ***위팔자관절의 안쪽 활주기법***은 팔꿈치 굽힘이 제한되었을 때 적절하고, 가쪽 활주기법은 팔꿈치 폄이 제한되었을 때 적절하다. 쥐기 활동을 할 때 통증이나 증상이 있어도 안쪽 활주기법과 가쪽 활주기법이 적절하다.

종속운동기법(그림 23.20)

- **환자/치료사의 자세:** 환자는 누운 자세나 앉은 자세에서 팔을 몸통에 붙이고 팔꿈치를 90°로 굽힘한 자세를 취한다. 팔꿈치를 제한 지점에 미리 배치할 수도 있다. 치료사는 가동될 팔꿈치 쪽에 앉은 자세를 취한다.

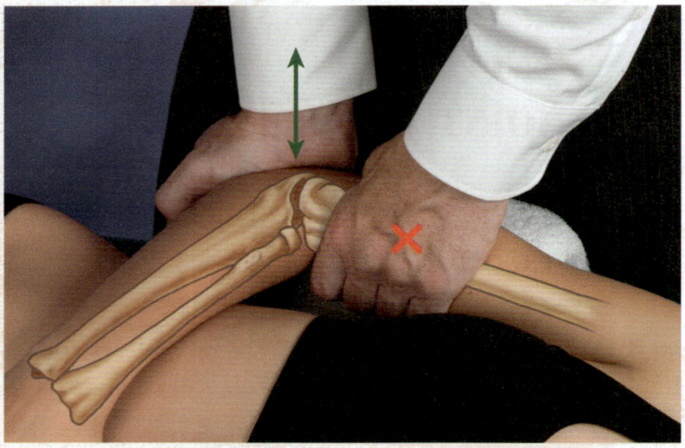

그림 23.20 위팔자관절의 안쪽 활주와 가쪽 활주(출처: Wise CH, and Gulick DT. Mobiiization Notes. A Rehabilitation Specialist's Pocket Guide.Philadelphia. FA. Davis; 2009).

- **손 배치:** 고정손으로 위팔뼈먼쪽을 잡는다. 벌레근 잡기를 이용하여, 가동손의 엄지두덩을 팔꿈치머리돌기와 자뼈 몸쪽의 뒤쪽에 배치한다. 치료사의 아래팔을 힘 방향과 일직선되게 만든다.
- **힘 적용:** 벌레근 잡기 동작을 이용하여, 팔꿈치머리돌기와 자뼈를 안쪽과 가쪽으로 활주시킨다.

생리적 운동을 동반한 종속운동(그림 23.21)

- **환자/치료사의 자세:** 환자는 누운 자세나 앉은 자세에서 팔꿈치를 90°로 굽힌다. 치료사는 가동될 팔꿈치쪽에서 선 자세를 취한다.
- **손 배치:** 고정손을 위와 동일하게 배치하고, 가동손이나 가동벨트를 노뼈와 자뼈의 몸쪽에 배치한다.
- **힘 적용:** 환자는 제한이 가장 큰 방향으로 움직이거나 반복된 쥐기 활동을 수행한다. 능동 운동 동안, 접촉 손이나 벨트를 통해 힘을 안쪽이나 가쪽으로 적용한다. 힘 적용의 교정을 확보하기 위해 가동술을 적용하는 동안 움직임을 준비한다. 전체 가동범위 내내 적용의 힘을 유지하고, 그 힘을 끝범위 까지 지속시킨다.

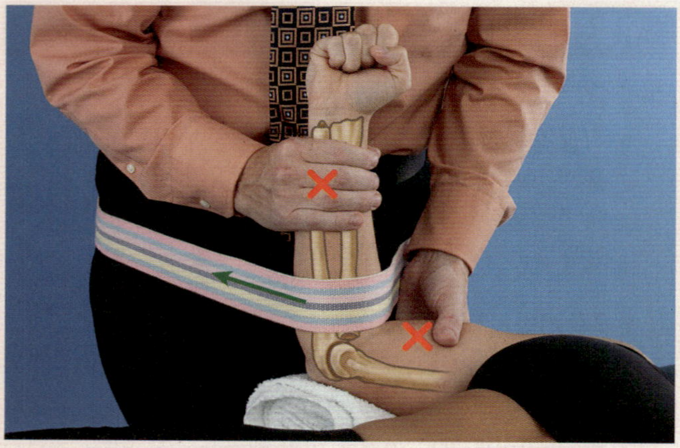

그림 23.21 위팔자관절의 안쪽 활주와 가쪽 활주: 생리적 운동 동반.

위팔노관절의 가동술

위팔노관절의 앞쪽 활주기법과 뒤쪽 활주기법

적응증:

- ***위팔노관절의 앞쪽 활주기법***은 팔꿈치의 굽힘과 엎침이 제한되었을 때 적절하고, 뒤쪽 활주기법은 팔꿈치의 폄과 뒤침이 제한되었을 때 적절하다.

종속운동기법(그림 23.22)

- **환자/치료사의 자세:** 환자는 누운 자세에서 팔을 테이블 위에 올려놓고, 팔꿈치를 풀림 자세로 취한다. 팔꿈치를 제한 지점에 미리 배치할 수도 있다. 치료사는 가동될 팔꿈치쪽에 앉은 자세를 취한다.
- **손 배치:** 고정손으로 위팔뼈 먼쪽을 잡는다. 가동손의 경우는 3개 손가락으로 잡기 패턴을 한 후, 노뼈 몸쪽을 잡는다. 치료사의 아래팔을 힘 방향과 일직선되게 만든다.
- **힘 적용:** 고정된 위팔뼈에 대해 앞쪽이나 뒤쪽 방향으로 힘을 적용한다.

생리적 운동을 동반한 종속운동(그림 없음)

- **환자/치료사의 자세:** 환자는 누운 자세를 취하고, 치료사는 가동될 팔꿈치 쪽에 앉은 자세를 취한다.
- **손 배치:** 위와 동일하게 손을 배치한다.
- **힘 적용:** 환자는 제한이 가장 큰 방향으로 움직인다. 능동 운동 동안, 굽힘/엎침과 폄/뒤침을 위해 동일한 손 배치를 통해 앞쪽이나 뒤쪽 방향으로 힘을 가한다. 힘 적용의

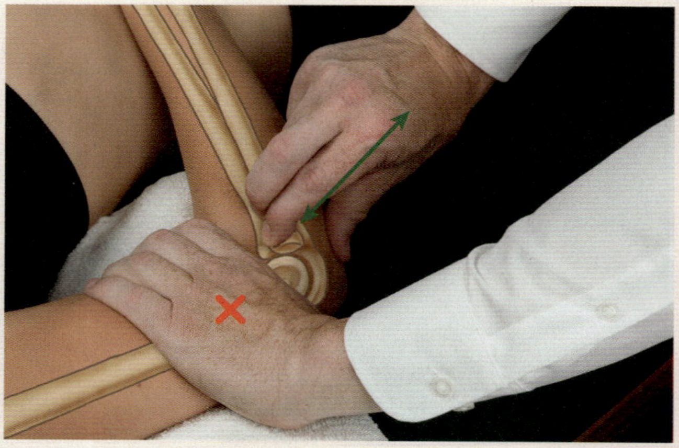

그림 23.22 위팔노관절의 앞쪽 활주와 뒤쪽 활주(출처: Wise CH, and Gulick DT. Mobiiization Notes. A Rehabilitation Specialist's Pocket Guide.Philadelphia. FA. Davis; 2009).

교정을 확보하기 위해 가동술을 적용하는 동안 움직임을 준비한다. 전체 가동범위 내내 적용의 힘을 유지하고, 그 힘을 끝범위 까지 지속시킨다.

몸쪽 노자관절의 가동술

몸쪽 노자관절의 앞쪽 활주기법과 뒤쪽 활주기법

적응증:

- ***고정된 자뼈에 대한 노뼈의 앞쪽 활주기법***은 굽힘/엎침이 제한되었을 때 적절하고, 고정된 자뼈에 대한 노뼈의 앞쪽 활주기법은 굽힘/뒤침이 제한되었을 때 적절하다. 고정된 자뼈에 대한 노뼈의 뒤쪽 활주기법은 폄/뒤침이 제한되었을 때 적절하고, 고정된 자뼈에 대한 노뼈의 뒤쪽 활주기법은 폄/엎침이 제한되었을 때 적절하다.

종속운동기법(그림 23.23)

- **환자/치료사의 자세:** 환자는 누운 자세에서 팔을 테이블 위에 올려놓고, 팔꿈치를 풀림 자세로 취한다. 팔꿈치를 제한 지점에 미리 배치할 수도 있다. 치료사는 가동될 팔꿈치쪽에 앉은 자세를 취한다.
- **손 배치:** 고정손은 벌레근 잡기를 이용하여, 자뼈나 노뼈의 몸쪽을 잡는다. 가동손은 3손가락 잡기를 이용하여 노뼈나 자뼈의 몸쪽을 잡는다. 치료사의 아래팔을 힘 방향과 일직선되게 만든다.
- **힘 적용:** 앞쪽 활주의 경우는, 자뼈가 고정될 때 앞쪽 힘이 노뼈 몸쪽에 적용되거나 또는 노뼈가 고정될 때 앞쪽 힘은 자뼈 몸쪽에 적용된다. 뒤쪽 활주의 경우는, 자뼈가 고정될 때 뒤쪽 힘이 노뼈 몸쪽에 적용되거나 또는, 노뼈가 고정될 때 뒤쪽 힘은 자뼈 몸쪽에 적용된다.

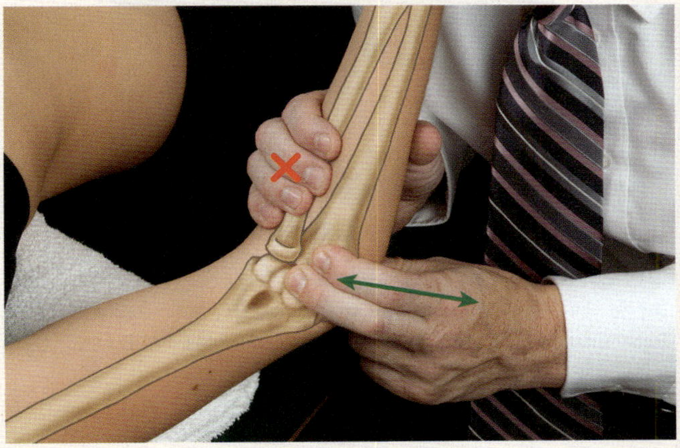

그림 23.23 몸쪽 노자관절의 앞쪽 활주와 뒤쪽 활주(출처: Wise CH, and Gulick DT. Mobiiization Notes. A Rehabilitation Specialist's Pocket Guide.Philadelphia. FA. Davis; 2009).

생리적 운동을 동반한 종속운동(그림 23. 24)

- **환자/치료사의 자세:** 환자는 누운 자세에서 팔을 몸통 옆에 붙이고, 팔꿈치를 90°로 굽힌다. 치료사는 가동될 팔꿈치 쪽에 선 자세를 취한다.
- **손 배치:** 고정손으로 손목을 잡고, 가동손은 위에서 설명된 동일 배치를 이용한다.
- **힘 적용:** 환자가 팔꿈치를 굽힘/엎침으로 움직일 때, 치료사는 노뼈에 앞쪽 힘을 적용하고, 환자가 팔꿈치를 폄/뒤침으로 움직일 때, 치료사는 노뼈에 뒤쪽 힘을 적용한다. 능동 운동 동안, 굽힘/엎침과 폄/뒤침을 위해 동일한 손 배치를 통해 앞쪽이나 뒤쪽 방향으로 힘을 가한다. 힘 적용의 교정을 확보하기 위해 가동술을 적용하는 동안 움직임을 준비한다. 전체 가동범위 내내 적용의 힘을 유지하고, 그 힘을 끝범위 까지 지속시킨다.

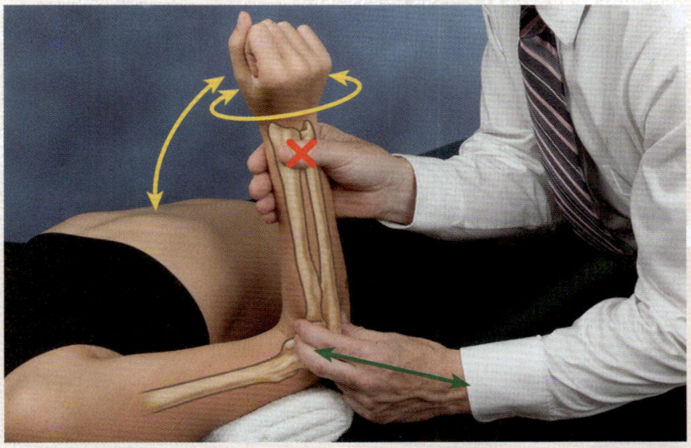

그림 23.24 몸쪽 노자관절의 앞쪽 활주와 뒤쪽 활주: 생리적 운동을 동반한 종속운동(출처: Wise CH, and Gulick DT. Mobiiization Notes. A Rehabilitation Specialist's Pocket Guide.Philadelphia. FA. Davis; 2009).

몸쪽 노자관절의 아래쪽 활주기법

적응증:

- ***몸쪽 노자관절의 아래쪽 활주기법***은 팔꿈치의 폄과 손목의 굽힘이 제한되었을 때 적절하다. 이 기법은 ***위팔노관절의 견인***을 할 때 적용되고, 팔꿈치의 생리적 운동이 제한되었을 때도 적절하다.

종속운동기법(그림 23.25)

- **환자/치료사의 자세:** 환자는 누운 자세에서 팔을 테이블 위에 올려놓고, 팔꿈치를 풀림 자세로 취한다. 팔꿈치를 제한 지점에 미리 배치할 수도 있다. 치료사는 가동될 팔꿈치쪽에 앉은 자세를 취한다.

- **손 배치:** 고정손은 테이블 위에 놓인 위팔을 고정한다. 가동손은 "골퍼 그립"을 이용하여 노뼈 먼쪽을 잡고 손목의 몸쪽을 남겨둔다. 치료사의 아래팔을 힘 방향과 일직선되게 만든다.
- **힘 적용:** 모든 손 접촉을 유지하면서, 고정된 위팔에 대해 노뼈를 아래쪽으로 당기기 위해, 여러분의 몸을 환자로부터 멀어지도록 돌림한다.

생리적 운동을 동반한 종속운동(그림 23.25)

- **환자/치료사의 자세:** 환자는 위에서처럼 누운 자세를 취한다. 치료사도 위에서처럼 가동될 팔꿈치 쪽에 선 자세를 취한다.
- **손 배치:** 위에서 설명된 모든 손배치를 이용한다.
- **힘 적용:** 환자는 팔꿈치의 폄이 최대로 일어나는 방향으로 점차 움직인다. 능동 운동 동안, 아래쪽 방향의 힘을 적용한다. 힘 적용의 교정을 확보하기 위해 가동술을 적용하는 동안 움직임을 준비한다. 전체 가동범위 내내 적용의 힘을 유지하고, 그 힘을 끝범위 까지 지속시킨다.

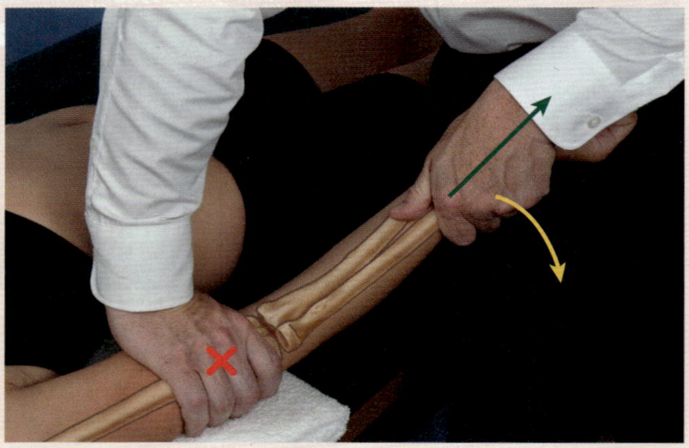

그림 23.25 몸쪽 노자관절의 아래쪽 활주: 종속운동 기법과 생리적 운동을 동반한 종속운동(출처: Wise CH, and Gulick DT. Mobiiization Notes. A Rehabilitation Specialist's Pocket Guide.Philadelphia. FA. Davis; 2009).

몸쪽 노자관절의 위쪽 활주기법

적응증:

- ***몸쪽 노자관절의 위쪽 활주기법***은 팔꿈치의 굽힘과 손목의 폄이 제한되었을 때 적절하다.

종속운동기법(그림 23.26)

- **환자/치료사의 자세:** 환자는 누운 자세에서 팔을 테이블 위에 올려놓고, 팔꿈치를 풀림 자세로 취한다. 팔꿈치를 제한 지점에 미리 배치할 수도 있다. 치료사는 가동될 팔꿈치 쪽에 앉은 자세를 취하고 환자의 머리쪽을 바라본다.
- **손 배치:** 고정손으로 테이블 위에 놓인 위팔뼈 먼쪽을 고정한다. 가동손의 "톱질 그립"을 이용하여, 압박의 힘을 위한 지지를 잘 제공할 수 있도록 손목을 폄된 자세로 만든다. 치료사의 아래팔을 힘 방향과 일직선되게 만든다.
- **힘 적용:** 위팔뼈 먼쪽을 고정하면서, "톱질 그립"을 통해 위쪽 방향으로 힘을 적용한다.

생리적 운동을 동반한 종속운동(그림 23.26)

- **환자/치료사의 자세:** 환자는 위에서처럼 누운 자세를 취한다. 치료사도 위에서처럼 가동될 팔꿈치 쪽에 선 자세를 취한다.
- **손 배치:** 위에서 설명된 모든 손 배치를 이용한다.
- **힘 적용:** 환자는 약간의 엎침과 뒤침을 하고 팔꿈치 굽힘이 최대로 일어나는 방향으로 점차 움직인다. 능동 운동 동안, 위쪽 방향의 힘을 적용한다. 힘 적용의 교정을 확보하기 위해 가동술을 적용하는 동안 움직임을 준비한다. 전체 가동범위 내내 적용의 힘을 유지하고, 그 힘을 끝범위까지 지속시킨다.

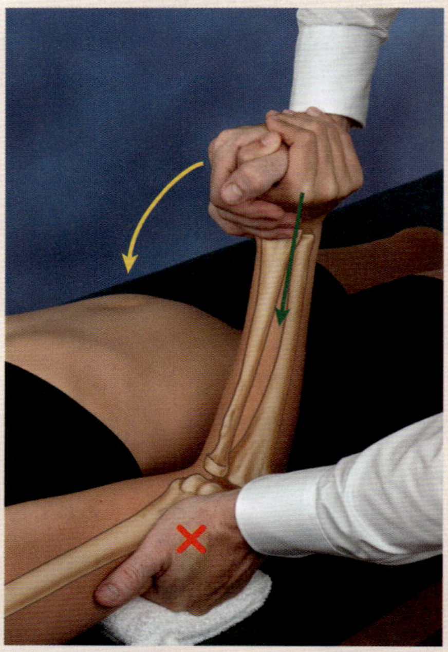

그림 23.26 몸쪽 노자관절의 위쪽 활주: 종속운동 기법과 생리적 운동을 동반한 종속운동(출처: Wise CH, and Gulick DT. Mobiiization Notes. A Rehabilitation Specialist's Pocket Guide.Philadelphia. FA. Davis; 2009).

몸쪽노자관절의 앞쪽 빠른 속도 트러스트 (Mill 교정술) (그림 23.27)

적응증:

- ***빠른 속도 트러스트(high-velocity trust)***는 가동성을 증가시키고 통증을 감소시키기 위해, 노자관절의 자세 관계를 변화시킬 목적으로 이루어진다. Mill 교정술은 심한 만성 가쪽 위관절융기 통증에 효과적일 수 있다.

환자/치료사의 자세:

- 환자는 앉은 자세에서, 팔꿈치를 20° 굽힘하고, 아래팔을 완전히 엎침하고, 손목을 굽힘과 자쪽치우침한다. 치료사는 가동될 팔꿈치 쪽에 앉거나 환자 뒤쪽에 선 자세를 취한다.

손 배치:

- 가동손의 엄지를 노뼈머리의 뒤쪽에 배치한다. 다른 손으로 환자의 손목을 굽힘과 자쪽치우침하고, 팔꿈치의 자세를 조절한다.

힘 적용:

- 다른 손으로 폄의 끝범위로 팔꿈치를 움직일 때, 노뼈머리에 접촉된 손으로 앞쪽 방향으로 힘을 가한다. 손목의 굽힘과 자쪽치우침을 유지하면서, 끝범위에서 노뼈머리에 작은 진폭의 빠른 트러스트를 적용한다.

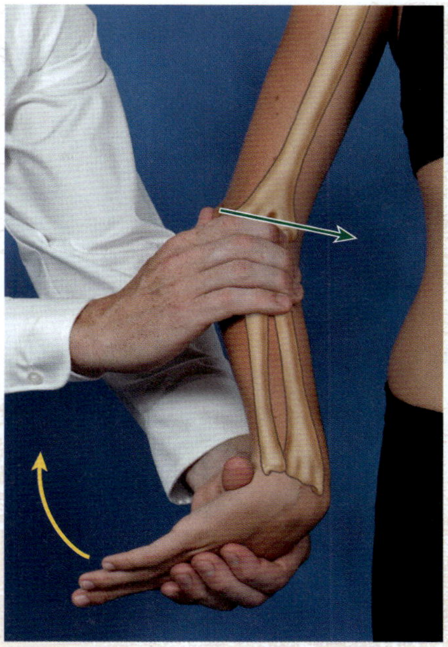

그림 23.27 몸쪽 노자관절의 앞쪽 빠른 속도 트러스트 (Mill 도수교정) (출처: Wise CH, and Gulick DT. Mobilization Notes. A Rehabilitation Specialist's Pocket Guide.Philadelphia. FA. Davis; 2009).

임상 사례 (CLINICAL CASE)

주관적 검사 (SUBJECTIVE EXAMINATION)

자가 장애 측정

Morrey 등에 의해 제안된 clinical evaluation elbow form의 점수는 65이었다.

현재 병력

20세 남성으로 대학 테니스 선수이다. 약 4년 전부터 시작해 점진적인 통증이 왼쪽 팔꿈치의 가쪽 부위에 발생했고, 그 후 간헐적으로 통증이 발생하고 있다. 그는 테니스 경기를 하거나 주먹을 쥐는 활동을 할 때에 증상이 악화된다고 말한다. 현재 통증 지수는 5/10 이고, 과거 한 달 동안 가장 좋을 때의 통증 지수는 2/10 이고, 나쁠 때의 통증 지수는 8/10 이었다.

객관적 신체 검사

구조물 검사: 부종이나 기형이 관찰되지 않았음. 운반각은 12°이다.

상위 사분원 선별 검사: 목뼈와 어깨는 WNL이었고, 운동은 증상에 영향을 주지 않았다.

가동성 검사

생리적 운동검사: 엎침을 제외한 나머지 운동의 AROM와 PROM은 WNL(정상 한계 범위)이다. 엎침은 능동과 수동으로 60°이다. 모든 끝느낌도 WNL에 있다. 엎침의 수동 끝범위에서 의 증상은 5/10에서 7/10으로 증가되었다(R2 = P2).

종속운동 검사: 위팔노관절의 감소된 앞쪽 활주가 통증의 첫 시작(P1) 이전에서 저항(R1)이 확인되었다.

근육 기능 검사: 근육기능검사: 다음 검사들은 환자의 주호소인 가쪽위관절융기의 통증을 발생시킨다. 왼쪽 손목 폄(팔꿈치 폄 상태에서): 4/5, 노쪽치우침=4−/5, 엎침=3/5. 약증과 통증은 팔꿈치를 폄한 상태에서 3번째 손가락에 저항검사를 했을 때 발생하였다.
그밖에 모든 근력은 5/50이다.

촉진: 가쪽 위관절융기와 노쪽손목폄근의 근힘살을 촉진했을 때 격렬한 압통이 발생했다.

특수 검사: Cozen 검사 = 양성; Mill 검사 = 양성.

주: R1 – 조직의 첫 번째 저항 시작되는 지점; R2 – 조직 저항에 의해 제한된 가동범위의 지점. P1 – 통증의 처음 시작되는 지점; P2 – 통증에 의해 제한된 가동범위의 지점.

다음에 대해 토론한다:

1. 위의 내용을 토대로, 당신의 감별진단은 무엇인가? 이런 상태가 어떻게 발생하는지와 왜 만성 문제로 발생하는지를 간단하게 설명한다. 염증 상태로부터 증상을 감소시키기 위해 사용된 표준 중재가 양성 결과를 도출하는데 왜 실패하는가?
2. 검사로 확인된 종속운동 제한의 의미는 무엇인가? 이런 제한이 문제의 발생에 어떤 영향을 주었는가 그리고 이런 제한이 후유증으로 간주되는가?
3. 검사로 사용된 특수 검사의 민감도와 특이도는 무엇인가?
4. 환자를 관리하기 위해 여러분이 수행한 도수 중재의 종류는 무엇인가? 언제 근력강화 훈련을 시작할 것인가? 환자를 관리하기 위해 부목이나 스플린트를 사용할 것인가? 수술적 중재를 언제 고려할 것인가?

따라하기 (HANDS-ON)

파트너와 함께 실습실에서 다음의 활동을 수행하자.

1

파트너와의 상담과 병력 체크로 드러나고, 다음 상태의 존재를 의미하는 주요 지표를 고려해 본다. 이 주요 지표들은 손상 기전과 통증 패턴을 포함할 것이다. 이 지표들을 토대로 할 때, 어떤 검사 절차가 특정 상태를 배제하거나 포함시킬 때 사용될 것인가? 아래 표를 작성해 본다.

기능장애	병력 적응 요소	확인 징후
안쪽 위관절융기		
가쪽 위관절융기		
팔꿈치머리 윤활주머니염		
자뼈 골절, 노뼈 골절		
팔꿈치 탈구		
노쪽곁인대 염좌		
자쪽곁인대 염좌		

2

일회, 반복, 다면적 방향의 생리적 운동을 수행하는 여러분의 파트너를 관찰해 본다. 그리고 운동의 양과 질, 그리고 증상의 재발을 확인해 본다. 동일 운동의 능동운동과 수동운동을 비교해 본다.

3

구조적 원인과 각 손상을 연결시켜 보고, 위의 능동 생리적 운동과 수동 생리적 운동 동안 확인되는 각 운동 손상에 대한 몇 가지 병태해부학적 원인을 제시해 본다. 아래 표를 작성해 본다.

능동 생리적 운동 손상	수동 생리적 운동 손상	가능성 있는 병태해부학적 원인

4 수동 생리적 운동을 모든 방향으로 수행해 보고, 그 다음 모든 운동면으로 수동 종속운동을 수행해 본다. 그리고 통증 시작(P1와 P2, 존재한다면)과 뻣뻣함이나 저항(R1과 R2) 사이의 관계를 결정한다. 각 방향의 끝느낌을 결정한다. 양쪽 소견을 비교해 보고, 다른 파트너와 비교해 본다.

5 중립위와 풀림 자세에서, 팔꿈치의 수동 종속운동을 모든 운동면에서 수행해 보고, 그 다음 비중립위와 잠김 자세에서 동일한 검사를 수행해 본다. 운동의 양과 질의 변화를 확인해 보고, 증상의 재발을 보고한다. 각 위치에서 운동의 제한을 담당하는 주요 해부학적 구조물을 고려해 본다. 아래 표를 작성해 본다.

수동 종속운동	중립위에서의 운동량, 운동 질, 운동 생산	비중립위에서의 운동량, 운동 질, 운동 생산	제한 구조물
HU 관절의 견인			
HU 관절의 안쪽 활주			
HU 관절의 가쪽 활주			
HR 관절의 견인			
HR 관절의 압박			
HR 관절의 앞쪽 활주			
HR 관절의 뒤쪽 활주			
RU 관절의 앞쪽 활주			
RU 관절의 뒤쪽 활주			

6 팔꿈치의 주요 근육에 대한 근력검사를 등척성 브레이크 검사, 정적 검사, 능동 검사 등으로 수행해 본다. 특히 능동 검사는 정상 활동 동안 각 근육의 기능적 선호성을 토대로 이루어진다. 아래 표를 작성해 본다.

근육	기능적 선호성/검사 방법	결과

7

촉진을 통해, 팔꿈치의 주요 연부조직과 뼈 구조물을 확인해 보고, 양쪽 어깨의 조직 결, 긴장, 톤 및 위치를 비교해 본다.

8

위에서 확인된 운동 검사를 토대로, 2가지 가동술을 선택한다. 파트너에게 이들 가동술을 적용해 본다. 그리고 중재에 반응한 가동성이나 증상의 즉각적인 변화를 확인한다.

9

적어도 두 사람에게 이 장의 중재 단락에서 기술된 각각의 가동술을 적용해 본다. 각 기법을 이용하여, 등급 I에서 등급 Ⅳ의 기법을 실습해 본다. 여러분의 팔꿈치를 가동시키기 위해 파트너와 역할을 바꾼다. 파트너에게 환자/치료사의 자세, 손 배치, 힘 적용, 편안함, 또는 효과 등에 대한 정보를 알려준다. 이 가동술들을 연습할 때, Sequential Partial Task Practice Method을 이용한다. 이 방법은 학생들이 여러 파트너를 대상으로 각 기법의 한 요소(즉, 자세, 손 배치, 힘 적용)를 여러 번 반복 실습하는 방법으로서, 시작에서 끝날 때까지 실시간 동안 이루어진 후, 다음 요소를 하나씩 첨가시키는 방법이다(Wise CH, Schenk RJ, Lattanzi JB, A model for teaching and learning spiral thrust manipulation and its effect on participant confidence in techique performance. J. Man. Manip. Ther., August 2014).

참고 문헌 (REFERENCES)

1. Oatis CA. *Kinesiology: The Mechanics and Pathomechanics of Human Movement*. Philadelphia, PA: Lippincott Williams & Wilkins; 2004.
2. Stroyan M, Wilk KE. The functional anatomy of the elbow complex. *J Orthop Sports Phys Ther*. 1993:17;279-288.
3. Eckstein F, Lohe F, Schulte E, et al. Physiological incongruity of the humeroulnar joint: a functional principle of optimized stress distribution acting upon articulating surfaces? *Anat Embryology*. 1993:188;449-455.
4. Eckstein F, Muller-Gerbl M, Steinlechner M. Subcondral bone density in the human elbow assessed by computed tomography osteoabsorptiometry: a reflection of the loading history of the joint surfaces. *J Orthop Res*. 1995:13;268-278.
5. Putz R, Milz S, Maier M, et al. Functional morphology of the elbow joint. *Orthopade*. 2003:32;684.
6. Nielsen KK, Olsen BS. No stabilizing effect of the elbow joint capsule. A kinematic study. *Acta Orthop Scand*. 2000:70;6-8.
7. Fuss FK. The ulnar collateral ligament of the human elbow joint. Anatomy, function, and biomechanics. *J Anat*. 1991:175;203-212.
8. Callaway GH, Field LD, Deng XH, et al. Biomechanical evaluation of the medial collateral ligament of the elbow. *J Bone Joint Surg*. 1997: 79;1223-1231.
9. Regan WD, Korinek SL, Morrey BF, An KN. Biomechanical study of ligaments around the elbow joint. *Clin Orthop*. 1991:271;170-179.
10. Eygendaal D, Olsen BS, Jensen SL, et al. Kinematics of partial and total ruptures of the medial collateral ligament of the elbow. *J Shoulder Elbow Surg*. 1999:8;612-616.
11. Olsen BS, Sojbjerg JO, Dalstra M, Sneppen O. Kinematics of the lateral ligamentous constraints of the elbow joint. *J Shoulder Elbow Surg*. 1996:5; 333-341.
12. Birckbeck DP. The interosseous membrane affects load distribution in the forearm. *J Hand Surg*. 1997:22;975-980.
13. Ericson A, Arndt A, Stark A, et al. Variation in the position and orientation of the elbow flexion axis. *J Bone Joint Surg Br*. 2003:85;538.
14. Linscheid RL. Biomechanics of the distal radioulnar joint. *Clin Orthop*. 1992:275;46.
15. Weinberg AM, Pietsch IT, Helm MB, et al. A new kinematic model or pro- and supination of the human forearm. *J Biomech*. 2000:33;487-491.
16. Kapandji IA. *The Physiology of the Joints. Volume I. The Upper Limb*. Edinburgh, UK: Churchill Livingstone; 1982.
17. Hudak PL, et al. Development of an upper extremity outcome measure: the DASH (disabilities of the arm, shoulder, and hand). *Am J Ind Med*. 1995:29;602-608.
18. Morrey BF, An KN, Chao EYS. Functional evaluation of the elbow. In: Morrey BF, ed. *The Elbow and Its Disorders*. Philadelphia, PA: WB Saunders; 1985:88-89.
19. Boissonnault WG. *Primary Care for the Physical Therapist: Examination and Triage*. St. Louis, MO: Elsevier Saunders; 2005.
20. Dutton M. *Orthopaedic Examination, Evaluation, & Intervention*. New York, NY: McGraw-Hill; 2004.
21. Watrous BG, Ho G. Elbow pain. *Prim Care*. 1988:15;725-735.
22. Magee DJ. *Orthopedic Physical Assessment*. 3rd ed. Philadelphia, PA: WB Saunders; 1997.
23. Morrey BF, Askew LJ, Chao EYS. A biomechanical study of normal functional elbow motion. *J Bone Joint Surg*. 1981:63;872-877.
24. McGuigan FX, Bookout CB. Intra-articular fluid volume and restricted motion in the elbow. *J Shoulder Elbow Surg*. 2003:12;462.
25. Askew LJ, An KN, Morrey BF, Chao EYS. Isometric elbow strength in normal individuals. *Clin Orthop*. 1987;261-266.
26. Kendall FP, McCreary EK, Provance PG. *Muscle Testing and Function*. Baltimore, MD: Williams & Wilkins; 1993.
27. Kapandji AI. *The Physiology of the Joints, Volume 1: Upper Limb*. New York, NY: Churchill Livingstone; 1970.
28. Ramsey ML. Distal biceps tendon injuries: diagnosis and management. *J Am Acad Orthop Surg*. 1999:7;199-207.
29. Basmajian JV, DeLuca CJ. *Muscles Alive. Their Function Revealed by Electromyography*. Baltimore, MD: Williams & Wilkins; 1985.
30. Hislop HJ, Montgomery J. *Daniel's and Worthingham's Muscle Testing: Techniques of Manual Examination*. Philadelphia, PA: WB Saunders; 1995.
31. Knapik JJ, Wright JE, Mawdsley RH, Braun J. Isometric, isotonic, and isokinetic torque variations in four muscle groups through a range of joint motion. *Phys Ther*. 1983:63;938-947.
32. Zhang LQ, Nuber GW. Moment distribution among human elbow extensor muscles during isometric and submaximal extension. *J Biomech*. 2000:33;145-154.
33. O'Driscoll SWM, et al. The "moving valgus stress test" for medial collateral ligament tears of the elbow. *Am J Sports Med*. 2005;33:231-239.
34. Regan WD, Morrey BF. The physical examination of the elbow. In: Morrey BF, ed. *The Elbow & Its Disorders*. Philadelphia, PA: WB Saunders; 1993.
35. Novak CB, Lee GW, Mackinnon SE, Lay L. Provocation testing for cubital tunnel syndrome. *J Hand Surg Am*. 1994;19:817-820.
36. Kingery WS, Park KS, Wu PB, Date ES. Electromyographic motor Tinel's sign in ulnar mononeuropathies at the elbow. *Am J Phys Med Rehabil*. 1995;74:419-426.
37. Goldman SB, Brininger TL, Schrader JW, Koceja DM. A review of clinical tests & signs for the assessment of ulnar neuropathy. *J Hand Ther*. 2009;22:209-220.
38. Magee DJ. *Orthopedic Physical Assessment*. 5th ed. Philadelphia, PA: WB Saunders; 2008.
39. Magee DJ. *Orthopedic Physical Assessment*. 4th ed. Philadelphia, PA: WB Saunders; 2002.

CHAPTER 24

손목과 손의 정형도수물리치료

Orthopaedic Manual Physical Therapy of the Wrist and Hand

Christopher H. Wise, PT, DPT, OCS, FAAOMPT, MTC, ATC

역자 : 정형국

24장 목적

이 장의 결론을 통해, 독자는 다음과 같은 것을 할 수 있을 것이다:

- 손목과 손의 주요 해부학적 특징과 생체역학적 특성을 확인할 수 있고, 검사와 중재에 대한 그것들의 영향도 확인할 수 있다.
- 손목과 손의 정형도수물리치료(OMPT) 검사에 이용되는 주요 절차들을 목록하고 수행할 수 있다.
- 정형도수물리치료 검사의 결과를 평가할 때 올바른 임상의사결정을 실증할 수 있다.
- 감별진단과 예후에 이룰 수 있는 적절한 검사 소견을 이용할 수 있다.
- 손목과 손에 대한 정형도수물리치료 중재의 안전한 수행과 관련된 이슈들을 거론할 수 있다.
- 손목과 손에 대한 관절가동술 수행 시 기본적인 기술 능력을 보여줄 수 있다.

기능해부학과 운동형상학 (FUNCTIONAL ANATOMY AND KINEMATICS)

서론 (Introduction)

손목–손 복합체는 움직임이 일어날 수 있는 관절 중에서 복잡성과 정밀성을 모두 가진 특별한 예다. *노손목관절*과 *중간손목관절*은 손목 복합체를 형성한다.[1] 그러나 몸쪽 *노자관절*과 먼쪽 *노자관절*도 손 기능에 중요한 영향을 준다. 뼈, 근육 및 관절의 복합 구조물은 미세한 운동 과제에서부터 힘 생산에 이르기까지 다양한 기능을 하지만, 이 모든 기능들은 커다란 다양성을 동반한다.[1]

먼쪽 노자관절 (The Distal Radioulnar (RU) Joint)

먼쪽 노자관절은 몸쪽 노자관절과 함께 작용하여 엎침과 뒤침을 일으킨다. 비록 먼쪽 노자관절이 손목 고유의 관절이 아니지만, 손의 기능에 크게 영향을 미칠 뿐만 아니라, 손과 손목의 기능장애에 관련된다.[2,3] 먼쪽 노자관절은 *중쇠관절*로 분류되지만, 상세히 관찰하면, 활주 움직임이 먼쪽 노자관절에서 일어난다.[3] 허용되는 활주의 정도는 *자뼈머리*와 *노뼈구불패임*(*radial sigmoid notch*) 사이의 만곡에 의해 주로 영향을 받는다.[2,4]

먼쪽 노자관절의 안정성 (Stability of the Distal Radioulnar Joint)

먼쪽 노자관절의 안정성은 지지하는 비수축성 연부조직에 크게 좌우되고, 골성 지지는 작은 편이다.[5] 관절주머니와 *세모섬유연골 복합체*(*TFCC*)가 직접 지지를 제공하고, *고리인대*와 *뼈사이막*이 간접 지지를 제공한다. 관절주머니의 먼쪽은 매우 튼튼하여 축성 안정성에 기여할 수 있다.[6] 비록 관절주머니의 앞쪽 부위가 약한 편이지만, 팽창을 할 수 있도록 주름을 가지고 있어서 완전한 뒤침을 허용할 뿐만 아니라, 과도한 뒤침에 저항할 수 있다.[7]

TFCC(세로섬유연골 복합체)는 자뼈에 가해지는 축성의 힘을 분산시킬 뿐만 아니라, 손목의 관절면을 증가시켜, 축성 하중이 집중되지 않도록 하는 중요한 역할을 한다. 그리고 손목 복합체를 안정화시키는 역할도 한다.[7,8] TFCC는 섬유연골, *등쪽노자인대*(*dorsal radioulnar ligament*)와 *배쪽노자인대*(*volar radioulnar ligament*), *자쪽곁인대*(*ulnar collateral ligament*), *반달판*(*meniscus*)으로 구성되어 있다.[7] TFCC의 바닥(base)은 노뼈의 구불패임에 붙어 있고, TFCC의 꼭대기(apex)는 자뼈 붓돌기와 느슨하게 연결되어 있다. 중심부는 얇아서, 파열이 잘 일어난다. 그래서 먼쪽 노자관절과 노손목사이의 연결이 이루어지고, *관절조영술*을 통해 조영액의 흐름을 관찰할 수 있다. TFCC의 반달판은 *삼각형 모양*으로 노뼈에서 손바닥쪽으로 배열되어 있고, 혈관이 풍부한 느슨한 결합조직으로 구성되어 있다.[3,9] 대부분의 관절주머니와 마찬가지로, 노자인대가 노자관절의 관절주머니와 TFCC에 혼합되어 있다.[6] 이들 인대는 뒤침과 엎침 동안에 일어나는 돌림과 활주를 주로 제한한다.[9]

먼쪽 노자관절의 가동성 (Mobility of the Distal Radioulnar Joint)

손이 공간에서 자유롭게 움직일 때, 엎침과 뒤침은 고정된 자뼈를 중심으로 돌림하는 노뼈를 통해 일어난다. 그러나 손이 고정되어(문 손잡이를 잡을 때처럼) 엎침을 하는 동안에는, 노뼈가 자뼈에 대해 돌림을 하고, 자뼈는 등쪽과 노뼈쪽으로 이동한다.[10,11]

손목관절 복합체 (The Wrist Joint Complex)

노손목관절(RC 관절) (The Radiocarpal (RC) Joint)

정의에 따르면, 노손목관절은 노뼈와 몸쪽 손목뼈사이의 관절이다. 그러나 자세히 살펴보면, 손배뼈와 반달뼈만이 노뼈와 직접적으로 관절을 이룬다(그림 24.1A,B). 노뼈의 오목한 관절면과 손목뼈의 볼록한 관절면이 좋은 일치성을 보인다. 노뼈 먼쪽의 평균 경사각은 23°인데, 그 이유는 노뼈의 가쪽끝이 안쪽끝보다 조금 더 길기 때문이다. 그리고 노뼈 먼쪽은 손바닥쪽으로 11° 기울어져 있는데, 그 이유는 노뼈의 등쪽이 바닥쪽보다 약간 길기 때문이다.[12] 노뼈에 대한 자뼈의 길이도 손목 기능에 영향을 주는 중요한 요소이다.[13] 자뼈가 정상 노뼈보다 짧은 경우를 **자뼈 음성변이(negative**

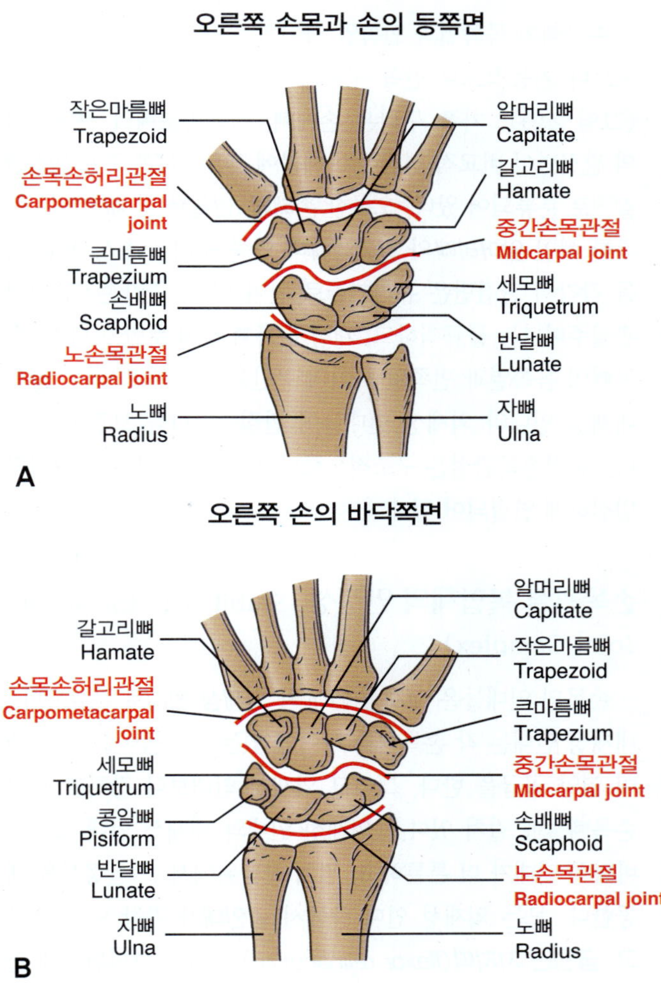

그림 24.1 손목과 손의 뼈.

ulnar variance)라 하고, 더 긴 경우를 **양성 변이(positive ulnar variance)**라 한다.[14] 특히 자쪽 치우침과 엎침을 할 때 발생하는 자쪽 손목 통증은 자뼈 변이에 의한 것일 수 있다.[15] 예를 들어, TFCC의 문제는 자뼈 양성변이와 관련되어 있다.[16] 반대로, 노손목관절 손상[13]과 반달뼈의 무혈성 괴사, *Kienbock 질환* 등은 자뼈 음성변이로부터 초래될 수 있다.[15]

노손목관절 내에서 관절면의 접촉 면적은 노손목관절이 하중을 받을 때 증가하고, 손배뼈와 노뼈 사이의 일치성이 반달뼈와 노뼈 사이의 일치성보다 더 커진다.[17] 노손목관절의 관절주머니는 이들 뼈의 각각을 둘러싸고 있고, 그것들의 관절면은 관절연골에 의해 덮혀 있다. 또 관절주머니는 TFCC 안으로 들어가서, 노손모관절의 "지붕"을 형성한다.[7]

중간손목관절(MC) (The Midcarpal (MC) Joint)

손목뼈의 몸쪽열과 먼쪽열 사이의 중간손목관절은 구조적으로나 기능적으로 안쪽 구획과 가쪽 구획으로 나누어진다(그림 24.1). 가쪽 구획은 손배뼈, 작은마름뼈와 큰마름뼈의 관절면이 비교적 평편하기 때문에 "*평면관절*[18] 또는 *안장관절*"[19]로 분류되어 왔다. 오목한 *손배뼈, 반달뼈* 및 *세모뼈*는 볼록한 뼈인 *알머리뼈*와 *갈고리뼈*와 안쪽 구획을 형성한다. 이들 각각의 관절면은 유리연골로 덮여 있고, 중간손목관절의 관절주머니는 불규칙하고, 개별 손목뼈 사이 뿐만 아니라, 손목뼈의 몸쪽열과 먼쪽열 사이의 공간을 둘러싸고 있다. 많은 내재성 인대와 외재성 인대들이 관절주머니를 보강하고 있다.[7] 중간손목관절은 구조적으로나 기능적으로 노손목관절과 밀접하게 연결되어 있다.

손목관절 복합체의 안정성 (Stability of the Wrist Joint Complex)

손목의 인대들은 *내재성 인대*와 *외재성 인대*로 분류된다.[7] 내재성 인대는 각 손목뼈들 사이에 있는 인대들이고, 윤활액이 영양 공급을 한다. 그리고 외재성 인대보다 강하고 여러 손목뼈들에 걸쳐 있다.[20] 외재성 인대와 내재성 인대 모두는 바닥쪽 인대가 더 튼튼하고, 폄의 끝범위에서 큰 안정성을 제공한다. 모든 외재성 인대 중에서 *곁인대*가 가장 덜 중요하고, *굽힘근 지지띠(flexor retinaculum)*가 가장 광범위하게 펼쳐져 있다.[19] 대부분의 손목 인대들은 알머리뼈나 반달뼈로 수렴하고 있다.[7]

*노손목인대*와 *자손목인대*로 분류되는 *바닥쪽 손목인대*는 폄의 끝범위에서 가장 큰 영향력을 보여준다.[11] 바닥쪽 노손목인대는 3개의 띠로 구성되어 있다.[21] 노쪽곁인대는 노손목인대와 관절주머니와 섞여 있다. 자손목인대 복합체는 TFCC와 *자쪽곁인대*를 포함한다.[22] *손배반달사이인대*는 손배뼈를 안정화시키는 중요한 인대이고, 결국에는 손목을 안정화시키는 중요한 인대이다.[23] *반달세모사이인대*는 다른 내재성 인대이며, 손상되면 반달뼈의 안정성에 영향을 준다.[24]

*등쪽손목인대*는 *등쪽 노손목인대*를 주로 구성하고 있으며, 손목 굽힘[11] 동안에 가장 큰 영향력을 발휘한다. 이들 인대는 손목을 가로질러 사선으로 주행하고 있고, *등쪽손목뼈사이인대*와 함께 세모뼈에서 착지한다.[21,25] 이들 두 인대는 손목의 안쪽면에서 "V" 모양을 띠고, 손배뼈의 안정성을 촉진한다.[25] 손상 예방의 주요 요소는 이들 인대들이 대부분의 다른 인대와 비교해 볼 때 변형을 이겨낼 수 있는 능력을 가지고 있다는 사실이다.[26]

손목관절 복합체의 가동성 (Mobility of the Wrist Joint Complex)

전통적으로 알머리뼈는 시상면과 이마면에서 일어나는 손목 복합체 운동의 돌림 축으로 고려되고 있다(그림 24.2).[27] 최근의 근거는 손목의 운동축이 일정하지 않고, 또 사람들마다 상당한 차이가 있음을 보여주고 있다.[28]

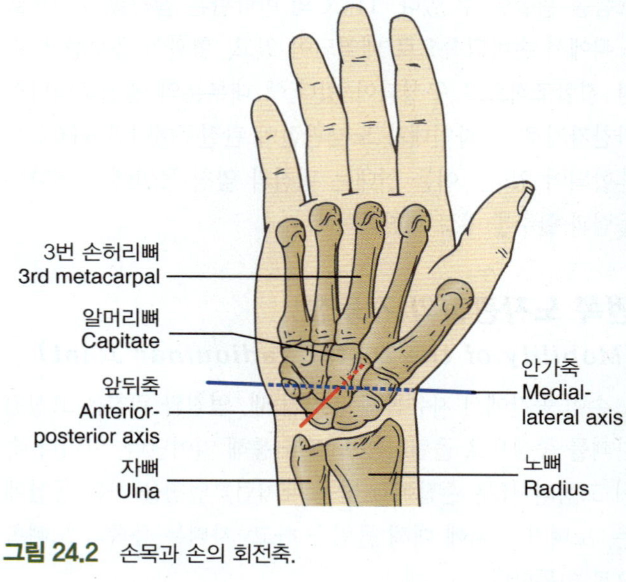

그림 24.2 손목과 손의 회전축.

손목뼈의 몸쪽열은 노뼈 먼쪽면과 손목뼈 먼쪽열과 손허리뼈 사이의 "역학적 짝꿍"으로 작용하고, 3개 분절 사슬의 중간 분절로서 작용한다. 압박하중이 가해지면, 몸쪽열 손목뼈는 먼쪽열쪽으로 붕괴되어 이동한다. 인대성 구조물은 운동 동안 몸쪽열 손목뼈를 지지해 준다. 손목뼈사이 인대들은 역학적으로 몸쪽열 손목뼈와 연결되어 있고, 이것은 먼쪽열 손목뼈의 움직임과 반대되는 방향으로 몸쪽열 손목뼈들을 움직인다.[29] 몸쪽열과 먼쪽열 손목뼈사이에서 일어나는 이런 반대 돌림은 인대 구조물을 통해 긴장을 증가시켜, 안정성을 증가시킨다.[30]

손목의 굽힘과 폄 (Wrist Flexion and Extension)

*손목 움직임*에 대한 노손목관절과 중간손목관절의 상대적 기여도에 대해서는 많은 논란이 존재한다.[17,31-35] 먼쪽열 손목뼈는 몸쪽열 손목뼈에 대해 단일체로 작용하여 굽힘과 폄을 일으킨다는 의견이 있는데, 이것은 중간손목관절의 기여도가 노손목관절의 기여도보다 더 크다는 것을 의미한다.[17,31,33,34] 그러나 다른 학자들은 노손목관절이 손목의 굽힘과 폄에 더 큰 영향을 준다고 하였다. 그럼에도 불구하고, 이 분절들의 운동은 손목의 정상 가동성을 달성하는데 있어 필수적이다.

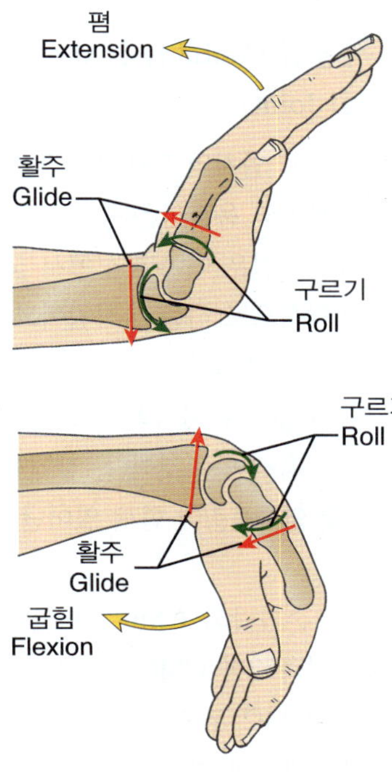

그림 24.3 손목의 폄과 굽힘 동안 일어나는 몸쪽 손목뼈열과 먼쪽 손목뼈열의 운동. 이 운동들은 전체 손목 이 움직이는 동안에 일어나는 노손목관절과 중간손목관절에 중요한 영향을 준다.

Conwell[36]이 손목 운동 동안에 일어나는 노손목관절과 중간손목관절의 움직임에 대해 제안했고, Levangie와 Norkin[1]이 그것을 정리했다. 손목 폄근은 손의 뼈들이 중립위에 도달할 때까지, 즉 손목뼈사이인대에 의해 알머리뼈와 손배뼈가 잠김 자세가 될 때까지 먼쪽열 손목뼈와 손허리뼈를 같은 방향으로 운동을 시작시킨다. 폄이 약 45°될 때는 나머지 몸쪽열 손목뼈(반달뼈와 세모뼈)가 참여하여, 몸쪽열 손목뼈와 먼쪽열 손목뼈가 단일체로 움직인다. 나머지 손목의 폄은 몸쪽열 손목뼈가 노뼈에 대해 움직인다.

볼록한 몸쪽열 손목뼈가 오목한 노뼈에 대해 움직일 때, 일반적으로 활주의 방향은 손의 움직임 방향과 반대로 일어나고, 먼쪽열 손목뼈는 손의 운동 방향과 같은 방향으로 활주한다(그림 24.3). 그러나 접촉 패턴과 관련된 연구에 따르면, 이런 가정이 보편적으로 진실이다는 것에 의문을 불러일으킨다. 어떤 연구들은 손목이 기본면 상으로 움직이는 동안, 개별 손목뼈는 다면적으로 움직인다고 제안했다.[37] 손배뼈와 세모뼈는 손목이 굽힘할 때 엎침되고, 폄할 때 뒤침되는 경향을 가진다.[17]

손목의 노쪽 치우침과 자쪽 치우침 (Wrist Radial Deviation and Ulnar Deviation)

*노쪽 치우침*과 *자쪽 치우침*은 굽힘과 폄 보다 더 큰 범위로 움직이는 다면 움직임이다. 그러나 이 움직임들은 운동 동안 활주 방향을 예측할 수 있다. 노쪽 치우침 동안, 몸쪽열 손목뼈는 자쪽으로 활주하고, 자쪽 치우침 동안에는 반대로 노쪽으로 활주한다. 반대 방향의 움직임과 함께 몸쪽열 손목뼈의 굽힘/폄은 먼쪽열 손목뼈에서 일어난다.[38] 노쪽 치우침과 자쪽 치우침이 가장 크게 일어나는 손목의 자세는 중립위이고,[39] 노쪽 치우침과 자쪽 치우침의 움직임에 영향을 가장 많이 주는 부위는 먼쪽열 손목뼈이다(그림 24.4).[17,29,31]

Oatis[7]는 손목 운동을 여러 측면에서 정리했다. 일반적으로 손목은 2개의 개별 열로서 작용한다. 즉, 먼쪽열 손목뼈들은 단일체로 작용하고, 몸쪽열 손목뼈들은 개별적으로 움직이는 가변성과 독자성이 크다. 손목의 완전 가동범위를 이루기 위해서는, 노손목관절과 중간손목관절의 역할이 매우 중요하다. 일어나는 움직임에 대해 단일축이 없고, 움직임들은 다면적으로 일어난다. 완전 *노쪽 치우침*이나 *손목 폄*은 손목의 잠김 자세로 간주된다. 손목의 풀림 자세는 0–20°의 굽힘/폄이다. 손목과 손에 있는 각 관절의 풀림 자세와 잠김 자세를 알고 싶으면, 표 24.2를 참고하기 바란다.

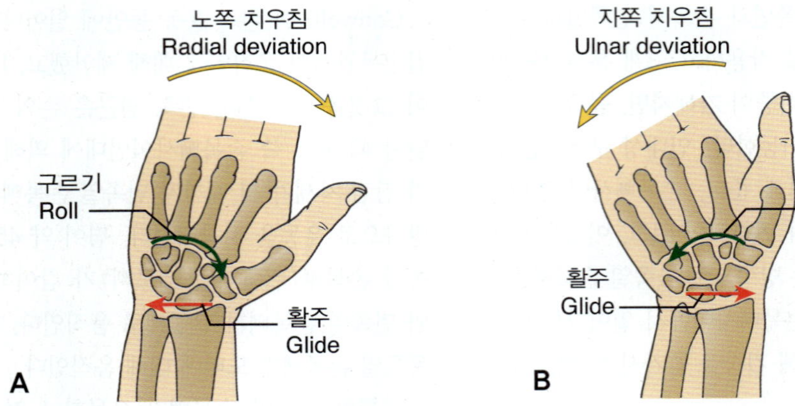

그림 24.4 **A.** 노쪽 치우침과 **B.** 자쪽 치우침 동안에 일어나는 손목뼈의 운동.

손 복합체 (The Hand Complex)

19개의 뼈와 19개의 관절로 이루어진 손 복합체는 파워와 기민성 사이의 균형을 절묘하게 이루고 있다. 5개의 각 손가락들은 기둥과 같은 모양의 뼈로서 케이블선과 같은 인대에 의해 지지되고, 다관절의 내재근에 의해 힘이 발생된다.

손목손허리관절(CMC) (The Carpometacarpal (CMC) Joint)

큰마름뼈의 위치 때문에, 엄지가 5번 손가락 쪽으로 약간 돌림된다.[40] 엄지의 손목손허리관절은 큰마름뼈와 1번 손허리뼈에 의해 안장관절로 형성되고, *맞섬*(apposition)[41]으로 알려진 사람의 독특한 동작을 허용한다. 독특한 형태의 큰마름뼈는 CMC의 벌림/모음 방향으로 오목하고, 굽힘/폄 방향으로 볼록하다.[19,42]

이 관절은 벌림/모음과 굽힘/폄을 허용하는 *안장관절*[42]로 분류된다. 맞섬은 복합운동으로서, 굽힘, 벌림 및 안쪽돌림으로 이루어지고, 엄지를 손바닥쪽으로 향하게 만든다.

2–5번 손가락의 CMC 관절은 *활주관절*이고, 2번 손가락의 CMC가 움직임이 가장 적고, 5번 CMC가 움직임이 가장 많다.[42] 2번과 3번 손가락의 CMC 운동이 작기 때문에, 다른 손가락의 운동에 대한 고정축으로 작용하기도 한다.[43]

손에는 3개의 손활(hand arch)이 있어서, 물체를 잡는데 용이하다.[1] 작은마름뼈, 큰마름뼈, 알머리뼈 및 갈고리뼈는 *몸쪽가로손활*이라고 불리는 손바닥 오목을 형성한다. *먼쪽가로손활*은 손허리뼈머리 위치에 있으며, 1번, 4번, 및 5번 CMC 관절을 통해 움직임을 최대화한다. *세로손활*은 이름이 내포하듯이, 손가락 전체 길이를 따라 형성되어 있다.

CMC 관절의 안정성 (Stability of the Carpometacarpal Joint)

엄지 CMC 관절의 1차 지지 구조물로는, *등쪽빗인대*, *배쪽빗인대*, *관절주머니* 및 *노쪽 CMC 인대* 등이 있다.[44] 손가락의 CMC 관절은 세로인대 구조물과 가로인대 구조물에 의해 지지된다.[45] 손 내재근의 몇몇은 가로손목인대에 붙어 있다. 가로손목인대는 특정 상태에서 비활성 구조물에 장력을 제공하여 안정화 기능을 제공한다.[1]

CMC 관절의 가동성 (Mobility of the Carpometacarpal Joint)

앞에서 언급되었듯이, 엄지의 CMC 관절은 엄지의 위치를 결정하고, CMC 관절의 움직임은 종종 엄지 운동과 함께 일어난다. 엄지 CMC 관절은 이마면 상에서 *굽힘*과 *폄*을 수행한다. 굽힘은 손바닥쪽으로 하는 움직임이고, 폄은 반대방향으로 움직이는 것이다. *벌림*과 *모음*은 시상면 상에서 일어나는 움직임으로서, 모음은 손바닥쪽으로 움직이는 것이고, 벌림은 반대 방향으로 움직이는 것이다. 앞에서 언급했듯이, 맞섬은 굽힘, 벌림 및 *안쪽돌림*이 함께 일어난 복합운동이다(그림 24.5).[7]

2번, 3번 및 4번 손가락의 CMC 관절은 굽힘과 폄을 수행한다. 그러나 2번과 3번 CMC 관절의 움직임은 매우 적은 편이다.[27] 5번 CMC 관절은 *굽힘/폄*과 *벌림/모음*을 허용한다. 5번 CMC 관절의 가동성은 엄지와 함께 맞섬을 촉진한다.[18,43]

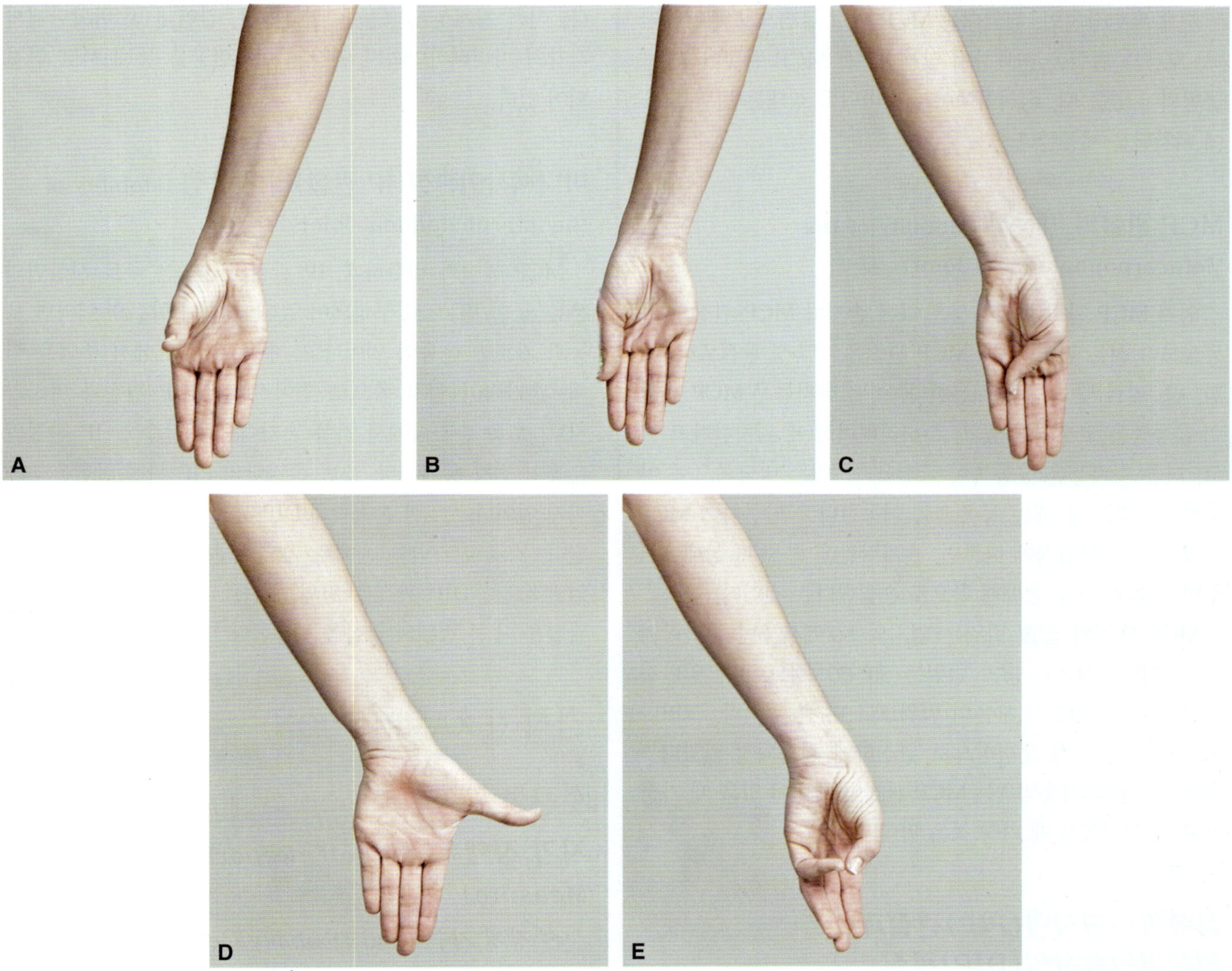

그림 24.5 엄지의 첫 번째 손목손허리관절의 운동. **A.** 벌림, **B.** 모음, **C.** 굽힘, **D.** 폄, **E.** 맞섬.

손허리손가락관절(MCP) (The Metacarpophalangeal (MCP) Joint)

손의 손허리손가락관절은 *볼록한 손허리뼈머리*와 *오목한 몸쪽마디뼈*가 이루는 관절이다. 엄지와 손가락의 MCP 관절은 2축성 관절로 분류되지만, 벌림/모음의 움직임이 매우 적은 편이어서, 단일 경첩관절로 분류된다.[46] 엄지의 MCP 관절은 손가락의 MCP 관절과 약간 다른 점이 있다.

*바닥판(volar plate)*은 섬유연골 구조물로서, 몸쪽마디뼈 바닥에 느슨하게 붙어 있다.[24] 몸쪽마디뼈와의 연관성을 보면, MCP 관절이 폄할 때는 바닥판이 먼쪽으로 움직이고, 반대로 굽힘할 때는 몸쪽으로 바닥판이 움직인다.[1] MCP 관절이 폄되어 있으면, 바닥판은 몸쪽마디뼈와 큰 손허리뼈머리 사이의 접촉면을 증가시킨다.[47] 바닥판은 일치성을 증가시키고, 젖힘을 제한함으로써 관절 안정성을 강화하고, 또 압박 힘으로부터 보호 작용을 한다.[11,47]

MCP 관절의 안정성 (Stability of the Metacarpophalangeal Joint)

2–5번 손가락의 MCP 관절은 *깊은가로손허리인대*에 의해 연결되어 있다. *시상띠(sagital band)*는 손의 등쪽에서 바닥판과 폄근팽창에 붙어서, 바닥판의 위치를 유지시킨다.[19] 5개 손가락의 MCP 관절은 곁인대와 부속인대, 그리고 관절주머니를 가지고 있다.

주요 제한장치인, 곁인대는 MCP 관절 굽힘으로 팽팽해지고, 모음과 벌림을 허용하지 않는다.[48,49] MCP 관절이 70°로 굽힘되어 있을 때, 손허리뼈머리의 바닥쪽 형태는 벌림/모음에 뼈차단을 제공한다.[50]

MCP 관절의 가동성 (Mobility of the Metacarpophalangeal Joint)

엄지 MCP 관절의 가동성은 다른 손가락 MCP 관절의 가동성보다 적은 편이다.[19,42] MCP 관절은 이축성 관절로서, 굽힘, 폄, 벌림 및 모음을 허용한다. 어떤 학자들은 MCP 관절의 운동축은 고정되어 있고, 손허리뼈머리[7]에 위치한다고 하고, 다른 학자들은 운동축이 굽힘을 할 때는 바닥쪽으로 이동하고, 폄을 할 때는 등쪽으로 이동한다고 말한다.[51] MCP 관절 운동의 복잡성에 따르면, 손가락들은 손을 편 상태에서 주먹을 쥘 때 모두 손배뼈 쪽으로 수렴한다는 것이다.

MCP 관절의 *굽힘* 범위는 엄지의 *50°*에서 5번 손가락의 *100°*까지 다양하다. *폄*의 범위는 *30–60°* 정도이다. 일반적으로, 벌림의 범위가 모음의 범위보다 더 큰 편이다. 그러나 이들 범위는 아직 문헌상으로 완전하게 결정되지 않았다.[18] *벌림*과 *모음*의 가동범위는 MCP 관절이 폄되어 있을 때 가장 크고, 굽힘되었을 때 가장 적은 편이다.

몸쪽마디뼈사이(PIP)관절과 먼쪽마디뼈사이(DIP)관절 (The Proximal Interphalangeal and Distal Interphalangeal Joints)

*몸쪽마디뼈사이관절*과 *먼쪽마디뼈사이관절*은 몸쪽의 마디뼈머리에서 이웃한 먼쪽의 마디뼈바닥과 관절을 이루고, 굽힘과 폄을 허용하는 자유도 1의 경첩관절이다. 중간마디뼈바닥과 먼쪽마디뼈바닥은 능선에 의해 나누어진 2개의 관절오목을 가지고 있고, 몸쪽의 마디뼈머리와 관절을 이룬다.

마디뼈사이관절(IP 관절)의 안정성 (Stability of the Interphalangeal Joints)

마디뼈사이관절의 비수축성 구조물은 바닥판, 관절주머니 및 2개의 곁인대들로 구성되어 있다. 바닥판은 젖힘을 제한하는 주된 구조물이고, 관절주머니 안에 부착되어 있다.[52] 곁인대는 관절을 가로지르는 코드 모양의 밴드와 부채모양의 팽창으로 구성되어 있고, MCP 관절의 곁인대와 비슷하다. 이런 지지성 구조물은 폄근팽창, 곁인대 및 바닥판에서 각각의 마디뼈바닥까지 연장된 섬유연골을 통해 서로 연결되어 있다.

마디뼈사이관절(IP 관절)의 가동성 (Mobility of the Interphalangeal Joints)

MCP 관절과 비슷하게, IP 관절의 운동은 주로 시상면의 운동(굽힘/폄)으로 구성되어 있다. 그러나 약간의 이마면 운동과 가로면 운동이 일어나고, 손을 편 상태에서 주먹을 쥘 때, 손가락이 엄지 쪽으로 휘어진다. MCP 관절과 마찬가지로, 노쪽 손가락에서 자쪽 손가락으로 갈수록, IP 관절의 운동이 점차 증가된다.[7] 5번 손가락의 PIP 관절 굽힘은 *135°*까지 일어나고, 5번 손가락의 DIP 관절 굽힘은 *90°*까지 달성된다. 자쪽 손가락은 손배뼈 쪽으로 손가락을 향하게 된다. 일반적으로 DIP 관절은 폄의 범위를 더 크게 만들고, PIP 관절은 더 큰 범위의 굽힘을 허용한다.[7]

검사 (EXAMINATION)

주관적 검사 (The Subjective Examination)

자가 장애 측정 (Self-Reported Disability Measure)

손 장애 지수**(Hand Disability index)*[53]는 자가평가 질문서로서, 환자는 자동차 문 열기, 병뚜껑 열기, 수도꼭지 돌리기 등과 같은 특별한 7가지 기능적 과제를 수행할 수 있는 능력을 평가받는다: 점수는 0–3점으로 분포되어 있고, 0점은 과제를 수행할 수 없는 경우이고, 3점은 과제를 정상적으로 수행할 수 있는 능력이다. 22장에서 설명된 ***DASH와 ***빠른** DASH*도 손목과 손의 기능적 제한을 경험한 사람의 자가 인지 장애를 평가하기 위해 사용된다.

신체 계통 리뷰 (Review of Systems)

손목과 손의 손상은 넘어짐이나 반복된 외상으로 흔하게 일어난다. 탈무기질화나 *골감소증(osteopenia)*를 초래하는 질환을 가지고 있는 사람들은 낮은 강도의 힘에 의해서도 골절을 당할 수 있을 것이다.[54] 전신성 병리로 인한 면역계 질환자는 손에서 국소 *감염*을 경험할 수 있을 것이다. 면역이 감소된 환자의 경우, 많은 열린 공간에 노출되어 있기 때문에 주로 감염되는 부위는 손이다. 손 감염의 일반적인 징후로는,

표 24-1 팔꿈치, 손목 및 손의 의학적 적신호

의학적 문제	적신호
골절	최근 낙상이나 직접 오상 통증, 압통, 부종, 반상출혈 만성 스테로이드제 사용 뼈의탈무기질화
힘줄 파열	등급 Ⅰ과 등급 Ⅱ: 운동과 수동 신장 시 통증, 부종, 압통 등급 Ⅲ: 전체 운동 소실, 촉진가능한 결손, 부종, 압통
감염	최근 개방성 손상 병력 농 부종 징후 오한, 열 및 불쾌
복합영역통증 증후군 (CRPS)	외상 병력 과민감성 부종 영양성 변화 (약한 손톱, 털 성장, 홍반) 진통제 약효 감소 Raynaud 현상
냉에 의한 창백과 발적	추위에 대한 반응으로 백혈병과 홍반 냉으로 인한 통증과 감각이상 류마티스 관절염, 혈관질환, β 차단제 사용, 흡연

출처: Boissonnault WG. Primary Care for the Physical Therapist: Examination and Triage. St. Louis, MO: Elsevier Saunders, 2005.

부종, 국소 압통, 홍반 등이 있다. 공간점유성 부종이 있는 경우, 손의 감염은 뼈와 관절의 부정정렬인 기형을 종종 초래한다. 감염에 대한 중재는 배액과 항생제 치료를 포함한다. 표 24.1은 팔꿈치, 손목 및 손에서 발생하는 여러 의학적 문제의 적신호를 보여주고 있다.[54]

현재 병력 (History of Present Illness)

*관절증(arthrosis)*은 관절염으로 알려져 있고, 40세 이상의 사람에게 흔한 편이고, 능동 운동 후 뻣뻣함이 증가되는 잠재성 증상을 보인다. 특정 직업이 여러 질환을 초래할 수 있기 때문에, 환자의 직업도 체크해야 한다. 반복 활동을 하는 사람들은 *누적 외상 질환(CTD, cumulative traumatic disorder)*을 당할 수 있다. 손과 관련된 가장 흔한 누적 외상 질환은 손목굴증후군이다. *손목굴증후군(CTS)*은 손목과 손을 폄 자세로 근육을 반복 사용하거나, 키보드와 같이 딱딱한 표면에 손을 놓았을 때 일어날 수 있다. 쥐기 활동을 과도하게 하는 제빵사나 케이크 데코레이터들도 손목굴증후군을 종종 당한다.

한 번의 사고로 인한 손과 손목의 손상도 고려해야 한다. 예를 들어, *손을 뻗으면서 넘어진 경우(FOOSH)*는 손목 탈구의 유무에 관계없이 먼쪽 노뼈와 먼쪽 자뼈의 골절을 초래할 수 있다. 그러나 손상에 가해진 힘들은 반달뼈의 아탈구나 손배뼈의 *탈구*와 같은 별개의 손상을 초래할 수 있다. 반달뼈 아탈구는 손목굴증후군을 초래할 수 있고, 손배뼈 골절은 혈액공급의 차단으로 뼈융합 지연과 무혈성 괴사를 초래할 수 있다.

객관적 신체 검사 (The Objective Physical Examination)

구조물 검사 (Examination of Structure)

구조물 검사는 환자가 물리치료실에 들어온 직후부터 시작된다. 손의 자세는 일반적으로 손가락이 노쪽에서 자쪽으로 갈수록 굽힘이 증가된다. 손을 측면으로 고정시키는 것과 같은, 보호 패턴의 존재가 숙지되어야 한다.

손에 대한 면밀한 시진은 순차적으로 이루어져야 하고, 손가락의 끝에서 팔꿈치 쪽으로 점차 몸쪽으로 시진하는 것을 권장한다. 처음에는 전반적인 형태를 고려한다. 손활 구조물의 평가를 포함해 손목과 손의 바닥쪽면과 등쪽면을 모두 평가해야 한다. 손활의 소실은 신경학적 문제를 의미한다. 손목과 아래팔에 대한 손의 정렬은 탈구, 골절, 그리고 노손목관절과 먼쪽 노자관절의 불안정에 대한 정보를 제공할 것이다. Colle **골절**은 손목과 손을 폄한 채로 손바닥으로 바닥을 집었을 때 발생하며, "디너 포크 변형"으로 알려진 먼쪽 노뼈의 등쪽 변위를 보인다. 반대로 손목을 굽힘하여 손을 집으면서 넘어지면, Smith **골절**이 발생하고 먼쪽 노뼈가 바닥쪽으로 변위된다.

손의 구조적 특성 때문에, 부종을 쉽게 관찰할 수 있다. 부종이 국소적 또는 전신적, 딱딱하거나 부드럽거나, 눌림 자국이 있던 또는 없던 간에, 검사에서 매우 중요하고 체크되어야 한다. 압통과 홍반을 동반한 국소 부종은 즉각적인 처치가 필요한 국소 감염을 의미한다. 외상으로 인한 부종이 1주 이상 지속되면, 골절이나 탈구와 같은 뼈의 외상이나 관절의 외상이 의심된다. MCP 관절과 IP 관절의 국소 부종은 *뼈관절염(OA)*이나 *류마티스 관절염(RA)*에서 나타난다.

종종 관찰의 첫 단계는 말초신경 포획 증후군의 존재를 확인하는 것이다. 손목과 손의 운동신경과 감각신경의 혼합 손상과 함께, 손목에서의 *정중신경 포획*은 엄지두덩의 위축을 초래한다. 손목에서의 *자신경 포획*은 새끼두덩과 뼈사이 공간의 위축을 초래하는데, 그 이유는 자신경이 등쪽뼈사이근과 바닥쪽뼈사이근을 신경지배하기 때문이다. 손목에서의 *노신경 포획*은 운동신경의 문제는 없고, 손의 감각 변화를 초래할 것이다.

수축성 지지 구조물에 영향을 받는 뼈의 기둥으로서 각 손가락의 기본 구조물을 고려할 때, 힘줄 파열, 신경 마비, 또는 복합 근육힘줄시스템의 기능에 영향을 주는 체계성 질환 등의 후유증으로서 변형의 존재를 쉽게 이해할 수 있다. **망치손가락(mallet finger)**은 먼쪽마디뼈에 부착된 폄근힘줄의 파열로 일어나고, 굽힘된 DIP 관절을 쉽게 확인할 수 있을 것이다(그림 24.6A).[55] 폄근덮개(extensor hood)장치의 중심힘줄 파열은 **단추구멍변형(boutonniere deformity)**으로 알려진, PIP 관절의 굽힘과 DIP 관절의 폄 변형을 초래한다(그림 24.6B).[55] MCP 관절이 굽힘되고, PIP 관절의 폄과 DIP 관절의 굽힘이 일어난 변형은 **백조목 변형**(그림 24.6C)[55]이라고 하며, **손내재근**의 구축이나 힘줄 파열로부터 초래된다. 정중신경과 자신경의 포획은 손내재근의 기능에 영향을 준다. 만약 손상이 심하면, 내재근 마이너스 손을 초래한다. 내재근 마이너스 손은 손활을 소실시키고, 내재근 위축을 초래하고, 외재근 활동이 일어나, MCP 관절의 폄과 PIP/DIP 관절의 굽힘이 초래되는 **갈고리손 변형**을 일으킨다(그림 24.6D).[55] 정중신경의 단독 마비는 **엄지두덩이 소실**되어 엄지가 다른 손가락과 같은 이마면상에 있게 되고, 맞섬을 할 수 없는 원숭이 손을 일으킨다(그림 24.6E). 노신경이 마비된 경우에는, 손목이 떨어지는 **드롭 리스트(drop-wrist) 변형**이 일어나고, 손목과 손의 폄이 제한될 뿐만 아니라, 손목과 손의 굽힘도 제한된다. 가장 심한 손상을 가지는 신경마비는 자신경 마비이다. 자쪽 손 근육의 소모는 4번과 5번 손가락이 굽힘되는 Bishop **손 변형**을 초래할 것이다(그림 24.6F).[55] 비외상적이고 비신경학적인 상태도 손목과 손에서 나타날 수 있다. Dupuytren **구축**은 비외상성 결절 형성을 초래하고, 주로 3번, 4번, 5번 손가락에서 주로 발생하며, 손 기능에 영향을 준다.[55,56] DIP 관절의 Heberden **결절**과 PIP 관절의 Bouchard **결절**이 OA 환자에게서 관찰된다(그림 24.6G). 류마티스 관절염은 PIP 관절과 DIP 관절의 변형과 MCP 관절과 IP 관절의 자쪽 편위와 같은, 손목과 손의 작은 관절에서 기형이 나타난다(그림 24.6H).

교감신경계에 영향을 주는 말초신경 손상은 *영양 변화(trophic change)*를 초래한다. 이런 변화는 손톱 약화, 손땀 발생, 붉고 빛나는 피부색, 손의 털 소실, 탈무기질화의 방사선 근거, 온도 변화 등을 포함한다. 그런 변화는 신경혈관 변화, *말초혈관 질환*, *Raynaud 증후군*, *당뇨병*으로도 나타난다. 그런 경우, *혈관운동*, *땀분비* 및 *털운동*의 효과가 영양 변화와 함께 관찰될 수 있다.

손톱 모양의 자세한 관찰은 병리의 존재를 이해하는데 중요하다. 예를 들어, Beau **라인**은 영양 결핍이나 체계성 질환으로 인한 손톱 성장의 파열을 나타내는 가로 능선이다. 손톱 강직의 감소는 만성 관절염, 내분비 질환, 또는 매독 등으로 초래될 수 있다. 손톱의 모양이 보통과 다른 사람은 추가적인 검사를 위해 의사에게 의뢰되어야 한다.

이웃 구조물의 선별검사 (Screening of Adjacent Structures)

팔 운동사슬의 가장 먼쪽 분절인 손목과 손은 종종 몸쪽 분절내의 가동성 손상에 영향을 준다. 이들 몸쪽 구조물 내의 정상 가동성의 회복과 확인은 현재 상태를 확인하는데 꼭 필요하다. 양쪽 몸쪽 구조물의 가동성과 근육 기능은 도수물리

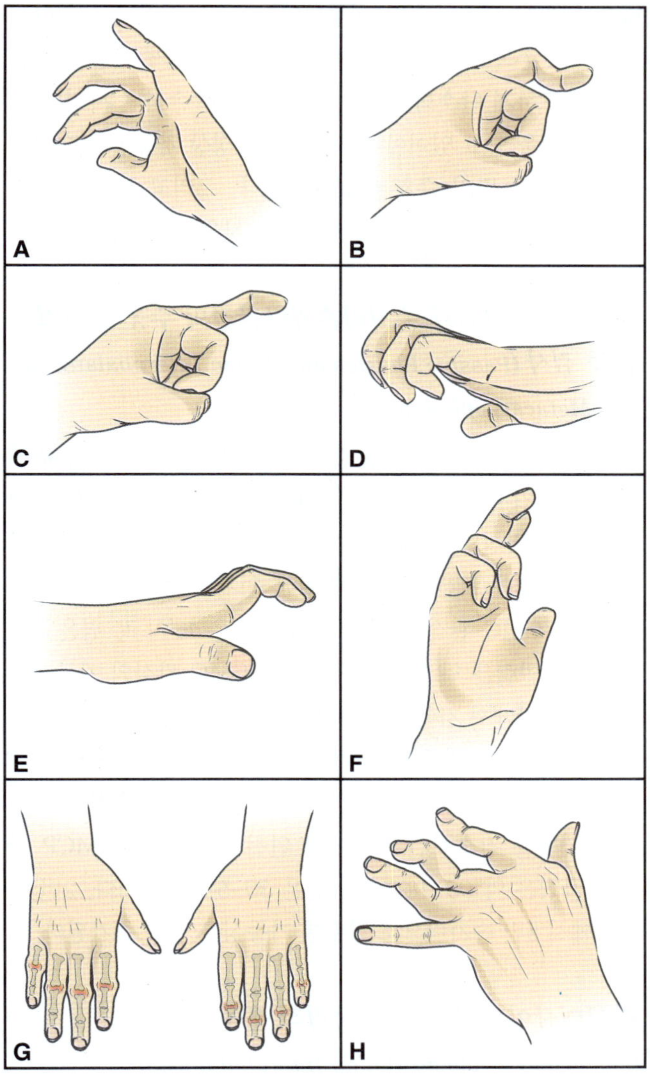

그림 24.6 손목과 손의 변형. **A.** 망치손가락, **B.** 단추구멍기형, **C.** 백조목 기형, **D.** 갈고리손 기형, **E.** 원숭이손 기형, **F.** Bishop 손 기형, **G.** PIP의 Bouchard 결절과 DIP의 Heberden 결절, **H.** 자뼈 편위(ulnar drift).

치료사가 손목과 손의 문제를 해결하는데 필요한 검사이다.

가동성 검사 (Examination of Mobility)

일반적으로 가동성 검사는 몸쪽에서 먼쪽, 가쪽에서 안쪽으로 진행하고, 엄지 검사로 시작한다. 고니오미터 측정에 앞서, 손가락 운동의 선별검사는 환자에게 주먹을 쥐었다 폈다 하도록 하고 관찰한다. *능동불충분*과 *수동불충분* 때문에, 손목 위치가 손과 손목의 가동성에 영향을 주듯이, 손가락과 손의 위치도 손목의 가동성에 영향을 준다. 예를 들어, 수동 손목 폄의 큰 가동범위는 MCP 관절과 IP 관절이 펴되었을 때보다 굽힘되었을 때 일어난다.

능동 생리적 운동 검사 (Active Physiologic Movement Examination)

손의 커다란 운동 범위 때문에, 능동운동 검사는 자세한 평가를 요하는 관절의 선별검사로 작용하고, 검사의 효율성을 향상시킨다. 운동의 *질* 과 *양*, 그리고 증상의 *재발*을 기록한다.

손목과 손의 운동을 신뢰성 있게 측정하려면, 중간 크기와 작은 크기의 고니오미터를 사용해야 한다. 손목 운동을 측정하는 최적의 자세는 앉은 자세에서 아래팔을 테이블 위에 올려놓는 것이다. 실제로 운동능력을 보여주는 신뢰성 있는 운동 프로파일을 제공하기 위해, 일회 운동검사와 반복 운동검사(5-10회)를 권장한다.

정상 기능을 할 때, 손목과 손의 관절들은 단독으로 분리되어 작용하지 않는다. 그러므로 *복합 운동* 패턴 검사는 중요한 검사 측면으로 고려되고 있다. PIP 관절 굽힘 시 MCP 관절이 함께 움직이면 손 내재근의 타이트니스가 의심되고, PIP 관절이 다른 자세에서 굽힘을 할 수 없다면 관절주머니가 제한된 것이다. 이 절차는 Bunnell-Littler 검사로 알려져 있다. 가동성을 평가하기 위해, 노쪽 치우침/자쪽 치우침과 손목의 굽힘/폄이 함께 검사되어질 수 있다.

손에 의해 수행된 대부분의 중요한 복합 운동패턴은 주먹을 쥐는 것이다. 정상적인 *주먹 쥐기(standard fist)*는 MCP 관절과 PIP 관절, DIP 관절의 최대 굽힘을 필요로 한다. *갈고리 쥐기(hook fist)*는 MCP 관절의 폄과, PIP 관절과 DIP 관절의 굽힘을 검사하는 것이다. 마지막으로 *루프 핸드 포지션(roof hand position)*으로 알려진, *스트레이트 쥐기(straight fist)*는 MCP 관절의 폄과, PIP 관절과 DIP 관절의 폄을 검사하는 것이다. 이들 3개의 주먹 쥐기를 비교하는 검사는 가동성과 근육 기능에 대한 중요한 정보를 제공한다. 이들 주먹 쥐기 자세는 힘줄 활주 운동을 수행할 때도 이용될 수 있다.

손목과 손은 팔의 말단으로 작용한다. 팔을 위한 PNF 패턴 검사는 몸쪽 분절에 대한 손목과 손의 기능을 이해하는데 유용하다. **끝범위**에서 저항의 질(끝느낌)을 결정할 목적으로, 모든 가동범위의 끝지점에서 **과압박**을 적용할 수 있다.

손가락 전체를 굽힘할 때, 모든 손가락은 같은 지점(노동맥 맥박이 촉진되는 지점)으로 수렴되어야 한다. *방아쇠 손가락*에서처럼, 손가락이 물림기어(cogwheel) 운동을 일으키면 *힘줄윤활막염*이 있음을 의미한다. 손목의 폄과 손가락의 굽힘이 일어나는 **힘줄고정 쥐기(tenodesis grip)**는 수의적으로 손가락을 굽힘할 수 없는 환자에게 물체를 잡을 수 있도록 만드는 것이다.

운동이 환자의 주호소를 다시 유발시킨다면, 가동성 제한에 대한 임상적 근거가 설정되어야 한다. 환자의 반응성 수준에 대한 설정은 중재의 적극성을 좌우한다.

수동 생리적 운동 검사 (Passive Physiologic Movement Examination)

효율성을 향상시키기 위해, 수동 생리적 운동검사는 능동 운동 검사에서 이루어지지 않은 운동에 주로 초점을 맞춘다. 관절 가동성 검사를 할 때는 운동에 대한 근육 영향의 효과를 감소시키는 것이 중요하다. 예를 들어, MCP 관절과 IP 관절의 굽힘을 측정할 때, 손목을 폄 자세로 배치해야 하고, IP 굽힘을 측정할 때는 MCP 관절을 약간 폄해야 한다. 앞에서 언급되었듯이, 끝범위에서 과압박 적용은 끝느낌을 알기 위해 이루어지는 것이고, 제한의 특성을 결정하는데 중요한 역할을 한다. 먼쪽 노자관절에서의 엎침과 뒤침은 *탄력성 끝느낌*을 나타낸다. 노손목관절의 굽힘과 폄은 *탄력성 끝느낌*을 띠고, 노쪽 치우침은 *딱딱한 끝느낌*을 띠고, 자쪽 치우침은 *팽팽한 끝느낌*을 띤다. 첫 번째 CMC 관절은 *팽팽한 끝느낌(firm end-feel)*을 갖는다. 엄지 손허리손가락관절의 굽힘과 폄에 대한 끝느낌은 *팽팽한 끝느낌*이지만, 2–5번 손허리손가락관절의 굽힘과 폄에 대한 끝느낌은 *탄력성 끝느낌*이며, 벌림에 대한 끝느낌은 *팽팽한 끝느낌*이다. PIP 관절과 DIP 관절의 굽힘과 폄에 대한 끝느낌은 팽팽한 끝느낌이다.

부가적으로, 도수물리치료사는 관절주머니 패턴도 확인해야 한다. 먼쪽 노자관절의 관절주머니 패턴은 모든 운동이 완전하게 일어나지만, 뒤침과 엎침을 할 때 통증이 발생한다.[55] 손목의 관절주머니 패턴은 굽힘과 폄이 동등하게 제한되는 것이다(*굽힘 = 폄*).[55] MCP 관절과 IP 관절의 관절주머니 패턴은 굽힘이 폄 보다 더 많이 제한된다(*굽힘>폄*).[55] 엄지 CMC 관절의 관절주머니 패턴은 벌림이 폄보다 더 많이 제한된다(*벌림>폄*). 표 24.2는 정상 가동범위, 정상 끝느낌, 관절주머니 패턴 등을 포함한 손목과 손의 생리적 운동을 나타내고 있다.

손목의 수동 생리적 운동 검사 (Passive Physiologic Movement Examination of the Wrist)

먼쪽 노자관절의 운동은 몸쪽 노자관절의 운동과 함께 작용하여 엎침과 뒤침을 일으킨다. 어떤 학자들은 손목 복합체의 운동축이 알머리뼈 근처에 위치하는 것을 지지하고 있고,[31,35] 다른 학자들은 운동축이 이동한다는 것을 지지하고 있다.[33] 그러므로 손목 복합체 운동의 임상 측정은 실제 운동에 가깝도록 과도하게 단순화되어야 하지만, 모든 손목뼈 사이의 복잡한 역할을 담고 있어야 한다. 굽힘의 정상 가동범위 수치는 *60–98°*이고, 폄의 수치는 *50–74°*이다. 그리고 노쪽 치우침의 가동범위는 *20–35°*이고, 자쪽 치우침은 *26–37°*이다.[7]

손목손허리관절과 손허리손가락관절의 수동 생리적 운동 검사 (Passive Physiologic Motion Interphalangeal and Metacarpophalangeal)

엄지 CMC 관절의 가동성은 엄지 운동을 설명하기 위해 사용되는 위치와 용어를 결정한다. 그러나 엄지 CMC 관절의 운동은 맞섬의 검사를 통해 보다 쉽게 이해될 것이다. 정상적인 맞섬은 모든 손가락에 닿는 엄지의 능력으로 결정된다. 엄지 CMC 관절의 정상 굽힘 운동은 *15°*이고, 폄은 *70–80°*이고, 벌림은 약 *70°*이다.[7] 2–5번 CMC 관절의 가동성은 노쪽 손가락에서 자쪽 손가락으로 갈수록 점차 증가한다.

CMC 관절의 가동성은 MCP 관절의 구성 동작으로 종종 측정된다. 고니오미터로 측정할 때, 손과 몸쪽 관절은 외재근의 영향을 감소시킨 자세에서 완전히 지지된다. MCP 관절의 굽힘은 약 *90–110°*이고, 폄은 *30–50°* 정도이다. 2번 손가락에서 5번 손가락으로 갈수록 가동성은 점차 증가된다.[7]

마디뼈사이관절의 수동 생리적 운동 검사 (Passive Physiologic Motion Interphalangeal)

수동 생리적 운동 (Passive Physiologic Movement)

PIP 관절과 DIP 관절은 이마면에서 일어나는 작은 병진운동을 가진다. 그러나 이 관절들의 움직임은 항상 시상면에서 일어난다. MCP 관절과 마찬가지로, IP 관절의 운동도 노쪽 손가락에서 자쪽 손가락으로 갈수록 증가한다. 운동 정도를 측정할 때처럼, 모든 몸쪽 관절은 개별 관절의 운동을 분리하여 측정할 때마다 지지되고 고정되어야 한다. 엄지 PIP 관절 굽힘의 정상 범위는 *70–90°*이고, 새끼손가락 PIP 관절 굽힘의 범위는 *110°* 이상이다. 반면 엄지 PIP 관절의 폄 범위는 *5°*이고, 새끼손가락 PIP 관절의 폄 범위는 *20°* 이상이다. 그리고 DIP 관절의 평균 굽힘 범위는 *80–90°*이고, 폄 평균 범위는 *15–20°* 이다.

표 24-2 손목과 손의 생리적 운동(뼈운동형상학)

관절	정상 ROM	OPP	CPP	정상 끝느낌	관절주머니 패턴
먼쪽 노자관절	90° 엎침 90° 뒤침			엎침 = 탄력 뒤침 = 탄력	완전 ROM, 엎침과 뒤침 시 통증
노손목관절	60–98° 굽힘 50–74° 폄 20–35° RD 26–37° UD	0–20° 굽힘이나 폄 약간 UD	완전 RD와 폄	굽힘 = 탄력 폄 = 탄력 RD = 딱딱함 UD = 팽팽함	모든 방향으로 제한; 굽힘 = 폄
손목뼈사이관절	60–98° 굽힘 (RC 함께) 50–74°폄 (RC 함께) 20–35° RD (RC 함께) 26–37° UD (RC 함께)				
CMC 엄지	15° 굽힘 70–80° 폄 70° 벌림 맞섬 = 5번 손가락의 먼쪽마디뼈와 접촉	중간범위 굽힘/폄과 벌림/모음	최대 맞섬	굽힘, 폄, 벌림 = 탄력	벌림 > 폄
MCP 엄지	75–90° 굽힘 10–15° 폄	약간 굽힘	최대 폄	굽힘 = 팽팽함 폄 = 팽팽함	굽힘 > 폄
MCP 2–5	90–110° 굽힘 30–50° 폄	20° 굽힘	최대 굽힘	굽힘 = 탄력 폄 = 탄력 벌림 = 팽팽함	굽힘 > 폄
PIP 1–5	70–110° 굽힘 5–20° 폄	약간 굽힘	최대 폄	굽힘 = 팽팽함 폄 = 팽팽함	굽힘 > 폄
DIP 1–5	80–90° 굽힘 15–20° 폄	약간 굽힘	최대 폄	굽힘 = 팽팽함 폄 = 팽팽함	굽힘 > 폄

ROM = 가동범위, OPP = 풀림 자세, CPP = 잠김 자세, RD/UD = 노쪽 치우침/자쪽 치우침, RC = 노손목관절, CMC = 손목손허리관절, MCP = 손허리손가락관절, PIP = 몸쪽마디뼈사이관절, DIP = 먼쪽마디뼈사이관절.
출처: Wise CH, and Gulick DT. Mobiiization Notes. A Rehabilitation Specialist's Pocket Guide.Philadelphia. FA. Davis; 2009.

수동 종속운동 검사 (Passive Accessory Movement Examination)

손목과 손 복합체의 많은 관절들은 종속운동의 검사를 어렵게 만든다. 외적 영향을 줄이려면, 치료사는 풀림 자세에서 이 운동들을 검사해야 한다. 손가락 관절들의 활주 방향은 오목–볼록 관절의 관계를 토대로 한 생체역학적 모델을 바탕으로 주로 일어난다. 몇몇 근거들은 진짜 병진운동이 손가락 관절의 결과로 일어나지 않는 것을 보여주고 있어, 손가락 관절 종속운동의 가동성 문제를 검사하고 치료하는데 의문이 든다.[7] 종속운동의 가동성 문제가 확인되면, 검사 절차가 치료 중재로 작용할 수 있다. 이 장의 후반부에서 설명될 관절가동술은 종속 활주의 수행에 대해 자세히 설명할 것이고, 수동 종속운동의 검사와 중재 모두에 유용하게 사용될 것이다. 표 24.3은 손목과 손의 관절학과 손목과 손 복합체 내 각 관절의 종속운동(관절운동형상학)을 설명하고 있다.

근육 기능 검사 (Examination of Muscle Function)

손의 외재근은 손의 바깥쪽에서 시작되는 근육이지만, 근육의 닿는 곳 덕분에 손 기능에 영향을 준다. 손의 *내재근*은 이는곳과 닿는곳 모두 손 안에 있는 근육이다.

표 24-3 손목과 손의 종속운동(관절운동형상학)

	관절학	관절운동형상학	
노손목관절	**오목면:** 노뼈와 노자-자뼈 원반	***손목 굽힘을 촉진하기 위해:*** 손목뼈의 몸쪽열은 노뼈에 대해 배쪽으로 구르고, 등쪽으로 활주한다.	***손목 폄을 촉진하기 위해:*** 손목뼈의 몸쪽열은 노뼈에 대해 등쪽으로 구르고, 배쪽으로 활주한다.
	볼록면: 손목뼈 몸쪽열	***노쪽 치우침을 촉진하기 위해:*** 손목뼈의 몸쪽열은 노뼈에 대해 가쪽으로 구르고, 안쪽으로 활주한다.	***자쪽 치우침을 촉진하기 위해:*** 손목뼈의 몸쪽열은 노뼈에 대해 안쪽으로 구르고, 가쪽으로 활주한다.
먼쪽 노자관절	**오목면:** 노뼈의 자뼈패임	***엎침을 촉진하기 위해:*** 노뼈는 고정된 자뼈에 대해 배쪽으로 구르고, 활주한다.	***뒤침을 촉진하기 위해:*** 노뼈는 고정된 자뼈에 대해 등쪽으로 구르고, 활주한다.
	볼록면: 자뼈머리	자뼈는 고정된 노뼈에 대해 등쪽으로 구르고, 활주한다.	자뼈는 고정된 노뼈에 대해 배쪽으로 구르고, 활주한다.
CMC 엄지	**오목면:** 1번 손허리뼈바닥	***엄지 굽힘을 촉진하기 위해:*** 손허리뼈는 큰마름뼈에 대해 안쪽으로 구르고, 활주한다.	***엄지 폄을 촉진하기 위해:*** 손허리뼈는 큰마름뼈에 대해 가쪽으로 구르고, 활주한다.
	볼록면: 큰마름뼈	***엄지 벌림을 촉진하기 위해:*** 손허리뼈는 큰마름뼈에 대해 등쪽으로 구르고, 먼쪽으로 활주한다.	***엄지 모음을 촉진하기 위해:*** 손허리뼈는 큰마름뼈에 대해 먼쪽으로 구르고, 몸쪽으로 활주한다.
MCP 2-5	**오목면:** 몸쪽마디뼈바닥	***굽힘을 촉진하기 위해:*** 몸쪽마디뼈는 손허리뼈에 대해 배쪽으로 구르고 활주한다.	***폄을 촉진하기 위해:*** 몸쪽마디뼈는 손허리뼈에 대해 등쪽으로 구르고 활주한다.
	볼록면: 손허리뼈머리	***2번 손허리뼈의 벌림을 촉진하기 위해:*** 몸쪽마디뼈는 손허리뼈에 대해 가쪽으로 구르고 활주한다.	***2번 손허리뼈의 모음을 촉진하기 위해:*** 몸쪽마디뼈는 손허리뼈에 대해 안쪽으로 구르고 활주한다.
		4번과 5번 손허리뼈의 벌림손목 폄을 촉진하기 위해: 몸쪽마디뼈는 손허리뼈에 대해 안쪽으로 구르고 활주한다.	***4번과 5번 손허리뼈의 모음을 촉진하기 위해:*** 몸쪽마디뼈는 손허리뼈에 대해 가쪽으로 구르고 활주한다.
MCP 엄지	**오목면:** 몸쪽마디뼈바닥 **볼록면:** 손허리뼈머리	***엄지 굽힘을 촉진하기 위해:*** 마디뼈는 손허리뼈에 대해 배쪽으로 구르고 활주한다.	***엄지 폄을 촉진하기 위해:*** 마디뼈는 손허리뼈에 대해 등쪽으로 구르고 활주한다.
IP 2-5	**오목면:** 먼쪽마디뼈바닥 **볼록면:** 몸쪽마디뼈머리	***굽힘을 촉진하기 위해:*** 먼쪽마디뼈는 몸쪽마디뼈에 대해 배쪽으로 구르고 활주한다.	***폄을 촉진하기 위해:*** 먼쪽마디뼈는 몸쪽마디뼈에 대해 등쪽으로 구르고 활주한다.

출처: Boissonnault WG. Primary Care for the Physical Therapist: Examination and Triage. St. Louis, MO: Elsevier Saunders, 2005.

손목과 손의 외재근 (Extrinsic Muscles of the Wrist and Hand)

아래팔의 앞쪽면을 따라 위치한 얕은 근육군은 주로 손목을 굽히는 역할을 한다. 이 근육군은 안쪽 위팔뼈 위관절융기에 부착된 *온굽힘근힘줄*로 알려진 공통 부착점을 가진 5개의 근육으로 구성되어 있다. 이런 부착점 때문에, 이 근육들도 아래팔을 엎침하고 팔꿈치를 굽힌다. 그러나 팔꿈치를 굽히는 그들의 능력은 미미한 것으로 알려져 있다.

*노쪽손목굽힘근(FCR)*은 손의 가쪽면에 있는 손허리뼈에 먼쪽 부착점을 가지고 있고, 손목 굽힘 이외에 노쪽 치우침을 일으킨다. FCR은 기능적으로 팔꿈치에 미미한 영향만을 준다.[58] FCR의 동원을 평가하는 가장 좋은 방법은 굽힘과 노쪽 치우침의 복합 손목 운동에 저항을 주는 것이다.[59]

*긴손바닥근(PL)*은 작은 근육으로서 얕은 층에 있지만, 인구의 10%는 이 근육을 가지고 있지 않다.[58] 이 근육은 손목의 굽힘과 함께, 손바닥을 오목하게 만들 수 있고, 일률적으로 감별 검사되지 않는다. 손목 굽힘근 중에서 가장 큰 근육은 *얕은손가락굽힘근(FDS)*이다. 이 근육은 손목의 굽힘과 노쪽 치우침 및 자쪽 치우침을 일으킬 뿐만 아니라, MCP 관절과 PIP 관절의 굽힘을 일으킨다.[60] 그러나 이 근육은 DIP 관절을 굽힘하지 않고, PIP 관절을 굽힘하는 능력을 가진다.[58] 3번 손가락의 PIP 관절 굽힘을 단독적으로 분리 검사하는 것이 FDS을 감별하는 가장 좋은 방법이다. 알머리뼈를 횡단하는 FDS 힘줄의 위치 때문에, 이 근육은 노쪽 치우침과 자쪽 치우침할 때 활성화되지만, 손목의 위치에 좌우된다.

손목 굽힘근의 가장 안쪽 근육은 *자쪽손목굽힘근(FCU)*이고, 가장 큰 횡단면적을 가진다. FCU는 손목을 통해 가쪽 힘을 일으키는 대부분의 기능 활동 동안, 손목을 고정하는 중요한 근육이다.[61] 이 근육은 FCR과 비슷하고, 노쪽 치우침과 굽힘보다는 자쪽 치우침과 굽힘의 복합 운동으로 더 잘 검사된다.

손목의 얕은 층 폄근은 *온폄근 힘줄*을 통해 가쪽 위팔뼈 위관절융기에 부착한다. *긴노쪽손목폄근(ECRL)*과 *짧은노쪽손목폄근(ECRB)*은 친밀한 관련성을 가지지만, 본질적으로 다른 작용을 수행한다. ECRL과 ECRB의 기능을 구분하고자 할 때, 도수물리치료사는 ECRB가 손목의 폄[62]에 더 큰 역할을 하고, ECRL은 손목 노쪽 치우침에 약간 더 큰 역할을 한다는 것을 알아야 한다.[58]

FDS와 비슷하게, *손가락폄근(ED)*도 2번 손가락에서 5번 손가락까지 뻗어 있는 힘줄 갈래를 가지고 있다. ED의 먼쪽 부착점은 문헌에서 상당한 관심을 받아 왔다. ED은 중간마디뼈바닥에 부착된 중앙 힘줄과 **폄근덮개 장치**로 알려진 정렬에서 먼쪽마디뼈바닥에 수렴하는 가쪽 갈래로 갈라진다. 폄근덮개는 손 내재근의 부착점을 가지고, 4개의 힘줄은 독자적 움직임을 제한하는 *힘줄 연결(juncturae tendinate)*로 알려진 섬유 팽창에 의해 서로 연결되어 있다.[7] ED 기능의 감별은 MCP 관절의 폄과 IP 관절의 굽힘을 검사함으로써 이루어진다.[63]

*새끼폄근(EDM)*은 새끼손가락에서 특별한 기능을 하고, 자쪽 치우침에 영향을 준다. *자쪽손목폄근(ECU)*은 ECRB에 반대하는 자쪽의 근육으로서, 손목의 폄과 자쪽 치우침을 일으킨다. 손목이 굽힘에서 폄으로 움직일 때, 손목은 자쪽 치우침에서 노쪽 치우침으로 움직인다.[7,62]

손 외재근의 나머지 근육은 앞에서 설명된 근육보다 깊은 층에 위치한다. 앞쪽에는, *깊은손가락굽힘근(FDP)*이 *긴엄지굽힘근(FPL)* 바로 이웃에 위치한다. FDP를 선택적으로 검사하기 위해서는, DIP 관절의 굽힘에 저항을 가한다. 힘 생산 능력 때문에, FDP는 쥐기 활동에 주로 이용된다. 그러나 보다 독자적인 손가락 운동이 필요하다면, FDS가 선택의 근육이다.[58,63]

긴엄지굽힘근(FPL)은 먼쪽마디뼈바닥에 붙어 있는 힘줄을 통해 엄지 IP 관절을 굽힘하는 유일한 근육이다. FPL의 이런 독특한 기능은 CMC 관절과 MCP 관절에서 내재근에 의해 수행된 안정화 모멘트와 함께 결합될 때 가장 잘 달성된다.[58]

아래팔의 뒤쪽면에 있는 깊은 외재근으로는 뒤침근, 엄지의 기능을 좌우하는 3개의 근육, 그리고 집게손가락의 운동을 좌우하는 1개의 근육이 있다. *뒤침근*은 팔꿈치가 펴되었을 때 아래팔을 뒤침하는 주된 근육이다. *긴엄지벌림근(APL)*은 *해부학적 코담배갑*의 앞쪽 경계를 이루는 힘줄로서, 엄지 CMC 관절의 벌림근이기 보다는 폄근으로 더 많이 작용한다.[60,64] 엄지 운동은 이 근육이 형성하는 모멘트팔의 레퍼토리를 바꾼다. *짧은엄지폄근(EPB)*은 APL과 동일한 힘줄말이집을 공유하고, APL과 비슷한 기능을 한다. EPB은 엄지 MCP 관절의 폄을 일으킨다.[42] 그러나 MCP 관절의 굽힘은 엄지 IP 관절의 폄근으로 작용할 때와 구분되어야 한다. EPB는 CMC 관절에서 엄지를 펴하기 보다는 엄지를 모음하는 모멘트팔을 가진다.[65] 마지막 외재근은 *집게폄근(EI)*으로서, 집게손가락만 폄시킨다.

손목과 손의 내재근 (Intrinsic Muscles of the Wrist and Hand)

정상 기능을 하는 동안, 손목과 손은 능동불충분과 수동불충분의 효과를 최소화하는 운동 패턴을 선택한다. 엄지의 주요 내재근은 *짧은엄지벌림근(APB)*, *짧은엄지굽힘근(FPB)*, *엄지맞섬근(OP)*, *엄지모음근(AP)* 등이다. 이 근육들은 이름이 의미하듯이 엄지의 기능을 담당한다.

새끼두덩의 내재근은 엄지두덩의 내재근과 비슷하다. 즉, 새끼두덩의 내재근으로는 *새끼벌림근(ADM)*, *짧은새끼굽힘근(FDMB)*, *새끼맞섬근(ODM)* 등이 있고, 새끼손가락 운동을 담당한다.

4개의 *등쪽뼈사이근(DI)*과 3–4개의 *바닥쪽뼈사이근(PI)*이 있다. 첫 번째 DI에서 4번째 DI로 갈수록 횡단면적이 감소하고, 첫 번째 DI가 손의 내재근 중에 2번째로 큰 근육이다. 새끼손가락에는 등쪽뼈사이근이 없어서, 새끼벌림근(ADM)이 새끼손가락의 벌림을 담당한다. 가운데손가락은 가쪽과 안쪽에 있는 2개의 등쪽뼈사이근을 갖고 있다. 여러 DI 가 함께 작용하여 MCP 관절의 벌림과 굽힘을 일으킨다. PI 는 일반적으로 DI 보다 작은 편이다. 이 근육들(PI)은 MCP 관절의 모음과 굽힘을 한다. 등쪽뼈사이근(DI)처럼, 바닥쪽뼈사이근(PI)도 손가락(3번, 4번, 5번)의 PIP 관절과 DIP 관절을 펌한다.

*벌레근*은 내재근 중에서 가장 작은 근육이고, 뼈 부착점을 가지고 있지 않다. 벌레근은 FDP 힘줄에서 시작하여 폄근덮개장치의 노쪽에 부착한다. 벌레근들은 함께 작용하여, 벌레근 잡기 자세(*roof hand position* 또는 *lumbrical grip position*)로 알려진 MCP 관절의 굽힘과 PIP 관절과 DIP 관절의 폄을 일으킨다.

손의 기능 검사 (Functional Hand Examination)

잡기의 평가 (Assessment of Grip)

도수물리치료사는 잡기(grip) 검사를 통해, 손의 움직임과 힘을 생산하는 능력을 모두 검사할 수 있다. 잡기를 측정하는 중요한 도구는 ***Jamar hand grip dynamometer*** (Asimov Engineering Co., Stanta Monica, CA)이다.[66] 잡기 근력을 평가하는 타당하고 신뢰 있는 방법은 잡기(grip)와 집기(pinch)의 측정법이다.[67]

소단위 운동 협응과 대단위 운동 협응의 평가 (Assessment of Fine and Gross Motor Coordination)

소단위 운동 협응을 수행하는 손 기능을 *손재주(dexterity)*라 한다. 가장 많이 알려진 손재주 검사법은 ***Purdue Pegboard test***이다. 이 검사법은 작은 물체를 조작하는데 걸리는 시간을 측정한다. 양쪽 손의 비교와 기준 수치와의 비교는 소단위 운동 협응을 양적으로 비교하는 것이다.[68,69]

Purdue Pegboard test와 비슷한, ***Nine-Hole Peg test***는 손과 손가락의 소단위 민첩성을 검사할 목적으로 이용되며, 작은 퍼그를 조작하는 검사법이다. 퍼그의 배치와 제거를 수행하는데 걸리는 시간을 측정하여 양 손의 능력을 비교하거나, 기준 수치와 비교한다.[68,70]

대단위 운동 협응을 검사하기 위해서는 ***Minnesota Rate of Manipulation 검사***를 사용한다. 이 검사법은 환자가 체커 조작을 조작하는데 걸리는 시간을 측정한다.[68,70]

촉진 (Palpation)

뼈 촉진 (Osseous Palpation)

도수물리치료사는 아래팔의 안쪽에서 시작하여, 조심스럽게 *자뼈몸통*의 먼쪽을 촉진하고, *자뼈머리*와 *자뼈 붓돌기*에서 촉진을 끝낸다. 손목의 가쪽면에는 *노뼈 붓돌기*인 넓은 노쪽의 먼쪽 부위가 촉진된다. 노뼈의 등쪽면에는 Lister 결절이라고 불리는 작은 돌기가 촉진된다(그림 24.7). 이 위치를 확인하기 위해, 엄지 IP 관절의 폄에 저항을 가함으로써 EPL를 검사한다. 먼쪽 노자관절도 촉진될 수 있다.

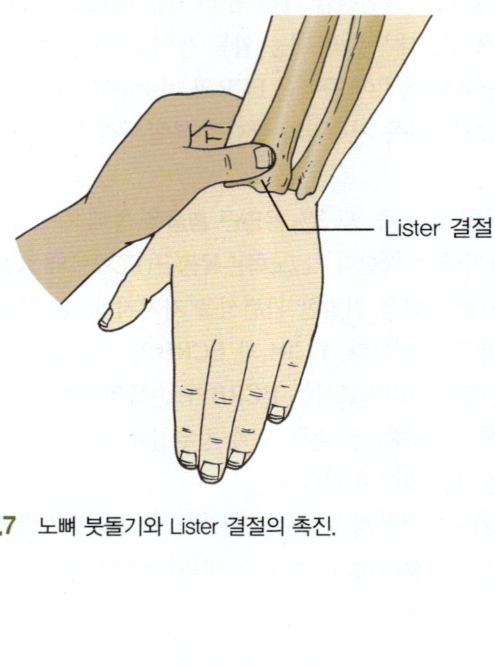

그림 24.7 노뼈 붓돌기와 Lister 결절의 촉진.

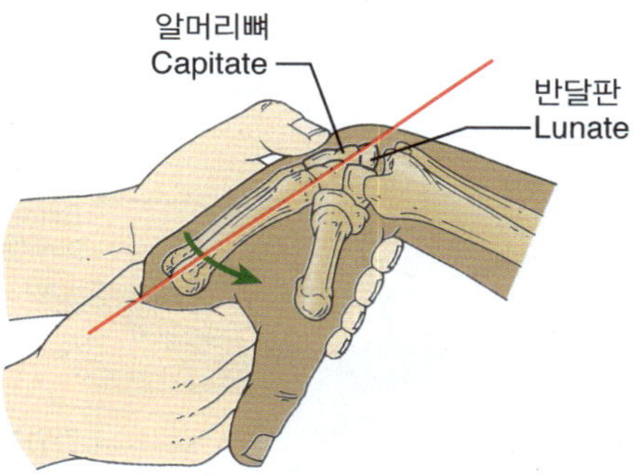

그림 24.8 반달뼈와 알머리뼈의 촉진.

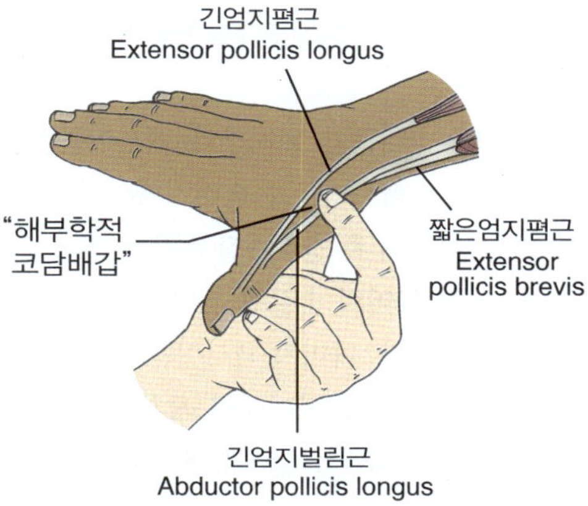

그림 24.9 손배뼈와 큰마름뼈의 촉진.

도수물리치료사는 먼쪽으로 이동하여 체계적이고 효율적인 방법으로 각각의 손목뼈를 촉진한다. 노뼈 등쪽에 있는 Lister 결절을 촉진한 다음, 치료사는 3번 손허리뼈바닥을 촉진한다. Lister 결절과 손허리뼈바닥을 연결하는 가상의 선을 그린다. 그리고 이 선을 따라, 손목뼈의 몸쪽열에는 반달뼈가 있고, 먼쪽열에는 알머리뼈가 있다. 반달뼈는 노뼈의 바로 먼쪽에 있는 오목한 부위로 확인된다. 반달뼈의 확인은 손목을 굽힘과 폄해 봄으로서 이루어진다. 손목의 굽힘은 반달뼈의 등쪽 움직임을 일으키고, 폄은 배쪽 움직임을 일으킨다. 반달뼈 바로 먼쪽에 있는 알머리뼈는 손목뼈 중에서 가장 큰 뼈이고, 약간 등쪽으로 튀어나와 있다(그림 24.8).

도수물리치료사는 가쪽으로 이동하여 해부학적 코담배갑을 두드러지게 만드는 엄지의 폄과 모음을 일으킨다. EPB와 EPL 사이에 위치하고, 해부학적 코담배갑 바닥을 형성하는 뼈는 손배뼈이다. 손배뼈는 반달뼈와 큰마름뼈의 바로 안쪽에 위치한다(그림 24.9).

치료사는 반달뼈를 다시 촉진하고, 안쪽으로 이동하여 *콩알뼈*를 촉진한다. 콩알뼈는 자쪽손목굽힘근이 부착된 돌출된 부위이다. 이 근육은 손목의 굽힘과 자쪽 치우침 동안에 느슨해지고, 콩알뼈는 모든 방향으로 움직여질 수 있다. 반달뼈와 콩알뼈를 잇는 선 상에 몸쪽열 손목뼈인 세모뼈가 위치한다.

콩알뼈의 바로 먼쪽과 가쪽에 이빨처럼 생긴 갈고리뼈의 돌출부위가 있는데, 이 부위를 갈고리뼈의 혹이라고 한다. 갈고리 혹의 구조물은 집게손가락의 바닥 쪽으로 3/4 인치 이동하면 잘 촉진된다. 갈고리뼈로부터 가쪽으로 이동하면 알머리뼈가 위치한다. 2번 손허리뼈바닥은 조금 더 몸쪽에 위치한다. 2번 손허리뼈와 일직선상에 작은마름뼈가 위치하고, 작은마름뼈의 바로 가쪽에 큰마름뼈가 있다. 손의 나머지 부분은 먼쪽으로 이동하여 손허리뼈와 *마디뼈*를 촉진한다.

연부조직 촉진 (Soft Tissue Palpation)

안쪽 위관절융기에 치료사의 손바닥을 배치한 후, 손가락을 먼쪽으로 향하게 한다. 이때 엄지는 *원엎침근(PT)*을, 집게손가락은 노쪽손목굽힘근(FCR)을, 가운데손가락은 긴손바닥근(PL)을, 반지손가락은 얕은손가락굽힘근(FDS)을, 새끼손가락은 자쪽손목굽힘근(FCU)을 가르킨다(그림 24.10). 이 근육들의 확인은 손목 굽힘의 저항으로 이루어진다. 얕은 층의 FDS와 깊은 층의 FDP는 각각 MCP 관절과 PIP 관절의 굽힘과 DIP 관절의 굽힘에 저항을 줌으로써 아래팔의 앞쪽면과 가쪽면을 따라 촉진된다.

비슷한 방법으로, 손목의 폄근도 아래팔의 뒤쪽면을 따라 촉진될 수 있다. *ECRL, ECRB, ED, ECU* 등의 근육은 온폄근

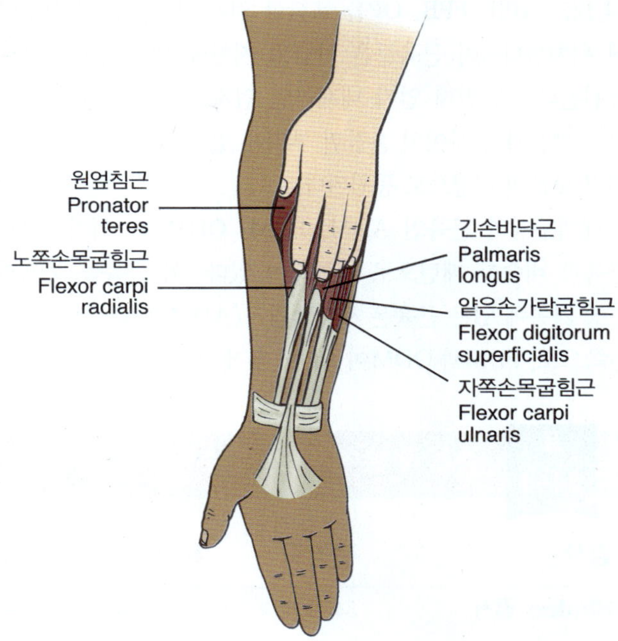

그림 24.10 아래팔 굽힘근의 촉진.

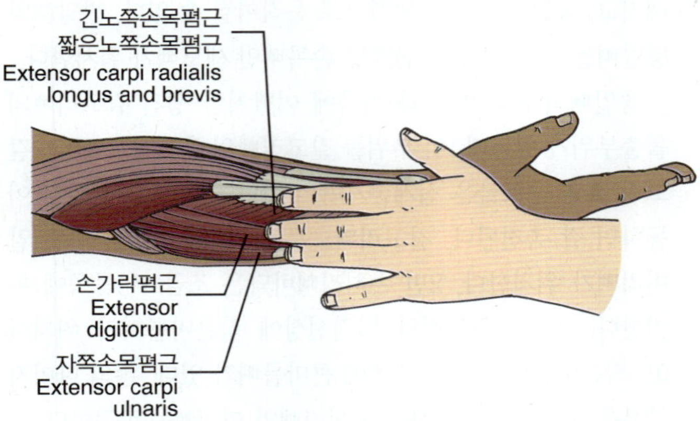

그림 24.11 아래팔 폄근의 촉진.

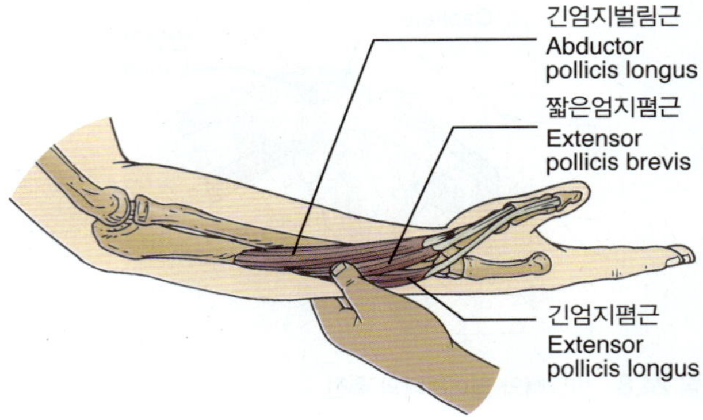

그림 24.12 해부학적 코담배갑 근육의 힘줄 촉진.

힘줄을 통해 가쪽 위관절융기로 수렴한다(그림 24.11). *위팔노근*에서 가쪽과 뒤쪽으로 이동했을 때, 첫 번째 촉진되는 근육은 ECRL과 ECRB이다. 아래팔을 엎침한 후 치료사의 손바닥을 가쪽 위관절융기에 배치하고, 치료사의 엄지와 각 손가락들은 안쪽에서 가쪽으로, ECRL, ECRB, ED 및 ECU을 가르킨다. 이 근육들군은 손목의 폄에 저항을 가함으로써 함께 촉진될 수 있다. 위팔노근은 노쪽 치우침에 저항을 가할 때 ECRL과 ECRB과 구분될 수 있다. 그 이유는 위팔노근이 손목을 가로지르지 않아서 동원되지 않기 때문이다.

APL, EPB, EPL와 같은 엄지 외재근을 촉진하기 위해서는, 엄지를 능동적으로 폄해야 한다. 엄지의 폄은 해부학적 코담배갑 근육의 힘줄을 확인하는데 매우 좋은 자세이다(그림 24.12). APB, FPB, OP를 포함한 엄지 내재근은 엄지두덩에 위치한다. 이 근육들은 맞섬의 저항에 의해 집단적으로 동원된다. 네 번째 엄지 내재근인 엄지모음근(AP)은 엄지와 집게손가락 사이의 손갈퀴 부위에 있는 넓은 근육으로서, 엄지 모음의 저항으로 동원된다.

새끼두덩의 근육인 ADM, FDM, ODM 은 엄지두덩의 근육과 비슷한 패턴으로 배열되어 있다. 이 근육들 중에서 가장 가쪽에 있는 근육은 새끼벌림근(ADM)이다. 가쪽에서 안쪽으로, FDM과 ODM이 ADM 옆에 위치한다.

나머지 손의 내재근인 벌레근과 뼈사이근은 선택적으로 촉진하기 어렵다. 뼈사이근은 손허리뼈사이에 위치한다. 첫 번째 등쪽뼈사이근의 촉진이 가장 쉬운 편인데, 그 이유는 엄지와 집게손가락 사이의 손갈퀴 부위에 위치하고 가장 큰 뼈사이근이기 때문이다. 나머지 뼈사이근의 경우에는 치료사가 촉진 손가락을 각각의 손허리뼈에 배치하고, 각 손가락을 벌림(가운데손가락으로부터 멀어지게 한다)시킨 후, 모음(가운데손가락 쪽으로 움직인다)시킨다. 벌림할 때 등쪽뼈사이근에서 부종이 일어날 수 있고, 모음할 때 바닥쪽뼈사이근의 부종이 일어날 수 있다.

특수 검사 (Special Testing)

특수 검사에 대한 도수물리치료사의 선택은 선행했던 검사의 소견 결과에 좌우된다. 이들 검사는 문제 있는 구조물에 대한 의심을 확인하는 것이다. 만약 양성이라면, 병리가 존재한다는 것을 의미한다. 그러나 가짜 양성이 일반적일 수 있다. 표 24.4는 손목과 손의 검사에서 많이 이용되는 몇몇 특수 검사의 민감도, 특이도 및 우도비를 제공하고 있다.[71–104] 유용한 이들 검사의 수행에 대한 부가적인 정보를 알고 싶은 독자들은 다른 교재들을 참고해야 할 것이다.

표 24-4 손목과 손에 대한 특수 검사

검사	민감도	특이도	+LR	–LR	신뢰도	참고문헌
Phalen 검사	34–88%	40–100%	1.29–9.88	0.12–0.89	k=0.53–0.88	LaStayo et al.[71] Wainner et al.[72] Marx et al.[73] Ahn[74]

표 24-4 손목과 손에 대한 특수 검사 - 계속

검사	민감도	특이도	+LR	-LR	신뢰도	참고문헌
						Heller et al.[75] Szabo et al.[76] Gonzalez del Pinto et al.[77] Hansen et al.[78] Gunnarsson et al.[79] Katz et al.[80] Tetro et al.[81]
역 Phalen 검사	88%	93%	NA	NA	NA	LaStayo et al.[71] Wainner et al.[77]
손목 압박검사	0.42–0.75%	0.84–0.95%	5.6–10.7	0.13–0.26	k=0.77 (95% CI)	LaStayo et al.[71] Wainner et al.[72]
Tinel 징후	68–70%	76–98%	2.8–3.5	0.31–0.42	NA	Marx et al.[73] Ahn[74] Heller et al.[75] Szabo et al.[76] Gonzalez del Pinto et al.[77] Hansen et al[78] Tetro et al.[81] Moldaver[82]
Froment 징후	NA	NA	NA	NA	NA	Blacker et al.[83] Goldman et al.[84]
Wartenberg 검사	NA	NA	NA	NA	NA	Wartenberg[85] Bradshaw et al.[86] Feindel et al.[87] Miller[88] Posner[89] Regan et al.[90]
TFCC 하중 검사	100%	NA	NA	NA	NA	LaStayo et al.[71]
TFCC 압박 검사	100%	NA	NA	NA	NA	LaStayo et al.[71] Lester et al.[91]
돌림 압박 검사	NA	NA	NA	NA	NA	LaStayo et al.[92]
Watson 손배뼈 불안정 검사	69%	64–68%	2.03	0.47	NA	LaStayo et al.[71] Marx et al.[73] Watson et al.[93] Watson et al.[94] Young et al.[95] Young et al.[96] Lan[97] Taleisnik[98] Waeckerle[99]
축성 하중 검사	89%	98%	49	0.02	NA	Waeckerle[99]
Clamp 징후	52–100%	34–100%	1.52	0	NA	Powell et al.[100]
Murphy 징후	NA	NA	NA	NA	NA	Booher et al.[101]
Finkelstein 검사	81–100%	50–100%	1.62	0.38	NA	Finkelstein[102] Batteson et al.[103] Alexander et al.[104]

NA, 이용할 수 없음; CI; 신뢰구간.
출처: Wise CH, and Gulick DT. Mobiization Notes. A Rehabilitation Specialist's Pocket Guide.Philadelphia. FA. Davis; 2009.

손목과 손에 대한 특수 검사 / SPECIAL TESTS FOR THE WRIST AND HAND

손목굴증후군에 대한 특수 검사

Phalen 검사 (그림 24.13)

목 적 : 손목굴증후군을 확인하기 위해
환 자 : 앉은 자세에서 양쪽 손등을 붙인다.
치 료 사 : 환자의 앞쪽에서 선 자세를 취한다.
절 차 : 환자는 양 손목을 굽힘하고, 60초 유지한다.
해 석 : 정중신경이 분포하는 영역 내에서 증상이 발생하면 양성이다.

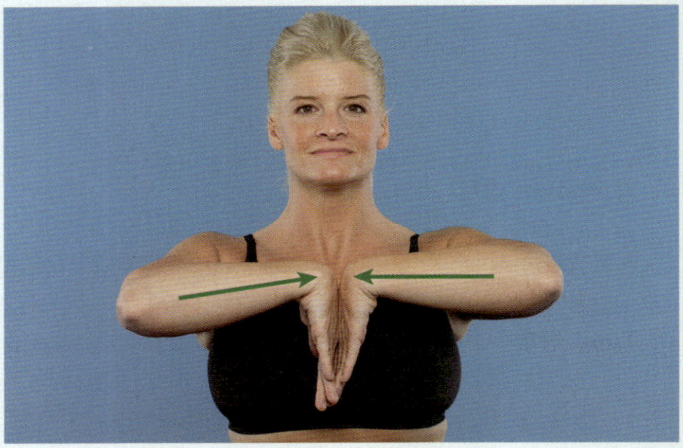

그림 24.13 Phalen 검사.

역 Phalen 검사 (그림 24.14)

목 적 : 손목굴증후군을 확인하기 위해
환 자 : 앉은 자세에서 양쪽 손바닥을 붙인다.
치 료 사 : 환자의 앞쪽에서 선 자세를 취한다.
절 차 : 환자는 양 손목을 폄하고, 60초 유지한다.
해 석 : 정중신경이 분포하는 영역 내에서 증상이 발생하면 양성이다.

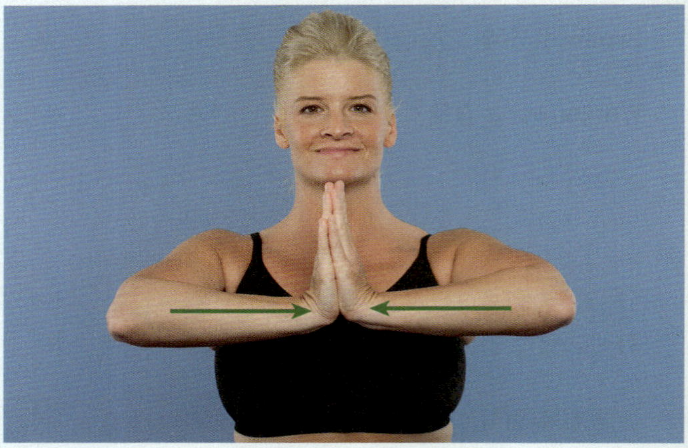

그림 23.14 역 Phalen 검사.

손목 압박검사 (그림 24.15)

목 적 : 손목굴증후군을 확인하기 위해
환 자 : 앉은 자세에서 손바닥이 위쪽을 향하도록 하고 테이블 위에 올려놓는다. 손목을 60°까지 굽힘할 수도 있다.
치 료 사 : 환자의 앞쪽에서 선 자세를 취한다.
절 차 : 손목굴을 30초간 압박한다.
해 석 : 정중신경이 분포하는 영역 내에서 증상이 발생하면 양성이다.

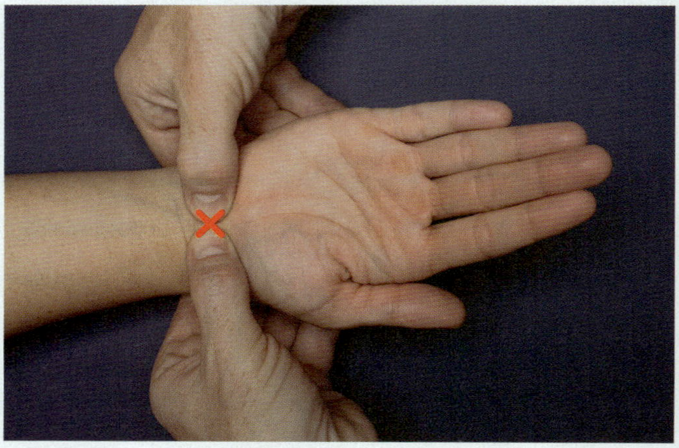

그림 24.15 손목 압박검사.

Tinel 징후 (그림 24.16)

목 적: 손목굴증후군을 확인하기 위해
환 자: 앉은 자세에서 손바닥이 위쪽을 향하도록 하고 테이블 위에 올려놓는다. 이때 손은 중립위를 유지한다.
치 료 사: 환자의 앞쪽에서 선 자세를 취한다.
절 차: 가운데손가락을 이용하여 손목굴을 4-6회 부드럽게 두드린다.
해 석: 정중신경이 분포하는 영역 내에서 증상이 발생하면 양성이다.

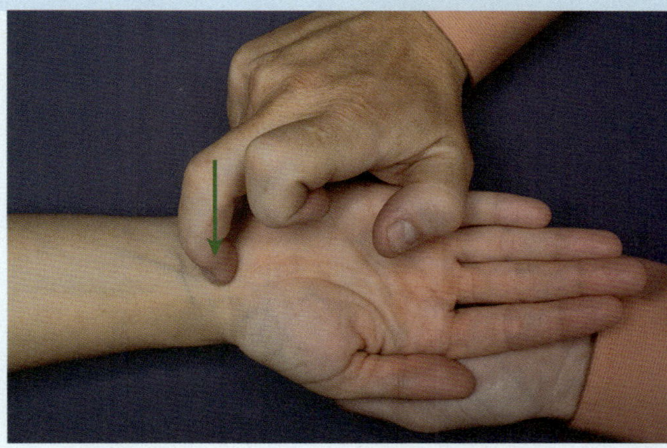

그림 24.16 Tinel 징후.

신경 손상에 대한 특수 검사

Froment 징후 (그림 24.17 A,B)

목 적: 자신경 문제를 확인하기 위해
환 자: 앉은 자세에서 엄지와 집게손가락으로 종이를 잡는다.
치 료 사: 환자의 앞쪽에서 선 자세를 취한다.
절 차: 환자가 종이를 잡고 있는 동안, 부드럽게 종이를 잡아당긴다.
해 석: 종이를 유지할 수 없거나, 또는 엄지모음근의 약증에 대한 긴엄지굽힘근의 보상으로서 DIP 관절이나 MCP 관절을 굽힘하면 양성이다.

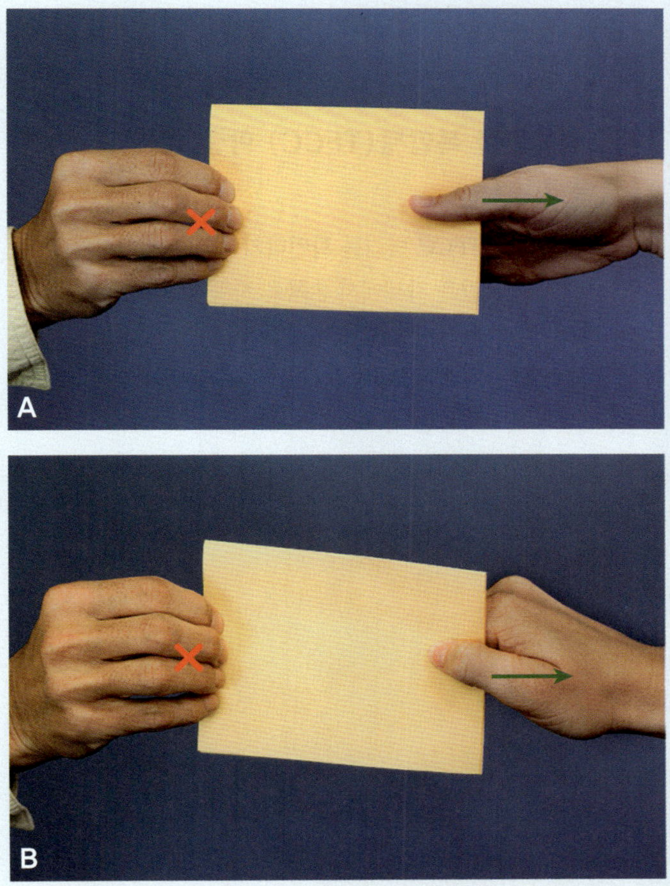

그림 24.17 Froment 징후. (출처: Bob Wellmon Photography, BobWellmon.com.)

Wartenberg 검사 (그림 24.18)

목　　적 : 자신경 문제를 확인하기 위해
환　　자 : 앉은 자세에서 손을 테이블 위에 올려놓는다.
치 료 사 : 환자의 앞쪽에서 선 자세를 취한다.
절　　차 : 5번 MCP 관절의 모음에 저항한다.
해　　석 : 5번 MCP 관절에 모음의 약증이 존재하면 양성이다.

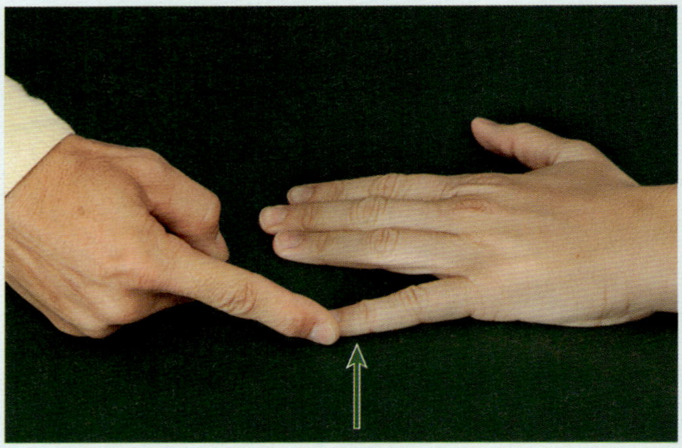

그림 24.18 Wartenberg 검사. (출처: Bob Wellmon Photography, BobWellmon.com.)

세모섬유연골복합체 기능장애에 대한 특수 검사

세모섬유연골 복합체(TFCC) 하중 검사 (그림 24.19)

목　　적 : TFCC 병리를 확인하기 위해
환　　자 : 앉은 자세에서 손목을 자쪽 치우침한다.
치 료 사 : 환자의 앞쪽에서 선 자세를 취한다.
절　　차 : 긴축 압박을 통해 자쪽 치우침으로 과압박을 적용한다.
해　　석 : TFCC 부위에 통증이 발생하면 양성이다.

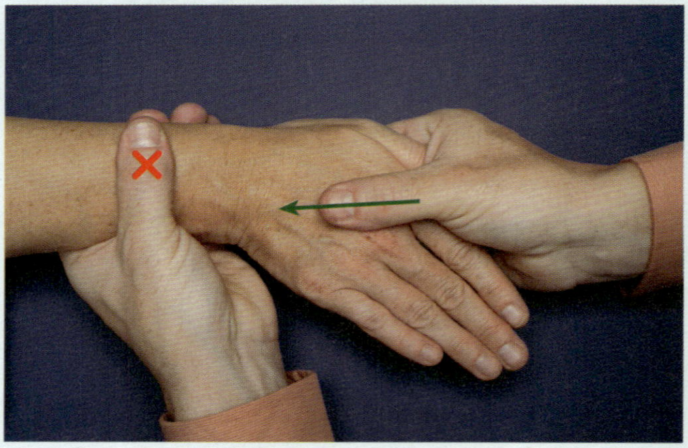

그림 24.19 TFCC 하중 검사.

TFFC 압박검사 (그림 24.20)

목 적 : TFCC 병리를 확인하기 위해
환 자 : 의자에 앉은 자세를 취하고,
양 손을 팔걸이 위에 올려놓는다.
치 료 사 : 환자의 앞쪽에서 앉은 자세를 취한다.
절 차 : 환자는 팔을 아래로 누르면서 자신의 몸을 들어올린다.
해 석 : TFCC 부위에 통증이 발생하면 양성이다.

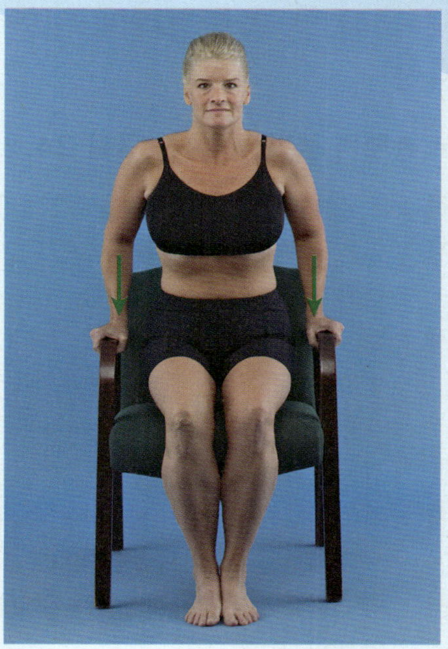

그림 24.20 TFFC 압박검사.

돌림 압박 검사 (그림 24.21A,B)

목 적 : TFCC 병리를 확인하기 위해
환 자 : 앉은 자세, 손 악력계나 혈압계 커프를 준비한다.
치 료 사 : 환자의 앞쪽에서 앉은 자세를 취한다.
절 차 : 악력계나 혈압계 커프를 사용하여, 엎침 자세와 뒤침 자세의 쥐기 근력을 비교한다.
해 석 : 뒤침 자세의 쥐기 근력이 엎침 자세의 쥐기 근력보다 더 크면 양성이다.

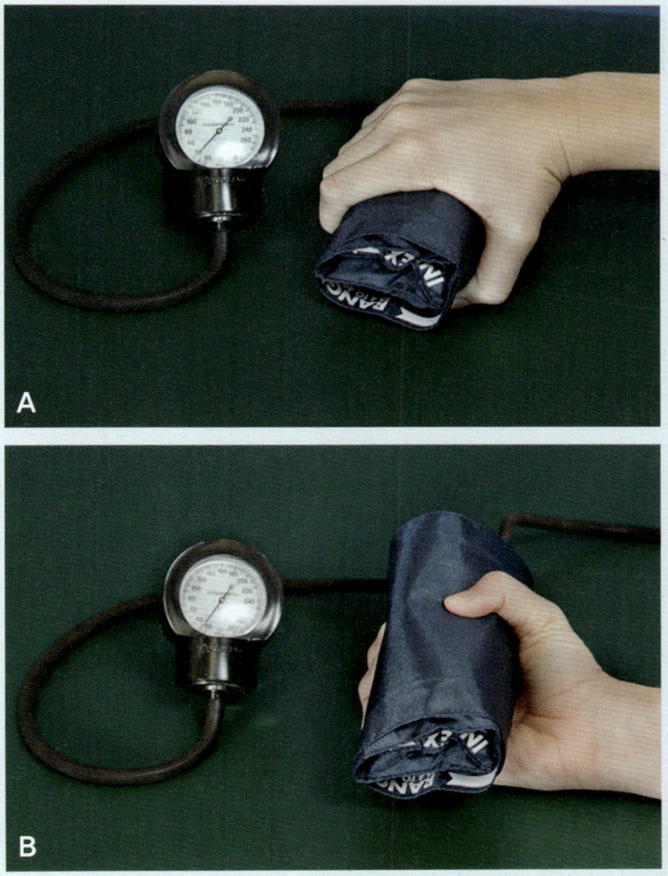

그림 24.21 돌림 압박 검사. **A.** 엎침 자세와 **B.** 뒤침 자세.
(출처: Bob Wellmon Photography, BobWellmon.com.)

불안정, 골절 및 힘줄병리에 대한 특수 검사

Watson 손배뼈 불안정 검사 (그림 24.22A,B)

목 적 : 손목뼈사이관절의 불안정을 확인하기 위해

환 자 : 앉은 자세에서 손바닥을 위쪽으로 향하도록 하고 테이블 위에 올려놓는다.

치 료 사 : 환자의 앞쪽에서 앉은 자세를 취한다. 엄지를 이용하여 손배뼈결절 부위에 압박을 적용한다. 이때 다른 손은 손허리뼈들을 잡는다.

절 차 : 자쪽 치우침과 폄에서 시작하여, 점차 손목을 노쪽 치우침과 굽힘으로 움직인다.

해 석 : 압박 적용 시 손배뼈 아탈구가 일어나면 양성이다.

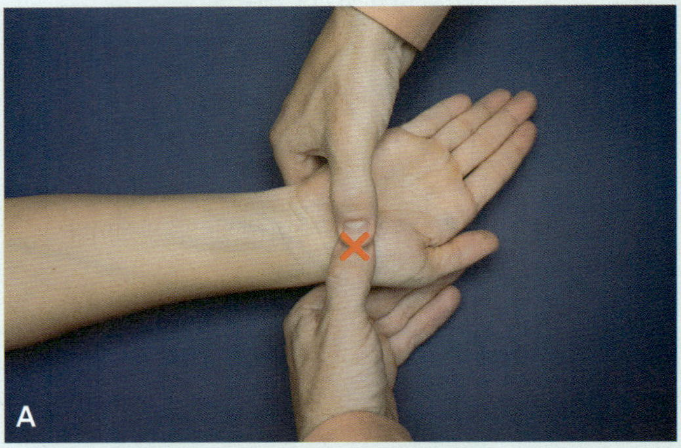

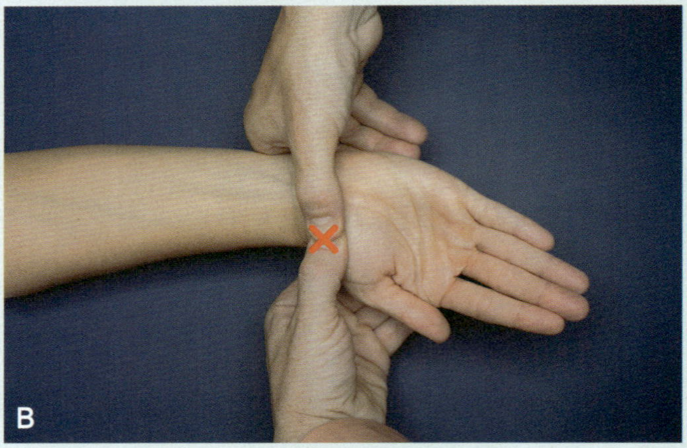

그림 24.22 Watson 손배뼈 불안정 검사.

축성 하중 검사 (그림 24.23)

목 적 : 손배뼈의 골절을 확인하기 위해

환 자 : 앉은 자세에서 아래팔을 테이블 위에 올려놓는다.

치 료 사 : 환자의 앞쪽에서 앉은 자세를 취한다.

절 차 : 수동으로 엄지의 MCP 관절을 벌림과 폄한 다음, 1번 CMC 관절을 통해 축성 압박을 적용한다.

해 석 : 엄지 바닥에서 통증이 발생하면 양성이다.

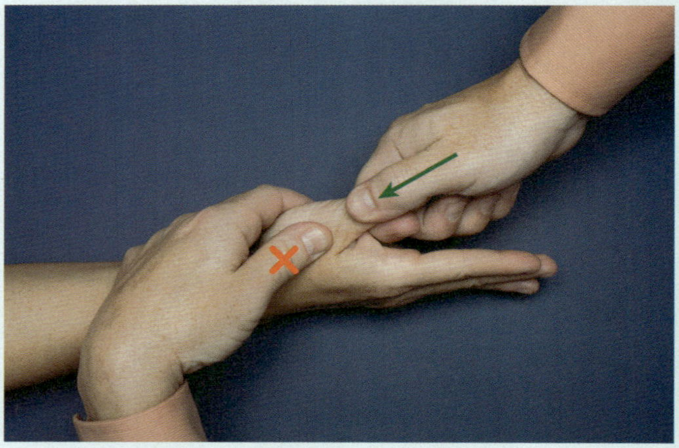

그림 24.23 축성 하중 검사.

Clamp 징후 (그림 24.24)

목 적 : 손배뼈의 골절을 확인하기 위해

환 자 : 앉은 자세에서 아래팔을 테이블 위에 올려놓는다.

치 료 사 : 환자의 앞쪽에서 앉은 자세를 취한다.

절 차 : 수동으로 손목을 엎침, 폄 및 자쪽 치우침한 후, 세로 하중을 적용한다.

해 석 : 정중신경 분포를 따라 증상이 발생하면 양성이다.

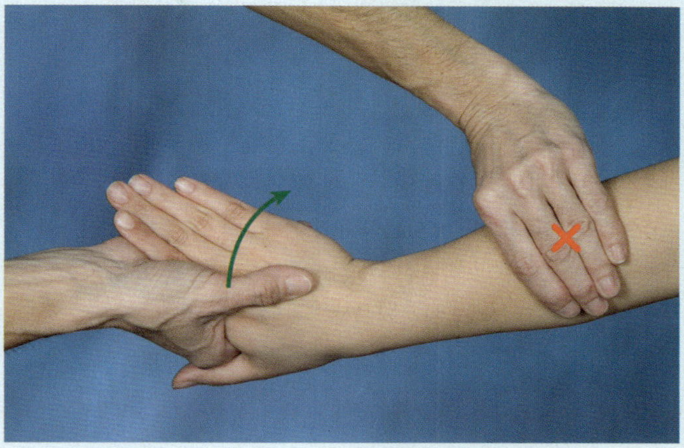

그림 24.24 Clamp 징후. (출처: Gulick D. Ortho Notes. Philadelphia PA: F.A. Davis Company; 2010.)

Murphy 징후 (그림 24.25)

목 적 : 반달뼈의 탈구를 확인하기 위해

환 자 : 앉은 자세

치 료 사 : 환자의 앞쪽에서 앉은 자세나 선 자세를 취한다.

절 차 : 환자가 주먹을 쥘 때 MCP 관절의 정렬을 관찰한다.

해 석 : 3번째 MCP 관절이 2번째와 4번째 MCP 관절과 같은 높이를 유지한다면 양성이고, 몸쪽 변위를 의미한다.

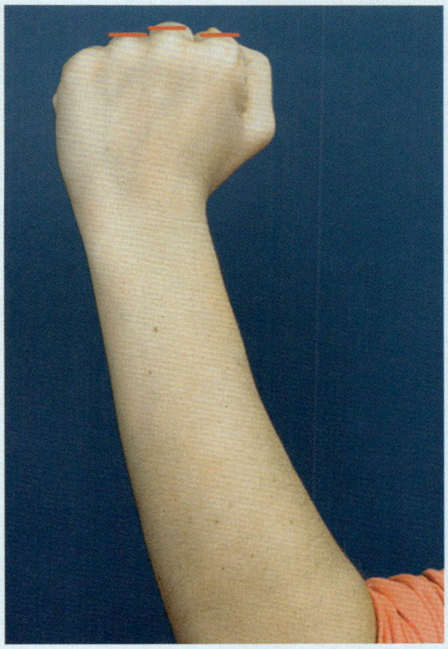

그림 24.25 Murphy 징후. (출처: Bob Wellmon Photography, BobWellmon.com.)

Finkelstein 검사 (그림 24.26)

목 적: 긴엄지벌림근과 짧은엄지폄근의 힘줄윤활염인, DeQuervain 증후군을 확인하기 위해

환 자: 팔을 지지하지 않고 앉은 자세를 취한다. 손가락으로 엄지를 감싸지고 주먹을 쥔다.

치 료 사: 환자의 앞쪽에서 앉은 자세를 취한다.

절 차: 한 손으로 환자의 아래팔을 고정하고, 다른 손을 이용하여 수동으로 손목을 자쪽 치우침시킨다.

해 석: 노뼈붓돌기 부위에서 통증이 발생하면 양성이다.

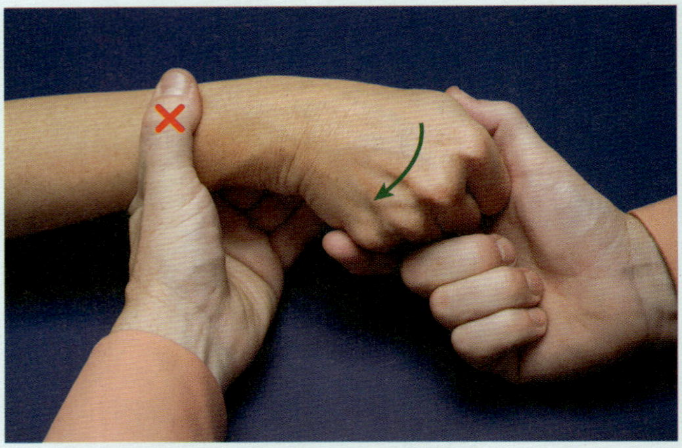

그림 24.26 Finkelstein 검사.

손목과 손의 관절가동술
/ JOINT MOBILIZATION OF THE WRIST AND HAND

주: 본 단락에서 기술되는 관절가동술의 적응증은 예상되는 관절운동형상학을 토대로 한다. 오늘날의 근거는 그것의 사용의 적응증이 여러 요소이고, 가동성의 직접 평가와 환자 반응을 토대로 한다는 것이다.

먼쪽 노자관절의 가동술

먼쪽 노자관절의 등쪽 활주기법과 배쪽 활주기법

적응증:

- ***먼쪽 자뼈에 대한 먼쪽 노뼈의 등쪽 활주와 배쪽 활주***는 손목 굽힘과 폄의 제한 외에, 각각 뒤침과 엎침의 제한이 있을 때 적절하다. ***먼쪽 노뼈에 대한 먼쪽 자뼈의 등쪽 활주와 배쪽 활주***는 손목 굽힘과 폄의 제한 뿐만 아니라, 각각 엎침과 뒤침의 제한이 있을 때 적절하다.

종속운동기법 (그림 24.27, 그림 24.28)

- **환자/치료사의 자세:** 환자는 아래팔을 테이블 위에 올려놓고 앉거나, 또는 팔꿈치를 굽힘하고 손등을 치료사 쪽으로 배치하고 앉는다. 치료사는 제한 지점까지 손목을 미리 위치시킬 수 있다. 치료사는 가동될 손의 동측에 앉는다.

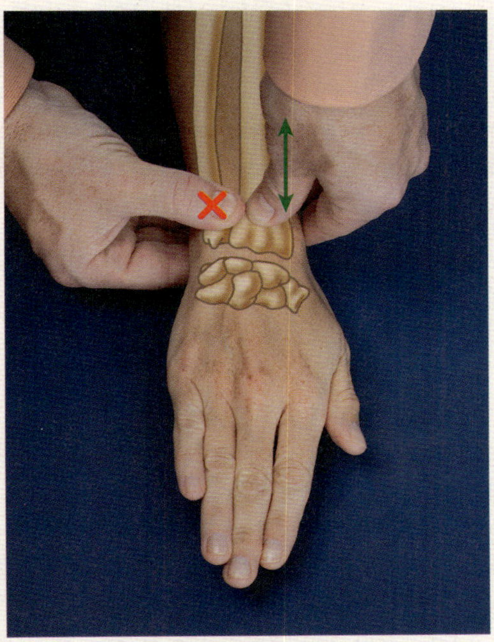

그림 24.27 먼쪽 노자관절의 등쪽 활주와 배쪽 활주: 기법 1.

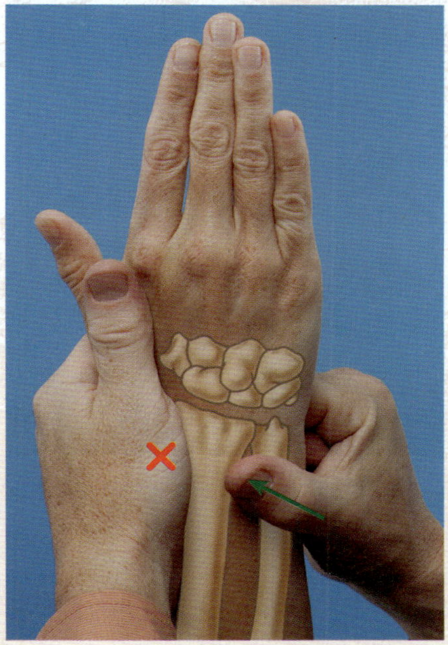

그림 24.28 먼쪽 노자관절의 등쪽 활주와 배쪽 활주: 기법 2.

- **손 배치:** 고정손의 손가락과 엄지를 이용하여 먼쪽 노뼈나 자뼈를 잡거나, 또는 벌레근 잡기를 이용하여 손목과 손의 노쪽을 잡는다. 가동손의 손가락과 엄지를 이용하거나 *가쪽 잡기*를 이용하여 먼쪽 자뼈와 자뼈머리를 잡는다. 치료사는 자신의 아래팔을 힘의 방향과 일직선되게 정렬한다.
- **힘 적용:** 기법 1의 경우, 자뼈를 고정한 후, 뒤침을 위해 노뼈에 등쪽 활주를 적용하고, 엎침을 위해 배쪽 활주를 적용한다. 노뼈를 고정한 후, 엎침을 위해 자뼈에 등쪽 활주를 적용하고, 뒤침을 위해 자뼈에 배쪽 활주를 적용한다. 기법 2의 경우는, 몸쪽열 손목뼈를 고정하기 위해 가동손의 굽힘된 2번째 손가락을 콩알뼈에 배치하고, 엄지로 자뼈머리에 배쪽의 힘을 가한다. 고정손은 먼쪽 노뼈와 손목의 노쪽면을 고정한다. 다른 방법으로서, 벌레근 잡기를 이용하여 손목과 손의 노쪽면을 고정하고, 고정된 세모뼈에 대해 자뼈를 배쪽으로 가동시킨다.

생리적 운동을 동반한 종속운동(그림 24.29)

- **환자/치료사의 자세:** 환자는 앉은 자세나 선 자세를 취하고, 팔꿈치를 90°로 굽힘한 후, 배쪽 활주를 위해 아래팔을 완전히 엎침하거나 또는 등쪽 활주를 위해 아래팔을 뒤침한다. 치료사는 가동될 손목의 동측에 앉는다.

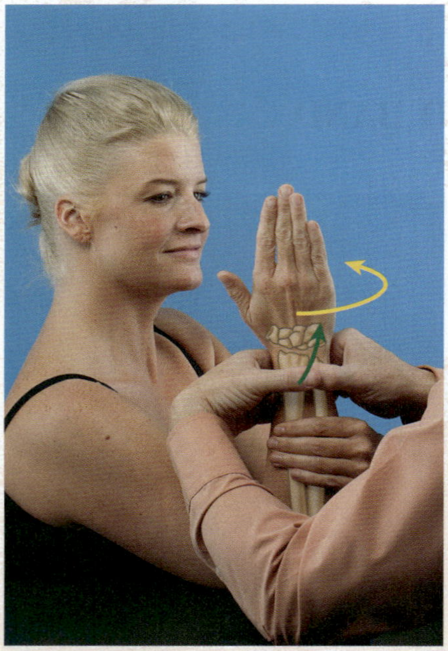

그림 24.29 생리적 운동과 함께, 적용되는 먼쪽 노자관절의 등쪽 활주와 배쪽 활주.

- **손 배치:** 먼쪽 노뼈와 자뼈에 양쪽 엄지를 서로 겹쳐 배치하고, 엎침이나 뒤침으로 아래팔을 가이드하기 위해 양 손의 손가락으로 손목을 잡는다.
- **힘 적용:** 환자가 능동으로 완전 엎침에서 완전 뒤침으로 움직일 때 배쪽으로 가해지는 힘을 유지하고, 반대로 완전 뒤침에서 완전 엎침으로 움직일 때 등쪽으로 가해지는 힘을 유지한다. 환자가 뒤침이나 엎침으로 과압박을 제공할 때, 전체 가동범위 내내 그 힘을 유지하고, 끝범위에서도 그 힘을 지속시킨다. 올바른 힘 적용을 보장하기 위해 가동술을 적용하는 동안 움직임을 준비해야 한다.

노손목관절의 가동술

노손목관절의 견인기법

적응증:

- ***노손목관절의 견인***은 모든 방향의 가동성 제한이 있을 때 적절하다.

종속운동기법(그림 24.30)

- **환자/치료사의 자세:** 환자는 앉은 자세를 취하고, 아래팔을 테이블 위에 올려놓는다. 이때 손목은 중립위를 취하고 손을 테이블 밖으로 내어 놓는다. 손목을 제한 지점으로 미리 배치할 수 있다. 치료사는 가동될 손목의 동측에 앉는다.

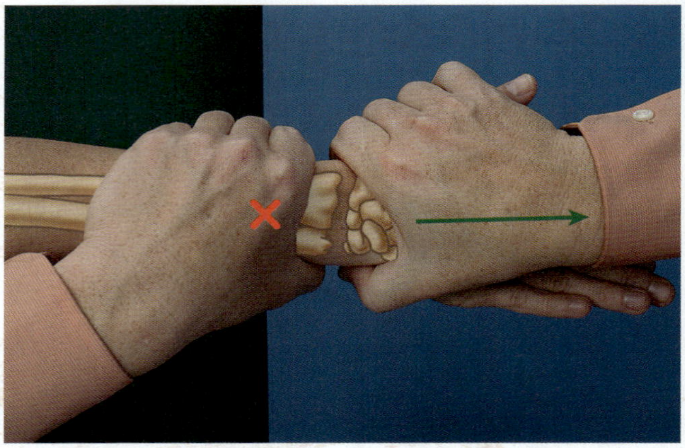

그림 24.30 노손목관절의 견인.

- **손 배치:** 고정손으로 먼쪽 노뼈와 자뼈를 잡는다. 가동손을 고정손의 이웃 부위인 몸쪽열 손목뼈의 바로 먼쪽에 배치한다. 치료사는 자신의 아래팔을 힘의 방향과 일직선되게 정렬한다.
- **힘 적용:** 관절을 팽팽하게 당긴 후, 아래팔의 긴축 방향으로 힘을 적용한다.

생리적 운동을 동반한 종속운동(그림 없음)

- **환자/치료사의 자세:** 환자는 위의 자세와 같은 자세를 취한다. 치료사도 위의 자세와 같은 자세를 취한다.
- **손 배치:** 치료사의 손 접촉은 위에서 기술된 손 배치와 동일하다.
- **힘 적용:** 환자가 손목을 능동으로 굽힘과 폄할 때, 치료사는 견인력을 적용한다. 적절한 힘 적용을 보장하기 위해 가동술을 적용하는 동안 움직임을 준비해야 한다.

노손목관절의 등쪽 활주기법과 배쪽 활주기법

적응증:

- ***노손목관절의 등쪽 활주***는 손목 굽힘의 제한이 있을 때 적절하고, ***노손목관절의 배쪽 활주***는 손목 폄의 제한이 있을 때 적절하다.

종속운동기법(그림 24.31, 그림 24.32)

- **환자/치료사의 자세:** 환자는 앉은 자세를 취한 후, 팔꿈치를 90°로 굽힘하고 아래팔을 엎침하여 테이블 위에 올려놓는다. 이때 손목은 중립위를 취하고, 손을 테이블 밖으로 내어 놓는다. 손목을 제한 지점으로 미리 배치할 수 있다. 치료사는 가동될 손목의 동측에 앉는다.
- **손 배치:** 고정손으로 먼쪽 노뼈와 자뼈를 잡는다. 가동손

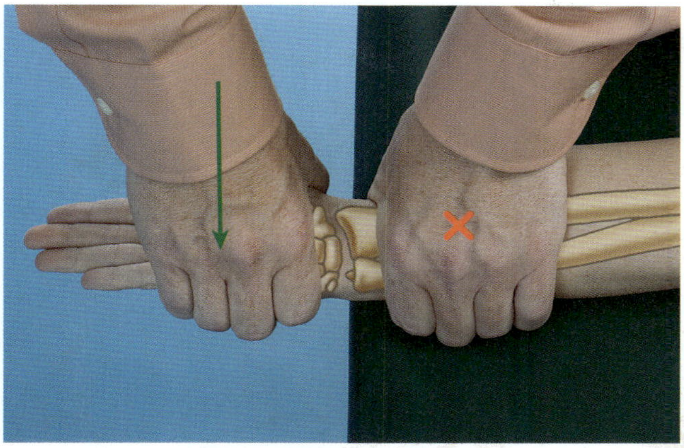

그림 24.31 노손목관절의 등쪽 활주.

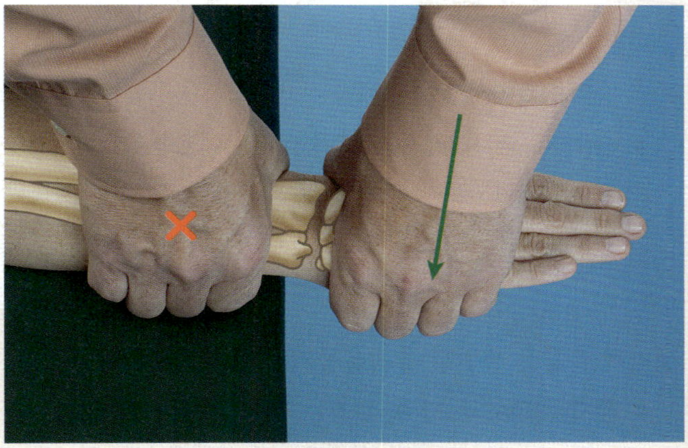

그림 24.32 노손목관절의 배쪽 활주.

을 몸쪽열 손목뼈의 먼쪽에 배치된 고정손의 바로 옆에 배치한다. 여러분의 아래팔을 힘의 방향과 일직선 되게 배치한다.

- **힘 적용:** 관절을 팽팽하게 당긴 후, 등쪽 활주를 위해 윗방향으로 힘을 적용하고, 배쪽 활주를 위해 아랫방향으로 힘을 적용한다.

생리적 운동을 동반한 종속운동(그림 없음)

- **환자/치료사의 자세:** 환자는 위의 자세와 같은 자세를 취한다. 치료사도 위의 자세와 같은 자세를 취한다.
- **손 배치:** 치료사의 손 접촉은 위에서 기술된 손 배치와 동일하다.
- **힘 적용:** 환자가 손목을 능동으로 굽힘과 폄할 때, 치료사는 등쪽 활주를 적용한다. 환자가 손목을 능동으로 굽힘과 폄할 때, 치료사는 배쪽 활주를 적용한다. 적절한 힘 적용을 보장하기 위해 가동술을 적용하는 동안 움직임을 준비해야 한다. 전체 가동범위 내내 그 힘을 유지하고, 끝범위에서도 그 힘이 지속되어야 한다.

노손목관절의 안쪽 활주기법과 가쪽 활주기법

적응증:

- ***노손목관절의 안쪽 활주***는 노쪽 치우침이 있을 때 적절하고, 배쪽 활주는 자쪽 치우침이 있을 때 적절하다.

종속운동기법(그림 24.33, 그림 24.34)

- **환자/치료사의 자세:** 환자는 앉은 자세를 취한 후, 팔꿈치를 90°로 굽힘하고 아래팔을 엎침과 뒤침의 중간 위치로 하여 손을 테이블 밖으로 내어 놓는다. 손목을 제한 지점으로 미리 배치할 수 있다. 치료사는 가동될 손목의 동측에 앉는다.
- **손 배치:** 고정손으로 먼쪽 노뼈와 자뼈를 잡는다. 가동손을 몸쪽열 손목뼈의 먼쪽에 배치된 고정손의 바로 옆에 배치한다.
- **힘 적용:** 안쪽 활주를 위해 아랫방향으로 힘을 적용하고, 가쪽 활주를 위해 윗방향으로 힘을 적용한다.

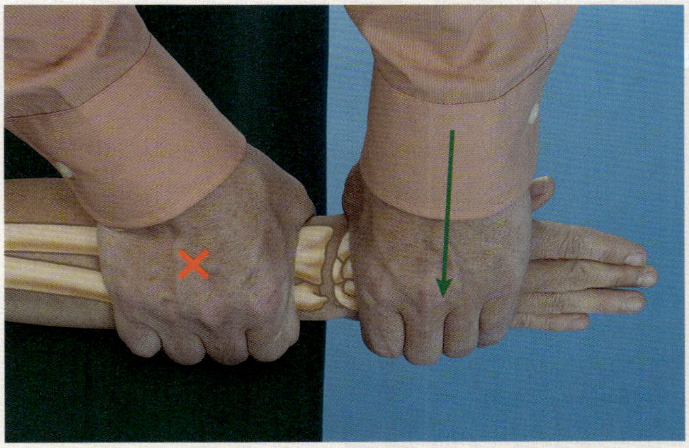

그림 24.33 노손목관절의 안쪽 활주.

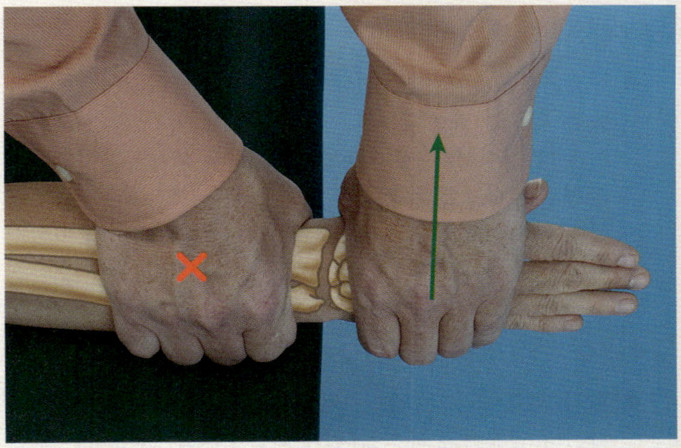

그림 24.34 노손목관절의 가쪽 활주.

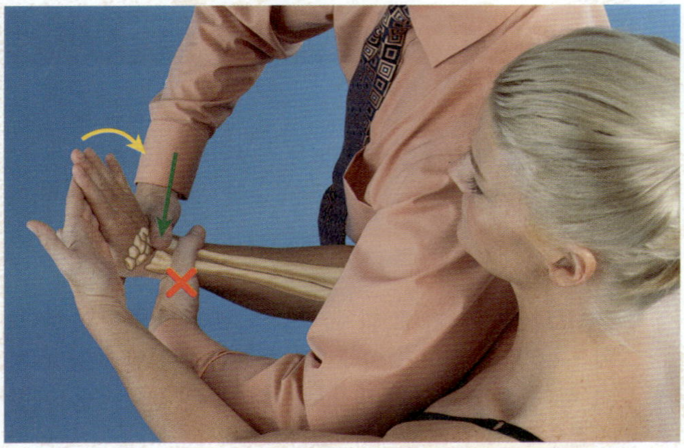

그림 24.35 생리적 운동과 함께, 적용된 노손목관절의 안쪽 활주와 가쪽 활주.

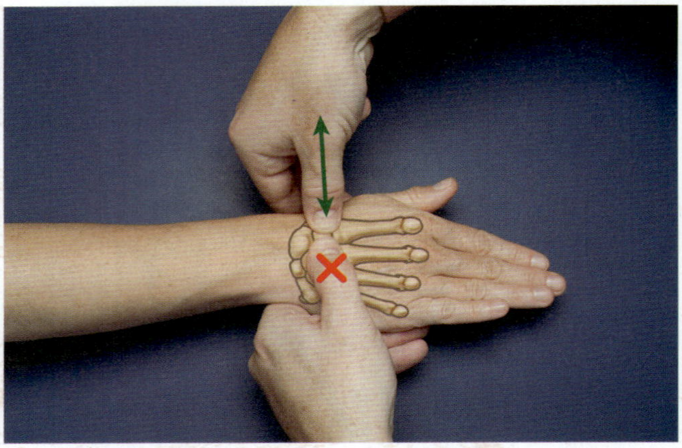

그림 24.36 중간손목관절과 손목뼈사이관절의 다면 활주.

생리적 운동을 동반한 종속운동(그림 24.35)

- **환자/치료사의 자세:** 환자는 위의 자세와 같은 자세를 취한다. 치료사도 위의 자세와 같은 자세를 취한다.
- **손 배치:** 치료사의 손 접촉은 위에서 기술된 손 배치와 동일하다.
- **힘 적용:** 환자가 손목을 능동으로 굽힘, 폄, 노쪽 치우침이나 자쪽 치우침을 할 때, 치료사는 안쪽 활주나 가쪽 활주를 적용한다. 환자는 끝범위에서 과압박을 적용한다. 적절한 힘 적용을 보장하기 위해 가동술을 적용하는 동안 움직임을 준비해야 한다. 전체 가동범위 내내 그 힘을 유지하고, 끝범위에서도 그 힘이 지속되어야 한다.

중간손목관절과 손목뼈사이관절의 가동술

중간손목관절과 손목뼈사이관절의 다면 활주기법

적응증:

- ***중간손목관절과 손목뼈사이관절***에서 몸쪽열 손목뼈의 등쪽 활주와 배쪽 활주는 각각 손목 굽힘과 폄의 제한이 있을 때 적절하다. ***중간손목관절과 손목뼈사이관절에서 먼쪽열 손목뼈의 등쪽 활주와 배쪽 활주***는 각각 손목 폄과 굽힘의 제한이 있을 때 적절하다. ***다면 활주***는 모든 방향의 가동성 소실이 있을 때 적절하다.

종속운동기법(그림 24.36)

- **환자/치료사의 자세:** 환자는 앉은 자세에서 아래팔을 완전히 엎침하고 테이블 위에 올려놓는다. 치료사는 제한 지점까지 손을 미리 배치시킬 수 있다. 치료사는 가동될 손의 동측에서 앉은 자세를 취한다.
- **손 배치:** *손가락끝-손가락끝 집기*로 이웃한 2개의 손목뼈를 잡는다.
- **힘 적용:** 가장 제한이 많은 방향인 등쪽, 배쪽 또는 다면으로 힘을 적용한다.

생리적 운동을 동반한 종속운동기법(그림 없음)

- **환자/치료사의 자세:** 환자는 위의 자세와 같은 자세를 취한다. 치료사도 위의 자세와 같은 자세를 취한다.
- **손 배치:** 치료사의 손 접촉은 위에서 기술된 손 배치와 동일하다.
- **힘 적용:** 환자가 어떤 방향으로 손목을 움직이는 동안, 고정손과 가동손으로 전체 가동범위 내내 그 힘을 유지하고, 끝범위에서도 그 힘이 지속되어야 한다.

손목손허리관절의 가동술

손목손허리관절의 견인기법과 활주기법

적응증:

- ***손목손허리관절의 견인***은 모든 방향의 가동성 소실이 있을 때 적절하다.
- 엄지 CMC 관절에서, 손바닥 쪽으로의 ***활주***는 벌림 제한이 있을 때 적절하고, 손바닥 반대쪽으로의 ***활주***는 모음 제한이 있을 때 적절하다.
- 엄지 CMC 관절의 ***가쪽 활주***는 폄 제한이 있을 때 적절하고, ***안쪽 활주***는 굽힘 제한이 있을 때 적절하다.
- 2번–5번 CMC 관절에서, 손바닥 쪽으로의 ***활주***는 굽힘

제한이 있을 때 적절하고, 손바닥 반대쪽으로의 ***활주***는 폄 제한이 있을 때 적절하다.

종속운동기법(그림 24.37, 그림 24.38)

- **환자/치료사의 자세:** 환자는 앉은 자세에서 손바닥이 아래쪽을 향하도록 아래팔을 완전히 엎침한다. 치료사는 제한 지점까지 손을 미리 배치시킬 수 있다. 치료사는 가동될 손의 동측에서 앉은 자세를 취한다.
- **손 배치:** 고정손의 엄지와 손가락으로 먼쪽열 손목뼈를 잡는다. 가동손으로 고정손의 바로 옆쪽인 손허리뼈바닥을 잡는다.
- **힘 적용:** 관절을 팽팽하게 당긴 후, 손허리뼈의 긴축 방향으로 힘을 적용한다. 배쪽 활주의 경우는, 아랫방향으로 힘을 적용하고, 등쪽 활주의 경우는 윗방향으로 힘을 적용한다.

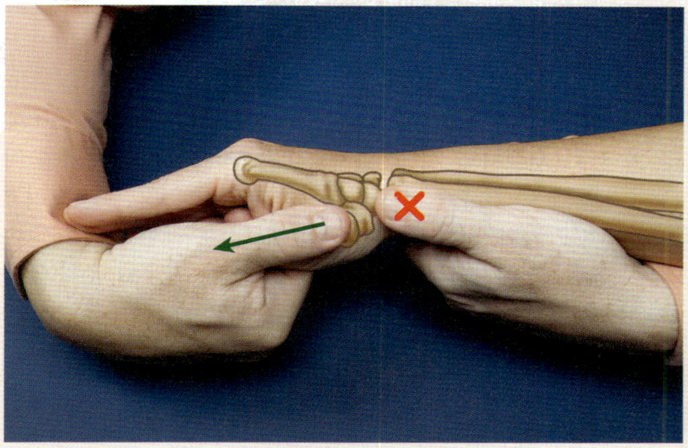

그림 24.37 손목손허리관절의 견인.

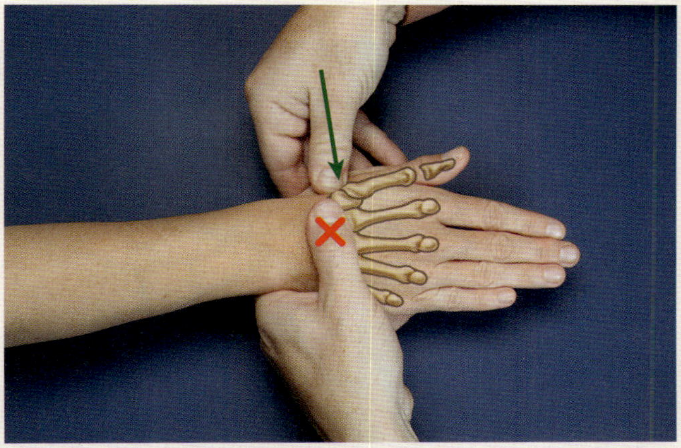

그림 24.38 손목손허리관절의 활주.

생리적 운동을 동반한 종속운동기법(그림 없음)

- **환자/치료사의 자세:** 환자는 위의 자세와 같은 자세를 취한다. 치료사도 위의 자세와 같은 자세를 취한다.
- **손 배치:** 치료사의 손 접촉은 위에서 기술된 손 배치와 동일하다.
- **힘 적용:** 환자가 CMC 관절을 능동으로 굽힘, 폄, 벌림 및 모음할 때, 관절의 견인이나 활주는 전체 가동범위 내내 그 힘을 유지하고, 끝범위에서도 그 힘이 지속되어야 한다. 마디뼈의 긴축과 일직선 되게 힘 방향을 조절한다.

손허리손가락관절의 가동술

손허리손가락관절의 견인기법

적응증:

- ***손허리손가락관절의 견인***은 모든 방향의 가동성 소실이 있을 때 적절하다.

종속운동기법(그림 24.39)

- **환자/치료사의 자세:** 환자는 앉은 자세에서 손바닥이 아래쪽을 향하도록 아래팔을 완전히 엎침한다. 이때 MCP 관절은 20° 굽힘한다. 치료사는 제한 지점까지 손을 미리 배치시킬 수 있다. 치료사는 가동될 손의 동측에서 앉은 자세를 취한다.
- **손 배치:** 고정손의 엄지와 집게손가락으로 손허리뼈머리를 잡는다. 가동손은 *갈고리 잡기* 나 *집게 집기*를 이용하여 고정손의 바로 옆쪽인 몸쪽마디뼈를 잡는다.
- **힘 적용:** 관절을 팽팽하게 당긴 후, 몸쪽마디뼈의 긴축 방향으로 힘을 적용한다.

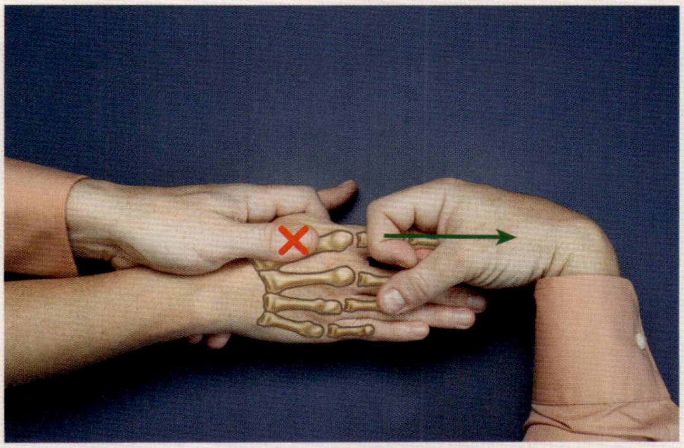

그림 24.39 손허리손가락관절의 견인.

생리적 운동을 동반한 종속운동기법(그림 없음)

- **환자/치료사의 자세:** 환자는 위의 자세와 같은 자세를 취한다. 치료사도 위의 자세와 같은 자세를 취한다.
- **손 배치:** 치료사의 손 접촉은 위에서 기술된 손 배치와 동일하다.
- **힘 적용:** 환자가 MCP 관절을 능동으로 굽힘과 폄을 할 때, 관절의 견인은 전체 가동범위 내내 그 힘을 유지하고, 끝범위에서도 그 힘이 지속되어야 한다. 마디뼈의 긴축과 일직선 되게 힘의 방향을 조절한다.

손허리손가락관절의 등쪽 활주기법과 배쪽 활주기법

적응증:

- ***손허리손가락관절의 등쪽 활주***는 MCP 관절의 폄 제한이 있을 때 적절하고, 손허리손가락관절의 배쪽 활주는 MCP 관절의 굽힘 제한이 있을 때 적절하다.

종속운동기법(그림 24.40)

- **환자/치료사의 자세:** 환자는 앉은 자세에서 손바닥이 아래쪽을 향하도록 아래팔을 완전히 엎침한다. 이때 MCP 관절은 20° 굽힘한다. 치료사는 제한 지점까지 손을 미리 배치시킬 수 있다. 치료사는 가동될 손의 동측에서 앉은 자세를 취한다.
- **손 배치:** 고정하기 위해, 엄지와 집게손가락으로 손허리뼈 머리를 잡는다. 고정손의 바로 옆쪽인 몸쪽마디뼈바닥을 가동손으로 잡는다.
- **힘 적용:** 관절을 팽팽하게 당긴 후, 배쪽 활주를 위해 아랫방향으로 힘을 적용하고, 등쪽 활주를 위해 윗방향으로 힘을 적용한다.

생리적 운동을 동반한 종속운동기법(그림 없음)

- **환자/치료사의 자세:** 환자는 위의 자세와 같은 자세를 취한다. 치료사도 위의 자세와 같은 자세를 취한다.
- **손 배치:** 치료사의 손 접촉은 위에서 기술된 손 배치와 동일하다.
- **힘 적용:** 환자가 MCP 관절을 능동으로 굽힘과 폄을 할 때, 치료사의 안쪽 활주와 가쪽 활주는 전체 가동범위 내내 그 힘을 유지하고, 끝범위에서도 그 힘이 지속되어야 한다. 적절한 힘 적용을 보장하기 위해 힘의 방향을 조절한다.

손허리손가락관절의 안쪽 활주기법과 가쪽 활주기법

적응증:

- ***손허리손가락관절의 안쪽 활주***는 MCP 관절의 벌림 제한이 있을 때 적절하고, 손허리손가락관절의 가쪽 활주는 MCP 관절의 모음 제한이 있을 때 적절하다.

종속운동기법(그림 24.41)

- **환자/치료사의 자세:** 환자는 앉은 자세에서 손바닥을 아래쪽으로 향하기 위해 아래팔을 완전히 엎침한다. 그리고 MCP 관절을 20° 굽힘시킨다. 치료사는 제한 지점까지 손을 미리 배치시킬 수도 있다. 치료사는 가동될 손의 동측에 앉는다.
- **손 배치:** 고정하기 위해, 엄지와 집게손가락으로 손허리뼈 머리를 잡는다. 고정손의 바로 옆쪽인 몸쪽마디뼈바닥을 가동손으로 잡는다.
- **힘 적용:** 안쪽과 가쪽 방향으로 힘을 적용한다.

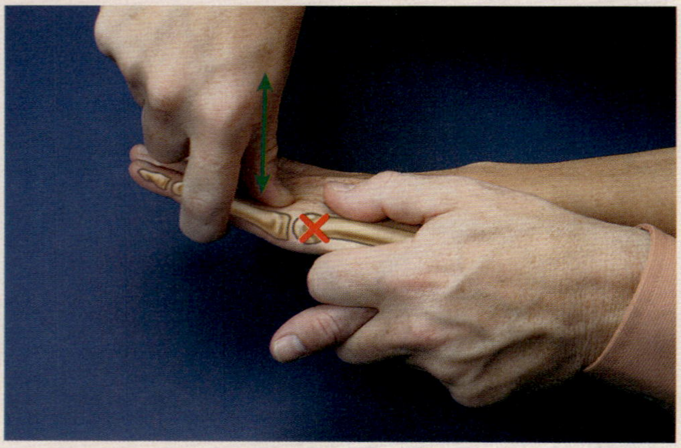

그림 24.40 손허리손가락관절의 등쪽 활주와 배쪽 활주.

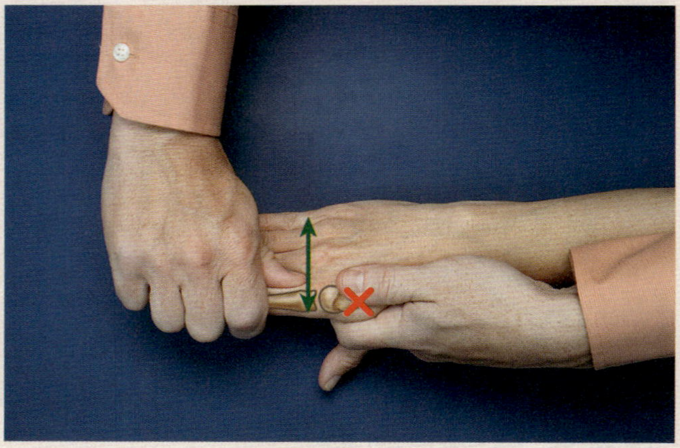

그림 24.41 손허리손가락관절의 안쪽 활주와 가쪽 활주.

생리적 운동을 동반한 종속운동기법(그림 24.42)

- **환자/치료사의 자세:** 환자는 위의 자세와 같은 자세를 취한다. 치료사도 위의 자세와 같은 자세를 취한다.
- **손 배치:** 치료사의 손 접촉은 위에서 기술된 손 배치와 동일하다.
- **힘 적용:** 환자가 MCP 관절을 능동으로 굽힘과 폄을 할 때, 치료사의 가쪽 활주와 안쪽 활주는 전체 가동범위 내내 그 힘을 유지하고, 끝범위에서도 그 힘이 지속되어야 한다.

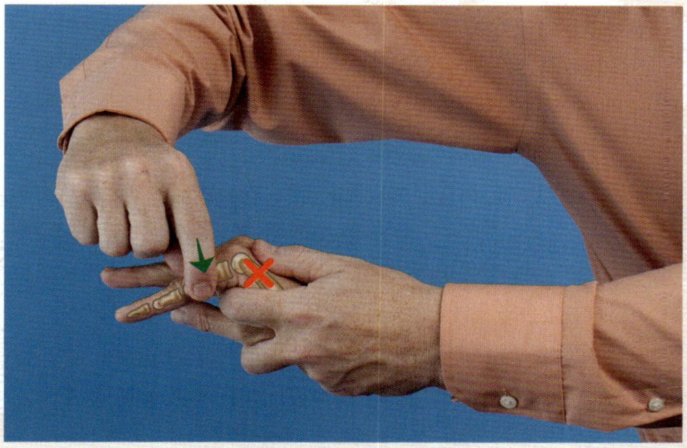

그림 24.42 생리적 운동과 함께, 적용된 손허리손가락관절의 안쪽 활주와 가쪽 활주.

몸쪽/먼쪽 마디뼈사이관절의 가동술

몸쪽/먼쪽 마디뼈사이관절의 견인기법

적응증:

- ***몸쪽/먼쪽 마디뼈사이관절의 견인***은 모든 방향의 가동성 소실이 있을 때 적절하다.

종속운동기법(그림 24.43)

- **환자/치료사의 자세:** 환자는 앉은 자세에서 손바닥을 아래쪽으로 향하기 위해 아래팔을 완전히 엎침한다. 그리고 IP 관절을 20° 굽힘한다. 치료사는 제한 지점까지 손을 미리 배치시킬 수 있다. 치료사는 가동될 손의 동측에서 앉은 자세를 취한다.
- **손 배치:** 고정하기 위해, 엄지와 집게손가락으로 몸쪽마디뼈를 잡는다. 갈고리 잡기나 집게 집기를 이용하여 고정손의 바로 옆쪽인 먼쪽마디뼈바닥을 잡는다.
- **힘 적용:** 먼쪽마디뼈의 긴축 방향으로 힘을 적용한다.

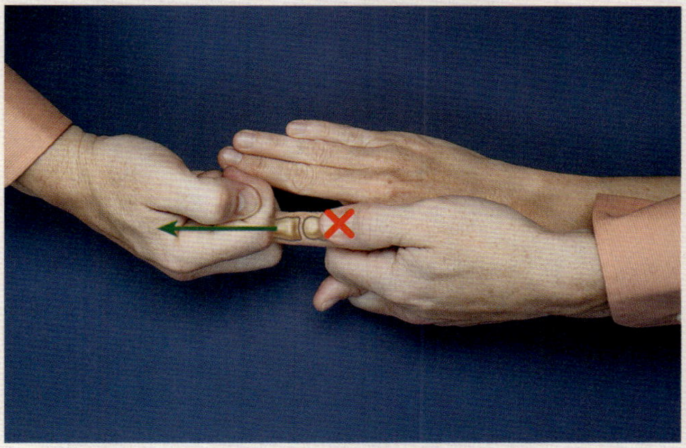

그림 24.43 몸쪽/먼쪽 마디뼈사이관절의 견인.

생리적 운동을 동반한 종속운동기법(그림 없음)

- **환자/치료사의 자세:** 환자는 위의 자세와 같은 자세를 취한다. 치료사도 위의 자세와 같은 자세를 취한다.
- **손 배치:** 치료사의 손 접촉은 위에서 기술된 손 배치와 동일하다.
- **힘 적용:** 환자가 IP 관절을 능동으로 굽힘과 폄을 할 때, 치료사의 견인은 전체 가동범위 내내 그 힘을 유지하고, 끝범위에서도 그 힘이 지속되어야 한다. 적절한 힘 적용을 보장하기 위해 힘의 방향을 조절한다.

몸쪽/먼쪽 마디뼈사이관절의 등쪽 활주기법과 배쪽 활주기법

적응증:

- ***몸쪽/먼쪽 마디뼈사이관절의 등쪽 활주***는 IP 관절의 폄 제한이 있을 때 적절하고, 배쪽 활주는 IP 관절의 굽힘 제한이 있을 때 적절하다.

종속운동기법 (그림 24.44)

- **환자/치료사의 자세:** 환자는 앉은 자세에서 손바닥을 아래쪽으로 향하기 위해 아래팔을 완전히 엎침한다. 그리고 IP 관절을 20° 굽힘한다. 치료사는 제한 지점까지 손을 미리 배치시킬 수 있다. 치료사는 가동될 손의 동측에서 앉은 자세를 취한다.
- **손 배치:** 고정하기 위해, 엄지와 집게손가락으로 몸쪽 마디뼈를 잡는다. 고정손의 바로 옆쪽인 먼쪽마디뼈를 잡는다.
- **힘 적용:** 등쪽 활주를 위해 윗방향으로 힘을 적용하고, 배쪽 활주를 위해 아랫방향으로 힘을 적용한다.

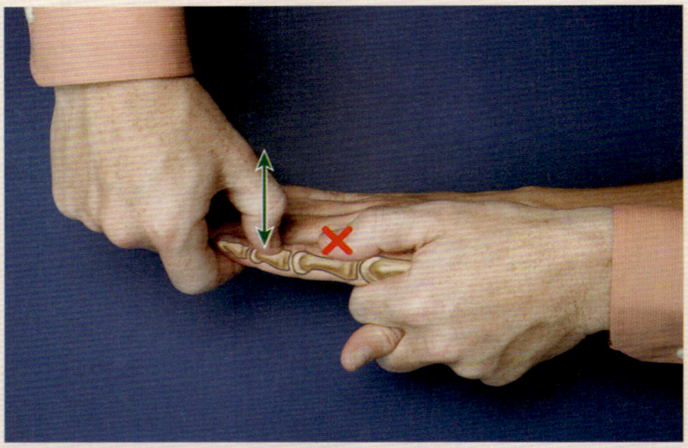

그림 24.44 몸쪽/먼쪽 손가락뼈사이관절의 등쪽 활주와 배쪽 활주.

생리적 운동을 동반한 종속운동기법(그림 없음)

- **환자/치료사의 자세:** 환자는 위의 자세와 같은 자세를 취한다. 치료사도 위의 자세와 같은 자세를 취한다.
- **손 배치:** 치료사의 손 접촉은 위에서 기술된 손 배치와 동일하다.
- **힘 적용:** 환자가 IP 관절을 능동으로 굽힘과 폄을 할 때, 치료사의 활주는 전체 가동범위 내내 그 힘을 유지하고, 끝범위에서도 그 힘이 지속되어야 한다.

손목뼈사이관절의 가동술

손목뼈사이관절의 배쪽/등쪽 트러스트(thrust)

적응증:

- ***손목뼈사이관절의 배쪽/등쪽 트러스트 순간밀기***는 손목뼈사이관절의 위치 관계를 변화시키거나, 움직임을 제한하는 유착을 깨뜨리거나, 또는 전반적인 가동성 향상을 촉진하는데 적절하다.

종속운동기법 (그림 24.45 A,B)

- **환자/치료사의 자세:** 환자는 앉은 자세에서 배쪽 활주를 위해 손가락을 이완한 채 손목을 20° 굽힘하고, 등쪽 활주를 위해 손가락을 이완한 채 손목을 20° 폄한다. 치료사는 환자와 마주 앉는다.
- **손 배치:** 양 손으로 환자의 손을 잡는다. 엄지를 서로 겹쳐서 배쪽 활주를 손목뼈 등쪽에 배치하고, 등쪽 활주를 위해 손목뼈의 바닥쪽에 배치한다. 양 손의 손가락으로 환자의 손을 감싸 손목의 움직임을 조절한다.
- **힘 적용:** 시작 자세로부터, 손목을 폄이나 굽힘시키고, 엄지를 이용해 끝범위에서 배쪽 방향이나 등쪽 방향으로 짧은 진폭이 빠른 트러스트를 적용한다.

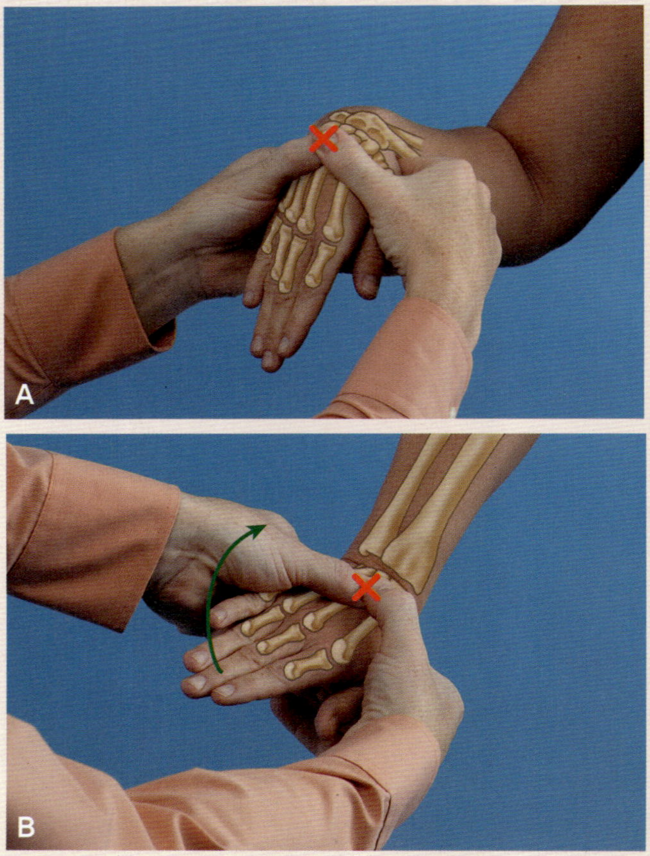

그림 24.45 뼈사이관절의 배쪽 또는 등쪽 빠른 속도 트러스트(순간밀기).

임상 사례 (CLINICAL CASE)

사례 1

주관적 검사 (SUBJECTIVE EXAMINATION)

현재 병력

55세의 폐경기가 지난 오른손잡이 여성으로서 오늘 물리치료실을 방문했다. 그녀의 직업은 업무 비서이다. 그녀는 오른손의 1–3번 손가락에서 감각이상과 간혹 둔감을 호소하고 있다. 특히 낮에 일을 열심히 한 이후에 증상이 증가하였다. 그녀의 증상은 밤에 더 악화되고, 수면 장애를 가질 만큼 증상이 심한 편이었다. 3개월 전에 팔을 뻗어 넘어진 것 말고는 특별한 통증이나 목뼈와 팔의 외상이나 손상을 입지 않았다고 한다.

과거 병력: 비인슐린 의존성 당뇨병을 가지고 있다.

객관적 신체 검사

구조물 검사: 부종과 반상출혈이 없음. 양 손을 비교했을 때 오른쪽 엄지두덩에 약간의 위축이 있음.

상위 사분원 선별검사: 목뼈와 어깨관절은 WNL 이고, 검사시 증상이 발생하지 않았다.

가동성 검사

생리적 가동성 검사: 엄지와 새끼손가락 사이의 맞섬이 이루어지지 않는 엄지 맞섬을 제외하고는, 이 시기의 오른쪽 손목과 손의 AROM과 PROM은 WNL 내에 있다. 그러나 수동 맞섬은 WNL 이다.

종속 가동성 검사: 오른쪽 반달뼈의 등쪽 활주에서 감소가 나타났다. 배쪽 활주는 과가동성이고, 엄지두덩에 감각이상이 있다.

근육 기능 검사: 오른손 엄지 맞섬, 벌림 및 굽힘은 3+/50이고, 5가지 자세에서의 Jamar 악력계 값은 다음과 같다:

1 : 오른쪽 = 25 lb, 왼쪽 = 33 lb
2 : 오른쪽 = 46 lb, 왼쪽 = 57 lb
3 : 오른쪽 = 67 lb, 왼쪽 = 84 lb
4 : 오른쪽 = 43 lb, 왼쪽 = 52 lb
5 : 오른쪽 = 27 lb, 왼쪽 = 36 lb

신경학 검사: 위팔두갈래근, 위팔세갈래근 및 위팔노근의 DTR = 2+ 였고, 1번–3번 손가락의 배쪽과 등쪽에서 2점 식별감각과 가벼운 촉감의 능력이 떨어졌다.

촉진: 손목과 몸쪽열 손목뼈의 배쪽면에 약간의 압통이 있다. 오른손의 반달뼈는 왼손에 비해 배쪽으로 전위되어 있다.

특수 검사: 오른손의 Phalen 검사와 Tinel 징후는 양성이고, Allen과 Adson 검사는 음성이다. 목뼈 사분원 징후는 음성이다.

다음에 대해 토론한다:

1. 여러분의 검사 소견을 근거로, 환자의 증상 원인에 대한 여러분의 초기 가설은 무엇인가? 여러분의 감별진단은 무엇인가? 이런 문제와 관련된 해부학적 구조물을 간단히 리뷰해 본다.
2. 여러분은 이런 문제가 손목과 손에 분리되어 있다고 믿는가? 몸쪽 구조물의 영향을 어떻게 배제시킬 것인가?

3. 여러분의 초기 가설에 영향을 주는 환자 병력의 적절한 측면을 확인해 본다. 여러분은 환자의 낙상이 그녀에게 영향을 주었다고 믿는가? 만약 그렇다면, 얼마나 영향을 주었는가?
4. 여러분의 구조적 검사 소견이 이런 문제에 얼마나 관련이 있는가? 여러분의 구조적 검사 소견이 문제의 시작과 예후에 대해 평가에 얼마나 영향을 주었는가?
5. 가동성 검사에 대한 소견에 근거를 제시해 본다. 여러분의 AROM 결과가 문제의 시작과 예후에 대한 여러분의 평가에 얼마나 영향을 주었는가? 가동성 검사의 결과가 중재를 얼마나 잘 유도하고 있는가?
6. 잡기 검사의 결과가 정상으로 간주되어야 하는가? 잡기 검사가 어떻게 중재를 유도하고, 진전과 결과를 어떻게 기록할 수 있는가?
7. 여러분의 검사 소견을 근거로, 문제의 우선순위 목록을 만들어 보고, 모든 도수 중재나 비도수 중재를 포함한 여러분의 관리 계획을 간단하게 기술해 본다.

사례 2

주관적 검사 (SUBJECTIVE EXAMINATION)

현재 병력

32세의 남성으로 왼손이 우성 손이다. 9개월 전에, 팔을 뻗어 넘어진 적이 있고, 그 때 왼손의 손등으로 착지했다. 방사선 검사를 했을 때 Smith 골절이 발생했고, 폐쇄성 정복술 이후에 짧은 팔 석고 고정을 했고, 2일 전에 석고 고정이 제거되었다. 환자는 목수로서 가벼운 일도 하지 못했고, 더 좋아질 때까지 목수 업무를 중단하고 있다.

과거 병력: 특별한 것이 없음

객관적 신체 검사

구조물 검사: 아래팔 전체에 뚜렷한 위축이 있고, 약간의 반상출혈과 피부 박리가 보임. 왼손에 부종이 있음.

상위 사분원 선별검사: 목뼈와 어깨관절은 WNL 이고, 증상이 없음.

가동성 검사

생리적 가동성 검사: 왼쪽 팔은 다음과 같다:

운동	AROM	PROM	끝느낌
엎침	46°	65°	팽팽함
뒤침	70°	75°	팽팽함
손목 굽힘	15°	22°	빈 느낌
손목 폄	11°	14°	빈 느낌
노쪽 치우침	27°	40°	빈 느낌
자쪽 치우침	40°	50°	팽팽함
MCP 굽힘	65°	75°	부드러운 느낌
MCP 폄	45°	60°	부드러운 느낌

종속 가동성 검사: 노손목관절의 등쪽 활주, 배쪽 활주, 안쪽 활주 및 가쪽 활주 등의 제한이 있음. 먼쪽 노자관절의 위쪽 활주가 감소됨. MCP 관절의 등쪽 활주 제한이 있음. 모든 활주기법을 할 때 통증은 없고, 뻣뻣함이 나타난다.

근육 기능 검사: 왼쪽 손목과 손의 근력은 전반적으로 4/5이지만, 손목의 굽힘과 폄의 근력은 4−/5이고, 통증이 발생한다.

신경학적 검사: WNL

촉진: 먼쪽 노뼈와 자뼈의 배쪽면과 등쪽면에 중등도의 압통이 있다.

다음에 대해 토론한다:

1. Colle 골절과 Smith 골절의 차이점은 무엇인가? 각 손상 기전을 설명해 본다. 먼쪽 손목 골절의 일반적인 후유증은 무엇이고, 이런 과정을 어떻게 단축시킬 수 있는가?
2. 손상의 특성이 있다면, 어떤 생리적 운동과 종속운동이 제한될 것이고, 그 이유는 무엇인가? 여러분의 예상과 환자의 움직임 프로파일이 일치하는가?
3. 정상 ROM 회복을 위해 사용하는 특별한 가동술을 파트너와 함께 실습해 보고, 각각의 가동술에 대한 근거를 제시해 본다. 환자를 치료하기 위한 절차로서 처음에는 종속운동 기법만 적용해 보고, 그 다음에 생리적 운동과 종속운동의 병행 요법을 이용해 본다.
4. 환자를 치료할 때 여러분이 적용할 수 있는 비도수 중재전략은 무엇인가? 최적의 결과를 촉진하고 근거를 제시하기 위해 이 중재들을 순차적인 방법으로 간단히 설명해 본다.

따라하기 (HANDS-ON)

파트너와 함께 실습실에서 다음의 활동을 수행하자.

1

파트너의 병력을 체크하고 상담하는 동안, 아래의 의학적 문제의 존재를 의미하는 중요한 지표를 고려해 본다. 이 주요 지표들은 손상 기전과 통증 패턴을 포함할 것이다. 이 지표들을 토대로 할 때, 어떤 검사 절차가 특정 상태를 배제하거나 포함시킬 때 사용될 것인가? 아래 표를 작성해 본다.

기능장애	조직학적 지표	확인 징후
Colles 골절 vs. Smith 골절 vs. 손배뼈/반달뼈 골절		
손목굴증후군		
류마티스 관절염과 뼈관절염		
DeQuervain 증후군		
Dupuytren 구축		
단추구멍변형 vs. 백조목 변형 vs. 망치손가락		
TFCC 병변		
말초신경병리		
복합영역통증 증후군 (CRPS)		

2 일회, 반복, 다면적 방향의 생리적 운동을 수행하는 여러분의 파트너를 관찰해 본다. 그리고 운동의 양과 질, 그리고 증상의 재발을 확인해 본다. 동일 움직임의 능동운동과 수동운동을 비교해 본다.

3 구조적 원인과 각 손상을 연결시켜 보고, 위의 능동 생리적 운동과 수동 생리적 운동 동안 확인되는 각 운동 손상에 대한 몇 가지 병태해부학적 원인을 제시해 본다. 아래 표를 작성해 본다.

능동 생리적 운동 손상	수동 생리적 운동 손상	가능성 있는 병태해부학적 원인

4 수동 생리적 운동을 모든 방향으로 수행해 보고, 그 다음 모든 운동면으로 수동 종속운동을 수행해 본다. 그리고 통증 시작(P1와 P2, 존재한다면)과 뻣뻣함이나 저항(R1과 R2) 사이의 관계를 결정한다. 각 방향의 끝느낌을 결정한다. 양쪽 소견을 비교해 보고, 다른 파트너와 비교해 본다.

5 중립위와 풀림 자세에서, 손목과 손의 수동 종속운동을 모든 운동면에서 수행해 보고, 그 다음 비중립위와 잠김 자세에서 동일한 검사를 수행해 본다. 운동의 양과 질의 변화를 확인해 보고, 증상의 재발을 보고한다. 각 위치에서 운동의 제한을 담당하는 주요 해부학적 구조물을 고려해 본다.
아래 표를 작성해 본다.

수동 종속운동	중립위에서의 운동량, 운동 질, 운동 생산	비중립위에서의 운동량, 운동 질, 운동 생산	제한 구조물
HU 관절의 견인			
HU 관절의 안쪽 활주			
HU 관절의 가쪽 활주			
HR 관절의 견인			
HR 관절의 압박			
HR 관절의 앞쪽 활주			
HR 관절의 뒤쪽 활주			
RU 관절의 앞쪽 활주			
RU 관절의 뒤쪽 활주			

6 손목과 손의 주요 근육에 대한 근력검사를 등척성 브레이크 검사, 정적 검사, 능동 검사 등으로 수행해 본다. 특히 능동 검사는 정상 활동 동안 각 근육의 기능적 선호성을 토대로 이루어진다. 아래 표를 작성해 본다.

근육	기능적 선호성/검사 방법	결과

7 촉진을 통해, 손목과 손의 주요 연부조직과 뼈 구조물을 확인해 보고, 양쪽 어깨의 조직 결, 긴장, 톤 및 위치를 비교해 본다.

8 위에서 확인된 운동 검사를 토대로, 2가지 가동술을 선택한다. 파트너에게 이 가동술들을 적용해 본다. 그리고 중재에 반응한 가동성이나 증상의 즉각적인 변화를 확인한다.

9 적어도 두 사람에게 이 장의 중재 단락에서 기술된 각각의 가동술을 적용해 본다. 각 기법을 이용하여, 등급 Ⅰ에서 등급 Ⅳ의 기법을 실습해 본다. 여러분의 손목과 손을 가동시키기 위해 파트너와 역할을 바꾼다. 파트너에게 설정, 기법, 편안함 등에 대한 정보를 알려준다. 이 가동술들을 연습할 때, Sequential Partial Task Practice Method을 이용한다. 이 방법은 학생들이 여러 파트너를 대상으로 각 기법의 한 요소(즉, 자세, 손 배치, 힘 적용)를 여러 번 반복 실습하는 방법으로서, 시작에서 끝날 때까지 실시간 동안 이루어진 후, 다음 요소를 하나씩 첨가시키는 방법이다(Wise CH, Schenk RJ, Lattanzi JB, A model for teaching and learning spiral thrust manipulation and its effect on participant confidence in techique performance. J. Man. Manip. Ther., August 2014).

참고 문헌 (REFERENCES)

1. Levangie PK, Norkin CC. *Joint Structure and Function: A Comprehensive Analysis*. 4th ed. Philadelphia, PA: FA Davis; 2005.
2. Ekenstam FA. Anatomy of the distal radioulnar joint. *Clin Orthop*. 1992;275:14-18.
3. Jaffe R, Chidgey LK, LeStayo PC. The distal radioulnar joint: anatomy and management of disorders. *J Hand Ther*. 1996;9:129-138.
4. Linscheid RL. Biomechanics of the distal radioulnar joint. *Clin Orthop*. 1992;275:46-55.
5. Schuind F, An KN, Berglund L, et al. The distal radioulnar ligaments: a biomechanical study. *J Hand Surg*. 1991;16A:1106-1114.
6. Kleinman WB, Graham TJ. The distal radioulnar joint capsule: clinical anatomy and role in posttraumatic limitation of forearm rotation. *J Hand Surg*. 1998;23A:588-599.
7. Oatis CA. *Kinesiology: The Mechanics and Pathomechanics of Human Movement*. Philadelphia, PA: Lippincott Williams & Wilkins; 2004.
8. Shaw JA, Bruno A, Paul EM. Ulnar styloid fixation in the treatment of posttraumatic instability of the radioulnar joint: a biomechanical study with clinical correlation. *J Hand Surg*. 1990;15A:712-720.
9. Garcia-Elias M. Soft tissue anatomy and relationships about the distal ulna. *Hand Clin*. 1998;14:165-176.
10. Defrate LE, Li G, Zayontz SJ, Herndon JH. A minimally invasive method for the determination of force in the interosseous ligament. *Clin Biomech*. 2001;16:895-900.
11. Tubiana R, Thomine JM, Mackin E. *Examination of the Hand and Wrist*. Philadelphia, PA: WB Saunders; 1996.
12. Szabo RM, Weber SC. Comminuted intraarticular fractures of the distal radius. *Clin Orthop*. 1988;230:39-48.
13. Drobner WS, Hausman MR. The distal radioulnar joint. *Hand Clin*. 1992;8:631-644.
14. Palmer AK, Glisson RR, Werner FW. Ulnar variance determination. *J Hand Surg*. 1982;7:376-379.
15. Green D, Hotchkiss RN, Pederson WC. *Operative Hand Surgery*. 4th ed. New York, NY: Churchill Livingstone; 1999.
16. Palmer A, Glisson RR, Werner FW. Relationship between ulnar variance and triangular fibrocartilage complex thickness. *J Hand Ther*. 1984;9:681-682.
17. Kobayashi M, Berger RA, Linscheid RL, An KN. Intercarpal kinematics during wrist motion. *Hand Clin*. 1997;13:143-149.
18. Kapandji IA. *Physiology of the Joints*. Vol 1. *The Upper Limb*. Edinburgh, Scotland: Churchill Livingstone; 1982.
19. Williams P, Bannister L, Berry M, et al. *Gray's Anatomy, The Anatomical Basis of Medicine and Surgery*. London, UK: Churchill Livingstone; 1995.
20. Nowalk M, Logan S. Distinguishing biomechanical properties of intrinsic and extrinsic human wrist ligaments. *J Biomech Eng*. 1991;113:85-93.
21. Taleisnik J. The ligaments of the wrist. *J Hand Surg*. 1976;1:110-118.
22. Mizuseki T, Ikuta Y. The dorsal carpal ligaments: their anatomy and function. *J Hand Surg*. 1989;14:91-98.
23. Belvens A, Light T, Jablonsky W, et al. Radiocarpal articular contact characteristics with scaphoid instability. *J Hand Surg*. 1989;14:781-790.
24. Shin AY, Battaglia MJ, Bishop AT. Lunotriquetral instability: Diagnosis and treatment. *J Am Acad Orthop Surg*. 2000;8:170-179.
25. Vegas S, Yamaguchi S, Boyd N, et al. The dorsal ligaments of the wrist: anatomy, mechanical properties, and function. *J Hand Surg*. 1999;24:456-468.
26. Nowalk MD, Logan SE. Distinguishing biomechanical properties of intrinsic and extrinsic human wrist ligaments. *J Biomech Eng*. 1991;113:85-93.
27. Youm Y, McMurthy RY, Flatt AE, et al. Kinematics of the wrist. An experimental study of radial-ulnar deviation and flexion-extension. *J Bone Joint Surg*. 1978;60:423.
28. Neu CP, Crisco JJ, Wolfe SW. In vivo kinematic behavior of the radio-capitate joint during wrist flexion-extension and radio-ulnar deviation. *J Biomech*. 2001;34:1429-1438.
29. Ruby LK, Cooney WP, An KN, et al. Relative motion of selected carpal bones: a kinematic analysis of the normal wrist. *J Hand Surg*. 1988;13:1-10.
30. Garcia-Ellis M. Kinetic analysis of carpal stability during grip. *Hand Clin*. 1997;13:151-158.
31. Berger RA. The anatomy and basic biomechanics of the wrist joint. *J Hand Ther*. 1996;9:84-93.
32. Berger RA, Crowninshield RD, Flatt AE. The three-dimensional rotational behaviors of the carpal bones. *Clin Orthop*. 1982;167:303-310.
33. Patterson R, Nicodemus CL, Viegas SF, et al. Normal wirst kinematics and the analysis of the effect of various dynamic external fixators for treatment of distal radius fractures. *Hand Clin*. 1997;13:129-141.
34. Sarrafian SK, Melamed JK, Goshgarian GM. Study of wrist motion in flexion and extension. *Clin Orthop*. 1977;126:153-159.
35. Patterson R, Nicodemus CL, Viegas SF, et al. High-speed, three-dimensional kinematic analysis of the normal wrist. *J Hand Surg*. 1998;23A:446-453.
36. Conwell H. *Injuries to the Wrist*. Summit, NJ: CIBA Pharmaceutical; 1970.
37. Patterson R, Viegas S. Biomechanics of the wrist. *J Hand Ther*. 1995;8:97-105.
38. Taleisnik J. Current concepts review: carpal instability. *J Bone Joint Surg*. 1988;70:1262-1268.
39. MacConaill M. The mechanical anatomy of the carpus and its bearing on some surgical problems. *J Anat*. 1941;75:166.
40. Cooney WP, Lucca MJ, Chao EYS, Inscheid RL. The kinesiology of the thumb trapeziometacarpaal joint. *J Bone Joint Surg*. 1981;63A:1371-1381.
41. Harty M. The hand of man. *Phys Ther*. 1971;51:777-781.
42. Romanes GJE. *Cunningham's Textbook of Anatomy*. Oxford, England: Oxford University Press: 1981.
43. Ritt M, Berger R, Kauer J. The gross and histologic anatomy of the ligaments of the capitohamate joint. *J Hand Surg*. 1996;21:1022-1028.
44. Imaeda T, An KN, Cooney WP. Functional anatomy and biomechanics of the thumb. *Hand Clin*. 1992;8:9-15.
45. Nakamura K, Patterson RM, Viegas SF. The ligament and skeletal anatomy of the second through fifth carpometacrapal joints and adjacent structures. *J Hand Surg*. 2001;26:1016-1029.
46. Barmakian JT. Anatomy of the joints of the thumb. *Hand Clin*. 1992; 8:683-691.
47. Benjamin M, Ralphs J, Shibu M, et al. Capsular tissue of the proximal interphalangeal joint: normal composition and effects of Dupuytren's disease and rheumatoid arthritis. *J Hand Surg*. 1993;18:370-376.
48. Minami A, An KN, Cooney WP, et al. Ligament stability of the metacarpophalangeal joint. A biomechanical study. *J Hand Surg*. 1985;10A:255-260.
49. Minami A, An KN, Cooney WP, et al. Ligamentous structures of the metacarpophalangeal joint: a quantitative anatomic study. *J Orthop Res*. 1984;1:361-368.
50. Shultz R, Storace A, Kirshnamurthy S. Metacarpophalangeal joint motion and the role of the collateral ligaments. *Int Orthop*. 11:1987;149-155.
51. Fioretti S, Jetto L, Leo T. Reliable in vivo estimation of the instantaneous helical axis in human segmental movements. *IEEE Trans Biomed Eng*. 1990;37:398-409.
52. Bowers WH, Wolf JW, Nehil JL, et al. The proximal interphalangeal joint volar plate. I. An anatomical and biomechanical study. *J Hand Surg*. 1980;5:79-88.
53. Eberhardt K, Malcus Johnson P, Rydgren L. The occurrence and significance of hand deformities in early rheumatoid arthritis. *Brit J Rheumatol*. 1991;30:211-213.
54. Boissonnault WG. *Primary Care for the Physical Therapist: Examination and Triage*. St. Louis, MO: Elsevier Saunders; 2005.
55. Magee DJ. *Orthopedic Physical Assessment*. 5th ed. Philadelphia, PA: WB Saunders; 2008.
56. Saar JD, Grothaus PC. Dupuytren's disease: an overview. *Plast Reconstr Surg*. 2000;106:125-136.
57. Dutton M. *Orthopaedic Examination, Evaluation, & Intervention*. New York, NY: McGraw-Hill; 2004.
58. Brand P, Hollister A. *Clinical Mechanics of the Hand*. 3rd ed. St. Louis, MO: Mosby-Year Book; 1999.
59. Buchanan TS, Moniz MJ, Dewald JPA, Rymer WZ. Estimation of muscle forces about the wrist joint during isometric tasks using an EMG coefficient method. *J Biomech*. 1993;26:547-560.
60. Basmajian JV, DeLuca CJ. *Muscles Alive. Their Function Revealed by Electromyography*. Baltimore, MO: Williams & Wilkins; 1985.
61. Ryu JR, Cooney WP, Askew LJ, et al. Functional ranges of motion of the wrist joint. *J Hand Surg*. 1991;16A:409-419.
62. Loren GJ, Shoemaker SD, Burkholder TJ, et al. Human wrist motors: biomechanical design and application to tendon transfers. *J Biomech*. 1996;29:331-342.
63. Close JR, Kidd CC. The functions of the muscles of the thumb, the index, and the long fingers. *J Bone Joint Surg*. 1969;51A:1601-1620.
64. Brandsma JW, Oudenaarde EV, Oostendorp R. The abductors pollicis muscles: clinical considerations based on electromyographical and anatomical studies. *J Hand Ther*. 1996;9:218-222.
65. Cooney WP, An KN, Daube JR, Askew LJ. Electromyographic analysis of the thumb: a study of isometric forces in pinch and grasp. *J Hand Surg*. 1985;10A:202-210.
66. Bechtol CO. Grip test: the use of a dynamometer with adjustable hand spacings. *J Bone Joint Surg*. 1954;36A:820-824.
67. Mathiowetz V. Reliability and validity of grip and pinch strength evaluations. *J Hand Surg*. 11984;9A:222-226.
68. Fess EE. The need for reliability and validity in hand assessment instruments. *J Hand Surg*. 1986;11A:621-623.

69. Service Research Associates. *Purdue Pegboard Test of Manipulative Dexterity* Chicago, IL: Service Research Associates; 1968.
70. Blair SJ, et al. Evalution of impairment of the upper extremity. *Clin Orthop* 1987;221:42-58.
71. LaStayo P, Howell J. Clinical provocative tests used in evaluating wrist pain a descriptive study. *J Hand Ther*. 1995;8:10-17.
72. Wainner RS, Fritz JM, Irrgang JJ, et al. Development of a clinical prediction rule for the diagnosis of carpal tunnel syndrome. *Arch Phys Med Rehabil*. 2005;86:609-618.
73. Marx RG, Bombardier C, Wright JC. What do we know about the reliability & validity of physical examination tests used to examine the upper extremity? *J Hand Surg*. 1999;24A:185-193.
74. Ahn D. Hand elevation: a new test for carpal tunnel syndrome. *Ann Plast Surg*. 2001;46:120-124.
75. Heller L, Ring H, Costeff H, Solzi P. Evaluation of Tinel's & Phalen's signs in diagnosis of the carpal tunnel syndrome. *Eur Neurol*. 1986;25:40-42.
76. Szabo RM, Slater RR. Diagnostic testing in carpal tunnel syndrome. *J Hand Surg*. 2000;25:184.
77. Gonzalez del Pinto, et al. Value of the carpal compression test in the diagnosis of carpal tunnel syndrome. *J Hand Surg Br*. 1997;22:38-41.
78. Hansen P, Mickelsen P, Robinson L. Clinical utility of the flick maneuver in diagnosing carpal tunnel syndrome. *Am J Phys Med Rehabil*. 2004;83:363-367.
79. Gunnarsson LG, Amilon A, Hellstrand P, Leissner P, Philipson L. The diagnosis of carpal tunnel syndrome. Sensitivity & specificity of some clinical & electrophysiological tests. *J Hand Surg*. 1997;22:34-37.
80. Katz J, Larson M, Sabra A, et al. The carpal tunnel syndrome: diagnosis utility of the history and physical examination findings. *Ann Interna Med*. 1990;112:321-327.
81. Tetro AM, Evanoff BA, Hollstien SB, Gelberman RH. A new provocation test for carpal tunnel syndrome. Assessment of wrist flexion & nerve compression. *J Bone Joint Surg*. 1998;80:493-498.
82. Moldaver J: Tinel's sign: its characteristics & significance. *J Bone Joint Surg Am*. 1978;60:412-414.
83. Blacker GJ, Lister GD. The abducted little finger in low ulnar nerve palsy. *J. Hand Surg*. 1991;16:967-974.
84. Goldman SB, Brininger TL, Schrader JW, Koceja DM. A review of clinical tests & signs for the assessment of ulnar neuropathy. *J Hand Ther*. 2009;22:209-220.
85. Wartenberg R. A sign of ulnar palsy. *JAMA*. 1939;112:1688.
86. Bradshaw DY, Shefner JM. Ulnar neuropathy at the elbow. *Neurol Clin*. 1999;17:447-461.
87. Feindel W, J Stratford J. Cubital tunnel compression in tardy ulnar palsy. *Can Med Assoc J*. 1958;78:351-353.
88. Miller RG. The cubital tunnel syndrome: diagnosis & precise localization. *Ann Neurol*. 1979;6:56-59.
89. Posner J. Compressive ulnar neuropathies at the elbow: I. Etiology & diagnosis. *J Am Acad Orthop Surg*. 1998;6:282-288.
90. Regan WD, Morrey BF. The physical examination of the elbow. In: Morrey BF, ed. *The Elbow & Its Disorders*. Philadelphia, PA: WB Saunders; 1993.
91. Lester B, et al. "Press test" for office diagnosis of triangular fibrocartilage complex tears of the wrist. *Ann Plast Surg*. 1995;35:41-45.
92. LaStayo P, Weiss S. The GRIT: a quantitative measure of ulnar impaction syndrome. *J Hand Ther*. 2001;14:173-179.
93. Watson HK, Ballet FL. The SLAC wrist: scapulolunate advanced collapse pattern of degenerative arthritis. *J Hand Surg Am*. 1984;9:358-365.
94. Watson HK, Ashmead D, Makhlouf MV. Examination of the scaphoid. *J Hand Surg Am*. 1988;13:657-660.
95. Young D, Papp S, Giachino A. Physical examination of the wrist. *Hand Clin*. 2010;26:21-36.
96. Young D, Giachino A. Clinical examination of scaphoid fractures. *Physician Sports Med*. 2009;37:97-105.
97. Lan LB. The scaphoid shift test. *J Hand Surg*. 1993;18A:366-368.
98. Taleisnik J: Carpal instability. *J Bone Joint Surg Am*. 1988;70:1262-1268.
99. Waeckerle JF. A prospective study identifying the sensitivity of radiographic findings & the efficacy of clinical findings in carpal navicular fractures. *Ann Emerg Med*. 1987;16:733-737.
100. Powell JM, Lloyd GJ, Rintoul RF. New clinical test for fracture of the scaphoid. *Can J Surg*. 1988;31:237-238.
101. Booher JM, Thibodeau GA. *Athletic Injury Assessment*. St. Louis, MO: CV Mosby; 1989.
102. Finkelstein H. Stenosing tendovaginitis at the radial styloid process. *J Bone Joint Surg*. 1930;12:509.
103. Batteson R, Hammond A, Burke F, Sinha S. The de Quervain's screening tool: validity and reliability of a measure to support clinical diagnosis and management. *Musculoskeletal Care*. 2008;6:168-180.
104. Alexander RD, Catalano LW, Barron OA, Glickel SZ. The extensor pollicis brevis entrapment test in the treatment of de Quervain's disease. *J Hand Surg*. 2002;27:813-816.

CHAPTER 25

엉덩관절의 정형도수물리치료

Orthopaedic Manual Physical Therapy of the Hip

Christopher H. Wise, PT, DPT, OCS, FAAOMPT, MTC, ATC

역자 : 정형국

25장 목적

이 장의 결론을 통해, 독자는 다음과 같은 것을 할 수 있을 것이다:

- 엉덩관절의 주요 해부학적 특징과 생체역학적 특성을 확인할 수 있고, 허리-골반-엉덩관절 복합체의 관계를 확인하고, 물리치료 검사와 중재에 대한 그것들의 영향도 확인할 수 있다.
- 엉덩관절의 정형도수물리치료(OMPT) 검사에 이용되는 주요 절차들을 목록하고 수행할 수 있다.
- 정형도수물리치료 검사의 결과를 평가할 때 올바른 임상의사결정을 실증할 수 있다.
- 감별진단과 예후에 이룰 수 있는 적절한 검사 소견을 이용할 수 있다.
- 엉덩관절에 대한 정형도수물리치료 중재의 안전한 수행과 관련된 이슈들을 거론할 수 있다.
- 엉덩관절에 대한 관절가동술 수행 시 기본적인 기술 능력을 보여줄 수 있다.

기능해부학과 운동형상학 (FUNCTIONAL ANATOMY AND KINEMATICS)

서론 (Introduction)

엉덩관절은 골반의 절구와 넙다리뼈머리가 이루는 *가동관절*로 정의된다. 엉덩관절은 3의 자유도를 가지고 있고, 축성 뼈대와 다리 사이의 중요한 연결 부위이다. 어깨관절과는 달리, 엉덩관절은 *머리, 팔 및 몸통(HAT)*에서 오는 하중을 담당하고, 또 다리로부터 올라오는 *지면반발력*을 조율한다. 이 장에서 우리는 다리 운동사슬의 엉덩관절과 이웃한 관절 사이의 중요한 운동형상학적 연결과 기능적 연결에 초점을 맞출 것이다. *허리-골반-엉덩관절 복합체(LPHC)*의 일부로서, 엉덩관절은 몸통과 하부 사분원의 기능을 좌우하는 중요한 역할을 한다.

*절구*는 엉덩뼈, 궁둥뼈 및 두덩뼈의 융합으로 형성되었지만, 25세가 될 때쯤 완전한 골화가 이루어진다.[1] 절구의 가장자리에는 *말굽모양*의 유리연골로 이루어진 테두리가 있는데, 이것은 넙다리뼈머리와 관절을 이루는 부위이다.[2] 유리

연골로 덮여 있지 않는 테두리의 아래쪽은 *가로절구인대*에 의해 연결되어 있다. *절구 테두리*는 관절의 깊이를 증가시킬 뿐만 아니라, 절구와 넙다리뼈머리 사이의 일치성을 증가시켜, 관절의 전반적인 안전성을 높인다. *절구오목*은 혈관이 지나가는 깊은 섬유성 터널로 작용하고, 안쪽에 위치한다. 그리고 관절오목은 체중이 가해지지 않는 절구의 비체중부하 관절면이다.

*넙다리뼈*는 인체에서 가장 긴 뼈이다. 넙다리뼈머리는 절구보다 정연한 형태로서, 구의 2/3에 가까운 형태이다. 넙다리뼈머리는 *머리오목(fovea capitis)*으로 불리는 뒤안쪽면만 제외하고 관절연골로 덮여 있다. 머리오목은 *원인대(teres ligament)*의 부착점으로 작용하는 *넙다리뼈의 인대*로 알려져 있다.

엉덩관절의 안정성 (Stability of the Hip Joint)

뼈의 안정성 (Osseous Stability)

엉덩관절의 안정성을 이해하려면, 절구와 넙다리뼈의 방향을 이해해야 한다. 절구는 가쪽, 앞쪽, 그리고 약간의 아래쪽으로 향하고 있다. 넙다리뼈머리는 절구 내에서 안쪽, 위쪽, 그리고 앞쪽으로 투사되어 있다. 절구와 넙다리뼈머리의 정렬은 중립위를 취할 때 넙다리뼈머리의 위앞쪽면을 노출시켜, 굽힘을 촉진하고, 폄을 제한한다(그림 25.1).[3]

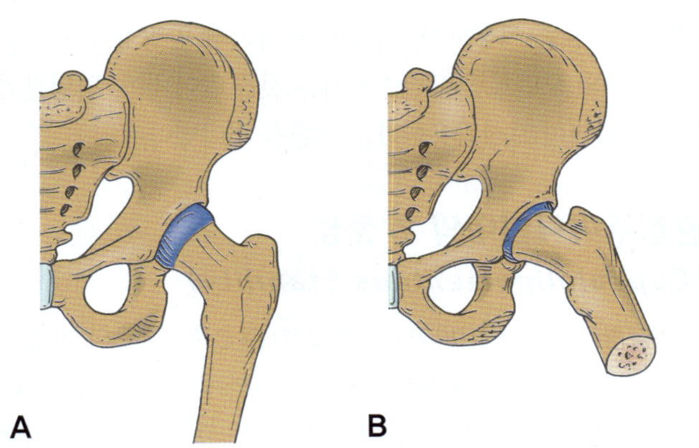

그림 25.1 **A.** 중립위일 때, 절구는 완전히 둥근 넙다리뼈를 완전히 수용하지 못하고, 넙다리뼈머리 위앞쪽면이 노출된다. **B.** 엉덩관절이 굽힘, 벌림 및 가쪽돌림되면, 관절 일치성이 최대로 이루어진다(출처: Levangie PK, Nokin CC. Joint Structure and Function: A Compressive Analysis. 4th ed. Philadelphia: FA Davis 2005).

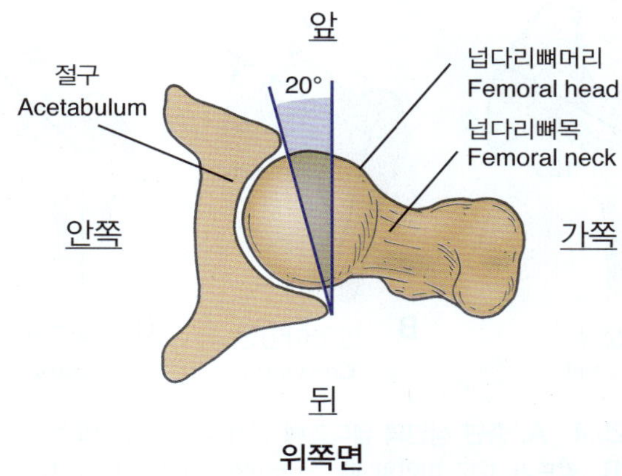

그림 25.2 절구의 앞방향경사 각도는 넙다리뼈머리의 앞쪽면을 포함한 절구의 형태를 나타낸다.

절구의 방향은 앞쪽 방향으로서, 앞방향경사(anteversion)로 간주된다. 이런 구조적 특성은 엉덩관절 안정성의 주요 결정인자이다(그림 25.2). 남성의 18.5°와 여성의 21.5°의 정상 앞방향경사보다 더 큰 절구의 앞방향경사는 엉덩관절을 앞쪽 탈구시킬 수 있다. 절구의 아래쪽 경사의 양은 넙다리뼈머리를 덮는 범위를 결정하는데, 이 각도를 **중심-가장자리 각도** 또는 **Wiberg 각도**라고 부른다(그림 25.3).[5] 이 각도는 절구의 가쪽 테두리와 넙다리뼈머리의 중심을 잇는 선과 넙다리뼈머리 중심을 지나가는 수직선이 형성하는 각도로서 방사선 필름으로 결정된다. 중심-가장자리 각도의 정상 범위는 22-42°이다.[4]

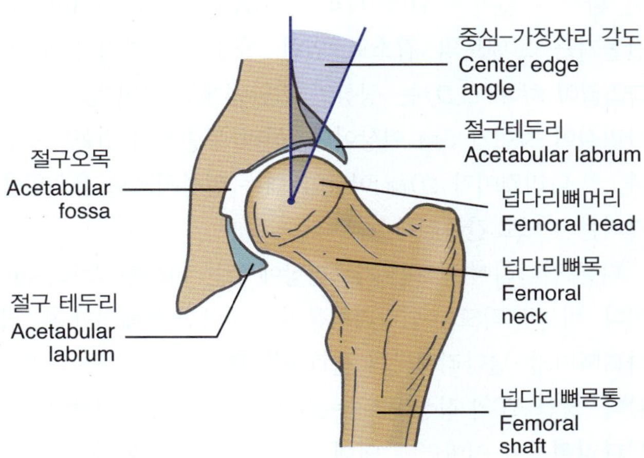

그림 25.3 중심-가장자리 각도는 넙다리뼈머리의 위쪽면을 포함한 절구의 형태를 나타낸다.

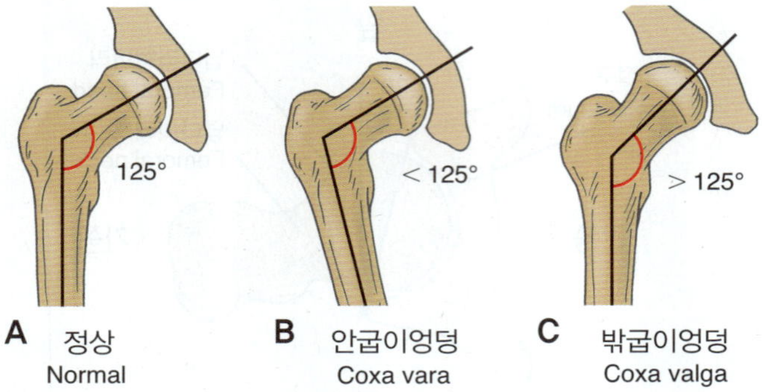

그림 25.4 **A.** 중년 성인의 넙다리뼈 경사각의 정상 각도는 115–140° 이다. **B.** 각도가 125° 미만일 때, 안굽이엉덩이라고 한다. **C.** 각도가 125° 이상일 때, 밖굽이엉덩이라 한다.

절구의 위치 이외에, 절구에 대한 넙다리뼈의 방향도 주의 깊게 고려해야 한다. **경사각**(AI; angle of inclination)은 넙다리뼈머리와 넙다리뼈목을 통과하는 선과 넙다리뼈 몸통을 통과하는 긴축이 형성하는 각도이다(그림 25.4). 중년 성인의 정상 경사각 수치는 125°이고, 정상 범위는 115–140° 이다.[1,5] 일반적으로 아동 경사각의 각도는 더 큰 각도이고, 노인의 경사각은 일반적으로 더 작은 각도를 형성한다.[6] 성인의 각도가 125° 미만이면, **안굽이엉덩**(coxa vara)이라고 한다. 편측 안굽이엉덩 기형을 가진 사람은 짧아진 환측 다리를 가지고, 많이 튀어나온 큰뼈돌기와 밖굽이 된 무릎을 가진다. 그리고 이런 사람은 중간볼기근 모멘트의 증가로 인해 압박 손상을 당하기 쉽다. 역으로, **밖굽이엉덩**(coxa valga) 기형은 성인의 경우 125° 이상이고, 이런 환자는 길어진 환측 다리와 안굽이무릎을 가지고, 중간볼기근 모멘트의 감소로 인한 아탈구를 가지기 쉽다. *다리길이 차이(LLD)*는 정상인 집단에게도 많이 발생하고, 다리길이 차이가 5㎜ 이상이면, 허리 통증을 유발할 수 있다.[7–10] 다리길이가 20㎜ 이상일 때는 임상적으로 유의함을 가지는 것으로 간주된다.[7]

다른 넙다리뼈 각도는 가로면상에 있는 **비틀림 각도**(AT)이다. 비틀림 각도는 넙다리뼈융기를 이마면에 배치한 후, 넙다리뼈머리–넙다리뼈목의 선과 이마면 사이의 각도를 측정한다. 성인 AT의 정상 범위는 15–25°이고,[11] 넙다리뼈머리와 **넙다리뼈목**이 이마면에 대해 앞쪽으로 비틀림된다. 그러므로 정상 성인은 **앞방향경사**로 알려진 가로면상의 정상 앞쪽 돌림을 가진다. 그러나 25° 이상의 비틀림각은 병리적 앞방향경사를 가진 것으로 간주된다. 15° 미만의 비틀림각은 **뒷방향경사**로 간주된다(그림 25.5). 이 구조물들의 손상을 고려할 때, 이들 상태가 넙다리뼈에 기인한 것인지를 깨닫는 것이 필수적이지만, 종종 엉덩관절 가동성에서도 비슷한 손상이 일어난다. 체중부하하고 있는 발의 자세를 관찰하거나 측면에서 엉덩관절의 돌림 가동성을 비교함으로써 넙다리뼈의 앞방향경사와 뒷방향경사를 확인한다(그림 25.6). 넙다리뼈의 앞방향경사는 과도한 엉덩관절의 안쪽돌림을 나타내고, 뒷방향경사는 과도한 가쪽돌림을 나타낸다. Arnold 등[12]은 3차원 컴퓨터 모델을 이용하여, 과도한 넙다리뼈 앞방향경사가 중간볼기근의 모멘트팔을 감소시키는 것을 알아내어, 엉덩관절의 안쪽돌림이 보상작용한다는 결론을 얻어냈다.

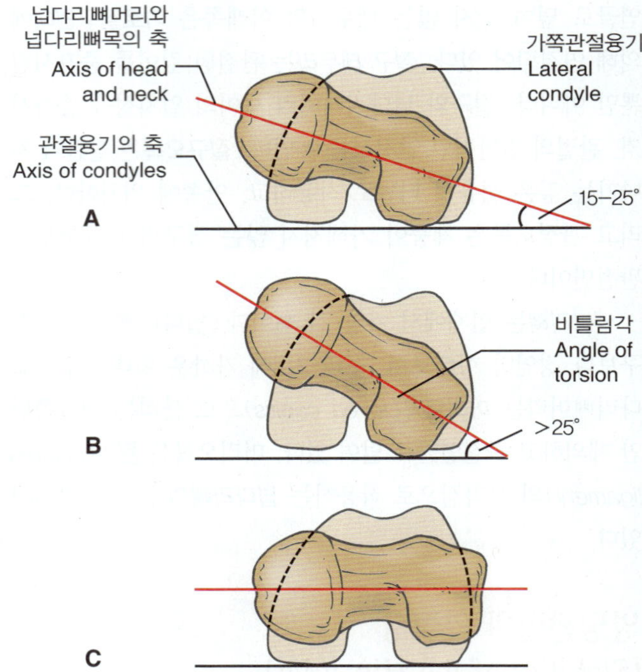

그림 25.5 **A.** 넙다리뼈 비틀림의 정상 각도는 15–25°이다. **B.** 25° 이상의 각도는 앞방향경사이다. **C.** 15° 미만의 각도는 뒷방향경사이다.

관절주머니인대의 안정성 (Capsuloligamentous Stability)

*엉덩관절의 관절주머니인대 복합체(CLC)*는 절구의 가장자리에서 넙다리뼈의 뼈돌기사이선까지 뻗어서, 넙다리뼈머리의 전체와 넙다리뼈목을 둘러싸고 있다. 그러므로 넙다리뼈목은 관절주머니 안에 있는 구조물이고, 뼈돌기는 관절주머니의 바깥 구조물이다. CLC는 치밀섬유 구조물로서, 관절의 앞쪽과 뒤쪽을 강하게 지지하고, 엉덩관절 안정성에 크게 영향을 주는 여러 방향의 섬유를 가지고 있다.

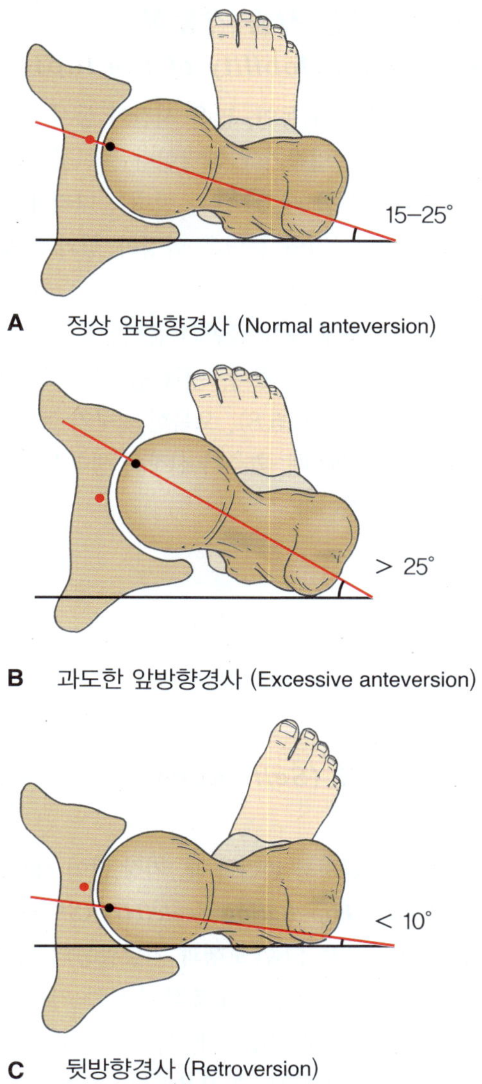

그림 25.6 넙다리뼈의 앞방향경사와 뒷방향경사는 체중부하되는 발의 위치에 영향을 준다. **A.** 앞방향경사가 정상 범위라면, 발은 다리와 일직선으로 정렬된다. **B.** 과도한 앞방향경사는 절구(적색선)와 넙다리뼈(흑색선) 사이의 부정정렬을 초래하여, 발이 안쪽으로 돌아가게 된다. **C.** 뒷방향경사는 절구(적색선)와 넙다리뼈(흑색선) 사이의 부정정렬을 초래하여, 발이 바깥쪽으로 돌아가게 된다.

*Bigelow의 "Y" 인대*로 알려진 *엉덩넙다리인대*는 절구의 가장자리와 AIIS에서 뼈돌기사이선까지 이어져 있다.[11] *두덩넙다리인대*는 엉덩관절의 앞쪽에서 엉덩넙다리인대와 함께 *"Z" 형태*의 인대를 형성한다. 두덩넙다리인대는 앞쪽 두덩가지와 뼈돌기사이선 사이에 위치한다. 두덩넙다리인대와 엉덩넙다리인대는 함께 작용하여 엉덩관절 관절주머니의 앞쪽 부분을 효율적으로 강화하여, 선 자세를 취할 때 체중을 지지하는 능력을 가진다. 엉덩넙다리인대는 가쪽돌림과 모음을 제한하고, 두덩넙다리인대는 벌림을 제한한다.

관절주머니의 뒤쪽 부분을 강화하는 인대는 *궁둥넙다리인대*이다. 궁둥넙다리인대는 사선으로 배열된 인대로서 관절주머니의 뒤쪽 가장자리에서 넙다리뼈목까지 이어져 있고, 관절주머니와 섞여 있다. 궁둥넙다리인대는 엉덩관절이 굽힘되었을 때 안쪽돌림과 모음 뿐만 아니라, 폄 제한에 주로 관여한다.

넙다리뼈머리에 붙어 있는 *원인대*는 절구패임에서 넙다리뼈오목으로 주행하고, 관절주머니의 내부 구조물이지만 윤활바깥 구조물이며, 혈관 통로를 위한 도관으로 작용한다.

엉덩관절의 가동성 (Mobility of the Hip Joint)

엉덩관절의 열린 사슬 가동성 (Open Chain Mobility of the Hip)

엉덩관절의 열린 사슬 운동에 대한 정상범위 수치는 문헌에 따라 상당히 다르다.[14] 엉덩관절 운동의 정상 범위는 다음과 같다: 굽힘은 *125°* 이고, 폄은 *15°* 이고, 벌림은 *45°* 이고, 모음은 *15°* 이고, 안쪽돌림과 가쪽돌림은 *45°* 이다.[15]

열린 사슬 운동은 생리적 운동과 그와 반대 방향으로 일어나는 종속 활주와 함께 일어난다.[16,17] 그러나 절구의 깊이 때문에, 어떤 학자들은 순수한 활주가 일어날 수 없고, 관절주머니의 신장이나 변형이 생리적 운동과 반대방향으로 일어난다고 주장한다.[18,19] 그러나 이마면과 가로면의 운동(예: 벌림/모음과 안쪽돌림/가쪽돌림)은 다른 면의 운동과 비교해 볼 때 더 큰 활주의 요구가 있다(그림 25.7).[5]

관절내 요소와 관절외 요소의 결합은 엉덩관절의 운동 제한에 영향을 미칠 것이다. 심지어 손상이 없어도, 뒤넙다리근과 넙다리곧은근과 같은, 다관절 근육이 ***수동불충분***을 갖게 되어 완전 범위를 달성할 수 없게 된다. 광범위한 앞쪽 CLC나 뼈의 구조적 형태도 운동 제한에 영향을 미칠 것이다. 엉덩관절의 중립위 자세와 굽힘 자세에서 각각 수행된 엉덩관절 가동성의 평가 비교나 무릎관절의 굽힘 자세와 폄 자세에서 각각 수행된 엉덩관절 가동성의 평가 비교는 제한의 원인을 확인하는데 도움을 줄 것이다.

몇몇 학자들은 엉덩관절 가동성과 허리통증 사이의 관계를 연구해 왔다.[20–22] Chesworth 등은 허리 통증 환자와 대조군을 대상으로 안쪽돌림과 가쪽돌림의 능동 생리적 가동범위에서 뚜렷한 차이점을 발견했다. Ellison 등[24]은 엉덩관절 돌림의 패턴이 허리통증의 유무에 따라 변한다는 것을 발견했다: 허리통증 환자의 48%가 안쪽돌림을 소실했다고 한

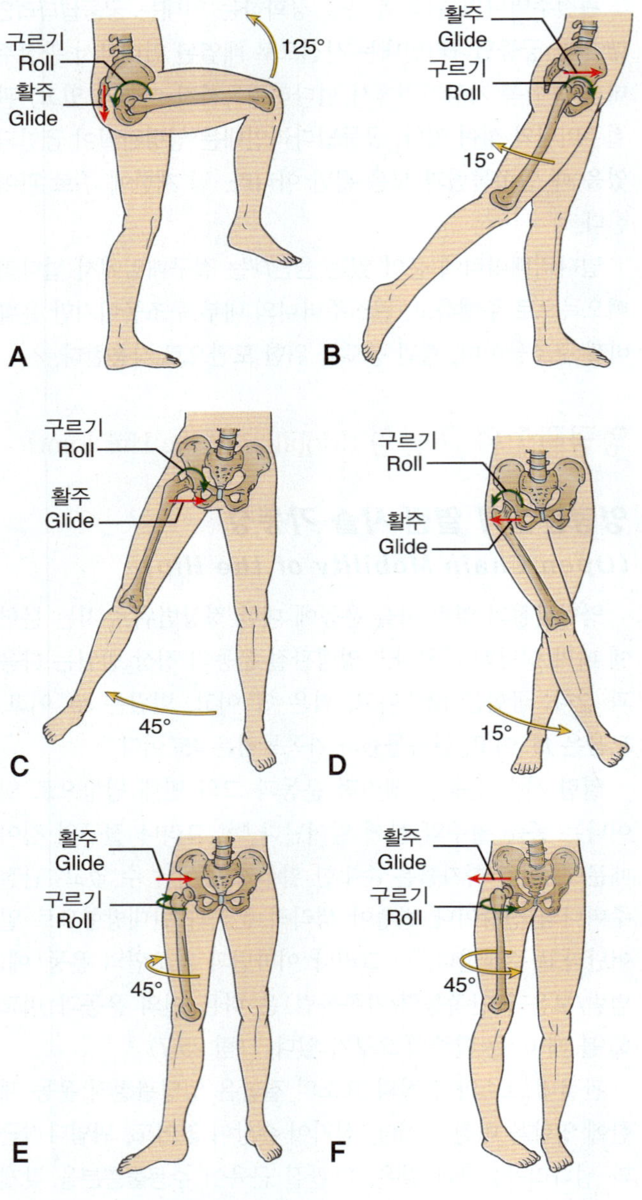

그림 25.7 3개의 기본면에서 일어나는 골반에 대한 넙다리뼈의 열린 사슬 운동이다: **A.** 열린 사슬 굽힘, **B.** 열린 사슬 폄, **C.** 열린 사슬 벌림, **D.** 열린 사슬 모음, **E.** 열린 사슬 가쪽돌림, **F.** 열린 사슬 안쪽돌림. 흑색 화살표, 적색 화살표, 황색 화살표는 넙다리뼈의 운동을 나타낸다. 황색 화살표는 열린 사슬로 일어나는 엉덩관절의 뼈운동형상학적 운동의 정상 범위를 나타낸다. 고정된 골반에 대한 넙다리뼈의 열린 사슬 운동 동안, 볼록한 관절면이 오목한 관절면에 대해 움직이고, 관절 활주(적색 화살표)는 뼈운동형상학적 운동(황색 화살표)과 반대 방향으로 일어나고, 관절 구르기(녹색 화살표)는 같은 방향으로 일어난다.

다. Cibulka 등[21]은 엉치엉덩관절 증후군을 가진 환자가 뒤쪽으로 돌림된 골반에 대해 엉덩관절의 안쪽돌림이 감소되었음을 관찰했다.

엉덩관절의 닫힌 사슬 가동성 (Closed Chain Mobility of the Hip)

전형적인 보행 주기 동안, 많은 시간이 동시 입각기나 유각기가 아닌, 편측 입각기에 해당한다.[25,26] 결과적으로, 움직임을 일으키려고 할 때, HAT과 반대쪽 다리에서 오는 힘을 지탱하는 엉덩관절의 능력은 안정화 힘과 가동화 힘의 독특한 결합을 필요로 한다.

고정된 넙다리뼈에 대한 골반의 움직임을 기술하기 위해 다양한 용어가 사용되어 왔다. 이들 용어는 28장에서 상세히 설명될 것이다(그림 25.8). 오목한 절구가 볼록한 넙다리뼈머리에 대해 움직일 때, 활주나 신장이 생리적 운동과 같은 방향으로 일어날 것이다.

검사 (EXAMINATION)

주관적 검사 (The Subjective Examination)

자가 장애 측정 (Self-Reported Disability Measure)

엉덩관절 통증 환자를 관리할 때, 가장 많이 사용되는 장애 설문지는 ***Harris Hip Rating Scale(HHRS)***이다.[27] 이 도구는 *통증 단락*; *기능 단락*(보행과 기능활동의 평가 포함); *변형 부재 단락*(가능성 있는 구조적 손상과 기능적 손상 포함); *가동범위 단락*으로 구성된다. 이 도구는 수술에 대한 기능 향상의 점수를 설정하는데 유용하다. 수술 후 점수가 20점 이상으로 증가하고 부가적인 넙다리뼈 재건 없이 방사선상으로 임플란트가 안정되었다면, 결과는 성공적이다. 점수는 다음과 같다: 70점 미만이면 나쁜 상태이고, 70-79점이면 양호한 상태이고, 80-89점은 좋은 편이고, 90-100점이면 매우 우수한 상태이다.[28] ***Western Ontario and McMaster Universities Osteoarthritis Index(WOMAC)***는 건강 상태, 특히 엉덩관절과 무릎관절의 관절성형을 가진 사람의 관련 변화를 평가하기 위해 사용된다. 이 도구는 3 단락으로 되어 있고, 점수는 1-5점으로 배분되며, 점수가 높을수록 장애의 정도가 크다.[29]

Oxford Hip Score는 12개 문항으로 구성되어 있으며, 다음과 같이 점수화된다: 0-19점은 심한 엉덩관절 관절염을 의미하며 수술을 필요로 한다; 20-29점은 중등도에서 심한 상태의 관절염을 의미하고, 평가와 X 선 촬영을 위해 정형외과

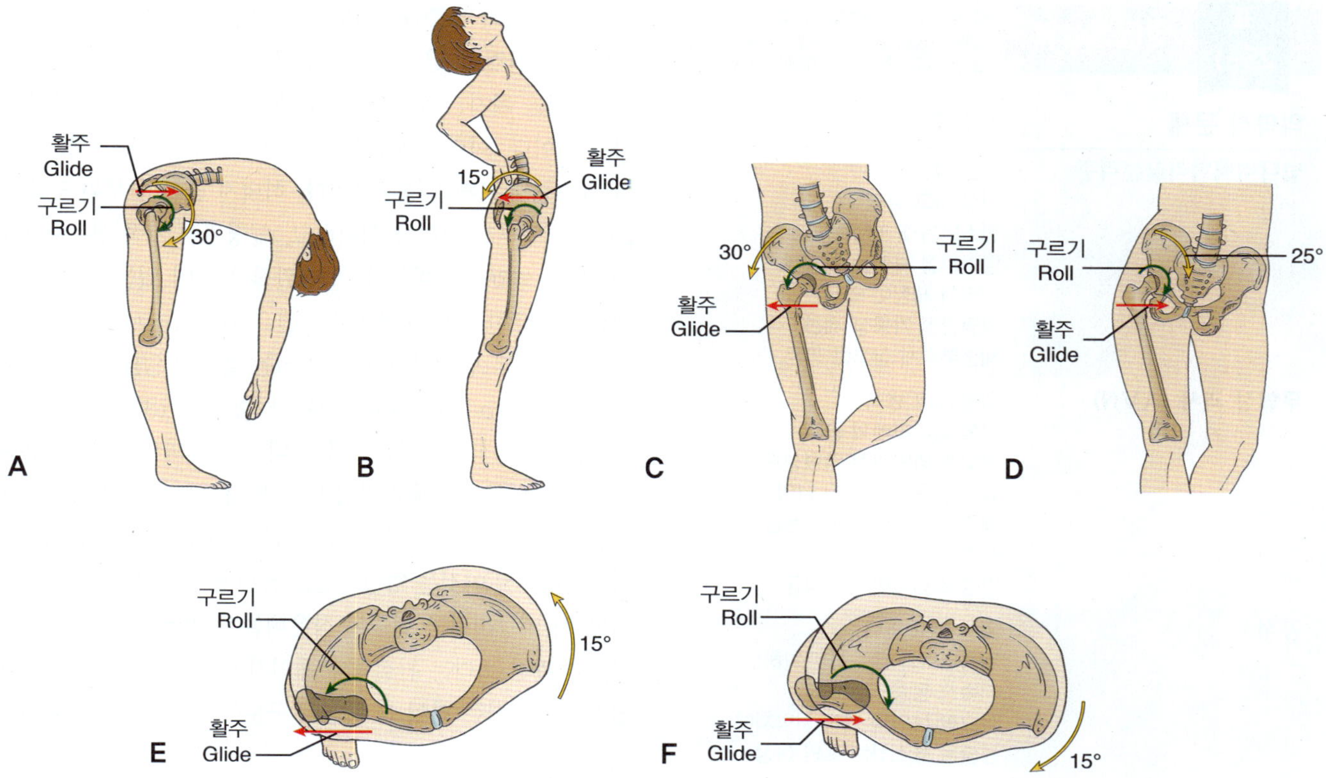

그림 25.8 3개의 기본면에서 일어나는 넙다리뼈에 대한 골반의 닫힌 사슬 운동이다: **A.** 닫힌 사슬 굽힘, **B.** 닫힌 사슬 폄, **C.** 닫힌 사슬 벌림, **D.** 닫힌 사슬 모음, **E.** 닫힌 사슬 가쪽돌림, **F.** 닫힌 사슬 안쪽돌림. 흑색 화살표, 적색 화살표, 황색 화살표는 골반의 운동을 나타낸다. 황색 화살표는 닫힌 사슬로 일어나는 엉덩관절의 뼈운동형상학적 운동의 정상 범위를 나타낸다. 고정된 넙다리뼈에 대한 골반의 닫힌 사슬 운동 동안, 오목한 관절면이 볼록한 관절면에 대해 움직이고, 관절 활주(적색 화살표)와 구르기(녹색 화살표)는 뼈운동형상학적 운동(황색 화살표)과 같은 방향으로 일어난다. 이들 운동 동안 볼록한 넙다리뼈머리는 골반과 반대 방향으로 활주한다.

의사의 진료를 받아야 한다. 30–39점은 경한 상태에서 중등도 상태의 관절염을 의미하고, 비수술적 중재로 좋은 결과를 얻을 수 있다. 40–48점은 만족스런 관절 상태를 의미한다.[30] 끝으로, ***Lower Extremity Functional Scale(LEFS)***은 20개 항목의 기능 활동으로 구성되어 있고, 각 과제 수행의 난이도에 따라 점수는 0–4점으로 배분되어 있다. 반응의 합계(80점)가 점수화된다. 이 도구를 사용할 때 감지할 수 있는 최소 변화와 임상적으로 중요한 최소 차이점은 9점이다.[31]

신체 계통 리뷰 (Review of Systems)

*병리적 골절*과 손상처럼, 몸쪽 넙다리뼈에 영향을 주는 다양한 의학적 문제들이 있다. 50세 이상의 사람, 특히 폐경기 이후의 여성이 매우 위험하다. *골다공증*이나 *골감소증*은 넙다리뼈머리와 넙다리뼈목의 힘 수용 능력을 감소시킬 수 있다. 이런 문제를 가진 환자는 고샅 통증과 가쪽 허벅지 통증을 경험하게 되고, 손상된 다리는 가쪽돌림 자세를 취하게 되고, 건측 다리보다 약간 짧아질 수 있다.[32]

엉덩관절에 영향을 줄 수 있는 다른 의학적 문제(*무혈성 괴사*를 포함한)는 외상 또는 출생 시 특발성으로 일어날 수 있으며, *Legg-Calve-Perthes 질환*으로 알려져 있다. 종종 Legg-Calve-Perthes 질환자는 샅부위, 허벅지 및 무릎의 통증을 경험하고, 체중부하나 보행에 어려움을 느끼고, 안쪽돌림과 벌림의 제한을 가진다.[32]

흔한 신생물 중의 하나는 *대장암*으로서 통증이 골반과 엉덩관절에서 발생한다. 대장암은 남성과 여성 모두에게 3번째 흔한 암으로,[33] 골반과 엉덩관절의 통증을 가진 환자는 대장암의 가능성을 위해 검사받아야 한다. 표 25.1은 엉덩관절의 의학적 적신호를 나타내고 있다.

표 25-1 엉덩관절의 의학적 적신호

의학적 문제	적신호
넙다리뼈머리끝분리증	최근 성장 외상 사고 병력 청소년기와 과체중 엉덩관절 가쪽돌림 자세 달리기 제한이 있음 엉덩관절 가동성 제한 체중부하시 샅고랑 통증 증가
무혈성 괴사 (AVN)	외상 사고 병력 몸쪽 넙다리뼈의 골절 발달성 엉덩관절 이형성증 샅고랑 통증을 가진 남아 체중부하와 엉덩관절 운동시 통증 발생 만성 스테로이드제 사용
골절	외상 사고 병력 체중부하와 운동시 증가하는 지속성 통증 샅고랑 부위와 가쪽 허벅지에 통증을 호소하는 노인 여성
대장암	설명할 수 없는 체중 감소 대장암의 가족력 지속적으로 발생하는 통증 50세 이상 곧은창자 출혈

출처: Boissonnault WG, Primary Care for the Physical Therapist: Examination and Triage. St. Louis, MO; Elsevier Saunders, 2005.

현재 병력 (History of Present Illness)

아동(특히, 남아)의 통증성 보행을 유발하는 샅고랑 통증은 Legg-Calve-Perthes 질환이나 *넙다리뼈머리끝분리증(SCFE)*의 존재를 의미할 수 있다. 절구가 완전하게 발달하지 못한 *선천성 엉덩관절 이형성증*은 분만 과정 동안 탈구를 초래하기 쉽다. 노인은 골다공증, 골감소증, *골연화증*이나 *Paget 질환* 등과 같은 질환으로 발생하는 병적 골절의 위험이 높다.

가쪽 엉덩관절을 촉진할 때 압통이 발생하면, *큰뼈돌기 윤활주머니염*을 의심할 수 있다. 이런 환자는 종종 중간볼기근 파행 보행이나 *Trendelenburg의 양성 징후*를 보인다. 샅부위 통증과 앞안쪽 허벅지 통증은 뼈관절염, 무혈성 괴사, 넙다리뼈머리끝분리증 등을 포함한 엉덩관절 기능장애로부터 초래된다. 종종 뼈관절염은 활동으로 증가되는 아침의 뻣뻣함을 일으킨다.

볼기 부위의 통증과 PSIS 부위 통증은 *궁둥구멍근 증후군*이나 엉덩관절의 깊은 가쪽돌림근의 과긴장으로 발생할 수 있다. 이들 환자는 통증과 굽힘, 모음 및 안쪽돌림의 제한을 가질 것이다. 이런 증후군은 엉덩관절에서 일어나는 가장 흔한 말초신경 포획의 증후군이다. 허벅지 안쪽/샅부위 통증은 L1-3 신경뿌리 병리를 의미하고, 엉덩관절 가쪽 통증은 L4 *신경뿌리 병리*를 의미한다. 엉덩관절 통증이 있는 경우에는, 허리뼈에 대한 빠른 선별검사가 필요하다.

움직임으로 발생하는 관절 소리는 *발음성 엉덩관절 증후군(snapping hip syndrome)*으로 간주될 수 있다. 관절 소리의 중요한 임상적 원인은 절구 테두리의 파열인데, 이것은 20-40대 인구집단에서 가장 많이 발생하고, 닫힌 사슬 상태에서 모음과 가쪽돌림하는 회전 활동(pivoting)에 의해 주로 발생된다.[34,35] 이것은 엉덩관절을 굽힘에서 펴하거나, 안쪽돌림할 때 엉덩허리근 힘줄이 작은뼈돌기 위에서 움직이게 된다.[34,36] 관절 소리는 관절내 문제인지 아니면 관절 바깥 문제인지를 결정하는 것이 그 원인을 구분하는 중요한 요소이다.

객관적 신체 검사 (The Objective Physical Examination)

구조물 검사 (Examination of Structure)

보행 관찰 (Observation of Gait)

물리치료사는 환자에 대한 지식 없이 물리치료실로 들어오는 환자를 관찰함으로써 검사를 시작한다. 걸음 길이(step length), 분속수(cadence), 체중 수용, 추진력 및 증상 유무를 체크한다. 보행 시 부적절하게 작용하는 엉덩관절의 기능을 알려주는 첫 번째 인자는 몸통이다.

중간볼기근의 약증이나 엉덩관절 통증이 있으면, 환자는 자신의 체중을 과도하게 옆으로 이동시킨다. 반직관적이라 하더라도, 손상된 엉덩관절 위쪽으로 몸을 기울이면, 약하거나 통증이 있는 손상된 엉덩관절 쪽으로 *중력중심*이 이동하게 되어, 중력 모멘트팔의 길이를 감소시킨다. 이로 인해, 환측 엉덩관절 위에 작용하는 중력 토크를 감소시킨다(그림 25.9). 체중부하시 골반의 이마면 안정성을 유지할 수 없는 능력 부재는 Trendelenburg의 양성 징후로 간주되고, 중간볼기근 파행 보행을 초래하게 된다. 엉덩관절 폄의 제한은 증상이 없는 사람 사이에서도 흔하게 일어난다. 이런 제한은 체중 분산, 걸음 길이, 분속수의 변화를 초래할 수 있다. 엉덩관

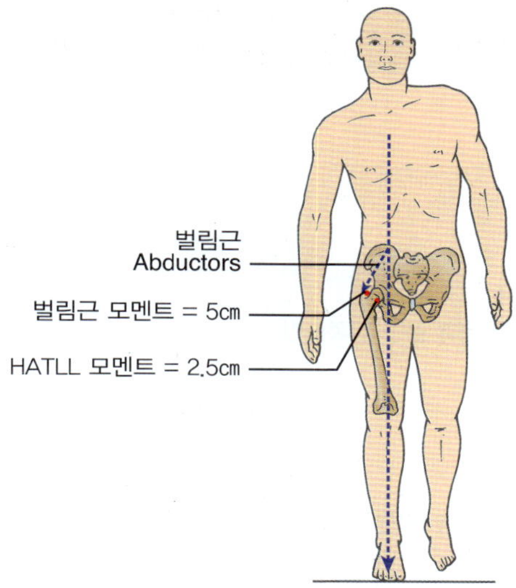

그림 25.9 중간볼기근 파행 보행에 대한 생체역학적 근거. 몸통을 지지하는 다리 쪽으로 이동시키는 이유는 HATLL(머리, 팔, 몸통 및 왼쪽다리)의 중력 모멘트를 줄이기 위함이다. 즉, 이런 동작은 증가된 벌림근 모멘트에 대한 요구도를 감소시킨다(출처: Levangie PK, Nokin CC. Joint Structure and Function: A Compressive Analysis. 4th ed. Philadelphia: FA Davis 2005).

절 안쪽돌림/가쪽돌림의 제한은 가로면 편위와 보상을 초래할 수 있다.

환측 엉덩관절을 통과하는 힘은 지팡이를 건측으로 사용했을 때 감소된다. Levangie와 Norkin[5]은 다음과 같이 제안했다: 지팡이를 통해 아래쪽으로 향하는 힘은 넓은등근의 수축을 통해 골반에 도달하고, 이것은 골반을 올림하고, 드 중력으로 발생한 모음 모멘트에 반작용하는 벌림 모멘트를 일으켜 중간볼기근의 작용을 효율적으로 감소시킨다.

자세 관찰 (Observation of Posture)

양 발로 선 자세를 취할 때, *중력선*은 큰뼈돌기 바로 뒤쪽을 통과하고, 이것은 엉덩관절의 폄 모멘트를 발생시킨다. 이와 같이, 중력선은 이마면에서 신체를 양분해야 한다. 정중선에서 편위되면, 중력선은 편위된 쪽으로 이동하게 된다. 다리 길이 차이나 옆굽음증과 같은 구조적 요소도 중력선의 위치를 이동시킬 것이다.

자세 편위는 증상이 없는 사람에게서도 흔하게 발생한다. 그래서 도수물리치료사는 자세 편위와 현재 증상 사이의 직접적인 상관관계를 만들지 않도록 주의해야 한다(표 25.2). 자세 관찰은 앞쪽 관찰, 뒤쪽 관찰, 측면 관찰 등을 고려한 체계적인 패턴으로 수행되어야 한다.

가동성 검사 (Examination of Mobility)

엉덩관절 운동을 검사할 때, 열린사슬 기능과 닫힌사슬 기능을 잘 알고 있어야 한다. 엉덩관절의 *잠김 자세*는 완전한 폄, 안쪽돌림 및 벌림의 자세이다. 보다 가동적인 *풀림 자세*는 30°의 굽힘, 30°의 벌림과 약간의 가쪽돌림이다(FABER). 엉덩관절이 중립위를 취할 때, 넙다리뼈머리의 앞위쪽면이 노출된다.

능동 생리적 운동 검사 (Active Physiologic Movement Examination)

엉덩관절의 AROM를 측정하는 최적의 자세는 검사되는 운동에 따라 달라질 수 있다. 엉덩관절 굽힘, 벌림 및 모음의 검사는 누운 자세에서 가장 잘 이루어질 수 있고, 폄의 검사는 엎드린 자세나 옆으로 누운 자세에서 가장 잘 이루어질 수 있다. 그리고 가쪽돌림과 안쪽돌림의 검사는 앉은 자세에서 가장 잘 이루어질 수 있다. 엉덩관절의 수동 운동과 능동 운동을 측정할 때, 다관절 근육이 엉덩관절을 통과하기 때문에 *수동불충분*과 *능동불충분*의 효과를 이해하는 것이 중요하다. 수동가동범위와 능동가동범위의 비교는 운동 제한의 원인을 찾는데 도움이 된다.

더 좋은 운동 프로파일을 제공하기 위해 *1회 운동 검사*와 *반복 운동 검사*(5–10회)를 권장한다. 운동을 분리시키기 위해 설계된 단일면 운동 이외에, 다면 운동을 포함하는 *복합운동*도 평가되어야 한다. 전체 팔다리에 대한 PNF 패턴 검사도 먼쪽 분절에 대한 엉덩관절의 기능을 이해하는데 유용할 것이다. 환자 문제에 근거된 특정 운동이나 기능적 운동을 이용하는 *기능 운동 검사*도 수행되어야 한다. 이 운동 패턴들은 환자의 기능적 요구를 나타내는 다면 운동을 포함하고 있다. 닫힌 사슬 가동성의 검사는 엉덩관절의 기능적 가동성을 이해하는데 매우 중요하다.

*순수한 엉덩관절 운동*과 *엉덩관절 복합체 운동*의 비교는 문제 있는 구조물을 확인하는 근거를 제공할 수 있다. 위에서 설명했듯이, 엉덩관절의 단독 운동을 정확하게 묘사하는 순수한 엉덩관절 운동의 검사는 열린 사슬 상태에서 가장 잘 이루어진다. 도수물리치료사는 엉덩관절의 정상 기능을 완전히 알기 위해, 닫힌 사슬에서도 엉덩관절의 기능을 검사해야 한다. *허리골반 리듬*의 평가는 닫힌 사슬 기능[37–41]에 대한 엉덩관절의 기능을 이해하는데 유용하다(28장 참고).

표 25-2 엉덩관절의 구조적 손상과 흔한 보상 패턴

구조적 부정정렬	보상 패턴
안굽이엉덩	동측 발의 발바닥굽힘과 뒤침 반대측 발의 발등굽힘과 엎침 반대측 무릎의 뒷굽음 반대측 엉덩관절/무릎관절의 굽힘 선 자세 시 동측 골반 앞쪽돌림/반대측 골반 뒤쪽돌림
밖굽이엉덩	동측 발의 발등굽힘과 엎침 반대측 발의 발바닥굽힘과 뒤침 동측 무릎의 뒷굽음 동측 엉덩관절/무릎관절의 굽힘 선 자세 시 동측 골반 뒤쪽돌림/반대측 골반 앞쪽돌림
넙다리뼈 앞방향경사 (15-25° 이상)	동측 정강뼈의 가쪽 비틀림 동측 발의 뒤침 동측 무릎의 폄
넙다리뼈 뒷방향경사 (15-25° 미만)	동측 정강뼈의 안쪽 비틀림 동측 발의 엎침 동측 무릎의 굽힘

출처: Reigger-Krugh C, Keysor JJ. Skeletal malalignments of the lower quarter: correlated and compensatory motion and posture. J. Orthop Sports Phys Ther. 196;23:166–167.

*숫자통증등급(NPRS)*은 증상의 기준선을 설정하고, 움직임에 대한 증상의 변화를 기록하는데 중요한 역할을 한다. 환자 증상의 확인은 진전을 평가하고, 선택된 중재의 효율성을 확인하고, 결과를 증명하기 위해 중재 과정 동안에 이용될 수 있다. 환자의 반응성 수준에 대한 확인도 중재에 대한 정보를 알려준다.

가동성 검사 동안 병리의 위치를 완전히 밝히려면, 도수물리치료사는 *과압박*과 *반대압박*을 적절히 사용할 수 있어야 한다. 앞에서 언급되었듯이, 첫 단계는 환자 증상의 기준선을 설정하는 것이다. 끝느낌과 재발될 수 있는 증상의 존재를 결정할 목적으로, 모든 운동의 끝범위에서 과압박이 적용될 수 있다. 증상 발생의 특정 영역을 분리할 목적으로, 이런 복합체를 검사할 때 반대압박도 적용할 수 있다. 국소적인 반대압박의 적용으로 감소된 증상은 후속 중재를 유도하는데 도움을 주는 병리의 특정 위치에 대한 정보를 제공할 것이다.

수동 생리적 운동 검사 (Passive Physiologic Movement Examination)

AROM 검사에서 문제가 있는 것으로 밝혀진 영역과 운동에 대해 수동 가동성 검사가 이루어져야 한다. AROM과 마찬가지로, 수동 관절 가동성 검사도 엉덩관절을 통과하는 근육의 영향을 줄이는 노력을 해야 한다.

가동범위의 끝지점에서 적용되는 과압박은 *끝느낌*을 알기 위해 적용되는 것이며, 제한의 특성에 대한 부가적인 정보를 제공한다. 엉덩관절의 정상 끝느낌은 일반적으로 *조직 신장*이나 *탄력성 느낌*으로 간주되지만, 엉덩관절의 굽힘과 모음의 끝느낌은 *연부조직 압축*으로 인한 부드러운 느낌이다.[36] 엉덩관절의 관절주머니 패턴은 일반적으로 *굽힘, 벌림 및 안쪽돌림의 제한*이다. 그러나 제한의 상대적인 범위는 사람들마다 다양할 수 있다.[36]

다른 단락에서 설명되었듯이, 수동 생리적 운동 검사를 할 때 *고니오미터* 측정이 3개의 기본면 운동에 대해 수행된다.[42] 수동 고니오미터 검사 동안, 도수물리치료사는 골반이 움직이지 않는지를 주의 깊게 관찰해야 한다. 왜냐하면, 골반의 움직임이 엉덩관절 움직임으로 여겨질 수 있기 때문이다. 누운 자세에서는 엉덩관절의 굽힘, 벌림 및 모음이 가장 잘 검사될 것이고, 엎드린 자세에서는 엉덩관절의 폄이 가장 잘 검사될 것이다. 그리고 앉은 자세에서는 가쪽돌림과 안쪽돌림이 가장 잘 검사될 것이다. 엉덩관절을 가동범위로 움직일 때, 치료사는 조직 저항의 시작 지점(R1), 저항의 특성, 증상과 저

표 25-3 엉덩관절의 생리적 운동 (뼈운동형상학)

정상 ROM	OPP	CPP	정상 끝느낌	관절주머니 패턴
굽힘 = 120-125°	30°의 굽힘	최대 폄, IR, 벌림	폄, 벌림, ER, IR = 조직 신장이나 탄력성	굽힘 = 벌림 = IR
폄 = 9-19°	30°의 벌림과 약간의 ER		굽힘과 모음 = 연부조직 압축과 탄력성	
벌림 = 39-46°				
모음 = 15-31°				
ER, IR = 32-47°				

ROM = 가동범위, OPP = 풀림 자세, CPP = 잠김 자세, IR = 안쪽돌림, ER = 가쪽돌림.
출처: Wise CH, and Gulick DT. Mobilization Notes. A Rehabilitation Specialist's Pocket Guide. Philadelphia. FA. Davis; 2009.

항의 관계(특히, 환자의 주호소)를 잘 알아야 한다.

엉덩관절 운동의 예상 범위에 관련된 정상 데이터에 대해 논란이 있고, 또 데이터가 부족한 편이다. 남녀 성별 간 가동범위는 작은 차이를 보이고, 일반적인 생각과 반대로, 가동범위에서 미미한 감소가 노인에게서 나타난다.[14] 일반적으로, 굽힘의 범위는 *120–125°*, 폄의 정상 범위는 *9–19°*, 벌림의 범위는 *39–46°*, 모음은 *15–31°*, 가쪽돌림과 안쪽돌림의 가동범위는 *32–47°* 이다.[2] 표 25.3은 정상 가동범위, 풀림 자세, 잠김 자세, 정상 끝느낌 및 관절주머니 패턴을 포함한 엉덩관절의 생리적 운동을 나타내고 있다.

수동 종속운동 검사 (Passive Accessory Movement Examination)

종속운동의 직접 검사와 간접 검사가 수행될 수 있지만, 직접 검사가 실제 종속운동의 범위를 타당하게 제시한다. 직접 검사는 PROM과 같이, 치료사가 절구에 대해 넙다리뼈를 수동으로 움직임으로서 이루어지며, 조직 저항과 증상 시작 사이의 관계를 평가한다. 간접 검사는 종속운동 검사를 실제로 수행하지 않는 것으로서, 수동 생리적 검사에서 얻어진 제한을 통해 종속운동의 문제를 추론하는 것이다. 비록 중재가 운동의 경계에서 관절의 위치와 관련되어 있다 하더라도, 초기 검사는 외적 영향을 줄이기 위해 풀림 자세인 굽힘, 벌림 및 약간의 가쪽돌림에서 수행되어야 한다. 이 장의 후반부에 있는 가동술은 종속 활주의 수행에 대한 정보를 자세히 제공할 것이고, 수동 종속운동의 검사와 중재 양쪽 모두에 유용하게 사용될 것이다. 표 25.4는 엉덩관절의 종속운동을 나타내고 있다.

근육 기능 검사 (Examination of Muscle Function)

엉덩관절의 근육 기능을 검사할 때, 엉덩관절 근육의 수행에 대한 정보를 환자에게 제공하기 위해, 특별하고 기능적인 방법으로 각 근육을 검사하는 것이 중요하다. 근육 검사의 특이도는 근수축(등척성 수축, 구심성 수축 및 원심성 수축), 근육 길이(단축된 길이, 중간 길이, 길어진 길이), 운동면(가로면, 이마면 및 시상면)에서 각 근육을 검사함으로써 강화된다. 엉덩관절 근육은 보행이나 점프와 같은 활동을 하는 동안 공간에서 몸을 앞쪽으로 추진하는 실질적인 힘을 생산하는 작용근으로 작용한다. 예를 들어, 보행의 한발 서기 동안 체중부하쪽 중간볼기근은 이마면에서 골반을 수평으로 유지하기 위해 등척성으로 수축한다. 그러나 중간볼기근은 마지막 유각기 때 반대쪽 다리를 바닥으로 가져가기 위해 원심성으로 수축한다.

각 엉덩관절 근육의 기능 조건에 대한 이해는 도수물리치료사가 근육 기능을 완전히 이해하는데 필수적이다. 어떤 학자들은 엉덩관절의 몸쪽 근육에 대한 기능 검사 절차를 개발하려고 시도했다.[43,44] 이 장의 특수 검사에서 설명될 *step-down 검사*는 계단이나 스툴을 내려갈 때 반대쪽 다리의 하강

표 25-4 엉덩관절의 종속운동 (관절운동형상학)

관절학	관절운동형상학	
볼록면: 절구	*엉덩관절 굽힘을 촉진하기 위해:* 넙다리뼈는 앞쪽으로 구르고, 아래쪽과 뒤쪽으로 활주한다.	*엉덩관절 폄을 촉진하기 위해:* 넙다리뼈는 뒤쪽으로 구르고, 앞쪽으로 활주한다.
오목면: 넙다리뼈머리	*엉덩관절 벌림을 촉진하기 위해:* 넙다리뼈는 가쪽으로 구르고, 안쪽으로 활주한다.	*엉덩관절 모음을 촉진하기 위해:* 넙다리뼈는 안쪽으로 구르고, 가쪽으로 활주한다.
	엉덩관절 IR를 촉진하기 위해: 넙다리뼈는 안쪽으로 구르고, 뒤쪽과 가쪽으로 활주한다.	*엉덩관절 ER를 촉진하기 위해:* 넙다리뼈는 가쪽으로 구르고, 앞쪽과 안쪽으로 활주한다.

IR = 안쪽돌림, ER = 가쪽돌림.
출처: Wise CH, and Gulick DT. Mobiiization Notes. A Rehabilitation Specialist's Pocket Guide.Philadelphia, FA. Davis; 2009.

을 조절하는 몸쪽 근육의 기능을 평가하기 위해 설계되었다. 정상 수행은 무릎을 시상면으로 유지하면서 이런 활동을 수행하는 능력으로 묘사된다.[43,44] 양적 보행 분석도 이 근육들의 닫힌 사슬 기능에 대한 중요한 데이터를 산출할 수 있다.

근육 기능 검사 동안, 실제 결손이 존재하는지 또는 관찰된 약증이 기원인지를 결정하는 것이 중요하다. 그러므로 근육 기능 검사는 능동불충분의 효과를 감소시키는 방법으로 수행되어야 한다. 능동불충분의 결과로 일어난 근육 힘 생산의 문제는 도수물리치료사가 손상이나 장애를 최소화하기 위해 반드시 고려해야 할 중요한 사항이다. 운동 패턴의 환자 교육과 재훈련은 근육힘 생산에 대한 능동불충분의 영향을 감소시킴으로써 기능을 강화한다.

공식적인 근육 기능 검사를 하기 전에, Cyriax[45]가 제시한 *선택적 조직 긴장(STT)* 검사를 선별검사로 수행할 수 있다. 관절을 중립위로 배치하고, 최대한 등척성 운동을 수행한다. 검사로 확인된 통증/약증은 의심되는 병적 근육을 확인하는 요소가 된다. 예를 들어, 넙다리빗근은 엉덩관절을 굽힘, 가쪽돌림과 벌림하고 무릎을 굽힘하는 유일한 근육이다. 만약 약증이나 통증이 이런 복합 동작을 수행할 때 나타나면, 넙다리빗근을 의심할 수 있고, 특수 검사를 수행해야 할 것이다.

Delp[46]는 엉덩관절의 자세가 엉덩관절의 몸쪽 근육에 영향을 준다고 했다. 엉덩관절이 중립위에 있을 때, 큰볼기근과 중간볼기근이 깊은 가쪽돌림근과 함께 가쪽돌림근으로 작용한다. 그러나 엉덩관절이 90° 굽힘된 자세에서 이 근육들을 검사할 때, 중간볼기근과 큰볼기근의 모든 갈래는 궁둥구멍근과 마찬가지로 안쪽돌림근으로 작용한다(그림 25.10). 궁둥구멍근을 제외한, 나머지 모든 깊은 가쪽돌림근은 엉덩관절의 자세와 관계없이 항상 가쪽돌림근으로 작용한다. 그러므로 이 근육들을 검사할 때, 중립위가 90° 굽힘된 자세보다 강한 가쪽돌림을 하고 있음을 고려해야 한다.[46]

일반적으로, 엉덩관절의 근력은 남성이 여성보다 더 강하고, 연령이 높아질수록 감소된다. 엉덩관절의 굽힘근과 폄근은 거의 동등한 근력을 가지고 있다.[47] 중립위와 벌림된 자세에서 등척성으로 검사했을 때 엉덩관절의 모음근은 벌림근보다 더 강한 근력을 가진다.[47,49] 그러나, 이 근육들군의 근력 차이는 중립위로 검사했을 때 가장 작다.[47] 엉덩관절의 가쪽돌림근과 안쪽돌림근 사이의 근력 비율에 대한 결정적인 근거는 없다. 엉덩관절과 무릎관절을 모두 굽힘하고 검사했을 때, 안쪽돌림근이 가쪽돌림근보다 더 강한 힘을 발휘한다는 몇 가지 합의된 의견이 있다.[50,51]

기능 검사 (Examination of Function)

기능 검사는 신체 검사를 통해 완전하게 평가될 수 있는 특정 문제를 선별할 수 있는 유용한 도구이다(표 25.5). 이들 검사는 신체 검사의 초기에 수행되는 것이 가장 좋은데, 그 이유는 그 검사 결과가 많은 절차에 의해 영향을 받지 않기 때문이다. 엉덩관절과 다리 전체에 대한 빠른 선별검사는 스쿼트 검사이다. *스쿼트 검사*를 통해 특정 가동성과 근육 기능을 직접적으로 검사할 수 있다. 환자에게 선 자세에서 바닥으로 쭈그려 앉도록 주문하고, 다시 선 자세로 되돌

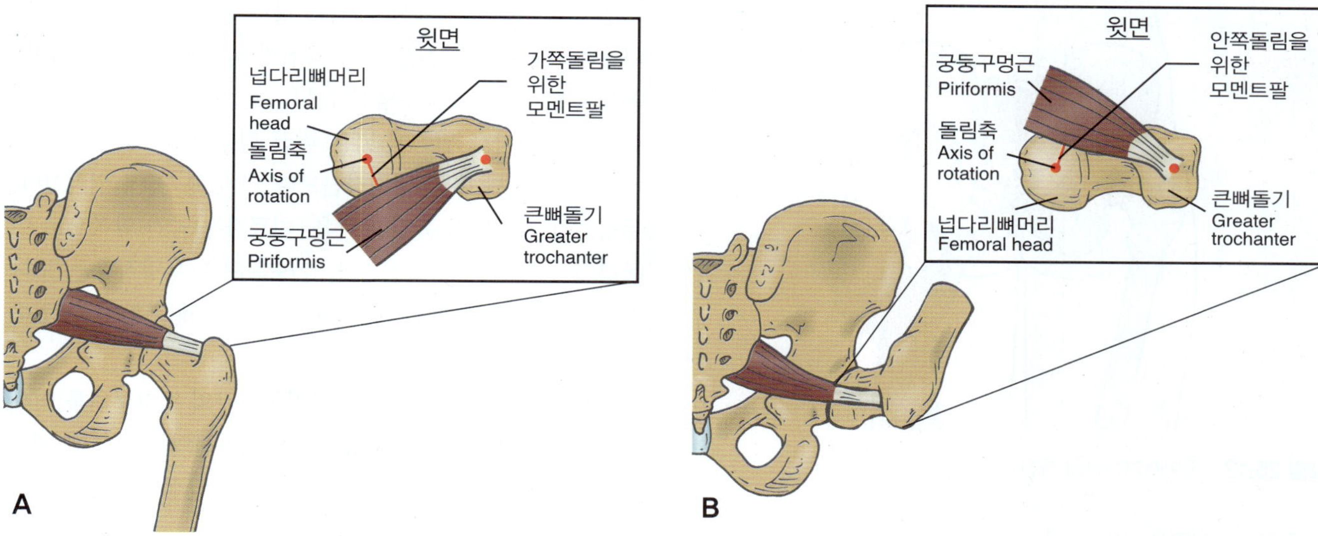

그림 25.10 **A.** 엉덩관절이 폄 되었을 때는 가쪽돌림근에 의해 궁둥구멍근의 기능이 변화하고, **B.** 엉덩관절이 굽힘되었을 때는 안쪽돌림근에 의해 궁둥구멍근의 기능이 변화한다.

아오도록 주문한다. 물리치료사는 스쿼트 검사를 통해 엉덩관절, 무릎관절 및 발목관절의 가동성 뿐만 아니라, 이 관절들을 통과하는 근육의 근력을 평가할 수 있다. 기능 운동 선별검사(FMS)는 여러 스포츠의 특성을 보이는 기본 운동 패턴을 관찰할 수 있는 효율적이고 체계적인 방법으로 알려져 있다. FMS는 7개의 특별한 활동으로 구성되어 있고, 점수는 정교성을 바탕으로 이루어진다.[52]

표 25-5 기능 활동 수행에 요구되는 운동

기능 과제	요구되는 엉덩관절의 가동범위
쭈그려 앉기	굽힘 : 115° 벌림 : 20° 안쪽돌림 : 20°
앉기	굽힘 : 115°
계단 오르기	굽힘 : 70°
계단 내려가기	굽힘 : 40°
바지 입기	굽힘 : 90°
다리 꼬기	굽힘 :120° 벌림 : 20° 가쪽돌림 : 20°

출처: Magee DJ. Orthopedic Physical Assessment, 4th ed. Philadelphia, PA: WB Saunders, 2002.

촉진 (Palpation)

뼈 촉진 (Osseous Palpation)

엉덩뼈능선을 확인한 후, 치료사는 먼쪽으로 약 6㎝ 이동하여 *큰뼈돌기*의 돌출부를 촉진한다. 환자에게 안쪽돌림과 가쪽돌림을 하도록 주문하거나 체중을 좌우로 이동시키도록 주문하여 촉진 부위를 확인한다(그림 25.11).

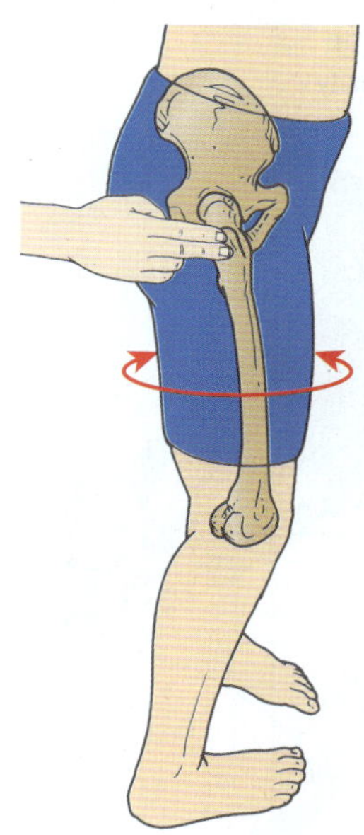

그림 25.11 큰뼈돌기의 촉진.

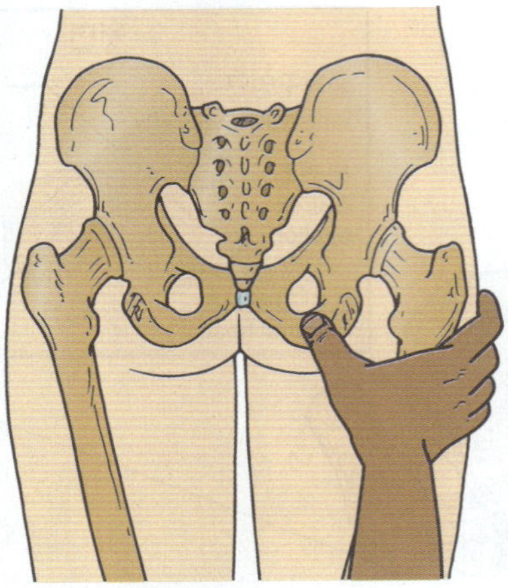

그림 25.12 궁둥뼈거친면의 촉진.

*궁둥뼈거친면*은 뒤넙다리근의 닿는곳 뿐만 아니라, 엉치결절인대의 부착점으로서 작용하는 중요한 뼈표식점이다. 궁둥뼈거친면은 엉덩관절을 굽힘하고 옆으로 누웠을 때 가장 쉽게 촉진된다(그림 25.12). 무릎 굽힘에 부드럽게 저항을 가함으로써 궁둥뼈거친면의 촉진을 확인할 수 있다.

연부조직 촉진 (Soft Tissue Palpation)

치료사는 환자를 눕히고 엉덩관절을 약간 굽힘한 후(베개를 무릎 밑에 배치하고), 앞쪽면에서 다관절 근육인 *넙다리곧은근*을 촉진한다(그림 25.13). 치료사는 AIIS에서 무릎뼈까지 조심스럽게 손가락 3개의 폭 넓이인 넙다리곧은근의 섬유를 마사지하듯이 촉진한다.[53]

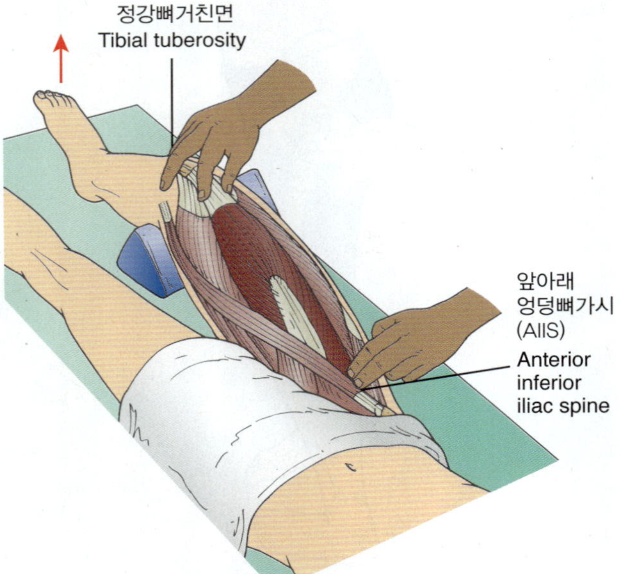

그림 25.13 넙다리곧은근의 촉진.

옆으로 누운 자세에서, 바닥쪽 다리의 모음근 그룹을 촉진하는데, 대개 *두덩정강근*부터 촉진한다. *넙다리빗근*은 ASIS 쪽으로 향하는 반면, 두덩정강근은 두덩뼈 쪽으로 주행한다. 두덩정강근 바로 뒤쪽에 넓은 퍼진 힘살의 *큰모음근*이 위치하는데, 이 근육은 두덩정강근보다 더 깊은 곳에 위치한다. 두덩정강근을 먼저 촉진한 다음, 치료사는 약간 앞쪽으로 이동하여 긴모음근을 촉진한다. *긴모음근*은 두덩정강근 보다 약간 앞쪽으로 주행하기 때문에 비교적 쉽게 구분될 수 있다(그림 25.14).

엉덩관절의 가쪽면에 있는 중간볼기근의 팽창부위를 이해하기 위해, 치료사는 손꿈치를 엉덩뼈능선의 가쪽면에 배치한 후, 손가락을 근 부착 부위인 큰뼈돌기 쪽으로 향하도록 한다(그림 25.15).

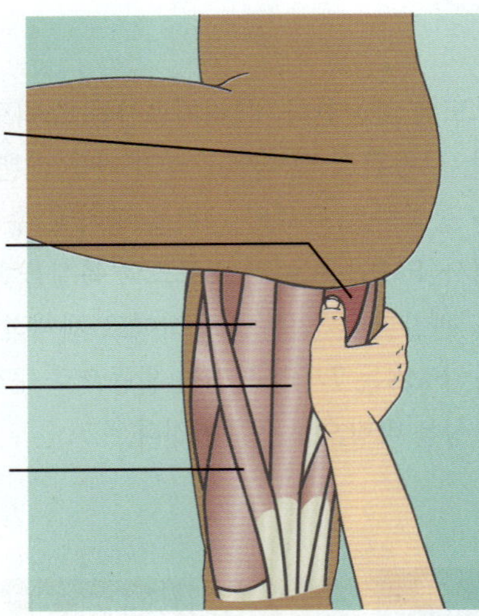

그림 25.14 허벅지 중간 부위에 있는 근육(두덩정강근, 넙다리빗근, 큰모음근, 긴모음근 등)의 촉진.

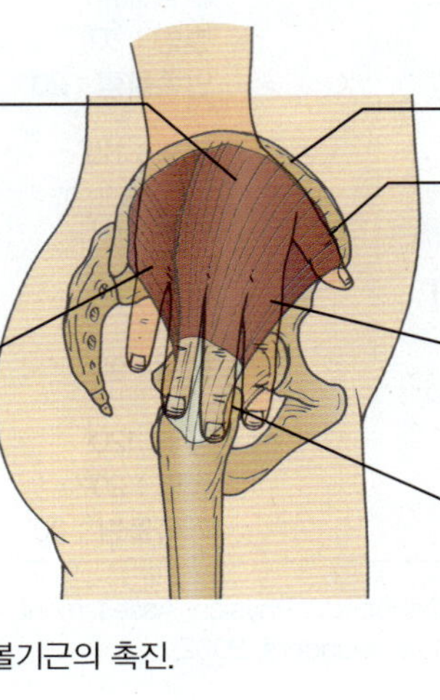

그림 25.15 중간볼기근의 촉진.

엄지는 넙다리근막긴장근을 가르키고, 집게손가락은 중간볼기근의 앞쪽 섬유, 가운데손가락과 반지손가락은 중간섬유, 새끼손가락은 뒤쪽섬유를 가르킨다.

환자를 엎드리게 한 후, 큰볼기근과 뒤넙다리근을 촉진한다. 무릎을 굽힘시킨 후 엉덩관절 폄의 부드러운 등척성 수축을 수행하도록 주문한다. 엎드린 자세를 취하면, 뒤넙다리근을 쉽게 촉진할 수 있다.

특수 검사 (Special Testing)

특수 검사는 많은 교재와 문헌에서 명확하게 설명되고 있다. 그래서 이 책은 몇몇 특수 검사에 대해서만 간단하게 설명할 것이다.[36,54] 표 25.6은 엉덩관절의 검사에서 많이 이용되는 몇몇 특수 검사의 민감도, 특이도 및 우도비를 제공하고 있다.[55–82] 이 특수 검사들의 수행에 대해 자세히 알고 싶은 독자들은 다른 교재들을 참고해야 할 것이다.[36,54]

표 25-6 엉덩관절에 대한 특수 검사

검사	민감도	특이도	+LR	–LR	신뢰도	참고문헌
굽힘-벌림-가쪽돌림 검사 (FABER 검사 또는 Patrick 검사)	41–89%	16–100%	0.82	0.23–1.94	ICC = 0.66–0.96	Mitchell et al[55] Cliborne et al[56] Maslowski et al[57] Martin et al[58] Dreyfuss et al[59] Broadhurst et al[60] Flynn et al[61] Kokmeyer et al[62]
굽힘-모음-안쪽돌림 검사(FADIR)	88%	83%	5.2	0.14	NA	Fishman et al[63]
넙다리뼈 갈기 검사 (Scour 검사)	75–91%	43%	1.32	0.58	NA	Maitland[64] Narvani et al[65] Leuning et al[66]
앞쪽테두리 검사	75%	43%	1.32	0.58	NA	Narvani et al[65] Fitzgerald[67]
뒤쪽 테두리 검사	75%	43%	1.32	0.58	NA	Narvani et al[65] Fitzgerald[67]
수정된 Thomas 검사	NA	NA	NA	NA	ICC = 0.50–0.67	Peeler et al[68] Browder et al[69]
Trendelenburg 징후	73%	77%	3.15	0.335	k = 0.676	Trendelenburg[70] Bird et al[71]
Ely 검사	NA	NA	NA	NA	ICC = 0.69	Peeler et al[72] Offierski et al[73]
Step down 검사	NA	NA	NA	NA	NA	Powers et al[43,44]
Craig 검사	NA	NA	NA	NA	ICC= 0.85–0.94	Reynolds et al[74] Crane[75] Ruwe[76] Staheli et al[77]
궁둥이 징후	NA	NA	NA	NA	NA	Greenwood et al[78] Burns et al[79]
Ortolani 검사						Ortolani[80] Tachdjian[81] Baronciani et al[82]
Barlow 검사						Tachdjian[81] Baronciani et al[82]

+LR: 양성 우도비, –LR: 음성 우도비, ICC: 등급간상관계수, NA; 비적용.

엉덩관절에 대한 특수 검사 / SPECIAL TESTS FOR THE HIP

증상 유발에 대한 특수 검사

굽힘-벌림-가쪽돌림 검사(FABER 검사 또는 Patrick 검사)(그림 25.16)

목 적: 엉덩관절 병리를 확인하기 위해
환 자: 누운 자세에서, 엉덩관절은 FABER 자세를 취한다.
치 료 사: 환자 옆에서 선 자세를 취한다.
절 차: 엉덩관절을 가쪽돌림으로 움직이기 위해 뒤쪽 방향으로 부드러운 힘을 적용한다.
해 석: 엉덩관절 통증이나 가동범위의 제한이 있으면 양성이다.

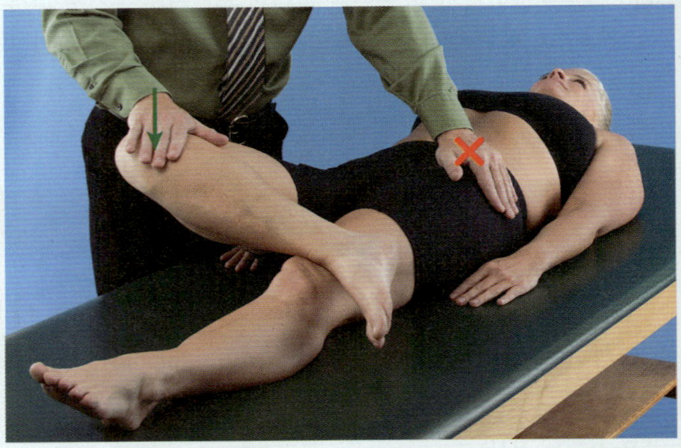

그림 25.16 굽힘-벌림-가쪽돌림 검사(FABER 검사 또는 Patrick 검사).

굽힘-모음-안쪽돌림 검사(FADIR)(그림 25.17)

목 적: 궁둥구멍근 증후군으로 알려진, 깊은 가쪽돌림근에 의해 궁둥신경포획이 있는지를 확인하기 위해
환 자: 누운 자세에서, 엉덩관절은 FADIR 자세를 취한다.
치 료 사: 환자 옆에서 선 자세를 취한다.
절 차: 엉덩관절을 FADIR 자세로 수동으로 움직인다.
해 석: 중간 궁둥이 통증이나 다리 쪽으로 관련 증상이 나타나면 양성이다.

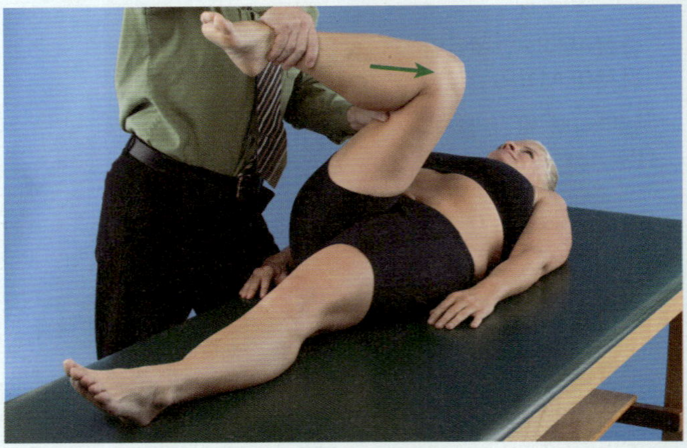

그림 25.17 굽힘-모음-안쪽돌림 검사(FADIR).

넙다리뼈 갈기 검사(Scour 검사)(그림 25.18)

목 적: 절구 테두리를 포함한, 관절내 문제가 있는지를 확인하기 위해
환 자: 누운 자세
치 료 사: 환자 옆에서 선 자세를 취한다.
절 차: 수동으로 엉덩관절을 굽힘하고, 넙다리뼈의 긴축을 통해 엉덩관절을 안쪽돌림과 가쪽돌림하면서, 세로의 압박힘을 제공한다.
해 석: 엉덩관절의 통증 재발과 염발음이 있으면 양성이다.

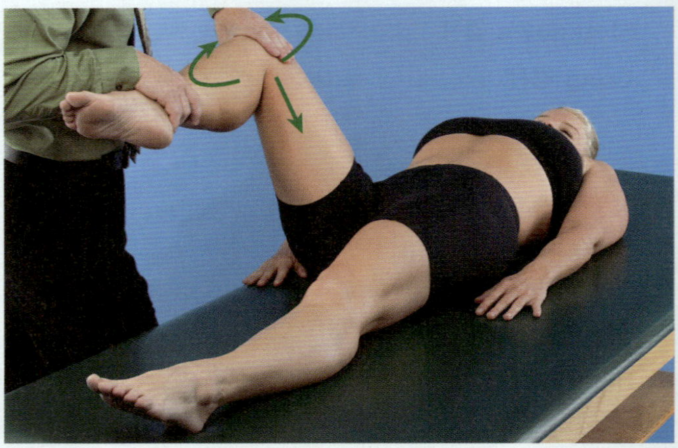

그림 25.18 넙다리뼈 갈기 검사(Scour 검사).

절구 테두리 기능장애에 대한 특수 검사

앞쪽 테두리 검사 (그림 25.19)

목 적 : 앞쪽 테두리 열상을 확인하기 위해
환 자 : 누운 자세
치 료 사 : 환자 옆에서 선 자세를 취한다.
절 차 : 긴축 압박을 제공하면서 수동으로 엉덩관절을 벌림, ER 및 굽힘에서 모음, IR 및 폄으로 움직인다.
해 석 : 운동으로 통증이나 염발음이 발생하면, 양성이다.

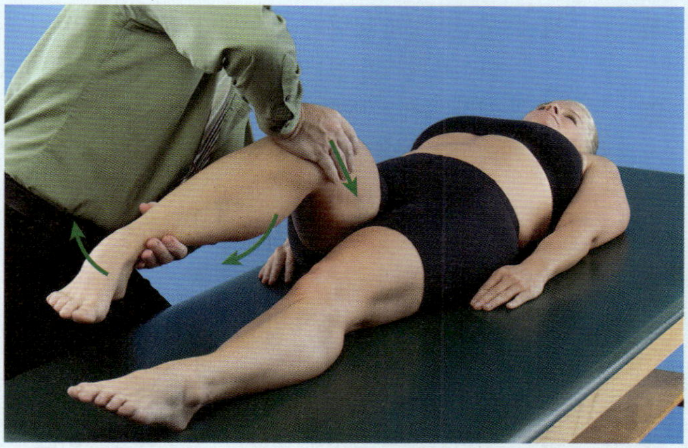

그림 25.19 앞쪽 테두리 검사.

뒤쪽 테두리 검사 (그림 25.20)

목 적 : 뒤쪽 테두리 열상을 확인하기 위해
환 자 : 누운 자세
치 료 사 : 환자 옆에서 선 자세를 취한다.
절 차 : 긴축 압박을 제공하면서 수동으로 엉덩관절을 모음, IR 및 굽힘에서 벌림, ER 및 폄으로 움직인다.
해 석 : 운동으로 통증이나 염발음이 발생하면, 양성이다.

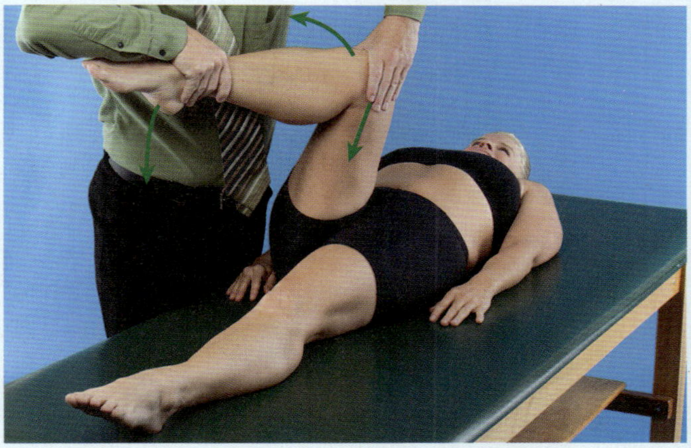

그림 25.20 뒤쪽 테두리 검사.

근육 기능에 대한 특수 검사

수정된 Thomas 검사 (그림 25.21)

목 적 : 엉덩관절의 굽힘 구축과 넙다리근막긴장근의 타이트니스가 있는지를 확인하기 위해

환 자 : 시작 자세는 양쪽 무릎을 가슴에 붙이고 테이블 위에 기댄 자세이다. 그 다음 천천히 누운 자세를 취한다.

치 료 사 : 환자의 발쪽에서 선 자세를 취한다.

절 차 : 한쪽 무릎만 가슴에 붙이고, 다른 다리를 천천히 아래쪽으로 내림한다. 그리고 다리와 테이블 사이의 각도를 측정한다.

해 석 : 엉덩관절을 완전히 폄할 수 없으면 양성이다. 만약 무릎을 폄한다면 그리고 무릎이 굽힘되었을 때 엉덩관절의 폄이 감소되면, 넙다리곧은근의 타이트니스가 의심된다. 만약 다리를 내림할 때 엉덩관절이 벌림되면, 넙다리근막긴장근의 타이트니스를 의심할 수 있다.

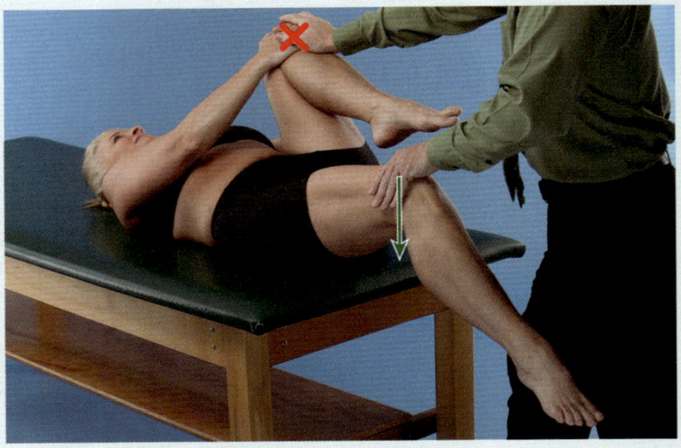

그림 25.21 수정된 Thomas 검사.

Trendelenburg 징후 (그림 25.22)

목 적 : 중간볼기근의 약증이 있는지를 확인하기 위해

환 자 : 선 자세

치 료 사 : 환자 뒤에서 선 자세를 취한다.

절 차 : 환자에게 한 발로 서도록 주문하고, 치료사는 골반이 떨어지는 정도를 평가한다.

해 석 : 한발 서기를 하는 동안 골반을 수평으로 유지할 수 없으면, 양성이다.

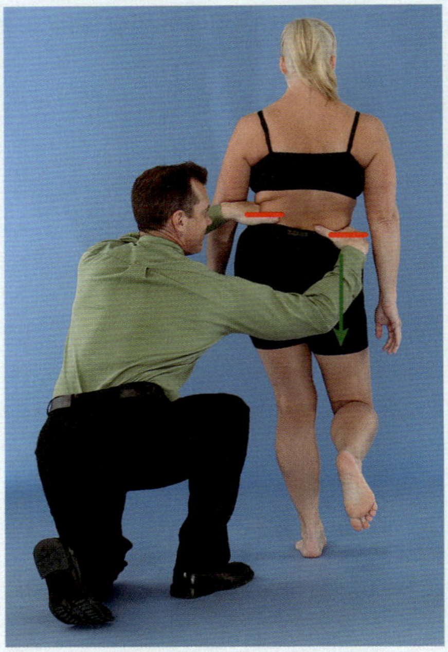

그림 25.22 Trendelenburg 징후.

Ely 검사 (그림 25.23)

목 적 : 넙다리곧은근의 제한이 있는지를 확인하기 위해

환 자 : 베개 지지 없는 엎드린 자세

치 료 사 : 환자의 발쪽 옆에서 선 자세를 취한다.

절 차 : 엉덩관절을 중립위로 하고 환자의 무릎을 수동으로 굽힘할 때, 엉덩관절의 움직임을 관찰한다.

해 석 : 제한된 무릎 굽힘이 있거나 무릎이 굽힘될 때 엉덩관절의 굽힘이 제한되면 양성이다.

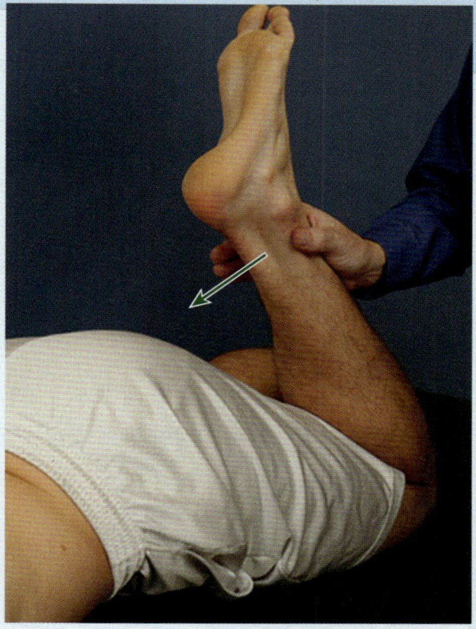

그림 25.23 Ely 검사.
(출처: Bob Wellmon Photography, BobWellmon.com.)

Step down 검사 (그림 25.24)

목 적 : 몸쪽 엉덩관절 닫힌 사슬 근육의 기능을 평가하기 위해

환 자 : 스툴 위에서 선 자세를 취한다.

치 료 사 : 환자 앞에서 선 자세를 취한다. 필요하다면 지지를 제공한다.

절 차 : 환자는 한 발을 천천히 지면으로 내려놓고, 그 다음 반대쪽 다리를 내려놓는다.

해 석 : 반대쪽 다리를 지면으로 내려놓는 동안 체중지지 다리가 시상면 밖으로 이동하면, 양성이다.

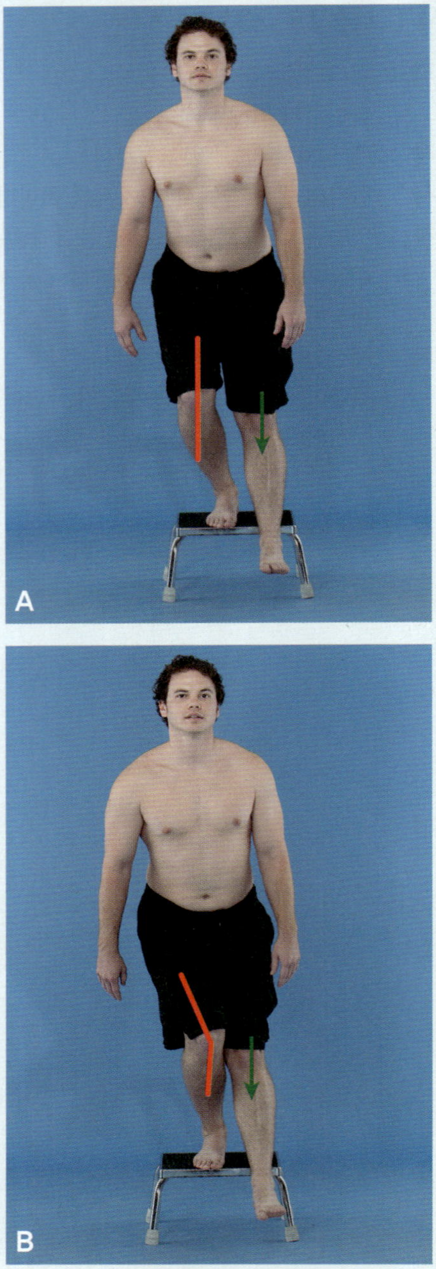

그림 25.24 Step down 검사. **A.** 정상 수행, **B.** 엉덩관절 가쪽돌림근과 벌림근의 손상을 나타내는 비정상 수행.

구조적 손상에 대한 특수 검사

Craig 검사 (그림 25.25)

목 적 : 넙다리뼈가 앞방향경사나 뒷방향경사 되었는지를 확인하기 위해

환 자 : 무릎을 90°로 굽힘하고 엎드린 자세를 취한다.

치 료 사 : 환자 옆에서 선 자세를 취한다.

절 차 : 큰뼈돌기를 촉진하면서, 큰뼈돌기가 가장 가쪽 위치에 도달할 때까지 엉덩관절의 안쪽돌림과 가쪽돌림을 수행한다. 그런 다음 종아리와 테이블 사이의 각도를 측정한다.

해 석 : 정강뼈와 테이블 사이의 각도가 25° 이상이면, 앞방향경사를 의미하고, 각도가 15° 미만이면, 뒷방향경사를 의미한다.

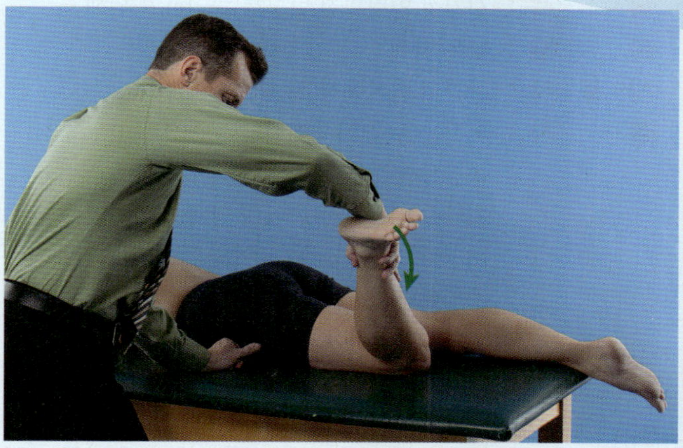

그림 25.25 Craig 검사.

궁둥이 징후 (그림 25.26)

목 적 : 궁둥뼈윤활주머니염, 농양 또는 궁둥이 신생물의 가능성을 포함한, 궁둥이의 병변이나 병리를 확인하기 위해

환 자 : 누운 자세

치 료 사 : 환자의 발쪽에서 선 자세를 취한다.

절 차 : SLR 검사를 수행한다. 만약 제한이 있으면, 무릎을 굽힘하고 다시 엉덩관절을 굽힘한다.

해 석 : 무릎을 굽힘해도 엉덩관절의 굽힘이 증가되지 않으면, 양성이다.

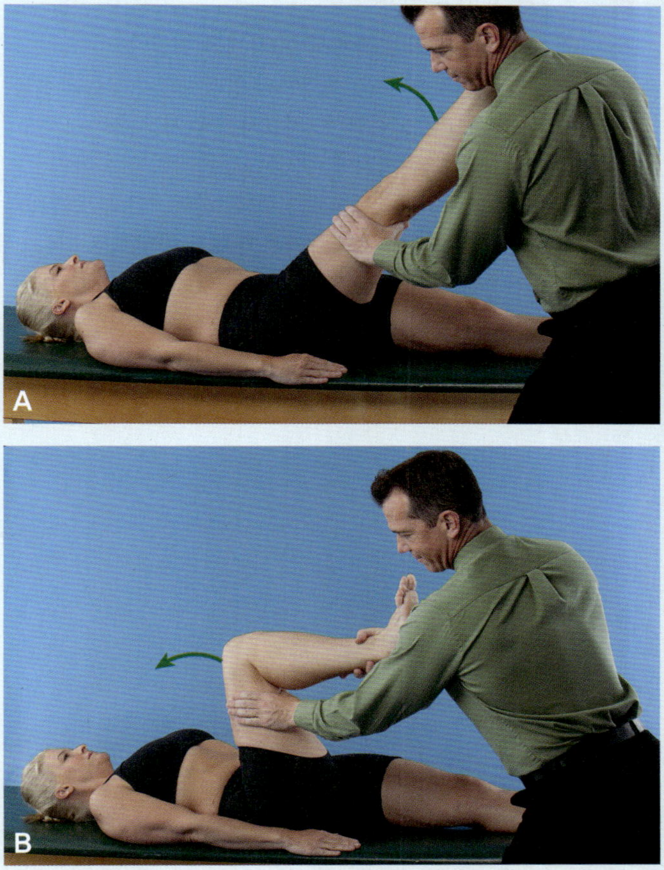

그림 25.26 궁둥이 징후.

Ortolani 검사 (그림 25.27A)

목 적 : 선천성 엉덩관절 탈구를 확인하기 위해
환 자 : 누운 자세
치 료 사 : 환자의 발쪽에서 선 자세를 취한다.
절 차 : 환자는 누운 자세에서 엉덩관절과 무릎관절을 90°로 굽힘한다.
치료사는 엄지를 유아의 안쪽 허벅지에 배치하고, 손가락을 유아의 가쪽 허벅지에 배치한다.
넙다리뼈머리가 절구의 앞쪽으로 이동하도록 유아의 양쪽 다리를 부드럽게 벌림하면서 견고하게 허벅지를 견인한다.
해 석 : 엉덩관절을 정복시킬 때 염발음이 발생하면 양성이다.

Barlow 검사 (그림 25.27B)

목 적 : 선천성 엉덩관절 탈구를 확인하기 위해
환 자 : 누운 자세
치 료 사 : 환자의 발쪽에서 선 자세를 취한다.
절 차 : 환자는 누운 자세에서 엉덩관절과 무릎관절을 90°로 굽힘한다. 치료사는 엄지를 유아의 안쪽 허벅지에 배치하고, 손가락을 유아의 가쪽 허벅지에 배치한다. 허벅지를 부드럽게 모음하면서 넙다리뼈를 뒤쪽 방향으로 민다.
해 석 : 엉덩관절을 정복시킬 때 염발음이 발생하면 양성이다.

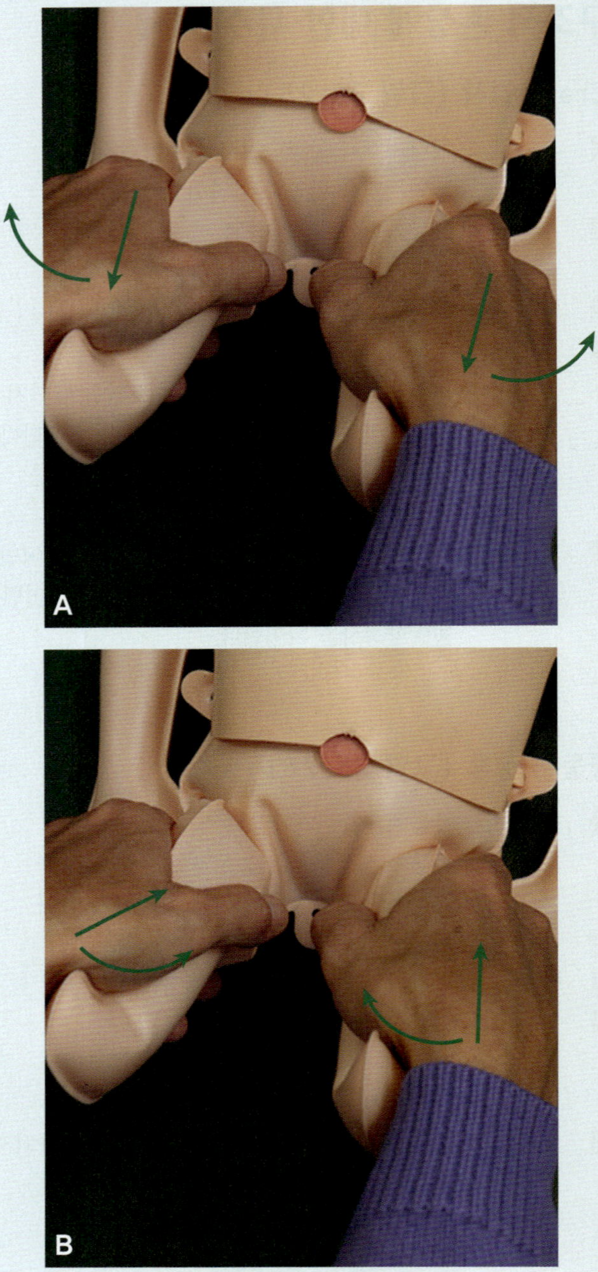

그림 25.27 **A.** Ortolani 검사와 **B.** Barlow 검사
(출처: Bob Wellmon Photography, BobWellmon.com)

엉덩관절의 관절가동술
/ JOINT MOBILIZATION OF THE HIP

주: 본 단락에서 서술되는 관절가동술의 적응증은 예상되는 관절운동형상학을 토대로 한다. 오늘날의 근거는 그 사용의 적응증은 여러 요소이고, 가동성의 직접 평가와 환자 반응을 토대로 한다는 것이다.

엉덩관절의 견인 기법

적응증:

- 가동성 소실이 모든 운동 방향에서 있을 때 ***엉덩관절 견인*** 기법이 적용된다.

종속운동기법(그림 25.28)

- **환자/치료사의 자세:** 환자는 엉덩관절의 풀림 자세를 취하고 눕는다. 치료사는 환자의 발쪽에서 환자의 얼굴을 바라보고 한쪽 발을 앞으로 내민 자세로 선 자세를 취한다.
- **손 배치:** 환자의 체중은 고정을 제공하고, 반대쪽 발을 테이블 위에 배치함으로써 고정이 강화될 수 있다. 부가적인 고정을 위해 벨트를 환자의 허리에 적용할 수 있다. 치료사의 양 손은 발목관절 바로 몸쪽인 정강뼈/종아리뼈의 먼쪽을 잡는다(만약 무릎관절에 병적 문제가 있다면 무릎의 위쪽 부분을 잡는다). 치료사는 손의 배치를 보강하기 위해, 가동 벨트를 자신의 궁둥이에 걸치고 환자의 다리에 적용한다.
- **힘 적용:** 손의 배치를 유지하면서, 여러분의 체중을 앞쪽 발에서 뒤쪽 발로 이동시킨다. 치료사는 제한이 가장 심한 방향으로 엉덩이를 움직인다. 이때 손 배치와 견인력을 유지한다.

생리적 운동을 동반한 종속운동 기법(그림 없음)

- **환자/치료사의 자세:** 환자와 치료사의 자세는 위의 자세와 동일하다.
- **손 배치:** 손 배치도 위의 자세와 동일하다.
- **힘 적용:** 힘을 유지하면서, 제한이 가장 심한 방향으로 엉덩관절을 움직인다. 올바른 힘 적용을 보장하기 위해 가동술을 적용하는 동안 움직임을 준비한다. 전체 가동범위 내내 힘을 유지하고, 끝범위에서 그 힘을 지속시킨다.

엉덩관절의 아래쪽 활주 기법

적응증:

- 굽힘의 가동성 소실이 있을 때 ***엉덩관절의 아래쪽 활주 기법***이 적용된다.

종속운동기법(그림 25.29)

- **환자/치료사의 자세:** 환자는 누운 자세를 취하고, 가동될 다리의 무릎관절을 굽힘하고 치료사의 어깨 위에 올려놓는다. 치료사는 환자 옆에서 선 자세를 취한다. 치료사는 제한이 가장 심한 방향에서 엉덩관절을 벌림/모음이나 가쪽돌림/안쪽돌림으로 만든다.
- **손 배치:** 환자의 체중은 고정을 제공하고, 고정 벨트로 환자의 골반을 감싼다. 치료사는 가동손인 양 손을 몸쪽 넙다리뼈의 앞쪽면에 배치하고, 아래팔을 이용해 힘을 적용한다. 손 배치를 보강하기 위해, 가동 벨트를 자신의 궁둥이에 적용한다.

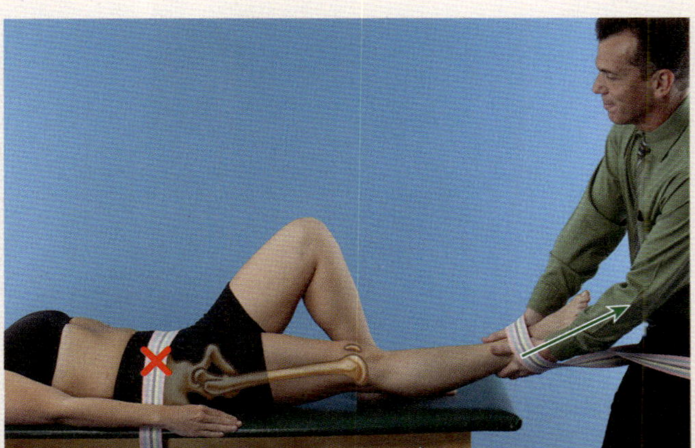

그림 25.28 엉덩관절 견인.

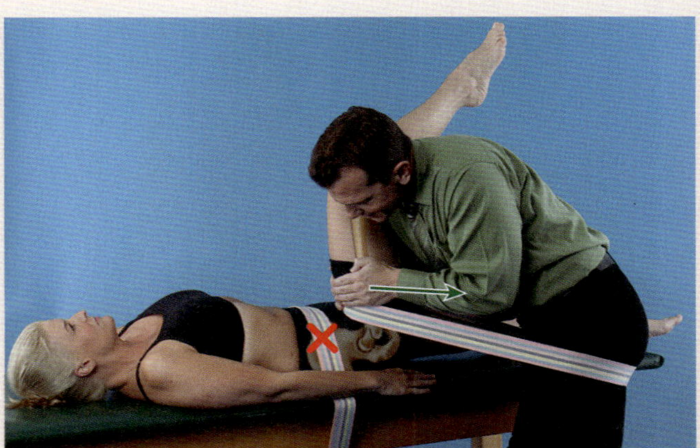

그림 25.29 엉덩관절 아래쪽 활주.

- **힘 적용:** 손 배치와 벨트를 통해 가동 힘을 아래쪽으로 적용한다.

생리적 운동을 동반한 종속운동 기법(그림 없음)

- **환자/치료사의 자세:** 환자와 치료사의 자세는 위의 자세와 동일하다.
- **손 배치:** 손 배치도 위의 자세와 동일하다.
- **힘 적용:** 몸쪽 넙다리뼈에서 아래 방향의 가동힘을 적용한다. 그리고 가동될 엉덩관절이 점진적으로 굽힘되도록 환자의 다리가 배치된 어깨를 이용해 먼쪽으로 반대 힘을 적용한다. 제한이 가장 심한 자세로 엉덩관절이 배치될 수 있도록 엉덩관절의 위치를 변화시킬 수 있다. 올바른 힘 적용을 보장하기 위해 가동술을 적용하는 동안 움직임을 준비한다. 전체 가동범위 내내 힘을 유지하고, 끝범위에서 그 힘을 지속시킨다.

엉덩관절의 앞쪽 활주 기법

적응증:

- 폄과 가쪽돌림의 가동성 소실이 있을 때 ***엉덩관절의 앞쪽 활주 기법***이 적용된다.

종속운동기법(그림 25.30)

- **환자/치료사의 자세:** 환자는 테이블 가장자리에 엎드리고, 엉덩관절을 약간의 굽힘과 벌림, 가쪽돌림(FABER)을 취한다. 그리고 반대쪽 다리의 뒤쪽면에 발을 올려놓는다(4자 모양). 치료사는 제한 지점까지 환자의 엉덩관절을 미리 위치시킬 수 있다. 치료사는 가동되는 다리의 반대쪽 다리 옆에서 선 자세를 취한다. 필요하다면 치료사의 다리로 환자의 발을 테이블 위에 고정시킨다.
- **손 배치:** 고정은 환자의 체중과 테이블 가까이에 있는 다리에 의해 제공된다. 환자의 허리에 고정 벨트를 적용할 수도 있다. 치료사는 양 손을 겹쳐서 볼기 주름 바로 아래쪽인 몸쪽 넙다리뼈의 뒤쪽면에 배치한다. 치료사는 팔꿈치를 펴서, 앞가쪽의 힘 방향과 일치되게 아래팔을 배치시킨다. 치료사는 고정손을 가동될 다리 쪽의 ASIS에 배치하고, 가동손을 몸쪽 넙다리뼈의 뒤쪽면에 배치시킬 수도 있다.
- **힘 적용:** 양 손 배치를 통해 앞가쪽 방향의 힘을 적용한다.

생리적 운동을 동반한 종속운동(그림 25.31)

- **환자/치료사의 자세:** 환자는 엉덩관절을 중립위로 하고, 엎드린 자세를 취한다. 치료사는 가동될 다리 쪽에서 선 자세를 취한다. 고정은 환자의 체중에 의해 제공되고, 고정 벨트를 환자의 허리에 감는다. 환자는 선 자세를 취할 수도 있다. 치료사는 환자의 앞쪽에서 선 자세를 취하고, 가동 벨트로 환자의 몸쪽 넙다리뼈와 치료사의 볼기를 감싼다.
- **손 배치:** 엎드린 자세일 때, 엉덩관절의 생리적 폄 운동을 일으키기 위해 한 손을 허벅지 먼쪽의 앞쪽면에 배치한다. 볼기 주름 바로 아래쪽인 몸쪽 넙다리뼈의 뒤쪽면에 다른 손을 배치하고, 아래팔을 힘의 적용 방향과 일치되게 한다. 선 자세일 때, 양 손으로 환자의 골반을 고정하고, 벨트를 몸쪽 넙다리뼈에 배치한다.
- **힘 적용:** 엎드린 자세일 때, 환자의 엉덩관절을 점차 큰 범위로 폄시키기 위해, 관절을 팽팽하게 당기고 앞쪽 활주를 적용한다. 선 자세일 때, 벨트 배치를 통해 앞쪽으로 가동 힘을 적용하는 동안, 환자는 몸통을 뒤쪽으로 굽힘하거나 옆으로 돌림하고 런지한다. 올바른 힘 적용을 보장하기 위해 가동술을 적용하는 동안 움직임을 준비한다. 전체 가동범위 내내 힘을 유지하고, 끝범위에서 그 힘을 지속시킨다.

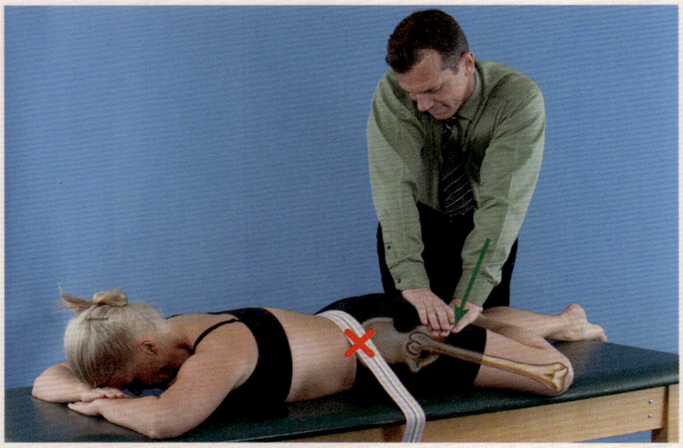

그림 25.30 엉덩관절 앞쪽 활주.

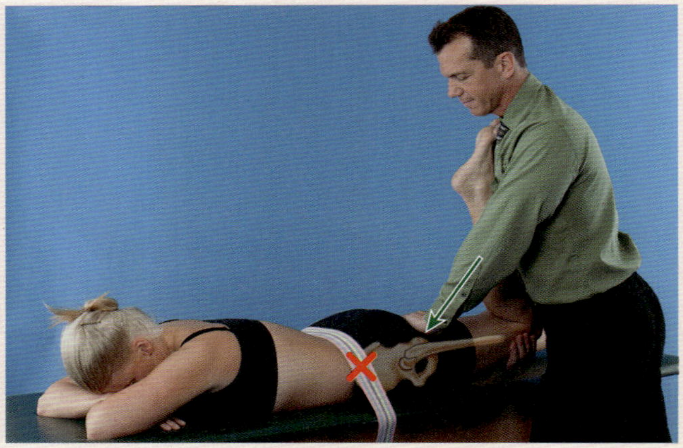

그림 25.31 생리적 운동과 함께, 적용된 엉덩관절의 앞쪽 활주.

엉덩관절의 뒤쪽 활주 기법

적응증:

- 굽힘과 안쪽돌림의 제한이 있을 때 ***엉덩관절의 뒤쪽 활주 기법***이 적용된다.

종속운동기법(그림 25.32)

- **환자/치료사의 자세:** 환자는 누운 자세에서 엉덩관절을 굽힘, 약간의 벌림 및 안쪽돌림하고, 무릎을 굽힌다. 치료사는 가동될 다리의 반대쪽 다리 옆에서 선 자세를 취한다.
- **손 배치:** 고정은 환자의 체중에 의해 제공된다. 부가적으로 고정손이나 베개를 엉덩관절의 바로 몸쪽인 궁둥뼈 뒤쪽면에 배치한다. 양 손을 깍지 끼거나 한 손으로 굽힘된 무릎 위에 배치하고, 아래팔을 뒤가쪽 방향과 일치되게 배치한다.
- **힘 적용:** 손을 배치하고, 관절을 팽팽하게 당겨 넙다리뼈의 긴축을 통해 뒤가쪽 활주를 적용한다. 환자가 엉덩관절을 점차적으로 굽힘할 때 치료사는 뒤가쪽 활주를 적용할 수 있다.

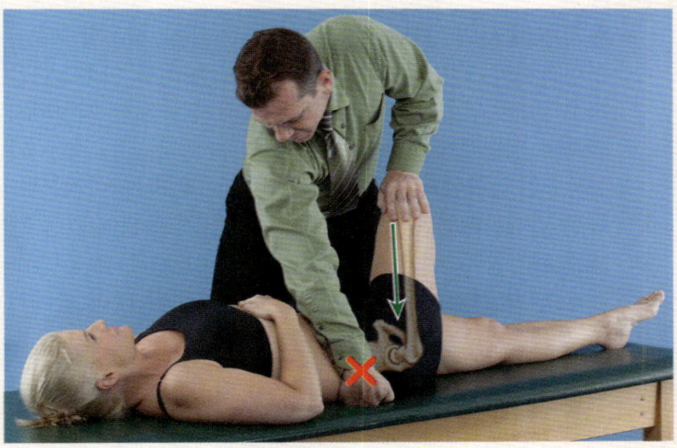

그림 25.32 엉덩관절 뒤쪽 활주.

생리적 운동을 동반한 종속운동(그림 25.33)

- **환자/치료사의 자세:** 환자와 치료사의 자세는 위의 자세와 동일하다.
- **손 배치:** 누운 자세일 때, 양 손을 굽힘된 무릎 위에 배치한다. 선 자세일 때, 가동 벨트로 치료사의 궁둥이와 환자의 몸쪽 넙다리뼈 앞쪽면을 감싼다.
- **힘 적용:** 누운 자세일 때, 환자가 엉덩관절을 점차적으로 굽힘하는 동안, 치료사는 뒤쪽 방향의 가동힘을 유지한다. 선 자세일 때, 벨트 배치를 통해 뒤쪽으로 가동 힘을 적용하는 동안, 환자는 몸통을 뒤쪽으로 굽힘하거나 옆으로 걷고 돌림하고 런지한다. 올바른 힘 적용을 보장하기 위해 가동술을 적용하는 동안 움직임을 준비한다. 전체 가동범위 내내 힘을 유지하고, 끝범위에서 그 힘을 지속시킨다.

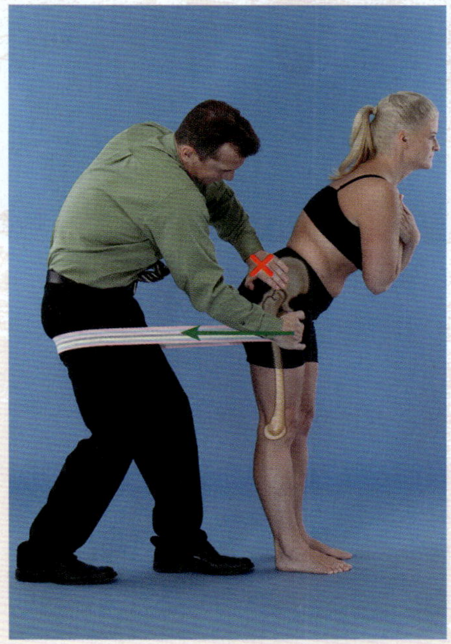

그림 25.33 생리적 운동과 함께, 적용된 엉덩관절의 뒤쪽 활주.

엉덩관절의 안쪽 활주기법

적응증:

- 벌림과 가쪽돌림의 제한이 있을 때 ***엉덩관절의 안쪽 활주 기법***이 적용된다.

종속운동기법(그림 25.34)

- **환자/치료사의 자세:** 환자는 엉덩관절을 중립위로 하고 옆으로 눕거나 바로 누운 자세를 취한다. 치료사는 제한 지점까지 환자의 엉덩관절을 미리 위치시킬 수 있다. 치료사는 가동될 다리 쪽에서 선 자세를 취한다.
- **손 배치:** 무릎의 안쪽면에 배치된 고정손으로 다리를 지지한다. 가동손을 펴서 몸쪽 넙다리뼈의 가쪽면에 배치한다. 힘의 적용 방향과 일치되게 아래팔을 배치한다.
- **힘 적용:** 손 배치를 이용하여, 관절을 팽팽하게 당기고, 몸쪽 엉덩관절에 안쪽 활주를 적용한다.

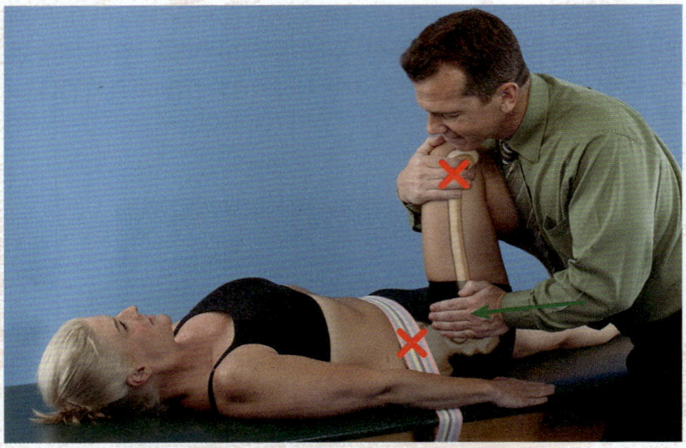

그림 25.34 엉덩관절 안쪽 활주.

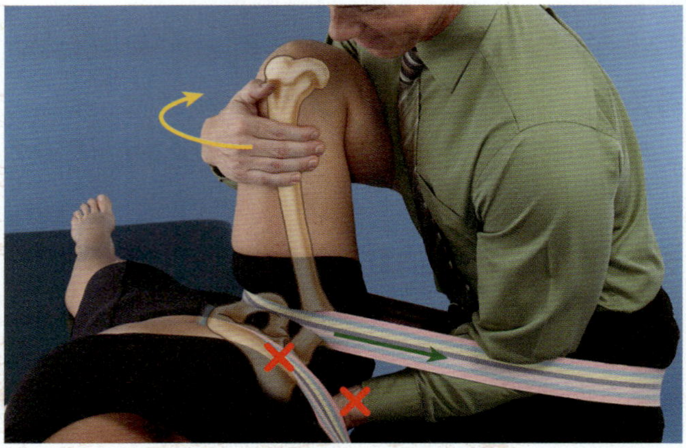

그림 25.35 누운 자세에서 생리적 운동과 함께, 적용된 엉덩관절의 앞쪽 활주.

생리적 운동을 동반한 종속운동(그림 없음)

- **환자/치료사의 자세:** 환자와 치료사의 자세는 위의 자세와 동일하다.
- **손 배치:** 손 배치도 위의 자세와 동일하다.
- **힘 적용:** 환자가 점진적으로 엉덩관절을 벌림, 가쪽돌림 및 굽힘하는 동안, 치료사는 안쪽 방향으로 활주의 힘을 적용한다. 전체 가동범위 내내 힘을 유지하고, 끝범위에서 그 힘을 지속시킨다.

엉덩관절의 가쪽 활주기법

적응증:

- 모음과 안쪽돌림의 제한이 있을 때 ***엉덩관절의 가쪽 활주기법***이 적용된다.

종속운동기법(그림 25.35)

- **환자/치료사의 자세:** 환자는 엉덩관절을 중립위로 하고 눕거나 엉덩관절을 90°로 굽힘하고 ER/IR과 벌림/모음하여 누운 자세를 취한다. 그리고 선 자세를 취한다. 치료사는 제한 지점까지 환자의 엉덩관절을 미리 위치시킬 수 있다. 치료사는 가동될 다리 쪽에서 선 자세를 취한다.
- **손 배치:** 고정손을 무릎의 가쪽면에 배치한다. 그리고 고정을 위해 벨트를 환자의 허리에 배치한다. 벨트를 사용할 때, 고정손을 환자의 골반 측면에 배치한다. 가동손을 몸쪽 넙다리뼈의 안쪽면에 배치하고, 힘이 적용되는 방향과 일치되게 아래팔을 배치한다. 가동 벨트를 환자의 몸쪽 넙다리뼈의 안쪽면과 환자의 궁둥이에 적용하여, 벨트를 통해 힘을 적용한다.
- **힘 적용:** 다른 손으로 고정을 적용하는 동안, 가동손이나 벨트를 몸쪽 넙다리뼈의 안쪽면에 배치하여 가쪽으로 힘을 적용한다.

생리적 운동을 동반한 종속운동기법 (그림 25.35, 25.36)

- **환자/치료사의 자세:** 누운 자세 기법을 적용할 때는, 엉덩관절의 90° 굽힘과 약간의 가쪽돌림이나 안쪽돌림을 하고, 바로 누운 자세를 취한다. 치료사는 제한 지점까지 환자의 엉덩관절을 미리 위치시킬 수 있다. 치료사는 가동될 다리 쪽에서 선 자세를 취하고, 환자를 바라본다. 몸쪽 넙다리뼈의 안쪽면과 치료사의 볼기 주름에 가동 벨트를 배치한다. 선 자세 기법을 할 때는, 환자는 가동될 다리로 한발 서기를 취한다. 치료사는 가동될 다리 쪽에서 선 자세를 취한다.
- **손 배치:** 누운 자세일 때, 고정손을 환자 골반의 가쪽면에 배치하고, 고정손의 팔꿈치를 치료사 자신의 ASIS에 배치하고, 가동 벨트의 안쪽면에 아래팔을 배치한다. 가동손을 굽힘된 환자의 무릎 위에 배치하고, 굽힘된 무릎을 치료사의 몸에 밀착시킨다. 가동 벨트를 치료사의 볼기 주름과 몸쪽 넙다리뼈의 안쪽면에 배치한다. 선 자세일 때는 양 손을 환자 골반의 가쪽면에 배치한다.
- **힘 적용:** 누운 자세의 경우, 환자가 점차적으로 안쪽돌림이나 가쪽돌림으로 움직일 때 치료사는 가동 벨트를 통해 가쪽 힘을 유지한다. 선 자세의 경우, 환자가 몸을 왼쪽이나 오른쪽으로 돌림하고, 앞쪽이나 뒤쪽으로 런지하거나 쭈그려 앉기 동작을 수행하는 동안 가동 벨트를 통해 가쪽 힘을 적용한다.

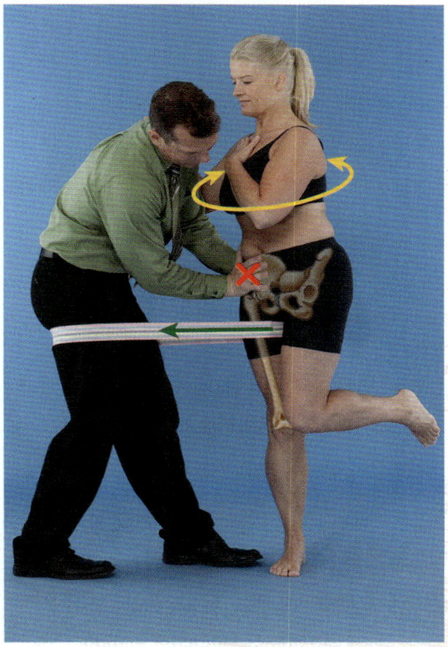

그림 25.36 선 자세에서 생리적 운동과 함께, 적용된 엉덩관절의 가쪽 활주.

임상 사례 (CLINICAL CASE)

사례 1

주관적 검사 (SUBJECTIVE EXAMINATION)

현재 병력

45세의 비만 여성은 수년 동안 허리 통증으로 고생했고, 약 6개월 전부터 오른쪽 샅부위 통증과 함께 오른쪽 가쪽 엉덩관절 통증으로 오늘 물리치료실을 방문했다. 6개월 전부터, 그녀의 증상은 엉덩관절 통증과 함께 점진적으로 악화되었고, 현재 그녀의 주호소는 엉덩관절 통증이다. 그녀는 통증 때문에 직장에서 계단을 이용하지 못하고, 또 잠을 자다가 환측으로 돌아누울 때 갑작 놀라 잠에서 깨어난다.

과거 병력: 10년 이상 동안 만성적인 허리 통증으로 고생했고, 카이로프랙틱 치료를 반복적으로 받아 왔다. 그리고 그녀는 병적 비만, 갑상선항진증, 그리고 통풍을 앓아 왔다.

사회 병력: 환자는 약사로 일해 왔고, 한 자세로 하루종일 선 자세를 취해야 했다. 지난 2주 동안, 400 mg의 이부프로펜을 복용하지 않으면, 하루 일과를 완전히 마무리할 수 없었다.

객관적 신체 검사 (OBJECTIVE PHYSICAL EXAMINATION)

구조물 검사

선 자세를 취할 때, 왼쪽 엉덩뼈능선의 높이가 올라간다. 앞굽음증이 증가되고, 약간의 오른쪽 C 자형 옆굽음증이 L3–L4에서 가장 많이 튀어나왔고, 양쪽 무릎이 젖힘되고, 양측 발이 과도하게 엎침되어 있지만, 오른발이 왼발보다 더 많이 엎침되어 있다. 오른발은 안쪽으로 돌아가 있고(toeing–in), ASIS에서 안쪽 복사뼈까지의 오른쪽 다리 길이는 85cm이고, 왼쪽 다리 길이는 88.5cm이다.

아래쪽 사분원 선별검사

양쪽 무릎과 발목의 AROM과 브레이크 검사는 정상범위 한계(WNL) 내에 있고, 증상이 없다. 허리뼈 앞쪽 굽힘의 AROM은 정상 수치의 약 50%되고, 끝범위에서 1회 운동이나 반복 운동으로 말초화되지 않는 통증과 나쁜 만곡 역전을 가지고 있다. 뒤쪽 굽힘은 정상 수치의 75%까지 이루어지고, 통증은 발생하지 않고, 끝범위에서 약간의 뻣뻣함이 있다. 오른쪽 옆굽힘은 정상 수치의 25%까지 이루어지고, 옆굽음증의 역전과 반대쪽 근육의 당김이 있다. 왼쪽 옆굽힘은 정상 수치의 75%까지 이루어지고, 증상이 없다. 허리뼈 AROM 시 오른쪽 엉덩관절의 통증에는 변함이 없다.

가동성 검사 (EXAMINATION OF MOBILITY)

생리적 운동 검사

운동	AROM	PROM	끝느낌	통증 재발	R과 P의 상관관계*
굽힘	R = 46° L = 60°	R = 50° L = 65°	부드러운 느낌	양성	P1 이전 R1 R2 이전 P2
폄	R = –15° L = –5°	R = –15° L = 0°	부드러운 느낌	음성	P1,2 이전 R1,2

계속

운동	AROM	PROM	끝느낌	통증 재발	R과 P의 상관관계*
가쪽돌림	R = 32° L = 31°	R = 40° L = 35°	팽팽함	음성	P1,2 이전 R1,2
안쪽돌림	R = 18° L = 28°	R = 20° L = 35°	빈 느낌	양성	R1,2 이전 P1,2
벌림	R = 10° L = 13°	R = 10° L = 15°	팽팽함	음성	P 없이 R1,2
모음	R = 4° L = 6°	R = 5° L = 8°	빈 느낌	양성	R1,2 이전 P1,2

*R는 저항의 시작을 의미하고, P는 통증의 시작을 의미한다. R1,2는 조직 저항의 첫 번째 시작과 두 번째 시작이고, P1,2는 통증의 첫 번째 시작과 두 번째 시작을 의미한다.

종속운동 검사: 종속운동의 제한이 뒤쪽 활주와 아래쪽 활주에서 나타났고, P1,2의 이전에 R1,2가 나타났다.

근육 기능 검사: 왼쪽 엉덩관절의 근력은 전체적으로 4+/5이고, 이외적으로 가쪽돌림 근력과 안쪽돌림 근력은 3+/5이다. 오른쪽 엉덩관절 굽힘의 근력은 4+/5, 폄의 근력은 4/5, 가쪽돌림의 근력은 통증과 함께 3+/5, 안쪽돌림의 근력은 통증과 함께 3/5, 벌림은 통증과 함께 3+/5, 모음의 근력은 4−/5이다. STT 검사를 했을 때, 엉덩관절의 벌림과 안쪽돌림 시 약증과 통증이 일어난다.

신경학 검사: 가벼운 촉각과 깊은 힘줄반사는 정상이고, 대칭적이다.

촉진: 오른쪽 큰뼈돌기의 바로 뒤쪽에 압통이 발생한다. 누운 자세에서 엉덩관절을 능동으로 굽힘할 때 순간회전중심의 경로가 앞쪽으로 이동한다.

기능 검사: 환자는 바닥으로 쭈그려 앉을 때나 다시 일어설 때 팔의 지지를 필요로 한다. Step down 검사 시 왼발을 계단 위에 올려놓을 때 오른쪽 엉덩관절이 안쪽돌림과 모음된다. 오른 다리로 한발 서기할 때 오른쪽 다리 위로 체중을 이동하면 중간볼기근 파행이 발생한다.

특수 검사: 왼쪽 엉덩관절의 모든 검사는 음성이다. 오른쪽 엉덩관절 검사에서, FABER 검사는 양성, 넙다리뼈 갈기 검사/Scour 검사는 양성, 양쪽 Thomas 검사는 양성, Trendelenburg 징후는 양성, 궁둥신경과 넙다리신경의 신경동적 검사는 음성, Criag 검사는 음성, 엉치엉덩관절 유발검사는 모두 음성이다.

1. 환자의 사례와 관련된 구조물 손상을 확인하고, 구조물 손상과 기능적 손상을 구분해 본다. 이들 손상이 환자의 문제에 어떤 영향을 주는가?
2. 만성 허리통증과 가쪽 엉덩관절 통증 사이에 어떤 관계가 있는가? 환자의 비만과 현재 상태에 어떤 관계가 있는가? 이들 관계를 설명해 본다.
3. 환자의 직업 업무가 그의 상태에 어떤 영향을 주는가? 일할 때나 ADL 동안 엉덩관절을 통해 가해지는 스트레스를 감소하는 여러분의 전략은 무엇인가?
4. 종속운동 검사의 소견이 생리적 가동성 검사의 소견과 연관성이 있는가? 환자의 관리에 여러분은 어떤 관절가동술을 이용할 것인가? 파트너와 관절가동술을 실습해 본다.
5. 관절가동술 이외에, 환자 관리에 여러분이 사용할 수 있는 다른 도수·중재와 비도수 중재는 무엇인가?
6. 가동성 검사할 때 관찰된 저항(R)과 통증(P) 사이의 관계는 어떠한가?
7. 환자를 관리할 때 점진적 저항 운동(PRE)의 역할은 무엇인가? 여러분은 PRE가 환자의 주요 통증에 영향을 주는 것으로 기대하는가? 또는 PRE가 2차 손상을 설명하는데 더 적합하다고 기대하는가?
8. 이 검사의 결과를 근거로 하여 (1) 손상 기반 분류시스템, (2) 운동 손상 분류시스템, (3) 조직 기반 분류시스템을 토대로 환자를 분류해 본다.

사례 2

주관적 검사 (SUBJECTIVE EXAMINATION)

현재 병력

오른쪽 궁둥이 통증과 오른쪽 다리의 뒤쪽면에서 무릎쪽으로 방사되는 감각이상을 가진 42세의 트럭 운전사가 오늘 물리치료실을 방문했다. 장시간 앉아 있거나, 다리를 꼬고 앉을 때 증상이 전반적으로 악화되고, 선 자세를 취할 때 궁둥이 통증과 감각이상이 완화된다.

과거 병력: 선천성 엉덩관절 이형성증으로 인해 유아 때 Scottish Rite 부목을 착용했던 것을 제외하고는 뚜렷한 병력이 없었다.

객관적 신체 검사 (OBJECTIVE PHYSICAL EXAMINATION)

구조물 검사: 선 자세를 관찰했을 때 오른쪽 발이 바깥으로 향해 있었다. 양쪽 모든 뼈표식점의 높이는 동등하고, 대칭성을 띤다. 정적 자세를 취할 때 왼쪽 다리로 약간의 체중이동이 이루어진다.

아래쪽 사분원 선별검사: 양쪽 무릎, 발목, 발 및 허리뼈의 가동범위와 근력은 전반적으로 WNL 내에 있다. 허리뼈의 AROM 시 다리의 증상이 재발하지 않는다.

가동성 검사 (EXAMINATION OF MOBILITY)

생리적 운동 검사

운동	AROM	PROM	끝느낌	통증 재발	R과 P의 상관관계
굽힘	46°	R = 45° L = 80°	부드러운 느낌	음성	P 없이 R 1.2
폄	70°	R = 5° L = 5°	팽팽함	음성	P 없이 R 1.2
가쪽돌림	15°	R = 40° L = 40°	정상적인 팽팽함	음성	P 없이 R 1.2
안쪽돌림	11°	R = 10° L = 45°	빈 느낌	양성	P1 이전 R1 R2 = P2
벌림	27°	R = 20° L = 20°	정상적인 팽팽함	음성	P 없이 R 1.2
모음	40°	R = 10° L = 15°	빈 느낌	양성	P1 이전 R1 R2 = P2

*R는 저항의 시작을 의미하고, P는 첫 번째 통증을 의미한다. R 1.2는 조직의 첫 번째 저항과 두 번째 저항이고, P1.2는 첫 번째 통증과 두 번째 통증을 의미한다.

종속운동 검사 : 엉덩관절의 종속운동은 WNL 내에 있다.

근육 기능 검사

운동	MMT	STT
굽힘	B = 5/5	음성
폄	B = 4/5	양성
가쪽돌림	R = 3/5, L = 5/5	양성*
안쪽돌림	B = 4+/5	음성
벌림	R = 3/5, L = 4+/5	양성
모음	B = 4+/5	음성

* 대부분 통증
MMT는 도수근력검사이고, STT는 선택적 조직 긴장이고, B는 양쪽을 의미한다.

신경학 검사: 신경학적 징후가 나타나지 않는다. SLR: R은 65°에서 양성이고, L은 음성이다.

촉진: 오른쪽 깊은 가쪽돌림근을 촉진했을 때 뚜렷한 압통과 통증유발점이 나타난다. 무릎을 펴하고 엉덩관절을 90°까지 굽힘했을 때, 궁둥뼈패임 부위에서 통증이 발생한다.

특수 검사: 오른쪽 엉덩관절: FABER는 음성이고, Craig 검사는 오른쪽 넙다리뼈 뒷방향경사에 대해 양성이고, 방사선 영상으로 확인되었다. 허리뼈 사분원 검사는 음성이다.

1. 환자의 직업이 현재 병리에 대해 얼마나 영향을 주었는가? 소아 때 환자의 엉덩관절 문제가 현재 병리에 어떤 영향을 주었는가?
2. 환자의 의학적 문제와 확인된 구조적 및 기능적 손상 사이의 관계를 설명해 본다. 이 손상들이 환자의 현재 의학적 문제의 원인과 결과인가?
3. 구조적 관찰, 가동성 검사 및 근육 기능 검사 사이의 관계를 설명한다.
4. 생리적 가동성 검사와 종속운동 검사의 어떤 결과는 가장 효율적인 중재에 영향을 주는가?
5. 중재의 효율성과 관리 계획에 대한 결정을 어떻게 확인하는지를 설명해 본다. 여러분은 성공 수준을 어떻게 결정하는가?
6. 허리뼈 운동검사와 신경학 검사의 어떤 결과를 통해 여러분은 이 증상들의 원인을 찾는가?
7. 환자에 대한 여러분의 예후는 무엇인가? 가장 효율적이라고 믿는 기법을 설명해 본다. 자가관리와 예방에 대해 환자를 어떻게 교육시킬 것인가?

따라하기 (HANDS-ON)

파트너와 함께 실습실에서 다음의 활동을 수행하자.

1 목록된 병태해부학적 증후군을 바탕으로, 주요 조직학적 지표, 검사 소견과 처방된 중재를 확인해 본다. 아래 표를 작성해 본다.

병태해부학적 증후군	조직학적 지표	신체 검진 소견	중재
뼈관절염			
류마티스 관절염			
무혈성 괴사			
절구 테두리 열상			
Legg-Calve-Perthes 질환			
선천성 이형성증			
선천성 탈구			
넙다리뼈머리끝분리증			
엉덩허리근 좌상			

계속

병태해부학적 증후군	조직학적 지표	신체 검진 소견	중재
모음근 좌상			
엉덩관절 굽힘 구축			
궁둥뼈 윤활주머니염			
큰뼈돌기 윤활주머니염			
궁둥구멍근 증후군			

2 일회, 반복, 다면적 방향의 생리적 운동을 수행하는 여러분의 파트너를 관찰해 본다. 그리고 운동의 양과 질, 그리고 증상의 재발을 확인해 본다. 동일 운동의 능동운동과 수동운동을 비교해 본다.

3 수동 생리적 운동을 모든 방향으로 수행해 보고, 그 다음 모든 운동면으로 수동 종속운동을 수행해 본다. 그리고 통증 시작(P1와 P2, 존재한다면)과 뻣뻣함이나 저항(R1과 R2) 사이의 관계를 결정한다. 각 방향의 끝느낌을 결정한다. 양쪽 소견을 비교해 보고, 다른 파트너와 비교해 본다.

4 엉덩관절을 중립위와 풀림 자세로 배치하고, 모든 면에서 엉덩관절의 수동 종속운동 검사를 수행해 본다. 그런 다음, 비중립위와 잠김 자세로 엉덩관절을 배치하고 동일한 검사를 수행한다. 운동의 양과 질의 변화를 확인해 보고, 증상의 재발을 보고한다. 각 위치에서 운동의 제한을 담당하는 주요 해부학적 구조물을 고려해 본다. 아래 표를 작성해 본다.

수동 종속운동	중립위에서의 양, 질, 재발	비중립위에서의 양, 질, 재발	제한 구조물
긴축 견인			
아래쪽 활주			
앞쪽 활주			
뒤쪽 활주			
안쪽 활주			
가쪽 활주			

5 이 장에서 기술된 것처럼, 증상 재발, 원인 부위, 반응성 수준(3R's)을 확인하는 절차를 수행하고, 여러분의 소견을 기록한다. 아래 표를 작성해 본다.

6 정상 활동 동안 각 근육의 기능적 선호성을 토대로 엉덩관절의 주요 근육에 대한 근력검사를 등척성 브레이크 검사, 정적 검사, 능동 검사 등으로 수행해 본다. 아래 표를 작성해 본다.

근육	기능적 선호성/검사 방법	결과

7 촉진을 통해, 엉덩관절의 주요 연부조직과 뼈 구조물을 확인해 보고, 양쪽 조직 결, 긴장, 톤 및 위치를 비교해 본다.

8 위에서 확인된 운동 검사를 토대로, 2가지 가동술을 선택한다. 파트너에게 이 가동술들을 적용해 본다. 그리고 이들 절차에 대한 가동성이나 증상의 즉각적인 변화를 확인한다.

9 적어도 2 사람에게 이 장의 중재 단락에서 기술된 각각의 가동술을 양측으로 적용해 본다. 각 기법을 이용하여, 등급 Ⅰ에서 등급 Ⅳ의 기법을 실습해 본다. 여러분의 엉덩관절을 가동시키기 위해 파트너와 역할을 바꾼다. 파트너에게 설정, 기법, 편안함 등에 대한 정보를 알려준다. 이들 가동술을 연습할 때, Sequential Partial Task Practice Method을 이용한다. 시작에서 끝날 때까지 기법이 실시간으로 수행될 때까지 다음 요소를 하나씩 첨가하여, 여러 파트너를 대상으로 각 기법의 한 요소를 여러 번 반복 실습한다(Wise CH, Schenk RJ, Lattanzi JB, A model for teaching and learning spiral thrust manipulation and its effect on participant confidence in techique performance. J. Man. Manip. Ther., August 2014).

참고 문헌 (REFERENCES)

1. Moore K, Dalley AI. *Clinically Oriented Anatomy*, 4th ed. Philadelphia, PA: Lippincott Williams & Wilkins; 1999.
2. Oatis CA. *Kinesiology: The Mechanics and Pathomechanics of Human Movement*. Philadelphia, PA: Lippincott Williams & Wilkins; 2004.
3. Konrath G, Hamel A, Olson S, et al. The role of the acetabular labrum and the transverse acetabular ligament in load transmission of the hip. *J Bone Joint Surg Am*. 1998;80:1781-1788.
4. Anda S, Svenningsen S, Dale LG, et al. The acetabulum sector angle of the adult hip determined by computed tomography. *Acta Radiol Diag*. 1986;27:443-447.
5. Levangie PK, Norkin CC. *Joint Structure and Function: A Comprehensive Analysis*. 4th ed. Philadelphia, PA: FA Davis; 2005.
6. Rosse C. *The Musculoskeletal System in Health and Disease*. Hagerstown, MD: Harper & Row; 1980.
7. Fischer P. Clinical measurement and significance of leg length & iliac crest height discrepancies. *J Man Manip Ther*. 1997:5;57-60.
8. Soukka A, Alaranta H, Tallroth K, Heliovarra M. Leg-length inequality in people of working age. *Spine*. 1991;16:429-431.
9. Rush WA, Steiner HA. A study of lower extremity length inequality. *Am J Radiol*. 1946;56:616-623.
10. Friberg O. Clinical symptoms and biomechanics of lumbar spine and hip joint in leg length inequality. *Spine*. 1983;8:643-651.
11. Kapandji I. *The Physiology of the Joints*. 5th ed. Baltimore, MD: Williams & Wilkins; 1987.
12. Arnold AS, Komattu AV, Delp SL. Internal rotation gait: a compensatory mechanism to restore abduction capacity decreased by bone deformity? *Dev Med Child Neurol*. 1997;39:40-44.
13. Williams P. *Gray's Anatomy*. 38th ed. New York, NY: Churchill Livingstone; 1999.
14. Escalante A, Lichtenstein MJ, Dhanda R, et al. Determinants of hip and knee flexion range: results from the San Antonio longitudinal study of aging. *Arthritis Care Res*. 1999;12:8-18.
15. Jerhardt J, Rippstein J. *Measuring and Recording of Joint Motion Instrumentation and Techniques*. Lewiston, NJ: Hogrefe & Huber; 1990.
16. MacConail MA, Basmajian JV. *Muscles and Movements: A Basis for Human Kinesiology*. Baltimore, MD: Williams & Wilkins; 1969.
17. Kaltenborn FM. *Mobilization of the Extremity Joints: Examination and Basic Treatment Techniques*. Oslo, Norway: Olaf Bokhandel; 1980.
18. Paris, SV, Loubert, PV. *Foundations of Clinical Orthopaedics, Course Notes*. St. Augustine, FL: Institute Press; 1990.
19. Patla CE, Paris, SV. *E1 Course Notes: Extremity Evaluation and Manipulation*. St. Augustine, FL: Institute of Physical Therapy; 1993.
20. Chesworth BM, Padfield BJ, Helewa A, Stitt LW. A comparison of hip mobility in patients with low back pain and matched healthy subjects. *Physiother Can*. 1994;46:267-274.
21. Cibulka MT, Sinacore DR, Cromer GS, Delitto A. Unilateral hip rotation range of motion asymmetry in patients with sacroiliac joint regional pain. *Spine*. 1998;23:1009-1015.
22. Delitto A, Erhard RE, Bowling RW. A treatment-based classification approach to low back syndrome: identifying and staging patients for conservative treatment. *Phys Ther*. 1995;75:470-489.
23. Cibulka MT. Low back pain and its relation to the hip and foot. *J Orthop Sports Phys Ther*. 1999;29:595-601.
24. Ellison JB, Rose SJ, Sahrmann SA. Patterns of hip rotation range of motion: comparison between healthy subjects and patients with low back pain. *Phys Ther*. 1990;70:537-541.
25. Perry J. *Gait Analysis: Normal and Pathological Function*. Thorofare, NJ: Slack; 1992.
26. Inman V, Ralston HJ, Todd F. *Human Walking*. Baltimore, MD: Williams & Wilkins; 1981.
27. Harris WH. Traumatic arthritis of the hip after dislocation and acetabular fractures: treatment by mold arthroplasty. An end-result study using a new method of result evaluation. *J Bone Joint Surg Am*. 1969;51:737-755.
28. Marchetti P, Binazzi R, Vaccari V, et al. Long-term results with cementless Fitek (or Fitmore) cups. *Arthroplasty*. 2005;20:730-737.
29. Klassbo M, Larsson E, Mannevik E. Hip disability and osteoarthritis outcome score. An extension of the Western Ontario and McMaster Universities Osteoarthritis Index. *Scand J Rheumatol*. 2003;32:46-51.
30. Dawson J, Fitzpatrick R, Carr A, Murray D. Questionnaire on the perceptions of patients about total hip replacement. *J Bone Joint Surg Br*. 1996;78:185-190.
31. Binkley J, Stratford P, Lott S, Riddle D., The North American Orthopaedic Rehabilitation Research Network. The Lower Extremity Functional Scale: scale development, measurement properties, and clinical application. *Phys Ther*. 1999;79:4371-4383.
32. Boissonnault WG. *Primary Care for the Physical Therapist: Examination and Triage*. St. Louis, MO: Elsevier Saunders; 2005.
33. Jemal A, Murray T, Samuels A, et al. Cancer statistics, 2003. *CA Cancer J Clin*. 2003;53:5-26.
34. Allen WC. Coxa saltans: the snapping hip revisited. *J Am Acad Orthop Surg*. 1995;3:303-308.
35. Fitzgerald RH. Acetabular labral tears-diagnosis and treatment. *Clin Orthop Relat Res*. 1995;311:60-68.
36. Magee DJ. *Orthopedic Physical Assessment*. 4th ed. Philadelphia, PA: WB Saunders; 2002.
37. Esola MA, McClure PW, Fitzgerald GK, Siegler S. Analysis of lumbar spine and hip motion during forward bending in subjects with and without a history of significant low back pain. *Spine*. 1996;21:71-78.
38. McClure PW, Esola M, Schreier R, Siegler S. Kinematic analysis of lumbar and hip motion while rising from a forward, flexed position in patients with and without a history of low back pain. *Spine*. 1997;22:552-558.
39. Cailliet R. *Low Back Pain Syndrome*. 5th ed. Philadelphia, PA: FA Davis; 1995.
40. McGill S. *Low Back Disorders: Evidence-Based Prevention and Rehabilitation*. Champaign, IL: Human Kinetics; 2002.
41. Nelson JM, Walmsley RPO, Stevenson JM. Relative lumbar and pelvic motion during loaded spinal flexion/extension. *Spine*. 1995;20:199.
42. Norkin CC, White DJ. *Measurement of Joint Motion: A Guide to Goniometry*. 3rd ed. Philadelphia, PA: FA Davis; 2003.
43. Chinkulprasert C, Vachalathiti R, Powers CM. Patellofemoral joint forces and stress during forward step-up, lateral step-up, and forward step-down exercises. *J Orthop Sports Phys Ther*. 2011;41:241-248.
44. Mascal CL, Landel R, Powers CM. Management of patellofemoral pain targeting hip, pelvis, and trunk muscle function: 2 case reports. *J Orthop Sports Phys Ther*. 2003;33:647-660.
45. Cyriax, J. *Textbook of Orthopaedic Medicine Volume One*. 8th ed. London, UK: Bailliere Tindall; 1982.
46. Delp SL, Hess WE, Hungerford DS, et al. Variation of rotation moment arms with hip flexion. *J Biomech*. 1999;32:493-501.

47. Murray MP, Sepic SB. Maximum isometric torque of hip abductor and adductor muscles. *Phys Ther.* 1968;48:1327-1335.
48. Tis LL, Perrin DH, Snead DB, Weltman A. Isokinetic strength of the trunk and hip in female runners. *Isok Exerc Sci.* 1991;1:22-25.
49. Donatelli R, Catlin PA, Backer GS, Drane DL, Slater SM. Isokinetic hip abductor to adductor torque ratio in normals. *Isok Exerc Sci.* 1991;1:103-111.
50. May WW. Maximum isometric force of the hip rotator muscles. *Phys Ther.* 1996;46:233-238.
51. Lindsay DM, Maitland ME, Lowe RC, Kane TJ. Comparison of isometric internal and external hip rotation torques using different testing positions. *J Orthop Sports Phys Ther.* 1992;16:43-50.
52. Cook G. *Movement: Functional Movement Systems: Screening, Assessment, Corrective Strategies.* Aptos, CA: On Target Publications; 2010.
53. Biel A. *Trail Guide to the Body.* Boulder, CO: Andrew Biel, LMP; 1997.
54. Dutton M. *Orthopaedic Examination, Evaluation, & Intervention.* New York, NY: McGraw-Hill; 2004.
55. Mitchell B, McCroy P, Brukner P, et al. Hip joint pathology: clinical presentation and correlation between magnetic resonance arthrography, ultrasound, and arthroscopic findings in 25 consecutive cases. *Clin J Sports Med.* 2003;13:152-156.
56. Cliborne A, Wainner R, Rhon D, et al. Clinical hip tests and a functional squat test in patients with knee osteoarthritis: reliability, prevalence of positive test findings, and short-term response to hip mobilization. *J Orthop Sports Phys Ther.* 2004;34:676-685.
57. Maslowski E, Sullivan W, Forster Harwood J, et al. The diagnostic validity of hip provocation maneuvers to detect intra-articular hip pathology. *Phys Med & Rehab.* 2010;2:174-181.
58. Martin RL, Sekiya JK. The interrater reliability of 4 clinical tests used to assess individuals with musculoskeletal hip pain. *J Orthop Sports Phys Ther.* 2008;38:71-77.
59. Dreyfuss P, Michaelsen M, Pauza K, McLarty J, Bogduk N. The value of medical history & physical examination in diagnosing sacroiliac joint pain. *Spine.* 1996;21:2594-2602.
60. Broadhurst NA, Bond MJ. Pain provocation tests for the assessment of sacroiliac joint dysfunction. *J Spinal Disorders.* 1998;11:341-345.
61. Flynn T, Fritz J, Whitman J, et al. A clinical prediction rule for classifying patients with low back pain who demonstrated short-term improvement with spinal manipulation. *Spine.* 2002;27:2835-2843.
62. Kokmeyer D, van der Wuff P, Aufdemkampe G, Fickenscher T. Reliability of multi-test regimens with sacroiliac pain provocation tests. *J Manipulative Physiol Ther.* 2002;25:42-48.
63. Fishman L, Dombi G, Michaelson C, et al. Piriformis syndrome: diagnosis, treatment and outcome: a 10 year study. *Arch Phys Med Rehabil.* 2002; 83:295-301.
64. Maitland GD. *The Peripheral Joints: Examination & Recording Guide.* Adelaide, Australia: Virgo Press; 1973.
65. Narvani A, Tsiridis E, Kendall S, Chaudhuri R, Thomas P. A preliminary report on prevalence of acetabular labrum tears in sports patients with groin pain. *Knee Surg Traumatol Arthroscopy.* 2003;11:403-408.
66. Leuning M, Werlen S, Ungersbock A, Ito K, Ganz R. Evaluation of the acetabular labrum by MR arthroplasty. *J Bone Joint Surg.* 1997;79:230-234.
67. Fitzgerald RH Jr. Acetabular labrum tears: diagnosis & treatment. *Clin Orthop.* 1995;311:60-68.
68. Peeler JD, Anderson JE. Reliability limits of the modified Thomas test for assessing rectus femoris muscle flexibility about the knee joint. *J Athl Train.* 2008;43:470-476.
69. Browder D, Enseki K, Fritz J. Intertester reliability of hip range of motion measurements and special tests. *J Orthop Sports Phys Ther.* 2004;34:A1.
70. Trendelenburg F. Trendelenburg's test (1895). *Clin Orthop Relat Res.* 1998;355:3-7.
71. Bird PA, et al. Prospective evaluation of magnetic resonance imaging and physical examination findings in patients with greater trochanteric pain syndrome. *Arthritis Rheum.* 2001;44:2138-2145.
72. Peeler J, Anderson JE. Reliability of the Ely's test for assessing rectus femoris muscle flexibility and joint range of motion. *J Orthop Res.* 2008;26:793-799.
73. Offierski CM, MacNab IMB. Hip-spine syndrome. *Spine.* 1983;8:316-321.
74. Reynolds D, Lucas J, Klaue K. Retroversion of the acetabulum. *J Bone Joint Surg Br.* 1999;81:281-288.
75. Crane L. Femoral torsion and its relation to toeing-in and toeing-out. *J Bone Joint Surg Am.* 1959;41:421-428.
76. Ruwe PA, Gage JR, Ozonoff MB, DeLuca PA. Clinical determination of femoral anteversion. *J Bone Joint Surg Am.* 1992;74:820-830.
77. Staheli LT. Medial femoral torsion. *Orthop Clin North Am.* 1980;11:39-50.
78. Greenwood MJ, Erhard RE, Jones DL. Differential diagnosis of the hip vs. lumbar spine: five case reports. *J Orthop Sports Phys Ther.* 1998;27:308-315.
79. Burns SA, Burshteyn M, Mintken PE. Sign of the buttock following total hip arthroplasty. *J Orthop Sports Phys Ther.* 2010;40:377.
80. Ortolani M. The classic: congenital hip dysplasia in the light of early and very early diagnosis. *Clin Orthop Relat Res.* 1976;119:6-10.
81. Tachdjian MO. *Pediatric Orthopedics.* Philadelphia, PA: WB Saunders; 1972.
82. Baronciani D, Atti G, Andiloro F, et al. Screening for developmental dysplasia of the hip: from theory to practice. *Pediatrics.* 1997;99:e5.

CHAPTER 26

무릎관절의 정형도수물리치료

Orthopaedic Manual Physical Therapy of the Knee

Christopher H. Wise, PT, DPT, OCS, FAAOMPT, MTC, ATC

역자 : 정형국

26장 목적

이 장의 결론을 통해, 독자는 다음과 같은 것을 할 수 있을 것이다:

- 무릎관절의 주요 해부학적 특징과 생체역학적 특성을 확인할 수 있고, 검사와 중재에 대한 그것들의 영향도 확인할 수 있다.
- 무릎관절의 정형도수물리치료(OMPT) 검사에 이용되는 주요 절차들을 목록하고 수행할 수 있다.
- 정형도수물리치료 검사의 결과를 평가할 때 올바른 임상의사결정을 실증할 수 있다.
- 감별진단과 예후에 이룰 수 있는 적절한 검사 소견을 이용할 수 있다.
- 무릎관절에 대한 정형도수물리치료 중재의 안전한 수행과 관련된 이슈들을 거론할 수 있다.
- 무릎관절에 대한 관절가동술 수행 시 기본적인 기술 능력을 보여줄 수 있다.

기능해부학과 운동형상학 (FUNCTIONAL ANATOMY AND KINEMATICS)

서론 (Introduction)

얼핏 보면, 무릎관절은 시상면의 운동을 제공하는 자유도 2를 가진 간단한 경첩관절처럼 보인다. 그러나 자세히 보면, 다른 2개의 기본면에서도 운동이 일어난다는 것을 알 수 있다. 이런 복잡한 운동 이외에도 무릎관절은 순수한 무릎관절인 *정강넙다리관절* 과 앞쪽 무릎 통증과 관련된 평면관절의 *무릎넙다리관절*로 구성되어 있다(그림 26.1). 인구의 약 20%은 무릎에서 시작되는 통증을 갖는다.[1]

무릎관절 복합체는 다면의 엉덩관절과 발목관절 사이에 위치한다. 엉덩관절의 손상과 발과 발목관절의 손상은 종종 무릎 통증의 원인이 될 수 있어, 무릎관절의 문제를 관리할 때 기본적으로 엉덩관절과 발과 발목관절을 고려해야 한다. 이와 같이, 무릎의 병리도 엉덩관절의 손상과 발목과 발의 손상에 영향을 줄 수 있다.

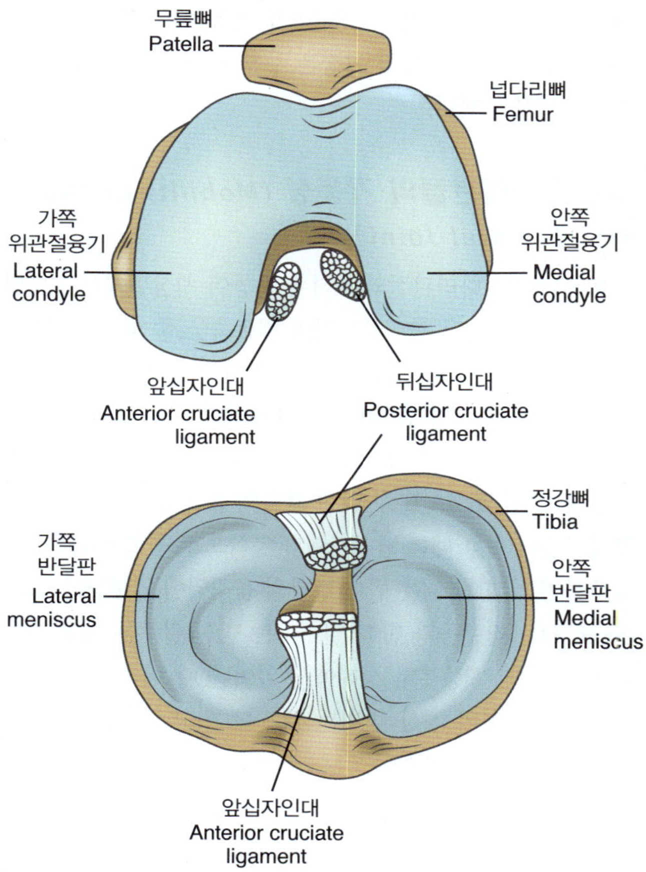

그림 26.1 정강넙다리뼈와 무릎넙다리뼈는 십자인대와 반달판을 포함한 무릎관절 복합체를 형성한다.

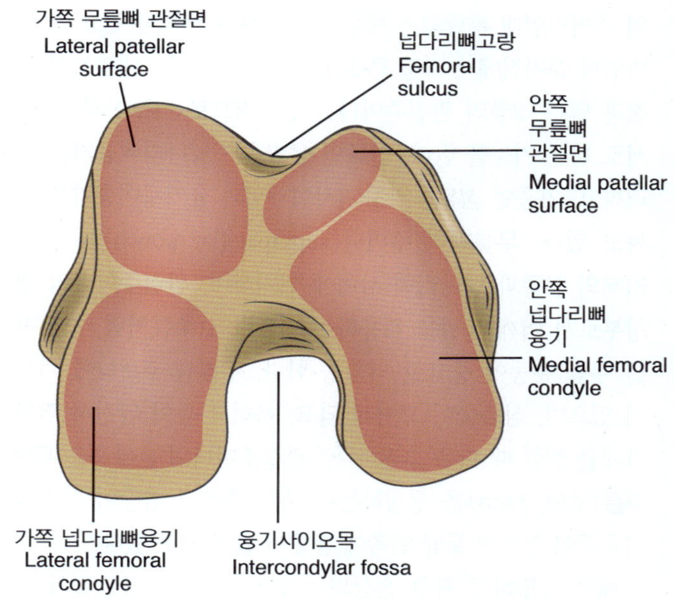

그림 26.2 무릎넙다리관절과 정강넙다리관절의 관절면. 안쪽 넙다리뼈융기와 가쪽 넙다리뼈융기 사이의 크기 차이를 보여주고 있다.

정강넙다리관절 (The Tibiofemoral Joint)

넙다리뼈의 먼쪽몸통은 양쪽 융기로 끝나고, 뒤쪽으로 그 사이에 융기사이오목이 있다. 이 오목 안에는 십자인대가 위치한다. *가쪽 넙다리뼈 위관절융기*는 안쪽 위관절융기보다 뒤쪽으로 뻗어 있다.[2] *안쪽 넙다리뼈 위관절융기*는 먼쪽으로 더 뻗어 나와 있고, 가로면 상으로 만곡되어 있다. 양쪽 넙다리뼈 위관절융기의 크기와 형태에 있어서의 불일치는 정강넙다리관절의 특성이고, 3 면 운동에 영향을 준다.

몸쪽 정강뼈는 넙다리뼈 위관절융기에 상응하는 *안쪽 고원*과 *가쪽 고원*을 가지고 있다. 이 고원들은 안쪽에서 가쪽으로 오목한 형태를 띤다. 일반적으로 이 고원들은 약간만 오목하여, 넙다리뼈 위관절융기의 곡률반경보다 더 큰 곡률반경을 가진다. 관절의 불일치성 때문에, 무릎관절은 뼈 구조물로 인한 안정성이 부족하여, 반달판이라는 구조물이 최적의 안정성을 달성하기 위해 도움을 주고 있다. 안쪽 고원의 큰 관절 접촉면적은 하중을 분산하는 역할을 한다. 특히 선 자세를 취할 때 안쪽 고원이 상당한 힘을 수용한다.[3] 넙다리뼈와 마찬가지로, 양쪽 정강뼈고원은 융기사이영역에 의해 나누어지고, *융기사이융기*는 반달판과 십자인대의 부착점으로 작용한다. 몸쪽 정강뼈에서 촉진이 가장 쉬운 부위는 *정강뼈거친면*으로서, 무릎힘줄의 부착점으로 작용한다. *Girdy 결절*은 가쪽 고원의 바로 먼쪽에서 촉진될 수 있고, *가쪽곁인대(LCL)*가 부착하는 지점이다.

*정강넙다리관절(TF)*에는 관절면 일치성을 강화하고, 하중을 분산시키는 *안쪽 반달판*과 *가쪽 반달판*이 존재한다(그림 26.2).[4] 안쪽 반달판은 "C" 자형이고, "O" 자형의 가쪽 반달판보다 더 큰 직경을 가진다. 그러나 안쪽 반달판이 정강뼈고원의 작은 면적만 덮고 있어, 큰 하중에 의해 안쪽 구획이 쉽게 손상될 수 있다. 안쪽 반달판은 관절주머니와 *안쪽곁인대(MCL)* 뿐만 아니라, 관상인대로 인해 정강뼈에 견고하게 붙어 있다. 가쪽 반달판은 오금근에 붙어 있고, 가동성이 큰 편이라서 비교적 손상의 빈도가 적은 편이다.[4]

정강넙다리관절의 안정성 (Stability of the Tibiofemoral Joint)

무릎의 관절주머니와 인대성 지지 구조물은 필요한 안정을 제공할 뿐만 아니라, 운동을 유도하는 기능을 한다. 무릎의 주머니인대 복합체는 매우 광범위하게 펼쳐져 있고, 가동범위의 끝지점에서 가장 큰 효율성을 발휘한다.[8] 대부분의 관절과 달리, 2층의 관절주머니는 간헐적으로 나누어져 있고, 서로 다른 기능을 한다. 안쪽인 *윤활층*은 넙다리뼈융기를 둘러싸고, 가층인 *섬유층*은 융기사이패임과 융기사이융기를 감싸고 있다. 무릎뼈위 주머니(suprapatellar pouch)는 넙다리뼈의 앞쪽과 넙다리뼈 사이에 위치하며, 관절주머니의 팽창부로서 어깨 올림을 허용하는 겨드랑이 주름처럼, 정상적인 무릎 운동에 중요한 역할을 한다. *무릎위 주머니*에 외상이 있으면, 삼출물이 고이게 되고, 특히 무릎이 완전히 폄된 자세를 취할 때 더욱 그러하다.[8] 관절주머니의 윤활층은 *무릎주름(추벽, plica)*을 형성하는데, 무릎주름에 염증이 있거나 섬유증이 있으면 무릎 안쪽에 통증이 발생할 수 있다.[8]

매우 유명하고 자주 손상되는 십자인대는 무릎관절의 가동성과 안정성 모두에 중요한 역할을 한다. 각각의 십자인대는 정강뼈의 부착 위치에 따라 이름이 명명되는데, 앞십자인대(ACL)는 정강뼈의 앞가쪽면에 붙어 있고, *뒤십자인대(PCL)*는 정강뼈의 뒤쪽면에 붙어 있다.

ACL은 뒤쪽으로 주행하여 가쪽 넙다리뼈융기의 안쪽면에 부착하고, PCL은 안쪽 넙다리뼈융기의 뒤가쪽면에 부착한다. ACL은 PCL 보다 사선으로 주행하여, 무릎관절의 관절운동형상학을 안내하는 기능을 한다. 비록 무릎관절의 안정성에 대한 ACL과 PCL의 기능이 복잡하지만, 앞십자인대는 일반적으로 정강뼈의 앞쪽 병진을 제한하고, 뒤십자인대는 뒤쪽 병진을 제한한다. ACL과 PCL이 여러 섬유다발로 구성되어 있기 때문에, 그들 인대는 다양한 운동 방향으로 무릎의 안정성에 영향을 준다. ACL은 마지막 폄 때 가장 팽팽하고, 굽힘의 중간범위에서는 팽팽함이 덜 한 편이다.[9,10] PCL은 무릎이 굽힘되었을 때 팽팽해지기 때문에, 무릎 굽힘을 제한하는 주요 제한 장치로 간주되고 있다.[10] 양쪽 십자인대는 중요한 제한 장치이고, 그래서 가로면 돌림 운동을 할 때 가장 손상되기 쉽다.

안쪽곁인대(MCL)은 안쪽반달판과 안쪽 관절주머니에 넓게 붙어 있다. 좁은 가쪽곁인대(LCL)은 종아리뼈머리에 붙어 있고, 무릎의 가쪽관절선을 따라 쉽게 촉진될 수 있다. MCL과 LCL 모두가 무릎이 완전히 폄되었을 때 가장 크게 팽팽해지지만, 무릎이 약간 굽힘되었을 때는 밖굽이 힘과 안굽이 힘을 고정하는데 큰 역할을 하는 것처럼 보인다.[11] 비록 십자인대가 주로 시상면의 힘과 가로면의 힘을 제한하지만, 곁인대도 가로면의 안정성에 기여한다.[11] 반대로, 십자인대는 안굽이와 밖굽이의 고정근으로 작용하는 곁인대를 보조한다.[12] 근육에 의한 동적 고정은 무릎 운동의 중간 범위에서 중요한 작용을 한다.

정강넙다리관절의 가동성 (Mobility of the Tibiofemoral Joint)

비록 정강넙다리관절의 대다수 운동이 시상면에서 일어난다고 하더라도, 이 관절은 3개의 기본축을 중심으로 6의 자유도를 가지고 있다(그림 26.3). 열린 사슬로 무릎을 굽힘할 때, 정강뼈는 넙다리뼈에 대해 뒤쪽으로 구르고, 뒤쪽으로 활주한다. 그리고 폄을 할 때는 반대 방향으로 운동이 일어난다(그림 26.4A,B).[5] 닫힌 사슬의 운동형상학에 따르면, 무릎관절이 폄할 때는 넙다리뼈가 앞쪽으로 구르고 뒤쪽으로 활주하며, 굽힘할 때는 반대 방향의 움직임이 일어난다(그림 26.4C,D). 각운동과 함께 일어나는 병진 활주는 매우 작은 편이고, 특히 체중부하 상태에서 일어날 때 더욱 그러하다.[5] 무릎관절 굽힘의 정상 범위는 *132–141°*이고, 폄으로 알려진 젖힘의 범위는 *0–10°*이다.[6,7]

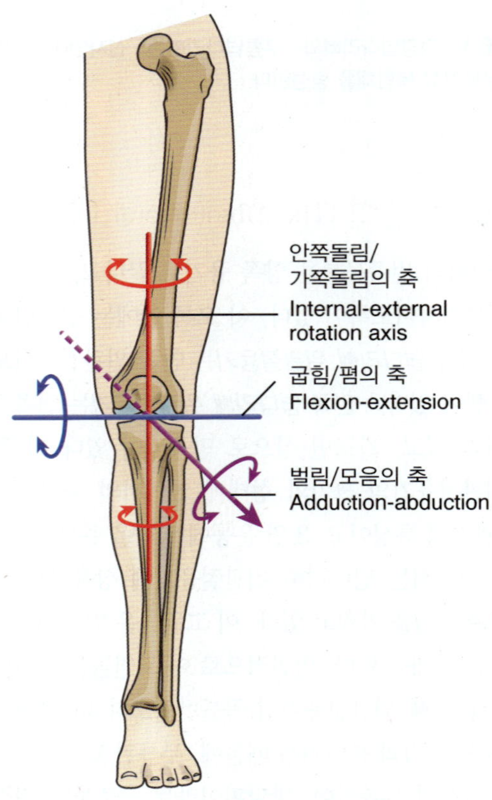

그림 26.3 무릎관절 운동의 축.

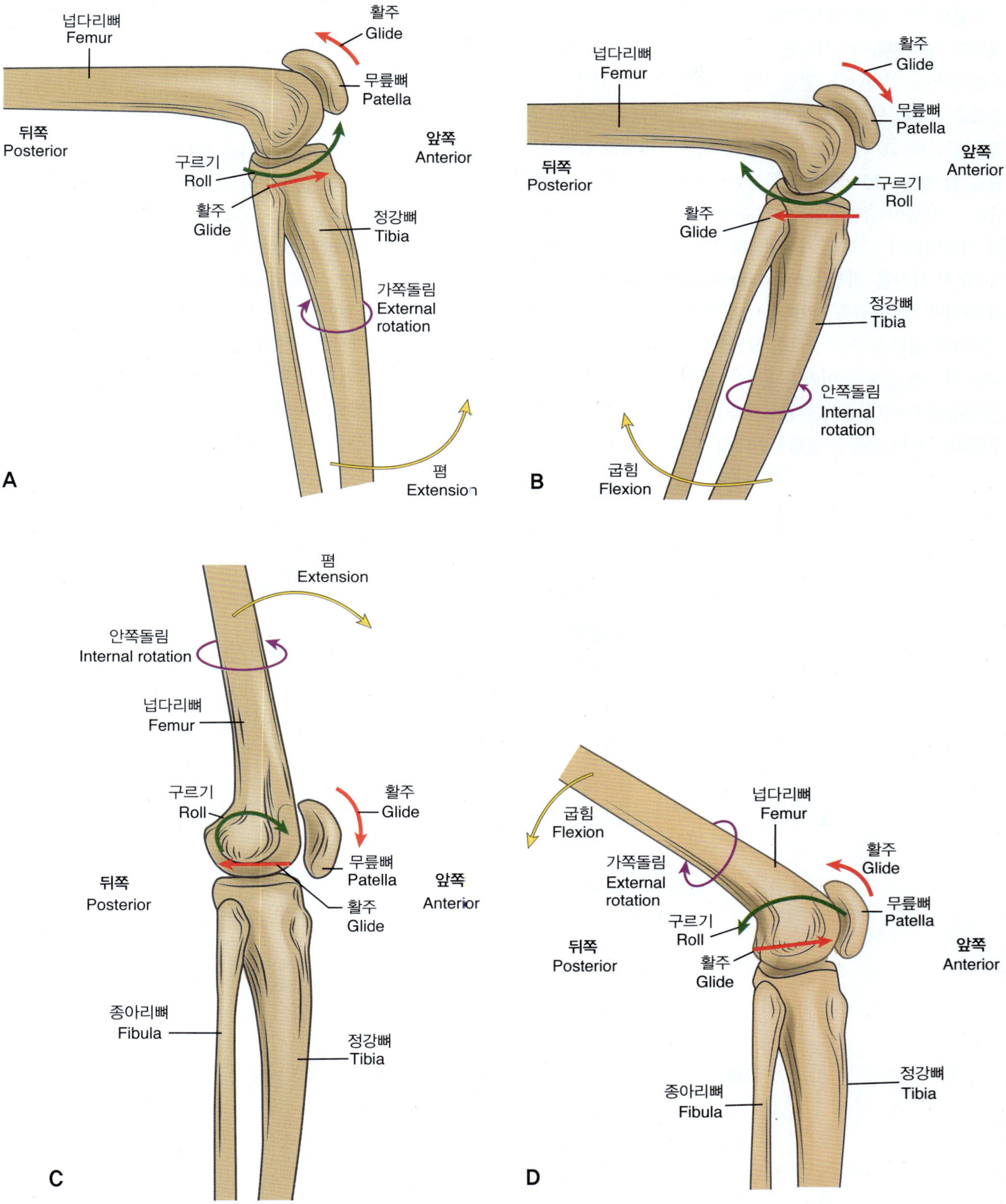

그림 26.4 무릎넙다리관절과 정강넙다리관절의 관절운동형상학: **A.** 열린 사슬 무릎관절의 폄; **B.** 열린 사슬 무릎관절의 굽힘; **C.** 닫힌 사슬 무릎관절의 폄; **D.** 닫힌 사슬 무릎관절의 굽힘.

무릎의 안쪽면과 가쪽면에서 나타나는 기하학적 관절 일치성의 차이 때문에, 시상면 운동은 물론, 가로면 운동과 이마면 운동도 일어난다. 열린 사슬 상태로 완전한 폄에서 90° 굽힘을 할 때, 넙다리뼈에 대한 정강뼈 운동은 *20–30°*의 안쪽돌림과 *10–20°*의 모음이 함께 일어난다. 반대로 굽힘에서 폄을 할 때는, *30–40°*의 가쪽돌림과 *10–20°*의 벌림이 일어난다.[2,5] 무릎이 굽힘되었을 때, 수동의 안쪽돌림과 가쪽돌림의 가동범위가 크게 증가하여, *80°*까지 이를 수 있다(그림 26.5).[2,5] **나사홈 기전(screw home mechanism)**은 정강뼈의 마지막 가쪽돌림을 정의하는데 종종 이용되고, 이것은 무릎 안정성에 영향을 주는 중요한 요소이다. 시상면 운동과 동반되는 가로면 운동과 이마면 운동이 끝범위를 제외한 나머지 전 가동범위 내내 일어난다는 것을 고려하는 것이 중요하다. 무릎의 가로면 운동은 앞십자인대의 긴장 뿐만 아니라, 양쪽 넙다리뼈융기의 크기와 형태의 차이, 그리고 넙다리네갈래근의 사선 힘 방향의 결과이다(그림 26.6).

무릎넙다리관절 (The Patellofemoral Joint)

*무릎넙다리(PF)관절*은 커다란 종자뼈와 양쪽 넙다리뼈융기 사이의 오목한 도르래고랑이 이루는 관절로서, 넙다리네갈래근 힘줄이 종자뼈를 덮고 있다. 무릎뼈의 뒤쪽 관절면은 중앙능선에 의해 *안쪽오목*과 *가쪽오목*으로 나누어지며, 가쪽오목이 조금 더 큰 편이다. 안쪽오목의 가장 안쪽면은 *독특한 관절면*이다. 비록 무릎넙다리관절이 정강넙다리관절과 함께 공통된 구조물을 공유하지만, 무릎넙다리관절은 매우 독특한 기능을 하고, 통증과 장애의 독자적인 원인이 될 수 있다.

가동성과 안정성 모두에 영향을 줄 수 있는 무릎넙다리관절의 몇 가지 부정정렬이 임상적으로 설명되어져 왔다.[13] 운동

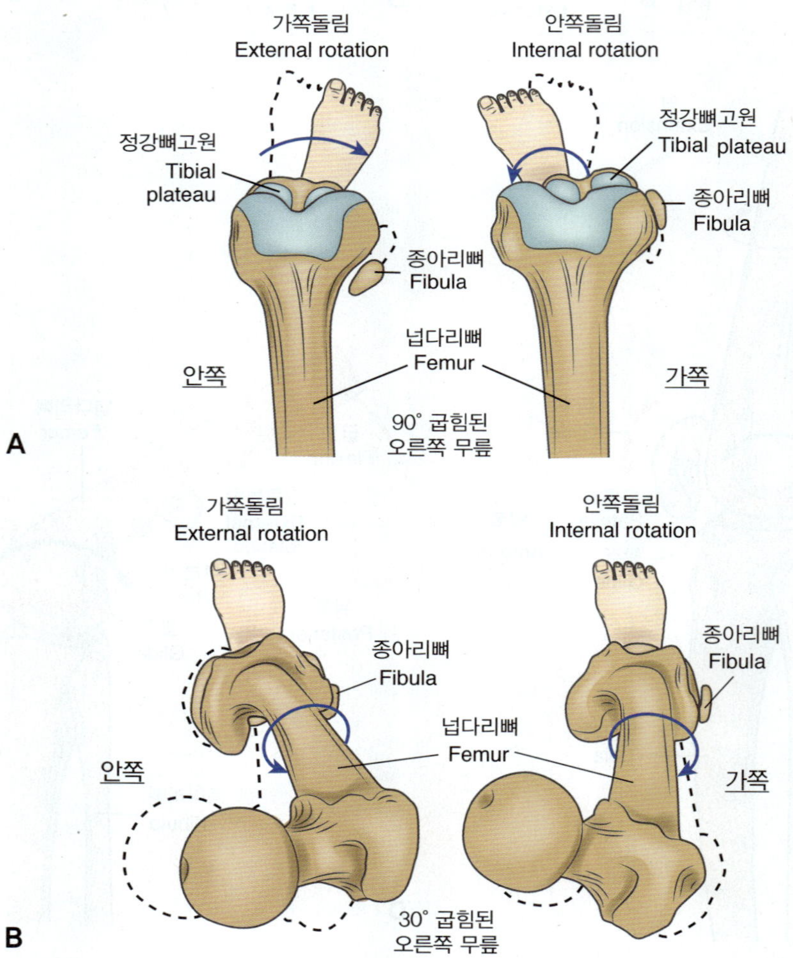

그림 26.5 A. 고정된 넙다리뼈에 대한 정강뼈/종아리뼈의 가로면 운동으로서, 무릎이 90°로 굽힘할 때 안쪽돌림과 가쪽돌림이 일어난다. **B.** 체중부하 상태에서 무릎이 30° 굽힘되었을 때 일어나는 고정된 정강뼈/종아리뼈에 대한 넙다리뼈의 가로면 운동. 정강뼈가 고정되었기 때문에, 가로면 상의 무릎관절의 위치는 넙다리뼈 돌림의 방향과 반대 지점이다. (출처: Neumann DA. Kinesiology of the Musculoskeletal System: Foundations for Rehabilitation, 2nd ed. St. Louis, MO. Mosby Elsevier; 2010.)

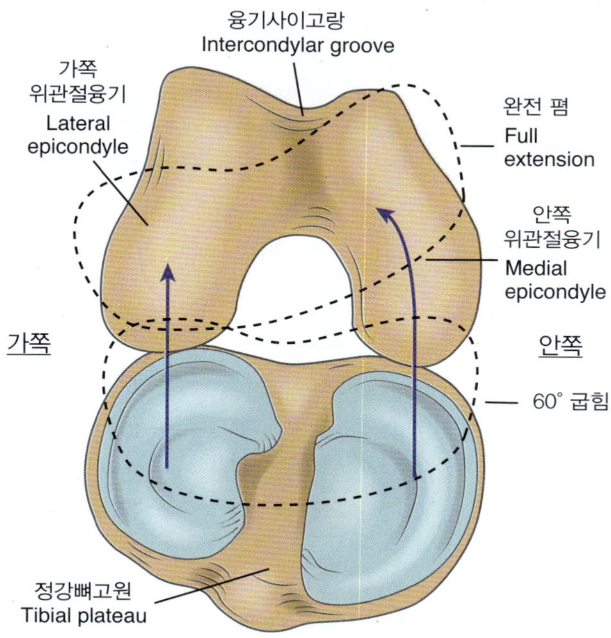

그림 26.6 열린 사슬에서의 나사홈 기전은 무릎의 마지막 폄 시 가쪽돌림을 초래하는 정강뼈고원의 이마면 병진을 일으킨다.

을 하는 동안 일어나는 넙다리뼈에 대한 무릎뼈 안쪽/가쪽의 정상 정렬은 **무릎의 안쪽/가쪽 트래킹** 또는 **활주**로 알려져 있고, 넙다리뼈융기에 대한 무릎뼈의 등거리를 나타내는 것을 간주된다(그림 26.7).[14] 과도한 가쪽 트래킹을 보여주는 무릎뼈는 일반적인 것이고, 넙다리뼈나 발의 가로면 부정정렬이나 또는 이마면 부정정렬의 요소가 될 수 있다. **무릎뼈 경사(paterllar tilt)**는 위–아래 축에 대한 무릎뼈의 정렬을 의미한다. 완전한 폄 시, 무릎뼈는 작은 가쪽 경사를 가진다. 무릎뼈의 위아래 정렬은 무릎뼈와 정강뼈사이의 거리와 무릎뼈 길이 간의 거리 비율로 결정된다. 무릎뼈가 위쪽에 위치한 것을 **무릎뼈 고위증(patella alta)**이라 하고, 아래쪽에 위치한 것을 **무릎뼈 저위증(patella baja)**이라 한다. **무릎뼈의 안쪽돌림**과 **가쪽돌림**은 앞–뒤 축에 대한 무릎뼈 하극(inferior pole)의 위치에 의해 결정된다. 넙다리뼈에 대한 무릎뼈의 부정정렬은 무릎넙다리관절을 통해 비정상적으로 스트레스를 받게 되고, 관절을 불안정하게 만들 수 있다.

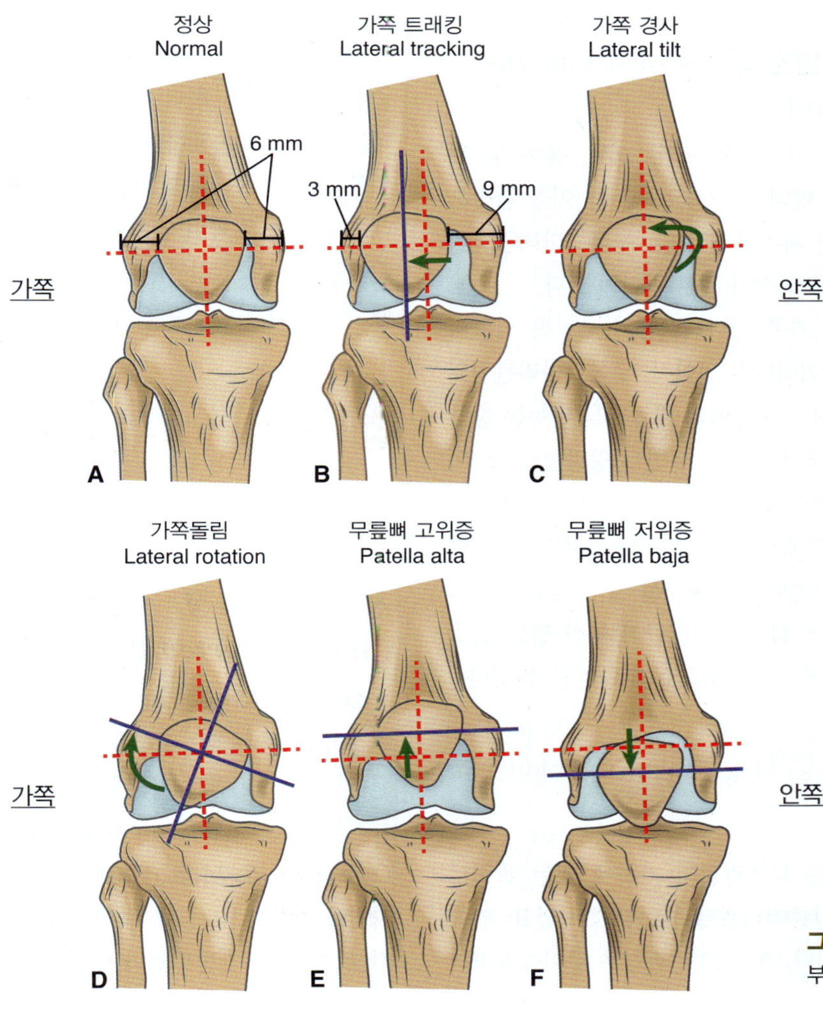

그림 26.7 무릎뼈의 정렬과 부정정렬.

무릎넙다리관절의 가동성 (Mobility of the Patellofemoral Joint)

정상적인 상황이라면, 무릎관절이 능동으로 굽힘할 때 무릎뼈가 아래쪽으로 *5-7㎝*로 활주하고, 폄할 때는 위쪽 활주가 일어난다.[15] 무릎뼈와 넙다리뼈 사이의 접촉 지점은 무릎관절이 움직일 때마다 달라진다(그림 26.8). 무릎관절을 0-30°로 굽힘할 때는 무릎뼈의 안쪽 활주가 아래쪽 병진운동을 동반하고, 그 이후로는 가쪽 병진운동이 일어나서, C 자 곡선의 병진운동이 일어난다.[16] 부가적으로, 무릎뼈는 위-아래 축을 중심으로 안쪽이나 가쪽으로 경사지고, 안-가 축을 중심으로 굽힘이나 폄하고, 앞-뒤 축을 중심으로 돌림한다. 완전한 폄에서 5° 굽힘되었을 때, 무릎넙다리관절이 풀림 자세로 간주된다.[16] 무릎관절이 굽힘되었을 때, 무릎뼈가 넙다리뼈의 도르래패임 안에 놓이게 되고, 무릎넙다리관절의 움직임이 크게 감소된다. 정상 상태이고, 무릎넙다리관절이 풀림 자세를 취하면, 무릎뼈는 자신의 넓이 절반만큼 수동으로 안쪽과 가쪽 방향으로 활주되어야 한다.[17]

무릎넙다리관절의 안정성 (Stability of the Patellofemoral Joint)

문헌상으로, 무릎뼈의 관절면은 크기, 오목, 볼록 및 위치에 따라 6개의 다양한 형태를 가지고 있다.[18] 이들 관절오목은 사람에 따라 커다란 차이를 보인다. 무릎넙다리관절의 안정성은 무릎뼈 형상의 가변성과 일부 관련이 있다.

앞에서 언급되었듯이, 가쪽 넙다리뼈융기는 안쪽 넙다리뼈융기보다 앞쪽으로 더 튀어나와 있어서, 무릎넙다리관절의 가쪽 안정성에 영향을 준다. 무릎뼈의 관절면을 나누는 중앙능선은 넙다리뼈 융기 사이에 있는 오목한 고랑과 만난다. 이런 **고랑 각도**는 고랑의 가장 깊은 부위와 안쪽 넙다리뼈융기나 가쪽 넙다리뼈융기 사이에서 형성하는 각으로 정의된다. 얕은 고랑을 가진 사람은 무릎뼈의 아탈구를 자주 경험하게 된다.[19] 고랑 각도는 무릎을 굽힘하고 촬영한 **방사선 영상**(일출투사로 알려진 방사선 촬영)에서 가장 쉽게 확인될 수 있다.

몸쪽 정강종아리관절 (The Proximal Tibiofibular Joint)

몸쪽 정강종아리관절은 무릎관절의 가쪽에 있는 관절로서, 역학적으로 먼쪽 정강종아리관절과 연결되어 있고, 먼쪽 요소가 큰 가동성을 보인다. 이런 평면관절은 종아리뼈머리에 붙어 있는 인대와 *뼈사이막*에 의해 지지되고 있다. 정강뼈와 종아리뼈 사이의 운동은 모든 방향으로 활주하고, 긴축을 중심으로 돌림을 한다.[8] 이들 구성동작은 발목 운동을 강화하는 목적으로 존재하는 것 같다. 정강뼈에 대한 종아리뼈의 위쪽 활주는 발목의 발등굽힘/가쪽번짐 동안에 일어나고, 아래쪽 활주는 발목의 발바닥굽힘/안쪽번짐 동안에 일어난다. 긴축을 중심으로 일어나는 돌림은 무릎과 발목관절이 움직일 때 정강뼈의 돌림을 촉진시킨다.

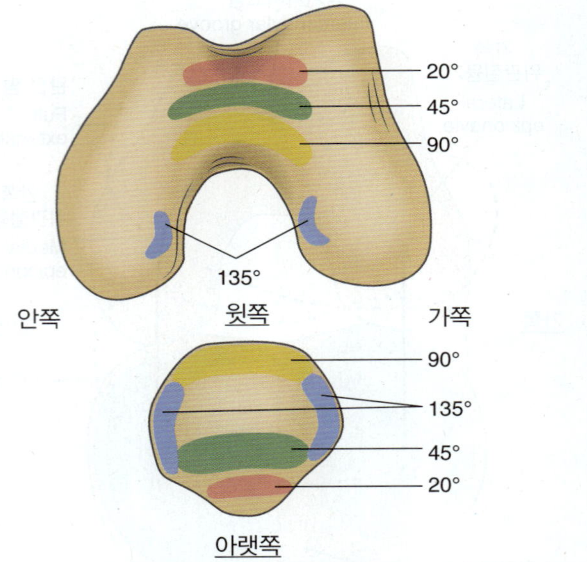

그림 26.8 무릎의 여러 자세에서 운동을 할 때, 무릎넙다리관절의 운동형상학은 넙다리뼈와 무릎뼈의 접촉 지점을 나타낸다.

검사 (EXAMINATION)

주관적 검사 (The Subjective Examination)

자가 장애 측정 (Self-Reported Disability Measure)

Lysholm Knee Scoring Scale[20]은 수술후 재활의 결과를 결정하고, 무릎 불안정성을 가진 사람을 확인하기 위해 설계된 것이다. 100점을 기준으로, 보고된 환자의 각 장애 점수를 할당한다. ***Western Ontario & McMaster Universities Osteoarthritis Index(WOMAC)***[21]는 무릎 뼈관절염을 가진 사람을 찾아내고, 중재에 대한 장애 관련 변화의 정보를 얻기 위해 최초 개발되었다. 3개의 WOMAC 개별 차원으로

는 통증, 뻣뻣함 및 신체 기능이다. 각 세부 척도는 개별적으로 합산될 수 있고, 또 3개의 모든 세부 척도의 총 점수를 얻을 수 있다. 관절성형술을 받은 뼈관절염 환자나 항염증제 치료를 받은 뼈관절염 환자를 대상으로 타당도와 검사-재검사간 신뢰도가 연구되었다.[21] *Cincinnati Knee Rating System*이 활동적인 사람의 기능을 측정하는 방법으로서 이용된다. 이 도구는 증상 단락과 기능 단락으로 나누어지고, 총 점수는 100점이다. 증상 단락에는 통증, 부종, 안정성 및 기타 증상이 세분화되어 있고, 기능 단락에는 전반적인 기능 활동 수준, 보행, 계단 활동, 달리기 및 점핑/비틀기 등이 있다.[23] 마지막으로, Irrgang 등에 의해 개발된 *Knee Outcome Survey*은 일상생활 활동 단락과 스포츠 활동 단락으로 나누어진다. 첫 단락은 무릎 병리로 일어날 수 있는 장애의 완전한 연속체를 확인하기 위함이고, 좋은 신뢰도를 가진 것으로 밝혀졌다.[25]

신체 계통 리뷰 (Review of Systems)

활동 시 허벅지와 장딴지에 통증이 발생하며 휴식 시 통증이 가라앉는 *간헐적 파행*의 결과로서 무릎 통증이 발생한다. *말초혈관질환(PVD)*으로 고생하는 사람도 이런 통증 패턴을 보일 수 있다. 혈관성 파행과 신경성 파행을 구분하기 위하, 물리치료사는 압박힘을 감소시키기 위해 환자의 자세를 변화시킬 수 있다. 말초혈관질환의 존재를 확인하는 방법은 먼쪽 팔다리 부위의 온도 변화, 상처 치유에 필요한 혈류 감소, 발 부위의 맥박 감소, **발목/팔 지수**(ABI), 반응성 **충혈 검사**를 확인하는 것이다. ABI는 팔동맥 혈압으로 발목의 수축기 혈압을 나눔으로써 얻어질 수 있다. 0.97 미만의 ABI는 말초혈관질환을 의미한다.[26] 충혈 검사는 3분간 45°로 SLR 자세를 취하게 한 후, 정맥 순환의 시간을 측정한다. 시간이 20초 이상 걸리면, PVD를 의미한다. 임상가들은 PVD가 심장허혈의 산물임을 인지해야 하고, 그래서 심장에 가해지는 부가적인 스트레스를 줄이기 위해 ABI를 측정해야 한다.[27]

*패혈성 관절염*은 세균에 의한 관절의 염증과 피부 감염인 *봉와직염*을 가지고, 비근육뼈대성 무릎 통증을 일으킬 수 있다. 패혈성 관절염증은 관절 통증, 부종, 압통 및 가동성 제한을 나타낸다. 최근 수술, 류마티스 관절염/뼈관절염의 존재, 면역 억제성 숙주 등 다양한 문제들이 패혈성 관절염을 초래할 수 있다. 봉와직염 환자는 고열 및 불쾌감과 함께, 통증, 반상출혈 및 부종을 가진다. 이런 문제는 최근 상처나 심장 불충분의 결과로 종종 초래된다.[27]

표 26-1 무릎관절의 의학적 문제

의학적 문제	적신호
패혈성 관절염	관절 통증, 부종, 압통 최근의 주사, 감염, 수술, 개방성 상처 면역 감소
심부 정맥혈전증 (DVT)	양성 Homans 징후 장딴지의 온감, 반상출혈, 격렬한 압통 최근의 수술, 고정 기간, 임신, 악성 종양
구획증후군	과사용 누적된 외상 둔기 외상 병력 딱딱한 촉진 느낌 격렬한 압통 감소된 맥박 감각이상

근육뼈대성 무릎 통증과 비슷한 심각한 의학적 문제는 *심부 정맥혈전증(DVT)*이다. 그러므로 환자는 DVT를 확인하는 선별검사를 일률적으로 받아야 한다. DVT가 의심되는 환자들은 수술 후, 임신 또는 장기간의 고정을 경험한 사람들이다.[27] 정맥 조영술이 DVT를 확인할 수 있는 중요한 방법이다. 그러나 DVT가 있으면, 장딴지 부위의 압통과 피부 온도 상승과 함께, 장딴지 부위에서 심한 통증이 발생한다. 발목을 발등굽힘했을 때 나타나는 *Homans 징후*의 양성은 장딴지 부위의 심한 통증이다. 즉각적인 항응제 치료는 폐색전의 발생을 피하는데 필수적이다. 무릎 증후군을 가진 환자의 의학적 적신호 목록을 알고 싶으면 표 26.1을 참고하기 바란다.

현재 병력 (History of Present Illness)

중재의 필요성에 관계없이 하위 사분원의 이전 손상을 고려하는 것이 중요하다. 무릎의 재발성 손상은 흔한 편이고, 과거 손상과 현재 손상 사이의 관계를 확인하는 것은 현재 상태의 원인과 병리를 이해하는데 도움이 될 것이다.

관절 염발음이나 캐칭과 관련된 날카로운 국소 통증과 무릎의 굽힘 끝범위에서 과압박으로 인한 통증은 반달판 손상과 인대 손상을 의미한다. 퇴행성으로 인한 통증은 종종 뻣뻣함과 관련되고, 아침과 장시간의 고정 이후에 더 심해지고, 활동으로 좋아진다. 무릎의 앞쪽 통증은 무릎넙다리관절 병리와 종종 관련되고, 장기간의 앉은 자세 이후에 더 심해진다. 체중부하 시 빠른 비틀림 운동으로 인한 심한 앞쪽 무릎 통증은 종종 무릎뼈의 아탈구나 반달판 열상을 의미하기도 한다. 무릎의 완전 굽힘 시의 통증과 잠김도 반달판 손상을 의미할 수 있다. 인대 느슨함이 운동과 활동 동안 관절소리와 무너지는 느낌과 함께, 통증과 염증을 유발할 수 있다. 무너지는 느낌(give way)은 활동 동안 통증의 시작에 반응하여 일어날 수도 있다.

부종이 손상 직후에 발생하면, 인대 손상이 의심된다. 손상 후 몇 시간이나 며칠 동안에 걸쳐 부종이 발생하면 관절주머니의 문제이고, 윤활주머니 병리를 의심할 수 있으며, 특히 국소 부종 부위의 직접적인 타격의 경우이다.[28] 안쪽 구획의 부종은 가쪽 구획의 부종이나 무릎뼈 뒤쪽 공간이나 아래쪽 공간의 부종 보다 더 쉽게 관찰된다.

무릎의 잠김, 특히 굽힘 시 잠김은 무릎을 완전하게 폄할 수 없게 되고, 무릎 주름증후군이나 반달판 열상으로 인한 내적 문제를 의심할 수 있다. 정강넙다리관절과 무릎넙다리관절의 관절 안쪽의 염발음은 부정정렬이나 뼈관절성 퇴행을 의미하고, 관절 바깥쪽의 염발음은 힘줄 어긋남으로 일어날 수 있다. 무릎넙다리관절 내의 흔한 염발음의 임상적 의미는 중재를 시작하기 전에 설정되어야 한다.

손상 기전 (Mechanism of Injury)

무릎과 관련된 증상이 점진적으로 발달한 것인지 아니면, 단일 외상의 결과로 발생한 것인지를 결정하는 것이 중요하다. 특별한 손상 기전을 결정할 때, 운동 사슬의 몸쪽 분절과 먼쪽 분절의 영향을 고려하는 것도 중요하다. 외상성 손상의 경우, 체중 부하 상태뿐만 아니라, 힘의 방향, 손상시 무릎의 자세와 같은 세부 사항을 확인하는 것도 모두 중요하다. ACL과 반달판은 종종 무릎을 젖힘하는 힘에 의해 손상되고, 특히 약간의 비틀림과도 관련된다. MCL은 ACL과 함께, 대개 외상성 밖굽이의 힘과 관련되고, LCL은 PCL과 함께, 과도한 안굽이의 힘에 의해 손상된다. 자동차 사고(운전석에 무릎이 부딪히는)로 종종 발생하는 것처럼, 무릎의 이완이 있을 때, 무릎의 뒤쪽 병진은 PCL 손상과 관련된다. 방향 전환이나 가속과 감속과 관련된 스포츠는 외적 힘이 없을 때도 구조물을 안정화하기 어려울 것이다. **인대 우성**(ligament dominance)으로 알려진 밖굽이 착지, **다리 우성**(leg dominance)으로 알려진 비대칭 착지나 또는 **넙다리네갈래근 우성**(quadriceps dominance)으로 알려진, 뒤넙다리근에 대한 넙다리네갈래근의 우성 활성을 포함한 점핑 활동들이 ACL 손상의 예측 요소로 알려져 있다.[29]

***Ottawa* 무릎 규칙**[30,31]은 방사선 검사의 필요성을 제시하는 기준을 제공하고, 하나의 기준만 있어도 방사선 검사를 실시해야 한다. 기준은 다음과 같다: (1) 55세 이상, (2) 무릎뼈 압통, (3) 종아리뼈머리의 압통, (4) 90° 이상 무릎을 굽힘할 수 없을 때, (5) 손상 직후 체중을 부하할 수 없을 때.

객관적 신체 검사 (The Objective Physical Examination)

구조물 검사 (Examination of Structure)

손등을 이용해 체온을 측정하고, 손가락으로 안쪽 관절선과 가쪽 관절선을 촉진하고, 부종의 근거를 나타내는 무릎뼈의 부유 검사도 수행한다. 줄자를 이용한 *둘레 측정*은 시간의 경과에 따른 부종의 변화를 기록하는데 중요한 역할을 하고, 손상으로 인한 근위축의 정도를 확인하는데도 좋은 역할을 한다. 부종이 존재하면, 증가된 부피 때문에 무릎관절은 대개 30°의 굽힘 자세를 취하게 된다.

환자에게 제자리 걷기를 주문하고, 환자 자신이 좋아하는 서기 자세를 취하도록 주문한다. 종종 이마면 변형과 가로면 변형이 공존하고, 이들은 앞쪽 뿐만 아니라 뒤쪽에서도 잘 관찰될 수 있다. 무릎에서 관찰될 수 있는 정적 변형의 기원을 찾아내기가 어렵다는 것이 중요하다. 비대칭성 뼈표식점의 관찰은 *다리길이 차이(LLD)*를 제시한다. 구조적 다리길이 차이는 다리이음뼈의 자세성 잘못으로 초래되는 기능적 다리길이 차이와는 구분되어야 한다. LLD가 존재한다면, 긴쪽 다리에서 과도한 발의 엎침, 정강뼈의 안쪽비틀림, 그리고 무릎 굽힘 등을 포함한 보상 작용이 일어날 것이다.[35,36]

이마면에서, 정상 성인의 무릎관절은 **밖굽이무릎**으로 알려진 약 5–6° 밖굽이 형태로 정렬된다. 생후 18개월까지, 아동은 **안굽이무릎**을 띤다.[37] 노인의 경우, 무릎은 다시 안굽이무릎으로 되돌아오는데, 그 이유는 무릎의 안쪽 구획에서 퇴행성 변화가 초래되기 때문이다. 이런 측정은 사람에 따라 상당히 다양하고, 정강넙다리각도와 관련된 성별의 차이를 알아내는데 중요한 역할을 한다. 여기에서 **정강넙다리 각도**는 정강뼈와 넙다리뼈 사이에서 측정된 이마면상의 각도이다. 이 각도의 정상 범위는 약 6°이다.[38] 여성은 대개 큰 각도를 가지는데, 이것 때문에 여성이 높은 충격 스포츠 활동을 할 때 인대 불안정이나 무릎넙다리 기능부전을 쉽게 당하게 된다.[39,40]

무릎뼈가 넙다리네갈래근의 힘줄 부착부 안에 위치하기 때문에, 무릎뼈의 위치는 넙다리네갈래근의 힘 벡터에 영향을 받는다. 넙다리네갈래근 각도 또는 **Q 각**은 누운 자세에서 넙다리네갈래근이 이완되었을 때 측정되고, 각도의 형성은 AIIS에서 무릎뼈 중심을 지나는 하나의 선과 정강뼈거친면에서 무릎뼈 중심을 지나가는 다른 선 사이에서 이루어진다.[41] 여성의 정상 Q 각은 18°이고, 남성의 정상 Q각은 13°이다. 비정상적인 Q 각은 무릎뼈의 비정상 트래킹과 무릎넙다리관절 기능부전이 있음을 의미한다.[42,43] 방사선 사진에서 그려지는 정강넙다리 각도와 넙다리네갈래근의 힘 벡터를 확인하는데 임상적으로 이용되는 Q 각을 구분하고, 그 차이점을 아는 것도 중요하다.

넙다리뼈관절융기와 정강뼈고평부가 비틀림없이 평행하게 배열되어 있으면, 무릎뼈의 이마면 정렬은 정상적인 것으로 간주된다.[44] 넙다리뼈에 대한 무릎뼈의 상대적 위치에 영향을 주는 무수히 많은 힘들이 무릎뼈에 작용하고 있다(그림 26.9). 밖굽이무릎과 안굽이무릎도 무릎뼈의 부정정렬에 영향을 줄 것이다. **넙다리뼈의 앞방향경사**는 무릎넙다리관절의 비정상적인 역학과 Q 각의 증가와 관련되어 왔다.[45] 부가적으로, **안굽이엉덩**과 **밖굽이엉덩**과 같은 넙다리뼈의 구조적인 이마면 변형도 무릎관절의 부정정렬에 영향을 줄 것이다. 증가된 넙다리뼈의 경사각도에 의해서도 증명되었듯이,

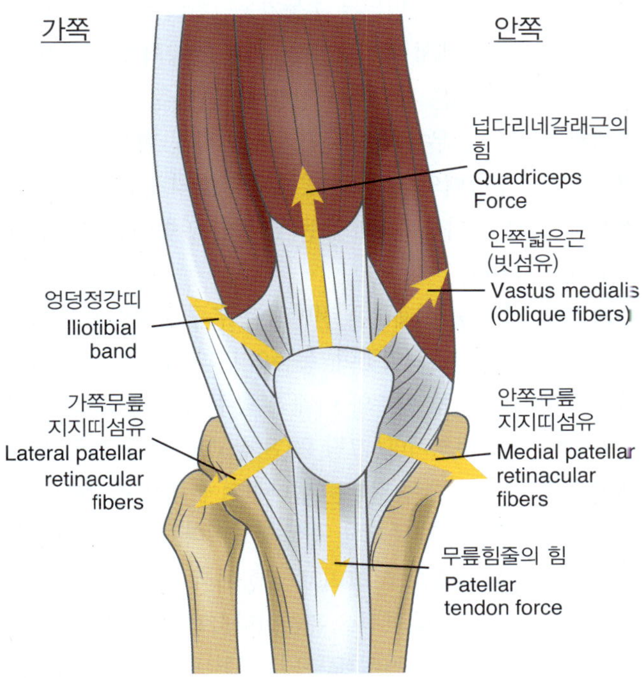

그림 26.9 무릎뼈의 정렬과 트래킹에 영향을 주는 힘들.

밖굽이엉덩이 안굽이무릎에 영향을 줄 것이고, 반면 감소된 넙다리뼈의 경사각도에 의해 증명되었듯이, 안굽이엉덩도 밖굽이무릎에 영향을 줄 것이다. 무릎관절의 손상에 영향을 주는 엉덩관절과 넙다리뼈와 관련된 정보를 알고 싶으면, 25장을 참고하길 바란다.

무릎관절 변형에 대한 넙다리뼈의 역할 이외에, 정강뼈의 역할도 고려해야 한다. 정강뼈와 발/발목 복합체는 상호 독자적인 관련성을 가지고 있다.[46–48] 비정상적인 발의 유형도 아래쪽 사분원 전체의 변화된 역학과 손상에 영향을 주는 것으로 밝혀졌다.[49–53] **정강뼈의 가쪽비틀림** 또는 **가쪽돌림**은 정강뼈거친면을 가쪽으로 움직임으로서 Q각을 증가시키고, 정강뼈의 **안쪽비틀림**이나 안쪽돌림은 반대 역할을 가진다.[45] 정강뼈의 이마면 위치는 발과 발목에 크게 영향을 받는다. **평발**(pes planus) 또는 과도하게 엎침된 발은 정강뼈의 안쪽돌림을 일으키고, **휜발**(pes cavus) 또는 과도하게 뒤침된 발은 정강뼈의 가쪽돌림을 일으킨다.[46–48] 그러므로 선 자세에서 바닥으로 발배뼈의 상대적 높이를 측정함으로써 결정되는 평발/휜발의 변형은 각각 밖굽이무릎과 안굽이무릎을 초래할 수 있다.[46–48] 부가적으로, 이마면에서의 정강뼈 위치는 수평면을 기준으로 정강뼈의 각도를 측정함으로써도 고려될 수 있다. 이때의 측정값은 정강뼈가 바닥과 수직을 의미하는 0°이어야 한다. 선 자세에서 이런 측정을 하기 전에, 발을 **목말밑관절의 중립위**에 배치하여 발 위치의 효과를 최소화해야 한다. 안굽이무릎에서의 정강뼈는 보행시 발허리뼈머리가 지면에 잘 접촉되도록 더 큰 엎침을 필요로 할 것이다.[54] 발, 무릎관절, 엉덩관절 및 허리뼈 등의 손상 관리를 위해 보조기(orthotics)의 사용도 고려할 필요가 있다.[55,56] 목말밑관절의 중립위 측정과 보조기 처방은 제 27장에서 자세히 설명될 것이다.

닫힌운동사슬의 중간 사슬로서, 무릎관절은 엉덩관절과 발/발목 복합체의 변형이나 손상에 일차적으로 보상작용하는 영역이다. 밖굽이무릎의 전형적인 특징은 엉덩관절의 안쪽돌림이나 넙다리뼈의 앞방향경사, 정강뼈의 안쪽돌림, 발의 과도한 엎침 등이다. 넙다리뼈의 돌림 정도는 종종 정강뼈의 돌림 정도를 넘어선다. 그래서 정강뼈거친면이 넙다리뼈에 대해 가쪽으로 돌림되고, Q 각이 증가하고, 무릎뼈의 가쪽 트래킹에 영향을 줄 것이다. 반대의 경우는 Q 각을 감소시키고 무릎뼈의 안쪽 트래킹을 초래하는 안굽이무릎에서 일어난다. 일차 손상이 몸쪽에서 일어나 먼쪽 손상이나 보상을 초래시키는지 또는 일차 손상이 먼쪽에서 일어나 몸쪽 손상

이나 보상을 초래시키는지를 임상가들이 결정하는데 종종 어려움을 느낀다. “하향식 손상(bottom down)”의 경우, 넙다리뼈 앞방향경사나 뒤방향경사는 각각 정강뼈 안쪽비틀림/발의 과도한 엎침과 정강뼈 가쪽돌림/발의 과도한 엎침을 초래할 것이다(그림 26.10 A,B). “상향식 손상(bottom up)”의 경우, 발의 과도한 엎침이나 뒤침은 각각 정강뼈 안쪽돌림/엉덩관절 가쪽돌림과 정강뼈 가쪽돌림/엉덩관절 안쪽돌림을 초래할 것이다.

보상은 일차 손상에 순응하기 위해 먼쪽이나 몸쪽으로 일어날 것이다. 그림 10.26C는 몸쪽 손상의 경우 먼쪽으로 일어날 수 있는 보상을 보여주고 있다. 그림 10.26D는 먼쪽 손상의 경우 몸쪽으로 일어날 수 있는 보상을 보여주고 있다. 일차 무릎 통증의 관리에 있어 몸쪽 영향과 먼쪽 영향 둘 다 모두 중요한 역할을 한다.

똑바로 선 자세를 취할 때, 중력선은 무릎관절 축의 바로 앞쪽으로 지나갈 것으로 기대된다. 이때 무릎관절의 관절주머니 뒤쪽 부분이 수동 지지를 제공한다. 넙다리네갈래근이나 발목의 발등굽힘근의 약증, 관절주머니 뒤쪽 부위의 느슨함, 앞십자인대의 문제, 또는 관절 이완을 일으키는 체계성 질환 등이 **젖힌무릎(genu recurvatum)**을 초래할 수 있다. 무릎을 완전히 폄할 수 없는 경우는 부종의 결과일 수 있고, 또는 관절의 내적 문제 때문일 수도 있고, 또는 발목 발등굽힘의 제한에 대한 보상작용일 수도 있다.

가동성 검사 (Examination of Mobility)

능동 생리적 운동 검사 (Active Physiologic Movement Examination)

AROM 검사는 1회 운동과 반복 운동 모두를 포함한다. 이 운동들은 팔다리를 지지하고 누운 자세에서 수행했을 때 최상으로 수행된다. 이 자세에서, 무릎 굽힘의 최대 범위는 넙다리네갈래근의 수동불충분을 최소화했을 때 이루어진다. 이런 지지된 자세도 움직임으로 인한 통증의 효과나 두려움을 감소시킬 수 있다. 가동성과 증상에 대한 체중부하의 효과를 결정하기 위해, 이들 운동은 선 자세나 앉은 자세에서도 평가될 수 있다. AROM 검사 동안, 운동의 양과 질, 그리고 증상의 재발을 측정하는 것이 실제로 중요하다.

AROM 평가 동안, 임상가는 넙다리네갈래근과 뒤넙다리근의 능동 수축을 관찰함으로써 근육의 기능을 이해하려고 시도한다. 넙다리네갈래근은 60°에서 최대의 힘을 발휘하고, 뒤넙다리근은 45–10°에서 최대의 힘을 발휘한다.[43] 능동가동범위와 수동가동범위의 비교는 문제가 근육 기능의 문제인지, 또는 관절의 문제인지를 확인하는 방법이다. 완전한 수동범위에도 불구하고, 완전한 능동의 무릎 폄을 할 수 없으면, **폄근 지체**가 일어날 수 있다.

넙다리네갈래근과 ACL은 마지막 능동 폄을 하는 동안 길항 관계를 가진다. 넙다리뼈에 대해 정강뼈가 능동으로 폄하는 동안, 넙다리네갈래근의 수축은 넙다리뼈에 대한 무릎뼈의 위쪽 활주를 일으키는 것 이외에, 넙다리뼈에 대한 정강뼈의 앞쪽 활주도 일으킨다. 이런 앞쪽 활주는 뒤넙다리근, 관절주머니의 뒤쪽 부위와 곁인대 이외에, ACL에 의해 저항을 받는다(그림 26.11). 역으로, 넙다리뼈에 대해 정강뼈가 능동으로 굽힘하는 동안에는, 뒤넙다리근과 PCL이 길항작용을 한다. 뒤넙다리근이 무릎을 굽힘할 때, 정강뼈가 넙다리뼈에 대해 뒤쪽 활주를 하는데, 이것은 넙다리네갈래근과 PCL에 의해 저항을 받는다(그림 26.12).

가로면과 이마면에서 일어나는 운동의 양은 시상면에서 일어나는 운동의 양보다 작고, 운동은 무릎관절의 위치에 크게 영향을 받을 것이다.

정강뼈의 안쪽비틀림과 가쪽비틀림은 무릎이 굽힘되어 있을 때 증가되지만, 무릎이 폄되어 있거나 보행을 할 때는 감소된다(그림 26.5 참고).[57,58] 넙다리뼈에 대한 정강뼈의 이마면 벌림/모음은 가로면의 운동보다 적게 일어날 것이다.[57] 무릎관절의 정상 가동범위는 수동가동범위의 측정을 기반으로 하고, 이미 앞에서 제시되었다. 비록 정량화가 어렵지만, 이 움직임들은 앉은 자세에서 정강뼈거친면을 촉진하고, 환자에게 능동으로 무릎관절을 폄과 굽힘하게 함으로써 추정될 수 있다. 정강뼈의 가쪽돌림은 무릎관절의 능동 굽힘 동안 정강뼈거친면의 가쪽이동과 능동 폄 동안 안쪽이동을 촉진함으로써 인지된다.

PF 관절의 가동성 제한은 전반적인 무릎 움직임을 제한할 것이다. 앞에서 언급되었듯이, 능동의 폄과 굽힘 동안에 일어나는 무릎뼈의 위쪽 활주와 아래쪽 활주는 각기 TF 관절의 폄과 굽힘에 필수적이다(그림 26.8 참고). 이와 같이, 무릎뼈의 안쪽 활주와 가쪽 활주는 넙다리뼈에 대한 정강뼈의 안쪽돌림과 가쪽돌림의 중요한 구성 동작이다. 앉은 자세에서, 무릎을 폄에서 굽힘으로 그리고 굽힘에서 폄을 움직일 때, 임상가는 C 자 곡선의 궤적을 관찰한다(그림 26.13).

정상 보행을 달성하는데 요구되는 TF 관절의 가동범위는 중간입각기에서 거의 완전한 폄에서부터 유각기 동안에 일

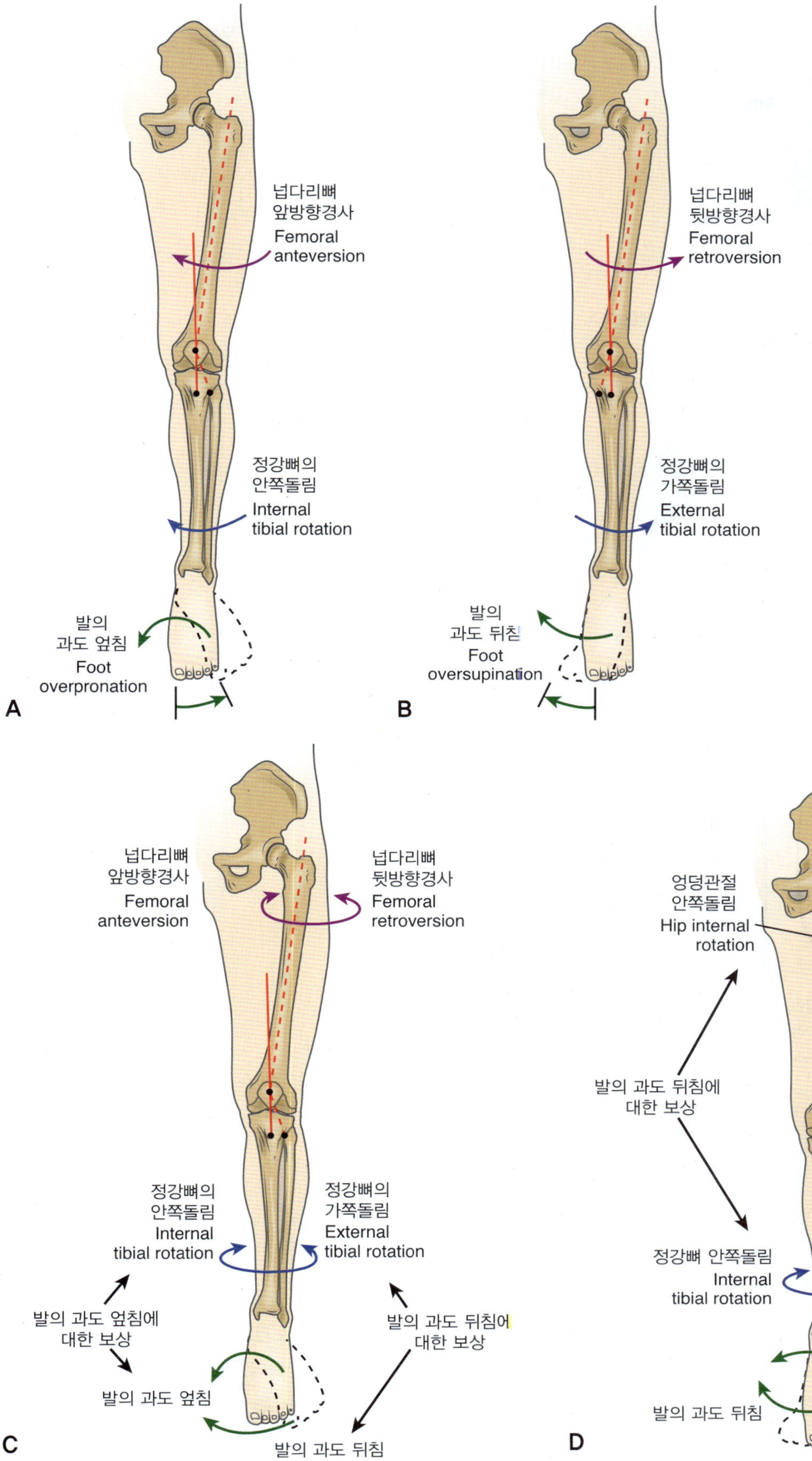

그림 26.10 다리에 대한 넙다리뼈 비틀림과 정강뼈 비틀림의 효과. **A**와 **B**는 넙다리뼈의 구조물 편위와 먼쪽 구조물인 정강뼈와 발의 손상(아래쪽 손상)에 대한 영향을 보여주고 있다. **C**는 몸쪽 손상으로 인한 먼쪽 분절의 보상을 보여주고 있고, **D**는 먼쪽 손상으로 인한 몸쪽 분절의 보상을 보여주고 있다.

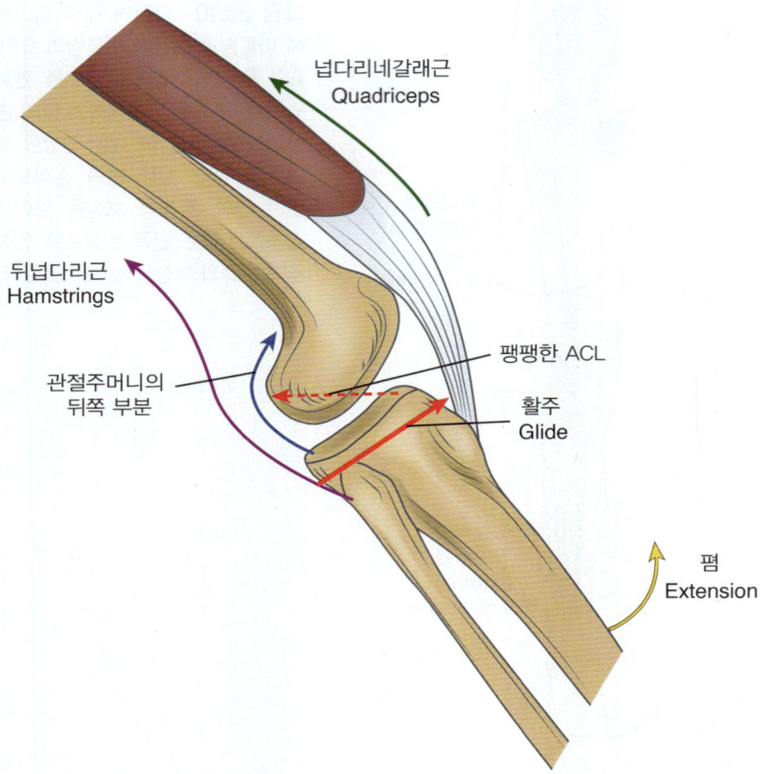

그림 26.11 열린 사슬로 무릎을 폄할 때 일어나는 넙다리네갈래근과 앞십자인대의 관계.

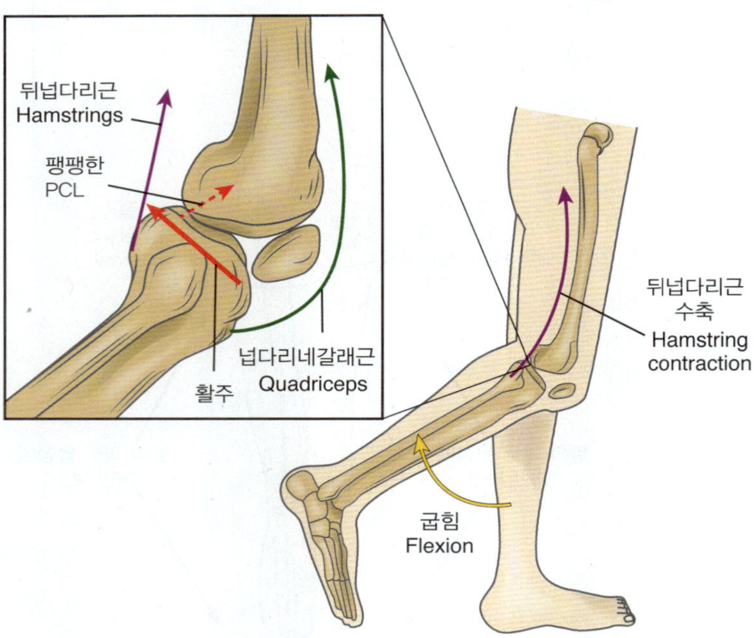

그림 26.12 열린 사슬로 무릎을 굽힘할 때 일어나는 뒤넙다리근과 뒤십자인대의 관계.

어나는 75°의 굽힘까지이다.[59] 보행 동안 무릎의 굽힘에 대한 요구도가 낮고 폄에 대한 요구도가 높기 때문에, 완전한 무릎 폄의 제한은 보행 이상과 보행 장애를 더 많이 초래할 수 있다. 그러나 다른 일상 활동은 더 많은 무릎의 굽힘을 필요로 한다. 예를 들어, 계단 오르기는 약 90–100°의 무릎 굽힘을 필요로 할 것이다. 정강뼈의 안쪽돌림과 가쪽돌림은 보행 동안 약간만 일어날 것이다. 즉, 유각기 동안에는 가쪽돌림이 약간만 일어나고, 입각기 동안에는 안쪽돌림이 약간만 일어

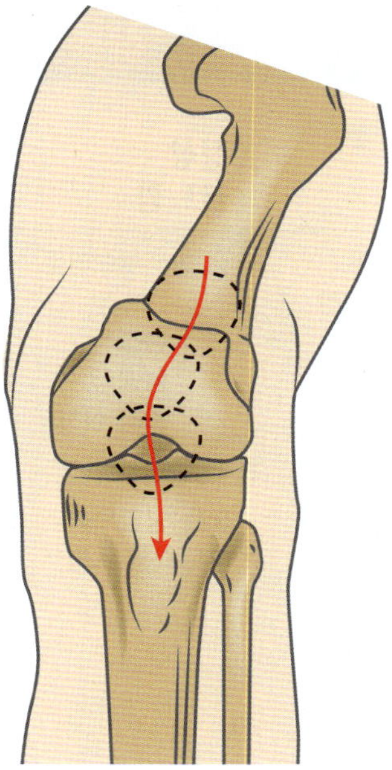

그림 26.13 열린 사슬로 왼쪽 무릎을 굽힘할 때 일어나는 무릎뼈의 이동 경로.

난다.[58] 보행에서 가장 작게 일어나는 무릎관절의 운동은 이마면 운동으로서, 벌림과 모음이다. 벌림은 정강뼈의 안쪽돌림과 동반되어 일어나고, 모음은 가쪽돌림과 동반되어 일어난다.[58]

일반적인 것은 무릎관절의 저가동성이지만, 경우에 따라서는 과가동성이나 불안정이 일어날 수 있다. 그런 손상은 젊은 여성이나 체계적 원인이나 선천성 문제를 가진 사람에게서 일반적으로 일어난다. 무릎의 과가동성은 PF 관절의 가동성과 함께, 선 자세를 취할 때 젖힌무릎을 초래할 수 있다. 인대의 느슨함은 수요가 많은 활동을 하는 동안 종종 무릎뼈의 가쪽 아탈구를 초래할 수 있다.

수동 생리적 운동 검사 (Passive Physiologic Movement Examination)

*무릎의 PROM*을 측정할 때도, 앞에서의 이유 때문에 누운 자세를 추천한다. 측정 동안, 환자의 참여와 상관없는 움직임이 일어나지 않도록 노력해야 한다. TF 관절의 풀림 자세는 10–20°의 굽힘이고, 잠김 자세는 최대 폄과 정강뼈 가쪽돌림이다.[60] PF 관절의 잠김 자세와 풀림 자세는 각각 30–60°의 굽힘과 0–5°의 굽힘이다.[60] 관절주머니의 제한이 있을 때, 무릎의 관절주머니 패턴은 폄의 제한보다 굽힘의 제한이 더 심한 것이다.[61] 무릎 굽힘의 끝느낌 또는 끝범위에서 일어나는 저항의 질은 종아리가 뒤넙다리근과 접촉하는 연부조직의 압축이고, 무릎 폄의 끝느낌은 관절주머니의 신장이다.[43]

앞에서 언급되었듯이, 무릎 굽힘의 정상 범위는 *132–141°*이고, 정상의 젖힘 범위는 *0–10°*이다.[6,7] 넙다리뼈에 대한 정강뼈의 움직임은 *10–20°* 모음/*20–30°* 안쪽돌림에서 *10–20°* 벌림/*30–40°* 가쪽돌림이다. 무릎을 90°로 굽힘했을 때, 수동의 안쪽돌림과 가쪽돌림은 *80°*까지 일어날 수 있다. 표 26.2는 정상 가동범위, 풀림 자세와 잠김 자세, 정상 끝느낌 및 관절주머니 패턴을 포함한 무릎관절의 생리적 운동을 보여주고 있다.

수동 종속운동 검사 (Passive Accessory Movement Examination)

종속운동을 강화하기 위해 관절가동술을 수행하는 결정의 일차 기준은 수동 종속운동 검사 동안 확인된 문제점이다. 이런 검사를 통해, 도수물리치료사는 첫 번째 저항(R1)과 두 번째 저항(R2) 사이, 그리고 첫 번째 통증 시작(P1)과 두 번째 통증 시작(P2) 사이의 관계를 이해하도록 노력해야 한다. 조직 저항과 통증 사이의 관계를 이해하면 후속 중재를 수행하는데 좋은 역할을 한다. 종속운동 검사 동안, 치료사는 운동의 진폭, 끝느낌의 특징과 위치 뿐만 아니라 환자의 일차 증상의 시작을 확인해야 한다. 종속운동 검사는 움직임이 가장 많이 일어나는 자세 즉, 풀림 자세에서 수행되는 것이 가장 좋다. 그러나 중요한 것은 도수물리치료사가 가동범위의 전반, 특히 끝범위에서 일어나는 제한의 특성을 이해하는 것이다. 치료사는 무릎을 굽힘과 폄의 끝범위까지 가져가서, 종속운동의 정도를 검사하고, 그 다음 풀림 자세에서 경험된 가동성과 비교해 본다. 만약 제한이 있으면, 검사의 행위가 바로 중재가 된다. 이 장의 후반부에서 설명될 가동술은 종속활주의 수행에 대해 자세히 설명할 것이고, 이 가동술들은 수동 종속운동의 검사와 중재 둘 다에 이용될 수 있다. 표 26.3은 무릎관절의 종속운동을 보여주고 있다.

근육 기능 검사 (Examination of Muscle Function)

무릎관절의 근육 기능 검사는 표준 근력 검사 이외에 더 많은 검사로 구성되어야 한다. 즉, 지구력 검사와 근육 동원 패턴 검사도 포함되어야 한다. *파괴 검사(break testing)*로 알려진, 최대 수축 지점에서의 각 근육의 등척성 검사는 가동범위의 특정 지점에서의 정적 근육 상태에 대한 정보만 제공하는 것이지, 근육 기능에 대한 모든 정보를 제공해 주기에는 부적절한 검사이다.

표 26-2 무릎관절의 생리적 운동(뼈운동형상학적 운동)

관절	정상 ROM	OPP	CPP	정상 끝느낌	관절주머니 패턴
정강넙다리관절	132–141° 굽힘 0–10° 폄 20–30° 정강뼈 IR. 무릎이 90° 굽힘 시 80° 10–20° 모음 10–20° 벌림	10–20° 굽힘	최대 폄과 정강뼈의 ER	굽힘 = 부드러운 느낌 폄 = 탄성적, 팽팽함, 조직 신장	굽힘 > 폄
무릎넙다리관절	무릎 굽힘/폄할 때 아래쪽과 위쪽으로 5–7㎝ 이동. 무릎뼈 넓이의 50%까지 안쪽과 가쪽으로 활주함. 위–아래 축을 중심으로 안쪽과 가쪽으로 경사짐. 안–가 축을 중심으로 굽힘과 폄됨. 앞–뒤 축을 중심으로 오른쪽과 왼쪽으로 돌림함.	0–5° 굽힘	30–60° 굽힘	모든 방향으로 부드러운 느낌	

ROM = 가동범위; OPP = 풀림 자세; CPP = 잠김 자세.
출처: Wise CH, and Gulick DT. Mobiiization Notes. A Rehabilitation Specialist's Pocket Guide.Philadelphia. FA. Davis; 2009.

표 26-3 무릎관절의 종속운동 (관절운동형상학적 운동)

관절학		관절운동형상학	
정강넙다리관절	**오목면:** 정강뼈고원 **볼록면:** 넙다리뼈관절융기	***무릎관절의 폄을 촉진하기 위해:*** OKC: 정강뼈가 넙다리뼈에 대해 앞쪽으로 구르고 활주한다. 안쪽위관절융기는 앞쪽으로 활주하고, 가쪽위관절융기는 뒤쪽으로 활주한다. CKC: 넙다리뼈가 정강뼈에 대해 앞쪽으로 구르고 뒤쪽으로 활주한다. 안쪽위관절융기는 뒤쪽으로 활주하고, 가쪽위관절융기는 안쪽으로 활주한다.	***무릎관절의 굽힘을 촉진하기 위해:*** OKC: 정강뼈가 넙다리뼈에 대해 뒤쪽으로 구르고 활주한다. 안쪽 위관절융기는 뒤쪽으로 활주하고, 가쪽위관절융기는 앞쪽으로 활주한다. CKC: 넙다리뼈가 정강뼈에 대해 앞뒤으로 구르고 앞쪽으로 활주한다. 안쪽위관절융기는 앞쪽으로 활주하고, 가쪽위관절융기는 뒤쪽으로 활주한다.
무릎넙다리관절	**오목면:** 넙다리뼈의 도르래고랑 **볼록면:** 무릎뼈의 관절면	***무릎관절의 폄을 촉진하기 위해:*** 무릎뼈 위쪽 활주 무릎관절의 안쪽돌림을 촉진하기 위해: 무릎뼈의 안쪽 활주	***무릎관절의 굽힘을 촉진하기 위해:*** 무릎뼈 아래쪽 활주 무릎관절의 가쪽돌림을 촉진하기 위해: 무릎뼈의 가쪽 활주

OKC = 열린 운동 사슬; CKC = 닫힌 운동 사슬
출처: Wise CH, and Gulick DT. Mobiiization Notes. A Rehabilitation Specialist's Pocket Guide.Philadelphia. FA. Davis; 2009.

근지구력의 이해를 얻기 위해서는 근육 기능 검사를 여러 번 수행해야 한다. 환자가 스포츠 활동이나 직장 활동으로 복귀하기 전에, 예상되는 활동과 비슷한 무릎 근육의 기능 능력을 평가하는 것이 중요하다. 검사는 그 근육들이 기능을 할 때 우세하게 이용하는 근수축의 형태, 길이 및 운동면을 고려해 근육을 평가해야 한다. 근육 기능 검사는 여러 운동면과 여러 번의 반복을 통해 닫힌 사슬과 열린 사슬에서 수행되어야 하고, 또 구심성과 원심성으로도 수행되어야 한다.

무릎에는 이웃한 관절에도 중요한 영향을 미치는 다관절 근육들이 우세하게 많다. *넙다리곧은근*은 넙다리네갈래근의 중심에 있는 근육으로서, AIIS에서 시작하여 정강뼈거친면에 붙어 있는 온폄근힘줄까지 이른다. 넙다리곧은근은 엉덩관절에서 최대로 굽힘될 때 무릎에서 *능동불충분*을 갖게 되고, 반대로 엉덩관절에서 완전히 신장될 때는 무릎에서 *수동불충분*이 일어난다. 넙다리곧은근의 긴장 감소는 엉덩관절이 벌림될 때 나타나는데, 그 이유는 엉덩관절의 벌림이 무릎관절의 굽힘 가동범위를 증가시키기 때문이다. 넙다리곧은근의 근육 기능 측정은 엉덩관절이 중립위를 취할 때 가장 잘 이루어지고, 한 관절 근육인 나머지 넙다리네갈래근과 구분되어야 한다. 넙다리곧은근의 역할을 감소시키는 굽힘된 엉덩관절 자세에서 한 관절 근육을 검사해야 한다. 넙다리곧은근은 중간범위와 끝범위에서 주로 엉덩관절을 굽힘시키는 것처럼 보인다. 그러나 넙다리곧은근의 기능은 엉덩관절을 벌림과 가쪽돌림함으로써 증가한다.[62]

넙다리네갈래근의 나머지 근육은 *가쪽넓은근, 중간넓은근 및 안쪽넓은근* 등이 있다. 이들 근육 중에서 가장 큰 근육은 가쪽넓은근이다. 안쪽넓은근은 빗근(VMO)과 긴근(VML)으로 다시 나누어진다. 안쪽넓은근은 무릎관절 폄의 전 범위에서 활성화되지만, 최종 폄에서는 활성화되지 않는다고 한다.[63] 넙다리네갈래근의 작용은 무릎뼈를 통해 가쪽 방향의 힘벡터를 발생시킨다. 안쪽넓은근은 넙다리네갈래근의 가쪽 힘 벡터를 상쇄시키는 일차 동적 억제장치 중의 하나이다(그림 26.9 참고). 중간넓은근은 넙다리곧은근 밑에 위치하기 때문에, 촉진하기가 어렵다.

*넙다리근막긴장근(TFL)*은 무릎까지 뻗어 있는 다관절 근육이지만, 엉덩관절에서는 굽힘근, 벌림근 및 안쪽돌림근으로 작용한다. TFL은 무릎 폄근으로서, 가로면 운동 즉, 정강뼈의 돌림에 영향을 주는 것 같다.[64] 보행의 유각기 때 TFL은 엉덩관절을 앞쪽으로 전진시키고, 또 체중부하 다리를 안쪽돌림시킴으로써 반대쪽 다리를 앞쪽으로 전진시킨다. TFL은 엉덩관절 벌림근으로서, 체중부하되는 다리쪽 골반의 이마면 움직임을 제어하는 중간볼기근을 보조한다.

뒤넙다리근은 무릎관절의 일차 굽힘근으로 작용한다. 뒤넙다리근의 안쪽갈래는 *반막모양근*과 *반힘줄모양근*이고, 가쪽갈래는 *넙다리두갈래근*이다. 뒤넙다리근은 무릎관절 굽힘 이외에, 엉덩관절의 일차 폄근으로 작용하고, 또 엉덩관절의 모음근과 돌림근으로도 약간 작용한다. 근육의 방향 때문에, 뒤넙다리근도 엉덩관절의 돌림과 정강뼈의 돌림을 일으킬 수 있다. 가로면 운동을 하는 뒤넙다리근의 역할은 타이트니스뿐만 아니라, 약증을 확인하고 치료하는 중요한 고려사항이다. 뒤넙다리근의 근력과 유연성을 증가시키기 위해 설계된 중재는 뒤넙다리근의 안쪽갈래를 표적으로 하는 경우에는 엉덩관절의 안쪽돌림과 관련이 있고, 가쪽갈래를 표적으로 하는 경우에는 엉덩관절의 가쪽돌림과 관련이 있을 것이다. 엉덩관절을 가로지르는 다관절 근육으로서, 뒤넙다리근은 엉덩관절이 굽힘되어 있을 때 무릎관절에서 수동불충분을 갖게 되고, 뒤넙다리근이 엉덩관절을 폄할 때 무릎에서 능동불충분을 갖게 된다. 엉덩관절을 폄하는 동안, 뒤넙다리근 기능으로부터 볼기근의 기능을 분리시키기 위해, 무릎을 굽힘한다. 비록 정도는 적지만, 무릎이 굽힘되어 있을 때도 뒤넙다리근이 어느 정도 엉덩관절의 폄근으로 작용한다. 보행 동안, 뒤넙다리근의 가장 중요한 역할은 유각기 말기에서 무릎의 폄을 원심성으로 제어하고, 입각기에서는 엉덩관절의 폄을 시작하는 것이다. 뒤넙다리근은 중요한 무릎관절의 동적 고정장치로 작용하고, 앞쪽 정강뼈 병진을 제어함으로써 ACL을 보조한다.

뒤넙다리근 이외에, 무릎관절 굽힘근으로 작용하는 3개의 근육이 있다. *넙다리빗근*은 엉덩관절과 무릎관절에 걸쳐 있고, 무릎관절축의 뒤쪽에 위치하기 때문에 주요 무릎 굽힘근으로 작용한다. 넙다리빗근의 힘줄 부착점은 정강뼈의 안쪽면에서 두덩정강근과 반힘모양근과 함께 위치하여 *거위발*을 형성한다. 부가적으로, 넙다리빗근은 엉덩관절의 가쪽돌림근과 벌림근으로 작용한다. 3개의 거위발 근육 중에서, 넙다리빗근은 무릎 굽힘을 생산하는 가장 짧은 모멘트팔을 가지고 있다. 넙다리빗근은 무릎이 90° 굽힘으로 근접될 때 굽힘근으로 가장 크게 작용할 것이다.[65] *두덩정강근*은 주로 모음근으로서 작용한다. 그러나 거위발의 일부로서, 두덩정강근도 무릎관절을 굽힘한다. 넙다리빗근과 두덩정강근은 함께 작용하여 무릎을 굽힘하고 정강뼈를 안쪽돌림시킨다. 마지막으로 다관절의 무릎 굽힘근은 장딴지근으로서 발목의 발바닥굽힘근으로 잘 알려져 있다. 즉, 두 관절 근육이면서 두 갈래 근육인 *장딴지근*은 무릎관절을 굽힘시키기 때문에 한 관절 근육인 *가자미근*과 구분된다.

무릎관절에는 다관절 근육이 우세하기 때문에, 엉덩관절과 발목관절의 상대적 위치가 무릎관절 근육을 평가할 때 반드시 고려되어야 한다. 앞에서 언급되었듯이, 구조적 원인이나 기능적 원인으로 인해 초래된 넙다리뼈와 정강뼈의 정렬 변화는 무릎관절에 작용하는 힘의 방향과 근육의 기능에 영향을 미칠 것이다. 모든 것을 고려할 때, 무릎 굽힘근의 최대 근력은 무릎 폄근의 최대 근력에 절반 정도되는 것 같다. 정상적인 넙다리네갈래근과 뒤넙다리근의 비율은 일반적으로 5:3으로 간주되고 있다.

기능 검사 (Examination of Function)

급성 환자의 경우는 적절한 시기가 될 때까지 기능 검사를 연기한다. 그러나 퇴원 전에는 표준 검사나 일상생활, 스포츠 및 직업 등의 중요한 측면을 검사하는 활동 중심 검사를 통해 모든 환자의 기능 상태를 검사해야 한다. 스포츠 활동으로 복귀시키기 전에, 무릎의 기능 능력을 평가하기 위해 25장에서 설명된 기능 운동 선별검사(FMS)를 이용할 수도 있다.

쭈그려 앉기 검사 (Squat test)

엉덩관절, 무릎관절 및 발목관절의 가동성과 근력을 평가하는 가장 기본적인 검사는 완전한 쭈그려 앉기 검사이다. 이 검사법은 환자에게 똑바로 선 자세에서 바닥까지 완전히 쭈그려 앉도록 지시하면 된다. 보상작용이나 증상 유발없이 환자가 기민하게 수행할 수 있는지를 관찰한다. 치료사는 쭈그려 앉기 동작을 여러 번 반복시켜 환자의 반응을 확인하는 것이 중요하다.

양발 수직 점프 검사 (Vertical jump test)

점프와 착지를 하는데 필요한 근육의 힘 생산은 상당히 커야 한다. 사람이 점프할 수 있는 높이는 벽에 손을 닿았을 때 손가락 끝을 분필로 표시함으로써 정량화될 수 있다. 시간에 따른 중재에 대한 반응의 변화를 쉽게 기록할 수 있다. 점프 검사는 파워를 평가하고, 시간 동안 제공된 힘의 양을 고려한다. 특히 점프 검사는 배구나 농구와 같은 스포츠 활동으로 복귀할 수 있는지를 체크하는데 매우 유용하다. 앞에서 언급했듯이, 환자가 어떻게 착지하는지를 관찰하여 손상의 잠재적 인자를 확인한다.[29]

달리기 검사 (Running test)

*8자 검사*가 환자의 방향 전환 능력을 확인하는데 유용하게 이용될 수 있다(특히, ACL 재건술 이후).[66] 2개의 원뿔을 10미터 간격으로 배치하고, 환자에게 8자 모양으로 왕복 달리기를 하도록 지시한다. 다른 달리기 검사로는 *교차걷기 검사(braiding test)*가 있는데, 이것은 측면 달리기 검사로서 양발을 교차하여 8 피트를 옆으로 달리도록 주문한다.[67] 이 검사법은 가쪽 움직임의 능력을 평가하는 방법이다.

한발 뛰기 검사 (Hop test)

*한발 뛰기 검사*는 환측 다리로 뛸 수 있는 최대 거리를 측정하는 것으로, 건측 다리로 뛴 거리의 백분율로 표기한다. 이 검사법은 좋은 신뢰도, 중등도의 민감도, 그리고 훌륭한 특이도[68]를 가지고 있다.[69] *한발 교차 뛰기 검사(crossover hop test)*는 가운데 선을 긋고, 한 발로 그 선을 건너 뛰는 교차식으로 오른쪽에서 왼쪽으로 3회에 걸쳐 뛰게 하여 거리를 측정하는 방법이다. 환측 다리와 건측 다리의 거리를 비교한다. 이 검사법은 좋은 검사-재검사 신뢰도를 가지고 있는 것으로 확인된다.[68] *한 발 뛰기 6미터 검사*는 무릎 기능을 측정하는 훌륭한 방법인데, 그 이유는 이 검사법이 근력, 균형 및 지구력을 가지고 있어야 하기 때문이다. 이 검사법은 중등도에서 좋은 신뢰도를 가지고 있다.[68] 이 검사법은 환측 다리와 건측 다리를 비교 측정한다.

촉진 (Palpation)

뼈 촉진 (Osseous Palpation)

엉덩뼈능선, ASIS, PSIS, 두덩결합 및 궁둥뼈거친면 등의 조심스런 촉진은 대칭성을 위해 수행되고 평가되어야 하고, 이들 방법은 25장에서 자세히 설명되었다. 이들 뼈표식점은 각 근육에 부드러운 저항을 적용하고, 부착점까지 그 근육을 촉진함으로써 확인될 수 있다.

무릎의 뼈 구조물 촉진은 누운 자세에서 무릎을 완전 폄했을 때 가장 쉽게 이루어진다. 양쪽의 넙다리뼈관절융기와 넙다리뼈위관절융기를 먼저 확인하고, 그것의 해부학적 변화를 알아본다. 무릎뼈를 촉진하고, 그 무릎뼈를 좌우 양쪽으로 활주시킴으로써, 검사자는 무릎을 움직이고 정강넙다리관절선을 확인함으로써 관절융기를 확인한다. 안쪽위관절융기의 바로 몸쪽은 *모음근결절*이고, 여기에 큰모음근이 부착한다. 종종 이 지점은 촉진 시 압통을 발생시킨다.

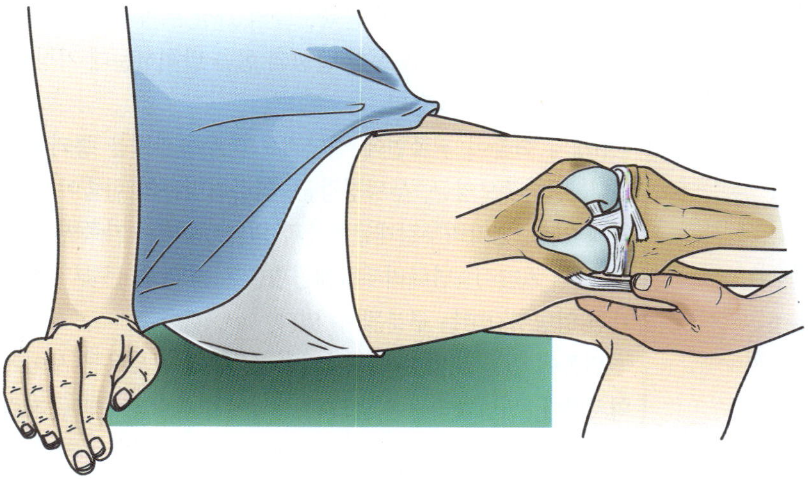

그림 26.14 가쪽 관절선의 촉진.

그 다음에는, 촉진 손가락을 넙다리뼈관절융기의 먼쪽으로 움직여 가면서 안쪽 관절선과 가쪽 관절선을 확인한다. 촉진 손가락을 관절을 가로질러 수직으로 움직여 관절선을 확인해 본다. 무릎에 밖굽이와 안굽이의 힘을 가하여, 관절선이 더 많이 돕는다(그림 26.14). 정강뼈 고평부는 무릎을 굽힘하고 앉은 자세에 있을 때 무릎힘줄의 가장자리에서 가장 잘 촉진되고, 무릎을 굽힘과 폄함으로써 확인한다. *무릎뼈*의 모든 가장자리를 촉진하고, 넙다리뼈관절융기에 대한 무릎뼈의 위치를 확인한다. 위에서 서술된 것처럼, 넙다리뼈에 대한 무릎뼈의 운동 능력을 완전히 기록한다. 무릎뼈의 아래쪽으로 약 3인치되는 지점은 뚜렷하고 쉽게 촉진될 수 있는 *정강뼈거친면*이 존재한다. 중앙의 정강뼈능선과 나머지 *정강뼈몸통*에서 발목의 *안쪽복사뼈*까지 촉진을 수행해 본다(그림 26.15).

연부조직 촉진 (Soft Tissue Palpation)

허벅지 앞쪽 근육을 촉진하기 위해, 환자를 의자에 앉게 한다. 치료사는 환자에게 무릎을 펴하도록 주문하고, 저항을 가하면서 넙다리네갈래근을 촉진한다. 깊은 중간넓은근은 엉덩관절 굽힘 시 덜 활성화되는 넙다리곧은근 밑에서 촉진될 것이다. 넙다리곧은근을 잘 촉진하려면, 환자를 눕힌 자세에서 엉덩관절을 굽힘시키고, 무릎의 폄에 저항하는 것이다. 넙다리곧은근의 몸쪽 부착점은 엉덩관절을 굽힘하고 저항을 가했을 때 AIIS에서 가장 잘 촉진될 것이다. 가쪽넓은근은 가쪽 구획에 위치하고, 무릎 굽힘의 저항으로 수축하는 넙다리두갈래근과 구분될 수 있다. 치료사는 무릎의 굽힘과 폄에 저항을 번갈아 적용함으로써, 가쪽넓은근과 넙다리두갈래근 사이의 경계를 확인할 수 있다. 눈물 방울 모양의 *안쪽빗넓은근(VMO)*은 무릎뼈로부터 약 55°로 경사져 주행하기 때문에 쉽게 관찰되고 촉진된다. 무릎뼈에 붙은 이 근육의 부착점과 정강뼈거친면에 부착되는 무릎힘줄은 쉽게 촉진된다.

안쪽 허벅지는 옆으로 누운 자세에서 가장 쉽게 촉진된다. 허벅지 안쪽의 중앙 부위를 따라 내려가면서 촉진할 때 띠 모양의 *두덩정강근* 힘줄이 가장 먼저 촉진된다. 그 다음, 두덩정강근의 앞쪽과 뒤쪽에서 엉덩관절의 모음근들이 촉진될 수 있다. 허벅지 안쪽 구획의 촉진은 25장에서 설명되었다.

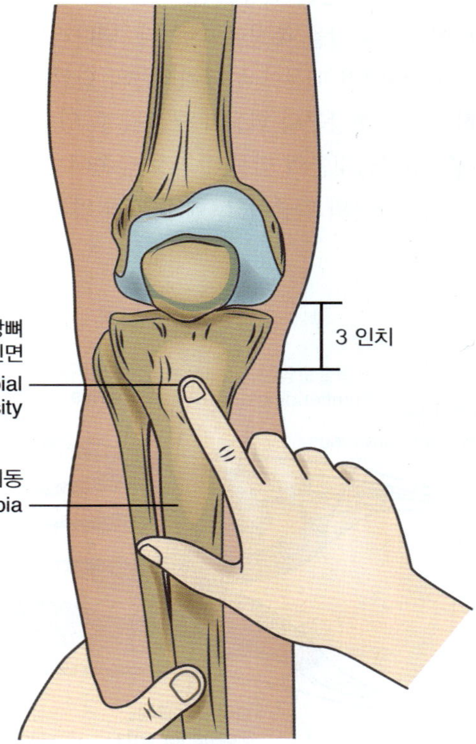

그림 26.15 정강뼈거친면과 정강뼈 이동.

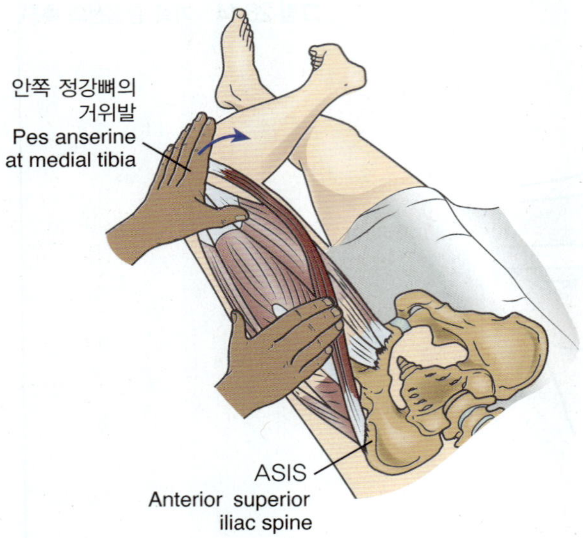

그림 26.16 넙다리빗근의 촉진.

누운 자세에서 다리를 4자 모양으로 만들고, ASIS에서 시작되는 *넙다리빗근*을 촉진한다. 촉진하는 방향은 허벅지 앞쪽으로 비스듬하게 주행하는데, 그리고 제기차기 하듯이, 엉덩관절의 가쪽돌림과 벌림, 그리고 무릎관절의 굽힘에 간헐적으로 저항을 가하면서 촉진하면 넙다리빗근을 정확하게 촉진할 수 있다(그림 26.16). 환자가 굽힘할 때 안쪽 허벅지에 부드러운 저항을 적용하면, 손가락 2개의 폭 정도되는 넙다리빗근의 힘살을 촉진할 수 있다. 넙다리빗근의 몸쪽 부착점이 ASIS이기 때문에 넙다리빗근의 힘살은 두덩결절에 시작하는 두덩정강근의 힘살과 구분될 수 있다. 거위발의 힘줄들 중, 넙다리빗근의 힘줄이 가장 앞쪽에 위치하고, 그 다음이 두덩정강근의 힘줄이고, 맨 뒤쪽에 위치하는 힘줄이 반힘줄모양근의 힘줄이다. 이 근육군들의 가장 뒤쪽에 있는 근육으로서, 그것은 무릎을 통한 굽힘의 힘을 발휘하는데 가장 큰 모멘트팔을 가지고 있다.

5개의 힘줄이 뒤쪽면에 집단적으로 무릎관절을 통과하고 있다. 반힘줄모양근, 두덩정강근, 넙다리빗근의 힘줄이 안쪽면에 있고, 넙다리두갈래근힘줄과 *엉덩정강띠*가 가쪽면에 있다(그림 26.17). 넙다리두갈래근힘줄은 넓고 더 큰 부착점을 가진 엉덩정강띠는 구분될 수 있다.

뒤쪽에 있는 뒤넙다리근은 가쪽넓은근과 큰모음근 사이에 위치한다. 뒤넙다리근은 엎드린 자세에서 하나의 근육군처럼 촉진될 것이고, 근육이 힘줄로 바뀌는 먼쪽 지점에서 가장 쉽게 구분될 것이다. 뒤쪽 허벅지의 안쪽 면에서부터, 힘줄같은 반힘줄모양근이 아래에 위치하는 넓은 반막모양근과 구분될 수 있다. 허벅지의 가쪽면을 차지하는 것은 넙다리두갈래근이고, 이것은 종아리뼈머리에서 착지한다. 이들 3 근육은 오금오목의 바로 몸쪽에서 수렴하여, 역삼각형 모양의 공간을 만든다. 그리고 이들 3 근육 모두는 궁둥뼈거친면에서 시작한다.

특수 검사 (Special Testing)

무릎에 대한 특수 검사를 자세히 알고 싶으면, 다른 교재나 문헌을 통해 자세히 공부하기 바란다. 그러므로 본 교재는 선택된 특수 검사의 간단한 설명만을 제시하고 있다. 표 26.4는 무릎관절의 검사에서 많이 이용되는 몇몇 특수 검사의 민감도, 특이도 및 우도비를 제공하고 있다. 이들 특수 검사의 수행에 대해 자세히 알고 싶은 독자들은 다른 교재들을 참고해야 할 것이다.

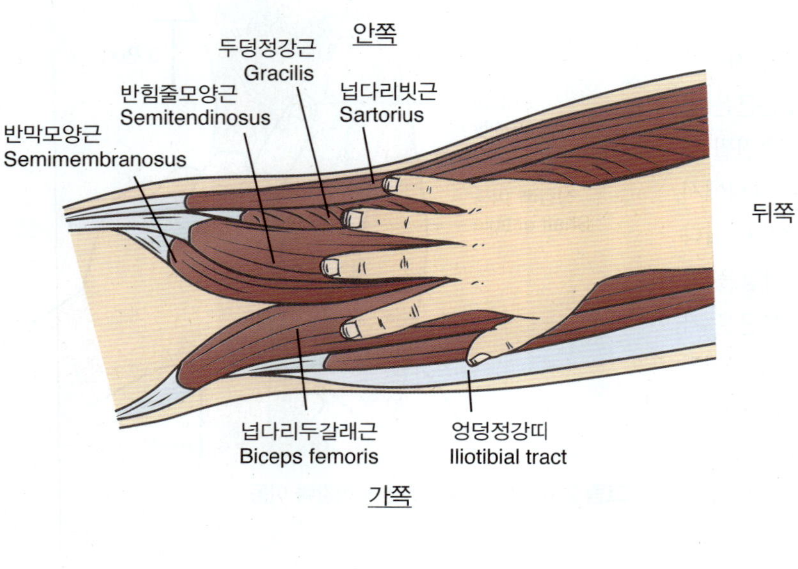

그림 26.17 무릎 뒤쪽에 있는 굽힘근 힘줄의 촉진.

표 26-4 무릎관절에 대한 특수 검사

검사	민감도	특이도	+LR	-LR	신뢰도	참고문헌
앞쪽서랍검사	22–95%	78–97%	5.4–8.2	0.09–0.62	kappa = 0.34–0.54	Jonsson et al.[70] Rosenberg et al.[71] Benjaminse et al.[72] Katz et al.[73] Malanga et al.[74] Lee et al.[75] Lui et al.[76] Mitsou et al.[77] Hardaker et al.[78] Tonino et al.[79] Boeree et al.[80] Cibere et al.[81] Rubinstein et al.[82]
뒤쪽서랍검사	25–90%	99%	90	0.10	kappa = 0.82	Shelbourne et al.[83] Shino et al.[84] Ferrari et al.[85] Daniel et al.[86] Malanga et al.[74] Baker et al.[87] Loos et al.[88] Cibere et al.[81] Rubinstein et al.[82]
뒤쪽 처짐 징후	46–100%	100%	NA	NA	NA	Malanga et al.[74] Rubinstein et al.[82] Loos et al.[88] Fowler et al.[89] Staubi et al.[90]
Lachman 검사	63–99%	42–100%	1.12–27.3	0.04–0.83	NA	Jonsson et al.[70] Katz et al.[73] Logan et al.[91] Lee et al.[75] Lui et al.[76] Mitsou et al.[77] Hardaker et al.[78] Tonino et al.[79] Boeree et al.[80] Rubinstein et al.[82] Paessler et al.[92] Cooperman et al.[93] Frank[94] Benjaminse et al.[72] Rosenberg et al.[71]
가쪽 축이동 검사	18–98% 마취 상태: 97%	97–99% 마취 상태: 93%	4.2–41	0.18–0.35	NA	Katz et al.[73] Lee et al.[75] Luiet al.[76] Mitsou et al.[77] Losee et al.[95] Tonino et al.[79] Boeree et al.[80] Rubinstein et al.[82] Malanga et al.[79] Benjaminse et al.[72] Ostrowski et al.[96] Bach et al.[97] Peterson et al.[98] Hardaker et al.[78]

표 26-4 무릎관절에 대한 특수 검사 – 계속

검사	민감도	특이도	+LR	−LR	신뢰도	참고문헌
안굽이/밖굽이 스트레스 검사	안굽이: 25% 밖굽이: 86–96%	안굽이: NA 밖굽이: NA	NA	NA	안굽이: k = 0–0.88 밖굽이: k = 0.02–0.66	Malanga et al.[74] Harilainen et al.[99] Dervin et al.[100] Jacobson et al.[101] Kurzweil et al.[102] Garvin et al.[103]
McMurray 검사	16–95%	25–98%	0.39–8.0	0.83–2.84	k = 0.35–0.95	Boeree et al.[80] Shelbourne et al.[104] McMurray[105] Evans et al.[106] Kim et al.[107] Fowler et al.[108] Karachalios et al.[109] Akseki et al.[110] Corea et al.[111]
Thessaly 검사	5° 시: 66–81% 20° 시: 89–92%	5° 시: 91–96% 20° 시: 96–97%	5° 시: 6.8–16.5 20° 시: 23–29.7	5° 시: 0.21–0.76 20° 시: 0.08–0.11	5° 시: 0.95 20° 시: 0.95	Konan et al.[112] Karachalios et al.[109] Pookarnjanamorakot et al.[113]
불안 검사	7–39%	70–92%	0.87–2.3	0.79–1.0	NA	Hughston et al.[114] Fairbank[115] Haim et al.[116] Nijs et al.[117] Niskanen et al.[118]
무릎뼈 가동 불안 검사	마취 상태: 100%	마취 상태: 88.4%	NA	NA	NA	Haim et al.[116] Ahmed et al.[119]
Ober 검사	NA	NA	NA	NA	ICC = 0.90–0.94	Ober et al.[120] Reese et al.[121] Melchione et al.[122]
Noble 검사	NA	NA	NA	NA	NA	Gautam et al.[123] Noble et al.[124]
Renne 검사	NA	NA	NA	NA	NA	Magee [43]
Ottawa 무릎 규칙	성인: 98–100%, 아동: 92%	성인: 19–54%, 아동: 49%	NA	NA	NA	Vijayasankar et al.[125] Bachmann et al.[126] Emparanza et al.[127] Bulloch et al.[128] Stiell et al.[129] Richman et al.[130]

LR는 우도비를 의미하고, ICC는 등급간 상관계수.

무릎관절에 대한 특수 검사 / SPECIAL TESTS FOR THE KNEE

인대성 기능장애에 대한 특수 검사

앞쪽 서랍검사 (그림 26.18)

목　　적 : 앞십자인대의 온전성을 확인하기 위해

환　　자 : 누운 자세에서 엉덩관절과 무릎관절을 90° 굽힘하고 세운다.

치 료 사 : 환자의 검사 쪽 발 위에 앉은 후, 가동성을 평가하기 위해 손을 몸쪽 정강뼈의 앞쪽 관절선에 배치한다.

절　　차 : 손으로 앞쪽 방향으로 힘을 가한다. 먼저 정강뼈를 가쪽돌림한 후 앞쪽으로 힘을 가하고, 그 다음 안쪽돌림한 후 앞쪽으로 힘을 가하여 돌림 불안정을 평가한다. 이 검사는 **Slocum 검사**로 알려져 있고, ACL과 함께, 곁인대와 관절주머니와 같은 부가적인 구조물을 검사하기 위해 사용된다.

해　　석 : 정강뼈의 과도한 앞쪽 병진이 있거나 팽팽한 끝느낌이 없으면, 양성이다.

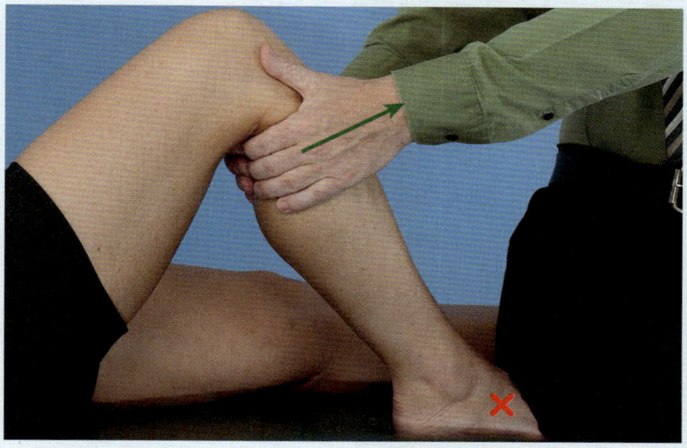

그림 26.18 앞쪽 서랍검사.

뒤쪽 서랍검사 (그림 26.19)

목　　적 : 뒤십자인대의 온전성을 확인하기 위해

환　　자 : 누운 자세에서 엉덩관절과 무릎관절을 90° 굽힘하고 세운다.

치 료 사 : 환자의 검사 쪽 발 위에 앉은 후, 가동성을 평가하기 위해 양 손의 엄지를 몸쪽 정강뼈의 앞쪽 관절선에 배치한다.

절　　차 : 손으로 뒤쪽 방향으로 힘을 가한다. 뒤쪽 방향으로 힘을 가하는 Slocum 검사를 수행하여, 돌림 불안정의 존재를 평가한다.

해　　석 : 정강뼈의 과도한 뒤쪽 병진이 있거나 팽팽한 끝느낌이 없으면, 양성이다.

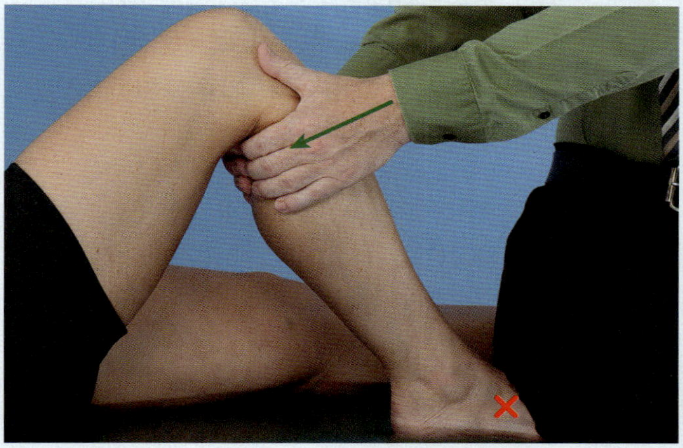

그림 26.19 뒤쪽 서랍검사.

뒤쪽 처짐 징후 (그림 26.20)

목 적 : 뒤십자인대의 온전성을 확인하기 위해

환 자 : 누운 자세에서 다리를 뻗은 자세로 들어올린다.

치 료 사 : 환자 옆에서 선 자세를 취하고, 환측 다리의 발꿈치를 지지한다.

절 차 : 치료사:가 환자의 발꿈치를 지지하고 있는 동안, 환자에게 이완하도록 주문한다.

해 석 : 넙다리뼈에 대한 정강뼈의 뒤쪽 병진이 있으면 양성이다.

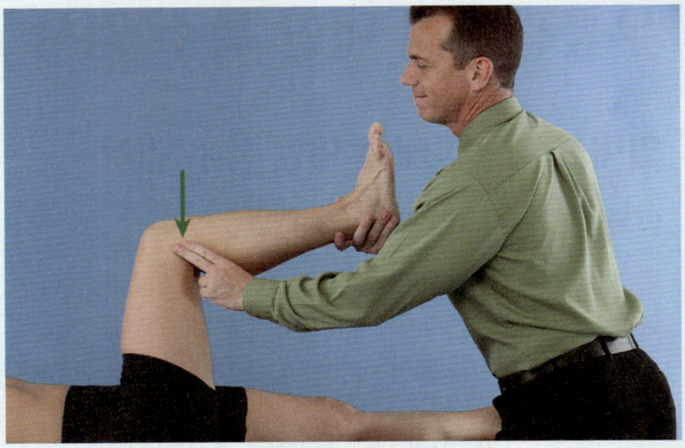

그림 26.20 뒤쪽 처짐 징후.

Lachman 검사와 역 Lachman 검사 (그림 26.21A,B)

목 적 : 앞십자인대의 온전성을 확인하기 위해

환 자 : 누운 자세에서 엉덩관절과 무릎관절을 90° 굽힌다.

치 료 사 : 테이블의 발쪽에 앉아서, 한 손으로 먼쪽 넙다리뼈를 고정하고, 다른 손으로 정강뼈의 뒤쪽 부위를 잡는다.

절 차 : 앞쪽 방향의 힘을 몸쪽 정강뼈에 가한다. ACL을 검사하기 위해 앞쪽으로 힘을 가하거나 PCL을 검사하기 위해 뒤쪽으로 힘을 가하기 위해 엎드린 자세의 Lachman 검사(엎드린 자세에서 무릎을 30° 굽힌한 자세)를 포함한 수정 방법을 권장한다.

해 석 : 정강뼈의 과도한 앞쪽 병진이 있거나 팽팽한 끝느낌이 없으면, 양성이다.

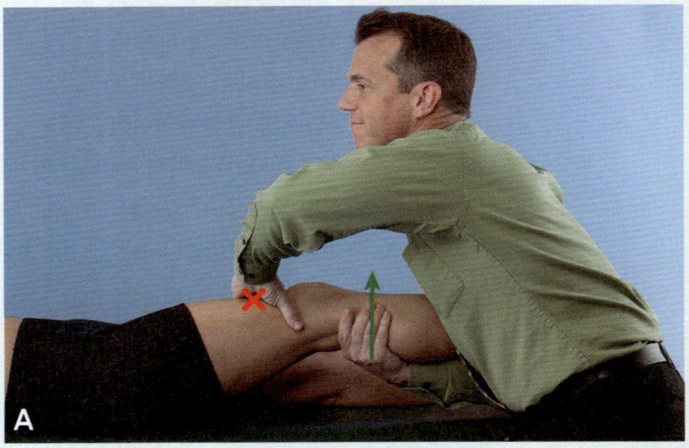

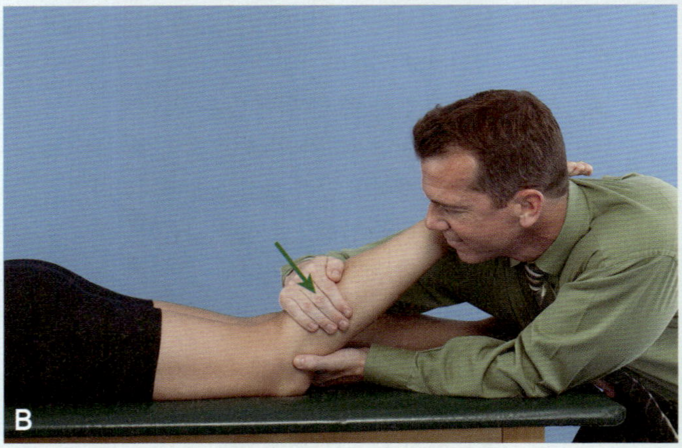

그림 26.21 **A.** Lachman 검사와 **B.** 역 Lachman 검사.

가쪽 축이동 검사 (그림 26.22)

목 적 : 앞십자인대의 온전성을 확인하기 위해
환 자 : 누운 자세
치 료 사 : 환자 옆에서 선 자세를 취한다.
절 차 : 무릎을 폄한 자세에서 무릎을 안쪽돌림과 굽힘하면서 밖굽이 힘을 가한다.
뒤가쪽 돌림 불안정을 위한 역 축이동 검사는 굽힘 자세에서 폄 자세로 무릎을 움직이면서 밖굽이 스트레스와 가쪽돌림을 가함으로써 수행된다.
해 석 : 앞쪽으로 병진된 자세에서 중립위로 정강뼈고원의 정복이 있으면 양성이다.
이것은 일반적으로 일반적으로 무릎을 30°로 굽힘한 자세에서 일어난다. 역 축이동검사의 경우에는, 무릎이 폄될 때, 가쪽정강뼈고원이 앞으로 병진하는 아탈구가 발생한다.

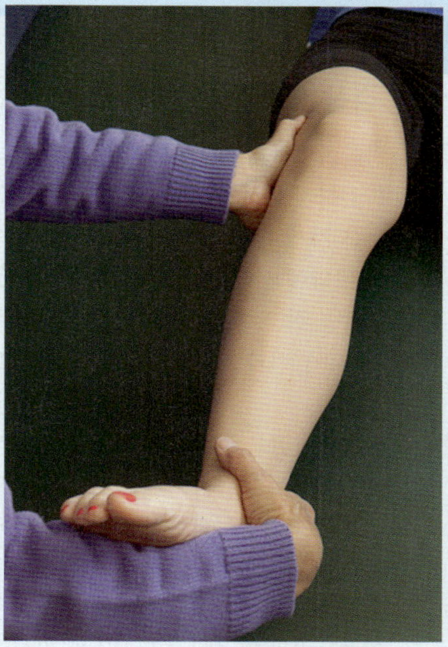

그림 26.22 가쪽 축이동 검사. (출처: Bob Wellmon Photography, BobWellmon.com)

안굽이/밖굽이 스트레스 검사 (그림 26.23 A,B)

목 적 : 가쪽곁인대와 안쪽곁인대의 온전성을 확인하기 위해
환 자 : 누운 자세에서, 무릎을 약 20° 굽힘한다.
치 료 사 : 환자 옆에서 선 자세를 취한다.
절 차 : 무릎을 여러 각도로 굽힘한 후,
가쪽 방향의 힘 또는 안굽이의 힘을 가한 후,
안쪽 방향의 힘 또는 밖굽이의 힘을 가한다.
해 석 : 가쪽 또는 안쪽 관절선에 통증이 있거나 양측을 비교했을 때 관절 느슨함이 있으면 양성이다.

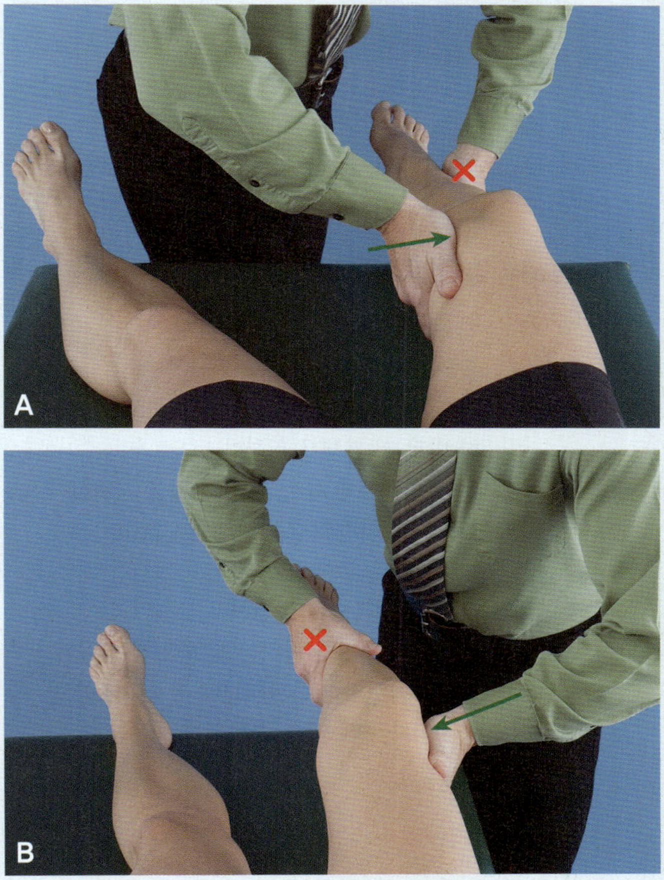

그림 26.23 **A.** 안굽이 스트레스 검사와 **B.** 밖굽이 스트레스 검사.

반달판 기능장애에 대한 특수 검사

McMurray 검사 (그림 26.24 A,B)

목 적 : 안쪽반달판과 가쪽반달판의 온전성을 확인하기 위해

환 자 : 누운 자세

치 료 사 : 환자 옆에 서서, 한 손으로 발목의 바로 몸쪽을 잡고, 다른 손으로 정강넙다리관절의 안쪽관절선과 가쪽관절선을 촉진하고 힘을 가한다.

절 차 : 안쪽반달판을 검사하기 위해 안쪽관절선을 촉진하면서 무릎을 수동으로 굽힘과 폄하면서, 정강뼈를 가쪽돌림과 밖굽이의 힘을 적용한다. 가쪽반달판을 검사하기 위해 가쪽 관절선을 촉진하면서 무릎을 굽힘과 폄하면서, 안쪽돌림과 안굽이 스트레스를 가한다.

해 석 : 관절 염발음이나 관절선을 따라 통증이 있으면 양성이다.

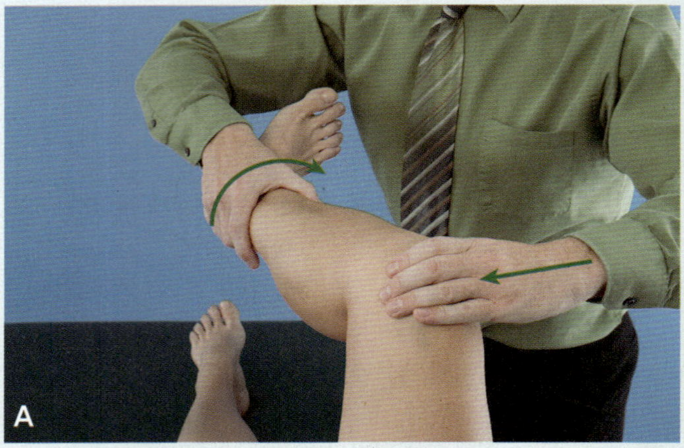

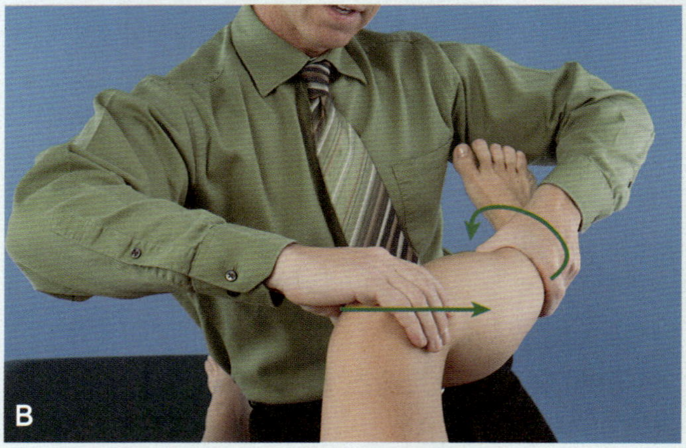

그림 26.24 A. 안쪽 반달판을 위한 McMurray 검사(밖굽이 스트레스와 정강뼈 가쪽돌림을 포함한)와 B. 가쪽 반달판을 위한 McMurray 검사(안굽이 스트레스와 정강뼈 안쪽돌림을 포함한).

Thessaly 검사 (그림 26.25)

목 적 : 안쪽반달판과 가쪽반달판의 온전성을 확인하기 위해

환 자 : 환측 다리의 무릎을 20°로 굽힘하고 한 발로 선 자세를 취한다.

치 료 사 : 환자의 앞쪽에 서서, 환자의 팔을 지지한다.

절 차 : 치료사는 환자의 움직임을 유도하고, 환자는 오른쪽으로 돌림하고 그 다음 왼쪽으로 돌림한다.

해 석 : 무릎이 잠기거나 잡히는 듯한 느낌이 있거나, 안쪽관절선과 가쪽관절선에 통증이 있으면 양성이다.

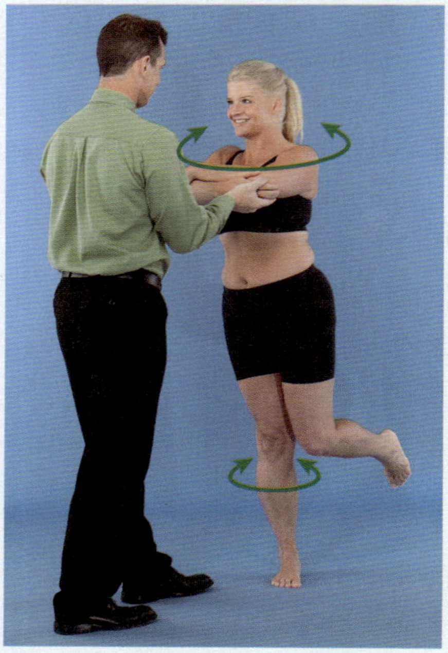

그림 26.25 Thessaly 검사.

무릎넙다리관절 기능장애에 대한 특수 검사

불안 검사 (그림 26.26)

목　　적 : 무릎넙다리관절의 과가동성/불안정을 확인하기 위해

환　　자 : 누운 자세에서 넙다리네갈래근을 이완하고 무릎넙다리관절의 풀림 자세를 취한다.

치 료 사 : 환자 옆에서 선 자세를 취한다.

절　　차 : 무릎뼈를 모든 면으로 부드럽게 움직이지만, 주로 가쪽 방향으로 움직인다.

해　　석 : 무릎뼈의 가쪽 변위를 예방하기 위해 넙다리네갈래근의 수축이나 불안이 있으면 양성이다.

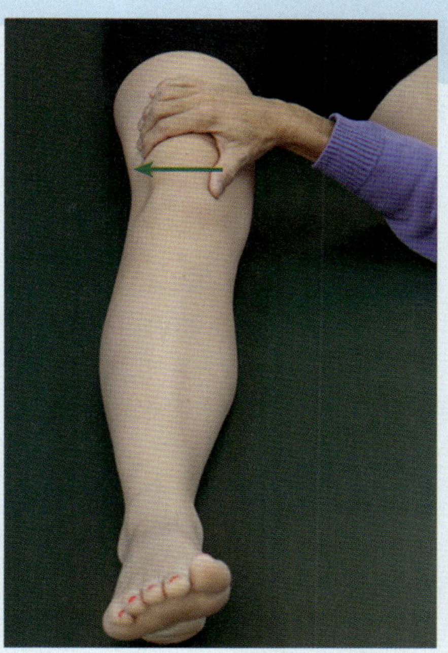

그림 26.26 불안 검사.
(출처: Bob Wellmon Photography, BobWellmon.com)

무릎뼈 가동 불안 검사 (그림 26.27)

목　　적 : 무릎넙다리관절의 과가동성/불안정을 확인하기 위해

환　　자 : 앉은 자세

치 료 사 : 환자 앞에서 선 자세를 취한다.

절　　차 : 환자가 능동으로 굽힘하고 폄을 할 때, 무릎뼈를 가쪽으로 병진한다.

해　　석 : 굽힘을 할 때 불안이나 넙다리네갈래근의 수축이 있고, 폄을 할 때 불안이 있으면 양성이다. 전반적인 검사가 양성이 되기 위해서는, 검사의 양쪽 움직임이 양성이어야 한다.

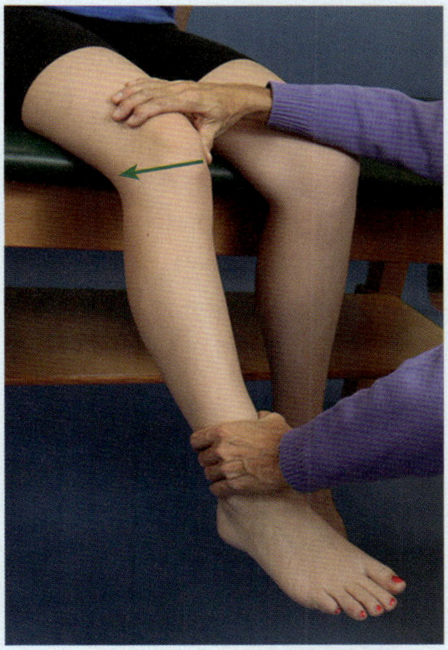

그림 26.27 무릎뼈 가동 불안 검사.
(출처: Bob Wellmon Photography, BobWellmon.com)

엉덩정강띠 기능장애에 대한 특수 검사

Ober 검사 (그림 26.28)

목 적 : ITB 타이트니스를 평가하기 위해
환 자 : 환측 다리를 위쪽으로 하고 옆으로 누운 자세를 취한다.
치 료 사 : 환자 뒤에 서서 다리를 지지한다.
절 차 : 환측 엉덩관절을 펴하고 모음되도록 움직인다.
해 석 : 위쪽 다리가 몸의 중앙선 아래쪽으로 모음되지 않으면 양성이다.

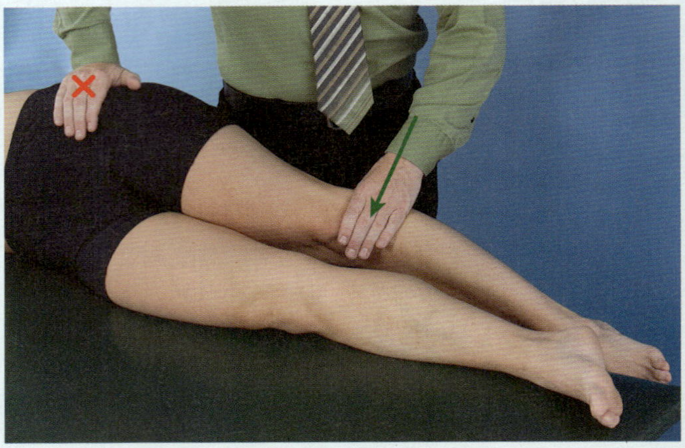

그림 26.28 Ober 검사.

Noble 검사 (그림 26.29)

목 적 : ITB 타이트니스와 마찰을 평가하기 위해
환 자 : 환측 다리를 위쪽으로 하고 옆으로 누운 자세를 취한다. 이때 엉덩관절은 폄하고 무릎관절은 90° 굽힘한다.
치 료 사 : 환자 뒤에 서서 다리를 지지하고, 엄지를 가쪽 넙다리뼈관절융기 위에 배치한다.
절 차 : 환측 엉덩관절을 폄과 모음시키고, 엄지로 가쪽넙다리뼈관절융기를 압박하면서, 무릎을 굽힘과 폄한다.
해 석 : 무릎을 굽힘과 폄할 때 통증이나 염발음이 있으면 양성이다.

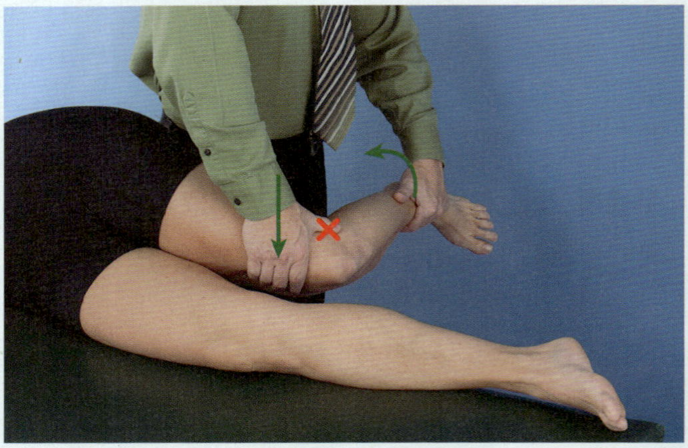

그림 26.29 Noble 검사.

Renne 검사 (그림 26.30)

목 적 : ITB 마찰을 평가하기 위해
환 자 : 환측 다리로만 선 자세를 취한다.
치 료 사 : 환자 옆에서 선 자세를 취한다.
절 차 : 환자가 무릎을 굽힘과 펴하는 동안, 가쪽넙다리뼈관절융기에 압박을 가한다.
해 석 : 30° 무릎 굽힘에서 통증이나 염발음이 있으면 양성이다.

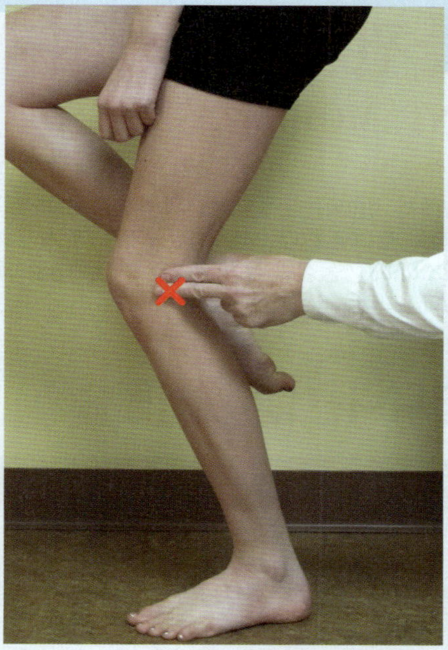

그림 26.30 Renne 검사.

골절에 대한 특수 검사

Ottawa 무릎 규칙 (그림 26.31)

목 적 : 방사선 촬영이 필요한 지를 확인하기 위해
절 차 : 기준:

(1) 55세 이상,
(2) 무릎뼈 압통,
(3) 종아리뼈머리의 압통,
(4) 90° 이상 무릎을 굽힘할 수 없을 때,
(5) 손상 직후나 응급실에서 4 발짝을 걸을 수 없을 때

해 석 : 위의 기준 중 1개 이상을 가지고 있으면, 방사선 촬영을 해야 한다.

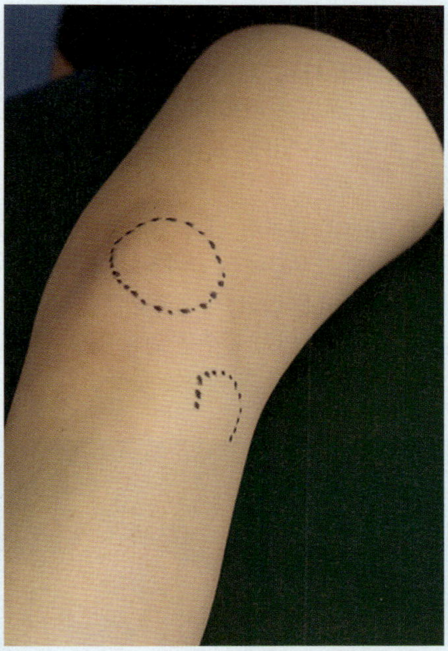

그림 26.31 Ottawa 무릎 규칙.
(출처: Bob Wellmon Photography, BobWellmon.com)

무릎관절의 관절가동술 / JOINT MOBILIZATION OF THE KNEE

주: 본 단락에서 서술되는 관절가동술의 적응증은 예상되는 관절운동형상학을 토대로 한다. 오늘날의 근거는 그 사용의 적응증이 여러 요소이고, 가동성의 직접 평가와 환자 반응을 토대로 한다는 것이다.

무릎넙다리관절의 가동술

무릎넙다리관절의 활주기법과 경사기법

적응증:

- ***무릎넙다리관절 위쪽 활주기법***은 무릎의 폄이 제한되었을 때 적절하고, 아래쪽 활주 기법은 무릎의 굽힘이 제한되었을 때 적절하다. ***무릎넙다리관절의 안쪽 활주기법***은 무릎의 안쪽돌림이 제한되었을 때 적합하고, 가쪽 활주기법은 무릎의 가쪽돌림이 제한되었을 때 적합하다. ***무릎넙다리관절의 경사기법***은 무릎의 모든 생리적 운동이 제한되었을 때 적합하다.

종속운동기법 (그림 26.32, 그림 26.33)

- **환자/치료사의 자세:** 환자는 누운 자세를 취하고, 무릎넙다리관절을 풀림 자세로 배치한다. 무릎을 제한 지점으로 미리 배치할 수 있다. 치료사는 환자 옆에서 선 자세를 취한다.
- **손 배치:** 고정은 환자의 다리 무게에 의해 제공된다. 가동손의 손갈퀴로 무릎뼈를 감싸진다. 위쪽 활주를 위해서는 무릎뼈의 하극을 잡고, 아래쪽 활주를 위해서는 무릎뼈의 상극을 잡는다. 안쪽 활주를 위해서는 무릎뼈의 가쪽면을 잡고, 가쪽 활주를 위해서는 무릎뼈의 안쪽면을 잡는다. 경사를 위해서는, 무릎뼈의 위쪽면, 아래쪽면, 안쪽면 또는 가쪽면 위에 엄지를 배치한다.
- **힘 적용:** 활주를 위해, 여러분의 아래팔을 힘의 방향과 일직선 되게 하고, 다른 손으로 강화를 제공한다. 경사를 위해, 무릎뼈의 반대쪽 극을 앞쪽으로 움직일 목적으로 무릎뼈 접촉면을 통해 뒤쪽 방향으로 힘을 가한다.

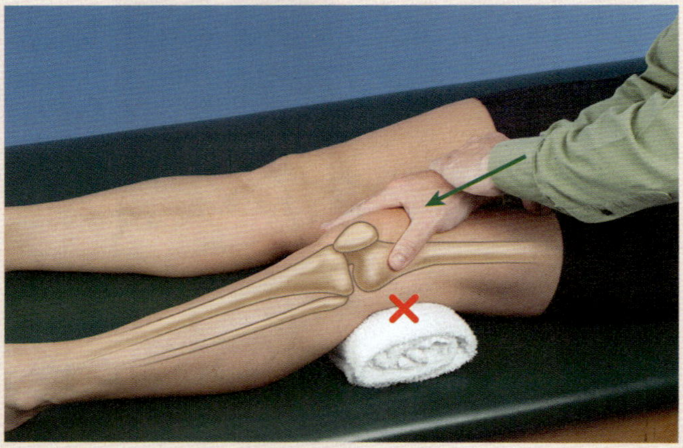

그림 26.32 무릎넙다리관절의 아래쪽 활주.

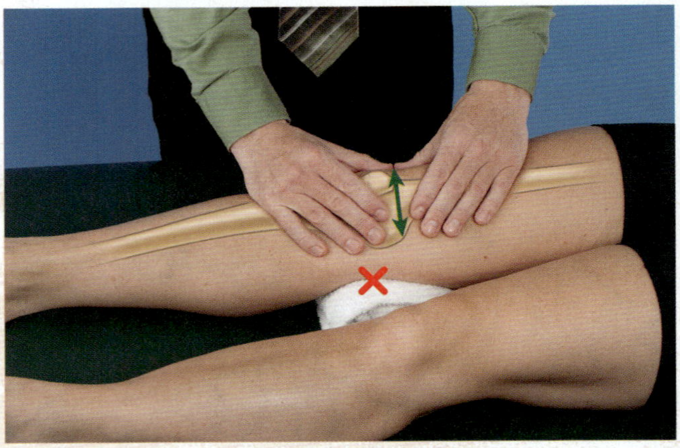

그림 26.33 무릎넙다리관절의 안쪽 활주와 가쪽 활주.

생리적 운동을 동반한 종속운동(그림 없음)

- **환자/치료사의 자세:** 환자는 열린 사슬의 앉은 자세나 선 자세를 취할 수 있다.
- **손 배치:** 위에서 설명된 것처럼, 모든 손 배치를 이용한다.
- **힘 적용:** 위쪽 활주는 열린 사슬 동안 무릎을 능동으로 폄할 때 수행되고, 아래쪽 활주는 닫힌 사슬 동안 무릎을 능동으로 굽힘할 때 수행된다. 안쪽 활주는 무릎을 능동으로 굽힘과 폄할 때 닫힌 사슬의 정강뼈 안쪽돌림과 함께 수행될 수 있고, 가쪽 활주는 닫힌 사슬의 정강뼈 가쪽돌림과 함께 수행될 수 있다.

정강넙다리관절의 가동술

정강넙다리관절의 견인기법

적응증:

- ***정강넙다리관절 견인***은 모든 방향의 제한이 있을 때 적합하다.

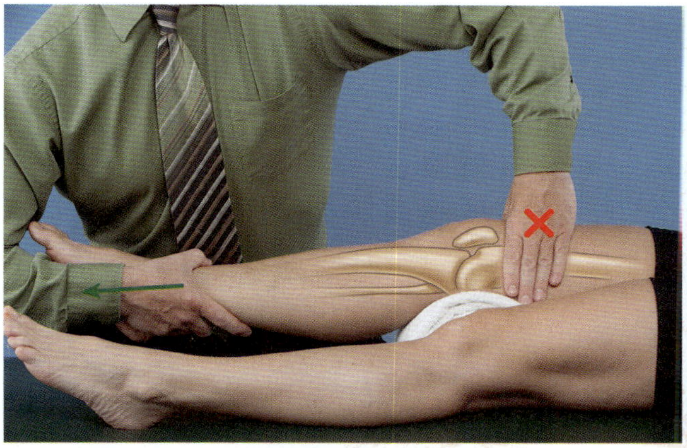

그림 26.34 정강넙다리관절의 견인.

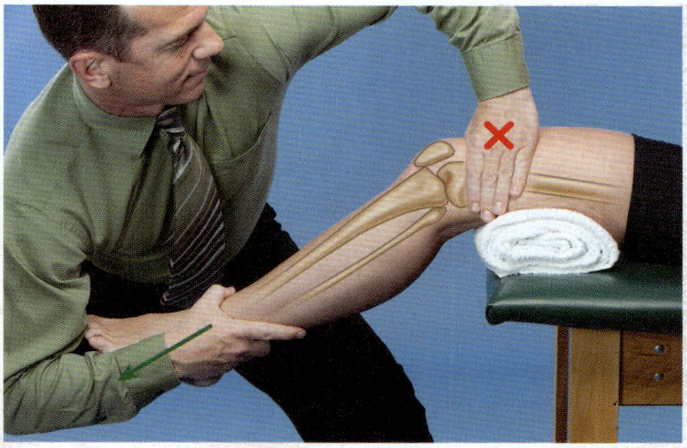

그림 26.36 무릎을 펴하는 생리적 운동과 함께, 적용된 견인기법.

종속운동기법 (그림 26.34)

- **환자/치료사의 자세:** 환자는 누운 자세를 취하고, 무릎넙다리관절을 풀림 자세로 배치하거나, 무릎을 제한 지점까지 굽힘하고 엎드린 자세를 취한다. 치료사는 가동될 무릎의 발쪽에서 선 자세를 취한다.
- **손 배치:** 고정손으로 허벅지 먼쪽을 고정한다. 안정을 제공하기 위해 가동 벨트를 이용한다. 가동손으로 발목의 바로 몸쪽 부위인 종아리를 잡는다. 힘을 적용하는 방향과 일직선 되게 아래팔을 배치한다.
- **힘 적용:** 가동손을 통해 긴축 견인의 힘을 적용한다.

생리적 운동을 동반한 종속운동 (그림 26.35, 그림 26.36)

- **환자/치료사의 자세:** 무릎을 펴하기 위해, 환자는 앉은 자세를 취한다. 치료사는 환자를 마주보고 앉는다. 무릎의 굽힘을 위해, 환자는 엎드린 자세에서 제한 지점까지 무릎을 굽힘한다. 치료사는 가동될 무릎 쪽에서 선 자세를 취한다.

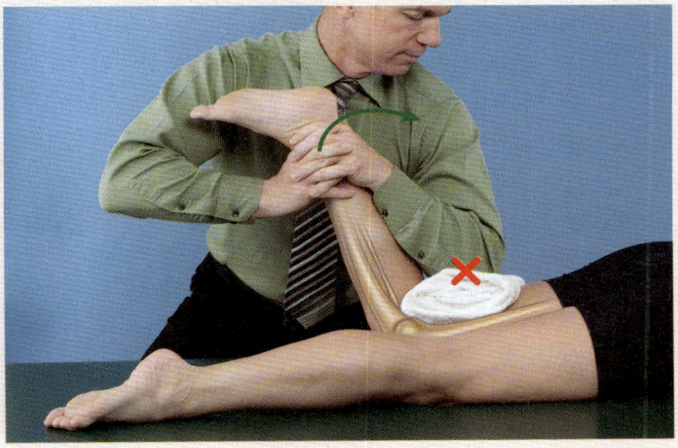

그림 26.35 무릎을 굽힘하는 생리적 운동과 함께, 적용된 견인기법.

- **손 배치:** 무릎을 펴하기 위해, 고정손을 환자의 먼쪽 허벅지 앞쪽에 배치한다. 가동손으로 발목의 바로 몸쪽 부위를 잡는다. 무릎의 굽힘을 위해, 고정손의 팔꿈치를 무릎 바로 몸쪽 부위의 허벅지 뒤쪽면에 배치한다. 타월을 배치하여 환자의 편안함을 향상시킨다. 가동손으로 발목의 바로 몸쪽 부위인 종아리를 잡는다.
- **힘 적용:** 무릎을 펴하기 위해, 환자가 능동으로 펴하는 동안 가동손을 이용해 긴축의 견인을 적용한다. 치료사의 아래팔이 힘의 적용 방향과 일직선 될 수 있도록 운동을 하는 동안 움직임을 준비해야 한다. 무릎의 굽힘을 위해, 가동손을 잘 접촉하면서, 수동으로 환자의 무릎을 굽힘한다. 정강뼈의 길이가 치료사의 아래팔 길이에 대해 효율적으로 감소할 때, 견인력이 일어난다. 이런 절차 동안 부가적인 견인력을 적용하지 않아도 된다.

정강넙다리관절의 앞쪽 활주기법

적응증:

- ***정강넙다리관절의 앞쪽 활주기법***은 무릎의 폄이 제한되었을 때 적합하다.

종속운동기법 (그림 26.37)

- **환자/치료사의 자세:** 환자는 엎드린 자세를 취하고, 무릎관절을 자세로 배치한다. 그리고 무릎에 압박이 가해지지 않도록 하기 위해 무릎의 바로 몸쪽 부위에 베개나 쐐기를 배치한다. 지지를 위해 먼쪽 종아리에 베개를 배치하고, 제한 지점까지 무릎을 다양한 굽힘 자세로 만들 수 있다. 치료사는 가동될 무릎 쪽에서 선 자세를 취한다.

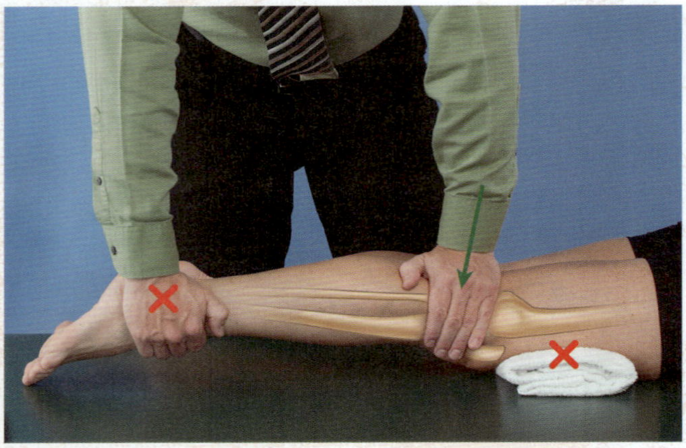

그림 26.37 엎드린 자세에서 이루어진 정강넙다리관절의 앞쪽 활주.

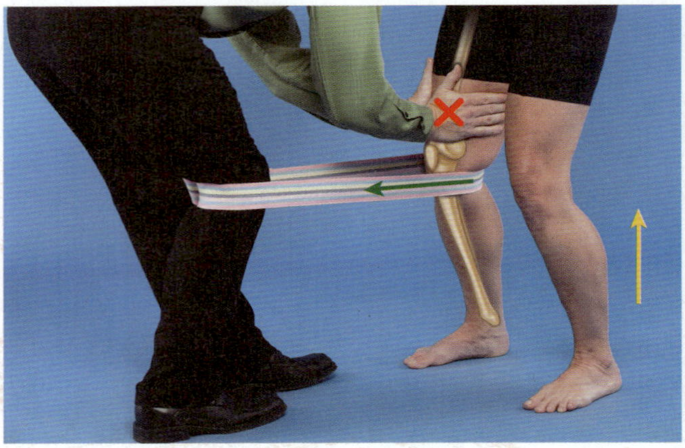

그림 26.38 펴하는 생리적 운동과 함께, 적용된 정강넙다리관절의 앞쪽 활주.

- **손 배치:**

  기법 1: 엎드린 자세

  - 무릎 자세를 유지하기 위해 환자의 발목 바로 몸쪽에 고정을 제공하거나, 무릎이 90° 이상 굽힘되면 치료사의 어깨 위에 환자의 종아리를 배치하여 고정하기도 한다. 환자의 무릎 바로 아래쪽인 몸쪽 정강뼈의 뒤쪽면에 손꿈치를 배치한다. 그리고 무릎의 위치에 따라 달라질 수 있지만, 아래팔을 힘의 적용 방향과 일직선되게 한다. 무릎이 90° 이상 굽 힘되면, 양 손을 몸쪽 정강뼈에 배치할 수 있다.

  기법 2: 누운 자세

  - 무릎 바로 몸쪽인 허벅지 앞쪽면에 고정을 제공한다. 가동손을 몸쪽 정강뼈의 뒤쪽면에 배치한다.
- **힘 적용:** 관절의 치료면과 나란한 앞쪽 방향으로 가동손을 통해 힘을 적용한다.

생리적 운동을 동반한 종속운동(그림 26.38)

- **환자/치료사의 자세:** 환자는 무릎을 쭈그려 앉은 자세로 굽힘하고 선 자세를 취한다. 치료사는 환자를 마주보고 런지 자세를 취한다.
- **손 배치:** 가동 벨트를 환자의 몸쪽 정강뼈 뒤쪽면에 배치하고, 여러분의 다리를 감싼다. 한 손으로 가동 벨트를 보강하고, 다른 손으로 무릎을 펴하는 통제된 움직임을 보조한다. 고정을 위해 양 손을 무릎 바로 몸쪽 부위의 앞쪽면에 배치한다.
- **힘 적용:** 환자는 무릎을 펴하면서 쭈그린 자세에서 똑바른 서기로 자세로 움직인다. 이때 치료사는 넙다리뼈를 고정하고, 가동 벨트를 이용해 앞쪽 활주를 적용한다. 가동의 힘은 전체 가동범위 내내 유지되어야 하고, 끝범위에서도 지속되어야 한다.

정강넙다리관절의 뒤쪽 활주기법

적응증:

- *정강넙다리관절의 뒤쪽 활주기법*은 무릎 굽힘이 제한되었을 때 적합하다.

종속운동기법(그림 26.39)

- **환자/치료사의 자세:** 환자는 무릎을 풀림 자세로 하여 누운 자세를 취한다. 그리고 무릎 바로 몸쪽에 베개나 쐐기를 배치한다. 무릎을 제한 지점까지 미리 배치할 수도 있다. 치료사는 가동될 무릎쪽에서 선 자세를 취한다.
- **손 배치:** 고정손을 무릎 바로 몸쪽인 허벅지 앞쪽면에 배치한다. 가동손을 무릎 바로 먼쪽인 몸쪽 정강뼈의 앞쪽에 배치한다. 그리고 힘을 적용하는 방향과 일치되게 가동손을 배치한다.
- **힘 적용:** 관절의 치료면과 나란하게 가동손을 이용해 뒤쪽 방향으로 힘을 가한다.

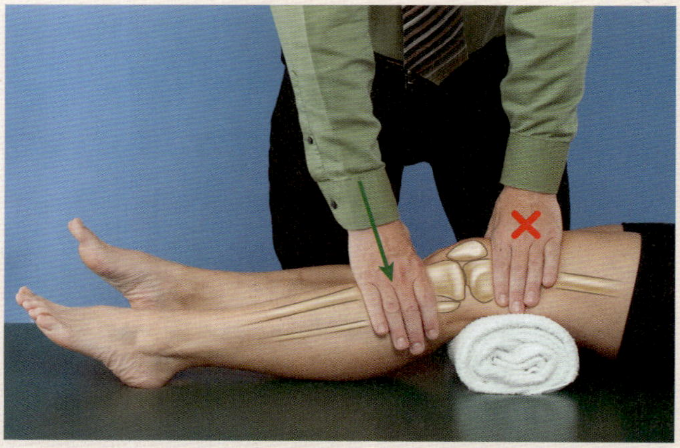

그림 26.39 정강넙다리관절의 뒤쪽 활주.

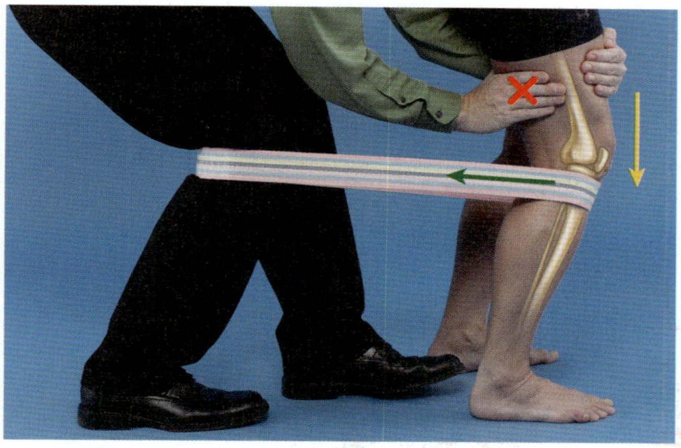

그림 26.40 굽힘하는 생리적 운동과 함께, 적용된 정강넙다리관절의 뒤쪽 활주.

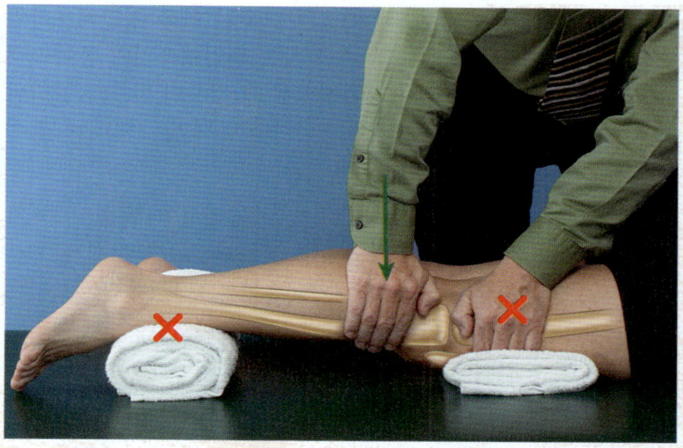

그림 26.41 안쪽 정강뼈나 가쪽 정강뼈의 정강넙다리관절의 앞쪽 활주.

생리적 운동을 동반한 종속운동(그림 26.40)

- **환자/치료사의 자세:** 환자는 양쪽 무릎을 펴하고 똑바른 서기 자세를 취한다. 치료사는 환자 뒤쪽에서 런지 자세를 취한다.
- **손 배치:** 가동 벨트를 몸쪽 정강뼈의 앞쪽면에 배치하고, 치료사의 다리에도 배치한다. 무릎을 고정하고 굽힘을 조절하기 위해 양 손을 이용한다.
- **힘 적용:** 환자는 무릎을 굽힘하여 능동으로 쭈그려 앉기를 한다. 이때 치료사는 넙다리뼈를 고정하고 가동 벨트를 이용하여 뒤쪽 활주를 적용한다. 가동의 힘은 전체 가동범위 내내 유지되어야 하고, 끝범위에서도 지속되어야 한다.

안쪽 정강뼈융기와 가쪽 정강뼈융기의 정강넙다리관절의 앞쪽 활주기법

적응증:

- 안쪽 정강뼈융기의 ***정강넙다리관절의 앞쪽 활주기법***은 정강뼈 가쪽돌림과 무릎관절의 폄이 제한되었을 때 적합하고, 가쪽 정강뼈융기의 ***정강넙다리관절의 앞쪽 활주기법***은 정강뼈 안쪽돌림과 무릎관절의 굽힘이 제한되었을 때 적합하다.

종속운동기법(그림 26.41)

- **환자/치료사의 자세:** 환자는 무릎을 풀림 자세로 취하고 엎드린다. 이때 베개나 쐐기를 무릎 바로 몸쪽 부위에 배치하고, 또 다른 베개로 종아리를 지지한다. 다양한 무릎 굽힘 자세로 제한 지점까지 무릎의 위치를 미리 배치할 수 있다. 치료사는 가동될 무릎 쪽에서 선 자세를 취한다.
- **손 배치:** 무릎 자세를 유지하기 위해 발목의 바로 몸쪽 부위에 고정을 제공한다. 가동손을 환자의 안쪽 정강뼈고원이나 가쪽 정강뼈고원 부위인 몸쪽 정강뼈의 뒤쪽면에 배치한다. 이때 치료사의 아래팔을 힘 적용의 방향과 일직선 되게 배치한다. 가동을 위해 양 손을 몸쪽 정강뼈에도 배치할 수 있다. 힘의 방향은 무릎의 자세에 따라 달라질 수 있다.
- **힘 적용:** 관절의 치료면과 나란하게 가동손을 통해 힘을 앞쪽 방향으로 적용한다. 만약 양쪽 손을 사용한다면, 나사마개 뚜껑을 열듯이 한 손은 앞쪽으로 가동력을 제공하고, 다른 손은 뒤쪽 방향으로 힘을 적용한다.

생리적 운동을 동반한 종속운동기법(그림 26.42)

- **환자/치료사의 자세:** 환자는 환측 발을 스툴 위에 올려놓고 런지 자세를 취한다. 치료사는 환자를 마주보고 반무릎꿇은 자세를 취한다.

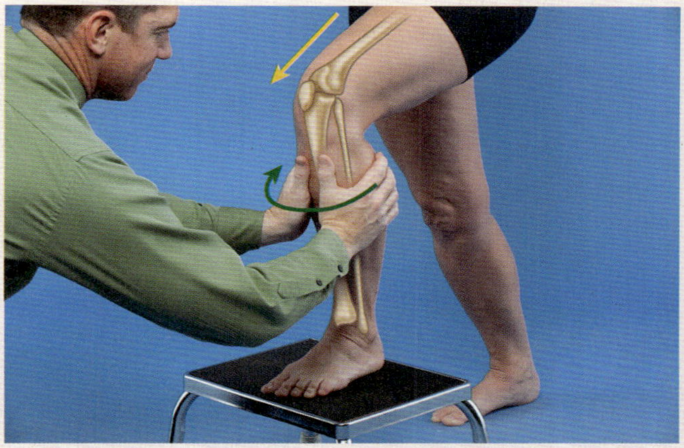

그림 26.42 굽힘하는 생리적 운동과 함께, 적용된 가쪽 정강뼈의 정강넙다리관절의 앞쪽 활주나 또는 안쪽 정강뼈의 정강넙다리관절의 뒤쪽 활주.

- **손 배치:** 한 손을 무릎관절의 먼쪽인 안쪽 정강뼈융기의 몸쪽에 배치하고, 다른 손을 가쪽 정강뼈융기와 종아리뼈에 배치한다. 치료사의 아래팔을 힘 적용의 방향과 일직선되게 배치한다. 그러나 운동이 일어나는 동안에는 바뀔 수도 있다.
- **힘 적용:** 환자가 무릎을 더 많이 굽힘하기 위해 런지 자세를 취할 때, 치료사는 가쪽 정강뼈융기를 통해 앞쪽으로 힘을 적용하고, 안쪽 정강뼈융기를 통해 뒤쪽으로 힘을 적용한다. 가동의 힘은 전체 가동범위 내내 유지되어야 하고, 끝범위에서도 지속되어야 한다.

안쪽 정강뼈융기나 가쪽 정강뼈융기의 정강넙다리관절의 뒤쪽 활주기법

적응증:

- ***안쪽 정강뼈융기의 정강넙다리관절의 뒤쪽 활주기법***은 정강뼈 안쪽돌림과 무릎관절의 굽힘이 제한되었을 때 적합하고, ***가쪽 정강뼈융기의 정강넙다리관절의 뒤쪽 활주기법***은 정강뼈 가쪽돌림과 무릎관절의 폄이 제한되었을 때 적합하다.

종속운동기법(그림 26.43)

- **환자/치료사의 자세:** 환자는 무릎을 풀림 자세로 취하고 눕는다. 이때 베개나 쐐기를 무릎 바로 몸쪽 부위에 배치한다. 제한 지점까지 무릎의 위치를 미리 배치할 수 있다. 치료사는 가동될 무릎 쪽에서 선 자세를 취한다.
- **손 배치:** 고정손을 무릎 바로 몸쪽인 허벅지 앞쪽면에 배치한다. 가동손을 무릎 바로 먼쪽인 몸쪽 정강뼈의 앞쪽에 배치한다. 치료사의 아래팔을 힘 적용의 방향과 일직선 되게 배치한다. 가동을 위해 양 손을 몸쪽 정강뼈에도 배치할 수 있다. 힘의 방향은 무릎의 자세에 따라 달라질 수 있다.

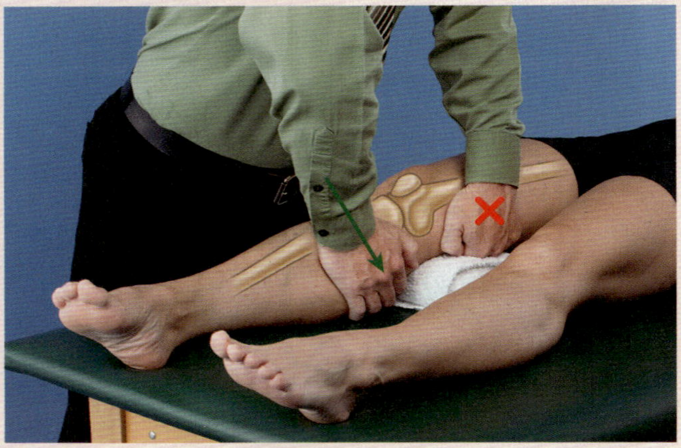

그림 26.43 안쪽 정강뼈융기나 가쪽 정강뼈융기의 정강넙다리관절의 뒤쪽 활주.

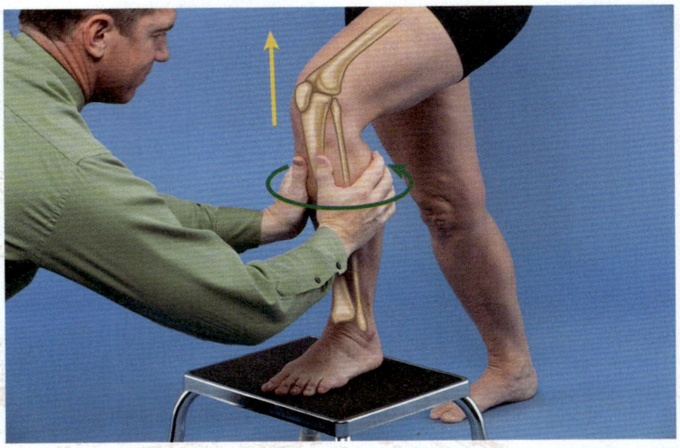

그림 26.44 폄하는 생리적 운동과 함께, 적용된 가쪽 정강뼈의 정강넙다리관절의 뒤쪽 활주나 안쪽 정강뼈의 정강넙다리관절의 앞쪽 활주.

- **힘 적용:** 관절의 치료면과 나란하게 가동손을 통해 힘을 뒤쪽 방향으로 적용한다. 만약 양쪽 손을 사용한다면, 나사마개 뚜껑을 열듯이 한 손은 뒤쪽으로 가동력을 제공하고, 다른 손은 앞쪽 방향으로 힘을 적용한다.

생리적 운동을 동반한 종속운동기법(그림 26.44)

- **환자/치료사의 자세:** 환자는 환측 발을 스툴 위에 올려놓고 런지 자세를 취한다. 치료사는 환자를 마주보고 반무릎꿇은 자세를 취한다.
- **손 배치:** 한 손을 무릎관절의 먼쪽인 안쪽 정강뼈융기의 몸쪽에 배치하고, 다른 손을 가쪽 정강뼈융기와 종아리뼈에 배치한다. 치료사의 아래팔을 힘 적용의 방향과 일직선되게 배치한다. 그러나 운동이 일어나는 동안에는 바뀔 수도 있다.
- **힘 적용:** 환자가 무릎을 펴하여 스툴 위로 몸을 올려놓으려 할 때, 치료사는 가쪽 정강뼈융기를 통해 뒤쪽으로 힘을 적용하고, 안쪽 정강뼈융기를 통해 앞쪽으로 힘을 적용한다. 가동의 힘은 전체 가동범위 내내 유지되어야 하고, 끝범위에서도 지속되어야 한다.

몸쪽 정강종아리관절의 가동술

몸쪽 정강종아리관절의 앞쪽 활주기법과 뒤쪽 활주기법

적응증:

- ***종아리뼈의 앞쪽 활주기법***과 ***정강뼈의 뒤쪽 활주기법***은 무릎의 굽힘이 제한되었을 때 적합하고, ***종아리뼈의 뒤쪽 활주기법과 정강뼈의 앞쪽 활주기법***은 무릎의 폄이 제한되었을 때 적합하다.

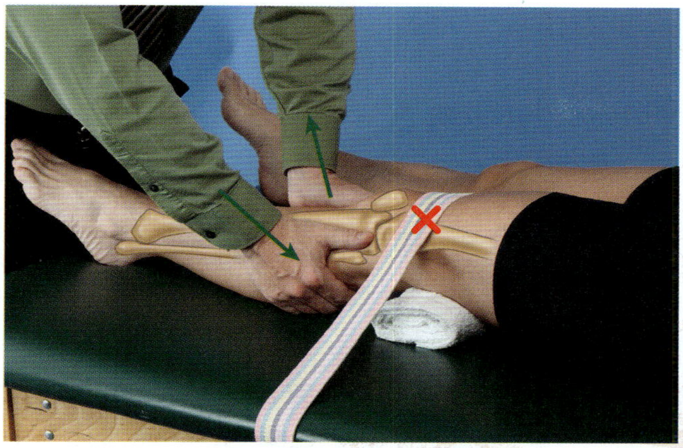

그림 26.45 정강뼈의 가쪽돌림을 회복하기 위한 몸쪽 정강종아리관절의 앞쪽 활주와 뒤쪽 활주.

종속운동기법(그림 26.45)

- **환자/치료사의 자세:** 환자는 무릎을 풀림 자세로 취하고 눕는다. 이때 베개나 쐐기를 무릎의 바로 몸쪽 부위에 배치한다. 제한 지점까지 무릎의 위치를 미리 배치할 수 있다. 치료사는 가동될 무릎 쪽에서 선 자세를 취한다.
- **손 배치:** 고정은 환자의 다리 무게나 무릎 몸쪽에 적용된 가동 벨트를 통해 이루어진다. 양 손을 무릎 바로 먼쪽인 정강뼈와 종아리뼈에 배치하고, 치료사의 아래팔을 힘의 적용 방향과 일직선 되게 유지한다.
- **힘 적용:** 무릎의 굽힘을 위해, 한 손의 가동손은 종아리뼈머리를 통해 앞가쪽으로 힘을 적용하고, 동시에 다른 손으로 정강뼈의 뒤안쪽으로 힘을 적용한다. 무릎의 폄을 위해, 한 손의 가동손은 종아리뼈머리를 통해 뒤안쪽으로 힘을 적용한고, 다른 손은 정강뼈에 앞가쪽으로 힘을 적용한다.

생리적 운동을 동반한 종속운동기법(그림 없음)

- **환자/치료사의 자세:** 환자는 환측 발을 스툴 위에 올려놓고 런지 자세를 취한다. 치료사는 환자를 마주보고 반무릎꿇은 자세를 취한다.
- **손 배치:** 한 손을 몸쪽 정강뼈에 배치하고, 다른 손을 무릎관절의 먼쪽인 종아리뼈에 배치한다. 치료사의 아래팔을 힘 적용의 방향과 일직선 되게 배치한다. 그러나 운동이 일어나는 동안에는 바뀔 수도 있다.
- **힘 적용:** 환자가 더 큰 굽힘을 하기 위해 앞쪽으로 런지할 때, 종아리뼈에 배치된 손으로 앞쪽의 힘을 적용하고, 정강뼈에 배치된 손으로 뒤쪽의 힘을 적용한다. 환자가 무릎을 펴하기 위해 스툴 위로 몸을 올려놓으려 할 때, 치료사는 정강뼈에 배치된 손으로 앞쪽으로 힘을 가하고, 종아리뼈에 배치된 손으로 뒤쪽으로 힘을 적용한다. 가동의 힘은 전체 가동범위 내내 유지되어야 하고, 끝범위에서도 지속되어야 한다.

정강넙다리관절의 굽힘 순간밀기 (그림 26.46)

- **적응증:** ***정강넙다리관절 굽힘의 순간밀기***는 무릎관절의 굽힘 가동범위가 제한되었을 때 적합하다.
- **환자/치료사의 자세:** 환자는 무릎을 굽힘하고 발을 테이블에 붙인 상태로 누운 자세를 취한다. 치료사는 가동될 무릎의 동측에서 선 자세를 취한다.
- **손 배치:** 받침점을 형성하기 위해, 고정손의 손가락을 오금 주름에 배치한다. 가동손으로 발목 바로 몸쪽인 종아리 먼쪽을 잡는다.
- **힘 적용:** 고정손이 받침점을 유지하는 동안, 가동손은 환자의 무릎을 최대로 굽힘한다. 저항이 끝범위에서 가해지면, 고정손의 받침점에 대항해 환자의 무릎을 조금 더 굽힘하는 쪽으로 빠르고 작은 진폭의 순간밀기를 적용한다.

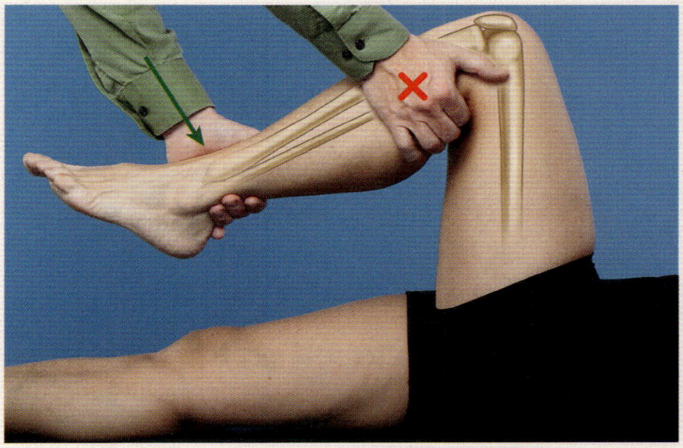

그림 26.46 정강넙다리관절의 굽힘 빠른 속도 트러스트.

임상 사례 (CLINICAL CASE)

사례 1

주관적 검사 (SUBJECTIVE EXAMINATION)

현재 병력:

40세의 카펫 설치를 자영업으로 하는 사람이 둔한 만성 양쪽 무릎 통증으로 오늘 물리치료실을 방문했다. 무릎 통증은 장기간 앉은 자세를 취하거나, 무릎을 꿇거나 쭈그려 앉은 자세를 취할 때 더 심해진다. 그는 증상 때문에 현재 일을 할 수 없는 상태이다. 그에 따르면 6개월 전부터 외상 없이 증상이 점진적으로 발생했다고 한다. 그는 증상으로 인해 자신의 일을 할 수 없었기 때문에 치료 받기를 결심했다. 그의 증상은 일을 한 이후에 더 심해졌고, 아스피린을 복용해도 증상이 크게 감소되지 않았다.

환자의 Western Ontario and McMaster Universities Osteoarthritis Index (WOMAC) global score는 65(최대 점수는 96점으로서, 점수가 높을수록 장애의 수준도 높다). 그의 통증점수는 15점이고, 뻣뻣함은 5점, 신체 기능 점수는 45점이었다. Cincinnati Knee Rating System index의 점수는 양쪽 무릎 모두 53점이다(100점이 최대 점수이고, 점수가 낮을수록 장애의 수준이 높아진다).

과거 병력:

환자는 고교 야구 팀에서 투수를 한 이후로 몇 년 동안 간헐적인 무릎 통증이 발생했다고 보고했다.

객관적 신체 검사 (OBJECTIVE PHYSICAL EXAMINATION)

구조물 검사

환자를 선 자세로 관찰했을 때, 양쪽 발이 심하게 엎침되고, 발꿈치의 밖굽이와 양쪽 무릎의 밖굽이가 나타났다. 앞쪽 무릎뼈는 가쪽으로 전위되고, 가쪽돌림되고, 굽힘되고 안쪽으로 경사져 있다. 양쪽 VMO에 위축이 나타나 있고, 오른쪽 무릎의 Q각이 23°이고, 왼쪽 무릎의 Q각이 20°였다. 무릎관절, 넙다리네갈래근 및 종아리를 중심으로 둘레를 측정한 결과는 양쪽이 동일하였다. 체중부하를 하지 않고 중립위 자세로 목말밑관절을 구조적으로 평가해 보니, 양쪽 발 모두 심한 발앞쪽(forefoot)의 안굽이 변형과 가벼운 발뒤쪽(rearfoot)의 안굽이 변형이 나타났고, 그리고 첫 번째 레이가 발바닥굽힘되고, 엄지발가락에 굳은살이 있고, 뒤발꿈치 뒤쪽에 구두 혹(pump bump)이 있었다.

가동성 검사

생리적 가동성 검사: 무릎(정강넙다리관절)의 AROM과 PROM은 굽힘과 폄에서 정상 범위 내에 있었다. 능동으로 무릎을 폄하는 동안 무릎넙다리관절을 촉진했을 때, 무릎뼈의 가쪽 이동이 크게 일어났고, 무릎뼈의 과도한 굽힘이 일어났다: 무릎 굽힘 30°에서 완전 폄까지 염발음과 통증이 발생했다. 가동범위 내에서 무릎뼈를 도수로 안쪽으로 압박했을 때 염발음과 통증이 감소되었다. 풀림 자세에서 무릎넙다리관절의 수동 가동성은 무릎뼈 넓이의 25%까지 안쪽으로 활주되었다. 가쪽 경사(위-아래 축)와 안쪽돌림(앞-뒤 축) 및 폄(안-가 축)이 감소되었다.

종속운동 가동성 검사: 정강넙다리관절의 모든 종속운동은 WNL이고 통증이 없었다.

유연성 검사

양쪽 뒤넙다리근, 장딴지근 및 TFL에서 뻣뻣함의 증가와 유연성 감소가 나타났다.

근육 기능 검사

열린 사슬로 넙다리네갈래근을 최대로 수축할 때, 양쪽 무릎의 VMO에서 동원 감소가 나타났다. 도수근력검사에 따르면, 넙다리네갈래근은 4/5였고, 무릎 굽힘 30°에서 완전 폄까지는 4−/5로 감소되었고, 검사 시 통증이 발생하기 시작했다. 뒤넙다리근의 근력은 5/5였고, 통증이 없었다. 양쪽 중간볼기근의 근력은 3+/5이고, 양쪽 엉덩관절 가쪽돌림근의 근력은 3+/5였고, 통증이 없었다. 발목 근력은 5/5로 나타났다.

신경학 검사

WNL 내에 있다.

촉진

능동 무릎 운동과 수동 무릎넙다리관절 활주 시 양쪽 무릎에서 염발음이 발생했고, 간헐적인 통증이 발생했다. ITB에서 가벼운 타이트니스가 나타났다. 무릎뼈의 하극과 가쪽면에서 압통이 발생했다. 무릎힘줄의 비염증성 비후가 중등도로 나타났지만, 부종은 없었다.

기능 검사

앉은 자세에서 선 자세로 움직일 때 중등도의 통증이 나타났고, 중간볼기근 파행이 양쪽으로 나타났다. 보행 동안 심한 엎침이 나타났고, 입각기 후반부에서 뒤침이 일어나지 않았다. 스쿼트 검사에 따르면, 완전한 쪼그려 앉기를 했을 때 양쪽 무릎의 앞쪽 부분에서 뚜렷한 통증이 발생했고, 계단 오르기 초기에서도 비슷한 통증이 발생했다. 이 시기 때 다른 점핑, 달리기 및 호핑 검사를 하지 않았다.

특수 검사: 무릎뼈 가쪽 불안 검사 = 양쪽이 약간 양성이고, Ober 검사 = 양성이고, Noble 압박 검사 = 양성이고, Craig 검사 = 양쪽 넙다리뼈 앞방향경사에 대해 양성이고, SLR 검사 = 양쪽이 뒤넙다리근 타이트니스 때문에 45°에서 제한되었다. 모든 인대 검사와 반달판 검사는 음성이었다.

1. 제공된 정보를 바탕으로, 여러분의 감별진단은 무엇인가? 가설을 배제하거나 확신하는데 필요한 부가적인 정보는 무엇인가?
2. 이런 문제의 시작에 영향을 줄 수 있는 구조적 손상이나 기능적 손상, 또는 행동 요소를 확인하고, 각 요소에 대해 설명해 본다.
3. 이 소견들을 토대로, 이 환자의 관리계획을 설명해 본다. 도수 중재와 비도수 중재에 대한 특정한 정보를 제공하고, 중재의 빈도, 강도, 기간 및 적절한 순서에 대한 정보와 함께 특별한 절차를 포함시킨다. 특히, 적절한 도수 중재를 강조하고, 여러분의 파트너에게 각 기법을 수행해 본다.
4. 환자 상태의 시작과 영속에 있어 근육의 약증과 타이트니스의 역할은 무엇인가?
5. 이 환자의 직업 업무에 어려움이 있다면, 직업 업무의 수정에 대해 여러분이 제공할 수 있는 조언은 무엇인가? 환자가 직업을 구하는데 도움을 줄 수 있는 외적 지지 시스템은 무엇인가? 업무 요구가 덜 중요하였다면, 이런 상태가 일어났다는 것을 믿고 있는가?
6. 무릎넙다리관절의 운동형상학을 설명해 본다. 무릎넙다리관절의 운동형상학에서 일어나는 환자의 비정상은 무엇인가? 그리고 영향을 주는 요소는 무엇인가?
7. 진단 영상이 이런 환자의 관리에 유용할 수 있는가? 가장 유용할 수 있는 특별한 검사와 관점은 무엇인가? 환자 관리에 대한 여러분의 임상 결정에 영향을 줄 수 있는 진단 영상의 결과는 무엇인가?

사례 1

주관적 검사 (SUBJECTIVE EXAMINATION)

현재 병력

25세 여성 축구선수로 지난 밤 경기에서 손상을 당했다. 그녀에 따르면, 공을 차기 위해 오른발을 고정하고 몸을 왼쪽으로 돌릴 때 다른 선수가 자신을 밀어서, 오른발의 뒤가쪽면으로 넘어졌다고 한다. 관절에서 소리가 났고, 즉각 통증이 발생했다고 한다.

그녀는 의사에게 진료를 받지 않고, 오늘 여러분의 물리치료실을 직접 방문했다. 그녀는 심한 통증과 체중을 지지할 수 없고, 손상 후 몇 시간 내에 심한 부종이 발생했다.

환자의 WOMAC 점수[24]는 65이었다(최대 96점이 최대 장애를 의미한다). 세부 점수는 다음과 같다: 통증의 점수 = 15점, 뻣뻣함의 점수 = 5점, 신체 기능 점수 = 45점. Cincinnati Knee Rating System 지수는 양쪽 무릎 모두가 53점이었다(100점이 최대 점수이고, 낮은 점수일수록, 장애의 수준이 더 심한 것이다).

과거 병력

환자는 2년 전에 왼쪽 ACL 열상으로 인해 중앙 1/3 무릎 힘줄을 이용한 재건술을 받았다고 한다. 그리고 체조 활동으로 인해 오른쪽 다리의 MCL 염좌, 왼쪽 팔꿈치 곁인대 염좌, 허리뼈 전방전위증을 가졌다고 한다. 그녀는 5년 전에 Marfan 증후군을 진단 받았고, 간헐적 심장 부정맥을 호소한다.

객관적 신체 검사 (OBJECTIVE PHYSICAL EXAMINATION)

구조물 검사

오른쪽 무릎의 관찰에 따르면, 뚜렷한 부종과 넙다리네갈래근 위축이 있었다. 무릎의 자세는 무릎을 약 30°로 굽힘하고 있다.

가동성 검사

무릎관절(정강넙다리관절)의 생리적 가동성 검사:

우측 무릎의 운동	AROM	PROM	끝느낌	통증 재발	R과 P의 관계
굽힘	45°	60°	빈 느낌	양성	P 1, 2
폄	−30°	−15°	빈 느낌	양성	P 1, 2
정강뼈 가쪽돌림	NA	−15° 폄에서 측정된 15°	부드러운 느낌	양성	R 1 이전 P 1, 2
정강뼈 안쪽돌림	NA	60° 굽힘에서 측정된 10°	부드러운 느낌	양성	R 1 이전 P 1, 2
정강뼈 벌림	NA	−15° 폄에서 측정된 5°	부드러운 느낌	양성	R 1 이전 P 1, 2
정강뼈 모음	NA	60° 굽힘에서 측정된 5°	부드러운 느낌	양성	R 1 이전 P 1, 2

AROM은 능동가동범위, PROM은 수동가동범위, P1은 첫 번째 통증을 의미하고, P2는 두 번째 통증을 의미하고, R1은 첫 번째 저항을 의미하고, R2는 두 번째 저항을 의미한다.

무릎넙다리관절의 가동성은 수동으로 모든 면에서 WNL 이다. 무릎을 능동으로 움직이는 동안, 통증이 없는 가동성과 트래킹이 나타났다.

종속가동성 검사: 정강넙다리관절의 앞쪽 활주는 과가동성이고, 부드러운 끝느낌이 있다.
부가적으로, 안쪽정강뼈융기의 앞쪽 활주는 과가동성이고, 부드러운 끝느낌을 가진다.
견인도 과가동성을 띤다.

유연성 검사

운동을 하는 동안 뒤넙다리근과 장딴지근에서 자발적인 근방호가 나타났다. 통증과 관절 운동의 두려움으로 인한 자발적 근방호 때문에 유연성을 평가하기 어려웠다.

근육 기능 검사

능동 운동을 할 때 오른쪽 넙다리네갈래근 동원이 감소되었고, 뒤넙다리근의 동원이 크게 감소되지 않았다. 무릎의 도수근력검사는 통증이나 통증의 두려움 때문에 수행되지 않았다. 엉덩관절과 발목관절의 근력은 대략 4+/5, 5/5였다.

신경학 검사

WNL 내에 있다.

촉진

터치에 따른 온도 상승과 부종이 안쪽 정강넙다리관절 구획과 오금 오목 안에 뚜렷하게 나타났다.
터치에 따른 압통이 MCL, 안쪽 관절선, 오금 오목에서 뚜렷하게 나타났다.

기능 검사

현재 환자는 양쪽 액와목발 보행을 하고 있고, 통증 증가로 인해 스윙-스로우 보행 패턴으로 체중의 25%만 지지한다. 물리치료로 복귀할 때, 기준선 기능 검사는 자가이식의 ACL 재건술과 안쪽반달판 제거술 이후 6주에 수행되었고, 환자는 다음과 같은 기능 검사의 결과를 나타낸다. 왼쪽 한발 뛰기 거리는 125 ㎝ 이고, 오른쪽 한발 뛰기 거리는 75 ㎝ 였고, 오른쪽 무릎이 왼쪽 무릎의 60%에 해당한다. 교차 한발뛰기 검사는 왼쪽 발이 300 ㎝이고, 오른 발이 175 ㎝여서, 오른발이 왼발의 58%에 해당한다. 6M 한발 뛰기 검사에 따르면, 왼발이 10.05초이고, 오른발이 16.02초 였다. 10 m의 "8"자 달리기 검사와 10m의 직선 달리기 검사의 비교는 4.5:1이었다.

특수 검사 :

앞쪽 서랍 검사= 양성, Lachman 검사 = 양성, 가쪽 축 이동검사와 역 축 이동검사 = 양성이다.
뒤쪽 서랍 검사 = 음성, McMurray 검사 = 양성, Apley 압박 검사 = 양성이다.

1. 이런 종류의 환자를 관리할 때, 자가 보고 장애지수의 가치는 무엇인가? 이 경우에 사용된 장애 지수의 변수 비율에 대해 설명해 본다.
2. 현재 손상에 대한 과거 병력의 영향을 거론해 본다. 이런 과거 병력이 있다면, 재손상을 예방하는데 어떤 방법을 취할 수 있는가?
3. 동적 안정성을 제공하는 무릎 근육의 역할을 설명해 본다. 통증과 손상에 의해 영향을 받는 이 근육들은 얼마인가? 이런 손상의 재활에 있어서 그 근육들의 역할의 가치는 무엇인가?
4. 현재 사용되고 있는 ACL 재건술의 종류를 고려해 본다. 각 수술 방법의 장점과 단점은 무엇인가? 수행된 재건술의 종류가 중재의 과정에 얼마나 영향을 주는가?
5. 정강넙다리관절 운동형상학에 있어서, ACL의 역할은 무엇인가? ACL 결핍이 존재할 때 무릎의 운동형상학이 어떻게 변할 것인가?
6. 정강넙다리관절의 운동형상학에 있어서 MCL과 반달판의 역할은 무엇인가? MCL 손상과 안쪽반달판 손상이 존재할 때, 무릎의 운동형상학이 어떻게 변할 것인가?
7. 가쪽반달판보다 안쪽반달판이 더 손상되기 쉬운 이유는 무엇인가? 안쪽반달판 열상이 ACL 손상을 동반하는 이유는 무엇인가? 이런 경우의 반달판 병변은 이런 환자를 중재하는데 얼마나 어렵게 만드는가?
8. 환자의 현재 상태와 예후에 대해 우리에게 말하는 ACL 재건술 후 6주에 수행된 기능 검사의 결과는 무엇인가? 환자 관리에 있어서 기능 검사의 가치는 무엇인가?

9. ACL과 반달판의 손상을 확인하는데 이용되는 임상 검사의 가치와 제한점을 설명해 본다.

10. 다음의 표를 이용하여 이 환자에 대한 여러분의 관리 계획을 설명한다.

11. 이 환자의 관리에 이용된 도수치료는 얼마인가? 파트너와 함께 처방된 도수 중재를 수행해 본다.

중재	변수	수술 후 몇 주?	예후를 위한 지표

따라하기 (HANDS-ON)

파트너와 함께 실습실에서 다음의 활동을 수행하자.

1

무릎뼈의 안쪽 가장자리와 가쪽 가장자리를 촉진하고, 여러분의 파트너가 무릎을 열린 사슬로 굽힘하고 폄할 때 무릎뼈의 이동 경로를 따라 움직여 본다. 움직임의 탈선, 관절소리, 또는 통증의 존재를 확인해 본다. 만약 존재한다면, 무릎뼈를 활주, 돌림, 굽힘/폄하는 도수의 힘을 제공해 보고, 일어나는 변화를 관찰해 본다.

2

열린 사슬로 무릎을 능동 굽힘하고 폄할 때 파트너를 촉진해 보고, 가로면 운동과 이마면 운동을 확인해 본다. 선 자세에서, 능동 발의 엎침과 뒤침에 반응하여 일어나는 정강뼈와 넙다리뼈의 위치 변화를 확인해 본다.

3

정강넙다리관절의 견인, 앞쪽 활주, 뒤쪽 활주에 대한 수동 종속 가동성 검사를 수행하고, 운동의 양, 끝느낌, 증상의 시작을 확인해 본다. 다른 무릎과 다른 파트너와 비교해 본다. 똑같은 절차를 풀림 자세와 잠김 자세 뿐만 아니라, 열린 사슬과 닫힌 사슬로 수행해 본다. 그리고 차이점을 설명해 본다.

4

무릎을 지나가는 다관절 근육의 수동불충분과 능동불충분의 자세를 확인해 보고, 여러분의 파트너를 대상으로 이 근육들을 수동불충분과 능동불충분의 자세로 배치해 본다. 다음 표를 완성해 본다.

5

적어도 두 사람에게 이 장의 중재 단락에서 기술된 각각의 가동술을 적용해 본다. 각 기법을 이용하여, 등급 Ⅰ에서 등급 Ⅳ의 기법을 실습해 본다. 파트너에게 설정, 기법, 편안함 등에 대한 정보를 알려준다. 이 가동술들을 연습할 때, Sequential Partial Task Practice Method(SPTP)을 이용한다. 이 방법은 학생들이 여러 파트너를 대상으로 각 기법의 한 요소(즉, 자세, 손 배치, 힘 적용)를 여러 번 반복 실습하는 방법으로서, 시작에서 끝날 때까지 실시간 동안 이루어진 후, 다음 요소를 하나씩 첨가시키는 방법이다(Wise CH, Schenk RJ, Lattanzi JB, A model for teaching and learning spiral thrust manipulation and its effect on participant confidence in techique performance. J. Man. Manip. Ther., August 2014).

근육	능동불충분의 자세	수동불충분의 자세

참고 문헌 (REFERENCES)

1. Jackson JL, O'Malley PG, Kroenke K. Evaluation of acute knee pain in primary care. *Ann Intern Med*. 2003;139:575-588.
2. Churchill DL, Incavo SJ, Johnson CC, Beynnon BD. The transepicondylar axis approximates the optimal flexion axis of the knee. *Clin Orthop*. 1998;356:111-118.
3. Riegger-Krugh C, Gerhart TN, Powers WR, Hayes WC. Tibiofemoral contact pressures in degenerative joint disease. *Clin Orthop*. 1998;348: 233-245.
4. Messner K, Gao J. The menisci of the knee joint. Anatomical and functional characteristics, and a rationale for clinical treatment. *J Anat*. 1998;193: 61-78.
5. Wilson DR, Feikes JD, O'Connor JJ. Ligaments and articular contact guide passive knee flexion. *J Biomech*. 1998;31:1127-1136.
6. Roach KE, Miles TP. Normal hip and knee active range of motion: the relationship to age. *Phys Ther*. 1991;71:656-665.
7. Boone DC, Azen SP. Normal range of motion of joints in male subjects. *J Bone Joint Surg*. 1979;61:756-759.
8. Oatis CA. *Kinesiology: The Mechanics and Pathomechanics of Human Movement*. Philadelphia, PA: Lippincott Williams & Wilkins; 2004.
9. Kennedy JC, Weinberg HW, Wilson AS. The anatomy and function of the anterior cruciate ligament. *J Bone Joint Surg*. 1974;56A:223-235.
10. Fuss FK. The restraining function of the cruciate ligaments on hyperextension and hyperflexion of the human knee joint. *Anat Rec*. 1991;230: 283-289.
11. Seering WR, Pizizli RL, Nagel DA, Schurman DJ. The function of the primary ligaments of the knee in varus-valgus and axial rotation. *J Biomech*. 1980;13:785-794.
12. Markolf KL, Gorek JF, Kabo JM, Shapiro MS. Direct measurement of resultant forces in the anterior cruciate ligament. An in vitro study performed with a new experimental technique. *J Bone Joint Surg*. 1990;72:557-567.
13. Tomsich DA, Nitz AJ, Threlkeld AJ, Shapiro R. Patellofemoral alignment: reliability. *J Orthop Sports Phys Ther*. 1996;23:200-215.
14. Powers CM, Mortenson S, Nishimoto D, Simon D. Criterion-related validity of a clinical measurement to determine the medial/lateral component of patellar orientation. *J Orthop Sports Phys Ther.* 1999;29:372-377.
15. Hehne JH. Biomechanics of the patellofemoral joint and its clinical relevance. *Clin Orthop*. 1990;258:73-85.
16. Grelsamer RP, Klein JR. The biomechanics of the patellofemoral joint. *J Orthop Sports Phys Ther*. 1998;28:286-298.
17. Carson WG, James SL, Larson RL. Patellofemoral disorders: physical and radiographic evaluation. Part I: physical examination. *Clin Orthop*. 1984;185:165-177.

18. Greenfield BH. *Rehabilitation of the Knee: A Problem-Solving Approach*. Philadelphia, PA: FA Davis; 1993.
19. Larson RL. The patellar compression syndrome: surgical treatment by lateral retinacular release. *Clin Orthop*. 1978;34:158.
20. Lysholm J, Gilquist J. Evaluation of knee ligament surgery results with special emphasis on the use of a scoring scale. *Am J Sports Med*. 1982;10:150-154.
21. Bellamy N, et al. Validation study of WOMAC: a health status instrument for measuring clinically important patient-relevant outcomes following total hip or knee arthroplasty in osteoarthritis. *J Orthop Rheumatol*. 1988;1:95-108.
22. McConnell S, Kolopack P, Davis AM. The Western Ontario and McMaster Universities Osteoarthritis Index (WOMAC): A review of its utility and measurement properties. *Arthritis Rheum*. 2001;45:453-461.
23. Noyes FR, McGinniss GH, Mooar LA. Functional disability in the anterior cruciate insufficient knee syndrome. *Sports Med*. 1984;1:287-288.
24. Irrgang JJ, Safran MR, Fu FH. The knee: ligamentous and meniscal injuries. In: Zachazewsji JE, Magee DJ, Quillen WS, eds. *Athletic Injuries and Rehabilitation*. Philadelphia, PA: WB Saunders; 1996:685.
25. Irrgang JJ, et al. Development of a patient-reported measure of function of the knee. *J Bone Joint Surg*. 1998;80A:1132-1145.
26. Boyko EJ, Ahroni JH, Davignon D, et al. Diagnostic utility of the history and physical examination for peripheral vascular disease among patients with diabetes mellitus. *J Clin Epidemiol*. 1997;50:659-668.
27. Boissonnault WG. *Primary Care for the Physical Therapist: Examination and Triage*. St. Louis, MO: Elsevier Saunders; 2005.
28. McFarland EG, Mamanee P, Queale WS, Cosgarea AJ. Olecranon and prepatellar bursitis. *Phys Sportsmed*. 2000;28:40-52.
29. Hewett TE, Myer GD, Ford KR, Heidt RS, et al. Biomechanical measures of neuromuscular control and valgus loading of the knee predict anterior cruciate ligament injury risk in female athletes: a prospective study. *Am J Sports Med*. 2005;33:492-501.
30. Stiell IG, Wells GA, McDowell I, et al. Use of radiography in acute knee injuries: need for clinical decision rules. *Acad Emerg Med*. 1995;2:966-973.
31. Stiell IG, Wells GA, Hoag RH, et al. Implementation of the Ottawa Knee Rule for the use of radiography in acute knee injuries. *JAMA*. 1997;278:2075-2079.
32. Friberg O, Nurminen M, Korhonen K. Accuracy and precision in clinical estimation of limb length inequality and lumbar lordosis. *Int Disabil Stud*. 1988;10:49-53.
33. Subotnick SI. Limb length discrepancies of the lower extremity (the short leg syndrome). *J Orthop Sports Phys Ther*. 1981;3:11-16.
34. McCaw ST. Leg length inequality. *Sports Med*. 1992;14:422-429.
35. McCaw ST, Bates BT. Biomechanical implications of leg length inequality. *Br J Sports Med*. 1991;25:10-13.
36. Blake RL, Ferguson HJ. Correlation between limb length discrepancy and asymmetrical rearfoot position. *J Am Podiatr Med Assoc*. 1993;83:625-633.
37. Kling JR. Angular deformities of the lower limbs in children. *Orthop Clin North Am*. 1987;18:513-527.
38. Fulkerson JP, Arendt EA. Anteiror knee pain in females. *Clin Orthop Relat Res*. 2000;372:69-73.
39. Chao EYS, Neluheni EVD, Hsu RWW, Paley D. Biomechanics of malalignment. *Orthop Clin North Am*. 1994;25:379-386.
40. Boden BP, Pearsall AW, Garrett WE, Feagin JA. Patellofemoral instability: evaluation and management. *J Am Acad Orthop Surg*. 1997;5:47-57.
41. Hughston JC, Walsh WM, Puddu G. *Patellar Subluxation and Dislocation*. Philadelphia, PA: WB Saunders; 1984.
42. Schulthies SS, Francis RS, Fisher AG, Van deGraaff KM. Does the Q-angle reflect the force on the patella in the frontal plane. *Phys Ther*. 1995;75:24-30.
43. Magee DJ. *Orthopedic Physical Assessment*. 5th ed. Philadelphia, PA: WB Saunders; 2006.
44. Eckhoff DG. Effect of limb malrotation on malalignment and osteoarthritis. *Orthop Clin North Am*. 1994;25:405-414.
45. Tria AJ, Palumbo RC, Alicia JA. Conservative care for patellofemoral pain. *Orthop Clin North Am*. 1992;23:545-554.
46. Reischl SF, Powers CM, Rao S, Perry J. Relationship between foot pronation and rotation of the tibia and femur during walking. *Foot Ankle Int*. 1999;20:513-520.
47. McClay I, Manal K. Coupling parameters in runners with normal and excessive pronation. *J Appl Biomech*. 1997;13:109-124.
48. Nigg BM, Cole GK, Nachbauer W. Effects of arch height of the foot on angular motion of the lower extremities in running. *Biomechanics*. 1993;26:909-916.
49. Rothbart BA, Estabrook L. Excessive pronation: a major biomechanical determinant in the development of chondromalacia and pelvic lists. *J Manipulative Physiol Ther*. 1988;11:373-379.
50. Nourbakhsh MR, Arab AM. Relationship between mechanical factors and incidence of low back pain. *J Orthop Sports Phys Ther*. 2002;32:447-460.
51. Dahle LK, Mueller M, Delitto A, Diamond JE. Visual assessment of foot type and relationship of foot type to lower extremity injury. *J Orthop Sports Phys Ther*. 1991;14:70-74.
52. Botte R. An interpretation of the pronation syndrome and foot types of patients with low back pain. *Am J Podiatr Med*. 1981;76-85.
53. Cibulka MT. Low back pain and its relation to the hip and foot. *J Orthop Sports Phys Ther*. 1999;29:595-601.
54. Carson WG. Diagnosis of extensor mechanism disorders. *Clin Sports Med*. 1985;4:231-246.
55. Larsen K, Weidich F, Leboeuf-Yde C. Can custom-made biomechanic shoe orthoses prevent problems in the back and lower extremities? A randomized, controlled intervention trial of 147 military conscripts. *J Manipulative Physiol Ther*. 2002;25:326-331.
56. Dananberg HJ, Guiliano M. Chronic low-back pain and its response to custom-made foot orthoses. *J Am Podiatr Med Assoc*. 1999;89:109-117.
57. Mills OS, Hull ML. Rotational flexibility of the human knee due to varus/valgus and axial moments in vivo. *J Biomech*. 1991;24:673-690.
58. Lafortune MA, Cavanagh PR, Sommer HJ, Kalenak A. Three-dimensional kinematics of the human knee during walking. *J Biomech*. 1992;25:347-357.
59. Perry J, Burnfield JM. *Gait Analysis: Normal and Pathological Function*. 2nd ed. Thorofare, NJ: Slack; 2011.
60. Patla CE, Paris, SV. *E1 Course Notes: Extremity Evaluation and Manipulation*. St. Augustine, FL. Institute of Physical Therapy; 1993.
61. Fritz JM, Delitto A, Erhard RE, Roman M. An examination of the selective tissue tension scheme, with evidence for the concept of a capsular pattern of the knee. *Phys Ther*. 1998;78:1046-1061.
62. Carlsoo S. Fohlin L. The mechanics of the two-joint muscles rectus femris, sartorius, and tensor fascia latae in relation to their activity. *Scand J Rehabil Med*. 1969;1:107-111.
63. Mirzabeigi E, Jordan C, Gronley JK. Isolation of the vastus medialis oblique muscle during exercise. *Am J Sports Med*. 1999;27:50-53.
64. Kendall FP, McCreary EK, Provance PG. *Muscle Testing and Function*. Baltimore, MD: Williams & Wilkins; 1993.
65. Noyes FR, Sonstegard DA. Biomechanical function of the pes aanserinus at the knee and the effects of its transplantation. *J Bone Joint Surg*. 1973;55A:1241.
66. Fonseca ST, et al. Validation of a performance test for outcome evaluation of knee function. *Clin J Sports Med*. 1992;2:251-256.
67. Lephart SM, et al. Functional performance tests for the anterior cruciate ligament insufficient athlete. *Athl Train*. 1991;26:44-50.
68. Bolga LA, Keskula DR. Reliability of lower extremity functional performance tests. *J Orthop Sports Phys Ther*. 1997;26:138.
69. Noyes FR, Barber SD, Mangine RE. Abnormal lower limb asymmetry determined by function hop tests after anterior cruciate ligament rupture. *Am J Sports Med*. 1991;19:513-518.
70. Jonsson T, Althoff B, Peterson L, et al. Clinical diagnosis of ruptures of the anterior cruciate ligament: a comparative study of the Lachman test and the anterior drawer sign. *Am J Sports Med*. 1982;10:100-102.
71. Rosenberg TD, Rasmussen GL. The function of the anterior cruciate ligament during anterior drawer and Lachman's testing. *Am J Sports Med*. 1984;12:318-322.
72. Benjaminse A, Gokeler A, van der Schans CP. Clinical diagnosis of an anterior cruciate ligament rupture: a meta-analysis. *J Orthop Sports Phys Ther*. 2006;36:267-288.
73. Katz J, Fingeroth R. The diagnostic accuracy of ruptures of the anterior cruciate ligament comparing the Lachman test, the anterior drawer sign, & the pivot shift test in acute & chronic knee injuries. *Am J Sports Med*. 1986;14:88-91.
74. Malanga GA, Andrus S, Nadler SF, McLean J. Physical examination of the knee: A review of the original test description & scientific validity of common orthopedic tests. *Arch Phys Med Rehabil*. 2003;84:592-603.
75. Lee JK, Yao L, Phelps CT, Wirth CR, et al. Anterior cruciate ligament tears: MR imaging compared with arthroscopy & clinical tests. *Radiology*. 1988;166:861-864.
76. Lui SH, Osti L, Henry M, Bocchi L. The diagnosis of acute complete tears of the anterior cruciate ligament. *J Bone Joint Surg*. 1995;77:586-588.
77. Mitsou A, Vallianatos P. Clinical diagnosis of ruptures of the anterior cruciate ligament: a comparison between the Lachman test & the anterior drawer test. *Injury*. 1988;19:427-428.
78. Hardaker WT, Garrett WE, Bassett FH. Evaluation of acute traumatic hemarthrosis of the knee joint. *South Med J*. 1990; 83:640-646.
79. Tonino AJ, Huy J, Schaafsma J. The diagnostic accuracy of knee testing in the acutely injured knee. *ACTA Orthopedia*. 1986;52:479-487.
80. Boeree NR, Ackroyd CE. Assessment of the meniscus & cruciate ligaments: an audit of clinical practice. *Injury*. 1991;22:291-294.

81. Cibere J, Bellamy N, Thorne A, Esdaile JM, et al. Reliability of the knee examination in osteoarthritis: effect of standardization. *Arthritis Rheum*. 2004;50:458-468.
82. Rubinstein RA, Shelbourne KD, McCarroll JR, VanMeter CD, Rettig AC. The accuracy of the clinical examination in the setting of posterior cruciate ligament injuries. *Am J Sports Med*. 1994;22:550-557.
83. Shelbourne KD, Benedict F, McCarroll JR, et al. Dynamic posterior shift test: an adjuvant in evaluation of posterior tibial subluxation. *Am J Sports Med*. 1989;17:275-277.
84. Shino K, Horibe S, Ono K. The voluntary evoked posterolateral drawer sign in the knee with posterolateral instability. *Clin Orthop*. 1987;215:179-186.
85. Ferrari DA, Ferrari JD, Coumas J. Posterolateral instability of the knee. *J Bone Joint Surg Am*. 1994;76:187-192.
86. Daniel DM, Stone ML, Barnett P, Sachs R. Use of the quadriceps active test to diagnose posterior cruciate ligament disruption & measure posterior laxity of the knee. *J Bone Joint Surg*. 1988;70:386-391.
87. Baker CL, Norwood LA, Hughston JC. Acute combined posterior cruciate & posterolateral instability of the knee. *Am J Sports Med*. 1984;12:204-208.
88. Loos WC, Fox JM, Blazina ME, Del Pizzo W, Friedman MJ. Acute posterior cruciate ligament injuries. *Am J Sports Med*. 1981;8:86-92.
89. Fowler PJ, Messieh SS. Isolated posterior cruciate ligament injuries in athletes. *Am J Sports Med*. 1987;15:553-557.
90. Staubi H-U, Jakob RP. Posterior instability of the knee near extension. *J Bone Joint Surg*. 1990;72-B:225-230.
91. Logan MC, Williams A, Lavelle J, et al. What really happens during the Lachman test—a dynamic MRI analysis of tibiofemoral motion. *Am J Sports Med*. 2004;32:369-375.
92. Paessler HH, Michel D. How new is the Lachman test? *Am J Sports Med*. 1992;20:95-98.
93. Cooperman JM, Riddle DL, Rothstein JM. Reliability and validity of judgments of the integrity of the anterior cruciate ligament of the knee using the Lachman's test. *Phys Ther*. 1990;70:225-233.
94. Frank C. Accurate interpretation of the Lachman test. *Clin Orthop*. 1986;213:163-166.
95. Losee RE, Ennis TRJ, Southwick WO. Anterior subluxation of the lateral tibial plateau: a diagnostic test and operative review. *J Bone Joint Surg Am*. 1978;60:1015-1030.
96. Ostrowski JA. Accuracy of 3 diagnostic tests for anterior cruciate ligament tears. *J Athl Train*. 2006;41:120-121.
97. Bach BR, Warren RF, Wickiewitz TL. The pivot shift phenomenon: results and description of a modified clinical test for anterior cruciate ligament insufficiency. *Am J Sports Med*. 1988;16:571-576.
98. Peterson L, Pitman MI, Gold J. The active pivot shift: the role of the popliteus muscle. *Am J Sports Med*. 1984;12:313-317.
99. Harilainen A, Myllynen P, Rauste J, Silvennoinen E. Diagnosis of acute knee ligament injuries. *Ann Chir Gynaecol*. 1986;75:37-43.
100. Dervin GF, Stiell IG, Wells GA, et al. Physicians' accuracy & interrater reliability for the diagnosis of unstable meniscal tears in patients having osteoarthritis of the knee. *Can J Surg*. 2001;44:267-274.
101. Jacobson KE, Chi FS. Evaluation and treatment of medial collateral ligament and medial-sided injuries of the knee. *Sports Med Arthrosc Rev*. 2006;14:58-66.
102. Kurzweil PR, Kelley ST. Physical examination and imaging of the medial collateral ligament and posteromedial corner of the knee. *Sports Med Arthrosc Rev*. 2006;14:67-73.
103. Garvin GJ, Munk PL, Vellet AD. Tears of the medial collateral ligament. *Can Assoc Radiol J*. 1993;44:199-204.
104. Shelbourne KD, Martini DJ, McCarrell JR, et al. Correlation of joint line tenderness and meniscal lesions in patients with acute anterior cruciate ligament tears. *Am J Sports Med*. 1995;23:166-169.
105. McMurray TP. The semilunar cartilages. *Br J Surg*. 1942;29:407-414.
106. Evans PJ, Bell GD, Frank C. Prospective evaluation of the McMurray test. *Am J Sports Med*. 1993;21:604-608.
107. Kim SJ, Min BH, Han DY. Paradoxical phenomena of the McMurray test: an arthroscopic examination. *Am J Sports Med*. 1996;24:83-87.
108. Fowler PJ, Lubliner JA. The predictive value of five clinical signs in the evaluation of meniscal pathology. *Arthroscopy*. 1989;5:184-186.
109. Karachalios T, Hantes M, Zibis AH, Zachos V, et al. Diagnostic accuracy of a new clinical test (the Thessaly Test) for early detection of meniscal tears. *J Bone Joint Surg*. 2005;87A:955-962.
110. Akseki D, Ozcan O, Boya H, Pinar H. A new weight-bearing meniscal test & a comparison with McMurray & joint line tenderness. *Arthroscopy*. 2004;20:951-958.
111. Corea JR, Moussa M, Othman A. McMurray's test tested. *Knee Surg Sports Traumatol Arthrosc*. 1994;2:70-72.
112. Konan S, Rayan F, Haddad FS. Do physical diagnostic tests accurately detect meniscal tears? *Knee Surg Sports Traumatol Arthrosc*. 2009;17:806-811.
113. Pookarnjanamorakot C, Korsantirat T, Woratanarat P. Meniscal lesions in the anterior cruciate insufficient knee: the accuracy of clinical evaluation. *J Med Assoc Thailand*. 2004;87:618-623.
114. Hughston JC, Walsh WM, Puddu G. Patellar Subluxation and Dislocation. Philadelphia, PA: WB Saunders; 1984,
115. Fairbank HAT. Internal derangement of the knee in children and adolescents. *Proc R Soc Med*. 1937;30:427-432.
116. Haim A, Yaniv M, Dekel S, Amir H. Patellofemoral pain syndrome: validity of clinical & radiological features. *Clin Orthop*. 2006;451:223-228.
117. Nijs J, Van Geel C, Van der auwera D, Van de Velde B. Diagnostic value of five clinical tests in patellofemoral pain syndrome. *Man Ther*. 2006;11:69-77.
118. Niskanen RO, Paavilainen PJ, Jaakkola M, Korkala OL. Poor correlation of clinical signs with patellar cartilaginous changes. *Arthroscopy*. 2001;17:307-310.
119. Ahmed CS, McCarthy M, Gomez JA, Shubin Stein BE. The moving patellar apprehension test for lateral patellar instability. *Am J Sports Med*. 2009;37:791-796.
120. Ober FB. The role of the iliotibial and fascia lata as a factor in the causation of low-back disabilities and sciatica. *J Bone Joint Surg*. 1936;18:105-110.
121. Reese N, Bandy W. Use of an inclinometer to measure flexibility of the iliotibial band using the Ober test & Modified Ober test. *J Orthop Sports Phys Ther*. 2003;33:326-330.
122. Melchione W, Sullivan S. Reliability of measurements obtained by use of an instrument designed to measure iliotibial band length indirectly. *J Orthop Sports Phys Ther*. 1993;18:511-515.
123. Gautam VK, Anand S. A new test for estimating iliotibial band contracture. *J Bone Joint Surg Br*. 1998;80:474-475.
124. Noble HB, Hajek MR, Porter M. Diagnosis and treatment of iliotibial band tightness in runners. *Phys Sportsmed*. 1982;10:67-68,71-72, 74.
125. Vijayasankar D, Boyle AA, Atkinson P. Can the Ottawa knee rule be applied to children? A systematic review & meta-analysis of observational studies. *Emerg Med J*. 2009;26:250-253.
126. Bachmann LM, Haberzeth S, Steurer J, ter Riet G. The accuracy of the Ottawa Knee Rule to rule out knee fractures: a systematic review. *Ann Intern Med*. 2004;140:121-124.
127. Emparanza JI, Aginaga JR. Validation of the Ottawa knee rules. *Ann Emerg Med*. 2001;38:364-368.
128. Bulloch B, Neto G, Plint A, Lim R, et al. Validation of the Ottawa knee rules in children: a multicenter study. Ann Emerg Med. 2003;42:48-55.
129. Stiell IG. Clinical decision rules in the emergency department. *Can Med Assoc J*. 2000;163:1465-1466.
130. Richman PB. More on the Ottawa knee rules. *Ann Emerg Med*. 1999;33:476.

CHAPTER 27

발목과 발의 정형도수물리치료

Orthopaedic Manual Physical Therapy of the Ankle and Foot

Christopher H. Wise, PT, DPT, OCS, FAAOMPT, MTC, ATC

역자 : 정형국

27장 목적 :

이 장의 결론을 통해, 독자는 다음과 같은 것을 할 수 있을 것이다:

- 발목과 발의 주요 해부학적 특징과 생체역학적 특성을 확인할 수 있고, 검사와 중재에 대한 그것들의 영향도 확인할 수 있다.
- 발목과 발의 정형도수물리치료(OMPT) 검사에 이용되는 주요 절차들을 목록하고 수행할 수 있다.
- 정형도수물리치료 검사의 결과를 평가할 때 올바른 임상의사결정을 실증할 수 있다.
- 감별진단과 예후에 이룰 수 있는 적절한 검사 소견을 이용할 수 있다.
- 발목과 발에 대한 정형도수물리치료 중재의 안전한 수행과 관련된 이슈들을 거론할 수 있다.
- 발목과 발에 대한 관절가동술 수행 시 기본적인 기술 능력을 보여줄 수 있다.

기능해부학과 운동형상학 (FUNCTIONAL ANATOMY AND KINEMATICS)

서론 (Introduction)

발목-발 복합체는 보행과 기능에 있어서 독특하고 복잡한 역할을 한다. 전형적인 보행 패턴 동안, 이런 다관절 복합체는 2가지 역할을 수행한다. 첫째, 발목-발 복합체는 초기 발 꿈치닿기와 체중을 수용할 때 모바일 어댑터로 작용하고, 둘째, 앞쪽 추진을 촉진하는 강체 지렛대로 작용한다. 체중이 지형에 잘 적응하도록 하는 것 이외에, 발목-발 복합체는 이런 역할을 효율적으로, 효과적으로, 그리고 상호적으로 수행하는 역할을 담당한다. 발목-발 복합체를 구성하는 관절들은 자신들의 운동축을 가지고 다양한 조건 아래에서 정상 기능을 허용할 만큼 충분한 3면 가동성을 제공한다. 몸쪽 관절과 발목-발 복합체의 상호의존성은 조화의 근원일 뿐만 아니라, 구조적 손상과 기능적 손상의 결과로서 보상 전략을 요구한다. 발목-발 복합체는 운동사슬의 가장 먼쪽 분절로서 많은 하중이 걸리고 타고난 복잡성 때문에, 손상과 장애가 이 구조물에서 흔하게 발생한다. 그래서 도수물리치료사는 특별한 기술을 이용해 이들 구조물을 관리할 필요가 있다.

먼쪽 정강종아리관절 (TF) (The Distal Tibiofibular Joint)

*먼쪽 정강종아리관절*은 *몸쪽 정강종아리관절*과 상호작용하는 관절로서, 발목 기능에 대한 이들 관절의 영향은 매우 중요하다. 이런 *인대결합 관절*은 오목한 정강뼈 관절면이 볼록한 종아리뼈 관절면과 관절을 이루고, 그 사이에 *뼈사이막*이 존재한다(그림 27.1). 비록 관절 운동이 제한되어 있지만, 관절내의 이런 운동은 목말다리관절의 정상 기능에 꼭 필요한 것이다. 종아리뼈가 목말뼈와 관절을 이루는 큰 파셋을 가지고 있기 때문에, 발등굽힘과 발바닥굽힘을 하는 동안 먼쪽 종아리뼈는 큰 원호를 그리면서 움직인다. 발등굽힘과 발바닥굽힘은 몸쪽 정강종아리관절과 먼쪽 정강종아리관절의 운동을 모두 필요로 한다.

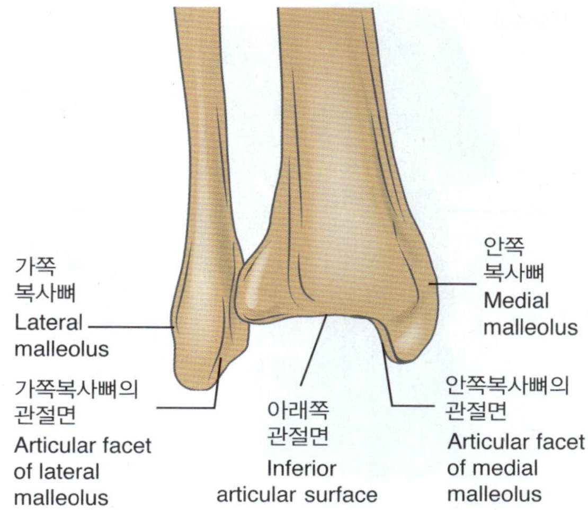

그림 27.1 먼쪽 정강종아리관절.

목말다리관절 (TC) (The Talocrural Joint)

실제 발목관절은 *목말다리관절* 또는 장부구멍으로 알려져 있다. 목말다리관절은 *윤활관절*이고, *경첩관절*로서 안–가 축을 중심으로 한 시상면의 운동을 주로 허용한다. *안쪽복사뼈*, *가쪽복사뼈*, 그리고 제 3의 복사뼈로 불리는 정강뼈의 *뒤쪽 파셋*이 목말다리관절의 오목한 몸쪽 부분을 형성한다. 볼록한 목말뼈의 *돔*과 *몸통*은 3개의 파셋을 갖고 있다: 위쪽에 위치한 *도르래 파셋*, 큰 *종아리뼈 파셋*, 그리고 작은 *정강뼈 파셋*. 이 파셋들은 관절연골로 덮여 있다. 목말뼈는 쐐기형 뼈로서, 앞쪽이 뒤쪽보다 넓다. 그림 27.2는 목말뼈의 주요 표식점은 물론, 발꿈치뼈와 관절을 이루는 부분을 보여주고 있다.

TC 관절은 조절가능한 *장부구멍* 또는 렌치(wrench)로 작용한다. 앞에서 언급되었듯이, 발등굽힘을 할 때 목말뼈가 장부구멍 안으로 움직이고, 발바닥굽힘을 할 때 장부구멍 밖으로 움직이기 때문에, 먼쪽 정강종아리관절은 불규칙한 쐐기형의 목말뼈에 잘 순응할 수 있다.

목말다리관절 (TC)의 가동성 (Mobility of the TC Joint)

발과 발목의 3면 운동을 기술하는데 사용되는 용어는 엎침과 뒤침이다. **엎침**(pronation)은 시상면의 발등굽힘, 이마면의 안쪽번짐, 그리고 가로면의 벌림으로 구성된다. **뒤침**(supination)은 시상면의 발바닥굽힘, 이마면의 가쪽번짐, 그리고 가로면의 모음으로 구성된다. 이 관절축들의 사선 방향을 토대로 했을 때, 발목–발의 운동은 단일 운동면으로 일어나지 않는다. 발과 발목 내에 있는 각 관절의 엎침과 뒤침에 대한 상대적 영향은 각 관절의 독자적인 축에 의해 달라진다.

TC 관절의 축은 안쪽복사뼈와 가쪽복사뼈를 통과하는 가로면 상에 위치한다.[1] 그러나 안쪽복사뼈가 가쪽복사뼈보다 약간 앞쪽과 위쪽에 위치하기 때문에, TC 관절의 실제 축은 가로면으로부터 위쪽으로 14°와 이마면으로부터 앞쪽으

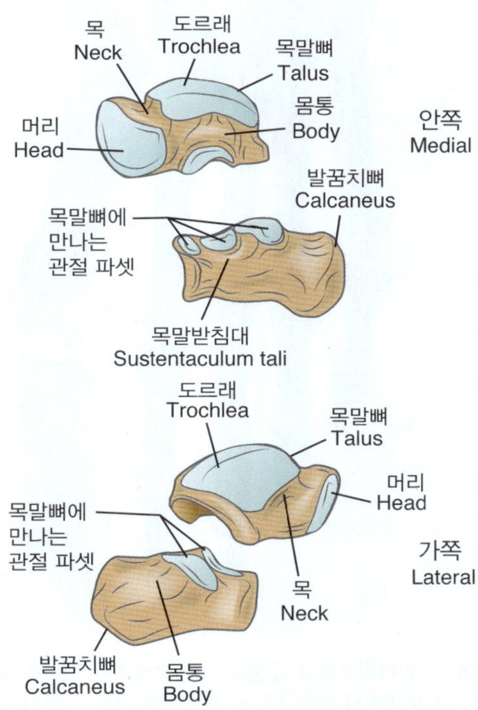

그림 27.2 목말다리관절.

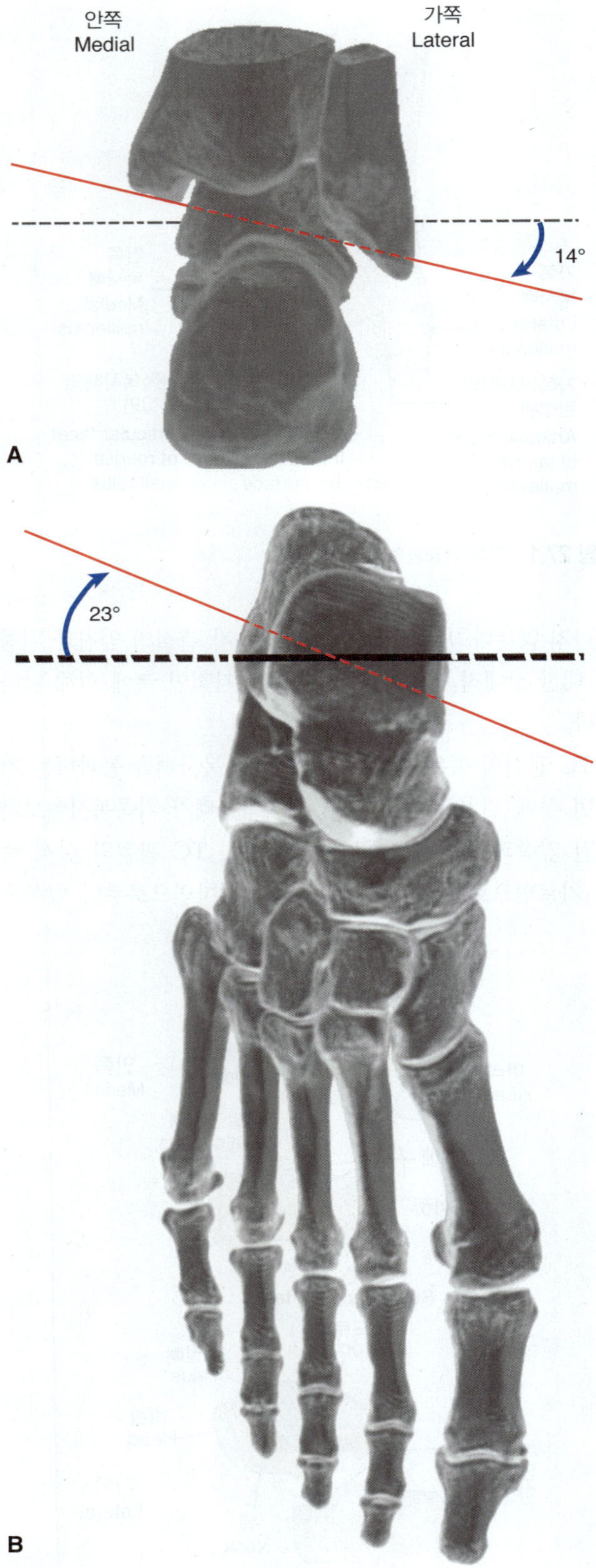

그림 27.3 목말다리관절의 운동축은 가로면에서 아래쪽으로 14°을 보이고(**A**), 이마면에서 뒤쪽으로 23°를 보인다(**B**). (출처: Levangie PK, Norkin CC. Joint structure and function: A Comprehensive analysis. 5th ed. Philadelphia:F.A. Davis Company. 2011).

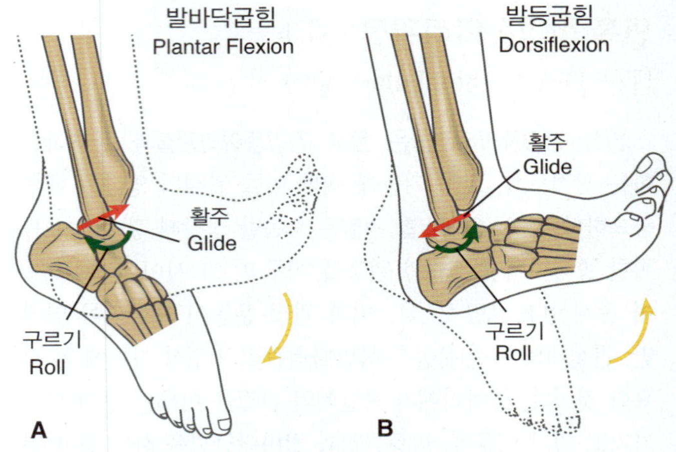

그림 27.4 열린 사슬에서 일어나는 목말다리관절의 종속운동. **A.** 발바닥굽힘 동안의 뒤쪽 구르기와 앞쪽 활주. **B.** 발등굽힘 동안의 앞쪽 구르기와 뒤쪽 활주.

로 23°로 향하고 있다.[2] TC 관절의 *3면 운동*을 일으키는 축은 사선 방향이지만, 대부분의 운동은 시상면에서 주로 일어난다(그림 27.3A, B).[3]

엎침과 뒤침에 영향을 미치는 TC 관절의 주된 영향은 *발등굽힘*(*DF*)과 발바닥굽힘이다. 무릎이 굽힘되었을 때 발등굽힘의 정상 가동범위는 *10–20°*[4–6]이고, *발바닥굽힘*(*PF*)의 정상 가동범위는 *34–50°*[4–6]이다. 다관절 근육인 장딴지근은 TC 관절에서 일어나는 발등굽힘의 가동성을 제한하는 수동불충분을 갖는다. 수동 측정 동안 무릎을 굽힘함으로써 장딴지근의 영향을 최소화하는 것은 적절한 중재를 수행하는데 매우 중요하다.

열린 사슬로 발바닥굽힘할 때 목말뼈는 앞쪽으로 활주하고, 발등굽힘할 때 목말뼈는 뒤쪽으로 활주한다(그림 27.4A,B). 닫힌 사슬에서 발등굽힘할 때, 오목한 장부구멍이 고정된 볼록한 목말뼈에 대해 앞쪽으로 활주하고, 발바닥굽힘할 때 뒤쪽으로 활주한다. TC 관절의 풀림 자세는 5–10°의 발바닥굽힘이고, 잠김 자세는 완전한 발등굽힘이다.[7]

목말다리관절의 안정성 (Stability of the TC Joint)

TC 관절은 지지를 위한 복잡한 수동 억제장치 시스템을 가지고 있다. 먼쪽 정강종아리관절의 *뼈사이막*도 TC 관절의 지지를 돕는다. 관절 안쪽면은 세모인대로 불리는 튼튼한 *안쪽곁인대*(*MCL*)에 의해 지지된다. *세모인대*는 부채살처럼 안쪽복사뼈에서 발배뼈, 목말뼈, 발꿈치뼈로 펼쳐져 주행하고, TC 관절과 목말밑관절에 가해지는 밖굽이의 힘에 대항하는 훌륭한 지지를 제공한다.

발목을 가쪽으로 지지하는 인대는 튼튼한 편이 아니고, 독특한 구조물로 종종 간주된다. 인체에서 가장 많이 손상되는 인대는 앞정강종아리인대로 알려져 있다. *앞정강종아리인대(ATF)*는 가쪽복사뼈의 앞쪽에서 목말뼈몸통으로 수평으로 주행한다. *뒤정강종아리인대(PTF)*도 수평으로 주행하지만, ATF 보다 더 긴 편이고, 가쪽복사뼈에서 목말뼈와 발꿈치뼈까지 뒤쪽으로 주행한다. PTF 인대는 가쪽 인대 중에서 가장 강한 인대로서, 단독으로 손상되는 경우는 매우 드물다.[8] ATF 인대와 PTE 인대 사이에는 *발꿈치종아리인대(CCF)*가 있는데, 이 인대는 가쪽복사뼈에서 발꿈치뼈 가쪽에 붙어 있는 가쪽 인대 중에서 가장 긴 인대이다. 이들 인대는 발목이 발바닥굽힘할 때 안굽이 힘에 의해 흔하게 손상되는데, 그 이유는 발바닥굽힘 자세가 먼쪽 정강종아리관절의 뼈성 제한을 덜 만들기 때문이다.[8,9] 발목을 통과하는 많은 다관절 근육들이 부가적인 동적 안정성을 제공한다. 인대성 억제 장치가 안쪽 또는 가쪽의 끝범위에서 단일면의 지지를 가장 효율적으로 제공하는 한편, 근육들은 다관절 운동 패턴을 하는 동안 중간 범위의 안정성과 지지를 돕는다.

목말밑관절 (The Subtalar Joint)

*목말밑관절(ST)*은 종종 발의 "코치(coach)"로서 간주되고, 이웃한 관절 내에서 일어나는 운동에 영향을 주는 귀중한 역할을 하고 있다. 목말밑관절은 *목말발꿈치관절* 또는 *목말발꿈치발배관절*이다.

목말뼈의 아래쪽면에는 발꿈치뼈와 관절을 이루는 3개의 파셋이 있다(그림 27.5). 큰 뒤쪽 파셋은 *발목굴(tarsal canal)*로 알려진 고랑에 의해 중간 파셋과 앞쪽 파셋으로 분리된다. 이런 *발목굴*은 가쪽복사뼈의 바로 앞쪽에서 가쪽 방사선 촬영에 의해 잘 확인될 수 있다. 앞쪽 파셋은 *목말받침대* 바로 앞쪽에 위치한다. 목말뼈의 볼록한 앞쪽 파셋과 중간 파셋은 오목한 발꿈치뼈와 관절을 이루고, 관절주머니를 공통으로 공유한다. 앞쪽 파셋과 중간 파셋은 뒤쪽 파셋보다 크기가 작아서, 위쪽에서 오는 힘의 대부분을 받는다. ST 관절의 플림 자세는 0–5°의 엎침이고, 잠김 자세는 완전한 뒤침이다.[7]

역학적 측면에서 보면, 목말밑관절은 "뾰족한 경첩관절"로서 종아리의 가로면 돌림 운동을 발의 이마면 운동으로 전환한다(그림 27.6). 반대로, 이런 뾰족한 경첩은 운동 사슬의 몸쪽 구조물 내에서 발의 이마면 운동을 가로면 운동으로 전환시킬 수 있다. 닫힌 사슬의 경우에서는, 체중부하의 힘으로 고정된 발꿈치뼈 위에서 목말뼈가 움직이는 것으로 생각된다. 발이 지면에 고정되어 목말뼈가 고정된 발꿈치뼈 위에서 움직일 때, 종아리의 가쪽돌림은 발을 뒤침시키고, 안쪽돌림은 발을 엎침시킨다. 그러므로 ST 관절은 평탄하지 않는 지면의 발 적응과 체중부하의 전달에 있어 기능적으로 중요하다.

ST **중립위**를 고려해야 하는 타당성, 신뢰성 및 임상 이용에 대해 많은 논란이 있다.[10,11] 대부분의 임상가들은 다음과 같은 Elveru 등[12]이 제시한 방법으로 ST 관절의 중립위

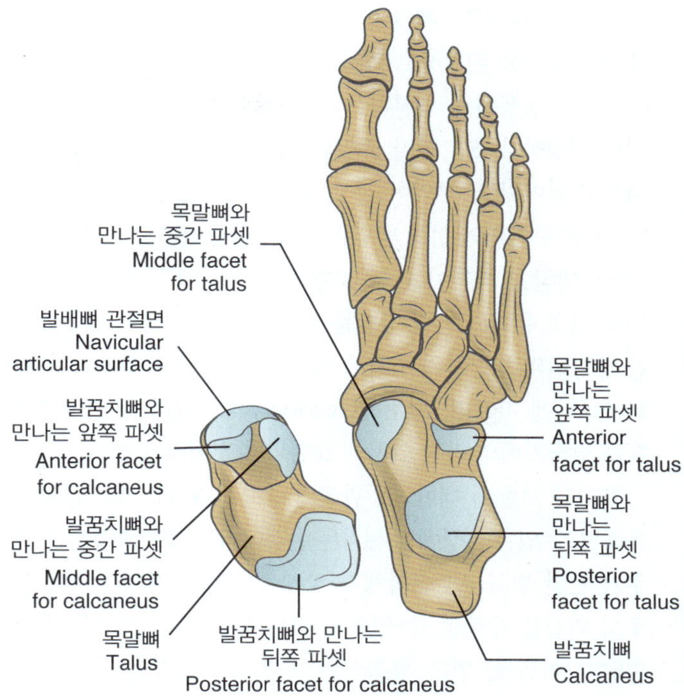

그림 27.5 목말–발꿈치–발배관절로 알려진, 목말밑관절.

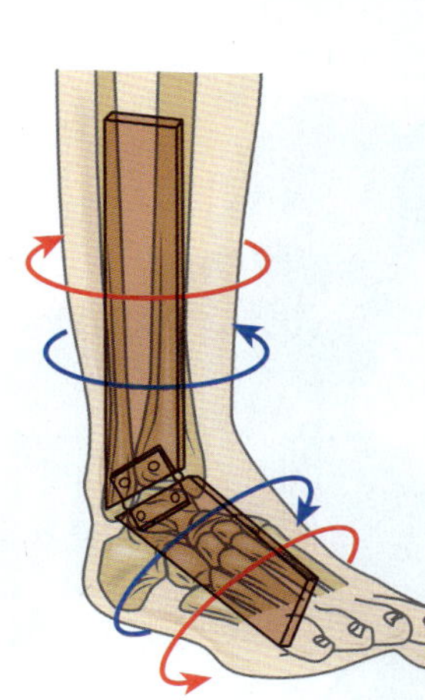

그림 27.6 목말밑관절은 뾰족한 경첩으로 작용한다. 정강뼈의 가로면 운동은 발의 이마면 운동으로 전환되고, 반대로 발의 이마면 운동은 정강뼈의 가로면 운동으로 전환된다(출처: Levangie PK, Norkin CC. Joint structure and function: A Comprehensive analysis. 5th ed. Philadelphia:F.A. Davis Company. 2011).

를 찾고 있다: 목말뼈의 안쪽머리와 가쪽머리를 촉진한 다음, ST 관절을 뒤침하고 엎침해 본다. 그리고 안쪽머리와 가쪽머리를 동등하게 배분하는 목말뼈의 위치를 찾아서 중립위로 설정한다. ST 관절 중립위를 확인하는 이런 방법은 신뢰성이 떨어지고, 무엇이 정상 범위인지는 매우 가변적이다. ST 관절 중립위의 정상 범위는 1.5°의 안굽이발꿈치에서 2°의 밖굽이발꿈치 까지이다.[11,13] 보행 동안 발이 ST 관절의 중립위로 거의 유지되지 않기 때문에, 많은 임상가들과 연구자들은 중립위의 정량화와 평가에 의문을 가져 왔다. Cornwall과 McPoil[10]에 따르면, 발뒤쪽(rearfoot)의 중립위는 종아리에 대해 발꿈치뼈의 안정 위치로 표현되는 것이라고 했다.

그러나 보행에 대한 ST 관절의 중요성과 ST 기능 문제로 초래될 수 있는 손상에 대해서는 논쟁이 없다. ST 관절은 보행주기 동안 발목–발 복합체가 강체 지렛대와 모바일 어댑터로서 역할을 수행할 수 있도록 하는 중요한 관절이다. 발꿈치닿기 이전에, 발은 엎침되는 방향으로 움직인다. 그러나 발꿈치가 지면에 닿는 시기에서는, 발이 뒤침되고, 발안쪽(forefoot)이 약 3°로 안쪽번짐한다. 발꿈치닿기에서 중간입각기 까지의 단계에서는, 발이 모바일 어댑터로 작용하고, 빠르게 엎침을 하여 체중을 수용하고 지형에 적응한다. 그런 다음, 발이 다시 뒤침을 하고, 발을 지면으로부터 떼기 직전에는 발꿈치가 최대로 5.5°의 안쪽번짐을 한다. 종말입각기 뒤침은 안정성을 증가시키고, 발이 전방 추진을 촉진시키는 강체 지렛대로서 자신의 역할을 충분히 할 수 있도록 만든다. ST 관절 기능의 문제는 위와 같이 보행 때 일어나는 일련의 과정에 영향을 주어, 보상작용과 손상을 초래할 수 있다. 관찰된 보행 편위의 특성을 이해하기 위해서는, ST 관절을 단독으로 고려하거나, 닫힌 사슬의 기능을 고려해 볼 필요가 있다.

목말밑관절의 가동성 (Mobility of the ST Joint)

ST 관절 운동축은 가로면으로부터 위쪽으로 42°로 향하고, 시상면으로부터 안쪽으로 16°로 향하고 있다(그림 27.7A,B).[14] 이 운동축은 이마면 운동인 안쪽번짐과 가쪽번짐의 축인 긴축과 매우 비슷하게 위치한다. ST 관절은 가로면과 수직을 이루는 축을 중심으로 일어나는 벌림과 모음에 최소로 영향을 준다. ST 관절 운동축의 각도가 42° 보다 작게 기울어져 있으면, 안쪽번짐/가쪽번짐의 범위가 더 크게 일어날 것이다. 이와 같이 운동축이 보다 수직에 가까워지면, 벌림과 모음의 운동이 더 크게 일어날 것이다.[14] 뒤침과 엎침에 대한 ST 관절의 가장 작은 영향은 각각 발등굽힘과 발바닥

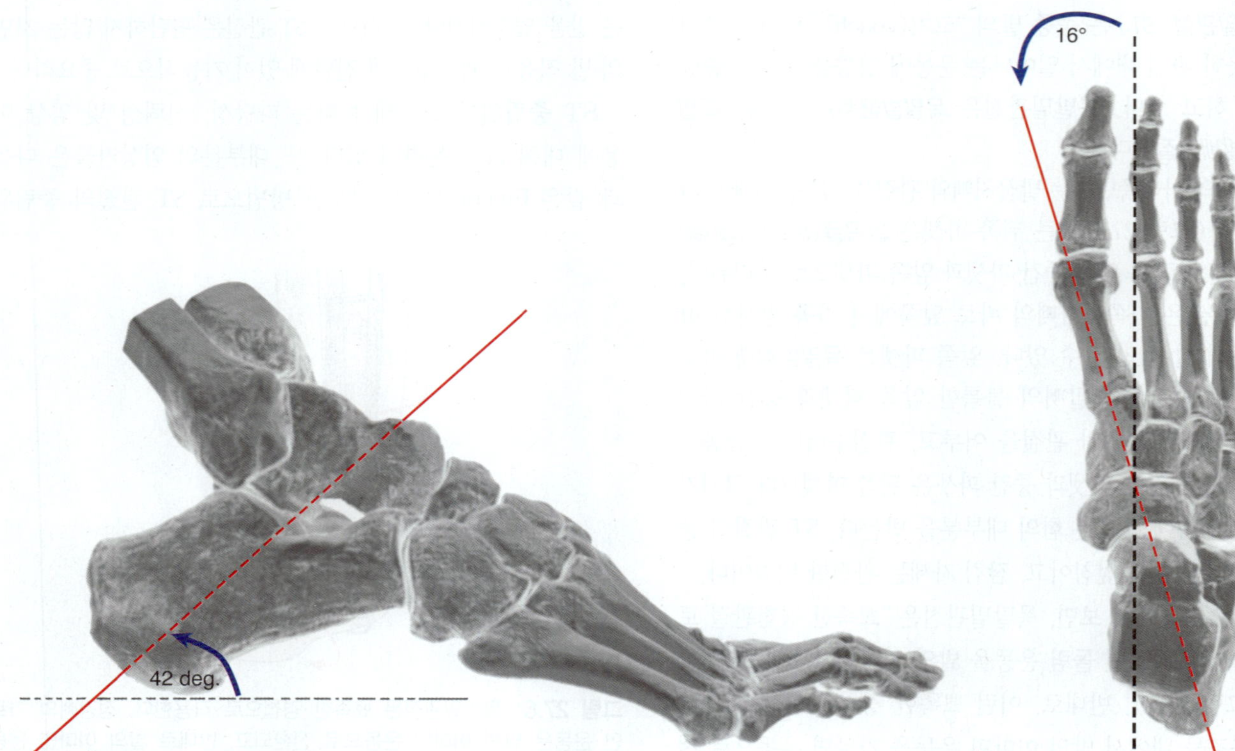

그림 27.7 목말밑관절의 운동축은 가로면에서 위쪽으로 42°로 향해 있고**(A)**, 시상면에서 안쪽으로 16°로 향하고 있다**(B)**. (출처: Levangie PK, Norkin CC. Joint structure and function: A Comprehensive analysis. 5th ed. Philadelphia: F.A. Davis Company. 2011.)

굽힘이다. ST 관절의 시상면과 가로면의 운동은 측정하기가 어렵다. ST 관절의 벌림과 모음은 체중부하 시 종아리의 비틀림으로 전환된다. 그러므로 발꿈치뼈에 대한 목말뼈 벌림과 모음의 양은 체중부하 시 관찰된 비틀림의 양으로 측정될 수 있다. 연구에 따르면, 보행 시 정강뼈의 안쪽돌림은 약 4°이고, 가쪽돌림은 약 6°이다.[10]

발의 안쪽번짐과 가쪽번짐의 정상 범위는 각각 *18.7–32°*과 *3.9–12.2°*이다.[13,15–17] 그러나 중요한 것은 기록된 정상 가동범위가 발의 복합 운동을 의미하는 것이지, ST 관절의 운동만을 단독으로 기술한 것은 아니다.

목말밑관절의 안정성 (Stability of the ST Joint)

여러 종류의 인대가 ST 관절의 1차 억제장치로 작용한다. *목인대*는 목말뼈목과 발꿈치뼈목을 연결하는 인대이고, ST 관절의 인대 중에서 가장 강한 인대로 고려된다. 발목굴 안에서 목인대의 안쪽에 사선 방향과 누운 방향으로 주행하는 2개의 인대가 있는데, 이를 *뼈사이인대*라고 한다. ST 관절을 직접 지지하는 뼈사이인대 이외에, *발꿈치종아리인대*가 있는데, 이 인대는 발목을 지지하는 중요한 2차 억제 장치로 작용한다. 많은 근육과 발의 지지띠에 부착되어 있는 광범위한 부착점들도 ST 관절을 부수적으로 지지하고 있다. ST 관절의 불안정과 탈구는 ST 관절의 뼈 특징 뿐만 아니라, 이들 인대성 구조물 때문에 거의 발생하지 않는다.

중간발목관절 (The Midtarsal Joint)

*중간발목관절(MT)*은 *가로발목관절*이나 *Chopart 관절*로 알려져 있다. MT 관절은 안쪽의 *목말발배관절*과 가쪽의 *발꿈치입방관절*로 구성되는 혼합 관절로서 "S"자 형태의 관절이다(그림 27.8). ST 관절이 먼쪽 관절의 기능에 영향을 주는 "발의 코치" 라면, MT 관절은 ST 관절의 기능에 반응하는 "스타 플레이어"로 간주될 수 있다. MT 관절은 발뒤쪽(rearfoot)에서 발중간(midfoot)으로 전이되는 부위이다.

목말발배관절은 볼록한 목말뼈머리와 오목한 발배뼈가 형성하는 관절로서, MT 관절의 안쪽 구획을 담당한다. 이 관절은 절구관절로서, ST 관절과 함께 관절주머니를 공유하고, 발의 안쪽기둥에 상대적으로 큰 가동성을 제공한다. 발이 발뒤꿈치닿기에서 중간입각기로 움직이는 동안 뒤침하기 때문에, 기능적으로 안쪽 가동성은 체중부하를 감소시키는 중요한 역할을 한다. 체중부하 시 ST 관절과 MT 관절의 본질적 관계는 ST 관절의 발꿈치뼈에 대한 목말뼈 운동이 고정된

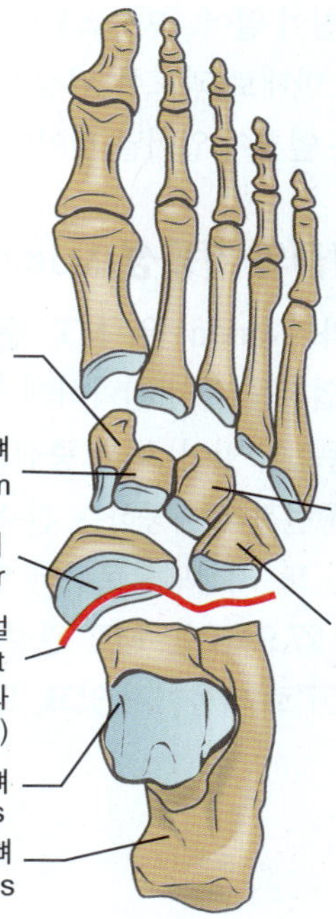

그림 27.8 중간발목관절(가로발목관절)은 가동성이 좋은 안쪽의 목말발배관절과 가동성이 떨어지는 가쪽의 발꿈치입방관절로 구성된다.

발배뼈에 대한 목말뼈의 움직임을 필요로 한다는 것이다.

발꿈치입방관절은 가쪽 기둥 내에 위치하고, 앞쪽 발꿈치뼈와 뒤쪽 입방뼈 사이에서 형성되는 안장모양의 관절로서 가동성이 떨어지는 편이다. 체중부하 시 ST 관절의 발꿈치뼈 운동은 상대적으로 고정된 입방뼈에 대한 발꿈치뼈의 운동을 필요로 한다.

체중부하 시, MT 관절은 ST 관절에 반응하지만, 독자적으로 움직인다. ST 관절이 정강뼈의 안쪽돌림에 반응하여 엎침할 때, MT 관절도 엎침한다. 이때 가동성이 좋은 안쪽 기둥이 참여하고, 발꿈치닿기 시 체중부하를 감소시키는 역할을 한다. 이와 같이, 정강뼈 가쪽돌림은 ST 관절의 뒤침을 일으키고, 연이어 MT 관절의 뒤침을 일으킬 것이다. 이때 가동성이 떨어지는 발의 가쪽기둥이 참여할 것이고, 또 발 떼기를 할 때 발에 강직성을 제공할 것이다. ST 관절이 엎침되면, 체중이 안쪽기둥으로 이동하게 될 것이다. 그리고 이때 가동성이 큰 목말발배관절이 참여할 것이고, 발 떼기를 할 때 발의 가동성이 증가할 것이다. 그리고 ST 관절의 뒤침이 체중을 가쪽으로 이동시킬 때는, 전방 추진을 위해 발이 강직성 지렛대로 작용할 것이다. 발뒤쪽(rearfoot)과 발중간(midfoot) 사이의 연결로서, MT 관절은 평탄하지 않는 지면에 발앞쪽(forefoot)이 잘 적응하도록 만든다. 예를 들어, ST 관절에

서 과도한 엎침이 일어나면, 조정을 하기 위해 MT 관절이 뒤침할 것이고, 반대로 과도한 뒤침이 ST 관절에서 일어나면, MT 관절에는 엎침이 일어날 것이다.

중간발목관절의 가동성(Mobility of the MT Joint)

Levangie와 Norkin[14]은 MT 운동축에 관한 Manter와 Elftman[19]의 업적을 다시 간략하게 정리했다. MT 관절 내에는 2개의 운동축이 있어, 이를 중심으로 운동이 일어난다. 안쪽번짐과 가쪽번짐을 제공하는 긴축은 가로면으로부터 위쪽 15°로 향하고, 또 시상면으로부터 안쪽으로 9° 기울어져 지나간다(그림 27.9A,B). MT 관절의 빗축은 시상면으로부터 안쪽으로 57°로 기울어져 있고, 또 가로면으로부터 위쪽으로 52° 기울어져 있다(그림 27.10A,B). 빗축을 중심으로 일어나는 주요 운동은 발등굽힘/발바닥굽힘과 벌림/모음이다. 빗축을 중심으로 일어나는 운동은 발이 벌림되었을 때 강화된다. TC 관절이 적절한 발등굽힘을 제공할 수 없는 경우에는, 더 큰 가동범위를 이루기 위해, MT 관절의 빗축이 참여할 수 있도록 발이 벌림될 것이다. 기능적으로 바람직하다 하더라도, MT 관절의 미세한 보상작용은 과도한 엎침을 포함한 후속 손상과 **엄지외반증 기형(hallux abductovalgus; HAV)**을 초래할 것이다. 비록 MT 관절이 목말밑관절에 의해 영향을 받는다 하더라도, 발안쪽에 의해 기능적으로 자유롭게 MT 관절은 움직일 것이다(그림 27.11). MT 관절의 보상작용을 확인하는 것은 적절한 관리를 하는데 매우 중요하다.

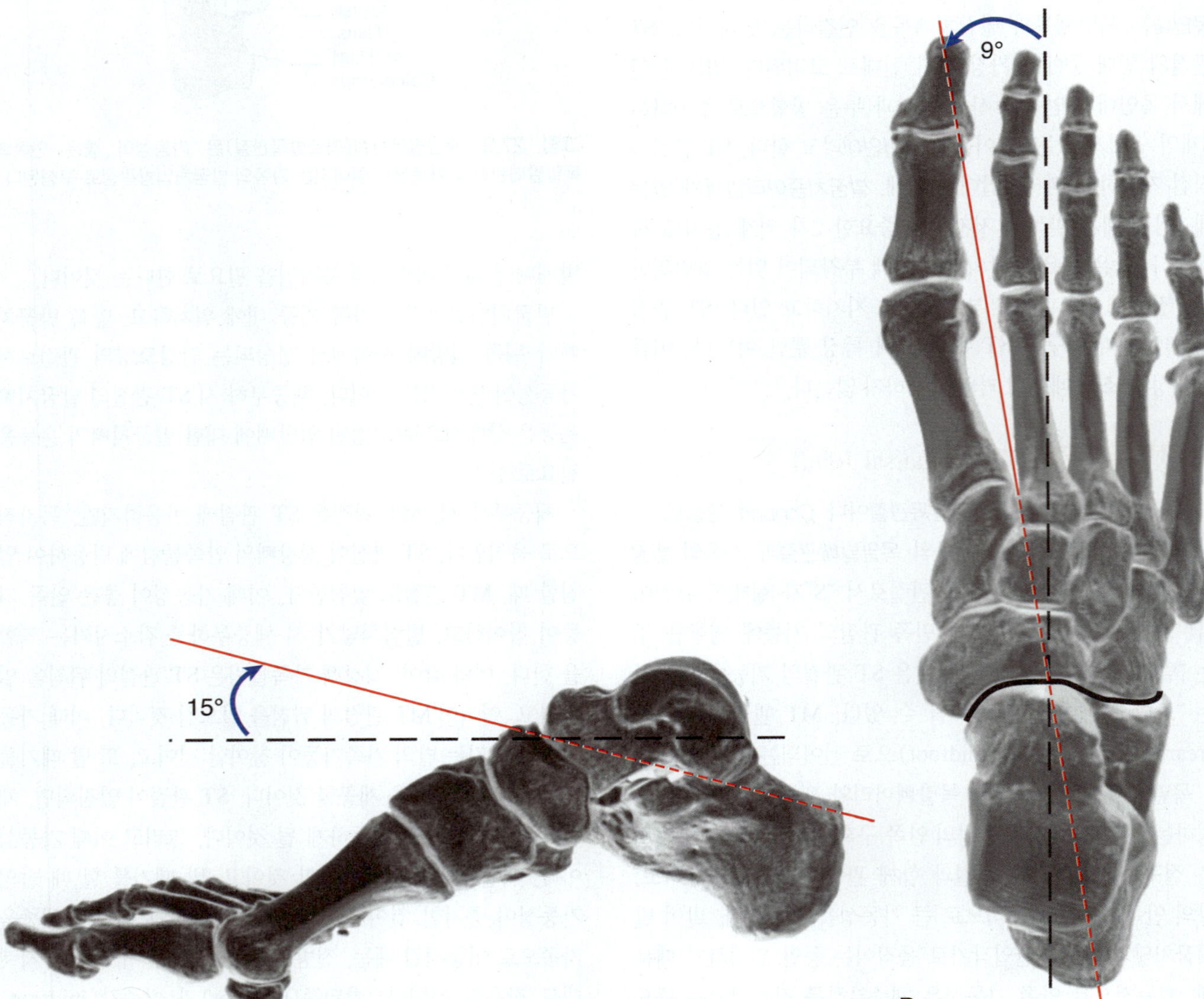

그림 27.9 중간발목관절의 긴축은 가로면에서 위쪽으로 15°로 향하고 있고**(A)**, 시상면에서 안쪽으로 9°로 향하고 있다**(B)**. (출처: Levangie PK, Norkin CC. Joint structure and function: A Comprehensive analysis. 5th ed. Philadelphia: F.A. Davis Company. 2011.)

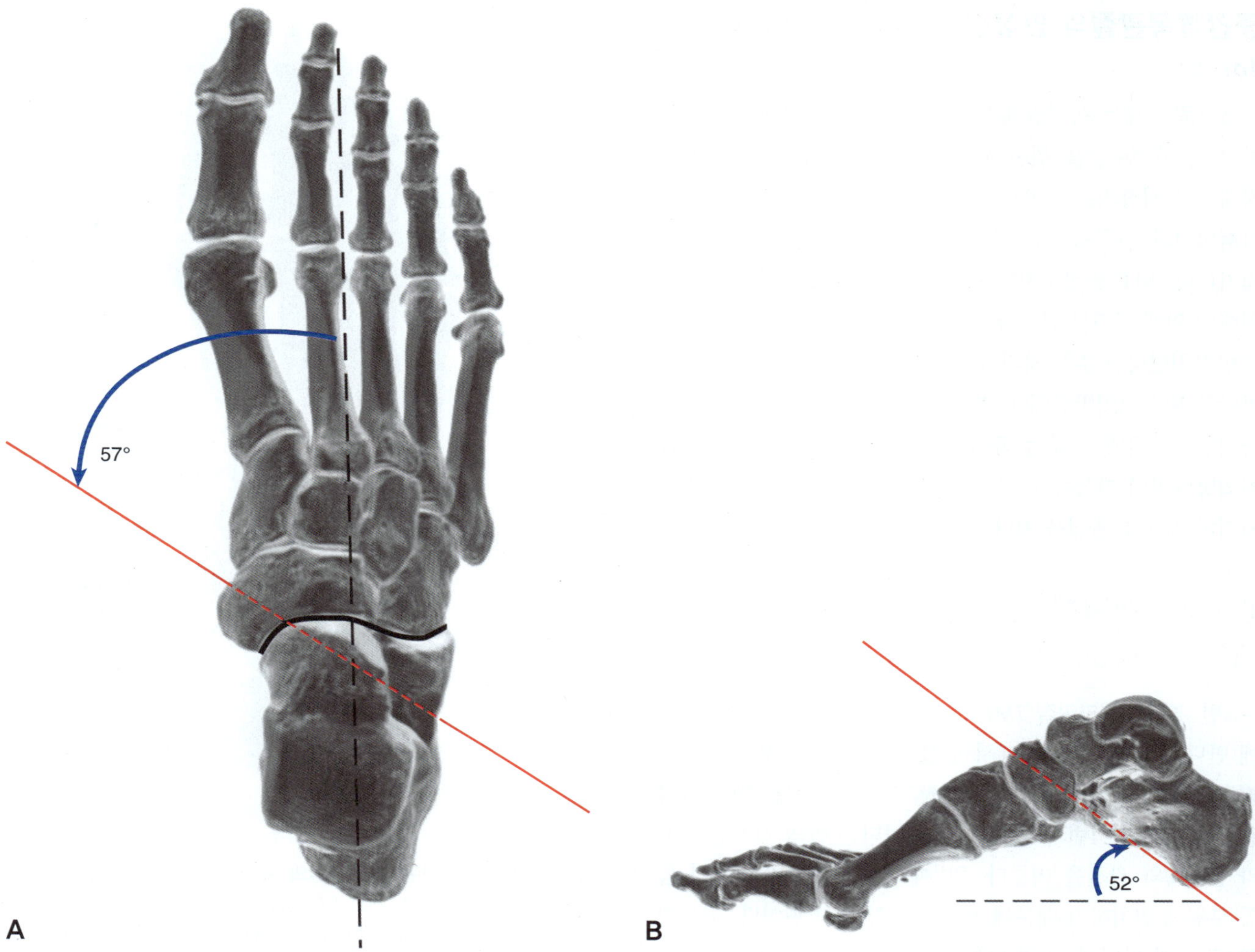

그림 27.10 중간발목관절의 빗축은 시상면에서 안쪽으로 57°로 향하고 있고**(A)**, 가로면에서 위쪽으로 52°로 향하고 있다**(B)**. (출처: Levangie PK, Norkin CC. Joint structure and function: A Comprehensive analysis. 5th ed. Philadelphia: F.A. Davis Company. 2011.)

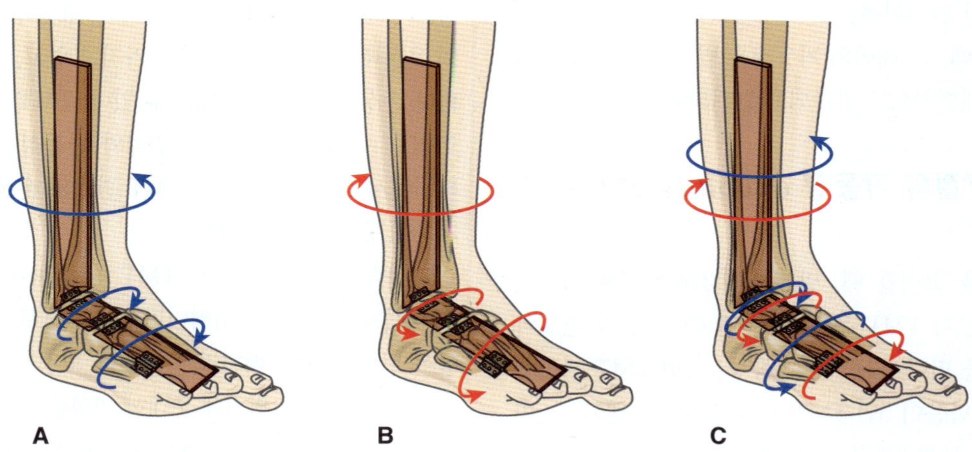

그림 27.11 중간발목관절은 더 몸쪽에 있는 목말밑관절의 운동을 뒤따른다. **A.** 중간발목관절의 약간 엎침은 정강뼈 안쪽 비틀림(돌림)과 목말밑관절의 엎침을 뒤따른다. **B.** 약간의 뒤침은 정강뼈의 가쪽 비틀림과 목말밑관절의 뒤침을 뒤따른다. **C.** 발앞쪽(forefoot)의 기능적 요구로서 목말밑관절이 과도하게 뒤침(적색 화살표)하면 중간발목관절은 보상작용으로서 약간 엎침하게 되고, 목말밑관절이 과도하게 엎침(청색 화살표)하면 중간발목관절은 보상작용으로 약간 뒤침하게 된다. (출처: Levangie PK, Norkin CC. Joint structure and function: A Comprehensive analysis. 5th ed. Philadelphia:F.A. Davis Company. 2011.)

중간발목관절의 안정성 (Stability of the MT Joint)

*스프링 인대*는 목말발배관절 관절주머니의 아래쪽을 지지하고, 안쪽세로활을 위한 필요한 지지를 제공한다. 목말받침대에서 시작되는 스프링 인대는 세모인대에 연결되고, 목말뼈머리의 안쪽을 지지한다. *두갈래인대*는 발목의 가쪽을 지지한다. MT 관절주머니는 ST 관절주머니에 연결된 이들 인대에 의해 지지를 받는다.

발꿈치입방관절은 자기만의 관절주머니를 가지고 있고, 바닥쪽 발꿈치입방인대에 의해 바닥쪽이 강화되고, 등쪽 발꿈치입방인대에 의해 등쪽이 강화된다. 두갈래인대는 발꿈치입방관절의 가쪽을 지지한다. 긴바닥인대는 가쪽세로활을 지지하고, MT 관절을 지나서 까지 뻗어 있다.

발목발허리관절 (TMT) (The Tarsometatarsal Joint)

5번 *발목발허리관절(TMT)*은 평면관절로서 발목뼈와 그에 만나는 발허리뼈사이에서 형성된 관절이다. *1번, 2번, 3번 발허리뼈바닥은 안쪽쐐기뼈, 중간쐐기뼈 및 가쪽쐐기뼈*와 각각 관절을 이룬다. 4번과 5번 발허리뼈바닥은 발의 가쪽면을 따라 *입방뼈*와 관절을 이룬다. 2번째 TMT 관절은 비교적 몸쪽 부위에 위치하기 때문에 제한이 가장 심한 편이다. 고유의 TMT 관절 이외에, 발허리뼈사이의 움직임을 허용하는 각각의 발허리뼈바닥 사이에 작은 관절면이 존재한다.

발안쪽(forefoot)의 경우, **"레이(ray)"**라는 용어는 발목뼈와 그와 관련된 발허리뼈를 정의하기 위해 사용되는 용어이다. 검사를 할 때, 각 레이의 가동성은 발과 발목의 전반적인 기능에 대해 개별적으로 평가되고 고려되어야 한다.

발목발허리관절의 가동성 (Mobility of the TMT Joint)

TMT 가동성을 고려할 때, 발배뼈와 3개 쐐기뼈 사이의 운동을 무시한다. 각 TMT 운동축은 3면 축이고, 각 관절마다 독특한 형태를 띤다. 가장 큰 가동성은 1번 TMT 관절에서 일어나고, 그 다음이 5번 TMT 관절이다. 1번 레이와 5번 레이의 운동축은 사선 방향으로 되어 있어, 3면 운동을 허용한다(그림 27.12). 3번째 TMT 관절의 우세한 운동은 발등굽힘과 발바닥굽힘이고, 2번째 TMT 관절의 운동축은 4번째 TMT 관절의 운동축과 비슷하고, 3번째 TMT 관절의 운동

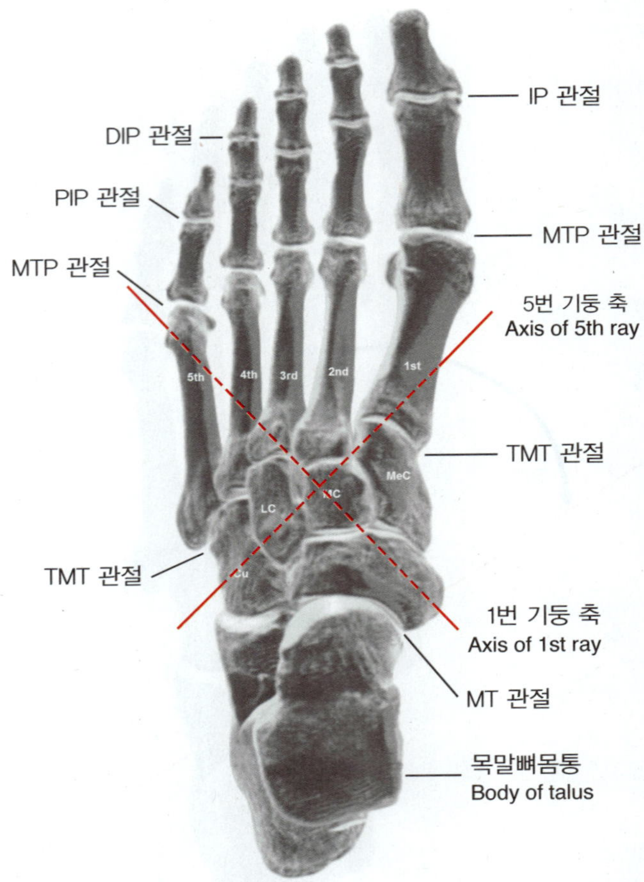

그림 27.12 1번 발목발허리관절의 축과 5번 발목발허리관절의 축 (출처: Levangie PK, Norkin CC. Joint structure and function: A Comprehensive analysis. 5th ed. Philadelphia:F.A. Davis Company. 2011).

축은 5번째 TMT 관절의 운동축과 비슷하다. 각 TMT 관절의 운동축은 개별적인 특성을 가지고 있고, 이들 운동축은 노화나 손상으로 인해 변화될 수 있다. TMT 관절의 기능은 주로 ST 관절과 MT 관절의 위치와 가동성에 의존한다. 이런 관점에서 볼 때, ST 관절과 MT 관절의 손상이 TMT 관절의 기능에 종종 영향을 준다.

기능적으로 볼 때, 5개 TMT 관절은 독자적으로 작용하고, 체중부하 시 발허리뼈머리를 지면으로 가져가는 주요 역할을 한다. 발허리뼈머리가 지면에 고정될 때, TMT 관절은 보행 시 발앞쪽의 위치에 중대한 영향을 미친다. 앞에서 설명되었듯이, 보행주기 동안 ST 관절과 MT 관절이 전형적인 패턴을 수행하듯이, TMT 관절은 지형에 발이 잘 적응되도록 독자적으로 작용한다. ST 관절과 MT 관절의 기능적 문제나 구조적 문제가 TMT 관절의 보상 패턴을 필요로 할 것이다.

발목발허리관절의 안정성 ***(Stability of the TMT Joint)***

앞에서 언급되었듯이, 1번–3번의 발허리뼈는 각각 안쪽쐐기뼈, 중간쐐기뼈 및 가쪽쐐기뼈와 관절을 이루고, 자신만의 관절주머니를 가지고 있고, 상당한 안정성을 제공한다. 4번째 TMT 관절과 5번째 TMT 관절은 4번과 5번의 발허리뼈 사이에서 형성되고, 그 관절들이 입방뼈와 관절을 이루고, 공통된 관절주머니를 가진다. *깊은 가로발허리인대*는 발허리뼈의 압축을 유지시키는 목적을 가진다. 그러므로 결합조직의 섬유띠는 TMT 관절에 간접적인 안정성을 제공한다. TMT 관절은 관절주머니와 개별 TMT 관절에 붙어 있는 등쪽 인대와 배쪽 인대에 의해 보강된다.

발허리발가락관절(MTP) (The Metatarsophalangeal Joint)

5개의 *발허리발가락관절*은 볼록한 발허리뼈머리와 오목한 몸쪽마디뼈 사이에서 형성된 관절이다. 1번 MTP 관절은 발허리뼈머리의 바닥쪽에 위치한 2개의 종자뼈를 가지고 있다. 이들 종자뼈는 인대를 제자리에 위치하도록 만들고, 인대의 가동성을 유지시킨다. MTP 관절이 최종 폄할 때, 종자뼈를 먼쪽으로 이동한다. 기능적으로, 종자뼈는 발허리뼈머리와 함께 체중부하의 힘을 공유하고, 후기 입각기에서 가장 중요한 역할을 한다. 부가적으로, 이들 뼈는 긴엄지굽힘근과 짧은 엄지굽힘근을 보호하고, 이 근육들의 기능을 강화하는 해부학적 도르래의 역할을 한다.

발허리발가락관절의 가동성 ***(Mobility of the MTP Joint)***

각 MTP 관절은 굽힘/폄과 벌림/모음을 허용하는 2의 자유도를 가진다. 정상 기능 동안, 굽힘과 폄이 가장 크고, 폄이 우세한 운동이다. 1번째 MTP 관절이 광범위하게 연구되었고, 정상 보행에 있어 이 관절의 가동성이 중요한 요소이다.[20–22] 정상 보행에 필요한 첫 번째 MTP 관절의 최소 폄 범위는 65°이고, 달리기에 필요한 최소 범위는 85°이다. 비체중부하 상태에서 측정되는 첫 번째 MTP 관절의 폄 범위는 *96°*까지 이른다.[20,21] 평균 *60–80°*에 이르는 2번째 MTP 관절에서 5번 MTP 관절까지의 폄 범위는 5번 MTP 관절 쪽으로 갈수록 점차 감소된다.[23] 첫 번째 MTP 관절이 정상 폄 범위를 가지고 있지 않을 때는, 발등굽힘이 제한되었을 때 나타나는 양상처럼 발이 작용한다. 이때는 계단 보행, 도약보행, 휘돌림 보행 또는 팔자 보행 등과 같은 보상 전략이 발생할 수 있다. 첫 번째 MTP 관절의 폄 감소는 **엄지 제한증(hallux limitus)**으로 불린다. **엄지 강직증(hallux rigidity)**은 구조적으로나 비환원성으로 첫 번째 MTP 관절의 폄 감소가 있을 때 이용되는 용어이다. 첫 번째 MTP 관절의 정상 굽힘 범위는 *17–34°*이다.[21] MTP 관절의 벌림과 모음은 발이 엎침과 뒤침하는 동안 힘을 흡수할 수 있도록 만든다. 첫 번째 MTP 관절의 정상 벌림과 모음의 범위는 일반적으로 *15–19°*으로 간주된다.

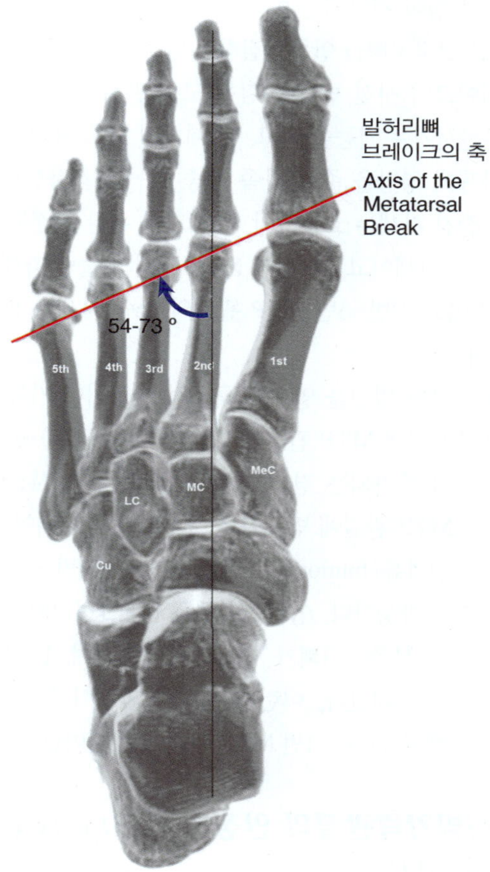

그림 27.13 발허리발가락관절의 발허리뼈 브레이크(출처: Levangie PK, Norkin CC. Joint structure and function: A Comprehensive analysis. 5th ed. Philadelphia: F.A. Davis Company. 2011).

1번 발허리뼈에서 5번 발허리뼈로 갈 때 발허리뼈 길이가 점진적으로 작아지는 것을 토대로 할 때, 경사진 **발허리뼈 브레이크**가 형성된다(그림 27.13). 발 떼기(push off) 단계에서 발꿈치를 들어올릴 때, MTP 관절의 폄은 발의 가쪽기

등 쪽으로 힘이 전달되는 발허리뼈 브레이크를 일으키고, 결과적으로 발꿈치뼈를 안쪽번짐하고 발을 뒤침시킨다. 발허리뼈 브레이크의 사선 방향은 힘을 모든 발허리뼈머리에 균등하게 분산시키는 기능을 하고, 발 떼기의 선호 자세인 뒤침의 잠김 자세에 영향을 주는 가쪽 체중 이동을 허용한다. MTP 관절의 잠김 자세는 효율적인 발 떼기를 위한 안정된 자세로서 완전 폄 자세이고, 첫 번째 MTP 관절의 풀림 자세는 10–20°의 폄이고, 2번–5번 MTP 관절의 풀림 자세는 10–20°의 굽힘이다.[9]

발의 과도한 엎침을 일으킨 구조적 손상이나 기능적 손상에 반응하여, 1번 MTP 관절은 발 떼기(push off) 동안 체중부하의 힘이 증가되는 경험을 하게 될 것이다. 시간이 경과하면, 1번 MTP 관절에 밖굽이 스트레스가 증가되어, 일반적으로 엄지건막류(bunion)로 알려진 엄지 외반증(HAV)이라는 기형이 발생한다. 엄지외반증은 1번 발허리뼈가 안쪽으로 이동하고, 몸쪽마디뼈가 가쪽으로 이동하여, 1번 MTP 관절의 벌림을 초래한다. 이런 기형의 결과로서 통증, 제한된 가동성, 퇴행성 변화가 1번 MTP 관절에서 일어날 수 있다.

발허리발가락관절의 안정성 (Stability of the MTP Joint)

모든 5개 MTP 관절은 곁인대를 가지고 있다. 발허리뼈에서 발가락까지 뻗어 있는 관절 부분 이외에, *바닥판(plantar plate)*으로 알려진 특수화된 섬유연골 구조물이 발허리뼈머리에 사선으로 연결되어 있다. 바닥판의 이런 정렬은 발허리뼈머리를 위한 체중부하의 보호와 MTP 관절의 실질적 지지를 제공한다. 바닥판들은 바닥널힘줄을 통해 다른 바닥판과 연결되어 있다. *바닥널힘줄(plantar aponeurosis)*은 MTP 관절주머니와 연결되어 있고, 먼쪽에 위치한 몸쪽마디뼈에 붙어 있다. 바닥판은 긴굽힘근 힘줄을 유지하는 고랑을 가지고 있다.

마디사이관절(IP) (The Interphalangeal Joint)

엄지발가락은 한 개의 *마디사이관절(IP)*만 가지고 있지만, 나머지 발가락은 2개의 IP 관절을 갖고 있다. *몸쪽 마디사이관절(PIP)*은 볼록한 몸쪽마디뼈머리와 오목한 중간마디뼈바닥에 의해 형성되고, *먼쪽 마디사이관절(DIP)*은 볼록한 중간마디뼈머리와 오목한 먼쪽마디뼈바닥에 의해 형성되어 있다. MTP 관절과는 달리, IP 관절은 굽힘과 폄만 허용하는 1도의 자유도를 가진다. 대부분의 경우, 엄지발가락이 가장 긴 편이다. 그러나 인구의 22%는 두 번째 발가락이 가장 긴 데, 이것을 Morton **발가락**이라고 한다.[24]

마디사이관절의 가동성 (Mobility of the IP Joint)

정상 조건이라면, IP 관절은 폄이 제한되고 굽힘도 90°만 이루어지는 제한된 가동성을 가진다. IP 관절은 MTP 관절과는 반대로 작용한다.[23] 즉, MTP 관절은 굽힘보다 폄이 더 많이 제한된다. IP 관절의 폄 가동성 제한은 후기 입각기 시 발의 기능을 강화하고 안정성을 증가시키는 중요한 요소이다. 2번 발가락에서 5번 발가락으로 갈수록, IP 관절의 가동성이 점차 줄어든다. IP 관절의 잠김 자세는 완전한 폄이고, 풀림 자세는 10–20° 굽힘이다.[9]

마디사이관절의 안정성 (Stability of the IP Joint)

MTP 관절에서 기술된 것처럼, IP 관절도 구조물을 보호하는 바닥판을 갖고 있다. 그리고 IP 관절도 관절주머니를 보호하는 곁인대를 갖고 있다. IP 관절주머니는 보행 동안에 발생하는 하중을 분산시키는 다방향의 안정성을 제공한다.

검사 (EXAMINATION)

주관적 검사 (The Subjective Examination)

자가 장애 측정 (Self-Reported Disability Measures)

발목과 발을 위한 자가 장애 측정은 빈약하다. Budiman-Mak 등의 ***Foot Function Index*(발 기능 지표)**는 통증, 장애 및 활동이라는 3개의 단락으로 구성되어 있다. 이 도구의 검사-재검사 신뢰도는 좋은 것으로 알려져 있다(ICC=0.87).[25] ***Ankle Joint Functional Assessment Tool*** (발목 기능 평가 도구)은 12개의 질문으로 구성되어 있고, 각 질문은 0–4점으로 점수가 할당되어 있다. 이 도구는 중요한 기능 과제와 관련된 환자의 인지 장애 수준을 잘 측정할 수 있다.[26] 25장에서 설명된 ***Lower Extremity Functional Scale*(다리 기능 척도)**도 발목과 발의 기능장애를 가진 환자에게 이용될 수 있다.

신체 계통 리뷰 (Review of Systems)

아래쪽 사분원에서 일어날 수 있는 질환 중에서 가장 유해한 질환은 *심부정맥 혈전증(DVT)*이다. 능동이나 수동으로 발목을 발등굽힘을 할 때 심한 장딴지 통증을 느끼는 사람(*Homan 징후*)은 추가적인 진단 검사를 받아야 한다. 치료사는 특히 수술을 받은 환자에 대해 그런 질환(DVT)을 의심해 볼 필요가 있다. Wells 등[27,28]은 환자가 DVT를 가진 것으로 결론내리는 것을 돕기 위해 임상 예측 법칙(CPR)을 개발했다. DVT를 위한 임상 예측 법칙(CPR)은 다음과 같은 7개의 기준을 가지고 있다: (1) DVT의 임상 징후, (2) 다른 진단이 없을 때, (3) 심박동수가 100 bpm 이상일 경우, (4) 4주 전의 고정이나 수술, (5) 과거의 DVT나 폐색전증, (6) 각혈, (7) 악성 종양.[27,28] DVT의 가능성은 다음의 점수를 기준으로 한다: 낮은 경우: 2점 미만, 중등도: 2-6점, 높은 경우: 6점 이상. 4점은 폐색전증의 가능성이 낮은 것으로 간주되고, 4점 이상은 폐색전증의 가능성이 높은 것으로 간주된다.[27,28] DVT의 예측을 위한 이런 CPR은 높은 예비 검사 가능성의 경우에는 6.62의 양성 우도비를 가진 것으로 밝혀졌고, 중등도의 경우는 1의 양성 우도비, 그리고 낮은 경우는 0.22의 양성 우도비를 가진 것으로 밝혀졌다.[29] 폐색전증의 확인을 위한 CPR은 높은 예비 검사 가능성의 경우 6.75의 양성 우도비, 중등도의 경우 1.82, 낮은 경우 0.13의 양성 우도비를 가진 것으로 밝혀졌다.[29] Wells 등[27,28]은 CPR이 DVT의 낮은 가능성을 가진 환자를 확인하는데 이용될 수 있고, 또 CPR의 가치가 rapid latex D-dimer assay로 강화될 수 있다고 했다.[29]

해부학적 위치를 근거할 때, *말초혈관질환(PVD)* 환자가 발목과 발의 혈관 위험 징후를 보인다는 것은 놀라운 일이 아니다. PVD의 징후로는 맥박 감소, 체온 하강, 상처 치유 실패 등이 있다. PVD 환자는 다리 통증을 가진 *간헐적 파행*도 경험할 수 있다.

종아리에 있는 근막 말이집은 급성 염증의 반응으로 압력을 증가시킬 수 있는 별개의 구획을 형성한다. 이들 구획내의 압력 증가는 즉각적인 주의를 요하는 신경혈관 문제를 일으킬 수 있다. 구획증후군의 징후로는 극심한 압통, 부종, 감각 이상 및 맥박 감소 등이 있다. *구획증후군*을 경험한 환자들은 종아리 앞쪽 부위의 직접 외상이나 반복적 과사용의 병력을 가진 것으로 종종 보고하고 있다.

현재 병력 (History of Present Illness)

운동 활동에 참여하는 사람들에게, 활동의 빈도와 유형에 대한 특별한 질문을 제시해야 한다. 달리기의 양과 달리는 지면도 고려해야 한다. 방사선 상으로 증상의 근거가 없다하더라도, 발목과 발에 대해 더 많은 검사가 이루어져야 하는데, 그 이유는 가짜-음성이 일반적이기 때문이다. 발허리뼈의 스트레스 골절이나 복사뼈의 박리골절과 같은 작은 골절은 확진을 위한 *신티그래프*를 필요로 한다.

증상의 위치는 감별진단을 하는데 있어 매우 귀중한 것이다. 치료사는 발목 통증이 가쪽에 있는지 또는 안쪽에 있는지를 통해 손상을 일으키는 힘의 방향과 어떤 구조물이 손상되었는지를 알 수 있다. 스트레스 골절은 특정 지점의 압통을 일으킨다. 특정 힘줄의 통증이나 압통, 그리고 능동운동과 저항운동시의 통증은 *힘줄병리*를 의미한다. 종아리의 앞안쪽 통증은 *정강이 통증(shin splint)*이나 *구획증후군*을 의미한다.

발 기능에 대한 중요성 중의 하나는 환자의 신발 선택이다. 신발의 유형은 환자의 활동 수준과 발 유형에 잘 상응해야 한다. 신발의 착용 패턴은 개인의 발 기능에 귀중한 통찰력을 제공한다. 그러므로 환자를 치료할 때 신고 있는 환자의 신발도 고려해야 한다.

손상 기전 (Mechanism of Injury)

도수물리치료사는 특정 손상 기전을 확인할 때, 증상 개시의 선행 요소를 주의깊게 고려해야 한다. 아래쪽 사분원의 상호의존성은 엉덩관절과 무릎관절의 구체적인 상황을 필요로 한다.

대부분의 *가쪽 발목 염좌*는 발이 발바닥굽힘되었을 때, 즉 발목관절의 풀림 자세에서 일어난다. 앞정강종아리인대나 다른 가쪽 발목 인대가 손상되면, 관절이 갑자기 꺾이는 듯한 느낌이나 "우두둑 소리"가 느껴지고, 손상 직후에 부종이 발생한다. 과도한 안굽이 힘이 가해지면, 발목의 안쪽이 압박되고, 밖굽이 힘이 가해지면 발목의 가쪽에 압박이 일어나서, 각각 복사뼈의 압박골절이 초래될 수 있다. 과도한 발등굽힘으로 발목이 손상되면, 목말뼈의 돔 골절이 일어날 수 있고, 또 소위 "고위 발목 염좌"로 알려진, 뼈사이막과 먼쪽 정강종아리관절도 손상될 수 있다.

사람의 구조적 발 형태나 손상의 존재가 그 사람을 특정 상태로 내몰 것이다. 종종 **평발**은 종말입각기 시 뒤침을 하지 못해 발떼기를 할 때 발의 안쪽기둥을 따라 증상을 일으킬 것이다. 평발을 가진 사람들은 발바닥근막염, 발꿈치 뼈가시 또는 건막류와 같은 상태를 종종 가질 수 있다. **휜발**은 발꿈치닿기시 체중부하를 흡수하는 능력이 떨어지게 되고, 발의 가쪽기둥을 따라 증상을 일으킬 것이다. 급성 발목 손상 시 진단영상적 검사가 필요할 지 결정하기 위해, **Ottawa 발목 법칙**을 고려해 본다. Ottawa 발목 법칙의 지침은 이 장의 후반에서 언급될 것이다.

객관적 신체 검사 (The Objective Physical Examination)

구조물 검사 (Examination of Structure)

정적 구조물의 면밀한 시진은 움직임을 이해하는 기초가 된다. 그러나 임상가는 정적 검사의 소견과 동적 검사의 소견 사이에 직접적인 상관관계를 만들지 않도록 주의해야 한다.[16,31] 관찰 시, 도수물리치료사는 연령과 관련된 정상적인 변화를 아는 것이 중요하다. 유아의 경우, 선 자세를 취할 때 발이 엎침된다. 발이 뒤침되기 시작할 때, 안쪽세로 발활이 발달하고, 성인이 되었을 때 발활이 뚜렷해진다.[32] 발목과 발을 관찰할 때, 열린 사슬 자세와 닫힌 사슬 자세를 모두 고려하는 것이 중요하다.[33] 체중부하 자세에서 관찰되는 것은 상당히 다를 것이고, 몇몇 경우는 비체중부하 자세에서 관찰되는 것과 직접적으로 대조되어야 할 것이다.

비체중부하 검사 (Non-Weight-Bearing Examination)

*목말밑관절 중립위(STJN)*의 임상 평가는 임상 이용도, 정확성 및 재생산성에 대해 많은 논쟁을 겪고 있다.[10,11] 환자를 엎드려 눕게 하고, 목말뼈의 안쪽면과 가쪽면을 촉진하고, 목말뼈가 양쪽에서 동등하게 느껴질 때까지 안쪽번짐과 가쪽번짐을 교대로 움직여 STJN을 찾는다. 그런 다음 이 위치에서 발목이 잠김되도록 발등굽힘시킨다. 임상가는 정강뼈와 발꿈치뼈를 이등분하는 각각의 위치를 측정하고, 발뒤쪽의 위치를 기록한다. 약간의 안굽이발뒤쪽(2–4°)은 정상이다.[11,13,34] 안굽이발뒤쪽의 각도가 4°이상이면, **안굽이발뒤쪽 변형**이라고 하고, 4°보다 작으면, **밖굽이발뒤쪽 변형**이라고 한다. STJN에서 치료사는 발꿈치뼈의 바닥면과 발허리뼈머리에 의해 형성된 선 사이의 각도를 측정함으로써 발앞쪽의 위치도 평가한다. 정상 상태일 때, 발허리뼈머리는 발꿈치뼈 바닥면과 일직선에 놓여야 하고, 이 때를 안굽이발앞쪽이나 밖굽이발앞쪽의 각도가 0°이다. 발앞쪽이 발뒤쪽에 비해 안쪽으로 각이 형성되어 있으면 **안굽이발앞쪽**이라 하고, 반대로 가쪽으로 각이 형성되어 있으면 **밖굽이발앞쪽**이라 한다. 안굽이발뒤쪽 변형, 안굽이발앞쪽 변형, 또는 복합 변형은 흔한 변형이고, 그 존재의 임상적 근거를 설정해야 한다 (그림 27.14).

STJN을 유지하는 동안, 도수물리치료사는 발앞쪽(forefoot) 가동성, 발등굽힘 가동범위, 1번 레이와 5번 레이(ray)의 위치와 가동성을 평가할 수 있다. 동적 자세[10,11]에 대한 타당도, 신뢰도 및 일반화에 대한 근거 지지가 부족할지라도, 발 위치를 평가하는 이런 방법은 비체중부하 상태에서의 상대적 발 위치의 기준 데이터를 제공하고, 체중부하 기능에 대한 의미를 가질 수 있다. 발이 적절한 가동성을 가지고 있다면, 비체중부하 상태에서 측정된 발뒤쪽/발앞쪽의 안굽이 변형은 체중부하 시 보상적인 과도한 발엎침을 일으킬 것이다.

2–5번 발허리뼈머리에 대해 1번 발허리뼈머리가 발바닥굽힘되는, **1번 레이의 발바닥굽힘**은 종종 밖굽이발앞쪽(forefoot valgus)의 기형과 비슷하다. 발의 과도한 엎침은 긴종아리근의 당김 각도를 변화시킬 것이다. 긴종아리근은 1번 발허리뼈머리에 부착되어 바닥쪽보다 가쪽으로 더 많이 당김한다.[3,4] 바닥쪽으로 굽힘되어 강직된 1번 레이는 보행의 중간입각기 때 안쪽기둥이 지면에 닿을 때 과도한 뒤침을 초래할 것이고, 1번 레이가 컷아웃 되어 발바닥굽힘을 유지할 수 있도록 만들어 주는 보조장비(orthotic)가 필요할 것이다. 만약 1번 발허리뼈머리가 유연하고 2–5번 발허리뼈와 일직선되게 움직일 수 있다면, 위와 같은 수정은 필요하지 않을 것이다.

가로면상의 정상 정강뼈 정렬은 12–18°의 가쪽 비틀림을 가진다.[32,35] 임상가는 무릎을 90° 굽힘하고 앉은 자세에서 정강뼈거친면에 대한 안쪽복사뼈와 가쪽복사뼈의 상대적인 위치를 관찰함으로써 정강뼈 비틀림 각도를 추정할 수 있을 것이다.[36] 임상가는 환자를 눕게 하고, 먼저 넙다리뼈의 안쪽관절융기와 가쪽관절융기를 촉진한 후, 이마면과 수평으로 배치하여 넙다리뼈를 중립위로 만든다. 그런 다음, 안쪽복사뼈와 가쪽복사뼈를 촉진하고, 양쪽 복사뼈를 통과하는 선과 수평선이 이루는 각도를 측정한다.

체중부하 동안 확인될 수 있는 다른 기형으로는 *휜발(club foot)*로 알려진 **꿈치바깥들린휜발(talipes equinovarus)**이 있다. 이런 변형은 발등굽힘을 제한하고, 신경학적 병변

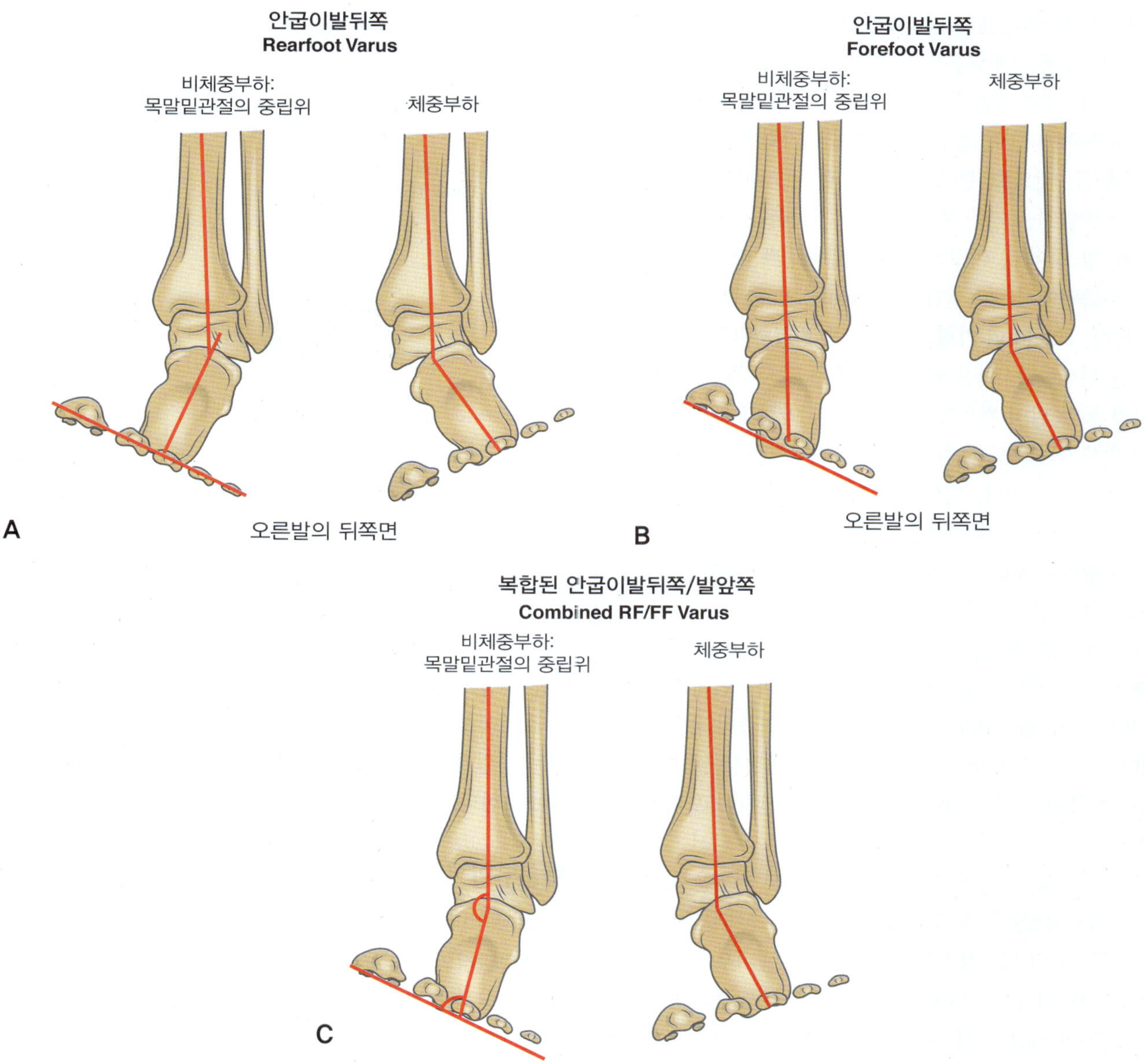

그림 27.14 비체중부하의 목말밑관절 중립위와 완전히 보상된 체중부하 자세에서의 발 변형 측정. **A.** 안굽이발뒤쪽, **B.** 안굽이발앞쪽, **C.** 복합된 안굽이발뒤쪽/발앞쪽이 개별적으로나 집단적으로 체중부하 시 보상적인 과도한 엎침을 하는 것으로 확인된다.

을 포함한 선천성 요소들의 복합으로 발생될 수 있다. 강직성 꿈치바깥들린휜발은 발의 기능을 유지하기 위해 수술을 필요로 한다. *흔들의자다리형 발(rocker bottom foot)*은 발앞쪽이 발뒤쪽에 비해 발등굽힘되어 있어, 발활이 사라진 발의 형태이다.

이미 언급되었듯이, *HAV* 기형은 매우 흔한 기형이고, 과도한 엎침의 결과로 일어난다. HAV는 발허리뼈머리의 안쪽 이동을 초래하고, **발허리뼈사이각도**와 몸쪽마디뼈의 가쪽치우침을 증가시킨다. HAV의 결과는 건막류이고, 이것은 1번 발허리뼈의 혹(외골증), 굳은살 형성, 두꺼워진 윤활주머니로 구성된다. *재단사 건막류(tailor's bunion)*는 5번 발허리뼈머리의 가쪽면에서 일어나고, 과도한 엎침의 결과로 초래된다. 휜발의 결과로서, MTP 젖힘과 PIP와 DIP의 굽힘이 있는 *갈고리발가락*이 나타날 수 있다. 갈고리 발가락 변형의 경우는 발 내재근의 활성이 변화되어 기형을 초래할 수 있다. 비슷한 형태의 *망치발가락*이 있는데, 이것은 MTP와 DIP가 펴되고, PIP이 굽힘된 경우이다. 망치발가락은 맞지 않는 신발이나 선천성 요소에 의해 발생되고, 주로 두 번째 발가락에서 많이 발생한다. *말렛 발가락*은 DIP가 굽힘된 경우이고, 이것은 DIP의 등쪽에 굳은살을 초래한다(그림 27.15). 언급된 것처럼, *Morton 발*은 두 번째 발가락이 첫 번째 발가락보다 더 긴 경우이다. 이 경우는 두 번째 발가락에 스트레스가 많이 가해지는 것으로, 통증과 기능 제한을 초래할 수 있다.

과도한 발엎침을 가진 환자는 안쪽 기둥을 통과하는 힘을 경험하게 될 것이고, 이로 인해 1번 발허리뼈머리와 엄지발가락의 안쪽면에서 굳은살(pinch callus)이 형성된다. 과도한 엎침발은 **Haglund 기형**으로 불리는 *발꿈치뒤쪽 혹(pump bump)*을 형성한다. 이런 뼈성 외골증은 발꿈치닿기에서 중간입각기 동안 발이 빠르게 엎침할 때와 아킬레스힘줄 부착점에서 발생하는 과도한 장력에 의한 전단력의 결과로서 발꿈치 뒤쪽에 형성된다. 발의 과도한 뒤침은 종종 5번 발허리뼈머리의 바닥쪽에 굳은살을 형성한다. 발바닥에 위치하는 굳은살과 *발바닥 사마귀*는 보행 시 통증을 발생하여, 전형적인 체중부하의 힘을 변화시킬 수 있다.

종종 *발목의 안쪽번짐 염좌(Inversion ankle sprain)*는 가쪽복사뼈의 바로 먼쪽과 앞쪽에 있는 앞정강종아리인대의 부종을 발생시킨다. *힘줄병리*의 존재는 힘줄에 염증이나 섬유화가 있다는 것을 의미한다. 아킬레스힘줄, 뒤정강근힘줄, 긴종아리근힘줄의 염증은 촉진을 통해 쉽게 관찰되고 확진될 수 있다.

장기간의 부종, 통증과 고정은 다리 먼쪽의 혈관운동 변화를 일으키는 *복합영역 통증증후군(CRPS)*을 초래할 것이다. 그런 변화는 털의 비정상적인 성장, 반짝이는 피부, 홍반, 피부의 비정상적인 습도, 발톱 파손 등이 있다. 발톱의 체계적 평가는 발톱의 색깔, 형태 및 파손되는 정도를 확인하기 위해 수행되어야 한다. 발톱이나 발톱바닥(nail bed)의 기민한 관찰은 사람의 전반적인 건강 상태에 대한 유용한 정보를 제공한다.발등동맥은 앞정강동맥의 가지이며, 발등에 혈액을 공급하는 혈관이다. *발등동맥의 맥박*은 목말뼈 위나 1번 발허리뼈와 2번 발허리뼈 사이, 안쪽 쐐기뼈와 중간 쐐기뼈 사이에서 촉진될 수 있다.

신발의 면밀한 관찰은 아무리 강조해도 지나치지 않다. 신발 패턴의 관찰은 발에서 발생되는 힘의 귀중한 정보를 제공한다. 신발 마모 패턴의 관찰은 발에 의해 경험되는 일반적인 힘들에 대한 귀중한 정보를 제공한다. 가장 큰 마모는 발꿈치닿기를 할 때 일반적으로 발꿈치의 뒤가쪽면을 따라 발생한다. 입각기 말기의 발떼기 결과로서 1번 발허리뼈머리의 바닥쪽에서도 마모가 발생한다. 과도한 엎침은 발꿈치가 안

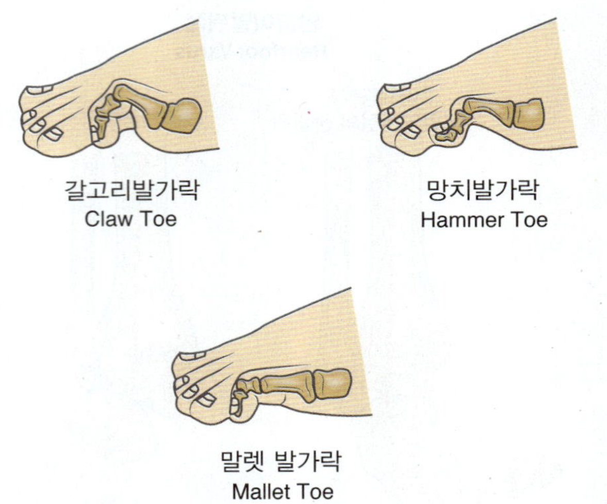

그림 27.15 갈고리발가락, 망치발가락와 말렛 발가락의 기형.

쪽으로 붕괴되었을 때 나타난다. 발앞쪽의 사선 주름은 강직성 엄지발가락이 있음을 의미한다.[32] 꽉 끼는 신발이나 볼이 좁은 신발은 HAV나 신경종을 초래할 수 있다. 굽이 높은 신발은 무릎와 허리의 통증과 관련되고, 발목 염좌, 신경종, 또는 스트레스 골절을 초래할 수 있다.[37] 걷기나 달리기를 많이 하는 사람은 일반 사람보다 신발이 빨리 마모된다는 것을 알아야 한다.

체중부하 검사 (Weight-Bearing Examination)

도수물리치료사는 몸쪽으로 움직임으로써, 발, 무릎관절 및 엉덩관절의 위치 사이의 관계를 관찰한다. 비체중부하에서 확인된 구조적 편위는 발이 지면에 접촉할 때, 몸쪽 분절에 영향을 미친다. 자세 편위의 원인을 확인한다는 것은 어려운 일인데, 그 이유는 보상작용이 일어나기 때문이다.

안굽이정강과 **밖굽이정강**의 존재는 체중부하 시 정강뼈와 수평면 사이에서 형성된 이마면의 각도를 측정함으로써 확인할 수 있고, 이들 용어는 각각 안굽이무릎, 밖굽이무릎과 동의어이다. 종아리와 지면의 실제 각도를 추정하고 이런 측정을 선 자세에서 할 때 발의 효과를 감소시키기 위해, 치료사는 환자가 발을 안쪽번짐과 가쪽번짐을 하는 동안 정강뼈를 촉진함으로써 발을 STJN에 배치한다. 정상 상태에서는 정강뼈가 지면과 수직을 이룬다.[38,39] 지면에 대한 종아리의 방향은 발의 위치와 움직임에 영향을 줄 것이다. 앞에서 언급되었듯이, 적절한 가동성을 가진 발은 발이 지면에 닿을 때 보상작용을 할 것이다. 그러므로 닫힌 사슬에서 일어날 수 있는 보상 작용이 있을 때만 발의 정적 비체중부하 자세를 고

려하는 것이 중요하다.[34]

발의 복합 변형은 흔하게 발생하는 편이고, 체중부하된 가동성 발에서 복잡한 보상작용을 일으킨다. 예를 들어, *안굽이발뒤쪽*과 *안굽이발앞쪽의 복합 변형*은 비체중부하 검사 때 확인된다.[34] 보행 시 목말밑관절은 안굽이발뒤쪽(rearfoot varus)을 보상하기 위해 초기 입각기 때 엎침될 것이고, 안굽이발앞쪽을 보상하기 위해 중간입각기 때까지 계속 엎침될 것이다. 이런 발은 다리를 추진할 때 종종 발을 다시 뒤침하기 어렵게 만들 것이다. *안굽이발뒤쪽*과 *안굽이발앞쪽의 복합 변형*이 있는 경우(비체중부하 시에는 안굽이발뒤쪽이 관찰되고, 체중부하 시에는 안굽이발앞쪽이 관찰된다), 체중부하와 보행 시 부가적인 보상을 필요로 하는 전체 안굽이가 증가된다.[34] 만약 충분한 가동성이 있으면, 목말밑관절은 중간입각기 내내 과도하게 엎침될 것이고, 입각기 말기 때 뒤침하지 못할 것이다. 이런 보상작용은 발의 안쪽기둥을 통해 스트레스를 가할 뿐만 아니라, 발목의 가쪽면에 압박을 일으킬 것이다. 비체중부하에서 관찰되는 *안굽이발뒤쪽*과 *안굽이발앞쪽의 복합 변형*은 지면반발력에 반응하여 목말밑관절의 과도한 엎침과 발앞쪽의 안쪽번짐을 초래할 것이다. 이런 복합 변형은 종종 과도한 엎침을 가진 안굽이발뒤쪽 변형처럼 행동할 것이다. 경우에 따라 발뒤쪽이 가동적일 수도 있고, 발앞쪽이 강직될 수도 있다. *안굽이발뒤쪽*과 *안굽이발앞쪽의 복합 변형*이나 *발바닥굽힘된 1번 레이*가 나타날 수도 있다.[34] 초기 입각기 시에는, 목말밑관절이 과도하게 엎침될 것이고, 중간입각기 때는 1번 레이가 정상보다 빨리 지면에 닿을 것이다. 1번 레이의 강직성 때문에, 엎침이 제한될 것이다. 이런 발 형태는 불안정한 뒤침발을 초래할 것이다.[34]

발가락이 안쪽으로 돌아간 경우(toeing in)는 **발 모음(foot adduction)**이라 불리고, 바깥쪽으로 돌아간 경우(toeing out)는 **발 벌림(foot abduction)**이라고 불리는데, 이런 변형은 체중부하 시 주로 나타난다. **Fick 각도**는 시상면 상에서의 발 위치로 정의되고, 12-18°가 정상으로 간주된다.[32] 과도한 발앞쪽 벌림이나 가쪽돌림된 정강뼈를 가진 사람은 뒤쪽에서 관찰할 때, 발가락의 수가 많이 보인다.[40] 비정상적인 Fick 각도는 정강뼈의 가로면 치우침에 의해 일어나거나, 또는 발의 다른 구조물 이상의 결과로 일어날 수 있다. 만약 일차 구조적 손상과 기능적 손상이 정강뼈에서 일어나면, 가동성 발이 보상 전략을 할 것이다. 예를 들어, 안쪽으로 돌림된 정강뼈는 체중부하 시 보상작용으로서 과도한 뒤침을 초래하고, 발의 강직을 증가시킬 것이고, 반대로 가쪽돌림된 정강뼈는 체중부하 시 보상작용으로서 과도한 엎침을 초래할 것이다. 논란은 있지만, 발을 STJN에 위치시키고 정강뼈의 위치를 관찰하는 것은 일차 구조적 손상이 발 때문인지 또는 정강뼈 때문인지를 확인하는데 도움을 줄 것이다.

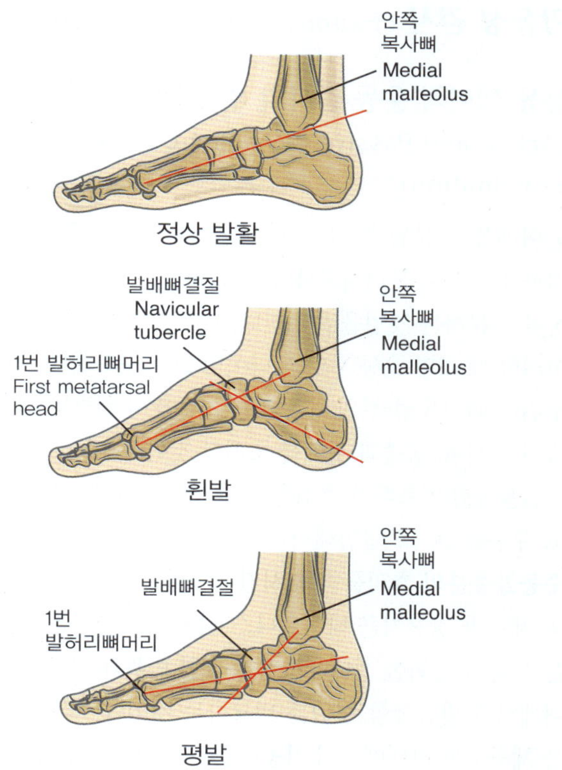

그림 27.16 안쪽복사뼈에서 발배뼈결절을 지나 1번 발허리뼈머리까지 긋는 가상의 선인 Feiss 선은 발이 정상적인 안쪽세로발활을 갖고 있는지, 높은 발활(휜발)을 갖고 있는지, 또는 낮은 발활(평발)을 갖고 있는지를 결정하는데 유용하다.

안쪽세로발활(MLA) 높이의 일반적인 평가는 **Feiss 선**이라고 불리는 가상의 선을 통해 이루어진다.[32] Feiss 선은 안쪽복사뼈에서 발배뼈결절을 통과해 1번 발허리뼈머리의 안쪽면을 잇는 선이다. 발배뼈결절이 Feiss 선보다 아래쪽에 위치하면, 평발로 간주되고, 반대로 Feiss 보다 위쪽에 위치하면 휜발로 간주된다(그림 27.16). 체중부하와 비체중부하 사이의 발활 높이 변화는 안쪽세로발활의 가동성에 대한 정보를 제공하고, 또 비정상의 발 형태에 맞게 발의 조정 능력에 대한 정보를 제공한다. 중간쐐기뼈가 주춧돌로 작용하는 **가로발활**도 고려되어야 한다. 가로발활의 소실은 2번과 3번 발허리뼈머리에서 형성되는 굳은살에 의해 확인된다. 각종 발활들은 평탄하지 않는 지면에 발이 잘 적응하는데 매우 중요하다.

가동성 검사 (Examination of Mobility)

능동 생리적 운동 검사와 수동 생리적 운동 검사 (Active and Passive Physiologic Movement Examination)

아래쪽 사분원에 있는 관절들간의 상호의존성은 가동성 검사 동안 도수물리치료사의 주요 역할이 2차 보상작용과 손상을 구분하는 것임을 의미한다. 발목/발 복합체의 가동성을 고려할 때, 3면 운동의 양과 타이밍 모두 중요하다. 저가동성 부위나 과가동성 부위가 중요한 기능을 수행하는 발의 능력을 손상시켜, 통증과 장애를 초래할 것이다.

*발등굽힘*의 측각기 측정은 일반적으로 환자를 엎드리게 하고 무릎을 90°로 굽힘해서 실시하는데, 그 이유는 장딴지근 **수동불충분**의 효과를 감소시킬 수 있기 때문이다. TC 관절의 제한과 장딴지근 타이트니스 사이를 구분하는 좋은 방법은 무릎을 굽힘한 상태에서 발등굽힘 범위와 무릎을 폄한 상태에서의 발등굽힘 범위를 비교하는 것이다. 끝범위에 가까운 체중부하 상태에서의 가동범위는 비체중부하 상태에서 발생될 수 있는 가동범위를 초과하고, 측정 신뢰도를 향상시킨다.[7] 그러므로 체중부하 자세에서 발등굽힘 측정을 고려해야 한다. TC 관절의 발등굽힘 제한은 보행과 관련된 기능 제한을 야기한다. 만약 정강뼈가 정상 보행 동안 목말뼈 위에서 병진할 수 없으면, 보상작용이 일어날 것이다.

안쪽번짐과 가쪽번짐의 제한이 있을 때, 일반적인 문제 부위는 ST 관절과 MT 관절이다. 발뒤쪽의 안쪽번짐/가쪽번짐의 측정은 엎드린 자세에서 고정팔을 정강뼈에 배치하고, 가동팔을 발꿈치뼈를 이등분한 선에 배치함으로 이루어진다. 앉은 자세에서, 발앞쪽의 안쪽번짐/가쪽번짐은 측각기를 발등에 배치한다. 이때 고정팔을 정강뼈에 일직선되게 배치하고, 가동팔을 3번 발허리뼈와 거의 나란하게 배치한다.

보행과 기능에서 엄지발가락 폄의 중요성은 앞에서 이미 언급되었다. 엄지의 폄을 측정할 때, 보상작용이 일어나지 않도록 하기 위해 1번 발허리뼈머리를 고정하여 바닥쪽 이동을 허용하지 않는다. 1번 발허리뼈머리는 도수로 고정할 수 있고, 또는 엄지발가락의 폄은 지면의 고정으로 선 자세에서 수행될 수 있다.

관절주머니 패턴은 발목/발 복합체의 비수축성 성분 내에서 일어나는 제한을 의미한다. TC 관절의 관절주머니 패턴은 발등굽힘보다 발바닥굽힘이 더 제한된다(발바닥굽힘 > 발등굽힘), ST 관절의 관절주머니 패턴은 가쪽번짐보다 안쪽번짐이 더 제한되고(안쪽번짐 > 가쪽번짐), 1번 MTP 관절의 관절주머니 패턴은 굽힘보다 폄이 더 제한된다(폄 > 굽힘). 관절주머니 패턴을 임상적으로 확인하는 검사의 타당도는 모호하고, 부가적인 임상 정보로서 임상 근거를 고려해야 한다.

끝느낌은 가동성 손상의 후속 치료를 하는 중요한 중재로서 유용하다. 끝느낌이 가동범위의 초기에 일어나거나 너무 늦게 일어나면, 또는 관절에서 기대되지 않는 현상이 일어나면, 그 끝느낌을 비정상으로 간주한다. 표 27.1은 정상 가동범위, 풀림 자세와 잠김 자세, 그리고 정상 끝느낌 및 관절주머니 등을 포함한, 발목/발의 생리적 운동을 보여주고 있다.

운동 검사 때 증상이 발생하지 않으면, 과압박이나 반대압을 이용할 수 있다. 병리의 일차 위치를 찾아내기 위해, 엎침과 뒤침의 다면 운동을 구성하는 각각의 단일면 운동에 저항을 가하는 것이 유용할 수도 있다. 예를 들어, 엎침을 할 때 환자가 통증을 호소하면, 치료사는 발등굽힘, 가쪽번짐과 벌림에 과압박을 한다. 예를 들어, 발등굽힘 시 증상이 재발하면, 병리의 일차 위치가 발목관절 내에 있는 것을 의미한다. 통증성 엎침의 경우에는, 증상을 유발하기 위해 발등굽힘에 과압박을 가하고, 그 다음, 가쪽번짐과 벌림을 하는 동안에는 발등굽힘을 억제하기 위해 반대압을 적용한다. 이 과정은 몸쪽 분절의 병변을 확인하는데 이용될 수 있다. 예를 들어, 환자가 발꿈치닿기에서 중간입각기 동안 통증을 호소하면, 검사자는 정강뼈의 안쪽돌림을 억제하기 위해 반대압을 이용하여, 몸쪽 분절의 영향을 감소시킨다. 이 과정은 **부위별 움직임 감별(regional movement differentiation, RMD)**로 간주된다(2장의 검사/평가 과정의 3 R을 참고한다). RMD가 일반적이고 부가적 검사 소견 내에서만 고려될지라도, 그것은 초기 중재로도 작용할 수 있다.

수동 종속운동 검사 (Passive Accessory Movement Examination)

관절주변 연부조직의 영향을 최소화하기 위해, 풀림 자세에서 수동 종속운동 검사를 하는 것이 가장 좋다. 그러나 생리적 가동범위 내에서 종속 가동성을 평가하는 것도 유용할 수 있다. 생리적 검사와 마찬가지로, 각 운동에 대한 끝느낌도 평가할 수 있다. 종속운동 검사 동안, 제한과 증상 유발은 생리적 운동 검사 보다 종속 가동성의 추정을 더 선호하는 관절가동술을 시작하는 일차 기준이 된다. 종속운동 검사에 이용되는 환자/임상가의 자세, 손 배치, 고정 및 가동 접촉은

표 27-1 발목과 발의 생리적 운동(뼈운동형상학적 운동)

관절	정상 ROM	OPP	CPP	정상 끝느낌	관절주머니 패턴
발목관절	34–50° 발바닥굽힘 10–20° 발등굽힘	5–10° PF	최대 DF	DF, PF, 안쪽번짐 시 탄성 느낌 가쪽번짐 시 딱딱한 느낌	PF > DF
목말밑관절	18.7–32° 안쪽번짐/모음 3.9–12.2° 가쪽번짐/벌림	0–5° 엎침	최대 뒤침	모든 면에서 탄성느낌 (조직 신장)	안쪽번짐 > 가쪽번짐
중간발목관절	10° 안쪽번짐/가쪽번짐 10° 벌림/발등굽힘 20° 모음/발바닥굽힘	목말밑관절의 벌림, 가쪽번짐	목말밑관절의 모음, 안쪽번짐	목말발배관절 : 탄성 느낌 발꿈치입방관절 : 팽팽한 느낌	
발목발허리관절	10° 발등굽힘 10° 발바닥굽힘	엎침	뒤침		
1번 발허리발가락관절	96° 폄 17–34° 굽힘 15–19° 벌림/모음	10–20° 폄	최대 폄	굽힘/폄 = 관절주머니, 탄성 느낌 벌림/모음 = 인대성, 팽팽한 느낌	폄 > 굽힘
2–5번 발허리발가락관절	60–80° 굽힘 35° 폄	10–20° 굽힘	최대 폄	탄성	폄 ≥ 굽힘
마디뼈사이관절	최소 폄 90° 굽힘	10–20° 굽힘	최대 폄	굽힘/폄 = 관절주머니, 탄성 벌림/모음 = 인대성, 팽팽한 느낌	굽힘 > 폄

OPP = 풀림 자세; CPP = 잠김 자세; PF = 발바닥굽힘; DF = 발등굽힘.
출처: Wise CH, and Gulick DT. Mobilization Notes. A Rehabilitation Specialist's Pocket Guide. Philadelphia, FA. Davis; 2009.

가동술 초기에 이용되는 것과 동일하다. 이 장의 후반부에 있는 가동술 기법은 환자와 임상가의 자세, 손 배치, 그리고 검사와 중재 모두에 이용될 수 있는 발과 발목을 위한 종속활주 수행에 대한 상세한 내용을 제공할 것이다. 표 27.2는 발목과 발의 종속운동을 나타내고 있다.

근육 기능 검사 (Examination of Muscle Function)

근육 기능 검사는 문제가 있는 근육에 맞게, 그리고 근육의 전형적인 기능을 시뮬레이트하는 방법으로 수행되어야 한다. 각 근육은 근수축(즉, 등척성 수축, 구심성 수축 및 원심성 수축)의 형태, 근육의 길이(즉, 단축된 범위, 중간범위, 늘어난 범위)와 운동면(이마면, 시상면 및 가로면)을 통해 검사되어야 한다.

발목/발 복합체 내에서, 도수물리치료사는 다관절 근육과 **능동불충분**의 존재를 알아야 한다. 능동불충분은 다관절 근육인 장딴지근에서 일어난다. 발목의 다관절 근육은 근육이 지나가는 관절의 운동축에 대해 근육의 위치를 알아야 한다. 근육의 위치 때문에, 각 근육은 1개 이상의 운동을 가지고 있다(그림 27.17).

발의 내재근은 입각기 말기 중 집단적으로 기능하고, 발떼기를 하기 위해 발이 지렛대로 전환되는데 발의 뒤침이 꼭 필요하다.[41] 과도한 엎침은 발 내재근의 활성을 증가시키고, 더 큰 안정성을 얻는데 도움이 된다.[41] 이 근육군의 기능 강화는 향상된 기능을 초래할 것이다.

*앞정강근*의 기능은 발의 주요 발등굽힘근으로서 명백하지만, 발의 안쪽번짐근으로서 역할은 명백하지 않다. 발등굽힘과 안쪽번짐의 복합 기능은 원심성 수축으로 엎침을 통제해야 하는 보행의 발꿈치닿기 시에 매우 중요하다. 앞정강근이 안쪽쐐기뼈에 부착되어 있다는 점 때문에, 앞정강근은 안쪽 세로발활을 지지한다.[42]

표 27-2 발목과 발의 종속운동(관절운동형상학적 운동)

	관절학	관절운동형상학	
먼쪽 정강종아리관절	**오목면:** 정강뼈 **볼록면:** 종아리뼈	*발등굽힘을 촉진하기 위해:* 목말뼈가 관절 안으로 들어갈 때 정강뼈와 종아리뼈가 분리하고, 종아리뼈가 위쪽으로 활주한다.	*발바닥굽힘을 촉진하기 위해:* 정강뼈와 종아리뼈가 중립위로 되돌아온다.
발목관절	**오목면:** 먼쪽 정강뼈/종아리뼈 **볼록면:** 목말뼈	*발등굽힘을 촉진하기 위해:* OKC: 목말뼈가 정강뼈에 대해 앞쪽으로 롤링하고 뒤쪽으로 활주한다. CKC: 정강뼈가 목말뼈에 대해 앞쪽으로 롤링과 활주한다.	*발바닥굽힘을 촉진하기 위해:* OKC: 목말뼈가 정강뼈에 대해 뒤쪽으로 롤링하고 앞쪽으로 활주한다. CKC: 정강뼈가 목말뼈에 대해 뒤쪽으로 롤링과 활주한다.
목말밑관절	**오목면:** 앞발꿈치뼈 파셋과 뒤쪽 목말뼈 **볼록면:** 뒤발꿈치뼈 파셋과 앞쪽 목말뼈	*안쪽번짐을 촉진하기 위해:* OKC: 앞발꿈치뼈 파셋은 안쪽으로 롤링과 활주를 하고, 뒤발꿈치뼈 파셋은 가쪽으로 롤링과 활주한다. CKC: 목말뼈가 앞발꿈치뼈 파셋에 대해 안쪽으로 롤링하고 가쪽으로 활주한다. 그리고 목말뼈가 뒤발꿈치뼈 파셋에 대해 안쪽으로 롤링과 활주한다.	*가쪽번짐을 촉진하기 위해:* OKC: 앞발꿈치뼈 파셋은 가쪽으로 롤링과 활주를 하고, 뒤발꿈치뼈 파셋은 안쪽으로 롤링과 활주한다. CKC: 목말뼈가 앞발꿈치뼈 파셋에 대해 가쪽으로 롤링하고 안쪽으로 활주한다. 그리고 목말뼈가 뒤발꿈치뼈 파셋에 대해 가쪽으로 롤링과 활주한다.
중간발목관절 (목말발배관절과 발꿈치입방관절)	**목말발배관절:** **오목면:** 발배뼈 **볼록면:** 목말뼈 **발꿈치입방관절:** 안장관절	*발등굽힘과 안쪽번짐을 촉진하기 위해:* 발배뼈와 입방관절은 각각 목말뼈와 발꿈치뼈에 대해 등쪽으로 활주한다.	*발바닥굽힘과 가쪽번짐을 촉진하기 위해:* 발배뼈와 입방관절은 각각 목말뼈와 발꿈치뼈에 대해 바닥쪽으로 활주한다.
발허리발가락관절	**오목면:** 마디뼈 **볼록면:** 발허리뼈	*굽힘을 촉진하기 위해:* 마디뼈가 발허리뼈에 대해 바닥쪽으로 롤링과 활주한다.	*폄을 촉진하기 위해:* 마디뼈가 발허리뼈에 대해 등쪽으로 롤링과 활주한다.
마디뼈사이관절	**오목면:** 먼쪽마디뼈 **볼록면:** 몸쪽마디뼈	*굽힘을 촉진하기 위해:* 먼쪽마디뼈가 몸쪽마디뼈에 대해 바닥쪽으로 롤링과 활주한다.	*폄을 촉진하기 위해:* 먼쪽마디뼈가 몸쪽마디뼈에 대해 등쪽으로 롤링과 활주한다.

OKC = 열린 운동 사슬; CKC = 닫힌 운동 사슬
출처: Wise CH, and Gulick DT. Mobilization Notes. A Rehabilitation Specialist's Pocket Guide. Philadelphia. FA. Davis; 2009.

*긴발가락폄근(EDL)*과 *긴엄지폄근(EHL)*은 발등굽힘을 돕는다. 더 넓적한 EDL도 가쪽번짐에 영향을 준다.[43] 그러나 가장 중요한 기능은 2번–5번 MTP와 IP의 폄이다. 엄지발가락은 엄지를 펴하고 발의 안쪽번짐을 약간 일으키는 EHL에 의해 작용된다.[43] MTP와 IP의 폄 검사는 앞정강근과 EHL과 EDL를 감별하는 검사이다.

*장딴지세갈래근 장딴지근, 가자미근, 장딴지빗근*으로 구성되며, 발바닥굽힘근으로서 작용한다. 아킬레스힘줄이 발꿈치뼈의 약간 안쪽에 붙어 있기 때문에, 안쪽번짐근으로서 작용한다. 장딴지근은 중간입각기 동안 발위에서 정강뼈의 움직임을 조절하고 무릎을 굽힘하는 근육으로 90°까지 무릎을 굽힘한다.[44] 장딴지근은 가자미근과 장딴지빗근의 기능에 초점을 맞춰 무릎을 굽힘하고 발바닥굽힘하는 동작을 취하게 함으로써 다른 근육들과 구분된다. 가자미근은 주로 느린 연축 근육섬유로 구성되어 있고, 똑바로 선 자세와 같은 장기간의 활동에 적합한 근육이다.[45]

뒤정강근이 장딴지빗근 밑에 위치하고, 발바닥굽힘에 기여하고, 안쪽번짐근으로서 작용한다. *긴발가락굽힘근(FDL)*과 *긴엄지굽힘근(FHL)*도 안쪽번짐근으로서 뒤정강근을 보조한다.

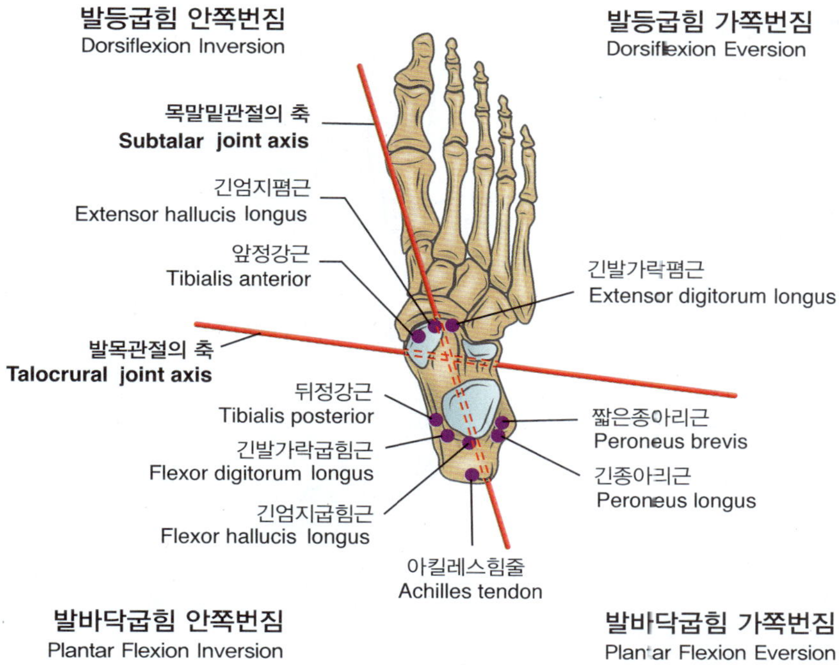

그림 27.17 발과 발목의 다관절 근육의 위치. 각 근육은 그것의 부착점과 발목관절축과 목말밑관절축의 관계 때문에, 다양한 활동을 수행할 수 있다.

안쪽번짐근으로서 뒤정강근을 보조하는 근육으로는 긴발가락굽힘근(FDL)과 긴엄지굽힘근(FHL)이 있다. 이 근육들은 앞정강근과 함께 작용하여, 안쪽번짐을 일으키고 안쪽세로발활을 동적으로 지지한다. FDL과 FHL의 주요 역할은 MTP 관절과 IP 관절의 굽힘 작용근이고, 보행의 입각기 말기에서 지면반발력으로부터 발가락을 고정해 주는 역할을 한다.

발의 가쪽번짐은 종아리 근육군에 의해 주로 일어난다. 종아리 근육군 중에서 가장 튼튼한 *긴종아리근(PL)*은 뒤정강근과 독특하고 중요한 관계를 가지고 있다. PL과 뒤정강근은 모두 발바닥의 깊은 부위에 있는 근육이고, 발활을 지지하는 슬링을 형성한다. 종아리 근육군의 다른 두 근육인 *짧은종아리근*과 *제 3 종아리근*은 가쪽번짐으로 돕고, 집단적으로 작용하여 발바닥굽힘에 기여한다.

선택적 조직긴장(STT) 검사는 5장에서 설명되었듯이, 증상의 시작을 이해하는데 수행될 수 있고, 더 많은 특수검사를 필요로 하는 표적 근육의 선별검사도구로 이용된다.[46]

기능 검사 (Examination of Function)

질적 보행 평가 (Qualitative Gait Assessment)

일반적으로 말해, 발은 발꿈치닿기시 엎침되는 쪽으로 움직여야 하고, 중간입각기 때까지 계속 엎침되어 있어야 한다. 그리고 발떼기를 위한 준비로서 입각기 말기때는 다시 뒤침되어야 한다. 몸쪽 분절은 발의 움직임에 대해 기대되는 만큼 수행되어야 한다. 분속수, 걸음길이/온걸음 길이, 체중부하 정도, 보행의 질과 같은 변수들이 체크되어야 한다. 만약 증상이 일어나면, 원인 부위를 찾아내고, 증상이 일어나는 보행주기의 특정 지점을 찾아내야 한다.

발꿈치 들기 (Heel Raise)

이미 설명했듯이, 발바닥굽힘근이 아킬레스힘줄을 통해 발꿈치뼈에 작용할 때, 발꿈치뼈는 약간 안쪽번짐될 것이고, 이 근육군들의 온전성과 주요 안쪽번짐근인 뒤정강근의 기여도를 보여줄 것이다. 기능적 발꿈치 들기는 발을 뒤침시켜, 가쪽기둥으로 체중을 이동시킬 것이고, 강직된 발을 만든다.

발가락보행 (Toe Walking)

발바닥굽힘근의 지구력을 평가하기 위해, 발가락보행이 수행되고, 미래의 향상을 위한 기준선으로서 이동한 거리를 측정한다.

발꿈치보행 (Heel Walking)

발등굽힘근의 지구력과 기능을 평가하기 위해, 환자에게 특정 거리를 발꿈치로 보행하도록 지시한다. 증상과 균형 소실의 이슈를 기록한다.

뒤침보행/엎침보행 (Supinated/Pronated Walking)

특정 자세를 달성할 수 있는 발의 체중부하 능력을 평가하고, 증상의 존재를 결정하기 위해, 환자에게 발의 가쪽면으로 보행하도록 지시하고, 그 다음 안쪽면으로 보행하도록 지시한다. 이 보행 패턴들이 몸쪽 분절에 어떤 영향을 주는지를 체크해야 한다.

런지 보행 (Lunge Walking)

환자에게 정상 보폭보다 2-3배 긴 걸음을 띠도록 지시한다. 이것은 정상 보행 동안 관찰되는 편위를 추정하는데 유용하다. 런지 보행은 정상 보행 동안 확인하기 어려운 미세한 편위를 찾아내는데 도움을 준다.

선 자세에서의 돌림 (Standing Rotation)

치료사는 환자에게 양 발을 어깨넓이 만큼 벌리고 선 자세를 취하게 한 후, 발을 떼지 않고 한쪽 방향으로 최대로 돌림하도록 지시하고, 그 다음에는 반대 방향으로 돌림하도록 지시한다. 돌림은 동측의 뒤침과 반대쪽의 엎침을 일으킨다. 각 돌림 방향의 환자 내성과 가동성이 쉽게 평가될 것이다.

25장의 엉덩관절과 26장의 무릎관절에 대한 부가적 검사도 고려되어야 한다.

촉진 (Palpation)

뼈 촉진 (Osseous Palpation)

정강뼈와 종아리뼈의 가장 먼쪽에 있는 *안쪽복사뼈와 가쪽복사뼈*를 가장 먼저 촉진해 본다. 이들의 뼈표식점은 쉽게 확인될 수 있다. 안쪽복사뼈가 가쪽복사뼈보다 약간 앞쪽과 위쪽에 위치한다(그림 27.18). 양쪽 복사뼈 사이의 장부구멍 안에 *목말뼈*가 위치한다. 목말뼈의 돔은 발목을 발바닥굽힘했을 때 가장 쉽게 촉진된다. 발을 수동으로 안쪽번짐과 가쪽번짐시키면, 목말뼈 돔을 더욱 확실하게 확인할 수 있다. 안쪽번짐은 목말뼈를 가쪽으로 활주시키고, 가쪽번짐은 목말뼈를 안쪽으로 활주시킨다. 목말뼈의 도르래는 안쪽복사뼈와 발배뼈결절 사이를 잇는 가상의 선상에 위치할 것이다. 발목의 수동 가쪽번짐은 목말뼈머리를 더욱 두드러지게 만들 것이다. 마지막으로 목말뼈의 안쪽결절은 안쪽복사뼈의 뒤쪽과 아래쪽에 위치한다. 수동의 발등굽힘과 발바닥굽힘은 안쪽복사뼈 주위에서 안쪽결절이 움직이도록 만든다.

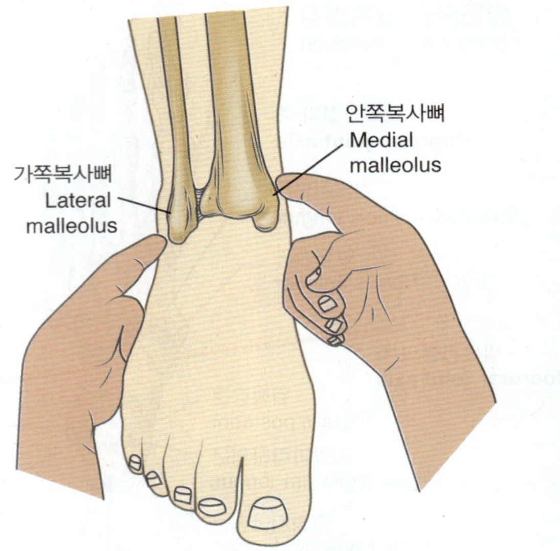

그림 27.18 발목관절 운동축을 정의하는 안쪽복사뼈와 가쪽복사뼈의 촉진. 가쪽복사뼈는 안쪽복사뼈보다 더 뒤쪽과 먼쪽에 위치한다.

발뒤쪽의 마지막 구성은 *발꿈치뼈*이다. 환자를 엎드리게 한 후, 바닥쪽에 있는 *발꿈치뼈결절*과 안쪽복사뼈 바로 먼쪽 1인치 떨어진 곳에 있는 목말받침대를 포함해 발꿈치뼈 전체를 촉진해 본다(그림 27.19). *발바닥근막*의 타이트니스와 압통을 확인하기 위해, 발꿈치뼈 몸쪽면에 있는 발바닥근막 부착점을 촉진해 본다.

발 안쪽면의 가장 뚜렷한 뼈표식점은 *발배뼈결절*이다. 발배뼈결절은 안쪽복사뼈와 목말뼈머리와 일직선으로 놓인다(그림 27.20). 발배뼈는 발중간(midfoot)의 안쪽 구획을 차지하는 뼈로서, 3개의 쐐기뼈와 관절을 이룬다. 발중간의 가쪽기둥은 입방뼈와 4번과 5번의 발허리뼈로 구성된다. 입방뼈의 위치를 찾기 위해, 5번 발허리뼈 붓돌기와 가쪽복사뼈를 잇는 가상의 선을 그려보고, 그 사이에 있는 뼈를 촉진해 본다(그림 27.21).

발배뼈결절을 촉진한 후, 안쪽쐐기뼈(1번 쐐기뼈)를 촉진하기 위해 먼쪽으로 이동한다. 안쪽쐐기뼈를 촉진한 후, 각 발허리뼈와 그것의 바닥까지 촉진하고, 발목발허리관절의 관절선을 확인해 본다. 그 다음 다른 쐐기뼈들도 촉진해 본다(그림 27.22). 안쪽쐐기뼈는 앞정강근의 부착지점으로 작용하고, 앞정강근은 종아리의 앞쪽 구획에 있는 근육으로서 쉽게 확인된다.

발허리뼈와 발가락뼈는 쉽게 확인과 촉진될 수 있다. 각 발허리뼈머리의 안정 자세는 서로를 기준으로 고려되어야 한다. 각 발허리뼈의 가동성은 다른 발허리뼈를 기준으로 결정

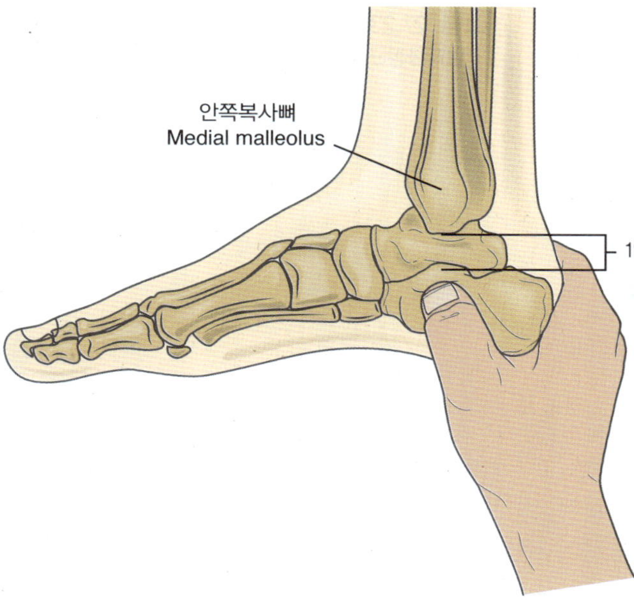

그림 27.19 발꿈치뼈의 목말받침대 촉진.

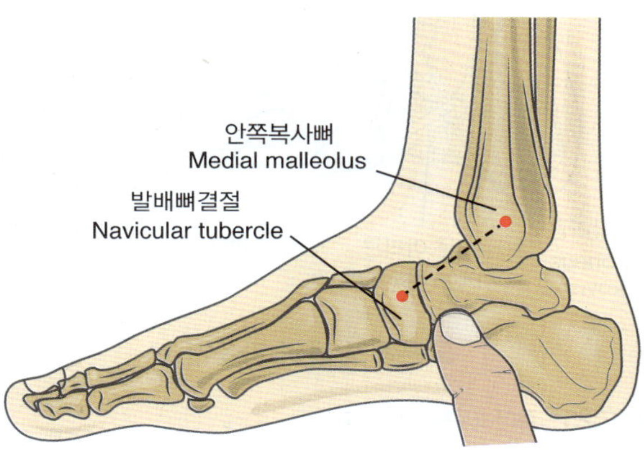

그림 27.20 발배뼈결절의 촉진.

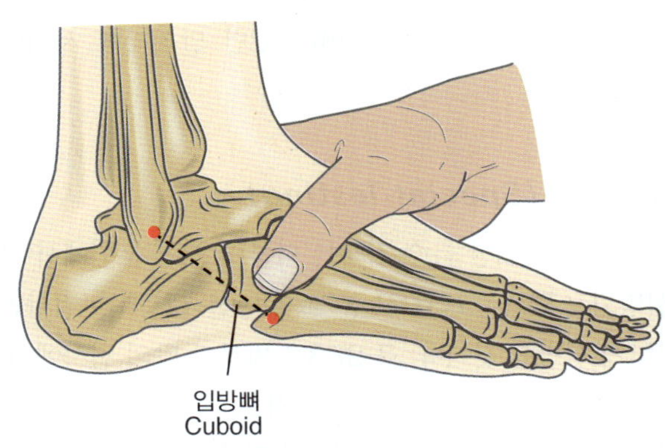

그림 27.21 입방뼈의 촉진.

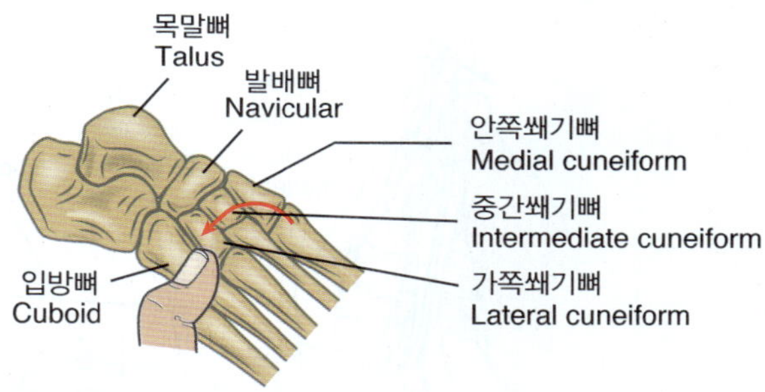

그림 27.22 쐐기뼈의 촉진.

한다. 각 발허리뼈와 발가락뼈의 길이를 촉진해야 한다. 5번 발허리뼈바닥에 있는 붓돌기는 쉽게 촉진되고, 짧은종아리근의 부착지점으로서 작용한다.

연부조직 촉진 (Soft Tissue Palpation)

종아리에서 가장 크고 쉽게 촉진할 수 있는 근육은 *장딴지근*이고, 이 근육은 넙다리뼈관절융기의 뒤쪽에서 시작하여 장딴지 뒤쪽을 따라 가자미근과 함께, 아킬레스힘줄까지 이어져 있다. 촉진할 때, 장딴지근의 가쪽갈래와 안쪽갈래를 확인하는 것이 귀중하다. 한 관절 근육인 넓적한 가자미근은 장딴지근의 한쪽 옆에서 쉽게 촉진할 수 있고, 먼쪽으로 갈수록 가늘어진다. 이런 촉진을 위해, 환자는 엎드린 자세에서 무릎을 편한 자세를 취하고, 치료사는 환자에게 발바닥굽힘하도록 지시한다. 가자미근을 분리시키기 위해, 무릎을 굽힘하고 발바닥굽힘을 유도한다.

뒤정강근, FDL, FHL의 힘줄은 안쪽복사뼈를 감아돈 후, 발 안으로 들어간다(그림 27.23). 이 근육들의 힘줄이 집단적으로 주행하기 때문에, 그들 힘줄을 개별적으로 촉진하기는 매우 어렵다.

발등굽힘근을 촉진하기 위해서는, 기준점인 정강뼈능선을 먼저 확인해야 한다. 앞정강근은 정강뼈 앞쪽에서 중간선을 가로질러 긴 힘줄이 안쪽쐐기뼈에 부착한다(그림 27.24). 앞정강근과 종아리근 사이에는 긴발가락폄근(EDL)이 있는데, 이것은 발가락을 폄시킴으로써 앞정강근과 구분될 수 있다. 긴엄지폄근(EHL)을 확인하기 위해, 엄지발가락의 폄을 유도시킨다. 긴엄지폄근의 힘살은 긴발가락근과 앞정강근 사이에 위치한다.

종아리의 가쪽 구획에는 긴종아리근과 짧은종아리근이 쉽게 촉진되고, 저항을 통해 정확하게 확인할 수 있다(그림 27.25). 이 근육들은 발목관절 운동축의 뒤쪽에 위치하기

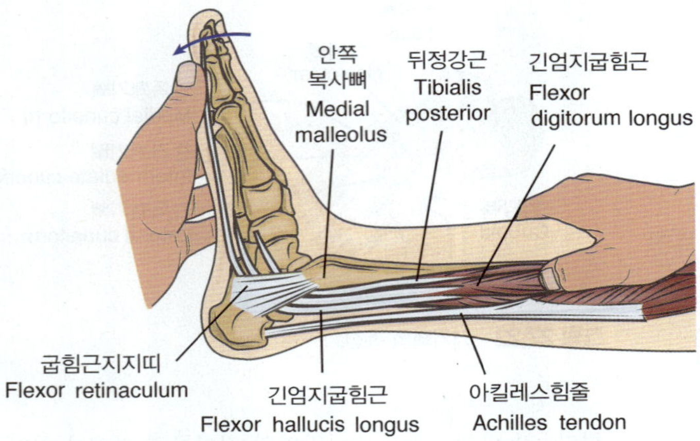

그림 27.23 뒤정강근, 긴발가락굽힘근(FDL)과, 긴엄지굽힘근(FHL)의 촉진.

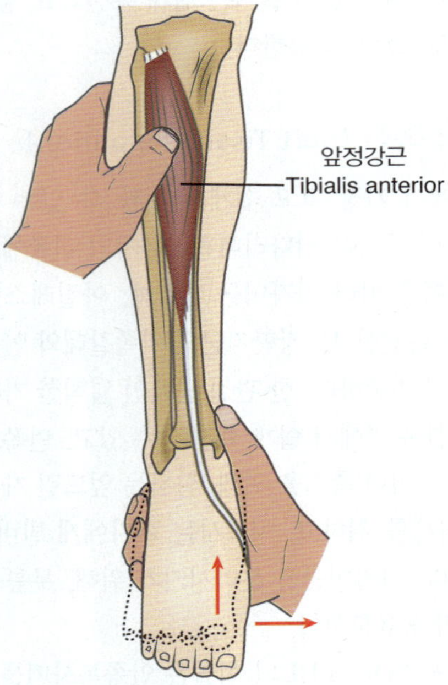

그림 27.24 앞정강근의 촉진.

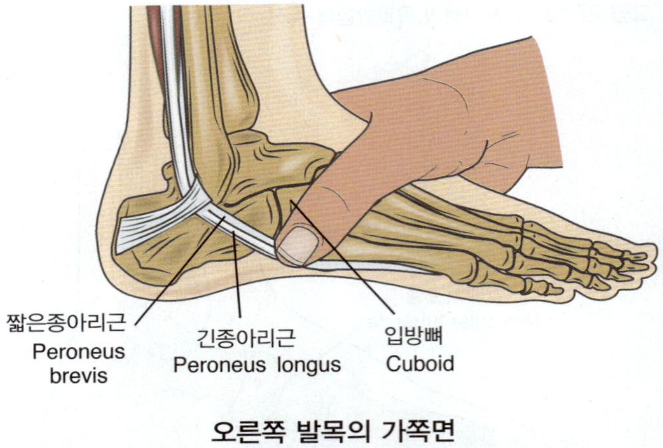

그림 27.25 종아리 근육의 촉진.

때문에, 효율적인 발바닥굽힘근으로 작용한다.

손상 때문에, 압통, 염증 및 온전성의 징후를 위해 발목관절의 인대 구조물도 촉진되어야 한다. *앞목말종아리인대*가 가쪽복사뼈의 바로 앞쪽과 먼쪽에서 촉진된다. 손상이 있으면, 촉진 시 이 부위에 국소부종과 압통이 뚜렷해진다. 가쪽복사뼈를 따라 뒤쪽으로 움직여 촉진하면, *발꿈치종아리인대*가 촉진되고, 그 다음 *뒤목말종아리인대*가 촉진된다. 발목의 안쪽면에는 *세모인대*가 있는데, 안쪽복사뼈와 목말받침대 사이에서 촉진될 수 있다. 인대 섬유를 가로지르는 스트러밍은 이 구조물들의 국소화에 도움을 주고, 부드러운 안쪽번짐과 가쪽번짐을 해 주면, 인대의 팽팽해짐이 느껴져서 그 위치를 쉽게 찾을 수 있다.

마지막으로, *뒤정강동맥*을 촉진함으로써, 발의 혈액 공급에 대해서도 잘 알고 있어야 한다. 이 동맥은 긴발가락굽힘근과 함께 안쪽복사뼈 뒤쪽에 위치한다. *발등동맥*은 발등의 표층에 위치하고, 1번 발허리뼈와 2번 발허리뼈 사이에서 촉진될 수 있다.

특수 검사 (Special Testing)

발목과 발을 위한 특수 검사는 다른 교재와 문헌에서 자세히 설명되고 있다. 그러므로 본 교재는 선택된 특수 검사만을 간단하게 설명할 것이다. 표 27.3은 발목과 발의 검사에서 많이 이용되는 몇몇 특수 검사의 민감도, 특이도 및 우도비를 제공하고 있다. 독자들이 유용한 이 검사들의 수행에 대한 부가적 정보를 알고 싶으면, 다른 교재들을 참고하길 바란다.

표 27-3 발목과 발에 대한 특수 검사

검사	민감도	특이도	+LR	-LR	신뢰도	참고문헌
서랍 앞으로 당기기 검사	78%	75%	3.1	0.29	0.29	Lindstrand[47] Frost et al.[48] Birrer et al.[49] Tohyama et al.[50] Aradi et al.[51] Kjaersgaard-Andersen et al.[52] Colter[53] Hertel et al.[54]
발목 경사 검사	67%	75%	2.7	0.44	0.44	Lindstrand[47] Birrer et al.[49] Aradi et al.[51] Kjaersgaard-Andersen et al.[52] Colter[53] Hertel et al.[54]
스퀴즈 검사	NA	NA	NA	NA	Kappa=0.50	Hopkinson et al.[55] Alonso et al.[56] Norkus et al.[57] Peng[58] Brosky et al.[59] Nussbaum et al.[60] Boytim et al.[61] Wright et al.[62]
가쪽돌림 검사	NA	95%	NA	NA	Kappa=0.75	Alonso et al.[56] Lin et al[63] Beumer et al[64]
Thompson 검사	40-96%	NA	NA	NA	NA	Thompson[65] Scott et al.[66] Simmonds[67] Thompson et al.[68] Maffulli[69]
충돌 징후	95%	88%	7.9	0.06	Kappa=0.36	Alonso et al.[56]
Windlass 검사	13.6-31.8%	100%	NA	NA	ICC= 0.96-0.99	DeGarceau et al.[70]
Morton 검사	NA	NA	NA	NA	NA	Evans[71]
Tinel 징후	58%	NA	NA	NA	NA	Oloff et al.[72]
Ottawa 발목 법칙	성인: 95-100% 아동: 83-100%	성인: 16% 아동: 21-50%	NA	NA	NA	Bachmann et al.[30] Stiell et al.[73] Stiell et al.[74] Auletta et al.[75] Auleley et al.[76] Kerr et al.[77]
Ottawa 발 법칙	성인: 93-100% 아동: 100%	성인: 12-21% 아동: 36%	NA	NA	NA	Stiell et al.[78]
발꿈치 타격 검사	NA	NA	NA	NA	NA	Cotton[79] Lindenfeld et al.[80]
Homan 징후	35-48%	41%	0.81	1.27	NA	Cranley et al.[81] Knox[82]

LR: 우도비, NA: 비적용, ICC: 등급간상관계수

발목과 발에 대한 특수 검사

/ SPECIAL TESTS FOR THE ANKLE AND FOOT

인대 이완에 대한 특수 검사

서랍 앞으로 당기기 검사 (그림 27.26)

목 적 : 발목관절의 인대관절주머니(특히, ATF 인대)의 온전성을 확인하기 위해

환 자 : 누운 자세에서 발목을 10–15°로 발바닥굽힘한다.

치 료 사 : 환자의 발쪽에서 선 자세를 취한다.

절 차 : 종아리를 고정하고, 발꿈치뼈를 잡고서 앞쪽으로 당긴다.

해 석 : 목말뼈가 앞쪽으로 움직이면, 양성이다. (0점: 이완이 없는 것이고, 3점은 매우 심한 이완이 있는 것)

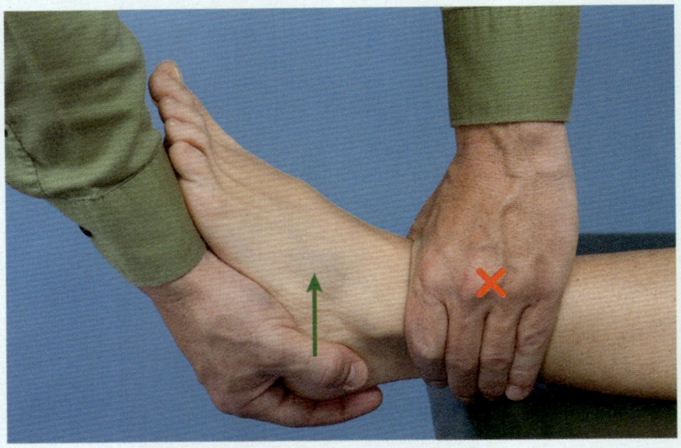

그림 27.26 서랍 앞으로 당기기 검사.

발목 경사 검사 (그림 27.27)

목 적 : 발목관절과 목말밑관절의 가쪽 인대 온전성을 확인하기 위해

환 자 : 누운 자세나 옆으로 누운 자세에서 발목을 10–15°로 발바닥굽힘한다.

치 료 사 : 환자의 발쪽에 앉아서, 환자의 발목(복사뼈 주위)을 잡는다.

절 차 : 발꿈치뼈를 안쪽으로 트러스트한다.

해 석 : 건측과 비교해 환측에서 이완이 심하고, 팽팽한 느낌이 적게 일어나면, 양성이다.

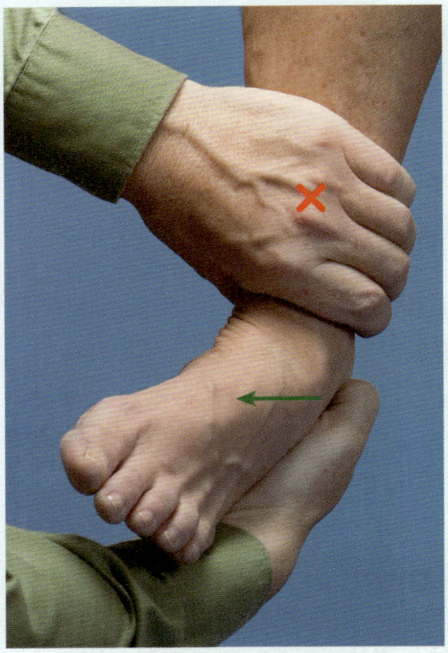

그림 27.27 발목 경사 검사.

스퀴즈 검사 (그림 27.28)

목　　적 : 정강종아리관절 염좌(고위 발목 염좌)를 확인하기 위해
환　　자 : 누운 자세, 옆으로 누운 자세, 앉은 자세
치 료 사 : 환자의 발쪽에서 선 자세를 취하고, 양 손으로 종아리를 잡는다.
절　　차 : 양 손으로 종아리를 압박하여 스퀴즈한다.
해　　석 : 발목관절의 몸쪽에서 통증이 발생하면, 양성이다.

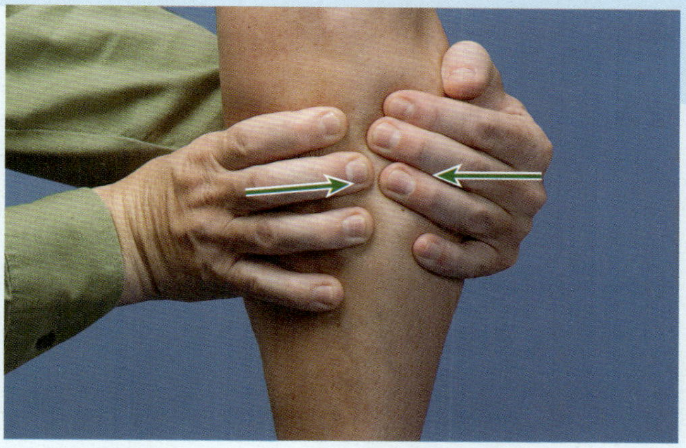

그림 27.28 스퀴즈 검사.

가쪽돌림 검사 (그림 27.29)

목　　적 : 정강종아리관절 염좌(고위 발목 염좌)를 확인하기 위해
환　　자 : 무릎을 90°로 굽힘하고 누운 자세나 앉은 자세
치 료 사 : 환자의 측면에 서서, 한 손으로 종아리를 고정하고, 다른 손을 발을 지지한다.
절　　차 : 발목관절을 중립위로 배치하고, 발목관절에 가쪽돌림을 적용한다.
해　　석 : 발목관절의 몸쪽에서 통증이 발생하면, 양성이다.

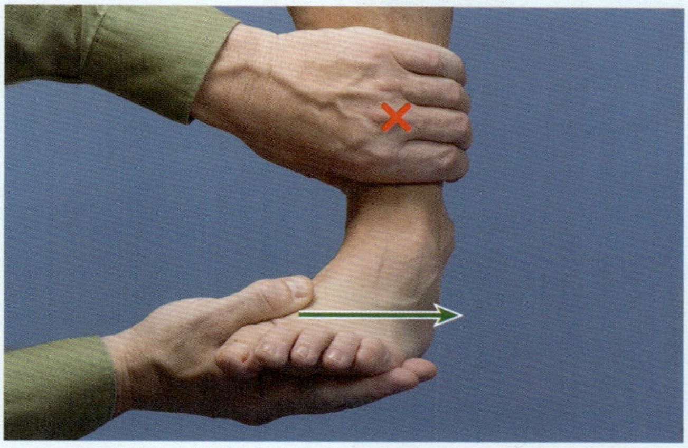

그림 27.29 가쪽돌림 검사.

힘줄 파열에 대한 특수 검사

Thompson 검사 (그림 27.30)

목　　적 : 아킬레스힘줄 파열을 확인하기 위해
환　　자 : 엎드린 자세를 취하고, 발을 테이블 밖으로 내어 놓는다.
치 료 사 : 환자의 측면에서 선 자세를 취한다.
절　　차 : 장딴지의 중간 힘살을 잡고, 압박을 가한다.
해　　석 : 압박(스퀴즈)을 가했을 때 발바닥굽힘이 일어나지 않으면, 양성이다.

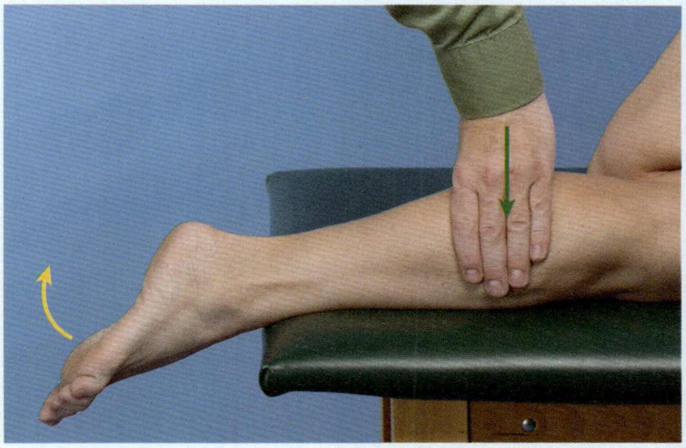

그림 27.30 Thompson 검사.

증상 유발에 대한 특수 검사

충돌 징후 (그림 27.31)

목 적 : 발목관절 충돌증후군을 확인하기 위해

환 자 : 무릎을 90° 굽힘하고 누운 자세나 앉은 자세

치 료 사 : 환자의 측면에 서서, 한 손으로 발을 잡고, 다른 손의 엄지를 목말뼈의 앞가쪽면에 배치한다.

절 차 : 발목을 강하게 발등굽힘과 가쪽번짐하면서, 엄지로 압박을 가한다.

해 석 : 발목의 앞가쪽면에서 통증이 발생하면, 양성이다. 다음 중에서 5개 이상이 일어나면 충돌을 의심할 수 있다:

(1) 앞가쪽면에 압통 발생;
(2) 앞가쪽면에 부종 발생;
(3) 발등굽힘과 가쪽번짐 시 통증 발생;
(4) 한발 쭈그려 앉기 시 통증 발생;
(5) 활동 시 통증 발생;
(6) 발목관절 불안정.

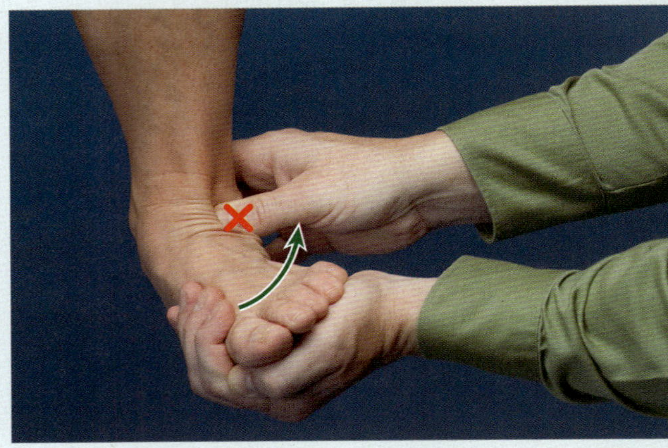

그림 27.31 충돌 징후.

Windlass 검사 (그림 27.32 A,B)

목 적 : 발바닥근막염을 평가하기 위해
환 자 : 비체중부하 자세나 체중부하 자세
치 료 사 : 환자의 발쪽에서 선 자세를 취한다.
절 차 : 발목을 중립위로 고정하고, 엄지를 편한다.
해 석 : 안쪽세로발활을 따라 통증이 발생하면, 양성이다.

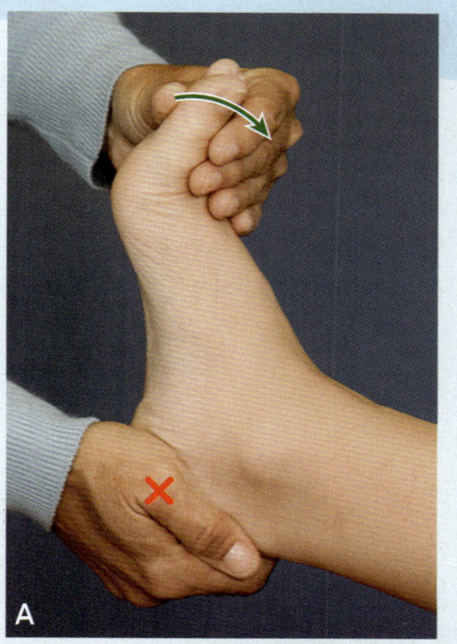

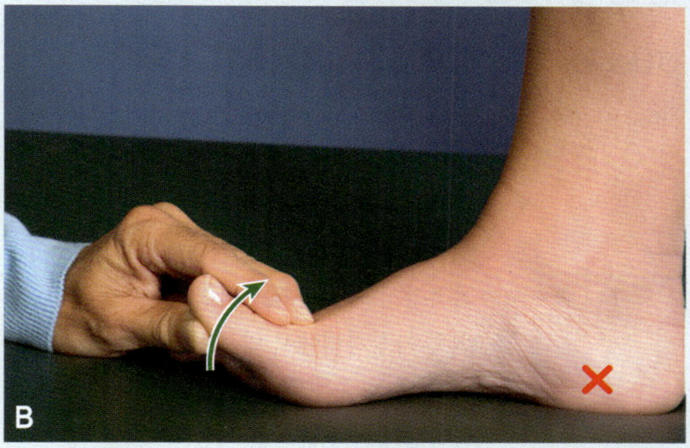

그림 27.32 Winlass 검사: **A.** 비체중부하에서 수행됨; **B.** 체중부하에서 수행됨(출처: Bob Wellmon 사진, BobWellmon.com).

Morton 검사 (그림 27.33)

목 적 : 스트레스 골절이나 발가락신경의 신경종이 있는지를 확인하기 위해
환 자 : 누운 자세나 앉은 자세
치 료 사 : 환자의 발쪽에서 선 자세를 취한다.
절 차 : 발앞쪽의 발허리뼈를 도수로 압박한다.
해 석 : 발앞쪽의 감각이상을 포함하여, 통증이 발생하면 양성이다.

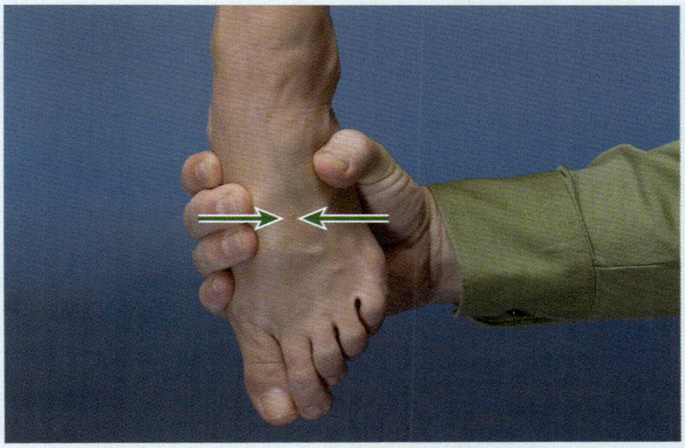

그림 27.33 Morton 검사.

Tinel 징후 (그림 27.34)

목 적 : 발목굴에서 정강신경의 포착이 있는지를 확인하기 위해
환 자 : 누운 자세나 앉은 자세
치 료 사 : 환자의 발쪽에서 선 자세를 취한다.
절 차 : 발목굴 위를 부드럽게 톡톡 때린다.
해 석 : 통증이나 감각이상이 발생하면, 양성이다.

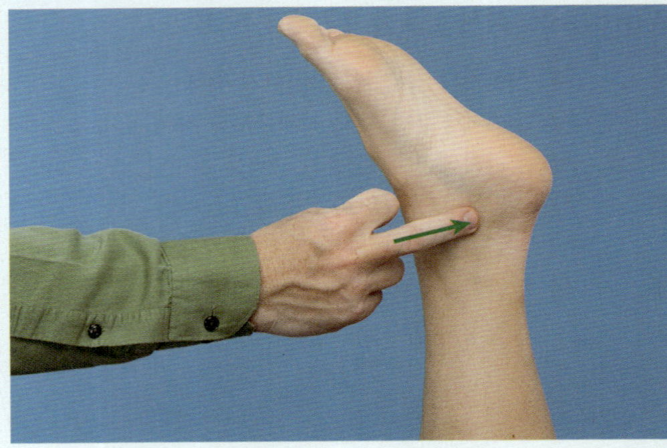

그림 27.34 Tinel 징후.

골절에 대한 특수 검사

Ottawa 발목 법칙 (그림 27.35)

목 적 : 방사선 촬영이 필요한지를 평가하기 위해
절 차 : 기준:
(1) 안쪽복사뼈 먼쪽 6㎝ 지점의 뒤쪽 가장자리에서 압통 발생;
(2) 가쪽복사뼈 먼쪽 6㎝ 지점의 뒤쪽 가장자리에서 압통 발생;
(3) 손상 후 체중을 완전히 부하할 수 없거나, 응급실에서 4 발짝을 디딜 수 없을 때
해 석 : 위의 기준 중에서 어떤 것이 나타나면 양성이고, 방사선 촬영 검사가 필요하다는 의미이다.

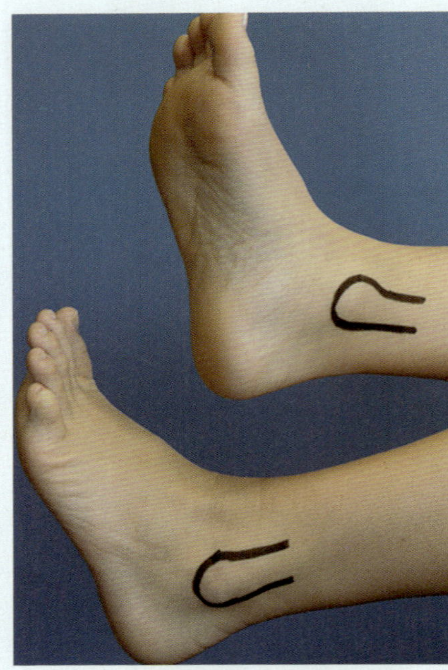

그림 27.35 Ottawa 발목 법칙(출처: Bob Wellmon 사진, BobWellmon.com).

Ottawa 발 법칙 (그림 27.36)

목 적 : 방사선 촬영이 필요한지를 평가하기 위해
절 차 : 기준:
(1) 발배뼈에서 압통 발생;
(2) 5번 발허리뼈바닥에서 압통 발생;
(3) 손상 후 체중을 완전히 부하할 수 없거나, 응급실에서 4 발짝을 디딜 수 없을 때
해 석 : 위의 기준 중에서 어떤 것이 나타나면 양성이고, 방사선 촬영 검사가 필요하다는 의미이다.

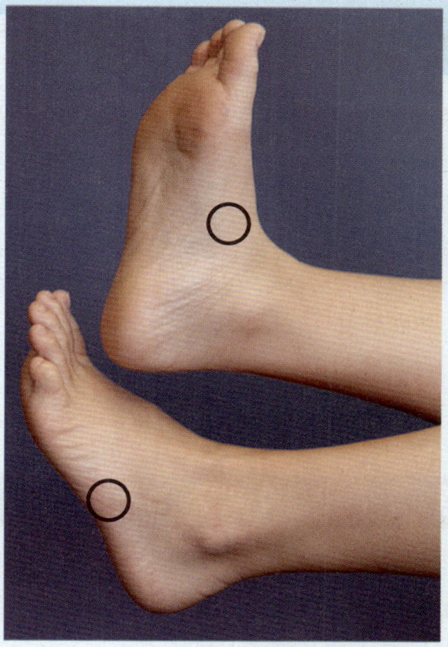

그림 27.36 Ottawa 발 법칙(출처: Bob Wellmon 사진, BobWellmon.com).

발꿈치 타격 검사 (그림 27.37)

목 적 : 스트레스 골절이 있는지를 평가하기 위해
환 자 : 비체중부하 자세에서 발목을 중립위로 배치한다.
치 료 사 : 환자의 발쪽에서 선 자세를 취하거나 앉는다.
절 차 : 엄지두덩으로 환자의 발꿈치를 탁탁 때린다.
해 석 : 통증이 발생하면, 양성이다.

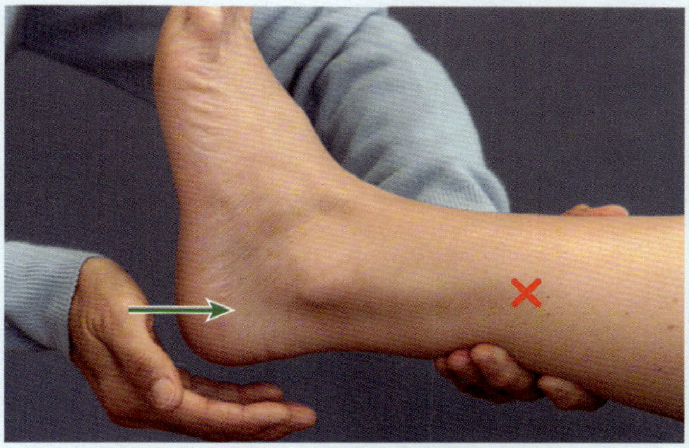

그림 27.37 발꿈치 타격 검사(출처: Bob Wellmon 사진, BobWellmon.com).

혈관 문제에 대한 특수 검사

Homans 징후 (그림 27.38)

목 적 : 다리의 심부정맥혈전증(DVT)이 있는지를 평가하기 위해
환 자 : 누운 자세
치 료 사 : 환자의 발쪽에서 선 자세를 취하거나 앉는다.
절 차 : 수동으로 발등굽힘하고, 다른 손으로 종아리를 스퀴즈 한다.
해 석 : 종아리 부위에 예리한 통증이 발생하면, 양성이다.

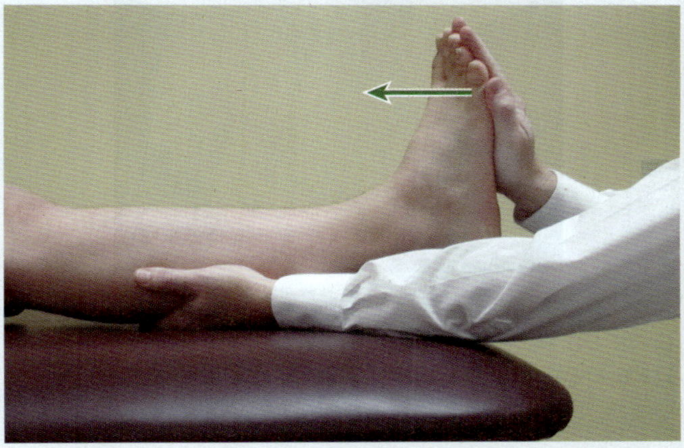

그림 27.38 Homans 징후.

발목과 발의 관절가동술
/ JOINT MOBILIZATION OF THE ANKLE AND FOOT

주: 본 단락에서 서술되는 관절가동술의 적응증은 예상되는 관절운동형상학을 토대로 한다. 오늘날의 근거는 그것들 사용의 적응증이 여러 요소이고, 가동성의 직접 평가와 환자 반응을 토대로 한다는 것이다.

먼쪽 정강종아리관절의 가동술

먼쪽 정강종아리관절의 활주기법

적응증:

- ***먼쪽 정강종아리관절의 활주***는 발목관절의 모든 생리적 운동이 제한되었을 때 적용된다.

종속운동기법 (그림 27.39)

- **환자/치료사의 자세:** 환자는 테이블 위에 누워서 발을 중립위로 지지한다. 치료사는 환자의 발쪽에 서서, 환자의 얼굴 쪽을 바라본다.
- **손 배치:** 벌레근 잡기로 정강뼈나 종아리뼈를 잡고, 테이블 위에 다리를 고정한다. 가동손의 손꿈치로 정강뼈나 종아리뼈의 먼쪽을 접촉한다.
- **힘 적용:** 정강뼈를 고정하는 동안, 종아리뼈를 뒤쪽이나 앞쪽으로 활주시킨다. 종아리뼈를 고정할 때는, 정강뼈를 뒤쪽이나 앞쪽으로 활주시킨다.

생리적 운동을 동반한 종속운동(그림 27.40)

- **환자/치료사의 자세:** 환자와 치료사는 앞에서 설명된 동일한 자세를 취한다.
- **손 배치:** 위와 동일하게 손배치를 적용한다.
- **힘 적용:** 능동이나 수동으로 발등굽힘을 이끌어내는 동안, 정강뼈나 종아리뼈를 뒤쪽이나 앞쪽으로 활주시킨다. 능동이나 수동으로 발목을 안쪽번짐하는 동안, 종아리뼈에 뒤쪽 활주를 적용한다. 가동력을 전 가동범위 내내 유지하고, 끝범위까지 그 힘을 지속시킨다.

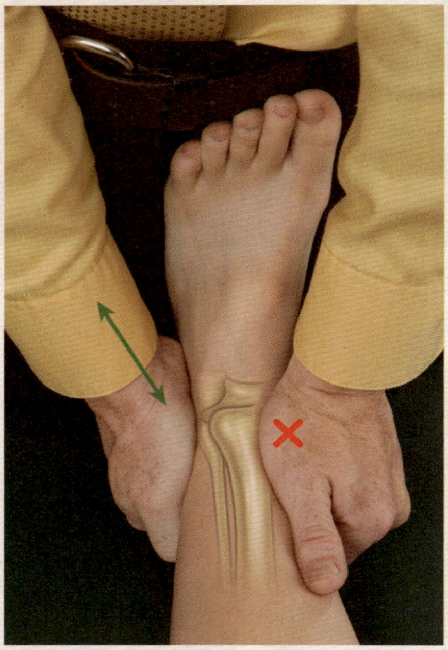

그림 27.39 먼쪽 정강종아리관절의 활주. (출처: Wise CH, and Gulick DT. Mobilization Notes. A Rehabilitation Specialist's Pocket Guide. Philadelphia. FA. Davis; 2009.)

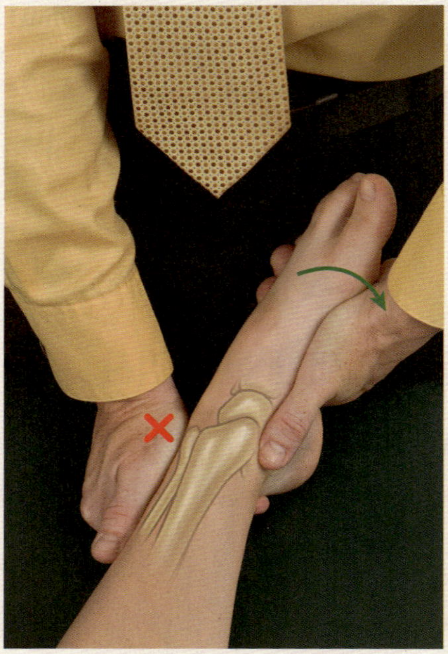

그림 27.40 생리적 운동과 함께, 적용된 먼쪽 정강종아리관절의 종속 활주운동. (출처: Wise CH, and Gulick DT. Mobilization Notes. A Rehabilitation Specialist's Pocket Guide. Philadelphia. FA. Davis; 2009.)

발목관절의 가동술

발목관절의 견인기법

적응증:

- ***발목관절의 견인***은 모든 생리적 운동이 제한되었을 때 적용된다.

종속운동기법 (그림 27.41)

- **환자/치료사의 자세:** 환자는 테이블 위에 누워서 발을 테이블 밖으로 내어 놓는다. 치료사는 환자의 발쪽에 서서, 환자의 얼굴 쪽을 바라본다.
- **손 배치:** 체중을 이용하여 고정하고, 필요하다면 가동벨트를 적용할 수 있다. 치료사는 환자의 발등과 목말뼈 앞쪽 위에 양손을 깍지 끼고 배치한다. 그리고 양쪽 엄지를 발바닥에 배치한다. 그리고 힘을 주는 방향으로 양쪽 아래팔을 나란하게 배열시킨다.
- **힘 적용:** 목말뼈 위에 손을 접촉시킨 후, 몸을 뒤로 기울이면서 견인력을 아래팔 방향으로 적용한다.

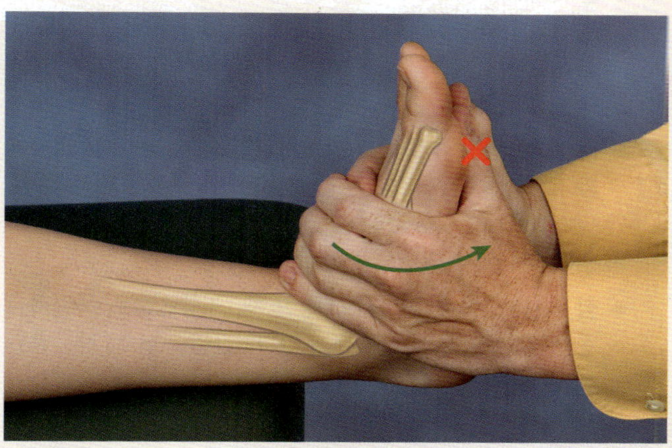

그림 27.41 발목관절의 견인. (출처: Wise CH, and Gulick DT. Mobilization Notes. A Rehabilitation Specialist's Pocket Guide. Philadelphia. FA. Davis; 2009)

생리적 운동을 동반한 종속운동 (그림 없음)

- **환자/치료사의 자세:** 환자와 치료사는 앞에서 설명된 동일한 자세를 취한다.
- **손 배치:** 위와 동일하게 손배치를 적용한다.
- **힘 적용:** 발목이 최대 발등굽힘 범위로 움직일 때, 손 접촉을 통해 목말뼈 위에 받침대를 제공하고, 견인력을 적용한다. 가동력을 전 가동범위 내내 유지하고, 끝범위까지 그 힘을 지속시킨다.

발목관절의 뒤쪽 활주기법

적응증:

- ***발목관절의 뒤쪽 활주***는 발등굽힘이 제한되었을 때 적용된다.

종속운동기법 (그림 27.42)

- **환자/치료사의 자세:** 환자는 테이블 위에 누워서 발을 테이블 밖으로 내어 놓는다. 치료사는 환자의 발쪽에 서서, 환자의 얼굴 쪽을 바라본다.
- **손 배치:** 손으로 환자의 발꿈치를 잡고 고정시킨다. 가동손의 갈퀴 부분을 목말뼈의 앞쪽 부위에 배치하고, 아래팔을 힘을 적용하는 방향으로 배열시킨다.
- **힘 적용:** 목말뼈의 앞쪽면에 손을 접촉시켜 뒤쪽 방향으로 힘을 적용한다. 능동이나 수동으로 발목관절을 최대로 발등굽힘시킬 때, 치료사는 목말뼈를 뒤쪽으로 적용한다. 생리적 운동기법과 다른 종속운동을 함께 적용할 때, 가동력을 전 가동범위 내내 유지하고, 끝범위까지 그 힘을 지속시킨다.

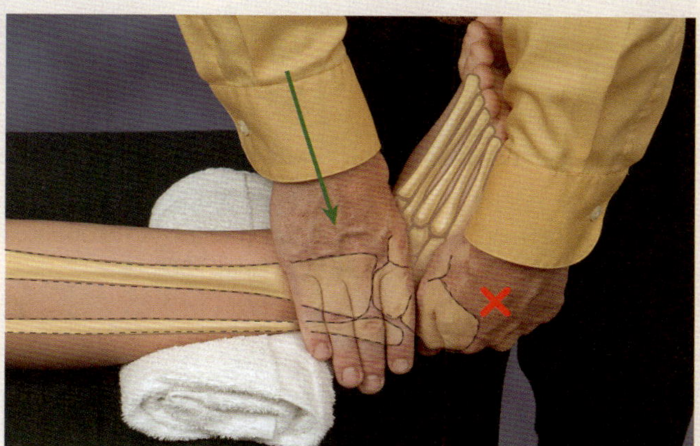

그림 27.42 발목관절의 뒤쪽활주. (출처: Wise CH, and Gulick DT. Mobilization Notes. A Rehabilitation Specialist's Pocket Guide. Philadelphia. FA. Davis; 2009)

생리적 운동을 동반한 종속운동 (그림 27.43)

- **환자/치료사의 자세:** 환자는 가동될 발을 스툴 위로 올려놓기 위해 런지 자세로 선 자세를 취한다. 치료사는 환자를 바라보는 방향으로 한 발을 앞으로 내디딘 서기 자세를 취한다. 가동 벨트를 환자의 종아리 먼쪽의 뒤쪽면에 배치하여 부가적인 힘을 적용한다.
- **손 배치:** 힘을 강화하기 위해 양 손의 갈퀴 부분을 겹쳐서 환자의 목말뼈 앞쪽에 배치한다. 아래팔을 뒤쪽 방향의 힘에 일직선되게 배치한다.
- **힘 적용:** 환자는 발꿈치를 지면에 유지하는 동안, 앞쪽 다리로 천천히 체중을 이동시킨다. 벨트로 고정을 제공하고, 목말뼈 접촉을 통해 뒤쪽 방향의 힘을 적용한다. 가동력을 전 가동범위 내내 유지하고, 끝범위까지 그 힘을 지속시킨다.

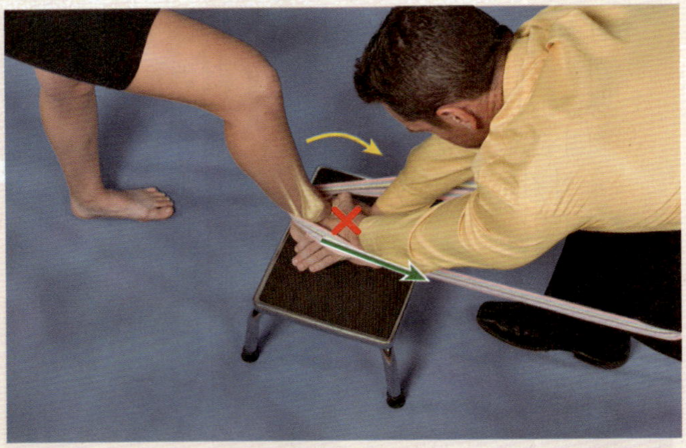

그림 27.43 생리적 운동과 함께, 적용된 발목관절의 뒤쪽 활주. (출처: Wise CH, and Gulick DT. Mobilization Notes. A Rehabilitation Specialist's Pocket Guide.Philadelphia. FA. Davis; 2009)

발목관절의 앞쪽 활주기법

적응증:

- ***발목관절의 앞쪽 활주***는 발바닥굽힘이 제한되었을 때 적용된다.

종속운동기법 (그림 27.44)

- **환자/치료사의 자세:** 환자는 테이블 위에 누워서 발을 테이블 밖으로 내어 놓는다. 치료사는 환자의 발쪽에 서서, 환자의 얼굴 쪽을 바라본다.
- **손 배치:** 테이블 위에 종아리 먼쪽을 고정한다. 가동손의 갈퀴 부분을 발꿈치 뒤쪽에 접촉시키고, 힘이 적용되는 방향으로 아래팔을 배치한다.

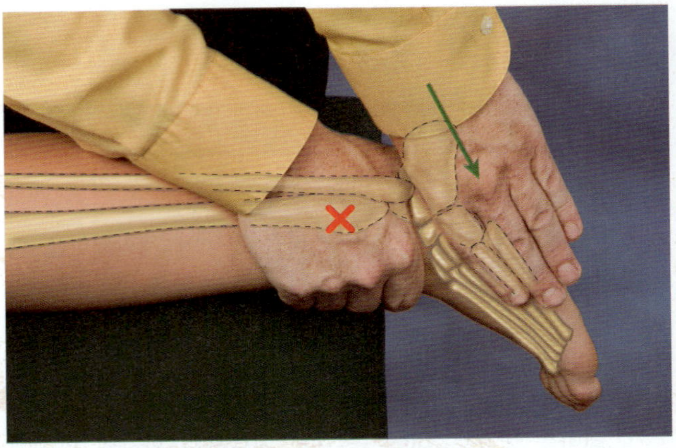

그림 27.44 발목관절의 앞쪽 활주. (출처: Wise CH, and Gulick DT. Mobilization Notes. A Rehabilitation Specialist's Pocket Guide. Philadelphia. FA. Davis; 2009)

- **힘 적용:** 종아리 먼쪽을 고정하고, 발꿈치 접촉을 통해 앞쪽 방향의 힘을 적용하여, 목말뼈를 앞쪽 방향으로 가동시킨다.

생리적 운동을 동반한 종속운동(그림 27.45)

- **환자/치료사의 자세:** 환자는 엉덩관절과 무릎관절을 굽힘하고 누운 자세를 취하고, 테이블이나 쐐기 위에 발을 올려놓는다. 치료사는 환자의 발 쪽에 서서, 환자의 얼굴 쪽을 바라본다.
- **손 배치:** 환자의 발목을 발바닥굽힘한 채, 종아리 먼쪽을 쐐기 위에 고정시킨다. 가동손의 갈퀴 부위로 환자의 목말뼈를 잡고, 가동술을 적용하는 동안 움직임을 준비하고 힘이 적용되는 방향으로 아래팔을 배열시킨다.
- **힘 적용:** 종아리 먼쪽을 고정한 채, 가동손으로 목말뼈를 통해 앞쪽 방향의 힘을 적용한다. 가동력을 전 가동범위 내내 유지하고, 끝범위까지 그 힘을 지속시킨다.

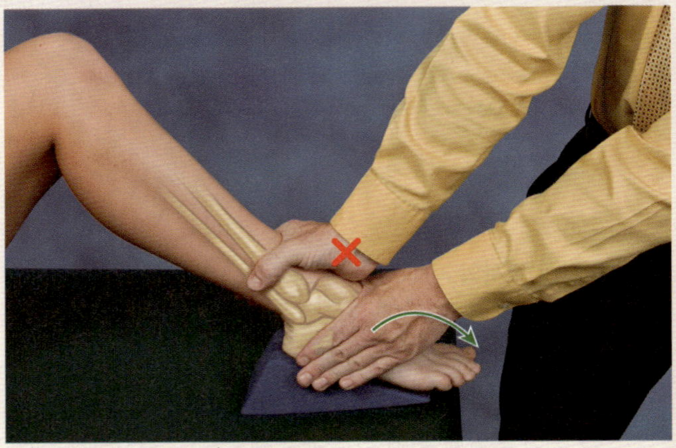

그림 27.45 생리적 운동과 함께, 적용된 발목관절의 앞쪽 활주 (출처: Wise CH, and Gulick DT. Mobilization Notes. A Rehabilitation Specialist's Pocket Guide. Philadelphia. FA. Davis; 2009)

목말밑관절의 가동술

목말밑관절(목말발꿈치관절)의 견인기법, 안쪽 활주기법 및 가쪽 활주기법

적응증:

- ***목말밑관절 (목말발꿈치관절)의 견인***은 목말밑관절의 모든 생리적 운동이 제한되었을 때 적용되고, ***목말밑관절(목말발꿈치관절)의 안쪽 활주***는 발뒤쪽의 가쪽번짐이 제한되었을 때 적용되고, 가쪽 활주는 발뒤쪽의 안쪽번짐이 제한되었을 때 적용된다.

종속운동기법(그림 27.46)

- **환자/치료사의 자세:** 환자는 테이블 위에 엎드려 누워서 발등을 테이블 밖으로 내어 놓는다. 다른 자세로는 옆으로 누워 무릎을 굽힘하고, 발목을 고정한다. 치료사는 환자의 가동시킬 발쪽에 서서 환자의 다리 쪽을 바라보거나, 테이블 위에 앉아서 자신의 등과 환자의 허벅지 뒤쪽을 접촉한다.
- **손 배치:** 환자의 종아리 먼쪽을 테이블 위에 고정시키거나 굽힘된 무릎을 여러분의 몸통으로 고정시킨다. 가동손으로 발꿈치뼈를 잡거나 양 손으로 발꿈치뼈를 잡고, 힘의 적용 방향으로 아래팔을 배열한다.
- **힘 적용:** 가동손이나 양 손을 이용해 종아리의 긴축과 나란하게 꼬리쪽으로 힘을 적용한다.

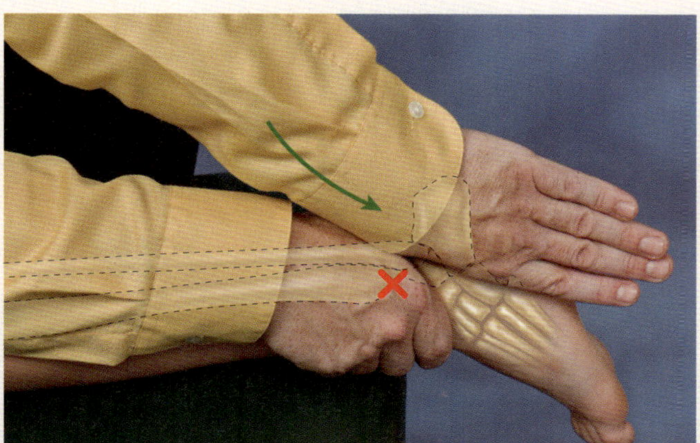

그림 27.46 목말밑관절(목말발꿈치관절)의 견인, 안쪽활주 및 가쪽활주. (출처: Wise CH, and Gulick DT. Mobilization Notes. A Rehabilitation Specialist's Pocket Guide. Philadelphia. FA. Davis; 2009.)

생리적 운동을 동반한 종속운동기법(그림 27.47)

- **환자/치료사의 자세:** 환자는 가동시킬 발을 위쪽으로 하고 옆으로 누운 자세를 취한다. 환자의 무릎관절을 굽힘시키고, 치료사의 몸통으로 환자의 허벅지 뒤쪽에 고정한다. 치료사는 환자를 등지고 테이블 위에 앉는다.
- **손 배치:** 양 손으로 발꿈치뼈를 잡고, 발꿈치뼈의 가쪽면 위에 양 손의 엄지를 "V"자로 배치한다. 그리고 힘의 적용 방향으로 아래팔을 배열한다. 치료사의 몸통으로 고정을 적용한다.
- **힘 적용:** 양 손의 접촉을 통해 견인을 적용하고 관절을 팽팽하게 당긴다. 견인을 안쪽활주와 가쪽활주와 혼합하여 적용할 수도 있다. 가동력을 전 가동범위 내내 유지하고, 끝범위까지 그 힘을 지속시킨다.

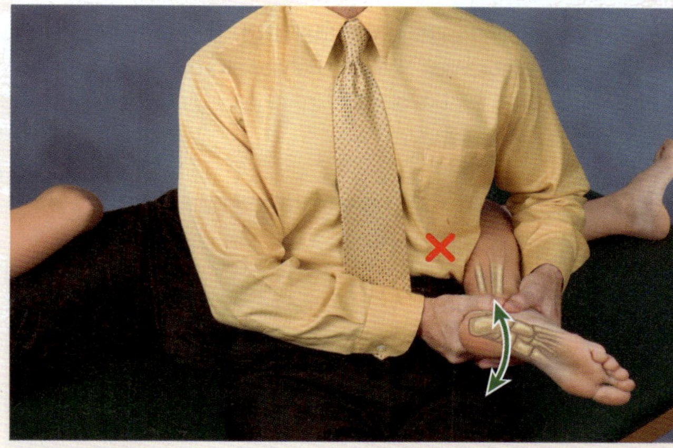

그림 27.47 생리적 운동과 함께 적용된, 목말밑관절(목말발꿈치관절)의 견인, 안쪽활주 및 가쪽활주(출처: Wise CH, and Gulick DT. Mobilization Notes. A Rehabilitation Specialist's Pocket Guide. Philadelphia. FA. Davis; 2009)

중간발목관절의 가동술

중간발목관절(목말발꿈치관절과 발꿈치입방관절)의 활주기법

적응증:

- ***중간발목관절(목말발꿈치관절과 발꿈치입방관절)의 등쪽 활주***는 중간발목관절의 발등굽힘과 안쪽번짐이 제한되었을 때 적용되고, 중간발목관절(목말발꿈치관절과 발꿈치입방관절)의 등쪽 활주는 중간발목관절의 발바닥굽힘과 가쪽번짐이 제한되었을 때 적용된다.

종속운동기법(그림 27.48, 그림 27.49)

- **환자/치료사의 자세:** 환자는 테이블 위에 엎드려 누워서 발을 쐐기 위에 올려놓는다. 다른 자세로는 누운 자세에서 발을 테이블 밖으로 내어 놓고, 먼쪽 종아리를 쐐기로 지지한다. 치료사는 발 쪽에 서서 환자의 얼굴 쪽을 바라본다.

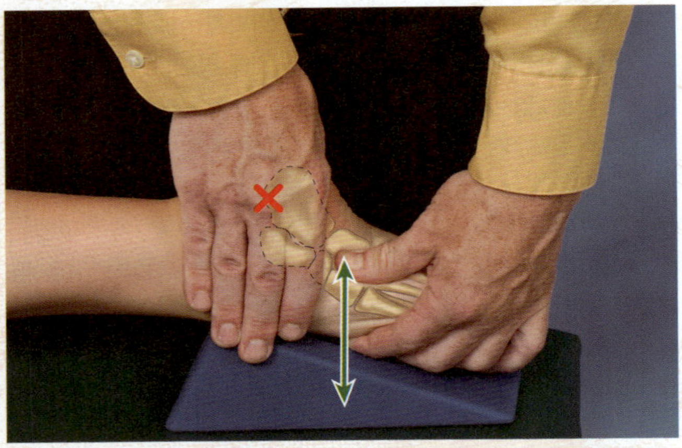

그림 27.48 중간발목관절(목말발배관절)의 활주(출처: Wise CH, and Gulick DT. Mobilization Notes. A Rehabilitation Specialist's Pocket Guide. Philadelphia. FA. Davis; 2009)

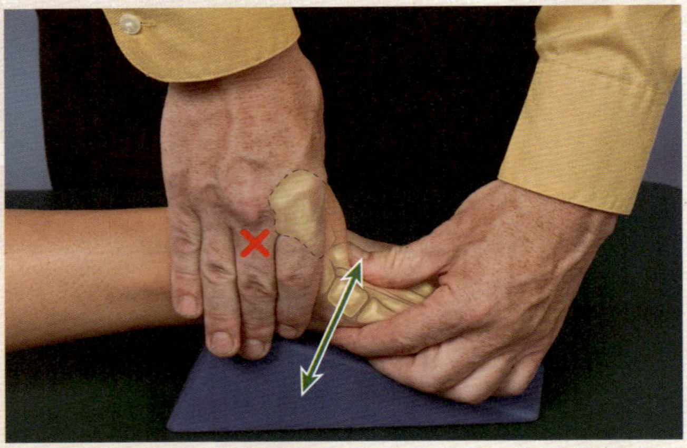

그림 27.49 중간발목관절(발꿈치입방관절)의 활주(출처: Wise CH, and Gulick DT. Mobilization Notes. A Rehabilitation Specialist's Pocket Guide. Philadelphia. FA. Davis; 2009)

- **손 배치:** 발꿈치뼈와 목말뼈의 안쪽면을 접촉시켜 고정을 적용하고, 목말발꿈치관절의 가동술을 위해 발을 쐐기 위에 고정시킨다. 또는 발꿈치뼈와 목말뼈의 가쪽면을 접촉시켜 고정을 적용하고, 발꿈치입방관절의 가동술을 위해 발을 쐐기 위에 고정시킨다. 목말발배관절의 가동술을 위해 가동손으로 발의 안쪽면 위에 집게 잡기나 완전 잡기로 발배뼈를 잡거나, 발꿈치입방관절의 가동술을 위해 가동손으로 발의 가쪽면 위에 집게 잡기나 완전 잡기로 입방뼈를 잡는다.
- **힘 적용:** 가동손의 접촉을 통해, 안쪽에 있는 발배뼈를 통해 등쪽의 힘을 적용하고, 가쪽에 있는 입방뼈를 통해 바닥쪽의 힘을 적용한다.

생리적 운동을 동반한 종속운동기법 (그림 없음)

- **환자/치료사의 자세:** 환자와 치료사는 앞에서 설명된 동일한 자세를 취한다.
- **손 배치:** 위와 동일하게 손배치를 적용한다.
- **힘 적용:** 가동손 접촉을 통해, 능동이나 수동으로 발등굽힘을 수행할 때 등쪽 활주를 적용하고, 발바닥굽힘을 수행할 때 바닥쪽 활주를 적용한다.

발목사이관절의 가동술

발목사이관절의 활주기법

적응증:

- ***발목사이관절의 활주***는 발의 모든 생리적 운동이 제한되어 있을 때 적용된다.

종속운동기법 (그림 27.50)

- **환자/치료사의 자세:** 환자는 테이블 위에 엎드려 발등을 테이블 밖으로 내어 놓고, 가동시킬 관절을 쐐기로 지지한다. 발의 가쪽면을 가동시킬 때는 안쪽면에 선 자세를 취하고, 발의 안쪽면을 가동시킬 때는 가쪽면에서 선 자세를 취한다.
- **손 배치:** 이웃한 발목뼈를 고정하기 위해 집게 잡기를 이용하거나 쐐기 위에 발을 고정하기 위해 손을 펼쳐서 잡는다. 가동손의 집게 잡기로 가동될 발목뼈를 잡는다. 그리고 힘의 적용 방향으로 아래팔을 배열한다.

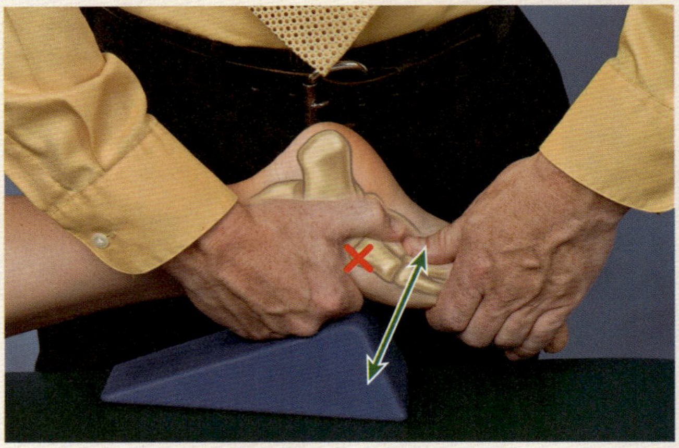

그림 27.50 발목사이관절의 활주(출처: Wise CH, and Gulick DT. Mobilization Notes. A Rehabilitation Specialist's Pocket Guide. Philadelphia. FA. Davis; 2009)

- **힘 적용:** 이웃한 발목뼈를 고정하고, 등쪽 활주나 바닥쪽 활주를 적용한다. 가동술은 안쪽기둥을 따라 몸쪽에서 먼쪽으로 순차적으로 적용된다. 즉, 목말뼈를 고정하고 발배뼈를 제일 먼저 가동시키고, 고정된 발배뼈에 대해 안쪽쐐기뼈, 중간쐐기뼈, 가쪽쐐기뼈를 가동시킨다. 그리고 맨 마지막으로, 중간쐐기뼈에 대해 안쪽쐐기뼈를 가동시킨다. 가동술은 가쪽기둥을 따라 몸쪽에서 먼쪽으로 순차적으로 적용된다. 즉, 발꿈치뼈를 고정하고 입방뼈를 먼저 가동시키고, 그 다음, 고정된 입방뼈에 대해 가쪽쐐기뼈를 가동시킨다.

생리적 운동을 동반한 종속운동기법 (그림 없음)

- **환자/치료사의 자세:** 환자와 치료사는 앞에서 설명된 동일한 자세를 취한다. 환자의 발을 테이블 밖으로 내어 놓는다.
- **손 배치:** 위와 동일하게 손배치를 적용한다.
- **힘 적용:** 수동이나 능동으로 운동을 모든 방향으로 수행하는 동안, 이웃한 발목뼈를 고정한 후, 가동될 발목뼈에 활주를 적용한다.

발목발허리관절의 가동술

발목발허리관절의 견인기법과 활주기법

적응증:

- ***발목발허리관절의 견인과 활주***는 발목발허리관절의 모든 생리적 운동이 제한되었을 때 적용되고, 발중간과 발앞쪽의 가동성을 증가시키기 위해 사용된다.

종속운동기법 (그림 27.51, 그림 27.52)

- **환자/치료사의 자세:** 환자는 무릎을 굽힘하고 테이블 위에 누워서 가동시킬 발의 관절을 쐐기 위에 올려놓는다. 치료사는 발을 가쪽으로 가동시킬 때는 안쪽면에 선 자세를 취하고, 발을 안쪽으로 가동시킬 때는 가쪽면에 선 자세를 취한다.
- **손 배치:** 이웃한 발목뼈를 고정하기 위해 집게 잡기를 이용하거나, 쐐기 위에 발을 고정하기 위해 손을 펼친다. 발허리뼈바닥을 접촉하기 위해 집게 잡기를 이용하고, 힘의 적용 방향으로 아래팔을 배열시킨다.
- **힘 적용:** 이웃한 발목뼈를 고정하는 동안, 견인력을 적용하거나, 가동손으로 발허리뼈바닥을 발바닥쪽으로나 발등쪽으로 활주시킨다. 고정된 안쪽쐐기뼈, 중간쐐기뼈 및 가쪽쐐기뼈에 대해 1번–3번 발허리뼈를 가동시키고, 고정된 입방뼈에 대해 4번–5번 발허리뼈를 가동시킨다.

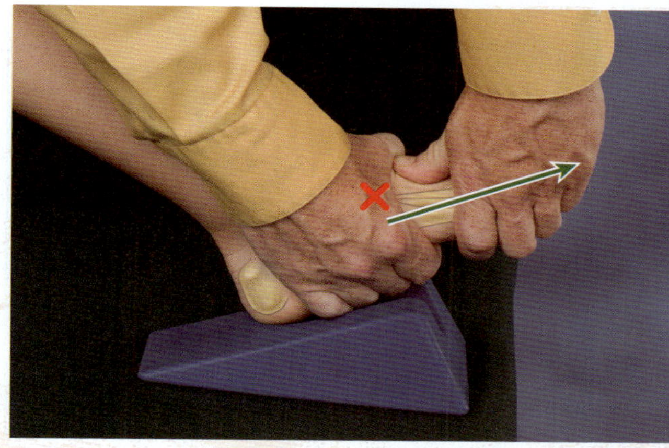

그림 27.51 발목발허리관절의 견인(출처: Wise CH, and Gulick DT. Mobilization Notes. A Rehabilitation Specialist's Pocket Guide. Philadelphia. FA. Davis; 2009)

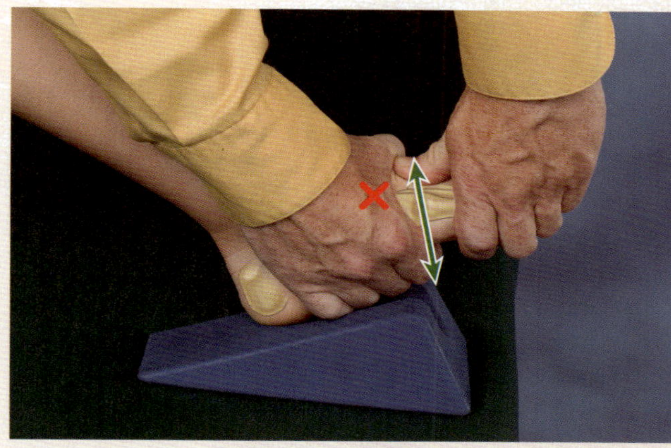

그림 27.52 발목발허리관절의 활주(출처: Wise CH, and Gulick DT. Mobilization Notes. A Rehabilitation Specialist's Pocket Guide. Philadelphia. FA. Davis; 2009)

발허리사이관절의 가동술

발허리사이관절의 스윕

적응증:

- ***발허리사이관절의 스윕***은 발중간과 발앞쪽의 가동성이 제한되었을 때 적용되고, 발의 모든 생리적 운동을 돕는다.

종속운동기법 (그림 27.53, 그림 27.54)

- **환자/치료사의 자세:** 환자는 테이블 위에 누워서 발을 테이블 밖으로 내어 놓는다. 치료사는 환자의 발쪽에 앉아서, 환자의 얼굴 쪽을 바라본다.

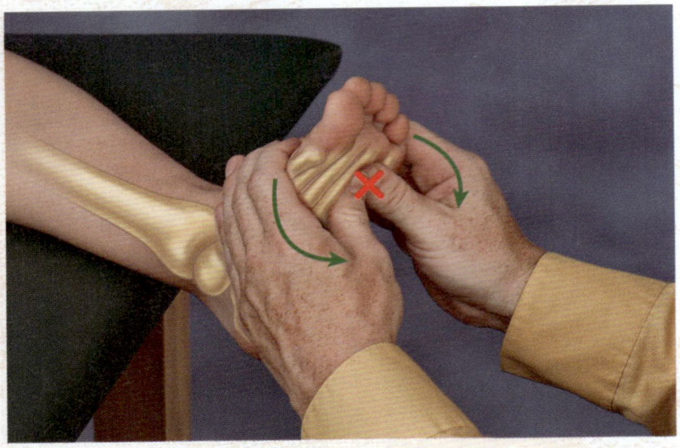

그림 27.53 바닥쪽 받침대로 발허리사이관절의 스윕(출처: Wise CH, and Gulick DT. Mobilization Notes. A Rehabilitation Specialist's Pocket Guide.Philadelphia. FA. Davis; 2009)

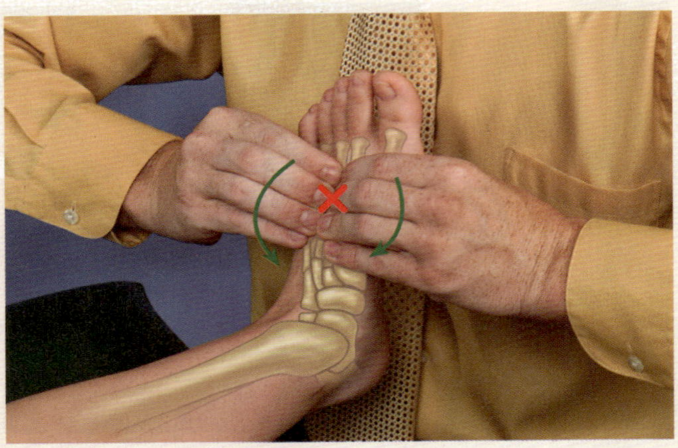

그림 27.54 등쪽 받침대로 발허리사이관절의 스윕(출처: Wise CH, and Gulick DT. Mobilization Notes. A Rehabilitation Specialist's Pocket Guide.Philadelphia. FA. Davis; 2009)

- **손 배치:** 여러분의 손가락을 발앞쪽의 등쪽면이나 바닥쪽 면 위를 수평으로 배치하고, 엄지를 반대쪽에 배치한다.
- **힘 적용:** 반대쪽에 있는 엄지를 받침점으로 하여 발활을 증가시키거나 감소시키기 위해, 손가락으로 스윕 동작을 적용한다(그림 27.53). 반대쪽의 손가락을 받침점으로 발활을 증가시키거나 감소시키기 위해, 엄지를 이용해 스윕 동작(sweep)을 적용한다(그림 27.54).

생리적 운동을 동반한 종속운동기법(그림 없음)

- **환자/치료사의 자세:** 환자와 치료사는 앞에서 설명된 동일한 자세를 취한다.
- **손 배치:** 위와 동일하게 손배치를 적용한다.
- **힘 적용:** 환자가 능동으로 발바닥굽힘을 할 때, 발활을 증가시키는 가동술을 수행하고, 능동으로 발등굽힘을 할 때, 발활을 감소시키는 가동술을 수행한다. 가동력을 전 가동범위 내내 유지하고, 끝범위까지 그 힘을 지속시킨다.

발허리발가락관절의 가동술

발허리발가락관절의 견인기법과 활주기법

적응증:

- ***발허리발가락관절의 견인***은 모든 방향의 제한이 있을 때 적용된다. ***발허리발가락관절의 등쪽 활주***는 발허리발가락관절의 폄에 제한이 있을 때 적용되고, 바닥쪽 활주는 발허리발가락관절의 굽힘에 제한이 있을 때 적용된다.

종속운동기법(그림 27.55, 그림 27.56)

- **환자/치료사의 자세:** 환자는 무릎을 굽힘하고 테이블 위에 누워서 쐐기 위에 발을 올려놓는다. 치료사는 환자의 발쪽에 서서, 환자의 얼굴 쪽을 바라본다.
- **손 배치:** 발허리뼈머리의 가장 먼쪽 부위를 잡기 위해 집게 잡기를 이용한다. 몸쪽마디뼈의 가장 몸쪽 부위를 잡기 위해 집게 잡기나 갈고리 잡기를 이용한다. 그리고 아래팔을 힘의 적용 방향으로 배열한다.
- **힘 적용:** 이웃한 발허리뼈를 고정하고, 견인력을 제공하거나, 가동손으로 몸쪽마디뼈를 잡고 바닥쪽이나 등쪽으로 활주시킨다.

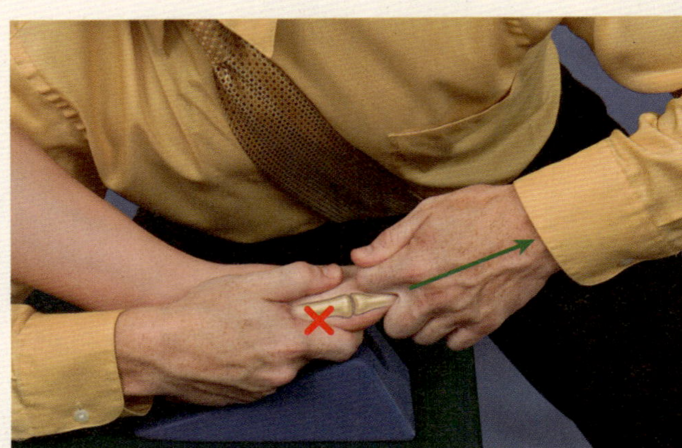

그림 27.55 발허리발가락관절의 견인(출처: Wise CH, and Gulick DT. Mobilization Notes. A Rehabilitation Specialist's Pocket Guide. Philadelphia. FA. Davis; 2009)

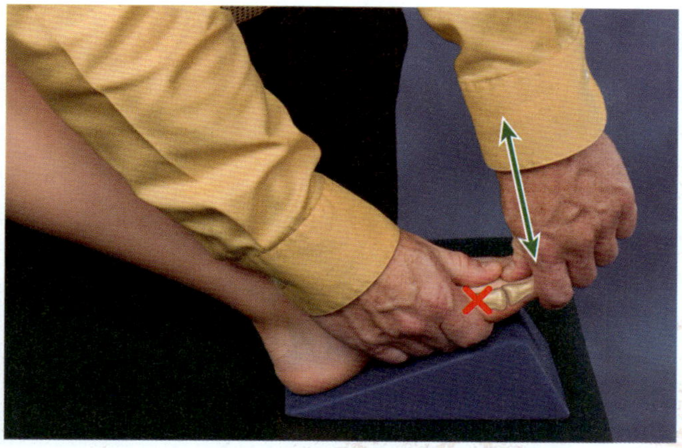

그림 27.56 발허리발가락관절의 활주(출처: Wise CH, and Gulick DT. Mobilization Notes. A Rehabilitation Specialist's Pocket Guide. Philadelphia. FA. Davis; 2009)

생리적 운동을 동반한 종속운동기법(그림 없음)

- **환자/치료사의 자세:** 환자와 치료사는 앞에서 설명된 동일한 자세를 취한다.
- **손 배치:** 가동손을 몸쪽마디뼈의 안쪽과 가쪽에 배치한다.
- **힘 적용:** 능동이나 수동으로 발허리발가락관절을 굽힘이나 폄을 할 때 견인력을 적용한다. 능동이나 수동으로 폄을 하는 동안 등쪽 활주를 적용하고, 또는 굽힘을 하는 동안 바닥쪽 활주를 적용한다. 가장 제한된 움직임이나 통증이 있는 움직임에 따라 능동이나 수동으로 폄을 하는 동안 안쪽활주를 적용하고, 굽힘을 하는 동안 가쪽활주를 적용한다. 가동력을 전 가동범위 내내 유지하고, 끝범위까지 그 힘을 지속시킨다.

마디뼈사이관절의 가동술

마디뼈사이관절의 견인기법과 활주기법

적응증:

- ***마디뼈사이관절의 견인***은 모든 방향의 제한이 있을 때 적용된다. ***마디뼈사이관절의 등쪽 활주***는 마디뼈사이관절의 폄에 제한이 있을 때 적용되고, 바닥쪽 활주는 마디뼈사이관절의 굽힘에 제한이 있을 때 적용된다.

종속운동기법(그림 27.57, 그림 27.58)

- **환자/치료사의 자세:** 환자는 무릎을 굽힘하고 테이블 위에 누워서 쐐기 위에 발을 올려놓는다. 치료사는 환자의 발쪽에 서서, 환자의 얼굴 쪽을 바라본다.
- **손 배치:** 몸쪽마디뼈나 중간마디뼈의 가장 먼쪽 부위를 고정하기 위해 집게 잡기를 이용한다. 중간마디뼈바닥(PIP 가동술을 위해)이나 먼쪽마디뼈바닥(DIP 가동술을 위해)의 가장 몸쪽 부위를 접촉하기 위해, 집게 잡기나 갈고리 잡기를 이용한다. 그리고 힘의 적용 방향과 일직선되게 아래팔을 배열한다.
- **힘 적용:** 이웃한 마디뼈를 고정하는 동안, 견인력을 적용하거나, 중간마디뼈바닥이나 먼쪽마디뼈바닥을 잡고 발바닥쪽 방향과 등쪽 방향으로 활주시킨다. 중간마디뼈바닥(PIP 가동술을 위해)이나 먼쪽마디뼈바닥(DIP 가동술을 위해)의 가장 몸쪽 부위의 안쪽면이나 가쪽면을 통해 활주의 힘을 적용한다.

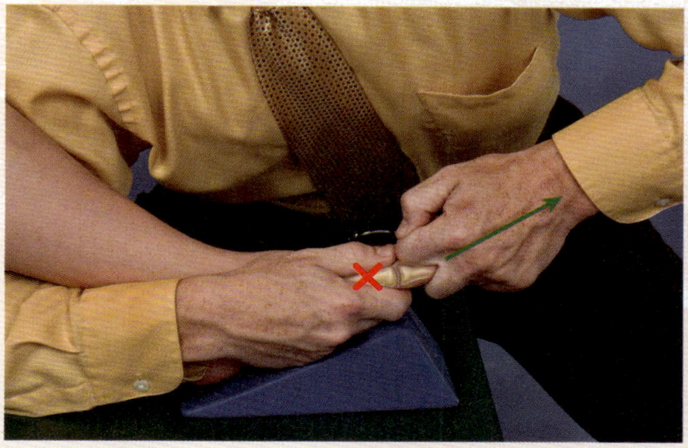

그림 27.57 마디뼈사이관절의 견인(출처: Wise CH, and Gulick DT. Mobilization Notes. A Rehabilitation Specialist's Pocket Guide. Philadelphia. FA. Davis; 2009)

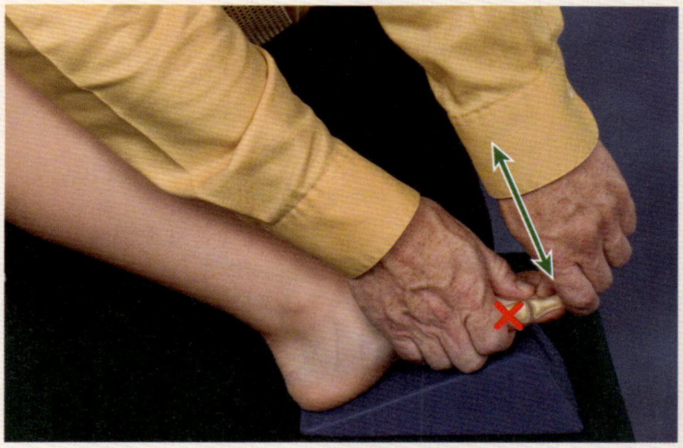

그림 27.58 마디뼈사이관절의 활주(출처: Wise CH, and Gulick DT. Mobilization Notes. A Rehabilitation Specialist's Pocket Guide. Philadelphia. FA. Davis; 2009)

중간발목관절의 빠른 속도 트러스트 (Whip 교정술) (그림 27.59)

- **적응증:** 중간발목관절 빠른 속도 트러스트는 발꿈치 입방관절이나 목말발배관절의 가동성이 제한되었을 때 적용된다.
- **환자/치료사의 자세:** 환자는 무릎을 45-60°로 굽힘하고, 테이블 가장자리에서 엎드린 자세를 취한다. 치료사는 환자의 발쪽에 서서, 환자의 얼굴 쪽을 바라본다.
- **손 배치:** 엄지를 서로 겹쳐서 입방뼈나 발배뼈의 바닥쪽면에 배치하고, 양 손의 손가락을 환자의 발등에 배치한다.
- **힘 적용:** 양쪽 엄지로 발등쪽으로 힘을 가한다. 즉, 치료사가 가동범위 끝까지 환자의 무릎을 펴하고 발목을 발바닥굽힘할 때 그 힘을 유지한다. 조직저항이 일어나면, 발이 치료사 손목의 자쪽치우침에 의해 타원형 운동을 하도록 엄지를 통해 빠른 속도의 짧은 진폭의 트러스트를 적용한다.

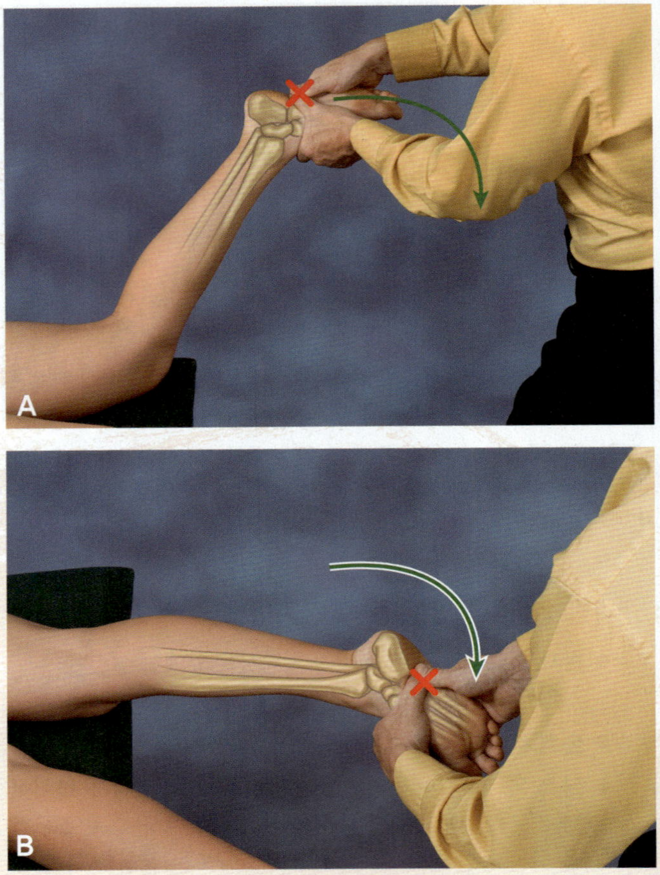

그림 27.59 중간발목관절의 빠른 속도 트러스트(Whip 교정술). **A.** 시작 자세, **B.** 끝자세(출처: Wise CH, and Gulick DT. Mobiiization Notes. A Rehabilitation Specialist's Pocket Guide.Philadelphia. FA. Davis; 2009)

임상 사례 (CLINICAL CASE)

사례 1

주관적 검사 (SUBJECTIVE EXAMINATION)

현재 병력

17세의 여성 댄서로서 오른발의 발바닥 통증을 호소하고 있다. 그녀의 통증은 침대에서 내려와 첫 발짝을 디딜 때와 20분 이상 앉아 있다가 선 자세를 취하거나 걸을 때, 그리고 격려한 댄서 활동을 하고 났을 때, 가장 심했다. 통증이 가장 심할 때의 통증 점수는 7/10이었고, 평균적으로 4/10의 통증을 호소하고 있다. 그녀는 약 6주 전 통증이 발생한 이후, 증상이 더욱 악화되어, 오늘 여러분의 물리치료실로 내원했고, 의사에게 진료를 받은 적은 없었다. 환자의 목표는 1개월 안에 댄서 경연을 준비하기 위한 격렬한 연습을 견뎌낼 수 있을 만큼 통증이 완화되는 것이다.

과거 병력

그녀는 과거에도 여러 번 비슷한 증상을 가진 적이 있었지만, 휴식과 약물(약국에서 구입한)로 해결되었다. 과거에, 양쪽 발의 재발성 발목 염좌와 오른쪽 다리의 무릎넙다리관절 증후군과 무릎뼈 아탈구를 경험한 적이 있고, 또 간헐적인 허리 통증과 왼쪽 어깨 통증을 경험한 적이 있다.

객관적 신체 검사 (OBJECTIVE PHYSICAL EXAMINATION)

구조물 검사

누운 자세에서 측정한 Q각: 오른쪽 = 22°, 왼쪽 = 20°; 다리 길이: 오른쪽 = 68cm, 왼쪽 = 72cm. 양쪽 HAV 이 관찰되었고, 오른발이 외골증과 홍반을 가지고 있어, 왼발 보다 HAV가 더 심한 편이었다. 엎드린 자세에서 STJN로 배치하고, 관찰했을 때 다음 사항이 나타났다: 오른발 = 8°의 안굽이발뒤쪽과 14°의 안굽이발앞쪽, 발바닥굽힘되고 저가동성의 1번 레이, 3°의 안굽이정강뼈, 왼발 = 5°의 안굽이발뒤쪽과 10°의 안굽이발앞쪽, 발바닥굽힘되고 저가동성의 1번 레이, 0°의 안굽이정강뼈.

선 자세를 취했을 때 양 발에서 평발이 나타났지만, 왼발보다 오른발의 Feiss 선이 더 감소되었다. 양쪽 발의 밖굽이발뒤쪽, 정강뼈의 안쪽비틀림, 밖굽이무릎이 관찰되었다. 보행을 할 때, 왼발보다 오른발로 발꿈치닿기를 하고 중간입각기까지 이동할 때 엎침이 심하게 관찰되었고, 발떼기를 할 때 뒤침이 다시 일어나지 않았다.

가동성 검사

수동 생리적 가동성 검사: DF(무릎 굽힘 시): 오른쪽 = 5°, 왼쪽 = 10°, STJN에서 발의 가동성 감소; DF(무릎 폄 시): 오른쪽 = 0°, 왼쪽 = 3°; PF: 양쪽 = 40°; 발뒤쪽 안쪽번짐: 오른쪽 = 40°, 왼쪽 = 30°; 발뒤쪽 가쪽번짐: 양쪽 = 10°; 엄지발가락 폄: 오른쪽 = 15°, 왼쪽 = 20°; 발뒤쪽의 엎침과 뒤침 시 MTJ의 저가동성; 모든 방향으로 부드러운 느낌이 있었고, 통증은 발생하지 않았다.

수동 종속운동 검사: 오른쪽 목말뼈의 활주 감소가 모든 방향에서 일어났고, 뻣뻣함과 팽팽한 끝느낌을 가졌다. 첫 번째 MTP는 뻣뻣함과 팽팽한 끝느낌을 가졌고, 등쪽 활주와 바닥쪽 활주가 감소되었다. 과가동성이 목말발꿈치관절과 목말밑관절에서 발생했다.

유연성 검사

장딴지근에 심하게 제한이 있었다. 가동성 검사를 참고하기 바란다.

근육 기능 검사

근력은 5/5이었고, 통증이 발생하지 않았음

신경학 검사

아래쪽 사분원 신경학 선별검사는 온전했고, 반사 검사, 피부절 검사 및 근육절 검사도 대칭적이고 온전했다.

촉진

발꿈치뼈 안쪽결절과 안쪽세로발활을 촉진했을 때 예리한 압통이 발생했다. 첫 번째 MTP 관절에 압통과 부종이 관찰되었다.

기능 검사

20초 간 한발 서기 시 통증이 발생하고, 오른발의 발꿈치 들기를 5회 이상 시도한다.

특수 검사

Windlass 검사 = 양성, Homan 검사 = 음성, Tinel 검사 = 음성, Thompson 검사 = 음성, 서랍 앞으로 당기기 검사 = 약간 양성.

1. 여러분의 진단은 무엇인가? 여러분의 진단을 확진하는데 검사나 영상이 더 필요한가?
2. 본 상태의 병리발생에 있어, 환자의 스포츠와 연령은 어떤 의미인가?
3. 환자의 현재 증상과, 구조물 검사의 소견과 가동성 검사의 소견 사이의 관계를 설명해 본다.
4. 이 환자에 대한 여러분의 예후는 무엇인가? 여러분이 믿고 있는 기법이 가장 효율적인 것임을 설명해 본다. 자가-관리와 예방에 대해 환자를 어떻게 교육할 것인가?
5. 여러분이 사용할 관절가동술은 무엇인가? 여러분이 사용하는 기법과 등급에 대해 설명하고, 그 기법을 파트너에게 수행해 본다. 도수물리치료 이외에, 여러분이 추천하는 다른 중재는 무엇인가? 여러분이 추천하는 외부 지지와 신발의 유형은 무엇인가? 여러분의 선택에 대한 근거를 제시해 본다.

사례 2

주관적 검사 (SUBJECTIVE EXAMINATION)

현재 병력

환자는 53세의 비만 남성으로서 트럭 운전사였고, 그의 주호소는 오른발의 안쪽면을 따라 발생한 통증과 감각이상이 6개월 동안 발생했다. 10분 이상 선 자세를 취하거나 100 피트 이상 걸었을 때 가장 심하게 증상이 악화되었다. 감각이상이 가장 문제가 되었고, 발의 안쪽과 바닥면을 따라 주로 발생했다. 그의 현재 증상은 트럭 운전을 할 수 없을 만큼 심한 편이고, 장기간 운전할 때 증상이 증가되었으며, 클러치를 조작할 때 가장 심하게 발생했다.

과거 병력

환자는 7년 전에 인슐린 의존성 당뇨병 진단을 받았다. 부가적으로 그는 3년 전에 심근경색으로 양성 심장병 병력을 가지게 되었다. 그는 고혈압을 가졌고, 현재 약물로 조절되고 있다.

객관적 신체 검사 (OBJECTIVE PHYSICAL EXAMINATION)

구조물 검사

중간볼기근 파행 보행과 함께, 양쪽 발에서 과엎침이 일어나고 통증성 보행이 발생했다.

가동성 검사

수동 생리적 가동성 검사: 발뒤쪽을 가쪽번짐할 때 통증이 재발하고, 모든 방향에서 운동 제한이 있음.

수동 종속운동 검사: 발꿈치입방관절, 도말밑관절과 2번–5번 발목발허리관절에서 저가동성이 발생했다.

근육 기능 검사

검사 시 통증 발생과 발 내재근의 약증이 존재했다. 그 이외는 뚜렷하지 않았다.

신경학 검사

발바닥의 안쪽면을 따라 가벼운 촉각 느낌이 떨어졌다.

촉진

뒤정강근 힘줄과 발가락굽힘근 힘줄을 따라 압통이 발생한다.

특수 검사

발목굴 Tinel 검사 = 양성, Morton 검사 = 양성, Homans 징후 = 음성, 스퀴즈 검사 = 음성.

1. 여러분의 진단은 무엇인가? 여러분의 진단을 확진하기 위해 어떤 부가적인 진단검사가 추천되는가?
2. 여러분의 결론을 도출하는데 검사의 어떤 측면이 가장 유용했는가? 본 사례에 사용된 특수 검사를 파트너에게 적용해 보고, 민감도와 특이도의 관점에서 이 검사들의 진단적 가치에 대해 토의해 본다.
3. 본 사례에서 도수물리치료의 이용이 얼마나 가치가 있는가? 당신은 어떤 기법을 사용할 것인가? 파트너에게 여러분이 선택한 기법을 수행해 보고, 여러분의 선택에 대한 근거를 제시하고, 이 기법들의 사용으로 기대되는 성과를 제시해 본다.
4. 이 환자에 대한 여러분의 예후는 무엇인가? 성과를 최상으로 이루기 위해, 일상생활활동과 생활양식에 변화를 주기 위해 당신은 어떤 사항을 추천할 것인가?

따라하기 (HANDS-ON)

파트너와 함께 실습실에서 다음의 활동을 수행하자.

1 일회, 반복, 다면적 방향의 생리적 운동을 수행하는 여러분의 파트너를 관찰해 본다. 그리고 운동의 양과 질, 그리고 증상의 재발을 확인해 본다. 동일 운동의 능동운동과 수동운동을 비교해 본다.

2 수동 생리적 운동을 모든 방향으로 수행해 보고, 그 다음 모든 운동면으로 수동 종속운동을 수행해 본다. 그리고 통증 시작(P1와 P2, 존재한다면)과 뻣뻣함이나 저항(R1과 R2) 사이의 관계를 결정한다. 각 방향의 끝느낌을 결정한다. 양쪽 소견을 비교해 보고, 다른 파트너와 비교해 본다.

3 발목관절을 중립위와 풀림 자세로 배치하고, 모든 면에서 엉덩관절의 수동 종속운동 검사를 수행해 본다. 그런 다음, 비중립위와 잠김 자세로 엉덩관절을 배치하고 동일한 검사를 수행한다. 운동의 양과 질의 변화를 확인해 보고, 증상의 재발을 보고한다.

4 여러 관절 중에서 어느 관절이 일차 운동 제한이고, 어느 관절이 이차 보상작용에 의한 것인지를 확인하기 위해 과압박과 반대압을 이용해 본다.

5 촉진을 통해, 엉덩관절의 주요 연부조직과 뼈 구조물을 확인해 보고, 양쪽 조직 결, 긴장, 톤 및 위치를 비교해 본다.

6 위에서 확인된 운동 검사를 토대로, 2가지 가동술을 선택한다. 파트너에게 이 가동술들을 적용해 본다. 그리고 이 절차에 대한 가동성이나 증상의 즉각적인 변화를 확인한다.

7 적어도 2 사람에게 이 장의 중재 단락에서 기술된 각각의 가동술을 양측으로 적용해 본다. 각 기법을 이용하여, 등급 Ⅰ에서 등급 Ⅳ의 기법을 실습해 본다. 파트너에게 설정, 기법, 편안함 등에 대한 정보를 알려준다. 이 가동술들을 연습할 때, Sequential Partial Task Practice Method을 이용한다. 시작에서 끝날 때까지 기법이 실시간으로 수행될 때까지 다음 요소를 하나씩 첨가하여, 여러 파트너를 대상으로 각 기법의 한 요소(즉, 자세, 손 배치, 힘 적용)를 여러 번 반복 실습한다(Wise CH, Schenk RJ, Lattanzi JB, A model for teaching and learning spiral thrust manipulation and its effect on participant confidence in techique performance. J. Man. Manip. Ther., August 2014).

참고 문헌 (REFERENCES)

1. Rasmussen O, Tovberg-Jensen I, Hedeboe J. An analysis of the function of the posterior talofibular ligament. *Int Orthop*. 1983;7:41-48.
2. Masciocchi C, Barile A. Magnetic resonance imaging of the hindfoot with surgical correlations. *Skeletal Radiol.* 2002;31:131-142.
3. Lunberg A, Svensson OK, Nemeth G, et al. The axis of rotation of the ankle joint. *J Bone Joint Surg Br*. 1989;71:194-199.
4. Inman V, Mann R. Biomechanics of the foot and ankle. In: Mann R, ed. *DuVries Surgery of the Foot*, 4th ed. St. Louis, MO: CV Mosby; 1978.
5. Stiehl J. Biomechanics of the ankle joint. In: Stiehl J, ed. *Inman's Joints of the Ankle*, 2nd ed. Baltimore, MD: Williams & Wilkins; 1991.
6. Walker JM, Sue D, Miles-Elkousy N, et al. Active mobility of the extremities in older subjects. *Phys Ther*. 1984;64:919-923.
7. Roass A, Andersson GB. Normal range of motion of the hip, knee, and ankle joints in male subjects 30-40 years of age. *Acta Orthop Scand*. 1982;53:205-208.
8. Greene WB, Heckman JDE. *The Clinical Measurement of Joint Motion*. Rosemont, IL: American Academy of Orthopaedic Surgeons; 1994.
9. Patla CE, Paris SV. *E1 Course Notes: Extremity Evaluation and Manipulation*. St. Augustine, FL: Institute of Physical Therapy; 1993.
10. Cornwall MW, McPoil TG. Motion of the calcaneus, navicular, and first metatarsal during the stance phase of walking. *J Am Podiatr Med Assoc*. 2002;92:67-76.
11. McPoil TG, Cornwall MW. Relationship between neutral subtalar joint position and pattern of rearfoot motion during walking. *Foot Ankle*. 1994;15:141-145.
12. Elveru R, Rothstein J, Lamb R. Goniometric reliability in a clinical setting: subtalar and ankle joint measurements. *Phys Ther*. 1988;6:672-677.
13. Astrom M, Arvidson T. Alignment and joint motion in the normal foot. *J Orthop Sports Phys Ther.* 1995;22:216-222.
14. Levangie PK, Norkin CC. *Joint Structure and Function: A Comprehensive Analysis*, 5th ed. Philadelphia, PA: FA Davis; 2011.
15. Sarrafian S. Biomechanics of the subtalar joint. *Clin Orthop*. 1993;290:17-26.
16. McPoil TG, Cornwall MW. The relationship between static lower extremity measurements and rearfoot motion during walking. *J Orthop Sports Phys Ther*. 1996;24:309-314.
17. Milgrom C, Gilad M, Simkin A, et al. The normal range of subtalar inversion and eversion in young males as measured by three different techniques. *Foot Ankle Int*. 1985;6:143-145.

18. Manter J. Movements of the subtalar and transverse tarsal joints. *Anat Rec.* 1941;80:397.
19. Elftman H. The transverse tarsal joint and its control. *Clin Orthop.* 1960;16:41-45.
20. Hopson MM, McPoil TG, Cornwall MW. Motion of the first metatarsophalangeal joint. *J Am Podiatr Med Assoc.* 1995;85:198-204.
21. Shereff MJ, Bejjani FJ, Kummer FJ. Kinematics of the first metatarsophalangeal joint. *J Bone Joint Surg.* 1986;68A:392-398.
22. Mann RA, Hagy JL. The function of the toes in walking, jogging, and running. *Clin Orthop.* 1979;142:24-29.
23. Myerson MS, Sjereff MJ. The pathological anatomy of claw and hammer toes. *J Bone Joint Surg.* 1989;71:45-49.
24. Viladot A. Metatarsalgia due to biomechanical alterations of the forefoot. *Orthop Clin North Am.* 1973;4:165-178.
25. Budiman-Mak E, Conrad KJ, Roach KE. The foot function index: a measure of foot pain and disability. *J Clin Epidemiol.* 1991;44:561-570.
26. Rozzi SL, et al. Balance training for persons with functionally unstable ankles. *J Orthop Sports Phys Ther.* 1999;29:478-486.
27. Wells PS, Anderson DR, Rodger M, Ginsberg JS, et al. Derivation of a simple clinical model to categorize patients probability of pulmonary embolism: increasing the models utility with SimpliRED D-dimer. *Thromb Haemost Stuttgart.* 2000;83:416-420.
28. Wells PS, Owen C, Doucette S, Fergusson D, Tran H. The rational clinical examination: does this patient have deep vein thrombosis? *JAMA.* 2006:295:199-207.
29. Tamariz LJ, Eng J, Segal JB, Krishman JA, et al. Usefulness of clinical prediction rules for the diagnosis of venous thromboembolism: a systematic review. *Am J Med.* 2004;117:676-684.
30. Bachmann LM, Kolb E, Koller MT, et al. Accuracy of Ottawa ankle rules to exclude fractures of the ankle and mid-foot: systematic review. *BMJ.* 2003;326:417.
31. Knutzen KM, Price A. Lower extremity static and dynamic relationships with rearfoot motion in gait. *J Am Podiat Med Assn.* 1994;84:171-180.
32. Magee DJ. *Orthopedic Physical Assessment*, 5th ed. Philadelphia, PA: WB Saunders; 2008.
33. Lang LM, Volpe RG, Wernick J. Static biomechanical evaluation of the foot and lower limb: the podiatrist's perspective. *Man Ther.* 1997;2:58-66.
34. Sallade J. *Fitting Feet for Function: Course Notes.* Fleetwood, PA: John Sallade Seminars; 1994.
35. Hunt GC, Brocato RS. Gait and foot pathomechanics. In: Hunt GC, ed. *Physical Therapy of the Foot and Ankle.* Edinburgh, Scotland: Churchill Livingstone; 1988.
36. Dutton M. *Orthopaedic Examination, Evaluation, and Intervention.* New York, NY: McGraw-Hill; 2004.
37. Schon LC. Nerve entrapment neuropathy, and nerve dysfunction in athletes. *Orthop Clin North Am.* 1994;25:47-59.
38. Gross MT. Lower quarter screening for skeletal malalignment: suggestions for orthotics and shoewear. *J Orthop Sports Phys Ther.* 1995;21:389-405.
39. Mann RA. Biomechanical approach to the treatment of foot problems. *Foot Ankle.* 1982;2:205-212.
40. Hintermann B. Tibialis posterior dysfunction: a review of the problems and personal experience. *Foot Ankle Surg.* 1997;3:61-70.
41. Mann R, Inman VT. Phasic activity of intrinsic muscles of the foot. *J Bone Joint Surg.* 1964;46A:469-481.
42. Basmajian JV, DeLuca CJ. *Muscles Alive: Their Function Revealed by Electromyography.* Baltimore, MD: Williams & Wilkins; 1985.
43. Kendall FP, McCreary EK, Provance PG. *Muscle Testing and Function.* Baltimore, MD: Williams & Wilkins; 1993.
44. Klein P, Mattys S, Rooze M. Moment arm length variations of selected muscles acting on talocrural and subtalar joints during movement: an in vitro study. *J Biomech.* 1996;29:21-30.
45. Moss CL. Comparison of the histochemical and contractile properties of human gastrocnemius muscle. *J Orthop Sports Phys Ther.* 1991;13:322-327.
46. Cyriax, J. *Textbook of Orthopaedic Medicine Volume One*, 8th ed. London, England: Bailliere Tindall; 1982.
47. Lindstrand A. New aspects in the diagnosis of lateral ankle sprains. *Orthop Clin N Am.* 1976;7:247-249.
48. Frost HM, Hanson CA. Technique for testing the drawer sign in the ankle. *Clin Orthop.* 1977;123:49-51.
49. Birrer RB, Cartwright TJ, Denton JR. Immediate diagnosis of ankle trauma. *Phys Sport Med.* 1994;22:95-102.
50. Tohyama H, Yasuda K, Ohkoshi Y, et al. Anterior drawer test for acute anterior talofibular ligament injuries of the ankle: how much load should be applied during the test? *Am J Sports Med.* 2003;31:226-232.
51. Aradi AJ, Wong J, Walsh M. The dimple sign of a ruptured lateral ligament of the ankle: brief report. *J Bone Joint Surg Br.* 1988;70:327-328.
52. Kjaersgaard-Andersen P, Frich LH, Madsen F, et al. Instability of the hindfoot after lesion of the lateral ankle ligaments: investigations of the anterior drawer and adduction maneuvers in autopsy specimens. *Clin Orthop.* 1991;266:170-179.
53. Colter JM. Lateral ligamentous injuries of the ankle. In: Hamilton WC, ed. *Traumatic Disorders of the Ankle.* New York, NY: Springer-Verlag; 1984.
54. Hertel J, Denegar CR, Monroe MM, Stokes WL. Talocrural & subtalar joint instability after lateral ankle sprain. *Med Sci Sports Exerc.* 1999;31:1501-1508.
55. Hopkinson WJ, St Pierre P, Ryan JB, et al. Syndesmosis sprains of the ankle. *Foot Ankle.* 1990;10:325-330.
56. Alonso A, Khoury L, Adams R. Clinical tests for ankle syndesmosis injury: reliability and prediction of return to function. *J Orthop Sports Phys Ther.* 1998;27:276-284.
57. Norkus SA, Floyd RT. The anatomy and mechanisms of syndesmotic ankle sprains. *J Athletic Train.* 2001;36:68-73.
58. Peng JR. Solving the dilemma of the high ankle sprain in the athlete. *Sports Med Arthro Rev.* 2000;8:316-325.
59. Brosky T, Nyland J, Nitz A, et al. The ankle ligaments: consideration of syndesmotic injury and implications for rehabilitation. *J Orthop Sports Phys Ther.* 1995;21:197-205.
60. Nussbaum ED, Hosea TM, Sieler SD, et al. Prospective evaluation of syndesmotic ankle sprains without diastasis. *Am J Sports Med.* 2001;29:31-35.
61. Boytim MJ, Fischer DA, Neuman L. Syndesmotic ankle sprains. *Am J Sports Med.* 1991;19:294-298.
62. Wright RW, Barile RJ, Surprenant DA, et al. Ankle syndesmosis sprains in national hockey league players. *Am J Sports Med.* 2004;32:1941-1945.
63. Lin C-F, Gross MT, Weinfeld P. Ankle syndesmosis injuries: anatomy, biomechanics, mechanism of injury, and clinical guidelines for diagnosis and intervention. *J Orthop Sports Phys Ther.* 2006;36:372-384.
64. Beumer A, Swierstra BA, Mulder PG. Clinical diagnosis of syndesmotic ankle instability: evaluation of stress tests behind the curtains. *Acta Orthopedics Scand.* 2002;73:667-669.
65. Thompson T, Doherty J. Spontaneous rupture of the tendon of Achilles: a new clinical diagnostic test. *Anat Res.* 1967;158:126-129.
66. Scott BW, Al-Chalabi A. How the Simmonds-Thompson test works. *J Bone Joint Surg Br.* 1992;74:314-315.
67. Simmonds FA. The diagnosis of a ruptured Achilles tendon. *Practitioner.* 1957;179:56-58.
68. Thompson TC. A test for rupture of the tendoachilles. *Acta Orthop Scand.* 1962;32:461-465.
69. Maffulli N. The clinical diagnosis of subcutaneous tear of the Achilles tendon. A prospective study in 174 patients. *Am J Sports Med.* 1998;26:266-270.
70. DeGarceau D, Dean D, Reduejo SM, Thordarson DB. The association between diagnosis of plantarfascitis & Windlass test results. *Foot Ankle Int.* 2003;24:251-255.
71. Evans RC. *Illustrated Essentials in Orthopedic Physical Assessment.* St. Louis, MO: Mosby; 1994.
72. Oloff LM, et al. Flexor hallucis longus dysfunction. *J Foot Ankle Surg.* 1998;37;101-109.
73. Stiell IG, Greenberg GH, McKnight RD, Nair RC, et al. A study to develop clinical decision rules for the use of radiography in acute ankle injuries. *Ann Emerg Med.* 1992;21:384-390.
74. Stiell I, Wells G, Laupacis A, et al. for the Multicentre Ankle Rule Study Group. Multicentre trial to introduce the Ottawa ankle rules for use of radiography in acute ankle injuries. *Br Med J.* 1995; 311:594-597.
75. Auletta AG, Conway WF, Hayes WF, Guisto DF, Gervin AS. Indications for adiography in patients with acute ankle injuries: Role of the physical examination. *AJR.* 1991;157:789-791.
76. Auleley GR, Kerboull L, Durieux P, Courpied JP, Ravaud P. Validation of the Ottawa rules in France: A study in the surgical emergency departments of a teaching hospital. *Ann Emerg Med.* 1998;32:14-18.
77. Kerr L, Kelly AM, Grant J, et al. Failed validation of a clinical decision rule for the use of radiography in acute ankle injury. *NZ Med J.* 1994;107:294-295.
78. Stiell IG, McKnight RD, Greenberg GH, et al. Ottawa foot & ankle rules. *JAMA.* 1994;271:827.
79. Cotton FJ. Fractures and fracture-dislocations. Philadelphia, PA: WB Saunders; 1910.
80. Lindenfeld T, Parikh S. Clinical tip: heel-thump test for syndesmotic ankle sprain. *Foot Ankle Int.* 2005;26:406-408.
81. Cranley JJ, Canos AJ, Sull WJ. The diagnosis of deep venous thrombosis: fallibility of clinical symptoms & signs. *Arch Surg.* 1976;111:34-36.
82. Knox FW. The clinical diagnosis of deep vein thrombophebbitis. *Practitioner.* 1965;195:214-216.

CHAPTER 28

골반허리의 정형도수물리치료

Orthopaedic Manual Physical Therapy of the Lumbopelvic Spine

Christopher H. Wise, PT, DPT, OCS, FAAOMPT, MTC, ATC

역자 : 정형국

28장 목적

이 장의 결론을 통해, 독자는 다음과 같은 것을 할 수 있을 것이다:

- 골반허리의 주요 해부학적 특징과 생체역학적 특성을 확인할 수 있고, 검사와 중재에 대한 그것들의 영향도 확인할 수 있다.
- 골반허리의 정형도수물리치료(OMPT) 검사에 이용되는 주요 절차들을 목록하고 수행할 수 있다.
- 정형도수물리치료 검사의 결과를 평가할 때 올바른 임상 의사결정을 실증할 수 있다.
- 감별진단과 예후에 이룰 수 있는 적절한 검사 소견을 이용할 수 있다.
- 골반허리에 대한 정형도수물리치료 중재의 안전한 수행과 관련된 이슈들을 거론할 수 있다.
- 골반허리에 대한 관절가동술 수행 시 기본적인 기술 능력을 보여줄 수 있다.

기능해부학과 운동형상학 (FUNCTIONAL ANATOMY AND KINEMATICS)

서론 (Introduction)

사람의 척추는 복잡하고 난해한 구조물로서 *33개의 개별 척추(individual vertebrae)*와 *25개의 가동 분절(mobile segments)*로 구성되어 있다. 전형적인 기능을 하는 동안, 척추는 광범위한 다면 운동으로 움직여야 하고, 동시에 말단 뼈대의 근육이 중요한 기능을 수행해야 하는 튼튼한 받침대로서 작용한다.

척추는 *목뼈(7개)*, *등뼈(12개)*, *허리뼈(5개)*, *엉치뼈(5개)*, 그리고 *꼬리뼈(3–5개)*로 나누어지고, 이것들은 다양한 기능적 요구를 수행하는 독특한 운동을 가진다(그림 28.1). 척추 전체는 가동성을 위해 안정성을 희생하는 여러 공학적 문제를 가진 구조물이다. 결과적으로, 척추의 기능장애와 후속 장애가 우리 사회에 만연해 있다.

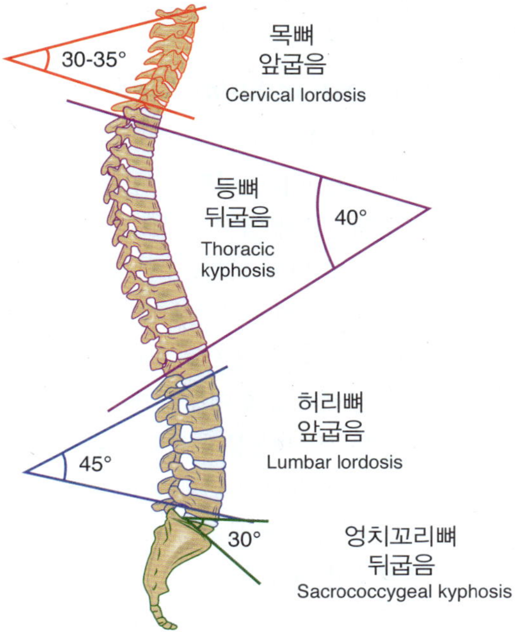

그림 28.1 3개의 척주 만곡을 가진 척주 영역.

허리뼈의 관절학과 운동형상학 (Lumbar Spine Arthrology and Kinematics)

척추 운동 분절은 척추의 기능적 단위로 간주되고 있고, 위쪽 척추뼈의 아래쪽면, 아래쪽 척추뼈의 위쪽면, 그리고 그 사이에 있는 구조물로 구성되어 있다(그림 28.2). 척추 운동 분절의 상호 의존적 특성 때문에, 운동 분절 내의 특정 구조물 손상은 결과적으로 운동 분절 내의 다른 구조물에 영향을 줄 것이다.

후관절 (The Facet Joint)

척추 운동 분절 내의 *후관절(facet joint)*은 종종 *돌기사이관절(interzygapophyseal joint 또는 zygapophyseal joint)*로도 불리고, 인접한 척추뼈 사이에서 일어나는 운동의 방향과 크기를 결정하는 중요한 역할을 한다. 허리뼈 후관절의 시상면 방향에 의해 좌우되듯이, 가장 큰 가동범위는 시상면에서 일어나는 운동(앞쪽 굽힘/뒤쪽 굽힘)이고, 그 다음이 이마면에서 일어나는 운동(옆굽힘)이고, 가장 적은 가동범위의 운동은 가로면의 운동(돌림)이다

후관절은 관절주머니를 가진 *평면관절인 윤활관절*이고, 파셋 사이에 관절공간이 있다. 후관절의 *관절주머니인대 복합체(CLC)*는 많은 신경지배를 받는데, 종종 위쪽과 아래쪽 척추 분절과 들신경을 공유하고 있어, 종종 **삼중 신경지배**를 받는다.[1,2]

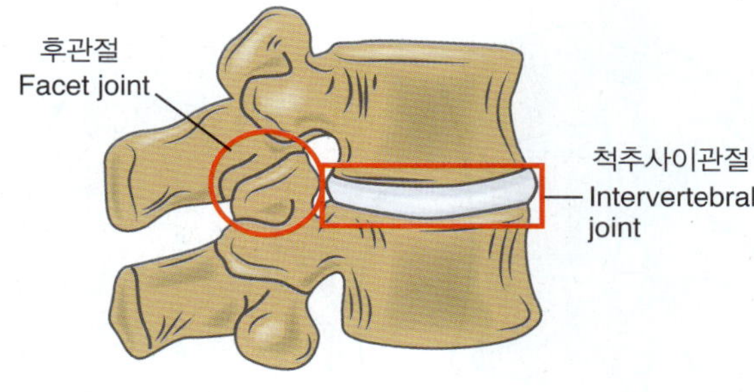

그림 28.2 척추 운동 분절.

척추 운동의 정도를 관리하고 결정하는 것 이외에, 후관절은 위에서 누르는 머리, 팔 및 몸통(HAT)의 압박력을 이겨내고 또 전단력에 저항을 하기도 한다. 앞굽음을 가진 허리뼈는 선 자세일 때, 특히 L5-S1 분절의 앞쪽 전단력을 일으키는 모멘트를 발생시킨다. 비록 목뼈의 후관절이 척추뼈 중에서 가장 큰 압박력을 견뎌내지만, 허리뼈의 후관절도 전체 압박 하중의 20%까지 담당한다.[1]

척추사이관절과 원반 (The Intervertebral Joint and Disc)

*척추사이관절(IV)*은 섬유연골성 관절로, 후관절보다 가동성이 떨어진다. 척추사이관절은 2개의 척추뼈몸통과 그 사이에 위치하는 섬유연골성 *척추사이원반*으로 구성된다. 척추사이관절은 이웃한 척추뼈몸통과 그 사이에 위치하는 원반 사이에서 원반의 변형을 통해 운동을 허용하고, 고리 형태의 섬유의 방향을 통해 운동을 제한하고, 신경뿌리의 통로인 *척추사이구멍*의 직경을 유지하고, 한 척추뼈몸통에서 다른 척추뼈몸통으로 힘을 전달한다.

척추사이원반은 일반적으로 2개의 영역을 가진다. 친수성인 *속질핵*은 원반의 중심에 위치한다. 원반의 경계부는 *섬유테*로 알려져 있으며, Ⅰ형과 Ⅱ형의 콜라겐으로 구성된 구심성 층판으로 되어 있다. 원반을 자세히 살펴보면, 각각 그것만의 독특한 구조와 기능을 가진 5개의 영역이 실제로 존재한다. 힘을 전달하고 움직임을 촉진하는 척추사이원반의 역할은 물의 함량과 친수성 특성에 크게 좌우된다.[1] 압박 하중은 원반의 *방사 팽창*을 통해 분산된다.[3] 수분이 있는 속질핵은 섬유테에 일정한 안정 시 압박을 가한다. 하중이 가해질 때는 압박이 증가하고, 하중이 제거되면 원래 형태로 되돌아

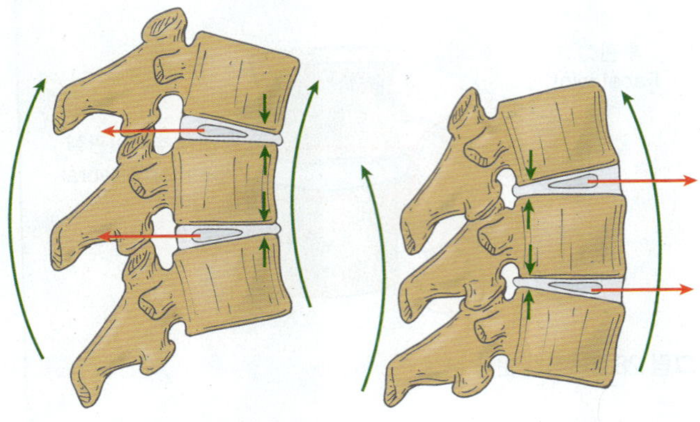

그림 28.3 시상면 운동 동안에 일어나는 원반의 역학. **A.** 굽힘 시 원반의 속질핵이 뒤쪽으로 이동하고 섬유테의 앞쪽 부분이 튀어나온다. **B.** 폄 시 원반의 속질핵이 앞쪽으로 이동하고 섬유테의 뒤쪽 부분이 튀어나온다(출처: Levangie PK, Nokin CC. Joint Structure and Function: A Compressive Analysis. 4th ed. Philadelphia: FA Davis 2011).

온다. 원반의 이런 기능은 손상이나 노화로 야기되는 체액의 소실로 크게 감소된다. 퇴행의 지속적인 주기는 섬유테의 안쪽 부분에서 일어나는 작은 균열의 발달로 일어나고, 이것은 속질핵을 원반의 주변부로 이동시키는 힘의 불공평한 분산을 초래한다. 중요한 것은 흔하게 일어나는 원반 탈출의 발병학을 체크하는 것이고, 원반의 가장 중심부에 있는 속질핵의 Ⅱ형 콜라겐의 초기 손상으로 시작한다.

일반적으로, 높이-직경의 비율이 큰 척추사이원반(두꺼운 원반)은 낮은 비율의 원반보다 움직임을 촉진시키는 능력을 가질 것이다. 그러나 가동성이 클수록, 손상의 위험도 커진다. 원반의 수화 정도는 하루에 동안 일어나는 척추 분절의 운동 정도에 좌우된다. 원반 수화의 정상 주기는 흔히 **주행성 변화(diurnal change)**로 알려져 있고, 손상 잠재성에 대한 중요한 고려사항이다. 원반의 영양은 척추분절의 움직임과 운동으로 일어나는 힘의 분산에 크게 좌우된다(그림 28.3). 원반의 불충분한 혈관화 때문에, 척추분절의 운동이 원반을 장기간 건강하게 만드는 중요한 예방적 조치이다.

Nachemson[4]은 특정 자세 동안 L4–L5 원반의 내압을 연구하여, 선 자세때보다 앉은 자세에서 앞으로 숙일 때 원반의 내압이 증가되었음을 발견했다. 반대로, 누운 자세는 선 자세때보다 원반의 내압이 절반으로 줄어들었다. 앞으로 숙이거나 물건을 드는 활동(특히, 팔을 뻗어 물건을 드는 활동)과 기침은 내압을 증가시켰다.[4] 내압에 대한 특정 자세의 영향은 원반 병리의 예방과 관리에 있어서 중요한 고려사항이다.

허리뼈 인대 (Lumbar Spine Ligaments)

허리뼈에 있는 튼튼한 2개의 주요 인대는 *앞세로인대(ALL)*와 *뒤세로인대(PLL)*이다. 이들 두 인대는 머리뼈에서 엉치뼈에 이르는 전체 척추에 걸쳐 수직으로 배열되어 있고, 각각은 각 척추뼈몸통의 앞쪽 억제장치와 뒤쪽 억제장치로 작용한다. 앞세로인대는 목뼈에서 가장 작고, 아래쪽으로 내려갈수록 점차 더 튼튼해진다. 앞세로인대는 허리뼈 앞굽음으로 인한 아래쪽 허리뼈의 앞쪽 이동을 제한하는 주요 구조물이다. 뒤세로인대는 척추뼈몸통과 원반의 뒤쪽 면을 따라 수직으로 주행한다. 특히 목뼈의 뒤세로인대는 매우 튼튼해서, 목뼈 원반 탈출의 위험을 크게 감소시킨다. 뒤세로인대는 두꺼운 중앙 부위와 작은 가쪽 슬립으로 구성되어 있다. 커다란 뒤세로인대의 중앙 부분 때문에, 원반탈출이 뒤쪽 보다는 뒤가쪽으로 더 많이 일어난다. 뒤세로인대는 척추관의 앞쪽 경계를 형성한다. 뒤세로인대에 퇴행성 변화가 있으면, 뒤쪽 굽힘할 때 뒤세로인대가 척추관 안으로 들어가게 되어, 척수를 압박하고 일시적인 척추관 협착증을 초래할 것이다. 앞세로인대는 뒤쪽 굽힘을 제한하는 주요 구조물이고, 뒤세로인대는 앞쪽 굽힘을 제한하는 주요 구조물이다. 뒤쪽 안정성을 제공하는 부가적인 다른 억제 장치들은 가시돌기를 지지하는 *가시위인대*와 *가시사이인대*이다. 이웃한 가로돌기를 연결하는 *가로사이인대*는 반대쪽 옆굽힘을 제한한다.

척추가 다면으로 움직일 때, 관절주머니 충돌을 예방하는 중요한 분절인대는 *황색인대*이다. 황색인대는 쌍으로 층판에서 층판까지 주행하여 척추관의 뒤쪽 경계를 형성한다. 황색인대는 좋은 탄성 때문에 앞쪽으로 척추를 굽힘할 때 늘어나고, 저장된 에너지를 방출한다. 그리고 황색인대는 운동분절이 중립위로 되돌아가는데 도움을 준다.

*엉치허리인대*는 그 이름이 내포하듯이, L4와 L5의 가로돌기에서 엉덩뼈까지 부착되어 있는 인대이다. 엉치허리인대는 허리뼈와 골반을 하나로 만들어, 허리뼈와 골반의 3면 운동을 제한한다.

허리뼈의 운동형상학 (Lumbar Spine Kinematics)

허리뼈의 운동형상학을 완전히 이해하기 위해서는, 허리뼈의 후관절면 방향을 아는 것이 매우 중요하다. 왜냐하면 후관절의 방향이 분절 운동의 방향과 가동성을 결정하기 때문

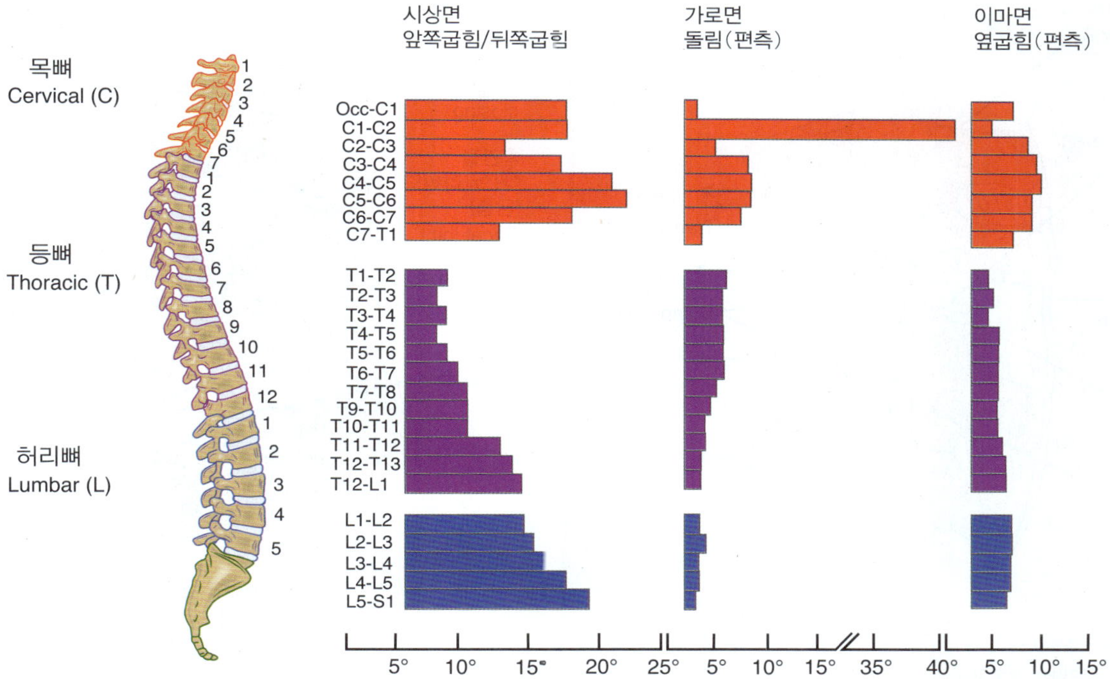

그림 28.4 3개 운동면에서 일어나는 분절 가동범위와 전체 가동범위(출처: Neumann DA. Kinesiology of the Musculoskeletal System: Foundations for Rehabilitation, 2nd ed. St. Louis, MO: Mosby Elsevier, 2010).

이다. 허리뼈 후관절은 L5의 아래쪽 관절돌기를 제외하고는, 거의 시상면 상에 위치하고, 약간 이마면으로 치우쳐 있다. L5의 아래쪽 관절돌기는 S1의 위쪽 파셋과 관절을 이루기 위해, 이마면상에 위치한다. S1의 위쪽 파셋은 가쪽으로 벌어져, L5의 아래쪽 파셋을 둘러싸는 형태를 띤다. 허리뼈의 첫 번째 기본면 운동은 시상면에서 일어나는 앞쪽 굽힘과 뒤쪽 굽힘으로, 이것들은 각각 *40–60°*의 굽힘과 *20–35°*의 폄으로 알려져 있다; 그리고 두 번째 운동인 옆굽힘은 이마면 상에서 좌우로 일어나며, 그 범위는 *15–20°*이다; 끝으로 가로면 상에서 좌우로 일어나는 돌림은 *3–18°* 범위로 일어난다(그림 28.4).[5] 이런 분절운동은 3개 관절에 의해 이루어진다: 2개의 후관절과 1개의 척추사이관절. 허리뼈의 운동은 자유도 6을 가지고 있으며, 3개의 병진운동과 3개의 각운동을 가진다(그림 28.5).

선 자세에서 앞쪽 굽힘(FB)을 하면, 허리뼈의 앞굽음이 사라지게 된다(그림 28.6). 허리뼈의 분절운동이 소진되면, 다리이음뼈가 고정된 넙다리뼈머리에 대해 앞쪽으로 돌림할 것이다. FB 동안, 운동 분절의 위쪽 척추뼈는 앞쪽으로 돌림과 활주를 하여, 척추사이구멍(IVF)을 열고 양쪽 업글라이드(upglide)를 일으켜 후관절을 개방할 것이다. 이때 척

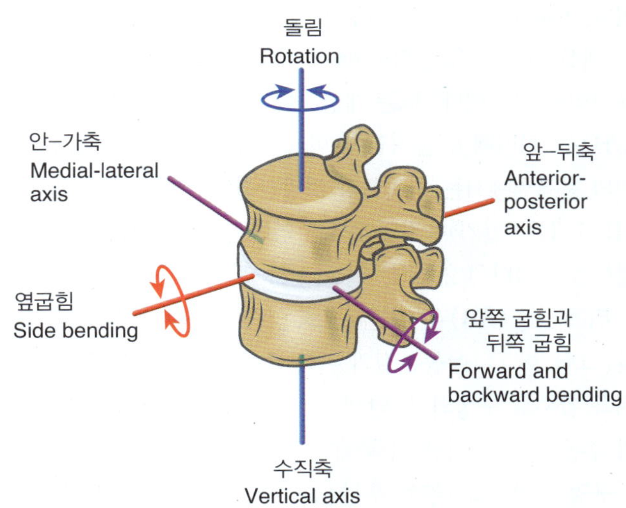

그림 28.5 6의 자유도를 가진 척추의 뼈운동형상학(출처: Neumann DA. Kinesiology of the Musculoskeletal System: Foundations for Rehabilitation, 2nd ed. St. Louis, MO: Mosby Elsevier, 2010).

추사이원반의 섬유테가 온전하다면, 앞쪽 섬유테가 찌그러지고, 속질핵은 뒤쪽으로 이동할 것이다. 앞쪽 굽힘할 때와 다시 원래 자세로 되돌아갈 때의 허리뼈와 다리이음뼈사이의 상호관계는 **허리골반리듬**으로 알려져 있다.[6,7] 뒤넙다리근의

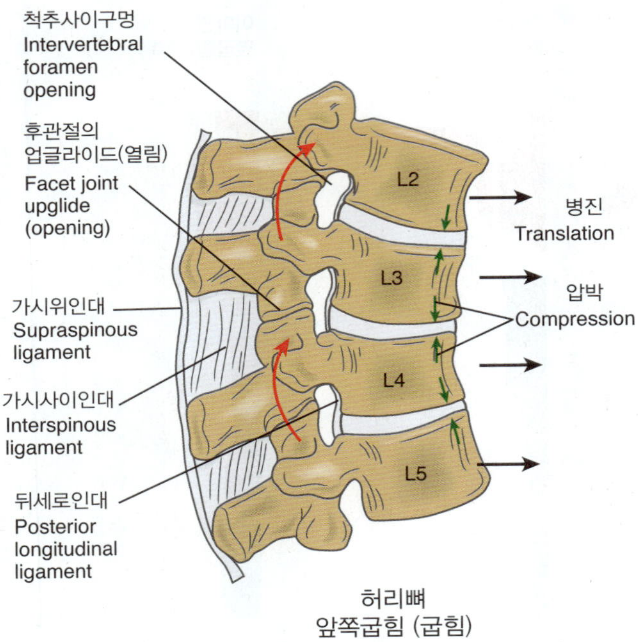

그림 28.6 허리뼈 앞쪽굽힘의 운동형상학. 후관절의 업글라이드는 척추뼈의 앞쪽 병진을 일으켜, 척추사이구멍이 열리고, 뒤세로인대가 팽팽해진다.

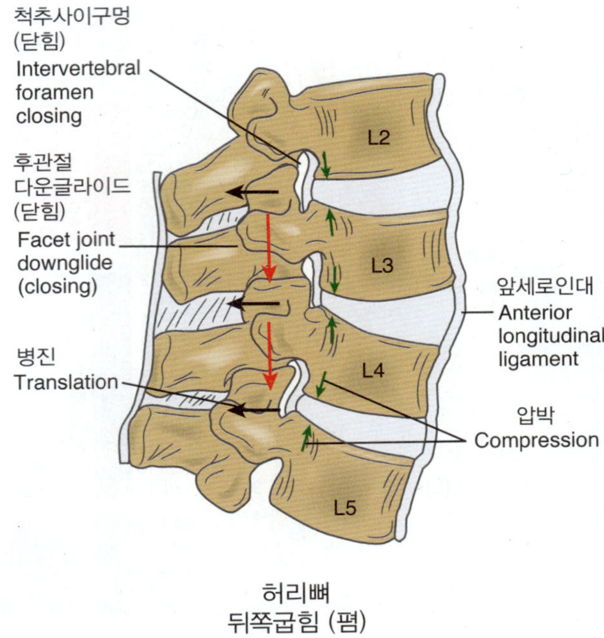

그림 28.7 허리뼈 뒤쪽굽힘의 운동형상학. 후관절의 다운글라이드는 척추뼈의 뒤쪽 병진을 일으켜, 척추사이구멍이 닫히고, 앞세로인대가 팽팽해진다.

유연성은 앞쪽 굽힘하는 동안 다리이음뼈에 큰 영향을 줄 것이다. Esola 등은 허리 통증이 있는 사람과 없는 사람 41명을 대상으로, 앞쪽 굽힘할 때 일어나는 허리뼈와 엉덩관절의 움직임을 기술했다. 모든 대상자에 있어서, 초기 움직임(2:1 L/H)에 허리뼈의 움직임이 더 큰 영향을 주었고, 중간 범위의 움직임에서는 허리뼈와 엉덩관절의 영향이 동등하였고(1:1 L/H), 말기 움직임에서는 엉덩관절의 움직임이 더 큰 영향을 주었다(1:2 L/H).[6]

뒤쪽 굽힘(BB)은 일반적으로 앞쪽 굽힘보다 적게 일어난다(그림 28.7). 운동분절의 뒤쪽 굽힘은 약간의 뒤쪽 돌림과 뒤쪽 활주로 구성되고, 앞세로인대와 뒤쪽 구조물(가시돌기와 후관절)의 압박에 의해 제한된다. 뒤침 굽힘 동안, 척추사이구멍은 닫히고, 양쪽 후관절도 아래쪽으로 활주하여 닫힌다. 그리고 섬유테의 뒤쪽 높이가 좁아지고, 속질핵이 앞쪽으로 이동하게 된다. 선 자세에서, 허리뼈 가동성이 소진된 다음에는, 다리이음뼈가 뒤쪽으로 돌림될 것이다. 엉덩관절 굽힘근은 뒤쪽 굽힘할 때 다리이음뼈에 저항하는 강력한 모멘트팔을 가지고 있다.

허리뼈의 옆굽힘(SB)은 머리쪽 분절에서 다리쪽 분절로 수행될 때 모든 분절에서 동등하게 일어나야 한다(그림 28.8). 옆굽힘은 이마면에서 분절의 병진 운동을 약간 일으킨다. 옆굽힘이 일어나는 동측의 척추사이구멍이 닫히고, 또 동측의 후관절이 다운글라이드(downglide)되어 닫히게 된다. 옆굽힘의 반대쪽 척추사이구멍과 후관절은 열리게 된다(개방된다). 그리고 척추사이원반의 속질핵은 옆굽힘 방향과 반대 방향으로 이동하게 된다.

허리뼈의 후관절 방향이 시상면에 있기 때문에, 허리뼈의 돌림은 제한되어 거의 일어나지 않는다. 돌림은 돌림하는 방향쪽의 후관절을 개방하고, 반대쪽 후관절을 폐쇄시킨다(그림 28.9). 그러므로 후관절을 최대로 개방하기 위해서는, 앞쪽 굽힘, 반대쪽 옆굽힘과 동측 돌림이 함께 복합적으로 수행되어야 한다. 역으로 후관절을 최대로 폐쇄하기 위해서는 뒤쪽 굽힘, 동측 옆굽힘과 반대쪽 돌림이 함께 복합적으로 수행되어야 한다. 도수물리치료사는 분절 운동을 이끄는 후관절을 잘 이해함으로써 감별진단과 최적의 중재전략을 도출해 낸다.

허리뼈에서 일어나는 *짝운동(coupled motion)*에 대한 토의는 매우 많고, 논란도 있다. Fryette는 2차원 모델을 근거로, 허리뼈가 중립위에 있을 때 옆굽힘과 돌림은 서로 반대쪽으로 일어나고, 허리뼈가 비중립위에 있을 때는 동측으로 일어난다고 주장했다. 그의 주장은 최근 몇 년 동안에 일어난 과학적 분석에 의해 반박되어 왔다.[8–10] 자유도 6의 모델은

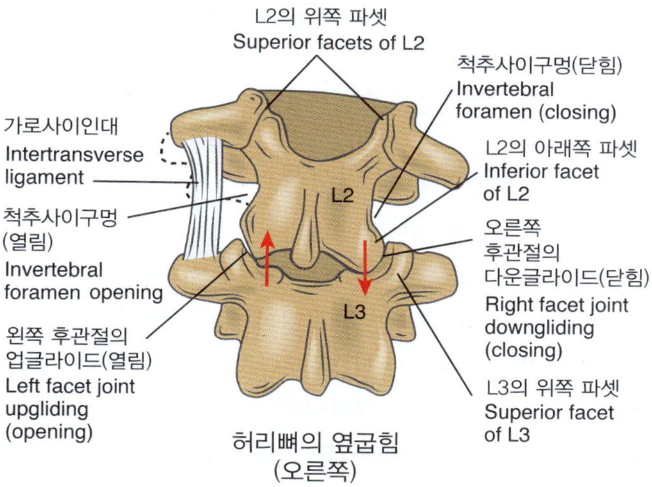

그림 28.8 오른쪽 옆굽힘의 허리뼈 운동형상학. 왼쪽 후관절은 업글라이드되어 왼쪽 척추사이구멍이 열리고, 오른쪽 후관절은 다운글라이드되어 오른쪽 척추사이구멍이 닫힌다.

증상이 있는 사람과 증상이 없는 사람 둘 다, 모든 척추레벨에서 뚜렷한 다양성을 보여 주었다. 오늘날 최상의 근거는 허리뼈의 일정한 짝운동 패턴을 지지하지 않는다. 그러므로 도수 중재를 통한 허리 통증의 관리에 이들 개념을 강조하는 파라다임을 제시한다.[8–10] 비록 짝운동 기전을 이해하는 것이 도움이 된다할지라도, 중재를 효율적으로 도출해 내는데 이용될 수 있는 허리 통증 분류를 위한 선호 방법으로서, 최근 근거는 역학적 양상에 대한 환자의 증상 반응을 이용하는 것을 지지한다.[8–10]

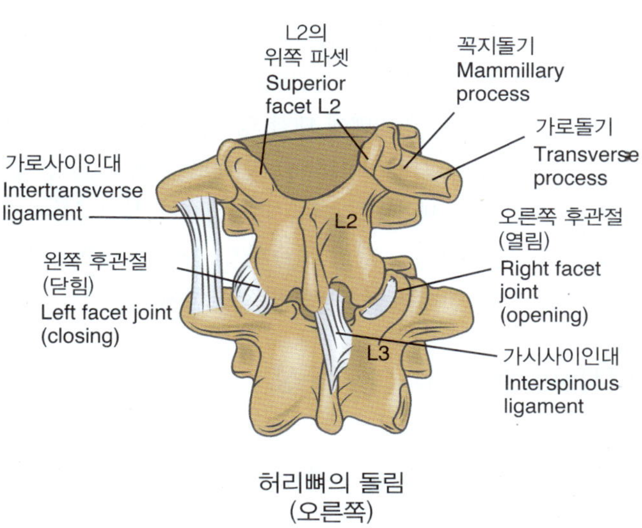

그림 28.9 오른쪽 돌림의 허리뼈 운동형상학. 오른쪽 후관절은 열리고, 왼쪽 후관절은 닫힌다.

다리이음뼈의 뼈학
(Pelvic Girdle Osteology)

볼기뼈 *(The Innominate Bone)*

다리이음뼈는 2개의 볼기뼈와 그 사이에 위치한 엉치뼈, 꼬리뼈로 구성된다. 볼기뼈는 위쪽의 *엉덩뼈*, 뒤쪽의 *궁둥뼈*와 앞쪽의 *두덩뼈*로 구성되어 있으며, 이들 3개의 뼈는 20대 때 융합된다. 여성의 골반은 남성의 골반보다 더 넓지만 치밀도가 떨어진다. 그리고 엉덩뼈 경사가 더 급한 편이다. 그리고 남성의 골반에 비해 원통형의 골반강과 더 깊은 엉치뼈 오목을 가지고 있다. 남성의 골반은 여성의 것보다 뼈밀도가 치밀하고, 엉치뼈가 더 길며, 두덩뼈결절사이의 거리가 짧은 편이다.

엉치뼈 *(The Sacrum)*

엉치뼈는 5개의 척추뼈가 융합된 것이지만, 비정상의 경우도 있다. 즉, S1와 S2 사이에서 움직임이 있는 엉치뼈의 **허리뼈화(Lumbarization)**가 있고, 이와는 반대로 L5와 S1이 융합되는 허리뼈의 **엉치뼈화(Sacralization)**가 있다. 엉치뼈에는 엉치뼈의 가동성과 위치를 결정하는데 이용될 수 있는 여러 개의 뼈표식점이 있다. 엉치뼈는 피라미드가 거꾸로 위치한 모양과 비슷하다. *엉치뼈바닥*은 엉치뼈의 맨 위쪽 부위로서 L5와 관절을 이루는 *허리엉치이음부*이다.

*엉치뼈꼭대기*는 꼬리뼈와 관절을 이루는 부위로서, 엉치뼈의 아래쪽 부위이다. 엉치뼈와 엉덩뼈가 관절을 이루는 바로 안쪽(S2 수준)에 *엉치뼈고랑*이라는 중요한 뼈표식점이 있다. *아래가쪽 각(inferior lateral angle, ILA)*은 엉치뼈꼭대기의 바로 위가쪽 지점인 엉치뼈의 아래쪽과 가쪽면을 따라 위치한다. S1–S3 분절은 전체 엉치뼈 관절면의 87%를 차지하고 있다.[11] SIJ 관절면은 매우 불규칙한 것으로 알려져 있다. 남성의 엉치뼈는 여성에 비해 불규칙성이 더 심한 편이고, 이것은 연령이 증가함에 따라 더 심해진다.

다리이음뼈의 관절학과 운동형상학
(Pelvic Girdle Arthrology and Kinematics)

다리이음뼈에는 총 11개의 관절이 있다. Jackson은 다리이음뼈를 *닫힌 뼈관절 고리(osteoarticular ring)*라고 했다. 이것의 주요 기능은 위에서 가해지는 힘을 효율적으로 전달하는 한편, 다리로부터 올라오는 지면반발력을 적절하게 감소시키는 역할을 한다. Erhard[13]는 다리이음뼈를 *"허리골반엉*

덩 복합체(LPHC)"라고 했고, 이들 구조물 사이에 기능적 상호의존성이 있음을 의미한다. 이들 영역은 신경생리적, 생체역학적 그리고 해부학적으로 연결되어 있다. 이들 구조물 중 하나라도 기능장애가 있으면 다른 구조물의 기능장애를 초래할 수 있다.[13]

엉치엉덩관절 (Sacroiliac Joint)

수 세기 동안, *엉치엉덩관절(SIJ)*의 구조물과 기능에 대해 혼란과 논란이 있어 왔다. 엉치엉덩관절의 앞쪽 부위는 가동관절/윤활관절이고, 뒤쪽 부위는 부동관절/인대결합성 관절이다.[14] 이런 정렬은 대다수의 운동이 앞쪽 부위에서 일어난다는 것을 의미한다. 극소수 사람만이 연령 증가로 인한 SIJ의 융합을 보인다. MacDonald는 59 개의 SIJ 중 20% 미만이 융합되었음을 밝혀냈다. 그것들 사이에 SIJ 융합이 관찰되었고, 4 종류의 관절융합이 존재하는 것 같다.[15]

개인 간에 다양성의 정도가 크다. 534 명의 엉치엉덩관절을 대상으로 해부학적 변이가 있는지를 확인하기 위해 CT를 이용했을 때, SIJ의 *부수관절(accessory joint)*이 가장 많이 발견되었고, 102 대상자(19.1%)에게서 확인되었다. 부수관절은 48명에게서 편측으로 나타났고, 54명에게서 양측으로 발견되었다. 부수관절을 가진 102명 중 65명은 허리 통증을 경험했다.[16] 900 명의 SIJ를 대상으로 한 다른 연구에 따르면, 부수관절의 존재는 연령이 증가함에 따라 증가되었고, 또 여성 보다는 남성에서 더 많이 발견되었다고 한다.[17] SIJ 부수관절의 임상적 의미는 아직 결론이 나지 않는다.

SIJ의 표면 형태에 대해 많은 논란이 존재한다. SIJ의 형태 변형과 기능 사이의 관계를 확인하기 위해, 생체외 견본을 통계학적 방법으로 마찰계수를 결정했다. 가장 높은 마찰계수는 거친 능선과 함몰을 가진 남성 견본에게서 나타났다.[18] SIJ는 크기, 형태 및 방향에서 비대칭이고, 많은 면상에 놓여 있어, 방사선 영상으로 확인하기 어렵다.[14] 다양한 생체외 방사선 영상과 생체내 방사선 영상을 통해, SIJ 관절면 방향이 복잡하고 물결모양이 확인되었다.[19] SIJ 표면 형태는 퍼즐의 물결 모양 조각과 비슷하다. SIJ의 구조적 특성이 상대적으로 작은 운동범위에 영향을 준다.

SIJ 관절면을 덮고 있는 연골의 유형에 대해서도 논란이 존재한다. 어떤 학자들은 엉치뼈의 관절면이 3㎜ 두께의 유리연골로 덮여 있고, 엉덩뼈의 관절면은 1㎜ 두께의 섬유연골로 덮여 있다고 한다.[19] 다른 학자들은 엉치뼈와 엉덩뼈의 관절면이 모두 유리연골로 덮여 있다고 말한다.[15,20] 최근의 연구 결과는 양쪽 뼈의 관절면이 유리연골로 덮여 있다고 한다.[20] 일반적으로 엉치뼈 관절면의 연골이 엉덩뼈 관절면의 연골보다 더 두꺼운 것으로 밝혀졌다.

엉치엉덩관절(SIJ)의 안정성 (Stability of the SIJ)

정상일 때, SIJ는 매우 안정된 관절로 고려된다. 수직 자세일 때 SIJ는 쐐기처럼 2개의 볼기뼈 사이에서 끼여 있는 엉치뼈가 위에서 누르는 힘으로부터 안정화된다. 이런 방법으로 제공된 안정성은 **형태-닫힘 기전((form-closure mechanism)**으로 이루어진다. 수평 자세일 때, 대부분의 안정성은 인대 지지로부터 일어나는데, 이것을 **힘-닫힘 기전(force-closure mechanism)**이라고 한다.

높은 마찰계수와 큰 쐐기각이 있기 때문에, SIJ의 안정성은 인대 지지에 덜 의존적이다. 척추융합술을 위해 엉덩뼈의 이식 채집은 SIJ의 안정성을 손상시킬 수도 있다.[21] 엉덩뼈 이식 채집을 한 환자에 대한 SIJ의 CT 소견에 따르면, 16개 SIJ가 인대 손상이었고, 10 개 SIJ가 경미한 퇴행성 변화, 그리고 6개 SIJ가 중등도 변화를 보였다고 한다. 이것은 관절의 윤활 손상이나 인대 손상으로부터 일어난다.[22]

SIJ에서 가장 강한 인대는 관절 안에 있는 *뼈사이인대*로서, 엉치뼈와 엉덩뼈의 결절을 연결하고 있다. 인대는 *긴등쪽인대(long dorsal ligamnet)*에 의해 강화된다. 긴등쪽인대는 PSIS에서 S3–S4까지 주행한다. 이 인대는 뼈사이인대의 표층에 위치한다. 그리고 이 인대는 엉치결절인대, 척주세움근 및 등허리근막과 연결되어 있고, 엉치뼈의 뒤쪽 굽힘에 저항한다.

*엉치결절인대*는 매우 광범위한 인대로, 2개의 연장 부위를 가지고 있다. 이 인대는 작은궁둥뼈구멍의 아래 경계면을 형성하고, 시상면에서 엉치뼈에 대한 엉덩뼈의 움직임을 제한하기 때문에 항돌림(antirotation) 인대로 알려져 있다. *엉치가시인대*는 엉치뼈와 꼬리뼈에서 궁둥뼈가시(큰궁둥뼈구멍과 작은궁둥뼈구멍을 형성하는)까지 주행한다. 엉치결절인대와 엉치가시인대는 엉치뼈의 앞쪽 굽힘에 저항한다.

엉치엉덩관절(SIJ)의 가동성 (Mobility of the SIJ)

비록 SIJ에서 일어나는 움직임에 대해 일치된 의견이 있지만, 임상적으로 중요할 만큼 움직임이 충분한지에 대해서는 여전히 많은 의문이 든다.[23] 허리 통증의 존재에 대한 SIJ의 영향은 SIJ에서 일어날 수 있는 운동의 특성과 크기에 달려 있다.[24] Bowen과 Cassidy[25]는 어린 사람의 SIJ 운동은 선형에 더 가까운 반면, 나이 많은 사람의 SIJ 운동은 돌림에 더 가깝다고 제안했다. Weisl[26]은 엉덩뼈를 고정하고 엉치뼈의 운동을 방사선 촬영했을 때, 엉치뼈가 6°의 돌림과 5.6㎜의 병진운동을 한다는 것을 발견했다.[26] 5㎜의 운동은 9개의 다른 자세에서 Kirschner 선을 이용한 Colachis 등[27]에 의해 발견되었다.[27] Grieve[28]는 3차원 기법을 이용하여 돌림과 병진운동의 복합으로 16㎜까지 운동이 일어났음을 밝혀냈다.[28] 운동을 확인하기 위해 SIJ 안에 티타늄 볼을 삽입한 형광투시법의 Roentgen Stereophotogrammetric Analysis(RSA)를 이용하여, 21명의 증상 환자와 비증상 환자를 대상으로 기능 과제 동안의 SIJ 운동 검사가 수행되었다. 그들은 누운 자세에서 선 자세로 움직일 때나 앉은 자세로 움직일 때 1–2°의 운동이 일어났음을 발견했고, 또 선 자세에서 젖힘을 했을 때 평균 0.5㎜의 병진운동(1.6㎜를 초과하지 않은)과 함께 2–3°의 운동이 일어났음을 발견했다. 또 그들은 연령의 증가로 가동성이 감소되었음을 알아냈고, 또 증상 환자와 비증상 환자 사이에 차이가 없음을 알아냈다. 결론적으로 그들은 SIJ의 가동성 평가로 SIJ 기능장애를 확인할 수 없다고 했다.[29] 가장 크게 일어난 SIJ 운동에 대한 연구는 Smidt 등[24]에 의해 수행되었다. 그들의 연구는 5개의 사체를 옆으로 눕힌 후, 5개의 정적 자세에서 CT 횡단 스캔으로 촬영했다. 고정된 엉치뼈에 대한 엉덩뼈의 운동을 고려할 때, 엉덩관절을 최대로 굽힘한 자세에서는 SIJ의 머리쪽 크기가 감소되고, 반대로 꼬리쪽 크기가 증가되었다. 엉덩관절을 최대 굽힘에서 최대 폄으로 움직였을 때, 평균적으로 7–8°의 움직임이 일어났고, 엉덩관절의 굽힘과 폄의 평균 움직임은 5–8°였다. 사체들 사이에서, 시상면 운동의 가변성은 3–17°으로 크게 일어났다. 그리고 각 기본면에서 일어난 선형 운동은 4–8㎜였다. 그들은 엉덩관절과 SIJ의 관계를 확신했고, SIJ가 뚜렷한 움직임을 가진다고 결론을 내렸다.[24] Sturesson 등은 RSA를 이용하여, 앞뒤로 다리 벌리고 선 자세(stradlle position)에서의 SIJ의 돌림 크기를 평가했고, 자신들의 연구 결과와 Smidt[24]의 연구 결과를 비교했다. 골반 통증을 가진 6명의 여성이 다리를 벌린 상태로 선 자세, 누운 자세, 엎드린 자세에서 분석되었다. 환자들은 왼쪽 다리와 오른쪽 다리를 교대로 최대 굽힘 자세를 취했다. 그들은 다음과 같이 결론을 내렸다: SIJ의 움직임이 있지만, 앞에서 제시된 것보다 크지 않았고, Smidt[24]가 제안한 운동이 일어나면 아탈구가 일어날 수 있다고 했다.[30]

SIJ의 운동은 골반 직경의 도수 측정을 통해 임신 여성에서 먼저 측정되었다.[3] 호르몬의 영향으로, 임신한 여성은 커다란 SIJ의 가동성을 보인다. 임신 동안에 일어나는 *relaxin*(레락신) 호르몬의 유리가 SIJ의 가동성에 변화를 주어, 임신 여성이 SIJ 손상을 쉽게 당할 수 있다. MacLenna[31]은 임신 동안의 relaxin 수준, 골반 불안정 및 통증 사이의 상관관계를 확인했다. 그는 월경 기간에도 relaxin 수준이 올라간다는 것을 발견했고, 이로 인해 골반 가동성과 관련된 증상이 유발된다는 것을 확인했다.[31] Hagen[32]은 23명의 임산부를 대상으로 자세 변화와 계단 오르기를 할 때 통증이 발생한다는 것을 확인했다.[32] SIJ 가동성의 감소는 고령의 남성에게서 나타난다. 19–45세의 사람에게서는 SIJ 가동성의 감소가 나타나지 않았다.[29] 그러나, 50세 이상에서 SIJ의 관절내 강직증이 증가했고, 여성보다 남성에게서 뚜렷하게 나타났다.[33,34] SIJ의 구성성분과 표면 해부학의 미세 분석에 따르면, 60세 이전의 사체에서는 가동성이 대부분 존재했다고 한다. 60세 이후 남성의 82%에서 강직이 일어났고, 여성의 30%에서 강직이 일어났다.[33,34] 만약 독자들이 SIJ 운동형상학에 대한 전반적인 내용을 알고 싶으면, Walker[23]의 논문과 Alderink[35]의 논문을 참고하기 바란다.

고정된 엉치뼈에 대한 엉덩뼈의 움직임은 **엉덩엉치(IS) 운동**으로 간주된다. 반대로 고정된 엉덩뼈에 대한 엉치뼈의 움직임은 **엉치엉덩(SI) 운동**으로 간주된다. 2개의 볼기뼈가 골반을 구성하기 때문에, 엉덩엉치(IS) 운동(즉, 엉치뼈에 대한 엉덩뼈의 움직임)은 2개의 엉덩뼈가 같은 방향으로 대칭적으로 일어날 수도 있을 것이고, 또는 다른 방향으로 비대칭적으로 일어날 수도 있다. IS 운동과 SI 운동 모두는 3면 운동이고, 시상면에서 가장 크게 일어난다. 각각의 SIJ 운동에서 고려되어야 할 중요한 사항은 다음과 같다: 운동축, 해부학적 기준점, 그리고, 허리골반엉덩 복합체 내에서 일어나는 이들 운동과 다른 구조물 사이의 관계 등.

엉덩엉치관절(IS)의 가동성
(Iliosacral Mobility)

IS 운동은 3면 운동이고, ASIS가 해부학적 기준점이다. IS의 시상면 운동은 앞쪽 돌림(앞쪽경사)과 뒤쪽 돌림(뒤쪽경사)이다. **IS의 앞쪽 돌림**은 ASIS가 앞쪽과 꼬리쪽으로 움직이는 동시에, PSIS가 뒤쪽과 위쪽으로 움직이는 것이다. 이런 움직임은 엉덩관절의 폄과 함께 역학적으로 일어난다. **IS의 뒤쪽 돌림**은 ASIS가 뒤쪽과 머리쪽으로 움직이

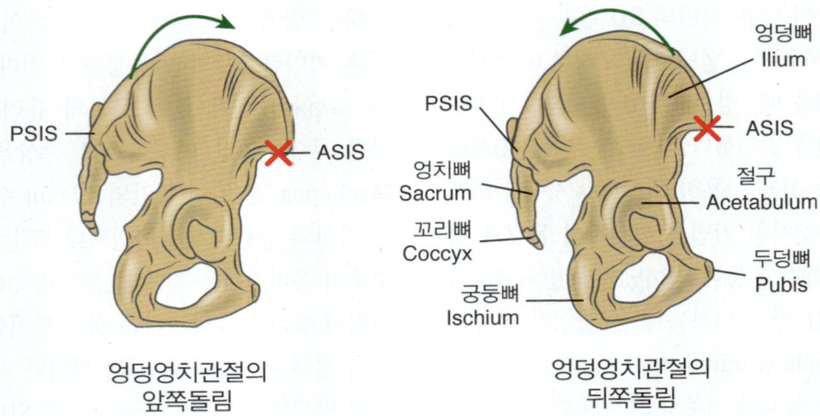

그림 28.10 시상면에서 일어나는 앞쪽 돌림과 뒤쪽 돌림의 운동은 기준점인 ASIS에 의해 결정된다.

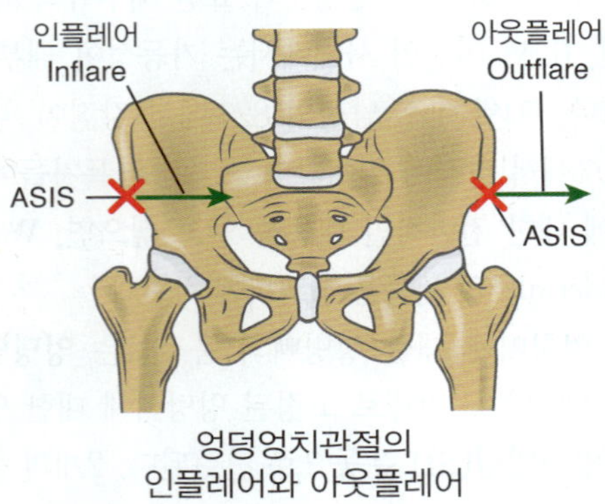

그림 28.11 가로면에서 일어나는 인플레어와 아웃플레어의 운동은 기준점인 ASIS에 의해 결정된다.

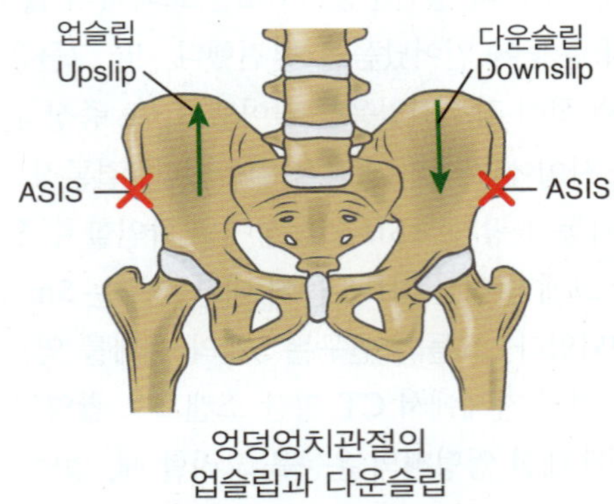

그림 28.12 이마면에서 일어나는 업슬립과 다운 슬립의 운동은 기준점인 ASIS에 의해 결정된다.

는 동시에, PSIS가 앞쪽과 꼬리쪽으로 움직이는 것이고, 이런 움직임은 엉덩관절의 굽힘과 함께 역학적으로 일어난다(그림 28.10). IS의 가로면 운동은 **IS의 인플레어**(inflare)와 **아웃플레어**(outflare)이다. 인플레어는 ASIS가 안쪽으로 움직이는 것이고, 아웃플레어는 가쪽으로 움직이는 것이다(그림 28.11). 인플레어는 엉덩관절의 안쪽돌림과 함께 짝을 이루어 일어나고, 아웃플레어는 엉덩관절의 가쪽돌림과 함께 이루어진다. 보행 동안, 입각기 다리쪽의 **볼기뼈가 업슬립**하는 것으로 확인되었다. 업슬립(upslip)은 ASIS와 PSIS가 모두 위쪽으로 이동하는 것이다. 유각기 쪽 볼기뼈는 상대적으로 ASIS와 PSIS가 아래쪽으로 이동하는데, 이것을 **다운 슬립**(downslip)이라고 한다(그림 28.12).

엉치엉덩관절(SI)의 가동성 (Sacroilial Mobility)

SI 운동은 고정된 엉덩뼈에 대한 엉치뼈의 운동이다. SI의 가동성을 이해하기 위해서는, 먼저 운동축의 개념에 대해 많은 논란이 있음을 이해해야 한다. 어떤 학자들은 SIJ의 운동축이 두덩결합의 뒤쪽에 위치한다고 했다.[36] 다른 학자들은 SIJ 운동축의 가로축은 엉치뼈 관절면의 머리면과 꼬리면의 이음부에 있고, 엉덩뼈와 엉치뼈의 축성 돌림은 서로 반대 방향으로 일어난다고 했다. SI 운동의 전통적인 축은 3개의 가로축으로 구성된다고 했다: 위쪽 가로축(STA), 중간 가로축(MTA), 아래쪽 가로축(ITA). 엉치뼈 운동의 해부학적 기준점은 엉치뼈바닥의 앞쪽면이다. **엉치뼈**의 시상면 운동은

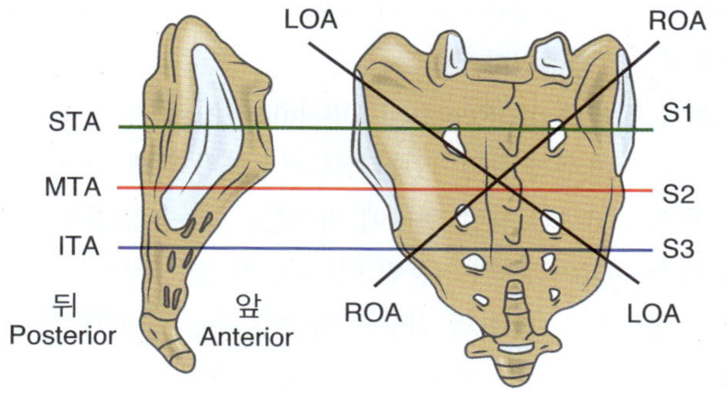

그림 28.13 엉치엉덩관절의 전통적인 운동축은 위쪽 가로축(STA), 중간 가로축(MTA), 아래쪽 가로축(ITA), 오른쪽 사선축(ROA) 및 왼쪽 사선축(LOA) 등이 있다.

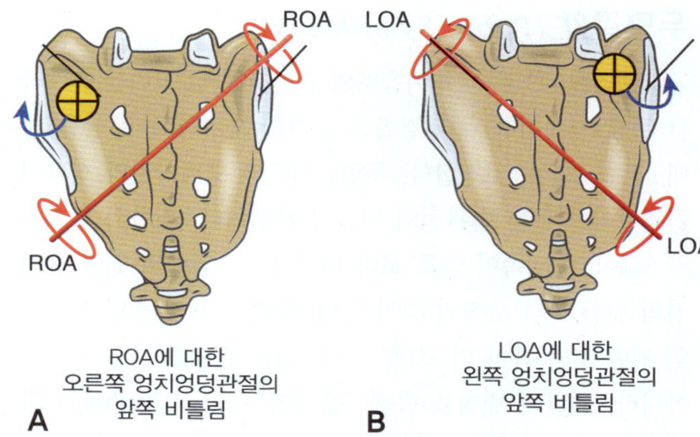

그림 28.14 엉치엉덩관절의 앞쪽 비틀림. **A.** 오른쪽 사선축(ROA)의 앞쪽 비틀림. **B.** 왼쪽 사선축(ROA)의 앞쪽 비틀림. 십자표는 더 깊은 엉치고랑을 표시한다.

앞쪽굽힘(forward bending)(굽힘)과 **뒤쪽굽힘(backward bending)(폄)**이다. 엉치뼈의 가로면 운동은 **SI 돌림**이고, 이마면 운동은 **SI 옆굽힘**이다.

엉치뼈 움직임은 역학적으로 허리뼈와 연결되어 있다. 비록 허리뼈와 비교해 엉치뼈 움직임의 방향에 관한 상반된 데이터가 존재하지만, 임상 데이터를 근거로 보면, 초기 움직임 동안에는 엉치뼈가 L5와 반대방향으로 움직이는 것처럼 보이고, 그 이후에는 시상면에서 허리뼈의 움직임을 따라 음직인다. 그러나 가로면에서는 움직임 초기 때 엉칭뼈가 허리뼈의 움직임을 따라 움직이는 것 같다. 엉치뼈의 이마면 운동은 임상적으로 촉진하기도 어렵고 확인하기도 어렵다. 그리고 이 움직임은 엉치뼈 비틀림의 한 요소로서 포함될 것이다.

최근, 엉치뼈 운동은 2개의 사선축을 중심으로 일어나는 3면 운동으로 간주된다. **오른쪽 사선축**(ROA)은 오른쪽 SIJ을 통과하여 왼쪽 아래쪽으로 기울어지는 축이고, **왼쪽 사선축**(LOA)은 왼쪽 SIJ을 통과하여 오른쪽 아래쪽으로 기울어지는 축이다(그림 28.13). 이 사선축들을 중심으로 일어나는 운동은 **SI 비틀림**(**torsion**)이다. Smidt 등[24]은 SI 운동과 기능의 이해를 돕기 위해 역학적 축을 확인할 필요가 없다고 결론을 내렸다.[24]

SI의 앞쪽 비틀림에는 2종류가 있다. 오른쪽 사선축(ROA)을 중심으로 일어나는 **SI의 오른쪽 앞쪽 비틀림**(right on right forward torsion)은 다음과 같이 구성된다: 시상면의 앞쪽굽힘, 가로면의 오른쪽 돌림과 이마면의 오른쪽 옆굽힘. 왼쪽 사선축(LOA)을 중심으로 일어나는 **SI의 왼쪽 앞쪽 비틀림**(left on left forward torsion)은 다음과 같이 구성된다: 시상면의 앞쪽굽힘, 가로면의 왼쪽 돌림과 이마면의 왼쪽 옆굽힘(그림 28.14). 그리고 **SI의 뒤쪽 비틀림**에도 2 종류가 있다. 왼쪽 사선축(LOA)을 중심으로 일어나는 SI의 오른쪽 뒤쪽 비틀림(right on left backward torsion)은 다음과 같이 구성된다: 시상면의 뒤쪽굽힘, 가로면의 오른쪽 돌림과 이마면의 오른쪽 옆굽힘. 오쪽 사선축(ROA)을 중심으로 일어나는 **SI의 왼쪽 뒤쪽 비틀림**(left on right backward torsion)은 다음과 같이 구성된다: 시상면의 뒤쪽굽힘, 가로면의 왼쪽 돌림과 이마면의 왼쪽 옆굽힘(그림 28.15).

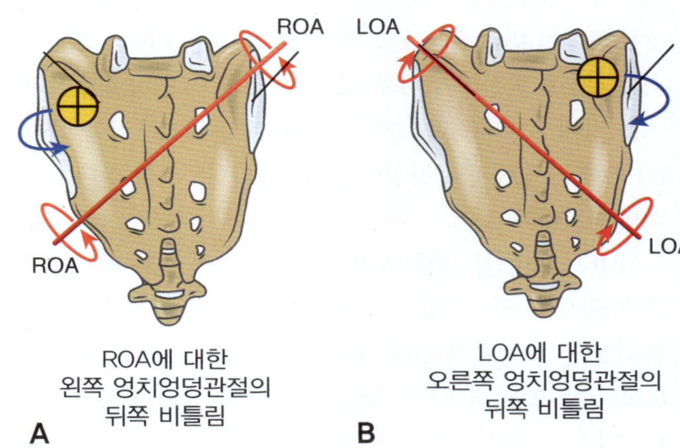

그림 28.15 엉치엉덩관절의 뒤쪽 비틀림. **A.** 오른쪽 사선축(ROA)의 뒤쪽 비틀림. **B.** 왼쪽 사선축(ROA)의 뒤쪽 비틀림. 십자표는 더 깊은 엉치고랑을 표시한다.

두덩결합 (Pubic Symphysis)

*두덩결합(PS)*은 다리이음뼈의 닫힌 뼈관절 고리를 유지하는 주요 지점이다. 두덩결합은 충격을 흡수하고, 운동을 안내, 조절, 제한, 고정한다. 두덩결합은 두덩뼈가지와 섬유연골원반이 이루는 반관절의 연골성 관절이다. 원반의 두께는 3-5㎜이고, 뒤쪽이 앞쪽 보다 더 두껍다. 남성의 원반은 여성의 원반 보다 수직의 길이가 더 길고, 여성의 원반은 남성의 원반 보다 폭이 더 크다. 두덩결합은 순수한 관절 운동이 아니라, 원반의 변형을 통해 움직이는 "부싱(bushing)"과 비슷하다. 두덩결합의 평균 틈 간격은 1㎜, 앞뒤 병진운동은 1.1㎜, 돌림은 0.5㎜, 수직 병진운동은 2.5㎜ 이다.[37-39]

검사 (EXAMINATION)

주관적 검사 (The Subjective Examination)

자가 장애 측정 (Self-Reported Disability Measure)

Oswestry 장애 도구 (The Oswestry Disability Instrument)

정형물리치료에서 가장 많은 장애 측정 도구는 ***Oswestry 장애 도구(ODI)***이다.[40,41] ODI는 일상생활의 제한을 평가하는 10개 단락으로 구성되어 있다: 통증 강도, 개인 관리, 들기, 보행, 서기, 수면, 성 생활, 사회 생활 및 여행 등, 각 단락은 6개 질문으로 구성되고, 배점은 0-5점이다. ODI의 점수를 매기기 위해, 체크된 모든 진술 항목의 점수를 합한 후, 최종 점수로 환산하기 위해 2를 곱한다. 0-20%의 점수는 가벼운 장애, 20-40%는 중등도 장애, 40-60%는 심한 장애, 60-80%는 장애자로 판정되고, 80-100%는 와상 상태 또는 꾀병 환자이다.

ODI는 의미있는 변화의 외적 기준으로서 변화 척도의 구조 타당도로 연구되었고, ODI의 반응성을 평가하는데 이용되었다. 그들은 ODI와 Quebec Back Pain Disability Scale(QBPDS)의 측정 속성, 신뢰도 및 반응성을 비교했다. 일과 관련된 급성 요통 환자 67명이 ODI를 치료 시작 때와 치료 4주 후에 각각 작성했다. 수정 ODI는 높은 검사-재검사 신뢰도(ICC=0.90, 95% CI=0.78-0.96)를 보였고, QBPDS(ICC=0.55, 95% CI=0.20-0.78)와 비교되었다. ODI의 반응성(responsiveness)은 6점이었고, QBPDS의 반응성은 15점이었다.[42]

자가 장애(Self-Reported Disability)가 몸통 근육의 등속성 운동 후행과 관련되었는지를 결정하기 위해, 76명의 요통 환자가 6개월 동안 연구에 참여했다. 등속성 운동 수행에 대한 ODI의 총 점수 뿐만 아니라, 각 질문간의 상관관계도 연구되었다. ODI의 점수는 등속성 운동 수행과 음성적 상관관계를 보였다(-0.47 ~ -0.38). ODI는 21.5-28.4%에 해당하는, 등속성 운동 수행과 가장 밀접하게 관련된 들기 활동에 대해 질문한다. 학자들은 ODI가 등속성 운동 수행 수치를 해석하여 임상가를 돕는데 유용하고, 또 환자가 부적절한 질병 양상을 가지고 있는지를 확인하는데 유용하다는 결론을 내렸다.[43]

환자에게 가장 적절한 설문지가 무엇인지를 결정하는 환자 증상 인지에 대한 일련의 설문지로 검사할 때, ODI의 6개 개별 장애 설문 중에서 하나를 작성하도록 환자(145명)에게 주문했다. ODI는 좋은 신뢰도와 반응성을 보이는 3개의 설문 방법 중의 하나였다. 이원분산분석에 따르면, ODI가 시간($F=7.706$, $p=0.001$)과 성별($F=12.213$, $p=0.001$)에 잘 반응하였다고 한다.[44]

요통을 가진 54명의 환자에게 3개의 다른 장애 설문지와 함께, ODI를 작성하도록 주문했다. 기준 타당도에 따르면, 무게 들기 과제가 ODI의 들기 범주와 상관성이 높았지만, 들기 시간과는 관련성이 크지 않았다고 한다. 앉기 과제는 ODI의 앉기 범주와 상관성이 높았다. 부가적으로, 학자들은 ODI가 어느 정도의 요인적 타당도와 중등도의 내적 일치도, 그리고 좋은 표면적 타당도를 가졌다고 결론을 내렸다.[45]

다른 연구들은 6주 동안 비특이적 요통 환자 81명을 대상으로, 기능 상태와 통증 수준을 평가할 수 있는 3 종류의 평가 도구에 대한 반응성을 비교했다. 기준은 7점 전체 인지 효과 척도였다. 효과 크기 통계학과 리시버 조작 특성을 이용한 결과, 모든 도구(ODI를 포함한)는 향상과 비향상 사이의 변화를 구분할 수 없었다. ODI는 환자의 불평 때문에, 그런 변화에 대해 낮은 민감도와 낮은 특이도를 가졌다.[46]

공포 회피 신뢰 설문 (FABQ) (The Fear Avoidance Beliefs Questionnaire)

최근 몇 년 동안 ***공포 회피 신뢰 설문***에 대한 고려가 증가되었다.[47,48] "신체 활동"의 하부 척도는 요통에 대한 활동 영향과 관련된 5개 진술로 구성되어 있으며, 환자는 "동의하지 않음"에서 "완전 동의함"까지 6점 척도로 동의의 정도를 표시해야 한다. "일"의 하부 척도는 요통에 대한 일 활동과 관련된 11개 진술로 구성되어 있다. 각 단락에 대한 공포 회피 점수는 선택된 항목의 계산에 바탕을 두고 있고, 총 점수는 모든 항목의 점수를 합한 것이고, 높은 점수는 공포-회피 행동이 존재함을 의미한다.

McGill 통증 설문지 (The McGill Pain Questionnaire)

***McGill* 통증 설문지(MPQ)**는 환자의 통증에 대한 중재의 효과와 통증을 표현하는 형용사들의 목록으로 구성된다.[49] 이 설문지는 현재 상황을 나타내는 모든 단어에 원을 표시하도록 하고 있지만, 통증 그룹은 20개이고, 각 그룹의 단어 중에서 한 단어에만 원을 표시하도록 하고 있다. 점수를 매기기 위해, 각 목록의 첫 단어부터 시작하여 1-6의 수치를 부여하였다. 총 점수는 표시된 모든 단어의 점수를 합한 것이다. MPQ의 중재 이전과 중재 이후의 적용은 변화를 감지하는데 유용하다. 중재-전 점수와 중재-후 점수를 백분율로 계산하여 점수의 변화를 확인했다. 30점 이상의 점수는 증상 악화를 의미한다.[50] 3개 범주의 요통 감별진단을 강화하는 MPQ와 ODI의 능력을 추정하기 위해, 요통 환자가 요통의 분류를 산출하는 검사를 받았다. MPQ, ODI 및 MPQ/ODI가 신체 검사로 얻어진 진단과 그것의 상관관계를 평가하기 위해 이용되었다. 타당도는 분류와 일치하는 것으로 간주되었다. 가장 높은 상관관계(90%)는 MPQ/ODI가 결합되었을 때 나타났고, MPQ을 이용했을 때는 79%였고, ODI를 이용했을 때는 74%였다.[51]

Ransford 통증 신체 그림 (The Ransford Pain Drawing)

***Ransford* 통증 신체 그림**은 신체의 앞쪽면과 뒤쪽면으로 구성되어 있고, 현재 나타나고 있는 증상의 위치와 유형을 확인하도록 환자에게 주문한다. Ransford 등[52]은 심리 검사에 대한 추가적인 환자 요구를 평가하기 위해, Mooney 등[53]에 의해 개발된 표준 통증 신체 그림을 이용하는 *penalty point system*(*감점법*)이라고 불리는 방법을 개발했다.[52] 환자에게 현재 나타나고 있는 통증의 위치와 유형을 신체 그림 위에 표시하도록 주문한다. 이 방법을 이용하여 통증 신체 그림을 점수화하려면, 치료사가 "가상"의 신체 그림을 확인하거나 王는 증상의 표현을 나타내는 신체 그림을 확인한다. 1-2 점은 각 소견에 할당되고, 3점 이상의 총 점수는 추가적인 심리 평가가 더 필요하다는 것을 의미한다. 이 도구는 나쁜 심리사회적 문제를 가진 환자의 93%를 빠르게 확인하는데 효율적으로 간주된다.[50]

Roland-Morris 장애 설문지 (RMDQ) (The Roland-Morris Disability Questionnaire)

***Roland-Morris* 장애 설문지**는 간단한 검사로서, 급성 통증을 가진 환자에게 가장 적합될 것이다. 이 도구는 진전을 평가하기 위해 다른 평가 도구와 함께 이용될 수 있다.[54,55] RMDQ는 환자에게 현재 상황을 나타내는 진술에다 표시를 하도록 하고 있다. 배점은 장애 없음(0)에서부터 심한 장애까지 할당되어 있고, 각 점수를 더하여 총 점수를 산출한다.[13] RMDQ는 ODI와 간단한 36 항목 건강 조사와 같은 다른 평가 도구와 매우 상관관계가 있는 것으로 밝혀졌다.[56] RMDQ의 타당도는 6점 척도와 비교되어 설명되어 왔고, 20명을 대상으로 한 검사-재검사 신뢰도는 0.91의 상관계수를 가졌다.[54,55]

Million 시각 통증 척도 (The Million Visual Analog Scale)

***Million* 시각 통증 척도**는 Million 등에 의해 개발되었고, 기능과 관련된 15개 질문으로 구성되어 있다. 환자에게 10㎝의 선 위에 자신의 반응을 표시하도록 주문한다. 이 척도는 좋은 재생산성을 가지고 있고, 기능 향상을 기록하는데 이용될 수 있다.[57]

신체 계통 리뷰 (Review of Systems)

환자가 첫 방문을 했을 때, 도수물리치료사에게 있어 가장 중요한 것은 환자가 물리치료 서비스를 원하는지, 환자가 물리치료 서비스와 의사 진료를 모두 원하는지, 또는 부가적 검사가 응급 상황을 배제할 때까지 물리치료를 받지 않고 즉각적인 의사의 진료를 원하는지를 결정하는 것이다.

암을 가진 것으로 의심되는 환자의 프로파일은 다음과 같다: 50세 이상, 원인을 알 수 없는 체중 감소, 과거의 암 병력, 보존적 관리의 실패 등.[58] 이런 프로파일을 가진 사람은 부가적인 의학적 검사를 통해 판명되기 전까지 암을 가진 것으로 간주되어야 한다.

표 28-1 허리골반의 의학적 적신호

의학적 문제	적신호
말총 증후군	안장 모양의 감각이상 L4-S1의 운동 및 감각 결손 (발목의 발등굽힘과 발바닥굽힘, 발가락 폄) 요실금, 배변실금
척추 종양	50세 이상 지속적인 통증 보존적 관리 실패 암 병력 원인을 알 수 없는 체중 감소
척추 골절	스테로이드제의 만성 사용 외상 병력 70세 이상

출처: Boissonnault WG, Primary Care for the Physical Therapist: Examination and Triage. St. Louis, MO; Elsevier Saunders, 2005.

비록 암이 근육뼈대계 통증에 나타날 수 있는 가장 심각한 상태이지만, 요통 환자에게 있어 다른 질환도 의심해야 한다. 요통 환자에게 영향을 줄 수 있는 가장 심각한 질환의 하나는 *말총 증후군*으로서, 근육뼈대계 원인의 존재 유무와 관계없이 신경 압박으로 초래된다. 말총 증후군의 유무를 확인하는데 이용되는 객관적 검사로는 L4-S1의 피부절 검사(회음부 감각 검사를 포함한)와 L4-S1의 피부절 검사가 있다. 말총 증후군의 존재를 의미하는 적신호로는 L4-S1의 감각 결손과 안장모양의 감각이상; 다리 근육의 점진적 약화(특히, 발등굽힘, 발가락 폄, 발바닥굽힘); 요실금과 요정체 등이 있다.[59]

요통의 경우에는 *척추 골수염*도 의심해 봐야 한다. 이런 질환은 면역 감소, 약물 복용 병력, 최근 감염 병력이 있는 경우에 의심될 수 있다. 체온 상승과 이런 질문에 양성 반응을 보이는 환자는 감염으로 인한 요통이 더욱 의심된다. 표 28.1은 근육뼈대계 원인에 맞는 중재를 실시하기 전에 배제되어야 하는 허리뼈에 대한 적신호를 제시한다.

현재 병력 (History of Present Illness)

*손상의 특정 기전*을 이해하는 것은 진단의 조각 퍼즐을 맞추려는 도수물리치료사에게 있어 매우 중요한 것이다. 앞에서 언급되었듯이, Nachemson[60]은 특정 자세와 원반내 압력의 관계를 확인했다. 원반에 가해지는 힘의 양은 들고 있는 물체 무게의 10배 정도될 것이고, 원반을 통한 압박은 체중 때문에 여성보다 남성이 더 클 것이다. 과도한 운반 노동을 하는 직업이 요통 발생을 종종 촉발시킨다. 그리고 장시간의 정적인 앉은 자세(간헐적인 들기와 비틀기를 수행하지만)도 손상을 초래할 수 있다.

25-50세의 남성은 원반성 요통을 더 많이 경험할 것이다. 퇴행성 변화로 인한 요통은 45세 이상의 사람에게서 자주 발견된다. 이미 언급했듯이, 악성 종양은 50세 이상의 사람과 매우 관련된다. 여성이 남성 보다 더 많이 요통을 호소한다. 그런 경우에는, 산부인과 문제를 반드시 의심해야 한다. 많은 여성이 임신 동안이나 출산 후에 요통을 경험한다.

증상의 중심화는 예후가 좋음을 의미한다. 증상의 말초화가 있으면, 치료사는 신경 문제의 지점을 반드시 확인해야 한다. 기침이나 *발살바 현상*으로 증상이 악화되면, 원반내 압박의 문제를 의미하고, 종종 원반 병리와 관련된다. *척추 협착증*으로 알려진, 중앙 척추 협착증은 신경학적 증상을 초래하는 척수의 압박을 의미한다. *가쪽 구멍 협착증*은 척추사이구멍 내의 혼합 척수신경에 압박을 가해 신경학적 징후와 증상을 초래한다. 중앙 척추 협착증은 양측 증상을 일으키고, 또 상위운동신경병변의 증상과 하위운동신경병변의 증상이 모두 나타날 수 있다. 가쪽 구멍 협착증을 가진 사람은 편측 징후와 증상을 호소할 것이고, 주로 하위운동신경병변의 증상을 가진다.

증상을 일으키는 원인 부위를 고려할 때, 연관통 지도가 엉치엉덩관절의 문제를 확인하는데 유용할 것이다.[62,63] 음성 SIJ 차단을 가진 환자의 통증 지도는 L5보다 위쪽에 위치한 통증을 보여준다. 이런 소견은 L5보다 위쪽의 요통을 가진 환자는 SIJ 원인의 통증을 가지지 않는다는 것을 의미한다. 엉덩뼈고랑의 압통, SIJ 위의 통증, 궁둥이 통증 및 PSIS 부위의 통증 등은 SIJ 문제를 결정하는데 있어 좋은 민감도를 가진다. 그러나 이 검사들을 혼합하여 사용했을 때, 그것들의 진단 유용성(dignostic utility)은 향상되지 않았다.[62] Fortin 등[63]은 연관통 지도와 비교해 볼 때, SIJ의 기능부전을 성공적으로 선별할 수 있었다고 했다. 그들은 SIJ 통증 지도를 가진 것으로 추정되는 환자를 선택할 때, 2명의 검사자 사이에 100%의 상관관계가 있었음을 확인했다.[63]

객관적 신체 검사 (The Objective Physical Examination)

구조물 검사 (Examination of Structure)

문헌은 구조적 문제와 증상 수준사이의 관계를 지지하지 않았다. 구조적 소견의 임상 근거는 환자의 주호소와 그들의 관계에 의해 결정된다. **가쪽 이동(lateral shift)**은 원반 문제를 의미한다. 일반적으로 상체가 증상이 없는 쪽으로 이동한다.[65] 가쪽 이동이 미세하고 확인될 수 없을 만큼 적게 일어날 수 있으며, 그러므로 뒤쪽굽힘에 대한 환자의 나쁜 내성에 영향을 줄 수 있다. 가쪽 이동의 관리 원리, 임상적 관련성 및 예후에 대한 효과 등에 대해 자세히 알고 싶으면 9장을 참고하기 바란다. 비대, 편측 또는 분절의 근긴장 증가는 분절 불안정이 있음을 의미한다. Levangie[66]는 잘못된 SIJ 자세를 가진 사람을 확인하기 위해 4개의 SIJ 검사 중 1개 검사를 이용해야 한다는 것에 근거가 없음을 밝혀냈다. 그리고 그는 2개 이상의 검사를 적용했을 때, 그들의 진단 정확성이 향상되지 않았음도 밝혀냈다.[66]

신경혈관 검사 (Neurovascular Examination)

신경혈관 검사를 수행할 때, 도수물리치료사는 *신경학적 증상*과 *신경학적 징후*를 구분해야 한다. 징후의 존재는 응급 상황을 의미하고, 신경학적 증상만이 존재할 때보다 더욱 적절한 관리를 필요로 한다.

피부절 검사를 할 때 다양한 모달리티가 이용될 수 있다. 가벼운 촉각검사를 이용한 빠른 선별검사가 초반에 이용될 수 있다. 만약 양성 소견이 나타나면, 진동, 날카로운 느낌/둔한 느낌, 열/냉 및 모노필라멘트 검사 등을 포함한 다양한 특수 검사를 수행한다. *깊은힘줄반사검사(DTR)*도 신경학적 선별검사로 수행되어야 한다. 손상의 주요 알림 신호는 양측을 비교했을 때 일어나는 반사의 비대칭이다. 아래쪽 사분원 검사 동안 수행되는 DTR 검사로는 무릎힘줄 검사(L3–L4), 반힘줄모양근힘줄(L4), 뒤정강근(L4–L5), 넙다리두갈래근(L5), 아킬레스힘줄(S1–S2) 등이 있다. 신경 문제를 선별하기 위해 다리 근육의 기능을 평가하는 *근육절* 검사도 수행되어야 한다. 다음은 순차적으로 양쪽으로 수행될 수 있다: 엉덩관절의 굽힘(L1, L2), 무릎관절의 폄 (L3), 발목관절의 발등굽힘(L4), 엄지발가락의 폄(L5), 발목관절의 발바닥굽힘(S1), 무릎관절의 굽힘(S2) 등.

가동성 검사 (Examination of Mobility)

허리골반엉덩 복합체의 능동 생리적 운동 검사 (Active Physiologic Movement Examination of the Lumbopelvic-Hip Complex)

척추 가동성을 확실하게 정량화할 수 있는 방법들이 많다. 이런 방법들로는, *허리 가동범위 장비, 측각기, 단일 경사계* 또는 *이중 경사계, 플렉시벌 룰러, 줄자*.[67–69] 이들 방법의 일차 한계점은 전체 가동범위에 비교해 각 운동분절의 상대적 기여도에 대한 정보를 제공할 수 없다는 점이다. Cyriax[70]에 따르면, 허리뼈의 *관절주머니 패턴*은 뒤쪽굽힘(BB)이 가장 많이 제한되고, 그 다음이 동일한 제한의 돌림(ROT)과 옆굽힘(SB)이 있다고 했다(BB > ROT = SB).

다른 학자들의 관절주머니 패턴에 따르면, 가장 큰 제한은 제한이 있는 쪽으로 치우침하면서 앞쪽굽힘이고, 그 다음이 문제쪽과 반대되는 옆굽힘이고, 맨 마지막이 문제쪽과 같은쪽으로의 돌림 제한이다(FB with SB > 반대쪽 SB > 동측 ROT). 이런 운동 제한 패턴이 문제쪽 후관절이 최대로 열리는 3면 자세를 나타내기 때문에, **종종 개방성 제한(opening restriction)**으로 간주된다. 반대로 **폐쇄성 제한(closing restriction)**은 운동 제한 패턴이 뒤쪽 굽힘, 동측의 옆굽힘 및 반대측 돌림일 때 확인된다.

허리뼈의 정상적인 전체 능동가동범위는 다음과 같다: 앞쪽굽힘은 *40–60°*, 뒤쪽굽힘은 *20–35°*, 옆굽힘은 *15–20°*, 돌림은 *3–18°*이다. 개인 다양성의 실제적인 정도가 허리뼈 가동성에 영향을 준다. 앞쪽굽힘 동안, 육안 관찰을 통해 허리뼈 앞굽음이 역전되는지를 확인해야 한다.[71]

엉덩엉치(IS)의 능동 생리적 운동 검사 (Iliosacral Active Physiologic Movement Examination)

엉덩엉치의 앞쪽 돌림 (Iliosacral Anterior Rotation)

*앞쪽굽힘 PSIS 검사(FB-PSIS)*는 엉덩엉치의 앞쪽 돌림을 평가하기 위해 이용될 수 있다(그림 28.16). 종종 이 검사가 앉은 자세에서 수행된다; 그러나 궁둥뼈거친면을 통한 체중부하의 결과로서, 선 자세 때보다 앉은 자세의 예상 가동범위가 더 적을 것이다. 앉은 자세의 앞쪽굽힘 PSIS 검사는 ICC=0.25를 가진다.[47] 이런 검사를 하는 동안, 손상은 반대쪽과 비교해 먼저 움직이고, 더 빠르고, 더 먼 거리를 움직

이는 PSIS 쪽에서 확인된다. 이런 판단이 양쪽 비교를 근거로 하기 때문에, 결과를 알 수 없게 만드는 변수는 과가동성의 존재이다. 이 검사 동안 환자가 표현하는 주호소가 임상적 관련성을 상승시킨다.

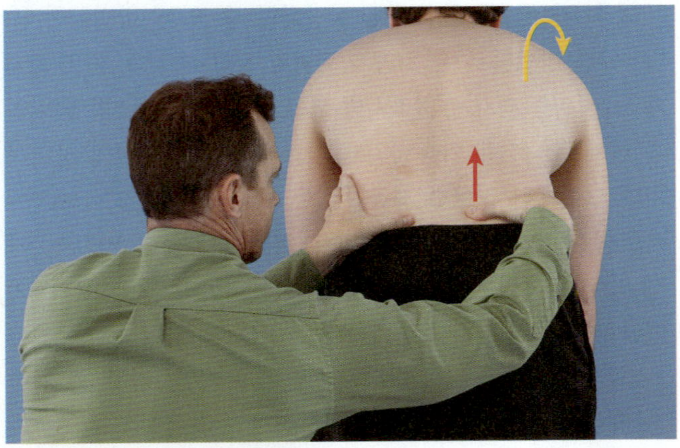

그림 28.16 앞쪽굽힘 PSIS 검사.

엉덩엉치의 뒤쪽 돌림 (Iliosacral Posterior Rotation)

Gillet 검사 또는 *제자리 걷기 검사*는 엉덩엉치(IS) 뒤쪽 돌림의 정량화를 추정하는데 이용될 수 있다(그림 28.17). Gillet 검사는 0.59의 ICC를 가진 것으로 밝혀졌다.[47] 양성 소견은 움직임이 적게 일어나는 쪽에서 확인된다. 환자에게 엉덩관절을 90° 굽힘하도록 주문하고, 치료사는 PSIS의 움직임을 모니터링한다. 정상적인 가동성은 아래쪽으로 4.5-9㎜ 정도 움직이고, 안쪽으로 2.5-6.5㎜ 정도 움직이는 것이다. 검사 동안 환자가 표현하는 주호소가 임상적 관련성을 상승시킨다.

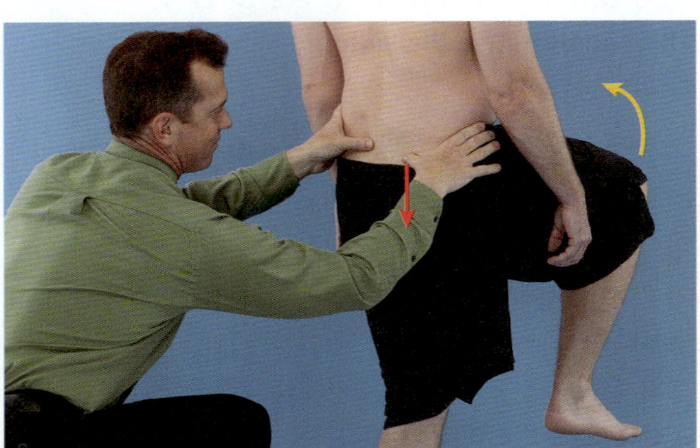

그림 28.17 제자리 걷기/Gillet 검사.

엉덩엉치의 인플레어와 아웃플레어 (Iliosacral Inflare and Outflare)

*엉덩엉치(IS)의 인플레어*와 *아웃플레어*의 가동성은 *플레어 검사*로 평가된다(그림 28.18). PSIS를 촉진하고 있는 동안, 환자는 선 자세에서 발꿈치를 지면에 붙이고, 엉덩관절을 가쪽이나 안쪽으로 돌림한다. 안쪽과 가쪽의 병진운동 모두가 약 2.5㎜ 일어나는 것이 정상적인 움직임이다. 검사 동안 환자가 표현하는 주호소가 임상적 관련성을 상승시킨다.

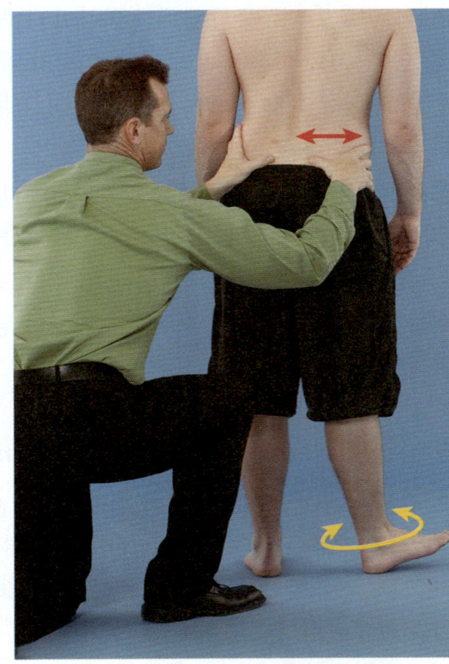

그림 28.18 플레어 검사.

엉덩엉치의 업슬립과 다운 슬립 (Iliosacral Upslip and Downslip)

*엉덩엉치의 업슬립*과 *다운스립*을 평가하기 위해, *체중이동 검사*가 이용된다(그림 28.19). 치료사는 양쪽 PSIS를 촉진한 후, 환자가 좌우로 이동하는 동안 PSIS의 움직임을 비교해 본다. 위쪽 병진운동인 업슬립은 체중부하쪽 IS에서 일어나고, 아래쪽 병진운동인 다운 슬립은 비체중부하쪽 IS에서 일어난다. 양쪽을 비교할 때, 비대칭 움직임이 일어난다는 것은 저가동, 과가동 또는 저가동과 과가동의 혼합이 있음을 의미한다. 검사 동안 환자의 주호소는 임상적 관련성을 상승시킨다.

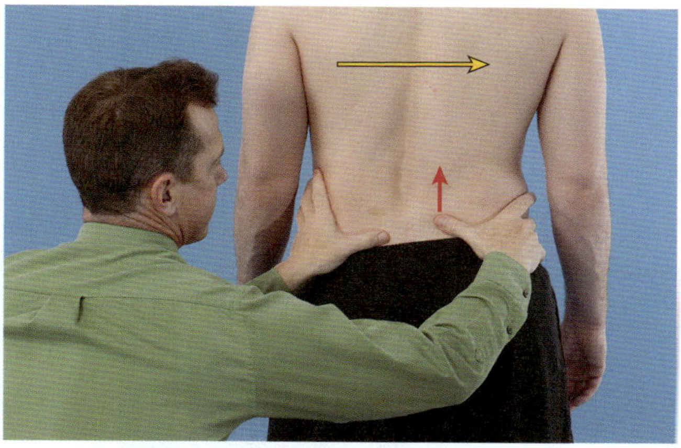

그림 28.19 체중이동 검사.

엉덩엉치 운동과 엉덩관절 부위별 운동 감별 검사 (Iliosacral Versus Hip Regional Movement Differentiation)

각각의 엉덩엉치 운동을 능동으로 검사하고 환자의 주호소를 기록했다면, 증상 원인의 주요 부위를 찾기 위해 **부위별 운동 감별**(RMD, regional movement differentiation) 검사를 시작할 수 있다. 선 자세에서, 다음과 같은 운동을 통해 엉덩관절의 운동과 IS 운동 사이의 관계를 확인한다: 환자는 제자리 걷기 자세처럼 능동으로 엉덩관절을 굽힘할 때, IS의 뒤쪽 돌림을 일으킨다(ASIS가 뒤쪽/위쪽으로 움직인다); 환자가 런지 자세로 엉덩관절을 능동으로 폄할 때, IS의 앞쪽 돌림을 일으킨다(ASIS가 앞쪽/아래쪽으로 움직인다); 플레어 검사 자세에서 환자가 엉덩관절을 가쪽돌림할 때, IS의 아웃플레어를 일으킨다(ASIS가 가쪽으로 움직인다); 플레어 검사 자세에서 환자가 엉덩관절을 안쪽돌림할 때, IS의 인플레어를 일으킨다(ASIS가 안쪽으로 움직인다).단일 운동과 반복 운동을 수행하고, 기준 증상을 기록한다. 이런 복합 운동 패턴 중 의 하나가 환자의 증상을 유발시키면, 증상의 원인을 찾기 위해 **과압박**(overpressure)과 **반대압**(counterpressure)을 적용한다.

먼저, IS 과압박을 증상이 있는 방향쪽으로 적용하고, 환자의 주호소가 증가되는 것을 기대한다. 그 다음 증상 재발이 일어나는 방향쪽으로 골반의 가동성이 제한되는지를 찾기 위해 반대압을 적용하고, 환자의 주호소가 감소되는 것을 기대한다. 환자가 엉덩관절을 굽힘하고, IS 뒤쪽 돌림을 일으킬 때, ASIS에 과압박을 먼저 적용하고, 그 다음 PSIS에 반대압을 적용한다(그림 28.20). 환자가 엉덩관절의 폄과 IS 앞쪽 돌림을 일으키기 위해 런지를 할 때, 먼저 PSIS에 과압박을 적용하고, 그 다음 ASIS에 반대압을 적용한다(그림 28.21). 선 자세에서, 인플레어를 일으키기 위해 환자는 엉덩관절을 가쪽으로 돌림하고, 아웃플레어를 일으키기 위해 안쪽돌림

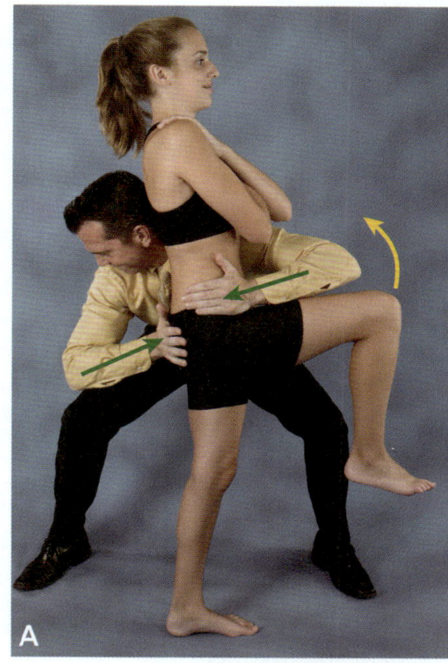

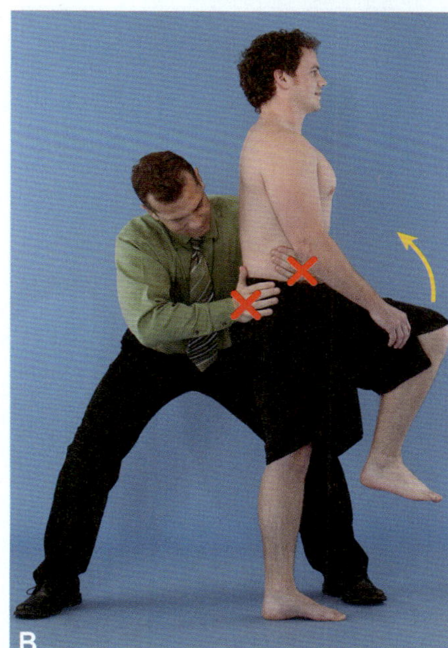

그림 28.20 엉덩엉치(IS) 뒤쪽 돌림/엉덩관절 굽힘을 위한 부위별 운동 감별 검사(RMD): **A.** 과압박 적용과 **B.** 반대압 적용(출처: Wise CH, and Gulick DT. Mobilization Notes. A Rehabilitation Specialist's Pocket Guide. Philadelphia. FA. Davis; 2009).

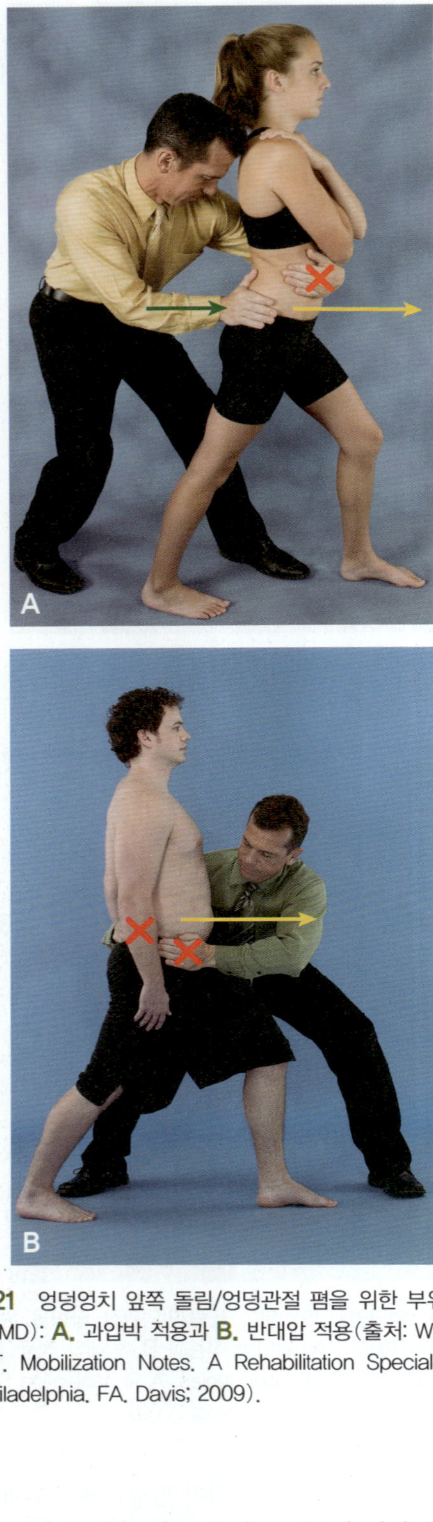

그림 28.21 엉덩엉치 앞쪽 돌림/엉덩관절 폄을 위한 부위별 운동 감별 검사(RMD): A. 과압박 적용과 B. 반대압 적용(출처: Wise CH, and Gulick DT. Mobilization Notes. A Rehabilitation Specialist's Pocket Guide. Philadelphia. FA. Davis; 2009).

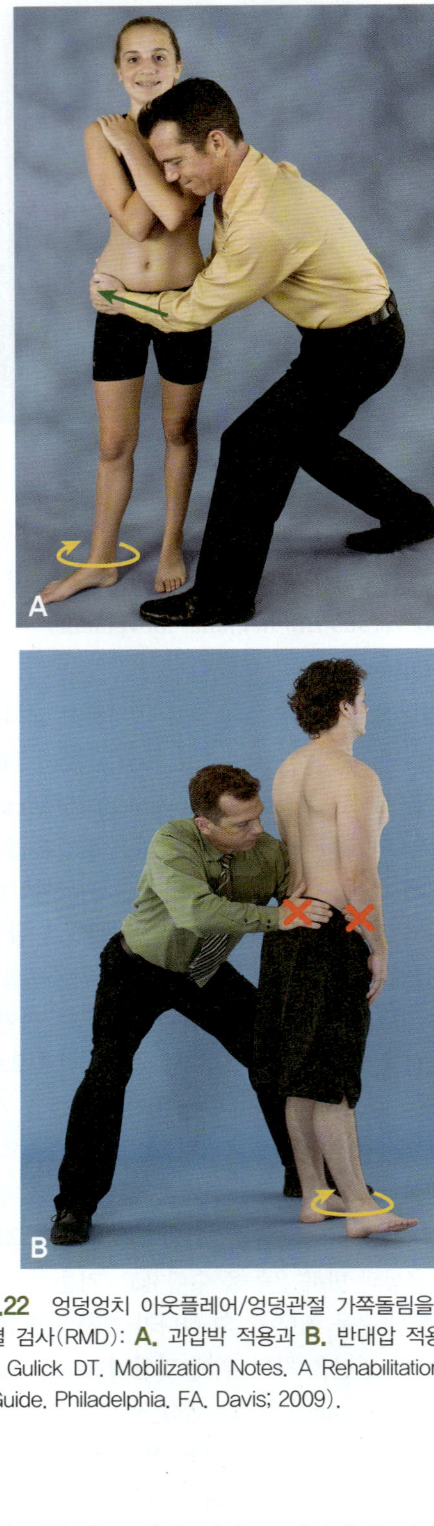

그림 28.22 엉덩엉치 아웃플레어/엉덩관절 가쪽돌림을 위한 부위별 운동 감별 검사(RMD): A. 과압박 적용과 B. 반대압 적용(출처: Wise CH, and Gulick DT. Mobilization Notes. A Rehabilitation Specialist's Pocket Guide. Philadelphia. FA. Davis; 2009).

을 한다. 이런 동작을 하는 동안, ASIS에 과압박을 적용하고, 그 다음 PSIS에 반대압을 적용한다(그림 28.22과 그림 28.23). 볼기뼈에 도수압박을 적용했을 때 환자의 주호소가 증가되거나 감소되면, IS 부위가 일차 병리 지점 또는 이차 병리 지점과 관련되는 것으로 간주될 수 있다.

골반에 적용된 특별한 압박은 엉치뼈에 대한 엉덩뼈의 운동(또는 엉덩엉치 운동)을 목표로 하는 것으로 추정된다. 그러므로 초기 재생 가능한 징후의 변화가 골반에 적용된 외적 힘으로 일어나기 때문에, 병리 지점이 엉덩관절이기보다는 엉덩엉치 부위가 될 것이다. 만약 이런 외적 힘을 적용했

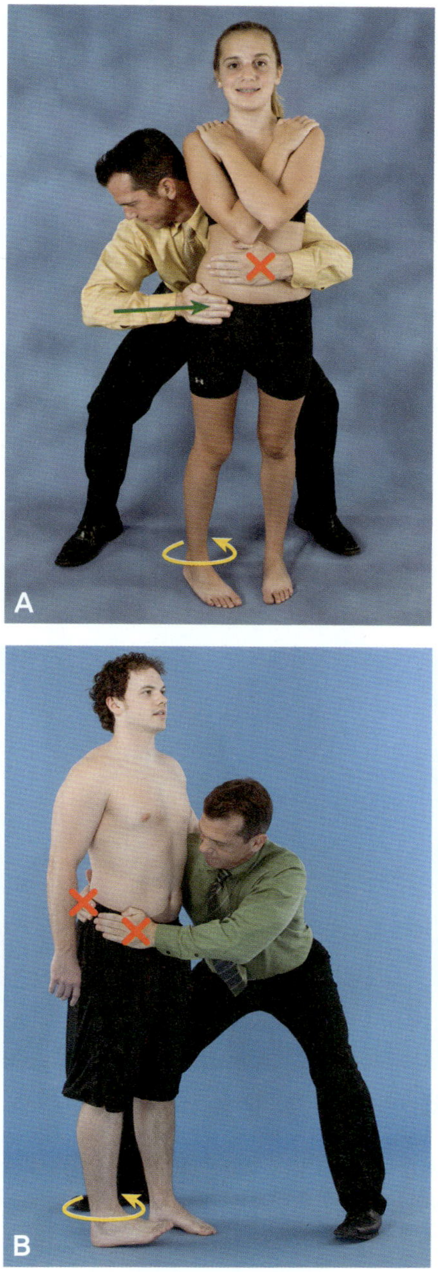

그림 28.23 엉덩엉치 인플레어/엉덩관절 안쪽돌림을 위한 부위별 운동 감별 검사(RMD): **A.** 과압박 적용과 **B.** 반대압 적용(출처: Wise CH, and Gulick DT. Mobilization Notes. A Rehabilitation Specialist's Pocket Guide. Philadelphia. FA. Davis; 2009).

을 때 증상의 변화가 없다면, 증상의 원인 지점이 엉덩관절일 수도 있다. 비록 이런 과정의 임상적 효율성이 관찰되었다 하더라도, 여전히 과학적 검증이 필요하다. 그러나 이런 과정은 역학적 양상(문헌적으로 지지를 받는)에 대한 환자의 증상 반응을 확인함으로써 이루어진다. 만약 검사 동안 환자의 주호소가 감소되면, 이 검사 절차가 바로 중재가 되는 것이다. 이런 절차는 *종속운동-생리적 운동 가동술(accessory with physiologic motion mobilization)*로 알려져 있고, 이 장의 후반부에서 설명될 것이다.

엉치엉덩의 능동 생리적 운동 검사 (Sacroilial Active Physiologic Movement Examination)

엉치엉덩의 앞쪽굽힘과 뒤쪽굽힘 (Sacroilial Forward and Backward Bending)

SI 운동은 허리뼈 운동으로 짝을 이루면서 일어난다. 비록 논란이 있지만, 시상면에서 일어나는 초기 허리뼈 운동은 반대 방향으로 움직이는 것처럼 보이고, 가로면에서 일어나는 허리뼈 운동은 같은 방향으로 움직이는 것처럼 보인다. *sit-slump 검사*는 허리뼈 운동과 SIJ 운동 사이의 역학적 관계를 확인하기 위해 이용된다(그림 28.24).

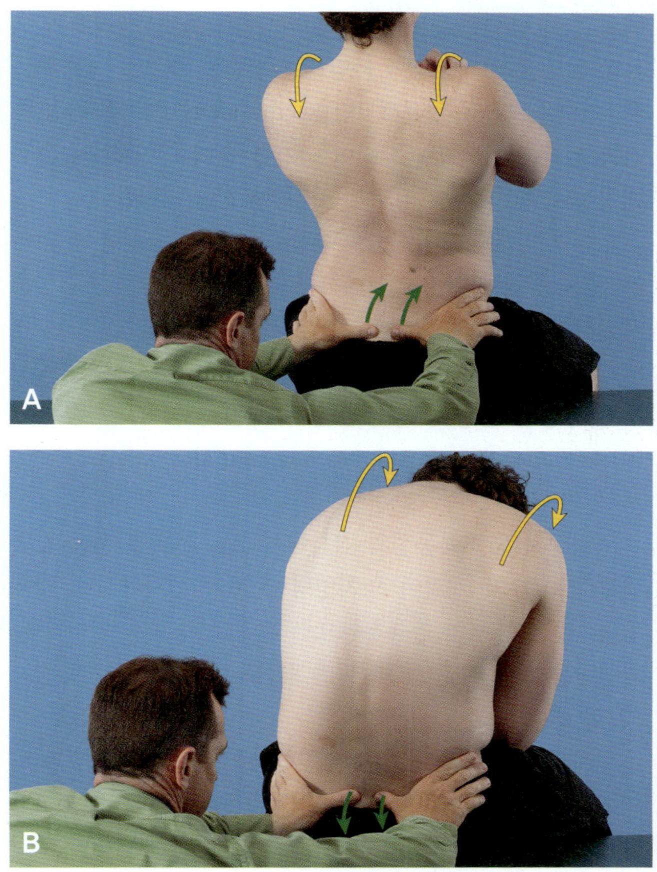

그림 28.24 **A.** 엉치엉덩관절의 굽힘/허리뼈 뒤쪽굽힘과 **B.** 엉치엉덩관절의 폄/허리뼈 앞쪽굽힘을 평가하는 엉치엉덩(SI)의 sit-slump 검사.

환자를 앉은 자세로 배치하고, 환자가 똑바로 앉은 자세를 취하기 위해 골반을 앞쪽으로 구르기할 때와 다시 구부정한 자세를 취하기 위해 골반을 뒤쪽으로 구르기할 때, 도수물리치료사는 양쪽 엉치뼈고랑을 촉진한다. 허리뼈가 앞쪽굽힘할 때 엉치뼈는 초기에 뒤쪽굽힘을 해야 하고, 허리뼈가 뒤쪽굽힘을 할 때 엉치뼈는 앞쪽굽힘을 해야 한다. 이것은 엉치뼈고랑을 통해 확인된다. SI 뒤쪽굽힘 동안 엉치뼈고랑이 두드러지고, SI 앞쪽굽힘 동안 엉치뼈고랑이 덜 두드러진다.

양성 검사는 가동성의 감소를 의미하고, 정상의 비대칭 운동이나 증상 유발과 비교된다. 엉치뼈의 운동과 기능을 결정하는 신뢰는 낮은 편이어서, 검사 동안에 환자가 표현하는 주호소가 임상적 관련성을 상승시킨다.

엉치엉덩의 돌림 (Sacroilial Rotation)

SI 돌림은 앉은 자세에서 평가된다. 치료사가 양쪽 엉치뼈고랑을 촉진하는 동안, 환자에게 양쪽으로 돌림하도록 주문하고, 좌우로 움직이는 운동의 양을 평가한다. 엉치뼈는 허리뼈와 같은 방향으로 돌림해야 한다. 예를 들어, 허리뼈의 오른쪽 돌림은 SI의 오른쪽돌림을 일으키는 것으로 생각되는데, 이것은 오른쪽 엉치뼈고랑(sacral sulcus)의 두드러짐 증가와 왼쪽 엉치뼈고랑의 깊이 증가를 통해 확인될 수 있다. 대칭적 운동이나 증가의 유발은 기능부전을 의미한다.

엉치뼈의 운동과 기능을 결정하는 신뢰는 낮은 편이어서, 검사 동안에 환자가 표현하는 주호소가 임상적 관련성을 상승시킨다.

엉치엉덩 운동과 엉덩관절 부위별 운동 감별 검사 (Sacroilial Versus Lumbar Regional Movement Differentiation)

엉덩엉치(SI) 가동성의 검사에서처럼, 부위별 운동 감별 검사(RMD)의 개념이 엉치엉덩 운동의 평가에서도 적용된다. 앉은 자세의 능동운동으로 환자의 징후가 일어나면, 과압박을 적용하고, 그 다음 반대압을 대칭적으로 적용한다(그림 28.25).

환자가 몸통을 앞으로 구부릴 때 허리뼈의 앞쪽굽힘과 SI의 뒤쪽굽힘이 일어나고, 엉치뼈꼭대기(sacral apex)에 과압박을 적용하는 동안 엉치뼈바닥(sacral base)에 반대압을 적용한다. 엉덩관절의 능동 뒤쪽굽힘 동안 SI 앞쪽굽힘이 일어나고, 엉치뼈바닥에 과압박을 적용하는 동안 엉치뼈꼭대기에 반대압을 적용한다(그림 28.26).

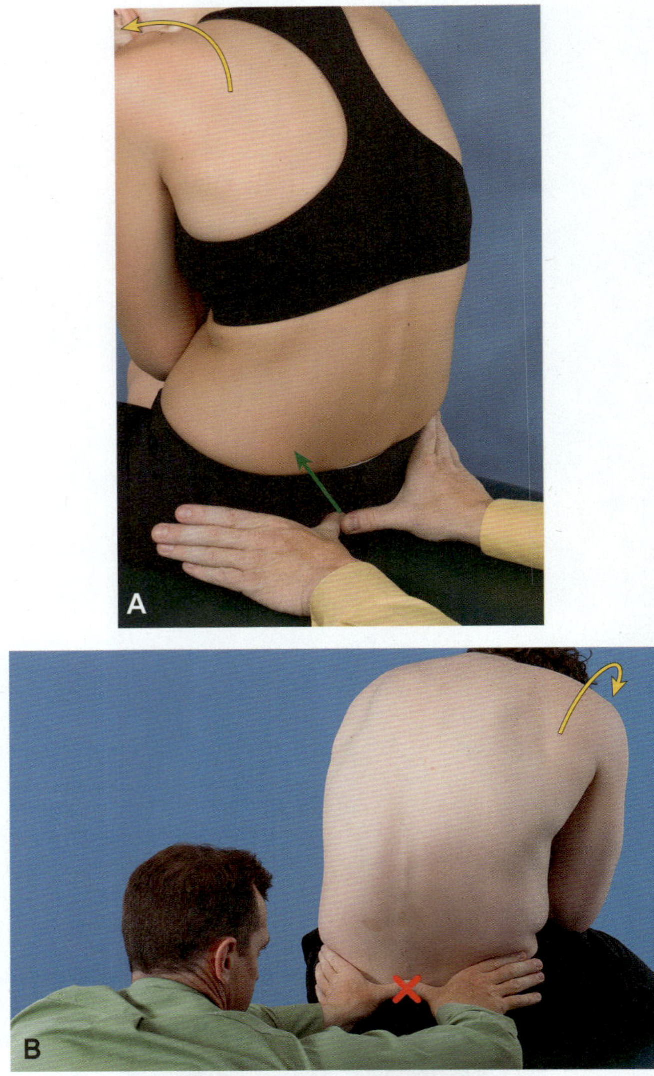

그림 28.25 엉치엉덩 폄/허리뼈 굽힘을 위한 부위별 운동 감별 검사(RMD): **A.** 엉치뼈꼭대기의 과압박 적용과 **B.** 엉치뼈바닥의 반대압 적용(출처: Wise CH, and Gulick DT. Mobilization Notes. A Rehabilitation Specialist's Pocket Guide. Philadelphia. FA. Davis; 2009).

엉치뼈에 적용된 특별한 압박은 엉덩뼈에 대한 엉치뼈의 운동(또는 엉치엉덩 운동)을 목표로 하는 것으로 추정된다. 그러므로 초기 재생 가능한 징후의 변화가 엉치뼈에 적용된 외적 힘으로 일어나기 때문에, 병리 지점이 엉덩관절이기보다는 엉치엉덩(SI) 부위가 될 것이다. 만약 이런 외적 힘을 적용했을 때 증상의 변화가 없다면, 증상의 원인 지점이 허리뼈일 수도 있다. 앞에서 설명했듯이, 앉은 자세에서 허리뼈/SI의 돌림을 일으키는 엉치엉덩의 가로면 운동 검사 동안 과압박과 반대압이 이용될 수도 있다(그림 28.27).

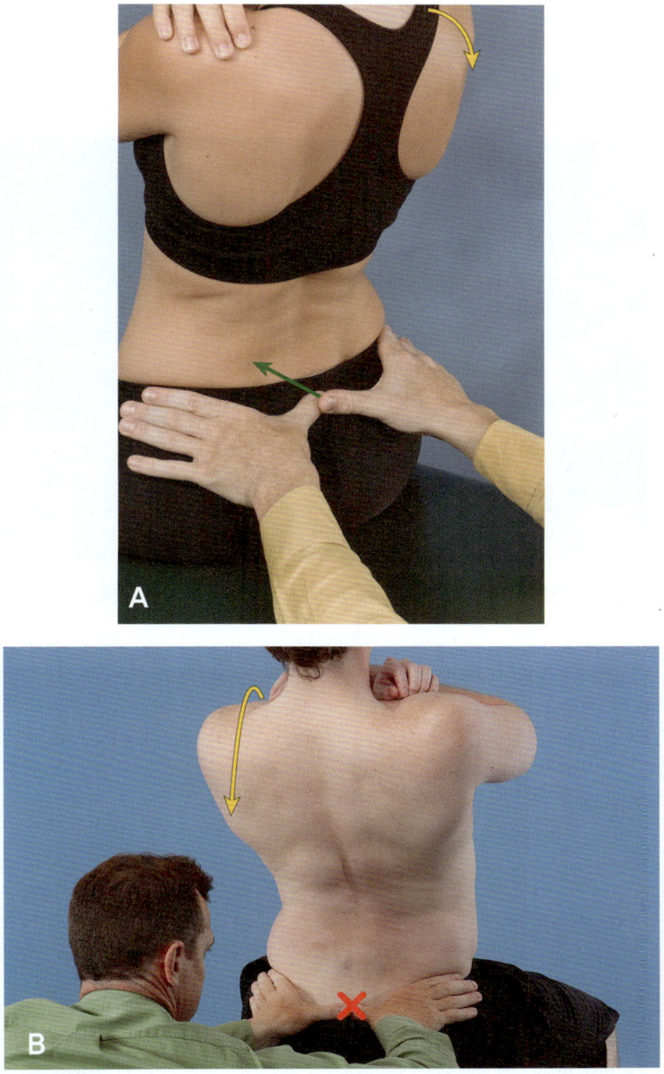

그림 28.26 엉치엉덩 굽힘/허리뼈 폄을 위한 부위별 운동 감별 검사(RMD): **A.** 엉치뼈바닥의 과압박 적용과 **B.** 엉치뼈꼭대기의 반대압 적용(출처: Wise CH, and Gulick DT. Mobilization Notes. A Rehabilitation Specialist's Pocket Guide. Philadelphia. FA. Davis; 2009).

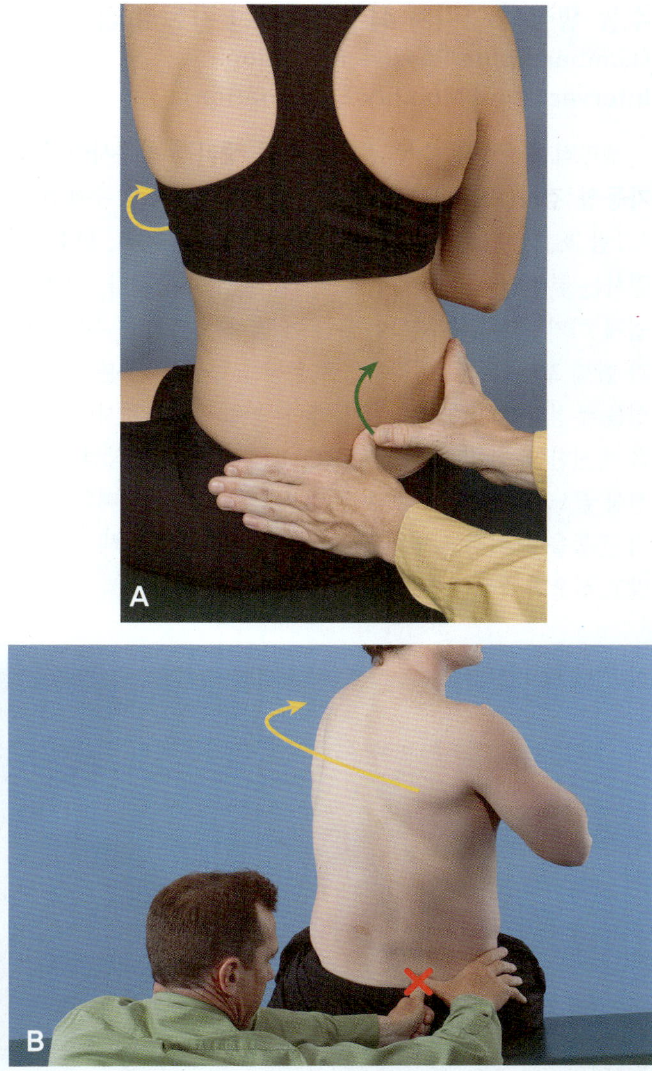

그림 28.27 엉치엉덩/허리뼈의 돌림을 위한 부위별 운동 감별 검사(RMD): **A.** 오른쪽 허리뼈 돌림과 함께 왼쪽 엉치뼈고랑의 과압박 적용과 **B.** 오른쪽 허리뼈 돌림과 함께 오른쪽 엉치뼈고랑의 반대압 적용(출처: Wise CH, and Gulick DT. Mobilization Notes. A Rehabilitation Specialist's Pocket Guide. Philadelphia. FA. Davis; 2009).

수동 생리적 허리뼈 척추사이관절 가동성 검사 (Lumbar Spine Passive Physiologic Intervertebral Mobility Examination)

생리적 가동성의 수동 검사는 **수동 생리적 척추사이관절 가동성 검사**(PPIVM)로 알려진, 일련의 검사로 수행된다(그림 28.28, 그림 28.29, 그림 28.30, 그림 28.31). PPIVM 검사는 분절의 생리적 운동을 평가하는데 이용된다. 수행을 쉽게 하기 위해, 대부분의 경우 이 검사는 다리의 수동운동과 함께 꼬리쪽에서 머리쪽으로 운동을 동원한다. 분절 가동성을 추정하기 위해, 수동 운동 동원 동안 가시돌기사이 공간을 촉진한다. 표 28.2는 정상 ROM, 풀림 자세와 잠김 자세, 정상 끝느낌 및 관절주머니 패턴 등을 포함한 허리뼈의 생리적 운동을 보여주고 있다. 허리뼈의 PPIVM에 대해 자세히 알고 싶으면, 7장을 참고하기 바란다.

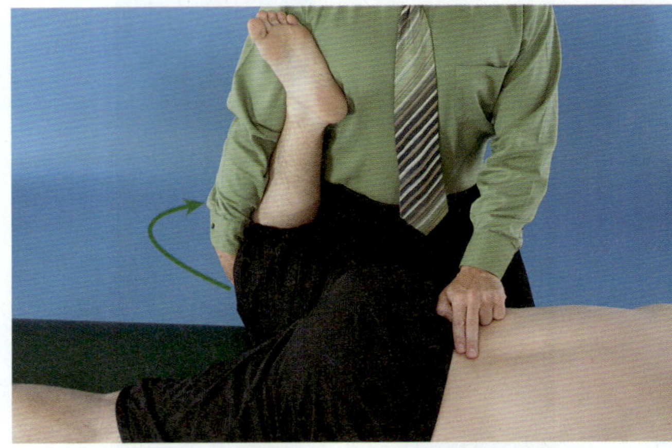

그림 28.30 허리뼈 옆굽힘–수동 생리적 척추사이관절 가동성 검사.

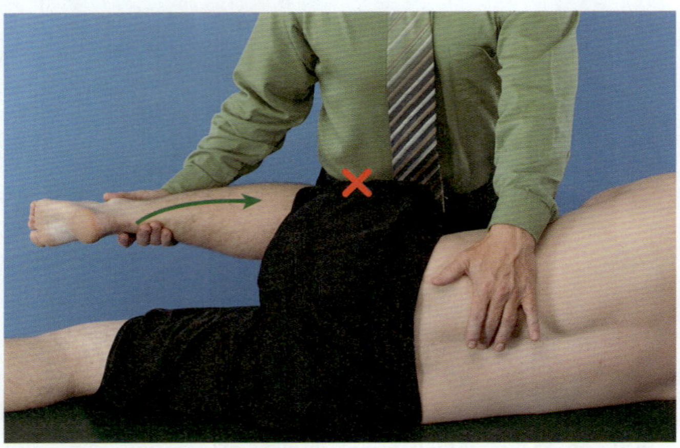

그림 28.28 허리뼈 앞쪽굽힘–수동 생리적 척추사이관절 가동성 검사.

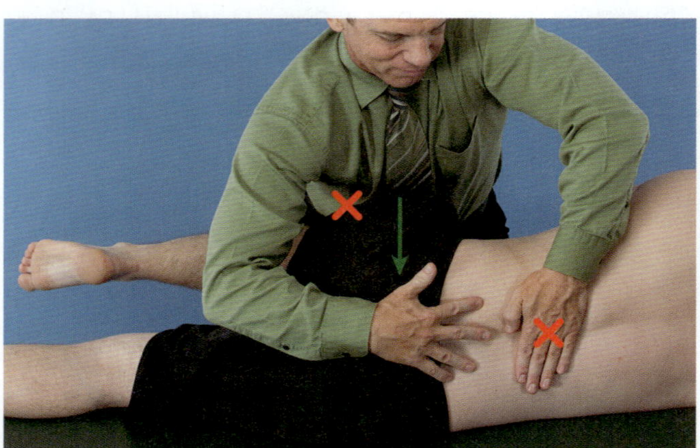

그림 28.29 허리뼈 뒤쪽굽힘–수동 생리적 척추사이관절 가동성 검사.

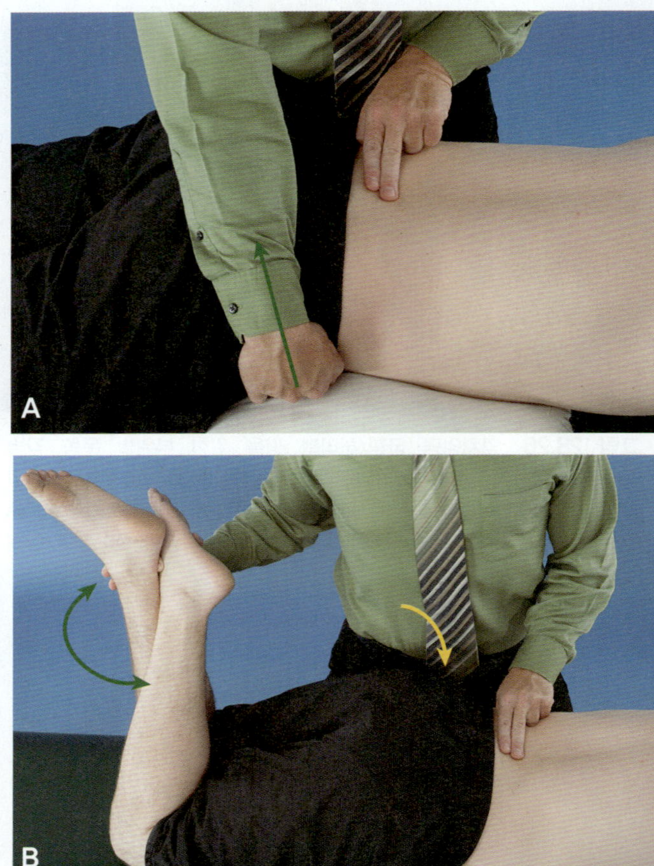

그림 28.31 허리뼈돌림–수동 생리적 척추사이관절 가동성 검사: **A.** 엉덩뼈 들기 기법. **B.** 엉덩관절 돌림 기법.

표 28-2 허리골반의 생리적 운동(뼈운동형상학)

관절	정상 ROM	OPP	CPP	정상 끝느낌	관절주머니 패턴
허리뼈	FB = 40–60° BB = 20–35° SB = 15–20° ROT = 3–18°	FB, 반대쪽 SB, 동측 ROT	BB, 동측 SB, 반대쪽 ROT	탄력	치우침을 동반한 FB > 반대쪽 SB > 동측 ROT BB > ROT = SB (Cyriax[70])
엉덩엉치관절	각운동 = 3–20°	엉덩관절 최대 가쪽돌림	엉덩관절 최대 안쪽돌림	팽팽함	NA
엉치엉덩관절	병진운동 = 0.5–8.0 ㎜ 삼면 운동 = 0.5–8°				

ROM = 가동범위, OPP = 풀림 자세, CPP = 잠김 자세, FB = 앞쪽굽힘, BB = 뒤쪽굽힘, ROT = 돌림, NA = 이용할 수 없음.
출처: Wise CH, and Gulick DT. Mobilization Notes. A Rehabilitation Specialist's Pocket Guide. Philadelphia. FA. Davis; 2009.

수동 생리적 엉덩엉치(IS)의 가동성 검사 (Iliosacral Passive Physiologic Mobility Examination)

IS 생리적 가동성은 수동으로도 평가될 수 있다. 즉, 볼기뼈에 손을 접촉시켜 각 운동면의 개별 운동을 일으키는 방법으로서, 능동가동범위 검사의 결과보다 더 큰 움직임을 일으킬 것이다(그림 28.32). 앞쪽 돌림과 뒤쪽 돌림은 ASIS와 궁둥뼈거친면에 손을 배치하여 옆으로 누운 자세에서 수행된다. 인플레어와 아웃플레어는 ASIS와 PSIS에 손을 배치하여 바로 누운 자세나 엎드린 자세에서 수행된다. 업슬립과 다운 슬립은 엉덩뼈능선과 궁둥뼈거친면에 손을 배치하고, 옆으로 누운 자세에서 가장 쉽게 수행된다. IS 운동이 일어나는 각 방향에서의 끝느낌의 평가와 증상 재생산과의 관계는 기능부전 부위를 확인하고 후속 중재를 가이드하는데 중요한 역할을 한다.

수동 생리적 엉치엉덩 운동 검사 (Sacroilial Passive Physiologic Movement Examination)

수동 생리적 엉치엉덩 가동성을 평가하기 위해, 치료사는 *6단계 엉치뼈 스프링 기법(six step sacral spring technique)*을 수행할 수 있다(그림 28.33). 스프링 검사(Spring test)는 모든 운동면에서 일어날 수 있는 잠재적인 SI 운동을 평가하는 체계적인 방법이다. 환자는 엎드린 자세를 취하고, 치료사는 엉치뼈의 6 지점에 손을 배치한다: 엉치뼈바닥, 엉치뼈꼭대기, 양쪽 엉치뼈고랑과 양쪽 아래가쪽 모서리 등. 끝느낌의 질과 양을 평가를 하기 위해 앞쪽 방향의 힘을 가하고, 증상의 재생산을 체크한다. 개별 운동으로 발생하는 환자의 주호소가 중재를 가이드하고 결과를 결정하는데 도움을 줄 것이다.

수동 종속운동 검사 (Passive Accessory Movement Examination)

누운 자세에서 이뤄지는 일련의 수동의 종속운동 검사 절차는 **수동 종속 척추사이 가동성 검사(PAIVM; passive accessory intervertebral mobility)**로 알려져 있다. PAIVM 검사의 주요 목적은 각 척추분절의 가동성과 증상 발생 사이의 관계를 확인하는 것이다. 조직저항의 인지 이외에, 도수물리치료사는 증상의 초기 발생도 체크해야 한다. 허리뼈의 수동 분절 가동성 검사는 미(fair)–우(good)의 검사간 신뢰도와 나쁜 검사자간 신뢰도를 가졌다.[72] Maher와 Adams[73]는 허리뼈 분절의 기능부전을 결정하는데 있어 가동성의 평가보다 통증 유발의 판단이 더 낫다고 제안했다.[73]

PAIVM 기법은 이 장의 중재 단락에서 가동술의 기법으로 자세히 설명될 것이다. 가동술로서 PAIVM 기법의 일차 적응증은 저가동성을 확인하고 증상을 일으키는 분절을 확인하는 검사 때의 PAIVM 기법과 동일하다. 각 운동에 대한 PAIVM 검사와 후속 가동술은 이 장의 중재 단락에서 설명

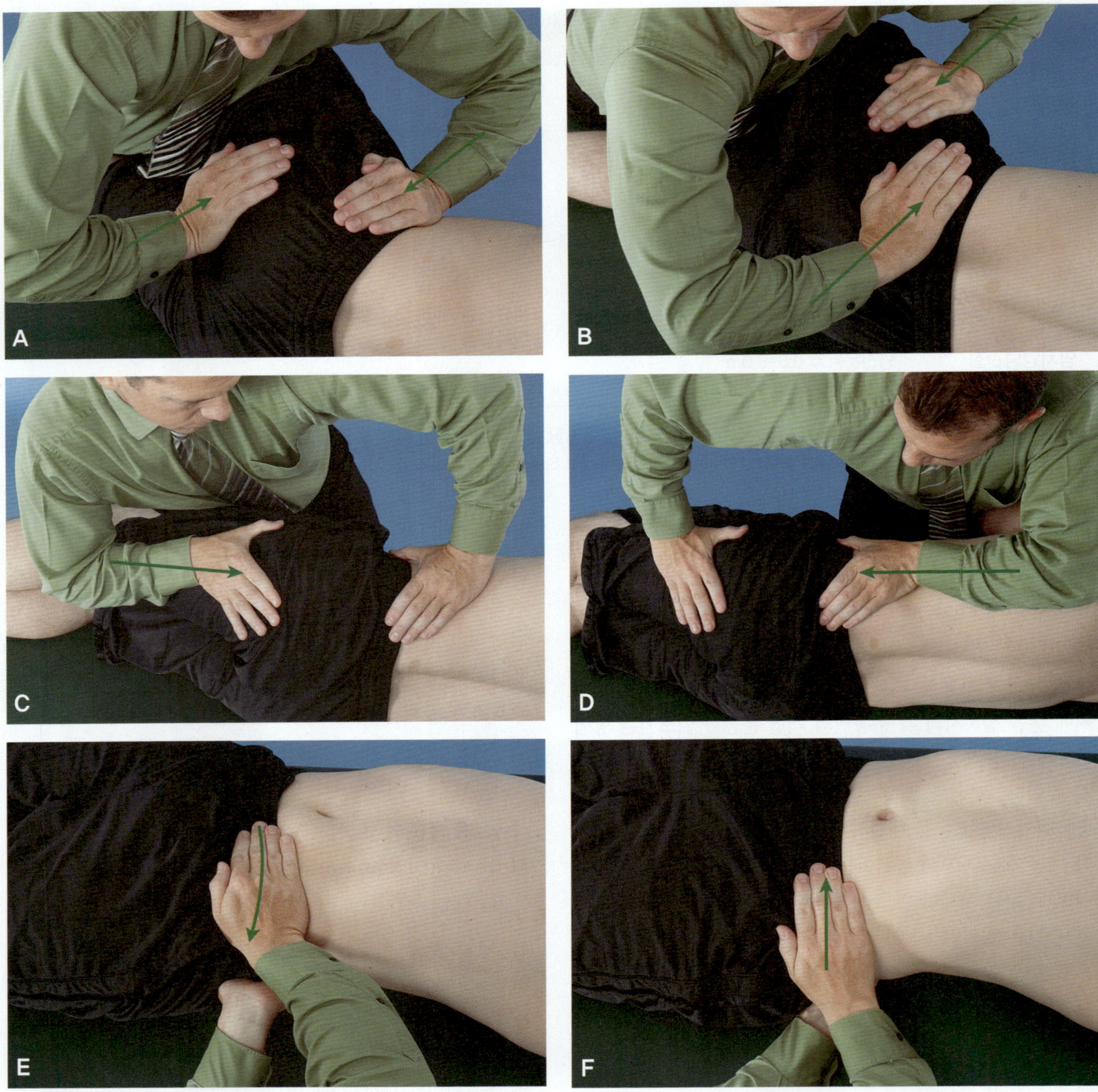

그림 28.32 수동 생리적 엉덩엉치 가동성 검사: **A.** 뒤쪽 돌림, **B.** 앞쪽 돌림, **C.** 업슬립, **D.** 다운 슬립, **E.** 아웃플레어, **F.** 인플레어.

된다. PAIVM 검사는 0.43의 민감도, 0.60의 음성 우도비, 0.95의 특이도, 8.6의 양성 우도비를 가진다. 통증에 대한 이들 절차의 신뢰도는 0.25–0.57(kappa)이고, 가동성에 대한 신뢰도는 ICC=0.25–0.77이다.[74,75] 표 28.3은 허리뼈의 종속운동을 보여주고 있다.

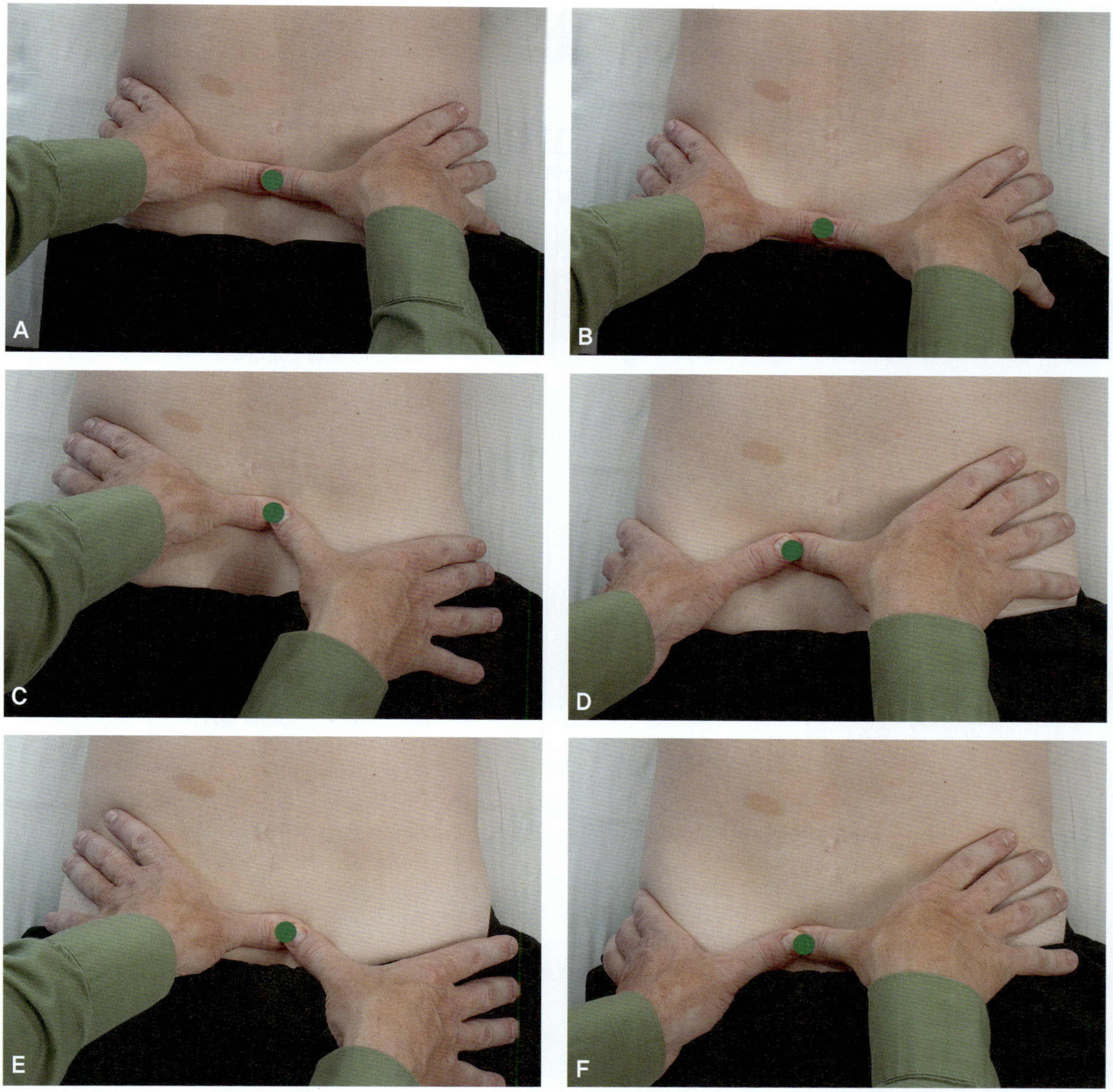

그림 28.33 6 단계 엉치뼈 스프링 검사를 이용한 수동 생리적 엉치엉덩 가동성 검사. 다음 지점에서 앞쪽으로 압박을 가한다: **A.** 엉치뼈바닥, **B.** 엉치뼈꼭대기, **C.** 오른쪽 엉치뼈고랑, **D.** 왼쪽 엉치뼈고랑, **E.** 오른쪽 아래가쪽 모서리, **F.** 왼쪽 아래가쪽 모서리.

표 28-3 허리뼈의 종속운동(관절운동형상학적 운동)

	관절학	관절운동형상학
허리뼈	후관절: 윤활관절로서 시상면 상에 위치하고, 아래쪽 척추뼈의 위쪽 관절면은 안쪽으로 향하고 있고, 위쪽 척추뼈의 아래쪽 관절면은 가쪽으로 향하고 있다. 척추사이관절: 연골관절은 2개의 이웃한 척추뼈몸통과 그 사이에 위치한 원반으로 구성되어 있다.	*앞쪽굽힘을 촉진하기 위해:* • 위쪽 척추뼈의 아래쪽 파셋은 아래쪽 척추뼈의 위쪽 파셋에 대해 위쪽과 앞쪽으로 활주한다. • 속질핵은 뒤쪽으로 이동하고, 섬유테는 앞쪽으로 불거진다. • 척추관과 척추사이구멍이 길어지고 열린다. *뒤쪽굽힘을 촉진하기 위해:* • 위쪽 척추뼈의 아래쪽 파셋은 아래쪽 척추뼈의 위쪽 파셋에 대해 아래쪽과 뒤쪽으로 활주한다. • 속질핵은 앞쪽으로 이동하고, 섬유테는 뒤쪽으로 불거진다. • 척추관과 척추사이구멍이 길어지고 닫힌다. *옆굽힘(오른쪽)을 촉진하기 위해:* • 위쪽 척추뼈의 좌측 아래쪽 파셋은 업슬립하고, 우측 아래쪽 파셋은 다운 슬립한다. • 오른쪽 척추사이구멍은 닫히고, 왼쪽 척추사이구멍은 열린다. • 중립위에서는 반대쪽 돌림(ROT)이 일어나고, 비중립위에서는 동측 돌림이 일어난다. *돌림(오른쪽)을 촉진하기 위해:* • 위쪽 척추뼈의 좌측 아래쪽 파셋은 열리고, 우측 아래쪽 파셋은 닫힌다. • 오른쪽 척추사이구멍은 열리고, 왼쪽 척추사이구멍은 닫힌다. • 중립위에서는 반대쪽 옆굽힘(SB)이 일어나고, 비중립위에서는 동측 옆굽힘이 일어난다.
엉치엉덩관절	• 앞쪽 관절은 윤활관절이고, 뒤쪽 관절은 인대결합이다. • 매우 가변적이고, 불규칙한 관절면. 표면해부학, 연골 유형, 관절운동축에 대해 여러 가지 의견이 있다.	• 운동의 제한은 시상면에서 주로 일어난다. • 운동은 사선축을 중심으로 일어나고, 3면 운동을 허용한다. • 각운동과 병진운동의 복합은 남성에서 적게 일어나고, 연령이 증가함에 따라 감소한다.
두덩결합	두덩뼈가지와 섬유연골원반 사이에 형성된 반가동성 연골관절.	이 관절은 조직 변형을 허용하는 부싱과 비슷하다. 평균 틈 간격은 1 ㎜ 이고, 앞뒤병진운동은 1.1 ㎜, 돌림은 0.5 ㎜, 수직병진운동은 2.5 ㎜이다.

SB; side bending, ROT; rotation.
출처: Wise CH, and Gulick DT. Mobilization Notes. A Rehabilitation Specialist's Pocket Guide. Philadelphia. FA. Davis; 2009.

근육 기능 검사
(Examination of Muscle Function)

척추의 얕은층 근육과 깊은층 근육의 기능을 고려하여, Bergmark[76]는 얕은층 근육을 **전체 안정화 시스템**(global stabilization system)이라 했고, 깊은층 근육을 **국소 안정화 시스템**(local stabilization system)이라고 했다. 이런 패러다임에서 볼 때, 깊은층 국소 근육이 분절 사이의 뻣뻣함을 모니터링하고 조절하여 척추 안정성의 중립영역 조절을 제공하는데 가장 적합할 것이다.

촉진 (Palpation)

뼈 촉진 (Osseous Palpation)

뒤쪽면에서, *엉덩뼈능선*을 양 손으로 가장 먼저 촉진하고, 그 다음 그것의 상대적 위치를 육안으로 평가해 본다. 양 손을 엉덩뼈능선에 그대로 배치하고, 엄지를 아래쪽으로 움직여 *PSIS*를 찾은 다음, 육안으로 그들의 높이를 비교해 본다(그림 28.34). 조금 더 아래쪽으로 움직여, *궁둥뼈거친면*을 확인한다. 선 자세에서 이들 뼈표식점의 비대칭(비체중부하 시 감소되는)은 다리 길이 차이가 있음을 의미하지만, 다른 문제를 의심하지 않는다. 다시 엉덩뼈능선을 앞쪽에서 촉진하고, 엄지를 아래쪽과 안쪽으로 움직여, *ASIS*와 *AIIS*를 촉진한다(그림 28.35). 이들 구조물의 상대적 위치를 체크하고, 비체중부하 때 촉진한 것과 비교해 본다. 측면에서 관찰했을 때, PSIS는 ASIS보다 15° 위쪽에 위치해야 한다. 이들 뼈표식점의 상대적 위치 증가(각도 증가)는 볼기뼈의 앞쪽 돌림이 있음을 의미하고, 상대적 위치 감소(각도 감소)는 볼기뼈의 뒤쪽 돌림을 의미한다. 뼈표식점을 촉진하는 동안, 도수물리치료사는 검사의 신뢰도가 좋지 못함을 인식해야 하고, 또 이런 소견이 임상과 관련된 정보를 제공하지 못한다는 것도 인식해야 한다.

환자를 엎드린 자세로 배치하고, L4의 가시돌기를 찾는 기준점으로서 엉덩뼈능선을 촉진한다. 엉덩뼈능선의 꼭대기에서 안쪽 방향으로 움직여 L4의 가시돌기를 찾는다. *L4의 가시돌기*를 찾은 다음, 치료사는 L4–L5 사이의 가시돌기사이공간을 찾기 위해 아래쪽으로 움직인다. 그런 다음, *L5의 가시돌기*를 찾는다. L5와 S1를 구분하기 위해, 수동으로 엉덩관절을 펌이나 벌림시킨다. 이런 수동운동은 L5를 움직이고, S1을 움직이지 못하는데, 그 이유는 융합된 엉치뼈가 고정되어 있기 때문이다. *엉치뼈바닥*인 엉치뼈의 위쪽면을 촉진한다. 가쪽으로 움직여, SIJ의 바로 안쪽에 있는 평편한 쿠위인 *엉치뼈고랑*을 촉진한다(그림 28.36). PSIS와 같은 레벨에 S2의 *가시돌기*가 존재한다. 이런 뼈표식점을 확인했으면, 치료사는 계속 아래쪽으로 움직여 엉치뼈 가시돌기에 의해 형성된 *정중앙 능선(central median crest)*을 확인한다. 그런 다음 *엉치뼈꼭대기*를 촉진하고, 볼기주름 바로 위쪽에 있는 *엉치꼬리이음부*와 *꼬리뼈*를 촉진한다. 엉치뼈의 아래가쪽에 *아래가쪽 모서리(ILA)*가 위치한다. 여기에서 치료사는 *엉치결절인대*와 *엉치가시인대*가 부착하는 엉치뼈의 가장자리를 촉진한다.

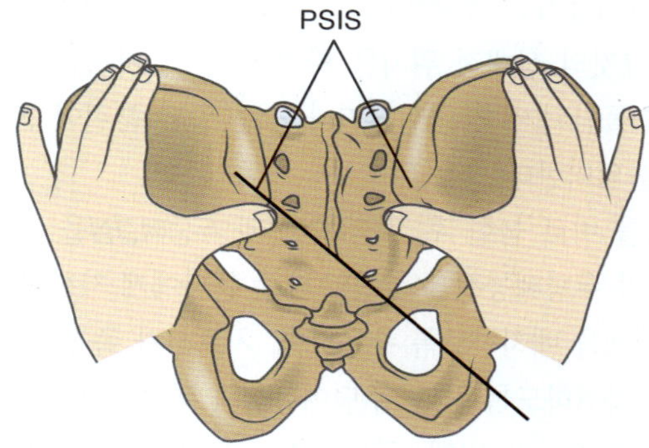

그림 28.34 PSIS의 촉진.

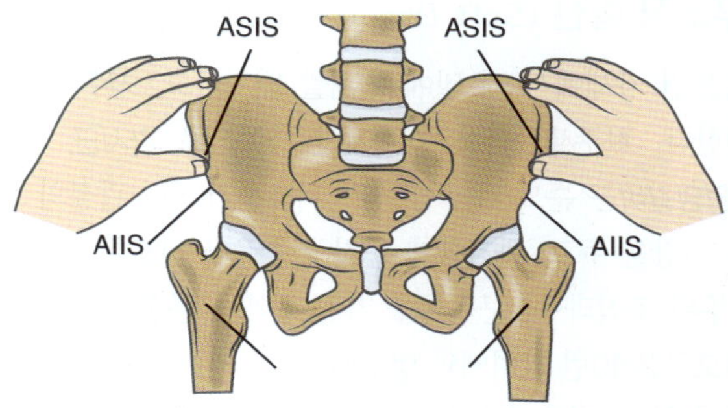

그림 28.35 ASIS와 AIIS의 촉진.

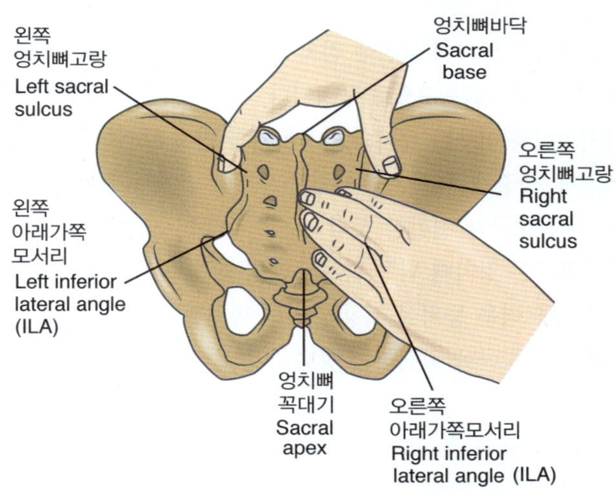

그림 28.36 엉치뼈의 촉진.

L4의 위치를 다시 찾은 다음, 치료사는 위쪽 허리뼈와 등뼈의 가시돌기들을 찾기 위해 머리쪽으로 점차 이동한다. 가시돌기들의 상대적인 위치를 찾는 효율적인 방법으로서 *집게 검사(pinch test)*를 수행한다. 집게 검사는 손가락 사이에 각 레벨의 가시돌기를 배치하는 방법이다. 동일한 방법으

로 각 가시돌기를 촉진하고, 그 다음 이웃한 가시돌기를 촉진하고, 그것의 상대적 위치를 확인해 본다. 가시돌기의 위치 변화는 돌림되거나, 굽힘되거나 또는 폄된 분절이 존재한다는 것을 의미한다.

환자를 바로 눕힌 후, *두덩뼈능선*과 *두덩뼈결절*을 촉진한다. 치료사가 두덩뼈능선을 촉진할 때는 환자에게 자신의 생식기 위에 타월을 배치하도록 주문하여, 치료사가 촉진할 수 있는 공간을 마련하도록 한다. 두덩뼈능선과 두덩뼈결절의 상대적 위치를 확인하기 위해, 두덩뼈결절을 촉진한다. ASIS에서 시작하여 두덩뼈결절에 부착하는 샅인대를 촉진한다.

연부조직 촉진 (Soft Tissue Palpation)

엎드린 자세에서 배 밑에 베개를 배치하고, *척주세움근*을 촉진한다. 척주세움근은 중앙에서 가쪽으로 *가시근, 가장긴근, 엉덩갈비근* 순으로 구성된다. 치료사가 엉덩관절의 폄에 도수 저항을 주고, 환자에게 등척성 수축을 하도록 주문했을 때, 주위 조직과 이 근육들을 가장 쉽게 구분할 수 있다. 허리네모근은 10번 갈비뼈와 엉덩뼈능선 사이에서 수직으로 배열되어 있고, 척주세움근의 가장 가쪽 가장자리 옆에 위치한다. 촉진 후 환자에게 골반을 하이킹하도록 지시하면, *허리네모근*을 보다 확실하게 확인할 수 있다. *가로가시*근육군은 척주세움근 밑에 위치하기 때문에 촉진하기가 불가능하다. 이 근육군들은 2-4개 분절에 걸쳐 있는 *뭇갈래근*과 1-2개 분절에 걸쳐 있는 *돌림근*으로 구성된다. 이들 깊은 근육의 촉진은 가시돌기와 이웃한 높이의 가시돌기를 먼저 확인함으로 이루어진다. 뭇갈래근의 부종이 촉진 손가락 밑에서 느껴질 수 있고, 배가로근과 결합한 뭇갈래근의 수축이 느껴질 수 있다. 뭇갈래근은 엉치뼈 뒤쪽 위에서 가장 쉽게 촉진되고, 몸통 돌림의 부드러운 등척성 저항에 의해 확인될 수 있다.[77] 뭇갈래근과 배가로근을 촉진하는 방법을 알고 싶으면, 17장을 참고하기 바란다.

환자를 눕힌 후, 배벽을 구성하는 근육을 촉진한다. 이 근육들은 환자의 엉덩관절과 무릎관절을 굽힘하고 실시했을 때 가장 잘 촉진된다. *배곧은근*을 촉진하기 위해, 복장뼈의 칼돌기와 두덩뼈결절을 촉진한다. 몸통 굽힘을 위해 부드러운 등척성 수축을 적용하고, 길고 나란한 배곧은근을 촉진한다. 치료사는 주머니 방향으로 배열된 *배바깥빗근*을 촉진하기 위해, 부드러운 등척성 저항을 적용하는 치료사의 손으로부터 굽힘하고 멀리 돌림하도록 주문한다. 그런 다음, 치료사는 배바

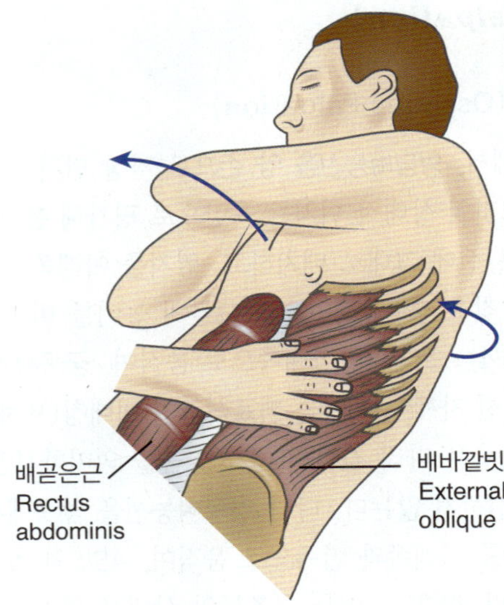

그림 28.37 얕은층 배 근육의 촉진.

깥빗근 밑에서 수직으로 배열된 *배속빗근*을 확인하기 위해, 촉진 손을 그 자리에 그대로 배치하고 치료사 쪽으로 돌림하도록 환자에게 주문한다(그림 28.37).

특수 검사 (Special Testing)

Potter와 Rothstein[78]은 엉치뼈 열림검사(90%)와 압박검사(70%)를 제외하고, 모든 SIJ 검사에서 검사자간 신뢰도가 낮았음을 밝혀냈다. SIJ의 통증유발 검사는 검사자간 신뢰도를 가진 것으로 확인되었고, 학자들은 증상 유발 검사들이 분류와 관리의 역할에 더욱 초점을 맞추어야 한다고 결론을 내렸다.[78] Laslett와 Williams[79]는 엉치뼈 열림검사, 압박검사, 골반 비틀기 검사, 그리고 통증유발 검사에서 좋은 검사자간 신뢰도가 있었음을 밝혀냈다.

이 검사들의 예측 수치를 강화하기 위해 Cibulka 등[80]은 집단검사를 시도하여, SIJ를 검사할 때 단독 검사보다는 집단검사가 더 좋은 결과를 보였음을 밝혀냈다. 그들은 집단검사가 하나의 특수 검사와 검사자의 기술, 환자의 다양성에 대한 한계점을 보상해 준다고 했다. SIJ 집단검사의 민감도는 0.82, 특이도는 0.88, 유병률은 0.48이었고, 양성 예측값은 0.86, 음성 예측값은 0.84였다.[80] 표 28.4는 허리골반의 검사에서 많이 이용되는 몇몇 특수 검사의 민감도, 특이도 및 우도비를 제공하고 있다. 이들 특수 검사의 수행에 대해 자세히 알고 싶은 독자들은 다른 교재들을 참고해야 할 것이다.

표 28-4 허리뼈에 대한 특수 검사

검사	민감도	특이도	+LR	-LR	신뢰도	참고문헌
사분원 검사	NA	NA	NA	NA	NA	Lyle et al[81] Jensen[82]
SLR 검사	40–97%	10–57%	1.0–1.98	0.05–0.86	0.32–0.86 (Kappa)	Kuo et al.[83] Breig and Troup[84] Charnley[85] Edgar and Park[86] Fahrni[87] Goddard and Reid[88] Scham and Taylor[89] Urban[90] Wilkins[91] Viikari-Juntura et al[92] Vroomen et al.[93] Rose[94] Mens et al.[95] DeVille et al.[96] Jonsson and Stromqvist[97] **Kosteljanetz et al[98]**
활시위 검사	NA	NA	NA	NA	NA	Cram[99] Evans[100] Brudzinski[101] Meadows[102]
엎드린 자세 무릎 굽힘 검사 (PKB)	NA	84%	NA	NA	0.21–0.26 (Kappa)	Riddle and Freburger[103] Postacchini et al[104] Flynn et al[105] Potter and Rothstein[106] Vincent-Smith and Gibbons[107] Toussaint et al[108]
Slump 검사	82.6%	54.7%	1.82	0.32	NA	Philip et al[109] Butler[110] Fidel et al[111] Johnson and Chiarello[112] Gabbe et al[113] Stankovic et al[114]
Brudzinski-Kernig 검사	NA	NA	NA	NA	NA	Cipriano[115]
자전거 검사	NA	NA	NA	NA	NA	Dyck and Doyle[116]
엎드린 자세의 불안정 검사	61–72%	57–58%	1.41	0.69	0.69–0.87 (Kappa)	Hicks et al[117] Hicks et al[118] Schneider et al[119] Fritz et al[120]
척추 비틀기 검사	NA	NA	NA	NA	NA	Meadows[102] Dobbs[121]
Pheasant 검사	NA	NA	NA	NA	NA	Kirkaldy-Willis[122]
앞쪽 불안정 검사	NA	NA	NA	NA	NA	Dobbs[121]
뒤쪽 불안정검사	NA	NA	NA	NA	NA	Dobbs[121]
Farfan 비틀기 검사	NA	NA	NA	NA	NA	Farfan[123] Young and April[124]

계속

표 28-4 허리뼈에 대한 특수 검사 - 계속

검사	민감도	특이도	+LR	-LR	신뢰도	참고문헌
누운 자세-길게 앉기 검사 검사	44-62%	64-83%	1.37-3.6	0.46-0.88	0.06-0.19 (Kappa)	Riddle and Freburger[103] Potter and Rothstein[106] Palmer and Epler[125] Bemis and Daniel[126] Levangie[127] Albert et al[128]
엉치뼈 압박검사(C)와 견인 검사(D)	C: 7-69% D: 4-60%	C: 63-100% D: 74-100%	C: 0.7 D: 1.1-3.2	C: 0.33-1.03 D: 0.5-0.98	C: 0.16-0.79 (Kappa) D: 0.26-0.84 (Kappa)	Albert et al[128] Flynn et al[105] Freburger and Riddle[129] van der Wurff et al[130] van der Wurff et al[131] Cibulka and Koldehoff[132] Blower and Griffin[133] Russell et al[134] Laslett and Williams[135] Kokmeyer et al[136] Ham et al[137] Laslett et al[138]
Gaenslen 검사	21-71%	26-72%	0.75-2.2	0.65-1.12	0.54-0.76 (Kappa)	Flynn et al[105] Laslett and Williams[135] Kokmeyer et al[136] Laslett et al[138] Broadhurst and Bond[140] Dreyfuss et al[141]
뒤쪽전단검사 (POSH)	80%	100%	NA	0.2	0.64-0.88 (Kappa)	Flynn et al[105] Broadhurst and Bond[140] Laslett an Willilams[135]
능동 SLR 검사	87%	94%	14.5	0.13	0.82 (ICC)	Mens et al[95] Mens et al[142]

LR: 우도비, NA: 이용할 수 없음, ICC: 신뢰구간.

허리골반에 대한 특수 검사 / SPECIAL TESTING FOR THE LUMBOPELVIC SPINE

증상 유발에 대한 특수 검사

사분원 검사 (그림 28.38)

목 적 : 척추사이구멍의 닫힘 기능부전과 병리를 평가하기 위해
환 자 : 중립위로 앉는다.
치 료 사 : 환자 뒤에서 선 자세를 취한다.
절 차 : 환자는 폄, 동측 옆굽힘 및 반대쪽 돌림을 수행하고, 치료사는 이를 돕는다. 끝범위에서 과압박을 적용한다.
해 석 : 방사통이나 국소통증이 발생하면 양성이다.

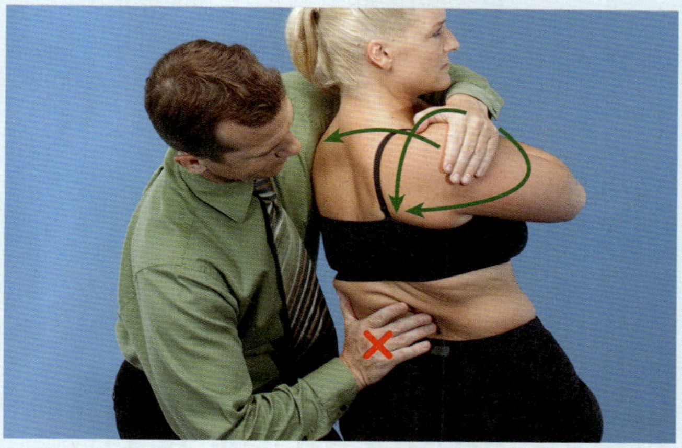

그림 28.38 사분원 검사.

신경유발에 대한 특수 검사

SLR 검사

목 적 : 궁둥신경과 궁둥신경가지의 신경 가동성의 결손과 민감성을 평가하기 위해
해 석 : 신경학적 증상이 재발하면, 양성이다. 0–30°의 엉덩관절 굽힘 시 궁둥신경이 팽팽해지고, 35–70°의 엉덩관절 굽힘 시에는 신경 가동성이 제한된다. 70° 이상의 굽힘은 SIJ와 관련된 증상을 일으킨다.

SLR 검사–궁둥신경 중심 (그림 28.39)

환 자 : 누운 자세
치 료 사 : 환자의 발쪽에서 선 자세를 취한다.
절 차 : 치료사는 엉덩관절을 수동으로 굽힘, 모음, 안쪽돌림을 하고, 무릎관절을 편한다. 그 다음 발목을 발등굽힘시킨다.

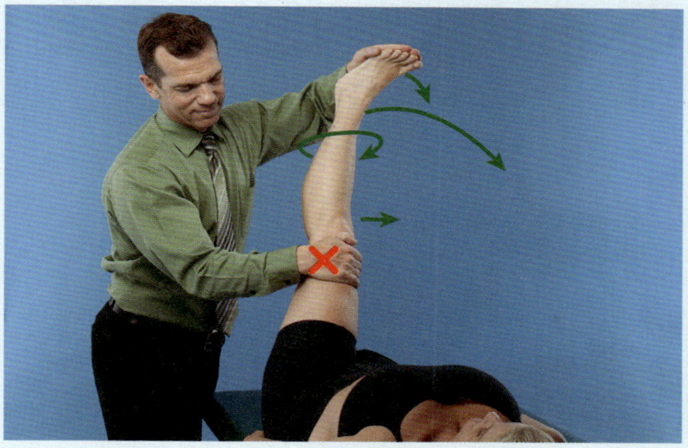

그림 28.39 SLR 검사: 궁둥신경 중심.

SLR 검사–정강신경 중심 (그림 28.40)

환 자 : 누운 자세
치 료 사 : 환자의 발쪽에서 선 자세를 취한다.
절 차 : 치료사는 엉덩관절을 수동으로 굽힘, 모음, 안쪽돌림을 하고, 무릎관절을 편한다. 그 다음 발목을 발등굽힘시킨다.

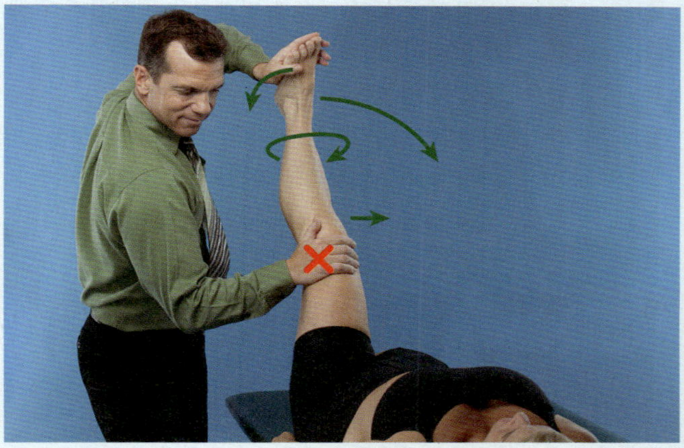

그림 28.40 SLR 검사: 정강신경 중심.

SLR 검사-온종아리신경 중심 (그림 28.41)

환 자 : 누운 자세
치 료 사 : 환자의 발쪽에서 선 자세를 취한다.
절 차 : 치료사는 엉덩관절을 수동으로 굽힘, 모음, 안쪽돌림을 하고, 무릎관절을 편다. 그 다음 발목을 발등굽힘과 가쪽번짐시키고, 발가락을 편다.

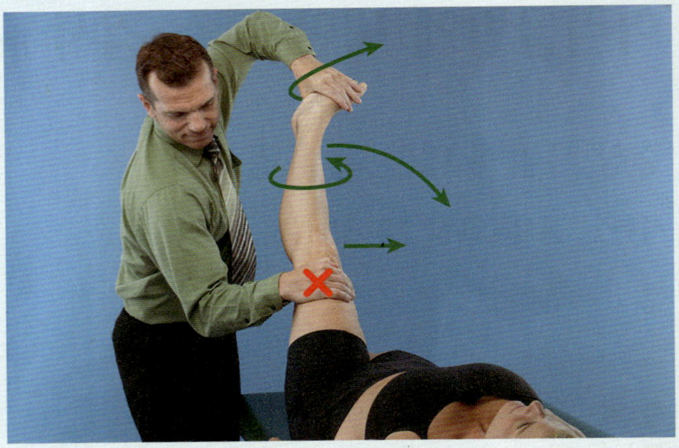

그림 28.41 SLR 검사: 온종아리신경 중심.

SLR 검사-장딴지신경 중심 (그림 28.42)

환 자 : 누운 자세
치 료 사 : 환자의 발쪽에서 선 자세를 취한다.
절 차 : 치료사는 엉덩관절을 수동으로 굽힘, 모음, 안쪽돌림을 하고, 무릎관절을 편다. 그 다음 발목을 발바닥굽힘과 안쪽번짐시킨다.

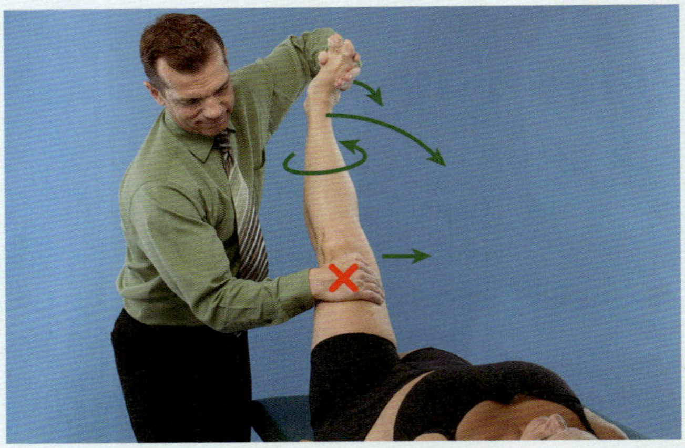

그림 28.42 SLR 검사: 장딴지신경 중심.

활시위 검사 (그림 28.43)

목 적 : 신경 가동성의 결손과 민감성을 평가하기 위해
환 자 : 누운 자세
치 료 사 : 환자의 발쪽에서 선 자세를 취한다.
절 차 : 불편 지점까지만 SLR를 수행한 후, 증상을 완화시키기 위해 무릎을 약 20° 정도 굽힌다. 그런 다음, 오금 부위에 엄지를 배치하여 압박을 가한다.
해 석 : 오금부위를 압박했을 때 방사통이 유발하면, 양성이다.

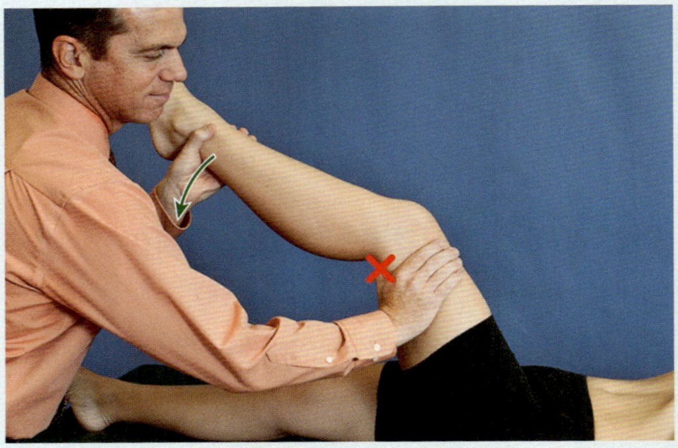

그림 28.43 활시위 검사.

엎드린 자세 무릎 굽힘 검사

목 적 : 넙다리신경과 넙다리신경가지의 가동성 결손과 민감성을 평가하기 위해
해 석 : 신경학적 증상이 재발하면, 양성이다.

엎드린 자세 무릎 굽힘 검사-넙다리신경 중심(그림 28.44)

환 자 : 엎드린 자세
치 료 사 : 환자의 발쪽에서 선 자세를 취한다.
절 차 : 엉덩관절을 중립위로 유지하고, 치료사는 무릎관절을 수동으로 굽힌다.

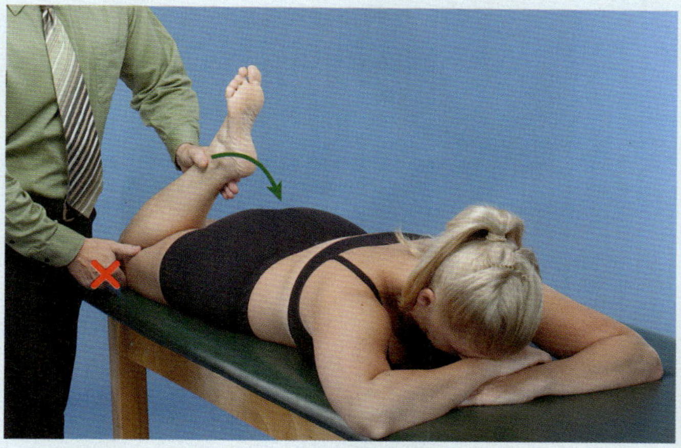

그림 28.44 엎드린 자세 무릎 굽힘 검사: 넙다리신경 중심.

엎드린 자세 무릎 굽힘 검사-넙다리피부신경 중심(그림 28.45)

환 자 : 엎드린 자세
치 료 사 : 환자의 발쪽에서 선 자세를 취한다.
절 차 : 치료사는 수동으로 엉덩관절을 폄과 모음하고, 무릎관절을 수동으로 굽힌다.

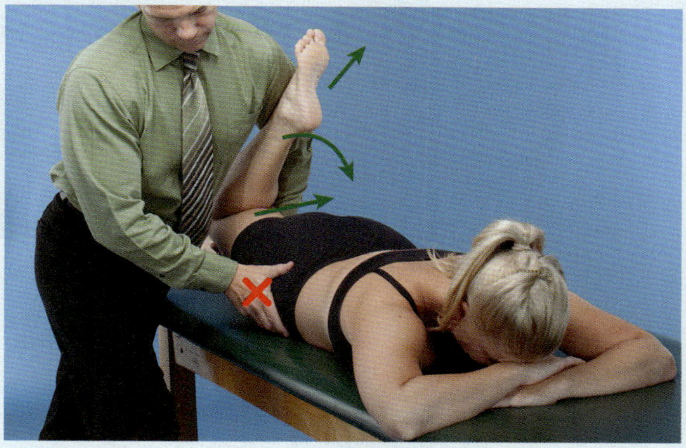

그림 28.45 엎드린 자세 무릎 굽힘 검사: 넙다리피부신경 중심.

엎드린 자세 무릎 굽힘 검사-두렁신경 중심(그림 28.46)

환 자 : 엎드린 자세
치 료 사 : 환자의 발쪽에서 선 자세를 취한다.
절 차 : 치료사는 수동으로 엉덩관절을 폄, 벌림 및 가쪽돌림하고, 무릎관절을 굽힘하고, 발목관절을 가쪽번짐시킨다.

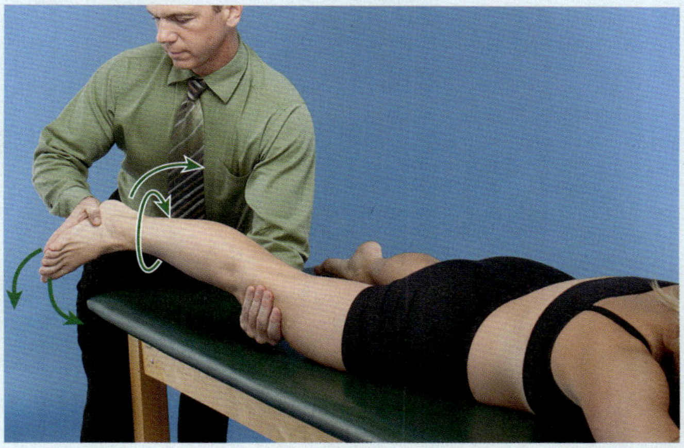

그림 28.46 엎드린 자세 무릎 굽힘 검사: 두렁신경 중심.

Slump 검사 (그림 28.47)

목 적 : 신경 가동성 결손과 민감성을 평가하기 위해

환 자 : 앉은 자세

치 료 사 : 환자 측면에서 선 자세를 취한다.

절 차 : 환자는 치료사의 도움을 받아, 몸통을 굽힘하고, 목을 굽힘하고, 무릎을 폄하고, 발목을 발등굽힘한다. 증상이 일어날 때, 각 분절의 정확한 위치를 기록한다. 증상이 일어나는 자세를 유지하는 동안, 목을 이완하고 굽힘을 해제한다. 환자 증상에 대한 목 위치 변화의 효과를 체크한다.

해 석 : 신경학적 증상이 유발되면, 특히 목의 이완으로 증상이 감소되면, 양성이다.

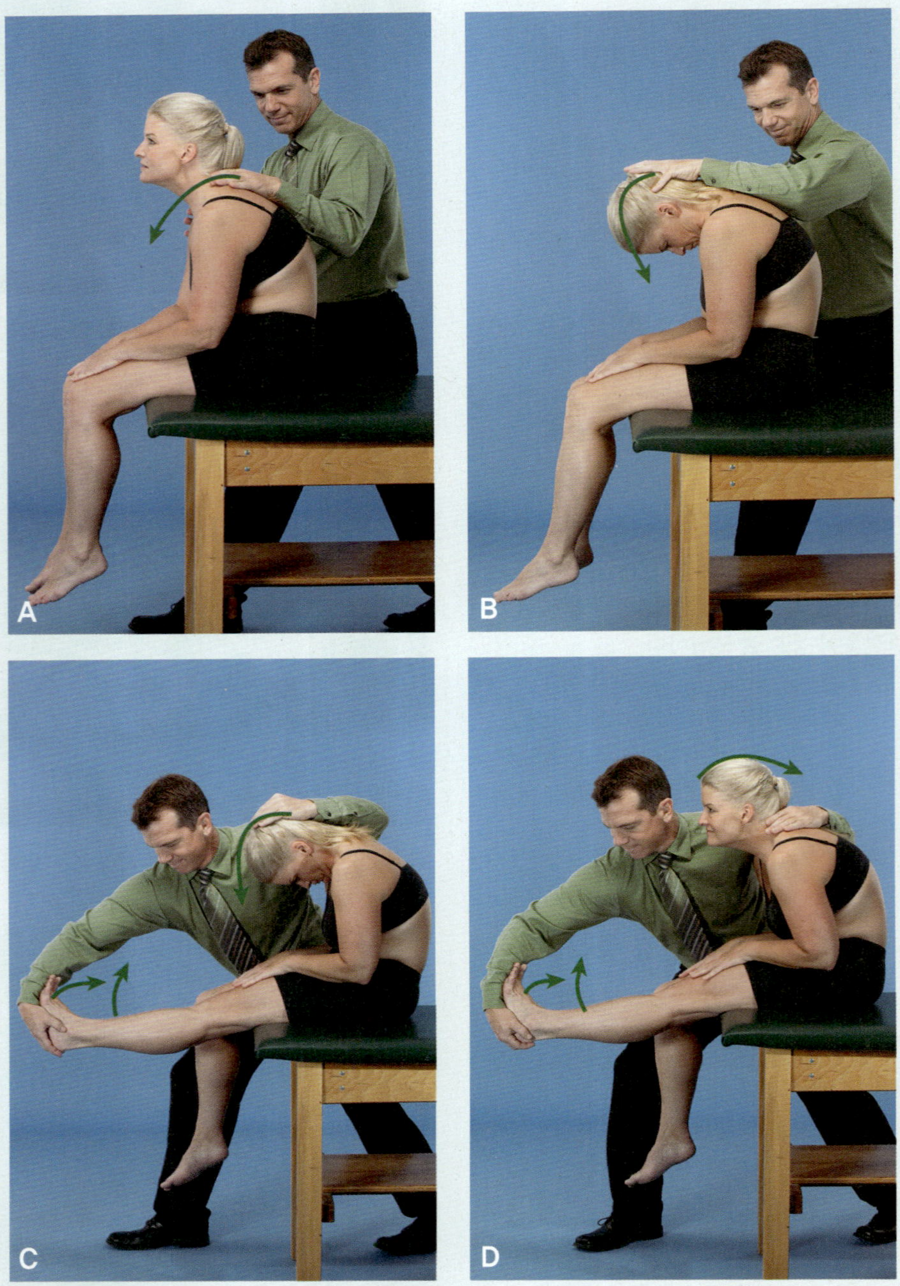

그림 28.47 Slump 검사: **A.** 몸통 굽힘, **B.** 목 굽힘, **C.** 무릎관절의 폄과 발목의 발등굽힘, **D.** 무릎관절의 폄과 발목의 발등굽힘을 유지한 상태에서 목 굽힘 해제.

Brudzinski-Kernig 검사 (그림 28.48)

목 적 : 척수, 경막 및 신경뿌리의 민감성을 평가하기 위해

환 자 : 누운 자세를 취하고, 양 손을 머리 뒤에 배치한다.

치 료 사 : 환자의 발쪽에서 선 자세를 취한다.

절 차 : 환자는 목을 굽힘하고 능동으로 SLR한다. 증상이 발생하면, 무릎을 굽힘하고, 증상의 변화를 모니터링한다. 목의 굽힘과 엉덩관절의 굽힘이 개별적으로 수행될 수 있다.

해 석 : 무릎을 굽힘할 때 증상이 감소되면, 양성이다.

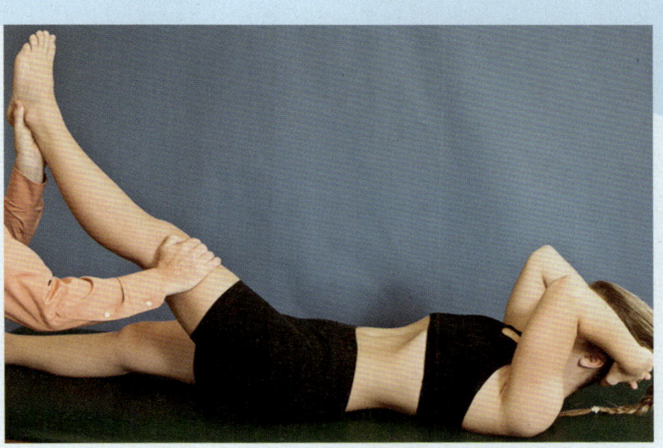

그림 28.48 Brudzinski–Kernig 검사.
(출처: Bob Wellmon Photography, BobWellmon.com)

자전거 검사 (그림 28.49)

목 적 : 신경학적 파행과 간헐적 파행 사이의 차이를 확인하기 위해

환 자 : 자전거 위에 앉는다.

치 료 사 : 선 자세를 취하고 증상을 모니터링한다.

절 차 : 환자는 똑바른 앉은 자세에서 페달을 밟고, 그 다음 구부정한 자세에서 페달을 밟는다. 그리고 각 자세에서의 증상을 모니터링한다.

해 석 : 다리 통증과 감각이상이 발생하고, 구부정한 자세를 취할 때 통증이 감소하면, 신경학적 파행을 의심할 수 있다. 구부정한 자세를 취해도 증상의 변화가 없으면, 간헐적 파행을 의심할 수 있다.

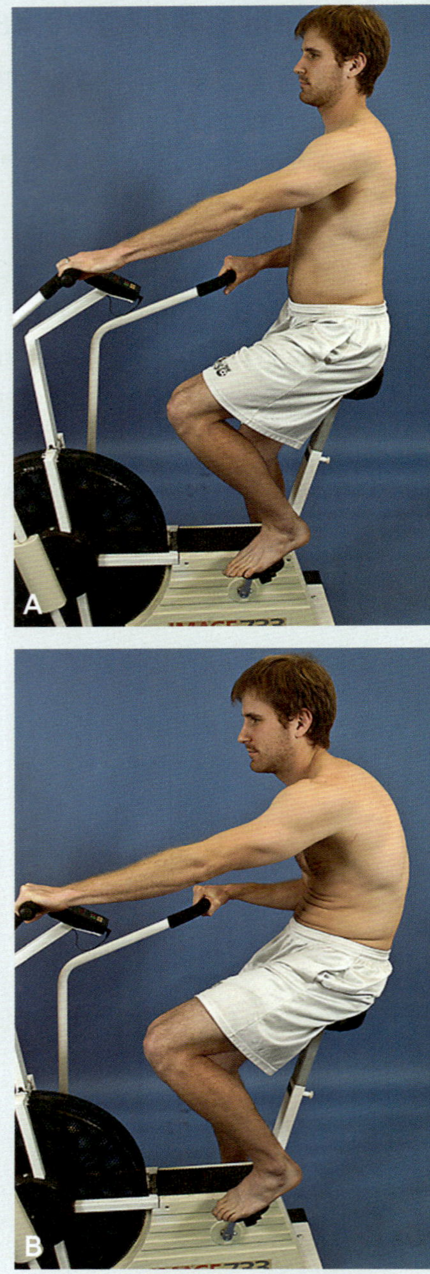

그림 28.49 자전거 검사. (출처: Bob Wellmon Photography, BobWellmon.com)

분절 불안정에 대한 특수 검사

엎드린 자세 불안정 검사 (그림 28.50)

목 적 : 허리뼈 분절의 안정성을 평가하기 위해

환 자 : 발을 지면에 붙인 상태에서 테이블 위에 앞쪽으로 굽힌다.

치 료 사 : 환자의 측면에서 선 자세를 취한다.

절 차 : 치료사는 환자를 지면에 발을 붙인 상태와 붙이지 않은 상태에서 환자의 허리뼈를 중앙 앞쪽으로 활주한다.

해 석 : 발을 지면에 붙였을 때 가동성이 증가하고 증상이 재발하면, 그리고 반대로 발을 지면에 붙이지 않을 때 증상이 감소하면, 양성이다.

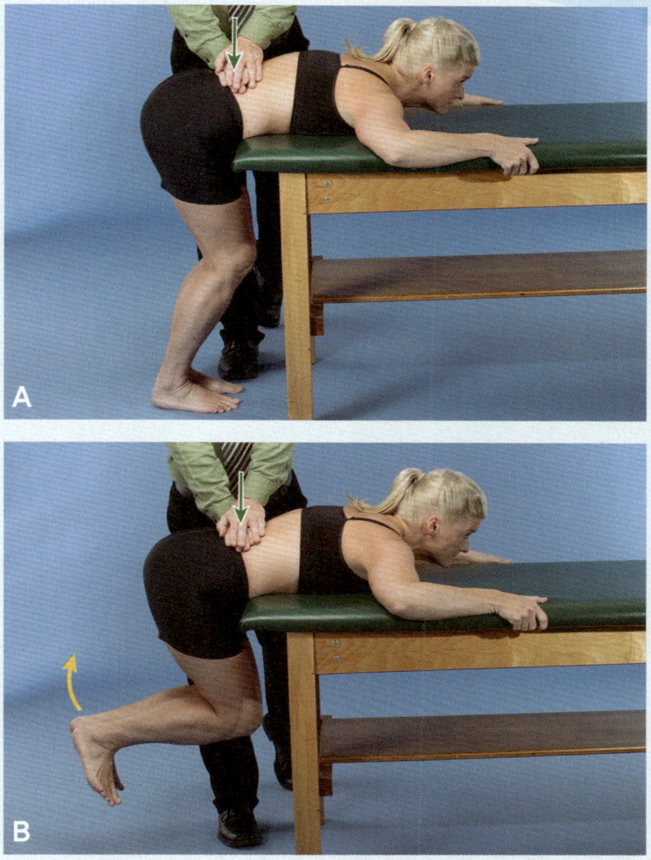

그림 28.50 엎드린 자세 불안정 검사: **A.** 발을 지면에 붙인 상태. **B.** 발을 지면에 붙이지 않은 상태.

척추 비틀기 검사 (그림 28.51)

목 적 : 허리뼈 분절의 안정성을 평가하기 위해

환 자 : 옆으로 누운 자세

치 료 사 : 환자를 마주보고 선 자세를 취한다.

절 차 : 치료사는 검사하고자 하는 척추뼈를 위쪽에서 아래쪽으로 차례로 돌림시킨다. 그런 다음, 원하는 분절에 힘을 제대로 적용하기 위해 골반을 고정하면서 과압박을 적용한다.

해 석 : 돌림에 과압박을 적용하는 동안, 조직 이완이 되고 환자의 증상이 발생하면, 양성이다.

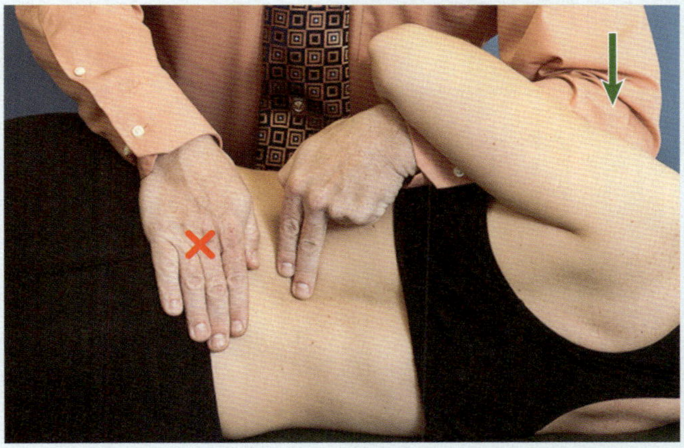

그림 28.51 척추 비틀기 검사. (출처: Bob Wellmon Photography, BobWellmon.com)

Pheasant 검사 (그림 28.52)

목 적 : 허리뼈 분절의 안정성을 평가하기 위해
환 자 : 엎드린 자세
치 료 사 : 환자의 측면에서 선 자세를 취한다.
절 차 : 치료사는 허리뼈 분절에 앞쪽 압박을 적용하면서, 환자의 무릎을 수동으로 굽힌다.
해 석 : 검사 분절에서 증상이 발생하면, 양성이다.

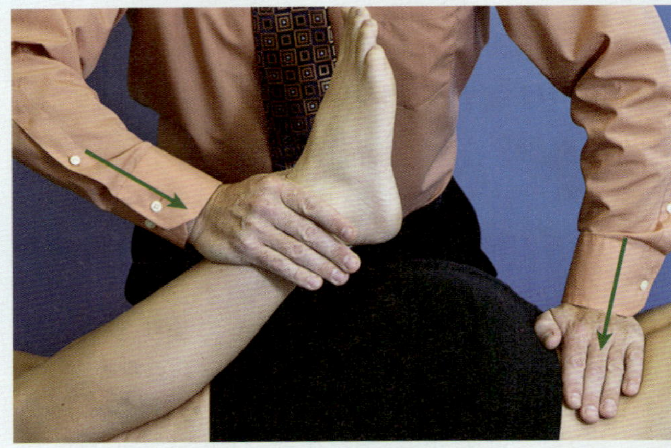

그림 28.52 Pheasant 검사. (출처: Bob Wellmon Photography, BobWellmon.com)

앞쪽 불안정 검사 (그림 28.53)

목 적 : 허리뼈 분절의 안정성을 평가하기 위해
환 자 : 옆으로 누운 자세에서 엉덩관절과 무릎관절을 90°로 굽힌다.
치 료 사 : 환자를 마주보고 서서, 환자의 무릎을 자신의 ASIS에 배치한다.
절 차 : 치료사는 운동을 위해 검사 분절의 위쪽 척추뼈를 촉진하면서, 넙다리뼈의 긴축을 따라 힘을 적용한다.
해 석 : 이웃한 척추뼈 사이에서 가동성이 증가하고, 검사 시 증상이 발생하면, 양성이다.

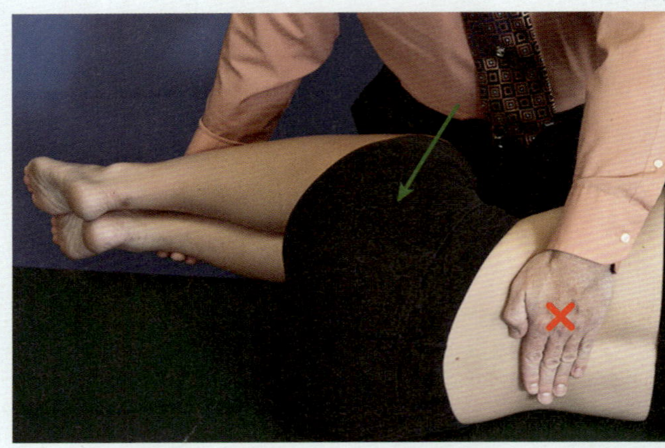

그림 28.53 앞쪽 불안정 검사. (출처: Bob Wellmon Photography, BobWellmon.com)

뒤쪽 불안정 검사 (그림 28.54)

목 적 : 허리뼈 분절의 안정성을 평가하기 위해
환 자 : 앉은 자세에서 양쪽 팔꿉관절을 굽힘하고, 치료사의 가슴에 배치한다.
치 료 사 : 환자의 앞쪽에서 선 자세를 취한다.
절 차 : 양 손으로 꼬리쪽 분절을 고정하고, 환자의 굽힘된 팔꿉관절을 통해 힘을 적용한다.
해 석 : 이웃한 척추뼈 사이에서 가동성이 증가하고, 검사 시 증상이 발생하면, 양성이다.

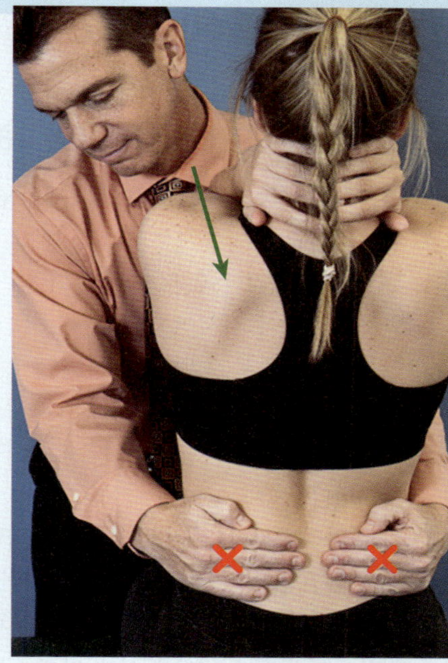

그림 28.54 뒤쪽 불안정 검사. (출처: Bob Wellmon Photography, BobWellmon.com)

Farfan 비틀기 검사 (그림 28.55)

목 적 : 허리뼈 분절의 안정성을 평가하기 위해
환 자 : 엎드린 자세
치 료 사 : 환자의 측면에 서서, 한 손으로 몸통을 고정하고, 다른 손을 엉덩뼈 앞쪽면에 배치한다.
절 차 : 몸통을 고정하는 동안, 치료사는 반대쪽 엉덩뼈를 돌림한다.
해 석 : 돌림에 과압박을 적용하는 동안, 조직 이완이 되고 환자의 증상이 발생하면, 양성이다.

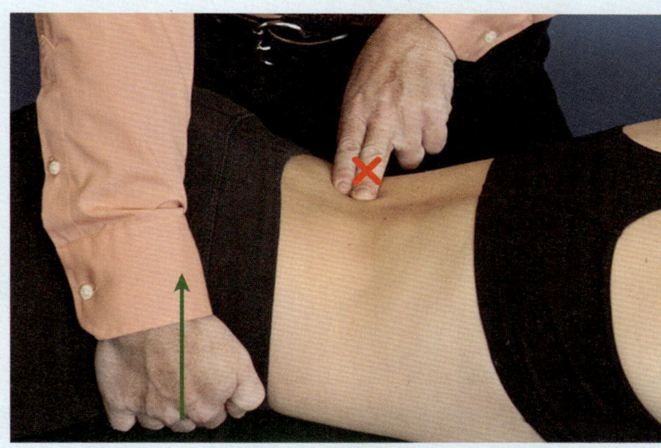

그림 28.55 Farfan 비틀기 검사. (출처: Bob Wellmon Photography, BobWellmon.com)

엉치엉덩관절 기능부전에 대한 특수 검사

누운 자세 – 길게 앉은 자세 검사 (그림 28.56)

목 적 : 진짜 다리 길이 차이와 SIJ의 자세성 손상을 평가하기 위해

환 자 : 누운 자세를 취한 후, 길게 앉는다.

치 료 사 : 환자의 발쪽에 서서, 손으로 양쪽 안쪽복사뼈를 촉진한다.

절 차 : 환자가 누운 자세에서 길게 앉은 자세로 움직일 때, 치료사는 양쪽 안쪽복사뼈를 촉진한다.

해 석 : 짧은 다리에서 긴 다리로 변화하면 엉덩뼈가 뒤쪽 돌림된 것이고, 긴 다리에서 짧은 다리로 변화하면 엉덩뼈가 앞쪽 돌림된 것이고, 짧은 다리에서 변화가 없으면 다리 길이 차이와 업슬립된 경우이다.

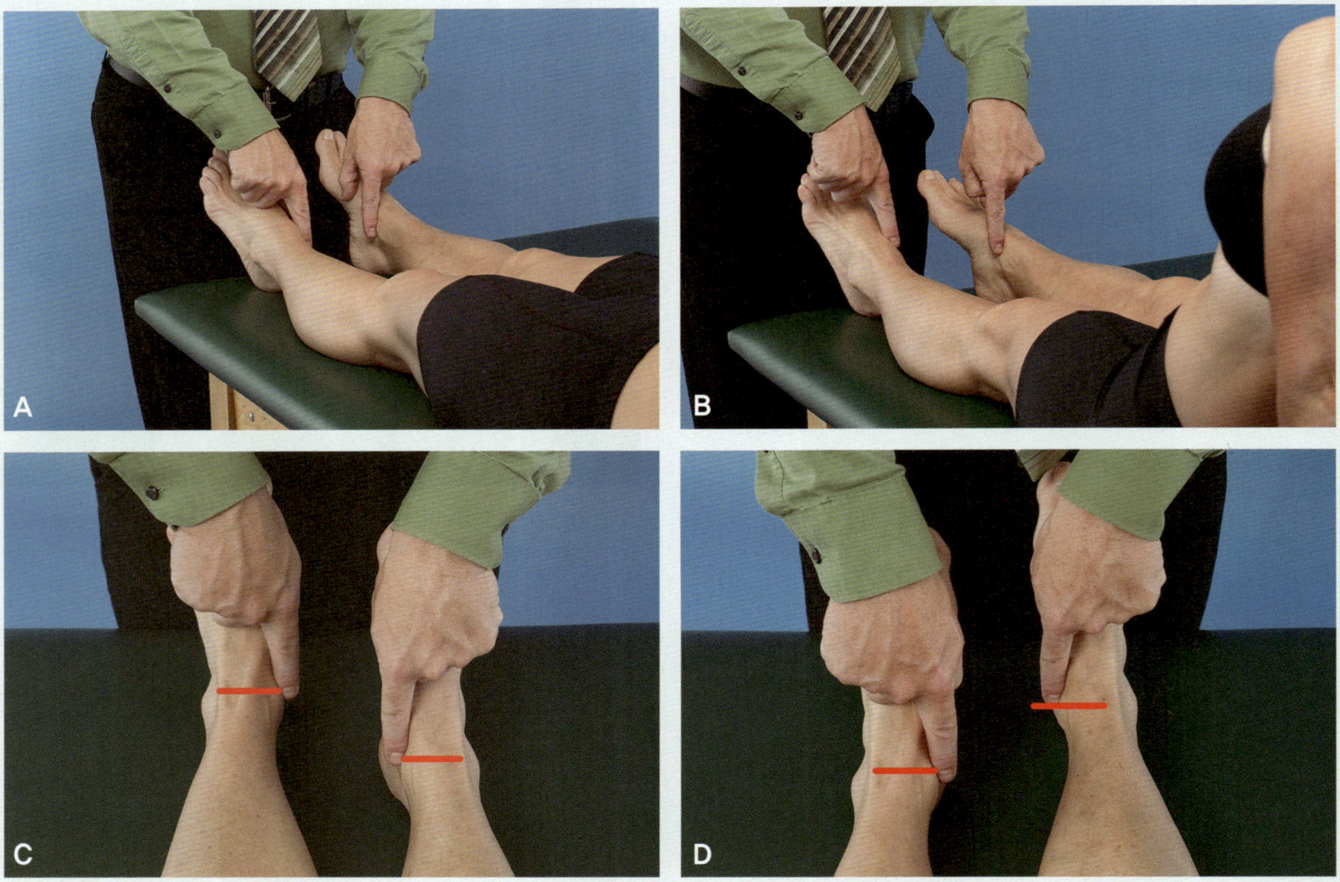

그림 28.56 누운 자세에서 길게 앉은 자세 검사. **A.** 누운 자세에서 안쪽복사뼈 촉진, **B.** 길게 앉은 자세에서 안쪽복사뼈 촉진, 양쪽 안쪽복사뼈의 위치가 다르게 나타난다. **C.** 누운 자세일 때 오른쪽 다리가 짧고, 왼쪽 다리가 길다. **D.** 길게 앉은 자세일 때, 오른쪽 다리가 길고, 왼쪽 다리가 짧다. 누운 자세와 길게 앉은 자세에서 안쪽복사뼈의 상대적 위치가 변화된다는 것은 엉덩엉치관절의 시상면 자세 이상이 있음을 의미한다.

엉치뼈의 압박검사와 견인검사 (그림 28.57)

목 적 : 엉치엉덩관절의 기능부전을 평가하기 위해
환 자 : 누운 자세나 옆으로 누운 자세
치 료 사 : 환자의 측면에서 선 자세를 취한다.
양 손을 엉덩뼈능선에 배치한다.
절 차 : 엉덩뼈 압박 시에는, 환자를 누운 자세나 옆으로 누운 자세로 취하게 하고, 엉덩뼈능선의 가쪽면을 통해 안쪽/아래쪽의 힘을 적용한다. 엉덩뼈 견인 시에는 환자를 누운 자세로 취하게 하고, 엉덩뼈능선을 통해 가쪽 힘을 적용한다.
해 석 : SIJ 통증이 발생하면, 양성이다.

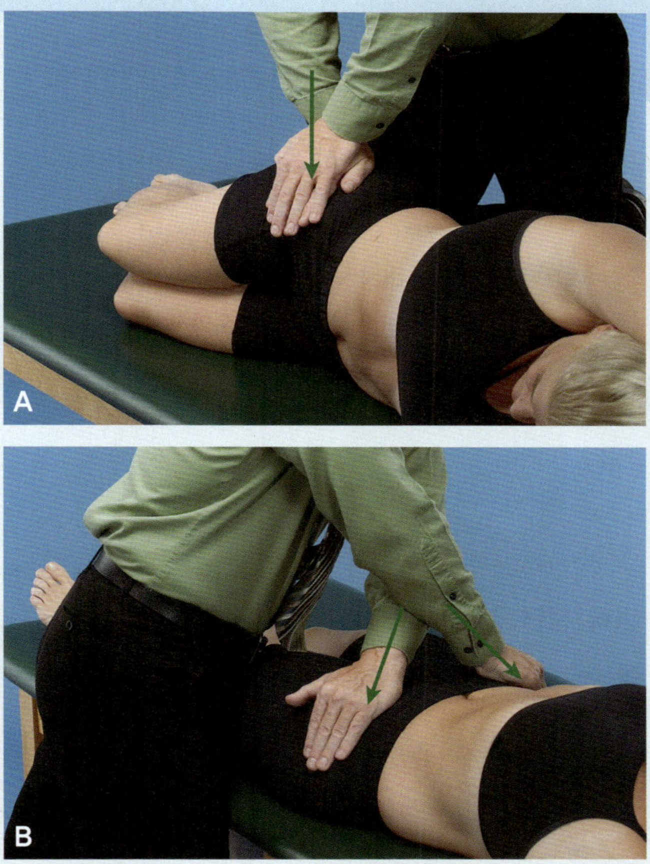

그림 28.57 **A,** 엉치뼈 압박검사와 **B,** 견인검사.

Gaenlsen 검사 (그림 28.58)

목 적 : 엉치엉덩관절의 기능부전을 평가하기 위해
환 자 : 누운 자세
치 료 사 : 환자의 측면에서 선 자세를 취한다.
절 차 : 검사쪽 다리를 굽힘하여 가슴쪽으로 수동 운동하는 동안, 반대쪽 다리를 폄하여 테이블 밖으로 내어 놓는다.
해 석 : SIJ 통증이 발생하면, 양성이다.

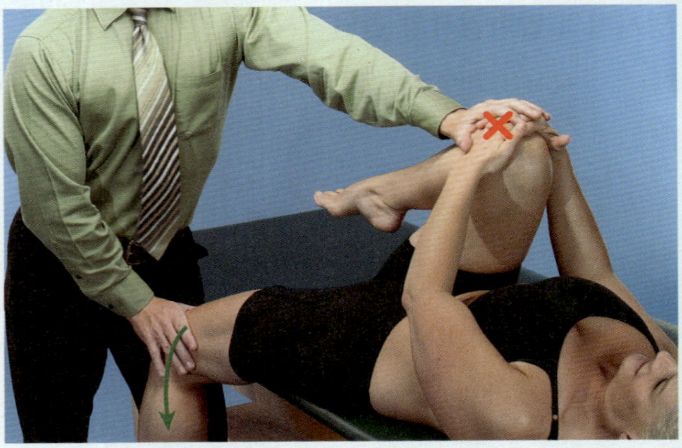

그림 28.58 Gaenlsen 검사.

뒤쪽 전단 검사(POSH)(그림 28.59)

목 적 : 엉치엉덩관절의 기능부전을 평가하기 위해
환 자 : 누운 자세에서 엉덩관절을 굽힘, 벌림 및 가쪽돌림한다.
치 료 사 : 환자의 측면에서 서서, 환자의 한쪽 다리를 지지한다.
절 차 : 넙다리뼈의 긴축을 따라 힘을 적용한다.
해 석 : SIJ 통증이 발생하면, 양성이다.

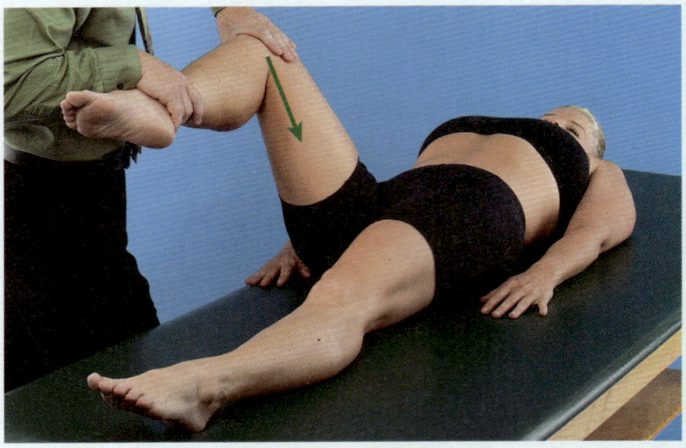

그림 28.59 뒤쪽 전단 검사.

능동 SLR 검사 (그림 28.60)

목 적 : 엉치엉덩관절의 기능부전을 평가하기 위해

환 자 : 누운 자세

치 료 사 : 환자의 측면에서 선 자세를 취한다.

절 차 : 환자는 능동 SLR를 수행한다. 만약 증상이 나타나면, 치료사는 양쪽 엉덩뼈를 통해 안쪽 힘을 적용하고, 증상의 변화를 모니터링한다.

해 석 : 능동 SLR 시 통증이 발생하면, 양성이다.

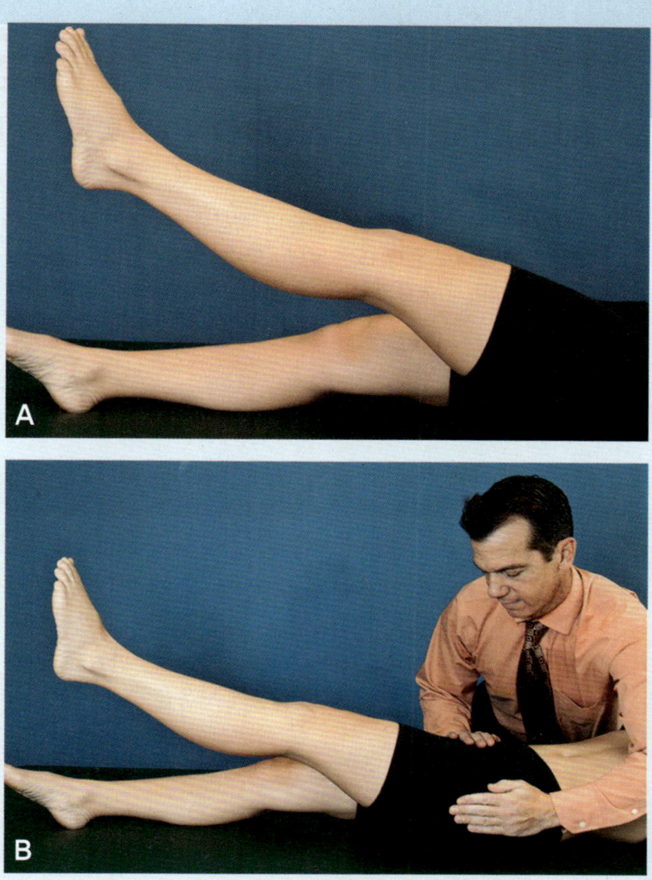

그림 28.60 능동 SLR 검사. (출처: Bob Wellmon Photography, BobWellmon.com)

허리골반의 관절가동술 / JOINT MOBILIZATION OF THE LUMBOPELVIC SPINE

주: 본 단락에서 서술되는 관절가동술의 적응증은 예상되는 관절운동형상학을 토대로 한다. 오늘날의 근거는 그들 사용의 적응증이 여러 요소이고, 가동성의 직접 평가와 환자 반응을 토대로 한다는 것이다.

허리뼈 관절의 가동술

중앙 앞쪽 활주와 편측 앞쪽 활주

적응증:

- ***중앙 앞쪽 활주와 편측 앞쪽 활주***는 분절 가동성이 모든 방향으로 제한되었을 때 적용된다. 중앙 활주는 앞쪽굽힘과 뒤쪽굽힘의 시상면 운동에 주로 도움을 주는 편이고, 편측 앞쪽 활주는 돌림과 옆굽힘의 운동에 도움을 준다.

종속운동기법 (그림 28.61, 그림 28.62, 그림 28.63)

- **환자/치료사의 자세:** 환자는 엎드린 자세를 취하고, 이때 베개를 이용해 허리뼈를 지지해 준다. 치료사는 환자의 측면에서 선 자세를 취한다.
- **손 배치:** 일반적인 기법과 마찬가지로, 고정은 필요치 않다. 중앙 활주를 위해 콩알뼈 바로 먼쪽의 손 부위를 가시돌기에 배치하고, 편측 활주를 위해 가로돌기에 배치한다. 그리고 그 위에 가동손을 겹쳐 놓는다. 팔꿈치를 편 후, 힘의 방향과 일치되는 방향으로 아래팔을 배치한다. 다른 손 배치는 엄지 위에 엄지를 배치하기도 하고, 또는 동일 분절이나 이웃한 분절의 가로돌기 위에 두 손가락을 벌려서 배치하기도 한다.

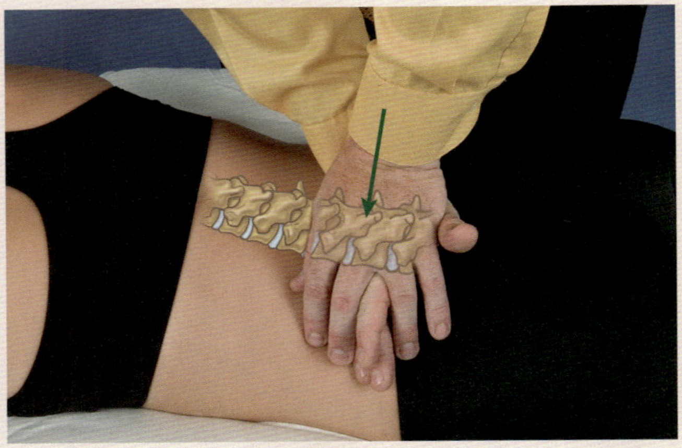

그림 28.61 콩알뼈 접촉을 통한 중앙 앞쪽 활주.(출처: Wise CH, and Gulick DT. Mobilization Notes. A Rehabilitation Specialist's Pocket Guide. Philadelphia. FA. Davis; 2009)

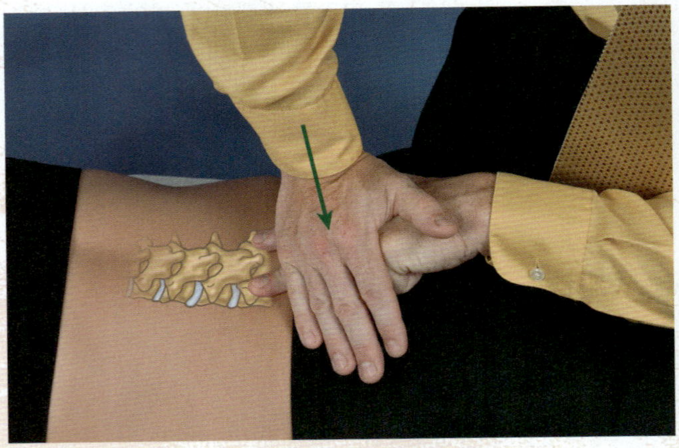

그림 28.62 벌림된 두 손가락을 이용한 중앙 앞쪽 활주.(출처: Wise CH, and Gulick DT. Mobilization Notes. A Rehabilitation Specialist's Pocket Guide. Philadelphia. FA. Davis; 2009)

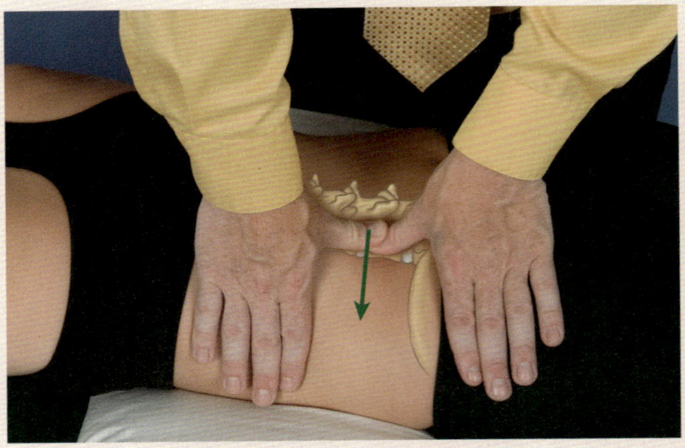

그림 28.63 가로돌기 위에 손을 접촉시킨 편측 앞쪽 활주.(출처: Wise CH, and Gulick DT. Mobilization Notes. A Rehabilitation Specialist's Pocket Guide. Philadelphia. FA. Davis; 2009)

- **힘 적용:** 가시돌기나 가로돌기에 적용되는 앞쪽 방향의 압박은 손 접촉을 통해 이루어진다. 특이성을 향상시키기 위해, 약간의 힘 방향 변화가 적용될 수도 있다.

생리적 운동을 동반한 종속운동 (그림 28.64, 그림 28.65, 그림 28.66, 그림 28.67, 그림 28.68)

- **환자/치료사의 자세:** 환자는 양팔을 팔짱끼고 앉는다. 가동벨트를 이용해 골반의 앞쪽면을 고정한다. 치료사는 환자의 뒤쪽에 서서 가동벨트를 자신의 볼기주름 부위에 배치한다. 앞쪽굽힘을 위한 다른 자세로는, 네발기기 자

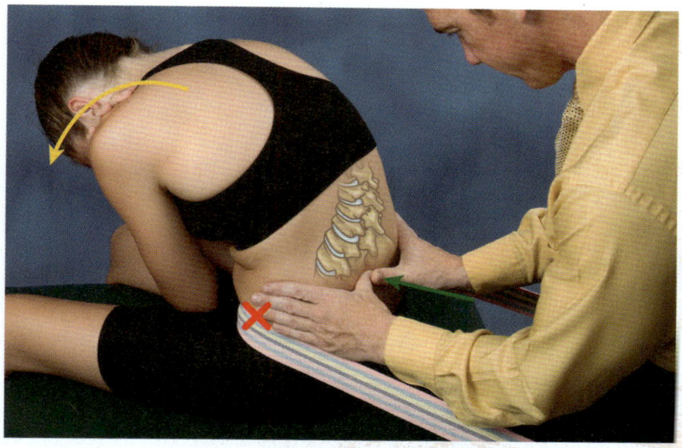

그림 28.64 앉은 자세의 앞쪽굽힘을 위한 생리적 운동과 함께, 중앙 앞쪽 활주와 편측 앞쪽 활주.(출처: Wise CH, and Gulick DT. Mobilization Notes. A Rehabilitation Specialist's Pocket Guide. Philadelphia. FA. Davis; 2009)

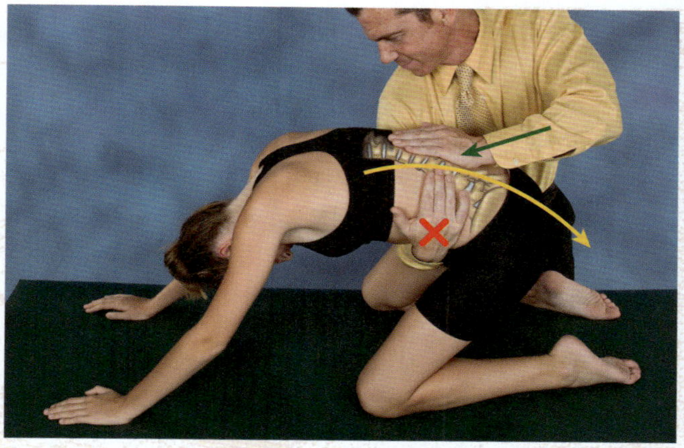

그림 28.67 네발기기 자세의 앞쪽굽힘을 위한 생리적 운동과 함께, 중앙 앞쪽 활주와 편측 앞쪽 활주.(출처: Wise CH, and Gulick DT. Mobilization Notes. A Rehabilitation Specialist's Pocket Guide. Philadelphia. FA. Davis; 2009)

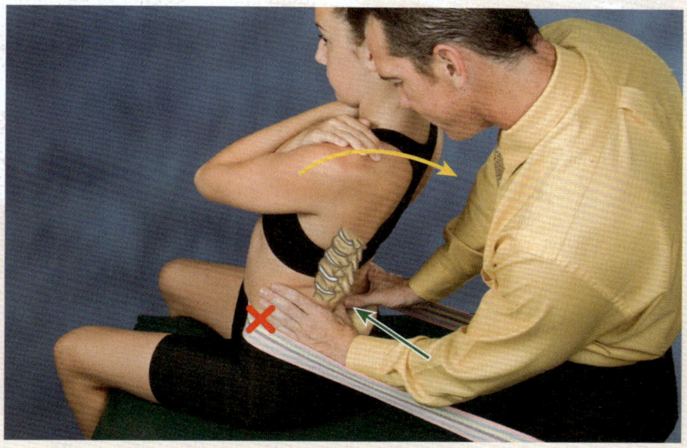

그림 28.65 앉은 자세의 뒤쪽굽힘을 위한 생리적 운동과 함께, 중앙 앞쪽 활주와 편측 앞쪽 활주.(출처: Wise CH, and Gulick DT. Mobilization Notes. A Rehabilitation Specialist's Pocket Guide. Philadelphia. FA. Davis; 2009)

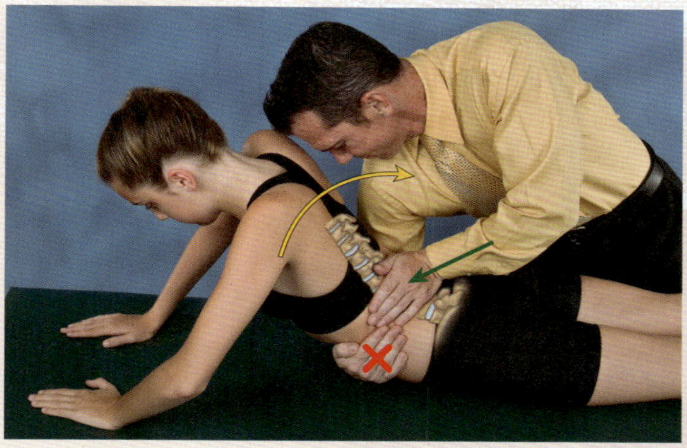

그림 28.68 엎드린 자세의 뒤쪽굽힘을 위한 생리적 운동과 함께, 중앙 앞쪽 활주와 편측 앞쪽 활주.(출처: Wise CH, and Gulick DT. Mobilization Notes. A Rehabilitation Specialist's Pocket Guide. Philadelphia. FA. Davis; 2009)

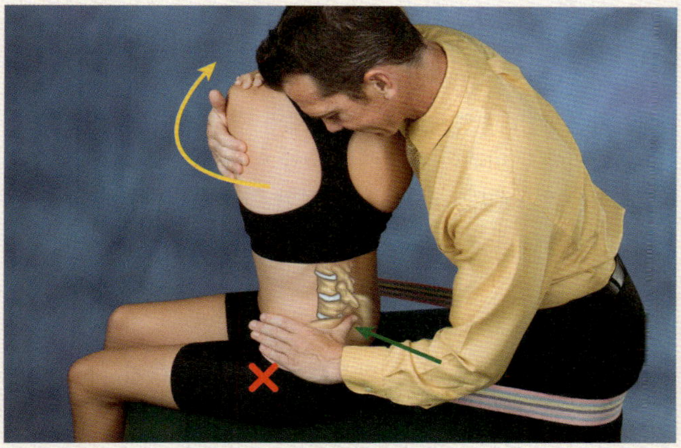

그림 28.66 앉은 자세의 돌림을 위한 생리적 운동과 함께, 중앙 앞쪽 활주와 편측 앞쪽 활주.(출처: Wise CH, and Gulick DT. Mobilization Notes. A Rehabilitation Specialist's Pocket Guide. Philadelphia. FA. Davis; 2009)

세가 있다. 이때 환자는 완전 가동범위가 일어날 수 있도록 충분히 양쪽 무릎을 벌림한다. 치료사는 환자의 측면에서 펜싱 찌르기 자세와 비슷한 서기 자세(straddle stance)를 취한다. 뒤쪽굽힘을 위한 다른 자세로는, 엎드린 자세에서 가슴을 바닥으로부터 떼기 위해 팔만 뻗는 자세이다. 치료사는 환자의 측면에서 펜싱 찌르기 자세와 비슷한 서기 자세(straddle stance)를 취한다.

- **손 배치:** 엄지-엄지이나 새끼두덩을 가로돌기나 가시돌기 위에 배치하고, 여러분의 아래팔을 힘의 방향과 일직선되게 정렬하여 가동술을 적용한다. 네발기기 자세와 엎드린 자세의 경우에는, 가동손의 콩알뼈 먼쪽 부위를 가동시키고자 하는 분절의 가로돌기나 가시돌기에 배치하고, 아래팔을 힘의 방향과 일직선되게 정렬하여 가동시킨다. 치료사의 고정팔을 이용해 환자의 복부를 감싸 지탱한다.

- **힘 적용:** 환자가 능동으로 앞쪽굽힘, 뒤쪽굽힘, 돌림 등을 할 때, 치료사는 접촉 손을 통해 앞쪽 방향으로 힘을 적용하고, 가동벨트로 환자의 골반을 고정한다. 가동범위 안에서 힘의 적절한 방향을 유지하기 위해, 환자가 움직일 때 치료사도 함께 움직인다. 적용되는 힘은 가동범위 내내 유지되어야 하고, 끝범위에서도 그 힘의 유지가 지속되어야 한다. 네발기기 자세에서 이루어지는 앞쪽굽힘의 경우, 환자가 궁둥이를 발꿈치 쪽으로 가져가면서 능동으로 앞쪽굽힘을 할 때, 치료사는 고정손으로 환자의 복부를 지지하는 동안, 가동손을 통해 앞쪽–위쪽의 힘을 적용한다. 운동을 하는 동안 힘의 적절한 방향을 유지하기 위해, 환자가 움직일 때, 치료사도 한쪽 발에서 다른 쪽발로 체중을 이동시킨다. 적용되는 힘은 가동범위 내내 유지되어야 하고, 끝범위에서도 그 힘의 유지가 지속되어야 한다. 엎드린 자세에서 이루어지는 뒤쪽굽힘의 경우에는, 환자가 팔을 이용해 몸통을 능동으로 뒤쪽굽힘할 때, 치료사는 고정손으로 환자의 복부를 지지하는 동안, 가동손을 통해 앞쪽–위쪽의 힘을 적용한다. 운동을 하는 동안 힘의 적절한 방향을 유지하기 위해, 환자가 움직일 때, 치료사도 한쪽 발에서 다른 쪽발로 체중을 이동시킨다. 적용되는 힘은 가동범위 내내 유지되어야 하고, 끝범위에서도 그 힘의 유지가 지속되어야 한다. 가동시킬 분절 위에 스트랩이나 타월을 이용해 자가–가동술을 실시한다. 환자가 능동 생리적 운동을 수행하는 동안, 치료사는 가동의 힘을 적용한다.

생리적 앞쪽굽힘

적응증:

- ***생리적 앞쪽굽힘 가동술***은 분절의 생리적 앞쪽굽힘이 제한되었을 때 후관절의 열림을 향상시키기 위해 적용된다.

종속운동기법 (그림 28.69, 그림 28.70)

- **환자/치료사의 자세:** 환자는 누운 자세에서 양쪽 무릎을 가슴쪽으로 굽힌다. 치료사는 환자의 측면에서 펜싱 찌르기 자세와 비슷한 서기 자세(straddle stance)를 취한다. 다른 자세는 허벅지의 1/3을 테이블 위에 걸쳐 놓은 옆으로 누운 자세를 취하고, 양쪽 무릎을 가슴쪽으로 굽힌 자세이다. 이때 위쪽 다리의 정강뼈거친면을 치료사의 ASIS에 닿도록 배치한다.
- **손 배치:** 치료사는 움직임을 조절하기 위해 자신의 머리쪽 손을 환자 무릎의 앞쪽면에 배치하고, 환자의 무릎을 자신의 가슴에 밀착시킨다. 그리고 꼬리쪽 손을 가동시킬 분절이 아닌, 바로 아래쪽 척추뼈에 배치한다. 옆으로 누운 자세일 때, 머리쪽 손은 가동시킬 척추뼈의 위쪽 척추뼈 가시돌기나 가로돌기를 고정한다. 엉치뼈를 가로질러 꼬리쪽 손을 배치한 후, 가동시킬 척추뼈의 아래쪽면 가시돌기나 가로돌기에 손가락을 배치한다.

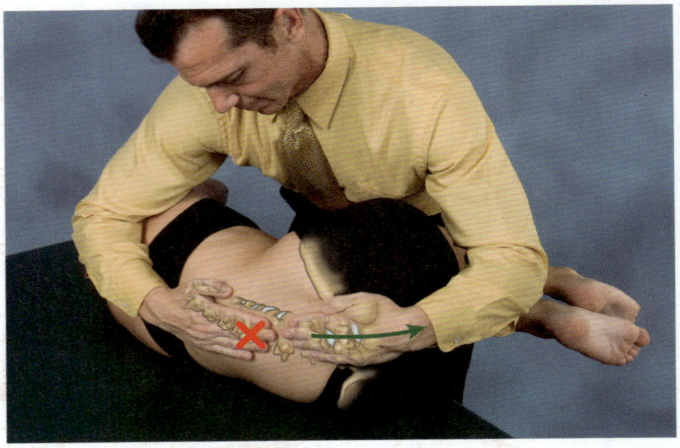

그림 28.69 옆으로 누운 자세에서의 생리적 앞쪽굽힘.(출처: Wise CH, and Gulick DT. Mobilization Notes. A Rehabilitation Specialist's Pocket Guide. Philadelphia. FA. Davis; 2009)

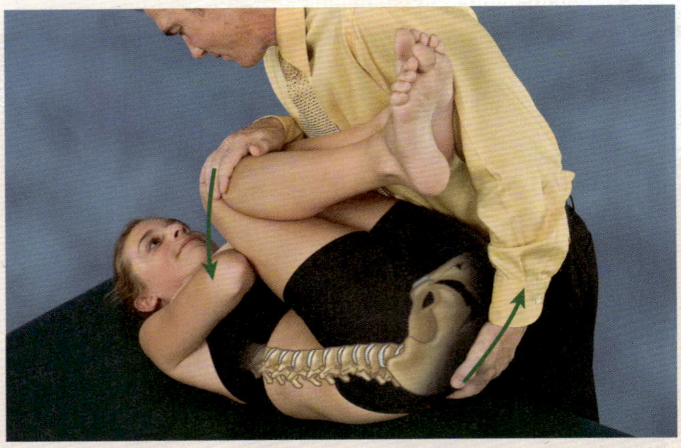

그림 28.70 누운 자세에서의 생리적 앞쪽굽힘.(출처: Wise CH, and Gulick DT. Mobilization Notes. A Rehabilitation Specialist's Pocket Guide. Philadelphia. FA. Davis; 2009)

- **힘 적용:** 가동시킬 분절을 앞쪽굽힘하는 스쿠핑 동작을 일으키기 위해 양 손을 함께 사용한다. 머리쪽 손으로 환자의 엉덩관절 폄에 저항을 주고, 그 다음 앞쪽굽힘을 더욱 가동시킨다. 옆으로 누운 자세의 경우, 치료사는 꼬리쪽 다리에서 머리쪽 다리로 체중을 이동시켜, 생리적 앞쪽굽힘을 일으킨다. 고정손은 일정한 힘을 유지하고, 가동손은 가동되는 분절에 국소의 앞쪽굽힘력을 적용한다.

생리적 운동을 동반한 종속운동

- **환자/치료사의 자세:** 환자는 골반을 고정하기 위해 앉은 자세를 취하지만, 네발기기 자세나 선 자세를 취할 수도 있다. 치료사는 환자의 뒤쪽이나 측면에서 선 자세를 취한다. 힘 적용 동안 고정을 제공하기 위해 가동벨트를 환자 골반의 앞쪽면에 적용한다.

- **손 배치:** 생리적 운동을 동반한 중앙 앞쪽 활주와 편측 앞쪽 활주 기법의 손 배치와 동일 한 손 배치를 적용한다.
- **힘 적용:** 생리적 운동을 동반한 중앙 앞쪽 활주와 편측 앞쪽 활주 기법의 힘 적용과 동일하게 힘을 적용한다.

생리적 뒤쪽굽힘

적응증:

- ***생리적 뒤쪽굽힘 가동술***은 분절의 생리적 뒤쪽굽힘이 제한되었을 때 후관절의 닫힘을 향상시키기 위해 적용된다.

종속운동기법 (그림 28.71)

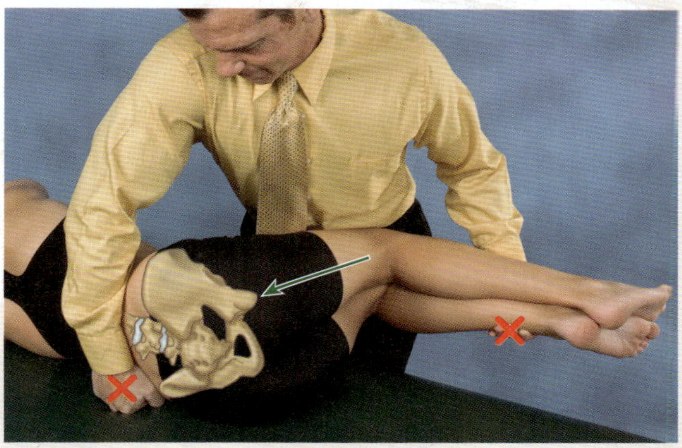

그림 28.71 옆으로 누운 자세에서의 생리적 뒤쪽굽힘.(출처: Wise CH, and Gulick DT. Mobilization Notes. A Rehabilitation Specialist's Pocket Guide. Philadelphia. FA. Davis; 2009)

- **환자/치료사의 자세:** 환자는 허벅지 1/3을 테이블 밖으로 걸쳐 놓은 옆으로 누운 자세를 취하고, 엉덩관절과 무릎관절을 굽힌다. 치료사는 환자를 바라본 펜싱 찌르기 자세를 취하고, 자신의 ASIS로 환자의 다리를 고정시킨다.
- **손 배치:** 머리쪽 손은 가동될 분절의 위쪽 척추뼈 가시돌기나 가로돌기를 고정하고, 꼬리쪽 손은 굽힘된 환자의 무릎을 유지한다.
- **힘 적용:** 가동력이 가해지는 분절의 위쪽 척추뼈를 고정하고, 환자 허벅지의 긴축을 따라 힘을 적용한다.

생리적 운동을 동반한 종속운동

- **환자/치료사의 자세:** 환자는 골반을 고정하기 위해 앉은 자세를 취한다. 엎드린 자세나 선 자세도 이용될 수 있다. 치료사는 환자의 뒤쪽이나 측면에서 선 자세를 취한다. 힘을 적용하는 동안, 고정을 제공하기 위해 가동벨트를 치료사와 환자의 골반 앞쪽면에 적용한다.
- **손 배치:** 생리적 운동을 동반한 중앙 앞쪽 활주와 편측 앞쪽 활주 기법의 손 배치와 동일하다.
- **힘 적용:** 생리적 운동을 동반한 중앙 앞쪽 활주와 편측 앞쪽 활주 기법의 힘 적용과 동일하다.

생리적 옆굽힘 (손가락 차단)

적응증:

- ***생리적 옆굽힘(손가락 차단)***은 분절의 생리적 옆굽힘이 제한있을 때나 후관절의 열림이나 닫힘을 향상시키기 위해 적용된다.

종속운동기법 (그림 28.72, 그림 28.73)

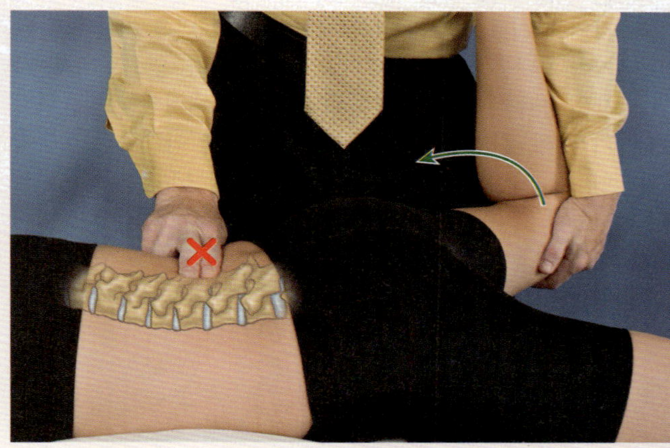

그림 28.72 엎드린 자세에서의 생리적 옆굽힘(손가락 차단). (출처: Wise CH, and Gulick DT. Mobilization Notes. A Rehabilitation Specialist's Pocket Guide. Philadelphia. FA. Davis; 2009)

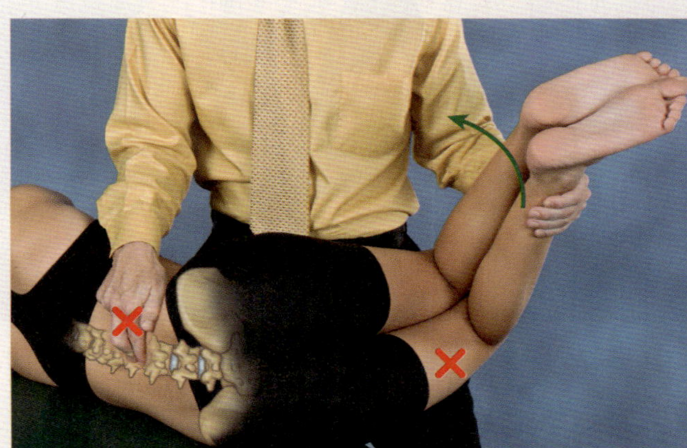

그림 28.73 옆으로 누운 자세에서의 생리적 옆굽힘.(손가락 차단) (출처: Wise CH, and Gulick DT. Mobilization Notes. A Rehabilitation Specialist's Pocket Guide. Philadelphia. FA. Davis; 2009)

- **환자/치료사의 자세:** 환자는 엎드린 자세를 취하고, 허리뼈를 지지하기 위해 배 밑에 베개를 배치한다. 치료사는 환자의 측면에서 펜싱 찌르기 자세와 비슷한 서기 자세를 취한다. 다른 환자 자세로는 옆으로 누운 자세에서 허벅지 1/3을 테이블 밖으로 내어 놓는다. 그리고 치료사는 환자의 다리를 자신의 앞쪽 다리 위에 올려놓는다.
- **손 배치:** 고정손은 굽힘하거나 폄한 환자의 다리를 잡는데, 무릎의 몸쪽 부위를 잡는다. 고정손의 2번째와 3번째 손가락이나 엄지를 가동시키고자 하는 분절의 위쪽 척추뼈 가시돌기 측면에 배치한다. 옆으로 누운 자세의 경우에는, 고정손의 2번째와 3번째 손가락이나 엄지를 가동시키고자 하는 분절의 위쪽 척추뼈 가시돌기 위쪽면에 배치하고, 다른 손으로 환자의 발목을 잡는다. 이때 치료사는 자신의 다리로 굽힘된 환자의 다리를 지지해 준다.
- **힘 적용:** 가동시킬 분절에서 움직임이 일어날 때까지 환자의 다리를 벌림시킨다. 표적 분절의 위쪽 척추뼈에 손가락 차단을 제공함으로써 힘을 적용한다. 옆으로 누운 자세의 경우에는, 엉덩관절을 돌림하고 허리뼈를 옆굽힘하기 위해, 환자의 양쪽 다리를 위쪽이나 아래쪽으로 움직인다. 국소의 힘을 적용하기 위해서는 고정손으로 운동을 차단하고, 가동손으로 가동분절의 운동을 일으킨다. 다리를 통해 허리뼈를 움직임으로써 가동될 분절을 힘을 전달한다. 차단된 분절을 위해, 환자의 다리를 움직임으로써 장시간의 신장이나 진동을 수행한다.

생리적 운동을 동반한 종속운동 (그림 28.74)

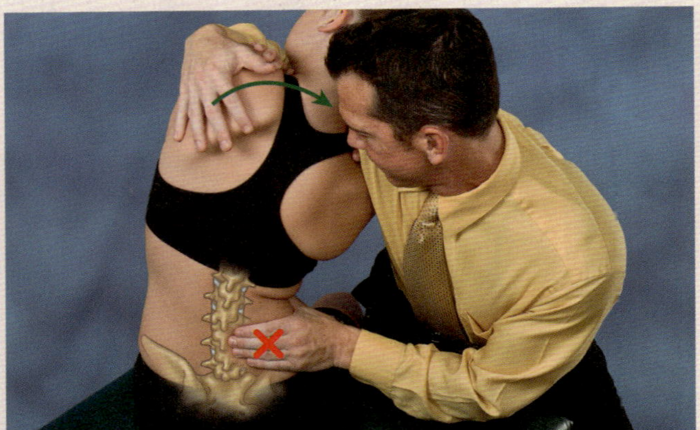

그림 28.74 앉은 자세에서의 생리적 옆굽힘을 동반한 종속운동기법(손가락 차단).(출처: Wise CH, and Gulick DT. Mobilization Notes. A Rehabilitation Specialist's Pocket Guide. Philadelphia. FA. Davis; 2009)

- **환자/치료사의 자세:** 환자는 골반을 고정하기 위해 앉은 자세를 취하고, 팔짱을 낀다. 치료사는 환자의 측면에서 선 자세를 취한다.
- **손 배치:** 몸통의 옆굽힘을 조절하기 위해, 팔짱낀 팔을 감싼 후 반대쪽 어깨 위에 손을 배치하고, 다른 손으로 손가락 차단을 제공한다. 힘을 적용하는 동안 고정을 제공하기 위해 가동 벨트를 치료사와 환자의 골반 앞쪽에 배치한다. 치료사의 손가락이나 엄지를 가동될 분절의 아래쪽 척추뼈 가시돌기 측면(옆굽힘이 일어나는 방향쪽)에 배치한다.
- **힘 적용:** 환자가 능동 옆굽힘을 수행하고 치료사가 환자의 움직임을 조절하고 돕는 동안, 치료사는 손가락 차단을 유지한다. 가동범위 내내 힘을 유지하고, 끝범위에서도 그 힘을 지속시킨다. 지속적인 유지와 진동기법도 끝범위에서 적용될 수 있다.

생리적 돌림 (손가락 차단)

적응증:

- ***생리적 돌림(손가락 차단)***은 분절의 생리적 돌림이 제한되어 있거나 후관절의 열림이나 닫힘을 향상시키기 위해 적용된다.

종속운동기법 (그림 28.75)

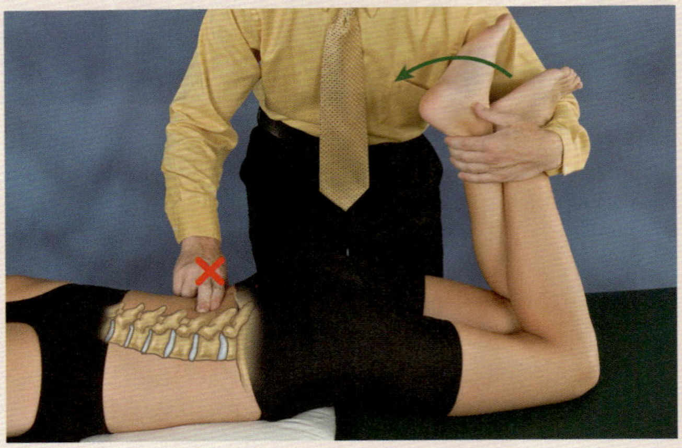

그림 28.75 엎드린 자세에서의 생리적 돌림(손가락 차단).(출처: Wise CH, and Gulick DT. Mobilization Notes. A Rehabilitation Specialist's Pocket Guide. Philadelphia. FA. Davis; 2009)

- **환자/치료사의 자세:** 환자는 엎드린 자세를 취하고, 치료사는 환자의 배 밑에 베개를 배치하고 허리뼈를 지지해 준다. 치료사는 환자의 측면에서 선 자세를 취한다.
- **손 배치:** 옆굽힘 가동술과 같은 방법으로, 가동될 분절의 가시돌기 측면에 손가락이나 엄지의 차단을 제공한다. 환자의 무릎이 폄되었을 때는, 치료사는 한 손으로 환자의 ASIS를 잡고, 아래팔을 볼기쪽으로 움직인다. 반대로 환자의 무릎이 굽힘되어 있을 때는, 환자의 발목을 잡고

움직임을 일으킨다.

- **힘 적용:** 치료사의 가동손은 환자의 ASIS에 배치하고, 가동될 분절에서 허리뼈 돌림을 일으키기 위해 골반을 통해 위쪽으로 힘을 가한다. 다른 방법으로는, 다리를 좌우로 움직임으로써 허리뼈의 돌림을 일으킨다. 차단된 분절을 위해 골반이나 다리를 움직임으로써 지속적인 유지와 진동기법을 수행한다.

생리적 운동을 동반한 종속운동기법 (그림 28.76)

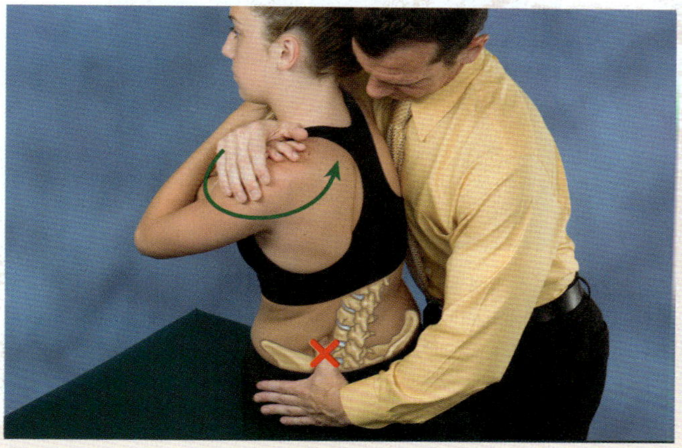

그림 28.76 앉은 자세에서의 생리적 돌림을 동반한 종속운동기법(손가락 차단).(출처: Wise CH, and Gulick DT. Mobilization Notes. A Rehabilitation Specialist's Pocket Guide. Philadelphia. FA. Davis; 2009)

- **환자/치료사의 자세:** 환자는 골반을 고정하기 위해 앉은 자세를 취하고, 팔짱을 낀다. 치료사는 환자의 측면에서 선 자세를 취한다.
- **손 배치:** 몸통의 돌림을 조절하기 위해, 팔짱낀 팔을 감싼 후 반대쪽 어깨 위에 손을 배치하고, 다른 손으로 손가락 차단을 제공한다. 힘을 적용하는 동안 고정을 제공하기 위해 가동 벨트를 치료사와 환자의 골반 앞쪽에 배치한다. 치료사의 손가락이나 엄지를 가동될 분절의 아래쪽 척추뼈 가시돌기 측면(돌림이 일어나는 방향과 반대되는 쪽)이나 돌림이 일어나는 쪽의 가로돌기에 배치한다.
- **힘 적용:** 환자가 능동 돌림을 수행하고 치료사가 환자의 움직임을 조절하고 돕는 동안, 치료사는 손가락 차단을 유지한다. 가동범위 내내 힘을 유지하고, 끝범위에서도 그 힘을 지속시킨다. 지속적인 유지와 진동기법도 끝범위에서 적용될 수 있다.

엉치엉덩관절(IS)의 가동술

IS의 앞쪽 돌림/뒤쪽 돌림: 등척성 가동술 (그림 28.77)

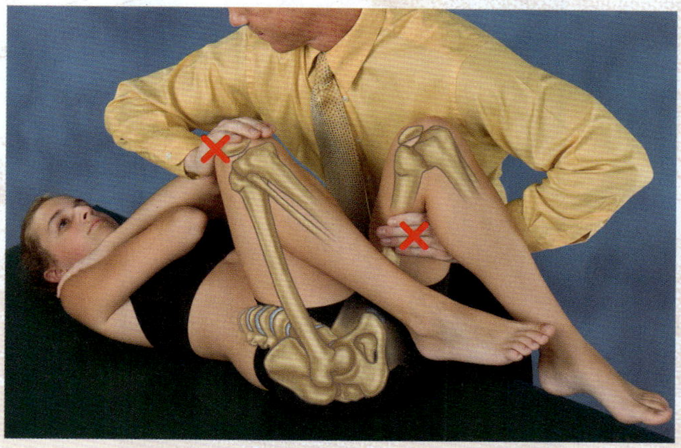

그림 28.77 IS 앞쪽 돌림/뒤쪽 돌림의 등척성 가동술.(출처: Wise CH, and Gulick DT. Mobilization Notes. A Rehabilitation Specialist's Pocket Guide. Philadelphia. FA. Davis; 2009)

- **적응증:** ***IS 앞쪽 돌림 가동술***은 IS 앞쪽 돌림의 제한이 있거나 뒤쪽 돌림된 볼기뼈 자세성 문제가 있을 때 적용된다. ***IS 뒤쪽 돌림 가동술***은 IS 뒤쪽 돌림의 제한이 있거나 앞쪽 돌림된 볼기뼈 자세성 문제가 있을 때 적용된다.
- **환자/치료사의 자세:** 환자는 누운 자세를 취하고, 엉덩관절을 다양하게 굽힘한다. 치료사는 환자의 측면에서 선 자세를 취한다.
- **손 배치:** 골반을 앞쪽 돌림으로 가동시키기 위해서는 가동손을 허벅지 먼쪽의 앞쪽면에 배치하고, 뒤쪽 돌림으로 가동시키기 위해서는 가동손을 허벅지 먼쪽의 뒤쪽면에 배치한다. 이때 고정손은 반대쪽 허벅지에 반대압을 적용한다.
- **힘 적용:** 적용 힘과 반대압을 동시에 동일한 힘으로 적용한다. 엉덩관절 굽힘근의 저항 등척성 수축은 앞쪽 돌림에 영향을 주고, 엉덩관절 폄근의 저항 등척성 수축은 뒤쪽 돌림에 영향을 준다.

IS의 앞쪽 돌림

- **적응증:** ***IS 앞쪽 돌림 가동술***은 IS 앞쪽 돌림의 제한이 있거나 뒤쪽 돌림된 볼기뼈 자세성 문제가 있을 때 적용된다.

종속운동기법 (그림 28.78)

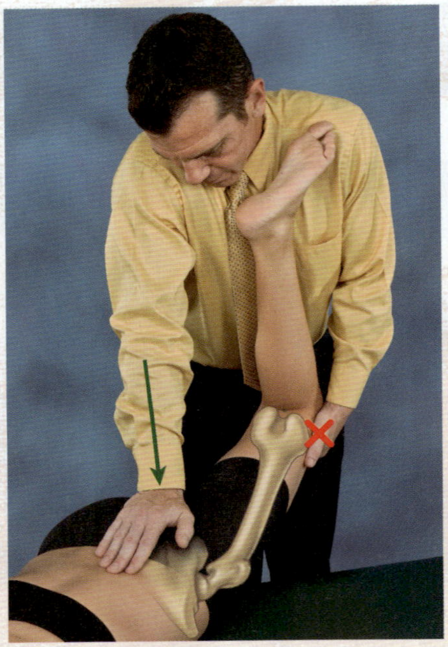

그림 28.78 IS 앞쪽 돌림.(출처: Wise CH, and Gulick DT. Mobilization Notes. A Rehabilitation Specialist's Pocket Guide. Philadelphia, FA. Davis; 2009)

- **환자/치료사의 자세:** 환자는 테이블의 대각선 방향으로 엎드린 자세를 취한다. 이때 한 발을 지면에 붙인다. 치료사는 환자와 같은 방향으로 선 자세를 취한다.
- **손 배치:** 반대쪽 골반의 고정은 지면에 닿아 있는 발을 통해 이루어진다. 꼬리쪽 손으로 무릎 바로 위쪽인 환자 허벅지 먼쪽의 앞쪽 면을 잡고, 머리쪽 손의 새끼두덩을 가동될 골반의 PSIS에 배치한다. 이때 힘의 적용 방향과 일직선되게 치료사의 아래팔을 배열시킨다.
- **힘 적용:** 꼬리쪽 손으로 환자의 엉덩관절을 폄시키고, 머리쪽 손으로 PSIS를 통해 앞위쪽의 힘을 적용한다. 진전이 점차 이루어짐에 따라, 환자는 엉덩관절 굽힘근을 추가적인 앞쪽 돌림에 이용할 목적으로 엉덩관절 굽힘의 등척성 힘을 발휘한다. 이때 치료사는 머리쪽 손의 앞위쪽 가동술의 힘으로 환자의 엉덩관절을 더욱 굽힘시킨다.

생리적 운동을 동반한 종속운동기법 (그림 28.79)

- **환자/치료사의 자세:** 환자는 런지나 반무릎서기와 같은 선 자세를 취한다. 이때 가동시킬 골반쪽의 다리를 뒤쪽으로 배치한다. 치료사는 가동시킬 골반의 반대쪽에서 선 자세를 취한다. 이때 치료사는 환자의 움직임을 수용하기 위해, 펜싱 찌르기와 비슷한 자세를 취한다.
- **손 배치:** 고정손과 팔을 환자의 복부에 배치하고, 가동손을 PSIS에 배치한다. 이때 힘의 방향과 일직선되게 치료사의 팔을 배치한다.

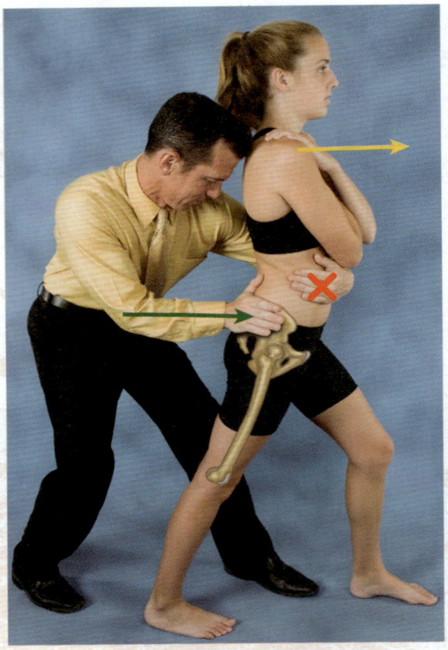

그림 28.79 생리적 운동이 동반된, IS 앞쪽 돌림.(출처: Wise CH, and Gulick DT. Mobilization Notes. A Rehabilitation Specialist's Pocket Guide. Philadelphia, FA. Davis; 2009)

- **힘 적용:** 환자는 부드럽게 뒤쪽 발에서 앞쪽 발로 체중을 이동하여, 가동될 골반쪽의 엉덩관절을 폄시킨다. 치료사가 복부의 고정을 유지하고 PSIS를 통해 앞쪽으로 힘을 가할 때, 환자가 위의 동작을 수행한다. 가동범위 내내 힘을 유지하고, 끝범위에서도 그 힘을 지속시킨다.

IS의 뒤쪽 돌림

적응증:

- ***IS 뒤쪽 돌림 가동술***은 IS 뒤쪽 돌림의 제한이 있거나 볼기뼈의 앞쪽 돌림된 자세성 문제가 있을 때 적용된다.

종속운동기법 (그림 28.80)

- **환자/치료사의 자세:** 환자는 가동될 부위를 위쪽으로 하여 옆으로 누운 자세를 취하고, 그쪽 엉덩관절을 90°로 굽힘한다. 치료사는 환자를 마주보고 서서, 위쪽 허벅지의 뒤쪽면을 자신의 몸통에 밀착시킨다.
- **손 배치:** 반대쪽 엉덩관절을 중립위로 테이블에 올려놓고 고정한다. 치료사의 머리쪽 손을 환자의 ASIS에 접촉하고, 꼬리쪽 손을 가동시킬 골반쪽 궁둥뼈거친면에 접촉시킨다. 이때 치료사의 양쪽 아래팔은 힘을 적용하는 방향과 이에 반대되는 방향으로 서로 일직선 되게 배치한다.

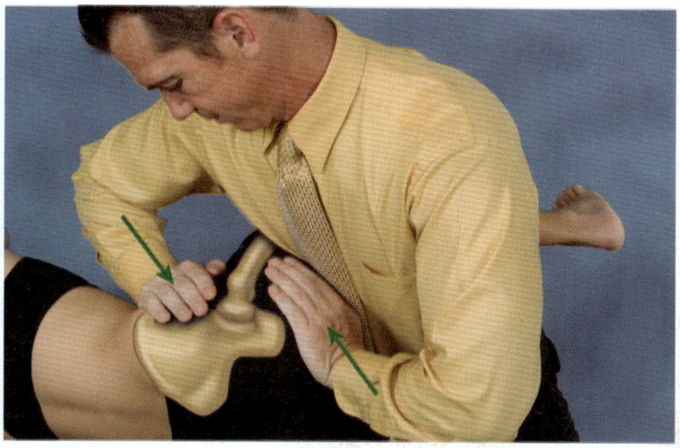

그림 28.80 IS 뒤쪽 돌림.(출처: Wise CH, and Gulick DT. Mobilization Notes. A Rehabilitation Specialist's Pocket Guide. Philadelphia. FA. Davis; 2009)

- **힘 적용:** 환자의 엉덩관절을 굽힘시킨다. 관절이 팽팽해진 후에는, 동일하지만 방향이 서로 반대되는 힘을 적용한다. 진전이 점차 이루어짐에 따라, 환자는 엉덩관절 폄근을 추가적인 뒤쪽 돌림에 이용할 목적으로 엉덩관절 폄의 등척성 힘을 치료사의 몸통에 전달한다. 이때 치료사는 가동술의 힘으로 환자의 엉덩관절을 더욱 굽힘시킨다.

생리적 운동을 동반한 종속운동기법 (그림 28.81)

- **환자/치료사의 자세:** 환자는 선 자세를 취한다. 치료사는 가동될 골반의 반대쪽에서 선 자세를 취한다. 환자가 움직이는 것을 수용하기 위해 펜싱 찌르기 자세와 비슷한 서기 자세를 취한다.

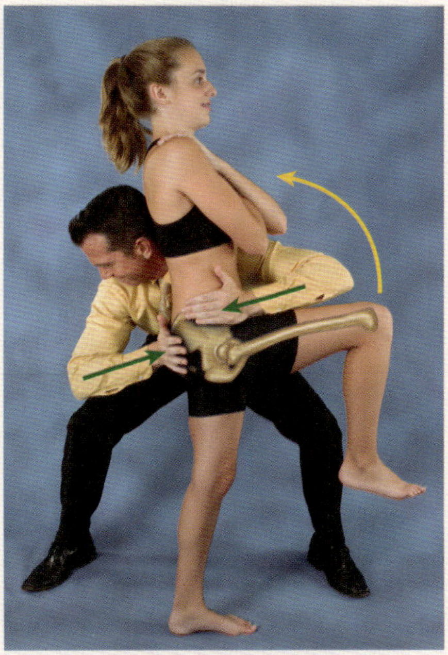

그림 28.81 생리적 운동이 동반된, IS 뒤쪽 돌림.(출처: Wise CH, and Gulick DT. Mobilization Notes. A Rehabilitation Specialist's Pocket Guide. Philadelphia. FA. Davis; 2009)

- **손 배치:** 고정손을 환자의 엉치뼈 위에 배치하고, 가동손을 ASIS에 배치한다. 이때 팔을 힘의 방향과 일직선되게 배치한다.
- **힘 적용:** 환자는 가동될 골반의 엉덩관절을 능동으로 굽힘한다. 치료사가 엉치뼈를 고정하는 동안 ASIS를 통해 뒤쪽 방향으로 힘을 가할 때, 환자가 위의 동작을 수행한다. 가동범위 내내 힘을 유지하고, 끝범위에서도 그 힘을 지속시킨다.

IS의 다운 슬립

적응증:

- *IS 다운 슬립 가동술*은 볼기뼈의 가동성 제한이 있거나, 업슬립 자세성 문제가 있을 때 적용된다.

종속운동기법 (그림 28.82)

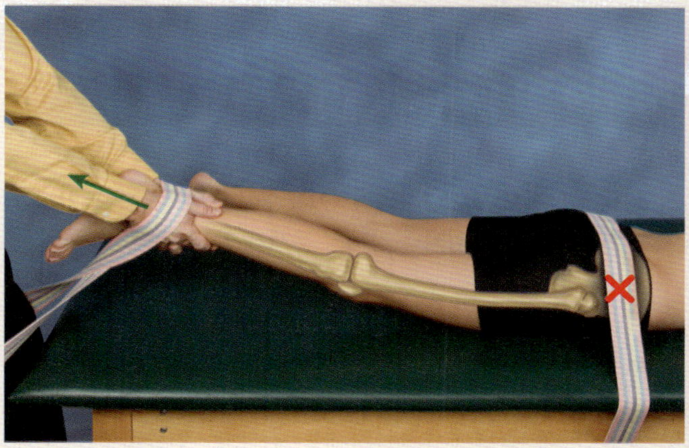

그림 28.82 IS 다운 슬립. (출처: Wise CH, and Gulick DT. Mobilization Notes. A Rehabilitation Specialist's Pocket Guide. Philadelphia. FA. Davis; 2009)

- **환자/치료사의 자세:** 환자는 뒤쪽 돌림의 가동술을 수행할 때는 누운 자세를 취하고, 또는 앞쪽 돌림의 가동술을 수행할 때는 엎드린 자세를 취한다. 미리 엉덩관절을 모음과 안쪽돌림의 자세로 배치한다. 다른 자세로서, 환자는 가동될 골반을 위쪽으로 배치하고 옆으로 누운 자세를 취한다. 치료사는 환자의 발쪽에 서서 환자의 머리를 바라본다.
- **손 배치:** 고정은 환자의 체중에 의해 제공된다. 치료사는 힘이 적용되는 방향에 치료사의 아래팔을 배치될 수 있도록 양 손으로 발목의 바로 몸쪽인 종아리 먼쪽 부위를 잡거나, 또는 무릎의 몸쪽 부위를 잡는다. 가동벨트를 8자 모양으로 배치하여 치료사의 손을 보강한다. 환자가

옆으로 누웠을 때는, 치료사의 머리쪽 손을 위쪽 골반의 엉덩뼈능선에 배치한다.

- **힘 적용:** 치료사는 손의 접촉을 유지한 채, 앞쪽 다리에서 뒤쪽 다리로 체중을 이동한다. 환자가 옆으로 누웠다면, 손 접촉을 통해 꼬리쪽으로 힘을 가한다. 적응증이라면, 지속적인 유지나 진동을 수행한다.

생리적 운동을 동반한 종속운동기법

- **환자/치료사의 자세:** 환자는 선 자세에서 가동될 골반 쪽의 다리를 발판 위에 올려놓는다. 치료사는 환자의 앞쪽, 뒤쪽 또는 측면에서 무릎 꿇은 자세를 취한다.
- **손 배치:** 치료사는 양 손으로 가동될 골반의 종아리 먼쪽 부위를 잡는다.
- **힘 적용:** 가동될 골반쪽 다리를 통해 꼬리쪽 방향의 힘을 적용하고, 그 다음에는 골반을 통해 꼬리쪽 방향의 힘을 적용한다. 다른 기법으로는, 환자를 옆으로 누운 자세로 취하게 한 후, 치료사가 엉덩뼈능선을 통해 힘을 적용하는 동안 환자가 능동으로 다운 슬립하는 것이다. 가동범위 내내 힘을 유지하고, 끝범위에서도 그 힘을 지속시킨다.

IS의 아웃플레어와 인플레어

적응증:

- ***IS 아웃플레어 가동술과 인플레어 가동술***은 볼기뼈의 가동성 제한이 있거나 자세성 문제가 있을 때 적용된다.

종속운동기법 (그림 28.83, 그림 28.84)

- **환자/치료사의 자세:** 환자는 엉덩관절을 중립위로 하고 선 자세를 취한다. 치료사는 아웃플레어를 위해 가동될 골반 쪽 측면에서 선 자세를 취하고, 인플레어를 위해 반대 골반 쪽 측면에서 선 자세를 취한다.

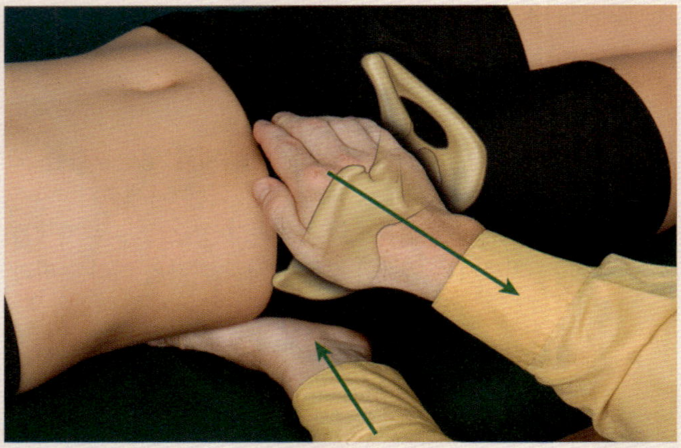

그림 28.83 IS 아웃플레어.(출처: Wise CH, and Gulick DT. Mobilization Notes. A Rehabilitation Specialist's Pocket Guide. Philadelphia. FA. Davis; 2009)

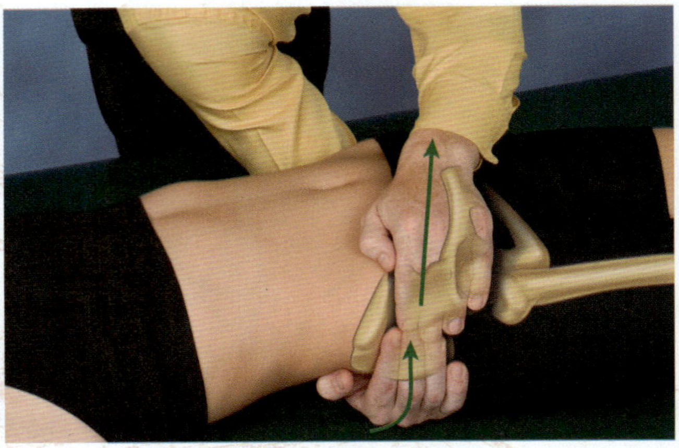

그림 28.84 IS 인플레어.(출처: Wise CH, and Gulick DT. Mobilization Notes. A Rehabilitation Specialist's Pocket Guide. Philadelphia. FA. Davis; 2009)

- **손 배치:** 고정은 환자의 체중에 의해 제공된다. 아웃플레어를 위해, 한 손으로 ASIS의 안쪽면을 잡고, 다른 손으로 PSIS를 잡는다. 치료사는 자신의 아래팔을 힘 적용 방향과 일직선 되게 배열한다.
- **힘 적용:** 아웃플레어를 위해 ASIS를 가쪽으로 힘을 가하고 PSIS를 안쪽으로 힘을 가한다. 인플레어를 위해 ASIS를 안쪽으로 힘을 가하고 PSIS를 가쪽으로 힘을 가한다.

생리적 운동을 동반한 종속운동기법 (그림 28.85, 그림 28.86)

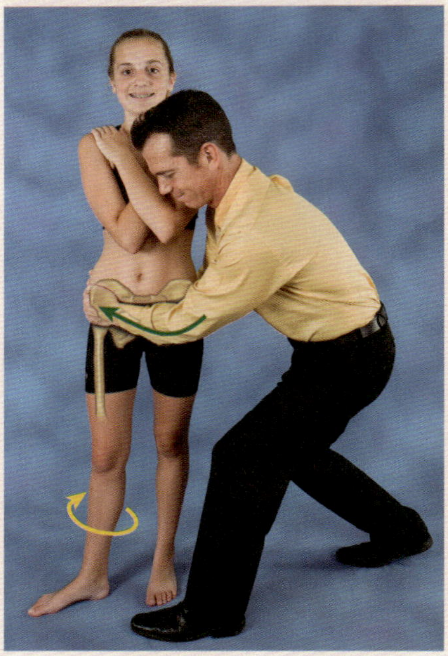

그림 28.85 선 자세에서의 생리적 운동을 동반한, IS 아웃플레어 종속운동.(출처: Wise CH, and Gulick DT. Mobilization Notes. A Rehabilitation Specialist's Pocket Guide. Philadelphia. FA. Davis; 2009)

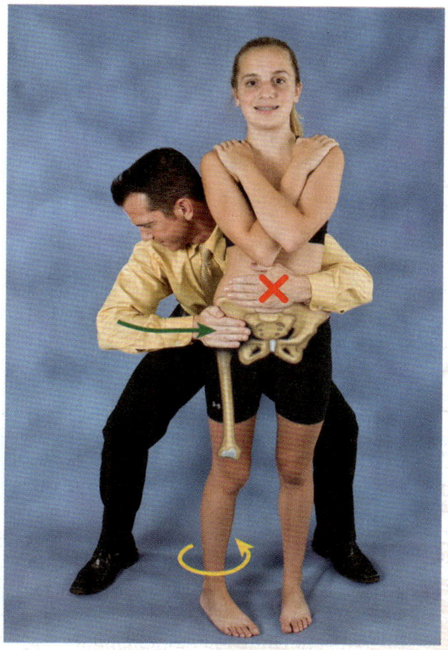

그림 28.86 선 자세에서의 생리적 운동을 동반한 IS 인플레어 종속운동.(출처: Wise CH, and Gulick DT. Mobilization Notes. A Rehabilitation Specialist's Pocket Guide. Philadelphia. FA. Davis; 2009)

- **환자/치료사의 자세:** 환자는 선 자세를 취한다. 치료사는 가동될 골반의 반대쪽에서 선 자세를 취한다.
- **손 배치:** 아웃플레어를 위해, 고정손을 PSIS나 엉치뼈에 접촉하고, 가동손을 ASIS의 안쪽면에 접촉한다. 인플레어를 위해, 복부를 가로질러 고정 팔을 배치하고, 가동손을 ASIS의 가쪽면에 접촉한다.
- **힘 적용:** 아웃플레어를 위해, 환자가 엉덩관절을 가쪽돌림하는 동안, 치료사는 엉치뼈를 고정하고 ASIS를 통해 힘을 뒤가쪽 방향으로 적용한다. 인플레어를 위해, 환자가 엉덩관절을 안쪽돌림하는 동안, 치료사는 복부를 고정하고 ASIS를 통해 힘을 앞안쪽 방향으로 적용한다.

SI의 앞쪽굽힘과 뒤쪽굽힘

적응증:

- ***SI 앞쪽굽힘 가동술과 뒤쪽굽힘 가동술***은 엉치뼈의 가동성 제한이 있거나 자세성 문제가 있을 때 적용된다.

종속운동기법 (그림 28.87, 그림 28.88)

- **환자/치료사의 자세:** 환자는 SI 앞쪽굽힘을 위해 엎드린 자세에서 엉덩관절을 가쪽돌림하고, 뒤쪽굽힘을 위해 엉덩관절을 안쪽돌림한다. 치료사는 환자의 측면에서 선 자세를 취한다.
- **손 배치:** 고정은 체중에 의해 제공된다. SI의 앞쪽굽힘을 위해, 콩알뼈 부위나 양쪽 엄지를 겹쳐서 엉치뼈바닥에

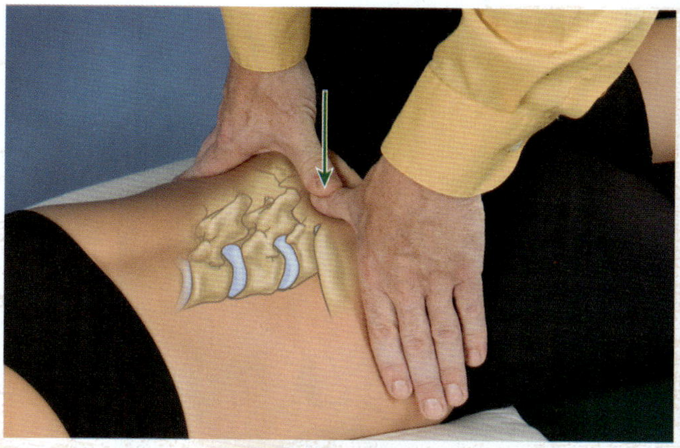

그림 28.87 엎드린 자세에서의 SI 앞쪽굽힘.(출처: Wise CH, and Gulick DT. Mobilization Notes. A Rehabilitation Specialist's Pocket Guide. Philadelphia. FA. Davis; 2009)

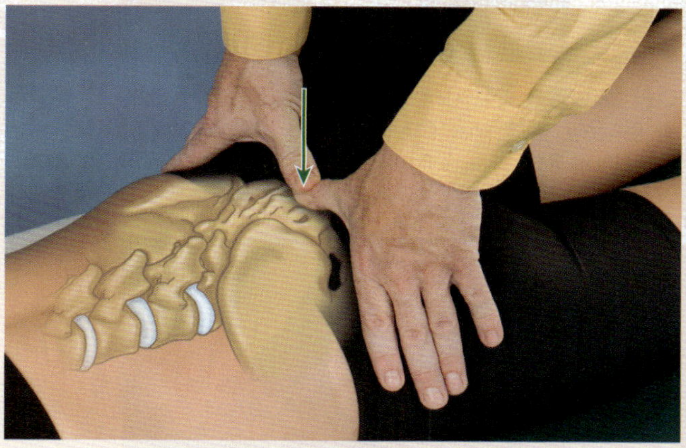

그림 28.88 엎드린 자세에서의 SI 뒤쪽굽힘.(출처: Wise CH, and Gulick DT. Mobilization Notes. A Rehabilitation Specialist's Pocket Guide. Philadelphia. FA. Davis; 2009)

배치한다. SI의 뒤쪽굽힘을 위해, 콩알뼈 부위나 양쪽 엄지를 겹쳐서 엉치뼈꼭대기에 배치한다. 치료사는 자신의 아래팔을 힘의 적용 방향과 일직선 되게 배열한다.

- **힘 적용:** 손 접촉을 통해 힘을 적용한다. SI 앞쪽굽힘 가동술은 날숨에 맞춰 이루어지고, SI 뒤쪽굽힘 가동술은 들숨에 맞춰 이루어진다.

생리적 운동을 동반한 종속운동기법 (그림 28.89, 그림 28.90)

- **환자/치료사의 자세:** 환자는 앉은 자세나 선 자세를 취하고, 치료사는 환자의 뒤쪽에서 선 자세나 쭈그려 앉은 자세를 취한다.
- **손 배치:** 엉덩뼈를 고정하기 위해 환자는 앉은 자세를 취한다. 환자의 복부를 가로질러 팔을 배치함으로써도 환자를 고정할 수 있다. SI 앞쪽굽힘을 위해 과압박을 적용

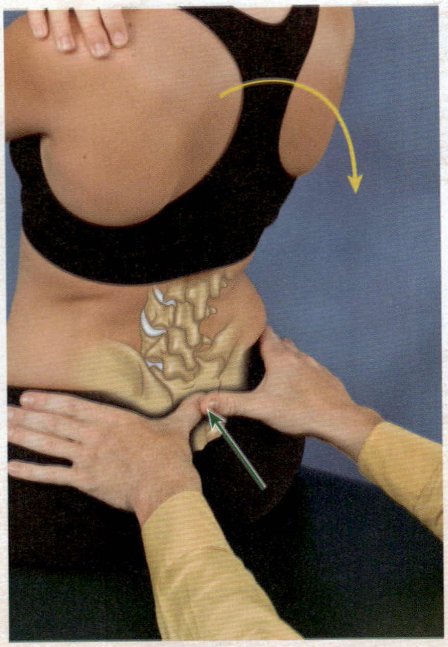

그림 28.89 앉은 자세에서의 생리적 운동을 동반한, SI 앞쪽굽힘 종속운동.(출처: Wise CH, and Gulick DT. Mobilization Notes. A Rehabilitation Specialist's Pocket Guide. Philadelphia. FA. Davis; 2009)

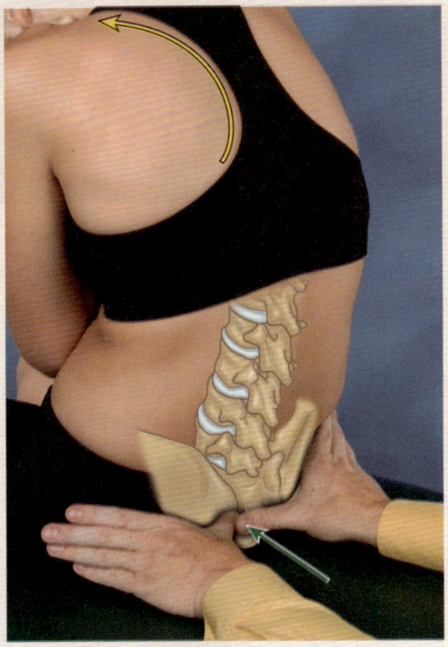

그림 28.90 앉은 자세에서의 생리적 운동을 동반한, SI 뒤쪽굽힘 종속운동.(출처: Wise CH, and Gulick DT. Mobilization Notes. A Rehabilitation Specialist's Pocket Guide. Philadelphia. FA. Davis; 2009)

하거나 뒤쪽굽힘의 반대압을 적용하기 위해 양쪽 엄지를 겹치거나 콩알뼈 부위를 엉치뼈바닥에 배치하거나 또는 SI 뒤쪽굽힘쪽으로 과압박을 적용하기 위해, 앞쪽굽힘의 반대압을 적용하기 위해 엉치뼈꼭대기에 배치한다.

- **힘 적용:** SI의 앞쪽굽힘을 위해 환자가 능동으로 허리뼈를 뒤쪽굽힘하는 동안, 치료사는 엉치뼈바닥의 접촉손을 통해 과압박을 적용하고, 엉덩뼈꼭대기의 접촉손을 통해 반대압을 적용한다. SI의 뒤쪽굽힘을 위해 환자가 능동으로 허리뼈를 앞쪽굽힘하는 동안, 치료사는 엉치뼈꼭대기의 접촉손을 통해 과압박을 적용하고, 엉덩뼈바닥의 접촉손을 통해 반대압을 적용한다. 가동범위 내내 힘을 유지하고, 끝범위에서도 그 힘을 지속시킨다. SI의 앞쪽굽힘이나 뒤쪽굽힘을 위한 자가가동술이 주먹, 공(ball)이나 가동 스트랩을 통해 이루어질 수 있다.

SI의 앞쪽 비틀림과 뒤쪽 비틀림

적응증:

- ***SI 앞쪽 비틀림 가동술과 뒤쪽 비틀림 가동술***은 엉치뼈의 가동성 제한이 있거나 자세성 문제가 있을 때 적용된다.

종속운동기법 (그림 28.91, 그림 28.92)

- **환자/치료사의 자세:** 환자는 앞쪽 비틀림 가동술을 위해 엉덩관절을 가쪽돌림하고 엎드린 자세를 취하고, 뒤쪽 비틀림 가동술을 위해 엉덩관절을 안쪽돌림하고 엎드린 자세를 취한다. 치료사는 가동될 골반의 뒤쪽이나 반대 골반쪽에서 선 자세를 취한다.
- **손 배치:** SI의 앞쪽 비틀림을 위해, 고정손을 가동될 골반의 ASIS에 배치한다. SI의 뒤쪽 비틀림을 위해, 고정손을 가동될 골반의 PSIS에 배치한다. SI의 앞쪽 비틀림을 위해, 가동손의 콩알뼈 부위나 엄지를 가동될 골반의 엉치뼈고랑에 배치한다. SI의 뒤쪽 비틀림을 위해, 가동손의 콩알뼈 부위나 엄지를 반대 골반쪽의 엉치뼈 아래가쪽 모서리에 배치한다.

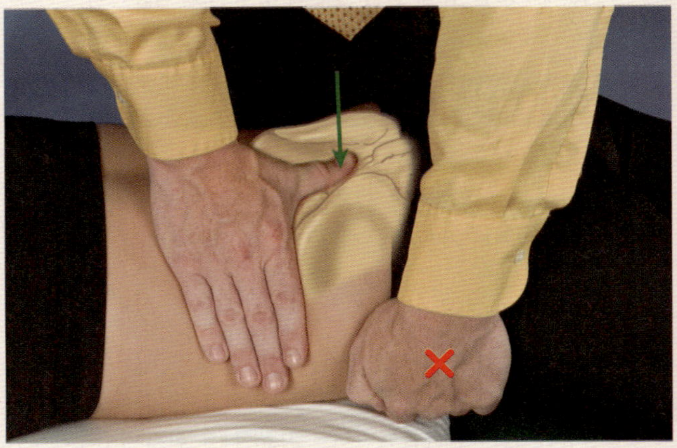

그림 28.91 엎드린 자세에서의 SI 앞쪽 비틀림.(출처: Wise CH, and Gulick DT. Mobilization Notes. A Rehabilitation Specialist's Pocket Guide. Philadelphia. FA. Davis; 2009)

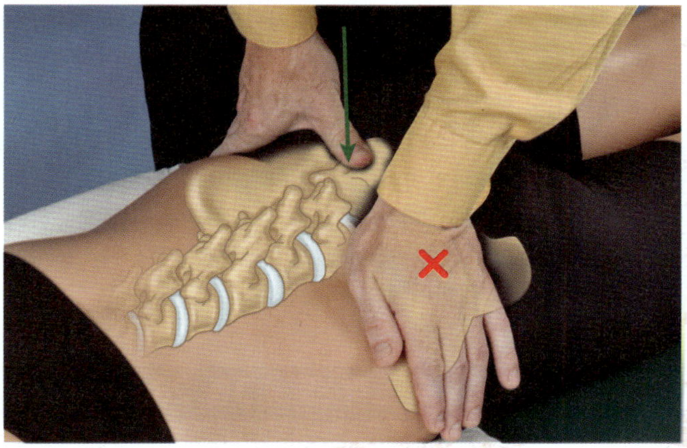

그림 28.92 엎드린 자세에서의 SI 뒤쪽 비틀림.(출처: Wise CH, and Gulick DT. Mobilization Notes. A Rehabilitation Specialist's Pocket Guide. Philadelphia. FA. Davis; 2009)

- **힘 적용:** 치료사는 고정을 유지한 채, 가동손을 통해 힘을 적용한다. SI 앞쪽 비틀림 가동술은 날숨에 맞춰 이루어지고, SI 뒤쪽 비틀림 가동술은 들숨에 맞춰 이루어진다.

생리적 운동을 동반한 종속운동기법 (그림 28.93, 그림 28.94)

- **환자/치료사의 자세:** 환자는 앉은 자세나 선 자세를 취하고, 치료사는 환자의 뒤쪽에서 선 자세나 쭈그려 앉은 자세를 취한다.

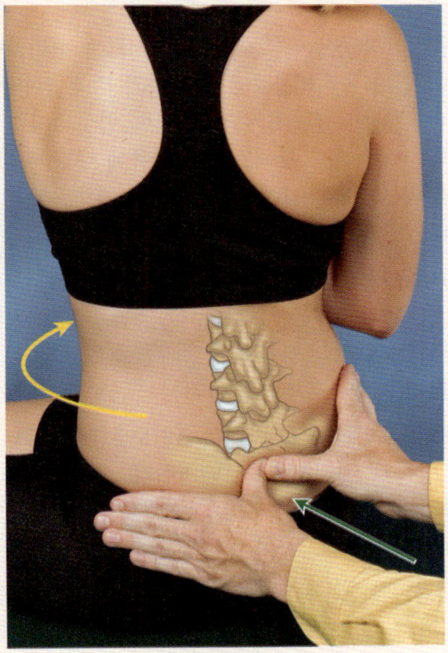

그림 28.93 앉은 자세에서의 생리적 운동을 동반한, SI 앞쪽 비틀림 종속운동.(출처: Wise CH, and Gulick DT. Mobilization Notes. A Rehabilitation Specialist's Pocket Guide. Philadelphia. FA. Davis; 2009)

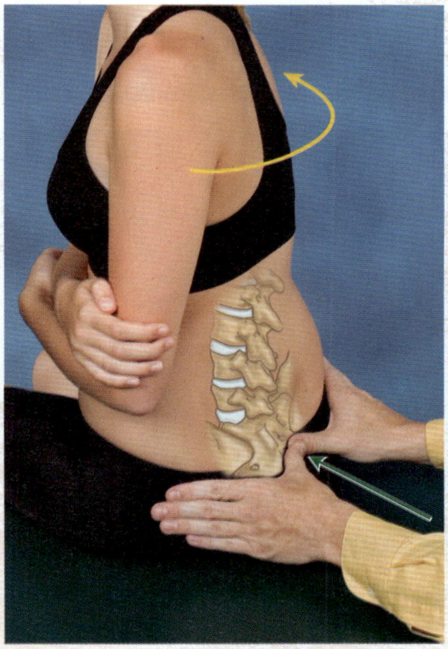

그림 28.94 앉은 자세에서의 생리적 운동을 동반한, SI 뒤쪽 비틀림 종속운동.(출처: Wise CH, and Gulick DT. Mobilization Notes. A Rehabilitation Specialist's Pocket Guide. Philadelphia. FA. Davis; 2009)

- **손 배치:** 환자는 앉은 자세를 취함으로써 엉덩뼈를 고정한다. 치료사는 환자의 복부를 가로질러 팔을 배치함으로써도 환자를 고정할 수 있다. 왼쪽 SI 앞쪽 비틀림을 위해, 과압박을 적용할 때나 반대압을 적용할 때는 오른쪽 엉치뼈고랑에 양쪽 엄지를 겹치거나 콩알뼈 부위를 배치한다. 반대로, 오른쪽 SI 앞쪽 비틀림을 위해, 과압박을 적용할 때나 반대압을 적용할 때는 왼쪽 엉치뼈고랑에 양쪽 엄지를 겹쳐 배치하거나 콩알뼈 부위를 배치한다. 왼쪽 SI 뒤쪽 비틀림을 위해, 과압박을 적용할 때나 반대압을 적용할 때는 오른쪽 엉치뼈 아래가쪽 모서리에 양쪽 엄지를 겹쳐 배치하거나 콩알뼈 부위를 배치한다. 반대로, 오른쪽 SI 뒤쪽 비틀림을 위해, 과압박을 적용할 때나 반대압을 적용할 때는 왼쪽 엉치뼈 아래가쪽 모서리에 양쪽 엄지를 겹쳐 배치하거나 또는 콩알뼈 부위를 배치한다. 이때 치료사는 자신의 아래팔을 힘의 적용 방향과 일직선되게 배열한다.
- **힘 적용:** SI의 앞쪽 비틀림을 위해 환자가 능동으로 돌림하는 동안, 치료사는 반대쪽 엉치뼈고랑을 통해 과압박을 적용하거나 동측 엉치뼈고랑을 통해 반대압을 적용한다. SI의 뒤쪽 비틀림을 위해 환자가 능동으로 돌림하는 동안, 치료사는 반대쪽 엉치뼈 아래가쪽 모서리를 통해 과압박을 적용하거나 동측 엉치뼈 아래가쪽 모서리를 통해 반대압을 적용한다. 가동범위 내내 힘을 유지하고, 끝범위에서도 그 힘을 지속시킨다.

인대 긴장 잠김 빠른 속도 트러스트를 동반한 허리돌림 가동술(그림 28.95)

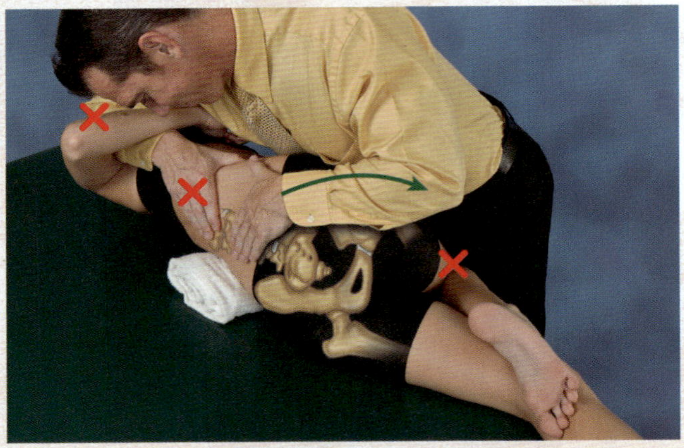

그림 28.95 인대 긴장 잠김 빠른 속도 트러스트를 동반한 허리돌림 가동술.(출처: Wise CH, and Gulick DT. Mobilization Notes. A Rehabilitation Specialist's Pocket Guide. Philadelphia. FA. Davis; 2009)

- **적응증:** ***인대 긴장 잠김 빠른 속도 트러스트***를 동반한 허리돌림 가동술은 분절의 편측 벌림에 제한이 있거나, 증상의 완화를 위해 또는 분절을 중립위로 회복하기 위해 적용된다. 인대 긴장 잠김은 이런 절차의 특이성을 증가시킨다. *임상예측법칙*은 이 절차의 이용에 대한 임상의사결정을 가이드한다. 빠른 속도 트러스트의 이용에 대한 임상예측법측과 관련된 자세한 내용을 알고 싶으면, 18장을 참고하기 바란다.
- **환자/치료사의 자세:** 환자는 오른쪽 옆으로 누운 자세를 취하고, 엉덩관절과 무릎관절을 굽힘한다. 치료사는 환자의 허벅지 1/3이 테이블 밖으로 걸쳐질 수 있도록 만들고, 환자에 밀착한다. 치료사는 환자를 마주보고 선 자세를 취한다. 환자의 자세 설정은 다음과 같다:
  1. 환자의 위쪽 무릎을 치료사의 ASIS에 밀착시킨다.
  2. 치료사는 꼬리쪽 손으로 위쪽 다리를 지지하고, 머리쪽 손으로 촉진하면서, 운동이 가동될 허리뼈 분절의 가시돌기사이공간에 도달할 때까지 왼쪽에서 오른쪽으로 움직인다.
  3. 운동이 원하는 분절에서 느껴지면, 고정을 위해 위쪽 다리의 환자 발을 아래쪽 다리의 무릎 뒤에 배치한다.
  4. 치료사는 움직임을 모니터하기 위해, 가시돌기사이공간으로 꼬리쪽 손을 움직인다. 그리고 머리쪽 손으로 환자의 아래쪽 팔을 잡고 천장 쪽으로 부드럽게 당겨, 원하는 분절의 돌림을 일으킨다.
- **손 배치:** 치료사의 꼬리쪽 손을 환자의 볼기쪽에 배치한다. 그리고 꼬리쪽 손과 함께 머리쪽 손이 피부 잠김을 일으킬 수 있도록 머리쪽 팔로 환자의 위쪽 팔을 감싼다. 머리쪽 손가락을 가동될 분절의 위쪽 척추뼈 가시돌기 윗면에 배치하고, 꼬리쪽 손가락으로 가동될 분절의 아래쪽 척추뼈 가시돌기 아래쪽면을 차단한다. 다른 배치 방법으로는, 꼬리쪽 아래팔을 볼기쪽에 배치하는 것이다.
- **힘 적용:** 모든 손 접촉을 잘 유지하고, 치료사는 환자의 몸통이 테이블과 수직되도록 자신 쪽으로 돌림시킨다, 인대가 잠김될 때까지 인대를 당긴다. 꼬리쪽 팔로 골반을 차단하는 동시에, 머리쪽 팔로 환자의 몸통에 힘을 적용하거나, 반대로 머리쪽 팔로 환자의 몸통을 차단하는 동시에 꼬리쪽 팔로 골반에 힘을 적용한다.

허리골반 빠른 속도 트러스트 (그림 28.96)

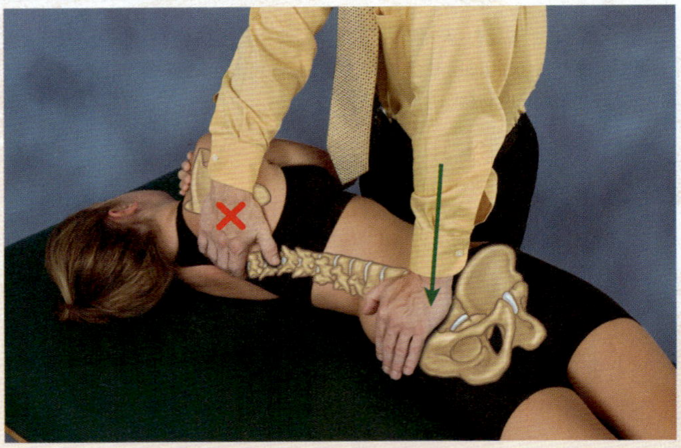

그림 28.96 허리골반 빠른 속도 트러스트.(출처: Wise CH, and Gulick DT. Mobilization Notes. A Rehabilitation Specialist's Pocket Guide. Philadelphia. FA. Davis; 2009).

- **적응증:** 허리골반 빠른 속도 트러스트는 허리골반 부위의 제한이 있거나 허리통증을 완화하기 위해 적용된다. 임상예측법칙은 이 절차의 이용에 대한 임상의사결정을 가이드한다. 빠른 속도 트러스트의 이용에 대한 임상예측법측과 관련된 자세한 내용을 알고 싶으면, 18장을 참고하기 바란다.
- **환자/치료사의 자세:** 환자는 누운 자세에서 머리 뒤에 양 손을 깍지 낀다. 치료사는 가동될 골반의 반대쪽에서 선 자세를 취한다. 환자의 엉덩관절을 치료사 쪽으로 가져감으로써 치료사로부터 멀어지는 옆굽힘을 일으킨다.
- **손 배치:** 꼬리쪽 손을 반대쪽 ASIS에 배치하고, 아래팔을 힘의 방향과 일직선 되게 배열한다. 그리고 머리쪽 손으로 환자의 양 팔을 감싸거나, 머리쪽 손을 환자의 반대쪽 어깨뼈 뒷면에 배치한다.
- **힘 적용:** 환자의 ASIS에 배치된 손에서 움직임이 느껴질 때까지, 환자의 양팔이나 어깨뼈에 놓인 접촉 손으로 환자의 몸통을 치료사 쪽으로 돌림시킨다. 움직임이 ASIS에서 느껴지면, 돌림을 중단한다. 이런 자세를 유지하면서, ASIS에 배치된 손을 통해 작은 진폭의 빠른 속도 트러스트를 뒤쪽 방향으로 적용한다.

임상 사례 (CLINICAL CASE)

사례 1

현재 병력 (HPI)

28세의 남성이 2주 전에 발생한 사고(커다란 타위에 부딪혀 왼쪽 비틀림과 과도한 굽힘)로 오늘 물리치료실을 방문했다. 그는 장시간 앉은 자세를 취하고, 오른쪽 다리로 편측 체중부하를 할 때 오른쪽 무릎의 뒤쪽까지 저림이 발생한다고 말한다. 그는 약 6개월 전 직장에서 과거의 경험이 일어났음을 보고했다. 그는 손상 후, 많은 시간을 앉은 자세에서 비디오 게임만 하고, 활동을 하지 않았다고 말했다. 현재 그의 통증은 3/10 수준이다.

자가 장애 평가: 공포 회피 신뢰 설문(FABQ, 직업 부문) = 21

시진: 오른발 발꿈치닿기가 감소된 통증성 보행

신경학적 선별검사: 모두가 정상범위에 들어 있다.

AROM

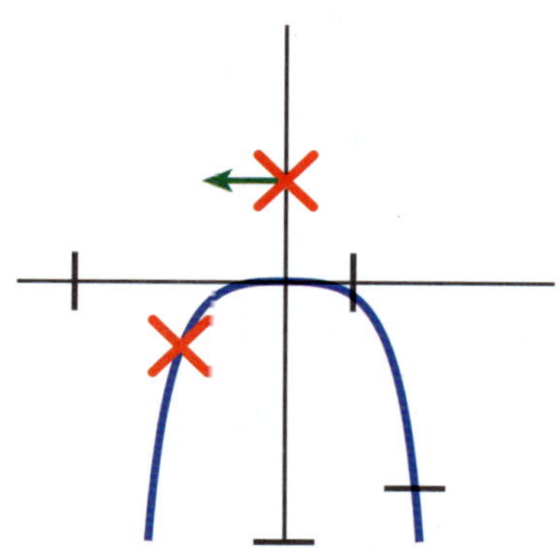

PPIVM: 앞쪽굽힘, 오른쪽 옆굽힘, 왼쪽 돌림의 저가동

PAIVM: L2–L3의 중앙 앞쪽 활주의 저가동성과 L2 오른쪽 가로돌기의 편측 앞쪽 활주의 저가동성이 있음. 통증이 시작하기 전에, R1과 R2가 확인되었다.

IS 가동성 검사: PSIS FB 검사 = 양성

SI 가동성 검사: 앉은 자세 굽힘 검사(Sit slump) = 굽힘 동안 양성; 엉치뼈 스프링 검사 = 엉치뼈꼭대기에서 양성.

근력: 중간볼기근 = 4/5과 통증; 위쪽 복부 = 4/5; 아래쪽 복부 = 3/5; 엎드린 자세에서, 배가로근의 안쪽당김 검사 = 3 ㎜Hg로 최대 5초 유지하고, 2회 반복.

촉진: 오른쪽 중간볼기와 오른쪽 PSIS에서 압통이 발생하고, 촉진 시 다리에서 증상이 증가됨. 오른쪽 큰뼈돌기에서 압통이 발생하고, 양쪽 척주옆근에서 뚜렷한 근방호가 발생함.

특수검사: SLR(장딴지신경 편중) = 양성, Gaenslen 검사 = 양성, POSH = 양성, 누운 자세에서 길게 앉은 자세 검사(누운 자세에서는 오른쪽 다리가 짧아지고, 앉은 자세에서는 길어진다) = 양성, 사분원 검사 = 양성, Pheasant 검사 = 음성, Waddell 검사(4/5) = 양성.

1. 파트너에게 검사의 각 요소를 수행해 본다.
2. 손상의 문제목록을 개발한다.
3. 병태해부학 중심 진단을 설정한다.
4. 손상 중심 진단을 설정한다.
5. 3개의 가동술, 3개의 신장기법, 3개의 점진적 저항운동 등을 포함한 관리계획을 만든다. 파트너에게 이것들을 각각 수행해 본다.

사례 2

현재 병력 (HPI)

15세 여성이 심한 요통(8/10)으로 물리치료실을 오늘 방문했다. 그녀는 작년 체조경기 이후에 증상이 시작했다고 보고했다. 그녀는 증상에도 불구하고, 1주일에 5일, 2–3 시간 정도의 훈련과 경기에 계속 참여했다. 그녀는 현재 프리올림픽 참여를 준비하고 있다. 현재 그녀는 왼쪽 다리의 뒤쪽면과 발바닥에 간헐적인 감각이상이 일어난다고 호소한다.

자가 장애 평가: Oswestry 장애 지수 = 42%

AROM

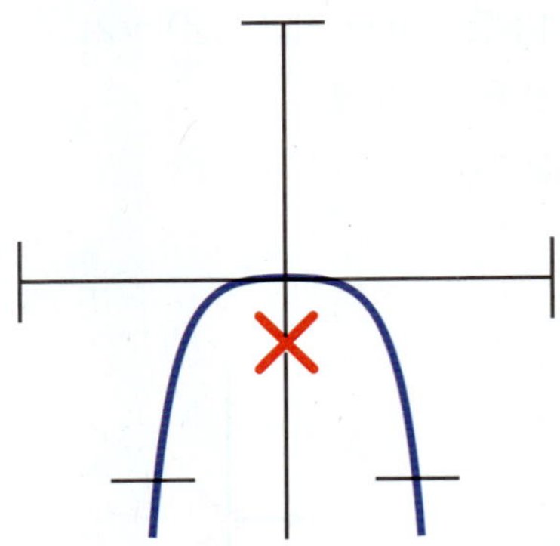

PPIVM: 앞쪽굽힘, 양쪽 옆굽힘, 양쪽 돌림의 저가동성

PAIVM: 중앙 앞쪽 활주: L1–L4: P1/2 이전에 R1/R2가 일어남. 오른쪽 엉덩관절 안쪽돌림 = 25°, 왼쪽 엉덩관절의 안쪽돌림 = 15°.

근력: 배가로근의 안쪽당김 검사 = 피로할 때까지 6 ㎜Hg로 5초 유지하고, 5회 반복. 분절 뭇갈래근 검사에서 척주세움근이 우세하게 나타남.

신경학적 선별검사: 근육절 검사: 왼쪽 발바닥굽힘 = 3/5이고, 보조장비 없이 보행을 할 수 없음. 나머지는 5/5; 피부절 검사와 DTR 검사는 정상범위.

촉진: 등허리근 척주 주위 근육에서 조직 긴장이 증가됨. L5–S1 분절에서 비후된 띠가 촉진됨. 지지하고 엎드린 자세에 비해 선 자세를 취할 때, 이 부위에서 근방호가 증가됨.

특수검사: SLR(정강신경 편중) = 20°에서 양성, slump 검사 = 20° 시 무릎에서 양성, SI 벌림 검사/압박검사 = 음성, FABER 검사 = 음성, 엎드린 자세의 안정성 검사 = 양성, 앞쪽 불안정 검사 = 양성.

1. 파트너에게 검사의 각 요소를 수행해 본다.
2. 손상의 문제목록을 개발한다.
3. 병태해부학 중심 진단을 설정한다.
4. 손상 중심 진단을 설정한다.
5. 3개의 가동술, 3개의 신장기법, 3개의 점진적 저항운동 등을 포함한 관리계획을 만든다. 파트너에게 이것들을 각각 수행해 본다. 다음에 대해 토론한다:

사례 3

현재 병력 (HPI)

T.J는 27세 남성으로, 심한 오른쪽 허리엉치 통증(8/10)으로 물리치료실을 오늘 방문했다. 통증은 2일 전에 50파운드 상자를 바닥에서 머리 위로 반복 들기 활동을 할 때 발생했다. 상세한 질문을 할 때, 그는 방사통을 호소하고, 오른쪽 다리의 뒤쪽과 발쪽에 둔감을 느꼈다. 그의 증상은 지속적이었고, 자세나 움직임에 관계없이 증상의 완화는 나타나지 않았다. 어떤 움직임을 하더라도 증상이 악화되었고, 특히 똑바른 서기 자세를 취할 때 더욱 증가되었다. 그는 물리치료실의 대기실에서 앉아 있을 수도 없었고, 그가 서기 자세를 취할 때 중등도의 왼쪽 가쪽이동과 앞쪽 굽힘 자세를 취했다. 그는 현재 일을 할 수 없고, 통증이 증가될 때까지 보상 패턴으로 일을 했다. 진단 검사가 의뢰되었지만, 현재까지 수행되지 않는 상태이다.

자가 장애 평가: Roland–Morris 점수 = 18.

AROM: 선 자세에서의 앞쪽굽힘과 반복 앞쪽굽힘(5회)이 약 25%이고, 오른쪽 다리 증상이 증가됨. 뒤쪽굽힘과 반복 뒤쪽굽힘(5회)이 50%이고, 허리엉치 영역에서만 통증이 발생함.

신경학적 선별검사: DTR: 오른쪽 아킬레스힘줄 = 3+, 나머지 = 정상 범위(WNL). 오른쪽 발바닥에서만 가벼운 촉각이 떨어짐. 근육절 검사 시 발바닥굽힘의 약증이 있음.

1. 파트너에게 검사의 각 요소를 수행해 본다.
2. 손상의 문제목록을 개발한다.
3. 병태해부학 중심 진단을 설정한다.
4. 손상 중심 진단을 설정한다.
5. 3개의 가동술, 3개의 신장기법, 3개의 근력운동 등을 포함한 관리계획을 만든다. 파트너에게 이것들을 각각 수행해 본다.

따라하기 (HANDS-ON)

파트너와 함께 실습실에서 다음의 활동을 수행하자.

1

요통 환자를 검사하는 동안 자가 장애 측정 설문의 수치를 기술해 본다. 환자 상태에서 임상적으로 의미있는 변화를 나타나는 각종 자가 장애 측정 간의 최소 임상 중요 차이점(MCID)은 무엇인가?

2

파트너의 척추를 적절하게 노출시키고, 파트너가 선 자세에서 각 운동면의 운동을 5회 반복할 때 그 능동운동을 관찰한다. 가동범위의 질과 양을 모두 평가한다. 저가동성과 과가동성의 부위를 확인하고, 통증을 일으키는 운동, 제한이 느껴지는 운동, 불안정한 운동을 확인한다. 여러분의 파트너가 앞쪽굽힘과 뒤쪽굽힘을 할 때, 정상적인 허리골반리듬이 일어나는지를 평가한다. 다른 사람의 능동운동을 평가하고, 각 사람들의 운동 패턴 차이점을 확인한다.

3

위에서 설명되었듯이, 허리뼈에 대한 PPIVM 검사와 PAIVM 검사를 수행한다. 존재한다면, 통증 시작(P1과 P2) 사이의 관계를 결정하고, PPIVM과 PAIVM 검사 동안 뻣뻣함이나 저항(R1과 R2)사이의 관계를 결정한다. PPIVM과 PAIVM 검사 동안의 여러분 소견과 능동운동 평가 동안의 여러분 소견을 비교해 본다. 한 명 이상의 다른 사람으로 하여금 여러분의 파트너를 대상으로 PPIVM 검사와 PAIVM 검사를 수행하고, 그 차이점을 기록한다. 이들 절차의 수행에 관해 여러분의 파트너로부터 피드백을 얻는다.

4

파트너가 허리에 불편이나 통증을 가지고 있다면, 파트너의 징후, 원인 부위 및 재활동 수준을 확인하는 시도를 한다. 파트너의 불편 원인을 확인하기 위해 과압박과 반대압을 이용하는 부위별 운동 감별 검사를 수행한다. 원인의 주요 부위가 허리뼈 증후군, 엉치엉덩 증후군, 엉덩엉치 증후군, 엉덩관절 증후군인지 또는 복합 증후군인지를 분류한다.

5

촉진을 통해, 허리골반의 주요 연부조직과 뼈 구조물을 확인해 보고, 양쪽 조직의 결, 긴장, 톤 및 위치를 비교해 본다.

6

파트너의 허리뼈 분절 불안정의 확인을 위해 이용될 수 있는 각각의 특수검사를 수행한다. 이들 절차의 민감도와 특이도는 무엇인가? 파트너의 엉치엉덩관절 기능부전의 확인을 위해 이용될 수 있는 각각의 특수검사를 수행한다. 이 절차의 민감도와 특이도는 무엇인가? SIJ가 허리통증의 요소인지를 확인하기 위해 여러분이 이용할 수 있는 방법은 무엇인가?

7

위에서 확인된 운동 검사를 토대로, 2 종류의 비트러스트 기법과 2 종류의 트러스트 기법을 선택한다. 파트너에게 이들 가동술을 적용해 본다. 그리고 이들 절차에 대한 가동성이나 증상의 즉각적인 변화를 확인한다. 가능하다면, 수행한 절차와 수행에 대한 자가 평가를 비디오로 촬영해 본다. 이들 절차의 수행에 관해 여러분의 파트너로부터 피드백을 얻는다.

8

적어도 2 사람에게 이 장의 중재 단락에서 기술된 각각의 가동술을 양측으로 적용해 본다. 각 기법을 이용하여, 등급 Ⅰ에서 등급 Ⅳ의 기법을 실습해 본다. 파트너로부터 자세, 손 배치 및 힘 적용에 대한 정보를 알아낸다. 가능하다면, 여러분의 수행 절차를 동영상으로 촬영하고, 여러분의 수행을 자가평가해 본다. 이 가동술들을 연습할 때, Sequential Partial Task Practice Method을 이용한다. 시작에서 끝날 때까지 기법이 실시간으로 수행될 때까지 다음 요소를 하나씩 첨가하여, 여러 파트너를 대상으로 각 기법의 한 요소(즉, 자세, 손 배치, 힘 적용)를 여러 번 반복 실습한다(Wise CH, Schenk RJ, Lattanzi JB, A model for teaching and learning spiral thrust manipulation and its effect on participant confidence in techique performance. J. Man. Manip. Ther., August 2014).

9 17장을 참고하여 요통 분류에 대해 현재 이용되는 각 시스템을 기술해 본다. 이들 시스템이 근거 중심으로 이루어지는지를 확인한다. 분류의 손상 중심 모델의 이용을 기술해 보고, 이들 모델이 요통의 진단과 분류에 있어 다른 모델 보다 왜 더 선호되는지를 설명해 본다. 위 사례의 감별진단을 위해 각 시스템을 어떻게 이용할 것인지를 설명해 본다. 손상 중심 분류 모델의 이용이 여러분의 요통 환자 관리에 얼마나 영향을 주고, 요통 환자에 대한 여러분의 관리에 어떤 변화를 줄 것인가?

참고 문헌 (REFERENCES)

1. Bogduk N, Twomey LT. *Clinical Anatomy of the Lumbar Spine*, 2nd ed. New York, NY: Churchill Livingstone; 1991.
2. Paris S, Loubert P. *FCO: Foundations of Clinical Orthopaedics*. St. Augustine, FL: Institute Press; 1990.
3. Oatis CA. *Kinesiology: The Mechanics and Pathomechanics of Human Movement*. Philadelphia, PA: Lippincott Williams & Wilkins; 2004.
4. Nachemson AL. Advances in low back pain. *Clin Orthop*. 1985;200: 266-278.
5. Magee DJ. *Orthopedic Physical Assessment*, 4th ed. Philadelphia, PA: WB Saunders; 1992.
6. Esola MA, McClure PW, Fitzgerald GK, Siegler S. Analysis of lumbar spine and hip motion during forward bending in subjects with and without a history of low back pain. *Spine*. 1996;21:71-78.
7. McClure PW, Esola M, Schreier R, Siegler S. Kinematic analysis of lumbar and hip motion while rising from a forward, flexed position in patients with and without a history of low back pain. *Spine*. 1997;22:552-558.
8. Mellin G, Harkapaa K, Hurri H. Asymmetry of lumbar lateral flexion and treatment outcome in chronic low back pain patients. *J Spinal Disorders*. 1995;8:15-19.
9. Gertzbein S, Seligman J, Holthy R. Centrode patterns and segmental instability in degenerative disc disease. *Spine*. 1986;14:594-601.
10. Cook C. Lumbar coupling biomechanics-a literature review. *J Man Manip Ther*. 2003;11;137-145.
11. Solonen KA. The sacroiliac joint in the light of anatomical, roentgenological and clinical studies. *Acta Orthop Scand*. 1957;28(suppl):1-127.
12. Jackson R. *Pelvic Girdle Seminar Syllabus*. Middleburg, VA: Richard Jackson Seminars; 1995.
13. Erhard RE. *Manual Therapy in the Cervical Spine: Orthopaedic Physical Therapy Home Study Course 96-1*. Orthopaedic Section APTA; 1996.
14. Gray H. *Gray's Anatomy*. Philadelphia, PA: Lea and Febinger; 1995.
15. MacDonald GR, Hunt TE. Sacroiliac joints: observations on the gross and histological changes in the various age groups. *Can Med Assoc J*. 1952;66:157-163.
16. Prassopoulos PK, Faflia CP, Voloudaki AE, Gourtsoyiannis NC. Sacroiliac joints: anatomical variants on CT. *J Comput Assist Tomogr*. 1999;23:323-327.
17. Trotter M. Accessory sacroiliac articulations. *J Phys Anthropol*. 1937;22:247.
18. Vleeming A, Volkers ACW, Stoekart R, Snidjers CJ. Relation between form and function of the sacroiliac belt, pt II, biomechanical aspects. *Spine*. 1990.
19. Dijkstra PF, Vleeming A, Stoeckart R. Complex motion tomography of the sacroiliac joint. An anatomical and roentgenological study. *RöFo*. 1989;150:635-642.
20. Paquin JD, van der Rest M, Marie PJ, et al. Biochemical and morphologic studies of cartilage from the adult human sacroiliac joint. *Arthritis Rheum*. 1983;26:887-895.
21. Xu R, Ebraheim NA, Yeasting RA, Jackson WT. Anatomic considerations for posterior iliac bone harvesting. *Spine*. 1996;21:1017-1020.
22. Ebraheim NA, Elgafy H, Semaan HB. Computed tomographic findings in patients with persistent sacroiliac pain after posterior iliac graft harvesting. *Spine*. 2000;25:2047-2051.
23. Walker BF. Chronic low back pain: a summary and review. *COMSIG Rev*. 1992;1:9-11.
24. Smidt GL, Wei SH, McQuade K, Barakatt E, et al. Sacroiliac motion for extreme hip positions: a fresh cadaver study. *Spine*. 1997;22:2073-2082.
25. Bowen V, Cassidy JD. Macroscopic ad microscopic anatomy of the sacroiliac joint from embryonic life until the eighth decade. *Spine*. 1981;6:620-628.
26. Weisl H. The movements of the sacroiliac joint. *Acta Anat (Basel)*. 1955;23:80-91.
27. Colachis SC, Worden RE, Bechtol CO, Strohm BR. Movement of the sacroiliac joint in the adult male: a preliminary report. *Arch Phys Med Rehabil*. 1963;44:490-498.
28. Grieve EF. Mechanical dysfunction of the sacro-iliac joint. *Int Rehabil Med*. 1983;5:46-52.
29. Sturesson B, Selvik G, Uden A. Movements of the sacroiliac joints a roentgen stereophotogrammetric analysis. *Spine*. 1989;14:162-165.
30. Sturesson B, Uden A, Vleeming A. A radiostereometric anaylsis of the movements of the sacroiliac joints in the reciprocal straddle position. *Spine*. 2000;25:214-217.
31. MacLennan AH. The role of the hormone relaxin in human reproduction and pelvic girdle relaxation. *Scand J Rheumatol Suppl*. 1991;88:7-15.
32. Hagen R. Pelvic girdle relaxation from an orthopaedic point of view. *Acta Orthop Scand*. 1974;45:550-563.
33. Brooke R. The sacro-iliac joint. *J Anat*. 1924;58:299-305.
34. Resnick D, Niwayama G, Goergen TG. Degenerative disease of the sacroiliac joint. *Invest Radiol*. 1975;10:608-621.
35. Alderink GJ. The sacroiliac joint: review of anatomy, mechanics, and function. *J Orthop Sports Phys Ther*. 1991;13:71-84.
36. Lavignolle B, Vital JM, Senegas J, Destandau J, et al. An approach to the functional anatomy of the sacroiliac joints in vivo. *Anat Clin*. 1983;5:169-176.
37. Walheim GG, Olerud S, Ribbe T. Motion of the pubic symphysis in pelvic instability. *Scand J Rehabil Med*. 1984;16:163-169.
38. Walheim GG, Selvik G. Mobility of the pubic symphysis. In vivo measurements with an electromechanic method and a roentgen stereophotogrammetric method. *Clin Orthop Relat Res*. 1984;191:129-135.
39. Walheim G, Olerud S, Ribbe T. Mobility of the pubic symphysis. Measurements by an electromechanical method. *Acta Orthop Scand*. 1984;55:203-208.
40. Fairbanks JC, Couper J, Davies JB, O'Brien JP. The oswestry low back pain disability questionnaire. *Physiotherapy*. 1980;66:271-273.
41. Fairbank J, Pynsent PB. The Oswestry Disability Index. *Spine*. 2000;25: 2940-2953.
42. Fritz J, George S. The use of a classification approach to identify subgroups of patients with acute low back pain. *Spine*. 2000;25:106-114.
43. Ohnmeiss DD, Vanharanta H, Estlander AM, Jämsén A. The relationship of disability (Oswestry) and pain drawings to functional testing. *Eur Spine J*. 2000;9:208-212.

44. Triano JJ, McGregor M, Cramer GD, Emde DL. A comparison of outcome measures for use with back pain patients: results of a feasibility study. *J Manip Physiol Ther*. 1993;16:67-73.
45. Fisher K, Johnston M. Validation of the Oswestry Low Back Pain Disability Questionnaire, its sensitivity as a measure of change following treatment and its relationship with other aspects of the chronic pain experience. *Physiother Theory Pract*. 1997;13:67-80.
46. Beurskens AJHM, de Vet HCW, Koke AJA. Responsiveness of functional status in low back pain: a comparison of different instruments. *Pain*. 1996;65:71-76.
47. Flynn T, Fritz J, et al. A clinical prediction rule for classifying patients with low back pain who demonstrate short-term improvement with spinal manipulation. *Spine*. 2002;27:2835-2843.
48. Cleland JA, Fritz JM, Whitman JM, Childs JD, Palmer JA. The use of a lumbar spine manipulation technique by physical therapists in patients who satisfy a clinical prediction rule: a case series. *J Orthop Sports Phys Ther*. 2006;36:209-214.
49. Melzack R. The McGill Pain Questionnaire: major properties and scoring methods. *Pain*. 1975;1:277-299.
50. Blankenship KL. *Industrial Rehabilitation: The Basic Seminar: A Seminar Syllabus*. American Therapeutics; 1989.
51. Haas M, Nyiendo J. Diagnostic utility of the McGill Pain Questionaire and the Oswestry Disability Questionnaire for classification of low back pain syndromes. *J Man Physiol Ther*. 1992;15:90-98.
52. Ransford AO, Cairns D, Mooney V. The pain drawing as an aid to the psychological evaluation of patients with low-back pain. *Spine*. 1976;127-134.
53. Mooney V, Cairns D, Robertson J. A system for evaluation and treatment of chronic back disability. *West J Med*. 1976;124:370-376.
54. Roland M, Morris R. A study of the natural history of back pain, part I: the development of a reliable and sensitive measure of disability of low back pain. *Spine*. 1983;8:141-144.
55. Roland M, Morris R. A study of the natural history of low-back pain. Part II: development of guidelines for trials of treatment in primary care. *Spine*. 1983;8:145-150.
56. Roland M, Fairbank J. The Roland-Morris Disability Questionnaire and the Oswestry Disability Questionnaire. *Spine*. 2000;25:3115-3124.
57. Million R, Haavik Nilsen K, Jayson MIV, Baker RD. Evaluation of low back pain and assessment of lumbar corsets with and without back supports. *Ann Rheum Dis*. 1981;40:449-454.
58. Deyo RA, Diehl AK. Cancer as a cause of back pain: frequency, clinical presentation, and diagnostic strategies. *J Gen Intern Med*. 1988;3:230-238.
59. Boissonnault WG. *Primary Care for the Physical Therapist: Examination and Triage*. St. Louis, MO: Elsevier Saunders; 2005.
60. Nachemson A. The load on lumbar discs in different positions of the body. *Clin Rel Res*. 1966;45:107-112.
61. Wilder DG, Pope MH, Frymoyer FW. The biomechanics of lumbar disc herniation and the effect of overload and instability. *J Spinal Dis*. 1988;1:16-32.
62. Dreyfuss P, Michaelson M, Pauza K, McLarty J, Bogduk N. The value of medical history and physical examination in diagnosing sacroiliac joint pain. *Spine*. 1996;21:2594-2602.
63. Fortin JD, et al. Sacroiliac joint: pain referral maps upon applying a new injection/arthrography technique, part II: clinical evaluation. *Spine*. 1994;19:1483-1489.
64. Griegel-Morris P, Larson K, Mueller-Klaus K, Oatis CA. Incidence of common postural abnormalities in the cervical, shoulder, and thoracic regions and their association with pain in two age groups of healthy subjects. *Phys Ther*. 1992;72:425-431.
65. Matsui H, et al. Significance of sciatic scoliotic list in operated patients with lumbar disc herniation. *Spine*. 1998;23:338-342.
66. Levangie PK. The association between static pelvic asymmetry and low back pain. *Spine*. 1999;24:1234-1242.
67. Hart FD, Strickland D, Cliffe P. Measurement of spinal mobility. *Ann Rheum Dis*. 1974;33:136-139.
68. Mayer TG, Kondraske G, Beals SB, et al. Spinal range of motion: accuracy and sources of error with inclinometric measurement. *Spine*. 1997;22:1976-1984.
69. Moll JMH, Wright V. Measurement of spinal movement. In: Jason M, ed. *The Lumbar Spine and Back Pain*. New York, NY: Pitman Medical; 1976:93-112.
70. Cyriax JH, Cyriax PJ. *Cyriax's Illustrated Manual of Orthopaedic Medicine*, 2nd ed. Woburn, MA, Butterworth-Heinemann; 1993.
71. Okawa A, Shinomiya K, Komori H, Muneta T, et al. Dynamic motion study of the whole lumbar spine by videofluoroscopy. *Spine*. 23;1998:1743-1749.
72. Gonella C, Paris SV. Reliability in evaluating passive intervertebral motion. *Phys Ther*. 1982;62:436-444.
73. Maher C, Adams R. Reliability of pain and stiffness assessments in clinical manual lumbar spine examination. *Phys Ther*. 1995;74:801-811.
74. Binkley J, Stratford P, Gill C. Interrater reliability of lumbar accessory motion mobility testing. *Phys Ther*. 1995;75:786-795.
75. Maher C, Latimer J, Adams R. An investigation of the reliability and validity of posteroanterior spinal stiffness judgments made using a reference-based protocol. *Phys Ther*. 1998;78:829-837.
76. Bergmark A. Stability of the lumbar spine. A study in mechanical engineering. *Acta Orthop Scand*. 1989;230(suppl):20-24.
77. Richardson C, Jull G, Hodges P, Hides J. *Therapeutic Exercise for Spinal Segmental Stabilization in Low Back Pain. A Scientific Basis and Clinical Approach*. London, England: Churchill Livingston; 1999.
78. Potter NA, Rothstein JM. Intertester reliability for selected clinical tests of the sacroiliac joint. *Phys Ther*. 1985;65:1671-1675.
79. Laslett M, Williams M. The reliability of selected pain provocation tests for sacroiliac joint pathology. *Spine*. 1994;19:1243-1249.
80. Cibulka MT, Koldehoff R. Clinical usefulness of a cluster of sacroiliac joint tests in patients with and without low back pain. *J Orthop Sports Phys Ther*. 1999;29:83-92.
81. Lyle MA, Manes S, McGuinness M, et al. Relationship of physical examination findings & self-reported symptoms severity & physical function in patients with degenerative lumbar conditions. *Phys Ther*. 2005;85:120-133.
82. Jensen S. Back pain–clinical assessment. *Aus Fam Physician*. 2004;33.
83. Kuo L, Chung W, Bates E, Stephen J. The hamstring index. *J Pediatr Ortho*. 1997;17:78-88.
84. Breig A, Troup JDG. Biomechanical considerations in straight-leg-raising test: cadaveric & clinical studies of the effects of medical hip rotation. *Spine*. 1979;4:242-250.
85. Charnley J. Orthopedic signs in the diagnosis of disc protrusion with special reference to the straight-leg-raising test. *Lancet*. 1951;1:186-192.
86. Edgar MA, Park WM. Induced pain patterns on passive straight-leg-raising in lower lumbar disc protrusion. *J Bone Joint Surg Br*. 1974;56:658-667.
87. Fahrni WH. Observations on straight-leg-raising with special reference to nerve root adhesions. *Can J Surg*. 1966;9:44-48.
88. Goddard BS, JD Reid. Movements induced by straight-leg-raising in the lumbosacral roots, nerves, & plexus and in the intrapelvic section of the sciatic nerve. *J Neurol Neurosurg Psychiatry*. 1965;28:12-18.
89. Scham SM, Taylor TKF. Tension signs in lumbar disc prolapse. *Clin Orthop*. 1971;75:195-204.
90. Urban LM. The straight-leg-raising test: a review. *J Orthop Sports Phys Ther*. 1981;2:117-133.
91. Wilkins RH, Brody IA. Lasègue's sign. *Arch Neurol*. 1969;21:219-220.
92. Viikari-Juntura E, Porras M, Laasonen EM. Validity of clinical tests in the diagnosis of root compression in cervical disc disease. *Spine*. 1989;14:253-257.
93. Vroomen P, deKrom M, Knottnerus J. Consistency of history taking & physical examination in patients with suspected nerve root involvement. *Spine*. 2000;25:91-97.
94. Rose M. The statistical analysis of the intra-observer repeatability of four clinical measurement techniques. *Physiotherapy*. 1991;77:89-91.
95. Mens J, Vleeming A, Snijders C, Koes B, Stam H. Reliability & validity of the active straight leg raise test in posterior pelvic pain since pregnancy. *Spine*. 2003;26:1167-1171.
96. DeVille W, van der Windt D, Dzaferagic A, Bezemer P, Bouter L. The test of Lasegue Systemic: review of the accuracy in diagnosing herniated discs. *Spine*. 2000;25:1140-1147.
97. Jonsson B, Stromqvist B. The straight leg raising test & the severity of symptoms in lumbar disc herniation. *Spine*. 1995;20:27-30.
98. Kosteljanetz M, Espersen J, Halaburt H, Miletec T. Predictive value of clinical & surgical findings in patients with lumbago-sciatica. *Acta Neurochir*. 1984;73:67-76.
99. Cram RH. A sign of sciatic nerve root pressure. *J Bone Joint Surg Br*. 1953;35:192-195.
100. Evans RC. *Illustrated Essentials in Orthopedic Physical Assessment*. St. Louis, MO: Mosby; 1994.
101. Brudzinski J. A new sign of the lower extremities in meningitis of children (neck sign). *Arch Neurol*. 1969;21:217.
102. Meadows J. *Orthopedic Differential Diagnosis in Physical Therapy*. New York, NY: McGraw-Hill; 1999.

103. Riddle D, Freburger J. Evaluation of the presence of sacroiliac joint dysfunction using a combination of tests: a multicenter intertester reliability study. *Phys Ther*. 2002;82:772-781.
104. Postacchini F, Cinotti G, Gumina S. The knee flexion test: a new test for lumbosacral root tension. *J Bone Joint Surg Br*. 1993;75:834-835.
105. Flynn T, Fritz J, Whitman J, et al. A clinical prediction rule for classifying patients with low back pain who demonstrated short-term improvement with spinal manipulation. *Spine*. 2002;27:2835-2843.
106. Potter N, Rothstein J. Intertester reliability for selected clinical tests of the sacroiliac joint. *Phys Ther*. 1985;65:1671-1675.
107. Vincent-Smith B, Gibbons P. Inter-examiner & intra-examiner reliability of the standing flexion test. *Man Ther*. 1999;4:87-93.
108. Toussaint R, Gawlik C, Rehder U, Ruther W. Sacroiliac dysfunction in construction workers. *J Man Physiol Ther*. 1999;22:134-139.
109. Philip K, Lwe P, Matyas TA. The inter-therapist reliability of the slump test. *Aus J Phys Ther.* 1989;35:89-94.
110. Butler DA. *Mobilisation of the Nervous System*. Melbourne, Australia: Churchill Livingstone; 1991.
111. Fidel C, Martin E, Dankaerts W, et al. Cervical spine sensitizing maneuvers during the slump test. *J Man Manip Ther*. 1996;4:16-21.
112. Johnson EK, Chiarello CM. The slump test: the effects of head & lower extremity position on knee extension. *J Orthop Sports Phys Ther*. 1997;26:310-317.
113. Gabbe BJ, Bennell KL, Majswelner H, et al. Reliability of common lower extremity musculoskeletal screening tests. *J Phys Ther Sports*. 2004;5:90-97.
114. Stankovic R, Johnell O, Maly P, Willner S. Use of lumbar extension, slump test, physical & neurological examination in the evaluation of patients with suspected herniated nucleus pulposus. *Man Ther*. 1999;4:25-32.
115. Cipriano JJ. *Photographic Manual of Regional Orthopedic Tests*. Baltimore, MD: Williams & Wilkins; 1985.
116. Dyck P, Doyle JB. "Bicycle test" of van Gelderen in diagnosis of intermittent cauda equina compression syndrome. *J Neurosurg*. 1977;46:667-670.
117. Hicks GE, Fritz JM, Delitto A, Mishock J. Interrater reliability of clinical examination measures for identification of lumbar segmental instability. *Arch Phys Med Rehabil*. 2003;84:1858-1864.
118. Hicks GE, Fritz JM, Delitto A, McGill SM. Preliminary development of a clinical prediction rule for determining which patients with low back pain will respond to a stabilization exercise program. *Arch Phys Med Rehabil*. 2005;86:1753-1762.
119. Schneider M, Erhard R, Brach J, et al. Spinal palpation for lumbar segmental mobility & pain provocation: an interexaminer reliability study. *J Manipulative Physiol Ther*. 2008;31:465-473.
120. Fritz JM, Piva S, Childs J. Accuracy of the clinical examination to predict radiographic instability of the lumbar spine. *Eur Spine J*. 2005;14:743-750.
121. Dobbs AC. Evaluation of instabilities of the lumbar spine. *Ortho Phys Ther Clin N Am*. 1999;8:387-400.
122. Kirkaldy-Willis WH. *Managing Low Back Pain*. Edinburgh, Scotland: Churchill Livingstone; 1983.
123. Farfan HF. *Mechanical Disorders of the Low Back*. Philadelphia, PA: Lea & Febiger; 1973.
124. Young S, Aprill C. Characteristics of a mechanical assessment for chronic lumbar facet joint pain. *J Man Manip Ther*. 2000;8:78-84.
125. Palmer MC, Epler M. *Clinical Assessment Procedures in Physical Therapy*. Philadelphia, PA: JB Lippincott; 1990.
126. Bemis T, Daniel M. Validation of the long sitting test on subjects with iliosacral dysfunction. *J Orthop Sports Phys Ther*. 1987;8:336-345.
127. Levangie PK. Four clinical test of sacroiliac joint dysfunction; the association of test results with innominate torsion among patients with & without low back pain. *Phys Ther.* 1999;79:1043-1057.
128. Albert H, Godskesen M, Westergaard J. Evaluation of clinical tests used in classification procedures in pregnancy-related pelvic joint pain. *Eur Spine J*. 2000;9:161-166.
129. Freburger JK, Riddle DL. Measurement of sacroiliac joint dysfunction: a multicenter intertester reliability study. *Phys Ther*. 1999;79:1135-1141.
130. van der Wurff P, Hagmeijer RH, Meijne W. Clinical tests of the sacroiliac joint-a systematic methodological review, part 1-reliability. *Man Ther*. 2000;5:30-36.
131. van der Wurff P, Meijne W, Hagmeijer RH. Clinical tests of the sacroiliac joint-a systematic methodological review, part 2-validity. *Man Ther*. 2000;5:89-96.
132. Cibulka MT, Koldehoff R. Clinical usefulness of a cluster of sacroiliac joint tests in patients with and without low back pain. *J Orthop Sports Phys Ther*. 1999;29:83-92.
133. Blower P, Griffin A. Clinical sacroiliac tests in ankylosing spondylitis & other causes of low back pain. *Ann of Rheum Dis*. 1984;43:192-195.
134. Russell A, Maksymovich W, LeClerq S. Clinical examination of the sacroiliac joints. *Arthritis Rheum*. 1981;24:1575-1577.
135. Laslett M, Williams M. The reliability of selected pain provocation tests for sacroiliac joint pathology. *Spine*. 1994;19:1243-1249.
136. Kokmeyer D, van der Wuff P, Aufdemkampe G, Fickenscher T. Reliability of multi-test regimens with sacroiliac pain provocation tests. *J Manipulative Physiol Ther*. 2002;25:42-48.
137. Ham SJ, Walsum DP, Vierhout PAM. Predictive value of the hip flexion test for fractures of the pelvis. *Injury*. 1996;27:543-544.
138. Laslett M, April C, McDonald B, Young S. Diagnosis of sacroiliac joint pain: validity of individual provocation tests & composites of tests. *Man Ther*. 2005;10:207-218.
139. Russell A, Maksymovich W, LeClerq S. Clinical examination of the sacroiliac joints. *Arthritis Rheum*. 1981;24:1575-1577.
140. Broadhurst N, Bond M. Pain provocation tests for the assessment of sacroiliac joint dysfunction. *J Spinal Disorders*. 1998;11:341-345.
141. Dreyfuss P, Michaelsen M, Pauza K, McLarty J, Bogduk N. The value of medical history & physical examination in diagnosing sacroiliac joint pain. *Spine*. 1996;21:2594-2602.
142. Mens JM, et al. Validity of the active straight leg raise test for measuring disease severity in patients with posterior pelvic pain after pregnancy. *Spine*. 2002;27:196-200.

CHAPTER

29

등뼈와 갈비우리의 정형도수물리치료

Orthopaedic Manual Physical Therapy of the Thoracic Spine and Costal Cage

Christopher H. Wise, PT, DPT, OCS, FAAOMPT, MTC, ATC

역자 : 정형국

29장 목적 :

이 장의 결론을 통해, 독자는 다음과 같은 것을 할 수 있을 것이다:

- 등뼈와 갈비우리의 주요 해부학적 특징과 생체역학적 특성을 확인할 수 있고, 검사와 중재에 대한 그것들의 영향도 확인할 수 있다.
- 등뼈와 갈비우리의 정형도수물리치료(OMPT) 검사에 이용되는 주요 절차들을 목록하고 수행할 수 있다.
- 정형도수물리치료 검사의 결과를 평가할 때 올바른 임상의사결정을 실증할 수 있다.
- 감별진단과 예후에 이를 수 있는 적절한 검사 소견을 이용할 수 있다.
- 등뼈와 갈비우리에 대한 정형도수물리치료 중재의 안전한 수행과 관련된 이슈들을 거론할 수 있다.
- 등뼈와 갈비우리에 대한 관절가동술 수행 시 기본적인 기술 능력을 보여줄 수 있다.

기능해부학과 운동형상학 (FUNCTIONAL ANATOMY AND KINEMATICS)

서론 (Introduction)

*등뼈*와 *갈비우리*는 12개의 등뼈와 12쌍의 갈비뼈로 구성되며, 전체적으로 *"thorax"*라고 한다. 등뼈는 목뼈나 허리뼈에 비해 역학적으로 튼튼하고 가동성이 적은 편이어서, 척추 관련 손상이 상대적으로 드문 편이다. 이 부위의 상대적인 가동성 감소는 등뼈 관절돌기의 방향, 척추사이원반 높이와 척추뼈몸통 사이의 비율, 그리고 등뼈와 갈비우리가 공유하는 관계와 관련된다. 등뼈와 갈비우리는 중요한 신체 기관을 보호하고 지지하는 역할을 한다. 이 구조물들은 호흡할 때 가로막의 최적 기능을 촉진하는 안정된 토대를 제공한다. 그러므로 가슴 우리(thorax)의 손상은 기능적 측면 때문에 근육뼈대계 뿐만 아니라 호흡계, 신경계, 순환계에도 영향을 줄 수 있다. 등뼈의 12개 분절은 **뒤굽음(후만)**으로 알려진, 뒤쪽으

로 볼록한 시상면상의 형태를 띤다. 이런 뒤굽음은 자궁 내에서 발생하기 때문에 1차 척추만곡으로 알려져 있다. 등뼈 뒤굽음은 목뼈와 허리뼈의 앞굽음에 반대로 작용한다. 비록 등뼈가 다른 척추뼈보다 가동성이 작지만, 위쪽 등뼈(T1–T4)와 아래쪽 등뼈(T9–T12)는 이웃한 척추 분절과 닮았고, 가동성이 큰 쪽으로 기울어진다. 목뼈–등뼈 이음부와 등뼈–허리뼈 이음부는 전이성 척추뼈이고, 도수물리치료사는 임상적으로 이 부위에 대해 중요한 의미를 갖는다.

등뼈의 뼈학 (Thoracic Spine Osteology)

등뼈의 뒤굽음 배열은 뒤쪽 부분이 더 높은 척추뼈몸통의 형태 때문이다. 뒤굽음의 정도는 노화가 심해질수록 심화되고, 특히 골다공증을 가진 폐경기 여성에서 병적으로 많이 발생한다. 여성 노인의 경우에는 비교적 작은 힘에 의해서도 척추뼈몸통에서 압박골절이 일어날 수 있다. 등뼈의 척추뼈몸통은 앞뒤 직경이 좌우 직경보다 더 크고, 허리뼈에 가까운 등뼈일수록 크기와 밀도가 더 크다.[1] 각 등뼈 몸통은 뒤가쪽 면에 **반관절면(demifacet)**을 가지고 있는데, 이것은 이웃한 등뼈 몸통의 반관절면과 함께 해당 갈비뼈의 머리와 관절을 이루는 부위이다(그림 29.1). 등뼈의 위쪽 파셋 방향은 뒤쪽과 약간 위가쪽으로 향하고 있고, 일반적으로 *이마면*에 위치한다.

목뼈와 허리뼈와 마찬가지로, 전형적인 등뼈의 뒤쪽 부분은 *신경고리(neural arch)*로서, 한 쌍의 *척추다리(pedicles)*와 *척추층판(laminae)*으로 구성된다. 척수를 간직하는 등뼈의 신경고리는 다른 척추뼈보다 작은 직경을 가진다. 목뼈와 허리뼈의 척추관은 팔신경얼기와 허리엉치신경얼기가 시작되는 비후된 척수를 감당할 수 있을 만큼 큰 직경을 가지고 있다.

신경고리 뒤쪽의 양쪽 측면은 가늘고 아래쪽으로 기울어진 *가로돌기*를 가진다. 각 등뼈의 가로돌기는 *갈비뼈결절*과 관절을 이루는 *갈비결절 관절면*을 가진다. 중간 등뼈의 *가시돌기*는 척추뼈 중에서 가장 길고, 아래쪽으로 기울어져 있어서 도수물리치료사가 촉진하기 어렵다. 이런 특징을 잘 이해하려면, **3 법칙**을 제대로 알아야 한다. 간단하게 언급하면, T1–3의 가시돌기 위치는 동일 척추뼈몸통의 높이와 같다. T4–T6의 가시돌기 위치는 아래쪽 등뼈 몸통의 절반 높이에 해당된다. T7–T9의 가시돌기 위치는 아래쪽 등뼈 몸통의 밑부분에 위치한다. T10의 가시돌기 위치는 T7–T9의 가시돌기 위치와 같은 높이에 있고, T11의 가시돌기 위치는 T4–T6의 가시돌기 위치와 같은 높이에 있고, T12의 가시돌기 위치는 T1–3의 가시돌기 위치와 같이 동일 척추뼈몸통에 위치한다(그림 29.2). 도수물리치료사는 이런 등뼈의 특징을 이해하여 중요한 뼈표식점을 정확하게 촉진해 본다.

갈비우리의 뼈학 (Costal Cage Osteology)

*갈비우리 복합체*는 앞쪽의 복장뼈, 뒤쪽의 등뼈, 그리고 연결된 갈비뼈로 구성된다. 이런 뼈관절의 형태는 심장과 폐를 보호할 수 있도록 고안되어 있을 뿐만 아니라, 호흡 작용을 촉진하는 역할도 한다.

*복장뼈*는 3 영역으로 구성되고, 그들 사이에 관절을 가지고 있다. *복장뼈자루(manibrium)*는 T3 높이에 위치한 *목패임*

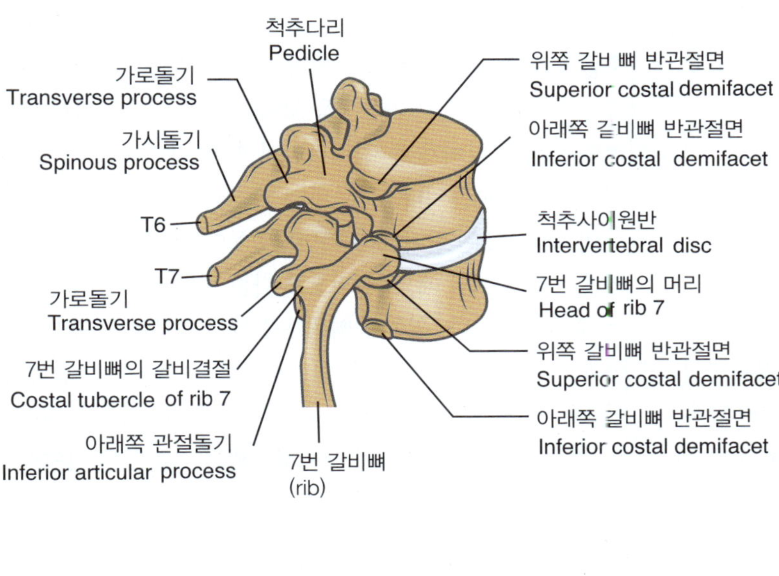

그림 29.1 갈비척추관절의 반관절면.

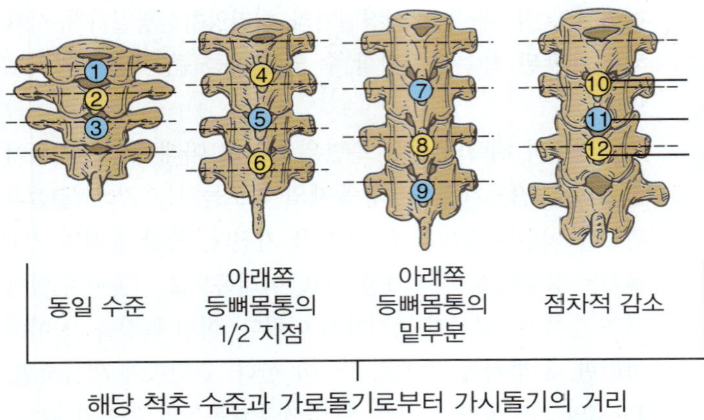

그림 29.2 등뼈의 3 법칙.

(*jugular notch*)에서 관절을 형성한다. 복장뼈자루의 양쪽 면에는 빗장뼈머리와 관절을 이루는 파셋이 있다. *복장뼈몸통*은 가장 큰 부위로, 복장뼈자루와 만나는 *자루복장이음부*가 있다. 이런 관절은 160°의 각도로 형성되고 50세쯤 융합되며, 호흡을 할 때 움직인다.[2] 칼돌기는 아래쪽과 뒤쪽으로 기울어져 돌출되어 있다. *칼돌기복장 이음부*도 호흡하는 동안 움직이고, 노년기에 융합된다.

12쌍 *갈비뼈*의 각각은 *몸통*, *머리* 및 *결절*로 구성된다. 머리와 결절은 뒤쪽에 위치하고, 등뼈와 관절을 이룬다. 갈비뼈몸통은 앞쪽과 아래쪽으로 휘어져 있고, 복장뼈에 직접 또는 간접적으로 붙기 전에 갈비연골에 붙는다. 갈비뼈의 *각도*는 거의 대부분 몸통에서 가쪽으로 돌출되어 있기 때문에, 쉽게 촉진이 가능하다. 1번 갈비뼈–7번 갈비뼈는 복장뼈와 직접적으로 관절을 이루기 때문에 진짜 갈비뼈로 간주된다. 8번 갈비뼈–10번 갈비뼈는 갈비연골을 통해 복장뼈에 붙어 있고, 11번 갈비뼈와 12번 갈비뼈는 복장뼈에 붙어 있지 않기 때문에 뜬 갈비뼈로 간주된다. 각 갈비뼈의 머리는 이웃한 2개의 척추뼈몸통 반관절면과 관절을 이루고, 갈비뼈결절은 같은 레벨의 등뼈 가로돌기와 관절을 이룬다.[3]

등뼈의 관절학과 운동형상학 (Thoracic Spine Arthrology and Kinematics)

후관절 (The Facet Joint)

다른 척추뼈에서도 언급되듯이, 등뼈 후관절은 윤활관절의 모든 특성을 가진 가동관절이다. 후관절은 관절주머니, 유리연골로 덮인 관절면과 반달판을 가지고 있다. 목뼈를 닮은 위쪽 등뼈와 허리뼈를 닮은 아래쪽 등뼈를 제외한, 등뼈 후관절의 일반적인 방향은 이마면 내에 있다. 등뼈의 모든 면 운동이 다른 척추뼈의 운동에 비해 작은 편이지만, 시상면 운동과 이마면 운동이 가장 많이 제한된다.

등뼈의 운동형상학 (Thoracic Spine Kinematics)

등뼈의 정상 가동범위는 정확하게 알려져 있지 않다. 앞쪽 굽힘/뒤쪽 굽힘의 총 가동범위는 *63°*로 알려져 있고, 전체 돌림은 *62°*이고, 전체 옆굽힘은 *68°*이다.[4] 가장 큰 분절 가동성은 가로면에서 일어난다. T1–T2에서 10°의 돌림이 일어나고, 점차 감소하여 T9–T12에서는 2–3°의 돌림이 일어난다. 아래쪽 등뼈를 제외하고, 등뼈의 돌림은 최소한의 돌림을 보이는 허리뼈보다 더 많이 일어난다. 이런 이유 때문에, 종종 등뼈의 돌림은 가로면에서 일어나는 허리뼈의 비가동성을 보상한다. 시상면 운동과 이마면 운동은 아래쪽 등뼈에서 가장 많이 일어난다. T11–T12에서 일어나는 옆굽힘은 9°까지 일어나고, 앞쪽굽힘/뒤쪽굽힘은 13°까지 일어난다. 옆굽힘과 앞쪽굽힘/뒤쪽굽힘 모두는 T7에서 가장 적게 일어난다.[5] 아래쪽 등뼈에서 가장 큰 가동성을 보이는 주된 이유는 11번 갈비뼈와 12번 갈비뼈가 뜬 갈비뼈라서 다른 갈비뼈보다 가동성 제한이 적기 때문이다.

이 책의 다른 단락에서 확인되었듯이, **짝운동**이란 한 면의 운동이 일어날 때, 역학적으로 다른 면에서도 함께 일어나는 운동을 말한다. 위쪽 등뼈(T1–T4)의 경우는 목뼈의 짝운동과 마찬가지로, 옆굽힘은 일반적으로 동측 돌림과 함께 일어난다. 중간 등뼈와 아래쪽 등뼈는 허리뼈와 비슷한 패턴으로 짝운동 기능을 한다. 등뼈–허리뼈의 짝운동은 다양성이 상당하며, 임상적으로 중요한 의미를 갖는다.

갈비우리의 관절학과 운동형상학 (Costal Cage Arthrology and Kinematics)

갈비척추관절 (Costovertebral Joints)

각 갈비뼈는 뒤쪽에서 *갈비척추관절*(*CV*)을 통해 등뼈 몸통과 관절을 이룬다. CV 관절은 볼록한 갈비뼈 머리와 오목한 반관절면 사이에서 형성된다. 각 볼록한 갈비뼈 머리는 같은 등뼈의 반관절면과 위쪽 등뼈의 반관절면에 연결되어 있다. 예를 들어, 7번 갈비뼈는 T6과 T7의 몸통과 관절을 이룬다. CV 관절은 관절주머니를 가지고 있는데, 관절주머니는 척추사이원반에 붙어 있는 인대에 의해 강화된다. 이런 구조물의 특성에 따르면, 갈비뼈의 손상이 척추사이원반의 손상에 영향을 주고, 반대로 척추사이원반의 손상이 갈비뼈 손상에 영향을 준다는 것을 의미한다. 등뼈 척추사이원반의 손상은 드문 편이지만, 만약 존재한다면 증상이 초래될 것이다.

갈비가로관절 (Costotransverse Joints)

갈비가로관절(*CT*)은 갈비결절이 해당 등뼈 가로돌기의 앞쪽면에 위치한 *갈비뼈 파셋*과 관절을 이룬다(그림 29.3). 예를 들어, 7번 갈비뼈는 T7의 가로돌기와 관절을 이룬다. 갈비척추관절과 마찬가지로, 갈비가로관절은 튼튼한 관절주머니와 인대성 지지를 가진다. CV와 CT는 함께 작용하여 갈비뼈와 등뼈 사이의 친밀한 관계를 형성한다. 결과적으로, 갈비우리에 가해지는 힘은 등뼈의 위치와 가동성에 영향을 주고, 반대로 등뼈에 가해진 힘은 갈비우리의 위치와 가동성에 영향을 준다.

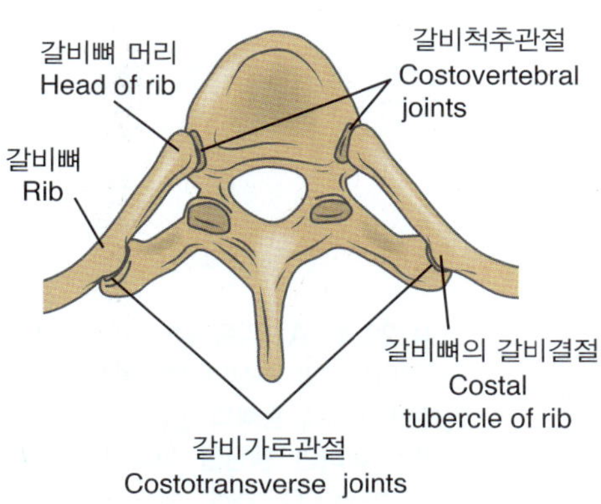

그림 29.3 갈비척추관절과 갈비가로관절.

갈비연골관절, 연골복장관절 및 연골사이관절 (Costochondral, Chondrosternal, and Interchondral Joints)

가슴우리의 가동성을 잘 이해하려면, 갈비우리 앞쪽면의 관절들을 고려해야 한다. 앞에서 언급되었듯이, 1번 갈비뼈–7번 갈비뼈는 복장뼈에 직접적으로 관절을 이룬다. 1번 갈비뼈는 복장뼈자루에 붙어 있는 유일한 갈비뼈이다. 2번 갈비뼈는 자루복장 이음부의 복장뼈 부위에 연결되어 있다. 3번 갈비뼈–7번 갈비뼈는 복장뼈몸통에 붙어 있다. 갈비뼈와 복장뼈 사이의 각 관절은 갈비연골관절을 형성하는 연골을 가진다. *갈비연골관절*은 갈비뼈와 갈비연골을 형성하는 것이고, *연골복장관절*은 연골과 복장뼈를 연결한다. 갈비연골관절은 뼈막에 의해 둘러싸여 있고, 인대성 지지가 떨어진다. 8번 갈비뼈–10번 갈비뼈는 7번 갈비뼈의 연골에 붙어서 간접적으로 복장뼈에 연결되어 있으며, 이 관절들은 *연골사이관절*(*interchondral joint*)로 알려져 있으며, 인대에 의해 지지되는 윤활관절이다. 그리고 노화로 융합되기도 한다.[6]

갈비우리의 운동형상학 (Costal Cage Kinematics)

비록 호흡을 하는 동안 갈비뼈에 좌우되어 갈비우리의 운동이 3개의 모든 면에서 일어나지만, 특정 면의 운동이 우세하게 일어난다.[7] 각 갈비뼈의 뼈 특성과 양쪽 끝단에 있는 관절 때문에, 각 갈비뼈의 운동은 "경첩관절"처럼 작용한다. 운동축은 갈비뼈목, CT 및 CV을 통과하여 뒤쪽 방향으로 향한다.[8]

몇몇 학자들은 가슴우리의 운동형상학을 기술하려고 시도해 왔다.[9,10] 해당 갈비뼈와 등뼈 분절의 돌림은 각 기본면의 병진운동과 함께 일어난다. 예를 들어, 앞쪽 굽힘은 하나의 등뼈 분절과 해당 갈비뼈의 앞쪽 선형 병진운동과 함께 일어난다. 가슴우리의 시상면 운동은 이마면 운동이나 가로면 운동을 포함하지 않는다.[11] CV 관절의 불완전하게 발달한 위쪽 반관절면 때문에, 가슴우리의 가동성은 젊은 사람에게서 더 크게 일어난다.[11]

각 갈비뼈가 독자적으로 가동하는 능력을 가지고 있다 하더라도, 제한된 가동성이 갈비뼈의 움직임을 종종 촉진하기도 한다. *펌프 손잡이* 운동은 시상면에서 일어나고, 들숨을 할 때 위쪽 갈비뼈에서 일어나는 운동이다.[7] *양동이 손잡이* 운동은 가로면에서 일어나고, 들숨을 할 때 중간 갈비뼈와 아래쪽 갈비뼈에서 일어나는 운동이다(그림 29.4).[7] 날숨을 할 때, 갈비뼈는 수동으로 중립위치로 되돌아온다. 11번 갈비뼈와 12번 갈비뼈가 앞쪽 관절을 가지고 있지 않기 때문에, 그들의 운동은 가로면에서 일어나는 *캘리퍼 운동*으로 간주된다. 중간 갈비뼈와 아래쪽 갈비뼈는 위쪽 갈비뼈보다 더 큰 가동성을 가진다.[7] *비틀림*으로 확인된 미세한 다른 운동도 호흡할 때 갈비뼈의 긴축을 중심으로 일어난다. 비틀림의 기준점은 갈비뼈의 앞쪽면이다. 들숨 동안 앞쪽 가장자리가 위쪽으로 돌림할 때 *가쪽 비틀림*이 일어난다. *안쪽 비틀림*은 날숨 동안 앞쪽 가장자리가 아래쪽으로 돌림할 때 일어난다. 팔의 올림도 가쪽 비틀림을 일으키는 것을 밝혀졌다.

각 갈비뼈의 가동성과 위치를 개별적으로 고려할 때, 이웃한 갈비뼈도 함께 고려해야 한다. 비록 각 갈비뼈가 3개의 운동면에서 잘못된 자세를 보이거나 움직이더라도, 개별 갈비뼈의 평가가 이마면이나 가로면에서 수행되어야 한다. 갈비뼈가 이마면에서 위쪽이나 아래쪽으로 움직이는 것을 각각 *올림*과 *내림*이라 한다. 갈비뼈의 올림은 등뼈가 뒤쪽 굽힘할 때 가쪽 비틀림과 함께 일어나고, 갈비뼈의 내림은 앞쪽 굽힘할 때 안쪽 비틀림과 함께 일어난다(그림 29.5, 그림 29.6)(표 29.1, 표 29.2).[8,11] 앞쪽 굽힘할 때, 갈비뼈의 앞쪽 면은 아래쪽으로 움직이고, 뒤쪽 면은 위쪽으로 움직인다. 반대로 뒤쪽 굽힘을 할 때, 반대 움직임이 일어난다. 갈비우리가

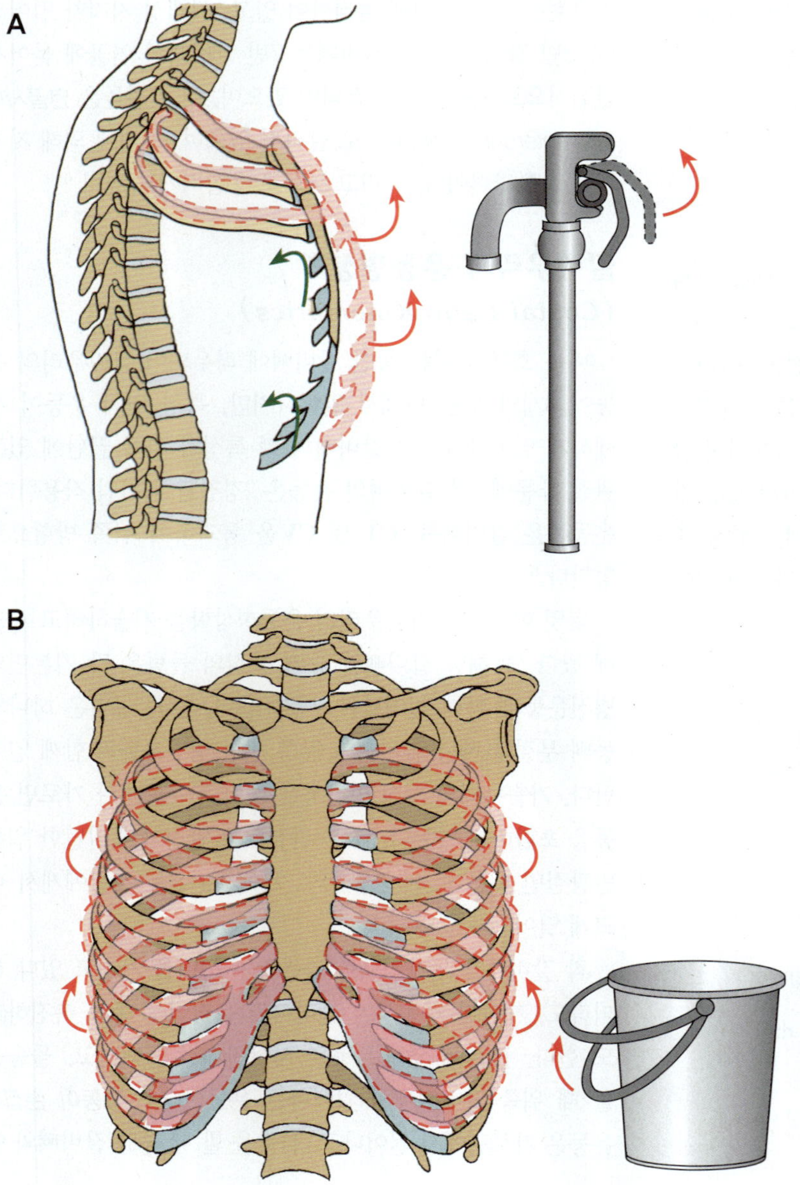

그림 29.4 A. 위쪽 갈비뼈의 펌프 손잡이 운동은 갈비우리의 시상면 팽창을 일으킨다. **B.** 중간 등뼈와 아래쪽 등뼈의 양동이 손잡이 운동은 갈비우리의 이마면 팽창을 일으킨다(출처: Levangie PK, Norkin CC. Joint structure and function: A Comprehensive analysis. 5th ed. Philadelphia: F.A. Davis Company. 2011).

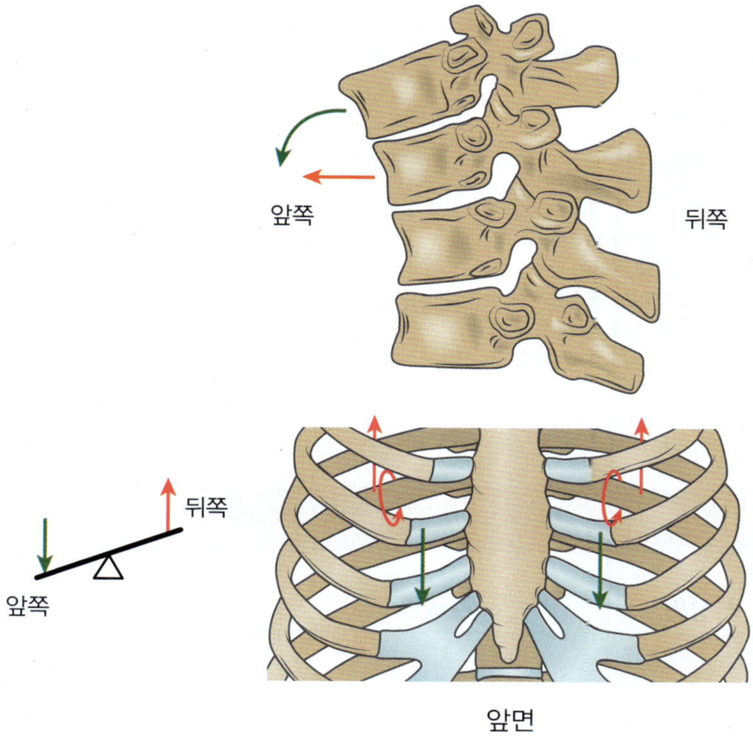

그림 29.5 앞쪽 굽힘하는 등뼈–갈비우리의 가동성. 각운동(녹색 화살표)을 할 때, 각 등뼈 분절의 종속 앞쪽 활주(적색 화살표)가 앞쪽 굽힘과 동반된다. 앞쪽 굽힘을 할 때, 갈비우리의 앞쪽면은 아래쪽 활주(녹색 화살표)하고, CT 관절은 안쪽 비틀림(적색 화살표)과 함께 위쪽으로 활주한다.

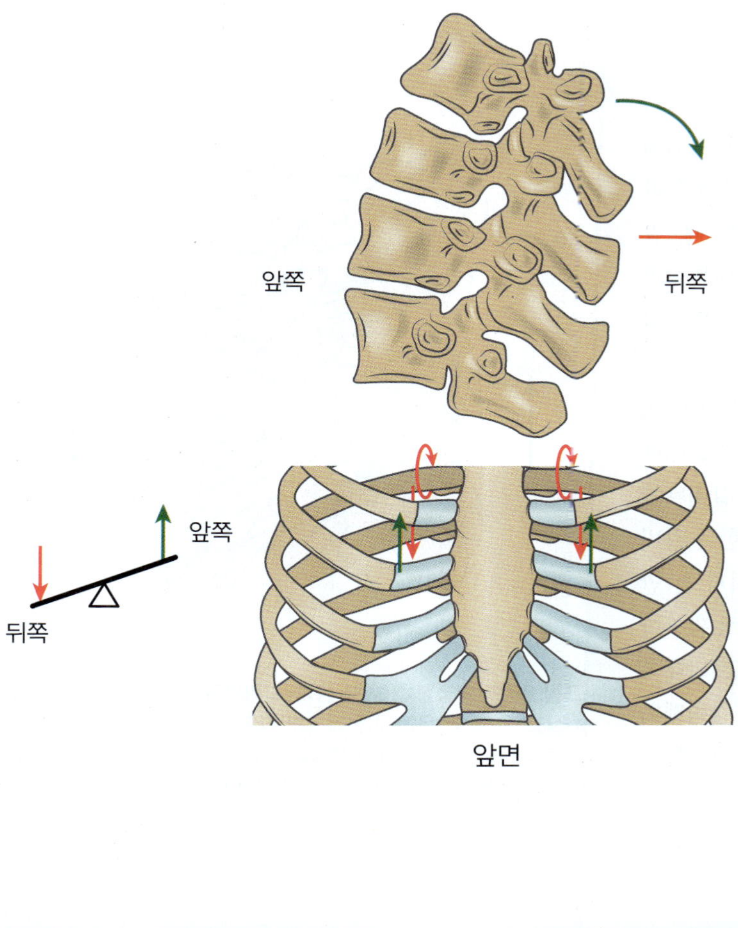

그림 29.6 뒤쪽 굽힘하는 등뼈–갈비우리의 가동성. 뒤쪽 굽힘의 각운동(녹색 화살표)을 할 때, 각 등뼈 분절의 종속 뒤쪽 활주(적색 화살표)가 뒤쪽 굽힘과 동반된다. 뒤쪽 굽힘을 할 때, 갈비우리의 앞쪽면은 위쪽 활주(녹색 화살표)하고, CT 관절은 가쪽 비틀림(적색 화살표)과 함께 아래쪽으로 활주한다.

표 29-1 앞쪽 굽힘하는 등뼈-갈비우리의 가동성

	이마면	시상면	가로면	종속운동
척추운동		• 앞쪽 돌림		• 앞쪽 병진 (활주)
갈비우리 운동		• 앞쪽 갈비우리는 내림하고, 뒤쪽 갈비우리는 올림을 한다. • 갈비뼈 운동은 척추 분절 운동을 초과해서 계속 일어난다.		• 양쪽 갈비가로관절은 위쪽활주와 안쪽 비틀림을 한다. • 갈비뼈 운동은 척추 분절 운동을 초과해서 계속 일어난다.

표 29-2 뒤쪽 굽힘하는 등뼈-갈비우리의 가동성

	이마면	시상면	가로면	종속운동
척추운동		• 뒤쪽 돌림		• 뒤쪽 병진 (활주)
갈비우리 운동		• 뒤쪽 갈비우리는 내림하고, 앞쪽 갈비우리는 올림을 한다. • 갈비뼈 운동은 척추 분절 운동을 초과해서 계속 일어난다.		• 양쪽 갈비가로관절은 아래쪽활주와 바깥쪽 비틀림을 한다. • 갈비뼈 운동은 척추 분절 운동을 초과해서 계속 일어난다.

가동성을 가졌을 경우, 갈비뼈는 척추 분절 운동이 끝범위에 도달한 후에도 계속 돌림할 것이다. 위쪽 척추뼈의 아래쪽 파셋이 아래쪽 척추뼈의 위쪽 파셋 위에서 앞쪽 굽힘할 때, 앞쪽 활주와 함께 CT 관절에서 갈비뼈결절의 안쪽 비틀림과 위쪽 활주가 일어나고, 뒤쪽 굽힘할 때는 아래쪽 활주와 가쪽 비틀림이 일어난다.

중간 등뼈의 옆굽힘은 옆굽힘하는 쪽에서 내림과 안쪽 비틀림을 일으킨다(그림 29.7) (표 29.3). 일반적으로 갈비뼈 운동은 척추뼈 운동 이전에 중단될 것이고, 고정된 갈비뼈에 대해 갈비뼈의 부가적인 옆굽힘을 일으킨다.[12] 옆굽힘은 갈비뼈결절을 동측의 가로돌기에 대해 위쪽으로 활주시키고, 반대쪽 갈비뼈결절을 아래쪽으로 활주시킨다. 위쪽으로 활주하는 갈비뼈결절은 앞쪽 구르기와 안쪽 비틀림을 하고, 반대쪽 갈비뼈결절은 뒤쪽 구르기와 가쪽 비틀림을 한다.[12] 갈비뼈의 관절운동형상학은 중간 등뼈의 옆굽힘을 동반하는 짝운동을 담당하는 것으로 간주된다.[12]

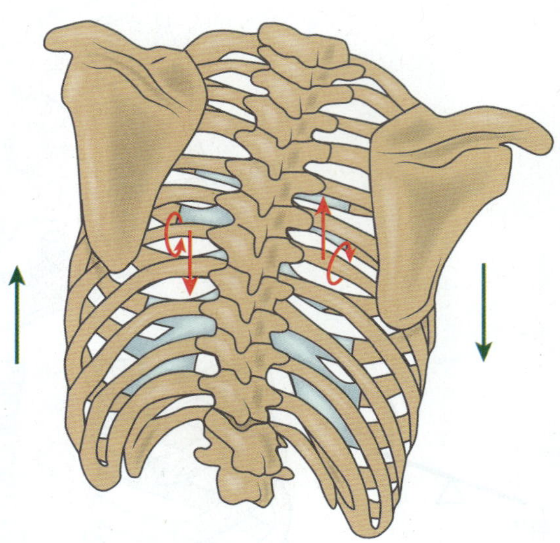

그림 29.7 옆굽힘을 할 때 등뼈-갈비우리의 가동성. 갈비뼈 운동(녹색 화살표)은 등뼈 운동 이전에 일반적으로 중단된다. 옆굽힘이 일어나는 쪽 CT에서 위쪽 활주와 안쪽돌림이 일어나고, 반대쪽(적색 화살표) CT에서 아래쪽 활주와 가쪽돌림이 일어난다.

표 29-3 오른쪽 옆굽힘하는 등뼈-갈비우리의 가동성(중립위)

	이마면	시상면	가로면	종속운동
척추운동	• 오른쪽 옆굽힘		• 왼쪽 돌림 (끝범위, 가변적)	• 왼쪽 파셋은 위쪽으로 활주한다. • 오른쪽 파셋은 아래쪽으로 활주한다. • 오른쪽으로 활주
갈비우리 운동	• 왼쪽 갈비우리는 올림을 한다. • 오른쪽 갈비우리는 내림을 한다.	• 왼쪽 갈비우리는 뒤쪽으로 돌림한다. • 오른쪽 갈비우리는 앞쪽으로 돌림한다.	• 왼쪽 갈비우리는 뒤쪽으로 움직인다. • 오른쪽 갈비우리는 앞쪽으로 움직인다.	• 오른쪽 CT는 위쪽 활주와 안쪽 비틀림을 한다. • 왼쪽 CT는 아래쪽 활주와 가쪽 비틀림을 한다.

돌림이 주요 운동일 때, 옆굽힘이 동측으로 일어나든, 아니면 반대쪽으로 일어나던 간에 가장 큰 가변성이 발생한다(그림 29.8)(표 29.4). 위쪽 척추 분절이 돌림할 때, 반대쪽 방향의 선형 병진이 일어난다.[12] 예를 들어, T4가 T5 위에서 오른쪽으로 돌림할 때, 왼쪽으로 활주한다. 이런 운동을 할 때, 왼쪽 5번 갈비뼈는 CT 관절에서 왼쪽 가로돌기에 대해 위쪽으로 활주하고 앞쪽으로 돌림하거나 안쪽 비틀림을 한다. 반대 운동은 오른쪽 5번 갈비뼈에서 일어난다. 등뼈의 돌림은 돌림하는 쪽의 갈비뼈를 뒤쪽으로 움직이고, 반대쪽 갈비뼈를 앞쪽으로 움직인다. CT 관절의 아래쪽 활주와 가쪽 비틀림은 돌림이 일어나는 쪽에서 일어나고, 위쪽 활주와 안쪽 비틀림은 반대쪽에서 일어난다. 볼록한 옆굽음 쪽에 갈비뼈의 혹이 존재한다는 것을 고려할 때, 등뼈의 운동과 위치와 갈비우리 사이의 관계가 가장 확연해진다.

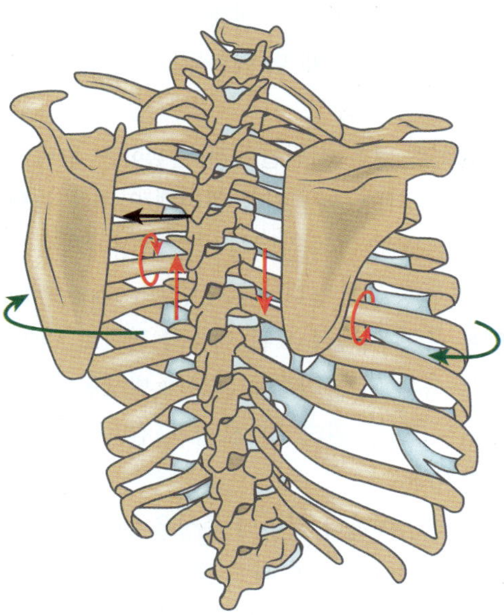

그림 29.8 돌림할 때 등뼈-갈비우리의 가동성. 오른쪽으로 돌림할 때, 척추분절은 오른쪽으로 돌림하고 왼쪽으로 활주한다(흑색 화살표). 이런 운동을 하는 동안, 돌림이 일어나는 쪽 CT에서 아래쪽 활주와 가쪽 비틀림이 일어나고, 반대쪽 CT에서 위쪽 활주와 안쪽 비틀림이 일어난다(적색 화살표).

갈비우리의 운동형상학은 아래쪽 갈비뼈의 변화를 올바르게 평가하는 것을 중요하게 여긴다. 이런 변화는 아래쪽 등뼈의 CT 관절이 더 평편하고, 갈비뼈머리가 위쪽 등뼈의 반관절면과 밀접하게 연관되지 않고, 갈비뼈가 복장뼈에 매우 느슨하게 연결된다는 사실 때문이다.[12] 앞쪽 굽힘과 뒤쪽 굽힘을 할 때, 갈비뼈는 CV 관절, 특히 9번 갈비뼈와 10번 갈비뼈에서 일어나는 광범위한 운동과 함께 시상면에서 움직인다. 이때 갈비뼈머리는 위쪽 반관절면과 느슨하게 연관되어 있다. 옆굽힘을 할 때, 동측 갈비뼈는 압박되고, CT 관절에서 갈비뼈가 활주하면, 옆굽힘이 더 많이 일어날 것이다. 아래쪽 등뼈의 돌림은 갈비우리의 최소 제한으로써 일어난다.[12] 아래쪽 등뼈에 있는 작은 CV 관절과 후관절면의 부재가 다양한 옆굽힘의 방향을 초래한다.[12]

1번 갈비뼈와 2번 갈비뼈는 일반적으로 T1과 T2보다 덜 가동적이다. 1번 갈비뼈 머리는 C7과 관절을 이루지 않는다. 그러므로 위쪽 등뼈 부위에서 갈비뼈의 활주와 돌림은 척추뼈 운동에 영향을 주지 않을 것이다.[12] 앞에서 언급되었듯이, 동측으로 옆굽힘과 돌림할 때 위쪽 등뼈는 중간 목뼈처럼 작용할 것이다. 이들 운동의 끝범위에서, 갈비뼈가 끝범위에 도달한 후에도 더 많은 가동성을 띤 척추 분절이 CT 관절에서 계속 활주할 것이다.[12]

표 29-4 오른쪽 돌림하는 등뼈-갈비우리의 가동성(중립위)

	이마면	시상면	가로면	종속운동
척추운동	• 오른쪽 옆굽힘 (완전한 갈비뼈, 가변적)		• 오른쪽 돌림	• 왼쪽 파셋은 위쪽으로 활주한다. • 오른쪽 파셋은 아래쪽으로 활주한다. • 왼쪽으로 활주
갈비우리 운동	• 왼쪽 갈비우리는 올림을 한다. • 오른쪽 갈비우리는 내림을 한다.	• 왼쪽 갈비우리는 앞쪽으로 돌림한다. • 오른쪽 갈비우리는 뒤쪽으로 돌림한다.	• 왼쪽 갈비우리는 앞쪽으로 움직인다. • 오른쪽 갈비우리는 뒤쪽으로 움직인다.	• 오른쪽 CT는 위쪽 활주와 안쪽 비틀림을 한다. • 왼쪽 CT는 아래쪽 활주와 가쪽 비틀림을 한다.

검사 (EXAMINATION)

주관적 검사 (The Subjective Examination)

자가 장애 측정 (Self-Reported Disability Measures)

목뼈 검사 때 이용되는 자가 장애 측정 도구를 이용하여, 위쪽 등뼈 검사를 수행한다(30장 참고). 이와 마찬가지로, 허리 통증을 검사할 때 이용되는 검사 도구를 이용하여 중간 등뼈와 아래쪽 등뼈의 검사를 수행한다(28장 참고).

신체 계통 리뷰 (Systems Review)

매우 중요한 신체 기관이 등뼈와 갈비우리 근처에 있기 때문에, 이 부위에서 일어나는 증상 사례에서 비근육뼈대성 손상의 원인을 배제해야 한다. 가슴우리 손상의 사례에서 배제되어야 할 가장 심각한 문제 중의 하나는 폐색전증이다. *폐색전증(pulmonary embolus)*은 다리 수술이나 고정(immobility)으로부터 발생할 수 있다. 폐색전증의 증상으로는, 심한 복장밑 협심증, 호흡곤란, 갑작스런 혈압 강하 등이 있다.[13] *폐렴*과 같은, 폐 질환도 깊은 들숨 시 가슴 통증을 일으키고, 갈비우리의 변화된 가동성에 영향을 줄 것이다.[13] 폐렴(pneumonia)의 경우에는 고열, 오한과 권태 등과 같은 감염의 체계성 징후가 발생할 것이다. 공기가슴증을 가진 환자의 경우에는 가슴벽 팽창이 뚜렷하게 감소될 것이다. *공기가슴증(pneumaticthorax)*은 외상이나 심한 기침으로 종종 발생하기도 한다.[13] 폐와 갈비우리 사이의 가슴막 문제인 *가슴막염(pleurisy)*은 날카로운 통증을 일으키는데, 이 통증은 대개 깊은 호흡, 기침, 또는 갈비뼈나 등뼈의 가동성 검사 때 일어난다.[13]

심각한 질환인 *심근경색*이 의심되면, 즉각 의사에게 환자를 의뢰해야 한다. 심근경색의 일반적인 징후는 협심증으로, 왼쪽 팔이나 오른쪽 팔, 목 및 턱으로 증상이 전달된다. 심근경색은 주요 특징인 구역질, 실신, 호흡곤란 등을 종종 동반한다.[13] 왼팔로 증상이 방사되는 가슴 통증을 초래하는 다른 심장 질환은 *심장막염(pericarditis)*이다.[13] 심장을 둘러싸고 있는 심장막의 염증은 가슴 팽창을 방해하고, 들숨 시 혈압이 떨어지고 호흡이 힘들어지는 빈맥과 심낭압전(cardiac tamponade)을 초래한다.[13] 대개 심장막염은 고열을 동반하고, 누운 자세를 취할 때 더 악화되고, 앞쪽으로 기울인 자세를 취할 때 좋아진다.[13]

*콩팥 결석*은 많은 사람들에게 발생하는 일반적인 질환이다. 콩팥 결석의 통증은 위쪽 허리뼈/아래쪽 등뼈의 가쪽에서 일어난다. 콩팥 결석은 여성 보다 남성에게서 많이 발생하고, 재발의 가능성이 높다. *신우신염(Pyelonephritis)* 또는 콩팥 감염은 종종 아래쪽 요관 염증의 결과로 일어나고, 여성의 경우는 육체 관계 이후에 흔하게 발생한다. 콩팥 결석과 신우신염은 고열, 권태 및 오심과 같은 전형적인 감염의 징후를 가진다.

마지막으로, 어깨나 가슴의 증상을 일으키는 소화계 질환인 *쓸개염(cholecystitis)*이다.[13] 쓸개염(담낭염)의 초기 증상은 양성 Murphy 징후와 함께 오른쪽 어깨나 오른쪽 위쪽 복부 사분원에 통증을 일으킨다. *Murphy 징후*로는 오른쪽 위쪽 사분원을 촉진할 때 들숨의 곤란이 있다.[13] 표 29.5는 등뼈와 갈비우리의 증상을 가진 환자를 배제하기 위해 의학적 적신호를 설명하고 있다.

표 29-5 등뼈와 갈비우리의 의학적 적신호

의학적 문제	적신호
폐색전	어깨통증/가슴통증, 호흡곤란
폐렴	고열, 권태, 오한, 오심, 호흡소리 감소
공기가슴증 (기흉)	들숨 시 가슴통증, 가슴팽창 감소, 호흡소리 감소, 최근의 외상이나 호흡질환
가슴막염 (흉막염)	들숨 시 심한 통증, 호흡곤란, 최근의 호흡질환
심장막염	목이나 어깨의 날카로운 통증, 휴식이나 앞쪽 굽힘 시 통증 감소
심근경색	협심증, 호흡곤란, 창백, 관상동맥질환 병력, 당뇨병, 흡연, 콜레스트롤 증가, 40세 이상의 남성, 50세 이상의 여성

출처: Boissonnault WG, Primary Care for the Physical Therapist: Examination and Triage. St. Louis, MO; Elsevier Saunders, 2005.

현재 병력 (History of Present Illness)

목 통증이나 허리 통증의 경우에도, 잠재적 기여 때문에 가슴우리를 검사해야 한다. *특별한 손상 기전(MOI)*은 질환의 본성을 구분하는데 있어 매우 중요하다. 이런 손상 기전은 잠재적으로 일어났던 증상들이나, 누적 외상과 단일 외상으로 설명된다. 손상 기전의 설정은 병리를 확인하는 진단 영상을 포함한, 추가적인 의학적 평가가 더 필요한지를 결정하는데 매우 중요하다.

*수치 통증 척도(NPRS)*를 이용하여 ADL의 반응과 하루 동안에 발생하는 증상의 빈도와 심각도를 추정하는 증상 프로파일의 획득은 치료사가 질환을 이해하는데 있어 필수적이다. 호흡에 대한 환자의 내성 뿐만 아니라, 등뼈 운동과 자세에 대한 환자의 증상 반응과 관련된 의문이 발생한다. 양쪽 어깨뼈사이의 통증은 가슴 질환과 관련될 수 있지만, 종종 목뼈 병변과 관련된다.[14] C3–C4의 앞쪽 목뼈 병변은 양쪽 어깨뼈 위쪽 사이의 통증을 일으키고, C4–C5의 앞쪽 목뼈 병변은 양쪽 어깨뼈 윗각 사이의 통증을 일으키고, C5–C6의 앞쪽 목뼈 병변은 양쪽 중간 어깨뼈 척추면 사이의 통증을 일으키고, C6–C7의 앞쪽 목뼈 병변은 양쪽 어깨뼈 아래각 사이의 통증을 일으킨다.[15] 이와 같이, C4–C5 원반의 뒤가쪽 병변이나 중앙 병변은 어깨뼈가시의 뿌리 높이에서 어깨뼈 사이 통증을 일으킨다. 덜 일반적이지만, 등뼈 원반의 병변은 "가슴을 통과하는" 통증 또는 갈비뼈를 따라 뒤쪽에서 앞쪽으로 전달되는 통증을 일으킨다.[16,17] 이 부위의 연관통은 *Cloward 징후*로 알려져 있다.[16] 등뼈사이원반 병변과 관련된 방사통이 있는지를 확인하기는 종종 어렵다. *뒤쪽일차가지신경*의 문제로 인해 가슴 뒤쪽 부위에서 감각 변화가 일어날 수 있다.[16] 기침이나 재치기로 증상이 발생하면, 경질막뿌리 통증이 의심된다. 위에서 설명했듯이, 호흡 시의 통증은 폐 질환이나 심장 질환 때문일 수 있고, 또는 등뼈–갈비우리 복합체를 구성하는 관절의 문제일 수 있다.

객관적 신체 검사 (The Objective Physical Examination)

구조물 검사 (Examination of Structure)

주요 뼈표식점의 촉진은 해부학적 구조물의 상대적 위치를 평가하는데 도움이 된다. 어깨뼈의 윗각과 아래각은 각각 T2와 T7의 높이에 위치한다. 어깨뼈의 안쪽면은 등뼈 가시돌기로부터 가쪽으로 5㎝ 정도 떨어져 위치한다. 정적 구조물을 관찰할 때, 환자의 안정 시 호흡 패턴과 관련된 정보를 얻어야 한다.

흔하게 발견되는 자세로는 뒤굽음 자세와 편평등이다.[18] 전형적인 **뒤굽음 자세**는 머리가 앞으로 쏠리고 어깨가 둥글어지고, 등의 뒤굽음이 증가되는 자세이다.[18] 반면, **편평등**을 가진 사람은 감소된 뒤굽음과 안쪽으로 쏠린 어깨뼈를 가지고 있다.[18] 등뼈 뒤굽음의 평균 각도는 약 40°이다.[19] 위쪽 등뼈(T3–T5)의 뒤굽음 감소는 6개 범주 중의 하나로서 확인되어 왔고, 이것은 등뼈 빠른 속도 트러스트에 즉각적으로 잘 반응하는 목뼈 통증일 가능성이 크다.[20] 옆굽음증(측만증)을 확인하는 선별 절차는 앞쪽 굽힘을 했을 때 *갈비뼈혹(rib hump)*이 있는지를 관찰하는 것이고, 갈비뼈또는 측만증과 관련된 가로면 기형으로부터 초래된다. 옆굽음증이 없더라도, 갈비뼈혹을 초래하는 갈비우리의 비대칭도 존재할 수 있다.

다양한 내적 요소와 외적 요소 때문에, 갈비뼈가 변위될 수 있는데, 이것은 촉진을 통해 확인될 수 있다. 예를 들어, 6번 갈비뼈가 위쪽으로 변위되면, 5번 갈비뼈와 6번 갈비뼈 사이의 공간이 감소되고, 6번 갈비뼈와 7번 갈비뼈 사이의 공간이 넓어진다. 가로면에서의 변위도 동일한 방법으로 확인될 수 있다. 갈비뼈의 변위가 등뼈 가동성에 영향을 줄 수 있고, 반대로 등뼈 가동성이 갈비뼈의 변위에 영향을 줄 수 있다. 갈비뼈 변위는 통증, 가동성 감소 및 호흡 문제와 같은 다양한 증상을 일으킬 수 있다.

도수물리치료사는 기민한 관찰을 통해 환자가 말하는 증상과 호흡할 때 일어나는 갈비뼈의 비정상 운동을 연결시킨다. 호흡 패턴과 대칭성을 평가하기 위해 위쪽 갈비우리, 중간 갈비우리 및 아래쪽 갈비우리를 촉진하는 구조물 검사 때, 안정시 호흡의 관찰이 이루어져야 한다. 안정 시 호흡율*(12–15회 정도)* 뿐만 아니라, 가쁜숨(wheeze), 수포음(rales), 기침이 있는지도 기록해야 한다.

가슴 변형이 있으면, 가동성의 손상과 증상에 영향을 줄 수 있다. *새 가슴(Pigeon-chest)*을 가진 사람은 복장뼈가 앞쪽으로 튀어 나와서, 시상면의 가슴 공간 치수가 증가하고, 호흡량에 영향을 준다.[21] *깔대기 가슴(Cavus-chest)*을 가진 사람은 호흡 감소와 뒤굽음 증가에 영향을 줄 수 있는 감소된 시상면 가슴 치수를 가진다. 복장뼈가 안쪽으로 들어가서, 시상면의 가슴 공간 치수가 증가하고, 호흡량에 영향을 준다.[21] *술통 가슴(barrel chest)*은 *폐기종(emphysema)*과 같은 만성 폐 질환이 있을 때 종종 발생한다.[21]

신경혈관 검사 (Neurovascular Examination)

다른 부위와 마찬가지로, 가벼운 촉각, 날카로운 촉각/둔한 촉각, 진동, 모노필라멘트 및 열/냉 모달리티를 이용하여 피부감각 검사를 수행한다. 등뼈의 경우에는 피부절이 중첩된다. 앞에서 언급했듯이, 등뼈의 방사통은 종종 갈비뼈를 따라 전이된다. 연관통 패턴은 다음과 같다: T5는 젖꼭지 주변, T7,8은 식도 부위, T10,11은 배꼽, T12는 샅고랑 부위.[17] 특별한 경로를 따르지 않는 연관통은 근막통증유발점에 의한 통증으로 의심되는데, 이것은 촉진으로 확인될 수 있다.[22]

가동성 검사 (Examination of Mobility)

등뼈와 갈비우리의 능동 생리적 운동 검사 (Active Physiologic Movement Examination of the Thoracic Spine and Costal Cage)

운동량 (Quantity of Movement)

호흡 (Respiration)

호흡 동안에 이루어지는 갈비우리의 촉진과 관찰은 가동성 문제를 확인하는 선별검사로 이용되고, 이런 가동성 문제는 수동운동 절차를 통해 추가적으로 검사될 수 있다. 이미 앞에서 설명했듯이, 움직임은 부위에 따라 달라진다. 모든 갈비뼈는 들숨을 할 때 가쪽으로 비틀리고, 날숨을 할 때 안쪽으로 비틀린다. 치료사는 평가를 잘 하기 위해 앉아 있는 환자의 뒤쪽에서 선 자세를 취한다. 위쪽 갈비뼈의 평가를 위해, 치료사는 손을 빗장뼈 위에 배치하여, 안정 시 호흡을 하도록 주문한다. 5번 갈비뼈에서 10번 갈비뼈의 평가를 위해, 치료사는 가슴우리의 측면에 손을 배치하여, 이마면상으로 일어나는 가슴 팽창을 평가한다. 부위별 갈비뼈의 가동성을 평가하는 동안, 환자에게 들숨과 날숨을 깊게 쉬도록 주문한다. 자전거 타기와 트레드밀 보행과 같은 유산소 활동 이후에, 갈비우리의 가동성 검사를 평가할 수 있다.

부위별 갈비우리 가동성을 정량화하기 위해, 줄자를 이용해 *복장뼈의 자루몸통이음부, 몸통칼돌기이음부, 또는 10번 갈비뼈의 아래쪽면*과 같은 특정 가슴 부위의 둘레를 측정할 수 있다. 치료사는 각 부위의 검사를 통해 전반적인 갈비우리 가동성에 대한 정보를 알 수 있다.

가슴부위 가동성 검사 (Thoracic Regional Mobility Examination)

등뼈–갈비우리의 부위별 가동성을 정량화하기 위해, 다른 척추 부위에서 이용된 방법과 비슷한 방법을 이용한다. 측정 방법으로는 *측각기, 줄자, 단일* 또는 *이중 경사계*, 또는 *허리 가동범위 장치* 등이 있다.[23–25] 등뼈의 부위별 정상 가동범위는 다음과 같다: 전체적으로 앞쪽 굽힘과 뒤쪽 굽힘의 가동범위는 *63°*이고, 편측 옆굽힘의 가동범위는 *68°*이고, 편측 돌림의 가동범위는 *62°*이다.[26]

위쪽 등뼈는 앉은 자세에서 가장 잘 측정되고, 아래쪽 등뼈는 선 자세에서 가장 잘 측정된다. 운동은 머리에서 꼬리쪽인 목뼈에서 등뼈 쪽으로 동원된다. 먼저 환자에게 턱을 가슴에 붙이도록 천천히 앞쪽으로 머리를 굽힘하도록 주문하고, 그 다음 뒤쪽굽힘을 위해 천장을 바라보도록 주문한다. 위쪽 등뼈의 뒤쪽굽힘은 환자에게 양쪽 어깨를 굽힘하도록 지시할 때 가장 잘 이루어진다. 양 팔을 팔짱끼게 하고, 양쪽 방향으로 옆굽힘과 돌림을 검사한다. 척추의 다른 부위와 마찬가지로, 단일 운동과 반복 운동을 모두 수행한다.

등뼈 분절 가동성 검사 (Thoracic Regional Mobility Examination)

등뼈–갈비우리 복합체의 많은 관절과 많은 가동 분절 때문에, 선별검사도구로서 복합체 전체의 능동 생리적 운동의 이용을 하여 분절 병변을 쉽게 구분할 수 있다. 도수물리치료사는 능동 생리적 운동의 관찰을 통해 분절 가동성 검사를 어디서부터 시작할 것인지를 알 수 있다. 등뼈-갈비우리 가동성 평가와 관련된 다음 절차들이 Lee에 의해 기술된 것으로부터 채택되어 왔다.[12]

분절 가동성은 병변을 구분하는데 이용되는 촉진과 함께, 부위별 가동성 검사 때 사용된 운동과 같은 운동으로 평가된다. 운동에 앞서, 치료사는 엄지와 집게손가락을 이웃한 두 척추뼈의 양쪽 가로돌기 위에 배치한다. 위에서 설명했듯이 환자가 각 운동면으로 운동을 수행하는 동안에 이들 접촉을 그대로 유지한다. 각 척추뼈 분절이 움직이는 방향 외에, 각 척추뼈의 시작 자세와 끝 자세를 확인한다. 옆굽힘을 할 때, 위쪽 등뼈의 경우는 동측의 가로돌기가 더 쉽게 촉진되고, 아래쪽 등뼈의 경우는 반대쪽 가로돌기가 더 쉽게 촉진된다.

척추 분절 운동 이외에, 등뼈와 이에 해당하는 갈비뼈의 가동성을 평가하는 것이 중요하다. 이것은 가로돌기와 해당 갈비뼈를 촉진함으로써 이루어진다. 예를 들어, 엄지를 T7의 가로돌기 위에 배치하고, 모든 면에서 운동이 일어나는 동안 다른 손의 엄지와 손가락을 7번 갈비뼈각의 바로 안쪽인 갈비뼈몸통을 따라 배치한다. 각 등뼈와 이에 해당하는 갈비뼈의 상대적 운동을 평가한다. 가동성이 좋은 가슴우리라면, 갈비뼈 운동이 멈춘 다음에도, 가로돌기의 부가적인 활주가 촉진될 수 있다. 이 방법을 통해, 각 등뼈 분절과 이에 해당하는 갈비뼈의 상대적 가동성을 모든 운동면에서 검사할 수 있다.

분절 감별은 반대압의 이용이나 차단 기법을 통해 이루어질 수 있다. 이들 절차는 환자의 증상을 유발시키는 운동으로 이루어진다. 먼저 증상을 유발시키는 운동을 확인하고, 그 다음 각 운동 분절에 순차적으로 반대압을 적용하여, 환자의 증상을 변화시킨다. 예를 들어, 환자가 왼쪽 옆굽힘을 할 때 위쪽 가슴부위에서 증상이 발생한다고 호소한다. 운동 사슬의 가장 꼬리쪽부터 시작하고, 이 경우에서는 T5 가시돌기의 왼쪽면을 따라 반대압을 적용하여 왼쪽 옆굽힘을 제한한다. 만약 이런 절차가 환자의 통증을 변화시킨다면, T5-6의 분절이 기여하는 분절로 간주된다. 이런 절차로 증상이 감소되면, 검사 절차를 중재 기법으로 이용할 수 있게 한다. 이런 방법을 이용하면, 기능부전의 분절을 구분하는 효율성과 환자의 주호소를 나타내는 효율성이 크게 증가된다.

Evjenth와 Gloeck[27]는 유사한 증상 국소화의 시스템을 개발했다. 많은 사람들이 이들 방법을 사용해 왔다.[28] Jull 등[29]은 훈련받은 치료사들이 목뼈 증후군을 진단함에 있어, 진단차단술(diagnostic block)로서 이들 방법이 신뢰적이었음을 증명했다. 이 방법은 손상된 분절을 구분하기 위해 *"돌림 증상 국소화"*를 이용한다.[28] 만약 왼쪽으로의 능동 돌림이 증상을 유발시켰다면, 통증이 시작할 때까지 환자를 왼쪽으로 돌림시키고, 그 다음 통증이 사라질 때까지 천천히 오른쪽으로 돌림시킨다. 왼쪽 돌림을 일으키기 위해 분절 압박이 오른쪽 가로돌기 위에 적용되는 동안 이 자세를 유지한다. 이 검사는 운동 사슬의 가장 꼬리쪽 분절부터 시작한다. 환자 증상의 유발이 분절 압박으로 야기될 때, 손상된 분절이 확인되 것으로 간주한다.[28] 표 29.6은 정상 가동범위, 풀림 자세와 잠김 자세, 정상 끝느낌과 비정상 끝느낌 등을 포함한 등뼈의 생리적 운동을 요약하고 있다.

표 29-6 중간 등뼈의 생리적 운동(뼈운동형상학)

관절	정상 ROM	OPP	CPP	정상 끝느낌	관절주머니 패턴
중간-아래 등뼈 (T4-T12)	FB/BB = 4°(T4-T6), 6°(T7-T9), 12°(T10-T12), 총 30° SB = 6°(T4-T6), 8°(T7-T9), 8°(T10-T12), 총 25-40° ROT = 9°(T4-T6), 9°(T7-T9), 9°(T10-T12), 총 30-50°	FB, 반대쪽 SB, 동측 ROT	BB, 동측 SB, 반대쪽 ROT	탄력	치우침을 통반한 FB > 반대쪽 SB, 동측 ROT

ROM = 가동범위, OPP = 풀림 자세, CPP = 잠김 자세, FB = 앞쪽굽힘, BB = 뒤쪽굽힘, ROT = 돌림.

출처: Wise CH, and Gulick DT. Mobilization Notes. A Rehabilitation Specialist's Pocket Guide. Philadelphia. FA. Davis; 2009.

등뼈와 갈비우리의 수동 생리적 운동 검사 (Thoracic-Costal Cage Passive Physiologic Movement Examination)

생리적 가동성의 수동 검사는 *수동 생리적 척추사이 가동성 검사(PPIVM)*로 알려진 일련의 검사를 통해 이루어진다. 분절 가동성을 확인하기 위해, 운동 동원 동안 가시돌기사이 공간을 촉진한다. 비록 앞에서 설명되었지만, 종종 이들 기법은 환자로부터 도움을 받는다. 등뼈의 경우에는 이들 기법이 앉은 자세에서 가장 잘 이루어진다. PPIVM에 대한 자세한 내용을 알고 싶으면, 7장을 참고하기 바란다.

위쪽 등뼈의 앞쪽굽힘과 뒤쪽굽힘을 일으키는 수동 생리적 운동을 평가할 때, 환자는 앉은 자세에서 목 뒤쪽에 양 손을 깍지 끼고 팔꿈치를 전방으로 향하게 한다(그림 29.9). 치료사는 각 레벨의 가시돌기사이공간을 촉진하는 동안, 환자의 팔을 통해 위쪽 등뼈의 움직임을 조절한다. 이때 치료사는 목뼈를 통해 운동 동원을 시작한다. 각 레벨의 운동 촉진을 보다 잘 하기 위해, 진동 리듬을 이용하기도 한다. 점진적 운동 증가는 꼬리쪽 레벨일수록 더 많은 운동 동원을 필요로 한다.

중간-아래쪽 등뼈의 경우, 환자는 양 팔을 팔짱끼듯이, 양 손을 서로 반대쪽 어깨 위에 올려놓는다. 치료사는 팔짱낀 팔을 가로질러 환자를 잡거나, 팔짱낀 팔을 통과해 반대쪽 어깨에 자신의 팔을 올려놓는다. 다른 손으로 가시돌기사이공간을 촉진하고, 모든 운동면의 운동을 일으킨다(그림 29.10). 기본면의 생리적 운동을 도출해 내는 것 이외에, 치료사는 등뼈의 다면 운동 능력 검사를 선택할 수 있다. 몇몇 학자들은 기능 활동 패턴으로 움직이는 척추분절의 능력을 평가하는 방법으로, 4개의 사분원 운동 검사(11장 참고)를 제안했다.

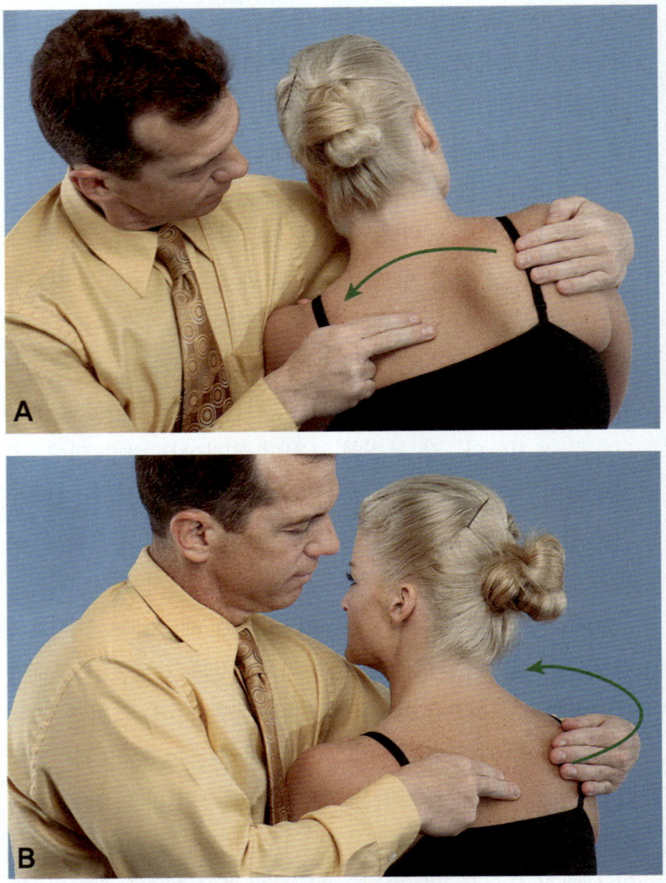

그림 29.10 위쪽 등뼈의 PPIVM 검사. **A.** 중간 등뼈의 옆굽힘, **B.** 중간 등뼈의 돌림.

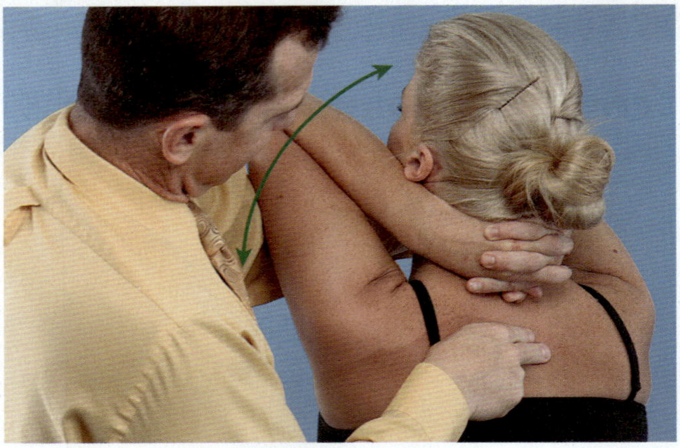

그림 29.9 위쪽 등뼈의 PPIVM 검사. 화살표는 위쪽 등뼈의 앞쪽굽힘과 뒤쪽굽힘을 의미한다.

갈비뼈의 수동 생리적 운동을 평가하기 위해, 위에서 설명되었듯이 모든 방향에서 동일한 방법으로 환자를 수동운동시킨다. 이때 치료사는 다른 손으로 갈비뼈각 바로 안쪽에 있는 갈비뼈몸통에서 갈비뼈의 움직임을 촉진한다. 환자가 앉은 자세를 취하고 있다면, 갈비우리의 반대쪽 측면을 촉진함으로써 가동성 평가를 실시하는 것이 가장 좋다. 앞쪽굽힘하는 동안 앞쪽의 병진운동과 구르기를 촉진하고, 뒤쪽굽힘을 하는 동안 뒤쪽의 병진운동과 구르기를 관찰한다. 옆굽힘은 옆굽힘이 일어나는 쪽의 반대쪽 갈비뼈를 올림하고, 동측 갈비뼈를 내림한다. 돌림은 갈비뼈의 가로면 운동을 일으킨다. 각 갈비뼈의 운동은 이웃한 갈비뼈를 기준으로 관찰된다. 시작 자세가 갈비뼈의 운동 능력을 변화시킬 수 있기 때문에, 갈비뼈 자세성 문제를 확인한다. 수동 검사 동안, 모든 운동면의 끝느낌을 체크한다.

등뼈와 갈비우리의 수동 종속운동 검사 (Thoracic-Costal Cage Passive Accessory Movement Examination)

종속운동 검사를 하기 위해서는 치료사가 각 척추 분절에서 일어나는 관절운동형상학적 운동을 잘 알고 있어야 한다. 척추의 경우에는, 이들 검사가 *수동 종속 척추사이 가동성 검사(PAIVM)*로 알려져 있다. PAIVM 검사 동안, 병적 분절을 확인하는데 있어, 종속 활주에 대한 환자의 증상 반응이 뻣뻣함 보다 더 신뢰성 있는 것으로 밝혀졌다.[30]

28장에서 설명되었듯이, PAIVM 검사의 일차 목적은 각 척추 분절의 가동성과 증상 시작 사이의 관계를 확인하는 것이다. 검사된 분절을 통해 힘을 적용하여, 조직의 첫 번째 ***저항(R1)***/마지막 ***저항(R2)***과 첫 번째 ***통증 시작(P1)***/마지막 ***통증 시작(P2)***과의 관계를 확인한다. 운동에 대한 일차 제한 장치를 확인하는 과정은 Maitland 등[17]에 의해 완전히 서술되었다(8장 참고).

등뼈의 PAIVM 검사 (Thoracic Spine PAIVM Testing)

PAIVM 검사는 환자를 엎드리게 하고, 배 밑에 베개를 배치하여 수행한다. 근막 제한이 분절 가동성을 제한하지 않도록 하기 위해 환자의 양 팔을 몸통 옆에 붙이도록 한다. 환자의 편안함과 이완을 향상시키기 위해, 가동 몸으로 알려진 1/4–1/2의 압박 폼을 이용한다. 그리고 가동의 힘을 다양한 방법을 적용할 수 있다. 중앙 활주를 위해 가시돌기에 손을 배치하고, 편측 활주를 위해 가로돌기에 손을 배치한다. 이때 손의 접촉 부위는 콩알뼈 부위나 엄지이다. 손이 접촉된 이후에는, 필요한 움직임을 일으키기 위해 *dumby-hand* 접촉이나 *dumby-thumb* 접촉을 통해 반대쪽 손이나 반대쪽 엄지를 이용해 힘을 적용한다.

위쪽 등뼈의 후관절 방향(이마면과 수평면 사이의 45°) 때문에, 이 부위의 PAIVM 검사는 치료사가 환자의 측면에서 서서 적용할 때 가장 쉽게 이루어질 수 있다. 이때 양 손의 엄지를 겹쳐서 치료사가 서 있는 쪽 가로돌기 위에 배치하고, 위앞쪽 방향으로 힘을 적용한다.

가동성 손상은 특정 레벨의 PAIVM 검사에 반응하여 일어나는 증상의 유발이나 가동성 감소로 확인된다. PAIVM 검사를 통한 가동성 손상을 찾는 어려움은 제한을 평가하는 치료사의 능력에 달려 있다. 종속운동 검사에 대한 환자의 증상 반응이 평가와 분류에 있어 더 신뢰성이 있을 수 있다. 만약 PAIVM 검사 동안 제한이 확인되거나 뻣뻣한 문제가 확인된다면, 검사에 이용된 절차를 그대로 중재에 이용한다. 검사에 이용되는 PAIVM 검사는 본 장의 가동술 단락에서 자세히 설명될 것이다. 표 29.7은 등뼈의 종속운동을 요약하고 있다.

갈비우리의 종속운동 검사 (Costal Cage Accessory Motion Testing)

여기에서는 Lee[13]에 의해 기술된 갈비우리의 종속운동을 약간 수정하여 제시할 것이다. CT 관절의 분절 검사는 차단 기법을 이용할 때 가장 잘 수행될 것이다. 엎드린 자세를 취한 환자를 베개로 적절하게 지지한 후, 차단을 제공하기 위해 한 손의 엄지를 선택된 가로돌기의 아래쪽면에 배치하고, 다른 손의 엄지를 갈비뼈결절 바로 가쪽인 갈비뼈 부위의 위쪽면에 배치한다(그림 29.11).[12] 가로돌기를 차단하는 동안, 갈비뼈에 배치된 손을 통해 아래쪽 방향으로 힘을 적용한다.[12] 아래쪽 활주의 정도와 증상의 유발을 체크한다. 가로돌기의 위쪽면을 차단하는 엄지를 움직이고, 갈비뼈의 아래쪽면에 배치된 가동손의 엄지를 위쪽으로 움직임으로서 위쪽 활주를 검사한다(그림 29.12).[12] 아래쪽 등뼈에서는 CT 관절면 방향이 변하기 때문에, 갈비뼈몸통을 따라 적용되는 힘의 방향도 보다 가쪽 방향으로 향할 것이다.[12] 만약 손상이 발견되었다면, CT 관절의 아래쪽 활주 검사와 위쪽 활주 검사 모두가 중재역할을 하게 된다. 이들 절차는 이 장의 가동술 단락에서 자세히 설명될 것이다.

갈비우리의 종속운동을 검사할 때 중요한 점은 1번 갈비뼈의 상대적 위치와 가동성, 그리고 목뼈 갈비뼈(cervical rib)의 존재이다. 올림된 1번 갈비뼈의 존재나 1번 갈비뼈와 2번 갈비뼈의 제한된 아래쪽 가동성을 검사하기 위해, 환자는 누운 자세에서 검사하는 쪽으로 머리를 약간 옆굽힘하고 돌림하는데, 이것은 목갈비근을 이완하고 단축시키는 자세로 만들기 위한 것이다. 위쪽 등세모근에 의해 형성된 기울기 만큼 2번 손허리손가락관절(MCP)을 목과 어깨의 중간 지점에 배치한다. 그리고 반대쪽 엉덩관절 방향인 아래쪽으로 힘을 적용한다. 그 다음 위쪽 등세모근이 작용하듯이 약간 뒤쪽으로 이동하고, 1번 갈비뼈의 뒤쪽 부분에 접촉시키기 위해 다시 아래쪽으로 약간 이동한다. 첫 번째 접촉 지점을 결정함으로써 양측의 상대적 위치를 비교하고, 끝느낌을 결정함으로써 양측의 가동성을 비교한다. 환자가 정상 호흡패턴을 할 때 이들 압박을 적용한다. 유사한 과정이 본 장의 후반부에 있는 1번 갈비뼈의 가동술에서 설명될 것이다.

표 29-7 등뼈와 가슴우리의 종속운동 (관절운동형상학적 운동)

	관절학	관절운동형상학	
중간–아래 등뼈 (T4–T12)	**후관절:** 윤활관절로서 시상면 방향이다. **척추사이관절:** 섬유연골관절로서, 그 사이에 원반을 가지고 있다.	*FB/BB를 촉진하기 위해:* 위쪽 척추뼈의 아래쪽 파셋이 아래쪽 척추뼈의 위쪽 파셋 위에서 업글라이드 한다. 속질핵은 뒤쪽으로 이동하고, 섬유테는 앞쪽으로 불거진다. 척추관과 IV 구멍이 길어지고 열린다. *SB(오른쪽)를 촉진하기 위해:* 위쪽 척추뼈의 오른쪽 아래 파셋이 다운글라이드하고, 왼쪽 파셋이 업글라이드 한다. 오른쪽 IV 구멍은 닫히고, 왼쪽 IV 구멍은 열린다. 중립위일 때는 반대쪽 ROT가 함께 일어나고, 비중립위일 때는 동측 ROT가 함께 일어난다.	*ROT(오른쪽)를 촉진하기 위해:* 위쪽 척추뼈의 오른쪽 아래 파셋이 다운글라이드 하고, 왼쪽 아래 파셋은 업글라이드 한다. 오른쪽 IV 구멍은 닫히고, 왼쪽 IV 구멍은 열린다. ROT가 먼저 일어나고 비중립위일 때는 동측 SB가 함께 일어나고, SB가 먼저 일어나고 중립위일 때는 반대쪽 SB가 일어난다.
가슴우리	**복장뼈몸통자루관절과 복장뼈몸통칼관절:** 섬유연골원반를 가진 인대성 결합 **연골복장관절, 연골갈비관절, 연골사이관절:** 연골관절 **갈비척추관절:** 볼록한 갈비뼈머리와 오목한 척추뼈몸통(반관절면)과 IV 원반(예: 갈비뼈 7번과 T6–T7) **갈비가로관절:** 갈비결절과 가로돌기의 갈비 파셋(예: 갈비뼈 7번과 T7)	*펌프손잡이 운동을 촉진하기 위해 (위쪽 갈비뼈):* 위쪽갈비뼈의 시상면 운동 *양동이손잡이 운동을 촉진하기 위해 (중간 갈비뼈):* 중간 갈비뼈의 이마면 운동	*캘리퍼 운동을 촉진하기 위해:* T11–T12의 가로면 운동 *안쪽/가쪽 비틀림을 촉진하기 위해:* 갈비뼈의 앞쪽 가장자리가 안쪽으로 움직이고, 들숨 시 가쪽으로 움직인다.

FB = 앞쪽굽힘, BB = 뒤쪽굽힘, SB = 옆굽힘, ROT = 돌림, IV = 척추사이. (출처: Wise CH, and Gulick DT. Mobilization Notes. A Rehabilitation Specialist's Pocket Guide. Philadelphia. FA. Davis; 2009)

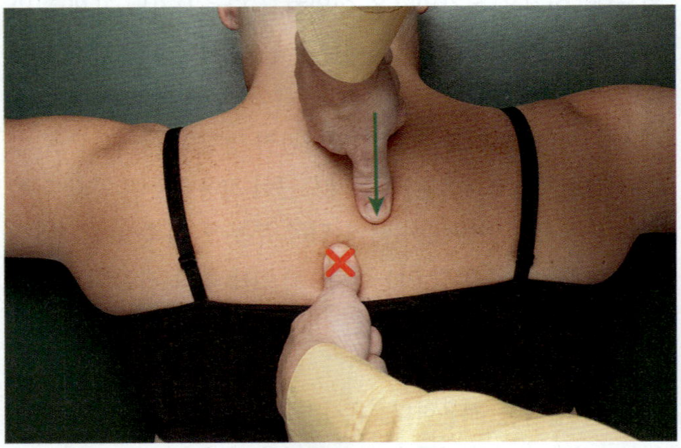

그림 29.11 갈비가로관절의 아래쪽 종속운동 검사(가로돌기 차단).

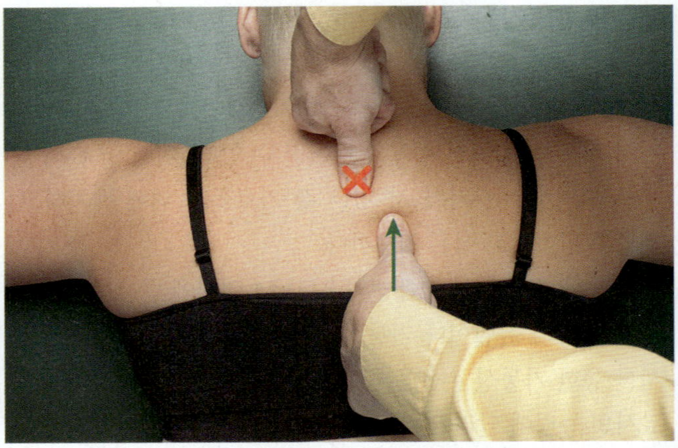

그림 29.12 갈비가로관절의 위쪽 종속운동 검사(가로돌기 차단).

근육 기능 검사 (Examination of Muscle Function)

가슴우리의 근육 기능을 결정하는데 있어 중요한 점은 운동동원 패턴을 확인하는 것과 근수축 타이밍과 관련된 이슈를 확인하는 것인데, 그 이유는 근기능이 근육의 힘 발생 능력과 관련되어 있기 때문이다. 척추 뒤쪽의 깊은층 근육은 단일 분절과 다분절에 걸쳐 있는 근육인 *가로가시근군*으로 구성된다. 가로가시근군은 *돌림근*과 *뭇갈래근*으로 구성된다.[31,32] 척추의 다른 부위와 반대로, 등뼈에는 갈비사이근이 국소 근육 또는 깊은층 근육에 포함된다.[31,32]

Lee[12]는 엎드린 자세에서 이루어지는 **팔 들기 검사**를 기술했다(그림 29.13). 이 검사는 팔 들기 활동을 하는 동안, 가슴을 안정화시키는데 어떤 전략이 작용하는지를 확인하기 위함이다. 엎드린 자세에서 팔 들기 검사가 **능동 SLR 검사**[33,34]의 개발에 이용된 전제와 동일한 전제에 근거되지만, 아직 타당성이 밝혀지지 않았다. 환자가 엎드린 자세를 취하고 팔을 굽혀 들어올릴 때, 치료사는 근육 활동의 패턴과 통증 유무를 면밀히 검사한다. 초기 운동 동안에는, 어깨뼈가 가슴우리와 접촉되어야 하고, 가슴우리의 움직임이 일어나서는 안 된다. 그런 다음, 환자가 다시 들 때, 치료사는 갈비우리 위에 압박을 적용한다. 그런 다음, 환자 증상에 대한 치료사에 의한 외적 지지의 효과를 평가하고, 또 수행이 얼마나 쉽게 일어나는지를 평가한다. 외적 지지로 기능이 증가되면, 가슴우리의 안정화 시스템에 문제가 있는 것이고, 국소 근육의 기능이 강화될 필요가 있음을 의미한다. 이 개념은 다른 기능 과제 동안의 근육 수행에도 적용될 수 있다. 외적 지지를 해도 증상이나 활동 수행이 어려워지면, 국소 근육 시스템의 동적 안정화를 위한 중재가 필요하다는 것을 의미한다. 어깨충돌증후군과 같이, 위팔에 영향을 주는 통증 상태는 실제로 가슴우리 내의 근육 안정화 시스템에 낮은 영향을 줄 수 있다. 기능과 증상의 즉각적인 변화는 외적 지지가 제공되었을 때 일어날 수 있다. 그것의 이용을 지지하는 확인 검사가 필요하다.

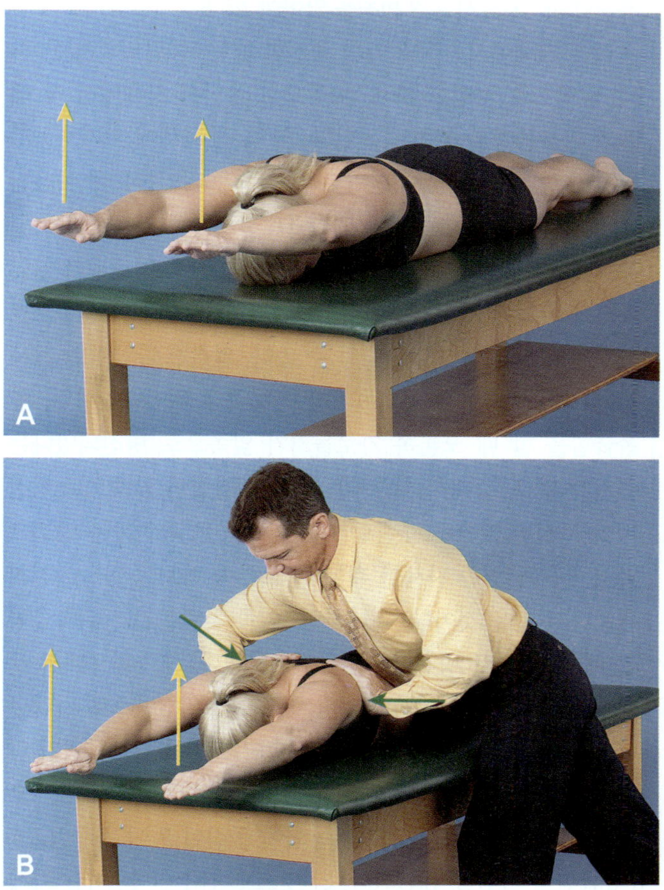

그림 29.13 (A, B) 엎드린 자세에서 팔 들기 검사.

촉진 (Palpation)

뼈 촉진 (Osseous Palpation)

뼈 구조물의 촉진은 복장뼈의 촉진과 함께 앞쪽에서 시작할 수 있다. 환자가 누워 있다면, 제일 먼저 치료사는 빗장뼈머리 사이에 위치한 *목패임(jugular notch)*을 확인한다. 양쪽 *복장빗장관절*을 촉진하여 그것의 상대적 위치를 평가한다. 아래쪽으로 움직여, 빗장뼈 뿐만 아니라, 1번 갈비뼈와 2번 갈비뼈와 관절을 이루는 *복장뼈자루*의 위쪽면을 촉진한다. 그 다음, *복장뼈몸통 전체*와 *칼돌기*를 촉진한다.

갈비우리를 촉진할 때, 갈비뼈의 방향을 명심하는 것이 중요하고, 갈비뼈의 앞쪽에서 뒤쪽으로 움직여 갈비뼈각이 어떻게 형성되어 있는지를 확인한다. 복장뼈자루에서 가쪽으로 움직임으로서 1번 갈비뼈와 2번 갈비뼈를 가장 잘 촉진할 수 있다. 1번 갈비뼈는 뒤쪽에서 목의 뒤쪽삼각을 통해 접근될 수 있고, 앞쪽에서는 빗장뼈 안쪽의 아래쪽에서 촉진될 수 있다(그림 29.14). 올바른 촉진의 확인은 깊은 호흡 시 갈비뼈 움직임을 평가함으로써 이루어진다. 3번 갈비뼈에서 10번 갈비뼈를 촉진하려면, 연부조직과 근육이 거의 없는 가슴우리의 가쪽을 따라 촉진하는 것이 가장 쉽다. 뜬갈비뼈(floating rib)의 끝을 확인하기 위해, 뒤쪽으로 10번 갈비뼈의 가장자리를 따라 움직이고 다시 아래쪽으로 움직여 T11과 T12을 촉진한다. 올바른 촉진을 확인하기 위해, T11과 T12을 확인하고 그 다음 이들 등뼈로부터 튀어나와 있는 갈비뼈를 확인한다.

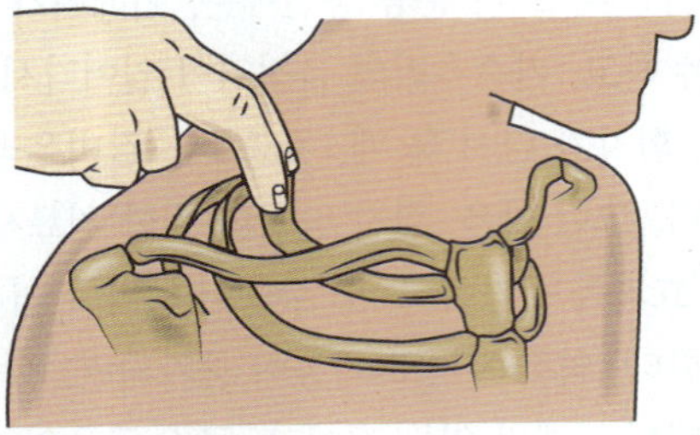

그림 29.14 첫 번째 갈비뼈의 촉진.

환자가 엎드린 자세를 취하면 베개를 길이대로 길게 하여 가슴 밑에 배치하고, 등뼈를 촉진한다. T2는 어깨뼈윗각의 레벨과 비슷하고, T8은 어깨뼈아래각의 레벨과 비슷하다(그림 29.15). T10을 먼저 확인하고, 그 다음 10번 갈비뼈를 확인한다. 등뼈 레벨을 설정하는 가장 신뢰성 있는 방법은 앉은 자세에서 C6, C7, T1의 위치를 가장 먼저 구분하는 것이다. 첫 번째로 튀어나온 가시돌기는 C6의 가시돌기이지만, 가장 많이 튀어나온 가시돌기는 C7의 가시돌기이다. 등뼈 레벨을 구분하기 위해 능동이나 수동으로 환자의 목뼈를 뒤쪽으로 굽힘하면, C6의 가시돌기가 앞쪽으로 많이 움직일 것이고, 반면 C7와 T1의 가시돌기는 덜 움직일 것이다. T1의 위치를 확인했다면, 치료사는 전체 척추뼈를 따라 아래쪽으로 움직여 가면서 등뼈를 촉진한다.

이웃한 등뼈와 각 등뼈의 상대적 위치를 평가하기 위해, 치료사는 엄지와 손가락으로 *가시돌기*를 촉진하는 집게 검사를 수행하고, 이웃한 척추뼈의 상대적 위치를 평가한다. 예를 들어, T5의 가시돌기가 T6의 가시돌기에 비해 상대적으로 오른쪽에 위치한다면, T5 분절이 왼쪽으로 돌림되었음을 의미한다.

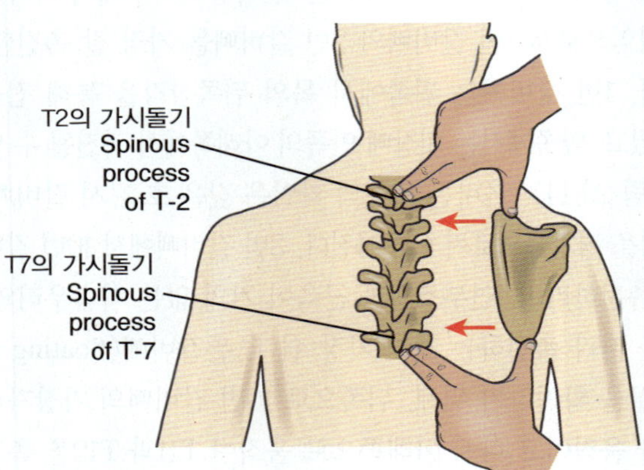

그림 29.15 등뼈 가시돌기의 촉진.

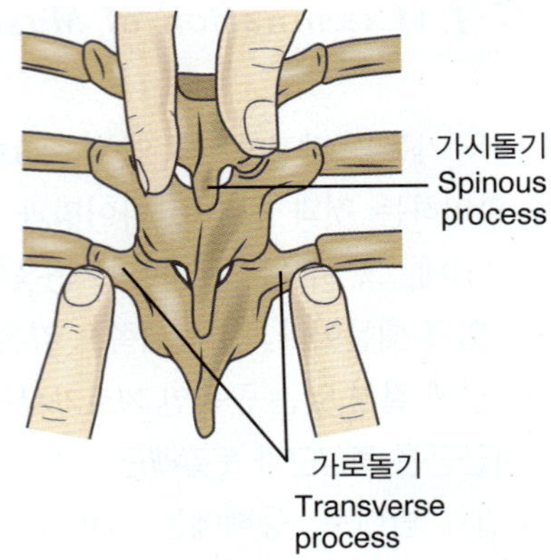

그림 29.16 같은 레벨에 있는 등뼈 가로돌기의 촉진과 "집게" 검사를 이용한 등뼈의 가시돌기 촉진.

가시돌기의 양쪽 옆에는 가느다란 *가로돌기*가 위치한다(그림 29.16). 가로돌기는 종종 척주옆근을 통해 촉진해도 찾기가 어려울 수도 있고, 손가락을 수직으로 눌렀을 때 딱딱한 부위로 확인된다. 등뼈 분절의 자세 이상을 확인할 때, 가로돌기가 중요한 뼈표식점이 된다. 가시돌기와 가로돌기를 촉진할 때, 치료사는 *3 법칙*을 알아야 한다.

앉은 자세에서 가로돌기를 촉진할 때는, 중립위의 앉은 자세, 앞쪽으로 굽힘한 자세, 뒤쪽으로 굽힘한 자세에서 각 레벨의 가로돌기를 종종 촉진한다. 앞의 각 자세에서 가로돌기 위치의 상대적 변화는 3면의 자세 이상을 확인하는데 이용된다. 중립의 앉은 자세에서, 만약 T6의 오른쪽 가로돌기가 왼쪽 가로돌기보다 더 많이 튀어나왔다면, 왼쪽 가로돌기가 앞쪽으로 고정된 것인지, 아니면, 오른쪽 가로돌기가 뒤쪽으로 고정된 것인지를 정확하게 알 수 없다. 앞쪽으로 굽힘한 자세를 취했을 때, 양쪽 가로돌기가 동등하게 튀어나왔다면, 앞쪽굽힘을 할 때 오른쪽 가로돌기가 앞쪽으로 병진되었다는 근거가 되고, 그래서 치료사는 왼쪽 후관절이 앞쪽으로 병진되어 고정된 것으로 추론할 수 있다. 이런 확인하는 방법으로서, 뒤쪽굽힘한 자세를 취할 때 오른쪽 가로돌기가 여전히 튀어나와 있을 것이다. 왜냐하면, 왼쪽 가로돌기가 뒤쪽굽힘할 때, 뒤쪽으로 병진할 수 없기 때문이다. 오스티오패시 문헌에 따르면(4장 참고), 이런 자세 이상은 3면으로 나타난다. 앞 시나리오의 자세 이상은 *굽힘되고*(왼쪽 가로돌기가 앞쪽이나 굽힘되고), *돌림되고*(왼쪽 가로돌기가 앞쪽으로, 오른쪽 가로돌기가 뒤쪽으로 이동되어 돌림이 일어남), *옆굽힘*(옆굽힘이 돌림을 동반한다)된 것으로 간주된다. 이런 자세 이상이 비중립위 자세(펌된 자세)에서 확인되었기 때문에,

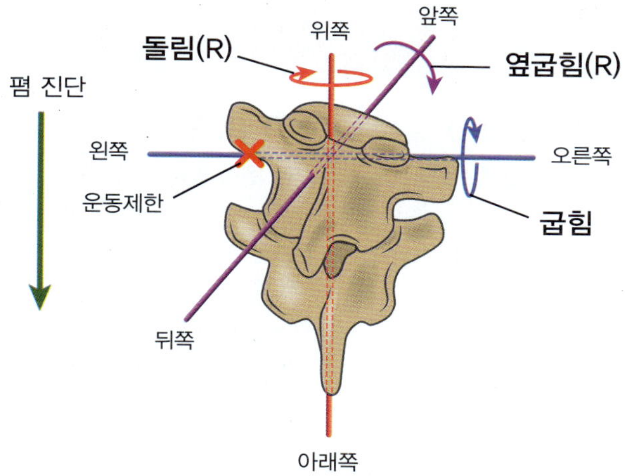

그림 29.17 굽힘–돌림된 옆굽힘(오른쪽 자세 이상).

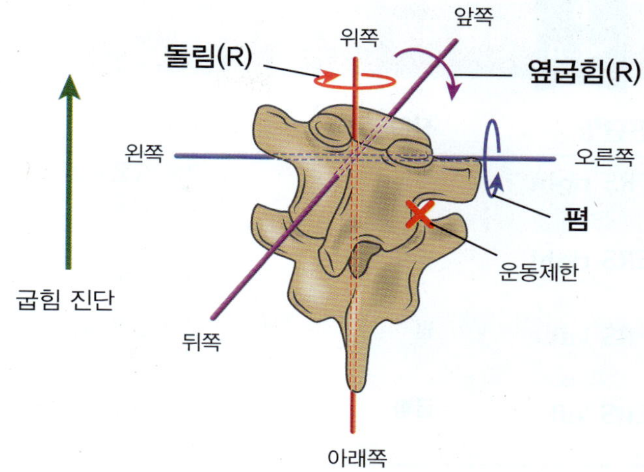

그림 29.19 펌–돌림된 옆굽힘(오른쪽 자세 이상).

옆굽힘과 돌림이 동측으로 일어나는 것으로 간주되고, 그래서 이 자세 이상은 굽힘(F)–오른쪽 돌림(R)–오른쪽 옆굽힘(S) 자세(FRS right)로 진단될 것이다. 3개 분절 미만의 자세 이상은 *유형 II의 비중립위 자세 이상*으로 간주되고, 3개 이상의 분절이 펴되는 자세 이상은 *유형 I의 중립위 자세 이상*으로 간주된다. 유형 II의 자세 이상은 옆굽힘과 돌림이 동측으로 일어나는 비중립위성 역학을 따르고, 유형 I의 자세 이상은 옆굽힘과 돌림이 반대로 일어나는 중립위성 역학을 따른다.

중립위에는 2가지 자세 이상이 나타난다: 왼쪽 돌림이 일어나는 *중립위 오른쪽 옆굽힘(NSR) 변형*과 오른쪽 돌림이 일어나는 *중립위 왼쪽 옆굽힘(NSL) 변형*. 비중립위에는 4가지 자세 이상이 있다: 펴된 자세에서 진단되는 *굽힘–오른쪽 돌림–오른쪽 옆굽힘(FRSR)*(그림 29.17)과 *굽힘–왼쪽 돌림–왼쪽 옆굽힘(FRSL)*(그림 29.18), 그리고 굽힘된 자세에서 진단되는 *펌–오른쪽 돌림–오른쪽 옆굽힘(EFSR)*(그림 29.19)과 *펌–왼쪽 돌림–왼쪽 옆굽힘(ERSL)*(그림 29.20). 이들 진단명은 자세에 따라 결정된다. 이들 자세 이상으로부터 초래되는 가동성 손상은 자세 진단을 위해 묘사되는 것과 반대되는 방향으로 일어난다. 예를 들어, ERSL의 자세 진단은 굽힘–오른쪽 돌림–오른쪽 옆굽힘의 가동성 손상을 가진 것으로 추정된다. 중재는 굽힘–오른쪽 돌림–오른쪽 옆굽힘에 초점을 맞추어 고안된다(표 29.8). 이런 3면의 자세 진단과 교정을 위한 중재는 본 교재의 4장에서 설명된 오스티오패시와

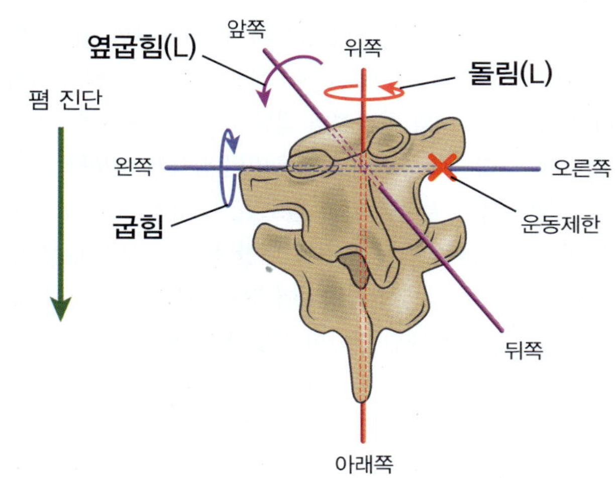

그림 29.18 굽힘–돌림된 옆굽힘(왼쪽 자세 이상).

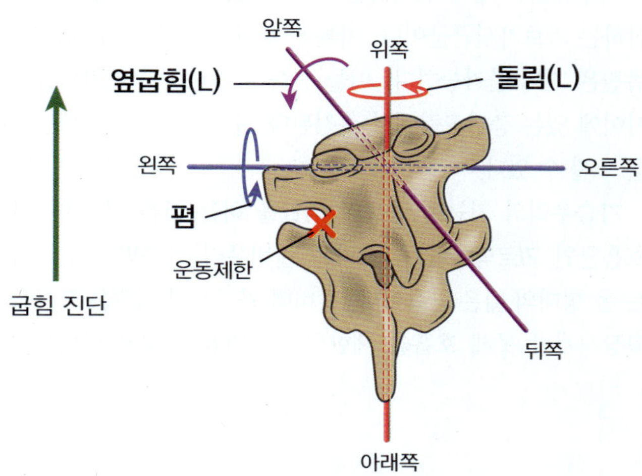

그림 29.20 펌–돌림된 옆굽힘(왼쪽 자세 이상).

표 29-8 3면 자세 이상과 자세 진단, 운동 진단 및 치료를 위한 자세

진단명	진단 동작	PD	MD (반대쪽)	PT (동측)
FRS right	폄	굽힘, 오른쪽 돌림, 오른쪽 SB	폄, 왼쪽 돌림, 왼쪽 SB	폄, 왼쪽 돌림, 왼쪽 SB
ERS right	굽힘	폄, 오른쪽 돌림, 오른쪽 SB	굽힘, 왼쪽 돌림, 왼쪽 SB	굽힘, 왼쪽 돌림, 왼쪽 SB
FRS left	폄	굽힘, 왼쪽 돌림, 왼쪽 SB	폄, 오른쪽 돌림, 오른쪽 SB	폄, 오른쪽 돌림, 오른쪽 SB
ERS left	굽힘	폄, 왼쪽 돌림, 왼쪽 SB	굽힘, 오른쪽 돌림, 오른쪽 SB	굽힘, 오른쪽 돌림, 오른쪽 SB

PD: 자세 진단, MD: 운동 진단, PT: 치료를 위한 자세; FRS: 굽힘–돌림–옆굽힘; ERS: 폄–돌림–옆굽힘

OMPT를 통해 크게 발전되고, 옹호되고, 대중화되었다. 뼈 표식점의 정적 위치를 확인하는데 제한점이 있기 때문에, 환자의 주호소와 운동제한의 관계를 확립하는 것이 중요하다.

연부조직 촉진 (Soft Tissue Palpation)

가슴우리 연부조직의 촉진은 비체중부하의 환자 자세에서 가장 잘 이루어진다. 근긴장, 체온, 압통 등을 모두 기록한다. *척주세움근군*은 허리뼈에서 등뼈까지 척추 길이를 따라 촉진된다. 척주세움근군은 중앙에서 가쪽으로, *가시근, 가장긴근과 엉덩갈비근*의 순으로 배열되어 있다. 이들 근육의 촉진 확인은 환자가 엎드린 자세에서 머리를 부드럽게 들어올리거나 양쪽 다리를 들어올릴 때 이루어진다.

척주세움근 밑에 위치하는 근육은 *뭇갈래근*과 *돌림근*을 포함하는 가로가시근군이다. 이들 근육의 크기와 깊이 때문에, 촉진은 거의 불가능하다. 이들 근육은 가시돌기와 가르돌기 사이에 있는 층판고랑에서 촉진된다. 수축 시 근육의 팽만함을 느낄 수 있다.

가슴우리의 기능에 중요한 역할을 하는 다른 근육은 1차 호흡근인 *가로막*이다. 가로막은 갈비우리 안쪽면에 위치하는 돔 형태의 넓은 근육이다. 갈비뼈 가동성의 제한은 복강을 확장시키기 못해 호흡을 제한할 수 있다. 그리고 갈비우리의 가동성 감소는 가로막의 길이–장력 관계에 영향을 주어, 힘 출력을 감소시킬 것이다. 손가락을 구부려 들숨을 할 때 갈비우리 밑에 넣으면, 가로막을 촉진할 수 있다.

이웃한 갈비뼈 사이에 *속갈비사이근*과 *바깥갈비사이근*이 있다. 배빗근과 마찬가지로, 바깥갈비사이근의 배열도 바지의 옆주머니 안에 손을 넣는 방향이고, 반대로 속갈비사이근의 배열은 바깥갈비사이근의 배열과 수직을 이룬다. 비록 논란이 있지만, 바깥갈비사이근은 들숨 시 갈비뼈를 올림시킨다. 갈비사이근을 잘 촉진하려면, 갈비뼈와 갈비사이공간을 확인한다. 그리고 제대로 촉진하고 있는지를 확인하기 위해 환자에게 깊은 호흡을 하도록 주문한다.

특수 검사 (Special Tests)

독자들이 유용한 이들 확진검사의 수행에 관한 부가적인 정보를 원한다면, 다른 자료를 참고하길 바란다. 등뼈와 가슴우리의 검사도 목뼈와 허리뼈의 질환 유무를 확인시킬 수 있을 것이다. 그러므로 등뼈와 가슴우리의 검사에 이용될 수 있는 부가적인 특수 검사를 알고 싶으면, 28장과 30장을 참고하길 바란다. 등뼈와 가슴우리에 대한 특수 검사가 다른 많은 교재나 문헌에 자세히 설명되어 있기 때문에, 여기에서는 선택된 특수 검사에 대한 간단한 설명만을 제공할 것이다.

등뼈와 갈비우리에 대한 특수 검사
/ SPECIAL TESTS FOR THE THORACIC SPINE AND COSTAL CAGE

등뼈 굽히기 검사 (그림 29.21)

목 적 : 신경뿌리 유착이나 경질막 유착을 확인하기 위해

환 자 : 환자는 길게 앉은 자세에서 무릎을 45°로 굽힘하고, 양 팔을 등 뒤로 배치한다. 기준 증상을 평가한다.

치 료 사 : 환자의 측면에서 선 자세를 취한다.

절 차 : 어깨에 압박을 적용하는 동안, 환자에게 목을 굽힘하고 머리를 폄하도록 지시한다. 그 다음 치료사는 증상이 나타나는 쪽의 환자 무릎을 수동으로 폄하고 발목을 발등굽힘시킨다. 그리고 증상을 다시 평가한다.

해 석 : 환자의 주 증상이 재발하면, 양성이다.

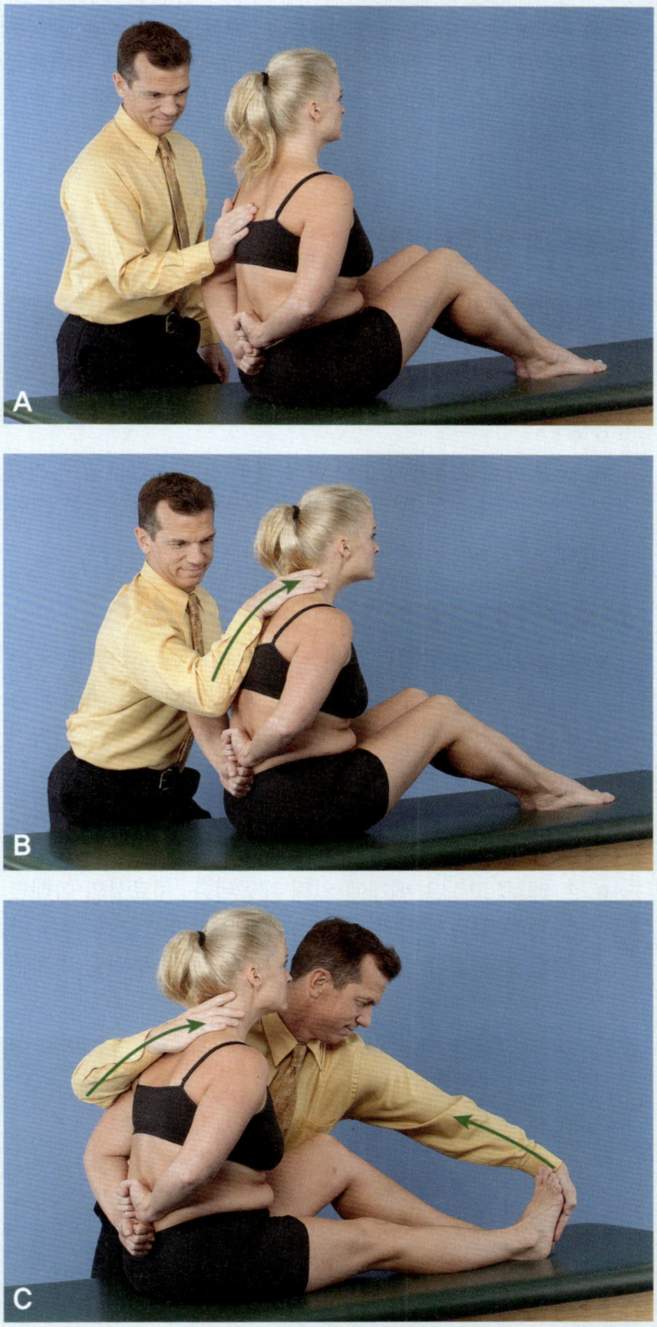

그림 29.21 (A, B, C) 등뼈 굽히기 검사.

Lhermitte 징후

목 적 : 목 부위 상위운동신경원 병변을 검사하기 위해

환 자 : 앉은 자세

치 료 사 : 기준 증상을 평가한다.

절 차 : 환자는 아래쪽 목뼈를 굽힘하고 폄한다.

해 석 : 신경학적 반응이 팔다리로 나타나거나 정중선으로 나타나면, 양성이다.

Beevor 징후

목 적 : 복부 근육의 문제나 T7–T12 신경뿌리마비를 확인하기 위해

환 자 : 무릎 세우고 누운 자세

치 료 사 : 환자의 측면에서 관찰한다.

절 차 : 환자에게 일어나 앉도록 또는 기침을 하도록 지시한다.

해 석 : 복부 근육의 약증을 의미하는 배꼽의 치우침이 일어나면, 양성이다. 치우침은 약증 부위의 반대 방향으로 일어나고, 신경뿌리의 문제를 의미한다.

등뼈와 갈비우리의 관절가동술

/ MOBILIZATION OF THETHORACIC SPINE AND COSTAL CAGE

주: 본 단락에서 서술되는 관절가동술의 적응증은 예상되는 관절운동형상학을 토대로 한다. 오늘날의 근거는 그 사용의 적응증이 여러 요소이고, 가동성의 직접 평가와 환자 반응을 토대로 한다는 것이다.

등뼈관절의 가동술

중간-아래쪽 등뼈의 중앙 앞쪽 활주 기법과 편측 활주 기법

적응증:

- *중간-아래쪽 등뼈의 중앙 앞쪽 활주 기법과 편측 활주 기법*은 등뼈의 모든 생리적 운동을 위한 분절 가동성이 제한되었을 때 적용된다.

종속운동기법 (그림 29.22)

- **환자/치료사의 자세:** 환자는 목과 머리를 중립위로 하고 엎드린 자세를 취한다. 이때 등뼈를 지지하기 위해 가슴 밑에 베개를 배치한다. 가동술을 촉진하거나 국소화하기 위해 환자의 머리, 목뼈 및 등뼈를 굽힘, 폄, 옆굽힘 또는 돌림 자세로 만든다. 치료사는 환자의 측면에서 선 자세를 취한다.
- **손 배치:** 고정은 베개에 의해 제공된다. 치료사의 아래팔을 힘의 적용 방향과 일직선 되게 배치하고, 가동손을 다음과 같이 접촉시킨다: 1) 콩알뼈의 먼쪽 부위를 가시돌기나 가로돌기 위에 배치한다; 2) 엄지-엄지나 새끼두덩-엄지 접촉으로 가시돌기나 가로돌기 위에 배치한다; 3) 2번 손가락과 3번 손가락을 벌려서, 같은 레벨의 양쪽 가로돌기 위에 배치한다; 4) 2번 손가락과 3번 손가락을 벌려서, 이웃한 척추뼈의 서로 반대쪽 가로돌기 위에 배치한다(즉, 한 손가락은 T5의 왼쪽 가로돌기 위에 배치하고, 다른 손가락은 T6의 오른쪽 가로돌기 위에 배치한다).
- **힘 적용:** 가동손을 통해 앞쪽으로 힘을 적용한다. 위쪽 등뼈(T1-T4)의 경우에는, 힘을 위쪽과 앞쪽 방향으로 적용한다.

생리적 운동을 동반한 종속운동 (그림 29.23, 그림 29.24, 그림 29.25, 그림 29.26)

- **환자/치료사의 자세:** 환자는 앉은 자세를 취하고, 치료사는 환자의 측면이나 뒤쪽에서 선 자세를 취한다. 적절한 방향으로 힘을 적용하기 위해, 움직임을 준비한다.
- **손 배치:** 다음과 같은 손 접촉을 한다:
- **앞쪽굽힘:** 환자는 앉은 자세에서 팔짱을 낀다. 치료사는 팔짱낀 팔을 가로질러 환자를 잡거나, 환자의 반대쪽 어깨 위에 손을 올려놓기 위해 환자의 팔을 감싼다. 다른 손의 새끼두덩을 가동시킬 분절의 가시돌기 위에 배치한다 (그림 29.23).
- **뒤쪽굽힘:** 환자는 앉은 자세에서 양 팔을 겹쳐 이마 위에 올려놓는다. 치료사는 환자의 머리와 아래팔을 지지한

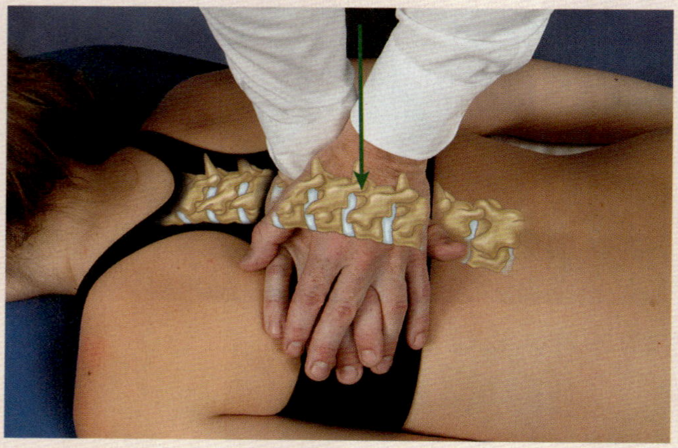

그림 29.22 중간-아래쪽 등뼈의 중앙 앞쪽 활주와 편측 앞쪽 활주. (출처: Wise CH, and Gulick DT. Mobilization Notes. A Rehabilitation Specialist's Pocket Guide. Philadelphia. FA. Davis; 2009)

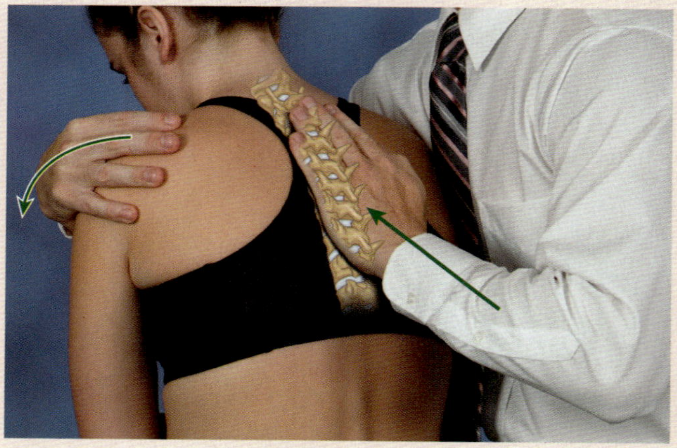

그림 29.23 앉은 자세에서 앞쪽굽힘을 위해 생리적 운동을 동반한, 중간-아래쪽 등뼈의 중앙 앞쪽 활주와 편측 앞쪽 활주의 종속운동. (출처: Wise CH, and Gulick DT. Mobilization Notes. A Rehabilitation Specialist's Pocket Guide. Philadelphia. FA. Davis; 2009)

다. 다른 손의 새끼두덩을 가동시킬 분절의 가시돌기 위에 배치한다(그림 29.24).

- **옆굽힘:** 환자는 앉은 자세에서 팔짱을 낀다. 치료사 쪽으로 옆굽힘하기 위해, 환자의 동측 어깨에 치료사의 겨드랑이를 배치한다. 치료사 반대쪽으로 옆굽힘하기 위해, 환자의 반대쪽 어깨 위에 손을 올려놓을 수 있도록 환자의 팔을 감싼다. 다른 손의 새끼두덩을 가동시킬 분절의 가시돌기 위에 배치한다(그림 29.25).
- **돌림:** 환자는 앉은 자세에서 팔짱을 낀다. 환자의 반대쪽 어깨 위에 손을 올려놓기 위해 환자의 팔을 감싸거나, 팔짱낀 팔을 가로질러 환자를 잡는다. 다른 손의 새끼두덩을 가동시킬 분절의 가로돌기 위에 배치한다(그림 29.26).
- **힘 적용:** 가동손으로 힘을 적용할 때, 환자가 바람직한 움직임을 하도록 돕거나 조절한다. 적용되는 힘은 가동범위 내내 유지되어야 하고, 끝범위에서도 그 힘의 유지가 지속되어야 한다.

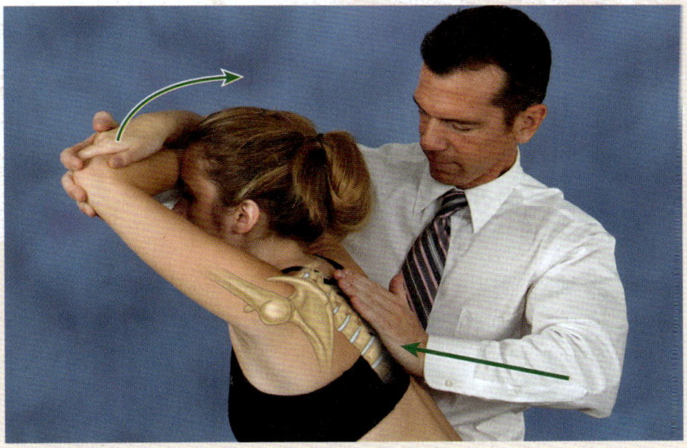

그림 29.24 앉은 자세에서 뒤쪽굽힘을 위해 생리적 운동을 동반한, 중간-아래쪽 등뼈의 중앙 앞쪽 활주와 편측 앞쪽 활주의 종속운동(출처: Wise CH, and Gulick DT. Mobilization Notes. A Rehabilitation Specialist's Pocket Guide. Philadelphia. FA. Davis; 2009)

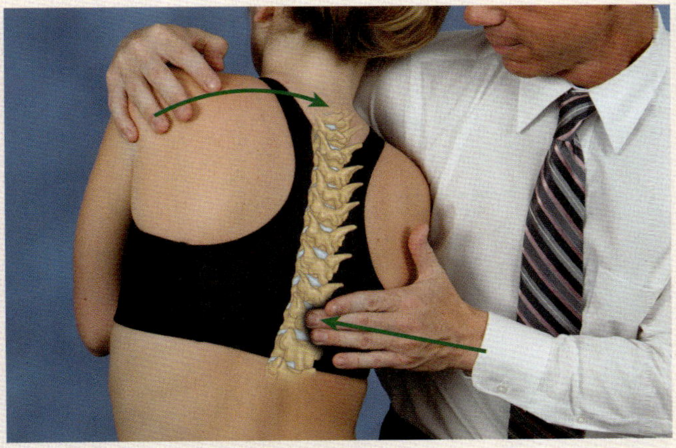

그림 29.25 앉은 자세에서 옆굽힘을 위해 생리적 운동을 동반한, 중간-아래쪽 등뼈의 중앙 앞쪽 활주와 편측 앞쪽 활주의 종속운동. (출처: Wise CH, and Gulick DT. Mobilization Notes. A Rehabilitation Specialist's Pocket Guide. Philadelphia. FA. Davis; 2009)

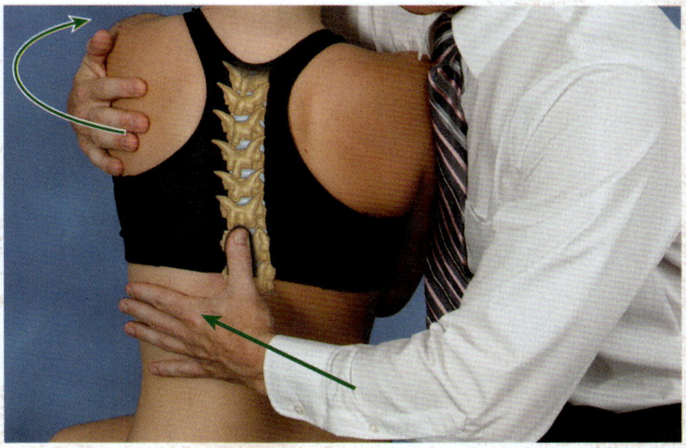

그림 29.26 앉은 자세에서 돌림을 위해 생리적 운동을 동반한, 중간-아래쪽 등뼈의 중앙 앞쪽 활주와 편측 앞쪽 활주의 종속운동.(출처: Wise CH, and Gulick DT. Mobilization Notes. A Rehabilitation Specialist's Pocket Guide. Philadelphia. FA. Davis; 2009)

위쪽 등뼈의 업글라이드 "스쿠프" 가동술

적응증:

- ***위쪽 등뼈의 업글라이드 "스쿠프" 가동술***은 앞쪽굽힘, 옆굽힘 및 돌림의 종속운동에 영향을 주는 위쪽 등뼈의 업글라이드가 제한되었을 때 적용되고, 또 목뼈의 가동성이 제한되었을 때도 적용된다.

생리적 운동을 동반한 종속운동 (그림 29.27)

- **환자/치료사의 자세:** 환자는 낮은 의자에 앉고, 양쪽 아래팔을 겹쳐서 자신의 이마 위에 배치한다. 치료사는 환자의 앞쪽에서 선 자세(한 발을 앞으로 내민)를 취한다. 이때 앞쪽 다리를 환자의 양쪽 다리 사이에 배치한다.
- **손 배치:** 고정은 환자의 체중에 의해 이루어진다. 양쪽 손의 2번 손가락과 3번 손가락을 가동시킬 분절의 위쪽 척추뼈 관절기둥에 배치한다. 양쪽을 업글라이드(앞쪽굽힘)할 때는 양쪽 손을 배치하고, 한쪽만 업글라이드 시킬 때(옆굽힘이나 돌림)는 그쪽에만 손을 배치한다. 이런 손 접촉을 이루기 위해, 팔짱낀 환자의 팔 사이로 치료사의 팔을 통과시킨다.
- **힘 적용:** 반대압으로서 환자의 팔을 이용하여, 접촉된 손가락을 통해 위쪽-앞쪽의 힘을 적용한다. 업글라이드의 가동범위를 더욱 증가시키기 위해, 치료사는 힘이 적용되는 쪽과 반대되는 쪽으로 환자를 옆굽힘/돌림시킬 수 있다. 진동 기법으로서 작은 진폭과 빠른 속도 트러스트를 이용할 수도 있다.

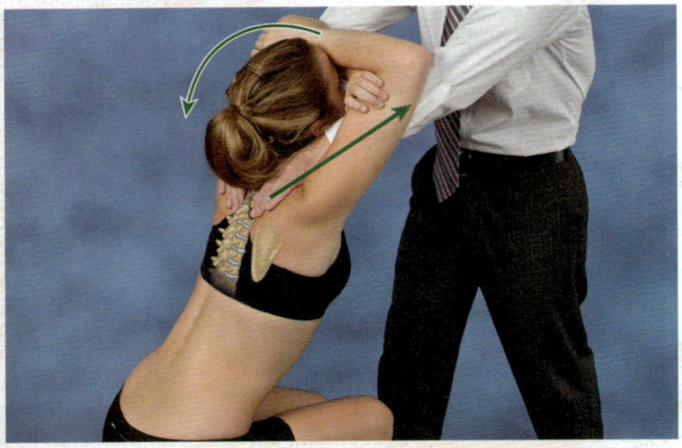

그림 29.27 위쪽 등뼈의 업글라이드 "스쿠프" 가동술(출처: Wise CH, and Gulick DT. Mobilization Notes. A Rehabilitation Specialist's Pocket Guide. Philadelphia. FA. Davis; 2009)

등뼈 생리적 옆굽힘 (손가락 차단)

적응증:

- ***등뼈 생리적 옆굽힘(손가락 차단) 가동술***은 중간-아래쪽 등뼈의 옆굽힘 제한이나 옆굽힘 반대쪽의 후관절 열림 제한이 있을 때 적용된다.

생리적 운동을 동반한 종속운동 (그림 29.28)

- **환자/치료사의 자세:** 환자는 앉은 자세를 취하고, 팔짱을 낀다. 치료사는 환자의 측면이나 뒤쪽에서 선 자세를 취하고, 적절한 방향으로 힘을 적용하기 위해, 움직임을 준비한다.
- **손 배치:** 치료사 쪽으로 옆굽힘을 하기 위해, 환자의 동측 어깨에 치료사의 겨드랑이를 배치한다. 치료사 반대쪽으로 옆굽힘하기 위해, 환자의 반대쪽 어깨 위에 손을 올려놓을 수 있도록 환자의 팔을 감싼다. 고정손의 엄지나 손가락을 가동시킬 분절의 아래쪽 척추뼈 가시돌기의 측면(옆굽힘되는 쪽)에 배치한다.
- **힘 적용:** 환자가 능동으로 옆굽힘을 할 때, 치료사는 환자의 움직임을 돕거나 이끌어준다. 가동시킬 분절에서 움직임이 느껴지면, 아래쪽 척추뼈를 고정손으로 차단한다.

등뼈 생리적 돌림 (손가락 차단)

적응증:

- ***등뼈 생리적 돌림(손가락 차단) 가동술***은 중간-아래쪽 등뼈의 돌림 제한이나 옆굽힘의 동측 후관절 열림 제한이 있을 때 적용된다.

생리적 운동을 동반한 종속운동 (그림 29.29)

- **환자/치료사의 자세:** 환자는 앉은 자세를 취하고, 팔짱을 낀다. 치료사는 환자의 측면이나 뒤쪽에서 선 자세를 취하고, 적절한 방향으로 힘을 적용하기 위해, 움직임을 준비한다.
- **손 배치:** 환자의 팔을 가로질러 환자를 잡는다. 고정손의 엄지, 콩알뼈 부위 및 손가락을 가동시킬 분절의 아래쪽 척추뼈 가로돌기(돌림되는 쪽)에 배치하거나 아래쪽 척추뼈 가시돌기의 측면(돌림의 반대쪽)에 배치한다. 치료사는 아래팔을 힘의 적용 방향과 일직선 되게 배열한다.
- **힘 적용:** 환자가 능동으로 돌림을 할 때, 치료사는 환자의 움직임을 돕거나 이끌어준다. 가동시킬 분절에서 움직임이 느껴지면, 아래쪽 척추뼈를 고정손으로 차단한다.

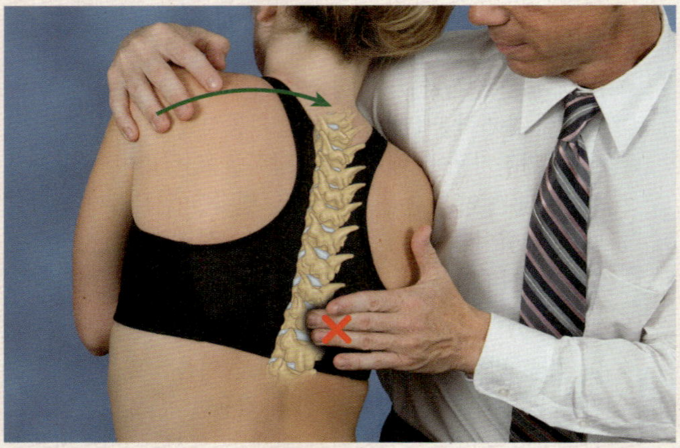

그림 29.28 생리적 등뼈 옆굽힘(손가락 차단)(출처: Wise CH, and Gulick DT. Mobilization Notes. A Rehabilitation Specialist's Pocket Guide. Philadelphia. FA. Davis; 2009)

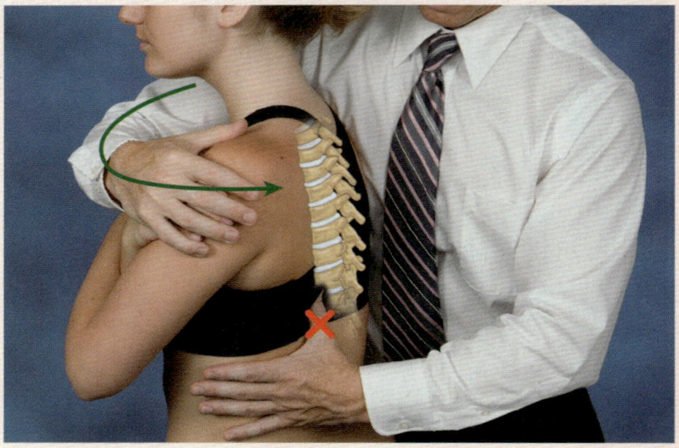

그림 29.29 생리적 등뼈 돌림(손가락 차단)(출처: Wise CH, and Gulick DT. Mobilization Notes. A Rehabilitation Specialist's Pocket Guide. Philadelphia. FA. Davis; 2009)

돌림 "스크루" 빠른 속도 트러스트를 동반한 등뼈 앞쪽 활주 (그림 29.30)

- **적응증:** ***돌림 "스크루" 빠른 속도 트러스트를 동반한 등뼈 앞쪽 활주 가동술***은 중간-아래쪽 등뼈의 분절 가동성 제한이 있거나 가슴우리의 근육뼈대성 통증이 있을 때 적용된다.
- **환자/치료사의 자세:** 환자는 목과 머리를 중립위로 하고 엎드린 자세를 취한다. 이때 등뼈를 지지하기 위해 가슴 밑에 베개를 배치한다. 치료사는 환자의 측면에서 선 자세를 취한다.
- **손 배치:** 고정은 테이블과 환자의 체중으로 이루어진다. 앞쪽 활주를 위해 치료사는 가동될 분절의 양쪽 가로돌기 위에 양 손의 새끼두덩을 배치하고, 팔꿈치를 굽힌한다. 이때 치료사의 어깨가 가동시킬 분절 바로 위쪽에 수직으로 배열되어야 한다. 돌림과 앞쪽 활주를 함께 하기 위해, 치료사의 새끼두덩을 이웃한 분절의 서로 반대되는 가로돌기에 각각 배치한다.
- **힘 적용:** 피부 잠김(skin lock)을 일으키기 위해 양 손을 동등하지만 서로 반대되는 방향으로 움직여, 연부조직을 팽팽하게 당긴다. 환자가 느린 날숨을 할 때, 손 접촉을 통해 앞쪽 방향의 힘을 적용한다. 힘이 끝범위에 도달할 때, 작은 진폭과 빠른 속도 트러스트를 적용한다.

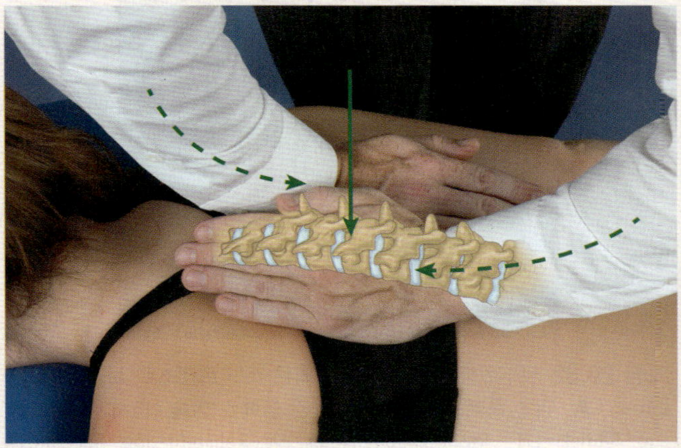

그림 29.30 돌림 "스크루" 빠른 속도 트러스트를 동반한 등뼈 앞쪽 활주(출처: Wise CH, and Gulick DT. Mobilization Notes. A Rehabilitation Specialist's Pocket Guide. Philadelphia, FA. Davis; 2009)

돌림 "피스톨" 빠른 속도 트러스트를 동반한 등뼈 앞쪽 활주 (그림 29.31)

- **적응증:** ***돌림 "피스톨" 빠른 속도 트러스트를 동반한 등뼈 앞쪽 활주 가동술***은 등뼈의 분절 가동성이 제한되었거나, 가슴우리의 근육뼈대성 통증이 있을 때 적용된다.
- **환자/치료사의 자세:** 환자는 무릎 세우고 누운 자세에서 양 손을 깍지하여 목 뒤에 배치한다. 치료사는 환자의 측면에서 선 자세를 취한다. 환자의 다른 자세로는, 무릎 세우고 누운 자세에서 양 팔을 "W" 모양으로 팔짱을 끼는 것이다.
- **손 배치:** 움직임을 조절하기 위해 치료사의 머리쪽 팔을 환자의 팔꿈치에 배치한다. 꼬리쪽 손은 피스톨 그립을 취한다. 즉, 엄지두덩과 3번-5번 손가락을 굽힘하여 가동될 분절의 가로돌기에 배치한다. 엄지두덩과 굽힘된 손가락 사이에서 형성된 공간에 가시돌기를 위치시킨다. 다른 손 배치로는, 회전력을 일으킬 목적으로 이웃한 척추뼈의 서로 다른 가로돌기 위에 손을 접촉시키기 위해 손목을 자쪽이나 노쪽으로 치우침한다. 손의 다른 배치로는, 환자의 몸통을 조절하기 위해 머리와 목 밑에 머리쪽 손을 배치하고, 위에서 설명했듯이, 꼬리쪽 손은 피스톨 그립을 한다.
- **힘 적용:** 바람직한 움직임이 가동될 분절에 도달할 때까지 미리 환자를 앞쪽굽힘과 옆굽힘 자세로 만든다. 이런 자세를 달성하기 위해, 환자의 팔꿈치를 가로질러 치료사의 아래팔을 배치하고 환자의 몸통을 조절하면서 천천히 내림시킨다. 치료사는 피스톨 그립을 하고 있는 손 쪽의 분절에 움직임이 동원될 때까지 자신의 가슴을 이용해 힘을 강화시킨다. 다른 방법으로는, 환자의 머리와 목을 지지하는 머리쪽 손을 통해 움직임을 조절하면서 가동될 분절을 천천히 아래쪽으로 내림한다. 가동될 분절이 가동범위를 초과해서 움직이지 않도록 주의한다. 환자가 날숨을 할 때, 양 손으로 조직을 팽팽하게 만들고, 환자 위팔뼈의 긴축을 따라 뒤쪽 방향으로 작은 진폭의 빠른 속도 트러스트를 적용한다. 이때 치료사의 가슴으로 압박을 도와준다.

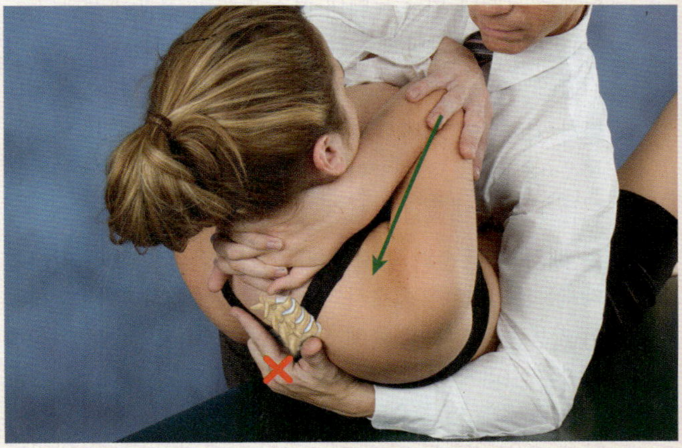

그림 29.31 돌림 "피스톨" 빠른 속도 트러스트를 동반한 등뼈 앞쪽 활주(출처: Wise CH, and Gulick DT. Mobilization Notes. A Rehabilitation Specialist's Pocket Guide. Philadelphia, FA. Davis; 2009)

위쪽 등뼈/중간 등뼈 견인 빠른 속도 트러스트 (그림 29.32 A,B)

- **적응증:** ***위쪽 등뼈/중간 등뼈의 견인 빠른 속도 트러스트***는 위쪽–중간 등뼈의 분절 가동성 제한이 있거나, 목–등 부위의 근육뼈대성 통증이 있을 때 적용된다.
- **환자/치료사의 자세:** 환자는 테이블 위에서 앉은 자세를 취하고, 양 손을 깍지 껴 목 뒤가 아닌 머리 뒤쪽에 배치한다. 아래쪽 레벨을 더 가동시킬 때 요구되는 큰 굽힘으로 힘들을 집중시키기 위해 다양한 각도로 굽힘이나 폄의 환자 자세를 미리 만들어 놓는다. 치료사는 환자의 뒤쪽에서 선 자세를 취한다.
- **손 배치:** 고정은 환자의 체중에 의해 이루어진다. 위쪽 등뼈(T1–T4)의 경우에는, 환자의 팔 사이에 치료사의 팔을 통과시킨다. 중간 등뼈(T5–T8)의 경우에는 환자의 팔꿈치를 잡는다.
- **힘 적용:** 손 접촉을 유지하면서, 환자의 위쪽 등뼈와 중간 등뼈에 견인력을 적용하기 위해 환자의 몸을 뒤쪽으로 기울인다. 가동될 분절에 힘을 집중시키기 위해, 치료사는 원하는 레벨쪽으로 환자를 굽힘하거나 폄할 수 있다. 움직임이 원하는 분절에 동원되고 분절내의 조직이 팽팽하게 당김되면, 환자는 치료사의 팔 쪽으로 자신의 팔을 미는데, 이것은 위팔의 가동성을 감소시키고 척추에 힘을 집중시키는 것이다. 환자가 날숨을 할 때, 작은 진폭의 빠른 속도 트러스트를 위쪽과 뒤쪽으로 적용한다.

위쪽 등뼈 파셋의 맞섬 잠김 빠른 속도 트러스트 (그림 29.33)

- **적응증:** ***위쪽 등뼈 파셋의 맞섬 잠김 빠른 속도 트러스트***는 아래쪽 목뼈나 위쪽 등뼈의 편측 파셋의 열림이 제한되고, 후관절의 맞섬 잠김으로 열림이 촉진될 때 적용된다. 또 이 기법은 목–등 부위의 근육뼈대성 통증이 있을 때 적용된다.
- **환자/치료사의 자세:** 환자는 앉은 자세를 취하고, 머리와 목을 중립위로 배치한다. 치료사는 손가락 차단이 적용되는 쪽의 반대쪽에서 선 자세를 취한다.
- **손 배치:** 가동손의 엄지를 가동될 분절의 아래쪽 척추뼈 가시돌기의 측면(치료사의 반대쪽)에 배치한다. 움직임이 가동손의 엄지 접촉에 도달할 때까지 고정손을 이용해 환자의 머리와 목뼈/위쪽 등뼈를 치료사 반대쪽으로 옆굽힘하고, 치료사 쪽으로 돌림시킨다. 이 기법을 수행 동안 양쪽 손의 위치를 유지하는 것이 중요하다. 환자 머리를 고정손과 가슴 사이에 유지시키고, 가동될 분절의 위쪽 척추뼈에 가동손을 배치한다. 환자를 미리 옆굽힘과 돌림 자세로 만드는 것은 가동시킬 분절에 힘을 집중시킬 수 있는 위쪽 분절의 파셋–맞섬 잠김을 일으키기 위함이다.
- **힘 적용:** 모든 손 접촉과 원하는 분절까지 내려간 동원을 유지하고, 고정 팔과 손을 그대로 유지하면서, 부분 쭈그려 앉은 자세에서 똑바른 서기 자세로 이동함으로써 부드러운 견인을 적용한다. 분절 내에서 조직이 팽팽하게 당겨지면, 가시돌기의 측면에 배치된 가동손의 엄지를 이용해 작은 진폭의 빠른 속도 트러스트를 적용한다.

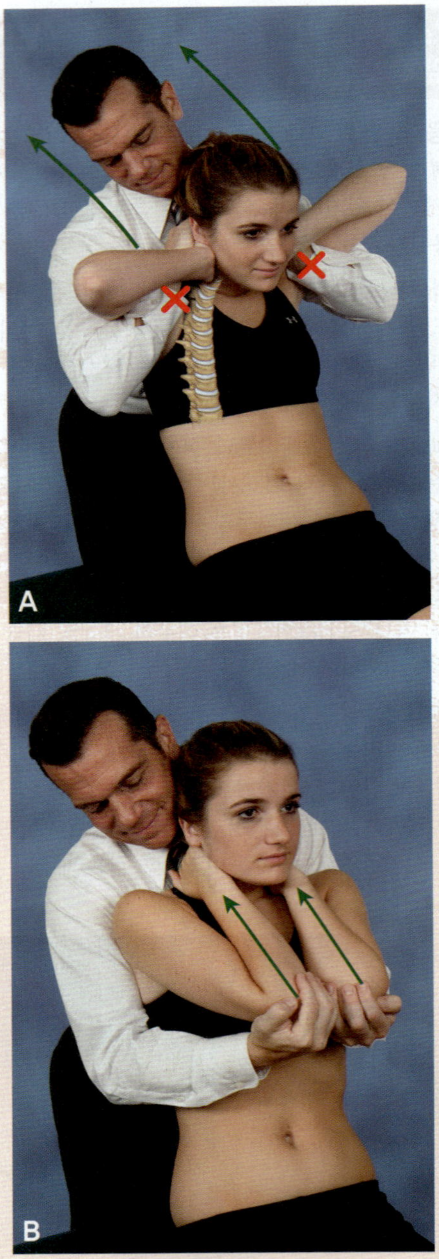

그림 29.32 위쪽/중간 등뼈의 견인 빠른 속도 트러스트(high-velocity thrust). **A.** 위쪽 등뼈 가동술과 **B.** 중간 등뼈 가동술.(출처: Wise CH, and Gulick DT. Mobilization Notes. A Rehabilitation Specialist's Pocket Guide. Philadelphia, FA. Davis; 2009)

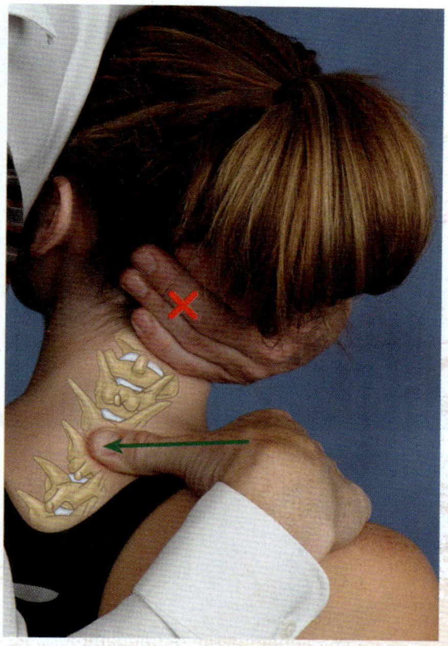

그림 29.33 위쪽 등뼈 파셋의 맞섬 잠김 빠른 속도 트러스트. (출처: Wise CH, and Gulick DT. Mobilization Notes. A Rehabilitation Specialist's Pocket Guide. Philadelphia. FA. Davis; 2009)

갈비우리관절의 가동술

1번 갈비뼈 내림 (날숨) 가동술

적응증:

- *1번 갈비뼈 내림(날숨) 가동술*은 올림된 갈비뼈의 정상 위치와 운동의 회복을 위해 적용된다.

종속운동기법 (그림 없음)

- **환자/치료사의 자세:** 가쪽 근육의 긴장을 완화하기 위하, 환자는 누운 자세에서 가동될 쪽으로 옆굽힘과 돌림된 자세를 미리 취한다. 치료사는 환자의 측면에서 선 자세를 취한다.
- **손 배치:** 고정은 환자의 체중에 의해 이루어진다. 2번 손허리손가락관절의 노쪽면을 1번 갈비뼈의 위쪽면에 배치하고, 환자의 반대쪽 엉덩관절 쪽으로 힘을 적용한다. 이때 치료사의 아래팔은 힘의 적용 방향과 일직선 되게 배열되어야 한다. 치료사의 팔꿈치를 자신의 ASIS로 고정시키고, 동측의 옆굽힘과 돌림 자세에서 다른 손으로 환자의 머리를 지지해 준다.
- **힘 적용:** 환자가 날숨을 할 때, 조직을 팽팽하게 당기고 환자의 반대쪽 엉덩관절 쪽으로 힘을 적용한다. 환자가 들숨을 할 때, 갈비뼈가 내림된 자세로 고정될 수 있는데, 이 자세는 호흡 보조근을 신장시킨다.

생리적 운동을 동반한 종속운동 (그림 29.34A)

- **환자/치료사의 자세:** 치료사는 환자의 뒤쪽에서 테이블 위에 반무릎 서기 자세를 취한다. 환자는 테이블 위에 앉은 자세에서 가동되는 쪽의 팔을 치료사의 허벅지 위에 올려놓는다. 가쪽 근육의 긴장을 완화하기 위해, 환자의 머리를 가동되는 쪽으로 옆굽힘과 돌림시킨다.
- **손 배치:** 고정 팔로 환자의 목뼈를 가동되는 쪽인 옆굽힘과 약간의 돌림으로 고정한다. 2번 손허리손가락관

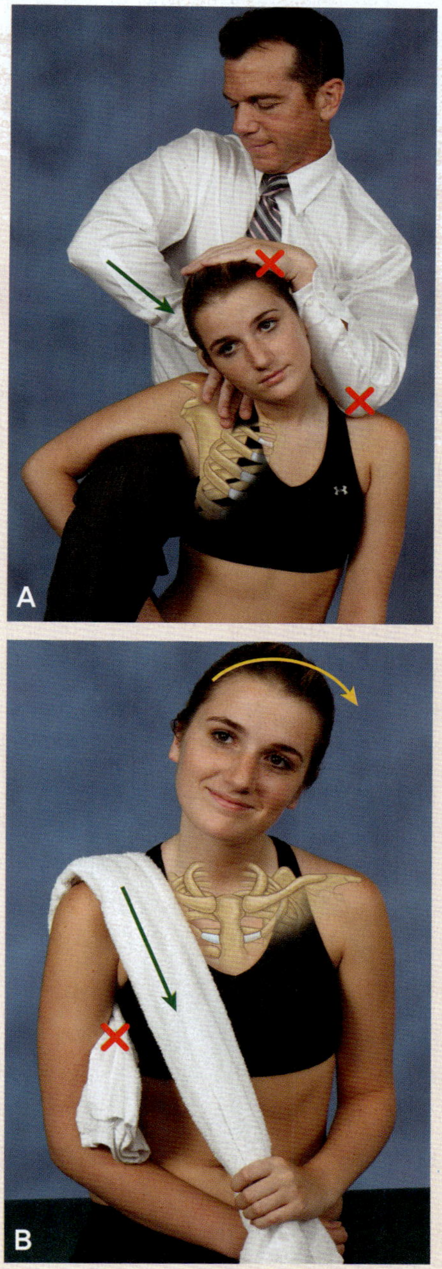

그림 29.34 1번 갈비뼈 내림 가동술. **A.** 생리적 운동을 동반한, 1번 갈비뼈 내림 종속운동. **B.** 1번 갈비뼈 내림 자가-가동술. (출처: Wise CH, and Gulick DT. Mobilization Notes. A Rehabilitation Specialist's Pocket Guide. Philadelphia. FA. Davis; 2009)

절의 노쪽면을 1번 갈비뼈의 위쪽면에 배치하고, 환자의 반대쪽 엉덩관절 쪽으로 힘을 적용한다.

- **힘 적용:** 굽힌된 무릎과 고정 팔을 이용하여, 환자를 가동쪽으로 움직이고, 가동손 위에 놓인 환자의 목뼈를 약간 옆굽힘시킨다. 조직을 팽팽하게 당긴 후, 환자가 날숨을 할 때 1번 갈비뼈의 위쪽면을 꼬리쪽과 안쪽으로 힘을 적용한다. 날숨을 할 때 더 아래쪽으로 내림하고, 1번 갈비뼈가 꼬리쪽으로 압박될 때 환자는 들숨을 쉴 수 있다. 1번 갈비뼈를 내림하는 자가-가동술은 타월로 가동될 갈비뼈를 가로질러서 수행된다. 이때 타월의 한 쪽은 환자의 겨드랑이 밑에 고정되고, 다른 쪽 끝은 환자가 잡는다. 환자가 날숨을 쉴 때 타월로 1번 갈비뼈를 아래쪽으로 누르고, 목뼈를 반대쪽으로 옆굽힘한다. 호흡 보조근을 신장하기 위해 환자가 들숨을 쉴 때 타월로 꼬리쪽 방향의 힘을 유지한다(그림 29.34B).

갈비뼈 올림 (들숨) 가동술

적응증:

- ***갈비뼈 올림(들숨) 가동술***은 갈비뼈 올림에 제한이 있거나 내림된 갈비뼈의 정상 위치 회복을 위해 적용된다. 이 기법은 3번 갈비뼈-10번 갈비뼈의 양동이손잡이 운동을 향상시키는데 매우 효율적이다.

종속운동기법 (그림 29.35A)

- **환자/치료사의 자세:** 환자는 옆으로 누운 자세에서, 위쪽 팔을 머리 위로 올린다.
- **손 배치:** 고정손의 갈퀴 부위를 가동될 갈비뼈의 아래쪽에 접촉한다. 환자의 팔을 머리 위로 올려 유지한다.
- **힘 적용:** 고정손으로 갈비뼈를 유지하면서, 올림을 증가시키기 위해 환자의 팔을 더 위쪽으로 움직인다. 고정손은 움직임을 차단하고 갈비뼈를 분리시킨다. 들숨 동안 유도된 가동력으로 환자의 호흡에 맞춰 힘을 적용한다.

생리적 운동을 동반한 종속운동 (그림 29.35B)

- **환자/치료사의 자세:** 환자는 앉은 자세에서 팔짱을 낀다. 치료사는 환자의 앞쪽이나 측면(가동되는 쪽)에서 선 자세를 취한다.
- **손 배치:** 고정손의 갈퀴 부위를 가동될 갈비뼈의 아래쪽에 접촉한다. 환자의 반대쪽 어깨 위에 치료사의 손을 올려놓기 위해, 환자의 팔짱낀 팔을 통과해 치료사의 가동팔을 넣는다.
- **힘 적용:** 고정손으로 갈비뼈를 고정하면서, 가동될 쪽의 반대쪽으로 환자를 옆굽힘시킨다. 이때 고정손은 움직임을 차단하고, 갈비뼈를 분리시킨다. 들숨 동안 유도된 가동력으로 환자의 호흡에 맞춰 힘을 적용한다. 적용되는 힘은 가동범위 내내 유지되어야 하고, 끝범위에서도 그 힘의 유지가 지속되어야 한다.

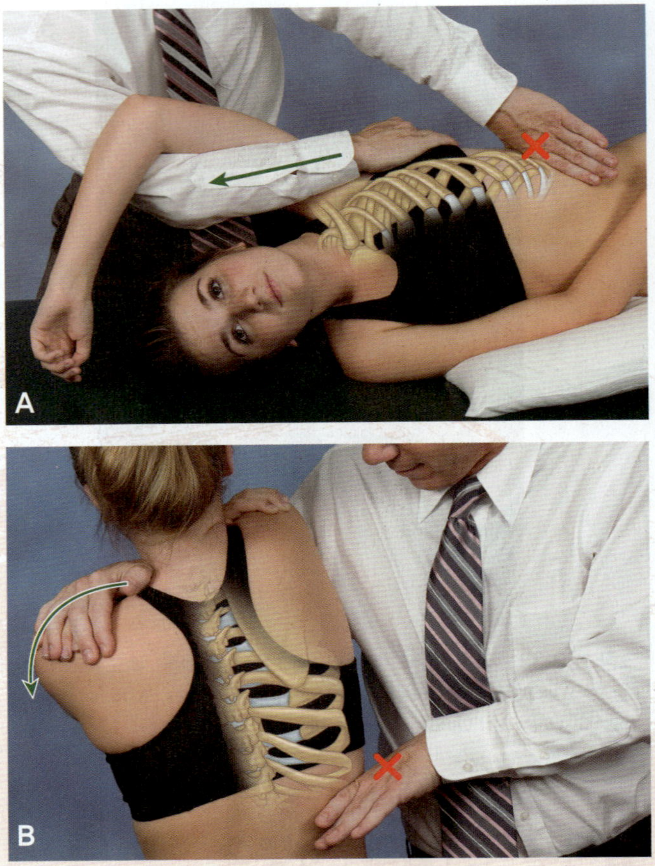

그림 29.35 갈비뼈 올림 가동술(들숨). **A.** 옆으로 누운 자세에서의 갈비뼈 올림. **B.** 앉은 자세에서의 생리적 운동을 동반한 갈비뼈 올림 종속운동(출처: Wise CH, and Gulick DT. Mobilization Notes. A Rehabilitation Specialist's Pocket Guide. Philadelphia. FA. Davis; 2009)

갈비뼈 내림 (날숨) 가동술

적응증:

- 갈비뼈 내림(날숨) 가동술은 갈비뼈 내림에 제한이 있거나 올림된 갈비뼈의 정상 위치 회복을 위해 적용된다. 이 기법은 3번 갈비뼈-10번 갈비뼈의 양동이손잡이 운동을 향상시키는데 매우 효율적이다.

종속운동기법 (그림 없음)

- **환자/치료사의 자세:** 환자는 앉은 자세에서 팔짱을 낀다. 치료사는 환자의 앞쪽이나 측면(가동되는 쪽)에서 선 자세를 취한다.

- **손 배치:** 가동손의 갈퀴 부위를 가동될 갈비뼈에 접촉한다. 팔짱 낀 환자의 팔을 가로질러 고정 팔을 배치한다.
- **힘 적용:** 환자의 몸통을 고정하는 동안, 갈비뼈 접촉 손을 통해 아랫방향의 힘을 가한다. 날숨 동안 유도된 가동력으로 환자의 호흡에 맞춰 힘을 적용한다.

생리적 운동을 동반한 종속운동 (그림 29.36)

- **환자/치료사의 자세:** 환자는 앉은 자세에서 팔짱을 낀다. 치료사는 환자의 앞쪽이나 측면(가동되는 쪽)에서 선 자세를 취한다.
- **손 배치:** 가동손의 갈퀴 부위를 가동될 갈비뼈에 접촉한다. 환자의 동측 어깨 위에 치료사의 겨드랑이를 배치한다. 그리고 환자의 반대쪽 몸통에 치료사의 손을 배치하기 위해, 치료사의 팔을 팔짱 낀 환자의 팔 사이로 통과시킨다.
- **힘 적용:** 갈비뼈 접촉을 통해 아랫방향의 힘을 적용하면서, 가동되는 쪽으로 환자를 옆굽힘시킨다. 날숨 동안 유도된 가동력으로 환자의 호흡에 맞춰 힘을 적용한다. 적용되는 힘은 가동범위 내내 유지되어야 하고, 끝범위에서도 그 힘의 유지가 지속되어야 한다.

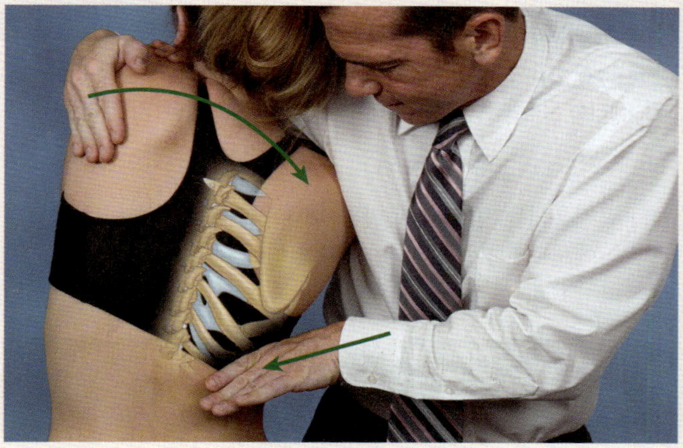

그림 29.36 생리적 운동을 동반한 갈비뼈 내림 가동술(날숨).

갈비뼈 앞쪽 가동술

적응증:

- 갈비뼈 앞쪽 가동술은 갈비뼈의 가로면 앞쪽 움직임에 제한이 있거나, 뒤쪽으로 편위된 갈비뼈의 정상 위치 회복을 위해 적용된다. 이 기법은 3번 갈비뼈-10번 갈비뼈에 매우 효율적이다.

종속운동기법 (그림 29.37A)

- **환자/치료사의 자세:** 환자는 앉은 자세에서 팔짱을 낀다. 치료사는 환자의 뒤쪽이나 측면(가동되는 쪽의 반대쪽)에서 선 자세를 취한다.
- **손 배치:** 가동손의 갈퀴 부위를 가동될 갈비뼈의 뒤쪽면에 접촉한다. 치료사의 다른 손을 환자의 어깨 뒤쪽에 손을 배치하기 위해 팔짱 낀 환자의 몸통을 가로지른다.
- **힘 적용:** 가동될 쪽의 반대쪽인 치료사 쪽으로 환자를 돌림한다. 움직임이 가동될 갈비뼈에 도달하면, 갈비뼈의 뒤쪽면에 놓인 가동손을 통해 앞쪽으로 힘을 적용한다. 적용되는 힘은 가동범위 내내 유지되어야 하고, 끝범위에서도 그 힘의 유지가 지속되어야 한다.

생리적 운동을 동반한 종속운동 (그림 29.37B)

- **환자/치료사의 자세:** 환자는 앉은 자세에서 팔짱을 낀다. 치료사는 환자의 앞쪽이나 측면(가동되는 쪽의 반대쪽)에서 선 자세를 취한다.

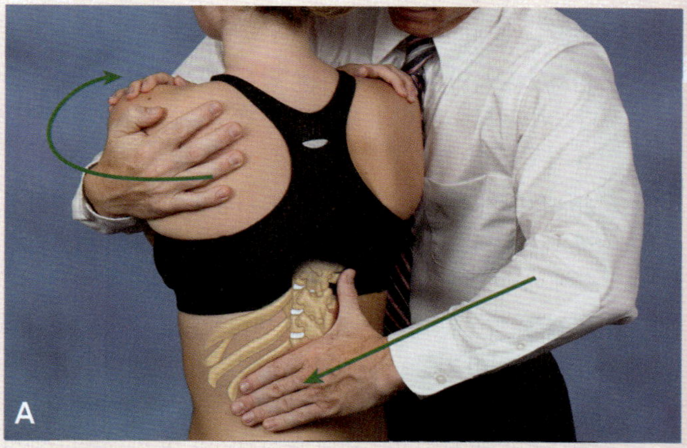

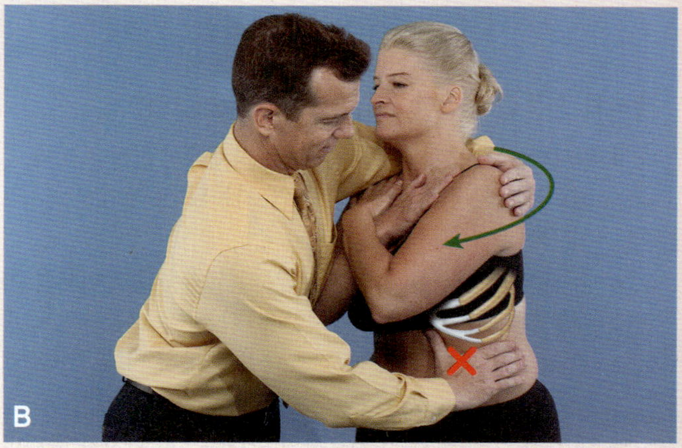

그림 29.37 A. 생리적 운동을 동반한 갈비뼈 앞쪽 종속운동 가동술. B. 생리적 운동을 동반한 갈비뼈 앞쪽 종속운동 가동술(차단 적용) (출처: Wise CH, and Gulick DT. Mobilization Notes. A Rehabilitation Specialist's Pocket Guide. Philadelphia. FA. Davis; 2009)

- **손 배치:** 차단하는 손의 갈퀴 부위를 가동될 갈비뼈의 아래쪽 갈비뼈 앞쪽면에 배치한다. 다른 팔로 환자의 위쪽 등을 가로질러 감싸고, 그 손을 환자의 어깨 뒤쪽면에 배치한다.
- **힘 적용:** 가동될 쪽의 반대쪽인 치료사 쪽으로 환자를 돌린한다. 움직임이 가동될 갈비뼈에 도달하면 침범된 갈비뼈와 그 위쪽의 갈비뼈들이 더 앞쪽으로 이동되기 때문에, 움직임을 차단하기 위해 차단 손을 갈비뼈의 앞쪽면에 배치한다. 적용되는 힘은 가동범위 내내 유지되어야 하고, 끝범위에서도 그 힘의 유지가 지속되어야 한다.

갈비뼈 뒤쪽 가동술

적응증:

- ***갈비뼈 뒤쪽 가동술***은 갈비뼈의 가로면 뒤쪽 움직임에 제한이 있거나, 앞쪽으로 편위된 갈비뼈의 정상 위치 회복을 위해 적용된다. 이 기법은 3번 갈비뼈-10번 갈비뼈에 매우 효율적이다.

종속운동기법 (그림 29.38A)

- **환자/치료사의 자세:** 환자는 앉은 자세에서 팔짱을 낀다. 치료사는 환자의 뒤쪽이나 측면(가동되는 쪽)에서 선 자세를 취한다.
- **손 배치:** 가동손의 갈퀴 부위를 가동될 갈비뼈의 앞쪽면에 배치한다. 다른 팔로 환자의 팔짱 낀 팔을 가로질러 감싸고, 그 손을 환자의 어깨 앞쪽면에 배치한다.
- **힘 적용:** 가동될 쪽인 치료사의 반대쪽으로 환자를 돌립한다. 움직임이 가동될 갈비뼈에 도달하면, 갈비뼈의 앞쪽면에 놓인 가동손을 통해 뒤쪽 방향으로 힘을 적용한다. 적용되는 힘은 가동범위 내내 유지되어야 하고, 끝범위에서도 그 힘의 유지가 지속되어야 한다.

생리적 운동을 동반한 종속운동 (그림 29.38B)

- **환자/치료사의 자세:** 환자는 앉은 자세에서 팔짱을 낀다. 치료사는 환자의 앞쪽이나 측면(가동되는 쪽)에서 선 자세를 취한다.
- **손 배치:** 차단하는 손의 갈퀴 부위를 가동될 갈비뼈의 아래쪽 갈비뼈 뒤쪽면에 배치한다. 다른 팔로 환자의 팔짱 낀 팔을 가로질러 감싸고, 그 손을 환자의 어깨 앞쪽면에 배치한다.
- **힘 적용:** 가동될 쪽인 치료사의 반대쪽으로 환자를 돌립한다. 움직임이 가동될 갈비뼈에 도달하면 침범된 갈비뼈와 그 위쪽 갈비뼈들이 더 뒤쪽으로 이동되기 때문에, 움직임을 차단하기 위해 차단 손을 갈비뼈의 뒤쪽면에 배치한다.

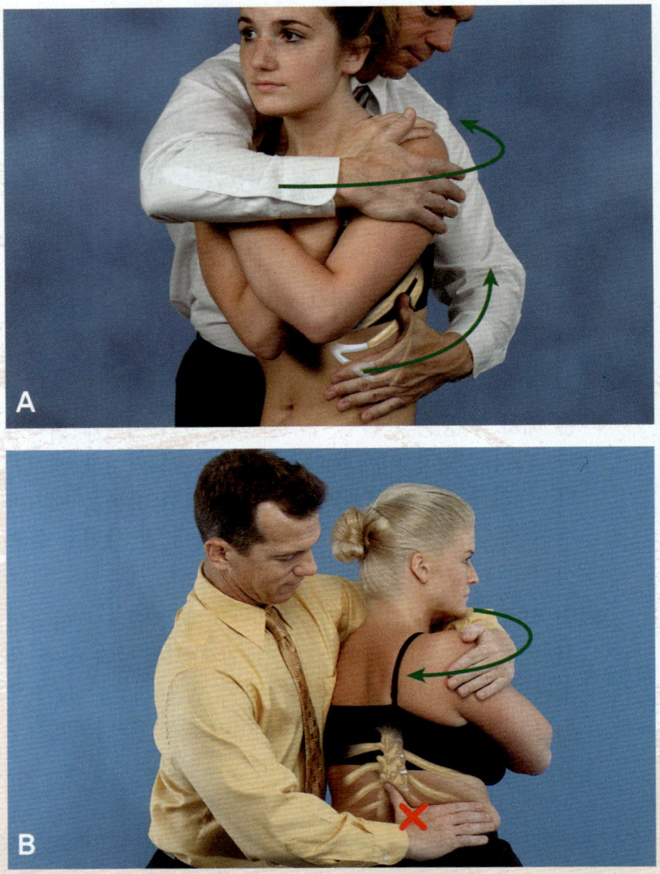

그림 29.38 **A.** 생리적 운동을 동반한 갈비뼈 뒤쪽 종속운동 가동술. **B.** 생리적 운동을 동반한 갈비뼈 뒤쪽 종속운동 가동술(차단 적용).

적용되는 힘은 가동범위 내내 유지되어야 하고, 끝범위에서도 그 힘의 유지가 지속되어야 한다.

유형 I 중립위 기능부전 근에너지 기법 (그림 29.39 A,B)

- **적응증:** ***유형 I 중립위 기능부전 근에너지 기법***은 유형 I 자세 이상의 정상 위치 회복과 가동성 회복을 위해 적용된다.
- **환자/치료사의 자세:** 환자는 굽힘이나 폄되지 않는 똑바른 중립위의 앉은 자세를 취하고, 팔짱을 낀다. 치료사는 환자의 앞쪽이나 측면에서 선 자세를 취한다.
- **손 배치:** 2면의 운동을 조절하고 환자가 발생하는 힘에 저항하기 위해, 한쪽 팔로 팔짱낀 환자의 팔을 가로질러 배치한다. 그리고 힘의 집중을 보장하기 위해 다른 손의 손가락으로 가동될 분절을 촉진한다.
- **힘 적용:**
  - *중립-돌림-오른쪽 옆굽힘(NRS right)* 병변의 경우, 촉진 손으로 원하는 분절에 힘을 집중시키면서, 오른쪽으로

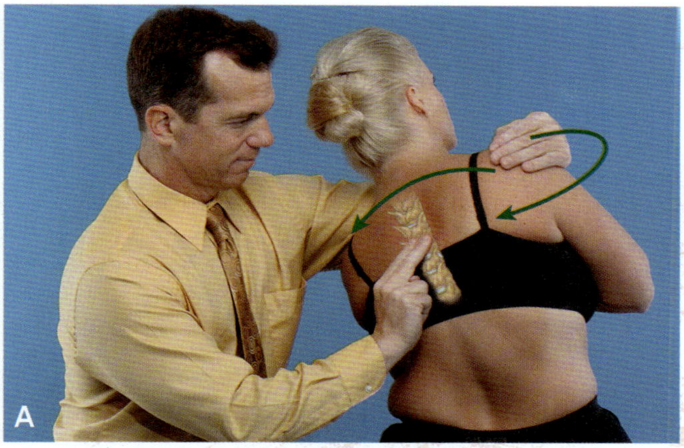

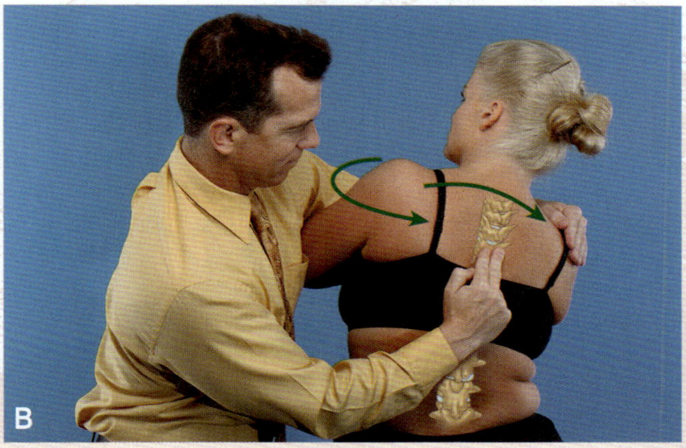

그림 29.39 유형 I 중립위 기능부전 근에너지 기법: **A.** 중립위-돌림-옆굽힘 오른쪽 병변. **B.** 중립위-돌림-옆굽힘 왼쪽 병변 (출처: Wise CH, and Gulick DT. Mobilization Notes. A Rehabilitation Specialist's Pocket Guide. Philadelphia. FA. Davis; 2009)

*옆굽힘하고 왼쪽으로 돌림함*으로써 침범 분절을 이마면과 가로면으로 배치한다. 이 자세가 달성되면, 환자를 *장벽사이 영역(interbarrier zone)*으로 이동시킨다. 그런 다음, 환자는 치료사의 저항에 대항해 특정 운동면에서 6초간 부드러운 등척성 유지를 수행한다. 자세를 유지한 후, 각 운동면에서 환자를 더 움직인다. 이때 가동될 분절이 자신의 가동범위를 초과해서 움직여지지 않도록 주의한다. 이런 과정을 3-5회 반복한다(그림 29.39A).

- *중립-돌림-왼쪽 옆굽힘(NRS left)* 병변의 경우, 촉진 손으로 원하는 분절에 힘을 집중시키면서, *왼쪽으로 옆굽힘하고 오른쪽으로 돌림함*으로써 침범 분절을 이마면과 가로면으로 배치한다. 이 자세가 달성되면, 환자를 *장벽사이 영역(interbarrier zone)*으로 이동시킨다. 그런 다음, 환자는 치료사의 저항에 대항해 특정 운동면에서 6초간 부드러운 등척성 유지를 수행한다. 자세를 유지한 후, 각 운동면에서 환자를 더 움직인다. 이때 가동될 분절이 자신의 가동범위를 초과해서 움직여지지 않도록 주의한다. 이런 과정을 3-5회 반복한다(그림 29.39B).

유형 II 굽힘 기능부전 근에너지 기법 (그림 29.40 A,B)

- **적응증:** ***유형 II 굽힘 기능부전 근에너지 기법***은 유형 II 굽힘 자세 이상의 정상 위치 회복과 가동성 회복을 위해 적용된다.
- **환자/치료사의 자세:** 환자는 굽힘이나 펴되지 않는 똑바른 중립위의 앉은 자세를 취하고, 팔짱을 낀다. 치료사는 환자의 앞쪽이나 측면에서 선 자세를 취한다.
- **손 배치:** 3면의 운동을 조절하고 환자가 발생하는 힘에 저항하기 위해, 한쪽 팔로 팔짱낀 환자의 팔을 가로질러 배치한다. 그리고 힘의 집중을 보장하기 위해 다른 손의 손가락으로 가동될 분절을 촉진한다.

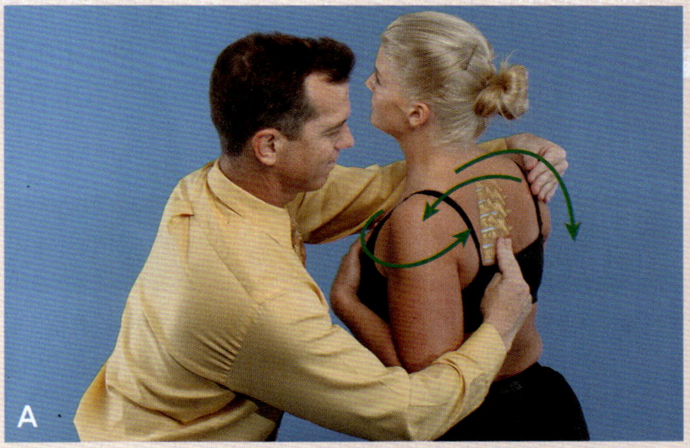

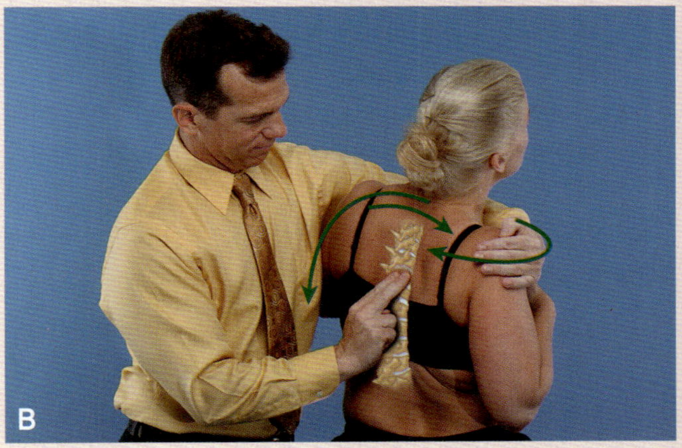

그림 29.40 유형 II 굽힘 기능부전 근에너지 기법: **A.** 굽힘-돌림-옆굽힘 오른쪽 병변. **B.** 굽힘-돌림-옆굽힘 왼쪽 병변(출처: Wise CH, and Gulick DT. Mobilization Notes. A Rehabilitation Specialist's Pocket Guide. Philadelphia. FA. Davis; 2009)

- **힘 적용:**
    - *굽힘-오른쪽 돌림-오른쪽 옆굽힘(FRS right)* 병변의 경우, 촉진 손으로 원하는 분절에 힘을 집중시키면서, *폄, 왼쪽 옆굽힘*과 *왼쪽 돌림*을 함으로써 침범 분절을 시상면, 이마면과 가로면으로 배치한다. 이 자세가 달성되면, 환자를 *장벽사이 영역(interbarrier zone)*으로 이동시킨다. 그런 다음, 환자는 치료사의 저항에 대항해 특정 운동면에서 6초간 부드러운 등척성 유지를 수행한다. 자세를 유지한 후, 각 운동면에서 환자를 더 움직인다. 이때 가동될 분절이 자신의 가동범위를 초과해서 움직여지지 않도록 주의한다. 이런 과정을 3-5회 반복한다(그림 29.40A).
    - *굽힘-오른쪽 옆굽힘-오른쪽 돌림(FRS left)* 병변의 경우, 촉진 손으로 원하는 분절에 힘을 집중시키면서, *폄, 오른쪽 옆굽힘*과 *오른쪽 돌림*을 함으로써 침범 분절을 시상면, 이마면과 가로면으로 배치한다. 이 자세가 달성되면, 환자를 *장벽사이 영역(interbarrier zone)*으로 이동시킨다. 그런 다음, 환자는 치료사의 저항에 대항해 특정 운동면에서 6초간 부드러운 등척성 유지를 수행한다. 자세를 유지한 후, 각 운동면에서 환자를 더 움직인다. 이때 가동될 분절이 자신의 가동범위를 초과해서 움직여지지 않도록 주의한다. 이런 과정을 3-5회 반복한다(그림 29.40B).

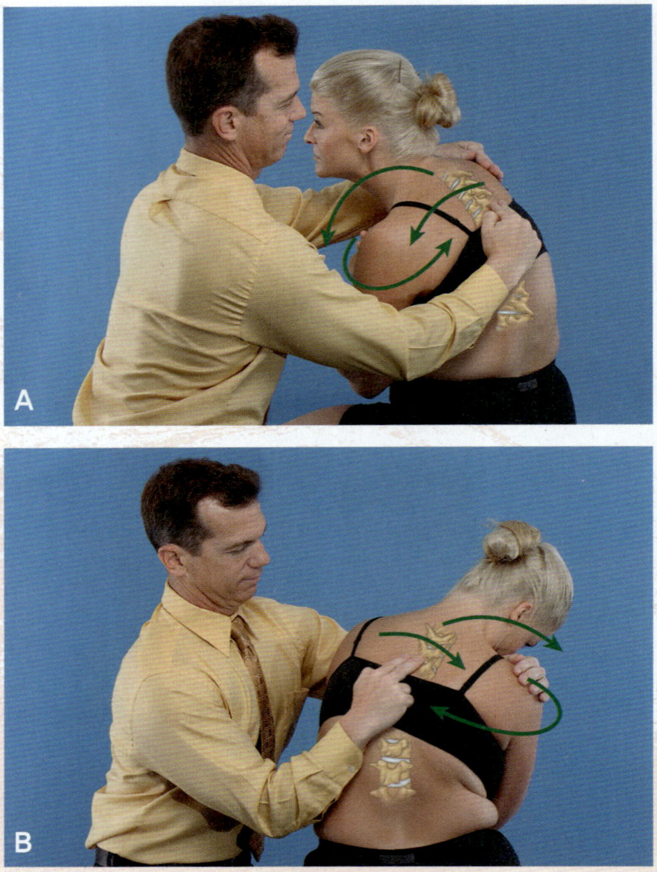

그림 29.41 유형 II 폄 기능부전 근에너지 기법: **A.** 폄-돌림-옆굽힘 오른쪽 병변. **B.** 폄-돌림-옆굽힘 왼쪽 병변(출처: Wise CH, and Gulick DT. Mobilization Notes. A Rehabilitation Specialist's Pocket Guide. Philadelphia. FA. Davis; 2009)

유형 II 폄 기능부전 근에너지 기법 (그림 29.41 A,B)

- **적응증:** ***유형 II 폄 기능부전 근에너지 기법***은 유형 II 폄 자세 이상의 정상 위치 회복과 가동성 회복을 위해 적용된다.
- **환자/치료사의 자세:** 환자는 굽힘이나 폄되지 않는 똑바른 중립위의 앉은 자세를 취하고, 팔짱을 낀다. 치료사는 환자의 앞쪽이나 측면에서 선 자세를 취한다.
- **손 배치:** 3면의 운동을 조절하고 환자가 발생하는 힘에 저항하기 위해, 한쪽 팔로 팔짱낀 환자의 팔을 가로질러 배치한다. 그리고 힘의 집중을 보장하기 위해 다른 손의 손가락으로 가동될 분절을 촉진한다.
- **힘 적용:**
    - *폄-오른쪽 돌림-오른쪽 옆굽힘(ERS right)* 병변의 경우, 촉진 손으로 원하는 분절에 힘을 집중시키면서, *폄, 왼쪽 옆굽힘*과 *왼쪽 돌림*을 함으로써 침범 분절을 시상면, 이마면과 가로면으로 배치한다. 이 자세가 달성되면, 환자를 장벽사이 영역(interbarrier zone)으로 이동시킨다. 그런 다음, 환자는 치료사의 저항에 대항해 특정 운동면에서 6초간 부드러운 등척성 유지를 수행한다. 자세를 유지한 후, 각 운동면에서 환자를 더 움직인다. 이때 가동될 분절이 자신의 가동범위를 초과해서 움직여지지 않도록 주의한다. 이런 과정을 3-5회 반복한다(그림 29.41A).
    - *폄-오른쪽 옆굽힘-오른쪽 돌림(ERS left)* 병변의 경우, 촉진 손으로 원하는 분절에 힘을 집중시키면서, *폄, 오른쪽 옆굽힘*과 *오른쪽 돌림*을 함으로써 침범 분절을 시상면, 이마면과 가로면으로 배치한다. 이 자세가 달성되면, 환자를 *장벽사이 영역(interbarrier zone)*으로 이동시킨다. 그런 다음, 환자는 치료사의 저항에 대항해 특정 운동면에서 6초간 부드러운 등척성 유지를 수행한다. 자세를 유지한 후, 각 운동면에서 환자를 더 움직인다. 이때 가동될 분절이 자신의 가동범위를 초과해서 움직여지지 않도록 주의한다. 이런 과정을 3-5회 반복한다(그림 29.41B).

임상 사례 (CLINICAL CASE)

사례 1

현재 병력 (HPI)

Harry는 장기간의 중간 등뼈 통증을 가지고 있었고, 양쪽의 가쪽과 앞쪽의 갈비우리 부위로 간헐적으로 방사하는 증상을 가지고 있었으며, 오늘 물리치료실을 방문했다. 그는 약 2년 전 축구 경기에서 몸통을 최대로 돌림하고 슬라이드 태클을 했을 때 이런 증상이 시작되었다고 했다. Harry는 들숨 시 오른쪽에서 뚜렷한 통증을 발생했고, 완전한 들숨을 할 수 없었다고 했다. 차를 후진하기 위해 몸통을 뒤쪽으로 돌릴 때와 같이, 몸통을 움직일 때 증상이 재발했다.

자세/관찰: 선 자세에서 다음을 관찰한다: 왼쪽 볼록 만곡의 꼭대기가 T7에서 있고, 오른쪽 볼록 만곡의 꼭대기는 L3에 있고, 왼쪽 어깨의 높이가 더 높다. 호흡 패턴의 관찰에 따르면, 환자는 분당 12회의 위쪽 가슴 호흡을 하고 있다.

AROM: 앞쪽굽힘 = 90% 통증이 없고, 왼쪽 갈비뼈혹이 존재한다. 뒤쪽굽힘 = 75% 통증 없음. 오른쪽 옆굽힘 = 90% 통증 없음. 왼쪽 옆굽힘 = 만곡의 역전이 일어나지 않고, 통증이 발생함. 오른쪽 돌림 = 50% 통증. 왼쪽 돌림 = 90% 통증 없음.

PPIVM: 스프링 검사 시 등뼈 전반에 저가동성이 나타남; 가장 큰 저가동성은 T5–T9이고, 갈비우리 가동성: 오른쪽 양동이손잡이 운동에 대해서 4번에서 8번 갈비뼈에서 저가동성이 있음.

신경학적 선별검사: 정상 범위.

근력: 전반적으로 5/5.

특수검사: 오른쪽 폐의 아래쪽 엽에서 분절 호흡이 나쁨.

촉진: 등뼈 척주 주위 근육에서 압통이 있고, 오른쪽 5번 갈비뼈에서 10번 갈비뼈의 갈비뼈사이 공간을 따라 압통이 있음. 그리고 복장뼈 앞쪽 부위에도 압통이 있다. 압통은 왼쪽보다 오른쪽에서 더 크게 나타나고, 목갈비근의 과활동이 감지된다. 왼쪽 엉덩뼈능선의 높이가 더 높다.

파트너에게 검사의 각 요소를 수행해 본다.

1. 손상의 문제목록을 개발한다.
2. 병태해부학 중심 진단을 설정한다.
3. 손상 중심 진단을 설정한다.
4. 3개의 가동술, 3개의 신장기법, 3개의 점진적 저항운동 등을 포함한 관리계획을 만든다. 파트너에게 이것들을 각각 수행해 본다.

따라하기 (HANDS-ON)

파트너와 함께 실습실에서 다음의 활동을 수행하자.

1 파트너의 척추를 적절하게 노출시키고, 파트너가 선 자세에서 각 운동면의 등뼈 운동을 5-10회 반복할 때 그 능동운동을 관찰한다. 가동범위의 질과 양을 모두 평가한다. 저가동성과 과가동성의 부위를 확인하고, 통증을 일으키는 운동, 제한이 느껴지는 운동, 불안정한 운동을 확인한다. 다른 사람의 능동운동을 평가하고, 각 사람들의 운동 패턴 차이점을 확인한다.

2 저가동성이나 과가동성의 잠재적 부위를 확인하기 위해 선별도구로서, 능동 생리적 운동검사를 이용하여 등뼈-갈비우리 복합체의 운동 검사를 수행한다. 증상의 원인으로 의심되는 부위를 배제하기 위해 과압박과 반대압을 시도해 본다. 본 장에서 기술된 것처럼, 원인을 추가적으로 분리하기 위해 증상 국소화의 과정을 따른다.

3 이 장에서 설명된 것처럼, 앉은 자세에서 등뼈와 갈비뼈의 수동 생리적 운동을 수행해 본다. 저가동성이나 과가동성이 있는 특정 부위의 확인을 시도한다. 만약 확인했으면, 종속 가동성 검사를 통해 이들 부위를 검사한다.

4 이 장에서 기술된 것처럼, 위쪽 갈비뼈와 중간-아래쪽 갈비뼈를 위해 파트너의 일반적인 호흡 선별검사를 수행한다. 저가동성과 과가동성의 부위를 확인한다. 더 많은 평가를 필요로 하는 갈비뼈들을 확인해 본다.

5 갈비가로(CT)관절을 위한 차단 기법과 1번 갈비뼈의 가동성과 위치의 평가를 포함한 갈비우리의 종속운동 가동성을 수행한다.

6 허리뼈의 PPIVM 검사를 수행한다. 존재한다면, 통증 시작(P1과 P2) 사이의 관계를 결정하고, PPIVM과 PAIVM 검사 동안 뻣뻣함이나 저항(R1과 R2)사이의 관계를 결정한다. PAIVM 검사 동안의 여러분 소견과 능동운동 평가 동안의 여러분 소견을 비교해 본다. 적어도 한 번씩 다른 사람에게도 PAIVM 검사를 수행하고, 그 차이점을 기록한다. 이 절차들의 수행에 관해 여러분의 파트너로부터 피드백을 얻는다.

7 촉진을 통해, 앞쪽에서 뒤쪽으로 전체 가슴우리를 포함한 등뼈-갈비우리의 주요 연부조직과 뼈 구조물을 확인해 본다. 양쪽 조직 결, 긴장, 톤 및 위치를 비교해 본다.

8 위에서 확인된 운동 검사를 토대로, 2 종류의 비트러스트 기법과 2 종류의 트러스트 기법을 선택한다. 파트너에게 이 가동술들을 적용해 본다. 그리고 재평가 후, 이들 절차에 대한 가동성이나 증상의 즉각적인 변화를 확인한다. 가능하다면, 수행한 절차와 수행에 대한 자가 평가를 비디오로 촬영해 본다. 이들 절차의 수행에 관해 여러분의 파트너로부터 피드백을 얻는다.

9 적어도 2 사람에게 이 장의 중재 단락에서 기술된 각각의 가동술을 양측으로 적용해 본다. 각 기법을 이용하여, 등급 Ⅰ에서 등급 Ⅳ의 기법을 실습해 본다. 파트너로부터 자세, 손 배치 및 힘 적용에 대한 정보를 알아낸다. 만약 가능하다면, 여러분의 수행 절차를 동영상으로 촬영하고, 여러분의 수행을 자가평가해 본다. 이들 가동술을 연습할 때, Sequential Partial Task Practice Method을 이용한다. 시작에서 끝날 때까지 기법이 실시간으로 수행될 때까지 다음 요소를 하나씩 첨가하여, 여러 파트너를 대상으로 각 기법의 한 요소(즉, 자세, 손 배치, 힘 적용)를 여러 번 반복 실습한다(Wise CH, Schenk RJ, Lattanzi JB, A model for teaching and learning spiral thrust manipulation and its effect on participant confidence in techique performance. J. Man. Manip. Ther., August 2014).

참고 문헌 (REFERENCES)

1. Resnick DK, Weller SJ, Benzel EC. Biomechanics of the thoracolumar spine. *Neuro Surg Clin North Am*. 1997;8:455-469.
2. Saumarez RC. An analysis of possible movements of human upper rib cage. *J Appl Physiol*. 1986;60:678-689.
3. Kapandji IA. *The Physiology of the Joint. Vol. 3, The Trunk and the Vertebral Column*. Edinburgh, Scotland: Churchill Livingstone; 1974.
4. Greene WB, Heckman JD. *The Clinical Measurement of Joint Motion*. Rosemont, IL: American Academy of Orthopaedic Surgeons; 1994.
5. White AA III, Panjabi MM. Kinematics of the spine. In: White AA III, Panjabi MM, eds. *Clinical Biomechanics of the Spine*, 2nd ed. Philadelphia, PA: JB Lippincott; 1990.
6. Paris SV, Loubert PV. *Foundations of Clinical Orthopaedics, Course Notes*. St. Augustine, FL: Institute Press; 1990.
7. Wilson TA, Rehder K, Krayer S, et al. Geometry and respiratory displacement of human ribs. *J Appl Physiol*. 1987;62:1872-1877.
8. Oatis CA. *Kinesiology: The Mechanics and Pathomechanics of Human Movement*. Philadelphia, PA: Lippincott Williams and Wilkins; 2004.
9. Panjabi MM, Brand RA, White AA. Mechanical properties of the human thoracic spine. *J Bone Joint Surg*. 1976;58:642.
10. Willems JM, Jull GA, Ng JKF. An in vivo study of the primary and coupled rotations of the thoracic spine. *Clin Biomechanics*. 1996;2:311.
11. Lee DG. *Manual Therapy for the Thorax-A Biomechanical Approach*. Delta British Columbia: Delta Orthopedic Physiotherapy Clinic; 1994.
12. Lee D. *The Thorax: An Integrated Approach*. White Rock, British Columbia Diane G. Lee Physiotherapist Corporation; 2003.
13. Boissonnault WG. *Primary Care for the Physical Therapist: Examination and Triage*. St. Louis, MO: Elsevier Saunders; 2005.
14. Henderson JM. Ruling out danger: differential diagnosis of thoracic spine. *Phys Sports Med*. 1992;20:124-132.
15. McKenzie R, May S. *The Lumbar Spine Mechanical Diagnosis and Therapy Volume One*. Waikanae, New Zealand: Spinal Publications; 2003.
16. Cloward RB. Cervical discography: a contribution to the etiology and mechanism of neck, shoulder, arm pain. *Ann of Surg*. 1959;150:1052-1064.
17. Maitland GD, Hengeveld E, Banks K, English K. *Maitland's Vertebral Manipulation*, 6th ed. Woburn, MA: Butterworth-Heinemann; 2001.
18. Kendall F, McCreary E, Provance P. *Muscles: Testing and Function with Posture and Pain*, 4th ed. Baltimore, MD: Lippincott Williams and Wilkins; 1993.
19. Levangie PK, Norkin CC. Joint structure and function: a comprehensive analysis, 4th ed. Philadelphia, PA: FA Davis Company; 2005.
20. Cleland JA, Glynn P, Whitman JM, Eberhart SL, et al. Short-term effects of thrust versus nonthrust mobilization/manipulation directed at the thoracic spine in patients with neck pain: a randomized clinical trial. *Phys Ther*. 2007;87:431-440.
21. Magee DJ. *Orthopedic Physical Assessment*, 4th ed. Philadelphia, PA: WB Saunders; 1992.
22. Simons DG, Travell JG, Simons LS. *Travell and Simons' Myofascial Pain and Dysfunction: The Trigger Point Manual, Vol. 1*, 2nd ed. Baltimore, MD: Williams Wilkins; 1999.
23. Hart FD, Strickland D, Cliffe P. Measurement of spinal mobility. *Ann Rheum Dis*. 1974;33:136-139.
24. Mayer TG, Kondraske G, Beals SB, et al. Spinal range of motion: accuracy and sources of error with inclinometric measurement. *Spine*. 1997;22:1976-1984.
25. Moll JMH, Wright V. Measurement of spinal movement. In: Jason M, ed. *The Lumbar Spine and Back Pain*. New York, NY: Pitman Medical; 1976;93-112.
26. Greene WB, Heckman JD. *The Clinical Measurement of Joint Motion*. Rosemont, IL: American Academy of Orthopaedic Surgeons; 1994.
27. Gloeck C, Evjenth O. *Symptom Localization in the Spine and Extremity Joints*. Seehausen, Germany: eBooks Central; 1997.
28. Krauss J, Creighton D, Ely JD, Podlewsks-Ely J. The immediate effects of upper thoracic translatoric spinal manipulation on cervical pain and range of motion: a randomized clinical trial. *J Manual Manip Ther*. 2008;16:93-99.
29. Jull G, Bogduk N, Marsland A. The accuracy of manual diagnosis for cervical zygapophyseal joint pain syndromes. *Med J Aust*. 1988;148:233-236.
30. Mahar C, Adams R. Reliability of pain and stiffness assessments in clinical manual lumbar spine examination. *Phys Ther*. 1994;74:801-811.
31. Richardson C, Jull G, Hodges P, Hides J. *Therapeutic Exercise for Spinal Segmental Stabilization in Low Back Pain. A Scientific Basis and Clinical Approach*. London, England: Churchill Livingston; 1999.
32. Bergmark A. Stability of the lumbar spine. A study in mechanical engineering. *Acta Orthop Scand*. 1989;230(suppl):20-24.
33. Mens JMA, Vleeming A, Snijders CJ, Koes BJ, Stam HJ. Reliability and validity of the active straight leg raise test in posterior pelvic pain since pregnancy. *Spine*. 2001;26:1167.
34. Mens JMA, Vleeming A, Snijders CJ, Stam HJ, Ginai AZ. The active straight leg raising test and mobility of the pelvic joints. *Eur Spine*. 1999;8:468.

CHAPTER

30

목뼈와 턱관절의 정형도수물리치료

Orthopaedic Manual Physical Therapy of the Cervical Spine and Temporomandibular Joint

Christopher H. Wise, PT, DPT, OCS, FAAOMPT, MTC, ATC

역자 : 정형국

30장 목적 :

이 장의 결론을 통해, 독자는 다음과 같은 것을 할 수 있을 것이다:

- 목뼈와 턱관절(TMJ)의 주요 해부학적 특징과 생체역학적 특성을 확인할 수 있고, 검사와 중재에 대한 그들의 영향도 확인할 수 있다.
- 목뼈와 턱관절의 정형도수물리치료(OMPT) 검사에 이용되는 주요 절차들을 목록하고 수행할 수 있다.
- 정형도수물리치료 검사의 결과를 평가할 때 올바른 임상 의사결정을 실증할 수 있다.
- 감별진단과 예후에 이를 수 있는 적절한 검사 소견을 이용할 수 있다.
- 목뼈와 턱관절에 대한 정형도수물리치료 중재의 안전한 수행과 관련된 이슈들을 거론할 수 있다.
- 목뼈와 턱관절에 대한 관절가동술 수행 시 기본적인 기술 능력을 보여줄 수 있다.

서론 (INTRODUCTION)

인구의 약 10-15%가 ***목 관련 질환(NRD)***을 가지고 있는 것으로 추측된다.[1] 이들 중 70%는 그들의 삶에서 역학적으로 인한 목 통증을 경험할 것이다.[2] 외래 물리치료실을 찾는 사람의 25%는 목 통증을 호소하고 있다.[2] 이런 목 문제는 여성에게 더 흔한 편이고, 50세 이상이면 더 많이 발생한다. 목 통증은 개인적 고충 이외에, 사회 경제적인 짐이 될 수 있는데, 그 이유는 목 통증을 호소하는 사람의 1/3이 장기간의 의학적 관리를 필요로 하기 때문이다.

기능해부학과 운동형상학 (FUNCTIONAL ANATOMY AND KINEMATICS)

목뼈의 관절학과 운동형상학 (Cervical Spine Arthrology and Kinematics)

목뼈의 해부학적 복잡성 때문에, 목 관련 질환(NRD)의 감별진단은 어려운 편이다. 목뼈는 2개의 부분으로 구성된다. ***머리밑*** 영역(또는 ***뒤통수밑*** 영역)은 *머리뼈*, *고리*

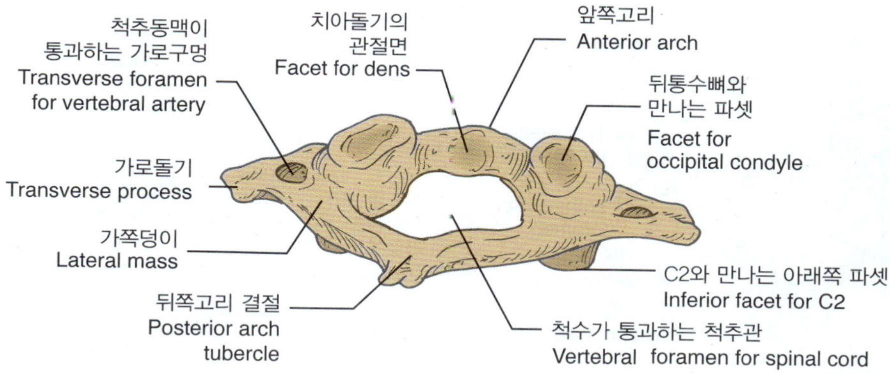

그림 30.1 고리뼈(C1).

뼈(C1) 및 *중쇠뼈*(C2)로 구성되고, ***중간 목뼈와 아래쪽 목뼈***는 C2의 아래쪽 부분에서 C7까지 이른다. 등뼈의 후관절 방향과 운동형상학이 목뼈의 그것과 비슷하기 때문에, T1–T4의 분절이 종종 목 관련 질환(NRD)과 관련되는 것으로 고려된다.

머리밑관절 (The Subcranial Articulations)

가장 넓은 폭을 가진 목뼈는 *고리뼈*이다. 고리뼈의 가쪽덩이(lateral mass)는 척추동맥을 보호하는 역할을 하고, 아래턱각과 꼭지돌기 사이에서 촉진될 수 있다(그림 30.1). C1의 앞쪽고리는 뼈성 버팀벽을 형성하고, C2 몸통에서 위쪽과 두쪽으로 튀어나온 *치아돌기*와 관절을 이룬다. C1의 경우에는 척추뼈몸통이 없고, *가로인대*에 의해 척추관이 나누어진다. 여기에서 가로인대는 *십자인대*의 가로에 해당되는 부분이다. 중쇠뼈(C2)는 뒤통수뼈융기로부터 약 손가락 3개의 폭 아래쪽에 위치한다(그림 30.2). C2는 척추뼈몸통과 가시돌기를 가진 첫 번째 목뼈이고, C2의 가시돌기는 목을 굽힘했을 때 더 쉽게 촉진될 수 있다.

C1의 위쪽 관절융기는 오목하고 약간 타원형이며, 파셋(facet)의 방향은 안쪽으로 향하고 있고, 볼록한 *뒤통수뼈융기*와 좋은 일치성을 보인다. *OA*로 불리는 *뒤통수고리관절* 복합체(그림 30.3)는 주로 시상면과 이마면의 운동을 허용한다. *AA*로 불리는 *고리중쇠관절*(그림 30.4)은 독특한 3개의 관절을 형성한다. 양쪽 가쪽에 있는 후관절은 볼록–볼록한 관절면을 가지고 있고, 안쪽에서 가쪽으로 약간 경사져 있다. 그러나 어떤 학자들은 고리뼈의 관절면이 오목하고, 중쇠뼈의 관절면이 볼록하다고 했다.[3] 중앙에 위치한 중쇠관절은 C2의 치아돌기와 앞쪽의 C1의 앞쪽고리와 뒤쪽의 가로인대에 의해 형성된다.

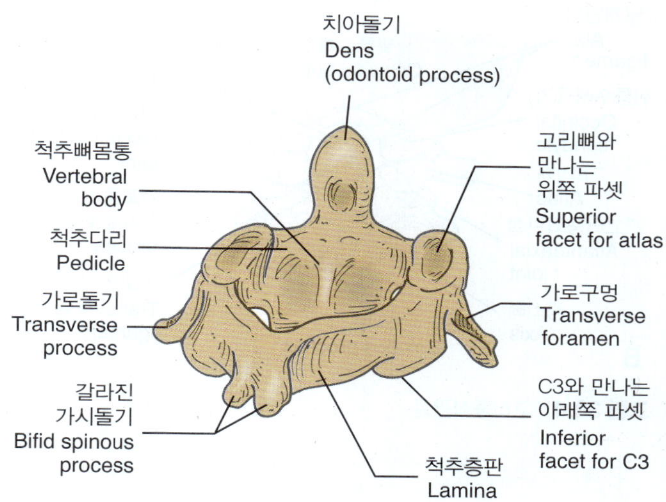

그림 30.2 중쇠뼈(C2).

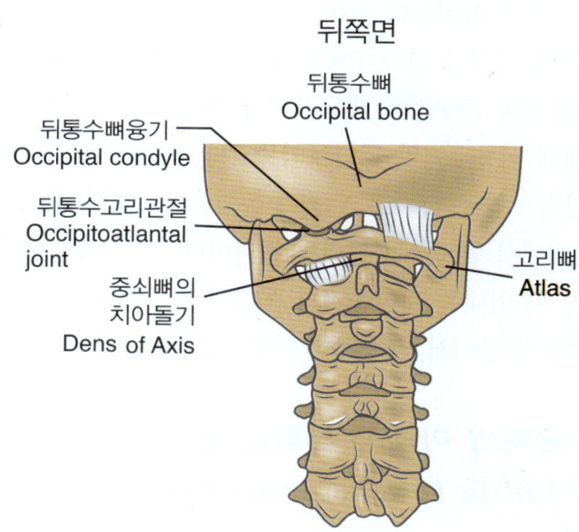

그림 30.3 뒤통수고리관절 복합체.

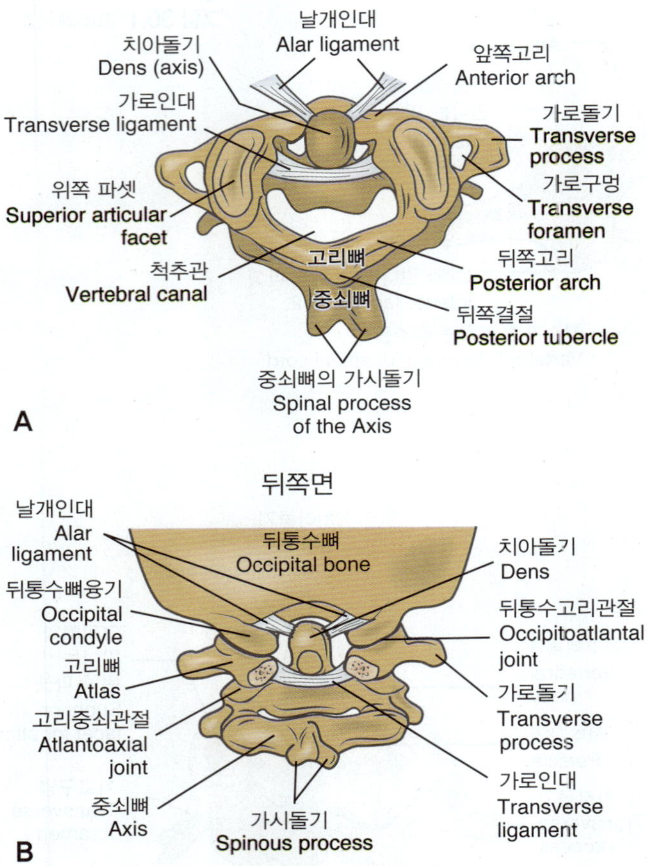

그림 30.4 고리중쇠관절.

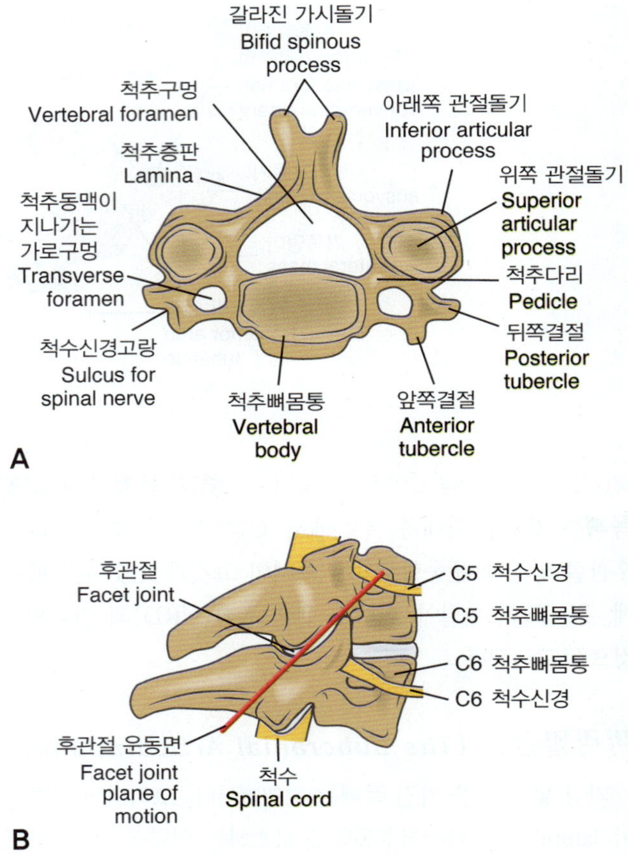

그림 30.5 **A.** 중간 목뼈와 아래쪽 목뼈. **B.** 중간 목뼈와 아래쪽 목뼈의 운동 분절.

머리뼈 영역에 의해 요구되는 독특한 가동성이 이 부위를 불안정하게 만든다. 가로인대는 치아돌기와의 관계 때문에, 목을 굽힘하는 동안 C1의 앞쪽 이동을 억제한다. 이와 같이, C1의 앞쪽고리는 폄을 하는 동안 C1의 뒤쪽 이동을 제한한다. 치아돌기 꼭대기의 양쪽 옆 부위에는 한 쌍의 *날개인대*가 있는데, 그것은 위쪽, 가쪽, 그리고 앞쪽으로 주행하여 뒤통수뼈융기와 *큰구멍*의 테두리에 붙는다.[4] 날개인대는 중쇠뼈에 대해 뒤통수뼈와 고리뼈의 돌림을 억제하는 중요한 역할을 한다.[5] 옆굽힘은 C2의 동측 돌림을 일으키는데, 그것은 날개인대에서 발생하는 장력의 결과이다. 작은 *꼭대기인대*도 있는데, 이 인대는 치아돌기의 꼭대기 정중앙에서 큰구멍의 앞쪽 부분에 붙어서, 불충분한 안정성을 제공한다.[4]

중간 목뼈와 아래쪽 목뼈(C3–C7) (The Mid to Lower Cervical Articulations)

전형적인 중간 목뼈의 앞쪽 부분은 *척추뼈몸통*이고, 이것은 척추뼈의 다른 부분보다 튼튼하다. 양쪽의 척추다리(pedicle)와 척추층판(lamina)이 삼각형의 *척추관*을 형성한다. *가로돌기*가 양쪽으로 튀어나와 있는데, 여기에는 *척추동맥(vertebral artery)*이 통과하는 *가로구멍*이 존재한다. *가시돌기*는 뒤쪽으로 튀어나와 있고, 끝 부분이 2개로 갈라져 있다. 목뼈의 가시돌기 중에서 C2, C6, C7의 가시돌기가 가장 많이 돌출되어 있다(그림 30.5A).

특히 주목해야 할 것은 *후관절의 파셋* 방향이다. 파셋의 방향은 가로면과 이마면으로부터 45°의 각을 형성한다. 아래쪽 목뼈의 위쪽 파셋의 방향은 위쪽과 뒤쪽으로 향하고 있고, 마주하는 위쪽 목뼈의 아래쪽 파셋의 방향은 아래쪽과 앞쪽으로 향하고 있다(그림 30.5B). 탄력성이 좋은 길다란 *황색인대*는 움직임 동안 관절주머니 충돌을 피하는데 중요한 역할을 한다.[6] *앞세로인대(ALL)*는 이웃한 척추뼈몸통의 앞쪽 부분을 덮고 있는 인대로서, 아래쪽으로 내려갈수록 더 튼튼해진다. *뒤세로인대(PLL)*는 척추관의 앞쪽 벽을 형성하고, 이웃한 척추뼈몸통의 뒤쪽 부분과 원반을 덮고 있다. PLL은 목뼈에서 가장 튼튼한 인대이고, 척추사이원반을 지지하는 역할을 한다. *목덜미인대*는 머리를 지지하는 수동 구조물로서, 뒤통수뼈융기에서 C7까지 걸쳐 위치하며, 가시돌기에 견고하게 붙어 있고, 뒤쪽 목뼈 근육과 섞여 있다.[7]

C1–C2를 제외하고, 나머지 이웃한 목뼈 사이에는 *섬유연골성 관절*을 형성하는 *척추사이원반*이 존재한다. 나머지 척추뼈와 마찬가지로, 목뼈의 척추사이원반도 섬유테로 불리는 주변 구조물과 중앙의 친수성 *속질핵*으로 구성되어 있다. 다른 척추뼈와 비교해 볼 때, 목뼈의 속질핵은 전체 원반에서 작은 비율이다.[7] *갈고리돌기*는 척추뼈몸통의 위쪽과 가쪽에 위치하여, *"uncovertbral joint"* 또는 *"Von Luschka joint"*로 불리는 가쪽몸통사이관절을 형성한다.

목뼈의 운동형상학 (Cervical Spine Kinematics)

구조물의 선천적 특성을 고려해 볼 때, 목뼈는 가동성을 위해 안정성을 희생하고 있다. 각 목뼈 사이에는 다양한 움직임이 존재한다. 그러므로 임상에서는 머리와 목을 단일 구조물로 간주하여, 분절 가동성을 고려해야 한다.

머리밑 분절의 운동형상학 (Subcranial Segmental Kinematics)

*뒤통수밑관절(OA)*은 주로 시상면과 이마면의 운동을 허용하기 때문에, 종종 "yes" 관절 또는 "maybe" 관절로 불린다. *앞쪽 끄덕임*과 *뒤쪽 끄덕임*은 머리밑 영역에서 일어나는 시상면 운동을 의미하는 용어이다. 목에 대해 머리가 굽힘할 때, 뒤통수뼈융기는 앞쪽으로 구르고, 뒤쪽으로 활주한다. 머리를 펼 때는 돌림축이 중립위에 유지되도록 반대 동작이 일어난다(그림 30.6과 그림 30.7). 문헌적으로 볼 때, 앞쪽 끄덕임과 뒤쪽 끄덕임이 일어나는 OA 관절의 전체 가동범위는 약 *14–35°*로 알려져 있다.[8,9] 옆쪽 끄덕임은 몇몇 학자들에 의해 생리적 운동이 아니라 외적 힘에 반응하는 짝운동으로 간주되고 있다(그림 30.8).[7] OA 옆쪽 끄덕임은 최대 *11°*까지 일어나는 것으로 보고되고 있지만,[10] *5°*만이 실제 생리적 운동으로 간주되고 있다.[3] OA 관절에서 일어나는 돌림의 양은 무시될 만큼 미미한 것이다.[3]

AA 관절에서 일어날 수 있는 운동의 대다수는 가로면에서 일어나는 *40°*의 돌림이다(그림 30.9A).[3] 그러므로 AA 관절을 종종 "no" 관절이라 부른다. 목뼈에 일어날 수 있는 모든 돌림의 절반 이상이 AA 관절에서 일어난다. 명심해야 할 것은 AA 관절이 제일 먼저 돌림하고, 그 다음 아래쪽 레벨에서 돌림이 일어난다는 것이다. 돌림을 할 때, 뒤통수뼈가 오른쪽으로 돌림하면, 고리뼈가 즉각적으로 오른쪽으로 돌림하게 된다. C1의 오른쪽 아래쪽 파셋이 뒤쪽으로 활주할 때 왼쪽 아래쪽 파셋은 앞쪽으로 활주한다. 각각의 파셋은 아래쪽으로 활주하여, C2의 볼록한 위쪽 파셋에 의해 기울어짐이 형성된다.[7] 더 많은 돌림이 요구되면, 중간 목뼈에서 오른쪽 돌림이 일어나고, 양쪽 눈의 수평을 유지하기 위해 머리밑 영역이 왼쪽으로 옆굽힘된다. 이런 동작은 뒤통수뼈를 뒤따라 고리뼈를 왼쪽으로 활주시킨다. 그러므로 오른쪽 돌림의 끝범위에서, 고리뼈가 중쇠뼈에 대해 오른쪽으로 돌림되어야

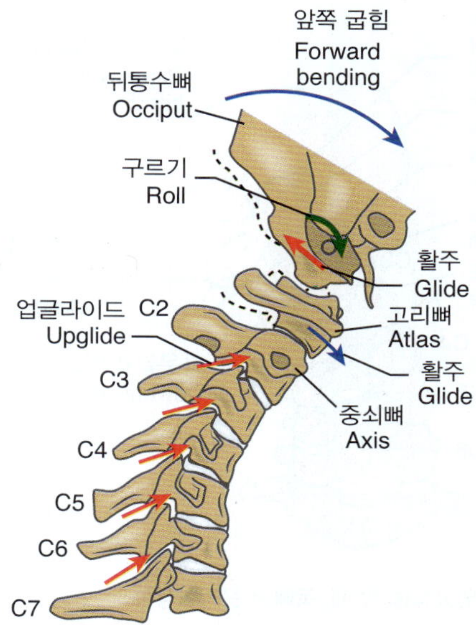

그림 30.6 앞쪽 굽힘을 할 때, 목뼈의 운동형상학.

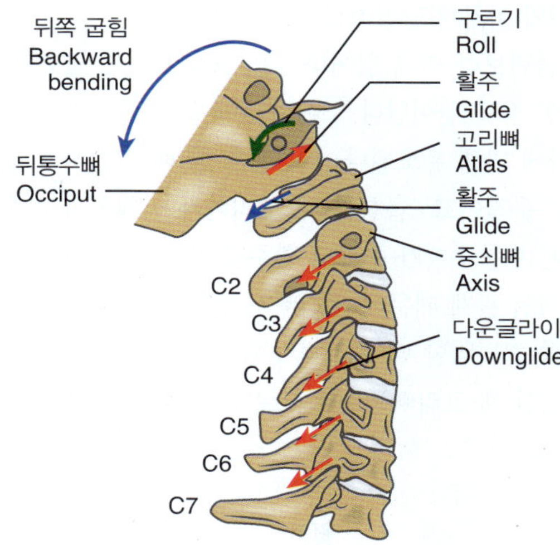

그림 30.7 뒤쪽 굽힘을 할 때, 목뼈의 운동형상학.

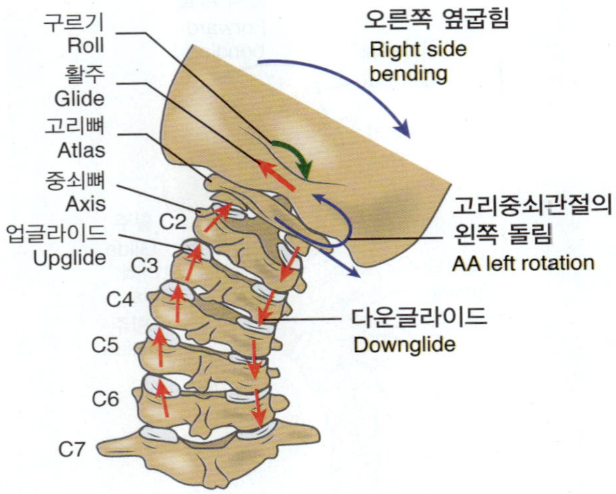

그림 30.8 옆굽힘을 할 때, 목뼈의 운동형상학.

하고, 그 다음 왼쪽으로 활주되어야 한다(그림 30.9B). 날개인대와 후관절의 관절주머니가 돌림의 끝범위에서 각각 일차 차단장치와 이차 차단장치로 작용한다.[7]

비록 돌림보다 적게 일어나지만, AA 관절의 굽힘과 폄도 약 총 *20°* 정도 일어난다.[3] 이런 운동은 뒤쪽으로 기울어진 치아돌기에 의해 유도된다. 즉, 폄을 할 때 고리뼈가 위쪽과 뒤쪽으로 움직이고, 굽힘할 때 고리뼈가 아래쪽과 앞쪽으로 움직인다. 뒤통수뼈가 구르고 활주할 때, 뒤통수뼈와 고리뼈의 원초적인 관계 때문에 고리뼈가 연이어 움직인다. OA 관절이 앞쪽 끄덕임할 때 고리뼈가 앞쪽으로 활주하고, 뒤쪽으로 끄덕임할 때 고리뼈는 뒤쪽으로 활주를 한다. 또한 고리뼈는 옆굽힘이 일어나는 방향으로 뒤통수뼈를 따른다.

AA 관절의 옆굽힘 범위는 최소로 일어나고, 약 *5°*로 추정된다.[3] 오른쪽으로 옆굽힘할 때, 뒤통수뼈는 고리뼈에 대해 오른쪽으로 구르고, 왼쪽으로 활주한다. 고리뼈가 뒤통수뼈를 완전히 따른 후에는 오른쪽으로 활주한다. 오른쪽으로 계속 옆굽힘하면, 왼쪽 날개인대가 참여하여, 중쇠뼈를 오른쪽으로 돌림시킨다. 고리뼈가 중쇠뼈에 대해 왼쪽으로 돌림한 상태라면, 머리가 앞쪽을 바라보고 있을 것이다. 중간 목뼈의 옆굽힘으로 진행하면, 부가적인 오른쪽 돌림이 일어날 것이고, 그래서 머리가 앞쪽을 바라볼 수 있도록 더 많은 AA 관절의 왼쪽 돌림이 요구될 것이다(그림 30.8 참고). 목뼈의 돌림과 옆굽힘은 머리밑 영역과 중간 목뼈사이의 복잡한 상호작용과 관련되고, 각 영역은 확인된 제한에 영향을 줄 것이다.

중간 목뼈와 아래쪽 목뼈(C2–C7)의 운동형상학 (Mid to Lower Cervical Segmental Kinematics)

가로면과 이마면 사이의 45°인 후관절의 방향을 토대로 하여, 분절 운동은 위쪽과 앞쪽으로 향하는 **업글라이드(upglide)**와 아래쪽과 뒤쪽으로 향하는 **다운글라이드(downglide)**를 한다. 앞쪽 굽힘을 할 때는 앞쪽 병진과 함께 업글라이드가 일어나고, 뒤쪽 굽힘을 할 때는 뒤쪽 병진과 다운글라이드가 일어난다(그림 30.6과 그림 30.7 참고). 앞쪽 굽힘과 뒤쪽 굽힘의 총 가동범위는 *9–28°*로 간주되고, 위쪽의 목뼈일수록 범위가 더 커진다.

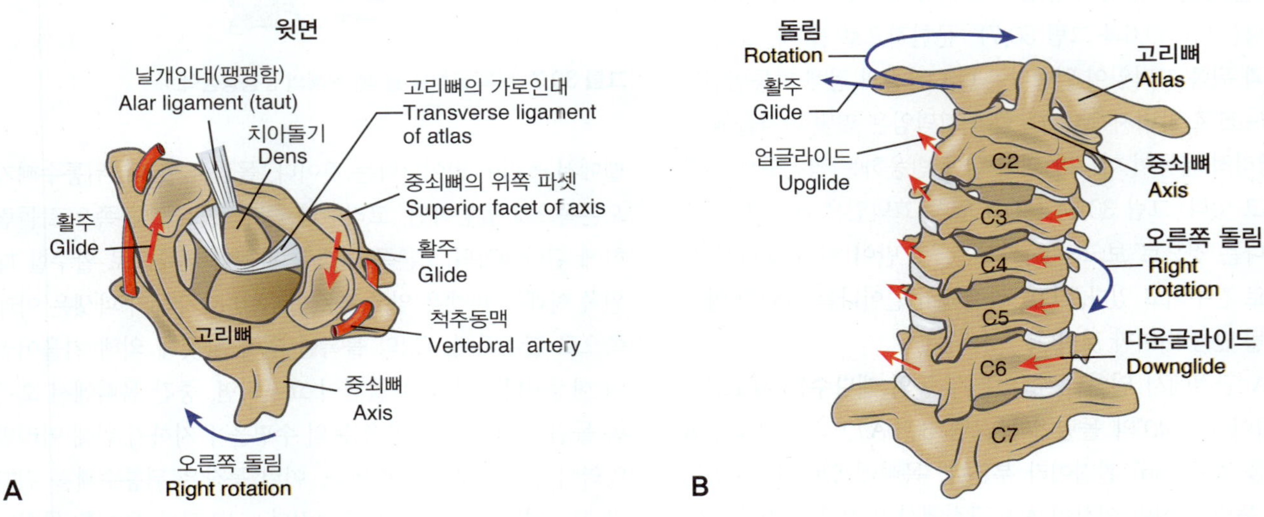

그림 30.9 목뼈 돌림의 운동형상학: **A.** 머리밑 영역, **B.** 중간 목뼈와 아래쪽 목뼈.

중간 목뼈의 경우, 옆굽힘과 돌림이 짝운동을 하며, 동측으로 일어난다.[11] 이런 짝운동을 Ⅱ형 짝운동 또는 생리적 짝운동, 기능적 짝운동이라고 부른다. 움직이는 동안 고리뼈는 뒤통수뼈를 일정하게 따를 것이다. 중간 목뼈가 운동하는 동안, 머리밑 영역은 AA 분절을 통해 머리가 전방을 바라볼 수 있도록 하고, OA 분절을 통해 양쪽 눈을 수평으로 유지시킨다. 예를 들어, AA 관절의 왼쪽 돌림은 머리가 전방을 바라볼 수 있도록 중간 목뼈의 오른쪽 옆굽힘을 동반한다. 이와 같이, OA 관절의 왼쪽 옆굽힘은 양쪽 눈의 수평을 유지하기 위해 중간 목뼈의 오른쪽 돌림을 동반하는데, 이런 복잡한 운동을 비생리적 운동 또는 비기능적 운동이라고 한다. 비생리적 운동은 더 복잡하고, 머리밑 영역과 중간 목뼈의 운동을 필요로 하고, 생리적 운동 또는 기능적 운동은 중간 목뼈에서 우월하게 일어나고, 머리밑 영역의 운동을 필요로 하지 않는다. 운동 검사 동안 이들 운동의 비교는 치료사로 하여금 주요 제한 분절을 확인하는데 도움을 준다.[11] 예를 들어, 중간 목뼈에서 주로 일어나는 기능적 옆굽힘은 완전하고 통증이 없지만, 비기능적 옆굽힘이 머리를 전방으로 향하게 하는 머리밑 영역의 운동을 필요로 하고 제한이나 통증이 존재한다면, 치료사는 머리밑 영역을 문제 있는 영역으로 의심할 수 있고, 경우에 따라 중재를 적용할 수 있다. 옆굽힘은 분절당 *2–6°*(전체 *35°*)의 가동범위를 가지고 있고, 돌림은 분절당 *2.1–6.9°*(전체 *45°*)의 가동범위를 가지고 있지만, 분절에 따라 달라진다.[7] 머리밑 관절의 운동과 중간 목뼈의 운동을 분리하는데 이용될 수 있는 다른 방법은 환자에게 능동으로, 능동보조로, 그리고 수동으로 목뼈를 뒷당김과 내밈하도록 하는 것이다. 목뼈의 뒷당김은 위쪽 목뼈의 굽힘(앞쪽 굽힘)과 아래쪽 목뼈의 폄(뒤쪽 굽힘)을 가진다. 반대로, 목뼈의 내밈은 위쪽 목뼈의 폄(뒤쪽 굽힘)과 아래쪽 목뼈의 굽힘(앞쪽 굽힘)을 가진다(그림 30.10). 그림 30.6에서 그림 30.10은 생리적 운동 동안에 일어나는 중간 목뼈와 아래쪽 목뼈의 운동형상학을 보여주고 있다.

턱관절의 관절학과 운동형상학 (Temporomandibular Arthrology and Kinematics)

턱관절의 관절학 (Temporomandibular Arthrology)

*턱관절(TMJ)*은 윤활관절로 분류되며, 유리연골보다는 섬유연골로 얇게 덮여 있다(그림 30.11). 운동 빈도와 적용 힘에 대한 턱관절의 요구사항은 튼튼하고, 기능장애에 쉽게 노출되도록 만든다. 각각의 턱관절은 자신의 반대쪽 부분과 연결되어 있고, 한쪽 턱관절에서 가동성 문제가 발생하면, 다른 쪽 턱관절에 영향을 주게 된다. 부가적으로, 턱관절에 작용하는 근육은 비교적 작은 관절면에 가해지는 예외적인 힘을 부여하는 능력을 가진다.

휴식 시, 볼록한 *아래턱융기*는 오목한 관자뼈의 *관절오목* 안에 놓이게 된다. 입 벌리기 초기 단계 이후에는 대다수의 운동이 볼록한 아래턱융기와 볼록한 *관절융기* 사이에서 일어

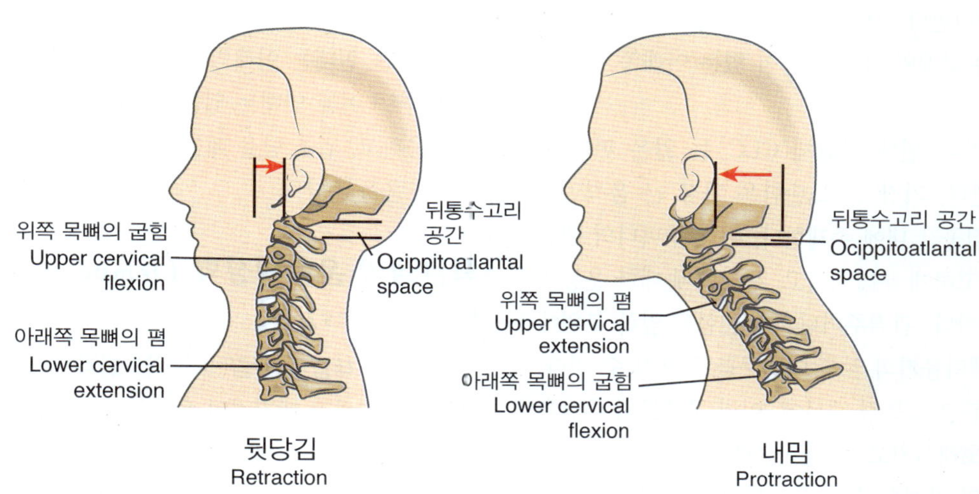

그림 30.10 목뼈 뒷당김과 내밈의 운동형상학.

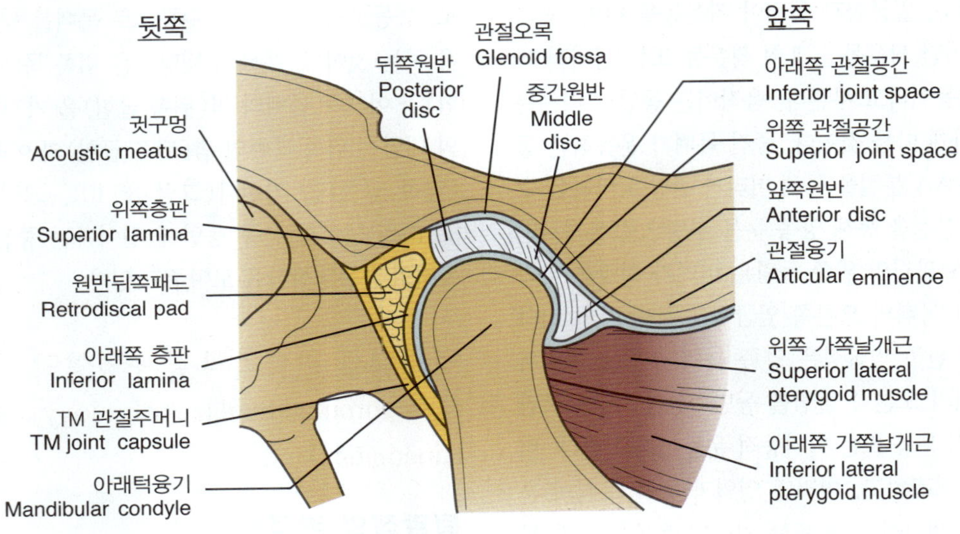

그림 30.11 턱관절.

나서, 관절일치성과 안정성이 떨어진다.

각각의 TMJ는 *관절원반(articular disc)*에 의해 나누어지는 2개의 *관절공간*을 가지고 있다. 여기에서 관절원반은 관절일치성을 증가시키는 역할을 한다. 아래턱융기와 관절원반이 형성하는 *아래쪽 관절공간*은 경첩관절로서, 시상면의 각 운동을 허용한다. *위쪽 관절공간*은 평면관절로서, 관절융기와 관절원반 사이에서 일어나는 선형의 병진운동을 허용한다. 양쪽 면이 오목한 관절원반은 각각 볼록한 관절융기와 아래턱융기과 좋은 일치성을 가지고 있어, 관절 안정성을 좋게 만든다. 원반의 정상 기능은 아래턱융기와 함께 움직이는 원반의 능력을 의미한다. 이런 특징은 원반에 붙어 있는 가쪽날개근의 위쪽 갈래와 융기에 붙어 있는 아래쪽 갈래에 의해 달성된다.

TMJ의 관절주머니-인대 복합체(CLC)는 얇은 편이고, 3면 운동을 허용한다. 가장 큰 느슨함은 가장 큰 움직임을 허용하는 위쪽 관절공간 내에 존재한다. 이런 주머니의 배열은 원반을 더욱 견고하게 부착시키고, 관자뼈에 대한 운동의 자유도를 더 크게 한다. 관절주머니의 느슨함은 앞쪽 부위에서 가장 커서, 아래턱융기의 앞쪽 아탈구를 일으킬 수 있다. CLC의 풍부한 혈관분포 특징 때문에, 이런 구조물의 손상은 부종과 섬유증을 초래시키고, 궁극적으로 가동성 손상을 초래한다.[14] CLC 내의 기계적 수용기는 TMJ 운동의 정교성을 강화하고, 중재 동안 고려되어야 할 중요한 사항이다.

*TMJ 인대*의 *사선 부분*은 아래턱융기 목에 붙어서 현수 인대로서 작용하고, *가로 부분*의 인대는 아래턱융기의 가쪽 극, 뒤쪽 원반 및 관절융기에 붙어 있다. 사선 성분은 아래턱융기의 뒤쪽 이동과 아래쪽 이동과 돌림을 제한하고, 가로 성분은 주로 뒤쪽 병진을 제한한다.[12,13] 이 인대들이 함께 작용하여 아래턱융기의 뒤쪽 병진과 가쪽 병진을 제한하는 1차 구조물이 되고, 원반뒤쪽 영역의 구조물을 보호하는 중요한 역할을 한다.

*나비아래턱인대*와 *붓돌기아래턱인대*는 아래턱가지를 샌드위치처럼 감싸고 있고, 이들 인대는 나비뼈와 붓돌기의 앞쪽 부착점에서 앞쪽과 아래쪽으로 주행한다. 그것들의 위치 때문에, 이들 인대는 아래턱의 앞쪽 병진을 제한하는 현수 인대이다.[12,14] 이들 인대는 입을 열 때 형성되었던 저장 에너지를 이용하고, 입을 닫을 때는 아래턱융기를 뒤쪽으로 되돌리는데 도움을 준다.

턱관절의 운동형상학 (Temporomandibular Kinematics)

*아래턱의 내림*과 *올림*(또는 입 벌리기와 입 닫기)는 4개 관절의 정교하고 대칭적인 움직임을 필요로 한다. 완전한 입 벌리기는 *40–50㎜* 정도이고, 아래턱의 구르기나 돌림과 앞쪽 활주를 필요로 한다. 빠른 가동성 평가는 손가락 3개의 너클 폭만큼 벌릴 수 있는 TMJ의 능력으로 추정될 수 있다. 아래턱

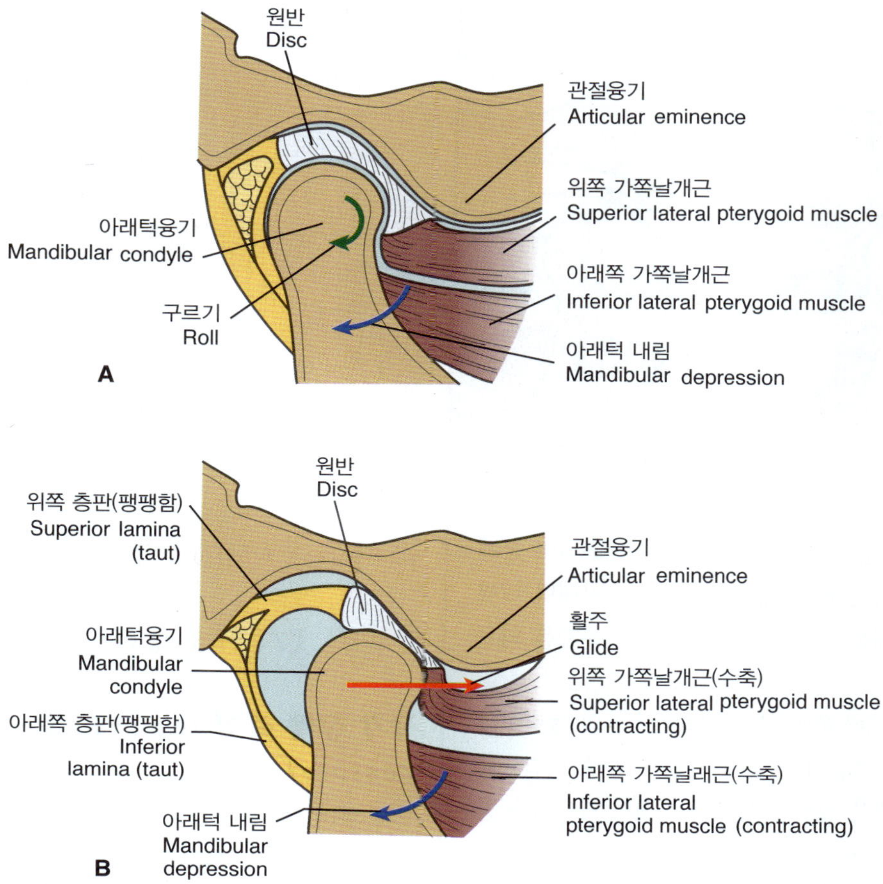

그림 30.12 아래턱 내림. **A.** 아래쪽 관절공간에서 일어나는 초기 단계의 돌림. **B.** 위쪽 관절공간에서 일어나는 후반 단계의 병진운동.

융기와 원반의 궁극적인 연관성은 아래쪽 관절공간 내에서 가동성이 덜함을 의미한다. 이상적인 조건 아래에서는, 원반은 운동 진폭을 통해 아래턱융기를 밀접하게 따른다. 위쪽 관절 운동과 아래쪽 관절 운동의 타이밍에 대해서는 논란이 많다. 어떤 사람들은 초기 입 벌리기는 아래쪽 관절공간 내의 아래턱융기의 양쪽 극을 통과하는 축을 중심으로 일어나는 경첩운동으로서 원반에 대한 아래턱융기의 각운동이고(그림 30.12A), 이런 각운동 이후에 완전한 입 벌리기가 일어나는데, 그것은 위쪽 관절공간 내에서 원반과 아래턱융기의 앞쪽 병진으로 이루어지는 것으로 간주된다(그림 30.12B).[15] 또 다른 학자들은 입을 벌릴 때 각각의 관절공간이 동시에 움직인다고 믿는다.[16,17] 아래턱융기의 앞쪽 이동이 제한되었을 때는, *10–25 ㎜*의 입 벌리기만 일어나는데, 이런 동작이 일어나는 것은 아래쪽 관절공간의 기능이 정상이라는 것을 의미한다.

입을 벌고 닫을 때 아래턱융기와 함께 원반의 운동은 매우 중요하고, 원반뒤쪽 패드와 가쪽날개근의 위쪽 갈래 사이의 미세한 상호역할을 통해 통제된다. 가쪽날개근은 아래턱융기와 함께 원반을 앞쪽으로 병진시켜 입을 벌리고, 입을 다물 때는 원심성 수축으로 조절하면서 원반–아래턱융기를 뒤쪽으로 병진시키고, 아래턱융기는 최종 동작인 뒤쪽 돌림을 일으킨다.[18] 원반의 이런 운동은 원반의 뒤쪽에 붙어 있는 원반뒤쪽 패드의 신장성에 좌우된다. 원반뒤쪽 패드는 입을 벌릴 때 앞쪽 병진을 제한하고, 입을 다물 때는 원반을 원래 위치로 돌아가게 만든다. 다양한 요소가 원반의 운동형상학을 변화시켜, 가동성의 감소와 증상을 초래할 것이다.

*아래턱의 내밈*과 *뒷당김*은 돌림이 없는 선형의 병진운동으로서, 위쪽 관절공간에서만 일어나는 운동이다. 내밈은 양쪽 아래턱융기가 *6–9㎜*까지 앞쪽으로 활주된다(그림 30.13A). 뒷당김은 안정 위치로 되돌아오는 뒤쪽 활주이며, 안정 위치보다 *3㎜*를 더 초과할 수 있다(그림 30.13B). 원반뒤쪽 패드는 내밈의 정상 진폭을 허용할 수 있는 탄성을 가지고 있고, TMJ 인대는 뒷당김의 정상 진폭을 허용할 만큼 적절한

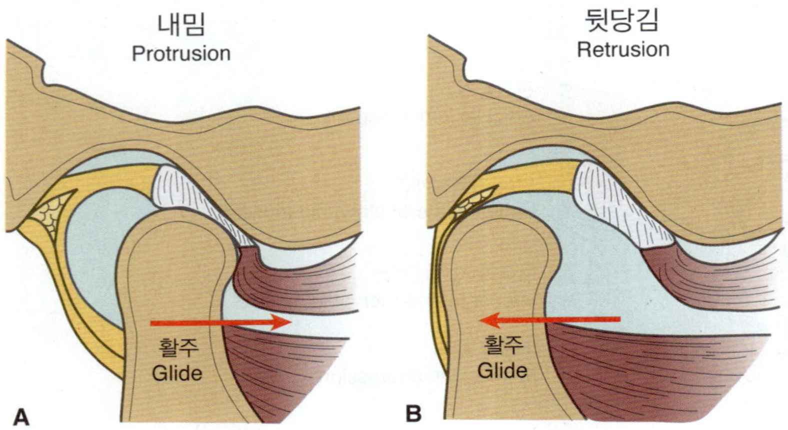

그림 30.13 아래턱의 내밈(**A**)과 뒷당김(**B**).

탄성을 가지고 있다. 치료사는 내밈과 내림을 비교하여 문제가 되는 관절공간을 찾아낸다. 예를 들어, 만약 아래턱 내림과 내밈이 동등하게 제한되면, 위쪽 관절공간의 문제를 의심할 수 있다.

*가쪽치우침*은 동측 수직축에 대한 아래턱융기의 돌림이나 구르기와 반대쪽 아래턱융기의 앞쪽 활주나 앞쪽 병진으로 구성되어 있으며, 이것은 가로면 상으로 아래턱 치우침을 일으킨다(그림 30.14). 정상 진폭은 좌우 각각 *8㎜*로 간주된다.[14] 이런 가로면 운동은 정상 저작 활동과 말하기에 꼭 필수이다. 가쪽치우침의 비대칭 운동은 검사자가 앞쪽 병진을 검사하는 것이다. 예를 들어, 입 벌리기가 제한되고, 오른쪽 가쪽치우침이 동등하게 제한되지만 왼쪽 가쪽치우침이 정상이라면, 왼쪽 TMJ의 위쪽 관절공간에 문제가 있음을 의심할 수 있다.

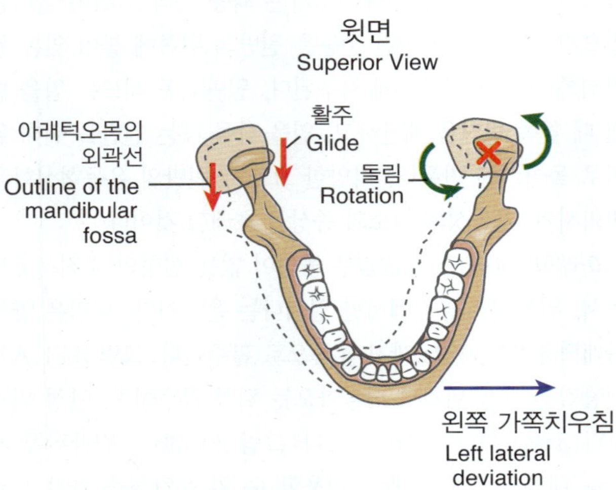

그림 30.14 아래턱의 가쪽치우침.

검사 (EXAMINATION)

주관적 검사 (The Subjective Examination)

자가 장애 측정 (Self-Reported Disability Measure)

목 관련 질환(NRD)을 가진 사람의 경우, 다양한 자가 장애 측정이 신뢰성 있고 타당한 것으로 밝혀졌다.[19-21] 운동과 걱정이 결합된 공포-회피 반응은 목뼈와 허리뼈의 특별한 중재에 대한 환자의 즉각적인 반응을 결정하는 중요한 요소로 밝혀졌다.[22-25]

목 장애 지수 (Neck Disability Index, NDI)

목 관련 질환의 관리에 있어 가장 흔한 자가평가 설문지는 Owestry Disabiity Instrument의 변형인 ***목 장애 지수 (NDI)***이다(28장 참고). NDI는 임상적으로나 문헌적으로 널리 사용되고 있다. 환자에게 현재 상태에 대한 설문지 진술 옆에 있는 10 단락에 마크를 하도록 주문한다. NDI의 검사-재검사 신뢰도는 0.89이다.[19] NDI는 기능적으로 타당한 활동과 관련된 환자 능력의 귀중한 정보를 제공하고, 중재에 대한 타당한 진전의 측정으로써 작용한다.

Northwick Park Disability 설문지

Northwick Park Disability 설문지(NPQ)를 완성하려면, 환자는 기능 활동의 9개 개별 항목에 반응하고, 그들의 기능을 서술하는 특정 문구에 답하는 환자에게 점수를 부여한다. 점수화하기 위해, 총점을 36으로 나누고 다시 100를 곱

하여 백분율로 환산한다. 백분율이 높을수록 장애가 크다는 것을 의미한다. 이 도구는 좋은 단기 반복성과 내적 일치성을 가진 것으로 밝혀졌다.[21]

신체 계통 복습(Review of Systems)

*암 전이(metastasis)*는 다른 척추뼈 만큼 목뼈에서도 거의 일어나지 않는다.[26] 암의 병력을 가졌거나, 진단되거나 의심되는 사람은 평가나 면밀한 모니터링을 위해 의사에게 의뢰해야 한다. 움직임이나 자세와 연관되지 않고, 지속되는 야간 통증은 악성 종양이 있음을 알려주는 적신호로 작용한다. Deyo 등[27]에 따르면, 과거 암 병력을 가진 50세 이상의 남성이 최근에 특별한 원인도 없이 체중 소실이 심하거나 보존적 치료에 잘 반응하지 못하면, 암을 의심해야 한다고 했다.[27] *Pancoast 종양*으로 알려진, 폐의 위쪽 고랑의 악성 종양은 초기에 팔신경얼기(특히 C8–T1 신경뿌리)를 포착하여 어깨 통증을 일으킨다. 증상은 어깨뼈의 척추 가장자리 통증과 자신경을 따라 손까지 전달되는 방사통을 가진다.[28] 고위험 환자는 50세 이상의 남성 흡연자이다.[28] 표 30.1은 초기 검사 동안에 확인되어야 하고, 의사에게 반드시 의뢰해야 하는 목뼈 적신호들을 나열하고 있다.[28]

현재 병력 (History of Present Illness)

환자의 주호소와 움직임이나 자세 사이의 연관성은 역학적 운동 장애의 유무를 설정하는 첫 번째 기준이다. 특히 중요한 것은 환자의 *증상 프로파일*과 *반응성 수준*을 설정하는 것이다. 5/10 또는 6/10점 이상의 *숫자 통증 비율 척도(numeric pain rating scale, NPRS)*, 운동시의 뚜렷한 NPRS 점수 증가, 기준선으로 증상이 회복되는데 걸리는 시간의 지연, 텅빈 끝느낌이 있을 때, 그리고 증상의 말초화는 높은 반응 상태를 의미한다.

갑작스럽게 머리를 돌리거나 위로 쳐다봤을 때와 같은, 작은 움직임으로 야기된 날카로운 국소의 목 통증이 있으면, *관절주머니 충돌(capsular impingement)*이 의심된다. 목의 뻣뻣함은 척추증(spondylosis)을 가진 환자에게 나타나는 흔한 증상으로서, 특히 40세 이상의 환자 경우에는 증상이 아침에 더욱 심해진다. *누적외상 질환(CTD)*은 목뼈에서 흔하게 일어나고, 장시간 나쁜 정적 자세를 취한 사람에게서 나타난다. *근막증후군*은 종종 잠행적으로 발병하고, 1차적 손상이나 후관절이나 원반의 손상과 같은 문제로 인한 2차적 손상으로도 발생한다.

표 30-1 목뼈의 의학적 적신호

의학적 문제	적신호
목뼈 분절 불안정	최근의 외상 병력 경구용 피임약 복용 척추관절병증(예: 류타티스 관절염)의 병력 상위운동신경원 징후/증상 양측 팔 병변
목신경 병리	팔로 전달되는 통증과 감각이상 목 운동으로 발생하는 증상 하위운동신경원 징후/증상 최근 외상 병력의 유무와 관계없이
심근경색	협심증 무호흡, 창백 관상동맥질환, 고혈압, 당뇨병 등의 병력, 흡연, 콜레스토롤 증가 40세 이상의 남성, 50세 이상의 여성

출처: Boissonnault WG, Primary Care for the Physical Therapist: Examination and Triage. St. Louis, MO; Elsevier Saunders, 2005.

말초 증상들의 존재는 그들의 원인을 확인하기 위해 더 많이 탐구되어야 한다. 진짜 *목신경뿌리병리*는 *말초신경 포착증후군*이나, 활동성 근육 *통증유발점*과 같은 다른 원인의 연관 증상과 구분되어야 한다. Wainner 등은 목신경뿌리병리의 존재를 찾아내는데 이용될 수 있는 임상예측법칙(CPR)을 제안했다. 그들은 다음과 같은 기준이 있을 때 목신경뿌리병리가 의심된다는 것을 확인했다: 양성 Spurling 검사, 양성 팔 폄 검사, 양성 목 견인검사, 그리고 60° 미만의 환측으로의 목 돌림. 만약 위의 4가지 기준 중에서 3개가 존재하면, 양성 우도비가 6.1이고, 4가지 모두가 나타나면 양성 우도비가 30.3이다.[29]

양측 신경학적 징후나 증상이 있으면, *중앙 척추협착증*이나 *척수병증*이 의심된다. 이런 질환의 경우에는, 상위운동신경원 증상과 하위운동신경원 증상이 복합되어 양측으로 일어난다. 신경학적 징후와 증상 이외에, 환자는 과긴장증, 과도한 반사, 간대성 경련, 창자와 방광의 기능부전, 성생활 장애 등 뿐만 아니라 균형과 협응의 장애를 가질 수 있다. 알콜이나 당뇨병과 같은 체계성 질환(systemic disorder)의 신경병리도 양측 사지의 문제를 가질 수 있다(19장 참고).

목뼈를 검사할 때 부가적인 고려사항은 두통의 유무이다. *목뼈성 두통*은 "목의 움직임과 압박으로 통증이 유발되는 목 문제와 관련된 편측 두통"으로 정의되고, 목, 어깨와 팔에서

표 30-2 목뼈성 두통의 분류에 대한 국제 두통 협회 기준

A. 목과 뒤통수 부위의 국소 통증. 통증이 이마, 눈 주위, 관자놀이, 정수리 및 귀 까지 방사될 수도 있다.

B. 목을 움직이거나 장기간의 목 자세로부터 통증이 발생하거나 악화될 수 있다.

C. 아래 중에서 적어도 1개:

1. 수동 목 운동 시 저항이나 제한이 있음
2. 목 근육의 형태, 결 또는 긴장 등의 변화나, 수축이나 수동신장 시의 반응 변화
3. 목 근육의 비정상적인 압통

D. 방사선 검사에 따르면 아래 중에서 적어도 1개가 나타난다:

1. 굽힘/폄 시 움직임 이상
2. 비정상적인 자세
3. 골절, 인지 이상, 뼈 종양, 류마티스 관절염이나 다른 뚜렷한 병리(척추증이나 뼈연골증은 아님).

출처: 국제 두통 협회의 두통 분류 위원회의 분류. The international Classification of Headache Disorders: 2nd ed. Cephalalgia 2004;24 (Suppl 1: 8–151).

통증이 동시에 발생하고, 다른 특성의 유무와 관계없이 목의 가동범위가 감소된다.[30] 그러나 오늘날의 근거에 따르면, 이들 특성으로만 목뼈성 두통이라고 진단할 수 없다는 것이다.[31] 가장 신뢰성 있는 특성은 통증이었고, 이런 통증은 이마뼈 부위와 관자뼈 부위의 두통과 동측 팔로 방사되고, 목 운동시 발생하는 특징을 보인다.[32] ***국제 두통 협회***는 목뼈성 두통을 진단하는데 이용될 수 있는 기준을 제시했다(표 30.2).[33] 투시 진단 차단술(diagnostic block)을 이용한 오늘날의 근거에 따르면, 이들 목뼈성 두통의 70%는 C2–3 후관절에서 방사되고, 가끔 C3–4 분절만 침범되는 것으로 나타났다. 그러나 침범된 분절에만 나타나는 가동범위 소실이나 압통과 같은 뚜렷한 임상 특징은 없었다. 목뼈성 두통의 저면에 있는 기전으로서, *삼차신경목핵*(그림 30.15)이 관련되는 것으로 제시되어 왔다. 이 신경핵은 삼차신경 들신경의 2차 신경세포에서 수렴하는 C1–3의 들신경 핵이다.[37] 결과적으로, 위쪽 목뼈 통증은 목신경이나 삼차신경의 지배를 받는 머리 부위로 방사된다. 유해 자극 연구에 따르면, OA, C1, C2, C3 분절이 뒤통수 부위의 통증과 관련된다는 것이다.[34,38,39] 진단 차단술 연구에 따르면, C1–C2 분절은 뒤통수뼈, 정수리, 눈 및 귀 영역의 통증과 관련되고, C2–C3 분절은 뒤통수뼈, 마루뼈, 이마뼈 및 눈 부위의 통증과 관련되고, C3–C4 분절은 주로 위쪽 목 부위의 증상와 관련된다는 것이다.[35]

현기증, 이명, 간질, 시각장애는 두통과 구분되어야 한다. 목뼈성 어지러움은 뒤통수밑 제한으로부터 초래될 수 있다.

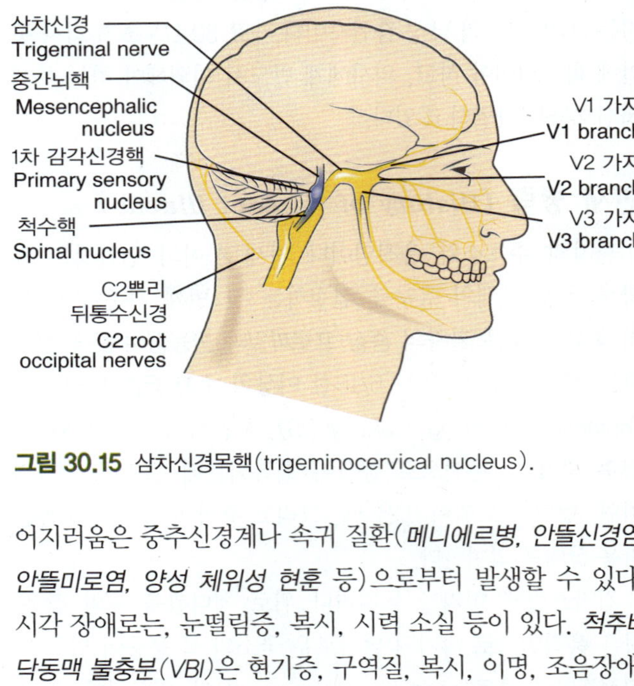

그림 30.15 삼차신경목핵(trigeminocervical nucleus).

어지러움은 중추신경계나 속귀 질환(*메니에르병, 안뜰신경염, 안뜰미로염, 양성 체위성 현훈* 등)으로부터 발생할 수 있다. 시각 장애로는, 눈떨림증, 복시, 시력 소실 등이 있다. *척추바닥동맥 불충분(VBI)*은 현기증, 구역질, 복시, 이명, 조음장애, 눈떨림 등의 증상을 일으키는데, 이것은 일반적으로 목뼈를 폄할 때 시작되거나 증상이 악화된다. VBI를 확인하는 선별검사는 이 장의 후반부에서 설명될 것이다. 이런 증상이 발생하면, 교감신경계 질환을 의심할 수 있다.

가장 관리하기 어려운 근육뼈대성 질환 중의 하나는 *채찍질 관련 손상(whiplash associated disorder, WAD)*이다. Spitzer 등[40]의 정의에 따르면, 채찍질 관련 손상(WAD)은

표 30-3 채찍질 관련 손상에 대한 Quebec Task Force 분류 시스템

Quebec Task Force 등급	특징
0	목 통증과 신체 징후가 없음
I	목의 통증, 뻣뻣함 및 압통은 있고, 신체 징후는 없음
II	목 통증, 근육뼈대성 징후 (압통과 가동범위 감소)
III	목 통증, 근육뼈대성 징후 (압통과 가동범위 감소), 신경근육성 징후 (깊은힘줄반사 감소, 근약증, 감각소실)
IV	목 통증, 진단 영상으로 확인된 골절이나 탈구

출처: Quebec Task Force on Spinal Disorder. Spine. 1987;12 (7 Suppl: 1–59)

"목으로 전달되는 에너지의 가속–감속 기전으로서, 자동차의 후미 충돌이나 측면 충돌, 자동차 전복 사고, 다이빙 사고 등으로 주로 발생한다. 이런 에너지 전이는 뼈 손상이나 연부조직 손상을 일으켜, 다양한 증상을 발생시킬 수 있다." 일반적인 증상은 사람에 따라 달라지지만, 다음과 같은 증상이 일어날 수 있다.[40] 어지러움, 청각소실, 이명, 두통, 기억 상실, 언어장애, 턱관절 통증. 목뼈 후관절도 채찍질 손상 이후 도 통증의 원인이 될 수 있다.[41] WAD 환자 중의 일부는 증상을 즉각적으로 경험하지 않을 수도 있다. 환자의 27%는 손상 후 6개월까지 증상을 가진다.[42] WAD 환자의 15–20%는 영구적인 통증과 장애를 가질 수도 있다.[43] WAD와 관련된 미국의 연간 비용은 290억 달러이다.[40] 진단과 관리를 도울 수 있는 WAD의 분류에 대한 몇 가지 시스템이 존재한다. *Quebec Task Force* 분류 시스템이 표 30.3에 제시되어 있다.[40] 이 시스템은 주로 손상 당시의 징후와 증상의 심각성을 토대로 한다. 보다 최근에, Sterling[44]이 WAD의 분류 시스템을 개발했다. 그에 따르면, 만성 통증과 장애의 환자는 급성 외상후 스트레스 반응 뿐만 아니라, 중추 통증 처리의 장애가 의심되는 감각과민을 가진다는 것이다. 이 분류 시스템은 측정가능한 운동손상, 감각손상과 심리적 손상을 모두 다루고 있다(표 30.4).[44]

목뼈 불안정이 의심되는 만성 증상의 환자는 도수치료를 받기 전에 반드시 검사를 받아야 한다. Cook 등[45]은 목뼈 불

표 30-4 Sterling의 WAD 분류[44]

Sterling 분류	특징
WAD 0	목 통증 신체 징후가 없음
WAD I	목의 통증, 뻣뻣함 및 압통은 있고, 신체 징후는 없음
WAD IIA	목 통증 운동 문제 가동범위 감소 근 동원 패턴의 변화(CCFT) 감각 문제 국소 목 부위의 역학적 통각과민
WAD IIB	목 통증 운동 문제 가동범위 감소 근 동원 패턴의 변화(CCFT) 감각 문제 국소 목 부위의 역학적 통각과민 심리적 문제 심리적 고충 상승
WAD IIC	목 통증 운동 문제 가동범위 감소 근 동원 패턴의 변화(CCFT) 감각 문제 국소 목 부위의 역학적 통각과민 심리적 문제 심리적 고충 상승 급성 외상후 스트레스 상승
WAD III	목 통증 운동 문제 가동범위 감소 근 동원 패턴의 변화(CCFT) 감각 문제, 국소 목 부위의 역학적 통각과민 심리적 문제 심리적 고충 상승 급성 외상후 스트레스 상승 전도 소실의 신경학적 징후(깊은힘줄반사 소실이나 감소, 근약증, 감각 결손)
WAD IV	골절이나 탈구

CCFT = 머리목 반사 검사, WAD = Whiplash–associated disorder.

안정성의 임상 분류를 위해 징후와 증상에 대한 정형도수물리치료사 간의 일치성을 설정하기 위해 Delphi 조사 방법을 사용했고, 가장 높은 일치성을 보이는 다음의 증상들을 보고했다: "장시간 정적 자세의 내성, 피로, 머리를 유지할 수 없는 능력, 손이나 목칼라를 포함한 외적 지지, 자가 교정의 필

요성, 안정감, 흔들림, 조절 부족, 갑작스런 움직임에 의한 급성 침범과 날카로운 통증". 정형도수물리치료사들 사이에서 가장 높은 일치성을 보인 목뼈 불안정과 관련된 신체검사의 소견은 "나쁜 협응/신경근육 조절(목뼈 움직임의 좋지 못한 동원과 분리), 비정상의 조인트 플레이, 부드럽지 못한 운동(분절의 꺾임, 돌림, 받침대 역할 등을 포함한)과 비정상적인 움직임 등"이었다.[45] 안정성 선별검사와 관련된 고유의 위험 때문에, 환자와 인터뷰를 할 때 불안정이 의심되면 공식적인 선별검사와 도수 치료를 하기 전에, 환자를 의사에게 의뢰하여 추가적인 의학적 검사를 받도록 한다.[46]

환자와 병력에 대해 인터뷰할 때 환자의 턱관절 불편에 대한 특성도 결정해야 한다. 증상을 유발하거나 감소시키는 특별한 활동이나 운동, 증상의 강도, 위치 및 기간 뿐만 아니라, 클릭킹 소리나 염발음(drepitus)과 같은 통증과 다른 증상사이의 관계가 진단을 완성하는데 필요한 중요한 요소가 된다. 아침 때 턱관절 통증과 뻣뻣함, 그리고 관자 부위의 두통은 수면 동안의 **이갈기(bruxism)**에 의해 종종 발생된다. 턱관절의 압박과 저작 근육들의 과활동은 치과 기기, 행동 중재와 불안 약물 등에 의해 조절되는 증상들을 초래하는데, 이들 증상은 도수물리치료사의 역할 범위에 벗어나는 증상들이다. 스테이크, 땅콩, 생야채, 샐러드, 껌 등과 같은 딱딱한 음식이나 오래 씹어야 하는 음식을 먹을 때 발생하는 통증은 턱관절 기능장애 환자의 공통된 증상이다. 충치이나 잇몸질환의 결과로 발생하는 상아질 통증은 턱관절로부터 방사되는 통증과 구분되어야 한다.

환자가 호소하는 클릭킹 소리(clicking)와 염발음(crepitus)을 구분해야 한다. *오프닝 클릭킹(opening clicking)*은 입을 열 때 일어나는 소리로서, 앞쪽으로 변위된 원반의 뒤쪽 부분 위에서 아래턱융기가 정복될 때 일어난다. *클로징 클릭킹(closing clicking)*은 입을 닫을 때 일어나는 소리로서, 원반이 앞쪽으로 이동하는 입 닫기의 마지막 단계에서 일어나며, 원반의 뒤쪽 가장자리 위에서 아래턱융기가 다시 아탈구될 때 일어나는 것이다. 입을 열 때와 닫힐 때 일어나는 클릭킹 소리를 *상호 클릭킹(reciprocal clicking)*이라고 한다.

턱관절이 *열린 상태로 잠길 때는* 원반이 뒤쪽으로 너무 많이 이동하여 턱관절의 가동성이 억제된 것이고, 반대로 턱관절이 *닫힌 상태로 잠기는 것은* 원반이 너무 앞쪽으로 이동하여 턱관절의 가동성이 억제된 것이다. 원반 변위로 인한 턱관절의 잠김은 종종 클릭킹과 관련된다. 예를 들어, 열린 상태의 잠김은 원반이 아래턱융기 뒤쪽으로 이동할 때 일어나는 클릭킹과 함께, 상호 클릭킹을 가진다. 이런 원반 이동은 입을 다물 때 최종의 뒤쪽 이동을 제한한다.

턱관절 장애와 관련된 2차 특징으로는 청각 소실, 귀의 통증, 봉쇄, 이명, 현기증이 있다. 턱관절성 두통은 앞에서 설명된 다른 원인의 두통과 구분되어야 한다. 턱관절과 관련된 두통은 수면 동안의 이갈기나 식사하기로 인해 종종 아침에 일어나고, 목뼈의 움직임과 관련이 없다. 환자의 치과의사와 상담은 좋은 환자의 결과를 얻는데 필수적이다.

의학적 검사와 진단 영상 (Medical Testing and Diagnostic Imaging)

환자의 임상검사 수치와 진단 영상의 결과에 대한 정보는 도수치료 이전 선별 과정의 두 번째 단계로서 작용한다. 이런 정보는 외상 이후의 척추 구조물 상태와 과거에 존재했던 동반 질환의 효과를 결정하는데 있어 매우 중요하다.

캐나디안 목뼈 법칙(그림 30.16)[47,48]은 목뼈를 당했지만 의심이 있는 환자에게 방사선 검사를 언제 실시해야 하는지를 결정하는 가이드로서 개발되었다. 목뼈 손상의 표적 질환(탈구, 골절 및 불안정을 포함한)을 확인하기 위한 영상 진단의 민감도와 특이도는 각각 99.4%와 45.1%이었다.[47,48]

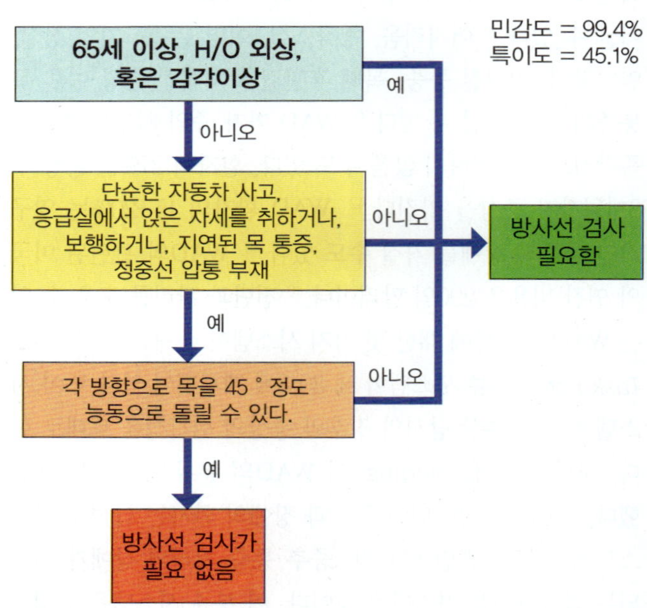

그림 30.16 캐나디안 목뼈 법칙(출처: Steill IG, Clement CM, McKnight RD 등. Canadian c-spine rule vs. the Nexus low-risk criteria in patients with trauma. N E J M. 2003; 2510-2518; Steig IG, Wells GA, Vandemheem KL, et al. The Candian c-spine rule for radiography in alert and stable traum patients. JAMA. 2001; 286: 1841-1848).

방사선 영상 (Plain Film Radiography)

외상이 의심되는 경우에는, 표준 방사선 촬영(*전후 촬영, 측면 촬영, 사선 촬영, 입을 벌린 상태에서의 촬영* 등)이 도수치료를 하기 전에 실시되어야 한다.[49] 목을 굽힘이나 폄을 한 상태에서의 측면 촬영이나 측면 *스트레스 촬영*은 목뼈 불안정의 유무를 판단하는데 유용하다.[50] 앞척추뼈몸통, 뒤척추뼈몸통과 가시층판이음부를 긋는 3개의 평행선을 방사선 필름 위에 그린다. 이들 3개 평행선에서 평행하지 않는 부위가 있는지를 찾음으로서, 불안정 부위를 찾는다. 측면 필름에서, **고리-치아돌기 경계면** 또는 치아돌기와 고리뼈 앞쪽고리 사이의 공간을 파악한다. 3㎜ 이상의 간격은 가로인대의 파열이나 치아돌기골절을 의미한다.[50] 4개의 개별 촬영으로 구성된 사선 촬영의 경우, 척추사이구멍을 잘 확인할 수 있다.[50] 입을 벌리고 찍은 필름은 뒤통수밑 영역의 온전성에 대한 정보를 제공한다. 진단 영상의 결과를 고려할 때, 검사자는 비증상 집단에서 나타나는 가짜 양성 소견의 높은 발병을 알아야 한다.[39,51,52]

Rocabado는 머리척추의 중앙 관계를 위쪽 목뼈 위의 3차원 머리뼈 인대 위치로 기술했다. 즉, 뒤통수뼈융기가 고리뼈 위에서 안정된 자세를 취하고 있다. 이때 고리뼈는 치아돌기와 함께 안정된 앞뒤의 정렬과 가쪽 정렬을 유지하고, 중쇠뼈의 어깨 부위 위에서 가로정렬을 유지한다.[53] 입을 벌리고 촬영한 필름에서, 정중선 부위는 C2의 가시돌기에 의해 결정되며 이때 치아돌기는 가시돌기와 일직선상에 위치해야 한다.[53]

머리와 목의 정적 자세를 결정할 때, *가쪽 머리 계측 촬영(lateral cephalometric view)*으로 알려진 독특한 가쪽 촬영이 유용할 수 있다. 측면 필름에서 뒤통수뼈와 C2 사이의 정상 간격은 20 ㎜ 또는 손가락 2개의 폭이어야 한다.[53] 뒤통수고리 공간의 감소는 뒤통수뼈가 뒤쪽으로 돌림되었음을 의미하여, 큰 뒤통수신경 포착의 가능성을 증가시킨다. 측면 필름은 McGregor 면을 평가하는데도 이용될 수 있다.[53] **McGregor 면**은 뒤통수뼈 아래쪽면에서 단단입천장까지 잇는 선이다.[53] 정상 상태일 때, 이 면은 수평이어야 하고, 머리를 굽힘이나 폄할 때 변화가 감지된다.[53] 이 면은 *치아돌기*의 면을 평가하는데도 이용되고, 정상 상태일 때 치아돌기는 McGregor 면과 101°로 위치한다.[53] 측면 필름에서, C2–C7의 수직선은 각 레벨의 후관절을 통과한다. 정상 앞굽음의 경우에는, 척추뼈몸통이 C2–C7 수직선 보다 앞쪽에 위치해야 한다.[53] 만약 척추뼈몸통의 뒤쪽 부분이 이 수직선과 만나거나 더 뒤쪽에 위치하면, 앞굽음이 감소된 것으로 간주된다.[54] 이들 소견은 목뼈 자세 뿐만 아니라, 치아 교합과 TMJ의 위치를 서술하기 위해 이용될 수 있다.[53]

도플러 초음파 영상 (Doppler Ultrasound)

속목동맥(internal carotid arteries)과 함께, 한 쌍의 척추동맥은 뇌 전체로 가는 산화 혈액의 공급을 담당한다. 뇌 기능의 유지와 생명 유지에서 이들 동맥의 중요성은 과소평가되지 않아야 한다. 척추바닥동맥 불충분(VBI)의 선별 검사에 이용되는 진단 표준은 *도플러 초음파(DUS)*이다.[54,55] 그러나 몇몇 연구에 따르면, DUS 보다 *MRA* 나 *CT*가 척추동맥 협착증 진단에 있어 더 민감하다고 했다.[56] DUS는 척추바닥동맥의 혈류를 측정하는데 이용된다. 다른 선별검사가 손상을 악화시킬 수 있는 외상 이후에, 목뼈 트러스트를 적용하기 전에 도플러 초음파 검사를 실시해야 한다. VBI를 가진 환자는 목뼈 폄에 대한 나쁜 내성을 가진다.[32] 임상적으로 이런 증상을 가진 환자는 도수교정 전의 선별검사를 수행하기 전과 목뼈 트러스(특히 위쪽 목뼈)를 적용하기 전에 DUS 검사를 받아야 한다.

객관적 신체 검사 (The Objective Physical Examination)

구조물 검사 (Examination of Structure)

환자의 관찰은 환자에 대한 지식 없이 환자가 치료실로 들어올 때부터 시작한다. 정적 자세의 관찰은 일반적으로 앉은 자세에서 적절한 탈의 상태로 수행되고, 기민한 피부 촉진을 통해 강화되는 주의깊은 관찰을 필요로 한다. *앞쪽 관찰*은 목에 대한 머리의 상대적 위치와 몸통에 대한 머리와 목의 상대적 위치를 결정한다. 목에 대한 머리의 변위,[57] 또는 가쪽이동은 원반 문제나 근막 제한의 결과로 일어날 수 있다. 목뼈의 가로면 변형은 턱관절을 통과하는 힘의 비대칭 분포를 초래할 것이다.[53] 앞쪽에서 양쪽 어깨의 상대적 높이를 관찰한다. 일반적으로 내려간 어깨가 우성 어깨이다. 윗등세모근의 위쪽 부위 윤곽과 모든 근육의 안정시 긴장도 대칭을 이루어야 한다.

눈꼬리와 입꼬리 사이의 *수직 거리*가 코와 턱사이의 수직거리와 동일하다면, 수직 치수는 정상으로 간주된다.[58] 수직 얼굴 비대칭을 가진 사람의 경우, 42%가 근육뼈대성 두통을 가지고 있었다.[58] 이런 두통은 종종 턱이 치우침된 쪽에서 나타난다. 양쪽 턱관절을 동시에 찍는 *파노라마 촬영*을 한다.[53] 아래턱융기 높이의 비대칭은 두통을 초래하는 비대칭 힘 분포의 결과로서 턱관절 내의 허혈을 초래할 수 있다.[53]

*치아의 부정교합*도 턱관절 기능장애의 원인이 될 수 있기 때문에 검사되어야 한다.[58] **등급 I 교합**은 전후 치수에 있어서 윗니와 아랫니 사이의 위치 관계가 정상인 경우이고, **등급 II 피개교합**은 아랫니가 정상 위치보다 더 뒤쪽에 있는 것이고, **등급 III 앞니 반대교합**은 아랫니가 정상 보다 더 앞쪽에 있는 것이다.[58] 입을 다물었을 때, 윗턱의 앞니가 아래턱의 앞니보다 약 2–3 ㎜ 앞에 위치해야 한다.[58] 한쪽 치열의 미성숙으로 정의되는 *부정교합*이나 *교합 방해*는 치아사이의 압박을 증가시킬 수 있고, 균등하지 않는 치아 마모 패턴을 초래한다.[58] 만약 자세 편위의 사례에서처럼 뒤통수뼈가 고리뼈에 대해 앞쪽이나 뒤쪽으로 돌림되었다면, 치아 교합에 변화가 초래될 것이다.[53] 혀의 안정 자세는 단단입천장의 앞쪽면에 위치되어야 하고, Freeway 또는 *교합사이공간(interocclusal space)*으로 알려진, 턱관절의 안정 자세는 앞니 사이의 간격이 약 *2–4㎜*이어야 한다.[58]

환자는 휴식 동안 일반적으로 가로막호흡을 한다. 위쪽 호흡 질환을 가진 환자는 주로 입을 이용한 호흡을 우세하게 한다. 입을 이용한 호흡은 TMJ의 압박을 증가시킬 수 있는 TMJ의 안정 자세를 변화시킨다. 위쪽 호흡을 하는 사람은 호흡보조근을 많이 사용하기 때문에 근육의 긴장이 증가될 수 있다.

얼굴 표정근도 관찰한다. 얼굴이 한쪽으로 처지는 *안검하수*나 입의 처짐은 *뇌혈관사고(CVA)*나 *Bell 마비의 징후*일 수 있다.

가쪽 관찰은 아래쪽 목뼈의 굽힘과 위쪽 목뼈의 폄, 둥근 어깨로 구성된 머리 전방 쏠린 자세를 평가한다. 머리 전방 쏠린 자세는 뒤통수밑 부위와 턱관절 부위에서 올림된 힘을 초래한다. 근거에 따르면, 목 관련 통증의 빈도가 나쁜 자세를 초래하지만, 목 증상의 심각도는 자세와 관련되지 않는다는 것이다.[59]

신경혈관검사 (Neurovascular Examination)

*피부 감각 스캔*은 반사망치의 손잡이나 검사자 손가락의 가벼운 접촉으로 먼저 수행된다. 가벼운 터치, 날카로운/둔한 감각, 열/냉, 진동, 2점 식별 및 고유수용성 등과 같은 감각검사를 모두 수행한다.

*위팔두갈래근(C5), 위팔노근(C6), 위팔세갈래근(C7)에 대한 깊은힘줄반사(DTR) 검사*도 수행해야 한다. 등급 0 또는 등급 1+는 *하위운동신경원*의 완전 또는 부분 *병변*을 의미하고, 등급 3+이나 등급 4+는 *상위운동신경원*의 완전 또는 부분 *병변*을 의미한다.

마지막에는, *근육절 스캔*도 수행한다. 환자를 중립위의 앉은 자세로 취하게 하고, 다음의 운동과 신경뿌리를 검사하기 위해 부드러운 최대하 등척성 저항을 제공한다: ***C1–2:*** 목의 굽힘, ***C3:*** 목의 옆굽힘, ***C4:*** 어깨 올림, ***C5:*** 어깨관절의 벌림과 가쪽돌림, ***C6:*** 팔꿈치 굽힘과 손목의 폄, ***C7:*** 팔꿈치의 폄과 손목의 굽힘, ***C8:*** 엄지의 폄과 자쪽치우침, ***T1:*** 손의 내재근 작용.[58] 제동검사의 근약증 확인은 중력 제거 자세나 항중력 자세에서 수행되어야 한다.

발바닥의 발꿈치쪽에서 발허리뼈까지 가쪽 가장자리를 따라 반사망치의 손잡이끝이나 손가락을 움직여 ***Babinski 반사***를 검사한다.[58] 정상 반응은 발가락이 약간 굽힘되는 것이고, 양성 반응은 엄지발가락이 펴되고 발허리발가락관절이 벌림되는 것이다. 다른 반사인, *Hoffmann 징후*는 팔에 적용되는 상위운동신경원 병변의 선별 방법이다.[58] 이 검사는 가운데손가락을 잡은 상태에서 먼쪽마디뼈를 빠르고 가볍게 때리는 것이다. 엄지의 마디사이관절이 굽힘되면, 양성이다.[58]

가동성 검사 (Examination of Mobility)

목뼈의 능동 생리적 운동 검사 (Active Physiologic Movement Examination of the Cervical Spine)

운동의 양 (Quantity of Movement)

앞에서 언급되었듯이, 중간 등뼈의 후관절 방향은 업글라이드나 다운글라이드를 제공한다. 부가적으로, *기능적 운동*을 하는 동안 동측으로 중간 등뼈의 옆굽힘과 돌림이 짝운동한다는 것을 명심해야 한다(그림 30.17). 그러나, 얼굴은 정면을 향하고, 양쪽 눈은 수평을 이룬다. 이런 상황에서, 뒤통수밑의 AA 관절은 반대쪽 돌림될 것이고, OA 관절은 반대쪽 옆굽힘되는데, 이것은 *비기능적 운동*으로 간주된다(그림 30.18). 그러므로 기능적 능동 운동과 비기능적 능동 운동에 대한 기민한 관찰은 추가적인 검사를 하도록 치료사를 유도할 것이다. 예를 들어, 만약 머리를 정면으로 유지하기 위해 AA 관절을 왼쪽으로 돌림 뿐만 아니라, 중간 목뼈의 오른쪽 옆굽힘과 돌림을 일으키는 비기능적인 오른쪽 옆굽힘이

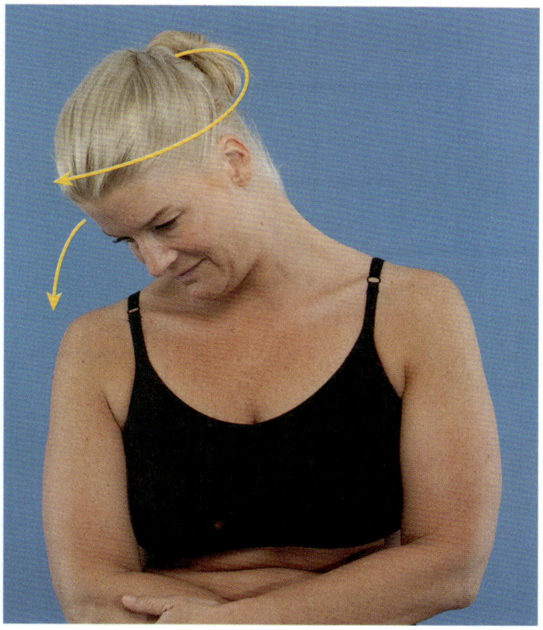

그림 30.17 목뼈의 기능적 옆굽힘: 중간 목뼈에서 옆굽힘과 돌림이 동측인 오른쪽으로 일어나고, 뒤통수밑 부위는 움직임이 일어나지 않는다.

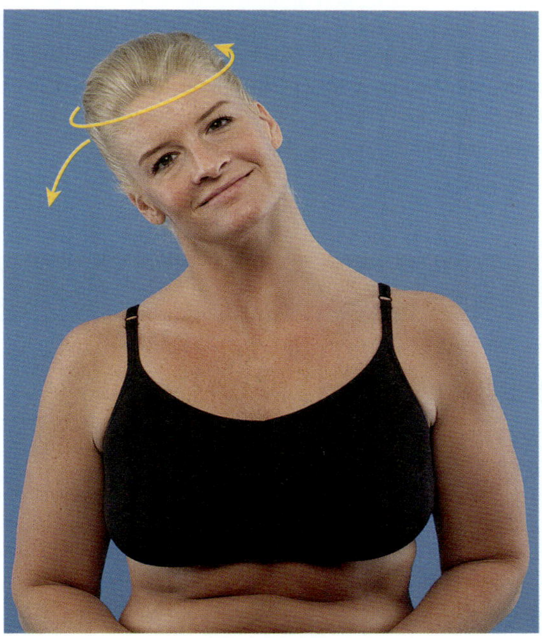

그림 30.18 목뼈의 비기능적 옆굽힘: 중간 목뼈에서 옆굽힘과 돌림이 동측인 오른쪽으로 일어나고, 머리밑 영역과 고리중쇠관절은 반대쪽인 왼쪽으로 돌림된다.

제한되지만, 뒤통수밑 영역의 움직임 없이 중간 목뼈의 오른쪽 옆굽힘과 돌림을 일으키는 기능적 옆굽힘이 정상이라면, 문제가 되는 부위는 AA 관절이다. 만약 기능적 오른쪽 옆굽

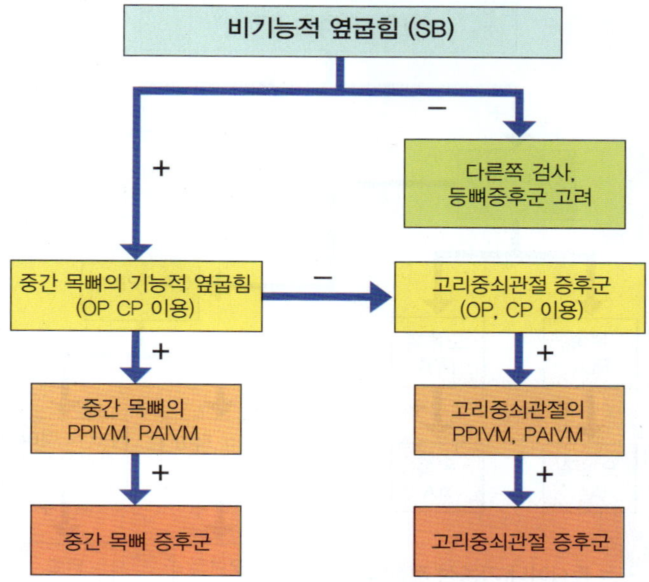

OP = 과압박
CP = 반대압
\+ = 증상이나 가동성 제한의 발생
− = 증상이나 가동성 제한의 비발생

그림 30.19 중간 목뼈 가동성 제한과 머리밑 가동성 제한을 감별하는 알고리즘. OP, 과압박; CP, 반대압; +, 증상이나 가동성 제한의 발생; −, 증상이나 가동성 제한의 비발생; SB, 옆굽힘; PAIVM, 수동 종속 척추사이 가동성 검사; PPIVM, 수동 생리적 척추사이 가동성 검사.

힘과 비기능적 오른쪽 옆굽힘이 동등하게 제한된다면, 머리밑 영역이나 중간 목뼈에 문제가 있을 수 있다. 이런 경우, 제한은 중간 목뼈의 오른쪽 다운글라이드나 왼쪽 업글라이드에서 나타날 수 있고, 또는 AA 관절의 왼쪽 돌림에서도 나타날 수 있다. Paris와 Rot[60]로부터 채택된 그림 30.19는 중간 목뼈의 가동성 제한과 머리밑 영역의 가동성 제한을 구분하는 알고리즘을 제공한다.

머리밑 부위의 움직임을 분리시키기 위해, 환자는 앞쪽 끄덕임(그림 30.20), 뒤쪽 끄덕임(그림 30.21), 양쪽 옆쪽 끄덕임을 능동으로 움직이고, 그 다음 수동으로 움직인다(표 30.5). 머리밑 부위의 움직임을 분리시키기 위해, 치료사는 부드럽게 신호를 제공한다. 검사 동안, 치료사는 턱이 어느 쪽으로 치우침되는지를 인지한다. 환자를 누운 자세로 만들고, 수동으로 끄덕임을 수행한다. 만약 능동운동검사를 할 때 턱이 한쪽으로 치우침되면, 치료사는 최소한의 제한 경로를 추정하기 위해 수동검사를 할 때 턱을 한쪽으로 치우침시켜야 할 것이다. 과압박을 통한 수동 끝느낌이 모두 방향에서 수행되어야 한다.

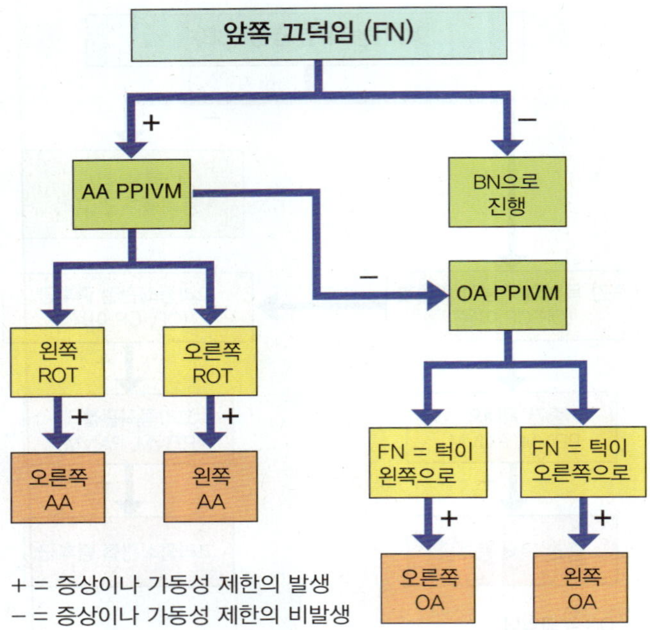

그림 30.20 앞쪽 끄덕임을 통한 특정 분절과 뒤통수밑 가동성 제한 쪽을 감별하는 알고리즘. AA, 고리중쇠관절; OA, 뒤통수고리관절; BN, 뒤쪽 끄덕임; FN, 앞쪽 끄덕임; PPIVM, 수동 생리적 척추사이 가동성 검사; PAIVM, 수동 종속 척추사이 가동성 검사; +, 증상이나 가동성 제한의 발생; −, 증상이나 가동성 제한의 비발생; ROT, 돌림; L, 왼쪽; R, 오른쪽(출처: Paris SV, Rot J. 125 Course Notes: Examination, Evaluation, and Nonthrust Manipulation with Emphasis on the Upper Cervical Spine and Cervical Syndromes. American Academy of Orthopedic and Manual Physical Therapists; 2007).

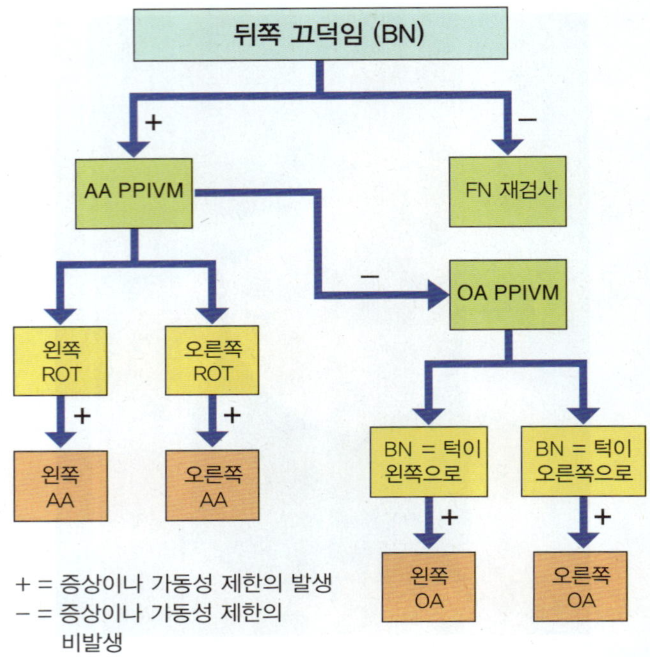

그림 30.21 뒤쪽 끄덕임을 통한 특정 분절과 뒤통수밑 가동성 제한 쪽을 감별하는 알고리즘. AA, 고리중쇠관절; OA, 뒤통수고리관절; BN, 뒤쪽 끄덕임; FN, 앞쪽 끄덕임; PPIVM, 수동 생리적 척추사이 가동성 검사; PAIVM, 수동 종속 척추사이 가동성 검사; +, 증상이나 가동성 제한의 발생; −, 증상이나 가동성 제한의 비발생; ROT, 돌림; L, 왼쪽; R, 오른쪽(출처: Paris SV, Rot J. 125 Course Notes: Examination, Evaluation, and Nonthrust Manipulation with Emphasis on the Upper Cervical Spine and Cervical Syndromes. American Academy of Orthopedic and Manual Physical Therapists; 2007).

표 30-5 머리밑 가동성 감별

뒤통수밑 손상	AROM/PROM 소견	PPIVM 소견	PAIVM 소견
오른쪽 OA (꼬리뼈 오른쪽)	비기능적 왼쪽 돌림 왼쪽으로 FN chin 오른쪽으로 BN chin 오른쪽으로 SN	오른쪽 SB와 왼쪽 ROT 동안 고리뼈가 제한됨	OA 중앙 앞쪽 압박과 오른쪽 편측 앞쪽 압박
왼쪽 OA (꼬리뼈 왼쪽)	비기능적 오른쪽 돌림 오른쪽으로 FN chin 왼쪽으로 BN chin 왼쪽으로 SN	왼쪽 SB와 오른쪽 ROT 동안 고리뼈가 제한됨	OA 중앙 앞쪽 압박과 왼쪽 편측 앞쪽 압박
오른쪽 AA 돌림	비기능적 왼쪽 옆굽힘 +FN ⟶ +BN ⟶	 왼쪽 AA 돌림 오른쪽 AA 돌림	AA 중앙 앞쪽 압박과 왼쪽 편측 앞쪽 압박
왼쪽 AA 돌림	비기능적 오른쪽 옆굽힘 +FN ⟶ +BN ⟶ FN, BN, SN = 끄덕임	 오른쪽 AA 돌림 왼쪽 AA 돌림	AA 중앙 앞쪽 압박과 오른쪽 편측 앞쪽 압박

표 30-6 목뼈의 생리적 운동 (뼈운동형상학)

관절	정상 ROM	OPP	CPP	정상 끝느낌	관절주머니 패턴
OA 관절	FN/BN = 14–35° SN = 5°	약간 FN	BN	탄력	제한된 BN과 동측 치우침
AA 관절	ROT = 40° FN/BN = 20° SN = 5°	약간 FN	BN	팽팽함	제한된 FN과 반대쪽 치우침
중간–아래쪽 목뼈 (C2–T3)	FB/BB = 9–28° SB = 35° ROT = 45°	FB와 반대쪽 SB와 ROT	BB와 동측 SB와 ROT	탄력	제한된 FB와 반대측 SB와 ROT
턱관절	내림 = 40–50 ㎜ 올림 = 완전한 입 다묾 내밈 = 6–9 ㎜ 뒷당김 = 3 ㎜(중립위를 초과하여) 가쪽치우침 = 8 ㎜	프리웨이 공간 = 2–4 ㎜	완전한 치아 교합	탄력	제한된 내림, 내밈, 제한된 쪽으로의 가쪽치우침

ROM = 가동범위, OPP = 풀림 자세, CPP = 잠김 자세, OA = 뒤통수고리관절, AA = 고리중쇠관절, FN = 앞쪽 끄덕임, BN 뒤쪽 끄덕임, SN = 옆쪽 끄덕임, FB = 앞쪽굽힘, BB = 뒤쪽굽힘, ROT = 돌림, NA = 미적용. (출처: Wise CH, and Gulick DT. Mobilization Notes. A Rehabilitation Specialist's Pocket Guide. Philadelphia. FA. Davis; 2009).

척추 가동성을 신뢰성 있게 정량화하는 방법은 여러 종류이다. 그런 방법들로는, *목 가동범위(CROM)* 기구, *측각기, 경사계, 줄자* 등이 있다. 근거에 따르면, CROM 검사와 측각기 검사가 높은 검사간 신뢰도를 가지고 있다고 했다.[61] 그러나 CROM 검사만이 높은 검사자간 신뢰도를 가지고 있고, 일반적으로 사용되는 시각 측정은 운동 정량화에 있어 낮은 신뢰도를 보인다.[61]

목뼈의 전체 능동 가동범위의 정상 범위는 *80–90°*의 앞쪽굽힘, *70°*의 뒤쪽굽힘, 좌우 각각 *20–45°*의 옆굽힘, 좌우 각각 *45°*의 돌림이다. 표 30.6은 정상 가동범위, 풀림 자세, 잠김 자세, 정상 끝느낌 및 관절주머니패턴을 포함한 목뼈의 생리적 운동을 요약하고 있다.

부위별 운동 감별 검사 (Regional Movement Differentiation)

특정 운동으로 증상이 유발된다면, *부위별 운동 감별*의 과정을 통해 침범 분절을 확인하고, 이를 위해 분절의 과압박이나 반대압을 이용하여 국소화를 수행해야 할 것이다. 예를 들어, 돌림이 환자의 주요 증상을 유발했다면, 환자는 증상이 유발될 때까지 돌림을 계속할 것이고, 그 후 통증이 가라앉을 때까지 검사자는 반대 방향으로 환자의 머리를 천천히 돌림시킬 것이다. 이 자세에서 분절의 증상을 다시 유발시키기 위해, 아래쪽 목뼈에서부터 시작하고, 돌림이 일어나는 방향의 반대쪽 가로돌기(즉, 오른쪽 돌림을 위해 왼쪽 가로돌기에 압박을 가함)에 부드러운 편측 앞쪽 압박을 가한다(그림 3.22A).[62] 비슷하게, 돌림이 일어나는 쪽의 가로돌기(즉, 왼쪽 돌림을 위해 왼쪽 가로돌기에 압박을 가함)에 분절의 반대압을 적용하는 동안, 환자는 능동으로 돌림을 한다(그림 30.22B). 어떤 분절에 반대압을 적용했을 때 통증이 감소되면, 그 분절이 가장 문제시되는 분절이고, 중재를 위한 유용한 절차를 의미한다. 몇 가지 접근법은 척추 질환의 진단과 중재에 있어서 움직임에 대한 증상 반응을 이용하고 있다.[57,63]

턱관절의 능동 생리적 운동 검사 (Active Physiologic Movement Examination of the Temporomandibular Joint)

운동의 양 (Quantity of Movement)

턱관절의 생리적 운동을 정량화하는 가장 좋은 방법은 줄자로 측정하는 것이다. 압설자를 이용하여 가동범위를 표시를 하고, 그 다음 줄자를 이용하여 턱관절의 움직

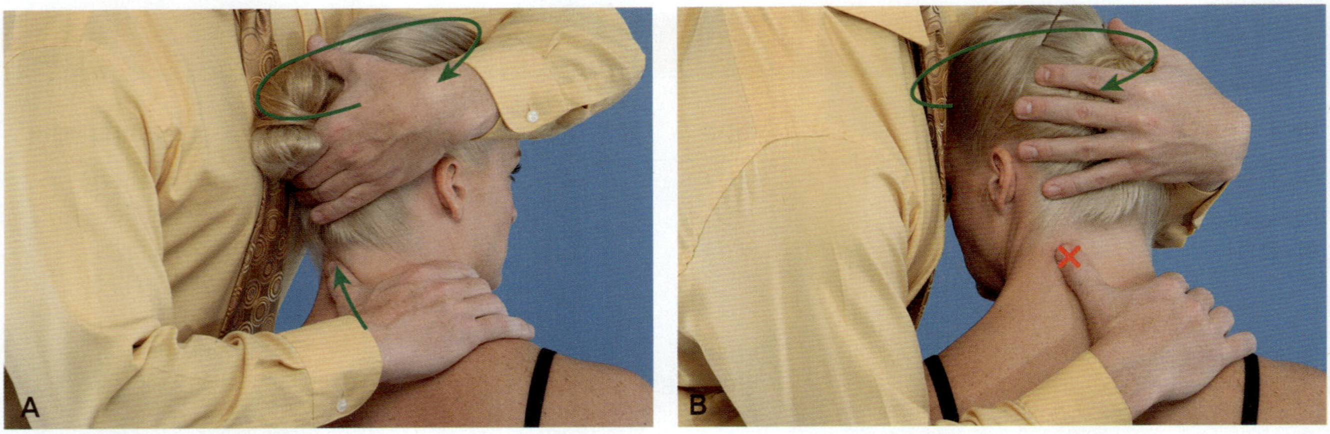

그림 30.22 목뼈의 부위별 운동 감별 검사. **A.** 오른쪽 돌림을 위한 과압박. **B.** 왼쪽 돌림을 위한 반대압.

임을 측정하는 것도 매우 유용한 방법이다. 정상 *턱관절의 내림*(depression) 가동범위는 *35–50 ㎜*이고, *올림*(elevation)의 정상 범위는 앞니들이 접촉될 만큼 *원래의 위치*로 돌아가는 것이다. 그리고 *내밈*(protrusion)은 *6–9 ㎜*이고, *뒷당김*(retrusion)은 *3–4 ㎜*이고, *가쪽치우침*(lateral deviation)은 좌우로 각각 *10–15 ㎜*이다. 기록과 기준을 위해 *T 도표*를 이용할 수 있다(그림 30.23). T 도표는 환자가 검사자를 마주보고 있는 상태처럼 그려져 있다. 수평축은 좌우 가쪽치우침의 정도를 표시하는 축이고, 수직축은 입 열기와 내밈을 기록하기 위한 축이다. 각 축들은 운동의 범위를 기록하기 위해 1 ㎜ 간격으로 표시되어 있다.

운동의 질 (Quality of Movement)

턱관절의 운동질을 가장 잘 평가하는 방법은 귓속에 손가락을 넣어 양쪽 턱관절을 촉진하면서 운동을 반복하는 것이다(그림 30.24). 관절주머니성 제한이 있으면 입을 열 때 일반적으로 C자의 곡선으로 그리고, 원반이 아탈구되었을 때는 S자 곡선을 그린다. 턱관절을 촉진함으로써, 치우침이 일어나는 쪽 보다는 반대쪽에서 더 큰 관절 진폭이 일어남을 알 수 있다. 정상 상태의 경우, 입을 열거나 내밈을 할 때 양측 턱관절의 관절 진폭이 동등해야 한다. 가쪽치우침을 할 때, 관절 진폭은 반대쪽으로 일어난다. 비정상적인 움직임을 평가하는 것 이외에, 클릭킹이나 염발음과 같은 관절소리의 확인으로도 가동성 문제의 유무를 확인할 수 있다.

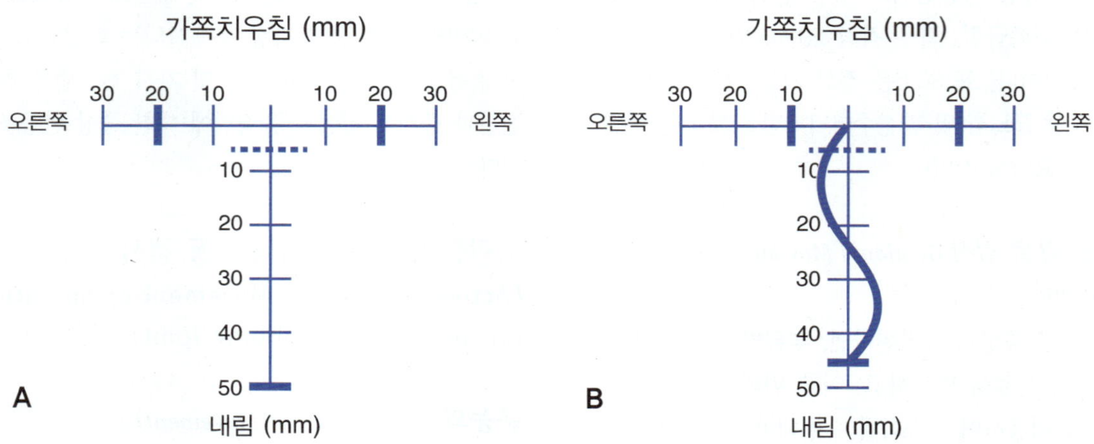

그림 30.23 턱관절 생리적 운동을 기록하는 "T" 도표. **A.** 정상 가동성과 다음의 운동 프로파일을 가진 사람: 내림 = 50 ㎜, 내밈 = 6–9 ㎜, 오른쪽 치우침 = 20 ㎜, 왼쪽 치우침 = 20 ㎜. **B.** 비정상 가동성과 다음의 운동 프로파일을 가진 사람: 내림 = 45 ㎜(S 곡선을 함), 내밈 = 6–9 ㎜, 오른쪽 치우침 = 10 ㎜, 왼쪽 치우침 = 20 ㎜.

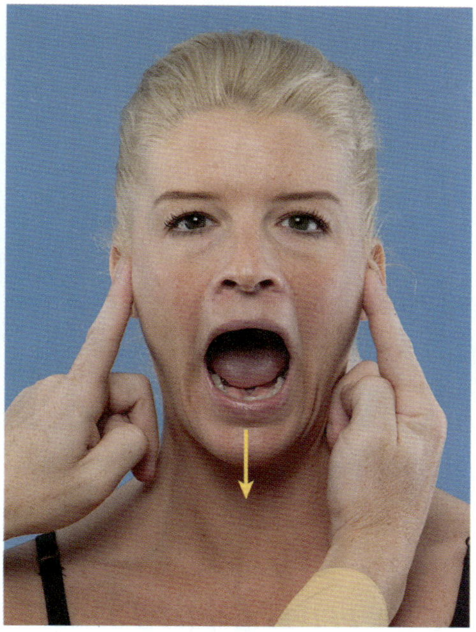

그림 30.24 양측 턱관절의 능동 생리적 가동성 검사의 평가.

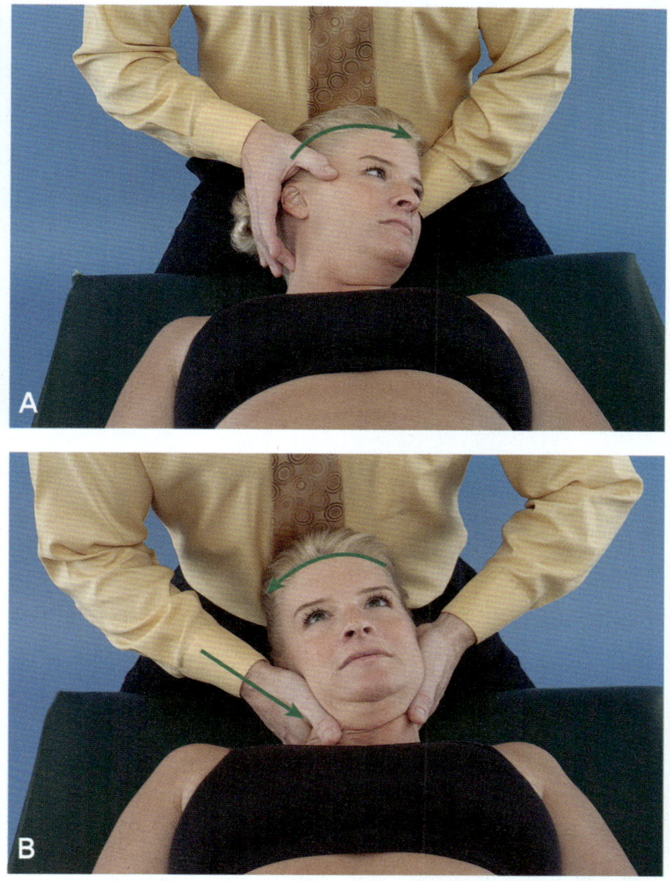

그림 30.25 중간 목뼈의 PPIVM 검사.
A. 업글라이드, **B.** 다운글라이드.

목뼈 척추사이관절의 수동 생리적 운동 검사 (Cervical Spine Passive Physiologic Intervertebral Mobility Examination)

*척추사이분절의 운동 특성을 평가하기 위해 PPIVM 검사*를 이용한다. 이들 절차는 진단을 재정립하고, 문제있는 분절을 고립시키는데 이용된다. 목뼈 PPIVM 검사는 체중부하 자세 뿐만 아니라 비체중부하 자세에서도 수행될 수 있다. 목뼈 척추사이 운동의 검사 신뢰도는 Fjellner 등[64]과 Smedmark 등[65]에 의해 중등도에서 나쁜 것으로 확인되었다. Gonella와 Paris[66]는 분절 움직임을 평가하는 PPIVM 검사에서 좋은 검사간 신뢰도과 나쁜 검사자간 신뢰도를 확인했고, Maher와 Adams[67]에 따르면, 허리뼈의 가동성 평가와 비교해 볼 때, 증상 유발 검사는 분절 기능장애를 확인하는 신뢰성 있는 방법으로 확인되었다.

중간 목뼈의 PPIVM 검사는 개별 생리적 운동과 반대토 일어나는 업글라이드와 다운글라이드를 검사함으로써 가장 잘 달성된다(그림 30.25). 머리밑 PPIVM 검사는 앞쪽 끄덕임(FN)과 뒤쪽 끄덕임(BN)을 포함한다. 검사를 하기 위해, 치료사는 양쪽 귀를 통과하는 축을 중심으로 환자의 머리를 수동으로 굽힘시키기 위해 자신의 손목을 자쪽치우침시키고, 또 수동의 폄을 일으키기 위해 자신의 손목을 노쪽으로 치우침시킨다(그림 30.26A). 운동의 양, 끝느낌, 증상 재발을 평가한다. 양쪽을 구분하기 위해, 환자의 머리를 미리 오른쪽이나 왼쪽으로 약간 옆쪽 끄덕임 자세로 만든다. 양쪽의 옆쪽 끄덕임(SN)을 평가해야 한다. 검사를 하기 위해, 치료사는 코를 통과하는 축을 중심으로 환자의 머리를 수동으로 옆굽힘시킨다(그림 30.26B). 운동의 양, 끝느낌 및 증상 재발을 다시 평가한다. 머리밑 영역의 시상면 운동과 가로면 운동을 평가하기 위해, FN/BN PPIVM 검사와 SN PPIVM 검사를 고안했다. 이런 끄덕임 움직임은 주로 OA 분절에서 일어난다. 머리밑 끄덕임 검사를 할 때, 일어나는 움직임을 머리밑 영역에 국한시켜 아래쪽 분절에서 움직임이 일어나지 않도록 하는 것이 중요하다.

OA 분절과 AA 분절 사이를 구분하기 위해, OA 분절과 AA 분절의 개별 관절 운동을 수행한다. 가동성 문제는 양쪽 비교, 분절 비교 및 이론적 정상과의 비교를 토대로 하여 판단한다. 각 PPIVM 검사를 하는 동안, 운동의 양, 운동의 질 및 증상의 재발을 평가해야 한다. PPIVM 검사의 이런

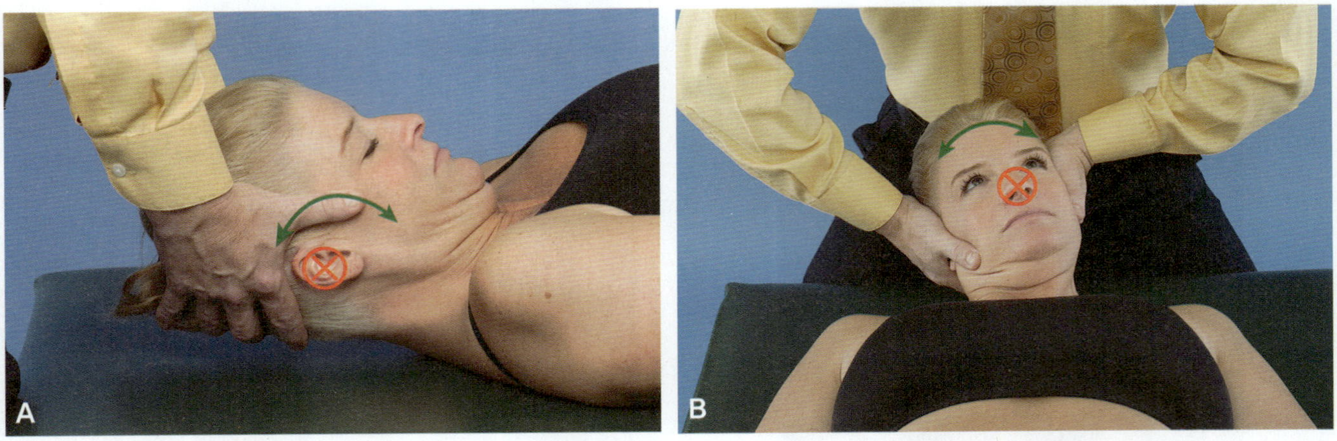

그림 30.26 뒤통수고리 분절의 PPIVM 검사. **A.** 앞쪽 끄덕임과 뒤쪽 끄덕임, **B.** 옆쪽 끄덕임.

과정은 Paris에 의해 가장 잘 설명되어 있다.[11,60] 검사에 이용되는 중간 목뼈 기법은 이 장의 후반부에서 설명되는 중재 방법으로 수정될 수 있다. 머리밑 PPIVM 기법이 아래에 서술되어 있다.

뒤통수고리관절의 PPIVM 검사 (그림 30.27)

환 자 : 환자는 머리와 목을 중립위로 하고 누운 자세를 취한다.

치료사 : 치료사는 환자 머리쪽에 서서, 한 손으로 뒤통수를 지지하고, 다른 손을 C1 가쪽덩이(꼭지돌기와 아래턱각 사이에 위치하는)에 배치한다.

기 법 : 가쪽덩이를 촉진하고 양측을 비교할 때, 뒤통수에 놓인 손을 이용하여 머리를 율동적으로 돌림한다.

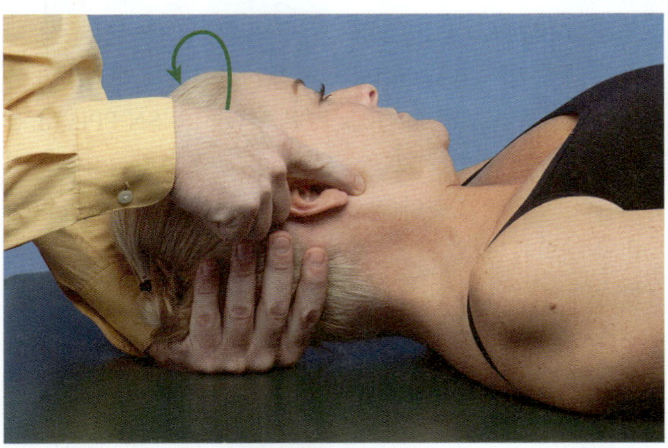

그림 30.27 뒤통수고리 분절의 PPIVM 검사: 반대쪽 돌림의 끝범위에서 이루어지는 C1 가쪽덩이의 촉진.

고리중쇠관절의 PPIVM 검사 (그림 30.28)

환 자 : 환자는 누운 자세에서 머리와 목을 최대로 굽힘한다.

치료사 : 치료사는 환자의 머리쪽에 서서, 양 손으로 굽힘된 환자의 머리를 지지한다.

기 법 : 머리를 좌우 방향으로 각각 최대로 돌림하고, 양쪽 돌림의 정도를 인지하고 비교한다.

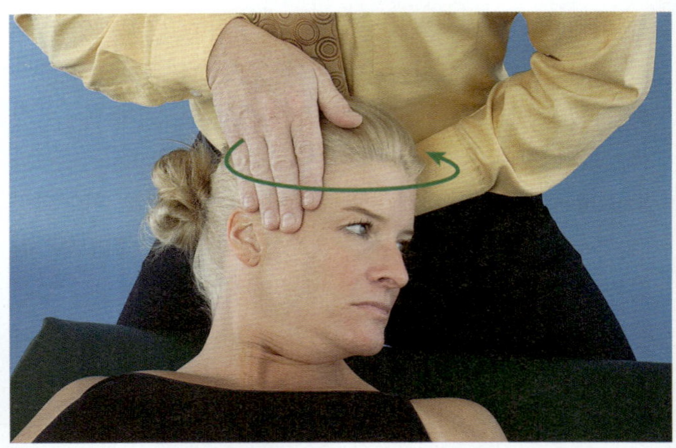

그림 30.28 고리중쇠 분절의 PPIVM 검사: 최대 목뼈 굽힘 자세에서 양쪽으로 돌림.

표 30-7 목뼈의 종속운동 (관절운동형상학적 운동)

관절학		관절운동형상학	
뒤통수고리관절 (OA)	**오목 관절면:** 고리뼈의 위쪽 파셋 **볼록 관절면:** 뒤통수	*굽힘을 촉진하기 위해:* 뒤통수뼈가 앞쪽으로 구르고, 뒤쪽 활주한다.	*폄을 촉진하기 위해:* 뒤통수뼈가 뒤쪽으로 구르고, 앞쪽으로 활주한다.
고리중쇠관절 (AA)	**볼록 관절면:** 중쇠뼈의 위쪽 파셋과 아래쪽 파셋	*굽힘을 촉진하기 위해:* 고리뼈가 중쇠뼈 위에서 앞쪽으로 돌림한다.	*폄을 촉진하기 위해:* 고리뼈가 중쇠뼈 위에서 뒤쪽으로 돌림한다.
중간-아래쪽 목뼈 (C2-T3)	파셋은 가로면과 이마면으로부터 45°로 기울어져 있다.	*굽힘을 촉진하기 위해:* 위쪽 척추뼈의 아래쪽 파셋은 아래쪽 척추뼈의 위쪽 파셋 위에서 위쪽과 앞쪽으로 활주한다. *돌림을 촉진하기 위해:* 위쪽 척추뼈의 아래쪽 파셋은 돌림이 일어나는 동측에서는 뒤쪽과 아래쪽으르 활주하고, 반대쪽에서는 앞쪽과 위족으로 활주한다.	*폄을 촉진하기 위해:* 위쪽 척추뼈의 아래쪽 파셋은 아래쪽 척추뼈의 위쪽 파셋 위에서 아래쪽과 뒤쪽으로 활주한다. *옆굽힘을 촉진하기 위해:* 위쪽 척추뼈의 아래쪽 파셋은 옆굽힘이 일어나는 동측에서는 아래쪽과 뒤쪽을 활주하고, 반대쪽에서는 위쪽과앞쪽으로 활주한다.
		내밈을 촉진하기 위해: 머리목 분절은 폄하고, 중간목뼈분절은 굽힘한다.	*뒷당김을 촉진하기 위해:* 머리목 분절은 굽힘하고, 중간목뼈분절은 폄한다.

FB = 앞쪽굽힘, BB = 뒤쪽굽힘, SB = 옆굽힘, ROT = 돌림, IV = 척추사이(출처: Wise CH, and Gulick DT. Mobilization Notes. A Rehabilitation Specialist's Pocket Guide. Philadelphia, FA. Davis; 2009).

수동 종속운동 검사 (Passive Accessory Movement Examination)

목뼈 PAIVM 검사

Maitland 등[63]의 정의처럼, 목뼈 PAIVM 검사의 일차 목표는 통증의 시작과 조직 저항의 시작 사이의 관계를 확인하는 것이다.[63] 도수물리치료사는 조직저항의 초기 시작(R1)과 최종 시작(R2) 뿐만 아니라, 통증의 초기 시작(P1)과 최종 시작(P2)을 확인하는 노력을 해야 한다. 이들 관계를 토대로, 통증이 우세한 *증상-우세* 양상이나 관절내 뻣뻣함이 우세한 *뻣뻣함-우세* 양상으로 분절을 분류한다.[63] 문제가 나타난다면, 목뼈 PAIVM 검사가 중재 방법으로서 작용할 수 있다. 이 장의 후반부에서 거론될 분절 문제를 확인하는데 이용되는 기법들 이외에, 다음의 PAIVM 기법들을 이용할 수 있다. 표 30.7은 목뼈의 종속운동을 요약하고 있다.

중간 등뼈의 가로 PAIVM 검사/가동술 (그림 30.29)

환 자 : 환자는 머리와 목을 중립위로 하고 엎드린 자세를 취한다.

치료사 : 치료사는 환자의 측면에서 선 자세를 취하고, 가동될 쪽의 가시돌기 측면에 엄지를 배치한다.

기 법 : 엄지를 통해 가로의 힘을 적용한다.

중간 등뼈의 뒤쪽 PAIVM 검사/가동술 (그림 30.30)

환 자 : 환자는 머리와 목을 중립위로 하고 누운 자세를 취한다.

치료사 : 치료사는 환자의 측면에서 선 자세를 취하고, 가로돌기(목동맥 맥박으로 떨어진) 앞쪽에 엄지를 배치한다.

기 법 : 엄지를 통해 뒤쪽 방향으로 힘을 적용한다.

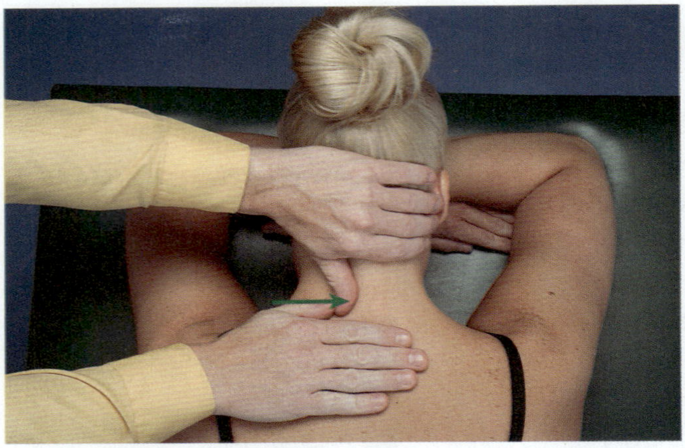

그림 30.29 중간 목뼈 가로돌기의 PAIVM 검사/가동술.

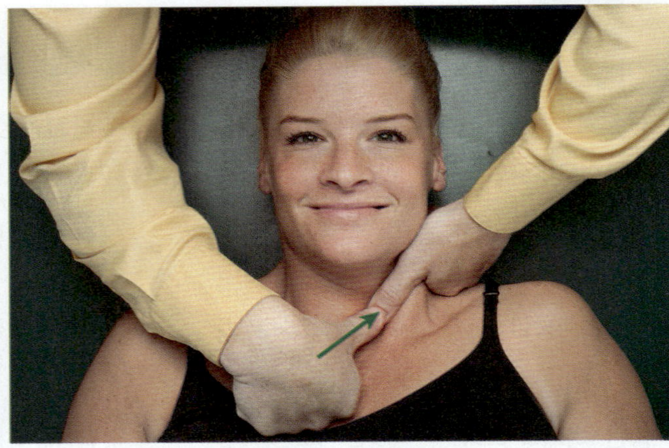

그림 30.30 중간 목뼈의 뒤쪽 PAIVM 검사/가동술.

뒤통수고리관절의 편측 앞쪽 PAIVM 검사/가동술 (그림 30.31)

환 자 : 환자는 머리와 목을 중립위로 하고 엎드린 자세를 취한다.

치료사 : 치료사는 환자의 머리쪽에 서서, C1 가쪽덩이 위에 엄지를 배치한다.

기 법 : 환자의 동측 눈 쪽으로 앞쪽 방향의 힘을 적용한다.

고리중쇠관절의 편측 앞쪽 PAIVM 검사/가동술 (그림 30.32)

환 자 : 검사쪽으로 머리를 30° 돌림하고 엎드린 자세를 취한다.

치료사 : 환자의 머리쪽에 서서, C2 가로돌기에 엄지를 배치한다.

기 법 : 환자의 입 쪽으로 앞쪽 방향의 힘을 적용한다.

턱관절의 종속운동 검사 (Temporomandibular Accessory Movement Examination)

척추뼈의 종속운동 검사와 비슷하게, 턱관절의 종속운동 검사도 검사자로 하여금 현재의 가동성 문제의 원인을 더 잘 이해할 수 있게 하고, 또 병변을 더 잘 분리시킬 수 있게 만든다. 종속운동 검사를 하는 동안, 검사자는 운동의 양, 끝느낌 및 증상의 시작을 확인한다. 턱관절의 종속 활주 운동을 검사할 때, 활주를 하기 전에 약간의 견인력을 먼저 적용한다. 여기에 제시된 검사 절차와 이 장의 중재 단락에서 제시된 검사 절차가 중재 기법으로서 작용한다.

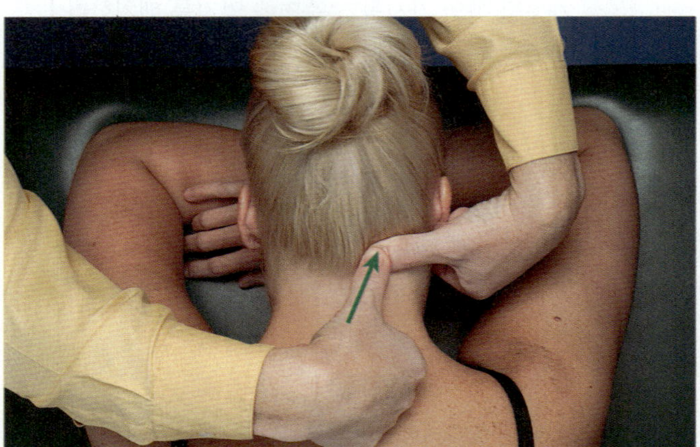

그림 30.31 뒤통수고리 분절의 편측 앞쪽 PAIVM 검사/가동술.

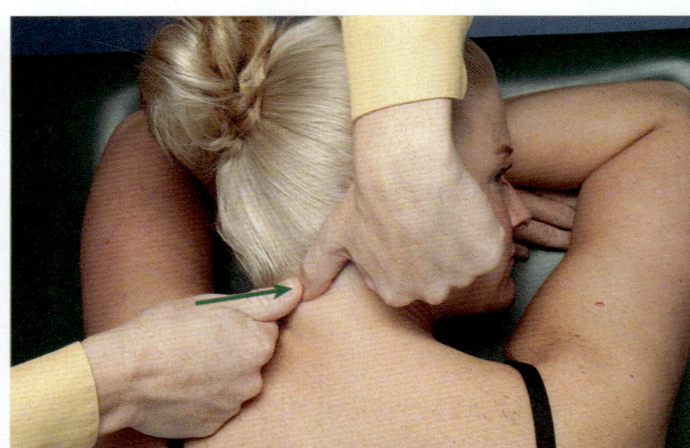

그림 30.32 고리중쇠 분절의 편측 앞쪽 PAIVM 검사/가동술.

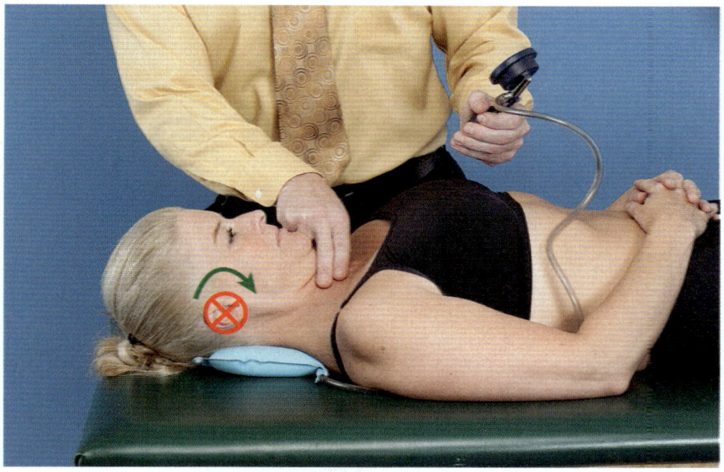

그림 30.33 머리목 굽힘 검사.

근육 기능 검사 (Examination of Muscle Function)

정상적인 기능 요구를 기반으로 했을 때, 근력과 반대로 근지구력이 중요한 변수가 될 것이다. 공식적인 근력검사는 여러 교재에서 자세히 설명되어 있다.

목뼈 근육은 깊은 근육군과 얕은 근육군으로 나누어진다. 깊은 근육군은 주로 고정근으로 작용하고, 얕은 근육군은 움직임을 일으키는 주된 근육으로 작용할 것이다. 최근 몇 년 동안, 목뼈의 깊은 안정화 근육이 많이 분석되었고, 이들 근육군의 훈련은 목 통증과 머리 통증을 감소시키는데 매우 효율적인 것으로 밝혀졌다.[68–73]

*깊은 목 굽힘근*은 *머리긴근(longus capitis)*과 *목긴근(longus colli)*으로 구성된다. 부가적으로 깊은 목 폄근은 *뭇갈래근*과 *돌림근*으로 구성되고, 중요한 고정근으로 작용한다. 중간층의 근육으로는 *목반가시근*과 *머리반가시근*이 있다. 깊은 층과 중간 층의 근육은 관련 분절의 움직임과 위치에 대한 고유수용성 피드백을 제공하기 위해 중간 범위에서 기능하는 힘의 변환기로 작용한다.

깊은 안정화 시스템은 *머리목 굽힘 검사*와 *머리목 굽힘 운동*을 통해 검사되고 훈련될 것이다(그림 30.33). 이런 접근법을 이용한 검사와 훈련은 17장에서 자세히 설명되었다.

턱관절 근육의 기능을 고려할 때, 이들 근육을 양쪽이나 편측으로 평가하는 것이 중요하다. "아래턱의 법칙"에 따르면, 아래턱의 바깥쪽면에 붙어 있는 근육은 동측 가쪽치우침을 일으키고, 안쪽면에 붙어 있는 근육은 반대쪽 가쪽치우침을 일으킨다는 것이다.

입을 여는데 기여하는 근육들은 목뿔뼈를 고정시키기 위해 등척성으로 수축하는 *목뿔아래근*과 아래턱을 아래쪽으로 내림하기 위해 등장성으로 수축하는 *목뿔위근*으로 구성된다. 부가적으로, *가쪽날개근*은 입을 여는 마지막 단계에서 작용한다. 가쪽날개근의 위쪽갈래는 원반에 붙어 있고, 아래쪽갈래는 아래턱융기에 붙어 있다.

아마도 신체 면적 1인치 제곱당 가장 강력한 근육은 *깨물근*일 것이다. 턱관절의 안쪽면에 위치하지만 깨물근과 비슷하게 주행하는 근육은 *안쪽날개근*이다.

입을 다무는데 도움을 주는 보조 근육은 얕은 층의 *관자근*이다. 관자근의 뒤쪽 수평으로 주행하는 섬유는 입을 다무는 역할 뿐만 아니라, 턱관절을 뒷당김하는 역할도 한다. 관자근은 가쪽날개근과 함께 작용하여 턱관절의 가쪽치우침에도 작용한다.

촉진 (Palpation)

뼈 촉진 (Osseous Palpation)

환자를 엎드리게 하고, 검사자는 인대와 근육의 부착점으로 작용하는 크고 중앙에 위치한 *큰뒤통수뼈융기*와 *위쪽 및 아래쪽 목덜미선*을 찾는다. 그리고 가쪽에 있는 중요한 근육의 부착점으로 작용하는 *꼭지돌기*를 촉진한다.

C1의 가쪽덩이는 아래턱각과 꼭지돌기 사이의 공간에서 가장 잘 촉진된다(그림 30.34). 반대쪽 돌림 동안 뼈표식점의 가쪽 병진을 촉진함으로써, C1 가쪽덩이의 위치와 OA 가동성을 확인한다. C2의 *가시돌기*는 큰뒤통수융기에서 아래쪽으로 손가락 3개의 폭 만큼 위치한다(그림 30.35). 뼈표식점의 운동과 더 많이 튀어나오게 하기 위해, 머리를 약간

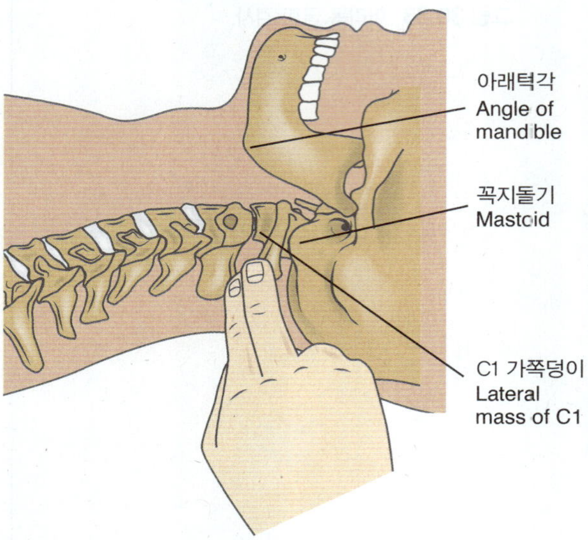

그림 30.34 C1 가쪽덩이와 꼭지돌기의 촉진.

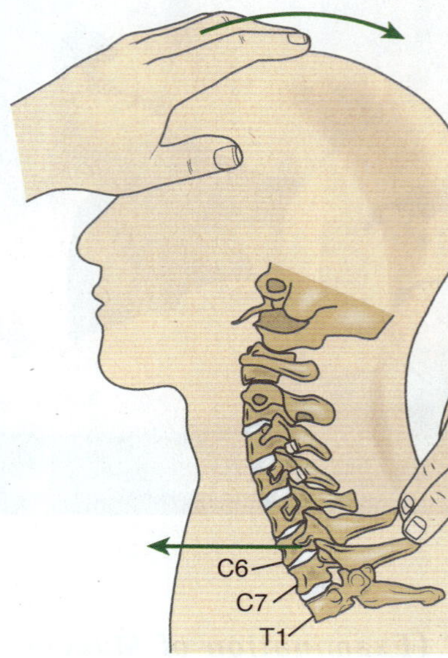

그림 30.36 C6, C7, T1의 가시돌기의 촉진.

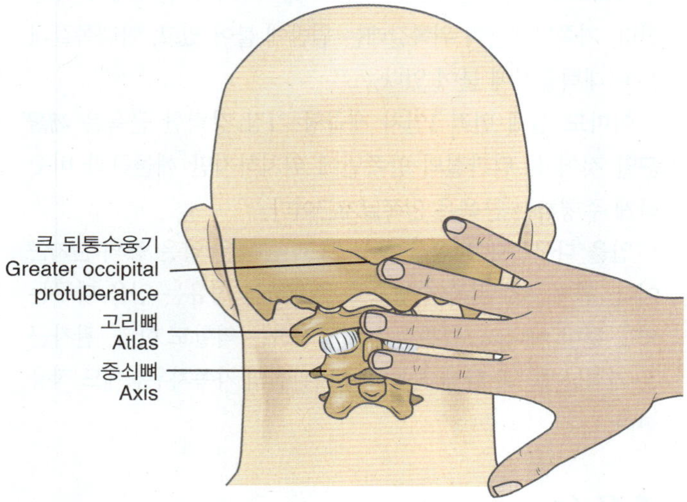

그림 30.35 큰뒤통수융기, C1의 뒤쪽결절과 C2의 가시돌기의 촉진.

굽힘하거나 옆굽힘한다. 이웃한 가시돌기들의 상대적인 위치를 확인하기 위해, 집게 잡기(엄지와 집게손가락을 이용한)를 이용하여 인체 정중앙에 있는 각 레벨의 가시돌기를 촉진한다. 각 가시돌기의 바로 옆쪽에 위치한 *관절기둥*은 수직으로 움직여 촉진했을 때 능선처럼 느껴진다. C6의 가시돌기와 C7의 가시돌기는 가장 쉽게 촉진되는 가시돌기로서, C7 가시돌기가 가장 많이 뒤로 튀어나와 있다(그림 30-36). C6의 가시돌기와 C7의 가시돌기 사이를 구분하는 방법으로서 목뼈를 폄할 때, C7의 가시돌기는 그대로 가만히 있는 반면, C6의 가시돌기는 앞쪽으로 병진된다.

앞쪽으로 움직여, 누워 있는 사람의 얼굴뼈를 촉진한다. 관자뼈와 광대뼈의 결합으로 형성된 수평의 *광대활*을 가장 쉽게 촉진할 수 있을 것이다. *아래턱몸통*과 *아래턱밑오목*에서 시작하여 아래턱각을 촉진하고, 거기서 뒤쪽으로 튀어나온 아래뼈가지로 이동하고, 아래턱 전체를 촉진한다. 아래턱융기는 귓구멍 바로 앞쪽에 위치한다. 입을 벌릴 때 *가쪽 극*은 앞쪽과 아래쪽으로 이동한다(그림 30.37). *갈고리돌기*는 광대활의 중간 지점에서 바로 1인치 밑에 위치하고, 입을 약간 벌릴 때 가장 쉽게 촉진된다. *목뿔뼈*는 C2의 앞쪽에서 촉진된다. 목뿔뼈는 목뿔뼈를 올림시키는 삼키기 작용에서 쉽게 확인된다. 목뿔뼈로부터 아래쪽으로 이동하면, *반지연골*의 구심성 링을 가진 기관지와 중앙의 *방패연골*이 촉진된다.

연부조직 촉진 (Soft Tissue Palpation)

커다란 *목빗근(SCM)*은 목 앞삼각의 가쪽 경계면을 형성한다(그림 30.38). 목빗근은 반대쪽 돌림에 저항을 줌으로서 목갈비근과 감별될 수 있다. 빗장뼈 위쪽과 SCM의 바로 가쪽에 목갈비근이 위치하고, 목갈비근이 1번 갈비뼈에 도달하기 위해 빗장뼈 밑으로 들어간다. 가쪽으로 움직여, 어깨올림근에 인접한 *중간목갈비근*과 *뒤목갈비근*을 촉진한다(그림 30.39). 머리를 반대쪽으로 약간 돌림하는 자세로 만들어서, 촉진할 수 있는 부위를 노출시킨다. 그리고 이들 근육을 동원하기 위해 동측 옆굽힘에 약간 저항을 가한다.

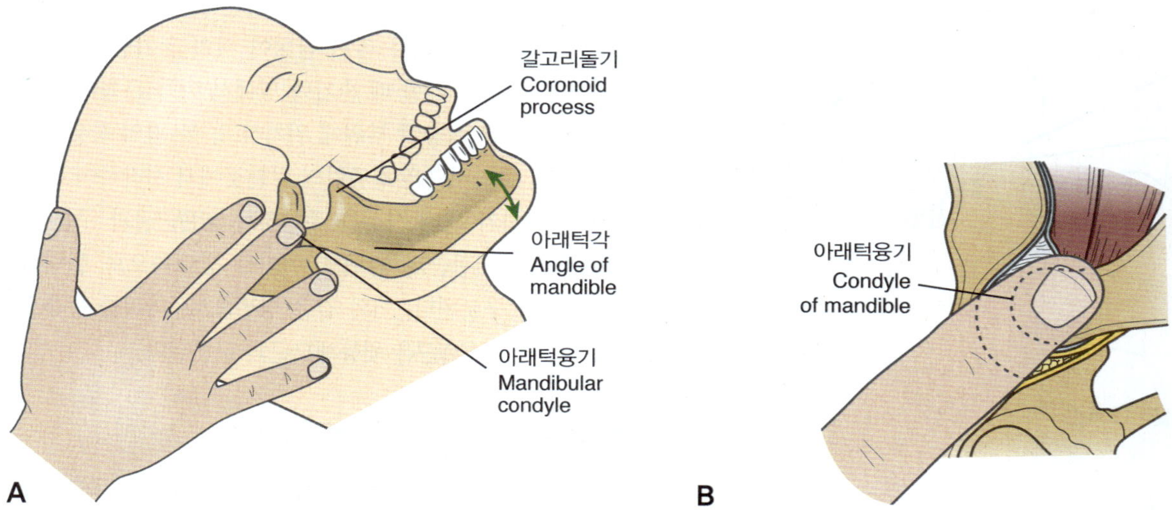

그림 30.37 아래턱융기, 아래턱각 및 아래턱 갈고리돌기의 촉진.

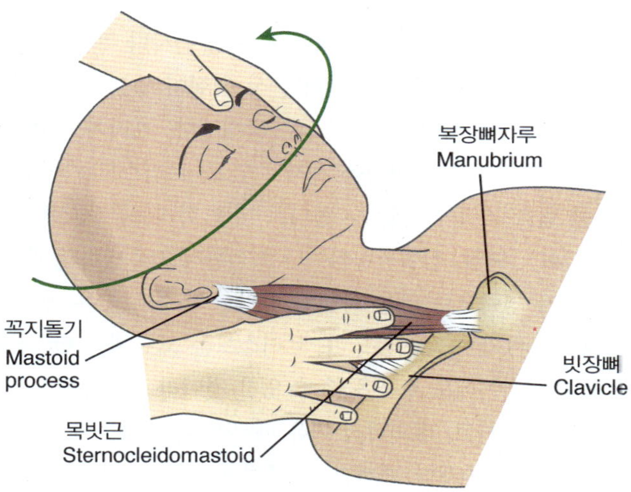

그림 30.38 목빗근의 촉진.

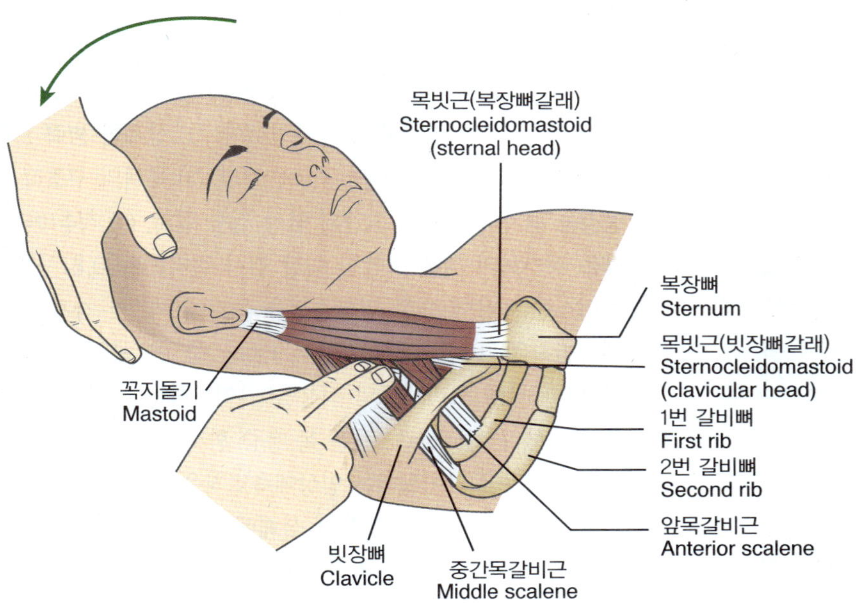

그림 30.39 앞목갈비근과 중간목갈비근의 촉진.

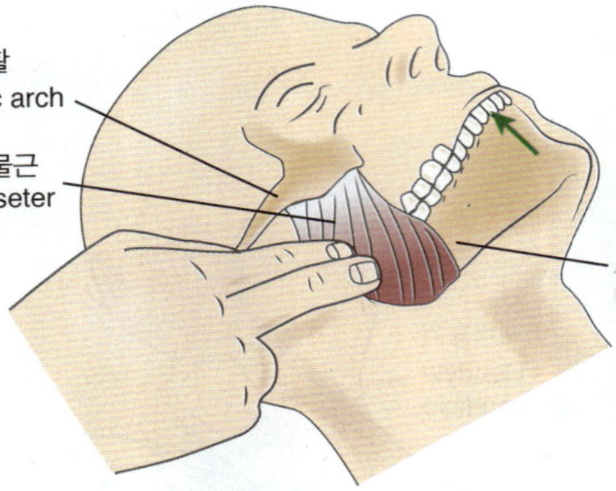

그림 30.40 깨물근의 촉진.

환자를 눕히고, 저작 근육들을 촉진할 수도 있다. 저작 근육 중에서 가장 강력하고 두드러진 근육은 *깨물근*이다(그림 30.40). 광대활과 아래턱각의 촉진은 깨물근 촉진의 과정을 경계짓는 역할을 한다. 검사자는 장갑을 끼고, 손가락을 환자의 입 안에 넣어 뺨의 안쪽면을 따라 만진다. 그리고 엄지를 뺨의 바깥면에 배치한다. 치열 옆에 손가락을 배치하여, 검사자가 입 안에서 *안쪽날개근*을 촉진하고 입 밖에서 *깨물근*을 촉진할 때 환자는 잇빨을 다문다.

머리뼈의 옆면에서, *깨물근*의 힘살을 촉진할 수 있고, 입 다물기, 동측 가쪽치우침 또는 뒷당김에 저항을 줌으로서 깨물근을 확인할 수 있다. 비록 어렵지만, 내밈에 저항을 줄 때 마지막 어금니 뒤쪽의 입안 공간에서 *가쪽날개근*을 촉진할 수 있다(그림 30.41).

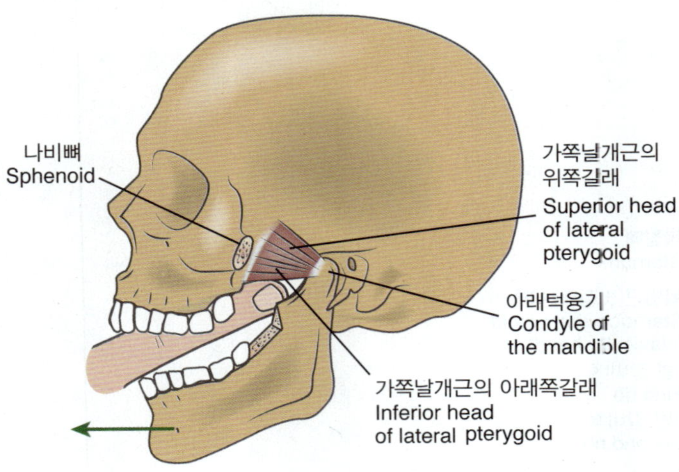

그림 30.41 가쪽날개근 위쪽갈래와 아래쪽갈래의 촉진(입 안으로).

*뒤통수뼈융기*와 C2 사이 공간의 깊은 곳에 4개의 뒤통수밑근이 위치한다. 그러나 촉진 감별이 거의 불가능하고, 폄에 부드러운 저항을 가할 때 손가락 밑에서 이들 근육이 팽창한다. *반가시근*은 정중앙 부위에 위치하고, 목 폄의 작용근으로 작용한다. 반가시근은 정중앙의 닿는곳에서 시작하여 꼭지돌기에 부착하기 위해 사선을 주행하는 *널판근*군과 구분된다. 널판근군은 널판근과 반대로 머리를 반대쪽으로 돌림하는 *윗등세근*과 구분된다. 이와 같은 방법으로, 머리를 동측으로 돌림하는 *어깨올림근*은 윗등세모근과 구분된다.

특수 검사 (Special Testing)

목뼈 도수중재와 관련된 고유의 위험 때문에, 도수중재를 하기 전에 선별검사의 수행을 권장한다. 대부분의 물리치료사는 이용할 수 있는 모든 선별검사를 도수교정하기 전에 수행해야 한다는 것에 동의한다;[74] 그러나 선별검사의 유용성과 안전성에 대한 논란은 존재한다. 단일 검사나 복합적인 선별검사는 목뼈 트러스트로부터 손상 위험이 있는 사람을 확인하는데, 신뢰성이 없는 것으로 밝혀졌다. 게다가, 선별검사 자체가 고유의 위험성을 가지고 있고, 트러스트 기법보다 더 큰 힘을 조직에 가할 수 있다.[75] 몇몇 학자들은 체질량 지수(BMI), 혈압, 심혈관질환이나 뇌혈관사고의 병력 등과 같이, 환자 병력으로 나온 확인된 다양한 요소도 좋은 예측자(predictor)가 될 것이고, 또 트러스트를 보류해야 할 환자들을 확인하는데도 도움을 줄 수 있을 것이라고 제시했다. 그럼에도 불구하고, 법의학적 이유 때문에 이 검사들의 이용에 대한 동의가 존재할 때까지, 신중하게 그들 검사의 적용을 고려해야 할 것이다. 목뼈 트러스트 교정을 수행하기 전에, 도수물리치료사들은 다음과 같이 구성된 4 단계의 도수교정 이전 선별 과정(four-tier premanipulative screening process)을 수행해야 한다고 제안했다: (1) 상세한 ***병력 인터뷰***, (2) ***의학적 검사**와 **진단 영상의 결과***, (3) 목뼈의 ***구조적 안정성***을 평가하기 위해 고안된 임상 검사 절차. (4) ***척추바닥동맥***을 평가하기 위해 고안된 임상 검사 절차(표 30.8). 목뼈 트러스트 이용에 대한 임상결정을 돕기 위해, 몇 가지 임상 예측법칙(CPR)이 개발되었다. Tseng 등[77]은 목 통증 환자를 위한 목뼈 트러스트의 적용을 가이드하는 임상예측법칙을 개발했다. Cleland 등[78]은 목 통증 환자를 위한 등뼈 트러스트의 적용을 가이드하는 임상예측법칙을 개발했다. 불행하게도, 후자는 타당성을 얻는데 실패했고, 보다 최근의 근거에 따르면, 목 관련 질환을 위해 목뼈 트러스트가 등뼈 트러스트

표 30-8 목뼈에 대한 도수교정 이전 선별 검사의 4 단계

단계 1 : 신체계통 리뷰

- 류마티스 관절염, 다운 증후군, Ehrlos-Danios 증후군, Marfan 증후군, 홍반 루퍼스, 강직성 척추염, 미만성 특발성 뼈과대증, 척추관절병증, 암(>50세, 반응 실패, 설명되지 않는 체중 감소, 고-거 병력), 뼈밀도 관련 질환(골다공증, 스테로이드제 사용, 만성 신부전, 폐경기 여성).
- 임신이나 출산 직후, 경구용 피임약, 항응고제 치료
- 최근의 외상
- 정적 자세의 내성[107]
- 운동 시 급성 통증이 발생하고, 외적 지지로 통증이 완화됨
- 목의 폄은 현기증, 구역질, 복시, 이명, 눌어증 및 눈 떨림을 일으킨다.

단계 2 : 의학적 검사와 진단 영상

- 체계성 질환을 나타내는 임상병리 수치(단계 1 참고)
- 방사선 영상
  - 입 벌리고 촬영한 영상: 치아돌기와 C1-C2를 보기 위해
  - 측면 필름과 측면 스트레스 필름: 평행선의 관계와 고리-치아돌기 사이 경계(> 3㎜)를 확인하기 위해
  - 사선 필름: 관절사이부위의 결손을 확인하기 위해
- 미세한 병리를 찾기 위한 MRI, CT 스캔, 신티그램 조영술
- 척추바닥동맥성 허혈을 감지하는 도플러 초음파

단계 3 : 분절 안정성을 위한 임상 선별 절차 : *

- Sharp-Purser 검사
- Aspinall 검사
- 가로인대 스트레스 검사
- 치아돌기골절 검사
- 날개인대 스트레스 검사
- 척추사이관절의 수동 생리적 가동성 검사(> 5 등급)
- 가동술 사전 자세 배치
- 좋지 못하 운동의 질을 보이는 능동가동범위 평가

단계 4 : 척추바닥동맥성 허혈을 위한 임상 선별 절차 : *

- 척추바닥동맥 검사
- 목 비틀림 검사

CT, 첨퓨터 단층 촬영; MRI, 자기공명영상.
* 단계 3과 단계 4의 검사들이 기술되고, 그림들이 본 교재에서 제공된다.

보다 더 큰 효율성을 가진 것으로 밝혀졌다.[79] 트러스트 기법의 임상예측법칙에 대한 정보를 더 많이 알고 싶으면, 18장을 참고하기 바란다.

이런 절차와 관련된 고유의 위험과 낮은 민감도와 특이도[80] 때문에, 단계 1과 단계 2의 선별검사가 음성일 때, 그리고 목뼈 트러스트를 받으려고 하는 사람에게만 이들 절차의 사용을 권장한다.

목뼈에 대한 특수 검사를 자세히 알고 싶으면, 다른 교재나 문헌을 통해 자세히 공부하기 바란다. 그러므로 본 교재는 선택된 특수 검사의 간단한 설명만을 제시하고 있다. 표 30.9는 목뼈의 검사에서 많이 이용되는 몇몇 특수 검사의 민감도, 특이도 및 우도비를 제공하고 있다. 이들 특수 검사의 수행에 대해 자세히 알고 싶은 독자들은 다른 교재들을 참고해야 할 것이다.

표 30-9 목뼈에 대한 특수 검사

검사	민감도	특이도	+LR	-LR	신뢰도	참고문헌
Sharp-Purser 검사	69%	96-98%	17.25	0.32	NA	Uitvlugt and Indenbaum[81]
Aspinall 검사	NA	NA	NA	NA	NA	Aspinall[82]
가로인대 스트레스 검사	9-37%	86-96%	NA	NA	NA	Meadows and Magee[83] Pettman[84]
치아돌기 골절 검사	NA	NA	NA	NA	NA	Magee[60]
날개인대 스트레스 검사	NA	NA	NA	NA	NA	Meadows and Magee[83] Pettman[84] Olson et al[85]
척추동맥 검사	NA	NA	NA	NA	NA	Grant[86] Grant[87] Rivett[88] Keery and Taylor[89] Kunnasmaa and Thiel[90]
목 비틀림 검사	NA	NA	NA	NA	NA	Pettman[84] Vidal and Huijbregts[91] Norre[92]
구멍 견인 검사	26-43%*	90-100%*	4.4*	0.62*	0.41-0.88 (kappa)	Wainner et al[29] Pettman[84] Spurling and Scoville[93] Viikari-Juntura et al[94]
Spurling 검사 (위쪽 사분원 징후/아래쪽 사분원 징후)	30.5-86%*	50-100%*	1.92-4.87*	0.58-0.69*	0.60-0.62 (kappa)	Wainner et al[29] Spurling and Scoville[93] Viikari-Juntura et al[94] Tong et al[95] Bertilson et al[96]
신경역동검사: 정중신경 편중	94-97%*	22%*	1.3*	0.012*	0.76 (kappa)	Wainner et al[29] Butler[97] Coppieters et al[98] Coppieters et al[99] Keneally[100] McClellan and Swash[101] McClellan[102] Garmer et al[103] Kleinrensink et al[104]
신경역동검사: 자신경 편중	NA	NA	NA	NA	NA	Wainner et al[29] Butler[97] Coppieters et al[98] Coppieters et al[99] Keneally[100] McClellan and Swash[101] McClellan[102] Garmer et al[103] Kleinrensink et al[104]

표 30-9 목뼈에 대한 특수 검사 – 계속

검사	민감도	특이도	+LR	–LR	신뢰도	참고문헌
신경역동검사: 노신경 편중	72–97%	33%	1.1	0.85	0.83(kappa)	Wainner et al.[29] Butler[97] Coppieters et al[98] Coppieters et al[99] Keneally[100] McClellan and Swash[101] McClellan[102] Garmer et al[103] Kleinrensink et al[104]
어깨벌림 방법 (Bakody)	17–68%	80–100%	1.9–2.2	0.64–0.9	0.20–0.40 (kappa)	Wainner et al[29] Viikari-Juntura et al[93]

LR: 우도비; Sn: 민감도; Sp: 특이도; NA: 평가되지 않음
* 견인, Spurling, 정중신경 편중, 동측 돌림 < 60°:
4개 중 2개 검사 +: Sn = 39%, Sp = 56%, (+) LR = 0.88
4개 중 3개 검사 +: Sn = 39%, Sp = 94%, (+) LR = 6.1
4개 중 4개 검사 +: Sn = 24%, Sp = 99%, (+) LR = 30.3

목뼈에 대한 특수 검사 / SPECIAL TESTS FOR THE CERVICAL SPINE

분절 안정성 검사

Sharp-Purser 검사 (그림 30.42)[81]

목 적 : 가로인대의 온전성을 검사함에 있어, 정복으로부터 초래될 수 있는 C1와 C2의 아탈구를 확인하기 위해

환 자 : 머리와 목을 중립위로 하고 앉은 자세

치 료 사 : 치료사는 환자의 측면에서 선 자세를 취한다. 한 손은 환자의 이마에 배치하고, 다른 손의 엄지와 집게손가락으로 골프 티(golf tee) 자세를 취하고 C2의 가시돌기에 배치한다.

절 차 : 치료사는 환자의 머리를 굽힘하고, 이마에 접촉된 손을 통해 고정된 C2 쪽인 뒤쪽 방향으로 힘을 가한다.

해 석 : C2에 대한 C1의 정복이 감지되고, 끝느낌이 부드럽거나, 또는 환자가 식도 압박과 척수압박 증상과 관련된 다른 신경학적 증상을 호소하면, 양성이다.

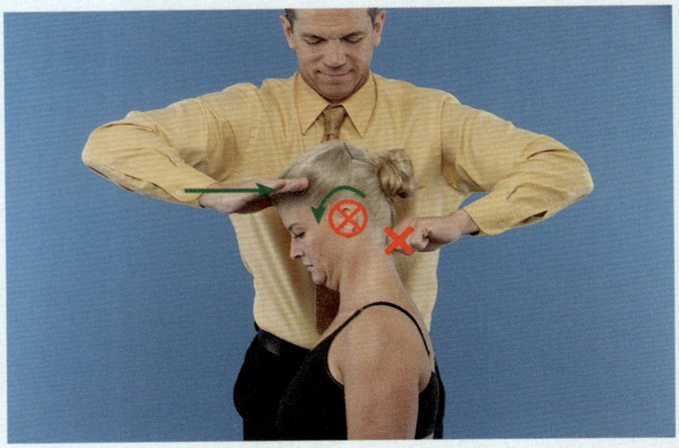

그림 30.42 Sharp-Purser 검사.

Aspinall 검사 (그림 30.43)[82]

목 적 : Sharp-Purser 검사가 음성일 경우, 가로인대의 온전성을 검사하기 위해

환 자 : 머리와 목을 중립위로 하고 누운 자세

치 료 사 : 치료사는 환자의 머리쪽에서 선 자세를 취하고, 한 손을 환자의 턱을 배치하여 목 굽힘에 대해 머리를 유지한다. 다른 손은 C2에 배치한다.

절 차 : 머리를 목 굽힘 자세로 유지하면서, C2에 앞쪽방향의 힘을 가한다.

해 석 : 끝느낌이 부드럽거나 환자가 식도 압박과 척수압박 증상과 관련된 다른 신경학적 증상을 호소하면, 양성이다.

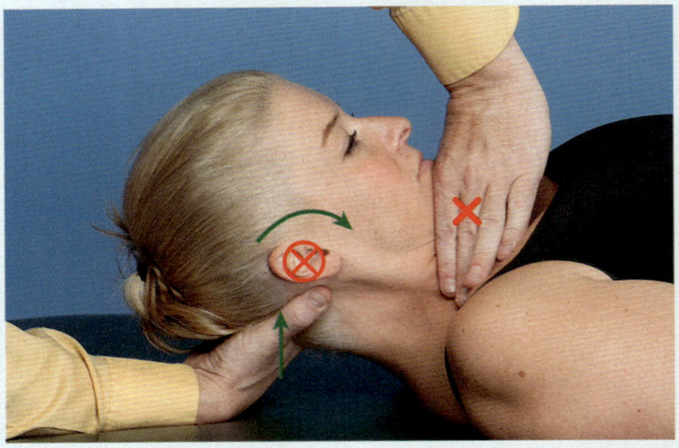

그림 30.43 Aspinall 검사.

가로인대 스트레스 검사 (그림 30.44)[83,84]

목 적 : 가로인대의 온전성을 검사하기 위해
환 자 : 머리와 목을 중립위로 하고 누운 자세
치 료 사 : 치료사는 손가락을 고리뼈에 배치하고, 양손으로 뒤통수를 지지한다.
절 차 : 목의 굽힘이나 폄 없이, 뒤통수와 고리뼈를 앞쪽으로 병진시키고, 15초 동안 그 자세를 유지한다.
해 석 : 끝느낌이 부드럽거나 근경련, 구역질, 현기증, 감각이상, 눈떨림 또는 식도 압박이 있으면, 양성이다.

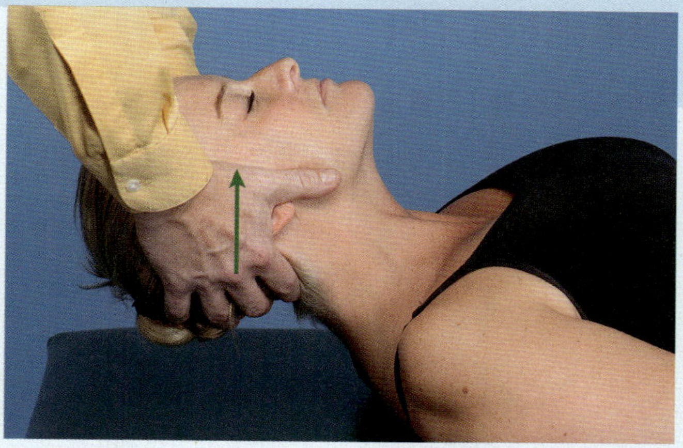
그림 30.44 가로인대 스트레스 검사

치아돌기 골절 검사 (그림 30.45)[58]

목 적 : 치아돌기의 온전성 소실을 확인하기 위해
환 자 : 머리와 목을 중립위로 하고 누운 자세
치 료 사 : 한 손으로 뒤통수를 지지하고, 다른 손을 고리뼈의 가쪽덩이에 배치한다.
절 차 : 한 손으로 뒤통수를 지지하는 동안, 고리뼈에 접촉된 다른 손을 통해 안쪽 방향으로 힘을 가한다.
해 석 : 가쪽덩이의 병진운동이 증가되면, 양성이다.

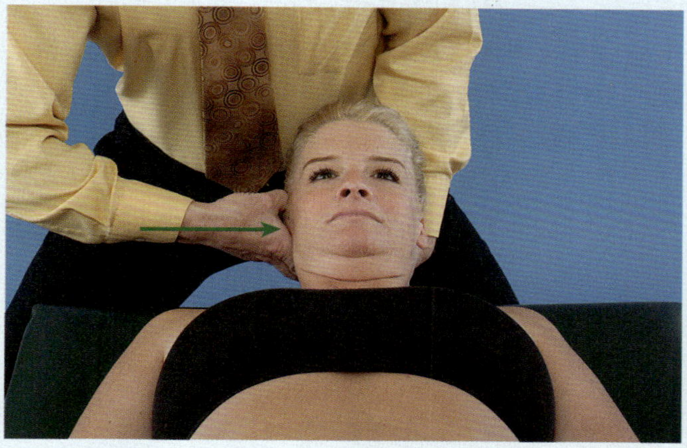
그림 30.45 치아돌기 골절 검사

날개인대 스트레스 검사 (그림 30.46)[83-85]

목 적 : 날개인대의 온전성을 검사하기 위해
환 자 : 머리와 목을 중립위로 하고 누운 자세
치 료 사 : 치료사는 집게손가락으로 중쇠뼈의 가시돌기를 촉진하면서, 양 손으로 뒤통수를 지지한다.
절 차 : 뒤통수를 양쪽 방향으로 약간 옆굽힘시킨다.
해 석 : 중쇠뼈 가시돌기의 움직임(옆굽힘 쪽으로 돌림이 일어나는)이 지연되면, 양성이다.

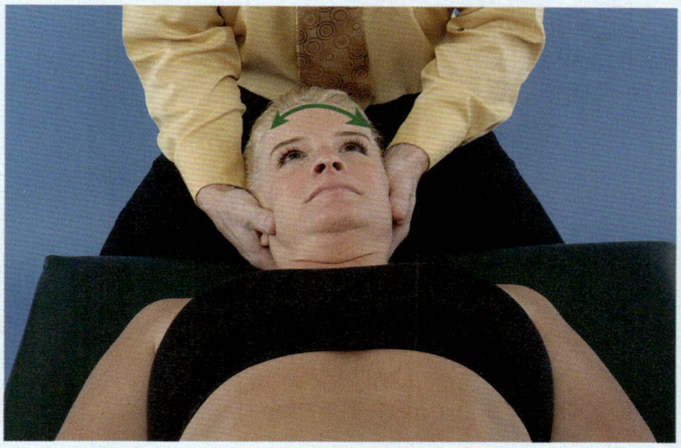
그림 30.46 날개인대 스트레스 검사

혈관 온전성 검사

척추동맥검사 (그림 30.47)[86-90]

목 적 : 척추바닥동맥의 허혈/불충분을 평가하기 위해

환 자 : 머리와 목을 중립위로 하고 누운 자세

치 료 사 : 환자의 머리쪽에 서서, 한 손으로 뒤통수를 지지한다. 그리고 다른 손을 위쪽 목뼈에 배치하여, 받침점으로 작용한다.

절 차 : 치료사는 최대 움직임이 각 운동면에서 일어날 때까지 순차적으로 환자의 머리를 폄, 옆굽힘, 동측 돌림시킨다.
이때 환자는 눈을 떠야 하며, 환자와 간단한 대화를 한다. 치료사가 징후나 증상이 있는지를 확인하기 위해, 환자의 자세를 15–30초간 유지시킨다. 30초나 1분의 휴식 후에, 반대쪽도 검사한다.

해 석 : 다음과 같은 징후가 있으면 양성이다: 눈떨림, 동공팽창, 어눌한 말, 반응 감소, 뚜렷한 고충. 다음과 같은 증상이 있으면 양성이다: 어지러움, 이명, 구역질, 흐릿한 시야, 불쾌한 감각 등.

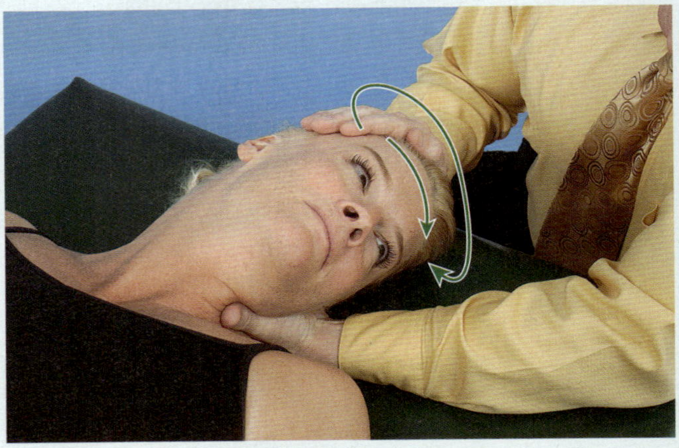

그림 30.47 척추동맥검사.

목 비틀림 검사 (그림 30.48) [84,91,92]

목 적 : 척추동맥 검사 이후 척추동맥 포착과 자세성 현훈 사이를 구분하기 위해

환 자 : 앉은 자세

치 료 사 : 치료사는 환자 앞에 서서, 환자 머리의 양쪽면을 잡는다.

절 차 : 환자가 앉은 자세에서 자신의 몸을 좌우로 돌림할 때 치료사는 환자의 머리를 그대로 고정시킨다.

해 석 : 위에 언급된 척추동맥 포착의 징후가 있으면, 양성이다. 척추동맥검사가 음성이면, 나타난 징후와 증상은 자세성 현훈의 결과로 간주될 수 있다.

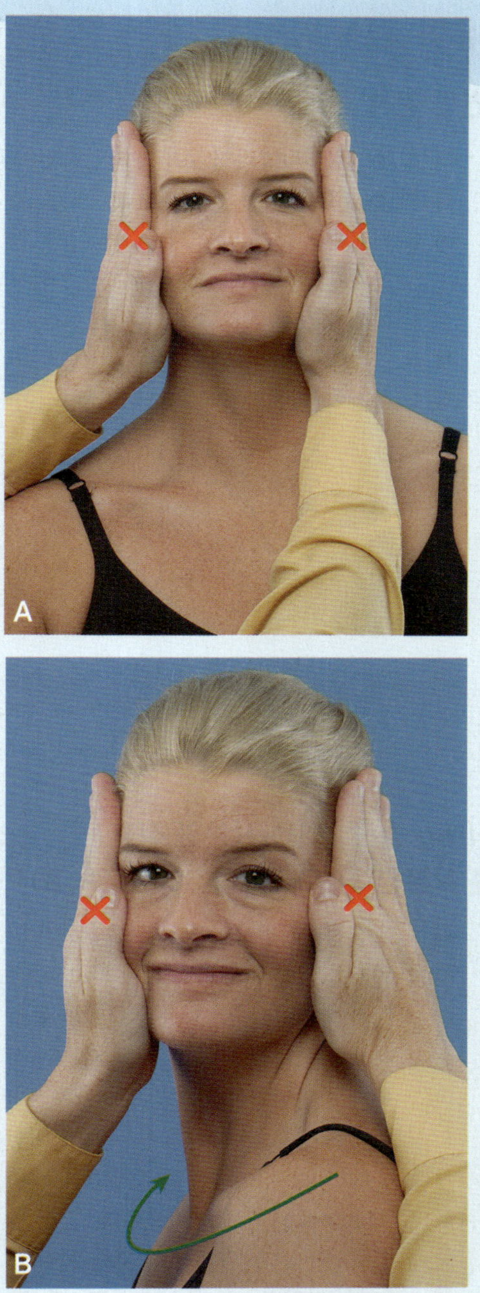

그림 30.48 목 비틀림 검사.

신경유발 검사

구멍 견인 검사 (그림 30.49)[29,84,93,94]

목 적 : 목신경뿌리병리의 유무를 확인하기 위해

환 자 : 앉은 자세나 누운 자세

치 료 사 : 치료사는 환자 뒤에 서거나 앉아서, 양 손의 엄지두덩을 꼭지돌기에 배치하고 환자의 머리를 잡는다.

절 차 : 양 손을 이용해 부드러운 견인을 적용한다.

해 석 : 환자의 현재 증상이 감소되면, 양성이다.

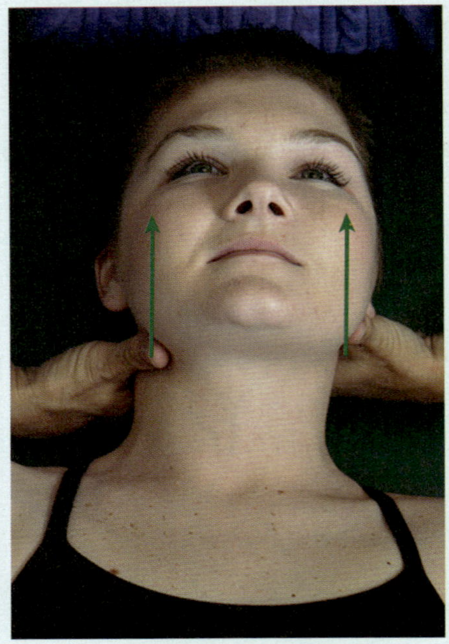

그림 30.49 구멍 견인 검사.

Spurling 검사 (위쪽 사분원 징후/아래쪽 사분원 징후) (그림 30.50 A,B)[29,93-96]

목 적 : 목신경뿌리병리의 유무를 확인하기 위해

환 자 : 환자를 앉은 자세로 취하게 하고, 수동으로 환자의 머리를 폄, 동측 옆굽힘과 동측 돌림의 자세로 미리 만든다. 아래쪽 사분원 징후를 위해 중립위에서 이것을 수행한다. 위쪽 사분원 징후를 위해, 환자는 목뼈 내밈을 먼저 수행하고, 위쪽 목뼈 분절에 힘을 집중시키는 "chin poke" 방법을 이용한다.

치 료 사 : 치료사는 환자 뒤에서 선 자세를 취한다.

절 차 : 3면의 과압박으로 구성된 부드러운 압박을 적용한다.

해 석 : 환자의 현재 증상이 감소되면, 양성이다.

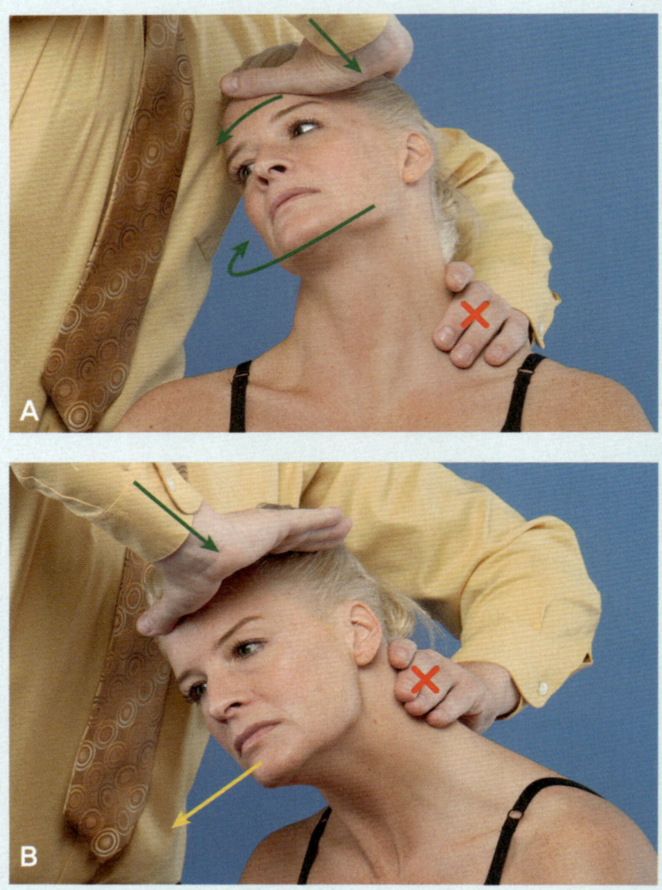

그림 30.50 Spurling 사분원 검사: **A.** 위쪽 사분원. **B.** 아래쪽 사분원.

신경역동검사: 정중신경 편중 (그림 30.51)[29,97-104]

목 적: 정중신경의 신경역동을 검사하기 위해

환 자: 머리와 목을 중립위로 하고 누운 자세

치 료 사: 치료사는 검사하고자 하는 쪽에 서서, 환자의 얼굴을 바라본다.

절 차: 치료사는 어깨 내림을 제공하기 위해 어깨 위쪽면에 주먹을 쥔 손을 배치한다. 이 손의 위치를 유지하면서, 다음과 같은 자세로 환자를 부드럽게 움직인다: 머리와 목을 반대쪽으로 옆굽힘하고, 동측 어깨를 벌림과 가쪽돌림시키고, 팔꿈치를 폄하고, 아래팔을 뒤침하고, 손목과 손가락을 폄한다. 증상에 대한 머리와 목의 자세 효과를 평가함으로써, 추가적인 감별을 결정할 수 있다.

해 석: 정중신경을 따라 분포하는 통증이나 감각이상이 재발하면, 양성이다. 치료사는 증상이 유발되는 위치를 기록한다.

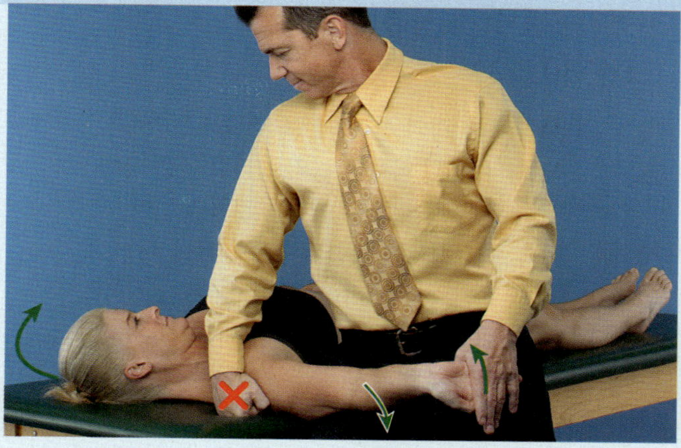

그림 30.51 신경역동검사: 정중신경 편중.

신경역동검사: 자신경 편중 (그림 30.52)[29,97-104]

목 적: 자중신경의 신경역동을 검사하기 위해

환 자: 머리와 목을 중립위로 하고 누운 자세

치 료 사: 치료사는 검사하고자 하는 쪽에 서서, 환자의 얼굴을 바라본다.

절 차: 치료사는 어깨 내림을 제공하기 위해 어깨 위쪽면에 주먹을 쥔 손을 배치한다. 이 손의 위치를 유지하면서, 다음과 같은 자세로 환자를 부드럽게 움직인다: 머리와 목을 반대쪽으로 옆굽힘하고, 동측 어깨를 벌림과 가쪽돌림시키고, 팔꿈치를 굽힘하고, 아래팔을 엎침하고, 손목과 손가락을 폄한다. 증상에 대한 머리와 목의 자세 효과를 평가함으로써, 추가적인 감별을 결정할 수 있다.

해 석: 자신경을 따라 분포하는 통증이나 감각이상이 재발하면, 양성이다. 치료사는 증상이 유발되는 위치를 기록한다.

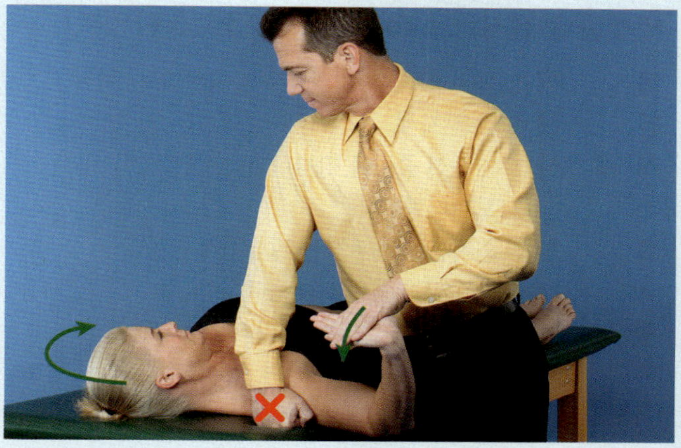

그림 30.52 신경역동검사: 자신경 편중.

신경역동검사: 노신경 편중 (그림 30.53)[29,97-104]

목 적: 노신경의 신경역동을 검사하기 위해
환 자: 머리와 목을 중립위로 하고 누운 자세. 테이블 밖으로 어깨를 걸쳐 놓는다.
치 료 사: 치료사는 검사하고자 하는 쪽에 서서, 환자의 발을 바라본다.
절 차: 검사하는 내내 치료사는 다리를 이용해 환자의 어깨 내림을 유지한다. 어깨 내림을 유지하면서, 다음과 같은 자세로 환자를 부드럽게 움직인다: 머리와 목을 반대쪽으로 옆굽힘하고, 동측 어깨를 벌림과 안쪽돌림시키고, 팔꿈치를 펴하고, 아래팔을 엎침하고, 손목과 손가락을 굽힘한다. 증상에 대한 머리와 목의 자세 효과를 평가함으로써, 추가적인 감별을 결정할 수 있다.
해 석: 노신경을 따라 분포하는 통증이나 감각이상이 재발하면, 양성이다. 치료사는 증상이 유발되는 위치를 기록한다.

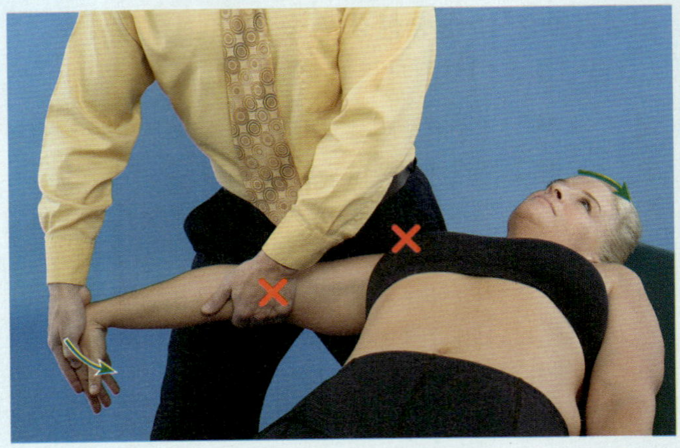

그림 30.53 신경역동검사: 노신경 편중.

어깨벌림 검사(Bakody)(그림 30.54)[29,94]

목 적: 목신경뿌리병리의 유무를 확인하기 위해
환 자: 앉은 자세
치 료 사: 기준선 증상을 평가하고, 수행을 모니터링한다.
절 차: 환자는 어깨관절을 벌림하여 손등을 정수리 위에 올려놓는다.
해 석: 환자의 현재 증상(일반적으로 위팔에 나타나는)이 감소되면, 양성이다.

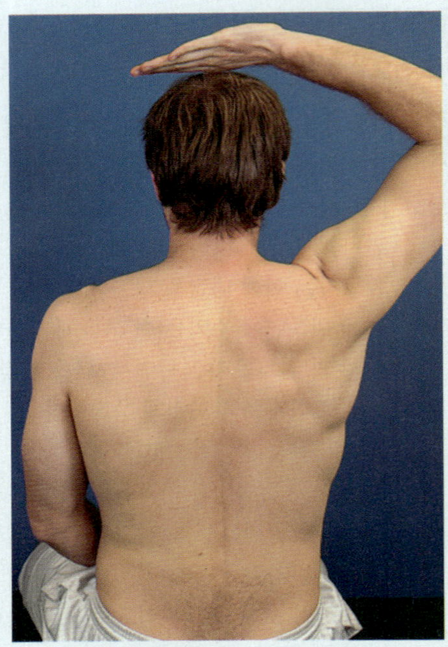

그림 30.54 어깨벌림 방법(Bakody).
(출처: Bob Wellmon Photography, BobWellmon.com)

목뼈와 턱관절의 가동술

/ JOINT MOBILIZATION OF THE CERVICAL SPINE AND TEMPOROMANDIBULAR JOINT

주: 본 단락에서 서술되는 관절가동술의 적응증은 예상되는 관절운동형상학을 토대로 한다. 오늘날의 근거는 그것들 사용의 적응증이 여러 요소이고, 가동성의 직접 평가와 환자 반응을 토대로 한다는 것이다.

턱관절의 가동술

턱관절의 견인 기법

적응증:

- ***턱관절 견인 기법***은 턱관절 움직임이 모든 방향에서 제한되었을 때 적용된다.

종속운동기법 (그림 30.55)

- **환자/치료사의 자세:** 환자는 머리와 목을 중립위로 하고 앉은 자세를 취한다. 치료사는 환자의 측면에서 선 자세를 취한다.
- **손 배치:** 환자의 머리를 치료사의 가슴에 밀착시켜 잘 고정할 수 있도록, 아기를 안 듯이 환자의 머리를 잡는다. 가동손의 엄지를 아래턱 어금니에 배치하고, 집게손가락을 굽힘하여 아래턱밑에 배치한다.
- **힘 적용:** 엄지 접촉을 통해 아래쪽 방향으로 견인력을 적용한다.

생리적 운동을 동반한 종속운동 (그림 없음)

- **환자/치료사의 자세:** 환자와 치료사는 위와 동일한 자세를 취한다.
- **손 배치:** 위와 동일하게 치료사의 양 손을 배치한다.
- **힘 적용:** 엄지 접촉을 통해 아래쪽 방향으로 견인력을 적용할 때, 환자는 능동으로 입을 벌린다.

턱관절의 앞쪽 활주

적응증:

- ***턱관절의 앞쪽 활주기법***은 아래턱 내림, 내밈 및 반대쪽 치우침에 제한이 있을 때, 적용된다.

종속운동기법 (그림 30.56)

- **환자/치료사의 자세:** 환자는 머리와 목을 중립위로 하고 앉은 자세를 취한다. 치료사는 환자의 측면에서 선 자세를 취한다.
- **손 배치:** 환자의 머리를 치료사의 가슴에 밀착시켜 잘 고정할 수 있도록, 아기를 안 듯이 환자의 머리를 잡는다. 가동손의 엄지를 아래턱 어금니에 배치하고, 집게손가락을 굽힘하여 아래턱밑에 배치한다.
- **힘 적용:** 엄지 접촉을 통해 약간의 견인력을 적용한 후, 앞쪽 활주를 적용한다.

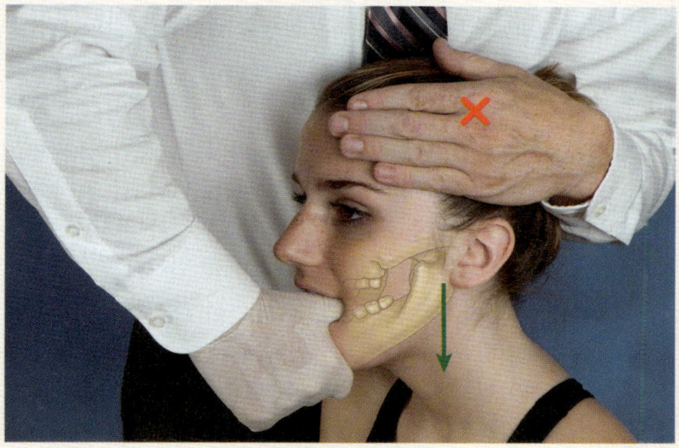

그림 30.55 턱관절의 견인(출처: Wise CH, and Gulick DT. Mobilization Notes. A Rehabilitation Specialist's Pocket Guide. Philadelphia. FA. Davis; 2009).

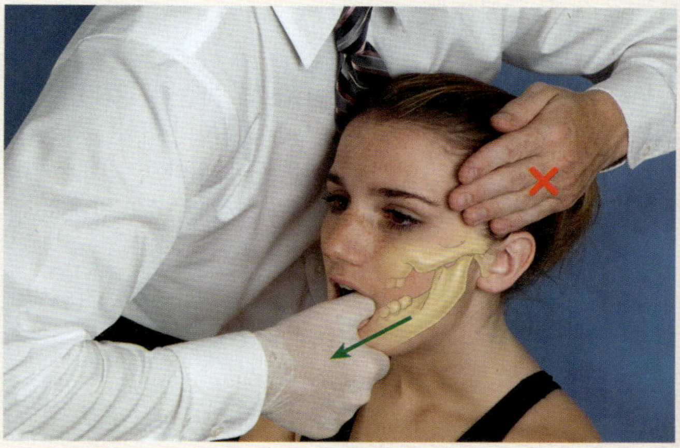

그림 30.56 턱관절의 앞쪽 활주(출처: Wise CH, and Gulick DT. Mobilization Notes. A Rehabilitation Specialist's Pocket Guide. Philadelphia. FA. Davis; 2009).

생리적 운동을 동반한 종속운동(그림 없음)

- **환자/치료사의 자세:** 환자와 치료사는 위와 동일한 자세를 취한다.
- **손 배치:** 위와 동일하게 치료사의 양 손을 배치한다.
- **힘 적용:** 엄지 접촉을 통해 앞쪽 활주를 적용할 때, 환자는 능동으로 아래턱을 내밈한다.

턱관절의 가쪽 활주

적응증:

- ***턱관절의 가쪽 활주***는 턱관절의 가쪽치우침이 제한되었을 때 적용된다.

종속운동기법 (그림 30.57)

- **환자/치료사의 자세:** 환자는 머리와 목을 중립위로 하고 앉은 자세를 취한다. 치료사는 환자의 측면에서 선 자세를 취한다.

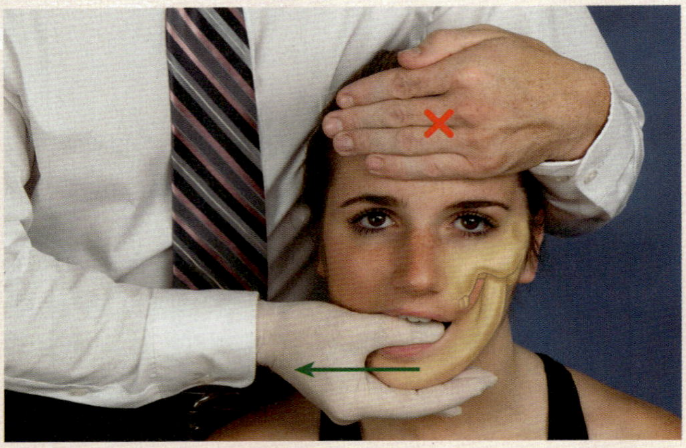

그림 30.57 턱관절의 가쪽활주(출처: Wise CH, and Gulick DT. Mobilization Notes. A Rehabilitation Specialist's Pocket Guide. Philadelphia. FA. Davis; 2009).

- **손 배치:** 환자의 머리를 치료사의 가슴에 밀착시켜 잘 고정할 수 있도록, 아기를 안 듯이 환자의 머리를 잡는다. 가동손의 엄지를 아래턱 어금니에 배치하고, 집게손가락을 굽힘하여 아래턱밑(치료사가 서 있는 쪽의 반대쪽)에 배치한다.
- **힘 적용:** 엄지 접촉을 통해 견인력을 적용한 후, 치료사가 서 있는 쪽으로 가쪽 활주를 적용한다.

생리적 운동을 동반한 종속운동 (그림 30.58)

- **환자/치료사의 자세:** 환자와 치료사는 위와 동일한 자세를 취한다.

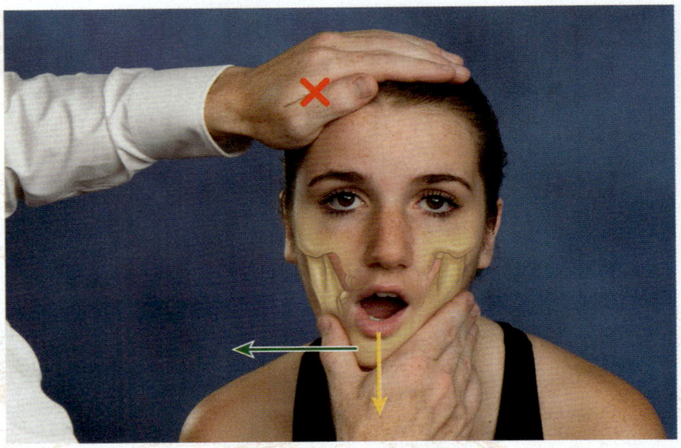

그림 30.58 생리적 운동이 동반된 턱관절 종속운동의 가쪽활주 기법(출처: Wise CH, and Gulick DT. Mobilization Notes. A Rehabilitation Specialist's Pocket Guide. Philadelphia. FA. Davis; 2009).

- **손 배치:** 치료사의 고정손을 환자의 이마에 배치하고, 가동손을 환자의 아래턱 안쪽과 가쪽에 배치한다.
- **힘 적용:** 환자는 제한이나 증상이 있는 방향으로 입을 능동으로 벌리고, 닫고, 아래턱을 가쪽치우침하고, 내밈한다. 이때 치료사는 가동손 접촉을 통해 힘을 부드럽게 적용한다. 적용되는 힘은 가동범위 내내 유지되어야 하고, 끝범위에서도 그 힘의 유지가 지속되어야 한다.

목뼈 관절의 가동술

목뼈의 중앙 앞쪽 활주와 편측 앞쪽 활주

적응증:

- ***목뼈의 중앙 앞쪽 활주와 편측 앞쪽 활주***는 분절 가동성이 모든 방향으로 제한될 때나 증상을 감소하기 위해 적용된다. 중앙 압박은 앞쪽굽힘과 뒤쪽굽힘의 시상면 운동을 주로 돕고, 반면 편측 압박은 돌림과 옆굽힘을 강화한다.

종속운동기법 (그림 30.59)

- **환자/치료사의 자세:** 환자는 머리와 목을 중립위로 하고 엎드린 자세를 취한다. 이때 겹친 팔로 머리를 지지하거나 양 팔을 몸통에 붙일 때는 베개로 머리를 지지해 준다. 치료사는 환자의 머리쪽에서 선 자세를 취한다.
- **손 배치:** 일반적인 기법으로서, 고정이 필요하지 않다. 엄지를 배치하기 전에, 가동손의 접촉을 더 잘 할 수 있도록 목의 가쪽면을 따라 연부조직을 모으기 위해, 손가락을 이용하여 가동 고랑(mobilization gutter)을 형성한다. 중앙 활주를 하기 위해, 양 손의 엄지를 옆으로 붙이고, 서로 겹쳐서 가동될 분절의 위쪽 목뼈 가시돌기나 양쪽 가로돌기

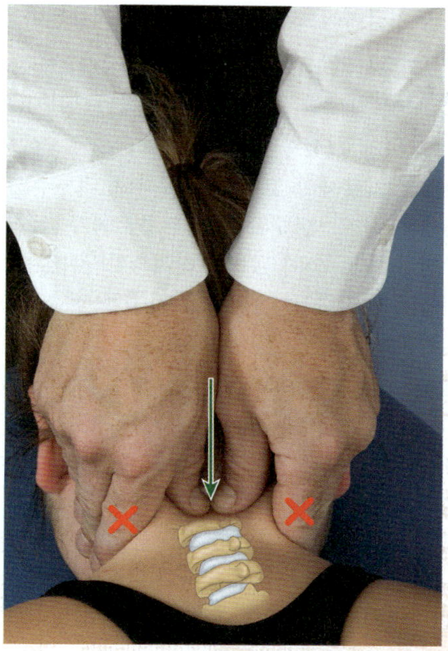

그림 30.59 목뼈 중앙 앞쪽 활주와 편측 앞쪽 활주(출처: Wise CH, and Gulick DT. Mobilization Notes. A Rehabilitation Specialist's Pocket Guide. Philadelphia. FA. Davis; 2009).

위에 배치한다. 편측 활주를 하기 위해, 엄지를 서로 겹쳐서 가동될 분절의 한쪽 가로돌기 위에 배치한다. 치료사의 아래팔은 힘의 적용 방향과 일직선을 이루어야 한다.

- **힘 적용:** 힘의 위치와 방향은 표적 분절에 따라 달라진다. (1) C3–T4를 가동할 때, 엄지 접촉을 통해 앞쪽 방향으로 부드러운 힘을 적용한다(그림 30.59), (2) OA 분절을 가동할 때, C1의 가쪽덩이에 놓인 엄지 접촉을 통해 앞쪽 방향인 동측 눈쪽으로 부드러운 힘을 적용한다(그림 30.31), (3) AA 분절을 가동할 때, 환자의 머리는 동측으로 약 30° 돌림되고, C2의 가쪽기둥에 놓인 엄지 접촉을 통해 앞쪽 방향인 입쪽으로 부드러운 힘을 적용한다(그림 30.32).

생리적 운동을 동반한 종속운동 (그림 30.60, 그림 30.61, 그림 30.62, 그림 30.63)

- **환자/치료사의 자세:** 환자는 앉은 자세를 취한다. 치료사는 환자의 뒤쪽이나 측면에서 선 자세를 취하고, 가동술을 적용하는 내내 적절한 힘 방향을 보장하기 위해 자세를 바꿀 수 있는 준비를 한다.
- **손 배치:** 엄지를 서로 겹쳐서 가동될 분절의 가시돌기나 가로돌기 위에 배치한다. 치료사의 아래팔은 힘이 적용되는 위앞쪽 방향의 선상에 배열되어야 한다. 고정을 하기 위해, 치료사의 손가락으로 목뼈 앞쪽에 있는 근육을 잡는다.

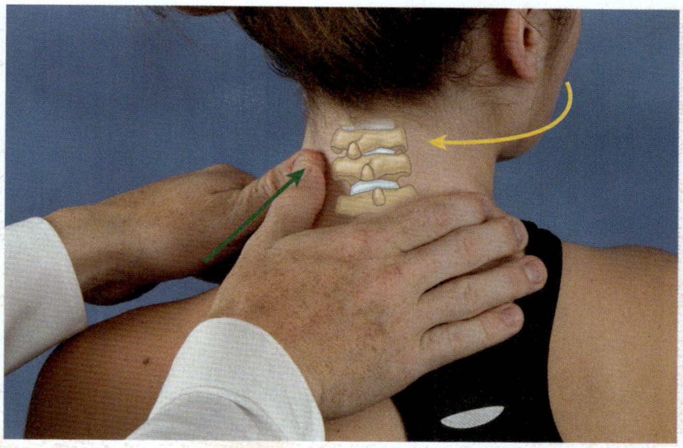

그림 30.60 목뼈 편측 앞쪽 활주: 돌림의 종속운동과 생리적 운동 기법(출처: Wise CH, and Gulick DT. Mobilization Notes. A Rehabilitation Specialist's Pocket Guide. Philadelphia. FA. Davis; 2009)

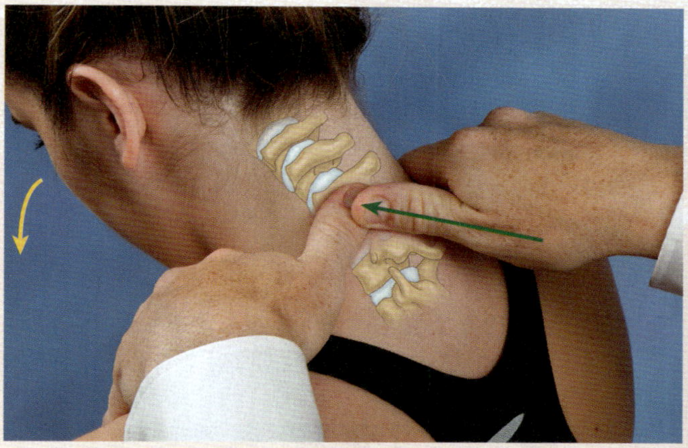

그림 30.61 목뼈 편측 앞쪽 활주: 앞쪽굽힘의 종속운동과 생리적 운동 기법(출처: Wise CH, and Gulick DT. Mobilization Notes. A Rehabilitation Specialist's Pocket Guide. Philadelphia. FA. Davis; 2009)

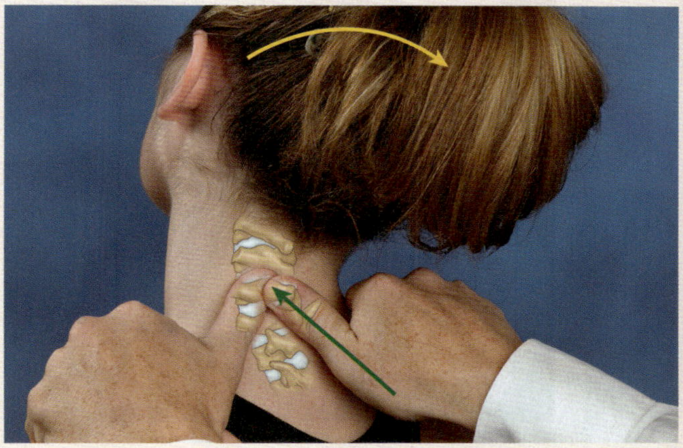

그림 30.62 목뼈 편측 앞쪽 활주: 옆굽힘의 종속운동과 생리적 운동 기법(출처: Wise CH, and Gulick DT. Mobilization Notes. A Rehabilitation Specialist's Pocket Guide. Philadelphia. FA. Davis; 2009)

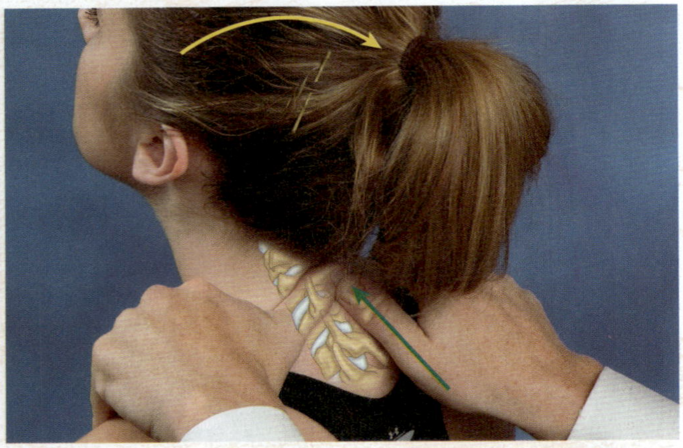

그림 30.63 목뼈 편측 앞쪽 활주: 뒤쪽굽힘의 종속운동과 생리적 운동 기법(출처: Wise CH, and Gulick DT. Mobilization Notes. A Rehabilitation Specialist's Pocket Guide. Philadelphia. FA. Davis; 2009)

- **힘 적용:** 환자가 증상을 일으키는 움직임이나 제한된 움직임(돌림, 앞쪽굽힘, 옆굽힘이나 뒤쪽굽힘을 포함한)을 수행할 때, 엄지 접촉을 통해 힘을 위앞쪽 방향으로 적용한다. 적용되는 힘은 가동범위 내내 유지되어야 하고, 끝범위에서도 그 힘의 유지가 지속되어야 한다.

중간 목뼈 열림 업글라이드 가동술 (그림 30.64)

- 적응증: ***목뼈의 열림 업글라이드 가동술***은 앞쪽굽힘, 반대쪽 옆굽힘, 반대쪽 돌림을 위한 중요한 종속운동인 분절의 열림과 업글라이드가 제한되었을 때 적용된다.

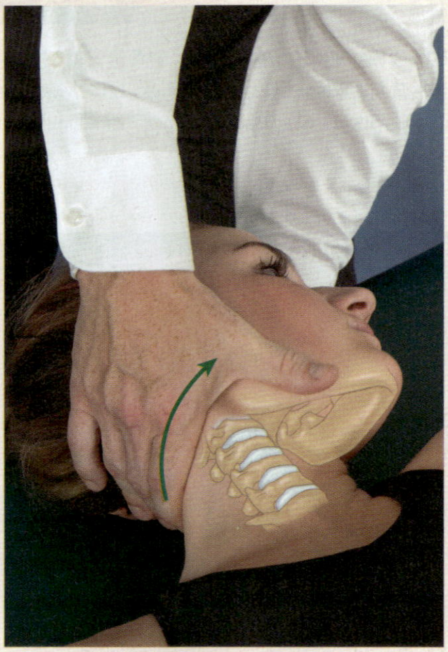

그림 30.64 중간 목뼈 열림 업글라이드 가동술(출처: Wise CH, and Gulick DT. Mobilization Notes. A Rehabilitation Specialist's Pocket Guide. Philadelphia. FA. Davis; 2009)

- **환자/치료사의 자세:** 환자는 머리와 목을 중립위로 하고 누운 자세를 취한다. 치료사는 환자의 머리쪽에서 선 자세를 취한다.
- **손 배치:** 치료사의 고정손은 환자의 뒤통수를 지지하고, 가동될 분절의 반대쪽으로 뒤통수뼈가 돌림되는 것을 허용한다. 가동손의 2번 손허리손가락관절을 가동될 관절기둥에 배치하고, 손가락을 가동될 척추뼈를 가로질러 배치한다.
- **힘 적용:** 치료사는 뒤통수를 지지하고, 가동손으로 후관절의 치료면(환자의 동측 눈쪽으로)을 따라 힘을 적용한다. 전체 운동 내내 진동을 제공하고 힘을 유지한다. 그리고 끝범위에서 그 힘을 그대로 지속시킨다. 원하는 분절에 힘을 집중시키기 위해 다양한 각도의 굽힘과 폄을 적용한다. 턱을 통해 머리와 목을 돌림하면서, 관절기둥에 놓인 엄지나 손가락의 접촉을 통해 힘을 유도한다.

중간 목뼈 닫힘 다운글라이드 가동술

적응증:

- ***목뼈의 닫힘 다운글라이드 가동술***은 뒤쪽굽힘, 동측 옆굽힘, 동측 돌림을 위한 중요한 종속운동인 분절의 닫힘과 다운글라이드가 제한되었을 때 적용된다.

종속운동 기법 (그림 30.65)

- **환자/치료사의 자세:** 환자는 머리와 목을 중립위로 하고 누운 자세를 취한다. 치료사는 환자의 머리쪽에서 선 자세를 취한다.
- **손 배치:** 치료사의 고정손은 환자의 뒤통수를 지지하고, 가동술 동안 뒤통수뼈의 움직임을 허용한다. 가동손의 2번 손허리손가락관절을 가동될 관절기둥에 배치하고, 아래팔을 환자의 반대쪽 엉덩관절 쪽인 후관절의 치료면과 일직선으로 배열시킨다. 이때 치료사는 자신의 팔꿈치를 자신의 ASIS에 밀착시킨다.
- **힘 적용:** 치료사는 뒤통수를 지지하고, 머리가 뒤쪽굽힘, 동측으로 옆굽힘과 돌림할 때, 가동손을 이용해 아래뒤쪽 방향인 반대쪽 엉덩관절 쪽으로 힘을 적용한다. 다른 기법은 치료사의 복부를 이용해 환자의 뒤통수를 지지하고, 양 손의 2번 손허리손가락관절을 가동될 관절기둥에 배치한다. 아래뒤쪽 방향의 힘을 척추의 양쪽에 교대로 적용한다.

생리적 운동을 동반한 종속운동기법 (그림 30.66)

- **환자/치료사의 자세:** 환자는 앉은 자세를 취하고, 치료사는 환자의 뒤쪽에서 선 자세를 취한다.

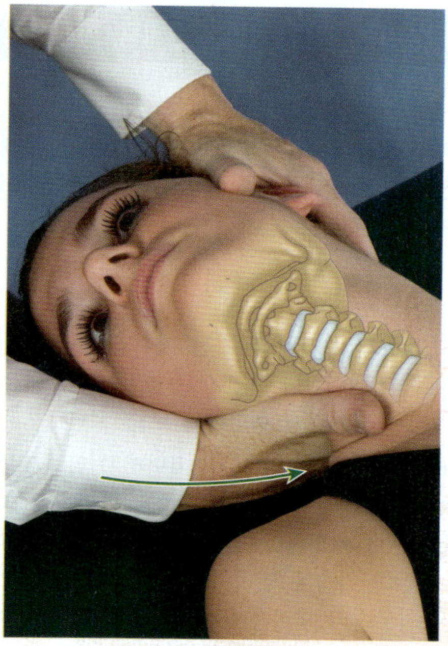

그림 30.65 중간 목뼈 닫힘 다운글라이드 가동술(출처: Wise CH, and Gulick DT. Mobilization Notes. A Rehabilitation Specialist's Pocket Guide. Philadelphia. FA. Davis; 2009)

- **손 배치:** 가동손의 2번 손허리손가락관절을 가동될 관절 기둥에 배치한다. 치료사는 자신의 아래팔을 후관절의 치료면과 일직선 되게 배열한다.
- **힘 적용:** 환자가 능동으로 동측의 옆굽힘과 돌림을 할 때, 치료사는 부드러운 과압박을 적용하면서 아래뒤쪽 방향의 힘을 가한다. 적용되는 힘은 가동범위 내내 유지되어야 하고, 끝범위에서도 그 힘의 유지가 지속되어야 한다.

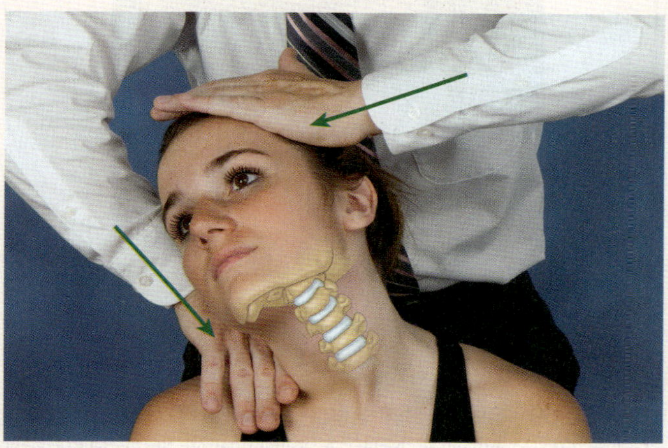

그림 30.66 중간 목뼈 열림 업글라이드 가동술: 종속운동과 생리적 운동 기법(출처: Wise CH, and Gulick DT. Mobilization Notes. A Rehabilitation Specialist's Pocket Guide. Philadelphia. FA. Davis; 2009)

목뼈의 생리적 앞쪽굽힘 (손가락 차단)

적응증:

- ***목뼈 생리적 앞쪽굽힘(손가락 차단)의 가동술***은 앞쪽굽힘과 양쪽 업글라이드와 열림이 목뼈에서 제한되었을 때 적용된다.

생리적 운동을 동반한 종속운동기법 (그림 30.67)

- **환자/치료사의 자세:** 환자는 머리와 목을 중립위로 하고 앉은 자세를 취한다. 치료사는 환자의 측면에서 선 자세를 취한다.
- **손 배치:** 고정손의 엄지와 굽힘된 집게손가락으로 "골프티"를 만들어 도달하는 움직임을 차단하기 위해 가동될 분절의 아래쪽 척추뼈 가시돌기에 배치한다. 가동손의 팔로 환자의 머리를 감싸고 자신의 가슴에 밀착시킨다. 그리고 가동손의 새끼손가락을 가동될 분절의 위쪽 척추뼈 가시돌기에 가로질러 배치한다.
- **힘 적용:** 치료사는 원하는 분절에 놓인 가동손을 통해 환자의 머리와 목을 수동으로 앞쪽굽힘시킨다. 그리고 고정손으로 아래쪽 척추 분절을 고정시킨다. 진동과 지속적인 유지가 끝범위에서 수행될 수 있다.

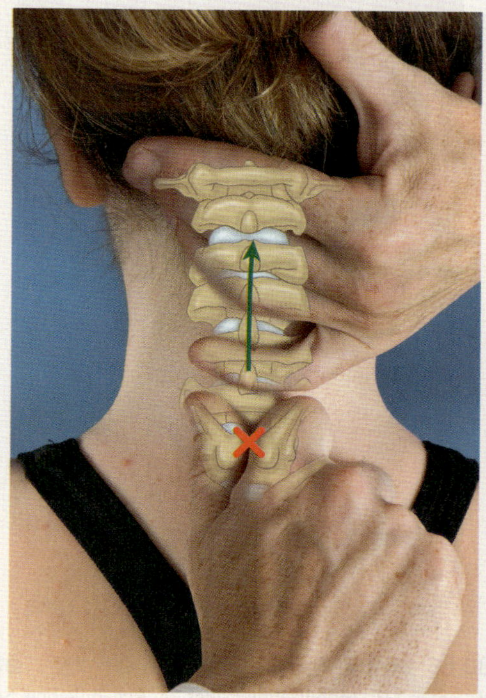

그림 30.67 목뼈의 생리적 앞쪽굽힘(손가락 차단)(출처: Wise CH, and Gulick DT. Mobilization Notes. A Rehabilitation Specialist's Pocket Guide. Philadelphia. FA. Davis; 2009)

목뼈의 생리적 옆굽힘 (손가락 차단)

적응증:

- ***생리적 옆굽힘 가동술***은 목뼈에서 일어나는 운동의 반대쪽에서 옆굽힘과 열림 가동성이 제한되었을 때 적용된다.

생리적 운동을 동반한 종속운동기법 (그림 30.68)

- **환자/치료사의 자세:** 환자는 머리와 목을 중립위로 하고 앉은 자세를 취한다. 치료사는 환자의 측면에서 선 자세를 취한다.
- **손 배치:** 도달하는 움직임을 차단하기 위해 고정손의 엄지를 가동될 분절의 아래쪽 척추뼈 가시돌기의 측면(움직임이 일어나는 쪽)에 배치한다. 옆굽힘을 조절하기 위해 가동손을 환자의 머리에 배치한다.
- **힘 적용:** 치료사는 원하는 분절에 놓인 가동손을 통해 환자의 머리와 목을 수동으로 옆굽힘시키고, 고정손으로 아래쪽 척추 분절을 고정시킨다. 진동과 지속적인 유지가 끝범위에서 수행될 수 있다.

목뼈의 생리적 돌림 기법 (손가락 차단)

적응증:

- ***목뼈의 생리적 돌림 기법(손가락 차단)***은 목뼈에서 일어나는 운동의 반대쪽에서 돌림과 열림 가동성이 제한되었을 때 적용된다.

생리적 운동을 동반한 종속운동기법 (그림 30.69)

- **환자/치료사의 자세:** 환자는 머리와 목을 중립위로 하고 앉은 자세를 취한다. 치료사는 돌림이 일어나는 쪽의 환자 측면에서 선 자세를 취한다.
- **손 배치:** 도달하는 움직임을 차단하기 위해 고정손의 엄지를 가동될 분절의 아래쪽 척추뼈 관절돌기(치료사가 서 있는 쪽)에 배치한다. 가동손의 팔로 환자의 머리를 감싸고 자신의 가슴에 밀착시킨다. 그리고 뒤통수를 지지하면서 가동손의 새끼손가락을 가동될 분절의 위쪽 척추뼈 가시돌기에 가로질러 배치한다.
- **힘 적용:** 치료사는 가동될 분절의 아래쪽 분절을 고정손으로 고정하고, 자신이 서 있는 쪽으로 환자의 머리와 목을 돌림시킨다. 진동과 지속적인 유지가 끝범위에서 수행될 수 있다.

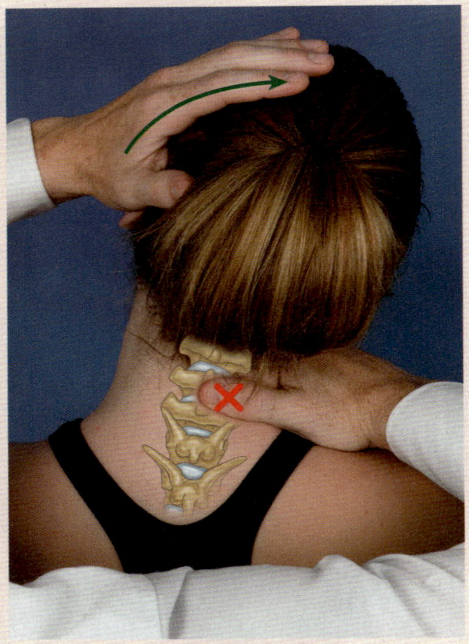

그림 30.68 목뼈의 생리적 뒤쪽굽힘(손가락 차단)(출처: Wise CH, and Gulick DT. Mobilization Notes. A Rehabilitation Specialist's Pocket Guide. Philadelphia. FA. Davis; 2009)

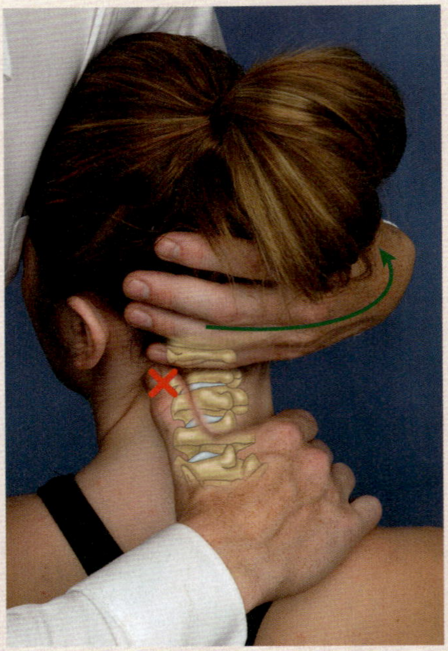

그림 30.69 목뼈의 생리적 돌림(손가락 차단)(출처: Wise CH, and Gulick DT. Mobilization Notes. A Rehabilitation Specialist's Pocket Guide. Philadelphia. FA. Davis; 2009)

뒤통수밑 견인기법

적응증:

- ***뒤통수밑 견인기법***은 뒤통수밑 부위의 연부조직과 관절이 제한되었을 때 적용되고, 이 기법은 목에 대한 머리의 모든 생리적 운동을 강화시킬 목적으로 고안되었다.

종속운동기법 (그림 30.70)

- **환자/치료사의 자세:** 환자는 머리와 목을 중립위로 하고 누운 자세를 취한다. 치료사는 환자의 머리쪽에서 선 자세를 취한다.
- **손 배치:** 양쪽 손의 손가락끝을 아랫목덜미선 바로 아래쪽의 뒤통수에 배치한다. 그리고 치료사의 어깨 앞쪽면을 환자의 이마에 대고, 손가락으로 견인력을 적용할 때 받침점으로 사용한다.
- **힘 적용:** 환자의 이마에 치료사의 어깨로 저항을 가하고, 손 접촉을 통해 부드러운 견인력을 적용한다. 견인을 증가시키기 위해, 환자의 양쪽 귀를 통과하는 축을 중심으로 앞쪽 끄덕임을 첨가한다. 약간의 옆굽힘을 추가함으로써 증가된 국소화를 제공한다.

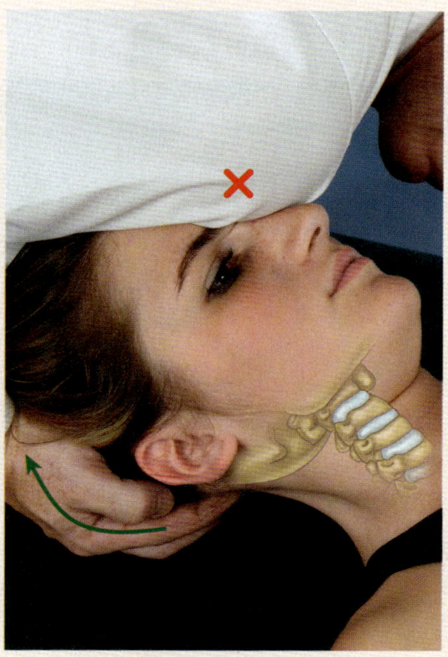

그림 30.70 뒤통수밑 견인기법(출처: Wise CH, and Gulick DT. Mobilization Notes. A Rehabilitation Specialist's Pocket Guide. Philadelphia. FA. Davis; 2009)

생리적 운동을 동반한 종속운동기법 (그림 없음)

- **환자/치료사의 자세:** 환자와 치료사는 위와 동일한 자세를 취한다.
- **손 배치:** 위와 동일하게 치료사의 양 손을 배치한다.
- **힘 적용:** 치료사가 손가락 접촉을 통해 견인력을 제공하고, 이마에 반대압을 적용하는 동안, 환자는 부드럽게 자신의 머리를 앞쪽으로 끄덕인다. 치료사는 유지-이완 신장을 일으키기 위해 등척성 뒤쪽굽힘에 부드러운 저항을 줌으로써 힘을 가한다.

뒤통수고리관절의 편측 끄덕임

적응증:

- ***뒤통수고리관절의 편측 끄덕임 가동술***은 뒤통수밑 부위의 앞쪽굽힘과 고리뼈의 앞쪽 병진움직임이 제한되었을 때 적용된다.

종속운동기법 (그림 30.71)

- **환자/치료사의 자세:** 환자는 머리와 목을 중립위로 하고 누운 자세를 취한다. 치료사는 환자의 머리쪽에서 앉거나 환자의 뒤쪽에서 앉은 자세를 취한다.
- **손 배치:** 고정손의 세 번째 손가락을 환자의 목 밑과 치료사가 앉아 있는 반대쪽인 C1의 뒤쪽고리와 가쪽덩이에 배치한다. 치료사의 가동손을 정수리와 이마에 배치한다.
- **힘 적용:** 치료사는 고리뼈에 놓인 손가락 접촉으로 반대압을 적용하고(부드러운 앞쪽 방향의 힘), 환자 머리에 놓인 손으로 환자의 머리를 부드럽게 앞쪽으로 끄덕인다. 가동력을 집중시키는 것을 돕기 위해 환자의 머리를 미리 옆굽힘시킨다.

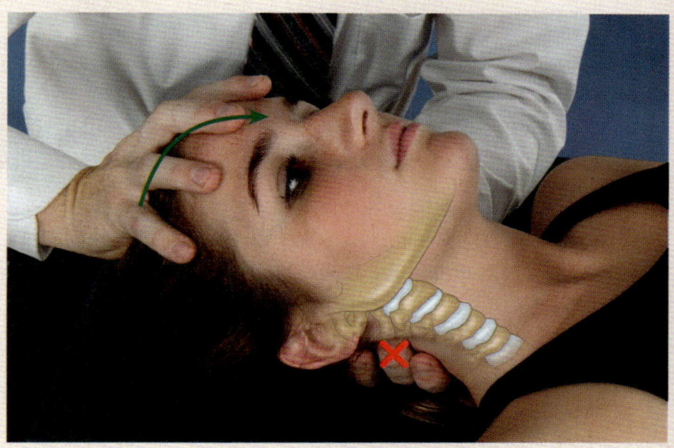

그림 30.71 뒤통수고리관절의 편측 끄덕임(출처: Wise CH, and Gulick DT. Mobilization Notes. A Rehabilitation Specialist's Pocket Guide. Philadelphia. FA. Davis; 2009)

생리적 운동을 동반한 종속운동기법 (그림 없음)

- **환자/치료사의 자세:** 환자와 치료사는 위와 동일한 자세를 취한다. 환자의 다른 자세는 앉은 자세이고, 치료사는 환자 뒤에서 선 자세를 취한다.
- **손 배치:** 위와 동일하게 치료사의 양 손을 배치한다. 앉은 자세에서 수행할 때는, 엄지를 이용해 고리뼈에 힘을 적용한다.
- **힘 적용:** 치료사가 고리뼈에 놓인 손가락이나 엄지로 환자의 앞쪽 끄덕임을 부드럽게 가이드할 때, 환자는 부드럽게 자신의 머리를 앞쪽으로 끄덕인다. 가동력을 집중시키는 것을 돕기 위해 환자의 머리를 좌우로 미리 옆굽힘시킨다.

뒤통수고리관절의 가쪽 활주

적응증:

- *뒤통수고리관절의 가쪽 활주*는 뒤통수밑의 옆굽힘과 고리뼈의 가쪽 병진에 제한이 있을 때 적용된다.

종속운동기법 (그림 30.72)

- **환자/치료사의 자세:** 환자는 머리와 목을 중립위로 하고 누운 자세를 취한다. 치료사는 환자의 머리쪽에서 앉은 자세를 취한다.
- **손 배치:** 치료사는 고정손으로 환자의 턱과 뒤통수를 감싸 잡고 가동력이 적용되는 쪽으로 환자의 머리를 옆굽힘시킨다. 가동손의 2번 손허리손가락관절 노쪽면을 고리뼈의 가쪽덩이에 배치한다.
- **힘 적용:** 가동력이 적용되는 방향으로 머리를 옆굽힘시킨다. 고리뼈의 가쪽덩이에 놓인 가동손으로 가쪽으로 힘을 적용할 때, 턱을 감싸 고정한다.

생리적 운동을 동반한 종속운동기법 (그림 30.73)

- **환자/치료사의 자세:** 환자는 앉은 자세를 취하고, 치료사는 환자 뒤에서 앉거나 선 자세를 취한다.
- **손 배치:** 한 손을 환자의 정수리에 배치하고, 다른 손의 2번 손허리손가락관절 노쪽면을 고리뼈의 가쪽덩이에 배치하고 엄지를 고리뼈의 뒤쪽고리를 가로질러 뻗는다.
- **힘 적용:** 환자가 가동력이 적용되는 방향으로 옆굽힘할 때, 고리뼈의 가쪽덩이에 놓인 가동손을 통해 가쪽 방향의 힘으로 환자를 가이드한다.

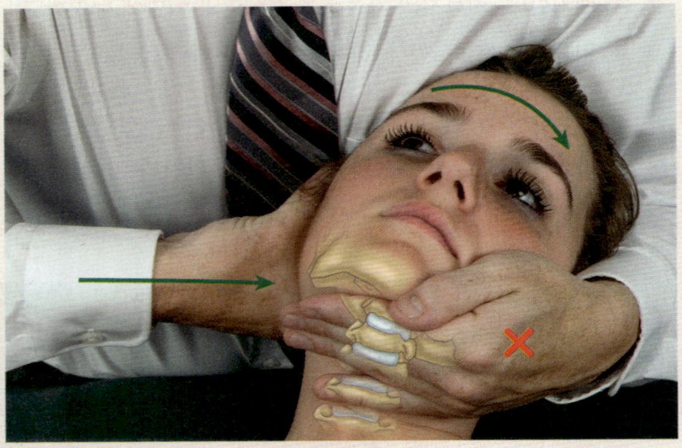

그림 30.72 고리중쇠관절의 가쪽활주: 종속운동기법.(출처: Wise CH, and Gulick DT. Mobilization Notes. A Rehabilitation Specialist's Pocket Guide. Philadelphia. FA. Davis; 2009)

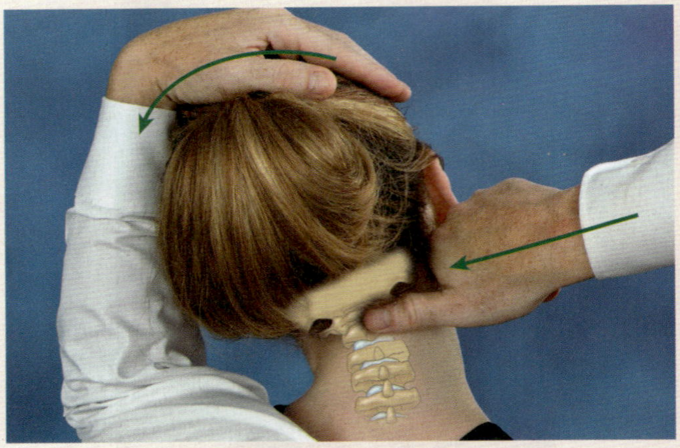

그림 30.73 뒤통수고리관절의 가쪽활주: 종속운동과 생리적 운동기법.(출처: Wise CH, and Gulick DT. Mobilization Notes. A Rehabilitation Specialist's Pocket Guide. Philadelphia. FA. Davis; 2009)

뒤통수고리관절의 견인 빠른 속도 트러스트 (그림 30.74)

- **적응증:** ***뒤통수고리관절의 견인 빠른 속도 트러스트***는 모든 방향의 가동성이 제한되어 있거나 뒤통수밑 부위, 특히 뒤통수고리관절 부위에 증상이 있을 때 적용된다.
- **환자/치료사의 자세:** 환자는 머리와 목을 중립위로 하고 누운 자세를 취한다. 치료사는 환자의 머리쪽인 측면에서 선 자세를 취한다.
- **손 배치:** 치료사의 고정손은 뒤통수와 턱을 감싸 잡는다. 가동손의 2번 손허리손가락관절 노쪽면을 치료사가 서 있는 쪽의 꼭지돌기 위에 배치한다.
- **힘 적용:** 턱을 감싸 잡고, 약간의 OA 뒤쪽 끄덕임이 일어난 후, 조직 저항이 느껴질 때까지 환자의 머리를 미리 앞쪽굽힘, 동측 옆굽힘과 반대쪽 돌림의 자세로 만든다. 움직임이 모든 3면에서 일어나면, 모든 손 접촉을 통해 부드러운 압박(squeeze)을 적용하고, 그 다음 꼭지돌기에 놓인 손을 이용해 작은 진폭의 빠른 속도 트러스트를 머리쪽 방향으로 적용한다.

중간 목뼈의 비돌림성 닫힘 빠른 속도 트러스트 (그림 30.75)

- **적응증:** ***중간 목뼈의 비돌림성 닫힘 빠른 속도 트러스트***는 다운글라이드이나 닫힘에 제한이 있을 때나 중간 목뼈의 증상이 있을 때 적용된다.
- **환자/치료사의 자세:** 환자는 머리와 목을 중립위로 하고 누운 자세를 취한다. 치료사는 환자의 머리쪽에서 선 자세를 취한다.
- **손 배치:** 치료사의 고정손으로 환자의 턱과 뒤통수를 감싸 잡거나, 양 손으로 뒤통수나 목을 지지한다. 가동손의 2번 손허리손가락관절 노쪽면을 가동될 쪽의 관절기둥에 배치한다.
- **힘 적용:** 끝범위가 각 운동면에 도달할 때까지 환자의 머리와 목을 뒤쪽굽힘, 반대쪽 돌림과 동측 옆굽힘 자세(가동될 분절 쪽)로 미리 만들어 놓는다. 끝범위가 모든 운동면에 도달하면, 환자의 반대 엉덩관절 쪽인 다운글라이드의 방향으로 작은 진폭의 빠른 속도 트러스트를 적용한다. 가벼운 견인의 추가는 이 기법들을 더욱 효과적으로 만드는데 도움을 줄 수 있다.

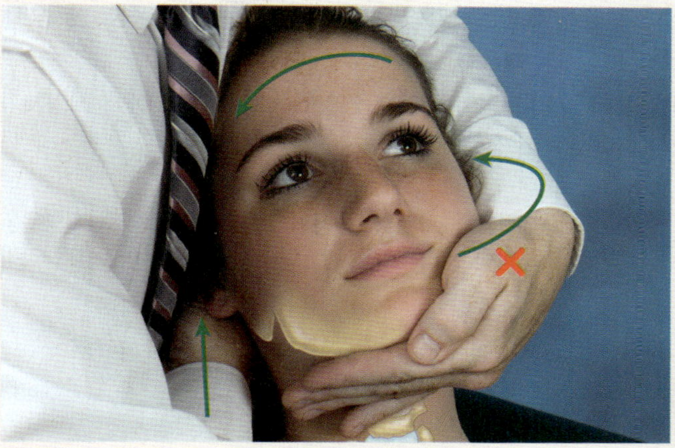

그림 30.74 뒤통수고리관절의 견인 빠른 속도 트러스트.(출처: Wise CH, and Gulick DT. Mobilization Notes. A Rehabilitation Specialist's Pocket Guide. Philadelphia. FA. Davis; 2009)

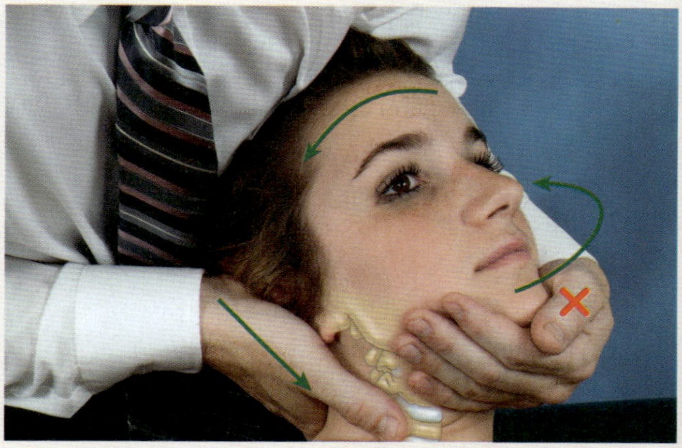

그림 30.75 중간 목뼈의 비돌림성 닫힘 빠른 속도 트러스트.(출처: Wise CH, and Gulick DT. Mobilization Notes. A Rehabilitation Specialist's Pocket Guide. Philadelphia. FA. Davis; 2009)

임상 사례 (CLINICAL CASE)

사례 1

현재 병력 (HPI)

45세의 여성이 2년 전 자동차 사고로 인한 채찍질 손상으로 고생했을 때 시작된 목과 오른팔의 통증을 가지고 있다. 그녀의 증상은 1년 전에 완전히 해소되었다. 그러나 지난 주 테니스 경기에서 공을 강하게 때리다 보니 증상이 재발했다. 그녀의 증상은 몇 시간 동안 점진적으로 악화되었다. 그날 이후, 그녀의 증상은 아침에 일어났을 때 악화되었고, 신장하고 따뜻한 물로 샤워하면 증상이 완화되었다. 그녀의 증상은 목 통증과 어깨뼈의 안쪽 가장자리를 따라 감각이상이 있었고, 오른쪽의 팔에서 아래팔로 감각이상이 있었다. 2시간 이상 앉은 자세를 취하면, 증상이 증가되었는데, 그녀는 하루에 8시간 정도 직장에서 앉아서 일을 한다. 그녀의 평균 통증은 2/10이었다.

목 장애 지수(NDI): 40%

관찰: 오른쪽 목갈비근와 목빗근에서 근긴장이 증가됨; 머리 전방 쏠린 자세와 둥근 어깨 자세가 관찰됨.

AROM: 앞쪽굽힘 = 75%; 뒤쪽굽힘 = 25%이고, 말초화와 통증이 3/10으로 증가; 비기능적 오른쪽 옆굽힘 = 10%이고, 말초화와 통증이 3/10으로 증가; 비기능적 왼쪽 옆굽힘 = 75%; 양쪽 기능적 옆굽힘 = WNL; 오른쪽 돌림 = 25%이고, 말초화와 통증이 3/10으로 증가; 왼쪽 돌림 = 75%

PPIVM: AA 관절의 왼쪽 돌림 시 양성.

PAIVM: 양쪽 OA와 오른쪽 AA에서 통증 이전에 저항이 일어났다.

근력: 목 굽힘 시 통증은 없었고, 근력은 4−/5이었다. 나머지 운동은 5/5이었다.

신경학 검사: DTR 검사와 가벼운 촉각, 날카로운/둔한 감각은 온전하고 대칭적이었다.

특수검사: 오른쪽 위쪽 사분원 검사 = 양성이고, 증상의 말초화가 있었다. 척추동맥검사 = 음성, 날개인대 검사 = 음성, 가로인대 검사 = 음성, Sharp–Purser 검사 = 음성.

방사선 검사: 사선 필름에 따르면, 여러 레벨의 척추사이구멍이 좁아져 있었고, C1–C5 파셋에서 뼈가시가 형성되었고, 왼쪽 파셋보다 오른쪽 파셋이 더 심했다.

1. 파트너에게 검사의 각 요소를 수행해 본다.
2. 손상의 문제목록을 개발한다.
3. 병태해부학 중심 진단을 설정한다.
4. 손상 중심 진단을 설정한다.
5. 3개의 가동술, 3개의 신장기법, 3개의 점진적 저항운동 등을 포함한 관리계획을 만든다. 파트너에게 이것들을 각각 수행해 본다.

사례 2

현재 병력 (HPI)

Babbi는 목 통증의 점진적 시작과 어지러움, 그리고 약 3개월 전에 시작한 지속적인 뒤통수 두통으로 오늘 당신의 물리치료실을 방문했다. Babbi는 오른팔의 노쪽면을 따라 통증과 감각이상이 있는 간헐적 위팔 증상을 호소하고 있다. 그녀는 2주 전에 의사의 진료를 받기 시작했고, 평가와 치료를 위해 당신의 물리치료실로 그녀를 의뢰했다. 목 통증은 하루의 일을 마치고 퇴근할 때 쯤, 2/10에서 4/10로 증가했다. 그녀의 두통은 아침과 저녁 이후에만 발생했다. 그녀의 어지러움은 엎드린 자세를 취할 때와 자동차를 후방으로 운전하기 위해 머리를 뒤로 돌렸을 때 뚜렷해진다. 자동차 뒷좌석에 딸의 안전벨트를 매기 위해 오른팔을 뻗었을 때 감각이상이 일어났다.

자세: 환자는 둥근 어깨와 함께, 머리가 전방과 왼쪽으로 치우친 자세를 취한다.

AROM: 앞쪽굽힘 = WNL이고, 오른쪽 팔의 감각이상이 감소됨; 뒤쪽굽힘 = 25%이고, 오른쪽 팔의 감각이상이 증가됨; 왼쪽 옆굽힘 = 50%이고, 오른쪽 팔의 감각이상이 감소됨; 오른쪽 돌림 = 75%이고, 오른쪽 팔의 감각이상이 증가됨; 왼쪽 돌림 = 90%이고, 오른쪽 팔의 감각이상이 감소됨.

관절 스캔: 턱관절의 AROM 시 10번 중 8번에서 상호 클릭킹이 일어나고, 25 ㎜ 정도 입이 벌어진다. 오른쪽으로 목이 C 자로 치우친다.

PAIVM: C4–C6의 중앙 앞쪽 압박시 저가동성이 일어났고, 각 레벨에서 통증이 일어나기 전에 저항이 일어났다. C5의 왼쪽 편측 앞쪽 압박 시 오른쪽 위팔에서 감각이상이 발생했다.

신경학 검사: DTR 검사와 가벼운 촉각, 날카로운/둔한 감각은 온전하고 대칭적이었다.

도수근력검사: 5/5

특수검사: 오른쪽 위쪽 사분원 검사 = 양성이고, 증상의 말초화가 있었다. 날개인대 검사 = 음성, 가로인대 검사 = 음성, 척추동맥검사 = 음성, 위쪽 사분원 검사와 아래쪽 사분원 검사 = 양성이고, 두통의 재발과 위팔 감각이상이 일어난다; 구멍 압박/견인 검사 = 양성; 신경역동검사–정중신경 편중 = 양성, 신경역동검사–자신경/노신경 편중 = 음성.

촉진: 과활성화된 목갈비근과 뒤통수밑근.

1. 파트너에게 검사의 각 요소를 수행해 본다.
2. 손상의 문제목록을 개발한다.
3. 병태해부학 중심 진단을 설정한다.
4. 손상 중심 진단을 설정한다.
5. 3개의 가동술, 3개의 신장기법, 3개의 점진적 저항운동 등을 포함한 관리계획을 만든다. 파트너에게 이것들을 각각 수행해 본다.

따라하기 (HANDS-ON)

파트너와 함께 실습실에서 다음의 활동을 수행하자.

1 목 통증 환자를 검사하는 동안 자가 장애 측정 설문의 수치를 기술해 본다. 환자 상태에서 임상적으로 의미 있는 변화를 나타내는 각종 자가 장애 측정 간의 최소 임상의 중요 차이점은 무엇인가?

2 파트너가 능동으로 기능적 옆굽힘을 수행하고, 그 다음 비기능적 옆굽힘을 수행할 때 파트너의 움직임을 관찰한다. 이들 운동의 양과 질을 평가하여 비교해 보고, 증상의 유발을 확인한다. 만약 이들 운동 사이에서 움직임의 차이가 확인되면, 그 차이에 대한 원인을 파트너와 토론해 본다. 관찰된 운동 손상의 1차 원인에 대한 여러분의 가설을 어떻게 확인할 수 있는가? 한 명 이상의 다른 사람으로 하여금 능동운동 평가를 수행하도록 주문하고, 여러분의 소견을 비교해 본다.

3 머리밑 부위와 중간 목뼈의 PPIVM 검사를 수행하고, 운동 제한이나 증상을 유발하는 운동을 확인한다. 만약 운동 제한이 확인되면, 여러분의 가설을 확인하기 위해 PAIVM 검사를 이용한다. 한 명 이상의 다른 사람으로 하여금 여러분의 파트너에게 PPIVM 검사와 PAIVM 검사를 수행하도록 주문하고, 여러분의 소견과 비교해 본다. 검사를 할 때, 통증(P1과 P2)의 시작과 뻣뻣함이나 저항(R1과 R2)의 시작 사이의 관계를 결정한다. 능동운동 평가 동안의 여러분 소견과 PPIVM 검사와 PAIVM 동안의 여러분 소견을 비교해 본다. 이런 절차의 수행에 대해 여러분의 파트너로부터 피드백을 얻는다.

4 AROM, PPIVM, PAIVM 검사의 소견을 토대로, 파트너에게 가장 적합할 3가지 가동술을 확인한다. 여러분의 파트너에게 이들 3가지 가동술을 수행해 본다. 각 기법을 적용한 직후에 환자의 가동성을 재평가하고, 그 변화를 확인한다. 가동술을 적용하기 전이나 이후에 포함될 다른 도수중재와 비도수중재로는 무엇이 있는가?

5 촉진을 통해, 목뼈와 TMJ의 주요 연부조직과 뼈 구조물을 확인해 보고, 양쪽 조직 결, 긴장, 톤 및 위치를 비교해 본다.

6 혈관 온전성 검사와 분절 안정성 검사를 포함한 치료 이전에 수행될 선별검사를 여러분의 파트너에게 수행해 본다. 이들 특수검사를 파트너에게 수행한다. 이 특수검사들의 민감도와 특이도는 무엇인가? 목뼈를 빠른 속도 트러스트 하기 전에 안정성을 확보하기 위해 어떤 방법을 적용해야 하는가? 여러분의 파트너에게 이 검사들를 수행해 본다. 만약 그 방법들이 적절하고 동의가 있으면, 이 장에서 설명되는 빠른 속도 트러스트를 파트너에게 수행해 본다.

7 이 장의 중재 단락에서 설명된 각 가동술을 적어도 2명 이상의 환자에게 수행해 본다. 각 기법을 이용하여, 등급 Ⅰ에서 등급 Ⅳ의 기법을 실습해 본다. 자세, 손 배치, 힘 적용 및 편안함 등에 대해 파트너로부터 정보를 얻는다. 가능하다면, 이들 절차의 수행을 비디오 촬영하고, 여러분의 수행을 자가 평가해 본다.

8 17장을 참고하여 목 통증 분류에 대해 현재 이용되는 각 시스템을 기술해 본다. 이 시스템들이 근거 중심으로 이루어지는지를 확인한다. 분류의 손상 중심 모델의 이용을 기술해 보고, 이 모델들이 목 통증의 진단과 분류에 있어 다른 모델 보다 왜 더 선호되는지를 설명해 본다. 위 사례의 감별진단을 위해 각 시스템을 어떻게 이용할 것인지를 설명해 본다. 손상 중심 분류 모델의 이용이 여러분의 요통 환자 관리에 얼마나 영향을 주고, 목 통증 환자에 대한 여러분의 관리에 어떤 변화를 줄 것인가? 이 가동술들을 연습할 때, Sequential Partial Task Practice Method을 이용한다.

시작에서 끝날 때까지 기법이 실시간으로 수행될 때까지 다음 요소를 하나씩 첨가하여, 여러 파트너를 대상으로 각 기법의 한 요소(즉, 자세, 손 배치, 힘 적용)를 여러 번 반복 실습한다.

(Wise CH, Schenk RJ, Lattanzi JB, A model for teaching and learning spiral thrust manipulation and its effect on participant confidence in techique performance. J. Man. Manip. Ther, August 2014.)

참고 문헌 (REFERENCES)

1. Hoving JL, Koes B, DeVet HCW, VanDerWindt DA, et al. Manual therapy, physical therapy, or continued care by a general practitioner for patients with neck pain: a randomized, controlled trial. *Annals of Int Med* 2002;10:713-722.
2. Cote P, Cassidy JD, Carroll L. The factors associated with neck pain and its related disability in the Saskatchewan population. *Spine*. 2000;25:1109-1117.
3. Herzog W. *Clinical Biomechanics of Spinal Manipulation*. New York, NY: Churchill Livingstone; 2000.
4. Romanes GJ. *Cunningham's Textbook of Anatomy*. Oxford, UK: Oxford University Press; 1981.
5. Dvorak J, Schneider E, Saldinger P, Rahn B. Biomechanics of the craniocervical region: the alar and transverse ligaments. *J Orthop Res*. 1988;6:452-461.
6. Paris SV, Loubert PV. *Foundations of Clinical Orthopaedics, Course Notes*. St. Augustine, FL: Institute Press; 1990.
7. Mercer SR. Structure and function of the bones and joints of the cervical spine. In: Oatis CA, ed. *Kinesiology: The Mechanics and Pathomechanics of Human Movement*. Philadelphia, PA: Lippincott Williams & Wilkins; 2004.
8. Lind B, Sihlbom H, Nordwall A, Malchau H. Normal range of motion of the cervical spine. *Arch Phys Med Rehabil*. 1989;70:692-695.
9. Fielding JW, Cochran GVB, Lawsing JF, Hohl M. Tears of the transverse ligament of the atlas. *J Bone Joint Surg*. 1974;56A:1683-1691.
10. Worth DR, Selvik G. Movements of the craniovertebral joints. In: Grieve G, ed. *Modern Manual Therapy of the Vertebral Column*. Edinburgh: Churchill Livingstone; 1994:53-68.
11. Paris SV. *S3 Course Notes*. St. Augustine, FL: Institute of Graduate Physical Therapy; 1992.
12. Eggleton TL, Langton DM. Clinical anatomy of the TMJ complex. In: Krauss SL, ed. *Temporomandibular Disorders*, 2nd ed. New York, NY: Churchill Livingstone; 1994.
13. Sommer O, Aigner F, Rudisch A, et al. Cross-sectional and functional imaging of the temporomandibular joint: radiology, pathology, and basic biomechanics of the jaw. *Radiographics*. 23:e14; 2003.
14. Levangie PK, Norkin CC. *Joint Structure and Function: A Comprehensive Analysis*, 4th ed. Philadelphia, PA: FA Davis; 2005.
15. Helland M. Anaotmy and function of the temporomandibular joint. *J Orthop Sports Phys Ther*. 1980;1:145-152.
16. Isberg A, Westesson P. Steepness of articular eminence and movement of the condyle and disc in asymptomatic temporomandibular joints. *Oral Surg Oral Med Oral Pathol Oral Radiol Endod*. 1998;86:152-157.
17. Ferrario VF, Sforza C, Miani A Jr, et al. Open-close movements in the human temporomandibular joint: does a pure rotation around the intercondylar hinge axis exist? *J Oral Rehabil*. 1996;23:401-408.
18. Yang X, Pernu H, Pyhtinen J, et al. MR abnormalities of the lateral pterygoid muscle in patients with nonreducing disc displacement of the *TMJ Cranio*. 2002;20:209-221.
19. Vernon H, Minor S. The neck disability index: a study of reliability and validity. *J Manipulative Physiol Ther*. 1991;14:409-415.
20. Fritz JM, George SZ, Delitto A. The role of fear-avoidance beliefs in acute low back pain: relationships with current and future disability and work status. *Pain*. 2001;94:7-125.
21. Leak AM, Cooper J, et al. The Northwick Park Neck Pain questionnaire, devised to measure neck pain and disability. *Br J Rheumatol*. 1994;33:469-474.
22. Fritz JM, George SZ. Identifying specific psychosocial factors in patients with acute, work-related low back pain; the importance of fear-avoidance beliefs. *Phys Ther*. 2002;82:973-983.
23. Cleland JA, Fritz JM, Whitman JM, et al. The use of a lumbar spine manipulation technique by physical therapists in patients who satisfy a clinical prediction rule: a case series. *J Orthop Sports Phys Ther*. 2006;36:209-214.
24. Childs JD, Fritz JM, Flynn TW, et al. A clinical prediction rule to identify patients with low back pain most likely to benefit from spinal manipulation: a validation study. *Annals Int Med*. 2004;141:920-928.
25. Flynn T, Fritz J, Whitman J, et al. A clinical prediction rule for classifying patients with low back pain who demonstrate short-term improvement with spinal manipulation. *Spine*. 2002;27:2835-2843.
26. Weinstein JN, McLain RF. Primary tumors of the spine. *Spine*. 1987; 12:843-851.
27. Deyo RA, Rainville J, Kent DL. What can the history and physical examination tell us about low back pain? *JAMA*. 1992;268:760-765.
28. Boissonnault WG. *Primary Care for the Physical Therapist: Examination and Triage*. St. Louis, MO: Elsevier Saunders; 2005.
29. Wainner RS, Fritz JM, Irrgang JJ, et al. Reliability and diagnostic accuracy of the clinical examination and patient self-report measures for cervical radiculopathy. *Spine*. 2003;28:52-62.
30. Sjaastad O, Fredriksen TA, Pfaffenrath V. Cervicogenic headache: diagnostic criteria. *Headache*. 1998;38:442-445.
31. Leone M, D'Amico D, Frediani F, Torri W, et al. Clinical considerations on side-locked unilaterally in long-lasting primary headaches. *Headache*. 1993;33:381-384.
32. van Suijlekom JA, de Vet HCW, van den Berg SGM, Weber WEJ: Intraobserver reliability of diagnostic criteria for cervicogenic headache. *Cephalgia*. 1999;19:817-823.
33. International Headache Society. The International Classification of Headache Disorders, 2nd ed. *Cephalgia*. 2004;24(Suppl 1): 115-116.
34. Dwyer A, Aprill C, Bogduk N. Cervical zygapophyseal joint pain patterns I: a study in normal volunteers. *Spine*. 1990;15:453-457.
35. Cooper G, Bailey B, Bogduk N. Cervical zygapophyseal joint pain maps. *Pain Med*. 2007;8:344-353.
36. Lord S, Barnsley L, Wallis B, Bogduk N. Third occipital headache: a prevalence study. *J Neurol Neurosurg Psychiatr*. 1994;57:1187-1190.
37. Bogduk N. The neck and headaches. *Neurol Clin N Am*. 2004;22:151-171.
38. Dreyfuss P, Michaelson M, Fletcher D. Atlanto-occipital and lateral atlanto-axial joint pain patterns. *Spine*. 1994;19:1125-1131.
39. Schellhas KP, Smith MD, Gundry CR, Pollei SR. Cervical discogenic pain: prospective correlation of magnetic resonance imaging and discography in asymptomatic subjects and pain sufferers. *Spine*. 1996;21:300-301.
40. Spitzer WO, Skovron ML, Salmi LR, et al. Scientific monograph of the Quebec Task Force on Whiplash-Associated Disorders: redefining "whiplash" and its management. *Spine*. 1995;20(8 Suppl):1S-73S.
41. Sapir DA, Gorup JM. Radiofrequency medial branch neurotomy in litigant and nonlitigant patients with cervical whiplash: a prospective study. *Spine*. 2001;15:268-273.
42. Fernandez de las Penas C, Fernandez-Carnero J, Fernandez A, Lomas-Vega R, Miangolarra-Page J. Dorsal manipulation in whiplash treatment: a randomized controlled trial. *Journal of Whiplash and Related Disorders*. 2004;3:55-72.
43. Sullivan MJ, Adams H, Rhodenizer T, Stanish WD. A psychosocial risk factor-targeted intervention for the prevention of chronic pain and disability following whiplash injury. *Phys Ther*. 2006;86:8-18.
44. Sterling M. A proposed new classification system for whiplash associated disorders-implications for assessment and management. Man Ther. 2004;9:60-70.
45. Cook C, Brismee J-M, Fleming R, Sizer PS. Identifiers suggestive of clinical cervical spine instability: Delphi Study of Physical Therapists. *Phys Ther*. 2005;85:895-906.
46. Symons BP, Leonard T, Herzog W. Internal forces sustained by the vertebral artery during spinal manipulative therapy. *J Manipulative Physiol Ther*. 2002;25:504-510.
47. Stiell IG, Clement CM, McKnight RD, et al. The Canadian C-Spine rule vs. the NEXUS low-risk criteria in patients with trauma. *N Engl J Med*. 2003:2510-2518.

48. Stiell IG, Wells GA, Vandemheen KL, et al. The Canadian cervical spine rule for radiography in alert and stable trauma patients. *JAMA.* 2001;286:1841-1848.
49. Leong WK, Kermode AG. Acute deterioration in Chiari type 1 malformation after chiropractic cervical manipulation. *J Neurol Neurosur Psych.* 2001;70:816-817.
50. McKinnis LN. *Fundamentals of Musculoskeletal Imaging*. Philadelphia, PA: FA Davis; 2005.
51. Boden SD, Davis DO, Dina TS, et al. Abnormal magnetic-resonance scans of the lumbar spine in asymptomatic individuals: a prospective investigation. *J Bone Joint Surg Am.* 1990;72:403-408.
52. Wiesel S, Tsourmas N, Feffer HL, et al. A study of computer-assisted tomography, I: the incidence of positive CAT scans in an asymptomatic group of patients. *Spine.* 1984;9:549-551.
53. Rocabado M. *Craniovertebral-Craniomandibular Disorders in Headache Patients. AAOMPT Course Notes*. St. Louis, MO: AAOMPT; 2007.
54. Haynes MJ, Cala LA, Melsom A, Mastaglia FL, et al. Posterior ponticles and rotational stenosis of vertebral arteries. A pilot study using Doppler ultrasound velocimetry and magnetic resonance angiography. *J Manipulative Physiol Ther.* 2005;28:323-329.
55. Montaner J, Molina C, Alvarez-Sabin J, Codina A. "Herald hemiparesis" of basilar artery occlusion: early recognition by transcranial Doppler ultrasound. *European J Neuro.* 2000;7:91-93.
56. Khan S, Cloud GC, Kerry S, Markus HS. Imaging of vertebral artery stenosis: a systematic review. *J Neurolo Neurosur & Psych.* 2007;78:1218-1225.
57. McKenzie R, May S. *The Lumbar Spine Mechanical Diagnosis and Therapy Volume One.* Waikanae, New Zealand: Spinal Publications; 2003.
58. Magee DJ. *Orthopedic Physical Assessment*, 5th ed. St Louis, MO: Saunders-Elsevier; 2008.
59. Griegel-Morris P, Oatis C. Incidence of common postural abnormalities in the cervical, shoulder, and thoracic regions and their association with pain in two age groups of healthy subjects. *Phys Ther.* 1992;72:426-430.
60. Paris SV, Rot J. *Examination, Evaluation, and Non-thrust Manipulation with Emphasis on the Upper Cervical Spine and Cervical Syndrome. AAOMPT Course Notes*. St. Louis, MO: AAOMPT; 2007.
61. Youdas JW, Carey JR, Garrett TR. Reliability of measurements of cervical spine range of motion: comparison of three methods. *Phys Ther*. 1991;72:98-104.
62. Krauss J, Creighton D, Ely JD, Podlewsks-Ely J. The immediate effects of upper thoracic translatoric spinal manipulation on cervical pain and range of motion: a randomized clinical trial. *J Man Manip Ther*. 2008;16:93-99.
63. Maitland G, Hengeveld E, Banks K, English K. *Maitland's Vertebral Manipulation*, 6th ed. Oxford, U.K.: Butterworth-Heinemann; 2001.
64. Fjellner A, Bexander C, Faleij R, Strender LE. Interexaminer reliability in physical examination of the cervical spine. *J Manipulative Physiol Ther.* 1999;22:511-516.
65. Smedmark V, Wallin M, Arvidsson I. Inter-examiner reliability in assessing passive intervertebral motion of the cervical spine. *Manual Ther.* 2000;5:97-101.
66. Gonella C, Paris SV. Reliability in evaluating passive intervertebral motion. *Phys Ther.* 1982;62:436-444.
67. Mahar C, Adams R. Reliability of pain and stiffness assessments in clinical manual lumbar spine examination. *Phys Ther.* 1994;74:801-811.
68. Kay TM, Gross A, Goldsmith C, et al. Exercises for mechanical neck disorders. *Cochrane Database Syst Rev.* 2005;CD004250.
69. Gross AR, Hoving JL, Haines TA, et al. A Cochrane Review of manipulation and mobilization for mechanical neck disorders. *Spine.* 2004;29:1541-1548.
70. Sarig-Bahat H. Evidence for exercise therapy in mechanical neck disorders. *Man Ther.* 2003;8:10-20.
71. O'Leary S, Falla D, Jull G. Recent advances in therapeutic exercise for the neck: implications for patients with head and neck pain. *Aust Endod J.* 2003; 29:138-142.
72. Chui TTW, Law EYH, Chui THF. Performance of the craniocervical flexion test in subjects with and without chronic neck pain. *J Orthop Sports Phys Ther.* 2005;35:567-571.
73. Jull G, Trott P, Potter H, et al. A randomized controlled trial of exercise and manipulative therapy for cervicogenic headache. *Spine*. 2002;27:1835-1843.
74. Fullen BM, Maher T, Bury G, Tynan A, et al. Adherence of Irish general practitioners to European guidelines for acute low back pain: a prospective pilot study. *Eur J Pain.* 2007;11:614-623.
75. Symons BP, Leonard T, Herzog W. Internal forces sustained by the vertebral artery during spinal manipulative therapy. *J Manipulative Physiol Ther*. 2002;25:504-510.
76. Wise CH, Schenk RJ. Clinical decision-making in the application of cervical spine manipulation. In: Hughes C, ed. *Home Study Course 21.1.5, Cervical and Thoracic Pain: Evidence of Effectiveness in Physical Therapy*. La Crosse, WI: Orthopaedic Section American Physical Therapy Association; 2011.
77. Tseng YL, Wang WTF, Chen WY, Hou TJ, et al. Predictors for the immediate responders to cervical manipulation in patients with neck pain. *Man Ther.* 2006;11:306-315.
78. Cleland JA, Glynn P, Whitman JM, Eberhart SL, et al. Short-term effects of thrust versus nonthrust mobilization/manipulation directed at the thoracic spine in patients with neck pain: a randomized clinical trial. *Phys Ther.* 2007;87:431-440.
79. Puentedura EJ, Cleland JA, Landers MR, Mintken PE, Louw A, Fernández-de-Las-Peñas C. Development of a clinical prediction rule to identify patients with neck pain likely to benefit from thrust joint manipulation to the cervical spine. *J Orthop Sports Phys Ther.* 2012;42:577-92.
80. Flynn TW, Cleland JA, Whitman JM. *Users' Guide to the Musculoskeletal Examination.* Buckner, KY: Evidence in Motion; 2008.
81. Uitvlugt G, Indenbaum S. Clinical assessment of atlantoaxial instability using the Sharp-Purser test. *Arthritis Rheumatol.* 1988;31:918-922.
82. Aspinall W. Clinical testing for the craniovertebral hypermobility syndrome. *J Orthop Sports Phys Ther.* 1990;12:47-54.
83. Meadows JJ, Magee DJ. An overview of dizziness and vertigo for the orthopedic manual therapist. In: Boyling JD, Palastanga N, eds. *Grieve's Modern Manual Therapy: The Vertebral Column*, 2nd ed. Edinburgh, Scotland: Churchill Livingstone; 1994.
84. Pettman E. Stress tests of the craniovertebral joints. In: Boyling JD, Palastanga N, eds. *Grieve's Modern Manual Therapy: The Vertebral Column*, 2nd ed. Edinburgh, Scotland: Churchill Livingstone; 1994.
85. Olson KA, Paris SV, Spohr C, Gorniak G. Radiographic assessment and reliability study of the craniovertebral sidebending test. *J Man Manip Ther.* 1998;6:87-96.
86. Grant R. Vertebral artery insufficiency: A clinical protocol for premanipulative testing of the cervical spine. In: Boyling JD, Palastranga N, eds. *Grieve's Modern Manual Therapy: The Vertebral Column*, 2nd ed. Edinburgh, Scotland: Churchill Livingstone; 1994.
87. Grant R. Vertebral artery testing: the Australian Physiotherapy Association Protocol after 6 years. *Man Ther.* 1996;1:149-153.
88. Rivett DA. The premanipulative vertebral artery testing protocol. *NZ J Physiother.* 1995;23:9-12.
89. Keery R, Taylor AJ. Cervical artery dysfunction assessment and manual therapy. *Man Ther*. 2006;11:243-253.
90. Kunnasmaa KT, Thiel HW. Vertebral artery syndrome: a review of the literature. *J Orthop Med.* 1994;16:17-20.
91. Vidal P, Huijbregts P. Dizziness in orthopaedic physical therapy practice: history and physical examination. *J Mal Manip Ther.* 2005;13:221-250.
92. Norre ME. Cervical vertigo: diagnostic and semiological problem with special emphasis upon "cervical nystagmus." *Acta Otorhinolaryngol Belg.* 1987;41:436-452.
93. Spurling R, Scoville W. Lateral rupture of the cervical intervertebral discs. *N Engl J Med.* 1944;231:279-287.
94. Viikari-Juntura E, Porras M, Laasonen EM. Validity of clinical tests in the diagnosis of root compression in cervical disc disease. *Spine.* 1989;14:253-257.
95. Tong HC, Haig AJ, Yamakawa K. The Spurling test and cervical radiculopathy. *Spine.* 2002;27:156-159.
96. Bertilson BC, Grunnesjo M, Strender LE. Reliability of clinical tests in the assessment of patients with neck/shoulder problems-impact of history. *Spine*. 2003;28:2222-2231.
97. Butler, DS. Mobilisation of the nervous system. Singapore: Churchill Livingstone; 1991.
98. Coppieters MW, Stappaerts KH, Everaert DG, Staes FF. Addition of test components during neurodynamic testing: effect of ROM and sensory responses. *J Orthop Sports Phy Ther*. 2001;31:226-237.
99. Coppieters M, Stappaerts K, Janssens K. Reliability and detecting onset of pain and submaximal pain during neural provocation testing of the upper quadrant. *Phys Res Int*. 2002;7:34-42.
100. Keneally M. The upper limb tension test. In: *Proceedings, Manipulative Therapists Association of Australia*, 4th biennial conference, Brisbane; 1985.
101. McClellan DL, Swash M. Longitudinal sliding of the median nerve during movements of the upper limb. *J Neurol Neurosurg Psychiatr*. 1976;39:566-569.
102. McClellan DL. Longitudinal sliding of the median nerve during hand movements: a contributory factor in entrapment neuropath. *Lancet.* 1975;633:1843-1851.
103 Garmer DA, Jones A, McHorse KJ. The ulnar nerve bias upper limb neurodynamic tension test: an investigation of responses in asymptomatic subjects. Cincinnati, OH: APTA Conference Abstract: 2002.
104. Kleinrensink GJ, Stoeckart R, Mulder PGH, Hock GVD, et al. Upper limb tension tests as tools in the diagnosis of nerve and plexus lesions: anatomical and biomechanical aspects. *Clin Biomechanics*. 2000;15:9-14.

용어해설 (Glossary)

역 자 : 송홍화 / 송 철

A

복부 시리즈(Abdominal Series) : 다리의 근양증과 관련된 중추성 억제가 있는지 없는지를 검사하기 위해 시행된다. 바로 누운 자세의 복부 시리즈에 대해서 네 가지의 별개의 구성요소가 있다.

비정상 리듬(Abnormal Rhythms) : 문제가 되고 있는 관절의 예상되는 운동학을 따르지 않는 움직임 패턴 (즉, 불충분한 어깨위팔 리듬).

보조운동(Accessory) : 관절운동학적 움직임과 동의어라 여겨지는 동작. 이것은 고전적인(골운동학적) 움직임을 동반할지도 모르는 또는 고전적 움직임과는 별개로 수동적으로 만들어질지도 모르는 관절 내에서 이용 가능한 동작으로 구성된다. 부운동은 통상적인 운동학과 이에 이어지는 관절기능에 필요하다. *관절운동학(Arthrokinematics)*을 참조할 것.

보조 연부조직 움직임 검사(Accessory Soft Tissue Movement Testing) : 연부조직을 모든 방향으로 수동적으로 움직임으로써 시행된다.

절구 앞경사(Acetabular Anteversion) : 앞쪽 방향에서의 절구의 방향성. 이 구조적 특성은 엉덩관절 안정성의 중요한 결정요인이다. 남성과 여성에 대해서 정상 수치인 각각 18.5°와 21.5°보다 큰 절구 앞경사는 엉덩관절을 앞쪽탈구에 민감하게 만들지도 모른다.

능동적 기능부족(Active Insufficiency) : 다관절 근육이 더 이상 효과적인 힘을 가할 수 없는 길이(단축된)에 도달할 때 일어난다.

능동적 관절 가동범위(Active Range of Motion ; AROM) : 능동적 근육수축을 통해서 만들어지는 전적으로 개인의 자유의지에 의해서 일어나는 움직임.

능동적 움직임(Active Movement) : *능동적 관절 가동범위(AROM)*를 참조할 것.

활동성 근막 통증유발점(Active Myofascial Trigger Points ; MTrPs) : 국부압통 및 통증, 말초성 및 중추성 민감화와 더불어 통증 또는 감각이상이 멀리 떨어진 부위와의 관련성을 포함하는 증상을 만들어내는 통증유발점.

능동적 하위체계(Active Subsystem) : 척추와 관련하여 수축 골격근을 구성하고 중립구역 내에서 안정성 기여에 가장 관여를 한다.

실제의 안정자세(Actual Resting Position) : 참된 안정자세를 달성하는 것이 불가능하고, 어렵고, 비현실적일 때 사용된다. 치료사는 최소량의 긴장이 나타나고 환자가 최소의 불편을 알리는 위치에 관절을 둔다.

액쳐(Acture) : 자세는 사람이 행동에 대비할 수 있게 하는 동적인 신경근육 상태라고 인식한다는 용어이다.

급성기 반응(Acute Phase Response ; APR) : 반복적인 활동, 외상 또는 감염에 의해서 만들어지는 염증이 면역체계의 체액 구성요소의 능력을 바꾸기에 충분할 때 일어나는 비특이적 반응이다.

급성 반응 단백질(Acute Response Proteins ; ARPs) : 분자반응 및 세포반응의 복잡계 네트워크에 반응하여 농도가 저하한 체액의 방어적 구성요소.

급성 단계(Acute Stage) : 징후와 증상의 점진적 증가에 의해서 특징지어지는 단계이다. 이 단계 동안에 회복과정에 도움이 될 때에만 치료사가 중재를 제공하는 것이 중요하다.

적응 단축(Adaptive Shortening) : 오랫동안 움직이지 않은 것이 원인일지도 모른다. 근육과 그 결합조직 구조는 길이가 줄어들어 결국 근육이 뻗어 있는 관정에 영향을 미치는 움직임 제한으로 이어진다.

유착 신경뿌리 증후군(Adherent Nerve Root (ANR) Syndrome) : 척수신경뿌리 또는 경질막 주위에 형성된 유착에 의해서 야기되고 정상적인 움직임을 막는다. 척추에 국부적으로 증상을 생성시키는 다른 유형의 기능장애와는 대조적으로 허리의 ANR 증후군은 팔다리로 방산되는 증상을 포함할지도 모른다. 이 증후군은 뒤쪽 장애(posterior derangement)처럼 보일지도 모른다.

조절을 위한 신연(Adjustive Distraction) : 관절의 불완전 탈구 또는 탈구를 정복할 목적으로 빠른 속도 트러스트를 전형적으로 동반하는 도수기법이다. 이 기법들은 진료실에서 일상적으로 사용되지는 않지만 운동선수 치료에 종사하는 치료사를 위해서 중요하다.

구심로(Afferent Pathways) : 주로 감각정보를 척수를 향해서 전달하는 신경정달로이다.

알파(Alpha) : 관찰된 어떤 차이가 기회에 기인하는 개연성(p값에 의해서 측정된 것처럼).

알파 이득(Alpha Gain) : 알파운동신경을 따라서 척수의 앞뿔에서부터 이환된 근육섬유로 운반되는 신경 임펄스의 증가로 인해서 근육원섬유마디(sarcomere)가 과도하게 신경 지배를 받게 될 때의 반사활(reflex arc)의 상태.

AMBRI : 비외상성인 어깨 불안정성의 한 유형이고 다방향성이며 적절한 치료로서의 재활을 동반하는 양측성 어깨의 소견, 그리고 아래주머니 절제술(inferior capsular shift surgery)의 필요성은 거의 없다.

진폭(Amplitude) : 관절가동술 동안에 사용되는 움직임의 범위.

해부학적 움직임(Anatomical Movements) : 표준 또는 일축성으로 분류되고, 하나의 평면 내에서 하나의 축 주위에 일어나는 운동인 뼈의 회전운동.

경사각(Angle of Inclination ; AI) : 넙다리뼈머리와 넙다리뼈목을 지나서 그린 선과 이마면의 femoral shaft의 장축으로 형성되는 각도.

비틀림각(Angle of Torsion ; AT) : 이 넙다리뼈의 각도는 가로면 내에 있다. 이 각도는 넙다리뼈 관절융기를 이마면에 놓음으로써 가장 시각화할 수 있고 이마면과 넙다리뼈머리와 넙다리뼈목을 지나서 그린 선 사이의 각도를 측정한다. 성인 AT의 정상범위는 15~25°이다.

위버그각(Angle of Wiberg) : *Center Edge (CE) Angle*을 참조할 것.

발목/위팔 지수(Ankle/Brachial Index ; ABI) : 발목의 수축기혈압을 위팔동맥의 혈압으로 나눠서 얻은 측정치. 0.97 미만의 ABI는 말초혈관질환이 존재한다는 것을 확인해준다.

앞쪽 내림(Anterior Depression ; AD): 보행 중에 일어나는 고유감각 신경근육 촉진(proprioceptive neuromuscular facilitation) 대각선에 기초하는 4개 다리이음뼈(pelvic girdle) 운동 중의 하나이다. AD는 골반이 지면과 최초의 접족을 위해서 다리를 아래쪽 및 앞쪽으로 신장시키는 것을 보조할 때 일어난다. 적절한 원심성 조절을 사용해서 오른쪽 허리네모근을 신장하는 능력은 다리의 적절한 감속에 중요하다.

앞쪽 올림(Anterior Elevation ; AE) : 보행 중에 일어나는 고유감각 신경근육 촉진(proprioceptive neuromuscular facilitation) 대각선에 기초하는 4개 다리이음뼈(pelvic girdle) 운동 중의 하나이다. AE는 초기 유각기 동안에 몸통 안정화를 촉진하기 위해 엉덩허리근과 복부근육이 공동작용으로 수축할 때 가장 효율적이다.

앞쪽으로 회전한 골반(Anteriorly Rotated Pelvis) : 전형적으로 무릎 젖힘(과다폄), 허리뼈 전만의 증가, 갈비뼈우리(costal cage)의 뒤쪽 굽음, 복장뼈가 올라감, 머리가 앞쪽으로 나옴을 동반한다.

앞쪽으로 전단된 골반(Anteriorly Sheared Pelvis) : 전형적으로 무릎이 굽어짐, 갈비뼈우리가 뒤쪽으로 전위, 복장뼈가 내려감 및 머리가 앞쪽으로 나옴을 동반하는 척추만곡 자세.

원숭이 손 변형(Ape Hand Deformity) : 정중신경 마비만으로 야기되는 이 변병은 엄지두덩의 위축과 엄지 맞섬운동에 관여할 수 없는 것과 더불어 엄지손가락이 다른 손가락과 함께 이마면으로 오게 될지도 모른다.

관절운동학(Arthrokinematics) : 관절 표면과 관절 내 구조물 사이에 일어나는 상대운동(relative motion)으로서 정의된다.

관절의 운동범위 저하(Articular Hypomobility) : 수동적 생리학적 척추사이 운동(PPIVM)과 수동적 관절운동학적 척추사이 운동(PAIVM) 양쪽의 가동범위 감소로 이어지는 운동제한.

아사나(Asanas) : 심혈관 적합도(cardiovascular fitness), 근력, 유연성을 촉진하는 운동의 한 형태로서 요가에서 사용되는 신체적 자세이다. 각 자세는 안정 시와 움직이는 동안의 양쪽에서 신체 인식의 향상 및 공간에서 신체의 적절한 자세 잡기에 기여한다.

아슈탕가(Ashtanga) : 빠르고 우아한 아사나 움직임을 사용하는 하타 요가(hatha yoga)의 방법.

관련 진동(Associated Oscillations) : 촉진된 진동 접근법 내에서 사용되는 진동은 그 기원을 Trager법에서부터 얻고 있다. 진동의 움직임은 신체 도처의 다양한 위치에서 통합된다. 반복운동의 사용은 근육의 이완을 유발한다. 근육에의 직접적인 도수에 의한 접촉은 일어나지 않지만 이 진동들은 긴장을 경감하는 데 효과적이다.

비대칭 운동(Asymmetrical Movement) : 기능장애, 검사 및 조합된/다중평면 또는 3중 평면인 중재. 대칭적 기능장애와는 대조적으로 이것들은 본질적으로 양쪽이 같지 않거나 한쪽성이다. 따라서 기능장애는 분절의 한쪽에 일어난다는 것을 보여주고 있다(즉, 비대칭이다).

고리뼈-치아돌기 경계면(Atlantodental Interface) : 치아돌기와 고리뼈(환추)의 앞고리(anterior arch) 사이의 공간.

어트랙터(Attractors) : 잘 학습된 움직임의 이용 가능한 패턴.

자가 억제(Autogenic Inhibition) : 유지(hold) 및 수축-이완 신장(stretching)을 수행할 때 신장에 앞서 제한된 작용근에 가해지는 저항.

자율신경계(Autonomic Nervous System ; ANS) : 샘(glands)과 평활근육(smooth muscle)에 분포된 말초신경계의 한 부분이고 그 주된 기능은 의식입력(conscious input) 수준 아래에서 수행된다.

움직임을 통한 인식(Awareness through Movement ; ATM) : 진료의사가 고객에게 움직임의 많은 측면을 능동적으로 탐색하도록 언어에 의한 지도를 제공하고 그렇게 함으로써 고객에게 결코 일어나지 않았을지도 모르는 일 또는 고객이 여러 해 동안 하지 않았던 움직임을 하는 방법을 발견하는 하나의 과정이다. ATM을 통해서 고객이 시행하는 움직임(운동)은 전적으로 자발적이다.

축삭(Axon) : 가지돌기 구역에서부터 임펄스를 멀리 이동시키고 다수의 축삭 종말가지(axon telodendria)에 끝나는 특화된 단일 가늘고 긴 원형질 신경돌기.

축삭절단(Axonotmesia) : 결합조직 집(sheath)의 연속성을 유지하면서 신경 축삭의 연속성을 상실하는 것.

축삭형질 운반(Axoplasmic Transportation ; AXT) : 신경 지배를 받는 조직에 보내는 영양소, 신경 시냅스에 보내는 신경전달물질, 중추신경계로 되돌려 보내는 대사물질의 신경섬유핵을 따라 움직이는 비 임펄스에 기초한 상태.

B

보우 선(Beau's Lines): 영양실조 또는 전신질환에 속발하는 손톱 성장의 붕괴를 드러내 보이는 가로능선(transverse ridges).

증상 질문에 대한 행동(Behavior of Symptoms Questions) : 치료사가 국부통증과 연관통증을 구별하고 환자의 과민성 수준을 확인하려고 노력하는 일련의 질문.

생체역학적 검사(Biomechanical Examination) : OMPT에 대한 캐나다 접근법 내에서의 두 가지 주된 유형의 객관적 검사의 하나이다. 이환된 관절의 움직임 특성과 연관된 구조를 결정하도록 고안되었다.

비숍의 손의 변형(Bishop's Hand Deformity) : 넷째손가락과 다섯째손가락의 굽힘을 야기하는 자신경(unlar nerve)의 손상.

신체 기울기 검사(Body Tilt Test) : 머리, 목 및 몸통을 함께 유지하여 앉은 자세의 몸통을 앞뒤 및 좌우로 기울여서 단일체로서 움직이도록 하는 검사절차이다. 이 조작은 미로를 자극하도록 고안되어 있으나 목뼈 고유수용기 또는 척추동맥은 자극하지 않는다. 따라서 발생한 현기증은 안뜰계에 의해서 생성되는 것 같다.

뼈의 회전운동(Bone Rotational Movement) : 중쇠뼈(axis) 주위에서 일어나는 움직임과 관련이 있다.

뼈의 병진운동(Bone Translational Movements) : 하나의 특정 평면에서 중쇠뼈와 평행하여 일어나는 선형운동.

보우차드 결절(Bouchard's Nodes) : 골관절염에 기인하는 PIP관절의 변형.

단추 구멍 변형(Boutonniere Deformity) : 폄근 후드기전(hood mechanism)의 중심힘줄의 파열은 PIP의 굽힘 변형과 DIP의 폄 변형을 초래할지도 모른다.

이갈기(Bruxism) : 이를 가는 행동.

분넬-리틀러 검사(Bunnell-Littler Test) : 수내근 긴장과 관절주머니 제한 사이를 식별하기 위해 사용되는 검사. PIP관절이 굽힘에서 MCP관절과 함께 잘 움직이면 수내근의 긴장이 의심되고, PIP관절을 어느 위치이서도 굽힐 수 없으면 관절주머니의 제한이 의심된다.

C

관절주머니 패턴(Capsular Pattern) : 관절 윤활주머니 내에 존재하는 제한을 시사하는 관절운동 상실의 특이하고 특징적인 패턴. 이것의 존재는 제한을 동원하여 정상적인 가동성을 회복하도록 고안된 관절 가동화 기법을 사용한다는 것을 의미한다. 이러한 패턴들은 흔히 운동제한의 주된 원인을 판단하기 위한 목적으로 근막 패턴이 존재한다는 것과 대조를 이룬다. 이러한 패턴은 모든 관절에 대해서 설명되어 있고 최소의 제한된 운동으로 가장 제한된 것으로 이름 붙여진다(즉, 오목위팔관절은 ER > 벌림 > IR).

관절 및 인대와 관련된 복합체(Capsuloligamentous Complex ; CLC) : 관절을 에워싸는 비수축형 연부조직 구조이고 윤활관절주머니와 관절주위에 있는 인대로 구성되어 있으며 흔히 서로 구분이 되지 않는다.

운반각(Carrying Angle) : 팔꿈치가 펴지고 완전히 뒤침(supination)을 할 때 위팔뼈 장축과 자뼈(척골) 장축 사이의 각도.

작열통(Causalgia) : 오래 계속되는 건조하고 화끈거리고 가려운 유형의 통증이며 보통 마약(narcotics)에 조차 저항성이 있고 항경련제 투여(antiseizure medications)로 대체될 뿐이다. 작열통은 신경뿌리 손상에 기인하는 경우는 드물고 오히려 보통은 중추 병변, 특히 시상(thalamus) 및 말초신경에 관여하는 병변에 의해서 야기된다.

중심각(Center Edge (CE) Angle) : 이 각도는 절구(acetabulum)의 가쪽 모서리와 넙다리뼈머리의 중심 사이에 그려진 선을 연결함으로써 방사선 촬영으로 결정되고 이것은 수직과 각도를 형성한다.

중추장애(Central Disorders) : 척추관(spinal canal) 내에서 공간을 차지하는 병변.

중심화현상(Centralization Phenomenon) : 증상이 특정 움직임 또는 위치에 반응하여 먼쪽 장소에서부터 더 몸쪽의 장소로 옮겨갈 때 일어난다. 증상을 집중화할 수 없는 것은 만성 통증 및 장애의 가장 강력한 예측인자로서 알려져 있다.

화학적 근방호(Chemical Muscle Guarding) : 이 형태의 보호가 존재할 때 사람은 손상에 대한 화학반응과 관련된 접촉에 대해서 heaviness or bogginess를 나타낸다.

염색질 융해(Chromatolysis) : 축삭 손상 후 세포체, 축삭 및 시냅스가 퇴화하는 과정.

만성기(Chronic Stage) : 치유에 관해서 이 단계는 보통 3개월 이상의 병력을 가진 정적인 상태에 전형적으로 적용된다. 만성질환은 흔히 참된 기질적 병리와 직접 상관관계가 결여된 행동변화를 동반한다는 것을 치료사가 인식하는 것은 중요하다.

원둘레 기법(Circumferential Techniques) : 연부조직이 긴뼈 주위를 원둘레방향으로 움직일 수 있도록 근육운동을 회복시킬 목적으로 일반적으로 팔다리에 대해서 수행된다.

전형적인 갈퀴손 변형(Classic Claw Hand Deformity) : 손의 내재근 열위 손(intrinsic minus hand)의 존재 하에서 MCP관절의 폄과 PIP/DIP관절 굽힘으로 구성되어 있다.

I 급 폐색(Class I Occlusion) : 앞뒤 크기에서의 윗턱치아(maxillary teeth)와 아래턱치아(mandibular teeth) 사이의 정상적인 관계를 가리킨다.

II 급 피개 교합(Class II Overbite) : 정상위치보다 뒤쪽에 위치한 아래턱 치아로 구성된다.

III 급 교합 불완전(Class III Underbite) : 정상위치보다 앞쪽에 위치한 아래턱 치아로 구성된다.

고전적 움직임(Classical Movements) : 골운동학적 움직임과 동의어라 간주된다. 이것들은 관절가동범위와 근육기능을 평가하기 위해 사용되는 능동적 움직임과 관절가동범위 끝(즉, 굽힘, 벌림 등)에서의 저항의 본질을 판단하기 위한 수동적 움직임으로 구성된다. 골운동학(Osteokinematic)을 참조할 것.

임상구획(Clinical Compartment) : 호주의 접근법 내에서 이 구획에는 환자와의 직접적인 대화로부터의 검사과정 동안에 얻어지는 정보가 포함되어 있다. 검사 및 재검사의 과정에서 치료사가 임상적 사실의 탐구를 방해하는 이론적 구획을 이정하지 않는 것은 필수적이다.

임상지침 지수(Clinical Guideline Index) : 할당된 진료의 분류에서부터 나오는 중재를 설명하려고 시도하여 척수장애의 분류체계에서 일반적으로 사용된다. McKenzie와 Delitto의 일반적인 체계는 이 유형의 체계이다.

임상적 불안정성(Clinical Instability) : 척추와 관련하여 생리학적 한계 내에서 척추사이 중립구역을 유지하는 척추의 안정화 시스템 능력의 상당한 저하가 있고 이것은 통증과 불안정성을 초래한다.

임상적 예측 규칙(Clinical Prediction Rule ; CPR) : 로지스틱 회귀 분석(logistic regression analysis)은 특정 중재에 반응하여 성공적인 결과에 대한 예측인자로서의 역할할 수 있는 병력 및 신체검사로부터의 결과를 확인하기 위해 사용된다.

임상의가 만들어낸 힘(Clinician-Generated Forces) : 치료사의 과도한 압박으로 중간범위에서부터 최종범위까지 움직이는 환자를 보조하는 것이 동반되는 도수기법.

클로누스(Clonus) : 작용근의 불수의적 근육수축에 의해서 야기된 반복적인 일방향의 관절운동. 이것은 신속한 대항근 신장에 의해서 평가된다.

닫힌 사슬(Closed Chain) : 먼쪽 끝이 고정된 운동.

긴장 자세(Close-Packed Position) : 비안정 자세(non-resting position)라고도 알려져 있다. 관절의 관절면은 관절 적합의 이 특별한 자세를 제외하고 적합하지 않는다. 관절면 사이의 최소한도의 가동성이 이용 가능한 자세.

폐쇄 제한(Closing Restriction) : 증상 또는 제한된 움직임이 통증을 동반하는 쪽을 향한 움직임 또는 척추돌기사이 관절과 척추사이구멍의 접근운동(approximation)을 만들어내는 방향으로의 움직임으로 확인되는 척추분류증후군(spinal classification syndrome).

콜라겐(Collagen) : 엘라스틴(elastin) 및 레티쿨린(reticulin)과는 대조적으로 인장력에 견디는데 가장 접합한 섬유이며 회복력(resiliency)과 탄력성(elasticity)의 양쪽이 우수하다. 콜라겐은 뼈만큼 단단하고 외피만큼 유연성이 있을 수 있는 적응 가능한 물질이다. 최근의 증거에 따르면, 12종류나 되는 서로 가른 유형의 콜라겐이 확인되었다.

콜레스 골절(Colle's Fractur) : 손목을 편 상태에서 손을 짚고 넘어진 다음에 "포크모양 변형(dinner fork deformity)"으로 알려진 먼쪽 노뼈의 등쪽 전위가 존재할지도 모르는 팔목의 골절.

등장성의 조합(Combination of Isotonics ; COI) : 조절된 목적이 있는 움직임을 수행하고 관절과 연부조직의 가동성을 높이는 능력을 촉진한다. COI는 3가지 유형의 등장성 수축 사이에서 이행하는 환자의 능력을 확인한다.

연합 보조운동(Combined Accessory Movements) : 2개 이상의 보조운동(즉, 한쪽의 뒤앞 압력은 PA 활주와 회전의 조합을 만들어낸다)이 동반되는 도수기법.

연합 운동검사(Combined Movement Testing) : 부운동과 생리학적 운동 양쪽의 조합을 포함한다. 이들 검사는 생리학적 운동검사(골운동학적 움직임)도 보조운동 검사(관절운동학적 움직임)도 환자의 증상을 개별적으로 재현하지 않는 경우에 사용될지도 모른다.

연합 생리학적 운동(Combined Physiologic Movements) : 2개 이상의 생리학적 운동(즉, 환자의 허리부분 오른쪽 굽힘 및 회전으로의 수동적 움직임)이 동반되는 도수기법.

보조운동과의 연합 생리학적 운동(Combined Physiologic with Accessory Movements) : 생리학적 운동을 부운동과 조합시켜 사용하는 것이 동반되는 도수기법(즉, 치료사가 한쪽의 뒤앞쪽 활주를 가하고 있는 동안 목뼈를 수동적으로 회전시킨다).

쾌적한 구역(Comfort Zone ; CZ) : 쾌적한 자세를 획득함에 따라 손의 물리치료사로서 압통의 경감은 압통점 긴장의 감지할 수 있는 완화를 확인한다.

동반질병(Comorbidities) : 개인이 치료를 받고 있는 주된 상대에 동반하는 상태. 이 다른 상태들로부터의 징후는 검사결과를 혼동하여 환자의 결과 및 예후에 영향을 미칠지도 모른다.

유사한 징후(Comparable Sign) : 검사자가 검사 시에 확인하고 환자가 제시한 징후 및/또는 증상의 정확한 재현이라 여겨지는 통증, 강직 및 연축(spasm)의 조합.

적격 척추원반(Competent Disc) : 척추원반의 고리모양벽은 온전하다. 이러한 경우에는 장애는 축소 가능하다고 여겨지고 지속적인 변화가 흔히 달성된다.

분력(Component) : 특정 능동운동을 일어날 수 있게 하기 위해 관절 내에서 일어나는 보조운동의 한 유형이다. 모든 통증이 없는 운동은 정상적인 정도의 분력운동(component motion)이 없이는 관절에서 일어날 수 없다. 관절 분력운동의 검사는 정상적인 능동운동을 반해할지도 모르는 기능장애를 검출하는 데 도움이 된다(즉, 구르기, 활주). *관절운동학*을 참조할 것.

압축(Compression) : 관절의 치료 면에 대해서 수직인 2개의 관절면의 분리를 동반하는 도수기법.

압축현상(Compression Phenomenon) : 경질막집(dural sheath)에 의해서 덮여 있지 않은 신경뿌리 부준에 압력이 가해지면 통증보다는 감각이상이 전형적으로 보고된다.

압축시험(Compression Testing) : 이러한 시험은 그 외에는 확인되지 않았을지도 모르는 유사한 징후를 확인하려는 노력으로 환자의 반응을 평가하기 위해 관절을 통해서 배치된 분력을 사용하는 것이 포함된다.

동심성(Concentric) : 근육군의 능동적 단축.

전도조직(Conduction Tissue) : Cyriax에 의한 세 가지 유형의 조직 중의 하나이다. 이 유형의 조직은 신경을 가리키고 이것은 흥분성으로 되고 원심성 또는 구심성의 어느 것인가로 신경 임펄스를 전도하는 능력을 갖고 있다.

확인시험(Confirmation Testing) : 기능장애의 원발 부위의 확인을 돕기 위해 사용되는 검사이다. 이들 검사는 일련의 특정 움직임으로 구성되어 있다. 기능장애가 의심이 되는 관절에 인접한 관절의 안정화를 통해서 이들 검사는 다중관절운동계 내에서 어느 관절이 유사한 징후의 주된 소스인지를 구별하려고 시도한다.

구성개념 타당성(Construct Validity) : 임상적 추론을 시행하기 위해 측정 또는 판단의 사용에 대한 이론적 기반을 설명하고 정형적으로 연구 증거에 의해서 뒷받침된다.

수축-이완(Contract-Relax) : 내재근 결합조직 요소를 신장시키도록 고안된 신장(stretch)에 뒤이은 구심성 수축 또는 유지된 등장성 수축의 어느 것인가를 사용하는 기법.

수축성 조직(Contractile Tissue) : Cyriax에 의한 세 가지 유형의 조직 중의 하나이다. 이 유형의 조직은 수축을 시행하는 능력을 갖고 있고 관절의 능동적 움직임을 담당하는 근육과 관련이 있다.

요철의 법칙(**이론**)[Convex-Concave Rule(Theory)] : 볼록한 관절면이 비교적 고정된 오목면으로 이동할 때, 관절이 활주하는 방향은 뼈의 전위와는 반대방향에 있는 것으로 생각된다. 오목한 관절면이 비교적 고정된 볼록한 면으로 이동할 때, 관절이 활주하는 방향은 뼈 전위와 같은 방향이 된다고 주장하고 있다.

교정 중재(Corrective Interventions) : 흔히 환자가 치료를 추구하는 이유가 되는 중재. 이것은 검사 중에 확립된 것 같은 주된 목표 달성을 촉진하는 중재이다. 제한을 경감하기 위한 도수교정, 근력과 지구력을 개선하기 위한 운동 및 유착을 제거하기 위한 가로방향 마찰 마사지는 모두 이 영역에 포함되어 있다.

겉질뼈(Cortical Bone) : 치밀뼈(compact bone)로서도 알려져 있다.

역압(Counterpressure) : 복수의 관절이 동반되는 능동적인 동작 중에 특정 관절에서의 움직임을 제거 또는 줄일 목적으로 외부의 힘을 도수로 가하는 것. 이것은 개인의 주된 호소에 대한 관절 움직임 감소의 영향을 평가하기 위해, 또는 능동적 움직임 중에 관찰되는 이상(일탈된) 움직임 패턴의 존재를 감소시키기 위해 사용될지도 모른다. 주된 호소가 줄어든다면 이 기법은 중재가 될지도 모른다.

결합된 운동 (Coupled Movements) : 함께 일어나도록 기계적으로 강제된 운동.

커버 자세 (Cover Position) : 치료사가 가동술(mobilization)을 수행하기 위해 사용되는 환자의 자세. 예를 들어, 환자의 오른손을 왼쪽 어깨위에 놓고 팔꿈치를 통해서 팔의 폄-모음(extension-adduction) 패턴으로 저항을 가한다.

밖굽이엉덩관절(Coxa Valga) : 성인에서 125° 이상의 경사각.

안굽이엉덩관절(Coxa Vara) : 성인에서 125° 미만의 경사각.

머리뼈병증(Cranial Osteopathy) : William Garner Sutherland에 의해서 알게 되었다. 두개천골 기법(craniosacral technique)을 시행하는 현재의 개업의사는 부드러운 접촉을 통해서 머리뼈 리듬의 기능장애를 감지하고 치료할 수 있다고 주장하고 있다.

머리뼈척추 중심관계(Craniovertebral Centric Relation) : 상부목뼈 위 머리뼈의 3차원 관절인대 위치이고 뒤통수의 관절융기가 고리뼈 위에 안정된 위치를 취하고 있으며 이것은 치아돌기와 안정된 앞뒤쪽 및 가쪽 위치를 유지하고 중쇠뼈의 어깨 위에 수평으로 정렬한다.

목표기준 준거 타당성(Criterion-Referenced Validity) : 검사결과와 몇몇 외부참조와의 비교.

밖굽이팔꿈치(Cubitus Valgus) : 15° 이상이 되는 팔꿈치의 운반각.

안굽이팔꿈치(Cubitus Varus) : 5~10° 미만의 팔꿈치의 운반각.

사이토카인(Cytokines) : 손상에 반응하여 단핵구/대식세포 및 림프구를 포함하는 많은 세포에 의해서 만들어진 효과기 신경펩티드 분자.

D

심부마찰 마사지(Deep Friction Massage ; DFM) : 피부에 대한 손상을 피하기 위하여 치료사의 손가락과 환자의 피부가 동시에 움직여야 하는 연부조직 기법. DFM는 피부조직에 수직으로 하여야 한다.

de Kleyn 검사(de Kleyn Test) : 목과 머리의 신경혈관계에 대한 폐색성 검사. 완전한 검사는 대좌(plinth)의 가장자리 위에 가로놓인 머리와 함께 목을 회전과 폄 위치로 두는 것이다. 최소화된 de Kleyn(MdeK)은 침대 위의 같은 위치를 유지하는 것으로 구성되고 점진적으로 최소화된 de Kleyn(PMdeK)은 단계적으로 최소화된 de Kleyn에 이르고, 각 단계가 증상이 없거나 또는 유발되는 어떤 증상의 어느 것인가가 다음으로 진행되기 전에 더 양성 위치를 조사하여 해결되도록 주의한다. 일반적으로 이 검사에 대한 양성 반응은 현기증이지만, 척추바닥부전(vertebral basilar insufficiency : VBI)에 대한 참된 양성은 드물다.

가지돌기 영역(Dendritic Zone) : 신경세포의 수용체막(receptor membrane)을 가리키기 위해 사용되는 용어이다.

장애증후군(Derangement Syndrome) : 관절표면의 정상적인 안정 위치에 영향으 미치는 척추원반의 내부 전위인 장애의 존재에 대한 병리하부학적 모델. 척추원반 내 물질의 전위는 정상적인 분절적 척추운동을 다양한 정도로 방해하는 것으로 추정된다. 장애는 전형적으로 지속적 또는 반복적인 부하(흔히 굽힘 또는 회전으로), 만성적인 자세의 스트레스(흔히 굽힘 및/또는 회전으로) 또는 외상의 결과로서 생긴다.

다라나(Dharana) : 요가에서 사용되는 정신 집중.

디야나(Dhyana) : 일련의 통합된 생리학적 변화를 유도하는 의식적인 정신 과정으로서 설명되는 요가에서 사용되는 명상.

진단 정확도(Diagnostic Accuracy) : 문제의 소견(보통은 양성 또는 음성 검사결과)를 문제의 진단에 대한 공인된 지표인 몇몇 최적 표준(gold standard) 또는 기준참조(criterion reference)와 비교함으로써 결정된다.

진단변별검사(Differential Diagnostic Examination) : OMPT에 대한 캐나다 접근법 내에서의 두 가지 주된 유형이 객관적 검사 중의 하나이다. 이것은 물리치료 영역 밖인 생리학적 상태의 확인을 포함하는 확정 진단에 도달하도록 고안되어 있다.

차별화 검사(Differentiation Testing) : 2개 이상의 잠재적으로 이환된 관절 또는 구조를 구별함으로써 환자 증상의 원인을 판단하도록 고안된 검사이다. 이들 검사는 증상을 재현하려고 시도하면서 적어도 2개의 인접하는 관절을 가로질러 능동적 또는 수동적 움직임을 동시에 촉진함으로써 수행된다.

직접적인 진동(Direct Oscillations) : 치료손을 통해서 제한으로 직접 실행된다. 이 기법이 직업적이라 생각되고 있지만, 힘은 몸을 통해서 생성되어 손을 통해서 단순히 전달된다. 이 기법은 III 등급 또는 IV 등급 관절 가동술과 유사하며 환자의 몸은 진동을 따라 움직여야 할 것이다.

직접법(Direct Method) : 임상의가 모든 방향으로 수동적인 병진 활주를 수행함으로써 이용되는 관절 활주의 제한을 결정하는 방법. 이 절차의 수행하는 동안, 치료사는 조직 저항성과 환자가 통증을 알리는 것과의 관계, 아울러서 각 방향에서의 최종 가동범위에서의 질 또는 최종 저항감을 확인한다.

직접 기법(Direct Techniques): 신체기능장애 장벽에 관여하여 움직임을 재확립하기 위해 장벽을 헤쳐 나가는 활성화 힘을 가하는 설정. 제한과 같은 방향으로 가해지는 힘의 사용이 동반되는 도수에 의한 중재이다(즉, 제한으로 옮겨가는 힘).

움직임에 대한 방향민감성(Direction Susceptible to Movement ; DSM) : 움직임이 최소한도로 제한되는 경로이다. DSM은 관련된 구조의 누적된 외상을 통한 근골격계 장애로 이어진다. 시간이 경과함에 따라 DSM은 바뀐 회전중심 주위의 반복된 움직임을 통해서 특징적인 패턴의 소모(wear)를 일으킬 것이다.

방향 특이성(Directional Preference) : 증상의 집중을 야기하는 움직임의 방향에 주어지는 용어이다. 이 움직임 또는 위치의 치우침(positional bias)은 치료사와 환자에게 증상의 행동에 긍정적으로 영향을 미치고 중재를 유도하기 위해 사용될지도 모르는 강력한 도구를 제공한다.

탈억제(Disinhibition) : 뇌혈관사고(CVA) 후, 고위 중추는 근육긴장항진(hypertonicity)을 야기하는 근육긴장을 저지하고 "억제하지" 못한다. 이 과정은 편마비가 있는 사람에 존재하는 전형적인 경직성 공동작용 패턴에 대한 기반을 형성한다.

신연(Distraction) : 관절 치료 면에서부터 수직으로 떨어진 2개의 관절 표면을 분리하는 것이 동반되는 도수기법. 신연은 관절에 걸리는 무게를 줄이고, 관절주머니를 신장하며 탈구를 감소시키기 위하여 사용될지도 모른다.

하루 안의 변화(Diurnal Change) : 척추원반 수분공급의 정상적인 사이클.

지배적인 징후(Dominant Sign) : 환자가 보고한 주된 호소와 관련된 재현성 있는 신체검사 소견.

아랫방향 활강(Downglide) : 뒤쪽 방향 및 아래쪽 방향으로의 분절적 척추운동을 가리키는 데 사용된다.

팔목 처짐 변형(Drop-Wrist Deformity) : 팔목과 손의 폄이 제한될 뿐만 아니라, 팔목과 손의 굽힘도 역시 제한될지도 모르는 상태.

듀프이트렌 구축(Dupuytren's Contracture) : 손의 기능에 영향을 미치는 주로 셋째손가락에서부터 다섯째손가락까지에서 비외상성 결절형성을 동반한다.

기능장애(Dysfunction) : 예상된 운동량 또는 이상운동(즉, 불량한 운동의 질)의 증가(과다 가동성) 또는 감소(과소 가동성)의 어느 것인가로 발현하는 바뀐 역학(mechanics)의 상태.

기능장애증후군(Dysfunction Syndrome) : 하나 이상의 척수분절을 에워싸는 관절주위 연부조직의 결과는 수축되고 유착되고 또는 적응적으로 단축한다. 제한된 연부조직이 이용 가능한 움직임의 마지막으로 오면, 움직임 또는 오래 계속되는 위치잡기는 고통스러워진다. 움직임을 동반하는 통증은 최종 가동범위에 있는 자세를 회피하는 것으로 이어지고 이것은 움직임의 더 큰 제약과 더 큰 움직임 상실을 야기한다. 허리수술, 좌골신경통, 외상 또는 척추원반 장애의 2차적 합병증으로서 발생할지도 모르고 전형적으로 모욕적인 사건 후 최소 6주 후에 나타난다. 기계적 요통환자의 4%와 19%를 차지한다.

E

원심성(Eccentric) : 근육집단의 조절된 능동적 신장.

효과 크기(Effect Size) : 집단 사이에 표준편차의 측면에서 얼마만큼의 차이가 존재하는지를 나타내는 비율값(ratio value)을 제공한다.

원심성 경로(Efferent Pathways) : 척수에서 떠나서 주로 운동정보를 보내는 신경전도로.

엘라스틴(Elastin) : 피부, 힘줄, 허파(폐) 및 동맥 내층에서 볼 수 있다. 이것은 인대 내에서, 대부분은 목덜미인대, 황색인대 및 척추사이원반에서 다양한 정도로 발견된다.

팔꿈치 굽힘 검사(Elbow Flexion Test ; EFT) : 아래팔 하중에 대한 신경근육 및 운동조절 반응을 평가하기 위해 아래팔에 느리고 점진적으로 가해진 수직력을 적용하는 것에 의해서 수행된다.

관절이 과다한 가동성일 때 검사자 손에 느껴지는 감각(Empty End-feel) : 상당한 통증 또는 경련에 반응하여 일어난다.

끝느낌(End-Feel) : 관절 및 연부조직 구조의 최종 가동범위에서의 저항의 질.

근육속막(Endomysium) : 각 근육섬유를 에워싸는 성긴 결합조직.

신경속막(Endoneurium) : 세로방향으로 배열된 콜라겐섬유이고 이것은 신경관과 연관성이 있는 막이며 신경세포 주위에서 양압(positive pressure)을 유지한다.

근육바깥막(Epimysium) : 근육을 에워싸고 주위의 구조에 접속하는 추가적인 섬유를 갖고 있다.

신경바깥막(Epineurium) : 섬유다발(fascicles)의 가장 바깥쪽의 결합조직. 콜라겐다발은 세로방향으로 배열된다. 외부 신경바깥막은 섬유다발 사이에 거의 완벽한 집(sheath)을 제공한다. 내부 신경바깥막은 섬유다발을 사이를 떼어 유지하는 것을 돕고 특히 신경이 관절 주위를 움직여야 할 때 운동의 필요한 부속물인 섬유다발 사이를 활주하는 것을 보조한다.

본질주의자의 관점(Essentialist View) : 질병은 완전히 형성되어 존재하고 확인되는 것을 기다린다는 신념의 결과라고 간주하다.

근거에 기초한 치료(Evidence-Based Practice ; EBP) : 환자의 독특한 가치관과 환경, 그리고 임상의의 임상결정을 하기 위한 전문지식과 결부된 가장 잘 이용할 수 있는 연구 근거를 사용한다.

과장 방법(Exaggeration Method) : 설정(setup)이 자유의 방향으로 균형점을 지나서 운동 상실 장벽 반대편의 정상적인 생리학적 장벽으로 이동하는 과장된 간접 방법. 이 시점에서 활성화 힘이 가해진다.

펴서 회전시킨 옆굽힘(Extended Rotated Side-Bent ; ERS) : 다음의 인접 분절에 관해서 폄, 회전 및 옆굽힘을 시행하는 위치진단을 나타내어 보이는 척수분절. 회전과 옆굽힘은 같은 쪽에서 일어나는 것으로 추정된다. 이들 위치장애는 1~3개 분절 내에서 일어나는 것으로 생각된다.

폄 기능장애 증후군(Extension Dysfunction Syndrome) : 환자가 이 위치에서 떨어짐에 따라 폄의 최종범위에서 증상이 나타나고 약화된다.

누운 자세에서의 폄(Extension in Lying ; EIL) : 엎드려 누운 자세에서 폄을 동반하는 환자가 만들어내는 운동이다. 흔히 환자가 참을 수 있는 범위와 방식으로 반복해서 시행된다.

선 자세에서의 폄(Extension in Standing ; EIS) : 선 자세에서 폄을 동반하는 환자가 만들어내는 운동이다. 흔히 환자가 참을 수 있는 범위와 방식으로 반복해서 시행된다.

폄의 원리(Extension Principle) : 척추를 펴는 움직임이 동반되는 일련의 특정 운동.

앉은 자세에 폄의 검사(Extension Sitting Test) : 치료사의 골반과 환자의 척추 사이의 가동화 벨트를 사용하여 환자가 치료사와 마주보고 발이 매달린 상태에서 테이블 위해서 실행한다. 치료사는 개개의 척추의 앞쪽 평행이동을 최대화하기 위해 벨트를 분절적으로 머리 쪽으로 움직인다. 끈(strap)을 통해서 앞쪽 압력을 유지하면서 무릎 폄, 등쪽굽힘 및 목의 굽힘/폄을 통해서 신경긴장의 증가가 유발된다.

폄근의 지연(Extensor Lag) : 완전한 수동적 가동범위가 관찰된다는 사실에도 불구하고 완전한 무릎 폄을 능동적으로 달성할 수 없는 것.

외부 비틀림(External Torsion) : 갈비뼈가 그 장축을 따라서 움직이면 갈비뼈 각도의 위쪽 모서리와 복장뼈 끝의 아래모서리에서 감지할 수 있는 융기가 발생한다.

외부 정강뼈 비틀림(External Tibial Torsion) : 때로는 회전증가라 불린다. Q-각도는 정강뼈결절을 가쪽으로 움직임으로써 발생한다.

외부 타당성(External Validity) : 연구결과의 일반화 가능성 또는 연구결과가 적용되는지를 설명한다.

외부수용기(Exteroceptors) : 외부환경의 변화에 의해서 영향을 받은 수용체를 포함한다.

관절외 운동성저하(Extra-articular Hypomobility) : 이 유형의 운동제한은 전형적으로 흉터 또는 유착에 속발하는 근육의 펴지지 않음(inextensibility) 또는 근육긴장의 증가에 기인한다. 관절외 운동성저하는 PAIVM 검사 동안에 언급된 감소 없이 PPIVM 검사 중에 제약을 초래한다.

세포외기질(Extracellular Matrix ; ECM) : 주로 섬유(엘라스틴 및 콜라겐), 프로테오글리칸(proteoglycans ; PGs), 및 당단백질(glycoproteins)로 구성된다.

분절밖으로(Extrasegmentally) : 하나 이상의 피부분절을 따라 분포한 통증을 가리킨다.

F

관절면을 마주보게 하는 로킹(Facet-Opposition Locking) : 척추사이관절(facet joint) 표면을 최대한으로 마주본 위치로 배치하는 것이 동반되고 최대의 병렬배치(apposition)라 일컬어지는 절차. 이것은 도수에 의한 힘을 국소화시킬 목적으로 표적 관절에 인접하는 영역에서 이용 가능한 가동성의 양을 감소시키기 위해 사용된다. 흔히 척추에서 사용되는 이들 절차는 인접하는 관절을 관절표면의 병렬배치를 만들어내는 위치(즉, 목뼈 척추사이관절을 마주보게 하는 로킹 기법)로 이동시키는 것이 포함된다.

촉진된 척수분절(Facilitated Spinal Segment): 중추신경계는 감각입력으로 과부하가 되고 개개의 특정 기원을 선택적으로 구별할 수 없게 되어 구심성 정보의 오역(misinterpretation)으로 이어진다.

근막(Fascia) : 성긴 결합조직보다도 더 잘 조직화되고 더 많은 양의 콜라겐을 갖고 있다. 거시적으로 2개의 분명한 근막계가 있다.

근막 받침점 개념(Fascial Fulcrum Concept) : 특정 패턴에 스트레스를 도입함으로써 우리는 세포수준에 이르기까지 힘을 도입하여 그 기능적 능력에 영향을 미치고 이리하여 우리를 병태역학적(pathomechanical) 모델을 넘어서 병태생리학적(pathophysiological)/병태화학적(pathochemical) 모델로 이동시킬 수 있다.

다발(Fascicles) : 근육섬유의 다발.

화이스 선(Feiss Line) : 안쪽복사(medial malleolus), 발배뼈결절(navicular tubercle) 및 제1발허리뼈머리의 안쪽면 사이에 그린 선. 이 선의 아래 또는 위에 오는 발배뼈는 각각 평발 및 오목발의 발 형태를 시사하고 있다.

넙다리뼈 앞경사(Femoral Anteversion) : 횡단면에서 넙다리뼈의 앞쪽 회전.

넙다리뼈 후방경사(Femoral Retroversion) : 횡단면에서 앞쪽회전이 15° 미만의 넙다리뼈.

섬유결합소(fibronectin) : 항상성(homeostasis)을 달성하기 위해 세포 내 및 세포 밖 소통을 가능케 하도록 기능하는 네트워크 형성 당단백질.

섬유증(Fibrosis) : 일반적으로 병리학적이라 생각되는 섬유성 조직이 깔려 있는 것. 그러나 섬유증은 정상적인 상처치유 과정의 일부로서 일어난다. 섬유증은 본질적으로 화학적 또는 기계적인 것 어느 것인가의 연속적인 상해 또는 자극에 의해서 특징지어지는 섬유성 과정이 만성적으로 진행되는 것을 제외하고 정상적인 상처치유와 유사한 경로를 따른다.

픽크 각도(Fick Angle) : 시상면에 대한 발의 위치를 정상이라 생각되는 발끝의 12~18° 바깥쪽으로 벌리기(toeing out), 또는 벌림(abduction)으로 규정한다.

손가락 굽힘 위치(Finger-Flexed Position) : 손허리손가락관절 및 손가락뼈사이관절을 약간 굽힘으로 유지하는 도수에 의한 중재를 위한 손의 위치.

손가락 활주(Finger Gliding) : 일반적으로 피부를 따라가는 1개의 손가락은 손가락이 용이하게 활주한다는 것을 나타내어 보이고 그 앞에 피부의 물결을 만들어낸다. 기능장애가 있는 조직은 손가락의 활주 또는 저항의 감속을 야기한다.

단단한 끝느낌(Firm End-Feel) : 관절주머니 또는 인대성 신장(stretching)의 결과.

첫 멈춤(First Stop) : II등급 움직임의 마지막에 두드러진 저항이 느껴지는 장소.

평탄한 등의 자세(Flat Back Posture) : 안쪽 돌출 어깨뼈(scapular medial winging)로 등뼈후만 곡선의 감소가 있다.

평탄한 촉진(Flat Palpation) : 손가락 또는 엄비손가락의 압력을 근육섬유에 대해서 수직으로 놓으면서 밑에 있는 조직 또는 뼈에 압박을 가하는 것으로 구성된다.

굽혀서 회전시킨 옆굽힘(Flexed Rotated Side-Bent ; FRS) : 다음의 인접 분절에 관해서 굽힘, 회전 및 옆굽힘을 시행하는 위치진단을 나타내어 보이는 척수분절. 회전과 옆굽힘은 같은 쪽에서 일어난다고 추정된다. 이것의 위치장애는 1~3개 분절 내에서 일어나는 것으로 생각된다.

굽힘 기능장애증후군(Flexion Dysfunction Syndrome) : 환자가 이 위치에서 떨어짐에 따라 약해지는 굽힘의 최종범위에서 만들어지는 증상.

발의 벌림(Foot Abduction) : 발끝을 바깥쪽으로 벌림이 존재하는 것(toeing out; 발짱다리).

발의 모음(Foot Adduction) : 발끝이 안쪽으로의 모음이 존재하는 것(toeing in; 안짱다리).

힘 폐쇄 기전(Force-Closure Mechanism) : SIJ가 그 안정성을 특히 수평위치에 있을 때에 인대성 지지로부터 얻는 방법.

앞발 외번(Forefoot Valgus) : 앞발은 뒷발에 대해서 가쪽으로 비스듬히 놓여 있다.

앞발 내번(Forefoot Varus) : 앞발은 뒷발에 대해서 안쪽으로 비스듬히 놓여있다

형태 폐쇄 기전(Form-Closure Mechanism) : SIJ가 그 안정성을 볼기뼈(innominates) 사이의 쐐기와 같이 엉치뼈를 강제하는 위로부터의 힘으로부터 얻는 방법.

안정 공간(Freeway Space) : TMJ의 느슨한 위치이고 중심앞니 사이의 2~4㎜이다.

전체관절 패턴(Full Articular Pattern) : 척추사이관절 내에 관찰되는 관절주머니 패턴. 관절주머니 패턴을 참조할 것.

전체 층 째짐(Full Thickness Tear) : 근육 또는 힘줄의 완전한 파열.

기능적 통합 [Functional Integration (FI)] : 겉보기에 수동적인 과정에서 고객의 골격을 통해서 온화한 힘의 벡터(vector)를 만들어내기 위해 치료사가 자기 손을 사용하는 과정. 고객은 이 과정의 감각 크기(sensory dimensions)를 처리하여 이용 가능한 운동감각 및 고유감각 정보를 사용하여 서서히 전개되는 움직임을 추적하도록 요구받는다.

기능적 관절(Functional Joints) : 근막(세포바깥기저물질)에 의해서 분리되고 기저물질에 의해서 윤활되는 연부조직 구조 사이의 경계면.

기능적 움직임(Functional Movement) : 경사면에서 일어나고 보통의 기능적 과제 동안에 개인이 전형적으로 수행하는 움직임을 시뮬레이션하는 능동적인 움직임. 이것은 때로는 생리학적 움직임이라 불린다.

기능적 움직임 패턴(Functional Movement Patterns ; FMP) : 기계적, 신경근육 및 운동조절 기능장애를 효율적으로 확인하는 기전을 제공한다. 움직임(ATM) 접근법 및 PNF 대각선 패턴에 의한 인식에 기초하여 FMP에는 골반 시계 운동, 팔의 원 그리기 운동, 몸통 옆으로 굽히기 운동, 엉덩

관절 회전운동 및 팔이음뼈 시계운동이 포함된다.

기능적 촉진(Functional Palpation) : 정상적인 움직임 동안에 기저에 있는 관절, 연부조직, 신경 및 기관의 정확한 상태를 확인하도록 고안되어 있다. 기능적인 촉진은 수동적, 능동적 및 저항성 PNF 패턴 및 정상적인 기능적 움직임을 사용하여 관절과 연부조직의 3차원적 운동의 양 및 질을 효과적으로 검사한다. 기능에 기초하여 이들 조직은 다양한 자세 및 움직임 동안에 검사된다.

기능적 재현운동(Functional Reproducing Movements) : 증상을 재현한다고 알려진 일상생활활동 동안에 일상적으로 수행되는 특정 움직임.

기능적 연부조직 가동화(Functional Soft Tissue Mobilization ; FSTM) : 근막 구조의 보조 가동성(근육 움직임[muscle play]), 내재성 긴장, 기능적 가동범위(근육이 길어지고 접히는 능력)를 확인하도록 시도한다.

기능적 스쿼트(FS) 검사 [Functional Squat (FS) Test] : 전신이 동반되는 공통의 기능적 움직임 패턴을 검사하는 우수한 방법. 환자는 정상적인 지지기저면으로 서서 지면 위에 발꿈치를 유지하면서 가능한 한 통증 없이 몸을 쭈그린다. 스쿼트를 하는 동안 환자의 균형과 움직임의 순서에 주목한다.

기능적 검사(Functional Tests) : 운동조절 능력의 평가와 결부한 자세 및 구조의 건전성을 객관적으로 측정한다. 이들 검사는 중재 전후에 평가될지도 모르는 고유감각 되먹임을 제공한다.

G

감마바이아스(Gamma Bias) : 변화하는 요구에 반응하기 위해 감각운동신경세포는 근육방추 내에서 안정된 안정 시 긴장(resting tone)을 만들어낸다.

감마 이득(Gamma Gain) : 감마바이아스 증가인 근막 기능장애. 이 과정은 방추외근육섬유 내의 변화 즉, 근육긴장 항진 및 연축을 초래한다.

일반적인 저항성(General Resistance) : 축 방향 신장을 하는 동안에 짧은 목 굽힘근을 촉진하기 위해 목뼈 및 턱에 가해지는 저항.

젖힌무릎(**전반슬**; Genu Recurvatum) : 무릎이 젖힘(과다폄)이 증가한 위치에 있는 무릎의 장애이고 넙다리네갈래근 또는 발목 등쪽굽힘근의 근약증, 뒤쪽관절주머니의 이완, 앞십자인대의 결손, 또는 관절이완을 만들어내는 전신 상태를 시사한다.

외반슬(Genu Valgum) : 체중을 지지하는 위치에 있는 정상적인 정도의 외반슬. 이것은 5~6°이다.

내반슬(Genu Varum) : 체중을 지지하는 위치에 있는 정상적인 정도의 내반슬이고, 생후 18개월 이전에 가장 크다.

활주운동[Glide(ing)] : 관절 표면이 일치할 때 일어나고 하나의 관절 표면이 다른 관절 표면 위 새로운 점에 반복해서 접촉하는 단일 점으로 정의된다. 힘이 치료 평면과 평행인 방향으로 유발되는 수동적 보조운동이다.

전반적인 안정화 시스템(Global Stabilizing System) : 척추 운동을 만들어내는 데 가장 적합한 척추의 표재근육.

글리코사미노글리칸(Glycosaminoglycans ; GAGs) : 기저물질(matrix)을 수화시키는 물의 흡수를 초래하는 삼투압 불균형을 만들어내는 음전하 분자. 여섯 가지의 주된 GAGs가 있고 콘드로이틴황산염 4 및 6 그리고 히알루론산(HA)이 가장 널리 인식되어 있다.

최적 표준(Gold Standard) : 문제의 진단에 받아들여진 지표인 목표기준 참조.

골지힘줄기관(Golgi Tendon Organ) : 수동적 신장 또는 능동적 근육수축에 기인하는 근육의 길이 변화에 반응하는 힘줄 내에 발견되는 기계적 수용기. 골지힘줄기관은 촉진될 때, 그것이 관련되는 근육에 이완을 제공한다.

등급 Ⅰ(Grade Ⅰ) : 가동범위의 시작에 가까운 작은 진폭의 움직임과 조직저항(R1)의 부족으로 구성되는 가동화.

등급 Ⅱ(Grade Ⅱ) : 강직 또는 근육연축과 조직저항(R1)의 부족이 없는 가동범위의 어떤 부분을 차지하고 가동범위로 잘 들어가는 큰 진폭의 움직임으로 구성되는 가동화.

등급 Ⅲ(Grade Ⅲ) : 강직 또는 근육연축으로 옮겨가는 큰 진폭의 움직임으로 구성되는 가동화. 그것은 R1과 R2 사이에서 거의 50% 또는 중간에서 일어나는 큰 진폭으로 구성된다.

등급 Ⅲ- - - 및 등급 Ⅳ- -(Grade Ⅲ- - -and Grade Ⅳ- -) : R1의 시작에서 일어나는 가동화.

등급 Ⅲ- 및 등급 Ⅳ-(Grade Ⅲ-and Grade Ⅳ-) : R1과 R2 사이의 거의 25%에서 일어나는 가동화.

등급 Ⅲ+ 및 등급 Ⅳ+(Grade Ⅲ+ and Grade Ⅳ+) : R1과 R2 사이의 거의 75%에서 일어나는 가동화.

등급 Ⅲ++ 및 등급 Ⅳ+(Grade Ⅲ++ and Grade Ⅳ++) : R2에서 일어나는 가동화.

등급 Ⅳ(Grade Ⅳ) : 강직과 근육연축으로 옮겨가는 작은 진폭의 움직임으로 구성되는 가동화. 그것은 R1과 R2 사이의 50%에서 일어난다.

이완 내의 등급 Ⅰ- 등급 Ⅱ 견인-가동화(Grade Ⅰ-Grade Ⅱ Traction-Mobilizations, within Slack) : 통증을 조절하고 근육이완을 촉진하는 데 효과적인 단기간 효과. 이 기법들은 관절 염증을 제거하고 통증을 완화하는 데 도움이 되는 낮은 수준의 움직임을 도입하는 것에 의해서 움직임 범위에 영향을 미칠지도 모른다. 이 기법들은 안정 시 또는 실체의 안정 자세에 관절 표면의 느린 신연을 통해서 적용된다.

등급 Ⅲ 신장-견인 가동화(Grade Ⅲ Stretch-Traction Mobilization) : 제시되는 신경학적 증상에 영향을 미칠지도 모르는 위치관계를 바꾼다고 생각되는 기법. 이 기법들은 치료 평면에 대해서 평행(관절 활주) 및 수직(관절 신연)의 양쪽 방향에서의 움직임을 개선하려고 시도하고 있다.

등급 Ⅲ 신장 가동화(Grade Ⅲ Stretch Mobilization) : 운동범위 저하(hypomobility)가 환자의 증상과 관련되는 비정상적인 끝느낌과 연관성이 있을 때 관절 놀이(joint play)를 회복하는 데 효과적이다.

등급 Ⅲ 신장-활주 가동화(Grade Ⅲ Stretch-Glide Mobilization) : 관절의 치료 평면에 평행인 관절에 병진운동을 도입하려고 시도하면서 정상적인 동작과 연관성이 있는 구르기(rolling) 구성요소를 허용하지 않는다.

기저물질(Ground Substance) : 모든 결합조직 구성요소가 존재하는 환경.

집단 Ⅴ(Group Ⅴ) : 빠른 속도 트러스트로서도 알려지고 이용 가능한 움직임 범위의 마지막에 일어나는 작은 진폭 및 고속의 것이다.

집단 1(Group 1) : 통증 우성 행동진단분류 집단(Group 1: Pain-Dominant Behavior Diagnostic Classification Grouping) : 통증이 운동장애의 주된 기원일 때 존재한다.

집단 2(Group 2) : 강직 우성 행동진단분류 집단(Group 2: Stiffness-Dominant Behavior Diagnostic Classification Grouping) : 관절제한이 운동장애의 주된 기원일 때 존재한다.

집단 3a 및 집단 3b(Group 3a and 3b) : 통증 및 강직이 조합된 행동진단분류 집단 나누기(Pain and Stiffness Combined Behavior Diagnostic Classification Grouping) : 다른 집단보다 더 일반적이고 통증과 강직의 양쪽이 운동장애의 원인일 때 존재하고 (a) 통증을 주된 제한으로서 나타내고 (b) 강직을 주된 제한으로서 나타낸다.

집단 4(Group 4) : 순간적인 통증행동진단분류 집단(Momentary Pain Behavior Diagnostic Classification Grouping) : 관절가동범위의 상실은 없으나 어떤 움직임과 연관성이 있는 간헐적인 통증이 있다. 대부분의 집단

4의 환자는 그들의 증상이 기능의 정상적인 수준에 영향을 미칠 정도로 중요하지 않기 때문에 중재를 추구하지 않는다.

H

하그룬트 변형(Haglund's Deformity) : 발꿈치 접지에서부터 입각중기로 갈 때 그리고 아킬레스힘줄 부착부에서의 과도한 인장력 때문에 발이 빨리 엎침(회내)을 함에 따라 전단력의 결과로서 발꿈치뼈의 뒷면에 위치하는 뼈돌출(bony exostosis).

엄지발가락 외번(Hallux Abductovalgus ; HAV) : 발의 제1발허리발가락관절의 변형이고, 흔히 바뀐 생체역학에 반응하여 제1발허리뼈의 안쪽 이동과 첫마디뼈의 가쪽 이동을 초래한다.

엄지발가락 제한(Hallux Limitus) : 제1발허리발가락관절(MTP) 폄의 감소.

엄지발가락 굳음(Hallux Rigidus) : 구조적 또는 정복불능의 제1발허리발가락관절 폄의 감소.

단단한 척추원반 병변(Hard Disc Lesion) : 틈새의 경로를 따라 핵물질이 점진적으로 밀어내어짐과 함께 생기는 고리의 가장 안쪽부분에서 시작되는 틈새. 고리원반 병변은 순간적으로 일어난다고 생각되고 있다.

단단한 끝느낌(Hard End-Feel) : 정상적으로 뼈와 뼈의 접촉이 일어날 때 팔꿈치를 펴는 동안에 경험한다.

두통의 지속적 자연스런 뼈끝 미끄러짐(Headache Sustained Natural Apophyseal Glides ; SNAGs) : 비진동성의 지속적 방식으로 수행된다. 목뼈의 자연스런 뼈끝 미끄러짐(NAGs)에 대해서 설명된 것과 같은 동일한 위치잡기와 조작이 사용된다. 최소한도의 힘을 뒤앞쪽 방향으로 가하고 최소 10초간 유지한다.

헤베르덴 결절(Heberden's Nodes): 골관절염에 기인하는 DIP관절 변형.

혈관절증(Hemarthrosis) : 손상 후 몇 분 내에 일어나는 관절 내 혈액 삼출물과 관련된 염증을 동반하는 관절 장애. 관절은 전형적으로는 상당한 정도의 통증과 더불어 접촉하면 뜨겁다.

고반응성(High Reactivity) : 최종범위에 이르기 전에 일어나는 통증을 특징으로 한다. 도수기법의 유형, 기법의 등급, 기법의 순서 및 다른 절차의 사용에 관한 결정은 모두 관찰된 환자의 반응성에 의해서 좌우된다. 환자의 반응성 수준은 매일 변화하기 때문에 중재는 그에 따라서 조정될 필요가 있다. 보통 통증은 조직 저항 전에 일어나는 발병으로 6을 초과한다.

빠른 속도 트러스트(High-Velocity Thrust) : *트러스트(Thrust)*를 참조할 것.

빠른 속도 저강도(HVLA) 트러스트(High-Velocity Low-Amplitude : HVLA) : *트러스트(Thrust)*를 참조할 것.

유지-이완(Hold-Relax) : 내재근 결합조직 요소를 신장하도록 고안된 신장(stretch)에 뒤이어 등척성 수축을 사용하는 기법.

호먼스 징후(Homans Sign) : 깊은정맥혈전증(deep vein thrombosis)의 존재를 확인하기 위해 사용되고 이 검사에는 격렬한 장딴지 통증을 만들어내는 발목의 수동적 등쪽굽힘을 동반된다.

과운동성(Hypermobility) : 관절의 정상 가동범위를 넘어서는 보조적 또는 생리학적 가동범위의 증가이다. 병리적이라면 관절은 불안정을 갖는다고 정의된다.

충혈검사(Hyperemia) : 다리를 45° 직선으로 들어 올린 위치에 3분간 놓고 정맥이 환류하는 시간을 잰다. 20초보다 길어지면 말초혈관질환의 존재를 시사한다.

저운동성(Hypomobility) : 보조적 또는 생리학적 가동범위의 감소이다.

확인단계(Identification Phase) : 정적 및 동적 자세에서의 3차원 관절 또는 연부조직의 기능장애를 찾아내는 것을 포함하는 FM 접근법 내의 치료 진행단계.

엉덩엉치관절의 앞쪽회전(Iliosacral Anterior Rotation) : PSIS를 앞쪽 및 머리쪽으로 동시에 움직이면서 ASIS를 앞쪽 및 꼬리쪽으로 움직이는 것이라 정의된다. 이 운동은 엉덩관절 폄과 기계적으로 결부된다.

엉치엉덩관절의 활강(Iliosacral Downslip) : ASIS와 PSIS 양쪽의 꼬리쪽 이동이라 정의된다.

엉덩엉치관절의 안쪽 벌어짐(Iliosacral Inflare) : 엉덩관절 안쪽 회전을 동반하는 안쪽으로의 ASIS의 움직임에 의해서 정의되는 횡단면 내에서의 엉덩엉치관절의 운동.

엉덩엉치관절(IS) 운동[Iliosacral (IS) Motion] : 상대적으로 고정된 엉치뼈 위에서의 엉덩뼈의 움직임.

엉덩엉치관절의 바깥쪽 벌어짐(Iliosacral Outflare) : 엉덩관절 바깥쪽 회전을 동반하는 가쪽으로의 ASIS의 움직임에 의해서 정의되는 횡단면 내에서의 엉덩엉치관절의 운동.

엉덩엉치관절의 뒤쪽회전(Iliosacral Posterior Rotation) : ASIS의 뒤쪽 및 머리쪽 움직임과 PSIS의 뒤쪽 및 꼬리쪽 움직임으로서 정의된다. 뒤쪽회전은 엉덩관절 굽힘과 기계적으로 결부된다.

엉덩엉치관절 위쪽 미끄러짐(Iliosacral Upslip) : ASIS와 PSIS 양쪽의 머리쪽 이동으로서 정의된다.

즉각적인 단계(Immediate Stage) : 치유에 관해서 이 단계는 증상이 발병한 후 첫 몇 분을 나타낸다. 이 단계 동안에는 적절한 조치를 취하여 증상의 즉각적인 수정을 제공하거나 그 영향을 줄일 수 있다.

충격시험(Impact Test) : 이 시험은 중추 및 말초 근육을 억제하는 활동 또는 움직임 패턴을 악화시키는 것을 확인한다. 이들 결과는 치료사가 더 효율적인 신체역학으로 환자를 훈련하는 것을 돕는다.

기능을 못하는 척추원반(Incompetent Disc) : 고리모양 벽이 손상된 척추원반. 증상은 비체중부하로 집중될 것 같을지도 모르지만 선 자세에서 계속 집중된 상태로 있지 않다. 이러한 경우 장애는 더 이상 줄일 수 없는 것으로 간주된다.

간접법(Indirect Method) : 요철의 법칙에 입각한 관절 활주의 제한을 결정하는 방법. 결손이 개인의 생리학적 움직임에서 언급됨에 따라 관절 활주의 결손이 추정된다. *요철의 법칙(Convex–Concave Rule)*을 참조할 것.

간접기법(Indirect Technique) : 이 설정은 장벽에서부터 다양한 생리학적 또는 내재하는 기전이 몸의 기능장애 장벽을 소멸시키는 특정 부위(균형점)로 이동시킬 필요가 있다.

간접기법(Indirect Technique) : 제한의 반대방향(즉, 제한으로부터 멀어지는 힘)에 가해지는 힘의 사용이 동반되는 도수에 의한 중재. 이것은 간접기법이 통증을 일으키거나 효과가 없을 때에 적절하다.

불활성 조직(Inert Tissue) : Cyriax에 따른 세 가지 유형의 조직 중의 하나이다. 이 유형의 조직은 인대와 같은 비수축성 조직을 나타낸다. 이 조직들은 수동적 움직임 및 인대 스트레스 검사에 의해서 주로 영향을 받는다. 이 조직들을 위한 가장 도발적인 검사는 수동적 움직임이며 끝느낌과 통증의 재현에 집중한다.

내재적 힘(Inherent Forces) : 균형과 항상성을 향하는 신체의 경향.

초기 평가(Initial Evaluation) : 첫 방문(내원) 시에 시행되는 평가이며 조사결과를 증상 행동에 관련시켜 장애의 단계 및 과민성을 확인하도록 고안되어 있다.

초기 작업가설(HI)(Initial Working Hypothesis ; H1) : 가설이 주관적 및 객관적 검사에 의해서 생성된 새로운 정보와 대조해서 검사됨에 따라 변화를 받는 잠정진단.

움직임 손상(Injuring Movements) : 가능하다면 증상이 재현되지 않는 경우에 현재의 증상으로 이어지는 초기 기전을 환자가 실제로 재현하는 것을 필요로 하는 움직임.

불안정성(Instability) : 관절의 중립구역 범위이 증가로서 정의된다. 중립구역은 그 움직임에 저항이 없는 관절가동범위 내의 영역이다. 주목할 만한 움직임이 존재하지 않는 움직임의 존재.

순간적인 회전중심(Instantaneous Center of Rotation) : 분절이 그 경로를 따라 그 주위를 움직이는 축.

내부 비틀림(Internal Torsion) : 갈비뼈가 그 장축을 따라가는 움직이고 예리한 아래모서리가 뒤쪽으로 만져지고 예리한 위모서리가 앞쪽으로 만져진다.

내부 정강뼈 비틀림(Internal Tibial Torsion) : 때로는 회전이라고 불리고 정강뼈거친면을 안쪽으로 움지이는 것에 의해서 Q각을 감소시킨다.

내부감각수용기(Interoceptors) : 내장조직 및 혈관 내의 변화에 민감한 신경수용기.

중재평가에 대한 중재(Intervention to Intervention Evaluation) : 환자의 진료 과정에서 특정 기법과 관련된 중재의 효과성을 판단하려고 시도한다.

급내 상관계수(ICC)(Intraclass Correlation Coefficient ; ICC) : 운동의 정도 또는 통증강도와 같은 연속 측정을 위해 사용된다.

내재근 열위 손(Intrinsic Minus Hand) : 손의 아치 상실, 손의 내재근 위축, 그리고 고전적인 갈퀴손 변형을 야기하는 억제되지 않은 외재근 활동을 초래하는 상태.

불수의적 근육방어(Involuntary Muscle Guarding): 관절이 지지되어 있을 때 개인이 방어 정도의 감소를 나타내는 한 형태. 이 방어의 형태는 근육에 대한 손상결과일지도 모르고 또는 기저에 있는 관절장애에 반응하여 일어날지도 모른다.

초기평가(Initial Evaluation) : *초기검사(Initial Examination)*를 참조할 것.

초기검사(Initial Examination) : 첫 방문(내원) 때에 시행되고 조사결과를 증상 행동에 관련시켜 장애의 단계 및 과민성을 확인하도록 고안되어 있다.

관절내 장애(Internal Derangement) : 부분적인 관절 패턴에서 운동 상실을 야기하는 유리체(loose bodies) 또는 부분탈구가 된 뼈와 같은 말초관절 병변을 가리킨다.

내부 타당성(Internal Validity) : 종속변수(관심의 결과)의 관찰된 변화가 독립변수(치료)에 의해서 야기되는 정도를 설명한다.

중재 평가에 대한 중재(Intervention to Intervention Evaluation) : 환자의 진료 과정에서 특정 기법과 관련된 중재의 효과성을 판단하려고 시도한다.

등척성 수축(Isometric Contraction) : 외부의 힘이 내부의 힘과 동등한 상태로 특징지어지고, 이리하여 외부의 움직임을 방지한다. PNF는 공간에서의 일관된 자세를 유지하려고 하는 환자의 의도에 의해서 등척성 수축을 정의한다.

과민성(Irritability) : 검사의 S.I.N.S. 과정의 한 측면. 증상을 초래하고 증가시키는 데 필요한 활동량, 증상의 크기 및 증상이 기준치로 되돌아오는데 걸리는 시간의 양에 의해서 결정된다.

로킹이 없는 등척성 수축(Isometric without Locking) : 관절을 가동화하기 위해 특히, 국부적인 등척성 근육수축을 사용하는 것이 동반되는 도수기법. *근에너지 기법(MET)* 참조.

등장성 수축(Isotonic Contraction) : 수축의 내부 힘이 외부 힘을 이겨낼 때 운동이 일어나는 상태를 특징으로 한다. PNF는 이것을 그 의도하는 바가 움직임 내에서의 수축이라 정의하고 있다.

등장성 반전(Isotonic Reversals) : 근육 왕복운동을 회복시킬 목적으로 관절의 다른 쪽에서 시행되는 등장성 수축을 사요하는 대항근 반전의 한 유형.

아이옌가(Iyengar) : 특정 수행에 주의를 기울여 장기간 유지하는 자세를 사용하는 요가의 한 형태. 아이옌가는 하타(hatha)의 서양에서 가장 인기가 있는 스타일의 하나이며 치료사의 특별한 요구에 부응하기 위해 받침대(props)를 사용한다.

J

젠드라식의 조작(Jendrassik Maneuver) : DTR시험을 하는 동안 환자는 이를 악물고 양쪽 손가락 전체를 갈고리 모양으로 굽혀서 서로 맞물리게 하는 조작. 그 다음에 반사 망치로 힘줄을 두드려서 반사를 이끌어낸다. 유발된 반응은 조작이 사용되지 않을 때 같은 행동의 반사결과와 비교된다. 큰 반사반응은 환자가 조작에 열중하고 있을 때 흔히 관찰된다.

관절놀이(Joint Play) : 수의조절(voluntary control)하에 있지 않은 보조운동의 한 유형이라 생각된다. 이들 움직임은 정상적인 관절의 끝범위에서 일어나는 외부 힘에만 반응해서 일어난다. 그럼에도 수의조절 하에 있지 않은 움직임은 능동적 운동의 통증 없는 수행에 필수적이다.

판정(Judgment) : 관절의 수동적 가동성과 같은 하나 이상의 환자 특성의 질을 평가하는 검사자에 의해서 이루어진다.

점프 징후(Jump Sign) : 압통점(tender point)의 존재를 확인하기 위해 환자에게 사용되는 근육활동의 빠른 단일 수축.

K

카파계수(K)(Kappa Coefficient ; K) : 양성 및 음성 검사결과와 같은 분류 데이터(categorical data)에 유용하다.

운동학(Kinematics) : 그 동작을 만들어 내거나 영향을 미치는 것을 담당하고 있는 힘을 설명하지 않는 동작의 연구.

동역학(Kinetics) : 그것에 작용하는 힘과 관련된 움직임에 대한 연구.

쿤달리니 요가(Kundalini Yoga ; KY) : 엄청나게 많은 명상 기법을 포함한다. KY 프로토콜의 요소는 사이코옹콜로지(psycho-oncology) 환자를 위한 응용을 갖고 있을지도 모른다.

척추 후만-전만 자세(Kypholordotic Posture) : 둥근 어깨와 앞으로 나온 머리를 동반하는 등뼈 후만증의 증가를 동반한다.

척추후만증(Kyphosis) : 등뼈(흉추)에 발생하는 시상면에서의 척추의 후굴.

L

칼로 베는 통증(Lancinating Pain) : 본질적으로 강력하고 전기적인 강한 섬광과 같은 통증이며 이환된 피부분절을 따라서 뻗고 그 폭이 1인치 또는 2인치에 걸치는 좁은 띠 모양이다. 이러한 통증은 순간적인 것 이상으로 지속되면 견딜 수 없다고 설명된다. 이 유형의 통증은 참의 신경뿌리 통증의 전형이다.

잠재적 근막 통증유발점(Latent Myofascial Trigger Points ; MTrPs) : 자극을 받았을 때에만 발생하는 통증유발점.

가쪽 이동(Lateral Shift) : 상부몸통이 하부몸통에 대해서 가쪽으로 전위하고 상부몸통이 정중선을 지나갈 수 없는 이마면 자세 일탈로서 정의된다. 이 자세일탈(postural deviation)은 비구조적이고 추간판탈출증(disc herniation) 또는 다른 공간 점거성 병변으로부터의 신경뿌리에 대한 압력에 의해서 야기된다. 가쪽 이동은 상부몸통이 전위하는 방향에 의해서 이름이 붙여진다. 이것은 또한 급성 허리엉치 또는 좌골신경통성 척추측만증으로서도 알려져 있다.

가쪽으로 전위한 장애(Laterally Displaced Derangement) : 시상면 운동에 반응하지 않는 가쪽 방향(즉, 뒤가쪽)으로 척추원반의 전위. 엉덩관절을 한쪽의 가쪽으로 전위하고 다음으로 다른 쪽을 가쪽으로 전위하여 누운 자세에서의 폄 또는 선 자세에서의 옆쪽으로의 활주와 같은 가쪽 바이아스를 동반하는 반복된 움직임 검사를 필요로 한다.

동맥의 법칙(Law of the Artery) : 신체가 하나의 단위라고 언급하는 법칙. 구조와 기능은 서로 밀접한 관계가 있다. 그리고 신체는 신체의 통합, 자기조정 기전 및 구조와 기능의 상호관계에 대한 이해를 바탕으로 한 합리적 치료를 위한 자기조정 기전을 갖고 있다.

신경의 법칙(Law of the Nerve) : 척추뼈가 불완전탈구가 될지도 모른다고 언급하는 법칙. 이 불완전탈구는 다른 구조(척추사이구멍을 지나는 신경, 혈관 및 림프관)에 충돌하는 경향이 있다는 것; 충돌의 결과 척수의 상응하는 분절과 그 연결척추 및 자율신경의 기능이 방해되어 신경 임펄스이 기능이 장애되는 것; 그 결과로서 생물체(organism)의 어떤 부분의 신경지배가 비정상적으로 바뀌고, 그러한 부분이 기능적으로 또는 유기적으로 질환에 걸리거나 또는 질환에 걸리는 성향을 갖게 되는 것; 그리고 불완전탈구가 된 척추뼈의 조정은 척추사이구멍을 지나는 구조물의 충돌을 제거하고 그렇게 함으로써 질환에 걸린 부분을 그 정상적인 신경지배로 회복시키고 이들을 기능적으로 그리고 유기적으로 재활시킨다.

게으른 코브라(Lazy Cobra) : 대각선 방향의 목의 굽힘 및 폄을 보조하기 위해 자기 손을 목 뒤에 놓는 것이 동반되는 환자의 자세.

왼쪽으로 비스듬한 축(Left Oblique Axis ; LOA) : 오른쪽 아래 가쪽 각에서부터 왼쪽 SIJ까지 진행하는 SIJ 동작이 일어난다고 생각되는 3평면 축.

다리 우성(**잘 쓰는 다리**)(Leg Dominance) : 다른 쪽 다리보다 한쪽 다리에 체중을 더 싣는 비대칭 착지가 동반되는 점프 활동.

다리 흔들기 가동성 검사(Leg Swing Mobility Test) : 환자가 다리를 굽힘에서부터 폄으로 흔들고 치료사가 뒤위엉덩뼈가시(posterior superior iliac spine)와 앞위엉덩뼈가시(anterior superior iliac spine)를 촉진한다. 갑작스런 멈춤이 있으면 그 제약은 엉덩관절이 제한되는 방향과 연관성이 있다.

신장술(Lengthening) : 대개 제약이 있는 방향을 따라 수행되는 연부조직의 가동기법.

인대 우성(Ligament Dominance) : 외번(valgus)으로의 착지가 동반되는 점프 활동.

인대 불안정성(Ligamentous Instability) : 일반적으로 감별진단검사 동안에 검출되는 인대지지계의 파열 또는 이완의 결과이다.

인대성-긴장 로킹(Ligamentous-Tension Locking) : 특정 척수분절에 걸쳐서 동작을 제약하는 연부조직 방법. 이 기법은 동작이 척수분절 내에 도입될 때 다른 모든 방향에서 같은 분절의 움직임이 제한된다는 개념에 입각하고 있다. 이것은 도수에 의한 힘을 국소화할 목적으로 표적 관절에 인접하는 영역에서 이용 가능한 가동성의 양을 감소시키기 위해 사용된다. 흔히 이들 척추에서 사용되는데, 이들 절차는 인접하는 관절을 인대와 맞닿는 위치로의 움직임을 동반하고 따라서 바람직하지 않는 동작(즉, 허리의 인대긴장 고정 기법)을 감소시킨다.

공산비(Likelihood Ratio ; LR) : 관심조건(condition of interest)을 가진 환자가 관심조건을 갖지 않은 환자가 같은 검사결과를 가질 가능성으로 나눈 어떤 검사결과를 가질 가능성을 설명한다.

국소 안정화 시스템(Local Stabilizing System) : 중립영역에서 척추 안정성을 제공하도록 고안된 척추의 심부근육.

국소 수축반응(Local Twitch Response: ; LTR) : 긴장된 띠 내에서 근육섬유의 갑작스런 불수의 수축으로 이어지는 척동반사.

국소화 단계(Localization Phase) : 특정 신체부위의 수동적 또는 능동적 움직임을 동반하는 장벽의 가장 딱딱한 끝느낌의 정확한 깊이와 방향을 결정하는 것을 포함하는 FM 접근법 내의 지료 진행 단계.

척추 전만증(Lordosis) : 허리뼈와 목뼈에 존재하는 앞쪽이 볼록한 시상면의 척추 만곡.

저속, 중등도 진폭(Low-Velocity, Moderate-Amplitude ; LVMA) : *가동화(비트러스트 : nonthrust)*를 참조할 것.

저반응성(Low Reactivity) : 최종 범위에서 통증이 없을 때 또는 과도한 압박에 의해서만 통증이 일어날 때 나타낸다. 도수기법의 유형, 기법의 등급, 기법의 순서 및 다른 절차의 사용에 관한 결정은 모두 환자의 관찰된 반응성 수준에 의해서 좌우된다. 환자의 반응성 수준은 매일 변화하고 그에 따라서 중재를 조정할 필요가 있다. 보통 1~10 척도의 3미만인 통증, 또는 최종범위에서 또는 최종범위가 달성된 후에 통증이 발병하는 것으로 구성된다.

하위 운동신경세포(Lower Motor Neuron) : 척수 또는 뇌줄기의 앞쪽 회색질기둥(gray column)에 위치하는 세포체와 말초신경을 경유하여 근유 내의 운동종판으로 지나가는 축삭(axon)으로 구성된다.

허리뼈 보호기전(Lumbar Protective Mechanism ; LPM) : 효율적인 상태에서 외부의 힘에 대항하여 자동적으로 안정화시키는 몸통의 능력을 가리킨다. 이 검사를 시행하기 위해 환자는 몸통이 지지되지 않는 또는 성큼 걷기자세에서 안정된 표면에 위치가 된다. 환자의 안정화 반응을 명확히 하기 위해 느리고 점진적인 힘이 앞뒤쪽 및 뒤앞쪽 대각선 방향으로 어깨에 힘을 가한다.

허리뼈화(Lumbarization) : 제1엉치뼈와 체2엉치뼈 사이에 존재하는 움직임.

허리뼈골반 리듬(Lumbopelvic Rhythm) : FB 동안과 FB에서부터 되돌아올 때 허리뼈와 다리이음뼈(pelvic girdle) 사이의 상호작용.

M

유지된 수축(pelvic girdle) : 움직임을 만들어내는 환자의 의도가 큰 외부의 힘에 의해서 제한되는 동적인 수축을 가리킨다. 어떤 손가락.

망치손가락(Mallet Finger) : 끝마디뼈(distal phalanx) 부착부에서의 폄근힘줄의 파열은 어떤 손가락에서도 일어날지도 모르고 굽혀진 위치에 있는 DIP를 관찰함으로써 용이하게 확인된다.

도수교정(Manipulation) : 관절에 대한 숙련된 수동적 움직임. 환자의 주의 깊은 위치결정 후, 작은 진폭을 정확히 국재화된 단일의 빠르고 결정적인 움직임. 이 용어는 관절에 대한 보조동작 회복을 지향한 치료교정을 정의하기 위해 가동화(mobilization)와 동의어로 사용된다. 이것은 신연기법, 비트러스트 기법, 또는 트러스트 기법의 형태를 취할지도 모른다. *트러스트*를 참조할 것.

도수교정 움직임(Manipulation Movements): *도수교정(Manipulation)*을 참조할 것.

도수에 의한 근육검사(Manual Muscle Testing ; MMT) : 근육을 능동적으로 수축하는 능력을 확인할 목적으로 주의 깊게 가한 도수저항을 사용하는 것이 동반된다. MMT는 저항훈련을 지도하고 진행 및 결과를 결정할 목적으로, 그리고 감별진단과 예후를 보조하기 위해 검사 및 재검사를 하는 동안에 일상적으로 사용된다.

전체 굽힘 패턴(Mass Flexion Pattern) : 팔의 폄/모음에 뒤이어 다리의 굽힘/벌림, 어깨뼈의 앞쪽 내려감으로 진행하는 골반의 앞쪽/올림으로 시작한다.

맥그리거 평면(McGregor's Plane) : 뒤통수의 아래모서리에서부터 단단입천장(hard palate)으로 X선 사진 위에 그린 선.

측정(Measurement) : 어떤 형태의 도구를 필요로 하고 줄자로부터의 길이(센티미터와 같은), 각도계로부터의 도수(°), 또는 설문지로부터의 퍼센트 득점과 같은 양을 만들어낸다.

역학적(Mechanical) : 움직임 또는 자세에 의해서 영향을 받는 상태. 일단 결정되면, 이러한 상태는 흔히 물리치료 관리에 잘 받아들여진다.

역학적 기능장애(Mechanical Dysfunction) : Cyriax에 따르면, 부분적 관절패턴에서 운동의 상실로거 나타나는 척추 병변을 정의하기 위해 흔히 사용되는 용어이다.

역학적 영향(Mechanical Effects) : 통증과 연관성이 있거나 없을지도 모르는 추가적인 운동의 생리학적 제약의 원인이 되는 구조에 도수에 의한 중재가 미칠지도 모르는 영향. 관절주머니의 제한, 유착, 섬유증(fibrosis) 및 흉터화는 모두 관절 가동성이 지향할지도 모르는 정상적인 가동성에 대한 실제적인 제한을 초래할지도 모른다. 관절 가동화가 효과적이라 생각되는 하나의 기전은 신장하거나, 쉬거나, 또는 관절 제한의 신장성을 증가시키는 것에 의한 것이다. 이것들의 제한은 관절 장벽을 제거하는 기법을 통해서 감소된다(등급 III–V).

기계적인 로킹(Mechanical Locking) : 일반적으로 유리체 또는 관절표면 퇴행의 결과이다. 환자는 일반적으로 비교적 통증을 나타내지 않지만 갑작스럽게 시작되는 움직임 제한이 있다. 중재 기법에는 기계적 장애(mechanical block)를 해제하기 위한 방향에 있는 확 미는 도수교정이 포함되고 이것은 움직이지 않는(들러붙은) 서랍을 해제하기 위해 닫는 것과 같다.

안쪽/가쪽 회전(Medial/Lateral Rotation): 앞–뒤 축 주위에 있는 무릎뼈 하극(inferior pole)에 의해서 결정된다.

안쪽 세로활(Medial Longitudinal Arch: MLA): 안쪽에서부터 가쪽으로 가로지르는 발의 아치이고, 환이스 선(Feiss Line)을 사용하여 평가할 수 있다.

의료훈련치료법(Medicine Training Therapy ; MTT) : 벨트, 안정화 벤치 및 척수분절을 안정화시키기 위한 풀리 웨이트(pulley weights)를 사용하는 한 접근법이다. 이 접근법에서는 병변이 있는 분절의 아래 위에 인접한 분절이 "로크아웃(locked out)"되고, 한편 도수저항과 TE가 과다운동 또는 과소운동성 척추분절을 안정화시키기 위해 사용된다.

장간막(Mesentery) : 혈관, 림프관 및 신경을 다른 구조로 유도하는 중피 표면(mesothelial surfaces)을 가진 결합조직의 얇은 시트.

메조뉴리움(Mesoneurium) : 말초신경줄기를 에워싸고 신경과 인접하는 구조 사이의 마찰을 완화하는 성긴 고리모양 조직(loose areolar tissue).

발허리뼈 갈라진 틈(Metatarsal Break) : 첫째발가락에서부터 다섯째발가락까지의 발허리뼈 길이의 점진적인 감소에 기초하여 TMT관절의 연장의 비스듬한 방향의 선이 만들어진다.

마음 챙김에 기초한 스트레스 감소(Mindfulness–Based Stress Reduction) : 정형외과 관련 조건을 가진 암 환자를 위한 임상적으로 소중하고 자기관리가 된 중재.

최소 검출 가능한 변화(Minimal Detectable Change : MDC) : 참된 변화가 일어났다는(즉, 오차를 넘어선) 것을 확실하게 하기 위해 얼마만큼의 변화를 필요로 하는지를 나타낸다.

미첼(근육 에너지) 모델〔Mitchell (muscle energy) Model〕 : 일련의 상정된 엉치뼈 축은 허리뼈와 보행의 기전과 관련된 엉치뼈 운동 또는 제한을 반영하는 엉치뼈 비틀림의 진단과 결부되어 있다.

혼합지표(Mixed Index) : 다른 유형 몇몇 또는 모두를 포함시키는 하이브리드 분류체계. 퀘벡 태스크 포스(Quebec Task Force)는 이 유형이 시스템의 한 예이다.

혼합기(Mixers) : 전통적인 지압철학을 현대 물리치료 재활 기법과 융합한 지압치료사.

가동화(비트러스트)〔Mobilization (nonthrust)〕 : 환자가 기법이 실행되는 것을 방지할 수 있는 방식으로 리듬과 grade로 수행되는 수동적 움직임. 이 용어는 관절에 대한 보조운동의 회복을 지향한 치료교정을 정의하는 도수교정과 동의어로서 사용된다. 이것들에는 Maitland에 의해서 서술된 것 같은 진동과 아울러 진동과 신장을 조합시키는 신장과 점진적인 진동이 포함된다. 이 기법들은 결합조직을 기계적으로 신장시키고 근육과 관절수용기를 발화(흥분)시키기 위해 사용될지도 모른다.

가동화 벨트(Mobilization Belts) : 큰 관절을 가동화할 때 치료사가 힘을 발생시키는 능력을 향상시키는 데 도움이 된다. 이들 벨트는 환자의 쾌적성을 높이기 위한 더 큰 표면적을 보장하기 위해 적어도 폭이 3~5인치, 길이가 72인치가 되어야 한다.

가동화 발포체(Mobilization Foam) : 두께 3/4~1인치의 중밀도 발포체(스펀지)의 5인치 × 7인치의 조각이고, 이것은 뼈의 돌출부 또는 기존의 압통부위에 시술된 가동술의 쾌적성을 개선하기 위해 매우 중요하며 가동화될 구조에 접촉하고 미끄러지지 않게 하는 데 도움이 된다.

가동화 단계(Mobilization Phase) : 수동적 기법, 환자의 능동적 움직임 및 저항 패턴을 수행하는 동안 기능장애 구조에 대한 압력을 유지하는 것을 포함하는 FM 접근법 내의 치료 진행단계.

움직임을 병용한 가동화(Mobilization with Movement ; MWM) : 능동적 또는 수동적 생리적 움직임은 수동적 보조 가동화와 동시에 일어난다.

중등도의 반응성(Moderate Reactivity) : 통증이 최종범위를 달성하는 것과 동시에 일어날 때 존재한다. 도수기법의 유형, 기법의 등급, 기법의 순서부여 및 다른 절차의 사용에 관한 결정은 모두 환자의 관찰된 반응수준에 의해서 좌우된다. 이 환자의 반응성 수준은 매일 변화할지도 모르기 때문에 이에 따라 조정될 중재를 필요로 한다.

단관절 스테로이드 감수성 관절염(Monoarticular Steroid-Sensitive Arthritis) : 류머티즘학적 병발의 어떠한 징후도 없이 자발적으로 발생하고 하나의 배제진단(diagnosis of exclusion)이다. 이것은 어깨, 팔꿈치, 엉덩관절, 무릎관절 또는 발목관절에서 가장 일반적으로 일어나고 흔히 수개월 또는 수년에 걸쳐서 자연스럽게 해결한다. 이 상태에 대한 선택되는 중재는 스테로이드 주사이다.

모톤의 발가락(Morton's Toe) : 두 번째 발가락이 가장 긴 개인.

움직임 분절(Motion Segment) : 위척추뼈의 아래 절반 및 아래척추뼈의 위 절반 및 근육, 신경, 척추원반, 척추사이관절 등을 포함하는 이들 사이의 다른 모든 구조.

운동조절 단계(Motor Control Phase) : FM 접근법 내의 치료 진행단계. 이것에는 국소적 및 전체의 협응된 움직임을 강화하기 위한 등장성 및 등장성 반전 기법의 조합을 사용하는 것이 포함된다.

운동단위(Motor Unit) : 단일 운동신경세포의 종말 가지에 의해서 지배되는 모든 근육섬유로 구성된다.

이동진단(Movement Diagnosis ; MD) : 위치진단(PD)과는 반대인 현재 제한된 분절이다.

움직임 도표(Movement Diagram) : 환자의 수동운동검사 결과의 질과 양을 나타내는 동적인 지도로서의 역할을 한다. 움직임 도표는 양, 행동 및 통증과 움직임 범위 사이의 관계를 시각적인 묘사를 제공한다.

움직임 시스템 균형 모델(Movement Systems Balance(MSB) Model) : Sahrmann과 동료들에 의해서 지지되는 것처럼 이 모델은 Kendall에 의해서 처음으로 제안된 개념에 기초하고 있다. 이 접근법의 기반에는 움직임 불균형이 회전의 순간중심의 변경된 경로(PICR)의 개발에 기인한다는 개념을 포함하고 있다. 정밀한 움직임은 PICR이 변경되었을 때의 장애와 통증을 방지하기 위한 열쇠이다.

다중분절 움직임(Multisegmental Motion) : 척추뼈의 총제적인 움직임.

근육 에너지 기법(Muscle Energy Techniques ; MET) : 능동적 근육수축은 관절을 더 정상적인 위치와 정상적인 가동성으로 회복시킬 목적으로 수행된다. 등장성 수축 후의 이완, 상반억제, 또는 빠른 율동적 저항성 한눈운동(duction).

근육방추(Muscle Spindle) : 근육의 길이 변화에 반응하는 방추외근섬유 내에 발견되는 기계수용기이고 빠르고 수동적인 신장(stretching)의 수행을 통해서 촉진된다. 촉진되면 근육방추는 연관성이 있는 근육의 긴장을 증가시킨다.

말이집(Myelin) : 많은 층으로 배열된 지질단백질 복합체이다. 말이집은 그 종말과 약 1㎜ 떨어진 주기적 협착을 제외하고 축삭을 감싸고 있다.

다축운동(Multiaxial Movements) : 하나 이상의 평면에서 하나 이상의 축 주위에 동시에 발생하는 뼈의 회전운동.

근육놀이(Muscle Play) : 근육이 서로 관계하여 자유로이 움직이는 능력을 강조하는 근육사이에 일어나는 운동.

근육연축(Muscle Spasm) : 신경계 기원인 근육의 증가된 긴장을 나타내는 데 가장 적절하다.

근육의 긴장 장애(Muscle Tone Dysfunctions) : 근복(muscle belly) 내 감수성의 단단한 결절 또는 띠로서 존재한다.

근막 패턴(Myofascial Pattern) : 근막구조 내에 존재하는 제한을 시사하는 운동 상실의 특이적이고 특징적인 패턴. 이러한 존재는 근막 신장성을 개선하고 정상적인 가동성을 회복하도록 고안된 신장 및 연부조직 가동화 기법을 사용한다는 것을 암시한다. 이 패턴들은 움직임 제한의 주된 원인을 판단할 목적으로 관절주머니 패턴의 존재와 흔히 대조를 이룬다.

근막 통증유발점(Myofascial Trigger Points : MTrPs) : 긴장된 띠에 있는 과민성이고 손에 만져질 수 있는 작은 결절과 연관성이 있는 골격근의 과잉 자극 감수성의 점들.

골화근육염(Myositis Ossificans) : 이소성 뼈 형성.

근육신장성 반사활(Myotatic Reflex Arc) : 신장 반사활, 단일연접 반사활, 감마운동신경세포 루프(loop)라고도 불리고 근육 내 정상적인 안정 시 긴장(resting tone)의 기초라 생각된다. 이 반사활의 구성요소에는 수축, 이완 및 신장하는 능력을 가진 방추밖근섬유, 신장(stretch)의 길이 및 속도에 반응하는 방추속근섬유를 가진 근육방추 및 구심성 및 원심성 신경이 포함된다.

N

자연스런 척추 가동술(Natural Apophyseal Glides ; NAGs) : SNAGs를 수행할 때 사용되는 것 같은 보조운동과 생리학적 운동의 조합을 포함하지 않는 기법. 오히려, 그들은 치료 평면에 평행방향으로 향한 진동 가동술을 사용한다. 힘의 방향은 중요하며 치료사가 가동화시키는 손의 위치에 좌우된다.

천성(Nature) : 검사의 S.I.N.S. 과정의 한 측면. 이것에는 인격, 통증내성(pain tolerance) 및 문화적 요소와 같은 환자의 특징은 물론 의심스런 병리에 대한 고려가 포함된다.

네불린(Nebulin) : 가는근육잔섬유(actin filaments)의 길이에 걸치고 안정화 구조로서의 역할을 한다. 네불린은 액틴(actin)이 Ca2+에 의해서 활성화될 때까지 교차결합(cross-bridge) 형성을 억제함으로써 근육수축을 조정한다.

음의 예측 값(Negative Predictive Value) : 참의 음수/음성 소견의 총수를 설명한다. 이것은 음성시험이 정말 음성일 가능성을 설명하고 있다.

신경포착증후군(Nerve Entrapment Syndromes) : 퇴행성, 자세 또는 근막 제한에 의해서 야기될지도 모르는 증후군. 증후군은 흔히 비특이적 및 간헐적인 감각이상 또는 통증으로 구성되고 움직임과 자세에 의해서 영향을 받는다. 감각, 반사 및 근육분절 강도의 변화를 포함하는 고전적인 신경학적 징후도 존재할지도 모른다. 중재에는 자세 수정 또는 딱딱한 근육의 신장과 신경 가동화와 같은 손상요인에 대처하는 것이 전형적으로 포함된다.

신경조절 하위 시스템(Neural Control Subsystem) : 척추와 관련하여 어떤 주어진 과제에서 안정성과 협응된 움직임을 위한 요건을 결정할 목적으로 다른 2개의 하위 시스템의 구조로부터 입력을 받는다.

신경근육 재교육(안정화) 단계(Neuromuscular Reeducation ; NMR) (stabilization) Phase : 새로운 범위를 유지하는 것을 보조하기 위해 그리고 분절을 안정화시킴으로써 관절을 보호하기 위하여 새로이 얻은 끝범위에서 장기간 유지

(holds)의 사용을 포함하는 FM 접근법 내의 치료진행 단계.

신경병증성 통증(Neuropathic Pain) : 대부분의 신경학적 조직이 손상되거나 중증의 염증을 일으켰을 때에 통증이 발생한다. 이것은 칼로 베는 통증 또는 작열통증으로서 설명되고 양쪽 모두 손상된 신경조직에 의해서 촉진된 영역을 통해서 느껴진다.

신경생리학적 영향(Neurophysiologic Effects) : 도수에 의한 중재가 관절과 연관성이 있는 신경학적 구조에 미칠지도 모르는 영향. 관절 가동화가 통증 경감과 가동성 개선으로 이어지는 관절신경학적 수용기를 자극함으로써 효과적이라 생각되는 하나의 기전. 이들 수용기는 모든 등급의 가동화(등급 I–V)를 사용하는 것을 통해서 규정된다.

마이너스의 자뼈 변화(Negative Ulnar Variance) : 먼쪽 노뼈에 관해서 정상보다 짧은 자뼈.

생리학적 신경차단(Neurapraxia) : 축삭전도의 분절 차단으로서 정의된다. 신경은 차단부분의 아래위의 활동전위를 전도하지만 차단을 가로질러 활동전위를 전도할 수 없다. 전도 차단은 조직학적 변화 없는 생리학적 과정에 기인한다.

신경절단(Neurotmesis) : 축삭절단과 같이 축삭의 파괴를 동반한다. 게다가, 결합조직도 손상을 받는다. 이것은 심한 타박상, 신장, 박리, 또는 찢긴 상처에 의해서 야기된다. 신경절단의 3가지 유형이 있다.

중립으로 회전한 옆굽힘(Neutral Rotated Side-Bent ; NRS) : 일반적으로 반대쪽 방향으로 회전하고 옆으로 굽히는 위치진단을 나타내어 보이는 척수분절. 이들 위치장애는 복수의 분절 내에서 일어난다고 생각되고 있다.

랑비에 결절(Nodes of Ranvier) : 말이집(myelin)이 배열되는 방식. 말이집의 불연속성은 활동전위가 하나의 결절에서부터 다음 결절로 급등함에 따라 빠른 임펄스 전도를 가능케 한다.

명목론자의 관점(Nominalist View) : 중재를 시작하기 위해 원인을 알 필요가 없는, 현재 지배적인 진단에 대한 관점.

비관절주머니 패턴(Noncapsular Pattern) : 관절주머니 제한을 암시하는 특징적인 패턴에서의 결혼을 나타내지 않는 움직임 패턴. 운동결손은 몇몇 관절 이외의 제한에 기인한다.

비결합 움직임(Noncoupled Movements) : 언제나 함께 일어나는 것이 아니지만, 조건에 따라서는 함께 일어날지도 모르는 운동을 설명한다.

비기능적 움직임(Nonfunctional Movement) : 움직임의 기본면(cardinal planes) 내에서 일어나는 능동적인 움직임. 이것은 때로는 비생리학적 움직임이라 불린다.

비역학적(Nonmechanical) : 움직임 또는 위치에 의해서 영향을 받지 않는 상태. 이러한 상태는 추가적인 의료관리를 위한 상담 또는 의뢰를 필요로 할지도 모른다.

비생리학적 움직임(Nonphysiologic Movement) : *비기능적 움직임(Nonfunctional Movement)*을 참조할 것.

비안정 위치(Non-Resting Position) : *닫힌 위치 (Close-Packed Position)*를 참조할 것.

비트러스트(Nonthrust) : *가동화(Mobilization)*을 참조.

치료를 필요로 하는 환자 수(Number Needed to Treat ; NNT) : 한 환자가 그 중재 없이는 개선되지 않았음을 확신하기 전에 한 번의 중재로 치료한 환자의 수를 서술한다.

O

1 × 1 × 1 × 1 규칙(Rule) : 도수물리치료사가 한쪽 손을 사용하여 한 시점에서 한 방향으로 하나의 관절을 움직일 필요가 있다.

열린 사슬(Open Chain) : 먼쪽 끝이 고정되지 않은 운동.

열린 위치 (Open-Packed Position) : 느슨한(loose-packed) 또는 안정(resting) 위치라고도 불린다. 관절면 사이의 최대 가동정도를 이용 가능한 위치로서 정의된다.

열림 제한(Opening Restriction) : 증상 또는 제한된 움직임이 통증이 있는 쪽에서부터 떨어지는 움직임 또는 척추사이관절 및 척추사이 구멍의 감압 또는 신연을 일으키는 방향으로 확인되는 척수분류증후군(spinal classification syndrome).

진동운동(Oscillatory Movements) : 더 많은 힘을 사용하고 그 다음에 적은 힘을 사용하여 간헐적 발작으로 가해진 힘의 사이클을 포함하는 도수에 의한 중재. 여러 가지 리듬이 진동을 제공하기 위해 사용될지도 모르고 이들 절차는 조직저항에 앞서 또는 미리 결정된 중재 목적에 따라 조직저항으로 실행될지도 모른다.

골관절염(Osteoarthritis) : 관절과 활발한 관절염증을 포함하는 관절에 대한 구조와 관련된 퇴행과정.

골운동학(Osteokinematics) : 서로 관련되고 환경기준과 관련된 팔다리 또는 신체부분의 총체적인 운동.

오타와 발목 규칙(Ottawa Ankle Rules) : 어떤 하나의 기준이 존재하는 경우, 발목의 방사선검사를 필요로 한다고 시사하는 기준의 리스트를 제공한다.

오타와 무릎 규칙(Ottawa Knee Rules) : 어떤 하나의 기준이 존재하는 경우, 무릎의 방사선검사를 필요로 한다고 시사하는 기준의 리스트를 제공한다.

과도한 압력(Overpressure): 이용 가능한 최종 범위에서 치료사 또는 환자에 의해서 관절 및 관련된 구조에 가하는 추가적인 힘. 이 절차는 끝느낌, 관절놀이 및 개인의 증상적 반응을 평가하기 위해 사용된다.

과다사용증후군(Overuse Syndromes) : 조직에 도입된 스트레스가 수복 또는 근력의 증가에 의해서 반응하는 조직의 능력보다 클 경우의 근골격계의 공통된 기능장애.

P

통증이 우세한 행동(Pain-Dominant Behavior) : 통증이 정상적 가동성에 대한 주된 제한으로서 역할을 하는 관찰된 능동적 및 수동적 움직임 패턴.

통증완화현상(Pain Release Phenomenon : PRP) : 치유의 초기단계가 일어났을 때 만성상태를 나타내는 사람에 대한 기법. 이 기법들은 통증영역의 능동적 수축 또는 이환된 구조의 신장(stretch)의 어느 것인가를 통해서 환자가 호소하는 통증을 재현하는 것이 포함된다. 일반적으로 통증이 동반되는 활동은 최대 20초간 유지되고, 그 동안에 증상이 해소되어야 한다.

통증을 동반하는 호(Painful Arc) : 환자가 불쾌감을 느끼는 가동범위 내의 점 또는 점들로서 정의된다.

통증을 동반하는 포착(Painful Entrapment) : 목뼈를 급속하게 돌리는 것과 같은 빠른 방식으로 수행되는 어색한 움직임에 대한 윤활관절의 반응. 환자는 흔히 목을 중립위치로 되돌리거나 또는 완전히 세운 위치로 되돌릴 수 없다. 중재에는 척추사이과절주머니를 부딪힘으로부터 되돌기기 위해 관절주머니 근육의 등척성 점증에 이어서 부딪힘을 완화하기 위한 신연(distraction)이 포함된다.

완화중재(Palliative Interventions) : 증상 완화를 제공하기 위해 고안된 중재이고 급성 증상인 경우에 용이하게 사용된다. 이러한 절차에는 휴식, 얼음찜질 또는 전기 자극이 포함될지도 모른다.

상태에 대한 촉진(Palpation for Condition) : 기능장애 영역에서의 이환된 수준 또는 다양한 조직의 상태를 확인할 의도로 구조를 촉진하는 것을 포함한다. 피부, 피하조직, 근육 및 관절을 촉진함으로써 도수치료사는 긴장(tightness), 압통, 바뀐 온도, 바뀐 질감, 통증유발점 또는 압통점 및 이환된 수준 또는 기능장애 영력의 다양한 조직 상태를 확인하려고 한다.

가동성을 위한 촉진(Palpation for Mobility) : 관절 내의 보조운동의 정도를 규명하고 끝느낌을 확인하기 위한 구조의 촉진을 포함한다.

위치를 위한 촉진(Palpation for Position) : 위치장애(positional faults)의 존재 또는 관절에 대한 인접하는 뼈 구조 사이의 바뀐 관계를 확인하기 위한 구조의 촉진을 포함한다.

평행기법(Parallel Technique) : 뼈와 근육사이 또는 2개의 인접하는 근육사이의 어느 것인가의 근육에 손가락 압력을 평행으로 가하는 것에 의해서 수행되는 기법. 치료사는 자기 손가락을 근육을 따라 미끄러트려 주위의 조직으로부터 분리하려고 한다.

부분관절 패턴(Partial Articular Pattern) : *비관절주머니 패턴(Noncapsular Pattern)*을 참조할 것.

수동적 보조운동(Passive Accessory Movement) : 골운동학적 운동(즉, 구르기, 활주)를 동반하는 관절운동학적 운동으로 구성된다.

수동적 보조 척추사이 가동성 검사(Passive Accessory Intervertebral Mobility(PAIVM) Testing) : 특히 보조 척추사이관절 가동성의 양과 질 및 증상(즉, 활주)의 어떤 관련된 재현을 확인하기 위해 사용되는 수동적 절차.

수동적 기능부전(Passive Insufficiency) : 충분히 신장되어야 할 2개 이상의 관절에 걸친 근육이 모든 관절에서 동시에 완전 가동범위를 만들어내지 못하는 것.

수동적 척추사이 가동성 검사〔Passive Intervertebral Mobility(PIVM) Testing〕 : *수동적 생리학적 척추사이 가동성 검사〔Passive Physiologic Intervertebral Mobility(PPIVM) Testing〕*를 참조할 것.

수동적 위치결정 검사(Passive Localization Tests) : 병변의 특정 장소를 확인하고 증상이 있는 방향을 확인하며 제한의 정도를 측정하기 위해 사용된다.

수동적 움직임(Passive Movement) : 수동적 또는 기계적인 것 어느 것인가의 전적으로 외부 힘에 의해서 만들어지는 움직임.

수동적 생리학적 움직임(Passive Physiologic Movement) : 굽힘, 벌림(외전), 가쪽회전 등과 같은 골운동학적 운동으로 구성된다.

수동적 생리학적 척추사이 가동성 검사〔Passive Physiologic Intervertebral Mobility (PPIVM) Testing〕 : 특히 생리학적 척추사이관절 가동성의 양과 질 및 증상(즉, 옆굽힘, 회전)의 어떤 관련된 재현을 확인하기 위해 사용되는 수동적 절차.

수동적 하위 시스템(Passive Subsystem) : 척추에 관해서 척추뼈, 척추사이관절주머니, 인대 및 근육힘줄단위의 수동적 긴장을 포함한다. 수동적인 하위 시스템은 움직임의 최종범위 또는 그 부근에서의 척추 안정성에 기여하는 것에 가장 관여하고 있다.

무릎뼈고위증(Patella Alta) : 위쪽으로 전위한 무릎뼈를 설명한다.

무릎뼈저위증(Patella Baja) : 아래쪽으로 전위한 무릎뼈를 설명한다.

무릎뼈 안쪽/가쪽 추적(활주)〔Patellar Medial/Lateral Tracking (Glide)〕 : 일반적인 경우, 넙다리뼈 관절융기와 관련된 무릎뼈의 등거리를 밝힌다고 생각되는 무릎뼈의 정렬.

무릎뼈 경사(Patellar Tilt) : 위-아래 축에 대한 무릎뼈의 정렬을 설명한다.

회전의 순간중심의 경로(Path of the Instantaneous Center of Rotation ; PICR) : *회전의 순간중심(Instantaneous Center of Rotation)*을 참조할 것.

병리해부학적 기원(Pathoanatomical Origin) : 특정한 신체부위의 구조적 및 해부학적 측면(즉, 탈출 속질핵)의 장애를 그 원인으로서 갖고 있는 상태.

환자 협응적 반사활동(Patient Cooperative Reflex Activities) : 안구운동 그리고 특정 방향 또는 특정 시간에서의 다른 특정 근육의 활성화.

환자가 만들어낸 힘(Patient-Generated Forces) : 궁극적으로는 최종 범위 및 스스로의 과도한 압박이 있는 최종 범위로 진행하는 중간 범위에서 일어나는 기법.

골반 전단(Pelvic Shear) : 옆쪽으로의 활주(side gliding)로서도 알려져 있고 효율적인 엉덩관절, 골반, 허리뼈 및 등뼈의 기능을 필요로 하는 복잡한 움직임 패턴의 사용을 동반하기 때문에 가치 있는 검사도구이다. 제한되고 비효율적이고 또는 통증이 있는 어떤 움직임은 치료 효과성을 평가하기 위해 중재 후에 수행될 수 있다.

피막주위의 제한(Pericapsular Restrictions) : 관절주위조직의 불신장성(inextensibility)에 의해서 만들어지고 단단한 관절주머니의 끝느낌의 존재에 의해서 검사하는 동안에 확인되는 관절가동범위 저하의 주된 원인 중의 하나.

근육다발막(Perimysium) : 다발(fascicle)을 에워싸는 치밀한 결합조직의 집(sheath).

신경다발막(Perineurium) : 신경섬유의 다발(bundle)을 에워싸는 결합조직의 얇은 집. 신경다발막은 신경 내 관의 내용물을 보호하고 외부의 힘에 대한 기계적 장벽으로서 작용을 하며 확산 장벽으로서 역할을 한다. 콜라겐에 대한 엘라스틴의 비율이 높으면 인장력으로부터의 신경손상을 방지한다고 생각되고 있다.

주변화(Peripheralization) : 증상이 몸쪽에서부터 더 먼쪽 위치로 움직이는 과정.

수직변형(Perpendicular Deformation) : 손바닥의 불룩한 부분을 척추의 한쪽에 놓고 손가락 끝을 척추의 반대쪽에 얹히는 과정. 양손을 한데 모아 근육 경계선에 접하는 한 줄의 손가락 끝으로 구성되는 하나의 "도구"를 만들어낸다.

오목발(Pes Cavus) : 발의 구조적 장애이고 외부 정강뼈 비틀림으로 이어지는 과도하게 뒤침(회외)이 된 발을 나타낸다.

편평발(Pes Planus) : 발의 구조적 장애이고 내부 정강뼈 비틀림으로 이어지는 과도하게 엎침(회내)이 된 발을 나타낸다.

단계(Phases) : 통증과 끝느낌 사이의 관계를 결정하는 개념.

제1단계(Phase One) : 끝느낌에 도달한 후에 재현되거나 악화되는 통증으로 특징지어진다. 따라서 관절은 최소한으로 과민하다고 생각된다.

제2단계(Phase Two) : 끝느낌에 도달함과 동시에 재현되거나 악화되는 통증으로 특징지어진다. 따라서 이 관절은 중등도로 과민하다고 생각된다.

제3단계(Phase Three) : 끝느낌에 도달하기 전의 어떤 시점에서 재현되거나 악화되는 통증으로 구성된다. 따라서 이 관절은 중증으로 과민하다고 생각된다.

상성 흔들기(Phasic Shake) : 환자가 상성 반응(phasic response)으로 안정화 수축을 만들어내려고 하면, 진동하는 수축이 피로에 속발하여 일어난다.

생리학적 움직임(Physiologic Movement) : *기능적 움직임과 골운동학(Functional Movement and Osteokinematics)*을 참조할 것.

생리학적 반응방법 기법(Physiological Response Method Techniques) : 생리학적으로 어떤 미리 결정된 방향으로 조직이 움직여야 하는 상태를 만들어내는 것에 의해서 치료결과를 얻기 위한 신중한 환자의 자세잡기 및 움직임에 좌우되는 기법.

생리학적 연부조직 움직임 검사(Physiological Soft Tissue Movement Testing) : 근육이 최대한으로 신장된 위치로 움직여지는 검사이고, 끝느낌에 대한 주의 깊은 평가는 제한된 관절 움직임과는 대조적으로 근육단축의 존재를 구별할지도 모른다. 이들 검사는 신경 긴장 및 가동성을 검사하기 위해 사용될지도 모른다.

엄지와 다른 손가락 사이로 집는 것에 의한 촉진(Pincer Palpation) : 근육섬유를 임상의의 손가락과 엄지 사이에 두고 근육섬유에 직각이 되는 방향으로 굴리는 엄지와 다른 손가락 끝으로 집기(pincer grip)의 사용을 포함한다.

콩알뼈가 접촉하는 위치(Pisiform-Contact Position) : 도수에 의한 중재를 위한 손의 위치이고 콩알뼈의 바로 먼쪽의 새끼두덩(hypothenar eminence) 영역이 손목이 손가락의 펴짐과 더불어 종말 폄으로 잠길 때 가동화되는 영역 위에 놓인다.

평면관절(Planar Joint) : AC관절(봉우리빗장관절)과 같은 평탄하고 또는 약간 상반적인 관절 표면을 가진 관절이다.

어깨뼈의 평면(Plane of the Scapula ; POS) : 흉곽 위 어깨뼈의 안정 위치에 의해서 결정되는 어깨의 위치. 이 위치는 개인 사이에 약간 다를지도 모르지만 일반적으로 이마면 앞에서 30~45°라 생각된다.

바닥쪽으로 굽혀진 제1발가락 열(Plantar-Flexed First Ray) : 제2발허리뼈머리~제5발허리뼈와 관련하여 발바닥 쪽으로 위치한 제1발허리뼈머리에 의해서 특징지어진다.

가소성 영력(Plastic Region) : 영구적인 변형이 일어나는 응력 변형 곡선(stress-strain curve)의 부분이다. 이러한 위치에서는 기계적으로 장벽에 영향을 미치기 위해 최소한의 힘을 필요로 한다.

쾌적함의 위치(Position of Comfort ; POC) : 압통점 과민성을 경감하고 근막장애를 나타내는 것과 연관성이 있는 조직의 정상화를 달성할 목적으로 수동적으로 달성되는 3평면 위치.

치료 위치(Position of Treatment ; PT) : 움직임 진단(MD)과 같은 움직임이 회복되는 방향이다.

위치 4(Position Four) : T1-T2 분절의 가동화를 위한 것이다. 엎드려 누운 자세에서 팔꿈치 위에서 자기 손을 반대쪽 어깨 위에 대고(커버 위치) 상위목뼈의 폄을 방지하기 위해 이마를 팔꿈치에 대고 팔의 굽힘 부분에 얼굴을 놓는다. 이 위치에는 앞쪽 움직임을 뒤쪽 움직임에 추가하는 것을 포함한다.

위치 1(Position One) : T1-T2 분절의 가동화를 위한 것이다. 엎드려 누운 자세에서 환자의 손등을 엉덩이 또는 허리뼈 위에 댄다. 이 위치는 척추뼈를 위쪽으로 회전시키는 능력을 검사하기 위해 사용된다.

위치 3(Position Three) : T1-T2 분절의 가동화를 위한 것이다. 엎드려 누운 자세에서 손을 머리 뒤에 댄다. 이 위치는 척추뼈가 아래쪽으로 회전하는 능력을 검사한다.

위치 2(Position two) : T1-T2 분절의 가동화를 위한 것이다. 엎드려 누운 자세에서 손을 어깨 위의 테이블 위에 편평하게 놓는다. 이 위치는 척추뼈 움직임을 순수한 회전으로 하여 검사한다.

위치 진단(Positional Diagnosis ; PD) : 분절의 비대칭 위치.

위치 신연(Positional Distraction) : 척추를 치료할 때 가장 가치 있는 도수에 의한 기법. 이 기법은 신경뿌리 압력을 경감할 목적으로 척추사이구멍의 최대 3면의 구멍을 제공하는 주의 깊은 환자 위치잡기를 동반한다. 베개 또는 끈(strap)을 사용하면, 환자가 매일 몇 회를 자립하여 수행할지도 모르는 기간 동안 이 위치의 유지를 가능케 한다.

위치장애 이론(Positional Fault Theory) : 최적의 위치관계를 충족하지 못하는 관절이 기능저하 및/또는 통증으로 이어지는 결함이 있는 패턴을 채택한다는 것을 시사하고 있다. 따라서 가동화는 정상적인 관절관계를 회복하기 위해 시행된다.

양성 예측치(Positive Predictive Value) : 참의 양성의 수/총 양성의 수를 기술한다. 이것은 양성검사가 정말 양성일 가능성이 있다고 설명한다.

양성 자뼈 변동량(Positive Ulnar Variance) : 먼쪽 노뼈와 관련하여 정상보다 긴 자뼈.

자세증후군(Postural Syndrome) : 해부학적 조직에 과도한 스트레스를 주는 오래 계속되는 위치로부터 일어나는 증후군. 다른 과다사용증후군과 마찬가지로 오래 계속되는 불량한 자세에 기인하는 기능장애는 흔히 서서히 퍼지고 발생하는 데 오랜 시간이 걸린다. 이것은 정상적인 연부조직이 비정상적인 스트레스를 겪을 때, 일반적으로는 최종범위에서 지속되는 정적인 부하에 반응하여 일어난다.

뒤쪽 내림(Posterior Depression ; PD) : 보행 중에 일어나는 PNF 대각선에 기초하는 네 가지 다리이음뼈 동작 중의 하나이다. PD는 효과적인 입각 중기 및 푸시오프(push off)에 필요하다. 치료사는 이 단계에서 볼기근육을 촉진하거나 효율적인 동원 패턴으로 발화하는(흥분하는) 바닥쪽 굽힘근을 관찰할 수 있어야 한다.

뒤쪽 이탈(Posterior Derangement) : 척추사이원반에 대한 손상이며 뒤쪽 방향으로 척추사이원반의 전위가 동반된다.

뒤쪽 올림(Posterior Elevation ; PE) : 보행 중에 일어나는 PNF 대각선에 기초하는 네 가지 다리이음뼈 동작 중의 하나이다. PE는 반대쪽 앞쪽 올림과 아울러서 몸통 안정성을 촉진한다.

프라나야마(Pranayama) : 요가에서 사용되는 조절된 호흡.

활보(Prancing) : 엉덩관절 굽힘근의 시작을 강조하기 위해 사용되고 보행 중에 높은 발걸음을 하는 것이 동반된다.

프라탸하라(Pratyahara) : 요가에서 사용되는 감각의 철회.

예측타당성(Predictive Validity) : 미래의 사건을 예측하기 위해 연구결과가 사용될 수 있는 정도를 기술한다. 예측타당성은 환자의 예후를 전개하기 위해 사용되는 조치의 주된 요건이다.

예비적 중재(Preparatory Interventions) : 뒤따를 주된 중재에 더 순조롭게 반응하도록 이환된 조직을 관여시키는 데 사용되는 중재. 마사지, 습열(moist heat), 및 등급 Ⅰ과 등급 Ⅱ의 진동이 그 예들이다.

규범적 타당성(Prescriptive Validity) : 어떤 연구결과가 치료에 의해서 영향을 받는 정도를 기술한다. 규범적 타당성은 무작위 임상시험에 의해서 확립되어야 한다.

원발성 신체기능장애(Primary Somatic Dysfunction) : 신체기능장애 부위는 보통 생체역학적 병력, 특정 외상부위, 또는 보상영역과 일치한다.

예후지표(Prognostic Index) : 개개의 환자의 미래의 상태를 예측하는 데 도움이 되는 분류 시스템의 한 유형.

록킹이 없는 점진적인 진동(Progressive Oscillation without Locking) : 중간 범위에서 시작하여 종말 범위를 향해서 서서히 움직이는 3~5의 중간진폭 진동의 점진적 시리즈를 동반하는 도수기법.

점진적 진동(Progressive Oscillations) : 점진적으로 더 큰 운동범위로 들어가는 일련의 진동이 동반되는 가동화.

오래 계속되는 신장(Prolonged Stretch) : 힘이 지정된 시간동안 유지되는 최종범위에 대한 수동적 힘의 느리고 안정된 진행을 동반하는 도수기법.

엎침(Pronation) : 시상면에서의 등쪽굽힘, 이마면에서의 외번(eversion), 횡단면에서의 벌림(abduction)으로 구성되는 발의 움직임.

고유감각기(Proprioceptors) : 근육방추, 골지힘줄기관, 힘줄 및 관절주위 조직으로부터 지겁 임펄스를 받는다.

장래의(Prospective) : 특정 목적이 확인되고 데이터 수집을 위한 일관된 계획이 데이터 수집에 앞서 사용되는 조사계획.

보호적 근육연축(Protective Muscle Spasm) : 근육원섬유마디(sarcomere)의 수준에서 불수의적 지속되는 수축 및 근육섬유의 단축.

프로테오글리칸(Proteoglycan) : 광범위한 수분결합 용량에 적합한 전하(electric charge)를 가진 당단백 복합체.

Q

Q각(Q-angle) : 넙다리네갈래근 각도를 의미한다. 이것은 바로 누운 자세에서 앞아래엉덩뼈가시(AIIS)에서부터 무릎뼈 중간점까지 선을 긋고 그 다음에 정강뼈 거친면에서부터 무릎뼈의 같은 점까지 두 번째 교차하는 선을 그음으로써 이완된 넙다리네갈래근으로 측정된다.

넙다리네갈래근 우위(Quadriceps Dominance) : 뒤넙다리근(hamstrings)에 관해서 넙다리네갈래근의 우세한 활성화를 동반하는 점프 활동.

R

무작위화 비교연구(Randomized Controlled Trials ; RCT): 가설을 검증하고 중재 연구에 대한 최소한으로 편향된 접근법을 제공하는 연구 설계. 실험대상자는 특정 치료(독립변수)를 받도록 무작위로 할당되고 그 결과(종속변수)는 치료를 받지 않도록 무작위로 할당된 (조절된 설계) 또는 흥미 있는 대체치료를 받는(비조절 설계) 유사한 실험대상자와 비교된다.

관절가동범위 박스(Range-of-Motion Box) : 원래는 목뼈의 SCS 동안에 환자의 머리와 목의 방향 변화를 시각화함에 있어서 치료사를 보조하기 위해 고안되었다. 이 도구는 쾌적성의 위치를 추구하여 목뼈가 하나의 사분역(quadrant)에서부터 또 다른 사분역으로 원활하게 이행할지도 모르는 방식과 방향의 시각적 묘사를 제공한다.

발가락열(Ray) : 각 발목뼈 및 그 연관되는 발허리뼈.

반응성(Reactivity) : 통증의 수준, 손상 후 증상이 기준선으로 되돌아오는 시간 및/또는 증상의 말초화의 존재에 의해서 일반적으로 결정되는 상태의 과민성 수준.

방응성 및 관련성(Reactivity and Relationship) : 과민성의 수준과 재현 가능한 증상과 움직임 사이의 관계를 판단하기 위해 초기 검사 및 재검사를 하는 동안에 사용된다.

발 뒷부분 내번 변형(Rearfoot Varus Deformity) : 발이 목말밑관절 중립위치에 있을 때 4° 이상의 내번을 가진 사람.

발 뒷부분 외번 변형(Rearfoot Valgus Deformity) : 발이 목말밑관절 중립위치에 있을 때 4° 미만의 외번을 가진 사람.

상반억제(Reciprocal Inhibition) : 유지(hold) 및 수축-이완 신장을 수행할 때 신장에 앞서 제한된 작용근의 대항근에 가해지는 저항.

정복 가능한 장애(Reducible Derangement) : 원래의 위치로 회복할 수 있는 전위된 척추사이원반. 바깥 고리(outer annulus)는 손상되어 있지 않다고 추정되며 따라서 척추사이원반은 정상적인 척추사이원반의 기전을 따른다. 정복 가능한 장애는 집중시키는 상태에 의해서 확인되고 흔히 바람직한 예후의 지표이다.

기원(원인)부위(Region of Origin) : 부위 또는 증상이 일어난 부위를 확인하기 위한 검사 및 재검사 동안에 사용된다. 확인에 의해서 도수치료사가 증상의 기원(원인)에 더 효율적으로 그리고 효과적으로 대처할 수 있다.

국소적 움직임의 구별(Regional Movement Differentiation ; RMD) : 다관절 시스템 내에 일어나는 분절을 확인하도록 고안된 움직임 패턴의 과정. 이 과정은 주된 호소를 유발하도록 고안된 기준선 시험으로 시작된다. 일단 이 증상이 재현되면 취약한 분절을 격리시키기 위해 특히 과도한 압력과 반대 압력이 가해진다.

상대적인 유연성(Relative Flexibility) : 다관절 시스템에서는 움직임은 최소의 저항을 받는 경로를 취할 것이다.

유리현상(Release Phenomenon) : Cyriax에 따르면, 압박이 해제된 후 일반적으로 감각이상을 만들어내는 뇌줄기에 대한 압박이다. 흔히 감각이상부위 위의 피부를 가볍게 문지르는 것 또는 이환된 팔다리의 능동적 움직임을 시행하는 것은 감각이상의 연쇄반응을 만들어낼 것이다. 긴장-반긴장(strain-counterstrain) 패러다임 내에서 이것은 원래의 장벽을 넘어선 가동범위의 증가를 가능케 하는 긴장이 과도한 연부조직의 이완을 나타낸다.

신뢰성(Reliability) : 동일한 검사자(평가자 내) 또는 서로 다른 검사자(평가자 사이)에 의해서 이루어진 반복된 관찰에서 일어나는 측정 또는 판단의 오류를 기술한다.

반복운동검사(Repeated Movement Testing) : 환자의 방향성 선호도를 확인할 목적으로 검사를 하는 동안에 각 방향에서 복수의 연속된 움직임을 사용하는 것.

재현성이 있는 징후 또는 증상(Reproducible Sign or Symptom) : 기계적인 움직임 장애의 존재를 확인하고 환자가 주로 제시하는 호소를 조장하는 특정 위치, 움직임 또는 행동을 확인하기 위해 최초의 검사 및 재검사를 하는 동안에 사용된다.

저항 1(Resistance 1 ; R1) : 움직임에 대한 첫 장벽이 발생하는 가동범위.

저항 2(Resistance 2 ; R2) : 움직임에 대한 마지막 장벽이 발생하는 가동범위.

호흡의 협응 또는 힘(Respiratory Cooperation or Force) : 척추만곡을 똑바르게 하고 팔다리를 바깥쪽으로 회전시키는 것을 야기하는 들숨(inhalation). 척추만곡을 강조하고 팔다리를 안쪽으로 회전시키는 것을 야기하는 날숨(exhalation).

안정 위치(Resting Position) : 열린 위치(Open-Packed Position)를 참조할 것.

레티쿨린(Reticulin) : 섬유는 당단백질이지만 콜라겐 또는 엘라스틴보다 인장성이 적다. 내구성이 있으나 굽혀지기 쉽고 빠져나가기 어려운 네트워크의 형성을 가능케 하는 이 조직 내의 단백질 배열의 조합에 약간의 변화가 있다.

소급적용(Retrospective) : 데이터가 수집된 후에 설계되고 수행되는 연구이고 향후의 설계보다 분명히 더 편향되는 경향이 있다.

소급평가(Retrospective Evaluation) : 전체적인 효과성과 장래의 예후를 결정하기 위해 중재를 통해서 그리고 중재의 종료 시에 별개의 시간에 수행된다.

역방향 두통 지속성 자연스런 척추 가동술(Reverse Headache Sustained Natural Apophyseal Glides ; SNAGs) : 치료사가 한손으로 뒤통수를 지지하고 C2를 유지하기 위해 열린 벌레근 잡기를 사용하는 도수기법. C2는 뒤통수가 앞쪽으로 움직여질 때 정해진 위치로 유지되고, 이리하여 두통 SNAG의 반대 효과인 뒤통수 및 C2와 관련된 C1의 뒤앞쪽 가동화를 만들어낸다.

역방향 자연스런 척추 가동술(Reverse Natural Apophyseal Glides ; RNAGs) : 분절의 아래 척추뼈에 가해진 힘의 적용을 통한 문제가 되는 분절의 아래쪽으로의 활주. 이 기법들은 목의 뒤당김(축 방향 폄) 운동 동안에 일어나는 힘과 비슷하다.

율동적 신연(Rhythmic Distraction) : 번갈아 쉬는 기간으로 시행되는 도수기법이고 통증에 대한 환자의 인식을 "제어"하도록 설계되어 있다.

오른쪽 비스듬히 교차하는 축(Right Oblique Axis ; ROA) : 왼쪽 아래 가쪽 각에서부터 오른쪽 SIJ까지를 지나는 SIJ 동작이 일어난다고 생각되는 3평면 축.

Rockette 보행(Rockette Walking) : 등허리 접합부에서부터 "긴 다리(long leg)" 보행을 사용한다는 구두 지시로 골반을 앞쪽으로 올리는 것을 강조한다.

롤러블레이드 타기(Rollerblading) : 이것은 푸시오프(push-off)와 추진력을 강조하기 위해 사용된다. 이것은 감지하기 힘든 앞쪽으로의 경사진 자세를 통해서 몸통의 운동을 시작하고 그 다음에 엉덩관절 신장과 발의 푸시오프를 통해서 신체를 앞쪽으로 나아가게 하는 것이 포함된다.

구르면서 미끄러지기(Roll-Gliding) : 뼈의 회전운동 중에 일어난다.

구르기(Rolling) : 하나의 관절표면 위의 새로운 점을 다른 관절표면 위에 있는 새로운 점과 접근시키는 운동이 동반된다. 이 구르기의 방향은 언제나 뼈가 전위되는 반향이다.

회전(Rotary) : 축을 중심으로 한 분절의 각운동.

3의 법칙(Rule of Threes) : 등뼈의 가시돌기와 척추뼈 사이의 관계를 확인하는 시스템.

S

엉치뼈되기(천골화)(Sacralization) : L5와 S1의 융합.

엉치엉덩뼈 앞쪽 굽힘(Sacroilial Backward Bending) : 엉치뼈의 기저부가 뒤쪽으로 움직이는 시상면에서의 고정된 엉덩뼈와 관련된 엉치뼈의 움직임.

엉치엉덩뼈 뒤쪽 비틀림(Sacroilial Backward Torsions) : 운동의 시상성분이 뒤쪽 방향으로 움직이는 비스듬한 축 주위의 SIJ의 3평면 운동.

엉치엉덩뼈 앞쪽 굽힘(Sacroilial Forward Bending) : 엉치뼈의 기저부가 앞쪽으로 움직이는 시상면에서의 고정된 엉덩뼈와 관련된 엉치뼈의 움직임.

엉치엉덩뼈 앞쪽 비틀림(Sacroilial Forward Torsions) : 운동의 시상성분이 앞쪽 방향으로 움직이는 비스듬한 축 주위의 SIJ의 3평면 운동.

왼쪽 비스듬한 축에 대한 왼쪽 엉치엉덩뼈의 앞쪽 비틀림(Sacroilial Left on Left Oblique Axis (left on left) Forward Torsion) : 시상면에서의 앞쪽 굽힘, 횡단면에서의 왼쪽으로의 회전 및 이마면에서의 왼쪽으로의 옆굽힘으로 구성되는 3평면 SIJ운동.

오른쪽 비스듬한 축에 대한 왼쪽 엉치엉덩뼈의 뒤쪽 비틀림(Sacroilial Left on Right Oblique Axis (left on right) Backward Torsion) : 시상면에서의 뒤쪽 굽힘, 횡단면에서의 왼쪽으로의 회전 및 이마면에서의 왼쪽으로의 옆굽힘으로 구성되는 3평면 SIJ운동.

엉치엉덩뼈(SI) 운동 : 비교적 고정된 엉덩뼈에 대한 엉치뼈의 움직임.

왼쪽 비스듬한 축에 대한 오른쪽 엉치엉덩뼈의 뒤쪽 비틀림(Sacroilial Left on Right Oblique Axis (left on right) Backward Torsion) : 시상면에서의 뒤쪽 굽힘, 횡단면에서의 오른쪽으로의 회전 및 이마면에서의 오른쪽으로의 옆굽힘으로 구성되는 3평면 SIJ운동.

오른쪽 비스듬한 축에 대한 오른쪽 엉치엉덩뼈의 앞쪽 비틀림(Sacroilial Right on Right Oblique Axis (right on right) Forward Torsion) : 시상면에서의 앞쪽 굽힘, 횡단면에서의 오른쪽으로의 회전 및 이마면에서의 오른쪽으로의 옆굽힘으로 구성되는 3평면 SIJ운동.

엉치엉덩뼈 회전(Sacroilial Rotation) : 엉치뼈의 앞면이 오른쪽 또는 왼쪽으로 움직이는 횡단면에서의 고정된 엉덩뼈와 관련된 엉치뼈의 움직임.

엉치엉덩뼈의 옆굽힘(Sacroilial Side Bending) : 엉치뼈의 앞면이 오른쪽 또는 왼쪽으로 움직이는 이마면에서의 고정된 엉덩뼈와 관련된 엉치뼈의 움직임.

엉치엉덩뼈 비틀림(Sacroilial Torsions) : 비스듬한 축 주위에서 일어나는 SIJ의 3평면 운동.

안장관절(Saddle Joint) : 움직임의 3개 축에 대해서 가동하는 관절. 안장관절은 복장뼈 관절면이 이마면에서 오목하고 시상면에서 볼록한 예이며, 이것은 빗장뼈의 안쪽 관절면에 일치하는 예이다.

목갈비근 신장(Scalene Elongation) : 제1갈비뼈는 목뼈가 수동적으로 반대쪽으로 옆굽힘을 하고 긴장의 특정 영역이 목뼈 회전을 통해서 국소화될 때 한손에 의해서 안정화된다.

스캐닝 검사(Scanning Examination) : 최초의 화면에서 나타나는 소견에 의해서 확인된 특정 신체영역의 중간의 상세한 검사. 스캔(신체 기능장애에 대한)은 추가적인 정의 또는 진단을 위해서 부분 영력에 초점을 맞춘다.

스캡션(Scaption) : 어깨뼈의 평면 내에서 일어나는 어깨의 올림(POS).

아깨위팔 리듬(Scapulohumeral Rhythm ; SHR) : 이상적인 형태에서는 SHR은 팔이음뼈 관절 조화의 동시발생적인 정점으로서 정의되어 있다. SHT는 능동적 올림 동안에 GH 운동과 ST운동의 상대적인 양을 정의하기 위해 사용된다.

선별검사(Screening Examination) : 신경근육계에 대해서 이것은 질문에 대답한다. 추가적인 평가를 할 만한 문제가 있는가?

선별검사(Screening Test) : 공식적인 운동검사의 시행에 앞서 캐나다 접근법(Canadian Approach) 내에서 사용될지도 모르는 그리고 효율성을 개선하기 위해 사용될지도 모르는 예비검사의 선별 절차. 이들 검사는 더 상세한 검사가 일어날 수 있도록 특정 분절에 초점을 맞춘다. 이들 검사는 철저하게 하려고 의도하지 않고 배타적이기보다는 포괄적이다. NAIOMT 교사가 주장한 이 선별검사에는 위치검사, 사분역(quadrant)검사(말초 및 척추의 양쪽) 그리고 H검사 및 I검사가 포함된다.

종말 강제회전 기전(Screw Home Mechanism) : 무릎 안정성의 유용한 구성요소인 무릎 폄의 최종범위에서 일어나는 정강뼈의 가쪽회전의 최종 정도.

2차 신체기능장애(Secondary Somatic Dysfunction) : 체역성 또는 체세포성 반사로부터 일어나는 체성 기능장애.

분절 촉진(Segmental Facilitation) : 척수분절의 흥분이 고조된 상태이고 오래 지속되는 침해수용성 입격에 기인하는 반응 문턱값(역치)의 저하를 초래한다. 분절 촉진의 효과는 분절적으로 분포된 과도한 긴장성, 심부힘줄반사의 활발성 증가, 혈관수축 및 신경근육 불협응에 기인한 치명적이 아닌 근약증이다.

분절 불안정성(Segmental Instability) : 관절돌기사이관절(zygapophyseal joint) 표면 및 척추 척추사이 원반 퇴행의 결과로서 일어난다. 이것은 생체역학적 검사 및 환자의 병력으로부터 결정된다.

분절운동(Segmental Motion) : 인접한 척추뼈와 관련된 하나의 척추뼈 움직임.

분절 안정성 검사(Segmental Stability Test ; SST) : 주목할 만한 정도로 존재한다고는 예상되지 않는 움직임을 확인한다. 주된 목표는 각 방향으로의 비정상적인 관절놀이의 존재를 확인하는 것이다.

선택적 조직 긴장검사(Selective Tissue Tension (STT) Testing) : Cyriax에 따르면, 등척성으로 수축하는 건강한 근육은 강하고 통증이 없어야 할 것이다. STT는 문제가 되는 근육의 등척성 수축을 선택적으로 촉진하고 그렇게 함으로써 근육의 강도 및 어떤 증상의 유발을 확인하려고 시도한다. STT는 수축을 불활성 병변과 구별하고 수축성이면 손상된 특정 근육을 추가로 확인하도록 설계되어 있다.

자기두통 지속성 자연스런 척추 가동술(Self-Headache Sustained Natural Apophyseal Glides ; SNAGs) : C2에 PA방향으로 대항력을 제공하기 위해 타월을 사용하면서 턱 밀어 넣기(chin tuck)를 수행하는 것이 동반되는 기법.

자기 가동화(Self-Mobilization) : 지속적인 개선을 제공하고 중재의 효율을 높이며 환자가 자기 케어에 더 능동적인 역할을 할 수 있도록 도움을 주고 예방조치로서 사용될지도 모르는 기법.

자기 가동화 끈(Self-Mobilization Straps) : 척추와 팔다리의 자기 가동화를 하는 동안에 힘을 국소화하기 위해 사용되는 손잡이와 고무가 부착된 나일론 끈.

움직임에 의한 자기 가동화(Self-Mobilization with Movement ; MWM) : 능동적 또는 수동적 생리학적 움직임은 전적으로 환자에 의해서 수행되는 수동적 보조 가동화와 동시에 일어나며, 흔히 능동 운동을 하는 동안 보조 활주를 촉진하기 위해 자기 가동화 끝 또는 타월의 어느 것인가를 사용한다. 이 기법들은 환자가 자기 케어에 적극적으로 참여할 수 있게 되고 방문 사이의 개선을 유지할 수 있도록 설계되어 있다.

감수성(Sensitivity) : 양성 소견의 수/관심조건을 가진 사람의 수로서 정의된다. 고감도의 검사는 일반적으로 조건을 배제하기 위해 유용하다(즉, 음성 검사는 조건의 결여를 나타내는 것 같다).

민감화 조작(Sensitizing Maneuver) : 또 다른 기원(원인)의 증상으로부터 신경학적 증상 사이의 존재를 구별하기 위해 사용될지도 모르는 신경역학 검사 동안에 사용되는 위치. 예를 들어, 팔의 신경역학 검사 중에 목뼈 굽힘 구성요소는 이들 바뀐 위치가 환자의 보고된 증상에 미치는 영향을 확인하면서 환자를 굽힘으로 움직임으로써 바뀔지도 모른다.

패혈증성 관절염(Septic Arthritis) : 항생제 치료를 필요로 하는 과절 염증.

안정된 단계(Settled Stage) : 치유와 관련해서 상태는 더 안정되고 치료사는 중재의 효과를 더 잘 평가할 수 있다. 이 단계 동안에 환자는 도수교정을 포함하는 중등도의 스트레스에 대처할 수 있다.

중증도(Severity) : 검사의 S.I.N.S.의 한 측면. 이것은 환자의 현재 증상의 강도를 나타낸다. 이 결정은 환자의 활동과 정상적인 수면 패턴을 제한하는 정도에 기초하고 있다.

단축(Shortening) : 조직을 제한하는 주위의 어떤 방향으로 적용할 수 있는 연부조직 가동화 기법.

측면 활주기능장애증후군(Side Gliding Dysfunction Syndrome) : 증상은 특정 방향의 측면 활주의 최종범위에서 만들어지고 환자가 이 위치에서부터 떨어짐에 따라 경감된다.

선 자세에서의 측면 활주(Side Gliding in Standing ; SGIS) : 몸통이 하체에 대해서 가쪽으로 이동하는 것이 동반되는 척추의 이마면 운동.

S.I.N.S. : 중증도, 과민성, 천성 및 단계를 의미한다. 이 머리글자는 검사과정의 OMPT 관점에서 오스트레일리아의 접근법(Australian Approach)의 본질을 강조한다.

증상의 질문점(Site of Symptoms Questions) : 증상의 깊이, 본질, 행동 및 연대를 밝히는 첫 단계인 질문. 이 일련의 질문의 목적은 동반될 것 같은 통증에 민감한 구조에 관한 지표를 제공하는 것이다.

피부고정기법(Skin Locking Techniques) : 치료사가 위에 가로놓인 연부조직을 통해서 장력을 가한다는 기계적인 이점을 사용함으로써 관절을 가동화시키는 것을 가능케 하는 도수에 의한 중재 절차.

피부 활주(Skin Sliding) : 손이 움직임에 따라 피부는 기저에 있는 조직을 따라 미끄러진다. 이 형태의 검사는 시계문자판의 이미지 주위에서 수행된다.

느슨한 구역(Slack Zone ; SZ) : 등급 Ⅱ 움직임의 시작부분에 위치한다. SZ 내에서는 움직임의 최소한의 저항이 있다.

상반신을 앞으로 구부린 자세를 과잉 교정하는 운동(Slouch-Overcorrect Exercise) : 앉은 자세에서 양호한 자세를 발견하는 방법을 환자에게 가르치고 과장되게 상반신을 앞으로 구부린 자세에서부터 과장되게 상반신을 세워서 앉은 자세로 능동적으로 이동하는 것이 동반된다.

느린 리듬(Slow Rhythms) : 통증이 있는 관절을 나타내는 힘이 증가하고 그 다음에 감소하는 주기(cycle)를 동반하는 가동화.

스미스 골절(Smith's Fracture) : 굽혀진 팔목으로 넘어진 다음에 먼쪽 노뼈의 손바닥쪽 전위가 존재할지도 모르는 팔목 골절.

원활한 진동(Smooth Oscillations) : 고주파 또는 저주파의 어느 것인가에서 수행될지도 모르는 꾸준하고 연속된 진동에 의해서 특징지어진다. 상당한 통증을 겪는 환자에게 가장 적합할지도 모른다.

연성 척추사이원반 병변 : 이 상태의 발병기전에는 점진적으로 전위하게 되는 핵(부드러운 물질)이 동반된다.

부드러운 끝느낌(Soft End-Feel) : 연부조직의 접근운동 또는 신장.

연부조직 수동운동(Soft Tissue Passive Movement) : 생리학적 연부조직 움직임과 보조 연부조직 움직임을 사용하여 수행된다.

신체의(Somatic) : 신경근육골격계를 참조할 것.

신체 기능장애(Somatic Dysfunction) : 신체(신체의 틀)계의 관련된 구성요소의 기능장애 또는 변화 : 골격, 관절 및 근막 구조 그리고 관련된 혈관, 림프 및 신경 구성요소.

특별한 질문(Special Questions) : 도수치료의 수행에 대한 고유의 위험성을 검출하고 중재의 효과성을 제한할지도 모르는 어떤 요인을 분리하기 위해 물어야 하는 질문.

특정의 분절저항(Specific Segmental Resistance) : 축 방향 신장을 하는 동안, 억제된 수준의 관절기둥에 가해진다. 기능장애 상태에서는 환자는 이 위치를 효과적으로 유지할 수 없다.

특이성(Specificity) : 음성 소견의 수/조건을 갖지 않은 사람의 수. 높은 특이성을 가진 검사는 일반적으로 어떤 상태(즉, 양성 검사가 그 조건의 존재를 나타나낼 것 같다)를 결정하는 데 유용하다.

팔의 움직임을 동반하는 척추의 가동화(Spinal Mobilization with Arm Movement ; SMWAM) : 이 가동화를 위한 가쪽 힘의 방향은 환자가 증상을 만들어내는 팔의 움직임을 능동적으로 수행할 때 지속된다. 환자는 도발적인 어떤 기본적인 평면 또는 조합된 평면의 어깨 움직임을 수행할지도 모르고 척추의 가동화하는 힘이 동작을 통해서 제공되고 유지되기 때문에 증상의 제거가 기대된다. 이 기법은 팔로 가는 신경뿌리증상(radicular symptom)을 경감하는 데 사용된다.

다리의 움직임을 동반하는 척추의 가동화(Spinal Mobilization with Leg Movement ; SMWLM) : 옆으로 누운 자세, 이환된 다리는 환자의 엉덩관절이 허용오차까지 아주 약간 벌림(abduction)으로 이동하기 때문에 가장 위에 있다. 치료사는 가동화되는 분절 위쪽의 가시돌기의 측면을 따라서 가로지르는 압력을 가한다. 이 압력은 환자가 보조자로부터의 지지를 받아 자기 다리를 SLR로 능동적으로 움직일 때 유지된다. 이 기법은 다리로 가는 신경뿌리증상을 경감하는 데 사용된다.

척추운동 분절(Spinal Motion Segment) : 위척추뼈의 아래 절반, 아래척추뼈의 위 절반 및 근육, 신경, 척추사원반, 척추사이관절 등을 포함하는 이들 사이의 다른 모든 구조.

안정화 쐐기(Stabilization Wedge) : 일반적으로 압력방출을 위한 홈통이 있는 단단한 고무로 구성되고 안정화 쐐기는 치료 테이블과 가동화될 신체부분 사이에 두고 있다. 이들 장치는 기법의 다른 측면을 처리하기 위해 치료사의 손을 더 이용 가능하게 함으로써 안정화 기법의 수행을 향상시킨다.

안정화 반전(Stabilizing Reversals) : 코어근육 조절을 촉진할 목적으로 관절의 다른 쪽에 수행되는 정적인 수축을 사용하는 대항근 반전의 한 유형.

안정된 과다운동성(Stable Hypomobility) : 환자가 이 위치를 달성하는 방식에 관계없이 사분역의 가동범위를 제한한다.

스타카토의 진동(리듬)〔Staccato Oscillations(Rhythms)〕 : 예기치 않은 박출 빈도(frequency of deliver)의 사용, 다양한 리듬의 사용 및 이완이 곤란한 환자에 대한 중단된 돌발파(burst)에서의 리듬 진폭의 변화를 동반하는 가동화.

단계(Stage) : 검사의 S.I.N.S. 과정의 한 측면. 이 특징은 발병(급성, 아급성, 만성) 및 상태의 안정성(개선, 안정, 불안정) 이후의 시간의 길이를 고려한다.

측정의 표준오차(Standard Error of Measurement ; SEM) : 관심의 척도와 같은 단위로 표현되는 오차의 정도를 허용하고 개개의 환자에 대처할 때 특히 소중하다.

STAR : 감각(Sensation)의 변화, 조직 질감(tissue Texture)의 변화, 비대칭성(Asymmetry), 동작의 제한(Restriction)을 나타내는 뼈병성의 접근법(osteopathic approach)에서 사용되는 머리글자.

별모양 도표(Star Diagram) : 척추운동을 시각적으로 설명하기 위해 사용할 수 있다. 이 움직임을 기록하는 방법은 긴 선, 짧은 선 및 화살표의 조합을 사용한다. 이 도표는 얼핏 보아 척추운동의 질과 양의 양쪽에 관한 정보를 제공하고 척추의 움직임을 문서화하는 힘든 과제를 신속하게 처리한다.

안정된 유지 리듬(Stationary Holding Rhythms) : 운동 제한까지 천천히 움직임을 가하고 그 다음에 일정 기간 동안 유지하는 것이 동반되는 가동화. 통증 또는 제한이 진정되면 제한된 범위에로 추가적인 움직임이 달성된다.

통계적 결론의 타당성(Statistical Conclusion Validity) : 잘못된 결론을 야기하는 통계적 오류의 가능성에 대처한다.

상태지수(Status Index) : 환자 문제를 정의하고 LBP를 가진 환자에게 사용되는 가장 일반적인 유형인 분류체계의 한 유형. ICD-10 분류체계는 상태지수의 한 유형이다.

정지점(Still Point) : 긴장-이완(strain-counterstrain) 후 원활한 움직임의 점에 뒤이은 관절의 약간의 흔들림 또는 이동.

스트라찬(고속, 저진폭) 모델 〔Strachan (high-velocity low-amplitude) Model〕 : 엉치뼈의 진단은 볼기뼈에 대한 움직임 또는 제한에 관해서 주로 명명된다.

다리를 벌리고 선 자세(Straddle-Stance Position) : 발은 일직선이고 무릎을 약간 굽힘 상태에서 어깨너비 이상으로 뗀다.

견인을 동반한 다리를 똑바로 펴서 올이기〔Straight Leg Raise (SLR) with Traction〕 : 환자를 한계점 또는 통증에 도달하지 않는 SLR 위치로 이동시킨다. 그 다음에 치료사는 다리의 장축을 통해서 신연하는 힘을 제공하기 위해 바로 몸쪽 발목을 잡도록 고정된 팔꿈치와 반대쪽 손을 사용한다. 신연이 가해짐에 따라 치료사는 증상 또는 긴장감이 없다고 알리는 SLR의 이용 가능한 범위의 증가에 주목하게 될 것이다.

스트레이트(Straights) : 전통적인 지압요법 이론에 귀속되는 카이로프랙터(chiropractor).

록킹 가동화를 사용하지 않는 신장(Stretch without Locking Mobilizations) : 관절주머니를 변형의 가소성 영역으로 이동시킬 목적으로 최종 범위에서 적용하고 이리하여 이용 가능한 동작이 개선된다.

한걸음-앞으로 구부정한 자세(Stride-Forward Lean Position) : 테이블에 기댈 때 치료사 체중의 거의 모두가 앞다리를 통해서 실릴지도 모르는 자세.

한걸음-선 자세(Stride-Stance Position) : 한 발이 다른 발 앞에 있고 무릎은 약간 굽혀져 있다.

구조검사(Structural Examination) : 기능의 비효율성으로 이어질지도 모르는 환자 구조의 비효율성을 판단하기 위해 사용된다.

가볍게 튕기기(Strumming) : 근육의 기능장애를 위한 검사와 가동화 양쪽의 기법으로서 사용할 수 있다. 가볍게 튕기기를 위한 설정은 수직 가동화의 설정과 같다. 그러나 일단 수직 변형이 시행되면 치료사는 손가락을 근복(muscle belly) 위로 미끄러뜨리고 다음으로 출발위치로 되돌아올 수 있다.

강직-지배적인 행동(Stiffness-Dominant Behavior) : 관절 및 관절주위 구조 내의 제한이 정상적인 가동성에 대한 제한으로서 작용하는 관찰된 능동적 또는 수동적 움직임 패턴.

로킹이 없는 신장(Stretch without Locking) : 관절주머니를 변형의 가소성 영역으로 이동시켜서 이용 가능한 동작을 개선할 목적으로 최종 범위에서 적용되는 기법.

한걸음-선 자세(Stride-Stance Position) : 한쪽 발이 다른 쪽 발의 앞에 있고 무릎은 약간 굽혀져 있다.

아급성기(Subacute Stage) : 치유와 관련해서 징후 및 증상의 안정기(plateau). 중재는 이 단계에서 환자에게 간헐적인 완화를 제공할지도 모르지만, 치유의 자연경과를 방해하지 않도록 주의해야 한다.

불완전탈구 관절(Subluxed Joint) : 조직의 신장성과는 관계가 없고 검사 중에 움직이지 않는 또는 병리역학적 끝느낌의 존재에 의해서 확인된 관절 운동범위 저하의 주된 원인의 하나이다.

목말밑관절 중립(Subtalar Joint Neutral ; STJN): 내번 또는 외번도 아니라고 생각되는 목말밑관절의 위치. 이 위치는 흔히 발과 발목의 정렬을 결정하기 위한 기준점으로서 사용된다.

고랑각(Sulcus Angle) : 고랑의 가장 깊은 부분과 안쪽 및 가쪽 넙다리관절융기 사이에서 형성되는 각도로서 정의된다.

해돋이 사진(Sunfise View) : 무릎을 굽힌 상태에서 촬영한 방사선 투영.

얕은근막(Superficial Fascia) : 피부 밑에 있고 지방조직이 침윤된 성긴 결합조직. 이 조직은 신체의 열을 보존하고 신체의 윤곽을 담당하고 있다. 섬유가 느슨하게 배열되어 있기 때문에 이 조직은 큰 손상이 없이 변형할 수 있다.

뒤침(Supination) : 시상면에서의 바닥쪽굽힘, 이마면에서의 내번 및 횡단면에서의 모음(내전)으로 구성되는 발의 움직임.

지원적 중재(Supportive Interventions) : 방금 달성된 이득을 유지하고 그러한 변화의 부정적인 2차적 영향을 경감할 목적으로 다음의 교정기법이 사용되는 중재. 지원적 기법에는 환자교육, 가정 운동 및 활동 후 통증을 완화하기 위한 양식(modalities)이 포함된다.

지속성 자연스런 척추 가동술(SNAG ; Sustained Natural Apophyseal Glides): 치료사가 통증이 있는 부분 또는 제한된 부분을 접촉하여 환자가 능동적으로 통증이 있는 또는 제한된 능동적 움직임으로 능동적으로 움직일 때 치료평면 방향으로 양 엄지를 포갠 힘을 가하는 도수기법.

서덜랜드(머리엉치뼈) 모델(Sutherland (craniosacral) Model) : 머리뼈와 관련해서 서술된 엉치뼈의 동작 또는 제한.

백조목변형(Swan–Neck Deformity) : PIP관절 폄, DIP관절 굽힘, 및 MCP관절 굽힘을 동반하는 변형. 이것은 손의 내재근의 힘줄파열 또는 구축에 기인할지도 모른다.

대칭운동(Symmetrical Movement) : 기능장애, 검사 및 조합되지 않고 평면상의 중재. 비대칭 기능장애와는 대조적으로 이들은 양쪽이 동등하고 따라서 기능장애가 분절의 양쪽(즉, 대칭)에서 일어난다는 것을 나타내고 있다.

증상완화검사(Symptom Alleviation Tests) : 증상을 완화하려고 시도하는 방향으로 관절 견인과 움직임을 사용한다.

증상유발검사(Symptom Provocation Tests) : 증상을 유발하는 방향 안에 있는 관절의 압축과 움직임을 사용한다.

공동작용 패턴(Synergic Pattern) : 뇌혈관사고(CVA) 후에 매우 특징적으로 일어나는 과다긴장성 또는 근육연축의 발병.

윤활막염(Synovitis) : 일반적으로 만지면 따듯하고 중등도의 양의 통증을 유발하는 윤활액의 염증을 동반하는 관절장애. 이들 종창(swelling)은 일반적으로 점진적으로 발병한다.

체계적 검토(Systematic Reviews) : 관련 연구를 확인하고 일련의 결정규칙을 사용하여 관심이 있는 화제의 재현 가능한 요약을 만들어내는 연구자에 의해서 작성된 검토이다. 체계적 검토는 2차 분석이라 생각되고 가장 이용 가능한 최상의 증거의 정량적 평가를 제공하는 이점이 있다.

T

내반첨족(Talipes Equinovarus) : 발의 변형. 또한 휜발(clubfoot)로서도 알려져 있다. 이것은 제한된 등쪽굽힘의 원인이 되고 신경학적 병발(involvement)을 포함하는 선천성 요인의 조합에 의해서 야기된다.

원격수용기(Teleceptors) : 원격 자극에 민감한 수용기.

압통점(Tender Point) : 촉진할 때 매우 아픈 근육 내의 국소영역. 팔다리에서 확인된 압통점은 삐거나 신장된 근육에서 발견되는 것이 아니라 오히려 그 대항근에서 발견된다. 이 압통점들이 존재하는 기전은 상해 근육에 가해진 갑작스런 신장과 관련된다고 생각되고 있다. 이들의 압통점은 강렬하고 누르면 아프고 부종이 있는 근육 및 근막조직의 작은 영역(대략 직경이 1㎝)로서 설명될지도 모른다.

힘줄고정 쥐기(Tenodesis Grip) : 손목의 폄으로의 움직임과 그 후 발생하는 손가락 굽힘의 움직임. 이것은 각 개인이 의지적인 손가락 굽힘근 기능이 없이 시행하는 물체잡기에 사용될지도 모른다.

텐세그리티(Tensegrity) : 장력보전(tensional integrity)으로서도 알려져 있다. 이 용어는 자연현상을 설명하는데 사용되었고 그것에 의해서 골격상의 복잡한 균형과 압축력 및 장력의 분포를 통해서 시스템이 그 자체를 기계적으로 안정시킨다.

이론적 구획(Theoretical Compartment) : 호주 접근법에서는 치료사가 알고 있거나 추측하고 있는 정보가 포함되어 있다. 이 정보는 일반적으로 공식적인 교육 또는 연구에 의해서 얻어진다. 이 구획에 포함되어 있는 것은 병리학, 생체의학공학, 신경생리학 및 해부학이고 이들 모두가 환자의 공식적인 진단에 기여하고 있다. 검사 및 재검사 과정에서 치료사는 이론적 구획이 임상적 사실을 위한 탐색을 방해하는 것을 허용하지 않는다.

치료적 펄스(Therapeutic Pulse) : 움직임의 감각, 공간의 충만, 근막이완을 하는 동안에 일어나는 박동(pulsation). 이 치료적 펄스의 진폭은 기법을 시행하는 동안에 증가하고 조직의 긴장 해제가 일어남에 따라 진정된다.

흉곽출구(가슴문; Thoracic Outlet) : 척추사이구멍과 위팔뼈에서의 작은가슴근 부착부 사이의 영역.

흉곽출구증후군(Thoracic Outlet Syndrome ; TOS) : 위팔신경얼기 및 빗장뼈밑동맥/정맥의 포착을 동반하는 상태이고 신경학적 및/또는 신경압박으로 이어질지도 모른다.

가슴위팔각(Thoracobrachial Angle) : 상위어깨뼈, 척추측만증, 가쪽 이동 또는 몸통 경사와 관련된 정보를 제공하는 팔과 가슴우리(흉곽) 사이의 각도.

3평면 근막 지렛목 접근법(Three-Planar Fascial Fulcrum Approach) : 항상 간접적인 근막이완에 대한 접근법이다. 그 간접적 성질에 기초하여 이 형태의 MFR은 직접방법과 비교하여 더 쾌적하다고 생각되고 장벽이 관여하지 않을 때 저항은 더 적다.

3개의 R(Three R's) : 재현성이 있는(Reproducible) 징후 또는 증후군, 기원의 영역(Region), 반응성(Reactivity) 수준. 최초의 검사의 주된 목적은 이들 3R을 결정하는 것이다.

트러스트(Thrust) : 환자에 대한 주의 깊은 자세잡기 후 작은 진폭의 정확히 국부화된 단일의 빠르고 결정적인 움직임. 기법에는 보조 동작의 병리학적 한계에서 가해지는 갑작스럽고 고속의 작은 진폭 동작이 포함된다. 이 기법들은 위치결함을 감소시키고 유착을 박리하며 또는 관절수용기를 자극하기 위해 사용된다. 때로는 도수교정과 호환적으로 사용된다. 도수교정을 참조할 것.

엄지손가락을 포갠 위치(Thumb-over-Thumb Position) : 힘을 가하는 엄지가 다른 엄지와 접촉하고 가동화하는 힘을 가하는 동안 다른 엄지가 가동화될 특정 부분에 접촉하는 도수교정을 위한 손의 위치.

밖굽이 정강뼈(Tibial Valgum) : 정강뼈와 수평 체중부하 사이에 형성된 이마면의 각도를 측정함으로써 확인되고 밖굽이무릎(외반슬)과 동의어이다.

안굽이 정강뼈(Tibial Varum) : 정강뼈와 수평 체중부하 사이에 형성된 이마면의 각도를 측정함으로써 확인되고 안굽이무릎(내반슬)과 동의어이다.

티넬징후(Tinel Sign) : 신경 포착을 동반하는 구소적 말이집탈락(demyelination)의 영역에서 유발된다. 양성 티넬징후는 신경 포착이 의심되는 영역 위를 손으로 가볍게 두드리면 통각신경의 먼쪽 분포를 따라서 감각이상 또는 증상의 재현이 일어난다.

조직의 신장성(Tissue Extensibility) : 탄력성이 있는 끝느낌을 유지하면서 조직을 최적으로 신장시키고 접는(단축하는) 능력.

티틴(Titin) : 알려진 척추동물의 가장 큰 단백질. 티틴 필라멘트는 근육원섬유마디가 신장되어 I띠(I band)에서의 그 용수철 기전 때문에 근육의 강직을 제공할 때의 수동적 장력발생을 담당한다.

긴장 확산(Tonic Spread) : 코어근육을 촉진하도록 설계된 매우 천천히 가하는 저항.

해면골(Trabecular Bone) : 해면모양 또는 스펀지모양 뼈로서도 알려져 있다.

추적 및 분리 절차(Tracing and Isolating Procedures) : 특정 말초 및 중추의 국부화를 돕기 위해 기능적 촉진을 동반하는 수동적 및 능동적 움직임의 사용.

견인(Traction) : 관절에서 떨어진 방향으로 치료 평면에 대해서 수직으로 일어난다,

이행 구역(Transition Zone ; TZ) : 조직이 긴장하게 되고 더 많은 저항이 인지된다.

병진운동의(Translatory) : 선형(직선) 경로에서의 신체 분절의 움직임. 이것은 드물게 신체에서 분리하여 일어난다.

병진운동의 관절놀이(Translatory Joint Play) : 뼈의 병진운동 중에 일어난다.

가로방향 발목뼈활(Transverse Tarsal Arch) : 세로로 걸쳐 있는 발의 아치이며 핵심으로서 중간 쐐기뼈를 갖고 있다.

외상성관절염(Traumatic Arthritis) : 스테로이드 감수성 관절염은 흔히 스테로이드 주사로부터 혜택을 본다. 외상성 관절염은 외상에 속발하는 염증을 가리킨다.

치료평면(Treatment Plane ; TP) : 관절의 오목 면에 의해서 결정되고 회전축에서부터 오목한 관절표면의 중심까지 그린 선에 대해서 직각이 된다.

시험치료(Trial Treatment) : 환자의 반응 및 전체적인 효과를 확인하기 위해 사용되는 도수에 의한 중재의 작고 조절된 용량의 사용이다. 중재를 시작하거나 새로운 절차에 착수할 때 선택된 중재의 완전 용량미만을 제공하면 장래의 케어를 지도하는 데 도움이 된다. 용량은 선택된 절차의 강도, 등급 또는 장소를 줄여서 세트/반복의 수를 바꿈으로써 변화될지도 모른다.

통증유발(Trigger) : 원인이 아니라 즉각적인 유발 작용인자라 생각된다. 처음으로 증상을 야기하는 통증유발을 위해서는 질병소인이 무증상 병리의 형태로 이미 존재해야 한다. 이 단어는 이미 증상상태가 남아있는 악화요인을 설명할 때에 유용성이 결여되어 있다.

통증유발점(Trigger Points ; TrPs) : 근막통증유발점(Myofascial Trigger Points : MTrPs)을 참조할 것.

삼중신경지배(Triple Innervation) : 구심성 신경지배는 신경 기시부에서부터 분절 상하의 척수분절과 공유한다.

TUBS : 수술에 대응하는 방카르트 병변(Bankart lesion)이 있는 단일 방향성 앞쪽의 외상성 발병인 어깨 불안정성의 유형.

거북목 검사(Turtle Neck Test) : 위 사분역 경질막 가동성을 평가하기 위해 사용된다. 치료사는 환자를 갈고리모양으로 누운 자세로 위치시키고 머리를 온화한 견인으로 머리를 흔든다.

24시간 규칙(Twenty-Four Hour Rule) : 검사와 그 후의 중재 양쪽에 적용될지도 모른다. 이 규칙은 환자가 어떤 접촉으로부터 일어나는 증상은 접촉 후 24시간 이상 지속되어서는 안 되고 본질적으로 경증이어야만 한다.

유형 I 오류(Type I Error) : 연구자가 아무 가치 없는 가설을 부당하게 거절할 때 일어난다(즉, 실제로는 없을 때 상당한 치료효과가 있다고 결론을 내린다). 이것은 거짓 양성의 소견을 나타낸다.

유형 I 신체 기능장애(Type I Somatic Dysfunction) : 환자가 중립위치에 있고 옆굽힘 및 회전 상태에 있을 때 보통 집단으로 반대쪽에 발생한다.

유형 II 오류(Type II Error) : 연구자가 아무 가치 없는 가설을 부당하게 받아들일 때 일어난다(실제로는 존재할 때 차이가 없다고 결론을 내린다). 이것은 거짓 음성의 소견을 나타낸다.

유형 II 신체 기능장애(Type II Somatic Dysfunction) : 단일 분절에서 같은 쪽으로 일어나는 유의미한 굽힘 또는 폄, 그리고 회전 및 옆굽힘으로 일어난다.

U

자뼈 변이(Ulnar Drift) : 류마티스관절염에 기인하는 MCP관절 및 IP관절의 이동 및 변형.

나선의 풀기(Unlocking Spiral) : 제한에 압력을 유지하고 치료하는 손을 통해서 시계방향 또는 반시계방향 움직임을 서로 겹치게 함으로써 수행되는 연부조직 가동화 기법이다. 이 회전은 치료사의 아래팔이 엎침(회내) 및 뒤침(회외)을 향해서 움직임으로써 만들어진다.

불안정한 저운동(Unstable Hypomobility) : 사분역 위치의 최종 범위에 접속하기 위한 순서 중의 하나에서만 제한이 나타난다. 이 소견은 체중부하로부터의 압축력에 반응하여 고정하는 (불완전탈구) 불안정을 나타낸다.

활승(Upglide) : 위쪽방향 또는 앞쪽반향으로의 분절적 척추운동을 나타내기 위해 사용된다.

V

혈관신경(Vasa Nervorum) : 말초신경계에 대한 혈액공급.

수직압축검사(Vertical Compression Test ; VCT) : 구조계의 완전성을 평가하기 위해 환자의 어깨에 천천히 그리고 점진적으로 가하는 수직력의 적용을 통해서 수행되며 이것은 지지기저면에 대한 분절을 통한 힘의 약화에 의해서 측정된다. 효율적인 시스템은 어떤 찌그러짐이나 전단(shear) 없이 힘의 약화를 가능케 한다.

비니요가(Viniyoga) : 개개인에 맞춘 포즈(자세)를 허용하는 요가의 한 인기 있는 형태이고, 신체 제약이 있는 사람에게 도움이 된다.

자발적인 근방호(Voluntary Muscle Guarding) : 개인이 통증 또는 통증에 대한 공포 때문에 근육긴장의 증가를 나타내고 주로 활동적인 움직임 동안에 보호를 드러내 보인다.

W

웨버 페히너 원리(Weber-Fechner Principle) : 과도한 노력이 적은 변화를 검출하는 능력을 방해한다는 생각.

X, Y, Z

제로위치(Zero Position) : 해부학적 위치와 동의어로서 사용되는 용어. 모든 가동범위 측정치는 제로 시작위치에서부터 얻는다.

찾아보기 (INDEX)

W

Y

【ㄱ】